Schumpelick · Chirurgie
4. Auflage

Enke Reihe zur AOÄ

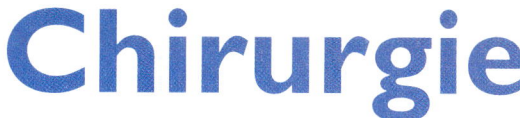

Chirurgie

**Herausgegeben von
Volker Schumpelick
Niels M. Bleese
Ulrich Mommsen**

**4., neu bearbeitete Auflage
1463 Abbildungen in
über 2500 Einzeldarstellungen,
154 Tabellen**

Ferdinand Enke Verlag Stuttgart 1999

Prof. Dr. med. Dr. h. c. Volker Schumpelick
Direktor der Chirurgischen Klinik und Poliklinik
der RWTH Aachen
Pauwelsstraße, D-52057 Aachen

Prof. Dr. med. Niels M. Bleese
Chefarzt der kardiochirugischen Abteilung
des Albertinen-Krankenhauses Hamburg
Süntelstraße 11 a, D-22457 Hamburg

Prof. Dr. med. Ulrich Mommsen
Chefarzt der Klinik für Unfall-, Hand-
und Wiederherstellungschirurgie
Städtische Kliniken Osnabrück
Am Finkenhügel 1, D-49076 Osnabrück

Der überwiegende Teil der Zeichnungen stammt von **Gisela Tambour,** Göttingen, und **Ingrid von Marchtaler,** Hamburg, weitere Zeichnungen von: **Christine Lackner,** Ittlingen, **Angelika Kramer,** Stuttgart, und **Joachim Hormann,** Stuttgart

Die Deutsche Bibliothek · CIP-Einheitsaufnahme
Chirurgie / hrsg. von Volker Schumpelick … [Zeichn.: Gisela
Tambour …]. - 4., neu bearb. Aufl. - Stuttgart : Enke, 1999
  (Enke-Reihe zur AO, (Ä))
  ISBN 3-432-94514-0

Wichtiger Hinweis

Wie jede Wissenschaft ist die Medizin ständigen Entwicklungen unterworfen. Forschung und klinische Erfahrung erweitern unsere Erkenntnisse, insbesondere was Behandlung und medikamentöse Therapie anbelangt. Soweit in diesem Werk eine Dosierung oder eine Applikation erwähnt wird, darf der Leser zwar darauf vertrauen, daß Autoren, Herausgeber und Verlag große Sorgfalt darauf verwandt haben, daß diese Angabe dem **Wissenstand bei Fertigstellung des Werkes** entspricht. Für Angaben über Dosierungsanweisungen und Applikationsformen kann vom Verlag jedoch keine Gewähr übernommen werden. **Jeder Benutzer ist angehalten,** durch sorgfältige Prüfung der Beipackzettel der verwendeten Präparate und gegebenenfalls nach Konsultation eines Spezialisten, festzustellen, ob die dort gegebene Empfehlung für Dosierungen oder die Beachtung von Kontraindikationen gegenüber der Angabe in diesem Buch abweicht. Eine solche Prüfung ist besonders wichtig bei selten verwendeten Präparaten oder solchen, die neu auf den Markt gebracht worden sind. **Jede Dosierung oder Applikation erfolgt auf eigene Gefahr des Benutzers.** Autoren und Verlag appellieren an jeden Benutzer, ihm etwa auffallende Ungenauigkeiten dem Verlag mitzuteilen.

Geschützte Warennamen (Warenzeichen®) werden **nicht immer** besonders kenntlich gemacht. Aus dem Fehlen eines solchen Hinweises kann also nicht geschlossen werden, daß es sich um einen freien Warennamen handelt.

1. Auflage 1986
2. Auflage 1989
3. Auflage 1994
4. Auflage 1999

Das Werk, einschließlich aller seiner Teile, ist urheberrechtlich geschützt. Jede Verwertung ist ohne Zustimmung des Verlages außerhalb der engen Grenzen des Urheberrechtsgesetzes unzulässig und strafbar. Das gilt insbesondere für Vervielfältigungen, Übersetzungen, Mikroverfilmungen und die Einspeicherung und Verarbeitung in elektronischen Systemen.

© 1978, 1999 Ferdinand Enke Verlag, P.O. Box 30 03 66, D-70443 Stuttgart – Printed in Germany

Umschlaggestaltung: Adolf Grossmann, D-50374 Erftstadt
Layout: Gabriele v. Schickfus, D-80469 München
Satz: Sabine Seifert, D-70327 Stuttgart
Schrift: Weidemann book 9/11
Druck u. Bindung: Stürtz AG, D-97080 Würzburg

Vorwort zur 4. Auflage

Man erblicket nur, was man schon weiß und verstehet
J.W. von Goethe (aus „Gespräche" S. 52)

Eine Neuauflage der „Chirurgie" kurz vor der Jahrtausendwende stellt vier zentrale Fragen an die Zukunft: die des Lesers, des Faches Chirurgie, der Autoren und der Form der Publikation. Sind alle 4 Faktoren zukunftsfähig oder nur unbedacht fortgeschrieben? Unser überzeugtes Credo in ihre Zukunft ist die konzeptive Basis dieser vierten, völlig veränderten Auflage: Der Studierende wird trotz Kleingruppenunterricht und neuer AO immer ein Lehr- und Lernbuch brauchen. – Die Chirurgie wird ihren Zusammenhalt wahren, auch wenn sie sich bereits, wie in unserem Buch, in mehr als 15 Gebiete, Teilgebiete, Schwerpunkte und fakultative Weiterbildungsinhalte aufgeteilt hat. – Chirurgische Autoren gewinnen ihre Zukunftsfähigkeit aus Kompetenz, Effizienz und Transparenz; wir sind stolz darauf, die denkbar besten gewonnen zu haben. – Die Publikation schließlich als Buch und nicht als CD-ROM, Video oder im Internet war der Wunsch von über 85 % der von uns befragten Studenten, die mit Goethes Faust etwas „schwarz auf weiß" haben wollen, „um es getrost nach Hause (oder auf Reisen) zu tragen". Herausgeber und Verlag glauben gleichermaßen fest an die Zukunft des Buches als Lehr- und Lernmedium der ersten Wahl.

Zur Jahrtausendwende also nichts Neues, alter Wein aus alten Schläuchen nur mit einem neuen Etikett? Ganz im Gegenteil. Nur das Etikett blieb gleich, Wein und Schläuche wurden erneuert. Neu und u. E. erstmalig ist es z. B., daß ein leitender Oberstaatsanwalt Autor des juristisch so außerordentlich wichtigen Kapitels über Aufklärung und Einwilligung ist oder die Plastische und Verbrennungs-Chirurgie von dem Vertreter des ersten deutschen Lehrstuhls dieses Fachgebiets dargestellt wird. Aber auch das Weiterbildungsgebiet der chirurgischen Intensivmedizin findet hier erstmals Niederschlag, ganz zu schweigen von den völlig umgestalteten mehr als 50 Kapiteln der anderen Gebiete und Teilgebiete. Neu sind auch das Layout, das Format, der feste Einband und die inneren und äußeren Farben. Über 1.000 zusätzliche Farbabbildungen sollen durch Praxisnähe die Lust und Effizienz des Lernens steigern.

Bekanntlich sagt ein Bild mehr als tausend Worte. Das Zeitalter des Bildes darf aber nicht vergessen machen, daß ein Bild ohne Verstehen den Betrachter zum Voyeur degradiert. „Man erblicket nur, was man versteht". Für das Lernen gilt, wer sieht und nicht versteht, lernt nicht. Wer versteht, aber nicht sieht, lernt nicht auf Dauer. Wer aber das sieht, was er verstanden hat, wird es nie vergessen.

Wir danken allen am Zustandekommen der 4. Auflage Beteiligten, den beratenden Studenten, den Autoren, den Zeichnern, den Fotografen, den Sekretärinnen und anderen nicht namentlich Erwähnten. Ganz besonders fühlen wir uns dem Verlag mit seinen Mitarbeitern Frau Dr. Reutter, Herrn Dr. Kraemer und Herrn Heft verbunden. In erster Linie aber möchten wir uns bei Frau Dr. Kuhlmann bedanken, die dieses Buch vor über 15 Jahren initiierte, aus der Taufe hob und auch jetzt bei seiner 4. Auflage wieder tatkräftig unterstützte. Wir zollen ihrer verlegerischen Leistung höchsten Respekt und danken für ihre langjährige Geduld und Hilfsbereitschaft. Möge die Akzeptanz dieses Buches auch weiterhin unser gemeinsames Konzept vollauf bestätigen.

Dezember 1998

V. Schumpelick, Aachen
N. Bleese, Hamburg
U. Mommsen, Osnabrück

Vorwort zur 3. Auflage

Die unverändert große Nachfrage und der schnelle Wandel der Chirurgie in der Zwischenzeit sind die Gründe dafür, daß wir wenige Jahre nach der zweiten nun eine dritte Auflage vorlegen. Wir betrachten die ungebrochene Akzeptanz des Buches als Ansporn zur Fortführung und Entwicklung des Konzepts. Hierbei möchten wir allen jenen danken, die uns in der Zwischenzeit mit kritischen Kommentaren und akribischen Detailanalysen geholfen haben.

Die „Chirurgie" in dritter Auflage hat ein neues Gesicht erhalten. Neben der Ergänzung durch weitere Kapitel wie die laparoskopische Chirurgie wurden andere Abschnitte völlig neu gestaltet, da in der Zwischenzeit die Entwicklung weiterging. Abbildungen wurden ausgetauscht, Tabellen erweitert und Ergänzungen vorgenommen.

Die wichtigste Neuerung aber ist die Aufnahme eines speziellen operativen Abschnittes am Ende der jeweiligen Organkapitel mit kurzen operativen Detailskizzen und Hinweisen, die dem Studenten im praktischen Jahr und dem Arzt im Praktikum bei Standardoperationen die prä- und postoperative Betreuung des Patienten sowie die intraoperative Assistenz erleichtern sollen. Darüber hinaus vermag dieser kleine Operationsatlas für den Lernenden die Chirurgie verständlicher, für den Interessierten die Chirurgie noch faszinierender zu machen.

Wie schon im Vorwort zur ersten Auflage ausgedrückt, hoffen wir, daß dieses Buch gerade in seiner dritten Auflage dazu beiträgt, für den Studenten die Kluft zwischen Theorie und Praxis am Krankenbett zu verringern. Es soll den jungen Ärzten und PJ-Studenten den Einstieg in die Chirurgie erleichtern und dem Nicht-Chirugen unser Fach überschaubar und nachvollziehbar machen. Möge dieses Lehrbuch dazu beitragen, die Einheit des Faches Chirurgie und die chirurgische Gemeinsamkeit ihrer Spezialgebiete zu unterstreichen.

Im Juni 1993

V. Schumpelick, Aachen
N. Bleese, Hamburg
U. Mommsen, Osnabrück

Inhalt

Teil I Allgemeine Chirurgie

1	**Voraussetzungen des operativen Eingriffs**	1
1.1	Indikation, Aufklärung und Vorbereitung (G. Solbach)	1
1.1.1	Indikationsformen	2
1.1.2	Kontraindikation	3
1.1.3	Inoperabilität	3
1.1.4	Präoperative Aufklärung	3
1.2	**Präoperative Diagnostik** (G. Klose) ...	8
1.2.1	Beeinflussung der OP-Indikation	8
1.2.2	Erfassung und Behandlung von Risikofaktoren	9
1.2.3	Beeinflussung der Verfahrenswahl	10
1.2.4	Präoperative Diagnostik bei Notfalloperationen	10
1.2.5	Präoperative Diagnostik bei elektiven Eingriffen	12
1.3	**Anästhesie**	19
1.3.1	Regionalanästhesie (W. Tolksdorf)	19
1.3.2	Allgemeinanästhesie (M. Doehn, H. Bause) ...	25
1.4	**Wunde, Wundheilung und Wundbehandlung** (G. Winkeltau, V. Schumpelick) .	37
1.4.1	Wundarten	38
1.4.2	Ablauf der Wundheilung	42
1.4.3	Formen der Wundheilung	46
1.4.4	Störfaktoren der Wundheilung	47
1.4.5	Spezielle Wundheilungsstörungen	49
1.4.6	Wundbehandlung	51
1.5	**Nicht-operative chirurgische Technik** (D. Grossner)	61
1.5.1	Punktionen	61
1.5.2	Katheter	67
1.5.3	Sonden	73
1.5.4	Darmrohre	77
1.6	**Asepsis, Antisepsis, Hospitalismus** (P.-M. Kaulfers)	78
1.6.1	Sterilisation	78
1.6.2	Desinfektion	80
1.6.3	Krankenhauserworbene Infektionen	81
1.6.4	Verhalten in der Operationseinheit	83
1.6.5	Händedesinfektion	84
2	**Operativer Eingriff**	85
2.1	**Grundbegriffe** (V. Schumpelick)	85
2.2	**Operationssaal und Operationsablauf** (H.-P. Eichfuß)	88
2.2.1	Bauliche Gestaltung des Operationssaals ...	88
2.2.2	Vorbereitung zur Operation	91
2.2.3	Lagerung des Patienten	91
2.2.4	Operationsassistenz	92
2.2.5	Operationsablauf	93
2.3	**Instrumente** (H.-P. Eichfuß)	94
2.3.1	Gewebedurchtrennende und -fassende Instrumente	94
2.3.2	Gewebevereinigende Instrumente	96
2.3.3	Punktionsinstrumente	97
2.3.4	Spezielle Instrumente	97
2.4	**Chirurgische Naht** (H.-P. Eichfuß)	97
2.4.1	Nahtmaterial	97
2.4.2	Nähapparate	99
2.4.3	Klebstoffe und Klebestreifen	99
2.4.4	Nahttechnik	100
2.5	**Operationstechnik** (H.-P. Eichfuß)	103
2.5.1	Schnittführung	103
2.5.2	Blutstillung	104
2.5.3	Drainagen	105
2.6	**Bluttransfusion** (G. Hutschenreuter) ...	106
2.6.1	Blutprodukte	106
2.6.2	Indikationen	107
2.6.3	Blutgruppenserologie	109
2.6.4	Serologische Untersuchungen	112
2.6.5	Durchführung der Transfusion	114
2.6.6	Identitätssicherung	115
2.6.7	Unerwünschte Wirkungen der Transfusion von Blutkomponenten und Plasmaderivaten	121
2.6.8	Eigenblutspende	122

3		**Postoperative Therapie**		3.10.4	Erworbene Gerinnungsstörungen	206
		(Chr. Töns, V. Schumpelick) 123		3.10.5	Diagnostik	213
3.1		**Postaggressionssyndrom**	123	3.10.6	Therapie mit Blutprodukten	214
3.1.1		Physiologie und Pathophysiologie	124	3.10.7	Therapie mit Antikoagulantien	215
3.1.2		Klinik und Verlauf	127	3.10.8	Therapie mit Thrombozyten-funktionshemmern	218
3.1.3		Überwachung und Therapie	128	3.10.9	Therapie mit Fibrinolytika	218
3.2		**Allgemeine Nachbehandlung**	128	**4**	**Chirurgischer Notfall**	
3.2.1		Postoperative Überwachung	128		(E. Jungck)	203
3.2.2		Infusionstherapie	130	**4.1**	**Notfall**	219
3.3		**Chirurgische Nachbehandlung**	145	**4.2**	**Notfalldiagnostik**	219
3.3.1		Schmerz	145	**4.3**	**Sofortmaßnahmen**	221
3.3.2		Medikamentöse Schmerztherapie	146	4.3.1	Allgemeine Sofortmaßnahmen	221
3.3.3		Regionale Analgesie	150	4.3.2	Kardiopulmonale Reanimation	222
3.4		**Wundkontrolle**	152	4.3.3	Blutstillung	234
3.4.1		Wundinfekt	152	4.3.4	Ruhigstellung von Frakturen	235
3.4.2		Platzbauch	153	**4.4**	**Transport**	236
3.5		**Drainagen und Katheter**	154	**4.5**	**Außerklinische Versorgung**	237
3.6		**Stuhlregulation**	156	4.5.1	Organisation des Rettungswesens	238
3.7		**Kostaufbau**	157	4.5.2	Notfallkoffer	239
3.8		**Komplikationen**	158	**4.6**	**Erstversorgung in der Klinik**	240
3.8.1		Risikofaktoren für postoperative Komplikationen	158	**4.7**	**Spezielle Notfälle**	240
3.8.2		Pulmonale Komplikationen	159	4.7.1	Pneumothorax	240
3.8.3		Pneumonie	161	4.7.2	Schädel-Hirn-Trauma	242
3.8.4		Kardiale Komplikationen	163	4.7.3	Darmeventeration	242
3.8.5		Durchgangssyndrom	164	4.7.4	Einklemmung	243
3.8.6		Thrombose/Embolie	165	4.7.5	Ertrinken	243
3.8.7		Streßulkus	166	4.7.6	Unterkühlung	244
3.8.8		Fieber	168	4.7.7	Hitzeschäden	245
3.8.9		Nachblutung	170	4.7.8	Elektrounfall	246
3.8.10		Intestinale Passagestörung	170	4.7.9	Dekompressionsunfall	247
3.8.11		Intraabdomineller Abszeß/Peritonitis	173	4.7.10	Verätzung	247
3.9		**Chirurgische Intensivmedizin**	173	4.7.11	Vergiftungen	248
3.9.1		Überwachung	173	**5**	**Polytrauma**	
3.9.2		Invasives Monitoring	175		(V. Schumpelick, E. Jungck)	248
3.9.3		Beatmung	179	**5.1**	**Definition**	251
3.9.4		Schock	183	**5.2**	**Vorgehen am Unfallort**	251
3.10		**Blutgerinnung und ihre Störungen** (F.C. Rieß, B. Pötzsch)	195	5.2.1	Diagnostik	252
3.10.1		Physiologie des Hämostasesystems	195	5.2.2	Therapie	252
3.10.2		Angeborene hämorrhagische Diathesen	199	**5.3**	**Vorgehen in der Klinik**	253
3.10.3		Angeborene Thrombophilie	203	5.3.1	Diagnostik	253
				5.3.2	Therapie	254

5.4	**Vorgehen bei mehreren Verletzten, Massenunfällen, Katastrophen** 256	**8.2**	**Krebsfrüherkennungsuntersuchungen** 308
5.4.1	Schweregrad der Verletzung 256	**8.3**	**Diagnostische Eingriffe** 310
5.4.2	Triage (Sichtung) 257	8.3.1	Klinische Untersuchung 310

6 Thermisches Trauma
(N. Pallua, D. von Heimburg) 259

6.1	**Epidemiologie** 259	8.3.2	Histologische Klärung 311
6.2	**Pathophysiologie** 259	8.3.3	Fehler und Gefahren der Diagnostik 313
6.3	**Einteilung** 261	**8.4**	**Klassifizierung der Tumorausbreitung** 314
6.3.1	Art der thermischen Schädigung 261		
6.3.2	Tiefe der thermischen Schädigung 261	**8.5**	**Geschwulsttherapie** 317
6.3.3	Fläche der thermischen Schädigung 262	8.5.1	Operative Geschwulstbehandlung 317
6.3.4	Begleitverletzungen 262	8.5.2	Kombinierte Geschwulstbehandlung 320
6.4	**Behandlung** 264	**8.6**	**Prognose und Nachsorge** 324

9 Transplantation
(H. Huland, S. Conrad) 327

6.4.1	Soforttherapie 264	**9.1**	**Definitionen** 328
6.4.2	Allgemeintherapie 265	**9.2**	**Transplantationsimmunologie** 330
6.4.3	Behandlung von Komplikationen 266	9.2.1	Immunantwort gegen Alloantigene 331
6.4.4	Spezielle Wundtherapie 266	9.2.2	Immunologische Voraussetzungen für die Organtransplantation 332
6.5	**Elektroverbrennung** 270		
6.6	**Rehabilitation und Rekonstruktion** . . 271	9.2.3	Immunosuppression 333
6.7	**Prognose** 271	9.2.4	Abstoßungsreaktionen (Rejektionen) 337

7 Chirurgische Infektionen
(G. J. Winkeltau) 273

7.1	**Pathophysiologische Grundlagen** ... 273	**9.3**	**Allgemeine Nebenwirkungen der Immunosuppression** 340
7.1.1	Beispiel: Bakterielle Invasion 274		
7.1.2	Bakteriämie und Sepsis 276	9.3.1	Infektiöse Komplikationen 340
7.2	**Einteilung chirurgischer Infektionen** 278	**9.4**	**Gesetzlicher und organisatorischer Rahmen** 343
7.3	**Bakterielle Infektionen** 278		
7.3.1	Eitrige bakterielle Entzündungen 278	9.4.1	Organspende 343
7.3.2	Spezifische bakterielle Infekte 284	9.4.2	Spendervoraussetzungen 344
7.4	**Virale Infektionen** 292	9.4.3	Hirntod 344
7.4.1	Tollwut (Rabies) 292	9.4.4	Organentnahme und -konservierung 345
7.5	**Parasitäre Infektionen** 293	**9.5**	**Beispiel: Nierentransplantation** 347
7.5.1	Echinokokkose 293	9.5.1	Spender 347
7.6	**Antibiotikatherapie** 295	9.5.2	Empfänger 348
7.6.1	Allgemeine therapeutische Prinzipien 295	9.5.3	Indikationen 349
7.6.2	Antibiotikaprophylaxe in der Chirurgie ... 297	9.5.4	Operation 350
		9.5.5	Kontrolluntersuchungen 350

8 Chirurgische Onkologie
(G. J. Winkeltau, R. Winkler) 299

		9.5.6	Ergebnisse 352

10 Plastische Chirurgie (N. Pallua) ... 353

8.1	**Tumorentwicklung und -ausbreitung** 302	**10.1**	**Plastisch-chirurgische Prinzipien** ... 353
8.1.1	Tumorentstehung 302	10.1.1	Schnittführung 354
8.1.2	Karzinogenese 303	10.1.2	Hämatomvermeidung 356
8.1.3	Tumorausbreitung 304	10.1.3	Nahttechniken 356
		10.1.4	Laserchirurgie 360

10.1.5	Endoskopie	360	10.6.11	Rekonstruktion von Läsionen an den unteren Extremitäten	395
10.1.6	Dog-Ear-Korrektur	361	**10.7**	**Plastische Mammachirurgie**	396
10.1.7	Verbandstechniken	361	10.7.1	Mammareduktionsplastiken	396
10.2	**Plastisch-chirurgische Methoden**	362	10.7.2	Mammaaugmentation (Brustvergrößerung)	398
10.2.1	Hauttransplantation	362	10.7.3	Mammarekonstruktion	399
10.2.2	Fettransplantation	364	10.7.4	Mamillen- und Areolenrekonstruktion	399
10.2.3	Faszientransplantate	364	**10.8**	**Fehlbildungen**	400
10.2.4	Kutistransplantate	364	10.8.1	Lippen-Kiefer-Gaumenspalten	400
10.2.5	Knorpeltransplantate	364	10.8.2	Handfehlbildungen	400
10.2.6	Nerventransplantate	365	**10.9**	**Ästhetische Chirurgie**	401
10.2.7	Lappenplastiken	365	10.9.1	Ästhetische Chirurgie im Kopfbereich	402
10.3	**Konventionelle Lappen**	369	10.9.2	Ästhetische Chirurgie des Rumpfes	406
10.3.1	Hautlappenplastiken	369	10.9.3	Transsexualismus	407
10.3.2	Schwenklappen	372	**11**	**Chirurgische Endoskopie**	
10.3.3	Rotationslappen	375		(N. Soehendra, U. Seitz)	409
10.3.4	Insellappen	376	**11.1**	**Endoskopie des Magen-Darm-Trakts**	411
10.3.5	Muskellappen	378	11.1.1	Fremdkörperextraktion	411
10.3.6	Fernlappen	379	11.1.2	Polypektomie	412
10.4	**Der freie Gewebetransfer**	380	11.1.3	Endoskopische Stillung nicht-variköser Blutungen	414
10.4.1	Der Arteria radialis-Lappen	381	11.1.4	Endoskopische Behandlung von Ösophagus- und Fundusvarizen	415
10.4.2	Lateraler Oberarmlappen	382	11.1.5	Endoskopische Behandlung von Stenosen	417
10.4.3	M. latissimus dorsi-Lappen	382	11.1.6	Endoskopische Behandlung der Ösophagusachalasie	419
10.4.4	Musculus gracilis-Lappen	383	**11.2**	**Endoskopische Therapie am Gallengang**	420
10.4.5	Scapula-Lappen	383	11.2.1	Endoskopische Papillotomie (EPT)	420
10.4.6	Fibula-Transfer	383	11.2.2	Steinextraktion, Lithotripsie	420
10.5	**Sonderformen mikrochirurgischer Eingriffe**	384	11.2.3	Nasobiliäre Sonde	421
10.5.1	Replantation	384	11.2.4	Endoprothese (Stent)	422
10.5.2	Transplantationen	385	**11.3**	**Endoskopische Behandlung der chronischen Pankreatitis**	423
10.5.3	Prefabricated Flaps	385	**11.4**	**Endoskopische Plazierung von Sonden**	424
10.6	**Rekonstruktive ästhetische Chirurgie**	386	11.4.1	Duodenalsonden	424
10.6.1	Narbenkorrektur	386	11.4.2	Perkutan-endoskopische Gastrostomie (PEG)	424
10.6.2	Instabile Narbe	388	11.4.3	Intestinalsonden	425
10.6.3	Defektdeckungen	388	11.4.4	Kolondekompressionssonden	426
10.6.4	Hauttumoren im Gesichtsbereich	389	**11.5**	**Seltene endoskopische Behandlungsmethoden**	426
10.6.5	Nasenrekonstruktion	389	11.5.1	Septektomie beim Zenkerschen Divertikel	426
10.6.6	Lippenrekonstruktion	390	11.5.2	Fistelokklusion	426
10.6.7	Ohrrekonstruktion	390			
10.6.8	Rekonstruktion bei Fazialisparese	391			
10.6.9	Rekonstruktion bei Läsionen der oberen Extremität	391			
10.6.10	Rekonstruktion von Rumpfläsionen	394			

12	**Laparoskopische Chirurgie** (E. Schippers) 427		13.8.2	Patientenvorbereitung 452

12 Laparoskopische Chirurgie
(E. Schippers) 427

- 12.1 **Apparative Ausstattung** 427
- 12.2 **Vor- und Nachteile** 428
- 12.3 **Diagnostische Laparoskopie** 429
- 12.4 **Therapeutische Laparoskopie** 430
  - 12.4.1 Laparoskopische Appendektomie 430
  - 12.4.2 Laparoskopische Cholezystektomie 431
  - 12.4.3 Laparoskopische Adhäsiolyse 432
  - 12.4.4 Laparoskopische Hiatoplastik und Fundoplicatio 433
  - 12.4.5 Laparoskopisch assistierte Sigmaresektion . . . 434
  - 12.4.6 Verfahren in Erprobung 434
- 12.5 **Komplikationen** 435

13 Chirurgische Sonographie
(S. N. Truong, G. Arlt) 437

- 13.1 **Indikationen** 437
- 13.2 **Physikalische Grundlagen** 437
- 13.3 **Sonographie bei chirurgischen Notfällen** 438
  - 13.3.1 Akutes Abdomen 438
  - 13.3.2 Stumpfes Bauchtrauma 444
- 13.4 **Sonographie zur präoperativen Diagnostik** 445
  - 13.4.1 Abdominelle Sonographie 445
  - 13.4.2 Endorektale Sonographie 446
  - 13.4.3 Endosonographie 447
  - 13.4.4 Arthrosonographie 448
- 13.5 **Intraoperative Sonographie** 449
- 13.6 **Postoperative Überwachung bei Intensivpatienten** 449
  - 13.6.1 Postoperative Blutungen 450
  - 13.6.2 Intraabdominelle Abszesse 450
  - 13.6.3 Akute reaktive Cholezystitis 450
  - 13.6.4 Akute Pankreatitis 451
  - 13.6.5 Postoperative Motilitätskontrolle 451
  - 13.6.6 Postoperativer Pleuraerguß 451
  - 13.6.7 Postoperative Wundheilungsstörung 451
- 13.7 **Sonographie zur postoperativen Nachsorge** 451
- 13.8 **Interventionelle Sonographie** 452
  - 13.8.1 Instrumentarium 452
  - 13.8.2 Patientenvorbereitung 452
  - 13.8.3 Feinnadelpunktion 452
  - 13.8.4 PTC 453
  - 13.8.5 PTCD 453
  - 13.8.6 Sonographisch gesteuerte perkutane Punktion von intraabdominellen Abszessen 453
  - 13.8.7 Sonographisch gesteuerte perkutane Drainage von intraabdominellen Abszessen 454
- 13.9 **Sonographie in der Traumatologie** . . 456

14 Verbandlehre (H. Schöntag) 457

- 14.1 **Wundauflagen** 457
- 14.2 **Pflasterverbände** 457
- 14.3 **Druck- und Kompressionsverbände** . 458
  - 14.3.1 Druckverbände 458
  - 14.3.2 Kompressionsverbände 458
  - 14.3.3 Spezielle Kompressionsverbände 459
- 14.4 **Ruhigstellende Verbände** 459
  - 14.4.1 Ruhigstellende Verbände aus elastischem Material 459
  - 14.4.2 Gips- und Kunststoffverbände 463
- 14.5 **Extensionen = Streckverbände** 470

15 Krankengymnastik/Physiotherapie, Physikalische Therapie und Rehabilitation (C. Carow) 475

- 15.1 **Krankengymnastik/Physiotherapie** . . 475
  - 15.1.1 Präoperative Maßnahmen 475
  - 15.1.2 Postoperative Maßnahmen 476
- 15.2 **Physikalische Therapie** 479
  - 15.2.1 Hydrotherapie 479
  - 15.2.2 Kryotherapie 479
  - 15.2.3 Elektrotherapie 480
- 15.3 **Rehabilitation** 482

16 Versicherungswesen und Begutachtung
(J. Meentken, U. Mommsen) 483

- 16.1 **Versicherungswesen** 483
  - 16.1.1 Gesetzliche Versicherungen 483
  - 16.1.2 Private Versicherungen 486
- 16.2 **Begutachtung** 487
  - 16.2.1 Formulargutachten 487
  - 16.2.2 Freies Gutachten 487

Teil II Spezielle Chirurgie

17	**Gehirn, Rückenmark, periphere Nerven** (G. Grubel, F. Schröder) ... 491
17.1	**Raumfordernde intrakranielle Prozesse** ... 491
17.1.1	Diagnostik ... 493
17.1.2	Tumoren ... 494
17.1.3	Hydrozephalus ... 501
17.1.4	Hypertensive Massenblutung ... 503
17.1.5	Hämorrhagischer Infarkt (= Einblutung in einen Hirninfarkt) ... 503
17.1.6	Angiomblutung ... 503
17.2	**Aneurysma der arteriellen Hirngefäße** ... 504
17.3	**Gefäßmißbildungen** ... 506
17.3.1	Arteriovenöse Fisteln ... 506
17.3.2	Kavernome ... 506
17.4	**Durchblutungsstörungen, Karotisstenosen** ... 506
17.5	**Schädel-Hirn-Trauma** ... 509
17.5.1	Offenes Schädel-Hirn-Trauma ... 509
17.5.2	Gedecktes Schädel-Hirn-Trauma ... 510
17.5.3	Therapiegrundsätze bei schweren Schädel-Hirn-Verletzungen ... 513
17.5.4	Komplikationen des Schädel-Hirn-Traumas ... 513
17.6	**Kranielle Fehlbildungen** ... 521
17.6.1	Kranielle Spaltbildungen ... 521
17.6.2	Kraniostenosen ... 522
176.3	Arachnoidalzysten ... 522
17.6.4	Dandy-Walker-Syndrom ... 523
17.6.5	Arnold-Chiari-Malformation ... 523
17.7	**Spinale Fehlbildungen** ... 524
17.7.1	Spina bifida occulta ... 524
17.7.2	Spina bifida aperta ... 525
17.7.3	Syringo- und Hydromyelie ... 526
17.8	**Raumfordernde spinale Prozesse** ... 527
17.8.1	Intramedulläre Prozesse ... 528
17.8.2	Extramedulläre intradurale Prozesse und Prozesse der Cauda equina ... 529
17.8.3	Extradurale Prozesse: Metastasen ... 530
17.9	**Degenerative spinale Prozesse** ... 531
17.9.1	Pathologische Anatomie ... 531
17.9.2	Zervikale Bandscheibenvorfälle ... 531
17.9.3	Thorakale Bandscheibenvorfälle ... 533
17.9.4	Lumbale Bandscheibenvorfälle ... 533
17.9.5	Lumbale Spinalkanalstenose ... 535
17.10	**Periphere Nervenläsionen** ... 536
17.10.1	Akute traumatische Nervenläsionen ... 536
17.10.2	Chronisch progrediente Nervenläsionen ... 538
17.11	**Tumoren des Nervenhüllgewebes (Schwannome, Neurofibrome)** ... 538
17.12	**Engpaßsyndrome** ... 539
17.13	**Operative Schmerzbehandlung** ... 539
17.13.1	Trigeminusneuralgie ... 539
17.13.2	Therapieresistente Schmerzen im Bereich der Körperperipherie ... 540
18	**Gesicht, Kiefer, Mundhöhle** (R. Maerker) ... 543
18.1	**Entzündungen** ... 543
18.1.1	Lokale eitrige Entzündung von Ober- und Unterkiefer ... 543
18.1.2	Logeninfektion des Gesichtsschädels ... 545
18.1.3	Phlegmone ... 545
18.1.4	Odontogene Erkrankungen der Kieferhöhlen ... 545
18.1.5	Knocheninfektionen des Gesichtsschädels ... 546
18.1.6	Spezifische Infektionen ... 548
18.2	**Zysten** ... 550
18.2.1	Kieferzysten ... 550
18.2.2	Weichteilzysten ... 552
18.3	**Verletzungen** ... 553
18.3.1	Weichteilverletzungen des Mund-, Kiefer- und Gesichtsbereiches ... 553
18.3.2	Verletzungen der Zähne ... 554
18.3.3	Frakturen des Gesichtsschädels ... 554
18.4	**Tumoren** ... 561
18.4.1	Gutartige Tumoren der Mundhöhle und Lippen ... 561
18.4.2	Bösartige Tumoren ... 561
18.4.3	Gutartige Tumoren des Kiefer- und Geschichtsschädels ... 564

18.4.4	Bösartige Tumoren des Kiefer- und Gesichtsschädels 564
18.4.5	Tumoren der Kiefer- und Gesichtsweichteile . 565
18.4.6	Gutartige Tumoren der Gesichtshaut 565
18.4.7	Bösartige Tumoren der Gesichtshaut 566

18.5	**Erkrankungen der Kopfspeicheldrüsen** 567
18.5.1	Speicheldrüsentumoren 567
18.5.2	Entzündungen der Speicheldrüsen 568
18.5.3	Sialadenosen 569
18.6	**Lippen-Kiefer-Gaumen-Spalten** 570
18.7	**Kieferanomalien** 574
18.8	**Regionale plastisch-rekonstruktive Chirurgie** 574

19	**Hals** (V. Schumpelick, M. Rau) 575
19.1	**Hals (allgemein)** 575
19.1.1	Fehlbildungen 575
19.1.2	Verletzungen 576
19.1.3	Entzündungen 577
19.1.4	Tumoren 577
19.2	**Schilddrüse** 578
19.2.1	Anatomie 578
19.2.2	Physiologie 579
19.2.3	Allgemeine Diagnostik 580
19.2.4	Struma 582
19.2.5	Hyperthyreose 590
19.2.6	Entzündungen der Schilddrüse 594
19.2.7	Maligne Tumoren der Schilddrüse 595
19.3	**Nebenschilddrüsen** 599
19.3.1	Hyperparathyreoidismus 599
19.3.2	Hypoparathyreoidismus 603
19.3.3	Nebenschilddrüsenkarzinom 604
19.4	**Tracheotomie** 604
19.5	**Operationsatlas: Schilddrüsenoperation** 605

20	**Brustdrüse** (V. Schumpelick, R. Babayan) 607
20.1	**Anatomie** 607
20.2	**Diagnostik** 608
20.3	**Fehlbildungen** 611
20.3.1	Angeborene Fehlbildungen 611
20.3.2	Wachstumsbedingte Fehlbildungen 611
20.4	**Entzündungen** 612
20.4.1	Thelitis 612
20.4.2	Mastitis 612
20.5	**Gutartige Tumoren** 612
20.5.1	Zysten 612
20.5.2	Mastopathia chronica fibrosa cystica 612
20.5.3	Gynäkomastie 614
20.5.4	Gutartige Geschwülste 614
20.6	**Präkanzerosen der Mamma** 615
20.7	**Mammakarzinom** 615
20.8	**Operationsatlas: Mamma-Operationen** 621

21	**Thorax** (M.-J. Polonius) 625
21.1	**Anatomie** 625
21.2	**Pathophysiologie der Atmung** 628
21.2.1	Diffusionsstörungen 628
21.2.2	Ventilationsstörungen 629
21.2.3	Perfusionsstörungen 630
21.2.4	Klinische Konsequenzen 632
21.3	**Präoperative Untersuchungen** 633
21.3.1	Klinische und apparative Diagnostik 633
21.3.2	Endoskopische Untersuchungen 634
21.3.3	Lungenbiopsie 636
21.4	**Thoraxverletzungen** 637
21.4.1	Stumpfe Thoraxverletzungen 637
21.4.2	Offene Thoraxverletzungen 639
21.4.3	Zweihöhlenverletzungen 639
21.4.4	Therapie der Thoraxverletzungen 639
21.4.5	Komplikationen bei Thoraxverletzungen 640
21.5	**Erkrankungen der Thoraxwand** 645
21.5.1	Angeborene Mißbildungen der Thoraxwand . . 645
21.5.2	Tumoren der Thoraxwand 645
21.6	**Erkrankungen der Pleura** 646
21.6.1	Pleuraerguß 646
21.6.2	Tumoren der Pleura 648
21.7	**Erkrankungen des Mediastinums** 649
21.7.1	Mediastinalemphysem 649
21.7.2	Mediastinitis 649
21.7.3	Tumoren im Mediastinum 650
21.8	**Erkrankungen des Tracheobronchialsystems** 651
21.8.1	Angeborene Mißbildungen 651
21.8.2	Tuberkulose 651

21.8.3	Bronchiektasen	651		22.7.1	Prinzipien der Schrittmachertherapie	698
21.8.4	Lungenabszeß	652		22.7.2	Therapie lebensbedrohlicher tachykarder Rhythmusstörungen	700
21.8.5	Bronchialkarzinom	653		**22.8**	**Erkrankungen des Perikards**	701
21.8.6	Karzinoid der Lunge	656		22.8.1	Akute Herzbeutelerkrankungen	701
21.8.7	Lungenmetastasen	656		22.8.2	Chronische Herzbeutelerkrankungen	702
21.8.8	Gutartige Lungentumoren	657		**22.9**	**Tumoren**	702
21.9	**Operationsverfahren**	657		**22.10**	**Herztransplantation**	702
21.9.1	Pleurapunktion und -drainage	657		**23**	**Speiseröhre** (H.-P. Eichfuß, V. Schumpelick)	705
21.9.2	Chirurgische Zugänge zur Brusthöhle	658		**23.1**	**Anatomie**	705
21.9.3	Eingriffe an den Lungen	658		23.1.1	Topographische Anatomie	705
21.10	**Operationsatlas: Lungen-Operationen**	660		23.1.2	Funktionelle Anatomie	707
22	**Herzchirurgie** (N. M. Bleese)	665		**23.2**	**Diagnostik**	708
22.1	**Operationsverfahren**	666		**23.3**	**Mißbildungen**	711
22.1.1	Operationen ohne Herz-Lungen-Maschine	666		23.3.1	Ösophagusatresie	711
22.1.2	Operationen mit Hilfe der Herz-Lungen-Maschine	666		23.3.2	Dysphagia lusoria	711
22.2	**Herz-Lungen-Maschine (HLM)**	666		23.3.3	Kongenitale Ösophagusstenose	711
22.2.1	Technik der Extrakorporalen Zirkulation	667		23.3.4	Schatzki-Ring	711
22.2.2	Intraoperative Myokardprotektion	668		**23.4**	**Entzündungen**	712
22.2.3	Postperfusionssyndrom	669		23.4.1	Ösophagitis	712
22.3	**Mechanische Therapiemöglichkeiten bei myogenem Herzversagen**	669		23.4.2	Plummer-Vinson-Syndrom	712
22.3.1	Intraaortale Ballonpumpe (IABP)	669		**23.5**	**Funktionelle Erkrankungen**	712
22.3.2	Assistsysteme	670		23.5.1	Krikopharyngeale Achalasie („hohe Achalasie")	712
22.4	**Kongenitale Herz- und thorakale Gefäßfehler**	671		23.5.2	Achalasie	713
22.4.1	Kongenitale Herz- und thorakale Gefäßfehler ohne Kurzschluß	671		23.5.3	Idiopathischer, diffuser Ösophagusspasmus	715
22.4.2	Kongenitale azyanotische Herz- und Gefäßfehler mit Links-Rechts-Kurzschluß	676		**23.6**	**Divertikel**	716
22.4.3	Kongenitale Herzfehler mit Zyanose	682		23.6.1	Pharyngo-ösophageales Divertikel (= Zenker-Divertikel, Grenzdivertikel)	716
22.4.4	Seltenere kongenitale Herz- und Gefäßfehler	685		23.6.2	Epiphrenales Divertikel	717
22.5	**Erworbene Herz- und thorakale Gefäßfehler**	686		23.6.3	Traktionsdivertikel	718
22.5.1	Ursachen, Klinik und Therapiegrundsätze	687		**23.7**	**Verletzungen**	718
22.5.2	Erworbene Aortenklappenfehler	689		23.7.1	Spontane Ösophagusperforation (Boerhaave-Syndrom)	718
22.5.3	Erworbene Mitralklappenfehler	690		23.7.2	Traumatische Perforation der Speiseröhre	719
22.5.4	Erworbene Trikuspidalklappenfehler	693		23.7.3	Fremdkörper	719
22.5.5	Erworbene Mehrklappenfehler	693		23.7.4	Verätzung	719
22.6	**Koronare Herzerkrankung**	694		**23.8**	**Tumoren**	721
22.6.1	Bypasschirurgie	694		23.8.1	Gutartige Tumoren	721
22.6.2	Interventionelle Kardiologie	697		23.8.2	Maligne Tumoren	721
22.7	**Erkrankungen des Reizleitungssystems**	698		**23.9**	**Operationsatlas: Ösophagus-Operationen**	729

24	**Zwerchfell** (V. Schumpelick) 733	25.7.3	Ulkuskomplikationen 763
24.1	Anatomie 733	25.7.4	Ulkusoperation 767
24.2	Diagnostik 734	25.7.5	Krankheiten des operierten Magens 772
24.3	Hernien 734	**25.8**	**Tumoren** 775
24.3.1	Angeborene Hernien 734	25.8.1	Gutartige Tumoren des Magens 775
24.3.2	Hiatushernie 735	25.8.2	Magenkarzinom 775
24.4	Endobrachyösophagus (Barrett-Ösophagus) 737	25.8.3	Nichtepitheliale Malignome des Magens 782
		25.8.4	Tumoren des Duodenums 783
24.5	Refluxkrankheit der Speiseröhre 737	**25.9**	**Magenbypass** 783
24.6	Zwerchfellruptur 740	**25.10**	**Operationsatlas: Magenresektion, Vagotomie und totale Gastrektomie** 784
24.7	Relaxatio diaphragmatica 741		
24.8	Tumoren 741	25.10.1	Magenresektion 784
24.9	Operationsatlas: Antireflux-Operationen 742	25.10.2	Vagotomie (mit Pyloroplastik) 786
		25.10.3	Totale Gastrektomie 788
25	**Magen und Duodenum** (V. Schumpelick, J. Faß) 745	**26**	**Dünndarm** (B. J. Braun, V. Schumpelick) 791
25.1	Topographische Anatomie 745	26.1	Anatomie 791
25.1.1	Magen 745	26.2	Physiologie 791
25.1.2	Duodenum 747	26.3	Diagnostik 792
25.2	Physiologie und Pathophysiologie . . . 748	26.4	Mißbildungen und Anomalien 793
25.2.1	Motorik 748	26.4.1	Lageanomalien durch Malrotation 793
25.2.2	Sekretion 748	26.4.2	Unvollständige Rückbildung des Ductus omphaloentericus (Dottergang) 793
25.2.3	Regulation der Magensaftsekretion 750		
25.3	Diagnostik 751	26.4.3	Dünndarmdivertikel 794
25.3.1	Klinische Untersuchung 751	26.4.4	Pneumatosis cystoides intestinalis 795
25.3.2	Labordiagnostik 751	26.5	Verletzungen 795
25.3.3	Bildgebende Verfahren 751	26.6	Fremdkörper 796
25.3.4	Weitere diagnostische Verfahren 752	26.7	Parasiten 796
25.4	Fehlbildungen 753	26.8	Morbus Crohn 797
25.4.1	Magenfehlbildungen 753	26.9	Andere entzündliche Erkrankungen . 800
25.4.2	Fehlbildungen des Duodenums 754	26.9.1	Bauhinitis 800
25.5	Verletzungen 754	26.9.2	Ulcus jejuni simplex 800
25.5.1	Magenruptur 755	26.9.3	Lymphadenitis mesenterica (Yersinien-Enteritis) 800
25.5.2	Mallory-Weiss-Syndrom 755		
25.5.3	Verätzungen 755	26.9.4	Darmtuberkulose 800
25.5.4	Fremdkörper 755	26.9.5	Mesenteriallymphknoten-Tuberkulose 801
25.6	Gastritis 756	26.9.6	Syphilis 801
25.6.1	Spezifische Formen 756	26.9.7	Aktinomykose 801
25.6.2	Unspezifische Formen 756	26.9.8	Typhus abdominalis 801
25.7	Ulkuskrankheit 758	26.9.9	Strahlenenteritis 801
25.7.1	Akute Geschwüre: Ulcus ventriculi 759	26.10	Dünndarmstrikturen 802
25.7.2	Chronische Geschwüre (Ulkuskrankheit im engeren Sinne) 760	26.11	Dünndarmfisteln 803

26.12	**Dünndarmtumoren**	804	27.6.8	Sonstige entzündliche Dickdarmerkrankungen 842
26.12.1	Gutartige Dünndarmtumoren	804	27.7	**Tumoren: Adenome und Karzinome** . 843
26.12.2	Karzinoid	804	27.7.1	Ätiologie und Risikomerkmale 843
26.12.3	Bösartige Dünndarmtumoren	805	27.7.2	Erscheinungsformen und Klinik 844
26.13	**Mesenterialerkrankungen**	806	27.7.3	Diagnostik 848
26.13.1	Mesenterialtumoren	806	27.7.4	Therapie 850
26.13.2	Mesenterialzysten	806	27.7.5	Prognose 853
26.14	**Mesenterialinfarkt**	806	27.7.6	Nachsorge 854
26.15	**Sonstige chirurgische Dünndarmerkrankungen**	807	27.8	**Weitere Tumoren und tumorartige Läsionen** 856
26.15.1	Blindsacksyndrom	807	27.8.1	Sarkome 856
26.15.2	Kurzdarmsyndrom	808	27.8.2	Karzinoide 856
26.16	**Dünndarmresektion**	808	27.8.3	Endometriose 856
26.17	**Operationsatlas: Ileostomie-Anlage**	810	27.8.4	Colitis (Proctitis) cystica profunda 856
27	**Kolon und Rektum** (R. Winkler, B. J. Braun)	811	27.9	**Operationsatlas: Appendektomie und kolorektale Operationen** 857
27.1	**Anatomie und Physiologie**	811	27.9.1	Appendektomie 857
27.1.1	Anatomie	811	27.9.2	Kolorektale Operationen 859
27.1.2	Physiologie	812	**28**	**Anus** (R. Winkler, B. J. Braun) 863
27.2	**Klinik und Diagnostik**	812	28.1	**Anatomie und Physiologie** 863
27.2.1	Leitsymptome	812	28.2	**Proktologische Diagnostik** 864
27.2.2	Diagnostik	814	28.3	**Hämorrhoiden** 864
27.3	**Chirurgie des Dickdarms**	816	28.4	**Perianale Thrombose** 866
27.3.1	Risiken der Dickdarmchirurgie	816	28.5	**Analmarisken** 866
27.3.2	Operationsvorbereitungen	817	28.6	**Hypertrophe Analpapille** 867
27.3.3	Notfalleingriffe	818	28.7	**Analfissur** 867
27.3.4	Elektiveingriffe	818	28.8	**Pruritus ani, Analekzem** 868
27.3.5	Standardoperationen	819	28.9	**Eitrige Anal- und Perianalerkrankungen** 868
27.3.6	Palliative Eingriffe	821	28.9.1	Kryptitis 868
27.3.7	Selten durchgeführte Operationen	822	28.9.2	Analabszesse und -fisteln 869
27.3.8	Postoperative Komplikationen	822	28.9.3	Sinus pilonidalis 871
27.3.9	Anus praeter-Versorgung	823	28.9.4	Pyodermia fistulans significa (= Hidradenitis suppurativa) 872
27.4	**Mißbildungen**	823	28.9.5	Dermoidfistel 873
27.5	**Verletzungen**	823	28.9.6	Sonstige Fisteln oder abszedierende Perianalinfektionen 873
27.6	**Entzündliche Erkrankungen**	825	28.10	**Spezielle Formen der Proktitis** 873
27.6.1	Appendizitis	825	28.10.1	Venerische und tropische Infektionen 873
27.6.2	Colitis ulcerosa	831	28.10.2	Ulcus simplex recti 874
27.6.3	Morbus Crohn	835	28.11	**Perianale Tumoren** 874
27.6.4	Divertikulose und Divertikulitis	838	28.11.1	Maligne und semimaligne Tumoren 874
27.6.5	Radiogene Proktokolitis	841	28.11.2	Gutartige Tumoren 875
27.6.6	Ischämische Kolitis	842		
27.6.7	Enterocolitis necroticans	842		

28.12	**Kontinenzstörungen** 876	30.2.1	Bauchfell 916
28.12.1	Beckenbodeninsuffizienz 877	30.2.2	Netz 917
28.12.2	Rektumprolaps 878	30.3	**Diagnostik** 917
28.13	**Analstenosen** 879	30.4	**Erkrankungen** 918
28.14	**Anorektale Schmerzsyndrome** 879	30.4.1	Mechanische Verletzungen 918
28.14.1	Kokzygodynie 879	30.4.2	Netztorsion und -infarkt 918
28.14.2	Proctalgia fugax 880	30.4.3	Entzündungen 918
28.14.3	Analneurosen 880	30.4.4	Zysten 918
28.15	**Nachbehandlung nach Analoperationen** 880	30.4.5	Gutartige Tumoren 918
		30.4.6	Bösartige Tumoren 919
28.16	**Operationsatlas: Proktologische Operationen, Hämorrhoidektomie** . . 881	30.4.7	Pseudomyxoma peritonei 919
		30.5	**Netz als operatives Hilfsmittel** 919
29	**Akutes Abdomen** (G. J. Winkeltau, G.-A. Schlosser) 885	**31**	**Bauchtrauma** (D. Grossner, V. Schumpelick) 921
29.1	**Allgemeine Diagnostik und Therapie** 885	31.1	**Perforierendes Bauchtrauma** 921
29.1.1	Ursachen 885	31.2	**Stumpfes Bauchtrauma** 922
29.1.2	Symptomatik 885	31.3	**Organverletzungen** 925
29.1.3	Diagnostik 887	31.3.1	Milz 925
29.1.4	Topographische Differentialdiagnose des akuten Abdomen 889	31.3.2	Leber- und Gallenwegsverletzungen 925
		31.3.3	Magen- und Duodenalverletzung 927
29.1.5	Therapie 891	31.3.4	Darm- und Mesenterialverletzung 928
29.2	**Peritonitis** 892	31.3.5	Pankreasverletzung 929
29.2.1	Einteilung 892	31.3.6	Zwerchfellverletzung 930
29.2.2	Pathophysiologie 894	**32**	**Gastrointestinale Blutung** (V. Schumpelick) 931
29.2.3	Diagnostik 896		
29.2.4	Differentialdiagnose 896	32.1	**Definition** 931
29.2.5	Chirurgische Therapie 896	32.2	**Obere gastrointestinale Blutung** . . . 932
29.2.6	Lokale Peritonitis 898	32.2.1	Blutungsquellen 932
29.3	**Ileus** 902	32.2.2	Anamnese 933
29.3.1	Einteilung 902	32.2.3	Diagnostik 933
29.3.2	Pathophysiologie 903	32.2.4	Vorgehen bei schwerer GI-Blutung 934
29.3.3	Klinik 905	32.2.5	Vorgehen bei speziellen Blutungsquellen . . 935
29.3.4	Diagnostik 906	32.3	**Untere gastrointestinale Blutung** . . . 937
29.3.5	Differentialdiagnose 907	32.3.1	Blutungsquellen 937
29.3.6	Therapie 907	32.3.2	Anamnese und Diagnostik 938
29.3.8	Ileusprophylaxe 912	32.3.3	Vorgehen bei starker unterer GI-Blutung (Hämatochezie) 939
30	**Bauchfell und Netz** (K.-H. Treutner) 915		
		32.3.4	Vorgehen bei speziellen Blutungsquellen . . 940
30.1	**Anatomie** 915	**33**	**Gallenblase und Gallenwege** (V. Schumpelick) 941
30.1.1	Bauchfell 915		
30.1.2	Netz 915	33.1	**Anatomie** 941
30.2	**Physiologie** 916	33.2	**Physiologie und Pathophysiologie** . . . 942

33.3	**Diagnostik** 944	34.8	**Operationsverfahren** 984
33.4	**Mißbildungen** 948	34.8.1	Einteilung 984
33.5	**Cholezystopathie** 948	34.8.2	Operatives Vorgehen 984
33.6	**Steinfreie Cholezystitis** 949	34.8.3	Risiko der Operation 986
33.7	**Gallensteinleiden** 949	34.9	**Arterielle Leberperfusion** 986
33.7.1	Cholezystolithiasis und Choledocholithiasis .. 949	34.10	**Lebertransplantation** 988
33.7.2	Komplikationen der Cholezystolithiasis 951	34.10.1	Indikationen 988
33.8	**Tumoren** 958	34.10.2	Kontraindikationen 989
33.8.1	Gutartige Tumoren 958	34.10.3	Tranplantationsverfahren 989
33.8.2	Gallenblasenkarzinom 958	34.10.4	Prognose 990
33.8.3	Gallengangskarzinom 958	34.11	**Operationsatlas: Leberresektion** 991
33.9	**Operationsverfahren** 959	**35**	**Portale Hypertension**
33.9.1	Konventionelle Cholezystektomie 959		(K.-P. Riesener) 993
33.9.2	Laparoskopische Cholezystektomie 960	35.1	**Anatomie** 993
33.9.3	Choledochotomie 960	35.2	**Physiologie und Pathophysiologie** ... 993
33.9.4	Biliodigestive Anastomose 961	35.3	**Diagnostik** 995
33.9.5	Palliative Gallenwegsdrainage .. 961	35.4	**Portosystemische Enzephalopathie** . 996
33.9.6	Chirurgische Papillotomie 962	35.5	**Therapie der portalen Hypertension** 997
33.10	**Postoperatives Syndrom nach Cholezystektomie** 962	35.5.1	Konservative interventionelle Therapie 998
33.11	**Operationsatlas: Cholezystektomie** .. 963	35.5.2	Chirurgisch-operative Therapie 999
34	**Leber** (G. J. Winkeltau, V. Schumpelick) .. 965	35.6	**Chirurgische Therapie des Aszites** .. 1003
34.1	**Anatomie** 965	**36**	**Milz** (K. H. Treutner) 1005
34.2	**Physiologie und Pathophysiologie** ... 967	36.1	**Anatomie** 1005
34.2.1	Stoffwechselfunktionen 967	36.2	**Physiologie** 1006
34.2.2	Leberausfall 967	36.3	**Pathophysiologie** 1006
34.3	**Diagnostik** 968	36.4	**Verletzungen** 1007
34.3.1	Klinische Untersuchung 968	36.5	**Erkrankungen** 1010
34.3.2	Labordiagnostik 969	36.6	**Chirurgische Therapie** 1012
34.3.3	Weitere diagnostische Verfahren 969	36.6.1	Splenektomie 1012
34.4	**Leberverletzungen** 970	36.6.2	Teilresektion 1012
34.4.1	Klassifizierung 970	36.6.3	Staging-Laparotomie 1012
34.4.2	Therapie der Leberverletzungen 972	36.6.4	Komplikationen 1013
34.4.3	Prognose 974	36.7	**Begutachtung** 1013
34.5	**Leberzysten** 975	36.8	**Operationsatlas: Splenektomie** 1014
34.5.1	Kongenitale Parenchymzysten 975	**37**	**Pankreas** (H.-P. Eichfuß, V. Schumpelick) 1015
34.5.2	Erworbene Zysten 976	37.1	**Anatomie** 1015
34.6	**Leberabszesse** 978	37.2	**Pathophysiologie** 1016
34.7	**Tumoren** 980	37.3	**Mißbildungen** 1017
34.7.1	Benigne Tumoren 980	37.3.1	Pancreas anulare 1017
34.7.2	Primäre Malignome der Leber ... 981	37.3.2	Ektopisches Pankreasgewebe (= Aberrierendes Pankreas) 1018
34.7.3	Lebermetastasen 983		

37.3.3	Zystische Pankreasfibrose (Mukoviszidose)	1018	40.4.5	Pseudoeinklemmung	1055
37.4	**Entzündliche Erkrankungen**	**1018**	40.4.6	Bruchentzündung	1056
37.4.1	Akute Pankreatitis	1018	**40.5**	**Hernienreposition**	**1056**
37.4.2	Chronische Pankreatitis	1021	40.5.1	Manuelle Reposition (= Taxis)	1056
37.5	**Zysten und Pseudozysten**	**1024**	40.5.2	Operative Reposition	1057
37.6	**Gutartige Tumoren**	**1025**	**40.6**	**Spezielle Hernien**	**1057**
37.6.1	Hormonaktive Tumoren	1025	40.6.1	Hernia inguinalis (Leistenbruch)	1057
37.7	**Pankreaskarzinom**	**1030**	40.6.2	Kindliche Leistenhernie	1061
37.8	**Pankreastransplantation**	**1032**	40.6.3	Schenkelhernie	1061
37.9	**Operationsatlas: Pankreasresektion**	**1033**	40.6.4	Nabelbruch	1062
38	**Nebenniere** (V. Schumpelick)	**1035**	40.6.5	Epigastrische Hernie	1063
38.1	**Anatomie, Physiologie und Pathophysiologie**	**1035**	40.6.6	Rektusdiastase	1063
			40.6.7	Narbenhernie	1063
38.1.1	Nebennierenrinde (NNR)	1035	40.6.8	Seltene Bruchformen	1064
38.1.2	Nebennierenmark (NNM)	1037	**40.7**	**Operationsatlas: Hernienreparation**	**1066**
38.2	**Cushing-Syndrom**	**1037**			
38.3	**Conn-Syndrom**	**1039**	40.7.1	Hernienreparation beim Erwachsenen	1066
38.4	**Androgenitales Syndrom (AGS)**	**1039**	40.7.2	Leistenhernienreparation beim Kind	1068
38.5	**NNR-Unterfunktion**	**1040**	**41**	**Männliches Genitale** (V. Schumpelick)	**1071**
38.5.1	Morbus Addison	1040			
38.5.2	Sheehan-Syndrom	1040	**41.1**	**Hoden**	**1071**
38.6	**Phäochromozytom**	**1041**	41.1.1	Maligne Hodentumoren	1071
38.7	**Nicht-hormonproduzierende Nebennierentumoren**	**1042**	41.1.2	Hydrozele	1071
			41.1.3	Varikozele	1072
38.8	**Operationsverfahren**	**1043**	41.1.4	Spermatozele	1072
39	**Retroperitoneum** (V. Schumpelick)	**1045**	41.1.5	Hodentorsion	1072
			41.1.6	Hodeninfektion	1073
39.1	**Anatomie**	**1045**	**41.2**	**Penis**	**1073**
39.2	**Diagnostik**	**1045**	41.2.1	Penistumoren	1073
39.3	**Retroperitoneale Blutung**	**1046**	41.2.2	Phimose	1073
39.4	**Entzündungen**	**1047**	41.2.3	Paraphimose	1074
39.5	**Zysten**	**1047**	41.2.4	Priapismus	1074
39.6	**Retroperitoneale Fibrose**	**1047**	**41.3**	**Operationsatlas: Operation bei Phimose und Kryptorchismus**	**1075**
39.7	**Tumoren**	**1048**			
40	**Hernien** (V. Schumpelick)	**1051**	41.3.1	Zirkumzision bei Phimose	1075
40.1	**Definitionen**	**1051**	41.3.2	Operation bei Kryptorchismus	1076
40.2	**Ätiologie**	**1052**	**42**	**Gefäße** (M. Polonius, G. Neumann)	**1077**
40.3	**Diagnostik**	**1053**	**42.1**	**Anatomie**	**1077**
40.4	**Hernienkomplikationen**	**1054**	**42.2**	**Angiologisches Untersuchungsschema**	**1077**
40.4.1	Darminkarzeration	1054			
40.4.2	Netzeinklemmung	1055	42.2.1	Klinische Untersuchungstechniken	1077
40.4.3	Retrograde Inkarzeration	1055	42.2.2	Funktionsprüfungen	1078
40.4.4	Reposition en bloc	1055	42.2.3	Apparative Untersuchungstechniken	1079

42.3	**Arterienverletzung** 1081	**44**	**Weichteiltumoren**	
42.3.1	Direkte Gefäßverletzungen 1081		(G. J. Winkeltau) 1123	
42.3.2	Indirekte Gefäßverletzungen 1083	**44.1**	**Pseudotumoren** 1123	
42.3.3	Spätschäden nach Gefäßverletzungen 1085	**44.2**	**Benigne Tumoren** 1123	
42.4	**Arterielle Verschlußkrankheit**	**44.3**	**Semimaligne Weichteiltumoren** 1124	
	(AVK) 1085	**44.4**	**Maligne Weichteiltumoren**	
42.4.1	Akuter Arterienverschluß 1086		**(Weichteilsarkome)** 1124	
42.4.2	Chronischer Arterienverschluß	**45**	**Knochentumoren** (G. Thoma) 1131	
	(bzw. -stenose) 1088	**45.1**	**Einteilung** 1131	
42.5	**Aneurysma** 1094	**45.2**	**Klinik und Diagnostik** 1133	
42.5.1	Nicht-dissezierendes Aneurysma ... 1095	**45.3**	**Therapiemöglichkeiten** 1134	
42.5.2	Dissezierendes Aneurysma 1098	**45.4**	**Gutartige Tumoren** 1135	
42.6	**Arterio-venöse Fistel (AV-Shunt)** ... 1099	45.4.1	Osteochondrom 1135	
42.7	**Operationsverfahren** 1100	45.4.2	Chondrom 1136	
42.7.1	Direkte Gefäßnaht 1100	45.4.3	Osteoid-Osteom 1136	
42.7.2	Desobliterationsverfahren 1100	45.4.4	Riesenzelltumor 1137	
42.7.3	Gefäßtransplantation 1101	45.4.5	Solitäre Knochenzyste 1137	
42.8	**Erkrankungen der Venen** 1103	45.4.6	Aneurysmatische Knochenzyste 1138	
42.8.1	Oberflächliche Thrombophlebitis ... 1103	**45.5**	**Bösartige Tumoren** 1138	
42.8.2	Phlebothrombose 1104	45.5.1	Chondrosarkom 1138	
42.8.3	Varizen 1106	45.5.2	Osteosarkom 1139	
42.9	**Erkrankungen der Lymphgefäße** .. 1109	45.5.3	Ewing-Sarkom 1142	
42.9.1	Akute Lymphangitis und Lymphadenitis ... 1109	45.5.4	Plasmozytom 1143	
42.9.2	Lymphödem 1109	45.5.5	Metastasen 1144	
42.10	**Operationsatlas: Gefäßoperationen** . 1110	**46**	**Sehnen, Sehnengleitgewebe,**	
42.10.1	Profunda-Plastik (Arteria femoralis		**Schleimbeutel und Muskulatur**	
	profunda-Plastik) 1110		(U. Mommsen) 1145	
42.10.2	Operation bei Bauchaortenaneurysma ... 1112	**46.1**	**Erkrankungen der Sehnen** 1145	
42.10.3	Varizen-Operation 1113	46.1.1	Degenerative Veränderungen im Bereich des Schultergelenkes 1145	
43	**Haut** (V. Schumpelick) 1115	46.1.2	Sehnenruptur 1148	
43.1	**Entzündungen** 1115	46.1.3	Achillodynie 1150	
43.1.1	Furunkel 1115	46.1.4	Tendopathien 1150	
43.1.2	Karbunkel 1115	**46.2**	**Erkrankungen des**	
43.1.3	Schweißdrüsenabszeß 1115		**Sehnengleitgewebes** 1151	
43.2	**Tumoren** 1116	46.2.1	Paratenonitis crepitans 1151	
43.2.1	Geschwulstähnliche Zysten 1116	46.2.2	Ganglion (= „Überbein") 1151	
43.2.2	Gutartige Neoplasien 1117	46.2.3	Erkrankungen der Sehnenscheide .. 1151	
43.2.3	Bösartige Neoplasien 1118	**46.3**	**Erkrankungen der Schleimbeutel** .. 1152	
43.3	**Erkrankungen der Hautanhänge**	**46.4**	**Erkrankungen der Muskulatur** ... 1152	
	(Nägel) 1121	46.4.1	Myopathien 1152	
43.3.1	Unguis incarnatus 1121	46.4.2	Myositis ossificans localisata 1153	
43.3.2	Subunguales Hämatom 1121	46.4.3	Muskel- und Faszienverletzungen .. 1153	
43.3.3	Subungualer Fremdkörper 1122			

47 Allgemeine Traumatologie
(U. Mommsen, V. Schumpelick) 1155

47.1 Spezielle Verletzungen der einzelnen Körperregionen 1155

47.2 Untersuchungstechniken bei Verletzungen des Bewegungsapparates . . .1155

47.2.1 Allgemeine Prinzipien 1155
47.2.2 Spezielle Untersuchung der Extremitäten und der Wirbelsäule 1157

47.3 Verletzungsformen des Bewegungsapparates 1168

47.3.1 Gelenkverletzungen 1169
47.3.2 Gelenkprellung (= Kontusion) 1169
47.3.3 Zerrung und Dehnung (= Distorsion) 1170
47.3.4 Bandausriß, Bandriß (Ligamentruptur) 1171
47.3.5 Verrenkung (= Luxation) 1172
47.3.6 Gelenkknorpelverletzung 1174
47.3.7 Frakturen 1175

48 Traumatologie des Schultergürtels und der oberen Extremität
(U. Mommsen) 1203

48.1 Schultergürtel 1203

48.1.1 Luxation des Sternoklavikulargelenkes 1203
48.1.2 Klavikulafraktur 1204
48.1.3 Verletzungen des Akromioklavikulargelenkes (= ACG) 1205
48.1.4 Skapulafraktur 1206

48.2 Schultergelenk 1207

48.2.1 Schulterluxation 1207
48.2.2 Oberarmkopffraktur 1210
48.2.3 Frakturen der Schultergelenkpfanne 1211

48.3 Oberarm 1212

48.3.1 Oberarmkopffraktur 1212
48.3.2 Oberarmschaftfraktur 1212
48.3.3 Frakturen des distalen Oberarmendes 1212

48.4 Ellenbogengelenk 1216

48.4.1 Ellenbogenluxation 1216
48.4.2 Ellenbogenfrakturen 1218

48.5 Unterarm 1229

48.5.1 Frakturen im Unterarmschaftbereich 1220
48.5.2 Unterarmschaftbrüche im Kindesalter 1221
48.5.3 Distale Unterarmfrakturen 1222
48.5.4 Distale Unterarmfaktur im Kindesalter 1224
48.5.5 Radiusflexionsfraktur (Smith-fracture) 1225
48.5.6 Frakturen im gelenktragenden Radiusanteil (Frykman Typ 3–8) .1225
48.5.7 Distale Radiustrümmerfraktur 1225

48.6 Operationsatlas: Unterarm-Osteosynthese 1226

49 Wirbelsäule (U. Mommsen) 1229

49.1 Anatomie 1229

49.2 Wirbelsäulenverletzungen 1229

49.2.1 Halswirbelsäulenverletzungen 1231
49.2.2 Verletzungen der Brust- und Lendenwirbelsäule .1235
49.2.3 Wirbelverletzungen beim Kind 1236
49.2.4 Querschnittsverletzung 1237

50 Becken und untere Extremität
(U. Mommsen) 1239

50.1 Becken 1239

50.1.1 Beckenfrakturen 1239

50.2 Hüftgelenk 1242

50.2.1 Anatomie 1242
50.2.2 Hüftgelenksluxationen 1242
50.2.3 Fraktur der Hüftgelenkspfanne (Acetabulumfraktur) 1244
50.2.4 Hüftkopffrakturen .1246
50.2.5 Schenkelhalsfrakturen 1247

50.3 Oberschenkel 1249

50.3.1 Anatomie 1249
50.3.2 Pertrochantäre Frakturen 1249
50.3.3 Fraktur des Trochanter major 1250
50.3.4 Abrißfraktur des Trochanter minor 1250
50.3.5 Subtrochantäre Femurfraktur 1250
50.3.6 Oberschenkelschaftfraktur 1251
50.3.7 Supra- und diakondyläre Oberschenkelfraktur 1253

50.4 Kniegelenk 1254

50.4.1 Anatomie 1254
50.4.2 Verletzungen der Kreuzbänder 1255
50.4.3 Meniskusverletzungen 1258
50.4.4 Luxationen 1260
50.4.5 Patellafraktur 1261
50.4.6 Knorpel-Knochenverletzungen 1262
50.4.7 Gelenkfrakturen des distalen Oberschenkels 1263
50.4.8 Gelenkfrakturen des proximalen Unterschenkels 1263

50.5 Unterschenkel 1264
- 50.5.1 Anatomie 1264
- 50.5.2 Tibiakopffraktur 1264
- 50.5.3 Unterschenkelschaftfraktur 1266
- 50.5.4 Isolierte Tibiafraktur 1268
- 50.5.5 Isolierte Fibulafraktur 1269
- 50.5.6 Distale Unterschenkelstauchungsfraktur (Pilon tibial-Fraktur) 1269
- 50.5.7 Typische Frakturen des distalen Unterschenkelendes im Kindesalter 1270
- 50.5.8 Kompartmentsyndrom 1271
- 50.5.9 Wadenmuskelriß 1271

50.6 Sprunggelenk 1272
- 50.6.1 Anatomie 1272
- 50.6.2 Verletzungen im Bereich des Sprunggelenkes 1272

50.7 Fußwurzel, Mittel- und Vorfuß 1280
- 50.7.1 Anatomie 1280
- 50.7.2 Frakturen der Fußwurzelknochen 1281
- 50.7.3 Mittelfußfrakturen 1281
- 50.7.4 Frakturen der Zehen 1281

50.8 Operationsatlas: Osteosynthese und Bandnaht an der unteren Extremität 1282
- 50.8.1 Osteosynthese der Schenkelhalsfraktur 1282
- 50.8.2 Osteosynthese der Oberschenkelfraktur 1283
- 50.8.3 Osteosynthese der Unterschenkelschaftfraktur 1284
- 50.8.4 Außenbandnaht 1285
- 50.8.5 Osteosynthese der Sprunggelenksfraktur 1286

51 Knochen- und Gelenkinfekte
(U. Mommsen) 1287

51.1 Knocheninfektion (Osteomyelitis, Osteitis) 1287
- 51.1.1 Osteomyelitis 1287
- 51.1.2 Osteitis 1291

51.2 Gelenkinfektionen 1294

52 Chirurgie der Hand
(H.-U. Langendorff) 1295

52.1 Diagnostik, operative Therapie und Nachbehandlung 1295
- 52.1.1 Untersuchung der Hand 1295
- 52.1.2 Operation 1299
- 52.1.3 Nachbehandlung 1300

52.2 Offene Handverletzungen 1300

52.3 Sehnenverletzungen 1302
- 52.3.1 Beugesehnenverletzungen 1302
- 52.3.2 Strecksehnenverletzungen 1304

52.4 Nervenverletzungen 1306

52.5 Verletzungen des Handskeletts und der Bänder im Handbereich 1307
- 52.5.1 Luxationen der Handwurzel 1307
- 52.5.2 Luxationen der Fingergelenke 1309
- 52.5.3 Bandverletzungen 1310
- 52.5.4 Frakturen der Handwurzel 1310
- 52.5.5 Mittelhand- und Fingerfrakturen 1313

52.6 Weitere Verletzungsformen 1315
- 52.6.1 Thermische Verletzungen der Hand 1315
- 52.6.2 Chemische Verletzungen der Hand 1315
- 52.6.3 Hochdruckinjektionsverletzungen 1315

52.7 Amputation und Replantation nach Handverletzungen 1316
- 52.7.1 Amputationen im Bereich der Hand 1316
- 52.7.2 Replantation 1316

52.8 Komplikationen nach Handverletzungen 1319
- 52.8.1 Reflexdystrophie (Morbus Sudeck) 1319
- 52.8.2 Ischämische Kontrakturen 1319

52.9 Pyogene Infektionen der Hand 1320
- 52.9.1 Oberflächliche Infektionen 1321
- 52.9.2 Subkutane eitrige Infektionen 1321
- 52.9.3 Tiefe eitrige Infektionen 1323

52.10 Erkrankungen der Sehnen und Sehnenscheiden 1326
- 52.10.1 Paratenonitis crepitans 1326
- 52.10.2 Tendovaginitis stenosans (De Quervain) 1326
- 52.10.3 Schnellender Finger 1326
- 52.10.4 Ganglion 1327
- 52.10.5 Sehnenscheidenhygrom 1327

52.11 Tumoren 1327
- 52.11.1 Ganglion 1327
- 52.11.2 Epithelzysten 1327
- 52.11.3 Fremdkörpergranulom 1328
- 52.11.4 Benignes Synovialom 1328
- 52.11.5 Glomustumor 1328
- 52.11.6 Malignes Melanom 1328
- 52.11.7 Enchondrom 1328

52.12	**Kontraktur der Hohlhandfaszie (Morbus Dupuytren)** 1329	53.7.2	Kongenitales lobäres Emphysem 1350
52.13	**Nervenkompressionssyndrome** 1330	53.7.3	Bronchogene Zyste 1350
52.13.1	Kompression des Nervus medianus im Karpaltunnel 1330	53.7.4	Sequestration der Lunge 1351
52.13.2	Kompression des N. ulnaris in der Guyon-Loge 1330	53.7.5	Bronchiektasen .1351
53	**Kinderchirurgie** (W. Lambrecht) . . .1331	**53.8**	**Kinderchirurgische Erkrankungen des Ösophagus** .1352
53.1	**Pathophysiologie des Neugeborenen** 1331	53.8.1	Ösophagusatresie 1352
53.1.1	Das reife Neugeborene 1331	53.8.2	Isolierte ösophago-tracheale Fistel (H-Fistel) 1354
53.1.2	Das Frühgeborene 1333	53.8.3	Gastro-ösophagealer Reflux 1354
53.1.3	Das Mangelgeborene 1334	**53.9**	**Kinderchirurgische Erkrankungen der Bauchwand** 1355
53.2	**Infusionsbehandlung des chirurgisch kranken Kindes** 1334	53.9.1	Gastroschisis 1355
53.2.1	Erhaltungsbedarf 1334	53.9.2	Omphalozele (Nabelschnurbruch) 1356
53.2.2	Ersatz von Flüssigkeitsverlusten 1336	53.9.3	Kloakenekstrophie 1356
53.2.3	Ersatz von Blut-, Plasma- und Albuminverlusten 1338	53.9.4	Persistierender Ductus omphaloentericus . .1357
53.2.4	Schocktherapie .1338	53.9.5	Peristierender Urachus 1357
53.2.5	Ernährung des Neugeborenen und des Säuglings 1339	53.9.6	Hernien 1358
		53.9.7	Hydrozele 1360
53.3	**Neugeborenen- und Säuglingssepsis** 1341	53.9.8	Maldescensus testis 1360
53.4	**Der Fetus als Patient (pränatale Diagnostik)** 1342	**53.10**	**Kinderchirurgische Erkrankungen des Gastrointestinaltraktes** 1361
53.4.1	Der Fetus mit einem Bauchwanddefekt 1343	53.10.1	Ileus beim Neugeborenen 1361
53.5	**Kinderchirurgische Erkrankungen des Halses** 1345	53.10.2	Ileus beim Säugling und Kleinkind 1369
		53.10.3	Gastrointestinale Blutungen 1371
53.5.1	Zystisches Lymphangiom (Lymphangioma colli) 1345	**53.11**	**Kinderchirurgische Erkrankungen der Leber und Gallenwege** 1373
53.5.2	Halszysten und Halsfisteln 1345	53.11.1	Gallengangsatresie 1373
53.6	**Kinderchirurgische Erkrankungen des Thorax** 1346	53.11.2	Choledochuszysten 1374
		53.12	**Maligne Tumoren im Kindesalter** . . .1374
53.6.1	Brustwanddeformitäten 1346	53.12.1	Wilms-Tumor 1375
53.6.2	Zwerchfellhernien 1347	53.12.2	Neuroblastom 1376
53.6.3	Relaxatio diaphragmatica 1349	53.12.3	Rhabdomyosarkom 1378
53.7	**Kinderchirurgische Erkrankungen der Lunge** 1349	53.12.4	Lebertumoren 1378
		53.12.5	Teratome 1379
53.7.1	Zystisch-adenomatoide Malformation der Lunge 1349	**Literatur** 1381
		Sachregister (U. Klinge) 1383

Mitarbeiterverzeichnis

RWTH = Rheinisch-Westfälische Technische Hochschule

Privatdozent Dr. med. G. Arlt
Park-Klinik Weißensee
Schönstraße 80
13086 Berlin

Professor Dr. med. R. Babayan
Facharzt für Chirurgie
Max-Brauer-Allee 52
22765 Hamburg

Professor Dr. med. H. Bause
Allgemeines Krankenhaus Altona
Abt. für Anästhesiologie
Paul-Ehrlich-Straße 1
22763 Hamburg

Professor Dr. N. M. Bleese
Albertinen-Krankenhaus
Kardiochirurgische Abt.
Süntelstraße 11 A
22457 Hamburg

Professor Dr. B. J. Braun
Rotes Kreuz-Krankenhaus
Allgemein- und Unfallchirurgie
St. Pauli-Deich 24
28199 Bremen

Claus Carow
Krankengymnast
Chirurgische Klinik der RWTH
Pauwelsstraße 30
52074 Aachen

Dr. med. S. Conrad
Universitäts-Krankenhaus Eppendorf
Urologische Klinik und Poliklinik
Martinistraße 52
20251 Hamburg

Professor Dr. med. M. Doehn
Krankenhaus Merheim
Abt. für Anästhesie
Ostmerheimer Straße 200
51109 Köln

Professor Dr. med. H.-P. Eichfuß
Städtisches Krankenhaus
Allgemein- und Unfallchirurgie
Kattowitzer Straße 191
38226 Salzgitter

Privatdozent Dr. med. J. Faß
Chirurgische Universitäts- und Poliklinik der RWTH
Pauwelsstraße 30
52074 Aachen

Professor Dr. med. D. Grossner
Universitäts-Krankenhaus Eppendorf
Abt. für Unfall- und Wiederherstellungschirurgie
Martinistraße 52
20251 Hamburg

Professor Dr. med. G. Grubel
Universitäts-Krankenhaus Eppendorf
Neurochirurgische Klinik
Martinistraße 52
20251 Hamburg

Dr. med. D. von Heimburg
Klinik für Plastische Chirurgie, Hand-
und Verbrennungschirurgie der RWTH
Pauwelsstraße 30
52074 Aachen

Dr. med. J. J. Höer
Chirurgische Universitäts- und Poliklinik der RWTH
Pauwelsstraße 30
52074 Aachen

Professor Dr. med. H. Huland
Universitäts-Krankenhaus Eppendorf
Urologische Klinik und Poliklinik
Martinistraße 52
20251 Hamburg

Frau Dr. med. G. Hutschenreuter
Institut für Transfusionsmedizin
Medizinische Einrichtungen der RWTH
Pauwelsstraße 30
52074 Aachen

Mitarbeiterverzeichnis XXV

Dr. med. E. Jungck
Kreiskrankenhaus Gummersbach
Abt. für Anästhesiologie,
Intensivmedizin, Schmerztherapie
Postfach 10 05 64
51605 Gummersbach

Professor Dr. med. P. Kalmar
Universitäts-Krankenhaus Eppendorf
Klinik für Thorax-, Herz- und Gefäßchirurgie
Martinistraße 52
20251 Hamburg

Professor Dr. rer. nat. P.-M. Kaulfers
Universitäts-Krankenhaus Eppendorf
Institut für Medizinische Mikrobiologie und Immunologie
Martinistraße 52
20251 Hamburg

Dr. med. U. Klinge
Chirurgische Universitäts- und Poliklinik der RWTH
Pauwelsstraße 30
52074 Aachen

Professor Dr. med. G. Klose
Zentralkrankenhaus "Links der Weser"
Medizinische Klinik
Senator-Weßling-Straße 1
28277 Bremen

Professor Dr. med. W. Lambrecht
Universitäts-Krankenhaus Eppendorf
Abt. für Kinderchirurgie
Martinistraße 52
20251 Hamburg

Professor Dr. med. H.-U. Langendorff
Städtische Kliniken Dortmund
Unfall-, Hand- und Wiederherstellungschirurgie
Münsterstraße 240
44145 Dortmund

Professor Dr. med. R. Maerker
Städtische Kliniken Dortmund
Klinik für Mund-, Kiefer- und Gesichtschirurgie
Münsterstraße 240
44145 Dortmund

Dr. med. J. Meentken
Städtische Kliniken Osnabrück
Unfallchirurgische Klinik
Am Finkenhügel 1
49076 Osnabrück

Professor Dr. med. U. Mommsen
Städtische Kliniken Osnabrück
Unfall-, Hand- und Wiederherstellungschirurgie
Am Finkenhügel 1
49076 Osnabrück

Dr. med. G. Neumann
Städtische Kliniken Dortmund
Klinik für Thorax-, Herz- und Gefäßchirurgie
Beurhausstraße 40
44137 Dortmund

Dr. med. E. M. Noah
Klinik für Plastische Chirurgie, Hand- und
Verbrennungschirurgie der RWTH
Pauwelsstraße 30
52074 Aachen

Professor Dr. med. Dr. N. Pallua
Klinik für Plastische Chirurgie, Hand- und
Verbrennungschirurgie der RWTH
Pauwelsstraße 30
52074 Aachen

Dr. med. B. Pötzsch
Max-Planck-Institut
Abt. für Hämostaseologie und Transfusionsmedizin
Sprudelhof 11
61231 Bad Nauheim

Professor Dr. med. M.-J. Polonius
Städtische Kliniken Dortmund
Klinik für Thorax-, Herz- und Gefäßchirurgie
Beurhausstraße 40
44137 Dortmund

Dr. med. H. M. Rau
Chirurgische Universitäts- und Poliklinik der RWTH
Pauwelsstraße 30
52074 Aachen

Dr. med. K.-P. Riesener
Chirurgische Universitäts- und Poliklinik der RWTH
Pauwelsstraße 30
52074 Aachen

XXVI Mitarbeiterverzeichnis

Dr. med. F.-C. Rieß
Albertinen-Krankenhaus
Kardiochirurgische Abteilung

Professor Dr. med. E. Schippers
Juliusspital
Chirurgische Klinik
Juliuspromenade 19
97070 Würzburg

Professor Dr. med. G.-A. Schlosser
Universitäts-Krankenhaus Eppendorf
Abt. für Allgemeinchirurgie
Martinistraße 52
20251 Hamburg

Dr. med. H. Schöntag
Universitäts-Krankenhaus Eppendorf
Chirurgische Klinik
Abt. für Unfall- und Wiederherstellungschirurgie
Martinistraße 52
20251 Hamburg

Dr. med. F. Schröder
Universitäts-Krankenhaus Eppendorf
Neurochirurgische Klinik
Martinistraße 52
20251 Hamburg

Professor Dr. med. Dr. h.c. V. Schumpelick
Chirurgische Universitäts- und Poliklinik der RWTH
Pauwelsstraße 30
52074 Aachen

Dr. med. U. Seitz
Universitäts-Krankenhaus Eppendorf
Chirurgische Klinik und Poliklinik
Abt. für Endoskopische Chirurgie
Martinistraße 52
20251 Hamburg

Professor Dr. med. N. Soehendra
Universitäts-Krankenhaus Eppendorf
Chirurgische Klinik und Poliklinik
Abt. für Endoskopische Chirurgie
Martinistraße 52
20251 Hamburg

Professor Dr. jur. G. Solbach
Ludwigsallee 47
52062 Aachen

Professor Dr. med. G. Thoma
Allgemeines Krankenhaus Bergedorf
Chirurgische Klinik
Gojenbergsweg 30
21029 Hamburg

Privatdozent Dr. med. Ch. Töns
Chirurgische Universitäts- und Poliklinik der RWTH
Pauwelsstraße 30
52074 Aachen

Professor Dr. med. W. Tolksdorf
Städtisches Krankenhaus Hildesheim
Klinik für Anästhesiologie
Weinberg 1
31134 Hildesheim

Privatdozent Dr. med. K.-H. Treutner
Chirurgische Universitäts- und Poliklinik der RWTH
Pauwelsstraße 30
52074 Aachen

Professor Dr. med. S. N. Truong
Chirurgische Universitäts- und Poliklinik der RWTH
Pauwelsstraße 30
52074 Aachen

Professor Dr. med. R. Winkler
Martin-Luther-Krankenhaus
Chirurgische Klinik
Lutherstraße 22
24837 Schleswig

Professor Dr. med. G. J. Winkeltau
Krankenhaus Itzehoe
Klinik für Allgemein-, Gefäß- und Unfallchirurgie
Robert-Koch-Straße 2
25524 Itzehoe

Dem Patienten und
seinem Arzt,
dem fortwährenden Studenten

*„Der Student kann doch nirgends so viel
lernen wie aus dem Buch der persönlichen
Erfahrung; je dicker es wird, um so besser."*

*Th. Billroth, 1876
in „Das Lehren und Lernen an den
Universitäten der Deutschen Nation"*

Teil I
Allgemeine Chirurgie

Voraussetzungen des operativen Eingriffs

Kapitelübersicht

Voraussetzungen des operativen Eingriffs

Indikation, Aufklärung und Vorbereitung
- Indikationsformen
    - Indikation nach Dringlichkeit
    - Indikation nach therapeutischen Gesichtspunkten
- Kontraindikation
- Inoperabilität
- Präoperative Aufklärung

1 Indikation, Aufklärung und Vorbereitung

Grundsätzlich ist **jeder** operative Eingriff mit Nebenfolgen und mit Risiken verbunden. **Nebenfolgen** sind unerwünschte Veränderungen, die voraussehbar mit dem Eingriff verbunden und nicht vermeidbar sind, wie z.B. Narbenbildung, Anus praeter. Mit dem Begriff **Risiko** meint man diejenigen intra- und postoperativen Komplikationen, die zu Gesundheitsnachteilen, Morbidität und Letalität führen können. Das Ausmaß des Risikos ist von der Schwere des Eingriffs sowie von der Grundkrankheit, den Begleiterkrankungen und dem biologischen Alter des Patienten abhängig – aber auch von der Qualität der chirurgischen und anästhesiologischen Versorgung sowie der apparativen und personellen Ausstattung des Krankenhauses.

Nebenfolgen und potentielle Komplikationen: Preis jeder Operation

Stets müssen die vorauszusehenden Nebenfolgen und das mögliche Risiko eines operativen Eingriffes mit denjenigen des nichtoperativen Vorgehens verglichen werden. Der Chirurg ist daher verpflichtet, über ausreichende Kenntnisse alternativer konservativer Therapieverfahren zu verfügen.
Jedes operative Vorgehen ist nur dann legitim, wenn zu erwarten ist, daß es unter den gegebenen Umständen das überlegene Therapieprinzip darstellt, und der hinreichend aufgeklärte Patient einverstanden ist. Dabei müssen die Nebenfolgen und das Operationsrisiko in einem vertretbaren Verhältnis zum erwarteten Gewinn an Lebensqualität unter Berücksichtigung der Grunderkrankung, der Prognose und des Alters des Kranken stehen. Der operative Eingriff sollte möglichst nicht als Alternativverfahren verstanden werden, sondern nur Patienten vorbehalten bleiben, für die kein anderes therapeutisches Vorgehen in Frage kommt. Somit kommt sowohl der **Indikationsstellung** als auch der **Patientenaufklärung** überragende Bedeutung zu; sie zählen zu den wichtigsten und zugleich schwierigsten Aufgaben des Chirurgen!

Indikation: Schwierigste chirurgische Kunst (v. Langenbeck 1882)

1.1 Indikationsformen

1.1.1 Indikation nach Dringlichkeit

- **Indikation zur sofortigen Operation (Notoperation)**
Die Indikation zur sofortigen (Not-)Operation ergibt sich bei unmittelbar lebensbedrohlichen Krankheiten (z. B. Schlagaderverletzungen, Spannungspneumothorax, Milz-Leberruptur, epidurales Hämatom). Aber auch nicht direkt lebensbedrohende Krankheiten können zu Notoperationen zwingen, z. B. bei akuten peripheren arteriellen Gefäßverschlüssen zum Erhalt der Extremität oder beim akuten Bandscheibenprolaps zur Vermeidung eines Querschnittsyndroms! Unter diesen Bedingungen darf bzw. muß auf zeitraubende präoperative diagnostische Maßnahmen sowie auch auf eine umfangreiche Aufklärung (soweit überhaupt möglich) weitgehend verzichtet werden. Der Umfang und die Präzision der Aufklärung sind umgekehrt proportional zur Dringlichkeit des Eingriffes (s. Kap. 1.4).

- **Indikation zur dringlichen Operation**
Dringliche Operationen sind solche, die unmittelbar im Anschluß an eine angemessene präoperative Vorbereitung durchgeführt werden müssen (spätestens jedoch 6 Std. nach der letzten Mahlzeit). Dazu zählen z. B. die akute Appendizitis, offene Frakturen, mechanischer Ileus, Abszesse. Es handelt sich also um Operationen, die zur Beseitigung einer unmittelbaren Lebensgefahr bzw. zur Abwendung irreversibler Schäden an Organen und Strukturen zwingend erforderlich sind und deren Durchführung höchstens um wenige Stunden hinausgezögert werden darf.
Sowohl die **sofortigen** als auch die **dringlichen** Indikationen zählen zu den sog. **absoluten** Operationsindikationen (s. u.).

- **Indikation zur elektiven Operation**
Elektive Operationen sind geplante Eingriffe, deren Zeitpunkt im voraus festliegt und die unter optimalen Voraussetzungen durchgeführt werden können (z. B. Cholezystektomie, Hernienreparation, Nierentransplantation bei Lebendspendern). In diesen Fällen geht die Aufklärungspflicht nicht nur weiter, sondern sie ist auch bereits bei der verbindlichen Festlegung des Operationstermines zu erfüllen, wenn der Eingriff mit nicht unerheblichen Belastungen und Gefahren verbunden ist.

1.1.2 Indikation nach therapeutischen Gesichtspunkten

- **Absolute Indikation**
Sie ist naturgemäß bei allen **sofortigen** bzw. **dringlichen** Operationen gegeben. Weiterhin umfaßt dieser Begriff auch jene elektiven Operationen, die eine vitale Gefährdung bzw. irreversible Organschäden verhindern können oder solche, zu denen es keine alternativen konservativen Behandlungsmöglichkeiten gibt (Beispiele: arterielle Aneurysmen, Herzklappenfehler, Patellaquerfraktur, mechanischer Ileus).

- **Relative Indikation**
Darunter fallen diejenigen Operationen, zu denen es eine oder mehrere alternative Behandlungsmöglichkeiten gibt. Durch die Entwicklung immer wirkungsvollerer Pharmaka und besserer endoskopischer bzw. anderer nicht-operativer Techniken wächst die Anzahl alternativer Behandlungsformen (Katheterdilatation, Pigtail-Drainage u.ä.m.) ständig. Deshalb muß bei der Mehrzahl aller durchzuführenden Operationen die Indikationsstellung im Interesse des Patienten – aber auch im Interesse des behandelnden Arztes – sehr sorgfältig unter Berücksichtigung aller Faktoren analysiert werden.
Beispiele: Chronische Magenulzera, Duodenalulzera, Cholelithiasis, Frakturen, AVK.
Eine Sonderform der relativen Indikationsstellung ist die

Soziale bzw. psychische Indikation
Aus sozialen bzw. beruflichen Gründen können operative Eingriffe anderen möglichen therapeutischen Prinzipien vorgezogen werden, z. B. die Interruptio in besonders gelagerten Fällen.
Wirken sich körperliche Entstellungen auf den Patienten so negativ aus, daß seine Lebensqualität erheblich beeinträchtigt wird, können sich Operationsindikationen aus psychischer Sicht ergeben. Hierzu zählen die Trichterbrustkorrektur und eine Reihe von plastisch-chirurgischen Eingriffen, die auch als kosmetische Operationen bezeichnet werden. Bei den kosmetischen Operationen sind die Anforderungen an Umfang und Intensität der Aufklärung des Patienten besonders streng. Insbesondere aus forensischen Gründen ist hier die Aufklärung und Indikationsstellung sehr sorgfältig (präoperatives Foto) zu dokumentieren.

- **Prophylaktische Indikation**
Vorbeugende Maßnahme zur Vermeidung des Eintritts einer zu erwartenden Komplikation (z. B. Operation der asymptomatischen A. carotis-Stenose). Die Entscheidung, einem Patienten eine Operation anzuraten, erfolgt nach sorgfältiger Abwägung der therapeutischen Ziele und der individuellen Risiken. Hierbei werden eigene Erfahrung, Ergebnisse anderer Operateure, die zu erwartende Verbesserung oder Einschränkung der Lebensqualität (Anus praeter), die Lebenserwartung (ein 80jähriger verfügt noch über eine statistische Lebenserwartung von 8 Jahren!), die Art der Grunderkrankung und die individuelle Belastbarkeit im Verhältnis zum Ausmaß der geplanten Operation berücksichtigt. Die letzte Entscheidung über die Durchführung der operativen Maßnahmen liegt – nach Aufklärung über Art, Dringlichkeit, Aussichten, Risiken und Alternativmethoden – wie auch sonst stets beim Patienten.

1.2 Kontraindikation

Die Gegenanzeige zu einer Operation kann absolut oder relativ sein. Begleiterkrankungen (frischer Myokardinfarkt, Niereninsuffizienz) oder hohes Alter können eine absolute Kontraindikation zur Elektiv-Operation darstellen. Im Notfall kann in diesen Fällen entsprechend einer Risikoabwägung aus einer absoluten eine relative Gegenanzeige werden, d. h. der Eingriff ist trotz erheblichen Risikos zur Abwendung größerer Gefährdung unvermeidlich.

1.3 Inoperabilität

Liegen absolute Kontraindikationen vor oder handelt es sich um einen technisch nicht angehbaren Tumor, so ist der Patient inoperabel. Daraus resultiert für den behandelnden Arzt eine besondere Verantwortung. Gerade diese Patienten, denen oft genug die letzte Hoffnung genommen wird, benötigen menschlichen Zuspruch. Dabei sollte – soweit vertretbar – unbedingt der Eindruck der hoffnungslosen Situation vermieden werden. Neben dem eventuellen Einsatz einer palliativen Strahlen- oder Chemotherapie muß speziell eine Verbesserung der verbliebenen Lebensqualität (z. B. Analgetika) angestrebt werden. Schmerzlinderung gehört zu den wichtigsten Pflichten des Arztes. Sie ist auch dann erlaubt, wenn damit zugleich eine eventuelle Lebensverkürzung in Kauf genommen wird.

> Großzügige Schmerztherapie oberstes Gebot der Humanität.

Der Einsatz aller medizinisch-technischen Möglichkeiten darf einem würdevollen Sterben nicht im Wege stehen und ist rechtlich auch nicht geboten.

1.4 Präoperative Aufklärung

1.4.1 Rechtliche Leitlinien

Jeder ärztliche Eingriff, gleich, ob diagnostischer oder therapeutischer Art, ob schwer oder leicht, ob notwendig, erfolgreich oder mißlungen, berührt das allgemeine Persönlichkeitsrecht des Patienten und wird von der Rechtsprechung in Deutschland tatbestandsmäßig als **Verletzung des Körpers** eingeordnet. **Rechtmäßig** ist die ärztliche Maßnahme nur dann, wenn sie medizinisch indiziert und der Patient mit ihr einverstanden war.

> Salus et voluntas aegroti suprema lex – Das Wohlergehen und der Wille des Patienten sind höchstes Gesetz.

Diese Bewertung gründet sich auf die Grundrechte (Art. 1 I, 2 I, 2 GG): Jeder kann selbst frei entscheiden, ob und wie er behandelt werden will. Mit der Feststellung, der ärztliche Eingriff sei tatbestandsmäßig eine Verletzung des Körpers des Patienten, ist eine negative Beurteilung nicht verbunden. Diese (erststufige) Bewertung folgt aus der in Deutschland geltenden Dogmatik, die erst in einem zweiten Schritt die Frage der Rechtmäßigkeit oder Rechtswidrigkeit beantwortet (im Gegensatz etwa zu den arztrechtlichen Regeln in Österreich mit dem Sondertatbestand der „eigenmächtigen Heilbehandlung").

Eine rechtlich wirksame Entscheidung setzt zweierlei voraus:
- Der Patient muß wissen, worüber er bestimmt.
- Er muß fähig sein, seine Krankheit und die in Betracht kommenden medizinischen Maßnahmen zu erfassen, das Für und Wider abzuwägen und sich dafür oder dagegen zu entscheiden: **informed consent/informed refusal**.

Deshalb hat der Arzt den Patienten zu informieren: Die **Aufklärung zur Selbstbestimmung** des Kranken, der mitwirkendes Subjekt der ärztlichen Therapie ist, ist Teil der beruflichen Pflichten des Arztes.

Die zur Rechtfertigung des ärztlichen Eingriffs erforderliche Einwilligung setzt nicht Geschäftsfähigkeit, also ein Alter von 18 Jahren, voraus. Denn sie ist keine rechtsgeschäftliche Willenserklärung, wie sie zum wirksamen

Abschluß von Verträgen notwendig ist. Sie ist vielmehr eine Willensäußerung, gerichtet auf Gestattung und Ermächtigung, tatsächliche Handlungen vorzunehmen, nämlich mit medizinischem Vorgehen in die körperliche Integrität einzugreifen. Dieses Einverständnis ist schon dann wirksam, wenn der Patient im konkreten Fall die erforderliche **natürliche Einsichts- und Urteilsfähigkeit** besitzt, was der Arzt feststellen muß. Die Beurteilung hierüber hängt von den geistigen Fähigkeiten des Patienten, seinem Entwicklungsstand, aber auch von der Dauer und Schwere der Krankheit und den in Aussicht genommenen medizinischen Maßnahmen ab. Handelt es sich um leichtere, risikoarme Eingriffe, kann die Urteilsfähigkeit etwa ab einem Alter von 16 Jahren gegeben sein. Bei anderen chirurgischen Eingriffen wird Volljährigkeit vorauszusetzen sein.

Ist der Patient nicht entscheidungsfähig, etwa weil er zu jung oder trotz Volljährigkeit wegen seines akuten Zustandes nicht ansprechbar oder einsichtsfähig ist, kann der ärztliche Eingriff auf andere Weise gerechtfertigt werden.

- Muß sofort gehandelt werden, um Leben oder Gesundheit zu retten, kann dies geschehen, wenn der Kranke mit dem ins Auge gefaßten Eingriff mutmaßlich einverstanden wäre. Der Arzt hat aufgrund der ihm in der zur Verfügung stehenden Zeit zugänglichen Erkenntnisquellen zu überlegen, welche Entscheidung der Kranke treffen würde. Entscheidend ist nicht immer das medizinisch Vernünftige, sondern die subjektive Einstellung des Kranken, die sich in der Regel – mangels konkreter anderer Anhaltspunkte – am Bild eines verständigen Patienten, der gesund werden will, orientiert. Ein bewußtloser **Zeuge Jehovas** wird allerdings auch mutmaßlich nicht mit einer Bluttransfusion einverstanden sein, selbst wenn diese medizinisch unabdingbar ist.
- Kann mit dem medizinischen Vorgehen zugewartet werden, ist die Entscheidung des gesetzlichen Vertreters des Kranken einzuholen. Das sind bei Minderjährigen grundsätzlich Vater **und** Mutter, bei Volljährigen der vom Vormundschaftsgericht zu bestellende Betreuer.
- Nach dem am 1.1.1999 in Kraft tretenden Betreuungsrechtsänderungsgesetz kann nun eine rechtsgeschäftliche Vorsorgevollmacht auch in Gesundheitsangelegenheiten erteilt werden: Der Bevollmächtigte entscheidet dann für den kranken Vollmachtgeber, wenn dieser entscheidungsunfähig geworden ist. Die Vollmacht muß **schriftlich** erteilt sein und sich **ausdrücklich** auf eine Untersuchung des Gesundheitszustandes, eine Heilbehandlung oder einen ärztlichen Eingriff beziehen. Die Einwilligung des Bevollmächtigten zu medizinischen Vorhaben bedarf – wie die des Betreuers – der Genehmigung des Vormundschaftsgerichtes, wenn die begründete Gefahr besteht, daß der Vollmachtgeber auf Grund der Maßnahmen stirbt oder einen schweren und länger dauernden gesundheitlichen Schaden erleidet. Ohne diese Genehmigung darf die Maßnahme nur durchgeführt werden, wenn mit dem Aufschub Gefahr verbunden ist.

Die Zustimmung von nicht zum Betreuer bestellten oder nicht bevollmächtigten Angehörigen ersetzt nicht die Einwilligung des Patienten!

Entscheidungen der gesetzlichen Vertreter und eines Bevollmächtigten müssen nur beachtet werden, wenn sie nicht **rechtsmißbräuchlich** sind. Das ist z. B. dann der Fall, wenn Eltern aus religiösen Gründen trotz absoluter Indikation eine Bluttransfusion oder eine unabdingbar erforderliche Operation für ihr krankes Kind verweigern. Der Arzt kann in Notfällen sofort eingreifen (rechtfertigender Notstand); ansonsten muß das Vormundschaftsgericht die Rechtsmißbräuchlichkeit feststellen, selbst entscheiden oder einen Ergänzungspfleger bestellen.

1.4.2 Aufklärungspflichtiger

Die präoperative Aufklärung des Patienten muß grundsätzlich vom verantwortlichen Operateur durchgeführt werden. Die Aufklärung darf jedoch an einen mit der Behandlung vertrauten Arzt delegiert werden; sie entlastet den Operateur aber nur, wenn keine Bedenken gegen die Qualifikation des Arztes vorliegen, zur Ausübung stringente Anweisungen bestehen und deren Befolgung mindestens mit Stichproben überprüft wird.

1.4.3 Aufklärungsadressat

Aufzuklären ist (sind) der(die)jenige(n), der (die) zu dem beabsichtigten ärztlichen Vorgehen seine (ihre) Einwilligung erteilen muß (müssen)
- der entscheidungsfähige Patient,
- der Betreuer (Ergänzungspfleger),
- die Eltern des nicht entscheidungsfähigen Minderjährigen,
- der Bevollmächtigte.

Die Rechtsprechung hat die Tatsache berücksichtigt, daß häufig nur ein Elternteil das Kind begleitet: Bei leichten, alltäglichen Eingriffen kann der Arzt darauf vertrauen, daß der das Kind begleitende Elternteil vom nicht erschienenen Teil **ermächtigt** ist, für ihn mitzuentscheiden. Bei größeren Operationen, die keine schwierigen Überlegungen erfordern, hat der Arzt den das Kind begleitenden Elternteil zu befragen, ob er **zur Mitentscheidung ermächtigt** ist. Auf eine entsprechende Erklärung kann er sich verlassen. Bei schwerwiegenden Eingriffen, die

1.4.4 Inhalt der Aufklärung

Die zur Selbstbestimmung notwendige Information soll den Patienten in die Lage versetzen, seine Krankheit sowie die Art und Schwere der Operation einzuschätzen, damit er unter Berücksichtigung der Risiken sowie der Folgen des Eingriffs für sein Leben das Für und Wider abwägen und entscheiden kann. Die Weite der Aufklärung wird durch das Wesen des Eingriffs mit seinen Gefahren, vor allem aber auch durch die Persönlichkeit und die Lebensumstände des Patienten bestimmt. Im **großen und ganzen** muß der Patient unterrichtet werden. Je notwendiger und dringender eine Operation ist, um Gesundheit und Leben zu erhalten, um so geringer kann der Umfang der Aufklärung sein; je weniger der Eingriff geboten ist, desto weiter geht die Aufklärungspflicht. Genaue Erläuterungen des medizinischen Vorgehens sind ebenso wenig erforderlich wie Hinweise darauf, daß Behandlungsfehler vorkommen können; auch kann der Arzt in der Regel davon ausgehen, daß der Patient weiß, daß eine Operation mit allgemeinen Gefahren wie Schmerzen, Infektionen, Narbenbrüchen und Embolien verbunden ist.

Es kann auch rechtswirksam auf genaue Aufklärung **verzichtet** werden, eine Möglichkeit, die wohl von sensiblen Patienten nach einem vertrauensvollen Gespräch mit dem Arzt gerne ergriffen wird.

Die **Aufklärung zur Selbstbestimmung des Patienten** betrifft
- die **Diagnose**
- den **Verlauf** der Krankheit,
- den beabsichtigten **Eingriff** und eventuelles anderes medizinisches Vorgehen mit den Chancen und
- **Risiken**.

Der Arzt wird den Patienten in der Regel über die Art seiner Erkrankung, falls erforderlich in vorsichtiger Form, unterrichten. Die genaue Diagnose hat er mitzuteilen, wenn der Patient danach dezidiert fragt oder wenn ersichtlich eine Entscheidung des Patienten von genauer Kenntnis seiner Krankheit beeinflußt wird (Zustimmung zur Operation bei HIV-Infektion, Osteoporose, bei Berufssportlern).

Die **Verlaufsaufklärung** soll den Patienten über seine Krankheit informieren und unterrichten, welcher Eingriff geplant, von welcher Schwere er ist und welche Erfolgsaussicht besteht. Bei vielen Operationen wird die Art und der Umfang des Vorgehens vor dem Beginn des Eingriffs nicht sicher festzulegen sein. In diesem Fall ist der Patient auf mögliche Operationsänderungen und -erweiterungen vorzubereiten und entsprechend aufzuklären. Auch zu einem solchen eventuell notwendigen operativen Vorgehen sollte seine Einwilligung eingeholt werden, denn ohne eine Einwilligung kann die Operationserweiterung nur vorgenommen werden, wenn der Eingriff nicht ohne erhebliches Risiko für den Patienen abgebrochen werden kann. War die Notwendigkeit einer Operationserweiterung nicht voraussehbar oder gibt es, um das Leben des Patienten zu retten oder schwere Gesundheitsbeeinträchtigungen abzuwenden, kein anderes vernünftiges medizinisches Vorgehen, so kann der Arzt davon ausgehen, daß der Patient auch in diesen Fällen mit einer Operationserweiterung mutmaßlich einverstanden ist.

Aufgabe des Arztes ist, sein medizinisches Vorgehen zu bestimmen. Kommt aber eine andere als die geplante Therapie in Betracht, die andere Risiken, aber gleiche Aussichten hat, oder entspricht der geplante Eingriff nicht der Methode der Wahl, so ist der Patient auch hierüber aufzuklären. Ein signifikantes Beispiel hierfür ist die vom Bundesgerichtshof bejahte **Pflicht des Arztes, über die Möglichkeit einer Eigenblutspende zu informieren, wenn im konkreten Fall eine Bluttransfusion ernsthaft in Betracht kommt**. Der Grund hierfür liegt im Bereich der **Risikoaufklärung.** Homologe und heterologe Transfusion sind mit unterschiedlichen Gefahren verbunden. Trotz aller Sicherheitsmaßnahmen sind bei einer Blutspende Infektionen mit Hepatitis oder HIV nicht ausgeschlossen, beide können verheerende Folgen für den Patienten haben. Deshalb sei – so der Bundesgerichtshof – trotz des geringen Risikos hierüber zu informieren.

Der Umfang der Aufklärung des Patienten hinsichtlich der Gefahren einer Operation, die auch bei fehlerfreiem Vorgehen nicht auszuschließen sind, läßt sich nicht allgemein bestimmen. Einerseits sind allgemeine Risikostatistiken kein verwendbarer Maßstab, denn es kommt stets auf das Befinden des einzelnen Patienten, auf die Situation im konkreten Krankenhaus und auf die Kunstfertigkeit des operierenden Arztes an. Andererseits hat sich der Umfang der Risikoaufklärung vornehmlich daran zu orientieren, was für den Patienten bei seiner Krankheit, in seinem Alter und seiner Lebensführung bei der beabsichtigten medizinischen Maßnahme für seine Entscheidung von Bedeutung ist. Auf **typische Gefahren** der Operation, die dem Patienten als Laien unbekannt sind, aber für seine Entscheidung wichtig sein können, ist er auch dann hinzuweisen, wenn das Risiko sehr gering ist. Je schwerer die Folgen bei einer Verwirklichung der Gefahr sind, je zweifelhafter der Operationserfolg ist, desto weiter geht die Aufklärungspflicht.

Zwar kann der Arzt davon ausgehen, daß der Patient die allgemeinen Gefahren einer Operation, etwa die Infektion, kennt. Dieses angenommene Patientenwissen hat aber seine Grenzen. Seltene Folgerisiken, z. B. daß bei einer Infektion nach einem Eingriff an einem großen Gelenk die Gefahr einer Gelenkversteifung besteht, können nicht als bekannt vorausgesetzt werden. Dabei handelt es sich also um ein aufklärungsbedürftiges typisches Risiko, wie z. B. auch bei einer Bandscheibenoperation die Gefahr einer Querschnittlähmung, bei einer Strumektomie das Risiko einer Recurrens-Parese, bei einer Leistenbruchoperation die Gefahr einer Hodenatrophie.

Eine Kontradindikation zur vollständigen Aufklärung kann vorliegen, wenn die Information des Kranken eine schwere und nicht behebbare Gefahr für seine Gesundheit herbeiführen würde. Die Gerichte erkennen ein **therapeutisches Privileg**, die Aufklärung auch in anderen Fällen zu unterlassen, z. B. wenn eine erhebliche psychische Störung zu erwarten sei, **nicht an!**

Nicht zur Selbstbestimmungsaufklärung gehört die sog. **Sicherungsaufklärung,** die auch als therapeutische Aufklärung bezeichnet wird. Hierbei handelt es sich um therapeutische Hinweise an den Patienten, die dessen Verhalten zur Sicherung der Heilung bestimmen sollen. Besondere Bedeutung erlangt dies bei ambulanten Operationen.

1.4.5 Art und Weise der Aufklärung

Die Unterrichtung des Patienten zählt zu den wichtigsten Aufgaben und Pflichten des Chirurgen. Sie ist sowohl für den Patienten als auch für den behandelnden Arzt von entscheidender Bedeutung.

> Die Information hat mündlich zu erfolgen. Aufklärungsformulare können und dürfen nur Hilfsmittel sein.

Das Aufklärungsgespräch mit dem Patienten hat ohne Zeitdruck, in ausreichendem zeitlichem Abstand zur Operation (von Notfällen abgesehen) spätestens am Vortag der Operation, bei gewichtigen, mit erheblichen Risiken verbundenen Operationen schon früher, bei größeren elektiven Eingriffen bei Festlegung des Operationstermins, zu erfolgen. Der Patient muß die Freiheit haben, in Ruhe zu überlegen und abzuwägen. Nur so kann das Selbstbestimmungsrecht sinnvoll ausgeübt und die rechtliche Voraussetzung zur Wirksamkeit der Einwilligung in die ärztliche Maßnahme geschaffen werden.

Die verständnisvolle Unterrichtung des Patienten ist die Grundlage des so wichtigen Vertrauensverhältnisses zwischen ihm und den behandelnden Ärzten. Vorrangiges Ziel des Gesprächs sollte dabei nicht allein die rechtlich geforderte Einholung der Einverständniserklärung zur Operation sein, sondern das Bemühen, dem Patienten die Notwendigkeit der Operation einsichtig zu machen und ihn von unnötigen Ängsten und Sorgen zu befreien.

Vielfach kann es sinnvoll sein, Angehörige zum Gespräch mit dem Patienten hinzuzuziehen. Dies darf aber nur im Einverständnis mit dem Patienten erfolgen, denn auch Angehörigen gegenüber ist der Arzt grundsätzlich zur Verschwiegenheit verpflichtet. Nur durch offene und vertrauensvolle Aufklärung können Patienten (und Angehörige) adäquat auf die unter Umständen schwierige postoperative Zeit vorbereitet und zur Mitarbeit motiviert werden. In diesem Zusammenhang muß auf sprachliche und intellektuelle Verständigungsprobleme hingewiesen werden, die nur durch geduldige und verständnisvolle Rücksichtnahme überbrückt werden können. Der Arzt muß sich immer wieder bewußt machen, daß er der Wissende, Überlegene und Gesunde, der Patient aber der Unwissende, Unterlegene und Kranke voller Ängste ist. Deshalb besteht stets die Gefahr einer nicht adressatenbezogenen asymmetrischen Kommunikation. Dies ist mit allen Mitteln zu verhindern. Der Arzt muß bei den meisten Patienten für ihn selbst eingeschliffene Fremdwörter vermeiden; er muß sich auf die **Sprachebene** seines Patienten einstellen und ihm verständlich machen, worum es geht; dabei ist zu berücksichtigen, daß viele Menschen mit ihrem Körper, dem Sitz sowie der Aufgabe der Organe nicht vertraut sind und Krankheiten nicht oder nur unvollkommen kennen. Bei den Patienten, die der deutschen Sprache nicht mächtig sind, ist ein Dolmetscher hinzuzuziehen.

Der Arzt muß sich in die **Denk- und Fühlweise** seines Patienten hineinversetzen. Dazu gehören adäquate äußere Bedingungen. Sie sind wichtig für die Aufnahmebereitschaft des Kranken. Eine ruhige Gesprächsatmosphäre setzt voraus, daß der Arzt genügend Zeit hat und das Gespräch weder durch Telefonanrufe noch durch Dritte gestört wird.

Es hat sich bewährt, das Gespräch mit einem Rückgriff auf die vom Kranken geäußerten Beschwerden zu beginnen und die normalen Funktionen des erkrankten Organs sowie die eingetretenen Veränderungen zu schildern. Anschließend sollte der Patient über Art und Bedeutung seiner Krankheit sowie die Prognose beim Spontanverlauf bzw. unter konservativer Therapie unterrichtet werden. Nach dieser Information kann über Art und Bedeutung der geplanten Operation sowie über alternative Behandlungsverfahren geredet werden. In diesen Teil des

Indikation, Aufklärung und Vorbereitung — 1 Voraussetzungen des operativen Eingriffs

Gesprächs ist auch die Unterrichtung über Heilungschancen und die Gestaltung der Lebensqualität des Kranken einzubetten. Erst danach sollte der Patient über die voraussichtliche Dauer des Krankenhausaufenthaltes, die Nebenwirkungen des Eingriffs sowie über die zu erwartenden Risiken fürsorglich und schonend unterrichtet werden, um seine Entscheidung für einen notwendigen Eingriff zu erleichtern. In diesem Zusammenhang ist auch die Frage zu erörtern, ob stationär oder ambulant operiert werden soll.

Konkrete Wünsche des Patienten nach Information muß der Arzt erfüllen.

Aus dem Dargelegten folgt, daß Aufklärungsformulare – so nützlich sie als Hilfsmittel im Einzelfall sein können – das vertrauensvolle Gespräch zwischen Arzt und Patient nicht ersetzen können.

1.4.6 Dokumentation

Die Aufklärung des Patienten muß im Gespräch erfolgen, um rechtlich wirksam zu sein. Die Entscheidung des Patienten hat rechtlich Bestand, auch wenn sie nur mündlich erteilt wird. Um so wichtiger ist die Dokumentation darüber, daß der Patient rechtzeitig und lege artis aufgeklärt worden ist und er danach in die Operation eingewilligt hat. Im Zivilrechtsstreit muß der Arzt beides beweisen. Im Strafverfahren ist eine entsprechende Dokumentation von großem Wert. Für die Beweisführung ist ein Aufklärungsformular nützlich, wenn es neben dem Gedruckten handschriftliche Ergänzungen sowie Antworten auf Patientenfragen durch den aufklärenden Arzt enthält, die sich konkret auf den Patienten, seine Krankheit und den vorgesehenen Eingriff beziehen, und der Patient unterzeichnet hat. Zur Dokumentation ausreichend sind aber auch entsprechende Eintragungen durch den Arzt im Krankenblatt. Dienlich ist eine **bestätigende Abzeichnung durch eine zweite Person**. Je sorgfältiger und konkreter die Vermerke und Hinweise im Krankenblatt sind, desto beweissicherer sind sie.

Ohne Aufklärung, Einwilligung und Sorgfalt wird jeder Eingriff zur strafbaren Körperverletzung

2 Präoperative Diagnostik

Pro Jahr unterziehen sich schätzungsweise 10 % einer westlichen Bevölkerung einer Operation. Etwa die Hälfte der über 60jährigen muß bis zum Lebensende mit mindestens einem chirurgischen Eingriff rechnen. Unerläßliche Voraussetzung sicherer chirurgischer Behandlung ist die präoperative Diagnostik. Ihr Umfang hängt vom erwarteten Risiko des Patienten und von der Art des Eingriffs ab. Auch unter Kostengesichtspunkten ist relevant, daß die Häufigkeit des Absetzens eines geplanten Eingriffs wegen am Operationstag plötzlich problematisch erscheinender Befunde durch präoperative Diagnostik um über 80 % reduziert werden konnte.

Ziel der präoperativen Diagnostik ist die Gewinnung rationaler Kriterien für die Operationsindikation, die Risikoabschätzung und die Verfahrenswahl.

Die präoperative Diagnostik muß Notfall- und Elektivbedingungen berücksichtigen.

Wegen der mit dem Lebensalter zunehmenden Häufigkeit von Begleiterkrankungen, vor allem Herz- und Kreislaufproblemen, erscheint mit fast 90 % das Gros der Risikoeingriffe in der Gruppe der Elektivoperationen.

Die Sorgfaltspflicht des Chirurgen erstreckt sich auch auf die präoperative Diagnostik

Kapitelübersicht

Präoperative Diagnostik

bei Notfalloperationen

bei elektiven Eingriffen

2.1 Beeinflussung der OP-Indikation

Eine **internistische Konsiliaruntersuchung** kann den Anästhesisten und Chirurgen die Risikoentscheidung nicht abnehmen. Sie soll lediglich durch genaue Befunderhebung und Behandlungsvorschläge Entscheidungskriterien liefern. Die konsiliarische präoperative Diagnostik setzt voraus, daß die **chirurgische Indikation** zur Operation an sich gegeben ist. Diese stützt sich auf Klinik und Befunde, die durch organbezogene spezielle Diagnostik erhoben wurden (z.B. Magenkarzinom, Unterschenkelfraktur, Cholezystolithiasis).

Im individuellen Fall bedeutet die richtige Indikation darüber hinaus, daß die Operation im Vergleich zum natürlichen Verlauf des Leidens oder auch zur konservativen Therapie die besseren Voraussetzungen zur Heilung oder Besserung verspricht. Hierbei gilt es, folgende Gesichtspunkte zu berücksichtigen:
- Prognose begleitender Erkrankungen (z.B. metastasierende Tumoren, irreversible kardiale Komplikationen, Beeinträchtigung zentralnervöser Funktionen),
- Neigung zu Komplikationen,
- Möglichkeit zur Milderung der Folgen eines unheilbaren Leidens (palliativer Eingriff).

Tab. 1.1 Bestimmende Faktoren für das Narkose- und Operationsrisiko

- Lebensalter
- Kardiovaskuläre Erkrankungen
- Pulmonale Erkrankungen
- Störungen der Nierenfunktion
- Störungen der Leberfunktion
- Infektionen
- Immunsuppression
- Störungen im Säure-, Basen-, Wasser- und Elektrolythaushalt
- Anämie sowie Zustand nach Polytransfusionen
- Antikoagulation
- Morbide Adipositas
- Malnutrition

Präoperative Diagnostik

Tab. 1.2 Skalierung kardialer Risikofaktoren (nach Goldmann, Caldera, Nussbaum et al.)

Kriterien	Punkte
Anamnese	
Alter über 70 Jahre	5
Myokardinfarkt innerhalb der letzten 6 Monate	10
Klinischer Befund	
Galopp-Rhythmus, Jugularvenenstauung	11
erhebliche valvuläre Aortenstenose	3
EKG	
Supraventrikuläre Extrasystolen oder Abweichungen vom Sinusrhythmus	7
mehr als 5 ventrikuläre Extrasystolen pro Minute	3
Allgemeiner medizinischer Status	3
pO_2 < 60 mm Hg oder pCO_2 > 50 mm Hg (< 8 kPa; > 7 kPa)	
K < 3 mmol/l oder HCO_3 < 20 mmol/l	
Harnstoff-N > 50 mg/100 ml oder Kreatinin > 3 mg/100 ml (> 8 mmol/l; > 265 μmol/l)	
erhöhte Transaminasen oder Zeichen chronischer Lebererkrankungen	
Bettlägerigkeit aus nicht kardialer Ursache	
Art der Operation	
Intraperitoneale, intrathorakale oder Aortenoperation	3
Notfalloperation	4

Weist die Aufsummierung bis zu 26 Punkte auf, muß man mit lebensbedrohlichen Komplikationen (11 %) und erhöhter kardialer Mortalität (bis 2 %) rechnen, kommen aber mehr als 26 von 49 möglichen Punkten zusammen, steigt die Anzahl kardial bedingter Todesfälle auf über 50 %

Die **zugrunde liegende Erkrankung** bestimmt den Zeitpunkt der Operation und damit die Indikation zur Notfall- oder zur Elektivoperation. Die Dringlichkeit der Operation hat zwar Einfluß auf das Ausmaß der präoperativen Diagnostik, begrenzt aber häufig mehr den zeitlichen Rahmen, in dem diese Maßnahmen abgeschlossen sein müssen. Gerade die Prognose von Notfalloperationen kann duch die rechtzeitige Erkennung und Behandlung von Risikofaktoren verbessert werden.

2.2 Erfassung und Behandlung von Risikofaktoren

Das Risiko der Anästhesie und Operation wird wesentlich von **begleitenden organbezogenen** oder **systemischen Erkrankungen** bestimmt (Tab. 1.1). Während kardiovaskuläre Erkrankungen einen besonderen Stellenwert für das Narkoserisiko haben, gefährden Krankheitszustände mit hohem Infektionsrisiko (z.B. respiratorische Insuffizienz, Niereninsuffizienz, Leberinsuffizienz) vor allem den postoperativen Verlauf. Die Beeinträchtigung mehrerer Organsysteme geht mit einer dramatischen Verschlechterung der Prognose einher. So reduziert beispielsweise die gleichzeitig renale und respiratorische Insuffizienz die Überlebenschance nach chirurgischen Eingriffen auf < 50%.

Mit dem **Alter der Patienten** nimmt die Wahrscheinlichkeit multipler Organerkrankungen zu. Chirurgische Eingriffe am alten Menschen sind somit **regelhaft Risikoeingriffe**. Dank subtiler Narkose- und Operationstechnik sowie einer postoperativen intensivmedizinischen Überwachung ist ein Großteil der chirurgischen Eingriffe auch beim über 70jährigen vertretbar. Voraussetzung ist allerdings hier in besonderem Maße die präoperative Abklärung und Behandlung der Risikofaktoren.

Inhalationsnarkotika bedingen eine Einschränkung der myokardialen Funktion. Manipulationen wie Laryngoskopie, endotracheale Intubation sowie chirurgische Maßnahmen (z.B. Inzisionen, Sternotomie u.ä.m.) produzieren autonome Reaktionen mit weiterer Kreislaufbelastung. Dies beinhaltet adrenerge und cholinerge Reaktionen. Häufig erfolgen eine Katecholaminfreisetzung mit reaktiver Tachykardie, Anstieg des peripheren Widerstandes und erhöhtem myokardialen Sauerstoffbedarf. Es ist naheliegend, daß sich diese Effekte auf ein vorgeschädigtes Herz deletär auswirken können. Naturgemäß nimmt die Wahrscheinlichkeit einer kardialen Vorschädigung mit dem Alter zu. Allerdings können auch jüngeren Patienten mit verkanntem Vitium, Myokarditis u.ä.m. Gefahren drohen. Somit hat die präoperative Diagnostik **kardialen Risikofaktoren** in allen Altersgruppen Rechnung zu tragen. Durch wenig aufwendige Untersuchungen lassen sich im allgemeinen Zustände erfassen, die als charakteristische Risikofaktoren gesichert sind. Die multifaktorielle Analyse dieser Charakteristika erlaubt ein Skalierung des kardiovaskulären Risikos (Tab. 1.2).

2.3 Beeinflussung der Verfahrenswahl

Die Ergebnisse der präoperativen Diagnostik gehen in die Wahl des **Anästhesieverfahrens** ein (s. Kap. 1.3). Im Einzelfall (z.B. Hernienoperation, Frakturversorgung) wird die Entscheidung zwischen Allgemein- oder Regionalanästhesie durch den präoperativ erhobenen kardiovaskulären Befund erheblich beeinflußt. Gleiches gilt für die **chirurgische Verfahrenswahl**. Durch gewissenhafte Befunderhebung ist es möglich, die Belastbarkeit des Patienten präoperativ zu evaluieren. Wichtige Indikatoren sind nächtliche Luftnot, Dyspnoe beim Treppensteigen, abendliche Knöchelödeme und Nykturie. So lassen sich Kriterien für die Ein- oder Mehrzeitigkeit eines operativen Eingriffes gewinnen (z.B. Dickdarmkarzinom, s. Kap. 27).

2.4 Präoperative Diagnostik bei Notfalloperationen

Die Indikation zur Notfalloperation bedeutet, daß zum schnellstmöglichen Termin ohne Zeitverlust operiert weren muß. Für eine umfangreiche präoperative Diagnostik und die Behandlung der etwaig festgestellten Funktionsstörungen ist in einer derartigen Situation keine Zeit. Dies gilt beispielsweise für Verletzungen der parenchymatösen Organe, Gefäßrupturen, Ulkusblutungen, Ulkusperforationen u.ä.m. Massive intraabdominelle Blutungen können aufgrund des klinischen und sonographischen Befundes ohne weitere Verzögerung die sofortige Einleitung einer chirurgischen Therapie bei gleichzeitiger Substitution ungekreuzter Blutkonserven (Blutgruppe: Null Rhesus negativ) und FFPs (Blutgruppe AB) erforderlich machen.

> Massive Blutung: Notoperation mit FFPs und ungekreuztem Blut (0 Rh –) beginnen!

In den meisten Fällen kann die Zeit bis zur Narkoseeinleitung und zum Operationsbeginn jedoch noch für die Durchführung eines **Minimal-** und **Notfallprogramms** genutzt werden.
Dies umfaßt folgende Schritte (Tab. 1.3).

Anamnese

Die Anamnese, ggf. die Fremdanamnese oder die Rücksprache mit dem vorbehandelnden Arzt, muß Auskunft geben über:
- kardiale, pulmonale, renale, hepatische oder metabolische Funktionstörungen, die die akute Erkrankung begleiten,
- die bestehende Medikation (kreislaufwirksame Pharmaka, Antidiabetika, Steroide),
- eine hämorrhagische Diathese,
- eine allergische Diathese.

Tab. 1.3 Notfallprogramm präoperativer Diagnostik

- Anamnese (Rücksprache mit vorbehandelndem Arzt!)
- Klinischer Befund
- EKG
- Blutgasanalyse, Leukozyten, Hb, Hämatokrit, Thrombozyten, Natrium, Kalium, Harnstoff-N., Kreatinin, SGOT, SGPT, CK, Gesamteiweiß, Blutzucker, Quick, PTT, Blutgruppe, Kreuzblut

Präoperative Diagnostik — 1 Voraussetzungen des operativen Eingriffs

> Der am meisten gefährdete Patient ist der unbekannte, der schlecht vorbereitete und der sog. „Routinefall"

Klinischer Befund

Die klinische Untersuchung sollte folgende Gesichtspunkte berücksichtigen:
- Bewußseinslage,
- Blutdruck, Puls,
- Temperatur,
- Respiration,
- Füllungszustand der Halsvenen,
- Beschaffenheit der sichtbaren Schleimhäute,
- extravasale Flüssigkeitseinlagerungen, Ödeme.

Apparative Diagnostik

- **EKG:** Die Extremitäten- und Brustwandableitungen geben Hinweise auf therapiebedürftige Überleitungsstörungen, Ersatzrhythmen sowie Erregungsbildungsstörungen. Abweichungen vom Sinusrhythmus oder Erregungsrückbildungsstörungen zeigen myokardiale Schädigungen.
- **Sonographie:** Hinweise auf intraabdominelle oder intrathorakale Flüssigkeitsansammlungen (Aszites, Pleuraerguß), Beurteilung der intraabdominellen Organe (Leber, Milz, Darm, Pankreas, Nieren).
- **Röntgen-Thorax:** P.-a.-Aufnahme zur Beurteilung von Herzgröße, Minderbelüftung bei Infiltrationen, Ergüssen oder Atelektasen sowie raumfordernden Prozessen.

Labordiagnostik

Folgende Laboruntersuchungen geben Aufschluß über ggf. intraoperativ beeinflußbare Funktionsstörungen oder weisen auf drohende Komplikationen von Erkrankungen lebenswichtiger Organe hin:
- Blutbild, Thrombozyten, Hämatokrit, PTT, Quick,
- Blutgase, pH, Standard-Bikarbonat,
- Natrium, Kalium, Chlorid, Glukose, Harnstoff-N, Kreatinin,
- SGOT, SGPT, CK, CK-MB (CK über 100 U/l),
- Gesamteiweiß.

2.5 Präoperative Diagnostik bei elektiven Eingriffen

2.5.1 Allgemeine präoperative Diagnostik

Der **Umfang** der präoperativen Diagnostik bei elektiven Eingriffen wird durch folgende Gesichtspunkte bestimmt:
- Lebensalter des Patienten,
- voraussichtliche Dauer der Operation,
- Vorerkrankungen mit nachfolgenden persistierenden Funktionsstörungen.

Anamnese

Die aktuelle Vorgeschichte ist durch gezieltes Befragen nach kardiopulmonalen Erkrankungen, Beeinträchtigung der Leber- und Nierenfunktion sowie endokrinen und metabolischen Störungen (Diabetes mellitus, Schilddrüse, Nebenniere) zu ergänzen.

Obligat ist die **Medikamentenanamnese**. Aus ihr ergeben sich wichtige Hinweise auf häufig vom Patienten nicht mitgeteilte Störungen (kreislaufwirksame Pharmaka, Antikoagulantien, Antidiabetika, Steroide, Immunsuppressiva). Sie muß ggf. durch Nachfrage beim vorbehandelnden Arzt vervollständigt werden.

> Hausarzt: Wichtigster Partner bei der präoperativen Diagnostik und postoperativen Nachbehandlung

Physikalische Untersuchung

- Vitalfunktionen (Puls, Blutdruck, Atemfrequenz, Körpertemperatur)
- Einschätzung des Allgemein- und Ernährungszustandes sowie der Schwere der Erkrankung
- Beurteilung sichtbarer Krankheitszeichen (Farbe und Beschaffenheit von Haut und sichtbaren Schleimhäuten, Auge, Nase, Ohren, Hals, Gelenke)
- Untersuchung auf tastbare Veränderungen (Tumoren, Lymphome, Resistenzen, Deformationen, Druckschmerzhaftigkeit, Abwehrspannung, Pulsationen bzw. fehlende Pulse)
- Beobachtung und Auskultation von Atemstörungen (Obstruktion, Hyperventilation, Rasselgeräusche)
- Auskultation des Herzens (zusätzliche Herztöne, pathologische Geräusche, Reiben) und des Abdomens (Darmgeräusche)
- Prüfung auf neurologische Ausfälle
- Technische Untersuchungen sollten auch bei jüngeren Patienten und vor „kleineren" Operationen regelmäßig und standardisiert (Tab. 1.4) erfolgen.

Tab. 1.4 Standardprogramm technischer Untersuchungen vor elektiven Eingriffen

- EGK
- Röntgen-Thorax
- Labor: Kleines Blutbild, Hk, Quick, PTT, Na, K, Glukose, Harnstoff-N, Kreatinin, Gesamteiweiß, GOT, SGPT, CK, Blutgruppe

2.5.2 Spezielle präoperative Diagnostik

Erweiterungen des angeführten Standardprogramms können sich aus der Diagnose manifester Organ- oder Systemerkrankungen sowie aus der Art der vorgesehenen Operationen ergeben. Wichtigster Partner des klinischen Chirurgen ist auch hier der Hausarzt.

> Ein enger Kontakt zum Hausarzt verhindert zeitaufwendige und kostentreibende Doppelbestimmungen

Kardiale Erkrankungen

Häufigkeit und Relevanz kardialer Ereignisse begründen eine Risikostratifizierung unter Bezugnahme auf typische nicht-kardiochirurgische Eingriffe:
- **Hohes Risiko** (Ereigniswahrscheinlichkeit > 5 %): bei großen Notfalloperationen, vor allem bei älteren Patienten, chirurgische Eingriffe an großen Gefäßen (Aorta), Eingriffe von langer Dauer mit relevanten Blutverlusten.
- **Mittleres Risiko** (Ereigniswahrscheinlichkeit von 1–5 %): Endarterektomie der Carotiden, Operationen im Hals- und Nackenbereich, abdominale und thorakale Operationen, Prostataoperationen.
- **Niedriges Risiko** (Ereigniswahrscheinlichkeit unter 1 %): Endoskopische Operationen, Kataraktoperationen, Mammaoperation).

Ätiologische Klassifikation: Entzündliche, valvuläre, ischämische und degenerative Herzerkrankungen.

Klinische Manifestation durch Leistungsminderung, Rhythmusstörungen, Dyspnoe, Ödemneigung, Nykturie und Angina pectoris.

Die Symptome entstehen durch eine Verminderung des Cardiac output, Arrhythmien, Lungengefäßstauung und Pleuraergüsse, eine Zunahme des extrazellulären Volumens sowie inadäquate myokardiale Blutversorgung.

Besonderheiten der präoperativen Diagnostik:
- Belastungs-EKG (Objektivierung einer koronaren Herzkrankheit)
- Echokardiogramm (Klappenfunktion, Perikarderguß)
- Langzeit-EKG (Rhythmusstörungen)
- Herzkatheter

Lungenerkrankungen

Respiratorische Probleme haben bei allgemeinchirurgischen Patienten einen Anteil von 30 % an der Letalität. Pathogenetische Klassifikation: Störungen der Atemmechanik und Störungen des Gasaustausches.

Restriktive Ventilationsstörungen bedeuten eine Verminderung der totalen Lungenkapazität. Ihnen können eine eingeschränkte Dehnungsfähigkeit der Lungen (z.B. diffuse pulmonale Infiltrationen, Lungenstauung), Kompression gesunder Lungenanteile durch raumfordernde Prozesse (Tumoren, Ergüsse, Pneumothorax), muskuläre Schwäche (neurologische Erkrankungen) oder nicht ventilierbares Parenchym in der Lunge (Atelektase, Pneumonie) zugrunde liegen.

Obstruktive Ventilationstörungen sind durch eine verzögerte Gasgabe der Lunge charakterisiert (Asthma, chronische Bronchitis).

Besonderheiten der präoperativen Diagnostik:
- Blutgasanalyse
- Lungenfunktionsprüfung (Objektivierung und Abschätzung obstruktiver und/oder restriktiver Ventilationsstörungen)
- Tomographie, Bronchoskopie
- Zytologische und bakteriologische Sputum-Diagnostik
- Transbronchiale oder perkutane Lungenbiopsie

Störungen des Säure-Basen-Haushaltes
(s. a. Kap. 3.5)

Klassifikation: Metabolische und respiratorische Azidose bzw. Alkalose.

Metabolische Azidose: Vermehrte H-Ionen-Bildung (Niereninsuffizienz, Diabetes mellitus, Schock), eingeschränkte H-Ionen-Abgabe (Niereninsuffizienz), erhöhter Bikarbonatverlust (Diarrhoen, Ureterosigmoideostomie, biliäre oder pankreatische Fisteln).

Respiratorische Azidose: Einschränkung des alveolären Gasaustausches (Hypoventilation) (s. a. Kap. 20).

Metabolische Alkalose: Chronisches Erbrechen (hypochlorämische Alkalose), Diuretika, Hyperaldosteronismus, Alkali-Gabe (Antacida!).

Respiratorische Alkalose: Hyperventilation, Leber- und ZNS-Erkrankungen.

Besonderheiten der präoperativen Diagnostik:
- Blutgasanalyse
- Berücksichtigung der vielfältigen Ätiologie (s. a. Kap. 3.1–3.5).

Störungen im Wasser- und Elektrolythaushalt

Pathogenetische Klassifikation: Isotone, hypertone und hypotone Dehydratation sowie Flüssigkeitsexpansion.
Ätiologie: Flüssigkeitsverlust, Natriumverarmung, vermehrte Flüssigkeitsaufnahme, Herzinsuffizienz, Nephrose, Überwässerung und erhöhte NaCl-Zufuhr.

Besonderheiten der präoperativen Diagnostik:
- ZVD, Körpergewicht (z.B. Ödeme, Exsikkose)
- Serumosmolalität, Elektrolyt-Konzentrationen
- Osmolalität im Urin.

Diabetes mellitus

Diabetiker haben ein dreifach höheres kardiales Risiko. Diabetische Stoffwechselstörungen sind Schrittmacher chirurgisch zu behandelnder Komplikationen (z.B. Infektionen, Abszesse, Angiopathien). Operative Eingriffe können die Stoffwechsellage nachhaltig stören, da aus dem operativen Streß im sog. Postaggressionsstoffwechsel höhere Blutzuckerwerte bzw. ein höherer Isulinbedarf resultieren. Andererseits können längere Nahrungspausen das Risiko für Hypoglykämien erhöhen.
Diabetiker sind **präoperativ** auf **Altinsulin** einzustellen, um eine bessere Steuerbarkeit des Blutzuckers zu gewährleisten.

Besonderheiten der präoperativen Diagnostik:
- Chemische Urinuntersuchung (Glukose, Protein, Azeton)
- Blutgasanalyse
- Häufigere Blutzucker- und Elektrolytkontrollen, insbesondere Kalium.

Niereninsuffizienz

Erfassung des Stadiums einer Niereninsuffizienz. Ätiologische Klassifikation: prärenale (z.B. Hypovolämie, Schock, Flüssigkeitsverluste), renale (z.B. nephrotoxische Substanzen, Traumen, parenchymatöse Nierenerkrankung) und postrenale Ursachen (z.B. Steine, Tumoren im kleinen Becken, Bestrahlungsfolgen, Prostataadenom).

Besonderheiten der präoperativen Diagnostik:
- Clearance-Untersuchungen
- Sonographie
- i.v.-Urographie (cave beim ANV)
- ggf. Nierenpunktion.

Leberfunktionsstörungen und Aszites

Ätiologisch können kardio-vaskuläre (z.B. Stauungsleber), entzündliche (z.B. Virushepatitis, pyogene Abszesse, Amöbenabszesse, Sarkoidose, Brucellose), infiltrative (z.B Amyloidose, Hämochromatose), toxische (Alkohol, Medikamente, Halothan) und biliäre (z.B. Gallenwegskonkremente, Pankreatitis) Ursachen zugrunde liegen.

Klinische Manifestation in Form von Müdigkeit bis zur hepatischen Enzephalopathie, Ikterus, Zeichen der portalen Hypertension (Aszites, Ösophagusvarizen, Child-Kriterien, s. Tab. 35.1).

Besonderheiten der präoperativen Diagnostik:
- Hepatitis-Serologie, Untersuchung auf hepatotrope Viren
- Sonographie
- Leberbiopsie
- Computertomographie, ERCP*), PTC**)
- Alkalische Phosphatase, LDH, ChE, Ammoniak, Eiweiß-Elektrophorese
- Blutungszeit und Gerinnungszeit, Gerinnungsfaktorenanalyse (II, V, VII, IX, X).

Fieber

Ätiologisch kommen vor allem Infektionen, Neoplasien und nicht-infektiös-entzündliche Erkrankungen (Kollagenosen, chronisch-entzündliche Darmerkrankungen) in Betracht.

Besonderheiten der präoperativen Diagnostik:
- Bakteriologische Sekret- und Körperflüssigkeitsuntersuchungen
- Autoantikörper
- Diagnostik nach Maßgabe der vielfältigen Ätiologie
- Blutkultur (3×).

---

*) ERCP = ERC + ERP (endoskopische retrograde Cholangiographie + endoskopische retrograde Pankreatikographie) (s. Kap. 11 und 32)
**) PTC = Perkutane transhepatische Cholangiographie

Immunsuppression

Eine Immunsuppression besteht am häufigsten als Folge der notwendigen Behandlung von Autoimmunerkrankungen und zur Vermeidung von Abstoßungsreaktionen nach Organtransplantationen. Chirurgische Eingriffe an immunsupprimierten Patienten gehen mit einer gesteigerten postoperativen Morbidität, vor allem mit einer vermehrten Rate an septischen Komplikationen und Wundheilungsstörungen einher. Darüber hinaus besteht eine gesteigerte Inzidenz gastrointestinaler Notfälle in Form von Blutungen und intraabdominellen Perforationen (Magen, Duodenum, Dünndarm, Dickdarm [Divertikulitis]).

Zu den Konsequenzen gehören sorgfältige klinische Überwachung und lückenloses Monitoring der Immunsuppression besonders bei Transplantierten. Weitere Probleme sind oftmals atypisch verlaufende Infektionen (Fehlen von Fieber, Schmerzen oder Leukozytose) und die Möglichkeit einer Nierensuppression, aus denen sich unter Umständen Infektionsprophylaxe mit Antibiotika und die präoperative Gabe von Hydrocortison ergeben.

Anämie

Ätiologische Klassifikation: Blutbildungsstörungen, Blutungsanämien und hämolytische Anämien.
Substitution und Gefährdung abhängig vom Vorliegen akuter oder chronischer Anämie.

Besonderheiten der präoperativen Diagnostik:
- Serum-Eisen, Ferritin, Transferrin
- Radiologische und endoskopische Fahndung nach Blutungsquellen
- Retikulozyten, LDH, Coombs-Test
- Knochenmarkspunktion.

Antikoagulation

Häufigste Indikationen einer Antikoagulantientherapie sind Vorhofflimmern, mechanische Herzklappen und venöse Thromboembolieprophylaxe.

Die orale Langzeittherapie erfolgt in der Regel mit Cumarinderivaten oder ASS. Bei kurzfristiger Antikoagulation ist Heparin gebräuchlich.

Risiken ergeben sich in Form thromboembolischer Komplikationen bei vorübergehend ausgesetzter Antikoagulation oder als Blutung in Form noch zu starker Gerinnungsstörung.

Konsequenz für Elektivoperationen ist das Absetzen der Cumarintherapie bis zum Erreichen einer INR von 1,5 bis 2,0, meist nach 3 Tagen, und das Umsetzen auf eine Heparintherapie, die meist für 6 Std. nach der Operation unterbrochen wird. Für Notfalloperationen kann die Vitamin K- oder Fresh Frozen Plasma-Substitution erforderlich sein. ASS (> 100 mg/die) ist eine Woche präoperativ abzusetzen (s. Kap. 3.10).

Ernährungsstörungen

Manifestation als **Untergewicht** oder **Übergewicht**. Ätiologie komplex und z.T. noch ungeklärt (Malabsorption, Maldigestion, Anorexie, Diarrhoen, gastro-intestinale Erkrankungen mit Passagebehinderungen, endokrine Störungen, konsumierende Erkrankungen, Tumorkachexie).

Besonderheiten der präoperativen Diagnostik:
- Resorptions- und Pankreasfunktionstests
- Radiologische und endoskopische gastro-enterologische Diagnostik
- Endokrine Diagnostik (Schilddrüsenhormone, Kortisol)
- Berücksichtigung der vielfältigen Ätiologie.

Besonderheiten der präoperativen Diagnostik in Abhängigkeit von der Art der Operation

Sie sind in den jeweiligen speziellen Abschnitten berücksichtigt. Hervorzuheben ist die Notwendigkeit einer ausgiebigen Diagnostik vor langen, mit hohen Kreislaufbelastungen einhergehenden Eingriffen. Dazu zählen kardio-chirurgische Operationen, für die zur präoperativen Diagnostik der Ausschluß chronisch-entzündlicher Erkrankungen, infektiöser Foci, Allergie-Testung und eine neurologische Untersuchung gehören.

Keine Operation ohne vorhergehende Diagnostik!

Kapitelübersicht

Anästhesie
Regionalanästhesie
• Oberflächen- und Infiltrationsanästhesie
• Leitungsanästhesie
• Rückenmarksnahe Anästhesie
Prämedikation
Zur Narkose verwendete Medikamente
Narkoseinstrumentarium
Intubationsnarkose
Durchführung einer Allgemeinanästhesie
Maligne Hyperthermie

3 Anästhesie

Schmerzhafte Untersuchungen und Behandlungen werden in Anästhesie (Schmerzausschaltung) vorgenommen. Mit Ausnahme der Infiltrationsanästhesie und ausgewählten Nervenblockaden wird sie heute von Anästhesisten durchgeführt. Die Aufgabe des Anästhesisten umfaßt neben der Schmerzausschaltung auch die Aufrechterhaltung der lebenswichtigen Funktionen während des operativen Eingriffs. Für die Anästhesie gilt dasselbe wie für die Operation:

Keine Anästhesie ohne präoperative Diagnostik!

Man unterscheidet grundsätzlich zwischen der Allgemeinanästhesie (Narkose) und der örtlichen Betäubung (Infiltrationsanästhesie, Regional- bzw. Leitungsanästhesie).
Mit der **Allgemeinanästhesie** wird das Bewußtsein und das Schmerzempfinden im ganzen Körper ausgeschaltet. Sie kann als intravenöse oder als Inhalationsanästhesie durchgeführt werden. In der Regel kommen heute kombinierte Verfahren zur Anwendung.
Bei der **örtlichen Betäubung** werden mit Lokalanästhetika umschriebene Körpergebiete von der Schmerzempfindung ausgeschlossen.
Jedes Betäubungsverfahren hat Vor- und Nachteile. Obgleich schwere, lebensbedrohliche Anästhesiezwischenfälle heute ausgesprochen selten sind, ist die Art des Anästhesieverfahrens präoperativ sorgfältig abzuwägen. Von besonderer Bedeutung sind für den Chirurgen die Anästhesieverfahren, die er selbst durchführen kann. Hierzu gehören vor allem Verfahren der örtlichen Betäubung.

3.1 Regionalanästhesie

Die Regionalanästhesie hat gegenüber der Allgemeinanästhesie den Vorteil, den Stoffwechsel, den Säure-Basen-Haushalt sowie die Lungen- und Hirnfunktion in geringerem Maße zu beeinträchtigen. Damit kann sie auch dann durchgeführt werden, wenn eine Allgemeinanästhesie unerwünscht oder zu risikoreich ist. Diese ist in vielen Fällen durch die Regionalanästhesie zu ersetzen, zu ergänzen oder auch mit ihr zu kombinieren.
Die zur Regionalanästhesie verwendeten Pharmaka blockieren die Erregungsleitung in den Nervengeweben reversibel und sind in den hierzu erforderlichen Konzentrationen für den übrigen Organismus weitgehend unschädlich. Es gilt heute als gesichert, daß sie an der Zellmembran angreifen. Sie stabilisieren das Membranpotential und verhindern eine Depolarisation und somit die Auslösung eines Aktionspotentials.

Alle **Lokalanästhetika** haben eine ähnliche chemische Grundstruktur. Je nach Art ihrer Zwischenkette werden esterartige Lokalanästhetika (z.B. Procain) von säureamidartigen (z.B. Lidocain) unterschieden. Wegen der kürzeren Wirkdauer und der höheren Allergierate spielen die esterartigen Lokalanästhetika keine wichtige Rolle mehr. Die heute meist verwendeten Lokalanästhetika sind u.a. Lidocain, Mepivacain, Bupivacain und Ropivacain (Tab. 1.5).

Um die Wirkdauer der Lokalanästhetika zu verlängern, ist in besonderen Fällen der Zusatz von **Vasokonstringentien** (z.B. Adrenalin) erlaubt. Sie verbieten sich wegen der Nekrosegefahr bei der Anwendung an den Akren.

Tab. 1.5 Die heute verwendeten Lokalanästhetika

Freiname	Handelsname, Konzentration	Maximale Dosis (mg)	Wirkungseintritt, Wirkungsdauer	Hauptanwendungen
Procain (Ester)	Novocain 1–2 %	500 o.A. 750 m.A.	langsam, 30–60 min	Infiltration, Spinalanästhesie
Tetracain (Ester)	Pantocain Trockensubstanz	100 spinal: 20	langsam, 2–3 h	Oberfläche, Infiltration
Lidocain (Amid)	Xylocain, Lidocain 0,5–5 %	200 o.A. 500 m.A.	rasch, 60–120 min	Alle Anästhesieformen
Mepivacain (Amid)	Scandicain Meaverin 0,5–4 %	300 o.A. 500 m.A.	langsam, 90–120 min	Infiltration, periphere Nervenblockade, peridural, spinal
Bupivacain (Amid)	Carbostesin Bupivacain 0,25–0,75 %	150	langsam, 2–4 h	Alle Formen außer Oberfläche
Ropivacain (Amid)	Naropin 0,2–1 %	225	2–6 h	Alle Anästhesieformen
Etidocain (Amid)	Duranest 1 %	300	rasch, 3–6 h	Peridural, periphere Nervenblockade, Infiltration
Prilocain (Amid)	Xylonest 0,5–2 %	400 o.A. 600 m.A.	rasch, 60–120 min	Periphere Nervenblockade, Infiltration, Periduralanästhesie

o.A. = ohne Adrenalin, m.A. = mit Adrenalin

Anästhesie   **1 Voraussetzungen des operativen Eingriffs**   21

In der Praxis wird die Regionalanästhesie meist vom Chirurgen selbst als Infiltrationsanästhesie (= **Lokalanästhesie**) oder regionale Nervenblockade (z.B. nach **Oberst**) direkt ohne große Vorbereitungen durchgeführt. Bei Risikopatienten und ausgedehnten Formen der Regionalanästhesie sollte ein Anästhesist zu Rate gezogen werden.

In jedem Falle sind folgende **Grundregeln** bei der Durchführung einer Regionalanästhesie zu beachten:

1. Intravenöse Infusion über eine Kunststoff-Verweilkanüle anlegen.
2. EKG-Monitoring und Blutdrucküberwachung des Patienten.
3. Instrumentarium für die kardio-pulmonale Reanimation bereitlegen.
4. Sterile Arbeitsweise.
5. Vor der Injektion des Lokalanästhetikums aspirieren, um festzustellen, daß weder ein Gefäß noch der Subduralraum punktiert wurde.
6. Durch Prämedikation mit Benzodiazepinen (z.B. Midazolam, Dormicum®) kann das Risiko systemischer Nebenwirkungen von Lokalanästhetika vermindert werden.

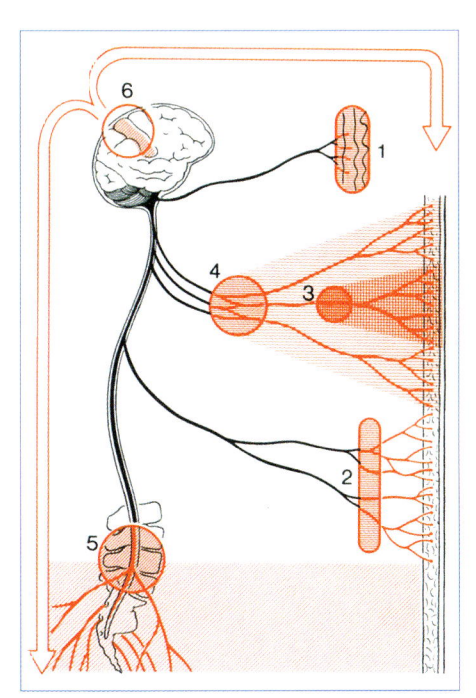

Kontraindikationen

1. Überempfindlichkeit gegen Lokalanästhetika (cave: Anaphylaktischer Schock!).
2. Störungen der Blutgerinnung.
3. Nicht kooperative Patienten und Kinder, soweit mit ihrer Mitarbeit nicht gerechnet werden kann.
4. Komplexe kardiale Rhythmusstörungen.

Keine Lokalanästhesie ohne vorherige Frage nach Allergien

Spezielle Kontraindikationen: Peridural- bzw. Subduralanästhesie beim Schädel-Hirn-Trauma (Einklemmung der Medulla oblongata). Die Technik der Regionalanästhesien orientiert sich an der Anatomie des peripheren Nervensystems und des Rückenmarks.

Voraussetzung der Regionalanästhesie: Exakte anatomische Kenntnisse

Formen der Regionalanästhesie

Die Unterbrechung der Reizleitung wird in den folgenden „Etagen" durchgeführt (Abb. 1.1):
- Nervenendaufzweigungen in der Subkutis = Oberflächen- und Infiltrationsanästhesie.
- Große periphere Nerven sowie Nervengeflechte = Leitungsanästhesie.
- Nervenwurzel (Periduralraum), Spinalanästhesie (Subduralraum) = rückenmarksnahe Anästhesie.

Abb. 1.1
Formen der Anästhesie:
1 Schleimhautanästhesie (kleines Areal)
2 Infiltrationsanästhesie (größere Fläche)
3 Leitungsanästhesie (Teil einer Extremität)
4 Plexusanästhesie (Extremität)
5 Lumbalanästhesie (distaler Abschnitt)
6 Totale zentrale Anästhesie

3.1.1 Oberflächen- und Infiltrationsanästhesie

Die Ausschaltung der sensiblen Nervenendigungen im Bereich der Subkutis gewährleistet eine für operative Eingriffe ausreichende Analgesie (Schmerzfreiheit), beeinflußt jedoch nicht die Motorik.
Man unterscheidet folgende Formen:
- **Oberflächenanästhesie:** Sie dient zur Betäubung von Bindehaut, Hornhaut und Schleimhäuten (Mund, Nase, Rachen, Ösophagus, Kehlkopf und Trachea).
  Technik: Meist als Spray (auch mit Wattetupfer möglich).
- **Infiltrationsanästhesie** (= Lokalanästhesie): Hierbei wird die Lokalanästhesielösung fächerförmig in oder um den zu anästhesierenden Bezirk injiziert (Field-Block) (Abb. 1.2).
- **Intravenöse Regionalanästhesie** (Sonderform der subkutanen Analgesie): Hierbei wird das Lokalanästhetikum ohne Vasokonstriktiva (systemische Auswirkung!) in eine Vene einer Extremität nach Herstellung einer proximalen Blutleere injiziert (Abb. 1.3). Der Wirkungsmechanismus ist nicht mit Sicherheit geklärt, es kommt aber zu einer Anästhesie der Extremität distal der Blutsperre. Die Analgesiedauer entspricht dabei der Dauer der Blutleere (höchstens $1\frac{3}{4}$ Stunden). Nebenwirkungen entstehen durch den akzidentellen vorzeitigen Einstrom des Lokalanästhetikums in die Blutbahn.

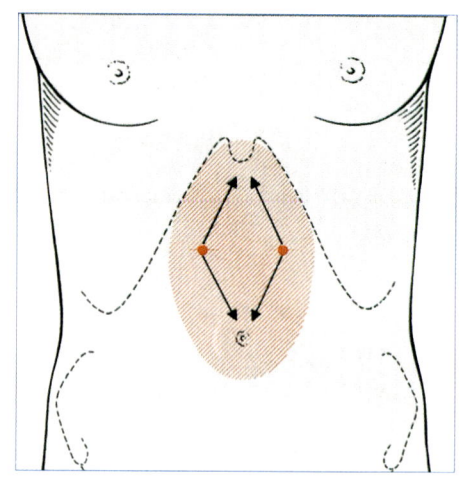

Abb. 1.2
Infiltrationsanästhesie (= Lokalanästhesie). Injektionsorte (Punkte) und Infiltrationsrichtung (Pfeile)

3.1.2 Leitungsanästhesie

Periphere Nervenblockade

Hierbei wird das Lokalanästhetikum direkt an den Nervenstamm (bzw. Plexus) oder in dessen Nähe injiziert. Durch diese infiltrative Nervenstamm- bzw. Plexusanalgesie wird die sensible Leitungsfähigkeit für ein neuroanatomisch abgegrenztes distales Nervenversorgungsgebiet unterbrochen. Die dickeren motorischen Nervenfasern werden erst bei stärkerer Konzentration oder längerer Einwirkung des Lokalanästhetikums blockiert.
Typische Anwendungen finden sich in der kleinen und großen Chirurgie als:
- Oberst-Anästhesie (Abb. 1.4) (Operationen an Fingern oder Zehen)
- Blockade des N. medianus, N. radialis, N. ulnaris (obere Extremität) oder des
- N. femoralis, N. ischiadicus, N. cutaneus femoris lateralis und N. obturatorius (untere Extremität).

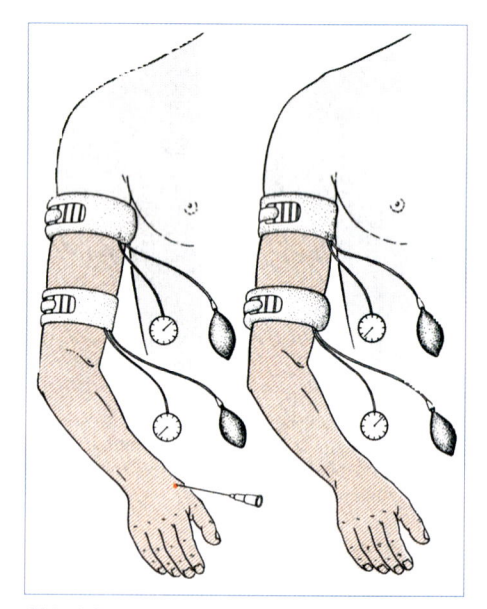

Abb. 1.3
Intravenöse Anästhesie nach Bier. Injektion bei proximaler Blutsperre, Operation nach distaler Blutsperre

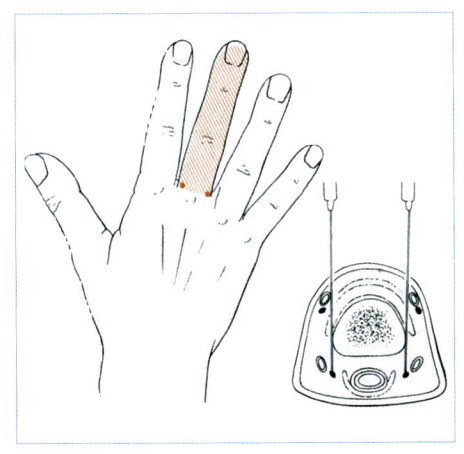

Abb. 1.4
Leitungsanästhesie nach Oberst. Injektionsrichtung von dorsal nach ventral, perineurales Anästhetikum-Depot (ca. 2 ml) in den 4 Quadranten

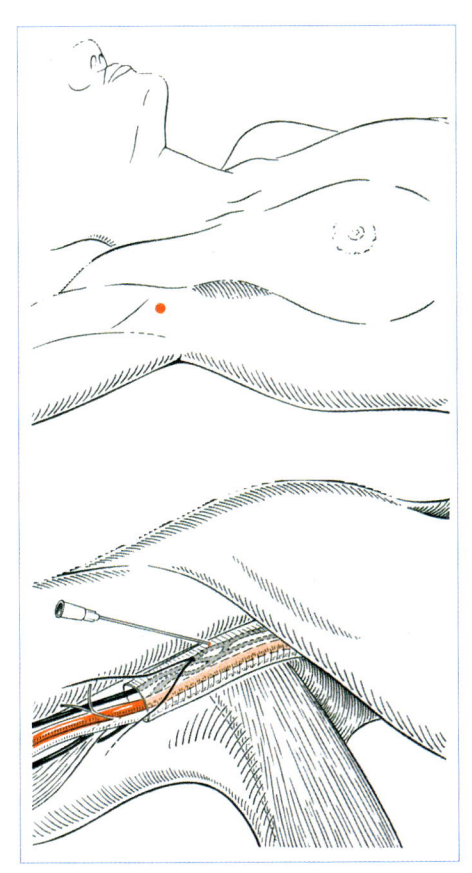

Abb. 1.5
Axilläre Plexusanästhesie

Die **Leitungsanästhesie nach Oberst** bietet die beste und einfachste Möglichkeit der Schmerzausschaltung an Fingern und Zehen durch Blockade der zwei volaren und zwei dorsalen sensiblen Nervenäste in Höhe des Grundgelenks. Bei dieser Technik dürfen keine Vasokonstriktiva verwendet werden (Nekrosegefahr!).

Blockaden der o.g. einzelnen Nerven werden nur selten durchgeführt, da operative Eingriffe meist nicht auf das Innervationsgebiet eines einzelnen Nerven beschränkt sind.

Blockade des Plexus brachialis

Für Operationen an der oberen Extremität, die ihre sensible Versorgung aus den Spinalnerven C_4–Th_1 erhält, wird häufig der Plexus brachialis blockiert. Folgende Lokalisationen für die Ausschaltung des Plexus brachialis werden benutzt:
- die Austrittsstelle im Paravertebralraum (interskalenärer Zugang nach Winnie)
- die Durchtrittsstelle des Plexus brachialis durch die Skalenuslücke oberhalb der ersten Rippe (Technik nach Winnie und Kulenkampff)
- der gemeinsame Gefäß-Nerven-Verlauf im Bereich der Achselhöhle (axillärer Zugang) – (Abb. 1.5).

Die Wahl des Punktionsortes bestimmt die Ausbreitung der Anästhesie.

Der Plexusanästhesie ist immer dann der Vorzug zu geben, wenn der Eingriff im endgültigen Ausmaß vom Operateur nicht mit Sicherheit zu überschauen und muskuläre Entspannung erwünscht ist.

Durch Anwendung von **Kathetertechniken** (kontinuierliche Applikation) sind praktisch unbegrenzte Operationszeiten möglich.

3.1.3 Rückenmarksnahe Anästhesieverfahren

Als rückenmarksnahe Anästhesieverfahren werden die Spinal- und Periduralanästhesie bezeichnet. Sie werden für Eingriffe an der unteren Extremität, im Dammbereich, im Unterbauch und bei der Geburtshilfe angewandt. Die Vorteile liegen in der vollständigen Analgesie beim wachen, kooperativen Patienten. Nachteile können in den Nebenwirkungen liegen (s.u.).

Spinalanästhesie

Zur Spinalanästhesie wird ein Lokalanästhetikum mit hoher Konzentration (4%ig) und kleinem Volumen (2–3 ml) in den unteren spinalen Subduralraum = Subarachnoidalraum unterhalb des Conus medullaris injiziert (beim Erwachsenen unterhalb des 2. Lendenwirbels) (Abb. 1.6). Die Anästhesie der Nervenwurzeln hängt von der Verteilung des injizierten Anästhetikums im Liquor ab. Die Höhe der Ausbreitung (analgetischer Bereich) ist abhängig vom Injektionsort, spezifischen Gewicht, Volumen und der Konzentration der injizierten Lösung sowie von der Lagerung des Patienten.

Die Spinalanästhesie wird in der Regel als Einzelinjektion durch eine Spinalnadel („single shot") am sitzenden Patienten durchgeführt. Unterschieden werden die **hohe** Spinalanästhesie (bis TH 11), die **tiefe** Spinalanästhesie unter LWK II und der **Sattelblock** unter LWK V (Abb. 1.6).

Der Spinalblock bildet sich in einer bestimmten Reihenfolge aus. Zunächst werden die autonomen Nerven ausgeschaltet, dann die Fasern, die Kälte, Wärme, Schmerz und Berührung übertragen; erst danach werden die Fasern für die motorischen Funktionen blockiert. Die Restitution der Nervenfunktion erfolgt in umgekehrter Reihenfolge und beträgt in Abhängigkeit von der Wahl des Anästhetikums $1\frac{1}{2}$ bis 3 Stunden und mehr.

Nebenwirkungen dieses Verfahrens sind:
- Frühreaktionen (hohe oder totale Spinalanästhesie) mit Sympathikusblockaden und Lähmung der Atemmuskulatur sowie
- Spätfolgen wie z.B. Postpunktions-Kopfschmerz oder Blasenfunktionsstörungen.

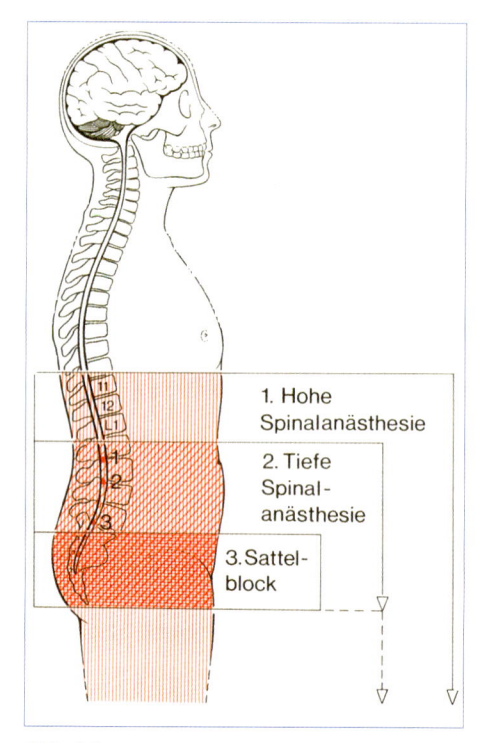

Abb. 1.6
Formen der Spinalanästhesie

Periduralanästhesie (PDA)

Einer der Vorteile der Periduralanästhesie im Vergleich zur Spinalanästhesie liegt darin, daß eine Regionalanästhesie erzielt wird, ohne dabei die Dura punktieren zu müssen (Abb. 1.7). Deshalb kommt es nur akzidentell zum Postpunktions-Kopfschmerz. Bei der PDA wird ein niedrig konzentriertes Anästhetikum (0,5%ig) mit größerem Volumen (10–25 ml) in der Regel ebenfalls am sitzenden Patienten in den Periduralraum injiziert. Dies ist theoretisch im gesamten Bereich der Wirbelsäule möglich. In der Praxis ist jedoch der Zugang im **Bereich der Lendenwirbelsäule** vorzuziehen, weil er bedeutend weniger Komplikationsmöglichkeiten bietet. Das **Prinzip** dabei ist, die sensiblen Wurzeln „extradural" auszuschalten.

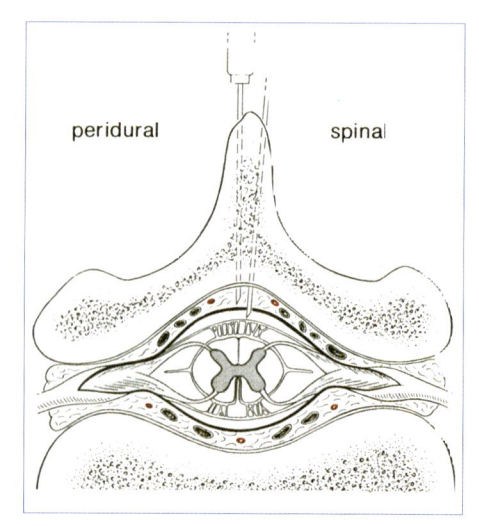

Abb. 1.7
Injektionsorte bei Spinal- (rechts) und Periduralanästhesie

Ein weiterer Vorteil der PDA liegt darin, daß man diese Anästhesie über einen Katheter, der durch eine sog. Tuohy-Nadel in den Periduralraum eingelegt wird, kontinuerlich anwenden kann. Dies gilt z.B. für die Behandlung des chronisch paralytischen Ileus mit einem PD-Katheter (s. a. Kap. 29.3). Ausdehnung und Wirkdauer der Anästhesie werden von den gleichen Faktoren wie bei der Spinalanästhesie beeinflußt, nur ist ein größeres Volumen des Anästhetikums erforderlich.

Nebenwirkungen dieses Verfahrens sind ähnlich wie bei der Spinalanästhesie (abgesehen vom Postpunktions-Kopfschmerz).

Periduralanästhesie: Seltener Kopfschmerzen

3.2 Allgemeinanästhesie

Die Allgemeinanästhesie setzt sich aus den Komponenten Schlaf, Schmerzfreiheit und Muskelentspannung zusammen (Abb. 1.8). Während in den Anfängen der modernen Anästhesie in der Mitte des 19. Jahrhunderts bis ins 20. Jahrhundert hinein versucht wurde, diese drei Komponenten mit einem Pharmakon zu erreichen, werden heute mehrere Pharmaka kombiniert eingesetzt, um die erwünschten Wirkungen zu erzielen. Wollte man beispielsweise mit Äther alle drei Anästhesiekomponenten ausreichend herbeiführen, so müßte sehr hoch dosiert und damit erhebliche Nebenwirkungen in Kauf genommen werden. Die Kombination von Hypnotika, Analgetika und Muskelrelaxantien ermöglicht hingegen die Durchführung einer Allgemeinanästhesie mit vergleichsweise geringen Dosierungen und entsprechend weniger Nebenwirkungen. Die analgetische Komponente kann mit Lokalanästhetika herbeigeführt werden (s.o.). Eine Anästhesie, in der die genannten Komponenten mit unterschiedlichen Pharmaka herbeigeführt werden, nennt man balancierte Anästhesie.

Narkose: Balancierte Anästhesie

Vor jeder Allgemeinanästhesie sowie Plexus- und rückenmarksnahen Anästhesie erfolgt die Prämedikation.

3.2.1 Prämedikation

Die Prämedikation ist unverzichtbarer Bestandteil jeder Anästhesie. Da jede Allgemeinanästhesie deutlich in die Funktions- und Stoffwechselabläufe des Organismus eingreift, sollten während der Prämedikationsvisite folgende Punkte berücksichtigt werden:
- Anamnese
- Körperliche Untersuchung, Laboruntersuchungen
- Aufklärung
- Medikamentöse Prämedikation.

Anamnese: Informationen bezüglich Herzinsuffizienz, Herzrhythmusstörungen oder Angina pectoris, Leistungsfähigkeit. Ggf. internistisches Konsil, spezielle kardiologische Vorbehandlung, erweitertes intraoperatives Monitoring notwendig (z.B. Pulmonaliskatheter) (s. Kap. 1.2). Cave: Alle Narkotika wirken negativ inotrop, können also eine Herzinsuffizienz manifest werden lassen.

Nach **Überempfindlichkeitsreaktionen** bzw. **Allergien** muß gefragt werden. Vermeidung bestimmter Medikamente, ggf. dermatologisches Konsil, Haut-Allergie-Test, Austestung der zum Einsatz kommenden Medikamente, ggf. $H_1 + H_2$-Rezeptor-Antagonisten. Cave: Viele Narkotika wirken histaminliberierend, können also eine allergisch-hyperergische Reaktion auslösen.

Die **körperliche Untersuchung** liefert wichtige Informationen, z.B. über anatomisch bedingte Intubationshindernisse. Sie wird durch das heute nicht mehr obligate EKG sowie gezielte Untersuchungen der Laborchemie ergänzt (Hämoglobin, BZ, Elektrolyte, HN, Bilirubin). In speziellen Fällen ist die Blutgasanalytik sowie der Gerinnungsstatus erforderlich.

Bei Patienten mit **respiratorischen Störungen** ist eine postnarkotische Verschlechterung der Lungenfunktion zu erwarten: Präoperative Lungenfunktionsdiagnostik, broncholytische und krankengymnastische Vorbehandlung, postoperative Vermeidung zentral dämpfender Analgetika.

Bei Patienten mit **eingeschränkter Nierenfunktion** ist die Elimination intravenöser Narkotika verzögert, daher präoperative Nierenfunktionsüberprüfung, evtl. sogar präoperative Dialyse-Behandlung. Cave bei der Gabe bestimmter Muskelrelaxantien.

Die **Aufklärung** muß sehr ernst genommen werden. In einem ausführlichen Gespräch sollte dem Patienten verständlich gemacht werden, was mit ihm geschehen wird, wie er überwacht und betreut wird und was ihn nach der Operation erwartet. Der Gesprächsinhalt wird schriftlich festgehalten und vom Patienten, sowie dem behandelnden Arzt unterschrieben (s. Kap. 1.1).

Aus Anamnese und Untersuchung ergibt sich die **präoperative Risikoeinschätzung.** Sie entscheidet über die präoperative Vorbereitung, das Narkoseverfahren und die postoperative Nachsorge.

An die **medikamentöse Prämedikation** werden folgende Anforderungen gestellt: Sie soll den Patienten sedieren und angstfrei machen und – falls erforderlich – eine ausreichende analgetische Wirkung haben. Zusätzlich ist die Ausschaltung von Vagusreflexen sowie eine antiemetische bzw. Antihistaminwirkung erwünscht. Beispielhaft seien folgende Medikamente angeführt (Tab. 1.6).

Die gestellten Anforderungen können mit keinem Medikament in idealer Weise erreicht werden! Ausdruck dessen sind die vielen unterschiedlich empfohlenen und praktizierten Prämedikationsschemata.

Immer ist davon auszugehen, daß bei Kombination verschiedener Medikamente unerwünschte Wechselwirkungen auftreten können, z.B. Atemdepression durch Kombination von Morphin mit Barbituraten; Diazepam verstärkt die Muskelschwäche bei Masthenia gravis. Deshalb verbietet sich jede starre Schematisie-

Tab. 1.6 Medikamente zur Prämedikation

Sedativa:	Atosil®	1 mg/kg KG
Anxiolytika:	Diazepam®	0,2 mg/kg KG
	Midazolam®	0,1–0,15 mg/kg KG
Analgetika:	Dolantin®	1 mg/kg KG
Vagolytika:	Atropin	0,1 mg/10 kg KG

Anästhesie I Voraussetzungen des operativen Eingriffs

rung der Prämedikation. In den letzten Jahren gewinnt die orale Prämedikation mit Benzodiazepinen zunehmend an Bedeutung.

Prämedikation individuell handhaben

3.2.2 Zur Narkose verwendete Medikamente

In Abhängigkeit von der Dosierung können mit jedem Narkosemittel die drei wichtigsten Narkoseziele (= Narkosestufen) erreicht werden (Abb. 1.8 a):
1. Bewußtlosigkeit (= Schlaf)
2. Schmerzlosigkeit (= Analgesie)
3. Muskelerschlaffung (= Relaxation)

Eine gute und häufig sinnvolle Ergänzung ist die zusätzliche vegetative Blockade (Neuroleptanalgesie, s.u.) (Abb. 1.8 b).

Narkose = Schlaf + Analgesie + Relaxation

Anhand des Verlaufes einer Äther-Inhalationsnarkose (erste Allgemeinnarkose von Morton 1846) teilte Güdel die **Narkosestadien** folgendermaßen ein (Abb. 1.9):
- **Stadium I:** Zunehmende Analgesie und Amnesie.
- **Stadium II:** Beginn der Bewußtlosigkeit des Patienten. Gleichzeitig setzt aber eine motorische Unruhe (= **Exzitation**), eine unregelmäßige Atmung, eine Neigung zu Brechreiz und Bronchospasmus sowie eine Hypertonie und Tachykardie ein. Alle Symptome können durch äußere Reize gefährlich verstärkt werden. Darum Abschirmung aller äußeren Reize in dieser Phase.

Narkoseeinleitung: Ruhe!

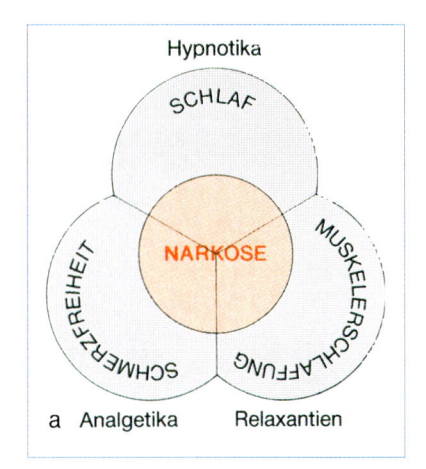

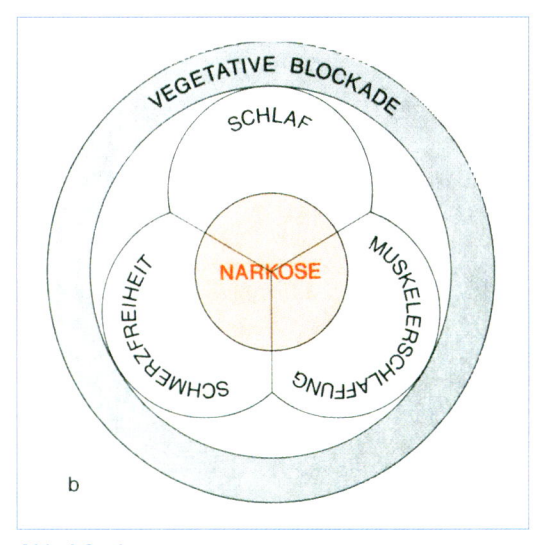

Abb. 1.8 a,b
Narkoseziele:
a Allgemeinnarkose
b Neuroleptanalgesie

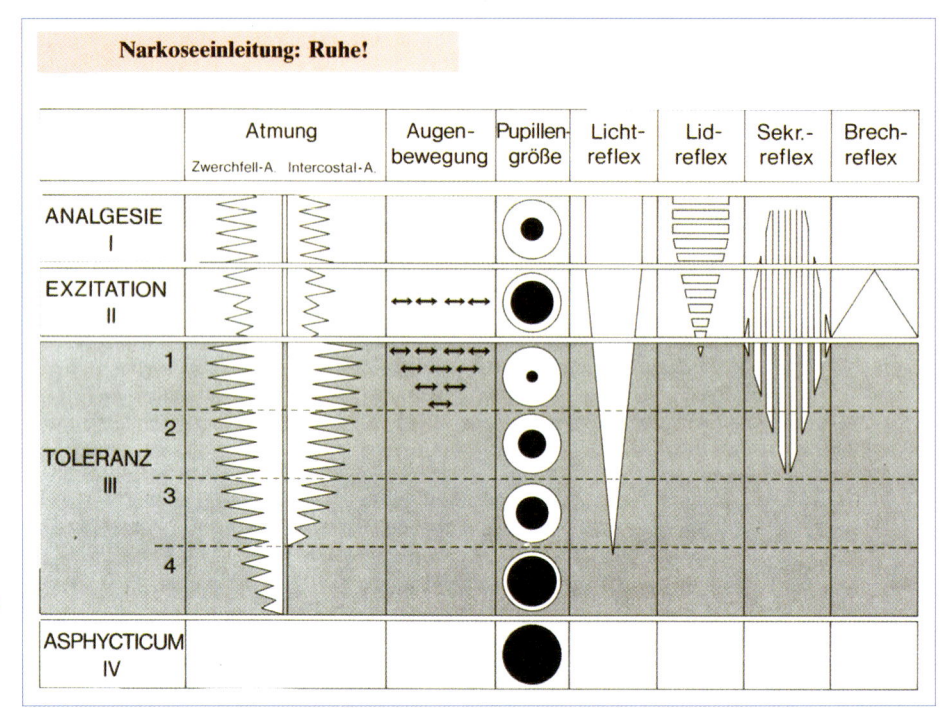

Abb. 1.9 Narkosestadien nach Güdel und ihre Beziehung zu Atmung, Augenbewegung, Pupillengröße und Reflexverhalten

- **Stadium III:** Die Symptome der Exzitation kommen zur Ruhe, die Pupillen werden eng, die Atmung regelmäßig. Man spricht vom **Toleranz-Stadium**, d.h. dem Narkosestadium, in dem alle chirurgischen Eingriffe möglich sind. Die Erschlaffung der Skelett- und Abdominalmuskulatur bewirkt gleichzeitig eine Plegie der Atemmuskulatur mit konsekutiver Hypoventilation.
- **Stadium IV:** Atemlähmung (= **Asphyktikum**) und schwerste Kreislaufdepression mit der Notwendigkeit zur sofortigen Reanimation.

Hypnotisch wirkende Injektionsanästhetika

- **Barbiturate:** Sie stellen auch heute noch eine wichtige Substanzgruppe zur Narkoseeinleitung dar. Die am häufigsten verwendeten Substanzen sind N-methylierte (z.B. Brevimytal) oder Thiobarbiturate (z.B. Trapanal). Die kurze Wirkungsdauer ist eine Folge der Verteilung im Muskel-/Fettgewebe und nicht der Elimination (Abb. 1.10, Tab. 1.7).
  Cave: Herz-Kreislauf- und Atemdepression, Bradykardie, Laryngo- und Bronchospasmus, unerwünschter Nachschlaf durch Freisetzung aus dem Fettgewebe, das noch 30 min nach der Injektion Barbiturat einlagert und erst Stunden später wieder freisetzt.
- **Etomidat (Hypnomidate®):** Die hypnotische Wirkung scheint auf einer GABA-ähnlichen Wirkung zu beruhen. Von Vorteil ist vor allem die erhaltene hämodynamische Stabilität (Tab. 1.7).

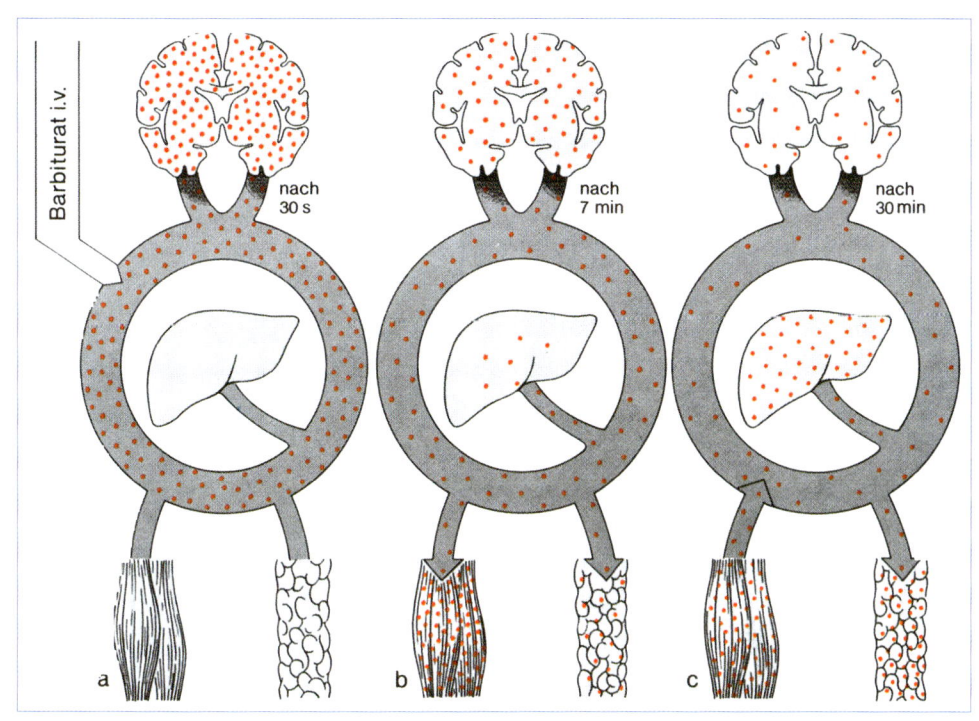

Anästhesie   I Voraussetzungen des operativen Eingriffs   29

Abb. 1.10 a–c
Verteilungsmuster von Barbituraten im Kreislauf, Gehirn, Fett- und Muskelgewebe sowie in der Leber:
a 30 Sekunden nach Injektion (maximale Hirnkonzentration)
b 7 Minuten nach Injektion (abnehmende Hirnkonzentration, Einlagerung in Fett- und Muskelgewebe)
c nach 30 Minuten, ggf. Nachschlaf durch Freisetzung aus dem Muskel, später auch aus dem Fettgewebe. Gleichzeitige Metabolisierung in der Leber

- **Propofol (Disoprivan®):** Propofol ist ein Hypnotikum ohne analgetische Potenz. Es wird für die Einleitung und für die Aufrechterhaltung der Narkose angewandt. Der Vorteil liegt in der schnellen Wiederherstellung der Vigilanz und in der antiemetischen Wirkung.

Tab. 1.7 Vorwiegend hypnotisch wirkende Injektionsanästhetika

Freiname	Handelsname	Dosis (mg/kg KG)	Cave
Thiopental	Trapanal	3–5	Negativ inotrop, atemdepressiv, Kontraindikation: Porphyrie
Methohexital	Brevimytal	1	s.o.
Etomidat	Hypnomidate	0,15–0,3	Hemmung der Kortisolsynthese, Myoklonie
Propofol	Disoprivan	1–2,5	Blutdruckabfall, Atemdepression
Midazolam	Dormicum	0,1–0,15	Atemdepression
Flunitrazepam	Rohypnol	0,015–0,03	Atemdepression

- **Benzodiazepine:** Benzodiazepine bewirken substanzabhängig eine tiefe Sedierung bis Schlaf durch Besetzung von Benzodiazepinrezeptoren. Ihre Wirkungsdauer ist deutlich länger als die der vorgenannten Substanzgruppen. Ihr Vorteil liegt jedoch in der geringen Beeinflussung des Herz-Kreislaufsystems, weshalb sie gerne zur Einleitung und Aufrechterhaltung der Anästhesie bei Risikopatienten eingesetzt werden (Tab. 1.7).

Analgetisch wirkende Injektionsanästhetika

- Opiate
    - **Morphin:** Morphin bewirkt Analgesie durch Besetzung von Opiatrezeptoren. Es wird weniger zur Anästhesie als zur prä- und postoperativen Analgesie verwendet (Tab. 1.8).
    - **Fentanyl:** Fentanyl weist eine etwa 100mal stärkere Wirkung als Morphin auf. Es dürfte, wegen der relativ kurzen Wirkungsdauer (gute Steuerbarkeit) und seiner hohen Potenz bei gleichzeitig geringen Nebenwirkungen, das am häufigsten zur Allgemeinanästhesie verwendete Opiat sein (Tab. 1.8).
    - **Alfentanil (Rapifen):** Die analgetische Wirkung von Alfentanil ist deutlich höher als die von Morphin und etwas geringer als die von Fentanyl. Von Vorteil ist der schnelle Wirkungseintritt und die kurze Wirkungsdauer, weshalb es vorwiegend bei Kurzeingriffen angewendet wird (Tab. 1.8).
- **Ketamin (Ketanest):** Der Wirkmechanismus von Ketamin, das eine gewisse Sonderstellung im Rahmen der intravenösen Anästhetika einnimmt, ist bislang nicht vollständig erklärt. Nach der Injektion kommt es weniger zu einem schlafenden als zu einem Zustand, der gekennzeichnet ist durch eine Abkopplung des Patienten von der Umgebung („Dissoziative Anästhesie"). Im Gegensatz zu den Opiaten ist die Atmung weniger beeinträchtigt. Als einziges Anästhetikum bewirkt Ketamin eine Stimulation des Sympathikus mit Blutdruck- und Herzfrequenzanstiegen. Diese Reaktion sowie die (bei Mononarkosen häufig beobachteten) Pseudohalluzinationen und Träume unterschiedlich angenehmen Inhalts, lassen sich durch Vorgabe von Benzodiazepin (Midazolam, Flunitrazepam) weitgehend vermeiden (Tab. 1.8).

Tab. 1.8 Vorwiegend analgetisch wirkende Injektionsanästhetika

Freiname	Handelsname	Dosis (mg/kg KG)	Cave
Morphin	Morphium hydrochloricum	5–20	Atemdepression, Hypotonie
Fentanyl	Fentanyl	0,005–0,01	Atemdepression
Alfentanil	Rapifen	0,015–0,02	Atemdepression
Ketamin	Ketanest	1–2	Hypertonie, Tachykardie, psychomimetische Phänomene

Ketamin nur in Kombination mit Benzodiazepinen!

Inhalationsanästhetika

- **Halothan** ist eine farblose, süßlich riechende Flüssigkeit, ein halogenierter Kohlenwasserstoff, der schon bei Zimmertemperatur verdampft (Siedepunkt 50,2 °C). Mit Hilfe einer speziellen Verdampferapparatur (Vapor) wird es in einer Konzentration von 0,5–1,5 Vol% beigemischt.
- **Enfluran** entspricht weitgehend dem Halothan, hat ihm gegenüber jedoch den Vorteil einer schnelleren Elimination und besseren Muskelrelaxation. Dosierung 1–3 Vol%.
- **Isofluran** hat den Vorteil der geringsten Metabolisierung und damit der geringsten Lebertoxizität. Dosierung: 0,7–2,5 Vol%.
- **Desfluran** und **Sevofluran** sind neuere Inhalationsanästhetika und zeichnen sich durch geringe Löslichkeit im Blut aus. An- und Abflutung gestalten sich rascher.
- **Lachgas** wird als starkes Analgetikum weltweit bei nahezu allen Allgemeinanästhesien angewandt. Lachgas (N_2O) (s.o) ist ein anorganisches, inertes, nicht brennbares Gas, das im Blut nur schlecht löslich ist. Es wird üblicherweise in einer Konzentration von 66% in Kombination mit 33% Sauerstoff angewandt. Diese hohe Konzentration ist nötig, um bei der schlechten Blutlöslichkeit einen ausreichend hohen Wirkspiegel zu erzielen. Die schlechte Blutlöslichkeit hat jedoch auch den Vorteil, daß Lachgas nach Unterbrechung der Zufuhr schnell über die Alveolen abdiffundiert. Diese Eigenschaften begründen die gute Steuerbarkeit des Lachgases.
Cave: Hypoxie unter Lachgas, Sauerstoffanteil immer über 21%.

Kein Lachgas ohne Sauerstoff

Muskelrelaxantien

Beim Eintreffen einer Erregung an der Muskelendplatte wird Acteylcholin als Überträgersubstanz aus den Nervenenden freigesetzt. Es diffundiert durch den synaptischen Spalt und erreicht spezifische Rezeptoren an der postsynaptischen Membran. Dies führt zur Depolarisation und zu einer Muskelkontraktion. Die Repolarisation wird durch Spaltung des Acetylcholins mit Hilfe der Cholinesterase innerhalb von Millisekunden ermöglicht. Der Ablauf der neuromuskulären Reizübertragung an der Muskelendplatte kann durch zwei verschiedenartig wirkende Medikamentengruppen gestört werden:

- Medikamente mit **depolarisierender Wirkung:** Schwer spaltbare, in ihrer Wirkung dem Acetylcholin ähnliche Substanzen (z.B. Succinylcholinchlorid):
  - **Suxamethoniumchlorid** (z.B. Lysthenon): Dosierung 1 mg/kg KG, bewirkt innerhalb von 30 s eine vollständige Muskellähmung, die 3–5 min anhält. Es ist somit vor allem zur schnellen endotrachealen Intubation geeignet. Der Abbau des

Suxamethoniumchlorids erfolgt enzymatisch durch die Pseudocholinesterase.
- **Nebenwirkungen:** Die „overall"-Depolarisation führt zur Hyperkaliämie, die bei Polytraumatisierten, Verbrennungspatienten und neuromuskulären Erkrankungen zum Herzstillstand führen kann, Todesfälle durch Rhabdomyolyse.
• Medikamente mit **kompetitiv hemmender Wirkung:** Langwirkende, die Rezeptoren des Acetylcholins besetzende Substanzen (z.B. Curare, Pancuronium, Vecuronium).
  - Sie führen innerhalb von 2–4 min zur Muskellähmung, die 20–30 min anhält. Kompetitiv hemmende Muskelrelaxantien werden heute überwiegend eingesetzt, um die oben genannten Gefahren des Succinylcholins zu vermeiden.
  - Neue Entwicklungen (Cis-Atracurium, Mivacurium, Rocuronium): Schneller Wirkungseintritt oder organunabhängiger Abbau.
  - **Antidot:** Cholinesterasehemmer, z.B. Neostigmin (Prostigmin).
  - **Nebenwirkungen:** Verlängerte Wirkung bei Niereninsuffizienz bzw. Leberinsuffizienz, Myasthenia gravis, mögliche Histaminliberation mit Blutdruckabfall.

Da alle Muskelrelaxantien selbstverständlich auch die Atemmuskulatur lähmen, müssen die Patienten künstlich beatmet werden.

> Muskelrelaxation erzwingt künstliche Beatmung

3.2.3 Narkoseinstrumentarium

Die Zufuhr des Sauerstoff-Lachgas-Gemisches einschließlich der Inhalationsanästhetika erfolgt entweder über eine Maske, eine Larynxmaske oder einen endotrachealen Tubus.
Gesichtsmasken liegen in unterschiedlicher Größe vor, um stets den sicheren und luftdichten Abschluß über Mund und Nase zu gewährleisten. Gesichtsmasken sollten grundsätzlch mit der Hand gehalten werden.
Der **Endotrachealtubus** ist das sicherste Instrument zur künstlichen Freihaltung der Atemwege. Endotrachealtuben ermöglichen die Beatmung während langdauernden Operationen sowie die gezielte Bronchialtoilette. Die Endotrachealtuben sind mit einer Blockermanschette (Cuff) zur Trachealabdichtung versehen (Abb. 1.11). Ausnahme: Säuglinge/Kleinkinder.
Für die seitengetrennte Beatmung, z.B. bei der Lungenresektion, werden Doppellumentuben (z.B. Carlens-Tubus) mit der Möglichkeit zur seitengetrennten Blockung von Trachea und linkem Hauptbronchus verwendet (Abb. 1.12).

3.2.4 Intubationsnarkose

Die endotracheale Intubation unter Sicht des Auges erfolgt mit einem Laryngoskop (s. Abb. 1.17). Am gebräuchlichsten ist das Laryngoskop nach MacIntosh. Es besteht aus einem Batteriegriff

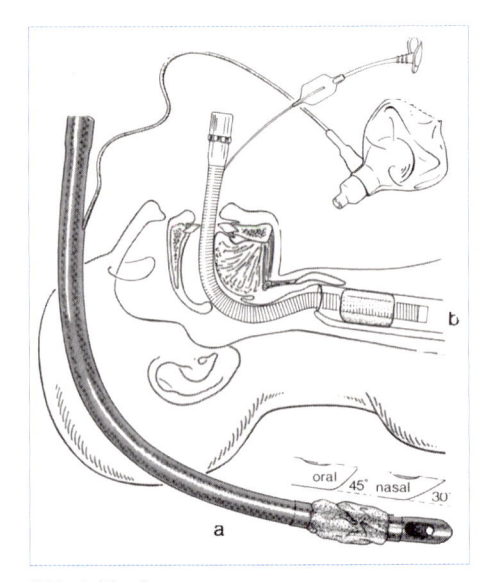

Abb. 1.11 a,b
Orotracheale Intubation:
a Endotrachealtubus mit Blockermanschette und unterschiedlicher Anschrägung zur oralen oder nasalen Intubation
b Regelrechte Tubuslage

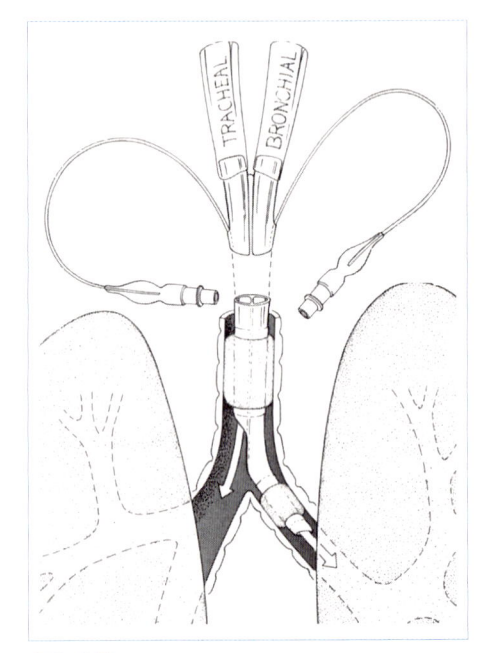

Abb. 1.12
Carlens-Tubus zur seitengetrennten Blockung von Trachea und linkem Hauptbronchus

und einem abklappbaren L-förmigen Spatel mit einer Lichtquelle am vorderen Ende. Die Spatelgröße differiert jeweils für Erwachsene, Kinder und Säuglinge.

Narkoseapparat: Am gebräuchlichsten ist das Kreissystem (Abb. 1.13). Beim Einatmen bekommt der Patient das Sauerstoff-Narkose-Gemisch über den Einatmungsschlauch zugeführt und atmet es über den Ausatmungsschlauch wieder aus. Die Gasströmungsrichtung wird mit 2 Ventilen so gesteuert, daß ein Gas-Kreislauf entsteht. Bei der Ausatmung gelangt ein Teil der Atemluft in ein dehnbares Reservoir, den sog. Atembeutel. Aus diesem entnimmt der Patient Luft über die Einatmung. Ohne weitere Zufuhr würde das Gasgemisch sowohl im Kreissystem als auch in der Lunge des Patienten
– an Sauerstoff und Narkosemitteln verarmen sowie
– mit Kohlendioxid angereichert werden.

Die Zufuhr von Frischgas (Sauerstoff-Narkose-Gas) in das Kreissystem wird über den sog. Rotameterblock gesteuert (z.B. Sauerstoff 2 l/min, Lachgas 4 l/min). Die vom Patienten nicht verbrauchte Frischgasmenge kann aus dem Kreissystem über ein Überdruckventil entweichen.

Die Entfernung des vom Patienten produzierten Kohlendioxids aus dem Kreissystem muß gewährleistet sein, um eine Rückatmung von CO_2 zu verhindern. Diesem Zweck dient ein integrierter CO_2-Absorber, der mit Atemkalk gefüllt wird.

Über das dargestellte Kreissystem kann der Patient sowohl spontan atmen als auch mit intermittierendem Überdruck künstlich beatmet werden.

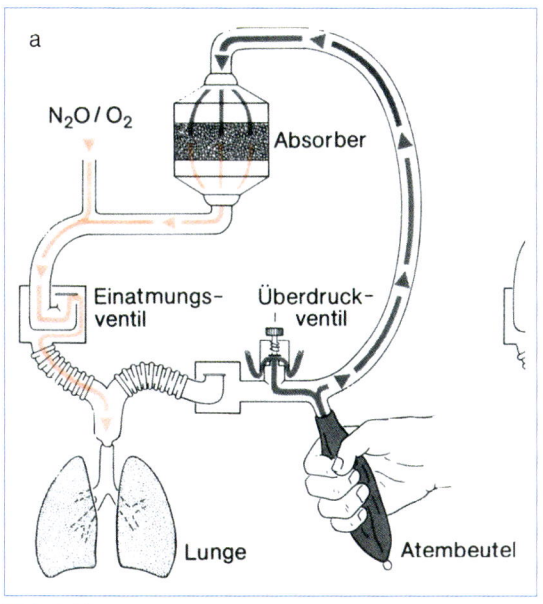

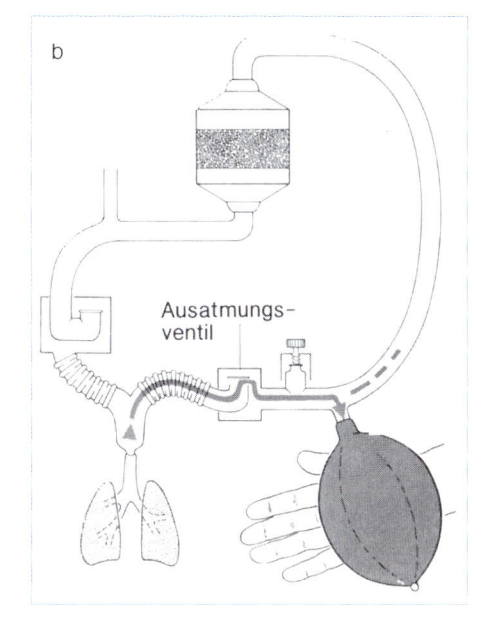

Abb. 1.13 a,b
Narkoseapparat mit Kreissystem:
a Einatmungsphase, **b** Ausatmungsphase

Im Falle der **Spontanatmung** ist das Überdruckventil vollständig zu öffnen. Der Atembeutel wird dann in halbgefülltem Zustand die Reservoirfunktion für Ein- und Ausatembewegungen erfüllen. Im Falle der **Beatmung** muß die Verstellschraube des Überdruckventils derart angezogen werden, daß während der manuellen Kompression des Atembeutels (Frequenz: etwa 15/min) jeweils ein Teil des Atemgases in die Lunge gedrückt wird und ein anderer Teil über das Überdruckventil entweicht. Die Verstellschraube des Überdruckventils ist dabei so zu regulieren, daß der Atembeutel weder völlig leer noch prall gefüllt wird.

Für Säuglinge eignet sich das technisch wenig aufwendige **Kuhn-Beatmungssystem.** Ein hoher Frischgasstrom (Atemvolumen × 3) verhindert die Rückatmung und erübrigt einen CO_2-Absorber. Überflüssiges Gas entweicht durch ein Loch im Beatmungsbeutel, das bei Überdruckbeatmung mit dem Daumen verschlossen werden kann (Abb. 1.14).

Für kurzfristige manuelle Beatmung mit Außenluft dient der **Ambu-Beutel** (Abb. 1.15) als transportable Sofortmaßnahme (s. Kap. 1.5).

3.2.5 Durchführung der Allgemeinanästhesie

Zur Allgemeinanästhesie gehören die Prämedikation einschließlich der Risikoabschätzung, bei Erwachsenen die sechsstündige und bei Säuglingen und Kleinkindern die vierstündige Nahrungs- und Flüssigkeitskarenz sowie die zur Reanimation notwendigen Geräte und Medikamente. Vor der Narkoseeinleitung müssen Blutdruck und Pulsfrequenz gemessen werden.

Das Anlegen einer intravenösen Verweilkanüle ist obligat, während ein EKG-Monitor mit Pulsanzeige als wünschenswert angesehen wird. Da es prinzipiell hinsichtlich der Gefahren keine kleinen, sondern nur kurz- oder langdauernde Allgemeinanästhesien gibt, sind die Vorbereitungen sowie die Sicherheitsvorkehrungen immer gleich anzusetzen! Für kurzdauernde Eingriffe (ambulantes Operieren) werden häufig intravenös zu verabreichende kurz wirkende Anästhetika verwandt. Man injiziert langsam, um die Wirkung abschätzen zu können. Dauert der Eingriff länger, besteht die Möglichkeit, die Anästhesie mit volatilen Anästhetika zu verlängern.

Die Aufgaben des Anästhesisten bestehen dabei in der Überwachung und evtl. Therapie der Kreislauf- und Atemfunktion.

Ist es absehbar, daß der Eingriff länger als 30 min dauern wird, sollte eine **Intubationsnarkose** durchgeführt werden.

Intubation:
Vorher: Spatel, Tubus, Cuff prüfen
Nachher: Seitengleiche Beatmung überprüfen!

Hierzu wird – nach sorgfältiger Überprüfung des notwendigen Instrumentariums (Spatel, Tubus, Cuff, Narkosegerät) – zunächst reiner Sauerstoff über eine Maske vorgeatmet (Abb. 1.16). Nach

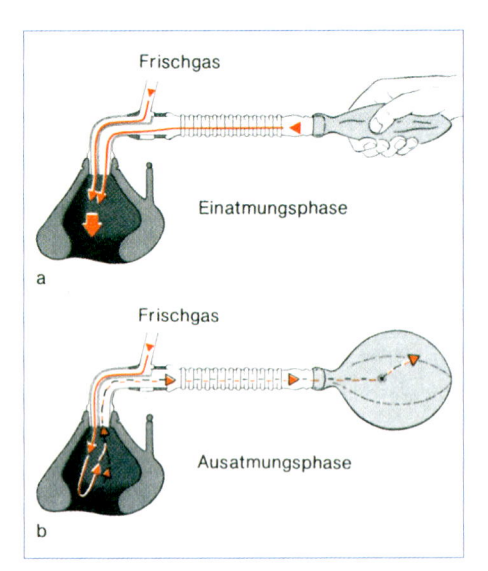

Abb. 1.14 a,b
Kuhn-System der Maskenbeatmung:
a Einatmungsphase
b Ausatmungsphase

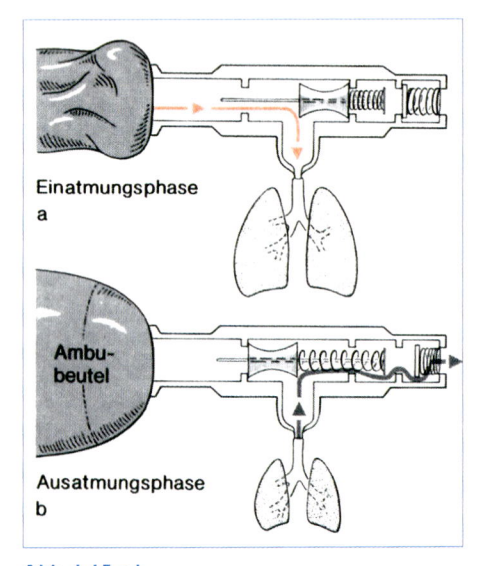

Abb. 1.15 a,b
Ambu-Beutel: Ventilmechanismus
a In der Einatmungsphase
b In der Ausatmungsphase

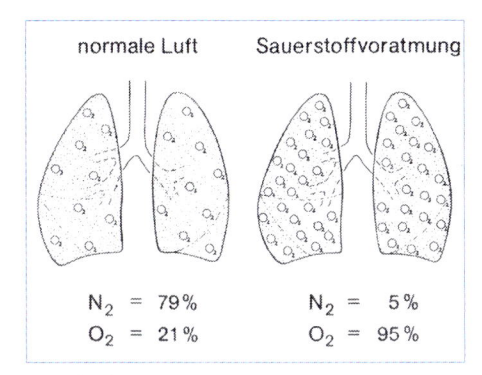

Anästhesie | **I Voraussetzungen des operativen Eingriffs** 35

Abb. 1.16
Wirkungsmechanismus der Sauerstoffvoratmung

3 Minuten wird ein Hypnotikum (Hypnomidate, Brevimytal) langsam bis zum Erreichen des Narkosestadiums III injiziert. Zur Erleichterung der schonenden Intubation injiziert man ein Muskelrelaxans (Succinylchlorid wird wegen der Nebenwirkungen von vielen durch nichtdepolarisierende Relaxantien ersetzt).

30 bis 180 sec später kann die **endotracheale Intubation** vorgenommen werden (Abb. 1.17). Der Kopf wird rekliniert, das mit der linken Hand gehaltene Laryngoskop rechts in den Mund eingeführt, um so die Zunge aus dem Sichtfeld nach links abdrängen zu können. Man führt den Spatel so weit vor, bis die Epiglottis sichtbar ist, plaziert den Spatel in die epiglottische Falte und kann dann durch Anheben der Glottis die Stimmbänder darstellen (Abb. 1.18). Nun kann man den Tubus unter direkter Sicht in die Trachea einführen, bis die Blockermanschette hinter den Stimmbändern verschwindet. 5–15 ml Luft sind nötig, um die Manschette so weit aufzublasen, daß während der Einatmung keine Nebengeräusche mehr hörbar sind (Blockung nach Gehör).

Da N_2O in den Cuff diffundiert, erhöht sich im Lauf der Zeit der Cuffdruck, was zu Schäden an Kehlkopf und Trachea führen kann. Der Überprüfung der korrekten Lage dient die beidseitige Auskultation der Lungenoberfelder sowie die Inspektion der Thoraxexkursionen.

> Regelmäßig Cuffdruckkontrolle!

Weitere **Gefahren** bei der endotrachealen Intubation (Abb. 1.19):
1. Einseitige Intubation durch zu weit vorgeschobenen Tubus (zumeist rechts).
2. Nicht erkannte Fehlintubation in den Ösophagus.
3. Traumatisierung von Zähnen und Stimmapparat.

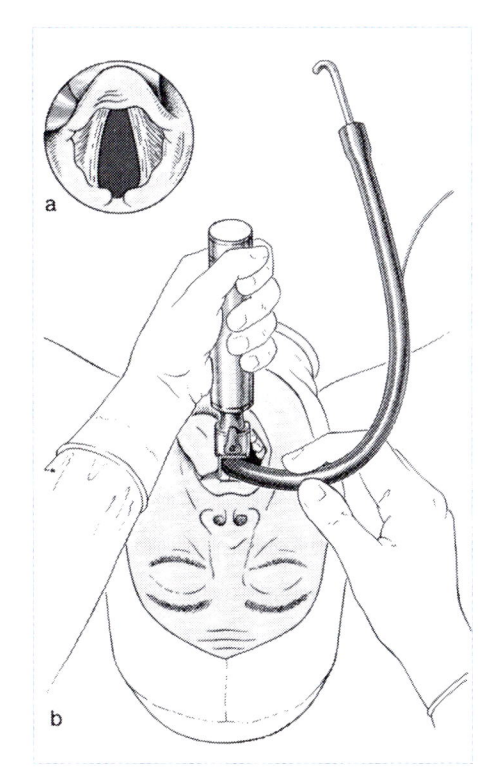

Abb. 1.17 a,b
Orotracheale Intubation:
a Laryngoskopischer Aspekt der Stimmritze
b Durchführung

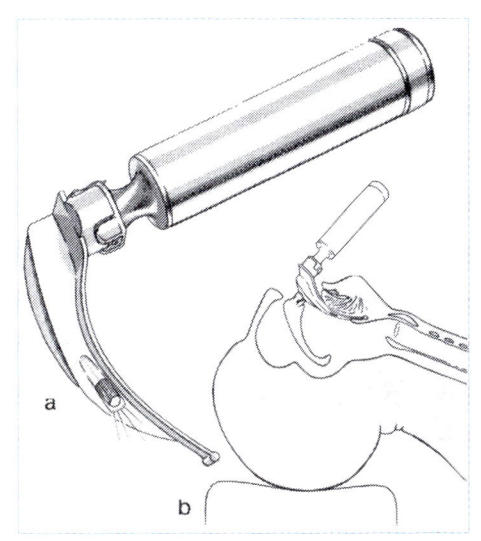

Abb. 1.18 a,b
Orotracheale Intubation:
a Laryngoskop
b Seitenansicht mit Plazierung des Laryngoskops in der epiglottischen Falte und Anhebung der Glottis

4. Verlegung des Tubuslumens (Fremdkörper, Abknickung, Manschettenprolaps = Blockerhernie).
5. Trachealverletzung.

Postnarkotisch sollte jeder Patient in einen speziell dafür vorgesehenen **Aufwachraum** verlegt werden. Dort werden die Vitalparameter überwacht und protokolliert, wobei die Sauerstoffsättigung des Blutes kontinuierlich transkutan überwacht werden sollte. Dieses ist notwendig, da die normalen Reaktionsmechanismen des Patienten während der Aufwachphase beeinträchtigt sind und sein Sensorium getrübt ist. Jeder Patient bleibt so lange im Aufwachraum, bis er das Bewußtsein und seine Reflexe vollständig wiedererlangt hat, die Wirkungen von Lokalanästhetika abgeklungen und alle Vitalparameter stabil sind. Weiterhin sollte der Patient möglichst schmerzfrei sein (Dolantin, Dipidolor), ggf. mit einer von Patienten kontrollierten Schmerzpumpe versorgt werden (PCA).

Der **Zeitpunkt der Extubation** ist abhängig von
- Art des Narkoseverfahrens,
- Dauer der Narkose,
- Abklingen der Muskelrelaxation,
- Qualität der Spontanatmung,
- Bewußtseinslage bzw. Kooperationsfähigkeit,
- Körpertemperatur,
- Allgemeinzustand.

Nach der Extubation erhält der Patient bei Bedarf unter pulsoxymetrischer Kontrolle Sauerstoff, z.B. über eine flexible Nasensonde, zugeführt.

3.2.6 Maligne Hyperthermie

Die maligne Hyperthermie ist eine seltene, potentiell lebensbedrohliche Komplikation der Allgemeinanästhesie. Sie stellt eine genetisch determinierte, biochemische Anomalie dar, wie sie bei der Verabreichung bestimmter in der Anästhesie verwendeter Pharmaka manifest werden kann.

Die (wahrscheinlich autosomal dominant) vererbte Erkrankung wird von Triggersubstanzen initiiert, zu denen vor allem Succinylcholin und Halothan zählen. Potentielle Triggersubstanzen sind weiterhin die volatilen Anästhetika Isofluran und Enfluran, Atropin und Belladonna-Alkaloide, trizyklische Antidepressiva, Monoamino-Oxydaseinhibitoren und zahlreiche andere Substanzen.

Das **klinische Bild** ist gekennzeichnet durch Fieber (über 42 °C), Rigor und allen Symptomen einer hyperkatabolen Stoffwechsellage. Die Letalität beträgt bei behandelter maligner Hyperthermie etwa 30 %, bei unbehandelter 60–70 %.

Therapie: Neben der Gabe des spezifischen Antidots Dantrolen® ist die Therapie symptomatisch.

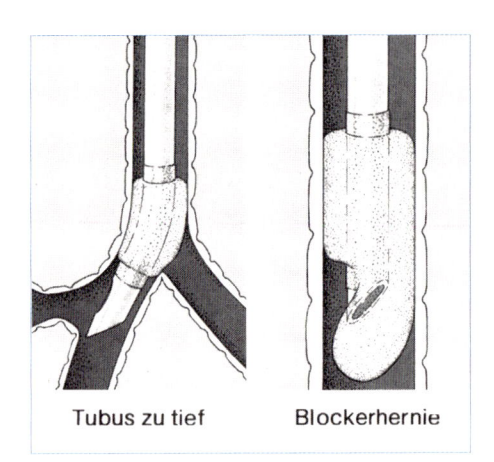

Bei maligner Hyperthermie sofort Dantrolen®

Tubus zu tief — Blockerhernie

Abb. 1.19 a,b
Fehler bei der endotrachealen Intubation:
a Zu tiefe Tubuslage (meist rechts) mit Blockade eines Hauptbronchus
b Blockerhernie durch Manschettenprolaps (meist links)

Wunde, Wundheilung, Wundbehandlung — I Voraussetzungen des operativen Eingriffs

Kapitelübersicht

Wunde, Wundheilung und Wundbehandlung

Wundarten
- Mechanische Wunde
- Thermische Wunde
- Chemische Wunde
- Aktinische Wunde

Wundheilungsphasen
- Sofortphase
- Proliferationsphase
- Differenzierungsphase

Wundheilungsformen
- Primäre Wundheilung
- Sekundäre Wundheilung
- Wundheilung unter Schorf

Wundheilungsstörungen
- Wundruptur
- Wundinfektion
- Serom
- Fremdkörpergranulom
- Überschießendes Granulationsgewebe
- Keloid

Wundbehandlung
- Primäre chirurgische Wundversorgung
- Verzögerte Wundnaht
- Offene Wundbehandlung

Tetanusimmunisierung

Gasbrandprophylaxe

Insektenstich

Zeckenbiß

4 Wunde, Wundheilung und Wundbehandlung

Eine **Wunde** ist eine mit Substanzverlust einhergehende Zusammenhangstrennung von Geweben.

Die **Hauptursachen** sind:
- mechanisch (z. B. Schnitt-, Stich-, Riß- oder Schußwunden),
- thermisch (z. B. Verbrennung, Erfrierung),
- chemisch (z. B. Säuren- und Laugenverätzung) oder
- aktinisch (z. B. Strahlenschaden der Haut).

Auch Nekrosen durch lokale Durchblutungsstörung (z. B. nach einem Herzinfarkt) oder Abszesse verursachen eine Wunde.

Der Körper ist in der Lage, die entstandenen Defekte mittels **Regeneration** (= Ersatz für verlorengegangenes Gewebe) zu verschließen. Da eine Wunde eine Gewebsschädigung durch pathophysiologische Mechanismen darstellt, wird die Wundheilung als **pathologische Regeneration** bezeichnet (im Gegensatz zur **physiologischen Regeneration**, bei der der normale Verschleiß ersetzt wird).

Wundheilung = pathologische Regeneration

Zwei Untergruppen können differenziert werden:
- **vollständige pathologische Regeneration** = der entstandene Defekt wird durch funktionell gleichartige Zellen ersetzt und der Normalzustand des Gewebes ohne Narbenbildung wiederhergestellt;
- **unvollständige pathologische Regeneration** = der Defekt heilt unter Bildung eines funktionell minderwertigen Ersatzgewebes (Narbengewebe) ab.

Voraussetzung für eine vollständige pathologische Regeneration sind:
- Das Gewebe muß teilungsfähig sein. Eine vollständige Regeneration ist in irreversibel postmitotischen Ruhegeweben wie Herzmuskel und Ganglienzellen nicht möglich.
- Die Struktur (Basalmembran, Gefäßbindegewebe), die für den spezifischen Zellersatz zuständig ist, darf nicht zerstört sein.

Eine Hautwunde heilt also nur dann ohne Narbenbildung ab, wenn die Basalmembran erhalten ist (z. B. bei der Exkoriation). In allen anderen Fällen wird im Rahmen der Wundheilung der Defekt durch Ersatzgewebe (funktionell minderwertiges Narbengewebe) ausgefüllt.

4.1 Wundarten

Fünf Hauptarten einer Wunde können differenziert werden:
- mechanische Wunden
- thermische Wunden
- chemische Wunden
- aktinische Wunden und
- Nekrosen

4.1.1 Mechanische Wunden

Die offene, mit Durchtrennung der Haut einhergehende Verletzung **(Vulnus)** ist von der geschlossenen Verletzung **(Laesio)**, bei der Haut und Schleimhäute intakt geblieben sind, abzugrenzen. Kommt es bei tiefen Wunden zur **Eröffnung von Körperhöhlen**, spricht man von einer **penetrierenden Verletzung**. Form und Tiefe der Wunde und die Beschaffenheit der Wundränder lassen Rückschlüsse auf Art und Richtung der traumatisierenden Kraft und damit den Unfallmechanismus zu.

Zu den offenen Wunden (Vulnus) gehören:
- **Schnittwunde:** Je nach Verlauf zu den Hautlinien mehr oder weniger stark klaffende Wundränder. Bei senkrechter Durchtrennung der Hautspaltlinien werden die Wundränder deutlicher klaffen als bei paralleler Durchtrennung (Abb. 1.20). **Sonderform: Operationswunde.**
- **Stichwunde:** Kleine Eintrittspforte mit häufig verklebten Wundrändern. Die dadurch eingeschlossenen Keime können sich in der Tiefe leicht vermehren und zu einer Stichkanalinfektion entwickeln. Können solche Wunden nicht komplett exzidiert werden, müssen sie der offenen Wundbehandlung zugeführt werden (Abb. 1.21). **Sonderform: Pfählungsverletzung** (Kombination mit Quetschungen, häufig penetrierende Verletzungen).
- **Platzwunde:** Einwirkung stumpfer Scherkräfte auf Hautteile über einem festen Widerlager (Galea, Knochen, etc.). Häufig unregelmäßige und schlecht durchblutete Wundränder. Im Entstehungsmechanismus gleicht diese Wundform der Quetschwunde, d.h. der Kombination von Scherkräften und lokaler Gewebskontusion.
- **Rißwunde:** Überbeanspruchung der Gewebeelastizität durch Dehnung oder Zerrung. Die Wundränder sind meist unregelmäßig gezackt und weisen häufig Randnekrosen auf (Abb. 1.22).
- **Schürfwunde (Excoriatio):** Verletzung der Epidermis mit erhaltener Basalmembran durch eine oberflächliche, tangentiale Kraft. Heilt ohne Narbenbildung ab.
- **Décollement (Hautablederung):** Ablederungen unverletzter Oberhaut führen zu einem sog. Décollement (Hautablösung). Bei zirkulärem Verlauf an den Extremitäten kann sich die Haut handschuhartig umstülpen. Großflächig vom Unterhautgewebe getrennte Haut ist hochgradig nekrosegefährdet, da der venöse Rückfluß unterbrochen ist und das Stauungsödem die Thrombose der Gefäße begünstigt (Abb. 1.23).

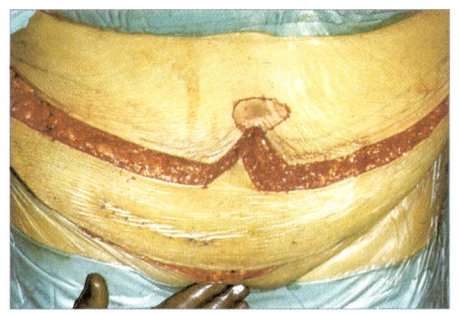

Abb. 1.20
Glatte Schnittwunde. Chirurgische Operationswunde bei Bauchdeckenplastik

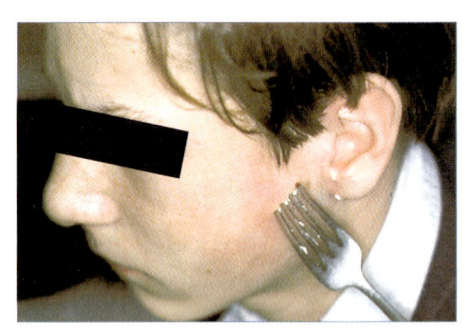

Abb. 1.21
Stichwunde durch Gabelstich linke Wange

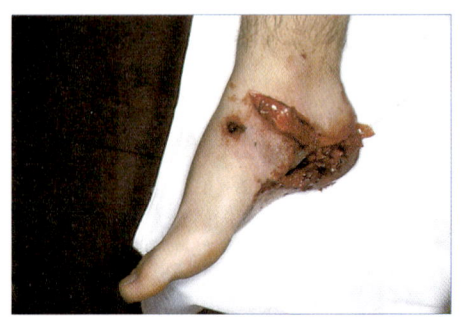

Abb. 1.22
Riß-Quetschwunde rechte Ferse durch Motorradverletzung

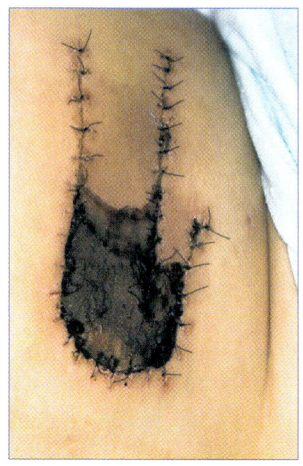

Abb. 1.23
Décollement rechter Oberschenkel mit Refixierung und partieller Hautnekrose

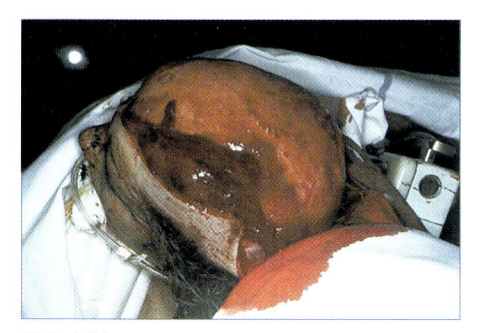

Abb. 1.24
Skalpierungsverletzung durch Motorradsturz

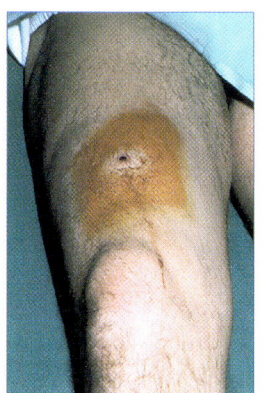

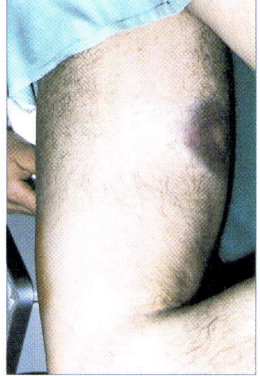

a b
Abb. 1.25
Schußverletzung rechter Oberschenkel
a Einschuß mit kleinem Defekt
b Ausschuß mit größerem Defekt und Hämatom

Nach Abtragung des anhängenden subkutanen Fettgewebes kann die abgelöste, noch intakte Haut wie ein Vollhautlappen über die entstandene Defektwunde gelegt werden. Tägliche Wundkontrollen zur Klärung der Durchblutungssituation dieses autologen, orthotopen Transplantates sind besonders wichtig.
Sonderform: Skalpierungsverletzung = Ablederung der Kopfhaut (Abb. 1.24).

- **Bißwunde:** Kombination von Quetsch- und Stichwunde mit hoher Infektionsgefahr durch die mit dem Speichel eingedrungenen hochvirulenten Keime, die in dem gequetschten, minderdurchbluteten Gewebe auf ideale Bedingungen für ihre Vermehrung treffen. Hierbei werden nicht nur spezifische Infektionen (Tollwut, Pest u.ä.) übertragen, sondern auch hochgefährliche phlegmonöse Entzündungen durch aneorobe und aerobe Problemkeime. Bei Schlangen- und Insektenbißwunden sind zusätzlich toxische und allergische Reaktionen durch die eingebrachten Toxine möglich. Aber:

Die schlimmste Bißwunde ist die Menschenbißwunde!

- **Schußwunde:** Kombination aus Riß- und Quetschwunde, durch Gewebezerreißung und Druckschädigung (geschoßbedingter **Kavitationseffekt**). In der unmittelbaren Umgebung des eigentlichen Wundkanals zusätzliche Zone druckgeschädigten oder gänzlich devitalisierten Gewebes (Infektionsgefahr durch Fremdkörpereinsprengungen). Meist kleine Einschußöffnung, die über das eigentliche Ausmaß der Verletzung hinwegtäuscht. Zu beachten sind: Intrakorporale Ablenkung des Geschosses und Zusatzverletzungen durch unterschiedliche Geschoßqualitäten (Explosionsverletzungen, Dum-Dum-Verletzungen, Splitterverletzungen, etc.) (Abb. 1.25 a,b).
- **Traumatische Amputation:** Kombination von Riß-, Quetsch- und Platzwunde infolge einer massiven Gewalteinwirkung als schwerste Form der offenen Wunde. Durch Verletzung großer Blutgefäße und begleitender Nerven meist lebensbedrohliche Verletzungssituation. Einzelheiten der Behandlung solcher Verletzungsarten sind im Kapitel Replantation (s. Kap. 51) aufgeführt.

Zu den geschlossenen Wunden (Laesio) gehören:
- **Prellung (Contusio):** Direkte Einwirkung stumpfer Gewalt mit Weichteilkontusion (Hämatom, Ödem, schmerzhafte Bewegungseinschränkung). Klinisch bedeutsam sind die stumpfen Traumen im Bereich des Schädels (Contusio, Commotio, s. Kap. 17), des Thorax (Contusio cordis et thoracis, s. Kap. 21) oder des Bauchraumes (stumpfes Bauchtrauma, s. Kap. 31) (Abb. 1.26).
- **Quetschung (Compressio):** Tangentiale Einwirkung einer stumpfen Gewalt ohne Verletzung der Haut durch zangenartige Kompression (Zangenverletzung, Verletzung an einer Presse) oder wie bei einer Platzwunde durch stumpfe Scherkräfte bei

festem Widerlager. Entsprechend der bilateralen Gewalteinwirkung ist der Schaden stets ausgedehnter und tiefgreifender als bei der einfachen Kontusion. Zerreißungen in der Tiefe des Gewebes mit nachfolgender Gefahr der Gewebsnekrose sind in die Beurteilung dieser Wundform einzubeziehen.
- **Distorsion:** Durch Drehung bedingte geschlossene Gelenkverletzung, bei der es als Folge des gewaltsamen Überschreitens der physiologischen Bewegungsgrenzen zu Überdehnungen oder Zerreißungen des Bandapparates oder direkten Schäden des Knorpels kommen kann. Die häufigsten Formen stellen die Distorsionen des Sprunggelenkes (Sportverletzungen) dar.

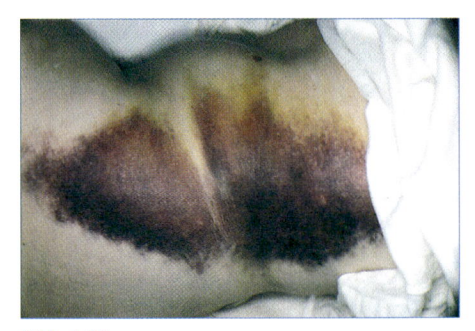

Abb. 1.26
Prellung linke Hüfte mit ausgedehntem Bluterguß

4.1.2 Thermische Wunden

Unter diesem Begriff werden Gewebeschädigungen durch Wärme oder Kälte zusammengefaßt.
- **Verbrennung:** Die lokale thermische Gewebeschädigung kann, insbesondere wenn sie tiefere Strukturen erreicht, schwerwiegende Folgen für den gesamten Organismus haben (Verbrennungskrankheit!). Die lebensbedrohliche Situation tritt schon ein, wenn beim Erwachsenen mehr als 10 % der Körperoberfläche drittgradig bzw. mehr als 15 % zweitgradig verbrannt sind. Die Lokalbehandlung einer Verbrennung muß dieses systemische Phänomen einkalkulieren. Einzelheiten wie Mechanismus, Stadieneinteilung und Behandlung siehe Kapitel 6 (Abb. 1.27–1.29).
- **Erfrierung/Unterkühlung:** Der Kälteschaden der Haut wird nicht allein durch die absolute Temperatur bestimmt, sondern hängt physikalisch von der den Körper umgebenden Warmlufthülle ab. Aufkommender Wind z. B. zerstört die Warmlufthülle und führt auch bei weniger tiefen Temperaturen zu Kälteschäden („wind chill"). Während die Warmlufthülle bei windstillem Wetter 4–8 mm stark ist, ist sie bei einer Windgeschwindigkeit von 2 m/sec nur noch 1 mm stark. Eine Außentemperatur von –20 Grad bei gleichzeitiger Windgeschwindigkeit von 20 m/sec entspricht einer Temperatur von –52 Grad Celcius bei Windstille. Lokale Erfrierungen I.–III. Grades (Congelatio erythematosa, bullosa et gangraenosa) entstehen pathophysiologisch durch einen Zusammenbruch des sog. **Lewis-Reflexes** (Histamingesteuerte, reflektorische Gefäßdilatation zur Nekroseprophylaxe). Die Folge sind Stase der Blutsäule und ein konsekutiver Sauerstoffmangel. Von der lokalen Erfrierung ist die systemische Unterkühlung abzugrenzen, bei der die Absenkung der zentralen Körpertemperatur zu typischen Organschäden führt (z. B. Herzrhythmusstörungen unter 32 °C).

Therapie: Jede lokale Erfrierung II. und III. Grades bedarf der stationären Behandlung. Nach Anlegen eines trockenen sterilen Verbandes wird die Extremität druckfrei gelagert. In der Behandlung des Kälteschadens stehen Maßnahmen zur Verbesserung der Blutviskosität und Verbesserung der lokalen Durchblutung (Gefäßdilatation) im Vordergrund. Unter Durchführung einer

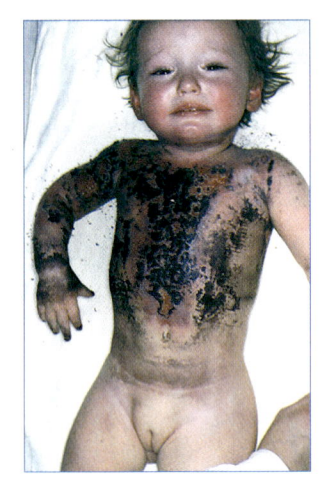

Abb. 1.27
Verbrennung bei Kleinkind durch Grillfeuer

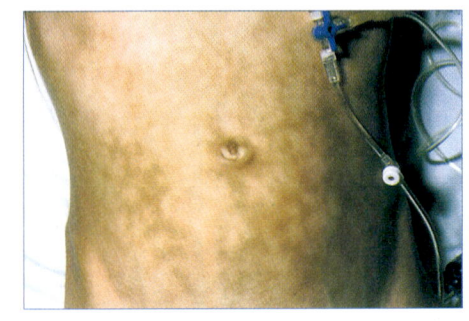

Abb. 1.28
Chronische thermische Hautschädigung durch Wärmflaschenmißbrauch bei Bauchschmerz wegen chronischer Pankreatitis mit charakteristischer Pigmentierung

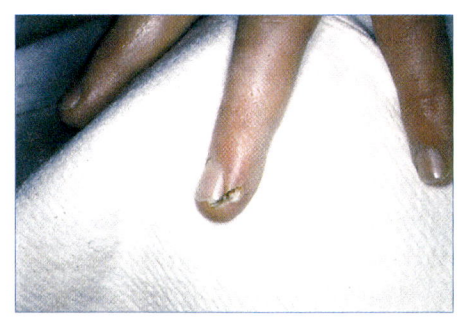

Abb. 1.29
Strommarken an den Fingern bei Starkstromverletzung mit Stromdurchgang zu den geerdeten Füßen

Sympathikusblockade muß versucht werden, den Spasmus im arteriellen und venösen Gefäßschenkel des betroffenen Gebietes zu durchbrechen. Eine Infektionsprophylaxe durch Breitspektrumantibiotika ist ebenso indiziert wie die Tetanusprophylaxe. Drittgradige Erfrierungen sollten wenn möglich aus der feuchten in die trockene Gangrän (Mumifizierung) überführt werden, um nach Ausheilung des Kältetraumas eine chirurgisch limitierte Resektion (sog. Grenzzonenamputation) durchführen zu können. Bei gleichzeitiger Unterkühlung hat die zentrale Aufwärmung des Körpers absoluten Vorrang vor allen Lokalmaßnahmen. Therapeutisch wird das sog. vernünftige Wiedererwärmen (reasonable rewarming) empfohlen, wobei die Temperatur eines Wasserbades langsam von 10 Grad auf 40 Grad erhöht wird, sofern die auftretenden Schmerzen dieses zulassen. Zusätzliche Maßnahmen zur Erhöhung der Kerntemperatur sind: Anwärmen der Inspirationsluft, der Infusionen, Erwärmung im Luftkissenbett oder sogar extrakorporaler Kreislauf.

> Unterkühlung: Zentrale Erwärmung vor jeder Lokalmaßnahme!

4.1.3 Chemische Wunden

Einmalige oder chronische (berufliche) Schädigung der Haut und/oder Schleimhaut durch Säuren und Laugen.

Säuren (z. B. Salpeter-, Schwefel-, Salzsäure)

„Verbrennungen" aller Schweregrade mit Ausbildung einer Koagulationsnekrose (trockener, fester, mehr oberflächlicher Schorf). Alle Stadien von der einfachen ödematösen Irritation über die Blasenbildung bis zur Totalnekrose des betroffenen Abschnittes sind möglich.
Therapie: Sofortige Verdünnung der Noxe durch Spülung mit reichlich Wasser und in einer raschen Neutralisation der Säure mit Milch oder Natriumbikarbonatlösung.

> Verätzung: Sofort und ausgiebig mit Wasser spülen!

Die **Flußsäureverätzung** ist von besonderer Bedeutung. Aufgrund ihrer Lipoidlöslichkeit ist eine besonders aggressive Ausbreitungstendenz in Breite und Tiefe charakteristisch. Durch Penetration wird das Zell- und Gewebekalzium ausgefällt. Klinisch erscheint die Haut weißlich mit schmerzhafter Blasenbildung, Ödem und schließlich Nekrose.
Therapeutisch muß die geschädigte Region mit Calcium gluconicum um- und unterspritzt werden. Durch Bildung eines unlöslichen Kalziumfluorids kann die Flußsäure so inaktiviert werden.

Laugen

Laugenverätzungen führen über eine Basen-Eiweiß-Verbindung zur **Kolliquationsnekrose**. Klinisch imponiert ein weicher, weißlicher, tief ins Gewebe reichender Schorf.

Therapie: Rasche Verdünnung durch Spülung mit Wasser und Neutralisation durch Essig, Zitronensaft oder Borsäurelösung. Die weitere Behandlung chemischer Hautverätzungen entspricht den Grundsätzen der Behandlung von Verbrennungen.

4.1.4 Aktinische Wunden

Aktinische Wunden enstehen durch die Einwirkung ionisierender Strahlen (Röntgen-, Strahlentherapie, nuklearer Unfall). Die Lokalisation der Schädigung hängt nicht nur von der Dosis, sondern auch von der Strahlenqualität (Eindringtiefe) ab. So sind unter Einfluß einer Röntgenbestrahlung durch direkte Einwirkung bzw. Sekundärfolgen insbesondere die Haut und das Knochengewebe betroffen, während die Strahlenfolgen einer Kobalttherapie ihr Maximum im Subkutangewebe besitzt. Mit Hilfe sog. schneller Elektronen kann die Strahlendosis in die Tiefe des Organismus verlagert werden, so daß hier eher mit Organfolgen gerechnet werden muß (Strahlenfolgen an der Blase bei Bestrahlung des Rektumkarzinoms). Grundsätzlich können 2 Phasen unterschieden werden, nämlich die akute und die chronische Strahlenfolge. Bei der akuten Strahlenfolge kommt es schon während oder kurz nach Beendigung der Bestrahlung zu allen Zeichen einer sterilen Entzündung mit Ödem und lokalen Zirkulationsstörungen. Spätfolgen treten nach einem beschwerdefreien Intervall von unterschiedlicher Dauer auf. Das pathophysiologische Korrelat ist das einer chronischen Durchblutungsstörung. Nekrosen wie Hautnekrosen oder chronische, nicht heilende Ulzerationen (Strahlenulkus) sind die klinischen Korrelate.

4.2 Ablauf der Wundheilung

Jede Verletzung der Gewebeintegrität löst eine komplexe Kaskade zellulärer und biochemischer Reaktionen aus, die in ihrer Gesamtheit die Wundheilung darstellen.

In allen Fällen, in denen Zellen von irreversibel postmitotischen Ruhegeweben (Herzmuskelzelle, Ganglienzelle) untergegangen sind oder der Defekt so erheblich ist, daß Basalmembran und angrenzendes Gefäßbindegewebe zerstört wurden, ist eine vollständige Regeneration nicht mehr möglich und es kommt zur Heilung solcher Defekte unter Ausbildung eines Ersatzgewebes (Narbengewebe). Diese sog. unvollständige pathologische Regeneration hat die Aufgabe, im Falle einer Verletzung den Defekt zu schließen, um den mechanischen Schutz der Haut als „erster Verteidigungslinie" in der Abwehr gegen eine mikrobielle Invasion wiederherzustellen (Abb. 1.30, 1.31).

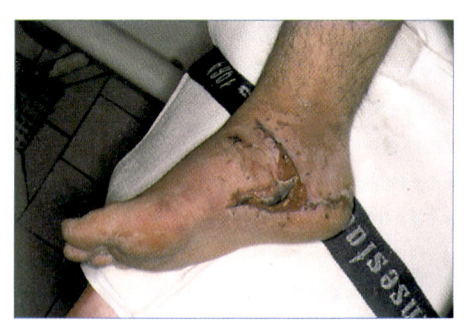

Abb. 1.30
Spontanverlauf Wundheilung bei sekundär infizierter Rißwunde (s. Abb. 1.22)

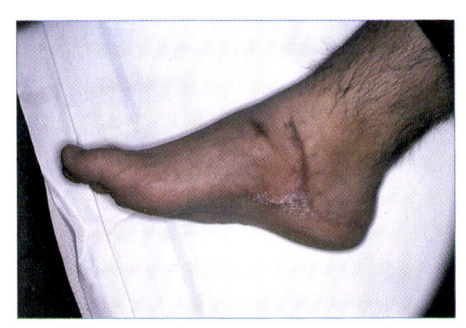

Abb. 1.31
Spontanverlauf Wundheilung, kosmetisch befriedigende Narbenbildung

Der **Ablauf der Wundheilung** kann didaktisch in drei Hauptphasen unterteilt werden:
- Substratphase:
  - Exsudationsphase
  - Resorptionsphase
- Proliferationsphase
- Differenzierungsphase

Störungen oder Verlängerungen der Einzelphase gefährden zu jedem Zeitpunkt die gesamte Wundheilung.

Am Beispiel der Heilung von Hautwunden werden die drei Hauptphasen der Wundheilung erläutert (Abb. 1.32).

4.2.1 Substratphase (0.–4. Tag)

Die Substratphase, die etwa vom Verletzungstag bis zum vierten Tag danach dauert, kann in eine Exsudations- und eine Resorptionsphase unterteilt werden. Die pathophysiologischen Grundprinzipien der Substratphase stellen Hämostase und Inflammation dar. Ihre Pathomechanismen sind:
- Erhöhte vaskuläre Permeabilität
- Chemotaxis
- Lokale Freisetzung von Mediatoren und
- Zellaktivierung.

In der **exsudativen Phase der Wundheilung** erfolgt direkt nach der Verletzung ein Austritt von Blut und Blutplasma in den Gewebedefekt. Dieser sinnvolle Spüleffekt führt schon bald durch Kontakt der Thrombozyten mit dem Kollagen der Gewebe zur Aktivierung der Blutgerinnung und zur Bildung eines dichten Filzes aus Fibringerinnseln, das den Defekt temporär ausfüllt.

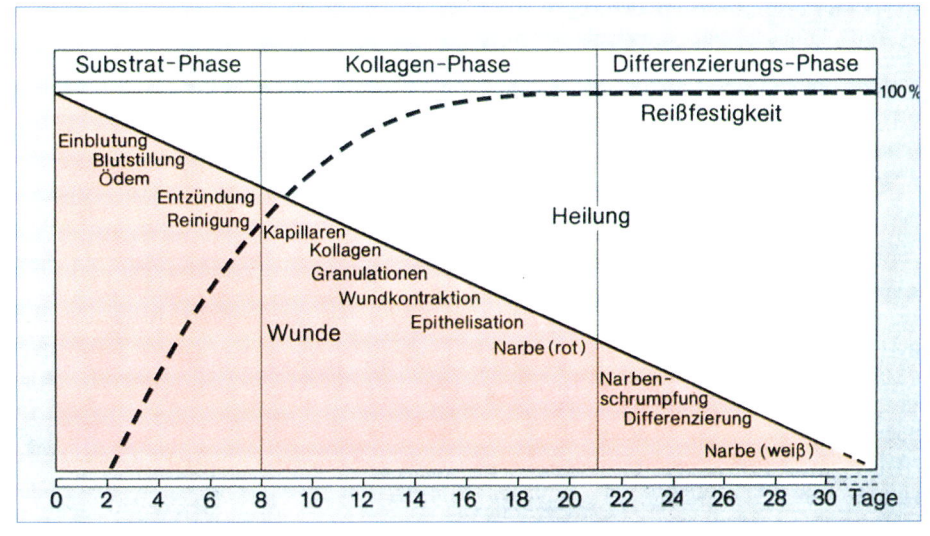

Abb. 1.32
Phasen der kutanen Wundheilung und Entwicklung der Reißfestigkeit. Ersatz der Wunde durch geheiltes Gewebe in Einzelschritten von der Einblutung bis zur Narbe

Die Aggregation der Thrombozyten und die Bildung eines Fibringerinnsels führt nicht nur zu einer Aktivierung der Blutgerinnung, sondern auch zur Ausschüttung vasoaktiver, chemotaktischer und proliferationsstimulierender Mediatoren. Dazu gehören Zytokine und Wachstumsfaktoren aus den α-Granula der Thrombozyten, wie z. B. PDGF (platelet derived growth factor), TGF-β (Transforming growth factor-β), PAF (platelet-activating factor), Fibronektin und Serotonin.

Die bei der Thrombozytenaggregation frei werdenden **chemotaktischen Substanzen** führen schon nach wenigen Stunden zur Einwanderung von Makrophagen und polymorphkernigen, neutrophilen Granulozyten (PMN-Granulozyten).

Selektine – Rezeptoren auf der endothelialen Zelloberfläche – helfen den Neutrophilen bei der Haftung auf dem Endothel, während Integrin-Rezeptoren auf der Zelloberfläche der Neutrophilen die Bindung mit der extrazellulären Matrix nach Einwanderung in die Gewebe erleichtern. Die Freisetzung spezieller Chemotaxine lockt weitere Zellsysteme an, wie zum Beispiel Monozyten (besonders durch TGF-β angelockt) und Fibroblasten (speziell durch PDGF stimuliert).

Selbstverständlich muß die Chemotaxis von einer Aktivierung der in das Wundmilieu eingewanderten Zellen gefolgt sein, um den Defekt definitiv abheilen zu lassen. Eine zentrale Rolle nimmt hierbei die Makrophagenaktivierung ein, da sie für fundamentale Prozesse, wie Débridement, Matrix-Synthese und Angiogenese essentiell ist.

Die einzelnen Aufgaben werden hierbei mediatorvermittelt bzw. enzymatisch gesteuert erfüllt. Im einzelnen sind dies:
- Phagozytose von Detritus
- Antimikrobielle Funktion (Sauerstoffradikale und Stickoxid)
- Débridement (Phagozytose + Enzymproduktion)
- Regulation der Matrixsynthese (Wachstumsfaktoren, Zytokine, Prostaglandine, Enzyme)
- Zellrekrutierung und -aktivierung (Wachstumsfaktoren, Zytokine, Fibronektin)
- Angiogenese (TNF-α, VEGF = vascular endothelial growth factor, b-FGF = basic fibroblast growth factor)

Damit wird die zweite Phase der sog. Substratphase, nämlich die **resorptive Phase der Wundheilung**, eingeleitet (Abb. 1.33). Die Fibringerinnsel und das nekrotische Gewebe im Wundbereich müssen resorbiert werden, um eine wirkungsvolle Proliferation und Reparation des Wunddefektes erzielen zu können. An dieser Resorption beteiligen sich aktivierte Makrophagen und eine induzierte Fibrinolyse. Das nekrotische Gewebe wird phagozytiert und durch lysosomale Enzyme (Kollagenase, Elastase) abgebaut, d.h. die Nekrose abgeräumt. Dadurch wird Platz geschaffen, um die nächste Phase der Wundheilung einzuleiten. Zur Prophylaxe einer bakteriellen Superinfektion erfolgt das Débridement in einem antimikrobiellen Milieu, das durch Stickoxid und Sauerstoffradikale (Peroxide und Superoxid) gewährlei-

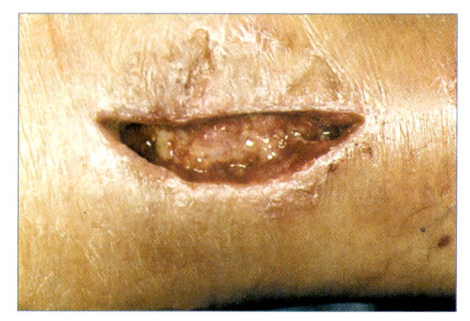

Abb. 1.33
Sekundär heilende Wunde in der resorptiven Phase

stet wird. Die Zellrekrutierung und -aktivierung lockt nicht nur weitere Makrophagen und Granulozyten in den Wundbereich, sondern aktiviert auch Lymphozyten und Fibroblasten, um die proliferative Phase der Wundheilung einzuleiten.

4.2.2 Proliferationsphase der Wundheilung (5.–14. Tag)

Die proliferative Phase der Wundheilung ist durch die Bildung von Granulationsgewebe gekennzeichnet. Auf zellulärer Ebene herrschen Fibroblasten und Endothelzellen zu diesem Zeitpunkt vor. Fibroblasten wandern mediatorgesteuert aus dem umgebenden Gewebe in den Wundbereich ein. Ihre Aktivierung erfolgt durch eine Vielzahl von Zytokinen, die von Makrophagen freigesetzt werden. Hierzu gehören z. B. PDGF (platelet-derived growth factor), Interferon-γ, TGF-β (transforming growth factor), FGF (fibroblast growth factor), Interleukin-1 und TNF-α (Abb. 1.34).

Kapillaren wachsen vom Defektrand her in die Wunde vor, indem Endothelzellen von benachbarten, intakten Kapillaren proliferieren. Auch dieser Prozeß ist mediatorgesteuert und basiert hauptsächlich auf der Freisetzung von b-FGF (basic fibroblast growth factor), VEGF und TNF-α. Nach Aussprossen zunächst solider Zellzapfen transformieren sich diese zu Endothelzellen und bilden so ein verzweigtes Netz vorwachsender Kapillaren. Zwischen den Kapillaren bildet sich als nächstes vom Defektrand her ein junges Bindegewebe aus. Fibroblasten beginnen zunächst Glykoproteine, dann Proteoglykane und schließlich Kollagen zu synthetisieren. Durch die Synthese der Kombination von Kapillaren und Matrix entsteht ein stark kapillarisiertes junges Bindegewebe, das immer weiter vom Rand her ins Zentrum des Defektes vorwächst und diesen schließlich vollkommen ausfüllt. Makroskopisch imponiert dieses Gewebe an der Oberfläche durch die Vielzahl von Kapillaren als körnig (lat.:Granulum = das Körnchen) und wird deshalb als **Granulationsgewebe** bezeichnet (Abb. 1.35).

In dieser Phase zwischen Abraum der Nekrosen (Resorption) und Aufbau eines Granulationsgewebes (Proliferation) liegt die mechanisch schwächste Phase der Wundheilung. Mechanische Belastungen in dieser Phase können zu schwerwiegenden Komplikationen führen (Anastomoseninsuffizienz, Herzwandruptur bei Herzinfarkt, etc). Mit der Entwicklung von Kollagen entsteht im weiteren Verlauf eine zunehmend mechanisch belastbare Wunde, deren Reißfestigkeit kontinuierlich zunimmt. Zur Orientierung können folgende Zahlen dienen: nach 1 Woche liegt die Reißfestigkeit einer Wunde bei 3 %, nach 3 Wochen bei 20 % des Endwertes. Nach 3 Monaten erreicht die Reißfestigkeit ihren höchsten Wert, der etwa 80 % einer unverletzten Haut entspricht.

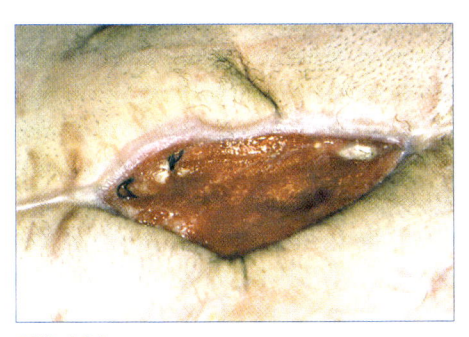

Abb. 1.34
Sekundär heilende Wunde in der proliferativen Phase

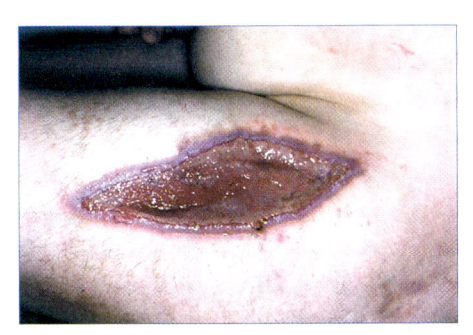

Abb. 1.35
Granulationsgewebe bei sekundär heilender Wunde

4.2.3 Differenzierungsphase = reparative Phase (ab 3. Woche)

Durch Änderung des Umsatzes der Bindegewebszellen wird die Zellzahl im Gewebe wieder vermindert und nun verstärkt Interzellularsubstanz produziert. Das Gewebe wird dadurch faserreich, und es entsteht ein zellarmes, kapillararmes, aber faserreiches Bindegewebe (Narbengewebe). Der Prozeß der Narbenbildung ist dabei jedoch kein lineares, sondern ein dynamisches Gleichgewicht zwischen Kollagenanbau und -abbau. Zusätzlich ist die über 4–5 Wochen anhaltende erhöhte Syntheseleistung von Kollagen durch kontinuierliche Umbauvorgänge charakterisiert. Betroffen sind nicht nur die unterschiedlichen Kollagentypen (Bevorzugung von Kollagen Typ III im Granulationsgewebe, Ersatz durch Kollagen Typ I im definitiven Narbengewebe), sondern auch die strukturelle Remodellierung. Trotz dieser Änderungen erreicht das Narbengewebe weder von der Zusammensetzung, noch von der Struktur her das Niveau gesunden Gewebes. Durch noch nicht geklärte pathophysiologische Mechanismen kommt es zur **Wundkontraktion** und damit zu einer Verkleinerung der Wunde. Sie scheint eine Funktion der Fibroblasten zu sein und beträgt je nach Körperregion zwischen 50 % und 99 % des ursprünglichen Defektes. Eine sauber granulierende Defektwunde verkleinert ihren Durchmesser jeden Tag um etwa 1–2 mm. Je beweglicher die umgebende Haut ist, desto größer ist die Wundkontraktion.

Mit der **Epithelisation** schließt die Wundheilung schließlich ab. Die Überhäutung der Wunde erfolgt durch Migration der randständigen Epithelzellen. Die spontane Epithelisation bleibt aus, wenn wucherndes Granulationsgewebe das Hautniveau überragt (wildes Fleisch = Caro luxurians). Auch eine höhlenförmig vertiefte Wunde wird sich in aller Regel nicht spontan überhäuten. Nach Abschluß der sichtbaren Wundheilung imponiert eine leicht erhabene, im Vergleich zur Umgebung rötliche Narbe, die sich erst allmählich dem Hautniveau angleicht und nach Wochen langsam zu verblassen beginnt.

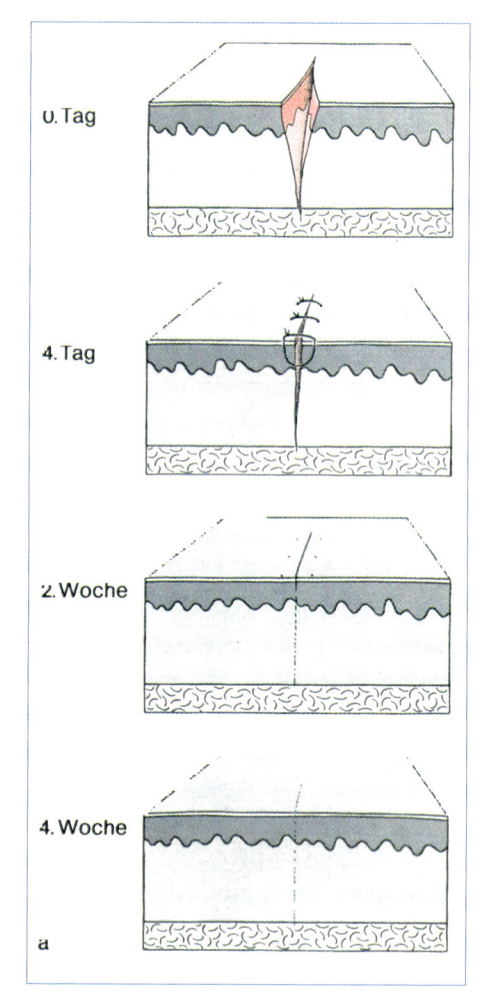

Abb. 1.36 a
Primäre Wundheilung

4.3 Formen der Wundheilung

Drei Hauptformen der Wundheilung können unterschieden werden:
- Wundheilung per primam intentionem (p.p. = primär)
- Wundheilung per secundam intentionem (p.s. = sekundär) oder
- Wundheilung unter dem Schorf.

4.3.1 Primäre Wundheilung (p.p.-Heilung)

Von einer **primären Wundheilung** (p.p.-Heilung) sprechen wir, wenn sich die Wundränder zwanglos aneinanderlegen und unter minimalem Aufwand an neugebildetem Gewebe verschmelzen. Diese Wundheilungsform ist also der Normalfall einer chirurgisch gesetzten Wunde oder tritt bei scharfrandigen Gelegenheitswunden auf, wenn keine Infektion eintritt. Das Resultat einer Primärheilung ist eine strichförmige, fast unsichtbare Narbe (Abb. 1.36 a).

4.3.2 Sekundäre Wundheilung (p.s.-Heilung)

Weit klaffende Wunden oder Gewebedefekte können nicht primär heilen. Der Wundverschluß erfolgt daher über ein Stadium der Gewebsneubildung und der Wundkontraktion. Die sekundäre Wundheilung oder Heilung per secundam intentionem nimmt schon aufgrund des Wundausmaßes längere Zeit in Anspruch. Die zugrundeliegenden Regenerationsprozesse unterscheiden sich jedoch nur quantitativ von den Vorgängen bei einer primären Wundheilung. Die breit klaffende Wunde wird durch neugebildetes Granulationsgewebe ausgefüllt. Ist das Hautniveau erreicht, beginnt die Wunde sich zu epithelisieren. Das Resultat der Sekundärheilung ist eine breite, häufig eingezogene, kosmetisch und auch oft funktionell störende Narbe (Abb. 1.36 b).

4.3.3 Wundheilung unter dem Schorf

Die Heilung der Wunde unter dem Schorf verläuft entsprechend dem Ausmaß der Verletzung nach den Gesetzen der primären Wundheilung. Besonders oberflächliche Hautläsionen ohne Mitbeteiligung der Subkutis heilen gewöhnlich unter dem Schorf ab. Hier schützt der aus Fibrin- und Zelldetritus bestehende Schorf die Wunde vor Austrocknung und Infektion. Darunter heilt die Wunde phasenhaft ab. Die Epithelisierung beginnt noch unter dem Schorf. Ist sie abgeschlossen, löst sich der Wundschorf spontan. Das klassische Beispiel der Wundheilung unter dem Schorf ist in der Klinik die rasche und infektionsfreie Wundheilung bei offener Behandlung von Hautentnahmestellen.

4.4 Störfaktoren der Wundheilung

Der dargestellte Ablauf der Wundheilung kann Störungen erleiden, die durch verschiedene Faktoren hervorgerufen werden können. Alle Störfaktoren wirken auf eine oder mehrere Teilphasen der Wundheilung und beeinflussen den Ablauf zumeist im Sinne einer Verzögerung der Heilung. Grundsätzlich können als mögliche disponierende Faktoren lokale und allgemeine Faktoren unterschieden werden. Daraus resultieren im Falle einer gestörten Wundheilung bestimmte klinische Bilder.

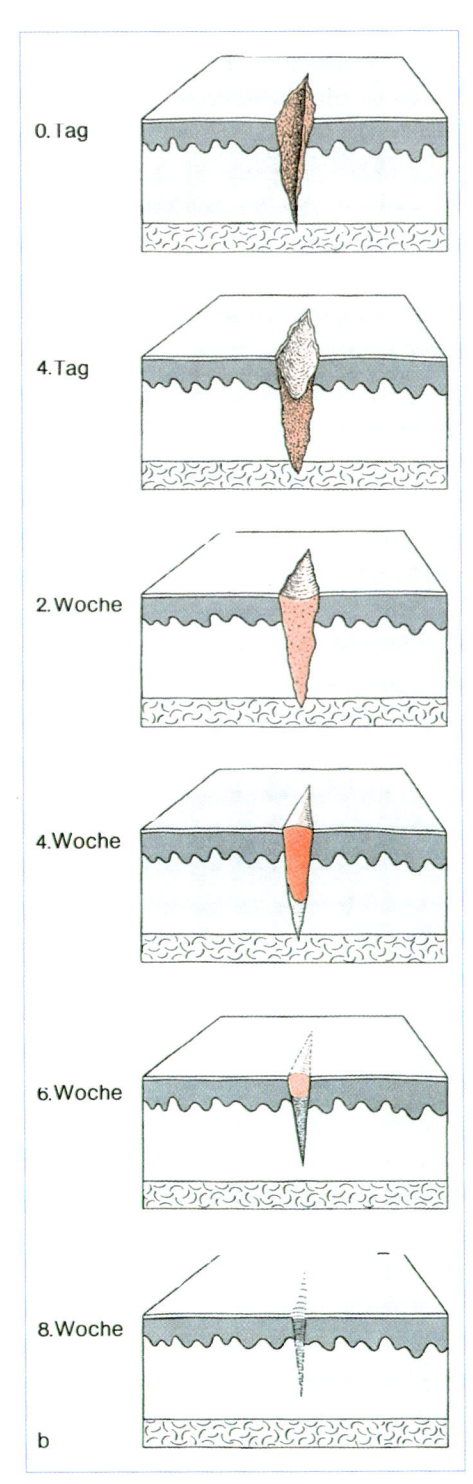

Abb. 1.36 b
Sekundäre Wundheilung

4.4.1 Lokale Faktoren

Lokale Faktoren bedingen in erster Linie die Entstehung einer Wundinfektion und sollen deshalb in diesem Zusammenhang besprochen werden. Eine Wundheilungstörung in Form einer Wundinfektion wird durch folgende Bedingungen lokal gefördert:

- **Virulenz der Bakterien**
  Es hat sich nachweisen lassen, daß in chirurgisch versorgten und später infizierten Wunden bevorzugt resistente Bakterienstämme (Hospitalkeime) nachweisbar sind. Andere Beispiele für Infektionen mit hochvirulenten Erregern ist z. B. das toxic shock syndrome (TSS durch Staphylokokken).
- **Durchblutungsstörung der Gewebe**
  Eine Wundinfektion entsteht leichter, wenn eine Durchblutungsstörung (z. B. arteriosklerotische oder diabetische Angiopathien) des Gewebes in der Umgebung der Wunde besteht.
- **Nekrosen und Hohlräume im Wundbereich**
  Liegen im Wundbereich ausgedehnte Nekrosen vor, werden dadurch bakterielle Infektionen gefördert. Das gleiche gilt für bestehende und nicht drainierte Hohlräume. Daher sind Wunden mit Gewebszerreißungen und Quetschungen mit ausgedehnten Gewebetaschen besonders infektionsgefährdet.
- **Fremdmaterial**
  Jeder Fremdkörper birgt die Gefahr einer Infektion in sich. Dies gilt natürlich auch für chirurgisch eingebrachtes Fremdmaterial wie z. B. Nahtmaterial. Experimentell kann man nachweisen, daß für die Erzeugung eines subkutanen Abszesses etwa 10^6 Keime im Subkutangewebe erforderlich sind. Werden die Keime zusammen mit einem ungeknoteten Faden eingebracht, sind nur noch 10.000 erforderlich und bei der Instillation der Keime in den Bereich eines geknoteten Fadens nur noch 100 Keime für die Erzeugung eines subkutanen Abszesses.

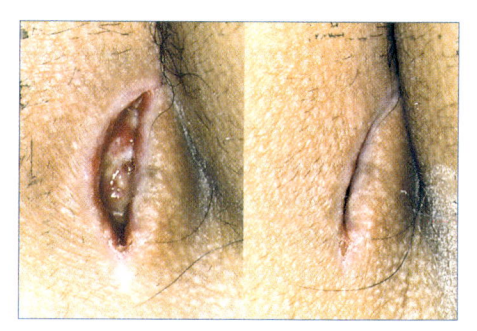

Abb. 1.37
Wundinfekt mit Sekundärheilung und guter Narbenbildung

4.4.2 Allgemeine Faktoren

Statistisch gehen verschiedene Allgemeinsituationen mit einer erhöhten Rate postoperativer Wundheilungsstörungen einher. Diese lassen sich auf 3 Hauptpunkte reduzieren:
- ein mangelndes Rohstoffangebot
- eine inadäquate Blutzusammensetzung und
- eine reduzierte Perfusion.

Ein **vermindertes Rohstoffangebot** findet sich z. B. bei konsumierenden Erkrankungen, schweren Zweiterkrankungen oder einem höheren Lebensalter. Diese patientenbedingten Risikosituationen gehen statistisch jedoch erst dann mit einer gestörten Wundheilung einher, wenn meßbare Veränderungen nachweisbar sind, d.h. nicht die bestehende Karzinom- oder Zweitkrankheit oder das höhere Lebensalter an sich, sondern die daraus resultierenden nachweisbaren Störungen (Hypoproteinämie, Elektrolytstörungen, Vitamin C-Mangel, Faktor XIII-Mangel etc.) gehen mit einer signifikant erhöhten Rate von Wundheilungstörungen einher.

Gleiches gilt für eine **gestörte Blutzusammensetzung**. Nicht die Grunderkrankung an sich, sondern ihre pathologischen Auswirkungen sind für die Störung der Wundheilung relevant. So ist die Leukose dann als Risikofaktor einzustufen, wenn krankheits- oder therapiebedingte Veränderungen manifest sind. Dazu gehören die absolute Verminderung der zellulären Blutbestandteile infolge einer Knochenmarksdepression oder der Verdrängung durch die Leukämiezellen. Auch Störungen der zellulären Abwehrmechanismen durch eine Immunschwäche (z. B. AIDS) führen zu einer hohen Rate postoperativer Wundheilungsstörungen. Außerdem können bestimmte Medikamente auf dem Blutweg die Wundheilung stören. Dazu gehört insbesondere die Kortisonmedikation, die zu einer Membranstabilisierung und damit zu einer Funktionseinschränkung der zellulären Elemente führt. Außerdem beeinträchtigt Kortison die Zellmigration, die Proliferation und die Angiogenese. Diese biochemische Nebenwirkung kann zum Teil durch Vitamin A antagonisiert werden.

Die Hauptursache einer beeinträchtigten Wundheilung ist jedoch die qualitativ oder quantitativ **reduzierte Perfusion** des Wundgebietes. Diese kann durch lokale Störungen der Perfusion oder systemische Grunderkrankungen verursacht sein. Störungen der Sauerstoffversorgung (respiratorische Insuffizienz) oder der Sauerstoffträger (Anämie) können ebenso eine Wundheilungsstörung verursachen wie die Gefäßveränderungen bei Diabetes oder Hypertonie. Zusätzliche biochemische Veränderungen (z. B. reduzierte Zellaktivierung und Chemotaxis beim Diabetes mellitus) erhöhen das Risiko einer Wundheilungsstörung.

4.5 Spezielle Wundheilungsstörungen

4.5.1 Wundruptur (Wunddehiszenz)

Als Wundruptur wird das Aufgehen einer Wunde bezeichnet, die vorher durch eine chirurgische Naht verschlossen wurde (Abb. 1.38). Nach Zeitpunkt und Ursache sind unterschiedliche Formen zu unterscheiden.

- Frühe Rupturen bis zum 5. postoperativen Tag sind in der Mehrzahl der Fälle technisch bedingt (fehlerhaftes Knoten).
- Aseptische Ruptur zwischen dem 5. und 15. Tag postoperativ in der kritischen Phase am Übergang von der resorptiven zur proliferativen Phase der Wundheilung.
- Infektiöse Ruptur zwischen dem 5. und 15. Tag infolge einer Wundinfektion.
- Spätruptur nach dem 20. postoperativen Tag, die in der Regel aus einer latent vorhandenen inkompletten Ruptur hervorgeht, jedoch erst nach diesem Zeitpunkt klinisch manifest wird.

Therapie: Die Behandlung der kompletten oder inkompletten Wundruptur ist die sofortige Revision der Wunde. Nekrosen werden entfernt und die Wunde wird komplett revidiert. Im Falle eines kompletten Platzbauches werden die Bauchdecken bei der aseptischen Ruptur möglichst mit einer fortlaufenden Naht primär

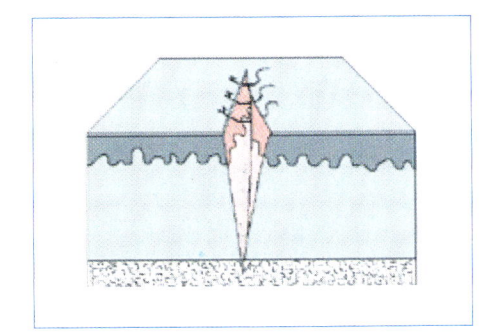

Abb. 1.38
Komplikationen der Heilung von Hautwunden: Wundruptur

verschlossen. Alternativ und bei jeder infektiösen Ruptur wird eine temporäre Laparostomie (Offenlassen der Bauchwunde und temporärer Verschluß z. B. mit einem Kunststoffnetz) angelegt.

4.5.2 Wundinfektion

Klinische Hauptzeichen der Wundinfektion sind neben dem Fortbestehen eines lokalen Reizzustandes (Rubor, Calor, Tumor, Dolor) das Auftreten febriler Temperaturen und die lokale Temperaturdifferenz zwischen Wundgebiet und definierter Umgebung von mehr als 2 °C. Infolge der operationsbedingten lokalen Durchblutungsstörung im Wundbereich (Blutstillung!) besteht das klinische Korrelat in der Entwicklung eines Abszesses.
Therapie: Sofortige Eröffnung der Wunde, Abstrichentnahme, Débridement und offene Wundheilung. Eine zusätzliche antibiotische Therapie ist immer dann indiziert, wenn die lokale Wundinfektion nicht komplett chirurgisch saniert werden kann (Auftreten einer Phlegmone, lokoregionärer Infekt mit Lymphangitis und Lymphadenitis, etc.).

4.5.3 Serom

Mit Blutserum und Lymphe gefüllter, primär steriler Hohlraum im Wundbereich mit Gefahr einer späteren Wundinfektion (Abb. 1.39).
Therapie: Sterile Punktion (Einstichstelle fern vom Serom!) mit anschließender Kompression. Die Entleerung des Seroms muß vollständig sein, damit der Druckverband den Hohlraum beseitigen kann. Bei Rezidiven oder größeren Seromen Wundrevision (Suche nach einer Lymphfistel) mit Drainage

4.5.4 Fremdkörpergranulom

Entzündliche Abkapselung und immunologische Ausschaltung von nicht-resorbierbaren Fremdkörpern (chirurgisches Nahtmaterial = **Fadengranulom**) durch eine lokale Gewebereaktion.
Das Leitsymptom der Fremdkörpergranulome ist der Schmerz. Bei Superinfektion kann es zu einer lokalen Abszedierung und zur Entwicklung einer Fistel kommen („spitting knots = spuckende Knoten!").
Therapie: Komplette Exstirpation.

4.5.5 Überschießende Granulationsgewebebildung

Überschießende Bildung von Granulationsgewebe, das das Hautniveau überragt (wildes Fleisch = Caro luxurians, Abb. 1.40).
Therapie: Chemische Reduktion des Granulationsgewebes durch Ätzungen mit Silbernitrat (Höllenstein) oder mechanische Abtragung mit dem scharfen Löffel.

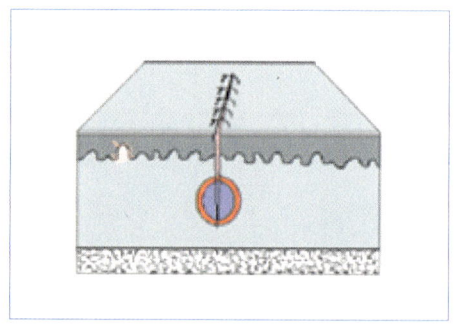

Abb. 1.39
Komplikationen der Heilung von Hautwunden: Serom

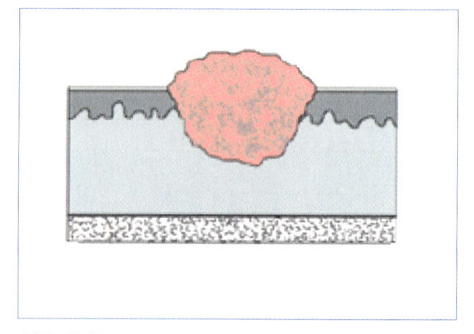

Abb. 1.40
Komplikationen der Heilung von Hautwunden: überschießende Granulationsgewebsbildung (Caro luxurians bzw. wildes Fleisch)

4.5.6 Keloid

Überschießende Narbenbildung über das Niveau der angrenzenden Haut hinaus. Beschränkt sich die verstärkte Narbenbildung nur auf das Wundgebiet, spricht man von einer **hypertrophen Narbe**. Dehnt sich die verstärkte Narbenbildung auch über den Wundbereich auf die angrenzende Haut aus, bezeichnet man diese Veränderung als **Keloid**. Ursächlich wird eine Störung des Kollagenmetabolismus diskutiert.
Therapie: Die Therapie ist problematisch, da auch bei chirurgischer oder dermatologischer Revision (Abschleifung, Exzision und neuerliche Naht) die Rezidivquote hoch ist.

4.6 Wundbehandlung

Die Wundbehandlung dient der Abwendung der Infektionsgefahr und der Förderung des primären Wundverschlusses. Angestrebt wird eine primäre Wundheilung mit ihrem kosmetisch und funktionell akzeptablen Endzustand einer feinen Narbe. Die Grundprinzipien der chirurgischen Wundversorgung wurden schon von Friedrich (1898) aufgestellt:

4.6.1 Primäre chirurgische Wundversorgung (Primärnaht)

Indikation: Frische (6–8 Stunden alte), unkomplizierte, gut durchblutete akzidentelle Wunden lassen sich gefahrlos primär verschließen. Insbesondere gilt dies für Wunden im Gesichts- und Kopfbereich. Die gute Durchblutung dieser Gewebe bedingt eine hohe lokale Abwehrkraft und ermöglicht ein solches Vorgehen.

Kontraindikationen gegen eine primäre chirurgische Wundversorgung bestehen bei:
- tiefen Stichwunden (Keimverschleppung in die Tiefe)
- Bißwunden
- stark verschmutzten Wunden
- infizierten Wunden
- fremdkörperhaltigen Wunden.

> Keine primäre Naht bei Biß-, tiefen Stich- und verschmutzten Wunden!

Derartige Wunden sollten wegen der großen Infektionsgefahr stets offen behandelt werden.

Technik (Abb. 1.41): Die chirurgische Wundversorgung erfolgt unter streng aseptischen Bedingungen (sterile Handschuhe, Instrumente, Abdeckung) in dafür vorgesehen Operationsräumen. Der Notverband darf erst im Operationsbereich unmittelbar vor der Wundversorgung abgenommen werden. Wiederholte Wundinspektionen erhöhen die Gefahr einer sekundären Keimbesiedlung. Zur präoperativen Untersuchung gehört selbstverständlich die Prüfung von peripherer Durchblutung, Nervenfunktion und Funktionsfähigkeit des betroffenen Abschnittes (Sehnenfunktion, Bandfunktion). Bei problematischen Wunden sollte vor der Wundversorgung ein Abstrich entnommen werden.

Vorbereitung der Wunde: Reinigung der Wundumgebung mit einem milden Antiseptikum, Enthaarung (nicht im Bereich der Augenbrauen!) und Desinfektion des Verletzungsbereichs in üblicher Weise. Sterile Abdeckung. Eine Blutsperre im Extremitätenbereich sollte im Rahmen der chirurgischen Wundversorgung nur ausnahmsweise und nur kurzfristig angelegt werden.

Anästhesie: Kleine Gelegenheitswunden können unter Lokalanästhesie (Infiltrationsanästhesie) versorgt werden. Größere Wunden erfordern Leitungsanästhesien oder eine Allgemeinnarkose. An den Fingern sollte immer eine Leitungsanästhesie durchgeführt werden (Oberst).

Wundausschneidung (Exzision bzw. Débridement): radikales Entfernen von nekrotischen, schlecht durchbluteten und verschmutzten Gewebeteilen mit kompletter Revision des gesamten Wundbereichs, um Verletzungen tiefer liegender Strukturen (Sehnen, Nerven, Gefäße, etc.) oder Hohlräume in der Tiefe auszuschließen. Können Hohlräume nicht durch eine schichtweise Adaptation aufgehoben werden, müssen sie drainiert werden.

Wundversorgung: Keine Naht ohne Exzision oder Débridement!

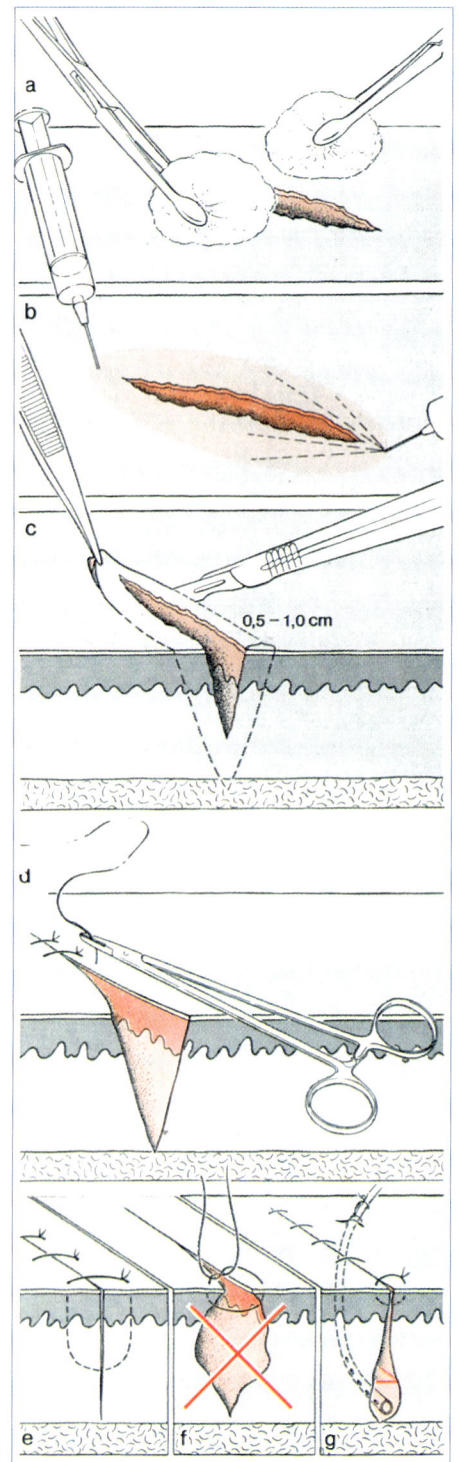

Abb. 1.41 a–g
Chirurgische Wundversorgung (Friedrich):
a Säuberung und Desinfektion der Wunde
b Infiltrationsanästhesie
c Wundausschneidung
d Wundnaht
e wünschenswerte Wundrandadaptation
f Vermeidung von Hohlräumen
g bei großen Hohlräumen und gekammerten Wunden: Drainage

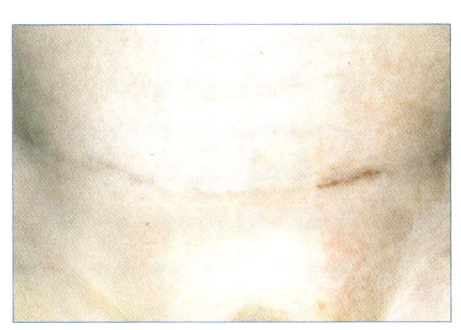

Abb. 1.42
Schnitte parallel zu den Langer'schen Spaltlinien (s. Kap. Plastische Chirurgie) ergeben die besten kosmetischen Ergebnisse. Hier waagerechter Hautschnitt in der Leistenbeugenfalte

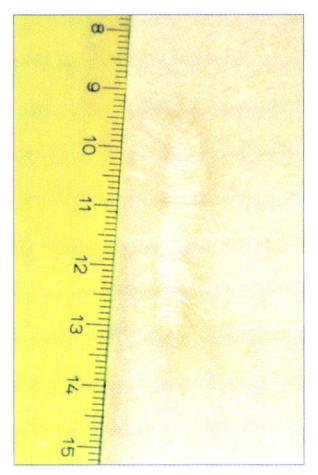

Abb. 1.43
Schnittführung und Narbenbildung. Hautschnitte, die die Langer'schen Spaltlinien kreuzen (hier Pararektalschnitt bei Appendektomie) ergeben breite Narbenbildung

Gequetschte Wundränder werden 1–2 mm im gut durchbluteten, gesunden Gewebe ausgeschnitten. Bei größeren tiefreichenden Wunden verbieten die anatomischen Verhältnisse die Exzision der gesamten Wunde en bloc. In diesen Fällen muß die Wunde unter gewebeschonender Operationstechnik schichtweise revidiert werden und ein Débridement erfolgen. Hierbei wird die Haut sparsam ausgeschnitten, wohingegen die Subkutis großzügiger exzidiert werden kann. Freiliegende verunreinigte Faszienpartien müssen exzidiert werden. Die Revision traumatisierter Muskulatur muß wegen der Gefahr postoperativer anaerober Infekte sorgfältig erfolgen (bleibt beim Kneifen mit der Pinzette oder dem Einsatz des Elektrokauters die Kontraktion der Muskelfasern aus, ist dies ein Hinweis auf eine bereits bestehende irreversible Schädigung). Wundtaschen werden eröffnet und sorgfältig revidiert. Funktionell wichtige Strukturen, wie Sehnen, Gefäße und Nerven, sind beim Wunddébridement grundsätzlich zu schonen bzw. zu rekonstruieren.

Wundverschluß: Die Mobilisation der umgebenden Haut oder der Oberfläche nahegelegener Faszien ermöglicht einen spannungsfreien Wundverschluß. Nach sorgfältiger Spülung der Wunde und Kontrolle auf Bluttrockenheit wird die Wunde primär verschlossen. Neben dem allgemein üblichen Fadenmaterial (monofiler, nicht-resorbierbarer Kunststoff) kann hier alternativ ein Wundverschluß mit Gewebekleber, Klammerapparaten oder sterilen Pflasterstreifen erfolgen (z. B. Leukostrip®) (Abb. 1.44–1.47). Im Bereich des Gesichts und der Hand sind größere Wundrand-

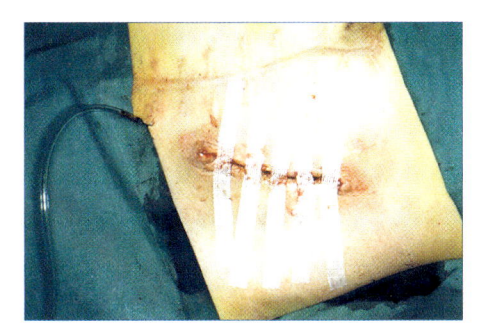

Abb. 1.44
Wundverschluß durch Klebestreifen (Steristrip)

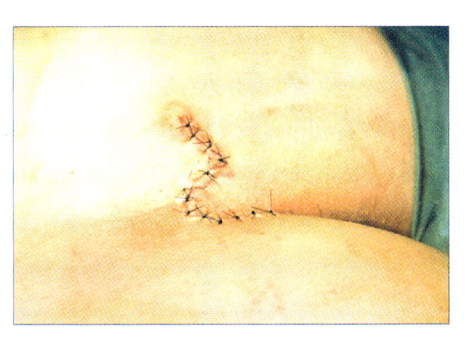

Abb. 1.45
Wundverschluß durch Nähte (Schwenklappenplastik)

exzisionen wegen der großen Substanzdefekte zu vermeiden. In diesen Bereichen ist die Haut so gut durchblutet, daß ein primärer Verschluß auch ohne größere Wundrandausschneidung möglich ist. Hier ist viel eher zu beachten, daß ein kosmetisch und funktionell ansprechendes Ergebnis erzielt wird. Stark klaffende Wunden müssen in diesen Bereichen unter Zuhilfenahme plastischer Operationstechniken (Z-Plastik, etc.) aus der Spannungslinie genommen werden.

Postoperativer Verlauf: Klinische Routineüberwachung und regelmäßige Verbandsvisiten sind in der postoperativen Phase nach der Wundversorgung wichtig, um mögliche Wundkomplikationen rechtzeitig zu erkennen. Zusätzlich gilt: Schonung, Waschverbot und Ruhigstellung, solange die Fäden liegen. Zeitpunkt der Fadenentfernung ist je nach Körperregion, Alter und Wundausdehnung unterschiedlich (Tab. 1.9). Als Richtgröße gilt am Hals der 3.–5. Tag, am Kopf der 6.–9. und am Rumpf der 10.–12. Tag.

Bei erneuter Zunahme von Schmerz und Schwellung oder eindeutigen Infektionszeichen (Rötung, Schwellung, Temperaturerhöhung) sind unverzüglich die Fäden zu entfernen und die Wunde zu eröffnen. Nur so kann eine subkutane Ausbreitung der Infektion verhindert werden. Die weitere Behandlung erfolgt offen bis die Wunde vollständig gereinigt ist. Erst dann kann ein sekundärer Wundverschluß im Stadium der Granulation diskutiert werden.

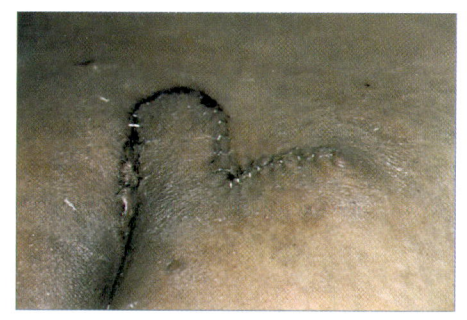

Abb. 1.46
Wundverschluß durch Hautklammern (Schwenklappenplastik)

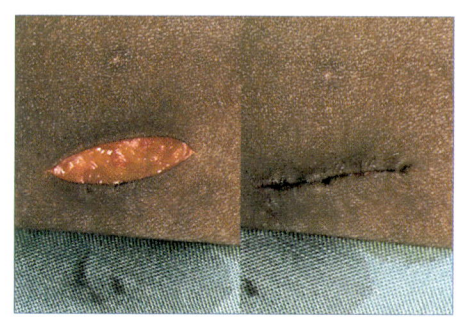

Abb. 1.47
Wundverschluß durch Intrakutannähte

Tab. 1.9 Zeitpunkt der Hautnahtentfernung bei unterschiedlichen Lokalisationen

Lokalisation	Tag
Kocherscher Kragenschnitt (Schilddrüse)	3–5
Kopf	6–9
Leistenregion (Hernie)	5
Wechselschnitt (Appendektomie)	5–7
Mediane Laparotomie	10–12
Rippenbogenrandschnitt	8
Thorakotomie	12
Extremitäten gelenknah	12 14
Hand	8–12

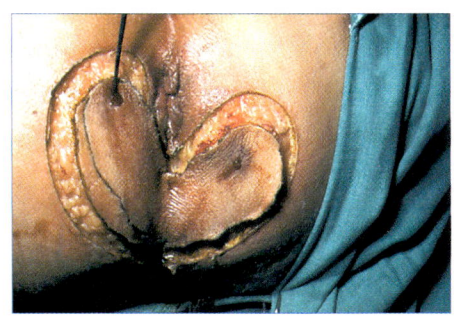

Abb. 1.48 a–c
Beispiel einer sekundären Wundheilung nach Exzision eines ausgedehnten Analfistelsystems:
a intraoperativer Befund
b 19. Tag postoperativ: Ausfüllung des Wundgrundes durch Granulationsgewebe, Epithelisierungssaum am Wundrand
c 40. Tag postoperativ: Fast vollständige Ausfüllung des Wundkraters durch Granulationsgewebe, breiter Epithelisierungssaum, Narbenkontraktion. Nach 3 weiteren Wochen war die Wunde geschlossen.

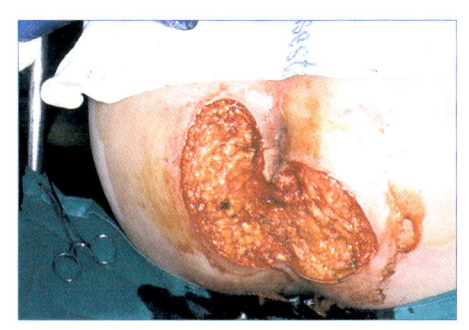

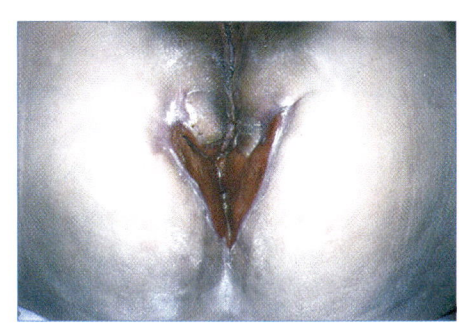

4.6.2 Verzögerte Wundnaht

Die verzögerte oder aufgeschobene Naht erfolgt in der Proliferationsphase der Wundheilung (5.–7. Tag). In diesem Stadium verläuft die Heilung in einem bereits hochvaskularisierten und zellreichen Gewebe, also unter optimalen immunologischen Voraussetzungen. Nach der primär offenen Wundbehandlung problematischer Wunden (sterile Verbände, evtl. Antiseptika) erfolgt schließlich um den 5. Tag die postprimäre oder verzögerte Wundnaht.

4.6.3 Offene Wundbehandlung

Indikationen sind:
- Infizierte Wunden
- Fremdkörperhaltige Wunden
- Bißverletzungen
- Stich- und Schußwunden (sofern sie nicht komplett exzidiert werden können)
- Potentiell infizierte Wunden („Metzgerverletzungen")
- Veraltete Wunden (> 8–12 Stunden) (evtl. verzögerte Wundnaht)
- Wunden ohne komplettes Débridement
- Schürfwunden.

Technik: In Lokal- oder Allgemeinanästhesie wird zunächst ein Débridement der Wunde durchgeführt. Oberstes Gebot ist die Keimreduktion der obligat besiedelten offenen Wunde. Dieses geschieht im Rahmen des Débridements chirurgisch, durch eine Spülung und beim abschließenden Verband durch die Auflage desinfizierender Salben oder von Feuchtverbänden. Im weiteren Verlauf ist die rein mechanische Spülung der Wunde mit physiologischer Kochsalzlösung oder antiseptischen Flüssigkeiten, wie Rivanol®, Chlorina®, Betaisodona®, etc. die beste Methode, die Zahl oberflächlicher Keimkolonien zu reduzieren. Nach Ausbildung eines sauberen und stabilen Granulationsgewebes und vollständiger Reinigung des Wundgrundes kann im Stadium der Granulation eine Sekundärnaht erwogen werden. Dieses ist insbesondere dann zu diskutieren, wenn eine kosmetisch oder funktionell störende Narbe im Rahmen der offen Wundheilung zu erwarten ist. Vom Grundsatz her ist jedoch die komplett offene Wundbehandlung die sicherste Form, da sie die geringste Zahl postoperativer Komplikationen aufweist (Abb. 1.48).

Die Zeit heilt alle Wunden – auch die sekundär heilenden!

4.6.4 Spezielle Wundbehandlung

Schürfwunde: Offene Wundbehandlung

Oberflächliche Schürfwunden werden gereinigt, von Fremdkörpereinsprengungen befreit, desinfiziert und offen behandelt. Sie heilen unter dem Schorf schneller als unter einem chirurgischen Verband. Antibiotikahaltige Wundpuder oder Salben sind grundsätzlich entbehrlich.

Schnittwunde: Wundausschneidung, primäre Naht

Glatte Schnittwunden haben bekanntermaßen eine gute Prognose. Sie heilen auch ohne Wundexzision in gut durchbluteten Körperregionen (Hand, Gesicht etc.) primär. In schlechter durchbluteten Gebieten (prätibial!) muß das Debridement besonders sorgfältig erfolgen. Kleinere Schnittwunden lassen sich gut mit Klebestreifen adaptieren, sofern die Wunde nicht in einem funktionell stark beanspruchten Körperbereich liegt. Das kosmetische Ergebnis ist in kontrollierten Studien nicht schlechter als das einer Naht.

Stichwunde: Offene Wundbehandlung nach kompletter Exzision

Eingeschlossene Keime lassen aus harmlos aussehenden Stichwunden gefährliche Stichkanalinfektionen entstehen. Selbst einfache Verletzungen wie Dornen- oder Nadelstiche können schwerwiegende Entzündungen hervorrufen. Deshalb muß der Stichkanal komplett exzidiert und Fremdkörper entfernt werden. Grundsätzlich ist eine offene Wundheilung indiziert, und nur im Ausnahmefall darf eine solche Wunde nach vollständiger Exzision des gesamten Stichkanals unter Einlage einer Drainage vernäht werden. Eine Ruhigstellung auf einer Schiene oder einem Gipsverband ist unerläßlich.
Bei tiefen Stichwunden sind die Grenzen der Wundausschneidung oftmals überschritten. In diesen Fällen wird man sich auf ein rationales Débridement und die Entfernung von Fremdkörpern beschränken und die offene Wundheilung einleiten müssen, ggf. Gabe eines Breitbandantibiotikums.
Im Thoraxbereich ist die Röntgenthoraxaufnahme zum Ausschluß eines Pneumo- oder eines Hämatothorax indiziert. Ist die Thoraxhöhle eröffnet, muß immer eine Bülau-Drainage gelegt werden. Die chirurgische Intervention richtet sich nach der entsprechenden Klinik. Im Bereich des Abdomens sind Stichverletzungen mit der Sonographie oder im Zweifelsfall durch eine diagnostische Laparotomie/Laparoskopie abzuklären. Die chirurgi-

sche Wundversorgung des Stichkanals besteht hier in der Regel in einer vollständigen Exzision und dem Primärverschluß. Im Zweifelsfall werden die tiefen Wundschichten vernäht und die Haut offen gelassen.

Riß-, Quetschwunden: Ausgedehntes Débridement, ggf. Naht

Riß- und Quetschwunden weisen zerrissene und oftmals stark gequetschte Wundränder auf. Deshalb ist ein primärer Wundverschluß ohne Wundrandexzision nicht zulässig. Kleinere Wunden können primär verschlossen werden, größere oder stark verunreinigte Wunden müssen nach sorgfältigem Débridement zunächst offen behandelt werden.

Bißwunden: Offene Wundbehandlung

Die durch den Biß verursachte Quetschung des Gewebes hat eine lokale Durchblutungsstörung und damit eine Störung der lokalen Abwehr gegen die massenhaft mit dem Speichel eingedrungenen Bakterien zur Folge. Daher bleibt nach erfolgtem Wunddébridement jede Bißwunde grundsätzlich offen. Der Wundbereich wird ruhiggestellt. Neben der obligatorischen Überprüfung des Tetanusschutzes ist die Möglichkeit einer Tollwutinfektion zu eruieren.

Decollement (Hautablösung): Naht, ggf. Retransplantation als Vollhautlappen

Das primäre Wiederannähen abgelöster Hautabschnitte ist grundsätzlich nicht indiziert. Erst nach gewissenhafter Abtragung des anhängenden Fettgewebes ist es sinnvoll, die abgelöste Haut als Vollhautlappen auf den Wundbereich zu verbringen. Im Sonderfall der Skalpierungsverletzung muß zwischen der gestielten Verletzung und der Totalskalpierung unterschieden werden. Während bei der gestielten Verletzung noch Gefäßverbindungen erhalten geblieben sind und damit die Replazierung der Hautablösung prognostisch gute Ergebnisse aufweist, ist die Prognose der Totalskalpierung primär nicht abzusehen. Nach Reinigung und Abrasieren der Haare wird der Skalp als biologischer Verband dem Defekt aufgelegt. Sehr oft ist dieses nur eine temporäre Maßnahme, so daß nach Ausbildung eines Granulationsrasens die Voraussetzung für eine erfolgreiche Hauttransplantation gegeben ist. Im Einzelfall ist der Versuch der Replantation durch mikrochirurgische Gefäßanastomosen zu diskutieren.

Schußwunde: Offene Wundbehandlung. Immer Röntgen – Projektil? Schußfraktur?

In jedem Fall Röntgenuntersuchung zur Lokalisation des Projektils oder dessen Anteilen und zum Ausschluß von Knochenverletzungen (Schußfraktur) (Abb. 1.49).

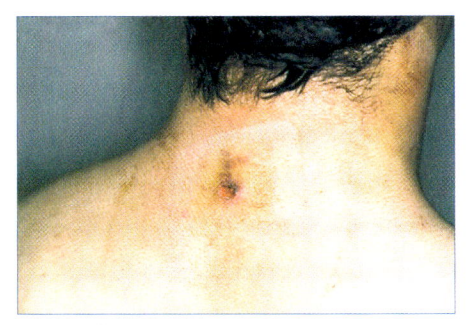

Abb. 1.49
Nackenschußwunde mit Projektil im ventralen Hals, keine HWS-Verletzung

Je nach Befund erfolgt die Exzision des Schußkanals mit dem Versuch der Entfernung des Projektils. Anschließend offene Wundbehandlung, Ruhigstellung und obligate Tetanusprophylaxe. Tiefe Verletzungen, insbesondere durch Ablenkung des Geschosses, sind grundsätzlich abzuklären. Im Zweifelsfall muß laparotomiert bzw. thorakotomiert werden.

> Traumatische Amputation: Versuch der Retransplantation

Aufbewahrung der Gliedmaßen bei 4 °C, ohne daß das amputierte Glied direkten Kontakt zum Eis hat (Zweibeutelmethode). Bei kleineren traumatischen Amputationen (Fingerkuppen, Nasenspitzen, Ohrläppchen etc.) kann ein direkter Replantationsversuch ohne Gefäßreanastomosierung versucht werden. Größere Defekte müssen nach den Kriterien der mikrochirurgischen Transplantationstechnik versorgt werden.

4.6.5 Tetanusprophylaxe

> Jede Wunde: Tetanusimpfschutz !

Zur Prophylaxe der Tetanuserkrankung steht mit der Impfung eine höchst wirksame und gut verträgliche Vorbeugemöglichkeit zur Verfügung. Das Prinzip der Erstimpfung besteht in der simultanen Verabfolgung eines aktiven und eines passiven Impfstoffes.

- **Aktive Immunisierung**

Das wirksame Prinzip des Tetanusimpfstoffes ist das **Tetanustoxoid**. Es ist im Gegensatz zu Tetanustoxin vollkommen ungiftig, besitzt aber die gleichen antigenen Eigenschaften wie das Toxin. Die Entgiftung des Toxins zum Toxoid erfolgt durch Formaldehyd. Zur Verstärkung der immunisierenden Wirkung erhält der Tetanusimpfstoff Aluminiumhydroxid als Adjuvans. Die Grundimmunisierung besteht aus 3 Injektionen (jeweils 0,5 ml Tetanol). Hierbei ist die zweite Impfung in einem Abstand von 2–6 Wochen, die dritte nach einem Abstand von 6–12 Monaten zur Erstimpfung zu verabfolgen (**Merksatz: 1 Tag, 1 Monat, 1 Jahr**). Die Tetanusimpfung kann in jedem Lebensalter vorgenommen werden. Nach ordnungsgemäßer Grundimmunisierung besteht für 1–2 Jahre ein aktueller Schutz gegen Wundstarrkrampf, dem sich eine latent anhaltende Immunität für den Rest des Lebens anschließt. Nach abgeschlossener Grundimmunisierung sollten routinemäßige Auffrischungen alle 10 Jahre erfolgen. Nach Verletzungen empfiehlt sich die Auffrischung bei Problemwunden schon nach 5 Jahren.

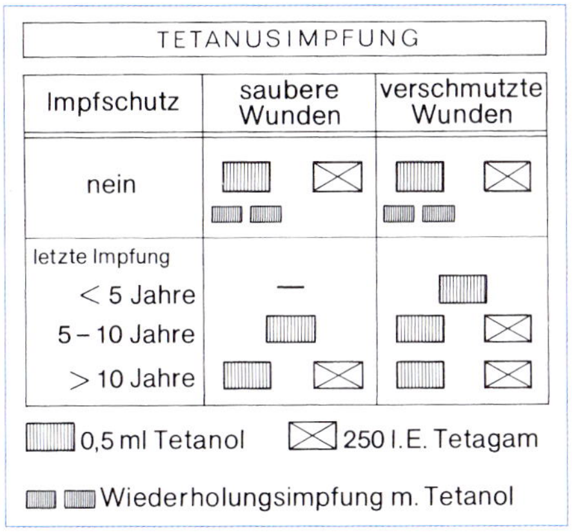

Wunde, Wundheilung, Wundbehandlung I **Voraussetzungen des operativen Eingriffs**

TETANUSIMPFUNG		
Impfschutz	saubere Wunden	verschmutzte Wunden
nein	▨ ⊠ ▭	▨ ⊠ ▭
letzte Impfung		
< 5 Jahre	—	▨
5–10 Jahre	▨	▨ ⊠
> 10 Jahre	▨ ⊠	▨ ⊠

▨ 0,5 ml Tetanol   ⊠ 250 I.E. Tetagam

▭ ▭ Wiederholungsimpfung m. Tetanol

Abb. 1.50
Vorgehen zur Errechnung eines Tetanusimpfschutzes unter Einschluß der aktiven (0,5 ml Tetanol®) und passiven (250 I.E. Tetagam®) Immunisierung

Kontraindikationen gegen eine prophylaktische Grundimmunisierung sind: Eitrige Affektionen der Haut, akute Infektionskrankheiten und vorausgegangene Impfungen gegen Pocken, Polio und Gelbfieber, wobei mindestens ein zeitlicher Abstand von 4 Wochen eingehalten werden soll. Auch nachgewiesene Allergien gegen das Toxoid verbieten die Impfung.
Bei Marcumarisierung ggf. Applikation von Tetanustoxoid subkutan.

• **Passive Immunisierung**
Da die durch die aktive Immunisierung induzierte Antikörperbildung nach 2 Wochen beginnt und nach etwa 4 Wochen im therapeutischen Bereich liegt, muß dieses Intervall durch eine passive Immunisierung überbrückt werden. Die passive Immunität wird durch Applikation eines Tetanushyperimmunglobulins erreicht (250 I.E. Tetagam i.m.).
Die Deutsche Gesellschaft für Chirurgie empfiehlt folgendes Vorgehen (Abb. 1.50):

• **Patienten ohne oder mit unvollständigem Impfschutz:** zum Zeitpunkt der Verletzung 0,5 ml Tetanol und 250 I.E. Tetagam i.m. als Tetanussimultanimpfung. Zur Vermeidung von Interaktionen sollten die Impfstoffe kontralateral appliziert werden. Wiederholung der aktiven Immunisierung nach 14 Tagen und nach 6–12 Monaten (Ausstellung eines Impfausweises!).

• **Patienten mit unvollständigem Impfschutz (Ausweis!)**
  – letzte Impfung vor weniger als 5 Jahren: erneute Impfung nur bei ausgedehnten, verschmutzten und zerfetzten Problemwunden und länger als 1 Jahr zurückliegender Impfung: 0,5 ml Tetanol-Auffrischung.
  – letzte Impfung vor 5–10 Jahren: Auffrischungsimpfung mit 0,5 ml Tetanol, passive Immunisierung: 250 I.E. Tetagam i.m. nur bei stark verschmutzten, zerfetzten und gekammerten Wunden.
  – letzte Impfung vor mehr als 10 Jahren: Simultanimpfung.

4.6.6 Gasbrandprophylaxe

Die beste Maßnahme zur Gasbrandprophylaxe ist die sachgerecht ausgeführte chirurgische Wundversorgung. Nur durch Wundausschneidung, Nekrosenentfernung und ausreichender Säuberung (Débridement) gelingt es, die Absiedlung anaerober Keime zu verhindern. Gefährdete Wunden sind offen zu behandeln (Abb. 1.51).

> Beste Infektionsprophylaxe: Chirurgische Wundversorgung !

4.6.7 Insektenstiche

Mücken, Bienen, Wespen, Hornissen und Skorpione können stark schmerzende Stiche zufügen. Die Reaktion reicht von der einfachen Quaddel bis zum anaphylaktischen Schock.
Therapie: Die einfache dermatologische Therapie besteht in der Stachelextraktion und der Applikation von Ammoniaklösung oder Acetylsalicylsäure. Bei allergischer Disposition muß die Prophylaxe eines anaphylaktischen Schocks mit Antiallergika erfolgen. Die chirurgische Therapie der Insektenstiche ist bei sekundär infizierten Stichen indiziert (Abszeß, Phlegmone etc.). Man richtet sich nach den Grundregeln der Therapie chirurgischer Infektionen.

4.6.8 Zeckenbiß

Biß der Waldzecke (Ixodes ricinus), die mit ihrem Saugwerkzeug meist unbemerkt in die Epidermis eindringt und sich durch Blutsaugen prall füllt. Gefährlich als Überträger der Zeckenenzephalitis (FSME = Frühsommermeningoenzephalitis) und der Lyme-Krankheit, die durch Arboviren beziehungsweise durch die Spirochätenart Borrelia burgdorferi hervorgerufen werden. Charakteristische klinische Symptome der Lyme-Krankheit sind Erythema migrans, Fieber, Arthritis, seltener Karditis oder Neuropathie. Die Diagnose wird durch den Nachweis erhöhter IgM- und IgG-Titer gesichert.
Therapie: Herausdrehen der Zecke. Bei einfachem Abreißen der Zecke verbleibt meist der Kopf in der Haut.
Zur **Prophylaxe** der FSME in Endemiegebieten (Süddeutschland, etc.) empfiehlt sich die Schutzimpfung. Die **Behandlung** der Lyme-Krankheit erfolgt durch hochdosierte Gabe von Penicillin G.

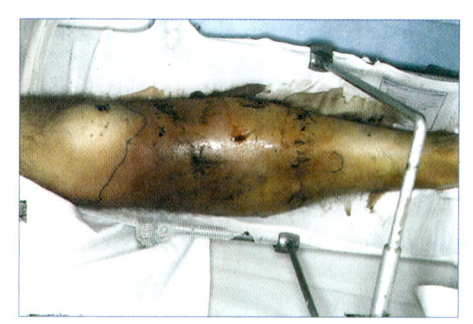

Abb. 1.51
Gasbrandinfektion bei offener Unterschenkelfraktur

Kapitelübersicht

Nicht-operative chirurgische Technik

Punktionen
- Gelenkpunktion
- Pleurapunktion
- Aszitespunktion
- Peritoneallavage
- Harnblasenpunktion
- Feinnadelpunktion
- Punktion der A. femoralis
- Intrakardiale Punktion
- Perikardpunktion
- Lumbalpunktion
- Subokzipitalpunktion

Katheter
- Harnblasenkatheter
- Peripherer und zentraler Venenkatheter
- Venae sectio
- Arterielle Katheter

Sonden
- Magensonden
- Dünndarmsonden
- Kompressionssonden
- Ernährungssonden
- Perkutane endoskopische Gastrostomie

Darmrohre

5 Nicht-operative chirurgische Technik

Alle nachfolgend dargestellten nicht-operativen invasiven chirurgischen Maßnahmen unterliegen den allgemeinen Kriterien jedes chirurgischen Eingriffes. Dies bedeutet, daß Indikation und Kontraindikation ebenso erwogen werden müssen wie die Technik, die Verfahrenswahl und die Komplikationsgefährdung. Auch unterliegen derartige Eingriffe der gleichen Aufklärungspflicht wie große chirurgische Operationen. In gleicher Weise ist die Frage der jeweiligen Anästhesieform (keine, regionale oder allgemeine) individuell abzuklären. Vor einer Punktion ist eine Gerinnungskontrolle anzuraten. Generell gilt, daß strengste Asepsis gewahrt werden muß. Hierzu zählen: Säuberung der Haut (ggf. Rasur), Hautdesinfektion, steriles Abdecken, Händedesinfektion, sterile Handschuhe, sterile Instrumente, steriler Verband, möglichst atraumatisches Vorgehen. – Auch der kleinste Eingriff ist ein Eingriff.

Keine Behandlung zwischen Tür und Angel!

5.1 Punktionen

5.1.1 Gelenkpunktion

Indikationen: Diagnostik und Therapie von Gelenkergüssen (blutig, serös, entzündlich), Applikation von Medikamenten.
Technik: Immer unter sterilen Bedingungen, bei Bedarf in Lokalanästhesie mit adäquater Kanülenstärke und -länge. Bei dicken Kanülen zuvor Stichinzision zur Vermeidung der Epithelverschleppung. Ggf. Bildwandlerkontrolle.
Komplikation: Infektion (Empyem)!

Jede Gelenkpunktion unter sterilen Bedingungen!

- **Schultergelenk** (Abb. 1.52 a):
  Möglichst am sitzenden Patienten mit um 10° abduziertem Arm.
  Zugänge:
  1. **Von hinten** durch den M. deltoideus unterhalb des Akromions in Richtung auf den Processus coracoideus
  2. **Von vorne** senkrecht auf den Humeruskopf zu.
- **Ellenbogengelenk** (Abb. 1.52 b):
  Am liegenden oder sitzenden Patienten mit rechtwinklig gebeugtem Ellenbogengelenk.
  Zugänge:
  1. **Seitlich** hinter dem Epicondylus radialis oberhalb des Radiusköpfchens.
  2. **Direkt von hinten** durch die Trizepssehne knapp oberhalb der Olekranonspitze.

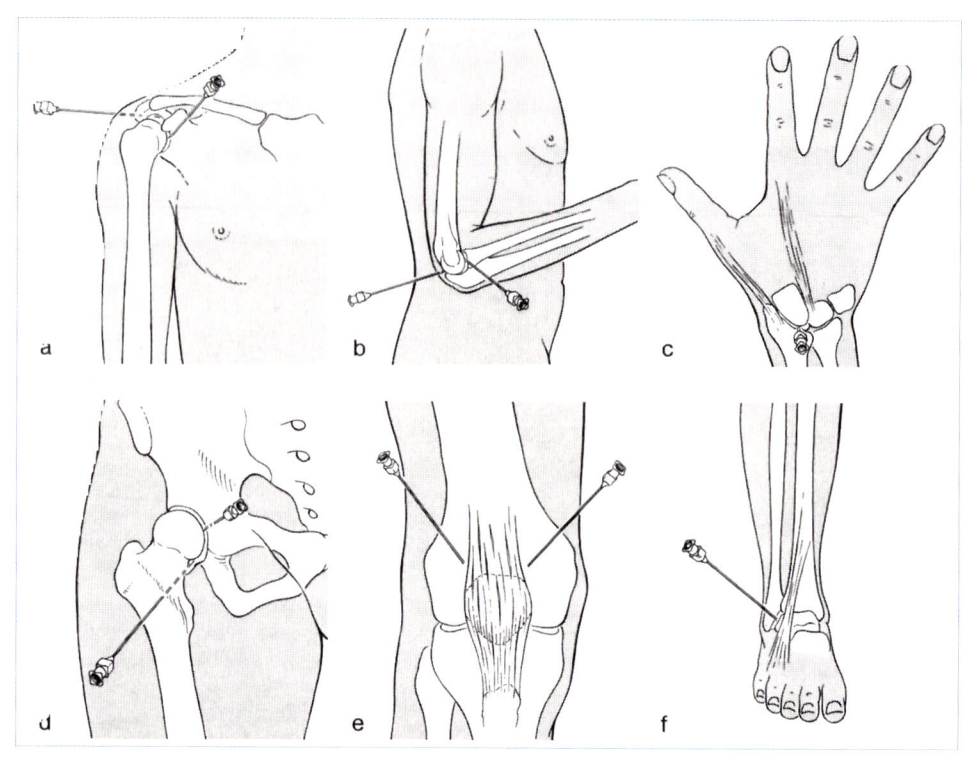

- **Handgelenk** (Abb. 1.52 c):
Unterarm auf fester Unterlage in Pronationsstellung.
Zugang: Streckseitig distal des Processus styloideus radii zwischen der Sehne des M. extensor indicis und des M. extensor pollicis longus.
- **Hüftgelenk** (Abb. 1.52 d):
Am liegenden Patienten mit gestrecktem Hüftgelenk.
Zugänge:
1. **Von der Seite** distal des Trochantermassives, ventral des Femurs, parallel zum Schenkelhals.
2. **Von vorn** unterhalb des Leistenbandes, 2 QF lateral der A. femoralis senkrecht nach dorsal.
Cave: femorale Nerven und Gefäße.
- **Kniegelenk** (Abb. 1.52 e):
Am liegenden Patienten mit fast gestrecktem (160°) Knie.
Zugang: Punktion des oberen Recessus durch Eingehen im medialen oder lateralen oberen Quadranten, 1 QF oberhalb des Patellarandes. Die Stichrichtung ist schräg nach dorsal und distal parallel zur hinteren Patellarfläche. Bei dicker Kanüle vorherige Stichinzision der Haut.
- **Oberes Sprunggelenk** (Abb. 1.52 f):
Am liegenden Patienten mit Unterschenkel auf fester Auflage.
Zugang: 2 QF oberhalb der Außenknöchelspitze in Höhe des Gelenkspaltes zwischen dem Außenknöchel und der Sehne des M. extensor digitorum longus. Stichrichtung auf den medialen Fußrand.

Abb. 1.52 a–f
Technik der Gelenkpunktionen:
a Schultergelenk
b Ellenbogengelenk
c Handgelenk
d Hüftgelenk
e Kniegelenk
f Oberes Sprunggelenk

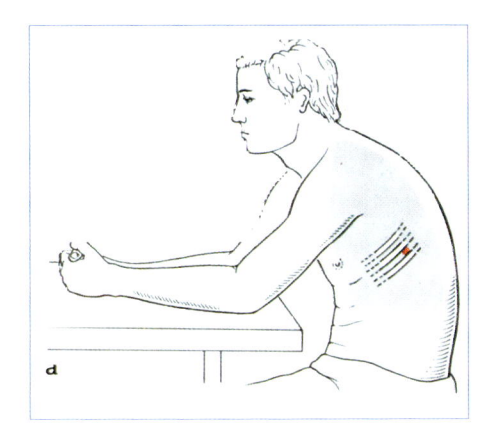

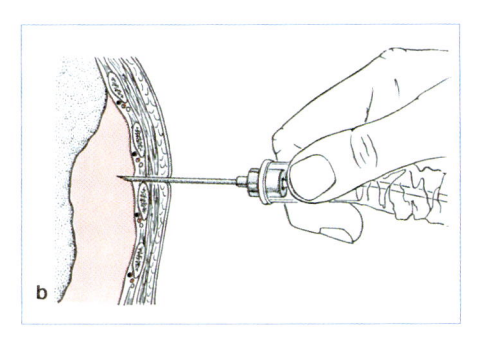

Nicht-operative chirurgische Technik | **I Voraussetzungen des operativen Eingriffs** **63**

5.1.2 Pleurapunktion

Indikationen:
- Diagnostik und Therapie von Pleuraergüssen (Hämato-, Sero-, Chylothorax).
- Pneumothorax.
- Medikamentenapplikation.

Punktion in der Regel am sitzenden, bei schlechtem Allgemeinzustand auch am liegenden Patienten.
Zugang bei Pleuraerguß: Hintere/mittlere Axillarlinie, nach Lokalisation (Perkussion/Auskultation, Sonographie), Markieren der Punktionsstelle;
Zugang bei Pneumothorax: 4.–5. ICR vordere Axillarlinie (Abb .1.53 a–c).

> Pleurapunktion:
> Zu hoch → Punctio sicca.
> Zu tief → Intraabdominelle Verletzung.
> Einstich → Oberrand der Rippe!

Technik: Unter sterilen Bedingungen örtliche Betäubung von Haut, Subkutis, Periost und Pleura, bei gleichzeitiger Probeaspiration.
Einstechen einer lumenstarken Punktionskanüle, evtl. mit Einschleusen eines Plastikkatheters (Cava-Katheter-Set).
- Einstich am Oberrand der Rippe zur Schonung der am Unterrand gelegenen Interkostalgefäße. Bei Plastikkatheter geringere Verletzungsgefahr für die Lunge.
- Das Nadel- oder Katheterende ist mit einem Dreiwegesystem (Rotandaspritze, Dreiwegehahn) verbunden, an das eine 50-ml-Spritze und eine Ableitung angeschlossen sind. Das Abziehen der Flüssigkeit oder Luft erfolgt in diesem Fall per Hand. Vielerorts finden Einmalbestecke mit Unterdruckflaschen (Blutentnahmebesteck) Verwendung.

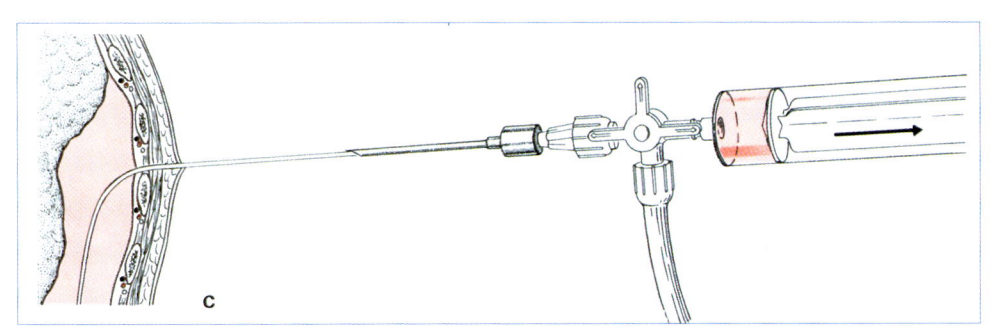

Abb. 1.53 a–c
Technik der Pleurapunktion:
a Punktionsort am sitzenden Patienten
b Schonung der Interkostalgefäße durch Eingehen am Oberrand der Rippe
c Ableitung über ein Drainagesystem mit Dreiwegehahn, Aspiration mit Spritze in dieser Stellung. Entleerung der Spritze nach Umschaltung des Dreiwegehahns in die angeschlossene Ableitung

- Bei Legen einer Drainage zur fortlaufenden Entlastung von Luft oder Flüssigkeit (Bülau-Drainage): Hautinzision 1–2 ICR tiefer als Durchtrittsstelle in den Pleuraraum („Tunneln") – vermindert das Risiko der Keimaszension in den Pleuraraum bzw. des Eindringens von Luft bei der Entfernung der Drainage.
- Das System muß in jedem Fall in sich geschlossen sein, jedes Eindringen von Luft führt zu einem Pneumothorax. Nach Beendigung der Punktion steriler Verband sowie Röntgenaufnahme.

Komplikationen: Pneumothorax, Hämatothorax, Pleuraempyem, Thoraxwandhämatom.

> Pleurapunktion: Luftdichtes System
> Cave: Pneumothorax!

5.1.3 Aszitespunktion

Indikationen:
- **Diagnostisch:** Nachweis von Tumorzellen, Blut, Eiter.
- **Therapeutisch:** Aszites bei Behinderung der Respiration.

Zugang: Am Übergang vom mittleren zum äußeren Drittel der Linie zwischen linker Spina iliaca anterior superior und Nabel (Abb. 1.54), wenn möglich unter sonographischer Kontrolle, insbesondere nach Voroperation.

Technik: Unter sterilen Bedingungen in örtlicher Betäubung Einstechen einer lumenstarken Nadel, ggf. Einschleusung eines Katheters. Ablauf erfolgt passiv über Infusionssystem aufgrund des erhöhten intraabdominellen Druckes.

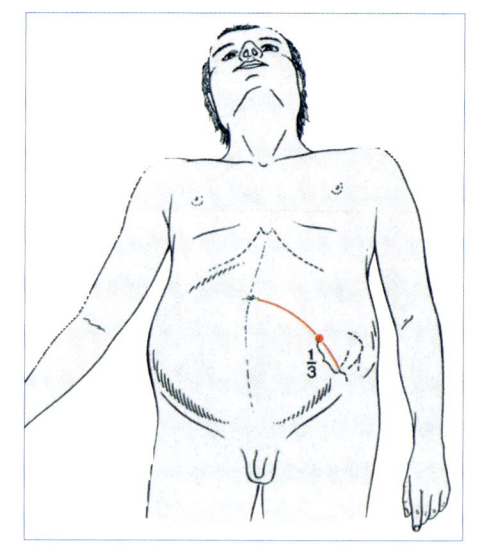

Abb. 1.54
Punktionsort bei Aszitespunktion

> Cave: Kreislaufdepression durch veränderten Bauchinnendruck, Aszites daher langsam abfließen lassen!

Bakteriologische, zytologische Untersuchung des Punktates, spezifisches Gewicht, laborchemisch Glukose, Protein, Cholesterin, LDH, Leukozyten, Erythrozyten, Hämoglobin.

Komplikationen: Blutung, Darmverletzung, Peritonitis.

5.1.4 Peritoneallavage

(s. Kap. 30)

5.1.5 Harnblasenpunktion

Indikationen:
- Akute Harnverhaltung, falls Katheter nicht möglich (z.B. Striktur).
- Urinkultur.
- Dauerableitung durch suprapubischen Katheter (s.u.).

Zugang: 2 QF oberhalb der Symphyse in der Medianlinie bei sicher tastbarer oder perkutierbarer Harnblase, evtl. vorher reichlich trinken lassen und/oder Diuretika, ggf. unter sonographischer Kontrolle.

Technik (Abb. 1.55): Unter sterilen Bedingungen in örtlicher Betäubung Eingehen mit ca. 7 cm langer Kanüle und aufgesetzter

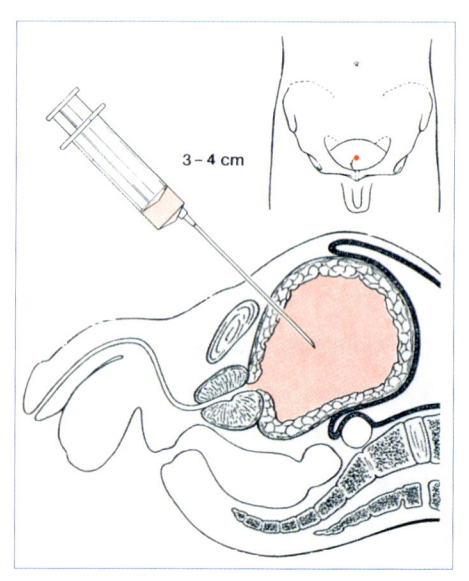

Abb. 1.55
Punktionsort bei suprapubischer Blasenpunktion, Voraussetzung ist eine gefüllte Blase

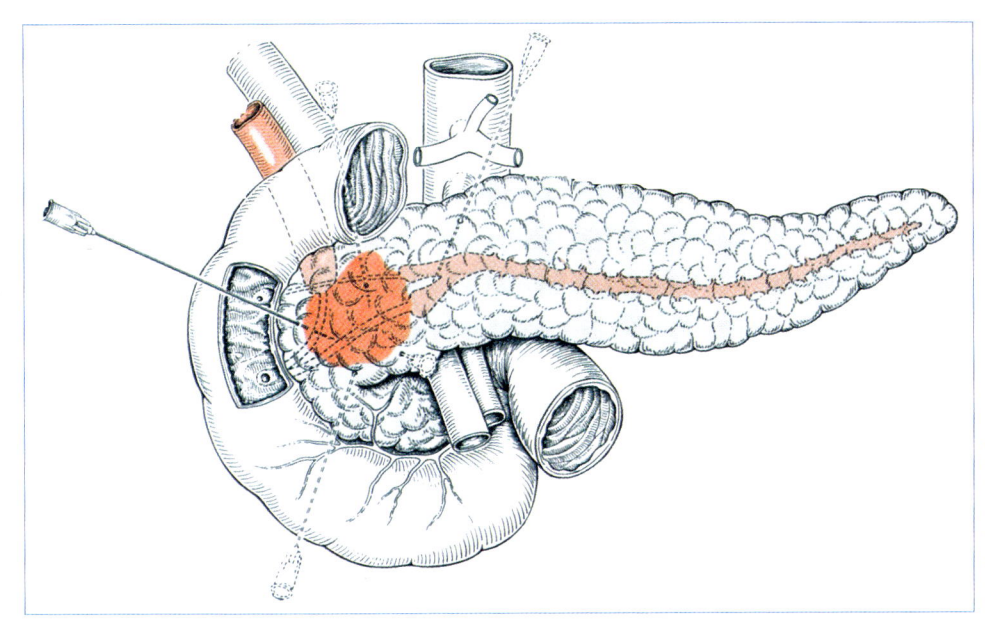

Abb. 1.56 Feinnadelpunktion des Pankreaskopfes bei Verdacht auf Tumor, perkutan unter sonographischer bzw. computertomographischer Kontrolle oder intraoperativ

Spritze, senkrecht zur Bauchdecke. Stichrichtung schräg nach kranial, Vorschieben unter Aspiration.
Komplikationen: Blutung, Verletzung intraabdomineller Organe, Infektion, Urinphlegmone.

5.1.6 Feinnadelpunktion

Indikation: Zytologische und bakteriologische Diagnostik von Schilddrüse, Lymphknoten, Prostata, Lunge, Leber, Pankreas, Niere etc.
Technik (Abb. 1.56): Punktion des fraglichen Bezirkes mit sehr dünner Kanüle, wenn möglich in mehreren Ebenen unter Sicht oder Palpation (intraoperativ). Sonographische oder computertomographische Lagekontrolle der Punktionskanüle möglich (z.B. Pankreas, Lebermetastase). Anfertigung von Ausstrichen für die zytologische Auswertung.
Komplikationen: Sehr selten (Organverletzung, Blutung).

5.1.7 Punktion der A. femoralis

Indikationen:
- Blutgasanalyse.
- Einbringen von Kathetern zur Angiographie, Herzkatheterisierung, Dialyse, Druckmessung.
- Intraarterielle Injektion von Medikamenten.

Technik: Gerinnungskontrolle. Unter sterilen Bedingungen Einstechen der Punktionskanüle senkrecht zur Körperachse zwischen den die A. femoralis palpierenden Fingern. Bei richtig liegender Kanüle pulssynchrones Austreten von hellrotem Blut. Nach Entfernung der Kanüle manuelle Kompression der Punktionsstelle für 5–10 Minuten, ggf. Sandsack oder Druckverband.

Komplikationen: Leistenhämatom, Aneurysma spurium, arteriovenöse Fistel, retroperitoneales Hämatom durch verkannte Verletzung der Hinterwand (ggf. operative Revision).

5.1.8 Intrakardiale Punktion

Indikationen: Applikation von Medikamenten bei Reanimation (s. Kap. 4, Abb. 4.12). Heute kaum noch angewandtes Verfahren und von der Medikamentenapplikation über Tubus (Atropin®, Suprarenin®, Xylocain®) abgelöst.
Zugang: Links parasternal 2.–4. ICR.
Technik: Senkrechtes Einstechen einer dünnen Punktionskanüle. Vorschieben unter Aspiration.
Komplikationen: Verletzung der Herzkranzgefäße!

5.1.9 Perikardpunktion

Indikationen:
- Entlastung der Herzbeuteltamponade.
- Diagnostische Punktion.

Zugänge:
1. Epigastrischer Winkel links zwischen Xiphoid und linkem Rippenbogenrand.
2. Linke Medioklavikularlinie in Höhe des 4. odere 5. ICR.

Technik (Abb. 1.57): Unter sterilen Bedingungen in Regionalanästhesie bei Zugang 1 Vorschieben einer langen Punktionskanüle mit aufgesetzter Spritze vom Epigastrium aus im spitzen Winkel nach kranial, evtl. EKG-Monitoring über die Punktionskanüle, um Kontakt mit dem Herzmuskel sichtbar zu machen.
Bei Zugang 2 ähnlich wie bei intrakardialer Punktion (s.o.).
Komplikationen: Herzkranzgefäß-Verletzungen, Infektion, Herzbeuteltamponade durch Punktion des rechten Ventrikels.

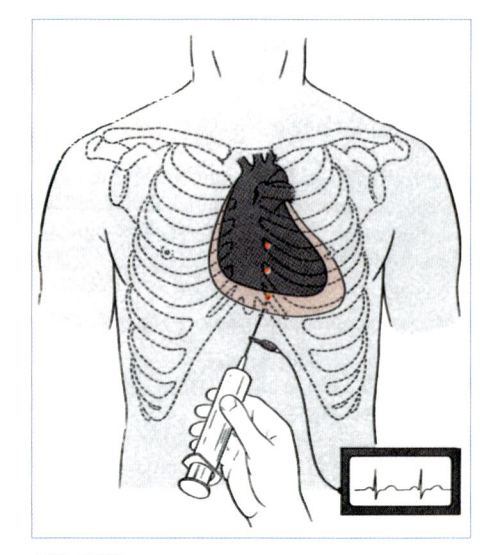

Abb. 1.57
Perikardpunktion, Markierung der 3 möglichen Punktionsorte. EKG-Kontrolle über Punktionskanüle

5.1.10 Lumbalpunktion

Indikationen:
- Liquorentnahme bei Erkrankungen des ZNS (s. Kap. 17).
- Myelographie.
- Medikamentenapplikation (z.B. intrathekale Instillation, Lumbalanästhesie).

Kontraindikationen: Hirndruck! (Gefahr der Einklemmung der Medulla oblongata).
Cave: Gerinnungsstörungen.

> Vor jeder Lumbalpunktion Kontrolle des Augenhintergrundes (Stauungspapille?) und der Gerinnung

Zugang: Zwischenwirbelraum L3, L4 (Schnittpunkt zwischen Wirbelsäule und Verbindungslinie beider Beckenkämme (Abb. 1.58).
Technik: Unter sterilen Bedingungen in Lokalanästhesie am sitzenden oder seitlich liegenden Patienten mit kyphosierter Wir-

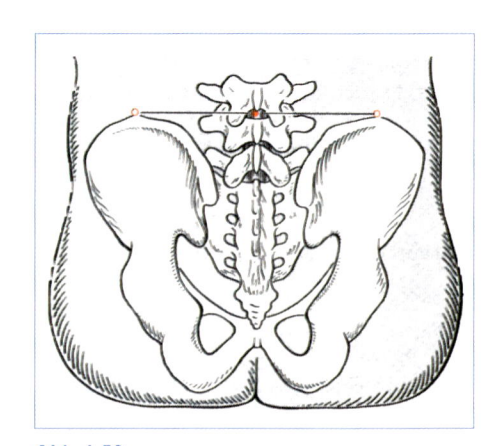

Abb. 1.58
Lumbalpunktion, Punktionsort am Schnittpunkt zwischen den Dornfortsätzen und der Verbindungslinie beider Beckenkämme

belsäule („Katzenbuckel") Vorschieben einer 8–10 cm langen Kanüle mit Mandrin in der Medianlinie schräg nach kranial. Abnahme des Widerstands beim Durchtritt der Nadel durch das Lig. flavum („loss of resistance"). Probeweise Entfernung des Mandrins. Bei richtiger Lage tropft Liquor ab.

Liquorentnahme: So sparsam wie möglich

Komplikationen: Einklemmung der Medulla oblongata, Infektion, intrathekale (= in den Liquorraum) Blutung, Nervenschädigung, Querschnittssymptomatik.

5.1.11 Subokzipitalpunktion

Indikationen: Sehr selten. Diagnostik spezieller Erkrankungen des Halsmarks (Wurzelläsionen) (s. Kap. 16).
Kontraindikationen und vorbereitende Maßnahmen wie bei der Lumbalpunktion.
Zugang: In der Mittellinie zwischen Protuberantia occipitalis externa der Hinterhauptschuppe und dem Dornfortsatz des 2. Halswirbels.
Technik: Unter sterilen Bedingungen in Regionalanästhesie Einstechen der Punktionskanüle durch die Membrana atlanto-occipitalis (Widerstand!). Nach Rückziehen des Mandrins tropft Liquor ab, bei Unterdruck muß aspiriert werden.
Komplikationen: Wie bei Lumbalpunktion, zusätzlich Gefahr der Verletzung der Medulla oblongata.

5.2 Katheter

5.2.1 Harnblasenkatheter

Indikationen:
- Akute Harnverhaltung (z.B. Prostataadenom).
- Bilanzierung der Ausscheidung intra- und postoperativ bei gefährdeten Patienten.
- Diagnostik (Sediment, Urinkultur, Zystogramm).
- Pflegerische Gesichtspunkte (Inkontinenz).

Harnblasenkatheter: Strengste Asepsis!

Transurethraler Katheter

Übliche Kathetertypen (Abb. 1.59): Nélaton, Tiemann, Mercier, meistens als Ballonverweilkatheter oder als Einmalkatheter.
Material: Gummi oder Kunststoff, Silikon, z.B. Peha Katheter Set®, weich bis halbstarr.
Maßeinheit für die Katheter-Stärke: Charrière (1 Ch = 1/3 mm). Länge: Frauen 8–25 cm, Männer 40 cm.
Das Einführen des Katheters ist bei Frauen meist unproblematisch, beim Mann erschwert durch die S-förmige Krümmung der Harnröhre und den Bulbus urethrae.

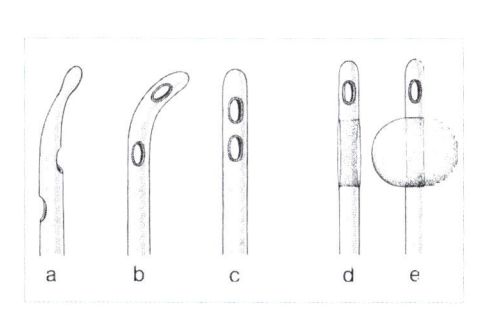

Abb. 1.59 a–e
Unterschiedliche Formen der Spitzen von Blasenkathetern:
a Tiemann
b Mercier
c Nélaton
d Foley entblockt
e Foley geblockt

Technik (Abb. 1.60): Unter sterilen Bedingungen am liegenden Patienten. Säuberung des Orificium urethrae. Einbringung des Gleitmittels in die Urethra und auf die Katheterspitze. Bei der Frau direktes Einführen unter Sicht nach Auffaltung der Labien. Beim Mann Einführen des Katheters unter Streckung und Anhebung des Gliedes. Beim Passieren des Sphinkter externus Senkung des gestreckten Gliedes. Hierdurch Überwinden des Sphinkters. Bei regelrechter Katheterlage entleert sich Urin nach 25 bis 30 cm. Dann Blockung des Ballonkatheters mit 5–10 ml Aqua ad injectabilia, Ableitung über geschlossenes steriles System.
Komplikationen: Aszendierende Infektion, Verletzung der Urethra (Via falsa!), Druckulzera.

Transurethraler Katheter: So kurzfristig wie möglich

Suprapubischer Katheter

Länger liegende Verweilkatheter sollten suprapubisch und nicht transurethral plaziert werden (s. a. 5.1.5).
Vorteile: Bessere subjektive Toleranz, wegen größerer Weichteilabdeckung geringeres Infektionsrisiko.
Technik (Abb. 1.61): Blasenpunktion nach Füllen der Blase mit 300–500 ml steriler Lösung. Evtl. sonographische Kontrolle. Nach Laparotomie häufig veränderte Anatomie! Einschleusen eines Plastikkatheters über die Punktionskanüle (Cystofix®). Sicherung des Katheters durch Pflaster oder Naht.
Komplikationen: Wie unter Blasenpunktion.

5.2.2 Venenkatheter

Der kurzzeitige **peripher venöse Zugang** ist in der Regel die **Venenverweilkanüle**. Punktionsorte sind die Armvenen (Abb. 1.62). Eine Venenverweilkanüle (z.B. Braunüle®) ist ungeeignet zur Applikation hyperosmolarer Lösungen (z.B. parenterale Ernährung) oder längerdauernde Infusionstherapien (über 3 Tage).
In diesen Fällen wird die Venenverweilkanüle durch den **V. cava-Katheter** (zentralvenöser Zugang) ersetzt.
Indikationen für zentralvenösen Zugang:
- Parenterale Ernährung mit hochkalorischen Lösungen.
- Messung des zentral-venösen Druckes.
- Notfallzugang bei kollabierten peripheren Venen.
- Langdauernde Infusionstherapie.

Mögliche **Zugänge** zur Vena cava: V. subclavia, V. jugularis interna, V. jugularis externa, V. femoralis, V. cubitalis.

Cava-Katheter: Sorgfältige Indikation und Technik

Komplikationen bei der Punktion sind in bis zu 4 % zu beobachten:
- Kathetersepsis bis zu 3 %, sie nimmt mit der Liegedauer zu (7 % nach 10 Tagen), daher bei unklarem Fieber Katheterwechsel!

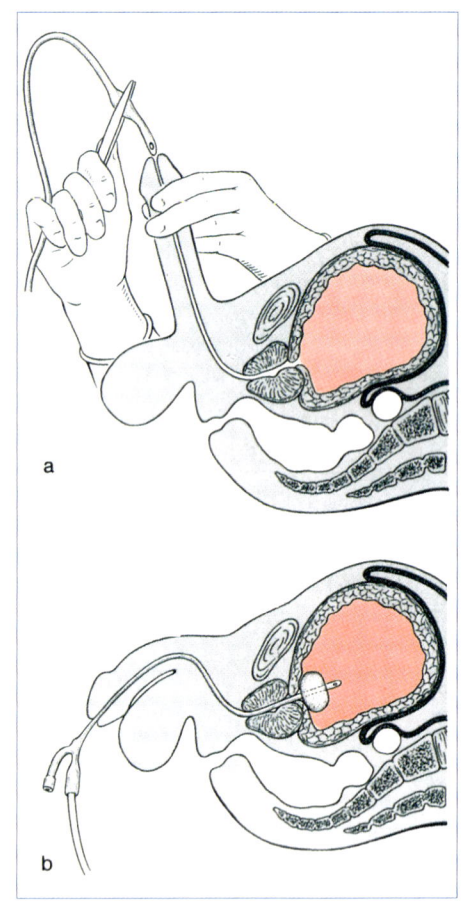

Abb. 1.60 a,b
Durchführung des Blasenkatheterismus beim Mann:
a Einführen des Katheters
b Lage nach Blockung des Katheters

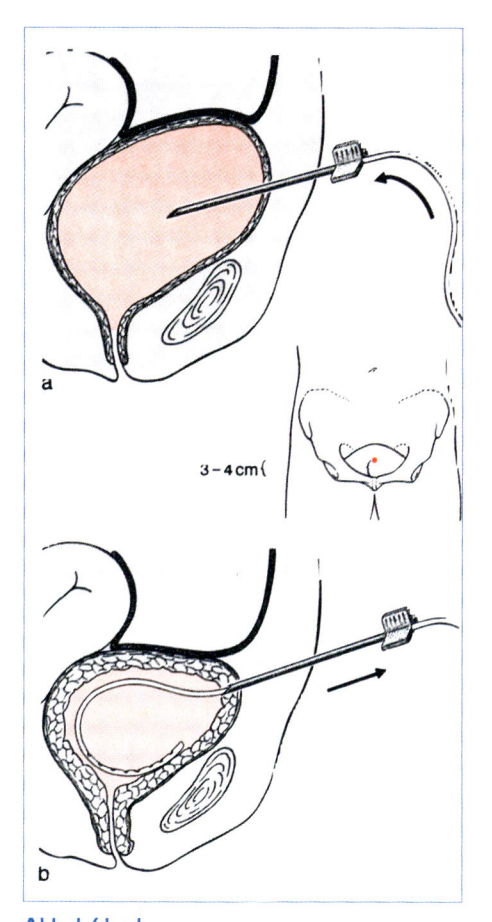

Nicht-operative chirurgische Technik I Voraussetzungen des operativen Eingriffs 69

Abb. 1.61 a,b
Durchführung der suprapubischen Blasenpunktion:
a Blasenpunktion durch Hohlkanüle
b Einführung des Katheters und Zurückführen der Kanüle

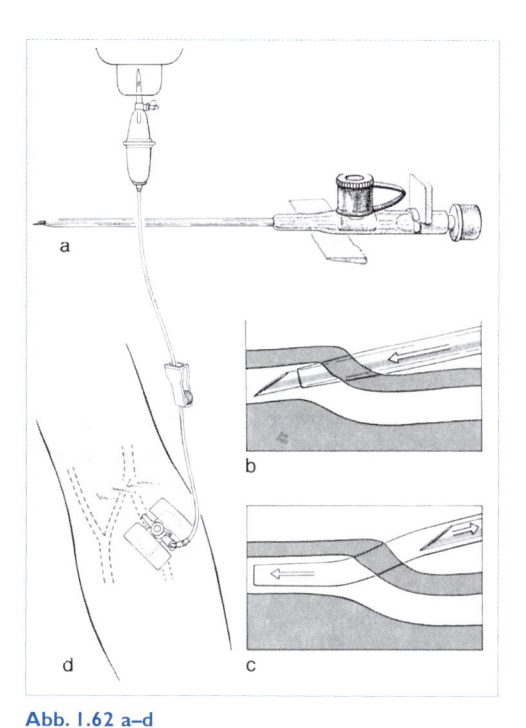

Abb. 1.62 a–d
Venenverweilkanüle, Technik der Einführung
a Kanüle
b Punktion der Vene
c Zurückführen des Mandrins
d Fixation der Kanüle, Anschluß der Infusion

Technik (Seldinger): Einführen eines feinen Führungsdrahtes über eine lumenstarke Kanüle nach Venenpunktion, nach Entfernen der Kanüle Vorschieben des Katheters über den Draht. Nur selten ist eine Venae sectio (s.u.) erforderlich. Die Technik ist am Beispiel der beiden häufigsten Zugänge zur V. cava superior beschrieben:

V. subclavia-Katheter (Abb. 1.63)
Unter sterilen Bedingungen in Regionalanästhesie am liegenden Patienten. Einstich im Bereich des mittleren Drittels der Klavikula unterhalb der knöchernen Prominenz, Vorschieben der Nadel unter die Klavikula im Winkel von ca. 45° in Richtung auf die Wirbelsäule (Übergang HWS/BWS). Die Aspiration von venösem Blut zeigt die richtige Lage.
- Einführen eines flexiblen Führungsdrahtes (Seldinger-Draht) über die Kanüle.
- Nach Entfernen der Einführungskanüle Vorschieben des Katheters über den Führungsdraht, ggf. nach vorheriger Aufbougierung.
- Entfernen des Drahtes unter Fixierung des Katheters in der korrekten Lage im Gefäß.
- Die Spitze des Katheters sollte in Höhe der V. cava superior liegen.

- Röntgen- oder Bildwandlerkontrolle.
- Sicherung des Katheters durch Naht. Steriler Verband.

V. jugularis interna-Katheter (Abb. 1.64)
Unter sterilen Bedingungen in Lokalanästhesie am liegenden Patienten in leichter Kopftieflage. Palpation der A. carotis communis mit Zeige- und Mittelfinger der linken Hand. Infiltration mit Lokalanästhetikum in der Mitte des M. sternocleidomastoideus von der Kreuzung der V. jugularis externa beginnend, auf die unmittelbar lateral neben der A. carotis communis liegende V. jugularis interna zu. Aspirationskontrolle! Einstechen der Punktionskanüle im Winkel von 45° zur Körperachse lateral der palpierten Arterie. Venöses Blut zeigt richtige Lage an. Weiteres Vorgehen wie bei Subklaviapunktion.

> Cava-Katheter: Auskultation, Röntgen-Thorax (Katheterlage? Pneumothorax?)

Hyperosmolare Lösungen erst nach Röntgen-Kontrolle.
Katheterpflege: Täglich unter aseptischen Bedingungen Verbandswechsel, keine Kontamination der Anschlüsse, bei unklaren Fieberzuständen oder Infektion der Hauteinstichstelle Katheterneuanlage. Beim Entfernen des Katheters stets auf Vollständigkeit prüfen und die Katheterspitze bakteriologisch untersuchen.
Komplikationen: Cava-Thrombose, Embolie, Phlebitis, Sepsis, Pneumothorax – Hämatothorax, Arterienpunktion, Hämatome, Gefäßperforationen, Herzperforation, Luftembolie, Katheterembolie, Plexus-, N. recurrens-Schädigung, Arrhythmien bei zu tiefer Lage im rechten Vorhof.

> Cava-Katheter und unklares Fieber: Katheterwechsel!

Abb. 1.63 a–d
V. subclavia-Katheter:
a Punktionsort am Übergang vom mittleren zum lateralen Drittel
b Gefäßpunktion mit lumenstarker Kanüle
c Einführen eines flexiblen Führungsdrahtes (Seldinger-Draht) über die Kanüle
d Nach Entfernen der Einführungskanüle Vorschieben des Katheters über den Führungsdraht
e Entfernen des Drahtes unter Fixierung des Katheters in der korrekten Lage im Gefäß
f Regelrechte Lokalisation der Katheterspitze, Fixation an der Haut

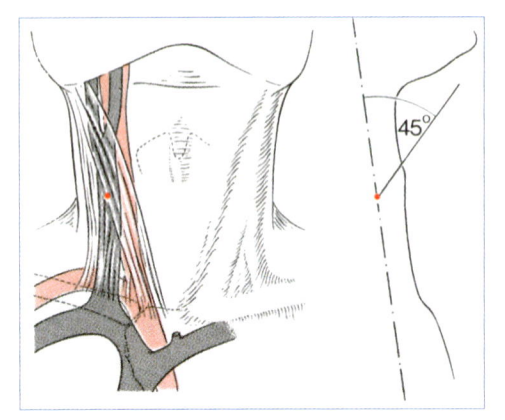

Abb. 1.64
Punktionsort der V. jugularis interna

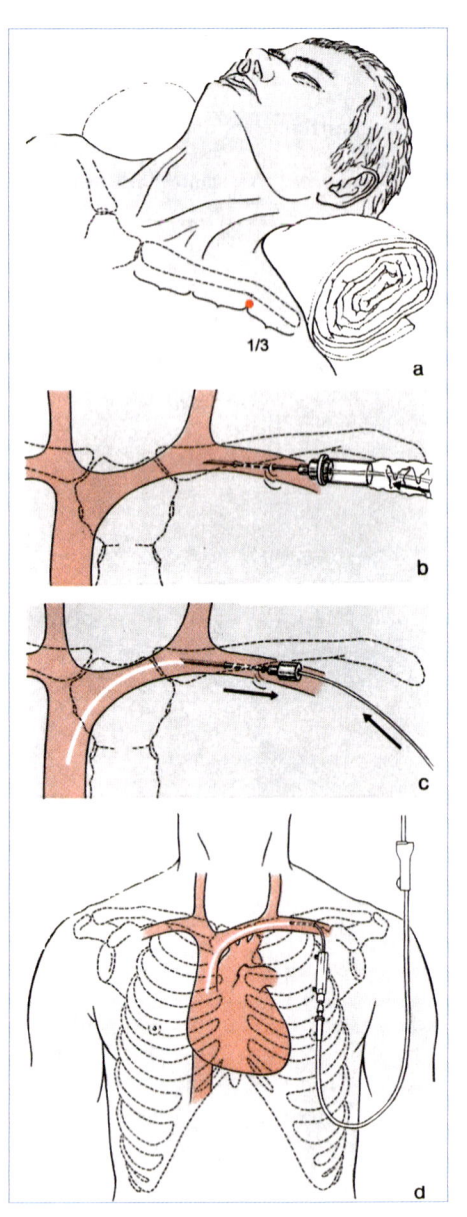

Nicht-operative chirurgische Technik   I Voraussetzungen des operativen Eingriffs   71

5.2.3 Venae sectio

Die Venae sectio hat durch die perkutan zu plazierenden Cava-Katheter an Bedeutung verloren, doch gibt es auch heute noch Einsatzgebiete.

Indikationen: Erfolglose Suche nach peripherem oder zentralvenösem Zugang durch Punktion, Anlage eines Portsystems.

Zugang (Abb. 1.65): Periphere Venen, die rasch in großlumige Venen übergehen.

Technik (Abb. 1.66): Am liegenden Patienten nach sterilem Abdecken und Lokalanästhesie Hautschnitt. Aufsuchen der Vene und doppeltes Anschlingen. Einbringung des Katheters über einen Hauttunnel, der ca. 3–5 cm distal der endgültigen Einmündungsstelle liegt. Punktion der Vene zwischen den beiden Umschlingungen und Einführen des Katheters durch die Punktionsstelle. Gelingt die Punktion nicht, distale Ligatur der Vene,

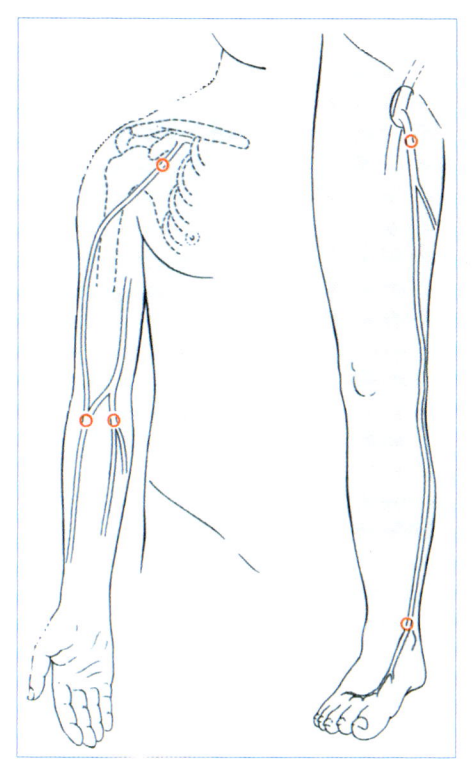

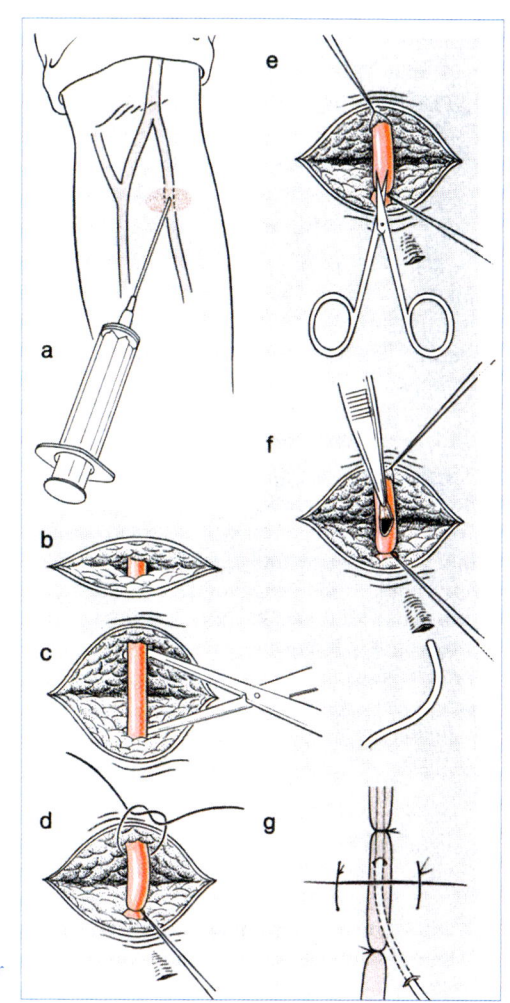

Abb. 1.65
Übliche Regionen zur Venae sectio

Abb. 1.66 a–g
Durchführung der Venae sectio:
a Infiltrationsanästhesie
b Aufsuchen der Vene
c Freilegen der Vene
d Anschlingen der Vene nach proximal und Ligatur nach distal
e Inzision der Vene
f Einbringen eines Katheters nach subkutaner Tunnellierung
g Fixation des Katheters durch lockere Ligatur der kranialen Anschlingung, Hautnähte

Einführen des Katheters über einen Froschmaulschnitt. Nach Positionierung des Katheters lockere proximale Ligatur der Vene über dem Katheter zur Fixation. Wundverschluß und steriler Verband. Vorteil der Punktionstechnik ist, daß der Katheter weiter von Blut umspült werden kann, während bei der Froschmaultechnik durch die Ligatur eine Thrombosierung der Vene obligat ist.
Bei Katheterfehllage Korrektur unter Bildwandlerkontrolle oder Neuanlage.
Komplikationen: Thrombophlebitis, Sepsis, Wundinfektion, Fehllage des Katheters.

5.2.4 Arterielle Katheter

Indikationen: Blutige Blutdruckmessung bei Risikopatienten, Blutgasanalyse (BGA).
Zugänge: A. radialis, A. femoralis, A. brachialis, A. dorsalis pedis.
Technik: Am liegenden Patienten unter sterilen Bedingungen Palpation der Arterie und Punktion im 45°-Winkel mit einer dünnen Kanüle. Weiteres Vorgehen in Seldinger-Technik.

> Kanülierung der A. radialis nur bei tastbarer A. ulnaris (Allen-Test)

Katheterpflege (s.o.)
Komplikationen: Wie bei Venae sectio. Bei arteriosklerotisch veränderten Gefäßen Gefahr der Gangrän, die zur Amputation führen kann.

> Arterieller Katheter: Deutlich kennzeichnen!
> Keine Medikamentenapplikation!

5.2.5 Periduralkatheter – Periduralanästhesie

Indikationen: Schmerzausschaltung in den entsprechenden Rückenmarkssegmenten intra- und postoperativ (s. Kap. 1.3.1), palliativ bei Tumorschmerzen, Darmstimulation bei paralytischem Ileus. Vorgehen wie bei Lumbalpunktion (s.o.).
Technik: Punktion des periduralen Raumes in Höhe des gewünschten Segmentes. Einschleusen des Katheters über die Kanüle. Bei richtiger Lage des Katheters sind wiederholte Gaben von Lokalanästhetika nach Lagekontrolle vor jeder erneuten Applikation möglich.
Komplikationen: Wie bei Lumbalpunktion (s.o.), Hypotonie, Infektionsrisiko.

5.3 Sonden

5.3.1 Magensonden

Indikationen:
- Diagnostisch: Blutung, Sekretionsanalyse.
- Entlastung von Luft und Flüssigkeit.
- Versuch der Verhinderung der Aspiration.

Klinisch häufige Indikationen:
- Mechanischer Ileus.
- Paralytischer Ileus (z.B. Peritonitis).
- Magendilatation (z.B. Magenausgangsstenose).
- Postoperative Magen-Darm-Atonie.
- Aspirationsprophylaxe bei bewußtseinsgestörten und beatmeten Patienten.

Zugänge: Nase, in Ausnahmefällen Mund (Würgereiz).
Technik: Überwiegend Verwendung einer doppellumigen (Entlüftung) Kunststoffsonde. Beim sitzenden oder liegenden Patienten transnasales Vorschieben in den Hypopharynx, Schlucken auf Kommando bei gebeugtem Kopf. Gleichzeitiges gewaltloses Vorschieben der Sonde in den Magen (ca. 45 cm). Bei Mißlingen gleichzeitiges Trinkenlassen von Flüssigkeit. Bei Fehllage im Bronchialsystem heftiger Hustenreiz oder atemsynchrone Zischlaute am Ende der Sonde. Erneuter Versuch nach Zurückziehen in den Hypopharynx. Grobe Lagekontrolle durch Einblasen von Luft über die Sonde, hörbar durch Aufsetzen des Stethoskops über dem Magen. Bei bewußtlosen Patienten Versuch, die Sonde blind vorzuschieben, sonst Einführen unter Sicht (Laryngoskop, Magill-Zange). Sicherung der Sonde an der Nase durch Pflaster, Aspiration mit Magenspritze von Hand oder durch Unterdruck (Heberprinzip). Ableitender Beutel.
Komplikationen: Stille Aspiration, Druckulzera der Schleimhäute, Perforation (Via falsa), Fehllage (Bronchialsystem).

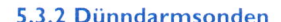

5.3.2 Dünndarmsonden

Indikationen:
- Entlastung des Dünndarmes bei akutem oder chronischem Ileus bzw. Subileus.
- Intraoperative Dünndarmschienung (Druckentlastung des Darmes, Verhinderung eines mechanischen Ileus durch unkontrollierte Verwachsungen in der postoperativen Phase).

Durch die Entlastung des Darmes Verbesserung der Sauerstoffversorgung der Darmwand, dadurch Aufbau einer normalen Wandspannung möglich.
Technik: Überwiegend finden dreilumige Dünndarmsonden aus Kunststoff (Dennis) mit einer Gesamtlänge von 2,5 m Verwendung (Abb. 1.67).

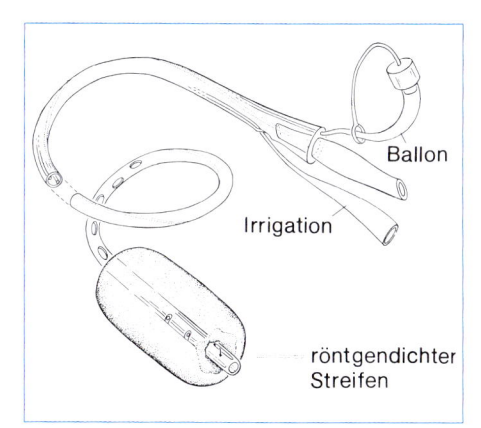

Abb. 1.67
Dünndarmsonde nach Dennis von 2,5 m Länge. 3kanaliger Aufbau zur Blockung (Ballon), Spülung (Irrigation) und Absaugung. Markierung durch röntgendichten Streifen

Aufbau der Sonden:
- **1. Lumen:** Magensonden – stark, zum Absaugen von Darminhalt.
- **2. Lumen:** Venenkatheter – stark, zum Anspülen des Darmes und zur Entlüftung der Sonde, d.h. der Verhinderung des Festsaugens.
- **3. Lumen:** Venenkatheter – stark, zum Aufblasen des an der Sondenspitze lokalisierten Ballons (10–20ml).

Technik: Am sitzenden oder liegenden Patienten transnasale Einführung der Sonde (s. Magensonde) bis in den Magen. Vorschieben in den Dünndarm unter gastroskopischer oder röntgenologischer Kontrolle. Hier Transport der Sonde bei aufgeblasenem Ballon mit Hilfe der Peristaltik in tiefere Darmabschnitte. Nachschieben der Sonde von Hand gelegentlich nötig. Radiologische Lagekontrolle während der ersten beiden Tage. Kritische Punkte der Sondenpassage sind der Pylorus, das untere Duodenalknie und das Treitz-Band. Meist ist die endoskopische Plazierung erforderlich. Gelingt intraoperativ die transnasale, transgastrale, transduodenale Plazierung der Sonde nicht (Treitz-Band!), kann die Dünndarm-Sonde über eine Jejunostomie transkutan eingelegt werden.

Bei richtiger Plazierung kann über die Sonde intermittierend abgesaugt und damit der Darm entlastet werden. In der Regel wird die Sonde für 10–12 Tage belassen, danach schrittweise Entfernung der Sonde über 12 bis 24 Stunden. Entblocken des Ballons nach Erreichen der angestrebten Lage – sonst iatrogener Obturationsileus!

> Dünndarmsonde: vor dem Zurückziehen Ballon entblocken!

Dünndarmsonden entlasten nicht den Magen. Bei Magenatonie ist eine zusätzliche Magensonde erforderlich!

Komplikationen: Druckulzera, Perforation, Blutung.

5.3.3 Kompressionsonden

Indikationen: Blutungen aus Ösophagusvarizen, Mallory-Weiss-Syndrom, Ösophagitis, Fundusvarizen (s. Kap. 23).

Sonderformen (Abb. 1.68): Doppelballonsonde nach Sengstaken-Blakemore, Einballonsonde nach Linton-Nachlas.

Am liegenden oder sitzenden Patienten transnasale (schlechter: transorale) Einführung ggf. unter Verwendung der Magill-Zange.

Technik: Vorschieben der 1 m langen Sonde bis in den Magen. Blockung des distalen Magenballons mit Luft und Plazierung unter leichtem Zug in der Kardia (Abb. 1.69). Anschließend bei der Sengstaken-Blakemore-Sonde Füllen des ösophagealen Ballons mit Luft bis zu einem Druck von 30–40 mm HG (Bestimmung mit Cuff-Druckmesser, Druck über venösem Druck und unter arteriellem/kapillarem Druck). Durch anhaltende Kompression des Kardiabereiches und des ösophago-kardialen Überganges Unterbrechung des Zuflusses zu den Ösophagusvarizen.

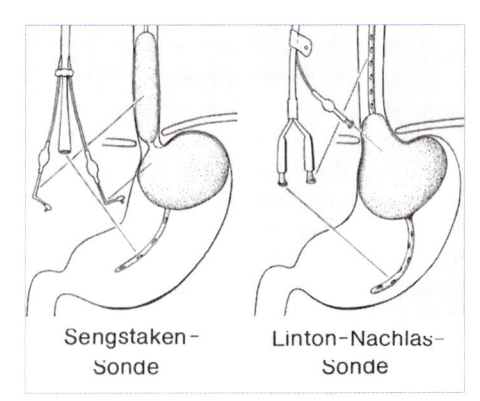

Abb. 1.68 a,b
Ösophageale Kompressionssonden nach Sengstaken-Blakemore **a** oder Linton-Nachlas **b**. Jeweils dreikanaliger Aufbau zur getrennten Blockung oder Absaugung

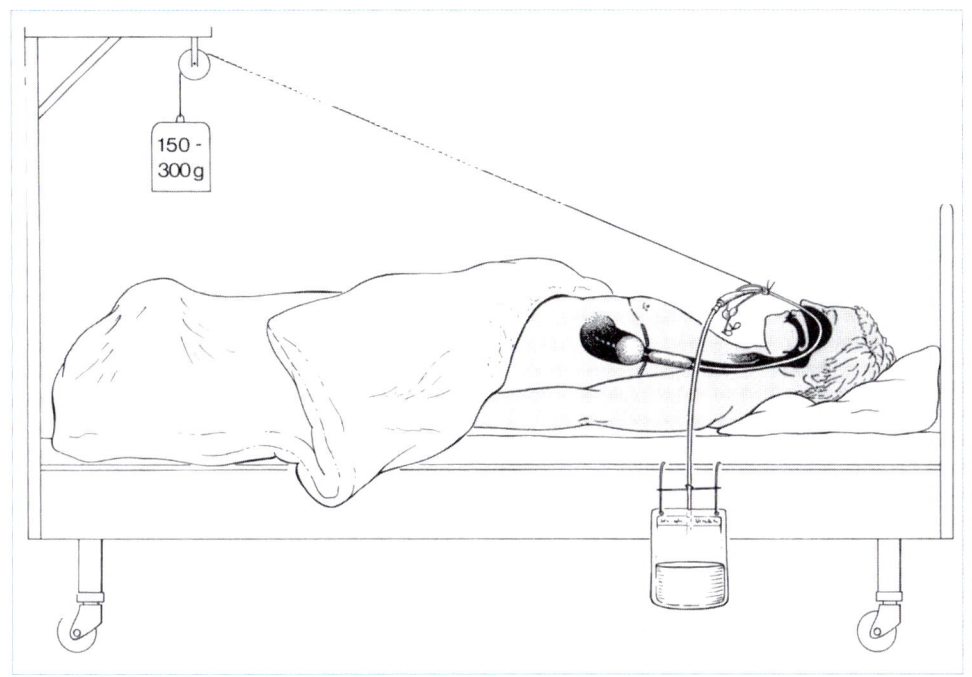

Nicht-operative chirurgische Technik — I Voraussetzungen des operativen Eingriffs

Abb. 1.69
Korrekte Sondenlage bei Sengstaken-Blakemore-Sonde unter leichtem Zug bei geblockten Magen- und Ösophagusballons. Ableitung des gastralen Inhalts in Ableitungsbeutel

Bei der Linton-Nachlas-Sonde ausreichende Kompression durch einen birnenförmigen Ballon, bei der Sengstaken-Blakemore-Sonde zweiter wurstförmiger Ösophagusballon notwendig. Beide Sonden dienen gleichzeitig als Magensonde (Spülung, Arzneimittelzufuhr). Maximale Verweildauer 24–48 (72) Stunden.
Entfernung der Sonde: Abbau des Zuges und Entblocken der Sonde mit Spritze. Patienten schluckweise trinken lassen (Lösung von Verklebungen zwischen Ballon- und Ösophaguswand). Kontrolle des Mageninhaltes auf Rezidivblutung über 6 Stunden unter Liegenlassen der entblockten Sonde, erst danach die Sonde entfernen.
Komplikationen: Druckgeschwür, Wandnekrose, Dislokation nach kranial mit Erstickung!

Kompressions-Syndrom: Dislokation bei zu starkem Zug, zu schwach geblähtem Magenballon oder großer Hiatushernie

5.3.4 Ernährungssonden

Indikationen:
- Enterale Ernährung bei gestörtem Schluckakt.
- Hyperalimentation (z.B. Schädelhirntrauma, Hirntumoren).
- Postoperativ enterale Ernährung = „jejunal feeding").

Zugänge:
- Transnasal oder transoral
- Gastro- oder Jejunostoma.

Technik bei transnasalem oder transoralem Zugang: Vorschieben des 1,5–5 mm dicken weichen Plastikschlauches wie bei Magensonde, evtl. unter Röntgenkontrolle oder gastroskopischer Führung.

Eine Sonderform ist die dreilumige Sonde mit einem Lumen im Magen, einem im Duodenum und einem zur Entlüftung (endoskopisch zu plazieren).

Technik bei Zugang über Gastro- oder Jejunostoma: Einführen der Ernährungssonde durch intraoperativ plazierte Kathetergastro- oder besser Jejunostomie. Hierzu Punktion der Darmwand mit einer speziellen Kanüle unter submuköser Kanülierung. Sicherung der Sonde durch Tabaksbeutelnaht, Anheftung der Darmschlinge am parietalen Peritoneum.

Die sehr feinen und gewebeverträglichen Sonden vermeiden Druckschäden auch bei extrem langer Liegedauer. Sie ermöglichen die frühzeitige postoperative enterale Ernährung.

Die Sondennahrung ist meist voll bilanziert, ohne Enzymaufschlüsselung resorptionsfähig und führt zu keinen größeren Stuhlmengen (Pflegeerleichterung).

Komplikationen: Dislokation, osmotische Diarrhoe.

Perkutan endoskopische Gastrostomie (PEG)

Die perkutane endoskopische Gastrostomie (PEG) ist ein komplikationsarmes, sicheres und den Patienten wenig belastendes Verfahren. Es erfordert lediglich eine Lokalanästhesie.

Indikationen: Inoperable Tumorstenosen im Kardiabereich (sofern gastroskopisch passierbar), Tumorkachexie, länger andauernde Schluckstörungen jeder Genese, Kontraindikationen einer peroralen Ernährungssonde (z.B. Ösophagitis, neurologische Schluckstörungen).

Kontraindikationen: Gerinnungsstörung, fehlende Diaphanoskopie, Peritonitis, allgemeine Kontraindikationen gegen eine enterale Ernährung, Peritonealkarzinose.

Nicht-operative chirurgische Technik · **I Voraussetzungen des operativen Eingriffs**

Technik: Einführen des Gastroskops bis zum Magenkorpus. Unter Luftinsufflation wird der Magen entfaltet. Mit Hilfe der Diaphanoskopie wird die Einstichstelle auf der Bauchhaut festgelegt und diese mit Lokalanästhetika umspritzt (Abb. 1.70 a). Perkutane Punktion des Magens (Abb. 1.70 b). Dabei wird die Punktionsnadel mit aufgesetzter Kunststoffkanüle bis ins Magenlumen eingestochen. Nach Entfernung der Punktionsnadel Einführen eines Führungsfadens, der vom noch liegenden Gastroskop gefaßt und aus dem Mund herausgezogen wird (Abb. 1.70 c), Fixierung des oralen Fadenendes am PEG-Katheter (Abb. 1.70 d). Durch Zug am distalen Fadenende wird der Katheter nun in den Magen und durch die Punktionsstelle gezogen, bis der angebrachte Widerhaken der Magenwand anliegt. Sicherung des Katheters durch eine Silikonscheibe vor Dislokation nach innen (s. Abb. 1.70 e,f). Langsamer Aufbau der enteralen Ernährung.

5.4 Darmrohre

Indikationen:
- Reinigungseinläufe prä- und postoperativ
- Kolon-Kontraströntgen.
- Erleichterung des postoperativen Windabganges.

Technik: In Seitenlage, seltener in Rückenlage, Inspektion des Anus und digitale Austastung der Rektumampulle. Danach gewaltloses Einführen des mit Gleitmittel versehenen 40 cm langen Rohres in die Rektumampulle (15–20 cm). Das Vorschieben darf keinerlei Schmerzen erzeugen und muß ohne Widerstand gelingen. Bei Angabe heftiger Schmerzen oder Verschlechterung des Allgemeinzustandes ist eine Perforation auszuschließen (Abdomenübersicht im Stehen, Röntgen-Kolon mit Gastrografin! Klinische Überwachung).

Komplikation: Perforation.

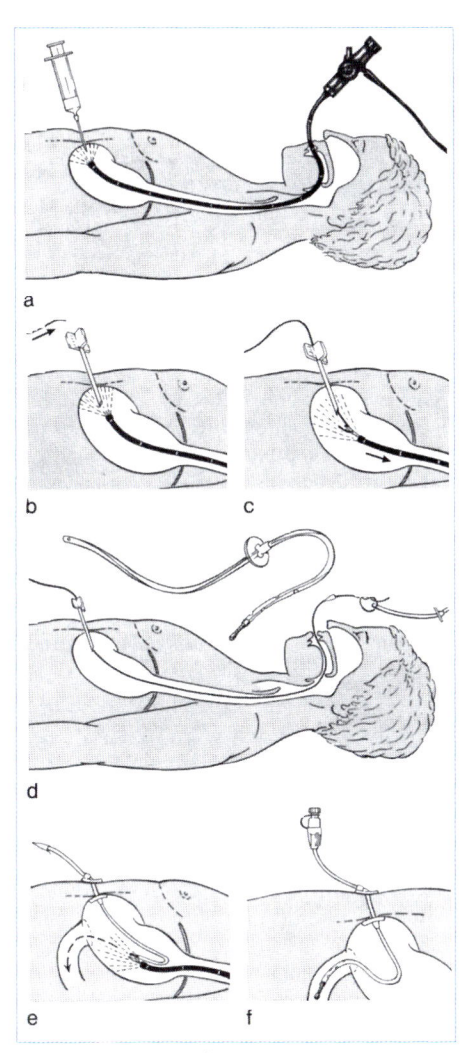

1.70 a–f
Technik der perkutanen endoskopischen Gastrostomie (PEG, s. Text)

6 Asepsis, Antisepsis, Hospitalismus

Definitionen

- **Asepsis:** Verhütung von Wundinfektionen durch Fernhalten von Erregern.
- **Antisepsis:** Vernichtung von Krankheitserregern durch chemische und physikalische Desinfektion.
- **Sterilisation:** Abtöten bzw. irreversibles Inaktivieren aller vermehrungsfähigen Mikroorganismen.
- **Desinfektion:** Abtöten bzw. irreversibles Inaktivieren aller vegetativen Mikroorganismen. Sporen werden nicht inaktiviert.

Asepsis, sonst Sepsis!

Kapitelübersicht

Asepsis, Antisepsis, Hospitalismus
Sterilisation
Desinfektion
• Händedesinfektion
Nosokomiale Infektionen und ihre Vermeidung
Verhalten im Operationssaal

6.1 Sterilisation (Tab. 1.10)

Tab. 1.10 Sterilisationsverfahren

Methoden	Anwendungsbereich	Einwirkungstemperatur	Einwirkungsdruck	Einwirkungszeit	Bemerkungen
Heißluft	Thermostabile Güter	180 °C 160 °C	[1] [1]	30 min 200 min	– –
Dampf	Thermostabile und bedingt thermostabile Güter	134 °C 121 °C	2,9 bar[2] 1,9 bar[2]	5 min 15 min	für chirurgische Instrumente und für Wäsche für Gummi, Glas, Kunststoff usw.
Ethylenoxid-Gas	Thermolabile Güter	20 °C 55 °C	[1] 4,5 bar[2]	45 min 120 min	Niederdruck (95 % EO, 5 %, CO_2) Hochdruck (15 % EO, 85 % CO_2)
Formaldehyd	Thermolabile Güter	60 °C	200 mbar	120 min	alternierendes Vorvakuum erforderlich
Plasma	Thermolabile Güter	45 °C			
Kathodenstrahlung	Thermolabile Güter				

[1] normaler atmosphärischer Druck (= 0 bar Überdruck)
[2] im Sinne von Überdruck = atmosphärische Druckdifferenz p_e (nach DIN 1314)

6.1.1 Methoden

- **Heißluftsterilisation:** Für thermostabile Gegenstände. Dieses Sterilisationsverfahren sollte jedoch nicht mehr für den klinischen Gebrauch eingesetzt werden.
- **Dampfsterilisation:** Sterilisation mit gesättigtem Wasserdampf (121 °C bzw. 134 °C). Die Dampfsterilisation ist z.Zt. das sicherste und universell einsetzbarste Sterilisationsverfahren in der Klinik.
- **Ethylenoxid-Gassterilisation:** Geeignet für thermolabile Gegenstände. Kunststoffe können Ethylenoxid und dessen toxische Abbauprodukte (Ethylenglykol, Ethylenchlorhydrin) aufnehmen. Deshalb ist eine ausreichend lange Entgasung entweder durch Lagerung über 7 Tage im klimatisierten Raum oder durch Verwendung von Sterilisationsgeräten mit fraktioniertem Vakuum erforderlich. Bei diesen ist nach 16stündigem Sterilisationsvorgang die Entgasung beendet.
- **Formaldehyd-Sterilisation:** Ebenfalls für thermolabile Gegenstände geeignet. Formalindampf wird in speziellen Desinfektionsgeräten mit alternierenden Vorvakuumphasen bei 60° C Temperatur an das zu sterilisierende Gut herangeführt. Neben einer Keimabtötung an der Oberfläche der Gegenstände kann mit diesem Verfahren auch eine ausreichend sichere Tiefenwirkung erzielt werden. Wegen der relativ hohen Toxizität (Schleimhautreizung, Allergien) sollte Formaldehyd nur in geschlossenen Behältern verwandt werden. Eine Kanzerogenität fand sich lediglich bei Nagetieren, aufgrund epidemiologischer Daten sei ein erhöhtes Krebsrisiko für den Menschen auszuschließen (Stellungnahme des Wissenschaftlichen Beirates der Bundesärztekammer 11/87).
- **Plasmasterilisation:** Sterilisation mit H_2O_2-Plasma. Verfahren zur Sterilisation von empfindlichen thermolabilen Materialien und Instrumenten.
- **Strahlensterilisation** mit Kathodenstrahlen (β- und γ-Strahlen) ist wegen des erforderlichen apparativen und technischen Aufwandes der Industrie vorbehalten. Einsatzbereiche: Bestimmte Pharmazeutika, Einweg- und Nahtmaterialien.

Die **Dampfresistenz** von einigen Mikroorganismen zeigt Tabelle 1.11. Daraus ist ersichtlich, daß eine Behandlung mit 100 °C heißem, d.h. kochendem Wasser für eine Reihe von Mikroorganismen nicht abtötend ist.

Auskochen läßt Sporen kalt!

6.1.2 Kontrollmethoden

Kontrolle der Verfahrensparameter (Meßwertdiagramme), Chemoindikatoren, Bioindikatoren. Die entsprechenden EU-Normen sind zu beachten.

Tab. 1.11 Dampfresistenzstufen der Mikroorganismen

Keime	Dampfresistenz[*]		Resistenzstufe
Viren, Pilze, vegetative Bakterienformen	100 °C	s bis min	I
Milzbrandsporen	100 °C	15 min	II
Sporenerde, pathogene anaerobe Sporenbildner	100 °C 121 °C	10–50 Std. oder 10 min	III
Thermophile native Erdsporen	121 °C	mehrere Std.	IV

[*] Dampfresistenz = Dauer bis zum Absterben bei Exposition in ungespanntem Wasserdampf

6.2 Desinfektion

6.2.1 Methoden

- **Thermische Verfahren:** Wann immer möglich, sollten thermische Verfahren (90 °C für 10 min) oder chemothermische Verfahren (bei 60 °C) im Desinfektionsautomaten (z.B. Instrumentenwaschmaschine) eingesetzt werden.
- **Chemische Verfahren:** Sie sollten nur eingesetzt werden, wenn thermische Verfahren nicht möglich sind. Es sollten nur Präparate eingesetzt werden, die entsprechend den Prüfkriterien der Deutschen Gesellschaft für Hygiene und Mikrobiologie (DGHM) gestestet worden sind (s. Desinfektionsmittelliste der DGHM).

6.2.2 Einsatzbereiche für chemische Desinfektionsmittel

- **Flächendesinfektion:** Verwendet werden Aldehyde, kationenaktive Verbindungen, Perverbindungen und Alkohole. Cave: Explosionsgefahr bei Alkoholen.
- **Instrumentendesinfektion:** Verwendet werden Aldehyde, Alkohole, Perverbindungen und kationenaktive Verbindungen. **Wichtig:** Instrumente müssen vollständig in die Desinfektionslösung eingelegt werden. Die vom Hersteller angegebenen Konzentrationen und Einwirkzeiten unbedingt einhalten.
- **Händedesinfektion** (s.u.)
- **Hautdesinfektion:** zur Keimreduktion auf der Haut von Patienten vor Operationen und anderen aseptischen Eingriffen einschließlich Injektionen und Punktionen. Wesentliche Wirkstoffe sind Alkohole und PVP-Jod.
- **Schleimhautdesinfektion:** zur Keimreduktion auf der Schleimhaut von Patienten vor aseptischen Eingriffen (z.B. Legen eines Blasenkatheters). Wesentliche Wirkstoffe sind PVP-Jod und Octenidin.

6.3 Krankenhauserworbene Infektionen

- **Nosokomiale (krankenhauserworbene) Infektion:** Infektion, die im ursächlichen Zusammenhang mit einem Krankenhausaufenthalt steht. Die Häufigkeit nosokomialer Infektionen in deutschen Kliniken beträgt im Durchschnitt 5 %. In Risikobereichen (z.B. Intensivstationen) ist sie in der Regel deutlich höher (12–30 %). Die häufigsten krankenhauserworbenen Infektionen bei Patienten sind: Harnwegsinfektionen, Wundinfektionen, Pneumonien und Sepsis.
- **Endogene Infektionen:** Infektionen durch patienteneigene Keime (z.B. Peritonitis durch Darmflora bei Eröffnung des Darmes oder Kathetersepsis mit Staphylokokken der Haut).
- **Exogene Infektionen:** Infektionen durch Keime, die von außen auf den Patienten übertragen werden.

6.3.1 Übertragungswege

Exogene Infektionen können übertragen werden durch:
- **Personal:**
  - Hände
  - Nasen-Rachenraum
  - Kopfbehaarung
  - Kleidung

Hand: Wichtigster Infektionsüberträger!

- **Instrumentarium:**
  Unzureichend sterilisierte oder kontaminierte
  - Instrumente
  - Verweilkatheter
  - Drainagen
  - Trachealtuben
  - Optische Instrumentarien
  - Verbandsmaterialien
- **Luft:**
  - **Primärkeime**, die durch Klimaanlagen bei fehlerhafter Filterung oder durch Luftbewegung in die Behandlungseinheit eingebracht werden.
  - **Sekundärkeime:** Durch ungünstige Luftströmung oder Personalbewegung von den Flächen aufgewirbelte Mikroorganismen.

6.3.2 Typische Keime und prädisponierende Faktoren

Typische Hospitalkeime sind: Staphylokokken (S. aureus und S. epidermidis), Escherichia coli, Pseudomonas aeruginosa, Enterokokken, Klebsiellen, Stenotrophomonas maltophilia und Acinetobacter baumannii.

Als **prädisponierende Faktoren bei nosokomialen Infektionen** sind zu nennen:
- Immunsuppression (Tumorpatienten oder Transplantierte),
- Stoffwechselerkrankungen,
- hohes Alter,
- Frühgeburt,
- Implantation von Fremdkörpern.

Therapeutische Maßnahmen mit hohem Infektionsrisiko sind:
- Maschinelle Beatmung,
- Infusionstherapie,
- Harndrainage,
- Dialyse.

6.3.3 Maßnahmen zur Vermeidung von Hospitalinfektionen

- **Resistenzerhöhung** (Verminderung von Resistenzschwächung) **des Patienten**
  - Adäquate Nahrungszufuhr
  - Frühmobilisation
  - Antibiotikaprophylaxe: Sinnvoll nur bei gesicherter Indikation (Kolonchirurgie, Hysterektomie, Herzoperationen, Gefäßimplantate).

  Kurzzeitprophylaxe: Erste Gabe bei Narkoseeinleitung, nur für die Operationsphase, in Abhängigkeit der Operationsdauer ein- bis zweimalige Verabreichung.

- **Operationsvorbreitung des Patienten** (s.a. Kap. 1.1):
  - Ausschließen oder Behandeln bestehender Infektionen der Haut, im Bereich der Atem- oder ableitenden Harnwege (z.B. Pilzinfektion, Pusteln, Erkrankung des Nasen-Rachenraumes u.a.).
  - Darmentleerung
  - Körperreinigung (auch Finger- und Fußnägel!)
  - Enthaarung des Operationsgebietes (Rasur nie am Vorabend, sondern kurz vor der Operation).

- **Maßnahmen beim Personal**
  - Prinzip der Nonkontamination
  - Händedesinfektion (s.u.). Sie ist die wirksamste, billigste und einfachste Maßnahme zur Verhütung von Krankenhausinfektionen!
  - Schutzkleidung (Kittel oder Schürzen) bei allen Tätigkeiten, bei denen eine Kontamination der Arbeitskleidung zu befürchten ist.
  - Bereichskleidung in allen Risikobereichen (z.B. OP oder Intensivstationen), ggf. Tragen von Kopfhauben, Mundmasken und Schutzbrillen.

- **Maßnahmen in den Räumen**
  - Flächendesinfektion zur Abtötung der aus der Luft sedimentierten oder durch Kontamination an die Flächen gebrachten Keime.
  - Einrichtung von Schleusen für Personal, Patienten, Material.

Sprühdesinfektion ersetzt nicht Scheuer-Wisch-Reinigung!

  - In den **Operationseinheiten** Klimatisierung mit hoher Luftwechselrate und Verwendung von endständigen, d.h. im Bereich der Zulufteinlässe angebrachten kleinporigen Filtern. Keine Zugluft.

6.4 Verhalten in der Operationseinheit

- **Vor dem Betreten:**
  - Mechanische Händereinigung
  - Hygienische Händedesinfektion
  - Umkleiden (Schleuse).
- **Vor der Operation:**
  - Chirurgische Händedesinfektion
  - Einkleiden in sterile Operationsbekleidung, inkl. Rückenbedeckung (Teil des Kittels oder sog. Rückenschürzen)
  - Anziehenlassen von sterilen Handschuhen
  - Hautdesinfektion beim Patienten
  - Abdecken des Patienten mit sterilen Tüchern (möglichst flüssigkeitsundurchlässige, nicht stauberzeugende Einwegtücher)
- **Während der Operation:**
  - Gewebeschonendes Operieren, da Nekrosen eine potentielle Infektionsgefahr darstellen
  - Sorgfältige Blutstillung, da Hämatome optimale Nährböden sind
  - Operationsgebiet vor dem Austrocknen bewahren
  - Operationsdauer nicht unnötig verlängern, da dies die Gefahr der Kontamination mit Luftkeimen in Abhängigkeit von den hygienischen Verhältnissen in der Operationseinheit erhöht
  - Wenig sprechen, da Schutzwirkung der Masken durch Sprechen reduziert wird.
- **In den Operationspausen:**
  - Handschuhe ablegen, da diese infolge Porosität und Läsionen nur Pseudoschutz bieten
  - Masken nicht „hängen" lassen, da Innenfläche immer kontaminiert und Schutzwirkung nach 3 Stunden nachläßt.

Strenge Asepsis = strenge Disziplin!

- **Bei der nächsten Operation:**
  - Chirurgische Händedesinfektion
  - Neues Einkleiden.

- **Für das nichtoperierende, in der Operationseinheit tätige Personal** gilt:
  - Wiederholte hygienische Händedesinfektion
  - Einhaltung des Prinzips der Nonkontamination.

Personalbewegung, Sprechen, Trockenwischen führen zur Keimaufwirbelung, d.h. zur Erhöhung der Zahl der Sekundärkeime in der Luft. Eine Luftkeimzahl von über 100 Keimen pro Kubikmeter Luft erhöht die Gefahr der Kontamination bei aseptischen Eingriffen. Das disziplinierte Einhalten der Regeln der Asepsis und Antisepsis ermöglicht eine Reduktion der Keimzahl im Operationsbereich auf unter 50 Keime pro Kubikmeter Luft.

Optimierung der Luftführung in klimatisierten Räumen ist ein wichtiges Moment in der Keimzahlreduktion. In der **Reinraumtechnik** wird durch eine horizontale oder vertikale laminare Luftströmung eine partikelfreie Luftglocke über dem Operationsgebiet erzeugt.

6.5 Händedesinfektion

- **Hygienische Händedesinfektion**
  Beseitigt die hautfremden Keime und reduziert die Zahl der hauteigenen Keime.
- **Chirurgische Händedesinfektion**
  Weitgehende Eliminierung der hauteigenen Keime, die in der Hornhaut bis zum Stratum lucidum in abnehmender Zahl vorhanden sind. Schweiß- und Talgdrüsen sind normalerweise nahezu keimfrei.
  Technik: Vorwaschung möglichst vor Betreten der Operationseinheit, dabei Bürsten auf die Nagelfalze beschränken. Wenn nötig, nur wenig Seife. Danach chemische Desinfektion über 5 min im Bereich der Hände und Unterarme (s. Kap. 2.3).
- **Händedesinfektionsmittel**
  Alkoholische Einreibepräparate haben beste Wirksamkeit und Verträglichkeit und sind einfach anzuwenden. Ohne Wasserzusatz ausgezeichnete Sofort- und Remanenzwirkung.
  Polyvidonjodkomplex-Präparate: Gute Hautverträglichkeit. In vielen Ländern seit Jahren routinemäßig eingesetzt.
- **Händedesinfektionsmittel-Allergie**
  Insgesamt selten. Seifenvorwaschung mit anschließender Verwendung von alkoholischen Einreibepräparaten kann über eine Dermatitis zum chronischen Ekzem und auch zur Allergie führen.

2 Operativer Eingriff

Kapitelübersicht

- **Operativer Eingriff**
- Operationssaal
- Operationsvorbereitung
- Lagerung des Patienten
- Operationsassistenz
- Operationsablauf
- Instrumente
- Chirurgische Naht
- Knoten
- Operationstechnik
- Bluttransfusion

I Grundbegriffe

- **Amputation:** Absetzen eines Körperteils, meist einer Gliedmaße.
  Beispiele: Oberschenkelamputation
  Fingeramputation
  Penisamputation
  Mammaamputation
  Rektumamputation (-exstirpation).

  Im Gegensatz zur Resektion (s.u.) bezeichnet die Amputation die vollständige Absetzung eines primär endständigen Körperteils ohne die Möglichkeit zur Wiederherstellung der Kontinuität.

- **Anastomose:** Nahtvereinigung von Organlumina.
  Beispiele: Gastroenterostomie
  Portokavale Anastomose
  Hepatiko-Jejunostomie
  Gefäßanastomose

  Unterschieden werden End-zu-End- (termino-terminal), End-zu-Seit- (termino-lateral), Seit-zu-Seit- (latero-lateral) und Seit-zu-End- (latero-terminale) Anastomosen.

- **Bypass:** Umgehungsbahn z.B. im Gefäßsystem oder im Gastrointestinaltrakt.
  Beispiele: Aorto-koronarer Venen-Bypass (ACVB)
  Aorto-iliakaler Prothesenbypass
  Tumorbypass, z.B. Ileotransversostomie

  Therapeutisch dient der Bypass der Umgehung eines Hindernisses (Gefäßbypass, Tumorbypass) oder der Ausschaltung eines Teils der Organfunktion (Dünndarmbypass).

- **Endoskopie:** Untersuchung von Hohlorganen und Körperhöhlen durch optische Geräte.

- **Endoskope** sind flexibel (Glasfiberoptik: Gastroskop, Duodenoskop, Koloskop, Zystoskop, Bronchoskop) oder starr (beleuchtetes Hohlspekulum: Therapeutisches Ösophagoskop, Rektoskop, Proktoskop, Zystoskop, Laparoskop, Mediastinoskop, Arthroskop). Die Inspektion wird durch eingebrachtes Licht mit geringer Wärmeabstrahlung (Kaltlicht) sowie meist durch ein die betreffende Körperregion aufblähendes Medium (Luft, CO_2, Wasser) ermöglicht. Ein wichtiges Anwendungsgebiet der Endoskopie in der Chirurgie ergibt sich auch von Seiten der Therapie (z.B. Varizensklerosierung, endoskopische Papillotomie, laparoskopische Cholezystektomie, s. Kap. 11).

- **Enterostomie:** Anlage einer äußeren Darmfistel.
  Beispiel: Ileostoma
  Kolostoma

- **Entero-Enterostomie:** Anastomosierung zweier Darmabschnitte ohne (Bypass s.o.) oder mit zuvoriger Resektion des dazwischenliegenden Abschnitts (Anastomose). Die Verbindung

wird nach den beteiligten Organen, z.B. als Gastro-Duodenostomie, Ileo-Transversostomie und Ösophago-Gastrostomie bezeichnet.
- **Enterotomie:** Operative Eröffnung des Darmlumens.
  Beispiele: Gastrotomie zur Exzision eines Tumors, Umstechung einer Blutung
  Jejunotomie zur Entfernung eines Fremdkörpers
  Kolotomie zur Abtragung eines Polypen
- **Enukleation:** Ausschälung eines kapsulär- oder pseudokapsulär begrenzten Gewebsanteils.
  Beispiele: Gutartige Tumoren (Myome, Fibrome)
  Palliativ bei bösartigen Tumoren (Sarkome)
  Prostataadenom
  Organzysten
- **Exkochleation:** Abtragung mit dem scharfen Löffel.
  Beispiele: Warzen
  Kleine Hauttumoren
  Fistelgänge
  Nekrosehöhlen
  Atherome
- **Exhairese:** Kontinuitätsunterbrechung eines Nerven.
  Beispiel: Phrenikusexhairese
- **Exstirpation:** Komplette chirurgische Entfernung eines Organs oder eines lokalisierten Tumors. Der jeweilige Eingriff wird als -ektomie bezeichnet.
  Beispiele: Gastrektomie
  Cholezystektomie
  Pneumonektomie
  Kolektomie
- **Exzision:** Ausschneidung eines krankhaften Befundes ohne Bezug auf die Organgrenzen und Gewebsstrukturen.
  Beispiele: Exzision von Hauttumoren
  Ulkusexzision
- **Gefäßdesobliteration:** Beseitigung des Verschlusses eines obliterierten, d.h. verschlossenen oder hochgradig stenosierten Gefäßes.
  Beispiele: Embolektomie
  Pneumatische Dilatation
  Endarteriektomie
- **Implantation:** Einpflanzung körperfremder Materialien.
  Beispiele: Metallplatten
  Schrauben
  Herzklappen
  Mammaprothesen
  Schrittmacher
  Gelenkprothesen
  Peritoneo-venöser Shunt
  Kunststoffnetze (bei Hernienoperationen)

Diese sog. alloplastischen Materialien können reizlos einheilen, soweit sie gewebsneutral und nicht infiziert sind.

- **Injektion:** Parenterale Einbringung definierter Substanzen in den Organismus. Sie dient der Applikation von Medikamenten oder Nährlösungen. Die natürliche Barriere der Epidermis wird durch die Injektionskanüle überbrückt, die in der Haut (intra-, subkutan), in der Muskulatur (intramuskulär), in Gefäßen (intravenös, intraarteriell), in Gelenken (intraartikulär), in Körperhöhlen (intrapleural, intraperitoneal), im Spinalkanal (intraspinal), im Hirnventrikel (intrathekal) etc. liegen kann.
- **Inzision:** Operative Eröffnung von Körperhöhlen (Laparotomie, Thorakotomie) oder durch pathologische Vorgänge entstandenen Hohlräumen (Abszeß).
- **Laparostoma:** Offenlassen der Laparotomiewunde, provisorischer Bauchdeckenverschluß mit resorbierbarem Kunststoffnetz (z.B. Vicryl®), um eine Darmprotrusion zu vermeiden.
  Beispiel: Platzbauch mit infizierten Bauchdecken, im Rahmen der Etappenlavage bei der Peritonitis (s. Kap. 29.2).
- **Punktion:** Flüssigkeitsentnahme aus einem definierten Hohlraum. Dieser Hohlraum kann eine präformierte Körperhöhle (Pleura, Aszites, Perikard), ein Hohlorgan (Ventrikel, Gefäße, Gallengänge etc.), ein Gelenk oder eine krankhafte Flüssigkeitsansammlung (Abszeß, Hämatom, Zyste) sein. Die Punktion dient der Diagnostik (venöse Blutentnahme, Aszitespunktion, Pleurapunktion), der Entlastung (Gelenkpunktion, Hydrozelenpunktion, Aszitespunktion etc.) und in Verbindung mit einer gleichzeitigen Injektion differenter Pharmaka – auch Instillation genannt – der Therapie. Ein neues Anwendungsfeld ergibt sich in der Feinnadelpunktion, mit der unter sonographischer und computertomographischer Kontrolle auch parenchymatöse Organe (Leber, Pankreas, Niere, Schilddrüse etc.) weitgehend gefahrlos zur Gewinnung einer Gewebsprobe punktiert werden können (s. Kap. 1.5).
- **Rekonstruktion:** Operative Wiederherstellung einer anatomisch vorgegebenen Struktur.
  Beispiele: Mamma-Korrekturplastik
  Sphinkterrekonstruktion
  Pylorusrekonstruktion
- **Replantation:** Wiederanfügen traumatisch abgetrennter Gliedmaßen oder deren Anteile (Finger, Zehen u.ä.m.) Sie erfolgt unter Anwendung mikrochirurgischer (Gefäße, Lymphbahnen, Nerven) Operationstechniken und setzt spezielle Erfahrungen voraus.
- **Resektion:** Entfernung erkrankter Organabschnitte unter Belassung gesunder Organanteile. Die Resektion beinhaltet im Magen-Darm-Bereich die Wiederherstellung (einzeitig) oder zumindest die Möglichkeit zur Wiederherstellung der Kontinuität (mehrzeitig).
  Beispiele: Dickdarmresektion
  Rektumresektion
  Schilddrüsenresektion
  Femurresektion bei Osteosarkom etc.

- **Sklerosierung:** Verödung von varikösen Gefäßen durch intra- und paravasale Injektion sklerosierender, d.h. die lokale Entzündungsreaktion fördernder Substanzen.
  Beispiele: Endoskopische Varizenverödung (s. Kap. 11)
  Hämorrhoiden (s. Kap. 28)
- **Transplantation:** Gewebsverpflanzung (s. Kap. 9), Gewebsempfänger und Gewebsspender können sein:
  Dieselbe Person = **Autotransplantat** (autologes Transplantat, Autograft; z.B. Spalthaut)
  Eineiige Zwillinge = **Isotransplantat** (isogenes, synogenes Transplantat; z.B. Niere)
  Verschiedene Individuen = **Homotransplantat**, Allotransplantat (allogenes Transplantat, Allograft; z.B. Niere, Herz, Hornhaut, Leber)
  Verschiedene Spezies = **Xenotransplantat**, xenogenes Transplantat, Xenograft (z.B. Schweinehaut zur vorläufigen Deckung von Verbrennungswunden, Versuche der xenogenen Organtransplantation) zur Zeit in der Forschung.

2 Operationssaal und Operationsablauf

2.1 Bauliche Gestaltung des Operationssaals

Die enge Zusammenarbeit verschiedener Arbeitsgruppen (Chirurgie, Anästhesie, Versorgung) im Operationsbereich erfordert eine enge Kooperation und die strenge Gliederung organisatorischer Abläufe. Die sorgfältige Einhaltung hygienischer Bestimmungen und das schulmäßig geübte Vorgehen bei Lagerung und Desinfektion verhindern Komplikationen (Verbrennungen, Lagerungs- und Narkoseschäden).

Operationsaal: Sterilität, Ruhe, Disziplin

Der Operationssaal ist von den Krankenstationen räumlich getrennt. Er sollte im Nebenschluß liegen, um jeglichen Durchgangsverkehr zu vermeiden. In modernen Krankenhäusern sind die Operationseinheiten der einzelnen Disziplinen in einer zentralen Operationsabteilung zusammengefaßt. In jedem Operationsraum sollte nur ein Operationstisch stehen, um Unruhe und dadurch bedingte Keimaufwirbelung zu vermeiden. Die früher obligate Trennung von septischem und aseptischem OP ist bei strenger Beachtung hygienischer Maßnahmen nicht mehr erforderlich (Abb. 2.1).

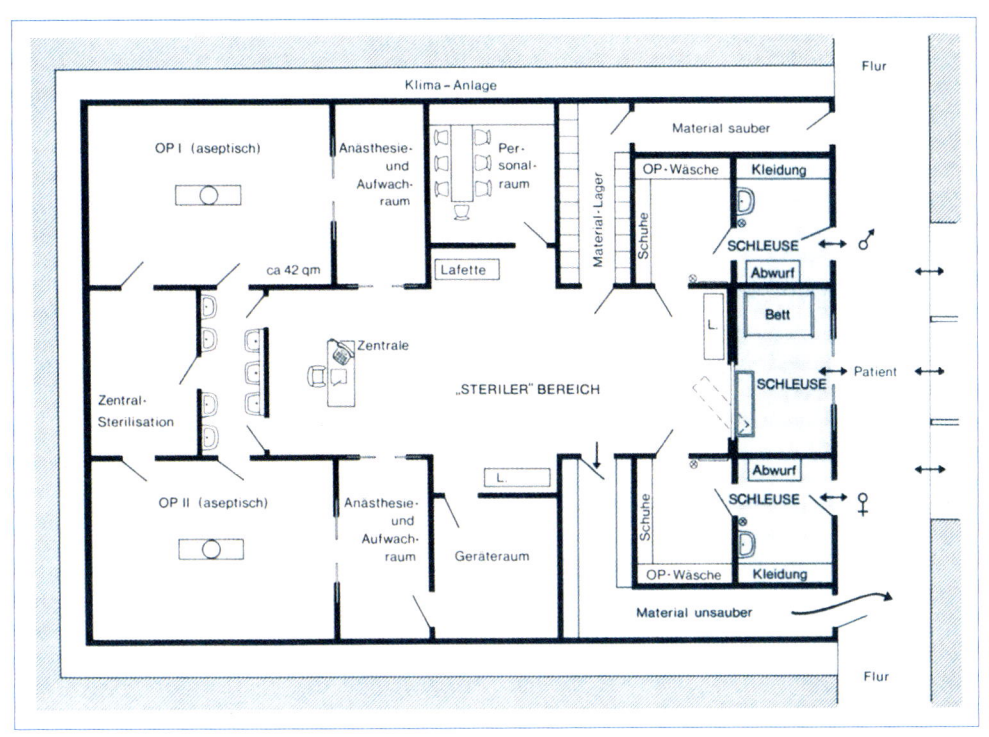

Abb. 2.1
Bau- und Funktionsplan einer Operationseinheit

Die Operationseinheit (Operationssaal, Waschraum, Ein-/Ausleitung, Nebenräume) ist in der Regel durch Schleusensysteme für Patient, Personal und Material von der anderen Klinik abgetrennt und kann nur nach Wechseln der Kleidung betreten oder verlassen werden. Diese Barrieren haben die Aufgabe, das Einschleppen, aber auch das Hinaustragen von infektiösem Material – dies gilt besonders für den septischen Betrieb – zu verhindern (s. Kap. 1.6).

Die **Personalschleuse** besteht aus einer 3-Raum-Schleuse. Im unreinen Raum wird die Kleidung bis auf die Unterwäsche abgelegt, im reinen Raum wird die meist farbig gekennzeichnete Operationskleidung (Hemd, Hose, Schuhe, Kopfschutz und Gesichtsmaske) angelegt. Das Verlassen der Operationseinheit geschieht über einen unreinen Raum.

Die Patienten werden an einer **Patienten- oder Umbettschleuse** von dem im Operationsbereich arbeitenden Personal übernommen, entweder auf einen Wagen oder direkt auf eine fahrbare Operationsplatte (Lafette) gelagert.

Die **Material- und Geräteschleuse** sollte getrennt für Ver- und Entsorgung angelegt sein. Die im Operationstrakt gebrauchten Geräte werden einer Flächendesinfektion unterworfen. Diese ist als Wisch- oder Scheuerdesinfektion durchzuführen. Das Besprühen von Flächen soll sich auf schwer zugängliche Stellen beschränken (s. Kap. 1.6).

Der **Operationssaal** besitzt Wände und Fußböden, die abwaschbar und flächendesinfizierbar sind. Der Bodenbelag muß die statische Elektrizität ableiten können. Die Farbe der Wände sollte, um Reflexionen zu vermeiden, nicht zu hell sein. So finden sich grau, grau-blau oder blau gestrichene oder gekachelte Wände. In der Mitte des Raumes ist der Operationstisch installiert, der entweder als ganzes beweglich oder mit einem festen Sockel mit fahrbarer Lafette versehen ist. Entweder rein mechanisch oder elektromechanisch kann der auf dem Operationstisch gelagerte Patient in die gewünschte Position gebracht werden. Narkosegase (Sauerstoff, Lachgas), Preßluft und elektrische Anschlüsse werden aus einer Deckenampel entnommen.

Um einer Keimverschleppung zu begegnen, befindet sich im Operationstrakt eine **Kimaanlage** mit Hochleistungsfiltern, die für eine Raumtemperatur zwischen 20 und 22 °C, bei Kindern bis 28 °C, und eine Luftfeuchtigkeit von 60–65 % sorgt. Die eingeführte Luft wird abgesaugt und im Gegensatz zu den üblichen Klimaanlagen nicht wieder in den Raum gebracht. Ein Druckgefälle von dem Gebiet der höchsten Ansprüche auf Asepsis (Operationsräume, Sterilgut) bis zu den Schleusen muß aufrechterhalten werden.

Die **Ausleuchtung des Operationsfeldes** wird durch eine oder mehrere schwenkbare, an der Decke installierte Operationsleuchten vorgenommen. Durch konzentrisches Zusammenwirken mehrerer Hohlspiegelreflektoren wird eine schädliche Wärmewirkung vermieden. Um eine optimale Beleuchtung zu erzielen, muß die Umgebung dunkler sein. Dies wird durch Verwendung relativ dunkler Operationswäsche (dunkles grün oder blau-grün), reflexionsarme Wände und nichtreflektierende Instrumente erreicht.

Um unnötigen **Luftzug und Staubaufwirbelung** zu vermeiden, wird der Operationstrakt durch Schiebetüren zum Einschleusen der Patienten geöffnet und während der Operation geschlossen gehalten.

Gewöhnlich findet sich in der Operationsabteilung eine eigene Sterilisationanlage (s. Abb. 2.1).

Die **Voraussetzungen,** um einen möglichst geringen Keimgehalt im Operationsbereich zu erlangen, sind (s.a. Kap. 1.6):
- Organisation der Arbeitsabläufe,
- mit aseptischen und septischen Eingriffen vertrautes Personal mit fester Reglementierung,
- regelmäßige Säuberung und Desinfektion von Räumen und Geräten,
- Klimaanlage mit Druckdifferenz,
- im Operationstrakt hat sich nur das dort notwendige Personal aufzuhalten,
- Schleusensystem (Personal, Patient, Material und Geräte).

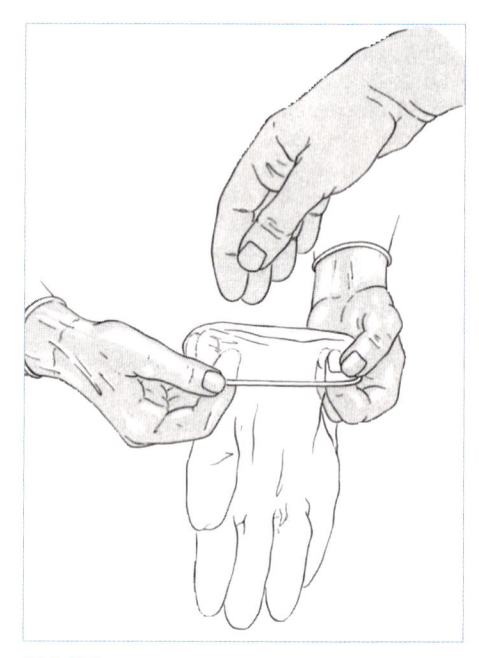

Abb. 2.2
Assistenz beim Anziehen der Operationshandschuhe

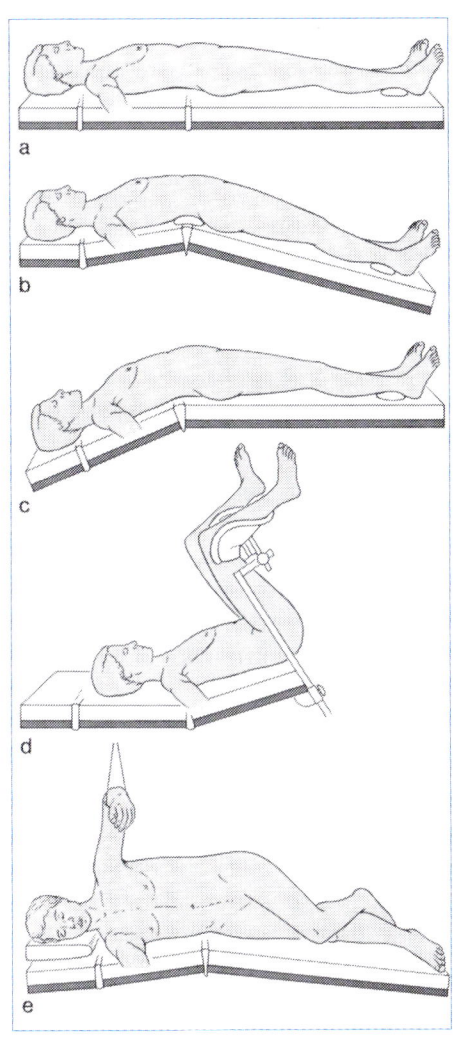

Abb. 2.3 a–e
Operationslagerung:
a Rückenlage
b Fußtieflage
c Kopftieflage
d Steinschnittlage
e Seitenlage

2.2 Vorbereitung zur Operation

Zur Vermeidung einer Keimeinschleppung wird der **Patient** auf der Station (bei Notfällen in der Aufnahme) durch Säuberung, Enthaarung des Operationsfeldes und Einkleidung in saubere OP-Wäsche vorbereitet (s. Kap. 1.1). Enthaarung im OP kontaminiert die OP-Räume durch herumfliegende, stets infizierte Haare und ist unbedingt zu vermeiden. Vor längeren Operationen Urin-Katheter.

> Keine Rasur im OP!

Wichtiger noch sind Maßnahmen zur Vermeidung nosokomialer Infektionen (s. Kap. 1.6).
Jeder im Operationssaal Tätige hat seine Hände als wichtigste Übertragungsquelle durch regelmäßige Säuberung und Desinfektion (non-infection) zu schützen. Beim Betreten der Schleuse werden die Hände schnelldesinfiziert. Operateur, Assistenten und Instrumentierpersonal desinfizieren ihre Hände im Waschraum (s. Kap. 1.6). Das beginnt mit einer mechanischen Reinigung der Hände (Seife und Wasser, Bürste für die Fingernägel). Danach erfolgt die Händedesinfektion. Bei den heute gebräuchlichsten Desinfektionsmitteln ist eine Anwendungszeit von 3 min die Regel. Nach der Desinfektion werden die Operationskleidung (Kittel) angelegt und die Handschuhe so übergestreift, daß eine Berührung der Handschuhaußenseite mit den ungeschützten Händen vermieden wird (Abb. 2.2). Nachdem das Operationsteam steril angezogen ist, wird das Operationsfeld gereinigt, desinfiziert und abgedeckt.

2.3 Lagerung des Patienten

Die Lagerung des Patienten auf dem Operationstisch erfolgt nach Einleitung der Narkose. Wir unterscheiden verschiedene standardisierte Lagerungen (Abb. 2.3). Am häufigsten ist die Rückenlagerung in leichter Lordosierung des Patienten. Je nach Lokalisation des Operationsfeldes kann der Tisch zusätzlich schräggestellt werden.

- Durch **Kopftieflagerung** fallen die Darmschlingen entsprechend der Schwerkraft nach kranial (Eingriffe im kleinen Becken und Unterbauch).
- Durch **Fußtieflagerung** ergibt sich der gegenteilige Effekt (Eingriffe im Oberbauch).

Weitere Lagerungsformen sind:
- **Bauchlagerung** (Eingriffe am Rücken und Gesäß),
- **Steinschnittlagerung** (Eingriffe am After und Darm)
- **Seitenlagerung** (Eingriffe am Thorax und Retroperitoneum).

Die Lagerung muß sorgfältig von einer angelernten Pflegekraft durchgeführt werden. Falsche oder unzulängliche Lagerung kann zu bleibenden Schäden führen. Hierbei sind periphere Nervenschädigungen am Arm (Druckläsionen) und am Plexus (Überstreckungstrauma) die häufigsten Folgen.

Zur Lagerung gehört die **Plazierung der indifferenten Elektrode** der Diathermie. Sie ist die Voraussetzung für die Verwendung des elektrischen Messers (s.u.) während der Operation. Zu lockere Applikation, leitende Desinfektionsmittel im Bereich der Elektrode, Metallkontakt des Patienten am Operationstisch können zu schweren Hautverbrennungen führen. Regreßansprüche des Patienten sind in solchen Fällen berechtigt und erfolgreich.

Zur **Vermeidung von Lagerungsschäden** hat sich der Operateur vor Beginn der Operation von sachgemäßer Lagerung und Applikation der Diathermie-Elektrode eigenhändig zu überzeugen.

Lagerung: Bestandteil der Operation

2.4 Operationsassistenz

In der Regel führt der Operateur den Eingriff unter Inanspruchnahme eines oder mehrerer Assistenten aus.

Wir unterscheiden den 1., 2. und 3. Assistenten (Abb. 2.4). Während sich der 1. Assistent aktiv assistierend beteiligt (s.u.), kommen dem 2. und 3. Assistenten im wesentlichen statische Funktionen (Aufsperren des Wundgebietes durch Haken) zu. Diese strikte Aufgabenverteilung ist notwendig, um Unübersichtlichkeit und Hektik im Operationsgebiet zu vermeiden.

Um gut assistieren zu können, muß der Assitent einige Voraussetzungen erfüllen. Vorbedingung sind die theoretischen Kenntnisse über den Eingriff, die möglicherweise auftretenden Komplikationen und deren Behandlung. Vom Assistenten wird gefordert: ständige Aufmerksamkeit, Anpassungsfähigkeit, Disziplin und die Fähigkeit zu improvisieren. Ein Großteil der geforderten Geschicklichkeit kann durch Übung erworben werden. Das Sprechen sollte auf ein Mindestmaß reduziert werden. Dies gilt auch für den Operateur.

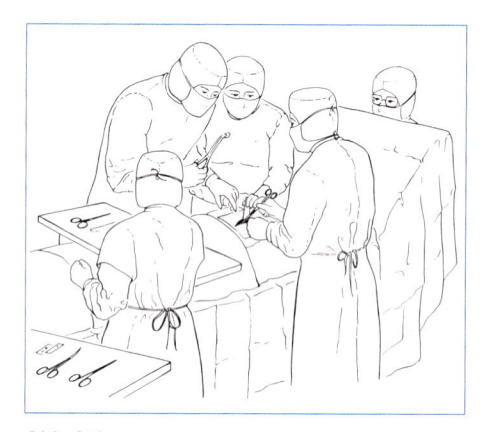

Abb. 2.4
Stellung des Operateurs, des 1. Assistenten (vis-à-vis vom Operateur), des 2. Assistenten (links vom Operateur), des Anästhesisten (Kopfende) und der Instrumentierschwester (Fußende)

Die **Aufgaben der Assistenten** im einzelnen sind:
1. dafür zu sorgen, daß das Operationsgebiet für den Operateur möglichst optimal zugänglich ist (Ordnen der eingesetzten Wundhaken).
2. Halten der Wundhaken.
3. Hilfeleistung bei der Blutstillung. Entfernen von Blut und Sekret mit Stieltupfern oder einem Sauger, damit die blutenden Gefäße deutlich zur Ansicht kommen und durch Kompression, Fassen mit Gefäßklemmen oder durch Elektrokoagulation verschlossen werden können. Beim Ligieren muß die Klemmenspitze angehoben werden, um das Gefäß anschlingen zu können. Auch muß die Klemme zum richtigen Zeitpunkt

geöffnet und entfernt werden. Nach dem Knüpfen wird der Faden in richtiger Länge (PGS 3–4 mm, Seide 2–3 mm, Catgut 4–6 mm) abgeschnitten.
4. Fadenführen bei fortlaufender Naht, bei einzelnen Nähten mit der dem Gewebe angepaßten Spannung und Zugrichtung, rechtzeitiges Loslassen und Wiederfassen des Fadens.
5. Adaptation der Wundränder bei Darm- und Hautnähten.
6. Nicht den Operateur behindern.

Assistere = beistehen!

2.5 Operationsablauf

Nachdem das Operationsteam steril angezogen ist und von der Operationsschwester die Instrumente nach festen Regeln auf dem Tisch geordnet sind, wird das Operationsgebiet desinfiziert, mit sterilen Tüchern abgedeckt und ein Sauger sowie eine Leitung für die Diathermie angebracht.

Die Stellung des 1. Assistenten ist gewöhnlich dem Operateur gegenüber. Der zweite Assistent steht links vom Operateur. Die instrumentierende Schwester (oder Pfleger) steht neben dem 1. Assistenten (Abb. 2.4). Die Wunde wird von den Assistenten gespreizt und das Operationsfeld freigehalten. Sie darf nicht mit den Fingern berührt oder gar auseinandergehalten werden. Die Kontaminationsgefahr ist groß, da die Gummihandschuhe meist porös sind. Ein regelmäßiges Wechseln der Handschuhe nach 2 Stunden oder nach Verschluß einer Darmwunde ist obligat.

Die benutzten Instrumente werden der Operationsschwester zurückgegeben und von ihr auf dem Instrumententisch geordnet. Fehlt ein Instrument oder Textil (Bauchtuch, Streifen), wird dieses von der Schwester gemeldet und sofort gesucht.

Vorschrift ist: Jedes verwendete Textil (Streifen, Bauchtuch, Kompresse) sollte mit einer Klemme gesichert sein.

Außerdem ist die genaue Anzahl der verwendeten Textilien zu protokollieren und ihre Vollständigkeit am Ende der Operation zu überprüfen. Die Tücher sind zudem gewöhnlich noch zusätzlich mit einer eingewebten Metallfaser versehen, um so eine Identifizierung durch Röntgenaufnahmen zu ermöglichen. Zusätzlich benötigte saubere Instrumente werden von der assistierenden Schwester mit einer sterilen Kornzange entweder von den vorbereiteten Tischen oder von der in Bereitschaft stehenden unsterilen Schwester, dem „Springer", in einer sterilen Verpackung entnommen und angereicht. Nach Beendigung des operativen Eingriffes wird die Wunde mit einem sterilen Verband bedeckt. Die Drainagen werden in sterile Plastikbehälter abgeleitet oder zum Auffangen des Sekrets mit einem auf der Haut haftenden Plastikbeutel überklebt.

3 Instrumente

Die Vielfalt chirurgischer Instrumente läßt sich leichter überblicken, wenn eine Einteilung nach dem Verwendungszweck vorgenommen wird. Unterschieden werden Instrumente zur Gewebedurchtrennung, Blutstillung, Gewebevereinigung, Punktion und Instrumente für spezielle Eingriffe.

3.1 Gewebedurchtrennende und -fassende Instrumente

Zur Gewebedurchtrennung werden **schneidende Instrumente** (Skalpell, Scheren, CO_2-Laser, Sägen) benutzt. Um das zu schneidende Gewebe zu fassen, werden **haltende** (Pinzetten, Zangen), und um das umgebende Gewebe beiseitezuschieben **weghaltende Instrumente** (stumpfe oder scharfe Haken, Wundsperrer) verwendet.

- Glatte Hautschnitte werden mit dem **Messer** mit Einmalklinge vorgenommen. Subkutis, Faszie, Muskulatur oder parenchymatöses Gewebe können mit dem elektrischen Messer (Diathermie-Messer) durchtrennt werden (Abb. 2.5). Zur Entnahme von Hauttransplantaten wird ein flaches, großes Messer (Thiersch), ein Elektrodermatom (Mollowitz) oder ein Druckluftdermatom verwendet (s. Abb. 10.9 b).

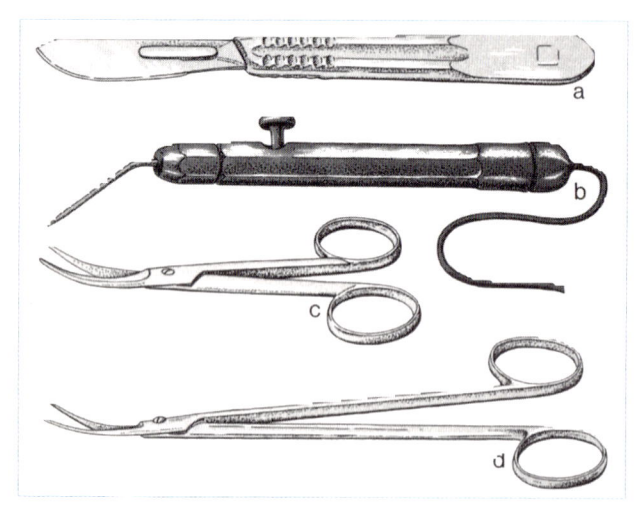

Abb. 2.5 a–d
a Skalpell
b Diathermie-Messer
c Cooper-Schere
d Präparier-Schere

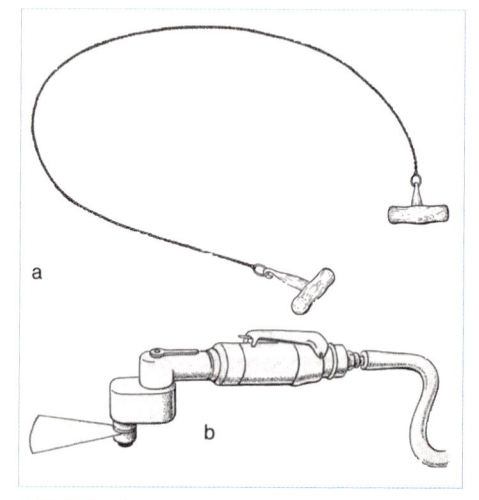

Abb. 2.6 a,b
Sägen:
a Gigli-Säge
b Oszillierende Säge

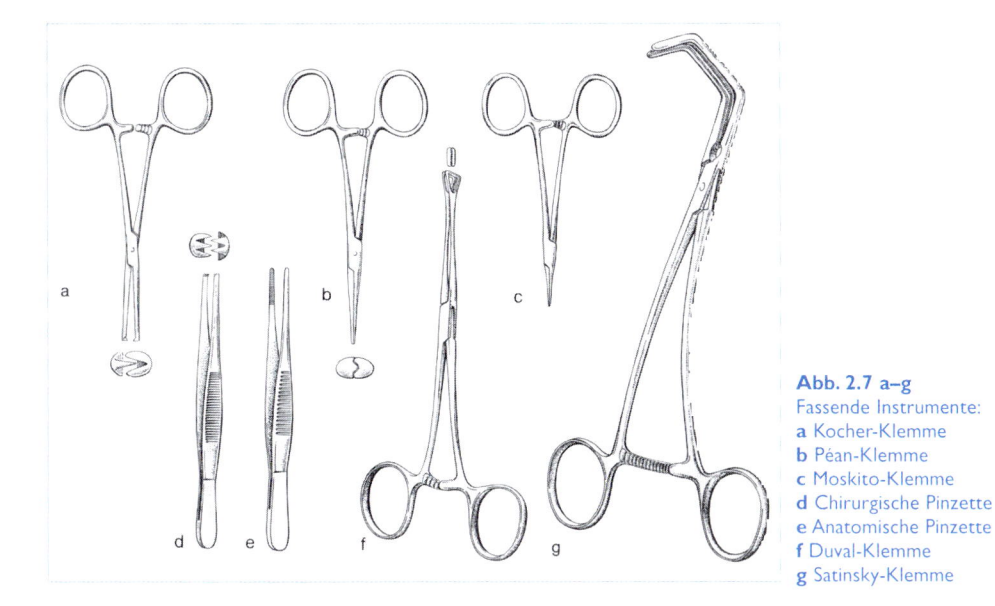

Instrumente

Abb. 2.7 a–g
Fassende Instrumente:
a Kocher-Klemme
b Péan-Klemme
c Moskito-Klemme
d Chirurgische Pinzette
e Anatomische Pinzette
f Duval-Klemme
g Satinsky-Klemme

- Die **Scheren** sind je nach Anwendung spitz oder stumpf, mit gerader oder gebogener Fläche versehen. Kräftige Branchen besitzt die Cooper-Schere für derbes Gewebe, Fäden usw.; schmale Branchen werden zum Präparieren (Mayo, Metzenbaum) benutzt. Knochen werden mit Raspatorien, Meißeln, Zangen, Sägen (Stichsäge, oszillierende Säge, Gigli-Säge) (Abb. 2.6) oder verschiedenen Bohrern bearbeitet.
- An **fassenden Instrumenten** gibt es die chirurgischen Pinzetten mit einem Hakenmaul, um derbes Gewebe zu halten, und anatomische Pinzetten mit glatter oder geriffelter Endfläche für verletzliche Gewebe (Darm, Parenchym, Gefäße). Klemmen werden für Gefäße (Satinsky-, Pott-, Péan-, Moskito-, Bulldog-Klemme), Darm (Duval) sowie Sehnen (Crawford, Allis) verwendet (Abb. 2.7).
- Um das Gewebe auseinanderzuhalten, braucht man stumpfe oder scharfe Wundspreiz- oder gewebeschonende **Haken** (Roux, Langenbeck) bzw. Spatel (Abb. 2.8).

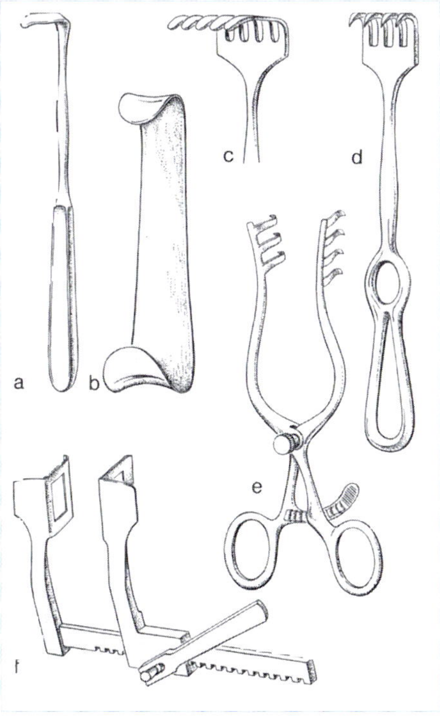

Abb. 2.8 a–f
Instrumente zum Aufsperren der Wunde:
a Langenbeck-Haken
b Roux-Haken
c Muskelhaken
d Scharfer Haken
e Wundsperrer
f Rippensperrer

- Zur **Blutstillung** werden ebenfalls Klemmen benutzt. Die definitive Blutstillung erfolgt durch Unterbindung, Naht oder Koagulation (Diathermie, Laser). Um das blutende Gefäß zu fassen, werden Klemmen nach Péan, Overholt, Kocher oder Pinzetten eingesetzt. Eine vorsorgliche Blutstillung erfolgt bei kleinen Gefäßen durch Koagulation (Abb. 2.9), bei großen durch Verschluß mit Klemmen und Umstechung oder Unterbindung.

3.2 Gewebevereinigende Instrumente

Als Instrumente werden Nadeln, Nadelhalter, Klammern und Klebstoffe bzw. Klebstreifen verwendet.

Die **Nadeln** sind scharf oder rund, gerade oder gebogen und besitzen entweder ein Schnapp- (federndes Öhr, Patentöhr) oder ein Einfädelöhr (Abb. 2.10). Für derbes Gewebe (Lederhaut) ist die Nadel geschliffen. Für eine atraumatische Arbeit gibt es eine Nadel-Faden-Kombination, bei der der Faden in dem aufgebohrten Nadelschaft versenkt ist (Abb. 2.10 a,b). – Um die Nadeln durch das Gewebe zu führen, werden geschlossene oder offene **Nadelhalter** verwendet.

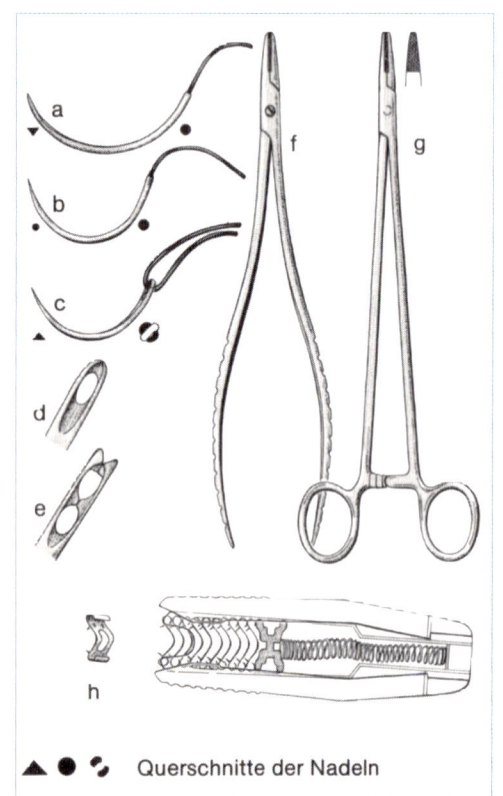

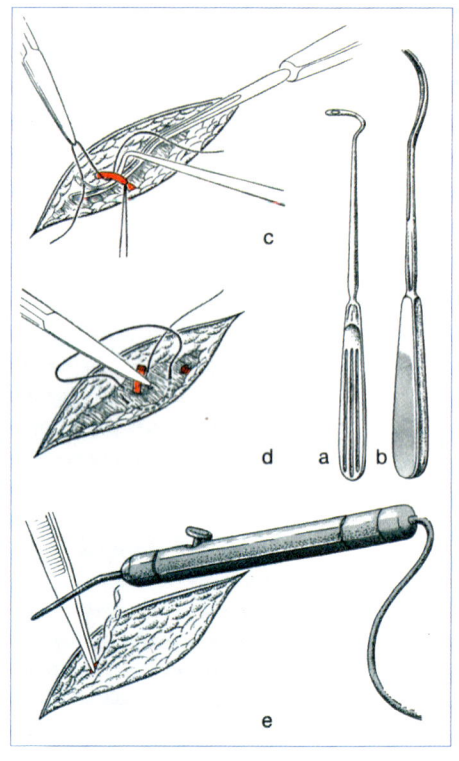

Abb. 2.9 a–e
Technik der Blutstillung:
a Fadenführungsinstrument nach Deschamps
b Kocher-Rinne
c Ligatur eines Gefäßes durch Fadenunterführung mit der Deschamps-Nadel auf einer Kocher-Rinne
d Umstechungsligatur eines mit einer Klemme gefaßten Gefäßes
e Elektrokoagulation eines mit einer Pinzette gefaßten kleinen Gefäßes

Abb. 2.10 a–h
Gewebevereinigende Instrumente, Nadeln, Klammern und Nadelhalter:
a Atraumatische, scharfe 1/3-Rundnadel
b Atraumatische Halbrundnadel
c Schneidende Halbrundnadel mit Öhr (Periostnadel)
d Einfädelöhr
e Patentnadelöhr
f Offener Nadelhalter
g Geschlossener Nadelhalter nach Mayo
h Hautklammern mit Einmal-Klammergerät

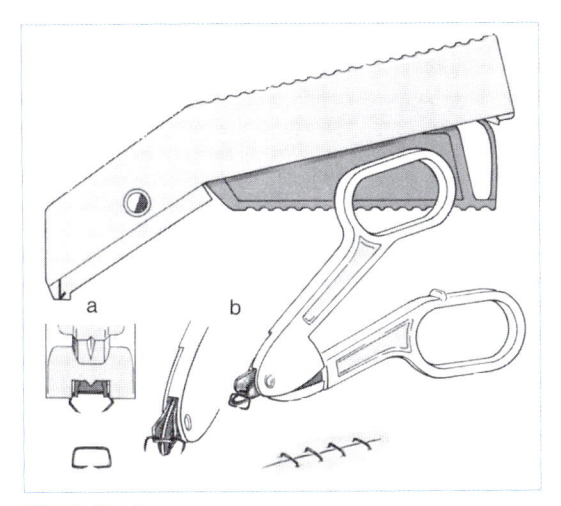

Abb. 2.11 a,b
Hautklammergerät:
a Anwendung
b Klammerentferner

Zum Verschluß von Hautwunden, aber auch Parenchym (Milz, Leber, Niere), sind **Klebstoffe** geeignet. Zur Adaptation von Hautwunden können **Metallklammern** oder **Klebestreifen** Verwendung finden (Abb. 2.11).

3.3 Punktionsinstrumente

Zu den Punktionsinstrumenten gehören unterschiedlich kalibrige Hohlnadeln, Trokars für die Pleura und Bauchhöhle (s. Kap. 21, 24–27, 30, 31 u.a.).

3.4 Spezielle Instrumente

Die Spezialisierung hat zur Entwicklung verschiedenster Instrumente geführt. So gibt es z.B. besondere Sortimente für Neurochirurgie, Bauchchirurgie, Unfallchirurgie, Urologie u.a.m.

4 Chirurgische Naht

4.1 Nahtmaterial

Durchtrennte Gewebe (Haut, Faszie, Darm) werden durch Nähte, Klammern oder Klebstoffe adaptiert. Die Naht unterstützt die Heilung. Unterschieden wird zwischen **nicht-resorbierbaren Fäden** (Metall, Seide, Zwirn, synthetische Stoffe) und **resorbierem Nahtmaterial** (Catgut, Chromcatgut, Polyglykolsäure = PGS, Polydioxanon = PDS).
Die klinisch maßgeblichen Qualitäten sind Sterilität, Gewebsverträglichkeit, Reißfestigkeit, Knotenfestigkeit und Manipulierbarkeit. Die **Fadenstärke** ist in der europäischen Pharmakopoe festgelegt und mit X/0 bezeichnet. Hohe X/0-Werte (z.B. 7/0–10/0) bedeuten besonders dünne Fäden.

An Nahtmaterial steht zur Verfügung:
- **Metall:** Chrom-Nickel-Eisenverbindung (V2A-Stahl).
  Eigenschaft: Hohe Reißfestigkeit, Gewebeverträglichkeit, keine Dochtwirkung, bakteriostatische und bakterizide Wirkung.
  Nachteil: Korrosion, Metallose.
- **Seide:** Geflochtener Naturseidefaden.
  Eigenschaft: Geringe Elastizität, Geschmeidigkeit und sehr gute Knüpfeigenschaften.
  Nachteil: Ausgeprägte Fremdkörperreaktion, Dochtwirkung (Infektionsbegünstigung). Bei besonderer Imprägnierung des Fadens keine Dochtwirkung (NC-Seide = non capillary silk).
- **Catgut/Chromcatgut:**
  Eigenschaft: Kollagen, hergestellt aus dem Dünndarm von Rind oder Schaf. Verzwirnter geschliffener Faden mit Resorptionszeit von 8–12 Tagen. Durch Gerbung mit Chromsalzen wird die Resorptionszeit verdoppelt (Chromcatgut).
  Nachteil: Niedrige Knotenreißkraft, in kurzer Zeit resorbierbar, fermentative Spaltung mit heftiger Bindegewebsreaktion.
- An **resorbierbaren Kunststoffen** gibt es: PGS (Polymere der Glykolsäure = Dexon®, Copolymere aus Glykolyt und Laktid = Vicryl®) sowie PDS (Polymere aus Dioxanon, Polydioxanon).
  Eigenschaft: Spaltung im Gewebe durch Hydrolyse in Glykol und Milchsäure, die im intermediären Stoffwechsel abgebaut wird. Resorption 42 Tage, PDS ca. doppelt so lange. Geringe Fremdkörperreaktion.
  Nachteil: Rauhe Oberfläche (PGS), nach Beschichtung besser.

Jede Nahtsubstanz erzeugt eine spezifische Fremdkörperreaktion. Das Ausmaß der **Bindegewebsreaktion** steigt in folgender Reihenfolge: Stahl, Polyester, PDS, PGS, Seide, Leinen, Zwirn, Catgut und Chromcatgut. Für die **Anwendung der einzelnen Materialien** ergibt sich daraus:
- **Hautnaht:** Stahl- oder monofiler Kunststoff-Faden, Klebestreifen (Steristrips), Klammern.
- **Versenkte Naht:** Resorbierbarer Kunststoff-Faden.
- **Schleimhautnaht:** Resorbierbarer Kunsststoff-Faden.
- **Gefäßnaht:** Nichtresorbierbares, synthetisches Nahtmaterial[*]. Zur Ligatur von kleineren Gefäßen resorbierbarer Kunststoff.

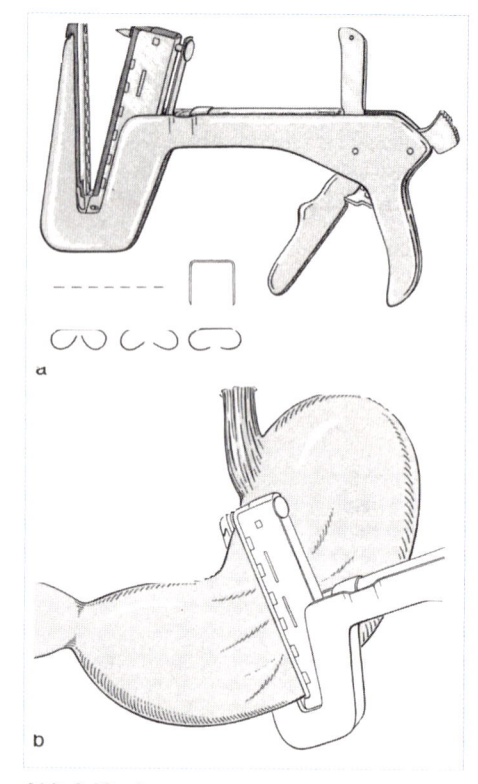

Abb. 2.12 a,b
Klammernahtgerät TA 90 (Autosuture Company):
a Im geoffneten Zustand, Muster der Nahtreihe und Klammernähte
b Während des Nähvorgangs, z.B. bei der Magenresektion

---

[*] Es liegen mittlerweile auch positive Erfahrungsberichte über Gefäßnähte mit resorbierbaren Materialien vor.

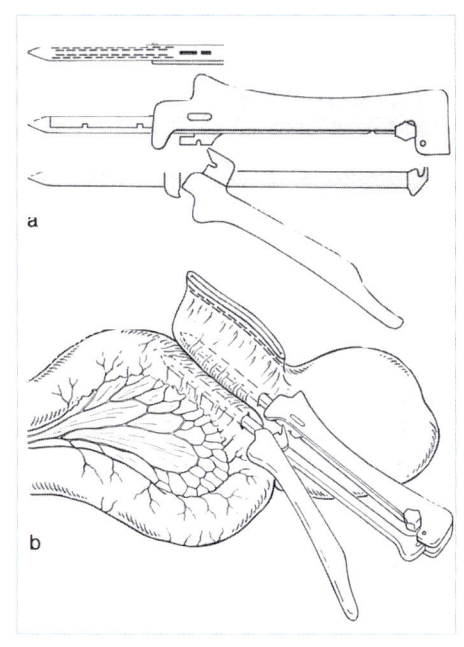

4.2 Nähapparate

Prinzip: Klammern aus Edelstahl (V4A) werden ins Gewebe gedrückt und ihre Spitzen auf einer Andruckplatte umgebogen, d.h. die Klammern verschlossen.

Diese Nähapparate haben sich vor allem in der Chirurgie des Magen-Darm-Traktes, der Lunge und der Haut bewährt. Zur Anwendung kommen **gerade Klammernahtgeräte** nach v. Petz, Friedrich oder amerikanische Apparate (TA 30, 55 und 90) (Abb. 2.12) zum Verschluß von Magen-Darm-Lumina oder Lungenparenchym, **doppelläufige** zur Herstellung von Seit-zu-Seit-Anastomosen (GIA) (Abb. 2.13) und **zirkuläre** zur Herstellung von End-zu-End-Anastomosen (EEA, z.B. Ösophagojejunostomie, tiefe Rektumresektion) (Abb. 2.14).

Einzelklammernahtgeräte werden für Unterbindungen, zum Hautverschluß und in der laparoskopischen Chirurgie (s. Kap. 12) eingesetzt.

4.3 Klebstoffe und Klebestreifen

An **Klebstoffen** gibt es verschiedene Fibrinkleber und das Butylcyanoacrylat (Histoacryl), das in Ampullen oder als Spray zur Verfügung steht. Durch Polymerisation unter Mitwirkung der Luftfeuchtigkeit können kleine Hautwunden im Gesicht oder Parenchymdefekte (Leber, Niere, Pankreas, Lunge) verschlossen werden.

Klebestreifen (Steristrip®) werden zum Hautverschluß und bei der Intrakutannaht zur Wundrandadaptation verwendet, um ein möglichst gutes kosmetisches Ergebnis zu erzielen.

Abb. 2.13 a,b
Nahtgerät GIA (Autosuture Company):
a Ansatz des Gerätes
b Beidseitige Klammernahtreihe

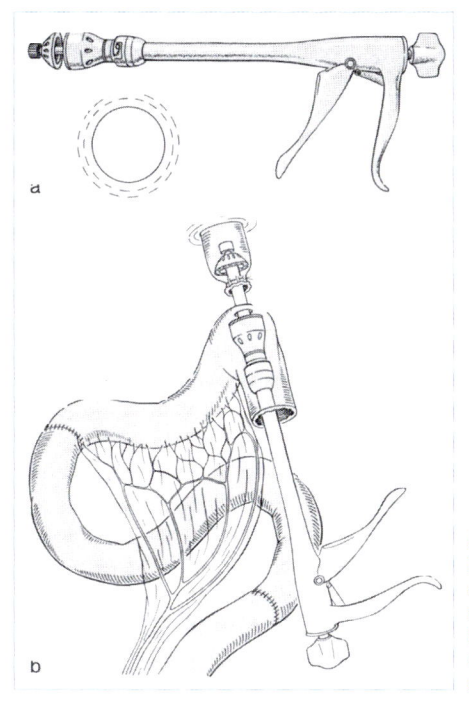

Abb. 2.14 a,b
Zirkuläres Anastomosennahtgerät EEA (Autosuture company).
a Im geöffneten Zustand, Muster der Nahtreihe
b Bei Anlage einer Ösophagojejunostomie im Rahmen der Ersatzmagenbildung durch Jejunuminterposition (s. Kap. 25)

4.4 Nahttechnik

Die Wundadaptation wird durch Einzel-, Knopf- oder fortlaufende Nähte vorgenommen. Zur besseren Adaptation können die Einzelnähte als vertikale Rückstichnähte (Donati, Allgöwer) oder evertierende U-Nähte ausgeführt werden. An fortlaufenden Nähten können die Kürschner-Naht, die fortlaufende Rückstichnaht oder aus kosmetischen Gründen die intrakutane Naht durchgeführt werden (Abb. 2.15).

Als **Hautnaht** eignen sich sowohl Einzel- als auch fortlaufende Nähte. Zum Hautverschluß können außerdem Klammern sowie zum nahtlosen Verschluß Klebestreifen (Steristrips®) verwendet werden. Zum Verschluß von **Darmwunden** sind Nahttechniken mit schichtgerechter Adaptation oder evertierende Nähte geeignet (Abb. 2.16).

Faszien werden mit Einzelknopfnähten oder fortlaufend adaptiert.

Gefäßnaht: Hier kommt es auf eine exakte Adaptation der Intima an. Darum wird eine evertierende Naht als Einzel- oder auch fortlaufende Naht angelegt, die Knoten müssen extraluminär liegen.

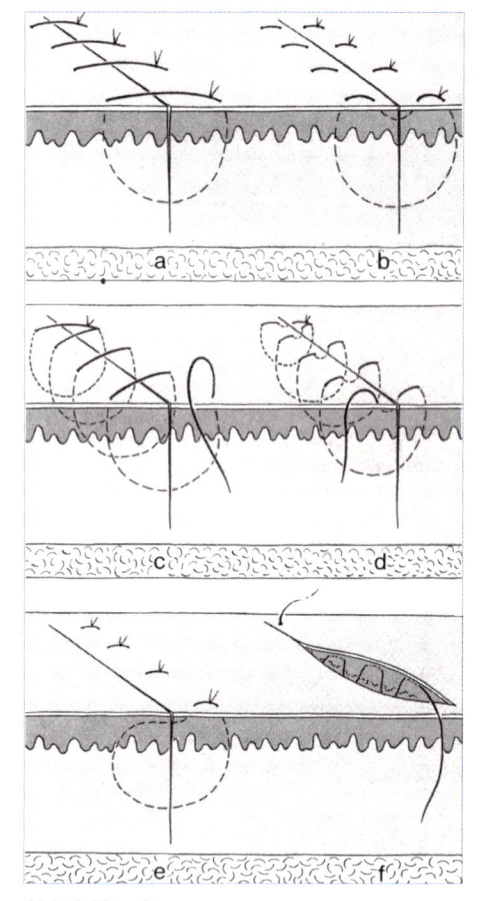

Abb. 2.15 a–f
Hautnähte:
a Einzelknopfnähte
b Rückstichnähte nach Donati
c Fortlaufende Kürschner-Naht
d Fortlaufende Rückstichnaht
e Rückstichnaht nach Allgöwer
f Intrakutannaht, fortlaufend

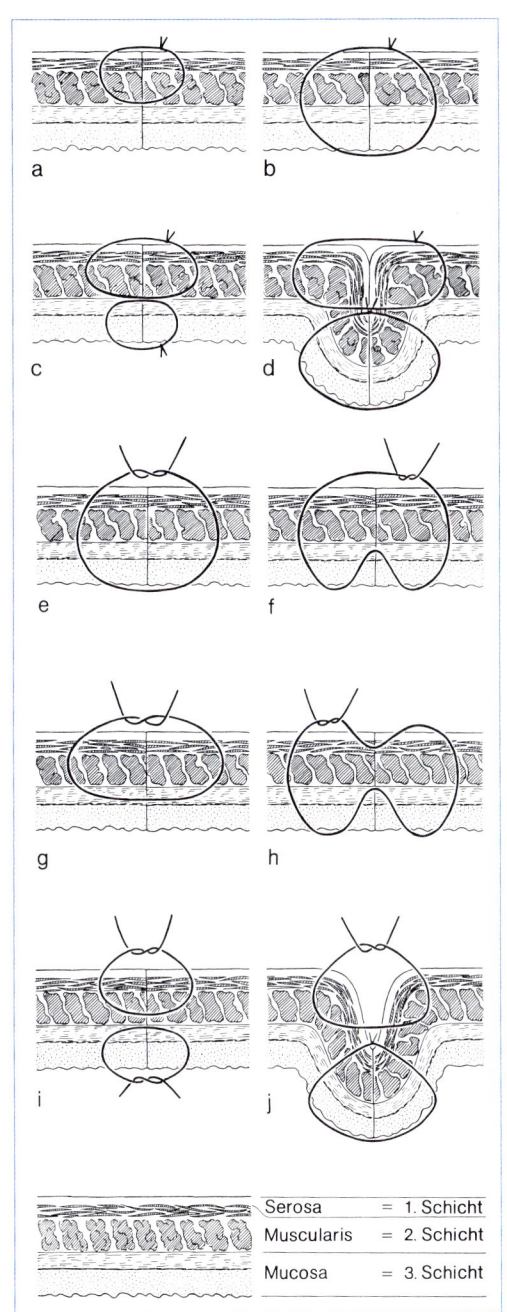

Chirurgische Naht

2 Operativer Eingriff 101

Serosa	= 1. Schicht
Muscularis	= 2. Schicht
Mucosa	= 3. Schicht

Abb. 2.16 a–j
Formen der Darmnähte
Allgemein:
a Seromuskuläre Einzelknopfnaht
b Einzelknopf-Allschichtennaht (= dreischichtig)
c Zweireihige Naht (1. Reihe Mukosa und Submukosa, 2. Reihe Seromuscularis)
d Allschichtennaht mit zusätzlicher seromuskulärer invertierender Naht (v. Mikulicz-Lembert)
Speziell:
e Allschichten-Einzelknopfnaht
f Allschichten-Einzelknopfnaht unter Aussparung der Mukosa
g Zweischichtige Einzelknopfnaht (Aussparung der Mukosa)
h Variante von **b** und **c**
i Zweireihige Naht (1. Reihe Mukosa und Submukosa, 2. Reihe Seromuscularis)
j Allschichtennaht mit zusätzlicher seromuskulärer Deckung nach Lembert

4.4.1 Knoten

Das oberste Gebot beim Knoten lautet: Ein Knoten muß zuverlässig sitzen, d.h. rutschfest sein. Richtiges Knoten ist nur durch Übung erlernbar! Welche Technik verwendet wird, ist nicht wesentlich. Es kann rein manuell (Abb. 2.17 e) oder mit Hilfe eines oder zweier Instrumente (Pinzette, Nadelhalter, Klemme) geknotet werden (Abb. 2.17 d). Gewöhnlich werden 3 Knoten unterschieden (Abb. 2.17 a–c):
- **Falscher** oder „**Weiber**"-**Knoten** (Abb. 2.17 a).
- **Schiffer-** oder **Weberknoten** (Abb. 2.17 b).
- **Chirurgischer Knoten** (Abb. 2.17 c).

Der erste Knoten sollte die Schlaufe in ihrer vorgesehenen Stellung fixieren und der gegenläufig angelegte zweite, wenn nötig dritte Knoten den ersten fixieren.

Üblicherweise reichen 3 Knoten zur Sicherung der Verbindung. Bedingung sind allerdings eine ausreichende Friktion des Fadens (= Knotenfestigkeit durch Reibung) und das Anlegen mindestens eines gegenläufigen (2. oder 3.) Knotens. Bei dünnen und glatten (monofilen) Fäden sind mehr Knoten erforderlich, um eine ausreichende Friktion zu erzielen. Als Regel gilt:

Zahl der erforderlichen Knoten = Fadenstärke + 1
(Beispiel Fadenstärke 3-0 = 4 Knoten).

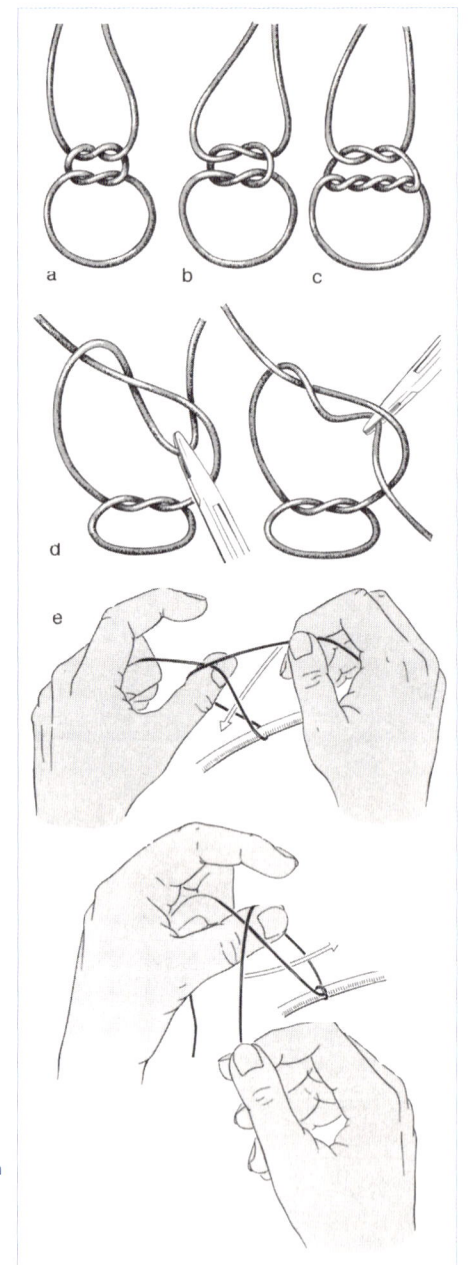

Abb. 2.17 a–e
Knotentechnik:
a Falscher oder „Weiber"-Knoten
b Schiffer- oder Weberknoten
c Chirurgischer Knoten
d Knüpfen mit dem Nadelhalter
e Knüpftechnik von Hand

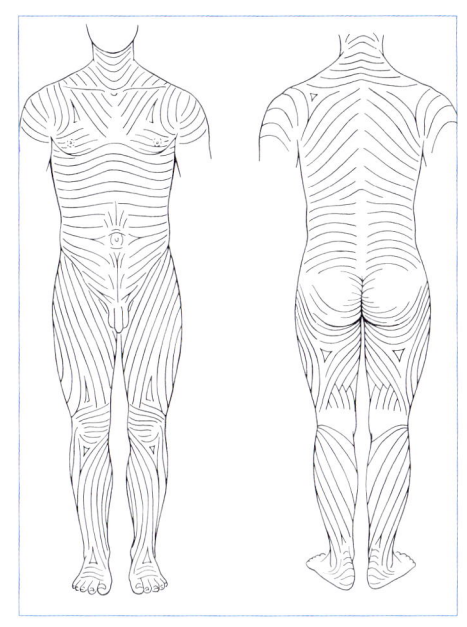

Abb. 2.18
Spaltlinien der Haut nach Langer

5 Operationstechnik

5.1 Schnittführung

Jede operativ gesetzte Wunde sollte so groß sein, daß eine Übersicht auch der tiefen Abschnitte besteht. Es ist darauf zu achten, daß der Schnitt **in den Spaltlinien** (Langer) (Abb. 2.18) der Haut verläuft. Dieses führt zu einer besseren Wundheilung und einem feineren kosmetischen Ergebnis.

Bei **Bauchdeckenschnitten** sollte außerdem der Verlauf der Muskulatur, Gefäße und Nerven Berücksichtigung finden (Narbenhernie!). In der Notfallchirurgie ist ein Schnitt so anzulegen, daß er ohne besondere Schwierigkeiten erweitert werden kann.

Für **septische Eingriffe** (Abszeß, Fistel) muß grundsätzlich eine ausreichend große Inzision vorgenommen werden, damit sich die Hautwunde nicht vor der Ausheilung der Granulationshöhle schließt. Bei einer Laparotomie richtet sich die Schnittführung nach Lage des zu operierenden Organs.

> OP-Wunde: So klein wie möglich, so groß wie nötig

5.1.1 Schnittführung an den Bauchdecken (s. Abb. 2.19)

- **Längsschnitte**
  Paramedian-, Transrektal-, Medianschnitt unterschiedlicher Ausdehnung.
  Indikation: Nahezu alle intraabdominalen Eingriffe.
  Vorteil: Gute Übersicht. Erweiterungsmöglichkeit nach rechts oder links (Kostoumbilikalschnitt).
  Nachteil: Gefahr des Narbenbruchs (10 %).
- **Querschnitte**
  Indikation: Eingriffe an Leber, Gallenblase, Pankreas, Milz, Nebenniere, Querkolon, rechtes Kolon, Wiederholungseingriffe.
  Vorteil: Geringe Platzbauchneigung, kosmetisch und pyhsiologisch günstiger Bauchschnitt.
  Nachteil: Erweiterung nur bedingt möglich.
- **Rippenbogenrandschnitt** (rechts und links)
  Indikation: Eingriffe an Gallenblase, Gallenwegen, Leber, Duodenum, Nebenniere, Milz.
  Vorteil: Gute Übersicht und sicherer Verschluß.
  Nachteil: Evtl. Nervenschaden.
- **Wechselschnitt**
  Indikation: Appendektomie
  Vorteile: Gutes kosmetisches Ergebnis, selten Narbenbrüche.
  Nachteil: Sehr schlechte Erweiterungsmöglichkeit zum Querschnitt, falls erforderlich.

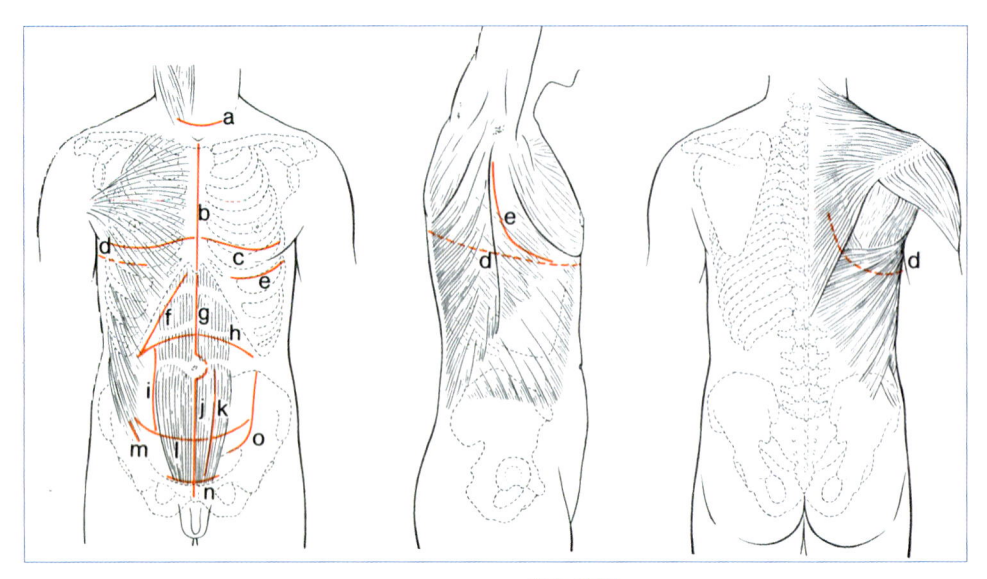

5.1.2 Schnittführung am Thorax (s. Abb. 2.19)

Gewöhnlich im Verlauf der Rippen bzw. Interkostalräume (antero- oder posterolaterale Thorakotomie) (s. Kap. 21).

5.2 Blutstillung

Die Blutstillung erfolgt bei **flächenhaften kapillären Blutungen** durch Andrücken von feuchten und heißen Kompressen, mit blutstillendem Material (Fibrinschwamm) oder durch Elektrokoagulation (Diathermie), Laser, Infrarot-Koagulator, Argon-Beamer, Heißluft u.ä.m.

Die Blutstillung sichtbarer **kleiner Gefäße** erreicht man durch Anklemmen, ggf. Durchtrennung zwischen zwei Klemmen und anschließender Unterbindung der Gefäßstümpfe. Die Unterbindung kann auch mit Rinne und Deschamps erfolgen. Bei leicht zerbrechlichen Geweben (z.B. Nebenniere) ist die Verwendung von Metallclips zum Verschluß kleiner Gefäße besonders geeignet.

Auch ohne Blutung kann die Durchtrennung von Gefäßen im Rahmen der Präparation erforderlich sein. Sie richtet sich nach den allgemeinen Gesichtspunkten der funktionellen Anatomie. Insbesondere im Rahmen der Resektion von Organen oder Organteilen ist eine derartige **Skelettierung** notwendig (Magenresektion, Dickdarmresektion u.ä.m.). Hierbei finden gebogene Gefäßklemmen (Overholt), Rinne und Deschamps oder neuerdings auch sog. Skelettierungs-Apparate Verwendung.

Bei Verletzung größerer Gefäße ist der Defekt nach den Regeln der Gefäßchirurgie zu versorgen (s. Kap. 42). Kleine Läsionen können durch direkte Naht behandelt werden. Bei größeren Defekten ist ein Venen- oder Kunststoffstück (Patch) in das Gefäß einzunähen.

Abb. 2.19 a–o
Häufigste Schnittführungen:
a Kocher-Kragenschnitt
b Mediane Sternotomie
c Thoraxquerschnitt
d Dorsolaterale Thorakotomie
e Anterolaterale Thorakotomie
f Rippenbogenrandschnitt rechts
g Oberbauchmedianschnitt
h Oberbauchquerschnitt
i Pararektalschnitt
j Unterbauchmedianschnitt
k Paramedianschnitt (Transrektalschnitt)
l Unterbauchquerschnitt
m Wechselschnitt
n Pfannenstiel-Schnitt
o Unterbauchschnitt zum extraperitonealen Zugang

Operationstechnik

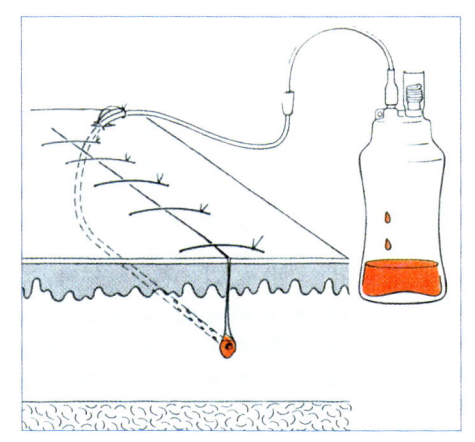

2 Operativer Eingriff

Abb. 2.20
Wunddrainage durch Redon-Drain mit Saugflasche

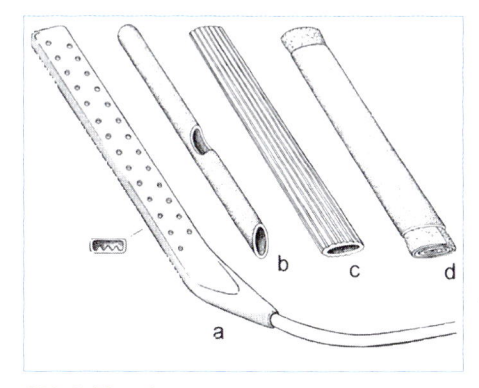

Abb. 2.21 a–d
Drainformen zur Peritonealdrainage
a Jackson-Pratt
b Rohr-Drain (Gummi, Silikon)
c Silikonfolien-Drain
d Penrose-Drain mit Gazestreifen

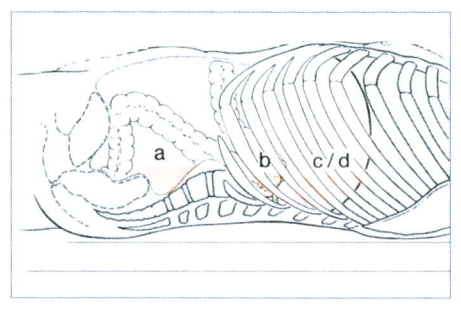

Abb. 2.22 a–d
Intraabdominelle Regionen mit Neigung zu Flüssigkeitsansammlungen:
a Douglas-Raum
b Parakolisch (links)
c Subphrenisch (links)
d Subhepatisch (rechts)

Unkontrollierte flächenhafte Blutungen (z.B. septische Blutungen, Blutungen aus dem Retroperitoneum [s. Kap. 39]) können vielfach nur durch Streifentamponade (Billroth-Gaze, Jodoformstreifen) zum Stillstand gebracht werden. Um einer Infektion vorzubeugen, müssen derartige Tamponaden in den folgenden Tagen entfernt werden.

5.3 Drainagen

Die Aufgabe der Drainagen ist die Ableitung von Sekret, Blut und Eiter aus Wund-, Körper- oder Abszeßhöhle.

Im Zweifelsfall: Drainage

Große Wundflächen führen auch bei exakter Blutstillung in der postoperativen Phase zur Serom- und Hämatombildung; dies stellt eine Infektionsgefahr dar. Je größer die Wunde ist, desto eher soll eine Drainage für 48–72 Stunden eingebracht werden. Geeignet für die **subkutane Drainage** sind **Saugdrainagen** (Redon). Der Drainageschlauch wird in eine mit einem Vakuum versehene Plastikflasche abgeleitet (Abb. 2.20).

In der **Bauchhöhle** werden Drains zur Ableitung von Sekret (Blut, Galle, Pankreassaft) und prophylaktisch für den Fall einer Insuffizienz bei gastroenteralen Anastomosen eingebracht. Als Material werden Latexgaze-Drains (Penrose), weiches Paragummi oder Silikonröhren verwendet (Abb. 2.21). Spezielle Saug-Spüldrainagen finden nur selten Anwendung. Alle Saugdrainagen sind in der Bauchhöhle wegen der Perforationsgefahr problematisch. In den gefährdeten Lagen des Abdomens (subphrenisch, parakolisch, Douglas-Raum) werden vorwiegend **Ablaufdrainagen** zur Ableitung gesammelten Sekrets plaziert (Abb. 2.22). Sie können allerdings durch Fibrinthromben oder Abknickung ggf. obturieren und trotz Sekretansammlung nicht fördern (= falsche Sicherheit).

Die **Thoraxdrainage** hat die Aufgabe, Eiter, Sekret, Blut oder Luft aus der Pleurahöhle abzusaugen. Verwendet werden Drains (Bülau), die an Saugpumpen mit regulierbarem Sog (gewöhnlich 20 cm H_2O) angeschlossen werden. Das Thoraxdrain wird nach Hautinzision durch schräge Führung über die Rippe mit Hilfe eines Führungsmandrins in die Pleurahöhle gebracht (s. Kap. 1.5.1 und 21) (Abb. 2.23).

Drainage: Cave falsche Sicherheit!

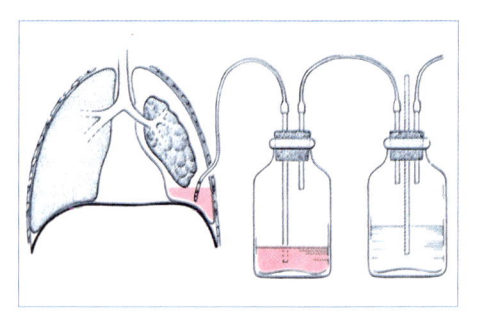

Abb. 2.23
Bülau-Drainage zur Behandlung eines Hydro- und Pneumothorax

6 Bluttransfusion

6.1 Blutprodukte

6.1.1 Erythrozytenkonzentrat

Zur Substitution der Sauerstoffträger sollten vorwiegend **leuko- und thrombozytenarme Erythrozytenkonzentrate (EK)** verwendet werden.

Das buffy-coat-freie EK in additiver Lösung gilt heute als das Standardpräparat (Volumen ca. 300 ml, Hkt bei ca. 60 %)

Diese Präparate bieten den Vorteil, bei relativ geringem Volumen mit einer geringen Leukozyten- und Thrombozytenkontamination eine Erythrozytenzahl analog zur Vollblutkonserve aufzuweisen. Dadurch können febrile Transfusionsreaktionen sowie eine Immunisierung gegen Leukozyten -und Thrombozytenmerkmale weitgehend vermieden werden. Der verringerte Proteinanteil reduziert ebenfalls die Frequenz der Transfusionsreaktionen, die durch Antikörper des Empfängers gegen Plasmaproteine des Spenders bedingt sind.
Die Indikationen zur zusätzlichen Leukzytendepletion mittels entsprechender Adsorptionsfilter, die die Leukozytenzahl/Einheit auf ca. 0,1 %–0,01 % des Ausgangswertes reduzieren, sind derzeit nicht abschließend zu bewerten (z.B. Fragen der Immunmodulation bzw. Immunsuppression, erhöhtes Risiko postoperativer Infektionen).
Mit Ausnahme besonders infektgefährdeter Patienten ist bei voraussichtlich einmaliger Transfusion einer beschränkten Anzahl von Blutkomponenten eine Leukozytendepletion nach derzeitigem Wissensstand nicht erforderlich.
Bei der Dosierung von Erythrozytenkonzentraten sollte der Grundsatz gelten: **So viel wie nötig, so wenig wie möglich**.
Die Übertragung eines einzelnen EK bei Erwachsenen ist nur in Ausnahmefällen gerechtfertigt.

> Als **Dosierungsrichtlinie für die Erythrozytensubstitution** bei einem normalgewichtigen Erwachsenen ohne gesteigerten Erythrozytenumsatz ist nach Übertragung eines EK mit einem Anstieg des Hb-Wertes um etwa **10–15 g/l** bzw. des Hkt-Wertes um etwa 3–4 % zu rechnen

6.1.2 Gefrorenes Frischplasma (GFP) und Thrombozyten

Der Einsatz von **GFP** (= FFP ≙ fresh frozen plasma) beschränkt sich auf seine Wirkung als Gerinnungstherapeutikum vor allem bei manifesten komplexen Gerinnungsstörungen.
Nicht angezeigt ist die Gabe von GFP als:
– Volumenersatz,
– als Albumin- und Eiweißersatz zur Beeinflussung des kolloidosmotischen Druckes,
– zur parenteralen Ernährung,
– zur Substitution von Immunglobulinen.

> Als Dosierungsfaustregel gilt:
> 1 ml GFP/kg KG erhöht den Faktorengehalt um etwa 1 %.

Thrombozyten werden bei entsprechender Indikation (Werte < 50 000/µl) in Form von **Thrombozytenkonzentraten** substituiert.

6.2 Indikationen

6.2.1 Akuter Blutverlust

Der **akute Blutverlust** stellt innerhalb der Chirurgie die Hauptindikation zur Substitution mit Volumenersatz- und Blutpräparaten dar. Die **Aufrechterhaltung des Kreislaufvolumens** bei hämorrhagischem Schock hat absoluten Vorrang. Das Ziel besteht darin, in kurzer Zeit das Gefäßkompartiment aufzufüllen und so die Herz-Kreislauffunktion aufrechtzuerhalten, um eine adäquate Organperfusion zu sichern. Dies kann mit Elektrolytlösungen, Kolloiden oder Humanalbumin erfolgen.
Bei höheren Blutverlusten (1–3,5 Liter oder Abfall des Hämatokrits unter 0,30) sollten Sauerstoffträger, d.h. Erythrozyten substituiert werden. Als Richtwert gelten 2 bis 3 **Erythrozytenkonzentrate** (EK) pro Liter Blutverlust. Die Entscheidung zur Transfusion ist **individuell** anhand des klinischen Gesamtzustandes des Patienten zu treffen.
Der in jüngster Zeit viel diskutierte **kritische Hämatokrit** oder **transfusion trigger** stellt keine allgemeingültige, sondern eine **patientenindividuelle Größe** dar.
Der Grund liegt darin, daß neben dem Hämoglobingehalt (Hb) und dem Hämatokrit (Hkt) eine Reihe von „Nicht-Hb-Größen" als Summeneffekt die adäquate Versorgung des Körpers bestimmen.

Die ungünstigsten Veränderungen dieser Größe sind in der Tabelle 2.1 zusammengefaßt.

Die „Nicht-Hb-Größen" hängen vom Allgemeinzustand des Patienten bzw. von seiner kardiopulmonalen Kompensationsfähigkeit ab.

Bei **älteren Patienten** mit Vorerkrankungen des Herz-Kreislaufsystems befindet man sich mit Hb-Werten von 100 g/l (Hämatokrit 30 %) im allgemeinen auf der therapeutisch sicheren Seite. In Ausnahmefällen kann bei älteren Intensivpatienten mit Herz- und/oder Atemwegserkrankungen die kritische Schwelle des Hämoglobins bereits bei 110–120 g/l liegen.

Hingegen tolerieren **jüngere Patienten** mit normaler Herz-Kreislauffunktion einen isovolämischen Abfall des Hämoglobinwertes auf 70 g/l gut.

Bei **größeren Blutverlusten** (> 3,5 Liter bzw. vorhergegangener Transfusion von 7–10 Erythrozytenkonzentraten) ist zusätzlich die Substitution mit gefrorenem Frischplasma (GFP) und ggf. Thrombozytenkonzentraten indiziert.

Bei Verlust- und/oder Verdünnungskoagulopathie insbesondere bei **Massivtransfusionen**, d.h. bei Ersatz des gesamten Blutvolumens des Patienten innerhalb weniger Stunden, ist die Gabe eines gefrorenen Frischplasmas (GFP) (250 ml) pro 3–2–1 Erythrozytenkonzentrate (je 350 ml) je nach klinischer Situation zu empfehlen.

> Mit der Gabe von GFP sollte erst bei Blutverlusten über 65 % des Blutvolumens begonnen werden

Als Notfallbehandlung bei massiv blutenden Patienten im bereits persistierenden **hämorrhagischen Schock** sollten bereits initital 4 GFP (15 ml/kg KG) appliziert werden und anschließend nach Maßgabe der klinischen Wirksamkeit unter kontinuierlicher Kontrolle der Gerinnungsparameter im Verhältnis 2:1 weiter substituiert werden.

Bei besonderem **Blutungsrisiko**, z.B. vorher bestehender Gerinnungsstörung, hochdosierter Heparinisierung, Schädel-Hirn-Trauma kann u.U. die zusätzliche Applikation von **Fibrinogen** (2–3 g) oder **Prothrombinkomplexpräparaten** (1000 bis 2000 I.E.) indiziert sein.

> Als untere Grenzwerte sollten Quick-Werte > 40–50 %, PTT < 55 s und Fibrinogenkonzentrationen > 1,0 g/l zugrunde gelegt werden

Die **Thrombozytensubstitution** kann infolge starken Blutverlustes und/oder nach Massivtransfusionen – meistens nach Austausch von mehr als dem 1,5fachen des Blutvolumens – und Thrombozytenverminderung auf Werte unter 50 000/μl mit einer sich entwickelnden Blutungsneigung erforderlich werden.

Tab. 2.1 Veränderungen des Hb bzw. Hkt und der „Nicht-Hb-Größen", die die O_2-Versorgung des Körpers gefährden

Messgröße	Veränderung
Hb/Hkt	↓
Herzzeitvolumen	↓
O_2-Bedarf	↑
Arterieller pO_2	↓
Gemischt-venöser pO_2	↓
Arterieller pH	↑
Gemischt-venöser pH	↑

6.2.2 Postoperative Anforderungen

Postoperativ ist die Normalisierung des Sauerstofftransportes durch eine adäquate Erythrozytenzahl erforderlich.

Patienten mit postoperativen Komplikationen tolerieren Anämien sowie Hypoproteinämien in der Regel schlecht. Hypoproteinämien sollten nur bei Plasmaproteinkonzentrationen unter 45 g/l mit Humanalbumin 20 % behandelt werden.

Postoperative Thrombopenien führen meist nicht zu Spontanblutungen und korrigieren sich wie die Gerinnungsfaktoren fast immer von selbst.

6.3 Blutgruppenserologie

Blutgruppen sind erbliche Eigenschaften der roten Blutkörperchen, die Alloantigene darstellen und mit Hilfe spezifischer Antikörper (AK) nachgewiesen weden.

Blutgruppenserologische Untersuchungen umfassen die Bestimmung der AB0-Eigenschaften, des Rh-Faktors D, den Antikörpersuchtest, ggf. die Bestimmung weiterer Merkmale und deren Antikörper sowie die serologische Verträglichkeitsprobe (Kreuzprobe).

Im Regelfall – Ausnahme ist nur die Notfalltransfusion – sind vor allen invasiven und operativen Eingriffen, bei denen die Möglichkeit einer transfusionsbedürftigen Blutungskomplikation besteht, eine gültige Blutgruppenbestimmung, ein aktuelles Antikörperscreening sowie eine serologische Verträglichkeitsprobe durchzuführen.

Der Nachweis der Erythrozytenmerkmale erfolgt mittels einfacher Agglutinationsreaktionen.

> Für die Transfusion von entscheidender Bedeutung sind die klassischen Blutgruppen AB0 und das Rhesussystem.

6.3.1 AB0-System

Die AB0-Blutgruppen sind das einzige System, bei dem obligat natürliche Antikörper, die sog. **Isoagglutinine,** gegen diejenigen Erythrozyteneigenschaften im Serum vorhanden sind, die dem jeweiligen Individuum selbst fehlen:
- Anti-B bei der Blutgruppe A,
- Anti-A bei der Blutgruppe B,
- Anti-A und Anti-B bei der Blutgruppe 0,
- keine Antikörper bei der Blutgruppe AB.

Dies hat zur Folge, daß das AB0-System bei Transfusionen immer berücksichtigt werden muß.

Tab. 2.2 Schematische Darstellung der AB0-Blutgruppenbestimmung

Testseren + Probandenerythrozyten			Testerythrozyten + Probandenserum				Blutgruppe
Anti-A	Anti-B	Anti-AB	A_1	A_2	B	0	
+	–	+	–	–	+	–	A
–	+	+	+	+	–	–	B
+	+	+	–	–	–	–	AB
–	–	–	+	+	+	–	0

Bei der blutgruppenserologischen Untersuchung müssen immer sowohl die serologischen Eigenschaften als auch die Erythrozytenmerkmale untersucht werden (Tab. 2.2). Entsprechen die Serumeigenschaften nicht den Erythrozytenmerkmalen, ist immer die Ursache abzuklären.

Die Blutgruppe A kann in die Untergruppen A_1 und A_2, die Blutgruppe AB in A_1B und A_2B mittels spezifischer Reagenzien weiter differenziert werden. Die Unterteilung von A in A_1 und A_2 ist jedoch von geringer klinischer Relevanz.

Bei **Fehltransfusionen** können Anti-A und -B aufgrund ihrer direkten Lysinwirkung und Komplementaktivierung zu sofortigen, z.T. schweren und evtl. tödlich verlaufenden hämolytischen Transfusionsreaktionen führen.

Die Übertragung von Erythrozyten, die A- und/oder B-Merkmale tragen, auf A- bzw. B-negative Empfänger ist besonders gefährlich, da die Antikörper beim Empfänger im Überschuß vorliegen **(Major-Inkompatibilität)**.

AB0-Blutgruppenverteilung in Mitteleuropa:
A: 44%, B: 14%, 0: 36%, AB: 6%

6.3.2 Rhesus-System

Das Rhesus-System spielt neben den AB0-Blutgruppen eine entscheidende Rolle für die Bluttransfusion. Neben den Hauptantigenen D, D^{weak} (früher als D^u bezeichnet), C, c, C^w, E und e Merkmalen sind bis heute ca. 40 weitere, vorwiegend hoch- oder niederfrequente Antigene bekannt.

Die zahlreichen Rh-Antigene werden über drei eng gekoppelte Genorte gesteuert. Die Merkmale D, D^{weak}, C, c, C^w, E und e sind serologisch nachweisbar.

Antikörper zur Erkennung des Genproduktes von d konnten noch nicht beobachtet werden.

Von größter klinischer Bedeutung wegen seiner starken Immunogenität ist das Merkmal D.

> Die Bezeichnung „Rh-positiv" bezieht sich nur auf das Vorhandensein des Merkmals D

Rh-positive Individuen sind entweder reinerbig (homozygot) DD oder mischerbig (heterozygot) Dd, Rh-negative sind reinerbig dd.

> Merkmal D-Verteilung in Mitteleuropa:
> D-positiv: 83 %, D-negativ: 17 %

Schwache Formen des D-Antigens ohne nachweisbare qualitative Veränderungen werden heute als D^{weak} bezeichnet (frühere Bezeichnung D^u).

Die Klassifizierung schwacher D-Antigene ist bisher nicht gelungen.

Selten weisen Individuen eine qualitative Veränderung des Merkmals D auf, d.h. sie können Anti-D bei Immunisierung mit Rh-positiven Erythrozytenkonzentraten als Alloantikörper bilden, da die D-Antigene ihrer eigenen Erythrozyten qualitativ verändert sind. Ihnen fehlen ein oder mehrere Epitope des mosaikartigen D-Antigens.

Bisher konnten 10 derartige D-Varianten (auch als D-Kategorien, D-Klassen oder „partial-D" bezeichnet) nachgewiesen werden.

Bei der relativ häufigen Kategorie VI (Frequenz ca. 1:3000) fehlen nicht nur mehrere D-Epitope, es liegt insgesamt auch eine verminderte Anzahl von D-Antigenen pro Erythrozyt vor.

Die Untersuchung des Rh-Merkmals D ist mit zwei verschiedenen monoklonalen Antikörpern (IgM-Typ), die die Kategorie VI nicht erfassen, durchzuführen.

> Personen mit dem Merkmal Kategorie D sind bei der Transfusion als Empfänger Rh-neg. zu behandeln, als Spender dagegen als Rh-pos. Das gleiche gilt für Personen, bei denen andere schwache D-Kategorien z.B. D^V, RH33 bekannt sind.
> Personen mit dem Merkmal D^{weak} gelten als Rh-positiv (D^{weak} positiv).

6.3.3 Weitere Systeme

Darüber hinaus sind weitere zahlreiche erbliche Systeme bekannt; z.B. MNSs, P, Lutheran (Lu), Kell (K), Lewis (Le), Duffy (Fy) oder Kidd (Jk).

Falls bei einem Patienten erythrozytäre Antikörper gegen diese Merkmale vorliegen, kann die Auffindung kompatibler Konserven ein Problem darstellen.

Zusätzlich gibt es noch eine Reihe weiterer Systeme und viele hochfrequente Antigene, deren klinische Relevanz in der jeweiligen Population meist gering ist.

Des weiteren finden sich selten Antigene (sog. Private-Antigene), die bei Transfusionen zu einer Immunisierung des Empfängers führen können.

6.4 Serologische Untersuchungen

6.4.1 Antikörpernachweis

Der serologische Nachweis erythrozytärer Antigene und der entsprechenden Antikörper stellt nach wie vor die Basis der transfusionsmedizinischen Labordiagnostik dar.

Aufgrund der Vielzahl der Blutgruppenmerkmale ist eine Berücksichtigung aller Blutgruppenmerkmale bei Bluttransfusionen nicht möglich.

Bei jeder Transfusion muß das Risiko der Alloimmunisierung in Kauf genommen werden.

Der **Antikörpersuchtest** zur Auffindung von Antikörpern gegen Erythrozytenantigene gehört im Rahmen der serologischen Verträglichkeitsprobe (Kreuzprobe) zu jeder Blutgruppenbestimmung. Er soll eventuell vorhandene präformierte Antikörper gegen Erythrozytenmerkmale erkennen. Die Methodik beim Antikörpernachweis ist so zu wählen, daß klinisch relevante Antikörper erfaßt werden.

Werden im Serum/Plasma eines Probanden irreguläre Erythrozytenantikörper oder Autoantikörper festgestellt, sind in weiteren Untersuchungen die Spezifität wie die klinische Bedeutung abzuklären.

Antikörper gegen Blutgruppenmerkmale gehören vorwiegend den Immunglobulinen der Klassen IgG und/oder IgM, selten der IgA-Klasse an.

Aufgrund der Charakteristika der Immunglobuline zeigt sich ein unterschiedliches Reaktionsverhalten.

- **IgG-Antikörper** – vorwiegend wärmewirksame Immunantikörper – weisen in der Regel ein Reaktionsoptimum bei 37 °C auf. Zu dieser Gruppe gehören die meisten Antikörper des Rh-, Kell-, Duffy- und Kidd-Systems, selten solche aus dem MNSs-, P-, Lewis- und Lutheran-System.

Bluttransfusion

- **IgM-Antikörper** – vorwiegend kältewirksame, natürliche Allo- oder Autoantikörper hingegen reagieren am besten bei 4 °C–20 °C mit in isotoner Kochsalzlösung resuspendierten Erythrozyten.
  Zu dieser Gruppe gehören u.a. Kälte-Autoantikörper, Anti-P[1], Anti-Le[a], Anti-Le[b], und einige Antikörper aus dem MNSs- und aus dem Lutheran-System.

IgG-Antikörper gegen einige Merkmale, insbesondere gegen Rhesus-Faktoren, zeigen eine erhöhte Reaktivität durch Zusatz von Enzymen, z.B. Bromelin, Papain, andere reagieren nur im indirekten Antiglobulintest. Bei letzterem werden die IgG-Antikörper zuerst auf die Erythrozyten aufgeladen und gewaschen (Phase 1). In der 2. Phase wird die Beladung der Erythrozyten mit spezifischen Antikörpern durch den Zusatz gegen Humanimmunglobuline (Anti-Humanglobulinsera, Coombs-Sera) durch Agglutination sichtbar gemacht.

> Die wichtigste Nachweistechnik für Antikörper gegen Erythrozytenantigene ist der indirekte Coombs-Test (Antihumanglobulintest)

6.4.2 Serologische Verträglichkeitsprobe (Kreuzprobe)

Die serologische Verträglichkeitsprobe (Kreuzprobe) ist die letzte serologische Sicherung vor der Bluttransfusion und dient dem **Nachweis der Verträglichkeit zwischen Spender- und Empfängerblut**.
Sie soll evtl. vorhandene Antikörper beim Empfänger erfassen, die eine Transfusionsreaktion verursachen können. Der indirekte Coombs-Test ist zwingend vorgeschriebener Bestandteil der Kreuzprobe.

> Die Kreuzprobe ist unabdingbare Voraussetzung bei jeder geplanten Transfusion und muß auch bei Notfalltransfusionen, wenn die Konserven aus vitaler Indikation bereits vor Fertigstellung der serologischen Untersuchung transfundiert werden, durchgeführt werden

> Durch die serologische Verträglichkeitsprobe sollen auch Verwechslungen und Fehlbestimmugnen aufgedeckt werden

- Im **obligaten Teil (Majortest)** wird das Serum des Empfängers mit den Erythrozyten des Spenders inkubiert, in verschiedenen Methoden untersucht, um evtl. vorhandene IgM- und/oder IgG-Antikörper nachzuweisen.
- Der **faktultative Teil der Kreuzprobe (Spenderserum + Empfängererythrozyten: Minortest)** kann entfallen, wenn Erythrozytenkonzentrate verabreicht werden, die auf irreguläre Antikörper getestet wurden. Dies ist heutzutage Standard. Zu empfehlen ist die zusätzliche Durchführung des Minortests bei Säuglingen mit Blutaustausch, da die Volumenverhältnisse zugunsten des Spenderplasmas verschoben sind.

> Majortest: Empfängerserum + Spendererythrozyten
> Minortest: Spenderserum + Empfängererythrozyten

Es empfiehlt sich die Durchführung der Kreuzprobe im 3-Stufen-Test: Einer NaCl-Phase bei Raumtemperatur sowie eine Inkubationsphase bei 37 °C in Anwesenheit eines Verstärkermediums mit anschließender Durchführung des indirekten Coombs-Tests. Die relativ langen Inkubationszeiten (z.B. Albumin-Milieu) können durch Verwendung von LISS-Medien, die die Bindung der Antikörper beschleunigen, reduziert werden.

Um transfusionsrelevante Antikörper durch Boostereffekt nach Transfusionen innerhalb der letzten 4 Wochen erfassen zu können, muß die serologische Verträglichkeitsprobe für **weitere Transfusionen** nach spätestens 72 Stunden mit einer frisch entnommenen Empfängerblutprobe wiederholt werden. Dies gilt auch für vorher bereits als verträglich befundete Blutkonserven.

6.5 Durchführung der Transfusion

Grundlage für die Vorbereitung und Durchführung der Bluttransfusion sind die Richtlinien zur Blutgruppenbestimmung und Bluttransfusion, aufgestellt vom Wissenschaftlichen Beirat der Bundesärztekammer und vom Paul-Ehrlich-Institut, sowie ergänzend hierzu die Leitlinien zur Therapie mit Blutkomponenten und Plasmaderivaten, aufgestellt vom Wissenschaftlichen Beirat der Bundesärztekammer.

Diese Richt- bzw. Leitlinien stellen Mindestanforderungen dar, die unbedingt eingehalten werden müssen, wobei die Indikation zur Transfusion kritisch zu stellen ist.

> Strenge Indikationsstellung bei der Gabe von Blutkomponenten und Plasmaderivaten!

Die korrekt durchgeführte Bluttransfusion ist eine wichtige Voraussetzung für ihre Sicherheit und Wirksamkeit.

Verwechslungen, Fehlbestimmungen bei der Vorbereitung und Durchführung können schwere gesundheitliche Schäden und selbst den Tod des Patienten zur Folge haben.

Für die Transfusion sind die Regeln der ärztlichen Aufklärungspflicht unter besonderer Abwägung der Risiken zu beachten.

> Blutkomponenten und Plasmaderivate sind verschreibungspflichtige, chargendokumentationspflichtige Arzneimittel!

6.6 Identitätssicherung

Die meisten tödlich verlaufenden hämolytischen Transfusionsreaktionen sind auf AB0-inkompatible Transfusionen von Erythrozytenkonzentraten zurückzuführen
Sie entstehen durch Verwechslung von Patienten bei der Blutentnahme, durch nachträgliche falsche Beschriftung einer bereits entnommenen Blutprobe, durch falsches Zuordnen von Befunden, durch Übertragungsfehler in der Dokumentation und letztendlich auch durch Verwechslung von Patienten bei der Zuordnung von Blut und Blutkomponenten.
Dies ist nur durch eine sachgerechte Identitätssicherung zu verhindern.
Verwechslungen finden fast ausschließlich auf der Station statt. Fehlbestimmungen im Labor sind dagegen äußerst selten.

> Eine korrekt durchgeführte Identitätssicherung verhindert tödliche Verwechslungen!

Alle Blutproben, die zur transfusionsserologischen Untersuchung erforderlich sind, müssen stets, auch im Notfall, eindeutig beschriftet und bezüglich ihrer Herkunft gesichert sein.

> Jedes Probengefäß ist vor Entnahme eindeutig zu kennzeichnen (Name, Vorname, Geburtsdatum, Einsender)

Ist der Patient ohne Bewußtsein oder kann aus anderen Gründen seinen Namen, Vornamen und sein Geburtsdatum nicht angeben, ist die Identität durch eine eindeutige Identitätsnummer sicherzustellen (z.B. am Handgelenk des Patienten befestigtes Identitätsarmband).
Anforderungs- und Begleitpapiere sowie die Blutprobengefäße müssen vor der **Entnahme der Blutprobe** durch die Identitätsdaten eindeutig und übereinstimmend gekennzeichnet sein, **die Begleitscheine von der abnehmenden Person nach der Blutentnahme unterschrieben werden.**

> Der anfordernde Arzt ist für die Identität der Blutprobe verantwortlich!
> Anforderungs- oder Begleitscheine dürfen niemals „blanko" unterschrieben werden!
> Jede nicht gekennzeichnete Blutprobe ist sofort zu vernichten.
> Ein nachträgliches Beschriften einer Blutprobe kann zu einer tödlichen Verwechslung führen!

Darüber hinaus ist eine getrennte Entnahme der Blutproben für die Blutgruppenbestimmung und für die Verträglichkeitsprobe erforderlich.

Die Verwechslung zweier Patienten bei der Entnahme einer einzigen Blutprobe für die Blutgruppenbestimmung und für die Kreuzprobe kann im Labor nicht bemerkt werden.

> Zeitlich unabhängige Blutentnahme für die Blutgruppenbestimmung und für die Verträglichkeitsprobe (Kreuzprobe) zum Aufdecken evtl. Patientenverwechslung!

Bestimmte, dem Empfänger verabreichte Medikamente, z.B. Plasmaexpander, Heparin in hoher Dosierung, können bei blutgruppenserologischen Untersuchungen zu Fehlbestimmungen führen. Dies ist bei der Blutentnahme zu berücksichtigen und dem untersuchenden Labor mitzuteilen.

Früher erhobene Blutgruppendokumente dürfen nicht alleine als Grundlage einer Eythrozytentransfusion dienen; sie dürfen nur als Bestätigung herangezogen werden. Hinweise aus blutgruppenserologischen Vorbefunden sind mitzuteilen, z.B. Vorhandensein von Antikörpern.

6.6.1 AB0-Identitätstest = Bedside-Test

Unmittelbar vor der Transfusion von Blutkomponenten ist vom transfundierenden Arzt oder unter seiner direkten Aufsicht der AB0-Identitätstest (Bedside-Test) am Empfänger vorzunehmen. Er dient der Bestätigung der zuvor bestimmten AB0-Blutgruppenmerkmale des Empfängers.

Das hierfür verwendete Patientenblut muß unmittelbar vor jeder Transfusion direkt vor der Durchführung des Bedside-Tests am Bett des Patienten abgenommen werden.

Es ist darauf zu achten, daß das Patientenblut unmittelbar aus der gelegten Transfusionsnadel und ggf. das Spenderblut unmittelbar aus dem Schlauch der vorbereiteten Blutkonserve entnommen wird (s. Eigenblutspende).

Keinesfalls darf hierbei auf bereits im Stationszimmer gelagerte Blutproben zurückgegriffen werden. Dies gilt auch in Notfällen!

> Vor jeder Transfusion: AB0-Identitätstest unmittelbar vor der Transfusion

Die Durchführung erfolgt meist mit kommerziell erhältlichen Identitätskarten, die auf jeweils 2 Feldern Anti-A und auf 2 Feldern Anti-B in löslicher oder lyophilisierter Form enthalten. Bei der Durchführung des Bedside-Tests sind die Angaben des Herstellers zu beachten.

Das Ergebnis ist schriftlich zu dokumentieren und in der Krankenakte abzulegen.

Bluttransfusion

Aus hygienischen Gründen ist das Abheften von nicht versiegelten Testkarten in der Krankenakte problematisch.
Es empfiehlt sich in solchen Fällen die Übertragung des Ergebnisses auf ein Formblatt oder mittels eines Stempels in die Krankenakte (Tab. 2.3).

> Bei Unstimmigkeiten ist das Labor sofort zu benachrichtigen!

6.6.2 Technik der Bluttransfusion

Unmittelbar vor Verabreichung der Blutkomponenten, nach Untersuchung des Patientenblutes, Kontrolle seiner Blutgruppe im Bedside-Test und Dokumentation des Ergebnisses, muß der transfundierende Arzt persönlich nochmals die korrekte Beschriftung der Blutkonserve, ihr Verfalldatum und ihre einwandfreie Zuordnung zum Patienten überprüfen sowie auf die Unversehrtheit der Konserve, auf Koagelbildung und Verfärbungen als mögliche Hinweise auf eine Verkeimung sowie auf Hämolyse achten.

> Auffällige Blutkonserven dürfen nicht verwendet werden

Die Transfusion aller Blutkomponenten (Erythrozyten, Thrombozyten, Plasma) ist mittels eines Transfusionsgerätes mit **Standardfilter** (DIN 58360, Porengröße 170-230 µm) durchzuführen. Da diese einen idealen Nährboden für Bakterien darstellen, sollten sie nicht länger als 4 Stunden benutzt werden.
Für Plasmaprodukte wie Albumin, Gerinnungsfaktoren und Immunglobuline sind Filter nicht erforderlich; die Empfehlungen der Hersteller sollten jedoch berücksichtigt werden.

Tab. 2.3 Stempelvorschlag für den AB0-Identitätstes

Empfänger		Konserve		Konserve	
Anti-A	Anti-B	Anti-A	Anti-B	Anti-A	Anti-B
○	○	○	○	○	○
(+ Agglutination, − keine Agglutination)					
Blutgruppe:		Blutgruppe:		Blutgruppe:	
Patient:		Produkt-Nr.:		Produkt-Nr.:	
ID-Nummer:					
Name:		☐ AB0-identisch		☐ AB0-identisch	
Vorname:		☐ AB0-verträglich		☐ AB0-verträglich	
Geb.-Datum:		☐ AB0-unverträglich		☐ AB0-unverträglich	
Datum, Uhrzeit:					
Unterschrift des Arztes:					

Die Zufuhr sollte möglichst über einen eigenen venösen Zugang erfolgen

Eröffnete ("angestochene") Blutkonserven sind innerhalb von max. 6 Stunden zu transfundieren.
Zu Blut und Blutkomponenten dürfen **keine anderen Medikamente bzw. Infusionslösungen** mit Ausnahme von physiologischer Kochsalzlösung, die über den gleichen Zugang verabreicht werden kann, zugefügt werden. Zu beachten ist, daß Elektrolytlösungen längere Zeit im Schlauch verbleiben und sich somit mit der Blutkonserve vermischen. Sollen Blutkonserven über einen venösen Katheter transfundiert werden, über den andere Flüssigkeiten infundiert werden, ist dieser erst mit physiologischer Kochsalzlösung zu spülen.

Das **Anwärmen von Blutpräparaten** (max. + 37 °C) ist auf spezielle Indikationen, z.B. Massivtransfusionen, Transfusionen bei Neugeborenen, Transfusionen bei Patienten mit Kälteautoantikörpern zu beschränken, da jede Erwärmung der Blutkonserven das Risiko eines vermehrten bakteriellen Wachstums erhöht.

Hierzu dürfen nur zertifizierte Anwärmegeräte verwendet werden. Behelfsmäßige Maßnahmen zum Auftauen und Anwärmen von Blutkomponenten (Wasserbad o.ä.) sind nicht statthaft.

Erwärmte Blutkonserven dürfen aufgrund der Gefahr des bakteriellen Wachstums nicht gelagert werden.

Die Einleitung der Transfusion jeder Blut- und Blutbestandteilkonserve muß durch den transfundierenden Arzt erfolgen

Der Patient ist während der ersten 10–15 Minuten der Transfusion zu beobachten, da sich anaphylaktoide Reaktionen sowie die klinischen Zeichen einer akuten hämolytischen Transfusionsreaktion in der Regel in dieser Zeit äußern.

Anschließend sollte der Patient bis zum Ende der Transfusion regelmäßig überwacht werden.

Die **Transfusionsgeschwindigkeit** ist der klinischen Situation anzupassen.

Nach der Beendigung der Transfusion sollten die Kreislaufparameter nochmals überprüft, dokumentiert und der Patient eine weitere Stunde überwacht werden.

Das Behältnis mit dem Restblut ist für 24 Stunden bei +5 °C +/−3 °C aufzubewahren

Thrombozytenkonzentrate sollten möglichst rasch (innerhalb von 30 Minuten) über ein Transfusionsgerät mit Standardfilter verabreicht werden.

Plasmatransfusion: Plasmen sind mittels eines Transfusionsgerätes mit Standardfilter zu übertragen. Sie sollten schnell infundiert werden.

Um eine hämostyptische Wirkung zu erreichen, sind beim Erwachsenen initial mindestens 3–4 GFP-Einheiten erforderlich.

Tab. 2.4 Blutgruppenkompatible Plasmatransfusion

Patient	kompatibles Plasma
A	A oder AB
B	B oder AB
AB	AB
0	0, A, B oder AB

Tab. 2.5 Verträglichkeit AB0-kompatibler plasmaarmer Erythrozytenkonzentrate

Patient	kompatible EK
A	A oder 0
B	B oder 0
AB	AB, A, B oder 0
0	0

Werden mehr als 50 ml/min beim Erwachsenen appliziert, ist eine zusätzliche Kalziumgabe erforderlich (getrennter Zugang). Eine serologische Verträglichkeitsprobe entfällt.
Plasmen sind AB0-kompatibel zu übertragen (Tab. 2.4).

6.6.3 Anforderungen an die Blutgruppenkompatibilität

Erythrozytenkonzentrate

- Grundsätzlich sollte AB0- und Rh-D-Identität zwischen Spender und Empfänger bestehen.
- Bei Verwendung von plasmaarmen Erythrozytenkonzentraten können auch AB0-kompatible, sog. **majorkompatible,** Präparate transfundiert werden (Tab. 2.5).
- **Prinzipiell sollten Rh(D)-negative Patienten Rh(D)-negatives Blut verabreicht bekommen.**
- Nur in Ausnahmefällen, wenn in Notfällen Rh(D)-negative Erythrozytenkonzentrate nicht beschafft werden können, kann bei Nichtvorhandensein von anderen erythrozytären Antikörpern hiervon abgewichen werden. **Bei Rh(D)-negativen Kindern sowie Frauen im gebärfähigen Alter ist die Transfusion von Rh(D)-positiven Erythrozyten unbedingt zu vermeiden.**
- Rh(D)-negative Erythrozytenkonzentrate können Rh(D)-positiven Empfängern übertragen werden, wenn keine Unverträglichkeit infolge anderer erythrozytärer Antikörper besteht.
- Bei Rh(D)-ungleicher Transfusion ist eine serologische Nachuntersuchung 2–4 Monate nach Transfusion zur Feststellung evtl. gebildeter Antikörper vorzunehmen.

Thrombozytentransfusion

- Thrombozytenkonzentrate sollten in der Regel AB0-kompatibel transfundiert werden.
- Rh(D)-negative Empfänger sollten wegen der Gefahr der Immunisierung wenn möglich Rh(D)-negative Präparate erhalten.
- Eine serologische Verträglichkeitsprobe mit Spendererythrozyten ist wegen des geringen Erythrozytengehaltes nicht erforderlich.
- Bei Vorliegen von HLA-Antikörpern sowie bei unzureichendem Substitutionseffekt ist die Verträglichkeit durch die Auswahl geeigneter Spender und/oder eine Thrombozytenkreuzprobe zu sichern.

6.6.4 Notfalltransfusion

Notfalltransfusionen sind auf vitale Indikationen zu beschränken.

> Das erhöhte Transfusionsrisiko ist bei Notfalltransfusionen zu beachten!
> Die Identitätssicherung ist sicherzustellen. Auch im Notfall ist der AB0-Identitätstest durchzuführen!

Bei Massivtransfusionen sollten Blutkomponenten warm (+ 37 °C) transfundiert werden, um eine Hypothermie zu vermeiden.

6.6.5 Dokumentation

Bei der Transfusion von Blutkomponenten und Plasmaderivaten muß die Dokumentation erfassen:
- **Ergebnis der Blutgruppenbestimmung und des Antikörpersuchtests**, das Anforderungsformular.
- Bei **zellulären** Blutkomponenten den **Konservenbegleitschein** mit den notwendigen Angaben über den Hersteller, Produktbeschreibung, Blutgruppenzugehörigkeit, Spende- bzw. Chargennummer, und bei Erythrozytenpräparaten, ggf. bei Thrombozyten- und Granulozytenpräparaten, das Ergebnis der serologischen Verträglichkeitsprobe auf dem Begleitschein sowie das Ergebnis des AB0-Identitätstests, das Datum der Verabreichung sowie die Unterschrift des transfundierenden Arztes.
- Bei **Plasma** die notwendigen Angaben über Blutgruppenzugehörigkeit, Hersteller, Handelsbezeichnung, Chargen- bzw. Spendennummer, Packungsgröße, Anzahl der verwendeten Packungen sowie das Ergebnis des AB0-Identitätstests, das Datum der Verabreichung sowie die Unterschrift des transfundierenden Arztes.
- Bei **Plasmaderivaten** die notwendigen Angaben über den Hersteller, Handelsbezeichnungen, Chargennummer, Packungsgröße und Anzahl der verwendeten Packungen, das Datum der Verabreichung sowie die Unterschrift des transfundierenden Arztes.
- Eine Beschreibung evtl. aufgetretener unerwünschter Wirkungen.

Der Beschluß des Vorstands der Bundesärztekammer zur Chargendokumentation von Blut und Blutprodukten vom 17.12.1993 ist zu beachten!

6.7 Unerwünschte Wirkungen der Transfusion von Blutkomponenten und Plasmaderivaten

Wegen der möglichen Komplikationen beim Einsatz von Blutkonserven muß die Indikation so eng wie möglich gestellt werden.
Die Zeichen unerwünschter Wirkungen nach Transfusionen von Blutkomponenten und Plasmaderivaten sind vielgestaltig und oft uncharakteristisch.
Treten während der Transfusion unerwünschte Wirkungen auf, so muß diese sofort unterbrochen werden.
Der Patient muß bis zum Abklingen der Symptome überwacht werden, notfalltherapeutische Maßnahmen sind sicherzustellen.
Das zuständige Labor ist unverzüglich zu unterrichten, die erforderlichen Untersuchungen einzuleiten. Das Behältnis mit dem restlichen Inhalt ist aufzubewahren und ggf. für die Untersuchung heranzuziehen.

- Am häufigsten treten **febrile, nicht hämolytische Transfusionsreaktionen** in unmittelbarem zeitlichen Zusammenhang mit der Transfusion auf.
- Seltener sind **urtikarielle Hautreaktionen** oder eine **posttransfusionelle Purpura**. Sehr selten kommt es zur Ausbildung einer **transfusionsinduzierten Lungeninsuffizienz** (TRALI-Syndrom) oder einer **Graft-versus-Host-Reaktion** sowie **anaphylaktoiden Reaktionen**.
- **Hämolytische Transfusionsreaktionen** können als hämolytische Sofortreaktionen während oder kurz nach der Transfusion von EK auftreten.

Häufigste Ursache lebensbedrohlicher hämolytischer Transfusionsreaktionen ist eine AB0-Inkompatibilität infolge von Verwechslungen

- **Verzögerte hämolytische Reaktionen** können bis zu 2 Wochen nach zunächst unauffälliger Transfusion auftreten. Ursache hierfür sind niedrig-titrige erythrozytäre Alloantikörper, die zum Zeitpunkt der Transfusion nicht nachgewiesen werden konnten und nach Transfusion vermehrt gebildet werden.
- Darüber hinaus können vor allem bei Massivtransfusionen von GFP sowie bei Tranfusionen von plasmahaltigen Blutkonserven **Citratreaktionen** beobachtet werden.
- Eine transfusionsbedingte **Hyperkaliämie** ist bei Massivtransfusionen ebenfalls möglich.
- **Hypothermie** bei Massivtransfusionen kann durch vorheriges Erwärmen der Blutkomponenten auf max. + 37 °C verhindert werden.
- Mit nicht inaktivierbaren Blutkomponenten (EK, TK, Granulozytenkonzentraten), können Erreger von Infektionskrankheiten wie Viren (HBV, HCV, CMV, HIV) oder andere Mikroorganismen (z.B. Yersinien, Treponemen) übertragen werden.

> Das Risiko der Übertragung einer Infektion durch Gabe zellulärer Blutpräparate wird gegenwärtig
> bei HIV auf 1:1 000 000,
> bei HBV auf 1:50 000–1:200 000,
> bei HCV auf < 1:40 000 geschätzt

Unerwünschte Wirkungen, die sich – auch im Verdachtsfall – einem Blutprodukt zuordnen lassen, sind vom behandelnden Arzt, dem Transfusionsverantwortlichen sowie der Arzneimittelkommission der Deutschen Ärzteschaft und dem Stufenplanbeauftragten des Herstellers des betreffenden Präparates zu melden! Meldepflichten nach dem Bundesseuchengesetz bleiben hiervon unberührt.

6.8 Eigenblutspende

Nach einem Urteil des BGH vom 17.12.1991 sind Patienten immer dann über das Risiko einer Infektion mit Hepatitis und AIDS durch Fremdblutkonserven aufzuklären, wenn es für sie ernsthaft in Betracht kommt, daß bei ihnen intra- oder postoperativ eine Bluttransfusion erforderlich werden kann.
Darüber hinaus ist der Patient auf die Möglichkeit der Eigenblutspende als Alternative zur Transfusion von Fremdblut hinzuweisen, soweit diese für ihn möglich ist.

> Laut Richtlinien zur Blutgruppenbestimmung und Bluttransfusion besteht die Aufklärungspflicht über die Möglichkeit der Eigenblutspende bei einer Transfusionswahrscheinlichkeit von mindestens 5 %

Der Patient ist auch hierbei über mögliche unerwünschte Wirkungen sowie das Risiko der Eigenblutspende aufzuklären.
Außerdem ist er darauf hinzuweisen, daß trotz Einsatzes autologer Hämotherapieverfahren die Notwendigkeit einer Fremdbluttransfusion nicht mit Sicherheit ausgeschlossen werden kann und nicht benötigte Eigenblutpräparate nach Ablauf der Lagerungszeit, spätestens aber nach Entlassung aus dem Krankenhaus, entsorgt werden.
Ein schriftliches Einverständnis des Patienten ist einzuholen.

> Nicht benötigte Eigenblutkonserven müssen vernichtet werden. Sie dürfen nicht zur homologen Transfusion verwendet werden.
> Bei Eigenblutkonserven ist der ABO-Identitätstest mit dem Blut des Empfängers sowie auch mit der autologen Konserve vorzunehmen!

3 Postoperative Therapie

Kapitelübersicht

Postoperative Therapie

Postaggressionssyndrom

Allgemeine Nachbehandlung
- Überwachung
- Infusionstherapie
- Parenterale Ernährung

Chirurgische Nachbehandlung

Schmerztherapie
- Orale Schmerztherapie
- Regionale Analgesie

Wundkontrolle

Stuhlregulation

Kostaufbau

Komplikationen

Chirurgische Intensivtherapie
- Monitoring
- Beatmung
- Säure-Basen-Haushalt

Schock

SIRS/Sepsis

MODS/Multiorganversagen

Die postoperative Therapie ist neben der präoperativen Diagnostik und der Operation das dritte wesentliche Element in der chirurgischen Behandlung. So manifestieren sich Morbidität und Letalität der chirurgischen Therapie in der Regel in der postoperativen Phase. Neben der „postoperativen Krankheit" gilt es, spezielle postoperative Komplikationen zu erkennen, zu verhüten oder zu behandeln.

Qualitätsmerkmale der Chirurgie
- Korrekte Indikationsstellung
- Sorgfältige Operation
- Erkennen und Beherrschen von Komplikationen

1 Postaggressionssyndrom

Operationstrauma und Narkose bewirken regelhaft lokale und allgemeine Reaktionen des Organismus.

Die postoperative Krankheit – Postaggressionssyndrom – wirkt sich auf den Wasser-Elektrolyt-Haushalt, den Intermediärstoffwechsel, das hormonale und immunologische System, den Magen-Darm-Trakt, die Blutgerinnung sowie das Nervensystem aus. Wir grenzen das Postaggressionssyndrom im Rahmen eines unkomplizierten postoperativen Verlaufs von den eigentlichen „postoperativen Komplikationen" ab.

Klinisch manifestiert sich das Postaggressionssyndrom vor allem in transitorischen Funktionsstörungen der Herz-Kreislauf-Regulation, des Energiestoffwechsels sowie der Psyche. Es verläuft unabhängig von der Art des Traumas qualitativ weitgehend gleichförmig. Die Ausprägung der einzelnen zum Syndrom gehörenden Symptome hängt von der Größe, Lokalisation und Durchführung des Eingriffs (Blutdruck und Flüssigkeitsbilanz intraoperativ, Blutverlust) sowie vom biologischen Alter und den Vor- bzw. Begleiterkrankungen des Patienten ab.

Die Narkose mit maschineller Beatmung, der Aufhebung physiologischer Schutzreflexe und das Operationstrauma mit der Ausschwemmung von Mediatoren und toxischen Substanzen können zum Versagen physiologischer Kompensationsmechanismen führen, so daß die eigentlichen postoperativen Komplikationen auftreten. Diese manifestieren sich als Wundheilungsstörung, Sepsis, Stoffwechselentgleisung, Leber-Niereninsuffizienz, Herz-Kreislauf-Versagen, Schocklunge, Psychosen bzw. neurologische Ausfälle bis hin zum letalen Verlauf.

1.1 Physiologie und Pathophysiologie

Für das Verständnis dieser Zusammenhänge ist die Überlegung wichtig, daß normalerweise der Organismus auf Verletzung mit lokalen und allgemeinen Reaktionen antwortet, durch die ein Überleben ermöglicht werden soll. Die Fortdauer dieser Reaktion kann u. U. schädigende Auswirkungen haben und in einen Circulus vitiosus münden. So kann eine ausgeprägte Vasokonstriktion bzw. Zentralisation nach einem schweren Unfall momentan lebensrettend sein, da weitere Blutverluste vermieden und lebenswichtige Organe perfundiert werden. Hält dieser Zustand jedoch länger an, führt er zum Nierenversagen, zum irreversiblen Schock und damit zum Tode.

Ein anderes Beispiel ist die durch ein Trauma ausgelöste Gerinnungsaktivierung, die eine Hämostase im Verletzungsbereich erzielen soll, die jedoch im Gesamtorganismus mit thrombembolischen Komplikationen einhergehen kann. Nur durch geeignete prä-, intra- und postoperative Maßnahmen lassen sich derartige unerwünschte Reaktionen des Organismus auf das Operationstrauma vermeiden, wobei vor allem der modernen Anästhesie und der postoperativen Intensivüberwachung eine überragende Bedeutung zukommen.

Im Verlauf der postoperativen Krankheit unterscheiden wir lokale und allgemeine Reaktionen, die sich gegenseitig beeinflussen können.

1.1.1 Lokale Reaktionen

Gefäßspasmen und Thrombozytenaggregationen führen zur lokalen Blutstillung. Initiale Entzündungsvorgänge ermöglichen die Resorption von nekrotischem Gewebe sowie die Abtötung von Bakterien und leiten die Wundheilung ein (s. Kap. 1.4).

1.1.2 Allgemeine Reaktionen

Operationstrauma und Narkose aktivieren über neurohormonale Zentren im Zwischenhirn die Hypophyse und somit das gesamte hormonale System. Dies führt zu tiefgreifenden Veränderungen im Stoffwechselgeschehen und wirkt sich vor allem auf das Herz-Kreislauf-System, den Energiehaushalt und die Infektabwehr aus.

Herz-Kreislauf-Regulation

Entscheidende Regelgröße für die Steuerung des Herz-Kreislauf-Systems ist der periphere Sauerstoffverbrauch. Dieser steigt postoperativ durch folgende Faktoren an:
- Erhöhter Grundumsatz (Postaggressionsstoffwechsel)
- erhöhte Ausschüttung von Sympathikomimetika
- erhöhte Körpertemperatur (Resorptionsfieber)

Eine Zunahme des Sauerstoffverbrauchs und damit des Herz-Zeit-Volumens (HZV) um bis zu 30 % wird bei einem unkomplizierten postoperativen Verlauf noch als normal bezeichnet. Kommt es jedoch durch intra- und postoperative Blut- und Flüssigkeitsverluste zum Blutdruckabfall und zusätzlich durch Anämie zur Reduktion der Sauerstofftransportkapazität, so kann u. U. nur durch erhebliche HZV-Steigerungen der periphere Sauerstoffverbrauch gedeckt werden. Diesen Kreislaufbelastungen sind vor allem ältere Menschen sowie Patienten mit einem Myokardinfarkt bzw. nach Herzoperationen oft nicht gewachsen. Die Eröffnung von arterio-venösen Shunts führt zu einer weiteren kardialen Belastung (Extremform: Hyperdynamer septischer Schock).

Energiestoffwechsel

Normalerweise ist die mit der Nahrung aufgenommene Glukose wichtigster Energieträger im Stoffwechselgeschehen. In der postoperativen Phase dagegen kommt es zur verminderten Nahrungsaufnahme, so daß der Organismus Glukose aus seinen eigenen Energiereserven über Glykogenolyse und Glukoneogenese freisetzen muß. Die Glykogenolyse ist dabei nur von untergeordneter Bedeutung, da die körpereigenen Glykogenreserven zur Deckung des Energiehaushaltes nicht ausreichen. Das gleiche gilt auch für die Glukoneogenese, für die vorzugsweise Laktat und glukoplastische Aminosäuren herangezogen werden.

In der Postaggressionsphase steht Glukose zur Energiegewinnung also nur in begrenztem Ausmaß zur Verfügung. Es ist daher eine der wichtigsten Aufgaben des Postaggressionsstoffwechsels, den Verbrauch der Glukosevorräte so zu rationieren, daß trotz erhöhten Energieverbrauchs eine ausreichende Energiebereitstellung für die Aufrechterhaltung der vitalen Funktionen gewährleistet wird. Die dafür erforderlichen Stoffwechselveränderungen werden durch erhöhte Aktivitäten kataboler Hormone (Wachstumshormon, ACTH, Glukokortikoide, Glukagon, Thyroxin und Katecholamine) gesteuert.

Am wichtigsten sind:
- Störung der Glukoseverwertung
- Verminderung der Insulinwirksamkeit
- gesteigerte Proteinolyse bzw. Lipolyse

Die Glukoseverwertung betrifft überwiegend die insulinabhängigen Zellen (Mehrzahl aller Körperzellen), so daß es trotz erhöhten Insulinspiegels zur Hyperglykämie kommt. Davon profitieren die insulinunabhängigen Gehirnzellen und Erythrozyten, die somit in der postoperativen Phase ihre lebenswichtigen Funktionen wie Atmungs- und Kreislaufregulation bzw. Sauerstofftransport weiter wahrnehmen können. Der Energiebedarf aller Zellen, die nicht unbedingt glukoseabhängig arbeiten, wird größtenteils durch gesteigerte Lipolyse und Proteinolyse gedeckt. Der **Postaggressionsstoffwechsel** (Tab. 3.1) ist daher neben einer Glukoseverwertungsstörung zusätzlich durch eine Proteinkatabolie gekennzeichnet (negative Stickstoffbilanz). Muskelproteine und Enzymeiweiße werden zur Energiegewinnung benutzt. Dies führt zu Wundheilungsstörungen, Infektionen, Gerinnungsstörungen und Anämie.

Tab. 3.1 Auswirkungen des Postaggressionsstoffwechsels

Katabole Hormone	STH, ACTH, Glukagon, T$_4$, Katecholamine, freie Fettsäuren
Glukoseverwertungsstörung	Hyperglykämie, Lipolyse
Katabolie	Proteinolyse, negative Stickstoffbilanz
Hyperaldosteronismus	Natrium-, Wasserretention
erhöhter Grundumsatz	Anstieg Sauerstoffverbrauch und HZV

Die Katabolie ist durch eine parenterale Hyperalimentation nicht zu durchbrechen.

Neben der vermehrten Ausschüttung kataboler Hormone (z.B. Thyroxin) lassen sich in der Postaggressionsphase regelmäßig erhöhte Serum-Konzentrationen von Aldosteron und Adiuretin (ADH) nachweisen, die zur Natrium- und Wasserretention führen. Dies kann über eine Erhöhung des intravasalen Volumens z.B. bei Blutverlusten von vitaler Bedeutung sein. Es ist andererseits in Kombination mit den unvermeidbaren Eiweißverlusten die Ursache genereller Ödeme.

Infektabwehr

Eine Beeinträchtigung des Abwehrsystems in der Postaggressionsphase erfolgt über eine Verletzung der Oberflächenbarriere und eine Störung der unspezifischen Entzündungs- sowie der spezifischen Immunreaktion. Zu den Abwehrmechanismen der Körperoberfläche zählen u.a. die physikalische Integrität, ihre Fähigkeit zur mechanischen Antigen-Elimination (Peristaltik, Flimmerepithelien) sowie ihre chemischen Inhibitionseigenschaften (z.B. Bakterizidie des sauren Magensaftes bei pH < 3.

Von besonderer Bedeutung für die Infektabwehr ist eine physiologische Darmflora, deren antimikrobielle Potenz gar nicht überschätzt werden kann. Werden z.B. durch oral oder systemisch verabreichte Breitbandantibiotika vorwiegend die anaeroben Keime des Darmes vernichtet, so können sich aerobe gramnegative Keime, wie Enterobakterien oder auch Pseudomonas aeruginosa, nahezu ungehemmt vermehren und schwere Allgemeininfektionen verursachen. Dies gilt auch für systemische Pilzinfektionen (Candida-Sepsis), die über den durch Breitbandantibiotika partiell dekontaminierten Darm als Eintrittspforte in die Blutbahn gelangen. Da sich die Keimflora des Naso-Pharynx gleichermaßen verhält, werden besonders bei älteren Patienten gehäuft Pneumonien beobachtet.

Dem versucht die selektive Darmdekontamination (SDD), die in einigen Zentren bei Polytraumatisierten durchgeführt wird, Rechnung zu tragen. Hiermit sollen langzeitbeatmete Patienten durch eine geeignete lokale antimikrobielle Prophylaxe vor der oropharyngealen bzw. tracheobronchialen Kolonisation und bronchopulmonalen Infektion geschützt werden.

Operationstrauma und Narkose sowie postoperative Mangelernährung und Katabolie beeinflussen das Immunsystem negativ, so daß bakterielle Infektionen zu 80 % Ursache von Todesfällen in der späteren postoperativen Phase sind. Die im Abwehrsystem während der Postaggressionsphase ablaufenden Vorgänge lassen sich in zwei zeitlich voneinander getrennte Phasen unterteilen.

- **Innerhalb der ersten drei postoperativen Tage:** Erniedrigung der Immunglobulinkonzentrationen und der Komplementfaktoren C_3 und C_4 sowie eine eingeschränkte Lymphozytenfunktion (Stimulierbarkeit).
- **Länger anhaltende Beeinträchtigungen** des spezifischen und des unspezifischen Abwehrsystems: Von zentraler Bedeutung sind dabei die durch Gewebeverletzung aktivierten Makrophagen/Monozyten*.

Beide Abwehrsysteme stimulieren einerseits die Neutrophilenchemotaxis und das T-Helfersystem, jedoch andererseits gleichzeitig das T-Suppressorsystem. In Verbindung mit vermehrt ausgeschütteten Kortikosteroiden entsteht nach großen operativen Eingriffen regelhaft eine Situation, die mit der unter einer immunsuppressiven Therapie verglichen werden kann.

Antibiotika-Prophylaxe = „single-shot"-Applikation
Keine ungezielte Kortikoid-Gabe

1.2 Klinik und Verlauf

Das klinische Bild der postoperativen Krankheit ist äußerst variabel in Abhängigkeit von der Größe des Operationstraumas.
Die häufigsten klinischen Symptome:
- Temperaturanstieg
- Tachykardie, Tachypnoe bei gleichzeitig oberflächlicher Atmung
- je nach intraoperativer Bilanzierung relativer Volumenmangel mit Durst und Oligurie bei fehlender Möglichkeit der Selbstbilanzierung
- Appetitlosigkeit, Adynamie, Müdigkeit, Interesselosigkeit und seelische Verstimmung
- relative Immobilisierung (Schmerzen, Katheter)

Typisch ist die relative Beschwerdefreiheit am 1. postoperativen Tag mit einem Beschwerdemaximum und Stimmungstief am 2.–3. Tag.

Man soll den Verlauf nicht vor dem 4. Tag loben!

Typische postoperative Probleme sind: Schmerzen, Hyperglykämie, Hypertonie, Temperaturanstieg, Kalium-Abfall (Hyperaldosteronismus, intraoperatives Diuretikum?) (s. Kap. 3.5.1.1).
Die Dauer der unkomplizierten postoperativen Krankheit beträgt in der Regel nur wenige Tage. Bis zur völligen Wiederherstellung der präoperativen Leistungsfähigkeit können jedoch u.U. Wochen bis Monate verstreichen.

---

* Zellen des retikulo-endothelialen Systems (RES), syn. RHS = Retikulohistiozytäres System

1.3 Überwachung und Therapie

Selbst nach kleinen Eingriffen sollte zur Sicherheit ein durchgängiger venöser Zugang vorhanden sein.

Am Abend des Operationstages sollte routinemäßig eine Laborkontrolle erfolgen, bei vollständiger parenteraler Ernährung auch in den folgenden Tagen die ein- bis zweitägliche Kontrolle (Kalium!). Blutzuckerbestimmungen auf Station (bei diabetischer Stoffwechsellage vierstündlich) sind erforderlich. **Kontrolle folgender Laborwerte:**

- Blutbild (Leukozytose, Anämie)
- harnpflichtige Substanzen (Anstieg von Harnstoff, Kreatinin)
- Blutzucker (diabetische Stoffwechsellage)
- Natrium, Kalium (postoperativer Hyperaldosteronismus, Kaliumverlust, Natriumretention)
- Protein (Aszites, Ödeme)
- Gerinnung (PTT, PTZ)

Im Verlauf zusätzliche Bestimmung von:

- Bilirubin (Erhöhung postoperativ vor allem des direkten, konjugierten Bilirubins)
- Leberenzymwerte (narkosebedingter Anstieg?)
- Pankreasenzymwerte (Serumamylase und -lipase, Urinamylase, Begleitpankreatitis?)
- Kalzium, Phosphat, Chlorid

Fakultativ:

- BSG, CRP (Beschleunigung postoperativ und bei Infekt)
- Gesamteiweiß (Albuminmangel)

2 Allgemeine Nachbehandlung

2.1 Postoperative Überwachung

Speziell direkt postoperativ bedarf der operierte Patient einer engmaschigen Überwachung, die nach einem vereinbarten Schema von den behandelnden Ärzten bzw. vom Pflegepersonal durchgeführt wird.

Die **Vigilanz** des Patienten ist engmaschig zu überwachen, um plötzliche Hypoxien durch unzureichende Atemexkursionen oder Verlegung der oberen Luftwege, erneuten Bewußtseinsverlust durch rückflutende Narkotika oder ein metabolisches Koma (Hyper- bzw. Hypoglykämie) frühestmöglich zu erkennen. Die klinische Prüfung der Vigilanz ist zuverlässig: Gezielte Blickwendungen auf Ansprache, das Befolgen von Aufforderungen („Heben Sie bitte den Kopf hoch") sind einfache Kriterien zur Überwachung.

Überwachung direkt nach Narkose: Stetige Blickkontrolle

Allgemeine Nachbehandlung

Tab. 3.2 Sollwerte der Oxygenierung

Atemfrequenz (AF)	10–20/min
Perkutane O_2-Sättigung (SpO_2)	>92%
O_2-Partialdruck	>70 mm Hg

Die **Oxygenierung** ist sowohl klinisch als auch apparativ engmaschig zu kontrollieren (Tab. 3.2). Die klinische Blickkontrolle beinhaltet neben der Atemfrequenz die gezielte Beurteilung der Atemexkursionen (seitengleich sich hebender Thorax oder flache Bauchatmung) und Färbung der Lippen sowie Akren (Zyanoseausschluß).

Die perkutane Pulsoxymetrie ist derzeit das Standardverfahren zur Objektivierung der Oxygenierung. Am Operationstag ist eine kontinuierliche Kontrolle der perkutanen O_2-Sättigung sinnvoll. Bei Auffälligkeiten ist im Einzelfall die Durchführung einer Blutgasanalyse (BGA) aus einer arteriellen Blutprobe (A. radialis oder A. femoralis) erforderlich.

Die **Kreislaufüberwachung** wird fälschlicherweise meist mit der Überwachung der Blutdruckverhältnisse gleichgesetzt. Für eine suffiziente Kreislaufüberwachung wäre die gleichzeitige Messung des Herzzeitvolumens (HZV) und des mittleren arteriellen Blutdrucks (MAP) erforderlich. Da die HZV-Messungen invasiv und aufwendig sind, kommen sie für eine Routineüberwachung nicht in Frage. So ist zur Kreislaufüberwachung die regelmäßige Dokumentation der Herzfrequenz und des systolischen und diastolischen Blutdrucks Standard geworden.

Die Überwachung dieser sog. Vitalparameter sollte direkt postoperativ $\frac{1}{4}$- bis $\frac{1}{2}$stündlich, später ggf. 4stündlich erfolgen. Eine sinnvolle Ergänzung ist die ohne Mehraufwand durchführbare Messung des arteriellen Mitteldrucks (MAP), der den relevanten Perfusionsdruck repräsentiert.

Zum Ausschluß eines deutlich erniedrigten Herzzeitvolumens kann man zur Orientierung eine Blutgasanalyse aus einer zentralvenös entnommenen Blutprobe durchführen. Liegt die so gemessene O_2-Sättigung über 70%, ist ein deutlich vermindertes Herzzeitvolumen unwahrscheinlich. Deutlich unter diesem Grenzwert liegende Ergebnisse weisen auf eine gesteigerte periphere Ausnutzung hin, die ein erheblich reduziertes Herzzeitvolumen vermuten läßt. In einer solchen Situation ist der Einsatz eines invasiven Monitorings (s. Kap. 3.6.1) zu empfehlen.

Die **Ausfuhrüberwachung** sollte zunächst stündlich erfolgen und sowohl die Urinproduktion als auch Verluste über Magensonde und plazierte Drainagen quantitativ und qualitativ erfassen.

> Cave: Falsche Sicherheit durch Drainagen
> „Trockene Drainagen" schließen Nachblutung nicht aus

Die Kontrolle der **Körpertemperatur** erfolgt mindestens zweimal täglich. Digitale Meßinstrumente zur oralen Temperaturmessung oder zur Messung im Gehörgang haben auch auf chirurgischen Stationen die rektale Messung mit Quecksilberthermometern weitgehend abgelöst. Allerdings ist auf teilweise nicht unerhebliche Schwankungen der Meßergebnisse hinzuweisen. Selbstverständlich sind bei klinischem Verdacht auf eine Termperaturerhöhung zusätzliche bedarfsadaptierte Temperaturmessungen durchzuführen (s. Kap. 3.5.2.1).

Laborkontrollen sollten am Abend des Operationstages und anschließend abhängig vom Allgemeinzustand sowie der Größe der Operation durchgeführt werden. Bei erforderlicher längerfristiger parenteraler Ernährung sollte täglich eine Laborkontrolle erfolgen, die mindestens ein kleines Blutbild, die Elektrolyte, die Blutgerinnung und den Glukosespiegel umfaßt.

Bei bekannten Diabetikern sollten frühpostoperativ zusätzliche Stix-Kontrollen durchgeführt werden.

2.2 Infusionstherapie

Unter Infusionstherapie verstehen wir die Substitution von Wasser, Elektrolyten und Volumen sowie die parenterale Ernährung (s. a. Kap. 3.1.2).

Die postoperative Infusionstherapie richtet sich nach der Art der durchgeführten Operation sowie dem präoperativen Ausgangszustand des Patienten. Da wegen der hormonell bedingten Katabolie eine Energiezufuhr nicht verwertet werden kann, ist unmittelbar postoperativ zunächst nur eine ausgeglichen bilanzierte Wasser- und Elektrolytsubstitution durchzuführen (Wasserbedarf ca. 25–40 ml/kg KG). Ein Vorteil der routinemäßigen frühpostoperativen parenteralen Ernährung konnte bislang statistisch nicht gesichert werden.

Postoperativer Infusionsplan 0. Tag (Operationstag):
Flüssigkeit insgesamt 2 bis 2,5 l/24 h (nach Thoraxeingriffen 1,5 l/24 h), z.B. 2000 ml Ringer®-Lösung mit Zusätzen (Heparin: 200 IE/kg KG, Streßulkusprophylaxe: z.B. Ranitidin 300 mg/die oder Omeprazol 40 mg/die), pro 1 °C Temperaturerhöhung: + 500 ml Flüssigkeit zum Ersatz der Perspiratio insensibilis.

Zusätzliche Infusionen bei präoperativer Exsikkose (Ileus), negativer intraoperativer Bilanzierung, hoher Diurese nach Diuretikagabe, Flüssigkeitsverlusten in Drainagen oder „third space".

Da reine Elektrolytlösungen keine Wasserbindungskapazität besitzen, verteilen sie sich ensprechend ihrer Zusammensetzung sehr rasch im gesamten Extrazellulärraum (intravasal und interstitiell). Elektrolytlösungen – dies gilt auch für isotonische Zuckerlösungen – sind daher im engeren Sinne des Wortes keine Volumenersatzflüssigkeiten. Dennoch sind sie gerade in den letzten Jahren als solche wieder vermehrt und bevorzugt zur Anwendung gekommen. Man nimmt nämlich ihre nur kurze Verweildauer im Intravasalraum lieber in Kauf als den möglichen Abstrom von kolloidalen Substanzen (Albuminlösungen, Plasmaexpander), die vor allem in der frühen postoperativen Phase infolge erhöhter Kapillarpermeabilität in das interstitielle Gewebe abwandern, zu riskieren.

Jede **postoperative Wasser- und Elektrolytsubstitution** sollte unter Berücksichtigung folgender Faktoren erfolgen:
- Ersatz des **normalen** Wasser- und Elektrolytverlustes
- Ausgleich bereits **erlittener** Verluste und
- Ersatz **pathologischer** Wasser- bzw. Elektrolytverluste

Zusätzlich müssen Alter und Geschlecht der Patienten, das Ausmaß des erlittenen Traumas sowie etwaige Infektionen berücksichtigt werden. Von besonderer Bedeutung ist in diesem Zusammenhang die Freisetzung „endogenen Wassers". Endogenes Wasser entsteht nicht nur bei der Phosphorylierung innerhalb der Atmungskette, sondern auch durch Schrumpfung bzw. Untergang von Zellen. Während bei einem normalgewichtigen Erwachsenen nach leichten und unkomplizierten chirurgischen Eingriffen etwa 200 ml endogenen Wassers freigesetzt werden, kann diese Menge nach schweren Traumen und vor allem im Rahmen von Infektionen beträchtlich zunehmen. So wird bei der Oxydation von Fetten jeweils 1 ml Wasser aus 1 g Fett gebildet.

2.2.1 Volumenhaushalt

Der **durchschnittliche Wasserbedarf** eines normalgewichtigen gesunden Erwachsenen liegt bei 2,5–4 l/Tag oder rund 30–50 ml pro kg KG (s. Kap. 3.4).

Postoperativ kann der Wasserbedarf auf bis zu 60 ml/kg KG/24 h ansteigen. Unter Berücksichtigung dieses normalen Bedarfs und unter Einbeziehung präexistenter Defizite sowie vor allem abnormer Verluste errechnet sich der individuelle Flüssigkeitsbedarf. Die Errechnung des tatsächlichen Bedarfs kann im Einzelfall außerordentlich schwierig sein.

Ein zuverlässiger Parameter ist die **tägliche Gewichtskontrolle**. Das Körpergewicht sollte innerhalb der ersten postoperativen Tage jeweils um 0,2–0,4 % abnehmen, um eine Überwässerung und die damit verbundenen Komplikationen (generalisierte Ödeme, Gewebshypoxie) zu vermeiden.

Bis zur Normalisierung der enteralen Ernährung bedeutet jede Gewichtszunahme eine Überwässerung, deren negative Auswirkungen durch postoperative Herz- und Niereninsuffzienz bzw. Eiweißmangel nur noch verstärkt werden. Es hat sich daher als praktisch erwiesen, die sog. „Perspiratio insensibilis", d.h. den Verlust von Wasser über das Tracheobronchialsystem bzw. über die Haut nicht in die postoperative Flüssigkeitsbilanz miteinzubeziehen, da deren tägliche Menge in etwa dem gewünschten Gewichtsverlust entspricht.

Postoperative Gewichtszunahme = Hyperhydratation

Bei Patienten mit stärkergradigen Ödemen, die Zeichen eines intravasalen Flüssigkeitsmangels aufweisen, wie z.B. niedriger ZVD, hoher Hämatokrit und abnehmende Nierenfunktion, liegt – bis zum Beweis des Gegenteils – als Ursache eine Infektion zugrunde. Patienten mit ungewöhnlich starken Gewichtsverlusten innerhalb der ersten postoperativen Tage sind in der Regel dehydratisiert und nur bei ihnen ist eine wesentlich größere Flüssigkeitssubstitution indiziert, s. Abb. 3.2, 3.3.

Ein **ausreichender Gehalt an Körperwasser** mit normalen Konzentrationen gelöster Elektrolyte bestimmt das „innere Milieu" des Organismus maßgeblich. Ein Zuviel kann zur Herzinsuffizienz und zur respiratorischen Insuffizienz führen.

Eine ausgeglichene Bilanz des Wasser- und Elektrolythaushaltes garantiert die Konstanz des Volumens und der Osmolarität im Extrazellulärraum.

Postoperativ wird sie durch den schwer kalkulierbaren intraoperativen Flüssigkeitsverlust erschwert, zumal die klinische Beurteilung mittels ZVD, Stundendiurese, Hautturgor, Kreislauf- und Laborparametern häufig kein einheitliches Bild abgeben. Bilanzstörungen betreffen in der Regel zuerst nur den extrazellulären Flüssigkeitsraum und bewirken eine intravasale Volumenänderung, später wird dieser durch den Austausch mit dem interstitiellen Flüssigkeitsraum beeinflußt. Wenn diese Störungen mit einem Verlust der Isotonie einhergehen, wird auch der Intrazellulärraum beeinflußt, bis sich durch die osmotisch bedingte Wasserverschiebung ein neues Gleichgewicht zwischen beiden Räumen einstellt.

Dehydratation

- **Isotone Dehydratation:** Verlust von isotonischen Körperflüssigkeiten (Natrium und Wasser im Verhältnis der osmolaren Zusammensetzung des Extrazellulärraumes).
  Ursachen: Blut- und Plasmaverluste, Erbrechen, Diarrhoen, Aszites.
  Klinik: Durst, Oligurie (konzentriert), Tachykardie, niedriger ZVD, Hypotonie als Zeichen des Volumenmangels.
  Therapie: Volumensubstitution (isotonische Kristalloide, Erythrozytenkonzentrate, Humanalbumin, FFPs, Plasmaexpander).
- **Hypertone Dehydratation:** Verlust von freiem Wasser mit Anstieg der Plasma-Na-Konzentration → Wasserausstrom aus dem Intrazellulärraum.
  Ursachen: Unzureichende Wasserzufuhr („Verdursten"), renale Wasserverluste (Diabetes insipidus, Hyperkalzämie, Diabetes mellitus, polyurisches Stadium des Nierenversagens).
  Klinik: Hyperosmolarität des Urins (nicht bei Diabetes insipidus und akutem Nierenversagen) und des Plasmas, neben Zeichen des Volumenmangels auch Fieber und zentralnervöse Störungen (Delir, Koma).

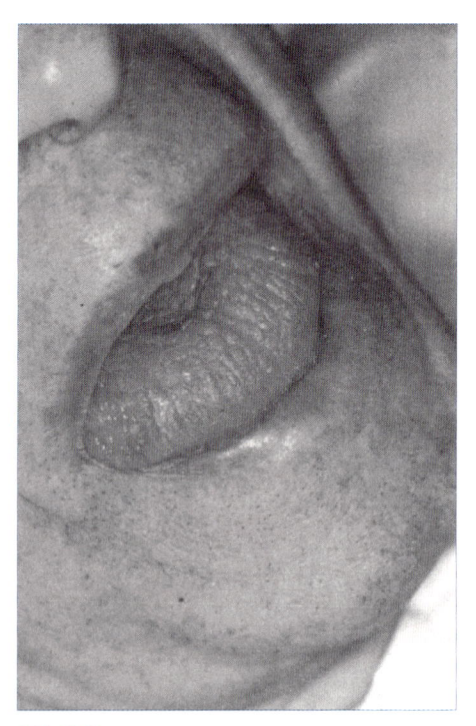

Abb. 3.2
Klinische Exsikkosezeichen I: Trockene Zunge

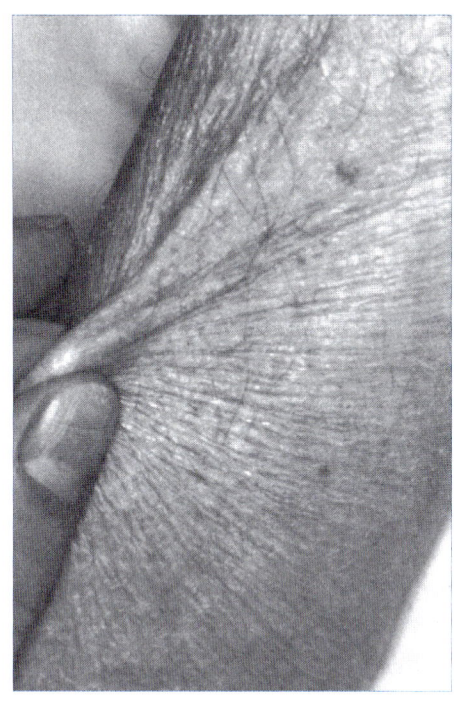

Abb. 3.3
Klinische Exsikkosezeichen II: Trockene Haut mit stehenden Falten

Therapie: Elektrolytfreies Wasser (z.B. Glukose 5 %), Zufuhr (geschätzt) in Liter = $[(\text{Serum-Na}^+ - 142)/142] \cdot \text{kg KG} \cdot 0{,}6$, größeres Defizit langam über 48 Std. korrigieren.

Hypertone Dehydratation: Intrazelluläre Störungen gehen den extrazellulären voraus

- **Hypotone Dehydratation:** Verlust kochsalzreicher Flüssigkeit und Abfall der Plasma-Na$^+$-Konzentration mit Flüssigkeitseinstrom in den Intrazellulärraum (Verstärkung des extrazellulären Volumenmangels).
  Ursachen: Salzmangelexsikkose, renaler Salzverlust bei Saluretikatherapie, enterale Verluste bei Short-bowel-Syndrom, Ileostomie.
  Klinik: Hypotonie, Kollaps, Volumenmangel.
  Therapie: Isotone oder hypertone NaCl-Lösung (0,9 %, 5,85 % als Infusionszusatz), Zufuhr (geschätzt) in mval = $(142 - \text{Serum-Na}^+) \cdot \text{kg KG} \cdot 0{,}6$.

Hyperhydratation

- **Isotone Hyperhydratation:** Überschuß an isotoner Flüssigkeit besondere des Extrazellulärraumes, wobei der Intrazellulärraum weitgehend unbeeinflußt bleibt.
  Ursachen: Iatrogene Überbilanzierung (überinfundiert!, auch nach orthograder Darmspülung möglich) vor allem bei Niereninsuffizienz, Herzinsuffizienz, Hyperaldosteronismus und Hypoproteinämie (Leberzirrhose, Glomerulonephritis, Proteinmangel, enteraler Proteinverlust).
  Klinik: Generalisierte interstitielle Ödeme, Tachyarrhythmia absoluta (Vorhofbelastung), Herzinsuffizienz, respiratorische Insuffizienz bis zum Lungenödem, ZVD-Anstieg, PCWP-, PAP-Erhöhung.
  Therapie: Furosemid (Lasix®), ggf. Aldactone, Humanalbumin, Nitrolingual.

- **Hypertone Hyperhydratation:** Bei akuter Steigerung der extrazellulären Natriumkonzentration kommt es zum Ausströmen von intrazellulärem Wasser in den Extrazellulärraum (intrazelluläre Exsikkose trotz Überwässerung).
  Ursachen: Infusion oder Trinken großer Mengen hypertoner Lösungen (Meerwasser!), chronische Steroidzufuhr. Conn-Syndrom, Cushing-Syndrom (s.a. Kap. 38).
  Klinik: Bewußtseinsstörungen (Unruhe, Hyperreflexie, Koma), Fieber, generalisierte Ödeme, Herzinsuffizienz, Lungenödem.
  Therapie: Furosemid (Lasix®), elektrolytfreie Lösung (Glukose 5 %), ggf. Dialyse (bei Niereninsuffizienz).

- **Hypotone Hyperhydratation:** „Wasservergiftung" durch Zufuhr von größeren Mengen hypotoner Flüssigkeiten, dadurch extrazelluläre Verminderung der Osmolarität mit nachfolgendem Wassereinstrom in den Intrazellulärraum (zelluläres Ödem).
  Ursachen: Übermäßiges Trinken von Wasser (z.B. bei gestörter Diurese und vermehrter ADH-Ausschüttung), iatrogen (Überinfundierung mit elektrolytfreien Lösungen, fehlende Elektrolytsubstitution), Magen-, Darm- oder Blasenspülungen mit hypotonen Lösungen.
  Klinik: Dyspnoe, rasche Entwicklung eines Lungenödems, Hirnödem (Kopfschmerzen, Sehstörungen, Erbrechen, Koma), Herzinsuffizienz, periphere Ödeme spät, da zunächst Wasserabstrom in die Zellen.
  Therapie: Hyperosmolare Lösungen mit Mannit (z.B. Osmofundin® 20 %) oder Natrium (z.B. Tutofusion®), Diuretika unter Elektrolytsubstitution, geschätzte Urinausscheidung in Liter = $[(142 - Serum-Na^+)/142] \cdot kg\ KG \cdot 0{,}6$, ggf. Dialyse mit hypertoner Lösung, langsamer Elektrolytausgleich (über Stunden).

Volumensubstitution

(s.a. Kap. 4 und 5)
Unter Volumensubstitution wird die intravenöse Applikation von Blut, Blutplasma bzw. kolloidalen Blutersatzflüssigkeiten verstanden. Sie zeichnen sich durch eine gute Wasserbindungskapazität aus und verbleiben – unter der Voraussetzung normaler Membranverhältnisse – vorwiegend im Gefäßsystem. Da aber gerade in der frühen postoperativen Phase mit einer erhöhten Zell- und Kapillarpermeabilität zu rechnen ist, besteht die Gefahr, daß auch kolloidale Substanzen in den interstitiellen Raum abwandern.
Erst nach Wiederherstellung normaler Membranverhältnisse in der späteren postoperativen Phase sind Albuminlösungen bzw. Plasmaexpander unproblematischer und dann aufgrund ihrer Wasserbindungskapazität zur effektiven Volumensubstitution geeignet.
In diesem Zusammenhang muß allerdings auf die unterschiedlichen physiko-chemischen Eigenschaften der verschiedenen kolloidalen Plasmaersatzmittel hingewiesen werden (Tab. 3.3).
Dextrane sind stark hyperonkotisch und haben daher besonders effektive dehydratisierende Eigenschaften, wodurch sie z.B. bei der Therapie des Hirnödems angezeigt sind. Sie hemmen allerdings die Thrombozytenaggregation und können daher bestehende Blutungsneigungen verstärken; in Einzelfällen sind sie auch die Auslöser schwerwiegender anaphylaktischer Reaktionen. Zur Vermeidung der anaphylaktischen/anaphlyaktoiden Nebenwirkungen wird vor Beginn einer Dextraninfusion monovalentes Hapten-Dextran (Promit®) langsam i.v. gegeben. Auf der anderen Seite haben **5 %ige Albuminlösung, Gelatine** bzw. **6 %ige Hydroxyaethylstärke** eine geringe Wasserbindungskapazität und sind daher als Volumenersatz im Vergleich zu Dextranlö-

Tab. 3.3 Künstliche Kolloide zur Plasmavolumensubstitution

Kolloid und generischer Name	Kolloidgehalt g/100 ml	M_w	M_w/M_n	Intravasale Persistenz (h)	Bemerkungen
Dextran					
Dextran 60[1]	6	60 000	2,0	6	antithrombotische Wirkung
Dextran 70	6	70 000	1,85	6	antithrombotische Wirkung
Dextran 40	10	40 000	1,4	2–3	antithrombotische Wirkung
Stärke					
HES 200/0,5	10	200 000	5,7	3	
HES 450/0,7	6	450 000	6,3	~ 6	
HES 40,05	6	40 000	2,0	2–3	
Gelatine					
harnstoffgebunden	3–5	35 00	2,3	2–3	diuretische Wirkung
modifizierte Flüssiggelatine	4	35 000	2,2	2–3	
Oxypolygelatine	5,5	30 000	1,5	2–3	diuretische Wirkung

M_w = mittleres Molekulargewicht, M_n = Zahlenmittel, HES = Hydroxyäthylstärke.
[1] Dextran 60, M_w 60 000 ist in der Bundesrepublik Deutschland und Österreich erhältlich; Eigenschaften praktisch mit denen von Dextran 70 identisch

sungen weniger wirksam. Sie sind jedoch gerinnungsneutral und besitzen günstigere rheologische Eigenschaften, da sie die Blutviskosität signifikant vermindern können.

2.2.2 Elektrolythaushalt

Natrium

Der tägliche Natriumumsatz beträgt 2–6 g, die Aufnahme erfolgt in erster Linie im Ileum, die Ausscheidung über die Niere. Das glomerulär filtrierte Natrium des Primärharns wird zu 99,5 % im Tubulussystem rückresorbiert; 2 % dieser Natriumresorption wird durch Aldosteron gesteuert.

- **Hypernatriämie:** Serum-Natrium > 147 mval/l.
  Bei normaler Nierenfunktion wird die physiologische Natriumkonzentration von 142 mmol/l im Serum nur in Extremsituationen überschritten.
  Ursachen: Starke Durstzustände (hypertone Dehydratation s.o.) und Trinken von Meerwasser (hypertone Hydratation), Steroide, Hyperaldosteronismus (postoperativer Postaggressionsstoffwechsel, Leberzirrhose, Nebennierentumor), iatrogen (fehlerhafte Infusionstherapie).

Klinik: s.o. (Hypertone Dehydratation, hypertone Hyperhydratation).

Therapie: In Abhängigkeit vom Flüssigkeitshaushalt Gabe von freiem Wasser oder Diuretika, Aldosteron-Antagonisten (Spironolacton).

- **Hyponatriämie:** Serum-Natrium < 137 mval/l.

  Ursachen: Ekzessive Diuretikabehandlung, Verdünnungshyponatriämie infolge von Infusionen mit isotonen elektrolytfreien Lösungen bzw. beim Spülen von Körperhöhlen mit salzfreien Flüssigkeiten.

  Klinik: s.o. (Hypotone Dehydratation, hypotone Hyperhydratation).

  Therapie: Orale oder intravenöse Natriumapplikation bei gleichzeitigem Wasserentzug.

Kalium

Täglich werden etwa 3–4 g Kalium umgesetzt (Tagesbedarf 60–80 mval). Die Aufnahme erfolgt in erster Linie im oberen Ileum. In die Zelle gelangt es gegen einen Konzentrationsgradienten von durchschnittlich 4 mmol/l extrazellulär zu 160 mmol/l intrazellulär. Die Ausscheidung erfolgt nach glomerulärer Filtration und proximal tubulärer Rückresorption im distalen Tubulus im Austausch gegen Natrium. Die Kaliumausscheidung wird u.a. durch Aldosteron gesteigert.

Intrazellulär liegt das Kalium größtenteils in freier und damit osmotisch wirksamer (Ionen-)Form vor, eine bedeutende Menge ist jedoch auch an Proteine und Glykogen gebunden.

Hieraus erklärt sich das therapeutische Vorgehen bei einer Hyperkaliämie, da mit Hilfe von Glukose-Insulin-Infusionen größere Kaliummengen nach intrazellulär verschoben werden können. Beim transmembranösen Transport werden zur Wahrung der Elektroneutralität stets Kalium gegen Natriumionen und Wasserstoffionen ausgetauscht. Es ist also bei der Korrektur einer Hyperkaliämie mit einem Absinken des pH-Wertes zu rechnen. Andererseits führt eine gleichzeitig bestehende Azidose zum Anstieg des Serum-Kaliums bei intrazellulärer Kaliumverarmung.

Azidose und Hypokaliämie = großes Kaliumdefizit!

- **Hyperkaliämie:** Serum-Kalium > 5,0 mval/l.

  Ursachen: Postoperative Niereninsuffizienz, Behandlungsfehler (zu rasche Kaliuminfusion), Azidose oder nach Korrektur metabolischer Alkalosen mit H^+-Ionen, Hypoxie, Intoxikationen, ausgedehnte Weichteiltraumen, Reperfusion ischämischer Extremitäten, Transfusion alter Blutkonserven, Hämolyse, Glykogen- und Proteinabbau bei Katabolie, depolarisierende Muskelrelaxantien (Succinylcholin, Lysthenon).

Klinik: Kaum klinische Warnsymptome (Adynamie, Parästhesien), daher besonders gefährlich. Im EKG Erstickungs-T. Ein rascher Anstieg des Serum-Kalium-Wertes auf über 6 mmol/l kann grundsätzlich zum Herzstillstand führen! Prodrome können Herzrhythmusstörungen jeder Art sein. Der Kalium-induzierte Herzstillstand ist besonders gefährlich, da er trotz aller Wiederbelebungsmaßnahmen inklusive extrathorakaler Herzmassage meist nur zu einer unzureichenden Körperperfusion führt. Die Kaliumsubstitution in der postoperativen Phase ist gleichermaßen unentbehrlich wie auch gefährlich!

Therapie: Kaliumrestriktion, Diuretika (Furosemid = Lasix®), Gabe des Ionenaustauschers Resonium® peroral oder als Einlauf, Hämodialyse. Im Akutfall kann die i.v.-Applikation von 20 ml 20 %iger NaCl-Lösung bzw. 10 ml einer 10 %igen Kalziumglukonat- oder 5 ml einer 5,5 %igen Kalziumchloridlösung helfen. Besonders effektiv ist die Glukose-Insulin-Infusion zur Bindung des Kaliums an intrazelluläres Glykogen (100 ml einer 40 %igen Glukoselösung mit 10 IE Insulin, 4 g Glukose $\hat{=}$ 1 IE Insulin, erkennbarer Wirkungseintritt nach 1 Std.). Hierbei ist zu beachten, daß es bei der Mobilisierung dieses Glykogens in der Folgezeit sekundär wiederum zu Hyperkaliämien kommen kann.

- **Hypokaliämie:** Serum-Kalium < 3,8 mval/l.

Ursachen: Verluste gastrointestinaler Sekrete, z.B. bei Erbrechen, Pankreatitis, Dünndarmfisteln und Diarrhöen, postoperativer Hyperaldosteronismus, polyurische Phase des akuten Nierenversagens, fehlerhafte Infusionstherapie (ungenügende Substitution). Saluretikabehandlung. Laxantienabusus.

Ein intrazellulärer Kaliummangel kann bereits längere Zeit bestehen, bevor er sich in einem Absinken des Serum-Kalium-Wertes bemerkbar macht.

Klinik: Adynamie, gastrointestinale Atonie, Herzrhythmusstörungen (besonders nach Digitalisierung), im EKG U-Welle, T-Welle biphasisch oder negativ.

Therapie: Kaliumsubstitution (Kaliumchlorid 7,46 %, 1 ml = 1 mval, Kalinor-Brausetabl. 1 Tbl. = 40 mval K$^+$) unter Kontrolle des Serum-Kalium-Wertes.

Faustregel: Soll bei einem Nierengesunden das Serum-Kalium um 1 mmol/l erhöht werden, so ist pro 24 Std. soviel Kalium in mmol zu substituieren, wie das Körpergewicht in kg beträgt.

Die Normalisierung des Serum-Kalium-Wertes zwischen 3 und 4 mval/l erfordert eine Substitution von 80–180 mval, bei Werten zwischen 2 und 3 mval/l eine Substitution von 180 bis 460 mval, wovon 2/3 des Defizits am 1. Tag und 1/3 am 2. Tag ausgeglichen werden sollen. Höchstdosis: 20 (–40) mval/Std. über zentralen Venenkatheter, 10 mval/Std. über periphere Venenverweilkanüle, wegen der Reizung der Venenwände.

Hypokaliämie: – Neigung zu Herzrhythmusstörungen
Hyperkaliämie: – Gefahr des Herzstillstandes

Chlorid

Eingangs wurde auf die Bedeutung der Natriumchlorid-Konzentration für die Osmolarität des Extrazellulärraumes hingewiesen. Die Hauptbedeutung des Chloridions liegt in seiner Funktion als Partner des Natriumions, um die Isotonie des Plasmas und der extrazellulären Flüssigkeit aufrechtzuerhalten. Dies geht daraus hervor, daß die Cl^--Konzentration im Serum passiven Veränderungen der Na^+-Konzentration folgt und somit indirekt auch der Regulation durch das Aldosteron-System unterliegt.

Kalzium

Im menschlichen Körper ist Kalzium zu 99 % (d. s. ca. 1,5 kg) in den Mineralien der Knochen festgelegt. Diese stellen ein Reservoir dar, aus dem Kalzium mobilisiert und in dem andererseits überschüssiges Kalzium deponiert werden kann.

Plasmagesamtkonzentration 2,25–2,75 mmol/l.

Ca. 50 % liegen in einer ionisierten, biologisch wirksamen Form, ca. 50 % in einer an Albumin und Globulin gebundenen Form vor, daher korrelieren Kalziumkonzentration und Proteinkonzentration. Bei Eiweißmangel nimmt der Ionisationsgrad zu. Blutkalzium- und Phosphatspiegel als anorganisches Phosphat (0,65 bis 1,95 mmol/l) sind über den Skelettstoffwechsel eng miteinander gekoppelt.

Täglich werden aus der Nahrung etwa 500–600 mg Kalzium zur Deckung des Abgangs (Stuhl, Urin) aufgenommen. Die Kalziumkonzentration wird durch Parathormon (Nebenschilddrüse) und Vitamin D (Niere) sowie Thyreokalzitonin (C-Zellen der Schilddrüse) gesteuert.

Die freien Kalziumionen erfüllen im Organismus eine ganze Reihe von Funktionen.
- Kontrolle der Erregungsleitung im Nervensystem und der neuromuskulären Erregungsübertragung.
- Beteiligung an der Blutgerinnung (Faktor IV – s.a. Kap. 3.3.6).
- Beeinflussung der Enzymaktivität.
- Abdichtende Wirkung an den Gefäßwänden.

Pathogenese der Tetanie (Serumelektrolytformel von Gyorgy):
$$\frac{K^+ \times HCO_3^- \times HPO_4^{2-}}{Ca^{++} \times Mg^{++} \times H^+} = K$$
Anstieg von K: Übererregbarkeit
Abnahme von K: Untererregbarkeit des Nervensystems

- **Hypokalzämie:** Serum-Kalziumspiegel < 2,5 mmol/l (Proteinkonzentration beachten!).
  Ursachen: Malassimilation, chronische Niereninsuffizienz, postoperativ nach Thyreoidektomie, akute Pankreatitis, Massentransfusionen, C-Zell-Karzinom.
  Klinik: Tetanie (positive Zeichen nach Chvostek und Trousseau), psychische Störungen (Depressionen), Hautveränderungen, Adominalspasmen.

EKG: QT-Verlängerung.
Therapie: Calcium-Gluconicum® 20%ig, 1–2 Amp. langsam i.v.

- **Hyperkalzämie:** Serum-Kalziumspiegel > 2,75 mmol/l (Protein-Konzentration beachten!).
  Ursachen: Primärer und sekundärer (chronische Niereninsuffizienz), Hyperparathyreoidismus, Hyperthyreose, NNR-Insuffizienz, Malignome (Mamma, Lunge, Leber, Niere, Ovarien auch ohne direkten Skelettbefall als paraneoplastisches Syndrom, Prostata, Plasmozytom, M. Hodgkin durch Knochenzerstörung), Sarkoidose.
  Klinik: Hyporeflexie, Muskelschwäche, Bewußtseinsstörungen (Apathie, Depressionen bis zum Koma), Obstipation, rezidivierende Ulzera, EKG: QT-Verkürzung, Digitalisüberempfindlichkeit, Polydipsie, Polyurie, Urolithiasis, Pankreatikolithiasis.
  Therapie: Forcierte Diurese mit NaCl-Lösung 0,9% und Furosemid, Hämodialyse, Clodronsäure (Ostac®)
  Langsame Wirkung: Kortison (z.B. Fortecortin® 2–3 Amp., hemmt die Ca^{++}-Aufnahme), Calcitonin (400–600 IE/24 Std.), Mithramycin (1 Amp. = 2,5 mg bei malignen Erkankungen).

Magnesium

Auch dieses Element ist überwiegend (zwischen 50 und 70% bei einem Gesamtbestand von etwa 30 g) in den Knochen gespeichert.
Konzentration der freien Magnesiumionen:
– im Intrazellulärraum ca. 15 mmol/kg Gewebe
– im Blut zwischen 0,7 und 1,1 mmol/l Serum
Der Tagesbedarf liegt bei 200–300 mg. Das Parathormon steuert den Magnesiumhaushalt in gleicher Weise wie den des Kalziums. Die freien Magnesiumionen wirken in erster Linie als Enzymaktivatoren. Sie sind u.a. auch an allen Reaktionen, die ATP betreffen, beteiligt.

- **Hypomagnesiämie:** Serum Mg^{++}-Spiegel < 0,7 mmol/l.
  Ursachen: Verminderte Resorption, unzureichendes Angebot, gestörte renale Rückresorption (polyurische Phase des akuten Nierenversagens), Diuretika, akute Pankreatitis, Steatorrhoe, Leberzirrhose.
  Klinik: Hyperreflexie, tonisch-klonische Krämpfe, Verwirrtheit, Erschöpfungssyndrom, Delir, Muskelzuckungen (Karpopedalspasmen), (normokalzämische) Tetanie, tachykarde Herzrhythmusstörungen, Abdominalspasmen, Gefäßspasmen.
  EKG: Wie bei Hypokaliämie.
  Therapie: Magnesiumsubstitution oral (1–3 Btl. Magnesium Verla® à 10 mval Mg^{++}) oder i.v. (Magnorbin® 20%ig 70–140 mval/24 Std. = 70–140 ml/24 Std. als Infusionszusatz).

- **Hypermagnesiämie:** Mg^{++}-Spiegel > 1,1 mmol/l.
  Ursache: Übermäßige enterale oder parenterale Magnesiumzufuhr, mangelhafte Ausscheidung bei Niereninsuffizienz („Magnesium- und Phosphatstau" bei Oligurie bzw. Anurie).
  Klinik: Apathie, Bewußtseinsstörung („Magnesiumnarkose"), Hyporeflexie, Muskelschwäche bis -lähmung, Flush (infolge peripherer Vasodilatation), Ateminsuffizienz, Obstipation, Bradykardie.
  EKG: Wie bei Hyperkaliämie, zunehmende AV-Blockierung.
  Therapie: Kalzium wegen der antagonistischen Wirkung (z.B. 1–2 Amp. Calcium-Gluconicum® 10 % langsam i.v.), Furosemid (20–40 mg i.v.), ggf. Hämodialyse, Prostigmin (1–2 Amp. i.m.) und Beatmung bei Atemlähmung mit respiratorischer Insuffizienz.

Kalzium und Magnesium verhalten sich in einigen Wirkungen wie Antagonisten (beispielsweise ist die Endnervenblockade durch einen Überschuß an Mg^{++} mit einer geringen Dosis Ca^{++}-Ionen prompt zu beheben), in einigen (wie der Nervenerregbarkeit, s.u.) gleichsinnig. Für den Zellstoffwechsel haben die beiden Stoffe nicht die elementare Bedeutung wie Natrium und Kalium, auch besteht in dem ossären Reservoir immer ein potentielles Angebot. Gleichwohl nehmen Kalzium und Magnesium im Elektrolythaushalt einen wichtigen Platz ein und sind im Rahmen der prä-, intra- und postoperativen Elektrolytbilanzierung mitzubestimmen und ggf. auszugleichen. Insbesondere bei der heute möglichen parenteralen Ernährung über Monate gewinnen Konzentrationsbestimmungen der Elektrolyte und auch der Spurenelemente an Bedeutung, zumal deren Wirkmechanismen längst nicht vollständig bekannt sind.

2.2.3 Parenterale Ernährung

In Abhängigkeit von Alter, Geschlecht und Vorerkrankungen zeigen fast alle Patienten in der postoperativen Phase, nach Traumen, im Rahmen schwerer Erkrankungen und vor allem bei der Sepsis starke Veränderungen in ihrem Metabolismus. Die Postaggressionsphase führt regelhaft zu einer Erhöhung des Grundumsatzes, zur Eiweißkatabolie sowie zu einer pathologischen Vermehrung extrazellulären Wassers (z.B. Pleuraerguß, Aszites u.a.). Hinsichtlich der optimalen Wasser- und Elektrolytsubstitution und vor allem hinsichtlich einer optimalen Ernährung (Kalorienzufuhr) in der Postaggressionsphase bestehen immer noch kontroverse Auffassungen. So galt z.B. für Patienten nach einem Schockgeschehen die Gabe von kolloidalen „Plasmaexpandern" zur Volumensubstitution als Mittel der Wahl, um vor allem das Ausmaß interstitieller Ödeme zu verringern. Man nimmt heute jedoch an, daß gerade dadurch Ödeme provoziert werden können, da auch hochmolekulare Substanzen in der postoperativen Phase infolge pathologisch erhöhter Zellmembranpermeabilität in den Extrazellulärraum abwandern und dort infolge ihrer Wasserbindungskapazität zu besonders hartnäckigen Ödemen führen.

Allgemeine Nachbehandlung

Tab. 3.4 Energiebedarf pro Tag (75 kg KG)

Energieverbrauch	kJ	kcal
Grundbedarf	8000	1800
Postoperativ (schwere Eingriffe)	10 000	2500
Peritonitis, Sepsis	12 000	– 3000
Verbrennungen	15 000	– 4000

Pro 1 °C Temperaturzunahme Kalorienmehrverbrauch von 900–1800 kcal

Bezüglich der postoperativen Ernährung wird immer noch kontrovers diskutiert, ob Kohlenhydrate oder Fette besser in der Lage sind, die Proteinkatabolie innerhalb der Postaggressionsphase zu verhindern (s. Kap. 3.2). Während in den vergangenen Jahren die Kohlenhydrate eindeutig favorisiert wurden, meint man heute, daß die Fette in dieser Hinsicht gleichwertig sind.
Eine reine Kohlenhydratverbrennung hat sogar den Nachteil, daß vermehrt CO_2 anfällt und der Patient zu einer verstärkten Atemarbeit gezwungen wird. Wird vollständig parenteral ernährt, so ist wegen der weniger effektiven Verwertung der Kalorienbedarf um ca. 25 % höher anzusetzen (Tab. 3.4).

Parenterale Ernährung (über ZVK):
Flüssigkeitszufuhr variabel, Bilanz + 500 bis + 800 ml/die (Perspiratio insensibilis beachten, bei Fieber ca. 1 bis 1,5 l mehr)
1000 ml Aminosäuren 10 %
(1,0–1,5 g/kg KG)
500–1000 ml Glukose 40–50 %
(800–2000 kcal, 3360–8400 kJ)
500 ml Fette 10–20 %, jeden 2. Tag mit fettlöslichen Vitaminen
Zusätze: 200 IE Heparin/kg KG, 300 mg Ranitidin oder Omeprazol 40 mg/die, Multivitamine, Spurenelemente

Je länger eine parenterale Ernährung durchgeführt werden muß, um so subtiler muß sie erfolgen. Wichtige Anhaltspunkte für die Bilanz sind Hautturgor, Diuresemenge und -konzentration, ZVD und Herzfrequenz.
Zusätzlich zur Infusionstherapie erfolgt die **parenterale Medikamententherapie,** z.B. Antibiotika, Digitalis, Diuretika, Expektorantien, Antihypertensiva, Analgetika. Akuter Volumenbedarf wird durch Plasmaexpander (z.B. HAES® 10 %, Gelifundol®) gedeckt.
Die postoperative Ernährung dient der Aufrechterhaltung des Energie- und Strukturstoffwechsels und somit der Verhinderung bzw. Minimierung einer Proteinkatabolie in der Postaggressionsphase. Sie umspannt den Bereich einer Basissubstitution von Kalorien mit Hilfe von physiologischen Zuckerlösungen bei organisch gesunden Patienten nach unkomplizierten Eingriffen bis hin zur langdauernden kompletten parenteralen bzw. enteralen Ernährung bei schwerstkranken Patienten.
Dabei hat sich bis zur vollen oralen Ernährung folgendes Schema bewährt:
- Patienten mit Nahrungskarenz von 1 bis max. 2 Tagen benötigen lediglich Flüssigkeit und Elektrolyte.
- Patienten mit Nahrungskarenz bis zu 3 Tagen benötigen zusätzlich Kalorienträger und
- Patienten mit längerer Nahrungskarenz müssen von Anfang an parentral und später enteral über Sonden voll ernährt werden. Dabei besteht nach wie vor Unsicherheit bezüglich der Frage, ob die angeblich „pathologische" metabolische Reaktion des Organismus in der Postaggressionsphase u.U. eher nützlich ist und ob nicht eine aggressive postoperative Ernährung sogar zu

unerwünschten Begleiterscheinungen führt. Unstrittig ist lediglich, daß der Ausgleich der postoperativen Proteinkatabolie durch eine ausreichende Kalorienzufuhr in Kombination mit der Substitution von Aminosäuregemischen die Stickstoffbilanz verbessern kann.

Komplikationen der parenteralen Ernährung

Als Komplikation einer längeren Nüchternphase während parenteraler Ernährung kann neben katheterinduzierten Infektionen eine **Parotitis** auftreten. Bei dieser Entzündung handelt es sich um eine aszendierende Infektion der Speicheldrüsen durch Mundkeime bei verringertem Speichelfluß und schlechter Mundhygiene.
Klinik: Schmerzhafte, geschwollene, indurierte Speicheldrüsen (Parotis, Glandula submandibularis).
Therapie: Mundpflege, Spülung mit Antiseptika, Antibiotika nach Testung. Bei Abszedierung Inzision.
Prophylaxe: Mundpflege und Spülungen, Vermeidung von oraler Exsikkose, Kaugummi, Lutschbonbon.

Kohlenhydrate

Der minimale tägliche Kohlenhydratbedarf für den normalgewichtigen Erwachsenen liegt bei 100 g und erreicht bei 250 g ein Optimum. Bei Erwachsenen mit reiner Kohlenhydraternährung werden allerdings auch bis zu 750 g/24 Std., bei Kindern 25 g/kg KG/24 h ohne wesentliche Blutzuckerentgleisungen toleriert. Die entscheidende Aufgabe der Kohlenhydrate liegt in ihrer Rolle als Energieträger, wovon vor allem Glukose die Eigenschaft hat, von allen Organen verstoffwechselt zu werden. Mit ausreichender Zufuhr von Kohlenhydraten kann die gefürchtete postoperative Ketoazidose in der Regel verhindert werden. Ob allerdings dies für alle Patienten gleichermaßen von Vorteil ist, wird kontrovers diskutiert: Es scheint so zu sein, daß Patienten mit einer geringen Ketoazidose offensichtlich besser in der Lage sind, Fett zu metabolisieren. Sie weisen gleichzeitig einen geringeren Proteinkatabolismus auf, während Patienten ohne Ketoazidose in der postoperativen Phase eher ihre eigenen Eiweiße zur Energiegewinnung heranziehen.

- **Glukose**
  Der Vorteil von Glukoseinfusionen liegt darin, daß Glukose als Energieträger nicht nur von allen Organen (Erythrozyten, Nervenzellen) metabolisiert werden kann, sondern daß durch zusätzliche intravenöse Insulingaben der Glukosestoffwechsel unmittelbar und kontrolliert zu beeinflussen ist.
- **Xylit**
  Die intravenöse Applikation von reinen Xylitlösungen kann in Einzelfällen zu unerwünschten metabolischen Begleiterscheinungen führen (metabolische Azidose).

Zusammenfassend kann gesagt werden, daß sich von allen Kohlenhydraten Glukose zur intravenösen Ernährung am besten eignet und daher bevorzugt eingesetzt werden sollte.

Die Gabe von Zuckeraustauschstoffen ist wegen der Gefahr einer hereditären Fruktoseintoleranz (Aldolase B- Mangel) mit teilweise tödlich verlaufenden Hypoglykämien, Leber- und Nierenschäden als obsolet anzusehen.

Aminosäuren

Von den insgesamt 20 Aminosäuren, die die Zellen für die Eiweißsynthese benötigen, kann der menschliche Organismus acht nicht selbst synthetisieren. Diese sog. essentiellen Aminosäuren müssen dem Organismus zur Verfügung gestellt werden. Hinzu kommt, daß u. U. in der postoperativen Phase zwei Aminosäuren, nämlich Cystin und Tyrosin, die normalerweise nichtessentiell sind, ebenfalls mit der Nahrung zugeführt werden müssen. Andere Aminosäuren – wie z.B. Phenylalanin – werden unter bestimmten Bedingungen nicht mehr normal verstoffwechselt und erscheinen dann im Urin, wo sie in Form von Kristallen nachgewiesen werden können. Da sich der individuelle Aminosäurenbedarf in der postoperativen Phase nur sehr schwer ermitteln läßt, hat es sich bewährt, zusätzlich auch alle nichtessentiellen Aminosäuren zu substituieren.

Von besonderer Bedeutung ist die Zufuhr von Aminosäuren bei **Patienten mit eingeschränkter Leberfunktion** bzw. vor allem bei Patienten mit einem Coma hepaticum. In dieser Situation überschreitet u. U. das Aminosäureangebot die Metabolisierungskapazität der Leber und es kommt zu einem Anstieg von freien Aminosäuren im Plasma. Da bestimmte Aminosäuren unabhängig von der Leber abgebaut werden können, entwickelt sich bei einer schweren Leberinsuffizienz eine mehr oder weniger typische Aminosäurenkonstellation im Plasma: Vor allem das Verhältnis der sog. verzweigtkettigen Aminosäuren Valin, Leucin und Isoleucin zu den aromatischen Aminosäuren Phenylalanin und Tyrosin (sog. Fischer-Quotient) ist für Patienten mit Leberinsuffizienz wichtig. Normalerweise beträgt er 3,35 und fällt bei einem Coma hepaticum deutlich ab. Dies entspricht dem Anstieg von Phenylalanin bzw. Tyrosin im Plasma und zeigt die Unfähigkeit der Leber zur Verstoffwechselung gerade dieser beiden Aminosäuren an. In einer solchen Situation müssen also Aminosäuregemische appliziert werden, die relativ reich an Valin und arm an Phenylalanin bzw. Tyrosin sind (sog. Komalösungen).

Für den **nicht leberinsuffizienten Patienten** haben sich für die postoperative Phase Aminosäuregemische am besten bewährt, bei denen etwa 45% bis 50% essentielle Aminosäuren vorhanden sind (normalerweise sind 20% ausreichend) und in denen alle anderen nichtessentiellen Aminosäuren gleichermaßen vorkommen. Besonders wichtig in diesem Zusammenhang ist, daß nur bei gleichzeitiger Zufuhr ausreichender Energiemengen die angebotenen Aminosäuren auch metabolisiert und zu Eiweißen aufgebaut werden können. Man rechnet mit durchschnittlich 200 kcal* pro g Stickstoff und Tag bei einem Mindestbedarf von 15 bis 20 g Stickstoff für den erwachsenen Patienten. Allein daraus errechnet sich schon der tägliche Kalorienbedarf von 3000–4000 kcal!**

Fette

Der entscheidende Vorteil intravenöser Fettapplikation ist die Zufuhr großer Energiemengen in geringen Infusionsvolumina. Ein weiterer Vorteil besteht darin, daß die für die Struktur und Funktion von Zellmembranen wichtigen essentiellen Fettsäuren zur Verfügung gestellt werden. Es hat sich herausgestellt, daß Fettlösungen, die durch Zusatz von Kohlenhydraten isotonisch sind, nur noch selten zu Thrombophlebitiden führen und auch über periphere Venen infundiert werden dürfen. Es konnte gezeigt werden, daß intravenös applizierte Fette nicht nur die metabolischen Komplikationen vermindern, die bei ausschließlicher Kohlenhydraternährung beobachtet werden können (Hyperglykämie, Hypophosphatämie), sondern auch zu einer Verbesserung der postoperativen Eiweißresynthese führen. Man geht heute davon aus, daß ein bis zwei 500-ml-Infusionen pro Woche ausreichen, um den postoperativen Bedarf an essentiellen Fettsäuren zu decken. Darüber hinaus ist bei Patienten mit hohem Energiebedarf die tägliche Gabe von 500 ml einer Fettlösung zu empfehlen.

Elektrolyte, Spurenelemente, Vitamine

Gerade die längere parenterale Ernährung kann zu Mangelerscheinungen führen. Unter den Vitaminen sollten speziell die wasserlöslichen substituiert werden (z.B. schwere Laktatazidose bei Vitamin B_1-[= Thiamin-]Mangel), da die fettlöslichen meist ausreichend gespeichert sind. Nach längerer, breiter antibiotischer Therapie kann es allerdings zu Vitamin-K-Mangelerscheinungen kommen (Dezimierung der intestinalen Flora). Unter den Spurenelementen sind gelegentlich Eisen, Zink, Magnesium und Kupfer zu substituieren.

Gegenüber den Vitaminen und Spurenelementen müssen die Elektrolyte Natrium, Kalium, Kalzium und Phosphat bereits nach kurzer Zeit unter genauer Kontrolle der Plasmaspiegel regelhaft substituiert werden, da Elektrolytentgleisungen zu lebensbedrohlichen Komplikationen (Herzrhythmusstörungen, Asystolie, Kammerflimmern) führen können.

Die intravenöse Ernährung hat sich als unentbehrlicher Bestandteil der postoperativen Intensivmedizin bewährt. Dennoch sind eine Reihe von Nachteilen und Komplikationen mit ihrer dauerhaften und kompletten Anwendung verbunden, von denen hier lediglich Katheterkomplikationen (Thrombophlebitis, Sepsis) und die metabolischen Entgleisungen (Hyperglykämie, Hypoglykämie,

---

* ca. 840 kJ.
** ca. 12 500–16 750 kJ.

metabolische Azidose, Thrombopenie, Hypophosphatämie, zentralnervöse Störungen) genannt werden sollen. Es hat sich in der letzten Zeit daher ein gewisser Trend zur enteralen Ernährung mit Hilfe von Magen- bzw. Dünndarmsonden entwickelt, mit deren Hilfe auf intravenöse Ernährung ganz oder teilweise verzichtet werden kann.

3 Chirurgische Nachbehandlung

3.1 Schmerz

Jeder Eingriff hat postoperative Schmerzen zur Folge. Ihre Behandlung erfolgt aus humanitärer und klinisch pathophysiologischer Indikation. Postoperative Schmerzen führen zu gesteigertem Streß.

Die schmerzbedingte Schonatmung bei Oberbauch- oder Thoraxeingriffen hat Ventilationsstörungen, hypoxische, hyperkapnische oder infektiöse pulmonale Komplikationen zur Folge.

Die Intensität und Dauer postoperativer Schmerzen wird von der Art der Operation, dem Anästhesieverfahren und den subjektiven Faktoren des Patienten geprägt.

Thorax- und Oberbaucheingriffe, anorektale Eingriffe, Nierenoperationen und Eingriffe an großen Gelenken führen zu starken, oberflächliche Eingriffe und Operationen an Kopf und Hals zu geringer ausgeprägten Schmerzen. Gute postoperative Analgesie gewährleisten regionale Anästhesieverfahren.

Neurotische und ängstliche Patienten sind für postoperative Schmerzen stärker empfänglich. Ethnische Faktoren spielen aufgrund der unterschiedlichen soziokulturellen Einstellung zum Schmerz in der Schmerztoleranz eine große Rolle.

Von besonderer Bedeutung ist die Information des Patienten: Ein gut aufgeklärter Patient hat die Möglichkeit, Schmerzbewältigungsstrategien zu entwickeln, die ihm den Umgang mit den postoperativen Schmerzen erleichtern können.

Postoperativer Schmerz: Der Patient hat ein Recht auf Analgesie

3.1.1 Art und Ursachen postoperativer Schmerzen

Postoperative Schmerzen werden durch Gewebsschädigung, durch den operativen Eingriff sowie durch schmerzinduzierte segmentale motorische und vegetative Reflexe hervorgerufen.

Hinzu kommen traumatisch und entzündlich freigesetzte algetische Substanzen (z.B. Prostaglandine), die die Schmerzrezeptoren sensibilisieren oder auch direkt erregen.

Der Schmerz ist immer begleitet von affektiven Komponenten, vor allem Angst, Hilflosigkeit oder Ärger.

Bei Thoraxeingriffen wird ein oberflächlicher, gut lokalisierbarer, oft auch brennender und ein tiefer, quälender, schlecht lokalisierbarer Schmerz empfinden. Bei Abdominaleingriffen überwiegen die Schmerzhaftigkeit der Bauchdecke und des viszeralen Peritoneums.

Nach Eingriffen an großen Gelenken sind neben dem tiefen, dumpfen, lokal empfundenen Schmerz reflektorische Muskelspasmen Ursache oft quälender Schmerzen.

Die Schmerzbehandlung hat sich an der Ursache der jeweiligen Schmerzzustände zu orientieren.

3.1.2 Schmerzprophylaxe

Der postoperative Schmerz kann durch präoperative Information des Patienten über die Operation, den zu erwartenden Schmerz und die Möglichkeiten seiner Behandlung sowie durch die Auswahl eines geeigneten Anästhesieverfahrens reduziert werden. Eine wichtige psychologische Maßnahme stellt die Angstminderung in der prä-, aber auch postoperativen Phase dar. Intraoperativ ist die schonende operative Technik und das atraumtische Vorgehen mit möglichst geringen Gewebeläsionen der wichtigste Beitrag zur postoperativen Schmerzreduktion. In diesem Rahmen kommt auch der ausreichenden intraoperativen Muskelrelaxation zur Minimierung des Operationstraumas eine erhebliche Bedeutung zu.

3.2 Medikamentöse Schmerztherapie

3.2.1 Peripher wirkende Analgetika

Man unterteilt die peripher wirkenden Analgetika in antiphlogistische antipyretische Analgetika (Säuren) und nichtsaure, peripher wirkende antipyretische Analgetika. Sie werden bei entzündlicher Schmerzgenese erfolgreich eingesetzt.

Analgetische Säuren
Hierzu gehören im wesentlichen die Salizylate (z.B. Propionsäurederivate und Ketoenolsäuren).
Für die Therapie sind vor allem die pharmakologischen Daten wichtig (Tab. 3.5).

Nichtsaure Analgetika
Es handelt sich im wesentlichen um die Substanzgruppen Anilinderviate und nichtsaure Pyrazolone.
- **Anilinderivate:** Wichtigster Vertreter dieser Gruppe ist das Paracetamol. Es wirkt analgetisch und antipyretisch, nicht jedoch antiphlogistisch.
- **Pyrazolonderivate:** Die wichtigsten Vertreter dieser Gruppe sind das Metamizol und das Propyphenazon. Sie weisen dasselbe Wirkungsspektrum wie die Anilinderivate auf (Tab. 3.5).

Tab. 3.5 Analgetische Dosen, Wirkungsdauer und Dosierungsschema peripher wirkender Analgetika

Substanzgruppe	Substanz	Analgetische Dosis[a]	Wirkungsdauer[b]	Dosierungsschema
Analgetische Säuren	Azetylsalicylsäure	500–1000 mg	~ 4 h	4–8 ×Tag 500–1000 mg
	Diflunisal	500–750 mg	~ 6 h	2–4 ×Tag 500–750 mg
Ketoenolsäuren	Piroxicam	40 mg	24 h	1 ×Tag 40 mg
Anilinderivate	Paracetamol	500–1000 g	~ 4 h	4–6 × Tag 500–1000 mg
Pyrazolone	Metamizol	1 g	~ 4 h	2–6 × Tag 500–1000 mg

[a] Die analgetische Dosis ist auch abhängig von Zusatzmedikamenten
[b] Die Wirkungsdauer kann variieren. Die Angaben sind Richtwerte für einen vorläufigen Therapieplan

3.2.2 Spasmolytisch wirkende Analgetika

Man unterscheidet Parasympatholytika und direkt am glatten Muskel wirkende Substanzen, die Spasmolytika im eigentlichen Sinne sind. Sie sind immer schmerztherapeutisch sinnvoll, wenn Spasmen von Hohlorganen oder Ausführungsgängen solider Organe Schmerzursache sind oder zumindest eine Teilkomponente des Schmerzes darstellen.

Parasympatholytika

Die bedeutendsten Substanzen dieser Gruppe, Atropin und Scopolamin, wirken indirekt entspannend auf glatte Muskeln und außerdem antiemetisch! Sie sind vor allem dann indiziert, wenn Schmerzzustände im Abdomen, Retroperitoneum und kleinen Becken auf Spasmen zurückgeführt werden können.

Spasmolytika

Die wesentlichen Substanzen sind das Papaverin, Hydralazin und Diazoxid. Sie haben in der Schmerztherapie keine Bedeutung. Relevant ist die gefäßerweiternde Wirkung des Glyzeroltrinitrats (Nitroglyzerin) bei pektanginösen Schmerzen. Der Ischämieschmerz wird entweder durch sublinguale Applikation (Nitrolingual®) therapiert oder prophylaktisch mit Hilfe des transdermalen therapeutischen Systems (TTS-Nitroderm®) angegangen.

3.2.3 Glukokortikoide

Diese Substanzen können in Einzelfällen symptomatisch eingesetzt werden, wobei rheumatische Erkrankungen und manche Formen des Karzinomschmerzes eine Indikation darstellen.

3.2.4 Zentral wirkende Analgetika (Opioide)

(Tab. 3.6)
Opioide entfalten ihre Wirkungen durch Besetzung von Opiatrezeptoren. Man unterscheidet unter anderem μ-, κ- und σ-Rezeptoren.
Dem **μ-Rezeptor** werden eine supraspinale Analgesie, Atemdepression, Euphorie, Suchtpotential und Miosis,
dem **κ-Rezeptor** spinale Analgesie, Miosis und Sedierung,
dem **σ-Rezeptor** Halluzinationen, Dysphorie und eine zentrale Kreislaufstimulation zugeordnet.
Man unterscheidet Agonisten (z.B. Morphin), Antagonisten (z.B. Naloxon) und Agonist-Antagonisten (z.B. Buprenorphin), wobei immer Bezug auf den μ-Rezeptor genommen wird. Da aber auch durch den κ-Rezeptor Analgesie vermittelt wird, ist es möglich, daß eine Substanz am μ-Rezeptor gebundenes Morphin antagonisiert und am κ-Rezeptor Analgesie entfaltet (z.B. Nalbuphin). Bei ausreichender analgetischer Wirkung wäre dies die ideale Substanz zur postoperativen Analgesie, da es nicht zur Atemdepression kommt. Andererseits ist es möglich, durch besonders ungeschickte Kombination von Opioiden analgetische Wirkungen abzuschwächen.

Keine unsinnigen Opioidkombinationen

Tab. 3.6 Mittlere intramuskuläre Einzeldosis und Wirkungsdauer der gebräuchlichsten Opioide sowie atemdepressive und kardiozirkulatorische Nebenwirkungen

	Mittlere analgetische Dosis	Mittlere Wirkungsdauer	Atemdepression	Kreislauf-nebenwirkungen
Morphin	10 mg	4 h	++	+
Buprenorphin	0,3 mg	8 h	++	+
Pentazocin	30 mg	3 h	+	++
Pethidin	50 mg	2 h	++	+++
Piritramid	15 mg	6 h	+	+
Tramadol	50 mg	3 h		+
Nalbuphin	15 mg	3 h		+

+++ = stark ausgeprägt; ++ = ausgeprägt; + = gering ausgeprägt

Morphin
Morphin dient als Referenzsubstanz zu anderen Opioiden. Es ist ein µ-Agonist und weist die besprochenen Eigenschaften auf. Seine Wirkungsdauer ist mittellang. Die orale Slow-release-Form (MST 30, 60,100) wird vorwiegend bei Tumorschmerzen eingesetzt. Die Wirkungsdauer dieses Präparates ist deutlich länger. Außerdem muß die Dosis aufgrund des First-pass-Effektes erhöht werden.

Buprenorphin (Temgesic®)
Buprenorphin ist ein Agonist-Antagonist mit langer Wirkungsdauer und großer Wirkungsstärke. Obgleich im wesentlichen parenteral verabreicht, spielt die sublinguale Applikationsform nicht nur zur Tumorschmerzbehandlung eine Rolle, sondern kann auch zur regelmäßigen postoperativen Analgesie benutzt werden. Wegen der geringen Bioverfügbarkeit muß die Einzeldosis jedoch um $1/3$ erhöht werden.

Pentazocin (Fortral®)
Pentazocin ist ein Agonist-Antagonist mit relativ kurzer Wirkungsdauer und geringerer analgetischer Potenz als Morphin. Es soll bei Patienten mit pulmonaler Hypertension wegen weiterer Drucksteigerung im kleinen Kreislauf nicht angewendet werden. Häufiger führt es zur Dysphorie. Pentazocin kann auch oral und rektal appliziert werden.

Pethidin (Dolantin®)
Dieses synthetische Opioid ist postoperativ zur Durchbrechung des Kältezitterns angezeigt (25–50 mg i.m.). Aufgrund der kurzen Wirkungsdauer sowie häufiger allergischer Reaktionen, Histaminfreisetzung und unberechenbarer Kreislaufstörungen (Hypotonie, Hypertonie) sollte Pethidin zur postoperativen Analgesie nicht mehr eingesetzt werden.

Piritramid (Dipidolor®)
Die Substanz ist ein reiner Agonist. Die Wirkdauer ist relativ lang. Diese Substanz gehört neben Buprenorphin zu den am häufigsten zur postoperativen Analgesie angewandten Opioiden, u.a. wegen der relativ geringen Beeinträchtigung von Kreislauf und Atmung. Piritramid liegt nur zur Injektion vor.

Tramadol (Tramal®)
Tramadol gilt als κ-Agonist mit vergleichsweise kurzer Wirkungsdauer und geringer analgetischer Potenz. Es ist im Gegensatz zu den vorgenannten Opioiden nicht BTM-pflichtig. Seine Nebenwirkungen auf Kreislauf und Atmung sind gering. Die Anwendung von Tramadol in der Kinderanästhesie ist vergleichsweise gut dokumentiert (1,5–2 mg/kg KG). Eine relativ häufige Nebenwirkung ist Übelkeit und Erbrechen.

Nalbuphin-HCl (Nubain®)

Dieser Agonist-Antagonist soll dem idealen Opioid zur postoperativen Analgesie aufgrund κ-agonistischer und μ-antagonistischer Wirkungen nahekommen. Problematisch ist die stark sedierende Wirkung. Seine analgetische Wirkung ist vergleichsweise gering, die Wirkung mittellang.

Naloxon (Narcanti®)

Der Vollständigkeit halber soll an dieser Stelle auch der reine Antagonist genannt werden, der bei Überdosierungen indiziert ist. Er muß in 0,1-mg-Schritten titriert verabreicht werden.

3.2.5 Psychopharmaka

Psychopharmaka sind bei chronischen Schmerzzuständen häufig angezeigt. Zur Analgosedierung haben sich vor allem Benzodiazepine (Midazolam, Flunitrazepam) in Kombination mit Opioiden bei beatmeten Intensivpatienten bewährt.

Benzodiazepine haben keine analgetische Wirkung. Sie bewirken Sedierung, Anxiolyse, Antikonvulsion, Muskelrelaxanzien und Hypnose.

3.2.6 Applikationsformen

Am häufigsten durchgeführt, aber von vergleichsweise geringer Effizienz ist die Gabe **„bei Bedarf"**. So behandelte Patienten sind häufig unterdosiert.

Dieses Problem wird durch die **„On demand-Analgesie"** (ODA) umgangen, bei der sich der Patient über einen ODA-Computer das i.v.-Analgetikum bei Bedarf selbst abruft, wobei zur Sicherheit Dosisbegrenzungen programmiert werden. Der Gesamtverbrauch an Analgetika ist bei dieser Methode oft geringer als bei herkömmlicher Analgesie, da der Patient die Kontrolle über seinen Schmerz besitzt.

3.3 Regionale Analgesie

Die Methoden der Regionalanästhesie wurden im Kap. 1.3.1 bereits beschrieben. Von großer Bedeutung zur postoperativen Schmerzbehandlung sind die Periduralanästhesie, die Interkostalblockaden und bei entsprechender Indikation die Plexus brachialis-Anästhesie mittels Katheterapplikation. Alle genannten Verfahren können bereits prä- oder intraoperativ angewandt werden und sind für den Patienten wenig belastend.

Bei der Phimosenoperation im Kindesalter stellt der Peniswurzelblock eine gute prophylaktische Maßnahme dar. In neuerer Zeit hat sich auch die Spülung von Operationshöhlen mit Lokalanästhetika bewährt. So wirkt z.B. nach einer Arthroskopie die lokale Applikation von Bupivacain schmerzlindernd.

3.3.1 Katheter-Periduralanalgesie (KPDA)

Abhängig vom Operationsgebiet kommt die thorakale KPDA (Thorax-, Oberbaucheingriffe) oder die lumbale KPDA (Unterbauch, Nieren oder untere Extremitäten) zur Anwendung. Beide gewährleisten bei intermittierender oder kontinuierlicher Technik Schmerzfreiheit über mehrere Tage. Nicht selten ist die Analgesiedauer durch Tachyphylaxie der Lokalanästhetika mit der Notwendigkeit zu ständig steigenden Dosierungen und Volumina begrenzt.

Die Nebenwirkungen auf das kardiovaskuläre System (Vasodilatation, Blutdruckabfall u.a.) und die spezifischen Nebenwirkungen der Lokalanästhetika auf Herz und Kreislauf machen die sorgfältige Überwachung der Patienten notwendig. Ein wichtiger Punkt ist auch die Asepsis im Umgang mit dem PDA-Katheter. Bei den geringsten Zeichen der Entzündung an der Einstichstelle ist der Katheter zu entfernen und bakteriologisch zu untersuchen.

> Perioperative KPDA – sorgfältiger, steriler Umgang mit dem Katheter!

3.3.2 Interkostalblockade

Durch lokale Applikation von 3–5 ml Lokalanästhetikum läßt sich der Interkostalnerv des entsprechenden Operationsgebietes sensibel blockieren. Die Analgesie betrifft jedoch nur oberflächliche Gebiete. Bei zunehmender Ausdehnung der betroffenen Dermatome limitiert sich die Anwendbarkeit der Methode. Häufig ist es sinnvoll, bereits intraoperativ den Block anzulegen. Sehr einfach ist dies für den Chirurgen im Rahmen der Thorakotomie durch lokale Applikation von Anästhetika. Bei mehr als 5 Interkostalnerven ist die KPDA vorzuziehen.

3.3.3 Plexus brachialis-Katheteranalgesie

Diese Methode bleibt in der Regel Tumorpatienten vorbehalten, kann jedoch bei schmerzhaften operativen Eingriffen an der oberen Extremität (z.B. Amputation, Tumorentfernung usw.) sinnvoll zur postoperativen Analgesie angewandt werden. Von den zur Verfügung stehenden Zugängen am Plexus brachialis eignen sich für diese Methode vor allem der axilläre oder der interskalene Zugang, s. Kap. 1.3.2.

Als Anästhetikum wird heute Ropivacain (schneller Wirkeintritt, geringere Kardiotoxizität) eingesetzt.

3.3.4 Katheter-Sakralanalgesie

Diese Sonderform der Periduralanalgesie ist vor allem bei operativen Eingriffen an Rektum und Blase angezeigt. Der Periduralkatheter wird durch den Hiatus sacralis in den Periduralraum eingeführt.

Ansonsten gelten dieselben Regeln wie für die KPDA.

Wegen der besonders gefährdeten perianalen Lokalisation ist auf die strikte Einhaltung der Gesichtspunkte der Asepsis und Antisepsis speziell zu achten.

3.3.5 Rückenmarksnahe Opiatanalgesie

Die Entdeckung von Opiatrezeptoren im Rückenmark führte zur Erforschung der analgetischen Wirkungen rückenmarksnah applizierter Opioide. Ebenso wie bei Tumorpatienten kann die rückenmarksnahe Opiatanalgesie zur postoperativen Schmerztherapie z.B. nach großen Abdominal- oder Thoraxeingriffen angewendet werden. Aufgrund der Tatsache, daß durch die Liquorzirkulation die Opiate auch an Atemzentren gelangen und dort atemdepressiv wirken können, ist die suffiziente kardiopulmonale Überwachung der Patienten notwendig.

Generell ist zwischen der Opiat-**Spinalanalgesie** und der **Opiat-Periduralanalgesie** zu unterscheiden.

Bei ersterer wird ein Opiat (z.B. 0,5 mg Morphin) einmal in den Liquorraum appliziert. Diese Methode wird gerne bei Operationen an der Wirbelsäule angewandt. Bei der Opiat-Periduralanästhesie erfolgt intermittierend oder kontinuierlich über einen Katheter die Applikation der Opiate (2–5 mg). Beide Verfahren erfordern ein sorgfältiges Monitoring der vitalen Funktionen.

> Rückenmarksnahe Opiatanalgesie: Sorgfältige Überwachung der Patienten!

4 Wundkontrolle

Routinemäßig erfolgt postoperativ eine tägliche Kontrolle des chirurgischen Lokalbefundes. Der frühpostoperativ meist übliche trockene Kompressenverband kann bei unauffälligen Wundverhältnissen bald durch reine Pflasterverbände ersetzt werden. Die tägliche Wundkontrolle muß neben Nachblutungen auffällige Schwellungen, Indurationen und Rötungen zeitgerecht erfassen und zu weiterer Diagnostik (z.B. Sonographie) oder einer partiellen Wunderöffnung führen. Alle auffälligen Befunde hinsichtlich der Wundheilung sind im Krankenblatt zu dokumentieren.

4.1 Wundinfekt

Infektion der Operationswunde.
Klinik: Rötung, Schwellung, Fluktuation, Druckschmerzhaftigkeit der Wunde.
Diagnostik: Sterile Sondierung, Wundabstrich, Entfernung einzelner Fäden, ggf. Sonographie.

Therapie: Breite Wunderöffnung durch Fadenentfernung, Spreizung, Spülung, offene Wundbehandlung (s. Kap. 1.4), nach Wundsäuberung Sekundärnaht.

Postoperatives Fieber: Erster Blick zur Wunde!

4.2 Platzbauch

Eine postoperative Wunddehiszenz (komplette abdominelle Wundruptur) nach Laparotomie tritt in ca. 3 % der Fälle auf. Sie kann komplett (alle Schichten) oder inkomplett (intaktes Peritoneum), apparent (freiliegende Darmschlinge) oder inapparent (Hautnaht noch geschlossen) sein (s. Kap. 1.4).

Klinik: Meist 5–8 Tage postoperativ beginnende, sanguinolente Wundsekretion, Darmparalyse und plötzlicher Vorfall der Darmschlingen vor die Bauchdecke. Häufig wird der Platzbauch anfangs durch die noch bedeckende intakte Hautnaht (inapparent) kaschiert. Weichen Haut und Faszien auseinander, bleibt das Peritoneum jedoch geschlossen, ist der Platzbauch inkomplett.

Therapie: Auf der Station: Untersuchung nach sterilem Abdecken mit sterilen Handschuhen, dann Bedeckung mit feuchten, sterilen Bauchtüchern und Transport in den OP. Dort sofortige Operation mit Sekundärnaht der Bauchdecken (durchgreifende Einzelknopfnähte), ggf. bei bestehender Infektion der Bauchdecken Implantation eines resorbierbaren (Vicryl®) Kunststoffnetzes und offene Wundbehandlung, Versorgung der hieraus resultierenden Bauchwandhernie nach frühestens einem Jahr.

Prognose: Bei rechtzeitiger Behandlung gut, Letalität unter 20 %. Bei $1/3$ Hernienbildung. Ein septischer Platzbauch kann unter offener Wundbehandlung (s. Kap. 1.4) gleichfalls ausheilen. Dies gilt auch für den veralteten, da länger inapparenten Befund mit bereits verklebten Darmschlingen. Hier gehört die offene Wundbehandlung zum Standard septischer Chirurgie (s. Kap. 28.2).

Septischer Platzbauch: Offene Wundbehandlung!

Prophylaxe: Vermeidung eines Bauchdeckenverschlusses unter Spannung oder im infizierten Operationsgebiet.
Keine medianen Laparotomien bei Risikopatienten (Tab. 3.7). Die früher zur Entlastung durchgeführten Stütznähte (Draht-Gummi-Plattennähte) wurden aufgrund der Arrosionsgefahr des Darmes durch die frühzeitige Implantation von Kunststoffnetzen fast vollständig abgelöst. Postoperativ Faktor-XIII-, Vitamin-, Eiweißsubstitution, elastischer Leibwickel, Unterdrücken von starkem Husten (Hustensaft, Atemgymnastik).

Tab. 3.7 Begünstigende Faktoren des Platzbauches

- Wundinfektion
- Ischämisierende Nähte
- Malnutrition
- Faktor-XIII-Mangel
- Adipositas
- Konsumierendes Erkrankungen
- Aszites
- Hypalbuminämie
- Postoperativer Husten
- Zytostatika

5 Drainagen und Katheter

Abdominaldrainagen

Bei den intraabdominellen Drainagen handelt es sich heutzutage in erster Linie um Silikondrainagen (wegen der guten Biostabilität und der guten Bioverträglichkeit, s. Abb. 3.12). Je nach ihrer Plazierung dienen die Drainagen als Blutungs- oder Ziel-(Insuffizienz)-Drainagen. Zieldrainagen sollen u.a. die Heilung von Anastomosen überwachen helfen. Drainagen, die mit diesem Ziel plaziert wurden, müssen also meist 5–8 Tage in situ verbleiben. Blutungsdrainagen können nach der Phase der Nachblutungsgefahr, also in der Regel nach 48 Stunden, entfernt werden.

Magensonde

Als Doppellumensonde transnasal im Magen zur Entlastung von Flüssigkeit und Luft plaziert.
Häufige Indikationen: Intestinale Passagestörungen bis zum Ileus, Magenausgangsstenose mit Magendilatation, postoperative Atonie und zur Aspirationsprophylaxe bei bewußtseinsreduzierten Patienten.
Die Sonde wird bis zum Eintreten regelrechter Motilität von Magen (< 200 ml Sekret pro die) und Dünndarm belassen.

Dünndarmsonden (Dennis-Sonde oder Miller-Abbot-Sonde)

Meist dreilumige, 2,5m lange Sonden, die zur Entlastung des Dünndarms bei akutem oder chronischem Ileus bzw. Subileus (Reduktion distensionsbedingter Mikrozirkulationsstörungen) oder zur Prophylaxe eines postoperativen mechanischen Ileus durch innere Schienung dienen.
1. Lumen (groß): Zum Absaugen von Darminhalt;
2. Lumen: Zum Anspülen des Darmes und zur Entlüftung der Sonde (Festsaugen verhindern);
3. Lumen: Zum Aufblasen des an der Spitze befindlichen Ballons. Voraussetzung für eine endoskopische Plazierung ist eine residuale Peristaltik, die den aufgeblasenen Ballon weitertransportieren kann. Die Sonde muß wandern können, also keine Fixierung an der Nase, sondern mit viel „Wander-Spiel" (= Schlaufe) an der Stirn!
Sind die Dünndarmsonden operativ plaziert worden, so liegt die Sondenspitze mit inflatiertem Ballon meist im Colon ascendens. Um ein frühes Zurückrutschen des auf die Sonde aufgefädelten Darms zu vermeiden, wird meist erst nach 24 Stunden der Ballon entlüftet.

Dennis-Sonde: Vergessenes Entblocken = iatrogener Obstruktionsileus!

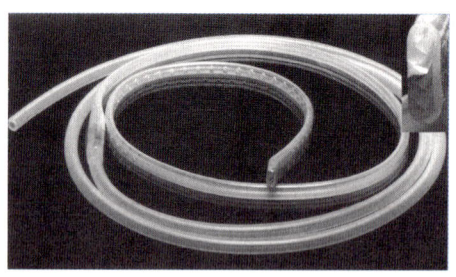

Abb. 3.12
Aachener Drainage: Unter strömungstechnischen Aspekten entwickelte Silikondrainage zum zweistufigen Gebrauch: initial als Saugdrainage intraabdominell einsetzbar, nach Kürzen im Rechteckbereich als Ablaufdrainage mit Kapillareffekt wirksam (Fa. Vygon)

Ableitung: mit Heber-Sog, besser intermittierende Saugpumpe mit 10–20 cm H_2O-Sog.
Liegezeit: 10–12 Tage als innere Schienung zur Adhäsionsprophylaxe.

> Dünndarmsonden: Keine Entlastung des Magens! = Immer zusätzliche Magensonde

Völker-Drainage

Intraluminäre Schienung meist zur Strikturprophylaxe bei biliodigestiven Anastomosen, die weiter distal durch die Bauchdecken ausgeleitet ist und wegen der peritonealen Deckung später ohne Probleme entfernt werden kann.

T-Drainage

Zur passageren Ableitung der Gallesekretion nach Eingriffen an den Gallenwegen (Gallengangsrevision) bzw. bei biliärer Pankreatitis. Die T-förmig zugeschnittene und im Gallengang plazierte Drainage (s. Abb. 3.13) kann nach etwa 5 Tagen abgeklemmt (oder hochgehängt) und bei anschließend unauffälligem Laborstatus und subjektivem Wohlbefinden weitere 24 Stunden später entfernt werden. Um das Drainagematerial hat sich ein reaktiver Kanal gebildet, so daß aus der initialen Gallengangsleckage keine Galle in die Bauchhöhle, sondern nur in den Dranagekanal austritt.
Andere, Galle ableitende Systeme sind die endoskopisch nach Papillotomie plazierte nasobiliäre Sonde sowie die durch perkutane sonographisch gesteuerte Punktion dilatierter intrahepatischer Gallenwege eingebrachte PTD-Drainage (Perkutane Transhepatische Drainage). Beide Ableitungssysteme sollten täglich mit physiologischer NaCl-Lösung angespült werden.

Thoraxdrainagen

Sowohl die Monaldi-Drainage (2. ICR Medioklavikularlinie) als auch die übliche Bülau-Drainage (5.–7. ICR vordere Axillarlinie) sollten unter einem Wasserschloß für 4–5 Tage ggf. mit Sog von 10–20 cm Wassersäule belassen werden (regelmäßige Röntgenkontrolle!).

> Thoraxdrainagen:
> → nie über Patientenniveau heben!
> → bei Fistelung nie abklemmen!

Bei konsequent ausgedehnter Lunge wird die Drainage probatorisch für 24 Stunden abgeklemmt und nach der radiologischen Kontrolle der entfalteten Lunge die Drainage (vormittags!) gezogen.
Die Thoraxdrainage wird nach Exspiration des Patienten unter einem Valsalvamanöver gezogen, da in maximaler Inspiration die

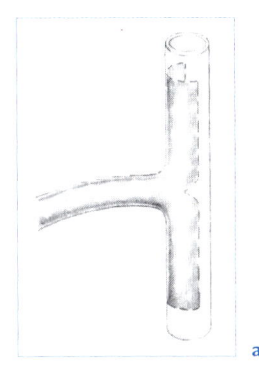

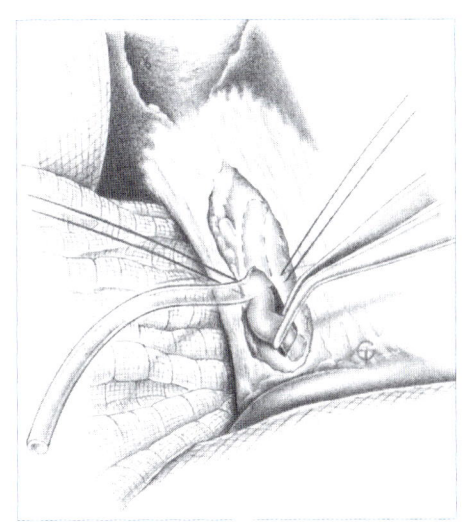

Abb. 3.13 a,b
T-Drainage: T-förmig zugeschnittene Gummirohrdrainage a, die im Gallengang plaziert wird b

Lunge zwar anliegt, aber durch den höheren Unterdruck Luft angesaugt werden kann. Sinnvoll ist es, die Wunde mit einem Salbenverband abzudichten.

Nach dem Ziehen der Drainage ist nach > 6 Stunden ein erneute Röntgenkontrolle erforderlich.

Harnblasenkatheter

Ein Dauerkatheter (DK) kann sowohl transurethral als auch perkutan (suprapubisch) eingebracht werden.

Harnblasenkatheter: Strengste Asepsis

Indikationen: Akute Harnverhaltung (z.B. Prostataadenom), Bilanzierung der Ausscheidung, pflegerische Gesichtspunkte (Inkontinenz).
- **Transurethrale Katheter:** Nelaton, Tiemann, Mercier, meist als Ballonverweilkatheter oder als Einmalkatheter. Material: Gummi oder Kunststoff, weich bis halbstarr. Maßeinheit: Charrière (1 Ch. = $^1/_3$ mm). Länge: Frauen 8–25 cm, Männer 40 cm.
  Komplikationen: Aszendierende Infektionen, Verletzung der Urethra (via falsa), Druckulzera.
  → Transurethrale Katheter: so kurz wie möglich.
  Der wöchentliche Wechsel des transurethralen DK (bei Silikonkathetern 14tägig) stellt neben einem geschlossenen Ableitungssystem und den üblichen täglichen Hygienemaßnahmen den wirksamsten Schutz gegen aszendierende Infektionen dar. Prophylaktische Antibiotikagaben sind ebensowenig indiziert wie die Anwendung lokal antiseptisch wirkender Substanzen.
- **Suprapubische Katheter** werden bei voller Blase unter sonographischer Kontrolle plaziert und eignen sich bevorzugt bei länger erforderlicher Harnableitung.
  Vorteile: Bessere subjektive Toleranz, geringeres Infektionsrisiko durch die größere Weichteilabdeckung.

6 Stuhlregulation

Eine Magen-Darm-Atonie tritt mehr oder weniger ausgeprägt nach allen abdominalchirurgischen Eingriffen, nach Wirbelsäulenverletzung mit retroperitonealem Hämatom oder bei langzeitimmobilisierten Patienten auf. Die Dauer der Atonie beträgt etwa 3–5 Tage, ist aber individuell unterschiedlich. Der Übergang zum paralytischen Ileus ist dabei fließend.

Deshalb sollte frühzeitig prophylaktisch mit stuhlregulierenden Maßnahmen begonnen werden, ein täglicher Stuhlgang ist dabei anzustreben.

Tab. 3.8 Anklistieren eines Stomas

- Digitales Vorbougieren des Stomas
- Einführen eines blockbaren Katheters (z.B. Harnblasenkatheter 24 Ch)
- Blocken mit 10 ml Kochsalz
- Instillation der Klysmaflüssigkeit
- 10 min Abklemmen
- Darminhalt ablaufen lassen

Laparotomie ohne Darmanastomose oder -naht: Frühe enterale Stimulation möglich (z.B. Importal®, Laxoberal®, Liquidepur®), ggf. zusätzlich rektales Klysma oder Hebe-Senk-Einlauf am 2. postoperativen Tag, ggf. zusätzlich parenterale Stimulation (z.B. Panthenol®/Paspertin® je 6 Amp./d) oder auch Gastrografin® per os. Mestinon® kontinuierlich 6 Amp./d. oder Bolusapplikation: 1–3 Ampullen alle 4 Stunden, Takus® 1 Amp. = 40 µg via Perfusor über 3 Stunden (cave: Kontraindikationen).

Laparotomie mit hoher Darmanastomose (Ösophagus bis Ileum): Primär rektale Klysmen oder Hebe-Senk-Einläufe, medikamentöse bzw. enterale Stimulation nicht vor dem 7. postoperativen Tag.

Laparotomie mit tiefer Anastomose (Dickdarm): Sphinkterdehnung ab 1. Tag (sofern keine sphinkternahe Anastomose), primär enterale Stimulation per os oder via Magensonde ab 6. Tag, medikamentöse Stimulation ab 8. Tag.

> OP von Linkskolon und Rektum: keine Klysmen oder Hebe-Senk-Einläufe!

Nach Operationen mit protektivem Deviationsstoma: primär enterale Stimulation ab 3. Tag, medikamentös ab 5. Tag, regelmäßiges Anklistieren der Stomaschenkel ab 3. bis 5. Tag (Tab. 3.8).

Retroperitoneales Hämatom, hochdosierte Opiattherapie: Ab 1. Tag enterale und parenterale Stimulation notwendig!

Z.n. gastrointestinaler Blutung: Ab 1. Tag Hebe-Senk-Einläufe (Spüleinläufe, um altes Blut zu entfernen), ggf. Laktulose.

Fortgeschrittener paralytischer Ileus: Dennis-Sonde endoskopisch bis ins proximale Jejunum plazieren, ggf. endoskopische Dekompression des gesamten Kolons.

> Postoperative Passagestörung und Ileus: Immer primär chirurgisch behebbare Ileusursache ausschließen!

7 Kostaufbau

Der orale Kostaufbau erfolgt in der Regel nach dem Abklingen der postoperativen Magen-Darm-Atonie mit einsetzender Peristaltik und nach der Anastomosenheilung stufenweise: Schluckweises Trinken, freies Trinken, Quark (Joghurt, Zwieback, Haferschleim etc.), leichte Kost (Tab. 3.9).

> Kein Kostaufbau ohne auskultierbare Peristaltik

Tab. 3.8 Oraler Kostaufbau nach abdominalchirurgischen Eingriffen

• Kleine Operationen ohne Darmanastomose: z.B. Appendizitis	nüchtern: ca. 12 h
• Mittlere Operationen ohne Anastomose: z.B. konv. Cholezystektomie	nüchtern: ca. 24 h
• Große Operationen ohne Darmanastomose: z.B. Bauchaortenaneurysma	nüchtern: ca. 24–48 h
• Ösophagusresektionen	Trinken: nach 7 d
• Magenresektionen	Trinken: nach 4 d
• Dünndarmresektionen	Trinken: nach 4 d
• Dickdarmresektionen	Trinken: nach 3 d

Kostaufbau: Schluckweises Trinken, freies Trinken, Quark/Joghurt/Zwieback, leichte Kost

8 Komplikationen

8.1 Risikofaktoren für postoperative Komplikationen

Präoperative Risikofaktoren:
- Hohes Alter, Kachexie, Katabolie
- Herz-Kreislauf-Insuffizienz, koronare Herzkrankheit
- Arteriosklerose, Hypertonus
- Manifeste Infektionen
- COLD (chronisch obstruktive Lungenerkrankung)
- Nikotin-, Alkoholabusus
- Diabetes mellitus, Adipositas
- Niereninsuffizienz

Intraoperative Risikofaktoren:
- Unzureichende Atem-Kreislauf-Überwachung (keine Blutgasanalysen bzw. blutige Druckmessung)
- Große Blutverluste, lange Operationszeiten
- Eröffnung mehrerer Körperhöhlen
- Unzureichende Volumensubstitution bzw. Wasser-Elektrolytersatz
- Starke Blutdruckschwankungen

Postoperative Risikofaktoren:
- Unzureichende postoperative Überwachung
- Zu frühe Extubation (Hypoxämie, Hyperkapnie, Aspiration), inadäquate Volumensubstitution (Volumenmangelschock bzw. Lungenödem)
- Hypoalimentation (Katabolie), unzureichende krankengymnastische Mobilisierung bzw. Atemtherapie
- Elektrolytentgleisungen (Kalium: Herzrhythmusstörungen)
- Mangelhafte Krankenhaushygiene (postoperative Infektionen).

Einige der genanten Risikofaktoren sind vorgegeben und unveränderlich (z.B. Alter), so daß nur durch Ausschalten zusätzlicher Risikofaktoren das Auftreten und das Ausmaß „postoperativer Komplikationen" begrenzt werden kann. Alle prä, intra- und

Komplikationen 3 Postoperative Therapie 159

postoperativen Maßnahmen der Überwachung und Behandlung dienen zur Prophylaxe postoperativer Komplikationen!

> Die beste Prophylaxe postoperativer Komplikationen ist die korrekte präoperative Operationsplanung und -vorbereitung!

Hilfreich ist eine ausführliche **präoperative Indikationsbesprechung** mit Erörterung von:
- spezieller Anamnese
- Befunden der klinischen Untersuchung und der bildgebenden Verfahren
- präoperativer Diagnose
- vorgesehener Operationsverfahren
- allgemeinen Risikofaktoren
- speziellen operationstaktischen Risikofaktoren (Rezidiveingriff, Voroperationen)

Patienten mit vorbestehenden Risikofaktoren sind besonders gefährdet, auch wenn die Ursachen oft nur geringfügig erscheinen. In der Regel sind es jedoch mehrere Faktoren, von denen meist nur ein Bruchteil in der gesamten perioperativen Phase erkannt wird, die in ihrer Summation postoperative Komplikationen auslösen. Zu diesen Faktoren zählen in erster Linie die unerkannte transitorische Hypoxämie bzw. Hyperkapnie in der unmittelbaren postoperativen Phase, deren langanhaltende negative Auswirkungen auf den Organismus häufig erst viele Stunden später offenbar werden.

> Häufigste Ursache postoperativer Komplikationen: Unerkannte transitorische Hypoxämie in der frühpostoperativen Phase

8.2 Pulmonale Komplikationen

8.2.1 Pleuraerguß

Bei ursächlicher Herzinsuffizienz bzw. unzureichendem onkotischen Druck (Hypalbuminämie) meist beidseitige Symptomatik. Als sympathischer oder vikariierender Erguß tritt ein einseitiger Pleuraerguß links oft nach Splenektomie auf, rechts nach Leberresektionen oder Eingriffen an den Gallenwegen. Darüber hinaus ist jede abdominelle Infektion geeignet, einen reaktiven Pleuraerguß zu provozieren.

Klinik: Ausgeprägte Pleuraergüsse können Dyspnoe verursachen und führen über Dystelektasen im Extremfall bis zur Kompressionsatelektase.

Diagnostik: Auskultation und Perkussion im Seitenvergleich (Dämpfung und abgeschwächtes Atemgeräusch über dem Erguß), Sonographie (s. Abb. 3.7), ggf. Röntgen-Thorax.

Therapie: Bei Befunden über 200 ml pro Seite sonographiegesteuerte Pleurapunktion, verursachende chirurgische Ursache ausschließen (subphrenischer Abszeß?), ggf. Albuminsubstitution bzw. Therapieerweiterung bei ursächlicher Herzinsuffizienz.

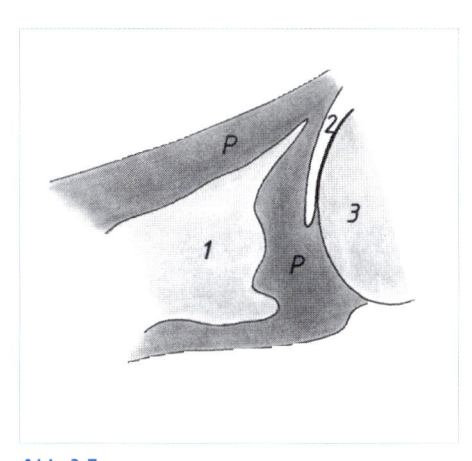

Abb. 3.7
Sonographischer Befund eines Pleuraergusses P mit flottierendem atelektatischem Lungenanteil 1, Pleura 2, Milz 3

8.2.2 Pneumothorax

Im postoperativen Verlauf meist artifizieller Genese nach Pleurapunktion oder Anlage eines zentralen Venenkatheters, Auftreten auch in Folge des Barotraumas bei Langzeitbeatmung. Seltener als Spontanpneumothorax bei dysontogenetischen Bullae oder bei Emphysematikern.

Klinik: Je nach Ausprägung Luftnot, Tachykardie. Bei Parenchymfistel Übergang in Spannungspneumothorax (viel Luft im Pleuraspalt, komprimiert kollabierte Lunge und Mediastinum) (s. Kap. 21.3.1).

Diagnostik: Auskultation und Perkussion im Seitenvergleich (hypersonorer Klopfschall, aufgehobenes Atemgeräusch bzw. „Wind in der Tonne" durch Atemgeräusch auf der Gegenseite), ggf. bei klinisch stabiler Situation Röntgen-Thorax (s. Abb. 3.8).

> Gestaute Halsvenen zeigen die obere Einflußstauung an und lassen einen Spannungspneumothorax vermuten. Therapie sofort erforderlich!

Therapie: Thoraxdrainage nach Monaldi, im 2. ICR Medioklavikularlinie oder Bülau-Drainage im 5. ICR vordere Axillarlinie – Ableitung der Drainage mit Wasserschloß, ggf. Dauersog 10–20 cm H_2O und anschließende klinische Röntgenkontrolle.

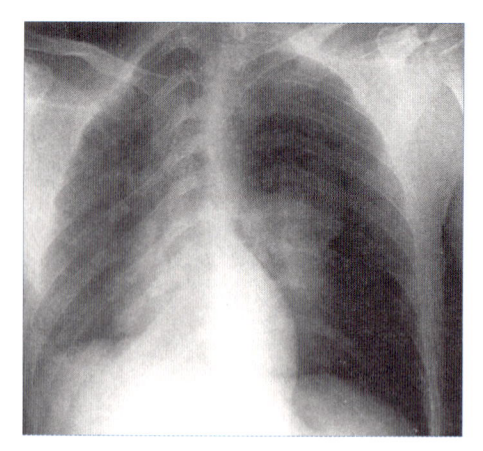

Abb. 3.8
Spannungspneumothorax links mit Verlagerung des Mediastinums nach rechts

8.2.3 Atelektase

Okklusion eines Segment- oder auch Hauptbronchus durch Schleimpfropf, seltener durch Blut oder Fremdkörper. Das betroffene Parenchymareal wird perfundiert, aber nicht ventiliert, so daß ein erheblicher intrapulmonaler Rechts-Links-Shunt besteht.

Diagnostik: Beobachtung eingeschränkter Atemexkursionen auf der betroffenen Seite, Auskultation und Perkussion im Seitenvergleich (Dämpfung und aufgehobenes Atemgeräusch), bei sonographischem und radiologischem Verdacht (s. Abb. 3.9) ggf. beweisende Bronchoskopie mit gleichzeitiger Therapiemöglichkeit durch Absaugen des Propfes (s. Abb. 3.10).

Therapie: Lagerungstherapie mit Ausklopfen, Vibrationstherapie bei gleichzeitiger Sekretolytikagabe – engmaschige Sonographie oder Röntgenkontrolle. Bei ausbleibendem Effekt bronchoskopische Absaugung erforderlich. Anschließend intensive mediko-mechanische und krankengymnastische Atemtherapie zur Rezidivprophylaxe obligat.

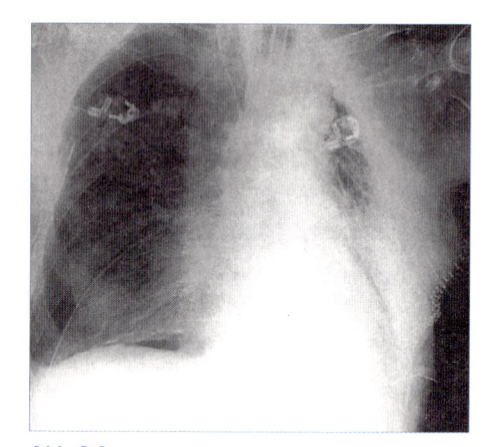

Abb. 3.9
Unter- und Mittellappenatelektase rechts. Richtungsweisend sind fehlende Abgrenzbarkeit von Zwerchfell und Herzschatten rechts

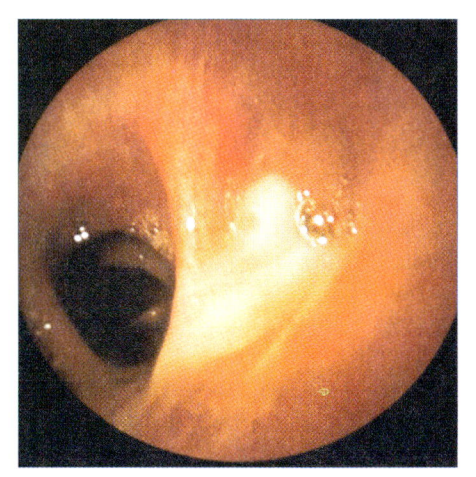

Abb. 3.10
Bronchoskopiebefund bei Mittellappenatelektase durch Schleimpfropf

8.3 Pneumonie

Pulmonale Infektion, häufig durch Minderbelüftung bei postoperativer schmerzbedingter Hypoventilation (Atelektase und Sekretstau).
Klinik: Tachypnoe, gerötete Wangen, Fieber, Luftnot, Auswurf.
Diagnostik: Lungenauskultation und -perkussion. Röntgen-Thorax. Ausschluß eines Pleuraergusses. Diagnostik bei atypischen Pneumonien schwierig.
Therapie: Verstärkung der Atemgymnastik unter suffizienter Analgesie. Physikalische Maßnahmen: Passives Blähen der Lungen mittels Respirator oder Atemtrainer, Antibiotika (initial häufig „blind", Überprüfung nach Testung, allerdings lassen sich nur bei 45–65 % Erreger eindeutig isolieren), ggf. gezielte bronchoskopische Absaugung (auch in Lokalanästhesie möglich), Mobilisation.

Postoperatives Fieber: Ausreichende Atemgymnastik? Pneumonie?

8.3.5 Respiratorische Insuffizienz

Wichtig ist das lückenlose Monitoring des gefährdeten Patienten. Unruhe, Verwirrtheit, Tachypnoe weisen auf die beginnende respiratorische Insuffizienz hin. Im Zweifel sollte lieber zu früh als zu spät eine arterielle Blutgasanalyse durchgeführt werden. Die venöse Bestimmung des Standardbikarbonats (s.u.) gibt einen ersten, aber wenig verläßlichen Hinweis.

Postoperative Unruhe, Verwirrtheit, Tachypnoe: Blutgasanalyse?

Klinik: Symptome sind Atemnot (mäßige Korrelation zum pO_2), Unruhe, Verwirrtheit, Zyanose (Partialinsuffizienz = isolierter pO_2-Abfall, Globalinsuffizienz = pO_2-Abfall und pCO_2-Anstieg), Tachypnoe. Typische Haltung (sitzend, Einsatz der Atemhilfsmuskulatur), oft oberflächliches „Hecheln".
Postoperativ bei Narkoseüberhang maskierter Verlauf, daher kontinuierliche transkutane Bestimmung der Sauerstoffsättigung.
Die respiratorische Insuffizienz wirkt sich durch die damit verbundene Hypoxämie auf alle Organe (also auch auf die Lunge selbst) aus und steht daher im Zentrum aller perioperativen diagnostischen und therapeutischen Bemühungen.
Diagnostik: Kein Zeitverlust durch Diagnostik, im Zweifel sofortige O_2-Applikation bzw. Intubation. Auskultation, Perkussion, arterielle Blutgasanalyse, Röntgen-Thorax. Als Faustregel gilt, daß die arterielle Sauerstoffsättigung nie unter 90 % bzw. die arterielle Sauerstoffspannung nicht unter 60 mm Hg abfallen sollte. Zur Vermeidung einer allgemeinen Gewebshypoxie ist gleichermaßen auf eine ausreichende Sauerstofftransportkapazität (Hb nicht

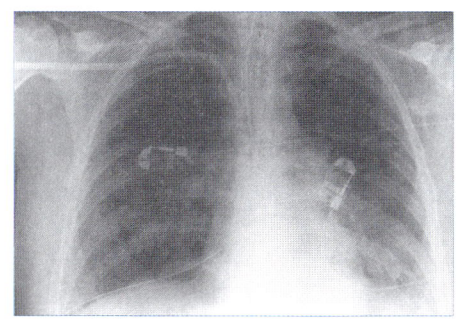

Abb. 3.11
Pneumonisches Infiltrat links basal und retrokardial mit Begleiterguß

unter 100 g/l [6,2 mmol/l], Hkt nicht unter 25 %) und eine suffiziente kardiale Pumpleistung zu achten.
Pathognomonisch ist auch ein pCO_2-Anstieg (Verteilungsstörung, alveoläre Hypoventilation, Schocklunge) über 50 mm Hg.
Therapie: Erhöhung der Sauerstoffkonzentration in der Inspirationsluft entweder durch Sauerstoffinsufflation oder mit Hilfe der Respiratorbehandlung. Während für leichtere, nur durch Diffusionsstörungen bedingte Gasaustauschstörungen die Insufflationsbehandlung in Kombination mit gezielter krankengymnastischer Therapie in der Regel ausreicht, ist die frühzeitige Respiratorbehandlung bei allen Gasaustauschstörungen, die trotz Sauerstoffinsufflation unzureichende Blutgaswerte aufweisen, die Methode der Wahl.

Vorbeugende Maßnahmen sind
- präoperativ: Rauchverbot, Atemgymnastik, Lungenfunktionsprüfung
- postoperativ: Atemgymnastik, frühe Mobilisation, Bronchialtoilette

Notfallintubation

Die akute respiratorische Insuffizienz gehört zu den lebensbedrohlichen Situationen und erfordert im Zweifelsfall die umgehende Intubation. Auch als Notfallmaßnahme sollte sie ruhig und geordnet durchgeführt werden:
1. Maskenbeatmung mit O_2 bis Intubation vorbereitet ist bzw. Anästhesist anwesend.
2. Bereitlegen eines Tubus (7,5 oder 8,5 Ch), Führungsstab (bei Notfallintubation) darf nicht über Tubusende hinausreichen. Überprüfen des Cuffs, ggf. Sedierung, Analgesierung, Relaxierung. Cave: Druckabfall, besonders bei Volumenmangel.
3. Einstellen der Stimmritze mit dem Laryngoskop, Intubation.
4. Beatmung mit dem Ambu-Beutel und O_2 über den Tubus, Auskultation, anschließend bei seitengleicher Ventilation Tubus fixieren.
5. Manuelle Beatmung bis Respirator vorbereitet (Einstellung s. Tab. 3.9).

Die Respiratortherapie erfordert in der Regel eine Sedierung des Patienten. Sie gewährleistet ein optimales Sauerstoffangebot, bis die Ursache der akuten respiratorischen Insuffizienz (Sepsis, Pneumonie) behoben ist. Hierzu ist eine ausreichende Ventilation und Lungenperfusion erforderlich.

Tab. 3.9 Initiale Respiratoreinstellung bei akuter respiratorischer Insuffizienz

F_iO_2	1,0
V_T	10–15 ml/kg KG
Frequenz	8–15 min
AMV	5–15 l/min (nach pCO_2, pH)
Modus	assistiert, Druck-/Volumen-kontrolliert
Zeitverhältnis I:E	1:2, 1:1 (bei älteren Pat.)

8.4 Kardiale Komplikationen

8.4.1 Akutes Herz-Kreislauf-Versagen

Postoperativ auftretender plötzlicher Blutdruckabfall, meist verbunden mit Dyspnoe.
Klinik: Blässe, Zyanose, Zentralisation, kalte Extremitäten mit schwachem Kapillarpuls, Patienten oft somnolent, je nach Ursache Tachykardie, Dyspnoe, Tachypnoe, Lungenödem.
Diagnostik:
- Blutdruck- und Pulsmessung, Auskultation von Herz und Lunge (Stauung?).
- **Labor:** Herzenzyme: Troponin-T-Test, CK, CK-MB, LDH, GOT, GPT
- EKG
- Röntgen-Thorax, ggf. Pulmonalisangiographie (DSA).

Differentialdiagnosen: Lungenembolie, Herzinfarkt, orthostatischer Kollaps, Volumenmangel, Asthma cardiale, Pneumothorax.
Therapie: Schocklage (cave: Herzinsuffizienz), Sauerstoff über Nasensonde, bei respiratorischer Insuffizienz Intubation, venöser Zugang, vorsichtige Volumensubstitution, frühzeitige intensivmedizinische Überwachung.

> Akutes Herz-Kreislauf-Versagen: Stabilisierung der Vitalfunktionen vor aufwendiger Diagnostik!

8.4.2 Dekompensierte Herzinsuffizienz

Folge eines akuten Pumpversagens (Herzinfarkt, Lungenembolie, Herzrhythmusstörungen) oder Dekompensation nach negativ-inotropen Medikamenten, nicht ausgeglichener Bilanzierung oder Hypoxie bei koronarer Herzkrankheit.
Klinik: Asthma cardiale, Dyspnoe, Tachypnoe, Lungenödem, Tachykardie, Hypotonie, Ödeme.
Diagnose: Auskultation, Puls, EKG, Labor (Herzenzyme, Elektrolyte), Röntgen-Thorax, ZVD, BGA, evtl UKG.
Therapie: Sauerstoff, Senkung des Preload (Nitrolingual®), Ausschwemmen (Lasix®), Oberkörper hochlagern, bei Tachyarrhythmia absoluta Beseitigung der Tachykardie durch Kalium-Normalisierung bzw. mittels Digitalis oder Verapamil unter Monitorkontrolle. Bei therapierefraktärer Tachykardie elektrische Kardioversion.

8.5 Durchgangssyndrom

Fast 10 Millionen Bundesbürger waren 1996 alkoholabhängig, vermutlich über 4 Millionen manifeste Alkoholiker sowie 1 Million medikamentenabhängig. Entsprechend häufig sind postoperativ agitierte Verwirrtheitszustände festzustellen, die fälschlicherweise meist als alkoholentzugsbedingtes „Delir" angesehen werden.

Die richtige Einschätzung der durch das agitierte Durchgangssyndrom bzw. Delir zusätzlich entstandenen Gefährdung ist wesentlich. Der Patient ist nicht nur zusätzlich verwirrt. Eingeschränkte Kooperativität bedeutet abnehmende Effektivität von Atemgymnastik, eingeschränktes Abhusten und somit zunehmende pulmonale Gefährdung. Agitiertheit und Schlafmangel können innerhalb von 2 Tagen zur relevanten physischen Erschöpfung (z.B. der Atemmechanik) führen.

Definition: Hochgradig eingeschränkte Kooperationsfähigkeit des Patienten mit frühpostoperativer Selbstgefährdung durch unkontrollierbare Agitiertheit, mit Verwirrtheitszuständen periodisch wechselnder Intensität sowie variabler psychovegetativer Begleitsymptomatik.

Differentialdiagnosen:
- Hypoxie mit Unruhe, Agitiertheit und Verwirrtheit
- Hypoglykämie
- Septische Enzephalopathie, mögliche chirurgische Ursache: Anastomoseninsuffizienz.

> Vor Diagnose eines Durchgangssyndroms obligat:
> - BGA zum Hypoxieausschluß
> - BZ-Stix zm Hypoglykämieausschluß
> - Ausschluß einer chirurgischen Ursache

Prädisponierende Faktoren: Alkoholabusus, Medikamentenabusus (v.a. Barbiturate, Benzodiazepine), Zerebralsklerose sowie Streß, Schlafentzug und Immobilisation.

> Nur 40 % der Durchgangssyndrome sind tatsächlich durch Alkohol bedingt

Klinik: Akuter Beginn, undulierender Verlauf der Intensität aller oder einzelner Symptome (typisches „Auf und Ab"), meist Verschlechterung zur Nacht mit eingeschränkter Kooperation, Verwirrtheitszustände mit periodisch wechselnder Intensität, Desorientiertheit (Ort, Zeit, Personen) bis zur Bewußtseinstrübung, Wahrnehmungsstörungen, meist aggressiver Verfolgungswahn, unkontrollierbare Agitiertheit, gewaltsames Entfernen von Kathetern, Drainagen und Sonden, panische Fluchtversuche sowie Allgemeinsymptome mit Schwitzen, Tachykardie, Hypertonus, Tremor und Schlafunfähigkeit bis zur totalen Erschöpfung.

Therapie: Als effektive und praktikable Substanz in der Prophylaxe und Therapie des agitierten Durchgangssyndroms hat sich Clonidin (Catapresan®) als zentraler α_2-Rezeptor-Agonist erwiesen. Das von der Routine als Antihypertensivum (Bolusapplikation) bekannte Clonidin senkt bei kontinuierlicher Gabe den Sympathikotonus. Kontinuierliche Gabe unter initialer EKG- und Blutdruckkontrolle (Monitorüberwachung).
Dosierung: 0,3–1,8 mg/d (2 bis 12 Ampullen) abhängig vom Schweregrad. Die Catapresan®-Therapie sollte bei rückläufiger Symptomatik ausschleichend reduziert werden, da bei abruptem Absetzen Reboundphänomene wahrscheinlich sind!
Relevante mögliche Nebenwirkungen sind Bradykardie, Hypotonie und überschießende Sedierung.

8.6 Thrombose/Embolie

8.6.1 Phlebothrombose

Venenentzündung (Phlebitis) mit begleitender oberflächlicher oder tiefer Thrombose (s.a. Kap. 3.6). Am Arm häufig bei Venenkathetern.
Klinik: Schmerzhaftigkeit im Bereich der oberflächlichen (Wade, Adduktorenkanal, Hals, Arm etc.) oder der tiefen Venen. Rötung, Schwellung, indurierte Venenzeichnung, bei tiefen Thrombosen Abflußbehinderung.
Diagnostik: Duplexsonographie, Phlebographie.
Therapie: Therapeutische Heparinisierung, bei fehlender Kontraindikation ggf. Lysetherapie (u.U. ab dem 5. postoperativen Tag auch systemische Fibrinolyse), Antiphlogistika, Antipyretika, elastische Beinwickel (s.a. Kap. 3.6), Immobilisierung. Ggf. sofortiger Wechsel des Venenkatheters.

8.6.2 Lungenembolie

In der Regel Folge einer tiefen Bein-Beckenvenenthrombose, die ohne Heparinprophylaxe immerhin bei 10 bis 50 % der chirurgischen Patienten ohne wesentliche klinische Symptome entstehen kann und etwa bei jedem fünften zu einer klinisch erkennbaren Lungenembolie führt.
Die **fulminante Lungenembolie** ist dank der perioperativen Thromboseprophylaxe jedoch ein seltenes Ereignis geworden: Aufgrund des Lungenstrombahnverschlusses kommt es zur Hypoxie und plötzlicher Rechtsherzbelastung mit ZVD-Anstieg.
Klinik: Je nach Ausmaß des Pulmonalarterienverschlusses Dyspnoe, Tachykardie, atemabhängige Schmerzen, Blutdruckabfall bis hin zum letalen kardiorespiratorischen Versagen.

Diagnostik: Auskultation (abgeschwächtes Atemgeräusch?), Inspektion (Thrombosezeichen?), EKG, Labor (CK, LDH), ZVD-Anstieg, UKG, Blutgasanalyse (BGA), Röntgen-Thorax, i.v.-DSA der Pulmonalarterien, Ventilations-Perfusionsszintigraphie.

Therapie: Sauerstoff über Nasensonde, therapeutische Heparinisierung (PTT 2–3fache der Norm), Immobilisierung, Kreislaufüberwachung (möglichst mit Monitor, Intensivstation), bei rezidivierenden Embolien Cava-Schirm, bei fulminantem Verlauf Fibrinolyse bzw. als Ultima ratio operative Thrombektomie (Trendelenburg-Operation mit Hilfe der Herz-Lungen-Maschine, interventionell radiologische Fragmentation und Entfernung des Embolus.

8.7 Streßulkus

Akute Läsionen des oberen Magen-Darm-Traktes in der postoperativen oder posttraumatischen Phase (s.a. Kap. 25). Ursache ist eine abgelaufene Schockphase, die oft Tage zurückliegen kann.

Klinik: 2 bis 14 Tage postoperativ oder posttraumatisch: Hämatinisierter Mageninhalt, Kaffeesatz-Erbrechen, Hämatemesis, Melaena oder akutes Abdomen mit freier Luft unter dem Zwerchfell. Die Symptomatik kann von der leichten erosiven Gastritis bis zur lebensbedrohlichen schweren Blutung reichen (s. Kap. 32). Ulkusperforationen sind in 20 % der Fälle zu erwarten.

Risikopatienten: Streßulkusgefährdet sind Patienten mit großen Eingriffen, Polytraumen, Transplantationen, Verbrennungen, respiratorischer, renaler oder kardialer Insuffizienz, Schockzuständen aller Art, septischen Komplikationen (Fieber, Abszeß, Wundinfekt), Hypalbuminämie, ZNS-Traumen und ZNS-Tumoren.

Diagnostik: Magensaftaspiration (Hämatin?, Blut?, Galle?), rektale Untersuchung (Teerstuhl), Blutbildkontrollen, Blutdruck, Puls, ZVD (s. Kap. 32), bei Verdacht Endoskopie (häufig auch Ösophaguserosionen bei langliegender Magensonde). Zum Nachweis einer Perforation Röntgenabdomenübersicht (freie Luft?) oder Darstellung mit wasserlöslichem Kontrastmittel (Gastrografin®).

Therapie: Spülung des Magens mit Leitungswasser (= 14 °C), Versuch der endoskopischen Blutstillung, Fortsetzen der Streßulkusprophylaxe (s. Kap. 32). In ca. 60 % ist die konservative Blutstillung erfolgreich. Bei Erfolglosigkeit chirurgisches Vorgehen entsprechend den Regeln der Ulkuschirurgie (s. Kap. 25).

Prognose: Die Letalität der konservativ nicht beeinflußbaren operationspflichtigen Streßblutung liegt über 50 %.

> Sepsis, Schock oder Organinsuffizienz: Streßulkusprophylaxe!

Prophylaxe:
- Vermeidung von Flachlagerung (Reflux!).
- Frühe orale Ernährung (Säure- und Refluxpuffer), frühe Darmstimulation (Vermeidung von Reflux)

Komplikationen 3 Postoperative Therapie

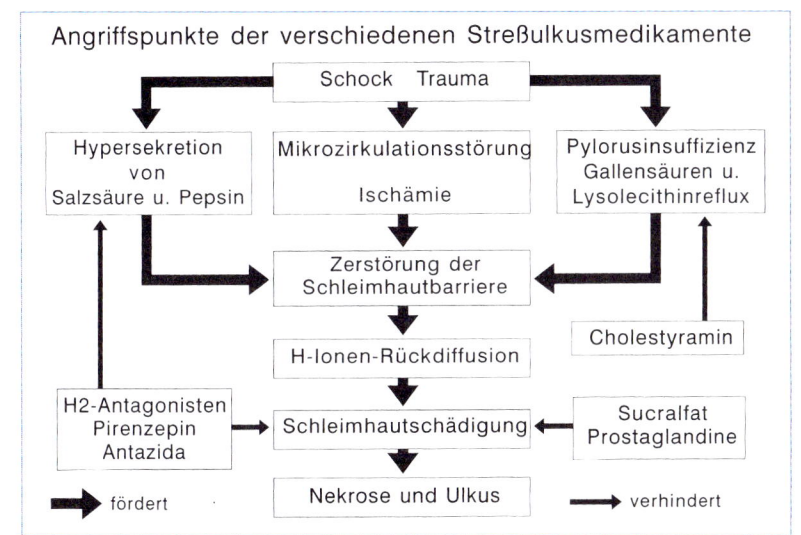

Abb. 3.4
Angriffspunkte der zur Prophylaxe eingesetzten Medikamente in der Pathogenese des Streßulkus

- Adäquate Schocktherapie (Vermeidung der Schleimhautischämie).
- Rechtzeitige Behandlung septischer Komplikationen.
- Magensonde (Magenentlastung, Blutungskontrolle)
- Bei Aspirationsgefahr tracheale Intubation mit sicher geblocktem Cuff. Beim beatmeten Patienten ausreichende Analgesierung und Sedierung.

Pharmakologische Prophylaxe (Abb. 3.4): Aluminium-Magnesium-Hydroxid-haltige Antazida 6–12 × 30 ml/24 Std. über Magensonde (cave: Niereninsuffizienz) oder Omeprazol 40 mg/die bzw. Ranitidin 4–6 × 50 mg/24 Std. oder 1 × 300 mg p.o.). Zielgröße beider Therapieformen ist die dauerhafte Anhebung des Magen-pH auf 3,5 (Kontrolle mit pH-Papier).
Eine Anhebung über diesen Wert birgt die Gefahr der bakteriellen Besiedlung mit endogener Kontamination (z.B. Aspirationspneumonie).

8.7 Dekubitus

Prädilektionsstellen: Os sacrum (Abb. 3.5), Trochanteren, Schulterblätter, Fersen, Knöchel.
Gefährdet sind bettlägerige, kachektische und herzinsuffiziente sowie bewegungsarme oder gelähmte Patienten. Dekubitalgeschwüre sind vor allem Ausdruck unzureichender pflegerischer Zuwendung.
Klinik: Flächenhafte, anfangs oberflächliche, später tiefe, schlecht heilende Ulzerationen mit geringer Granulationstendenz.
Therapie: Druckentlastung (Polsterung, Umlagern), Nekrosenabtragung, trockene Verbände (Mercuchrom®), granulationsfördernde Substanzen (Debrisorb®, Actihaemyl®), Umschneidung oder plastische Deckung durch Schwenklappen.
Wichtiger als die Therapie ist die rechtzeitige Prophylaxe.

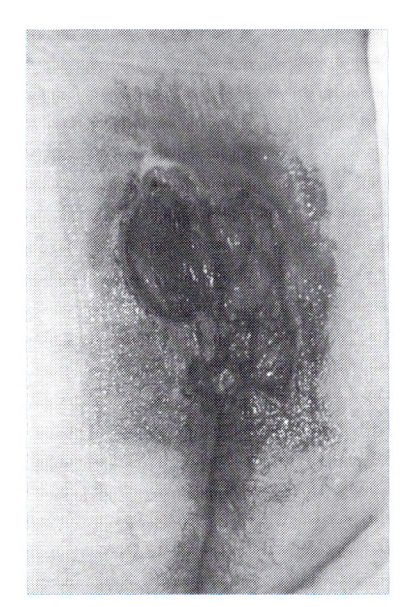

Abb. 3.5
Präsakraler Dekubitus

Prophylaxe: Häufiger regelmäßiger Lagewechsel, Vermeidung von Falten und Krümeln im Bettlaken, Abreibung mit Alkohol zur Durchblutungsförderung, Unterpolsterung gefährdeter Bezirke (Fersenkappe, Bettfell etc.).
Bei Langliegern: Wasserbett, pneumatische Matratze oder auflagefreies Clinitron®-Bett (Abb. 3.6). Vermeidung mazerierender Nässe durch Dauerkatheter und sorgfältige Hygiene bei der Defäkation.

> Dekubitus: Die beste Therapie ist eine rechtzeitige pflegerische Vorbeugung!

8.8 Fieber

Eine postoperative Temperaturerhöhung gehört zum Postaggressionsstoffwechsel. Die Normalisierung tritt am 2.–3. Tag – beim Kleinkind gelegentlich später – ein. Temperaturerhöhungen über diesen Zeitpukt hinaus und primär stark erhöhte Temperaturen haben (über 38,5 °C), insbesondere bei begleitender Leukozytose, Krankheitswert.

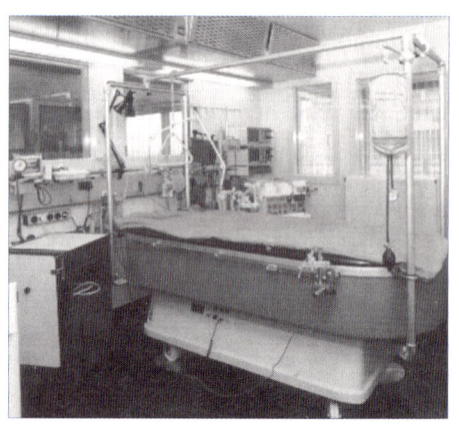

Abb. 3.6
Clinitron®-Bett zur Dekubitusprophylaxe

> Fieber verbraucht Energie. Eine Temperaturerhöhung um 1 °C erhöht den Sauerstoffverbrauch um 12–13 %

Postoperatives Fieber bedarf der **umgehenden ursächlichen Abklärung**. Auszuschließende Ursachen sind: Wundinfekt (klinische Kontrolle, ggf. Sonographie), Harnwegsinfekt (Urin-Stix), chirurgische Komplikation (Klinik, Sonographie, ggf. radiologische Anastomosendarstellung), Pneumonie (Auskultation, Röntgen) und Kathetersepsis.

> Postoperatives Fieber, 5-P-Fragen:
> Puls?
> Pneumonie?
> Pyelonephritis?
> Phlebothrombose?
> Peritonitis?

8.8.1 Wundinfekt

(s. S. 152)

> Postoperatives Fieber: Erster Blick zur Wunde!

8.8.2 Harnwegsinfekt

Infektion der Harnwege, häufig durch Blasenkatheter.
Klinik: Dysurie, Pollakisurie, trüber Urin, schmerzhafte Nierenlager.
Diagnostik: Sediment, Urinkultur, ggf. Sonographie (Harnstau?) oder i.v.-Urographie

Therapie: Vermehrte Flüssigkeitszufuhr, Antibiotika nach Testung, Prophylaxe durch frühes Entfernen des Katheters.

> Postoperatives Fieber: Harnwegsinfekt?

8.8.3 Kathetersepsis

Meist bei Cava-Kathetern (bis zu 7 %, korreliert zur Liegedauer), aber auch bei peripheren Venenverweilkanülen möglich (Thrombophlebitis), nach Tagen bis Wochen.
Klinik: Plötzlicher Temperaturanstieg ohne richtungsweisende klinische Befunde, infizierte Eintrittsstelle (nicht obligat), häufig Leukozytose.
Diagnostik/Therapie: Diagnostik ist hier gleich Therapie: Sofortige Katheterentfernung, mikrobiologische Untersuchung der Katheterspitze, neuer Cava-Katheter möglichst erst nach einem Intervall von 24 Stunden, zwischenzeitlich periphere Venenverweilkanüle.

8.8.4 Pneumonie

(s. Kap. 8.2.4)

> Postoperatives Fieber: Ausreichende Atemgymnastik? Pneumonie?

8.8.5 Sepsis

Septikämie oder fortgeschrittene Sepsis.
Klinik: Septische Temperaturzacken ohne Hinweis auf sonstige Fieberquelle.
Diagnostik: Mehrfache Blutkulturen (aerob und anaerob). Echokardiographie (Endokarditis?).
Therapie: Antibiotika, möglichst nach Testung. Entfernung oder Wechsel von Kathetern, Ausschluß der o.a. Ursachen.

8.8.6 Andere Fieberursachen

Endokrine Störungen (Hyperthyreose), Tumorzerfall, Hypohidrose (Durstfieber) sowie Virusinfekte. Selten findet sich die lebensbedrohliche sog. „maligne Hyperthermie" mit Temperaturen von über 42 °C als spezifische Reaktionsform des Organismus auf bestimmte Anästhetika.
Allgemeine Therapie: Antipyretika (Pyrazolon-Derivate, Azetylsalicylsäure), Wadenwickel ab 38 °C, ausreichende Flüssigkeitszufuhr, Antibiotika nur nach gesicherter Diagnose und möglichst nach Austestung.

> Antibiotika sind keine Antipyretika!

8.9 Nachblutung

Postoperative Einblutung ins Wundgebiet durch nichtversorgte Gefäße, abgerutschte Ligaturen oder Gerinnungsdefekte.

Klinik: Pulsanstieg, Blutdruckabfall, anhaltender Blutverlust über Drainagen, bei Laparotomien Zunahme der Flankendämpfung und des Bauchumfanges als Spätzeichen. Ansonsten Umfangszunahme an Extremitäten, am Hals etc.

Cave: Falsche Sicherheit durch liegende Drainage, diese kann abgeknickt oder verstopft sein!

> Nachblutung: Bis zum Beweis des Gegenteils chirurgische, d.h. operationspflichtige Ursache

Diagnostik: Sonographie, Blutbild (initial ist ein Hb-Abfall nicht obligat, dieser tritt erst einige Stunden verzögert auf!), Gerinnungsstatus zum Ausschluß systemischer Ursachen (Gerinnungsdefekte), ZVD.

Therapie: Bei Ausschluß systemischer Blutungsursachen Indikation zur Reintervention je nach Blutungsausmaß, Grunderkrankung und Operationstyp. Septische Erkrankungen, parenchymatöse Organwunden (Leber, Pankreas), retroperitoneale Verletzungen neigen eher zur Nachblutung als Elektiveingriffe. Wegen der oft diffusen Blutungsursache ohne definierte Blutungsquelle kann bei letzteren die Indikation zögernder gestellt werden. Generell gilt aber eine großzügige Indikation zur Reintervention mit dem Ziel der Blutstillung und Hämatomausräumung zum frühestmöglichen Zeitpunkt (Infektionsgefahr).

Besondere Beachtung erfordern die Nachblutungen am Hals (z.B nach Schilddrüsenoperation), da bereits geringe Hämatome zu einem lebensbedrohlichen Stridor führen können.

8.10 Intestinale Passagestörung

8.10.1 Magenatonie

Postoperativer Lähmungszustand des Magens. Ursache sind regionale oder allgemeine Peritonitis, Kaliummangel, Abzesse und Hämatome. Eine Magenatonie zeigt sich auch nach Vagotomie oder infolge einer Magenüberdehnung bei Anastomosenenge.

Klinik: Übelkeit, Singultus, Aufstoßen, Völlegefühl, gastroösophagealer Reflux, Erbrechen, Aspirationsgefahr.

Therapie: Magensonde, Metoclopramid i.v., Peristaltika, Nahrungskarenz, Abführmaßnahmen. Bei Persistenz Ausschluß einer intraabdominellen Ursache (Abszeß, Peritonitis, Hämatom, Platzbauch etc.), Röntgendarstellung der Passage mit wasserlöslichem Kontrastmittel.

> Postoperative Magenatonie: Magensonde!

8.10.2 Singultus

Der postoperative „Schluckauf" basiert auf einer willkürlich nicht gesteuerten krampfartigen Zusammenziehung des Zwerchfells aufgrund lokaler oder zentraler Irritation der Nn. phrenici.

Klinik: Oft salvenartiger Singultus, der gelegentlich über Tage anhalten und den Patienten schwer belasten kann.

Diagnostik: Ausschluß eines subphrenischen Abszesses, eines Ileus mit Magenatonie oder einer generalisierten Peritonitis als Singultusursache.

Therapie: Magensonde, Valsalva und Luftanhalten, Spülung des Magens mit Eiswaser oder lauwarmer Bikarbonatlösung, Psyquil® 10 mg i.v., Megaphen® 50 mg i.v., bei hartnäckigen Fällen Phrenicusblockade im Halsbereich (unter dem M. sternocleidomastoideus) auf der betroffenen Seite durch Lokalanästhetika.

Die oben angeführten „postoperativen Komplikationen" und andere Komplikationen (Streßgallenblase, Psychose, Leberversagen usw.) entstehen nicht immer unmittelbar nach der Operation, sondern oft erst im Verlauf von 2–14 Tagen. In Abhängigkeit vom Ausmaß der Funktionsstörung einzelner Organe oder dem Zustand des Gesamtorganismus kann dann eine Intensivtherapie erforderlich werden.

8.10.3 Darmatonie

Hervorgehend aus der physiologischen postoperativen Darmatonie. Erst ab dem 4.–5. Tag behandlungsbedürftig. Häufigste postoperative Störung. Der Übergang in einen paralytischen Ileus ist fließend.

Ursachen: Reflektorisch ausgelöst durch Manipulation am parietalen und viszeralen Peritoneum, wobei die Mesenterialwurzel besonders empfindlich ist. Hämatome oder Abszesse im Retroperitoneum, Sympathikomimetika (!) und Narkotika können den Darm stillegen, ebenso Toxine der Darmbakterien, die nach mangelhafter Vorbereitung in größerem Ausmaß in der postoperativen Phase freigesetzt werden.

Kommt es im Rahmen einer längeren Darmparalyse zur Durchwanderungsperitonitis – und damit zur Intoxikation des Bauchraums – entsteht ein Circulus vitiosus.

Wie bei allen anderen Organen, kann auch eine nur kurzfristige Hypoxämie zum Funktionsverlust des Magen-Darm-Kanals führen. In diesem Zusammenhang sei auf die Einschränkung der reparativen Vorgänge nach Operationen am Darm infolge der Hypoxie ausdrücklich hingewiesen.

Klinik: Meteoristisch aufgetriebenes Abdomen, auskultatorisch spärliche, klingende Peristaltik, Übelkeit, Erbrechen, Elektrolytentgleisung. Die negative Auswirkung des paralytischen Ileus auf den Gesamtorganismus kann gar nicht überschätzt werden. Im Vordergrund stehen die toxischen Schäden an Leber-, Nieren-, Lungen- und Gehirnfunktionen. Wasser- und Elektrolytverlust (Flüssigkeitsdefzit von bis zu 6 Litern!) in das Darmlumen bis zum hypovolämen Schock.

Postoperative Darmatonie:
Magensonde
Digitale rektale Untersuchung
Einlauf
Peristaltika

Diagnostik:
- Auskultation, Perkussion und Palpation.
- Rektal digitale Untersuchung zum Ausschluß eines stenosierenden Tumors oder Skybala (= Kotballen).
- Sonographie (intraabdomineller Verhalt?, Peristaltik?).
- Röntgen: Abdomenübersicht im Stehen oder Linksseitenlage (Spiegel?), ggf. Magen-Darm-Passage mit wasserlöslichem Kontrastmittel (Ausschluß eines mechanischen Ileus, Anastomoseninsuffizienz, Anastomosenstenose).

Therapie: Das Wichtigste bei der verlängerten postoperativen Atonie ist der Ausschluß einer intraabdomenellen Ursache (Peritonitis). Je nach der Distension der Darmschlingen (Sonographie) empfiehlt sich ein abgestuftes Vorgehen.
- Versuch der Darmstimulation mit feuchter Wärme, systemischen Peristaltika (Prostigmin®, Paspertin®, Panthenol® i.v., Periduralkatheter).
- Transanale (Einläufe mit Wasser, Glyzerin, Seifen) oder orale (Bitterwasser, Gastrografin®, X-Prep®) Stimulantien (Cave: Anastomosen!).
- Beim Versagen aller dieser Maßnahmen ist die rechtzeitige, ggf. endoskopische Plazierung von Dünndarmsonden (Miller-Abbot, Dennis) zur Entlastung des Darmes geboten. Nur in Ausnahmefällen ergibt sich aus der postoperativen Darmparalyse die Indikation zur Operation.
- Unter Katecholamingabe und protrahierter Beatmungstherapie kann sich bei Intensivpatienten eine mechanisch kaum behandelbare Entleerungsstörung des Kolons mit megakolischer Überdehnung entwickeln.

Dieses **Ogilviesyndrom** dürfte auf eine toxische Lähmung nervaler Darmwandstrukturen zurückzuführen sein (Anaerobierintoxikation?) und ist nur durch regelmäßige koloskopische Absaugung oder Anlage einer Zökostomie therapierbar.

Prophylaxe: Ausreichende präoperative Entlastung durch Nahrungskarenz, abführende Maßnahmen oder sog. orthograde Darmspülung. Frühe postoperative Mobilisation. Der beste Stimulus der postoperativen Darmtätigkeit ist die frühzeitige orale Nahrungsaufnahme.

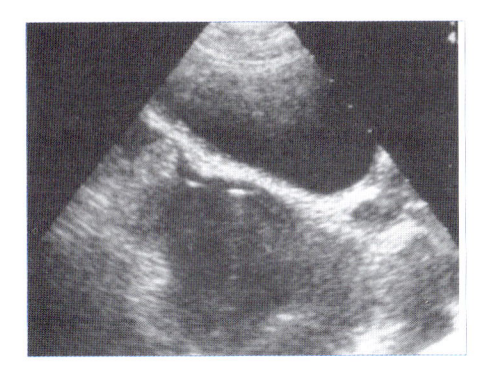

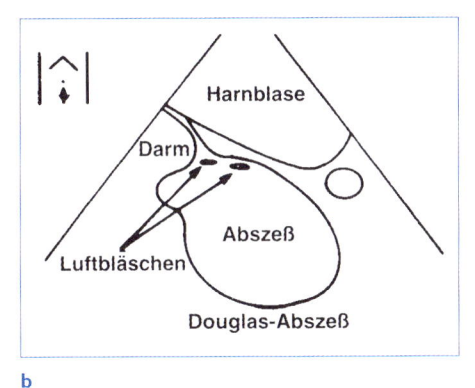

Abb. 3.14
Sonomorphologie eines Douglas-Abszesses mit echogenen Lufteinschlüssen

8.11 Intraabdomineller Abszeß/Peritonitis

8.11.1 Intraabdomineller Abszeß

Postoperativ Eiteransammlung oder infiziertes Hämatom im Bauchraum (subphrenisch [links häufiger als rechts], subhepatisch, Douglas-, Schlingenabszeß).
Klinik: Darmparalyse, Zwerchfellhochstand, Schulterschmerz, sympathischer Pleuraerguß, regionale Peritonitis, Leukozytose.
Diagnostik: Rektale Untersuchung (fluktuierende schmerzhafte Resistenz bei Douglas-Abszeß, Sonographie, CT (Abb. 3.14).
Therapie: Laparotomie, Drainage (ggf. Sonnenberg-Katheter perkutan unter sonographischer oder CT-Kontrolle). Bei subphrenischem Abszeß alternativ chirurgische Drainage mit Relaparotomie oder von einem dorsolumbalen Zugang im Bett der 12. Rippe ohne breite Eröffnung des Bauchraums, bei Douglas-Abszeß transrektale Punktion und Drainage (s. Kap. 29). Antibiotika nach chirurgischer Sanierung und Austestung.

> Postoperatives Fieber nach Appendektomie: Douglas-Abszeß (→ rektale Untersuchung!)

8.11.2 Peritonitis

Bauchfellentzündung, z.B. bei Pankreatitis, früher Anastomoseninsuffizienz, Galleaustritt, Darmperforation.
Klinik: Gespannte Bauchdecken, Darmparalyse, positive Flüssigkeitsbilanz, respiratorische Insuffizienz, Nierenversagen, Bewußtseinstrübung, Unruhe, akutes Abdomen.
Diagnostik: Sonographie (freie Flüssigkeit?), CT, Darstellung der Anastomose mit wasserlöslichem Kontrastmittel, explorative Laparatomie.
Therapie: Laparotomie, Spülung, Beseitigung der Peritonitisursache (ggf. Übernähung von Nahtbrüchen, Stomaanlage etc.), Drainage, Spülbehandlung (4-Quadranten-Spülung) oder offene Behandlung (Implantation eines Netzes zum Bauchdeckenverschluß), innere Schienung des Darmes (s. Kap. 29).

9 Chirurgische Intensivmedizin

9.1 Überwachung

Mit zunehmender Größe der Operation und steigender Zahl der Risikofaktoren gewinnt die postoperative Intensivüberwachung eine immer größere Bedeutung, da bereits kleine Komplikationen zur Dekompensation führen können. Neben der ständigen klinischen Überwachung umfaßt das **Apparatemonitoring** (Abb. 3.15).

1. Permanente zentrale **EKG**-Überwachung mit Kontrolle der Herzfrequenz (cave: Alarmgrenzen),
2. **Blutdruck** (kontinuierlich bis stündlich),

3. kontinuierliche perkutane Bestimmung der **Sauerstoffsättigung**,
4. **Diurese** (stündlich), Urinosmolarität (einmal täglich),
5. **Drainagemenge** (stündlich),
6. **Temperatur** (kontinuierlich bis 2stündlich),
7. **Blutgasanalyse** (beim beatmeten Patienten zusätzlich kontinuierliche exspiratorische CO_2-Messung, ansonsten Blutgasanalyse bei Bedarf),
8. **Bilanz** (6- bis 24stündlich),
9. **Elektrolyte** (bis zweimal täglich bzw. Kontrolle nach Therapie),
10. Blutbild, Gerinnung, Harnstoff, Kreatinin und weitere **Laboruntersuchungen** (täglich, häufiger bei entsprechender klinischer Situation),
11. **Apparative Untersuchungen** bei Bedarf (Röntgen-Thorax, Abdomensonographie, Bronchoskopie).

Wichtig ist die gründliche Dokumentation der Befunde, auch der klinischen, um bei den langwierigen, komplizierten Verläufen keine Informationslücken entstehen zu lassen (Informationsübergabe!).

Datenflut und zunehmende apparative Ausstattung (s. Abb. 3.15) drohen die ganze Aufmerksamkeit zu absorbieren. Es ist erforderlich, die zunehmende Technisierung operativer Intensivstationen durch klinische Online-Plausibilitätskontrollen erfassen zu können und den klinischen Blick kompetent einzusetzen.

Keine gute Intensivmedizin ohne Zurückschlagen der Bettdecke

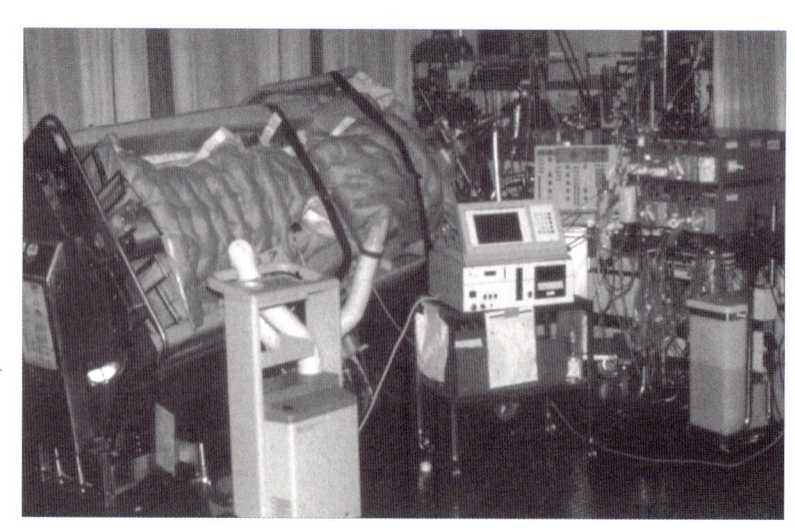

Abb. 3.15
Bettplatz eines Patienten mit Mehrorganversagen auf der chirurgischen Intensivstation der Universitätsklinik Aachen mit Rotationsbett, Respirator, EKG und RR-Monitoring, Infusomaten, Perfusoren, Patienten-Wärme-System, kontinuierlicher Hämofiltration und COLD-Monitoring-System

Tab. 3.10 Indikationen für ein invasives Monitoring

- Patient mit kardialer oder pulmonaler Vorschädigung
- Polytrauma
- Schädel-Hirn-Trauma
- Verbrennungen
- Sepsis
- Blutungsschock
- Kardiogener Schock
- Dekompensierter Ileus
- Problematische Ösophagusresektion
- Ausgedehnte Leberresektion
- Lebertransplantation
- Peritonitis
- Pankreatitis
- Präventive Therapiekonzepte
- Katecholamin-Therapie
- ARDS
- Multiorganversagen
- Unklare Akutzustände

Tab. 3.11 Mögliche Komplikationen durch Pulmonaliskatheter

- Extrasystolie
- Supraventrikuläre und ventrikuläre Tachykardien
- Ballonruptur (nur bei relevantem Rechts-Links-Shunt dramatisch)
- Lungeninfarkt (Katheter zu lange in Wedge-Position)
- Ruptur des Pulmonalissegments durch Ballon
- „Blande" Endokarditis
- Herzklappen-Endothel-Alteration (Katheter maximal 3 Tage belassen!)
- Knotenbildung des Katheters im rechten Ventrikel
- Falsche Befunde durch nicht erkannte unkorrekte Katheterposition

9.2 Invasives Monitoring

Unter dem Begriff „Invasives Monitoring" wird eine komplexe Überwachung der Vitalsysteme anhand überwiegend hämodynamischer Parameter subsumiert, die gleichzeitig auch Basis einer differenzierten Therapiestrategie sein sollten (s. Tab. 3.10).

- Intraarterielle Blutdruckmessung
- ZVD-Messung über zentrale Venenkatheter
- Pulmonaliskatheter (Swan-Ganz-Katheter) mit der Möglichkeit zur Messung des ZVDs, PAPs, PCWPs, Herzzeitvolumens bzw. Cardiac index sowie der zentralvenösen Sättigung.

Relevante Überwachungsparameter:

- Blutdruck als erforderlicher Perfusionsdruck für die regionale O_2-Verteilung
- Herzzeitvolumen, also das pro Zeit zur Versorgung der parenchymatösen Organe verfügbare zirkulierende Volumen
- Gefäßwiderstand im großen Kreislauf (SVR oder TPR)
- kardiale Pumpleistung (Kontraktilität, Inotropie)
- Volumenhaushalt und die Verteilung des Volumens in verschiedene Kompartimente
- Sauerstoffsättigung in der A. pulmonalis bzw. V. cava
- Sauerstoffsättigung in der V. hepatica als Hinweis auf Änderungen der Mikrozirkulation im Splanchnikusbereich
- Sauerstoff-Transportindex als Information, welche Menge an Sauerstoff insgesamt pro Zeit zur Verfügung steht
- Sauerstoffverbrauchsindex als indirekter Hinweis, daß das Herzzeitvolumen auch tatsächlich die Zielorgane erreicht hat und die Sauerstoffausschöpfung erfolgt ist.

9.2.1 Swan-Ganz-Katheter

Synonyme: Pulmonaliskatheter, Ballon-Einschwemmkatheter, Rechtsherzkatheter (s. Abb. 3.16).

Das Prinzip des Meßsystems verlangt, einen Katheter durch das rechte Herz bis in eine Pulmonalarterie vorzuschieben. Neben den bekannten Risiken der Plazierung eines zentralvenösen Katheters sind die speziellen Komplikationen wie katheterinduzierte Rhythmusstörungen mit Extrasystolie und Auslösung ventrikulärer Tachykardien zu bedenken (s. Tab. 3.11).

Die Plazierung wird unter Beobachtung der typischen auf den Monitor ableitbaren Druckkurven durchgeführt. Im Idealfall schwimmt der Katheter mit dem Ballon durch Vorhof, Tricuspidalis, rechten Ventrikel und Pulmonalklappe bis in die „Wedge-Position" (= ein Ast der A. pulmonalis). Die angestrebte Position ist erreicht, wenn der Katheter so weit in einem Ast der Pulmonalarterie plaziert ist, daß bei Aufblasen des Ballons das Pulmonalarterienlumen vollständig verschlossen ist. Diese Position wird als **Okklusions-** oder **Wedge-Position** bezeichnet (s. Abb. 3.17).

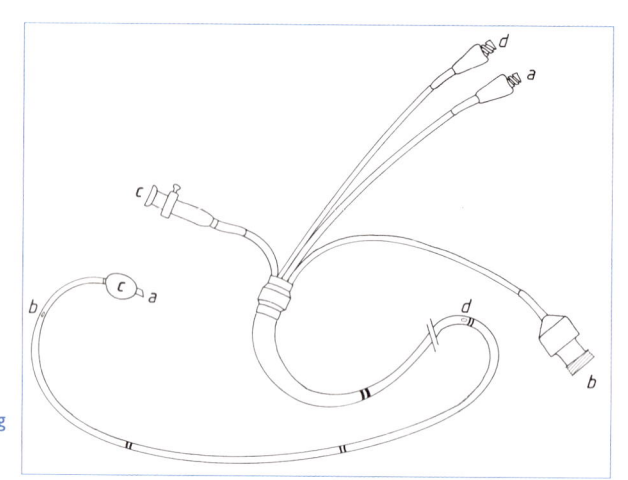

Abb. 3.16
Aufbau eines 4lumigen Pulmonaliskatheters:
a Distales Lumen mit Druckmessung
b Distale Temperatur und ggf. Sättigungsmessung
c Kanal zum Aufblasen des Ballons
d Proximaler Kanal mit Öffnung in Cava-Höhe

> Wedge-Position des PA-Katheters = iatrogene segmentale Lungenbembolie!
> Wedge-Position nie länger als 20 sec!

Die korrekte Katheterposition ist obligat durch ein Röntgenbild des Thorax zu dokumentieren (s. Abb. 3.18).

> PA-Katheter Verweildauer: < 72 Stunden!

Die auf 3 Tage limitierte Verweildauer stellt speziell bei Langzeitpatienten (z.B. Multiorganversagen – Akuttherapie meist > 20 Tage) ein relevantes Problem dar.

Meßdatenerhebung: Nach dem Prinzip einer Thermodilutionsmessung ist das **Herzzeitvolumen** (HZV, Cardiac output) berechenbar. Umgerechnet auf die Körperoberfläche ergibt sich der **CI** (Cardiac index) in $l/min\ m^2$. Der CI dividiert durch die Herzfrequenz ergibt den **Schlagvolumenindex**, wieviel des Herzzeitvolumens mit jeder Herzaktion transportiert wird.

Pulmonalarterieller Druck (= PA-Druck = PAP): Der PAP ist der nach korrekter Eichung bei gesicherter Position der Katheterspitze in der A. pulmonalis bei nicht aufgeblasenem Ballon meßbare Druck. Der pulmonalarterielle Druck ist somit der zwischen rechtem Herzen und Kapillarstrombett der Lunge herrschende Druck, der durch die Auswurfleistung des rechten Herzens, das vorhandene Volumen und den durch die lichte Weite der Lungenkapillaren (oder zusätzlich bestehende Rechts-Links-Shunts) bedingten Abstromwiderstand beeinflußt wird (s. Tab. 3.12).

Wedge-Druck (= Pulmonal kapillärer Verschluß- oder Okklusionsdruck = PCWP = PCOD ≈ Linker Vorhofdruck = LAP): Im Unterschied zur Messung des PA-Drucks erfolgt die Erhebung des Wedge-Drucks (PCWP) bei jetzt aufgeblasenem Ballon, so daß die

Tab. 3.12 Druckwerte des Swan-Ganz-Katheters

Normwerte Wedge-Druck:
Mitteldruck 5–16 mm HG
diastolisch 2–12 mm Hg
≈ Linker Vorhofdruck = LAP
Normwerte PA-Druck:
Mitteldruck 10–22 mm Hg

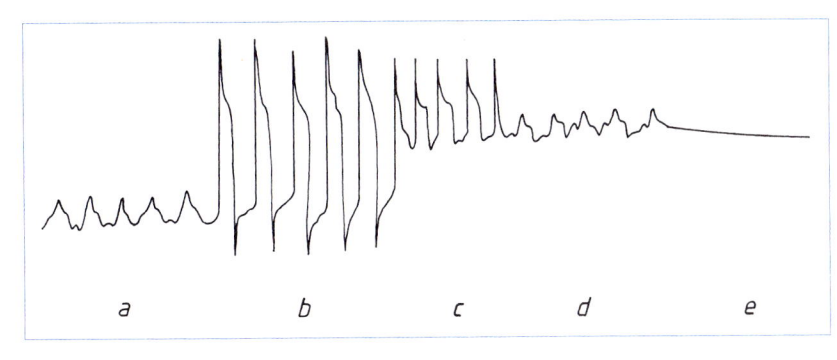

Abb. 3.17
Objektivierung der PA-Katheterspitze durch Beobachtung typischer Änderungen im abgeleiteten Druckkurvenbild auf dem Monitor
a Vorhof
b Rechter Ventrikel
c Pulmonalishauptstamm
d Korrekte Position im Pulmonalarterienast
e Korrekter Wedgezustand

Druckkomponente des rechten Ventrikels entfällt. In dieses Lungensegment wird (analog einer Lungenembolie) kein weiteres Volumen „nachgeschoben" und nach dem Prinzip des Druckausgleiches strömt vorhandenes Volumen solange ab, bis das Druckniveau des linken Vorhofs erreicht ist. Hat man bei der PA-Druckmessung den sich aufbauenden Druck vor dem pulmonalen Kapillarstrombett gemessen, so dokumentiert man beim Wedge-Druck indirekt die Druckverhältnisse hinter dem Kapillarstrombett bis zum linken Vorhof und indirekt damit auch den linksventrikulären enddiastolischen Druck. Die Druckwerte sind beeinflußt vom intravasalen Volumen, der Gefäßcompliance, der Kontraktilität des linken Ventrikels, dem intrathorakalen Druck und der Höhe der Lungenzone nach West.

9.2.2 COLD-Monitoring

Geringinvasive computeranalysierte Doppelindikatordilutionstechnik zur Durchführung eines standardisierten „invasiven Monitorings", die außer einem zentralen Venenkatheter und einer in der A. femoralis plazierten Schleuse keine zusätzlich invasiven Maßnahmen erfordert (s. Abb. 3.19).
Der Name leitet sich von den Begriffen **C**ardiac/**C**irculation-**O**xygenation-**L**ung/**L**iver-**D**iagnosis ab.
Als (Doppel-)Indikator wird eisgekühlte Indozyaningrün-Lösung (ICG®) verwendet. Die primäre Indikatorfunktion wird von dem Farbstoff, die sekundäre von der Kälte der Lösung wahrgenommen.
Der Farbstoff selbst bindet sich sofort nach Injektion an Plasmalipoproteine und verbleibt als spezifischer Marker streng intravasal. Die Kälte ist der zweite, in diesem Fall „diffusible" Indikator. Kälte ist nicht intravasal gebunden, sondern breitet sich mittels Wärmediffusion und Wärmekonvektion auch in den intra- und extravasalen Raum im Kapillarbett der durchströmten Organe aus. Injiziert man einen solchen Doppelindikatorbolus in die V. cava, so wird dieser Bolus durch Herz- und Lungenkreislauf bis in die absteigende Aorta transportiert. Auf diesem relativ langen Weg wirken auf die beiden Indikatoren unterschiedliche Einflüsse ein. So wird beispielsweise der diffusible Indikator Kälte bei der

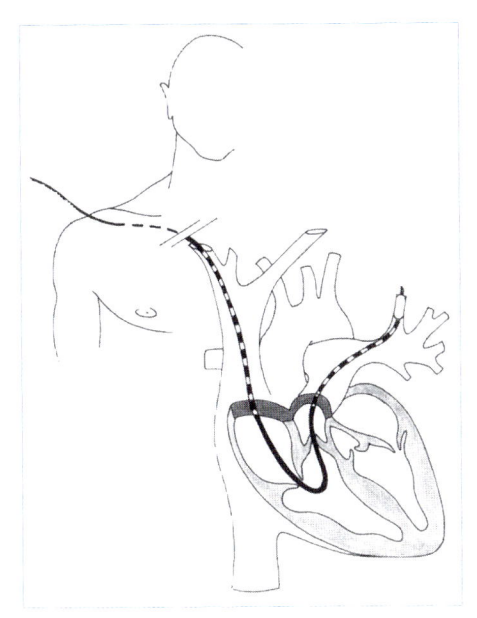

Abb. 3.18
Korrekte Position des Pulmonaliskatheters

Durchströmung des Lungenkapillarbettes durch einen großen Konvektor ganz anders beeinflußt als der streng intravasal verbleibende Marker Farbe. Entsprechend können bei der Passage in der A. femoralis bzw. A. iliaca von einem Fiberoptic-Thermistor-Katheter unterschiedliche Profile des Temperaturverlaufes und der Verdünnung der Farbstoffintensität aufgezeichnet werden (s. Abb. 3.20). Da die Ausgangskonzentration des Farbstoffes bekannt ist, kann durch Konzentrationsmessung nach vollständiger Durchmischung einfach auf das Verdünnungs-Gesamtvolumen zurückgerechnet werden. Vom Computer werden geeignete mathematische Analysen der beiden Dilutionsprofile während der ersten Zirkulationszeit durchgeführt, aus denen die **Verteilung des Volumens in unterschiedliche Kompartimente** hervorgeht (s.u.).

Analog zur Dilutionsanalyse des Pulmonaliskatheters werden auch Herzminutenvolumen und Schlagindices angegeben (s.u.), die aber aufgrund der längeren Meßstrecke zwischen Injektionsort V. cava und Registrierungsort A. femoralis unabhängig vom Meßzeitpunkt während der Beatmungsphase und aufgrund der längeren Meßdauer schwankungsärmer als beim Pulmonaliskatheter (Meßstrecke V. cava bis A. pulmonalis) sind. Da der streng intravasale Marker ICG® ausschließlich von der Leber abgebaut wird, kann aus dem Konzentrationsabfall über die Meßdauer die Plasmaeliminationsrate für ICG® als Maß für die exkretorische Leberfunktion errechnet werden.

Wie beim Pulmonaliskatheter können relevante Sekundärparameter berechnet werden, die beim COLD-Monitoring als primär bereits computergestützten Verfahren allerdings nach Eingabe der erforderlichen Zusatzparameter automatisch berechnet und angegeben werden.

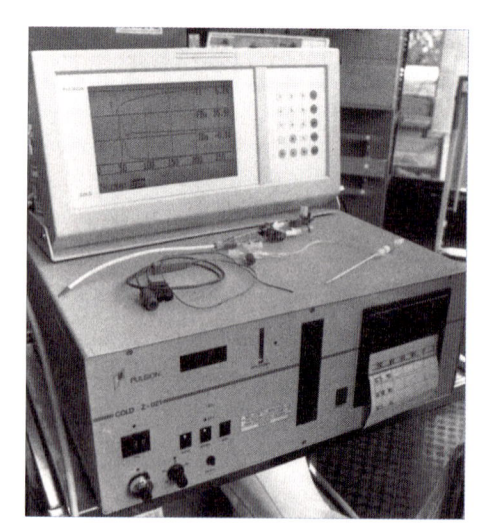

Abb. 3.19
Materialien zur Durchführung des COLD-Monitorings: COLD-Gerät, großlumiger ZVK, Thermosensor, Fiberoptic-Thermistor-Katheter, Einführschleuse

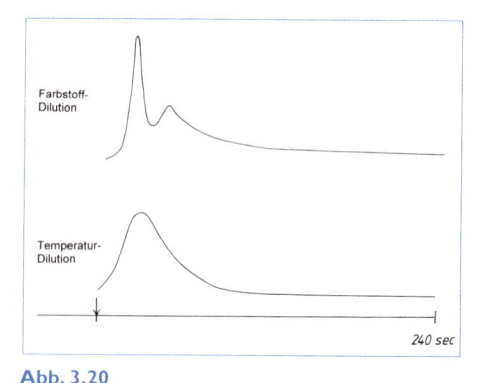

> **Meßparameter des COLD-Systems:**
> Herzminutenvolumen = HZV = Cardiac Output = CO
> Cardiac Index = CI = HZV/m^2
> Cardiac Function Index = CFI, ein arithmetisch generierter volumenkorrigierter Parameter zur Beurteilung der kardialen Leistungsfähigkeit
> Intrathorakales Blutvolumen (ITBV) = kardiale Vorlast
> Plasmaeliminationsrate ICG® = PDRig
> (Normwert: 15–25 %/min)

Die Eliminationsrate entspricht der exkretorischen Leberfunktion. In der Praxis sind PDRig-Werte von 10–15 % für kritisch kranke Patienten noch als zufriedenstellend, Werte von 6–10 % als dringliche Warnsymptome hinsichtlich einer relevanten Splanchnikus-Minderperfusion bzw. eines möglichen beginnenden Leberversagens einzustufen. Bei etabliertem Leberversagen finden sich meist PDR-Werte zwischen 0 und 3 %, bei bereits therapierefraktärer Laktatazidose liegt die PDRig regelhaft unter 1 %.

Abb. 3.20
Typische in der A. femoralis abgeleitete Profile der Temperatur- und Farbstoffverdünnung über die Meßdauer von 240 sec. Die erste und zweite Zirkulation ist jeweils an den beiden Peaks der Farbstoffdilutionskurve erkenntlich

Gesamtzirkulierender Volumenindex = TBVI (totaler Blutvolumenindex) (Normwert: 2400–3000 ml/m^2) repräsentiert den gesamten intravasalen Volumenhaushalt.

Intrathorakaler Blutvolumenindex = ITBVI (Normwert: 800–1000 ml/m^2).

Das intrathorakale Blutvolumen repräsentiert die kardiale Vorlast und ist als Steuergröße für die Volumentherapie anzusehen. ITBVI-Werte unter 800 ml/m^2 weisen auf einen erheblichen kreislaufwirksamen Volumenmangel hin.

Dramatische, akut aufgetretene Volumenmangelsituationen mit ITBVI-Werten $\leq$ 700 ml/m^2 lassen insbesondere bei chirurgischen Intensivpatienten an eine akute Blutung denken.

Extravasaler Lungenwasserindex = EVLWI („Lungenwasser") (Normwert: 4–7 ml/kg). Das überwiegend als „freies Lungenwasser" bekannte EVLWI umfaßt sowohl alveoläre als auch interstitielle Flüssigkeit. Der EVLWI ist derzeit als eine der zentralen Steuergrößen modernen Monitorings für die Intensivmedizin anzusehen. So finden sich in kontrollierten Studien Korrelationen sowohl zur Letalität wie auch zur Dauer des zu erwartenden Intensivaufenthaltes. Besonders bei septischen Patienten ist die Verlaufsbeobachtung des EVLWI als Maß des effektiven Kapillarschadens von Bedeutung. Zudem ist das EVLWI als Maß für bestehende Diffusionsstreckenverlängerung bei der Differentialdiagnostik von Oxygenierungstörungen von Bedeutung.

9.3 Beatmung

Bei langdauernden Operationen mit Auskühlung des Patienten ist eine unmittelbar postoperativ durchgeführte Extubation wenig sinnvoll. Um eine Hypoventilation zu vermeiden, werden die Patienten weiter beatmet, bis sich ihre Körpertemperatur normalisiert, sie wach und ansprechbar sind, ihre Blutgasanalyse eine ausreichende Oxygenierung anzeigt und sie tief und kräftig genug atmen können.

Wichtig ist die wiederholte auskultatorische Lagekontrolle des Tubus, da es durch Lagerungsmanöver zu Veränderungen der Tubusposition mit nachfolgenden Ventilationsstörungen kommen kann.

Indikation zur Beatmung ist die protrahierte respiratorische Insuffizienz.

Ein oft unterbewerteter Grund für eine längerfristige Beatmung ist die **Erschöpfung.** Bislang gibt es keine überzeugenden pharmakologischen Möglichkeiten zur Therapie. Alle Analeptika können den Patienten allenfalls kurzfristig stabilisieren. Bei ausgeprägter Erschöpfung bleibt letztlich nur die Erholung unter kontrollierter Beatmung und konsequenter Analgosedierung.

Die maschinelle Ventilation stellt für den Patienten eine einschneidende Veränderung seiner Lebensqualität dar. Sie ist eine unphysiologische Atemform mit entsprechenden hämodynamischen Auswirkungen. In der Regel erfordert sie eine konsequente Sedierung und Analgesierung. Die maschinelle Beatmung stellt nur in seltenen Fällen eine kausale Therapie dar. Vielmehr hilft sie, die Oxygenierung sicherzustellen, bis eine andersartige kausale Therapie greift. Die maschinengesteuerte Atmung geht dabei mit einer stets zu berücksichtigenden Eigenmorbidität einher.

Beatmungsparameter

- Aus **Atemminutenvolumen** (AMV [l/min]) und **Atemfrequenz** (AF [1/min]) ergibt sich das **Atemzugvolumen** (AZV [ml]).
  Das Atemminutenvolumen orientiert sich am pCO_2. Das Atemzugvolumen sollte ca. 8–10 ml/kg KG betragen, d.h. 600–900 ml.
  Hyperventilation: Sinkt der pCO_2 unter 30 mm Hg, wird das AMV durch Veränderung der AF und/oder des AZVs reduziert, bis der Patient normoventiliert ist.
  Hypoventilation: Bei pCO_2-Werten über 50 mm Hg erfolgt ebenfalls eine Anpassung der Beatmung, bis pCO_2-Werte im Normbereich gemessen werden.
- Der **PEEP** (**p**ositive **e**nd**e**xspiratory **p**ressure) ist der Beatmungsdruck, der bei reiner maschineller Beatmung nicht unterschritten wird, d.h., jede Beatmung erfolgt über diesem Basisdruck.
  Ein PEEP führt zur deutlichen Erhöhung des funktionellen Residualvolumens (FRC), d.h. der Vordehnung der Lunge.
  Aufgrund der unterschiedlichen Herzkreislaufreaktionen und der unterschiedlichen pulmonalen Bedürfnisse ist der PEEP individuell anzupassen (in der Regel 2–5 cm H_2O).

9.3.1 Beatmungsformen

Bei **kontrollierter Beatmung** macht die Maschine alles, der Patient nichts, bei maschinell **assistierter Atmung** gibt der Patient den Impuls (= Trigger des Atemzuges), die Maschine unterstützt den jeweiligen Atemzug.

Eindeutige, stets anwendbare Beatmungskonzepte liegen nicht vor. Sie müssen stets an die individuellen Bedürfnisse angepaßt werden.

Volumenkontrollierte Beatmung: Standard beim postoperativ sedierten, analgesierten bzw. noch relaxierten Patienten.
Basiseinstellung für Patienten mit 75 kg KG:

> Volumenkontrollierte Beatmung: AMV 6–7 l/min, PEEP + 2 cm H_2O, AF 10–12/min, AZV 600–750 ml

Druckkontrollierte Beatmung: Bei der druckkontrollierten Beatmung mit/ohne PEEP wird während der Inspiration mit einem vorgegebenen Druck Luft in die Lungen getrieben. Das Druckniveau wird dem erforderlichen AZV angepaßt. Diese Beatmung löst heute die reine volumenkontrollierte Beatmung zunehmend ab.

BIPAP (biphasic positive airway pressure)-**Beatmung:** Eine zeitgesteuerte druckkonstante Beatmung über einem phasisch wechselnden Druckniveau, die zu jedem Zeitpunkt die Spontanatmung erlaubt. Der Patient wechselt durch seine Atemaktivität selbst auf assistierte Atmung und später auf Spontanatmung.

9.3.2 Weaning

Das Weaning (= Entwöhnen = Abtrainieren von einer Langzeitbeatmung) beansprucht bis zu 60 % der Zeit, die der Patient beatmet wurde.

Mögliche Gründe für erfolglose Weaningversuche sind obstruktive oder restriktive Störungen der Atemmechanik, Erschöpfung des Patienten aufgrund zu hoher Atemarbeit bei Anämie, Fieber, Schmerzen und zentralvenösen oder neuromuskulären Störungen der Atemmotorik.

Begleitende psychologische Unterstützung, Atemübungen und Bronchialtoilette unter Kontrolle der perkutanen Sauerstoffsättigung sind selbstverständlich.

> Weaning = Abtrainieren von der Beatmung:
> Teufelskreis: Angst ↔ Hyperventilation ↔ Erschöpfung
> ⇒ erneute Beatmung

Techniken des Weanings

Bei der Spontanatmung kann der Patient über den Tubus unter Sauerstoffinsufflation ohne weitere Hilfe spontan atmen.

Um die Entwöhnungsphase zu erleichtern, schiebt die Maschine bei **Druckunterstützung** (DU) (= maschinell assistierte Atmung) bei jeder Inspiration mit einem vorgegebenen Druck (Druckniveau 15–25 mbar über PEEP) Luft in die Lungen des Patienten, um die Atemarbeit zu vermindern.

Bei der **volumenunterstützten Atmung** werden durch elektronische Unterstützung hohe Flow-Werte vermieden.

Bei Apnoe erfolgt neben dem obligaten Alarm die automatische Umstellung auf eine kontrollierte Beatmung.

Beim **CPAP** (Continuous positive airway pressure) wird über die PEEP-Einstellung (z.B. + 8 cm H_2O) ein konstanter Restdruck in der Lunge aufrechterhalten. CPAP erhöht deutlich die FRC (funktionelle Residualkapazität) sowie die Vordehnung und erleichtert hierüber ebenfalls die Atemarbeit.

Eine kombinierte, teilassistierte Atmungsform aus Spontan- und maschinell assistierter Atmung ist **SIMV** (synchronisized intermittend mandatory ventilation) **mit/ohne DU.** Hierbei wird eine SIMV-Frequenz vorgegeben, woraus sich zusammen mit dem vorher eingestellten Atemzugvolumen das von der Maschine garantierte Atemminutenvolumen ergibt. Mit dieser Frequenz erfolgen, synchronisiert an die Spontanatmungsfrequenz des Patienten, volumenkontrollierte Beatmungszyklen. Zwischendurch atmet der Patient mit/ohne Druckunterstützung spontan und alleine.

9.3.3 Säure-Basen-Haushalt

Die bei der Oxydation der Substrate im Organismus anfallenden sauren Valenzen (Kohlensäure und organische Säuren) müssen pulmonal (als Kohlendioxid) und renal (als Wasserstoffionen) eliminiert werden. Ein Plasma-pH < 7 bzw. >7,8 ist wegen der Auswirkungen auf den Stoffwechsel, die Membranpermeabilität und die Elektrolytverteilung in der Regel mit dem Leben nicht vereinbar.

Die Kapazitäten der **physiologischen Puffersysteme** (Natriumbikarbonat [= Natriumhydrogenkarbonat], Phosphat, Hämoglobin und andere Proteine) allein können eine Konstanz des physiologischen pH-Wertes nicht gewährleisten. Der wichtigste Puffer für die Akuteinstellung des pH-Wertes ist das **Bikarbonat-System**. Es liegt im Plasma in hoher Konzentration vor und ermöglicht eine dynamische Regulation des pH-Wertes durch Neutralisation anfallender Wasserstoffionen bei gleichzeitiger Abatmung von Kohlendioxid in der Lunge. Die Exkretion der Wasserstoffionen erfolgt unter Regeneration des Natriumbikarbonats im Tubulussystem der Niere. Wasserstoffionen werden hier an Phosphat und Ammoniak (aus Glutamin) gebunden und im Harn eliminiert.

Kompensationsmechanismen bei Alkalose/Azidose

Überfordern die sauren Valenzen die Kapazität des physiologischen Puffersystems, so sinkt der pH-Wert unter 7,36 **(Azidose)**. Im umgekehrten Fall steigt er auf über 7,44 an **(Alkalose)**. Wird durch Konzentrationsveränderungen der Komponenten des Puffersystems der pH-Wert noch im Normbereich gehalten, bezeichnen wir die Azidose/Alkalose als kompensiert.

Respiratorische Azidose

pCO_2 hoch, pH niedrig, kompensatorisch positiver BE.
Ursache: Respiratorische Globalinsuffizienz, alveoläre Hypoventilation, obstruktive und restriktive Lungenfunktionsstörungen, postoperativer Narkoseüberhang, fehlerhafte Einstellung des Beatmungsgerätes (zu niedriges Atemminutenvolumen, zu hohe Totraumventilation), Atemdepression durch O_2-Gabe.
Klinik: Zyanose, Unruhe, Bewußtseinsstörung.
Therapie: Verbesserung der alveolären Ventilation, kein Bikarbonat! Atemtherapie, Intubation.

Respiratorische Alkalose

pCO_2 niedrig, pH hoch, negativer BE.
Ursache: Vermehrte Kohlendioxidabatmung durch Hyperventilation, psychogen (Angst), beginnende Sepsis, forcierte kontrollierte maschinelle Beatmung (zu hohes Atemminutenvolumen).
Klinik: Hyperventilationstetanie (Abfall des ionisierten Kalziums), Hyperreflexie, Unruhe, Hypotension.
Therapie: Sedierung (Benzodiazepine), Rückatmung von CO_2 (luftundurchlässiger Beutel).

Chirurgische Intensivmedizin 3 Postoperative Therapie

Metabolische Azidose

pH niedrig, niedriger BE, pCO_2 niedrig.

Ursachen: Glukoseverwertungsstörung mit vermehrtem Anfall fixer Säuren (z.B. Laktatazidose im Schock, Hungerzustand, diabetisches Koma), Intoxikation, verminderte Säure-Elimination (Niereninsuffizienz), gesteigerter Alkaliverlust (chronische Diarrhöen, Duodenal-, Gallen-, Dünndarmfisteln, Ileus).

Klinik: Azidoseatmung (Kussmaulsche Atmung), Schwäche, Hypotonie, bradykarde Herzrhythmusstörungen, verminderte Wirkung von Sympathomimetika.

Therapie:

Bicarbonatbedarf in mmol: neg. BE × 0,3 × kg KG

Zunächst die Hälfte der errechneten Menge infundieren, dann Kontrolle. Relative Kontraindikation bei schwerer Niereninsuffizienz.

Kalium-Substitution vor Azidosepufferung

Tris-steril (THAM) (1 ml = 0,3 mval, geschätzter Bedarf [ml] = neg. BE · kg KG [max. 0,2 ml/kg KG/min]); Kontraindikation bei schwerer Niereninsuffizienz.

Metabolische Alkalose

pH hoch, positiver BE, pCO_2 hoch.

Ursache: Verlust von Wasserstoffionen (Erbrechen, hochsitzender Darmverschluß, Kaliummangel), übermäßiger Basenzufuhr (gastrointestinale Blutung, Leberinsuffizienz) verminderte Basenelimination (Hyperaldosteronismus, Diuretika, Hyperkortizismus, Phäochromozytom).

Klinik: Flache Atmung, Hypoventilation, Adynamie, „Coma hypochloraemicum", Meteorismus, Hyperreflexie, „Magentetanie", tachykarde Herzrhythmusstörungen.

Therapie: Bei hypokaliämischen Alkalosen: Kaliumchlorid 7,46 %ig (geschätzter Bedarf s. Hypokaliämie); sonst Arginin-Hydrochlorid (1 ml = 1 mval CL⁻, geschätzter Bedarf (ml) = pos. BE · kg KG · 0,3).

9.4 Schock

Definition: Gewebehypoxie durch Mißverhältnis zwischen Sauerstoffangebot und -verbrauch infolge Störung der Mikrozirkulation mit nachfolgend generalisiertem Zellschaden, der wiederum Grundlage der Schockfolgeerkrankung sein kann.

Durch die Gewebehypoxie kommt es zu Funktions- und Strukturschäden der Endstrombahngefäße und der von ihnen abhängigen Zellen, was sich klinisch u.a. in einer Laktatazidose dokumentiert.

Tab 3.13 Schockformen

- **Volumenmangelschock**
  - Hämorrhagischer Schock: Gefäßverletzung, Ösophagusvarizen, Ulkusblutung
  - Wasser-, Plasma-Verlust: Ileus, Verbrennungen, unstillbares Erbrechen und Diarrhöen, Diabetes insipidus, Diabetes mellitus, Tourniquet-Schock

- **Kardiogener Schock**
  Herzinfarkt, Brady- und Tachyarrhythmie, Herzbeuteltamponade, Klappenfehler

- **Septischer Schock**
  Abszesse, Kathetersepsis, Urosepsis, Peritonitis, Pankreatitis

- **Anaphylaktischer Schock**
  Insektengift, Medikamente, Kontrastmittel (Röntgen)

Wesentliche Ursachen des Schocks sind Störungen der vorgeschalteten Makrozirkulation (Volumenmangel, Herzinsuffizienz) und der Mikrozirkulation selbst (AV-Shunts bzw. disseminierte intravasale Gerinnung [DIG] bei Sepsis) (s. Tab. 3.13).

Der periphere Zellschaden führt zur Freisetzung von Schockmediatoren (Tab. 3.14), die ihrerseits die Mikrozirkulation beeinflussen.

9.4.1 Volumenmangelschock

Absoluter Volumenmangel: Verlust von mehr als 20 % des intravasalen Volumens durch innere und äußere Blutungen sowie durch Plasma- und Wasserverluste. Beim jüngeren Patienten zeigt sich der Schock (Beginn der Dekompensation) klinisch im Vergleich zum älteren Patienten spät, beim fulminanten Flüssigkeitsverlust rascher als beim protrahierten Verlauf. Meist niedriger ZVD, niedriger Wedge-Druck (PCWP), niedriges intrathorakales Blutvolumen (ITBV).

Relativer Volumenmangel: Durch Abnahme des peripheren Widerstandes und Zunahme der Gefäßkapazität infolge von Schädigungen des zentralen Nervensystems (sog. neurogener Schock).

9.4.2 Kardiogener Schock

Minderperfusion des Organismus durch Pumpversagen des Herzens infolge funktioneller oder mechanischer Beeinträchtigung der Myokardfunktion. Fällt der Herzindex (HMV/m^2 KO) unter 1,5 l/min · m^2 ab (avDO_2 als Zeichen der maximalen Sauerstoffausschöpfung über 6,5 ml O_2/100 ml Blut), kommt es zu Organschäden und zur progressiven Verschlechterung der Herzfunktion. Gleichzeitig hoher ZVD und Pulmonalarteriendruck (PAP), hoher Wedge-Druck (PCWP).

9.4.3 Septischer Schock

Klinik: Blutdruckabfall mit überproportional niedrigem diastolischen Druck, Temperaturen > 39 °C und ein blühendes rotes Hautkolorit.

Die initiale Hypertonie bei massiv gesteigertem HZV unterscheidet die hyperdyname Phase von der akut vital bedrohlichen hypodynamen Phase mit dramatischem Blutdruckabfall. Das Wissen um septische Verläufe bis zum septischen Schock ohne Temperaturen und blühendes Hautkolorit („kalte Sepsis") widerlegt aber, daß diese vermeintlich obligaten Symptome eine conditio sine qua non sind.

Die Gesamtsymptomatik ist geprägt durch das Versagen der physiologischen Vasomotorensteuerung. Es überwiegt die mediatorvermittelte Vasodilatation (SVR↓) mit hohem peripherem Links-Rechts-Shunt. Zusätzlich kommt es bei Persistieren der Symptomatik zu Mikrothromben in der Kapillarstrombahn, so daß fokale O_2-Defizitgebiete entstehen. Direkte und über aktivierte neutrophile Granulozyten vermittelte Endothelschäden führen über ein

Tab. 3.14 Mediatoren im Schock (Auswahl)

• Adrenalin	• Plasmin
• Angiotensin	• Prostaglandin
• Bradykinin	• Somatostatin
• Dopamin	• Substanz P
• Enkephaline	• Thromboxan
• Glucuronidase	• Tryptase
• Interleukin	• Tumornekrosefaktor
• Kallidin	• Tyramin
• Komplementfaktoren	• Vasoaktives intestinales Peptid
• Neurotensin	
• Noradrenalin	• Vasopressin

Kapillarleck zu einem disseminierten interstitiellen Ödem, das über Kompression zu einer weiteren Zunahme der Mikrozirkulationsstörungen führt („Capillary leak syndrome").

Therapie des septischen Schocks:
O_2 – Volumen – Noradrenalin – Fokussuche

9.4.4 Anaphylaktischer Schock

Akut entstehendes schweres Krankheitsbild, das entweder durch Fremdantigene (Fremdserum, Insektengifte) oder durch Haptene (Arzneimittel, Antibiotika) im Sinne einer hyperergischen Sofortreaktion ausgelöst werden kann. Dabei kommt es entweder im Rahmen einer Immunantwort oder auch unabhängig von immunologischen Reaktionen (anaphylaktoide Reaktionen) zur Freisetzung von gefäßaktiven Substanzen bzw. biogenen Aminen, von denen Histamin die größte Bedeutung hat.
Charakterisiert wird der anaphylaktische Schock durch Engstellung postkapillärer Venolen bei gleichzeitiger Vasodilatation präkapillärer Arteriolen. Dies führt nicht nur durch Stagnation, sondern auch durch Ödembildung zur Gewebehypoxie.

9.4.5 Andere Schockformen

Andere Schockformen können nicht so klar eingeordnet werden, da sie nicht durch einen, sondern durch mehrere schockauslösende Faktoren verursacht werden. Dazu zählen insbesondere der traumatische und der Verbrennungsschock.
Der **traumatische Schock** kann nicht nur Folge innerer und äußerer Blutverluste (Volumenmangelschock), sondern auch Folge der Funktionsverluste traumatisierter Organe bzw. einer Toxinausschwemmung nach ausgedehnter Parenchymverletzung sein. Hinzu kommen Begleitverletzungen: So kann ein stumpfes Thoraxtrauma gleichzeitig zur Aortenruptur (Volumenmangelschock), zur Herzbeuteltamponade bzw. zur Herzkontusion (kardiogener Schock), zur Lungenkontusion mit schwerer allgemeiner Hypoxie (Schocklunge) und zur Rückenmarksverletzung mit Schädigung des Vasomotorenzentrums (neurogener Schock) führen. Größere Gewebeverletzungen können darüber hinaus eine disseminierte intravasale Gerinnung auslösen und über eine Ausschwemmung von Schockmediatoren und Toxinen (sekundär auch aus dem Darm) das Bild eines septischen Schocks imitieren.

Beim **Verbrennungsschock** liegt eine Kombination verschiedener pathogenetischer Faktoren vor: Neben Plasma-, Wasser- und vor allem Elektrolytverlusten (Volumenmangelschock) kann es durch große Gewebezerstörungen zur Ausschüttung gefäßaktiver Substanzen mit erhöhter Kapillarpermeabilität und Ödembildung kommen, wodurch in Verbindung mit einer disseminierten intravasalen Gerinnung die Gewebehypoxie zusätzlich verstärkt wird.

9.4.6 Pathophysiologie des Schocks

Bei allen **hypozirkulatorischen Schockformen** (Volumenmangel bzw. HMV-Reduktion) werden zunächst vermehrt Sympathikomimetika ausgeschüttet. Dies führt über eine Steigerung der Herztätigkeit, Kapazitätsminderung des Niederdrucksystems sowie durch Umverteilung des zirkulierenden Blutvolumens zugunsten von Herz, Lunge und Gehirn **(Zentralisation)** zunächst zur Aufrechterhaltung vital wichtiger Funktionen. Hält dieser Zustand, der mit Minderperfusion von Nieren, Splanchnikusorganen, Haut- und Skelettmuskulatur verbunden ist, zu lange an, so entstehen funktionelle und strukturelle Schäden in vielen Bereichen des Körpers, die nun ihrerseits mögliche Kompensationsvorgänge des Organismus verhindern und schließlich das Schockgeschehen irreversibel gestalten.

Während der Tonus größerer Gefäße überwiegend neurogen gesteuert wird, unterliegt die Endstrombahn mehr dem dilatativen Einfluß der im Gewebe selbst gebildeten Stoffwechselprodukte, wie z.B. Laktat, CO_2 oder auch Histamin. Dies erklärt, warum es bei hypozirkulatorischen Schockformen initial durch Konstriktion von Arteriolen und Venolen mit gleichzeitigem Druckabfall in den Kapillaren sogar zum Einstrom von Gewebsflüssigkeit in die Blutbahn kommen kann. In den Spätstadien dagegen bleibt nur noch ein gewisser Venolentonus erhalten, während die durch Gewebsazidose ausgelöste maximale Arteriolen- und Kapillardilatation in Verbindung mit erhöhter Kapillarpermeabilität zur finalen Ödembildung beiträgt.

Bei den **primär hyperzirkulatorischen Schockformen** kann es dagegen schon von Anfang an durch toxisch-allergische Endstrombahnschädigungen zum vermehrten Verlust von Flüssigkeit ins Interstitium und damit zur Gewebshypoxie kommen.

Das Zusammenspiel der vielen bekannten, ständig an Zahl zunehmenden Schockmediatoren sowie deren systemische Auswirkungen wurden intensiv erforscht, z.B. bei der Entstehung des ARDS oder des Multiorganversagens (MOV).

9.4.7 Klinik des Schocks

Abgesehen vom septischen bzw. anaphylaktischen Schock bieten alle anderen Schockformen klinisch weitgehend identische Bilder, da die Reaktionsmöglichkeiten des Organismus einschränkt und relativ uniform sind.

So ist das **Vollbild des septisch-hyperzirkulatorischen Schocks** infolge einer E. coli-Infektion durch gerötete und warme Gesichtshaut bzw. Extremitäten und Hyperventilation charakterisiert.

Der **anaphylaktische Schock** entwickelt sich innerhalb weniger Minuten und geht mit Urtikaria, Quincke-Ödemen, Glottisödem bzw. asthmatoiden Anfällen und Hypovolämie einher.

Die meisten anderen Schockformen imponieren klinisch nahezu einheitlich durch:
- Unruhe, Angst, Verwirrtheit, Bewußtseinsstörungen

- Kaltschweißigkeit, blasse bzw. marmorierte Haut
- Tachypnoe, Hyperventilation
- Tachykardie, meist Hypotonie, niedrige Blutdruckamplitude, positiver Schockindex
- Oligurie bis Anurie
- in der Regel erniedrigter zentraler Venendruck (Ausnahme: Kardiogener Schock).

Der **Schockindex** ist der Quotient Puls/Blutdruck (systolisch). Werte unter 0,5 gelten als normal, Werte über 1,5 sprechen für einen manifesten Schock, wobei die Korrelation zur Ausprägung der Schocksymptomatik nur mäßig ist. Insbesondere jüngere Patienten können z.B. einen Volumenmangel lange kompensieren.

Finden sich bei einem Patienten die meisten der hier genannten klinischen Symptome, so ist die Diagnose „Schock" zwar gesichert, doch ist es nicht in allen Fällen zweifelsfrei klar, ob ein Volumenmangel oder sogar ein relatives Volumenüberangebot bei isolierter Linksherzinsuffizienz vorliegt. Da dies für die Akuttherapie von überragender Bedeutung ist, muß die **Differentialdiagnose** zwischen Volumenmangelschock und kardiogenem Schock grundsätzlich bereits zu Beginn der Schockbehandlung getroffen werden.

Um die Linksherzinsuffizienz eindeutig diagnostizieren und adäquat behandeln zu können, sind zusätzliche Maßnahmen wie EKG-Analyse, Bestimmung herzmuskelspezifischer Enzyme (CK-MB) und vor allem Pulmonalisdruckmessung (Kapillarverschlußdruck PCWP) mittels Swan-Ganz-Katheter erforderlich.

9.4.8 Therapie des Schocks

Therapie in Abhängigkeit von den jeweiligen Schockursachen: s. Kap. 4.

Ein Patient im Schock sollte auf einer **Intensivstation** engmaschig überwacht werden.

Therapeutische Ziele sind:

1. **Kreislaufstabilisierung** durch Kopf-Tief-Lagerung, Volumensubstitution (Plasmaexpander s.u.), Katecholamine (Adrenalin = Suprarenin®, beim septischen Schock ggf. Noradrenalin = Arterenol®, bei anaphylaktischem Schock Kortison, z.B. 1000 mg Urbason®).

2. **Sauerstoffapplikation** über Nasensonde, frühzeitige Intubation und Beatmung (erhöhter Sauerstoffbedarf).

3. **Therapie der Ursache** (Beseitigung des Infektionsherdes, des Ileus, der Blutung etc.).

Aufgrund der Eigendynamik des Schocks gewinnt der zeitliche Ablauf entscheidende prognostische Bedeutung. Aus dem protrahierten Schockzustand entwickelt sich fast regelhaft ein Multiorganversagen (MOV) mit akutem Nierenversagen, Schocklunge (ARDS), Herzinsuffizienz und infektiösen Komplikationen.

9.4.9 SIRS/Sepsis

Es besteht heute Einigkeit darüber, daß der allgemein benutzte Begriff Sepsis nur für fortgeschrittene Stadien des zugrunde liegenden SIRS (**S**ystemic **I**nflammatory **R**esponse **S**yndrome) mit nachgewiesener Infektion (Blutkultur, Fokus) verwendet werden sollte. Diese Einschränkung ist überaus sinnvoll, da ein SIRS auch durch nichtentzündliche Grunderkrankungen (z.B. auch das Operationstrauma) ausgelöst werden kann. Ein SIRS kann durch iatrogene apparative Organunterstützung unterhalten werden. So führt die maschinelle Überdruckbeatmung zur weiteren Freisetzung von proinflammatorischen Zytokinen aus der Lunge, die Hämodialyse aktiviert polymorphkernige Granulozyten bei Kontakt mit der Dialysemembran.

Darüber hinaus gelingt ein die Diagnose „Sepsis" begründender Keimnachweis nur bei ca. 50 % der Patienten (Antibiotikatherapie!). Auch autoptisch können Erreger und Infektionsquellen nur in 70–80 % der Fälle nachgewiesen werden, d.h. in 20–30 % der Fälle kann der Pathologe keine Ursache für die „Sepsis" finden!

Definitionen

- **Infektion:** Mikrobiologisches Phänomen, charakterisiert durch eine Entzündungsreaktion als Antwort auf Mikroorganismen.
- **Bakteriämie:** Nachweis lebender Bakterien im Blut (entsprechend Virämie, Fungiämie, Parasitämie etc.).
- **Endotoxinämie:** Nachweis von Endotoxinen gramnegativer Keime im Blut.
- **Septikämie:** Klinisch und auch in der medizinischen Literatur häufig fälschlich oder ungenau benutzter Begriff, der zudem den zugrundeliegenden Keim unzureichend beschreibt; der Begriff sollte zugunsten des Begriffes Bakteriämie nicht mehr verwendet werden.
- **Systemic inflammatory response syndrome (SIRS)**
  bei Vorliegen von mindestens zwei der folgenden Bedingungen:
  Temperatur > 38 °C oder < 36 °C
  Herzfrequenz > 90
  Spontane Atemfrequenz > 20
  Leukozytenzahl > 12 000 Giga/L
  oder < 4 000 Giga/L
  oder 10 % unreife Vorstufen
- **Sepsis**
  SIRS plus durch Blutkultur nachgewiesene Infektion.

Mediatoren bei SIRS und Sepsis

- **Endotoxine** sind Bestandteil der äußeren Membran der Zellwand von gramnegativen Bakterien. Daher können bakterizide Antibiotika eine direkte Endotoxinämie auslösen. Sie bestehen aus zwei Komponenten. Dem **LPS bindenden Protein** (LBP) und dem **Lipopolysaccharid** (LPS – wird oft als Synonym für Endotoxin benutzt). **Endotoxine** binden an einen membrangebundenen oder löslichen Rezeptor (CD14), die rezeptorgebundene Signaltransduktion führt zur Zellaktivierung insbesondere von Monozyten, Makrophagen und polymorphkernigen Granulozyten mit sekundärer Freisetzung von Mediatoren wie z.B. Tumor-Nekrose-Faktor (TNF) und Interleukin-1 und -6 (IL-1, IL-6). Endotoxine sind Aktivatoren der Kaskadensysteme und der Zellfreisetzungsreaktion, sind selbst Mediatoren und bewirken direkt Endothelläsionen und metabolisch-toxische Zellfunktionsstörungen.

- **Stickstoffmonoxyd** (NO) = endothelium derived relaxing factor (EDRF): Dem ebenfalls direkt durch Endotoxin aktivierten Stickstoffmonoxid (NO) wird für den Übergang eines septischen Geschehens zu einem Mehrorganversagen als vasoaktive Substanz besondere Bedeutung zugesprochen. Das auch als **EDRF** (endothelium derived relaxing factor) bezeichnete **NO** wird im Gefäßendothel v.a. der glatten Muskulatur als Antagonist des potenten **Vasokonstriktors Endothelin** gebildet. Speziell durch Endotoxin getriggert, schädigt das gesteigert gebildete NO in maßgeblicher Weise direkt das Endothel im Kapillarbereich der Mikrozirkulation und zeigt durch zunehmende vasodilatative Effekte dramatische systemische Auswirkungen.
Diese Vasodilatation kann als führender Pathomechanismus für die pathognomonische vasodilatationsbedingte Fehlverteilung des Herzminutenvolumens angesehen werden.
- **Zytokine:** Proinflammatorische Entzündungsmediatoren mit pleiotropem Wirkspektrum. Bekannte Zytokine sind Tumornekrosefaktor (TNF) sowie verschiedene sog. Interleukine (z.B. IL-1, IL-6, IL-8, IL-10), die nach LPS-Gabe vermehrt im Plasma nachgewiesen werden können. Die einzelnen Zytokine besitzen z.T. agonistische (z.B. TNF und IL-1), z.T. antagonistische (z.B. TNF und IL-6) Wirkungen.
- **Zyklooxygenase-Produkte der Arachidonsäure = Eicosanoide:** Wichtige Mediatoren sind u.a. das Prostazyklin (PGI_2) und das Thromboxan A_2 (TxA_2). PGI_2 verursacht Vasodilatation sowie Hemmung der Thrombozytenaggregation (wichtiger Syntheseort in der Sepsis sind aktivierte Endothelzellen). TxA_2 ist ein Vasokonstriktor und Thrombozytenaggregator.
- **Weitere Mediatorsysteme:**
  – Kallikrein-Kinin-System
  – Komplement-System
  – Gerinnungssystem
  – Lipoxygenase-Produkte der Arachidonsäure
  – Phospholipide (z.B. plättchenaktivierender Faktor PAF)
  – Proteasen (z.B. Elastase, Kollagenase)
  – Sauerstoffradikale (Peroxid, Superoxid) u.a.

Zielzelle des SIRS bzw. der Sepsis ist die **Endothelzelle** der Mikrozirkulation. Das Endothel im Kapillarstrombereich der Mikrozirkulation ist entscheidend in die pathogenetischen Abläufe integriert. Dabei zeigt das Endothel vier elementare antagonistische Eigenschaften, die zentral in das SIRS eingebunden sind. Eine Dysregulation oder gar ein Erliegen dieser elementaren

Funktionen aufgrund eines funktionellen oder morphologischen Endothelzellschadens in der Mikrozirkulation ist ein herausragender Bestandteil der Pathogenese des Übergangs der Sepsis zu MODS bzw. MOV:
- Anti- und prothrombogene Aktivität
- Vasodilatations- und Vasokonstriktionsfähigkeit
- Modulation und Verstärkung der Entzündung
- Wachstumshemmende und -fördernde Funktionen.

Zentrales klinisches Problem der Sepsis ist die Entkopplung der peripheren Vasomotorensteuerung von den physiologischen metabolischen Steuermechanismen zugunsten einer beherrschenden Vasodilatation der Widerstandsgefäße (peripherer Gefäßwiderstand [SVRI]↓). Bei weitgestellten Widerstandsgefäßen muß zur Aufrechterhaltung des Perfusionsdruckes eine erhebliche Anhebung des Herzminutenvolumens (HMV = HZV = CO = Cardiac output) erfolgen. Nach oft mehrtägigem Bestehen dieser hyperdynamen Phase wird unter der persistierenden Volumenbelastung des Herzens eine progrediente Herzinsuffizienz mit Abnahme des Cardiac output und entsprechend auch der Blutdruckverhältnisse bis zum Exitus letalis beobachtet. Entsprechend wurde diese meist finale Symptomatik als „hypodyname Phase" bezeichnet und ein potenter „cardiac depressing factor" postuliert.

Klinische Manifestation

- Fieber
- Blutdruckabfall – mit überproportional tiefem diastolischen Druck
- Warme, schwitzige, evtl. gerötete Haut (cave: „kalte Sepsis")
- Rückläufige Diurese
- Zeichen des relativen Volumenmangels durch Umverteilung bei peripherer Vasodilatation der Widerstandsgefäße und Dilatation mit partieller Flußminderung bis zur Stase in den venösen Kapazitätsgefäßen
- Intermittierende Verwirrtheit
- Leukozytose
- Serum-Laktat↑

Die Gesamtsymptomatik ist geprägt durch das Versagen der physiologischen Vasomotorensteuerung. Die durch Metabolite geregelte O_2-bedarfsgerechte Steuerung zur Aufrechterhaltung einer adaptierten nutritiven Perfusion und Gewebshomöostase wird gänzlich von mediatorvermittelter Vasodilatation der Widerstandsgefäße und peripherem Links-Rechts-Shunt dominiert. Zusätzlich kommt es bei Persistieren der Symptomatik zu Mikrothromben in der Kapillarstrombahn, so daß fokale O_2-Defizitgebiete entstehen. Widerstandserhöhungen am falschen Ort, Vasodilatation vor Geweben mit hohem O_2-Bedarf und arteriovenöser Shunt führen zu einer Fehlverteilung des HZV.

Direkte und über aktivierte neutrophile Granulozyten vermittelte Endothelschäden führen über das Kapillarleck zu einem dissemi-

nierten interstitiellen Ödem, das über Kompression zu einer weiteren Zunahme der Mikrozirkulationsstörungen führt.
Neben direkt zytotoxischer Wirkung einiger Mediatoren ist die Fehlverteilung des HZV mit der verschlechterten Mikrozirkulation Hauptursache für die Übergänge von Sepsis zu MODS und MOV.

Therapie der Sepsis

Strategie der Sepsistherapie:
Ursachenforschung und symptomatische Therapie synchron

Zielgrößen der symptomatischen Therapie:
- Mittlerer arterieller Druck (MAP) > 60 mm Hg)
- Cardiac Index (CI) > 3,5 l/min/m^2 und < 5,5 l/min/m^2
- Peripherer Widerstand (SVRI) > 1200 dyn sec cm^{-5}m^2
- Sauerstofftransportindex (DO$_2$I) > 600 ml/min/m^2

Oxygenierung: Sofortige Sauerstoffgabe über O$_2$-Sonde bzw. frühelektive Indikation zur Intubation.
Temperatur-Korrektur: Dünne Bettdecke, Kühlelemente inguinal, Alkoholumschläge an den Extremitäten, Bettheizung herunterregulieren.
Volumen und Katecholamintherapie: Das Wissen um die Pathophysiologie von Vasodilatation, Shuntperfusion, Fehlverteilung des HZV und v.a. Kapillarschaden hat zu einer Modifikation des Therapiekonzeptes geführt: Unter invasiver Kreislaufüberwachung Volumen- und Katecholamineinsatz.

Das führende Katecholamin des Septikers ist Noradrenalin!

Der Wandel bei der Volumentherapie basiert auf den Erkenntnissen über Kapillarleckaktivität und Pathogenese konsekutiver Organversagen. Bei unkorrigierter persistierender Vasodilatation und Hochvolumentherapie läßt sich zwar eine Kreislaufstabilisierung erreichen, allerdings sind die interstitiellen Volumenverluste via Kapillarleck extrem.

9.4.10 MODS/Multiorganversagen

Das Multiorgandysfunktionssyndrom (MODS) bzw. das multiple Organversagen (MOV) sind als Terminalphase ungemein komplexer pathophysiologischer Abläufe zu verstehen, die zur Zeit nur unvollständig bekannt sind. Offenkundig spielen Infektionen bzw. septische Krankheitsverläufe zwar nicht die alleinige, aber sicher eine herausragende Rolle (Koinzidenz Sepsis/MOV 48–89%) (Abb. 3.21).

Multiorgan dysfunctions syndrome (MODS)

Kompensierte latente Minderfunktion mehrerer Organsysteme durch persistierendes SIRS mit Mikrozirkulationsstörungen und Endothelschäden – ohne eindeutige, klinisch erkennbare Manifestation.

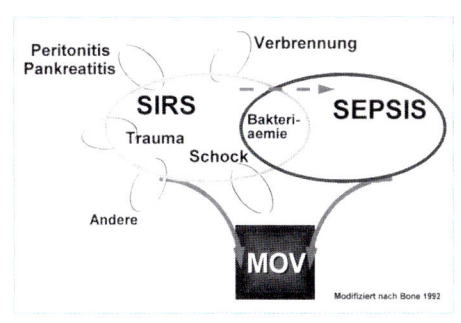

Abb. 3.21
Pathogenetische Beziehung zwischen MOV und SIRS bzw. Sepsis. Viele chirurgische Krankheitsbilder sind direkt mit einem SIRS assoziiert. Auch aus einem SIRS kann ein MOV direkt entstehen

Multiorganversagen (MOV)

Terminales Stadium des MODS mit Organversagen bzw. invasiv medikamentös bzw. apparativ unterstützungspflichtiger Funktionseinschränkung von ≥ 3 Organsystemen.
Befundkonstellationen, die als hinreichende Funktionseinschränkungen anerkannt werden:
Lunge: Hypoxiebedingte Beatmungspflicht > 48 Stunden.
Herz-Kreislauf-System: Über protektive Dosierungen hinaus erforderliche Katecholamintherapie zur Aufrechterhaltung eines arteriellen Mitteldruckes > 70 mm Hg.
Nieren: Serumkreatinin > 2 mg/dl (= 177 mmol/l) und/oder Kreatininclearance < 30 ml/min. Bei Patienten mit vorbestehender Niereninsuffizienz ist die Verdoppelung der Ausgangswerte als Nierenversagen definiert.
Leber: Bilirubin > 2 mg/dl (= 34,2 mmol/l) oder Verdopplung der Ausgangswerte von SGOT ud LDH über > 2 Tage, ohne daß eine Hämolyse oder Cholestase vorliegt.
Blutgerinnungssystem: Thrombozyten < 100 000 µl, TPZ (Quick) < 60 % sowie alle Zeichen von Fibrinolyse und Verbrauchskoagulopathie.
Gastrointestinaltrakt: Streßulkusblutung, paralytischer Ileus.
Zentralnervensystem: Enzephalopathie mit Somnolenz und Durchgangssyndrom.
In der **Pathogenese des MOV** lassen sich gehäuft typische auslösende Situationen feststellen:
- Sepsis (höchste Letalität – bis 90 %) inklusive Peritonitis
- Polytrauma
- Protrahierte Schockzustände und/oder Hypoxie
- Akute Pankreatitis
- Verbrennungen
- Fortgeschrittenes Tumorleiden
- EPH-Gestose
- Einzelorganversagen, die in ein Mehrorganversagen übergehen: Nierenversagen, Lungenversagen (ARDS), Leberversagen

In der Pathogenese der strukturellen Organschäden findet sich eine Dysfunktion im Bereich der Mikrozirkulation mit einer folgenden Minderperfusion des betreffenden Organs (ischämisch-hypoxische Läsion), die Beeinflussung und Schädigung von Zellstrukturen durch direkte Einwirkung von Mediatoren (zytotoxische Komponente) sowie ein spezifischer Effekt von Endotoxinen mit Hemmung sauerstoffmetabolisierender Enzyme (endotoxisch-hypoxische Schädigung).
Das Problem in der Pathogenese und leider damit auch in der Therapie des MOV liegt darin, daß die Mechanismen primär physiologische und notwendige Reaktionen des Organismus darstellen, die aber infolge einer immunologischen Fehl- und Überreaktion außer Kontrolle geraten sind. Den Versuch eines Überblicks zur derzeitigen Vorstellung von der MOV-Pathogenese gibt Abbildung 3.22.
Bei der **Reihenfolge der Organversagen** wird meist primär ein Lungenversagen, gefolgt von einer Herz-Kreislauf-Insuffizienz

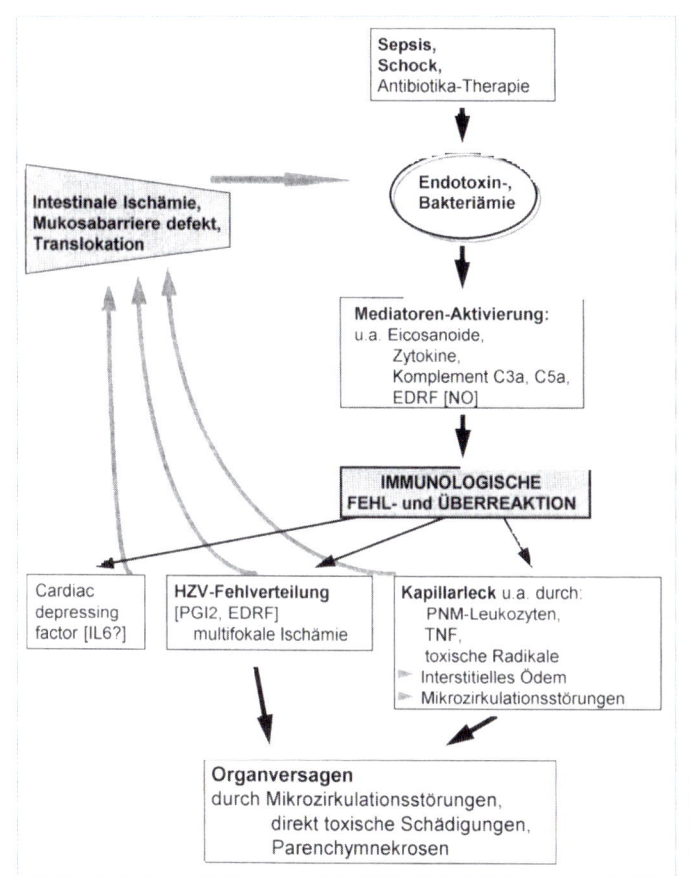

Abb. 3.22
Schema der vermuteten Pathomechanismen bei der Entstehung des MOV mit Circulus vitiosus der exogen und endogen induzierten Mediatorkaskade („horror autotoxicus")

beobachtet. Nieren- und Leberversagen können konsekutiv oder auch synchron auftreten. Zu den meist terminal dekompensierenden Organsystemen gehören der Gastrointestinaltrakt, die Gerinnung und das Zentralnervensystem (Abb. 3.23).

Eine Besonderheit stellt das **hepato-renale Syndrom** dar, das ein eigenständiges Krankheitsbild ist und keinesfalls immer zum multiplen Organversagen gehört. Voraussetzung für ein hepato-renales Syndrom ist eine obligat zuerst bestehende Leberfunktionseinschränkung, der erst später die konsekutive Niereninsuffizienz folgt.

Auslösende Leberschädigungen können Leberzirrhose, Leberresektionen, Hepatitis, Lebermalignome sowie Leberfunktionseinschränkungen im Rahmen eines MOV sein.

Die Diagnose „hepatorenales Syndrom" (HRS) kann also nur zutreffen, wenn das Nierenversagen erst nach adäquaten Leberfunktionseinschränkungen auftritt. Bei synchron auftretenden Leber- und Nierenfunktionseinschränkungen handelt es sich um den üblichen Progreß im Rahmen eines MODS bzw. MOV. Die Differenzierung ist wichtig, da bei einer MOV-Situation beide

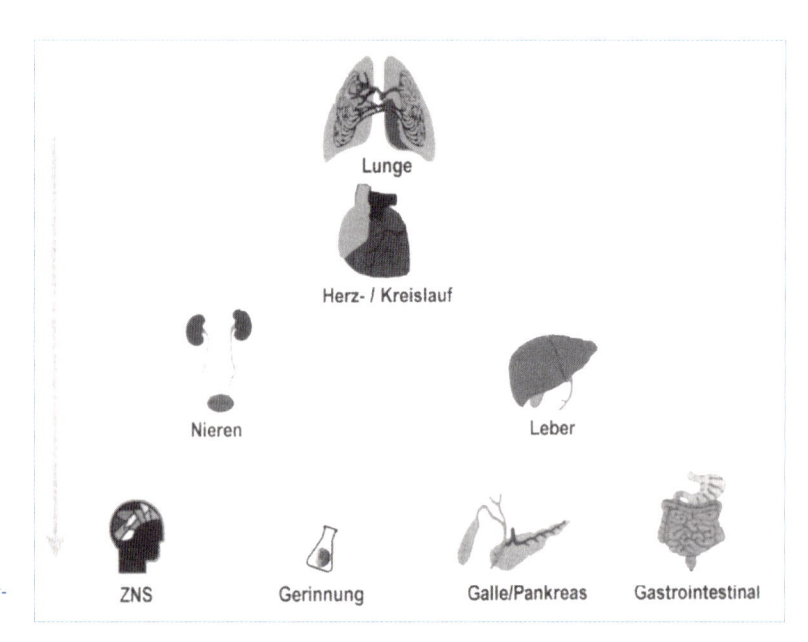

Abb. 3.23
Häufig beobachtete Reihenfolge der Organversagen bei einem MOV

Organe morphologisch erheblich alteriert sind, hingegen bei einem tatsächlichen hepato-renalen Syndrom die Nieren typischerweise keinerlei morphologisch pathologischen Befund aufweisen. So wird bei Sektionen nach HRS an den Nieren kein auffälliger Befund gesehen. Transplantat-Nieren von einem Organspender mit einem HRS nehmen nach der Transplantation (= nach Trennung von der die Symptomatik auslösenden eigenen Leber) beim Empfänger eine normale Funktion wieder auf.

Therapie

Eine **kausal orientierte Therapie** des MOV ist nicht möglich. Eingriffe in die Immunmodulation sind Manipulationsversuche eigentlich physiologischer Reaktionen, die lediglich fehlgesteuert außer Kontrolle geraten sind. So sind nach derzeitigem Kenntnisstand auch keine erfolgversprechenden neuen Therapieansätze von Korrekturversuchen der „immunologischen Fehl- und Überreaktion" zu erwarten. Mit monoklonalen Antikörpern bzw. Rezeptorantagonisten und Synthesehemmern hat man versucht, therapeutisch in die fehlgesteuerte Immunmodulation einzugreifen. Nach zunächst vielversprechenden Ergebnissen im Tierversuch sowie ersten Pilotstudien haben allerdings randomisierte, placebokontrollierte Multizenterstudien Anfang der 90er Jahre keinerlei Ergebnisverbesserung nachweisen können.

Weiterhin gibt es keine einheitliche Therapieempfehlung beim MOV, so daß man auf eine möglichst gute **symptomatische Therapie** angewiesen ist, um die Letalität (derzeit 30–90 %) zu senken.

Kapitelübersicht

Blutgerinnung und ihre Störungen

Physiologie des Hämostasesystems
- Gerinnungsaktivierung
- Regulation der Gerinnung
- Fibrinolysesystem

Angeborene hämorrhagische Diathesen
- Hämophilie A und B
- Von-Willebrandsche Erkrankung (Willebrand-Jürgens-Syndrom)
- Faktor XII- und andere Faktoren-Mängel
- Thrombozytär-bedingte angeborene hämorrhagische Diathesen

Angeborene Thrombophilie
- Antithrombinmangel
- APC-Resistenz und andere Störungen des Protein-C-Systems

Erworbene Gerinnungsstörungen
- Gerinnungsstörungen bei Leberfunktionsstörungen
- Vitamin-K-Mangel
- Disseminierte intravasale Gerinnung
- Autoimmunthrombozytopenie
- Heparin-induzierte Thrombozytopenie
- Verlustkoagulopathie
- Hyperfibrinolyse

Möglichkeiten der medikamentösen Therapie
- Blutprodukte
- Antikoagulantien
- Thrombozytenfunktionshemmer
- Fibrinolytika

10 Blutgerinnung und ihre Störungen

Das Hämostasesystem ist ein aus zellulären und plasmatischen Bestandteilen aufgebautes Multikomponentensystem, das nach einer Verletzung der Gefäßwand durch Ausbildung eines Blutgerinnsels den Defekt verschließt und auf diese Weise den Blutverlust begrenzt. Gleichzeitig wird die Gerinnungsreaktion durch verschiedene spezifische Regulationsmechanismen auf den Ort der verletzten Gefäßwand lokalisiert, so daß bei intakter Gefäßwand die Fließfähigkeit des Blutes nicht beeinträchtigt wird. Störungen des Hämostasesystems können sowohl angeboren als auch erworben sein und sämtliche Komponenten des Hämostasesystems betreffen. Je nach vorliegendem Defekt ist die klinische Symptomatik durch eine Blutungs- oder Thromboseneigung gekennzeichnet. In der operativen Medizin können während oder unmittelbar nach einem operativen Eingriff durch Hämostasestörungen ausgelöste Blutungskomplikationen den Operationserfolg gefährden und sogar zu akut lebensbedrohlichen Komplikationen führen. In der präoperativen Diagnostik sollen blutungsgefährdete Patienten erkannt und das Blutungsrisiko durch geeignete therapeutische Maßnahmen minimiert werden. Bei aufgetretenen und nicht chirurgisch bedingten Blutungskomplikationen muß die Ursache erkannt und eine gezielte hämostaseologische Therapie unter anderem durch die Substitution mit Blutprodukten eingeleitet werden. Bedingt durch das Operationstrauma und die folgende Phase der Immobilisation besteht bei operierten Patienten ein erhöhtes Thromboserisiko. Der konsequente Einsatz einer medikamentösen Thromboseprophylaxe hat das Risiko postoperativer Thrombosen statistisch signifikant gesenkt. Gleichzeitig werden aber durch den weit verbreiteten Einsatz von unfraktioniertem Heparin Heparinnebenwirkungen wie die Heparin-induzierte Thrombozytopenie häufiger beobachtet.

10.1 Physiologie des Hämostasesystems

10.1.1 Gerinnungsaktivierung

Nach einer Verletzung der Gefäßwand wird das Gerinnungssystem durch den Kontakt des Bluts mit Gewebestrukturen aktiviert, die unter physiologischen Bedingungen durch die intakte Endothelzellschicht vom Kompartiment Blut getrennt sind. In Bruchteilen von Sekunden kommt es zu einer Adhäsion (Anhaftung) von Thrombozyten an Kollagenfibrillen und anderen Bestandteilen der extrazellulären Matrix. Auf molekularer Ebene wird diese Adhäsionsreaktion hauptsächlich durch das Adhäsivprotein von-Willebrand-Faktor (vWF) vermittelt (Abb. 3.24). Der vWF zirkuliert im Plasma in unterschiedlich großen Multimeren, die aus einer variablen Anzahl einer identischen Untereinheit

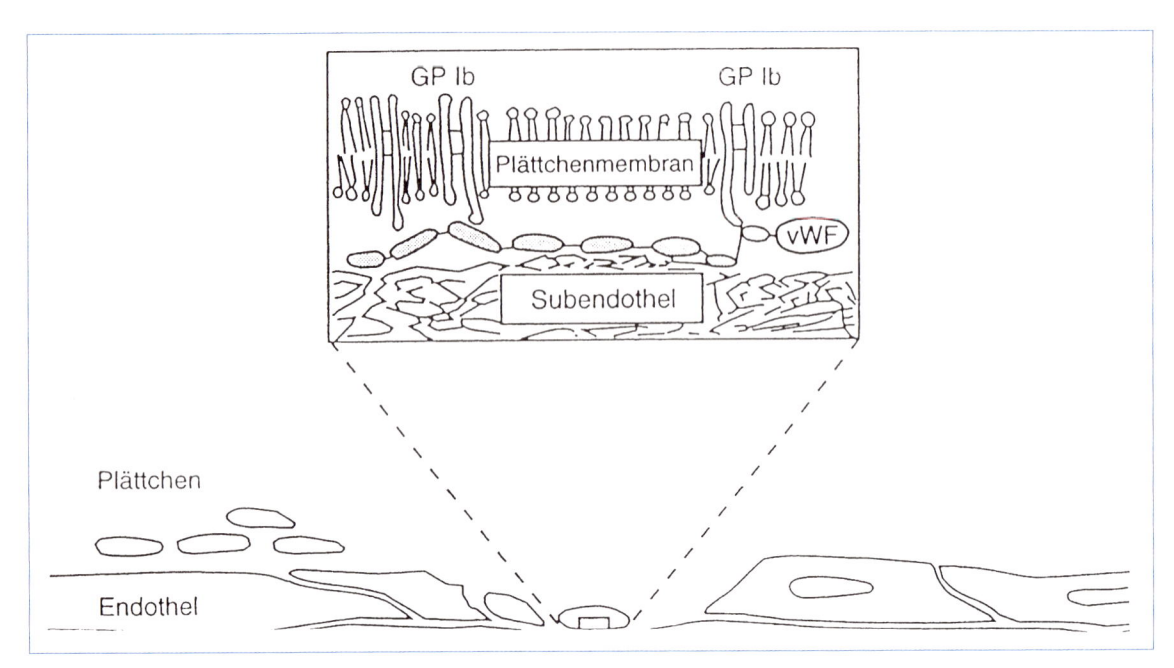

Abb. 3.24
Schematische Darstellung der Adhäsionsreaktion

aufgebaut sind. Über spezifische Bindungsregionen kann der vWF sowohl an Kollagen binden, als auch mit Rezeptoren der Thrombozytenoberfläche reagieren. Auf diese Weise wirkt der vWF gleichsam als molekulare Brücke zwischen den Thrombozyten und dem subendothelialen Gewebe (Abb. 3.24).

In einem zweiten Schritt werden die adhärierten Thrombozyten aktiviert. Dies bedeutet, daß es durch Aktivierung des intrathrombozytären Zytoskeletons zu einem Gestaltwandel (Shape change) mit Ausbildung von Pseudopodien und zu einer Freisetzung von intrathrombozytär gespeichertem ADP, ATP und Serotonin kommt. Diese Reaktion bewirkt eine Verknüpfung der adhärierten Thrombozyten untereinander und unterstützt über die Freisetzung von Thrombozyteninhaltsstoffen die weitere Thrombozytenaktivierung. Gleichzeitig kommt es zu einer Aktivierung der Gerinnungskaskade (Abb. 3.25).

Die in der Chronologie ihrer Entdeckung mit römischen Ziffern bezeichneten Gerinnungsfaktoren (Tab. 3.15) bilden ein Multienzymsystem, in dem ein initialer Stimulus über mehrere Aktivierungsstufen zur Bildung von Thrombin führt, das dann die Umwandlung von Fibrinogen zu Fibrin katalysiert. Den wichtigsten Aktivator der plasmatischen Gerinnungskaskade stellt das auf der Oberfläche von nicht-endothelialen Zellen exprimierte Gewebethromboplastin (engl. tissue factor, TF) dar. Tissue factor ist ein zellgebundener Kofaktor, der die enzymatische Aktivität des Enzyms Faktor VIIa (FVIIa) um mehrere Zehnerpotenzen steigern

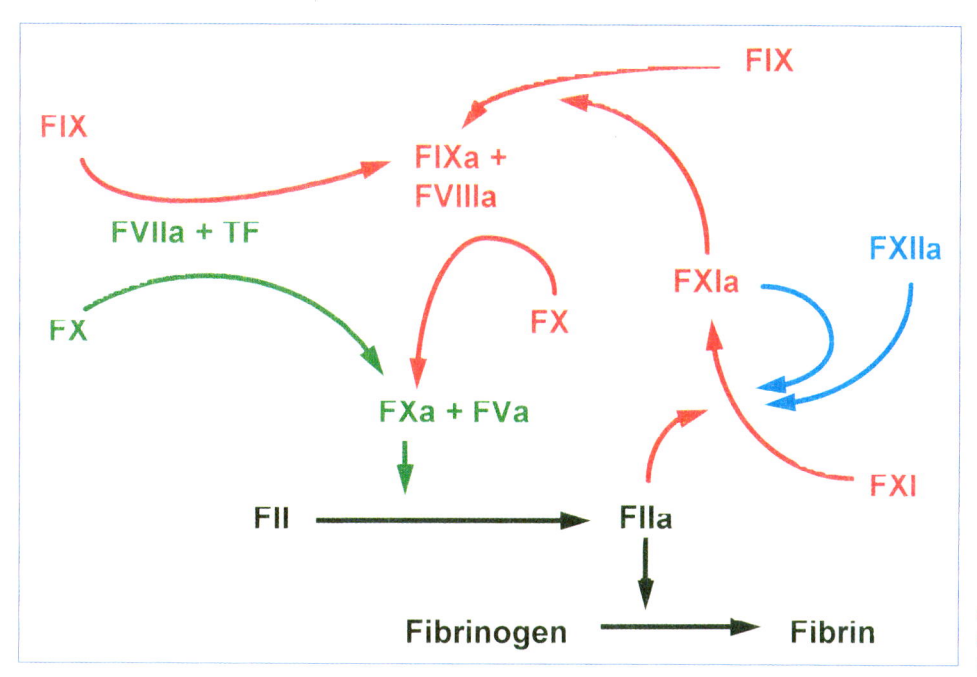

Blutgerinnung und ihre Störungen — 3 Postoperative Therapie

Abb. 3.25 Aktivierung der Gerinnungskaskade

Tab. 3.15 Plasmatische Faktoren des Hämostasesystems

Faktor	Syntheseort	Plasmakonzentration	Halbwertszeit
Faktor X	Hepatozyten	10 µg/ml	50 h
Faktor V	Hepatozyten, Megakaryozyten	10 µg/ml	15 h
Faktor IX	Hepatozyten	5 µg/ml	12–24 h
Faktor VIII	Sinusoidale Endothelzellen	0,1 µg/ml	8–12 h
Faktor XI	Hepatozyten	5 µg/ml	60 h
Faktor XII	Hepatozyten	30 µg/ml	50 h
Faktor VII	Hepatozyten	0,5 µg/ml	4 h
Faktor XIII	Hepatozyten, Endothelzellen	30 µg/ml	4–7 Tage
Fibrinogen	Hepatozyten	150–450 mg/dl	3–4 Tage
Gewebethromboplastin	ubiquitär	0	0
Hochmolekulares Kininogen	Hepatozyten	80 µg/ml	?
Präkallikrein	Hepatozyten	30–40 µg/ml	?
Prothrombin	Hepatozyten	100 µg/ml	72 h
von Willebrand-Faktor	Endothelzellen, Megakaryozyten	10 µg/ml	24 h

kann. Wie alle Gerinnungsenzyme zirkuliert auch FVII in einer inaktiven Vorstufe, einem Proenzym. Ein geringer Anteil des FVII liegt im Plasma bereits als FVIIa vor. Nach einer Gefäßverletzung bildet bereits aktivierter FVIIa mit TF einen Enzym-Kofaktorkomplex, der die Proenzyme Faktor X (FX) und Faktor IX (FIX) in die enzymatisch aktive Form überführt. Während FXa zusammen mit dem Kofaktor FVa Prothrombin zu Thrombin aktiviert, generiert FIXa mit dem Kofaktor VIIIa weiter FX zu FXa (Abb. 3.26). Eine zusätzliche Verstärkung erfährt dieses System dadurch, daß durch den direkten Kontakt mit negativ geladenen Strukturen der verletzten Gefäßwand Präkallikrein, hochmolekulares Kininogen und FXII aktiviert werden. Der als Folge dieser Kontaktaktivierung gebildete FXIa aktiviert unabhängig vom TF-FVIIa-Komplex FX zu FXa. Da über diesen Mechanismus eine Aktivierung des plasmatischen Gerinnungssystems alleine durch im Plasma vorhandene Faktoren erreicht werden kann, wurde die Bezeichnung des intrinsischen Aktivierungsweges geprägt und dem durch TF-aktivierbaren Weg als sog. extrinsischen gegenübergestellt. Eine solche Unterscheidung ist jedoch nur in der Diagnostik sinnvoll. Unter in vivo-Bedingungen sind beide Aktivierungswege nicht kompetitiv, sondern wirken synergistisch.

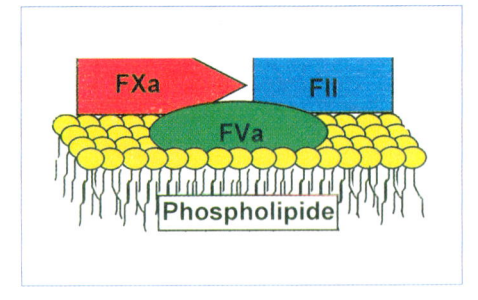

Abb. 3.26
Prothrombinkomplex

> Das Hämostasesystem besteht aus zellulären und plasmatischen Komponenten. Das plasmatische Gerinnungssystem ist ein Multienzymsystem.

10.1.2 Regulation der Gerinnung

Um nach einer Verletzung den Gerinnungsprozeß auf den verletzten Gefäßbereich zu beschränken, ist eine Regulation der Thrombinwirkung und -bildung notwendig. Den wichtigsten physiologischen Thrombininhibitor stellt das in der Leber synthetisierte Antithrombin (AT) dar. Antithrombin wird von Thrombin und FXa als Pseudosubstrat erkannt und gebunden (s. Kap. 10.3.1). Die entstehenden Thrombin-AT-Komplexe und FXa-AT-Komplexe werden durch eine kovalente Bindung stabilisiert, so daß nach Komplexbildung mit AT der jeweilige Gerinnungsfaktor in seiner Funktion irreversibel gehemmt ist. Die antikoagulatorische (gerinnungshemmende) Wirkung von Heparin beruht darauf, daß die Reaktivität von Thrombin und FXa gegenüber AT in Anwesenheit von Heparin potenziert wird.

Ein weiteres antikoagulatorisch wirkendes System wird durch Bindung von Thrombin an das auf der Oberfläche von Endothelzellen exprimierte Thrombomodulin aktiviert. Im Komplex mit Thrombomodulin verändert Thrombin seine Substratspezifität. Es ist jetzt in der Lage, das Proenzym Protein C (PC) in das aktive Enzym (aktiviertes Protein C, APC) zu überführen und verliert gleichzeitig seine prokoagulatorischen Eigenschaften, wie zum Beispiel die Fähigkeit, Fibrinogen als Substrat zu erkennen (Abb. 3.27). Aktiviertes Protein C inaktiviert zusammen mit dem Kofaktor Protein S die Kofaktoren VIIIa und Va und verhindert damit

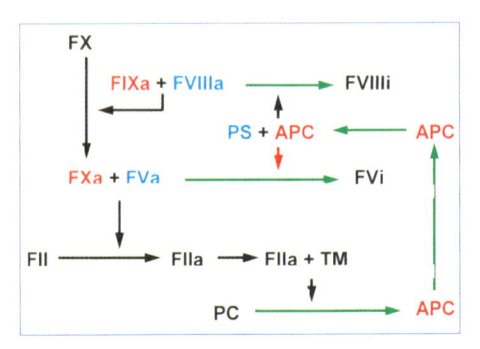

Abb. 3.27
Protein-C-Komplex

eine weitere Thrombinbildung. Angeborene Störungen des Protein-C-Systems führen bei betroffenen Patienten zu einer erhöhten Thromboseneigung (s. Kap. 10.3.2).

> Antithrombin und das Protein-C-System sind die wichtigsten Thrombinregulationsmechanismen

10.1.3 Fibrinolysesystem

Die Aktivierung des Fibrinolysesystems führt zur Bildung von Plasmin, das als fibrinspaltendes Enzym in der Lage ist, ein gebildetes Fibringerinnsel zu lysieren. Damit spielt das Fibrinolysesystem sowohl in der zellulären Reorganisation eines gebildeten Fibringerinnsels als auch in der lokalen Begrenzung der Fibrinbildung eine entscheidende Rolle. Das in der Leber synthetisierte und im Plasma zirkulierende Proenzym Plasminogen wird von Plasminogenaktivatoren wie t-PA (tissue-type plasminogen activator) und u-PA (urokinase-plasminogen activator), die von der Endothelzelle synthetisiert und freigesetzt werden, zum aktiven Enzym Plasmin aktiviert. Diese Aktivierungswege des Plasminogens werden in der fibrinolytischen Therapie von thromboembolischen Erkrankungen durch die Gabe von Fibrinolyseaktivatoren wie t-PA, u-PA oder Streptokinase ausgenutzt. Ähnlich wie die Aktivierung des plasmatischen Gerinnungssystems ist auch die Aktivierung des fibrinolytischen Systems einer Regulation durch spezifische Inhibitoren unterworfen. Diese Inhibitoren können, wie im Fall des Antiplasmins, das gebildete Plasmin oder, wie im Fall des Plasminogenaktivatorinhibitors, die Plasminogenaktivatoren inaktivieren.

10.2 Angeborene hämorrhagische Diathesen

Hämostasestörungen können alle zellulären und plasmatischen Komponenten des Hämostasesystems betreffen und sowohl angeborene als auch erworbene Ursachen haben.
Angeborene Erkrankungen des Hämostasesystems betreffen in der Regel nur eine Komponente des Hämostasesystems und führen zu einer lebenslang bestehenden Blutungsneigung (hämorrhagische Diathese) oder Thromboseneigung (Thrombophilie).
Ursache einer angeborenen hämorrhagischen Diathese kann eine Störung des plasmatischen Gerinnungssystems, des Fibrinolysesystems oder des thrombozytären Systems sein. Da eine angeborene Störung des plasmatischen Gerinnungssystems in der Regel durch eine quantitative und/oder qualitative Synthesestörung eines einzelnen Gerinnungsfaktors bedingt ist, werden diese Krankheitsbilder auch unter dem Begriff der Faktorenmängel zusammengefaßt. Durch Verwendung von definierten Mangelplasmen kann die Aktivität jedes einzelnen Gerinnungsfaktors

gemessen werden. In Tabelle 3.16 sind Mindestaktivitäten der einzelnen Gerinnungsfaktoren aufgeführt, die bei Durchführung eines operativen Eingriffs vorliegen sollten. Ein Unterschreiten dieser Mindestaktivitäten muß nicht zwangsläufig zu einer klinisch manifesten Blutung führen, macht diese aber insbesondere im Rahmen eines operativen Eingriffs eher wahrscheinlich. Bei Unterschreiten dieser Mindestaktivitäten ist deswegen in der präoperativen Vorbereitung des Patienten bis auf im Einzelfall begründete Ausnahmen die Indikation zur Substitutionsbehandlung gegeben. Trotz dieser möglichen therapeutischen Maßnahmen stellt die sorgfältige chirurgische Blutstillung einen entscheidenden Bestandteil der Blutstillungstherapie bei Patienten mit hämorrhagischen Diathesen dar.

> Die sorgfältige chirurgische Blutstillung ist eine entscheidende Komponente der Blutstillungstherapie bei Patienten mit hämorrhagischen Diathesen

Tab. 3.16 Kritische Restaktivität bei angeborenen Faktorenmängeln und deren Therapie

Faktor	Krankheitsbezeichnung	Restaktivität*	Therapie und Bemerkung
Präkallikrein	Präkallikrein-Mangel	–	Keine
Faktor XII	FXII-Mangel	–	Keine; mögliche Thrombosegefährdung
Faktor XI	FXI-Mangel	40 %	FFP
Faktor X	FX-Mangel	40 %	FFP, PPSB
Faktor IX	Hämophilie B	40 %	FIX-Konzentrat
Faktor VIII	Hämophilie A	30–40 %	FVIII-Konzentrat
Faktor VII	FVII-Mangel	20 %	FVII-Konzentrat
Faktor V	FV-Mangel	40 %	FFP
Prothrombin	FII-Mangel	40 %	PPSB
Fibrinogen	Hypo-, Dysfibrinogenämie	100 mg/dl	Fibrinogen
von Willebrand-Faktor	von Willebrandsche-Erkrankung	Ristocetin-Kofaktor	von Willebrand-Faktor-Konzentrat, nach vorheriger Austestung DDAVP (Minirin)
Alpha$_2$-Antiplasmin	Alpha$_2$-Antiplasminmangel	20 %	Antifibrinolytika**
Faktor XIII	FXIII-Mangel	30 %	FXIII-Konzentrat

* Restaktivität an Gerinnungsfaktor, der für den normalen Ablauf einer Blutgerinnung erforderlich ist
** Therapeutisches Vorgehen nach Rücksprache mit einem spezialisierten Hämophilie-Zentrum

10.2.1 Hämophilie A und B

Die X-chromosomal rezessiv vererbten FVIII- und FIX-Mangelerkrankungen stellen neben der von Willebrandschen Erkrankung die häufigsten plasmatischen Gerinnungsstörungen dar. In Abhängigkeit von der noch vorhandenen Restaktivität zeigen betroffene Patienten eine unterschiedlich starke Blutungsneigung. Blutungen treten typischerweise in den großen Gelenken auf. Deswegen finden sich bei in der Wachstumsphase nicht substituierten Hämophilen häufig Gelenkdeformitäten.

Diagnostik: Sowohl bei einem FVIII- als auch bei einem FIX-Mangel liegt eine Verlängerung der aktivierten partiellen Thromboplastinzeit (aPTT) vor. Diagnostisch beweisend für die Diagnose der Hämophilie A ist der Nachweis einer isolierten Verminderung der FVIII-Aktivität und Normalisierung der FVIII-Aktivität durch Zugabe von FVIII zum Patientenplasma. Die Diagnose einer Hämophilie B wird durch den Nachweis einer isolierten Verminderung der FIX-Aktivität und Korrektur der meßbaren FIX-Aktivität durch Zugabe von FIX zum Patientenplasma gestellt.

Therapie: In der Regel sind die Erkrankungen bei den davon betroffenen Patienten bekannt und Therapieempfehlungen eines auf die Hämophiliebehandlung spezialisierten Zentrums liegen vor. In Notfällen sollte durch die Gabe eines rekombinanten FIX- oder FVIII-Konzentrats die FIX- oder FVIII-Aktivität auf 40 % angehoben werden. Die Steuerung der Substitutionstherapie bei Faktor VIII ist durch die aPTT möglich, die ausgenommen unter Heparintherapie oder bei Vorliegen von Fibrinogenspaltprodukten gut mit dem Faktor-VIII-Spiegel korreliert. Bei Patienten mit leichter Hämophilie A kann eine Behandlungsalternative in der Gabe des synthetischen Vasopressinanalogons DDAVP (Dosierung siehe unter von Willebrandscher Erkrankung) bestehen. Durch die lokale Applikation von synthetischen Antifibrinolytika (Tranexamsäure) kann das Blutungsrisiko beispielsweise bei Zahnextraktionen weiter minimiert werden.

> Hämophilie-Patienten können bis zu 14 Tagen nach einem operativen Eingriff nachbluten

10.2.2 Von Willebrandsche Erkrankung

Die von Willebrandsche-Erkrankung (vWE) beruht auf einer Synthesestörung des von Willebrand-Faktors (vWF) und folgt einem autosomalen Erbgang.

Die **klinische Manifestation** betroffener Patienten zeigt in Abhängigkeit von der zugrunde liegenden Mutation eine große Variabilität, so daß milde von schweren Verlaufsformen unterschieden werden können.

> Insbesondere bei Patienten mit milder vWE kann es erstmals im Rahmen eines operativen Eingriffs oder der Versorgung einer Verletzung zu ausgedehnten Blutungskomplikationen kommen.

Bei schweren Verlaufsformen können spontan intramuskuläre und gastrointestinale Blutungen auftreten. Gelenkblutungen sind eher selten.

Diagnostik: Die Diagnose einer vWE kann nicht durch Bestimmung eines einzelnen Parameters gestellt werden. Einen ersten diagnostischen Hinweis bietet eine verlängerte Blutungszeit bei normaler Thrombozytenzahl. Wichtige diagnostische Parameter stellen die Bestimmung der Kollagenbindung und des Ristocetin-Kofaktors, sowie die Analyse der vWF-Plasmakonzentration und der vWF-Multimeranalyse dar. Zur Absicherung der Verdachtsdiagnose vWE sollte eine molekulargenetische Untersuchung durchgeführt werden.

Therapie: Zur Therapie akuter Blutungskomplikationen bei Patienten mit vWE stehen sowohl aus Plasma gereinigte vWF-Konzentrate als auch ein rekombinant hergestelltes vWF-Präparat zur Verfügung. Im Unterschied zu den enzymatisch aktiven Gerinnungsfaktoren kann für die Substitution mit vWF kein einheitlicher Kontrollparameter zur Überwachung des Substitutionserfolgs und zur Dosisberechnung angegeben werden. In der Regel wird bei akut blutenden Patienten vWF in einer Dosierung von 50 E/kg KG täglich bis zum Sistieren der Blutung substituiert. Danach erfolgt die Substitution jeden zweiten Tag, bis eine ausreichende Wundheilung erreicht ist. Bei leichten und milden Formen der vWE, außer den Subtypen 2b und 3, kann durch die Gabe des synthetischen Vasopressinanalogons Desamino-8-D-Argininovasopressin (DDAVP) in einer Dosierung von 0,4 µg/kg KG ein Therapieerfolg erzielt werden. DDAVP setzt vWF aus den endothelialen Speichern frei und führt auf diese Weise zu einer Erhöhung der vWF- und FVIII-Plasmaspiegel. Dieser Mechanismus erklärt auch die Tachyphylaxie der DDAVP-Wirkung. So muß nach 2 bis 3 Anwendungen im Abstand von 8 Stunden eine Therapiepause von mindestens 24 Stunden erfolgen. Bei längerer Verwendung von DDAVP sind regelmäßige Elektrolytkontrollen notwendig.

10.2.3 Faktor-XIII-Mangel

Faktor XIII (FXIII) ist eine durch Thrombin aktivierbare Transglutaminase, durch die eine kovalente Verknüpfung der gebildeten Fibrinmonomere katalysiert wird. Patienten mit einem FXIII-Mangel können ein entstehendes Fibringerinnsel nur unzureichend stabilisieren. Typischerweise kommt es zeitlich verzögert nach einer zunächst ausreichend schnell einsetzenden Blutstillung zu Nachblutungen. Außerdem treten bei Patienten mit schwerem FXIII-Mangel gehäuft Wundheilungsstörungen mit einer überschießenden Kallusbildung auf.

Diagnostik: Eine Bestimmung der FXIII-Aktivität ist sowohl mit koagulometrischen als auch mit amidolytischen Testverfahren möglich.

Therapie: Die Therapie besteht in der Substitution mit FXIII-Konzentrat. Als therapeutischer Grenzwert wird eine FXIII-Aktivität von 30 % angegeben (Tab. 3.16). Eine grenzwertige Erniedrigung der FXIII-Aktivität (40–60 %) ist als Ursache einer Wundheilungsstörung unwahrscheinlich und rechtfertigt nicht die FXIII-Substitution.

> Das typische klinische Symptom des Faktor-XIII-Mangels ist die späte Nachblutung und/oder eine Wundheilungsstörung.

10.2.4 Andere Faktorenmängel

Bei Patienten mit einem diagnostizierten FXII-, einem Präkallikrein- oder einem HMWK-(High-molecular-weight-kininogen) Mangel besteht keine Blutungsgefährdung, so daß sich eine spezifische Therapie erübrigt. Andere Faktorenmängel wie ein FVII-, FV-, FX- oder Fibrinogenmangel sind sehr selten und werden entsprechend den in Tabelle 3.16 zusammengefaßten Vorgaben therapiert.

10.2.5 Thrombozytärbedingte angeborene hämorrhagische Diathesen

Angeborene Thrombozytopenien und Thrombozytenfunktionsstörungen sind bis auf die Delta-Storage-Pool-Disease äußerst selten. Die präoperative Risikoeinschätzung und Therapie von betroffenen Patienten sollte deswegen spezialisierten Zentren vorbehalten bleiben.

> Bei Thrombozytopathien kann es trotz normaler Thrombozytenzahlen zu Blutungen kommen.

10.3 Angeborene Thrombophilie

Eine auf einer angeborenen Störung des Hämostasesystems beruhende Thromboseneigung wird mit dem Begriff der Thrombophilie definiert.

Klinisch ist die Thrombophilie durch eine frühe Erstmanifestation einer Thrombose, durch das Auftreten von Spontanthrombosen und durch die häufig ungewöhnliche Lokalisation der Thrombosen gekennzeichnet. Unter einer Spontanthrombose wird eine Thrombose verstanden, die ohne einen erkennbaren exogenen Risikofaktor, wie zum Beispiel die Einnahme von Hormonen, Immobilisation oder Trauma, auftritt. Bei betroffenen Patienten besteht außerdem häufig eine familiäre Disposition.

> Da jeder operative Eingriff mit einer Aktivierung des Hämostasesystems einhergeht, sind Patienten mit einer angeborenen Thrombophilie in der perioperativen Phase im Vergleich mit gerinnungsgesunden Patienten stärker thrombosegefährdet.

Bei etwa 50 % aller Patienten mit anamnestisch vermuteter angeborener Thrombophilie können heute angeborene Störungen des Hämostasesystems nachgewiesen werden. Der größte Teil der Störungen betrifft das Protein-C-System. Die Tatsache, daß nicht bei allen Patienten mit der klinischen Diagnose Thrombophilie tatsächlich eine molekulare Ursache nachweisbar ist, und das Fehlen geeigneter Screeninguntersuchungen verdeutlichen die Bedeutung der Thromboseanamnese in der Identifizierung von Risikopatienten. Typische Fragen einer solchen Thromboseanamnese sind in Tabelle 3.17 beispielhaft dargestellt.

> Bei Patienten mit venösen thromboembolischen Komplikationen vor dem 40. Lebensjahr besteht grundsätzlich der Verdacht auf eine Gerinnungsstörung

Besteht klinisch der Verdacht einer Thrombophilie, sollten zur Diagnosesicherung die in Tabelle 3.18 zusammengefaßten Laboruntersuchungen durchgeführt werden. Bei Patienten mit nachgewiesener Thrombophilie und auch bei Patienten mit dem klinischen Verdacht einer Thrombophilie, bei denen ein dringlicher operativer Eingriff noch vor Absicherung der Diagnose Thrombophilie durchgeführt werden muß, sollte in der postoperativen Phase eine medikamentöse Thromboseprophylaxe durch die zweimal tägliche Gabe eines niedermolekularen Heparinpräparates durchgeführt werden. Nach operativen Eingriffen mit hoher Blutungsgefahr oder dem Risiko einer Gefährdung des Operationserfolges durch eine postoperative Blutung ist eine intravenöse Thromboseprophylaxe mit einem unfraktionierten Heparinpräparat durchzuführen. In jedem Fall sollte bei Patienten mit Thrombophilie vor der Mobilisation eine Thrombosediagnostik mit bildgebenden Verfahren erfolgen, um eine eventuell entstandene Thrombose vor der Mobilisation zu erkennen und damit die Gefahr einer Lungenembolie während der ersten Mobilisation zu minimieren. Die Behandlung der Akutthrombose unterscheidet sich bei thrombophilen Patienten nicht von der gerinnungsgesunder Patienten. Eine Ausnahme machen hier lediglich Patienten mit einem nachgewiesenen AT-Mangel. Unterschiede bestehen jedoch in der Dauer einer im Anschluß an die Akutbehandlung eingeleiteten oralen Antikoagulation mit Phenprocoumon (Marcumar). In Abhängigkeit von der Anzahl bereits aufgetretener Thrombosen, deren Lokalisation und des zugrunde liegenden Defektes wird die Dauer der oralen Antikoagulation variiert. Betroffene Patienten sollten von einem spezialisierten Zentrum behandelt werden.

Tab. 3.17 Hämostaseologische Anamnese

Blutungsanamnese
- Frage nach Spontanblutungen – Kommt es vor, daß Sie, ohne sich zu verletzen, bluten? Spontanes Nasenbluten?
- Hämatomneigung – Haben Sie häufig blaue Flecken?
- Blutungsdauer und -intensität – Lange Nachblutungen, verlängerte und verstärkte Periodenblutungen, transfusionspflichtige Blutungen nach Operationen, Zahnextraktionen, Geburten?
- Famillïäre Blutungsneigung?

Thromboseanamnese
- Bisher aufgetretene venöse Thrombosen, Spontanthrombosen, Thromboselokalisation, Einnahme von hormonellen Kontrazeptiva, Thrombosen bei Familienangehörigen

Tab. 3.18 Diagnostik bei Verdacht auf Thrombophilie

- Faktor V-Leiden-Mutation
- Protein S-Aktivität
- Protein C-Aktivität
- Antithrombin-Aktivität
- Lupus Antikoagulans
- Plasminogenaktivität
- Prothrombin G 20210 A
- Hyperhomocystein-Plasmaspiegel

10.3.1 Antithrombinmangel

Mit einer geschätzten Prävalenz von 0,2 % ist der angeborene AT-Mangel eine seltene zur Thrombophilie führende angeborene Gerinnungsstörung. Beweisend für das Vorliegen eines AT-Mangels ist eine Verminderung der meßbaren AT-Aktivität auf Werte unter 40 % im Vergleich mit einem gesunden Normalkollektiv.

> Die Prävalenz für thromboembolische Ereignisse bei Patienten mit kongenitalem Antithrombin-Mangel ist hoch.

Da die Heparinwirkung von der Konzentration und der Funktionsfähigkeit des AT abhängig ist, muß bei Patienten die Heparinsensitivität unmittelbar nach Diagnosestellung ausgetestet werden.
Ein erworbener Antithrombin-Mangel kommt bei Lebererkrankungen (Synthesestörungen), nephrotischem Syndrom (erhöhter Verlust) oder Verbrauchskoagulopathie (DIC) vor.

> Bei fehlender oder stark eingeschränkter Heparinwirkung besteht eine absolute Indikation zur Substitution mit Antithrombin in Situationen, in denen eine Thrombosebehandlung oder -prophylaxe mit Heparin erfolgen muß.

10.3.2 APC-Resistenz und andere Störungen des Protein-C-Systems

Die APC-Resistenz ist mit einer Prävalenz zwischen 2 bis 7 % in der kaukasischen Bevölkerung der westlichen Industrieländer der am häufigsten auftretende angeborene thrombophile Risikofaktor.

> Patienten mit homozygoter APC-Resistenz haben ein 50- bis 100fach erhöhtes Thromboserisiko

Bei betroffenen Patienten liegt eine Punktmutation im Exon 10 des Faktor-V-Gens vor, die zu einem Verlust der Protein-C-Spaltstelle in der schweren Kette des FV-Moleküls führt. Der von dieser Mutation betroffene FV kann durch aktiviertes Protein C nicht ausreichend schnell inaktiviert werden, so daß die Thrombingenerierung nicht ausreichend reguliert werden kann (Abb. 3.28).

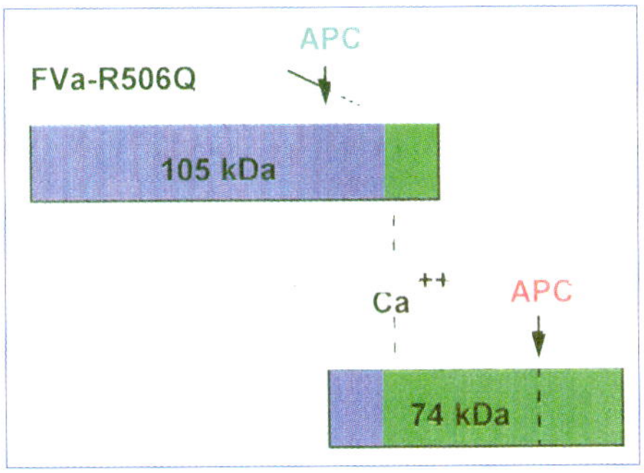

Abb. 3.28
Ursache der APC-Resistenz

10.4 Erworbene Gerinnungsstörungen

Im Unterschied zu den angeborenen Hämostasestörungen stellen erworbene Hämostasestörungen in der Regel Kombinationsdefekte dar, die im Rahmen verschiedenster Erkrankungen, weniger häufig auch isoliert, auftreten können. Typische Symptome einer erworbenen Gerinnungsstörung sind in Tabelle 3.19 dargestellt. Entsprechend der im Vordergrund stehenden Pathophysiologie werden erworbene Hämostasestörungen in Bildungsstörungen, Umsatzstörungen und Abbaustörungen unterteilt. Da in der Mehrzahl der Fälle die erworbene Hämostasestörung Folge einer Grunderkrankung ist, kann ein kausale Therapie nur in der Behandlung der Grunderkrankung bestehen. Ziel der hämostaseologischen Therapie ist es, die Akutsymptomatik zu beherrschen, um damit ausreichend Zeit für eine eventuell auch operative Therapie der Grunderkrankung zu gewinnen.

> Erworbene Gerinnungsstörungen sind meist Folge einer Grunderkrankung.

Tab. 3.19 Typische Symptome einer erworbenen Gerinnungsstörung

- Fehlende Gerinnselbildung im OP-Feld
- Diffuse Blutungen
- Spontanhämatome und Schleimhautblutungen
- Blutungen aus Punktionsstellen/intravenösen Zugängen
- Blutförderung aus allen liegenden Drainagen

10.4.1 Gerinnungsstörungen bei Leberfunktionsstörungen

Die überwiegende Mehrzahl der plasmatischen Gerinnungsfaktoren wird in der Leber synthetisiert (Tab. 3.15). Bei akuten und chronischen Erkrankungen der Leber stehen deswegen Synthesestörungen der Gerinnungsfaktoren im Vordergrund. Die Gerinnungsfaktoren II, VII, IX, X, Protein C und S sind aufgrund ihres komplizierten Syntheseweges, der eine Vitamin-K-abhängige Gamma-Karboxylierung einschließt, und ihrer kurzen Halbwertszeit zuerst von einer Störung der Syntheseleistung der Leber betroffen. Erst bei fortgeschrittenem Funktionsausfall der Leber kommt es zu einer Störung der Fibrinogensynthese. Verstärkt wird die durch eine Synthesestörung bedingte Gerinnungsstörung durch eine verminderte Klärung proteolytischer Spaltprodukte aktivierter und inaktivierter Gerinnungsfaktoren, eine toxische Schädigung der Thrombozyten, eine durch die häufig bestehende Hypersplenie ausgelöste Thrombozytopenie und eine sekundäre Hyperfibrinolyse.

Therapie: Wie bei allen Patienten mit erworbenen Gerinnungsstörungen ist auch bei Patienten mit Leberinsuffizienz das therapeutische Vorgehen von der aktuellen klinischen Situation, der Schwere des bevorstehenden operativen Eingriffs und der daraus resultierenden Blutungsgefahr abhängig. In der Operationsvorbereitung ist bei Patienten mit Leberfunktionsstörung ohne aktuell bestehende Blutungskomplikation eine Substitution ab einem Quick-Wert unter 40 % notwendig. Um eine unnötige Eiweiß- und Volumenbelastung zu vermeiden, erfolgt die gezielte Substitution der Vitamin-K-abhängigen Gerinnungsfaktoren in Form eines Prothrombinkomplexpräparates (PPSB). Berechnet wird die benötigte Substitutionsdosis aus der Differenz zwischen dem Ausgangswert und dem angestrebten Wert, wobei die Gabe von 1 Einheit/kg KG des betreffenden Gerinnungsfaktors einen Anstieg von etwa 1 % bewirkt. Dementsprechend muß ein 70 kg schwerer Patient mit einem Quick-Wert von 17 % präoperativ 1610 Einheiten PPSB erhalten, damit ein Quick-Wert von 40 % erreicht werden kann.

> Die Gabe einer Einheit eines Gerinnungsfaktorenkonzentrates pro Kilogramm Körpergewicht erhöht die Plasmaaktivität des jeweiligen Gerinnungsfaktors um 1 %.

Zur Vermeidung möglicher thromboembolischer Komplikationen sollte PPSB langsam infundiert werden und vor Gabe des PPSB ein eventuell bestehender AT-Mangel durch die Gabe von AT ausgeglichen werden. Die AT-Dosis sollte der Menge an PPSB-Einheiten entsprechen. Bei blutenden Patienten mit nachgewiesener Leberfunktionsstörung sollte neben der PPSB-Gabe der eintretende Volumenmangel durch die Gabe von Frischplasma ausgeglichen werden. Grundsätzlich sollte ein Faktorenersatz nicht als Dauertherapie, sondern nur zur perioperativen Prophylaxe und Therapie von Blutungskomplikationen erfolgen. Bei Fibrinogenkonzentrationen unter 100 mg/dl ist zusätzlich die Fibrinogensubstitution notwendig. Die Substitution sollte dann in folgender Reihenfolge durchgeführt werden: AT, PPSB, Fibrinogen. Bei der Anlage eines LeVeen- oder Denver-Shunts zur Reinfusion von Aszites sollte bedacht werden, daß die Reinfusion von Aszites zu einer systemischen Aktivierung des Gerinnungssystems führen kann.

> Die Therapie der Wahl bei schweren Leberfunktionsstörungen ist die Substitution von Faktorenkonzentraten

10.4.2 Vitamin-K-Mangel

Bei einem Vitamin-K-Mangel kommt es zu einer Störung der Vitamin-K-abhängigen Gamma-Karboxylierung der in der Leber synthetisierten Gerinnungsfaktoren VII, IX, X, II sowie Protein C und S. Durch diese Synthesestörung wird die über Kalziumbrücken vermittelte Bindung der Gerinnungsfaktoren an Phospholipide gestört. Ähnlich wie bei einem quantitativen Faktorenmangel kommt es deswegen zu einer Blutungsneigung. Insbesondere bei intensivmedizinisch behandelten Patienten kann es beispielsweise als Folge einer Antibiotikatherapie zu einem klinisch manifesten Vitamin-K-Mangel kommen (Tab. 3.20). Da die Vitamin-K-Resorption einen intakten enterohepatischen Kreislauf voraussetzt, kann ein Vitamin-K-Mangel auch Folge einer posthepatischen Cholestase sein. Eine Mangelernährung als Ursache eines Vitamin-Mangels ist in den westlichen Industrieländern eher selten.

Tab. 3.20 Ursachen eines Vitamin-K-Mangels

- Vitamin-K-freie Ernährung
- Antibiotikatherapie (z.B. Cephalosporine)
- Malabsorptionssyndrome (Sprue, Mukoviszidose)
- Gallenwegsverschluß (Cholestase)
- Leberzirrhose
- Cumarin-Intoxikation

Diagnostik: Die Thromboplastinzeit erfaßt die Aktivität der Vitamin-K-abhängig synthetisierten Gerinnungsfaktoren II, VII und X. Ein Vitamin-K-Mangel führt deswegen zu einer Erniedrigung des Quick-Wertes. Bei einem ausgeprägten Vitamin-K-Mangel findet sich bedingt durch den FIX- und FII-Mangel auch eine Verlängerung der aPTT.

Therapie: Die Therapie der Wahl besteht in der Substitution von 5 mg Vitamin-K_1/d. In Abhängigkeit von der klinischen Situation kann diese sowohl oral oder intravenös erfolgen. Wegen der Gefahr eines anaphylaktischen Schocks sollte die intravenöse Gabe grundsätzlich in Form einer Kurzinfusion erfolgen. Die intramuskuläre Gabe ist wegen der Blutungsgefahr kontraindiziert.

> Eine Vitamin-K-Substitution kann bei Patienten mit künstlichen Herzklappen und keiner ausreichenden Antikoagulation durch Heparin zur Klappenthrombose führen.

In der unmittelbaren Operationsvorbereitung oder bei akuten Blutungen ist die alleinige Gabe von Vitamin K aufgrund der erst nach etwa einem Tag einsetzenden Wirkung nicht ausreichend. Hier muß in Abhängigkeit von der Dringlichkeit der klinischen Situation die Substitution der Vitamin-K-abhängigen Gerinnungsfaktoren durch die Gabe von Frischplasma oder auch PPSB erfolgen.

10.4.3 Disseminierte intravasale Gerinnung

Die auch als Verbrauchskoagulopathie bezeichnete disseminierte intravasale Gerinnung (engl. disseminated intravascular coagulation, DIC) ist durch eine systemische Gerinnungsaktivierung mit Verbrauch von Gerinnungsfaktoren und Thrombozyten gekennzeichnet. Als Folge der systemischen Gerinnungsaktivierung kommt es zur Ausbildung von Mikrothrombosen bei gleichzeitig bestehender Blutungsneigung. Dies führt wiederum zu einer kombinierten hypoxischen und hämorrhagischen Schädigung verschiedenster Organe und Organsysteme. Bedingt durch die intravasale Fibrinbildung kommt es zusätzlich zu einer sekundären Hyperfibrinolyse. Mögliche Ursachen einer Verbrauchskoagulopathie in der Chirurgie sind in Tabelle 3.21 aufgelistet.

Diagnostik: Die für eine DIC typische Laborkonstellation ist in Tabelle 3.22 zusammengefaßt. Differentialdiagnostisch muß die DIC von einer Verlustkoagulopathie abgegrenzt werden. Wegweisend ist hier die Kenntnis der Grundkrankheit, die das Auftreten einer DIC wahrscheinlich (z.B. Sepsis) oder eher unwahrscheinlich macht. In der differentialdiagnostischen Entscheidung ist es weiterhin hilfreich, daß es bei einer Verlustkoagulopathie in der Regel durch Substitution zu einer ausreichend schnellen Normalisierung der Gerinnungsparameter kommt.

Tab. 3.21 Mögliche Ursachen einer Verbrauchskoagulopathie

- Operationen an den Thoraxorganen (z.B. Herzoperationen mit kardiopulmonalem Bypass)
- Operationen an Pankreas, Prostata, Uterus
- Ausgedehnte Verbrennungen
- Organtransplantationen
- Polytraumatisierung (Einschwemmung von Gewebethromboplastinen)
- Schockzustände (Störungen der Mikrozirkulation mit Multiorganversagen)
- Sepsis (Endotoxine)
- Fruchtwasserembolie, Gestosen, infizierte Aborte
- Thrombin-ähnliche Enzyme (Schlangenbißverletzungen)

Tab. 3.22 Diagnostik der intravasalen Gerinnung (DIC)

Parameter	Kritischer Wert	Tendenz ohne Therapie
Thrombozyten	< 100 000/µl	↓
Thrombinzeit	> 21 s	↑
Quick-Wert	< 50 %	↓
aPTT	> 1,5fache Verlängerung	↑
Fibrinogen	< 100 mg/dl	↓
Faktor V	< 50 %	↓
Antithrombin	< 50 %	↓
Reptilasezeit	> 21 s	↑
D-Dimer	> 600 ng/ml	↑
Lösliches Fibrin	erhöht	↑

Therapie: Da nicht nur die Entstehung einer DIC, sondern auch deren Verlauf wesentlich durch die bestehende Grunderkrankung beeinflußt werden, gibt es auch im therapeutischen Vorgehen erhebliche interindividuelle Unterschiede. Darüber hinaus wird das therapeutische Vorgehen vom Schweregrad des vorliegenden Schockzustandes und der Nierenfunktion beeinflußt. In den Tabellen 3.23–3.25 sind entsprechende Therapievorschläge zusammengefaßt. Grundsätzlich sollte ein bestehender Volumenmangel bei DIC-Patienten durch die Gabe von Frischplasma ausgeglichen werden, da Frischplasma alle Gerinnungfaktoren und Inhibitoren in physiologischer Konzentration enthält. Gleichzeitig sollte der Plasmaspiegel von AT durch die Gabe eines AT-Konzentrats über 100 % gehalten werden. Entscheidend für die Prognose einer DIC ist der Behandlungserfolg der zur DIC führenden Grunderkrankung, da nur auf diese Weise dauerhaft die bestehende Gerinnungsaktivierung unterbrochen werden kann.

Tab. 3.23 Therapie der DIC ohne Nierenversagen und ohne Blutungen.

Medikament	Bemerkung/Dosierung	Therapeutischer Bereich
FFP	Kontinuierliche Gabe 5–10 ml/kg KG/h, falls Volumenersatz notwendig immer mit FFP	
Antithrombin	Entsprechend dem Ausgangswert	> 100 %
Heparin	150 IE/h	
Aprotinin	200 000 KIE*/h	
Thrombozyten	Strenge Indikationsstellung: nur bei Werten < 20 000/µl und akuter Blutungsgefahr	30 000 bis 40 000/µl

*KIE = Kallikrein-Inaktivator-Einheit

Tab. 3.24 Therapie der DIC mit akutem Nierenversagen aber ohne Blutungen.

Medikament	Bemerkung/Dosierung	Therapeutischer Bereich
FFP	Entsprechend den Volumenverhältnissen	
Antithrombin	Entsprechend dem Ausgangswert	> 100 %
Heparin	100 IE/h	
Aprotinin	2×10^6 KIE i.v. Bolus, gefolgt von 500 000 KIE*/h	
Thrombozyten	Strenge Indikationsstellung: nur bei Werten < 20 000/µl und akuter Blutungsgefahr	> 40 000/µl
PPSB	Strenge Indikationsstellung: Quick-Wert < 20 %	> 40 %
Fibrinogen	Bei Werten < 50 mg/dl	> 50 mg/dl

*KIE = Kallikrein-Inaktivator-Einheit

Tab. 3.25 Therapie der DIC bei dringlichen operativen Eingriffen/akuten Blutungen.

Medikament	Bemerkung/Dosierung	Therapeutischer Bereich
Thrombozyten	Prä- und intraoperativ	50 000/µl
FFP	Präoperativ entsprechend den Volumenverhältnissen Intraoperativ zum Volumenersatz	75–100 %
Antithrombin	Immer vor PPSB-Gabe entsprechend Ausgangswert oder 50 % der PPSB-Dosierung	> 100 %
PPSB	Keine Überdosierung Quick-Wert muß nicht > 60 % liegen	Quick-Wert 40–60 %
Fibrinogen	Immer erst PPSB transfundieren	50 bis 100 mg/dl
Aprotinin	500 000 KIE*/h	
Heparin	Bei akuter Blutungsgefahr **kein** Heparin	

*KIE = Kallikrein-Inaktivator-Einheit

10.4.4 Autoimmunthrombozytopenie

Die auch als idiopathisch thrombozytopenische Purpura (ITP) bezeichnete Autoimmunthrombozytopenie ist durch die Bildung von Allo- und Autoantikörpern charakterisiert, die gegen thrombozytäre Glykoproteine gerichtet sind. Mit Immunglobulinen beladene Thrombozyten werden in der Milz und/oder in der Leber schnell aus der Zirkulation entfernt. Aufgrund der daraus resultierenden Thrombozytopenie besteht bei betroffenen Patienten eine erhöhte Blutungsneigung.

Diagnostik: Mit speziellen ELISA-Techniken können im Plasma zirkulierende sowie an die Thrombozytenmembran gebundene antithrombozytäre Antikörper nachgewiesen werden. Dieser Antikörpernachweis ist jedoch bei nur etwa 30–40 % aller ITP-Patienten möglich. Deswegen wird die Diagnose der ITP häufig durch Ausschluß anderer Thrombozytopenieursachen gestellt (Tab. 3.26).

Therapie: Patienten mit chronischer ITP sind in der Regel an niedrige Thrombozytenwerte adaptiert, so daß eine spontane Blutungsneigung häufig erst bei Thrombozytenwerten unterhalb von 10 000/µl auftritt. In der Vorbereitung elektiver operativer Eingriffe kann durch die Gabe von Immunglobulinen in einer Dosierung von 0,4 g/kg KG an 3 aufeinanderfolgenden Tagen in der Regel ein Anstieg der Thrombozytenzahlen erzielt werden. Alternativ ist eine Therapie mit Glukokortikoiden in einer Dosierung von 100 mg/die möglich Bei akuten Blutungen und Notfalleingriffen ist eine Substitution mit Thrombozyten bis zum Sistieren der Blutung notwendig. Aufgrund des sofortigen Thrombozytenverbrauchs sind im Einzelfall erhebliche Mengen an Thrombozyten notwendig. Wegen der zu erwartenden Exposition mit Blutprodukten sollten deswegen ITP-Patienten direkt nach Diagnosestellung eine Hepatitis-B-Impfung erhalten.

> Bei Patienten mit einer ITP ist die Indikation für eine Thrombozytensubstitution auf Notfallsituationen beschränkt, da diese zu einer weiteren Boosterung der Antikörperbildung führt.

10.4.5 Heparin-induzierte Thrombozytopenie

Die als Heparin-induzierte Thrombozytopenie (HIT) vom Typ II bezeichnete immunologische Form der HIT gehört zu den schwerwiegendsten Komplikationen einer Heparintherapie. Sie ist klinisch gekennzeichnet durch die Entwicklung einer Thrombozytopenie mit Thrombozytenwerten unter 100 000/µl oder unter 50 % des Ausgangswertes. Trotz der bestehenden Thrombozytopenie kommt es in der Regel nicht zu Blutungskomplikationen. Betroffene Patienten haben dagegen ein hohes Risiko, thromboembolische Komplikationen zu entwickeln, die sowohl im arteriellen als auch venösen Gefäßsystem auftreten können. Ursache der HIT-Typ II ist die Entwicklung von Antikörpern, die gegen Protein-Heparin-Komplexe gerichtet sind. Der aus Throm-

Tab. 3.26 Ursachen einer Thrombozytopenie

- Hereditär
- Immunologische Prozesse
- Zahlreiche Infektionskrankheiten
- Ionisierende Strahlen
- Knochenmarkerkrankungen
- Zahlreiche Medikamente
- Verbrauchskoagulopathie
- Extrakorporale Zirkulation
- Posttransfusionelle Purpura
- Pseudothrombozytopenie (EDTA)

bozyten freigesetzte Plättchenfaktor 4 stellt dabei die häufigste Proteinkomponente dar. An diesen Heparin-Plättchenfaktor-4-Komplex gebundene Antikörper interagieren über ihre Fc-Teile mit auf der Oberfläche von Thrombozyten lokalisierten Fc-Rezeptoren. Werden mehrere Fc-Rezeptoren gleichzeitig gebunden, erfolgt eine Plättchenaktivierung. Mit dieser intravasalen Thrombozytenaktivierung wird die Thrombozytopenie als eine Verbrauchsthrombozytopenie und die gleichzeitige Entwicklung von thromboembolischen Komplikationen erklärt. Der immunologische Mechanismus erklärt auch, warum die Thrombozytopenie bei nicht vorimmunisierten Patienten 5–10 Tage nach Heparinexposition auftritt. Die Inzidenz der HIT Typ II ist abhängig von der molekularen Größe des eingesetzten Heparins, der Expositionsdauer und dem Patientenkollektiv. Bei orthopädischen Patienten, denen eine Hüftendoprothese implantiert wurde, wurde bei Verwendung eines unfraktionierten Heparinpräparates zur Thromboseprophylaxe eine HIT-Typ II-Inzidenz von 3,8 % ermittelt. Von dieser immunologisch bedingten HIT Typ II wird eine klinisch nicht bedeutsame Form der HIT Typ I abgegrenzt. Diese beschreibt einen sofortigen und durch direkte Interaktion des Heparins mit der Thrombozytenoberfläche bedingten milden Thrombozytenabfall, der 30 % des Ausgangswertes nicht überschreitet.

Diagnostik: Die klinische Verdachtsdiagnose einer HIT Typ II sollte durch Bestimmung der heparinabhängigen und thrombozytenaktivierenden Antikörper bestätigt werden. Dazu sind verschiedene funktionelle und immunologische Testverfahren verfügbar. Ein Nachweis des Antikörpers ist nur innerhalb der letzten 8–12 Wochen nach Beendigung der Heparintherapie möglich.

Therapie: Bereits beim klinischen Verdacht einer HIT Typ II sollte die Heparingabe sofort beendet und gleichzeitig eine alternative Antikoagulation eingeleitet werden. Das einzige zur Zeit in Deutschland für diese Indikation zugelassene Medikament ist ein rekombinant hergestelltes Hirudinpräparat. Hirudin ist ein ursprünglich aus den Speicheldrüsen des Blutegels (Hirudo medicinalis) isolierter monospezifischer Thrombininhibitor. R-Hirudin wird körpergewichtsbezogen parenteral verabreicht. Die Therapieüberwachung erfolgt zur Zeit durch Bestimmung der aPTT-Ratio, die zwischen dem aktuellen Patientenwert und dem Mittelwert des aPTT-Normwertbereiches gebildet wird.

Der klinische Verdacht auf das Vorliegen einer HIT-Typ II erfordert ein sofortiges Absetzen der Heparintherapie und Beginn einer alternativen Antikoagulation.

10.4.6 Verlustkoagulopathie

Eine ausgeprägte Blutung kann durch den akut nicht mehr durch Neusynthese kompensierbaren Verlust an Gerinnungsfaktoren und Thrombozyten zu einer Verlustkoagulopathie führen. Kritische Grenzwerte bei akuten Blutungskomplikationen sind in Tabelle 3.27 aufgeführt.

Diagnostik: Alle Gerinnungsparameter und die Thrombozytenzahlen sind erniedrigt.

Therapie: Zur Prophylaxe einer Verlustkoagulopathie ist die Substitution von Frischplasma in einem festen Verhältnis zu den verabreichten Erythrozytenkonzentraten (EK) notwendig. Bei frühem Substitutionsbeginn wird ein Verhältnis von FFP zu EK von 1:4, gefolgt von 1:3 und ab dem 10. EK von 1:2 empfohlen. Bei Patienten, die bereits mit einem geschätzten Blutverlust von mehr als 20 % des berechneten Blutvolumens zur Notfallversorgung gelangen, wird von Beginn an ein Verhältnis von 1:2 von FFP zu EK gewählt. Ab einem Grenzwert von 50 000/µl ist bei fortbestehender Blutung die Transfusion von Thrombozyten erforderlich. Bei bereits eingetretener Verlustkoagulopathie und bei Unterschreiten der in Tabelle 3.27 aufgeführten kritischen Werte ist in der Regel eine Korrektur durch die alleinige Substitution von FFP nicht möglich. In solchen Situationen ist eine Substitution mit Gerinnungsfaktorkonzentraten notwendig.

Tab. 3.27 Kritische Grenzwerte bei akuten Blutungskomplikationen

Parameter	Grenzwert
Thrombozytenanzahl	50 000 µl
Quick-Wert	< 40 %
aPTT	> 1,5fache Verlängerung des Normalwertes
Fibrinogen	< 100 mg/dl

10.4.7 Hyperfibrinolyse

Eine erhöhte fibrinolytische Aktivität beruht auf einem Ungleichgewicht zwischen Fibrinolyseaktivatoren und -inhibitoren, woraus ein vermehrter und beschleunigter Abbau von Fibrin oder auch Fibrinogen und anderen Proteinen resultiert, verbunden mit einem erhöhten Anfall von Fibrin(ogen)spaltprodukten.

Unabhängig von der auslösenden Ursache (Tab. 3.28) überwiegen die Fibrinolyseaktivatoren, sei es durch eine vermehrte Freisetzung z.B. von t-PA beim venösen Stau oder durch einen Mangel an Inhibitoren. Man unterscheidet die systemische Fibrin(ogen)olyse des Blutes von der lokalen Fibrinolyse. Die fibrinolytische Aktivität kann so ausgeprägt sein, daß sie mit einer generalisiert auftretenden erhöhten Blutungsneigung einhergeht.

Diagnostik: Plasminnachweis, Fibrinogenkonzentration.

Therapie: Fibrinolytische Blutungen können mittels Antifibrinolytika (Aprotinin, Tranexamsäure) gestillt werden. Die Handhabung sollte restriktiv sein, da unter Umständen bei prädisponierten Patienten Thrombosen begünstigt werden können. Der Serinproteinasen-Inhibitor Aprotinin, der durch reversible Komplexbildung Trypsin, Kallikrein, Plasmin, Protein C und wesentlich langsamer den Plasmin-Streptokinase-Komplex hemmt, wird seit mehreren Jahren insbesondere in der Herzchirurgie eingesetzt, um die intraoperative und postoperative Blutungsneigung während und nach kardiopulmonalem Bypass zu reduzieren.

Tab. 3.28 Erkrankungen mit erhöhter fibrinolytischer Aktivität

- Reaktiv bei Verbrauchskoagulopathie
- Tumor-assoziierte Fibrinolyse: Ovarialkarzinom, Prostatakarzinom, kolorektale Karzinome, Pankreastumoren
- Lebererkrankungen
- Operationen (Uterus, Prostata, Lunge, Mundhöhle)
- Hämolytisch-urämisches Syndrom
- Angeborener Mangel an Alpha$_2$-Antiplasmin

10.5 Diagnostik

Anamnese: Die Erhebung der Blutungs- und Thromboseanamnese ist das wichtigste diagnostische Mittel, um gefährdete Patienten präoperativ zu erkennen und einer gezielten hämostaseologischen Diagnostik zuzuführen. Die Erhebung dieser Anamnesen mit einem standardisierten Fragebogen hat sich bewährt.

Blutungszeit: Die Bestimmung der Blutungszeit mit einem standardisierten Schnepper nach Anlage eines venösen Staus von 40 mm Hg ist eine wichtige Untersuchung in der Diagnostik von Patienten mit vermuteter hämorrhagischer Diathese. Ungeeignet ist diese Methode zur Erfassung erworbener Hämostasestörungen, da hier aufgrund der Grundkrankheit und der therapeutischen Maßnahmen häufig Störungen der Mikrozirkulation vorliegen. Verschiedene Untersuchungen haben gezeigt, daß die Blutungszeit als präoperative Screeningmethode ungeeignet ist.

Laboranalytik: Es stehen verschiedene funktionelle, immunologische und molekulargenetische Testverfahren zur Verfügung, die eine differentialdiagnostische Abklärung der Hämostasestörungen erlauben. Die aPTT, Thromboplastinzeit, Thrombinzeit sowie die Bestimmung der AT-Aktivität, der Plasminogenaktivität und der Fibrinogenkonzentration sind in den meisten Krankenhauslaboratorien verfügbar. Darüber hinausgehende Untersuchungstechniken sind spezialisierten Zentren vorbehalten.

Die Anamneseerhebung ist ein wichtiger Bestandteil der hämostaseologischen Diagnostik.

10.6 Therapie mit Blutprodukten

Alle aus einer Vollblutspende gewonnenen zellulären und plasmatischen Komponenten werden als Blutprodukte bezeichnet. Aufgrund der potentiellen Infektionsgefahr und anderer möglicher Nebenwirkungen besteht bei der Gabe jedes einzelnen Blutproduktes Dokumentationspflicht. Dies bedeutet, daß die Chargennummer, der Transfusionszeitpunkt und eventuell aufgetretene Nebenwirkungen in der Krankenakte dokumentiert werden müssen.

10.6.1 Thrombozyten

Thrombozyten werden aus Vollblutspenden oder durch Thrombozytapherese gewonnen. Aus Vollbluteinzelspenden hergestellte Thrombozytenkonzentrate enthalten mindestens $0{,}6 \times 10^{11}$ Thrombozyten, während maschinell gewonnene Thrombozytapheresepräparate mindestens $2–4 \times 10^{11}$ Thrombozyten enthalten. Thrombozytenkonzentrate werden bei Raumtemperatur gelagert und dürfen wegen der Gefahr des irreversiblen Funktionsverlustes keinesfalls gekühlt gelagert werden. Aufgrund des Gehaltes an Restplasma werden Thrombozyten blutgruppengleich transfundiert.

10.6.2 Frischplasma

Frischplasma wird aus Vollblutspenden oder durch Plasmapherese gewonnen und enthält alle Gerinnungsfaktoren und Inhibitoren in physiologischer Konzentration. Gefrorenes Frischplasma wird bis auf Notfallsituationen blutgruppengleich substituiert. Vor Verwendung wird Frischplasma im Wasserbad auf 37 °C erwärmt.

> Bei AT-Mangel und laufender Heparin-Therapie kann die Verabreichung von FFP, das Antithrombin enthält, zu verlängerter Blutungszeit und Blutungskomplikationen führen

10.6.3 Faktorenkonzentrate

Faktorenkonzentrate enthalten aus Plasma isolierte oder rekombinant hergestellte Gerinnungsfaktoren in gereinigter Form. Aufgrund des Fehlens von Immunglobulinen ist eine blutgruppengleiche Substitution nicht erforderlich. Alle derzeit verfügbaren Faktorenkonzentrate werden mindestens einem chemischen oder thermischen Virusinaktivierungsverfahren unterworfen und verfügen deshalb über eine große Virussicherheit.

10.7 Therapie mit Antikoagulantien

Als Antikoagulantien werden alle Pharmaka bezeichnet, die eine dosisabhängige Hemmung der plasmatischen Gerinnungsreaktion bewirken. Entsprechend unterschiedlicher Applikationsformen werden orale Antikoagulantien von den ausschließlich parenteral verfügbaren Antikoagulantien wie Heparin und r-Hirudin unterschieden.

10.7.1 Orale Antikoagulantien

Die zu der Stoffgruppe der Kumarine zählenden oralen Antikoagulantien stellen Vitamin-K-Antagonisten dar. Dementsprechend wird durch die oralen Antikoagulantien eine Vitamin-K-Mangelsituation mit der Synthese von funktionell beeinträchtigten PIVKA-(Proteins induced by vitamine K absence)Faktoren induziert. Während in den angelsächsischen Ländern primär das Coumadin (Warfarin) mit einer Halbwertszeit von 44 h eingesetzt wird, ist im deutschsprachigen Raum das Phenprocoumon (Marcumar) mit einer deutlich längeren Halbwertszeit von 7 Tagen weit verbreitet.

Therapieüberwachung: Die Therapieüberwachung erfolgt durch Bestimmung der Thromboplastinzeit (Quick-Wert). Um eine reagenzien- und geräteunabhängige Vergleichbarkeit zu erzielen, wird die International normalized ratio (INR) gebildet, indem die gemessene Thromboplastinzeit durch den Mittelwert eines Kollektivs von Normalpersonen geteilt wird und anschließend mit dem ISI(International sensitivity index)-Wert potenziert wird. Der ISI-Wert stellt den Korrekturfaktor für das eingesetzte Reagenz und das Koagulometer dar und wird vom Hersteller des Thromboplastinreagenzes angegeben.

Dosierung: Von den Vitamin-K-abhängig synthetisierten Gerinnungsfaktoren hat das antikoagulatorisch wirkende Protein C die kürzeste Halbwertszeit. Unmittelbar nach Beginn einer Therapie mit oralen Antikoagulantien kommt es deswegen zu einer kurzfristigen Phase der Hyperkoagulabilität mit der Gefahr der Ausbildung von Marcumar-induzierten Hautnekrosen. Eine Therapie mit oralen Antikoagulantien darf deswegen nur unter einem Heparinschutz initiiert werden.

> Der Beginn einer oralen Antikoagulation darf wegen der Gefahr einer Marcumar-induzierten Hautnekrose nicht ohne Heparinschutz erfolgen.

Bei Erwachsenen mit normaler Leberfunktion wird eine Therapie mit Marcumar durch die Gabe von drei Tabletten am ersten und je zwei Tabletten am zweiten und dritten Tag eingeleitet. Am vierten Tag erfolgt die Kontrolle der Thromboplastinzeit, so daß die weitere Dosierung anhand des erreichten INR-Wertes durchgeführt werden kann. Die angestrebten INR-Zielbereiche sind von der Indikationsstellung zur oralen Antikoagulation abhängig und in Tabelle 3.29 zusammengefaßt. Die Therapiedauer ist ebenfalls von der Indikationsstellung abhängig. Die Sicherheit einer langfristig notwendigen Therapie mit oralen Antikoagulantien konnte bei Patienten mit guter Compliance durch die Einführung der Selbstkontrolle mit entsprechenden Geräten gesteigert werden.

Operationsvorbereitung: Vor einer geplanten Operation muß die Kumarintherapie beendet werden, da ihre Wirkung schlecht steuerbar ist. Besteht eine absolute Indikation zur Antikoagulation (z.B. künstliche Herzklappen, Vorhofflimmern), muß ab Erreichen eines INR-Wertes von 2,5 eine überlappende Antikoagulation mit Heparin begonnen werden, da es ansonsten zu schweren Komplikationen wie Klappenthrombosen, Hirnembolien, u.a. kommen kann. Ist ein akuter operativer Eingriff erforderlich, werden Patienten mit oralen Antikoagulantien wie Patienten mit einem Vitamin-K-Mangel behandelt. In jedem Fall muß aber entsprechend der initialen Indikation zur oralen Antikoagulation eine alternative Antikoagulation nach Beherrschen der Akutsituation begonnen werden.

10.7.2 Heparin

Das aus der Mukosa des Schweines und Rinds gewonnene Heparin ist ein polymeres Glykosaminoglykan, das in einem Molekulargewichtsbereich zwischen 3000 und 30 000 Dalton vorliegt. Für den klinischen Einsatz sind verschiedene Heparinpräparationen verfügbar. Das unfraktionierte Heparin enthält alle molekularen Größen, während das niedermolekulare oder fraktionierte Heparin nur Heparin bis zu einer molekularen Größe von 8000 Dalton enthält. Die antikoagulatorische Wirkung von Heparin beruht darauf, daß es mit AT einen Komplex bildet und damit die Reaktivität von AT zu FXa und Thrombin steigert. Im Unterschied zu unfraktioniertem Heparin kann niedermolekulares Heparin nur die Inaktivierung von FXa, nicht aber die von Thrombin beeinflussen.

Dosierung: Die intravenöse Antikoagulation wird in der Regel mit einem unfraktionierten Heparin durchgeführt. Nach Gabe einer Bolusinjektion von 5000 IE folgt eine kontinuierliche intravenöse Dauerinfusion mit zunächst 1000 IE/h. Die antikoagulatorische Wirkung unfraktionierten Heparins wird durch Bestimmung der aktivierten partiellen Thromboplastinzeit (aPTT), die eine 2–3fache Verlängerung aufweisen sollte, kontrolliert. Etwa 4 Stunden nach Beginn der Heparintherapie sollte die erste aPTT-Bestimmung erfolgen. Höhere Heparindosierungen werden zur

Tab. 3.29 Empfohlener therapeutischer Bereich für den INR-Wert bei verschiedenen Indikationen

Grundleiden	Empfohlener INR-Wert
Rezidivprophylaxe tiefer Venenthrombosen	2,0–3,0
Vorhofflimmern/-flattern	2,0–3,0
Herzklappenersatz: – biologische Prothese* – mechanische Prothese	 2,0–3,0 3,0–4,5

*Postoperativ fakultativ für 3 Monate; auf Dauer bei Vorhofflimmern/-flattern

Antikoagulation bei Einsatz von extrakorporalen Zirkulationssystemen wie der Herz-Lungen-Maschine benötigt. Hier wird unfraktioniertes Heparin in einer Dosierung von 400 IE/kg Körpergewicht eingesetzt. Eine Kontrolle der antikoagulatorischen Wirkung des unfraktionierten Heparins erfolgt bei diesen hohen Heparinkonzentrationen durch Bestimmung der Activated Clotting Time (ACT).

Nebenwirkungen: Die häufigste Nebenwirkung einer Heparintherapie ist die Blutung. Das therapeutische Vorgehen ist vom Schweregrad der Blutung abhängig. Bei gefährlichen Blutungen wird die Heparinwirkung durch Gabe von Protamin neutralisiert. Protamin ist ein stark basisches Peptid, das mit Heparin einen Komplex bildet und dadurch dessen gerinnungshemmende Wirkung blockiert. Eine schwerwiegende Nebenwirkung der Heparintherapie stellt die immunologisch bedingte Heparin-induzierte Thrombozytopenie (HIT) Typ II dar. Bei einer längerfristigen Anwendung von Heparin besteht die Gefahr der Ausbildung einer Osteoporose.

Die Heparinwirkung wird durch Bestimmung der aPTT kontrolliert

10.7.3 Medikamentöse Thromboseprophylaxe

Jeder operative Eingriff führt zu einer Aktivierung des Gerinnungssystems. Dies zusammen mit dem Operationstrauma und der anschließenden Phase der Immobilisation bedeutet auch für den gerinnungsgesunden Patienten ein erhöhtes postoperatives Thromboserisiko. Durch die konsequent durchgeführte medikamentöse Thromboseprophylaxe konnte das Thromboserisiko signifikant gesenkt werden. Zur medikamentösen Thromboseprophylaxe ist sowohl unfraktioniertes als auch fraktioniertes Heparin geeignet. Aufgrund der geringeren Inzidenz der HIT und der längeren Halbwertszeit der niedermolekularen Heparine, die nur noch einmal täglich appliziert werden müssen, wird niedermolekulares Heparin zur Thromboseprophylaxe bevorzugt. In der Regel wird die Thromboseprophylaxe bis zur vollständigen Mobilisation des Patienten durchgeführt. Trotz konsequent durchgeführter medikamentöser Thromboseprophylaxe wird bei verschiedenen operativen Eingriffen, insbesondere in der Orthopädie, die Operationsletalität maßgeblich durch das Auftreten von tödlichen Lungenembolien bestimmt. Erste klinische Studien zeigen, daß in diesem Indikationsfeld neue Antikoagulantien, wie beispielsweise das Hirudin, die Thrombosehäufigkeit im Vergleich mit einem niedermolekularen Heparin noch effektiver senken können.

10.8 Therapie mit Thrombozytenfunktionshemmern

Thrombozytenfunktionshemmer beeinflussen selektiv die Thrombozytenfunktion und werden zur Prophylaxe von arteriellen thromboembolischen Komplikationen eingesetzt. Der am häufigsten verordnete Thrombozytenaggregationshemmer ist die Acetylsalicylsäure, die durch eine irreversible Hemmung der thrombozytären Cyclooxygenase die Bildung des Prostaglandins Thromboxan blockiert und damit eine der wichtigsten Induktoren der Thrombozytenaggregation ausschaltet. Alle zur Zeit eingesetzten Thrombozytenfunktionshemmer bewirken eine irreversible Blockierung der Thrombozytenfunktion, so daß in einer Notfallsituation mit akuter Blutung nur durch die Thrombozytentransfusion eine ausreichende Hämostase erreicht werden kann. Bei geplanten operativen Eingriffen sollten Thrombozytenaggregationshemmer wie Acetylsalicylsäure 8 Tage zuvor abgesetzt werden. Bei Patienten mit einem hohen Risikopotential zur Entwicklung arterieller thromboembolischer Komplikationen sollte dann überlappend eine intravenöse Antikoagulation begonnen werden.

> Thrombozytenfunktionshemmer sind ungeeignet zur venösen Thromboseprophylaxe.
> Die Wirkung von Thrombozytenfunktionshemmern kann in der Notfallsituation nur durch die Transfusion von Thrombozyten aufgehoben werden.

10.9 Therapie mit Fibrinolytika

Die Plasminogenaktivatoren Urokinase, Streptokinase und t-PA werden therapeutisch als Fibrinolytika zur Lyse arterieller und seltener venöser Thrombosen eingesetzt. In Notfallsituationen ist die Operationsfähigkeit der Patienten während oder nach einer durchgeführten Fibrinolysetherapie von der aktuellen Fibrinogenkonzentration abhängig. Als Grenzwert gilt ein Fibrinogenwert von 50 mg/dl. Bei niedrigeren Werten sollte prä- oder intraoperativ eine Fibrinogensubstitution erfolgen. Zusätzlich ist bei Fibrinolysepatienten mit notfallmäßiger OP-Indikation die Gabe des Antiplasmins Aprotinin als Kurzinfusion von 1×10^6 KIE zur Neutralisation der Plasminämie zu empfehlen.

4 Chirurgischer Notfall

Kapitelübersicht

Chirurgischer Notfall

Notfalldiagnostik

Kardiopulmonale Reanimation

ABCD-Regel

Blutstillung

Rettungskette

Spezielle Notfälle
- Pneumothorax
- Schädel-Hirn-Trauma
- Darmventeration
- Einklemmung
- Ertrinken
- Unterkühlung
- Hitzeschäden
- Elektrounfall
- Dekompressionsunfall
- Verätzung
- Vergiftungen

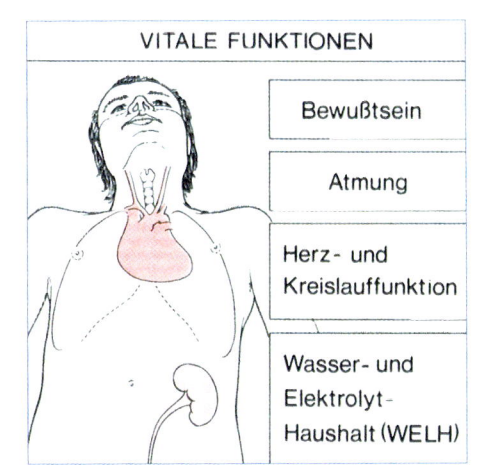

Abb. 4.1
Vitalfunktionen des Organismus

1 Notfall

Als **Notfälle** gelten Patienten, deren vitale Funktionen akut lebensbedrohlich gestört sind, bei denen eine solche Gefährdung in Kürze zu befürchten oder nicht sicher auszuschließen ist.

Zu den **Vitalfunktionen** gehören in erster Linie das Bewußtsein, die Atmung und das Herz-Kreislauf-System (Abb. 4.1).

Unterschiedliche Grunderkrankungen aus allen Gebieten der Medizin können Störungen der Vitalfunktionen hervorrufen. Diese bestimmen als **Zweiterkrankung** Verlauf und Prognose oft entscheidend. Unbehandelt verursachen sie häufig den Tod des Patienten. Je früher sinnvolle Hilfe einsetzt, desto wahrscheinlicher können bleibende Folgen der Zweitkrankheit vermieden werden.

> Jeder Arzt sollte in der Lage sein, einen Notfallpatienten sachgerecht zu versorgen!

Die **Notfallversorgung** besteht aus:
- Notfalldiagnostik (Tab. 4.1),
- Sofortmaßnahmen = rasche Korrektur oder Beseitigung der Vitalstörung,
- der Herstellung der Transportfähigkeit,
- sachgerechtem Transport unter Fortführung der lebenserhaltenden Sofortmaßnahmen,
- klinischer Erstversorgung.

2 Notfalldiagnostik

Störungen der Vitalfunktion verlangen schnelles, zielgerichtetes Handeln, oft ohne exakte Diagnose: z.B. ist nach einem stumpfen Bauchtrauma am Unfallort die schnelle Erkennung der Diagnose **hämorrhagischer Schock, Verdacht auf intraabdominelle Blutung** wichtig (s. auch Kap. 31). Die Lokalisation der Blutungsquelle (z.B. Milzruptur) ist dagegen kaum möglich und auch zunächst unnötig.

Die rasch gestellte **Arbeitsdiagnose** ist Grundlage der sofort einzuleitenden Therapie.

Nach Erfassung der Situation (Inspektion: Atmung? Puls? Ansprechbarkeit?) erfolgt unter Berücksichtigung der Dringlichkeit die Notfallversorgung.

> Bei offensichtlichem Kreislaufstillstand:
> Einleitung der Reanimation vor weiteren diagnostischen Maßnahmen!

Die **Notfallversorgung** dient der Abwendung der Lebensbedrohung durch Korrektur der wesentlichsten Störungen der Vitalfunktionen.

Die **Notfalldiagnose** wird – in verkürzter Form – nach den gleichen Prinzipien wie die übliche klinische Diagnose gestellt. Auf Labor- und Röntgenverfahren muß und kann weitgehend verzichtet werden (s. Kap. 1.2).

- **Anamnese** (kurz, nur Wesentlichstes, evtl. Zeugen)
- **Körperliche Untersuchung,** bestehend aus
  - Inspektion
  - Palpation
  - Auskultation

  (als Hilfsmittel evtl. Stethoskop, RR-Manschette).

  Falls ohne Zeitverlust und zusätzliche Traumatisierung möglich, wird der Patient – soweit notwendig – entkleidet (Kleiderschere!).
- **Kopf:**
  - Palpation, Inspektion
    (Wunden, Hämatome, Stufen, Deformierung, Blutung aus Gehörgang, Nase, Mund, Bulbusstellung, Pupillen, freie Atemwege?)
- **HWS:**
  - Palpation (abnorme Beweglichkeit? Vorsicht!)
  - Karotispuls, Einflußstauung
- **Thorax:**
  - Inspektion (Deformierung, seitengleiche Exkursion?)
  - Auskultation (Atemgeräusche: seitengleich? pathologisch?)
  - Palpation (Krepitation? Kompressionsschmerz? Hautemphysem?)
  - Perkussion (Dämpfung? Tympanie?)
- **Abdomen:**
  - Palpation (weich? Abwehrspannung? Schmerz?)
  - Inspektion (Verletzungszeichen?)
- **Wirbelsäule:**
  - Palpation (Stufen? Hämatom? Klopf-, Druck-, Stauchungsschmerz?)
- **Extremitäten:**
  - Inspektion (abnorme Stellung, Durchblutung, Wunden?)
  - Palpation (Schmerz auf Druck, Bewegung, Stauchung? abnorme Beweglichkeit? Arterienpulse?)
- **ZNS:**
  - Bewußtsein?
  - Pupillen?
  - Reflexe?
  - Lähmungen?
  - Krämpfe?
  - Sensibilität?

Das absolut notwendige Minimalprogramm zur Erkennung von Störungen der Vitalfunktionen ohne Hilfsmittel stellt die Notfallcheckliste (nach F.W. Ahnefeld) dar (Tab. 4.2)

Tab. 4.1 Außerklinische Notfalldiagnostik

1. **Inspektion**, Beurteilung der Dringlichkeit:

   Zyanose, Tachypnoe, Dyspnoe, Bewußtlosigkeit, Zentralisation, Anämie, Blutaustritt.

   Atem- und Herzstillstand → Abbruch der Diagnostik, sofortige Therapieeinleitung.

2. **Orientierende körperliche Untersuchung** (Reihenfolge nach Dringlichkeit):
   - **Thorax:** Prellmarken, seitengleiche Belüftung, Atemgeräusch, Ausschluß Pneumothorax, Deformierung, paradoxe Atmung, Instabilität, Kompressionsschmerz?
   - **Abdomen:** Prellmarken, weich?, aufgetrieben?, Abwehrspannung, Schmerzhaftigkeit.
   - **ZNS, Bewußtsein:** Ansprechbarkeit, zeitlich und örtlich orientiert?

Nach Ausschluß akuter vitaler Bedrohung **systematische Untersuchung**:
- **Kopf:** Prellmarken, Wunden, Deformierung, Blutungen aus Gehörgang/Nase, Pupillenreaktion.
- **Becken:** pathologische Beweglichkeit, Hämatome, Kompressionsschmerz.
- **Wirbelsäule:** Prellmarken, Schmerzen.
- **Extremitäten:** Durchblutung (periphere Pulse), Motorik (Beweglichkeit in den Gelenken) und Sensibilität, Wunden, Prellmarken, Gelenkerguß, Schmerzen (Was muß geröntgt werden?)

Sofortmaßnahmen

4 Chirurgischer Notfall

Tab. 4.2 Notfallcheckliste (nach F.W. Ahnefeld)

	ja	nein
1. Bewußtsein		
ansprechbar	☐	☐
bewußtlos	☐	☐
2. Atmung		
Atembewegungen feststellbar	☐	☐
Atemstörung	☐	☐
Atemstillstand	☐	☐
3. Herz-Kreislauf-Funktion		
Puls-/Herzfrequenzveränderung	☐	☐
Hautblässe/Hautkälte	☐	☐
Schockzeichen	☐	☐
erkennbare Blutung	☐	☐
Blutlache	☐	☐
Hinweis auf innere Blutung	☐	☐
4. Flüssigkeitsverluste		
starker Durst	☐	☐
Haut in Falten abhebbar	☐	☐
geringe Urinausscheidung	☐	☐
abnorme Flüssigkeitsverluste	☐	☐

Tab. 4.3 Sofortmaßnahmen

Allgemeine Sofortmaßnahmen
- Retten und Bergen
- Lagern
- Freimachen und Freihalten der Atemwege
- Künstliche Beatmung ⎫ kardiopulmonale
- Externe Herzmassage ⎬ Reanimation
  (ergänzend: medikamentöse und elektrische Reanimation)
- Schock-Erstbehandlung
- Blutstillung
- Ruhigstellung von Frakturen

Spezielle Sofortmaßnahmen
- Anwendung spezieller Hilfsmittel (z.B. Intubation)
- Spezielle Eingriffe (z.B. Pneumothoraxdrainage)
- Medikamentöse Therapie (z.B. Schmerzbekämpfung)

3 Sofortmaßnahmen

Ihr Ausmaß und ihre Qualität sind abhängig vom Ausbildungsstand und von der Ausrüstung des Ersthelfers (Laie, Pflege- und Rettungspersonal, Arzt). Sie bestehen aus allgemeinen und speziellen Sofortmaßnahmen (Tab. 4.3)

3.1 Allgemeine Sofortmaßnahmen

Diese dienen der Lebenserhaltung. Besonders wichtig sind die Maßnahmen zur Behebung von Störungen der Atem- und Herz-Kreislauf-Funktion (Kardiopulmonale Reanimation).
- **Retten aus dem Gefahrenbereich** (z.B. fließender Verkehr, ausströmendes Gas, einsturzgefährdete Gebäude) nach **Absichern der Unfallstelle** (Blinkanlage, Warndreieck usw.) mit dem Rautek-Griff (Abb. 4.2)

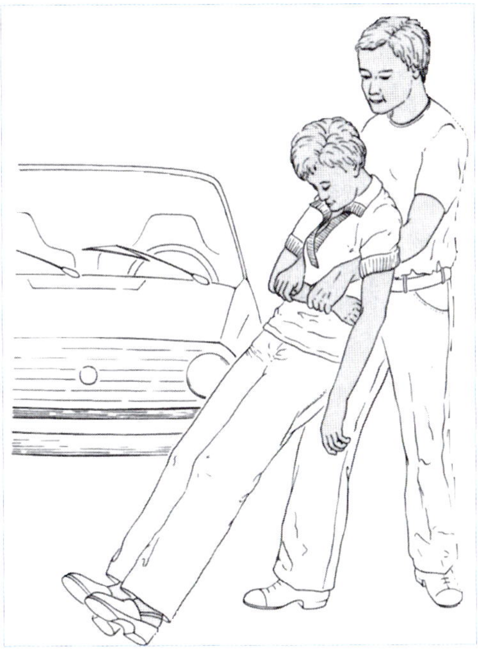

Abb. 4.2
Rautek-Griff zur Bergung Verletzter

- **Lagerungen**
  - **Stabile Seitenlage** (Abb. 4.3):
    Standardlagerung bei bewußtlosen, spontanatmenden Patienten.
  - **Schädel-Hirn-Trauma:**
    Hochlagern des Oberkörpers (15–30°) zur Hirndrucksenkung, sofern freie Atemwege sichergestellt (z.B. Intubation), sonst stabile Seitenlage.
  - **Schock:**
    15°-Kopftieflage, sofern kein Schädel-Hirn-Trauma, evtl. zusätzlich Beine anheben (Taschenmesserposition) zur „Autotransfusion".
  - **Wirbelsäulentrauma:**
    Lagerung auf flacher harter Unterlage ohne Kopfpolster, besser Vakuummatratze, Anlegen einer Halskrawatte, Anheben und Umlagern immer mit mindestens drei Helfern!
    Bei HWS-Trauma vorsichtiger Zug in Längsrichtung der HWS am Kopf mit beiden Händen oder Transportextensionsgerät (Schlaufen oder „stiff neck"), Transport in Spezialklinik.
  - **Atemnot:**
    Halbsitzende Lagerung.
  - **Bauchtrauma, akutes Abdomen:**
    Flachlagerung mit Kopfkissen und Knierolle zur Entspannung der Bauchdecke.
  - **Kiefer- und Gesichtsverletzungen** (stark blutend):
    Bauchlage, Polster unter Thorax (Bauch hängt frei!) und Stirn (Kopfüberstreckung!), falls der Patient nicht intubiert ist.

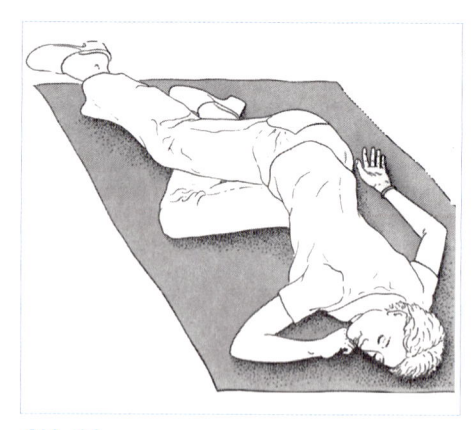

Abb. 4.3
Stabile Seitenlage

3.2 Kardiopulmonale Reanimation

(Abb. 4.4)

3.2.1 Störungen der Atmung

Eine respiratorische Insuffizienz kann verursacht sein durch:
- Verlegung der Atemwege (Nase, Mundhöhle, Pharynx, Larynx, Trachea, Bronchien), durch Fremdkörper (Blut, Erbrochenes, Zahnprothese o.ä.), aber auch bei Bewußtlosigkeit durch Zurücksinken des Zungengrundes in Rückenlage
- Störung der Lungenfunktion nach Aspiration, bei Lungenödem (neurogen, toxisch, kardiogen), Schocklunge, Zunahme des intrapulmonalen Shunts (Atelektase, Pneumonie, toxisch)
- mechanische Behinderung von Thorax- und Lungenexkursionen als Folge von Rippen-, Sternumfrakturen, Spannungspneumothorax, Thoraxeinklemmung (Perthes-Syndrom), Hämatothorax
- Störung des Atemzentrums (Schädel-Hirn-Trauma, hohe Querschnittläsion, Vergiftung)
- Kreislaufstillstand (auch Volumenmangel).

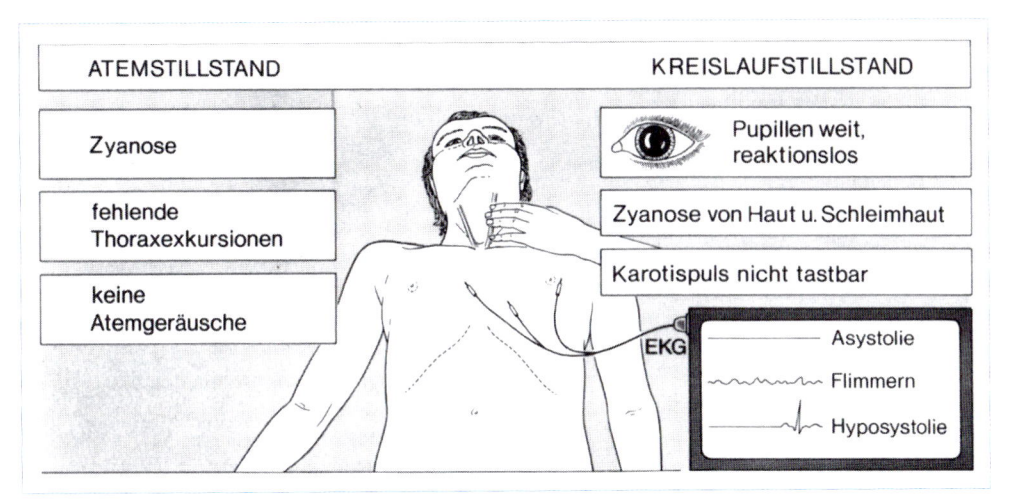

Abb. 4.4
Symptome des Atem- und Kreislaufstillstands

Klinik: Angst, Unruhe, Luftnot (Dyspnoe korreliert nur gering mit respiratorischer Insuffizienz), kalter Schweiß, Zyanose, gestaute Halsvenen, pathologische Atemgeräusche.

Diagnostik: Inspektion der oberen Luftwege, bei Atemstillstand (fehlende Atemexkursion: Hände flach auf das Epigastrium, Bewegung?, fehlendes Atemgeräusch – Ohr oder Stethoskop dicht vor Nase oder Mund des Patienten) und Zyanose: sofortige Einleitung einer Beatmung. Falls Stethoskop vorhanden, Auskultation und Ausschluß eines Spannungspneumothorax, da dieser vor jeder Beatmung drainiert werden muß. Setzen nicht rechtzeitig geeignete Sofortmaßnahmen ein, so folgt dem Atemstillstand nach 3–5 min der Kreislaufstillstand, einem Kreislaufstillstand nach 30–60 sec der Atemstillstand.

Hoher Beatmungswiderstand und hypersonorer Klopfschall: Spannungspneumothorax?

Therapie: Die Therapie sollte eine ausreichende Sauerstoffaufnahme durch die Lungen gewährleisten, durch Unterstützung der Spontanatmung (Lagerung, Atemwege), Beatmung oder bei gleichzeitigem Kreislaufstillstand durch die kardiopulmonale Reanimation. Starke Blutverluste nach außen sind unverzüglich durch Kompressionsverbände zu stoppen (auch eine Kopfplatzwunde kann zu erheblichem Blutverlust führen!).

3.2.2 Freihalten der Atemwege mit Hilfsmitteln

- **Guedel-Tubus** (Abb. 4.5 a) und seine Anwendung (Abb. 4.5 c): Oropharyngeale Luftbrücke; hält bei korrekter Lage die Atemwege gut frei.
  Nachteil: bei erhaltenen Reflexen können Würgereiz, Husten, Pressen und Erbrechen ausgelöst werden.
- **Wendl-Tubus** (Abb. 4.5 b):
  Nasopharyngeale Luftbrücke. Bei erhaltenen Reflexen vorzuziehen, da weniger Abwehrreflexe provoziert werden.
  Nachteil: Löst zuweilen Nasenbluten aus.
- **Beatmungsmaske**
  Unterschiedliche Maskentypen und -größen gestatten dem Geübten (!) eine ausreichende Beatmung, besonders in Kombination mit Guedel- oder Wendl-Tubus. Jedoch besteht kein Schutz vor Aspiration oder Magenüberblähung, gelegentlich mit Magenruptur!
  Mit einer Hand gleichzeitig Kopf überstrecken, Unterkiefer vorziehen, Mund öffnen, Maske dichthalten und mit der zweiten Hand Beatmungsbeutel halten und rhythmisch ausdrücken. Daher ist Ungeübten nur die Atemspende zu empfehlen!

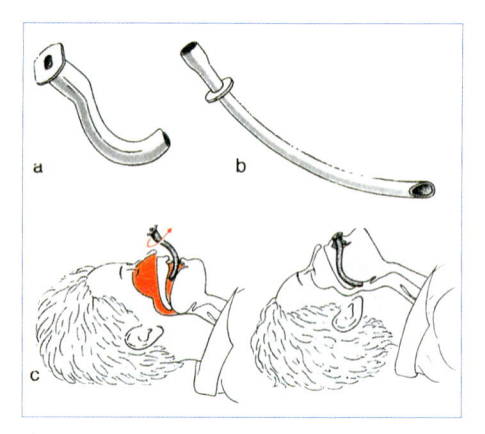

Abb. 4.5 a–c
a Guedel-Tubus
b Wendl-Tubus
c Applikation des Guedel-Tubus

> Lieber Atemspende als falsche Maskenbeatmung!

- **Larynxmaske**
  Eine neuere Methode zum Freihalten der Atemwege, die auch eine Beatmung ermöglicht, ist die Larynxmaske. Da kein Aspirationsschutz besteht, stellt sie keine ideale Alternative zur Intubation dar, da der Patient im Streß immer aspirationsgefährdet ist, bietet aber bei nicht möglicher Intubation bei korrekter Lage die Möglichkeit der Lungenbeatmung (Abb. 4.6).
- **Intubation**
  Garantiert auch unter ungünstigen Umständen freie Atemwege, verhütet die Aspiration und schafft optimale Voraussetzungen für die Beatmung (Mund-zu-Tubus, Ambu-Beutel, Beatmungsgerät).
  - **Orotracheale Intubation**
    Technik (s. Kap. 1.3.2): Lagerung des Hinterkopfes auf flachem, harten Kissen, Überstrecken des Kopfes („Schnüffelstellung" = verbesserte Jackson-Position), Öffnen des Mundes mit überkreuztem Daumen und Mittelfinger der rechten Hand, Einsetzen des Laryngoskops (übliches Modell: gebogener Spatel nach Macintosh) vom rechten Mundwinkel her. Verdrängen der Zunge nach links unter vorsichtigem Vorschieben der Spatelspitze in die Plica glossoepiglottica: Man sieht jetzt auf die kraniale Seite der Epiglottis. Aufrichten der Epiglottis durch Betonung der Spatelspitze unter Zug am Laryngoskopgriff (nicht hebeln!) gibt den Blick auf die Stimmritze frei. Einführen des Endotrachealtubus vom rechten Mundwinkel her unter Sicht. Aufblasen der Blockermanschette. Beatmen und Thorax auskultieren: Beatmung seiten-

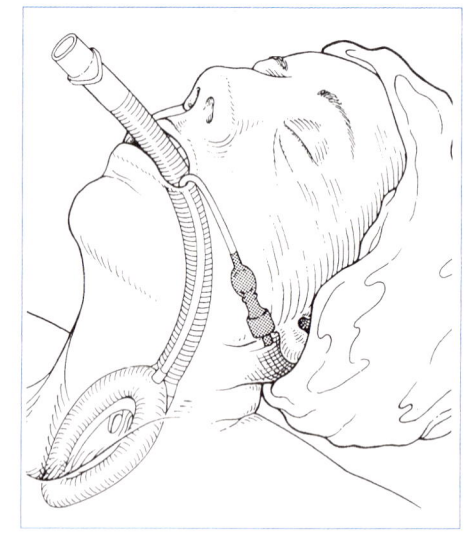

Abb. 4.6
Larynxmaske und Lage der Larynxmaske im Kehlkopf

Sofortmaßnahmen

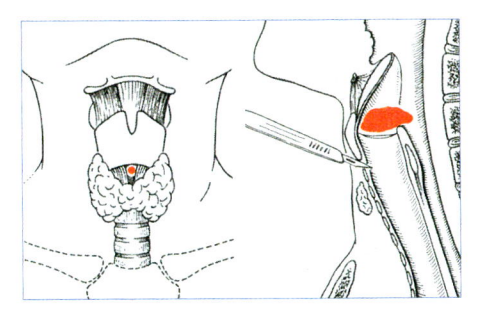

Abb. 4.7
Koniotomie im Bereich des Lig. cricothyreoideum zwischen Schild- und Ringknorpel

gleich? Wenn Atemgeräusch einseitig hörbar; zu tiefe endobronchiale Tubuslage, meist im rechten Hauptbronchus. Tubus unter Auskultation zurückziehen, bis Atemgeräusch seitengleich. Ist kein Atemgeräusch oder ein „Blubbern" hörbar, liegt der Tubus im Ösophagus: Zurückziehen, erneut intubieren! Zwischenzeitlich bei Atemstillstand mit Maske oder Atemspende beatmen.

Nur sichere intratracheale Intubation, sonst Atemspende

- **Nasotracheale Intubation** (blind oder unter Sicht):
  Spezialtechnik, nur vom Geübten auch im Notfall anwendbar, bei Schädel-Hirn-Trauma kontraindiziert, ebenso die
- **Blinde nasale Intubation:**
  (s. Schuster, H.-P.: Notfallmedizin, Enke-Reihe zur AO[Ä], Kap. 3.3.1.5).
  Ist infolge Verlegung der oberen Luftwege (schweres Gesichtsschädeltrauma, Bolus vor dem Larynx) ein Zugang zur Trachea auch mit der Intubationstechnik nicht möglich, muß operativ unterhalb der Verlegung ein Luftweg geschaffen werden.

- **Koniotomie** (Abb. 4.7)
  Innerhalb weniger Augenblicke möglich: Man tastet das Lig. cricothyreoideum (conicum) zwischen Schild- und Ringknorpel, durchtrennt es quer (Skalpell, Taschenmesser) und legt durch die Öffnung einen dünnen Endotrachealtubus ein (26–28 Char.). Blocken, Beatmung und Absaugen sind möglich. Alternativ Notfall-Konitotomie-Set (Quicktrach® oder Portext-Minitrach®) oder Verwendung mehrer großvolumiger Venenverweilkanülen.

- **Trachealpunktion**
  Ermöglicht in verzweifelten Fällen eine Minimalatmung und -beatmung: Mehrere dicklumige Braunülen werden zwischen den ersten Trachealringen und durch das Lig. cricothyreoideum eingestochen. Über die Kanülen kann Sauerstoff insuffliert, mit hohen Drucken (Ambu-Beutel mit Adapter) auch beatmet werden.

3.2.3 Störungen der Herz-Kreislauf-Funktion

Chirurgische Ursachen: Hämorrhagischer Schock, Contusio cordis bei Thoraxtrauma, Herzbeuteltamponade, Hypoxie bei Atemstillstand, Spannungspneumothorax.

Allgemeine Ursachen: Asystolie, Kammerflimmern, „weak action" (= Hyposystolie, elektromechanische Entkoppelung), extreme Bradykardie, z. B. bei AV-Block III^0.

Klinik: Pulslosigkeit (A. carotis, A. femoralis), Bewußtlosigkeit nach 6–12 sec, graue bis blaß-zyanotische Farbe von Haut und Schleimhäuten, Pupillendilatation (maximale Erweiterung nach 45–60 sec), Schnappatmung durch hypoxische Zwerchfellkontraktion nach ca. 20 sec, Atemstillstand nach 30–60 sec, Krampfanfälle nach 20–40 sec, hypoxischer Hirnschaden bis zum Hirntod nach > 5 min.

Ausnahme: bei Unterkühlung und Schlafmittelintoxikation ist wegen reduzierten Hirnstoffwechsels nach längerer Zeit eine Reanimation ohne Dauerschaden möglich.

Kreislauf- und Atemstillstand über 5 Minuten: Irreversibler Hirntod!

Therapie: Zunächst Ausschluß eines Spannungspneumothorax, Schocklage bei Volumenmangel.
Bei fehlenden Herzaktionen: Unverzügliche manuelle externe Herzmassage, bei Atemstillstand unter gleichzeitiger Beatmung. Unabhängig von der Ursache behandelt man Vitalstörungen von Atmung und Herz-Kreislauf-Funktion stets nach der „ABCD-Regel", (Abb. 4.8).

3.2.4 ABCD-Regel

A = Atemwege freimachen und freihalten
B = Beatmung
C = Cardiozirkulatorische Reanimation
D = Definitive Maßnahmen („Drugs", Defibrillation, Schrittmacher)

A = Atemwege freimachen und freihalten

1. Kopf überstrecken (Abb. 4.9), Vorsicht bei Verdacht auf HWS-Verletzungen.
2. Unterkiefer nach ventral vorziehen, Mund des Patienten öffnen (Esmarch-Handgriff). Maßnahmen zu 1. und 2. heben den bei Bewußtlosen zurückgesunkenen Zungengrund von der Rachenhinterwand ab, der Luftweg wird frei.
3. Mundhöhle und Rachen freimachen, falls Fremdkörperverlegung (Blut, Erbrochenes, Zahnprothese o.ä.).
Hierzu Zeige- und Mittelfinger mit Tuch umwickelt benutzen (Abb. 4.10).

A = Atemwege freimachen und freihalten
B = Beatmen
C = Cardiozirkulatorische Wiederbelebung
D = Drugs, Defibrillation

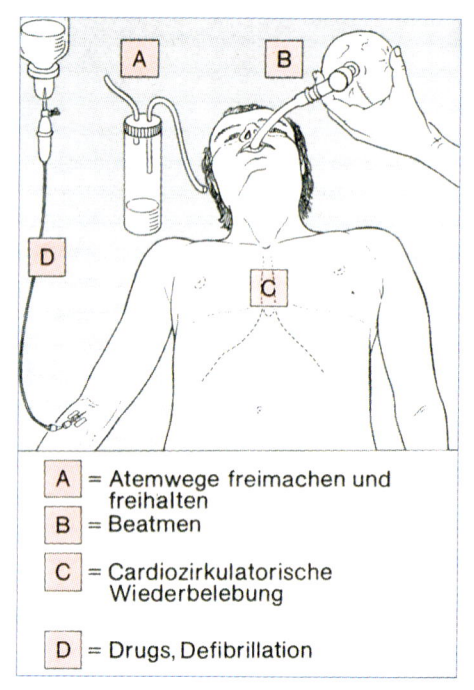

Abb. 4.8
ABCD-Regel

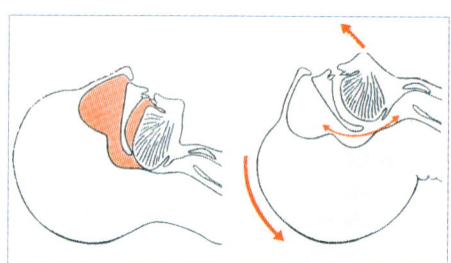

Abb. 4.9
Freimachen der Atemwege durch maximale Reklination des Kopfes

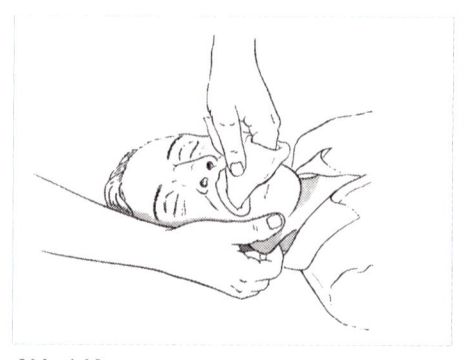

Abb. 4.10
Freimachen der Atemwege durch Auswischen von Mund- und Rachenraum

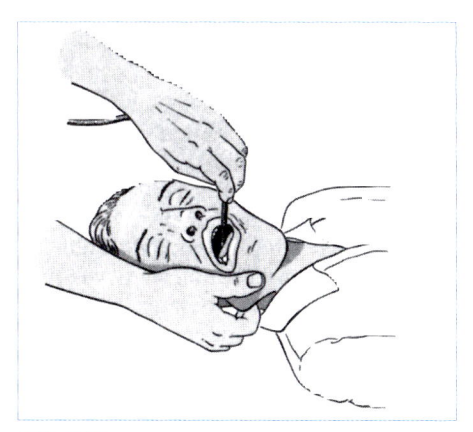

Abb. 4.11
Freimachen der Atemwege durch Absaugen des Mund- und Rachenraumes

Vorsicht! Bei noch reagierenden Patienten Beißschutz (Gummikeil) verwenden.
4. Evtl. Mund/Rachen absaugen (Abb. 4.11), elektrische Pumpe, Fußpumpe, Injektorpumpe, verbesserte Wirkung durch „suction booster".
5. Freihalten der Atemwege: Kopf überstreckt, Unterkiefer vorgezogen halten. Hilfsmittel: Pharyngealtubus (Guedel), Nasopharyngealtubus (Wendl), Larynxmaske, Intubation, s. S. 224.
6. Sauerstoffzufuhr, wenn möglich: 4–6 l/min über Nasensonde oder Maske.
Kommt es nach Freimachen und -halten der Atemwege nicht zum Wiedereinsetzen der Spontanatmung, folgt „B".

B = Beatmung

Stets zur Verfügung stehen Mund-zu-Mund-, Mund-zu-Nase-, Mund-zu-Mund-und-Nase-Beatmung. Maskenbeatmung häufig möglich, bei Beherrschung der Notfallintubation und verfügbarem Instrumentarium Beatmung über Endotrachealtubus, alternativ Larynxmaske, s. o.

- **Mund-zu-Mund-Beatmung**
  Überstrecken des Kopfes (Abb. 4.9). Eine Hand des Helfers liegt an der Stirn-Haar-Grenze, die andere flach unter dem Unterkiefer und Kinn. Der Daumen hält durch Zug am Kinn den Mund geöffnet. Der Helfer atmet etwas tiefer ein als normal und umschließt mit weit geöffneten Lippen den Mund des Patienten, dessen Nase er mit Daumen und Zeigefinger der auf der Stirn liegenden Hand oder mit der Wange verschließt (Abb. 4.12). Aus ästhetischen Gründen kann der direkte Kontakt durch ein zwischengelegtes Taschentuch vermieden werden.
  Heute bedingt die zunehmende Durchseuchung mit AIDS auch eine erhöhte Gefährdung des Helfers bei direktem Kontakt mit Sekret und/oder Blut des Verletzten. Daher wurden Hilfsmittel entwickelt, die direkte Berührung vermeiden z.B. Oropharyngealtuben mit Ventilen, welche die Exspirationsluft des Verletzten über einen separaten Auslaß ableiten. Somit wird der Inspirationskanal nicht kontaminiert.
  Beatmungsrhythmus: Bei Erwachsenen 12–16/min, bei Kindern altersentsprechend schneller (Säuglinge 40/min) und mit geringem Druck.
  Erfolgskontrolle: Nach jeder Atemspende Kopf heben und seitwärts auf den Thorax des Patienten blicken: Senkt sich dieser jetzt wieder und fühlt man die Ausatemluft, war die Technik korrekt. Sind weder Thoraxbewegung noch Atemstoß feststellbar, ggf. Korrektur folgender Fehler:
  – unzureichende Überstreckung,
  – Einblasdruck zu stark (Luft gelangt in Ösophagus und Magen statt in die Lunge),
  – Einblasdruck zu gering.
  Zur Beatmung ist gewöhnlich nur ein geringer Druck (ca. 15 cm H_2O) erforderlich. Man braucht nur etwas tiefer als gewöhnlich

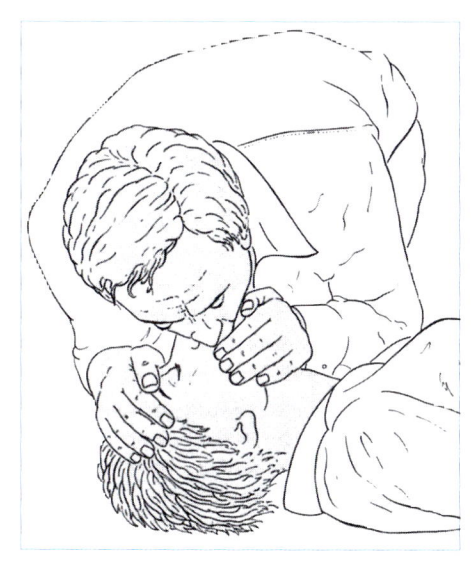

Abb. 4.12
Mund-zu-Mundbeatmung

einzuatmen, um ein ausreichendes Atemzugvolumen zu erreichen. Zu tiefes und schnelles Atmen ermüdet und kann beim Helfer zum Hyperventilationssyndrom (tetanischer Anfall) führen.

Atemspende: Ruhiges Atmen reicht für beide!

- **Mund-zu-Nase-Beatmung**
  Ebenfalls Kopf durch Hand an der Stirn-Haar-Grenze überstrecken. Die zweite Hand liegt flach unter dem Unterkiefer, zieht diesen nach vorn und verschließt mit dem Daumen den Mund. Nun beatmet man über die Nase.
- **Mund-zu-Mund-und-Nase-Beatmung**
  Besonders sinnvoll bei Säuglingen und Kleinkindern: Technik im wesentlichen wie bei Mund-zu-Mund-Beatmung, jedoch umschließt der Mund des Helfers gleichzeitig Nase und geöffneten Mund des Patienten.
  Kehrt nach Freimachen der Atemwege und unter Beatmung nicht unverzüglich eine ausreichende Kreislauffunktion zurück und besteht weiter Pulslosigkeit, Zyanose und Pupillendilatation, muß jetzt unverzüglich die kardiozirkulatorische Wiederbelebung („C") eingeleitet werden.

C = Cardiozirkulatorische Wiederbelebung

Diese besteht aus der externen Herzmassage, selbstverständlich unter fortgesetzter Beatmung. Sie sollte innerhalb von 4–6 min nach Herzstillstand einsetzen, um die Zeit bis zum Eintreffen des Notarztes (Einleiten der erweiterten lebensrettenden Sofortmaßnahmen) zu überbrücken. Die Durchführung des präkordialen Faustschlags (Schlag aus 20–30 cm Höhe auf die Mitte des Brustbeins) sollte sich auf den seltenen, im EKG-gesicherten AV-Block beschränken. Er gehört nicht mehr zur Standardmaßnahme bei der Reanimation, da er in präklinischen Untersuchungen keine Vorteile brachte und tierexperimentell sogar Kammerflimmern auslösen konnte.

- **Externe Herzmassage**
  Durchführung nach Lagerung des Patienten auf einer harten Unterlage (Umlagern vom Bett auf den Fußboden, Reanimationsbrett). Der Helfer kniet oder steht quer neben dem Patienten. Druckpunkt für die Herzmassage ist das untere Sternumdrittel (Abb. 4.13). In Sternumlängsrichtung setzt man den Handballen einer Hand auf den Druckpunkt, die zweite Hand liegt ebenfalls mit dem Handballen quer auf der ersten. Fingerspitzen anheben, Arm im Ellbogengelenk gestreckt! Der Druck muß von oben aus dem ganzen Gewicht des Oberkörpers, nicht aus der Armmuskulatur kommen: Nur so ist eine längerdauernde Reanimation ohne vorzeitige Erschöpfung möglich. Die Herzmassage soll das Sternum um mindestens 4 cm gegen die Wirbelsäule durchbiegen, so daß Herz und intrathorakale Gefäße komprimiert werden (cardiac pump theory, thoracic pump theory) und den Auswurf eines Mindestschlagvolumens bewirken.

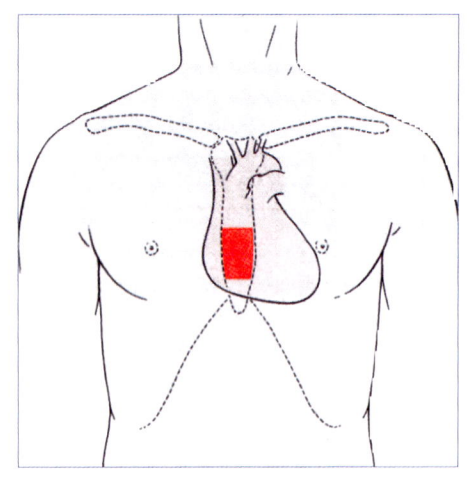

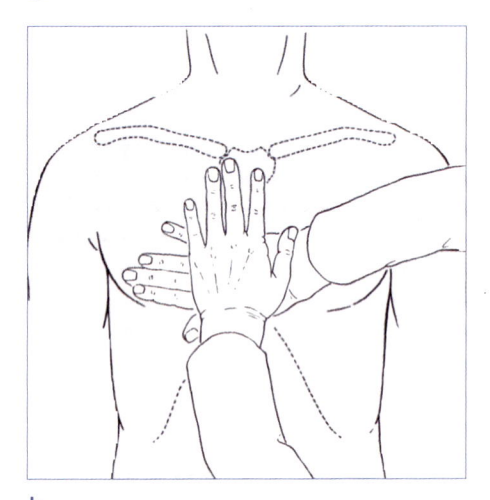

Abb. 4.13 a,b
Externe Herzmassage. **a** Lokalisation des Druckpunktes, **b** Technik

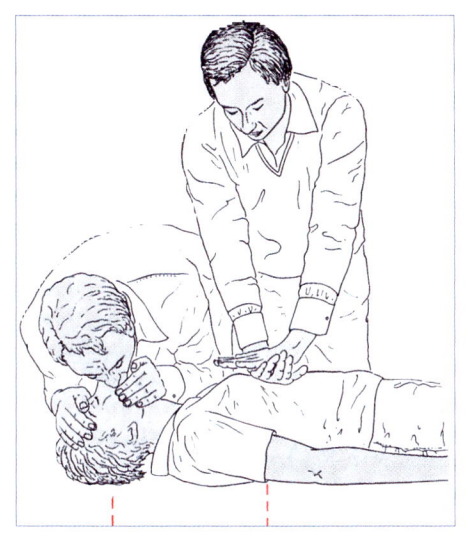

Abb. 4.14
Koordination von externer Herzmassage und Atemspende bei 2 Helfern im Verhältnis von 5:1

Bei suffizienter Herzmassage lassen sich systolische Blutdrücke von über 100 mm Hg, allerdings bei vermindertem Blutfluß und diastolischem Blutdruck erreichen. Eine Fortsetzung einer Reanimation über 45 Minuten ohne Erreichen einer kardialen Eigenaktivität ist – bei Normothermie und Ausschluß einer Intoxikation – praktisch aussichtslos.

- **Koordination von Herzmassage und Beatmung**
  Die Herzmassage wird immer mit der Beatmung kombiniert (Atemspende, Maskenbeatmung).
  Optimal: Intubation, Beatmung, Sauerstoff. 60 Herzmassagen/min sind Mindestfrequenz für einen Minimalkreislauf, sie werden mit mindestens 12 Beatmungen/min kombiniert. 3–4 Atemspenden sollten den ersten Herzmassagen vorgeschaltet werden, um bereits sauerstoffreiches Blut in den Kreislauf zu schleusen.

  Herzmassage (HM) und Beatmung (B):
  Ein Helfer   15 HM : 2 B
  Zwei Helfer   5 HM : 1 B

  – **Ein-Helfer-Methode (15:2):** Ist nur ein Helfer zur Stelle, muß er Beatmung und Herzmassage allein durchführen. Nur mit folgendem Rhythmus läßt sich eine Minimalventilation und -zirkulation erreichen (F. W. Ahnefeld): Beginn mit 3–5 Beatmungen, dann 15 Herzmassagen, gefolgt von 2 Beatmungen (15 HM : 2 B) usw.
  – **Zwei Helfer-Methode (5:1):** Für zwei Helfer (Abb. 4.14) ist es einfacher, einen ausreichenden Kreislauf und eine Minimalventilation zu bewirken. Wieder werden 3–5 Insufflationen vorgeschaltet, es folgen 5 Herzmassaen, dann 1 Beatmung (5 HM : 1 B) usw. Nach jeder Serie von Thoraxkompressionen macht der 1. Helfer eine Pause für die Beatmung durch den 2. Helfer. Die Hände verbleiben ohne Druck in Massageposition.

  Bei **intubierten Patienten** können ohne Zwischenpausen Beatmung und Herzmassage gleichzeitig erfolgen: Beatmungsfrequenz 12–15/min, Kompressionsfrequenz 80–100/min.
  Beatmung über Ambu-Beutel mit O_2-Anschluß oder Beatmungsgerät.

- **ACD-CPR (Aktive-Kompressions-Dekompressions-Pumpe)**
  Mit einem neuen Hilfsmittel („Cardiacpump", Fa. Ambu) läßt sich der Effekt der externen Herzmassage möglicherweise verbessern: Hierbei folgt mittels „Saugnapf-Prinzip" jeder Kompression eine aktive Expansion des Thorax, aus der ein verbesserter venöser Rückfluß zum Herzen resultieren soll.

- **Komplikationen bei der Herzmassage**
  Komplikationen treten vor allem bei unkorrekter Technik (falscher Druckpunkt, übermäßiger Massagedruck usw.) auf, jedoch gibt es bislang keinen eindeutigen Hinweis auf eine

Erhöhung der Letalitätsrate durch Reanimationsschäden wie:
- Rippenfrakturen (bei starrem Thorax im höheren Alter oft nicht zu vermeiden),
- Sternumfrakturen,
- Pneumothorax (Steigerung der Beatmungswiderstände, sofortige Intervention: Thoraxdrainage),
- Herzkontusion,
- Lungenkontusion,
- Zerreißung von Milz, Leber, Magen.

- **Interne Herzdruckmassage**

Eine interne (offene, direkte) Herzmassage ist effektiver als die externe Herzmassage, da ein etwa doppelt so großes HZV und eine nahezu normale koronare und zerebrale Perfusion erzielbar sind.

Die Anwendung ist nur in der Klinik bei bestimmten **Indikationen** sinnvoll:
- Herz-Kreislauf-Stillstand bei schwerer Hypothermie
- intraoperativer Herzstillstand bei offenem Thorax
- perforierende Thoraxverletzung
- Thoraxdeformitäten.

Technik: Unter kontrollierter Beatmung (Intubation!) Eröffnung des Thorax durch einen geübten Arzt im 4. oder 5. linken ICR, Spreizen der Rippen mit Händen oder Thoraxspreizer, Umfassen der Ventrikelspitze mit der linken Hand, Kompression des Herzens mit Daumen und Handballen, Frequenz ca. 80/min. Bei großem Herzen bimanuelle Herzkompression.

Bei eröffnetem Thorax kann Adrenalin unter Sicht direkt intrakardial injiziert werden.

D = Definitive Maßnahmen („Drugs", Defibrillation, Schrittmacher)

Mit Hilfe von Herzmassage und Beatmung ist die unmittelbare Lebensbedrohung zunächst abgewendet. Ziel weiterer Behandlungsmaßnahmen ist die Stabilisierung dieses Behandlungserfolges. Unter Fortführung der Reanimationsmaßnahmen versucht man, die Ursache des Herz- und Atemstillstandes zu ergründen:

- **EKG:**
  - Hyposystolie?
  - Kammerflimmern?
  - Asystolie?
- Grundsätzlich ist eine **Venenverweilkanüle** Voraussetzung der medikamentösen Therapie, wobei eine lumenstarke periphere Kanüle ausreicht.
- Nur wenn eine periphere Vene nicht auffindbar ist, darf der Geübte einen **zentralvenösen Katheter** legen (s. Kap. 1.5.2).

Zugangswege:
- V. basilica
- V. jugularis externa
- V. jugularis interna
- V. anonyma
- V. subclavia

Punktionsstellen der Wahl sind die Vv. subclaviae, deren Punktion auch im Volumenmangelschock meist gelingt (s. Kap. 1.5.2). Bei Hypovolämie sofort großvolumigen Katheter (Dialyse-Katheter Typ Shaldon®) in Seldinger-Technik einsetzen (nicht am Notfallort).

Vermeidung der Punktion mit einer dicken Kanüle durch Punktion mit relativ dünner Hohlnadel, Einführung eines Führungsdrahtes, Vorschieben des Katheters über Draht, Entfernen des Drahtes.

Bei Verdacht auf Myokardinfarkt keine Punktion von V. jugularis interna oder subclavia, da nachfolgend keine Lysetherapie möglich!

Mögliche Sofortkomplikationen:
1. Arterienpunktion (A. carotis, A. subclavia)
2. Verletzung des Ductus thoracicus (links!)
3. Pneumothorax
4. Katheterfehllage mit Infusionsthorax
5. Luftembolie (besonders bei niedrigem ZVD)
6. Herzperforation

(1–3 nicht bei V. basilica und V. jugularis externa).

- **Intratracheale Applikation von Medikamenten**
  Nach der Intubation steht stets die endobronchiale Medikamentenapplikation von Adrenalin, Lidocain oder Atropin über den Tubus zur Verfügung, entweder direkt mittels Spritze ohne Kanüle oder besser mit aufgesetzter langer Applikationssonde bzw. über einen an der Spritze adaptierten Venenkatheter. Medikamente mit Aqua dest. auf 10 ml verdünnen (bessere Verteilung durch größeres Volumen, z.B. 2–3 Amp. Suprarenin® (Adrenalin) à 1 mg auf 10 ml). Der Wirkungseintritt von z.B. 2 mg Adrenalin in 10 ml Aqua dest. erfolgt nach 5–15 sec und damit fast ebenso schnell wie nach i.v.-Injektion. Die Bioverfügbarkeit liegt bei 80 %, die Halbwertzeit ist auf 15–20 min verlängert. Die endobronchial verabreichte Dosis sollte das 5–10fache der i.v-Dosis betragen.
- Die **intrakardiale Injektion** durch Punktion im 4. oder 5. ICR (links parasternal) (Abb. 4.15) mit einer 10 cm langen Nadel ist obsolet und allenfalls in Extremsituationen erforderlich (Gefahr der Verletzung der Koronararterien). Intramuskuläre oder gar subkutane Injektionen sind bei Zentralisation und fehlender Resorption sinnlos.
- **Asystolie**
  Adrenalin (Suprarenin®) 0,5–1,0–2,0 mg auf 10 ml NaCl 0,9 % verdünnt alle 5 min unter fortgesetzter Herzmassage, bis im EKG Kammeraktionen sichtbar und Pulse tastbar sind. Häufig gehen nach Katecholamingabe entstehende, anfänglich geordnete Kammeraktionen mit mechanischem Auswurf schnell in Kammerflattern und -flimmern über (Therapie s.u.). Stellen sich im EKG regelmäßige Herzaktionen ohne ausreichenden mecha-

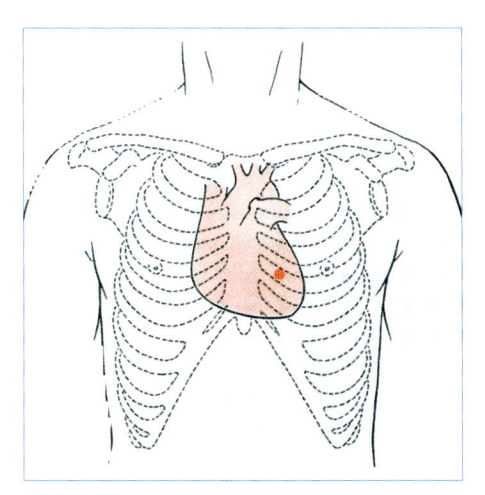

Abb. 4.15
Injektionsort der intrakardialen Injektion (nur in Extremsituationen)

nischen Auswurf dar, „weak action" (= Hyposystolie), wird die Adrenalingabe wiederholt. Bei Wirkungslosigkeit kann die Zufuhr von Natriumbikarbonat mit nachfolgender erneuter Adrenalin-Injektion manchmal die zugrundeliegende **elektromechanische Entkoppelung** aufheben: Man registriert wieder mechanische Herzaktionen. Die früher empfohlene Applikation von 10 ml Kalziumglukonat ist heute umstritten, evtl. als letzter Versuch bei Erfolglosigkeit der vorherigen Maßnahmen.

- **Kammerflimmern**
Bei Kammerflimmern erfolgt sofort die **Defibrillation** mit zunächst 200 J, bei Versagen Wiederholung mit 200–400 J, bei erneutem Versagen Wiederholung mit der maximalen Gerätekapazität.

Die **Standardpositionen** für die 10–13 cm im Durchmesser großen Elektroden sind rechts parasternal über dem 2.–3. ICR und über der Herzspitze (alternativ: Elektroden ventral und dorsal des Thorax). Kontaktgel! Reanimationspause, damit das Rettungspersonal zurücktreten kann – kein Körperkontakt zum defibrillierten Patienten! Ggf. erneuter Defibrillationsversuch nach Gabe von Adrenalin (0,5–1–2 mg). Lidocain (100 mg als Bolus, anschließend 2 mg/min als Infusion) eher zurückhaltend, da Effekt fraglich.

- **Therapie weiterer tachykarder Rhythmusstörungen**
R-Zackengesteuerte (= synchronisierte) Kardioversion bei Vorhofflimmern oder -flattern mit 100 J, bei therapierefraktärer supraventrikulärer Tachykardie initial 50 J, bei monotopem Kammerflattern initial 100 J, beim polytopen 200 J.

- **Therapie bradykarder Rhythmusstörungen**
Bradykardien, die nicht auf Atropin, Ipratropiumbromid oder Orciprenalin (Alupent®) ansprechen, erfordern eine Schrittmachertherapie.

Anlage eines **transkutanen Schrittmachers**: Über zwei großflächige rechts infraklavikulär und über der Herzspitze aufgeklebte Elektroden wird das Herz transthorakal elektrisch stimuliert. Hier sind relativ hohe Stromstärken erforderlich, die Mißempfindungen des Patienten verursachen. Daher ist diese durchaus wirksame Methode nur als Notfallmaßnahme sinnvoll und muß baldmöglichst in der Klinik durch einen transvenösen Schrittmacher (Elektrodenkatheter) ersetzt werden.

3.2.5 Stabilisierung des Reanimationserfolges

Katecholamine (Adrenalin, Arterenol®, Dopamin, Dobutre®) und Volumen werden zur Stabilisierung nach erfolgreicher Reanimation je nach Situation gezielt eingesetzt.

Während allein der Einsatz von Adrenalin bei der Reanimation unumstritten ist, so ist der positive Effekt weiterer medikamentöser Maßnahmen (Kalzium, Bikarbonat, Antiarrhythmika) fraglich. Für diese existieren bislang keine Studien, die eine eindeutige Prognoseverbesserung beweisen.

Zusätzliche Medikamente

– **Dexamethason** 1 mg/kg KG i.v. zur Therapie des hypoxischen Hirnödems (umstritten!),
– **Antiarrhythmika** bei fortbestehender Rhythmusstörung (Lidocain, Ajmalin = Gilurytmal®, Betablocker).

Azidose

Umstritten ist die regelmäßige Bikarbonatgabe bei jeder Reanimation. Jeder Herz-Kreislauf-Stillstand über mehr als 15 min führt zur manifesten Azidose. Deren Ausgleich mit Bikarbonat sollte langsam und unter Kontrolle der BGA erfolgen. Ein sofortiger Ausgleich ist nicht erforderlich, da bis zu einem pH-Abfall auf 7,2 die Katecholaminwirkung eher verbessert ist (Wirkungsverlust bei pH unter 6,8). Darüber hinaus führt der pH-Abfall zu einer Senkung der elektrischen Flimmerschwelle und zu einer Rechtsverschiebung der Sauerstoffbindungskurve mit erwünschter Verbesserung der Sauerstoffabgabe im Gewebe. Ohne Möglichkeiten einer BGA als Richtwert für die Blind-Pufferung 0,5–1 mval Natriumbikarbonat/kg KG alle 15 min bei anhaltendem Kreislaufstillstand.

> Reanimation: Atemstillstand – Kreislaufstillstand?
> – Beatmung und externe Herzmassage
> – EKG, bei Asystolie: Suprarenin, bei Kammerflimmern: Defibrillation

Volumen

Die Volumensubstitution erfolgt unter Berücksichtigung von etwaigen Volumenverlusten und der kardialen Leistungsfähigkeit möglichst unter ZVD-Kontrolle. Am Notfallort Gabe von kristalloiden (Ringer-) und kolloidalen Lösungen wie HES oder Gelatine. In der Klinik bei Hinweis auf Massenblutung Gabe von ungekreuzten Blutkonserven der Blutgruppe 0 Rhesus negativ.

Analgetika

Nach Stabilisierung des Allgemeinzustandes und bei starken Schmerzen unerläßlich:
- **„Leichte" Analgetika,** Metamizol (Novalgin®) 3–5 ml (bis 10 mg/kg KG) i.v. bei mäßigen Schmerzen. Sehr wirksam in Kombination mit Tramadol (Tramal®) 50–100 mg (1–1,5 mg/kg KG) und Dehydrobenzperidol 1,25–2,5 mg (Vorteil: Nicht BTM-pflichtig!).
- **„Starke" Analgetika,** z.B. Pentazocin (Fortral®) 1 ml (0,5–1 mg/kg KG) i.v., Tramadol (s.o.) oder Tilidin (Valoron®) 1 ml i.v., auch Ketamin in analgetischer Dosis (0,25 mg/kg KG) i.v.
- **Opiate,** z.B. Pethidin (Dolantin®) 0,5–1 ml (0,5–1 mg/kg KG) i.v., Piritramid (Dipidolor®) 7,5–15 mg, Fentanyl 0,1 mg (Kap. 3.1.3).

Cave: Gefahr der Atemdepression, RR-Abfall, Erbrechen.
Medikamente immer i.v. geben, da bei i.m-Gabe zu geringe oder verspätete Resorption.

3.2.6 Wiederbelebung bei Säuglingen und Kleinkindern

Hierbei erfolgt die Herzmassage mit einer erhöhten Frequenz von 100–120/min und einer Beatmungsfrequenz von 30–40/min in modifizierter Technik, wie z.B.:
- Beide Hände umgreifen von vorn den Thorax: Die Langfinger liegen auf dem Rücken, beide Daumen auf dem unteren Sternumdrittel: Massage mit den Daumen.
- Herzmassage nur mit Zeige- und Mittelfinger einer Hand.
- Massage mit einem Handballen.

3.3 Blutstillung

Bei Blutungen aus kleineren und mittleren Arterien und Venen führt ein gut gepolsterter Druckverband, verbunden mit Hochlagerung, fast immer zur Blutstillung.

> Mit richtigem Druckverband stehen 95 % der äußeren Blutungen

Eine **Blutsperre** ist nur bei stärksten arteriellen Blutungen erforderlich: Manschette des Blutdruckapparates aufpumpen, bis Blutung steht.
Keine Abschnürbinden verwenden, Gefäßschädigung gefährdet operative Rekonstruktion. Genaue Protokollierung des Zeitpunktes der Blutsperre. Ist eine Blutsperre nicht möglich:
- Abdrücken mit dem Finger an den typischen Punkten.

Gelingt dies nicht,
- digitale Kompression in der Wunde,
- Gefäßklemme nur im äußersten Notfall verwenden.

Sofortmaßnahmen

Blutungen in der unteren Körperhälfte aus Gefäßen unterhalb der Aortenbifurkation lassen sich durch Kompression der Aorta mit der Faust gegen das Promontorium kontrollieren.

Häufigste Fehler bei Blutstillung am Unfallort:
1. Unnötige Blutsperre (Druckverband ausreichend)
2. Insuffiziente Blutsperre (venöser Stau mit Verstärkung der Blutung!)

Innere Blutungen sind ohne Operation nicht stillbar. Daher
- rascher, massiver Volumenersatz mit Plasmaersatzstoffen, danach
- schonender schneller Transport in die Klinik: Notfalleingriff!

3.4 Ruhigstellung von Frakturen

- Möglichst mit aufblasbaren pneumatischen Schienen, sonst krankes an gesundes Bein anwickeln, frakturierten Arm am Thorax fixieren (Binden, Dreiecktuch).
- Die Vakummatratze kann so anmodelliert werden, daß Frakturen ruhiggestellt werden, sie dämpft auch transportbedingte Schwingungen. Ideal zum Transport von Polytraumatisierten und Wirbelsäulenverletzten.
- Versuch, Luxationsfrakturen mit Unterbrechung der Durchblutung oder Gefahr schwerer Weichteilschäden (Sprunggelenk) durch Längszug zu reponieren (vorher Dolantin® oder Ketanest® i.v.).

Zur Erstversorgung von perforierenden Verletzungen von Thorax und Abdomen sei auf die speziellen Kapitel verwiesen (Kap. 20 und 30).

4 Transport

In der Regel erfolgt der Transport des Notfallpatienten erst, wenn ein stabiler Kreislauf besteht und Atmung bzw. Beatmung sichergestellt sind.

- Dauern Kammerflimmern oder Asystolie trotz aller Maßnahmen weiter an, kann der Patient unter fortgesetzter Reanimation in die Klinik transportiert werden.
- Beste Voraussetzungen für freie Atemwege und Schutz vor Aspiration bietet die Intubation. Ist diese nicht möglich, wird der bewußtlose, spontanatmende Patient in stabiler Seitenlage transportiert. Diese garantiert weitgehend freie Atemwege und beugt der Aspiration vor.
- Notfallpatienten möglichst im Notarztwagen (NAW) transportieren.

Schock-Erstbehandlung

Der Volumenmangelschock ist **sofort** zu behandeln. Da am Notfallort Blutkonserven nicht verfügbar sind, gibt man **Volumenersatzmittel.**

Geeignet sind Ringer-Lösung oder Plasmaersatzstoffe wie Gelatine, Hydroxyethylstärke (HES) oder Dextran.

In Zukunft wird die „Small-Volume-Resuscitation" mit hyperton-hyperonkotischen Lösungen (z.B. NaCl 7,2 % mit HES 200/0,5 4 ml /kg KG) sich wahrscheinlich durchsetzen: Dieses relativ kleine infundierte Volumen „reißt" aufgrund des großen osmotischen Gradienten innerhalb kurzer Frist ein erhebliches Volumen aus dem Interstitium und intrazellulärem Raum ins Gefäßbett und führt so zu einer schnellen Wiederherstellung eines ausreichenden intravasalen Volumens (Notfallmaßnahme, nachfolgende Fortführung des Volumenersatzes notwendig!).

Bei jüngeren, sonst gesunden Patienten läßt sich ein großer Blutverlust oft allein mit Plasmaersatzstoffen ausgleichen.

In der Klinik erfolgt „Hämotherapie nach Maß": Erythrozytenkonzentrate entsprechend dem Hb, RR und ZVD, FFPs nach Gerinnungssituation.

5 Außerklinische Versorgung

Bei Unfällen außerhalb der Klinik läuft die Versorgung nach folgendem Schema ab:

1. **Erste Hilfsmaßnahmen durch Passanten** (Laien)
– Absichern der Unfallstelle (Blinkanlage, Warndreieck usw.)
– Retten des Verletzten aus dem Gefahrenbereich (z.B. fließender Verkehr, ausströmendes Gas, einsturzgefährdete Gebäude), geeignete Technik: Rautek-Griff (s. Abb. 4.2)
– Elementarhilfe: Atemspende
2. **Notfalldiagnostik und -therapie** durch Rettungspersonal und Notarzt, über Funk gezielte Voranmeldung in der Klinik
3. **Sachgerechter Transport** mit Rettungswagen (RTW), Notarztwagen (NAW), Rettungshubschrauber (RHS) in die
4. **Notaufnahme der Klinik.** Dort beginnt nach der klinischen Erstversorgung die
5. **definitive Versorgung** (OP, Intensivstation, Normalstation).

Diese wie Glieder einer Kette ineinandergreifenden Etappen werden nach F.W. Ahnefeld als **Rettungskette** bezeichnet (Ab. 4.16).

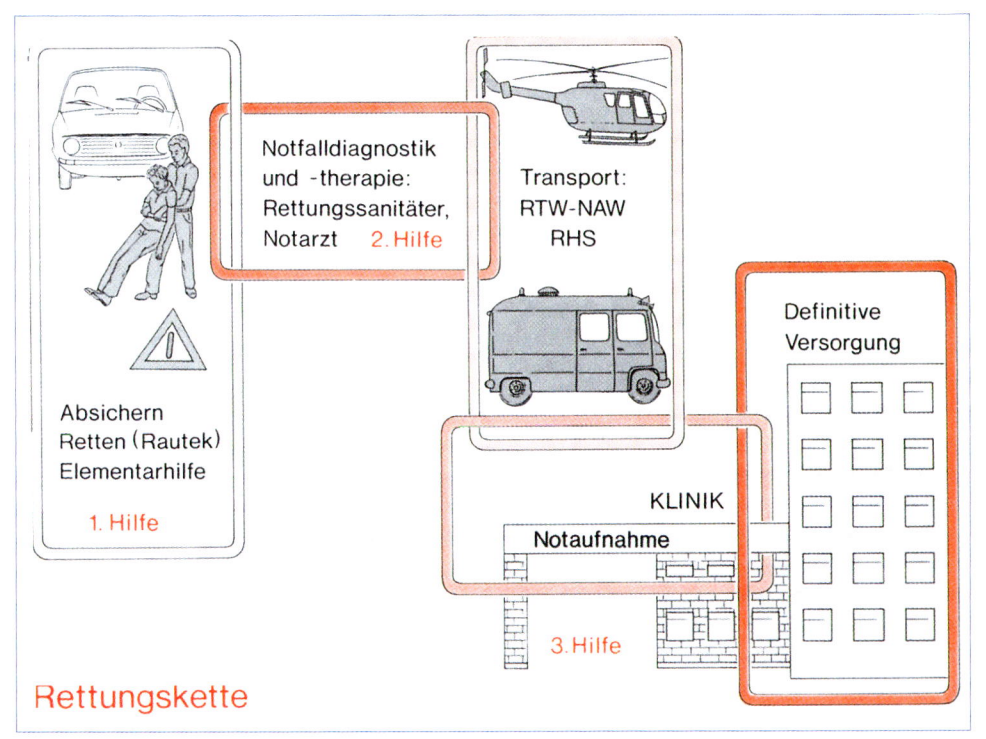

Abb. 4.16
Organisationsschema der außerklinischen Notfallversorgung (Rettungskette nach F.W. Ahnefeld)

5.1 Organisation des Rettungswesens

Von Ort zu Ort unterschiedlich sind Feuerwehr, Hilfsorganisationen (DRK, MHD, JUH, ASB u.a.), kommunale Einrichtungen, Katastrophenschutz, Bundeswehr und private Organisationen am Rettungsdienst beteiligt.

In einem optimalen Rettungssystem regelt eine Rettungsleitstelle den Einsatz von Krankenwagen, Rettungswagen, Notarztwagen und Rettungshubschraubern in ständigem Kontakt mit Aufnahmekliniken und Verkehrspolizei. Sie verhindert unkoordinierte Doppeleinsätze und Konkurrenzdenken. Sie ist über eine einheitliche Notrufnummer und über Notrufsäulen erreichbar, steht in ständigem Telefon- oder Funkkontakt mit Krankenhäusern, Rettungsfahrzeugen, Feuerwehr und Polizei.

Rettungsmittel (KTW, RTW, NAW, RHS)

Die DIN 75080 legt fest, welchen Mindestanforderungen Rettungsfahrzeuge genügen müssen (Leistung, Abmessungen, Ausrüstung). Danach sind

- **Krankentransportwagen (KTW)**
  nur zum Transport von „Nicht-Notfallpatienten" bestimmt.
- **Rettungstransportwagen (RTW)**
  bieten Raum für umfangreiche technische, apparative und medikamentöse Ausrüstung. Die Besetzung mit zwei geschulten Sanitätern ist obligatorisch. RTW dienen der Herstellung und Aufrechterhaltung der Transportfähigkeit sowie zum Transport von Notfallpatienten.
- **Notarztwagen (NAW)**
  sind Rettungswagen, die zusätzlich zu zwei Sanitätern mit einem Notarzt besetzt werden und weiteres medizinisches Gerät enthalten: EKG, Defibrillator, Beatmungsgerät usw.
  Als „vorgeschobener Arm" der Aufnahmeklinik dienen sie der optimalen Erstversorgung von Notfallpatienten. Die Rettungsleitstelle setzt den NAW nach einer Indikationsliste ein. Sinnvoller Aktionsradius des NAW: 15 km (in Großstädten evtl. weniger).
- **Notarzteinsatzfahrzeug (NEF)**
  Mit allen Notfallgeräten und Medikamenten ausgestattetes Zubringerfahrzeug (Pkw: Schneller und wendiger als der NAW): Es bringt den Notarzt rasch zum Patienten, der NAW folgt nach und nimmt Patient und Arzt zum Transport in die Klinik auf („Rendezvous-System").
- **Rettungshubschrauber (RHS)**
  sind personell und apparativ wie ein NAW ausgestattet. Sie dienen dem schnellen Abtransport des Rettungsteams an den Notfallort und übernehmen auch den Transport in die Klinik, wenn ein Bodentransport zu belastend oder zu zeitraubend wäre (Primäreinsatz). Häufig wird der RHS auch zum Transport aus der erstversorgenden Klinik in ein Krankenhaus der Spezial- oder Maximalversorgung eingesetzt, z.B. bei Verbrennungen, neurochirurgischen Notfällen (Sekundäreinsatz). Der RHS ist

Außerklinische Versorgung 4 Chirurgischer Notfall

Tab. 4.4 Ausrüstung des Notarztkoffers (nach B. Gorgass und F.W. Ahnefeld)

Diagnostik:
- Stethoskop
- RR-Meßgeräte
- Taschenlampe
- Reflexhammer
- Blutzucker-Teststreifen

Behandlung respiratorischer Störungen:
- 2-Liter-O_2-Flasche (400 l O_2) mit Sekretabsaugung und Beatmungsanschlüssen (oder Festsauerstoffgerät)
- Beatmungsbeutel für Erwachsene und Kinder
- Beatmungsmasken
- Naso- und Oropharyngealtuben (Guedel, Wendl)
- Kornzange (zum Auswischen der Mundhöhle)
- Absaugkatheter
- „Pneukanüle" (nach Tiegel oder Matthys)

  Falls Kenntnisse:
  – Intubationsbesteck
  – Endotrachealtuben
  – Skalpell (Koniotomie)

Behandlung von Kreislaufstörungen:
- Plasmaexpander (Gelatine, HAES[*)], Dextran 6%), 2 × 500 ml in Plastikbeuteln
- Vollelektrolytlösung (Ringer), 2 × 500 ml in Plastikbeuteln
- Natriumbikarbonat 8,4%, 250 ml
- Venenkatheter
- Spritzen, Kanülen, Tupfer

  Zusätzlich:
  – Verbandmaterial
  – pneumatische Schienen

Medikamente[**)]
Adalat, Akrinor, Alupent, Atropin, Berotec-Spray, Buscopan, Catapresan, Kalziumglukonat, Fortecortin (i.v.), Dolantin, Dopamin, Euphyllin, Glukose 40%, Alt-Insulin, Isoptin, Lanitop, Lasix, Morphin, Nitrolingual, Novalgin, Narcanti, Suprarenin, Tavegil, Valium, Visken, Xylocain 2%, Tramal.
Evtl. Antidote zur Vergiftungstherapie

Nur für Notärzte:
Medikamente zur Anästhesie, einschließlich Muskelrelaxantien

[*)]Hydroxyäthylstärke
[**)] fast alles Präparatenamen „®"

eine Ergänzung, kein Ersatz des bodengebundenen Rettungsdienstes, da er nachts und bei bestimmten Wetterbedingungen nicht fliegen kann.
Die Bundesrepublik ist inzwischen mit einem nahezu lückenlosen „Luftrettungsnetz" überzogen. Der Aktionsradius der Rettungshubschrauber liegt für Primäreinsätze bei ca. 50 km (ca. 15 Flugminuten).

Anforderungen an Rettungspersonal und Notärzte

Die vielfältigen Aufgaben in der Erstversorgung von Notfallpatienten erfordern ein erhebliches Maß an Kenntnissen und praktischen Fertigkeiten. Eine entsprechend gute Weiterbildung ist noch nicht überall einheitlich geregelt.

- **Rettungssanitäter (= Rettungsassistent)**

Er muß die technischen Rettungsmittel (Bergungs-, Funk-, Lösch- und medizinische Geräte) bedienen und warten. Aufgrund guter medizinischer Kenntnisse unterstützt er den Notarzt und muß notfalls (bei Massenunfällen u.ä.) auch allein handeln.

- **Notarzt**

Er sollte neben ausreichenden Kenntnissen der Notfalldiagnostik und -therapie, in den Techniken der Reanimation, einschließlich Intubation, Defibrillation und Punktion zentraler Venen auch unter erschwerten Bedingungen geübt sein. Dies bedingt ausreichend lange Erfahrung in Anästhesie und/oder Chirurgie sowie in der inneren Medizin (Fachkundenachweis „Arzt im Rettungsdienst"). Der Notarzt muß über die örtlichen Gegebenheiten, die Organisation des Rettungsdienstes und die Leistungsfähigkeit der Kliniken seines Bereichs informiert sein. Er entscheidet, wohin der Patient transportiert wird. Hierbei gilt, das für den Notfallpatienten bestgeeignete und nicht das nächstgelegene Krankenhaus anzusteuern.
Der Notarzt dokumentiert alle notfallmedizinisch relevanten Daten und Informationen in einem bundesweit standardisierten **Notarzteinsatzprotokoll**, insbesondere Anamnese, Befund und durchgeführte Therapie. Das Protokoll ist dem aufnehmenden Klinikarzt bei der Patientenübergabe auszuhändigen.

5.2 Notfallkoffer

Da die ersten Sofortmaßnahmen oft in größerer Entfernung vom NAW oder RHS eingeleitet werden müssen, führen Arzt und Rettungssanitäter die wichtigsten Ausrüstungsgegenstände und Medikamente in einem oder mehreren Notfallkoffern mit sich. Diese Austattung erlaubt eine Erstversorgung aller akuten Vitalgefährdungen. Auch Ärzte, die nur selten Notfälle versorgen, sollten sich eine ähnliche Ausrüstung zusammenstellen (Tab. 4.4).

6 Erstversorgung in der Klinik

Auch hier steht die Beherrschung der akuten Vitalgefährdung im Vordergrund (s.o.). Unbedingt notwendig ist eine **Notaufnahme** (Schockraum): Dort stehen alle Hilfsmittel für die Notfalldiagnostik (EKG, Röntgen-C-Bogen, röntgendurchlässiger Tisch, Labor, evtl. Computertomographie) und Notfalltherapie (Defibrillator, Beatmungsgeräte u.a.) sowie Personal bereit.

Ideal ist eine enge örtliche Zuordnung von **Not-OP** und **Intensivstation**. Einen sinnvollen Ablauf der Erstversorgung zeigt der Stufenplan zur Versorgung in der Klinik (Tab. 4.5).

Die Anwendung und Reihenfolge apparativer diagnostischer Verfahren richtet sich nach der momentanen Verfügbarkeit und dem voraussichtlichen Zeitbedarf unter Berücksichtigung der Vitalfunktionen des Patienten (Tab. 4.6).

7 Spezielle Notfälle

7.1 Pneumothorax

Ein Spannungspneumothorax (s. Kap. 20.3) führt innerhalb kurzer Zeit zur vitalen Bedrohung durch Mediastinalverdrängung zur gesunden Seite. Bei Rippenfrakturen häufig Kombination mit Hämatothorax.

Klinik: Dyspnoe, Blässe, Zyanose, Tachykardie, zunehmender Blutdruckabfall, Einflußstauung. Die Symptomatik kann sich unter Beatmung (= Überdruckbeatmung) akut verschlimmern oder sich erst entwickeln.

Diagnostik: Hypersonorer Klopfschall, abgeschwächtes Atemgeräusch (Cave: Fortleitung des Atemgeräusches von der kontralateralen Seite), zunehmender Beatmungsdruck in Kombination mit Blutdruckabfall und Tachykardie. In der Klinik Röntgen-Thorax bei stabilen Kreislaufverhältnissen, sonst Diagnose klinisch.

> Pneumothorax: Klinische Diagnose!

Therapie: Im Notfall genügt zur Druckentlastung die Punktion im 2. ICR in der Medioklavikularlinie (nach Monaldi) am Rippenoberrand mit einer einfachen dicken Braunüle: Verwandlung des Spannungspneumothorax in einen offenen Pneumothorax. Oder Verwendung der Fingerlingkanüle nach Tiegel (um den Konus einer Kanüle schnürt man mit einem Faden einen Gummifingerling, in den man ein Loch schneidet). Durch dieses kann in der Exspiration Luft entweichen, in Inspiration kollabiert der Fingerling durch den Sog und verschließt die Kanüle (Abb. 4.17). Nach demselben Prinzip funktioniert das fertige System Pleuracath® nach Matthys.

Tab. 4.5 Stufenplan zur Versorgung in der Klinik (nach W. Spier und C. Burri)

1. Stufe
In der Notfallaufnahme: Diagnostik der Vitalfunktionen, Sofortmaßnahmen, Indikationsstellung zur Notoperation:
- EKG
- Intubation und Beatmung, zunächst mit 100 % O_2
- Thoraxauskultation, bei Rippenfrakturen Bülau-Drainage
- intravenöse Verweilkanülen, Blutentnahme (Notfall-Labor, Blutgruppe, Kreuzblut)
- Sonographie (Pleuraerguß?, freie Flüssigkeit intrabdominell: OP!)
- evtl. Peritoneallavage.

2. Stufe
Ausführliche Diagnostik, Indikation zur Frühoperation:
- Dauerkatheter (Kontrolle Diurese, Hämaturie)
- BGA
- Neurologischer Status
- Extremitäten-Untersuchung
- Röntgendiagnostik: Thorax, Schädel, Wirbelsäule, Becken, Extremitäten je nach Befund Sonographie-Kontrolle (freie Flüssigkeit oft erst nach Kreislaufstabilisierung nachweisbar)
- Schädel-CT
- Angiographie (Luxationsfrakturen)
  – evtl. Frühoperation:
  – Laparotomie
  – Trepanation
  – Thorakotomie
- Anmeldung auf Intensivstation

3. Stufe (später)
Feindiagnostik, planmäßig vorbereitete Eingriffe

Tab. 4.6 Zeitbedarf der Notfalldiagnostik

Inspektion „Klinischer Blick"	1–2 min
Klinische Untersuchung	2–5 min
EKG	5 min
Sonographie	10–20 min
ZVD	5 min
Röntgen	30–90 min

Bei **Verdacht auf ein Thoraxtrauma** sollte wegen des häufig vorhandenen Hämatothorax eine **Bülau-Drainage** im 5. ICR in der Axillarlinie gelegt werden (ohne diagnostische Hilfsmittel stets oberhalb der Mamillenebene, um Verletzungen von Leber/Milz zu vermeiden): Hierzu erfolgt mit einer dünnen Kanüle die Lokalanästhesie. Hautinzision mit einem Skalpell. Tunneln und Eröffnen der Pleura parietalis mit einer stumpfen Schere am Rippenoberrand. Einbringen einer Bülau-Drainage mit einem Trokar unter sicherem Festhalten in ca. 5 cm Abstand von der Eintrittstelle, um ein versehentliches zu tiefes Einstechen zu verhindern. Bei bestehendem Hämatopneumothorax entleert sich anschließend beim Husten oder unter Beatmung Luft und Hämatom. Die Bülau-Drainage wird unter Wasser abgeleitet. Bei persistierender Luftfistel („Sprudeln") sollte die Drainage nie abgeklemmt werden, da anderenfalls sofort wieder ein Spannungspneumothorax entsteht. Bei ausgedehnter Lunge und korrekter intrathorakaler Lage ist ein atemsynchrones Pendeln von Flüssigkeit im Drainagesystem festzustellen („Drainage spielt").

Da bei jedem beatmeten Patienten mit einem Thoraxtrauma und Rippenfrakturen mit dem Auftreten eines – auch beidseitigen – Spannungspneumothorax zu rechnen ist, sollten im Zweifelsfall vor längeren Transporten oder längerdauernden diagnostischen Maßnahmen Bülau-Drainagen gelegt werden.

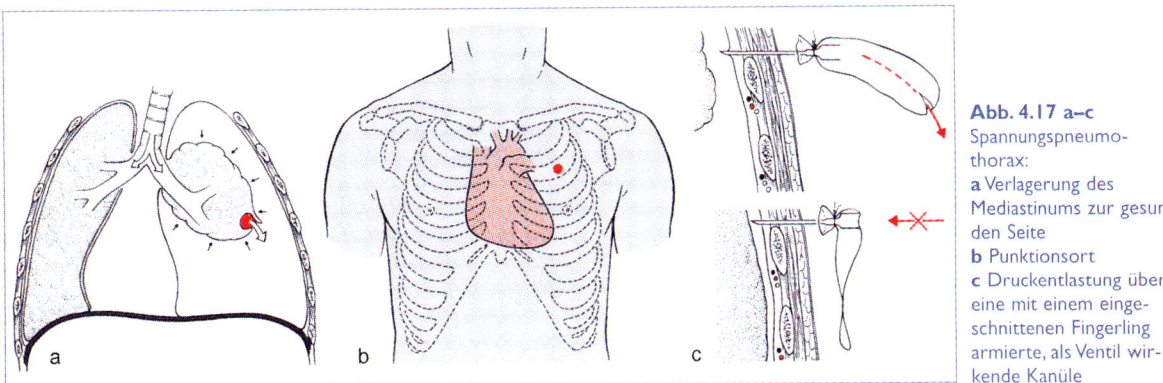

Abb. 4.17 a–c Spannungspneumothorax:
a Verlagerung des Mediastinums zur gesunden Seite
b Punktionsort
c Druckentlastung über eine mit einem eingeschnittenen Fingerling armierte, als Ventil wirkende Kanüle

7.2 Schädel-Hirn-Trauma (s.a. Kap. 16)

Gewalteinwirkung auf den Schädel führt zu Funktionsverlusten und/oder Gewebezerstörungen des Gehirns. Gefahr droht durch die **intrakranielle Drucksteigerung**, bedingt durch:
- Hirnödem
- intrakranielle Blutung (epidural, subdural, intrazerebral)

Folgende Faktoren steigern den Hirndruck zusätzlich:
- O_2-Mangel
- Hyperkapnie
- Kopftieflage
- Einengung der V. jugularis interna (Seitwärtsdrehen des Kopfes)
- intrathorakale Drucksteigerung durch Husten, Pressen, Krämpfe, PEEP-Beatmung
- bestimmte Medikamente, z.B. volatile Anästhetika.

Therapie: Sicherung der Vitalfunktionen (Atmung, Kreislauf), bei Bewußtlosen möglichst Intubation, Sedierung mit Barbiturat, Benzodiazepin oder Propofol. Diese Substanzen senken gleichzeitig den Hirndruck und reduzieren den zerebralen Stoffwechsel (Hirnprotektion), Beatmung mit O_2 (leichte Hyperventilation), Oberkörperhochlage 15–30°, Nichtintubierte in stabile Seitenlage bringen. Dexamethason 1 mg/kg KG (umstritten), Unterbrechung von Krämpfen mit Valium® (5–10 mg i.v.) oder Trapanal® (2–5 mg/kg KG i.v.).

> Cave: Blutdruckabfall!
> Zur Erhaltung eines ausreichenden zerebralen Perfusionsdruckes (CPP) muß der mittlere arterielle Druck (MAP) ausreichend hoch sein:
> CPP = MAP – ICP (intrakranieller Druck)

- Cave: Atemdepression!
  Schonender Transport nicht in die erstbeste, sondern in die nächsterreichbare geeignete Klinik (Intensivstation, Neurologe, Neurochirurg erreichbar). Möglichst NAW oder RHS (Zeitgewinn!). Vor RHS-Transport Bewußtlose immer intubieren.

> Schädel-Hirn-Trauma: Keine Maßnahmen zur Dehydratation am Unfallort!

7.3 Darmeventeration

Vorfall von Eingeweiden bei perforierenden Bauchverletzungen.
Therapie: Kein Repositionsversuch, sterile Abdeckung, Lagerung mit Knierolle, Schmerzbekämpfung, schonender Transport.

7.4 Einklemmung

Der Patient ist am Notfallort so eingeklemmt, daß er erst nach Einsatz technischer Hilfsmittel gerettet werden kann (z.B. Hauseinsturz, PKW-Unfall, Einklemmung in Maschine).
Therapie: Versorgung „vor Ort" durch den Notarzt vor und während der Befreiung durch den Rettungsdienst.
Atemwege freihalten (evtl. Intubation), Schocktherapie (venöser Zugang), Schmerzbekämpfung gestattet schonende Befreiung (kleine Dosen Morphin, Ketamin).
Möglichst keine Notamputation, sondern Demontage auch großer Werkstücke (Trennscheibe, hydraulische Schere, Wagenheber, Kran u.a.).

7.5 Ertrinken

Definitionen und Pathophysiologie (nach Modell, 1971):
- **1) Ertrinken ohne Aspiration**
  = trockenes Ertrinken (selten)
  Beim Versinken kommt es zum Glottiskrampf: Tod durch Asphyxie und Reflexmechanismen, keine Wasseraspiration.
  1a) Beinahe-Ertrinken ohne Aspiration:
  Wenigstens vorübergehendes Überleben von 1.
- **2) Ertrinken mit Aspiration**
  = feuchtes Ertrinken:
  Tod durch Kombinationswirkung von Asphyxie und Veränderungen nach Flüssigkeitsaspiration während des Versinkens.
  – **Süßwasseraspiration**
    Resorption des Surfactant führt zu massiven Atelektasen
    Resorption des hypotonen Süßwassers kann interstitielles Lungenödem, Hämolyse oder Elektrolytstörungen bewirken.
  – **Salzwasseraspiration**
    Osmotischer Gradient des hypertonen Salzwassers zieht Wasser aus dem Interstitium in die Alveolen: Osmotisches Lungenödem.
  2a) Beinahe-Ertrinken mit Aspiration:
  Wenigstens zeitweises Überleben von 2.
- **Sekundäres Ertrinken**
  Tod nach scheinbar erfolgreicher Rettung oder Wiederbelebung nach Beinaheertrinken durch Entwicklung eines akuten Lungenversagens.

Klinik:
- Atemstillstand
- Kreislaufstillstand
- evtl. Hypothermie.

Therapie:
- Freimachen und Freihalten der Atemwege,
- Atemspende, besser Intubation, Beutelbeatmung + O_2,
- Extrathorakale Herzmassage,
- Medikamente: Adrenalin, ggf. Natriumbikarbonat, Kalziumglukonat,

- Defibrillation bei Kammerflimmern, evtl. Lidocain,
- Hirnödemprophylaxe.

Bei **Ertrinken in kaltem Wasser** besteht auch nach längerem Kreislaufstillstand durch den Einfluß der Hypothermie Aussicht auf Wiederbelebung ohne bleibende Schäden. Die Reanimation deshalb nicht abbrechen, sondern Transport des Patienten in die Klinik unter fortgesetzten Maßnahmen. Wegen der Gefahr des „sekundären Ertrinkens" müssen die Patienten auch nach primärer Erholung mit dem Notarzt zur Intensivüberwachung für 48 Stunden in die Klinik gebracht werden.

> Ertrinken im kalten Wasser: Wiederbelebungsversuch mindestens über eine Stunde!

7.6 Unterkühlung

Durch niedrige Umgebungstemperatur bedingter Wärmeverlust mit Körpertemperatur unter 35 °C. Begünstigend wirken Intoxikationen mit Alkohol, Barbituraten, Phenothiazinen.

Pathophysiologie: Sinkende Außentemperaturen beantwortet der Organismus mit dem Versuch, die Wärmeabgabe durch periphere Vasokonstriktion zu drosseln und die Wärmeproduktion, u.a. durch Muskelzittern, zu erhöhen. Wegen begrenzter Energiereserven ist dies nur einige Zeit möglich.

Klinik:
- 1. Phase (Abwehrstadium): Rektaltemperatur über 34 °C: Psychische Erregung, Vasokonstriktion, Muskelzittern, Schmerzen an den Akren.
- 2. Phase (Erschöpfungsstadium): Rektaltemperatur 34–27 °C, Versagen der Regulationsmechanismen, Bewußtlosigkeit, Bradykardie, J-Welle im EKG, Muskelstarre, flache Atmung.
- 3. Phase (Lähmungsstadium): Rektaltemperatur unter 27 °C. alle Lebenszeichen erloschen, „Scheintod": Periphere Pulse nicht tastbar, im EKG Bradyarrhythmie, ventrikuläre Extrasystolen, Vorhof- oder Kammerflimmern. Atmung nicht registrierbar.

Therapie:
- **Am Unfallort:** Stützung der Ventilation, evtl. Reanimation. (Wegen hypothermiebedingter Stoffwechselreduktion Aussicht auf zerebrale Erholung.)
- **In der Klinik:** EKG-Kontrolle, anfängliche Wiedererwärmung im warmen Bad unter Aussparung der Extremitäten (sonst zu großer Volumenverlust), warme Infusionen, Erwärmung durch Luftkissenbett (Clinitron®), Beatmung mit warmem Atemgas, Peritoneal- oder Hämodialyse mit warmer Lösung oder Erwärmung über extrakorporalen Kreislauf (Herz-Lungen-Maschine). Übliche intensivmedizinische Maßnahmen. Therapie der Rhythmusstörungen.

7.7 Hitzeschäden

7.7.1 Sonnenstich

Meningeale Reizung als Folge direkter Sonneneinstrahlung. (Säuglinge sind besonders gefährdet.)
Klinik:
- Kopfschmerz
- Unruhe
- Übelkeit
- Nackensteife
- hochroter, heißer Kopf (meist kühle Körperhaut)
- in schweren Fällen Bewußtlosigkeit, Krämpfe.

Therapie: Kalte Umschläge auf Kopf und Nacken, Lagerung mit erhöhtem Kopf in kühler Umgebung.
Bei Zeichen von Hirndruck: Osmotische Therapie mit 150–200 ml Mannit 20 % i.v., evtl. Beatmung, Hyperventilation, sofortige Klinikeinweisung.

7.7.2 Hitzeohnmacht

Vorübergehende zerebrale Mangeldurchblutung durch periphere Vasodilatation bei längerem Stehen im Wärmestau.
Klinik: Typischer Ohnmachtsanfall.
Therapie: Flachlagerung, Beine in Taschenmesserposition. Evtl. Vasopressor (Akrinor® 0,5–1 ml i.v.).

7.7.3 Hitzekrämpfe

Extrazellulärer Flüssigkeitsverlust (2–4 l) mit Natriumverlust durch Schwitzen bei schwerer Arbeit in hoher Temperatur.
Klinik: Muskelzuckungen und Krämpfe der beanspruchten Muskeln.
Therapie: Kühle Umgebung, Ruhepause, Trinken von 1–2 l Elektrolytlimonade (Liquisorb® oder 1–2 Teelöffel Salz/l Wasser) in schweren Fällen 2–3 l Ringer Laktat i.v.

7.7.4 Hitzschlag

Schwerste Störung der Wärmeregulation.
Ursache: Längere Einwirkung hoher Umgebungstemperatur bedingt unzureichende Wärmeabgabe, besonders bei Dehydratation und wärmestauender Kleidung.
Klinik: Kopfschmerzen, Übelkeit, Schwindel, Bewußtseinstrübung bis -verlust, Hyperventilation. Puls über 140/min, RR anfangs erhöht mit großer Amplitude, später Schock. Haut zunächst rot, heiß, trocken, später grau-zyanotisch, Temperatur über 40 °C.
Therapie: Kühle Umgebung, Flachlagern mit erhöhtem Kopf, Kaltwasserbad oder kalte Umschläge, Eisstücke, Überwachung von RR, Puls, Rektaltemperatur, 1000–1500 ml kalte Ringer-Lösung i.v., O_2-Gabe, evtl. Beatmung, Abkühlung auf 38,5 °C, Barbiturate bei Krämpfen.

7.8 Elektrounfall

Schädigung durch Kontakt mit Stromquellen:
Niederspannung (bis 1000 V), Hochspannung (über 1000 V); ab 500 V immer schwere Gewebezerstörungen.
Blitzschlag (bis 20 000 A und 50 Mio. V).
Pathophysiologie: Fließt Strom durch den Körper des Verletzten, entsteht Widerstandswärme.

Folgen:
- Verbrennungen 1.-4. Grades, „Strommarken" am Ein- und Austrittspunkt (s. Abb. 6.19, S. 270).
- Muskelkontraktionen durch direkte elektrische Reizung können Muskelrisse, Frakturen und Luxationen erzeugen.
- Elektrische Reizung des Herzens kann Kammerflimmern oder Asystolie auslösen.
- Stromfluß durch das Gehirn führt zu schweren neurologischen Ausfällen, Bewußlosigkeit, evtl. Atemstillstand.

Klinik:
- Kreislaufstillstand (EKG: Asystolie oder Flimmern?)
- Verbrennungen (s. Kap. 6).

Therapie:
- Zunächst unbedingt **Stromkreis unterbrechen** (Sicherung, Stecker), bei Hochspannung (Industrie, Bahn, Überlandleitung) Abschalten und Erden nur durch Fachpersonal!
Ist Abschalten des Stroms nicht möglich: Schuhe mit Gummisohlen, Gummistiefel und Isolierhandschuhe anziehen, mit trockener Holzstange oder Stab aus Isolierstoff (z.B. Pertinax®) spannungsführende Teile (Leitung o.ä.) vom Verletzten oder Verletzen von Stromquelle wegschieben.

> Elektrounfall: Vor der Unfallrettung Stromkreis unterbrechen!

- **Wiederbelebung** von Atmung und Kreislauf, EKG-Überwachung, Verbrennungsbehandlung (s. Kap. 6), Notverbände, Schienung, Transport.
- Auch bei scheinbar symptomlos verlaufenem Stromunfall wird der Patient in die **Klinik** gebracht (dort Monitorüberwachung!) wegen
  - Rhythmusstörungen
  - pektanginösen Beschwerden
  - Synkopen nach dem Unfall
  - sonstigen EKG-Veränderungen.

7.9 Dekompressionsunfall

(Caisson- oder Taucherkrankheit)
Bei zu raschem Auftauchen aus Tiefen unter 10 m durch Dekompression bedingte schnelle Ausdehnung der in Blut, Geweben, Körperhöhlen und Atemwegen gelösten bzw. enthaltenen Atemgaskomponenten.

Klinik:
1. Zeichen der zentralnervösen Gasembolie: Rückenmarks- und Hirnschäden (Lähmung, Sehstörungen, Bewußtlosigkeit u.a.)
2. Innenohrschäden:
Schwindel, Schwerhörigkeit, Übelkeit
3. Kreislauf- und Lungenschäden: Schock, Atemnot, Hämoptoe, evtl. Pneumothorax, Hautemphysem.

Therapie: Bei Pneumothorax Pneukanüle (besser Pleuracath®) im 2. ICR, Beatmung mit 100 % Sauerstoff. Rekompression auf bis zu 6 Bar (60 m Wassertiefe) innerhalb von 3–5 min, wenn Überdruckkammer in unmittelbarer Nähe (z.B. an Caissonbaustelle), sonst schnellstmöglicher Transport zur nächsten hyperbaren Therapieeinheit.
Zentraler Nachweis Europa für HBO-Zentren: Tel.: 0041–1/383–1111 (REGA Zürich).

7.10 Verätzung

(s. Kap. 1.4)
Kontakt der Körperoberfläche oder des Gastrointestinaltrakts mit Laugen (fortschreitende Kolliquationsnekrose) oder Säuren (mehr oberflächliche Koagulationsnekrose). Unfall oder Suizid.

Klinik: Nach Verschlucken Schmerzen im Mund, Rachen, retrosternal und im Epigastrium. Nach einiger Zeit evtl. Atemnot durch Pharynxödem, Schock, Zeichen der Organperforation (Ösophagus, Magen). Bei Säuren sichtbare Ätzschorfe, bei Laugen mehr glasig-sulzige Veränderungen der Schleimhaut. Oft typischer Geruch (Essig, Ammoniak u.ä.).

Therapie:
- Oberflächliche Verätzungen mit reichlich Wasser, evtl. Natriumbikarbonat spülen. Lockerer Verband.
- Bei Verätzungen des Gastrointestinaltraktes immer frühzeitig Magensonde legen, bevor durch tiefgreifende Wandnekrose erhöhte Perforationsgefahr besteht.
- **Säureingestion:** Trinkenlassen von Milch (evtl. mit 20 g Magnesia usta), über Sonde Natriumbikarbonat.
  Vorsicht: Gasbildung im Magen bei Neutralisation. Kein Erbrechen auslösen wegen Aspirationsgefahr, eine schwere Aspirationspneumonie wäre die Folge!

- **Laugeningestion:** Wasser oder leicht saure Flüssigkeit (1 %ige Essigsäure) trinken lassen oder über Magensonde geben. Über Magensonde absaugen.
- **Allgemeine Therapie:** Schockbehandlung, bei Aspirationsgefahr oder Atemnot: Intubation.
  Sedierung, Schmerzbekämpfung, parenterale Ernährung, Breitbandantibiotika, Notfall-Gastroskopie, bei Nachweis einer Perforation durch Gastrografin®-Darstellung ggf. Diskontinuitätsresektion (s. Kap. 23.6).

7.11 Vergiftungen

Eine unübersehbare Vielzahl von Substanzen führt – abhängig von der Dosis – zu Vergiftungen (Unfall, Suizid, Verbrechen). Sie können peroral-intestinal, perkutan oder durch Inhalation aufgenommen werden. Die spezielle Symptomatik und Therapie muß in entsprechenden Publikationen (s. Schuster, Notfallmedizin, Enke-Reihe zur AO[Ä], Kap. 7) nachgelesen oder in Vergiftungsinformationszentralen erfragt werden (s. Tab. 4.7).
Anamnese: Möglichst genau (Zeugen, Angehörige) Art des Giftes und Zeitpunkt der Aufnahme erfragen. Umgebung des Vergifteten durch Polizei oder Rettungspersonal absuchen lassen: Flaschen? Behälter? Tablettenröhrchen? Gase u.a.?

Sicherung der Vitalfunktionen

- Atemstörungen behandeln (s.o.). **Vorsicht!** Bei stark wirkenden Giften keine Mund-zu-Mund-Beatmung!
- Herz- und Kreislaufstörungen beheben (s.o.).

Entgiftung

- **Erbrechen** lassen (nur bei erhaltenem Bewußtsein!). Entweder durch Trinken von NaCl-Lösung (3 Teelöffel Kochsalz auf 100 ml Wasser) oder durch Injektion von Apomorphin 0,1 mg/kg KG i.m. als Mischspritze mit 0,14 mg/kg KG Novadral® zur Vermeidung von Kreislaufdepressionen.
- **Magenspülung:** Bei bewußtseinsklaren Patienten dicken Magenschlauch einführen. In Bauch- oder Links-Seitenlage bis zum klaren Rücklauf mit Wasser spülen. Bewußtlose vor Spülung intubieren!
  Kontraindikationen der Magenspülung und des provozierten Erbrechens:
  – Verätzung
  – Vergiftung durch Kohlenwasserstoffe.
- **Über den Darm:** Nach Ende der Spülung Aktivkohle (0,5–1 g/kg KG) als Absorbens sowie 15–30 g Natriumsulfat als Abführmittel durch den Schlauch instillieren.
- **Über die Niere:** forcierte Diurese, unterstützt durch 125–250 ml Mannit-Lösung (5–10 %) oder Furosemid (Lasix®) i.v.; Peritoneal- und Hämodialyse; Hämofiltration.

Spezielle Notfälle   4 Chirurgischer Notfall 249

Tab. 4.7 Informationszentralen bei Vergiftungen

Deutschland (Tag- und Nachtdienst)

14050 Berlin
Reanimationszentrum am Universitätsklinikum Rudolf Virchow, Standort Charlottenburg, Spandauer Damm 130
Tel.: 030/3035–3466
030/3035–2215
030/3035–3436
030/3035–0 (Zentrale)

14059 Berlin
Beratungsstelle für Vergiftungserscheinungen und Embryonaltoxikologie, Pulsstr. 3-7
Tel.: 030/3 02 30 22
Fax: 030/34 30 70 21

13086 Berlin
Institut für Arzneimittelwesen (IFAR) – Zentraler Toxikologischer Auskunftsdienst, Große Seestr. 4
Tel. 030/9 66 94 18
030/9 65 33 53

53113 Bonn
Informationszentrale gegen Vergiftungen, Universitäts-Kinderklinik und Poliklinik, Adenauerallee 119
Tel.: 0228/287–3211
0228/287–33 33
Fax: 0228/287–3314

38126 Braunschweig
Med. Klinik II des Städt. Klinikums, Salzdahlumer Str. 90
Tel.: 0531/6 22 90

28205 Bremen
Klinikum für Innere Medizin – Intensivstation – Zentralkrankenhaus, Kliniken der Freien Hansestadt Bremen, St.-Jürgen-Str.
Tel.: 0421/4 97 52 68
0421/4 97 46 88

99089 Erfurt
Giftnotruf Erfurt, Nordhäuser Str. 74
Tel.: 0361/7 30 73–0
0361/7 30 73–11
Fax: 0361/7 30 73–17

79106 Freiburg/Breisgau
Informationszentrale für Vergiftungen der Universitäts-Kinderklinik, Mathildenstr. 1
Tel.: 0761/270–43 61
0761/270–43 00/01 (Pforte)
Fax: 0761/270–44 57

Vergiftungen: Beim Bewußtlosen vor der Magenspülung Intubation zum Schutz vor Aspiration!

Spezielle Therapie, Antidote

Zusätzlich zur allgemeinen Therapie ist bei einigen Vergiftungen die Gabe von Antidoten wirksam, z.B.:

- **Zyanidvergiftung:** 3,25 mg/kg KG 4-DMAP® i.v., danach 6–12 g Natriumthiosulfat i.v.
- **Organische Phosphorverbindungen** (z.B. E605): Kohle, Natriumsulfat, Atropin 2–5 mg i.v.; wiederholen bis zu Pupillenerweiterung. Zusätzlich 3–4 mg/kg KG Toxogonin® i.v.
- **Opiate:** Narcanti® 0,2–0,4 mg langsam i.v. (Opiatantagonist), nach 20–30 min gleiche Dosis i.m.
- **CO-Vergiftung:** „Spezifisches Antidot" ist O_2: 100 % Sauerstoff über Maske, besser Intubation und Beatmung mit 100 % O_2, hyperbare O_2-Therapie.

Liste der Informationszentren bei Vergiftungen s. Tab. 4.6 und die inneren Umschlagseiten vorne und hinten im Buch.

Tab. 4.7 Informationszentralen bei Vergiftungen (Fortsetzung)

37075 Göttingen
Vergiftungszentrale der Universitäts-Kinderklinik und -Poliklinik, Robert-Koch-Str. 40
Tel.: 0551/39–62 39

22291 Hamburg
Gift-Informationszentrale des Allg. Krankenhauses Barmbek, I. Med. Abteilung, Rübenkamp 148
Tel.: 040/63 85–33 45
040/63 85 –33 46
040/63 85–1 (Zentrale)
Fax: 040/63 85–21 73

66421 Homburg (Saar)
Beratungsstelle für Vergiftungsfälle im Kindesalter, Universitäts-Kinderklinik im Landeskrankenhaus
Tel.: 06841/16–2257
06841/16–2846
06841/16–0 (Zentrale)

34117 Kassel
Untersuchungs- und Beratungsstelle für Vergiftungen, Labor Dres. med. M. Hess, G. Schonard, K. Kruse, Karthäuserstr. 3
Tel.: 0561/9188–320
Fax: 0561/9188–299

Tab. 4.7 Informationszentralen bei Vergiftungen (Fortsetzung)

24105 Kiel
Zentralstelle zur Beratung bei Vergiftungsfällen, I. Med. Universitätsklinik, Schittenhelmstr. 12
Tel.: 0431/597–42 68
0431/597–0 (Zentrale)
Fax: 0431/597–1302

56073 Koblenz
Städt. Krankenhaus Kemperhof, Intensivstation der I. Med. Klinik, Entgiftungszentrale, Koblenzer Str. 115–155
Tel.: 0261/499–648 (Erwachsene)
0261/499–676 (Kinder)

04107 Leipzig
Toxikologischer Auskunftsdienst, Härtelstr. 16–18
Tel.: 0341/31 19 16

67063 Ludwigshafen/Rhein
Vergiftungsinformationszentrale an der Med. Klinik C, Klinikum der Stadt Ludwigshafen am Rhein, Bremserstr. 79
Tel.: 0621/503–431
0621/503–0 (Zentrale)

55131 Mainz
Klinische Toxikologie – Giftinformation, II. Med. Klinik und Poliklinik der Universität Mainz, Langenbeckstr. 1
Tel.: 06131/23 24 66
06131/23 24 67
06131/17–1 (Zentrale)

41061 Mönchengladbach
Toxikologische Untersuchungsstelle, Labor Dr. rer. nat. Th. Stein, Dr. med. H. Kehren, Dr. med. B. Beckers, D. rer. nat. Dr. med. D. Siepen, Prof. Dr. med. W. Stoch, Wallstr. 10
Tel. 02161/81 94–0 (Zentrale)
Fax: 02161/81 94–50

81675 München
Giftnotruf München (Toxikologische Abteilung der II. Med. Klinik rechts der Isar der TU), Ismaninger Str. 22
Tel.: 089/4140–22 11
Fax: 089/4140–24 67

48129 Münster
Behandlungsstelle für Vergiftungserscheinungen, Medizinische Universitätsklinik, Abt. B, Albert-Schweitzer-Str. 33
Tel.: 02151/83–62 45
0251/83–61 88
0251/83–1 (Zentrale)

90419 Nürnberg
2. Medizinische Klinik des Klinikums Nürnberg, Toxikologische Intensivstation, Giftinformationszentrale, Flurstr. 17
Tel.: 0911/398–2451
0911/398–0 (Zentrale)
Fax: 0911/398–24 51

26871 Papenburg/Ems
Marienhospital-Kinderklinik, Hauptkanal rechts 75
Tel.: 04961/83-301
04961/83-0 (Zentrale)

Österreich
1090 Wien
Vergiftungsinformationszentrale, Allg. Krankenhaus, Währinger Gürtel 18-20
Tel.: (in Österreich) 0222/4 04 00-22 22
02222/43 43 43

Schweiz
8030 Zürich
Schweizerisches Toxikologisches Informationszentrum, Klosbachstr. 107
Tel.: (in der Schweiz) 01/2 51 51 51
01/2 51 66 66
Fax: (in der Schweiz) 01/2 51 88 33

5 Polytrauma

Kapitelübersicht

Polytrauma

Vorgehen am Unfallort

Vorgehen in der Klinik

Vorgehen bei mehreren Verletzten, Massenunfällen, Katastrophen

1 Definition

Gleichzeitig entstandene Verletzung mehrerer Körperregionen oder Organsysteme, wobei wenigstens eine Verletzung oder die Kombination mehrerer Verletzungen lebensbedrohlich ist (Tscherne).

81 % alle Polytraumen sind Folge eines Verkehrsunfalls. Als Folge der Polytraumatisation entwickelt sich eine **„Zweitkrankheit"**. Diese ist nicht einfach die Summe der Einzelverletzungen und ihrer typischen Verläufe, sondern zeigt eine gewisse Eigenständigkeit. Sie ist hauptsächlich bedingt duch massiven Schock, Hypoxie und metabolische Fehlsteuerungen. Je nach Ausmaß des Polytraumas, Zeitpunkt des Einsetzens und Art der Therapie kommt es zu unterschiedlich starker Ausprägung der „Zweitkrankheit" als Schockfolge (s. Kap. 3.3.3):

- „Lunge im Schock", daraus evtl. Entwicklung der Schocklunge (akutes Lungenversagen, ARDS)
- Gerinnungsstörungen (DIC, Verbrauchskoagulopathie) (s. Kap. 3.3.6).
- Stoffwechselentgleisung (Postaggressionsstoffwechsel) mit verminderter Glukosetoleranz (BZ-Erhöhung) und Katabolie (s. Kap. 3.3.2)
- „Niere im Schock" → Schockniere
- „Leber im Schock" → akutes Leberversagen
- Sepsis
- SIRS.

2 Vorgehen am Unfallort

Nach einer Polytraumatisation entwickelt sich stets ein mehr oder minder stark ausgeprägter **hämorrhagischer Schock,** bedingt durch Blutverlust nach innen und/oder außen (s. Kap. 3.3.3). Bei schweren Gefäßverletzungen oder Rupturen parenchymatöser Organe intraabdominal oder intrathorakal gehen schnell mehrere Liter Blut verloren. Blutverluste bei geschlossenen Frakturen werden oft unterschätzt (Tab. 5.1).

Zusätzlich kommt es beim Polytrauma sehr häufig zu Hypoxie und Hyperkapnie durch Zunahme intrapulmonaler Shunts, Atelektasen, gesteigerte Totraumventilation, Aspiration, verlegte obere Atemwege und Störungen der zentralen Atemregulation. Daher sollte die Therapie so frühzeitig wie möglich, also am Unfallort beginnen. Untersuchungen belegen signifikant höhere Überlebensraten bei Erstversorgung durch den Notarzt (NAW/RHS), Frühintubation, Volumensubstitution und Beatmung zur Prophylaxe der Schocklunge.

Polytrauma: Therapie muß am Unfallort beginnen

2.1 Diagnostik

Die Notfalldiagnostik (s. Kap. 4.2) besteht aus Kurzanamnese mit Frage zum Unfallmechanismus, klinischer Untersuchung mit Vorrang der Vitalfunktionen (s. Tab. 4.1) und Messung von Blutdruck und Puls. Wertvolle Hinweise zur Schwere des Schocks gibt der **Schockindex** nach Allgöwer (Tab. 5.2).
Bei jungen Patienten ist der Schockindex wegen der guten Kompensationsmöglichkeiten wenig aussagekräftig, so daß auch bei negativem Schockindex ein manifester Schock vorliegen kann. Besonders zu achten ist auf:
- Schädel-Hirn-Trauma, HWS-Fraktur
- Blutung: intrathorakal
- Blutung: intraabdominell
- Blutung: retroperitoneal
- Spannungspneumothorax.

Anmerkung: Für das Auftreten eines Multiorganversagens (MOV) prognostisch bedeutsamer ist der pH-Wert bzw. der Baseexzeß als Hinweis auf das Ausmaß der Zirkulationsstörung.

Tab. 5.1 Blutverluste bei geschlossenen Frakturen (nach Burri)

Unterarm	50–400 ml
Humerus	100–800 ml
Becken	500–5000 ml
Femur	300–2000 ml
Tibia	100–1000 ml

2.2 Therapie

- **Freimachen und Freihalten der Atemwege**
  O_2-Gabe, optimal: Intubation, Frühbeatmung mit positiv-endexspiratorischem Druck (PEEP) von 5 cm H_2O.
- **Schockbekämpfung** zur Wiederherstellung einer ausreichenden Perfusion und Mikrozirkulation durch Volumenersatz über großlumige Plastikkanülen mit Plasmaersatzmitteln (Gelatine, Hydroxyäthylstärke = HAES) und/oder Elektrolytlösung (Ringer), Druckinfusion aus Plastikbeuteln (keine Gefahr der Luftembolie), Schocklagerung (s.o.).

> ZVK ist kein Volumenzugang, besser großvolumiger peripherer Zugang (12–16 G)!

- **Schmerzbekämpfung** und evtl. Sedierung oder Narkose vermindern die schmerzbedingte sympathoadrenerge Reaktion, deren Folgen Vasokonstriktion, metabolische Fehlsteuerung, Azidose usw. sind.
  Medikamente: Novalgin® 5–10 mg/kg KG i.v. bei starken Schmerzen Dolantin® 0,5–1 mg/kg KG i.v., Dipidolor® ¼ bis ½ Amp. i.v., Tramal® ca. 1 mg/kg KG i.v., Fentanyl® 0,05 mg i.v. Sedierung mit Valium®, Atosil®, Ketanest® (relative KI, erhöhter Hirndruck). Diese Dosen gelten als Anhalt für spontanatmende Patienten, bei beatmeten Patienten kann höher dosiert werden.
- **Entlastung eines Spannungspneumothorax:** (Tiegel-Ventil oder Pleuracath® nach Matthys, Punktion im 2. ICR in der Medioklavikularlinie). Bei Rippenfrakturen mit Verdacht auf Hämatopneumothorax Bülau-Drainage zur gleichzeitigen Drainage des Hämatoms.

Tab. 5.2 Schockindex nach Allgöwer

$$\frac{\text{Puls}}{\text{Blutdruck(syst.)}} *) = \begin{array}{l} \text{0,5: normal} \\ \text{1,0: drohender Schock} \\ \text{1,5 und mehr: manifester Schock} \end{array}$$

*) Merkwort für Schockindex: „Puck" → Puls/Blutdruck; weiteres über den Schock s. Kap. 3.3.3

- **Ruhigstellung von Frakturen** (Vakuumatratze, pneumatische Schienen), Luxationsfrakturen mit Gefahr der Durchblutungsstörung oder schwerer Weichteilschäden durch Längszug reponieren.
- **Schonender Transport** in die Klinik unter Weiterführung von Volumensubstitution, Beatmung, Analgesie und Sedierung (NAW/RHS). Über Funk gezielte Vorinformation der Klinik, evtl. schon Blut zur Blutgruppenbestimmung und Kreuzprobe mit Polizei oder Feuerwehr vorausschicken.

Beatmung bei Rippenserienfraktur: Bülau-Drainage obligat!

3 Vorgehen in der Klinik

Voraussetzung zur optimalen Behandlung eines Patienten mit Polytrauma ist ein gut organisierter Aufnahmeraum (Notaufnahme, Schockraum). Enge Zusammenarbeit von Chirurgen, Anästhesisten, Neurologen und fallweise zusätzlichen Fachärzten (HNO, Kieferchirurgie, Neurochirurgie, Augenheilkunde, Urologie, Herz- und Gefäßchirurgie u.a.) ist unerläßlich. Nur so können kurzfristig die Diagnose gestellt, die Behandlungstaktik und insbesondere Prioritäten für Operationen festgelegt werden. Unter Zeitdruck muß hier konzentriert, sorgfältig und effektiv diagnostiziert und gehandelt werden, um die entscheidende „golden hour in shock" nicht zu verpassen.

Polytrauma: Alle für einen

3.1 Diagnostik

Erste Überprüfung der Vitalfunktionen (s. Notfallcheckliste S. 221):
- **Bewußtsein**
  - Neurologischer Status, GCS (Glasgow Coma Scale)
  - Zusatzuntersuchungen: Schädel-Rö., WS-Rö., CCT
- **Atmung**
  - Inspektion, Auskultation, Pulsoxymetrie
  - Perkussion
  - Zusatzuntersuchungen: Rö.-Thorax, Rö. knöcherner Hemithorax (Pneu? Frakturen? Aspiration? Hämatothorax? Mediastinalverbreiterung? Tubus- und Venenkatheterlage?)
- **Herz-Kreislauf-Funktion**
  - RR-Messung, Puls, EKG
  - Zusatzuntersuchungen: Arterielle Punktion (Druckmessung), Cavakatheter (ZVD), evtl. Swan-Ganz-Katheter, Bestimmung der zentralvenösen O_2-Sättigung (HZV-Schätzung)
- **Abdomen**
  - Inspektion, Palpation, Auskultation
  - Zusatzuntersuchungen: Sonographie, ggf. Lavage, Rö.-Beckenübersicht

- **Säure-, Basen-, Wasser- und Elektrolythaushalt**
  - Labor: Hb, HKT, Elektrolyte, BGA, Blutgruppe, Kreuzprobe (ausreichend viele Konserven bereitstellen!), Gerinnungsstatus, Amylase, Blutzucker, Kreatinin, Gesamteiweiß (s. Kap. 1.2)
  - Transurethraler oder suprapubischer Blasenkatheter: Stundendiurese kontrollieren.

3.2 Therapie

3.2.1 Aufnahme und Reanimationsphase

- Massive **Volumensubstitution:** Kristalloide, Kolloide: unter Abwägung des Transfusionsrisikos Erythrozytenkonzentrate (ggf. ungekreuzt 0 neg.) und „fresh frozen plasma" = FFP). Der Hb/HKT hinkt dem Blutverlust um mehrere Stunden hinterher! Bester Parameter für Volumenmangel: ZVD. Vorsichtige Volumensubstitution bei Verdacht auf Lungenkontusion und ARDS.
- Maschinelle **Beatmung** unter engmaschiger Kontrolle der arteriellen BGA, kapilläre BGA bei Zentralisation häufig nicht möglich, Einsatz von PEEP bei stabilen Kreislaufverhältnissen ($\rightarrow$ RR-Abfall).
- Langsame **Korrektur der Azidose** nach BGA mit 8,4 %igem Natriumbikarbonat. Faustformel: Körpergewicht · 0,3 · Baseexcess · 1/2.
- **Schmerzbekämpfung** mit Fentanyl®, Sedierung mit Dormicum® nach Erhebung eines neurologischen Status, evtl. zusätzlich Relaxation.
- Auch eine Alpha-Sympathikolyse z.B. mit Hydergin® oder DHBP kann bei fortbestehender Zentralisation nach ausreichender Volumensubstitution sinnvoll sein.

3.2.2 Erste Operationsphase

Frühoperationen müssen sofort – unter Umständen bei noch bestehender Schocksymptomatik – durchgeführt werden, wenn in der Reihenfolge ihrer Bedeutung eine vitale Bedrohung besteht durch
- **intraabdominelle Blutung:** Vorher möglichst Prüfung mittels Sonographie oder Peritoneallavage (s. Kap. 30): Laparotomie und Versorgung von Verletzungen an Leber, Milz, Gefäßen u.a.
- **intrathorakale Blutung, Spannungspneu:** Bülau-Drainage, evtl. Thorakotomie mit Versorgung von Verletzungen großer Gefäße und/oder des Herzens.
- **Blutung bei Beckenfrakturen:** Muß in der Erstdiagnostik schleunigst erkannt werden, da häufig Quelle schwerster Massenblutung. Blutstillung meist nur durch sofortige Kompression der Fraktur („Beckenzwinge" oder operative Stabilisierung: Fixateur externe/interne, Plattenosteosynthese).

Tab. 5.3 Intensivtherapie des Polytraumas

- Volumenkonstante Beatmung mit PEEP, physikalische Therapie
- Analgetika, Opiate, Sedativa, Relaxanzien
- Kreislaufüberwachung: „Blutige" RR-Messung, ZVD, EKG, evtl. Swan-Ganz-Katheter
- Frühzeitiger Beginn einer parenteralen Ernährung mit Kohlenhydraten, Aminosäuren und Fett, frühestmöglich enteral (Sondenkost)
- Volumensubstitution nach RR, ZVD, Hb/HKT, Diurese, Bilanz
- Evtl. Behandlung des gleichzeitigen Schädel-Hirn-Traumas (Hyperventilation, Barbiturate, Oberkörper hochlagern u.ä.m.)
- Behandlung der Schockfolgen an Leber und Niere: focierte Diurese, Ultrafiltration, Hämodialyse, Gabe spezieller Aminosäurelösungen usw.
- Streß-Ulkus-Prophylaxe, z.B. Sucralfat (Ulcogant®) per Magensonde, Pirenzepin (Gastrozepin®) i.v.

- **intrakranielle Drucksteigerung** (sub- oder epidurales Hämatom): Trepanation. Aber: Vordringlich ist meist die primäre operative Stillung einer lebensbedrohlichen Blutung (z.B. Bauch, Becken), da ein ausreichender Blutdruck für einen Mindest-CPP erforderlich ist! Evtl. Simultanoperation durch 2 Teams.

- Intraabdominelle Blutung → sofortige Operation
- Intrathorakale Blutung → verzögerte Operation (erst Bülau-Drainage)
- Beckenblutung → sofortige Stabilisierung
- Intrakranielle Blutung → umgehende Operation

In der Regel ergibt sich folgendes Vorgehen:
1. Operative Stillung einer lebensbedrohlichen Blutung (Bauch, Becken)
2. Neurochirurgische Intervention
3. ggf. Stillung einer Thoraxblutung (> 2 l/24 h).

3.2.3 Erste Stabilisierungsphase

Fortführung der allgemeinen Therapie.

3.2.4 Zweite Operationsphase

Aufgeschobene chirurgische Versorgung erfolgt nach Stabilisierung der Schocksituation bei primär nicht vital bedrohlichen, aber dringlichen Verletzungen wie
- Verletzungen von Hohlorganen (Magen, Darm, Blase usw.)
- Verletzungen im Stirnhöhlenbereich (s. Kap. 18)
- Mittelgesichts- und Kieferverletzungen (s. Kap. 18)
- offene Frakturen II. und III. Grades (s. Kap. 47)
- dislozierte Gelenkfrakturen und Luxation.

Möglichst schonendes und kürzestes Operationsverfahren wählen.

Operationen beim Polytrauma: So viel wie nötig, so wenig wie möglich

3.2.5 Zweite Stabilisierungsphase

In der folgenden, durch die „Zweitkrankheit" (s.o.) bestimmten Phase, deren Dauer ca. 10 Tage bis zu mehreren Wochen betragen kann, sollten wegen der zusätzlichen Gefährdung durch das Operationstrauma und der nachgewiesenen schlechten Operationsergebnisse keine Wahleingriffe durchgeführt werden! Erst nach der glücklich überstandenen Phase der Intensivtherapie des Polytraumas (Tab. 5.3) folgt die dritte Operationsphase.

3.2.6 Dritte Operationsphase

- Zweiteingriffe (Korrekturen, plastische Operationen)
- Spätosteosynthesen nach primärer Stabilisierung durch Gips, Extension oder Fixateur externe.

Tab. 5.4 Hannoverscher Polytraumaschlüssel (PTS)

Alter			
0–39	0	60–64	5
40–49	1	65–69	8
50–54	2	70–75	13
55–59	3	> 75	21

Schweregrad nach PTS		
Schweregrad	Punktezahl	Letalität
I	–19	bis 10 %
II	20–34	bis 25 %
III	35–48	bis 50 %
IV	> 48	bis 75 %

H.H. Oestern et al., Unfallchirurg 88 (1985) 465–472

PTSS (Schädel)	
SHT 1	4
SHT 2	8
SHT 3	12
Mittelgesichtsfraktur	2
Schwere Mittelgesichtsfraktur	4

PTSE (Extremitäten)	
Zentraler Hüftverrenkungsbruch	12
Einfache Oberschenkelfraktur	8
Oberschenkeltrümmerfraktur	12
Unterschenkelfraktur	4
Knieband, Patella, Unterarm, Ellenbogen, Sprunggelenk	2
Gefäßverletzung	
oberhalb Ellenbogen/Kniegelenk	8
unterhalb Ellenbogen/Kniegelenk	4
Oberschenkel-/Oberarmamputation	12
Unterschenkel-/Unterarmamputation	8
jede offene 2. und 3. Fraktur	4
große Weichteilquetschung	2

PTSB (Becken)	
Einfache Beckenfraktur	3
Kombinierte Beckenfraktur	9
Becken- und Urogenitalverletzungen	12
Wirbelbruch	3
Wirbelbruch/Querschnitt	3
Beckenquetschung	15

PTSA (Abdomen)	
Milzruptur	9
Milz- und Leberruptur	13 (18)
Leberruptur (erheblich)	13 (18)
Darm, Mesenterium, Niere, Pankreas	9

PTST (Thorax)	
Sternum, Rippenfraktur	2
Rippenserienfraktur	5
Rippenserienfraktur beidseits	10
Hämato-, Pneumothorax	2
Lungenkontusion	7
Lungenkontusion beidseits	9
zusätzlich instabiler Thorax	3
Aortenruptur	7

4 Vorgehen bei mehreren Verletzten, Massenunfällen, Katastrophen

Findet man am Unfallort mehrere Verletzte vor, muß der Arzt entscheiden, wer vordringlich zu versorgen und zu transportieren ist. „Bei einer großen Anzahl von Verletzten ist die rasche Feststellung des Verletzungsgrades notwendig, um gezielte Maßnahmen zu treffen. Die Erstversorgung hoffnungslos Verletzter mit minimalen oder fehlenden Lebenszeichen steht an zweiter Stelle zugunsten schwer Traumatisierter mit reellen Überlebenschancen" (G. Muhr).

4.1 Schweregrad der Verletzung

Zur Festlegung des Verletzungsschweregrades gibt es mehrere Scores (Beispiele: Tab. 5.4 und 5.5). Die Schwerverletzten werden zuerst versorgt (vitale Funktionen sichern!) und vom Notarzt in die Klinik begleitet (NAW/RHS). Leichtverletzte: Erstversorgung, Transport im RTW ohne Notarzt.

Tab. 5.5 Schweregrad der Verletzung (*Schweiberer* 1978)

Schweregrad 1:
Mäßig verletzt, stationäre Behandlung erforderlich:

Kein Schock, arterieller pO$_2$ normal (z.B. multiple Prellungen, oberflächliche und tiefe Wunden, Gelenk- und Muskelzerrungen, leichtes Schädel-Hirn-Trauma mit nur kurzzeitiger Bewußtlosigkeit, kombiniert mit 1–2 Frakturen der oberen Extremitäten, einer einzelnen Unterschenkelfraktur, Beckenrandbruch oder einseitigem vorderen Beckenringbruch)

Schweregrad 2:
Schwer verletzt, zunächst nicht lebensbedrohlich:

Schock, wenigstens ein Parameter weist auf **Verlust von bis zu 25 % des Blutvolumens** hin, arterieller pO$_2$ erniedrigt (z.B. eine Oberschenkelschaftfraktur, zwei Unterschenkelschaftfrakturen, Trümmerfrakturen besonders der unteren Extremitäten, komplexe Beckenringfrakturen, offene Frakturen II. und III. Grades, ausgedehnte tiefgreifende Weichteilwunden mit oder ohne Schädel-Hirn-Trauma II. Grades: Patienten nicht ansprechbar, aber gezielte Schmerzreaktion)

Schweregrad 3:
Lebensbedrohlich verletzt:
Schwerer Schock. Geschätzter **Blutverlust bis zur Hälfte oder mehr des Blutvolumens**, arterieller pO$_2$ unter 60 mm Hg (gefährliche Thorax- und Bauchverletzungen, Wunden mit gefährlicher Blutung, Schädel-Hirn-Trauma III. und IV. Grades kombiniert mit offenen oder geschlossenen Extremitätenfrakturen)

4.2 Triage (Sichtung)

Steht bei Massenunfällen, Natur- oder technischen Katastrophen ein kleines Team von Helfern einer sehr großen Zahl von Verletzten gegenüber, kann nur sinnvoll geplantes Handeln eine ausreichende Versorgung möglichst vieler Personen trotz geringer medizinischer Kapazität garantieren. Hierbei wird die Festlegung von Behandlungs- und Transportprioritäten anhand eines Schemas empfohlen (Rossetti 1980, Hartel 1991). Die Triage ist Aufgabe eines erfahrenen Chirurgen oder Notarztes. In der Bundesrepublik wurden in den letzten Jahren organisatorische Vorkehrungen zur Bewältigung von Massenunfällen und Katastrophen geschaffen (Verordnungen bzw. Gesetze der Länder). Hierbei ist am Notfallort der LNA (Leitende Notarzt) sowohl für die medizinische Organisation wie auch für die Triage zuständig. Der LNA sollte ein erfahrener Notarzt mit einer speziellen Zusatzausbildung sein (Fachkundennachweis).
Zur Unterscheidung siehe Tabelle 5.6.

Erste Dringlichkeit

= Sofortiger Behandlungszwang am Notfallort:
- Bedrohliche Blutung
- Schwere Atemstörung
- Offener Pneumothorax
- Spannungspneumothorax
- Akuter Hirndruck
- Schock

Behandlungsprinzip: Sicherung der Vitalfunktionen durch entsprechende Sofortmaßnahmen!

Zweite Dringlichkeit

= Frühbehandlung erforderlich (spätestens innerhalb 6–12 Stunden)
Verletzte der zweiten Dringlichkeit haben Transportpriorität (zur klinisch-chirurgischen Versorgung)
- Thoraxverletzungen, durch Pleuradrainage nicht stabilisiert
- Verletzungen der Bauchhöhle, Nieren, Harnleiter, Blase, Urethra
- Offene Gelenkverletzungen und Knochenbrüche
- Ausgedehnte Weichteilwunden
- Zweihöhlenverletzungen
- Notamputationen
- Arterienverletzungen
- Augenverletzungen
- Offene Schädel-Hirn-Verletzungen
- Beginnender Hirndruck
- Offene Rückenmarksverletzung, zunehmendes Rückenmarks- oder Kauda-Kompressionssyndrom
- Geschlossene Frakturen und Luxation
- Verbrennungen II. und III: Grades von 20–40 %

Behandlungsprinzip: Notversorgung, danach bevorzugter Transport!

Dritte Dringlichkeit

= Verzögerte Behandlung möglich
- Kleinere Weichteilwunden
- Fixierte, geschlossene Frakturen
- Reponierte Luxationen
- Schädel-Hirn- und Wirbelsäulenverletzungen (mit Ausnahme der unter „Zweite Dringlichkeit" genannten)

Behandlungsprinzip: Notversorgung, Transport.

Vierte Dringlichkeit

- Leichtverletzte werden am Notfallort nicht versorgt und sind an nicht überlastete Kliniken oder niedergelassene Ärzte zu verweisen.
- „Hoffnungslose": Schwerste Verletzungen, die keine oder nur geringe Überlebenschancen erwarten lassen und deren endgültige Versorgung unter Katastrophen-Bedingungen unmöglich erscheint (Mangel an Blutkonserven, Infusionen, Operateuren usw., z.B. Verletzung größerer Gefäße, Herz-, Brust-, Bauch-, Schädelhöhle, Verbrennungen über 40%). Transport bei geringer Transportkapazität erst nach Verletzten erster und zweiter Dringlichkeit.

Behandlungsprinzip: Lagerung an ruhigem Ort, Zuwendung, Schmerzmittel, Sedativa, Atemhilfe. Stets neue Überprüfung, ob nicht doch Transport sinnvoll ist. Weitere Hilfe anfordern (Transportmittel, Notarzt- oder Operationsteams).

Tab. 5.6 Dringlichkeitsstufen (nach Hartel 1991)

1. Dringlichkeit: Behandlungspriorität aus vitaler Indikation – drohender Kreislaufstillstand – Erstickungsgefahr – Blutung – Sepsis
2. Dringlichkeit: Transportpriorität aus vitaler Indikation bei kurzfristig entstehenden irreversiblen Schäden – Polytaumatisierte – Körperhöhlenverletzungen – Offene Frakturen und Luxationen – Zunehmende Querschnittssymptomatik – Penetrierende Schädel-Hirn-Verletzungen – Urogenitalverletzungen
3. Dringlichkeit: Verzögerter Abtransport und aufgeschobene Behandlung – Geschlossene Frakturen – Schädel-Hirn-Verletzungen – Gesichts-Kiefer-Hals-Verletzungen – Wirbelsäulen- und Rückenmarksverletzungen – Augen- und Ohrenverletzungen
4. Dringlichkeit: Leichtverletzte (Selbst- und Kameradschaftshilfe) Schwerstverletzte mit minimaler Überlebenschance unter den Bedingungen des Massenanfalls; symptomatische Behandlung und wiederholte Sichtung bei Verbesserung der allgemeinen Lage

6 Thermisches Trauma

Kapitelübersicht

Thermisches Trauma

Einteilung der thermischen Schädigungen nach Entstehung, Tiefe und Fläche

Begleitverletzungen
- Inhalationstrauma
- Kohlenmonoxidvergiftung
- Einatmung toxischer Produkte

Therapie
- Soforttherapie
- Allgemeintherapie
  - Wundtherapie
  - Débridement
  - Escharotomie
  - Nekrektomie
  - Wunddeckung
  - Konservative Wundtherapie

Komplikationen
- Sepsis

Elektroverbrennung

Rehabilitation und Rekonstruktion

1 Epidemiologie

Die technischen Errungenschaften des 20. Jahrhunderts haben als Schattenseite das Risiko einer Brandverletzung drastisch erhöht. Im mitteleuropäischen Raum zieht sich jede 5. Person im Laufe des Lebens eine zu behandelnde Verbrennungsverletzung zu. Die Kassenärztliche Vereinigung der Bundesrepublik Deutschland beziffert die Gesamtzahl der von niedergelassenen Ärzten pro Kalenderjahr behandelten Verbrennungspatienten auf etwa 355 000.

Die von der Deutschsprachigen Arbeitsgemeinschaft für Verbrennungsbehandlung für das Jahr 1997 erhobene Statistik erbrachte, daß bundesweit in 15 Schwerverbranntenzentren 1082 Patienten mit einer durchschnittlich verbrannten Körperoberfläche von 26,1 % behandelt wurden. Dabei lag die durchschnittliche Letalitätsrate bei 18,6 %.

2 Pathophysiologie

Eine **thermische Einwirkung** schädigt die menschliche Haut auf zweierlei Arten:
- Zunächst erfolgt bei Exposition über 56 °Celsius eine direkte thermische Schädigung der Zelle, die durch Denaturierung von Struktur- und Enzymproteinen zu einer Koagulationsnekrose führt.
- Im Anschluß daran lösen die Zerstörungen des Gefäßnetzes der Endstrombahn sowie die Aktivierung mehrerer Mediatorkaskaden mit Freisetzung von Entzündungsmediatoren eine systemische Entzündungsreaktion sowie einen fortschreitenden lokalen Zellschaden aus.

Thermische Energie führt erst relativ spät zu definitiven Gewebsschädigungen der Gewebe mit hohem Wassergehalt, wie z.B. der Haut aufgrund der geringen thermischen Leitfähigkeit. Allerdings erfolgt auch die Wärmeabgabe entsprechend langsam, so daß es zum **Phänomen des „Nachbrennens"** kommt, d.h. die Hitzeeinwirkung im Gewebe deutlich länger als die Dauer der äußeren Einwirkung anhält. Das Ausmaß des entstehenden Gewebsschadens ist hierbei sowohl vom Temperaturgrad als auch von der Dauer der Einwirkung der thermischen Noxe abhängig.

Die von Jackson getroffene **histologische Einteilung** (Abb. 6.3) der Verbrennungswunde in 3 zentrische Zonen ist für die chirurgische Behandlung von grundlegender Bedeutung. Von der
1. zentralen Zone der **Nekrose** ausgehend kommt es zu einer dreidimensionalen Abnahme der Wundschädigung, nämlich der
2. angrenzenden Zone der **Stase** und der
3. äußeren Zone der **Hyperämie**.

Die direkten thermischen Zellschädigungen und die generalisierten Störungen an den Zellmembranen führen zu Störungen des **Wasser- und Elektrolytgleichgewichtes**. Zusätzlich freigesetzte gefäßaktive Substanzen (biogene Amine, Kinine, Prostaglandine, Zytokine) bewirken eine vermehrte Durchlässigkeit der Kapillarwand für höhermolekulare Proteine ins interstitielle Gewebe über den Zeitraum von 8 bis 24 Stunden nach dem Trauma. Diese ins Interstitium übergetretenen Eiweißmoleküle erhöhen zusätzlich den onkotischen Gewebsdruck und verstärken so die Flüssigkeitsverschiebungen. Das Ausmaß des Ödems kann an der Gewichtszunahme des Patienten gemessen werden und bis zu 15 % des Körpergewichtes betragen. Der Flüssigkeitsverlust erfolgt nicht nur als systematische Ödembildung ins Interstitium, sondern aufgrund des traumatischen Epithelverlustes der Haut auch als Exsudat nach außen (ca. 3000 ml/m^2 VKOF pro 24 Stunden) und als Evaporation der wasserdampfdurchlässigen verbrannten Haut (ca. 4000 ml/m^2 VKOF pro 24 Stunden).

Diese Verschiebungen im Flüssigkeits- und Elektrolytgleichgewicht führen unbehandelt zum Schock.

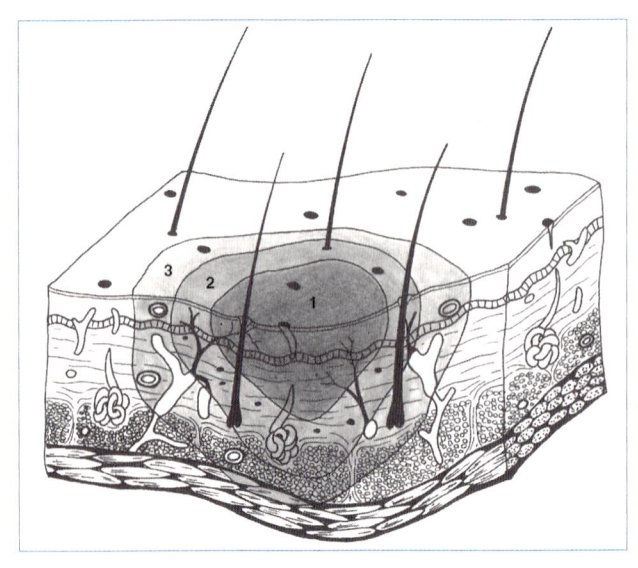

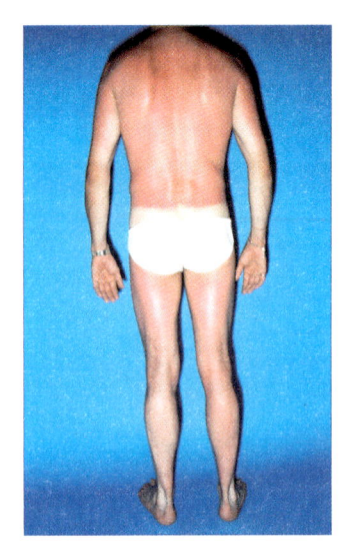

Abb. 6.1
Erstgradige Verbrennungen des Rückens durch Sonnenlicht. Das Erythem ist am Übergang zur nichtexponierten Haut deutlich zu sehen

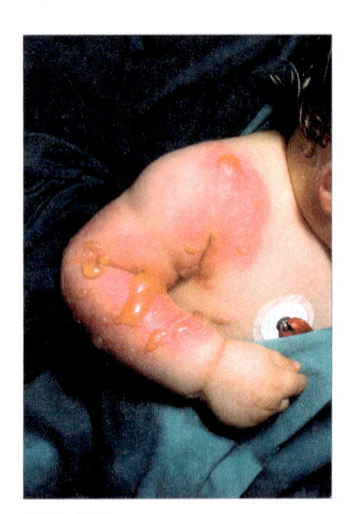

Abb. 6.2
Erst- und zweitgradige Verbrühung am Arm eines Kleinkindes. Im Bereich des Erythems finden sich intakte Blasen, die typisch für die oberflächlich dermale Hautschädigung sind

Abb. 6.3
Histologische Einteilung der thermischen Verletzungen nach Jackson:
1. Zone der Nekrose (irreversibel)
2. Zone der Stase (reversibel-irreversibel)
3. Zone der Hyperämie (reversibel)
(aus: Töns/Schumpelick)

Einteilung

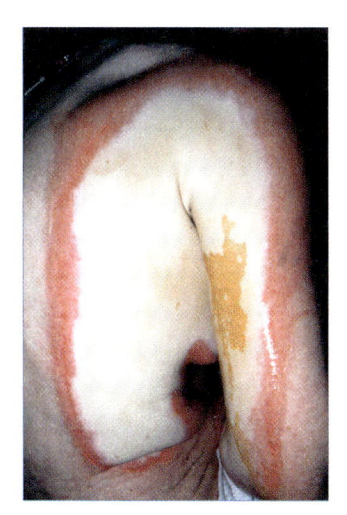

6 Thermisches Trauma 261

Abb. 6.4
Zweit- und drittgradige Verbrennung am Thorax und am rechten Arm. Die weißliche Verfärbung zeigt die tiefe Hautschädigung, der Randsaum ist hyperäm und feucht-glänzend als Zeichen der zweitgradigen Schädigung

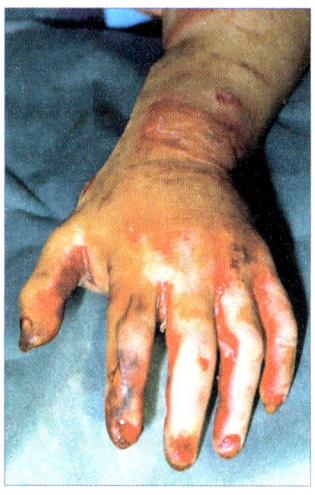

Abb. 6.5
Tiefe Verbrennung der Hand. Die thrombosierten Gefäße und die abgelösten Fingernägel (Hautanhangsgebilde) sind typisch für tiefe drittgradige Verbrennungen

3 Einteilung

Zur Erfassung der Schwere eines thermischen Schadens sind die Art der Schädigung sowie Ausmaß und Begleitverletzungen zu erheben.

3.1 Art der thermischen Schädigung

- Verbrühung
- Flammenverbrennung
- Kontaktverbrennung
- Chemische Verbrennung
- Elektrische Verbrennung
- Lichtbogenverbrennung
- Strahlenverletzung.

3.2 Tiefe der thermischen Schädigung

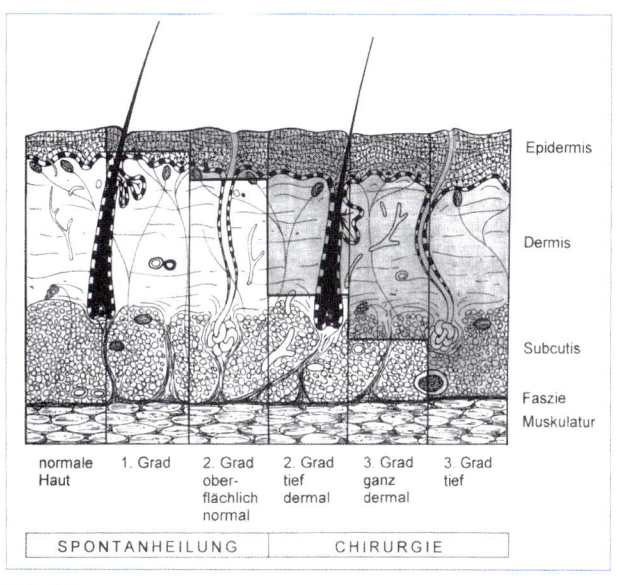

(Abb. 6.6)

Abb. 6.6
Schema der normalen menschlichen Haut mit den Hautanhangsorganen, aus denen die Re-Epithelisierung erfolgt, und Veranschaulichung der Tiefe der Verbrennung (Erläuterung im Text).
(aus: Töns/ Schumpelick)

Nach dem klinisch-pathologischen Befund läßt sich folgende Einteilung treffen:
- **Grad I:** (Abb. 6.1)
  - Verletzung der Epidermis
  - Rötung der Haut ohne Blasenbildung, Hyperämie, Schmerz
  - Heilt ohne Narbenbildung
- **Grad IIa:** (Abb. 6.2)
  - Oberflächlich dermale Schädigung
  - Blasenbildung, Schmerz
  - Nadelstich schmerzhaft und blutend
  - Spontane Heilung innerhalb von 14 Tagen aus den intakten Hautanhangsgebilden möglich, keine oder geringe Narbenbildung
- **Grad II b:** (Abb. 6.4)
  - Tief dermale Schädigung
  - Große Blasen, freiliegendes Korium weiß-rot-fleckig, Schmerz
  - Nadelstich abgeschwächt schmerzhaft
  - Narbenbildung, OP-Indikation
- **Grad III:** (Abb. 6.5)
  - Komplett dermale Schädigung
  - Ledrig-trockener Wundgrund, Gewebsschrumpfung, fehlender Schmerz
  - Nadelstich nicht wahrnehmbar, nicht blutend
  - OP-Indikation.

3.3 Fläche der thermischen Schädigung

Das Ausmaß der Verbrennung kann nach der von Wallace beschriebenen **Neuner-Regel** (Abb. 6.7) bestimmt werden. Hierbei wird die Körperoberfläche beim Erwachsenen in Regionen von 9-Prozent-Einzelflächen aufgeteilt. Die Handfläche des Patienten entspricht ca. 1% seiner Körperoberfläche.
Beim Kind nimmt der Kopf im Verhältnis zum Körper einen größeren Anteil ein, beim Einjährigen 19% statt 9% beim Erwachsenen! (Tab. 6.1).

3.4 Begleitverletzungen

Ein **Inhalationstrauma** entsteht durch Inhalation von Flammen oder heißer Luft und bezeichnet thermische Schäden des Tracheobronchialbaumes.
Anzeichen sind neben einer entsprechenden Anamnese (z.B. Stichflamme, Brand in geschlossenem Raum) periorale oder perinasale Verbrennungen, Verbrennungen (s. Abb. 6.8) im Mund-, Pharynxbereich, rußiges Sputum und Dyspnoe.
Bronchoskopische Zeichen sind Rötung und Ödem (Grad I), Blasen (Grad II) sowie Ischämie und Ulzeration (Grad III).
Ein stattgehabtes drittgradiges Inhalationstrauma wird durch einen über 24 Stunden anhaltenden pathologischen Oxygenierungsindex p_aO_2/FiO_2 (<2) bestätigt.

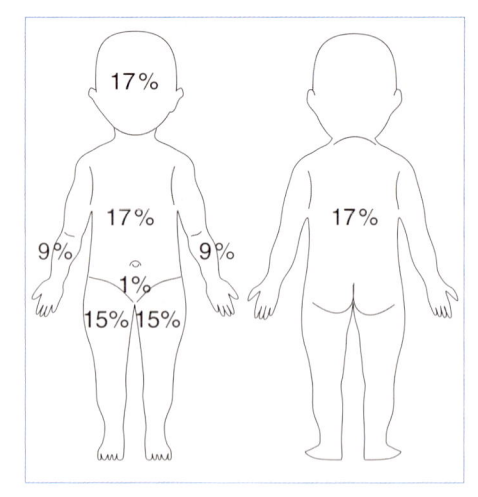

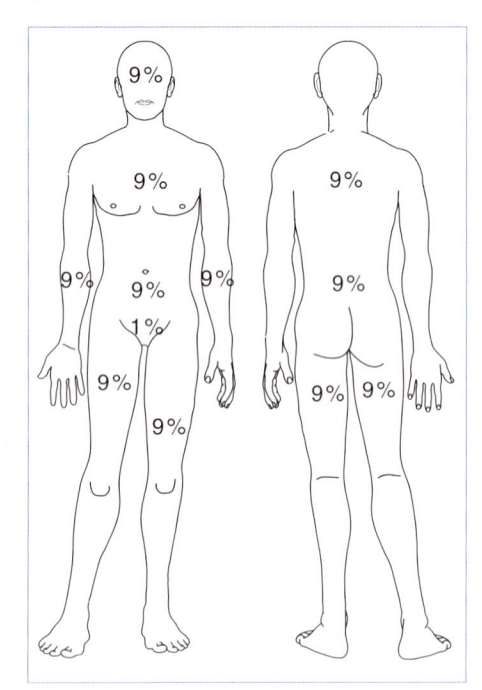

Abb. 6.7
a Neuner-Regel beim Kind
b beim Erwachsenen zur Einschätzung der verbrannten Körperoberfläche

Einteilung — 6 Thermisches Trauma

Tab. 6.1 Berechnungstabelle der verbrannten Körperoberfläche in Abhängigkeit vom Alter. Die prozentualen Anteile ändern sich erheblich mit dem Wachstum der Kinder

Verbrennung	1 Jahr	1–4	5–9	10–14	15	Erwachsene	Grad I	Grad II	Grad III
Kopf	19	17	13	11	9	7			
Hals	2	2	2	2	2	2			
Rumpf (vorn)	13	13	13	13	13	13			
Rumpf (hinten)	13	13	13	13	13	13			
r. Gesäßhälfte	2 ½	2 ½	2 ½	2 ½	2 ½	2 ½			
l. Gesäßhälfte	2 ½	2 ½	2 ½	2 ½	2 ½	2 ½			
Genitalien	1	1	1	1	1	1			
r. Oberarm	4	4	4	4	4	4			
l. Oberarm	4	4	4	4	4	4			
r. Unterarm	3	3	3	3	3	3			
l. Unterarm	3	3	3	3	3	3			
r. Hand	2 ½	2 ½	2 ½	2 ½	2 ½	2 ½			
l. Hand	2 ½	2 ½	2 ½	2 ½	2 ½	2 ½			
r. Oberschenkel	5 ½	6 ½	8	8 ½	9	9 ½			
l. Oberschenkel	5 ½	6 ½	8	8 ½	9	9 ½			
r. Unterschenkel	5	5	5 ½	6	6 ½	7			
l. Unterschenkel	5	5	5 ½	6	6 ½	7			
r. Fuß	3 ½	3 ½	3 ½	3 ½	3 ½	3 ½			
l. Fuß	3 ½	3 ½	3 ½	3 ½	3 ½	3 ½			

Ein Inhalationstrauma beeinflußt die Prognose des Patienten erheblich. ARDS und Bronchopneumonie können sich ausbilden. Eine frühzeitige adäquate Therapie ist entscheidend.

> Patienten mit Inhalationstrauma gehören immer in ein Schwerverbrannten-Zentrum!

Die **Kohlenmonoxidvergiftung** entsteht bei unvollständiger Verbrennung und führt zur kompetitiven Verdrängung des O_2 am Hämoglobin durch CO. Bereits am Unfallort muß bei Verdacht reiner Sauerstoff insuffliert werden. Bei nachgewiesenen Werten von > 25 % CO-Hb besteht absolute Indikation zur hyperbaren Oxygenierung innerhalb der ersten 6 Stunden nach dem Trauma, außerdem bei erhöhten CO-Hb-Werten zusammen mit primärer Bewußtlosigkeit, neurologischer Auffälligkeit oder bestehender Schwangerschaft.

Zusätzlich zum CO werden die Atemwege durch andere **toxische Produkte**, die bei der Verbrennung von Kunststoffen entstehen (u.a. Zyanid, Acrolein, Phosgen, Formaldehyd), belastet. Die Inhalation dieser Stoffe kann zu akuten Störungen wie Bronchospasmus und Lungenödem führen.

Weitere Begleitverletzungen, die nicht unmittelbar mit der Verbrennung in Verbindung stehen, verlangen interdisziplinäre Behandlung. Dies sind z.B. ein **Schädel-Hirn-Trauma** nach Stromdurchfluß oder Unfall oder ein **Polytrauma**, das bei Pkw-Unfällen zusätzlich zur Verbrennungsverletzung vorliegen kann.

4 Behandlung

4.1 Soforttherapie

Erstmaßnahmen am Unfallort beinhalten Entfernen des Patienten von der Feuerstelle, Ablöschen, Entkleiden und Lagern. Nach Sicherung der Vitalfunktionen sollten die betroffenen Areale sofort mit kaltem Wasser (15 °C kaltes Wasser über 15–30 Minuten) behandelt werden. Diese **Kaltwassertherapie**, innerhalb der ersten 30 Minuten nach dem Trauma begonnen, reduziert das „**Nachbrennen**". Dies ist die einzige Methode, ein Fortschreiten der mikrozirkulatorischen Störungen in der Verbrennungswunde aufzuhalten. Eine Unterkühlung des Patienten muß dabei vermieden werden.

> Keine lokale Behandlung der Verbrennungswunde

Nach der Versorgung mit **großvolumigen Zugängen**, die auch durch verbrannte Körperareale gelegt werden können, erfolgt die Gabe von **kristalloiden Lösungen** (Ringer Laktat), orientiert an der Parkland-Formel (s.u.). Keine kolloidalen Lösungen und kein Kortison systemisch verabreichen! Die i.v.-Analgesie wird mit Opiaten erreicht. Eine Intubation erfolgt bei hochgradigem Verdacht auf Inhalationstrauma (Abb. 6.8) sowie bei manifester Ateminsuffizienz. Bei Behinderung der Atemexkursionen durch Verbrennungsschorf (Eschar), muß unter Umständen schon am Unfallort escharotomiert werden (s.u.).
Beim Transport muß der Patient vor weiterer Auskühlung geschützt werden (durch Metallfolien und Decken).

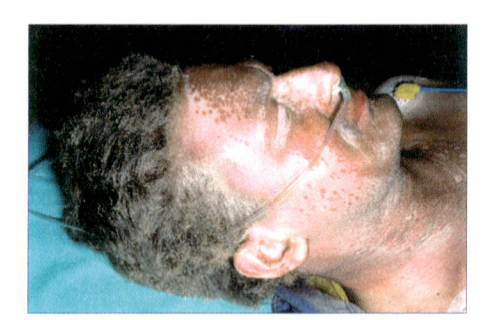

Abb. 6.8
Verbrennungen im Gesichtsbereich mit angesengten Wimpern-, Nasen- und Barthaaren sind Anzeichen eines stattgehabten Inhalationstraumas

Die Entscheidung zur Behandlung eines Patienten in einem Schwerverbrannten-Zentrum sollte entsprechend den von den Gewerblichen Berufsgenossenschaften festgelegten Kriterien erfolgen:

> 1. Patienten mit mehr als 20 % 2gradig verbrannter Körperoberfläche
> 2. Patienten mit mehr als 10 % 3gradig verbrannter Körperoberfläche
> 3. Beteiligung von Gesicht/Hals, Händen, Füßen, Ano-Genitalregion, Achselhöhlen, Bereichen großer Gelenke
> 4. Patienten mit begleitenden mechanischen Verletzungen
> 5. Patienten mit Inhalationstrauma
> 6. Patienten mit signifikanten präexistenten Erkrankungen
> 7. Patienten unter acht bzw. über 60 Jahren
> 8. Patienten mit elektrischen Verletzungen

4.2 Allgemeintherapie

Die Flüssigkeitsverluste werden durch die Zufuhr großer Mengen von Elektrolytlösungen in den ersten 24 Stunden ausgeglichen. Die **Parkland-Formel nach Baxter** hat sich als Orientierung bewährt, wobei die eine Hälfte in den ersten 8 Stunden und die andere Hälfte in den nachfolgenden 16 Stunden infundiert werden.

> Flüssigkeitssubstitution in den ersten 24 Stunden:
> 4 ml Ringer-Laktat/kg KG/ % VKOF/24h

Die Diurese (1 ml/kg KG/h) ist das Hauptkriterium für die Überwachung einer ausreichenden Flüssigkeitszufuhr sowie, neben der Kontrolle der Retentionswerte, der Nierenfunktion. Etwa 18–24 Stunden nach dem Trauma stabilisieren sich die Zellmembranen, und es beginnt die **Resorptionsphase**.
Die ausgeprägte Hypoproteinämie muß nun korrigiert werden. Dies geschieht durch die Substitution großer Mengen von Plasmaeiweiß (FFP). Dadurch erhöht sich der intravasale onkotische Druck, und die interstitielle Flüssigkeit wird rückresorbiert, außerdem werden durch die Gaben von FFP die beim Schwerverbrannten deutlich verminderten Gerinnungsfaktoren ersetzt. In manchen Zentren werden auch kolloidale Lösungen oder Albumin verabreicht.
Besteht Unklarheit über kompletten Tetanusschutz, wird eine **Tetanussimultanimpfung** durchgeführt.
Entgegen früheren Ansichten wird die hochkalorische enterale Ernährung bereits unmittelbar nach Aufnahme des Patienten begonnen. Obligat ist die Substitution spezieller Kombinationen von Vitaminen, Aminosäuren und Spurenelementen (Vitamin C und E, Selen, Kupfer, Zink).

4.3 Behandlung von Komplikationen

Die zu erwartenden **Komplikationen** im Verlauf der Verbrennungskrankheit müssen rechtzeitig erkannt und behandelt werden:
- Sepsis
- Pneumonie
- ARDS
- Nierenversagen
- Streßulkus
- Reflektorischer Ileus.

Die **Sepsis** stellt beim Schwerverbrannten die häufigste Todesursache dar. Gezielte antibiotische Therapie, rasche Ursachensuche und Behandlung entscheiden über den Verlauf.

Durch streng festgelegte Routinemaßnahmen im Rahmen der speziellen intensivmedizinischen Behandlung (isolierte Patientenunterbringung, (Abb. 6.9) aggressives Wundmanagement, flexible operative Versorgung orientiert am Wundbefund zu jeder Tages- und Nachtzeit in direkt angeschlossenem Operationssaal [Abb. 6.10]) und Routinediagnostik (u.a. täglich CRP und PCT, 3×/Woche umfassende bakteriologische Untersuchungen, Pilzantigen und -serologie 2×/Woche, tägliche Bestimmung des Körpergewichts, tägliche Thoraxröntgenaufnahme, breite Indikationsstellung zum Pulmonaliskatheter) ist es gelungen, die Komplikationsrate zu senken und somit die Überlebensraten deutlich zu verbessern.

Die lange Patientenliegedauer mit Langzeitbeatmung, häufigen Operationen und täglichen ausgiebigen Verbandwechseln unterscheidet die Schwerverbrannten-Intensivmedizin von der übrigen chirurgischen Intensivmedizin und macht spezielle Konzepte notwendig.

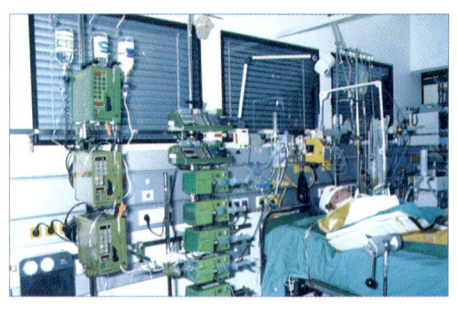

Abb. 6.9
Räumlich abgetrennte Intensivpflegeeinheit eines Schwerverbrannten. Die verbrannten Arme sind auf Schienen hochgelagert

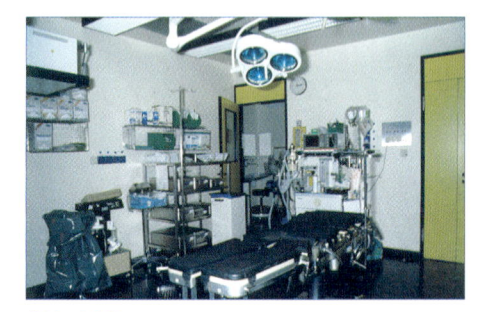

Abb. 6.10
Ständig vorbereiteter Operationsraum auf der Verbrennungsintensivstation

4.4 Spezielle Wundtherapie

Ziel der Behandlung von Verbrennungen ist die Elimination avitalen Gewebes und das Erreichen eines permanenten Hautschlusses

4.4.1 Entfernung avitalen Gewebes

Débridement

Bei der Aufnahme werden die Verbrennungswunden unter sterilen Bedingungen débridiert. Dabei werden Blasendecken, anhängendes avitales Gewebe und Auflagerungen entfernt, Haare rasiert und die Wunden gereinigt (Abb. 6.11).

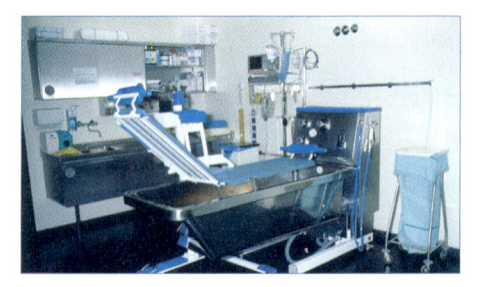

Abb. 6.11
Aufnahmeraum der Verbrennungsintensivstation. Über der Badewanne werden die Patienten mit Zugängen versorgt, die Wunden gesäubert und von avitalem Gewebe befreit

Behandlung

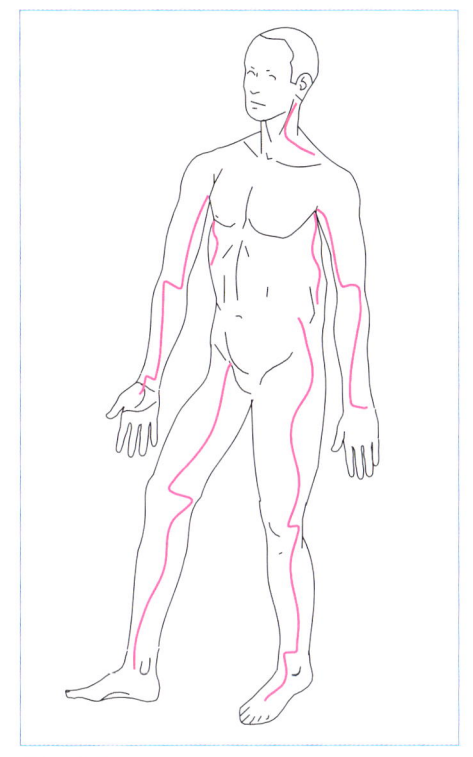

Abb. 6.12
Inzisionslinien zur Escharotomie

Escharotomie

Eine tiefe Verbrennung führt zu einer dreidimensionalen Schrumpfung der Haut. Ein zirkulärer, starrer Verbrennungsschorf (Eschar) am Hals, am Brustkorb und an den Extremitäten verursacht eine Behinderung der Atemexkursion bzw. der peripheren Durchblutung.
Besteht ein solches Kompressionssyndrom, besteht die absolute Indikation zur sofortigen Entlastung (Abb. 6.12).

> Die Inzisionen der Escharotomie verlaufen geschwungen und über den Gelenken quer

Bei Verdacht auf Kompartmentsyndrom muß zusätzlich eine Fasziotomie erfolgen.

Nekrektomie

Der Operationszeitpunkt zur Exzision großer Flächen verbrannten Gewebes muß möglichst früh gewählt werden, um so das Auftreten von systemischen Endotoxin-induzierten Komplikationen zu verhindern.

> Die Sofortnekrektomie verringert septische Komplikationen!

Bereits am Unfalltag soll nach Stabilisierung die Thorax- bzw. Rumpfwand des „noch gesunden" Patienten, am 2. Tag das Gesicht und die Hände und am 3. und 4. Tag in Blutleere die Extremitäten von Nekrosen befreit werden.

- **Tangentiale** Nekrektomie (Abb. 6.13)
  Oberflächliche Dermisanteile und Fett können erhalten bleiben.
  Vorteil: Kosmetisch und funktionell besser (Gesicht, Hand, Gelenke).
  Nachteil: Hoher Blutverlust und schlechteres Einheilen der Transplantate.

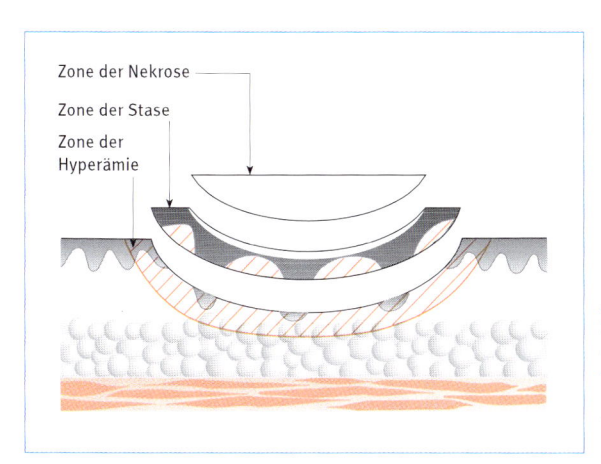

Zone der Nekrose
Zone der Stase
Zone der Hyperämie

Abb. 6.13
Schema der tangentialen Nekrektomie. Tangential erfolgt das scharfe schichtweise Abtragen, bis ein transplantationsfähiger Wundgrund geschaffen ist.
1. Zone der Nekrose
2. Zone der Stase
3. Zone der Hyperämie

- **Epifasziale** Nekrektomie (Abb. 6.14)
  Exzision bis auf die Muskelfaszie.
  Vorteil: Kurze Operationsdauer selbst großer Flächen, geringer Blutverlust, gutes Einheilen der Transplantate.
  Nachteil: Kosmetisch ungünstig.

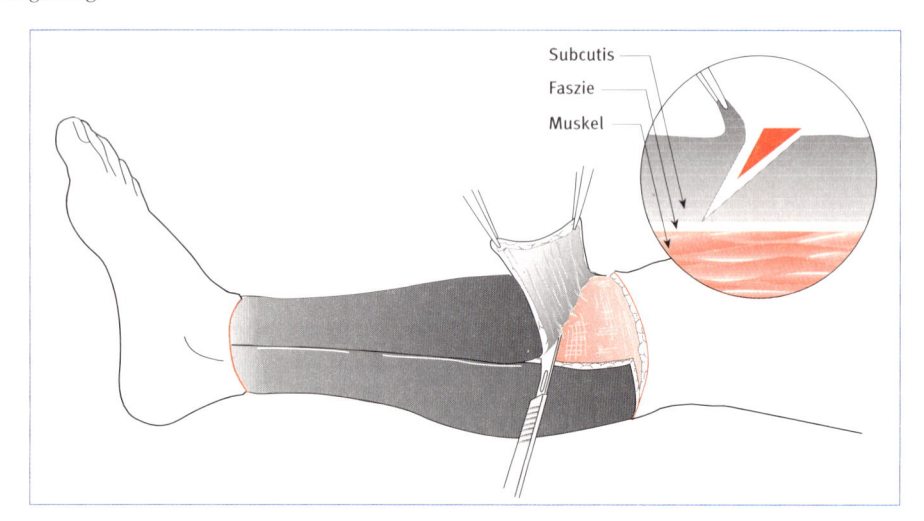

Abb. 6.14
Epifasziale Nekrektomie. Nekrektomie am Beispiel des Unterschenkels

4.4.2 Wunddeckungsverfahren

Die Wunden müssen nach Entfernen des avitalen Gewebes verschlossen werden, um ein Austrocknen, einen vermehrten Flüssigkeitsverlust und ein erhöhtes Infektionsrisiko zu vermeiden.

- **Nach dem Débridement** frischer (< 8 Stunden) Wunden ergibt die temporäre Wundbedeckung mit einer Silikon/Nylon-Folie (Biobrane®) einen guten semipermeablen Schutz während der spontanen Re-Epithelisierung (Abb. 6.15). Tägliche schmerzhafte Verbandswechsel entfallen bei diesem Konzept.

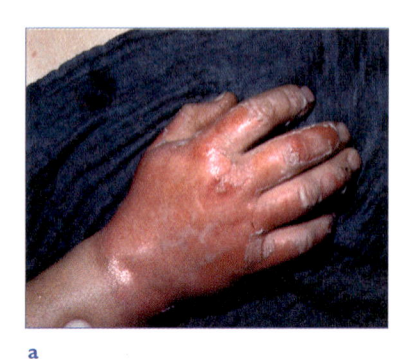

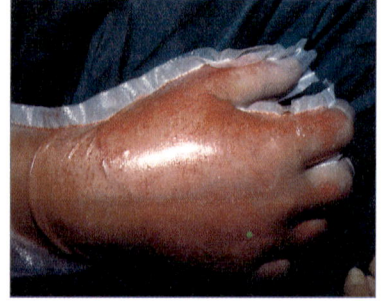

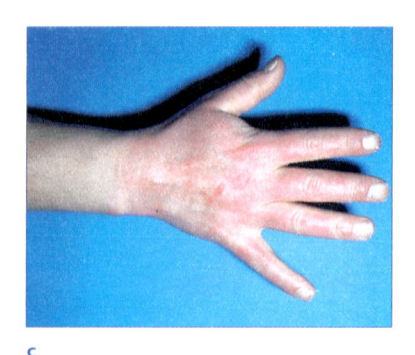

Abb. 6.15 a–c
a Frische Verbrühung, Grad IIa, am Handrücken eines 10jährigen Jungen
b Die Dermabrasion schafft einen vitalen Untergrund. Unter der aufgebrachten synthetischen Folie kommt es innerhalb einer Woche zur Re-Epithelisierung
c Nach 3 Monaten zeigt die Haut eine normale Struktur, ist allerdings noch hypopigmentiert

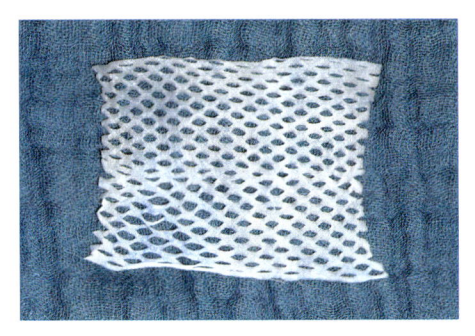

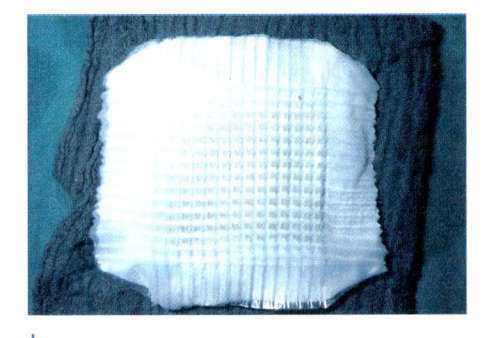

Behandlung

6 Thermisches Trauma

- **Nach der Nekrektomie** ist der Goldstandard die Deckung mit autogenen Spalthauttransplantaten von 0,2–0,3 mm Dicke. Zur Vergrößerung der begrenzt verfügbaren Eigenhaut, kann durch die Methode des Hautnetztransplantates (Mesh 1:1,5–1:5) bzw. der Inseltransplantate (MEEK 1:4–1:6) eine Vergrößerung erreicht werden (Abb. 6.16, 6.17).
- **Bei ausgedehnten Verbrennungen** (> 70 % VKOF) besteht die Möglichkeit, zweizeitig vorzugehen und somit zunächst Hautentnahmestellen zu vermeiden. Diese Art der Defektdeckung erfolgt mit dermaler Matrix (z.B. Integra®) und etwa zwei Wochen später nach Entfernen der Silikonfolie mit autogener Spalthaut (Mesh bzw. MEEK) oder in der Zwischenzeit gezüchteter autogener Keratinozytensheets bzw. -suspensionen. Möglich ist auch der gleichzeitige Wundschluß mit azellulärer Dermismatrix (z.B. Alloderm®) und Eigenhaut.

Freiliegende Sehnen und Nerven, Knorpel und Knochen erfordern Deckungsverfahren durch vaskularisiertes Gewebe. Gestielte oder freie Lappenplastiken (s. Kap. 10 Plastische Chirurgie) kommen zur Anwendung.

4.4.3 Konservative Wundtherapie

Nur oberflächliche Verbrennungswunden (Grad IIa) können nach dem Débridement auch konservativ behandelt werden.

Zur Behandlung stehen verschiedene Therapeutika zur Verfügung. Bei der Auswahl ist darauf zu achten, daß die Wunden nicht austrocknen und es zu keiner Wundinfektion kommt. Infektionen können die Spontanheilung verhindern und aus oberflächlichen Defekten tiefe und operationsbedürftige Wunden machen.

- Silbersulfadiazin-Creme (Flammazine®) oder Silbersulfadiazin-Creme mit Ceriumnitrat (Flammacerium®). Ein Teil der Sulfonamidkomponente dringt in den Wundschorf ein, die Anwendung ist schmerzlos. Ceriumnitrat erhöht die antimikrobielle Wirksamkeit.
- Mafenidacetat-Creme (Sulfamylon®) ist wirkungsvoll im Einsatz gegen Wundinfektionen mit Pseudomonas. Im Gegensatz zu anderen Lokaltherapeutika ist die Anwendung schmerzhaft.
- Antibiotische/antiseptische Fettgaze. Der Wirkstoff kann durch den Fettgehalt nicht optimal in den Schorf eindringen.

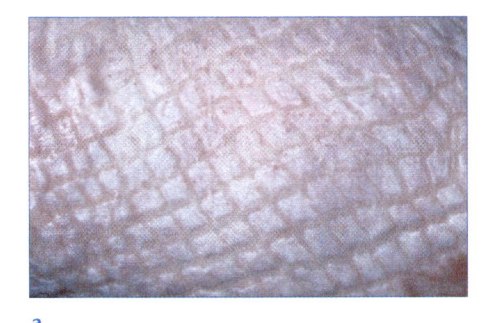

Abb. 6.16 a,b
a Das durch die Schlitzung entstehende Mesh-Transplantat hat eine vergrößerte Oberfläche
b Bei der Methode der MEEK-Transplantate kommen nur die Hautinseln zur Transplantation, die Oberfläche wird so weiter vergrößert

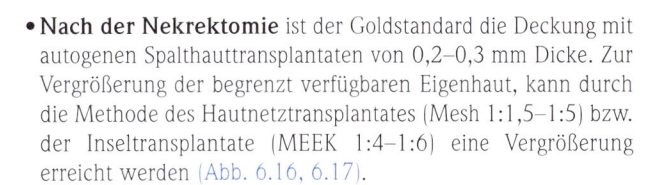

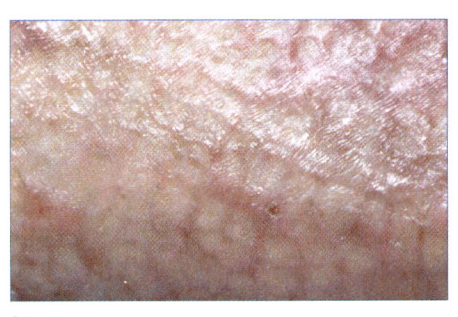

Abb. 6.17 a,b
a Eingeheilte Mesh-Transplantate zeigen dauerhaft das typische Netzmuster
b Die eingeheilten MEEK-Transplante ergeben ein natürlicheres Muster. Die Flächen zwischen den Inseltransplantaten sind noch gerötet (hier 8 Wochen nach Deckung)

- Verband mit Mafenidacetat getränkten Kompressen, die mehrmals täglich erneuert werden. Austrocknen und Infektion der Wunden können damit unterdrückt werden.

Im Gegensatz zu den genannten „feuchten" Behandlungsmethoden wird bei der **„trockenen" Behandlung** durch Gerbung ein Schorf auf der Verbrennungswunde erzeugt, darunter kommt es ebenfalls zur Spontanheilung. Der Vorteil ist ein geringer Flüssigkeitsverlust. Der Schorf ist allerdings sehr rigide und wird bei Bewegung rissig, eine Wundkontrolle ist nicht möglich.

Unter täglichen Verbandwechseln mit den Lokaltherapeutika und Säuberung der Wunden kommt es innerhalb von 14 Tagen zur spontanen Epithelisierung. Unterbleibt die Spontanheilung, so liegt keine IIa-Verbrennung vor; eine Operation ist angezeigt.

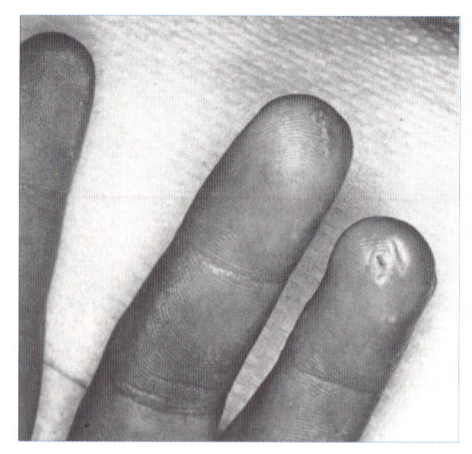

Abb. 6.18
Haushaltssttrom kann bei Kurzschlußentladungen kleine Hautdefekte verursachen

5 Elektroverbrennung

Eine Elektroverbrennung entsteht beim Durchfluß von Strom durch den Körper. Der Patient selbst ist dabei der Leiter. Durch den, dem Stromfluß entgegengesetzten Widerstand kommt es zur Hitzeentwicklung und somit zu Verbrennungen der Haut, aber auch der tiefergelegenen Gewebsschichten wie Muskeln, Gefäßen und Nerven.

$$J = I^2 R T$$

Stromunfälle am **220 Volt-Netz** führen seltener zu thermischen Gewebsschäden (Abb. 6.18), häufiger kommt es zu kardialen Affektionen.
Drehstrom (360 Volt) kann durch einen explosionsartigen Kurzschluß umschriebene drittgradige Nekrosen im betroffenen Körperareal hervorrufen.
Starkstromverbrennungen (> 1000 Volt) führen zu ausgedehnten Nekrosen der Muskulatur und zu Gefäßthrombosen (Abb. 6.19). Eine Entlastung des Kompartments ist sofort durchzuführen, eine Amputation der betroffenen Extremität kann aber oft nicht vermieden werden.
Bei Elektroverbrennungen ist die **Diurese** mit über 1 ml/kg KG/h anzusetzen. Durch aus den Muskelnekrosen anfallende Proteine kommt es zum Nierenversagen, eine Alkalisierung des Urins hilft, diese Substanzen in Lösung zu halten.
Bei der Aufnahme sollte immer ein **EKG** angefertigt und immer **Myoglobin** und **Hämoglobin im Urin** und **Myoglobin, CK, GOT** und **LDH im Blut** bestimmt werden. Nuklearmedizinisch läßt sich das Ausmaß der Muskelnekrosen darstellen.

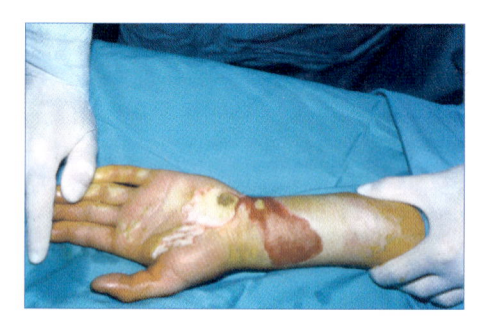

Abb. 6.19 a
Starkstromdurchfluß führt zu schweren Verletzungen entsprechend dem Stromfluß, hier von der Eintrittsmarke an der Hand bis zum Austritt an den Füßen

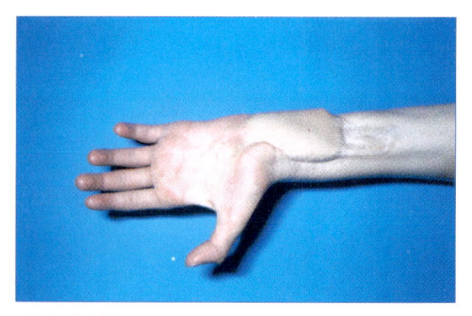

> Patienten mit Stromverbrennung gehören immer in ein Schwerverbrannten-Zentrum!

Auch bei Niederspannungsunfällen ist eine Monitorüberwachung für 24 Stunden erforderlich.

Abb. 6.19 b
Nach der plastischen Deckung durch einen Leistenlappen. Die Sehnen- und Nervendefekte sind durch Transpalantate rekonstruiert

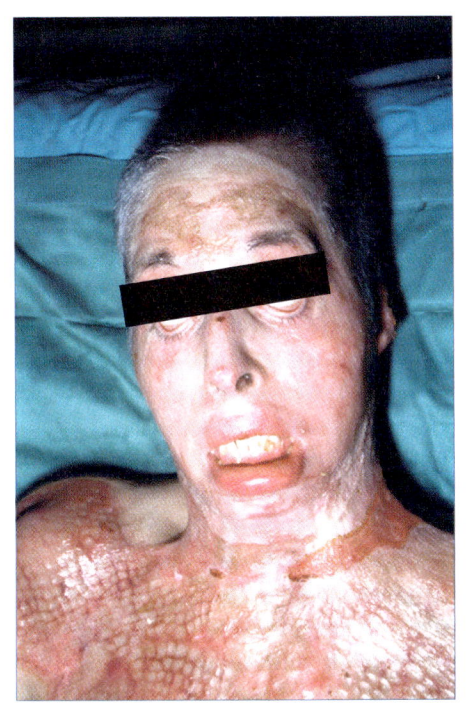

Rehabilitation und Rekonstruktion/Prognose   6 Thermisches Trauma   271

6 Rehabilitation und Rekonstruktion

Die Rehabilitation eines Patienten nach Verbrennungstrauma erfolgt medizinisch, psychologisch und sozial.

- **Medizinische Rehabilitation**
  Die **konservative Narbenbehandlung** beinhaltet Narbenmassage und Narbencremen und – besonders entscheidend – eine **konsequente Kompressionsbehandlung** über Jahre durch maßangefertigte Kompressionskleidung. Narbenkontrakturen, instabile oder überschießende Narben und die Veränderungen des äußeren Erscheinungsbildes fordern operative Rekonstruktion durch sämtliche Möglichkeiten der Plastischen Chirurgie (Abb. 6.20). Dabei gilt, daß die Wiederherstellung von Form und Funktion die Reintegration des Individuums erleichtert. Die Zusammenarbeit mit anderen Fachdisziplinen ist besonders wichtig; krankengymnastische Behandlungsstrategien und moderne Konzepte der Ergotherapie komplettieren die medizinische Rehabilitation.
- **Psychologische und soziale Rehabilitation**
  Erst wenn ein Verbrennungspatient gelernt hat, sowohl im privaten als auch im gesamten sozialen Umfeld unbefangen mit der veränderten Situation umzugehen, kann er als rehabilitiert angesehen werden.
  Selbsthilfegruppen sind hilfreiche Stützen auf dem Weg der Wiedereingliederung.

Abb. 6.20 a
Durch Narbenschrumpfung ist es zum Ektropium und zur mentosternalen Kontraktur gekommen

7 Prognose

Neben dem Ausmaß der Gewebszerstörung wird die Prognose des Brandverletzten von einer Reihe anderer Faktoren bestimmt. Der Abbreviated Burn Severity Index (ABSI) erweitert im Bereich der Vorerkrankungen und der Begleitverletzungen ist ein geeignetes Instrument zur Klassifizierung der Schwere von Verbrennungsverletzungen. Die Parameter sind Alter und Geschlecht des Patienten, Ausmaß der verbrannten Körperoberfläche, Vorhandensein eines Inhalationstraumas und die Tiefe der Verbrennungswunden. Die Zahl brandverletzter alter Menschen nimmt stetig zu: sie sind aufgrund von Vorerkrankungen besonders gefährdet.

Die Verbesserung der Überlebensrate und die Verbesserung der Lebensqualität nach Verbrennung stellen therapeutische Herausforderungen dar.

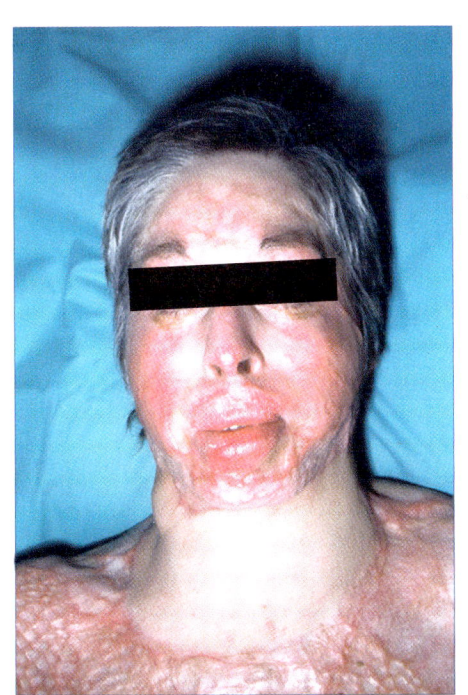

Abb. 6.20 b
Nach Rekonstruktion der Unterlider durch Vollhauttransplantate und der Rekonstruktion des Halses durch einen supraklavikulären Insellappen kann die Patientin Augen und Mund wieder schließen

7 Chirurgische Infektionen

Kapitelübersicht

Chirurgische Infektionen

Bakterielle Infektionen
- Empyem
- Abszeß
- Phlegmone
- Gasbrand
- Tetanus
- Aktinomykose
- Wunddiphtherie
- Milzbrand
- TSS – Toxic shock syndrome

Virale Infektionen
- Tollwut

Parasitäre Infektionen
- Echinokokkose

1 Pathophysiologische Grundlagen

Eine Infektion besteht, wenn Mikroorganismen (Bakterien, Viren, Pilze, Parasiten) in den Makroorganismus Mensch eindringen und sich in ihm vermehren.

Setzt sich der Organismus mit den eingedrungenen Erregern auseinander, kann in der Folge eine **Infektionskrankheit** entstehen. Dagegen abzugrenzen ist die **Infestation**, d.h. das Eindringen von Mikroorganismen, ohne daß sie sich vermehren.

Ob aus der (stummen) Infektion eine Infektionskrankheit wird, hängt global von drei Faktoren ab:
1. Der Zahl der eingedrungenen Erreger,
2. ihrer Virulenz (Grad der Pathogenität) und
3. dem Allgemeinzustand des Patienten (Immunitätslage, Durchblutung der Gewebe, etc.).

Eintrittspforten der Erreger sind die natürlichen Körperöffnungen (Respirationstrakt, Urogenitaltrakt, etc.) oder Verletzungen der mit der Außenwelt in Verbindung stehenden Haut und Schleimhäute. Besonderes Augenmerk muß heute auf die **iatrogenen Infektionswege** und die daraus resultierenden **Hospitalinfektionen** gelegt werden. Durch eine Vielzahl ärztlicher Maßnahmen wird der Infektionsweg gebahnt (endotracheale Intubation, Blasenkatheter, etc.) oder direkt geschaffen (Punktion von Blutgefäßen, operativer Eingriff, perkutane Drainagen, etc.). Die im Krankenhaus erhöhte Zahl pathogener Keime, ihre durch Antibiotikaselektion erhöhte Virulenz und der krankheitsbedingt gestörte Allgemeinzustand des Patienten führen unter diesen Bedingungen nur allzu leicht zu einer Infektionskrankheit. Deshalb muß jede invasive ärztliche Maßnahme kritisch überprüft werden.

Kommt es zu einer Interaktion zwischen Organismus und Erreger, läuft diese unter dem allgemeinen pathologisch-anatomischen Oberbegriff einer **Entzündung** ab. Dabei ist eine Entzündung definiert als eine „vom aktiven Bindegewebe und vom Gefäßsystem getragene und von Überträgersubstanzen (Mediatoren) vermittelte immunologische Reaktion des Organismus, die den Zweck besitzt, äußerlich oder innerlich ausgelöste Entzündungsreize zu beseitigen".

Der **Entzündungsreiz** im Rahmen einer Infektion ist der eingedrungene Mikroorganismus, die **Entzündungsreaktion** ein im Laufe der Evolution optimiertes differenziertes Verteidigungsarsenal unspezifischer und spezifischer Immunmechanismen und Mediatoren.

1.1 Beispiel: Bakterielle Invasion

Um im menschlichen Organismus Fuß zu fassen, muß das Bakterium zunächst die **physikalischen Barrieren** (erste Verteidigungslinie) überwinden. Hierzu gehören neben Haut und Schleimhäuten auch die Körpersekrete, wie z.B. die Magensäure, das Lysozym der Tränenflüssigkeit oder Speichel- und Nasensekret, die die Proteoglykanschicht der Bakterien angreifen.

Nach Überwindung der ersten Verteidigungslinie und Eindringen in den Organismus wird als zweite Verteidigungslinie zunächst das unspezifische **Makrophagensystem** aktiviert: Makrophagen (= Freßzellen) entstehen in Blut und Knochenmark aus Monozyten oder können in Geweben aus ortsständigen Histiozyten rekrutiert werden. Sie haben die Aufgabe, auf dem Weg durch den Organismus anfallende körpereigene Abbauprodukte und jegliches körperfremdes Material zu beseitigen. Insbesondere unbekapselte Bakterien werden von ihnen phagozytiert und zerlegt. Bekapselte (z.B. Haemophilus influenzae, Klebsiella pneumoniae, Pseudomonas aeruginosa, Salmonella typhi, E. coli, etc.) Bakterien können erst nach Antikörperbildung und Opsonierung von den Makrophagen gefressen werden.

Charakteristische Bruchstücke ihrer Beute präsentieren die Makrophagen dann auf der Zelloberfläche (Gewebeverträglichkeitsfaktor), um eine **spezifische Immunantwort** auszulösen und einen Schutz für den Fall eines späteren Re-Infektes zu gewährleisten (Antizipatorische Immunität). **Lymphozyten** lagern sich an den Makrophagen an und sind in der Lage, die dort befindliche Botschaft zu entschlüsseln. Haben sie, wie im Fall

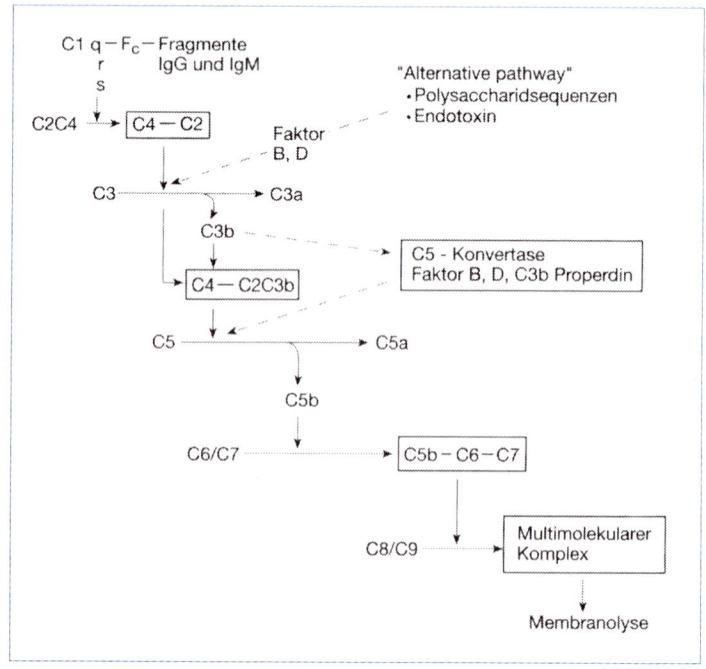

Abb. 7.1
Schema der klassischen Komplementaktivierung

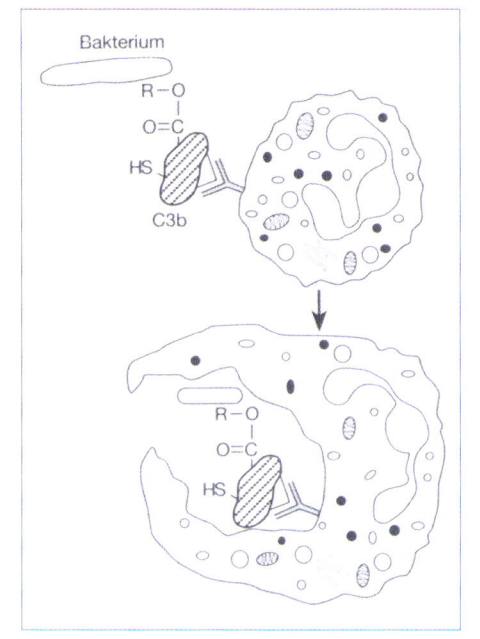

Abb. 7.2
Phagozytose eines durch Komplement opsonierten Bakteriums

eines Bakteriums, Fremdgewebe erkannt, lösen sie eine spezifische Immunantwort aus.

Im Falle einer akuten Infektion mit extrazellulären Bakterien besteht diese in der Regel in der B-Zell-vermittelten Produktion **humoraler Antikörper**.

Sie können Bakterien auf drei Arten unschädlich machen:
1. Direkte bakterizide Wirkung
2. Opsonierung
3. Neutralisation von Bakterientoxinen.

Bei der **direkten bakteriziden Wirkung** heften sich die Antikörper an das Bakterium (Antigen-Antikörper-Komplex) und lösen über eine Reaktionskaskade (Komplementsystem) eine zytotoxische Abwehrreaktion aus („complement-mediated killing") (Abb. 7.1). Die unbekapselte Bakterienzellwand wird desintegriert und der Erreger stirbt.

Durch eine **Opsonierung** macht der Organismus den Phagozyten das bekapselte Bakterium „schmackhaft" (Abb. 7.2).

Bei der **Neutralisation von Bakterientoxinen** wirken die Antikörper wie Antitoxine indem sie das Toxin immunologisch maskieren oder es einfach aus dem Gefäßsystem abfangen.

Gleichzeitig wird durch die **Freisetzung weiterer Mediatoren** der Entzündung der Gesamtorganismus lokal und systemisch in den Entzündungsprozeß einbezogen.

Lokal führt die Aktivierung von z.B. Histamin zu einer vermehrten lokalen Durchblutung des Entzündungsgebietes (**Rubor** = Rötung; **Calor** = Temperaturerhöhung). Chemotaktische Mediatoren werden ausgeschüttet, um Granulozyten als weitere Helfer im Abwehrkampf anzulocken. Damit sie leichter in die Gewebe auswandern können, wird mediatorgesteuert die Durchlässigkeit der Kapillaren vergrößert. Dies führt allerdings auch zu einem Austritt von Serum in das Gewebe und damit zur Entwicklung eines Ödems (**Tumor** = Schwellung). Die daraus resultierende Gewebsspannung wird, unterstützt durch die lokale Wirkung von Gewebshormonen, subjektiv als Schmerz (**Dolor**) empfunden. Damit sind vereinfacht die phänomenologisch bekannten Kardinalsymptome einer Entzündung abgeleitet, die schon Celsus (25 v. Chr.–40 n. Chr.) beschrieben hat.

> Kardinalsymptome der Entzündung: Rubor – Calor – Dolor – Tumor

Bekanntlich fügte Galen (130–201 n. Chr.) diesen Symptomen als fünftes die gestörte Funktion (**Functio laesa**) am Ort der Entzündung hinzu.

Zum einen gilt der Grundsatz: „Abwehr vor spezifischer Funktion" und zum anderen können massive lokale Reaktionen zu Zell- und Gewebsuntergang am Ort der Entzündung führen. Die Schädigung wird dabei sowohl durch direkte Mediatorwirkung, als auch durch lokale und systemische Wirkungen (Blutstromverlangsamung, Entstehung toxischer Reaktionsprodukte, Thrombozytenaggregation, Hypoxie, Azidose, etc.) herbeigeführt.

1.2 Bakteriämie und Sepsis

Besonders massive Auswirkungen auf den Gesamtorganismus besitzen natürlich systemische Infekte. Die Infektion selbst, das Eindringen der Erreger in die Blutbahn (= Bakteriämie) löst hierbei eine massive und primär systemische Entzündungsantwort des Organismus (= Sepsis) aus. Es kommt sehr rasch zu einer explosionsartigen Stimulation der Reaktionsketten des Entzündungsablaufes.

Durch die Antigen-Antikörper-Reaktion zwischen Bakterien und Antikörpern wird zunächst das **humorale Mediatorsystem** (Komplementsystem, Kallikrein-Kinin-System, Gerinnungs- und Fibrinolysesystem) aktiviert. Dieses aktiviert über die Ausschüttung chemotaktischer Substanzen zusätzlich die Produktion von Mediatoren auf der **zellulären Ebene der Mediatorsysteme** (Granulozyten, Monozyten, Makrophagen, Mastzellen, Fibroblasten, etc.). Der Organismus wird im Rahmen einer Sepsis mit Mediatoren überschwemmt und in den Krankheitsprozeß einbezogen. Die Bildung von Histamin (Gefäßdilatation, Erhöhung der Herzfrequenz), Thromboxan TXA_2 und Prostaglandin PGF_{2a} (Vasokonstriktion und Plättchenaggregation), Prostazyklin PGI_2 (Hemmung der Plättchenaggregation), Leukotrienen und Eicosanoiden (Erhöhung der Gefäßpermeabilität, Chemotaxis) und anderen Mediatoren bewirken eine Eskalation des sich entwickelnden septischen Schocksyndroms (Abb. 7.3).

Die **Initialphase des septischen Schocks** ist geprägt durch die systemische Wirkung freigesetzter Vasodilatatoren. Die Gefäßdilatation führt zu einer ausgeprägten Abnahme des peripheren Widerstands. Gleichzeitig steigen Herzindex und Herzfrequenz an. Aufgrund der Symptome Tachykardie, erhöhtes Herzminutenvolumen und periphere Vasodilatation wird diese initiale Phase auch **„hyperdyname Phase"** der Sepsis genannt. In diesem Sta-

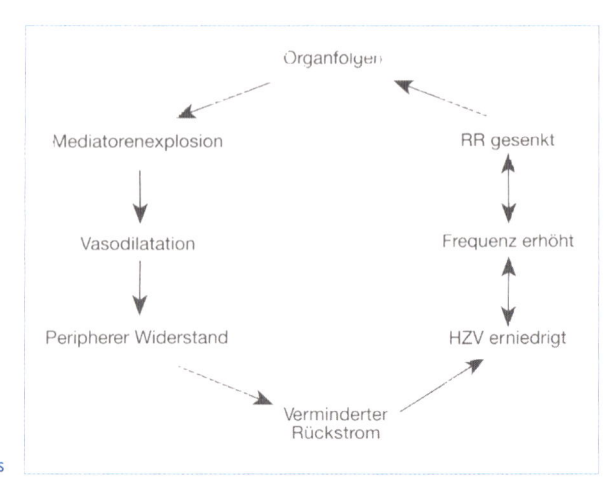

Abb. 7.3
Der Circulus vitiosus der Organschädigung in der Sepsis

Pathophysiologische Grundlagen — 7 Chirurgische Infektionen

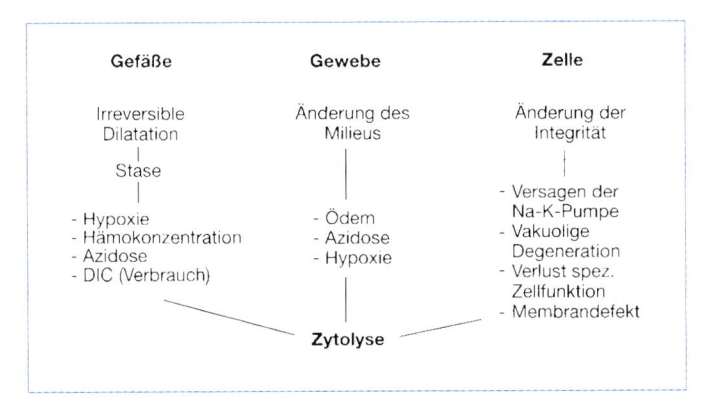

Abb. 7.4 Die Pathomechanismen der Zytolyse

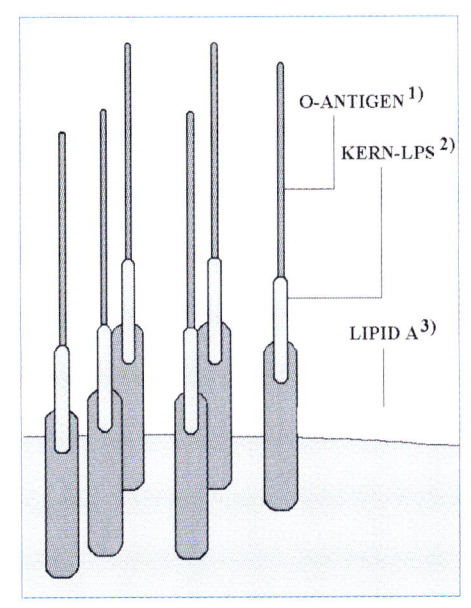

Abb. 7.5 Struktur des Endotoxins (Lipopolysaccharid gramnegativer Bakterien/LPS)
1: O-Antigen bestehend aus Polysaccharideinheiten
2: Kern-LPS aus Saccharidresiduen
3: Lipid A als hauptverantwortliche Komponente

dium versucht der Körper durch eine sog. „sympathoadrenerge Gegensteuerung" über die Auschüttung von Streßhormonen die Schockfolgen zu begrenzen. Doch schon bald tritt infolge der massiven lokalen Mediatorwirkung eine irreversible Dilatation im Arteriolengebiet auf.

Das verminderte HZV mündet in die zweite, die **„hypodyname Phase"** des Schockgeschehens ein. Durch Blutstromverlangsamung (Dilatationsfolge), Hämokonzentration (Austritt von Serum bei erhöhter Kapillarpermeabilität) und Plättchenaggregation kommt es zur Stase der Blutsäule in diesem Bereich. Gewebsödem, Hypoxie und Azidose sind die Stichworte dieser Schockphase und die pathophysiologischen Urachen der sich in diesem Stadium entwickelnden Organinsuffizienz. Die daraus resultierende Milieuänderung führt zu einer Störung der zellulären Integrität mit vakuoliger Degeneration der Zelle. Freiwerdende toxische Reaktionsprodukte setzen eine zelluläre Zerstörung in Gang, die irreversible Veränderungen in den Schockorganen auslöst (Abb. 7.4).

Bestimmte Bakterien sind zusätzlich in der Lage, den Organismus durch Toxine zu schädigen, so daß aus der systemischen Infektionskrankheit Sepsis gleichzeitig eine **Intoxikation** wird. Die Produktion von Exotoxinen (porenbildende Zytolysine der Streptokokken, Hämolysin von E. coli etc.) gehört hierzu ebenso, wie die Freisetzung von Endotoxin (Abb. 7.5) beim Zerfall gramnegativer Bakterien bzw. des „Super-Antigens" grampositiver Erreger. Diese biologisch hochtoxischen Toxine potenzieren die Wirkung der Mediatorenkaskade deutlich. Während die Bakteriämie mit grampositiven Bakterien z.B. nur bei jedem 20. Patienten das Vollbild eines septischen Schocks auslöst, führen systemische Infektionen mit Endotoxinbildnern bei jedem 4. Patienten zu dem beschriebenen Schocksyndrom.

2 Einteilung chirurgischer Infektionen

Chirurgische Infektionen können entsprechend ihrer **Ausbreitung** in lokale, loko-regionäre (Entzündungsherd plus regionäre Lymphadenitis) und systemische Infektionen (Sepsis) oder nach der Beschreibung der dominanten **Organlokalisation** des primären Entzündungsherdes (Infektionen des Respirationstraktes, der Haut, des Urogenitaltraktes, des Gastrointestinaltraktes, proktologische Infektionen, etc.) eingeteilt werden.

Pathologisch-anatomisch können Entzündungen nach ihrem Exsudatcharakter (serös, eitrig, hämorrhagisch etc.), nach ihrer Ursache (bakteriell, viral, parasitär etc.) oder nach der Pathogenese eingeteilt werden.

Für die chirurgischen Infektionen erscheint eine kombinierte Systematik sinnvoll:
1. Bakterielle Entzündungen
   - Eitrige bakterielle Infektionen
   - Spezifische bakterielle Infektionen
2. Virale Infektionen
3. Parasitäre Infektionen.

Der Grund für eine kombinierte Einteilung liegt darin, daß „Chirurgische Infektionen" im eigentlichen Sinn nicht existieren. Vielmehr handelt es sich um eine Zusammenfassung chirurgisch relevanter, d.h. primär chirurgisch zu behandelnder Infektionen und Infektionskrankheiten.

3 Bakterielle Infektionen

3.1 Eitrige bakterielle Entzündungen

Als eitrig bezeichnet man jede Entzündung, bei der die vorherrschende Komponente des Exsudates neutrophile Granulozyten sind.

Allgemeine Grundsätze:
- Um das eigengesetzliche Fortschreiten einer lokalen, eitrigen Entzündung über den Lymphabstrom in die regionären Lymphknoten und schließlich in das zentrale Venensystem (Bakteriämie und Sepsis) zu verhindern, muß jede eitrige Entzündung **frühzeitig chirurgisch entlastet** werden.

> Ubi pus, ibi evacua!

- Dieser Eingriff ist grundsätzlich in **Allgemeinnarkose** durchzuführen.
  Lokale und regionale Anästhesieverfahren bergen die Gefahr der iatrogenen lymphogenen Verschleppung in sich und sind kontraindiziert. Als Palliativmaßnahme kann die Inzision unter Chloräthyl-Spray erwogen werden. Dies ist jedoch nur als Notfallmaßnahme gestattet, da die Rezidivquote nach zu geringer Spaltung hoch ist.

Bakterielle Infektionen 7 Chirurgische Infektionen

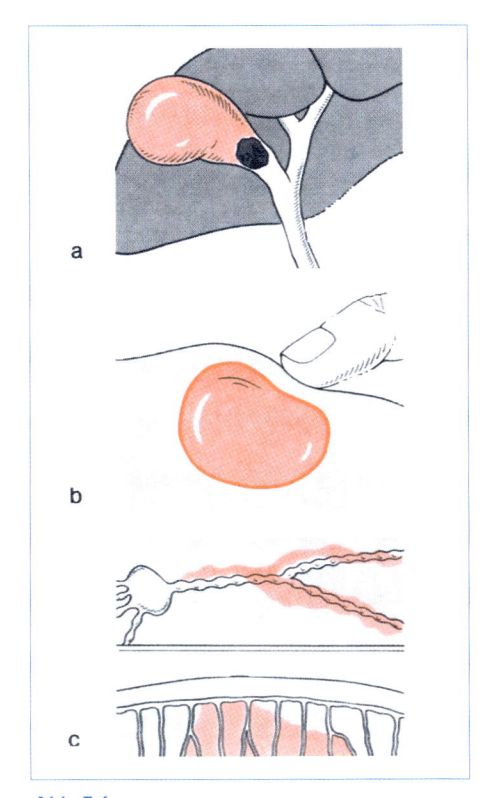

Abb. 7.6 a–c
a Empyem
b Abszeß
c Phlegmone

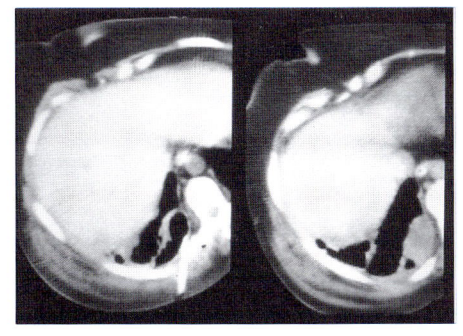

Abb. 7.7
CT-gesteuerte Punktion eines Pleuraempyems rechts basal. **Links:** initiales Computertomogramm mit nachgewiesenem Pleuraempyem; **Rechts:** deutliche Rückläufigkeit des Pleuraempyems nach perkutaner Drainage

- Als chirurgischer Grundsatz gilt, eitrige Entzündungen **großzügig zu entlasten**, um solche „Pseudorezidive" zu verhindern.
- Nach Entnahme eines Abstriches, der vollständigen Revision (Drainage von Wundtaschen!) und der Spülung des Wundgebietes muß die Wunde der **offenen Wundheilung** zugeführt werden. Erst nach kompletter Sanierung des Infektes darf die Sekundärnaht einige Tage nach der Primäroperation erwogen werden.
- Eine **Antibiotikatherapie** ist nur dann indiziert, wenn eine komplette chirurgische Sanierung des Infektes nicht möglich ist (loko-regionäre Infekte, Phlegmone, Organinfektion, etc.). Sie wird „blind" mit einem einfachen Antibiotikum gestartet, das vom Wirkungsspektrum die häufigsten Erreger eitriger Entzündungen abdeckt (z.B. Penicillin). Ggf. kann nach Eintreffen des Resistogramms (Abstrich!) die Therapie gezielt umgestellt werden. Wenn möglich, sollte der Entzündungsort zur Prophylaxe einer lymphogenen Streuung (Muskelpumpe!) ruhiggestellt werden.

Im wesentlichen werden **drei Grundformen** eitriger Entzündungen unterschieden (Abb. 7.6):
1. das Empyem
2. der Abszeß
3. die Phlegmone.

3.1.1 Empyem

Definition: Empyeme sind eitrige Entzündungen in präformierten Körperhohlräumen.
Das Empyem entsteht meist dadurch, daß eine eitrige Entzündung eines Organes in den benachbarten Körperhohlraum fortgeleitet wird.
Vorkommen: Pleuraempyem, Gelenkempyem, Gallenblasenempyem, Peritonealempyem. Seltener: Perikardempyem, Harnblasenempyem.

Pleuraempyem

Das Pleuraempyem entsteht meist infolge Fortschreitens einer bakteriellen Lungenentzündung (Pneumokokken, Staphylokokken, Streptokokken) in den Pleuraspalt. Zuerst bildet sich eine fibrinöse Pleuritis, die infolge starker Granulozytenexsudation in den Pleuraspalt zum Empyem wird.
Diagnostisch findet sich in der Röngenthoraxaufnahme eine typische Ergußverschattung (Ellis-Damoiseau-Linie) mit Gaseinschlüssen.
Therapeutisch wird nach dem Grundsatz der chirurgischen Eiterentleerung der Pleuraspalt sonographisch perkutan durch Anlage zweier Thoraxdrainagen (postinterventionelle Spülung) drainiert (Abb. 7.7). Alternativ können mittels einer Mini-Thorakotomie die Saug- und Spüldrainage plaziert werden. Eine zusätzliche Antibiotikatherapie ist in Anbetracht der Pathogenese (Fortleitung!) indiziert.

Gallenblasenempyem

Das Gallenblasenempyem entsteht durch eine mechanische Obstruktion am Gallenblasenausgang (z.B. inkarzeriertes Konkrement des Ductus cysticus). Die Blockade am Gallenblasenausgang führt bei anhaltender Sekretion von Schleim über eine Überdehnung der Wand mit konsekutiver Durchblutungsstörung zu einer Schädigung der Gallenblasenmukosa. Bakterielle Superinfektion und massive Einwanderung von Granulozyten führen zum Vollbild des Gallenblasenempyems.

Haupterreger: E. coli, Klebsiellen, Proteus und Enterokokken.

Das **klinische Bild** wird von der Symptomentrias Fieber, Schmerz und tastbar vergrößerter Gallenblase (Hydrops!) bestimmt.

Die **Diagnose** wird klinisch und sonographisch (Abb. 7.8) gestellt.

Therapeutisch weist die sofortige Cholezystektomie die besten Resultate auf. Erfolgt sie nicht rechtzeitig, besteht die Gefahr der Penetration der Entzündung in die Bauchdecke (Empyema necessitatis) oder die freie Perforation in die Bauchhöhle mit der Entwicklung einer diffusen, eitrigen Peritonitis (Peritonealempyem).

3.1.2 Abszeß

Definition: Der Abszeß ist eine lokale, eitrige Gewebseinschmelzung.

Die Bildung eines Abszesses ist dann möglich, wenn die Infektion mit einer lokalen Kreislaufstörung kombiniert ist. Diese kann durch direkte Einwirkung von Bakterien entstehen oder iatrogen herbeigeführt sein.

Staphylokokken als Haupterreger abszedierender Entzündungen können durch Produktion von Koagulasen eine Thrombose der Blutgefäße im Entzündungsgebiet auslösen. Gleiches gilt für den Verschluß von Blutgefäßen durch bakterielle Emboli oder nach einer chirurgischen Blutstillung im Wundgebiet. In der Folge entsteht vor Ort eine Nekrose, die von Granulozyten invadiert wird, um die Nekrosen aufzulösen. So entsteht ein mit Eiter und Bakterien gefüllter Hohlraum, der mittels einer granulierenden Umgebungsreaktion abgekapselt wird (Abszeßmembran).

Im Spontanverlauf kann eine spontane Entleerung des Abszeßinhaltes nach außen (Haut) oder in ein Hohlorgan erfolgen. Solche pathologischen Verbindungen zwischen Entzündungsherd und äußeren oder inneren Oberflächen werden **Fisteln** genannt. Eine Fistel kann nur ausheilen, wenn die zugrundeliegende Entzündung ursächlich behandelt wird.

Klinisch führend sind bei leichter diagnostischer Zugänglichkeit die Kardinalsymptome der Entzündung (Tumor, Rubor, Calor, Dolor).

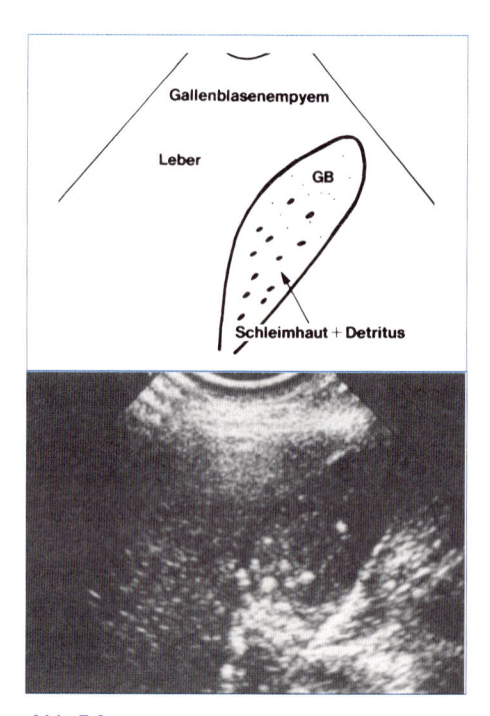

Abb. 7.8
Sonographie bei Gallenblasenempyem. GB = Gallenblase

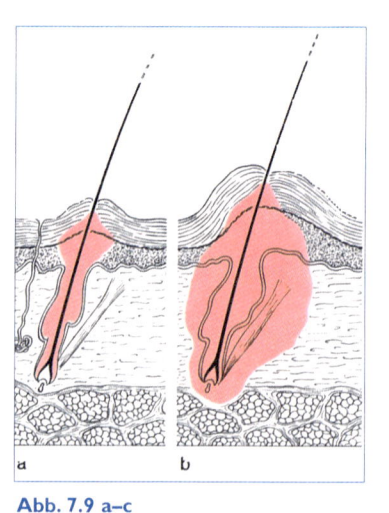

Abb. 7.9 a–c
Formen der kutanen Infektion
a Follikulitis
b Furunkel
c Karbunkel

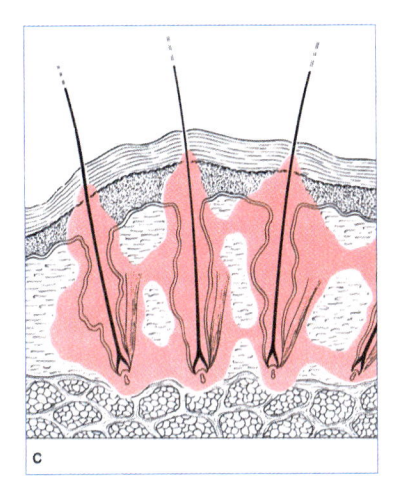

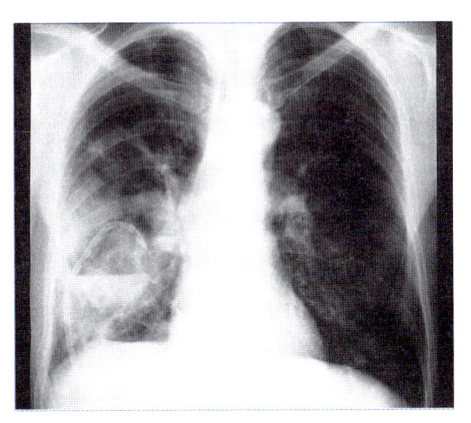

Abb. 7.10
Perkutane Drainage eines Lungenabszesses rechtsseitig (Röntgen-Thorax a.p.)

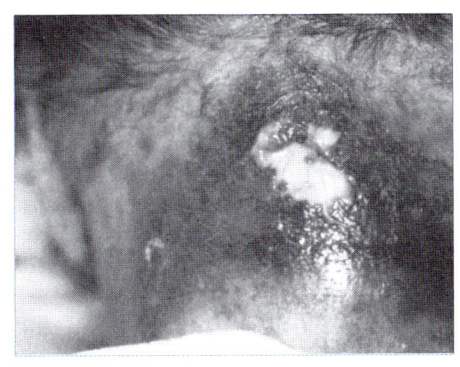

Abb. 7.11
Nackenkarbunkel

Die **Therapie** des Abszesses ist eine frühzeitige chirurgische Entfernung einschließlich der Abszeßmembran in Allgemeinnarkose. Die perkutane Drainage insbesondere intraabdomineller Abszesse ist möglich, wenn folgende Kriterien erfüllt sind:
- unilokulärer Abszeß,
- sicherer Zugangsweg,
- gut abgegrenzte Abszeßhöhle und
- drainierbarer (flüssiger) Inhalt.

Vorkommen: Abszesse der Haut (Follikulitis, Furunkel, Karbunkel, Schweißdrüsenabszeß, Abb. 7.9), perityphlitischer Abszeß, perianaler Abszeß, Pilonidalabszeß, Organabszesse (z.B. Lungenabszeß, Abb. 7.10).

Follikulitis

Auslöser sind Staphylokokken. Die Infektion erfolgt entlang der Haarfollikel. Hier entsteht eine umschriebene eitrige Gewebsnekrose. Überschreitet sie die anatomischen Grenzen des Follikels, spricht man von einem **Furunkel**. Kommt es zu einer abszedierenden Entzündung mehrerer benachbarter Follikel, spricht man von einem **Karbunkel** (Abb. 7.11).

Leberabszeß

Primäre Leberabszesse entstehen durch eine lokale Durchblutungsstörung, die durch Erreger (tropische Abszesse) oder Risikofaktoren (z.B. Hämatom, Nekrose) ausgelöst wird.

Sekundäre Leberabszesse entstehen durch hämatogene oder kanalikuläre Fortleitung eines außerhalb der Leber gelegenen Entzündungsherdes. Klassische Beispiele sind die bei einer perforierten Appendizitis durch intraportale Keimverschleppung entstandenen pylephlebitischen Leberabszesse, die durch eine eitrige Cholangitis verursachten pericholangitischen Leberabszesse oder die im Rahmen einer Sepsis aufgetretenen intrahepatischen septischen Metastasen.

Perianale Abszesse

Die Infektion erfolgt entlang der in Höhe der Linea dentata mündenden und blind endenden rudimentären Duftdrüsen des Menschen.

Der Risikofaktor ist die Obstipation mit langer Kontaktzeit zwischen bakterienhaltigem Stuhl und Drüsengang. Die daraus entstehende inkomplette innere Fistel kann infolge einer eitrigen Gewebsnekrose zum Abszeß in unterschiedlichen anatomischen Strukturen des analen Verschlußapparates führen (intersphinkterer Abszeß, ischiorektaler Abszeß, submukös-subkutaner oder pelvirektaler Abszeß.

Therapie: Der perianale Abszeß wird durch die operative Spaltung akut behandelt, die Krankheit heilt jedoch zumeist erst dann aus, wenn in einer zweiten Sitzung die ursächlch bestehende Fistel zum Darm exzidiert wird.

Pilonidalabszeß (amerikan.: „Jeeps disease")

Der Infektionsweg entsteht, wenn sich ein abgebrochenes Haar (Abb. 7.12) umgekehrt durch die Haut bis zur Sakralfaszie bohrt. Risikofaktoren sind ein vermehrter Haarwuchs in der hinteren Schweißrinne und eine überwiegend sitzende Tätigkeit (Kraftfahrer, Reiter, Beamte, usw.). Unter diesen Voraussetzungen entsteht über der Sakralfaszie eine eitrige Gewebseinschmelzung im Bereich des „Haarnestes" (Pilus = Haar; Nidus = Nest).

Schweißdrüsenabszeß (Hidradenitis suppurativa)

Eintrittspforte der Erreger ist in diesem Fall der Ausführungsgang der großen apokrinen Schweißdrüsen. Die eitrige Gewebseinschmelzung entsteht im sezernierenden Endstück der Drüse und greift auf die Umgebung über.
Häufigste **Lokalisation** ist die Axilla, seltene Manifestationen finden sich in der Mamma (Warzenhof), der Leisten- und Schamgegend oder in der Umgebung des Afters.
Die Therapie entspricht den beschriebenen Grundregeln und besteht in einer möglichst vollständigen Exzision des Abszesses einschließlich der Abszeßmembran.

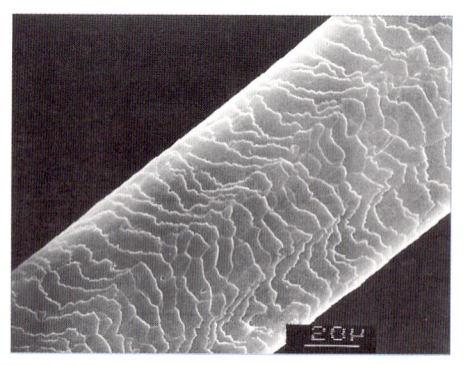

Abb. 7.12
Elektronenmikroskopische Aufnahme eines menschlichen Haares. Die Hornschuppen wirken wie ein Widerhaken, so daß das abgebrochene Haar beim Pilonidalsinus in die Tiefe vorbewegt wird

3.1.3 Phlegmone

Definition: Die Phlegmone ist eine eitrige Entzündung, die sich im interstitiellen Bindegewebe von Geweben und Organen ausbreitet.
Einige Bakterien verfügen über Enzyme, die die Interzellularsubstanz des Bindegewebes auflösen können. Dazu gehören Streptokokken (Hyaluronidase, Streptokinase, Streptodornase), Pseudomonas (Elastase) und Clostridien (Kollagenase). Dadurch ist es ihnen möglich, sich im interstiellen Bindegewebe auszubreiten. Die exsudative Reaktion (Granulozyten) führt zum klinischen Bild der Phlegmone.
Therapie der ersten Wahl ist die hochdosierte Gabe von Antibiotika (z.B. Penicillin).
Ausnahmen stellen lokale Komplikationen (Einschmelzung), Befundprogredienz unter der antibiotischen Therapie oder besondere Lokalisationen (z.B. phlegmonöse Appendizitis) dar.
Vorkommen: Phlegmonöse Entzündungen können im Bereich der Haut (z.B. Erysipel), des Mediastinums (Mediastinalphlegmone), der Skelettmuskulatur (Muskelphlegmone) oder im Stroma von Schleimhäuten (z.B. phlegmonöse Appendizitis, Cholezystitis) entstehen.

Erysipel

Die phlegmonöse Entzündung der Haut ist das Erysipel (Wundrose), das durch β-hämolysierende Streptokokken verursacht wird. Die Eintrittspforte muß nicht immer nachweisbar sein.
Besondere Risikosituationen, die ein Erysipel begünstigen, sind lokale Durchblutungsstörungen (arterielle Verschlußkrankheit, chronische venöse Insuffizienz).
Klinisch ist die Haut im Rahmen der Infektion innerhalb scharfer Grenzen flächenhaft gerötet, schmerzhaft, mäßig geschwollen und deutlich überwärmt. Die regionären Lymphknoten sind in der Regel mitbeteiligt. Systemisch besteht hohes Fieber und ein ausgeprägtes subjektives Krankheitsgefühl.
Pathologisch-anatomischer Ort der Entzündung sind das Korium und das subkutane Fett- und Bindegewebe. Hier ist das Bindegewebe ödematös aufgelockert und mit Streptokokken durchsetzt. Eine starke zelluläre Infiltration (Granulozyten, Lymphozyten, Monozyten) ist mikroskopisch nachweisbar.
Die Infektion kann sich systemisch ausbreiten (Streptokokkensepsis) und dadurch Fernkomplikationen (Endokarditis) verursachen.
Lokale Komplikationen wie lokale eitrige Einschmelzung oder Superinfektionen mit Candida sind bei Verschleppung des Krankheitsbildes ebenfalls möglich.
Therapeutisch sind eine hochdosierte Penicillintherapie und eine konsequente Ruhigstellung absolut indiziert (beim Erysipel im Gesichtsbereich: Sprechverbot, Kauverbot, etc.). Trotz der hohen Rate komplikationsloser Ausheilungen neigt das Erysipel zu hartnäckigen Rezidiven.

Differentialdiagnose: Erysipeloid

Es wird durch Erysipelothrix insidiosa ausgelöst. Dieser ubiquitär verbreitete Erreger kann beim Schwein den Schweinerotlauf, bei der Maus die Mäuseseptikämie und beim Menschen das Erysipeloid auslösen. Die Übertragung auf einen Menschen erfolgt meist durch Kontakt mit erkrankten Tieren oder tierischen Produkten (Metzger, Tierärzte!). Die Eintrittspforten sind Hautverletzungen oder Bißverletzungen von Tieren.
Klinik: Nach einer Inkubationszeit von 1–5 Tagen entsteht eine begrenzte, rote bis blaurote Schwellung. Gelegentlich schreitet die Entzündung zu den regionären Lymphknoten fort.
Therapie: Unter offener Wundbehandlung, Ruhigstellung und antibiotischer Therapie (Penicillin G) heilt die Erkrankung lokal zumeist komplikationslos ab.
Komplikationen: Nur selten gelangen die Erreger in die Blutbahn und verursachen eine Meningitis, Arthritis oder Endokarditis.

3.2 Spezifische bakterielle Infekte

3.2.1 Gasbrand

Erreger dieser schweren Infektionskrankheit sind ubiquitär verbreitete gasbildende, grampositive anaerobe Stäbchenbakterien mit Sporenbildung. Die wichtigsten Vertreter sind Clostridium perfringens, Clostridium septicum und Clostridium oedematiens (novyi).

Die toxische Wirkung beruht auf der Produktion von Enzymen (Kollagenasen, Proteasen, Hyaluronidase, Desoxyribonuklease) und einer Vielzahl von Exotoxinen. Das α-Toxin von Clostridium perfringens z.B. entspricht einer Lezithinase, d. h. einem Enzym, das Lezithin, Kephalin und Sphingomyelin der Zellmembran spalten kann. Die Folge ist ein massiver Zelluntergang mit den für die einzelnen Zellgruppen typischen **Folgeerscheinungen**:
- Erythrozyten: Hämolyse.
- Muskelzelle: Myolyse und in der Folge zum toxinbedingten anaeroben Glykogenabbau (Gasbildung).
- Granulozyten, Makrophagen und Lymphozyten: Schwächung der körpereigenen Abwehrmechanismen. Dies begünstigt die rasch einsetzende massive Intoxikation des Gesamtorganismus mit der Entwicklung eines Exotoxinschocks.

Disponierend für eine Clostridieninfektion sind:
- anaerobes Milieu,
- nekrotische Muskulatur,
- hoher Verschmutzungsgrad und
- vermindertes Redoxpotential im Wundgebiet.

Deshalb sind es besonders verschmutzte Muskelwunden bei gleichzeitiger Gefäßverletzung, die anfällig für eine Gasbrandinfektion sind. 90 % dieser Infektionen sind im Bereich der Extremitäten lokalisiert und davon 70 % im Bereich von Oberschenkel und Gesäß und nur 20 % im Bereich der oberen Extremitäten.
Die **Inkubationszeit** liegt zumeist bei 48 Stunden.

Klinik: Lokal imponieren akute, schlagartig einsetzende, heftige Schmerzen. Der Wundbereich ist ödematös geschwollen. Die Haut ist infolge des Ödemdruckes prall gespannt und schmutzig graubraun verfärbt und kann Blasenbildung aufweisen. Auf Druck entleert sich übelriechendes, serös-hämorrhagisches Exsudat mit sichtbaren Gasbläschen. Das klassische Gasknistern bei Palpation des Wundbereiches kann jedoch fehlen.
Rasch entwickelt sich das klinische Bild der **systemischen Intoxikation**. Nach initial deutlichem Pulsanstieg ohne wesentliche Temperaturerhöhung weisen delirante Verwirrung, Anämie und Ikterus auf die prognostisch ungünstige Entwicklung hin. Entscheidend für den Ausgang der Erkrankung ist die Verzögerungszeit, d.h. die Dauer des Intervalls zwischen ersten Symptomen und der Therapie.

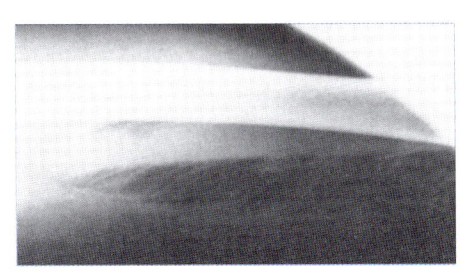

Abb. 7.13
Gasbrand mit klassischer Muskelfiederung im Röntgenbild

Diagnostik: Die Diagnose der Gasbrandinfektion muß sich zu Beginn ausnahmslos am klinischen Bild orientieren, wobei Lokalbefund und weiterer Verlauf entscheidend sind. Das schnelle Fortschreiten eines nekrotisierenden Prozesses mit Übergriff auf gesunde Muskulatur ist ein bedeutsameres diagnostisches Zeichen als der bakterioskopische Nachweis von grampositiven Stäbchen oder die Züchtung von Clostridien aus dem Wundabstrich. Der Mikrobiologe kann zwar die Anwesenheit von Gasödemerregern aus Abstrichen und Muskelbiopsien nachweisen, ob sie jedoch als bedeutungslose Kontamination oder als Gasbrandinfektionskrankheit anzusehen ist, kann nur der Kliniker entscheiden.

Die Diagnose der Infektions- und Intoxikationskrankheit Gasbrand stellt der Kliniker!

Einen wertvollen Hinweis kann der **röntgenologische Gasnachweis** geben. Im Gegensatz zu anderen putriden gasbildenden Infektionen ist der Nachweis der klassischen Muskelfiederung für die maligne Verlaufsform pathognomonisch (Abb. 7.13). **Differentialdiagnostisch** müssen folgende Erkrankungen abgegrenzt werden:
- Clostridienzellulitis (oberflächliche, gasbildende Infektion ohne Myonekrose primär gesunder Muskelabschnitte),
- nicht-clostridiale Wundinfektionen mit Gasbildung (durch Enterobacteriaceae, Pseudomonas spp., anaoerobe Streptokokken, Bacteroides),
- feuchte Gangrän und
- Rhabdomyolyse (z.B. im Rahmen einer Heroinintoxikation).

Therapie
Die Therapie hat bei klinischem Verdacht **unverzüglich** zu erfolgen. Wenn man mit dem Therapiebeginn auf das Ergebnis der kulturellen Identifizierung (etwa 48 Stunden) der Clostridien wartet, wird ein Teil der Patienten das Eintreffen des Befundes nicht mehr erleben!
Im Zentrum der Therapie steht unbestritten die **chirurgische Intervention**. Die Wunde muß breit eröffnet und sämtliches nekrotisches Gewebe vollständig entfernt werden. Muskelgewebe, das nicht blutet, muß exzidiert werden. Es hat eine offene Wundbehandlung zu erfolgen. Ist eine funktionsfähige Extremität nicht zu erhalten, hat die Amputation zu erfolgen („life before limb").
Weitere **unterstützende Maßnahmen** bestehen in der hyperbaren Oxygenierung, der Antibiotikatherapie und intensivmedizinisch-symptomatischen Maßnahmen. Die **hyperbare Sauerstofftherapie** (nach Boerema und Brummelkamp, 1960) hat das Ziel, durch Atmung reinen Sauerstoffs bei 3 bar soviel Sauerstoff physikalisch im Plasma und per diffusionem in allen Geweben zu lösen, daß eine Toxinbildung unterbrochen wird. Da die Durchblutung befallener Areale reduziert ist, sind die Ergebnisse dieser Behandlung oft nicht überzeugend. Sie ist allein als unterstützen-

de Maßnahme zu werten und ersetzt nicht die chirurgische Intervention.

Der Nutzen einer **antibiotischen Therapie** darf ebenfalls nicht überbewertet werden, so daß auch sie nur als flankierende Maßnahme korrekt durchgeführter chirurgischer Behandlungsstrategien anzusehen ist.

Die Gabe eines Antitoxins erscheint heute in Anbetracht des fraglichen Nutzens bei relevanten Nebenwirkungen (Anaphylaxie!) nicht mehr gerechtfertigt zu sein.

3.2.2 Tetanus

Erreger: Clostridium tetani, das sind grampositive, anaerobe Stäbchen mit charakteristischer Tennisschlägerform (endständige Spore) und ubiquitärer Verbreitung.

Die Pathogenität gründet sich auf ein außerordentlich starkes Neurotoxin (1 mg reinen Extraktes vermag 20 Millionen Mäuse zu töten). Dieses Tetanospasmin wandert von der Wunde entlang den peripheren Nerven zum Rückenmark und von dort zum Gehirn. Die spasmenauslösende Wirkung beruht auf der vollständigen Blockade inhibitorischer Synapsen des Rückenmarkes (Renshaw-Zellen). Damit werden infolge einer generalisierten Stimulation alle Muskelgruppen gleichzeitig aktiviert. Die charakteristischen klinischen Zeichen werden durch die kräftigeren und damit dominanten Muskelgruppen bewirkt.

Klinik

Die Krankheit beginnt mit allgemeinen Prodromi: Kopf- und Rückenschmerzen, Schlaflosigkeit, Schweißausbruch, muskulärer Übererregbarkeit, Lichtscheu und Schreckhaftigkeit.

Danach wird die **spezielle klinische Symptomatik** durch eine schnelle Ermüdbarkeit und Steifheit der Gesichtsmuskulatur eingeleitet. Die Krämpfe beginnen meist in der dominanten Kaumuskulatur, wo sie zur Kiefersperre **(Trismus)** führen. Innerhalb weniger Stunden erfaßt die Starre die übrige Gesichtsmuskulatur **(Risus sardonicus)**. Nach Befall von Zungen- und Schlundmuskulatur folgen die Muskeln des Halses und des Rückens. Die dominanten dorsalen Muskelgruppen bewirken das typische „Kissenbohren" **(Opisthotonus)**. Im Bereich der oberen Extremität überwiegen die Beuger und führen zu Beugekrämpfen, während die kräftigen Strecker der unteren Extremitäten zu Streckkrämpfen führen. Bei vollem Bewußtsein der Patienten ist die allgemeine Reflexerregbarkeit deutlich erhöht. Ein plötzlicher Lichteinfall, das Zuschlagen der Tür oder das versehentliche Anstoßen an das Krankenbett können einen generalisierten tonischen Krampfanfall auslösen. Der Befall von Zwerchfell- und Atemmuskulatur führt schließlich zur Asphyxie. Zusätzlich bewirkt das Toxin eine schwere vegetative Symptomatik mit ständigen Schwankungen von Blutdruck, Herzfrequenz und Körpertemperatur.

Die Inkubationszeit schwankt zwischen 4 und 21 Tagen. Sie stellt einen wichtigen prognostischen Parameter dar, da eine kurze Inkubationszeit einen schweren Krankheitsverlauf erwarten läßt.

> Tetanus: kurze Inkubationszeit – schwerer Verlauf!

Noch größer ist der Vorhersagewert der sog. **Anlaufzeit**: Intervall zwischen ersten klinischen Symptomen und dem Auftreten von Krämpfen.
Schwerste Verläufe treten bis zu einer Anlaufzeit von 36 Stunden auf, schwere bis zu drei Tagen und bei mittelschweren und leichteren Verlaufsformen ist sie länger als drei Tage.
Verläuft die Erkrankung nicht letal, dauert sie 12 bis 21 Tage. Mit Eintritt der Genesung läßt die Starre langsam nach, zuletzt in der Kiefermuskulatur.

Diagnostik

Die Diagnose wird klinisch gestellt und elektromyographisch gesichert. Der Erregernachweis im Tierversuch ist nicht sicher (50 %) und meist von dokumentarischem Wert, da die Therapie bei klinischem Verdacht sofort eingeleitet werden muß.

Therapie

Die Therapie des Tetanus verfolgt **drei Ziele**:
1. Ausschalten der Toxinquelle
2. Neutralisation des zirkulierenden Toxins
3. Komplikationsprophylaxe.

Die **Ausschaltung der Toxinquelle** gelingt durch sorgfältige chirurgische Wundrevision mit ausgedehntem Débridement oder einer großzügigen Exzision der Wunde in Kombination mit einer hochdosierten Penicillingabe (10–20 Mill. IE/die).

- Zur **Neutralisation des zirkulierenden Toxins** wird homologes Tetanushyperimmunglobulin verabfolgt (3000 bis 10000 IE/die als i.v. Dauertropf während der ersten Behandlungswoche). Mit der aktiven Immunisierung wird am Aufnahmetag begonnen.
- **Komplikationsprophylaxe** als Aufgabe der symptomatischen, intensivmedizinischen Therapie bedeutet vordringlich die Kupierung von Krampfanfällen durch konsequente Sedierung und Relaxierung. Läßt sich die Krampfbereitschaft mit Diazepam nicht unterdrücken, muß peripher relaxiert und beatmet werden. Die vegetative Symptomatik muß durch sympatholytische Medikation beherrscht werden.

Trotz dieser Maßnahmen liegt die Gesamtletalität des Tetanus weiterhin zwischen 30 % und 50 %, so daß auch heute der Satz gilt:

> Tetanus: die beste Therapie ist die Prophylaxe

Typische Komplikationen im Rahmen einer Tetanusinfektion sind Bronchopneumonie, Beinvenenthrombose und Frakturen (!).

3.2.3 Aktinomykose

Trotz des Namens (Strahlenpilzkrankheit) wissen wir heute, daß die Aktinomykose eine spezifische bakterielle Entzündung ist. Erreger ist Actinomyces israelii, ein anaerobes, grampositives Bakterium, das ubiquitär vorkommt und als normaler Saprophyt den Gastrointestinaltrakt bewohnt. Erst im Rahmen einer endogenen Infektion (Eindringen in mikroaerophile oder anaerobe Abschnitte nach Verletzung der Schleimhaut) wird er pathogen und löst eine subakute oder chronische granulomatöse Entzündung aus.

Je nach **Lokalisation** lassen sich
- zervikofaziale (Zahnextraktion, Mundschleimhautverletzung etc.),
- thorakale (Aspiration) oder
- abdominale (Appendektomie, perityphlitischer Abszeß) Formen unterscheiden.

Klinik: Bei den subkutanen Manifestationen imponiert eine mäßig schmerzhafte, tastbare Resistenz, über der die Haut rötlich-violett verfärbt und derb infiltriert ist. Charakteristisch ist eine nachweisbare Fistelung im Rahmen des chronisch progredienten Krankheitsgeschehens. Bei der Inzision solcher Herde findet man grün-gelbe Körner („Schwefelkörner").

Die **Diagnose** wird mikrobiologisch durch Erregernachweis in Eiter, Exsudat oder Probeexzision (umgehender Transport im anaeroben Medium) gestellt.

Bei der abdominalen Form ist in der Regel eine fistelnde ileozäkale Raumforderung nachweisbar, die sich auf umliegende Organe (Urogenitaltrakt, Wirbelkörper) ausbreitet oder über die Pfortader in die Leber verschleppt wird.

Differentialdiagnostisch müssen andere chronisch-fistelnde Erkrankungen (Morbus Crohn, Tuberkulose) ausgeschlossen werden.

> Chronische Fistelung im rechten Unterbauch: Morbus Crohn? Tuberkulose? Aktinomykose?

Therapeutisch stellt Penicillin das Medikament der Wahl in der Behandlung der Aktinomykose dar. 2–6 Mill. IE/die über 4–6 Wochen sind erforderlich, um die Erkrankung zu sanieren.

3.2.4 Wunddiphtherie

Sie ist heute in unseren Breiten eine sehr seltene Infektion, kommt hingegen noch häufig in feuchten, tropischen Gegenden vor. Unter schlechten hygienischen Bedingungen kann hier das **Corynebacterium diphtheriae** eine kutane Infektion oder eine Wundinfektion hervorrufen.

Die Infektion beginnt mit einer Pustel. Nach dem Aufbrechen der Pustel entsteht ein ausgestanztes, ovales Ulkus mit einer grau-weißen diphtherischen Pseudomembran an der Ulkusbasis.

Therapie: Procain-Penicillin, 600 000 IE/6stdl. i.m. ist das Medikament der Wahl. Diphtherie-Antitoxin (Allergiegefahr gegen Pferdeeiweiß!) kann für maximal 8–12 Tage zusätzlich verabfolgt werden (10 000 IE/die).

3.2.5 Milzbrand

Erreger: Bacillus anthracis, ein grampositiver, aerober, stäbchenförmiger Sporenbildner. Das Erregerreservoir stellen Nutztiere dar (Rind, Schwein, Ziege, Pferd), so daß der gefährdete Personenkreis in Tierärzten, Tierpflegern, Bauern, u.a. besteht. Entsprechend der Eintrittspforte kann Hautmilzbrand (> 90 %), Lungenmilzbrand oder Darmmilzbrand auftreten.

Die bakterielle Wirkung beruht hauptsächlich auf der Produktion eines **Exotoxins** (α-Toxin), das z.B. bei der **kutanen Form** in der Umgebung der Eintrittspforte eine hämorrhagisch-ödematöse Gewebsläsion hervorruft. Zunächst entsteht eine blau-schwarze Milzbrandpustel mit rotem Saum (Pustala maligna), aus der sich ein Ulkus mit kohlschwarzem Ulkusgrund entwickelt. Trotz des bösartigen Aspektes ist typischerweise dieses Ulkus schmerzlos! Obligat ist die weitere Entwicklung einer lokoregionären Ausbreitung mit Lymphangitis und Lymphadenitis.

Die **systemische Form** mit einer foudroyanten Sepsis ist bei der kutanen Form selten. Sie tritt bei der pulmonalen bzw. intestinalen Form eher in Erscheinung und weist wegen der Kombination von Sepsis und systemischer Intoxikation eine sehr hohe Sterblichkeit auf (> 80 %).

Therapeutisch ist die primär konservative Therapie (Penicillin!) angezeigt. Eine Ruhigstellung zur Prohylaxe der lokoregionären Ausbreitung ist angezeigt.

Schmerzlose Pustel – Milzbrand?

3.2.6 TSS – Toxic shock syndrome

Erstbeschreibung 1978 bei Patientinnen, die Tampons benutzten.

Pathogenese: TSS wird durch einen Exotoxin-produzierenden Staphylococcus aureus verursacht, der neben Zervix und Vagina auch andere Foci besiedeln kann (Furunkel, chirurgische Wunden, Punktionskanäle, etc.). Das **Exotoxin** ist pyrogen und kann experimentell und klinisch ein SIRS („systemic inflammatory response syndrome") auslösen.

Klinik: Die Kriterien zur Diagnose des TSS beinhalten:
- Fieber > 38,9 °C
- diffuses, flüchtiges Exanthem, besonders der Handflächen und der Fußsohlen, das nach 1–2 Wochen zur Schuppung führt
- Hypotension (< 90 mm Hg systolisch)
- Beteiligung von drei oder mehr der folgenden Organsysteme:
  – Gastrointestinaltrakt (Übelkeit, Erbrechen, Diarrhoe zu Beginn der Erkrankung)
  – Schleimhaut (vaginale, oropharyngeale oder konjunktivale Hyperämie)
  – Muskulatur (schwere Myalgien oder Erhöhung von CK/Phosphokinase um mehr als das Doppelte)
  – Niere (Pyurie mit > 5 Leukozyten/Blickfeld oder Erhöhung von Harnstoff und Kreatinin)
  – Leber (Erhöhung von GOT, GPT und Bilirubin um mehr als das Doppelte)
  – ZNS (Bewußtseinsstörungen und Desorientiertheit ohne neurologische Herdzeichen).

Diagnostik: Die Diagnose wird klinisch gestellt! Abstriche und Kulturen sowie serologische Untersuchungen dienen nur dem differentialdiagnostischen Ausschluß anderer Ursachen eines septischen Schocks.

Therapie: Die Gabe eines Penicillinase-resistenten Antibiotikums dient nur der Prophylaxe eines Rezidivs, da es sich bei diesem Krankheitsbild primär um eine antibiotisch nicht zu beeinflussende Intoxikation handelt.

Im übrigen symptomatische Therapie des TSS unter intensivmedizinischen Bedingungen (Volumen, Elektrolyte, Säure-Basen-Haushalt, Katecholamine, evtl. Steroide, Monitoring etc.).

Letalität: Die Letalität liegt bei frühzeitiger Diagnose und adäquater Therapie bei 3 %, kann bei Verschleppung der Diagnose jedoch auch Werte von mehr als 10 % annehmen.

Bakterielle Infektionen

Tab. 7.1 Definitionskriterien des „streptococcal toxic shock-like syndrome" („The Working Group of Severe Streptococcal Infections)

I. Nachweis von Streptokokken der Gruppe A (S. pyogenes)

A: In einer normalerweise sterilen Körperregion oder -flüssigkeit (z.B. Blut, Liquor, Pleura- und Peritonealsekret, Gewebsbiopsien)

B: In einer normalerweise nicht sterilen Körperregion oder -flüssigkeit (z.B. Sputum, Rachen, Vagina, Hautläsionen oder -wunden)

II. Klinische Zeichen

A: Hypotension: < 90 mm Hg systolisch

B: Vorliegen von 2 oder folgenden Kriterien:
- Nierenversagen (Kreatinin 177 µmol/l, bei vorbestehender Niereninsuffizienz Verdoppelung der Kreatininkonzentration)
- Verbrauchskoagulopathie (Thrombozyten < 100 000/µl oder disseminierte intravasale Gerinnung)
- Leberversagen (GOT, GPT oder Bilirubin auf mehr als das Doppelte der Norm erhöht)
- Lungenversagen („adult respiratory distress syndrome", ARDS)
- generalisierter, erythematöser, evtl. blasenbildender Hautausschlag
- Weichteilnekrosen (z.B. nekrotisierende Fasziitis, Myositis, Gangrän)

Die Diagnose des TSLS gilt als gesichert bei Vorliegen der Kriterien IA und II (A und B), als wahrscheinlich bei Vorliegen der Kriterien IB und II (A und B) und Ausschluß einer anderen Krankheitsursache.

3.2.7 TSLS – Toxic shock-like syndrome

Erstbeschreibung 1983 von Willoughby und Greenberg.
Erreger: Streptokokken der Gruppe A (S. pyogenes). Die Eintrittspforte liegt meist im Bereich einer Bagatellverletzung.
Hauptverantwortlich für die fulminante Klinik scheint das Exotoxin Typ A (SPEA = streptococcal pyrogenic exotoxine A) zu sein. Es induziert ein mediatorvermitteltes SIRS. Zusätzlich wird die Virulenz durch Oberflächenproteine (M-Proteine), insbesondere die Serotypen Typ 1 und Typ 3 bestimmt.
Klinik: Initial lokale Schmerzen, Abgeschlagenheit, Myalgien, Fieber. Innerhalb von 24–48 h Entwicklung eines foudroyanten Schocks mit Multiorganversagen (SIRS). Parallel dazu entwickelt sich eine progrediente Phlegmone.

Diagnose

s. Tab. 7.1

Therapie: Die antibiotische Therapie mit Penicillin, Erythromycin oder Clindamycin dient in erster Linie der Rezidivprophylaxe, da die Erkrankung primär eine Intoxikation darstellt.
Im Vordergrund steht die frühzeitige, aggressive und ggf. wiederholte **chirurgische Therapie der progredienten Phlegmone**. Eine breite Eröffnung des Wundbereiches, ein komplettes Débridement und eine suffiziente Drainage bei grundsätzlich offener Wundbehandlung stellen die Prinzipien des Eingriffs dar. Wiederholte Operationen („Etappen-Débridement") sind regelhaft erforderlich. Als Ultima ratio muß eine Amputation erfolgen.
Trotz adäquater Therapie liegt die **Letalität** auch heute noch bei ca. 30 %.

4 Virale Infektionen

4.1 Tollwut (Rabies)

Tollwut ist eine durch neurotope Viren hervorgerufene Myeloenzephalitis mit der **Symptomentrias**:
- Erregungszustände,
- Krämpfe und
- Lähmungen.

Erreger sind den Rhabdoviren zugehörende neurotrope Viren. Unter dem Rasterelektronenmikroskop imponieren sie wie eine Pistolenkugel.

Die Viren werden durch den Biß eines tollwütigen Tieres übertragen, das in seinem Speichel Rabiesviren ausscheidet. Auch durch zutrauliches Lecken (kleine Hautverletzungen) ist eine Übertragung möglich. Das Tollwutvirus breitet sich entlang der peripheren Nervenbahnen zum Rückenmark hin aus. Der Ort der Virusvermehrung sind die Ganglienzellen (Negri-Körperchen aus Nukleokapsiden und unreifen Viren). Nach dem Erreichen einer bestimmten Viruskonzentration erfolgt, wiederum über die Nervenbahnen, die zentrifugale Ausbreitung (Speicheldrüsenbefall!).

Die **häufigste Infektionsquelle** ist der Hund, aber auch andere Wild- und Haustiere (Fuchs, Fledermaus, Katze etc.) können die Krankheit übertragen. **Leitsymptom eines befallenen Tieres** ist, in freier Wildbahn die Scheu vor den Menschen abzulegen.

Die **Inkubationszeit** schwankt zwischen 3 und 12 Wochen. Sie hängt von Menge und Virulenz der Erreger und von der Lokalisation der Verletzung ab. Je kürzer der Weg ins ZNS, desto kürzer die Inkubationszeit.

Klinik
- Klinisch ist das unterschiedlich lange **Prodromalstadium** gekennzeichnet durch leichte Temperaturerhöhungen, depressive Gemütslage, Angstzustände und unbestimmte Kopfschmerzen (melancholisches Stadium).
- Mit Schlingbeschwerden und Atemstörungen kündigt sich das **Erregungsstadium** an, in dem Angst und gesteigerte psychische Erregbarkeit schon bei geringsten Anlässen zu regelrechten Wutanfällen führen. Schon der Anblick von Flüssigkeit löst heftige Schlundmuskelkrämpfe aus (Hydrophobie). Speichel kann nicht geschluckt werden und läuft aus dem Mund. Die Körpertemperatur kann bis auf 42 °C ansteigen.
- Nach 1–3 Tagen beginnt unter Zurücktreten der Erregbarkeit das **paralytische Stadium** mit progredienten sensiblen und motorischen Lähmungen. In diesem Stadium ist der letale Ausgang therapeutisch nicht mehr aufzuhalten.

Therapie: Entscheidend für den Gesamtverlauf ist deshalb die Frühdiagnose; da nur die direkt postexpositionelle **aktive und passive Immunisierung** die Krankheit wirksam beeinflussen kann. Bei rechtzeitiger Impfung beträgt die Letalität weniger als 1 %!

> Bei begründetem Tollwutverdacht: Simultanimpfung!

Die Impfung besteht aus der simultanen Gabe von HDC-Vakzinen (aktive Impfung, insgesamt 6mal) und homologem Tollwut-Immunglobulin (passive Impfung mit 20 IE/kg KG, einmalig, die Hälfte in den näheren Wundbereich, die andere Hälfte i.m.).
Für den Verdacht, die nachgewiesene Erkrankung oder den Todesfall besteht **gesetzliche Meldepflicht**.

5 Parasitäre Infektionen

5.1 Echinokokkose

Erreger dieser Infektion sind Echinococcus granulosus („Hundebandwurm") und Echinococcus multilocularis („Fuchsbandwurm").
Pathogenese: Nach Fraß finnenhaltigen Fleisches entwickelt sich im Darm der Wirtstiere (Hund, Fuchs, Wolf, etc.) der Bandwurm. Dieser produziert Eier, die mit dem Kot ausgeschieden werden.
Die Entwicklung vom Ei zur Finne erfolgt in einem Zwischenwirt (Mensch und fast alle Warmblüter). Nach der oralen Aufnahme der Eier wird die Eihülle im Magen aufgelöst und die sog „Sechshakenlarven" schlüpfen aus. Sie durchbohren die Darmwand und gelangen über die Pfortader in die Leber. Hier verwandelt sich die Larve des E. granulosus in die sog. Hydatide (gr.: Wasserblase) (Abb. 7.14). Die Hydatide besteht aus einer äußeren Chitinmembran (Cuticula) und einer inneren Keimschicht, aus der sich die infektiösen Skolizes (bis 400/cm^3) entwickeln. Beim E. multilocularis können sich auch nach außen hin Blasen entwickeln, so daß daraus ein infiltrierendes Wachstum resultiert (alveoläres Wachstum). Die Skolizes können nach einiger Zeit absterben und so ihre Infektiösität verlieren. Neben der Leber als dem ersten Filter ist auch eine Streuung in den großen Kreislauf möglich, so daß Hydatiden in nahezu allen Organen auftreten können (Lunge, Gehirn, Milz, Niere, etc.).
Klinik: Die zumeist unspezifischen Symptome bestehen beim Leberbefall in Druckgefühl im Oberbauch, evtl. einem palpablen Tumor und bei lokalen Komplikationen in Ikterus (Gallengangskompression), Infektion (Gallefistel) und Durchblutungsstörung (Gefäßkompression).

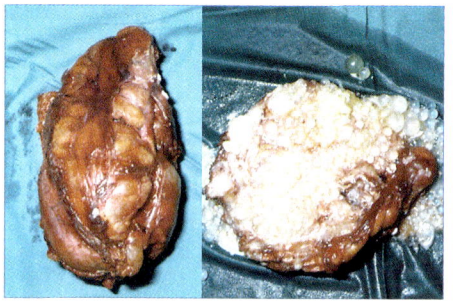

Abb. 7.14
Hydatide des Echinococcus granulosus (cysticus)

Therapie
- Die Indikation zur operativen Therapie ergibt sich beim **Echinococcus granulosus** nicht nur aus dem lokal verdrängenden Wachstum der bis kopfgroßen Hydatiden und den daraus resultierenden lokalen Komplikationen, sondern in erster Linie aus der Gefahr eines hochletalen anaphlaktischen Schocks bei Ruptur der Zyste.
  Die operative Therapie muß unter Vermeidung einer intraoperativen Streuung die Erreger suffizient abtöten und zumindest die Keimschicht vollständig entfernen. Die Abtötung der Erreger gelingt durch Instillation von hyperosmolaren Lösungen (NaCl, Glukose, etc.), die Entfernung der Keimschicht durch die nachfolgende Entfernung aus der eröffneten Hydatide (Perizystotomie und Zystektomie – Rezidivquote 10 %) oder durch die komplette Entfernung von Zyste und Perizyste (Zysto-Perizystektomie – Rezidivquote 0 %).
- Der **E. alveolaris** muß operativ wie ein Karzinom behandelt werden, d.h. in der Regel durch eine Leberteilresektion. Konservativ kann Mebendazol verabreicht werden, das jedoch nur parasitostatisch wirkt und daher bis zu 2 Jahren eingenommen werden muß.

6 Antibiotikatherapie

Antibiotika können aus chirurgischer Sicht therapeutisch oder in bestimmten Situationen auch prophylaktisch eingesetzt werden.

6.1 Allgemeine therapeutische Prinzipien

Die meisten bakteriellen Infektionen erfordern eine antibiotische Therapie. Aus chirurgischer Sicht müssen insbesondere die Infektionen antibiotisch behandelt werden, die nicht komplett operativ saniert werden können (z.B. eine Phlegmone), die nicht primär chirurgisch behandelbar sind (z.B. postoperative Pneumonie) und jede Form einer bakteriellen Sepsis (z.B. im Rahmen einer Peritonitis).

Therapiert wird in jedem Fall nur ein nachgewiesener bakterieller Infekt und nicht ein relativ unspezifisches Symptom, wie das des Fiebers.

> Ein Antibiotikum ist kein Antipyretikum!

Auch virale Infekte können Symptome verursachen, die denen einer bakteriellen Infektion vergleichbar sind (Fieber, Myalgien, Gelenkschmerzen, Abgeschlagenheit, etc.) ohne daß sie einer antibiotischen Therapie bedürfen.

Voraussetzung für eine antibiotische Therapie ist die durch mikrobiologischen Erregernachweis gesicherte Diagnose. **Einzige Ausnahme** von dieser Regel ist der **Risikopatient**, der einer umgehenden (und damit auch zunächst ungezielten) Antibiotikatherapie bedarf. Hierzu gehören folgende Patientengruppen:
- Fokale, chirurgisch nicht komplett zu sanierende Infekte bei Risikopatienten (hohes Lebensalter, postoperative Pneumonie, nachgewiesene Immunschwäche etc.)
- Septische Patienten
- Febrile, leukopenische Patienten
- Verdacht auf akute Endokarditis.

Auch bei diesen dringlichen Indikationen für eine ungezielte Antibiotikagabe hat natürlich die Entnahme entsprechender **Proben zur mikrobiologischen Diagnosesicherung** zu erfolgen (Blutkultur, aerobe und anaerobe Abstriche, Katheterurin, bronchoskopische Sekretgewinnung etc.).

Nach dem Eintreffen der mikrobiologischen Keimdifferenzierung und des entsprechenden Resistogramms 1–2 Tage später kann dann eventuell die Therapie modifiziert werden.

Ist die Indikation zur therapeutischen Antibiotikagabe gestellt, folgt eine **rationale Auswahl des adäquaten Antibiotikums**. Hilfestellung bei dieser Überlegung liefert eine kritische Überlegung der Wahrscheinlichkeiten, die sich an mehreren Punkten orientieren muß:

- **Lokalbefund:** Er beeinflußt die Wahl des Antibiotikums ganz entscheidend. Das Vorliegen einer spezifischen Infektion (Tetanus, Gasbrand, Milzbrand, Wunddiphtherie etc.) mit einem bekannten Erreger impliziert die Wahl des entsprechenden Antibiotikums.
  Die Art einer eitrigen Infektion macht insbesondere im Bereich der Haut das Vorliegen bestimmter Bakterien wahrscheinlich. So müssen bei der Phlegmone Streptokokken und gramnegative Keime, beim Abszeß Staphylokokken, beim Wundinfekt besonders Staph. aureus und beim Panaritium Staphylokokken und Streptokokken durch das gewählte Antibiotikum abgedeckt sein. Im Zweifel hilft die rasch durchzuführende **Gramfärbung** bei der groben Differenzierung.
  Andere Organlokalisationen gehen ebenfalls statistisch gehäuft mit einer Infektion durch bestimmte Erreger einher (E. coli und Klebsiellen bei der akuten Cholezystitis, Staph. aureus bei der Mastitis, E. coli, B. fragilis und Klebsiellen bei der Peritonitis, Staph. aureus bei der Infektion durch Venenkatheter etc.)
- **Patientenalter:** Die Meningitis z.B. wird bei Neugeborenen meist durch Streptokokken der Gruppe B, bei Kindern unter 2 Jahren durch Hämophilus und bei älteren Kindern durch Hämophilus, S. pneumoniae und Neisserien verursacht. Auch die Wahl und die Dosierung eines Antibiotikums ist natürlich altersabhängig (keine Tetrazykline bei Kindern unter 8 Jahren, Gefahr des „gray baby syndrome" durch Chloramphenicolgabe bei Neugeborenen, etc.).
- **Schwere der Infektion:** Sie bestimmt nicht nur die Wahl des Antibiotikums, sondern zumeist auch die Wahl einer sinnvollen Kombination. Insbesondere wenn ein breites Spektrum möglicher Erreger vermutet werden muß (Peritonitis, Sepsis etc.), sollte die Antibiotikakombination dieses Spektrum abdecken.
- **Epidemiologie:** Hospitalinfekte (geschätzte Häufigkeit: 500 000/Jahr in der BRD!) werden häufig durch gramnegative Bakterien verursacht. Da diese sehr oft gegen Penicillin, Erythromycin, o.ä. resistent sind, muß die Wahl des Antibiotikums dies berücksichtigen. Insbesondere bei Hospitalinfekten mit Staphylokokken muß damit gerechnet werden, daß sie penicillinresistent sind. Wenn ein Infekt prästationär schon mit einem Antibiotikum anbehandelt wurde, prädisponiert dies für eine Besiedlung mit resistenteren Keimen.
- **Allergiestatus**: Er schließt bestimmte Antibiotika (Allergene und Kreuzallergene) primär aus. Wichtig hierbei ist, sowohl den Handelsnamen als auch den Freinamen der allergenen Präparate zu erfragen.

- **Pharmakodynamik:** Anflutung, Wirkspiegel, Wirkkonzentration am Ort der Infektion und Ausscheidung eines Antibiotikums sind wichtige Größen in der Beurteilung ihres möglichen Effektes.
- **Nebenwirkungen:** Die möglichen Nebenwirkungen eines Antibiotikums dürfen nicht mit Risikobedingungen beim Patienten kollidieren (nephrotoxische Antibiotika bei Nierenschädigung!). Die wichtigsten Nebenwirkungen muß man bei den gängigsten Antibiotika parat haben.
- **Bakteriostatisch oder bakterizid?** Bakteriostatische Antibiotika verhindern bakterielles Wachstum, ohne daß sie Bakterien abtöten. Voraussetzung für ihre Gabe ist eine funktionierende Immunabwehr. Ist diese gestört (Neutropenie, Immunsuppression) muß ein bakterizid wirkendes Antibiotikum verabfolgt werden.
- **Kosten:** Auch dieser Punkt gehört zu einer kritischen Beurteilung eines Antibiotikums. Bei gleicher Eignung ist das billigere Antibiotikum einzusetzen, wobei als Berechnungsgrundlage die gesamten Therapiekosten zu berücksichtigen sind.

6.2 Antibiotikaprophylaxe in der Chirurgie

Antibiotika werden prophylaktisch verabfolgt, um eine Infektion zu verhindern.

Da der allgemeine und unkritische Einsatz von Antibiotika zu einer enormen Resistenz- und Allergieentwicklung führen würde, ist Voraussetzung für den prophylaktischen Einsatz eine wissenschaftlich exakt überprüfte Kosten-Nutzen-Analyse.

Der **optimale Zeitpunkt** für die prophylaktische Gabe eines Antibiotikums ist so zu wählen, daß ein therapeutischer Wirkspiegel zum Zeitpunkt der operativen Inzision besteht und für etwa 3–4 Stunden anhält.

Die **Prophylaxe** kann beendet werden, wenn die Wunde verschlossen ist, d.h. die Prophylaxe besteht in der einmaligen Gabe des Antibiotikums bei der Einleitung zur Operation („single shot"). Nur bei längerdauernden Operationen ist eine zweite, intraoperative Dosis gerechtfertigt.

Wissenschaftlich gesichert ist die Antibiotikaprophylaxe in Situationen, in denen das Risiko einer Bakterieninokulation hoch ist (z.B. Darmoperationen) oder Fremdgewebe in den Körper verbracht wird.

Aus diesen allgemeinen Grundsätzen leiten sich die **Indikationen** ab: Kolorektale Chirurgie, Gallenchirurgie beim Risikopatienten (Alter > 70, Verschlußikterus, akute Cholezystitis, Choledochuskonkrement), gastroduodenale Eingriffe beim Karzinom (bakterielle Überwucherung), vaginale Hysterektomien, offene Frakturen, Endoprothesen, Gefäßprothesen und Gefäßeingriffe in der Leistenregion.

Die **Wahl des Antibiotikums** richtet sich nach der Art des Eingriffs und der zu erwartenden Erreger. **Gramnegative** Erreger müssen in der kolorektalen und der gynäkologischen Chirurgie abgedeckt werden. Wird kein Hohlorgan eröffnet (Unfallchirurgie, Gefäßchirurgie, etc.) müssen insbesondere **Staphylokokken** (S. aureus und S. epidermidis) durch das Antibiotikum erfaßt werden.

Die **Hauptnachteile der Prophylaxe** dürfen nicht übersehen werden: Die Resistenzlage wird durch den Selektionsdruck verschlechtert; dadurch kann es zu einer Superinfektion mit resistenten Erregern kommen. Toxische oder allergische Reaktionen können in Erscheinung treten. Außerdem besteht die Gefahr einer „falschen Sicherheit" – natürlich ist ein Antibiotikum kein Ersatz für sorgfältig und bluttrockene Operationstechniken! Deshalb dürfen Kritik und Selbstkritik auch im Umgang mit Antibiotika nicht fehlen.

8 Chirurgische Onkologie

Kapitelübersicht

Chirurgische Onkologie

Tumorentwicklung und -ausbreitung

Krebsfrüherkennungsuntersuchung

Diagnostik
- Anamnese und körperliche Untersuchung
- Zytologie
- Histologie

Klassifizierung der Tumorausbreitung
- TNM-System

Operative Geschwulstbehandlung
- Radikaloperation
- Superradikale Verfahren
- Subradikale Verfahren
- Nicht-kurative Verfahren
- Metastasenchirurgie
- Staging-Operation
- Rezidivoperation
- Second-look-Operation

Kombinierte Geschwulstbehandlung
- Strahlentherapie
- Chemotherapie
- Hormontherapie

Prognose und Nachsorge

Maligne Tumoren haben in den letzten Jahrzehnten ständig an Häufigkeit zugenommen (Abb. 8.1) und gehören nach den Herz-Kreislauf-Erkrankungen zur zweithäufigsten Todesursache in der Bundesrepublik Deutschland. Dies scheint nicht nur der Preis zu sein, den wir für eine längere Lebenserwartung (Abb. 8.2) zahlen müssen, sondern auch der Tribut an die Zivilisation bzw. an Zivilisationsschäden.

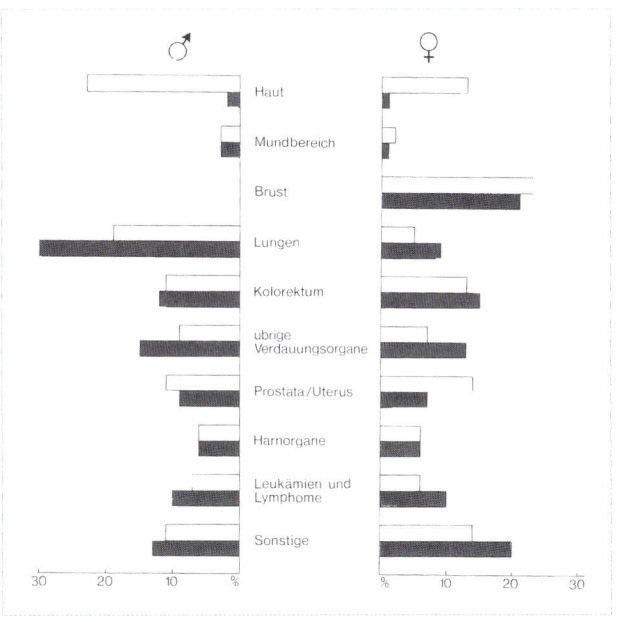

Abb. 8.1
Häufigkeit der verschiedenen Krebslokalisationen (☐) und ihr Anteil an der Krebssterblichkeit (■) (nach Angaben der amerikanischen Krebsgesellschaft)

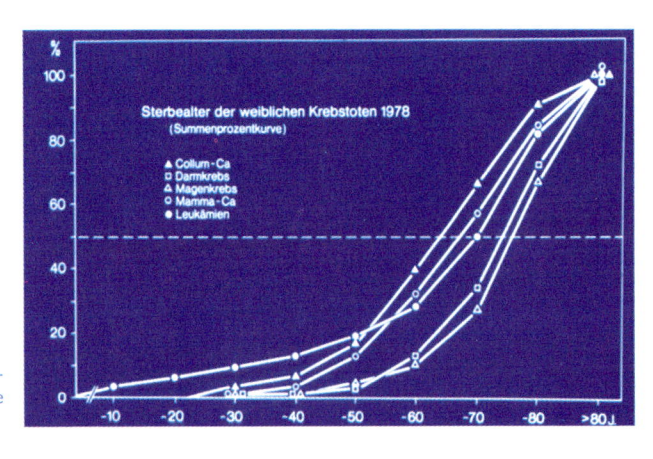

Abb. 8.2
Altersabhängigkeit der Krebshäufigkeit am Beispiel einiger Krebserkrankungen der Frau.
Logarithmische Häufigkeitszunahme mit dem Lebensalter. Der „Knick" in der Häufigkeit liegt um das 55. Lebensjahrzehnt. Spätestens ab diesem Lebensalter wäre eine konsequente Vorsorge wünschenswert.

Maligne Tumoren sind eine Erkrankung teilungsfähiger Zellen. So kommen sie nicht nur bei Menschen und höheren Tieren, sondern auch bei Insekten und Pflanzen vor. Grundsätzlich kann jede nicht irreversibel postmitotische (und damit teilungsfähige) Zelle entarten.

Der Begriff **Tumor** (lat.: Geschwulst) und die Vorsilbe **Onkos** (gr.: geschwollen) werden grundsätzlich für jede Form einer umschriebenen Schwellung, z.B. als Kardinalsymptom der Entzündung, verwendet.

Besser ist es, nicht von einem Tumor, sondern von einer **Neoplasie** (Neubildung) zu sprechen.

Als **Tumor** in diesem Sinne bezeichnen wir eine „abnorme Gewebsmasse, die durch eine autonome, progressive und überschießende Proliferation körpereigener Zellen entsteht".

Aus dieser Definition geht hervor:
- Es liegt eine abnorme Gewebsmasse vor (= echte Neubildung oder Neoplasie).
- Sie entsteht durch exzessive, unkontrollierte und progressive Zellproliferation. Diese Merkmale grenzen den **echten Tumor** ab
   - von einer **Entzündung** (abnorme Gewebsmasse durch Ödeme, Blutstauung, Infiltration etc.),
   - von einer **Regeneration** (keine überschießende Gewebsneubildung),
   - von einer **Hyperplasie** (vom Organismus kontrollierte, zumindest zeitlich und räumlich begrenzte Zellproliferation).
- Eine induzierte Fehlregulation löst beim Tumor die Zellproliferation zwar aus, später jedoch erfolgt diese autonom und unabhängig von den körpereigenen Steuermechanismen. Bei der **Anpassungshyperplasie** dagegen erfolgt die Zellproliferation kontrolliert. Sie führt zu einer erhöhten Zell-, Gewebs- oder Organleistung.
- Der Tumor entsteht aus körpereigenen Zellen. So werden die **parasitären Erkrankungen** (z. B. der Echinokokkus) von Tumoren abgegrenzt.

Allgemeines
8 Chirurgische Onkologie

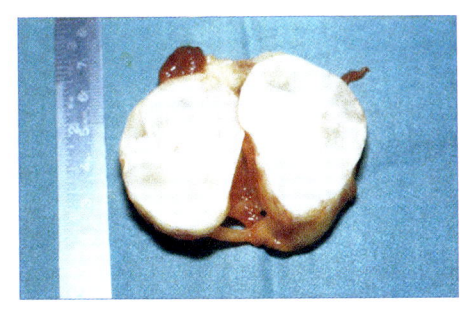

Abb. 8.3
Gutartiger Tumor am Beispiel eines Phäozytochroms. Die Fähigkeit zur Hormonbildung (adrenerge Substanzen) erhalten → Hochdruck(krisen). Einige zentralere Erweichungsbezirke (dunklere Flächen) verweisen auf eine relative Schnellwüchsigkeit des Tumors und können minderperfundiert zu Zerfallshöhlen führen.

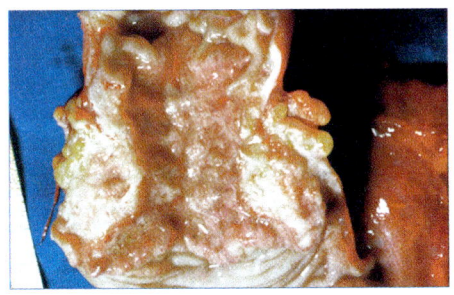

Abb. 8.4
Tumorinvasion. Schnitt durch ein Kolonkarzinom. Durchsetzung aller Wandschichten mit Erreichen des Peritoneums. Schleimhaut (unten links) teilweise vom Tumor unterwachsen, insgesamt aber recht „kompaktes" Tumorwachstum mit zentraler flächiger Ulzeration.

Die Termini „Tumor", „Geschwulst", „Neoplasie" oder „Neubildung" beinhalten in ihrer eigentlichen Wortbedeutung keine Aussage über das durch den Krankheitsverlauf bestimmte biologische Verhalten, also die Dignität eines Tumors. Die Bezeichnungen Krebs oder Cancer hingegen bleiben dagegen den bösartigen epithelialen Neubildungen vorbehalten. Entsprechend ihrer Dignität werden Neoplasien in drei Gruppen eingeteilt:

- **Benigne Neoplasien** wachsen langsam, expansiv und lokal verdrängend (Abb. 8.3). Sie erfüllen häufig eine spezifische Zellleistung der Grundzelle, aus der sie entstanden sind. Gegenüber dem gesunden Gewebe sind sie oftmals durch eine Tumorkapsel abgegrenzt. Infiltrierendes oder destruierendes Wachstum oder sogar eine Metastasierung kommen bei benignen Tumoren nicht vor. Ihr Krankheitswert ergibt sich aus der lokalen Raumforderung infolge einer Druckatrophie benachbarter Organe oder der Verlegung benachbarter Lumina (Gefäße, Gallengang, Nerven, Ösophagus, etc.). Grundsätzlich wird der benigne Tumor nicht als Vorstufe eines malignen Tumors angesehen. Nur in einigen Ausnahmefällen (z.B. Adenom-Karzinom-Sequenz beim Dickdarmkarzinom) existieren eindeutige Indizien für die Entartung eines gutartigen Tumors. In der Regel handelt es sich um eine differentialdiagnostische Fehldeutung.
- **Semimaligne Neoplasien** wachsen lokal infiltrierend und destruierend und rezidivieren hartnäckig. Im Gegensatz zu den malignen Tumoren setzen sie jedoch keine Metastasen. Zu diesem Typ gehört das Basaliom (Basalzellkarzinom), das Zylindrom (adenoidzystisches Karzinom) sowie viele andere Erkrankungen (Desmoid, aggressive Fibromatose, etc.).
- **Maligne Tumoren** zeigen lokal ein infiltrierendes und destruierendes Wachstum (Abb. 8.4). Die benachbarten Organe werden von Tumorverbänden durchsetzt. In der Peripherie läßt die Neubildung keine oder nur eine unvollständige Kapselbildung erkennen. Lymphogene und hämatogene Metastasierung (Absiedlung von Tumorzellen) sind das sicherste Zeichen der Malignität.

1 Tumorentwicklung und -ausbreitung

1.1 Tumorentstehung

Die Vitalzeichen von Zellen bzw. Zellverbänden, wie Wachstum (Proliferation), Differenzierung und Zelltod (Apoptose), sind auf definierte genetische Instruktionen zurückzuführen. Diese steuern Wachstumsverhalten, Zellzyklus und Spezialisierung. Die genetisch determinierten Programme werden wesentlich durch extrazelluläre Signale der Zellkommunikation ausgelöst, die die Aktivität einzelner Gene bzw. Genabschnitte bestimmen. **Fehlregulationen der Genaktivität** können zu unkontrolliertem und damit neoplastischem Zellwachstum führen. Eine im Erbmaterial veränderte Tumorzelle wächst dann monoklonal nach den angeführten Prinzipien (unkontrolliert, überschießend, losgelöst von interzellulären oder systemischen Steuermechanismen etc).

Die genetischen Veränderungen (Mutationen) können dabei nicht nur unterschiedlicher Art sein, sondern es bedarf mit hoher Wahrscheinlichkeit mehrerer Veränderungen auf unterschiedlichen Ebenen („Mehrstufentheorie"), um eine Tumorzelle entstehen zu lassen.

Mutationsvarianten sind z.B.:
- Punktmutationen (Veränderungen einzelner Basen)
- Deletionen (Verlust größerer DNS-Segmente oder Teilen von Chromosomen)
- Insertion (Einbau von Fremd-DNS)
- Amplifikation (Vervielfachung einzelner DNS-Segmente)
- Rekombination (chromosomale Umbauten)
- Virale Eingriffe.

Zusätzlich ist davon auszugehen, daß die genetischen Veränderungen an unterschiedlichen Stellen, jedoch meist an funktionell wichtigen mitogenen „Schaltstellen" (Protoonkogenen) stattfinden, die wichtige Steuerfunktionen in der Regulation von Zellwachstum und Zellzyklus ausüben oder durch Mutationen zu einem Verlust von **Tumorsuppressorgenen** (= Proliferationsbremse) führen. Tumorsuppressorgene sind rezessiv, d.h. beide Allele müssen durch Mutationen geschädigt werden (Two-hit-theory). Beispiele für menschliche Suppressorgene sind der Transskriptionsfaktor p53 oder das Adhäsionsprotein-produzierende Gen DCC. Die Akkumulation spezifischer Mutationen führt schließlich zur Neoplasie.

Das Paradebeispiel ist die **hypothetische Mehrstufenmutation** z.B. beim Kolonkarzinom (nach Fearon und Vogelstein, 1990):

Normales Epithel
⇓ Verlust des APC-Gens (Chr. 5q)
Hyperproliferatives Epithel
⇓ DNA Hypomethylierung
Frühes Adenom
⇓ Aktivierung des K-RAS-Gens (12p)
Intermediäres Adenom
⇓ Verlust des DCC-Gens (18q)
Spätes Adenom
⇓ Verlust des p53 Gens (17p)
Karzinom
⇓ Zusätzliche Mutationen
Metastasen

1.2 Karzinogenese

Die solchermaßen experimentell erarbeiteten **Multischrittmodelle** der Karzinogenese lassen phasenhafte Abläufe erkennen. Die Karzinogenese läßt sich global in 4 Hauptphasen einteilen:

Die Phasen der Karzinogenese:
I. Initiation
II. Promotion
III. Progression
IV. Metastasierung

- Die **Initiation** ist der erste Schritt im Ablauf der Karzinogenese. Eine karzinogene Substanz wirkt mutagen, d.h. sie löst erste genetische Fehlregulationen aus.
- Während der **Promotion** kann die betroffene Zelle durch Promotoren (Kokarzinogene) zu einer Tumorzelle mit autonomem Mitoserhythmus umgewandelt werden.
- In der Phase der **Progression** ist das zunehmend autonome und schließlich auch invasive Zellwachstum mit einer zunehmenden Maskierung verbunden. Die Zellen versuchen, körpereigene Abwehrmechanismen zu unterlaufen (immune escape phenomenon).
- Eine **maligne Transformation** einer Zelle bedarf weiterer Veränderungen von Eigenschaften, damit sie in der Lage ist, biologische Barrieren zu durchbrechen und eine **Metastasierung** einzuleiten.

Selbstverständlich nimmt der phasenhafte Verlauf der Karzinogenese eine größere Zeitspanne von Jahren oder Jahrzehnten in Anspruch und ist kein Prozeß von Wochen oder Monaten. Beim malignen Melanom der Haut z.B. erfolgt die Initiation im Kindes- und Teenageralter während die maligne Neoplasie erst zwischen dem 40. Und 60. Lebensjahr apparent wird. Die längste Promotionszeit besitzt das Peniskarzinom mit mehr als 60 Jahren.

1.3 Tumorausbreitung

Die Ausbreitung von Tumoren manifestiert sich in
- Tumorexpansion
- Tumorinvasion und
- Metastasierung.

Bei diesen Phänomenen spielt die Zelloberfläche eine ausschlaggebende Rolle. Zellkontakte und chemische Zellkommunikation im Zellverband halten reguläre Zellen im geordneten Gefüge. Dieses ist bei malignen Tumoren aufgehoben. Krebszellen lösen sich bereitwilliger als normale Zellen aus dem Zellverband und können dann, z. B. in der Mundhöhle oder im Bronchialsekret nachgewiesen werden. Infolge ihres erniedrigten Calciumgehaltes besitzen Tumorzellen eine geringere Haftfähigkeit. Mit ihrer erhöhten negativen elektrischen Oberflächenladung stehen Beweglichkeitszunahme und Verlust der Zelladhäsion in Verbindung. Bei der Zellablösung spielen auch mechanische Kräfte eine Rolle: Muskelbewegung, Peristaltik, Traumata und Operationen(!). Außerdem kann der interzelluläre Zusammenhalt im Gewebeverband durch proteolytische Fermente der Tumorzelle selbst gestört werden. Diese Mechanismen befähigen eine maligne Tumorzelle zu expansivem und infiltrativem Wachstum.

1.3.1 Tumorexpansion

Der expansive Wachstumsmodus besteht in einem Vorwachsen vom Zentrum her in alle Richtungen. Das umgebene Gewebe wird durch den Wachstumsdruck des Tumors zusammengedrückt. Die hochdifferenzierten Parenchymzellen gehen als erste zugrunde. Es bleibt ein bindegewebiges Gerüst übrig und bildet eine Pseudokapsel um den Tumor. Hauptkräfte sind intratumorale Drucksteigerung und passives Vorpressen der Tumorzellen in präformierte Gewebsspalten.

1.3.2 Tumorinvasion

Das **infiltrative Wachstum** hingegen, und damit das charakteristische Wachstum für den malignen Tumor, ist mit dem Wachstum von Wurzeln einer Pflanze im Erdreich zu vergleichen. Die Ausläufer des Tumors wühlen sich in das umgebene Gewebe vor. Die biologischen Grundlagen hierfür sind erhöhte Eigenbeweglichkeit der Tumorzellen, fehlende Kontaktinhibition und ihr Arsenal an proteolytischen Fermenten (Kollagenasen, Proteinasen, Hyaluronidase, etc.). Infiltration und Destruktion sind im lockeren Gewebeverbund (lockeres Bindegewebe, Muskelgewebe, Organparenchym) wegen des geringeren umgebenden Widerstandes beschleunigt (Abb. 8.5). Im straffen Bindegewebe dagegen (Faszien, Sehnen, Dura, Zwischenwirbelscheiben etc.) ist die Ausbreitung erschwert.

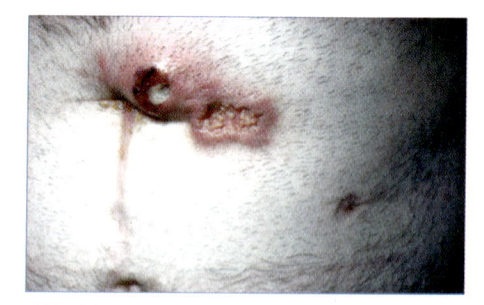

Abb. 8.5
Invasivität des Karzinoms am Beispiel des Rezidivs eines Magenkarzinoms. Transkutanes Auswachsen des Tumors mit zentralen Ulzerationen (DD: Implantationsmetastase wenig wahrscheinlich, da lateral der Operationsnarbe gelegen). Konsekutiv können sich bei Aufbruch des Tumors Fisteln bilden.

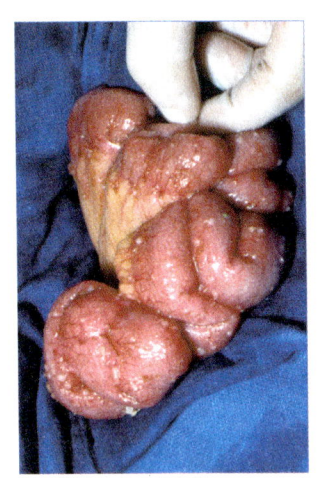

Abb. 8.6
Intrakanalikuläre Metastasierung am Beispiel einer ausgedehnten Peritonealkarzinose.

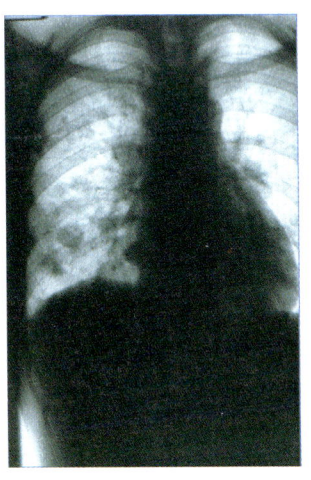

Abb. 8.7
Röntgenthoraxaufnahme einer ausgedehnten Lungenmetastasierung.

Infiltration und Destruktion können mit dem **Verlust spezifischer Funktionen der infiltrierten Organe** einhergehen. Zerebrale Tumoren können zu neurologischen Ausfallserscheinungen führen. Tumormetastasen der Leber können bei massivem Befall eine Leberinsuffizienz nach sich ziehen.

Weitere klinische Folgen eines invasiven und destruktiven Tumorwachstums können Kreislaufstörungen, Thrombosen, Nekrosen, Blutungen, Ulzerationen, Fisteln und Obturationen sein.

Tumoren können **Gefäße infiltrieren** und dadurch Kreislaufstörungen hervorrufen. Hierbei sind immer zunächst die Venen betroffen, da Arterien wegen der grösseren Wanddicke (elastische Membran) dem Tumorwachstum mehr Widerstand entgegensetzen (Paget-Schroetter-Syndrom beim Pancoast-Tumor). Thrombosen und Embolien können durch eine lokale Strömungsverlangsamung infolge einer Tumorkompression des Gefäßes oder durch eine systemische Hyperkoagulabilität herbeigeführt werden. Kreislauf- und Durchblutungsstörungen führen nicht selten zu Nekrosen infiltrierter Organe.

Blutungen sind häufige Komplikationen bei malignen Tumoren. Sie werden hier diagnostisch ausgewertet. Akute Blutungen können z.B. bei Harnblasenkarzinomen, Uteruskarzinomen oder gastrointestinalen Karzinomen auftreten und hier diagnostisch wegweisend sein. Hämoptysen sind beim Bronchialkarzinom typisch und die Hämaturie z.B. beim Harnblasenkarzinom.

Ähnlich wie Blutungen sind auch **Ulzerationen** als Folge von Ernährungsstörungen typische makroskopische Tumorkorrelate. Zur Ulzeration neigen besonders das Magenkarzinom, das Gallenblasenkarzinom, das Dickdarmkarzinom und das Karzinom der Haut. Durch infiltratives Wachstum kann es zu **Fisteln und Perforationen** primärer Tumoren oder deren Absiedlungen kommen. Insbesondere Ösophaguskarzinome können in die Trachea penetrieren oder intestinale Tumoren interenterische und enterokutane Fisteln produzieren oder frei in die Bauchhöhle perforieren. Weitere Komplikationen eines invasiven Tumorwachstums kann die Einengung oder **Verlegung von Hohlorganen** sein. Dazu gehört nicht nur das Auftreten von Atelektasen (z.B. Kompressionsatelektasen beim Bronchialkarzinom), sondern auch die maligne Magenausgangsstenose und der Tumorileus.

1.3.3 Metastasierung (Abb. 8.6, 8.7)

Metastasierungen können im Rahmen des Tumorleidens auf zwei Wegen erfolgen: **lymphogen** und **hämatogen**. Voraussetzung ist der Anschluß des Malignoms an diese Strukturen.

Bei der **lymphogenen Aussaat** gelangen abgelöste Tumorzellen über Lymphspalten in den Lymphabstrom. Sie können hier abgefangen oder weitertransportiert werden, um schließlich das Venensystem zu erreichen. Abgefangen werden sie in den regionären Filterstationen, den Lymphknoten. Diese besitzen bei nur geringem Befall eine die Ausbreitung hemmende Funktion. Ist der Lymphknoten jedoch vollständig durchsetzt, kehrt sich das Prinzip ins Gegenteil um. Der vollständig infiltrierte Lymphknoten wirkt wie ein Verteiler von Tumorzellen.

Mit dem Einbruch ins **venöse System** (Abb. 8.7) beginnt die Aussaat des Tumors und damit seine Systemisierung. Definitionsgemäß wird nicht das Auftreten von Tumorzellen im Blut, sondern erst die **Proliferation im tumorfernen Organ** als Metastasierung bezeichnet. Dabei schaffen entweder die Tumorzelle selbst durch ihr Arsenal an Enzymen und Hilfsstoffen oder die Hilfestellung körpereigener Abwehrsysteme (Granulozyten) die Voraussetzungen für einen Einbruch ins Gefäßsystem und die Auswanderung ins tumorferne Gewebe. Insbesondere wenn der Tumor rasch Anschluß ans Gefäßsystem gewinnt (z.B. mangels umgebender Grenzstrukturen, wie beim Mammakarzinom) kommt es zu einer frühen Systemisierung des Tumorleidens. Ein Tumor kann bis zu 10^4 Zellen/g in 24 Stunden abstoßen. Molekularbiologisch erfüllen jedoch nur 1% der malignen Zellen die Voraussetzungen für eine Metastasierung. Außerdem ist die körpereigene Tumorabwehr (T-Lymphozyten) in der Lage, einen großen Teil dieser Zellen zu vernichten. Von tausend experimentell in die Blutbahn eingebrachten Tumorzellen überlebt maximal eine, und auch bei dieser ist nicht gewährleistet, daß sie sich tatsächlich in einem Organ festsetzt und vermehrt und damit metastatisch absiedelt.

Bevorzugte Metastasierungsorte werden durch den venösen Abstrom vorgezeichnet. Dieses basiert auf der sog. „Filtertheorie". Der venöse Abstrom von Tumorzellen wird im ersten Organ, das venös erreicht wird, gefiltert (wie der Lymphknoten im Lymphsystem!). Hier setzen sich bevorzugt Metastasen fest. Erst danach ist in der Regel eine Streuung in dem Gesamtkreislauf zu erwarten.

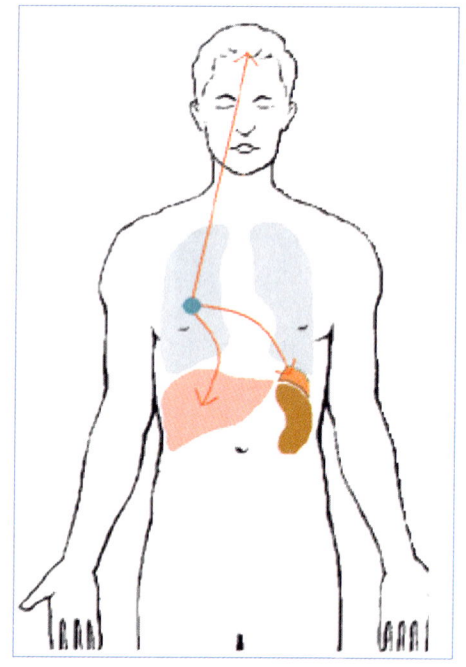

Abb. 8.8
Lungentyp

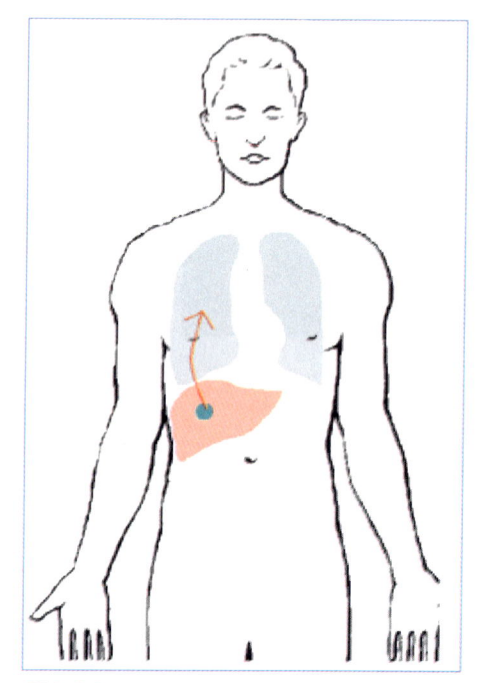

Abb. 8.9
Lebertyp

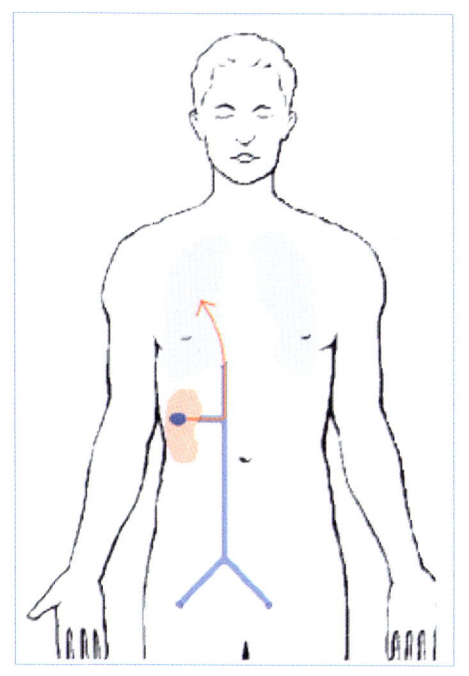

Tumorentwicklung und -ausbreitung   8 Chirurgische Onkologie

Abb. 8.10
Kavatyp

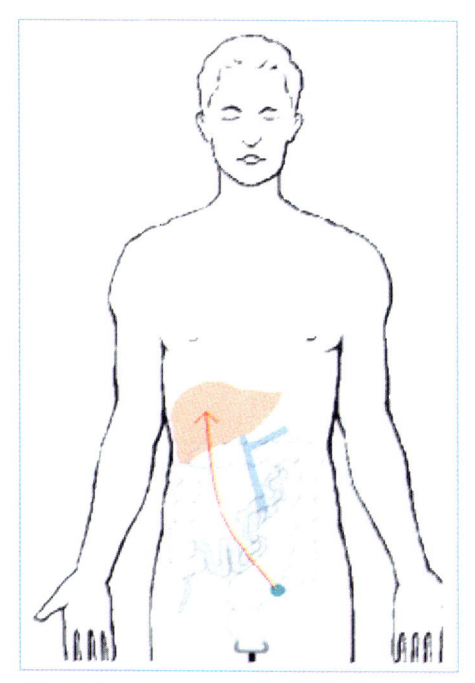

Abb. 8.11
Pfortadertyp

Insgesamt können **4 Haupttypen der Metastasierung** von den selteneren Formen unterschieden werden:

- **Der Lungentyp (Arterieller Typ)** (s. Abb. 8.8):
  Vom Bronchialkarzinom ausgehend gelangen Tumorzellen in die Lungenvenen, von hier aus in das linke Herz und von dort in den großen Kreislauf, bevorzugt in Gehirn, Leber, Nebenniere und Knochen.
- **Lebertyp** (Abb. 8.9):
  Der Primärtumor befindet sich in der Leber. Durch Einbruch in die Lebervenen gelangen Tumorzellen in die Lunge und als Enkelmetastasen entsprechend dem Lungentyp in den großen Kreislauf.
- **Kavatyp** (Abb. 8.10):
  Der Primärtumor sitzt im Einflußgebiet der Vena cava (z. B. Nierenkarzinom). Von hier gelangen Tumorzellen in die Lunge als dem ersten Filter. Anschließend erfolgt eine Streuung in den großen Kreislauf.
- **Pfortadertyp** (Abb. 8.11):
  Fast alle Darmtumoren (**Ausnahme**: tiefe Rektumkarzinome – Kavatyp!) breiten sich nach diesem Modus aus. Die erste Filterstation befindet sich in der Leber, weitere folgen entsprechend dem Lebertyp.
- **Seltene Formen** (Zisternentyp, Wirbelvenentyp, etc.):
  Unter Umgehung der Pfortader wird die **Cisterna chyli** als Ausbreitungsweg benutzt. Die Tumorzellen gelangen direkt in den Venenwinkel. Die weitere Ausbreitung erfolgt zunächst in die Lunge, dann in den großen Kreislauf. Beim **Wirbelvenentyp** (z.B. Prostatakarzinom) erfolgt eine ossäre Metastasierung in die Wirbelkörper über die Wirbelvenen ohne Einschaltung des großen Kreislaufs.

Weitere Ausbreitungsformen einer Metastasierung sind die **intrakanalikuläre** und **perineurale Ausbreitung**. Der **intrakanalikuläre Ausbreitungsweg** ist selten, jedoch für einige Tumortypen spezifisch (Abb. 8.6). In der Bauchhöhle z.B. kann ein Magenkarzinom zu Tumorabsiedlungen an den Ovarien führen (Krukenberg-Tumoren). In diesem Falle werden die Ovarialtumoren oft noch vor der Entdeckung des Magenkarzinoms diagnostiziert. Im Zerebrospinalraum können sich Medullo- und Retinoblastome ausbreiten. Auch in epithelialen Räumen ist eine sog. intrakanalikuläre Ausbreitung möglich (Mundhöhle, Larynx, Konjunktiven, Vulva).

Eine **perineurale Invasion** ist bei Einbruch in die Nervenscheiden möglich. Dieser Ausbreitungsweg wird z.B. beim lokoregionären Rezidiv des Rektumkarzinoms diskutiert. Der Schmerz als klinischem Leitsymptom besteht lange bevor das präsakrale Rezidiv nachgewiesen werden kann.

2 Krebsfrüherkennungsuntersuchungen

Ideal wäre es, in der Krebsfrüherkennung einen Tumor schon während der Induktionsphase, in der eine gesunde Körperzelle durch kanzerogene Einflüsse zu einer Tumorzelle mutiert, zu erkennen und zu behandeln. Leider ist das im Augenblick noch nicht möglich und wird den zukünftigen Ergebnissen der Molekulargenetik vorbehalten bleiben.

Deshalb gilt unser Bestreben, das Tumorleiden zumindest in der Phase der Karzinomentstehung zum Zeitpunkt der Manifestation erster histologisch faßbarer Veränderungen in Form von präkanzerösen Läsionen oder intraepithelialen Tumoren (In-situ-Phase) zu erkennen. In dieser Phase ist echte Früherkennung möglich, weil der Tumor noch auf sein Ursprungsgewebe (Haut, Schleimhaut, etc.) begrenzt ist. Da in diesen Fällen die Basalmembran noch nicht infiltriert ist besteht bei fehlendem Anschluß an Lymph- oder Blutgefäße keine Metastasierungsgefahr. Diese Tumoren werden definitionsgemäß als **Frühkarzinome** bezeichnet.

Da die Prognose eindeutig stadienabhängig ist, kommt der Früherkennung besondere Bedeutung zu. Eine Entdeckung in diesem Stadium geht prognostisch mit einer etwa 90%igen Heilungsrate einher. Ihre exakte Definition und spezielle Diagnostik wechselt je nach Organsystem und muß dort nachgelesen werden. Nur bei wenigen Tumorlokalisationen sind Massenuntersuchungen (Screening) zur Erkennung okkulter maligner Neoplasien und ihrer Vorstadien möglich und vertretbar.

Voraussetzungen für ein Massenscreening sind:
- Hohe Tumorinzidenz (z.B. Magenkarzinom in Japan, Ösophaguskarzinom in Teilen Chinas, kolorektales Karzinom in Europa und Amerika, malignes Melanom in Australien etc.)
- Zumutbare Patientenbelastung (Nichtinvasive Diagnostik bei guter diagnostischer Zugänglichkeit des Tumors)
- Vertretbarer zeitlicher, personeller und apparativer Aufwand
- Rationale Kosten-Nutzen-Relation
- Hohe Spezifität, Sensitivität, Treffsicherheit
- Akzeptanz durch die Betroffenen (zur Zeit nehmen nur etwa 15% der Männer und 30% der Frauen eine Vorsorgeuntersuchung in Anspruch!).

Das von der Sozialversicherung getragene **gesetzliche Krebsfrüherkennungsprogramm** (seit 1971) bezieht sich auf folgende Tumoren:
- **Mamma:** Anleitung zur Selbstuntersuchung, Palpation, Mammographie bzw. Sonographie
- **Darm:** rektale Palpation, Okkultbluttest
- **Uterus:** Kolposkopie, Zytologie
- **Prostata:** rektale Palpation

Die speziellen Untersuchungen werden jeweils ergänzt durch eine gezielte Anamnese (Blutungen, Hautveränderungen, Blut oder Schleim im Stuhl).

Außerdem ist das Vorsorgeprogramm altersgebunden und umfaßt folgende Daten:

Frauen
- ab 20 Jahre: inneres und äußeres Genitale
- ab 30 Jahre: Mammae und Haut
- ab 45 Jahre: Rektum und Kolon.

Männer:
- ab 45 Jahre: äußeres Genitale, Prostata, Haut, Rektum, Kolon.

Denkbare Erweiterungen sind derzeit wegen Ineffektivität (z.B. Röntgenreihenuntersuchung für Bronchialkarzinom) oder personeller, apparativer und kostenseitiger Aufwendigkeit (Endoskopie) nicht durchführbar. Neu und einführungsfähig sind Teststreifen für okkultes Harnblut. Insgesamt sind die eingeführten Suchtests bei entsprechendem ärztlichem Engagement und in Kenntnis ihrer Limitierungen (siehe Organkapitel) brauchbar. Diskutabel erscheint derzeit der Wert beim Prostatakarzinom, das biologisch ein deutlich abweichendes Verhalten zu den anderen Tumoren aufweist. Vor übertriebenen Hoffnungen ist allerdings zu warnen, solange die Vorsorgebereitschaft mit 15 % Teilnehmern bei den Männern, und etwa 30 % bei den Frauen (seit Jahren unverändert!) nicht größer wird. Entscheidende Bedeutung wird unter diesen Umständen der Beschreibung von Risikofaktoren zukommen.

3 Diagnostische Eingriffe

3.1 Klinische Untersuchung

Die Quote von frühzeitig erkannten Krebserkrankungen kann erhöht werden, wenn Routineschemata konsequent eingehalten werden, auch wenn sich der Patient wegen einer offensichtlich benignen Erkrankung in ärztliche Behandlung begibt. Hierzu gehört die Beachtung folgender Punkte in der klinischen Routine:
- Anamnese
- körperliche Untersuchung
- apparativ-technische Untersuchungen.

Anamnestisch erscheint neben der Erhebung der Familien- und der Eigenanamnese die Frage nach Risikofaktoren für mögliche maligne Erkrankungen unabdingbar. Daneben müssen tumorcharakteristische Leitsymptome sensibel registriert werden: Hypochrome, mikrozytäre Anämie beim rechtsseitigen Kolonkarzinom, Rückenschmerzen beim Pankreaskarzinom, Dysphagie beim Ösophaguskarzinom, etc.

Besonders dringlich muß auf die **komplette körperliche Untersuchung** hingewiesen werden. Hierzu gehört selbstverständlich, daß der Patient in entkleidetem Zustand vollständig untersucht wird (Kein Kassendreieck!). Bei dieser Untersuchung dürfen auch keine Körperregionen tabuisiert werden (Brustdrüse der Frau, Hoden des Mannes, Analkanal und Rektum).

- 70–80 % der in einer Reihenuntersuchung radiologisch nachgewiesenen Mammakarzinome können schon klinisch-palpatorisch gefunden werden!
- Natürlich gehört zur körperlichen Untersuchung die rekto-digitale Austastung. Etwa die Hälfte aller Rektumkarzinome und 25 % aller kolorektalen Karzinome sind tastbar! Die Registrierung äußerlich zugänglicher Tumoren sollte selbstverständlich sein (Lymphome, Melanom, Mammatumor, etc.).
- Auch indirekte Zeichen von Tumoren innerer Organe müssen sorgfältig beachtet werden (Virchow-Drüse, Einflußstauung etc.). Klassische Beispiele hierfür sind das Pancoast-Syndrom beim peripheren Bronchialkarzinom (Plexusirritation, Venenkompression, Anhidrosis, Horner-Syndrom), das Mittellappensyndrom (Atelektase, Retentionspneumonie, Hämoptysen) oder das Courvoisier-Syndrom beim Pankreaskopfkarzinom (schmerzloser Ikterus, acholische Stühle, tastbarer Gallenblasenhydrops).
- Auch primär nicht einzuordnende Befunde müssen beachtet werden, um ein paraneoplastisches Syndrom als indirektes Tumorzeichen nicht zu übersehen. Dieses sind jegliche Auswirkungen eines Tumors, die nicht lokal durch den Tumor oder seine Absiedlungen verursacht sind. Klassisches Beispiel sind hormonelle (ACTH-, MSH-, ADH-, FSH- oder PTH-ähnliche Wirkungen) und nicht-hormonelle (Myopathien, Neuropathien, Arthritiden, Hyperkoagulabilität etc.) paraneoplastische Syndrome des kleinzelligen Bronchialkarzinoms.

Diagnostische Eingriffe

Bei entsprechendem klinischem Verdacht sind anschließend **apparativ-technische Untersuchungen** einzusetzen, um den Verdacht zu bestätigen oder sicher auszuschließen. Ein vielfältiges Spektrum von serologischen, radiologischen, sonographischen, nuklearmedizinischen und endoskopischen Verfahren steht zur Disposition. Es gilt, kritisch eine sinnvolle Diagnostik durchzuführen, die mit einem Minimum an Patientenbelastung ein Optimum an Informationen erzielt. Besonders zielstrebig muß auf die **histologische Klärung** der Verdachtsdiagnose hingearbeitet werden.

Keine Karzinomdiagnose ohne Histologie!

3.2 Histologische Klärung

Allein die histologische Diagnose beweist das Vorliegen eines Malignoms. Verschiedene Möglichkeiten stehen hierbei zur Verfügung (Tab. 8.1).

3.2.1 Zytologie

Die Zytologie basiert auf der Zelluntersuchung in Ausstrichpräparaten und entspricht damit im Prinzip der hämatologischen Mikroskopie. Die Treffsicherheit hat in den letzten Jahren je nach Organlokalisation und Erfahrung des Untersuchers deutlich zugenommen. Grundsätzliche Schwierigkeiten der zytologischen Diagnostik sind methodisch begründet. So kann die Artdiagnose bzw. Histogenese nachgewiesener Tumorzellen zytologisch unmöglich sein (z.B. beim Alveolarzellkarzinom oder dem Adenokarzinom der Lunge). Erfordert die Wahl der Therapie eine detaillierte Klassifikation der Tumoren, ist die diagnostische Zytologie allein nicht ausreichend.

Drei **Hauptmethoden** zur Gewinnung zytologischen Materials sind möglich:

- **Exfoliativzytologie:** Sie wird aus (Sediment-)Ausstrichen von Körperflüssigkeiten und Sekreten (z.B. Aszites, Pleuraerguß, Sputum, Urin, Pankreassekret), aus Sedimentausstrichen von Spülflüssigkeiten (z.B. Bronchiallavage) oder aus Abstrichen und Bürstungen von Haut und Schleimhäuten (z.B. Ösophagus, Mundhöhle, Bronchialsystem) gewonnen.
- **Aspirationszytologie:** Sie entstammt Ausstrichen von Feinnadelpunktionen, sog. Aspirationsbiopsien (z.B. Sonographie- oder CT-gesteuerte Feinnadelpunktion von Schilddrüse, Leber, Pankreas, Mamma, Lymphknoten).
- **Imprintzytologie:** Ausstriche und Tupfpräparate von endoskopisch oder operativ gewonnenen Gewebsproben werden zytologisch beurteilt. Diese Untersuchung ist grundsätzlich bei allen Biopsien und Operationspräparaten möglich.

Tab. 8.1 Histologische Methodik

Zytologie
• Exfoliativzytologie
• Aspirationszytologie
• Imprintzytologie
Histologie
• Stanzbiopsie
• Inzisionsbiopsie
• Zangenbiopsie
• Schlingenbiopsie
• Exzsionsbiopsie

3.2.2 Histologie

Die histologische Untersuchung beantwortet nicht nur die Frage, ob ein Malignom vorliegt, sondern liefert eine differenzierte morphologische Diagnose: Tumortyp, Malignitätsgrad und Wachstumsart (z.B. Lauren-Klassifikation) können als Voraussetzung für eine differenzierte chirurgische Therapie schon präoperativ dokumentiert werden. Voraussetzung ist eine einwandfrei gewonnene Biopsie. Teilbiopsien sollen aus dem Randbereich eines Tumors entnommen werden, um Infiltrationen vitalen Tumorgewebes in die Umgebung belegen zu können. Biopsien aus dem Tumorzentrum beinhalten zumeist avitale Tumornekrosen und sind ungeeignet.

> Allein die histologische Diagnose beweist das Vorliegen eines Malignoms

Technisch stehen unterschiedliche Verfahren zur Verfügung: Als **Stanzbiopsie** wird sie mit entsprechend groben Nadeln (TruCut, Menghini, Siverman) oder Bohrern entnommen. Als **Inzisionsbiopsie** wird die chirurgische Entfernung eines **mindestens 1x1x1cm** großen Bezirkes aus dem Randbereich des Tumors bezeichnet. Sonderformen sind die überwiegend endoskopisch gewonnene **Zangenbiopsie** (Knipsbiopsie) und die **Schlingenbiopsie**.

Das zuverlässigste Biopsieverfahren ist die sog. **Exzisionsbiopsie** („total biopsy"). Hierbei wird der gesamte Tumor inclusive eines dünnen Randsaumes gesunden Gewebes chirurgisch entfernt. Insbesondere hochdifferenzierte Tumoren, Mischtumoren mit unterschiedlicher Differenzierung, Frühkarzinome und polypoide Tumoren können so histologisch komplett beurteilt werden. Außerdem birgt dieses Verfahren weniger die Gefahr einer Tumorzellverschleppung entlang der „Punktionsstraße" (Implantationsmetastasen). Wann immer eine Exzisionsbiopsie ohne größeren Aufwand (erhöhte Morbidität, Beteiligung essentieller Strukturen, Ausmaß des Eingriffs etc.) erfolgen kann, ist sie das Verfahren der Wahl.

Dort, wo aus lokalen Gründen eine präoperative Histologie nicht gewonnen werden kann oder das Ergebnis trotz klinischen Verdachtes negativ ist, sollte eine **chirurgische Exploration** erfolgen. Diese kann mit Hilfe der intraoperativen Schnellschnittuntersuchung die Tumordiagnose stellen, die Ausdehnung belegen und die Resektabilität klären. In der Mehrzahl der Fälle kann daraufhin in gleicher Sitzung die chirurgische Therapie erfolgen. Nur in wenigen Ausnahmefällen, wenn der Schnellschnitt relevante therapeutische Fragen nicht klären kann, müssen Biopsien für den Paraffinschnitt entnommen und die definitive chirurgische Therapie auf einen zweiten Eingriff verschoben werden.

3.3 Fehler und Gefahren der Diagnostik

Verdachtsmoment und diagnostischer Aufwand müssen in einem vernünftigen Verhältnis stehen.

Häufigste **Fehler** sind:
- die unvollständige oder unaufmerksame Anamnese,
- die Bagatellisierung von Symptomen (z.B. Blutung aus dem Anus: Hämorrhoiden statt Rektumkarzinom),
- falsche oder unzureichende Diagnosemaßnahmen,
- Fehlinterpretation von Befunden (z.B. tumoröse als entzündliche Stenose),
- falschplazierte Biopsie, Punktion etc.,
- unvollständige Exstirpation,
- irrtümliche Einschätzung in der Schnellschnittdiagnostik,
- unterlassene pathologisch-histologische Untersuchung von Operationsmaterial,
- Nichterfassung gravierender Risikomerkmale,
- Dokumentations- und Übermittlungsfehler.

Aus diesen Gründen ergeben sich in Verbindung mit einer Nichtbeachtung von Tumorzeichen durch den Patienten immer noch lange Diagnoseverschleppungszeiten (fatale Pausen) (Abb. 8.12).

Fatale Pause: 50 % gehen zu Lasten des Arztes!

Gefahren der Diagnostik sind:
- operative Komplikationen (Nachblutung, Infektion, Organperforation),
- übermäßige Strahlenbelastung (z.B. wiederholte Mammographie),
- Röntgenkontrastmittelallergie,
- unangemessene Therapieentscheidung.

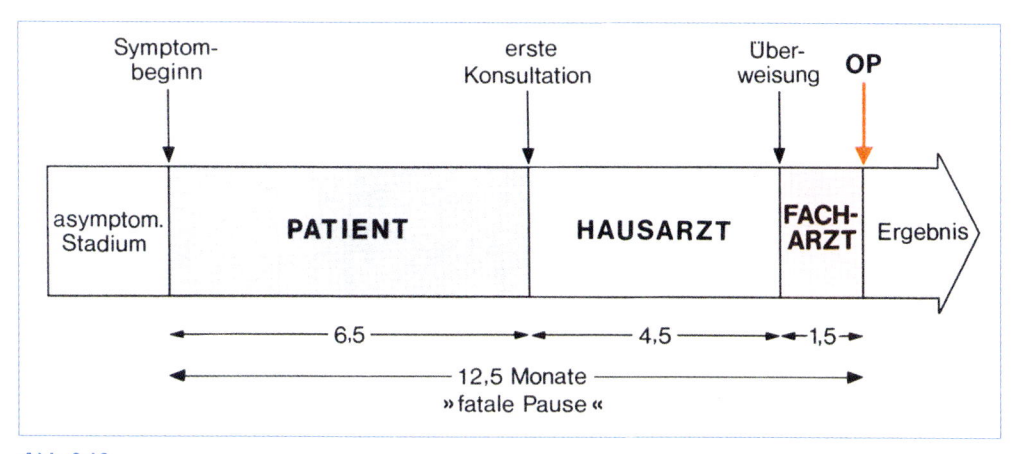

Abb. 8.12
Fatale Pause (Zeit zwischen Symptomen- und Therapiebeginn) am Beispiel des Rektosigmoidkarzinoms (nach Kummer et al. 1979)

4 Klassifizierung der Tumorausbreitung

Tumoren werden nach international festgesetzten Regeln (UICC=Unio internationalis contra cancrum) klassifiziert. Zur vollständigen Beschreibung gehört die Beurteilung der Histomorphologie (Typing und Grading) und die Angabe über Ausmaß und Ausbreitung zum Zeitpunkt der Ersttherapie (Staging).

- Das **Typing** eines Tumors besteht in der histologischen Beschreibung des Tumortyps. Diese internationale Festlegung besitzt eine außerordentliche prognostische Wertigkeit und stellt die Basis für die Vergleichbarkeit behandelter Tumoren dar.
- **Grading** bedeutet Klassifizierung des biologischen Verhaltens eines Tumors und legt den Differenzierungs- bzw. den Malignitätsgrad eines Tumors fest:
  - G1 = gut differenziert
  - G2 = mäßig differenziert
  - G3 = schlecht differenziert
  - G4 = undifferenziert.

  Klinisch und experimentell korreliert der Differenzierungsgrad mit dem Wachstumsverhalten und damit mit der Tumorverdopplungszeit als Maß für die „Bösartigkeit" des Tumors:
  Anhaltswerte für die Tumorverdopplungszeiten:
  - G1-Tumoren   = 60–150 Tage
  - G3/G4-Tumoren = 20–40 Tage

  Hochmaligne Tumoren, wie z.B. das maligne amelanotische Melanom (G4), besitzt eine Tumorverdopplungszeit von nur 7 Tagen.
- Das **Staging** bestimmt die anatomische Ausbreitung des Tumors und beruht auf der Feststellung dreier Komponenten:

T – Ausdehnung des Primärtumors
N – Fehlen, Vorhandensein und Ausdehnung von regionären Lymphknotenmetastasen
M – Fehlen oder Vorhandensein von Fernmetastasen

Durch Hinzufügen von Ziffern zu diesen drei Komponenten wird das Ausmaß der malignen Erkrankung angezeigt: **T**1–4; **N**0–3; **M**0–1. Damit ist dieses System eine Art Kurzschrift mit mindestens 32 Buchstaben (4 × 4 × 2) zur Beschreibung der Ausdehnung eines malignen Tumors.
Die **T**1–4 Symbole beschreiben die zunehmende Größe und/oder die lokale Ausdehnung des Tumors. Tumoren an Grenzschichten eines Organes (z.B. Gastrointestinale Tumoren) (Abb. 8.13 unteres Bild, Tab. 8.2) werden anhand der zunehmenden Infiltration dieser Schichten klassifiziert.

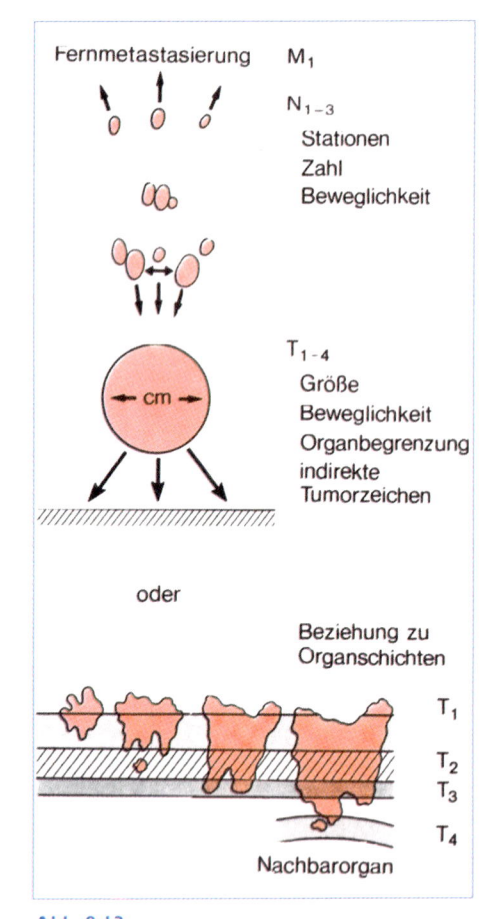

Abb. 8.13
Schema zur TNM-Klassifikation

Klassifizierung und Tumorausbreitung — 8 Chirurgische Onkologie

Tab. 8.2 T-Klassifikation des Kolonkarzinoms

T =	Primärtumor
T_X	Primärtumor kann nicht beurteilt werden
T0	Kein Anhalt für Primärtumor
Tis[1]	Carcinoma in situ
T1	Tumor infiltriert Submukosa
T2	Tumor infiltriert Muscularis propria
T3	Tumor infiltriert durch die Muscularis propria in die Subserosa oder in nicht peritonealisiertes perikolisches oder perirektales Gewebe
T4[2]	Tumor perforiert das viszerale Peritoneum oder infiltriert direkt in andere Organe oder Strukturen.

Anmerkung:
[1] Tis liegt vor, wenn Tumorzellen innerhalb der Basalmembran der Drüsen (intraepithelial) nachweisbar sind, ohne daß eine Ausbreitung durch die Muscularis mucosae in die Submukosa feststellbar ist
[2] Direkte Ausbreitung in T4 schließt auch die Infiltration anderer Segmente des Kolorektums auf dem Weg über die Serosa ein, z.B. die Infiltration durch ein Zäkalkarzinom.

Tumoren ohne benachbarte Organstrukturen werden nach ihrer absoluten Größe eingeteilt (Abb. 8.13 oben). Tabelle 8.3 belegt dies am Beispiel des Mammakarzinoms. Der Zusatz „p" entspricht dabei der postoperativen, histopathologischen Klassifikation.

Die N0–3 Symbole beschreiben das Fehlen (N0) oder Vorhandensein von regionären Lymphknotenmetastasen. Je höher die Ziffer, desto ausgedehnter ist das Lymphsystem befallen. Als Beispiel zeigt Tabelle 8.4 die N-Klassifikation beim Bronchialkarzinom.

Tab. 8.3 pT-Klassifikation des Mammakarzinoms

pT0	Kein Anhalt für Primärtumor
PTis	Carcinoma in situ: intraduktales Karzinom oder lobuläres Carcinoma in situ oder M. Paget der Mamille ohne nachweisbaren Tumor
pT1	Tumor 2 cm oder weniger in größter Ausdehnung
pT1a	0,5 cm oder weniger in größter Ausdehnung
pT1b	Mehr als 0,5 cm, aber nicht mehr als 1 cm in größter Ausdehnung
pT1c	Mehr als 1cm, aber nicht mehr als 2 cm in größter Ausdehnung
pT2	Tumor mehr als 2 cm, aber nicht mehr als 5 cm in größter Ausdehnung
pT3	Tumor mehr als 5 cm in größter Ausdehnung
pT4	Tumor jeder Größe mit direkter Ausdehnung auf Brustwand oder Haut
pT4a	Mit Ausdehnung auf die Brustwand
pT4b	Mit Ödem (einschließlich Apelsinenhaut), Ulzeration der Brusthaut oder Satellitenmetastasen der Haut der gleichen Brust
pT4c	Kriterien 4a und 4b gemeinsam
pT4d	Entzündliches Karzinom

Tab. 8.4 N-(Regionäre Lymphknoten-)Klassifikation beim Bronchialkarzinom

NX	Regionäre Lymphknoten können nicht beurteilt werden
N0	Keine regionären Lymphknotenmetastasen
N1	Metastasen in ipsilateralen peribronchialen Lymphknoten und/oder in ipsilateralen Hiluslymphknoten (einschließlich einer direkten Ausbreitung des Primärtumors)
N2	Metastasen in ipsilateralen mediastinalen und/oder subcarinalen Lymphknoten
N3	Metastasen in kontralateralen mediastinalen, kontralateralen Hilus-, ipsi- oder kontralateralen Skalenus- oder supraklavikulären Lymphknoten

Die **M**0–1 Symbole beschreiben, ob Fernmetastasen zum Zeitpunkt des Stagings vorliegen (**M**1) oder nicht (**M**0). Durch einen weiteren Buchstabencode kann **M**1 weiter spezifiziert werden, um der **TNM**-Kurzschrift weitere Informationen hinzuzufügen (Tab. 8.5).

Weitere Kürzel erweitern die Komplexität des TNM-Systems:
p = postoperative, histopathologische Klassifikation
a = Klassifikation anläßlich einer Autopsie
m = multiple Primärtumoren in einem anatomischen Bezirk
y = Klassifikation während oder nach multimodaler Therapie
r = Rezidivtumoren nach krankheitsfreiem Intervall

Zusätzlich existieren fakultative Kategorien **L**, **V** und **R**, die den Informationswert der Tumorbeschreibung erhöhen (Tab. 8.6).

Ein zusätzlicher **C**-Faktor (Certainty) benennt den Sicherheitsgrad der Diagnose (z.B. **C**1: diagnostischer Standard, **C**4: definitive Chirurgie und pathologische Untersuchung des Resektates). Damit ist das **TNM**-System in der Lage, eine Vielzahl von Zustandsbildern einer Tumorerkrankung in kurzer und reproduzierbarer Form darzulegen.

Tab. 8.5 Differenzierung der Metastasenlokalisation nach UICC

Lunge	PUL
Knochenmark	MAR
Knochen	OSS
Pleura	PLE
Leber	HEP
Peritoneum	PER
Hirn	BRA
Nebennieren	ADR
Lymphknoten	LYM
Haut	SKI
Andere Organe	OTH

Tab. 8.6 Fakultative Kriterien nach UICC

L-Lymphgefäßinvasion:	
LX	Lymphgefäßinvasion kann nicht beurteilt werden
L0	Keine Lymphgefäßinvasion
L1	Lymphgefäßinvasion
V-Veneninvasion:	
VX	Veneninvasion kann nicht beurteilt werden
V0	Keine Veneninvasion
V1	Mikroskopische Veneninvasion
V2	Makroskopische Veneninvasion
R-Residualtumor:	
RX	Vorhandensein von Residualtumor kann nicht beurteilt werden
R0	Kein Residualtumor
R1	Mikroskopischer Residualtumor
R2	Makroskopischer Residualtumor

5 Geschwulsttherapie

5.1 Operative Geschwulstbehandlung

Chirurgie des Krebses ist Chirurgie der Faszien und Lymphabflußwege

5.1.1 Radikaloperation

Die **Radikaloperation** ist die (En-bloc-) Exstirpation des Tumors mit ausreichenden lokalen Sicherheitsabständen unter Mitnahme des regionären Lymphabstromgebietes. Leitschienen sind die Gefäßversorgung und die Fasziengliederung. Um eine intraoperative Tumorzellverschleppung durch mechanische Irritationen zu vermeiden, muß die Radikaloperation nach den Regeln der sog. No-touch-isolation-technique (Turnbull, 1967) durchgeführt werden. Der Tumor darf nicht mobilisiert werden, bevor nicht die zuführenden Gefäße radikulär abgesetzt sind. Oftmals impliziert die Radikaloperation wegen ihres Ausmaßes ausgedehnte und komplexe Rekonstruktionen (z.B. Ösophagektomie, Gastrektomie, Kontinenzerhaltung beim Rektumkarzinom etc.). Die vielfach synonym gebrauchte kurative Operation trifft nur auf eine Minderzahl der Radikaloperationen zu.

Solider Tumor: beste Therapie → Radikaloperation!

5.1.2 Superradikale Verfahren

Mitnahme von seltener betroffenen, atypischen oder retrograden Lymphstationen und/oder Nachbarorganen, z.B. im Rahmen von multiviszeralen Resektionen. Hierzu gehören auch die radikale Pankreaskopfresektion unter Mitnahme eines Pfortadersegmentes und die Ösophagusresektion mit zervikaler, thorakaler und abdominaler Lymphadenektomie. Superradikale Verfahren haben sich nicht durchsetzen können, da der Radikalitätsgewinn oftmals das Operationsrisiko, den Mehraufwand und die beträchtlichen Operationsfolgen nicht aufwiegt.

5.1.3 Subradikale Verfahren

Limitierte Resektionen unter bewußtem Verzicht auf radikale Erfordernisse zur Vermeidung verstümmelnder Operationen (z.B. Mammaamputationen, Rektumexstirpationen etc.). Das Prinzip besteht in der Tumorexstirpation mit histologisch nachgewiesenen, tumorfreien Resektionsrändern. Sie ist zulässig bei günstigen Tumorstadien (T1, N0, M0), guter Tumordifferenzierung und effektiver, adjuvanter Zusatztherapie. Unabdingbar ist gute Zusammenarbeit mit dem Pathologen (Schnellschnittuntersuchung).

5.1.4 Nicht-kurative Operationen

Sie dienen der Behebung (**palliative Therapie**) oder Linderung von Tumorfolgen (**symptomatische Therapie**), ohne das Leiden heilen zu können.

Indikationsgrundlagen sind das Symptom, sein Beschwerdewert sowie die operativen Möglichkeiten einer Verbesserung unter einem Minimum von Morbidität. Gibt es im Prinzip nur eine Radikaloperation, so ist das Spektrum palliativer und symptomatischer Interventionen vielfältig, der Interventionszeitpunkt variabel. Grundsatz ist, daß die beste Palliativoperation die lokale Radikaloperation ist.

Ursachen der Inkurabilität sind:
– lokale Tumorexpansion,
– Fernmetastasierung,
– Komorbidität,
– Alter resp. Risikofaktoren.

Passagere Inkurabilität kann sich aus Tumorkomplikationen und Komorbidität ergeben. Sie kann mehrzeitige Operationen notwendig machen, z.B. dreizeitige Kolonkarzinomresektion im Ileus nach Schloffer (1906):
1. Anlage einer Kolostomie,
2. Tumorresektion,
3. Kolostomieverschluß.

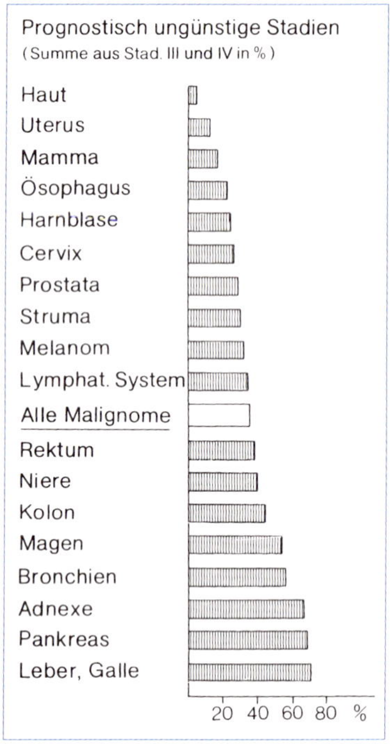

Abb. 8.14 a–c
a Anteil prognostisch ungünstiger Tumorstadien (T4NxM0, TxN1–3(4)M0, TxNxM1) im Vergleich mit
b der radikalen Operationsquote und
c therapeutischen Alternativen = nicht-chirurgische Primärbehandlungen (nach Angaben des Hamburger Krebsregisters)

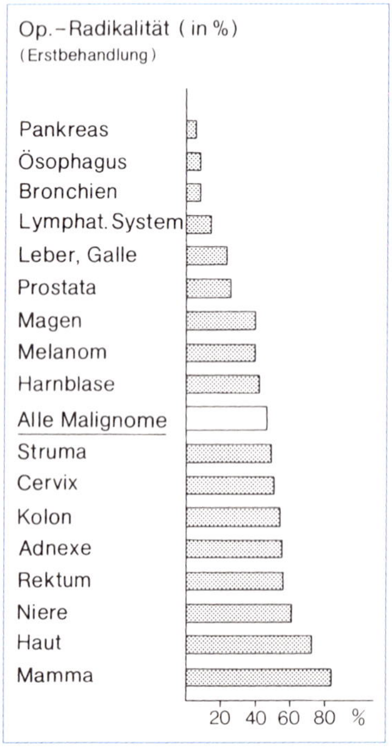

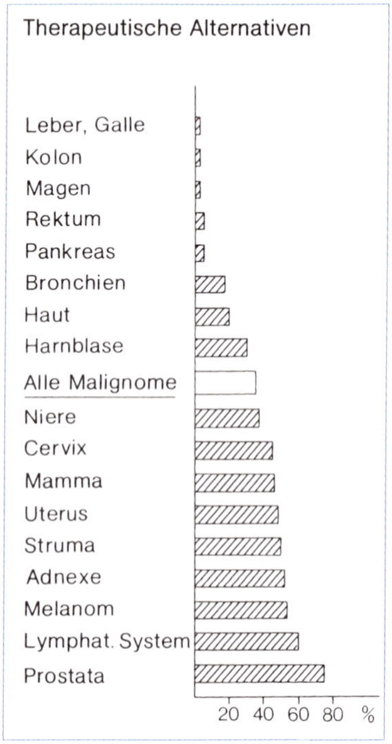

Geschwulsttherapie

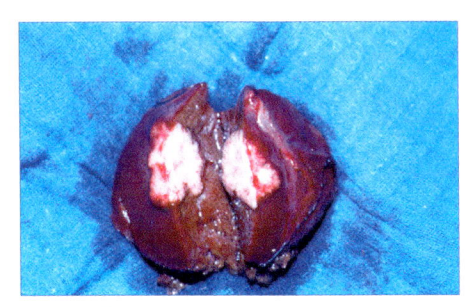

Abb. 8.15
Resektat einer Lebermetastase. Vor allem solitäre Spätmetastasen können trotz beträchtlicher Größe Einzelherdbildungen bleiben und mit Aussicht auf Heilung entfernt werden.

5.1.5 Metastasenchirurgie

Die Resektion von Metastasen ist an bestimmte, allgemeine Regeln gebunden. Die Indikation zur Entfernung synchroner Fernmetastasen zum Zeitpunkt der Primärtumoroperation ist gegeben, wenn der Primärtumor kurativ resektabel ist, prognostisch günstige Metastasen vorliegen (solitäre Metastasen im ersten Filter) und keine weiteren Fernmetastasen nachweisbar sind (Abb. 8.15). Vergleichbare Kriterien existieren auch für sog. metachrone Fernmetastasen, d.h. Metastasen die nach erfolgter kurativer Operation eines Primärtumors auftreten.
Im einzelnen sind dies:
– kein lokoregionäres Rezidiv,
– keine weiteren Fernmetastasen,
– prognostisch günstige Metastasen,
– ausreichende funktionelle Reservekapazität des zu resezierenden Organs.

5.1.6 Staging-Operation

Laparotomie/Laparoskopie zur Festlegung des Tumorstadiums im Hinblick auf die therapeutische Strategie, z.B. neoadjuvante Chemotherapie des Magenkarzinoms, Stadieneinteilung beim Morbus Hodgkin oder den Non-Hodgkin-Lymphomen.

5.1.7 Rezidivoperationen

Intervention bei gesichertem Tumorrückfall. Wegen Aufhebung der Grenzstrukturen bei der Voroperation – Zerstörung der Faszienglliederung, ungehemmte Ausbreitung, atypische lymphatische Streuung – ist die Prognose dieser Operationsmethode erheblich eingeschränkt, meist nur lokale Radikalität möglich. Sie ist trotzdem sinnvoll, da viele Tumoren primär nur lokal rezidivieren ohne gleichzeitig Fernmetastasen zu entwickeln, z.B. wird beim Weichteilsarkom die Fernmetastasierung wesentlich durch ein Lokalrezidiv initiiert.

5.1.8 Second-look-Operation

Planmäßige operative Exploration des ehemaligen Operationsgebietes zur Früherkennung und eventueller Elimination eines asymptomatischen Lokalrezidivs. Eine Second-look-Operation wird in der Tumornachsorge z.B. durch einen hochsignifikanten CEA-Anstieg indiziert (signifikanter CEA-Anstieg nach postoperativen Abfall in den Normalbereich).

5.2 Kombinierte Geschwulstbehandlung

Präoperative Ziele

- Reduktion der Tumormasse, um die Exstirpation zu ermöglichen oder zu erleichtern,
- Prophylaxe der intraoperativen Tumorzellverschleppung.

Postoperative Ziele

- Lokoregionäre Sicherung des Operationserfolges (Radiatio),
- systemische adjuvante Therapie eines primär systemischen Tumorleidens (z.B. Mammakarzinom).

Die kombinierte Geschwulstbehandlung kann prä-, peri-, intra- und postoperativ durchgeführt werden (Abb. 8.16). Da zudem Dosierung, Fraktionierung, Applikationsform, Therapiedauer und zu kombinierende Maßnahmen bzw. Therapeutika für die Mehrzahl der Tumoren strittig sind, existieren zahllose Strategien, die in kontrollierten, prospektiven Studien überprüft werden müssen. Nur für eine Minderzahl der Tumoren gibt es derzeit gesicherte Indikationen und Strategien (Tab. 8.7). **Nachteil** aller Kombinationstherapien ist die erhebliche Zusatzbelastung für den Patienten. **Vorteil** ist für die bestimmten Organtumoren eine nachgewiesene Verbesserung der Überlebenszeit (z.B. stadienabhängige postoperative Chemotherapien nach dem Moertel-Schema beim Kolonkarzinom). In diesen Fällen kann die adjuvante Therapie

Tab. 8.7 Möglichkeiten einer adjuvanten Therapie bei soliden Tumoren

Indikation	Chemo-/Hormontherapie	Strahlentherapie
gesichert:		
Haut		+
Prostata	+	+
kindliche Tumoren	+	
Schilddrüse	+	+
weitgehend gesichert:		
Mamma	+	+
Cervix uteri		+
Corpus uteri	(+)	+
Ovar	+	+
Kolon	+	
Rektum	+	+
möglich bis wahrscheinlich:		
Niere		+
Bronchien (Histotyp!)	+	+
Ösophagus	(+)	+
Fortschritte, die Therapiestudien rechtfertigen:		
Magen	+	
Pankreas	+	
Malignes Melanom	+	

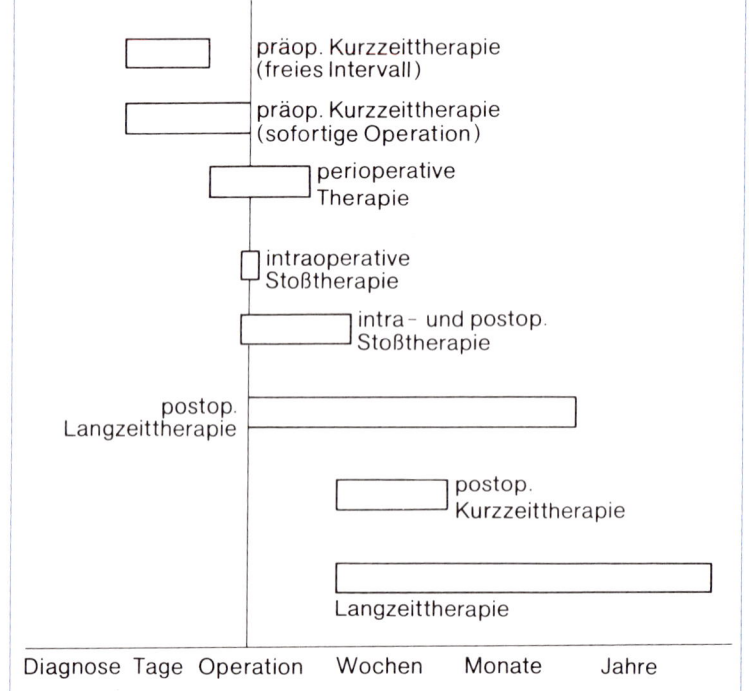

Abb. 8.16 Formen adjuvanter Therapiestrategien

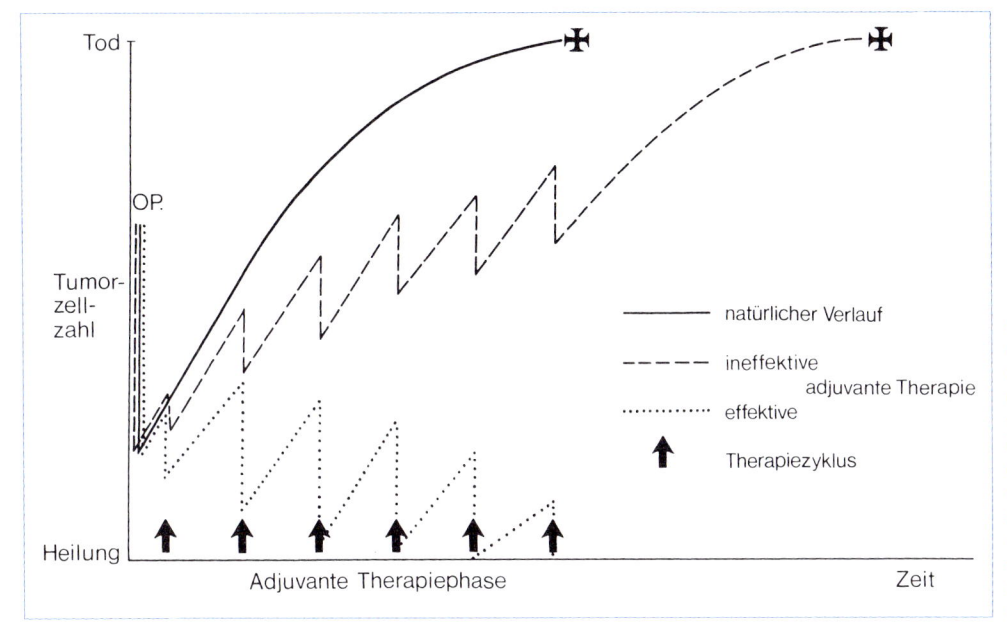

Abb. 8.17
Adjuvante Therapieeffekte bei nicht kurativer Tumorexstirpation. Nur wenn mehr Krebszellen durch den Therapiezyklus vernichtet werden, als zwischenzeitlich nachwachsen, ist Heilung möglich (derzeit bei soliden Tumoren noch die Ausnahme)

langfristig die Heilungsresultate verbessern, da nach radikaler Operation eventuell verbleibende Tumorzellen durch eine antineoplastische Therapie eliminiert werden können (Abb. 8.17).

Ein **Nachteil** der adjuvanten Therapie sind die immer noch mangelhaften Differenzierungskriterien der Patientengruppen, die tatsächlich von einer adjuvanten Therapie profitieren. Angesichts möglicher Nebenwirkungen muß die adjuvante Therapie selbstverständlich auf Tumoren mit einem hohen Rezidiv- beziehungsweise Progredienzrisiko beschränkt werden.

5.2.1 Strahlentherapie

Die Strahlentherapie ermöglicht bei bestimmten Tumoren die Erhöhung der lokoregionären Radikalität. Die syntaktische Wirkung ergibt sich daraus, daß nach Entfernung der Tumorhauptmasse strahlensensible Proliferationen und (Mikro-)Metastasen radiologisch sterilisiert werden können. Gebräuchliche Techniken sind die Vorbestrahlung, die Vor- und Aufsättigungsbestrahlung („Sandwich-Technik"), die intraoperative Bestrahlung und die Nachbestrahlung.

Vorbestrahlung

Vorteile: Tumorreduktion, Prophylaxe der intraoperativen Tumoraussaat (zytotoxische Wirkung für 48 bis 72 Stunden, innerhalb dieses Zeitraums muß die Operation erfolgen).
Nachteile: Mögliche operative Risiken (Heilungsstörungen von Anastomosen, Infektanfälligkeit, etc.), die jedoch abhängig von der Technik sind (Gesamtdosis, Fraktionierung, Bestrahlungsplanung, Rotations- oder Pendelbestrahlung etc.).

Intraoperative Bestrahlung

Vorteile: Höhere Strahlendosen können unter maximaler Schonung umliegenden Gewebes intraoperativ verabfolgt werden.
Nachteile: Hoher apparativer und räumlicher Aufwand, nicht überall möglich.

Nachbestrahlung

Vorteile: Stadiengerechte Indikation.
Nachteile: Höhere Nebenwirkungsquoten
- allgemein: geminderte postoperative Resistenz,
- lokal: verstärkte Mesenchymreaktion, Narbenbildung, Stenose, Adhäsionen, Aktivierung von Entzündungsparametern.

Sandwichtechnik

Nutzung der Vorteile von Vor- und Nachbestrahlung unter gleichzeitiger Minderung der Risiken.

Limitierende Faktoren der Strahlentherapie

Die Strahlensensibilität ist abhängig von Zyto- und Histotyp, Proliferationsaktivität, Anteil hypoxischer Tumorareale, Tumorlokalisation, Strahlenbelastung von Haut- und Nachbarorganen und Sensibilisierung des jeweiligen Zellzyklus.

Moderne Arbeitsrichtungen

Computergesteuerte, dreidimensionale Bestrahlungsplanung (optimaler Isodosenverlauf), Verbesserung der Wirkung durch strahlensensibilisierende beziehungsweise synchronisierende Substanzen (z.B. Mesonidazol, bestimmte Zytostatika) oder neue Strahlenarten (schnelle Neutronen). Zunehmend an Bedeutung gewinnt auch die interstitielle Strahlentherapie als lokale Einbringung von Strahlenträgern in Tumoren oder Metastasen („Afterloading").

5.2.2 Chemotherapie

Große Fortschritte konnten in den letzten Jahren mit der Chemotherapie in der Behandlung pädiatrischer bzw. hämatologischer Systemerkrankungen erzielt werden. Für die Mehrzahl der chirurgisch relevanten soliden Organtumoren ist jedoch der Behandlungserfolg auch heute noch eingeschränkt (siehe Tab. 8.7). An die Stelle einer Monotherapie ist mehrheitlich die Kombinationsbehandlung (Polychemotherapie) getreten. **Ziel:** Wirkung auf verschiedene Zellzyklusphasen, Dosisreduzierung der Einzelkomponenten zur Reduktion spezifischer Nebenwirkungen.

Die teilweise erheblichen Nebenwirkungen der toxischen Substanzen erfordern strenge Indikationsmaßstäbe.

Eine andere Möglichkeit der Verabfolgung hoher Dosen bei gleichzeitiger Minimierung der Nebenwirkungen stellt die **gezielte Organperfusion** dar (z.B. Extremitätenperfusion bei Sarkomen, Leberperfusion bei Lebermetastasen).

Eine **adjuvante** Therapie ist zur Zeit nur bei wenigen Tumoren angezeigt (siehe Tab. 8.7).

Die **palliative** Therapie inkurabler solider Tumoren muß sich mehrheitlich auf symptomatische Behandlungen fortgeschrittener Tumorstadien beschränken. Eine signifikante Verlängerung der Überlebenszeiten ist jedoch bei den soliden Organtumoren zur Zeit nicht zu erwarten. Sie bleibt beschränkt auf andere Tumorformen (Mammakarzinom, kindliche Tumoren, Ovarialkarzinom, Seminom etc.).

5.2.3 Hormontherapie

Einige Karzinome zeigen einen durch (Geschlechts-) Hormone stimulierbares Wachstum (Mammakarzinom, Prostatakarzinom etc.), so daß komplementär wirksame Hormone antiproliferativ wirksam werden können. Wo möglich, sollte der Hormontherapie die Bestimmung der jeweiligen Rezeptoren am nativen Tumor vorausgehen. Optimal ist die Verabfolgung von Hormonrezeptorblockern, ohne daß diese eine eigene Hormonwirkung auslösen, z.B. Tamoxifen beim Mammakarzinom.

Da Kortikoide antiproliferative Eigenschaften besitzen, werden sie als Bausteine in die chemotherapeutischen Konzepte integriert. Daneben finden sie Verwendung in der palliativen Therapie durch Reduktion des peritumorösen Ödems.

5.2.4 Immuntherapie

Sie stellt die mit Abstand biologischste Lösung der neoplastischen Therapie dar und ihre Hauptindikation ist der Einsatz gegen freie Tumorzellverbände. Gegenüber den manifesten (Makro-) Karzinomen (1 g = 10^9 Zellen) versagt jedoch die Tumorabwehr. Vielversprechend erscheint hier die Züchtung monoklonaler antineoplastischer Tumorantikörper. Eine unspezifische Immunstimulation (z.B.: BCG, Levamisol etc.) ist, von spezifischen Nebenwirkungen abgesehen, nicht unproblematisch, da auch Tumorpropagationen ausgelöst werden können (Hemmung der Immunabwehr durch Antikörper).

6 Prognose und Nachsorge (Tab. 8.8)

Die **Prognose** ist eine auf ärztlicher Erfahrung und wissenschaftlichen Kriterien basierende Vorhersage über Verlauf und Ausgang einer Krankheit.
Das Endprodukt dieser Summation von Informationen und deren Verarbeitung ist ein statistischer Mittelwert, bzw. eine statistische Prognosewahrscheinlichkeit. Diese dient hauptsächlich der kritischen Einordnung der Leistungsfähigkeit des angewandten Therapieregimes und weniger der individuellen Vorhersage für den betroffenen Patienten.

> Prognose: Keine Vorhersage für den Einzelfall!

Basis einer Prognosebeurteilung sollten demzufolge statistisch sauber erhobene Daten sein. Zunächst muß das Krankengut definiert sein. In die Berechnung der Prognose eines bestimmten Krankheitsbildes (z.B. Kolonkarzinom) müssen alle Patienten eingehen. Hierzu gehören nicht nur die kurativ operierten, sondern alle Patienten, bei denen diese Diagnose gestellt wurde. Nach einer entsprechend langen Nachbeobachtungszeit wird vereinbarungsgemäß als Prognosekriterium die **5-Jahres-Überlebensrate** angegeben. Dieses ist der Prozentsatz der Patienten, der fünf Jahre nach der Diagnosestellung bzw. der operativen Tumorentfernung noch lebt. Da es sich zumeist um ältere Patienten handelt, werden heute international sog. alterskorrigierte Überlebensraten angegeben. Diese korreliert die beobachtete Überlebensrate mit der Überlebenswahrscheinlichkeit der Gesamtbevölkerung gleichen Alters.
Sinnvoll ist es, die genaue **Nachbeobachtungsquote** in einer statistischen Berechnung anzugeben. Sog. „lost cases", also Patienten, deren weiteres Schicksal nicht belegbar ist, dürfen nur bis zu 5% des Krankengutes ausmachen, um eine alterskorrigierte Überlebensrate berechnen zu können. Ist der Prozentsatz höher, gelten die Patienten als „am Tumor verstorben" und es darf nur eine beobachtete Überlebensrate angegeben werden.
Die **mediane Überlebenszeit** berechnet den Zeitraum, innerhalb dessen 50% der Patienten verstorben sind (Berechnung aus der alterskorrigierten Überlebenszeit).
Während Überlebensraten auch Patienten erfassen, die am Stichtag mit Residual- oder Rezidivtumor, bzw. mit Metastasen leben, berechnen die **Heilungsraten** nur Patienten, die zum Stichtag ohne Zeichen der Tumorerkrankung sind (NED = no evidence of disease).
5-Jahres-Überlebensraten sind nicht nur von Tumorlokalisation, Tumortyp (typing), Malignitätsgrad (grading) und Anteil fortgeschrittener Tumorstadien zum Zeitpunkt der Diagnosestellung (staging) abhängig, sondern natürlich auch vom jeweiligen Therapieverfahren.

Tab. 8.8 Nachsorgeziele

Erkennung und Behandlung von
- Tumorrezidiv und -progression
- therapeutischer Morbidität
- Komorbidität

Durchführung und Organisation von
- adjuvanter Therapie
- roborierenden Maßnahmen (Kuren)
- Rehabilitationsmaßnahmen
- Sozialmaßnahmen

Psychologische Führung

Vorsorgemaßnahmen (metachrone Multiplizität)

Dokumentation (Therapiekontrolle)

Als Beispiel für die Abhängigkeit der Prognose von Tumortyp und Differenzierungsgrad sei das Schilddrüsenkarzinom angeführt: Die alterskorrigierte 10-Jahres-Überlebenszeit beträgt für das (differenzierte) follikuläre Schilddrüsenkarzinom 92 %, während für das undifferenzierte Schilddrüsenkarzinom eine mediane Überlebenszeit von 6 Monaten angegeben wird. Die 5-Jahres-Überlebenszeit der häufigsten Tumoren sind:
– Magenkarzinom 20 %–30 %,
– Kolonkarzinom 50 %,
– Mammakarzinom 50–70 %,
– Bronchialkarzinom 5 %–10 %.

Differenzierter ist die Angabe der 5-Jahres-Überlebenszeit bezogen auf die Tumorstadien nach UICC. Sie beträgt z.B. für das Magenkarzinom
– im Stadium I: 75 %,
– im Stadium II: 70 %,
– im Stadium III: ca. 30 %.

Der Vergleich mit den globalen Überlebensraten verdeutlicht, daß die Mehrzahl der Malignome zum Zeitpunkt der Operation schon fortgeschritten ist.

Deshalb wurden für die zumeist palliative Therapie zusätzliche Maßstäbe eingeführt:

- **Komplette Remission (CR):** Vollständiges Verschwinden aller nachweisbaren Tumormanifestationen, der klinischen Symptome und der pathologisch veränderten Laborparameter. Altersentsprechende Leistungsfähigkeit des Patienten.
Dauer: mindestens 1 Monat.
- **Partielle Remission (PR):** Objektivierte Verkleinerung des Tumors um 50 % oder mehr. Subjektiv deutliche Besserung von Tumorsymptomen.
Dauer: mindestens 1 Monat.
- **No change:** Keine objektivierbare Änderung der Tumorgröße (<50 % Verkleinerung oder <25 % Vergrößerung) oder CR/PR von weniger als 1 Monat Dauer.
- **Progression:** Größenzunahme des Tumors (Flächenausdehnung/Volumen) von mehr als 25 % oder Neuauftreten anderer Tumormanifestationen während der Behandlung.

Lebensqualität: Alle Therapieformen müssen selbstkritisch die Qualität des für den Patienten verbleibenden Lebens einbeziehen. Dies kann mithilfe eines Indexes (z.B. Performance status nach Karnofsky, WHO-Index etc.) überprüft werden, der subjektive Beschwerden, körperliche und soziale Aktivitäten und Hilfsbedürftigkeit mit einem Punktesystem mißt. Einfacher gelingt dies anhand eines **Lebensqualitätsindex,** der den Zeitanteil subjektiver Beschwerdefreiheit prozentual am Anteil der Überlebenszeit angibt.

Alle Zeiten subjektiver Beschwerden, Komplikationen oder erfolgter Krankenhausaufenthalte werden von der gesamten Überlebenszeit abgezogen. Eine palliative Therapiemodalität, die den Patienten oft wegen eingetretener Komplikationen oder zur Weiterführung einer palliativen Therapie hospitalisiert, schneidet in diesen Fällen eindeutig schlechter ab, als eine einmalig durchgeführte effektive chirurgische Maßnahme (z.B. Ösophagusresektion versus Tubus- oder Stent-Implantation, operative Drainage versus Endoprothese beim malignen Verschlußikterus).

Neben tumorspezifischen Faktoren (s.o.) und den anatomischen Verhältnissen ist die Prognose von einer Vielzahl schwer kalkulierbarer und individuell zum Teil gegensinnig wirksamer Faktoren abhängig. Im hohen Lebensalter kann das Tumorwachstum stark verlangsamt sein, so daß das natürliche Lebensende erreicht werden kann, ohne daß der Tumor klinisch in Erscheinung tritt (okkultes Karzinom) oder nur so geringe Beschwerden verursacht, daß aggressive, risikoreiche Therapien nicht zu rechtfertigen sind. Andererseits bedeutet Altersschwäche, daß insbesondere Tumorkomplikationen nur schwer überlebt werden und die Tumoraggression anfällig gegenüber anderen letal werdenden Krankheiten macht. Andere prognoseprägende Faktoren sind Komorbidität, Krankheitsverarbeitung, Lebenswille.

Von der **Rehabilitation** wird eine (noch unbewiesene) Förderung der unspezifischen Tumorabwehr erwartet; unbestreitbar sind die günstigen Auswirkungen auf dem psychophysischen und sozialen Bereich. Da wir mittlerweile wissen, daß auch die Immunabwehr psychischen Einflüssen unterliegt, erscheint dieser Therapieansatz sinnvoll.

Für die **Nachsorge** (als Teil der Rehabilitation), sollte die Rezidivfrüherkennung nur einen Teilaspekt einer umfassend angelegten Patientenbetreuung sein. Sie wird zweckmäßig nach einem stadiengerechten Stufenplan durchgeführt (vergleiche z.B. Kap. 27). Die Untersuchungsintervalle sollten in den ersten 2 Jahren 12 Wochen, danach halbjährlich und ab dem 5. postoperativen jährlich umfassen. Mit der Entwicklung von Nachsorgestrategien werden Grundlagen geschaffen, wirksamer werdende Tumortherapien schnell und effektiv umsetzen zu können. Immer noch strittig ist der finanzielle Aufwand der Nachsorge gegenüber der tatsächlichen Effektivität. So führt die konsequente Nachsorge beim kolorektalen Karzinom mit Hilfe des CEA-Wertes nur zu einer medianen Lebensverlängerung von 2,8 Tagen. Trotzdem bietet die konsequente Nachsorge ggf. die Möglichkeit, einen Rezidiveingriff rechtzeitig und damit potentiell kurativ durchzuführen.

> Krebstherapie = Vorsorge und Früherkennung, Behandlung und Nachsorge!

9 Transplantation

Kapitelübersicht

Transplantation

Transplantationsimmunologie

Immunsuppressiva

Abstoßungsreaktionen

Nebenwirkungen der Immunsuppression

Infektionen
- Virusinfektionen
- Bakterielle Infektionen
- Opportunistische Infektionen

Transplantationsbedingungen

Beispiel: Nierentransplantation

Die Idee, Gewebe und Organe eines gesunden Menschen auf einen Erkrankten zu übertragen, um diesen zu heilen oder seine Leiden zu lindern, hat Mediziner seit vielen Jahrhunderten fasziniert. Versuche von Organtransplantationen, über die uns anekdotische Veröffentlichungen bekannt sind, waren jedoch regelmäßig zum Scheitern verurteilt. Die Entwicklung der modernen Medizin seit der Jahrhundertwende ermöglicht das Verständnis der immunologischen Vorgänge bei der Transplantationsabstoßung und eröffnet damit Möglichkeiten zur medikamentösen Unterdrückung der Transplantatrejektion. Aber erst die Entwicklung subtiler chirurgischer Techniken, insbesondere der Techniken der Gefäßanastomosierung, erlaubte schließlich die erste erfolgreiche Organtransplantation: Am 23.12.1954 führt Murray, Merril und Harrison erstmalig die Übertragung einer Niere von einem Lebendspender auf seinen eineiigen Zwillingsbruder durch.

Die Entwicklung potenter Immunsuppressiva ermöglichte bald auch die Übertragung von Nieren zwischen genetisch unterschiedlichen Individuen. In den 60er Jahren wurden dann in rascher Folge die Herz-, Leber- und Pankreastransplantation beim Menschen etabliert. Durch die ständige Verbesserung der Immunsuppression und Rejektionstherapie verbesserten sich in den folgenden Jahrzehnten die Überlebensraten von Organempfängern, aber insbesondere auch die der transplantierten Organe so erheblich, daß heute die Transplantation von Niere, Leber, Herz, Pankreas und Cornea zu den medizinischen Standardverfahren der Therapie des irreversiblen Ausfalls des jeweiligen Organes gehören.

In der Bundesrepublik Deutschland wurden 1996 1887 Nieren, 689 Lebern, 488 Herzen und 91 Bauchspeicheldrüsen transplantiert (Abb. 9.1).

> Die Zahl der durchgeführten Organtransplantationen wird heute einzig limitiert durch die Anzahl der zur Verfügung stehenden Spenderorgane.

Die Gesamtzahl der Organspender blieb in Deutschland seit 1992 unverändert, pro Jahr werden heute 2000 Nieren- und 500 Herztransplantationen durchgeführt. Die Entwicklung bei der Nierentransplantation (ein langfristig wirksames Ersatzverfahren steht nur für die Niere, nicht aber für Leber oder Herz zur Verfügung) zeigt deutlich, daß diese Zahl von Organspenden nach wie vor nicht ausreicht, um den Transplantationsbedarf in der Bundesrepublik Deutschland zu befriedigen. Die Warteliste für eine Nierentransplantation ist kontinuierlich auf zwischenzeitlich über 9000 Patienten angewachsen (Abb. 9.1).

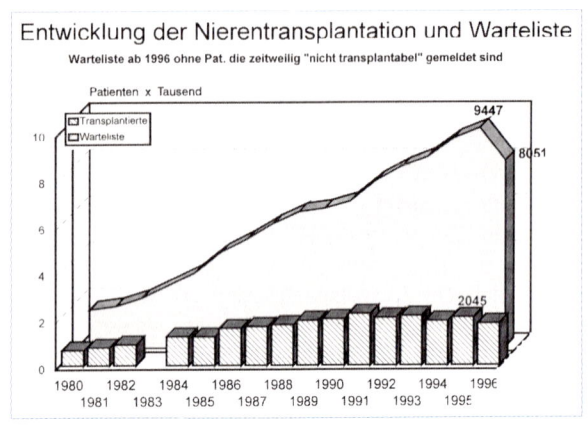

9 Transplantation

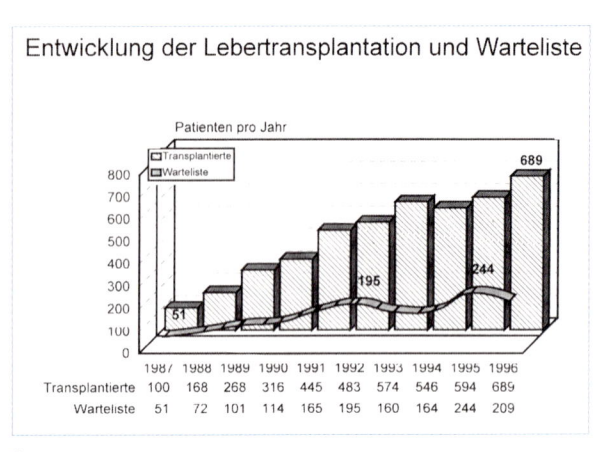

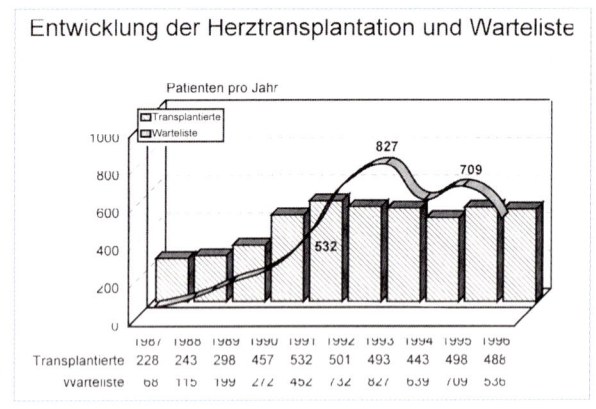

Abb. 9.1 a–c
Entwicklung der Transplantationszahlen und der Wartelisten für die Nieren-, Leber- und Herztransplantation in der Bundesrepublik Deutschland

1 Definitionen

Entscheidend für den Erfolg einer Transplantation ist der Grad der genetischen Verwandtschaft der betroffenen Gewebe:
- **Autotransplantation:** Das entnommene Organ wird beim Spender an anderer Stelle wieder eingepflanzt.
  Beispiel: Autotransplantation der Niere in die Fossa iliaca zur Überbrückung langstreckiger hochgradiger Harnleiterschädigungen.
- **Isotransplantation:** Empfänger und Spender sind genetisch identisch, **syngen**, eineiige Zwillinge.
- **Allotransplantation:** Transplantation zwischen genetisch nicht identischen (allogenen) Individuen der gleichen Spezies (z.B. Mensch zu Mensch).
- **Xenotransplantation (= Heterotransplantation):** Transplantation zwischen (xenogenen) Individuen verschiedener Spezies (z.B. Schwein zu Mensch).

Definitionen

9 Transplantation

Man unterscheidet weiterhin die
- **Organtransplantation:** Übertragung eines vollständigen Organes (Niere, Leber, Herz, Pankreas).
- **Gewebstransplantation:** Übertragung von Geweben des Spenderorgans auf ein Empfängerorgan (z.B. Cornea).
- **Zelltransplantation:** Transplantation bestimmter Zellen eines Organes (z.B. Inselzellen des Pankreas, Knochenmarkzellen).

Eine Transplantation kann entweder substitutiv oder auxiliär sein:
- **Substitutive Transplantation:** Das transplantierte Organ ersetzt vollständig das körpereigene Organ (z.B. Herztransplantation).
- **Auxiliäre Transplantation:** Das transplantierte Organ unterstützt das in situ verbliebene eigene Organ des Transplantatempfängers (z.B. auxiliäre Lebertransplantation).

Nach dem Ort, an dem das Transplantat beim Empfänger angeschlossen wird, unterscheidet man:
- **orthotope Transplantation:** Das transplantierte Organ wird an die Stelle des entfernten eigenen Organs implantiert (z.B. Herztransplantation, Lebertransplantation).
- **heterotope Transplantation:** Das transplantierte Organ wird an anderer anatomischer Position implantiert (z.B. Nierentransplantation, Pankreastransplantation).

Die Organentnahme beim Spender ist prinzipiell in zwei Situationen denkbar:
- **Kadaverspende (Leichenspende):** Die Entnahme des Transplantates erfolgt nach Feststellung des Hirntodes des Organspenders bei noch erhaltener Kreislauffunktion und maschineller Beatmung.
- **Lebendspende:** Die Organentnahme erfolgt am lebenden, freiwilligen Spender. Dies ist möglich bei der Entnahme einer Niere, eines Lebersegmentes sowie bei der Entnahme von Knochenmark.

Spendet ein Blutsverwandter (**living related donor**) das Transplantat, so spricht man von **Verwandtenlebendspende**.
Handelt es sich beim Spender dagegen um eine emotionale, dem Empfänger stark verbundene, jedoch nicht blutsverwandte Person – in der Regel Lebenspartner – (**living non related donor**), so spricht man von einer **nicht-verwandten Lebendspende**.
Die Lebendspende spielt in Deutschland noch eine geringe Rolle im Vergleich zur Kadaverspende. Aufgrund des Mangels an hirntoten Organspendern hat sich jedoch in den letzten Jahren die Zahl der Lebendspenden, insbesondere der nicht-verwandten Lebendspenden in Deutschland erheblich erhöht (Abb. 9.2). In anderen Ländern, insbesondere in den USA und einigen skandinavischen Ländern werden weitaus mehr Lebendspenden als Kadaverspenden durchgeführt.

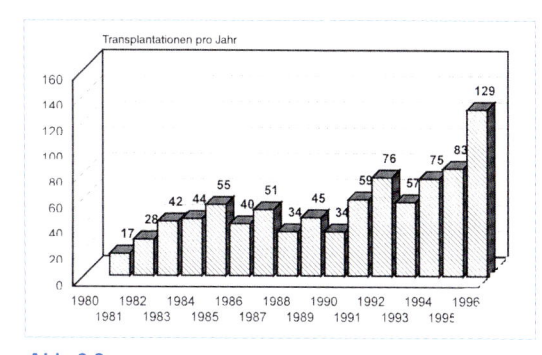

Abb. 9.2
Entwicklung der Nierentransplantation nach Lebenspende in der Bundesrepublik Deutschland

2 Transplantationsimmunologie

Bei jeder Allotransplantation kommt es unbehandelt zu einer **Immunantwort des Empfängers**, die aus folgenden Komponenten besteht:
- Histoinkompatibilität durch Spenderantigene
- Erkennung dieser Antigene durch den Empfänger
- Destruktion und Elimination des antigenhaltigen Spendergewebes.

Die **Histokompatibilität** wird geprägt durch die Antigene der Zelloberflächen des transplantierten Organes, die sich von den entsprechenden Antigenen des Empfängers unterscheiden. Die wichtigsten Antigensysteme sind dabei die **Blutgruppenantigene des AB0-Systems** sowie die **HLA-Antigene** (human leucocyte antigen), die zum **major histocompatibility complex** (MHC) zählen. Wie aus der Bluttransfusion bekannt, existieren im AB0-System präformierte Antikörper, die bei AB0-Inkompatibilität zur sofortigen Abstoßung des Spenderorganes führen.

> AB0-Kompatibilität (nicht AB0-Gleichheit) entsprechend den Regeln zur Bluttransfusion ist eine Grundvoraussetzung zur erfolgreichen Organtransplantation

HLA-Antigene lassen sich hinsichtlich ihrer Struktur, Funktions- und Gewebeverteilung in 2 Klassen einteilen:
- **Antigene der Klasse I** sind Glykoproteine, die auf der Zelloberfläche sämtlicher kernhaltiger Organ- und Blutzellen vorhanden sind (Ausnahme sind die plazentaren Trophoblasten). MCH-Antigene der Klasse I entsprechen beim Menschen **HLA-A-, -B- und -C-Antigenen** und werden vom 6. Chromosom codiert.
- **Antigene der Klasse II** sind ebenfalls Glykoproteine, die jedoch nicht auf allen kernhaltigen Zellen exprimiert werden. Sie finden sich ganz überwiegend an der Oberfläche von phagozytierenden Zellen wie z.B. Makrophagen, Monozyten und dendritischen Zellen. Antigene der Klasse II entsprechen beim Menschen den HLA-D-Antigenen und werden ebenfalls vom 6. Chromsom codiert. Sie sind von entscheidender Bedeutung für die Regulation und Intensität der Immunantwort und damit der Abstoßungsreaktion.

Die Vielfalt der Phänotypen in jedem einzelnen HLA-Abschnitt hat zur Folge, daß die theoretische Wahrscheinlichkeit einer kompletten HLA-Identität bei nicht blutsverwandten Individuen nur etwa 1:20 000 000 beträgt. Nur in diesem Fall ist eine immunologische Antwort auf ein allogenes Nierentransplantat nicht zu erwarten.

2.1 Immunantwort gegen Alloantigene

Die Immunantwort gegen Alloantigene ist in der Regel T-Lymphozyten-abhängig

Auch wenn T-Zellen wahrscheinlich zelluläre Antigene am Transplantat direkt erkennen können, verläuft die Immunaktivierung gegen das allogene Transplantat in der Regel über die Vermittlung von sog. **antigenpräsentierenden Zellen**, also insbesondere Monozyten und gewebsständige Makrophagen. Nach Phagozytose werden Bruchstücke dieser Fremdantigene zusammen mit HLA Klasse I- und Klasse II-Antigenen an der Oberfläche der antigenpräsentierenden Zelle angelagert und damit in eine Form gebracht, die die T-Zell-Antwort initiieren kann. T-Zellen können sich mit dem sog. **T-Zell-Rezeptor**, der eine immunglobulinähnliche Struktur aufweist, nun an das präsentierte Antigen binden. Gleichzeitig findet eine Bindung an die danebenliegenden HLA-Antigene der antigenpräsentierenden Zellen statt. Diese erfolgt bei sog. **T-Helfer-Zellen** über den **CD-4-Rezeptor** an HLA Klasse I-Antigene, bei **zytotoxischen T-Zellen** über den **CD-8-Rezeptor** an HLA Klasse II-Antigene. Dieser intensive Kontakt der membranständigen Zellantigene führt zu einer Komplexierung des T-Zell-Rezeptors, des CD-4- bzw. des CD-8-Antigens und des CD-3-Antigens. Durch eine Kaskade enzymatischer Schritte intrazellulärer Phosphatasen kommt es dann zur Aktivierung der Proteinkinase C und zu einer Erhöhung der intrazellulären Konzentration an freiem Kalzium. Dies wiederum führt zu einer veränderten **Expression mehrerer nukleär regulierender Proteine** und zu einer vermehrten Transkription und Expression von Genen, die eine zentrale Position in der Proliferation von T-Zellen besitzen. Die Folge ist die einsetzende **Proliferation spezifischer zytotoxischer T-Zellen**. Neben der beschriebenen, bereits recht komplexen Interaktion zwischen Membranproteinen der antigenpräsentierenden Zellen und der T-Zellen gibt es wahrscheinlich noch eine Reihe weiterer Interaktionsprozesse über unterschiedliche Rezeptorproteine, die essentiell zur Initiierung einer Abwehrreaktion sind. Darüber hinaus produziert die antigenpräsentierende Zelle **Zytokine**, insbesondere **Interleukin-1** und **Interleukin-6**, die ebenso einen co-stimulatorischen Effekt auf die T-Zell-Proliferation ausüben.

Ein wichtiger Schritt ist die **Interleukin-2-Produktion** der jetzt aktivierten T-Zelle. Durch eine autokrine Regulation bei gleichzeitig vermehrter Expression des **Interleukin-2-Rezeptors** ebenso wie durch parakrine Stimulation benachbarter Zellen spielt Interleukin-2 eine entscheidende Rolle in der Verstärkung und Aufrechterhaltung der T-Zell-Antwort auf ein Fremdantigen. Interleukin-2 seinerseits aktiviert die Expression einer Reihe weiterer DNA-bindender Proteine, die die Entwicklung antigenspezifischer, transplantatinfiltrierender und zytotoxischer T-Zellen bewirkt. Diese zytotoxischen T-Zellen produzieren beispielsweise

Granzyme B, eine Serinprotease und Perforin, mit denen als fremd erkannte Spenderzellen dann abschließend lysiert werden können. Die Interleukin-2- und Interleukin-4-Produktion der T-Zellen haben auch einen stimulatorischen Effekt auf **B-Zellen** und **natürliche Killerzellen**, die zum Teil auch im Zell-Zellkontakt zu T-Zellen aktiviert werden.

Aktivierte B-Zellen reifen zu **Plasmazellen**, die spezifische Antikörper gegen Fremdantigene des Transplantates produzieren. Somit wird sekundär auch eine **humorale Immunantwort** gegen das Transplantat ausgelöst. Die Antikörper können entweder direkt über **Komplementbindung** zytotoxisch wirken oder an Makrophagen und natürliche Killerzellen gebunden werden und auf diesem Wege eine **antikörperabhängige, zellvermittelte Zytotoxizität** auslösen (ADCC, antibody dependent cell cytotoxicity).

2.2 Immunologische Voraussetzungen für die Organtransplantation

Wie bereits beschrieben, muß eine ABO-Kompatibilität bei der Organtransplantation aufgrund des Vorliegens präformierter Antikörper gegeben sein.

Präformierte HLA-Antikörper liegen normalerweise beim Menschen nicht vor. Sie können sich aber in Folge von Bluttransfusionen (durch die geringe Zahl mittransfundierter Spenderleukozyten) und natürlich in Folge vorangegangener Organtransplantationen und nach Schwangerschaften ausbilden. Mit einem Screening-Test gegen ein großes Spektrum von HLA-Antigenen auf Testleukozyten läßt sich das Vorliegen und der Ausprägungsgrad von HLA-Antikörpern (sog. panelreaktiver Antikörper) nachweisen.

> Patienten mit einem hohen Prozentsatz panelreaktiver HLA-Antikörper gelten als hoch immunisiert und haben ein besonders hohes Risiko der Transplantatabstoßung

Diese Patienten werden deshalb über gesonderte Vermittlungsalgorithmen bei der Organlokation mit den immunologisch möglichst günstigsten Spenderorganen versorgt.

Im Falle eines **konkreten Organangebotes** wird zum Ausschluß präformierter HLA-Antikörper beim Empfänger ein sog. **Cross-match** durchgeführt. Hierbei werden Lymphozyten des Spenders mit Serum des Empfängers zusammen inkubiert. Nur wenn es zu keiner Lyse der Spender-Lymphozyten kommt, ist eine Transplantation möglich.

> Eine Transplantation erfolgt nur bei ABO-Kompatibilität und negativem Cross-match

2.3 Immunsuppression

Ein bislang nicht erreichbares Ziel ist die Induktion einer **Immuntoleranz** des Empfängers gegen das Transplantat. Solche Immuntoleranz wird zwar sporadisch bei Langzeittransplantierten beobachtet, die fortan gänzlich ohne Immunsuppression auskommen. Die Mechanismen einer Toleranzentwicklung sind jedoch weitgehend ungeklärt und eine Induktion einer solchen Toleranz ist bislang nicht sicher möglich. Daher ist bei allogener Transplantation nach wie vor eine Immunsuppression unumgänglich. Trotz aller Verbesserungen der immunsuppressiven Therapie in den letzten 30 Jahren wird immer auch die erwünschte Immunabwehr von bakteriellen, viralen und Pilzinfektionen und auch von Tumorzellen unterdrückt.

> Die Komplikationen der Langzeit-Immunsuppression sind heute die wesentlichsten Probleme nach erfolgreicher Organtransplantation für den Transplantatempfänger

2.3.1 Immunsuppressiva

Kortikosteroide

Kortikosteroide blockieren die T-Zell-abhängige Immunität durch direkte Proliferationshemmung von T-Zellen und insbesondere durch die Inhibition der Gen-Expression für die **Zytokine** Interleukin-1, Interleukin-2, Interleukin-6, Interferon-Gamma und TNF-Alpha. Auf diesem Wege wird auch die B-Zell-Proliferation und die Antikörperproduktion von Plasmazellen unterdrückt.
Dosierung: Initial Bolusgaben von 500 mg/die mit rascher Reduktion innerhalb von 2–4 Wochen auf eine Erhaltungsdosis von 0,1–0,2 mg/kg/die.
Nebenwirkungen: Magen-Darm-Ulzera mit Blutung oder Perforation, Diabetes mellitus, Osteoporose, aseptische Knochennekrosen, Katarakt, Muskelatrophie, Psychosen, Hypertonie.

Azathioprin

Azathioprin wird in der Leber zu **6-Mercaptopurin** verstoffwechselt. 6-Mercaptopurin ist ein Purinantagonist und blockiert damit die Synthese von DNA und RNA. Es wirkt antiproliferativ auf T- und B-Zellen, aber auch auf andere proliferierende Zellen.
Dosierung: 2–3 mg/kg/Tag.
Nebenwirkungen: Knochenmarksdepression, Hepatotoxizität.

Mykophenolsäure (MPA)

MPA ist ein selektiver, nicht kompetitiver reversibler Inhibitor der **Inosin-Monophosphat-Dehydrogenase (IMPDH)**. Durch die Hemmung dieses Enzyms wird die De-novo-Synthese der Guanosinnukleotide effektiv inhibiert. Da dieser de-novo-pathway der Guanosinnukleotidsynthese in proliferierenden B- und T-Lymphozyten vorkommt, in anderen proliferierenden Geweben

dagegen weniger stark benutzt wird, ist die lymphozytäre Proliferationshemmung von MPA selektiver als die von Azathioprin.
Dosierung: Mykophenolatmofetil (wird zu MPA verstoffwechselt) 1–2 g/die. Eine Dosis von 3 g/die zeigte in klinischen Studien keine größere Effektivität bei deutlicher Zunahme der Komplikationen.
Nebenwirkungen: Gastrointestinal (Diarrhoe, Erbrechen), Knochenmarksdepression.

Cyclosporin-A

Der **Einsatz von Cyclosporin-A** in Kombination mit Kortikosteroiden und Azathioprin stellte einen wesentlichen Meilenstein in der Entwicklung der Immunosuppression nach Organtransplantation dar. Durch seine Verwendung konnten die 5-Jahres-Überlebensraten von Nierentransplantaten um 20–30 % im Vegleich zur „Vor-Cyclosporin-A-Ära" erhöht werden.
Cyclosporin-A ist ein kleines Peptid, das aus Pilzkulturen gewonnen wird. Es bindet intrazellulär an ein Rezeptorprotein namens Cyclophilin. Dieser heterodimere Komplex bindet wiederum an die Phosphatase **Calcineurin** und inhibiert sie.
Calcineurin spielt normalerweise im zuvor beschriebenen Signaltransduktionsmechanismus von der T-Zell-Rezeptor-Aktivierung zur Expression von Zytokinen und Zytokin-Rezeptoren eine Rolle.
Cyclosporin-A unterdrückt auf diesem Wege die **Interleukin-2- und Interleukin-2-Rezeptor-Synthese**. Gleichzeitig wird auf diesem Wege die Aktivierung von **transforming growth factor beta (TGF-beta)** stimuliert. TGF-beta selbst ist ein potenter Inhibitor der Interleukin-2-stimulierten T-Zell-Proliferation.
Dosierung: Initial je nach Art und Zahl der zusätzlich angewandten Immunsuppressiva 3–12 mg/kg/die, in der Folge nach regelmäßiger Kontrolle des Vollblutspiegels. Grund hierfür ist die sehr unterschiedliche Resorption des fettlöslichen Cyclosporin-A. Der angestrebte Vollblutspiegel sollte in den ersten 3 Monaten nach Transplantation zwischen 180 und 220 ng/ml, ab dem 4. Monat zwischen 150 und 200 ng/ml sowie ab dem 6. Monat zwischen 100 und 150 ng/ml liegen (Werte jeweils im monoklonalen Assay).
Nebenwirkungen: Nephrotoxizität bis hin zum akuten Nierenversagen durch tubuläre Schädigung einerseits und Tonuserhöhung im Vas afferens mit konsekutiver Senkung der glomerulären Filtration.
Weiterhin Hepatotoxizität, Neurotoxizität (insbesondere Tremor, gelegentlich Parästhesien), Hypertension, Hirsutismus, Gingivahyperplasie.
Der Cyclosporinspiegel wird durch eine Reihe von anderen Medikamenten mit hoher Plasma-Eiweißbindung beeinflußt.

Tacrolimus (FK 506)

Die Wirkungsweise des Makrolides **Tacrolimus** ist der des Cyclosporin-A vergleichbar. Tacrolimus bindet intrazellulär an das sog. **FK-bindende Protein** und blockiert auf diesem Wege ebenfalls die Phosphataseaktivität von Calcineurin.
Dosierung: Initial 0,15–0,2 mg/kg/die, in der Folge Dosierungskontrolle nach Vollblutspiegel, dieser sollte initial bei 10–15 ng/ml, später dann bei 5–10 ng/ml liegen.
Nebenwirkungen: Neurotoxizität (insbesondere Tremor), Nephrotoxizität, Diabetes mellitus.

Anti-T-Lymphozytenglobulin (ATG)

ATG ist ein durch Immunisierung von Pferden oder Kaninchen gegen menschliche T-Lymphozyten hergestelltes **polyklonales Immunoglobulin**.
Die Antikörper binden verschiedene Oberflächenantigene von humanen T-Lymphozyten und führen zu ihrer Lyse, durch Kreuzreaktion in geringerem Maße auch von Granulozyten und Thrombozyten.
Dosierung:
- Kaninchenglobulin: 2–7,5 mg/kg/die je nach Präparat.
- Pferdeglobulin: 10–15 mg/kg/die.

Über Fortsetzung oder Unterbrechung der Behandlung entscheidet die **tägliche** Bestimmung der zirkulierenden T-Zellen.
Nebenwirkungen: Fieber und Schüttelfrost, anaphylaktische Reaktionen sind möglich. Thrombopenie, Granulozytopenie, erhöhtes Risiko maligner Lymphome, Ausbildung von ATG-Antikörpern, die inaktivierend wirken.

Anti-CD 3-Antikörper (OKT-3)

OKT-3 ist ein **monoklonaler Antikörper** von der Maus, der **spezifisch** an das **CD-3-Antigen** der T-Zellen (einen Teil des T-Zell-Rezeptors) bindet. Dadurch wird der T-Zell-Rezeptor inaktiviert, zum Teil kommt es auch zur Lyse der T-Lymphozyten.
Dosierung: 2,5–5 mg/die als Bolus. Eine kumulative Dosis von 75 mg sollte nicht überschritten werden. Über Fortsetzung oder Unterbrechung der Behandlung entscheidet die tägliche Bestimmung der zirkulierenden T-Zellen.
Nebenwirkungen: Die Gabe von OKT-3 führt in der Regel zu einer sog. **first dose reaction (cytokine release syndrome)**, da vor der Inhibierung zunächst der T-Zell-Rezeptor aktiviert wird und eine Ausschüttung von Zytokinen, insbesondere **TNF-alpha**, zur Folge hat. Klinisch äußert sich dies in Fieber mit Schüttelfrost, Kopfschmerzen, Meningismus, Nausea, abdominellen Beschwerden bis hin zum Lungenödem. Überwässerung und Prä-Lungenödem stellen daher eine Kontraindikation für die OKT-Gabe dar. Weitere Nebenwirkungen sind Thrombozytopenie und die Gefahr maligner Lymphome, speziell bei Überschreitung der kumulativen Dosis von 75 mg.

Weitere Immunsuppressiva

Ein vielversprechendes neues Immunsuppressivum ist das **Rapamycin (= Sirolimus)**, ein Makrolid mit ähnlicher Struktur wie Tacrolimus, aber anderem Wirkungsmechanismus. Rapamycin wirkt synergistisch mit Cyclosporin und Tacrolimus in der Unterdrückung der Interleukin-2-Expression und kann möglicherweise durch Dosisreduktion von Cyclosporin oder Tacrolimus eine Verringerung der Toxizität bewirken.

Antikörper gegen Adhäsionsmoleküle auf der Lymphozytenmembran blockieren die Signaltransduktion bei der Antigenerkennung und wirken auf diesem Wege der T-Zell-Proliferation entgegen. Die beiden genannten Substanzen befinden sich zur Zeit in größeren klinischen Prüfungen.

2.3.2 Formen der Immunsuppression

> Man unterscheidet eine immunsuppressive Induktionstherapie, Basis- oder Erhaltungstherapie und eine Rejektionstherapie

Basistherapie

Die Basistherapie zur Verhinderung von Abstoßungen bei Organtransplantationen stellt heute in der Regel eine **3fach-Kombinationstherapie** dar. Bis vor kurzem war eine Kombination aus **Kortikosteroiden, Azathioprin und Cyclosporin-A** die erfolgreichste Form der Langzeitimmunsuppression. Inzwischen wird anstelle des eher unspezifisch wirkenden Azathioprin zunehmend **Mykophenolatmofetil**, das eine spezifischere Wirkung auf die Lymphozyten hat, eingesetzt. In Dosen, die hierdurch eine verminderte Häufigkeit von Abstoßungsreaktionen bewirken, scheint aber auch die Inzidenz von Viurusinfekten zuzunehmen.

Anstelle des Cyclosporin-A kommt in der **Tripeltherapie** vermehrt **Tacrolimus** zum Einsatz. Insbesondere bei der Lebertransplantation ist die fehlende Hepatotoxizität von Tacrolimus im Gegensatz zu Cyclosporin-A von Vorteil. Die geringere hypertensive Wirkung von Tacrolimus im Gegensatz zu Cyclosporin-A könnte für die Nierentransplantation nützlich sein. Ob die etwas höhere immunsuppressive Potenz des Tacrolimus von klinischem Nutzen für die Langzeitprognose ist, und ob das Risiko opportunistischer Infektionen unter Tacrolimus erhöht ist, ist zur Zeit noch in der Diskussion.

Induktionstherapie

Unter Induktionstherapie versteht man die Inaktivierung des Immunsystems vor, während und in den ersten Tagen nach der Organtransplantation. In vielen Zentren werden hierfür die gleichen Immunsuppressiva wie zur Basisimmunsuppression verwandt, die initial deutlich höher dosiert werden als im Langzeitverlauf (s.o.). Der frühzeitige Einsatz von Cyclosporin-A hat aber insbesondere bei der Nierentransplantation den Nachteil, daß der Ischämie-Reperfusionsschaden des Organes durch die **nephrotoxische Wirkung des Cyclosporins** verstärkt werden kann und damit eine Primärfunktion der Transplantatniere evtl. ausbleibt. Deshalb ist es an einigen Zentren Usus, neben der Behandlung mit Kortikosteroiden und Azathioprin/MPA eine **Induktionsbehandlung mit ATG oder OKT-3** über 5–10 Tage durchzuführen und dann erst überlappend mit der Gabe von Cyclosporin-A zu beginnen.

Aufgrund des erhöhten **Lymphomrisikos** bei Gabe von ATG und OKT-3 wird diese Form der Induktionstherapie vielerorts jedoch wieder verlassen.

Rejektionstherapie
(s. unten)

2.4 Abstoßungsreaktionen (Rejektionen)

Bei der Organabstoßung unterscheidet man grundsätzlich 3 verschiedene Typen:

2.4.1 Hyperakute Rejektion

Es handelt sich um eine hyperakut auftretende Abstoßung auf humoraler Ebene aufgrund **präformierter Antikörper** aus dem **AB0-System** oder gegen **HLA-Antigene**. Durch Antikörperbindung und Komplementaktivierung kommt es zu Fibrinablagerung und Thrombenbildung in kleinen Gefäßen mit nachfolgenden Nekrosen. Durch routinemäßig durchgeführte **Cross-match-Untersuchungen** (s.o.) sind hyperakute Rejektionen heutzutage sehr selten.

2.4.2 Akute Rejektionen

Akute Rejektionen treten sowohl zwischen dem 2. und 5. Tag nach Transplantation (**akzelerierte Rejektion**), als auch in den folgenden Wochen und Monaten auf. Es handelt sich in der Regel um eine sekundäre Immunantwort auf HLA-Antigene des Transplantates durch T-zelluläre Abwehrmechanismen. Histologisch findet man eine ausgeprägte **lymphozytäre Infiltration** im Interstitium (**interstitielle Rejektion**).

Im Gegensatz zu hyperakuten Rejektionen sind akute Rejektionen insbesondere in der Nierentransplantation häufige Ereignisse. Sie können auch **humoral** ausgelöst werden und zeigen dann in der Regel zelluläre Infiltrationen um größere Transplantatgefäße, zwiebelschalenförmige Endothelproliferationen und Entzündungszellen im Glomerulum (**vaskuläre Rejektion**).

Typische Symptome der akuten Rejektion sind:
- ein Anstieg des Serum-Kreatinins mit Diureserückgang, Flüssigkeitsretention und Gewichtszunahme nach Nierentransplantation,
- ein Anstieg der Transaminasen und des Bilirubins nach Lebertransplantation
- Schmerzen im Transplantat durch Schwellung des Organs, subfebrile Temperaturen, Blutdruckanstieg, grippeähnliche Symptome.

Da differentialdiagnostisch ähnliche Symptome bei Infektionen, insbesondere Virusinfektionen vorliegen können und andererseits Rejektionen auch sehr symptomarm ablaufen können, ist zur **Bestätigung der Diagnose** insbesondere nach Nieren- und Lebertransplantation die **Transplantatbiopsie** angezeigt.

Therapie

Unter Fortführung der Basisimmunsuppression wird in der Regel durch **hochdosierte Gaben von Kortikosteroiden** versucht, die **akute Rejektion** zu durchbrechen. Läßt sich nach 2–3tägiger Bolustherapie keine Besserung erkennen **(steroidresistente Rejektion)**, wird in der Regel ein Therapieversuch mit **ATG- oder OKT-3-Gaben** über einige Tage bis zum völligen Verschwinden der zirkulierenden T-Lymphozyten durchgeführt. Zelluläre Abstoßungen lassen sich durch die genannten Maßnahmen in der Regel erfolgreich durchbrechen, es kann allerdings eine Defektheilung auftreten, so daß schließlich nach wiederholten akuten zellulären Rejektionen ein Funktionsverlust des Organs resultieren kann.

Vaskuläre Rejektionen sind dagegen weniger effektiv therapierbar. Der Einsatz von ATG und OKT 3 ist hier nicht sinnvoll. In Einzelfällen können steroidresistente vaskuläre Rejektionen durch **Plasmapherese** mit Entzug der zirkulierenden Antikörper therapiert werden. Bei steroidrefraktärer Rejektion unter Basisimmunsuppression mit Cyclosporin-A hat sich auch oft ein Wechsel von Cyclosporin-A auf Tacrolimus als effektiv herausgestellt.

2.4.3 Chronische Rejektion

Die chronische Rejektion ist die wichtigste Ursache des **Transplantatverlustes im Langzeitverlauf**.

Histologisch finden sich insbesondere fibrosierende Veränderungen im Transplantat neben zellulären und humoralen Komponenten mit entzündlichen Reaktionen im Interstitium des Organs wie auch perivaskulär, die im Vergleich zu akuten Rejektionen deutlich weniger ausgeprägt sind.

Der **Pathomechanismus** der chronischen Rejektion ist bis heute nicht vollständig geklärt. Neben immunologischen Schädigungen scheinen nach neueren Forschungen primäre Ischämie-/Reperfusionsschäden, z.B. über die Entwicklung freier Sauerstoffradikale, und Mikroangiopathien im Transplantat eine Rolle zu spielen. So zeigen Nieren mit primärer Transplantatfunktion, wohl als Ausdruck eines geringeren Ischämie-/Reperfusionsschadens ein deutlich besseres Langzeitüberleben als solche mit verzögerter Funktionsaufnahme, offensichtlich durch eine geringere Inzidenz der chronischen Rejektion (Abb. 9.3). Auch wiederholte akute Rejektionen in der Vorgeschichte und virale Infektionen durch Zytomegalieviren (CMV) erhöhen das Risiko für eine chronische Rejektion.

Therapie

Eine spezifische Therapie der chronischen Rejektion gibt es bislang nicht. Die Bestrebungen müssen dahin gehen, alle denkbaren Risikofaktoren auszuschließen. Hierzu gehört die optimale Konservierung von Spenderorganen und das Einhalten einer kurzen kalten Ischämiezeit, um den Ischämie-/Reperfusionsschaden so gering wie möglich zu halten. Darüber hinaus ist die bestmögliche Immunsuppression zur Vermeidung akuter Abstoßung und die Prophylaxe von CMV-Infektionen ebenso wichtig wie eine konsequente antihypertensive Therapie des Organempfängers.

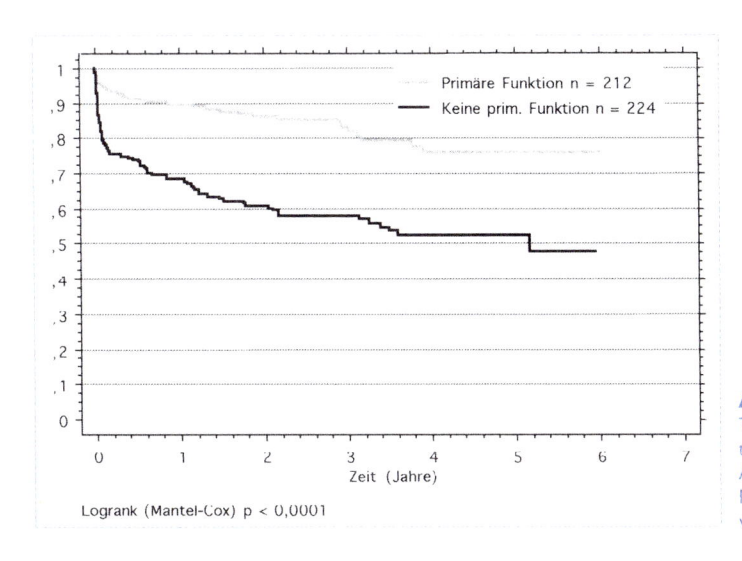

Abb. 9.3
Transplantat-Überlebensraten nach Nierentransplantation unter Cyclosporin-A-Immunsuppression in Abhängigkeit von der primären Organfunktion (436 Nierentransplantationen 1991–1996, Urologische Universitätsklinik Hamburg)

3 Allgemeine Nebenwirkungen der Immunosuppression

Die Immunsuppression sichert einerseits das Transplantatüberleben, stellt andererseits aber auch die wichtigste Quelle postoperativer Morbidität der Transplantatempfänger dar. Neben den oben geschilderten spezifischen Nebenwirkungen der Immunsuppressiva gelten die folgenden Probleme für alle Formen der Immunsuppression:
- infektiöse Komplikationen
- Malignomentstehung.

3.1 Infektiöse Komplikationen

Unter Immunsuppression nach Transplantation ist die Inzidenz von **bakteriellen, viralen und Pilzinfektionen** gleichermaßen erhöht. Während in den ersten Wochen Infektionen prädominieren, die entweder mit dem Transplantat übertragen werden oder zu den typischen **perioperativen Infektionen** gehören, kommt es zwischen dem zweiten und 6. Monat unter fortdauernder Immunsuppression insbesondere zum Auftreten **opportunistischer Infektionen**. Im weiteren Verlauf nimmt die Infektionswahrscheinlichkeit dann wieder ab und gleicht sich in Intensität und Spektrum der Normalbevölkerung zunehmend an.

3.1.1 Infektionen mit dem Zytomegalievirus (CMV)

> Das Zytomegalievirus ist der häufigste Infekterreger nach Organtransplantation

Besonders groß ist das Risiko eines seronegativen Empfängers, der ein seropositives Organ erhält, da das CMV-Genom in der DNA der Tubuluszellen persistiert und somit mittransplantiert wird. Bei seropositiven Empfängern kann es unter Immunsuppression zu einer Reaktivierung der CMV-Infektion kommen. Bei Transplantation eines CMV-negativen Organs auf einen seronegativen Empfänger kann die CMV-Infektion durch die Transfusion CMV-positiver Konserven zum Ausbruch kommen. Insgesamt kommt es je nach Serokonstellation ohne Prophylaxe bei 60–90 % der Transplantierten serologisch und bei 20–60 % klinisch zu einem CMV-Infekt. Die CMV-Infektion äußert sich symptomatisch zunächst unspezifisch mit Fieber, Krankheitsgefühl, Gliederschmerz und Leukopenie.
Folgende **Organmanifestationen** sind häufig:
- Interstitielle **Pneumonie**
- CMV-**Hepatitis** (häufigste Hepatitisform nach Lebertransplantation, Letalität ca. 20 %)
- **Gastrointestinaler** CMV-Befall mit Ulzera und Blutungen im Ösophagus, Duodenum und Kolon

- CMV-**Enzephalitis** mit Bewußtseinstrübung, Meningismus und Krampfanfällen.

Die CMV-Infektion führt durch eine deutliche **Leukopenie** ihrerseits zu einer weiteren Immunsuppression und erhöht dadurch das Risiko zusätzlicher opportunistischer Infektionen (s.u.).

Die **Diagnose** erfolgt durch Nachweis des sog. immediate early antigen sowie durch Nachweis von CMV-DNA in Blutleukozyten mittels Polymerase-Kettenreaktion (PCR). Erst später kommt es zur klassischen Serokonversion mit Nachweis von CMV-IgM-Antikörpern bzw. bei Reaktivierung mit Anstieg des IgG-Titers um das Vierfache.

Als spezifisches **Therapeutikum** steht heute **Ganciclovir** in einer Dosis von 2×5 mg/kg/die zur Verfügung. Bei schweren Infekten empfiehlt sich eine deutliche Reduktion der Immunsuppression und die Gabe eines CMV-Hyperimmunglobulins.

Die beste Therapie der CMV-Infektion ist ihre Prophylaxe. Auf CMV-positive Organe kann allerdings in der Transplantation zur Zeit nicht verzichtet werden, da die Durchseuchung mit CMV bei Erwachsenen über 80% beträgt. Seronegative Empfänger sollten aber nach Möglichkeit nur seronegative Organe sowie gefilterte, leukozytenarme oder seronegative Blutkonserven erhalten. Unter Abstoßungstherapie mit ATG oder OKT-3, evtl. auch bei seropositivem Organ und seronegativem Empfänger sollte eine primäre **Prophylaxe** mit Ganciclovir 2×5 mg/kg/die i.v. (bei eingeschränkter Nierenfunktion $2 \times 2,5$ mg/kg/die) erfolgen.

3.1.2 Weitere Virusinfektionen

Infektionen mit dem **Epstein-Barr-Virus** (EBV) können mit einem ähnlichen klinischen Bild wie CMV-Infektionen ablaufen. Von besonderer Bedeutung ist das Risiko des Entstehens lymphoproliferativer Erkrankungen bei EBV-Infektion und Immunsuppression.

Etwa 50% der Transplantierten entwickeln postoperativ **Herpes-simplex-Virus**-Effloreszenzen an Haut und Schleimhäuten, in der Regel durch Virus-Reaktivierung. Auch hier ist eine generalisierte Erkrankung mit Hepatitis und Enzephalitis möglich. Zur **Therapie** eignet sich Aciclovir 3×5 mg/kg/die i.v. oder 5×200 mg/die per os.

Herpes-zoster-Virus-Reaktivierungen mit einer Symptomatik als Gürtelrose werden entsprechend oral oder nur lokal therapiert. Selten kommt es aber auch bei Primärinfekt mit Herpes-zoster-Virus zu einem lebensbedrohlichen generalisierten Krankheitsbild.

Die Durchseuchung mit **Hepatitis-B-Viren (HBV)** ist nicht nur bei Leberempfängern, sondern auch bei chronisch Niereninsuffizienten, die bereits lange Zeit dialysepflichtig sind, signifikant erhöht. HBs-Antigen-positive Lebertransplantierte mit präoperativer Virusreplikation haben eine Rezidivrate von bis zu 90%, solche ohne Replikation von 40–50% im ersten Jahr. Eine HBV-Reaktivierung zeigt sich zunächst meist nur durch einen mäßigen

Transaminasenanstieg, dann jedoch durch eine progrediente Leberzirrhose und ggf. durch die Entwicklung eines hepatozellulären Karzinoms. Zur **Vorbeugung** wird die Hepatitis-B-Impfung vor sowie die Gabe von Hepatitis-B-Hyperimmunglobulin im Rahmen der Transplantation empfohlen.

3.1.3 Bakterielle Infektionen

Das Auftreten lokalisierter **Wundinfekte** ist bei allen Organtransplantationen im Vergleich zu entsprechenden Operationen ohne Immunsuppression um ein Mehrfaches erhöht. Oberflächliche Wundinfekte werden wie üblich nur lokal, tiefgehendere auch systemisch antibiotisch behandelt.

Harnweginfekte stellen ein besonderes Problem nach Nierentransplantation dar und finden sich ohne Prophylaxe bei 40–80 % aller Patienten. Während die Mehrzahl dieser Infekte völlig asymptomatisch verläuft, können Harnwegsinfekte in der Frühphase nach Transplantation auch mit schwerer interstitieller Nephritis, Organversagen, Bakteriämie und Sepsis einhergehen.

3.1.4 Opportunistische Infektionen

> Opportunistische Infektionen treten häufig auf, wenn bereits über mehrere Wochen eine Immunosuppression nach Transplantation durchgeführt wurde. Das Risiko ist erheblich erhöht, wenn eine Rejektionstherapie mit hochdosierter Gabe von Kortikosteroiden und/oder Antikörperpräparaten oder eine langdauernde Antibiotikatherapie durchgeführt wurde

Oft treten selbst in diesen Situationen opportunistische Infektionen erst dann auf, wenn durch zusätzliche Virusinfektionen (insbesondere CMV) die Immunabwehr noch weiter supprimiert ist. In diesen Situationen führen opportunistische Infektionen oft zu lebensbedrohlichen Krankheitsbildern und stellen eine wesentliche Ursache der Mortalität der Rezipienten im ersten postoperativen Jahr dar.

Wichtige Erreger opportunistischer Infektionen sind **Pneumocystis carinii** (Primärmanifestation als Pneumonie, Generalisierung möglich), **Toxoplasma gondii** (Enzephalitis, Myokarditis und Chorioretinitis), **Listeria monocytogenes** (Meningitis und Enzephalitis), **Aspergillus** (Pneumonie, Enzephalitis) und **Candida albicans** (gastrointestinale und urogenitale Schleimhautinfektionen, Pneumonie, Sepsis).

Neben der spezifischen **Therapie** des Erregers ist bei schweren opportunistischen Infektionen die Reduktion bzw. das Absetzen der immunsuppressiven Therapie erforderlich.

4 Gesetzlicher und organisatorischer Rahmen

Am 1.12.1997 ist in der Bundesrepublik Deutschland das Gesetz über die Spende, Entnahme und Übertragung von Organen (Transplantationsgesetz) in Kraft getreten

4.1 Organspende

2 Formen der Organspende sind gesetzlich erlaubt:
- die Organentnahme von verstorbenen (hirntoten) Spendern (Leichenspende)
- die Organspende durch lebende Personen (Lebendspende).

Leichenspende

Die Organentnahme beim hirntoten Spender ist erlaubt, wenn sich dieser zu Lebzeiten für eine Organentnahme nach seinem Tode ausgesprochen hat (z.B. durch **Organspenderausweis**), bei Ablehnung der Organspende zu Lebzeiten ist eine Entnahme verboten. Hat sich der Verstorbene (wie in der Praxis meistens) zu Lebzeiten weder für noch gegen eine Organentnahme ausgesprochen, ist der nächste Angehörige des Verstorbenen zu befragen, der die Zustimmung nach dem mutmaßlichen Willen des Verstorbenen geben oder verweigern soll.

Lebendspende

Für eine Lebendspende kommt heute insbesondere die Übertragung einer Niere oder einzelner Lebersegmente, letzteres bei kindlichen Empfängern, in Frage. Voraussetzung ist natürlich, daß dem Spender kein wesentlicher Schaden durch die Organentnahme entsteht. Diese Voraussetzung besteht nur bei einwandfreiem gegenseitigen bzw. Restorgan und fehlenden Risikofaktoren, die eine spätere Schädigung wahrscheinlich machen (z.B. Diabetes mellitus, signifikanter Hypertonus etc.).
Nach dem Transplantationsgesetz ist eine Lebendorganspende nur für einen Verwandten 1. oder 2. Grades, den Ehepartner, aber auch für „andere Personen, die dem Spender in besonderer persönlicher Verbundenheit offenkundig nahestehen", erlaubt. Die Freiwilligkeit der Entscheidung für die Organspende wird von einer Kommission überprüft. Eine psychologische Betreuung vor und insbesondere nach der Organspende ist dringend erforderlich, insbesondere bei Störungen der Transplantatfunktion. Die Organentnahme selbst unterscheidet sich beim Lebendspender wesentlich, die Perfusion wird im Gegensatz zum Leichenspender nicht in situ, sondern erst nach Entnahme **ex situ** durchgeführt (Abb. 9.4).

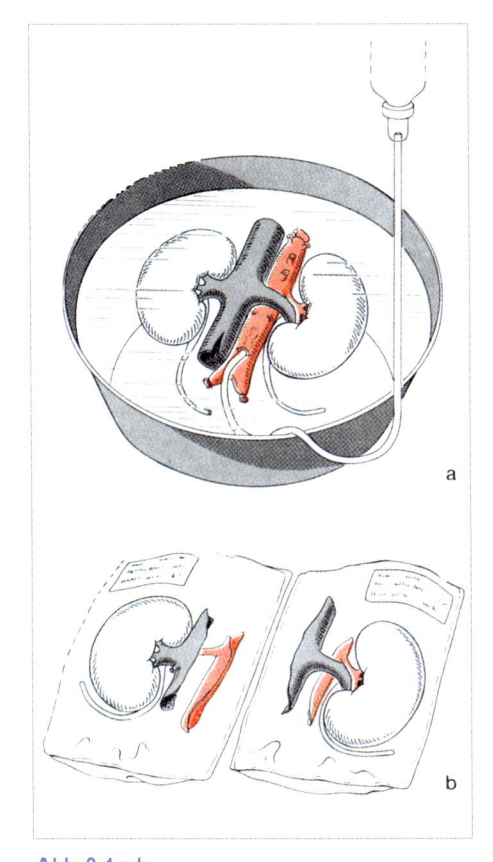

Abb. 9.4 a,b
a Organkonservierung (ex situ-Perfusion)
b und Transport bei Nierentransplantationen

4.2 Spendervoraussetzungen

Für Organspender gibt es keine absolute Altersobergrenze. Wichtig ist der Nachweis einer **ausreichenden Funktion des zu entnehmenden Organs**. Oft läßt sich dies erst intraoperativ, in Einzelfällen erst nach Gewinnung einer Transplantathistologie nach erfolgter Organentnahme klären.

Patienten mit **floriden infektiösen Erkrankungen** (z.B. Tbc, Lues, HIV), Patienten mit **Malignomen** (Ausnahme: primäre Hirntumoren) und Patienten mit **chronischen Erkrankungen der zu transplantierenden Organe** oder mit solchen Erkrankungen, die Vorschäden wahrscheinlich machen (z.B. Nephropathie beim langjährigen Diabetes mellitus) kommen als Organspender nicht in Frage.

Voraussetzung zur Organentnahme sind fortbestehend **stabile Kreislaufverhältnisse** nach Eintritt des Hirntodes. Diese Voraussetzungen werden nur durch eine fortdauernde spezielle intensivmedizinische Betreuung des Organspenders nach Eintritt des Hirntodes erreicht.

4.3 Hirntod

Kriterium für den Tod des Menschen nach dem Transplantationsgesetz ist der Hirntod, d.h. „der endgültige, nicht behebbare Ausfall der Gesamtfunktion des Großhirns, des Kleinhirns und des Hirnstamms" (§ 3, Abs. 2)

Die Hirntodfeststellung erfolgt unabhängig voneinander durch 2 Ärzte, die nicht dem Transplantationsteam angehören dürfen und über langjährige Erfahrung auf dem Gebiet der Neurologie verfügen müssen.

Wesentlich für die **Hirntodfeststellung** sind **klinische Zeichen** wie der
- Ausfall der Spontanatmung (Apnoe-Test)
- lichtstarre Pupillen
- fehlende Hirnstammreflexe: Okulozephaler Reflex, Korneareflex, Pharyngeal-/Trachealreflex.

Die Untersuchungen müssen bei primärem Hirnschaden (z.B. Schädelhirntrauma, Subarachnoidalblutung im Abstand von mindestens 12 Stunden, bei sekundärem Hirnschaden (z.B. Hypoxie, Intoxikation) im Abstand von 3 Tagen erfolgen.

Werden zusätzliche **apparative Nachweise des Hirntodes** erbracht (0-Linien-EEG, fehlende intrakranielle Perfusion im Angiogramm oder in der Doppler-Sonographie), ist ein Zeitabstand zwischen den Untersuchungen nicht notwendig.

Für **kindliche Organspenden** vor dem 3. Lebensjahr gelten besondere Regelungen. Umstände, die eine Verschleierung der neurologischen Situation bedingen würden, wie z.B. fortbestehende Intoxikation, Relaxation, Hypothermie, metabolisches oder endokrines Koma müssen bei der Diagnostik ausgeschlossen sein.

4.4 Organentnahme und -konservierung

Jede **Ischämie** führt zum Zell- und Organuntergang. Der Mangel an Sauerstoff und Substraten führt zum Erlöschen energieabhängiger Prozesse, die die Homöostase intrazellulär aufrechterhalten. Um bei der Organtransplantation die Dauer der tolerablen Ischämie möglichst lang zu gestalten, ist es entscheidend, energieverbrauchende und azidosefördernde intrazelluläre Stoffwechselvorgänge auf ein Minimum zu reduzieren.

Das wichtigste Hilfsmittel hierfür ist die **rasche Abkühlung** der entnommenen Organe auf Temperaturen um + 4°C. Dies läßt sich am besten dadurch erzielen, daß die zu entnehmenden Organe im Moment der Kreislaufunterbrechung über ihre zuführenden Gefäße mit einer vorgekühlten Lösung perfundiert werden. Dieser sog. **Flush** hat gleichzeitig zum Ziel, die Gefäßstrombahnen möglichst weitgehend von Blutbestandteilen zu befreien.

Für die weitere **Konservierung** des explantierten Organes gibt es im wesentlichen zwei Möglichkeiten:

- Das Organ kann **kontinuierlich hypotherm perfundiert** werden. Diese technisch wesentlich aufwendigere Lösung hat den prinzipiellen Vorteil, daß die Organe mit Substraten versorgt werden können und die trotz der Abkühlung auf + 4 °C stattfindende Anhäufung azidotischer Stoffwechselprodukte vermieden wird. Wegen vielfältiger Probleme hat sich diese Organkonservierung jedoch nicht durchsetzen können.
- Von der Handhabung her wesentlich einfacher und daher zur Zeit in der klinischen Praxis fast ausschließlich angewandt, ist die **hypotherme Konservierung ohne Perfusion**. Hierbei wird das Organ nach Flush-Perfusion mit Konservierungslösungen in einem kleinen Flüssigkeitsvolumen in Kühlboxen auf Eis konserviert.

Ursprünglich handelte es sich bei den Perfusionslösungen um einfache Kochsalz- oder Ringer-Lösungen. Durch Veränderung bzw. Hinzufügen verschiedener Komponenten gelang es, die Konservierungsergebnisse wesentlich zu verbessern. Die lange Zeit verbreitete **Euro-Collins-Lösung** ist zur Zeit weitgehend durch die **UW-(University of Wisconsin-)Lösung** nach Belzer oder die **HTK-Lösung** nach Brettschneider verdrängt worden.

Diese Lösungen bieten neben der reinen thermischen Kühlung noch folgende **Vorteile**:

- Pufferung der Azidose (Phosphatpuffer, Histidinpuffer)
- Vermeidung des intrazellulären Ödems (durch Natriumeinstrom bei sistierender Natrium-Kalium-Pumpe) durch nicht-permeable Zucker und große Anionen bei gleichzeitiger Verminderung der Natrium- und Chloridkonzentration und Erhöhung der Kaliumkonzentration
- Prophylaxe des interstitiellen Ödems durch Zugabe von Kolloiden (z.B. Hydroxyäthylstärke)
- Abfangen von toxischen O_2-Radikalen durch Xanthinoxydaseinhibition (Allopurinol) oder Reduktionsmittel (Glutathion)

- Aufrechterhaltung energieverbrauchender Stoffwechselprozesse durch Bereitstellung von ATP-Vorstufen (Adenosin).

Im Rahmen der heute meist durchgeführten Multiorganentnahmen erfolgt die **Perfusion der intra- und retroperitonealen Organe** (Leber, Nieren, Pankreas) **en bloc** über einen Perfusionskatheter in der distalen Aorta und Ablauf des Perfusates über die V. cava inferior.

Die **Leber** wird zusätzlich über die V. portae mittels eines in der V. mesenterica superior befindlichen zweiten Perfusionskatheters durchspült (Abb. 9.5).

Die Perfusion des **Herzens** im Rahmen der Multiorganentnahme erfolgt separat über eine Perfusionskanüle in der abgeklemmten Aorta ascendens über antegrade Koronarperfusion.

Bei gleichzeitiger **Lungenentnahme** wird separat über die A. pulmonalis perfundiert.

Nach Entnahme werden die Organe in Konservierungslösung verpackt und auf Eis gelagert. In diesem Zustand beträgt die

tolerable kalte Ischämiezeit für
– das Herz ca. 4 Stunden
– für die Leber ca. 14 Stunden
– für das Pankreas ca. 12 Stunden
– für die Nieren deutlich über 24 Stunden

Diese Ischämiezeiten erlauben eine großräumige optimierte Organverteilung (Allokation).

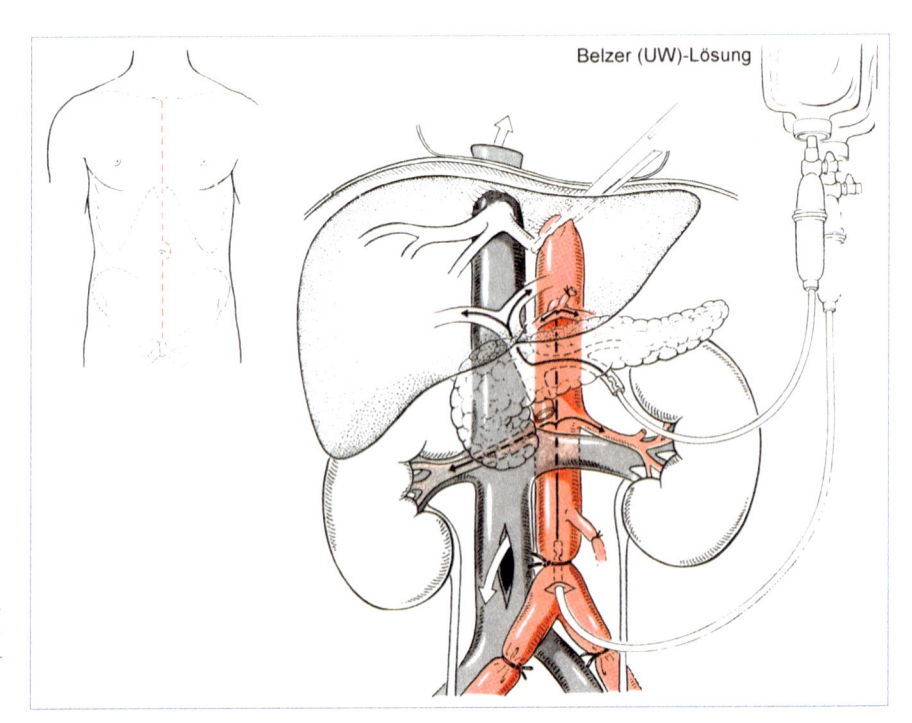

Abb. 9.5
Situs nach Einbringen der Perfusionskatheter in die Aorta abdominalis und die V. mesenterica inferior zur Multiorganentnahme (In-situ-Perfusion)

Organverteilung (Allokation)

Die Vergabe von Spenderorganen sollte den Ansprüchen an höchste Effizienz und Gerechtigkeit genügen. Die Organverteilung wird für Deutschland und Österreich zentral von Eurotransplant in Leiden (Niederlande) geregelt.

Hier sind die Daten aller potentiellen Organempfänger auf den Wartelisten in den Beneluxstaaten, Österreich und der Bundesrepublik Deutschland gespeichert.

In der Schweiz wird diese Aufgabe von einer nationalen Organisation (Swisstransplant) wahrgenommen.

Die Organvergabe bei Eurotransplant erfolgt nach einem computergestützten Algorithmus und berücksichtigt bei Nierentransplantationen insbesondere die HLA-Kompatibilität von Spender und Empfänger sowie die Wartezeit des Empfängers. Darüber hinaus werden weitere Faktoren wie z.B. Immunisierungsstatus des Empfängers oder kindlicher Rezipient zusätzlich berücksichtigt. Durch diesen Algorithmus wird versucht, eine größtmögliche Gerechtigkeit in der Organverteilung zu erreichen und gleichzeitig jedem Empfänger ein möglichst optimal passendes Organ zur Verfügung zu stellen.

5 Beispiel: Nierentransplantation

5.1 Spender

Leichenspender

Neben den allgemeinen Anforderungen an einen Organspender (s.o.) wird von einem hirntoten potentiellen Nierenspender eine ausreichende Organfunktion gefordert. Hierzu gehört eine **adäquate Diurese**, ein **Serum-Kreatininwert unter 2 mg/dl** und der **Ausschluß renaler Erkrankungen** in der Vorgeschichte, soweit möglich. Bei unzureichender Ausscheidung auf der Intensivstation muß man vor Annahme eines Nierenschadens zunächst eine **Hypovolämie des Spenders** ausschließen. Durch die fehlende Sekretion des antidiuretischen Hormons im Hirntod kommt es nämlich beim Spender regelmäßig zum **zentralen Diabetes insipidus**, der eine massive Volumensubstitution erforderlich macht. Unterbleibt diese, kommt es zur Hypotension und schließlich zur Oligurie. Es ist entscheidend, die durch Hypovolämie bedingte Hypotension **nicht durch Vasokonstriktiva** (z.B. Katecholamine) zu behandeln, da diese die Nierenperfusion weiter verschlechtern würden.

Eine obere Altersgrenze für die Nierenentnahme gibt es nicht

Zwar sind die Ergebnisse mit älteren Nieren insgesamt statistisch etwas schlechter als mit Nieren jüngerer Spender, dieser Nachteil kann wahrscheinlich aber durch die **Verkürzung kalter Ischämiezeiten** und die **Vermeidung nephrotoxischer Substanzen** bei der Transplantation von Nieren älterer Spender (> 60 Jahre) ausgeglichen werden. Die Qualität der entnommenen Nieren läßt sich erst nach Freipräparation vom umgebenden Fettgewebe und bei eventueller Nachperfusion (Abb. 9.4) ermitteln. In Zweifelsfällen kann die Histologie einer Transplantatbiopsie vor Implantation über die Verwendbarkeit als Spenderorgan entscheiden.

Lebendspender

Der Anteil an Lebendspendern betrug 1996 in der Bundesrepublik Deutschland 7 % (Abb. 9.6) und hat sich in den letzten Jahren daher mehr als verdoppelt. Ursächlich hierfür ist die fortbestehende Organknappheit (s.o.) und ein zunehmendes Bewußtsein über die Möglichkeit der Lebendspende, insbesondere unter Ehepartnern. Beispiele aus den USA und Skandinavien zeigen, daß prinzipiell mehr als 50 % der Patienten auf der Warteliste mit Organen von Lebendspendern versorgt werden können. In diesen Ländern beträgt die **mittlere Wartezeit** auf eine Niere nur wenige Monate, in Deutschland dagegen ca. 5 Jahre.

5.2 Empfänger

Die Entscheidung, ob ein Dialysepatient ein geeigneter Nierenempfänger ist, hängt im Einzelfall von der Abwägung der Nutzen und Risiken einer Transplantation ab.

> Die Lebenserwartung ist heute unter Hämodialyse und nach Nierentransplantation vergleichbar

Allerdings spricht die elementar verbesserte **Lebensqualität** nach einer Organverpflanzung für die Nierentransplantation. Hierzu zählt im optimalen Fall die zeitliche und räumliche Unabhängigkeit vom Dialysezentrum, die fehlende Flüssigkeitsrestriktion, die Normalisierung der endokrinen Funktionen mit Rückbildung der renalen Anämie, Normalisierung des Hypertonus und Normalisierung des Kalzium- und Phosphatstoffwechsels mit Rückbildung der renalen Osteopathie ebenso wie die Verbesserung der urämischen Polyneuropathie. Schließlich führt eine effektive Nierentransplantation zur Normalisierung der Spermiogenese und zum Wiedereinsetzen des Menstruationszyklus. Erfolgreiche Schwangerschaften sind nach Nierentransplantation möglich. Außerdem sind die kumulativen Kosten für Transplantation und Nachsorge deutlich geringer als die der Langzeit-Hämodialyse. Somit sollten Nierentransplantationen bei solchen Patienten durchgeführt werden, die keine erheblich erhöhten operativen Risiken aufweisen (insbesondere kardiovaskuläre Komorbi-

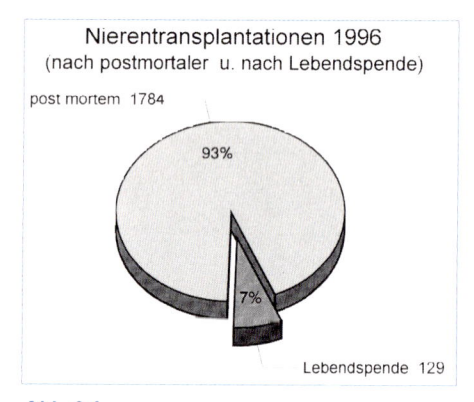

Abb. 9.6
Anteil der Nierentransplantationen von Lebendspendern an der Gesamtzahl der Nierentransplantationen, Bundesrepublik Deutschland 1996

dität) sowie bei solchen Patienten, die in der Lage sind, adäquat für die Immunsuppression und Überwachung ihres Transplantates zu sorgen.

Erkrankungen, die unter Immunsuppression exazerbieren können, stellen solange eine Kontraindikation dar, bis diese adäquat therapiert worden sind (akute und chronische Infektionen, floride Ulcera ventriculi et duodeni, akute Psychosen). Hierzu gehören auch maligne Erkrankungen in der Vorgeschichte, da diese unter Immunsuppression häufiger rezidivieren. Für die wichtigsten Tumorerkrankungen gibt es unterschiedliche Karenzzeiten zwischen kurativer Tumortherapie und Organtransplantation.

Empfängererkrankungen, die einen raschen Funktionsverlust des Transplantates zur Folge haben können, beeinflussen ebenfalls die Indikationsstellung. Wegnersche Granulomatose, Goodpasture-Syndrom, Lupus erythematodes, Purpura Schoenlein-Henoch und hämolytisch-urämisches Syndrom (HUS) haben ein erhebliches Risiko, im Transplantat zu rezidivieren. Grundsätzlich wartet man bei diesen Erkrankungen etwa 2 Jahre ohne Erkrankungsaktivität, bevor eine Transplantation angestrebt wird (HUS im Kindesalter: 1 Jahr nach Ereignis).

Da die Nephrokalzinose im Rahmen der **Oxalose** praktisch immer im Organ rezidiviert, wird bei Oxalose eine kombinierte Leber- und Nierentransplantation durchgeführt, um nicht nur die Niereninsuffizienz, sondern auch die zugrundeliegende Stoffwechselstörung zu therapieren.

Bei **fokal sklerosierender Glomerulonephritis** besteht grundsätzlich eine Rezidivrate der Grunderkrankung im Organ von über 90 %. Der Patient muß über die dadurch geringere Lebenserwartung des Transplantates aufgeklärt werden. Eine Lebendspende kommt bei dieser Erkrankung nicht in Betracht.

5.3 Indikationen

Dringliche Indikationen

Sie ergeben sich aus typischen Dialyseproblemen:
- Shunt-Komplikation
- schwere renale Osteopathie
- progrediente Polyneuropathie
- zunehmende Enzephalopathie
- therapierefraktärer Hypertonus
- Polyserositis
- massive Anämie (nur selten seit Einführung von rekombinantem Erythropoetin)
- psychische Probleme (z.B. Suizidalität)
- schwere soziale Probleme (beruflich, familiär).

Patienten mit dringlicher Indikation können unter gewissen Voraussetzungen mit dem Zusatz **„high urgency"** (hohe Dringlichkeit) auf der Warteliste geführt und bei der Organallokation bevorzugt werden.

Sonderindikationen

Eine frühzeitige Transplantation empfiehlt sich bei Patienten mit **Glomerulosklerose im Rahmen eines Diabetes mellitus Typ I**. Bei schwerer Einstellbarkeit des Diabetes ist ggf. eine kombinierte Nieren- und Pankreastransplantation angezeigt.

Bei **Kindern** ist die Transplantationsindikation dringlicher als bei Erwachsenen, da trotz moderner Dialyseverfahren renaler Minderwuchs und Dystrophie nur unzureichend durch Nierenersatzverfahren behandelt werden können.

5.4 Operation

Nieren werden **heterotop** transplantiert, d.h. sie werden **extraperitoneal** in die linke oder rechte Fossa iliaca positioniert (Abb. 9.7). Nach Anastomosierung der Spendergefäße mit der A. und V. iliaca externa (in der Regel End-zu-Seit) wird der Harnleiter am Blasendach mit einem submukösen Tunnel (Antirefluxmechanismus) anastomosiert (Abb. 9.7). Das typische Röntgenbild einer transplantierten Niere (i.v.-Urographie) zeigt Abbildung 9.8.

5.5 Kontrolluntersuchungen

Engmaschige postoperative Kontrollen erfassen die Funktion des Transplantates und dienen dazu, Abstoßungsreaktionen und technische Komplikationen der Nierentransplantation auszuschließen.

- Etwa 60–70 % aller transplantierten Nieren zeigen heute eine primäre Funktionsaufnahme mit Diurese noch auf dem Operationstisch. Bei diesen Organen ist die **Diurese** einer der **wichtigsten Verlaufsparameter** und wird anfänglich stündlich, später einmal täglich gemessen. Ein Rückgang der Ausscheidung ist ein erstes Zeichen einer Abstoßungsreaktion, aber auch von technischen Problemen (z.B. arterielle oder venöse Thrombose, Harnleiterleckage) sowie von toxischen Medikamenteinwirkungen im Transplantat (z.B. Cyclosporin-A-Toxizität).
- Regelmäßige Kontrollen des **Körpergewichtes** verhindern eine Überwässerung bei unzureichender Transplantatfunktion. Beginnende Rejektionen zeigen ebenfalls einen Anstieg des Körpergewichts, oft noch vor einem meßbaren Rückgang der Diurese.
- Die **Entgiftungsfunktion** des Transplantates wird durch tägliche Kontrolle der Retentionswerte und der Elektrolyte überwacht.
- Die Messung des Vollblutspiegels von Cyclosporin-A und FK 506 (Tacrolismus) erfolgt regelmäßig zum **Monitoring der Immunsuppression**. Bei Gabe von ATG oder OKT-3 gibt die T-Zell-Differenzierung Auskunft über den erreichten Therapieeffekt.
- Bei **Verdacht auf eine Infektion** werden Blut-, Urin, Sputum- und ggf. Stuhlkulturen angelegt. Serologische Untersuchungen (s.o.) dienen zum Ausschluß der wichtigsten Virusinfekte und opportunistischen Infektionen.

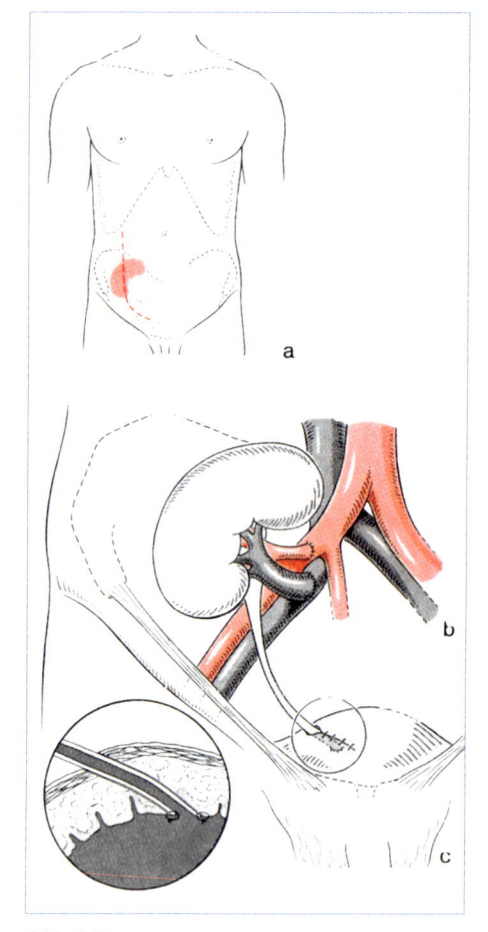

Abb. 9.7 a–c
Organimplantation in die Fossa iliaca bei Nierentransplantation.
a Hautschnitt und Lokalisation
b Gefäßanastomosen
c Ureterozystoneostomie

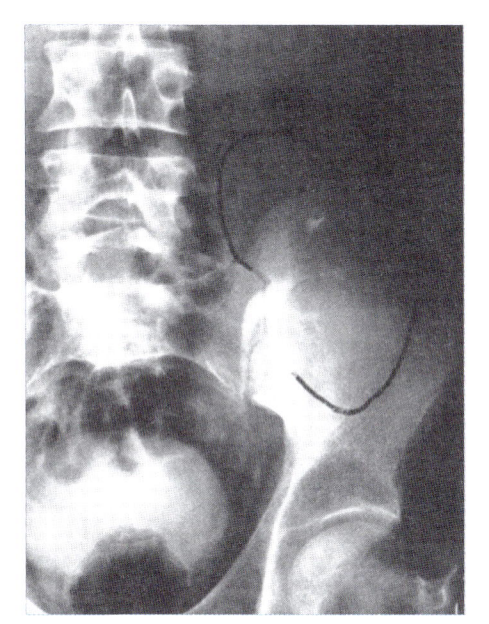

Beispiel: Nierentransplantation 9 Transplantation 351

- Die regelmäßige **sonographische Kontrolle** des Transplantates (Abb. 9.9 a) gilt heute als Standard und erkennt Harnabflußstörungen, Lymphozelen und Hämatome um das Transplantat.
- Durch die **Duplexsonographie** (Abb. 9.9 b) lassen sich die **Transplantatgefäße** hervorragend darstellen. Technische Probleme an den Nierengefäßen wie Anastomosenstenosen und Thrombosen sind frühzeitig zu erkennen. Die Analyse des Doppler-Spektrums der Interlobärarterien liefert darüber hinaus Hinweise auf das Vorliegen einer Abstoßungsreaktion. Dabei ist bei erhaltenem systolischen Fluß durch das Parenchymödem der diastolische Fluß drastisch reduziert. Einen Normalbefund zeigt Abbildung 9.9 c.
- Die **szintigraphische Untersuchung des Transplantates**, die früher eine Routineuntersuchung darstellte, wird heute nur noch in Ausnahmefällen durchgeführt.

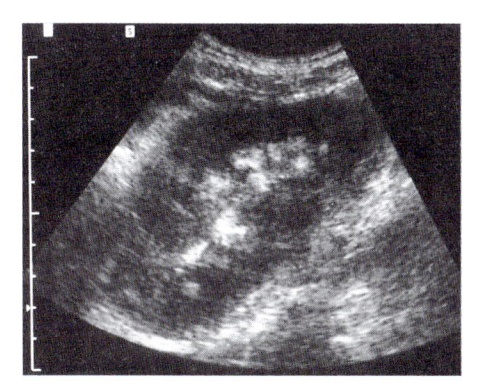

Abb. 9.8
Intravenöses Urogramm der transplantierten Niere

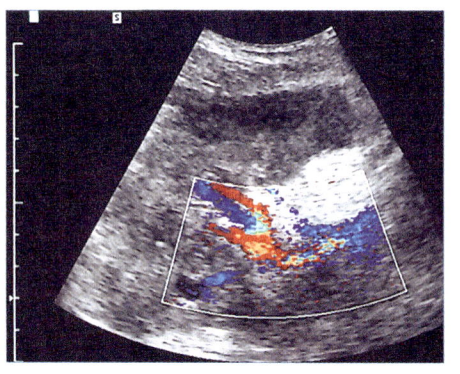

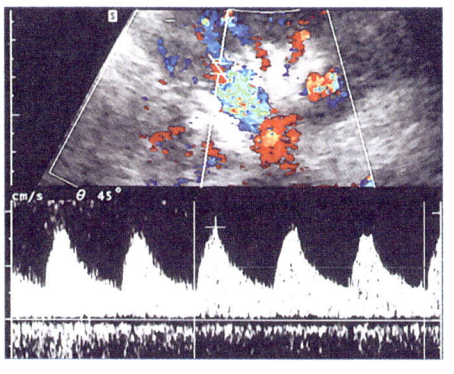

Abb. 9.9 a–c
Duplexsonographie der Transplantatniere.
a Darstellung des Transplantates im B-Bild
b Farbkodierte Darstellung der arteriellen und venösen Gefäße
c Dopplersonographische Darstellung des Flußspektrums in einer Interlobärarterie (Normalbefund)

5.6 Ergebnisse

Die perioperative Mortalität der Nierentransplantation liegt heute unter 2 %. Auch wenn die **Langzeitmortalität** von Transplantierten (Abb. 9.10 a) im Vergleich zu einem gleich alten Normalkollektiv aufgrund bestehender kardiovaskulärer Begleiterkrankungen und der Tumorinzidenz insgesamt erhöht ist, beträgt die

> 5-Jahres-Überlebensrate nach Nierentransplantation heutzutage 85 %

Das Transplantatüberleben hat sich seit der Einführung von Cyclosporin dramatisch gebessert.

> Die 1-Jahres-Funktionsrate der in den letzten 10 Jahren transplantierten Organe beträgt weltweit etwa 80 %,
> die 5-Jahres-Funktionsrate etwa 60 %
> Das mediane Organüberleben (Transplantat-Halbwertszeit) beläuft sich damit auf mehr als 8 Jahre

Durch weitere Verbesserung der Organperfusion und Konservierung, Operationstechnik und Immunsuppression betragen die 1-Jahres-Funktionsraten heute etwa 90 %, so daß künftig **5-Jahres-Überlebensraten** von über 70 % wahrscheinlich werden. Abbildung 9.10 b zeigt, daß Ersttransplantationen ein deutlich besseres Organüberleben aufweisen als Retransplantationen. Ursächlich hierfür ist die stärkere Immunisierung und Ausbildung von HLA-Antikörpern bei Retransplantationen sowie eine höhere Inzidenz operativer Komplikationen. Der bedeutende Einfluß der primären Organfunktion auf die Langzeitprognose (s. Abb. 9.3) wurde bereits weiter oben besprochen.

Insgesamt hat sich die Nierentransplantation in drei Dekaden von einer der größten medizinischen Pionierleistungen zu einem optimierten Standardbehandlungsverfahren der terminalen Niereninsuffizienz entwickelt. Trotz Verbesserung der Hämo- und Peritonealdialyse ist kein Nierenersatzverfahren in der Lage, dem Patienten eine vergleichbare Normalisierung seiner Lebensqualität über viele Jahre zu ermöglichen.

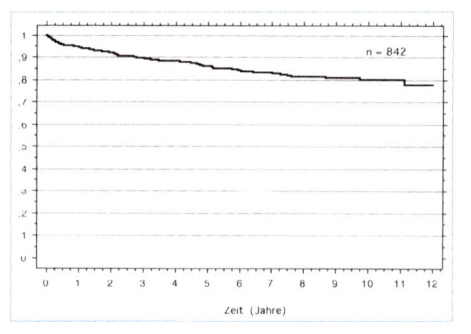

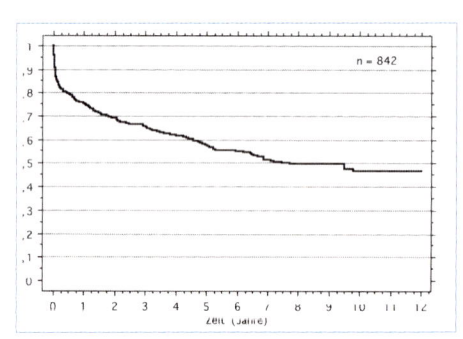

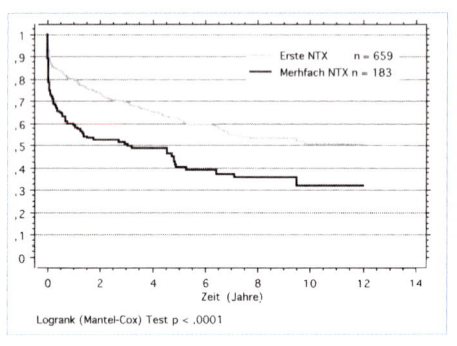

Abb. 9.10 a–c
Langzeitergebnisse der Nierentransplantation unter Cyclosporin-A-Immunsuppression (842 Transplantationen 1984–1996, Urologische Universitätsklinik Hamburg)
a Patientenüberleben
b Transplantatüberleben
c Transplantatüberleben in Abhängigkeit von Vortransplantationen (signifikant bessere Ergebnisse bei Ersttransplantation)

6 Lebertransplantation

(s. Kap. 34)

7 Pankreastransplantation

(s. Kap. 37)

8 Herztransplantation

(s. Kap. 22)

10 Plastische Chirurgie

Kapitelübersicht

Plastische Chirurgie

Plastisch-chirurgische Methoden
- Hauttransplantation
- Fetttransplantation
- Faszientransplantate
- Kutistransplantate
- Knorpeltransplantate
- Nerventransplantate
- Lappenplastiken
- Hautlappenplastiken
- Schwenklappen
- Rotationslappen
- Insellappen
- Muskellappen
- Fernlappen

Freier Gewebetransfer
- Replantation
- Transplantation

Rekonstruktive ästhetische Chirurgie
- Narbenkorrektur
- Defektdeckungen
- Hauttumoren im Gesichtsbereich
- Nasenrekonstruktion
- Lippenrekonstruktion
- Ohrrekonstruktion
- Fazialisparese
- Läsionen der oberen Extremität
- Defekte am Torso
- Läsionen der unteren Extremität

Plastische Mammachirurgie
- Mammareduktionsplastik
- Mammaaugmentation
- Mammarekonstruktion
- Mamillen- und Areolenrekonstruktion

Fehlbildungen
- Lippen-Kiefer-Gaumenspalten
- Handfehlbildungen

Elektiv-ästhetische Chirurgie
- Blepharoplastik und Unterlidplastik
- Face-lift
- Stirnlifting
- Rhinoplastik
- Otoplastik
- Injektionstechniken
- Alopeziebehandlung
- Abdominoplastik
- Fettabsaugung
- Gynäkomastie
- Transsexualismus

Die Plastische Chirurgie als eigenes Fachgebiet umfaßt die Wiederherstellung und Verbesserung der Körperform und sichtbarer Körperfunktionen.

Nach den Statuten der 1968 gegründeten Vereinigung der Deutschen Plastischen Chirurgen umfaßt das Aufgabengebiet die Versorgung bzw. Korrektur angeborener Anomalien sowie Veränderungen, die durch Krankheit, Verletzung oder regressive Vorgänge des gesamten menschlichen Körpers hervorgerufen wurden. Hierbei stellt eine ästhetisch-funktionelle Rekonstruktion den Mittelpunkt der Operationsplanung dar.

Im Gegensatz zur Allgemeinen Chirurgie gibt es nur wenige standardisierte Operationsverfahren in der Plastischen Chirurgie. Die eigentliche Herausforderung liegt in der Beherrschung fundamentaler Operationstechniken von der Schnittführung über kleine Lappenplastiken bis hin zur mikro-neurovaskulären Transplantation. Diese geforderte Kreativität setzt neben der manuellen Technik genaueste anatomische und physiologische Kenntnisse und einen hohen ästhetischen Anspruch voraus.

Neuere Techniken wie Lasertechnologie und endoskopische Operationsverfahren nutzt der plastische Chirurg, um dem minimal invasiven Anspruch moderner Chirurgie gerecht zu werden.

Die Behandlung von Problemwunden bindet die plastisch-chirurgische Wissenschaft eng an die Erforschung von biochemischen und physiologischen Prinzipien der Wundheilung und der Geweberegeneration. Die so gewonnenen Erkenntnisse halten bereits Einzug in die klinische Anwendung, um z.B. mit Wachstumsfaktoren die natürlichen Prozesse zu potenzieren.

Das folgende Kapitel stellt im ersten Teil die Basistechniken der plastisch-chirurgischen Wundversorgung vor. Im zweiten Teil werden Operationstechniken und im dritten Teil Therapiekonzepte und einige Operationsmethoden dargestellt. Die Aufführung der Behandlung von Verbrannten sowie die Darstellung der Handchirurgie als Unterpunkt der plastischen Chirurgie soll die enge Verbundenheit der plastischen chirurgischen Technik in diesen Anwendungsgebieten aufzeigen (Abb. 10.1).

1 Plastisch-chirurgische Prinzipien

Die **Wundversorgung** stellt die Basistätigkeit eines Chirurgen dar und sollte nach plastisch-chirurgischen Prinzipien durchgeführt werden.

In der Wundversorgung wird die Sofortversorgung (innerhalb von 6 bis 8 Stunden) von der Frühversorgung (bis 72 Std.) und von der Spätversorgung (nach 72 Std.) abgegrenzt.

Die Versorgung im Intervall wird bei schwierig beurteilbaren Wunden oder bei schlechtem Allgemeinzustand des Patienten bevorzugt. Nach Byrd (1985) sollte jedoch die vollständige Wundversorgung nach 72 Std. abgeschlossen sein.

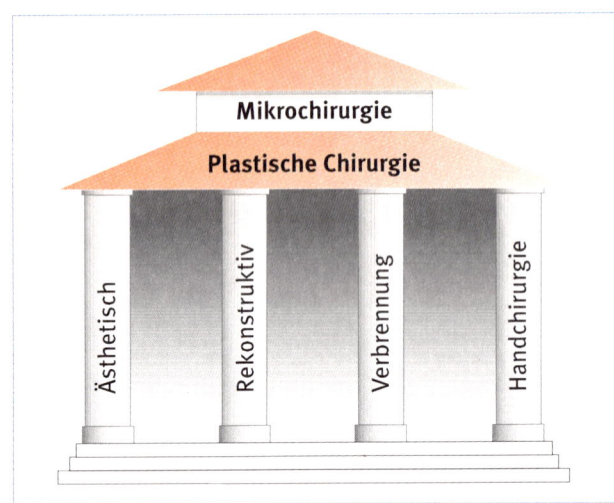

Abb. 10.1
Plastisch-chirurgische Tätigkeitsschwerpunkte nach Eckert 1992

Die wichtigsten **Voraussetzungen für eine gute und rasche Wundheilung** faßte Ian McGregor 1972 in fünf Punkten zusammen:
1. Plazierung der Narbe
2. Vorbereitung der Wunde
3. Hämatomvermeidung
4. Nahttechnik
5. Postoperative Versorgung.

1.1 Schnittführung

Planung vor Anzeichnen vor Schnitt

Diese Diktion ist zwingend für die chirurgischen Ergebnisse, jedoch lassen sich trotz größter Sorgfalt Narben nicht vermeiden. In Fällen, in denen der Chirurg die Schnittlinie bestimmen kann, sollte er sich an anatomischen Regionen orientieren. Möglichkeiten zur Vermeidung unschöner Narben bieten **natürliche Grenzlinien**. Beispiele für solche Trennungslinien sind Haaransätze, Lippenrot/Hautgrenze, Ohrmuschel, Wange, Axillarlinien. An der Hand stehen uns die Hautleisten als Muster für Schnittführungen zur Verfügung.

Praktische Bedeutung, besonders in der Gesichtschirurgie, haben **Hautfalten**. Hier können Narben unauffällig plaziert werden. Durch einfaches Grimassieren lassen sich diese Linien auch beim jüngeren Menschen darstellen (Abb. 10.2).

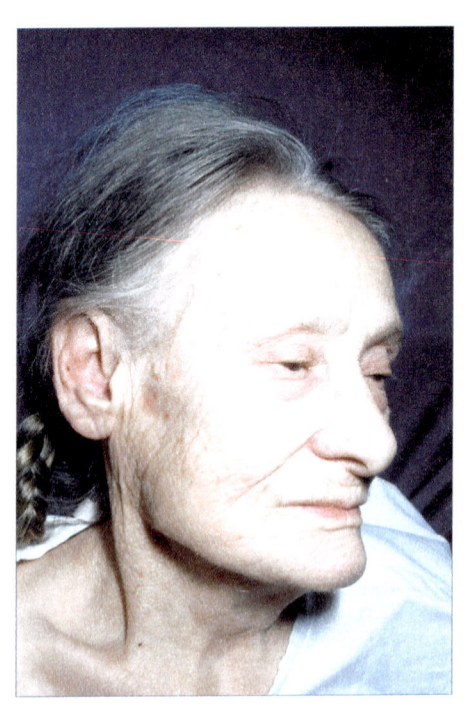

Abb. 10.2
Im Verlauf der Hautfalten können Narben fast „unsichtbar" plaziert werden

Plastisch-chirurgische Prinzipien — 10 Plastische Chirurgie

Am Körper folgen die Falten den sog. **Feldlinien** (Abb. 10.3). Diese sind Vektoren geringster Spannung in der Haut und verlaufen senkrecht zu den Spannungsvektoren der Muskelaktivität. Durch Zusammendrücken der Zielregion können diese Feldlinien zumeist verdeutlicht werden.

Bei **gelenküberschreitenden Schnittführungen** sollten gerade Schnitte vermieden werden und die Planung schon Schrumpfungen der Narbe berücksichtigen.

Bei Notfallversorgungen sollte die Richtung der sich entwickelnden Narbe berechnet und ggf. an die oben dargestellten Prinzipien angeglichen werden. Dies ist jedoch abhängig vom Verschmutzungsgrad der Wunde und den Rißkanten. Im Zweifelsfall sollten plastisch-chirurgische Möglichkeiten für eine spätere Narbenkorrektur aufgehoben werden.

Ausnahme hierfür bilden große Weichteilverletzungen des Gesichtes. Hier müssen bereits bei der Primärversorgung die **ästhetischen Einheiten des Gesichtes** (Abb. 10.4) berücksichtigt werden.

In jedem Fall ist eine Planung erforderlich und das Anzeichnen von Schnittführungen oder Erweiterungsschnitten anzuraten.

Analyseschritte Schnittführung
1. Natürliche Trennungslinien
2. Hautfalten
3. Spannungslinien
4. Gelenkbewegungen

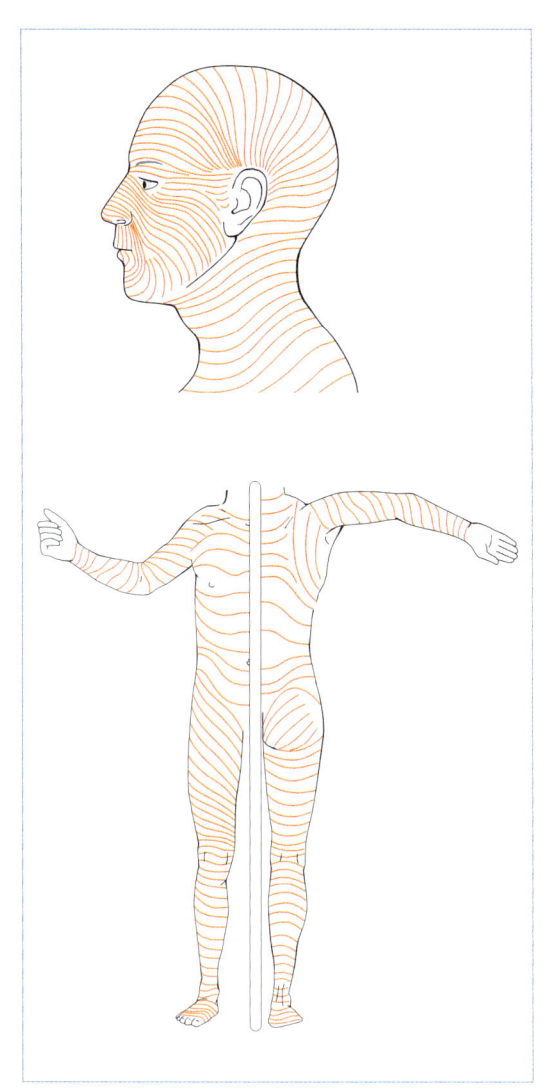

Abb. 10.3
Hautspaltlinien des menschlichen Körpers

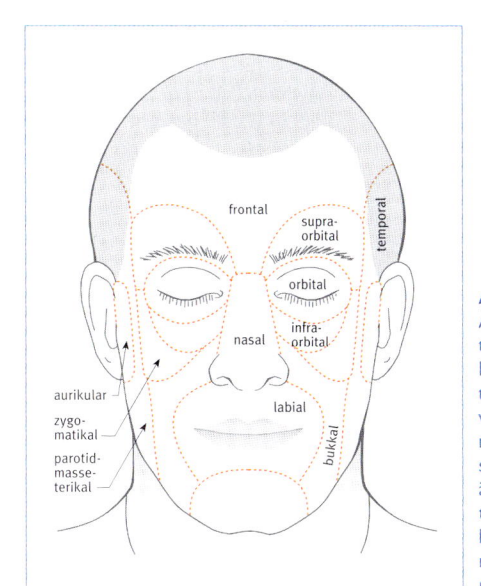

Abb. 10.4
Ästhetische Einheiten des Gesichtes. In der Rekonstruktion von Gesichtswunden sollten neben den Hautspaltlinien auch die ästhetischen Einheiten des Gesichtes beachtet und diese nicht durch Narben unterteilt werden

1.2 Hämatomvermeidung

Zur Verringerung des Infektionsrisikos und der Wundspannung ist eine Hämatomvermeidung unabdingbar.

An den **Extremitäten** lassen sich viele plastisch-chirurgische Eingriffe unter **Blutleere** durchführen. Diese ermöglicht eine gewebeschonende, atraumatische Präparation in den anatomischen Schichten. Nach längstens 2 Stunden sollte diese gelöst werden. Während der Reperfusion kommt es zunächst zu verstärkten Blutungen. Nach einer ca. 5minütigen Wartezeit erfolgt eine exakte Blutstillung. Zur punktgenauen, atraumatischen Blutstillung wird der Gebrauch einer bipolaren Pinzette empfohlen.

Saugdrainagen oder Laschendrainagen sollten ins Wundbett gelegt werden, um auch kleinere Hämatome zu vermeiden.

1.3 Nahttechniken

Beim Fadenmaterial kann zwischen resorbierbaren und nichtresorbierbaren, monofilem und multifilem unterschieden werden. Die Fadenstärke wird in USP (Unites States Pharmakope) dimensioniert. Mit steigenden USP-Zahlen verringert sich der Fadendurchmesser (Beispiel 4/0 USP ≈ 0,15–0,19 mm) (Abb. 10.5).

1.3.1 Hautnähte

Um eine optimale Narbe zu erhalten, sollten die Wundränder vertikal und die Wundränder gleich dick sein. Die Wundränder sollen ohne Spannung mit leichter Eversion der Wundränder adaptiert werden. Größere Spannungen können durch Wundrandunterminierung verringert werden (s. auch Kap. 2.4).

Für die Subkutannaht wird resorbierbares Material mit einer HWZ von ca. 70–100 Tagen (z.B. Polyglykolsäure) verwendet. Diese Naht soll eine gute Annäherung der Wundränder erreichen. Seitliche Einziehungen durch Mitfassen der Kutis müssen vermieden werden.

In der Plastischen Chirurgie haben sich für die Hautnaht monofiler Faden mit der Stärke 5/0 bis 6/0 USP bewährt.

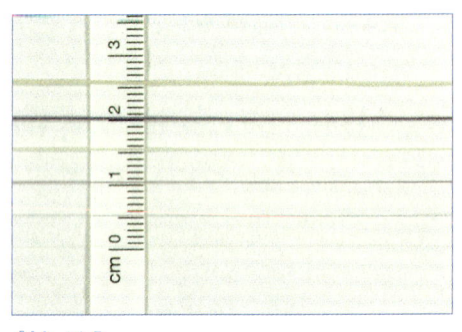

Abb. 10.5
Darstellung unterschiedlicher Nahtmaterialien: von 8/0 USP unten bis 0 USP

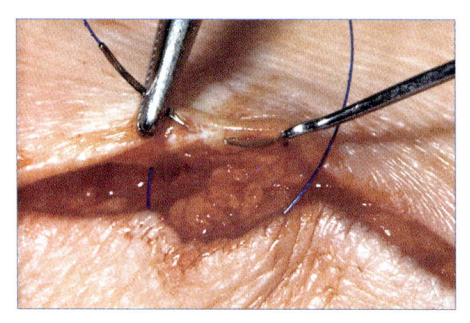

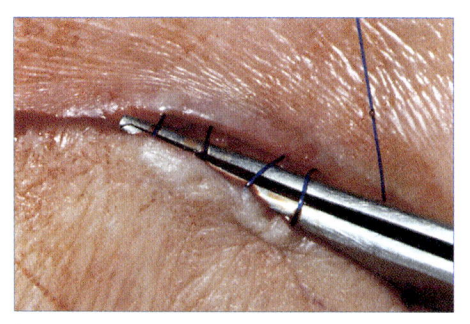

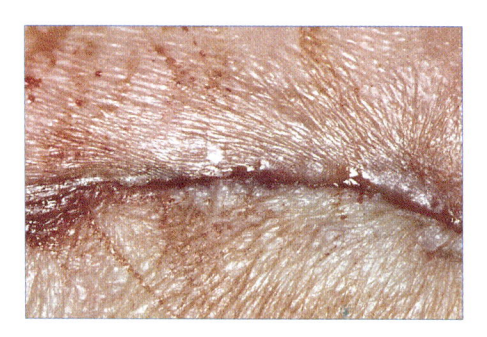

Plastisch-chirurgische Prinzipien

Einzelknopfnaht, einfach

Indikation: Standardnaht
Technik:
- Senkrechtes Einführen der Nadel
- Vermeiden von Pinzettenquetschung des Wundrandes (Wundhäkchen)
- Identische Tiefe und Wundabstand an beiden Wundrändern
- Leichter Zug des Knotens auf „unbewegliche" Wundseite.

Einzelknopfnaht, Rückstich

Vorteil: Ausgleich unterschiedlicher Wundranddicken
Indikationen: Handbereich, Areolen, Kopf
Technik:
- Allgöwer: Intrakutaner Rückstich (s. Kap. 6)
- Donati: Ausstich an Gegenseite (s. Kap. 6)

Fortlaufende Naht

Vorteile: Vermeidung von Strangulationen, Druckverteilung, Zeitersparnis
Techniken (Auswahl):
- Intrakutane Fadenführung (s. Abb. 10.6, Kap. 6.7.8)
  - Zickzackförmige Stichweise im Stratum subretikulare der Haut, die Fadenenden werden entweder geknotet oder mit Klebestreifen fixiert.
  - Durch Zug kann der Faden nach Abschluß der Wundheilung entfernt werden. Bei längeren Nahtstrecken sollten intermittierende Ausstiche gesetzt werden.

  Indikationen: Mammachirurgie, Gesichtschirurgie, feine Hautnähte
- Überwendliche Fadenführung

Der in Einzelknopf-Technik geführte Faden wird jeweils durch eine Schlinge des vorhergehenden Knotens geführt.
Indikationen: Faszienfixierungen, Spalthautfixierungen.

Abb. 10.6 a–c
Wundverschluß mit intrakutaner Naht. Nach Adaption der Wundränder mit subkutanen Nähten erfolgt die intrakutane, fortlaufende Fadenführung.
a Die Nadel wird hierbei im Wundrandverlauf im Korium geführt.
b Es ergibt sich ein leicht geschwungener Fadenverlauf.
c Durch diese Technik lassen sich Fadenaustrittsmarken vermeiden.

1.3.2 Gefäßnähte

Die mikrochirurgische Gefäßnaht ist in den meisten Fällen eine Einzelknopfnaht mit Fadenstärke zwischen 9/0 oder 10/0 USP (25 µm Ø) und wird unter starker Lupenvergrößerung oder unter dem Operationsmikroskop angelegt (Abb. 10.7).

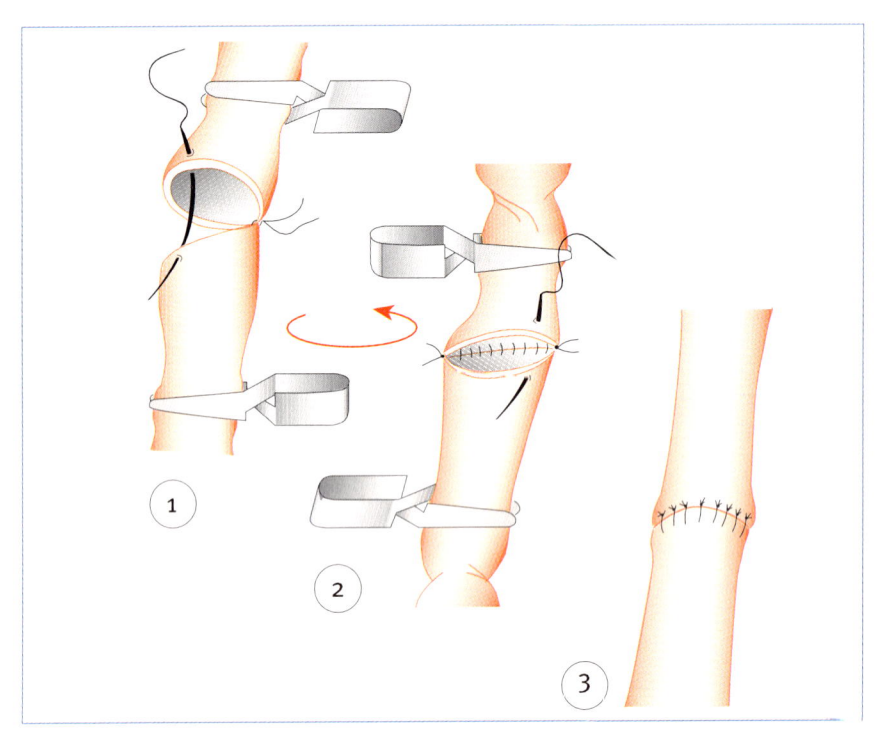

Abb. 10.7
Gefäßnaht: Die abgeklemmten Enden der Gefäße von überstehender Adventitia und Blutresten gereinigt und mit der ersten Naht zusammengeführt (1). Nach kompletter Naht einer Wand wird das Gefäß durch Herumklappen der Gefäßklemmen gedreht. Jetzt kann die Nahtreihe von innen begutachtet (2) und die Gefäßnaht beendet werden (3)

Plastisch-chirurgische Prinzipien

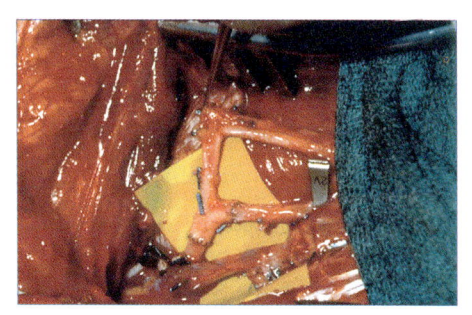

Abb. 10.8
Intraoperatives Bild zweier End-zu-End Gefäßnähte an einem y-förmigen Gefäßinterponat

Indikationen: Freie Transplantationen, Replantationen, Revaskularisationen
Technik:
- **End-zu-End** (Abb. 10.8):
  – Abklemmen der Gefäßenden mit Mikro-Bulldogklemme
  – Ausspülen der Stümpfe
  – Entfernung der Adventitia
  – Approximierung der Stümpfe
  – Setzen der 1. Naht, 2. Naht im 120°-Winkel zur ersten
  – Darstellung der Gefäßrückwand durch Kippen der Klemmen
  – Naht der Rückwand, erneutes Kippen
  – Fertigstellen der Naht
  – Durchgängigkeitsprüfung.
- **End-zu-Seit:**

  An Hauptgefäßen muß eine Anastomosierung z.B. eines freien Lappens in End-zu-Seit-Technik erfolgen. Hierbei wird das Spendergefäß tangential eingeschnitten und das Lappengefäß im stumpfen Winkel eingenäht.

  Nach Setzen der Eckfäden erfolgt zunächst die Naht der Rückwand und dann der Vorderwand.

1.3.3 Nervennähte

Während bei der Mikronaht der Gefäße die Durchgängigkeit eine sofortige Erfolgsprüfung zuläßt, ist der Erfolg der Nervennaht oft erst langfristig zu beurteilen. Wie für die Gefäßnaht stellt die exakte Technik die Grundlage für eine erfolgreiche Nervennaht (Koadaptation) dar. Die Nähte müssen unbedingt ohne Spannung angelegt werden und das Perineurium fassen sowie die Anatomie des Nervs in seinen Faszikeln berücksichtigen. Das monofile Nahtmaterial wird in 10/0 oder 11/0 USP Fadenstärke verwendet.

1.4 Laserchirurgie

Laser werden in der plastischen Chirurgie zumeist zur Entfernung von Hautstrukturunregelmäßigkeiten verwendet. Abhängig vom Lasermedium werden unterschiedliche Hautschichten und Anhangsgebilde erreicht und vaporisiert (Tab. 10.1 u. Abb. 10.9).

1.5 Endoskopie

Zur Vermeidung langer Inzisionen hat das Endoskop bereits einige Anwendungen in der plastischen Chirurgie gefunden.

Der plastische Chirurg muß durch Dissektion der anatomischen Schichten den Arbeitsbereich für den endoskopischen Teil einer Operation erst schaffen, so daß die Bezeichnung endoskopisch assistierte Chirurgie korrekter ist. Die Technik erfordert eine sehr gute Kenntnis der konventionellen, offenen Operationsmethoden und der Anatomie des Operationssitus. Ein Umsteigen zur konventionellen Technik muß beherrscht werden.

Einsatzgebiete für eine endoskopisch assistierte Plastische Chirurgie sind
- Stirnlift, Facelift (mit Einschränkungen)
- Mammaaugmentation, Abdominoplastik
- Hebung von Muskellappen (M. latissimus dorsi), Fascia lata-Präparation
- Entfernung von Lipomen, Karpaltunnelspaltung.

Tab. 10.1 Unterschiedliche Lasertypen

Erbium-Laser	„Skin Resurfacing", Aknenarben
Farbstofflaser	Tätowierungen, Altersflecken
Rubinlaser	Tätowierung, Epilation
CO_2-Laser	Blepharoplastik, „Skin Rejunivation"

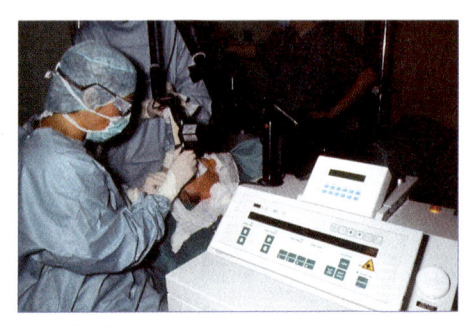

Abb. 10.9
Behandlung von Aknenarben mit einem modernen Erbium-Laser mit computergesteuerter Einstellung des Laserstrahls

Plastisch-chirurgische Prinzipien

1.6 Dog-Ear-Korrektur

Nach Entfernung einer runden oder ovalen Läsion besteht bei einem Direktverschluß der Wunde ein tütenförmiger Hautüberschuß an den Inzisionsgrenzen („Dog Ear").
Technik (Abb. 10.10):
– Verschluß der Inzision bis zum Ausbilden des Hautüberschuß
– Hochziehen des Überschusses mit Wundhäkchen
– Abtrennung einer Basis des Überschusses
– Überschlagen des Überschusses und Abtragung der Gegenseite (Burow-Dreieck).

1.7 Verbandstechniken

Ziel der postoperativen Betreuung ist die Verhütung von Infektionen und Hämatomen. Die Ruhigstellung der Extremität durch geeignete Verbände oder Fixierung in Gips oder mit externen Fixierungen in Kombination mit leichtem verteilten Druck auf das Operationsareal bietet die beste Voraussetzung für einen komplikationslosen postoperativen Verlauf.

Die Naht selbst kann durch Steri-Strips entlastet werden. Der Zeitpunkt der Nahtentfernung variiert in der Regel von 4–6 Tagen im Gesicht bis zu 14–18 Tagen bei unter Spannung gelegten Fäden.

Der Operateur sollte Art und Dauer der Ruhigstellung, Beginn einer Übungsbehandlung sowie Zeitpunkt der Fädenentfernung festlegen.

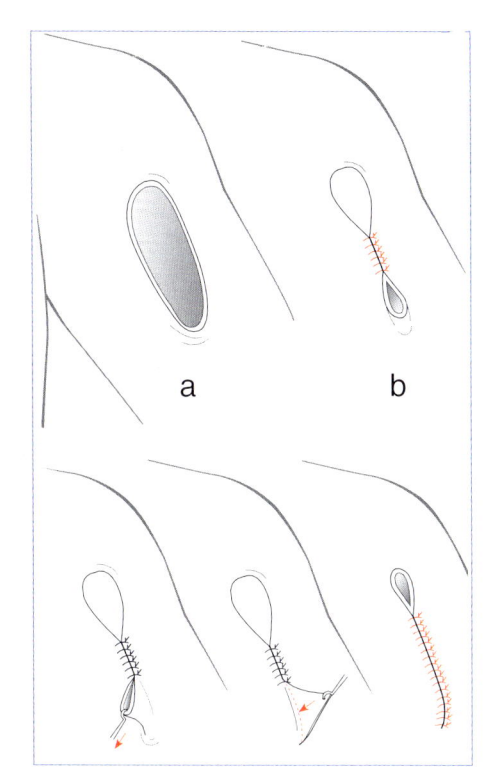

Abb. 10.10
Beseitigung eines Dog-Ears.
a Aufspannen des Hautüberschusses und **b** Inzision an der Basis. **c** Nach Überziehen des überschüssigen Hautlappens kann auch die Gegenseite inzidiert und damit der Lappen entfernt und **d** die Haut verschlossen werden

2 Plastisch-chirurgische Methoden

Neben der Behandlung akuter Verletzungen stellt die Versorgung von Weichteildefekten, instabiler Narben oder Problemwunden ein weiteres Einsatzgebiet der Plastischen Chirurgie dar.
Mit Hilfe der hier aufgeführten Methoden lassen sich die meisten Defekte mit unterschiedlichem Operationsaufwand verschließen. Grundsätzlich müssen vaskularisierte von nichtvaskularisierten Transplantaten unterschieden werden (s. Abb. 10.11).

2.1 Hauttransplantation

Die Hauttransplantation ist eine einfache, wenig belastende Methode der Defektdeckung und ist bei rein kutanen Defekten mit guter Vaskularisation des Empfängerbetts die Methode der Wahl. Als Empfängerbett eignet sich Muskulatur, Granulationsgewebe und – mit Einschränkung – Faszien. Nicht geeignet als Transplantatlager sind Fettgewebe, freiliegender Knochen, Knorpel oder Sehnen.
Alle Transplantate sollten gut in das Lager eingepaßt und unter leichter Spannung mit Druck fixiert werden.
Prinzipiell gilt, daß das ästhetische Ergebnis um so besser ist, je näher die Spenderareale an den Empfängerarealen liegen.
Je nach Dicke der entnommenen Transplantate werden die Hauttransplantate eingeteilt (Abb. 10.11).

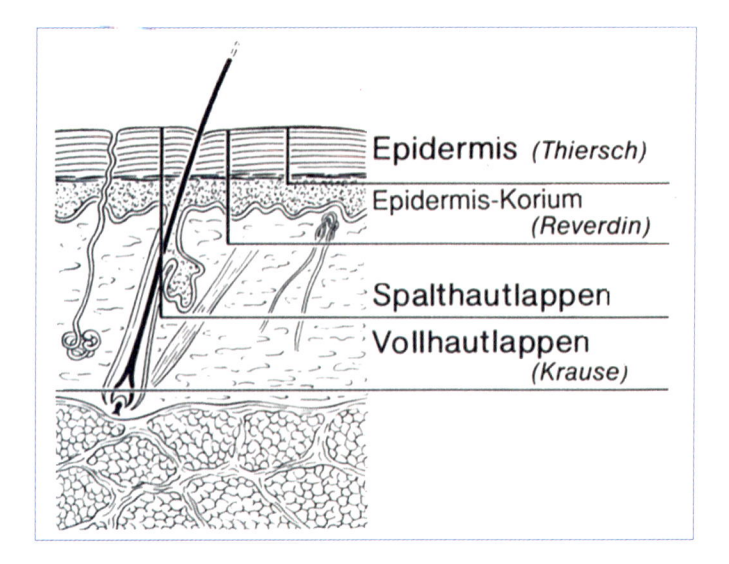

Abb. 10.11
Darstellung der Hautschichten und des Abnahmeniveaus unterschiedlicher Hauttransplantate

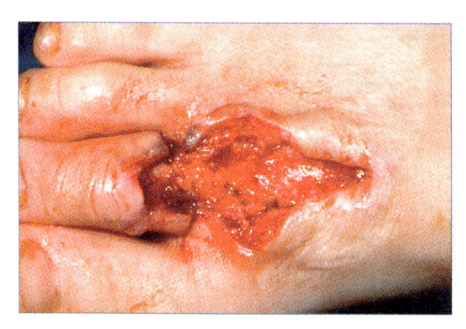

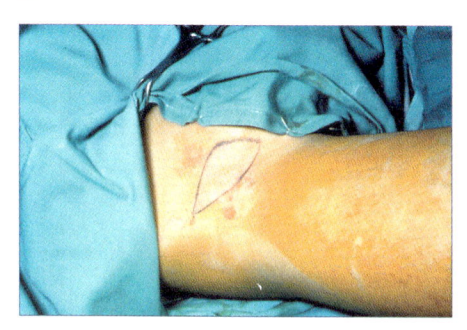

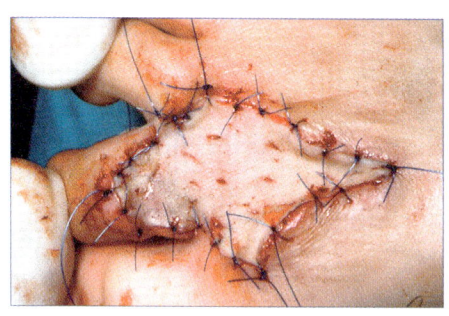

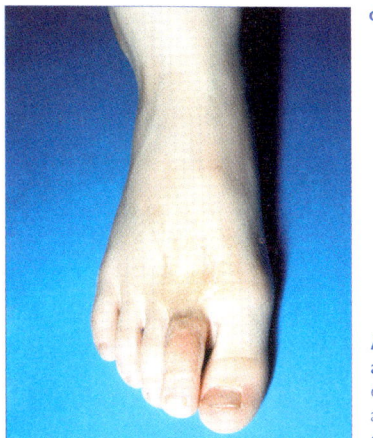

2.1.1 Vollhauttransplantat (Abb. 10.12 a–d)

Vorteile: Gute Konsistenz und Farbübereinstimmung, geringe Schrumpfung.
Nachteile: Limitierte Spenderareale, problematischere Einheilung als bei den dünneren Spalthauttransplantaten.
Indikationen: Mechanisch beanspruchte Transplantatlager (Hände, Gelenke), sichtbare Areale (Hals, Gesicht).
Spenderstellen: Retroaurikulär, supraklavikulär, Oberarm Innenseite für Gesicht/Hals; Leiste, Oberarm, Unterarm.
Technik:
- Entnahme mit Skalpell nach Schablonenmaß
- Entfettung des Transplantats
- Primärverschluß der Spenderregion
- Einnaht mit Einzelknopf-Fixierungsnähten und fortlaufender Naht
- Überknüpfverband und ggf. Fixierung der Empfängerregion.

2.1.2 Spalthauttransplantat

Entnahme der epidermalen Hautschichten zwischen 0,2 mm und 0,4 mm Dicke unter Belassen des Stratum basale.
Vorteile: Viele Spenderstellen, ggf. mehrmalige Entnahme an derselben Spenderstelle möglich, hohe Einwachsrate.
Nachteil: Schrumpfungsneigung.
Indikationen: Großflächige Defekte
Technik:
- Entnahme mit Dermatom, flach geführtem Skalpell, Weck- oder Humby-Messer
- Blutstillung des Spenderareals mit adstringierender Substanz
- Verband Spenderstelle z.B. mit Fettgaze
- Aufspannen des Hauttransplantates sonst gleich der Vollhaut
- ggf. Weiterverarbeitung zum Maschentransplantat.

2.1.3 Maschentransplantat

Weiterverarbeitung mitteldicker Spalthaut mit einem Meshgraft-Gerät. Hierbei wird das Spalthauttransplantat auf eine gerillte Platte gelegt und mittels rotierender Schneidemesser ein netzartiges Schnittmuster erzeugt. Je nach gewähltem Schnittmuster kann die Flächenvergrößerung das 1,5- bis 9fache sein.
Vorteile: guter Sekretabfluß, Größenexpansion.
Nachteil: Maschenmuster nach Abheilung.
Indikationen: Restinfektion der Wunde, große Wundfläche.

Abb. 10.12 a–d
a Hautdefekt nach Tumorentfernung an Streckseite des Fußes. **b** Entnahme eines Vollhauttransplantates aus der Leiste und **c** Einnaht in den Defekt. **d** Postoperatives Ergebnis.

2.1.4 Sonderformen

Kleine Spalthautentnahmen können z.B. am Unterarm nach Unterspritzung mit Lokalanästhesie durchgeführt werden.

MEEK-Technik: Hierbei wird Spalthaut mittels einer speziellen Schneidemaschine in Quadrate von 4 mm Kantenlänge unterteilt. Diese Quadrate werden en bloc auf eine Spezialfolie aufgebracht, die sich wie eine Ziehharmonika auseinanderziehen läßt. Es lassen sich so für Spezialindikationen (Schwerstverbrennungen) Expansionsraten von bis zu 1:9 erzielen (s. Abb. 6.16).

2.2 Fetttransplantation

Die Augmentation von Gewebedefiziten durch Transplantation von Fettgewebe ist bisher noch nicht erfolgreich gelungen. Oft werden kleine Fetttransplantate abgebaut, so daß der primäre Erfolg z.B. Lippenvergrößerung oder Faltenglättung nach einigen Monaten wieder verblaßt.

Größere Fetttransplantate induzieren eine Fibrosierung und können zu Verformungen der Kontur führen.

Zur mikrochirurgischen Fetttransplantation sind Versuche mit Verpflanzung des Omentum majus unternommen worden. Hierbei wird jedoch der Eingriff erheblich erweitert, so daß in der neueren Literatur keine weiteren Ergebnisse aufgeführt werden.

2.3 Faszientransplantate

Klassische Faszientransplantate werden aus der Faszia lata gewonnen und zur Behebung von Bruchlücken oder Sehnen und Banddefekten verwendet. Aufgrund der besseren Verfügbarkeit von alloplastischem Material wird die Faszia lata nur noch selten benötigt.

Als freies Transplantat werden Faszienlappen (gestielt oder auch frei) im Bereich der rekonstruktiven Chirurgie und der Handchirurgie verwendet (s.u.).

2.4 Kutistransplantate

Zur Unterfütterung oder zur Verstärkung werden reine Kutistransplantate verwendet. Diese werden nach Entfernung der Epidermis entnommen. Der Defekt kann primär (Leiste) oder mit der entnommenen Epidermis gedeckt werden.

2.5 Knorpeltransplantate

Aufgrund der guten Verformbarkeit eignen sich Knorpeltransplantate zum Aufbau und zur Glättung kleinerer Strukturunregelmäßigkeiten. Kleine Transplantate können z.B. von der Ohrmuschel oder bei der Rhinoplastik vom resezierten Alaknorpel

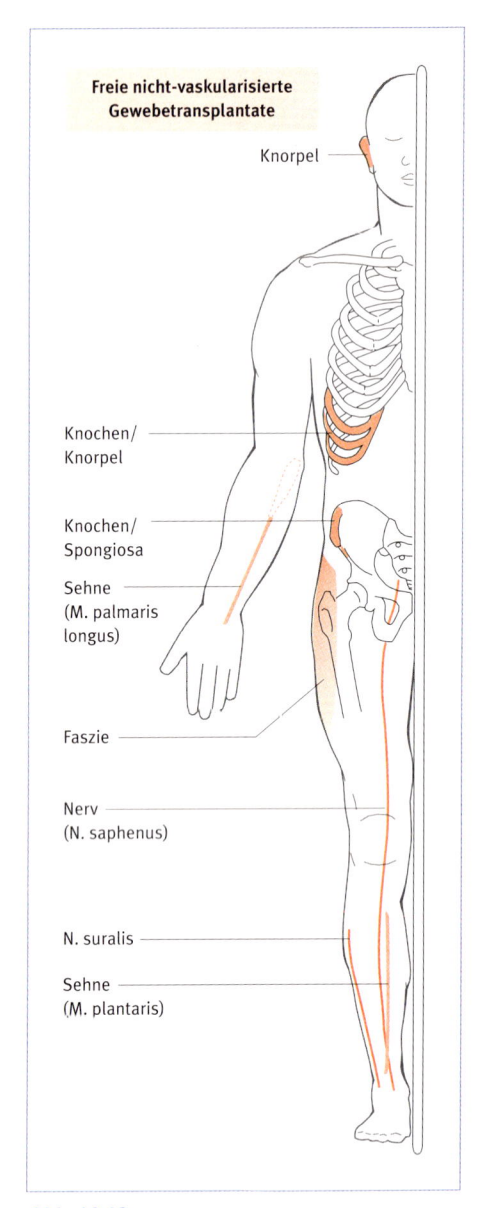

Abb. 10.13
Darstellung von häufig genutzten freien, nichtvaskulisierenden Transplantaten und deren Entnahmestellen. Diese Gewebe werden direkt transplantiert ohne einen mikrochirurgischen Anschluß

Freie nicht-vaskularisierte Gewebetransplantate:
- Knorpel
- Knochen/Knorpel
- Knochen/Spongiosa
- Sehne (M. palmaris longus)
- Faszie
- Nerv (N. saphenus)
- N. suralis
- Sehne (M. plantaris)

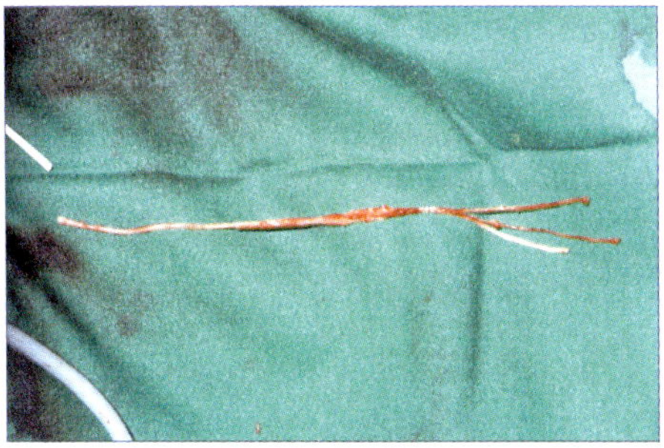

Abb. 10.14
Nervus suralis. Der so entnommene Nerv kann als Interpositionstransplantat zwischen zwei Nervenstümpfe mikrochirurgisch gesetzt werden. Hierdurch erhält man eine spannungsfreie Koaptation. Die regenerierenden Axone aus dem proximalen Stumpf nutzen das Transplantat als Leitschiene. Die Schwann-Zellen im Transplantat begünstigen die Nervenregeneration. Mit einer durchschnittlischen Wachstumsrate von 1–2 mm/Tag erreichen so die Axone die Versorgungsorgane (s. auch Abschnitt 10.6.9.1)

gewonnen und zur Glättung des Nasenrückens oder des Alaaufbaus oder der Unterlidstärkung verwendet werden.
Zur Ohr- und Nasenrekonstruktion (s.u.) wird Rippenknorpel entnommen und das entsprechende Ohr bzw. Nasenskelett nachgeformt.

2.6 Nerventransplantate

Bei Läsionen des peripheren Nervensystems kann eine Überbrückung einer Defektstrecke die Transplantation von Nerven notwendig machen. Die gebräuchlichsten Spender sind die sensiblen Nerven: N. suralis, N. saphenus, N. cutanaeus antebrachii. Die Nerven können über serielle Schnitte entnommen werden und dann mikrochirurgisch zur Rekonstruktion eingenäht werden (Abb. 10.14).

2.7 Lappenplastiken

Für Defekte, die aufgrund des Wundgrundes mit Hauttransplantationen nicht zu verschließen sind, stehen klassische Lappenplastiken zur Verfügung.
Der **Vorteil** ist die sehr gute Farb- und Texturübereinstimmung im Defektbereich. Da der Defekt durch Gewebeverlagerung verschlossen wird, kann es an den Wundrändern zu einer erhöhten Spannung kommen.
Ein sekundärer Defekt entsteht durch die Entnahme großer Lappen.
Jede Lappenplastik ist individuell zu planen. Dem Operateur sollte ein Repertoire an Lappenplastiken und Techniken geläufig sein, um so den optimalen Lappen zur Defektdeckung einsetzen zu können.

Im Rahmen eines Stufenplans läuft die **Auswahl der Operationsmöglichkeiten** ab.
Berücksichtigt werden muß hierbei:
- Konstitution und Kooperation des Patienten (beeinflußt maximalen Operationsaufwand)
- Gefäßstatus des Patienten (Conditio sine qua non für freie Lappenplastiken)
- Voroperationen, Vortraumen (können lokale und Nahlappen unmöglich machen)
- Zielgebiet des Lappens (Beschaffenheit des Wundgrundes)
- Aufgabe des Lappens: Reine Defektdeckung vs. funktionelle Rekonstruktion, unterschiedliche Festigkeit und Belastbarkeit der Lappen, Lappenfaltbarkeit, Sensibilität
- Ästhetik der Rekonstruktion (Entnahmedefekt, Farb- und Textur-match der Lappen).

Zur präoperativen **Diagnostik** ist neben der standardisierten Operationsvorbereitung eine Gefäß-Doppler-Untersuchung oder eine Angiographie sehr hilfreich.

Zur Lappenplanung können Schablonen entworfen werden, mit deren Hilfe Größe und Stiellänge des Lappens und der Drehpunkt bereits im Vorfeld geklärt werden können.

Der Erfolg der eigentlichen Operation ist abhängig von den technischen Möglichkeiten im Operationssaal, von der Erfahrung des Operateurs und des gesamten Operationsteams. Mitentscheidend ist das postoperative Management mit Überwachungsmöglichkeiten für den Patienten und Monitormöglichkeiten für die Lappenplastik (Tab. 10.2).

Sollten **Komplikationen** entstehen, muß zu jeder Tages- und Nachtzeit eine Revisionsoperation organisatorisch möglich sein (Tab. 10.3).

2.7.1 Klassifikationen der Lappenplastiken

Die Lappenplastiken werden unterschiedlich klassifiziert: Von praktischer Bedeutung ist die Unterteilung nach der **Lokalisation der Spenderstelle** in

- lokale Lappenplastik mit einer Spenderstelle unmittelbar dem Defekt angrenzend
- Nahlappenplastik mit einer Spenderstelle aus der Umgebung des Defekts und
- Fernlappenplastik mit entfernt liegenden Spenderstellen (Tab. 10.4).

Weiterhin werden die Lappenplastiken bezüglich ihrer Gewebezusammensetzung (Tab. 10.6) bezüglich ihres Gefäßmusters (Tab.10.5) oder nach der Operationstechnik (10.2.7) eingeteilt.

Je nach Defektregion und Tiefe des Defektes stellen sich unterschiedliche Ansprüche an die **Gewebezusammensetzung** der Lappenplastik. Sinn jeder Lappenplastik ist es, neben der Kutis auch eine Unterfütterung des Defektes zu erreichen.

Da Spalt- und Vollhaut zur Adhärenz mit dem Wundgrund führt, können Defekte mit freiliegenden Sehnen und Gleitstrukturen nicht einfach mit Hauttransplantaten verschlossen werden. Hier muß eine neue Gleitschicht geschaffen bzw. transplantiert werden (z.B. Faszienlappen).

Schlecht durchblutete Wundverhältnisse, evtl. mit zusätzlichen Infektionen kompliziert, oder Knochenvorsprünge, müssen mit gut durchblutetem Gewebe gedeckt werden (z.B. Muskellappen). Funktionelle Ausfälle können mit Muskel- bzw. Sehnenverlagerungen behoben werden.

Mit frei transplantierten Muskeln können nach mikro-neurovaskulärer Anastomosierung und nach Reinnervation des Transplantats Bewegungen teilweise wiederhergestellt werden.

In der ästhetischen Rekonstruktion, z.B. nach Mammaablatio, kann ein Wiederaufbau der Brust durch Lappenplastiken erreicht werden (s.u.).

Tab. 10.2 Methoden, einen Lappen nach Transplantation zu untersuchen

Lappenmonitoring:
- Rekapillisierung (einer Hautinsel)
- Temperatur
- Farbe
- Umfang
- Doppler-Untersuchung des Gefäßstiels
- Laser-Doppler für Kapillardurchblutung

Tab. 10.3 Häufigste Komplikationen einer Lappenplastik

Komplikationen:
- Hämatom
- Gefäßthrombosen
- Lösung des Lappens
- Infektion

Tab. 10.4 Lappenklassifizierung nach Lokalisation der Spenderstelle

Lokale Lappenplastiken	Verschiebeplastik, Schwenklappen, Rotationslappen
Nahlappen	axiale Insellappen, Cross-Lappen
Fernlappen	Cross-Lappen, Rundstiellappen, freie Lappen

Tab. 10.5 Lappenklassizifierung nach Gefäßmuster

Zufallsversorgte Lappen	Rotationslappen, Schwenklappen, Verschiebelappen, Muffplastiken
Axiale Lappen	Glabellalappen, Leistenlappen, A. supraclavicularis-Lappen, A. dorsalis pedis-Lappen, A. radialis-Lappen

Plastisch-chirurgische Methoden	10 Plastische Chirurgie 367

Tab. 10.6 Lappenklassifzierung nach Gewebetyp

Lappentyp	Gewebe	Beispiel	Einsatz
Hautlappen	Haut/Unterhaut	Leistenlappen Verschiebelappen	Handdefekte
fasziokutan	Haut/Unterhaut/Faszie	Radialislappen, A. dorsalis pedis-Lappen	Handdefekte, freier Lappen
myokutan/myofaszio-kutan	Haut/Unterhaut/Muskel	M. latissimus, M. glutaeus maximus, M. gracilis	Mammarekonstruktion, Dekubitus funktionelle Rekonstruktion
osteo-kutan	Haut/Unterhaut/Knochen	Fibulalappen, gestielter Beckenkamm	Unterkieferrekonstruktion, Knochendefekte
osteo-myokutan	Haut/Unterhaut/Muskel/Knochen	Skapulalappen	komplexe Rekonstruktionen

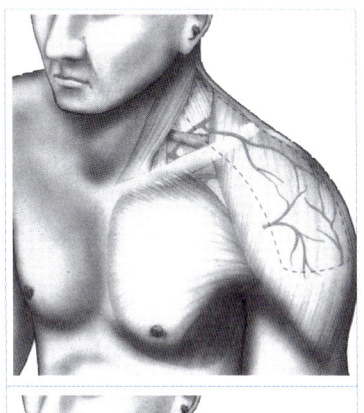

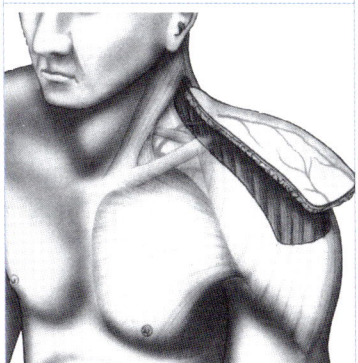

Abb. 10.15
Angiosom der A. supraclavicularis (faszio-kutaner Lappen der Schulter)

Weitere Rekonstruktionen nach Tumor oder Trauma können Knochentransplantationen notwendig machen.

In Tabelle 10.6 werden Beispiele für Lappenplastiken unterteilt nach Gewebezusammensetzung dargestellt.

Voraussetzung für jede Lappenoperation ist eine detaillierte anatomische Kenntnis.

Die **Vaskularisation** der einzelnen Gewebe stellt die Grundlage für die mögliche Lappenwahl dar.

Neben den recht klar definierten Gefäßstielen der Muskeln und Knochen haben insbesondere anatomische Studien der Pioniere der Plastischen Chirurgie zu einer genauen Einteilung des menschlichen Körpers in **Angiosome** geführt. (Abb. 10.15).

> Als arterielles Angiosom wird eine anatomische Region bezeichnet, die von einer genau definierten Arterie versorgt wird

Die Haut wird von **direkten Gefäßen** versorgt – Arterien, die direkt die Stammgefäße verlassen und ein definiertes Areal versorgen (Leistenlappen → A. und V. circumflexa ilium superficialis). Andere direkte Gefäße laufen zunächst in Septen und versorgen über **faszio-kutane Perforatoren** ein Hautareal (A. radialis-Lappen, A. supraclavicularis-Lappen).

Indirekte Hautarterien nutzt man bei myokutanen Lappen. Die Arterien versorgen zunächst den Muskel, um dann durch dessen Faszie zu stoßen und ein Hautareal zu versorgen.

Der **axial gestielte Lappen** (axial pattern flaps) kann präpariert werden, ohne ein bestimmtes Längen-/Breitenverhältnis einzuhalten.

Wird die Haut um ein Angiosom komplett durchtrennt, spricht man von einem **Insellappen** (Abb. 10.16).
Lappen ohne definierte Blutversorgung heißen **zufallsversorgte Lappen** (random pattern flaps) (Abb. 10.16).
Beim zufallsversorgten Lappen handelt es sich meist um lokale oder Nahlappen. Das Verhältnis Lappenbasis zu Lappenlänge sollte die Ratio 1:1,5 nicht überschreiten. Im Gesichtsbereich kann in Sonderfällen von dieser Regel abgewichen werden und eine Ratio 1:4 erreicht werden.

Zufallsversorgte Lappen: Ratio 1:1,5; Lappenbasis : Lappenlänge

Limitierend bei den „random flaps" ist hauptsächlich der venöse Abfluß. Bei Abflußproblemen eines Lappens kommt es zu lividen Verfärbungen und Schwellungen, wodurch wiederum die arterielle Kapazität eingeschränkt wird. Ein Hilfsmittel bei solchen Komplikationen sind u.a. Blutegel (Hirudines), die neben dem Aussaugen des venösen Staus auch die lokale Rheologie mit Hirudin verbessern.
Bei vielen Lappen sind beide Versorgungstypen kombiniert. Immer wieder werden neue Gefäßmuster aufgedeckt, die ein neues Lappendesign ermöglichen.

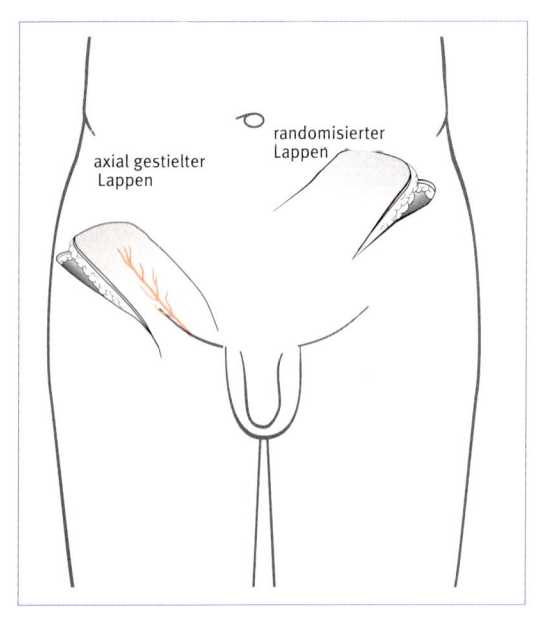

Abb. 10.16
Unterschiedliches Vaskularisierungsmuster von axialen und zufallsversorgten Lappen am Beispiel eines Hautlappens

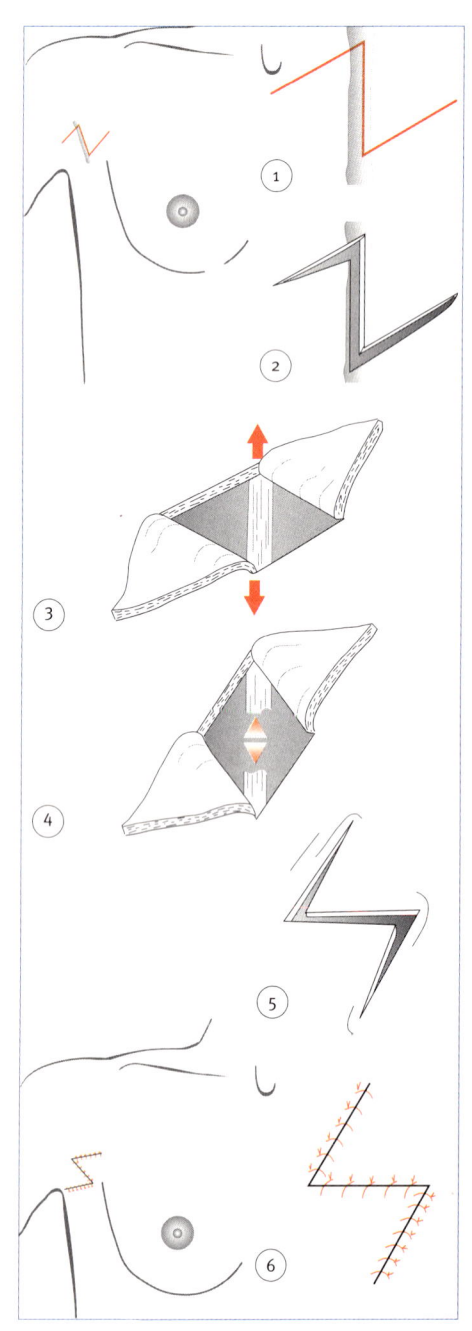

Abb. 10.17
Ablauf einer Z-Plastik bei einer Kontraktur:
1. Mittelsteg des Z wird auf die Narbe plaziert
2. Inzision
3. Abpräparation der Hautlappen
4. Auflösung einer Kontraktur
5. Umlegen der Hautlappen und
6. Verlängerung der Kontraktur nach Hautverschluß

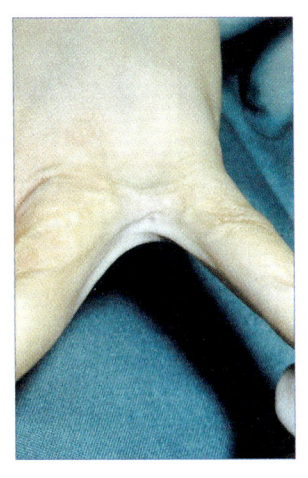

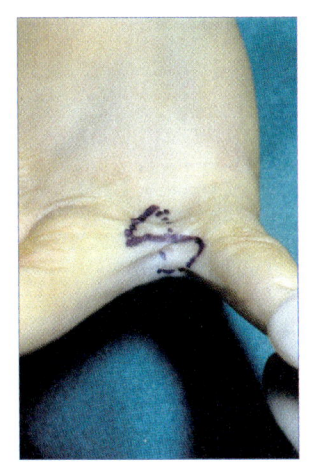

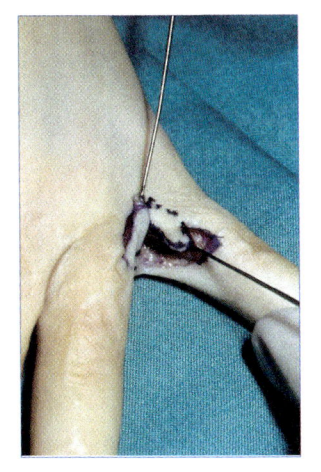

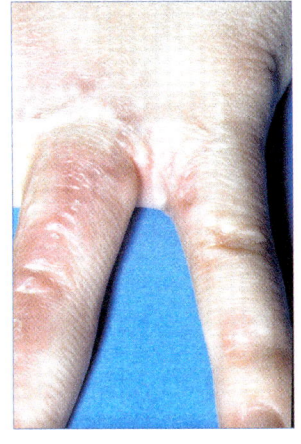

3 Konventionelle Lappen

Diese Lappen bestehen meist aus Haut und Unterhautfettgewebe und behalten im Gegensatz zum freien Gewebertransfer während des gesamten Transfers eine Gefäßverbindung zum Körper.

3.1 Hautlappenplastiken

3.1.1 Z-Plastik

Die Z-Plastik ist die in der Plastischen Chirurgie am häufigsten angewandte Hautlappentechnik.
Indikationen: Narbenkorrektur, Spannungsentlastung bei Wunden, Kontrakturen.
Technik: Bei der Z-Plastik werden zwei dreieckige Lappen gegeneinander ausgetauscht. Die Schenkel der dreieckförmigen Lappen sind in der Regel gleich lang und die Winkelöffnung beträgt 60° ± 15°.
– Einzeichnen der Resektionslinie (Narbenkorrektur)
– Einzeichnen der im 60° ± 15°-Winkel zur Resektionslinie stehenden Schenkel der Dreiecke
– Exzision der Narbe oder des Tumors
– Fassen der Dreieckslappenspitzen mit Wundhäkchen und Vorpräparation in Subkutanschicht bis Dreieckslappen mobil sind
– Versetzen der Lappen mit Austausch der Dreiecke
– Der gemeinsame Schenkel der Dreiecke ist nun um 90° versetzt (Abb. 10.17, 10.18).

Abb. 10.18 a–d
a Z-Plastik zur Auflösung einer Narbe in der 4. Interdigitalfalte. **b** Anzeichnung, **c** Hebung der Läppchen, **d** postoperatives Ergebnis

Durch unterschiedliche Schenkellänge und Winkelgrößen können Verlängerungen verändert werden. Bei einem 60°-Öffnungswinkel beträgt die Zunahme der Verlängerung ca. 75 %.
Sonderform: Serielle Z-Plastiken. Hierbei werden mehrere Z-Plastiken direkt aneinandergesetzt. Der Längengewinn ergibt sich aus der Summe der einzelnen Z-Plastiken.
Da der Längengewinn zu Lasten der Breite erfolgt, ist der Vorteil der seriellen Z-Plastik, die Narbe in viele kleine Segmente zu unterteilen, ohne dabei zu große Gewebsareale seitlich mobilisieren zu müssen.
Komplikationen:
– Nekrose der Lappenspitze
– Ungenaue Planung und Nichtbeachtung der Feldlinien der Haut für die endgültige Narbe.

3.1.2 W-Plastik

Die W-Plastik stellt eine Sonderform der lokalen Hautlappenplastiken dar. Die Exzisionslinie z.B. einer Narbe wird in Zickzackform geplant und auf der kontralateralen Seite gespiegelt (Abb. 10.19, 10.20).
Indikationen: Narbenkorrektur, Narbenkontrakturen, Exzision von Hauttumoren.
Technik:
– Genaueste Anzeichnung der Resektionslinien, ggf. mit Durchnumerierung der gegenüberliegenden Lappenspitzen
– Resektion des Gewebes
– Wundrandmobilisation
– Wundverschluß.

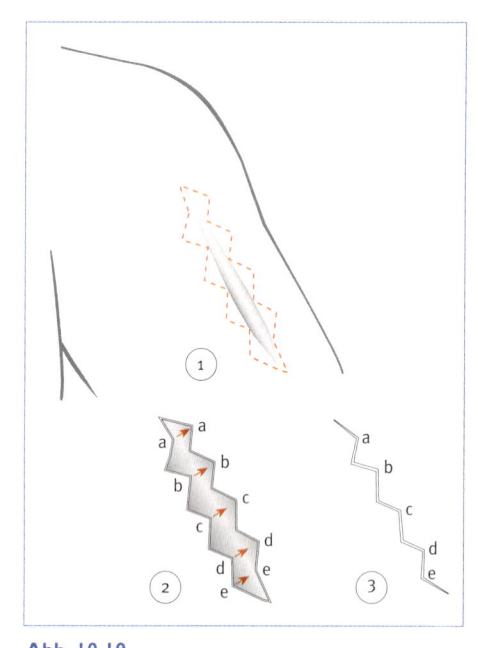

Abb. 10.19
Narbenauflösung mit W-Plastik. Die unterbrochenen Linien lassen die Narbe unauffällig erscheinen und verteilen den Zug auf die Narbe

Konventionelle Lappen   10 Plastische Chirurgie   371

3.1.3 U-Lappen nach Burow

Es handelt sich um ein rechteckig geschnittenen Lappen mit belassener Lappenbasis (Abb. 10.21).

Indikationen: Rauten- bis rechteckförmige Defekte, z.B. nach Tumorexzision.

Technik:
- Planung des Lappens unter Berücksichtigung der für die Random pattern flaps gegebenen Prinzipien.
- Lappenlänge und -lage wird nach Spannungslinien angepaßt
- Mobilisation eines Haut-Unterhautlappens und Zug in den Defekt mittels Haken
- An der Lappenbasis kann die Entfernung von zwei lateral der Basis angebrachten dreieckförmiger Hautläppchen im Sinne eines Rückschnittes (Burow-Dreiecke) zur besseren Mobilisierung des Lappens notwendig sein.

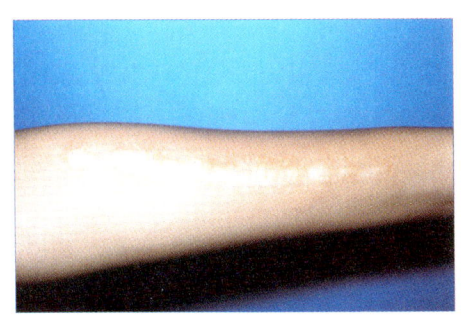

Abb. 10.20 a–d
a Auflösung einer breiten Narbe am Unterarm mittels W-Plastik. b Anzeichnung und c Resektion der Narbe. d Frühes postoperatives Ergebnis

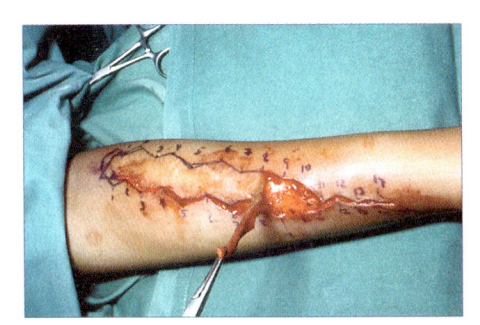

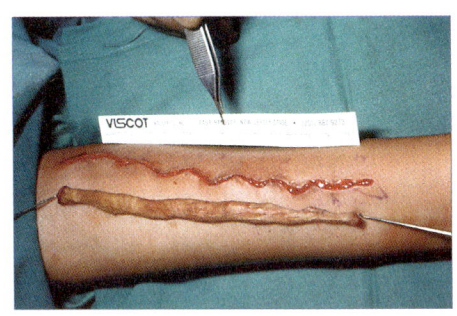

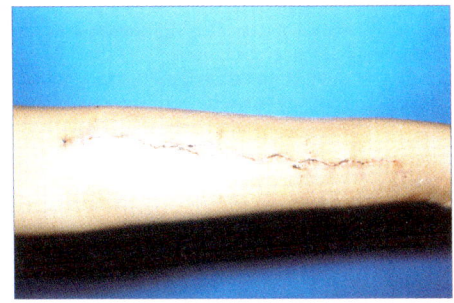

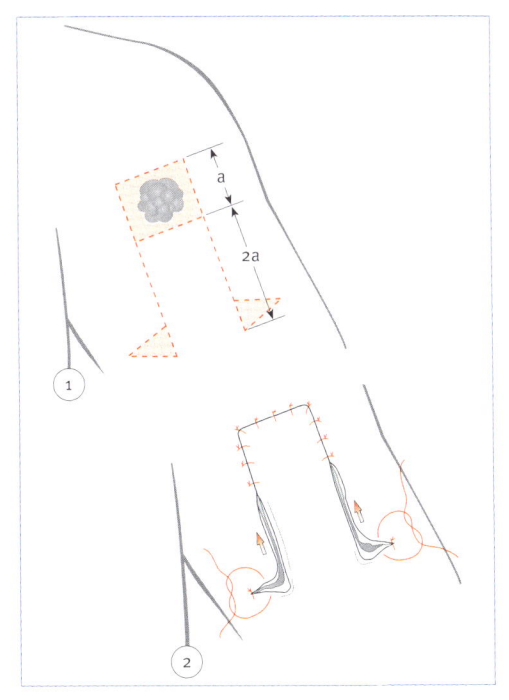

Abb. 10.21
Vorschub eines U-Lappens. An der Basis müssen zur Vermeidung von Hautfalten kleine, dreieckige Läppchen entfernt werden.

3.2 Schwenklappen

Eine weitere Form des Nahlappens ist der Schwenklappen. Die Defektdeckung erfolgt mit einem direkt an den Defekt angrenzenden Haut-Unterhautlappen. Der Drehpunkt des Lappens liegt an der Lappenbasis. Aufgrund der durch den Lappenstiel gegebenen Einschränkungen für die Lappenverlagerung (Transposition) ist eine sehr genaue Planung der Lappengröße unter Berücksichtigung des Drehpunktes notwendig. Der an der Entnahmestelle entstehende Defekt kann durch Verschiebung oder durch weitere kleine Schwenklappen geschlossen werden.

3.2.1 Mehrflügeliger Schwenklappen

Mehrere aneinanderhängende Lappen werden in einem fingerförmigen Design mit breiter Basis geplant (bilobed oder trilobed flap, Abb. 10.22).

Die Lappen haben absteigende Größe und können so jeweils zur Deckung des vorherlaufenden Entnahmedefektes genutzt werden.

Indikationen: Runde bis ellipsoide Defekte z.B. nach kleineren Tumoroperationen auch im Gesichtsbereich.

Technik:
- Exakte Darstellung der Defektgröße nach Débridement oder Tumorentfernung
- Design eines mehrflügeligen Schwenklappens mit absteigender Lappengröße
- Inzision und komplette Hebung eines Haut-Unterhautlappens unter Belassung einer breiten Basis
- Schwenkung des gesamten Lappens in den Defekt und Verschluß der Entnahmestellen mit darauffolgendem Lappenflügel. Im Bereich des „letzten Flügels" gelingt zumeist nach Mobilisation der Wundränder der Direktverschluß.

Komplikationen: Falsche Lappenplanung und ungenügende Mobilisation.

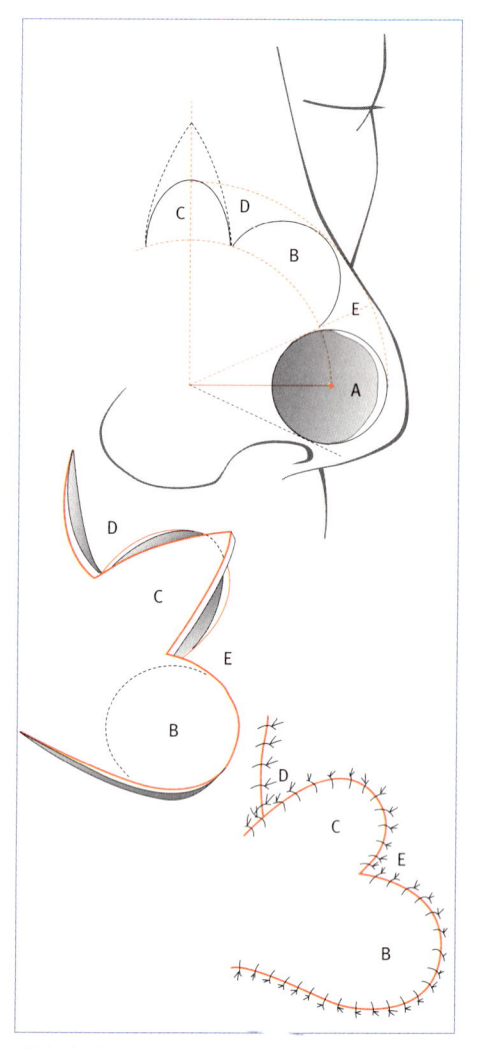

Abb. 10.22
Design eines zweiflügeligen Lappens zum Defektverschluß. Bestimmung des Rotationspunktes als Schnittpunkt aus einer senkrechten Linie aus dem Defekt und einer Tangente am Defektrand. Um diesen Punkt werden zwei Kreise gezogen. Radius 1 = $^1/_2$ Defekt; Radius 2 = $^1/_1$ Defekt. Der innere Kreis bestimmt die Basis der nachfolgenden Lappen, der äußere Kreis die Spitze des 1. Lappens. Der Scheitelpunkt des 2. Lappens kann für einen besseren Primärverschluß etwas verlängert werden

3.2.2 Limberg-Lappen

Bei dieser von Limberg 1946 und von Duformentel 1962 modifizierten Lappenform handelt es sich um eine elegante Methode, rautenförmige Defekte zu verschließen (Abb. 10.23, 10.24).

Indikationen: rautenförmige Hautdefekte am gesamten Körper.

Technik:
- Débridement bzw. Exzision in Form eines rautenförmigen Defektes
- Je nach Feldlinien kann von jedem Punkt der Raute eine Inzision senkrecht (Limberg) oder im spitzen Winkel (Duformentel) gezogen werden. Die distale Begrenzung dieser Verlängerung ist abhängig von der Defektgröße und wird nun durch eine zum Defekt aufsteigende Inzision begrenzt. Der Winkel dieser lappenbegrenzenden Inzision bestimmt den Öffnungswinkel des Defektes
- Mobilisation eines Haut/Unterhautlappens und komplette Transposition des Lappens in den Defekt
- Durch den Zug des rautenförmigen Lappens in den Defekt wird wie bei der Verschiebung eines Parallelogramms ein Direktverschluß des Entnahmegebietes möglich.

Komplikationen: Lappendurchblutung und falsche Operationsplanung mit Legen der endgültigen Narbe senkrecht zu den Feldlinien.

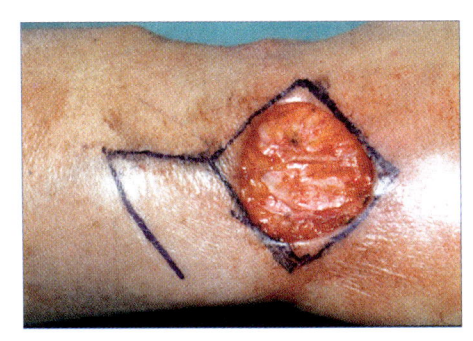

Abb. 10.23
Defektdeckung am Handgelenk mit einem Limberglappen. **a** Anzeichnung des Lappens und **b** Lappenhebung

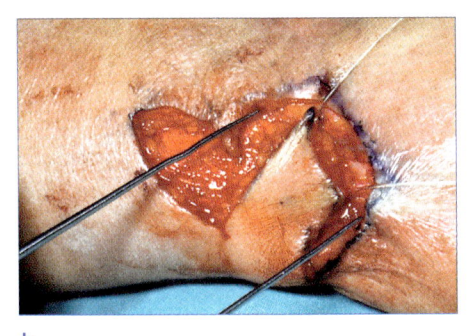

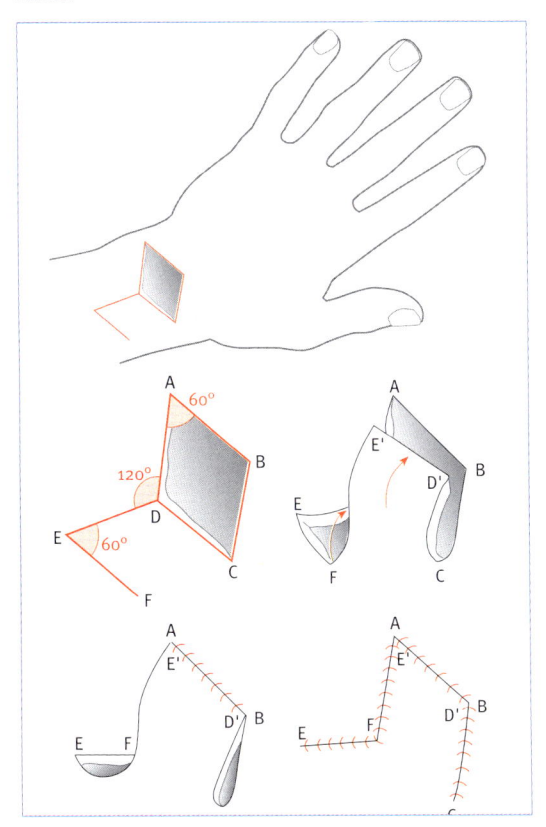

Abb. 10.24
Design eines Limberg-Lappens. Bei rhomboiden Defekten mit einem Scheitelpunktwinkel von 60° wird ein Schwenklappen in Form eines Parallelogramms zu Deckung und Primärverschluß genutzt

3.2.3 Verschiebe-Schwenklappen nach Schrudde

Bei dieser Lappenplastik werden die Möglichkeiten einer Verschiebeplastik mit denen einer Schwenklappenplastik kombiniert (Abb. 10.25, 10.26).

Indikationen: Runde bis ellipsoide Defekte am gesamten Körper.

Technik:
- Planung eines fingerförmigen Lappens mit randomisierter Durchblutung zum Einschwenken in den Defektbereich
- Mobilisation der Wundränder, insbesondere der der Lappenbasis entgegengesetzten Defektränder
- Einschwenken des mobilisierten Lappens in den Defekt und Verschiebung der Defektgegenseite durch Gegentransposition und hierdurch Verkleinerung der Primär- und Sekundärdefektgröße.

Komplikationen: Falsche Lappenplanung und Durchblutungsstörungen.

Abb. 10.25
Design eines Schrudde-Lappens: Ein im rechten Winkel zum Defekt stehender Verschiebelappen sichert den Defektverschluß, der Entnahmedefekt wird durch die mobilisierte Gegenseite verschlossen – Verschiebe-Gleittechnik

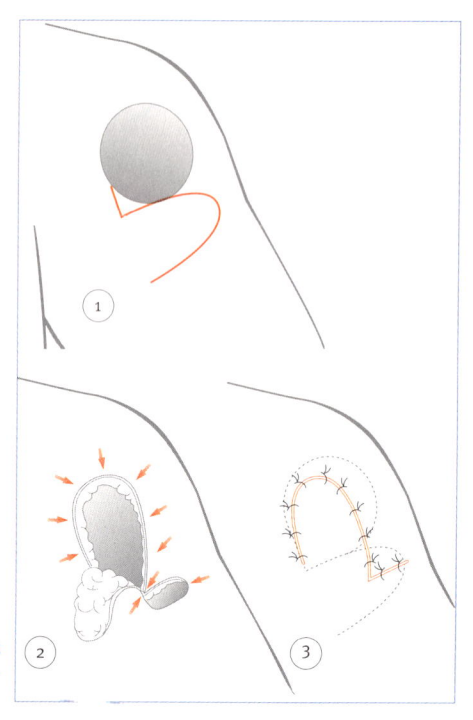

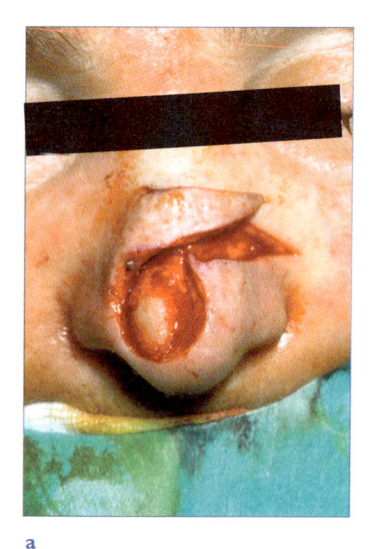

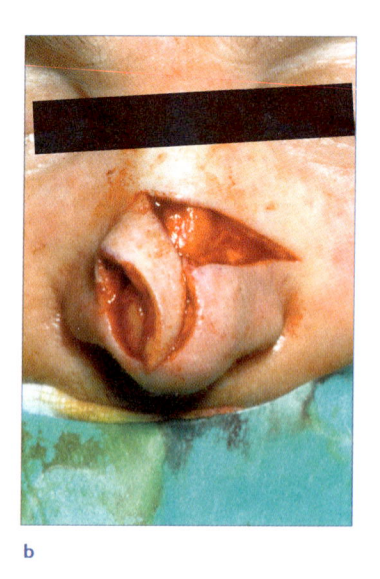

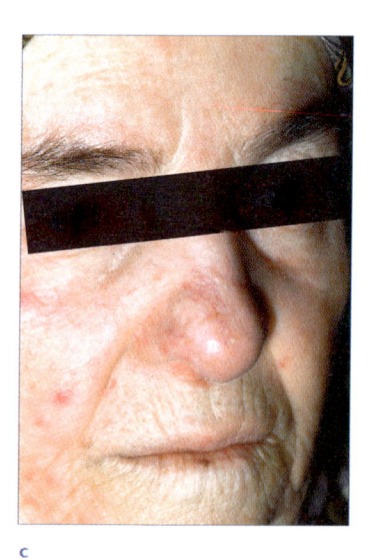

Abb. 10.26 a–c
Defektdeckung eines Nasenrückendefektes mit einem Verschiebe-Transpositionslappen. **a, b** Defekt und Lappenhebung. **b** Um einen besseren Verschluß des Entnahmedefektes zu erreichen wurde der Lappen in Form eines kleinen Fähnchens gewählt. **c** Postoperatives Ergebnis.
Die dargestellte Operationstechnik stellt nur eine Möglichkeit der Defektdeckung an der Nase dar. Zur besseren Beachtung der ästhetischen Einheiten eignet sich hier eher ein sog. Glabella-Nasenrückenlappen oder ein Lappen aus der Nasolabialfalte.

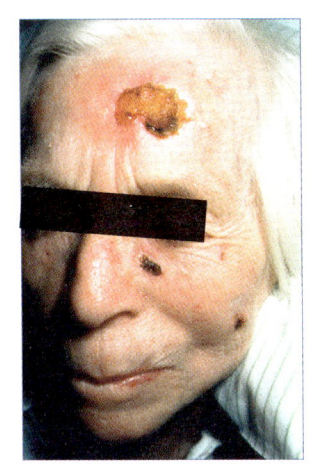

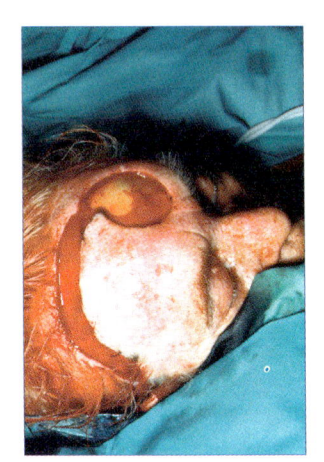

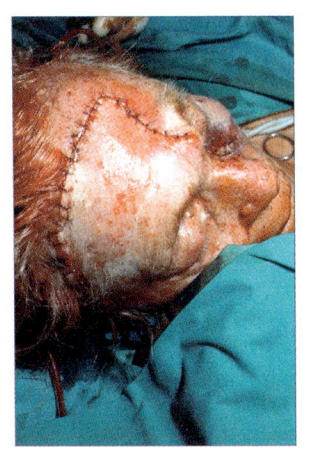

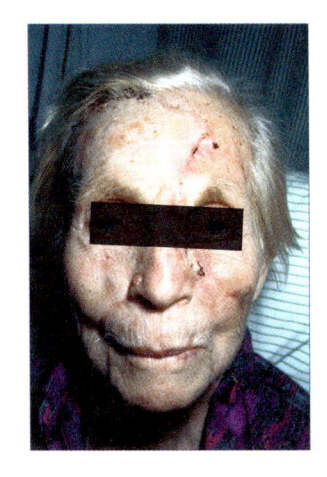

3.3 Rotationslappen

Die Abgrenzung zum Schwenklappen ist beim Rotationslappen definiert durch einen Drehpunkt bei der gerichteten Translokation des Gewebes. Oft ist bei dieser Lappenform ein Gegenschnitt zur Kompensation des Zuges am Lappen notwendig (Abb. 10.27, 10.28).

Indikation: Dreieckige Hautdefekte unterschiedlicher Größe und Lokalisation.

Technik:
- Der klassische Rotationslappen bildet einen annähernd kreisförmigen Bogen, wobei der Defekt als Teil des Bogens geplant wird. Der Drehpunkt liegt etwa auf der Hälfte zwischen der Spitze des dreieckigen Defekts und dem Ende des zu erwartenden Rückschnittes.
- Inzision der Lappengrenze und Mobilisation auf Haut-Unterhautniveau sowie Eindrehen des Lappens in den Defekt. Zeigt sich an der defektfernen Lappenbasis ein Dog ear, wird dieses wie unter 10.1.6 beschrieben, korrigiert.

Sämtliche hier aufgeführte klassischen Lappenplastiken lassen sich **kombinieren** und die Techniken miteinander verbinden. Entscheidend ist die exakte Planung und Erfassung des zu erwartenden Defekts. Kenntnisse über die unterschiedliche Elastizität der Haut in den verschiedenen Körperregionen sowie die Durchblutungsverhältnisse bestimmen im großen Ausmaß die Lappenwahl. Weiterhin ist die Lappenwahl von der Form des Defekts abhängig. Durch kräftigen chirurgischen Nahtzug sind ausgezogene unschöne Narben zu erwarten. Dies sollte in der Primäroperation durch eventuelle Erweiterungsschnitte oder weitere Präparation der Wundränder vermieden werden. Lassen sich Defekte im Bereich der Entnahmestellen nicht primär verschließen, kann eine Spalthauttransplantation notwendig werden. Im Gesichtsbereich sollte auf diese verzichtet werden. Durch exakte Planung lassen sich in fast allen Fällen kleinere bis mittlere Defekte durch die o.g. Techniken direkt mit Nahlappenplastiken verschließen.

Abb. 10.27 a–d
a Basaliom im Stirnbereich. **b** Exzision und Vorschneiden eines Rotationslappens. **c** Einnaht des Lappens und **d** postoperatives Ergebnis

3.4 Insellappen

Insellappen können zufallsversorgt oder axial versorgt sein. Entscheidend ist, daß die Haut zirkulär umschnitten wird. Die zufallsversorgten Lappen sind meist defektangrenzend. Axiale Insellappen können auch Nahlappen sein.

3.4.1 V-Y-Plastik

Das Prinzip der V-Y-Plastik kann häufig im Bereich der Handchirurgie aber auch bei der Deckung von Dekubitalulzera verwendet werden. Als reine Verschiebetechnik ist diese abhängig von der Mobilisation und von der Elastizität der Haut.

Indikationen: Defekte im Bereich der Hände, vor allem Fingerkuppen, Dekubitalulzera (Abb. 10.29).

Technik:
- Der Defektrand stellt die Basis eines gleichschenkligen dreieckigen Lappens dar. Die Größe des Lappens ist von der Größe des Defektes direkt abhängig
- Präparation von Haut- und Unterhaut mit Lösung kleinerer faseriger Verbindungen
- Gleitfähigkeit und Durchblutung des Lappens werden während der Präparation immer überprüft
- Ziehen des Lappens in den Defekt mit kleinen Hauthäkchen und Fixierung am distalen Defektrand mit feinem Nahtmaterial
- Verschluß des Hebedefektes bis zur Lappenspitze mit direkter Naht. Hier bildet sich der gemeinsame Schenkel des Y. Nun Verschluß der seitlichen Lappenränder.

Komplikationen: Ungenügende Mobilisation des Vorschublappens, evtl. Durchtrennung der Blutversorgung.

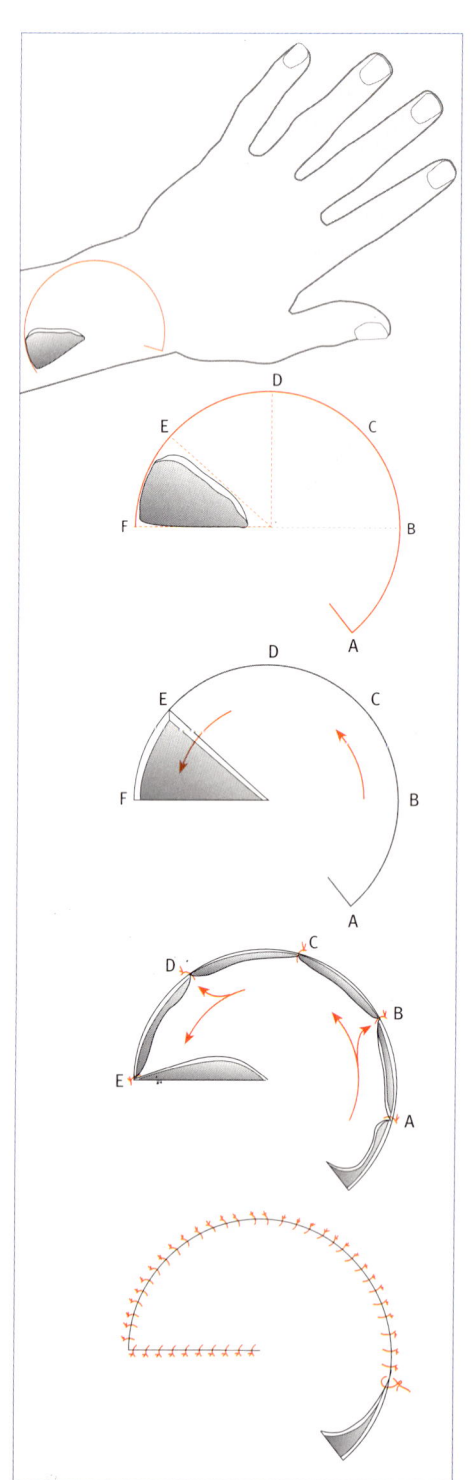

Abb. 10.28
Design eines Rotationslappens. Verschluß eines dreieckigen Defektes mit einem weit mobilisierten Lappen der in den Defekt gedreht wird

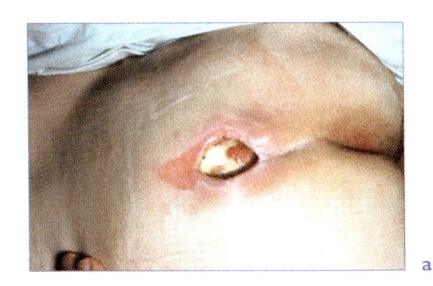

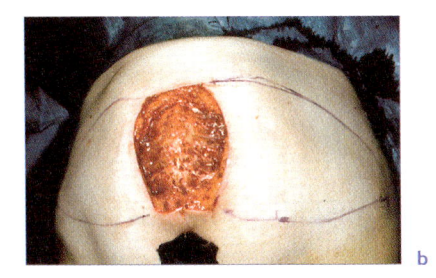

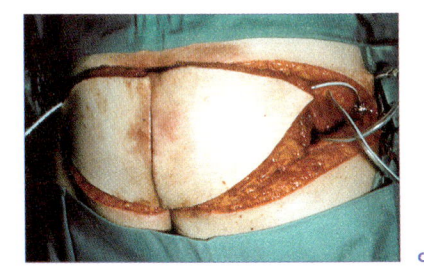

Konventionelle Lappen | 10 Plastische Chirurgie

3.4.2 Axiale Insellappen

Die Insellappen sind durch ein genau zu einem Lappenareal gehörenden Gefäßstiel definiert. Bei der Beachtung dieser axialen Gefäßversorgung lassen sich die Zielgebiete bzw. die kompletten Angiosome en bloc in einen Defekt einsetzen. Die Länge des Gefäßstiels bestimmt hierbei die Translokationsmöglichkeiten. Bei den durch septale Gefäße (s.o.) durchbluteten Angiosomen kann die Lappenplanung auch die Möglichkeit eines umgedrehten Blutflusses nutzen. Hierbei kommt es nicht zur üblichen anterograden Auffüllung des Angiosoms, sondern durch die distal gegebene Anastomosierung zu einer retrograden Auffüllung des Angiosoms. Ein typisches Beispiel ist der **Arteria radialis-Lappen**. Bei Defekten im Handbereich, besonders streckseitig, kann dieser Hautfaszienlappen als Umkehrlappen nach proximaler Durchtrennung der A. radialis in Form eines Insellappens in den Handbereich hineingedreht werden. Die Insellappen werden zumeist nach der primär versorgenden Arterie benannt.

In Tabelle 10.7 sind einige dieser Lappen und mögliche Einsatzgebiete aufgeführt.

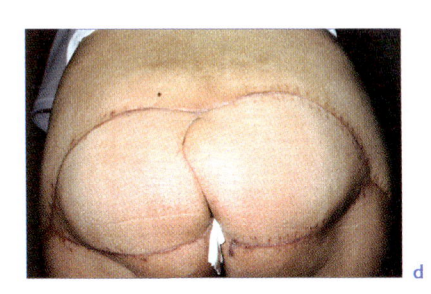

Abb. 10.29 a–d
Deckung eines Dekubitalgeschwürs mit zwei V-Y-Glutaeus-maximus-Lappen. **a** Typisches klinisches Bild eines Dekubitalulzera. **b** Das Ausmaß des Defekes erkennt man jedoch erst nach dem radikalen Débridement des geschädigten Gewebes. **c** Zur Deckung wird der Glutaeus maximus komplett vom Ursprung und Ansatz sowie der Unterfläche gehoben und an seinen Gefäßstielen (Aa. glutaea sup. et inf.) nach medial transpositioniert. **d** Nur durch die komplette Deckung des Defekes mit Muskulatur erhält man einen langfristigen Verschluß des Defektes

Tab. 10.7 Axiale Insellappen und deren typische Indikationen

Insellappen	Gefäßstiel	Einsatz
Unterarmlappen	A. + V. radialis	Handdefekte
Schulterlappen	A. + V. supraclavicularis	Hals, Gesichts- und Rumpfwanddefekte
Temporalislappen	A. + V. temporalis	Gesichtsdefekte, Ohrrekonstruktion
Leistenlappen	A. + V. circumflexa ilium superficialis	Handdefekte
hinterer Unterschenkellappen	A. suralis, V. saphena parva	Fußdefekte
Instep-Lappen	A. plantaris medialis	Fußdefekte

3.5 Muskellappen

Ähnlich den Insellappen können auch Muskeln an ihrem primären Gefäß oder Gefäßnervenstiel transpositioniert werden (Abb. 10.30). Diese Lappen werden häufig zum Aufbau von Gewebe in ausgedehnten Defekten, bei Vorhandensein von Knochenvorsprüngen, nach Débridement von Knocheninfekten oder zur Rekonstruktion einer gesamten Körperregion verwendet.

Das hohe angiogenetische Potential des Muskelgewebes erlaubt den Einsatz bei noch infizierten Wunden. Grundsätzlich muß bei der Präparation der Gefäßstiel dargestellt werden und nach Transposition auf eine gute Durchgängigkeit des Gefäßstiels geachtet werden. Das Belassen einer Hautinsel, die durch Perforationsgefäße versorgt wird, ermöglicht in vielen Fällen das klinische Monitoring der Lappendurchblutung. Bei guter Kenntnis der Anatomie läßt sich jeder Muskel des Menschen zur Rekonstruktion transplantieren. Es muß jedoch eine klare Abwägung der Nutzen der Operation gegen die Ausfälle an der Spenderstelle erfolgen. Tabelle 10.8 zeigt einige der am häufigsten gebrauchten gestielten Muskellappenplastiken auf.

Tab. 10.8 Einige gestielte Muskellappen und deren Indikationen

Muskel	Gefäßstiel	Einsatz
M. latissimus dorsi	A. + V. thoracodorsalis	Mammarekonstruktion
M. pectoralis	Aa. pectorales aus A. mammaria interna und A. thoracoacromialis	Sternumdefekte, Halsdefekte
M. rectus abdominis	A. epigastrica inferior A. epigastrica superior	Leistendefekte Mammarekonstruktion
M. trapezius	A. transversa colli	Rücken-/Halsdefekte
M. glutaeus maximus	Aa. glutaea inferior Aa. glutaea superior	Sakraldefekte
M. rectus femoris	Perforatoren A. fem. profunda	Leisten-/perineale Defekte
M. biceps femoris	Perforatoren A. fem. profunda	Glutealdefekte
M. gastrocnemius	Muskelast der A. poplitea	Kniedefekte

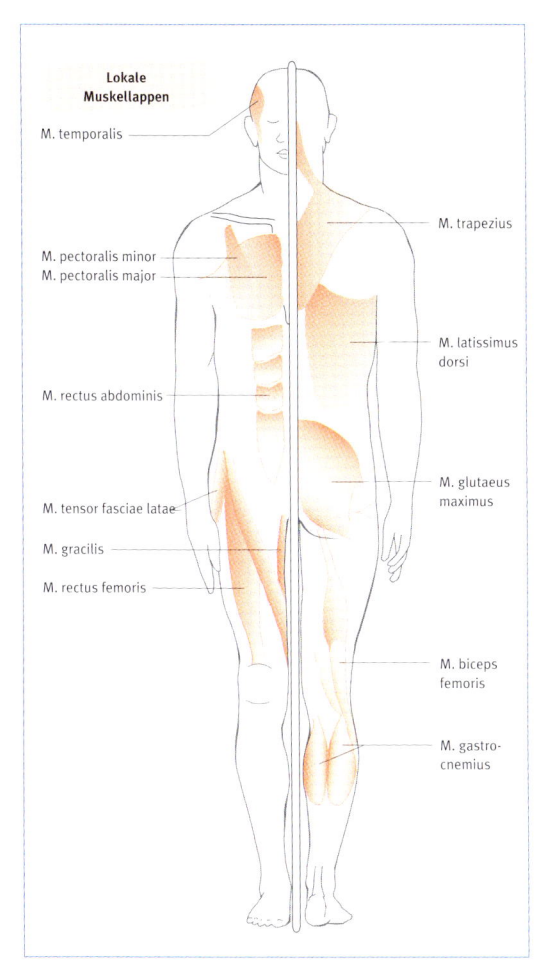

Abb. 10.30
Darstellung der gebräuchlichsten lokalen Muskellappen

3.6 Fernlappen

Lassen sich Defekte nicht durch defektangrenzende Lappenplastiken oder Nahlappenplastiken decken, muß Gewebe aus entfernten Körperregionen entnommen werden. Vor Einführung der mikrochirurgischen Technik wurde dies häufig mit sog. **Cross-Lappen** oder Fernlappen im Sinne eines **Rundstiellappens** durchgeführt.

Bei **Cross-Lappen** können randomisierte oder axial gestielte Lappen von einer Extremität auf die andere in einen Defekt gesetzt werden. Eine mindestens dreiwöchige Gipsfixierung beider Extremitäten ist vor Durchtrennung des Lappenstiels notwendig. Die dadurch auftretenden Kontrakturen schränken die Indikation für diese Cross-Lappen an den Extremitäten auf Sonderfälle ein.

Im Bereich der Hand sind kleinere Cross-finger-Lappen zur Deckung beuge- und streckseitiger Defekte bei freiliegenden Sehnen sehr hilfreich. Auch hier müssen für ca. 3 Wochen die beiden benachbarten Finger fixiert werden.

Die **Muffplastiken** können bei Notfällen eingesetzt werden, z.B. bei schweren Handverletzungen mit Ablederungen des gesamten Weichteilmantels kann die Hand unter die Subkutanschicht der Bauchregion eingenäht werden. Das Durchtrennen der Lappengrenzen erfolgt nach 3–4 Wochen. Vor jeglicher Durchtrennung muß geprüft werden, ob der Lappen im genügenden Maße durch das Empfängerareal neovaskularisiert ist.

Auch axial gestielte Lappen wie der Leistenlappen können als Fernlappen eingesetzt werden.

Wiederum für handchirurgische Notfälle eignen sich diese Lappen zur Deckung von großen Weichteildefekten. Hierbei kann der axiale Gefäßstiel sukzessive abgeklemmt werden, um durch diesen Ischämiereiz eine Vaskularisierung aus dem Empfängerbett zu initialisieren.

Weitere Spendergebiete für Muffplastiken sind z.B. Oberarminnenseite oder Oberarmaußenseite (Colson-Lappen).

Als Sonderform gelten die **Rundstiellappen**: Ein randomisierter oder axial gestielter Lappen wird über mehrere Stationen transplantiert. In jedem Schritt muß die Vaskularisierung aus dem Zwischenempfängerareal gesichert sein. Durch Einführung mikrochirurgischer Techniken sind diese Rundstiellappen heute nur noch selten indiziert.

4 Freier Gewebetransfer

An **technischen Voraussetzungen** sollte ein modernes biokulares Operationsmikroskop, adäquates mikrochirurgisches Instrumentarium sowie ein erfahrenes mikrochirurgisches Operationsteam vorhanden sein.

Bezüglich der **klinischen Voraussetzungen** ist der Allgemeinzustand des Patienten sowie sein Gefäßstatus entscheidend. Im Rahmen der präoperativen Untersuchung kann dieser durch Palpation, dopplersonographische oder angiographische Methoden erfaßt werden.

Bei der präoperativen Planung muß beachtet werden, daß die freie Lappenplastik komplett den zu deckenden Defekt abdeckt. Die mikrochirurgische Anastomosierung darf nicht im Traumagebiet liegen. Neben den arteriellen Anastomosen ist besonders auf einen guten venösen Abfluß zu achten. Bei bekannter Thromboseanamnese des Patienten ist eine Phlebographie in der präoperativen Phase notwendig. Die operationstechnischen Anforderungen an den Operateur bedingen, daß dieser die End-zu-End- sowie die End-zu-Seit-Anastomosierung beherrscht.

Bei der Auswahl des Lappens ist die **Stiellänge, die maximale Größe** und die speziellen Anforderungen im Empfängergebiet zu berücksichtigen. Der Gebedefekt darf nicht zu behindernden Funktionsausfällen an der Entnahmeregion führen.

Intraoperativ empfiehlt sich die Arbeit in **zwei Operationsteams**. Während Team I die Empfängerregion vorbereitet, evtl. nachdébridiert und die Gefäße darstellt, präpariert das Team II den Lappen (Abb. 10.31). Von anästhesiologischer Seite sollte besonders nach Anastomosierung ein guter Blutdruck beibehalten werden. Der Einsatz von Katecholaminen ist kontraindiziert. Zur Darstellung der nervalen Versorgung sollte auf eine Relaxierung verzichtet werden.

Um die **Ischämiezeit** des zu transplantierenden Gewebes möglichst geringzuhalten, sollte vor endgültiger Durchtrennung des Lappens in der Spenderregion das Operationsmikroskop, Instrumentarium und die gesamte Lagerung des Patienten vorbereitet sein. In vielen Fällen empfiehlt sich das Absetzen des Lappens durch den Operateur, der die Mikroanastomosen durchführt. Während der mikrochirurgischen Rekonstruktion durch den Operateur wird zeitgleich der Entnahmedefekt durch das Team II verschlossen.

Die 1. Phase nach Durchtrennung des Gefäßstieles ist das Einpassen des Lappens in den Defekt. Hierbei sollte der Lappen so fixiert werden, daß größere Verschiebungen ausgeschlossen werden können. Der Gefäßstiel des Lappens wird so positioniert, daß keine Torquierungen auftreten können. Bei der Einpassung des Lappens ins Defektgebiet muß insbesondere bei einer funktionellen Rekonstruktion auf die Vorspannung der Muskelfasern geachtet werden.

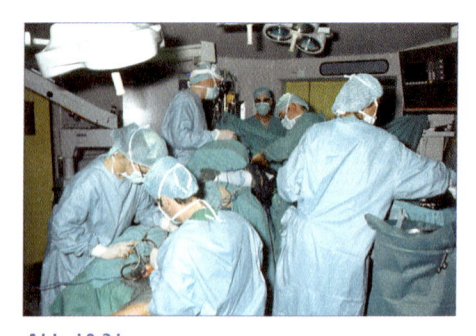

Abb. 10.31
Typische Aufteilung der Operateure bei einem freien Gewebetransfer. Ein Team entnimmt einen Gewebelappen, bei diesem Patienten an der Schulter. Das zweite Team bereitet das Empfangsareal (hier Bein) vor. Beide Teams müssen möglichst atraumatisch arbeiten um keine Verletzungen des Gefäßstiels oder auch nur Gefäßspasmen zu produzieren. Zur Vermeidung einer zu langen Ischämiezeit des Gewebes ist eine gute Organisation und eine Abstimmung der Operationsteams notwendig.

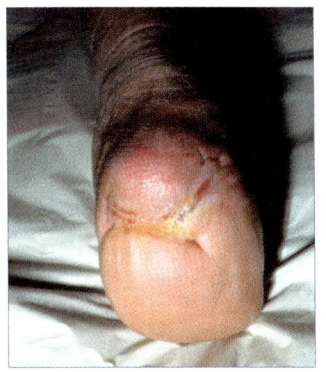

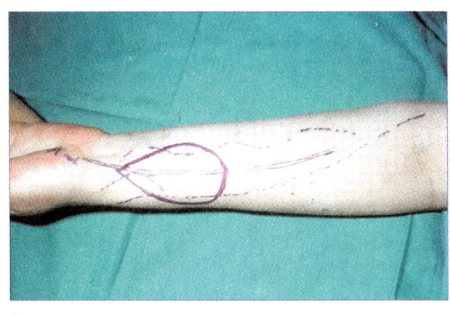

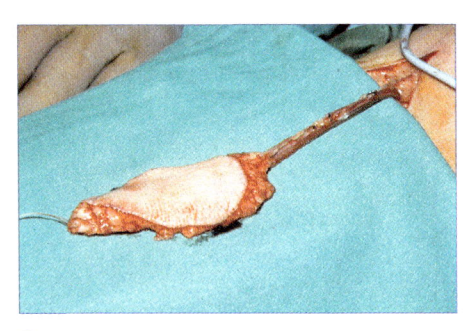

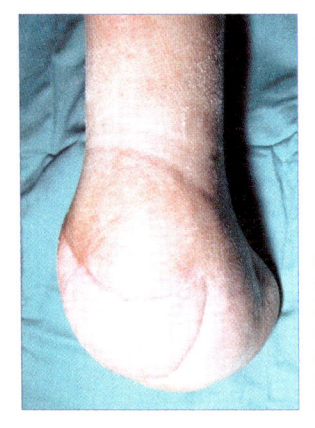

Die Sehnen, die für die zu rekonstruierende Bewegung verantwortlich sind, müssen für eine Naht an die Sehnen des Muskeltransplantates vorbereitet sein. Die Vorspannung der Sehnen sollte im mittleren Funktionsgrad (je nach Gelenkbeweglichkeit) erfolgen.

4.1 Arteria radialis-Lappen

Anatomie: Versorgt wird der Lappen durch die A. radialis, die aus der A. brachialis knapp distal des Ellenbogengelenkes entspringt. Die A. radialis verläuft im Septum intermusculare des Unterarms zwischen den Extensoren und Flexoren zur Hand. Mittels Faszienperforatoren wird die Haut im Bereich der Unterarmbeugeseite auf der Radialseite versorgt. Es ist unabdingbar, die Durchgängigkeit der A. ulnaris vor der Hebung des A. radialis-Lappens zu überprüfen (Allen-Test). Der venöse Abfluß erfolgt über Begleitvenen. Der Lappen kann als sensibler Lappen durch Mitnahme des N. cutaneus antebrachii lateralis und medialis verwendet werden (Abb. 10.32).

Indikation: Als relativ dünner Hautfaszienlappen ist der Radialislappen für Deckungen im Bereich der Hand sowie bei prätibialen Defekten geeignet. Auch für Rekonstruktionen im Bereich des Kopfbereiches ist er aufgrund seiner geringen Dicke verwendbar.

Technik: Präoperativ kann der Verlauf der A. radialis und der Subkutanvenen markiert werden. Lappenhebung sollte in Blutsperre erfolgen. Die erforderliche Lappengröße wird am Unterarm eingezeichnet. Je nach Körpergröße kann der Lappen bis zu 10 × 20 cm groß sein.

- Durchtrennen des subkutanen Fettgewebes bis zur tiefen Unterarmfaszie.
- Durchtrennen der tiefen Unterarmfaszie und Anbringen von Haltenähten zwischen Lappenhaut und Unterarmfaszie.
- Hebung der Unterarmfaszie von ulnar auf die Muskelbäuche im Bereich des proximalen Unterarms und distalen Bereich auf das Paratenon (Gleitgewebe der Sehne).
- Darstellung der A. radialis mit Begleitvenen distal und proximal.
- Nach Vorbereitung des Empfängergebietes Durchtrennen der Arterien proximal und distal.
- Rekonstruktion der Arterie mit Hilfe eines Venentransplantates.
- Deckung des Defektes mit Spalthaut.

Komplikationen: Wundheilungsstörungen an Spenderstelle durch freiliegende Sehnen. Kausalgie im Ramus superficialis N. radialis.

Abb. 10.32 a–d
A. radialis-Lappen. **a** Defektdeckung einer instabilen Narbe an der Ferse bei Z. n. Vorfußamputation. **b** Anzeichnen des A. radialis-Lappens am rechten volaren Unterarm. Mittig ist das benötigte Hautareal gezeichnet. Die Position ist abhängig von der Defektgröße und der benötigten Länge des Gefäßstiels. **c** Nach Hebung ist der Lappen noch an seinem proximalen Stiel belassen worden. **d** Postoperatives Ergebnis nach Einheilung des Lappens.

4.2 Lateraler Oberarmlappen

Anatomie: Versorgende Arterie ist der Ramus posterior der A. collateralis radialis aus der A. profunda brachii. Die Arterie verläuft dorsal des Humerus in das laterale intermuskuläre Septum zwischen M. triceps und M. brachialis. Nach Aufteilung in den Ramus anterior und Ramus posterior versorgt die letztere den Teil des dorso-lateralen Humerusperiostes und das mittlere Drittel der dorso-lateralen Haut des Oberarmes (Abb. 10.33).

Indikationen: Dünnere, lappenplastikerfordernde Defekte.

Technik:
- Markieren eines spitz-ovalären Hautbezirks als Verbindungslinie zwischen Sulcus deltoideus und lateralen Epikondylus
- Durchtrennen der Haut und des subkutanen Fettgewebes an den eingezeichneten Lappengrenzen bis auf die tiefe Faszie.
- Subfasziale Lappenhebung von dorsal auf dem Muskelbauch des M. triceps
- Darstellung des Gefäßes und Abpräparation des Lappens. Wichtig ist, daß der N. radialis sowie die A. profunda brachii geschont werden.

Komplikation: Läsion des N. radialis.

4.3 M. latissimus dorsi-Lappen

Der M. latissimus ist ein Standardmuskel zur Defektdeckung in der Plastischen Chirurgie. Aufgrund seiner Anatomie mit einem langen Hauptgefäßstiel und nur einigen kleineren, zusätzlichen segmentalen Versorgungen, klarer Innervation und des nur geringen Funktionsausfalls nach Entfernung hat er ein weitreichendes Einsatzgebiet.

Anatomie: Der Muskel erstreckt sich breitgefächert von der Fascia thoracolumbalis (TH6 bis L5) bis auf Höhe der 9. bis 12. Rippe zu seinem Ansatz an der Crista tuberculi minoris humeri. Das hauptversorgende Gefäß ist die A. thoracodorsalis aus der A. subscapularis mit mehreren Begleitvenen und wird vom N. thoracodorsalis aus dem Fasciculus posterior innerviert. Über Perforatorgefäße kann die über dem Muskel liegende Haut bis zu einem Ausmaß von 20 × 20 cm mit transplantiert werden (Abb. 10.33).

Indikationen: Als großer Muskel- oder Hautmuskellappen findet er Anwendung bei funktionellem, dynamischen Muskelersatz oder großen Defekten am gesamten Körper.

Technik (Abb. 10.34 a–e)**:**
- Der Patient muß für die Lappenhebung in Seitenlage gelagert werden
- Die Inzision verläuft von der Axilla entlang der hinteren Axillarlinie, je nach Ausmaß des zu entfernenden Muskelanteils auf den Beckenkamm zu
- Darstellung des Muskelvorderrandes

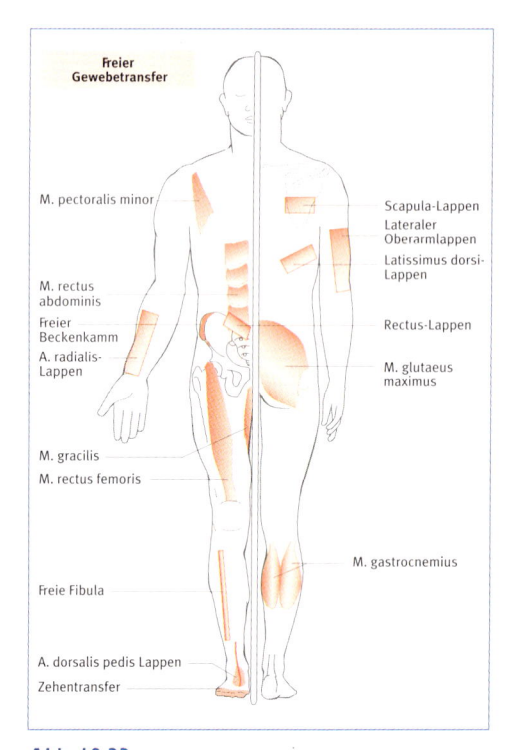

Abb. 10.33
Darstellung der gebräuchlichsten Lappen beim freien Gewebetransfer von der Ventralfläche (links) und Dorsalfläche (rechts) des menschlichen Körpers

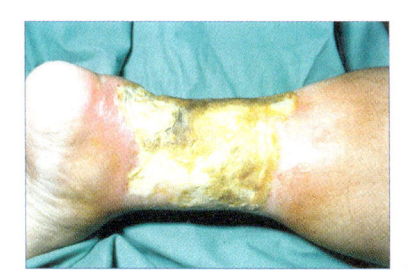

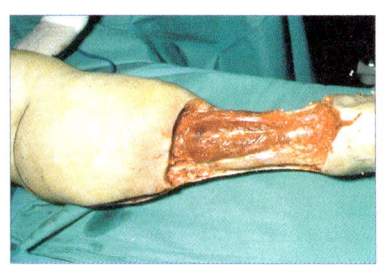

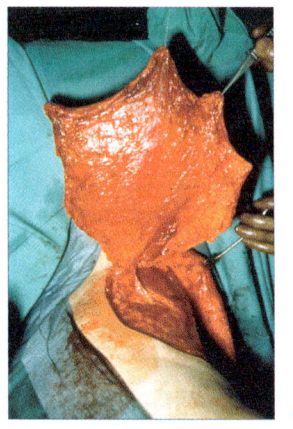

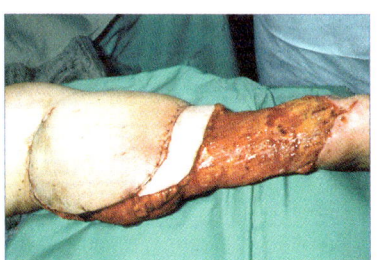

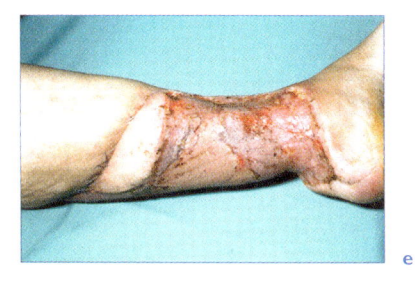

Der freie Gewebetransfer 10 Plastische Chirurgie

– Präparation des Lappenstiels mit Darstellung von Arterie, Vene und Nerv. Eventuell muß das Gefäß zum M. serratus durchtrennt werden
– Nach sicherer Darstellung des Gefäßstiels wird der Muskel von seinen thorakalen Ansätzen gelöst. Hier bestehen einige distale Perforatoren, die ligiert werden müssen
– Nach kompletter distaler Abhebung wird der Ursprung durchtrennt und der Lappen von der A. axillaris unter Schonung der A. circumflexa scapulae abgesetzt.

Komplikationen:
– Serom an Entnahmestelle
– Läsion des Gefäß-Nervenbündels in der Axilla

4.4 Musculus gracilis-Lappen

Der M. gracilis ist Teil der Adduktorengruppe am Oberschenkel und kann als freier Muskel ohne große Funktionsausfälle und ohne große Narben entnommen werden.
Anatomie: Ursprung am unteren Schambeinast, Ansatz Pes anserinus. Blutversorgung: Ast aus der A. femoralis profunda mit Begleitvenen. Innervation: N. obturatorius.
Indikationen: Unterarmrekonstruktion, N. fazialis-Chirurgie.

4.5 Skapula-Lappen

Der Skapula-Lappen kann als faszio-kutaner, als osteo-kutaner sowie als osteo-myokutaner Lappen gehoben werden.
Anatomie: Angiosom des Hautastes der A. circumflexa scapulae, die von der A. subscapularis abgeht.
Indikationen: Dünnere faszio-kutane Defekte, z.B. im Gesicht. Als osteo-myokutaner Lappen für große Defekte ggf. zur funktionellen Rekonstruktion. In Kombination mit dem M. latissimus dorsi.

4.6 Fibula-Transfer

Bei Knochendefekten kann für ein reines Knochentransplantat oder einen osteo-kutanen Lappen ein Großteil der Fibula entnommen und an der A. fibularis transplantiert werden.
Anatomie: Gefäßstiel: A. peronea (fibularis), Abgang aus der A. tibialis posterior.
Indikationen: Knochenersatz am gesamten Körper, vor allem Mandibula-Rekonstruktion oder bei großen Knochendefekten am Unterarm.

Abb. 10.34 a–e
M. latissimus-dorsi-Lappen. Radioderm am Unterschenkel (a). Situs nach radikalem Débridement (b). Hebung des M. latissimus dorsi. Blick auf die Unterfläche des großen Lappens (c). Deckung des Defektes mit dem myokutanen Lappen. Die Hautsichel im proximalen Wundbereich entstammt dem Rücken. Der Rest des Muskels wird mit Spalthaut gedeckt (d). Postoperatives Ergebnis nach Einheilung der Spalthaut (e)

5 Sonderformen mikrochirurgischer Eingriffe

Die bei der Transplantation freier Lappenplastiken beschriebenen Grundtechniken sind auch bei der Durchführung anderer mikrochirurgischer Eingriffe notwendig. Diese Prinzipien müssen auch bei der Replantation oder Zehentransplantationen eingehalten werden.

5.1 Replantation

Bei der Replantation von abgetrennten Gliedern bleibt zumeist keine Zeit, aufwendige präoperative Diagnostik in Form von Angiographien oder Duplexsonographien durchzuführen. Vielmehr ist es notwendig, die Ischämiezeit zur höchstmöglichen Sicherheit geringzuhalten. Das **Amputat** sollte kühl, aber nicht direkt auf Eis gelagert, in speziellen Amputationsbeutel in die Klinik gebracht werden.

Trotz des meist klinisch im Vordergrund stehenden Bildes der Amputation müssen bei **schwerverletzten Patienten** die Prinzipien der Behandlung eines Polytraumas vorrangig berücksichtigt werden. So muß je nach Traumamechanismus eine klinische Diagnostik mit Sonographie, konventionellem Röntgen und evtl. CT-Diagnostik durchgeführt werden. Es gilt klar das Prinzip **„life before limb"**.

Das Amputat kann während der Diagnostik von einem Operationsteam bereits vorbereitet werden. Hierbei sollte ein radikales Débridement zur Entfernung von gequetschtem Gewebe führen. Nach Lagerung des intubierten und beatmeten Patienten im Operationssaal kann die Amputationswunde vorbereitet werden. Ausgiebiges, auch knöchernes Débridement ist meist notwendig. Bestehen besonders bei Nerven verschiedene Schnitthöhen, so wird der proximale Schnitt als Replantationsort gewählt. In derartigen Situationen werden Verkürzungsosteosynthesen toleriert. Der Einsatz von Veneninterponaten muß frühzeitig festgelegt werden. Nach ausgiebiger Vorbereitung des Empfängergebietes und des Amputates erfolgt zunächst die Osteosynthese, dann die Naht der Sehnen und schließlich die Revaskularisierung und mikrochirurgische Nervennähte (Abb. 10.35). Auf eine ausreichende Drainage muß geachtet werden.

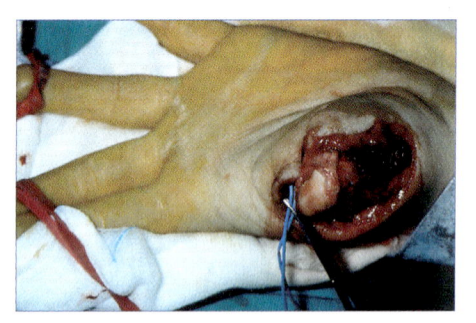

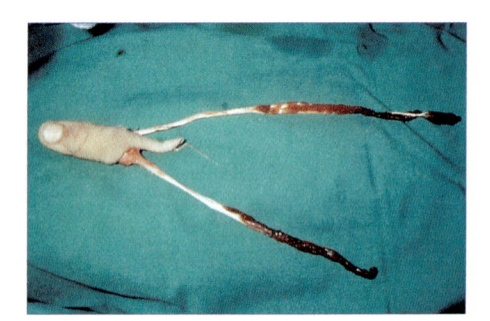

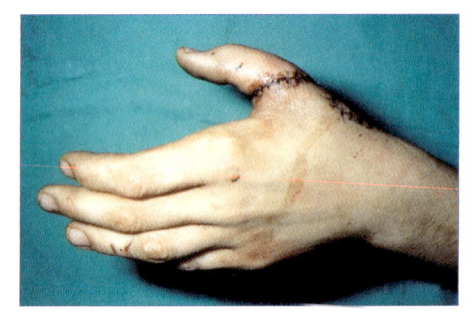

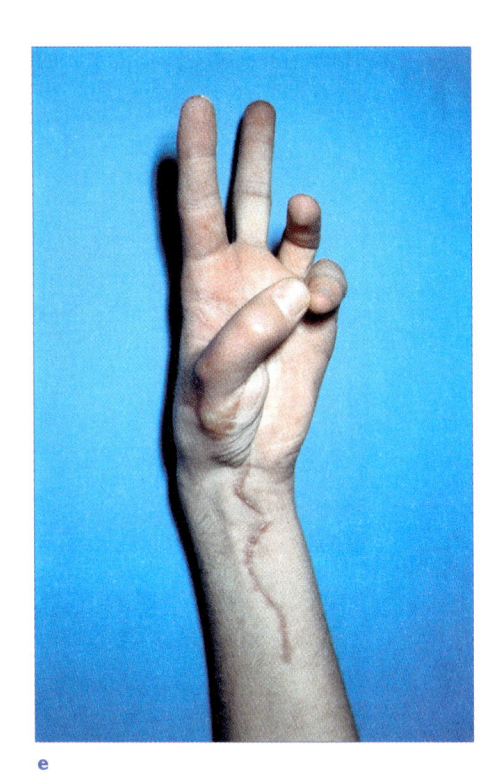

Sonderformen mikrochirugischer Eingriffe

10 Plastische Chirurgie

Replantation
1. Osteosynthese
2. Sehnennaht
3. Gefäßnähte (arteriell und venös)
4. Nervennaht

Grundsätzlich kann fast jedes amputierte Körperteil replantiert werden (Finger, Hand, Oberarm, Zehen, Unterschenkel, Oberschenkel, Penis, Skalp). Je nach Ausmaß des Traumas sollte jedoch schon vor der Replantation die Aussicht auf eine funktionelle Rehabilitation beachtet werden. Die Lebensumstände des Patienten müssen in der Indikationsstellung berücksichtigt werden. Zum Beispiel sollte heutzutage nicht jeder amputierte Finger replantiert werden, insbesondere wenn das Grundgelenk eines Langfingers zerstört ist. Der Finger ist bei später eingeschränktem Bewegungsausmaß eher störend als helfend. Eine Daumenamputation stellt **immer** eine absolute Replantationsindikation dar. Trotz der technischen Herausforderung, die eine Replantation an einen Handchirurgen stellt, muß die Indikation nach den individuellen Umständen und Wünschen des Patienten gestellt werden.

Replantation am Patienten: Für den Patienten, nicht für den Chirurgen

5.2 Transplantationen

Ein weiteres Einsatzgebiet der mikrochirurgischen Techniken sind die elektiven Wiederherstellungen durch Transplantationen. Insbesonders die Transplantation von Zehen bei Mehrfachamputationen im Bereich der Hand ist ein den Spezialzentren vorbehaltenes aber etabliertes Verfahren. Hierbei kann die zweite oder auch die erste Zehe mit ihren Gefäßen und Nerven im Bereich der Metatarsalknochen abgesetzt werden und auf die Hand, z.B. als Dauemersatz, bzw. an den Unterarm transplantiert werden.

5.3 Prefabricated Flaps

Bei dieser Sonderform handelt es sich um „geschaffene Lappen". Das Prinzip der „prefabricated flaps", die nur bei absoluten Sonderindikationen zum Einsatz kommen, ist die Implantation eines Gefäßbündels in ein Haut-Unterhautfettareal. Nachdem ein neues Gefäßnetz aus diesem implantierten Gefäßbündel gewachsen ist, kann das neue Angiosom transplantiert werden. Zum Einsatz kommt dieses Verfahren z.B. im Bereich der Verbrennungschirurgie, in dem die klassischen Angiosome zerstört sein können.

e

Abb. 10.35 a–d
a Ausrißamputation des Daumens der linken Hand auf Höhe des Grundgelenkes. **b** Das gekühlte Amputat mit der lang ausgerissenen Beugesehne (oben) und Strecksehne (unten). **c** Zustand nach Replantation. **d** Postoperatives, gutes funktionelles Ergebnis.

6 Rekonstruktive ästhetische Chirurgie

Die am Körper entstandenen Defekte nach Trauma oder aber auch nach Operationen können mit Hilfe plastisch-chirurgischer Techniken gedeckt werden. Hierbei müssen Prinzipien der funktionellen Rekonstruktion und der ästhetischen Rekonstruktion miteinander kombiniert werden.

6.1 Narbenkorrektur

Die Phasen der Wundheilung laufen bei normaler Abwehrlage mit der Ausbildung einer stabilen Oberflächennarbe nach ca. 10–12 Tagen je nach Körperregion ab. Die endgültige Reifung der Narbe wird nach 6 bis 12 Monaten erreicht. Narbenkorrekturen sollten, wenn nicht eine funktionelle Behinderung besteht, frühestens nach Ablauf dieser Zeit vorgenommen werden.

Die Basistechniken für die Narbenkorrektur sind oben dargestellt und beinhalten nach Exzision der Narbe zumeist die **Z-Plastik**, die **W-Plastik** oder kleinere Lappenplastiken. Als Sonderform ist die serielle Exzision, wobei ein großes Narbenfeld z.B. nach Verbrennungen Stück für Stück reseziert und in den einzelnen Operationsschritten die Elastizität der anliegenden Haut genutzt wird, um die Narbe ohne eine Vordehnung zu resezieren.

Bei ausgedehnten Narbenfeldern kommen Expander zum Einsatz. Diese zumeist aus Silikon hergestellten ballonartigen Implantate sind in unterschiedlichen Größen und Formen kommerziell erhältlich. Mittels dieser Implantate kann die am Narbenareal angrenzende Haut gedehnt werden.

6.1.1 Gewebeexpansion (Abb. 10.36 a–e)

Indikationen: Narbenareale, Rekonstruktion von Defekten der behaarten Kopfhaut.

Technik:
- Präoperative Testung der Hautverschieblichkeit und Ausmessen der erforderlichen Expandergröße
- Zur Operation: Narbennahe Inzision und weitreichende Unterminierung der gesunden Haut-Unterhaut
- Einlage des Expanders mit Minimalfüllung
- Positionierung des Ventils expanderfern.

Nach einer Einheilungszeit von ca. 2–3 Wochen kann die sukzessive Auffüllung des Expanders erfolgen. Zur Auffüllung wird zumeist isotonische Kochsalzlösung verwendet. Die Injektion erfolgt perkutan unter sterilen Bedingungen. Der Expander sollte nach maximaler Aufdehnung, falls keine Infektionszeichen auftreten, einige Zeit belassen werden.

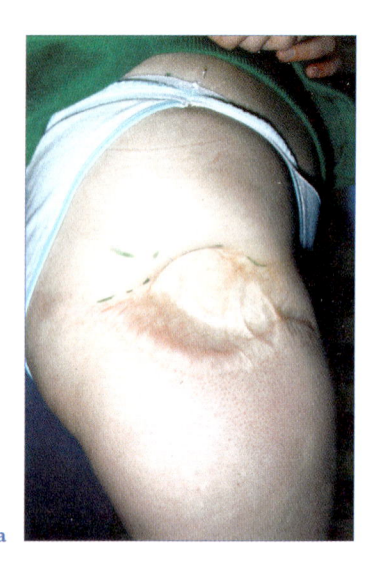

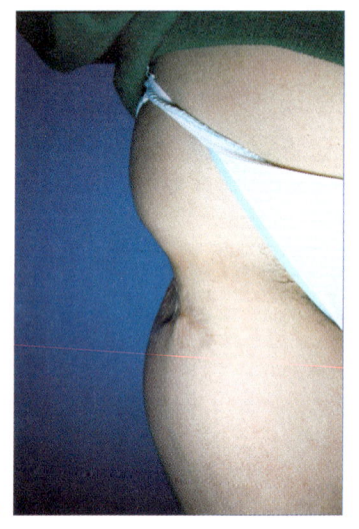

Beim 2. Operationsschritt wird der Expander entnommen, das Narbenareal entfernt und die expandierte Haut in Form von Verschiebeplastiken oder Schwenklappen zur Defektdeckung genutzt.

6.1.2 Chemisches Peeling

Ähnlich der Dermabrasio werden hierbei die obersten Hautschichten mit Säuren entfernt. Je nach Länge der Einwirkzeit der Säuren können unterschiedliche Hautschichten abgeschält werden. Für den Einsatz in der Plastischen Chirurgie hat sich eine Kooperation mit spezialisierten Kosmetikern als hilfreich erwiesen.

Zum Peeling stehen zur Verfügung:
- Retinoidsäuren (Vitamin A)
- Trichloressigsäuren
- Carbolsäuren (Phenol).

Je nach Substanz können die Ätzkräfte so stark sein, daß der Eingriff in Sedierungs- oder Vollnarkose durchgeführt werden muß. Besonders bei phenolhaltigen Peelings sollte aufgrund der toxischen Belastung eine Überprüfung der Herz-, Nieren- und Leberfunktion erfolgen.

Indikationen: Aknenarben, Verbrennungsnarben, Altersflecken, Pigmentflecken.
Technik:
– Penible Hautsäuberung
– Gleichmäßiges Auftragen der Substanz
– Entfernung der Substanz
– Kosmetische Nachbehandlung.
Komplikationen: Pigmentverschiebungen, Narben, toxische Nebenwirkungen.

6.1.3 Dermabrasio

Größere Narbenfelder oder Narben im Gesicht können durch Abschleifen in ihrer Form und Oberflächenstruktur verbessert werden (Abb. 10.37 a–c).

Hierbei sollte zunächst eine Testschleifung an einem kleineren Areal erfolgen, um die individuelle Reaktion der Haut beurteilen zu können. Kommt es im Testfeld nicht zu einer extremen Überreaktion, kann das gesamte Narbenareal dermabradiert werden.

Mit der Dermabrasio sollten die obersten Hautschichten bis zur gefäßführenden Schicht entfernt werden. Der Eingriff kann je nach Ausmaß des Areals in Oberflächennarkose, Leitungsanästhesie oder Vollnarkose durchgeführt werden.

Meist wird ein Elektromotor und ein rotierender Schleifkopf, z.B. diamantbesetzt, verwendet.

Indikationen: Aknenarben, Verbrennungsnarben, Altersflecken, Pigmentflecken.

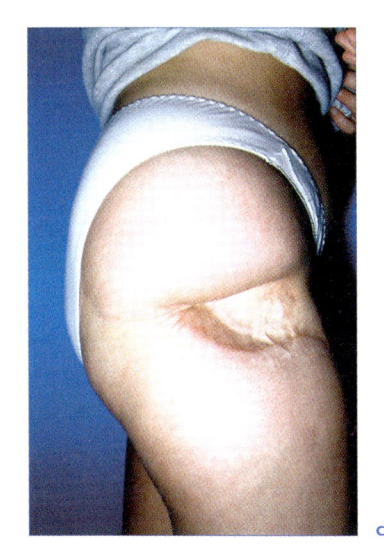

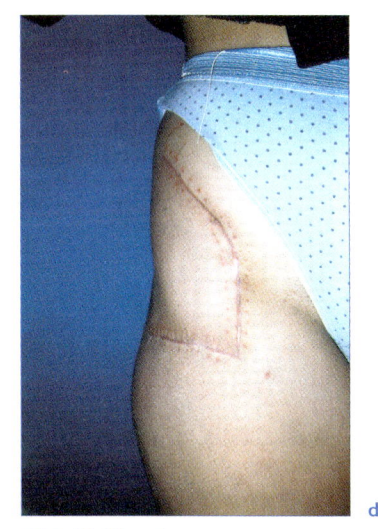

Abb. 10.36 a–d
a, b Großer Defekt in Regio trochanterica nach Tumorentfernung. Gedeckt mit Spalthaut. Nach tumorfreiem Intervall erfolgt Narbenkorrektur mit einem kranial eingebrachten Hautexpander. **c** Füllung des Expanders und hierdurch Dehnung der Haut. Füllung mit 1000 ml. **d** Nach Expanderexplantation erfolgte die Exzision des Spalthautareals und die Deckung des Defekts mit dem gedehnten Gewebe.

Technik:
- Ausreichende Kühlung der Haut durch simultanes Aufträufeln von steriler 0,9 %iger NaCl-Lösung
- Gleichmäßige Schleifung und Geschwindigkeit
- Gleichmäßige Schleiftiefe
- Sterile Verbände

Komplikationen:
- Narbenbildung bei zu tiefer Schleifung
- Pigmentverschiebungen
- Sonnenempfindlichkeit.

6.1.4 Laserbehandlung

Narbenfelder können mit einem vaporsierenden Laserstrahl behandelt werden. Dies ist bei CO_2-Lasern gegeben. Langzeitergebnisse und Ergebnisse nach Behandlung großflächiger Narbenfelder liegen noch nicht vor.

6.2 Instabile Narbe

Von instabilen Narben spricht man, wenn Narben im Bereich von Gelenken oder aber aufgrund von Scherkräften immer wieder zu Ulzerationen und Lazerationen neigen. Instabile Narben finden sich häufig bei Patienten im reduziertem Allgemeinzustand. Aufgrund der dauernden Reparationsvorgänge können in chronischen Narben Narbenkarzinome entstehen.

Zumeist müssen diese Narben weit exzidiert und dann definitiv gedeckt werden. Im Vordergrund steht stets das ausreichende Débridement bis zum Erreichen von gut durchbluteten Wundrändern. Je nach Allgemeinzustand kann zunächst eine Wundgrundkonditionierung erfolgen. Eine mögliche sekundäre Deckung mit Spalthaut ist anzustreben. Bei Patienten in gutem Allgemeinzustand ist auch die Deckung mit Nah- oder Fernlappen möglich. Bei entsprechenden angiologischen Voraussetzungen können freie Hautfaszienlappen für die Rekonstruktion der Haut genutzt werden.

Jede instabile Narbe muß definitiv versorgt werden

6.3 Defektdeckungen

Posttraumatische oder postoperative Defekte nach Tumoroperationen oder anderen elektiven Operationen können die gesamte Körperoberfläche eines Patienten betreffen. Individuell ist jeweils eine Operationsstrategie festzulegen. Hierbei muß neben der funktionellen Rekonstruktion das ästhetische Gesamtergebnis der

Abb. 10.37 a–c
a Patient mit Aknenarben. b Intraoperatives Bild einer hochtourigen Dermabrasio. c Postoperatives Ergebnis noch mit Reizungen der Haut.

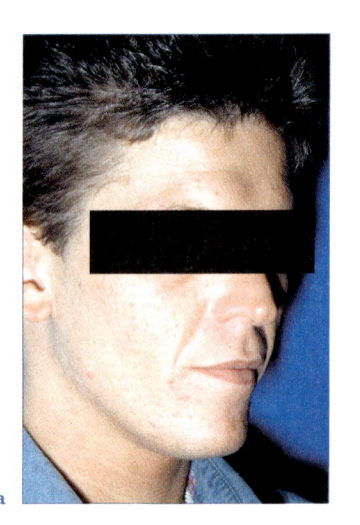

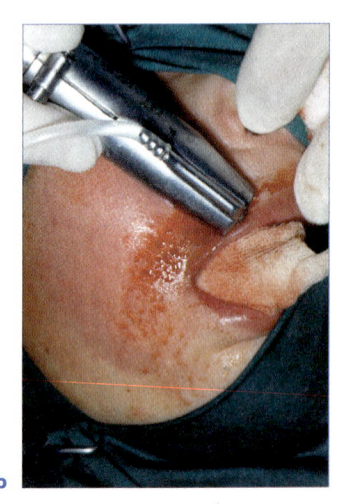

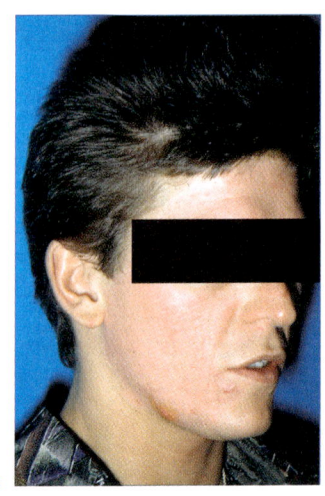

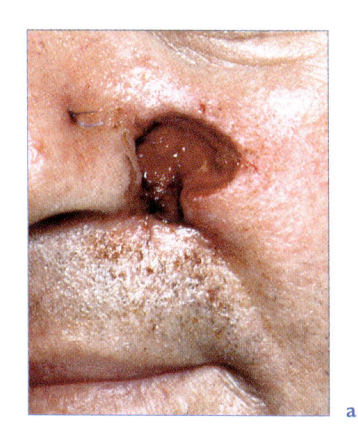

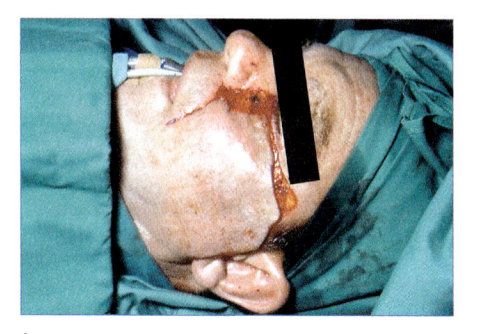

Abb. 10.38 a–c
Defekt in Nasolabialfalte nach Tumorentfernung. Hebung eines Wangenrotationslappen nach Esser. Dieser Lappen beachtet besonders natürliche Grenzflächen im Gesicht (b). Postoperatives Ergebnis nach Einheilung des Lappens (c).

Operation beachtet werden. Im Bereich der Tumoroperation muß die Tumorfreiheit der Exzisionsränder beachtet werden.
In jedem Fall ist ein unter Umständen mehrschrittiger Operationsplan zu erstellen.
Bei posttraumatischen Defekten kann eine primäre einzeitige Operation diese Anforderung erfüllen. In allen Fällen ist eine gute **interdisziplinäre Zusammenarbeit** mit Traumatologen, Viszeralchirurgen, Onkologen, Internisten und Anästhesisten notwendig.
Im weiteren sind exemplarische Behandlungsfälle nach Körperregion aufgeführt.

6.4 Hauttumoren im Gesichtsbereich

(Abb. 10.38 a–c)

Die Entfernung von Basaliomen in den lichtexponierten Hautarealen erfordert zur ästhetischen Deckung der entstandenen Defekte häufig plastisch-chirurgische Techniken.
Je nach Größe und Lokalisation lassen sich diese Defekte mit den oben dargestellten lokalen Lappenplastiken decken. Die Techniken eines Flügellappens, Limberg-Lappens, V-Y-Techniken sind sehr hilfreich im Gesichtsbereich. Im Bereich der Augenlider muß der postoperative Narbenzug in der Planung vorberechnet werden, um das Ausbilden eines Ektropiums zu vermeiden.
Hauttumoren im Gesichtsbereich können auch mehrzeitig versorgt werden. Hierbei wird im 1. Schritt die Läsion entfernt und der Defekt temporär gedeckt. Nach genauer histologischer Begutachtung der Exzisionsränder kann die definitive Deckung vollzogen werden. Mit diesem mehrzeitigen Verfahren können Nachresektionen im Bereich lappengedeckter Areale vermieden werden.

6.5 Nasenrekonstruktion

Nach Tumorentfernung oder Trauma kann die Rekonstruktion von Nasenanteilen oder aber der gesamten Nase notwendig werden. Zur Rekonstruktion des Nasenskeletts können Knorpeltransplantate, z.B. aus dem Ohr oder aus noch vorhandenem Septum gewonnen werden. Es erfolgt so zunächst die Rekonstruktion des knorpeligen Nasenskeletts und dann der Weichteilaufbau. Lokale Lappen, gewonnen aus der Stirn, stellen das klassische Modell für eine Nasenrekonstruktion dar. Der Stirnlappen kann als Schwenklappen oder als Rundstiellappen bei Nasenspitzendefekten benutzt werden. Eine weitere Quelle für Weichteilgewebe ist die Nasolabialfalte, gestielte Lappen können an Endästen der A. facialis zur Rekonstruktion gehoben werden. Zur Wiederherstellung der Schleimhaut müssen diese gestielten Lappen subepidermal gehoben und mit Spalthaut gedeckt werden.
Muß in Extremfällen die gesamte Nase rekonstruiert werden, läßt sich vorgedehnte Haut aus dem Stirnbereich verwenden.

6.6 Lippenrekonstruktion

Bei Lippendefekten nach Trauma oder Tumor müssen für die Rekonstruktion die anatomisch vorgegebenen Grenzen exakt beachtet werden. Besonders die Lippenrotgrenze sowie die Grenze von verhornter zu nichtverhornter Schleimhaut müssen berücksichtigt werden (Abb. 10.39). Defekte von $1/3$ der Lippe lassen sich meist primär ohne wesentliche Funktionsausfälle verschließen. Größere Defekte, z.B. der Unterlippe, können durch einen Abbé-Lappen (Abb. 10.40) versorgt werden.

6.6.1 Abbé-Lappentechnik

Indikation: Lippendefekte (Abb. 10.40).
Technik: Auffüllung des Lippendefektes mit Material aus der nicht beschädigten Lippe.
– Entfernung des Tumors bzw. Débridement der Wundränder
– Präparation eines medial oder lateral an der A. labialis gestielten Lappens
– Schwenken des Lappens in den Defekt
– Primärverschluß der Entnahmestelle
– Nach 2–3 Wochen läßt sich der Stiel des Lappens durchtrennen und so die Lippenkontur wiederherstellen.

6.6.2 Karapandzik-Lappen

Weitere Methoden der Lippenrekonstruktion sind die Karapandzik-Lappen. Hierbei werden bei großen Defekten der Unterlippe zwei seitlich gestielte Lappen bis zur Nasolabialfalte vorgeschnitten und komplett um 120° bilateral rotiert. Es gelingt so fast die gesamte Unterlippe zu rekonstruieren.

6.7 Ohrrekonstruktion

Nach Trauma oder Verbrennungen kann es zum Komplett- oder Teilverlust der gesamten Ohrmuschel kommen. Ähnlich der Rekonstruktion der Nase liegt in der Wiederherstellung der dreidimensionalen Form der hohe Anspruch der Operation.
Meist wird ein mehrschrittiges Verfahren für die Ohrrekonstruktion eingeleitet. In Fällen von angeborenen Aplasien des äußeren Ohres sollte eine Rekonstruktion im Alter von 10 bis 12 Jahren erfolgen.
Technik: Aus den knorpeligen Anteilen der Rippenknorpel aus der 6. bis 8. Rippe lassen sich Anteile des Ohrmuschelskelettes rekonstruieren. Hierbei wird der Knorpel entnommen und vom Operateur unter Beachtung der Symmetrie zur Gegenseite modelliert. Meist wird ein äußerer C-förmiger Bogen mit einem inneren Y-förmigen Skelett verbunden. Das gesamte Skelett wird fest vernäht. Nach Anlage an den Schädel erfolgt nun die Deckung mit einem Faszienlappen aus der Regio temporalis. Die Deckung der

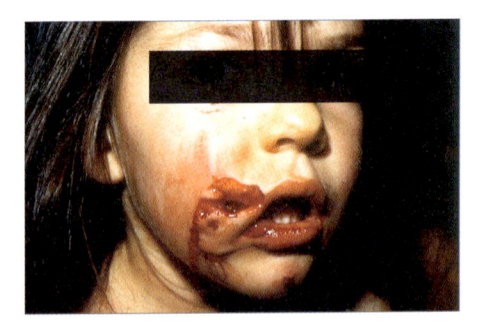

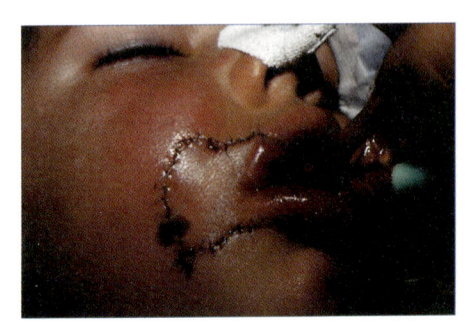

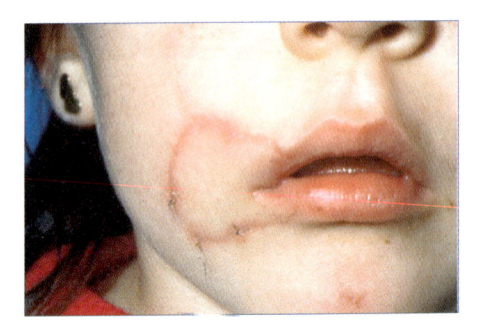

Abb. 10.39 a–c
Lippendefekt. **a** Hundebißverletzung eines Kindes in die Wange und Lippe. **b** Bei der Versorgung müssen sämtliche Bißkanäle debridiert werden. Hiernach erfolgt der allschichtige Verschluß der Wunde mit Drainage. Peri- und postoperative Antibiotikabehandlung sowie Sprech- und Kauverbot kennzeichnen die stationäre Behandlung. **c** Frühes postoperatives Ergebnis.

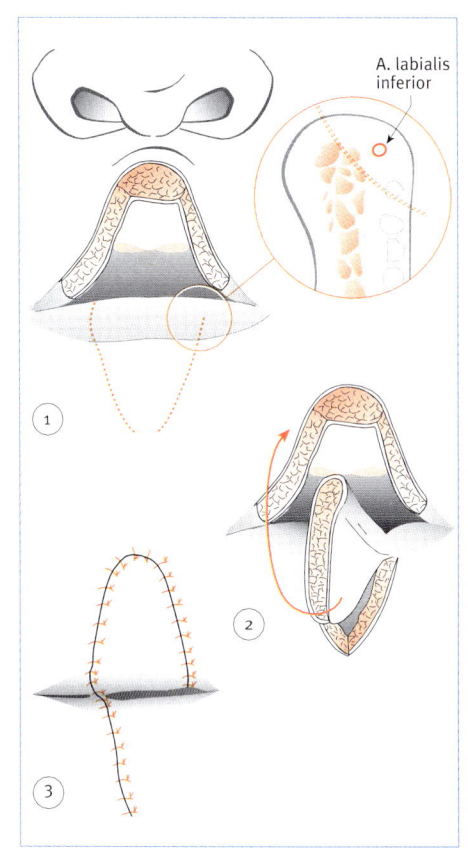

Abb. 10.40
Abbé-Lappen. V-förmiger Lappen, gestielt an der A. labialis zur Defektdeckung an der gegenüberliegenden Lippe

Faszie erfolgt mit Spalthaut. In weiteren Operationsschritten erfolgt die plastische Rekonstruktion des Ohrläppchens. Dies geschieht meist mit lokalen Lappenplastiken.

Eine **Alternative** stellt die Rekonstruktion mit Orthesen dar, die nach dem Vorbild der Gegenseite individuell angefertigt werden und mit implantierten Druckknöpfen fixiert werden.

6.8 Rekonstruktion bei Fazialisparese

Nach Tumoroperationen kann es zum teilweisen oder kompletten Ausfall der mimischen Muskulatur auf einer Gesichtshälfte kommen. Je nach Alter und Befund werden mehrere Rekonstruktionsmöglichkeiten unterschieden. Ziel jeglicher Rekonstruktion ist die Reanimation der gelähmten Gesichtshälfte und die Wiedererlangung von unwillkürlichen Bewegungen.

Bei Patienten höheren Alters oder aber bei Teilläsionen können lokale Muskelplastiken, wie ein **Temporalistransfer**, den Lidschluß und die Mundwinkelanhebung wiederherstellen. Bei dieser Rekonstruktion wird der M. temporalis entweder umgeschlagen oder aber der Ansatz am Processus coronoideus zum Mundwinkel verlängert. Der Patient kann so willkürlich über die Aktivierung des M. temporalis Gesichtsbewegungen durchführen (Abb. 10.41).

Bei frischen Läsionen des N. facialis sollte eine **primäre Rekonstruktion** des Nervens, und, falls dies nicht möglich ist, eine Rekonstruktion mit Nerventransplantaten folgen. Bei diesem sog. **Cross-facial-nerve-gafting (CFNG)** werden **Nerventransplantate** (gewonnen aus dem N. suralis) von der nicht-gelähmten zur gelähmten Seite subkutan getunnelt. Im Bereich der nicht-gelähmten Gesichtshälfte werden die Nerventransplantate an Seitäste des N. facialis koaptiert.

Je nach Denervierungszeit können nach Einsprossen der Axone entweder im Bereich der gelähmten Gesichtshälfte die Fasern des N. facialis koaptiert (max. 16 bis 30 Monate nach Trauma), oder aber im Rahmen einer 2. Operation ein **freier Muskel transplantiert** werden (Abb. 10.42).

Diese Operation sollte nur in Spezialzentren durchgeführt werden.

6.9 Rekonstruktion bei Läsionen der oberen Extremität

Neben den oft im Vordergrund stehenden Verletzungen im Handbereich können Schwerstverletzte auch im Bereich der Unter- und Oberarme oder im Bereich der Schulter Weichteildefekte und einen Verlust von funktionellen Strukturen erleiden.

Die Prinzipien der plastisch-chirurgischen Rekonstruktion werden in diesen Fällen meist in mehrschrittigen Operationen angewendet. Liegt z.B. eine große Weichteilverletzung im Bereich des

Unterarms mit Verlust der Unterarmbeugemuskulatur vor, so muß in der Primäroperation evtl. zusammen mit den Traumatologen oder Orthopäden zunächst eine **knöcherne Refixierung** und **Revaskularisierung** erfolgen.

Schon im Rahmen dieser Primäroperation sollten für die weitere Rekonstruktion die noch vorhandenen Nerven (z.B. motorischen Äste des N. medianus) gekennzeichnet werden. Nach Stabilisierung des Patienten kann nun mit Hilfe einer **freien Muskeltransplantation** (z.B. M. gracilis, M. latissimus) eine funktionelle Rekonstruktion durchgeführt werden.

Bei den freien Muskeltransplantationen sind, besonders beim Einsetzen, die Grundlagen der Muskelphysiologie zu beachten. So muß die Vorspannung des Muskels berücksichtigt werden, um auch einen genügenden Hub zu erreichen. Die Axone müssen aus einem Nervenstumpf oder einem Nerventransplantat zunächst in den motorischen Nerv des Muskeltransplantats einwachsen. Dies bedeutet, daß ein Muskeltransplantat nicht sofort nach der Operation funktioniert, sondern je nach Länge des am Muskel belas-

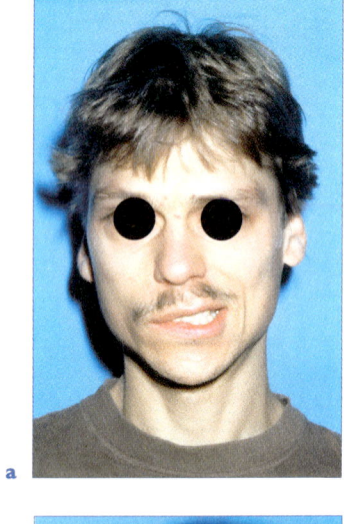

Abb. 10.41 a–c
a Junger Patient mit Parese des Nervus fazialis rechts nach Entfernung eines Akustikusneurinoms. Rekonstruktion mit einem Temporalistransfer auf Wunsch des Patienten.
b Intraoperatives Bild zeigt einzelne Muskelzügel des M. temporalis. Mit den oberen Zügeln wird der gelähmte Augenschluß dynamisch rekonstruiert. Die unteren Zügel werden zum Mundwinkel gebracht. **c** Frühes postoperatives Bild zeigt die Kontraktion der Muskelzügel bei Anspannung des M. temporalis. Ein Verschluß des Auges und Hebung des Mundwinkels ist erreicht.

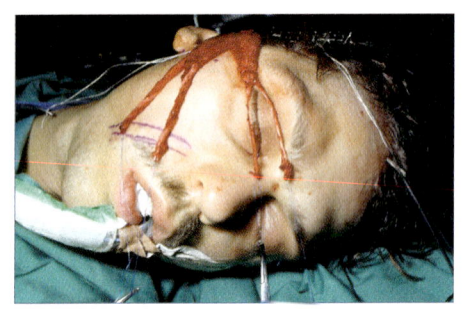

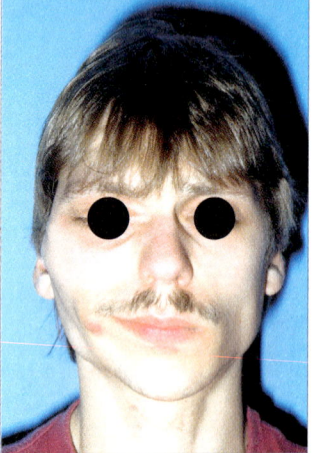

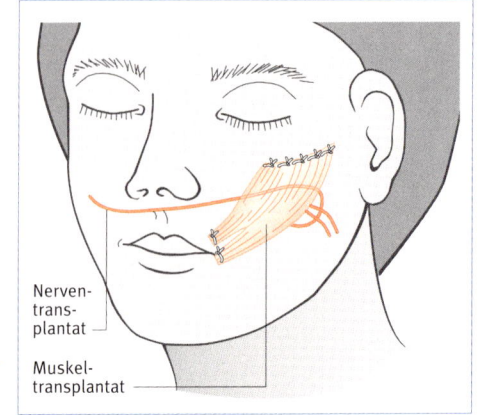

Abb. 10.42
Fazialisparese. Beispiel eines „Crossfacial-nerve-grafting" mit Ausschluß an ein freies Muskelpaket

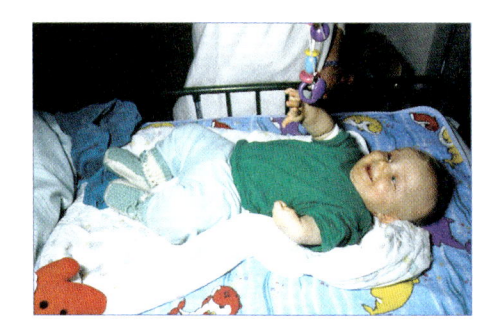

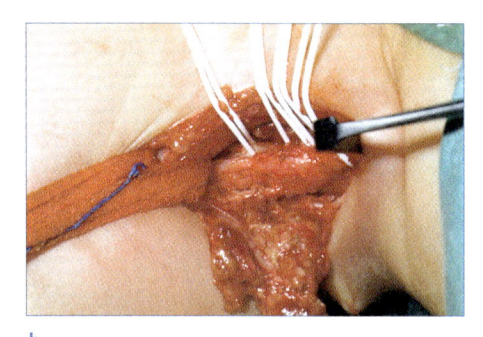

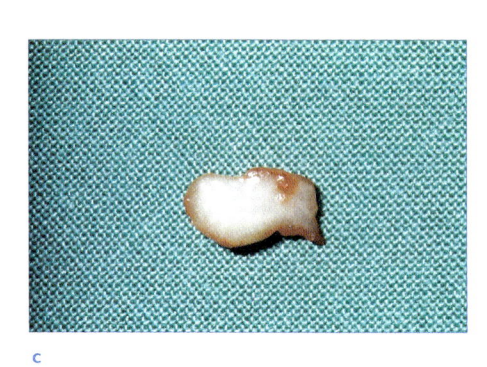

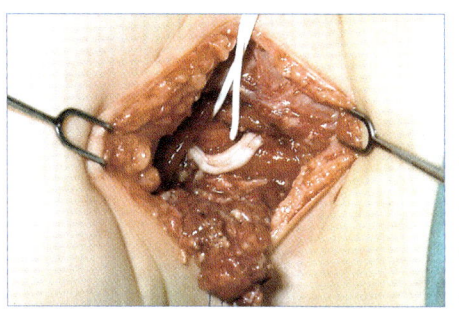

senen Nervs eine Denervationszeit hat. Dies und weitere Gründe (Vorspannung, Muskeldurchblutung, Fasertypisierung) führen zu einem 25–50 %igen Kraftverlust im transplantierten Muskel.
Eine sehr genaue Aufklärung des Patienten über diese Zusammenhänge schützt vor übertriebenen Erwartungshaltungen.

6.9.1 Plexusläsionen

Ein Spezialgebiet der Plastischen Chirurgie stellt die Behandlung der Verletzungen des Plexus brachialis dar. Diese Rekonstruktionen können nur selten als Primäroperation angegangen werden. Meist werden die Patienten in die Spezialzentren mit zeitlicher Verzögerung eingewiesen. Im Vordergrund steht nun die genaue Diagnostik zur Feststellung der ausgefallenen Nervenstrukturen und Festlegung der Läsionshöhe.
Operativ kann das Nervengeflecht supra- und infraklavikulär freigelegt werden. Intraoperative elektrische Stimulierung kann bei vorhandenen Restfunktionen die Identifizierung der einzelnen Nervenbahnen erleichtern. Zwingend erforderlich ist eine Identifikation der einzelnen Nervenwurzeln und die Exploration der Nervenaustrittspunkte, um Ausrisse der Nervenwurzeln aus dem Rückenmark feststellen zu können (Abb. 10.43 a–d).
Sodann kann eine Rekonstruktion mit Nerventransplantaten verbunden an noch intakte Nervenwurzeln oder intakte Nachbarnerven erfolgen. Hierbei werden intraplexische und extraplexische unterschieden (z.B. Interkostalnerven). Zumeist erfolgen diese Rekonstruktionen in mehreren Schritten, wobei jeweils die Nervenregenerationszeit abgewartet werden muß.
Bei langer **Denervierungszeit** können die Muskelfasern nicht mehr regenerieren. In diesen Fällen bieten die Prinzipien der Muskeltransplantation (s. 4.3 M. latissimus dorsi-, 4.4 M. gracilis-Transfer) sowie Muskelumsetzplastiken eine Möglichkeit, Restfunktionen wiederherzustellen.
Muskelumsetzplastiken – oder auch **motorische Ersatzoperationen** genannt – bezeichnen Operationen, die noch funktionsfähige Muskeln entweder komplett oder nur deren Ansätze umsetzen und so ausgefallene Muskelgruppen ersetzen. Die absolute Kraft eines umgesetzten Muskels ist dabei zumeist geringer als die ursprüngliche Kraft in der Muskelgruppe. Den Patienten ermöglicht eine solche Operation jedoch die Durchführung von Grobbewegungen.

Abb. 10.43 a–d
Kind mit geburtstraumatischer Läsion des linken Plexus brachialis. **a** Die noch vorhandene Beugefunktion der Finger sowie die Parese der Schulter und des M. bizeps brachii lassen auf eine Läsion der oberen Wurzel (Erb´sche Läsion) schließen.
b Intraoperativ zeigte sich ein Neurom im Truncus superior. **c** Das resizierte Neurom zeigt makro- wie mikroskopisch keine Nervenregeneration. **d** Die Rekonstruktion erfolgt mit Nerventransplantaten.

So kann bei einer chronischen **Radialisparese** ein Handgelenksbeuger (meist M. flexor carpi ulnaris) auf die Ansatzsehnen des M. extensor digitorum „umgesetzt" werden.

6.10 Rekonstruktion von Rumpfläsionen

Defekte und Läsionen am Körperrumpf sind meist Folge von Operationen oder Infekten. Kleinere Tumoroperationen im Rumpfbereich lassen sich meist mit lokalen Schwenk- oder Rotationslappen verschließen. Selten sind größere rekonstruktive Maßnahmen notwendig. Als Standardmuskel zur Deckung von ausgedehnten Defekten im oberen Thoraxbereich dient der M. latissimus dorsi.

6.10.1 Dekubitalulzera

Kachektische Patienten, Paraplegiker und Patienten nach aufwendigen Operationen entwickeln trotz präventiver Maßnahmen wie Lagerung und Einsatz von Spezialmatratzen oft Druckgeschwüre.

Durch den lokalen Druck an den exponierten Stellen wie über dem Os sacrum, Tuber ischiadicum oder Trochanter major kommt es zur lokalen Ischämie der Haut und des Unterhautgewebes. Leider sieht man von der Dekubitalulzeration oft nur die Spitze und beim Débridement fällt eine komplette Nekrose auch der darunterliegenden Muskulatur auf.

Für die Rekonstruktion der Dekubitalulzera ist das radikale Débridement evtl. unter Mitentfernung der Knochenvorsprünge Voraussetzung.

Die **Tiefe der Ulzeration** wird nach Campbell in 7 Grade eingeteilt (Tab. 10.9).

Bei der Erstellung der **Operationsindikation** müssen vitale Indikationen von relativen und absoluten Indikationen unterschieden werden. Bei schwerster Sepsis oder akuten Arosionsblutungen liegt eine **vitale** Operationsindikation vor. Bei chronischen Schmerzen, zur Pflegeerleichterung oder zur Prophylaxe eines Wundinfektes besteht eine **relative** Indikation zum operativen Verschluß des Dekubitus. Eine **absolute** Operationsindikation stellt eine tiefe Osteomyelitis, eine Gelenkbeteiligung am Dekubitusgrund oder aber ein Narbenkarzinom dar. In allen Fällen muß der Dekubitus radikal débridiert und sämtliche Fistelgänge entfernt werden.

Deckungsmöglichkeiten: V-Y-Lappen des Glutaeus maximus, Rotationslappen Glutaeus maximus, V-Y-Vorschublappen Biceps femoris, (Abb. 10.44) Schwenklappen Tensor fasciae latae oder mikrochirurgische freie Lappentransplantation als Ultimo ratio.

Tab. 10.9 Dekubitalulzera nach Campbell

Grad 1	Haut
Grad 2	Subkutis
Grad 3	bis an die tiefe Faszie
Grad 4	durch die tiefe Faszie
Grad 5	Beteiligung der Muskulatur
Grad 6	bis ans Periost
Grad 7	Knochenbeteiligung

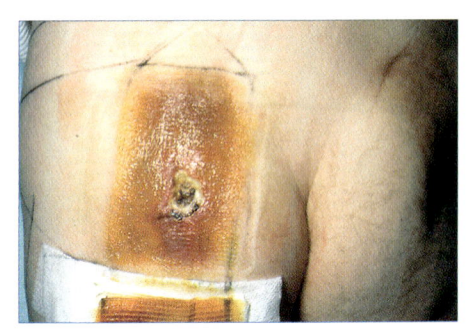

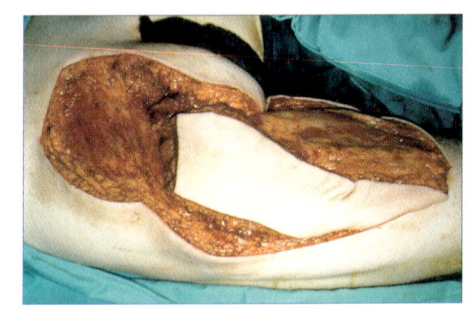

a

b

6.11 Rekonstruktion bei Läsionen der unteren Extremitäten

Defekte und Läsionen an der unteren Extremität können als Folge einer Tumoroperation, eines Weichteildefektes nach Trauma oder als Folge eines chronischen Infektes z.B. bei Durchblutungs- oder Stoffwechselstörungen auftreten.

Je nach der Lokalisation des Defekts und des Allgemeinzustandes des Patienten ist eine Defektdeckung mit lokalen Lappenplastiken aus Ober- oder Unterschenkel anzustreben.

Nach kleineren Tumoroperationen kann eine Spalthauttransplantation auf den intakten Wundgrund erfolgen.

Bei größeren Defekten muß zwischen funktioneller Rekonstruktion und einfacher Defektdeckung unterschieden werden. Sowohl für die einfache Defektdeckung als auch für die funktionelle Rekonstruktion können lokale Muskellappen oder freie Muskeltransplantationen durchgeführt werden.

6.11.1 Nervenläsionen

Bei Läsion des peripheren Nervensystems der unteren Extremität kann der N. ischiadicus, N. femoralis oder N. peronaeus betroffen sein, die dementsprechend exploriert und rekonstruiert werden müssen.

Aufgrund der langen Regenerationsstrecke werden besonders bei hohen Läsionen zusätzlich **motorische Ersatzoperationen** erforderlich. So kann für den Fall einer lange bestehenden Peronäusläsion der M. tibialis posterior an seinem Ansatz durchtrennt und mit der Sehne der Peronäusgruppe verflochten werden.

Traumen an den unteren Extremitäten können zu Vernarbungen im Nerven-Bindegewebe führen. Die derart geschädigten Nerven müssen möglichst atraumatisch im Gesunden aufgesucht und mikrochirurgisch freipräpariert werden. Diese **Neurolyse** kann im Extremfall die Trennung der einzelnen Faszikel des Nervs erforderlich machen. Bei maximaler Schädigung ist der Ersatz des Nervs im geschädigten Bereich mit **Nerventransplantaten** erforderlich.

6.11.2 Diabetische Ulzera

Die Behandlung der diabetischen Ulzerationen im Bereich der unteren Extremität erfordert die intensive interdisziplinäre Zusammenarbeit von Internisten, Gefäßchirurgen und Plastischen Chirurgen.

Bei guter Einstellung des Diabetes und eventueller Rekonstruktion der Gefäßbahn lassen sich Ulzerationen mit Hilfe plastisch-chirurgischer Methoden erfolgreich behandeln.

Für kleinere Ulzerationen sind lokale Lappenplastiken z.B. der Instep-Flap an der A. plantaris medialis, der A. dorsalis pedis-Lappen oder der A. suralis-Lappen indiziert.

Die freie Muskel- oder Lappentransplantation setzt die Durchgängigkeit der großen Beinarterien voraus.

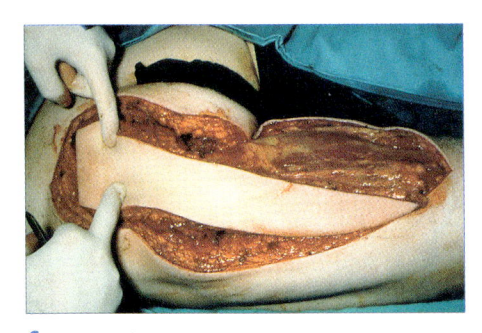

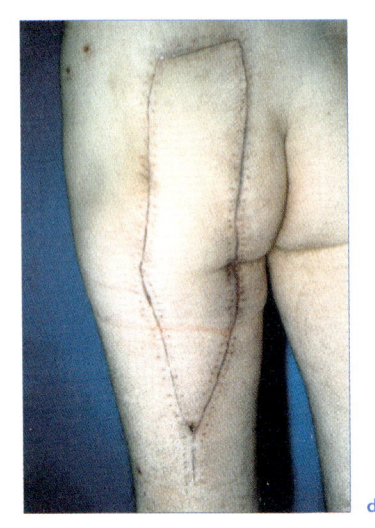

Abb. 10.44 a–d
a Tiefe, chronische Läsion über dem Tuber ischiadicum. Nach Exzision der Läsion und des geschädigten Gewebes ist der Defekt „lappenpflichtig". **b** Hebung des M. biceps femoris. **c** Nach Durchtrennung von Ursprung und Ansatz und Lösung von der Unterlage kann der myokutane Lappen an seinen Gefäßstielen nach kranial transpositioniert werden. **d** Postoperatives Bild.

7 Plastische Mammachirurgie

In der plastischen Mammachirurgie werden die Reduktionsplastiken, die Augmentationen sowie die Mammarekonstruktionen aufgeführt.

7.1 Mammareduktionsplastiken

Indikation zur Mammareduktionsplastik kann eine **Mammahyperplasie**, eine **Asymmetrie** oder jede **Art von Fehlbildung** sein. Weiterhin kann eine extreme **Ptosis** die Indikation zur Durchführung einer Straffungsoperation darstellen.
Die Mammareduktionsplastik kann in unterschiedlichen Operationstechniken durchgeführt werden.
Diese Techniken unterscheiden sich zum einen in der Art der **Inzisionslinien**, in der **Stielung der Areole und Mamille** sowie in der Art der **Brustdrüsenresektion**.
Die individuell geeignetste Methode muß präoperativ festgelegt werden, da das Anzeichen der Resektionslinien an der stehenden Patientin erfolgt.

Mammareduktionsplastik
Präoperativ: Mammographie bzw. Mammasonographie
 Festlegung der Operationstechnik
 Anzeichnung der Inzisionslinien
Intraoperativ: Gewichtsbestimmung des Resektates
 Symmetriekontrolle
 Resektat zur histologischen Untersuchung einsenden
Postoperativ: Unterstützung durch BH ca. 3 Monate

Als Beispiel sollen zwei Resektionstechniken dargestellt werden, einmal die klassische Technik **nach Strömbeck**, zum anderen die **vertikale Mammaplastik nach Lejour**.
Indikationen: Mammahyperplasien und Makromastien können neben der psychischen Belastung für die Patientinnen auch zu organischen Störungen wie Fehlhaltungen, Myalgien im Bereich der Hals- und oberer Brustwirbelsäule, Schnürfurchenbildung durch BH sowie Ekzeme in den intertrigenösen Arealen der Submammärfalte führen.
Komplikationen: Infektionen, Einschränkung der Sensibilität der Brüste, Verlust der Stillfähigkeit sowie Mamillennekrose.

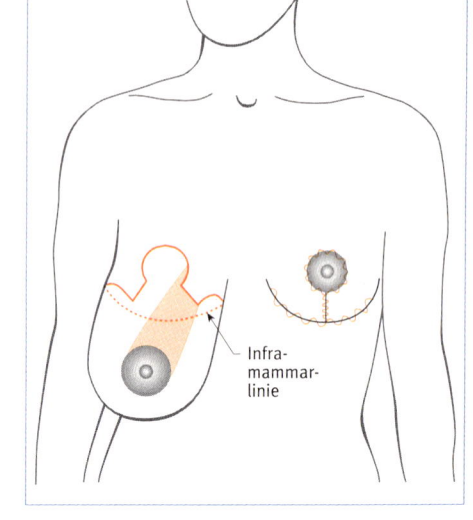

Abb. 10.45
Mammareduktionsplastik nach Strömbeck. Nach Resektion des Drüsenkörpers verbleibt die Mamille medial gestielt. Es ergibt sich eine Narbe in Form eines inversen T.

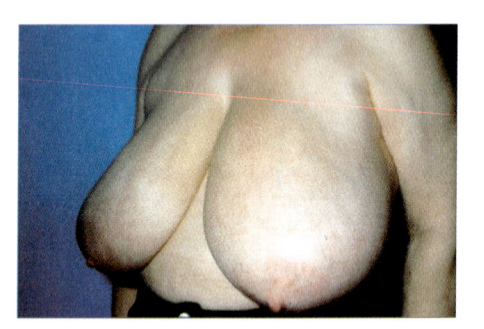

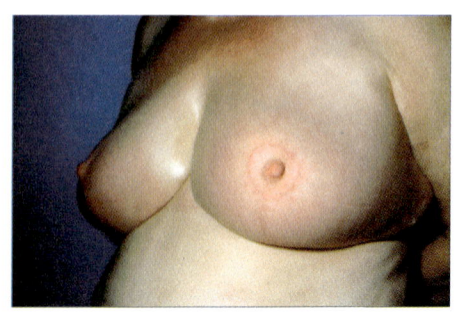

Abb. 10.46 a,b
a Massive Mammahyperplasie. b Ergebnis nach Reduktion in der Technik nach Strömbeck. Bei massiver Hyperplasie können Narben bis zur Axilla resultieren.

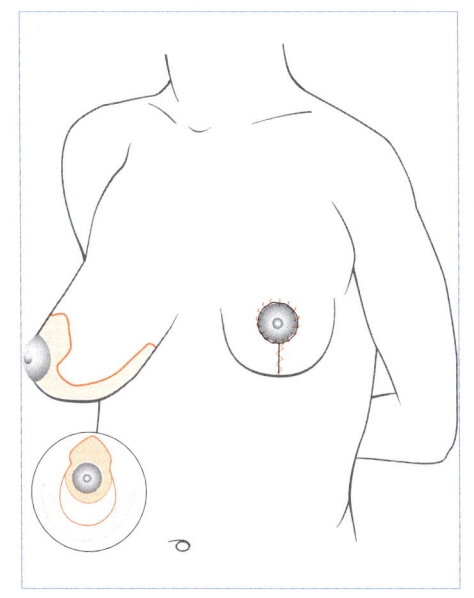

Abb. 10.47
Reduktionsplastik in der Technik nach Madleine Lejour. Durch weite kutane Mobilisation und Naht des verbleibenden Drüsenkörpers wird die Retraktionsfähigkeit der Haut genutzt, um „narbensparend" zu operieren. Es ergibt sich nur eine vertikale Narbe.

7.1.1 Operationstechnik nach Strömbeck (Abb. 10.45, 10.46)

Präoperative Markierung:
- Festlegen des Jugulum-Mamillenabstandes.
- Einzeichnen der Medianlinie, der thoraxhalbierenden Linie beidseits sowie der Submammärfalte beidseits.
- Kennzeichnen der neuen Lage des Mamillen-Areolenkomplexes durch Druck von inframammär (im Durchschnitt 18–22 cm in der Medioklavikularlinie bzw. in Höhe der Oberarmmitte).
- Einzeichnen des neuen Mamillen-Areolenkomplexes. Markieren der seitlichen Resektionslinie mit Schablone bzw. vom eingezeichneten Mamillen-Areolenkomplex im 80–120°-Winkel über 6–7 cm nach medial und lateral. Verbindung dieser Linie in der neu zu entstehenden Submammärfalte. Abschließend Überprüfen der Brustform und Größe durch Imitation der Resektion.

Operative Schritte:
- Vorschneiden des Mamillen-Areolenkomplexes bei vorgespannter Brust.
- Deepithelisieren innerhalb der Resektionsgrenzen.
- En-bloc-Resektion der Brustdrüse entsprechend den präoperativ festgelegten Resektionsgrenzen nach Anheben des Mamillen-Areolenkomplexes in horizontaler Richtung.
- Seitliche Unterminierung der Wundränder und Markierung der Areole mit Faden.
- Verschluß der vertikalen Naht und der Submammärfalte.
- Vorschneiden des neuen Mamillen-Areolensitzes sowie Herausluxieren und Einnaht des Mamillen-Areolenkomplexes.

Bei der dargestellten Technik liegt die Hauptspannung auf der Haut. Hierdurch können die Narben auseinandergezogen werden und spätere Narbenkorrekturen notwendig machen.

7.1.2 Vertikale Mammaplastik nach Lejour (Abb. 10.47, 10.48)

Bei der vertikalen Mammaplastik nach Lejour wird der teilresezierte Drüsenkomplex in sich vernäht und an der Brustwand fixiert.
Vorteil dieser Technik ist die Vermeidung der umgekehrten T-förmigen Narbe.
Als **Nachteil** ist eine starke Raffung der vertikalen Naht anzusehen, die die Beurteilung des endgültigen Ergebnisses der Mammareduktionsplastik erst nach einigen Wochen erlaubt.

Präoperative Markierung:
- Bestimmung und Anzeichnen des neuen Mamillen-Areolenkomplexes sowie Einzeichnen der Mittellinie und der Submammärfalte beidseits.
- Einzeichnen der thoraxhalbierenden Linie beidseits.
- Festlegung der seitlichen Resektionslinien durch Verschiebung der Brust nach medial- bzw. lateralwärts und Projektion auf die vertikal eingezeichnete Linie.

- Konisches Zusammenführen der seitlichen Begrenzungslinien mit Scheitelpunkt ca. 3 cm oberhalb der Submammärfalte.
- Anzeichnen der periareolären Inzisionslinien mit einer Seitenlänge von jeweils ca. 7 cm.

Operative Schritte:
- Vorschneiden des Mamillen-Areolenkomplexes und Deepithelisieren innerhalb der Resektionslinien.
- Weite Mobilisierung des Haut- und Unterhautfettgewebes medial, lateral sowie der Submammärfalte.
- Kaudale En-bloc-Resektion eines dreieckförmigen Bereichs des Drüsenkörpers unter Belassen eines zentralen Drüsenstiels.
- Formung des teilresezierten Drüsenkörpers durch invertierende Nähte sowie Fixieren des Drüsenkörpers in Höhe des 2. Interkostalraumes.
- Fixieren und Einnähen der Areolen und Wundverschluß mit intrakutanen Raffnähten.

7.2 Mammaaugmentation (Brustvergrößerung)

Neben dem Operationsverfahren steht die Diskussion um die Sicherheit der Implantate im Mittelpunkt des Aufklärungsgespräches. Neben den **Silikon**-gefüllten Implantaten stehen heute **Sojaöl**-gefüllte sowie **Kochsalz**-gefüllte Implantate zur Verfügung.

Je nach **Einlagentiefe** unterscheidet man subpektorale von subglandulären Implantaten. Inzisionen können periareolär, in der Submammärfalte sowie in der vorderen Achsellinie durchgeführt werden.

Indikationen: Mammahypoplasie, Involutionshypoplasie der Mammae, sekundärer Brustaufbau nach subkutaner Mastektomie (Abb. 10.49).

Operationstechnik: Bei allen Zugangswegen wie auch bei beiden Implantationsebenen ist eine genau geplante Unterminierung zur Schaffung eines Transplantatlagers notwendig. Die Implantation der Prothesen muß unter streng sterilen Kautelen erfolgen.

Komplikationen: Kapselbildung, Bleeding (Austritt der Füllsubstanz).

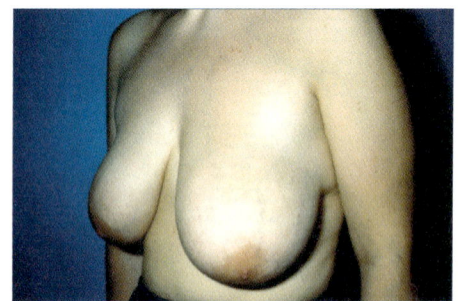

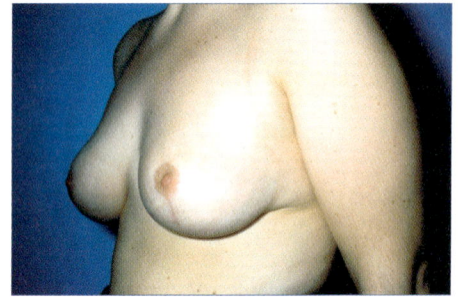

Abb. 10.48 a,b
a Mammahyperplasie und Asymmetrie. b Postoperatives Ergebnis mit symmetrischer Projektion der Mamillen (b).

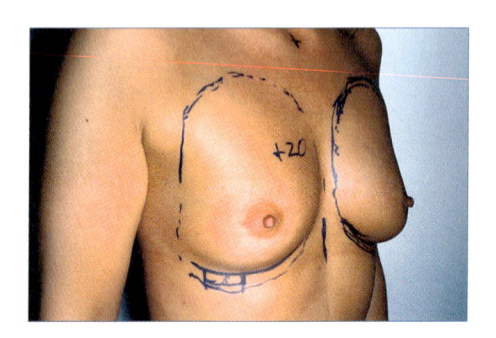

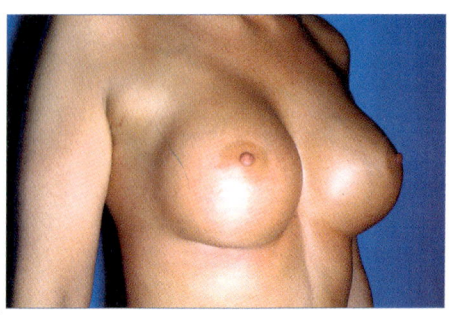

Abb. 10.49 a,b
Patientin mit Wunsch zur Brustvergrößerung.
a Präoperatives Anzeichnen des Transplantatlagers.
b Postoperatives Ergebnis.

Tab. 10.10 Möglichkeiten der Mammarekonstruktion

1. Prothetischer Wiederaufbau

Vorteil	einfaches Verfahren
Möglichkeit	primär oder sekundär
Nachteil	Fremdmaterial, ausreichender Hautweichteilmantel erforderlich, kontraindiziert bei adjuvanter Strahlentherapie

2. Expanderprothese

Vorteil	Aufdehnung bis zur Wunschgröße, Einsatz auch bei verringertem Hautweichteilmantel
Möglichkeit	primär und sekundär
Nachteil	Fremdmaterial meist zweizeitige Operation, Aufwand in der Auffüllphase

3. Lokale Hautlappenplastik

Vorteil	Rekonstruktion des Hautdefizits
Möglichkeit	sekundär
Nachteil	Implantat notwendig, evtl. zusätzliche Narben

4. Aufbau mit Hautmuskellappen latissimus dorsi

Vorteil	Körpereigenes Gewebe mit guter Durchblutung auch zu verwenden nach Radiatio
Möglichkeit	primär und sekundär
Nachteil	Narbe an Entnahmestelle, evtl. zusätzliche Prothese notwendig

5. Gestielte Hautlappenplastik vom Abdomen

Vorteil	Hautmuskelgewebe zu verwenden auch bei Radiatio
Möglichkeit	meist sekundär
Nachteil	Narbe am Abdomen, evtl. Hernienbildung

6. Freier Gewebetransfer TRAM

Vorteil	Narbe wie Abdominoplastik, Eigengewebsaufbau, meist kein prothetischer Aufbau notwendig
Möglichkeit	meist sekundär
Nachteil	Gefahr des Lappenuntergangs und Hernienbildung

Neben dem Tram-Lappen (transversaler abdominaler Insellappen, transverse rectus abdominis muscle-Flap) besteht die Möglichkeit des freien Gewebetransfers des M. glutaeus maximus.

7.3 Mammarekonstruktion

Im Bereich der Mammarekonstruktion kann grundsätzlich die Rekonstruktion der Brust mit körpereigenem Gewebe von der Rekonstruktion der Brust mit Implantaten unterschieden werden (Tab. 10.10).

Als Folge der Mastektomie besteht zumeist ein Weichteildefizit, so daß die noch vorhandenen Hautanteile vor der Rekonstruktion mit **Implantaten** aufgedehnt werden müssen.

Deshalb wird in einem 1. Schritt ein Expander subkutan implantiert, der sukzessive bis zur gewünschten Größe der Mamma aufgefüllt wird. Beim prothetischen Wiederaufbau der Mamma bietet sich bei Patientinnen mit modifizierter radikaler Mastektomie die submuskuläre Einlage einer Prothese an. Nach erfolgtem Brustaufbau wird in einem 2. Operationsschritt der Areolen- und Mamillenkomplex wiederhergestellt (s.u.).

Eine andere Möglichkeit der Rekonstruktion nach Mammaablatio stellt die Wiederherstellung mit Hilfe von **Hautmuskellappen** dar. Hierbei müssen jedoch der Allgemeinzustand der Patientinnen sowie onkologische Gesichtspunkte berücksichtigt werden.

Als Zeitpunkt für den Brustaufbau ist entweder die **Sekundärrekonstruktion** oder die **Sofortrekonstruktion** möglich. Bei adjuvanter Chemotherapie erfolgt die Rekonstruktion nach 3–6 Monaten, bei Bestahlungstherapie in der Regel nach 12 Monaten in Abhängigkeit von Strahlenreaktionen der Haut. Ist eine Strahlentherapie geplant, sollte die Implantation von Prothesen oder Expandern vermieden werden.

7.4 Mamillen- und Areolenrekonstruktion

Für die Mamillen- und Areolenrekonstruktion stehen wiederum mehrere Möglichkeiten zur Verfügung.

Zum einen kann der gesamte Komplex durch **Tätowierungen** imitiert werden.

Als zweite Möglichkeit ist die Transplantation von **Vollhautgewebe** evtl. von der kontralateralen Areole einschließlich der Mamillenspitze gegeben. Weitere Vollhauttransplantate können von der Oberschenkelinnenseite oder von den Oberlidern gewonnen werden. Zur Rekonstruktion der Mamille eignen sich **Keilexzidate** aus dem Ohrläppchen oder aus der Labia minora. Mittels lokaler Schwenklappen (z.B. Malteserkreuz-Technik) läßt sich ebenfalls eine Mamille rekonstruieren.

8 Fehlbildungen

8.1 Lippen-Kiefer-Gaumenspalten

(s. Kap. 18.7)

8.2 Handfehlbildungen

Die Inzidenz der Handfehlbildungen bewegt sich zwischen 1:625 und 1:3000. Die Schwankungen der Zahlen ergibt sich aus der unterschiedlichen Ausprägung von Handfehlbildungen.

Das Ausmaß der Handfehlbildung kann von der einfachen Kamptodaktylie bis zur Fingerduplikation, von der Syndaktylie bis zur schweren Spaltbildung der Hand reichen. Zur genauen Diagnostik ist neben der klinischen Untersuchung und der Beobachtung der Einsatzfähigkeit der mißgebildeten Hand je nach Fehlbildungsmuster eine radiologische Untersuchung erforderlich.

Der **optimale Zeitpunkt** der operativen Intervention ist abhängig vom Grad der Fehlbildung und evtl. sekundärer Schäden, wie z.B. Zug an nicht geschädigten Fingern oder Einschnürungen. Knöcherne Verbindungen, Duplikationen in der 1. Interdigitalfalte, Einschnürungen, komplexe Syndaktylien mit Fingern unterschiedlicher Länge sowie schwere Radialdeviationen machen eine frühzeitige Korrekturoperation erforderlich.

Ansonsten läßt sich der Zeitpunkt der chirurgischen Intervention zwischen 1–3 Jahre z.B. für eine Polizisation (Umsetzen des 2. Fingers als Daumenersatz) ansetzen.

8.2.1 Duplikationen

Die Duplikationen bilden die größte Gruppe der Fehlbildungen der oberen Extremität.

Sie können eingeteilt werden in
Typ I reine Weichteilduplikationen,
Typ II inkomplette Duplikationen mit teilweise knöchernen Verbindungen und
Typ III komplette Duplikationen mit Metakarpalknochenverdoppelung.

Daumenduplikationen werden in 9 weitere Untergruppen unterteilt, wobei die häufigsten Duplikationen im Bereich des distalen Metacarpus oder beim doppelt angelegten Metacarpus liegen. Zur Rekonstruktion muß neben der Fusion der knöchernen Strukturen auch eine Rekonstruktion des Muskel- und Sehnensystems erfolgen.

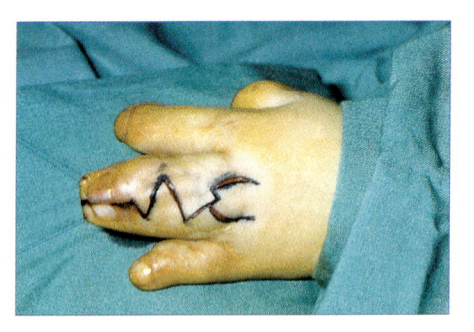

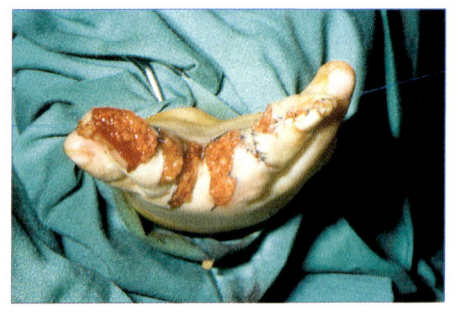

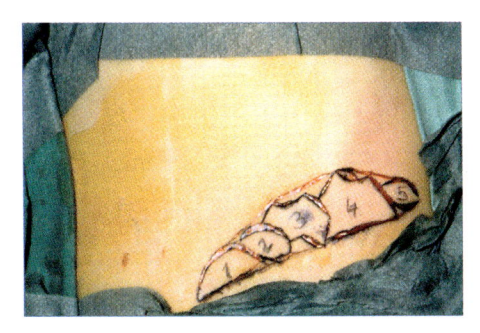

Fehlbildungen 10 Plastische Chirurgie

c

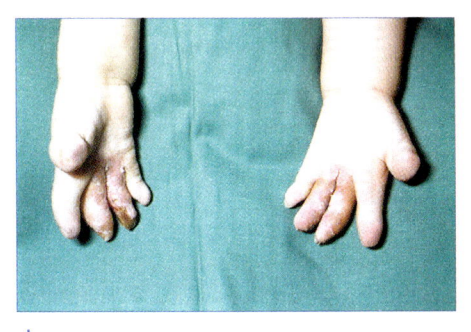

d

Abb. 10.50 a–d
Kutane Syndaktylie der Finger 3 und 4. **a** Einzeichnung der Inzisionslinien beuge- und streckseitig. **b** Situs nach Trennung der Finger und erfolgter Einnaht der Hautläppchen am 3. Finger. Die Restdefekte erfordern Vollhauttransplantate. **c** Einzeichnung der Vollhauttransplantate in der Leiste entsprechend der Hautdefekte an den Fingern. **d** Frühes postoperatives Ergebnis.

8.2.2 Syndaktylien

Als Syndaktylie wird die Fusion von normalen Fingern oder Zehen bezeichnet.

Je nach Ausmaß der Syndaktylie können einfache und komplexe sowie komplette von inkompletten Syndaktylien unterschieden werden. Bei den komplexen Syndaktylien kann es zu knöchernen oder knorpeligen Verbindungen zwischen den Fingern kommen. Die Syndaktylien müssen je nach dem Vorhandensein von überzähligen Phalangen und Duplikationen in den verwachsenen Fingern sowie bei Zug an den Nachbarfingern im Alter von 6–18 Monaten korrigiert werden.

Bei einfachen Syndaktylien sollte die Trennung der Finger im dorsalen und palmaren Zickzackmuster erfolgen. In der Regel sind zusätzliche Hauttransplantationen notwendig (Abb. 10.50 a–e).

8.2.3 Kamptodaktylie

Die Krummfingrigkeit ist definiert als eine Beugekontraktur eines Fingers, meist des 5., seltener des 3. und 4. Fingers.

Eingeteilt werden Kamptodaktylien nach Ausmaß der Biegung. Je nach Genese läßt sich zwischen rein kutanem Zug, Sehnenzug oder Knochenfehlbildung unterscheiden. Abhängig vom Ausmaß kann bei extremer Krümmung eine frühe Rekonstruktion erforderlich werden.

9 Ästhetische Chirurgie

Aus unterschiedlichsten Motiven werden Plastische Chirurgen, mit dem Wunsch, das Äußere des Körpers verändert zu bekommen, konsultiert. Ein Großteil der ästhetischen Eingriffe hat die Intention, altersregressive Veränderungen zu reduzieren.

Die **Indikation zur Operation** ist der Wunsch nach ästhetischer Verbesserung. Die zentralen **psychosozialen Faktoren** erfordern ein hohes Einfühlungsvermögen des Plastischen Chirurgen in die Persönlichkeit des Patienten unter Berücksichtigung der individuellen Umgebung des Patienten.

Aus den Beratungen sollten sich **klare Zielsetzungen** im Bereich des operativ Möglichen ableiten und eindeutige Aufklärung des Patienten über diese **Möglichkeiten** sowie deren **Komplikationen und Folgen** ergeben.

In dieser Konstellation erfüllt der Plastische Chirurg eine Dienstleistung, wobei jedoch „Händler und Kunde" jeweils vom Handel zurücktreten sollten, wenn keine Kooperationsbasis gefunden werden kann.

Eine Zusammenarbeit zwischen Plastischen Chirurgen und erfahrenem Psychologen kann hilfreich für solche Kooperationen sein.

Die Hauptaufgabe des Plastischen Chirurgen liegt primär darin, das operativ Mögliche und Notwendige darzustellen und beratend an die individuellen Bedürfnisse des Patienten anzupassen

Bei Einhaltung dieser Ehrlichkeit in der Kooperation sollte eine Vertrauensbasis geschaffen werden, die eine gegenseitige Anpassung der Zielsetzung erlaubt und auch postoperativ beibehält.

9.1 Ästhetische Chirurgie im Kopfbereich

9.1.1 Blepharoplastik und Unterlidplastik

Blepharoplastik (Abb. 10.51)

Indikationen: Blepharochalasis, evtl. Gesichtsfeldeinschränkung.
Technik:
- Präoperatives Messen des Hautüberschusses und Anzeichnen
- In Lokalanästhesie Exzision des Hautüberschusses meist spindelförmig mit medialem Schwalbenschwanz
- Einkerbung M. orbicularis oculi. Entfernung von überschüssigen Fettdepots bzw. Verschluß von prolabierten Fettgewebshernien
- Wundverschluß unter Beachtung des lateralen Kanthus.

Unterlidplastik

Indikationen: Blepharochalasis, Fettgewebsprolaps.
Technik:
- Anzeichnen und Lokalisation des Fettgewebsprolaps und der überschüssigen Haut
- Resektion an der Unterlidkante, unter Beachtung der Spannungslinien (bei ausschließlichem Fettgewebsprolaps transkonjunktivaler Zugang)
- Teilresektion des M. orbicularis oculi und Resektion des Fettes bzw. Verschluß von prolabierenden Fettgewebshernien
- Hautresektion, Wundverschluß.

Komplikationen

Unterkorrektur, Lagophthalmus, Ektropium, Läsion des Tränennasenganges.

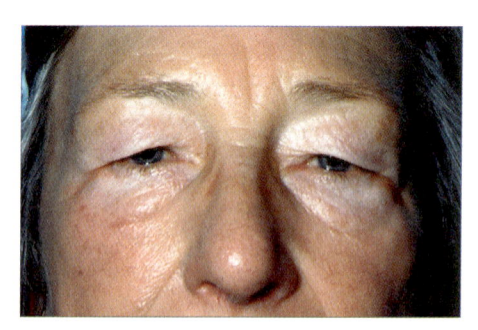

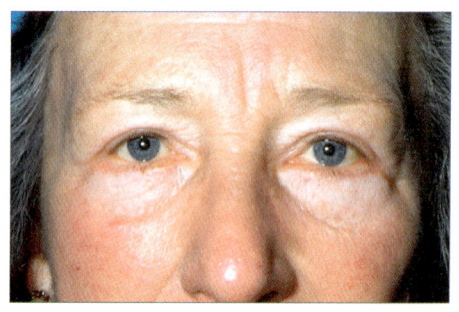

Abb. 10.51 a,b
a Patientin mit ausgeprägter Blepharochalasis mit Einschränkung des Blickfeldes. **b** Postoperatives Ergebnis nach Haut- und Fettexzision im Bereich der Ober- und Unterlider.

Ästhetische Chirurgie

9.1.2 Face-lift

Indikationen: Cutis laxa faciei, altersregressive Veränderungen im Gesicht.
Technik (Abb. 10.52):
- Allgemeinnarkose oder Lokalanästhesie
- Inzision präaurikulär mit Verlängerung im behaarten Bereich der Regio temporalis und retroaurikulär
- Ausgedehnte Hautlappenbildung und Unterminierung der Gesichtshaut
- Evtl. Präparation des SMAS (superfizielles muskuloaponeurotisches System)
- Aufhängung des SMAS
- Zug der Haut nach dorsokranial und Bestimmung der Resektionsgrenzen. Auf Symmetrie zur Gegenseite muß geachtet werden. Hautverschluß.

Komplikationen: Asymmetrien. Verletzung des N. facialis, insbesondere des Ramus temporalis. Narbenhypertrophie, Alopezie, Verzug des Ohrläppchens.

9.1.3 Stirnlifting

Indikationen: Cutis laxa frontalis, Faltenbildung auf der Stirn, „grimmiges Aussehen".
Technik:
- **offene Technik**
- Inzision an der Stirnhaargrenze oder fakultative Koronarinzision
- Subperiostale Präparation und Mobilisierung der Stirnhaut
- Hautresektion, evtl. Durchtrennung des M. corrugator
- **endoskopische Technik**
- 3 Arbeitskanäle und subperiostale Vorpräparation
- Darstellung des N. supraorbitalis und N. supratrochlearis
- Durchtrennen M. corrugator und des M. procerus
- Aufhängung des Periosts und dadurch Liftingeffekt.

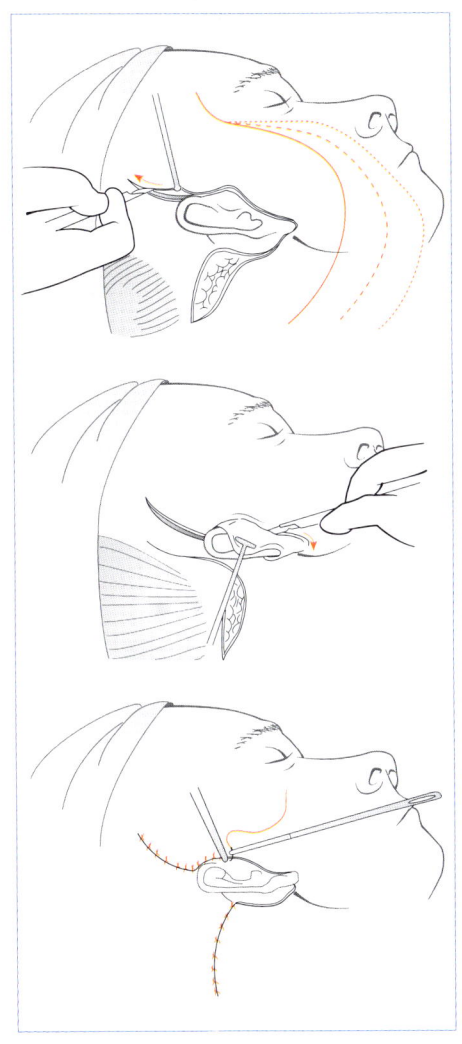

Abb. 10.52
Face-lift-Operation: Präaurikuläre Schnittführung mit Backcut in retroaurikulären Haaransatz (1), Unterminierung der Haut, Straffung der mobilisierten Gesichtshaut und Resektion des Überschusses (2), Wundverschluß (3)

9.1.4 Rhinoplastik

Prinzipiell werden offene und geschlossene Techniken unterschieden. Präoperativ ist die Abklärung von funktionellen Behinderungen sowie die Analyse der ästhetischen Komponenten der Nasendeformität notwendig. Zur Korrektur des äußeren Profils ist das Anfertigen von Fotografien und eine exakte OP-Planung unerläßlich.

Durch eine Rhinoplastik können alle Knorpel- und knöchernen Anteile des Nasenskelettes korrigiert werden.

Bei vorliegender Septumdeviation kann dieses entweder in situ korrigiert oder aber auch komplett entnommen, extern geformt und dann replaziert werden.

Je nach vorliegender Deformität wird korrigiert: Der knorpelige Nasenanteil bzw. die Nasenspitze durch Teilresektion von den Knorpelstrukturen, die Höckernase durch Abtragen der den Höcker bildenden knorpeligen und knöchernen Anteile, die Langnase durch Kürzung des Septums, die Breit- bzw. Schiefnase im knöchernen Bereich durch laterale Osteotomien.

Die bei der Resektion entnommenen Knorpelanteile können wiederum für den Aufbau benutzt werden (Abb. 10.53).

Indikationen: Höcker- oder Sattelnasenbildung, Nasendeviation, Verformung der Nasenspitze.

Komplikationen: Blutungen, Über- oder Unterkorrekturen, funktionelle Behinderung der Nasenatmung.

9.1.5 Otoplastik

Die Korrektur von Ohrfehlbildungen oder abstehenden Ohren sollte bereits im Kindesalter erfolgen. Präoperativ sollte das Ausmaß des Ausstellwinkels sowie Fehlbildungen des Knorpelgerüstes analysiert werden (Abb. 10.54).

Es können die reinen Schnitttechniken von den Nahttechniken und die Kombination beider Techniken unterschieden werden.

Die Operation kann je nach Lebensalter in Intubationsnarkose oder in Lokalnarkose durchgeführt werden.

Indikation: Psychosozial.

Technik: Zunächst sollte die gewünschte Biegelinie erfaßt und angezeichnet werden. Diese Linie wird auf die Rückseite der Ohrmuschel übertagen, um dann über eine spindelförmige Hautexzision den Knorpel freizulegen. Je nach Technik kann nun der Knorpel teilweise entfernt, angefräst oder gedoppelt werden. Postoperativ angelegte Kompressionsverbände in Form eines Stirnbandes sollten bis 14 Tage getragen werden.

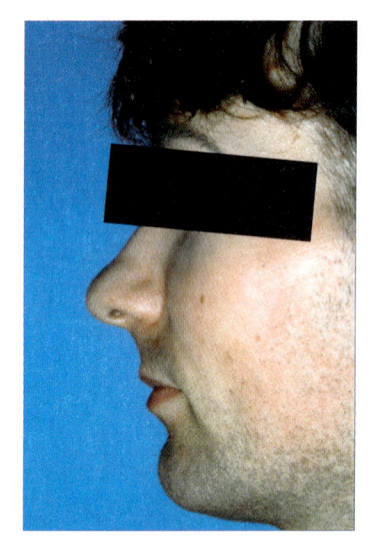

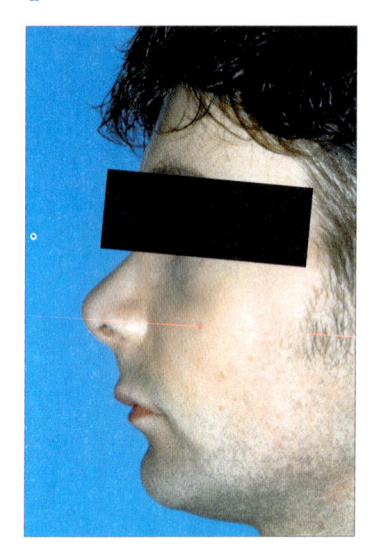

Abb. 10.53 a,b
Junger Patient mit Wunsch der Nasenverkürzung und Verschmälerung. **a** Präoperativ und **b** postoperativ.

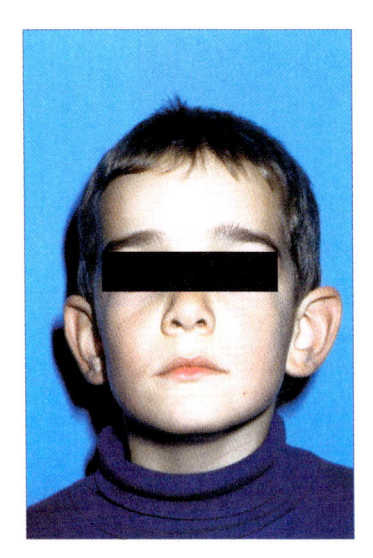

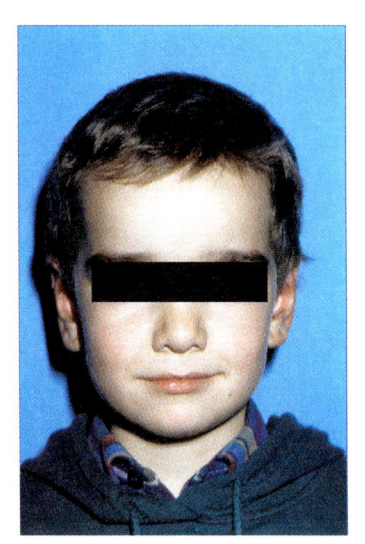

Abb. 10.54 a,b
Kind mit abstehenden Ohren. **a** Präoperativ und **b** postoperativ.

9.1.6 Injektionstechniken

Zum Ausgleich von Falten können Eigengewebe wie auch Fremdgewebe verwendet werden.
Indikation: Psychoszial, tiefe Gesichtsfalten.
Techniken:
- **Eigenfettinjektion:** Abgesaugtes Fett wird hierbei mit verschiedensten Verfahren aufbereitet, evtl. zentrifugiert oder gefiltert, um dann per Injektion unter die Falte gespritzt zu werden. Da derart implantierte Fettzellen jedoch nicht überleben, ist der Erfolg nur passager.
- **Kollageninjektion:** Fertigpräparate ermöglichen die gezielte Injektion von Kollagen unter tiefe Hautfalten.
- Weitere Injektionen mit Silikon oder Bioplastik, Polymethyl mit Akrylat, Fibrinkleber oder Paraffin sind beschrieben. Die Haltbarkeit und die Gefahr solcher Injektionen müssen individuell abgeklärt werden.

9.1.7 Alopeziebehandlung

Die Behandlung der Kahlköpfigkeit reicht von der reinen Implantation kleiner haartragender Transplantate bis zu haartragenden Lappenplastiken.

Bei den **Haartransplantationen** werden kleine haartragende Hautstanzen meist am Hinterkopf entnommen, in verschieden große Gewebsportionen unterteilt und dann im Bereich der alopektischen Haut eingesetzt.

Weitere Methoden benutzen die Technik der **Gewebsexpansion**, um den haartragenden Skalpanteil zu expandieren und dann nach ausreichender Expansion den nicht haartragenden Teil zu entfernen und mit dem expandierten haartragenden Hautlappen zu decken.

Die gute Durchblutung der Kopfhaut wird zum Einsatz verschiedenster Skalplappen zur Korrektur von Alopezien genutzt. Hierbei muß jedoch auf die unterschiedliche Wachstumsrichtung der Haare in den unterschiedlichen Kopfregionen geachtet werden.

9.2 Ästhetische Chirurgie des Rumpfes

9.2.1 Abdominoplastik

Nach extremem Gewichtsverlust oder mehrfacher Schwangerschaft kann es zur nicht mehr retraktionsfähigen Expansion der Bauchhaut gekommen sein, so daß neben der ästhetischen auch eine hygienische Indikation besteht (Abb. 10.55).

Technik:
- Präoperativ: Markieren der Resektionslinien am stehenden sowie am sitzenden Patienten. Evtl. Bauchdeckenschwächen oder Hernien aufsuchen
- Bogenförmige Inzision von Spina iliaca anterior über Pubisbereich zur kontralateralen Seite
- Vorpräparieren bis auf die Bauchwand und weite epifasziale Unterminierung bis zum Xyphoid
- Umschneidung des Nabels
- Mobilisation der gesamten Bauchhaut nach distal, Bauchwandplastik bei Bauchdeckenschwächen oder Hernien
- Resektion des überschüssigen Haut- und Unterhautfettgewebes, Einnaht des Nabels, Wundverschluß.

Komplikationen: Wundheilungsstörungen, Nekrose des Nabels.

9.2.2 Fettabsaugung

Indikationen: Lipomatosen im Bereich des Abdomens, der Hüfte, der Oberschenkel, im Kniebereich, am Gesäß, am Kinn und an der Mammae.

Technik:
- Präoperativ: Einzeichnen von topographischen Höhenkurven, um das Ausmaß der Absaugung festzulegen.
- In Intubationsnarkose oder Lokalanästhesie werden kleine Inzisionen durchgeführt
- Einbringung von Absaugkanülen unterschiedlicher Größe
- Absaugen unter Führung der Kanüle mit flacher Hand.

9.2.3 Gynäkomastie

Die männliche Ausbildung einer Brust kann unterschiedliche Ursachen haben. Neben reiner Fettansammlung kann auch ein Brustdrüsenzuwachs bei vermindertem Östrogenabbau zugrunde liegen, in Einzelfällen auch ein Mammakarzinom.

Indikationen: Psychosozial, evtl. diagnostisch.

Technik:
- Halbmondförmige Inzision periareolär
- Freipräparation des Drüsenfettkörpers, evtl. mit angleichender Liposuktion
- Wundverschluß.

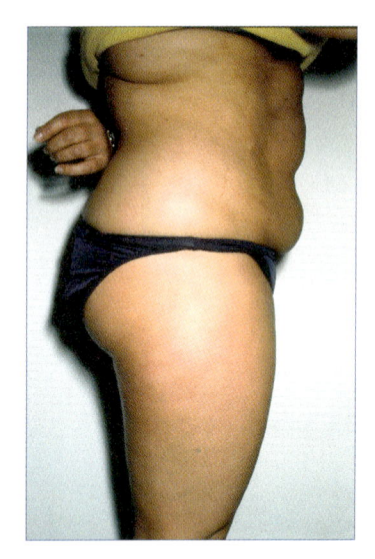

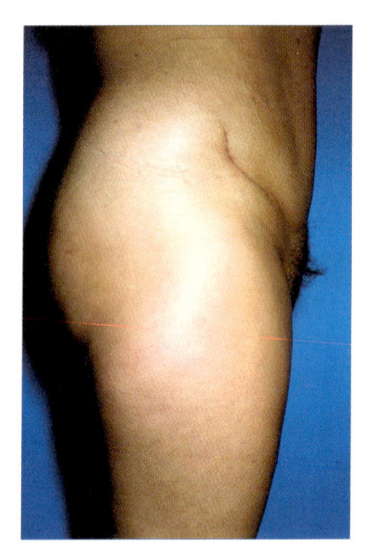

Abb. 10.55 a,b
Patient mit Wunsch zur Abdominoplastik. **a** Präoperativ und **b** postoperativ.

9.3 Transsexualismus

Die Behandlung von Patienten mit dem Wunsch der Geschlechtsumwandlung bedarf eines höchst psychologischen Geschicks sowie enge Zusammenarbeit mit Urologen, Psychologen und Psychiatern. Als **Voraussetzungen** gelten die Empfehlungen der Kommission der Deutschen Gesellschaft für Sexualforschung:
1. abgeschlossene psycho-sexuelle Entwicklung, Operation nicht vor dem 21. Lebensjahr;
2. gründliche diagnostische Abklärung somatisch wie psychiatrisch;
3. ein- bis zweijährige ärztliche Beobachtung;
4. mindestens 1 Jahr in angestrebter Geschlechtsrolle leben unter Hormonbehandlung;
5. Indikationsstellung zur Operation;
6. ausführliche Aufklärung über Risiken und Folgen;
7. postoperative ärztliche und soziale Betreuung.

9.3.1 Operation Mann zu Frau

Die Operation besteht aus den Schritten Orchektomie, Penektomie, Vaginabildung, evtl. Korrekturoperationen.
Technik:
– Eröffnung des Skrotums und Orchektomie
– Entfernung von Corpora cavernosa und Urethra aus dem Hautsack
– Trennung von Glans penis und Corpora spongiosa von Cavernosa und Urethra
– Ausbildung einer Vaginalhöhle unter Nutzung des Penishautschlauches
– Einnähen von Glans penis als Klitoris und
– Einnaht von Harnröhre
– Bildung von Schamlippen aus Hodensacklappen.
Komplikationen: Rektale Fistelbildung, Einfallen der Vaginalhöhle.

9.3.2 Operation Frau zu Mann

Die Operationsschritte hierbei sind die Ablatio mammae, Hysterektomie, Skrotumbildung und Phallusbildung.

Technik:
- Ablatio mammae
- Hysterektomie und Verschluß der Vagina
- Verlegung der Urethra
- Phalloplastik. Hier hat sich die Unterarmlappenplastik unter Gebrauch eines A. radialis-Lappens und Bildung eines Neopenis durchgesetzt (Abb. 10.56 a–d).

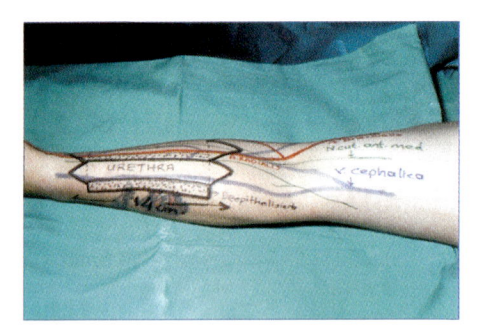

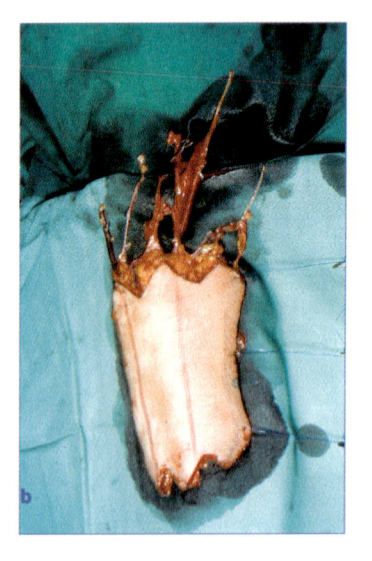

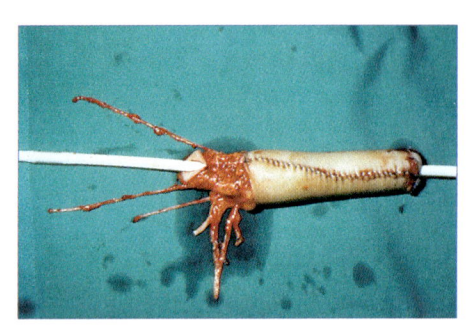

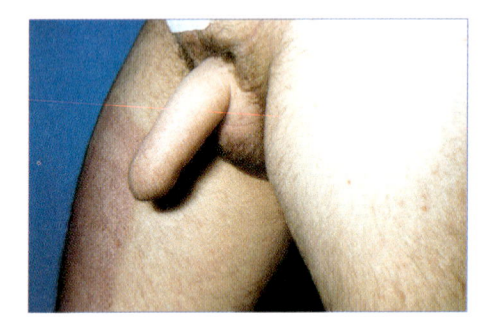

Abb. 10.56 a–d
Chirurgische Geschlechtsumwandlung Frau zu Mann: **a** Planung des Neopenis am Unterarm. Markierung der Gefäße sowie der zukünftigen Harnröhre. **b** Hebung des Radialislappen und **c** Konstruktion des Neopenis noch am Unterarm. **d** Postoperatives Ergebnis nach Transplantation.

11 Chirurgische Endoskopie

Kapitelübersicht

Chirurgische Endoskopie

Fremdkörperextraktion

Polypektomie

Endoskopische Stillung nicht-variköser Blutungen

Endoskopische Behandlung von Ösophagus- und Fundusvarizen

Endoskopische Behandlung von Stenosen
- Bougierung
- Thermische Methoden
- Implantation von Plastiktuben oder Metallstents (Stenting)

Endoskopische Behandlung der Achalasie

Endoskopische Therapie am Gallengang
- Endoskopische Papillotomie
- Steinextraktion, Lithotripsie
- Nasobiliäre Sonde
- Endoprothese (Stent)

Endoskopische Behandlung der chronischen Pankreatitis

Endoskopische Plazierung von Sonden
- Duodenalsonden
- Perkutan-endoskopische Gastrotomie (PEG)
- Intestinalsonden
- Kolondekompresssionssonden

Septektomie beim Zenkerschen Divertikel

Fistelokklusion

Die Ausweitung endoskopischer Verfahren aufgrund technischer Verbesserungen erlaubt die direkte Inspektion von immer mehr pathologischen Prozessen mit der Möglichkeit der Probenentnahme (PE) und der therapeutischen Intervention (s.a. organbezogene Kapitel), Tabelle 11.1 zeigt eine Übersicht.

In der Abdominalchirurgie kommt der Endoskopie des Gastrointestinaltrakts zur präoperativen Diagnostik, der Lokalisation einer Blutungsquelle und bei der Tumornachsorge (Anastomosenkontrolle) eine besondere Bedeutung zu. Ösophago-Gastro-Duodenoskopie, Koloskopie und ERCP sind ausgereifte Methoden, während die Endoskopie des Dünndarms (Enteroskopie) wegen ihrer Kompliziertheit eher selten angewandt wird.

Die flexiblen **Endoskope** (Abb. 11.1) mit Außendurchmessern von 6 mm bis 15 mm sind vollständig wasserdicht und können in geeigneten Maschinen unproblematisch gereinigt und desinfiziert werden. Für die Gastroskopie und Koloskopie werden Endoskope mit einer Geradeausoptik eingesetzt, während für die ERCP nur ein Seitblick-Instrument die ädaquate Einstellung der Papille gewährleistet.

Während in früheren Endoskopen das Bild über Glasfaserbündel zum Okular gelangte, wird in den modernen Videoendoskopen das Bild von einer kleinen Kamera an der Gerätespitze aufgenommen und auf einem Bildschirm wiedergegeben.

Als **Hilfsmittel** zur Ausführung verschiedener Eingriffe dienen Zangen, Schlingen, Schneidedrähte, Scheren, Injektionssonden und Klippapplikatoren, die durch den Arbeitskanal der Endoskope eingeführt werden (Abb. 11.2).

In Tabelle 2 sind endoskopische Behandlungen am Gastrointestinaltrakt aufgeführt.

> Voraussetzung zur Ösophago-Gastro-Duodenoskopie: Patient ist nüchtern
> Voraussetzung zur Koloskopie: Gründliche Reinigung des Kolons durch Lavage

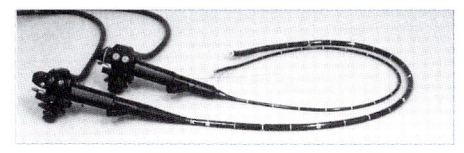

Abb. 11.1
Vollflexible Videoendoskope mit einem Kaliber von 6 mm für die Routinediagnostik und einem Durchmesser von 11,2 mm für therapeutische Zwecke

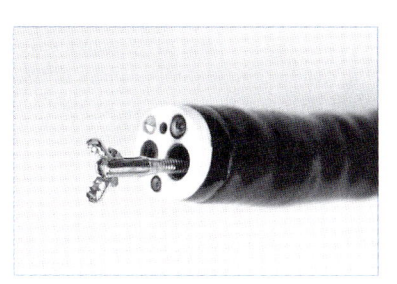

Abb. 11.2
Biopsiezange, die durch den Arbeitskanal des Endoskops geschoben wird

11 Chirurgische Endoskopie

Tab. 11.1 Verfahren der chirurgischen Endoskopie

- **Angioskopie:** Inspektion von Gefäßen vor rekonstruktiven Eingriffen (z.B. Femoralarterien). Kombination mit: transluminaler Endosonographie, Laserangioplastie, Ballon-Dilatation (Dotter, Judkins), endoskopischer Arthrektomie, Rotations-Aspirations-Thromboembolektomie, Metallendoprothesen (Stents).

- **Arthroskopie:** Gelenkspiegelung zur Diagnostik und Therapie, z.B. arthroskopische Meniskektomie.

- **Bronchoskopie:** Inspektion der oberen Luftwege (Trachea, Haupt-, Segmentbronchien) mit Möglichkeit der PE, Bronchiallavage (Zytologie, Mikrobiologie), transbronchialen Biopsie, Kombination mit Endosonographie und Laser.

- **Cholangio-Pankreatikoskopie:** Transpapillär mit Hilfe des Motherscope (s. 11.2.2) oder direkt perkutan-transhepatisch mit Möglichkeit der PE bzw. einer intraduktalen Lithothripsie.

- **Endoskopisch Retrograde Cholangio-Pankreathikographie (ERCP):** Duodenoskopie mit Sondierung der Papilla Vateri zur Kontrastdarstellung des Gallen- und Pankreassystems, also ein kombiniertes endoskopisches und radiologisches Verfahren, mit den Möglichkeiten der Steinextraktion, der Sondeneinlage, Bougierung, Plastik- oder Metallendoprothesen (Stents).

- **Enteroskopie:** Endoskopie des Dünndarms (selten, da aufwendige Technik).

- **Ileokoloskopie:** Endoskopie des Dickdarms und des terminalen Ileums mit den Möglichkeiten der Polypektomie, der PE, der Absaugung, Bougierung und Blutstillung.

- **Laparoskopie:** Inspektion der Abdominalhöhle nach Anlage eines Pneumoperitoneums mit den Möglichkeiten von Adhäsiolyse, Eingriffen im gynäkologischen Bereich, Cholezystektomie, Appendektomie, Herniotomie. In geübten Händen auch Fundoplikatio, Kardiomyotomie, Splenektomie, Linksresektion des Pankreas, Magenübernähung, Kolonresektion.

- **Mediastinoskopie:** Inspektion des oberen Mediastinums bis zur Trachealbifurkation bei Raumforderungen oder zur Lymphknoten-PE (Staging bei Bronchial-Npl.). Eingriffe im Mediastinum und am Ösophagus.

- **Ösophago-Gastro-Duodenoskopie** (ÖGD): Obere Panendoskopie bis zur Flexura jejunalis (Treitz) mit Möglichkeit der Polypektomie, der PE, Unterspritzung, Sondeneinlage (Tubus, Dennis-, Ernährungs-Sonde), Bougierung. Kombination mit Endosonographie und Laser und Plastik oder Metallendoprothesen (Stents)

- **Proktoskopie:** Inspektion des Analkanals (Hämorrhoiden, Fisteln, Polypen).

- **Rektoskopie:** Starre Endoskopie des Rektums bei Rektumtumoren mit den Möglichkeiten der PE, Sklerosierung, Bougierung und chirurgischen Operationen bis zur Vollwandresektion (Instrumentarium nach Buess). Kombination mit: Endosonographie, Doppler-Sonographie, Laser- und Kryotherapie bei Stenosen. Besonders wichtig bei tiefen suprasphinktär liegenden Prozessen, da diese der Koloskopie entgehen können.

- **Thorakoskopie:** Inspektion der Pleura und der Lungenoberfläche mit Möglichkeit der PE (Pleura-Tumor), thorakoskopischen Vagotomie, Lungenresektion.

Tab. 11.2 Endoskopische Behandlungsmöglichkeiten am Gastrointestinaltrakt

- Fremdkörperextraktion
- Polypektomie
- Blutstillung
- Gummibandligatur und Sklerotherapie von Ösophagusvarizen
- Papillotomie, Steinextraktion aus dem Gallen- und Pankreasgang, Lithotripsie
- Einführung von Kathetern in den Gallengang zur Drainage und Spülbehandlung
- Endoskopische Behandlung der chronischen Pankreatitis
- Bougierung bei Stenosen
- Tubusimplantation bei inoperablen Ösophagus- und Kardiakarzinomen
- Perkutan-endoskopische Gastrostomie (PEG)
- Einführung von Intestinalsonden bei Ileus oder zur Ernährung
- Septektomie beim Zenkerschen Divertikel
- Okklusion von Fisteln

1 Endoskopie des Magen-Darm-Trakts

1.1 Fremdkörperextraktion

Fremdkörper werden gehäuft verschluckt von
- Kleinkindern (Münzen, Spielzeugteile, Knöpfe, Knopfbatterien)
- Personen bestimmter Berufsgruppen, z.B. Näherin (Nadeln), Dekorateur (Nägel)
- Gefangenen (um Haftunterbrechung zu erzielen)
- Geisteskranken

90 % der verschluckten Gegenstände gehen per vias naturales ab (s. Kap. 25). 10 % verursachen Perforation, Einklemmung und Blutung, Fremdkörper müssen daher unverzüglich entfernt werden. Die endoskopische Entfernung gelingt in über 90 % der Fälle.

Indikationen: Für die Indikationsstellung sind entscheidend:
- **Form des Fremdkörpers:** Spitze, scharfe, kantige Gegenstände sind gefährlich (Abb. 11.3), wobei die Fremdkörper im Gastrointestinaltrakt in der Regel mit der stumpfen Seite voraus transportiert werden (Exner-Reflex).
- **Größe des Fremdkörpers:** Größere Gegenstände (> 2,5 mm Durchmesser) können den Pylorus und die Ileozäkalklappe nicht passieren.
- **Beschaffenheit des Fremdkörpers:** Schwermetalle oder andere giftige Chemikalien.
- **Verweildauer des Fremdkörpers im Magen:** Die Aussicht des spontanen Abganges ist nach 1 Woche sehr gering.
- **Alter des Patienten:** Bei Säuglingen können bereits kleinere Münzen zu erheblichen Druckschäden führen (Abb. 11.4), bei Kindern Endoskopie in Narkose.

Kontraindikationen: Unter Beachtung o.g. Indikationskriterien gibt es keine spezielle Kontraindikation zum endoskopischen Extraktionsversuch.

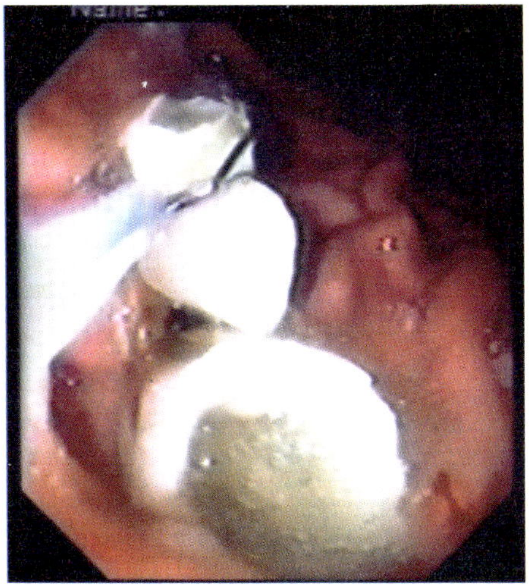

Abb. 11.3
Endoskopische Extraktion einer versehentlich beim Zahnarzt verschluckten Zahnprothese (3 Molaren). Das hintere Ende der im Magen liegenden Prothese wurde mit dem Körbchen gefangen. Der eingefangene Fremdkörper kann nun mit dem Endoskop zusammen unter Sicht vorsichtig herausgezogen werden.

Komplikationen: Bei unsachgemäßer Durchführung ist eine Verletzung der Ösophagusinnenwand während des Extraktionsmanövers durch scharfe Gegenstände möglich, daher Schutz durch Überzug (der Fremdkörper wird in einen über dem Endoskop vorgeschobenen Kunststofftubus gezogen).

Endoskopische Fremdkörperextraktion –
wann verschluckt?
wo gelegen?
wie groß?
welche Beschaffenheit?

1.2 Polypektomie

Unter „Polyp" versteht man erhabene Schleimhautveränderungen, die aus dem Epithel oder aus der Submukosa hervorgehen können. Die histologische Differenzierung ist nur durch Aufarbeitung des gesamten Polypen möglich. Die Polypektomie ist daher ein diagnostischer Eingriff.
90 % aller Polypen im oberen Verdauungstrakt (Ösophagus, Magen, Duodenum) und im Dickdarm können auf endoskopischem Weg abgetragen werden. Die Abtragung erfolgt mit der Diathermieschlinge, die Bergung durch Einsaugen oder Einfangen mit einem Greifer oder einem Netz.
Indikationen: Geeignet zur Polypektomie sind wegen der anschließenden histologischen Untersuchung Polypen, die größer als 5 mm sind.
Kontraindikationen: Gerinnungsstörung, Malignitätsverdacht (Ulzeration und Induration), zu große Polypen (Gefahr der Darmwandperforation und Blutung).
Die obere Grenze der Abtragbarkeit liegt für breitbasige Polypen bei 30 mm Durchmesser. Diese Grenze ist relativ, da mit zunehmender Erfahrung auch größere Polypen stückweise in mehreren Sitzungen endoskopisch abgetragen werden können (Abb. 11.5).

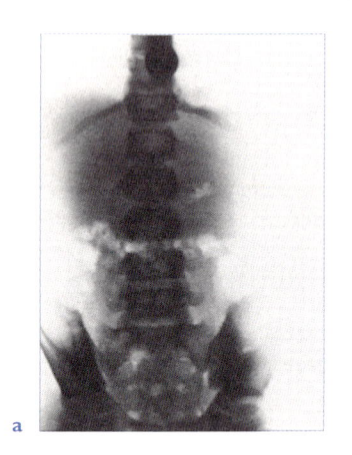

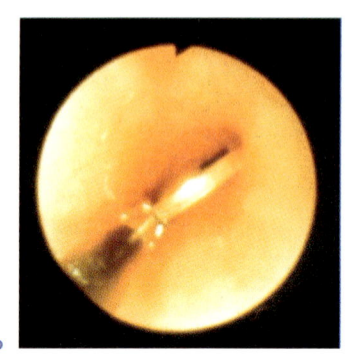

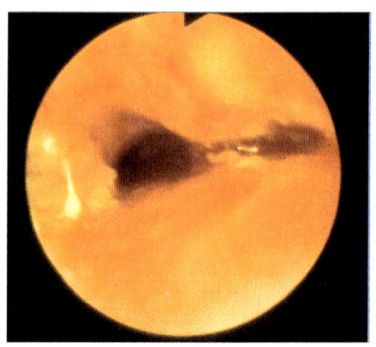

Abb. 11.4 a,b
Eingeklemmte Münze im terminalen Ösophagus eines Säuglings.
Endoskopische Extraktion (b), nach Extraktion (c).

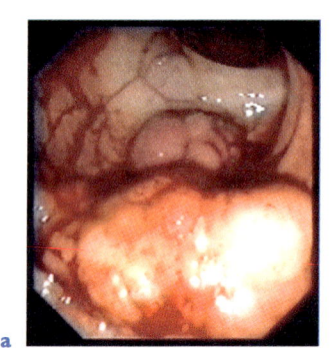

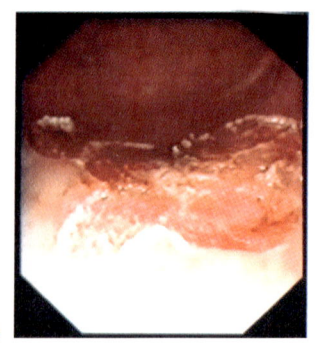

Abb. 11.5 a–c
Endoskopische Abtragung eines ausgedehnten Kolonadenoms (a). Die Abtragung erfolgt in mehreren Stücken, bis die Muskularis freigelegt ist (b). Bei der endoskopischen Kontrolle nach 6 Wochen zeigt sich eine reizlose narbige Abheilung (c).

Komplikationen: Nachblutung (1,5 %) und Perforation (weniger als 0,5 %), Letalität 0,03 %. **Nachblutungen** treten meist sofort auf. In der Regel ist die endoskopische Blutstillung durch die gute Lokalisierbarkeit der Blutungsquelle unkompliziert. Besonders geeignet sind Klipps und die Unterspritzung mit Adrenalinlösung. Um Nachblutungen zu vermeiden, können Polypenstiele vor der Abtragung mit Nylonschlingen („Endoloop") (Abb. 11.6) oder Klipps ligiert oder mit Adrenalin unterspritzt werden.

> Endoskopische Polypektomie: Der histologische Befund bestimmt das weitere Vorgehen

Vorgehen nach endoskopischer Polypektomie: Histologisch dominieren unter den Polypen das Adenom und der entzündlich hyperplastische Polyp. Nur Adenome sind neoplastischer Natur, d.h. sie besitzen eine gewisse maligne Potenz (Adenom-Karzinom-Sequenz). Je nach Größe des Adenoms kann die Malignitätsrate bis zu 15 % betragen. Kleine Polypen (< 1 cm) sind jedoch meist benigne.

Die Polypektomie als Therapie ist nicht ausreichend, wenn im abgetragenen Adenom ein invasives Karzinomwachstum (Lamina muscularis mucosae durchbrochen) festzustellen und die Abtragungsstelle nicht tumorfrei ist. In solchen Fällen ist eine nachträgliche Resektion erforderlich (Abb. 11.7).

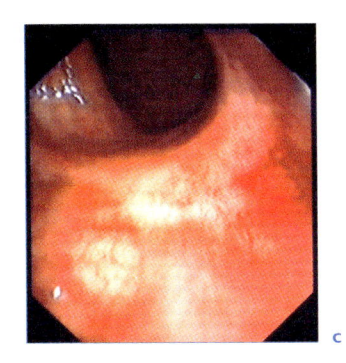

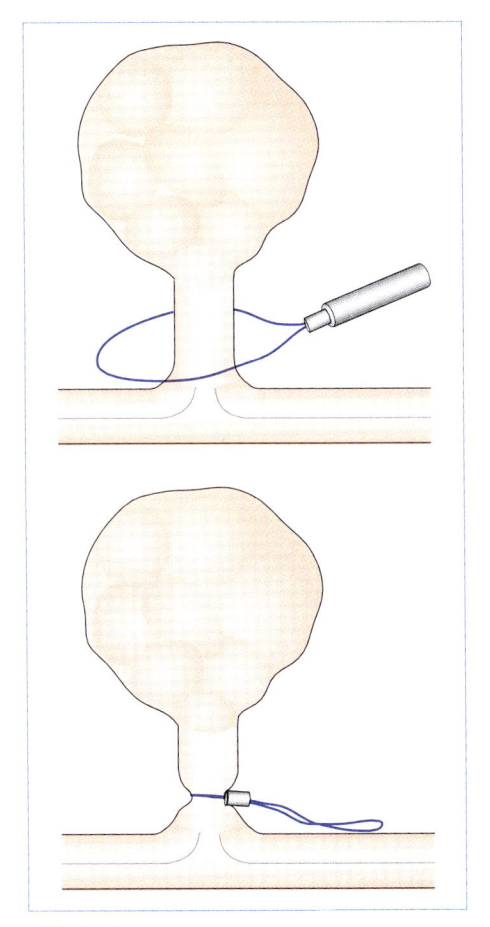

Abb. 11.6
Endoloop zur Ligatur eines dicken Polypenstiels als Blutungsprophylaxe vor der Abtragung

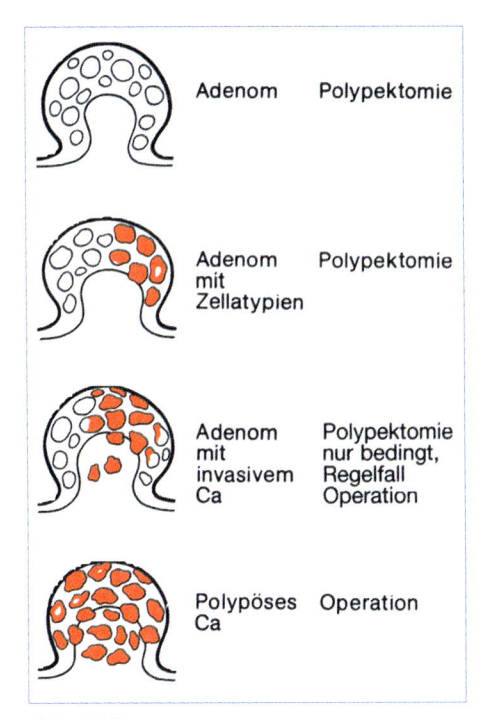

Abb. 11.7
Therapiekonzept bei kolorektalen Adenomen. Vorgehen nach endoskopischer Polypektomie

Nachsorge: Rezidive nach einer Polypektomie, sowohl an der gleichen Stelle als auch an anderen Orten können besonders im Kolorektum bis 40 % auftreten. Regelmäßige Kontrollen in 1–2jährigen Abständen sind daher angezeigt.

Polypektomie: Regelmäßige endoskopische Nachkontrollen

1.3 Endoskopische Stillung nicht-variköser Blutungen

Die wesentlichen Methoden zur endoskopischen Stillung nicht-variköser Blutungen sind:
- Klippverfahren,
- Unterspritzung mit Adrenalinlösung (1:20 000),
- Argon-Plasma-Koagulation (APK).

Daneben werden auch bipolare Elektrokoagulation (BICAP, Fibrinklebung und Laser eingesetzt.

Klippverfahren

Mit Hilfe eines Applikators lassen sich die Klipps durch den Arbeitskanal des Endoskops einführen, aufspreizen und auf die blutenden Gefäße setzen (Abb. 11.8).
Vorteil: Wenig traumatisierend,
Nachteil: Genaue Lokalisation der Blutungsquelle erforderlich.

Unterspritzung

Submuköse Injektionen einer Adrenalinlösung (Verdünnung 1:20.000) zur Kompression und Kontraktion des blutenden Gefäßes (Abb. 11.9).
Vorteil: Einfach und kostengünstig,
Nachteil: Relativ hohe Rezidivblutungsrate.

Argon-Plasma-Koagulation

Kontaktlose Koagulation mit monopolarem Hochfrequenzstrom. Übertragung durch ionisiertes Argongas (Plasma).
Vorteil: Geringe Perforationsgefahr gegenüber anderen thermischen Methoden,
Nachteil: Für arterielle Blutungen weniger geeignet.
Indikationen: Alle gut erkennbaren Blutungen aus umschriebenen Läsionen im oberen Verdauungstrakt und Dickdarm, z.B. Ulkus, Hämangiom, Angiodysplasie, Nachblutung nach Polypektomie, Mallory-Weiss-Syndrom. Bei sichtbarem großem Gefäßstumpf (Organarterie) ist die Operation indiziert (s. Kap. 32).
Kontraindikation: Massive arterielle Blutung ohne klare Sichtverhältnisse. Hier muß ohne Zeitverlust sofort operiert werden (s. Kap. 32).
Komplikationen: Perforation, insbesondere bei frustranen unkontrollierbaren Blutstillungsversuchen.

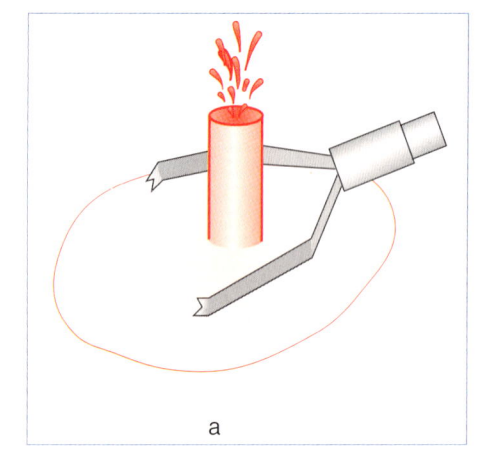

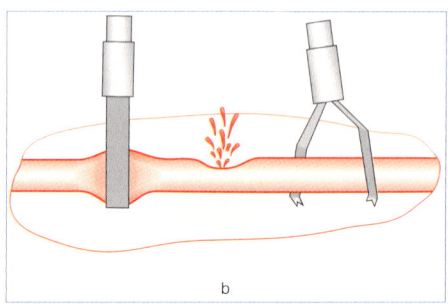

Abb. 11.8 a,b
Klippverfahren

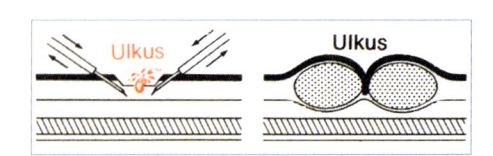

Abb. 11.9
Prinzip der endoskopischen Unterspritzung zur Blutstillung im Verdauungstrakt am Beispiel eines blutenden Ulkus

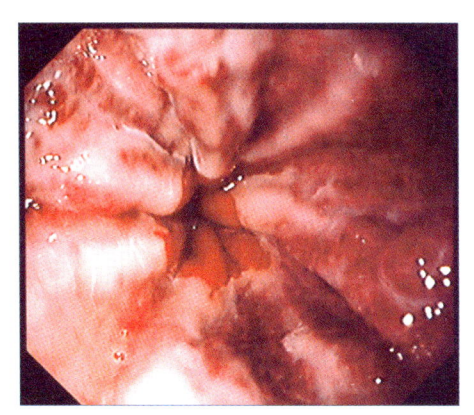

Endoskopie des Magen-Darm-Traktes 11 Chirurgische Endoskopie 415

Erfolgsaussicht: Bei Beachtung der Kontraindikationen ist die endoskopische Blutstillung mit Hilfe aller verfügbaren Methoden, insbesondere mit dem Einsatz von Klipps, in 90% der Fälle definitiv.

1.4 Endoskopische Behandlung von Ösophagus- und Fundusvarizen

Ziel der endoskopischen Behandlung von Ösophagus- und Fundusvarizen ist
- im akuten Stadium: Sofortige Blutstillung
- im Intervall: Verhütung von Rezidivblutungen

Durch die **Sklerotherapie** mit 1% Aethoxysklerol oder anderen Sklerosierungsmitteln werden die Ösophagusvarizen verödet und die Innenwand des Ösophagus fibrosiert, damit sich keine neuen Varizen bilden können.

Neuerdings wird der **Gummibandligatur** wegen der geringeren Komplikationsrate der Vorzug gegeben. Die so erzielte Eradikation von Ösophagusvarizen ist aber oft nicht dauerhaft, so daß vielfach noch eine Nachbehandlung mit der Sklerotherapie erforderlich ist (Abb. 11.10).

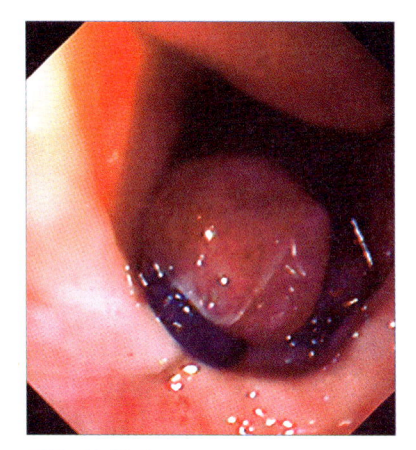

Abb. 11.10 a
Endoskopisches Bild drittgradiger Varizen mit „red spots" (dünne Wandbezirke) im distalen Ösophagus

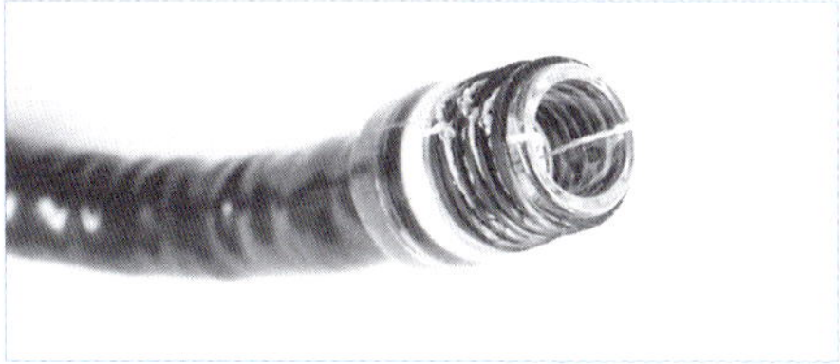

Abb. 11.10 b
Der transparente Kunsstoffzylinder, der 4–10 Gummiringe trägt, wird auf die Spitze des Endoskops gesteckt

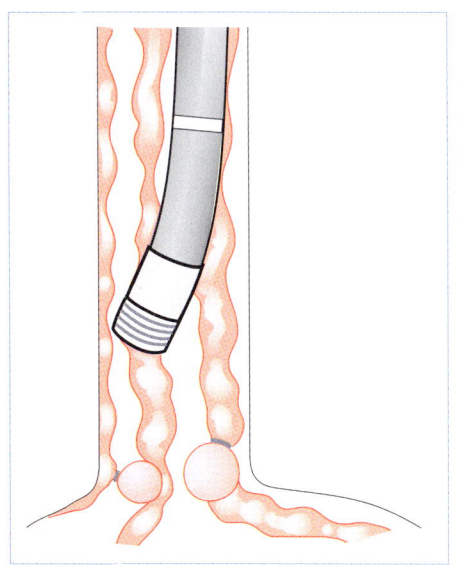

Abb. 11.10 d
Endoskopisches Bild einer mit Gummiband ligierten Ösophagusvarize

Abb. 11.10 c
Die Varizen werden in den Zylinder gesaugt. Danach werden die Gummiringe mit Hilfe von Zugschnüren freigesetzt, um die Varizen zu ligieren

Für blutende Fundusvarizen und massiv blutende Ösophagusvarizen ist die endoskopische Obliteration mit **flüssigem Gewebekleber** die Therapie der Wahl. Hierbei werden die Varizen durch den schnell aushärtenden Kleber sofort okkludiert. Der Kleber wird spätestens nach einigen Monaten spontan aus den Varizen durch Schleimhautnekrosen ins Lumen des Ösophagus bzw. des Magens abgestoßen.

Erfolgsaussicht: Blutungen werden in bis zu 100 % der Fälle gestillt. Varizen können mit der Sklerotherapie vollständig beseitigt werden. Rezidive sind aufgrund der bestehenden portalen Hypertension möglich. Ein gutes Langzeitergebnis wird bei regelmäßigen endoskopischen Kontrollen und wiederholter Behandlung erzielt.

Vorteile gegenüber operativen Behandlungen:
- Anwendbar auch bei schwerkranken Patienten (z.B. mit dekompensierter Leberzirrhose)
- Geringes Behandlungsrisiko

Indikationen:
- Im Intervall nach stattgehabter Varizenblutung (häufigste Indikation)
- Therapeutisch bei blutenden Ösophagusvarizen
- Prophylaktisch bei Patienten, die noch nicht geblutet haben, mit erhöhter Blutungsgefährdung (starke Varizenbildung, hoher portaler Druck)

Kontraindikationen:
- Moribunde Patienten (tief komatös bei Leberausfall oder -zerfall)
- Therapeutisch unbeeinflußbare schwere Gerinnungsstörung

Komplikationen:
- Sklerotherapie: hauptsächlich narbige Stenosen 2–3 %, die bougierungsbedürftig sind, selten Perforation (1 %) durch Nekrosebildung.
- Gummibandligatur: sehr selten (praktisch keine Stenose und Perforation)

Die endoskopische Behandlung der Varizen ist eine Palliativtherapie, da sie keine Senkung des portalen Druckes und keine Besserung der Leberfunktion bewirkt

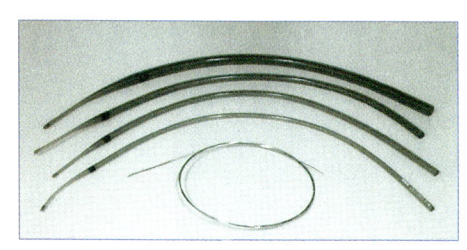

Abb. 11.11
Savary-Gilliard Bougies aus Silikon in verschiedenen Durchmessern von 7–14 mm Durchmesser mit Führungsdraht

1.5 Endoskopische Behandlung von Stenosen

1.5.1 Bougierung

Bewährt haben sich die flexiblen Silikon-Bougies nach Savary-Gilliard (Abb. 11.11)

Vorgehen: Endoskopische Plazierung eines Führungsdrahtes mit der Spitze im Magenantrum, Entfernen des Endoskops, Vorschieben der Bougie über den Draht, schrittweise Bougierung mit steigendem Kaliber. Pro Sitzung sollten wegen der Perforationsgefahr nicht mehr als 2 mm Durchmesser aufgeweitet werden.

Erfolgsaussicht: Die Bougierung ist meist nur eine palliative Behandlung, da die Ursache der Stenose nicht beseitigt wird, so daß wiederholte Behandlungen erforderlich sind.

Bei Stenosen durch Tumoren wird daher ein Kunststoff-Tubus oder ein selbstexpandierender Metallstent implantiert.

Indikationen:
- Peptische Strikturen (Refluxösophagitis Stadium IV) (s. Kap. 22),
- Narbige Stenosen (z.B. nach Säure- oder Laugenverätzung) (s. Kap. 4),
- Postoperative Strikturen (z.B. nach Ösophagus-, Magen- oder Rektum-Resektion),
- Tumorbedingte Stenosen (z.B. Ösophagus- und Kardiakarzinom).

Kontraindikationen:
- Alle Stenoseformen, die mit geringerem Risiko operativ definitiv behandelbar sind
- Tumorbedingte Stenosen, wenn eine kurative Resektion möglich ist

Komplikationen: Blutungen durch Einrisse, Perforation, Mediastinitis, Pleuraempyem nach Stenosen im Kardiabereich, Peritonitis sind bei vorsichtiger schrittweiser Bougierung in mehreren Sitzungen sehr selten.

Ösophagus-Bougierung: Ausschluß der Malignität durch Biopsie

1.5.2 Thermische Methoden

Zur **Rekanalisation bei Tumorstenosen** werden auch thermische Verfahren, wie Neodym:YAG-Laser oder Argon-Plasma-Koagulation, verwendet. Der Behandlungseffekt hält meist nur 3–4 Wochen an, so daß Wiederholungen erforderlich sind.

Narbenstrikturen können mit Diathermie, Laser oder Argon-Plasma-Koagulation inzidiert und erweitert werden.

Indikationen:
- Exophytisch ins Lumen wachsende Tumoren, die operativ nicht kurabel sind,
- Zirkuläre narbige Strikturen (Anastomosen, Schatzki-Ring).

Kontraindikationen:
- Ausgedehntes, infiltrierendes Tumorwachstum,
- Fistelbildung zum Tracheobronchialsystem,
- Frische Anastomosen.

Komplikationen: Perforation, Blutung.

1.5.3 Implantation von Plastiktuben oder Metallstents (Stenting)

Die Implantationen von Kunststofftuben oder selbstexpandierenden Metallstents zur Wiederherstellung der Passage im Verdauungstrakt ist eine palliative Maßnahme, die ausschließlich bei inoperablen Patienten angewandt wird (Abb. 11.12). Ein erneutes Zuwachsen des Lumens nach Bougierung oder ablativen Maßnahmen kann dadurch verhindert werden. Auch Fisteln lassen sich abdichten.

Erfolgsaussicht: Fast immer gelingt die Einführung des Tubus oder Metallstents. Nur bei einem kompletten Tumorverschluß ist die Implantation unmöglich, da der Einführungsdraht nicht durchgeschoben werden kann.

Indikationen:
- Inoperable Tumorstenosen am Ösophagus und Mageneingang mit oder ohne Fistelbildung.
- Inoperable Tumorstenosen am Magen-Duodenum oder Rektum, auch bei postoperativen Tumorrezidiven. In solchen Fällen kommen fast ausschließlich die flexiblen selbstexpandierenden Metallstents zum Einsatz.

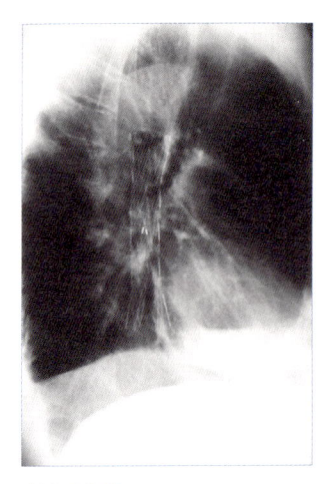

Abb. 11.12 a
Röntgenbild eines endoskopisch eingesetzten Metallstents bei inoperablem Ösophaguskarzinom, um das Lumen offenzuhalten

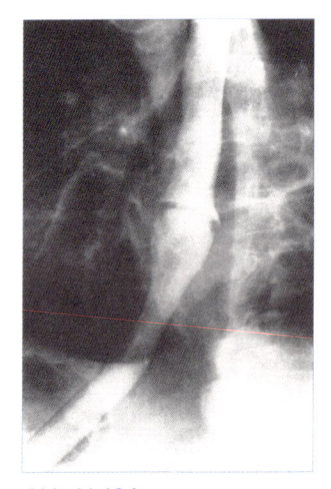

Abb. 11.12 b
Röntgenbild (seitlich). Celestin-Tubus im unteren Ösophagus bei einem inoperablen stenosierenden Kardia-Karzinom

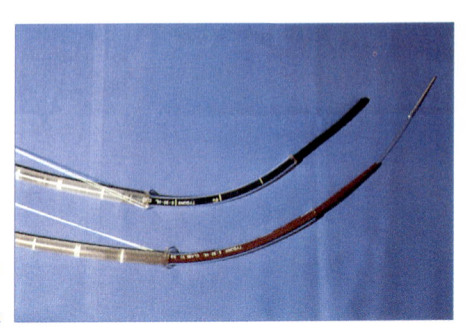

Abb. 11.12 c
Zur Implantation wird der Plastiktubus zusammen mit dem „Pusher" auf eine Bougie geladen. Das Vorschieben erfolgt über einen zuvor endoskopisch plazierten Führungsdraht

Kontraindikationen:
- Präfinales Tumorstadium
- Tumorinfiltration des oberen Ösophagussphinkters

Komplikationen: Perforation, Blutung (eingriffbedingt oder später durch Drucknekrosen), Bolusobstruktion bei falscher Kost, Tumorüberwuchs, Tumorinfiltration bei nichtbeschichteten Metallstents, Tubusdislokation.

Inoperable stenosierende Tumoren mit Fistelbildung: Stenting

1.6 Endoskopische Behandlung der Ösophagusachalasie

Die fehlende Relaxation des unteren Ösophagussphinkters läßt sich auf zwei Arten endoskopisch behandeln:
- **Dilatation** mit einem Ballon (harte hydrostatische oder weiche Latexballons) unter endoskopischer oder radiologischer Kontrolle.
- Endoskopische intramuskuläre **Injektion von Butolinustoxin.**

Mit beiden Methoden läßt sich ein beschwerdefreies Intervall von Monaten bis Jahren erreichen. Der Effekt bei noch nicht sehr ausgeprägten Achlasien ist gut.

Fast immer kann damit eine Besserung von unterschiedlicher Dauer erzielt werden. Falls nach mehreren Behandlungsversuchen keine Besserung eintritt, besteht die Indikation zur Kardiomyotomie.

Komplikationen: Perforation (bei Anwendung von hydrostatischen Ballons)

Pneumatische Dilatation: Initialtherapie der Achalasie

2 Endoskopische Therapie am Gallengang

2.1 Endoskopische Papillotomie (EPT)

Spaltung des Sphinkter Oddi unter endoskopischer Sicht ohne Laparotomie. Der Schnitt erfolgt durch eine mit Schneidedraht versehene Diathermiesonde (Papillotom), die in den terminalen Ductus choledochus eingeführt wird (Abb. 11.13 a). Der Eingriff stellt vielfach die Voraussetzung für weitere Behandlungsmaßnahmen, wie Steinextraktion und Kathetereinlage, dar.

Erfolgsaussicht: Die Erfolgsrate der Papillotomie beträgt maximal 98 % (je nach Erfahrung des Untersuchers). Beim operierten Magen nach Billroth-II mit langer zuführender Jejunumschlinge kann die EPT unmöglich sein.

Indikationen:
- Gallengangsteine, Cholangitis, biliäre Pankreatitis
- Zur Einlage von Kathetern in den Gallengang (Stent, nasobiliäre Sonde)
- Benigne zirkumskripte Papillenstenose

Kontraindikation: Gerinnungsstörung

Komplikationen: Treten insgesamt in 5–10 % auf mit einer Letalität von 1 %. Es handelt sich der Häufigkeit nach um akute Pankreatitis, Blutung und Perforation (retroduodenaler Abszeß).

Abb. 11.13
Endoskopische Papillotomie. Vor einer Steinextraktion wird die Papille mit Hilfe eines mit einem Schneidedraht versehenen Katheters (Papillotom) eröffnet.

2.2 Steinextraktion, Lithotripsie

Zur Steinextraktion aus dem Gallengang dienen Dormia-Körbchen (Abb. 11.14) oder Ballonkatheter. Zu große, nicht extrahierbare Steine können mechanisch im Körbchen mit Hilfe einer Metallsonde zerkleinert werden (mechanische Lithotripsie). Technisch aufwendiger sind die elektrohydraulische (EHL) und die Laser-Lithotripsie. Für große eingeklemmte Steine im Gallengang kann das Mother-Babyscope-System zur intraduktalen Lithotripsie eingesetzt werden. Hierbei wird durch das spezielle Duodenoskop (Motherscope) ein kleines Endoskop (Babyscope) in den Gallengang eingeführt. Über den Arbeitskanal wird dann die Lithotripsiesonde an den Stein gebracht (Abb. 11.15).

Erfolgsaussicht: 85 % bei sofortiger Extraktion mit Körbchen oder Ballonkatheter im Anschluß an die erfolgreiche EPT. Mißerfolge sind bedingt durch Übergröße der Steine oder zu engen distalen Choledochus. Mit mechanischer und elektrohydraulischer oder Laser-Lithotripsie ist die Erfolgsrate auf über 95 % zu steigern. Extrakorporale Stoßwellen-Lithotripsie (ESWL) wird in erster Linie bei intrahepatischen Steinen angewandt, während die Litholyse (mit Gallensäuren und EDTA*-Lösung) wegen geringer Erfolgsaussicht kaum mehr praktiziert wird.

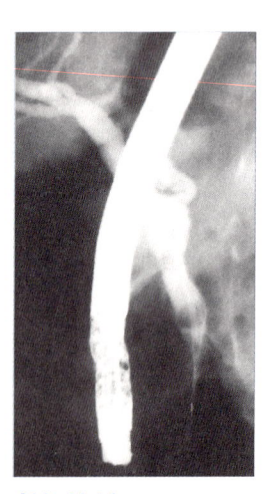

Abb. 11.14
Endoskopische Extraktion eines Gallengangsteines mit Hilfe eines Dormia-Körbchens

---

* EDTA = Abk. für **E**thylene **d**iamine **t**etraacetate = Ethylendiamintetraessigsäure (Chelatbildner)

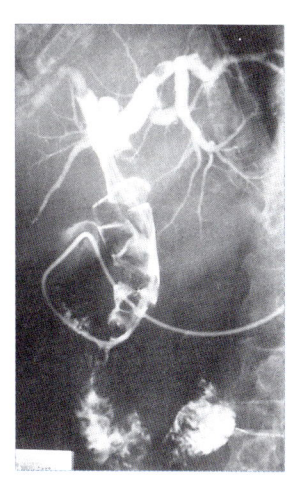

Endoskopische Therapie des Gallengangs   11 Chirurgische Endoskopie

Abb. 11.15 a
Multiple, zum Teil inkarzerierte Steine im Gallengang

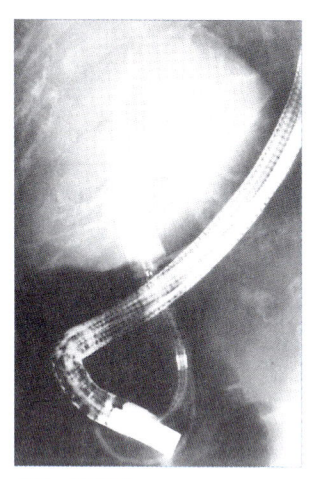

Abb. 11.15 b
Vor der Extraktion mußten die Steine mit Hilfe eines Mother-babyscope Sytems zertrümmert werden

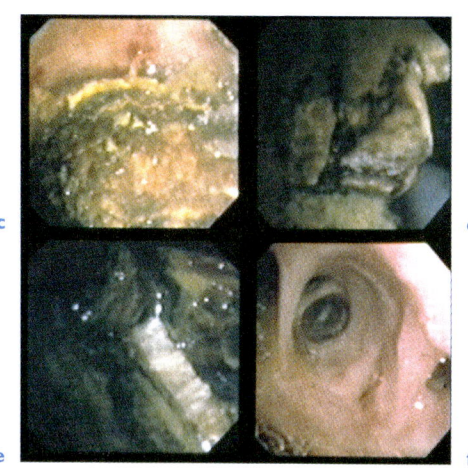

Abb. 11.15 c–f
Vor der Extraktion mußten die Steine mit Hilfe eines Mother-babyscope Sytems zertrümmert werden. In (f) steinfreie Hepatikusgabel zu erkennen.

2.3 Nasobiliäre Sonde

Ein 200 cm langer, etwa 2 mm dicker Teflonschlauch- oder Polyethylen-Katheter, der endoskopisch transpapillär in den Gallengang eingeführt und über den Magen transnasal herausgeleitet wird (Abb. 11.16). Zur Vermeidung der Dislokation ist die Spitze der Sonde gekrümmt („Pigtail"-Form).

Indikationen:
- Bakterielle Cholangitis,
- Zur Lithotripsie eingeklemmter Steine (EHL, ESWL),
- Präoperativ zur kurzfristigen Entlastung des Gallengangs beim Verschlußikterus (s. Kap 33).

Nasobiliäre Sonde: Cave Galleverlustsyndrom

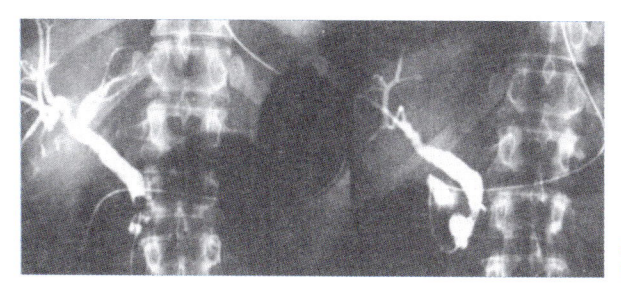

Abb. 11.16
Nasobiliäre Sonde

2.4 Endoprothese (Stent)

Einlage einer 7–20 cm langen, 2–3,5 mm dicken Plastikprothese in den gestauten Gallengang zur inneren Drainage (biliäre Dekompression). Die Einführung erfolgt über einen Führungsdraht (nach dem Seldinger Prinzip) mit Hilfe einer Vorschiebsonde (Abb. 11.17). Als Prothesen dienen auch selbstexpandierende Metallstents, die aufgrund ihrer großen Lumina einen sehr guten Drainageeffekt haben und kaum zur Dislokation neigen.

Vorteile der Endoprothese gegenüber der nasobiliären Sonde: Kein Galleverlust, keine Belästigung des Patienten.

Nachteile: Keine Spülmöglichkeit (bei Verstopfung muß die Prothese ausgewechselt werden).

Erfolgsaussichten:
- Bei nicht resektablem Pankreaskopf- oder distalem Choledochuskarzinom 85–90 %
- Bei proximalen (hilusnahen) Gallengangstenosen 80 %

Indikationen:
- Verschlußikterus bei allen inoperablen Tumoren im Bereich des extrahepatischen Gallengangs (Pankreaskopf-, Gallengangs- oder Gallenblasenkarzinom, Metastasen im Leberhilus).
- Verschlußikterus bei sklerosierender Cholangitis.
- Andere operativ nicht mehr reparable Strikturen am extrahepatischen Gallengang.
- Verschlußikterus durch endoskopisch nicht mehr angehbare Choledocholithiasis (nur zur Entlastung).
- Zum Abdichten einer Zystikusinsuffizienz oder Gallengangleckage nach Cholezystektomie oder Leberresektion.

Komplikationen:
- Okklusion bei Plastikprothesen, Tumoreinwuchs bei Metallstents.
- Cholangitis (meist bei insuffizienter Drainage).
- Perforation des Duodenum durch die Endoprothese (sehr selten).
- Dislokation der Endoprothese.

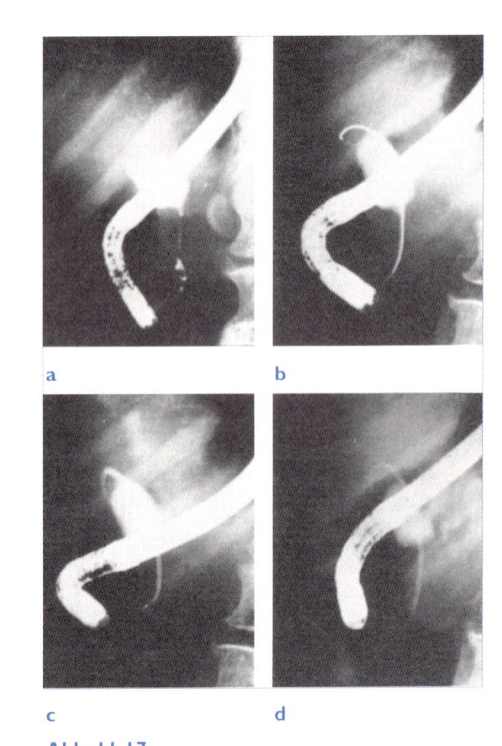

Abb. 11.17
Endoskopisch-transpapilläre Einführung einer Pig-tail-Endoprothese in den gestauten Choledochus bei einem inoperablen Pankreaskopfkarzinom (langstreckige Stenose des distalen Choledochus in (a) zu erkennen)

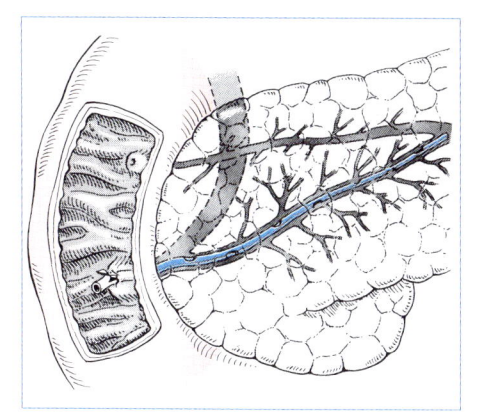

Abb. 11.18
Drainage des Ductus Wirsungianus. Transpapillär wird ein radiopaquer Teflonkatheter durch die Stenose eingelegt.

3 Endoskopische Behandlung der chronischen Pankreatitis

Obstruktionen des Pankreashauptganges sind nicht selten eine der Ursachen der medikamentös schwer beherrschbaren Schmerzen einer Pankreatitis. Sie sind wahrscheinlich auch mitverantwortlich für die rezidivierenden Schübe, die letztlich zur fortschreitenden Destruktion der Drüse führen.

Obstruktionen meist in Form von umschriebenen narbigen Stenosen entstehen infolge einer akuten Pankreatitis. Der gesamte Verlauf von einer akuten zur chronischen Pankreatitis verläuft wie ein Circulus vitiosus über Jahre. In der Übergangsphase bilden sich aufgrund der rezidivierenden Pankreatitiden neue Stenosen, Steine im Gang und Zysten.

Endoskopisch kann der Sphinkter des Pankreasgangs, ähnlich wie der des Gallengangs, mit der Papillotomie gespalten werden.

Stenosen lassen sich nach dem Seldinger-Prinzip transpapillär mit einer Endoprothese, in der Regel aus einem 2–3 mm dicken Plastikkatheter (Abb. 11.18) oder durch Ballondilatation behandeln.

Intraduktale Pankreassteine werden ähnlich wie die Gallengangsteine mit einem Dormia-Körbchen oder Ballon-Katheter extrahiert. Inkrustierte Konkremente können vorher mit Hilfe der extrakorporalen Stoßwellen-Lithotripsie (ESWL) zertrümmert werden.

Symptomatische Zysten (in der Regel größer als 6 cm im Durchmesser), die sich nicht spontan zurückbilden, können endoskopisch transmural durch die Magen- oder Duodenalwand punktiert und nach innen drainiert werden (Abb. 11.19). Bei fehlendem Kontakt der Zyste zur Magen- oder Duodenalwand ist eine endosonographische Steuerung erforderlich. Bei infizierten Zysten bzw. Abszessen wird zusätzlich eine naso-zystische Sonde zur Spülung eingelegt.

Cholangio-Pankreatikoskopie: Transpapillär mit Hilfe des Motherscope (s. Kap 11.2.2) oder direkt perkutan-transhepatisch mit Möglichkeit der PE bzw. einer intraduktalen Lithotripsie.

Erfolgsaussichten: Die Erfolgsrate der Inzision der Pankreasgangmündung ist ähnlich der EPT des Gallengangs. Die Einlage einer Prothese in den Pankreasgang ist wegen der komplizierten Strukturen meist schwieriger. Die Erfolgsrate ist daher niedriger.
Die Steinextraktion aus dem Pankreasgang kann mit Hilfe der ESWL bei etwa 90 % der Fälle erfolgreich sein.
Transmurale Zystendrainage gelingt nur, wenn die Zyste nicht zu weit von der Magendarmwand entfernt ist.
Der Langzeiterfolg der endoskopischen Behandlung wird geschmälert durch die Möglichkeit der Katheterverstopfung und durch das oft nicht aufzuhaltende Fortschreiten der Entzündung.

Indikationen: Nur manifeste Obstruktionen (d.h. die mit deutlichem Aufstau des Hauptgangs und Schmerzen einhergehen) stellen eine Indikation zur endoskopischen Behandlung dar.

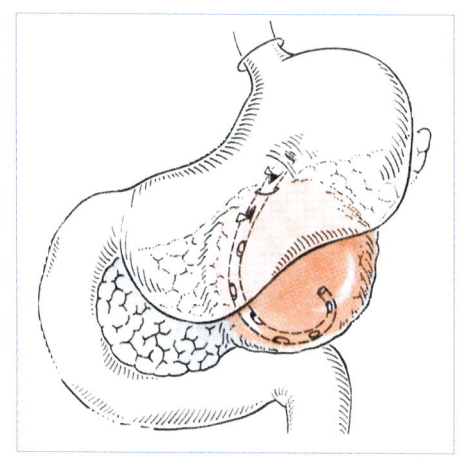

Abb. 11.19
Transmurale Drainage einer Pseudozyste durch die Magenwand mit Hilfe einer „Pig-tail"-Prothese

Kontraindikationen:
- Fortgeschrittene Stadien der chronischen Pankreatitis mit weitgehender Destruktion der Drüse ohne Aussicht auf Behandlungserfolg.
- Gerinnungsstörungen.
- Bei Zysten das Vorliegen einer portalen Hypertension (infolge einer Milzvenenthrombose).

Komplikationen: Wie bei der biliären Papillotomie und Drainage: Blutung, Perforation, Pankreatitis und Infektion.

Endoskopische Katheterdrainagen nur bei Obstruktionen sinnvoll. Hauptziel ist die Schmerzbeseitigung. Regelmäßige Kontrolle wegen Katheterverstopfung

4 Endoskopische Plazierung von Sonden

4.1 Duodenalsonden

In der postoperativen Phase kann sich eine Indikation zur Einlage einer dünnen Ernährungssonde stellen. Die Sonde läßt sich am einfachsten endoskopisch plazieren. Durch den Arbeitskanal eines therapeutischen Endoskops wird die Sonde ohne Durchleuchtung gezielt ins Duodenum geschoben. Nach Entfernung des Endoskops wird das äußere Ende der Sonde mit Hilfe eines dickeren Katheters vom Mund aus der Nase herausgeleitet. Abschließend wird ein Adapter für den Spritzenanschluß angebracht.

4.2 Perkutan-endoskopische Gastrostomie (PEG)

Die PEG ist eine andere Möglichkeit zur enteralen Ernährung. Sie hat die klassisch-chirurgisch angelegte Witzel-Fistel ersetzt. Bei Langzeitanwendung wird die PEG der transnasalen Ernährungssonde vorgezogen, weil Komplikationen am Ösophagus (Reflux, Blutung) entfallen.

Vorgehen: Zuerst Gastroskopie und Leersaugen des Magens, um Aspirationen zu vermeiden. Ausschluß einer Magenausgangsstenose. Durch maximale Luftinsufflation wird die Magenvorderwand an die Bauchdecke gebracht. An der Stelle der Diaphanoskopie (bei abgedunkeltem Raum) transkutane Punktion des Magens nach Lokalanästhesie. Einführen eines Fadens, der endoskopisch mit einer Faßzange aus dem Mund herausgezogen wird. Die PEG-Sonde wird dann an den Faden geknüpft und durch die Magen- und Bauchwand gezogen. Die Fixation der Sonde erfolgt durch ein inneres und äußeres Halteplättchen (Abb. 11.20).

Erfolgsaussichten: Bei Nachweis von Diaphanoskopie gelingt die Einlage der PEG fast immer. Schwierigkeiten können bei operiertem Magen entstehen. In solchen Fällen kann eine PEJ (per-

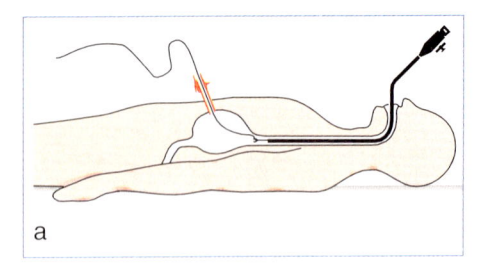

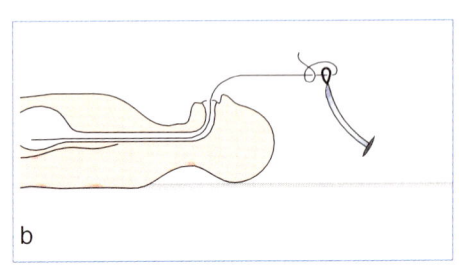

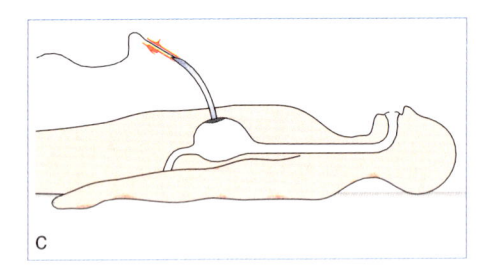

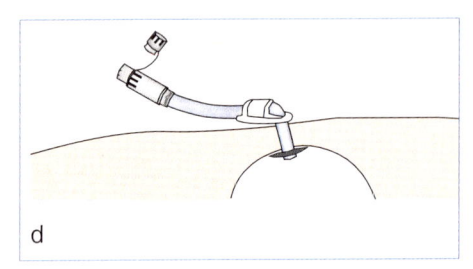

Abb. 11.20 a–d
PEG
a Ein Faden wird durch eine Kanüle in den Magen geschoben, mit einer Zange gefaßt und mit dem Endoskop herausgezogen
b Die PEG-Sonde wird an den Faden geknotet,
c am Faden in den Magen und durch die Bauchwand gezogen
d Die Sonde wird durch eine innere und eine äußere Halteplatte fixiert und mit einem Adapter für Infusionssysteme und Magensondenspritze versehen.

Endoskopische Plazierung von Sonden — 11 Chirurgische Endoskopie

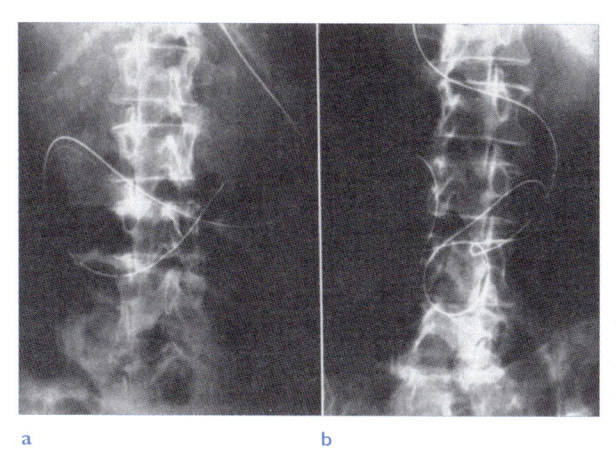

Abb. 11.21 a,b
Dekompressionsbehandlung des Ileus durch Einlegen einer Intestinalsonde:
a am Beginn der Therapie
b nach 3tägiger Behandlung

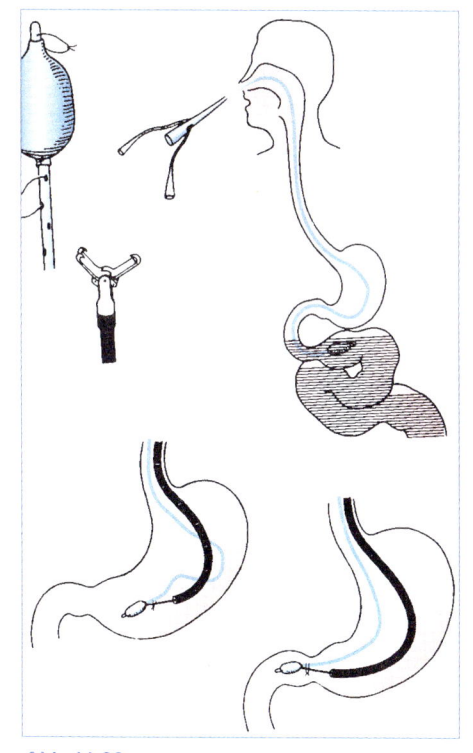

Abb. 11.22
Technik der endoskopischen Einführung einer Intestinalsonde

kutan-endoskopische Jejunostomie) eingelegt werden.

Indikationen: Unfähigkeit der oralen Nahrungsaufnahme, z.B. bei neurologischen Erkrankungen oder präoperativ bzw. vor einer Strahlentherapie bei oropharyngealen Tumoren.

Kontraindikationen: Fehlender Nachweis einer Diaphanoskopie, z.B. bei Patienten nach mehrfachen Bauchoperationen. Portale Hypertension (Blutungsgefahr). Massiver Aszites (Infektionsgefahr). Moribunder Patient.

Komplikationen: Eingriffbedingt Verletzungen abdominaler Organe beim Einstechen, Blutung.
Bei fehlerhafter Nachsorge: Lokale Infektion, Dislokation der Sonde, Peritonitis.

4.3 Intestinalsonden

Die Intestinalsonden (z.B. Miller-Abbot- oder Dennis-Sonden) dienen beim Ileus zur Absaugung und damit Entlastung des gestauten Darms (s. Kap. 28.3). Dadurch wird der Circulus vitiosus: Wandüberdehnung – Zirkulations- und Permeabilitätsstörung – Entgleisung des Wasser-, Elektrolyt- und Säure-Basen-Haushalts – durchbrochen (Abb. 11.21).

Das nicht-endoskopische Einlegen der Sonde scheitert meist an der Passage des Pylorus. Endoskopisch läßt sich die Sonde mit Hilfe einer Faßzange gezielt und sicher durch den Magen in den oberen Dünndarm einbringen (Abb. 11.22).

Vorgehen: Zunächst Einführung der Sonde transnasal in den Magen in üblicher Weise, dann Leersaugen des Magens, um Aspirationen zu vermeiden. Anschließend Endoskop peroral einführen. Im Magen wird die Sondenspitze mit der Zange erfaßt und unter Sicht weiter durch den Pylorus in den Zwölffingerdarm eingeschoben. Durch die Peristaltik wird der mit 10–15 ml Luft geblockte Ballon vorwärtsgetrieben (Fixierung in lockerer Schlaufe an der Wange, nicht an der Nase!). Zusätzlich wird die Sonde alle 2 Stunden ca. 10 cm vorgeschoben. Nach 24 Stunden Rö.-

Abdomen zur Lagekontrolle. Bei Erreichen der endgültigen Position (Colon ascendens, vor Stenose) Entblocken des Ballons, ggf. gezielte Röntgen-Darstellung mit wasserlöslichem Kontrastmittel (Gastrografin®).
Erfolgsaussichten: Das Einführen einer Sonde in den oberen Dünndarm mit Hilfe der Endoskopie gelingt fast immer.
Indikationen:
- Funktioneller Ileus.
- Inkompletter mechanischer Ileus; unabhängig von der Operationsindikation dient die Sondenbehandlung der präoperativen Entlastung.
- Sondenernährung, z.B. bei Anorexie („intestinal feeding") (s. a. Kap. 3.5).

Kontraindikationen: Kompletter paralytischer Ileus.
Komplikationen: Häufigkeit: 5 %
- Drucknekrosen mit Blutung oder Perforation (insbesondere bei Liegedauer über 14 d!).
- Sondenverknotung.
- Invagination bei Sondenentfernung.

> Intestinale Sonde bei mechanischem Ileus: Maßnahme zur Vorbereitung, nicht zur Verzögerung der Operation

4.4 Kolondekompressionssonden

Bei akuten Pseudoobstruktionen des Kolon (Ogilvie-Syndrom) kann koloskopisch eine Sonde zur Entlastung gelegt werden, um die Gefahr einer Perforation zu bannen.

5 Seltene endoskopische Behandlungsmethoden

5.1 Septektomie beim Zenkerschen Divertikel

Endoskopisch kann das Septum des Divertikels mit einer Diathermie-Nadel oder besser mit der Argon-Plasma-Koagulation abgeflacht werden, so daß die Nahrungspassage in den Ösophagus verbessert wird (Abb. 11.23). Nur als Alternativverfahren bei inoperablen Patienten (s. Kap. 23).

5.2 Fistelokklusion

Gastrointestinale Fisteln, kleine ösophagotracheale oder -bronchiale Fisteln und Pankreasfisteln lassen sich vielfach endoskopisch mit Fibrin- oder Gewebeklebern verschließen. Voraussetzung dafür ist, daß kein Abszeß vorliegt. Die Fistelgänge werden vorher entweder mit einer feinen Bürste oder einer sklerosierenden Substanz angefrischt.

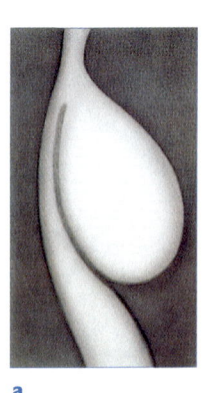

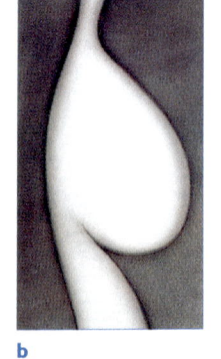

Abb. 11.23 a,b
Zenkersches Divertikel
a vor endoskopischer Behandlung
b nach endoskopischer Behandlung

12 Laparoskopische Chirurgie

Kapitelübersicht

Laparoskopische Chirurgie

Diagnostische Laparoskopie
- Tumoren
- Unklare Abdominalbeschwerden

Therapeutische Laparoskopie
- Laparoskopische Appendektomie
- Laparoskopische Cholezystektomie
- Laparoskopische Adhäsiolyse
- Laparoskopische Hiatoplastik und Fundoplikatio
- Laparoskopisch assistierte Sigmaresektion

Klassische Eingriffe, wie z.B. die Choleszystektomie, werden heute überwiegend laparoskopisch durchgeführt. Videooptisch gesteuert lassen sich chirurgische Eingriffe im künstlich erzeugten Pneumoperitoneum mit Mikroinstrumentarium realisieren. Große Laparotomiewunden mit postoperativem Wundschmerz, Pneumonierisiko und Wundheilungsstörungen sind so vermeidbar.

Laparoskopische Chirurgie: Große Chirurgie durch kleinen Zugang

1 Apparative Ausstattung

Die Entwicklung des Instrumentariums ist durch den zunehmend interventionellen Charakter laparoskopischer Eingriffe geprägt. Neuentwicklungen sind miniaturisierte Videokameras, elektronisch gesteuerte Gas-Insufflatoren, verbesserte Licht- und Optiksysteme und spezielle Mikroinstrumente.

Insufflationsapparat: Zur Aufrechterhaltung eines konstanten Pneumoperitoneums von 12–15 mm Hg wird Kohlendioxid durch Insufflatoren mit einem hohen Flow von bis zu 10 l/min in den Bauchraum insuffliert. Die Vorzüge des Kohlendioxids liegen in der guten Elimination über die Lunge und der geringen Entflammbarkeit.

Lichtquelle, Optik und Videoeinheit: Die Verwendung von Halogen-Lampen mit bis zu 400 Watt Leistung gewährt eine maximale Ausleuchtung der Bauchhöhle. In Verbindung mit der hochauflösenden Video-3-Chip-Kamera entsteht so ein tageslichtähnliches Bild auf dem Monitor. Den optimalen Bildausschnitt gewährt eine 10-mm-Geradeausoptik (Abb. 12.1).

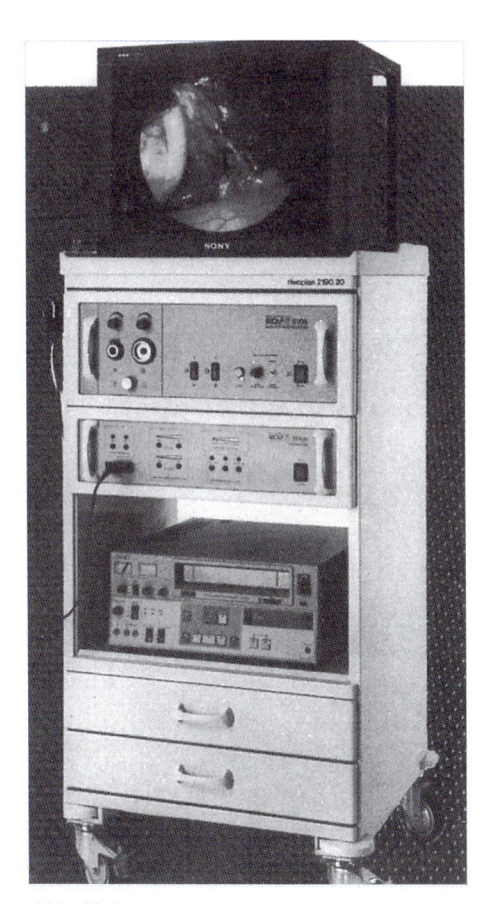

Abb. 12.1
Mobile Videoeinheit mit Monitor, Lichtquelle, Kamera und Rekorder

Instrumentarium: Spezifische Instrumente sind die Verres-Nadel zur Anlage des Pneumoperitoneums, Trokare verschiedenen Durchmessers zum Einführen der Instrumente und zur Extraktion resezierter Organe sowie Koagulationselektroden und spezielles Nahtmaterial. In Analogie zur offenen Chirurgie stehen Scheren, Faßzangen, Clipapplikatoren, Nadelhalter, Punktionskanülen, Saug- und Spülrohre als Mikroinstrumente zur Verfügung (Abb. 12.2).

2 Vor- und Nachteile

Vorteile: Die kleinen Inzisionen zur Einführung der Trokare bedingen ein geringes Zugangstrauma mit verkürzter Periode der postoperativen Darmatonie und geringem Wundschmerz. Hieraus resultiert eine frühe Mobilisation, kurze Hospitalisation und rasche Wiederaufnahme körperlicher Aktivität der Patienten.

Laparoskopische Chirurgie: Geringes Zugangstrauma!

Trotz kleiner Inzisionen der Bauchdecke ist eine ausgezeichnete intraabdominelle Übersicht gewährleistet. Dies bedingt die Wertigkeit der Laparoskopie in der Diagnostik unklarer Abdominalbeschwerden (Abb. 12.3). Die kleinen kosmetisch günstigen Narben führen nur selten zu Wundinfektionen. Besonders der adipöse Patient profitiert von laparoskopischen Verfahren. Hier sind bei konventioneller Technik aufgrund dicker Bauchdecken große Laparotomien erforderlich. Weitere Vorteile der laparoskopischen Techniken sind eine verminderte Adhäsionsbildung und ein geringes Infektionsrisiko für den Operateur. Die Verkürzung des stationären Aufenthaltes führt zu deutlicher Kostenersparnis pro Eingriff.

Nachteile: Der vermehrte Einsatz technischer Hilfsmittel stellt neue Ansprüche in Bedienung und Wartung an Pflegepersonal und Operateur. Erschwerend für den laparoskopisch operierenden Chirurgen ist der ungewohnte Zugang, das zweidimensionale Bild und der Verlust des Tastsinns. Kostensteigernd ist der vermehrte Einsatz von Einmalinstrumentarium. Mit Ausweitung der Verfahren auf Karzinomerkrankungen treten zunehmend Implantationsmetastasen in der Trokarstelle auf.

Laparoskopische Chirurgie: Hoher technischer Aufwand!

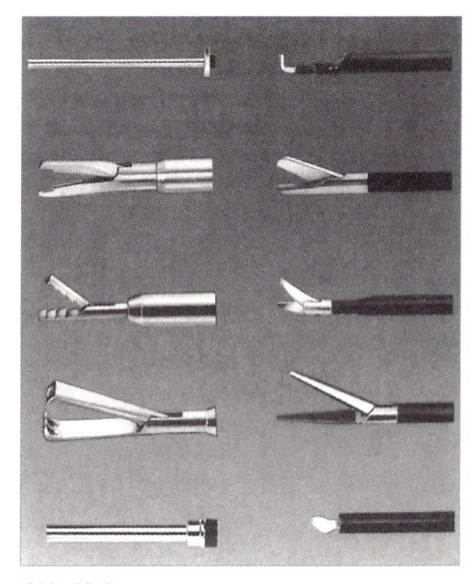

Abb. 12.2
Instrumentarium für die laparoskopische Chirurgie (z.B. Schere, Faßzange, Clipapplikator, Nadelhalter etc.)

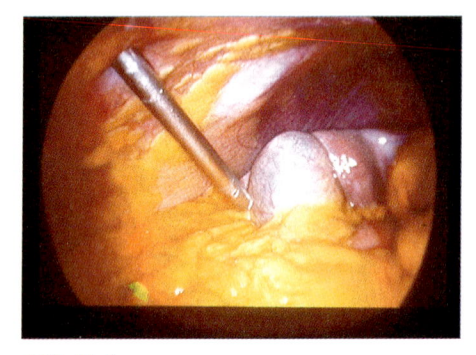

Abb. 12.3
Diagnostische Laparoskopie bei rechtsseitigem Abdominalschmerz zeigt eine akute Cholezystitis

3 Diagnostische Laparoskopie

Indikation (Tab. 12.1)

- **Onkologische Fragestellung:** Die explorative Laparoskopie ermöglicht bei gastrointestinalen Tumoren eine Aussage über Ausdehnung des Organbefalls bzw. Fernmetastasierung. Gleichzeitig ist eine Histologiegewinnung aus Tumoren und suspekten Arealen der Leber und des Bauchfells möglich. Der Erfolg einer vorangegangenen operativen, radiologischen bzw. zytostatischen Therapie ist durch die Laparoskopie makroskopisch zu verifizieren.
- **Abklärung atypischer Abdominalbeschwerden:** Bei der Abklärung unklarer Abdominalbeschwerden ist die explorative Laparoskopie diagnostisch einzusetzen. In der Beurteilung lokaler Spätfolgen nach abdominalchirurgischen Eingriffen sichert die Laparoskopie die Diagnose „Adhäsionsbeschwerden".

Kontraindikation

Beim Einsatz der Laparoskopie zur Diagnostik gelten die methodenspezifischen allgemeinen Kontraindikationen:

- **Kardiorespiratorische Störungen:** Erkrankungen von Herz und Lunge, die durch Anlage des Pneumoperitoneums zu eingeschränkter Atemfunktion und evtl. Störung der Herzaktion führen, z.B. dekompensierte Herzinsuffizienz, Störungen des Reizleitungssystems, frischer Herzinfarkt, schwere obstruktive Lungenerkrankung.
- **Gerinnungsstörungen:** Therapierefraktäre Gerinnungsstörungen sind absolute Kontraindikationen für einen laparoskopischen Eingriff.
- **Ileus:** Luft- bzw. flüssigkeitsgefüllte Darmschlingen beim mechanischen bzw. paralytischen Ileus können zu Fehlpunktionen bei Anlage des Pneumoperitoneums führen.
- **Infektionen:** Infektionen im Bereich der Bauchdecken beinhalten ebenso wie die generalisierte Peritonitis das Risiko einer intraabdominellen Keimverschleppung.

Tab. 12.1 Indikation zur Laparoskopie

Diagnostisch:

Onkologie:
- Tumorstaging
- Histologiegewinnung
- Therapiekontrolle

Differentialdiagnose:
- Atypische Abdominalbeschwerden
- Rechtsseitiger Unterbauchschmerz
- „Adhäsionsbeschwerden"

Therapeutisch:
- Akute Appendizitis
- Akute Cholezystitis
- Symptomatische Cholezystolithiasis
- Asymptomatische Cholezystolithiasis mit drohenden Komplikationen
- Asymptomatische Cholezystolithiasis bei Zustand nach EPT
- Adhäsiolyse
- Refluxkrankheit
- Sigmadivertikulitis, kolorektale Adenome

4 Therapeutische Laparoskopie

4.1 Laparoskopische Appendektomie

Indikation: Die Laparoskopie ist indiziert zur diagnostischen Absicherung klinisch verdächtiger Befunde. Bei makroskopischer Bestätigung der klinischen Diagnose folgt die laparoskopische Therapie unmittelbar. Bei unauffälliger Appendix ist ohne zusätzliche Traumatisierung der Bauchorgane die Peritonealhöhle zu explorieren.

Kontraindikationen: Die definitive Entscheidung zur laparoskopischen Verfahrenswahl fällt intraoperativ in Abhängigkeit vom Lokalbefund. Eine Zökumwandphlegmone im Bereich der Appendixbasis und die basisnahe Appendixperforation sind Kontraindikationen der laparoskopischen Vorgehensweise. Auch das Appendixkarzinoid bzw. Appendixkarzinom ist laparoskopisch nicht radikal zu operieren.

Technik: Inzision am kaudalen Nabelrand und Anlage des Pneumoperitoneums, Einführen des Optiktrokars, diagnostischer Rundblick mit Beurteilung der Operabilität, Plazierung der Arbeitstrokare unter Sicht und Luxieren der Appendix an der Spitze, schrittweise Präparation des Mesenteriolums, Ligatur der Basis, Koagulation mit bipolarem HF-Strom und scharfe Durchtrennung, Extraktion der Appendix durch den Trokar (Abb. 12.4).

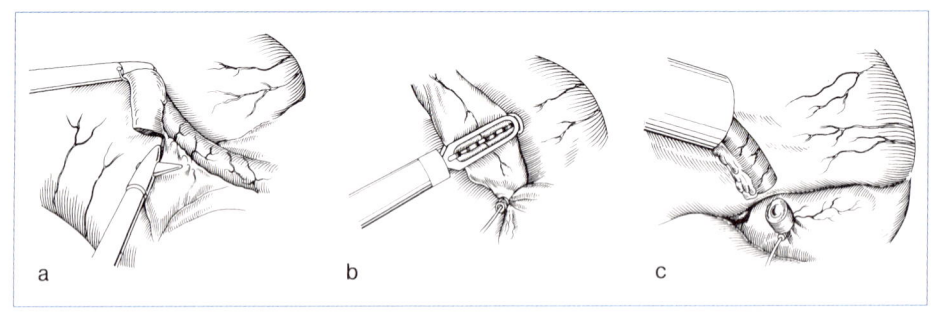

Abb. 12.4 a–c
Technik der laparoskopischen Appendektomie.
a Skelettieren der Appendix bis an die Basis
b Ligatur der Appendixbasis durch Roeder-Schlinge oder Endo-GIA
c Durchtrennen der Appendix und Extraktion durch den Trokar
(aus K. Kremer, V. Schumpelick, G. Hierholzer [Hrsg.]: Chirurgische Operationen. Atlas für die Praxis. Thieme, Stuttgart 1992.

4.2 Laparoskopische Cholezystektomie

Indikation: Die Kriterien zur Operationsindikation gelten in Analogie zum konventionellen Vorgehen (Tab. 12.1).

Kontraindikationen sind:
- **Präoperativ**: Akute Pankreatitis, Choledocholithiasis mit Verschlußikterus sowie der Verdacht auf ein Gallenblasenkarzinom bzw. Tumoren der Gallengänge.
- **Intraoperativ**: Perforation der Gallenblase mit galliger Peritonitis, entzündlich verändertes Ligamentum hepatoduodenale und eine Gallenblase, die direkt dem Ductus choledochus aufsitzt. Ein intraoperativ diagnostiziertes Gallengangskonkrement bedingt beim älteren Patienten die alleinige Cholezystektomie. Die Steinextraktion erfolgt später durch Endoskopie. Beim jungen Patienten erfolgt in gleicher Sitzung die Choledochotomie und Steinextraktion alternativ durch Laparoskopie bzw. durch Laparotomie.

Technik: Inzision am Naheloberrand und Anlage des Pneumoperitoneums. Diagnostischer Rundblick mit Beurteilung der Operabilität und Plazieren von drei weiteren Arbeitstrokaren unterhalb des rechten Rippenbogens. Zirkuläre Dissektion von Ductus cysticus und Arteria cystica. Doppelte Clip-Ligatur und Durchtrennung. Präparation der Gallenblase retrograd mit Präparationstupfern und Schere. Die Extraktion der Gallenblase erfolgt durch die ggf. zu erweiternde Nabelinzision (Abb. 12.5).

Abb. 12.5 a–d
Technik der laparoskopischen Cholezystektomie.
a Darstellung von A. cystica und Ductus cysticus (Callot´sches Dreieck)
b Unterfahrung des Ductus cysticus mit Präparierklemme
c Clipligatur des Ductus cysticus (und der A. cystica [nicht dargestellt])
d Durchtrennung und retrogrades Auslösen der Gallenblase aus dem Gallenblasenbett
(aus K. Kremer, V. Schumpelick, G. Hierholzer [Hrsg.]: Chirurgische Operationen. Atlas für die Praxis. Thieme, Stuttgart 1992.

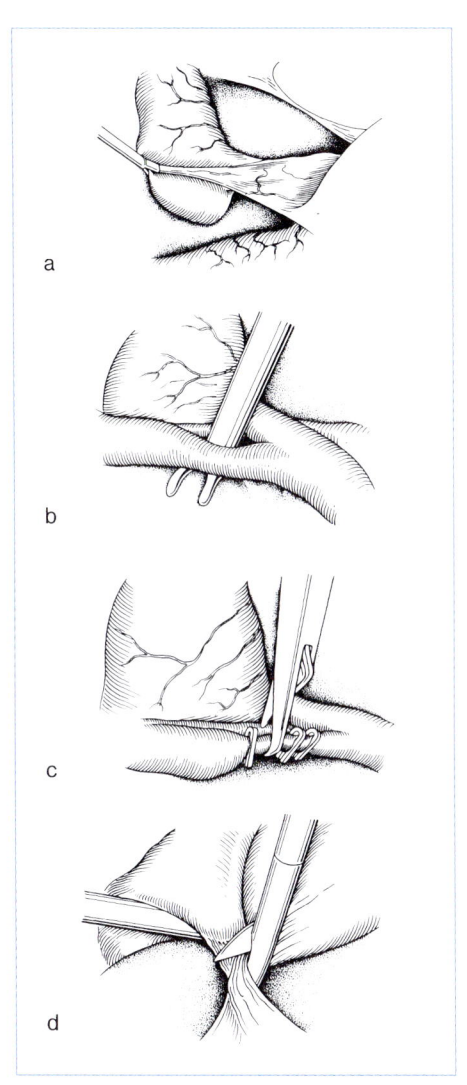

4.3 Laparoskopische Adhäsiolyse

Indikation: Bei typischer Anamnese (abdominale Voroperation), klinischer Symptomatik und Ausschluß anderer Ursachen durch bildgebende bzw. endoskopische Verfahren ist die Indikation zur explorativen Laparoskopie gegeben. Bestätigt sich die Diagnose, erfolgt die laparoskopische Durchtrennung von Verwachsungen zur Bauchdecke im Anschluß.

Kontraindikation stellen Verwachsungen zwischen Darmschlingen aufgrund des Risikos einer Darmläsion dar.

Technik: Einführen des Optiktrokars unter Sicht, alternativ Minilaparotomie mit Abdichtung des Peritoneums durch Tabaksbeutelnaht. Nach Exploration des Bauchraums Einführen von zwei weiteren Arbeitstrokaren. Lokalisation der Inzisionen für Arbeitstrokare im diametranen Quadranten in Abhängigkeit von den Voroperationen. Wahlweise blutige bzw. unblutige Adhäsiolyse.

- **Unblutige Adhäsiolyse:** Anspannen der Adhäsionen mit einer atraumatischen Faßzange. Koagulation der aufgespannten Verwachsungsstränge mit der Bipolarzange und anschließend scharfe Durchtrennung.
- **„Blutige" Adhäsiolyse:** Voraussetzung für die blutige Adhäsiolyse ist ein einwandfreier Zugang zur Abtragungsstelle. Aufspannen der Adhäsiolyse durch Zug mit einer atraumatischen Faßzange, Durchtrennen mit der Schere bauchwandnah. Fassen der blutenden Abtragungsstelle und Plazieren einer Schlingenligatur (Abb. 12.6).

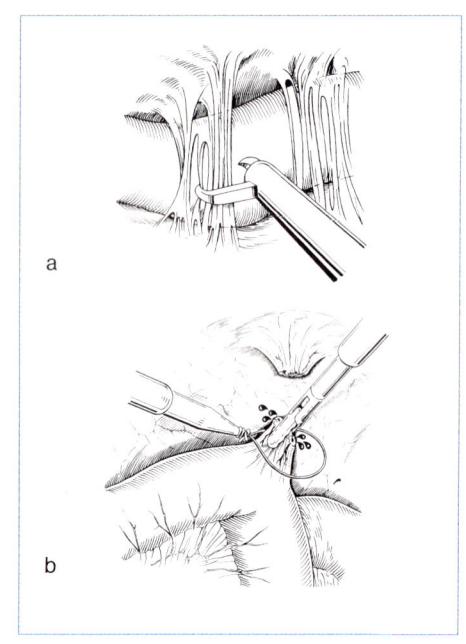

Abb. 12.6 a,b
Technik der laparoskopischen Adhäsiolyse.
a Durchtrennung der Verwachsungsstränge mittels Schere
b Versorgung der blutenden Enden mittels Schlingenligatur
(aus K. Kremer, V. Schumpelick, G. Hierholzer [Hrsg.]: Chirurgische Operationen. Atlas für die Praxis. Thieme, Stuttgart 1992.

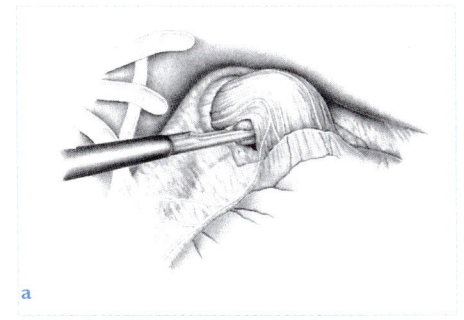

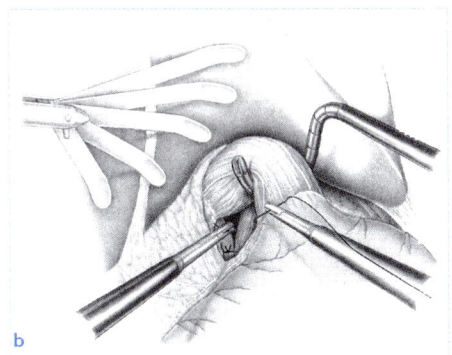

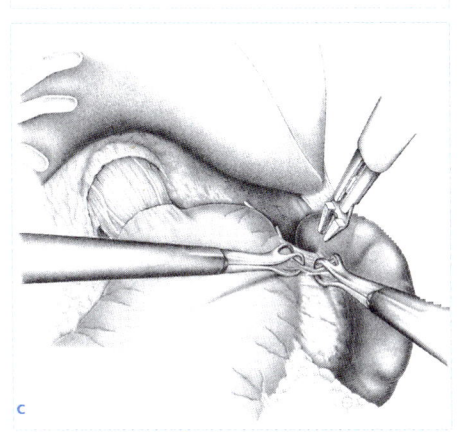

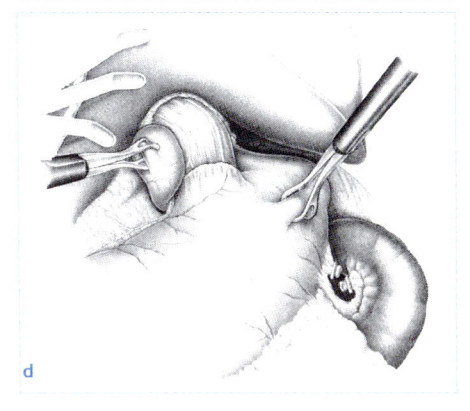

4.4 Laparoskopische Hiatoplastik und Fundoplicatio

Indikation: Bei typischer Anamnese, klinischer Symptomatik und endoskopischem Nachweis einer Refluxösophagitis ist nach frustranem konservativem Therapieversuch die Indikation zur laparoskopischen Fundoplicatio gegeben. Der manometrische Nachweis eines inkompetenten unteren Ösophagussphinkters ist ebenso wie eine Evaluierung der Ösophagusmotilität präoperativ zu dokumentieren.

Kontraindikation für das laparoskopische Vorgehen sind in Abhängigkeit vom Erfahrungsgrad des Operateurs ausgedehnte Voroperationen im Oberbauch.

Technik: Inzision in der Medianen oberhalb des Nabels und Anlage des Pneumoperitoneums. Diagnostischer Rundblick mit Beurteilung der Operabilität. Plazieren von vier weiteren Arbeitstrokaren halbkreisförmig im Oberbauch. Vollständige Mobilisation des Ösophagus und Verlagerung des ösophagokardialen Übergangs in den Bauchraum. Darstellung der Zwerchfellschenkel und hintere Hiatoplastik durch 2–3 nicht resorbierbare Einzelknopfnähte. Schrittweise Mobilisation der großen Kurvatur mit Durchtrennung der Vasa gastrica brevia. Die 360°-Manschette wird durch 2–3 Einzelknopfnähte der retroösophageal durchgezogenen Funduswand mit der ventralen Funduswand gebildet (Abb. 12.7).

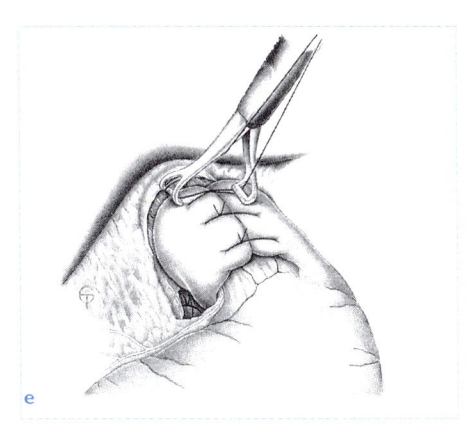

Abb. 12.7 a–e
Technik der laparoskopischen Hiatoplastik und Fundoplicatio.
a Mobilisation des distalen Ösophagus
b Anschlingen des Ösophagus und Hiatoplastik
c Mobilisation der großen Kurvatur mit Durchtrennung der Vasa gastrica brevia
d Bildung einer Fundusmanschette (360°) aus Fundushinter- und -vorderwand
e Naht der Fundusmanschette (2–3 cm)
(aus V. Schumpelick [Hrsg.]: Operationsatlas Chirurgie, Enke, Stuttgart 1997)

4.5 Laparoskopisch assistierte Sigmaresektion

Indikation: Die Indikation zur elektiven laparoskopischen Resektion eines Sigmas bei Divertikulitis gilt in Analogie zum konventionellen Vorgehen (s.a. Kap. 27.3.2). Breitbasige endoskopisch nicht abtragbare Adenome im Kolorektum sind bei fehlendem Karzinomverdacht eine weitere Indikation zur laparoskopischen Segmentresektion.

Kontraindikationen: Akute Komplikationen wie Perforation und Peritonitis sind ebenso wie Fistelbildung bei chronisch komplizierter Divertikulitis dem offenen Vorgehen vorbehalten.

Technik: Inzision am Nabelunterrand und Anlage des Pneumoperitoneums. Diagnostischer Rundblick mit Beurteilung der Operabilität. Plazierung von 3 weiteren Arbeitstrokaren halbkreisförmig im Unterbauch. Mobilisation von Colon sigmoideum und Mesosigma mit Darstellung des linken Ureters. Markierung der Resektionsgrenzen und Präparation eines Fensters im Mesosigma. Schrittweise Durchtrennung des Mesosigmas und dorsale Mobilisation des Mesorektums bis zur distalen Resektionsgrenze. Hier wird das Rektum mit dem Endostapler durchtrennt. Minilaparotomie über Pfannenstielschnitt. Eventeration des Colon sigmoideum und Präparation der proximalen Resektionsgrenze darmnah. Resektion des befallenen Darmabschnittes. Einknüpfen der Andruckplatte des Klammernahtgerätes und Reposition in den Bauchraum. Einführen des zirkulären Klammernahtgerätes in den Rektumstumpf. Herstellung der Anastomose in „Double-Stapling"-Technik (Abb. 12.8).

4.6 Verfahren in Erprobung

Neben den in Tabelle 12.1 dargestellten etablierten laparoskopischen Operationstechniken ist eine Ausweitung der Indikationen denkbar. In der Erprobung sind derzeit laparoskopische Techniken zur Vagotomie, Splenektomie, Ösophagusmyotomie bei Achalasie, Adrenalektomie, Leber- und Milzzysten, Choledochusexploration, zum Hernienverschluß, zur Rektopexie und zum „Gastric-Banding".

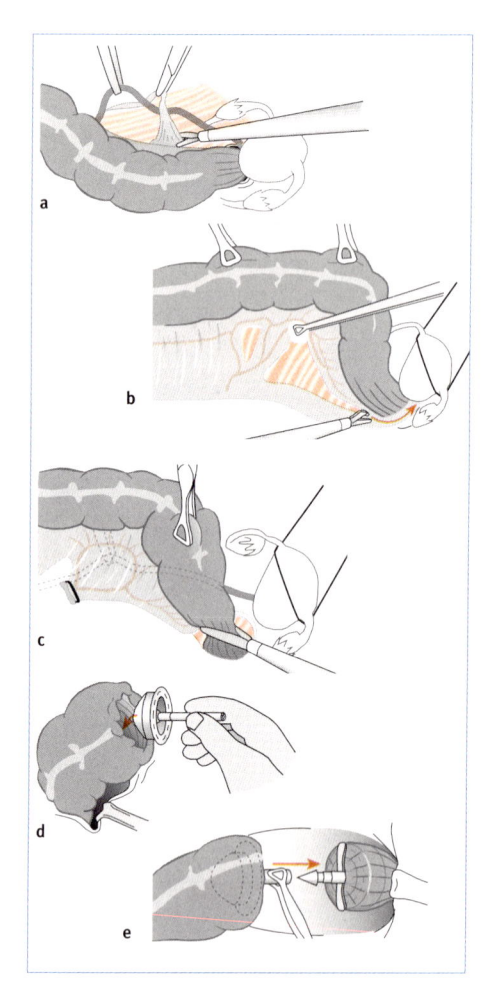

Abb. 12.8 a–e
Technik der laparoskopischen Sigmaresektion.
a Mobilisation des Colon sigmoideum und des Mesosigmas mit Darstellung des linken Ureters
b Dissektion des Mesenteriums
c Distale Resektion mit dem Endostapler
d Minilaparotomie und Eventeration des Darmes mit Einbringen der Andruckplatte
e Anastomose in „Double-Stapling"-Technik. Die Andruckplatte im Colon descendens wird auf das perianal in den Darm eingeführte Klammernahtgerät aufgesetzt

Tab. 12.2 Komplikationen laparoskopischer Eingriffe

Bei Anlage des Pneumoperitoneums:
- Emphysem von Haut, präperitonealem Raum, Netz und Mediastinum
- Gasembolie
- Gefäßpunktion
- Punktion eines Hohlorgans

Bei Einführen der Trokare:
- Perforation eines Hohlorgans
- Verletzung größerer Gefäße
- Blutung in die Bauchdecke
- Parenchymläsion

Eingriffsspezifisch:
- Verletzung von Intestinum und parenchymatösen Organen durch Instrumentarium
- Hitzeschäden bei der Koagulation

Postoperativ:
- Schulterschmerz
- Netz- bzw. Darminkarzeration

5 Komplikationen

Morbidität und Letalität variieren in Abhängigkeit vom Alter, Begleiterkrankungen der Patienten und Erfahrung des Operateurs. Die Letalität beträgt 0–0,3 %. Wesentliche intraoperative Komplikationen und ihre Therapie sind (Tab. 12.2):

- **Fehlpunktion durch Verres-Nadel:** Gasinsufflation bei extraperitonealer Nadellage durch zu tangentiale bzw. zu tiefe Punktion. Das Gasemphysem von Haut, präperitonealem Raum oder Netz und Mediastinum wird vom Körper folgenlos resorbiert. Die Punktion eines Hohlorgans kommt unter konservativen Maßnahmen wie Magensonde, Nahrungskarenz und Antibiotikaschutz zur Ausheilung. Fehlpunktionen von Gefäßen beinhalten das Risiko einer Gasembolie und Blutung.
- **Trokarverletzung:** Blutung in die Bauchdecke durch Verletzung eines Gefäßes beim Einführen des Optik- bzw. Arbeitstrokars werden durch Kompression beherrscht. Die Verletzung eines Hohlorgans oder parenchymatöser Organe macht ebenso wie die Läsion größerer Gefäße eine sofortige Laparotomie erforderlich.
- **Darmverletzung:** Die Manipulation von Magen- und Darmtrakt mit Halte- und Faßzangen birgt ebenso wie die Hochfrequenzkoagulation (z.B. bei der Appendektomie) das Risiko einer Läsion von Magenwand und Darmschlingen.

Methodenspezifische postoperative Komplikationen sind
- der **Schulterschmerz** durch unvollständig abgelassenes CO_2 aus der Bauchhöhle (Phrenikusschmerz)
- **Netz- bzw. Darminkarzeration** in der Inzisionsstelle durch zu schnelles Ausleiten der Trokare bei nicht vollständig abgelassenem Pneumoperitoneum.

Laparoskopische Komplikationen: Im Zweifel Laparotomie!

13 Chirurgische Sonographie

Kapitelübersicht

Chirurgische Sonographie

Chirurgische Notfälle
- Akutes Abdomen
- Stumpfes Bauchtrauma

Präoperative Diagnostik

Intraoperative Diagnostik

Postoperative Überwachung von Intensivpatienten

Nachsorge

Interventionelle Sonographie
- Feinnadelpunktion
- Sonographiegesteuerte Eingriffe an den Gallenwegen
- Punktion und Drainage intraabdomineller Abszesse

1 Indikationen

In der präoperativen Diagnostik und der perioperativen Überwachung ist die klinisch bestimmte Ultraschalluntersuchung wichtigstes bildgebendes Verfahren für den Chirurgen. Als nichtinvasives, beliebig oft wiederholbares, jederzeit verfügbares und leicht anzuwendendes Verfahren kann die Sonographie in der Chirurgie sofortige Informationen bei chirurgischen **Notfällen**, z.B. bei akutem Abdomen und stumpfen Bauchtraumen, liefern.

Weiterhin kommt sie zum Einsatz in der **präoperativen** Diagnostik, **intraoperativ** und **postoperativ** zwecks Überwachung der Intensivpatienten sowie zur **Verlaufskontrolle** vor allem bei onkologischen Patienten.

Die Einführung der **interventionellen Sonographie** bietet dem Chirurgen darüber hinaus die Möglichkeit, wichtige Untersuchungen zur Diagnostik und Therapie durchführen zu können. Insgesamt eröffnet die Sonographie dem Chirurgen auf diese Weise den „Blick hinter den Vorhang der Körperoberfläche".

Sonographie: Stethoskop der Chirurgen

2 Physikalische Grundlagen

Ultraschallwellen sind mechanisch-elastische Schwingungen, die an die Materie gebunden sind. Die Frequenz des Ultraschalls liegt oberhalb des Hörbereiches. Im menschlichen Körper breiten sich die Ultraschallwellen in Form von longitudinalen Wellen aus. Als Impedanz bezeichnet man die akustische Eigenschaft eines Mediums. Die Impedanz ist das Produkt aus der Dichte des Mediums und der Schallgeschwindigkeit.

Für den hochfrequenten Ultraschall gelten oft die Gesetze der Optik, z.B. Reflektion, Beugung, Streuung und Absorption. An der Grenzfläche zwischen verschiedenen Medien werden Ultraschallwellen reflektiert und dabei treten Reflexe auf. Treffen die Schallwellen auf Knochen, Luft oder Steine, erfolgt eine totale Reflektion. Hinter dem Reflex entsteht eine Schallauslöschung, der sog. „Schallschatten".

Helle Reflexe entstehen an der Grenzfläche zwischen zwei Medien mit stark unterschiedlicher akustischer Impedanz. **Echofreie Zonen** können an Medien ohne akustische Grenzflächen entstehen, z.B. in Flüssigkeit, oder auch als Schallschatten hinter total reflektierenden akustischen Grenzflächen (Abb. 13.1).

Typische Sonographiemuster

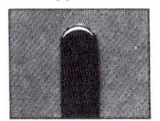

Echoreicher Reflex mit „Schallschatten" bei Konkrement

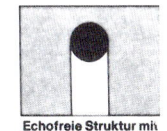

Echofreie Struktur mit dorsaler Schallverstärkung (Zyste).

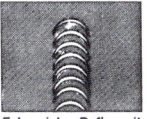

Echoreicher Reflex mit Wiederholungsechos (z.B. Darmluft)

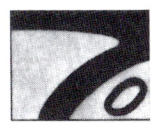

Freie Flüssigkeit in der Umgebung parenchymatöser Organe

Abb. 13.1
Darstellung verschiedener Sonographiemuster

3 Sonographie bei chirurgischen Notfällen

3.1 Akutes Abdomen

Bei Patienten mit akutem Abdomen kann die Sonographie nach kurzer Anamnese und allgemeiner körperlicher Untersuchung eingesetzt werden. Durch schnelles Erkennen von pathologischen Veränderungen im Abdomen und Bestimmung der Organzugehörigkeit können der diagnostische Weg verkürzt und therapeutische Konsequenzen frühzeitig gezogen werden.

3.1.1 Akute Cholezystitis

Die Diagnose der akuten Cholezystitis ist aus dem klinischen Bild, allgemeinen laborchemischen Entzündungszeichen in Zusammenhang mit dem sonographischen Befund zu stellen.
Schnittführung: Flanken- und Subkostalschnitt.
Kriterien: Verdickung der Gallenblasenwand über 4 mm. Echoarmer Saum um die Gallenblase (perivesikales Ödem). Druckdolenz bei der Palpationsuntersuchung (Abb. 13.2).
Als fakultativen Befund kann man auch Konkremente oder eine Gallenblasenvergrößerung nachweisen. Beim Gallenblasenempyem findet man reflexreiches Material in der Gallenblase, bestehend aus Eiter, Cholesterinkristallen oder Zelldetritus (Abb. 13.3).

Differentialdiagnosen

- **Cholelithiasis**
  Beweisend für das Vorhandensein von Konkrementen sind 3 **Kriterien**:
  1. Intraluminal lokalisierter echogener Reflex.
  2. Zugehöriger distaler Schallschatten durch Auslöschungsphänomen.
  3. Lageänderung des Konkrementes bei Positionswechsel des Patienten (rolling stone-Phänomen) (Abb. 13.4).
  Bei **kleinen Konkrementen** (weniger als 3 mm) können Schallschatten fehlen. Falschpositive Befunde sind durch Luftüberlagerungen von Darmschlingen möglich. Insgesamt gesehen liegt die Treffsicherheit der Sonographie bei Gallenblasenerkrankungen bei mehr als 90 %.
  Der Nachweis von **Zystikussteinen** ist gelegentlich schwierig, da durch fehlende Impedanz-Unterschiede zur umgebenden Zystikuswand Steinreflex und Steinschatten nicht immer auftreten. Bei Verdacht auf vorhandene Zystikusobstruktion kann deshalb eine zusätzliche sonographische Untersuchung der Gallenblase auf Kontraktion nach Gabe von Takus® oder einer Reizmahlzeit durchgeführt werden. Bleibt eine Gallenblasenentleerung aus, liegt eine Obstruktion des Zystikus vor.

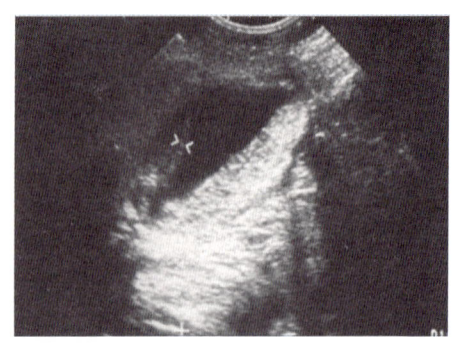

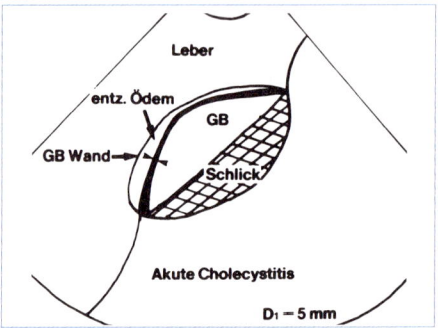

Abb. 13.2
Sonographie bei akuter Cholezystitis. GB = Gallenblase

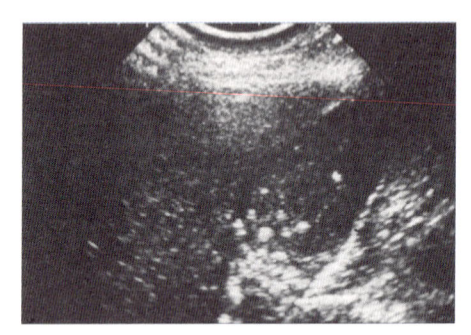

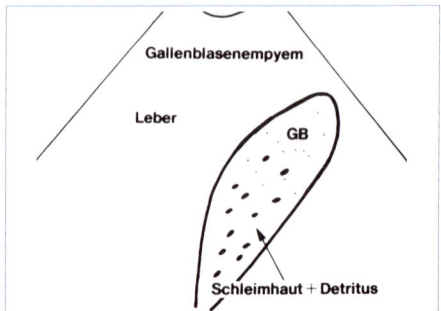

Abb. 13.3
Sonographie bei Gallenblasenempyem. GB = Gallenblase

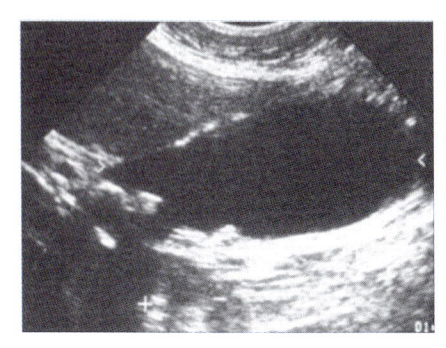

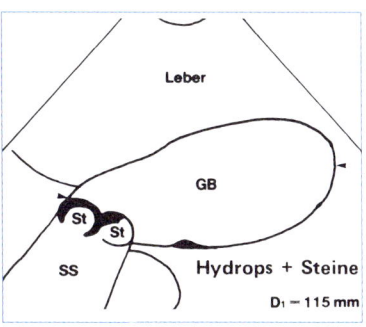

Sonographie bei chirurgischen Notfällen   13 Chirurgische Sonographie 439

Abb. 13.4
Sonographie bei Cholezystolithiasis
ST = Stein
GB = Gallenblase
SS = Schallschatten

- **Cholestase**
Bei mechanischem Verschluß im Bereich des Gallengangsystems kann mit Hilfe der Sonographie eine extra- oder intrahepatische Cholestase nachgewiesen werden (Abb. 13.5).
Schnittführung: Schrägverlaufender, longitudinaler Schnitt senkrecht zum rechten Rippenbogenrand.

Oberbauchsonographie: Ductus choledochus oben, V. portae in der Mitte und V. cava tief unten

Kriterien: Typisch für die intrahepatische Stauung sind die intrahepatischen Gangerweiterungen mit echoarmer Schlängelung nach peripher (Bild eines „knorrigen Baumes"). Bei Stauung des Ductus choledochus ist das Lumen auf mehr als 9 mm verbreitert. Je nach Ursache können zusätzlich Konkremente oder Raumforderungen nachgewiesen werden.

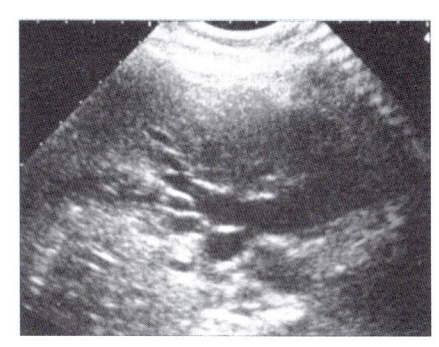

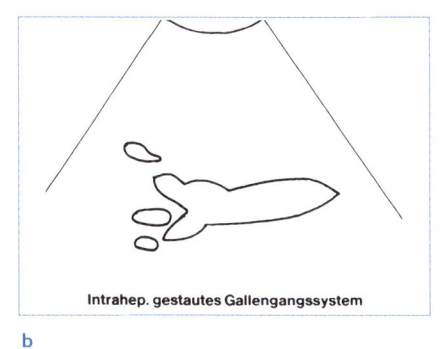

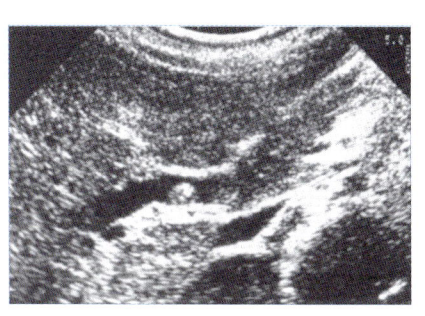

Abb. 13.5 a–c
Sonographie bei Cholestase:
a,b intrahepatisch
c extrahepatisch, Choledocholithiasis

3.1.2 Akute Pankreatitis

Schnittführung: Transversal, Schrägschnitt, Longitudinalschnitt in Rückenlage. Als Leitstruktur wird die V. lienalis aufgesucht. Das Pankreas ist ventral der V. lienalis lokalisiert.

> Oberbauchsonogramm: Pankreas reitet auf V. lienalis

Normale Größe: Kopf kleiner als 3 cm, Korpus kleiner als 2,5 cm und Kauda kleiner als 2,5 cm.

Kriterien
– Im Stadium I der akuten Pankreatitis findet man eine diffuse umschriebene Größenzunahme des Pankreas. Bei zunehmender ödematöser Schwellung wird die Pankreasstruktur echoärmer.
– Im Stadium II findet man eine partielle Nekrosenbildung. Im Sonogramm sind umschriebene echoarme Bezirke innerhalb des Pankreas nachweisbar (Abb. 13.6).
– Im Stadium III stellen sich sonographisch in der Pankreasloge echoarme, aber auch Binnenecho-reflexreiche Bezirke durch Pankreasreste dar.

Differentialdiagnosen

- **Pankreaspseudozyste:** Echoarme bis echofreie Raumforderung in der Pankreasloge.
- **Chronisch kalzifizierende Pankreatitis:** Sonographisch sind multiple, durch Verkalkung bedingte Reflexe in der Pankreasloge nachweisbar. Erst wenn der Ductus Wirsungianus über 3 mm erweitert ist, ist der sonographische Nachweis möglich.
- **Pankreastumor:** Unregelmäßige Begrenzung mit unterschiedlichem Echomuster, evtl. auch Infiltration in die Leber oder in die V. cava. Kompression des Ductus choledochus mit dadurch bedingter Choledochuserweiterung und intrahepatischer Stauung.

3.1.3 Abdominales Aortenaneurysma

Klinik: Abdominale Schmerzsymptomatik mit oder ohne pulsierende Resistenz im Abdomen.
Schnittführung: Longitudinaler Schnitt etwas links von der Linea alba und transversaler Schnitt.
Kriterien: Aufweitung des Aortenlumens über 3 cm mit zum Teil thrombotischen Massen im Aortenlumen (Abb. 13.7).

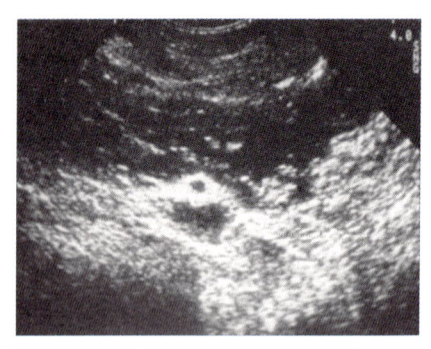

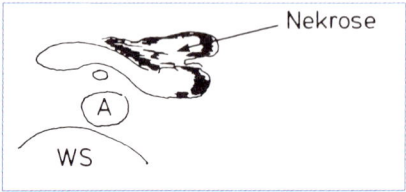

Abb. 13.6
Sonographie bei akuter Pankreatitis mit partieller Nekrose
A = Aorta
WS = Wirbelsäule

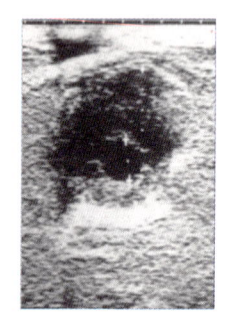

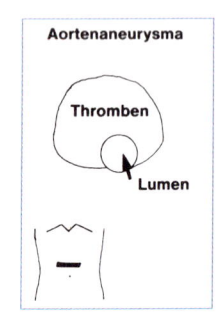

Abb. 13.7
Sonographie bei Aortenaneurysma

Sonographie bei chirurgischen Notfällen   13 Chirurgische Sonographie   441

3.1.4 Ileus

Bei Störung der Darmmotilität kann mit Hilfe der Sonographie die Art der Motilitätsstörung (paralytisch oder mechanischer Ileus) diagnostiziert werden. Im Real time-Bild findet man im **Frühstadium** des mechanischen Ileus dilatierte, mit Flüssigkeit und Luft gefüllte Darmschlingen sowie eine gesteigerte Pendelperistaltik.

In der **Übergangsphase** sind die Kontraktionen seltener, das Kontraktionsausmaß verringert sich eindeutig.

Die **Spätphase** des mechanischen Ileus ist sonographisch nicht mehr von der Paralyse zu trennen. Die extrem dilatierten Darmschlingen erscheinen eher als nebeneinander aufgereihte echoarme Kugeln. Im Real time-Bild ist keine Darmperistaltik mehr nachweisbar und der pharmakologische Test mit Prostigmin® ist negativ (Abb. 13.8).

Ein den mechanischen Verschluß verursachender Tumor kann sonographisch als Kokardenstruktur nachgewiesen werden (Abb. 13.9).

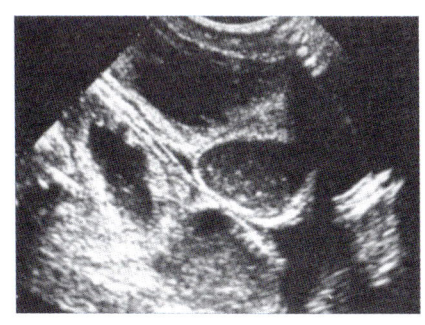

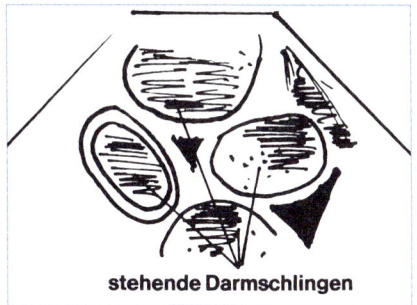

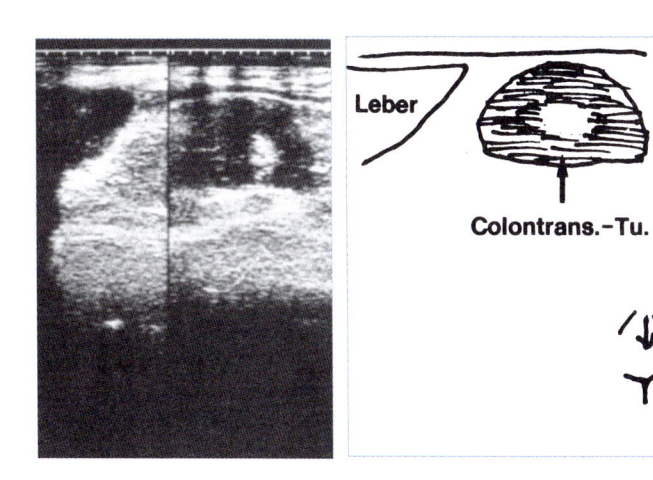

Abb. 13.8
Sonographie bei Ileus

Abb. 13.9
Sonographisches „Kokardenphänomen" bei stenosierendem Tumor des Colon transversum

3.1.5 Appendizitis

Bei ulzero-phlegmonöser Appendizitis hat die Sonographie eine Trefferquote von bis zu 85%. Eine katarrhalische Appendizitis läßt sich nur selten darstellen. Der negative Befund schließt eine akute Appendizitis nicht aus. Ein Vorzug der Ultraschalluntersuchung bei Verdacht auf Appendizitis liegt in der Möglichkeit der Differentialdiagnostik (ruptierte Ovarialzyste, Nierenstauung, Gallensteine usw.).

Durch Impression der Bauchdecke mit dem Schallkopf im Bereich des rechten Unterbauches wird der Luftgehalt des Zäkums vermindert. „Landmarken" zur Orientierung sind der M. psoas und das knöcherne Becken.

Der entzündete Wurmfortsatz stellt sich im Querschnitt als druckdolente pathologische **Kokarde** dar. Im Längsschnitt läßt sich das blinde Ende darstellen, peristaltische Bewegungen fehlen vollständig (Abb. 13.10). Für eine perforierte Appendix spricht der zusätzliche Nachweis von freier Flüssigkeit in Form einer echofreien Raumforderung um den Wurmfortsatz.

> Appendizitis: Sonographie ergänzt die klinische Diagnose, ersetzt sie aber nicht.

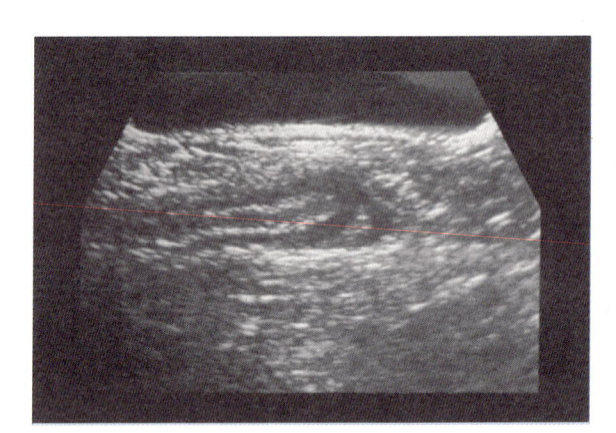

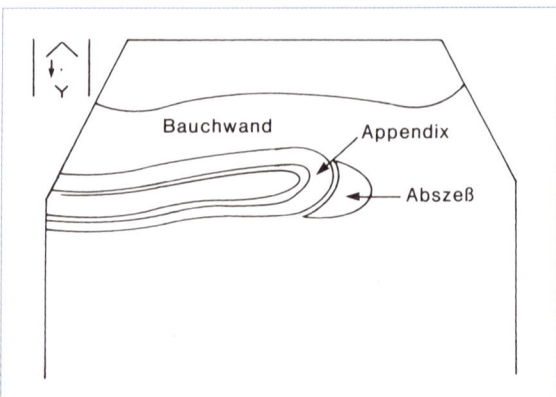

Abb. 13.10
Ulzero-phlegmonöse Appendizitis im Längsschnitt (aus S. Truong, G. Arlt, V. Schumpelick [Hrsg.]: Chirurgische Sonographie. Enke, Stuttgart 1991)

3.1.6 Sigmadivertikulitis

Die Sonographie dient der Verlaufskontrolle und Früherkennung von Komplikationen. Die unkomplizierte Sigmadivertikulitis läßt sich oft nicht darstellen. Komplikationen werden hingegen in ca. 90 % richtig diagnostiziert.

Klassischer Befund ist die druckdolente **Kokarde** im Querschnitt (Abb. 13.11) sowie der allmähliche Übergang der pathologischen Darmwandverdickung in einen normalen Dickdarm im Längsschnitt. Die Peristaltik ist meist aufgehoben. Bei der komplizierten Form findet man zusätzlich extraintestinale echoarme bis echofreie Raumforderungen als Hinweis für eine Abszeßbildung. Entzündliche Stenosen können oft indirekt durch die Zeichen eines Ileus bzw. Subileus diagnostiziert werden.

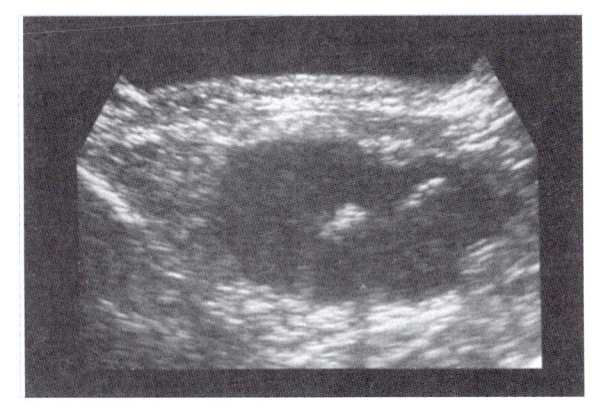

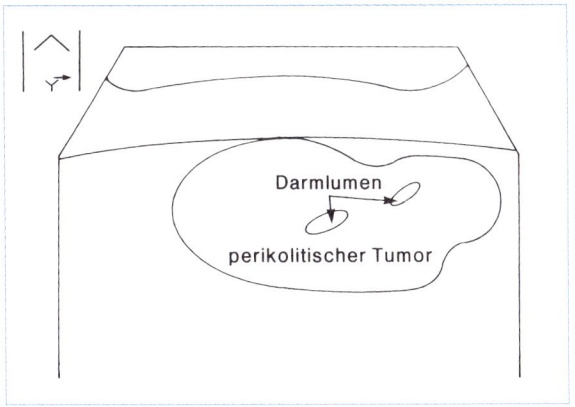

Abb. 13.11 Fortgeschrittene Sigmadivertikulitis im Querschnitt (aus S. Truong, G. Arlt, V. Schumpelick [Hrsg.]: Chirurgische Sonographie. Enke, Stuttgart 1991)

3.2 Stumpfes Bauchtrauma

Beim stumpfen Bauchtrauma eignet sich die Sonographie zur Abklärung von **Organverletzungen** oder **freier intraabdomineller Blutung**. Zu diesem Zweck soll die Sonographie möglichst sofort bei der Klinikeinlieferung parallel zur Schocktherapie bei voller Harnblase durchgeführt werden.

Freie Flüssigkeit findet sich im Oberbauch rechts im Rezessus hepato-renalis und links subphrenisch um die Milzloge (Abb. 13.12). Der Nachweis von freier Flüssigkeit im Unterbauch im Douglasraum kann nur bei gefüllter Harnblase erfolgen. Bei primär negativem Nachweis von freier Flüssigkeit im Abdomen soll die Ultraschalluntersuchung in kurzen Zeitabständen (alle 3 Stunden) wiederholt werden.

Die Sensitivität des Blutungsnachweises liegt bei 95 %. Rupturen von parenchymatösen Organen oder subkapsuläre Blutungen können auch sonographisch erkannt werden. Ein retroperitoneales Hämatom läßt sich mittels Flankenschnitt und suprapubischen Schnitten gut nachweisen.

Stumpfes Bauchtrauma:
Engmaschige (3 h) sonographische Verlaufskontrolle

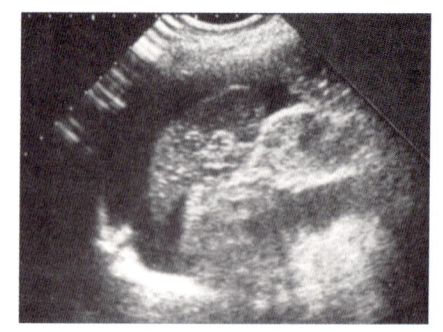

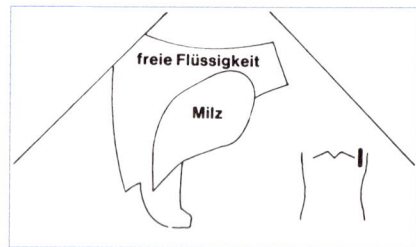

Abb. 13.12
Sonographie bei freier Flüssigkeit/links subphrenisch

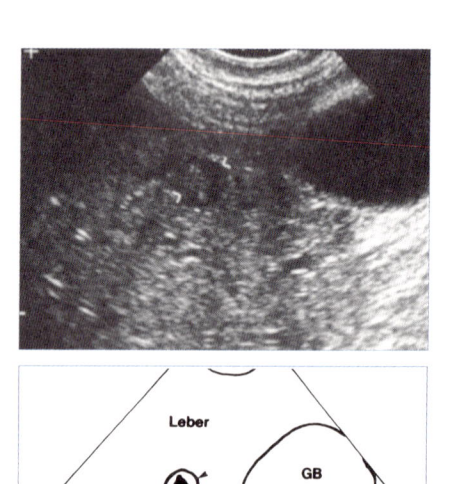

Abb. 13.13
Sonographie bei Lebermetastasen.
GB = Gallenblase

4 Sonographie zur präoperativen Diagnostik

4.1 Abdominelle Sonographie

Als Screening-Verfahren eignet sich die Sonographie, um **Tumormetastasen** bei onkologischen Patienten nachzuweisen. So lassen sich Lebermetastasen bei einem Metastasendurchmesser von über 1,5 cm in ca. 80 % richtig diagnostizieren (Abb. 13.13). Intraabdominal können Lymphknotenvergrößerungen paraaortal, im Leber- und Milzhilusbereich, ebenfalls gut dargestellt werden (Abb. 13.14).

Bei **unklaren schmerzhaften Beschwerden** in der Bauchdecke, mit oder ohne tastbaren pathologischen Befund, gibt der Ultraschall wertvolle Informationen. So lassen sich inkarzerierte Hernien, z.B. epigastrische Hernien und Spieghelsche Hernien durch den Nachweis von Bruchpforten und Fasziendefekten nachweisen (Abb. 13.15). Auch die Unterscheidung zu Bauchdeckenhämatomen, Rektusscheidenhämatomen oder Bauchdeckenabszessen kann getroffen werden (Abb. 13.16).

Bei Rektum-Tumoren oder retroperitonealen Tumoren erlaubt die Sonographie den Ausschluß einer Harnstauung.

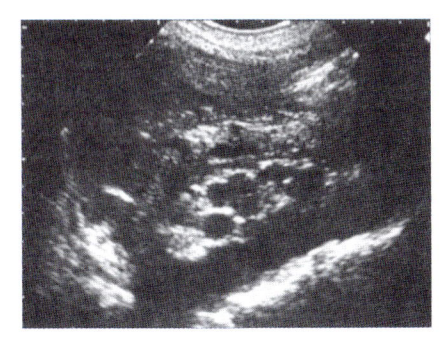

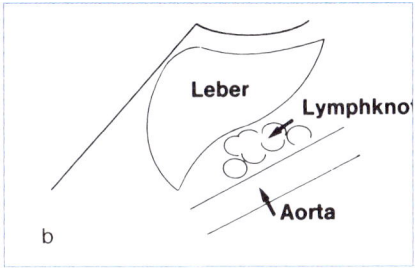

Abb. 13.14
Sonographie bei paraaortalen Lymphknoten

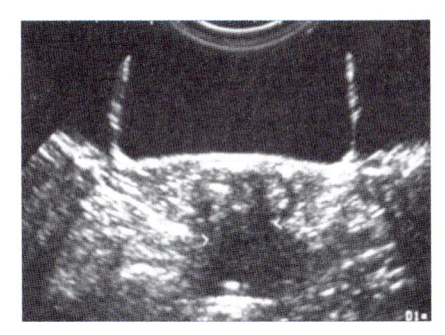

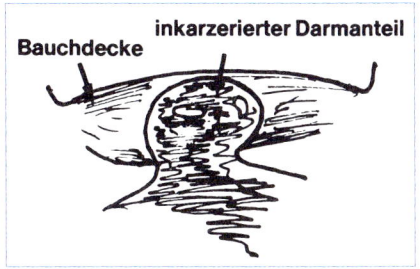

Abb. 13.15
Sonographie der epigastrischen Hernie

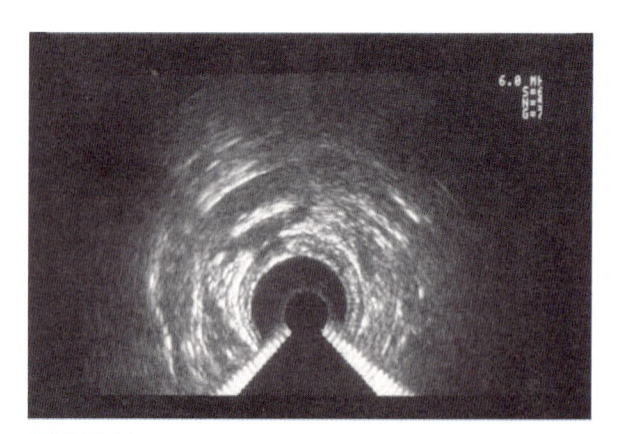

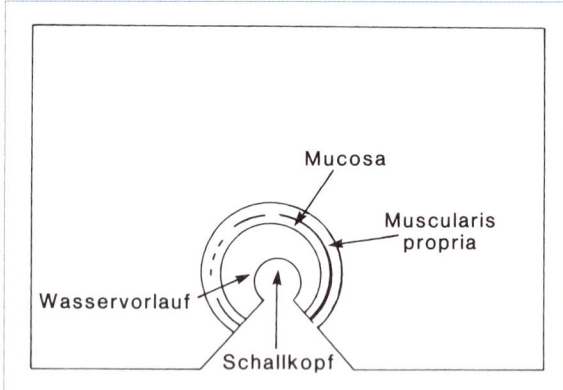

Abb. 13.16
Normalbefund der Rektumwand in der endorektalen Sonographie (aus S. Truong, G. Arlt, V. Schumpelick [Hrsg.]: Chirurgische Sonographie. Enke, Stuttgart 1991)

4.2 Endorektale Sonographie

Mit Hilfe eines transrektalen Schallkopfes, der um 360° mit etwa 10 Umdrehungen je Sekunde rotiert, kann man die Tiefeninfiltration von Rektumtumoren bestimmen und damit das **Tumorstaging** vornehmen (Abb. 13.17; s. Kap. 27).
Die Untersuchung erfolgt in Steinschnitt- oder Linksseitenlage. Die Ultraschallsonde wird über das Rektoskop eingeführt, die akustische Ankopplung erfolgt über einen mit Wasser gefüllten Gummiballon (Abb. 13.17). Das Ultraschallbild der Darmwand ist durch fünf abwechselnd echoreiche und echoarme Banden gekennzeichnet (s. Abb. 13.16). Je nach Infiltrationstiefe der (immer echoarmen) Tumoren läßt sich eine – zur histologischen Klassifikation korrespondierende – Einteilung in T_1 bis T_4-Tumoren vornehmen (Abb. 13.18).
Trefferquote: In 90 % wird die Tiefeninfiltration mit Hilfe von endorektaler Sonographie richtig bestimmt im Vergleich zu 60 % bei der rektaldigitalen Untersuchung.

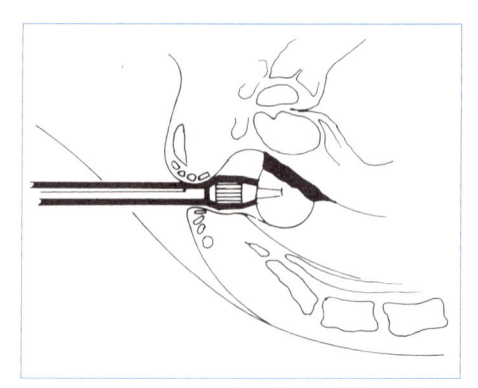

Abb. 13.17
Endorektale Sonographie

Sonographie zur präoperativen Diagnostik | 13 Chirurgische Sonographie

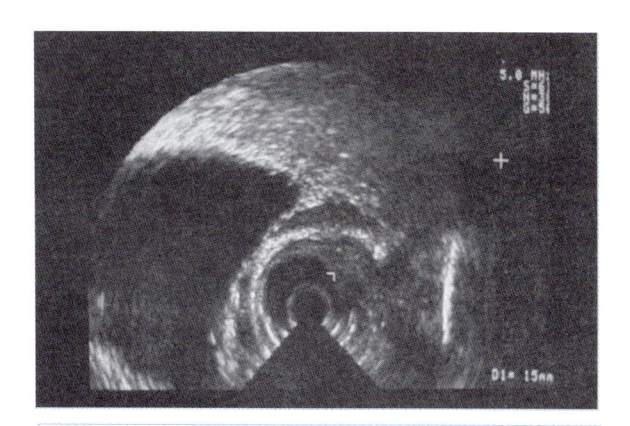

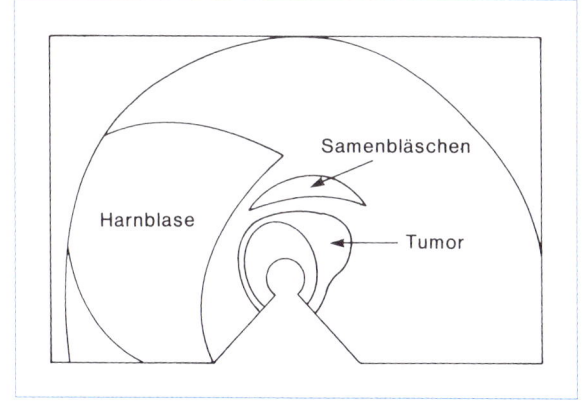

Abb. 13.18
T_3-Tumor des Rektums mit vollständiger Durchsetzung der Darmwand und Einbruch in das perirektale Fettgewebe (aus S. Truong, G. Arlt, V. Schumpelick [Hrsg.]: Chirurgische Sonographie. Enke, Stuttgart 1991)

4.3 Endosonographie

Auf der gleichen Basis kann mit Hilfe der Endosonographie des oberen Gastrointestinaltraktes ein **Tumorstaging beim Ösophaguskarzinom** vorgenommen werden. Die Endosonographie von Magen, Duodenum und Kolon befindet sich in der weiteren Entwicklung, sie hat noch keinen Eingang in die Routinediagnostik gefunden.
Neuere Entwicklungen auf der gleichen Basis sind die Endosonographie von:
- Ösophagus (Infiltrationstiefe, Lymphknoten)
- Pankreas, Magen, Duodenum (Tumorausdehnung, Lymphknoten).
- Endobronchial im Rahmen der Bronchoskopie (pulmonale und mediastinale Tumoren, Lymphknoten, Gefäße vor Lasertherapie).
- Intravaskulär vor Angioplastie (Plaquedicke, Konsistenz der Stenose, Kalzifizierungsgrad).

4.4 Arthrosonographie

Ultraschallwellen werden durch knöcherne Strukturen komplett reflektiert. Intraossäre Veränderungen oder retroossäre Befunde liegen aus diesem Grund im Schallschatten und sind einer diagnostischen Beurteilung nicht zugänglich, Veränderungen an Knorpel oder Bandstrukturen können jedoch sonographisch erfaßt werden. Knorpel-Knochen-Grenzen sind durch echoreiche Reflektion markiert. Der Knorpel selbst kommt als echoarmer Saum zur Darstellung. Bandstrukturen sind an der Oberfläche schalldicht, d.h. echoreich, während der eigentliche Bandverlauf unter normalen Bedingungen hypodens, d.h. echoarm, abgebildet wird.

Die sonographische Beurteilung der Schulter und des Kniegelenkes ist in der Chirurgie etabliert, die Ultraschalluntersuchung des Ellenbogengelenkes, des Handgelenkes und des Sprunggelenkes befindet sich noch im Experimentierstadium.

An der **Schulter** können insbesondere Veränderungen der Rotatorenmanschette (→ Ruptur, → Teilruptur), der langen Bizepssehne (→ Ruptur, → Luxation aus dem Sulcus intertubercularis) und Reizzustände der Bursa subacromialis erfaßt werden.

Am **Knie** dient die Sonographie dem Nachweis von Ergüssen, dorsalen Gelenkzysten (Baker-Zyste), Meniskusläsionen (Abb. 13.19) und Veränderungen des Gelenkknorpels.

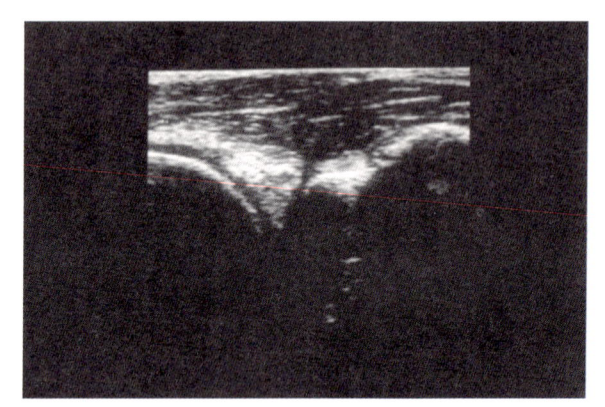

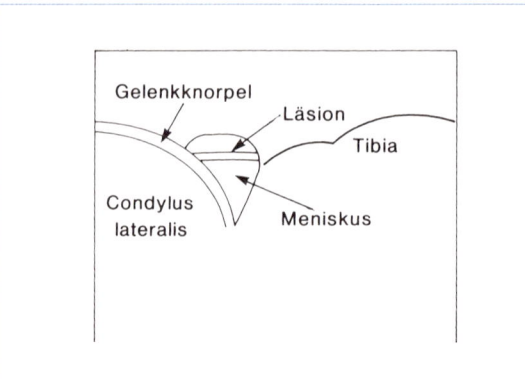

Abb. 13.19
Längsschnitt über dem Hinterhorn des Meniskus. Die basisnahe Läsion zeigt sich in Form eines echoreichen Reflexbandes

5 Intraoperative Sonographie

Unter intraoperativer Sonographie verstehen wir die Anwendung der Sonographie im Operationsgebiet. Man benutzt entweder sterilisierte Schallköpfe oder versieht den Schallkopf mit einem sterilen Einmalschutzbezug.

In der Abdominalchirurgie findet die intraoperative Sonographie Anwendung bei Operationen an parenchymatösen Organen, z.B. Leber, Pankreas und im Bereich des Gallengangsystems. In der **Leberchirurgie** eignet sich die intraoperative Ultraschalluntersuchung zur Lokalisation des Primärtumors sowie zur Darstellung der segmentalen Pfortaderstrukturen. Eine segmentäre Leberresektion wird damit wesentlich erleichtert.

In der **Pankreaschirurgie** dient die intraoperative Ultraschalluntersuchung zur Erkennung und Lokalisation von Tumoren und Konkrementen. Durch exakte Tumorlokalisation und mittels Ultraschall gesteuerter Biopsie werden die gewonnenen Ergebnisse aussagekräftiger.

In der **endokrinen Chirurgie** werden Nebenschilddrüsen, Pankreas, Inselzelltumoren sowie Nebennierentumoren mit Hilfe der intraoperativen Sonographie leichter lokalisiert.

6 Postoperative Überwachung bei Intensivpatienten

Frühpostoperative Komplikationen sind unter intensivmedizinischen Bedingungen nur schwer zu diagnostizieren. Der intubierte Patient kann sich nicht artikulieren. Ebenso ist der abdominelle Befund unter diesen Bedingungen kaum verwertbar. Objektive Kriterien, wie pathologisch veränderte Labor- oder Überwachungsparameter, sind multikausal und bedürfen damit der Interpretation.

Die Letalität der postoperativen Komplikationen kann jedoch nur gesenkt werden, wenn objektive diagnostische Maßnahmen frühzeitig eingesetzt werden. Der Einsatz der Sonographie auf der chirurgischen Intensivstation verschafft wesentliche Vorteile und Informationen. Sie stellt eine sehr geringe Belastung für den Patienten dar und hat den Vorteil ihres mobilen, überall verfügbaren Charakters.

> Postoperative Sonographie = das Auge des Intensivmediziners

6.1 Postoperative Blutungen

Die Indikation zur Sonographie ergibt sich aus dem nicht adäquaten Anstieg nach erfolgter Bluttransfusion oder der nicht adäquaten Reaktion nach Korrektur eines klinisch manifesten Volumenmangels. Die Hauptlokalisation von Flüssigkeitsansammlungen sind beim liegenden Patienten der subhepatische, der subphrenische und der Douglasraum.

Eine exakte Lokalisation der Blutungsquelle ist sonographisch in der Regel nicht möglich. Die Sensitivität und Spezifität liegt über 95 %.

6.2 Intraabdominelle Abszesse

Bei unklaren postoperativen septischen Temperaturen, Leukozytose und Armparalyse soll eine sonographische Untersuchung des Abdomens eingesetzt werden. Gut nachweisbar sind die intraabdominellen Abszesse im Bereich des Recessus hepatorenalis, subphrenisch und im Douglasraum. Der Nachweis von Schlingenabszessen gelingt wegen Darmgasüberlagerung nur in 50 % der Fälle. Insgesamt beträgt die globale Sensitivität bei der Erfassung von Abszessen ca. 80 %.

Sonographische Kriterien für einen Abszeß sind umschriebene, nicht frei auslaufende, flüssigkeitshaltige und extraparenchymatös gelegene Raumforderungen mit Verdrängung angrenzender Strukturen. Frische Abszesse imponieren als echofreie Bezirke. In länger bestehenden Abszessen sind einzelne Binnenechos durch Zelldetritus, Granulationsgewebe und Lufteinschlüsse nachweisbar (Abb. 13.20).

> Douglasabszeß: Sonographischer Nachweis bei gefüllter Harnblase leichter!

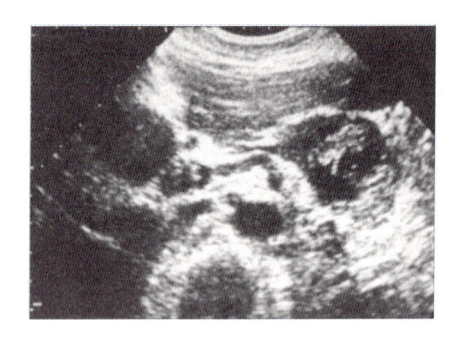

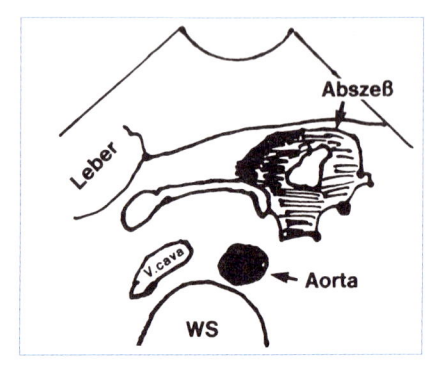

Abb. 13.20
Sonographie bei intraabdominellem Abszeß.
WS = Wirbelsäule

6.3 Akute reaktive Cholezystitis

Diese seltene postoperative Komplikation tritt z.B. bei polytraumatisierten Patienten auf. Bei entsprechender Leukozytose und Cholestasezeichen mit angegebener Schmerzsymptomatik im rechten Oberbauch sollte an diese Komplikation gedacht werden. Die sonographischen Kriterien dafür sind wie bei der Cholezystitis. Die Sensitivität liegt bei über 90 %.

6.4 Akute Pankreatitis

Nach operativen Eingriffen im Bereich der Oberbauchorgane, z.B. nach Magenresektion, kann in ca. 3% eine postoperative Pankreatitis auftreten. Aufgrund der gleichzeitig vorliegenden Darmparalyse und des ausgeprägten Meteorismus ist nur in 60–80% der Fälle ein sonographischer Befund nachweisbar.

6.5 Postoperative Motilitätskontrolle

Die sonographischen Befunde beim Vorliegen eines paralytischen oder mechanischen Ileus wurden oben bereits beschrieben.

6.6 Postoperativer Pleuraerguß

Ein nach Splenektomie, Mediastinaleingriffen oder Lungenresektion auftretender Pleuraerguß läßt sich sonographisch bereits ab ca. 50 ml nachweisen und ggf. sonographisch gezielt punktieren. Hilfreich ist ferner die differentialdiagnostische Abgrenzung zwischen abgekapselten Ergüssen und Atelektasen.

6.7 Postoperative Wundheilungsstörung

Während das Erkennen eines oberflächlichen Wundinfektes klinisch meist problemlos möglich ist, erlaubt die Sonographie der Bauchdecken auch den Nachweis von subfaszial gelegenen Sekretansammlungen und die gezielte Punktion.

7 Sonographie zur postoperativen Nachsorge

Im Rahmen der Tumornachsorge onkologischer Patienten dient die Sonographie als Screeningmethode zur Erfassung von **Tumorrezidiven** oder **Metastasen**. Durch den Nachweis eines Aszites kann der Verdacht auf eine Peritonealkarzinose erhoben werden. Bei Zustand nach palliativer endoskopischer Gallengangdrainage (s. Kap. 11) mit einem Pigtailkatheter läßt sich mit Hilfe der Sonographie die Lage der inneren Drainage sowie der Stauungsstatus des Gallengangsystems nachweisen.

Bei gutartigen Leiden, z.B. bei Zustand nach Drainage von Pankreaszysten oder Leberzysten, kann mit Hilfe der Sonographie der Verlauf (Abnahme der Zystengröße) beurteilt werden.

8 Interventionelle Sonographie

Die sonographisch kontrollierte Punktion verfolgt zwei Ziele:
1. Zur **Diagnostik** (Materialgewinnung zur Zytologie, Histologie oder bakteriologischen Untersuchung).
2. Zur **Therapie** durch Drainage von Hämatomen, Abszessen, Pleuraergüssen, Aszites u.ä.m.

8.1 Instrumentarium

Hochauflösende Real time-Geräte mit entsprechender Vorrichtung zur Steuerung der Nadel oder mit einem zentral perforierten Punktionstransducer.
Als **Punktionsnadel** zwecks Materialgewinnung zur histologischen Untersuchung verwendet man Feinnadeln mit einem äußeren Durchmesser von 0,6 mm oder eine Schneidbiopsiekanüle zur Entnahme von Gewebszylindern.

8.2 Patientenvorbereitung

Wie vor jedem operativen Eingriff ist auch hierbei die Aufklärung des Patienten und die Bestimmung der Gerinnungsparameter notwendig. Der Eingriff muß unter sterilen Kautelen (steriles Abdecken und steriler Schallkopf) erfolgen.

> Sonographische Intervention = Operation, daher Aufklärung, Sterilität, Sorgfalt

8.3 Feinnadelpunktion

Bei der Feinnadelpunktion (FNP) wird die Führungsnadel durch die Haut und das subkutane Gewebe eingeführt. Durch diese Nadel wird mit der Feinnadel die Punktion des entsprechenden Gewebes vorgenommen. Nachdem die Nadelspitze das Gewebe erreicht hat, wird durch Zurückziehen des Kolbens das Material in die Nadel angesaugt. Der Nadelinhalt wird auf einen Objektträger ausgespritzt und ausgestrichen, fixiert und gefärbt.
Die Treffsicherheit der sonographisch gesteuerten FNP liegt bei 85–95 %, mit Fehlpunktionen ist in 2,3 % der Fälle zu rechnen.

Interventionelle Sonographie

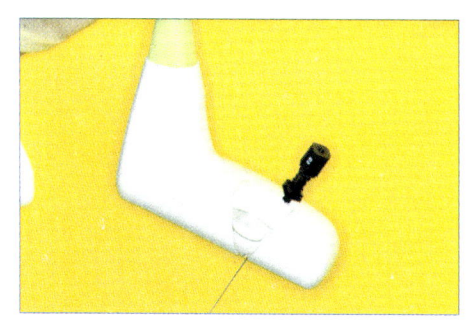

13 Chirurgische Sonographie

Abb. 13.21
Punktionsschallkopf mit zentraler Perforation und Nadelführung

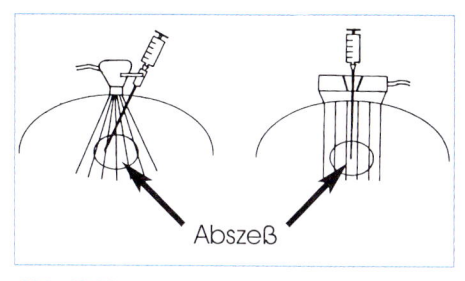

Abb. 13.22
Punktion mit seitlicher Halterung am Schallkopf
Punktion mit Punktionsschallkopf mit zentraler Perforation

8.4 PTC

Zwecks Diagnostik kann auch in Kombination mit der Radiologie die sonographisch kontrollierte **perkutane transhepatische Cholangiographie** (PTC) durchgeführt werden. Die Indikation zu solchen diagnostischen Eingriffen ergibt sich aus der Undurchführbarkeit einer ERCP (z.B. nach BII-Magenresektion).
Die Punktionsstelle liegt dort, wo der erweiterte Gallengang der Haut am nächsten liegt. Nach Gabe eines Lokalanästhetikums wird die Nadel eingeführt. Nach Gallenaspiration wird röntgendichtes Kontrastmittel zwecks Darstellung des Gallengangs injiziert.

8.5 PTCD

Im Anschluß an die PTC kann auch die sonographisch kontrollierte **perkutane transhepatische Gallenwegsdrainage** (PTCD) durchgeführt werden.
Nach der Punktion des Gallengangs führt man einen Führungsdraht in den Gallengang. Nach Aufbougierung mit einem Dilatator wird der Drainagekatheter über den Führungsdraht eingeführt und danach der Führungsdraht entfernt. Ein Abfluß der gestauten Galle ist damit erreicht.

8.6 Sonographisch gesteuerte perkutane Punktion von intraabdominellen Abszessen

Bei einer Flüssigkeitsansammlung im Abdomen und entsprechenden klinischen Beschwerden kann eine sonographisch gesteuerte Punktion zusätzlich relevante Ergebnisse erbringen. Nach der sonographischen Lokalisation der Punktionsstelle mit einem 3,5 MHz-Punktionsschallkopf erfolgt unter sterilen Kautelen und in Lokalanästhesie die sonographisch gesteuerte Punktion mit der Feinnadel (0,8 mm Durchmesser). Die sonographische Punktion ist entweder mit Hilfe einer seitlichen Halterung am Schallkopf oder mit Hilfe eines Punktionskopfes mit zentraler Perforation möglich. Die Lage der Nadelspitze kann sonographisch kontrolliert werden. Das Aspirat sollte bakteriologisch und zytologisch untersucht werden (Abb. 13.21, 13.22).

8.7 Sonographisch gesteuerte perkutane Drainage von intraabdominellen Abszessen

Indikationen für die perkutane Abszeßdrainage sind singuläre, oberflächlich gelegene, gut abgegrenzte und flüssige Abszesse. Bei Fistelbildungen zu Hohlorganen oder Abszesssen bei Darmerkrankungen (wie zum Beispiel Appendizitis, Divertikulitis, Morbus Crohn) dient die Abszeßdrainage nur als zwischengeschaltete Maßnahme, um den Patienten aus der septischen Phase herauszubringen. Eine endgültige Heilung der zugrunde liegenden Erkrankung kann nur chirurgisch erfolgen (s. auch Kap. 29).

Techniken

Prinzipiell gib es zwei Techniken zur perkutanen sonographisch gesteuerten Abszeßdrainage:
- **Drainage in Seldinger-Technik:** Nach Stichinzision der Haut, Punktion und Aspiration des Abszesses mit einer 18 Gauge-Nadel unter sonographischer Sicht wird ein 0,038 Inch starker, weicher Führungsdraht eingeführt. Nach Entfernung der Nadel erfolgt die Dilatation mit Polyethylen-Dilatatoren auf 8 French. Anschließend wird ein Pigtail-Katheter über den Draht eingeführt (Abb. 13.23).
- **Drainage in Trokar-Technik:** Nach der Stichinzision der Haut wird ein Pigtail-Katheter unter sonographischer Sicht direkt in die Abszeßhöhle eingeführt. Die Nadel und die Führungshülse werden danach herausgezogen. Die belassene Spitze des Katheters verformt sich entsprechend einem Pigtail-Katheter (Abb. 13.24).

Die **Wahl der Kathetergröße** hängt von der Beschaffenheit des Abszeßmaterials ab. Bei dickrahmigem putridem Sekret empfiehlt sich die Einlage von Spülkathetern mit einer Größe von 12 Charrière. Lediglich sehr dünnflüssiges putrides Sekret sollte mit dünneren Drainagen abgeleitet werden.

Bei der ersten Ableitung sollte die Abszeßhöhle möglichst komplett entleert und mit Kochsalzlösung gespült werden, bis die Flüssigkeit klar zurückkommt. Ohne Sog werden die Drainagen zweimal täglich mit Kochsalzlösung über einen Dreiwegehahn gespült.

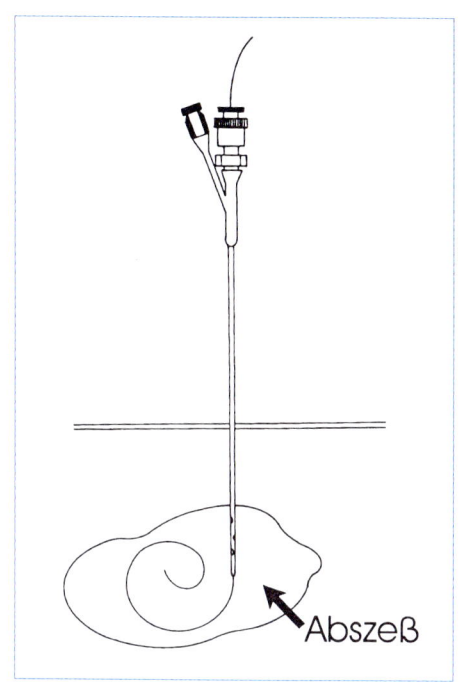

Interventionelle Sonographie   **13 Chirurgische Sonographie**   **455**

Abb. 13.23
Sonographisch gesteuerte Drainage in Seldinger-Technik

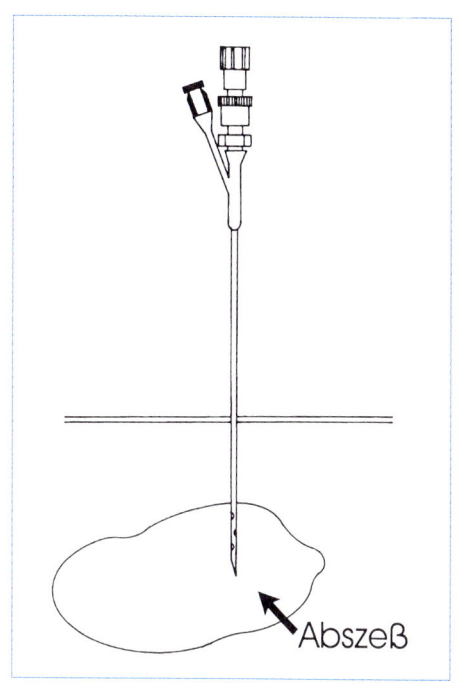

Abb. 13.24
Sonographisch gesteuerte Drainage in Trokar-Technik

In mehrtägigem Abstand sollten Kontrastmitteldarstellungen der Höhle oder sonographische Bestimmungen der Größe der Aszeßhöhle durchgeführt werden. Erst bei einer Schrumpfung der Abszeßhöhle, Normalisierung der Leukozytose und vollständiger Rückbildung der septischen Temperaturen kann die Drainage dann entfernt werden (Abb. 13.26).
Eine vollständig definitive Ausheilung der Abszesse durch alleinige perkutane Abszeßdrainage kann in 70 % der Fälle erreicht werden.
Komplikationen: Die Komplikationsrate der perkutanen Abszeßdrainagen liegt unter 10 %. Schwerwiegende Komplikationen, wie Punktion und Perforation von intestinalen Organen (Magen, Dünndarm, Kolon) und Blutungen liegen unter 2 %. Weitere Komplikationen sind Verletzung des Sinus phrenicocostalis sowie das Pleuraempyem durch die Verschleppung der Infektion in die Pleurahöhle.

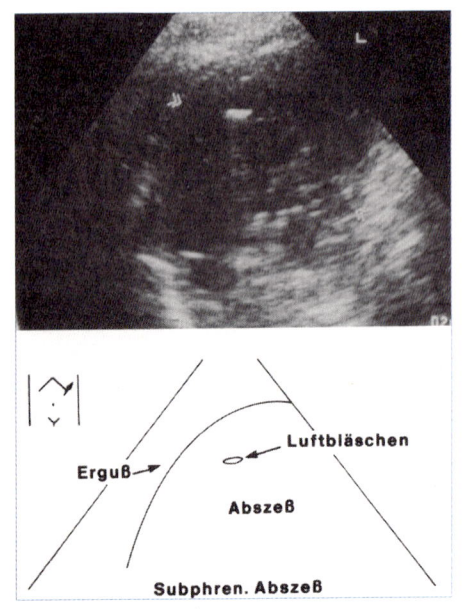

Abb. 13.25
Subphrenischer Abszeß mit Begleitpleuraerguß vor der sonographisch gesteuerten Drainage

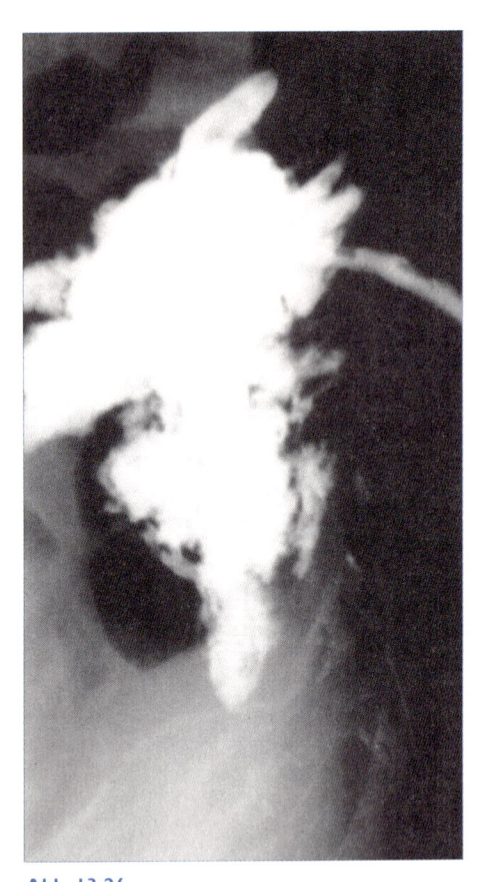

Abb. 13.26
Darstellung der Abszeßhöhle durch Gabe von wasserlöslichem Kontrastmittel über den perkutan plazierten Katheter

9 Sonographie in der Traumatologie

Auch wenn Knochen in der Regel sonographischen Untersuchungen nicht zugänglich sind (Ausnahme: Epiphysenfuge bei Kleinkindern), hat sich die Ultraschalluntersuchung in der Traumatologie insbesondere bei der Diagnostik von **Gelenk- und Weichteilverletzungen** bewährt. Technische Verbesserungen (Schallköpfe, Vorlaufstrecke) erlauben eine kontinuierliche Ausweitung der Indikationen.

In der klinischen Praxis bewährt hat sich die Sonographie im Bereich
- der **Schulter**: Gelenkergüsse, Rotatorenmanschette, Verkalkungen, Instabilitäten, Periarthritis humeroscapularis;
- des **Knies**: Meniskusläsionen, Gelenkerguß, Kapselschaden;
- der **Hüfte**: Gelenkerguß, bei Kindern Hüftdysplasie und -luxation;
- der **Sehnen** etc.: Achillessehnenruptur, Achillodynie, Muskelfaserrisse, Tendovaginitis, Bursitis.

14 Verbandlehre

Kapitelübersicht

Verbandlehre

Wundauflagen

Pflasterverbände

Druck- und Kompressionsverbände

Ruhigstellende Verbände

- Ruhigstellende Verbände aus elastischem Material
  Schanzsche Krawatte
  Henßge-Krawatte
  Stifneck®
  Desault-Verband
  Velpeau-Verband
  Gilchrist-Verband
  Rucksackverband
  Charnley-Schlinge
  Armtragetuch
  Dachziegelverband
  Kornährenverband
  Pneumatische Schienen

- Gips- und Kunststoffverbände
  Dorsale Unterarmgipsschiene
  Dorsale Unterarmgipsschiene mit Einschluß der Finger
  Oberarmgipsschiene
  Oberarmgipsverband
  Dorsale Unter- und Oberschenkelgipsschiene
  Ober- und Unterschenkelgipsverband
  Gipshülse (Tutor)
  Sarmiento-Gips
  Brace-Verband nach Samiento
  Becken-Bein-Gips

Lagerungs- und Bewegungsschienen
- Volkmann-Schiene
- Braun-Schiene
- Frankfurter Schiene
- Motorschiene

Extensionen
- Kalkaneus-Extension
- Tibiakopf-Extension
- Suprakondyläre Femur-Extension
- Pflasterzug-Extension
- Olekranon-Extension
- Crutchfield-Extension

Im allgemeinen werden folgende Formen der Verbände unterschieden:
1. Wundauflagen
2. Pflasterverbände
3. Druck- und Kompressionsverbände
4. Ruhigstellende Verbände.

1 Wundauflagen

Aufgabe: Schutz der Wunde, Aufsaugen von Sekret.
Anforderung: Keine Verklebung mit der Wunde, gute Saugfähigkeit, Luftdurchlässigkeit, Vermeidung sog. „feuchter Kammern".
Material: Naturfaser (Baumwolle, Zellstoff), halbsynthetische Produkte (Zellwolle) oder synthetische Fasern (Polymerisate). Der Vorteil von Naturfaserplatten ist die bessere Saugfähigkeit, ihr Nachteil die Tendenz, mit der Wunde zu verkleben. Bei synthetischem Material verhält es sich umgekehrt.
Technik: Primär verschlossene Wunden werden 2–3 Tage mit einer sterilen trockenen Wundauflage geschützt. Meist Fortsetzung als offene Behandlung durch regelmäßige Pinselung der Wunde mit einem Desinfektionsmittel (z.B. Mercurochrom®):
- Bei offenen Wunden Abdecken mit feuchten Mullkompressen (physiologische Kochsalzlösung oder Desinfektionsmittel, z.B. Rivanol®).
- Eine andere Behandlungsform granulierender offener Wunden ist die Bedeckung mit gitterförmigen, mit inertem Fett (Adaptic®), Perubalsam (Branolind®) oder antibiotikahaltiger Salbe (Fucidine®) beschichteten Verbandplatten.
- Als Wundauflage bei ausgedehnten Wunden nach Traumen, Verbrennungen oder Verätzungen haben sich mehrschichtige Polyurethanplatten (z.B. Epigard) bewährt. Sie verfügen über eine gute Saugfähigkeit, sind luftdurchlässig und konditionieren den Wundgrund für die spätere Hauttransplantation.

2 Pflasterverbände

Wir unterscheiden Pflaster und Pflasterverbände.

Pflaster

Aufgabe: Fixierung von Wundauflagen oder Adaptierung von Wundrändern.
Anforderung: Gute Hauthaftung.
Material: Pflaster bestehen aus Baum- oder Zellwolle, beschichtet mit einem Zinkoxid-Kautschukkleber. Hierdurch entstehen häufig Hautallergien (Zinkallergie). Andere hautfreundliche Mate-

rialien sind Azetatkunstseide, PVC, Vlies beschichtet mit Polyacrylklebern.

Pflasterverbände

Aufgabe: Selbsthaftende Wundauflage bei kleinen Wunden.
Anforderung: Schnell verfügbar, leicht zu plazieren.
Material: Pflasterverbände haben in der Mitte ein Fasergewebe, das die Wunde abdeckt. Sie sind meist luftdurchlässig und saugfähig.

Pflaster: Nie zirkulär!

3 Druck- und Kompressionsverbände

3.1 Druckverbände

Aufgabe: Stillung kleiner, arterieller und venöser Blutungen.
Anforderung: Schnelle und unkomplizierte Applikationsmöglichkeit.
Technik: Abdecken der Wunde mit einer Verbandplatte, Auflegen eines Tupfers auf die Blutung, festes Anwickeln mit einer Binde. Auch größere arterielle Blutungen lassen sich durch einen entsprechenden Druckverband bis zur Versorgung in der Klinik behandeln (s. Kap. 4).
Druckverbände können Blutumlaufstörungen verursachen, sie sind deshalb in regelmäßigen Abständen zu lockern.

3.2 Kompressionsverbände

Aufgabe: Blutungsprophylaxe nach Operationen an Extremitäten oder Schädel, Thromboseprophylaxe.
Material:
1. Mullbinden. Nachteil: Schnürfurchenbildung, wenig elastisch.
2. Elastische Mullbinden (Klinikbinden).
3. Elastische Binden (Idealbinden).
4. Selbstklebende bzw. selbsthaftende Binden aus synthetischem Material (z.B. Elastoplast®, Elastofix®, Gazomull®, PehaHaft®)
5. Elastische Strümpfe.
Technik: Vermeidung von Fenstern (Fensterödem!) und Schnürfurchen beim Anlegen von Kompressionsverbänden (Zirkulationsstörungen, Kompartmentsyndrom!). Vorsicht bei Kompressionsverbänden an der oberen Extremität wegen der geringeren Weichteildeckung von Nerven und Gefäßen. Hier besteht die Gefahr der Druckschädigung der Nerven (Neuropraxie), von Zirkulationsstörungen (Gefahr der Volkmann-Kontraktur und der Sudeck-Dystrophie). Kompressionsverbände an den Extremitäten werden grundsätzlich von distal (Zehen, Finger) nach proximal angelegt, um eine venöse Stauung zu vermeiden.

Zirkuläre Touren sind wegen der Strangulationsgefahr verboten.

Kompressionsverband: Immer von distal nach proximal und nie zirkulär wickeln

3.3 Spezielle Kompressionsverbände

Kornährenverband: Spezielle Wickeltechnik von Binden an den Extremitäten, die durch Achtertouren ein kornährenartiges Verbandsmuster erzeugt. Der Vorteil ist die größere Rutschfestigkeit und die geringere Tendenz, Schnürfurchen zu entwickeln.
Beckenspika: Beckenverband zur Kompression des oberen proximalen Oberschenkeldrittels und der Hüftgelenksregion.
Esmarch-Blutsperre: Umschriebene, maximale Kompression bestimmter Extremitätenregionen zur Stillung arterieller Blutungen. Ähnliche Wirkungen haben eine ca. 10 cm breite Gummibinde und eine pneumatische Blutsperre.

Keine Blutsperre über 2 Stunden

4 Ruhigstellende Verbände

Aufgabe: Ruhigstellung im Bereich der Extremitäten.
Anforderung: Geringes Gewicht, gute Verträglichkeit, minimale Belästigung.
Material: Elastische Binden, Binden aus Stärke, Gips oder Kunststoff, Schienen aus Plastik, Metall, pneumatische Schienen, mit Watte gefüllter Schlauchmull (Rucksackverband, Charnley-Schlinge).
Funktionelle Verbände mit Klebebinden (Leukotape) als Tape-Verband erlauben eine funktionelle Belastung bei weitgehend selektiver Ruhigstellung der verletzten Struktur.

4.1 Ruhigstellende Verbände aus elastischem Material

Schanzsche Krawatte

Aufgabe: Ruhigstellung der Halswirbelsäule nach Schleudertrauma.
Material: Wattebinden, elastische Binden.
Technik: Lockere, zirkuläre Wickelung zur Einschränkung der Bewegung in den Halswirbelgelenken, schichtweise mit elastischen Binden und Watte.

Henßge-Krawatte

In der Form und Funktion der Schanzschen Krawatte ähnlich, nur vorgeformt aus Schaumstoff mit Textilumkleidung und Klettverschluß in mehreren Größen (Abb. 14.1).

Stifneck®

Aus Plastikschienen und Schaumstoff vorgefertigte Stütze, ebenfalls in mehreren Größen.

Desault-Verband

Aufgabe: Ruhigstellung des Schulter- und Ellenbogengelenkes.
Material: Wattepolster mit Talkum bestreut, elastische Binden.
Technik: Unter beiden Achselhöhlen, bei Frauen auch unter beiden Mammae Einlegen von mit Talkum bestreuten Wattepolstern (Verhinderung von Mazeration der Haut durch Schweiß). Danach einige Bindentouren kreisförmig um den Brustkorb und den angelegten Oberarm der verletzten Seite (Ellenbogengelenk in Rechtwinkelstellung). Die Bindentour geht von der Achselhöhle der gesunden Seite über die ruhigzustellende Schulter und über das Ellenbogengelenk zur Achselhöhle der gesunden Seite. Hierbei ist der Bindengang achtertourig (Abb. 14.2).

Desault: Achsel – Schulter – Ellenbogen (Asche)

Der **Desault-Verband** kann mit Stärke-, Gips- oder Kunststoffbinden verstärkt werden.

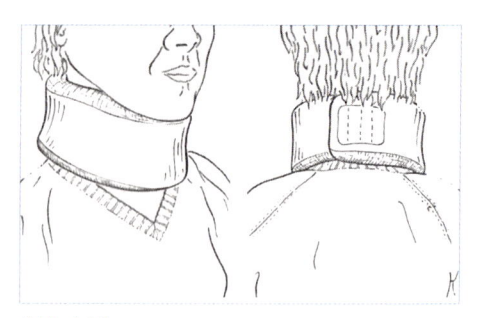

Abb. 14.1
Henßge-Krawatte

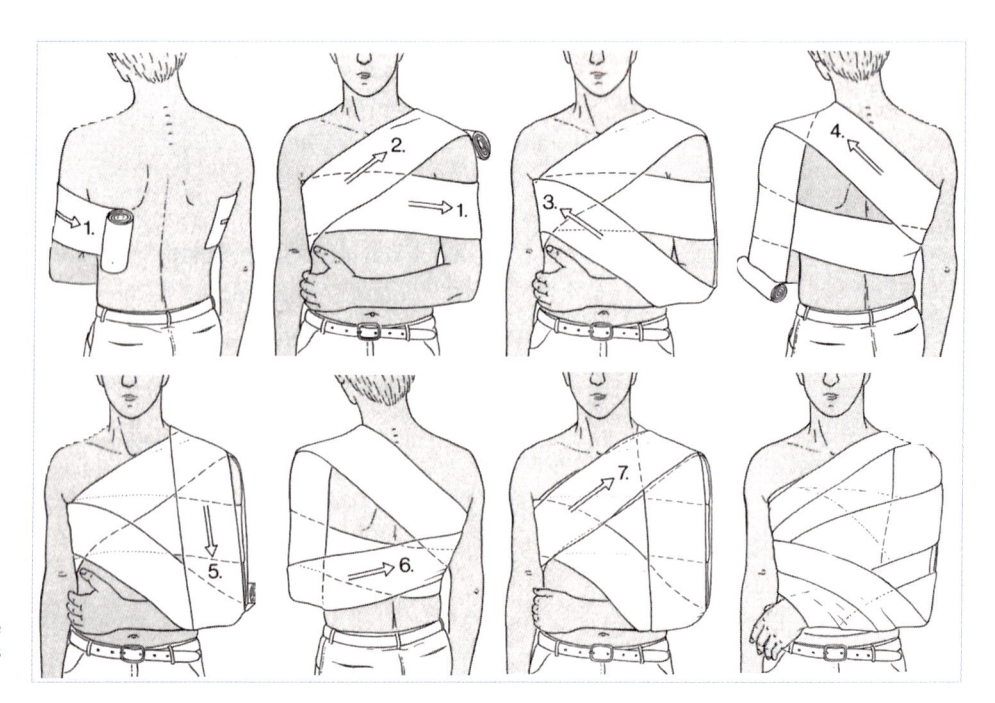

Abb. 14.2
Bindentouren bei Anlage eines Desault-Verbandes (Merkwort ASCHE)

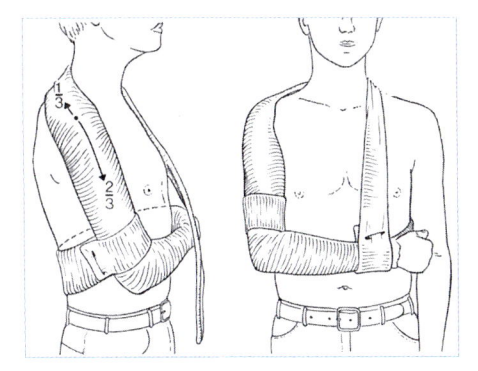

Abb. 14.3
Gilchrist-Verband

Velpeau-Verband.

Häufigere Anwendung findet heute der **Velpeau-Verband**.
Technik: Fixation des Armes in angelegter Stellung im Schultergelenk durch einen Trikotschlauch (Tubi-Grip®, Tube-Gauz®).

Gilchrist-Verband

Aufgabe: Ruhigstellung des Schulter- und Ellenbogengelenkes.
Material: Schlauchmull von etwa 4facher Armlänge, 2 Sicherheitsnadeln.
Technik: Einschnitt an einer Drittelgrenze. Einführen des Armes von hier aus in den längeren Teil. Der kürzere Anteil wird um den Hals gelegt, um das Handgegelenk geschlungen und mit einer großen Sicherheitsnadel im Sinne einer Schlaufe fixiert. Im Handgelenkbereich erfolgt der zweite Einschnitt, aus dem die Hand herausgeführt wird. Das andere Ende wird um den Brustkorb herumgelegt und kurz oberhalb des Ellenbogens um den Oberarm der letzten Seite geführt. Danach Fixierung der Schlaufe durch eine zweite große Sicherheitsnadel (Abb. 14.3). Gilchrist-Verbände sind in diversen Größen vorgefertigt im Handel erhältlich.

Rucksackverband

Aufgabe: Ruhigstellung und Reposition bei Klavikulafrakturen, sofern möglich.
Material: Mit Watte gefüllter Schlauchmull.
Technik: Schlauchmull von hinten um den Hals nach vorn und von vorn durch die Achselhöhle nach hinten führen. Hinter dem Rücken verknoten beider Enden unter Spannung. Nach Anlage des Verbandes ist die arterielle (Radialispuls!) und die venöse Durchblutung (Blaufärbung!) des Armes zu kontrollieren. Der Rucksackverband muß anfangs täglich kontrolliert und ggf. nachgespannt werden (Abb. 14.4).
Das gilt auch für die im Handel angebotenen vorgefertigten und mit Klettverschlüssen versehenen Produkte.

Rucksackverband: Tägliche Kontrolle

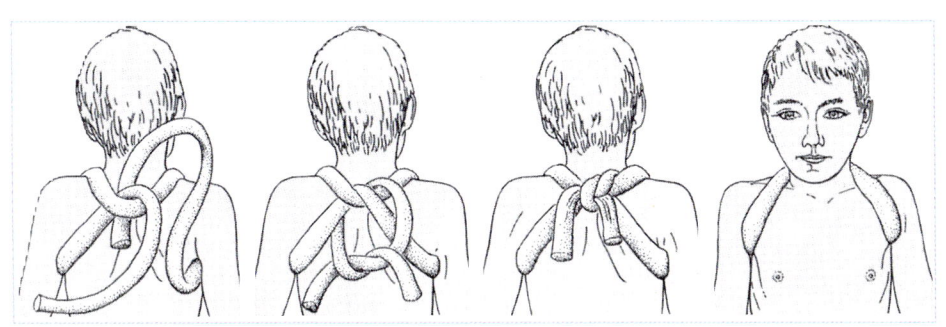

Abb. 14.4
Rucksackverband
(Tägliche Kontrolle, ggf. Nachspannen!)

Charnley-Schlinge (Abb. 14.5)

Aufgabe: Ruhigstellung des Ellenbogengelenkes bei suprakondylärer Humerusfraktur im Kindesalter.
Material: Handgelenkmanschette mit Klettverschluß, ca. 40 cm langer mit Watte gefüllter Schlauchmull.
Technik: Nach Reposition der Fraktur Fixation des Ellenbogengelenkes in Spitzwinkelstellung. Hierzu Anbringen der Klettverschlußmanschette am Handgelenk. Der wattegefüllte Schlauch wird um den Hals gelegt und so verknotet, daß ein Finger bequem zwischen Schlauch und Hals einzulegen ist. Das Ende des Schlauchmulls wird durch die Öse des Klettverschlusses gezogen und verknotet. Der Daumenballen muß in Höhe der A. carotis liegen.

Charnley-Schlinge: Radialispuls?

Armtragetuch (Mitella)

Aufgabe: Vorübergehende Ruhigstellung bei Verletzungen im Schulter-Arm-Bereich (Erste Hilfe).
Material: Dreieckstuch, Sicherheitsnadel.
Technik: Einschlagen des Armes in das Tuch, Verknoten der beiden schmalen Zipfel hinter dem Nacken. Der breite Zipfel wird um den Oberarm geführt und vorn mit der Sicherheitsnadel fixiert. Das Armtragetuch darf nur in den ersten Stunden nach der Ersten Hilfe Verwendung finden. Bei längerer Verwendung resultiert eine Schrumpfung der Schulterkapsel mit zunehmender Versteifung des Gelenkes.

Armtragetuch: Leichentuch des Schultergelenkes!

Dachziegelverband (nach Gibney)

Aufgabe: Ruhigstellung bei geschlossenen Zehenverletzungen.
Material: 1 cm breite Pflasterstreifen von 10 cm Länge.
Technik: Abgemessene einzelne Pflasterstreifen von distal-plantar schräg nach proximal-dorsal führen, überkreuzen und festkleben. Der nächste Streifen bedeckt wie ein Dachziegel die Hälfte des vorigen. Zur Kontrolle von Durchblutung und Sensibilität muß die Zehenkuppe frei bleiben.

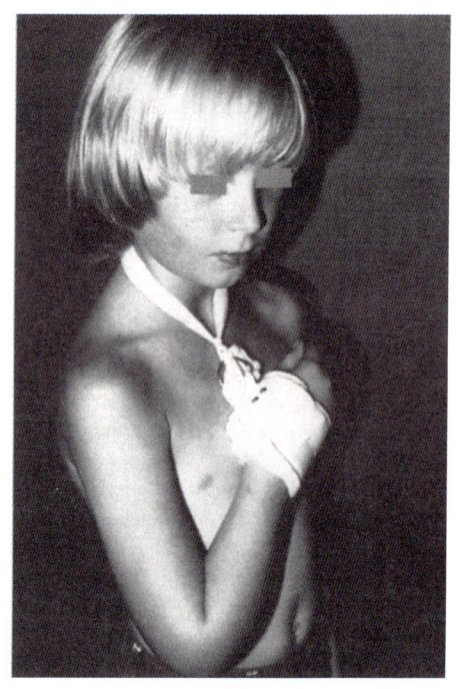

Abb. 14.5
Charnley-Schlinge (in diesem Fall am Hals zu locker!)

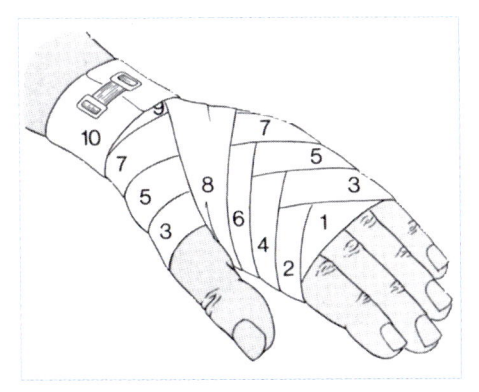

Abb. 14.6
Kornährenverband

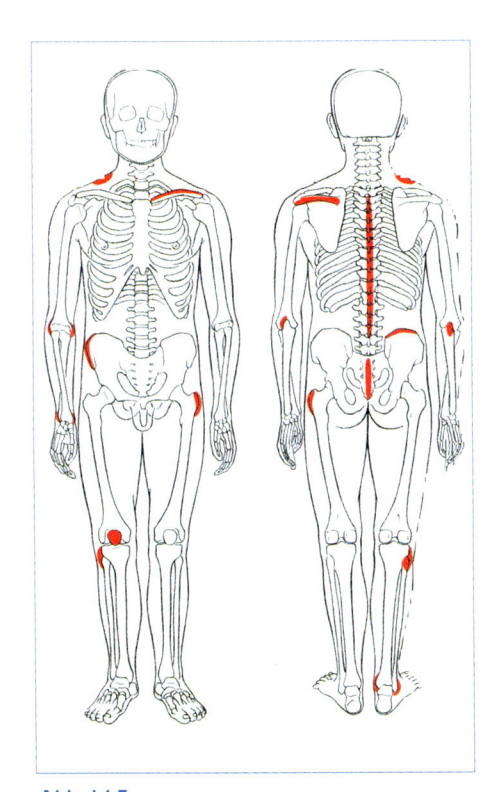

Abb. 14.7
Lokalisation notwendiger Polsterungen bei Gipsverbänden

Kornährenverband

Aufgabe: Ruhigstellung von Gelenken.
Material: Elastische Binden (Breite 6–8 cm).
Technik: Nach zirkulärer Kreistour proximal der Zehen-(Finger-) Grundgelenke Achtertouren vom Außenknöchel über den Spann, Fußinnenseite, Sohle, Fußaußenrand zum Innenknöchel. Der Kreuzungspunkt wandert dabei von distal nach proximal um eine periphere Stauung zu vermeiden (Abb. 14.6).

> Kornährenverband: Von distal nach proximal wickeln!

Pneumatische Schienen

Aufgaben: Vorübergehende Ruhigstellung einer Extremität im Rahmen der Ersten Hilfe und des Transportes.
Material: Vorgefertigte, den Extremitäten angepaßte Luftschläuche, die mit einem Reißverschluß verschlossen werden.
Technik: Die Schienen werden luftleer unter die verletzte Extremität gezogen, der Reißverschluß wird geschlossen und die Schienen mit der Luftpumpe aufgepumpt.

4.2 Gips- und Kunststoffverbände

4.2.1 Gipsverbände

Das Prinzip des Gipsverbandes ist die Ruhigstellung einer Extremität durch Anlage und Anmodellierung einer äußeren, weitgehend unelastischen Hülle. Im Gipsverband kann eine Fraktur zwar ruhiggestellt, nie aber vollständig fixiert werden. Infolge des Weichteilmantels sind auch im bündig anmodellierten Gips immer noch kleine Bewegungsausschläge möglich.

Man unterscheidet zwischen ungepolsterten und gepolsterten Gipsverbänden. Während der **ungepolsterte** Gips mit Ausnahme der gefährdeten Druckpunkte (s.u.) unmittelbar der Haut aufliegt, wird beim **gepolsterten** Gips die gesamte Extremität, z.B. durch Watte, vor der Gipsanlage gepolstert. Bei jeder Gipsanlage müssen die prominenten Knochenvorsprünge (z.B. Knöchel, Schienbein, Wadenbeinköpfchen, Beckenkamm, Dornfortsätze u.ä.m.) z.B. mit Filz gepolstert werden (Abb. 14.7).

> Kein Gips ohne Polsterung der Druckpunkte!

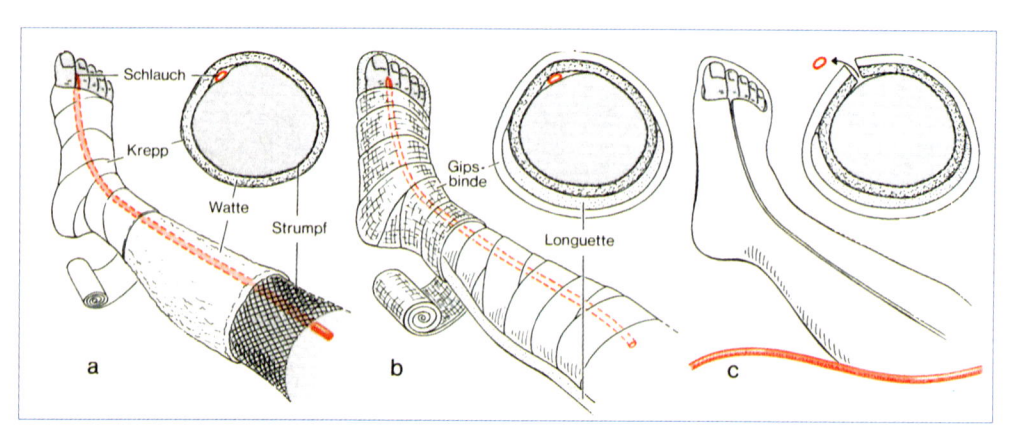

Zur Ruhigstellung einer Fraktur ist grundsätzlich die **Immobilisation beider benachbarter Gelenke** erforderlich. Damit erstrecken sich nahezu alle Gipse über mindestens 2 Gelenke.
Ausnahmen sind z.B.:
1. Distale Radiusfraktur (dorsale Unterarmgipsschiene)
2. Verletzungen im Ellenbogengelenk (Oberarmgips ohne Schulter)
3. Patella-Infraktionen, Oberschenkeltutor (ohne Sprung- und Hüftgelenk)
4. Außenknöchelfraktur (Unterschenkelgips).
Bei **frischen Verletzungen** ist stets der frisch angelegte Gipsverband in der Längsachse wieder aufzuschneiden (Abb. 14.8). Hierfür sind mechanische oder elektrische Geräte (Gipssäge, Gipsschere, Rabenschnabel und Spreizzange) erforderlich. (Abb. 14.9). Durch Spaltung des Gipses kann dieser der Weichteilschwellung nachgeben. Die Gefahr von Zirkulationsstörungen ist damit deutlich reduziert. Nach Abschwellung der Weichteile kann ein geschlossener stabiler Gipsverband angelegt werden.

Abb. 14.8 a–c
Technik des Gipsverbandes (gepolstert):
a Einwickeln des Markierungsschlauches, Fixation der Wattepolsterung mit Kreppbinde
b Anbringen der Gipslonguette an der Dorsalseite. Fixation mit zirkulären Gipsbindentouren
c Aufschneiden des Gipses bis auf den letzten Faden über dem liegenden Schlauch, Entfernung des Schlauches

---

Gipsverband bei frischer Verletzung: Immer bis auf den letzten Faden aufschneiden!

Primär geschlossene Gipsverbände bei frischen Verletzungen sind ein grob fahrlässiger Fehler. Durch zunehmende posttraumatische Schwellung kommt es im geschlossenen Rohr des unelastischen Gipsverbandes zum „exogenen Kompartmentsyndrom". Derartige Zirkulationsstörungen können zum Verlust einer gesamten Extremität führen. Aber auch nach dem vollständigen Aufschneiden des Gipsverbandes (kein zirkulärer Faden darf belassen werden) kann es durch Schwellung der Weichteile zu Zirkulationsstörungen kommen. In diesen Fällen ist selbst der aufgeschnittene Gips noch zu starr. Eine Entfernung ist angezeigt. Um derartige Folgezustände rechtzeitig zu erkennen, muß jeder Patient mit einem Gipsverband am nächsten Tag vom Arzt wieder untersucht werden. Hierbei ist auf Durchblutung, Sensibilität und Motorik der verletzten Extremität zu achten.

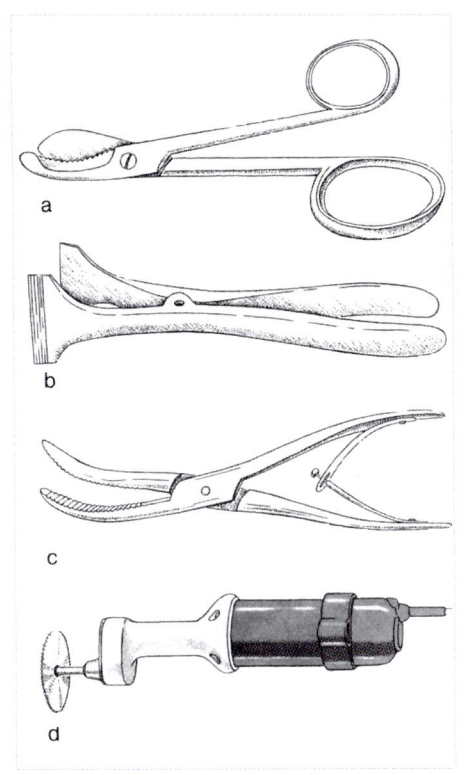

Abb. 14.9 a–d
Instrumente zur Gipsbehandlung:
a Gipsschere
b Gipsspreizer
c Rabenschnabel
d Elektrische Gipssäge

> Frischer Gipsverband: Kontrolle durch den Arzt am folgenden Tag!

Nach Abschwellung der Weichteile wird der aufgeschnittene Gipsverband zu weit. Er sollte dann durch einen geschlossenen und besser anmodellierten Gipsverband ersetzt werden. Hierbei ist auf den Sitz, auf Druck- und Scheuerstellen sowie die Beweglichkeit der benachbarten, nicht fixierten Gelenke zu achten. Im geschlossenen Gipsverband sind dennoch Weichteilschäden möglich. Aus diesem Grunde sollte bei hartnäckigen Beschwerden nach dem Grundsatz „in dubio pro patiente" verfahren werden.

> Der Patient im Gips hat immer Recht!

Das rechtzeitige Erkennen und Behandeln von häufig infizierten Druck- und Scheuerstellen schützt vor tiefen Weichteil- oder gar Knocheninfekten.
Weitgehend unvermeidbare Folgen der Gipsfixation sind die der **Immobilisierung:**
1. Inaktivitätsatrophie von Knochen und Muskulatur.
2. Gelenkeinsteifung durch Schrumpfung des Kapselbandapparates und Knorpelatrophie.
3. Bewegungseinschränkung durch Verklebungen und Verwachsungen der Sehnengleitgewebe und des Gelenkrezessus.
Diese sog. „Frakturkrankheit" ist durch intensive krankengymnastische Behandlung meist ganz oder zumindest teilweise reversibel (s. Kap. 46).

4.2.2 Ruhigstellende Kunststoffverbände

Sie bestehen aus einem **Kunstharz,** das auf einem Gewirk aus Glasfasern (z.B. Articast®, Cellacast®, Delta lite®, Scotchcast®), Polypropylen (z.B. Dynacast®) oder Polyesterfasern (h.B. Delta-Cast Conformable®) aufgebracht wird. Glasfaser- und Polypropylenstützverbände sind weniger gut modellierbar und sehr starr. Sie weisen im Verhältnis zu Gipsverbänden eine bessere Strahlendurchlässigkeit auf; die höchste Strahlentransparenz sowie eine bessere Modellierfähigkeit bieten Polyesterstützverbände. Alle drei Produktgruppen werden in Longuetten oder Bindenform geliefert, ihre Verarbeitung gleicht dem Umgang mit Gips.

Weitere Kunststoffstützverbände bestehen aus **thermoplastischem Material** (z.B. Cellaform®, Prothera®, Turbocast®), geliefert als vorgeformte Platten oder fertige Schienen. Zur Verarbeitung sind Wärmequellen (Wasser -oder Dampfkessel, Wärmeofen) erforderlich.

Vorteilhaft im Vergleich zu Gipsverbänden ist bei allen Kunststoffverbänden die bessere Strahlentransparenz, das geringere Gewicht und die Wasserfestigkeit.

Nachteile: Schlechtere Modellierbarkeit, geringe Stabilität der Schienenverbände, eventuelle größere Vorinvestitionen bei thermoplastischen Materialien, die im Verhältnis zu vergleichbaren Gipsverbänden höheren Preise.

Hinsichtlich der Indikation ergeben sich zwischen Kunststoff und Gips keine nennenswerten Unterschiede. Im folgenden wird vom Gips als ruhigstellendem Material ausgegangen, mehrheitlich könnte auch Kunststoff verwendet werden.

4.2.3 Ruhigstellende Gipsverbände

Dorsale Unterarmgipsschiene (Abb. 14.10 a)

Aufgabe: Ruhigstellung im Bereich des Handgelenkes.
Material: Ca. 15 cm breite, 40 cm lange in mindestens 8 Lagen gefaltete Gipslonguette, Mullbinde, Polsterwatte, 20 cm lange, 16fach gelegte, 2 cm breite Gipslonguette.
Technik: Reposition der Radiusfraktur, Polsterung, Anmodellierung der Gipslonguette auf der Polsterung, Anlegen des Handflächensteges mit einer 20 cm langen, 16fachen, ca. 2 cm breiten Longuette. Ggf. Ruhigstellung des Daumengrundgelenkes durch eine weitere Longuette. Die Gipsschiene soll von den Fingergrundgelenken bis zum Ellenbogengelenk reichen. Sie umgreift beugeseitig den Radius und wird mit Mullbinden fixiert. Nach dem Aushärten wird die Gipsschiene an der Ellenbeuge so weit ausgeschnitten, daß das Ellenbogengelenk frei bewegt werden kann. Auch der Faustschluß und der Spitzgriff aller Finger müssen möglich sein.

Dorsale Unterarmgipsschiene mit Einsschluß der Finger (Abb. 14.10 b; selten auch in volarer Form, Abb. 14.10 c)

Aufgabe: Ruhigstellung bei Verletzungen von Hand und Fingern.
Material: 15 cm breite, 50 cm lange, 8fache Gipslonguette, Polsterwatte, Mullbinden.
Technik: Auflegen des Unterarmes auf den Gipstisch. Die Hand umgreift eine Bindenrolle. Dadurch geraten Hand- (leichte Dorsalflexion) und Fingergelenke (leichte Beugung) in Funktionsstellung. Polsterung, Anmodellieren der Gipslonguette. Nach Aushärtung Anwickeln der Mullbinden. Die Longuette soll von den Fingerkuppen bis zum Ellenbogengelenk reichen. Je nach Art der Verletzung können 1 bis 2 Finger ausgespart werden.

Oberarmgipsschiene

Aufgabe: Ruhigstellung von Unterarm und Ellenbogengelenk.
Material: Gipslonguette, 15 cm breit, 8 Lagen von entsprechender Länge.

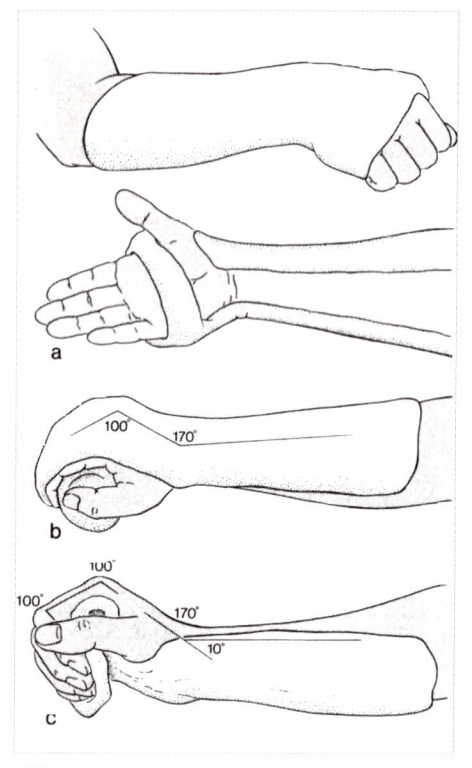

Abb. 14.10 a–c
Unterarmgipsschienen:
a Dorsale Gipsschiene mit Hohlhandsteg (z.B. Radiusfraktur)
b Dorsale Gipsschiene unter Einschluß der Finger
c Volare Gipsschiene unter Einschluß der Finger

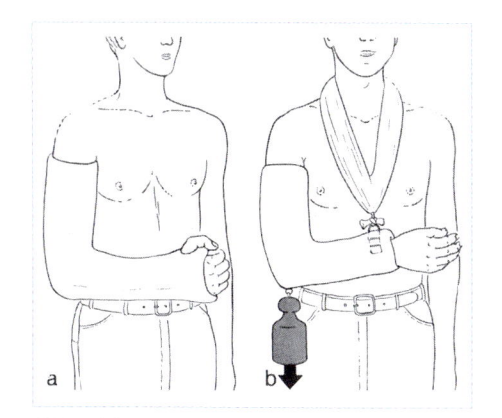

Abb. 14.11 a,b
Oberarmgips
a Unter Einschluß des Handgelenks
b „hanging cast" mit Extensionsgewicht zur Behandlung einer Oberarmschaftfraktur

Technik: Anmodellieren der Longuette von den Fingergrundgelenken bis zum Ansatz des M. deltoideus. Der Ellenbogen befindet sich in Rechtwinkelstellung, der Unterarm in mäßiger Supination (Patient muß in die Handfläche spucken können!) oder Neutral-0-Stellung (Patient muß auf die Streckseite des Daumens sehen können).

Oberarmgipsverband (Abb. 14.11 a)

Aufgabe: Ruhigstellung im Ellenbogengelenk, Unterarm und Handgelenk.
Material: Polsterwatte, Gipsbinden.
Technik: siehe Oberarmgipsschienen.
Sonderform: „hanging cast" (Abb. 14.11 b) indiziert beim Oberarmschaftbruch.

Dorsale Unter- bzw. Oberschenkelgipsschienen (Abb. 14.12 a)

Aufgabe: Kurzfristige Ruhigstellung der unteren Extremität (z.B. postoperativ, bei traumatischen Weichteilschäden, Infektionen).
Material: Abgemessene 20 cm breite 16fach gelegte Gipslonguette, Polsterwatte, Mullbinden.
Technik: Sprunggelenk in 90°-Stellung (Ausnahme Achillessehnenruptur: Spitzfußstellung), Kniegelenk in 20°-Beugung.

Oberschenkelgipsverband (Abb. 14.12 b)

Aufgabe: Ruhigstellung des Unterschenkels.
Material: s.o.
Technik: Der Oberschenkelgipsverband reicht von den Zehengrundgelenken bis zum Trochanter major mit Abschrägung zur Innenseite des Oberschenkels. Das Kniegelenk steht in 20°-Beugung, weiteres siehe Unterschenkelgipsverband.

Unterschenkelgipsverband (Abb. 14.12 c)

Aufgabe: Ruhigstellung im Sprunggelenk und Fußbereich.
Material: Polsterwatte, Gipsbinden, evtl. Gehstollen (bei Gehgipsverbänden).
Technik: Polsterung, Anwickelung der Gipsbinden im Kreisgang, glattes Anmodellieren besonders der ersten Lage, ggf. Anmodellieren einer Sohle. Anwickeln der restlichen Binden und Anbringen des Gehstollens bei Unterschenkelgehverbänden. Die Achse der Fibula geht durch die Mitte des Gehstollens, er darf nicht verkantet angebracht werden. Der Unterschenkelgipsverband reicht von den Zehengrundgelenken bis zum Wadenbeinköpfchen. Polsterung am Innen- und Außenknöchel sowie am Fibulaköpfchen äußerst wichtig (cave: Peronaeusläsion!). Fuß in Rechtwinkelstellung (Neutralstellung).
Cave: Spitz- oder Hackenfuß.

Gipshülse = Tutor (Abb. 14.12 d)

Aufgabe: Ruhigstellung des Kniegelenkes.
Material: Polsterwatte, Gipsbinden.
Technik: Doppelte bis dreifache Polsterung und 4 cm breiter Filzstreifen ca. 3 cm oberhalb des Außenknöchels. Anmodellieren der Gipsbinden bis zum Trochanter major, Kniegelenk in 20°-Beugung. Der noch modellierbare Gips kann im Bereich der Patella halbkreisförmig eingedrückt werden. Auf diese Weise stützt sich der Tutor an den Knöcheln und der Patella ab. Cave: Trichterbildung am Oberschenkel, vermeidbar durch Anmodellieren des Tutors bei entspannter Ober- und Unterschenkelmuskulatur im Liegen.

Sarmiento-Gips (Abb. 14.12 e,f)

Aufgabe: Gehverband für Unterschenkelfrakturen im mittleren und distalen Drittel, Sonderform des Unterschenkelgehgipsverbandes mit besserer Führung im Kniegelenk, auch bei Beugung.
Material: 15 cm breite 8fache Gipslonguette von den Zehengrundgelenken bis zum Oberrand der Patella, 15 cm breite 8fache Gipslonguette von den Zehenspitzen bis zur Kniekehle, Polsterwatte, Gipsbinden, Gehstollen.
Technik: Fuß in Rechtwinkelstellung, Polstern, Anmodellieren der Gipslonguetten, Umwickeln mit Gipsbinden. Bei 90°-Beugung des Kniegelenkes sanftes Eindrücken des noch weichen Gipses in der Kniekehle. Oberen Gipsrand so modellieren und ausschneiden, daß der Oberrand der Patella und die Femurkondylen mit Gips bedeckt bleiben, dadurch Scharnierwirkung. Anbringen des Gehstollens. Der Sarmiento-Gipsverband ist besonders gut am sitzenden Patienten anzulegen.

Brace-Verband nach Sarmiento

Aufgabe: Schienung nur der Fraktur. Benachbarte Gelenke sollten aktiv bewegt werden. Empfehlenswert lediglich in der späteren Phase der Bruchheilung, wenn die Fragmente mindestens bindegewebig überbrückt sind und nicht mehr dislozieren.
Indikation: Oberarmschaftbrüche.
Material: Polsterwatte, Gipsbinden.
Technik: Polsterung, Wickelung einer Hülse mit Gipsbinden unter Einbeziehung des Ellenbogengelenkes bis hinauf zur Schulterhöhe. Nach Abbinden des Gipses Zurückschneiden am Ellenbogengelenk, bis der Unterarm gestreckt und bis 90° gebeugt werden kann. Zur Vermeidung von Rotationsbewegungen im noch nicht fest verheilten Bruch müssen am äußeren und inneren Bereich des Ellenbogengelenkes Stege als Widerlager verbleiben.

Becken-Bein-Gips (Abb. 14.12 g)

Zur speziellen Technik sei auf entsprechende Handbücher verwiesen.

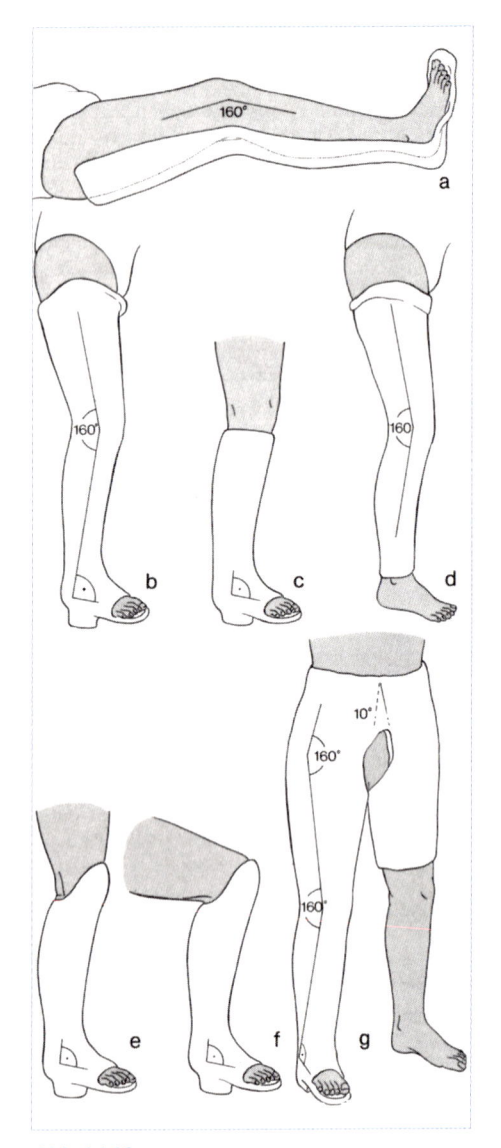

Abb. 14.12 a–g
a Dorsale Oberschenkelgipsschiene
b Oberschenkelgehgips
c Unterschenkelgehgips
d Gipstutor
e Sarmiento-Gips in Streckstellung
f Sarmiento-Gips in Beugung
g Becken-Beingips

4.2.4 Lagerungs- und Bewegungsschienen

Volkmann-Schiene (Abb. 14.13 a)

Aufgabe: Postoperative Ruhigstellung der unteren Extremität in Streckstellung.
Material: Sie besteht aus Metall (Polsterung erforderlich, sonst Gefahr von Druckstellen) oder Schaumgummi.

Braun-Schiene (Abb. 14.13 b,c)

Aufgabe: Ruhigstellung der unteren Extremität in Funktionsstellung.
Material: Sie besteht aus Schaumgummi mit Holzrahmen oder aus einem Metallgestell, das mit elastischen Binden umwickelt wird.

Schaumgummischiene

Vorteil: Keine Druckstellen.
Nachteil: Nicht verstellbar in Breite und Länge, schwierig zu reinigen.

Metallschiene

Vorteil: Verstellbar in Breite und Länge.
Nachteil: Gefahr der Druckschädigung des N. peronaeus bei Außenrotation des Beines (Schenkelhalsfraktur).

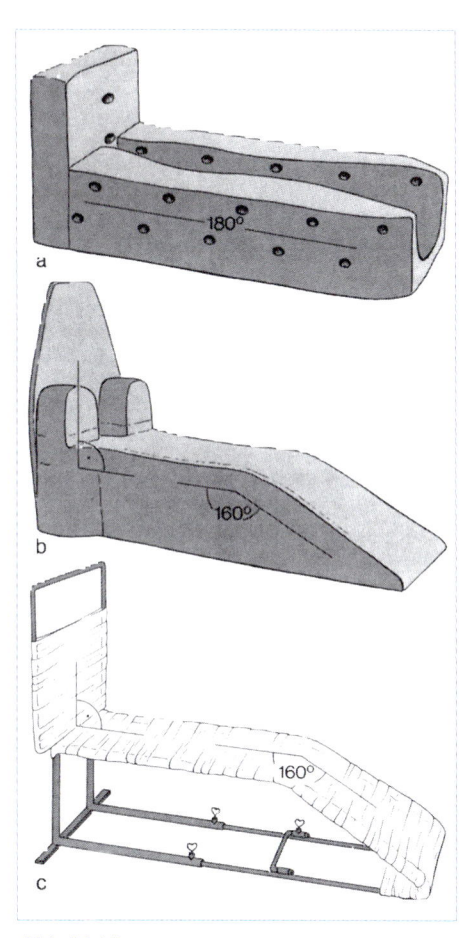

Abb. 14.13 a–c
Lagerungsschienen
a Schaumgummischiene (Volkmann)
b Braunsche Schiene (Kunststoff)
c Braunsche Schiene (Binden, Metallrahmen)

Frankfurter Schiene (Abb. 14.14)

Aufgabe: Sie dient weniger der Lagerung als der Übungsbehandlung durch den Patienten selbst nach Anleitung durch die Krankengymnastin.

Motorschiene

Aufgabe: Sie dient der kontinuierlichen passiven Durchbewegung des Knie- und Hüftgelenkes ohne aktives Zutun des Patienten. Einstellbar sind Bewegungsumfang und Geschwindigkeit des Bewegungsablaufes.

5 Extensionen = Streckverbände

Mit Hilfe des Streckverbandes wird die Fraktur durch die Zugwirkung von Gewichten ruhiggestellt. Durch Traktion am distalen Fragment wird der Muskelzug neutralisiert und der **Verkürzungstendenz** im Frakturbereich entgegengewirkt. Hierbei dient das Körpergewicht als Gegenzug. Deshalb sind Betten mit hochzustellenden Fußteilen, **Extensionsbetten,** verstellbare Lagerungsschienen und variable Extensionsstangen (Braun-Lochstab-System®) erforderlich. Hierzu wird z.B. das Bein auf einer verstellbaren Schiene gelagert, wobei der Fuß in Rechtwinkelstellung, das Kniegelenk in 20°-Beugung steht. Die Zugrichtung entspricht der Extremitätenachse.
Cave: Rotationsfehler.
Kurzfristige Röntgenkontrollen sind zur Vermeidung von Achsenabweichungen, Distraktion und Verkürzungen erforderlich.

> Extensionsverband: Stellungskontrolle bei jeder Visite!

Prinzip der Extension ist die Zugwirkung über einen transossär fixierten Kirschner-Draht oder Steinmann-Nagel. Hierbei haben sich definierte Extensionspunkte bewährt (Abb. 14.15).

Bei **Kindern** Anlage unter Röntgen-Kontrolle zur Vermeidung einer Epiphysenverletzung.
Zur Übertragung der Zugwirkung sind Extensionsbügel (s. Kap. 45) erforderlich. Beim Einbringen und der Pflege der Extensionsdrähte bzw. -nägel sind die strengen Prinzipien der Asepsis zu beachten. Seitliche Schraubenplatten schützen vor Verrutschen. Ruhe am Extensionsdraht, kaliberstarke Drähte oder Nägel und aseptisches Vorgehen bei der Entfernung sind selbstverständliche Voraussetzungen zur Vermeidung der gefürchteten Bohrdraht-Osteomyelitis (s. Kap. 49). Grundsätzlich wird in Lokalanästhesie, nach ausreichender Jodierung, unter aseptischen Bedingungen vorgegangen.

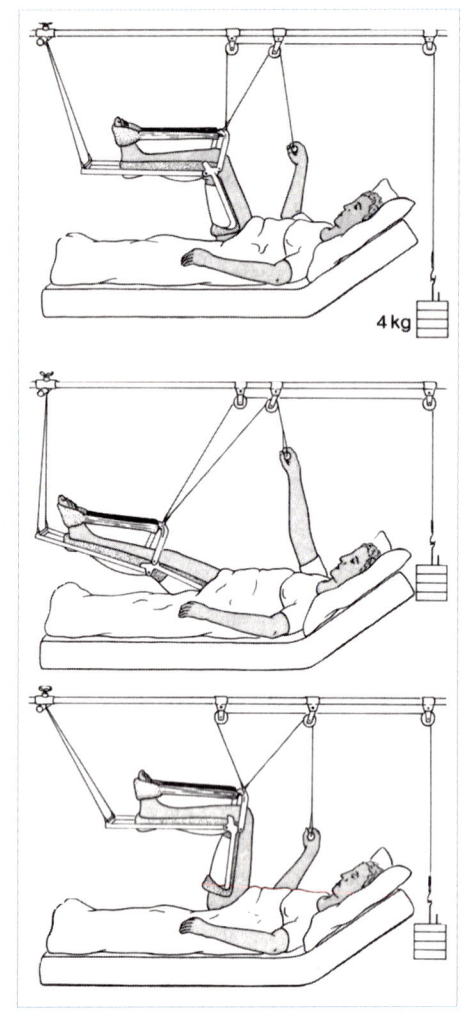

Abb. 14.14
Übungsschiene zur Gelenkmobilisation (Frankfurter Schiene)

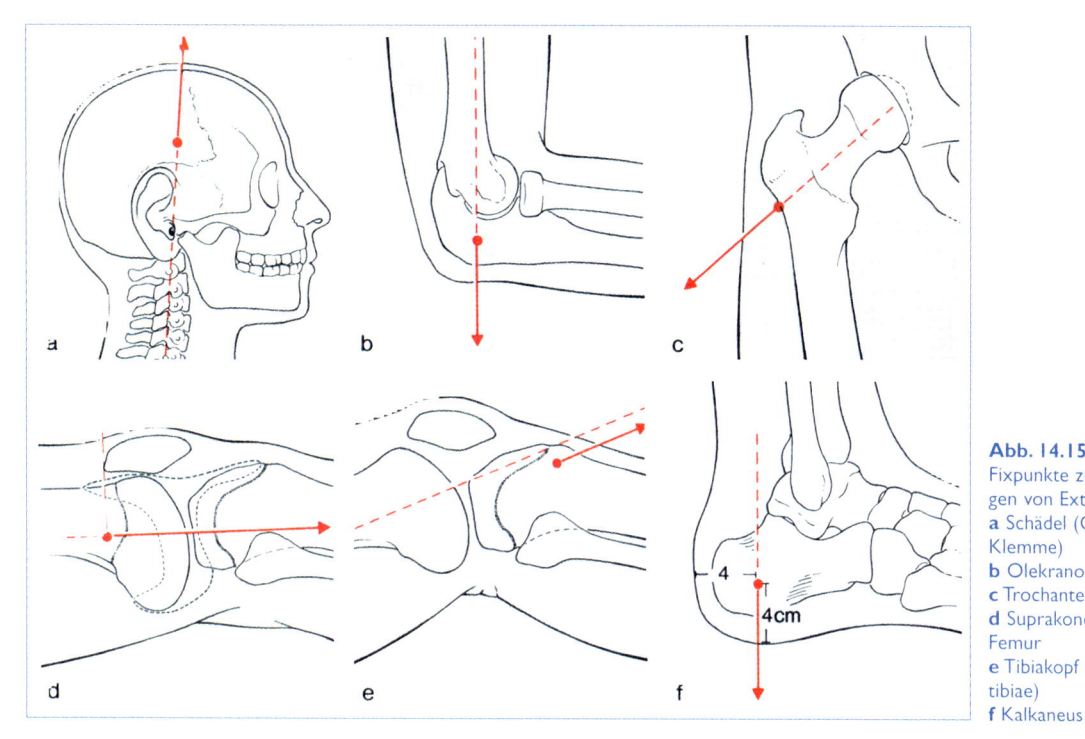

Extensionen = Streckverbände 14 Verbandlehre 471

Abb. 14.15 a–f
Fixpunkte zum Einbringen von Extensionen:
a Schädel (Crutchfield-Klemme)
b Olekranon
c Trochanter
d Suprakondylär am Femur
e Tibiakopf (Tuberositas tibiae)
f Kalkaneus

Kalkaneus-Extension (Abb. 14.15 f und 14.16)

Indikation: Unterschenkelfrakturen.
Technik: Lokalanästhesie an der Medial- und Lateralseite des Kalkaneus. Stichinzision medial, Einbringung des Kirschner-Drahtes oder Steinmann-Nagels von medial nach lateral im rechten Winkel zur Unterschenkelachse und parallel zur Unterlage. Die **Bohrrichtung** geht von medial nach lateral zur Vermeidung einer Verletzung der A. tibialis posterior. Grundsätzlich wird jede Extension von der „gefährlichen" zur „ungefährlichen" Seite gebohrt, da der Extensionsdraht am Eintrittsort leichter dirigierbar ist.
Nach Anbringen des Extensionsbügels und der Schraubenplatten Spannen des Drahtes.
Zuggewicht: Ca. **5 %** des Körpergewichtes.

Extension: Von der „gefährlichen" zur „ungefährlichen" Seite bohren!

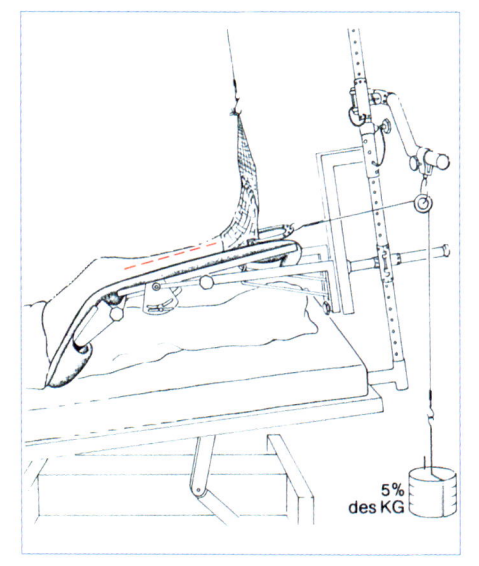

Abb. 14.16
Regelrechte Kalkaneus-Drahtextension mit zusätzlicher Spitzfußprophylaxe

Tibiakopf-Extension (Abb. 14.15 e und 14.17 a)

Indikation: Bei präoperativ kurzfristiger Extension von Frakturen im Oberschenkel- und Schenkelhalsbereich.
Zu lange andauernder Zug über das Kniegelenk schädigt den Kapselbandapparat!
Technik: Lokalanästhesie 2 cm ventral des Fibulaköpfchens, breitflächige Infiltration an der medialen Tibiakopfregion. Stichinzision 2 cm vor dem Wadenbeinköpfchen, Einbringen des Kirschner-Drahtes von lateral nach medial (Schonung des N. peronaeus).
Extensionsgewicht: 10–15 % des Körpergewichtes.

Suprakondyläre Femur-Extension (Abb. 14.15 d und 14.17 b)

Indikation: Dauerzug bei Azetabulumfrakturen, dislozierten Beckenfrakturen, reponierten Hüftluxationen, Oberschenkelfrakturen bei Kindern ab dem 3. Lebensjahr. Weitere Indikationen s. spezielles Kapitel.
Technik: Einbringen des Kirschner-Drahtes oder des Steinmann-Nagels von medial nach lateral 2 cm oberhalb des Patellarandes (Schonung der Gefäße im Adduktorenkanal).

Pflasterzug-Extension (Abb. 14.18)

Indikation: Oberschenkelfrakturen bei Kindern bis zum 3. Lebensjahr. Entlastung bei Perthes-Krankheit.
Technik: 8 cm breiter Leukoplaststreifen oder 8 cm breiter nicht klebender, aber haftender „Spezialiststreifen" von doppelter Beinlänge plus 30 cm. Anbringung von der Innenseite des proximalen Drittels des Oberschenkels U-förmig über die Fußsohle herum, entlang der Außenseite des Beines und zurück zum proximalen Drittel des Oberschenkels (Pflaster muß distal der Fraktur enden!). Über der Fußsohle wird ein ca. 8 cm breites Brettchen unter den Verband geklebt (Abstand Brettchen – Fußsohle 10 cm). Der Pflasterstreifen muß faltenfrei angebracht sein (Einschnitt am Kniegelenk und beiden Knöcheln). Anwickeln mit halbelastischen Binden. Prinzipiell werden beide Beine extendiert. Extensionsrichtung senkrecht nach oben, Hüftgelenk 90° gebeugt, das Becken muß schweben. Eine Hand soll locker zwischen Steißbein und Bett geschoben werden können (Körpereigengewicht = Gegenzug).
Extensionsgewicht: Ca. 15 % des Körpergewichtes.

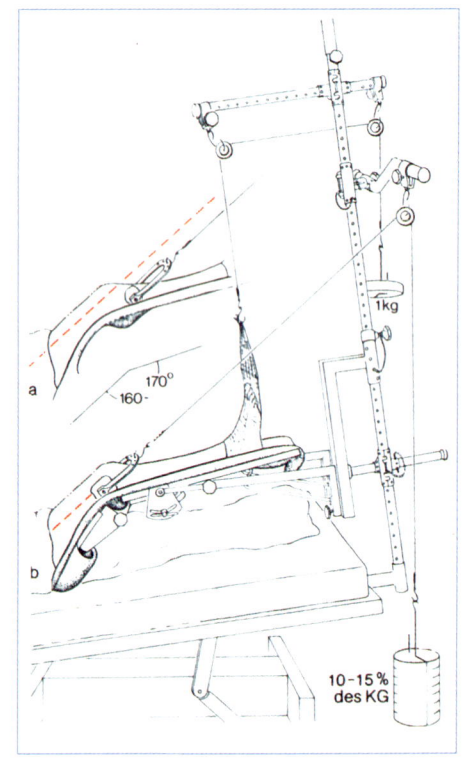

Abb. 14.17 a,b
Extensionsmöglichkeiten des Oberschenkelknochens, der Hüftpfanne und des Beckens:
a Tuberositas tibiae
b Suprakondylär am Femur

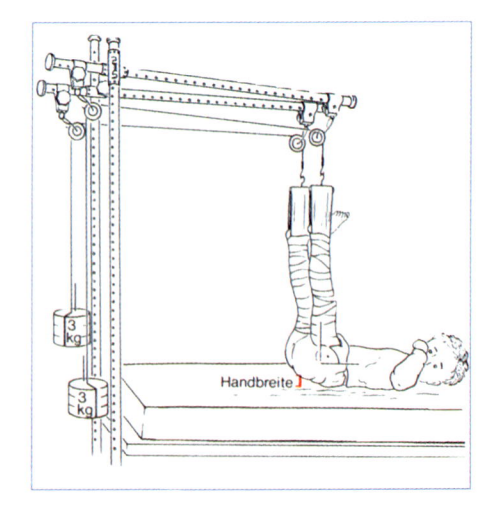

Abb. 14.18
Heftpflaster-Extensionsverband

Extensionen = Streckverbände 14 Verbandlehre

Olekranon-Extension (Abb. 14.15 b und 14.19)

Indikation: Extension von Oberarmfrakturen bei bettlägerigen Patienten.
Technik: Bohrrichtung von ulnar nach radial (Schonung des N. ulnaris) ca. 2 cm distal der Olekranonspitze bei Rechtwinkelstellung im Ellenbogengelenk und leichter Pronation der Hand. Zugrichtung in Humerusachse senkrecht nach oben (over head).
Zuggewicht: Ca. 2,5 % des Körpergewichtes.

Crutchfield-Extension (Abb. 14.15 a und 14.20)

Indikation: Luxationen und Frakturen im Bereich der HWS.
Technik: Sorgfältige Rasur der Parietalregion und des Hinterkopfes. Lokalanästhesie breitflächig über den Ohrmuscheln. Stichinzision 2 cm über der Ohrmuschel und im Verlauf des äußeren Gehörganges. Bei beabsichtigter Verstärkung der Lordose (Luxationsfraktur) ventralere Lage der Bohrlöcher (Abb. 14.20 b). Perforation der Tabula externa mit zugehörigem Bohrer. Einsetzen der Bolzen des Extensionsbügels in die Perforationsstellen, Fixierung durch Fixations- und Rändelschraube am Bügel. Vermeide die Perforation der Tabula interna (intrakranielle Abszesse!).
Extensionsgewicht: Ca. 5 % des Körpergewichtes.

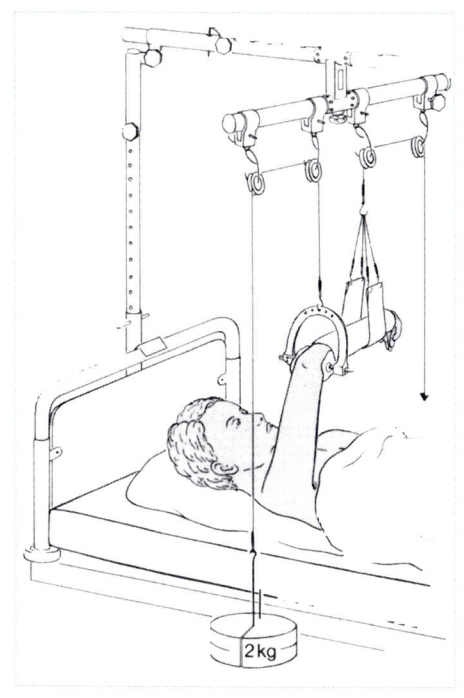

Abb. 14.19
Olekranon-Drahtextension

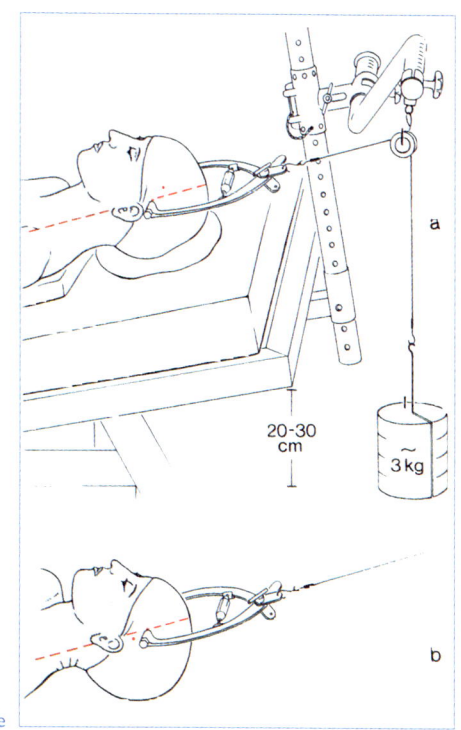

Abb. 14.20
Crutchfield-Extension:
a in Normalstellung der Halswirbelsäule
b mit Hyperlordosierung der Halswirbelsäule

15 Krankengymnastik/Physiotherapie, Physikalische Therapie und Rehabilitation

Kapitelübersicht

Krankengymnastik/Physiotherapie, Physikalische Therapie und Rehabilitation

Krankengymnastik/Physiotherapie
- Präoperativ
  - Pneumonieprophylaxe
- Postoperativ
  - Maßnahmen zur Broncho- und Sekretolyse
  - Hilfe beim Abhusten
  - Thromboseprophylaxe
  - Kontrakturprophylaxe
  - Mobilisation
  - Dekubitusprophylaxe

Physikalische Therapie
- Hydrotherapie (Bewegungsbad)
- Kryotherapie
- Elektrotherapie

Rehabilitation
- Ausstattung mit Hilfsmitteln
- Spezielle Trainingsprogamme
- Kuren/Anschlußheilbehandlungen
- Berufliche Maßnahmen
- Psychosziale Hilfe

1 Krankengymnastik/Physiotherapie

Die Bedeutung der krankengymnastischen Übungsbehandlungen prä-, peri- oder postoperativ ist unbestritten, sie setzt aber stets eine gut funktionierende **Kooperation zwischen Arzt und Physiotherapeut** voraus. Dazu gehört auch die ordnungsgemäße Anordnung von physiotherapeutischen Behandlungen. Krankengymnastik sollte auf alle Fälle regelmäßig, mindestens dreimal pro Woche durchgeführt und je nach dem Schweregrad der Erkrankung oder Verletzung in einer Mindestanzahl von 6–12 Behandlungen rezeptiert werden, wobei die Anzahl individuell auf den einzelnen Patienten abgestimmt werden muß.

Krankengymnastische Übungsbehandlungen dienen darüber hinaus als Anleitung zur **Eigentherapie des Patienten**, die zu Hause, soweit wie möglich, fortgeführt werden sollte. Hilfreich ist, wenn sich der behandelnde Arzt vor Beginn der krankengymnastischen Übungsbehandlung mit dem Physiotherapeuten in Verbindung setzt, um das Therapieziel zu erklären und die bestmögliche Behandlungsform festzulegen.

Die **Bandbreite der physiotherapeutischen Anwendungen** umfaßt u.a.
- die krankengymnastische Behandlung auf neurophysiologischer Grundlage (vor allem nach Vojta, Bobath oder durch propriozeptive neuromuskuläre Fazilitation [PNF] zur Normalisierung des Muskeltonus, zur Verbesserung der Koordination, zum Abbau pathologischer Bewegungsmuster)
- die medizinische Trainingstherapie
- Krankengymnastik im Bewegungsbad (einzeln oder in Gruppen)
- manuelle Therapie zur Verbesserung des Bewegungsausmaßes
- Wärme- oder Kälteanwendungen
- Elektrogymnastik bei Lähmungen
- manuelle Lymphdrainage.

1.1 Präoperative Maßnahmen

Pneumonieprophylaxe (Atemtraining und Atemhilfe)

1. Übung der nasalen Einatmung, Ausatmung durch den Mund.
2. Übung der kosto-sternalen Atmung (vor Thorax- und Zweihöhleneingriffen).
3. Übung der Bauchatmung und Training der Bauchmuskulatur unter manueller Unterstützung durch die Krankengymnastik zum Abhusten (vor intraabdominellen Eingriffen).
4. Abklopfungen, Anwendung eines Vibrationsgerätes (Vibrax®) und/oder Einreibungen mit ätherischen Ölen oder reizvermittelnden Flüssigkeiten (z.B. Franzbranntwein) zur Vergrößerung der Atemexkursion.

5. Atemübungen mit dem **Giebelrohr** (Abb. 15.1) zur Vergrößerung des Atemvolumens.
Prinzip: Atemreiz durch Totraumvergrößerung, verstärkter CO_2-Reiz auf das Atemzentrum oder Bülau-Flasche („Pusteflasche", Abb. 15.2), Exspiration gegen Wasserwiderstand (vertiefte Inspiration) oder mit positiv inspiratorischem Druck (Minibird, Abb. 15.3).

6. **Inhalation von Aerosolen** (Vernebelung wäßriger Lösungen mit Medikamenten oder ätherischen Ölen) zur Broncho- und Sekretolyse, der Übungen zum Abhusten folgen müssen (Bronchitis- und Emphysempatienten).

7. **Ultraschallvernebelung:** Homogene Tröpfchenverteilung, größere Eindringtiefe als bei 6.

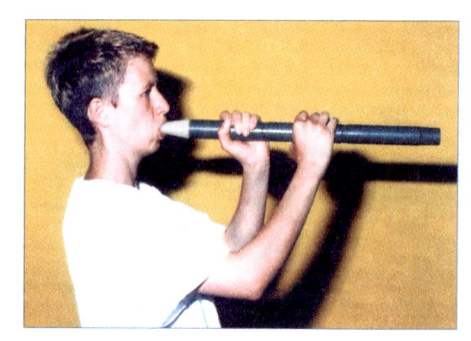

Abb. 15.1
Atemübungen mit dem Giebelrohr

1.2 Postoperative Maßnahmen

Die ersten krankengymnastischen Übungen sollten, falls medizinisch vertretbar, **schon am 1. postoperativen Tag** auf der Intensivstation erfolgen.

Maßnahmen zur Broncho- und Sekretolyse

Siehe präoperative Maßnahmen.
Atemübungen mit Minibird, ggf. über Maske oder Tubus.

Hilfe beim Abhusten

- Manuelles Zusammenpressen bzw. Fixierung der OP-Wunde (bei Bauchoperierten).
- Abklopfungen, Anwendung eines Vibrationsgeräts, Einreibungen.

Sekretgefüllte Alveole: Pneumoniegefahr!

Diese Maßnahmen sind zur Verhinderung einer Pneumonie wichtiger als die prophylaktische Antibiotikagabe.

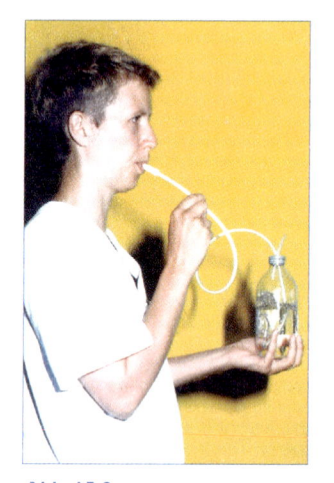

Abb. 15.2
„Pusteflasche"

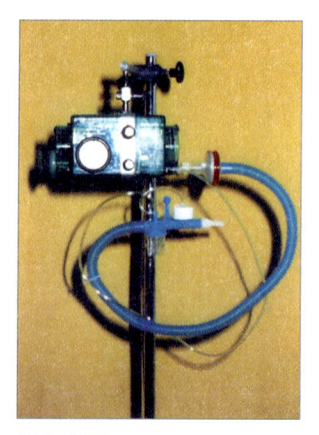

Abb. 15.3
Minibird

15 Krankengymnastik, Physikalische Therapie, Rehabilitation

Tab. 15.1 Thromboembolierisiko ohne Low-dose-Heparinisierung

Abdominal- und Thoraxchirurgie	20–35 %
Elektive Hüftchirurgie	50–60 %
Pertrochantäre Frakturen	75 %
Operative Gynäkologie	20–25 %
Innere Medizin (Myokardinfarkt)	30–40 %
Unfallchirurgie (ambulant, Gips untere Extremität)	10–30 %

Thromboseprophylaxe

Die medikamentöse Thromboseprophylaxe ist heute so sehr Standard, daß es als Kunstfehler gilt, diese bei Risikopatienten nicht zu betreiben (s. auch Kap. 3.6). Mindestens ebenso wichtig sind aber die medikomechanischen Maßnahmen der Thromboseprophylaxe. Hierzu zählen:
1. Fußtretübungen, Ergometertraining, Bettfahrrad
2. Isometrische Spannungsübungen: An- und Entspannen der Muskulatur (besonders der Beine) ohne Bewegung der jeweiligen Extremität.
3. Aktive Bewegungen der unverletzten Extremität (Aktivierung der Muskelpumpe), Overflow auf betroffene Extremität.
4. Aktive Bewegungen gegen Widerstand (z.B. PNF).
5. Wickeln der Beine mit elastischen Binden oder Tragen elastischer Strümpfe, besonders bei Patienten mit Krampfadern (verhindert das Absacken von Blut in das venöse Niederdrucksystem und fördert den venösen Abstrom über das tiefe Venensystem).
6. Immobilisierung und Bettruhe der Patienten auf das unvermeidliche Minimum beschränken.

> Lange Immobilisierung: Thrombosegefahr!

Trotz all dieser Maßnahmen läßt sich eine Thrombose nicht immer verhindern. Sollte sie auftreten, verläuft sie jedoch blander. Die Durchführung einer Thromboseprophylaxe senkt das Risiko einer Thrombose erheblich (auf unter 10 %) und die Rate der Lungenembolien von 2 % auf unter 0,5 %, so daß im Einzelfall allerdings trotzdem Todesfälle durch Lungenembolie vorkommen können (Tab. 15.1).

Kontrakturprophylaxe

- Passives Durchbewegen aller Extremitätengelenke
- Aktiv/assistives Bewegen
- Aktives Üben

Mobilisation

- Bettkantensitz
- Sessel
- Stehbrett
- Gehen im Gehwagen.

Dekubitusprophylaxe

- Umlagerungen alle 2 Stunden.

Zusätzliche postoperative Maßnahmen in der Traumatologie

1. Erhalt und Erweiterung des **Bewegungsausmaßes**
– durch aktive und passive krankengymnastische Maßnahmen (z.B. Motorschiene, Abb. 15.4, Abb. 15.5, Manuelle Therapie).
2. Erhalt bzw. Aufbau der **Muskulatur**
– durch isometrische Spannungsübungen
– durch Bewegen gegen Widerstand, PNF
3. **Resorptionsförderung** bei Schwellungen und Ergüssen durch
– Umlagerungen
– aktive Bewegungen
– Eis
– AV-Impulssystem
– Lymphdrainage.
4. **Mobilisation unter Berücksichtigung der jeweiligen Belastbarkeit**
- **Lagerungsstabil:** Keine Veränderung der Lage, nur isometrische Übungen, da sonst die Gefahr der Sekundärdislokation einzelner Fragmente besteht.
- **Übungsstabil:** Statisches und dynamisches Üben ist erlaubt, jedoch keine Belastung oder Widerstände.
- **Belastungsstabil:**
  – Tippbelastung: Abrollen des Fußes bis 5 kg
  – Teilbelastung: Belastung von z.B. 20 kg +/– 5 kg
  – Vollbelastung: Volles Körpergewicht.
  Wenn Schmerzen in der postoperativen Frühphase auftreten, aber die Röntgenkontrolle keine Besonderheit ergibt, sollte der Patient bis zur Schmerzgrenze belasten.
- **Mobilisationshilfen** (Abb. 15.6)
  – Gehwagen
  – Gehbarren
  – Unterarm-/Achselstützen
  – Bewegungsbad.

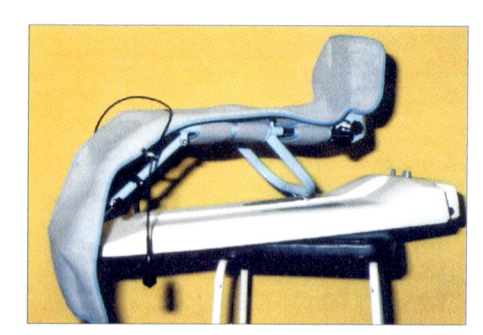

Abb. 15.4
Motorschiene Hüfte/Knie

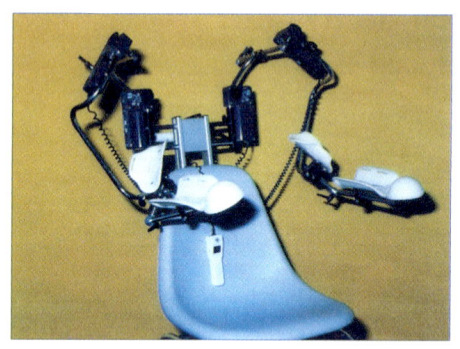

Abb. 15.5
Motorschiene/Schulter

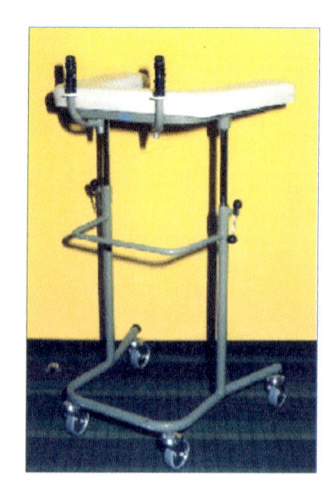

Abb. 15.6
Gehwagen

2 Physikalische Therapie

Sie unterstützt die Krankengymnastik in der postoperativen Phase.

Physikalische Therapie: Nur in Verbindung mit Krankengymnastik!

2.1 Hydrotherapie

In der postoperativen Phase ist je nach Operationsgebiet und Konstitution des Patienten die Mobilisation im **Bewegungsbad** sinnvoll. Dazu ist ein Becken mit in der Höhe verstellbarem Boden (Stufenbad) erforderlich. Die Wassertemperatur wird mit 33 °C in Grenznähe zur Temperatur der Körperoberfläche konstant gehalten (isotherme Temperatur).

Indikation: Muskelschwache Patienten, die nach Operationen an der unteren Extremität diese gar nicht oder nur teilweise belasten dürfen.

Prinzip: Durch den Auftrieb im Wasser (Archimedisches Prinzip) wird das Gehtraining erleichtert. Beachte: Der hydrostatische Druck verstärkt den venösen und lymphatischen Rückstrom; dadurch vermehrte Volumenbelastung des Herzens mit Gefahr des Lungenödems bei Linksherzinsuffizienz.

Kein Bewegungsbad bei Herzinsuffizienz!

2.2 Kryotherapie

durch Eisbeutel, Coolpack oder Kaltlufttherapiegeräte (Abb. 15.7).

Prinzip: Kälte erhöht die Schmerzschwelle. Dadurch wird die Durchführung der krankengymnastischen Übungen erleichtert.
Indikationen:
- Schwellungen
- Ergüsse
- Reizzustände
- Entzündungen.

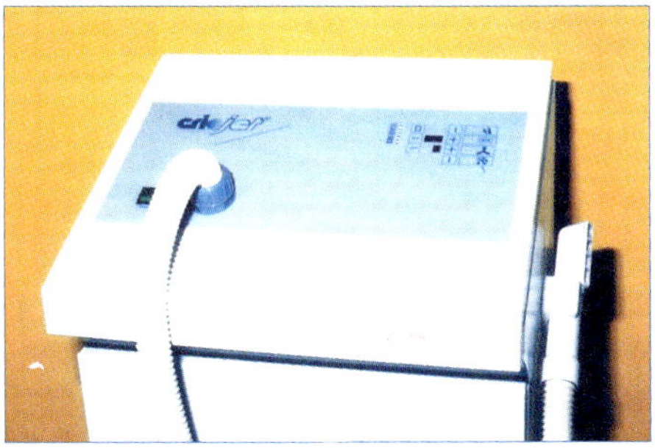

Abb. 15.7
Kaltlufttherapiegerät

2.3 Elektrotherapie

Indikationen: Schlaffe Lähmung bei peripherer Nerven- und Muskelläsion.
Ziel: Verhinderung einer fortschreitenden Atrophie.
Prinzipien:
- Direkte Reizung des Muskels: Die differente Elektrode liegt auf dem Muskelreizpunkt und stimuliert ihn direkt.
- Indirekte Reizung: Die differente Elektrode liegt auf dem Nervenreizpunkt und aktiviert den Muskel indirekt über die Nervenleitbahn. Hierbei reagieren alle vom gereizten Nerven gesteuerten Muskeln.
- Monopolare Elektroanwendung: Anlegen der differenten (Reiz-) Elektrode an den Muskel- oder Nervenreizpunkt; die indifferente liegt entfernt vom Vollzugsorgan.
- Bipolare Elektroanwendung: Beide Elektroden befinden sich im Bereich des Vollzugsorgans.

> Elektrotherapie setzt exakte anatomische Kenntnisse voraus

Es gibt Tafeln, auf denen die relevanten Muskel- und Nervenreizpunkte eingezeichnet sind.
Dauer der Anwendung: Die Elektrotherapie wird so lange durchgeführt, bis der Muskel beginnt, aktiv zu reagieren. Dann folgt intensive Krankengymnastik.
Reizstromarten: Niederfrequente Ströme bis 250 Hz, die geeignet sind, Nerven und Muskeln zu stimulieren.
1. Galvanischer Strom = Gleichstrom
2. Faradischer bzw. Thyratron-Strom = niederfrequenter Wechselstrom, der in seiner Wirkung aber dem Gleichstrom ähnlich ist.
Die Wirkung des Reizstromes ist abhängig von
– Impulsform
– Impulsdauer
– Impulsintervall
– Stromstärke.

Impulsformen

- **Rechteckstrom:** Sofortiges Anspringen auf die eingestellte Stromstärke, konstanter Wert für die eingestellte Impulsdauer, sofortiger Rückgang auf Null.
  Nachteil: Abrupt einsetzende Stromstärke wirkt auf sensible Fasern schmerzauslösend. Der geschädigte Muskel benötigt längere Zeit und höhere Stromstärken als der gesunde, bis er reagiert. Folge: Der gesunde Muskel reagiert schmerzhaft, früher und heftiger („Durchschlagen der Antagonisten").
- **Dreieckstrom:** Linearer Anstieg der Stromstärke bis zum maximalen Sollwert und unmittelbares lineares Abklingen.
  Vorteil: Bessere Verträglichkeit, Selektierung des gelähmten Muskels, aber noch immer unbefriedigend.
- **Exponentialstrom** = Modifizierter Dreieckstrom: Die Stromstärke setzt schleichend ein und steigt nicht linear, sondern exponentiell an, fällt nach Erreichen des Maximums ebenso, aber etwas schneller, ab.
  Vorteil: Weitestgehende Vermeidung der oben genannten Nachteile und selektive Reizung des „geschädigten" Muskels.

Vorsicht mit Elektrotherapie im Bereich von Osteosynthesen!

3 Rehabilitation

Rehabilitation heißt **schnellstmögliche Wiedereingliederung des Kranken** in Familie, Beruf und Umwelt. Dazu dienen die medizinische Behandlung (z.B. Rekonstruktivmaßnahmen) sowie deren integrierte Bestandteile (Krankengymnastik und physikalische Behandlungsmöglichkeiten).

Die **Ausstattung mit Hilfsmitteln** wie Prothesen (Orthesen), Bandagen, Korsetts, orthopädischem Schuhwerk, Rollstuhl u.a. sollte frühzeitig in Absprache mit dem Behandlungsteam und den Kostenträgern erfolgen, damit der Patient den Alltag besser bewältigen kann.

Spezielle Trainingsprogramme und **Kuren/Anschlußheilbehandlungen** zur Wiedergewinnung der objektiven Leistungskraft und des subjektiven Wohlbefindens werden durch die BfA, LVA, von Berufsgenossenschaften und anderen Versicherungsträgern arrangiert und dienen insbesondere der Wiedereingliederung ins Berufsleben.

Wenn ein Patient nach der Genesung seinen Arbeitsplatz nicht mehr ausfüllen kann, sind **berufshelfende Maßnahmen** erforderlich. Es ist zu prüfen, ob ihm ein anderer Arbeitsplatz zugewiesen werden kann oder ob eine Umschulung für einen anderen Beruf sinnvoller ist.

Einbußen der Erwerbstätigkeit können von Berufsgenossenschaften oder Versicherungsträgern finanziell abgegolten werden (s. Kap. 16).

Durch **bleibende Behinderungen** (Funktionseinbußen von Extremitäten, Anus praeter naturalis) bedingte Minderwertigkeits- oder Unterlegenheitsgefühle bedürfen **psychologischer Hilfe**.

Im Bedarfsfall gehört zur Reintegration in Familie und Umwelt ein gut funktionierender **Sozialdienst**. Dieser sorgt für behindertengerechten Wohnraum, Haushilfen und die Versorgung durch staatliche und gemeinnützige Institutionen (Bestellung von „Essen auf Rädern", Wohnungsreinigung, Einkaufshilfen, Förderung zwischenmenschlicher Beziehungen, z.B. Transport Gebrechlicher von und zu Altentagesstätten).

Die Ziele einer erfolgreichen Operation können durch eine schlechte Rehabilitation in Frage gestellt werden, andererseits können operationsbedingte funktionelle Einbußen durch eine gute Rehabilitation kompensiert werden.

16 Versicherungswesen und Begutachtung

Kapitelübersicht

Versicherungswesen und Begutachtung

Gesetzliche Versicherungen
- Unfallversicherung
- D-Arzt-Verfahren
- Kranken- und Rentenversicherung
- Kriegsopferversorgung

Private Versicherungen
- Unfallversicherung
- Krankenversicherung
- Haftpflichtversicherung

Begutachtung
- Formulargutachten
- Freies Gutachten

1 Versicherungswesen

Man unterscheidet zwischen **gesetzlichen** und **privaten** oder **freiwilligen** Versicherungen.
Die **gesetzlichen** Versicherungen teilen sich weiter auf in:
- die gesetzliche und soziale Unfallversicherung,
- die Kriegsopferversorgung,
- die gesetzliche Kranken-, Renten- und Arbeitslosenversicherung.

Bei den **privaten** Versicherungen gibt es:
- die Krankenversicherung,
- die Unfallversicherung,
- die Haftpflichtversicherung.

1.1 Gesetzliche Versicherungen

1.1.1 Gesetzliche Unfallversicherung

Grundlage ist das neugefaßte VII. Buch des SGB (Sozialgesetzbuch) vom 7.8.1996.
Träger der Unfallversicherung sind die gewerblichen Berufsgenossenschaften (BG), die landwirtschaftlichen Berufsgenossenschaften, die See-BG und die Gartenbau-BG, außerdem Feuerwehr-Unfallkassen, Verwaltungs-BG und BG Gesundheitsdienst und Wohlfahrtspflege. Unfallversicherungen der öffentlichen Hand sind z.B. die „Bundesausführungsbehörde für Unfallversicherung" und entsprechende Einrichtungen von Bahn und Post sowie die Gemeindeunfallversicherungsverbände der Länder.
Damit ist die überwiegende Mehrheit der Arbeitnehmer im Rahmen ihrer Berufstätigkeit unfallversichert, aber auch freiwillige Helfer bei Unfällen oder unentgeltliche Helfer beim Bau eines Eigenheimes. Auch Unfallschäden von Kindern in Krippen (bis zur Vollendung des 3. Lebensjahrs), Kindergärten (bis zur Einschulung) und Horten (bis zur Vollendung des 14. Lebensjahres) sind abgedeckt, ebenso die von Schülern und Studenten.
Weiterhin: Behinderte während ihrer Tätigkeit für eine entsprechende Werkstatt, Heimarbeiter, ehrenamtlich Tätige u.v.a.m.

Aufgaben der Unfallversicherung

- Mitwirken bei der Verhütung von Arbeitsunfällen, Berufskrankheiten und weiteren Gesundheitsrisiken, die von der Arbeitswelt ausgehen können.
- Bereitstellen der Mittel zur Wiederherstellung der Arbeitsfähigkeit nach Arbeitsunfällen und Berufskrankheiten.

Versicherungsfall: Die Unfallversicherung tritt ein, wenn sich ein Arbeitsunfall ereignet hat. Unter einem Arbeitsunfall versteht man ein während der Arbeit oder auf dem Weg von und zur

Arbeit plötzlich eintretendes, zeitlich eng begrenztes Ereignis, das zu einer körperlichen Schädigung führt und mit der versicherten Tätigkeit ursächlich im Zusammenhang steht. Auch schädigende Einwirkungen, die sich längstens über eine Arbeitsschicht erstrecken, können als Arbeitsunfall anerkannt werden. Ebenso werden Berufskrankheiten von der gesetzlichen Unfallversicherung entschädigt.

Durchgangsarztverfahren

Nach einem Arbeitsunfall muß der Patient so früh wie möglich einem Durchgangsarzt, der von den berufsgenossenschaftlichen Verbänden bestellt wird, vorgestellt werden. Dieser fertigt für die jeweilige Berufsgenossenschaft, die Krankenversicherung und den weiterbehandelnden Arzt einen Bericht (**Durchgangsarzt-Bericht = D-Arzt-Bericht**) über die erlittenen Verletzungen und deren Behandlung an. Das Heilverfahren richtet sich nach dem Schweregrad der Verletzung. Bei Bagatelltraumen wird eine allgemeine Heilbehandlung eingeleitet, d. h. die Behandlung kann vom Hausarzt übernommen werden.

> Arbeitsunfall: D-Arzt-Bericht obligat!

Bei **mittelschweren** Verletzungen (z.B. stark verschmutzte, infektionsgefährdete Wunde) erfolgt die weitere ärztliche Betreuung durch den D-Arzt.

Bei allen **schwereren** Verletzungen (z. B. offene Unterschenkelfraktur), bei denen eine stationäre Behandlung notwendig ist, tritt das sog. **Verletzungsartenverfahren** ein. Dabei darf die stationäre Behandlung nur in dafür von der Berufsgenossenschaft zugelassenen Krankenhausabteilungen durchgeführt werden.

Zu den **Aufgaben eines D-Arztes** gehört auch das Erstellen von **Zwischenberichten** bei längerdauernden Heilverfahren sowie von Abschlußberichten am Ende der Behandlung. Dabei soll er auch zu einer evtl. **Minderung der Erwerbsfähigkeit (MdE)** Stellung nehmen und den Grad der Rentenanwartschaft vorschlagen (Tab. 16.1).

Wird ein Verletzter wegen eines Bagatelltraumas von einem Nicht-D-Arzt behandelt, so muß er einem D-Arzt wiedervorgestellt werden, wenn seine unfallbedingte Krankheit länger andauert oder sich sein Zustand verschlechtert.

Der D-Arzt ist in diesem Fall zu einem **Nachschaubericht** verpflichtet. Er nimmt darin auch Stellung zur weiteren Therapie und kann gegebenenfalls das Heilverfahren in ein berufsgenossenschaftliches Heilverfahren überleiten. Ist bei dem Verletzten bei Wiederaufnahme der Arbeit ein vorübergehender oder bleibender Schaden nachweisbar, so steht ihm eine Rente durch die Berufsgenossenschaft zu.

> MdE durch Arbeitsunfall: Rente durch die Berufsgenossenschaft

Tab. 16.1 Durchschnittliche MdE-Sätze der gesetzlichen Unfallversicherung (ausgewählte Verletzungen) in Prozent

Bei schmerzhafter Bewegungseinschränkung oder Infektionen wesentlich höhere MdE-Grade	
Verlust eines Armes im Schultergelenk	70–80 %
Verlust eines Armes im Ellbogengelenk	60–70 %
Habituelle Schulterluxation	20–30 %
Verlust einer Hand	50–60 %
Handgelenk versteift	30–40 %
Verlust eines Beines im Hüftgelenk	80 %
Verlust eines Beines im Unterschenkel	40–50 %
Versteifung eines Knies	30–50 %
Versteifung des Sprunggelenks	20–30 %
Zustand nach TEP des Hüftgelenkes	20–40 %
Chronische Osteomyelitis	20–50 %
Zerebrale Anfälle nach SHT	40–100 %
Ausfall des N. radialis	20–25 %
Ausfall des N. ischiadicus	50 %
Narbenbruch	10–40 %
Splenektomie bei Erwachsenen	10–30 %
Splenektomie bei Kindern	10–50 %
Stuhlinkontinenz	30 %
Anus praeter	50 %

Die **Höhe der Rente** richtet sich nach der Minderung der Erwerbsfähigkeit auf dem allgemeinen Arbeitsmarkt und nicht nach der speziellen Berufsausbildung des Verletzten. Sie wird von dem sog. Rentenausschuß der zuständigen Unfallversicherung unter Berücksichtigung eines ärztlichen Rentengutachtens ermittelt. Eine Rente wird jedoch nur gezahlt, wenn die **MdE mindestens 20 %** beträgt. Dabei unterscheidet man zwischen vorläufiger Rente und der Rente auf unbestimmte Zeit; letztere wird spätestens nach Ablauf von 3 Jahren festgestellt.

Rente auf unbestimmte Zeit ab dem 3. Jahr nach dem Unfall

Kann der Verletzte wegen des unfallbedingten Dauerschadens seine vor dem Arbeitsunfall ausgeübte Berufstätigkeit nicht mehr aufnehmen, werden je nach seiner Eignung sog. Berufsförderungsmaßnahmen (z. B. innerbetriebliche Umsetzung, Arbeitsplatzwechsel oder Umschulung) eingeleitet. Bei Unstimmigkeiten zwischen dem Verletzten und dem Versicherungsträger wird das Sozialgericht eingeschaltet.

1.1.2 Kriegsopferversorgung

Sie tritt in Kraft bei Verletzten der Bundeswehr und des zivilen Ersatzdienstes sowie bei Kriegsverletzungen von Soldaten und Zivilpersonen.

1.1.3 Gesetzliche Kranken- und Rentenversicherung

Bei den gesetzlichen Krankenversicherungen gibt es seit einigen Jahren ein Unfallheilverfahren.
Durch das Erstellen von Unfallberichten und entsprechenden Nachschauberichten für den Versicherungsträger sollen der Behandlungsablauf und die Rehabilitationsmaßnahmen besser überwacht und koordiniert werden.
Ein Entschädigungsanspruch entsteht bei Berufs- und Erwerbsunfähigkeit infolge von Erkrankungen und privaten Unfällen.
Berufsunfähigkeit: Diese ist gegeben, wenn bei einem Versicherten infolge von Krankheit, Verletzungen oder sonstigen Gebrechen die körperlichen oder geistigen Kräfte um mehr als die Hälfte (50 %) im Vergleich zu einem körperlich und geistig Gesunden mit ähnlicher Ausbildung und gleichwertigen Kenntnissen und Fähigkeiten gemindert sind.
Erwerbsunfähigkeit: Ein Patient ist dann erwerbsunfähig, wenn er infolge körperlicher oder geistiger Schäden außerstande ist, regelmäßig durch mindestens halbschichtige Arbeit Einkünfte von wirtschaftlichem Wert zu erzielen.
Ist zu erwarten, daß Berufs- oder Erwerbsunfähigkeit in einer absehbaren Zeit zu beheben sind, kann **Rente auf Zeit,** längstens für 2 Jahre nach Bewilligung, gewährt werden.

1.2 Private Versicherungen

Hierbei handelt es sich um freiwillige Versicherungen, deren Beiträge der Versicherte selbst zahlt - im Gegensatz etwa zur gesetzlichen Unfallversicherung, für die ausschließlich der Arbeitgeber aufkommt.

1.2.1 Private Krankenversicherung

Besteht kein gesetzlicher Versicherungsschutz, empfiehlt sich der Abschluß einer privaten Krankenversicherung. Je nach Vertrag werden dann die Behandlungskosten übernommen und ein vereinbartes Krankenhaustagegeld bzw. Krankentagegeld gezahlt.

1.2.2 Private Unfallversicherung

Diese tritt ein, wenn es infolge eines Unfalls zu einer bleibenden Schädigung gekommen ist. Falls ein Dauerschaden vorliegt, erfolgt die Entschädigung nicht im Rahmen einer Rentenzahlung, sondern als einmalige Abfindung. Der Umfang der Zahlung ist abhängig von der Höhe der abgeschlossenen Versicherungssumme und der Höhe des Dauerschadens. Im Gegensatz zur gesetzlichen Unfallversicherung wird das Ausmaß des Dauerschadens nicht nach der Minderung der Erwerbsfähigkeit auf dem allgemeinen Arbeitsmarkt eingeschätzt, sondern nach der Minderung der Gebrauchsfähigkeit des betroffenen Körperabschnittes (Gliedertaxe).

Je nach dem Beruf des Versicherten und der Form der Versicherung (Gliedertaxe) können sich dabei – bezogen auf die jeweilige Körperregion – ganz unterschiedliche Versicherungssummen ergeben (z. B. Fingerverlust bei Geiger oder Chirurg bis zu 50 %).

1.2.3 Haftpflichtversicherung

Hierbei handelt es sich um die Wiedergutmachung eines Schadens durch Fremdverschulden. Neben dem Sachschaden muß die Versicherung auch die Kosten der Heilbehandlung und der Rehabilitationsmaßnahmen übernehmen. Zusätzlich ist Schmerzensgeld und bei Dauerschäden eine einmalige Abfindungszahlung oder eine Rente zu gewähren.

Durch das Schmerzensgeld soll der immaterielle Schaden, den der Verletzte durch einen Unfall und seine Folgen erlitten hat, kompensiert werden. Bei der Einschätzung eines Dauerschadens werden die Gesundheitsminderung und die Einschränkung der beruflichen und privaten Tätigkeiten des Verletzten berücksichtigt. Grundlage ist seine Arbeits- und Einsatzfähigkeit im Vergleich mit einem Gesunden gleichen Alters und desselben Berufes.

2 Begutachtung

Eine Begutachtung kann im Rahmen eines Formulargutachtens, freien Gutachtens oder Kommissionsgutachtens erfolgen. Der gesetzliche Unfallversicherungsträger schlägt dem Geschädigten drei Gutachter zur Auswahl vor.

2.1 Formulargutachten

Aufgrund der in den Akten niedergelegten Befunde sowie einer eingehenden klinischen und radiologischen Untersuchung des zu Begutachtenden werden die im Formular aufgeführten Fragen vom Gutachter beantwortet.

2.2 Freies Gutachten

Beim freien Gutachten wird der Gutachter entweder von einem Versicherungsträger, einem Rechtsvertreter des Verletzten oder durch ein Gericht beauftragt, in freier Form zu speziellen Fragen Stellung zu nehmen.

Das **freie** Gutachten gliedert sich in:
- Aufführung von Auftraggeber und Empfänger (inkl. Aktenzeichen),
- Benennung des Untersuchten mit Geburtsdatum und Anschrift,
- Aufzählung der vom Auftraggeber gestellten Fragen,
- Aufzeichnung der vom Gutachter eingesehenen Akten und Röntgenbilder sowie der vorgenommenen Untersuchungen und der evtl. Zusatzbegutachtung,
- Erhebung der Anamnese:
  - Sozialanamnese,
  - unfallunabhängige Vorgeschichte (durchgemachte Erkrankungen und zur Zeit bestehende unfallunabhängige krankhafte Veränderungen),
  - unfallabhängige Vorgeschichte nach eigenen Angaben des Patienten und der Aktenlage,
  - Angabe der bestehenden unfallbedingten Beschwerden (wörtliche Protokollierung erwünscht),
- Aufzeichnung des Befundes. Dabei wird stets der ganze Körper untersucht und im Befund nach Körperregionen gegliedert. Zur Befunderhebung gehören Inspektion, Palpation und die Prüfung der Funktion (Beweglichkeit, Gangbild u. ä.),
- Darstellung sonstiger Untersuchungsbefunde (z. B. Röntgen und Laborchemie),
- Beurteilung: Hierbei wird zu den vom Auftraggeber gestellten Fragen Stellung genommen, und zwar unter Berücksichtigung der geschilderten Vorgeschichte, der Beschwerden, der aus den Akten ersichtlichen Vorgeschichte und der Untersuchungsbefunde.

Beim Einschätzen der Erwerbsminderung ist bei der gesetzlichen Unfallversicherung die Minderung auf dem allgemeinen Arbeitsmarkt und nicht wie bei der privaten der jeweilige Beruf des Verletzten maßgebend (s. o.). Rententabellen sind dabei für den Gutachter eine Orientierungshilfe.

In das Gutachten sollen auch Vorschläge für Nachuntersuchungstermine, Gesichtspunkte der Prognose sowie zu empfehlende Heil- und Rehabilitationsmaßnahmen aufgenommen werden.

Teil II
Spezielle Chirurgie

17 Gehirn, Rückenmark, periphere Nerven

Kapitelübersicht

Gehirn, Rückenmark, periphere Nerven

Raumfordernde intrakranielle Prozesse
- Tumoren
- Hydrozephalus
- Hypertensive Massenblutung
- Hämorrhagischer Infarkt
- Angiomblutung

Aneurysma der arteriellen Hirngefäße

Gefäßmißbildungen
- Arteriovenöse Fisteln
- Kavernome

Zerebrale Durchblutungstörungen

Schädel-Hirn-Trauma
- Offenes
- Gedecktes

Kranielle Fehlbildungen

Spinale Fehlbildungen
- Spina bifida occulta
- Spina bifida aperta
- Syringo- und Hydromyelie

Spinale Raumforderungen

Degenerative spinale Prozesse
- Bandscheibenvorfälle
- Lumbale Spinalkanalstenose

Periphere Nervenläsionen
- Akut-traumatisch
- Chronisch-progredient

Tumoren des Nervenhüllgewebes

Engpaßsyndrome

Operative Schmerzbekämpfung

1 Raumfordernde intrakranielle Prozesse

Intrakranielle raumfordernde Prozesse (Tumoren, Hämatome, Ödeme, Traumata, Abszesse und dergleichen) führen durch Volumenvermehrung zu einer intrakraniellen Drucksteigerung. Klinisch zeigt sich dies durch charakteristische **Hirndrucksymptome** (Tab. 17.1).

Je ausgeprägter die Drucksteigerung, desto größer die vitale Bedrohung. Die Kompensationsmöglichkeiten sind durch die knöcherne Schädelkapsel begrenzt und abhängig vom bereits vorhandenen Druckniveau (Abb. 17.1). Erreicht der Druckanstieg Werte im Bereich des systemischen arteriellen Blutdrucks, so kommt es zur arteriellen Perfusionsstörung und schließlich zum intrakraniellen Kreislaufstillstand (= Hirntod).

Tab. 17.1 Hirndrucksymptome

- Kopfschmerzen
- Übelkeit, Erbrechen
- Bewußtseinsstörung
- Stauungspapille
- Pupillenstörung
- Nackensteifigkeit
- Bradykardie, Blutdruckanstieg (Druckpuls)

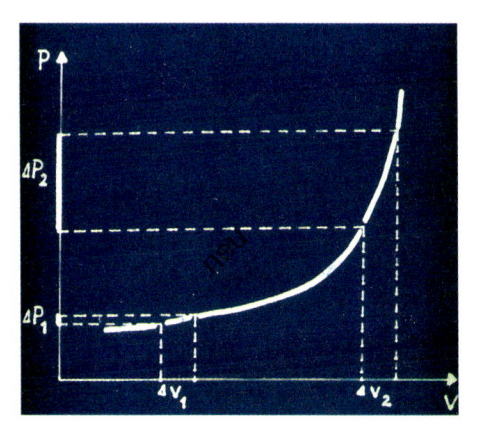

Abb. 17.1
Druck-Volumen-Diagramm
Bei niedrigen (normalen) Ausgangsdrucken führt eine definierte Volumenzunahme nur zu einem geringen Druckanstieg. Bei hohen Ausgangsdruckwerten bewirkt die gleiche Volumenzunahme dagegen einen überproportional starken Druckanstieg

Lokale raumfordernde Prozesse führen zudem zu Massenverschiebungen und Verlagerungen des Hirngewebes. Dabei können sich Hirnteile unter der Falx cerebri, im Tentoriumschlitz oder im Foramen occipitale magnum einklemmen (Abb. 17.2).
Eine **drohende Einklemmung** zeigt sich zunächst in einer einseitigen, später doppelseitigen Pupillenerweiterung durch Druck auf den hier verlaufenden N. oculomotorius.

Einseitige Pupillenerweiterung – drohende Einklemmung durch Hirndruck?

Fortschreitende Einklemmung im Tentoriumschlitz bewirkt schließlich ein **Mittelhirn-Syndrom** (enge Pupillen, Strecktonus der Extremitäten).
Die **Einklemmung der Kleinhirntonsillen** im Hinterhauptsloch führt zu einem Druck auf die Medulla oblongata und dadurch zum Atemstillstand.
Durch eine örtliche Druckeinwirkung auf die Liquorabflußwege kann es zusätzlich zu einem **Liquoraufstau** in den Hirnkammern kommen, wodurch die ohnehin bestehende Druckerhöhung oftmals rasch und in bedrohlicher Weise gesteigert wird (Abb. 17.3). Eine sofortige Druckentlastung durch Ventrikelpunktion (Technik s.u.) kann in dieser Situation zwingend erforderlich werden. Die Entlastung des lumbalen Liquors würde das kraniospinale Druckgefälle dagegen verstärken und eine Massenverschiebung in axialer Richtung begünstigen.

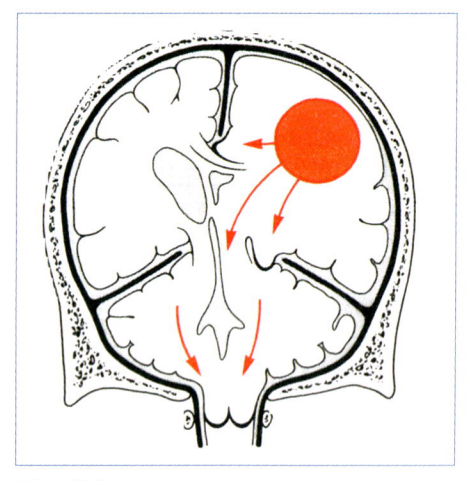

Abb. 17.2
Massenverschiebungen bei einseitiger, supratentorieller Raumforderung. Die Pfeile zeigen die allgemeine Druckrichtung sowie die Herniationen des Gyrus cinguli unter der Falx, des Gyrus hippocampus im Tentoriumschlitz und der Kleinhirntonsillen im Foramen occipitale magnum.
Beachte auch die Kompression des homolateralen Seitenventrikels sowie die Erweiterung des kontralateralen Ventrikels durch Liquorabflußstörung (Kompression des Foramen Monroi)

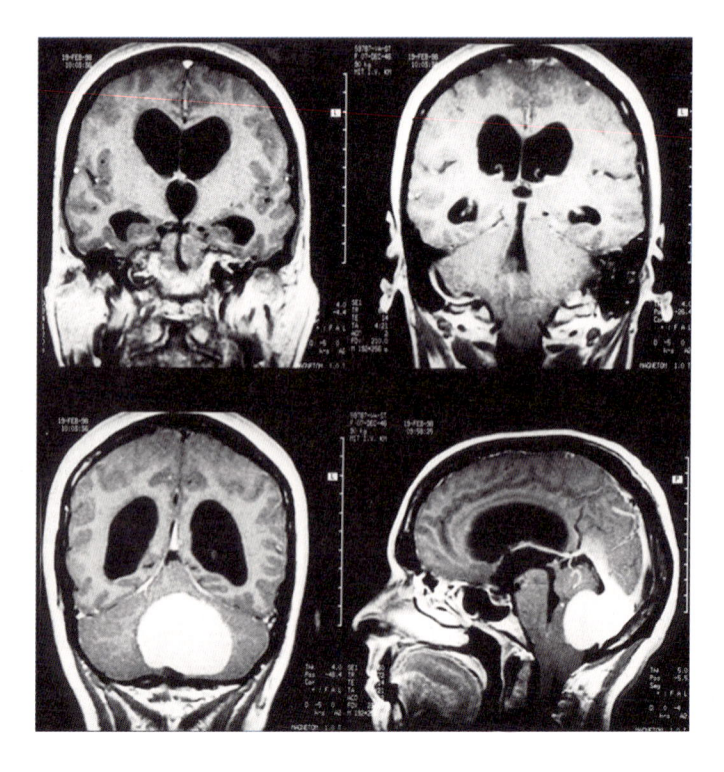

Abb. 17.3
Stauungshydrozephalus. Ursache ist hier ein Meningeom der hinteren Schädelgrube mit Kompression des Kleinhirns und der Liquorabflußwege

> Keine Lumbalpunktion bei Hirndruckverdacht!

Nahezu jede schädigende Noxe führt außerdem zu einem generalisierten oder lokalen Hirnödem. Man unterschiedet zwei **Formen des Hirnödems:**
1. **Vasogen:** Eindringen von Flüssigkeit in das interstitielle Gewebe durch Störung der physiologischen „Blut-Hirn-Schranke". Meist perifokal gelegen in der Umgebung von Hirntumoren.
2. **Zytotoxisch:** Einstrom von Natrium und damit auch Wasser in die Gliazellen durch Störung des Energie-Stoffwechsels und des Na^+-K^+-Gleichgewichtes an der Zellmembran. Meist Folge von Ischämien, Intoxikationen, Entzündungen.

1.1 Diagnostik

Neben den oft erst spät auftretenden **Hirndrucksymptomen** (s. Tab. 17.1) zeigen sich intrakranielle raumfordernde Prozesse durch:
Allgemeinsymptome: Geistige Leistungsminderung, Konzentrationsstörungen, Gedächtnisstörungen, Antriebsstörungen, Wesensänderungen etc.
Lokalsymptome: Je nach Lokalisation z.B. zentrale Lähmungen (d.h. spastische Halbeitenlähmung mit Steigerung des Muskeltonus und der Muskeleigenreflexe sowie Abschwächung der Bauchhautreflexe der betroffenen Seite), pathologische Reflexe (z.B. Babinski), halbseitige Sensibilitätsstörungen, Sprach-, Seh- und Hörstörungen und andere Hirnnervenstörungen, zerebrale Krampfanfälle etc.

Apparative Diagnostik

Bei jedem Verdacht auf Hirndruck oder eine intrakranielle Raumforderung ist ein **CCT** zwingend indiziert. Durch intravenöse Kontrastmittelgabe lassen sich bestimmte Tumoren oder andere Strukturveränderungen differenzieren. Knochenstrukturen und Kalkeinlagerungen können durch geeignete Einblendungen („Knochenfenster") dargestellt und auch Erkrankungen oder Verletzungen des Schädelskeletts beurteilt werden.

> Bei Verdacht auf eine intrakranielle Raumforderung – sofort CCT

Das **MRT** (= **M**agnet-**R**esonanz-**T**omographie, Kernspintomographie) ist dem CCT in vielen Punkten überlegen durch wesentlich genauere Abbildungsmöglichkeit von Gehirn- und Rückenmarkstrukturen, vor allem zur Abklärung komplizierter Hirnstamm- und Rückenmarkprozesse. Durch i.v.-Gabe von Gadolinium lassen sich auch feinere Gewebsveränderungen darstellen. Ungeeignet ist diese Untersuchung zur Abklärung von knöchernen Veränderungen.

Arteriographie: Hauptindikationen sind intrakranielle Gefäßfehlbildungen (Aneurysmen und arteriovenöse Angiome). Die superselektive Katheterisierung einzelner peripherer Hirngefäße mit kleinsten Schwemmkathetern ermöglicht die Darstellung von Tumorvaskularisationen, Diagnostik und Behandlung von Gefäßverschlüssen und auch die Embolisation von Tumorgefäßen zur Erleichterung der nachfolgenden operativen Therapie.

Röntgen-Nativaufnahmen des Schädelskeletts haben gegenüber dem CT heute weitgehend an Bedeutung verloren. Sie werden nach wie vor im Kindesalter eingesetzt, da das CCT und MRT häufig nicht ohne Narkose durchführbar sind. Eine akute intrakranielle Drucksteigerung kann sich am Schädelskelett durch ein Auseinanderweichen der Schädelnähte, chronische Druckerhöhungen durch das Bild eines Wolkenschädels zeigen.

Tab. 17.2 Gradeinteilung intrakranieller Tumoren (nach WHO)

• Grad I	benigne
• Grad II	semibenigne
• Grad III	semimaligne
• Grad IV	hochmaligne

1.2 Tumoren

Aufgrund klinischer, radiologischer und tumorbiologischer Kriterien lassen sich langsam wachsende (= benigne) von rasch wachsenden (= maligne) Tumoren unterscheiden.

Radiologische Zeichen für ein rasches, aggressives Tumorwachstum sind u.a.
- intensive, inhomogene Kontrastmittelanreicherungen im CT und MRT
- zentrale Nekrose
- starke Vaskularisation
- im Angiogramm auch arteriovenöse Kurzschlüsse
- starke kollaterale Ödembildung.

Nach histologischen und histochemischen Befunden hat sich auch für die Therapieplanung und Bewertung der Prognose nach wie vor die Einteilung der WHO in **4 Malignitätsgrade** bewährt (Tab. 17.2).

1.2.1 Gliome

Hirneigene Tumoren im engeren Sinne gehen von den Zellen des Stützgewebes, den Glia-Zellen, aus und werden dementsprechend als Gliome zusammengefaßt. Die sehr viel selteneren Tumoren neuronalen Ursprungs (z.B. Neuroblastome) sind auf das Kindesalter beschränkt und zumeist hochmaligne.

Unter den Gliomen sind folgende Tumoren zu unterscheiden:
- **Astrozytome**
  Benigne Astrozytome (= „low-grade"-Gliome, II, histologisch: fibrilläre Astrozytome).
  Diagnostik: Im CT hypodens und ohne Kontrastmittelanreicherung. Im MRT in der T1-Wichtung ebenfalls hypointens, in der T2-Wichtung intensiv hyperintens (Abb. 17.4). Vorkommen überall im Großhirn, Hirnstamm, Pons und Rückenmark.
  Sonderformen im Kindesalter: Pilozytische Astrozytome (Grad I) des N. opticus und Chiasma opticum (meist im Zusam-

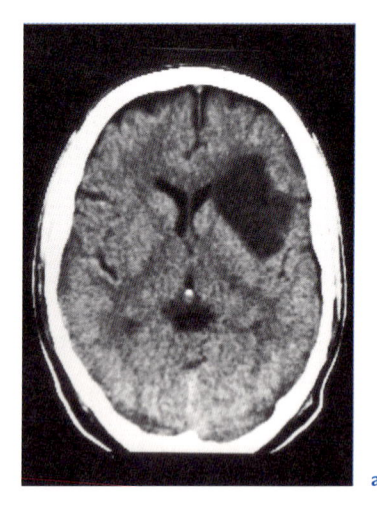

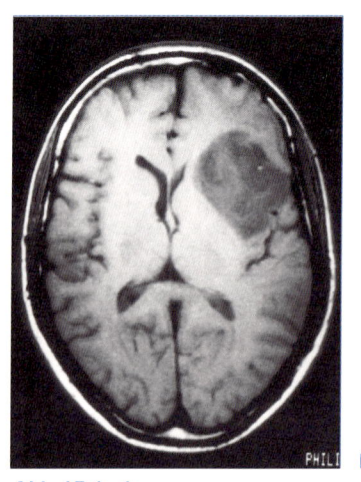

Abb. 17.4 a,b
Astrozytom („low grade"). **a** CT, **b** MRT T1-Wichtung

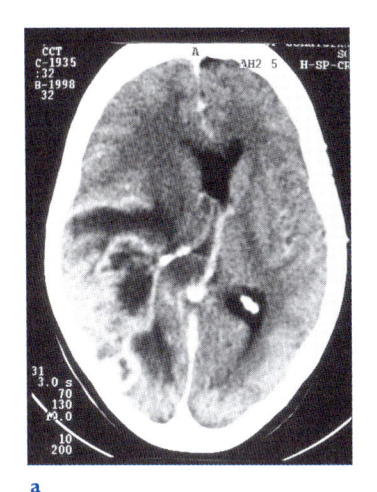

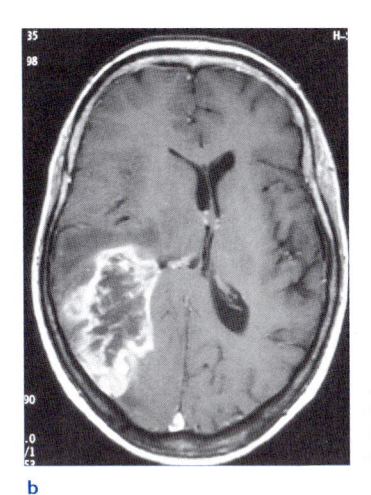

Raumfordernde intrakranielle Prozesse — 17 Gehirn, Rückenmark, periphere Nerven

Abb. 17.5 a,b
Glioblastom rechts temporo-okzipital. **a** CT, **b** MRT. Inhomogene Kontrastmittelaufnahme, zentrale Zerfallshöhle, erhebliches kollaterales Ödem

menhang einer Neurofibromatose Typ 1) sowie als meist großzystische Astrozytome der Kleinhirnhemisphäre.

Anaplastische Astrozytome (Grad III bis IV) sind histologisch durch eine starke Entdifferenzierung der Zellen, Mitosereichtum und Nekrosen gekennzeichnet. In der bildgebenden Untersuchung häufig nicht zu unterscheiden von den

- **Glioblastomen (IV)** (Abb. 17.5)
Diagnostik: Zentrale Nekrosen, intensive, häufig ringförmige Kontrastmittelaufnahme im CT und MRT. Deutliche pathologische Gefäßzeichnung im Angiogramm mit Darstellung von Shuntgefäßen („frühe Venen").

Als **Gliomatose** wird ein absolut infaustes Zustandsbild bezeichnet, bei dem große Teile des Gehirns diffus tumorös verändert sind.

- **Oligodendrogliome** (II–III) (Abb. 17.6)
Diagnostik: Im CT sind fleckförmige Kalkeinlagerungen charakteristisch.

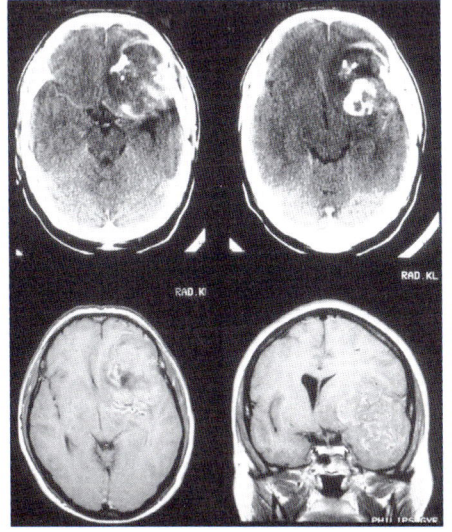

Abb. 17.6
Großes Oligodendrogliom links fronto-temporal

- **Mischgliome**
in denen histologisch verschiedene Zellformen mit unterschiedlicher Betonung vorkommen.
- **Ependymome**
Sie gehen von Ependymzellen der Ventrikelwände und des Zentralkanals des Rückenmarks aus; unterschiedliche Malignitätsgrade.
Anaplastische Ependymome (Grad III) neigen zu einer metastasierenden Aussaat in den Liquorwegen und infiltrierendem Wachstum in das umgebende Parenchym. Wegweisende diagnostische Hinweise liefert das MRT.
- **Medulloblastome (IV)**
Häufigster Hirntumor im Kindesalter.
Lokalisation: Kleinhirnwurm, also mittelständig in der hinteren Schädelgrube mit Kompression der Liquorabflußwege. Erstsymptome treten dementsprechend meist durch einen Stauungshydrozephalus auf. Rasche Progredienz der Klinik: ataktische Gangstörung, häufiges Fallen, dann Hirndrucksymptome.
Diagnostik: MRT (CT) s. Abb. 17.7.
- **PNET** (= **P**rimitive **n**euro**e**ktodermale **T**umoren)
Unter dieser Bezeichnung werden eine Reihe von kindlichen Tumoren zusammengefaßt, denen auch das Medulloblastom hinzugerechnet werden kann. Sie gehen von nicht klassifizierbaren, unreifen neuroektodermalen Zellen aus, sind zwar häufig scharf begrenzt, sind aber aufgrund ihres raschen Wachstums in der Regel als hochmaligne einzustufen.

Operative Therapie

Obschon eine wirklich radikale Entfernung selten gelingt (Ausnahme Kleinhirnastrozytom), weil Tumorzellen zumeist auch bei optisch scharfer Begrenzung das umgebende Parenchym infiltrieren, ist die **Operation** nach wie vor die Therapie der ersten Wahl, sofern nicht aufgrund der Ausdehnung und Lokalisation oder anderer Gründe von vornherein eine Inoperabilität besteht. Dabei wird eine **möglichst vollständige Tumorentfernung** angestrebt.
Ziel der Operation auch bei nicht möglicher Radikalität ist die Druckentlastung des Gehirns durch Verringerung der Tumormasse sowie die Sicherung der histologischen Diagnose zur Klärung adjuvanter Therapiemöglichkeiten.
Vorgehen: Freilegung der Schädelkalotte über dem Tumor durch großbogige Schnittführungen innerhalb der behaarten Kopfhaut (Teilrasur). Trepanation und Aussägen eines Knochensegmentes der Kalotte mit Hilfe eines Kraniotoms. Die harte Hirnhaut (Dura mater) wird zur Vermeidung von späteren epiduralen Hämatombildungen durch Hochnähte am Knochenrand fixiert und dann inzidiert. Kleinere, wohl begrenzte Tumoren lassen sich häufig unter strenger Beachtung und Kenntnis der Neuroanatomie aus der umgebenden Ödemzone herauspräparieren und in toto entfernen. Größere Tumoren müssen verkleinert werden. Sorgsam-

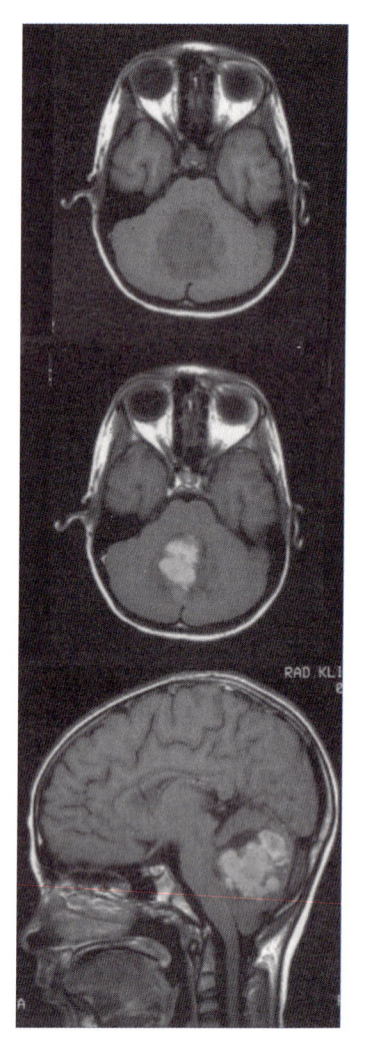

Abb. 17.7
MRT ohne (oben) und mit Gadolinium (Mitte): Medulloblastom

ste Blutstillung ist essentiell, da Hämatome wiederum raumfordernd wirken. Nach der Naht der Dura wird das Knochensegment wieder eingebracht und mit nicht resorbierbaren Nähten an der Kalotte fixiert. Dann wird die Haut über einer subgalealen Drainage schichtweise verschlossen.

Konservative Therapiemöglichkeiten

- **Steroide**, vor allem Dexamethason, führen durch „Abdichtung" der Blut-Hirn-Schranke zur Ödemverminderung. Standard-Dosis: 4 × 4 mg täglich, evtl. zu Beginn 20 mg als Bolus. Bei länger dauernder Behandlung Dosisreduktion, ausschleichend absetzen.
- **Osmotisch wirksame Substanzen** (z.B. Mannit 1,5 g/kg KG über 24 Stunden) setzen eine intakte Blut-Hirn-Schranke voraus. Gleiches gilt für andere hochmolekulare Infusionen. Bei defekter Blut-Hirn-Schranke können diese Substanzen in das Interstitium gelangen und das Ödem verstärken. Die Applikation muß daher durch gleichzeitige kontinuierliche Messung des intrakraniellen Druckes überwacht werden.
- Der Effekt einer **milden Hyperventilation** (pCO_2 um 30 mm Hg) ist nicht unumstritten. Sie senkt den intrakraniellen Druck durch Verminderung des intrakraniellen Blutvolumens.
- **Anfallsprophylaxe:** Supratentorielle Läsionen jeder Art können fokale oder auch generalisierte Anfälle auslösen, auch wenn in der Anamnese bisher keine Anfälle bekannt waren. Zur prophylaktischen antikonvulsiven Therapie setzt man Phenytoin ein (z.B. 3 × 100 mg täglich), bei fokalen Anfällen eher Carbamazepin (z.B. 3 × 200 mg täglich).
- **Chemotherapie:** Einzelne Gliome scheinen auf eine Chemotherapie anzusprechen (z.B. höhergradige Oligodendrogliome). Eine Standardtherapie gibt es bisher nicht. Bei Medulloblastomen kann die Rezidivfreiheit durch Chemotherapie um Jahre verlängert werden.
- **Radiotherapie:** Höhergradige Gliome (Grad III und IV) werden nachbestrahlt (50–60 Gy) in der Hoffnung, die Rezidiventstehung hinauszuzögern. Bei Medulloblastomen und Ependymomen gehört die Bestrahlung von Kopf und Spinalkanal neben der Polychemotherapie zum festen Therapieprotokoll. Verfeinerte, gezielte Bestrahlungsmöglichkeiten (Gamma-knife, LINAC) kommen nur bei kleinen Tumorausdehnungen in Betracht.

1.2.2 Meningeome (Abb. 17.8)

Häufigster mesodermaler Tumor (Grad II) mit meist langsamem Wachstum, ausgehend von den Hirnhäuten. Das Hirngewebe wird verdrängt, in der Regel nicht infiltriert, während der Knochen unter Bildung starker Hyperostosen breit infiltriert werden kann. Selten sind Ventrikelmeningeome, ausgehend vom Plexus chorioideus.

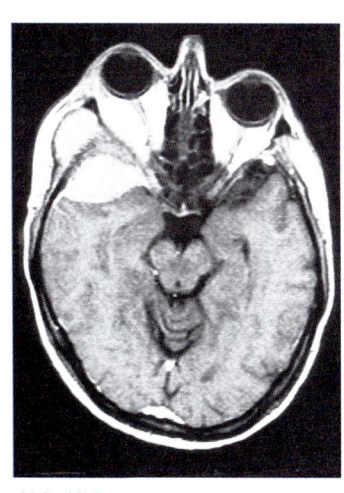

Abb. 17.8
Keilbein-Meningeom rechts. MRT mit Gadolinium. Der Tumor hat den Keilbeinflügel durchsetzt und aufgetrieben und wächst expansiv in die mittlere Schädelgrube, in die Orbita (Exophthalmus!) und nach außen unter den Schläfenmuskel

Die **Klinik** ist abhängig von der Lokalisation und der Größe des Tumors sowie dem oft sehr ausgedehnten kollateralen Ödem.
CT: Homogene, leicht hyperdense Tumoren mit kräftigem Enhancement unter Kontrastmittelgabe. Oftmals mit charakteristischen knöchernen Veränderungen.
Angiographie: Pathognomonisch ist die meist starke Gefäßversorgung aus Ästen der A. carotis externa (A. meningea media etc.).
Therapie: Bei radikaler Tumorentfernung Dauerheilung möglich. Dabei müssen auch alle vom Tumor infiltrierten Dura- und Knochenpartien reseziert werden. Schwierigkeiten ergeben sich bei basalen Meningeomen mit flächiger Infiltration der Schädelbasis.

1.2.3 Hämangioperizytom

Das Hämangioperizytom, ebenfalls von den Meningen ausgehend, ähnelt in der bildgebenden Diagnostik dem Meningeom, ist aber histologisch und vor allem durch die Neigung zu Rezidiven und Metastasierung von diesem unterschieden. Eine Nachbestrahlung ist daher erforderlich.

1.2.4 Neurinome (Schwannome, Neurofibrome)

Tumoren der Nervenscheiden der basalen Hirnnerven. Betroffen ist vor allem der VIII. Hirnnerv (Akustikusneurinom) im Kleinhirnbrückenwinkel (Abb. 17.9).
Diagnostik: Kleinhirnbrückenwinkelsyndrom (Tab. 17.3).
Bei großen Tumoren kann es durch Druck auf den Hirnstamm und das Kleinhirn zu Ataxie und Halbseitensymptomen kommen. Im CT (Knochenfenster) zeigt sich zumeist eine deutliche Aufweitung des inneren Gehörgangs. Kleinere Tumoren sind sehr häufig nur im MRT zu erkennen.

Progrediente einseitige Hörminderung: Akustikusneurinom? (CT oder) MRT

Therapie: Mikrochirurgische Tumorentfernung über eine retromastoidale Trepanation.

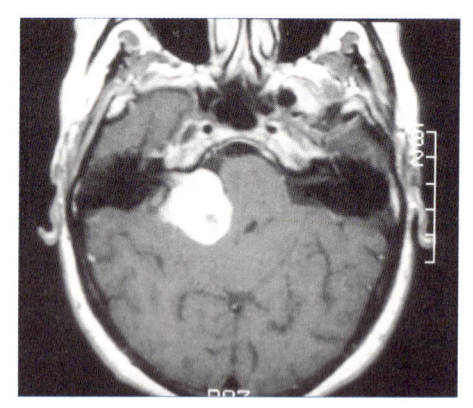

Abb. 17.9
Akustikus-Neurinom rechts. MRT mit Gadolinium. Sehr großer Kleinhirnbrückenwinkeltumor mit erheblicher Verdrängung von Pons und Zerebellum und Tumorzapfen im inneren Gehörgang

Tab. 17.3 Kleinhirnbrückenwinkelsyndrom

- Hörminderung
- Schwindel, Ataxie
- Fazialislähmung
- Nystagmus
- Trigeminusstörung

1.2.5 Hypophysenadenome

Tumoren des Hypophysenvorderlappens. Makroadenome führen zu einer Erweiterung der Sella turcica und können erhebliche suprasellläre Ausdehnungen erreichen mit Druck auf das Chiasma opticum und entsprechenden Sehstörungen oder sogar Liquorpassagestörung durch Kompression der Liquorabflußwege im 3. Ventrikel (Abb. 17.10).

> Bitemporale Hemianopsie: Hypophysenadenom? MRT

Klinik: Es ist zu unterscheiden zwischen den endokrin aktiven und den endokrin inaktiven Formen. Inaktive Tumoren bewirken eine globale Hypophyseninsuffizienz. Endokrin aktive Adenome führen zu charakteristischen Syndromen (Tab. 17.4).

Therapie: STH-produzierende Adenome und vor allem auch Prolaktinome lassen sich häufig medikamentös lange Zeit gut beeinflussen. Sogar sehr große Prolaktinome können unter einer medikamentösen Dauertherapie beträchtlich schrumpfen.

Ist eine medikamentöse Behandlung nicht erfolgreich oder nicht möglich, muß operiert werden. Auf transnasalem, transsphenoidalem Zugangsweg zur Sella können auch kleine, sog. Mikroadenome aus dem Hypophysenvorderlappen herauspräpariert werden unter Erhalt der normalen Hypophysenfunktion. Lediglich sehr große und vorwiegend suprasellär gelegene Tumoren werden auf transkraniellem, subfrontalem Zugangsweg freigelegt und entfernt.

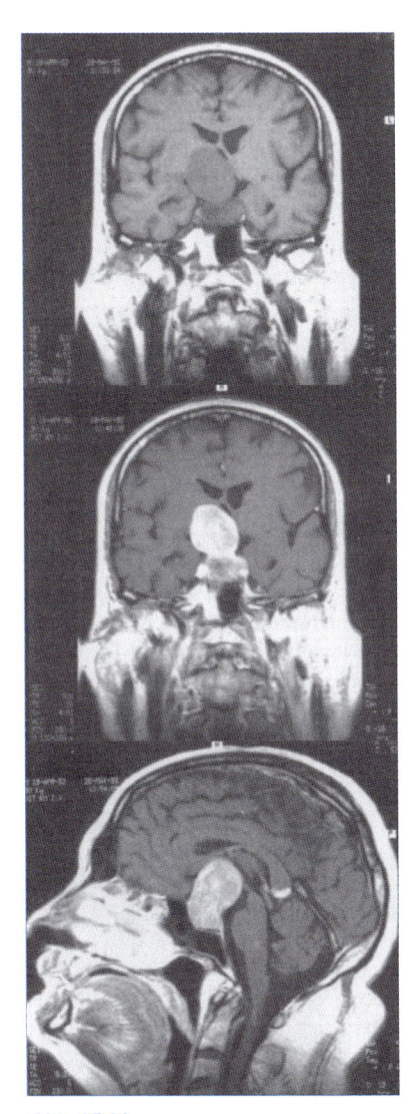

Abb. 17.10 a–c
Hypophysenadenom mit großer suprasellärer Ausdehnung

Tab. 17.4 Endokrin aktive HVL-Adenome

STH-produzierende Tumoren	= Akromegalie, Riesenwuchs
ACTH-produzierende Tumoren	= Cushing-Syndrom
Prolaktin-produzierende Tumoren	= Galaktorrhoe

1.2.6 Kraniopharyngeome

Benigne Fehlbildungstumoren meist bei Kindern oder jungen Erwachsenen, die von der Rathkeschen Tasche oder dem Hypophysenstiel ausgehen.
Klinik: Die Tumoren liegen überwiegend suprasellär und führen ähnlich den großen Hypophysenadenomen zum Chiasma-Syndrom oder sogar zu Liquorabflußstörungen im 3. Ventrikel.
Diagnostik: Im CT meist großzystische Tumoren, häufig mit randständigen Verkalkungen. Nur selten zarte Anreicherungen unter Kontrastmittelgabe. Das MRT zeigt besonders in den sagittalen und frontalen Schnittebenen die Beziehungen zu umgebenden Hirnstrukturen noch besser.
Therapie: Operative Exstirpation auf transkraniellem Weg. Radikalität häufig schwierig.

1.2.7 Tumoren in der Pinealisloge

Man findet Pinealome (Pineozytom Grad II, Pineoblastom Grad IV), Germinome und Teratome.
Die Tumoren sind von sehr unterschiedlicher Histologie und Dignität.
Klinik: Hydrozephalus durch Aquäduktkompression; vertikale Blickparese (= „Parinaud-Syndrom").
Therapie: Bei malignen Keimzell-Tumoren lassen sich Tumormarker im Serum und Liquor nachweisen (β-HCG, α-Fetoprotein, PLAP). Diese Tumoren sprechen auf eine Strahlentherapie an. Benigne Tumoren können operativ dauerhaft entfernt werden. Zugang infratentoriell über dem Kleinhirn.

> Pinealistumoren: Tumormarker bestimmen

1.2.8 Sonstige intrakranielle Tumoren

- Metastasen (besonders Bronchuskarzinome, Karzinome des Urogenitaltraktes, Mammakarzinom, malignes Melanom)
- Lymphome, Granulome
- Abszesse (hämatogen oder fortgeleitet aus Nasennebenhöhlen und Mastoidzellen, Traumafolgen)
- Angioblastome
- Plexuspapillome
- Dermoide, Epidermoide, Lipome

1.3 Hydrozephalus

Eine Vergrößerung der intrakraniellen Liquorräume kann isoliert die Hirnkammern oder gleichzeitig auch den Subarachnoidalraum betreffen (Hydrozephalus internus et externus). Ursächlich sind folgende **Formen** zu unterscheiden:
- **Verschlußhydrozephalus** (Hydrocephalus occlusus) durch Verlegung der Liquorabflußwege. Die häufigsten Ursachen sind an den anatomischen Engen des Hirnkammersystems zu suchen: Foramina Monroi (Tumoren), im Bereich des Aquaeductus sylvii (Tumoren, angeborene Aquäduktverschlüsse, erworbene, entzündliche Aquäduktstenosen) und am Ausgang des 4. Ventrikels (Foramen Magendii, meist entzündliche Verklebungen).
- **Hydrocephalus aresorptivus:** Hierbei sind die Wege zwischen den Hirnkammern und den basalen Zisternen offen (Hydrocephalus communicans), die Liquorresorption über den Hirnoberflächen ist jedoch gestört, meist durch arachnoidale Verklebungen nach Subarachnoidalblutungen, Entzündungen (Meningitis), Traumen.
- **Hydrocephalus e vacuo:** Gleichförmige Erweiterung aller inneren und äußeren Liquorräume durch hirnatrophische Veränderungen.

Sowohl der Verschlußhydrozephalus als auch eine relevante Liquorresorptionsstörung führen zwangsläufig zu einer intrakraniellen Liquordruckerhöhung **(Druckhydrozephalus)** (Abb. 17.11)

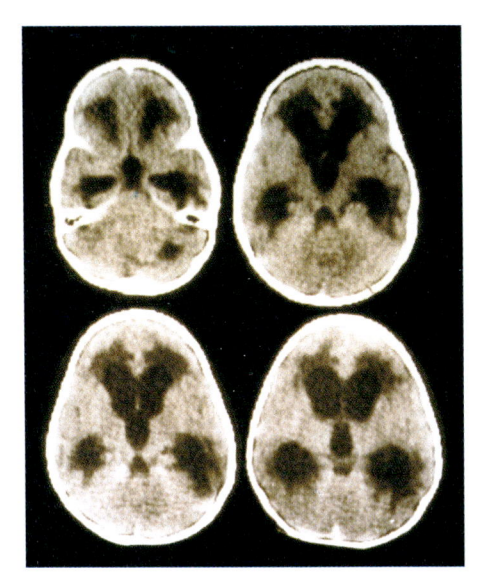

Abb. 17.11
Druckhydrozephalus (durch Liquorresorptionsstörung). Beachte die periventrikulären Ödemzonen („capping") und die ballonförmige Auftreibung des III. Ventrikels

Diagnostik

Klinisch Hirndrucksymptome (s.o.).
CCT: Beim Druckhydrozephalus häufig charakteristische Konfigurationen der erweiterten Hirnkammern (ballonförmige Auftreibung der Vorderhörner und Schläfenhörner sowie des 3. Ventrikels. Periventrikuläre Ödemzonen infolge Liquorresorption durch die Ventrikelwand, fehlende Darstellung des Furchenreliefs über der Hirnkonvexität).
Bisweilen kann bei älteren Patienten die Differentialdiagnose zwischen einem hirnatrophischen Hydrozephalus und einer milden chronischen Liquordruckerhöhung („low-pressure-Hydrocephalus") schwierig sein. Klinisch spricht eine charakteristische Symptomtrias für den chronischen Druckhydrozephalus: Geistige Leistungsminderung, vor allem mit Verlangsamung der Denkbabläufe, kleinschrittiger Gang, Harninkontinenz (Tab. 17.5).
Weitere Hinweise kann das **Liquorszintigramm** bringen: Beim atrophischen Hydrozephalus ist das Isotop vor allem in den äußeren Liquorräumen nachweisbar und wird nach kurzer Zeit wieder eliminiert. Bei Resorptionsstörungen kommt es dagegen zu einer langanhaltenden Speicherung in den Hirnkammern.
Liquordruckmessung: Bei freier Liquorpassage auch über Lumbalkatheter möglich. Eine einmalige Bestimmung des Druckes mittels Steigrohr reicht für die Diagnosestellung oftmals nicht aus. Auch bei normalen oder nur gering erhöhten mittleren Druckwerten können sich bei der Dauermessung Druckspitzen (B-Wellen) oder auch sog. Plateauwellen zeigen, die mehrere Minuten anhalten und Werte von 40–60 mm Hg (normal unter 15 mm Hg) erreichen.

Therapie

Bei **akuter,** u.U. bedrohlicher Liquordrucksteigerung unbekannter Ursache ist die **sofortige Ventrikelpunktion** indiziert (s. Abb. 17.12).
Sofern eine kausale Therapie nicht möglich ist, etwa durch Beseitigung einer Liquorpassagestörung (Tumorentfernung), erfolgt die Liquorableitung durch Implantation eines Drainagesystems von der Hirnkammer in das Peritoneum oder über die V. jugularis in den rechten Herzvorhof. Zwischengeschaltet ist ein druckgesteuertes Ventil, das einen Reflux sowie den unkontrollierten Liquorabfluß verhindert und die Überprüfung der einwandfreien Funktion des Drainagesystems durch perkutane Palpation ermöglicht (Abb. 17.13).

Tab. 17.5 Klinik des chronischen Druckhydrozephalus

- Verlangsamung der Denkabläufe
- Kleinschrittiger Gang
- Harninkontinenz

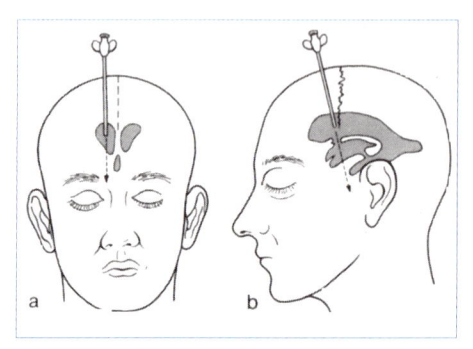

Abb. 17.12 a,b
Technik der Ventrikelpunktion: Punktion der Hirnrinde fingerbreit paramedian vor der Kranznaht. Zielrichtung im frontalen Aspekt **a** zum medialen Orbitarand, im seitlichen Aspekt **b** fingerbreit vor den Gehörgang

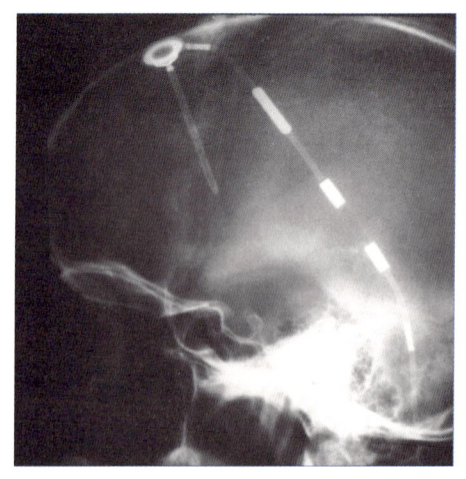

Abb. 17.13
Liquordrainagesystem in situ, hier bestehend aus: Ventrikelkatheter, Rickham-Kapsel (im Bohrloch), Vorkammer, Hakim-Cordis-Ventil, abführendem Peritonealkatheter

1.4 Hypertensive Massenblutung

Lokalisation: Meist frontales Marklager und Stammganglien, selten auch Kleinhirn.
Klinik: Akuter Beginn („Schlaganfall") mit sofortigen Halbseitensymptomen, oft auch mit sofortiger Bewußtlosigkeit.
Diagnostik: Unverzüglich CCT
Therapie:
1. Bei bewußtlosen Patienten apparative Stützung von Atmung und Kreislauf.
2. Intensivmedizinische Überwachung.
3. Operation:
Große Hämatome (über 50 ml) bei bewußtlosen Patienten werden operiert, sofern das Ausmaß des Hirnschadens nicht von vornherein irreparabel erscheint.
Bei nicht bewußtlosen Patienten mit einem geschätzten Hämatomvolumen von unter 50 ml kann, sofern der Hirndruck mit konservativen Mitteln beherrschbar ist, unter stationärer Überwachung abgewartet werden.

1.5 Hämorrhagischer Infarkt (= Einblutung in einen Hirninfarkt)

Klinik: Oft mehrzeitig progredienter Verlauf.
Im **CCT** Hinweise durch charakteristische Infarktzone in der Peripherie der Blutung, die häufig kleinfleckig konfluierend erscheint.
Therapie: Wie bei der hypertensiven Massenblutung.

1.6 Angiomblutung

Arteriovenöse Fehlbildungen können sich auf unterschiedliche Weise bemerkbar machen:
- Zerebrale Krampfanfälle
- Progrediente neurologische Ausfälle und Hirnleistungsschwäche durch Hirnmangeldurchblutung in der Umgebung eines größeren arteriovenösen Shunts (Steal-Syndrom)
- Bei größeren Shuntvolumina schließlich auch Auswirkungen auf die kardiovaskuläre Funktion
- intrazerebrale Blutung.

Diagnostik: Diagnostische Hinweise auf eine Gefäßmalformation liefert selten das CT, häufiger das MRT. Beim Verdacht auf eine Angiomblutung ist eine Angiographie erforderlich.

> Atypisch lokalisierte Intrazerebralhämatome bei jüngeren Patienten: Angiographie erforderlich

Therapie: Arteriovenöse Malformationen sollten immer operiert werden, sofern die Größe und Lokalisation einen Eingriff erlauben. Dies gilt auch für Angiome, die bisher nicht geblutet haben. Dazu wird – wenn irgend möglich – auf angiographischem Weg zuvor eine **Embolisation** oder eine Teilembolisation der angiomversorgenden Arterien durchgeführt, wodurch die nachfolgende Exstirpation wesentlich erleichtert wird und gefahrloser ist. Eine Teilembolisation ohne nachfolgende Operation ist kontraindiziert! Lediglich bei sehr kleinen und operativ schwer zugänglichen arteriovenösen Angiomen kann in seltenen Fällen durch superselektive Katheterisierung eines Versorgergefäßes eine komplette Ausschaltung gelingen. In diesen Fällen ist auch eine stereotaktische Bestrahlung (LINAC) aussichtsreich.

2 Aneurysma der arteriellen Hirngefäße

Aneurysmen sind säckchenförmige Ausweitungen der arteriellen Hirngefäße. Bevorzugte Lokalisation: Astabgänge und Gefäßverzweigungen an den basalen Hirnarterien (Abb. 17.14, 17.15).

Klinik

Wegen der dünnen Aneurysmawand besteht immer die Gefahr einer spontanen Ruptur, wobei es wegen der häufigen Lokalisation der Aneurysmen in den basalen Liquorräumen zum Syndrom der Subarachnoidalblutung kommt. Intrazerebrale Einblutungen sind seltener.
Typische Zeichen einer akuten Subarachnoidalblutung sind plötzlich einsetzende heftige Kopfschmerzen („als ob der Kopf zerspringen würde"), oft gefolgt von heftigem Erbrechen und/oder auch Bewußtlosigkeit von unterschiedlicher Dauer. Der Patient ist lichtscheu, bei der Untersuchung nackensteif und berührungsempfindlich. Je nach Schweregrad der Blutung lassen sich nach Hunt/Hess fünf Stadien unterscheiden (s. Tab. 17.6).

> Akutes, heftiges Kopfschmerzereignis und Nackensteife = Subarachnoidalblutung

Diagnostik

CCT: Nachweis von Blut in den basalen Liquorzisternen.
Lumbalpunktion: Liquor blutig und nach Zentrifugieren gelblich tingiert (xanthochrom), sofern die Blutung schon einige Stunden zurückliegt und nicht artifiziell bedingt ist.
Arteriographie: Im Stadium I bis III unverzüglich, im Stadium IV und V sobald wie möglich.

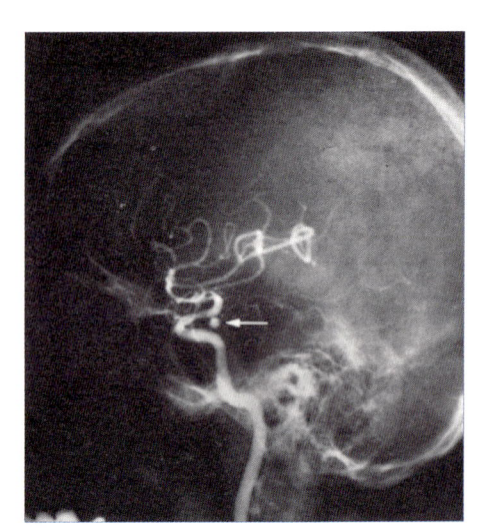

Abb. 17.14
Arteriographie der A. carotis interna mit Darstellung eines Aneurysmas am Abgang des Ramus communicans posterior (Pfeil)

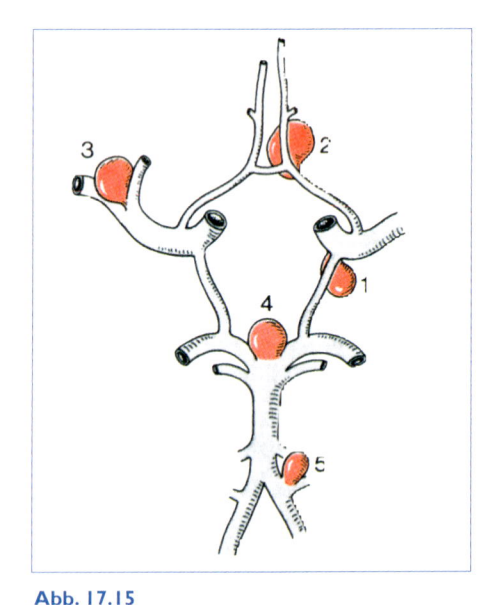

Abb. 17.15
Häufigste Lokalisationen von Aneurysmen der basalen Hirnarterien:
1. A. carotis (am Abgang des Ramus communicans posterior)
2. A. cerebri anterior (Ramus communicans anterior)
3. A. cerebri media
4. A. basilaris
5. A. cerebelli anterior inferior

Tab. 17.6 Schweregrade der Subarachnoidalblutung nach Hunt und Hess

Grad I	asymptomatisch, allenfalls minimale Kopfschmerzen und leichte Nackensteife
Grad II	mäßige oder stärkere Kopfschmerzen, Nackensteife, keine neurologischen Ausfälle (allenfalls Okulomotoriusparese)
Grad III	Benommenheit (Somnolenz), Verwirrtheit oder milde neurologische Herdsymptome
Grad IV	Stupor (schwer erweckbar), Halbseitensymptome, vegetative Begleitsymptome
Grad V	Koma, reaktionslos, Atem- und Kreislaufstörung, Hirnstammsymptome

Therapie

Akute Subarachnoidalblutungen aus Aneurysmen neigen besonders in den ersten Tagen zur Rezidivblutung. In 20 % der Fälle treten Rezidivblutungen innerhalb der ersten zwei Wochen auf mit einer Mortalität von ca. 30 %. Daher rasche Diagnostik und Frühbehandlung!

Konservativ: Nach geklärter Diagnose absolute Ruhe, medikamentöse Senkung des oft stark erhöhten Blutdruckes auf Normwerte, Vermeidung von Blutdruckspitzen, evtl. leichte Sedierung.

Operativ: Ausschaltung des Aneurysmas durch Verschluß des Aneurysmahalses mit einem speziellen Federclip (Abb. 17.16).

Zur Schonung kleinster arterieller Seitenäste ist die **mikrochirurgische Operationstechnik** obligat.

In gut ausgerüsteten neuroradiologischen Zentren besteht alternativ die Möglichkeit, auf intraarteriellem Wege das Aneurysma durch Metallspiralen zu verschließen (Coiling). Dieses Verfahren bietet sich vor allem bei Patienten an, bei denen ein hohes Operationsrisiko besteht (auch Grad IV und V).

Starke Einblutungen in den Liquorraum führen häufig zu einer akuten Liquorresorptionsstörung mit Hirndruck. Hier kann eine Lumbaldrainage oder externe Ventrikeldrainage notwendig sein.

Bei **bewußtlosen Patienten** (Grad IV und V) wird der Allgemeinzustand zunächst durch intensivmedizinische Maßnahmen stabilisiert, bevor eine Operation durchgeführt werden kann.

Häufiges Begleitsymptom einer akuten Subarachnoidalblutung ist eine reflektorische Engstellung benachbarter Hirngefäße. dieser **Gefäßspasmus** kann zum Infarkt führen.

Vorbeugende Maßnahmen:
- Sicherstellung einer ausreichenden Hirndurchblutung durch Hämodilution (Infusionsbehandlung), Hypervolämie und kontrollierte Hypertension.
- Medikamentös wirksam sind Kalziumantagonisten (Nimodipin).
- Monitoring der Flußgeschwindigkeiten in den verengten Gefäßen durch transkranielle Dopplersonographie.

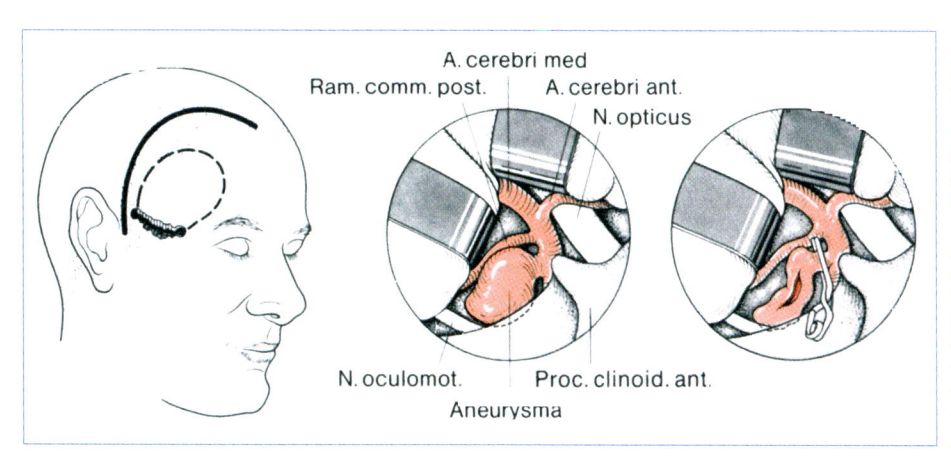

Abb. 17.16 a–c Schematische Darstellung des Verschlusses eines rechtsseitigen Karotisaneurysmas:
a Schnittführung und Markierung der Schädeltrepanation
b Topographisch-anatomische Darstellung des Aneurysmas
c Der Aneurysmahals ist durch Federclip sicher verschlossen. Der Sack ist eröffnet, schlaff, blutleer und wird im folgenden atrophieren

3 Gefäßmißbildungen

3.1 Arteriovenöse Fisteln

Gefäßmißbildungen auf der Ebene der Hirnhäute werden durch Aufstau und Flußumkehr in den drainierenden Hirnvenen symptomatisch.
Klinik: Pulsierende Kopfschmerzen, Gefäßrauschen, auch intrazerebrale und subdurale Stauungsblutungen.
Therapie: Fistelverschluß durch angiographische Embolisation. Wenn dies nicht ausreichend gelingt, operativer Verschluß der Fistel.

3.2 Kavernome

Venöse Fehlbildungen, die überall im Gehirn vorkommen können.
Klinik: Sie werden häufig nur durch Anfälle symptomatisch, oft auch durch rezidivierende Einblutungen in das umgebende Hirnparenchym.
Therapie: Symptomatische Kavernome werden operativ exstirpiert, sofern sie ohne größeres Operationsrisiko erreichbar sind.

4 Zerebrale Durchblutungsstörungen, Karotisstenosen

(Abb. 17.17)
Pathogenese: Bei weit über der Hälfte der Fälle liegt die Ursache akuter Hirnmangeldurchblutungen in einer Stenose des extrakraniellen Systems, insbesondere im Bereich der Karotisgabel. Während Einengungen des Gefäßlumens bis zu 50 % des Querschnittes hämodynamisch bedeutungslos sind, reduzieren Einengungen von 70–80 % den wirksamen Perfusionsdruck in den Hirngefäßen, und es kommt zu einer meßbaren Behinderung der Hirndurchblutung.
Außerdem kann es in atheromatösen Plaques der Karotisgabel zu Ulzerationen kommen, in denen sich Mikrothromben bilden und lösen können, was embolische Verschlüsse kleinerer Hirngefäße zur Folge hat.

> Hirnmangeldurchblutung: Meist extrakranielle Ursache (A. carotis)

Klinik: Das klinische Syndrom des apoplektischen Insultes wird wesentlich häufiger durch zerebrale Ischämien als durch Blutungen hervorgerufen (Verhältnis 80:20). Man unterscheidet klinisch unterschiedliche Schweregrade der akuten Hirndurchblutungsstörung (Tab. 17.7).

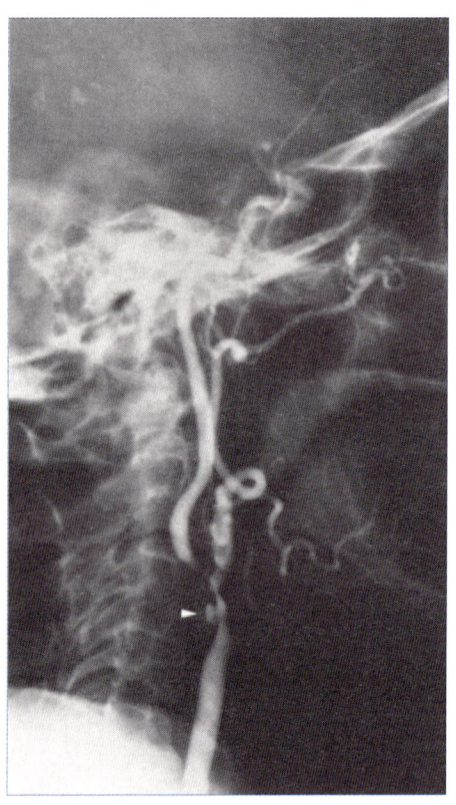

Abb. 17.17
Arteriographie der A. carotis communis mit schwerer, ulzerierender (Pfeil) arteriosklerotischer Stenose der Karotisteilungsstelle und des Abgangs der A. carotis interna

Tab. 17.7 Schweregrade beim apoplektischen Insult

TIA	= **T**ransitorisch **i**schämische **A**ttacken: vorübergehende neurologische Ausfälle, z.B. halbseitige Gefühlsstörungen, Halbseitenlähmungen, Seh-, Sprach- Hörstörungen, Schwindel, Tinnitus, Singultus, Gangunsicherheit
RIND	= **R**eversible **i**schämische **n**eurologische Ausfälle (**d**eficits), Rückbildung innerhalb einer Woche
PS	= **P**rogressive **S**troke. Innerhalb von Stunden und Tagen fortschreitende Symptome bis zur kompletten Halbseitenlähmung
CS	= **C**omplete **S**troke. Abgelaufener Infarkt mit persistierenden Ausfällen

Diagnostik

Auskultation der A. carotis: Stenosegeräusch.
Dopplersonogramm: Insbesondere bei der Kombination von farbkodierten Dopplerverfahren mit der Sonographie (Duplexsonographie) sind Stenosen von mehr als 50 % mit hoher Treffsicherheit erfaßbar.
Computertomogramm: Zur Differentialdiagnose zwischen zerebraler Blutung und ischämischem Infarkt.
MRT: Verbesserte Differentialdiagnose auch gegenüber entzündlichen Veränderungen und Tumoren.
Angiographie (DSA = digitale Subtraktionsangiographie): Genaue Darstellung des Ausmaßes und der Lokalisation der Gefäßwandveränderungen der Hirnarterien und zugleich Darstellung der zerebralen Kollateralkreisläufe.
SPECT (= Single-Photon-Emmissions-Computer-Tomographie): Darstellung des regionalen Hirnstoffwechsels und der Hirndurchblutung. Hierbei ist auch eine Beurteilung der sog. Reservekapazität der Hirndurchblutung beurteilbar (Diamox-SPECT).

Allgemeine Therapiemaßnahmen

- Herz-Kreislauf-Behandlung
- Vermeidung von Risikofaktoren (Hypertonus, Diabetes, Nikotin, Übergewicht u.a.)

Operative Therapie

- Umschriebene Verengungen der A. carotis interna können in gut ausgerüsteten neuroradiologischen Zentren durch **Ballonkatheter** dilatiert werden.
- Zur Erhaltung der Gefäßweite kann in geeigneten Fällen auch auf intraarteriellem Weg ein **Stent** implantiert werden.
- **Endarteriektomie im Bereich der Karotisgabel** (Abb. 17.18, 17.19) nur bei folgenden Indikationen:
  - Wiederholte TIA oder RIND, sofern die Stenose mindestens 50 % beträgt.
  - Asymptomatische Karotisstenose, sofern die Stenosierung deutlich über 50 % liegt oder eine ulzerierende Atheromatose oder ein gleichzeitiger Verschluß der Gegenseite vorliegt.
- Bei kompletten Verschlüssen größerer Hirnarterien und mangelhafter Kollateralisation kann eine **Bypass-Operation** (Externa-Interna-Anastomose) hilfreich sein.
Indikation: Älterer Verschluß eines größeren arteriellen Zuflusses der A. carotis interna oder A. cerebri media bei gleichzeitiger Insuffizienz der Kollateralversorgung.
Vorgehen: End-zu-Seit-Anastomose der A. temporalis superficialis auf einen Ast der A. cerebri media (Abb. 17.20).

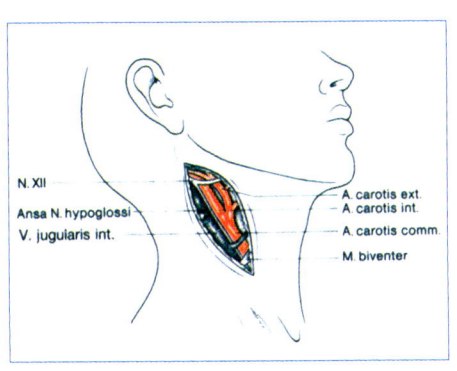

Abb. 17.18
Schematische Darstellung einer Karotis-Endarteriektomie I: Schnittführung und Operationssitus

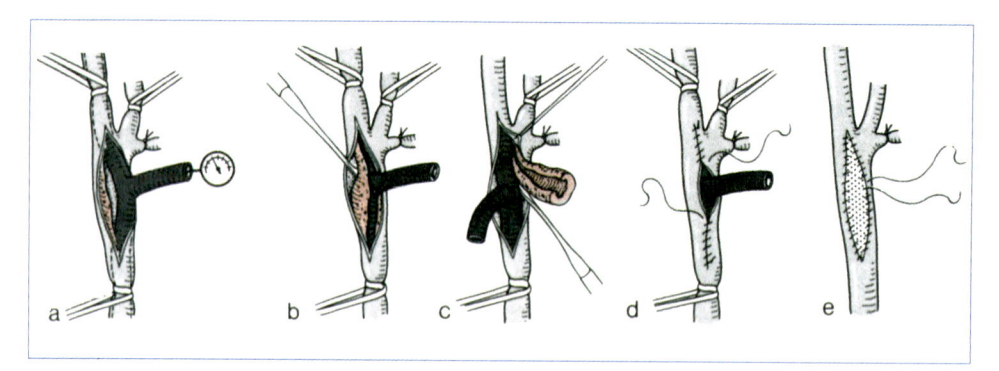

Abb. 17.19 a–e
Schematische Darstellung einer Karotis-Endarteriektomie II:
a Das Gefäß ist eröffnet und ein T-förmiger passagerer intraluminärer Shunt-Katheter eingebracht. Über einen Nebenschluß ist die arterielle Druckmessung möglich
b,c Die atheromatösen Intimaauflagerungen werden mit feinen Dissektoren herausgelöst
d Direkte Gefäßnaht, Entfernung des Shunts und Abschluß der Gefäßnaht
e Bei stärkeren Lumeneinengungen wird eine Erweiterungsplastik (Venen- oder Kunststoff-Patch) vorgenommen.

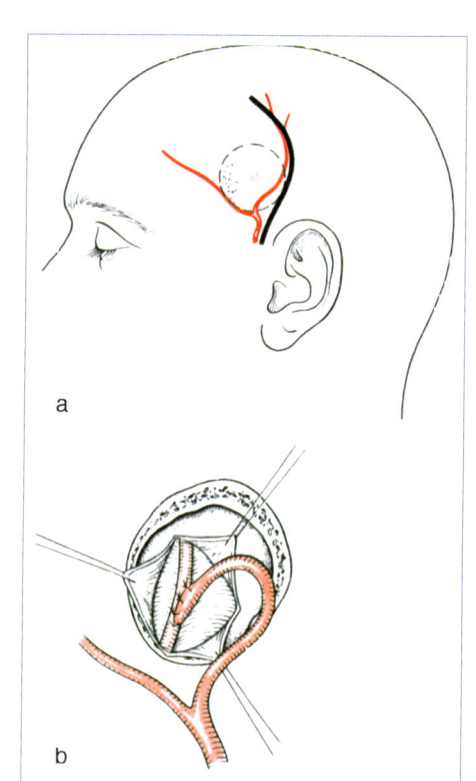

Abb. 17.20 a,b
Schematische Darstellung einer Externa-Interna-Anastomose:
a Schnittführung zur Freilegung der A. temporalis superficialis und osteoplastische Schädeltrepanation
b Vergrößerter Ausschnitt von a) nach Eröffnung der Dura. Das Spendergefäß ist End-zu-Seit auf einen Ast der A. cerebri media genäht.

Tab. 17.8 Glasgow-coma-score; Zusammensetzung und Ermittlung des Wertes

Augenöffnen	A
Spontan	4
Auf Ansprache	3
Auf Schmerzreize	2
Keine Reaktion	1
Beste Motorische Reaktion	M
Befolgt Aufforderungen	6
Gezielte Abwehr	5
Ungezielte Abwehr	4
Tonische Beugung	3
Strecksynergien	2
Keine Reaktion	1
Beste Verbale Reaktion	V
Orientiert	5
Konfuse Sätze	4
Unzusammenhängende Worte	3
Unverständliche Laute	2
keine	1

Tiefe der Bewußtseinsstörung aus der Summe A + V + M abzumessen

5 Schädel-Hirn-Trauma

Die Inzidenz schwerer behandlungsbedürftiger Schädel-Hirn-Verletzungen wird mit 200–300 pro 100 000 Einwohner pro Jahr angegeben, wobei Männer doppelt so häufig wie Frauen betroffen sind. Der Schweregrad wird nach der Glasgow-coma-score (GSC) eingestuft (Tab. 17.8).

5.1 Offenes Schädel-Hirn-Trauma

Pathogenese: Gemeinsames Merkmal aller offenen Schädel-Hirn-Verletzungen ist eine Kommunikation zwischen Außenluft und Liquorraum. Offene Schädel-Hirn-Verletzungen können durch scharfe Gewalteinwirkung unter Beteiligung der Haut, des Schädeldaches und Hirnhäute oder durch stumpfe Gewalteinwirkung mit Fraktur der Schädelbasis im Bereich der pneumatisierten Räume der Nebenhöhlen und Zerreißung der darüberliegenden Dura mater entstehen.

Die **Gefahr** der offenen Schädel-Hirn-Verletzung besteht in der Infektion der Liquorräume und des Gehirns, so daß eine antibiotische Prophylaxe unabdingbar ist.

> Jede Schädelfraktur mit Hautverletzung ist eine offene Fraktur!

Diagnostik

Unter jeder Weichteilverletzung am Schädel kann sich eine Kalottenfraktur oder Perforation verbergen, so daß man auf Frakturlinien bei der Wundrevision achten muß.

Feine Haarrisse der Kalotte sind auf Röntgenübersichtsaufnahmen oder Zielaufnahmen nicht immer zu erkennen. Daher muß bei Verdacht auf eine knöcherne Verletzung eine ergänzende **zerebrale Computertomographie (CCT)** mit „Knochenfenster" durchgeführt werden.

Jede Kalottenfraktur mit darüberliegender Wunde wird als offenes Schädel-Hirn-Trauma behandelt. Ein sicheres Indiz für eine offene Schädel-Hirn-Verletzung ist der Nachweis einer **Rhino-** oder **Otoliquorrhoe** (Schädelbasisfraktur) bzw. der Nachweis freier intrakranieller Luft (spontaner Pneumocephalus).

Therapie

- **Offene Kalottenfraktur:** Innerhalb der ersten sechs Stunden sorgfältige Wundreinigung und, wenn notwendig, Debridement und Verschluß mit durchgreifenden Einzelknopfnähten.
- **Perforierende Verletzungen:** Entfernung der Fremdkörper (Haare, Schmutzpartikel und Knochensplitter); Ausräumung raumfordernder Blutungen und sorgfältige Blutstillung. Der Verschluß der Dura sollte mit autologem Material (z.B. gestielter Periostlappen) erfolgen. Ersatzweise kann der Verschluß mit einer künstlichen Dura erfolgen. Der Knochendefekt wird

zunächst nicht gedeckt. Hiernach spannungsfreier Wundverschluß (bei ausgedehnter Lazeration mit Verschiebeplastik).
- **Schädelbasisfraktur** mit Verletzung der Nebenhöhlen: Bei Felsenbeinfrakturen mit Otoliquorrhoe bleibt die Therapie unter Antibiotikaschutz konservativ abwartend.

Offenes Schädel-Hirn-Trauma → Antibiotika!

- Bei **Rhinoliquorrhoe** ist in der Regel ein operativer Verschluß unumgänglich. Die Abdeckung der Fistel erfolgt auf transkraniellem Wege mit einem gestielten Periostlappen oder auf transnasalem Wege durch Verklebung des Defektes von basal. Bei ausgedehnten frontobasalen Verletzungen kann ein mehrzeitiges Vorgehen erforderlich sein, wobei zunächst die Weichteilverletzungen versorgt werden. Die Abdichtung der Liquorfistel erfolgt nach der Stabilisierung des Patienten.

Prognose

Sie ist abhängig von der Lokalisation und dem Ausmaß der tatsächlichen Hirnverletzung und evtl. auftretenden sekundären Schäden (Hypoxie, Hypotension). Die sichtbare Hirnverletzung allein läßt eine prognostische Aussage meist nicht zu.

5.2 Gedecktes Schädel-Hirn-Trauma

Pathogenese: Gedeckte Schädel-Hirn-Verletzungen entstehen durch direkte oder indirekte Gewalteinwirkung.

Die Einteilung, die nach der Stabilisierung des Patienten durchgeführt werden sollte, erfolgt nach der Dauer der Bewußtlosigkeit, der Dauer der posttraumatischen Amnesie und psychischen Veränderungen in vier Schweregrade (Tab. 17.9).

Tab. 17.9 Graduierung des Schädel-Hirn-Traumas

Schweregrad	I	II	III	IV
Dauer der Bewußtlosigkeit	0–1 h	0–24 h	≤ 1 Woche	> 1 Woche
Dauer der posttraumatischen Amnesie	Minuten bis Stunden	Stunden bis 2 Tage	1–4 Wochen	> 4 Wochen
Objektivierbare psychische Beeinträchtigung	Bis 4. Tag	Bis 3. Woche	> 3 Wochen	Bleibend

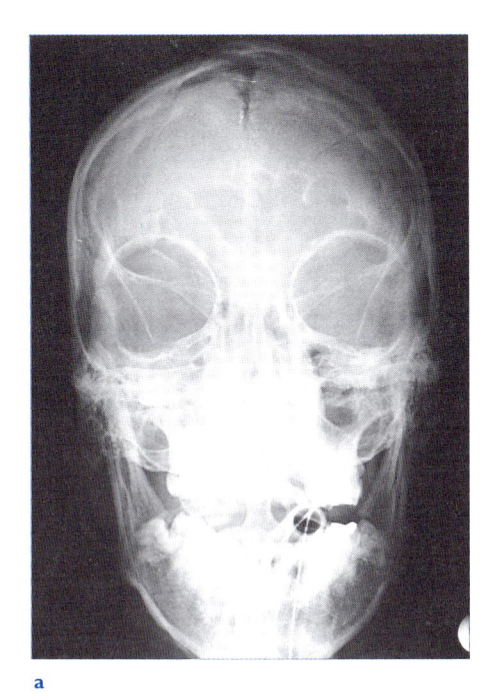

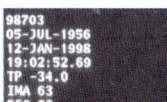

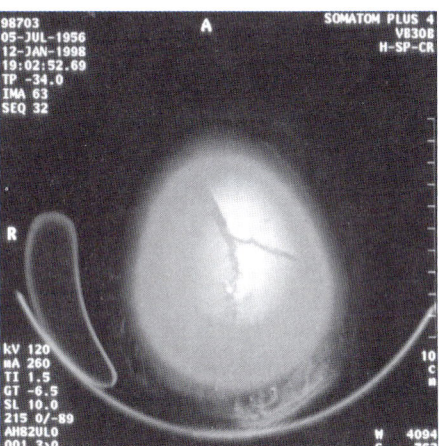

5.2.1 Schädelfraktur

Je nach Frakturform unterscheidet man zwischen Fissur, Stückbruch, Impressions-, Biegungs- und Berstungsbruch. In bezug auf die Lokalisation werden Kalotten-, Schädelbasis- und Gesichtsschädelfrakturen (s. Kap. 18) unterschieden. Berstungsbrüche verlaufen entlang des Meridians, Biegungsbrüche entlang des Äquators.

Monokel- oder Brillenhämatom = Schädelbasisfraktur

Klinik: Bei frontalen Schädelbasisfrakturen findet man ein Monokel- oder Brillenhämatom. Bei Felsenbeinfrakturen hingegen sieht man ein retroaurikuläres Hämatom. Liegt eine ausgedehnte Impressionsfraktur vor, so ist in einigen Fällen eine Stufe tastbar, die aber doch meistens von einem Weichteilhämatom bedeckt ist. Ein sicherer Frakturnachweis ist nur radiologisch möglich (Abb. 17.21, 17.22).

Therapie

- Patienten mit nachgewiesener Fraktur müssen wegen der Gefahr eines darunterliegenden Hämatoms stationär aufgenommen werden.

Schädelfraktur → stationäre Aufnahme

- Bei **Impressionsfrakturen** mit neurologischen Symptomen oder Dislokation über Kalottenbreite ist eine operative Versorgung notwendig, die eine Reposition und damit die Beseitigung einer Druckwirkung gegen das Gehirn zum Ziel hat.

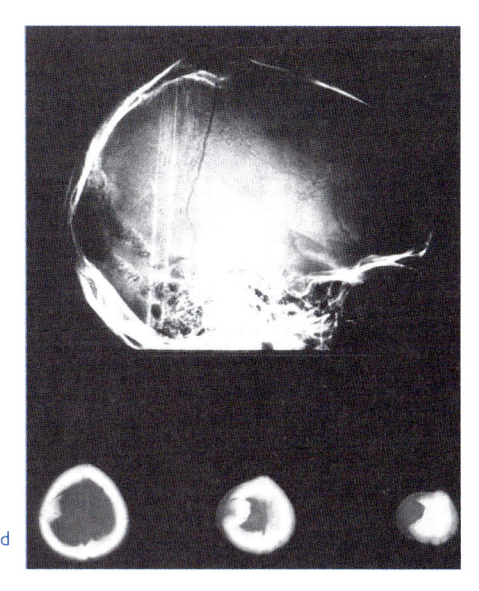

Abb. 17.21 a,b
Schädelberstungsfraktur im nativen Röntgenbild **a** und im dazugehörigen CCT im Knochenfenster **b**

Abb. 17.22
Parietale Impressionsfraktur im Röntgen-Nativbild und im dazugehörigen CCT im Knochenfenster

5.2.2 Schädel-Hirn-Trauma Grad I

Das Schädel-Hirn-Trauma °I entspricht der **Commotio cerebri**. Hierbei handelt es sich um eine rein funktionelle zerebrale Störung ohne morphologisches Korrelat. Es finden sich Übelkeit, Erbrechen, retrograde Amnesie und eine Bewußtlosigkeit von meistens weniger als 15 Minuten.

5.2.3 Schädel-Hirn-Trauma Grad II

Hierbei handelt es sich um eine mittelschwere Schädel-Hirn-Verletzung mit einer Bewußtlosigkeit von meist über 30 Minuten, begleitet von Übelkeit, Erbrechen und einer länger andauernden Amnesie.
Diagnostik: Zum Ausschluß einer Schädelfraktur sollte ein Röntgenaufnahme des Schädels in zwei Ebenen erfolgen.
Therapie: Bettruhe und stationäre Aufnahme zur Verlaufsbeobachtung der Bewußtseinslage und Pupillenreaktion.
Prognose: Die Prognose ist insgesamt gut. Initiale Kopfschmerzen und Konzentrationsstörungen bilden sich innerhalb weniger Monate komplett zurück. Postkontusionelle Glianarben können gelegentlich zu zerebralen Krampfanfällen führen.

> Bewußtlosigkeit > 30 Minuten:
> Verdacht auf schweres Schädel-Hirn-Trauma

5.2.4 Schädel-Hirn-Trauma Grad III und IV

Hierbei kommt es zu einer substantiellen Hirnschädigung mit Entwicklung eines posttraumatischen Hirnödems. Die initiale Bewußtlosigkeit dauert länger an und geht in der Regel mit vegetativen Begleitreaktionen (Atem-, Kreislauf- und Temperaturregulationsstörungen) und Hirnstammsymptomen (Strecksynergien) einher.
Klinik: Initial tiefe Bewußtlosigkeit und Glasgow-coma-score ≤ 8 (vgl. Tab. 17.8).
Diagnostik: Die zumindest notwendige Diagnostik besteht aus einer Röntgenaufnahme des Schädels in zwei Ebenen und beim Nachweis einer Fraktur in einer zerebralen Computertomographie.
Therapie: In der Regel erfolgt die Intubation bereits am Unfallort. Eine stationäre Aufnahme zur engmaschigen Kontrolle der Vitalparameter und der Pupillenreaktion auf einer Intensivstation ist erforderlich. Bei motorischer Unruhe sollte eine Sedierung erfolgen. Raumfordernde Blutungen (s.u.) müssen so früh wie möglich entlastet werden.

> Bewußtlose Patienten: Überwachung auf der Intensivstation

5.3 Therapiegrundsätze bei schweren Schädel-Hirn-Verletzungen

1. Konsequente Lagerung mit Oberkörperhochlagerung um 30°.
2. Bei unzureichender Spontanatmung Intubation, Beatmung und ggf. milde Hyperventilation unter Kontrolle der Blutgaswerte ($PaCO_2$ 30–35 mm Hg).
3. Zentraler Venenkatheter zur Sicherstellung einer ausreichenden Kreislauffunktion und Kontrolle des zentralen Venendruckes.
4. Invasive Blutdruckmessung.
5. Kontrolle des intrakraniellen Druckes durch eine epidurale bzw. parenchymatöse Drucksonde oder eine Ventrikeldrainage. Aufrechterhaltung eines ausreichenden zerebralen Perfusionsdruckes (entspricht der Differenz aus mittlerem arteriellen Blutdruck und intrakraniellem Druck $\geq$ 70 mm Hg). Ergänzende transkranielle Dopplersonographie und neurophysiologische Untersuchungen (SEP und AEP). CT-Kontrollen soweit erforderlich.
6. Bronchialtoilette, Magensonde und Urinkatheter.
7. Neurologische Kontrolle der Tiefe der Bewußtseinsstörung, der Pupillenreaktion, Abwehrlage und Reflexstatus.
8. Regelmäßige Kontrolle der Laborparameter.
9. **Medikamentöse Therapie:**
- Ausreichende Sedierung (z.B. Midazolam in Kombination mit Fentanyl). Bei Einsatz von Barbituraten (z.B. Methohexital) ist eine EEG-Kontrolle notwendig.
- Ggf. makromolekulare Infusionen (z.B. HAES®) zur Verbesserung der Mikrozirkulation.
- Osmodiuretika (z.B. Mannitol oder Glycerol) evtl. in Kombination mit Schleifendiuretika. Bei gestörter Blut-Hirn-Schranke ist eine Ödemverstärkung durch eine Diffusion in das Hirngewebe möglich (s. 17.1)!
Eine Hirndruckmeßsonde zur Erfolgskontrolle ist erforderlich.
- Anfallsprophylaxe z.B. mit Phenytoin.

Der Einsatz von Dexamethason hat keinen positiven Einfluß auf den Verlauf schwerer Schädel-Hirn-Verletzungen.

5.4 Komplikationen des Schädel-Hirn-Traumas

Frühkomplikationen: Akute intrakranielle Blutungen

5.4.1 Epiduralhämatom

Pathogenese: Es handelt sich in der Regel um eine **arterielle Blutung** durch Einrisse von Ästen der A. meningea media, häufig unter einer Kalottenfraktur. Sie entstehen rasch innerhalb von Minuten bis wenige Stunden nach dem Trauma und führen unbehandelt zum Tode oder zu schweren irreparablen Schäden.

Klinik:
- Bei dem zunächst bewußtseinsklaren Patienten setzt nach einem sog. „freien Intervall" eine schnelle Vigilanzminderung ein. Bei primärer Bewußtseinstrübung kommt es zu einer Zunahme der Bewußtlosigkeit mit Abnahme der Reaktion auf Schmerzreize.
- Im weiteren Verlauf entwickelt sich als Einklemmungsfolge eine zunächst homolaterale Pupillenerweiterung.
- Nachfolgend kommt es zu allgemeinen Hirndrucksymptomen bzw. Hirnstammsymptomen.

Röntgen: In der Regel findet man eine Kalottenfraktur über dem Hämatom.

Zerebrales CT (CCT): Das CCT ist das wichtigste Diagnostikum beim Verdacht auf intrakranielle Blutungen. Man findet eine scharf begrenzte bikonvexe extrazerebrale hyperdense Raumforderung (Abb. 17.23, 17.24).

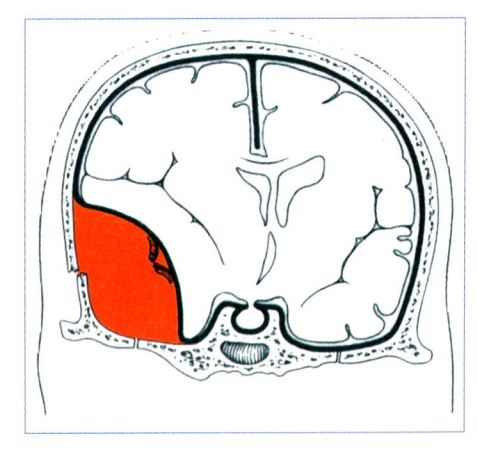

Abb. 17.23
Akute traumatische intrakranielle Blutungen: Epidurales Hämatom: Beachte Fraktur der Schädelkalotte mit Zerreißung eines Astes der A. meningea media

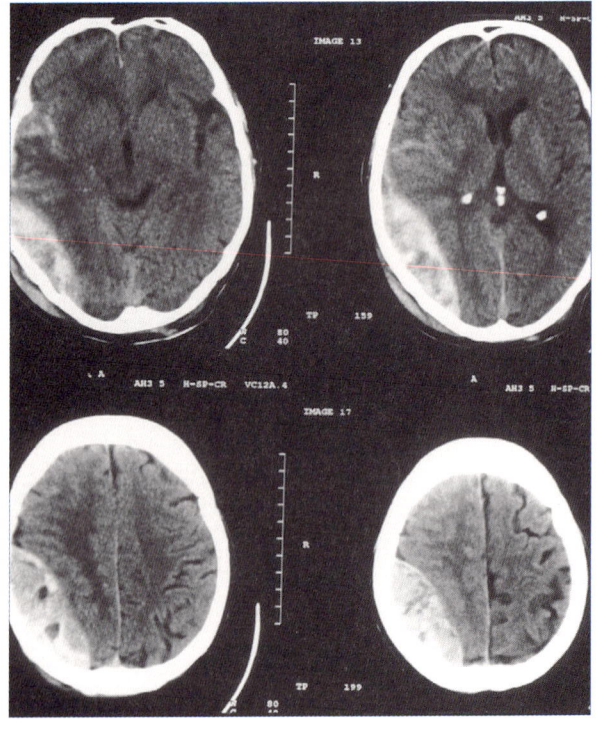

Abb. 17.24
Epiduralhämatom rechts parietal. Beachte die relativ geringen Raumforderungszeichen in Relation zum großen Hämatom

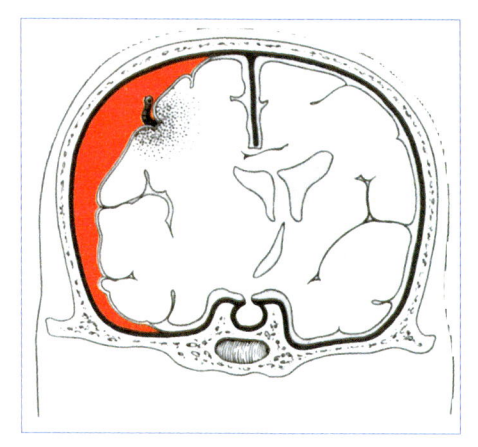

Schädel-Hirn-Trauma   17 Gehirn, Rückenmark, periphere Nerven

Abb. 17.25
Akutes Subduralhämatom. Beachte die mehr flächenhafte Ausdehnung, den Kontusionsherd und die abgerissene Brückenvene, ggf. einen Contrecoups-Herd auf der Gegenseite

Therapie: Zur Vermeidung irreparabler Hirnschäden ist höchste Eile geboten. Wenige Minuten können lebensrettend sein. Dementsprechend ist eine umgehende osteoplastische **Trepanation** über dem Hämatom mit Hämatomabsaugung und sorgfältiger Blutstillung sowie Durahochnähten indiziert.
Bei fehlender Diagnostik und ungewisser Lokalisation ist u.U. eine Bohrlochtrepanation über der Temporalschuppe notwendig.
Prognose: Sie hängt von der Geschwindigkeit der Hämatomentwicklung und dem initialen Grad der Hirnschädigung ab. Die Letalität liegt zwischen 5 und 12 %. Ca. 70 bis 89 % erholen sich bei sachgerechter Therapie vollständig oder mit mäßiger Beeinträchtigung.

5.4.2 Akutes Subduralhämatom

Hierbei handelt es sich in der Regel um eine venöse Blutung aus einer abgerissenen Brückenvene oder einem Kontusionsherd. Dementsprechend breiten sich diese Blutungen langsamer, aber flächenhaft über die gesamte Hemisphäre aus. Die traumatische Hirnschädigung ist größer, woraus auch bei zeitgerechter Behandlung eine schlechtere Prognose als bei Epiduralhämatomen resultiert (Abb. 17.25, 17.26).
Klinik: Die Patienten sind zumeist primär bewußtlos, und es fehlt in der Regel das freie Intervall. Im Verlauf kommt es dann zu einer Verschlechterung der neurologischen Symptomatik (siehe GSC, Tab. 17.8).
Zur Diagnosesicherung wird ein **CCT** durchgeführt.
Therapie: Umgehende, häufig osteoklastische Schädeltrepanation, Absaugung des Hämatoms und sorgfältige Blutstillung; ggf. sind eine Duraerweiterungsplastik und eine Hirndruckmeßsonde erforderlich.
Prognose: Die Prognose ist schlecht. Sie hängt von der Zeitdauer bis zum Auftreten neurologischer Symptome, der Geschwindigkeit der Hämatomentwicklung, dem Grad der Bewußtseinsstörung, dem Ausmaß der Hirnschädigung und dem Lebensalter ab. Die Letalität liegt über 50 %. Nur 20 % der Patienten weisen eine günstige Entwicklung auf.

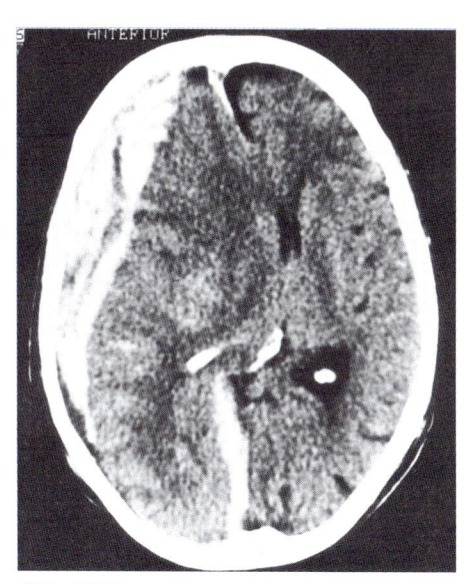

Abb. 17.26
Akutes Subduralhämatom mit ausgeprägter Massenverschiebung und flächenhafter Ausbreitung über die Hemisphäre

5.4.3 Intrazerebrale Blutungen

Blutungen in das Marklager sind häufig mit einem akuten Subduralhämatom vergesellschaftet. Zusätzlich gibt es Blutungen aus Rindenprellungsherden (Kontusionen, s. Abb. 17.27).

Klinik: Traumatische intrazerebrale Blutungen imponieren wie akute Subduralhämatome.

Kontusionsblutungen sind häufig erst mit einer zeitlichen Verzögerung von 1 bis 2 Tagen im **CCT** zu erkennen oder haben deutlich an Größe zugenommen. Bei frühem Auftreten ist dies ein prognostisch ungünstiges Kriterium.

> Andauernd schlechte oder schlechtere Bewußtseinslage → CCT-Kontrolle

Therapie: Bei großen und kompakten Hämatomen ist eine operative Entlastung angezeigt. Wegen der ausgeprägten Verletzlichkeit des frisch traumatisierten Gehirns sollte der Eingriff so klein wie möglich gehalten werden; ggf. Hirndruckmeßsonde.

Prognose: Auch hier ist die Prognose insgesamt schlecht, aber nicht so ungünstig wie bei akuten Subduralhämatomen. Die beeinflussenden Faktoren entsprechen denen des Subduralhämatoms.

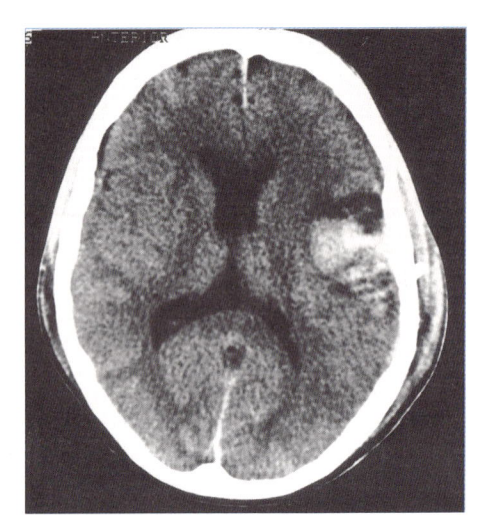

Abb. 17.27
Kontusionsherd mit milden Raumforderungszeichen (Teilkompression des linken Seitenventrikels). Darüberliegendes subgaleales Hämatom

5.4.4 Chronisches Subduralhämatom

Pathogenese: In der Regel liegt ein Bagatelltrauma vor, an das sich die Patienten häufig nicht erinnern. Hierbei kommt es zu einem flächenhaften dünnen subduralen Blutfilm, der sich häufig durch die Bildung fibröser Membranen abkapselt. Durch serösen Flüssigkeitseinstrom kommt es zu einer Größenzunahme des in der Regel dann flüssigen Hämatoms.

CCT: Chronische Subduralhämatome verlieren im Laufe der Zeit ihre Kontrastdichte und werden zunächst gehirnisodens (in dieser Phase leicht zu übersehen) und später hypodens (Abb. 17.28, 17.29).

Klinik: Es kommt zur Leistungsminderung, vermehrter Müdigkeit bis hin zur Bewußtseinsminderung, je nach Lokalisation zu fokal neurologischen Ausfällen (Hemiparese, Sprachstörung etc.) und zu zerebralen Krampfanfällen. Das Trauma liegt häufig weit zurück.

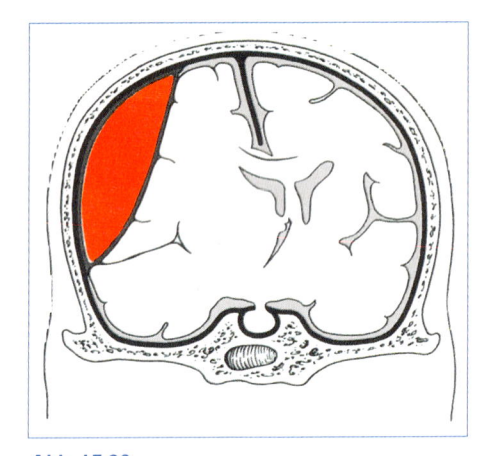

Abb. 17.28
Chronisches, subdurales Hämatom. Beachte die linsenförmige Ausdehnung sowie die Kapselbildung

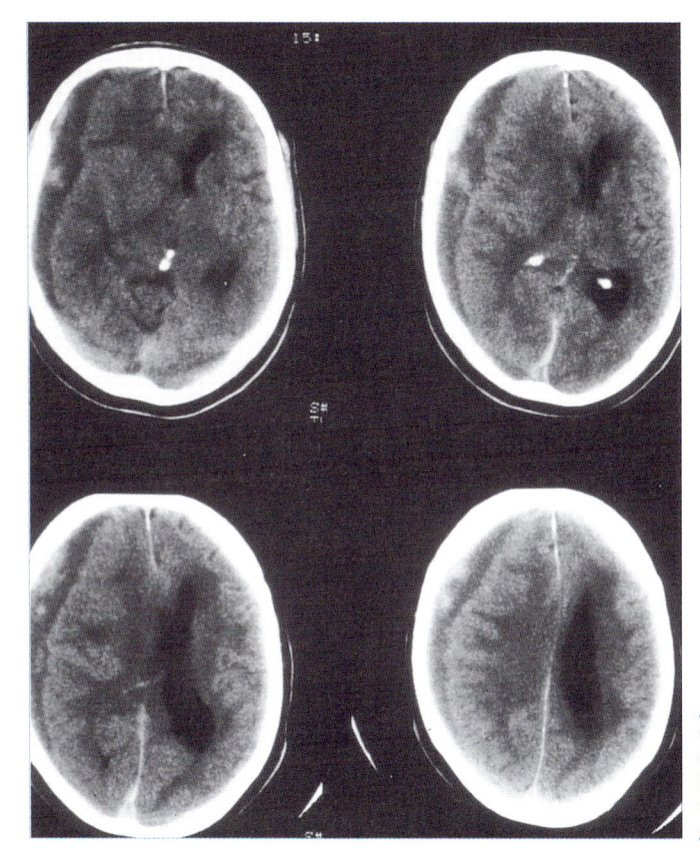

Schädel-Hirn-Trauma 17 Gehirn, Rückenmark, periphere Nerven

Abb. 17.29
Chronisches Subduralhämatom im hypodensen Stadium mit Zeichen frischerer Einblutungen (hyperdense Areale innerhalb des Hämatoms), deutliche Kompression des rechten Seitenventrikels und deutliche Mittellinienverlagerung

Therapie: Das Hämatom kann in der Regel in Lokalanästhesie über eine Bohrlochtrepanation ausgespült werden. Es sollte eine subdurale Drainage eingelegt werden.

Die **Prognose** ist trotz des in der Regel hohen Lebensalters der Patienten gut. Die Letalität liegt bei weniger als 5 %, ca. 90 % der Patienten erholen sich wieder vollständig.

5.4.5 Infektionen

Eine **Meningitis** kann sich bei unerkannten Liquorfisteln protrahiert einstellen. Ferner kann es nach offenen Schädel-Hirn-Verletzungen, wenn auch selten, zu einem **Hirnabszeß** kommen. Dieser entwickelt sich in der Regel in der dritten bis fünften Woche nach dem Trauma.

Die **Symptomatik** ist unspezifisch. Fieber findet sich lediglich in ca. 50% der Fälle. Zerebrale Krampfanfälle, Kopfschmerzen, Übelkeit und Erbrechen sind die führenden Symptome.

Die Diagnosestellung erfolgt mittels **CCT** oder **MRT** (Abb. 17.30).

Die **Therapie** ist in der Regel operativ. Zusätzlich ist die Gabe von Antibiotika mit breitem Wirkspektrum als Kombinationstherapie (Cephalosporine der dritten Generation [z.B. Cefotaxim], Aminoglykoside [z.B. Gentamicin] und Nitroimidazole [z.B. Metronidazol]) unter Berücksichtigung von Anaerobiern notwendig. Des weiteren kann lokal Gentamicin L in die Abszeßhöhle instilliert werden.

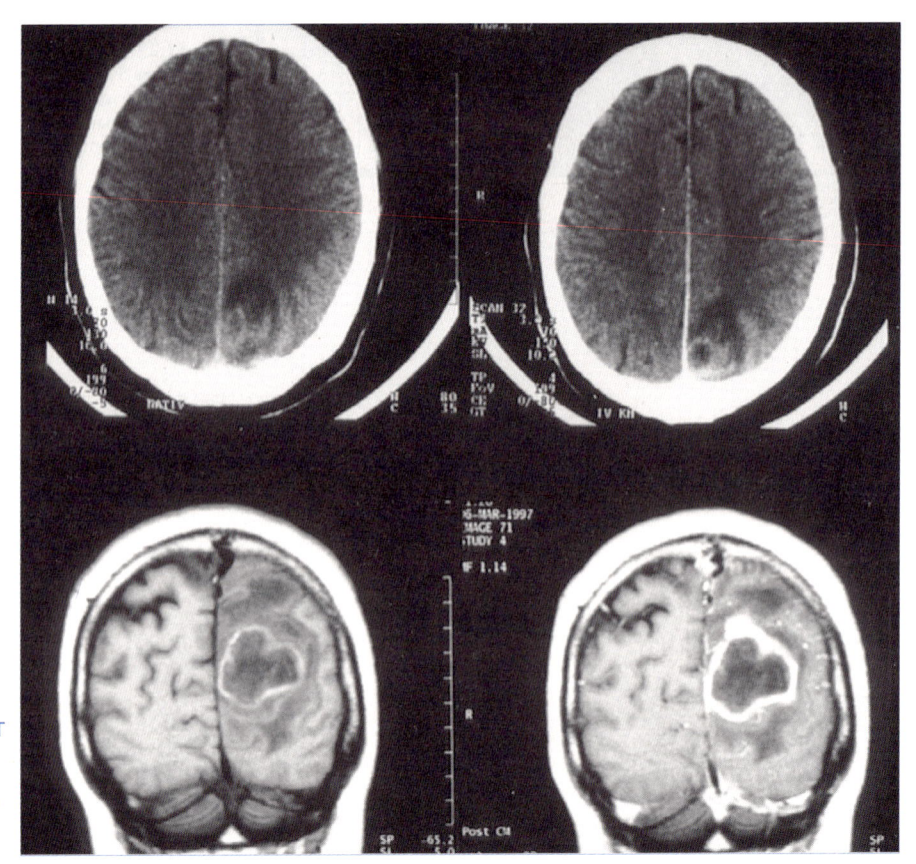

Abb. 17.30
Links parieto-okzipitaler Hirnabszeß im CCT (oben) und MRT in T1-Gewichtung (unten); zentral zerfallenes bzw. eingeschmolzenes Gewebe mit randständiger Kontrastmittelaufnahme und perifokalem Ödem

5.4.6 Zerebrale Krampfanfälle

Diese können auch noch nach Jahren erstmals durch epileptogene Rindenprellungsherde auftreten.

5.4.7 Hydrozephalus

Man unterscheidet den Hydrocephalus e vacuo nach schweren Hirnsubstanzdefekten und den seltenen posttraumatischen malresorptiven Hydrozephalus infolge posttraumatischer Verklebung arachnoidaler Liquorresorptionsflächen (s. 17.1.3).

5.4.8 Hirntod

Bei einer nicht zu beherrschenden intrakraniellen Druckerhöhung kommt es zu **Einklemmungssyndromen** im Tentoriumschlitz oder im Foramen occipitale magnum mit einem irreversiblen Funktionsverlust des Gehirns.
Er führt zum Hirntod und damit zum Individualtod des Menschen.
Durch die moderne Intensivmedizin kann die Herz-Kreislauf- und Atemfunktion apparativ über den Hirntod hinaus aufrechterhalten werden. Dementsprechend kommt der Diagnose des **dissoziierten Hirntodes** eine große Bedeutung zu. Voraussetzung ist der Komanachweis, der Verlust der Hirnstammreflexe und die Apnoe bei gleichzeitigem Ausschluß einer Intoxikation, einer primären Hypothermie, eines endokrinen oder metabolischen Komas und eines hypovolämischen Schocks gemäß den Richtlinien der Bundesärztekammer. Je nach Ätiologie beträgt der Beobachtungszeitraum bis zu 72 Stunden (Abb. 17.31).
Zeichen der Hirnstammareflexie sind u.a. lichtstarre, zumindest übermittelweite Pupillen, ein Fehlen des Kornealreflexes, ein Fehlen des Okulo-zephalen-Reflexes (Puppenkopfphänomen), das Fehlen einer Reaktion auf Trigeminusschmerzreize und das Fehlen des Pharyngeal-Tracheal-Reflexes.
Zur **Überprüfung der Apnoe** erfolgt zunächst eine Beatmung mit 100 %igem Sauerstoff für 15 Minuten. Hiernach kommt es bei liegendem Trachealtubus unter Insufflation von 6 l 100 %igem Sauerstoff pro Minute zur Spontanatmung nicht hirntoter Patienten. Regelmäßige Kontrolle der Blutgasanalyse. Ist bei einem kontrollierten $PaCO_2$ von mehr als 60 mm Hg keine Atmung erkennbar, so besteht eine Apnoe.

PROTOKOLL ZUR FESTSTELLUNG DES HIRNTODES*)

Klinik: _____
Patient: _____ Vorname: _____ geb.: _____ Alter: _____
Protokoll-Nr.: _____

Voraussetzungen:
1.1 Diagnose: ☐ Primäre supra-tentorielle ☐ infra-tentorielle Hirnschädigung
Untersuchungsdatum: _____ Uhrzeit: _____
Feststellung und Befunde beantworten mit ja oder nein:**)

		1. Untersucher	2. Untersucher
1.2 Intoxikation	ausgeschlossen		
Relaxation	ausgeschlossen		
Primäre Hypothermie	ausgeschlossen		
Hypovolämischer Schock	ausgeschlossen		
Metab. od. Endokr. Koma	ausgeschlossen		

Maßgebliche Symptome des Ausfalls der Hirnfunktion:
2.1 Koma
2.2 Ausfall der Spontanatmung
2.3 Pupillen mittelweit/weit
Pupillen-Licht-Reflex fehlt beidseitig
2.4 Oculo-zephaler Reflex fehlt (Puppenkopfphänomen)
2.5 Corneal-Reflex erloschen beidseitig
2.6 Trigeminus-Schmerzreaktion erloschen
2.7 Pharyngeal-Tracheal-Reflex erloschen

Untersuchende Ärzte (Druckbuchstaben) _____
(Unterschrift) _____

Gegebenenfalls ergänzende Untersuchungen:
3.1 Isoelektrisches (Null-Linien-) EEG 30 Min. abgeleitet _____ Uhr _____
Arzt _____
3.2 Frühe akustisch evozierte Hirnstammpotentiale Welle III - V beidseitig erloschen ☐ Ja ☐ Nein
Datum _____ Uhr _____ Arzt _____
Medianus-SEP beidseitig erloschen ☐ Ja ☐ Nein
Datum _____ Uhr _____ Arzt _____
3.3 Zerebrale Angiographie: Zirkulationsstillstand beidseitig festgestellt:
Datum _____ Uhr _____ Arzt _____

Gegebenenfalls Beobachtungszeit:
4. Zum Zeitpunkt der hier protokollierten Untersuchungen besteht das eindeutige Hirntod-Syndrom
seit _____ Stunden.

Weitere Beobachtung erforderlich (Lebensalter!) ☐ Ja ☐ Nein

Zusammen mit den Befunden in den Protokollbogen Nr. _____ wird der Hirntod und somit der Tod des Patienten
diagnostiziert am _____ um _____ Uhr.

Ärzte 1. _____ 2. _____ (Druckbuchstaben)
_____ (Unterschrift)

*) für die geforderte 2malige Untersuchung ist ein Protokollformular auszufüllen
**) Befundkatalog aus "Kriterien des Hirntodes"; gem. Stellungnahme der Arbeitsgruppe d. Wiss. Beirates d. BÄK u. Arbeitsgem. d. Wiss. Med. Fachges., DAB 79, H. 14/82.
, 45 - überarbeitete Fassung 1986.

Abb. 17.31
Hirntodprotokoll nach Maßgabe der Bundesärztekammer

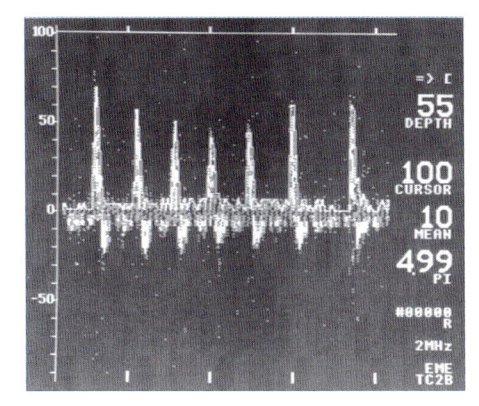

Abb. 17.32
Transkranielle Dopplersonographie mit Nachweis eines Pendelflusses (orthograder systolischer Fluß und retrograder diastolischer Fluß) in einem Mediagefäß.

In Deutschland ist die **Feststellung des Hirntodes** ausschließlich aufgrund klinischer Kriterien möglich, sofern die Untersuchung von zwei unterschiedlichen, in der Intensivmedizin erfahrenen Ärzten erfolgt. Bei Unklarheiten sind **apparative Zusatzuntersuchungen** erforderlich:
- **Elektroenzephalographie:** Die Untersuchung ist bei rein infratentoriellen Läsionen (primäre Hirnstammschädigung) obligat. Die Untersuchung (Null-Linien-EEG) erfordert einen 30 minütigen, narkosefreien Beobachtungszeitraum und ist in ihrer Zuverlässigkeit international umstritten.
- **Frühe akustisch evozierte Potentiale** sind bei supratentoriellen Läsionen bei bilateralem Erlöschen zur Verkürzung des Beobachtungszeitraumes geeignet.
- **Somato-sensorisch evozierte Potentiale** sind unsicher und haben keine Bedeutung.
- **Transkranielle Dopplersonographie** ist eine zunehmende Alternative zur Angiographie. Sie dient zur Verkürzung des Beobachtungszeitraums und ist aussagekräftig, wenn ein Pendelfluß (systolisch orthograder Fluß und diastolisch retrograder Fluß) vorliegt (Abb. 17.32). Bei einem Signalverlust ist die Untersuchung lediglich relevant, wenn im Vorfeld ein regelrechtes Flußsignal nachgewiesen werden konnte.
- **Angiographie** weist einen zerebralen Zirkulationsstillstand zuverlässig nach.

6 Kranielle Fehlbildungen

6.1 Kranielle Spaltbildungen

Die ausgeprägteste Form der kraniellen Defektfehlbildungen ist der Anenzephalus. Diese Kinder sind nicht lebensfähig.
Man findet zephale Spaltbildungen normalerweise in der Mittellinie mit einer Bevorzugung der okzipitalen Abschnitte über der Konvexität und auch an der Schädelbasis. Diese sind in der Regel fronto-basal lokalisiert. Es besteht immer eine **Operationsindikation**. Der Zeitpunkt der Operation ist abhängig von einer möglichen Perforation nach außen (Infektionsrisiko) und vom Gesamtzustand des Neugeborenen. Je nach Typ unterscheidet man vier verschiedene **Formen.**
- **Enzephalozele:** Austritt von Hirngewebe durch eine Knochenlücke, die von Hirnhäuten und Haut bedeckt ist.
- **Enzephalozystozele:** Prolabiertes Gehirn und Ventrikelanteile durch eine Knochenlücke mit intakter Haut.
- **Enzephalozystomeningozele:** Prolabiertes Gehirn und Ventrikelanteile mit größeren äußeren Liquorräumen durch eine Knochenlücke mit darüberliegender intakter Haut.
- **Meningozele:** Ausgestülpte liquorgefüllte Hirnhäute ohne nervale Strukturen von intakter Haut gedeckt.

Die Diagnostik basaler Zelen kann problematisch sein.

Therapie: Der operative Zugang erfolgt subfrontal oder transnasal. Zelen an der Konvexität werden umschnitten und an der Basis abgesetzt. Die neuralen Strukturen sollten, wenn irgend möglich, reponiert werden. Bei großen Knochenlücken bedürfen diese einer späteren plastischen Deckung.

6.2 Kraniostenosen

Bei Kraniostenosen handelt es sich um prämature (vorzeitige) Verknöcherungen der Schädelnähte mit daraus resultierenden charakteristischen Fehlbildungen des Schädels. Man folgt der folgenden Einteilung:
1. **Komplette prämature Synostosen der Schädelnähte** (Oxyzephalus, Turrizephalus)
- Oxyzephalus ohne Gesichtsmißbildungen
- Dysostosis craniofazialis (Crouzon)
- Akrozephalosyndaktylie (Apert)
2. **Unvollständige prämature Synostosen**
- Skaphozephalus (= verknöcherte Pfeilnaht)
- Brachyzephalus (= verknöcherte Kranznähte)
- Plagiozephalus (= einseitig verknöcherte Kranznaht)
- Mischformen
3. **Spätere prämature Synostosen** nach Abschluß des Schädelwachstums

Aus den prämaturen Synostosen resultiert eine typische Fehlbildung des Kopfes mit Beeinträchtigung der Hirnentwicklung und Schädigung der Sehnerven. Es kann auch zu einer Hirndrucksymptomatik kommen.

Therapie: Ziel einer operativen Behandlung ist die Beseitigung der vorzeitigen Nahtverknöcherung durch longitudinale Kraniotomien, so daß eine normale Entwicklung des Schädels und seiner Inhalte bei ausgedehnten Schädeldeformitäten möglich ist. Schwerwiegende, entstellende frontobasale Kraniodysplasien werden auch aus kosmetischen Gründen schon im 1. Lebensjahr durch ausgedehnte frontobasale Umstellungsosteotomien (Kranioplastik) behandelt.

6.3 Arachnoidalzysten

Diese liquorgefüllten Zysten sind oft als kompensatorische Liquoransammlungen bei lokalen, angeborenen Hirnsubstanzdefekten aufzufassen. Meist sind Arachnoidalzysten asymptomatisch und nicht behandlungsbedürftige Zufallsbefunde im CCT oder MRT (Abb. 17.33). Unter besonderen Bedingungen (z.B. posttraumatisch) können sie aber durch erhöhten Innendruck zu einem raumfordernden Prozeß werden.

Klinisch zeigen sich dann progrediente Hirndruckzeichen.
Im **CCT** und **MRT** sieht man eine Druckwirkung mit Kompression und Massenverlagerung von Hirnstrukturen.

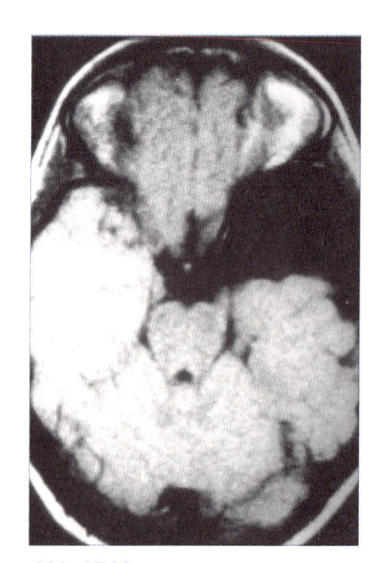

Abb. 17.33
Links-temporale Arachnoidalzyste an typischer Lokalisation am Temporalpol ohne jegliche Raumforderung und, in diesem Fall, ohne krankhaften Wert (MRT T_1-Gewichtung)

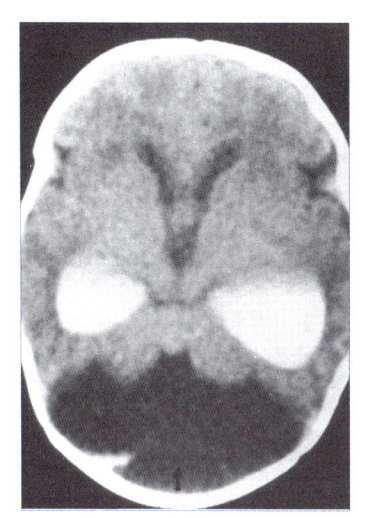

Abb. 17.34
Dandy-Walker-Zyste. Man erkennt in diesem CCT nach intrathekaler Kontrastmittelgabe die hypodense Zyste oberhalb des Kleinhirns bei Kleinhirnwurmaplasie. Es steht Kontrastmittel in den aufgeweiteten Temporalhörnern der Seitenventrikel

Die **Therapie** besteht in einer Perforation der Zystenwand und Öffnung der Zyste zu den basalen Zysternen. Gelegentlich ist eine permanente Liquorableitung über ein Ventil notwendig.

6.4 Dandy-Walker-Syndrom

Unter dem Dandy-Walker-Syndrom versteht man eine angeborene Fehlbildung der hinteren Schädelgrube mit Hypoplasie oder Aplasie des Kleinhirnwurms und zystischer Erweiterung des vierten Ventrikels. Zusätzlich kann eine Hypoplasie des Kleinhirns vorliegen. Durch Membranenbildungen kommt es zu einem Verschluß der Foramina Luschkae und Magendii mit nachfolgendem okklusivem Hydrozephalus (Abb. 17.34).
Klinisch kommt es zu einer progredienten Hirndrucksymptomatik, so daß eine Therapie unumgänglich ist.
Therapie: Auch hier kann das operative Vorgehen endoskopisch erfolgen. Alternativ kann ein Ventil eingelegt werden, das peritoneal oder atrial abgeleitet wird. Ziel der Operation ist die Wiederherstellung der Liquorpassage durch Schaffung einer Verbindung zu den äußeren Liquorräumen oder die Ableitung des nicht abfließenden Liquors in die Blutbahn oder in die freie Bauchhöhle.

6.5 Arnold-Chiari-Malformation

Die Fehlbildung ist charakterisiert durch eine Herniation der Kleinhirntonsillen durch das Foramen occipitale magnum in den Spinalkanal. Man unterscheidet unterschiedliche Schweregrade, die durch die Herniation mit begleitenden weiteren kraniellen Fehlbildungen, Hydrozephalus, spinaler Spaltbildung etc. bestimmt werden. Des weiteren findet man häufig eine assoziierte Syringomyelie, die durch einen pulsatilen Liquorfluß vom verschlossenen Ausgang des vierten Ventrikels in den Zentralkanal entsteht.
Klinik: Nacken-Hinterkopfschmerzen, dissoziierte Empfindungsstörungen (Schmerz und Temperatur), Gangstörungen und ataktische Störungen. Die Fehlbildung kann aber auch asymptomatisch sein.
Die Diagnosestellung erfolgt mittels **MRT**. Man erkennt sowohl die Ausdehnung des Tonsillentiefstandes als auch das Vorhandensein und die Ausdehnung einer Syringomyelie (Abb. 17.35).
Therapie: Eine Indikation zur Operation ergibt sich beim Vorliegen neurologischer Störungen bzw. beim Nachweis einer Syrinx. Ziel der Operation ist die Beseitigung des Engpasses im kraniozervikalen Übergang (Erweiterungsplastik der Cisterna magna) und die Wiederherstellung der freien Liquorpassage.

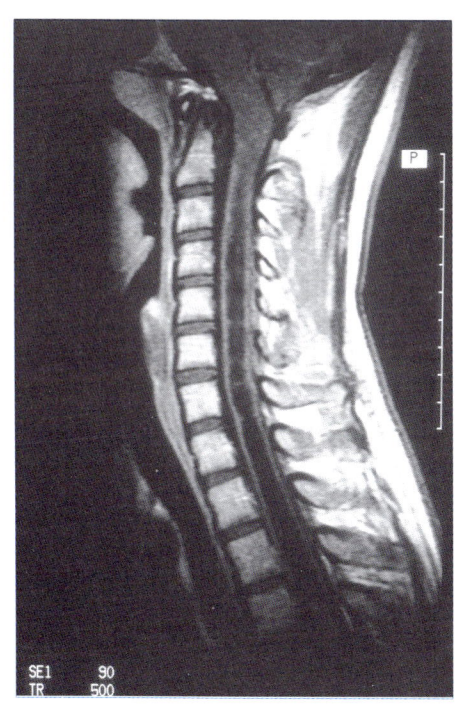

Abb. 17.35
Arnold-Chiari-Malformation. Man erkennt den Tonsillentiefstand in Höhe HWK1 sowie die Knickbildung des Hirnstamms. Ferner sieht man die typische begleitende Syringomyelie

7 Spinale Fehlbildungen

Die spinalen Spaltbildungen gehören in den Formenkreis der dysrhaphischen Störungen und treten bevorzugt lumbal auf. Es handelt sich um einen unvollständigen Schluß der Wirbelbögen mit oder ohne Beteiligung der darüberliegenden Weichteile.

7.1 Spina bifida occulta

Diese Fehlbildung kommt relativ häufig vor. Es handelt sich meistens um einen radiologischen Zufallsbefund ohne klinische Relevanz. In seltenen Fällen ist die Fehlbildung mit subkutan gelegenen Fehlbildungstumoren assoziiert, die in den Spinalkanal oder in die Medulla spinalis hineinreichen können. Diese Tumoren enthalten Exkrete der Hautanhangsorgane (Talg, Haare, etc.) und können bei Größenzunahme Beschwerden verursachen. Dann wäre die operative Exstirpation indiziert.

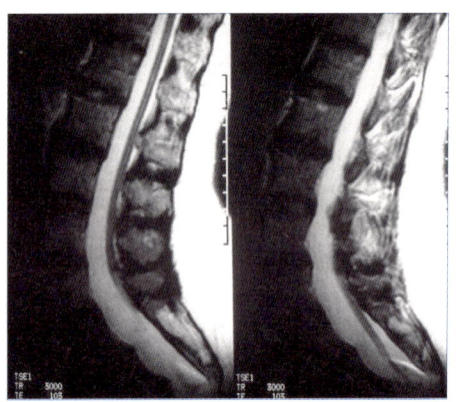

Abb. 17.36
Tethered cord-Syndrom: Man erkennt in diesem Fall sehr deutlich das bis zum Os sacrum reichende Rückenmark, das hier durch ein Lipom fixiert ist (MRT T_1-Gewichtung ohne Kontrastmittel)

Sonderformen

- **Lipomyelomeningozele:** Fettgewebe, das am Conus medullare ansetzt und durch einen knöchernen Defekt des Spinalkanals herniert und bis zur Subkutis reichen kann.
  Die Operation ist bei klinischer Relevanz indiziert. Ziel der Operation ist die „Befreiung" des fixierten Rückenmarks mit möglichst vollständiger Resektion des Tumors und Rekonstruktion des Defektes der spinalen Dura mater. Eine Kernspintomographie ist zur genauen Operationsplanung unerläßlich.
- **Diastematomyelie:** Spaltbildung des Rückenmarkes mit Fixierung des Rückenmarkes. Häufig ist ein Knochensporn, der das Myelon teilt, assoziiert. Neurologische Symptome zeigen sich erst im Laufe des Wachstums. Die Indikation zur Operation ergibt sich bei einer progredienten neurologischen Verschlechterung.
- **Anteriore sakrale Meningozelen:** Sehr selten. Es handelt sich um eine vordere Spaltbildung des Os sacrum mit einer liquorgefüllten Zele, die als Raumforderung im kleinen Becken imponieren kann.
- **Kongenitaler Dermalsinus:** Diese epithelialisierte fistelartige Verbindung von der Haut bis in den Spinalkanal kann im gesamten Spinalkanal vorkommen. Prädilektionsort ist jedoch der lumbo-sakrale Übergang. Beim Nachweis der Fehlbildung sollte diese sobald wie möglich vollständig reseziert werden.
- **Tethered cord-Syndrom:** Hierbei handelt es sich um eine Fixierung des Rückenmarks am Filum terminale oder an den Kaudafasern mit Tiefstand des kaudalen Rückenmarks. Als Ursache einer solchen Rückenmarksfixierung finden sich häufig fibröse Gewebsstränge, die von den gespaltenen Bögen ausgehend das Rückenmark fixieren. Ferner können nach intraspinal reichende Tumoren oder intraspinale Fehlbildungstumoren

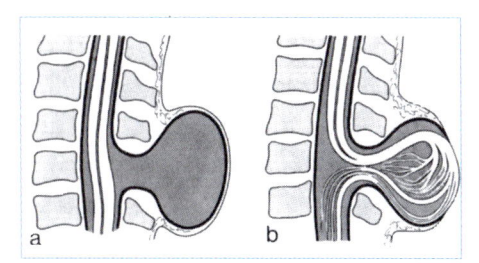

Spinale Fehlbildungen

Abb. 17.37 a,b
Schematische Darstellung von Formen spinaler Spaltbildungen:
a Meningozele. Das Rückenmark ist an der Zelenbildung nicht beteiligt. Der Zelensack ist bedeckt durch Dura mater spinalis und in diesem Falle auch Haut
b Meningomyelozele. Das Rückenmark ist in die Spaltbildung einbezogen. Es liegt in Form der sog. Area medullovasculosa frei. Liquor kann austreten.

(Dermoide, Teratome oder dysontogenetische Zysten) eine Fixierung des Rückenmarks bewirken. Klinisch kann das Tethered cord-Syndrom durch orthopädisch-neurogene Störungen (z.B. Klauen- oder Hohlfuß), durch neurogene Blasenstörungen oder durch progrediente neurologische Ausfälle im Wachstum auffällig werden. Die Operation, die eine Beseitigung der Rückenmarksfixierung zum Ziel haben soll, sollte frühzeitig erfolgen, da die Ergebnisse bei gering ausgeprägten neurologischen Ausfällen besser sind. Eine klinische Verschlechterung im Laufe des Wachstums ist sehr wahrscheinlich.

7.2 Spina bifida aperta

Diesen Fehlbildungen ist eine ausgeprägte Beteiligung der Weichteile über dem Spinalkanal gemeinsam, so daß sie die Haut erreichen und auch nach außen offen sein kann. Somit besteht eine nicht unerhebliche Infektionsgefahr. Über die mögliche Perforation nach außen und die daraus resultierende Infektionsgefahr ergibt sich die Indikation zur Operation dieser Fehlbildungen.

Meningozele: Hierbei handelt es sich um einen von Rückenmarkshaut und häufig auch von Haut bedeckten Zelensack, der Liquor, jedoch keine Nerven enthält (Abb. 17.37 a).

Meningomyelozele: Spaltbildungen in vorbeschriebener Form, wobei jedoch Rückenmarksgewebe in die Zelenwand einstrahlt (Abb. 17.37 b). Die klinische Symptomatik ist in der Regel ausgeprägt und reicht von einem Konus-Syndrom bis zur Querschnittslähmung. Die Störungen sind irreversibel. Häufig ist die Störung mit anderen Fehlbildungen kombiniert (Klumpfüße, Hüftgelenkluxationen, Syndaktilie ect.). Ferner besteht eine häufige Kombination mit weiteren Fehlbildungen des Zentralnervensystems (Hydrozephalus, Arnold-Chiari-Malformation etc.).

Therapie: Zur Vermeidung einer Infektion sollte der operative Verschluß der Spaltbildung innerhalb der ersten 24 Stunden nach der Geburt erfolgen. Bei gut überhäuteten Zelen kann auch länger gewartet werden. Die Zele wird unter Schonung des Nervengewebes umschnitten und das dünnwandige Hüllgewebe entfernt. Die nervalen Strukturen werden in den Spinalkanal reponiert. Der Verschluß des Spinalkanals erfolgt mit einem Faszienlappen, der türflügelartig von beiden Seiten eingeschlagen wird. Zur Deckung des kutanen Defektes sind häufig ausgedehnte Rotationsplastiken erforderlich.

7.3 Syringo- und Hydromyelie

Hydromyelie: Angeborene zystische Aufweitung des spinalen Zentralkanals mit bevorzugtem Auftreten im Zervikalmark. Die hydromyelische Zyste kann abgeschlossen sein oder mit dem IV. Ventrikel kommunizieren. Die Hydromyelie ist häufig mit weiteren Fehlbildungen kombiniert.

Syringomyelie: Anlagebedingte, im Laufe des Lebens progrediente Rückenmarkserkrankung mit Höhlenbildung im Rückenmark. Die Ausdehnung kann sowohl kranial bis in die Medulla oblongata (Syringobulbie) als auch kaudal bis in das Lendenmark reichen. Der überwiegende Teil der Syringomyelien ist angeboren (ca. 90 %). Weitere Ursachen sind Traumen des Rückenmarks, Rückenmarkstumoren, Entzündungen (Arachnitis) und Wirbelsäulenfehlbildungen. Man unterscheidet kommunizierende (Verbindung zum IV. Ventrikel) von nicht kommunizierenden Syringomyelien.

Klinik: Die langsam progrediente klinische Symptomatik ist bei beiden Formen gleich. Sie zeichnet sich durch Schulterschmerzen, Sensibilitätsstörungen (dissoziierte Empfindungsstörungen), vegetative und trophische Störungen, neurogene Arthropathien der stammnahen Gelenke und meist schlaffe Lähmungen bei Beteiligung der Vorderhörner aus. Bei der Syringobulbie sind meist einseitige Hirnnervenstörungen zusätzlich möglich. Außerdem kann es zu Wirbelsäulenveränderungen (Kyphoskoliosen) kommen.

Diagnostik: Abgesehen von den typischen klinischen Symptomen besitzt heute die Kernspintomographie die größte diagnostische Bedeutung.

Therapie: Die Indikation zur Operation wird kontrovers gesehen. Einige Zentren empfehlen die Frühoperation, andere Zentren operieren erst bei manifesten klinischen Symptomen oder rascher Progredienz der Symptome. Favorisiert wird heutzutage die Syringostomie. Nach einer Laminektomie erfolgt eine mediale Myelotomie mit Einlage eines Silikonkatheters in die Höhlenbildung, die dann in den Subarachnoidalraum, nach pleural oder peritoneal abgeleitet wird. Die Höhle kollabiert in der Regel. Dies korreliert jedoch nicht immer mit einer Verbesserung der klinischen Symptome.

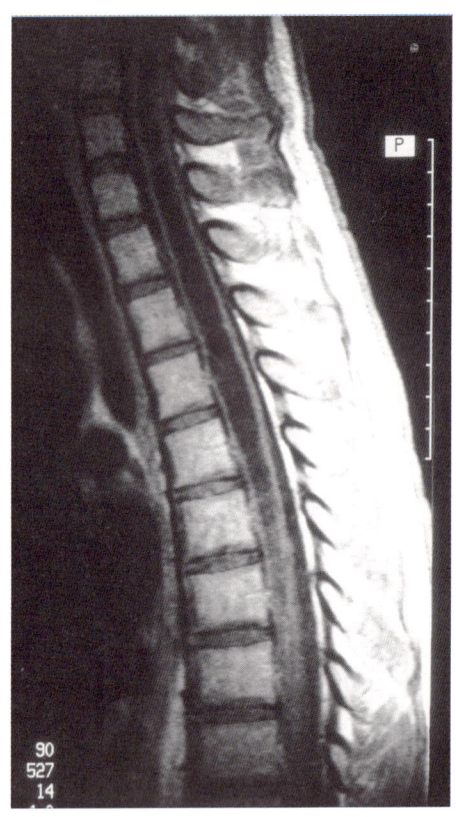

Abb. 17.38
Langstreckige Syringomyelie des thorakalen Rückenmarkes. Man erkennt das Rückenmark als Saum um die zentral signalarme Höhlenbildung im T_1-gewichteten MRT. Das Rückenmark als solches ist durch die Syrinx aufgetrieben

Tab. 17.10 Einteilung raumfordernder spinaler Prozesse

1. **Intramedulläre Prozesse:**
   - Ependymome
   - Astrozytome
   - Kavernöse Hämangiome
   - Hämangioblastome
   - Angiome

2. **Extramedulläre intradurale Prozesse:**
   - Neurinome
   - Meningeome
   - Ependymome
   - Arteriovenöse Durafisteln

3. **Extradurale Prozesse:**
   - Meningeome
   - Neurinome
   - Vertebragene Tumoren
   - Fehlbildungstumoren
   - Degenerative Prozesse
   - Entzündliche Prozesse
   - Epidurale neoplastische Prozesse
   - Posttraumatische Veränderungen

8 Raumfordernde spinale Prozesse

Klinik

Initiales Symptom ist in der Regel ein lokaler oder radikulärer Schmerz. Bei intramedullären Tumoren entwickeln sich häufig elektrisierende Mißempfindungen (Lhermittsches Zeichen). Ansonsten ist allen Formen ein progredientes motorisches, sensibles und vegetatives Transversalsyndrom oder radikuläres Syndrom oder die Kombination von beidem gemeinsam.

Der **neurologische Befund** ist abhängig von der Lokalisation der Schädigung:

- **Läsion der Cauda equina** (unterhalb LWK 2): Schlaffe Paraparese der Beine, abgeschwächte oder erloschene Muskeleigenreflexe, Sensibilitätsstörungen der Beine unter Aussparung der Oberschenkelinnenseite. Bei erloschenem Analreflex mit perianaler Anästhesie ist höchste Eile für Diagnostik und Therapie geboten, da derartige Störungen bereits nach wenigen Stunden zu irreversiblen Schäden führen können!
- **Läsion des Conus medullare** (Höhe LWK 1/2): Blasen- und Mastdarmentleerungsstörungen sowie Potenzstörungen; sensible Störungen im „Reithosengebiet", keine Lähmung der Beine.

Reithosenanästhesie → Notfalltherapie!

- **Läsion in Höhe des Thorakalmarkes:** Spastische Paraparese der Beine mit Tonuserhöhung, gesteigerten Reflexen und Nachweis pathologischer Reflexe (z.B. Babinski-Zeichen), erloschene Fremdreflexe (z.B. Bauchhautreflexe), auf den Rumpf übergreifende Sensibilitätsstörungen der Beine.
- **Läsion des Halsmarkes:** Zusätzlich zu den Ausfällen bei thorakalen Prozessen neurologische Ausfälle an den Armen, die zum Teil spastisch, zum Teil schlaff sein können. Bei Läsionen des N. phrenicus (C4) oder Läsionen oberhalb von HWK 4 Zwerchfellähmung.

Diagnostik

Röntgen-Nativdiagnostik: Zum Nachweis knöcherner Verletzungen, destruierender Wirbelkörperprozesse und degenerativer Veränderungen. Usuren der Bogenwurzeln, der Zwischenwirbellöcher und Wirbelkörperhinterkanten sprechen für einen expansiv wachsenden intraspinalen Prozeß.

Verdacht auf Wirbelsäulenverletzung? → Äußerste Vorsicht beim Lagern!

Spinales CT: Das spinale CT ist gut geeignet zur Beurteilung knöcherner Veränderungen (Tumoren, Traumafolgen, Spondylarthrosen). Zusätzlich sind Weichteilveränderungen (Bandscheibenvorfälle, Tumoren) gut erkennbar. Bei der Applikation von intrathekalem Kontrastmittel ist die Beurteilung der Raumforderung in Relation zum Rückenmark möglich.

Kernspintomographie(MRT): Die Kernspintomographie ist zum Nachweis von intraspinalen und intramedullären Tumoren die Methode der Wahl. Neuere Weiterentwicklungen (z.B. MR-Myelograhie) ersetzen zunehmend invasive radiologische Techniken der spinalen Diagnostik.

Myelographie: Sie erlaubt klare Aussagen über die Lokalisation und Beziehung der Raumforderung zum Rückenmark und zu den Spinalwurzeln.

Lumbalpunktion: Die Lumbalpunktion ist insbesondere bei entzündlichen Prozessen (Meningitis, Myelitis) zum Nachweis einer erhöhten Liquorzellzahl und ggf. Erregernachweis indiziert. Eine starke Eiweißerhöhung bei normaler oder mäßiger Zellzahlerhöhung („Stopliquor") findet sich bei einer spinalen Liquorpassageverlegung durch eine intraspinale Raumforderung. Der konstante Nachweis von Blut im Liquor in der Drei-Gläserprobe dient zum Nachweis einer Subarachnoidalblutung bei unauffälligem CCT oder wenn kein CT verfügbar ist.

8.1 Intramedulläre Prozesse

- **Ependymome** sind die häufigsten intramedullären Tumoren mit einer in der Regel jahrelangen Anamnesedauer. Der Ursprung des Tumors ist der rudimentäre Zentralkanal. Ependymome wachsen wenig invasiv. Man findet häufig eine Zyste (Tumorsyrinx) oberhalb, seltener unterhalb des Tumors (Abb. 17.39).
- **Astrozytome** sind in 90 % der Fälle benigne Tumoren. Man unterscheidet diffus infiltrierende und pilozytische Tumoren. Pilozytische Astrozytome sind häufig mit einer Tumorsyrinx vergesellschaftet.
- **Hämangioblastome** sind stark vaskularisierte, langsam wachsende, zystische Tumoren mit einem kontrastmittelaufnehmenden Nodulus. Diese Tumorform ist zu ca. einem Viertel mit dem Morbus von Hippel-Lindau vergesellschaftet.

Therapie: Wenn möglich, wird eine Laminotomie (En bloc-Resektion der Wirbelbögen, die am Ende der Operation wiedereingefügt werden) als Zugang durchgeführt. Über eine dorsale mediale Myelotomie sollte dann die möglichst radikale mikrochirurgische Tumorexstirpation erfolgen. Der CO_2-Laser hat die Resektabilität auch langstreckiger Tumoren deutlich verbessert.

Prognose: Die Prognose ist abhängig von der Behandelbarkeit des Tumors. Postoperativ ist eine intensive Rehabilitationsbehandlung erforderlich.

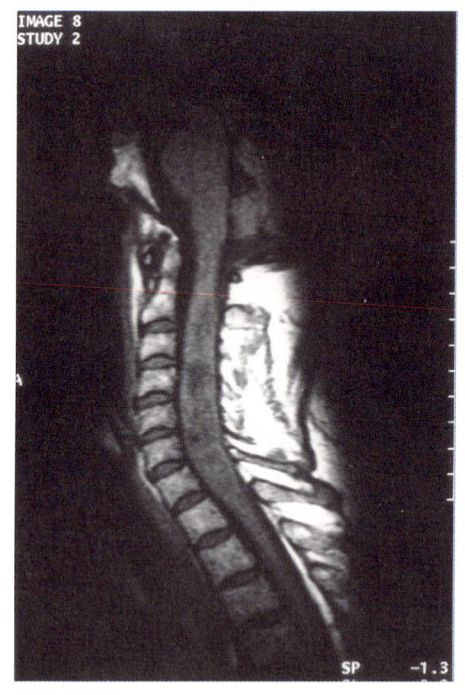

Abb. 17.39
Zervikaler intramedullärer Tumor im MRT (T_1-Gewichtung ohne Kontrastmittel); Beachte das aufgetriebene Rückenmark von HWK2 bis BWK1 und die zystischen Komponenten im Tumor. Es handelt sich um ein Ependymom

8.2 Extramedulläre intradurale Prozesse und Prozesse der Cauda equina

8.2.1 Intradurale extramedulläre Tumoren

Sie machen ca. 30 % der spinalen Tumoren aus. Insbesondere Neurinome können intra- und extradural wachsen. Als Sanduhrneurinome können sie durch das Foramen intervertebrale nach paraspinal wachsen (Abb. 17.40). **Radiologisch** findet man in diesen Fällen ein erweitertes Zwischenwirbelloch. Im Rahmen der Neurofibromatose (Morbus Recklinghausen) kommt es auch zu multiplen Neurinomen an den Spinalwurzeln.

Therapie: Der Zugang zum Spinalkanal erfolgt entweder in einer Hemilaminektomie oder einer Laminektomie, die sich in der Regel auf ein Segment beschränkt. Danach folgt die mikrochirurgische Exstirpation des Tumors. Bei der von Recklinghausenschen Erkrankung wird nur ein symptomatischer Tumor exstirpiert.

Prognose: Bei radikaler Entfernung solitärer Tumoren ist die Prognose insgesamt sehr gut und gehört zu den dankbarsten neurochirurgischen Aufgaben.

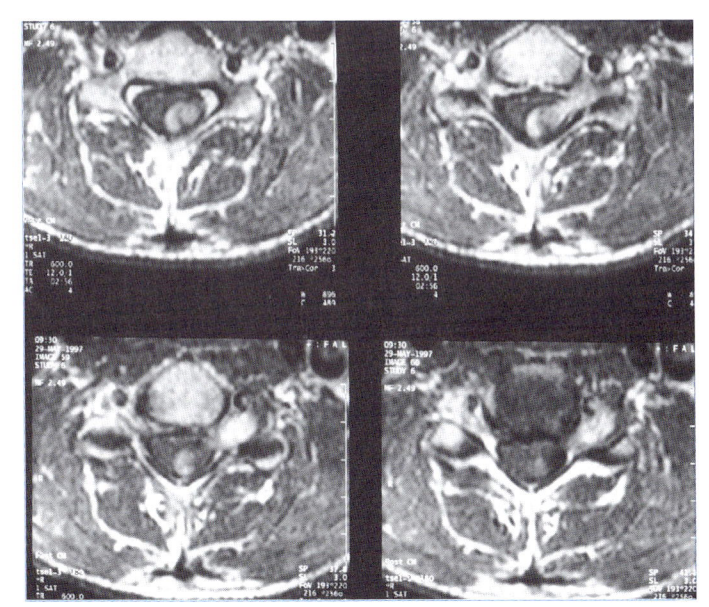

Abb. 17.40
Sanduhrneurinom in Höhe HWK6/7 im MRT (T_1-Gewichtung mit Kontrastmittel). Beachte die intraspinale Ausdehnung des Tumors mit Kompression des Rückenmarkes und das Wachstum durch das Neuroforamen nach paraspinal links bis zur A. vertebralis

8.2.2 Spinale arteriovenöse Fehlbildungen (Durafisteln)

In der Regel fallen diese Gefäßmißbildungen nicht durch Blutungen, sondern durch medulläre Durchblutungsstörungen oder venöse Stauungen mit neurologischen Ausfällen auf.
Kernspintomographisch zeigen sich ein intramedulläres Ödem und gelegentlich geschlängelte extramedulläre Gefäße. Die Diagnosesicherung erfolgt **angiographisch**. Beim Nachweis einer solchen Gefäßmißbildung ist die Therapie auf jeden Fall indiziert.
Therapie: Diese erfolgt zunächst interventionell neuroradiologisch, indem man versucht, den Fistelpunkt (arteriovenöser Übergang intradural) zu verschließen. Sollte dies nicht gelingen, ist eine operative Koagulation und Durchtrennung des Fistelpunktes notwendig.

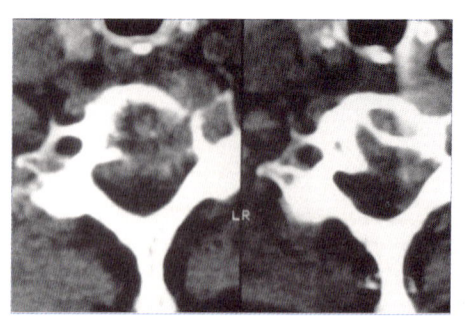

Abb. 17.41
Wirbelkörpermetastase eines Bronchialkarzinoms mit Destruktion des Wirbelkörpers und Einwachsen in den Spinalkanal, der zu über einem Drittel verlegt ist, zusätzliches Vorwachsen in die prävertebralen Halsweichteile und Arrosion des Foramen transversarium

8.3 Extradurale Prozesse: Metastasen

Spinale Metastasen entstehen hämatogen. Epidurale Metastasen kommen sowohl bei Lymphomen als auch bei paravertebralen Karzinomen mit Einwachsen in den Spinalkanal über ein Neuroforamen vor. Häufiger sind Wirbelkörpermetastasen bei Karzinomen der Lunge, der Mamma, der Prostata, der Niere und der Schilddrüse.
Das initiale Symptom spinaler Metastasen sind **Rückenschmerzen**!

Diagnostik

Zunächst **Röntgen-Nativaufnahme** des entsprechenden Wirbelsäulenabschnittes. Im Röntgenbild findet man häufig pathologische Wirbelkörperfrakturen mit Kompressionsfrakturen oder Destruktionen der Bogenwurzel und Wirbelkörper oder -bögen. Die Bandscheibe ist, im Gegensatz zu entzündlichen Prozessen, in der Regel intakt. Ca. 5 bis 10% aller Karzinompatienten entwickeln Wirbelkörpermetastasen. Die Brustwirbelsäule ist am häufigsten betroffen (Abb. 17.41).
Ergänzend spinale **Computertomographie** oder **Kernspintomographie** (Abb. 17.42).

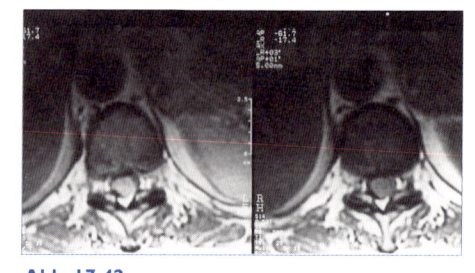

Abb. 17.42
Thorakales Meningeom im MRT (T_1-Gewichtung ohne [rechts] und mit [links] Kontrastmittel). Der Tumor füllt nahezu den gesamten Spinalkanal aus und verdrängt das massiv komprimierte Rückenmark, welches kaum noch auszumachen ist, nach links.

Therapie

Die Therapie von Wirbelsäulenmetastasen ist **multidisziplinär.** Ziel jeglicher Therapie ist vorrangig die Dekompression des Rückenmarkes. Der Zugang hängt von der Tumorlokalisation, der Tumorausdehnung, der Knochenbeteiligung und vom Allgemeinzustand bzw. der Prognose der Grunderkrankung ab.
Bei solitären Tumoren und unvollständiger Querschnittslähmung ist eine möglichst radikale operative Resektion indiziert.
Häufig ist jedoch nur eine dekomprimierende Laminektomie mit Tumorteilresektion und anschließender Bestrahlung möglich. Beim Befall mehrerer Segmente ist eine zusätzliche Stabilisierung notwendig.

Eine **adjuvante Bestrahlung** des betroffenen Segmentes ist auf jeden Fall indiziert, sofern der Tumor strahlensensibel ist.

Prognose

Diese ist von der Schädigung des Rückenmarkes und der Prognose der Grunderkrankung abhängig. In der Regel ist die Prognose jedoch schlecht.

Grundsätzlich gilt für alle spinalen raumfordernden Prozesse, daß die **Therapie so rasch wie möglich** erfolgen muß. Je hochgradiger der präoperative Schaden, desto schlechter ist die Rückbildungsmöglichkeit. Sollte bereits infolge einer Rückenmarkskompression ein komplettes Querschnittssyndrom bestehen, so ist dies irreversibel!

9 Degenerative spinale Prozesse

9.1 Pathologische Anatomie

Bandscheibenvorfälle entstehen in der Regel durch degenerative Veränderungen und nur sehr selten traumatisch. Degenerative Veränderungen führen zu kleinsten Einrissen im Anulus fibrosus, der durch Druck des Nucleus pulposus zunehmend ausdünnt. Es resultiert eine Protrusion, die konservativ behandelt werden kann.

Kommt es dann in der Folge zu einem kompletten Einriß des Anulus fibrosus, so entsteht ein Bandscheibenvorfall (Prolaps). Je nach der Lokalisation des Einrisses im Anulus fibrosus wird zwischen einem medialen und lateralen Vorfall unterschieden. Ist der Vorfall von hinterem Längsband bedeckt, so wird der Bandscheibenvorfall als gedeckt sequestriert bezeichnet. Wenn auch das hintere Längsband perforiert ist, so spricht man von einem freien Sequester.

9.2 Zervikale Bandscheibenvorfälle

Laterale Protrusionen oder Prolapse

Sie führen zu einem zervikalen Wurzelkompressionssyndrom (= **Radikulopathie**). Die am häufigsten betroffenen Segmente liegen zwischen dem vierten und fünften sowie zwischen dem fünften und sechsten Halswirbelkörper (Abb. 17.43).
Klinik: Meist akute Schmerzen und neurologische Ausfälle im Segment (s. Tab. 17.11). Auch Nacken-Hinterkopfschmerzen können führend sein. Es kommt zu einer Schmerzverstärkung beim Husten und Pressen sowie bei bestimmten Kopfbewegungen – insbesondere bei der Reklination.
Diagnostik: Der neurologische Befund ist richtungsweisend für die segmentale Zuordnung. Weitere diagnostische Hilfe (Alter des Befundes und topische Zuordnung) erlaubt das EMG.

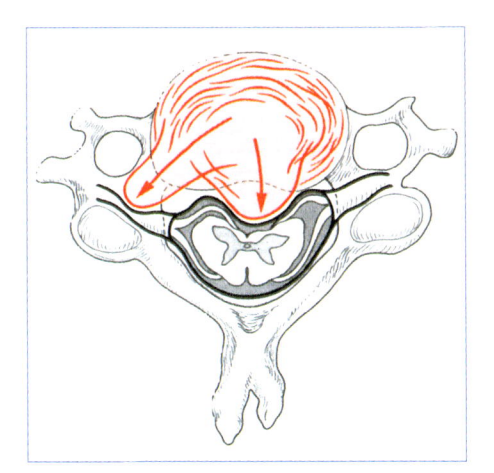

Abb. 17.43
Schematische Darstellung einer medialen und einer lateralen Bandscheibenhernie im Zervikalbreich. Mediale Protrusionen führen zu einer Rückenmarkskompression mit dem klinischen Bild der Myelopathie. Laterale Prolapse und Protrusionen führen zu einer Wurzelkompression (Radikulopathie)

An bildgebender Diagnostik erfolgt eine Röntgenaufnahme der HWS in vier Ebenen und ein CT – evtl. ergänzt nach lumbaler Kontrastmittelgabe (Myelo-CT, s. Abb. 17.44). Sollte hiernach keine Klärung möglich sein, ist ein MRT indiziert.

Mediale Protrusionen oder Prolapse

Sie führen zu einer Kompression des Rückenmarkes (= **Myelopathie**).
Klinik: Es kommt zu einer langsam progredienten spastischen Gangstörung mit gesteigerten Muskeldehnungsreflexen an den Beinen und zu einem positiven Babinski-Zeichen. Selten entstehen Blasen- und Mastdarmentleerungsstörungen.
Diagnostik: Zusätzlich zum neurologischen Befund können SEPs weitere Hinweise auf den Schweregrad der Rückenmarksschädigung geben. An bildgebender Diagnostik ist eine Röntgen-Nativaufnahme der HWS in vier Ebenen erforderlich. Als nächster Schritt ist dann eine Kernspintomographie indiziert. Das CT, insbesondere nach lumbaler Kontrastmittelgabe, kann ergänzend durchgeführt werden (Abb. 17.44).

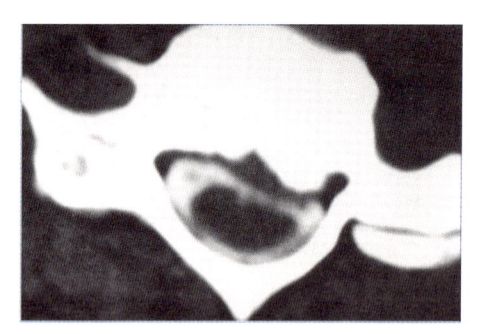

Abb. 17.44
Post-Myelographie-CT der Halswirbelsäule. Man sieht osteophytäre Randzacken insbesondere der linken Seite, die den kontrastierten Subarachnoidalraum einengen, das Rückenmark erkennt man als zentrale Aussparung

Therapie

1. Die Therapie ist **zunächst konservativ:** Ruhigstellung (z.B. mit einer Campschen Krawatte). Zusätzlich sollten lokale Wärme- oder Kälteanwendungen, die Verabreichung nichtsteroidaler Antiphlogistika (z.B. Diclofenac) und die Gabe zentraler Muskelrelaxantien (z.B. Diazepam) erfolgen. Im Anschluß ist eine krankengymnastische Therapie erforderlich. Massagen wirken in der Regel schmerzverstärkend.
2. Beim Versagen konservativer Therapiemaßnahmen, also bei persistierenden Schmerzen, und bei Auftreten neurologischer Symptome ist eine **operative Behandlung** indiziert. Auch bei einer zervikalen Myelopathie ist die Therapie immer operativ.
- Bei **lateralen Vorfällen** ohne ausgeprägte degenerative Veränderungen erfolgt der Zugang dorsal mit medialer Facettektomie und Resektion der angrenzenden Bogenanteile. Dieser Zugang erlaubt die Extraktion von intraforaminalen Bandscheibenvorfällen ohne die Bandscheibe zu entfernen (Operation nach Frykholm).
- Beim Vorliegen einer **zervikalen Myelopathie** und bei ausgeprägten degenerativen Veränderungen ist ein ventraler Zugang indiziert. Über diesen Zugang wird die betroffene Bandscheibe reseziert, es werden osteophytäre Randzacken entfernt und eine Unkoforaminotomie durchgeführt. Zusätzlich kann eine Fusion mit einem autologen Beckenkammdübel erfolgen (Operation nach Smith-Robinson). Sollten mehr als zwei Segmente betroffen sein, so ist eine zusätzliche Plattenosteosynthese erforderlich.

Tab. 17.11 Zervikalsyndrome. Darstellung der sensiblen und motorischen Ausfälle je nach betroffener Nervenwurzel mit Differentialdiagnose

	Schmerzen und Sensibilitätsstörungen	Motorische Störungen	Bemerkungen
C₅	Schulter, Oberarm-Außenseite	• Paresen des M. deltoideus, weniger auch des M. biceps brachii • BSR abgeschwächt	DD: Läsion des N. axillaris
C₆	radialer Unterarm, **Daumen**	• Paresen des M. biceps brachii, M. brachioradialis • BSR und PRP grob abgeschwächt oder aufgehoben	DD: Karpaltunnelsyndrom: Schmerzen mehr in der Volarhand, Reflexe erhalten ENG: Verlangsamte Nervenleitgeschwindigkeit im Karpalkanal
C₇	dorsaler Unterarm, **2. und 3. Finger**	• Paresen des M. triceps brachii, M. pronator teres, M. pectoralis major • gelegentlich Schwäche der Fingerbeuger und Thenar-Atrophie • TSR abgeschwächt oder ausgefallen	motorische Störungen sehr variabel, gelegentlich kaum objektivierbar DD: Karpaltunnelsyndrom: TSR erhalten EMG, ENG
C₈	ulnarer Unterarm **5. Finger**	• Paresen in der kleinen Handmuskulatur • Atrophie des Hypothenar • TSR abgeschwächt	DD: Ulnarisrinnensyndrom: TSR erhalten EMG

9.3 Thorakale Bandscheibenvorfälle

Thorakale Bandscheibenvorfälle sind sehr selten. Klinisch manifestieren sie sich durch ein progredientes Querschnitts-Syndrom. Das geeignete Diagnostikum ist die **Kernspintomographie**.
Therapie: Operativer Zugang von dorsolateral entweder durch eine Kostotransversektomie oder durch einen transfacettalen Zugang, so daß eine Extraktion des Bandscheibengewebes ohne Läsion des Rückenmarkes erfolgen kann.

9.4 Lumbale Bandscheibenvorfälle

Lumbale Bandscheibenvorfälle kommen in der überwiegenden Mehrzahl zwischen dem vierten und fünften Lendenwirbelkörper bzw. zwischen dem fünften Lendenwirbelkörper und dem Kreuzbein vor. Das Segment LWK 3/4 ist seltener, die höhergelegenen lumbalen Segmente sind sehr selten betroffen.

Klinik: Das typische Symptom eines lumbalen Bandscheibenvorfalles ist der Schmerz, der sich zunächst häufig als Lumbalgie („Hexenschuß") manifestiert. Kommt es dann zu einer Wurzelkompression (Abb. 17.45), so strahlt der Schmerz über typische Schmerzstraßen in das Bein aus **(Ischialgie)**. Im weiteren können sich dann Dysästhesien und Lähmungen einstellen. Darüber hinaus fallen Nervendehnungszeichen **(Zeichen nach Lasègue)** auf. Bei einem Massenvorfall kann es zu einer **Kompression der Cauda equina** kommen, die sich mit einer schlaffen Paraparese der Beine, Sensibilitätsstörungen (Reithose!) und Blasen- Mastdarmentleerungsstörungen und Potenzstörungen äußert. Die topische Zuordnung der radikulären Symptome ist in Tabelle 17.12 aufgeführt.

Diagnostik: Die **lumbale CT** oder die **MRT** des lumbalen Spinalkanales ist zum Nachweis von Bandscheibenvorfällen am besten geeignet (Abb. 17.46).
Vor einer geplanten Operation sollten **Röntgen-Nativaufnahmen** der Lendenwirbelsäule in zwei Ebenen durchgeführt werden, um unter anderem knöcherne Übergangsstörungen zwischen Os sacrum und der LWS zu diagnostizieren.

Therapie:
- Die Therapie ist in den meisten Fällen **zunächst konservativ**. Es erfolgt eine Immobilisation mit Bettruhe (feste Matratze und ggf. Stufenbett) für maximal 14 Tage. Zusätzlich können lokale Wärme- oder Kälteanwendungen, nichtsteroidale Antiphlogistika (z.B. Diclofenac) und zentral wirksame Muskelrelaxantien (z.B. Diazepam) verordnet werden. Bei Schmerzbesserung ist dann Physiotherapie indiziert.
- Bei therapieresistentem Schmerzsyndrom, bei vorhandenen Paresen und bei einem Kauda-Syndrom besteht eine **Operationsindikation**.

Bandscheibenvorfall mit Kauda-Syndrom
→ sofortige Operation

Der Zugang erfolgt von dorsal über eine Flavektomie und Teilhemilaminektomie mit mikrochirurgischer Entfernung des Sequesters und ggf. Ausräumung des Bandscheibenfaches.
- **Alternative invasive Therapiemethoden** (Lasernukleotomie, perkutane Diskektomie oder die Chemonukleolyse) haben sich nicht bewährt oder bieten gegenüber der offenen mikrochirurgischen Technik keine Vorteile.

Prognose: Ca. 85 bis 90 % der operierten Patienten haben bei richtiger Indikation ein gutes Ergebnis (Schmerzfreiheit). Die Rückbildungsfähigkeit neurologischer Ausfälle ist von der bereits vorhandenen Wurzelschädigung und der Dauer der Wurzelschädigung abhängig. Ca. 15 % der Patienten mit lumbalen Bandscheibenvorfällen erleiden einen erneuten Vorfall an gleicher oder anderer Stelle.

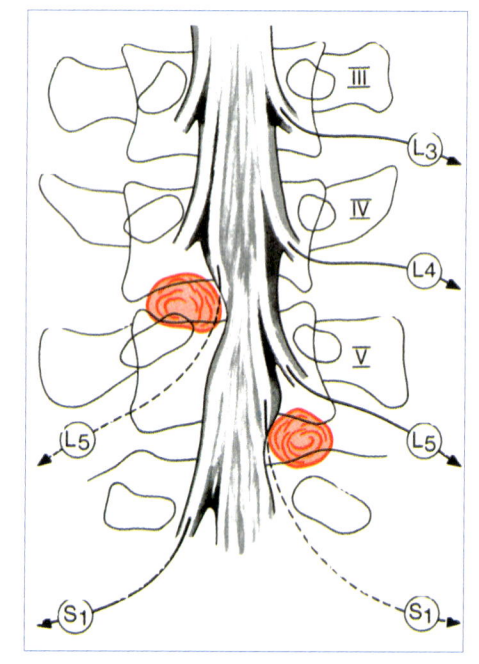

Abb. 17.45
Schematische Darstellung der Wurzelkompressionen bei lumbalem Bandscheibenvorfall im Myelogramm.
Auf der linken Seite ist ein Prolaps zwischen LWK4 und 5 (= 4. LW-Bandscheibe) dargestellt, der zu einer Kompression der Wurzel L5 (nicht L4!) führt. Die Wurzel L4 verläßt die Wirbelsäule schon oberhalb der Bandscheibe durch das Foramen intervertebrale.
Auf der rechten Bildseite ist analog ein Bandscheibenprolaps zwischen LWK5 und Kreuzbein dargestellt, der zur Kompression der Wurzel S1 geführt hat

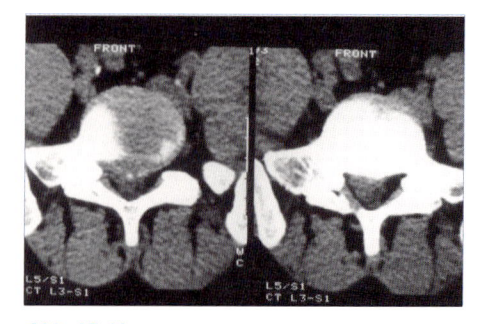

Abb. 17.46
Medio-rechts-lateraler lumbaler Bandscheibenvorfall

Tab. 17.12 Lumbalsyndrome. Darstellung der sensiblen und motorischen Ausfälle je nach betroffener Nervenwurzel mit Differentialdiagnose

	Schmerzen und Sensibilitätsstörungen	Motorische Störungen	Bemerkungen
L4	Kniescheibe, Tibiavorderkante **Innenknöchel**	• Parese des M. quadriceps femoris • BSR abgeschwächt	DD: Femoralisparese
L5	lateraler Unterschenkel, Fußrücken, dorsale **Großzehe**	• Paresen des M. extensor hallucis longus, Fußhebermuskulatur • **Hackengang erschwert** • Fuß „klappt" beim Gehen • PSR und ASR unbeeinträchtigt	DD: Peronäussyndrom
S1	lateraler Unterschenkel und Wade, **Fußaußenrand, Kleinzehe**	• Paresen der Fußbeugermuskulatur • **Zehenstand erschwert** • ASR abgeschwächt oder aufgehoben	
S1–S5	„Reithosengebiet" Analreflex negativ **Notfall!**	• Parese der Glutealmuskulatur, Kniebeuger Fußsenker • Trendelenburg-Zeichen • Sphinkterstörung • ASR aufgehoben	Bei medianen Totalprolapsen mit Kaudakompression; in höheren Etagen sind die entsprechenden höheren Segmente mitbetroffen

9.5 Lumbale Spinalkanalstenose

Pathogenese: Zusätzlich zu einer anlagebedingten relativen Enge des Spinalkanales kann es durch degenerative Veränderungen mit knöchernen Anbauten (Osteophyten) und ligamentärer Hypertrophie zu einer sekundären Spinalkanalstenose kommen (der normale Längsdurchmesser beträgt 15 bis 25 mm). Die normale dreieckige Form des Spinalkanales wird zu einer T-förmigen Enge (Abb. 17.47).
Außerdem kann eine degenerative Spondylolisthesis mit einer anterioren Subluxation und Verschiebung des oberen Wirbelkörpers entstehen. Ferner können Bandscheibenprotrusionen vorhanden sein.

Klinik: Am Beginn der Symptomatik stehen chronische Lumbalgien. Das klinische Bild manifestiert sich in einem belastungsabhängigen Schmerzbild im Sinne von stechenden Lumboischialgien, die sich unter Ruhe rasch zurückbilden **(Claudicatio spinalis)**. Die schmerzfreie Gehstrecke wird kürzer. Zusätzlich besteht ein Taubheitsgefühl, Dysästhesien und in manchen Fällen Läh-

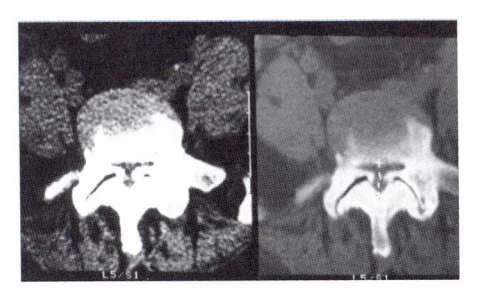

Abb. 17.47
Massive lumbale Spinalkanalstenose

mungen, die belastungsabhängig sein können. Die Beschwerden können durch Reklination provoziert werden. Des weiteren sind intermittierende Blasen-, Mastdarmentleerungsstörungen möglich. Das Zeichen nach Lasègue ist in der Regel negativ. Je nach Ausprägung treten die Symptome ein- oder doppelseitig auf und betreffen eine oder mehrere Wurzeln.

Diagnostik:
Röntgen-Nativaufnahme der LWS in zwei Ebenen, bei Spondylolisthesis zusätzliche Schrägprojektionen zur Differenzierung zwischen einer echten und einer Pseudospondylolisthesis („Halsband des Hundes"). Funktionsaufnahmen können über die klinische Relevanz einer Spondylolisthesis Aufschluß geben.
Lumbales CT evtl. auch mit intrathekaler Kontrastmittelgabe (Myelographie ohne oder mit Funktionsaufnahmen und/oder Myelo-CT) zur exakten Beurteilung der knöchernen Spinalkanalstenose. Das **lumbale MRT** ersetzt zunehmend die Myelographie.
Elektrophysiologische Untersuchungen können zur exakten Lokalisation und insbesondere zur Eingrenzung der Ausdehnung einer operativen Maßnahme hilfreich sein.

Therapie:
Beim Versagen der konservativen Therapie: Operation. Es wird in mikrochirurgischer Technik eine 2/3 Gelenkresektion und innere Dekompression des Spinalkanales vorgenommen. Zusätzlich wird, falls erforderlich, foraminotomiert. Im Falle einer instabilen Spondylolisthesis ist eine interkorporale Fusion indiziert. Die Dornfortsätze sollten, wenn irgend möglich, erhalten werden. Der Eingriff sollte immer so klein wie möglich und so ausgedehnt wie nötig erfolgen.

10 Periphere Nervenläsionen

10.1 Akute traumatische Nervenläsionen

Sowohl bei offenen Weichteilverletzungen (Schnitt, Stich etc.) als auch bei geschlossenen Traumen (Quetschung, Zerrung, Überdehnung, Einklemmung), können Nerven verletzt werden. Dabei müssen aus therapeutischen und prognostischen Gründen unterschiedliche **Schweregrade** der Verletzung unterschieden werden:

1. **Funktionsausfall bei erhaltener Faszikelstruktur**
- Leitungsblock mit spontaner Rückbildung innerhalb von Stunden oder Tagen **(Neurapraxie)**.
- Unterbrechung des Axons mit seiner intakten Nervenscheide **(Axonotmesis)** mit Degeneration des peripheren Axons, aber mit der Möglichkeit der spontanen Restitutio ad integrum.
- Unterbrechung des Neuriten (= Axon mit Schwann-Scheide, **Neurotmesis**). Spontane Regeneration möglich, jedoch häufig Defektheilungen.

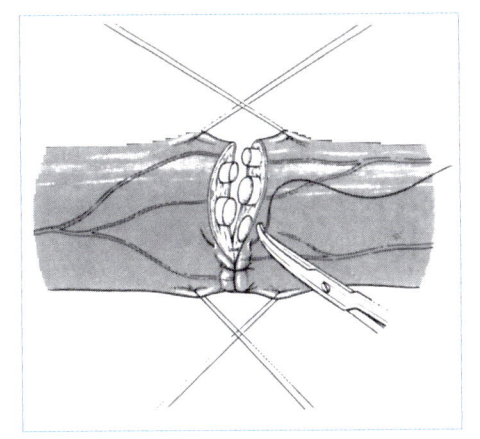

Abb. 17.48
Schematische Darstellung einer epineuralen Nervennaht. Eine saubere Anastomose der Faszikelstümpfe ist durch diese Nahttechnik nicht zu erreichen.

2. **Funktionsausfall mit Kontinuitätsunterbrechung von Faszikeln**
- Teilverletzung eines Nerven. Eine spontane partielle Regeneration wird durch Neurombildung erschwert oder verhindert.
- Durchtrennung des gesamten Nerven. Keine spontane Regenerationsmöglichkeit.

Klinik: Die Beurteilung einer Nervenläsion setzt detaillierte neurologische Kenntnisse voraus. So können aus dem Ausmaß der Sensibilitätsstörungen, der Kraftminderung, aus Veränderungen des Reflexverhaltens und trophischer Störungen Rückschlüsse gezogen werden auf Ort und Ausmaß des Nervenschadens. Verlaufskontrollen sind zur Beurteilung einer Progredienz oder möglichen spontanen Erholung besonders wichtig.

Nervenläsionen sind häufig Begleiterscheinungen anderer Knochen- oder Weichteilverletzungen, wobei sie durch das Trauma selbst oder später durch Narben- oder Kallusbildungen entstehen können. Auch bei offenen Weichteilverletzungen ist häufig bei der ersten Wundversorgung das Ausmaß einer gleichzeitigen Nervenverletzung nicht sicher zu erkennen.

Diagnostik: Die sorgfältige neurologische Untersuchung wird ergänzt durch die
- **Elektromyographie (EMG):** Denervationszeichen sind frühestens 14 Tage nach einer akuten Nervenläsion zu erkennen. Auch Reinnervationszeichen in der Erholungsphase lassen sich im EMG dokumentieren.
- **Elektroneurographie (ENG):** Aufzeichnung der Nervenleitgeschwindigkeit, besonders für die Beurteilung von chronischen Druckschädigungen wichtig.

Therapie:
Im Unterschied zum Gehirn und Rückenmark sind beim peripheren Nerv funktionelle Regenerationen zerstörter Fasern möglich. Diese **Regenerationsfähigkeit** liegt im anatomischen Aufbau der Nervenhüllstruktur begründet. Nach einer Kontinuitätsunterbrechung eines Nerven kommt es zwar zu einer Degeneration der peripheren Axone (Wallersche Degeneration), das Nervenhüllgewebe formt sich aber zu bindegewebigen Bändern um, die den regenerierenden Axonen als Leitschiene zum peripheren Endorgan dienen (Nervenwachstumsgeschwindigkeit etwa 1 mm/Tag). Die Regeneration setzt voraus, daß die auswachsenden Axonsprossen Anschluß an diese Leitschienen finden. Andernfalls kommt es zur Neurombildung.

Ziel der Nervennaht (nur bei Kontinuitätsunterbrechung der Faszikel möglich) ist daher eine möglichst exakte Adaptation der Faszikelhüllen.
- **Epineurale Naht** (Abb. 17.48): Nur bei scharfer glatter Durchtrennung möglich und ratsam. Die Indikation beschränkt sich auf die Primärversorgung glatter Schnittverletzungen. Nachteil: Eine optimale Adaptation der Faszikelstümpfe im Inneren des Nervs ist in der Regel nicht möglich. Gefahr der Neurombildung!

> Epineurale Nervennaht nur bei glatter Schnittverletzung!

- **Faszikuläre Naht:** Am günstigsten als sog. frühe Sekundärnaht ab der dritten Woche nach der Verletzung. Durch mikrochirurgische Operationstechnik ist eine ideale Adaptation möglich. Die Gefahr der Neurombildung wird vermindert.
- **Faszikeltransplantation** (Abb. 17.49): Indiziert bei Nervendefekten. Überbrückung des Defektes mit autologem Spendernerv (N. suralis). Die Faszikeltransplantation ermöglicht die für eine optimale Adaptation notwendige Spannungslosigkeit der Anastomose. Mit ihrer Hilfe können auch langstreckige Defekte überbrückt werden.

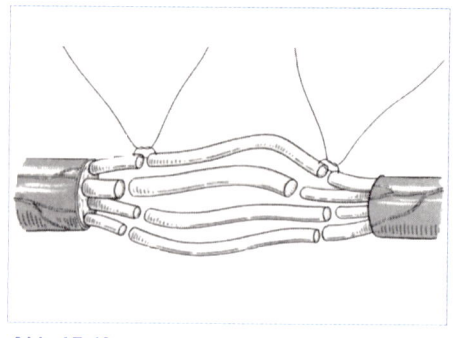

Abb. 17.49
Schematische Darstellung einer perineuralen Nervennaht mit Faszikeltransplantation. Das Epineurium ist an den Nervenstümpfen reseziert. Die Kluft wird durch mehrere Faszikelinterponate überbrückt, die sich spannungslos durch perineurale Nähte anastomosieren lassen

10.2 Chronisch progrediente Nervenläsionen

Bei Teilverletzungen von Nerven kann es durch Neurombildung oder auch durch narbige Strikturen oder Kallusbildung nach Knochenfrakturen zu einem Stillstand der Regeneration oder zur Funktionsverschlechterung kommen.
Diagnostik: Aufschlüsse geben neben der klinischen Verlaufskontrolle neurophysiologische Untersuchungen (EMG, ENG) sowie Röntgenaufnahmen.
Therapie: Bei begründeter Indikation Freilegung des Nerven.
- **Äußere Neurolyse:** Der Nerv wird als Ganzes aus seiner Umgebung herauspräpariert und dekomprimiert.
- **Interfaszikuläre Neurolyse** (Abb. 17.50): Freilegung der einzelnen Nervenfaszikel durch Abtragung des epineuralen Gewebes.

Indikationen: Intraneurale Läsionen, z.B. durch Narben nach Verletzungen und Hämatomen, partielle Verletzungen eines Nerven mit Neurombildung.

11 Tumoren des Nervenhüllgewebes (Schwannome, Neurofibrome)

Neurinome können isoliert oder aber auch multipel im Rahmen einer Neurofibromatose (M. Recklinghausen) überall am peripheren Nervensystem vorkommen.
Therapie: Auch sehr große Tumoren gehen zumeist nur von Einzelfaszikeln aus und lassen sich nach einer interfaszikulären Neurolyse unter Schonung und Erhaltung benachbarter Faszikelgruppen aus ihrem Hüllgewebe (Pseudokapsel) herauspräparieren und enukliieren.
Beim **M. Recklinghausen** mit multiplen Neurofibromen in der Subkutis und an peripheren Nervenstämmen stellt sich die Indikation zur Operation nur bei den Tumoren, die symptomatisch wurden (progrediente Ausfälle oder Schmerzen).

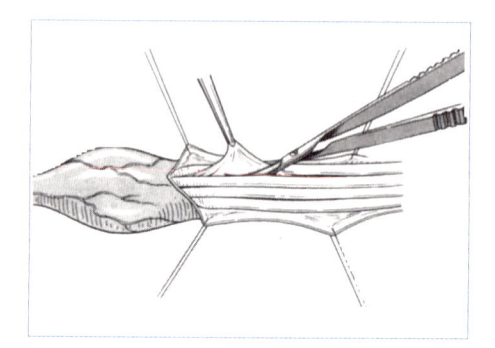

Abb. 17.50
Schematische Darstellung der interfaszikulären Neurolyse vor einem Verletzungsneurom. Das epineurale Hüllgewebe ist längsgespalten und mit Haltenähten fixiert. Durch Resektion des zwischen den Faszikeln liegenden epineuralen Gewebes werden die vom Perineurium umschlossenen Faszikel freigelegt

12 Engpaßsyndrome

Unter diesem Begriff werden chronisch progrediente Nervenirritationen an anatomisch vorgegebenen Engpässen zusammengefaßt.

An der **oberen Extemität** sind dies vor allem:
- **Scalenus-Syndrom** (Halsrippe?) und benachbarte Syndrome, die zu einer Beeinträchtigung des unteren Armplexus führen.
- **Ulnarisrinnensyndrom** durch Irritation des N. ulnaris am Epicondylus humeri ulnaris.
- **Karpaltunnelsyndrom** durch Beengung des N. medianus im Karpalkanal am volaren Handgelenk.

Charakteristisches Symptom sind die nächtlichen, schmerzhaften Kribbelparästhesien in Hand und Arm (Brachialgia paraesthetica nocturna).

An der **unteren Extremität:**
- **Meralgia paraesthetica** (Irritation des N. cutaneus femoris lateralis beim Durchtritt durch das Leistenband medial der Spina iliaca anterior).
- **Tarsaltunnelsyndrom:** Beengung des N. tibialis unter dem Retinaculum flexorum unter dem Innenknöchel des Fußes.

Klinik: Abhängig vom Schweregrad der Stenose können Parästhesien und Schmerzen, periphere motorische, sensible und vegetative Ausfälle auftreten.

Therapie: Bei gesicherter Diagnose und erfolgloser konservativer Behandlung wird der Nerv freigelegt. In der Regel genügt eine externe Neurolyse und Dekompression. Gelegentlich ist eine Verlagerung des Nerven notwendig (Ulnarisrinnensyndrom).

13 Operative Schmerzbehandlung

(s. Kap. 1.3.3)

13.1 Trigeminusneuralgie

Pathogenese: Die Ätiologie des Krankheitsbildes ist letztlich noch unklar. Angenommen wird eine Irritation der Trigeminuswurzel im Bereich des Kleinhirnbrückenwinkels.

Klinik: Typisch sind einseitige, heftigste, blitzartige Schmerzanfälle mit überwiegender Lokalisation im Versorgungsgebiet des 2. oder 3. Trigeminusastes. Charakteristisch ist der kurze, heftige Schmerzanfall, oft in Serien auftretend („Stiche, Schläge, Blitze").

Auslösendes Moment: Zarte Berührung einer umschriebenen empfindlichen Hautpartie (Triggerzone), z.B. Nase, Mund und Mundhöhle. Daher sind auch beim Essen, Kauen und Schlucken Anfälle auslösbar.

Therapie:
- Zunächst medikamentös mit Carbamazepin (Tegretal®) oder Hydantoinen.

- Bei **Therapieresistenz oder Unverträglichkeit** operative Behandlung:
  - **Anästhesie der Triggerzone** (Leitungsanästhesie des N. infraorbitalis am Foramen infraorbitale oder des N. mandibularis am Foramen mandibulae). Nachteil: Kein dauerhafter Effekt.
  - Dauerhafte Ausschaltung durch **Thermorhizotomie**. Dabei Punktion des Ganglion Gasseri auf dem Weg durch das Foramen ovale und Vorschieben der Punktionsnadel bis in die Trigeminuswurzel (Abb. 17.51). Durch eine kontrollierte und dosierte Erhitzung der Nervenfasern mit einer Thermosonde ist eine Unterbrechung der Schmerzfasern unter Schonung der dickeren, hitzestabilen Berührungsfasern möglich.
  - **Freilegung der Trigeminuswurzel im Kleinhirnbrückenwinkel.** Dabei werden häufig arterielle Gefäßschlingen an der Nerveneintrittszone als mögliche Ursache der chronischen Irritation gefunden. Die Abpräparation dieser Gefäße und ggf. Muskelinterposition führt mit gutem Erfolg zum Sistieren der Anfälle ohne Beeinträchtigung der sensiblen Funktion.
  - Bei völliger Therapieresistenz partielle oder komplette Durchtrennung der Trigeminuswurzel als ultima ratio.

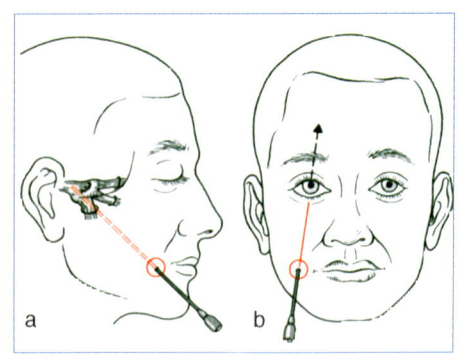

Abb. 17.51 a,b
Technik der Punktion des Ganglion Gasseri und der Trigeminuszisterne durch das Foramen ovale. Einstich ca. 1,5 cm lateral des Mundwinkels. Die Nadel zielt im seitlichen Aspekt **a** daumenbreit vor den Tragus, im frontalen Aspekt **b** auf die Pupille

13.2 Therapieresistente Schmerzen im Bereich der Körperperipherie

Für **schwere unstillbare Schmerzzustände** stehen neben der medikamentösen Behandlung eine Reihe von operativen Maßnahmen zur Verfügung, die im wesentlichen darauf abzielen, die afferente Schmerzbahn zu unterbrechen, den Schmerzreiz zu modifizieren oder die Schmerzempfindung zu dämpfen (Abb. 17.52).

- **Transkutane Elektrostimulation:** Applikation von Plattenelektroden auf ein Schmerzprojektionsfeld. Durch permanente oder auch intermittierende Wechselstromstimulation ist in einigen Fällen auf physiologischem Weg eine Schmerzunterdrückung möglich.
- Bei gutem Ansprechen ist die **Implantation von Reizelektroden** in der Nähe der Hinterstränge des Rückenmarks indiziert. Die Stimulation wird dann durch einen Taschengenerator gesteuert.
- **Nervenblockade:** Schmerzunterbrechung durch langwirkende Leitungsanästhesie.
- **Nervendurchtrennung oder -verödung:** Indiziert beim Narbenneuromschmerz, wenn eine schonende Neurolyse nicht möglich oder erfolgreich ist.
- **Perkutane Thermorhizotomie:** Ausschaltung des Ramus dorsalis der Spinalnerven (Hinterwurzel) durch Thermosonde. Indikation: Vertebragene radikuläre Lumbalgien.

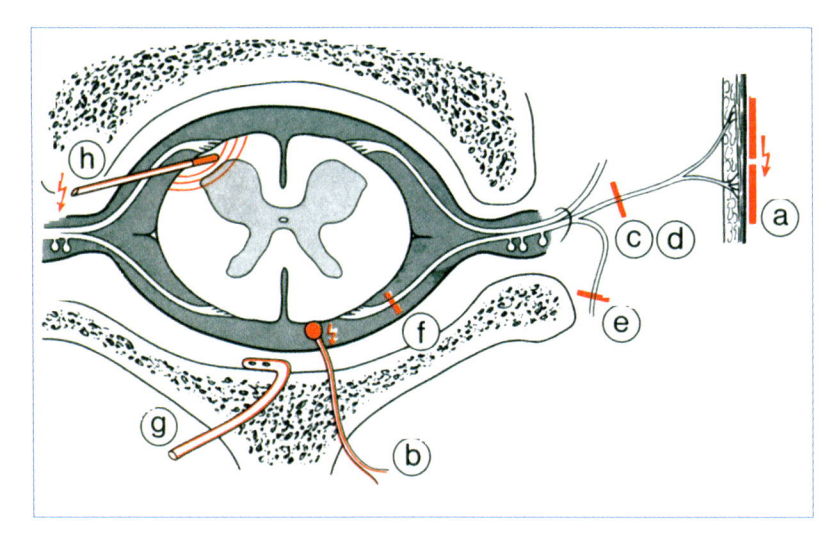

Abb. 17.52
Möglichkeiten der Schmerzbehandlung durch Eingriffe am schmerzleitenden System (Erläuterungen im Text)

- **Durchtrennung der Hinterwurzel.** Indikationen: z.B. Zosterneuralgie, Interkostalneuralgie.
- **Peridurale Instillation von Opiaten:** Besonders geeignet für die Therapie unstillbarer Karzinomschmerzen im Unterleib. Die Applikation erfolgt über einen im Periduralraum liegenden Verweilkatheter.
- **Chordotomie:** Durchschneidung des Vorderseitenstranges im Bereich des Rückenmarks. Der Eingriff wird heute nur noch selten als hohe zervikale perkutane Chordotomie mit einer Thermosonde durchgeführt. Dabei unterbricht man den schmerz- und temperaturleitenden Tractus spinothalamicus. Durch schrittweise Vergrößerung des Ausschaltungsherdes kann die Analgesie von den Sakralsegmenten bis hinauf zu den Zervikalsegmenten ausgedehnt werden.
- **Stereotaktische ausschaltende Eingriffe:** Unterbrechung der zentralen Schmerzbahn einschließlich der thalamo-kortikalen Bahnen. Hierdurch wird die Schmerzempfindung gedämpft. Eine gewisse Bedeutung haben stereotaktische Eingriffe mit Dauerimplantation von Stimulationselektroden, die inhibitorische Effekte auf den afferenten Schmerzreiz ausüben können.

18 Gesicht, Kiefer, Mundhöhle

Kapitelübersicht

Gesicht, Kiefer, Mundhöhle

Entzündungen
- Lokale eitrige Entzündung von Ober- und Unterkiefer
- Logeninfektion des Gesichtsschädels
- Phlegmone
- Odontogene Kieferhöhlenentzündungen
- Knocheninfektionen des Gesichtsschädels
- Aktinomykose
- Tetanus
- Tuberkulose
- Syphilis

Zysten
- Kieferzysten
- Weichteilzysten

Verletzungen
- Weichteilverletzungen
- Verletzungen der Zähne
- Frakturen des Gesichtsschädels

Tumoren
- Tumoren der Mundhöhle und der Lippen
- Tumoren des Kiefer- und Gesichtsschädels
- Tumoren der Gesichtshaut

Erkrankungen der Kopfspeicheldrüsen
- Speicheldrüsentumoren
- Entzündungen der Speicheldrüsen
- Sialadenosen

Lippen-Kiefer-Gaumenspalten

Kieferanomalien

Regionale plastisch-rekonstruktive Chirurgie

1 Entzündungen

Entzündliche Erkrankungen im Mund-, Kiefer- und Gesichtsbereich werden in erster Linie durch den dentogenen Infektionsweg hervorgerufen. Zahn- und Zahnhalteapparat sind die häufigste Eintrittspforte für die Infektionserreger.

Nicht odontogen bedingte Erkrankungen können die Lymphadenitis colli und der infizierte Bruchspalt bei Kieferfrakturen bis hin zur Entwicklung eines sog. Bruchspaltabszesses sein. Auch infizierte Weichteilwunden nach Verletzungen, infizierte Tumoren, Fremdkörperinfektionen und Infektionen nach Injektionen sowie entzündliche Haut- und Schleimhauterkrankungen haben keine Beziehung zum Zahnsystem.

1.1 Lokale eitrige Entzündung von Ober- und Unterkiefer

Ursache: Marktote Zähne, marginale Infekte (Weisheitszahn), erschwerter Zahndurchbruch, leere Alveolen nach Zahnextraktionen und Wurzelreste.

Lokalisation: Subperiostal, submukös, perikoronal und parodontal im Bereich der Alveolarfortsätze des Ober- und Unterkiefers, des Hartgaumens und der Fossa canina (Abb. 18.1 a).

Klinik: Druckdolente Auftreibung und Schwellung, Begleitödem mit eitriger Einschmelzung, Fluktuation (Abszeß). Bei subperiostaler und perikoronaler Lokalisation Spontanschmerz.

Therapie: Trepanation des marktoten Zahnes, bei Einschmelzung (Abszeß) chirurgische Eröffnung durch Inzision und Drainage, evtl. zusätzlich Chemotherapie, später Beseitigung der Abzeßursache (z.B. Zahnextraktion). Begleitend: Feucht-kalte Umschläge.

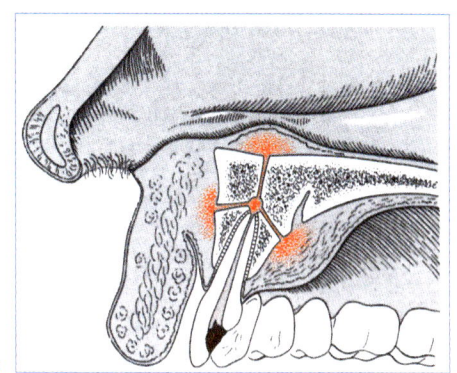

Abb. 18.1 a
Ausbreitungswege odontogener Entzündungen im Oberkieferfrontbereich

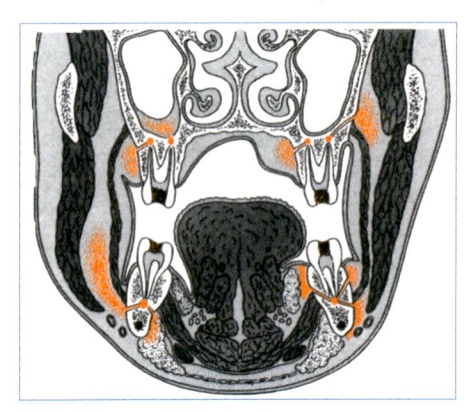

Abb. 18.1 b
Ausbreitungsmöglichkeiten odontogener Entzündungen im Seitenzahnbereich des Ober- und Unterkiefers

Komplikation: Ausbreitung in die verschiedenen Logen des Gesichtsschädels, bei Lokalisation in der Fossa canina Fortleitung über die V. angularis in den intrakraniellen Raum.

1.2 Logeninfektion des Gesichtsschädels

Ursache: s.o. Zusätzliche Ursachen können Bruchspaltinfektionen, nekrotisierende Tumoren, Infektionskrankheiten und Fremdkörper sein.
Lokalisation: Perimandibulär, submandibulär, paramandibulär, Wangen- und Parotisloge, masseterico-mandibulär, pterygomandibulär, submental, sublingual, retromaxillär, parapharyngeal, paratonsillär, temporal, orbital (Abb. 18.1 b).
Klinik: Je nach Lokalisation Druckschmerz und/oder Spontanschmerz, Kieferklemme, Schluckbeschwerden, Beeinträchtigung der Sprache und der Nahrungsaufnahme, bei zusätzlich subkutaner Lokalisation Hautrötung. Beeinträchtigung des Allgemeinzustandes, fieberhafte Temperaturen.
Therapie: Breite chirurgische Eröffnung durch Inzision und Drainage von intra- und/oder extraoral – Beachtung der typischen Schnittführungen (Abb. 18.2 a,b). Je nach Ausbreitungstendenz und Lokalisation zusätzlich gezielte chemotherapeutische Behandlung nach Erregerresistenzprüfung und physikalische Therapie. Der Eingriff erfolgt in der Regel in Allgemeinnarkose unter

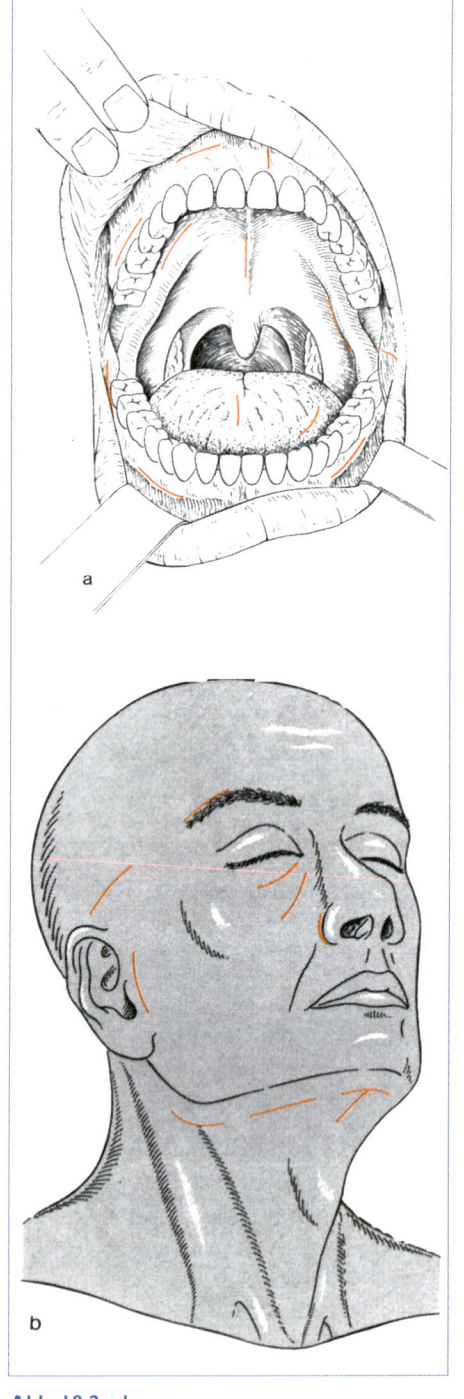

Abb. 18.2 a,b
Intraorale **a** und extraorale **b** Schnittführungen zur Abszeßeröffnung

Entzündungen | 18 Gesicht, Kiefer, Mundhöhle

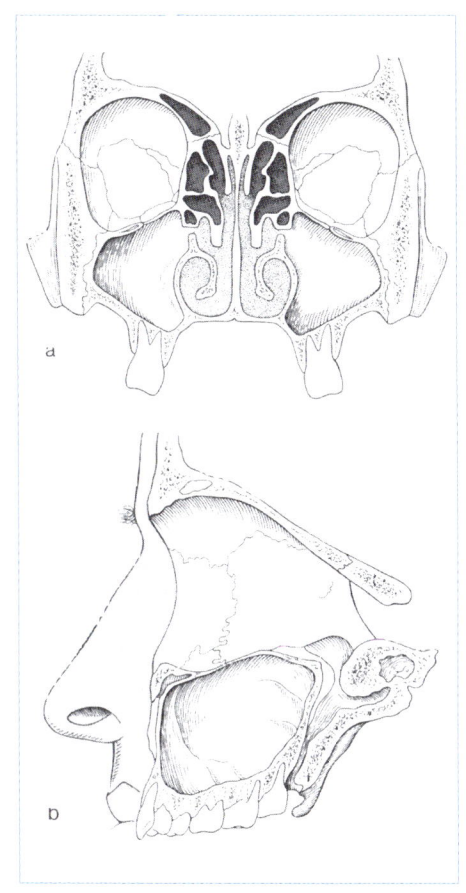

Abb. 18.3 a,b
Enge Lagebeziehung zwischen Zahnsystem und Kieferhöhlen **a** sagittal und **b** seitlich

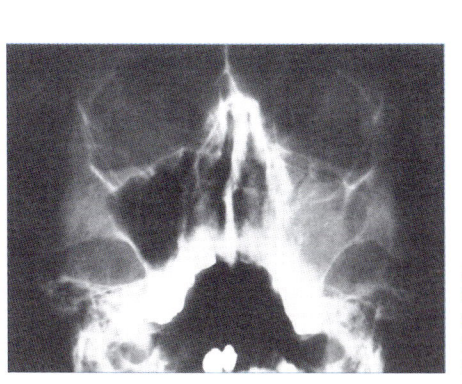

stationären Bedingungen. Täglicher Verbandwechsel unter Belassung der Drainage, bis die eitrige Sekretion nachgelassen hat und die Abszeßursache beseitigt ist.
Komplikationen: Befall mehrerer Abszeßlogen, Ausbreitung zur Schädelbasis oder Absenkung nach mediastinal, Verlegung der Atemwege.

1.3 Phlegmone

Die Phlegmone ist ein sehr seltene Form der eitrigen Entzündung (unter 1 % im Mund-Kiefer-Gesichts-Bereich = MKG).
Ursache: Grundsätzlich jede Infektion (s.o.), zusätzlich häufig Verminderung der körpereigenen Abwehrlage.
Lokalisation: Schrankenlose Ausbreitung im Gewebe, besonders in Zunge, Mundboden und im Halsbereich.
Klinik: Diffuses und hartes Infiltrat ohne Abgrenzung zur Umgebung, Rötung, Schwellung, Spontan- und Druckschmerz, hohes Fieber, Tachykardie, hochgradig reduzierter Allgemeinzustand, evtl. mit Atemnot und Schocksymptomatik.
Therapie: Breite chirurgische Eröffnung aller Gewebsspalten durch Mehrfachinzisionen, in jedem Fall breite chemotherapeutische Abdeckung bereits vor bakteriologischem Keimnachweis.

> Phlegmone am Kopf: Lebensgefährlich wegen Komplikationsgefahr (Sinus-cavernosus-Thrombose u.a.m.)

Komplikationen: Lebensgefährliche Erkrankung aufgrund der raschen und unbegrenzten Ausbreitung der Entzündung nach mediastinal und intrakraniell, Gefahr der Thrombophlebitis mit allen zentralen Folgen, Erstickungsgefahr.

1.4 Odontogene Erkrankungen der Kieferhöhlen

Aufgrund der engen topographischen Beziehung zwischen Zahnsystem und Kieferhöhle kommt es häufig zu entzündlichen Komplikationen in Form einer Sinusitis maxillaris infolge dentogener Infektionen (apikal, Zysten, postoperativ nach zahnärztlich-chirurgischen Eingriffen) (Abb. 18.3, 18.4).

Abb. 18.4
Röntgen-NNH: Odontogene Sinusitis maxillaris sinistra, homogene Verschattung der linken Kieferhöhle bei apikaler Parodontitis eines linken Oberkiefermolaren

1.4.1 Akute odontogene Kieferhöhlenentzündung

Ursache: Chronisch apikale Parodontitis der oberen Prämolaren und Molaren, Eröffnung der Kieferhöhle bei Zahnextraktionen, Verlagerung von Wurzelresten in die Kieferhöhle, infizierte odontogene Zysten, selten durch kontinuierliche Ausbreitung von Abszessen.
Klinik: Ausstrahlender Mittelgesichtsschmerz von der Stirn bis zu den Oberkieferzähnen, einseitiger eitriger Schnupfen, Erhöhung der Körpertemperatur.
Therapie: Konservativ durch Antibiotika und schleimhautabschwellende Medikamente (Nasentropfen, -spray); nach Abklingen der hochakuten Erscheinungen Kieferhöhlenspülungen und Instillation lokal wirksamer Breitbandantibiotika nach Erstellung eines Antibiogramms. Bei Vorliegen eines Kieferhöhlenempyems frühzeitige Entlastung durch Drainage. Verschluß der Mund-Antrumverbindung (= MAV) erst nach Abklingen der akuten Entzündung in Verbindung mit einer Operation der Kieferhöhle (OP-Technik MAV-Verschluß s. Abb. 18.5).

1.4.2 Chronische odontogene Kieferhöhlenentzündung

Ursache: Wie bei der akuten odontogenen Kieferhöhlenentzündung nach Übergang in das chronische Stadium.
Klinik: Diffuser dumpfer Dauerschmerz im betroffenen Mittelgesichtsbereich, einseitiger Schnupfen und Herabsetzung des Riechvermögens. Objektiv häufig chronische Rhinitis mit Muschelhyperplasie und Sekretstraße im mittleren Nasengang und am Rachen. Röntgenologisch wandständige oder vollständige homogene Verschattung der Kieferhöhle (Abb. 18.4).
Therapie: Spülbehandlung und Instillation von Antibiotika und Kortikoiden. Beseitigung der Ursache, nasale Kieferhöhlenfensterung oder transantrale Operation.

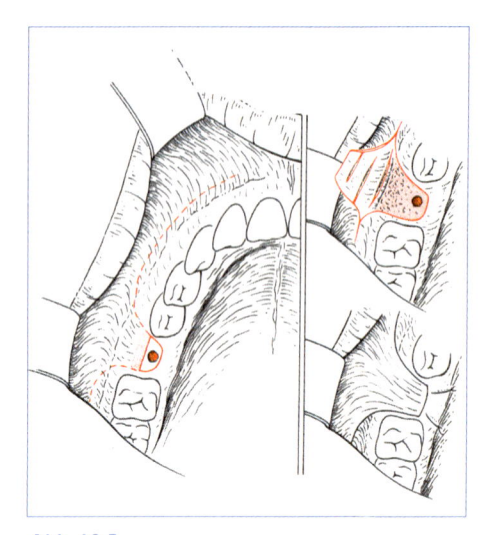

Abb. 18.5
Schematische Darstellung der plastischen Deckung einer Mund-Antrum-Verbindung durch trapezförmigen, vestibulärgestielten Mukoperiostlappen mit Lappenrand-Entepithelisierung und Verlängerung durch Periostschlitzung

1.5 Knocheninfektionen des Gesichtsschädels

Wie im gesamten Knochenskelett kann sie **fortgeleitet** durch Übergreifen von einem lokalen Entzündungsherd oder **hämatogen** durch Absiedlung von Keimen im Knochenmark hervorgerufen werden (s. Kap. 51). Im Kiefer-Gesichtsbereich überwiegt erstere Entstehungsform, d.h. Infektionen sind meist odontogen verursacht.

1.5.1 Odontogene Osteomyelitis

Häufigste Form der Osteomyelitis im Kieferbereich. Ausgehend von apikalen, marginalen oder perikoronaren Entzündungsprozessen der Zähne, denen eine Infektion mit pyogenen Keimen zugrunde liegt. Beginnt meist als akutes Stadium der Knochenmarkentzündung, die oft nach kurzer Dauer fließend in die sog. sekundär-chronische Osteomyelitis übergeht.

Entzündungen

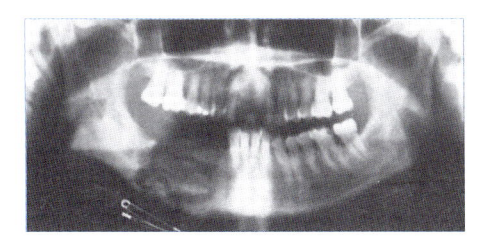

Abb. 18.6
Röntgen-Orthopantomogramm: Unterkieferosteomyelitis rechts mit Sequesterbildung

Ursache: Periapikale Infektionen bei avitalem Zahn (90%). Extraktionstrauma bei avitalem Zahn, parodontale Infektion, infizierte Zyste und verlagerte Zähne.

Lokalisation: Der Unterkiefer ist 6mal häufiger betroffen als der Oberkiefer. Prädilektionsstellen sind jeweils der seitliche Unterkieferast, grundsätzlich jedoch Vorkommen in allen Gesichtsschädelknochen.

Klinik:
- **Akut:** Zeichen der Entzündung, Schmerzen und schließlich lokalisierte Weichteilabszesse, febrile Temperaturen und Beeinträchtigung des Allgemeinzustandes.
- **Sekundär-chronisch:** Rezidivierende Schwellung und Schmerzen, chronische Fistelung, bei langem Verlauf und Ausdehnung auf den gesamten Unterkiefer, Sensibilitätsstörungen durch Beteiligung des N. mandibularis (Vincent-Syndrom).

Röntgen: Im chronischen Stadium diffus-wolkige Aufhellung ohne Begrenzung. Wechsel von Knochenneubildung und Knochenauflösung, im fortgeschrittenen Stadium Sequesterbildung und „Totenlade" (Abb. 18.6).

Szintigramm: Markierung durch radioaktive Substanzen in Zonen erhöhten Stoffwechsels.

Cave: Differentialdiagnose: Maligner Knochentumor (s. Kap. 45).

Therapie: Im akuten Stadium gezielte Eröffnung der Weichteilabszesse unter Schonung des Periostes und Drainage sowie parenterale Antibiotika, nach Abklingen des hochakuten Krankheitsbildes Extraktion der schuldigen Zähne und Stabilisierung der gelockerten durch Schienenverbände. Bei Übergang in das sekundär-chronische Stadium langanhaltende Medikation von Antibiotika, evtl. in Kombination mit Antiphlogistika und Kortikoiden sowie abgestuft meist folgende aktiv-chirurgische Verfahren: Sequesterotomie, Dekortikation, Spongiosatransplantation sowie – bei ausgedehnten Fällen – Spongiosablocktransplantation bei gleichzeitiger funktionsstabiler Osteosynthese.

Komplikationen: Spontanfrakturen, Verlust ganzer Kieferabschnitte, Pseudarthrose.

1.5.2 Nicht-odontogene Osteomyelitis

Ursache: Akzidentelles Trauma (Kieferfrakturen, Fremdkörper, Schuß- oder Explosionsverletzungen), Infektion nach iatrogener Osteotomie, Infekte und Verletzungen der Epithelschicht (eitrige Infekte der Gesichtshaut; chronische, superinfizierte Prothesendruckstellen; iatrogene Verletzungen der Schleimhaut), hämatogene Infektion (meist Oberkiefer, nur im Säuglings- und Jugendalter), direkt fortgeleitete eitrige Otitis media im Kleinkindesalter (Osteomyelitis des Processus condylaris mit späterer Wachstumsstörung und Ankylose), Zahnkeimosteomyelitis beim Säugling und Kleinkind (intraorale Bagatellverletzungen), radiogen (Strahlenosteomyelitis, Osteoradionekrose – odontogen).

Lokalisation: Mit Ausnahme der hämatogenen Osteomyelitis und der sog. Zahnkeimosteomyelitis ist der Unterkiefer häufiger

betroffen, die Lokalisation ergibt sich aufgrund der auslösenden Noxe.
Klinik: Wie bei der odontogenen Osteomyelitis, meist Übergang in ein sekundär-chronisches Stadium, Beschwerden je nach Ursache und Lokalisation. Wachstumsspätfolgen bei Osteomyelitis im Kindesalter, bei Lokalisation im Kiefergelenk zusätzliche Funktionsbeeinträchtigung (Ankylose). Allgemeine Beeinträchtigung je nach Entzündungsstadium.
Therapie: s.o.
Komplikationen: Ausbreitung in die Nachbarschaft, funktionelle Spätfolgen (Deformierung, Pseudarthrose, Ankylose).

1.5.3 Nicht-eitrige, chronisch-sklerosierende Osteomyelitis (Garré)

Ursache: Ungeklärt, primär-chronische Verlaufsform. Bei lokal begrenzter sklerosierender Osteomyelitis evtl. chronisch-entzündlicher Reiz mit unterschwelliger Entzündungsreaktion des Knochens (Sklerosierung).
Klinik: Fehlen von entzündlichen Zeichen, anfangs kaum Beschwerden, diffuse Auftreibung des befallenen Kieferknochens, Sensibilitätsstörungen durch Einengen der Nervenkanäle. Im fortgeschrittenen Stadium ständige Dauerschmerzen, erst spät milde Eiterungen und Fistelbildungen.
Röntgen: Verplumpung und Verdichtung der Knochenbälkchenzeichnung (Sklerosierung), Betonung der periostalen Neubildung. Bei lokaler Begrenzung oft birnenförmig umschriebene Sklerosierung mit diffuser Verdichtung und fließendem Übergang in die Umgebung.
Lokalisation: Vorwiegend Unterkieferseitenzahnbereich.
Therapie: Falls vorhanden, Ausschalten des Infektionsherdes, ansonsten symptomatische Schmerzbeseitigung, evtl. Antibiotika, Antiphlogistika und Kortikoide.
Komplikationen: Chronisch-langdauernder Verlauf mit unterschiedlicher Schmerzsymptomatik, höchste Therapieresistenz.

1.6 Spezifische Infektionen

Die zerviko-faziale Aktinomykose ist die häufigste Erkrankungsform der durch den Actinomyces israelii hervorgerufenen Infektion. Pulmonale und intestinale Beteiligungen sind dagegen ausgesprochen selten. Voraussetzung einer manifesten Infektion ist immer eine Begleitflora von unspezifischen aeroben und anaeroben Entzündungserregern, die den Weg in das Gewebe durch proteolytische Fermente (Hyaluronidase) bahnen, die den Aktinomyzeten fehlen. Der Erreger der Aktinomykose kommt in der freien Natur nicht vor, sondern befindet sich regelmäßig als Parasit in der Mund-Rachenregion des Menschen.
Ursache: Actinomyces israelii und begleitende Mischflora. Die aktinomykotische Entzündung geht meistens von devitalen Zähnen, besonders des Unterkiefers, Speicheldrüsen und Zunge aus.

Auch kleinste Verletzungen der Schleimhaut können den Aktinomyzeten zusammen mit den Keimen der Mischflora das Eindringen in das Gewebe ermöglichen.
Klinik: In der akuten Verlaufsform Weichteilabszesse mit subkutaner Einschmelzung, auch nach Therapie unmotivierte Reabszesse, chronische, über Wochen bestehende, bretthartes Infiltrate und Fistelungen. Nur wenige Beschwerden, keine Beeinträchtigungen des Allgemeinbefindens.
Diagnostik: Histologischer Nachweis von sog. „Drusen" im Granulationsgewebe (60%), sichere Diagnostik nur durch mikrobiologische anaerobe Kulturverfahren.

> Fistelnde Entzündung im Gesicht: Aktinomykose?

Therapie: Symptomatische, breite Abszeßinzision, Beiseitigung der Eintrittspforte, hochdosierte antibiotische Behandlung nach Testung, langdauernde Erhaltungsdosis, Jodiontophorese und ggf. Eigenblutinjektionen.
Komplikationen: Ausbreitung der Entzündung nach intrakraniell sowie generalisiert.

1.6.2 Tetanus

(s. Kap. 7)

1.6.3 Tuberkulose

Die Bedeutung der Tuberkulose für die MKG-Region besteht darin, daß etwa 15% aller aktiven Erkrankungen primär extrapulmonal ablaufen und hierbei von der Lokalisation her die periphere Lymphknotentuberkulose an erster Stelle steht. Sie manifestiert sich häufig als Halslymphknotentuberkulose und wird in der Mehrzahl der Fälle meist erst aufgrund des histologischen Befundes nach operativer Entfernung diagnostiziert. Manifestationen der primären Tuberkulose im Bereich der Mundschleimhaut, Gesichtshaut, Speicheldrüsen oder Kieferknochen sind äußerst selten. Dagegen zwingen die Folgen der postprimären Tuberkuloseformen, z.B. des sog. **Lupus vulgaris**, oft zu sekundären plastisch-chirurgischen Maßnahmen im Gesichtsbereich. Insbesondere die Neigung zur Entartung auf derart veränderter Haut ist stets im Auge zu behalten (Carcinoma in lupo).
Diagnostik: Präoperativ durch positiven Tuberkulintest.
Therapie: Chirurgische Entfernung und spezielle antituberkulöse Chemotherapie.

1.6.4 Syphilis

(s. Kap. 7)

2 Zysten

Definition: Pathologische Hohlgebilde, von einem ballonartig geschlossenen bindegewebigen Balg umschlossen, der in der Regel mit flüssigen bis breiigen Massen angefüllt ist. Histologisch findet sich eine Auskleidung des Zystenbalges mit Epithel. Durch zunehmende Erhöhung des Innendruckes vergrößern sich die zystischen Hohlräume durch Verdrängung, Druckatrophie oder bei gleichzeitiger Infektion gar Resorption des umgebenden Gewebes.

Ätiologie: Folge von Entwicklungsstörungen oder entzündlich bedingt. Von der Lokalisation her werden Zysten im Bereich der Kieferknochen von reinen Weichteilzysten unterschieden.

2.1 Kieferzysten

Hier überwiegen die **odontogenen Zysten**, die entweder entzündlicher Genese (radikuläre oder Zahnwurzelzysten, parodontale oder Zahnbettzysten) oder als Folge einer Entwicklungsstörung entstanden sind (follikuläre Zysten, Primordial- und Keratozysten).

Ebenfalls Folge einer embryonalen Störung sind die **dysontogenetischen fissuralen oder Gesichtsspaltenzysten**, die aus Epithelresten entstehen, die an Stellen der Verbindung der embryonalen Gesichtsfortsätze zurückgeblieben sind.

Schließlich treten leere Hohlräume im Bereich der Kieferknochen auf, die als sog. **Pseudozysten** bezeichnet werden, da sich kein echter Zystenbalg findet. Ihre Genese ist unklar.

International hat sich für die echten epithelialen Kieferzysten die Klassifikation nach der WHO bewährt (Tab. 18.1).

Klinik: Lange Zeit unbemerkt, erst bei entsprechender Größe Auftreibung des Knochens mit Ausdünnung der Kortikalis (federnd eindrückbar → „Pergamentknistern"), Zahnkronenverlagerung aufgrund der Verdrängung der Zahnwurzel, erst spät Druckgefühl im Kiefer und an den Zähnen, fast nie Sensibilitätsstörungen (Ausnahme: Bei gleichzeitiger Infektion).

Röntgen: Scharf begrenzter rundlicher Bezirk vermehrter Strahlendurchlässigkeit, bei großen Zysten und insbesondere im Unterkiefer häufig durch feine Kompaktlamelle gegen den umliegenden Knochen abgesetzt (Abb. 18.7). Zur besseren Bestimmung von Lage und Ausdehnung evtl. CT, Röntgen-Schichtaufnahme.

Differentialdiagnose: Röntgenologisch zystenähnliche Gebilde, wie Kieferhöhlenbucht oder periapikales Zahngranulom, zystische und vermehrt stahlendurchlässige solide Kiefertumoren (odontogene Tumoren – Ameloblastom, maligne Tumoren, Metastasen anderer maligner Tumoren), entzündlch bedingte Aufhellung im Bereich des Kieferknochens durch Resorption (Osteomyelitis, Dysplasien, zentrale Riesenzellgranulome). Klinisch sind alle Veränderungen symptomarm; bei malignen Tumoren finden

Tab. 18.1 Klassifikation epithelialer Kieferzysten (WHO, Pindborg et al., 1971)

A) Zystenentstehung durch Entwicklungsstörungen

1. Odontogene Zysten:
   a) Primordialzyste (Keratozyste)
   b) Gingivazyste
   c) Durchbruchszyste
   d) zahntragende (follikuläre) Zyste

2. Nichtodontogene Zysten
   a) Zyste des Ductus nasopalatinus (Ductus [Canalis] incisivus)
   b) globulomaxilläre Zyste
   c) nasolabiale (nasoalveoläre) Zyste

B) Zystenentstehung durch Entzündungen

1. Radikuläre Zyste

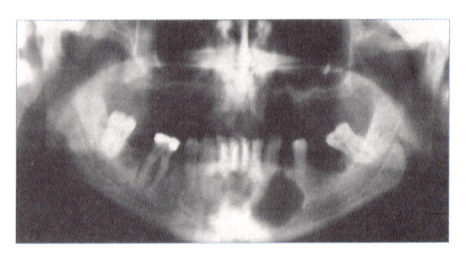

Abb. 18.7
Röntgen-Orthopantomogramm: Odontogene Unterkieferzyste links, radikulär

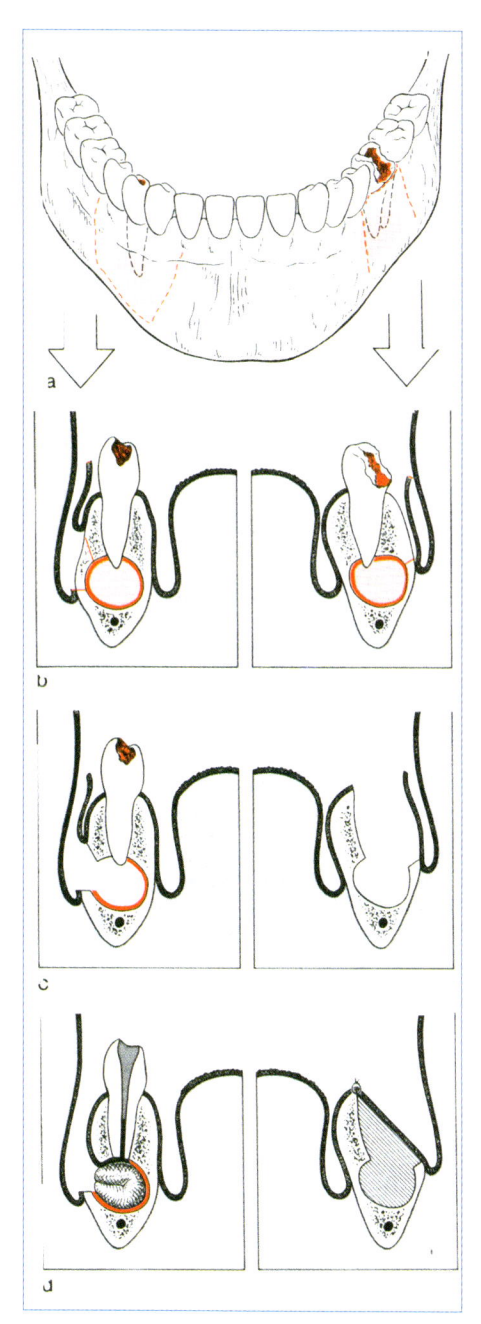

Zysten

18 Gesicht, Kiefer, Mundhöhle

sich erst spät Sensibilitätsstörungen. Sicherung der Diagnose durch Biopsie unerläßlich.
Therapie: Operativ (histologische Sicherung!) unter Erhaltung eines Teiles des Zystenbalges oder durch vollständige Entfernung desselben (Abb. 18.8 a–d).

Kieferzysten: In jedem Fall operative Therapie und histologische Untersuchung!

- **Operation mit weitgehender Erhaltung des Balges** (Zystostomie, Zystenfensterung, Operation nach Partsch I [1882]) (Abb. 18.8a–d rechter Unterkiefer).
Prinzip: Eröffnung der Zyste zur Mund-, Kiefer- oder Nasenhöhle, Entfernung des Zystenbalges nur im Bereich der Eröffnungsstelle, übriger Zystenbalg bleibt erhalten. Die Zyste wird somit zu einer Nebenbucht der Mund-, Kiefer- oder Nasenhöhle, weiteres Wachstum wird verhindert. Zusätzlich: Bei odontogenen Zysten Sanierung oder Entfernung des schuldigen Zahnes.
Nachteile: Resthöhle bleibt teilweise bestehen, dadurch oft Schwächung des Knochens, belassener Zystenbalg kann nicht histologisch untersucht werden, lange Nachbehandlungszeit.
Vorteil: Erhaltung benachbarter Strukturen (s.u.).
- **Operation mit Entfernung des Zystenbalges** (Zystektomie, Radikaloperation der Zyste nach Partsch II [1910]) (Abb. 18.8 a–d linker Unterkiefer).
Prinzip: Vollständige Entfernung des gesamten Zystenbalges samt Inhalt, dichter primärer Wundverschluß, bei odontogenen Zysten Sanierung oder Entfernung des schuldigen Zahnes. Bei großen Höhlen Zystenfüllung mit resorbierbaren denaturierten Gelatineschwämmen, besser mit Kollagenvlies oder bei sehr großen Zysten Auffüllung mit autologer Beckenkammspongiosa.
Nachteil: Gefahr der Verletzung benachbarter Organstrukturen (Nerven, vitale Zahnwurzel, Kiefer- oder Nasenhöhle), Wundheilungsstörungen.
Vorteil: Schneller Heilungsverlauf ohne lange Nachbehandlungszeit für den Patienten. Aufgrund der Radikalentfernung der gesamten Zyste sichere histologische Diagnose.

Abb. 18.8 a–d
Schematische Darstellung der operativen Behandlung von Unterkieferzysten, rechter UK: Technik mit Erhaltung des Zystenbalges (Zystostomie), linker UK: Technik mit Entfernung des Zystenbalges (Zystektomie) bei gleichzeitiger Entfernung des schuldigen Zahnes

2.2 Weichteilzysten

Ätiologie und **Einteilung:** Wie bei Kieferzysten, entzündlich oder durch Entwicklungsstörung bedingt.
- Schleimhautzysten der Kieferhöhle (Schleimretentionszyste, Mukozele).
- Retentions- und Extravasationszysten der Speicheldrüsen (große und kleine Speicheldrüsen, Sonderform der Rententionszyste der Glandula sublingualis: Ranula).
- Laterale und mediane Halszysten (branchiogene Zysten und Zysten des Ductus thyreoglossus).
- Dermoid- und Epidermoidzysten.

Klinik: Begrenzte, meist rundliche Weichteilschwellung mit langsamer Größenzunahme und Spannungsgefühl, prall-elastische Konsistenz, bei Schleimhautzysten der Kieferhöhle lange Symptomlosigkeit, Schmerzhaftigkeit aller Weichteilzysten erst nach erfolgter Sekundärinfektion. Sonderform der Ranula (Glandula sublingualis): Behinderung von Sprache und Nahrungsaufnahme durch Auftreibung des Mundbogens und Anhebung der Zunge bis an den Gaumen.

Diagnostik: Röntgenbild, Sonographie, CT, Sialogramm.

Differentialdiagnose: Gutartige Tumoren weicher Konsistenz (z.B. Lymphangiom, Lipom, gutartige Speicheldrüsengeschwülste), alle Arten von Lymphomen.

Therapie: Totale Entfernung der Zyste durch Exstirpation möglichst ohne Verletzung der Zystenwand. Bei Mukozelen der Kieferhöhle gleichzeitige Fensterung derselben zum unteren Nasengang, bei größeren Speicheldrüsenzysten Entfernung der jeweiligen Drüse.

Komplikationen: Sekundärinfektion, bei Belassung von Zystenbalgresten Rezidivneigung.

3 Verletzungen

Meistens kombinierte Weichteil-Knochenverletzungen.
Ursache: Verkehrsunfälle, Arbeitsunfälle, Gewalttätigkeiten, Sportunfälle. Bei größeren Verletzungen des Gesichtsschädels ist stets an ein Schädel-Hirn-Trauma zu denken (s. Kap. 17).

Größere Kopfverletzung: Schädel-Hirn-Trauma?

3.1 Weichteilverletzungen des Mund-, Kiefer- und Gesichtsbereiches

Verletzungsart und Lokalisation: Prellung, Quetschung, Schnitt-, Stich-, Riß- und Platzwunden im Bereich der Haut von Stirn, Nase, Lidern, Wangen, Lippen, Kinn und Hals sowie Ohrmuscheln. Abscherverletzungen im Bereich von Kinn, Lippen, Wange, Nase und Lidern sowie Defektverletzungen.

Ausgedehnte Weichteilverletzung des Kopfes: Gesichtsschädelfraktur?

Therapie: Nach den allgemeinen Regeln der Wundversorgung (s. Kap. 1.4), jedoch Wundrandanfrischung im Gesichtsbereich nur sparsam, Erhaltung sämtlicher gestielter Gewebsanteile zur Vermeidung von Defekten, insbesondere der Augenbrauen, Lider, Nasenspitze sowie Nasensteg und Nasenflügel und der Lippen. Bei größeren Defekten besteht die Gefahr funktioneller Störungen (Lidektropium, Naseneingangsstenosen, Verlust des Lippenschlusses behindert Sprache und Nahrungsaufnahme) sowie von ästhetischen Beeinträchtigungen (Verziehungen, Asymmetrien).

Sparsame Exzision im Gesichtsbereich!

Zur Vermeidung von Stufenbildungen und breiten Narben exakte Adaptierung der Wundränder, Wundverschluß schichtweise, Verwendung atraumatischen Nahtmaterials. Frühzeitige Nahtentfernung (5. Tag).

Gesichtsverletzung: Atraumatische Naht, frühzeitige Nahtentfernung!

Bei Durchtrennung von motorischen Nervenfasern (N. facialis) sowie bei größeren Weichteilamputaten mikrochirurgische Anastomosierung von Nerv bzw. Arterie und Vene, evtl. unter Interposition eines Transplantates. Falls eine primäre Nervrekonstruktion nicht möglich ist, Markierung der Nervenstümpfe durch Fäden.

Bei Verletzung der Schleimhäute von Mund und Nase nur im Falle von Quetschungen Wundrandexzisionen, Nahtentfernung nach 8 Tagen. Bei Verletzung von Lippen und Zunge schichtweiser Verschluß von Haut, Muskulatur und Schleimhaut unter exakter Adaptierung der Oberflächen, bei Verletzung der Speicheldrüsenausführungsgänge primäre Anastomosierung.

3.2 Verletzungen der Zähne

Ursache: Meist durch direkte Gewalteinwirkung harter Gegenstände oder Sturz auf das Gesicht, auch indirekt durch Frakturen des Kiefers oder Kompression der Zahnreihen aufeinander.
Lokalisation: Überwiegend Beteiligung der Frontzähne, Oberkiefer häufiger als Unterkiefer.
Verletzungsart: Luxationen, Subluxationen, Kronenfrakturen, Wurzelfrakturen.
Diagnostik: Klinisch Abbruch eines Teiles oder der ganzen Zahnkrone, hochgradige Beweglichkeit der Krone oder Lockerung des ganzen Zahnes. Röntgenologisch Verbreiterung des Periodontalspaltes bei der Luxation, Frakturlinie bei der Zahnfraktur.

Therapie

- **Totale Luxation:** Replantation und Fixation durch Drahtbogenkunststoffschiene, später Wurzelspitzenresektion und Wurzelfüllung.
- **Subluxation (Lockerung):** Fixation durch Drahtbogenkunststoffschiene, später bei Devitalität ebenfalls Wurzelspitzenresektion und Wurzelfüllung.
- **Kronenfraktur:** Erhaltung des Restzahnes bzw. der Zahnwurzel duch konservierende Maßnahmen.
- **Wurzelfraktur:** Je nach Lokalisation Erhaltung des Zahnes durch Wurzelspitzenresektion und Schienung und/oder transdentale Fixation ggf. mit endodontaler Kompressionsverschraubung. Alternativ Zahnextraktion und Sofortimplantat oder brückenprothetische Sekundärversorgung.

3.3 Frakturen des Gesichtsschädels

Definition: Gewaltsame Zusammenhangstrennung des Knochens durch direkte oder indirekte Gewalteinwirkung (s. Kap. 47).
Ursache: Sämtliche äußeren Gewalteinwirkungen durch Unfall, Schlag und Fall, Herabsetzung der Festigkeit durch Erkrankungen (Entzündung oder Tumor → pathologische Fraktur).
Frakturtypen: Je nach Krafteinwirkung und Lokalisation werden im Gesichtsbereich vor allem Biegungsbrüche von Stauchungsbrüchen, Abscherungsbrüchen und Abrißbrüchen unterschieden. Es entstehen Quer-, Schräg, Längs-, Trümmer- und Defektbrüche.
Frakturlokalisation: Folgende Gesichtsschädelknochen sind vorwiegend betroffen: Unterkiefer, Kiefergelenk, Oberkiefer, Jochbein und Jochbogen, Orbitaboden sowie Nasen- und Siebbein.

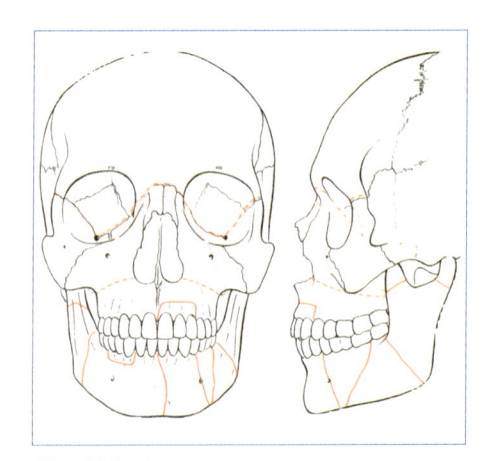

Abb. 18.9 a,b
Schematische Darstellung typischer Frakturlinien des Mittelgesichts, des Orbitabereiches und des Ober- und Unterkiefers **a** sagittal, **b** seitlich

Verletzungen 18 Gesicht, Kiefer, Mundhöhle

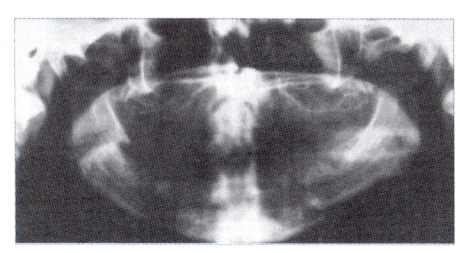

Abb. 18.10
Röntgen-Orthopantomogramm: Frakturen des Unterkieferkörpers, Kieferwinkels und Gelenkfortsatzes

3.3.1 Frakturen des Unterkiefers

Häufigste Lokalisation aller Frakturen des Kiefergesichtsbereiches (50–90 %). Der Häufigkeit nach sind der Gelenkfortsatz, der Kieferwinkel, der horizontale Unterkieferast im Bereich der Eckzähne und der Prämolaren, die Kinnregion und schließlich der Alveolarfortsatz betroffen. In der Hälfte der Fälle handelt es sich um Mehrfachbrüche des Unterkiefers bis hin zu Trümmer- und Defektfrakturen (Abb. 18.9 und 18.10).

Klinik: Neben den unsicheren Frakturzeichen Schwellung, Schmerz und Störung der Bewegungsfunktion typische Ausprägung der sicheren Frakturzeichen: Abnorme Beweglichkeit, Krepitation und Dislokation. Das häufigste Frakturzeichen des Unterkiefers ist die Dislokation in Form von Stufenbildung, Okklusionsstörung und Sensibilitätsstörung im Versorgungsbereich des 3. Trigeminusastes.

Diagnostik: Klinische Zeichen und Röntgen. Die Standarddiagnostik in der Traumatologie stützt sich auf die a.p. und seitliche Aufnahme des Schädels, ergänzt durch Spezialeinstellungen (Tab. 18.2). Bei Schwerstverletzten und Polytraumatisierten großzügiger Einsatz der CT. Insbesondere bei Patienten mit Verdacht auf intrazerebrale Schäden ist die CT kaudal der Schädelbasis fortzusetzen. Die CT des Schädels und des Gesichtsschädels erfolgt üblicherweise in axialer Schnittrichtung. Die Beurteilung erfolgt

Tab. 18.2 Röntgendiagnostik des Schädels in der Traumatologie

Aufnahmetechnik	Indikationsschwerpunkte
1. Schädel seitlich (mit seitlich angestellter Kassette!)	Schädelkalotte, Oberkiefer, Unterkiefer, obere HWS, insbesondere Dens
2. Schädel p.a. 15 Grad	Kiefergelenke, Unterkiefer
3. Hinterhauptsaufnahme nach Towne	Hinterhaupt und Foramen magnum
4. Nasennebenhöhlenaufnahme (NNH)	Kieferhöhle/Oberkiefer, Orbita, Jochbein, Jochbogen
5. Nasenbein seitlich	Nasenbein
6. Schädel axial (Henkeltopf)	Jochbogen
7. Orbita p.a. (Orbitavergleichsaufnahme)	knöcherne Orbitabegrenzung, alle NNH, Nasenscheidewand
8. Orbitaaufnahme nach Rhese	Canalis opticus
9. Unterkieferast	Unterkieferast der anliegenden Seite
10. Unterkiefer nach Clementschitsch	gesamter Unterkiefer, Kiefergelenk
11. Schüller-Aufnahme	Felsenbein, Mastoid, Kiefergelenk
12. Stenver-Aufnahme	Felsenbein, innerer Gehörgang
13. Pyramidenvergleichsaufnahme nach Altschul	Innenohr
14. Panoramavergrößerungsaufnahme (oPG)	Unterkiefer, Oberkiefer, Kiefergelenk, Zähne

im Knochen- und Weichteilfenster. Zur besseren Beurteilung der Orbitahöhle und der NNH kann die Untersuchung zusätzlich in koronarer Schnittrichtung hilfreich sein.

Therapie

- **Konservative** Frakturbehandlung mit dentalen oder alveolären Schienenverbänden in Form von Drahtbogenkunststoffschienen oder Prothesenschienen bei Frakturen im voll- oder teilbezahnten Unterkiefer. Ruhigstellung durch intermaxilläre Immobilisation von Ober- und Unterkiefer in zentraler Okklusion (Abb. 18.11).
- **Operative** Frakturbehandlung durch direkte Reposition der Fragmente nach chirurgischer Freilegung und Fixierung durch Platten und Schrauben bei zahnlosem Unterkiefer sowie dislozierten Frakturen in nichtzahntragenden Kieferabschnitten und bei Kombinationsfrakturen (Abb. 18.12).
- **Kombiniert** operativ-konservative Frakturversorgung bei Mehrfachbrüchen im Unterkieferkörper und -kiefergelenk (Abb. 18.13).

Frakturen im zahntragenden Unterkieferbereich sind stets über das Parodontium der Zahnalveole mit der Mundhöhle verbunden und müssen daher als offene Frakturen gelten. Aus diesem Grunde ist hier eine prophylaktische antibiotische Abschirmung notwendig.

Frakturen im bezahnten Kieferabschitt sind offene Frakturen: Antibiotikaprophylaxe!

Die Zeitdauer der intermaxillären Ruhigstellung beträgt bei der rein konservativen Frakturversorgung je nach Frakturtyp 3–5 Wochen. Bei Frakturen des Gelenkfortsatzes darf eine völlige Ruhigstellung höchstens für 8–10 Tage erfolgen, da anschließend die frühzeitige funktionelle Behandlung des Gelenkes zur Ver-

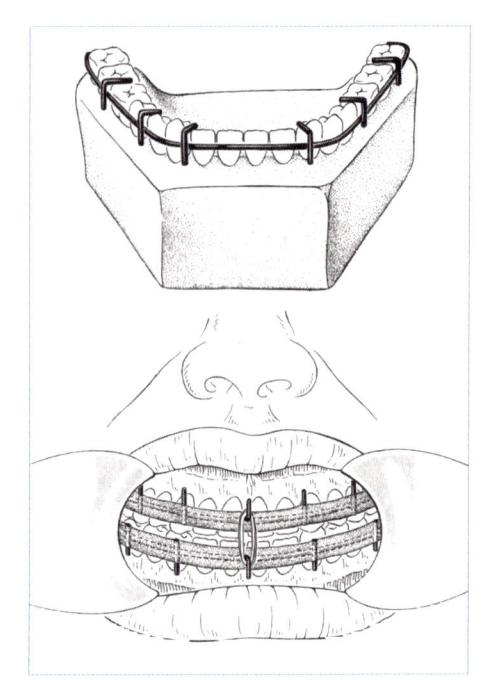

Abb. 18.11 a,b
Schematische Darstellung der Anwendung einer Drahtbogenschiene:
a am Modell ohne Kunststoff und eingebunden an den Zahnreihen
b mit Kunststoff beschichtet in der Mundhöhle

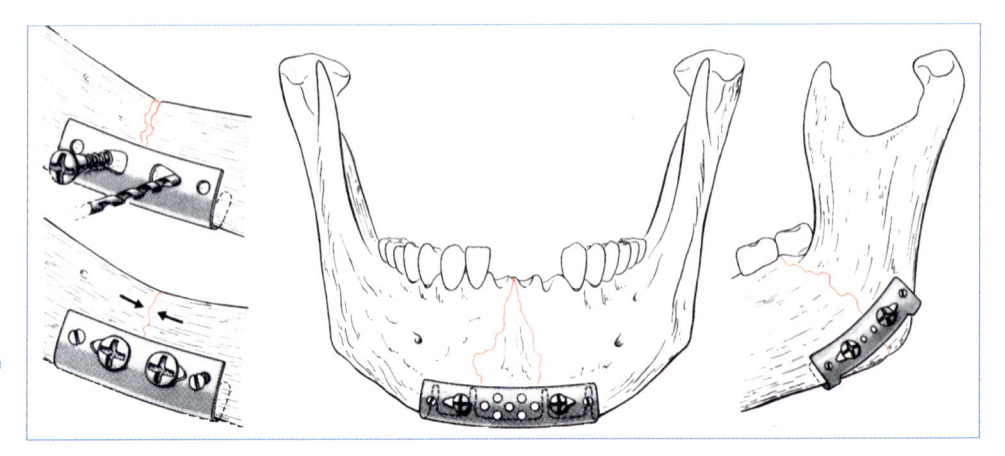

Abb. 18.12
Prinzip der operativen Kompressionsplattenosteosynthese am Unterkiefer

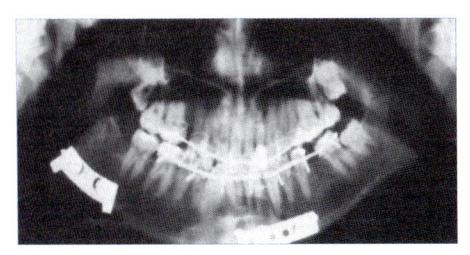

Abb. 18.13
Röntgen-Orthopantomogramm: Kombination von konservativer (Drahtbogenkunststoffschiene) und operativer (Kompressionsplattenosteosynthese) Frakturversorgung bei Mehrfachbrüchen im Unterkiefer und -gelenk

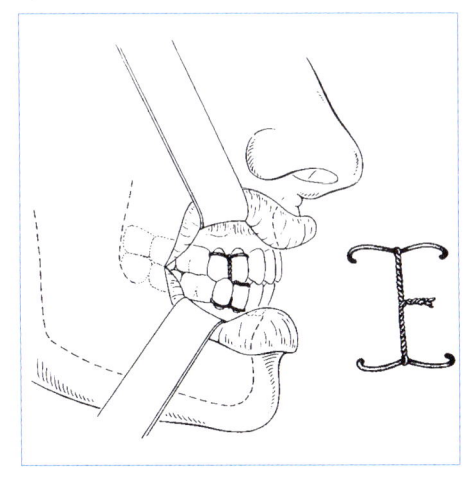

Abb. 18.14
Schematische Darstellung des Drahtligaturenverbandes nach Ernst zur provisorischen Ruhigstellung bei Unterkieferfrakturen

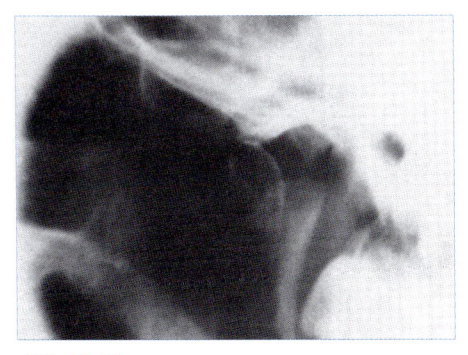

Abb. 18.15
Röntgen-Parma: Fraktur des Kiefergelenkfortsatzes mit Verlagerung des Gelenkkopfes

meidung von Mundöffnungsbehinderungen erfolgen muß. Bei der häufigen Kombination von Frakturen im Bereich des horizontalen Unterkieferastes und auf der gegenüberliegenden Seite im Bereich des Gelenkfortsatzes ist daher die Anwendung der funktionsstabilen axialen Kompressionsplattenosteosynthese zur frühzeitigen funktionellen Behandlung des Kiefergelenkes als Therapie der Wahl unerläßlich.

Indikation zur operativen Frakturversorgung am Kiefer:
1. Zahnloser Unterkiefer
2. Kombinationsfrakturen mit Gelenkbeteiligung
3. Stark dislozierte Frakturen

Notversorgung: Da häufig bis zur definitiven Versorgung ein längerer Zeitraum vergeht, sollten die beweglichen Fragmente des Unterkiefers mit Hilfe von Drahtligaturen ruhiggestellt werden. Bei bewußtseinsklaren Patienten ist auch eine intermaxilläre Ruhigstellung mittels Verbindung von Ober- zu Unterkiefer möglich (Drahtligaturenverband nach *Ernst*) (Abb. 18.14).
Komplikationen: Verlegung der Atemwege durch Blutung oder Zurücksinken der Zungenmundbodenmuskulatur bei Stück- oder Trümmerfrakturen (stets Drahtschere beim Patienten!), Bruchspaltabszeß, Bruchspaltostitis, Bruchspaltosteomyelitis, Pseudarthrose sowie Ankylose.

Kombinierte Knochen-Weichteilverletzung: Erst Rekonstruktion der Knochen, dann der Weichteile (Versorgung von innen nach außen!)

3.3.2 Verletzungen des Kiefergelenkes

Ursache: Direkte Gewalteinwirkung und indirekte Einwirkung über den Unterkiefer.
Verletzungsarten: Luxation des Kiefergelenkköpfchens entweder bei Luxation des ganzen Unterkiefers oder bei Gelenkfortsatzfrakturen (Luxationsfraktur, Verletzung der Gelenkkapsel, Verletzung des Gelenkdiskus, Verletzung der Gelenkpfanne [z.B. Fraktur der vorderen Gehörgangswand]).
Klinik: Bei Luxation des gesamten Unterkiefers Kiefersperre und Medialverlagerung des Unterkiefers, leere Gelenkpfanne. Bei allen übrigen Verletzungen Kieferklemme infolge der Funktionseinschränkung des betreffenden Gelenkes: Bei Einseitigkeit Seitenabweichung der Mittellinie des Unterkiefers zur erkrankten Seite, bei doppelseitiger Gelenkfortsatzfraktur offener Biß mit Distalverlagerung des Unterkiefers. Blutung aus dem äußeren Gehörgang kann auch Zeichen einer Fraktur der Kiefergelenkpfanne sein.
Diagnostik: Klinische Zeichen und Röntgen-Spezialaufnahme (Abb. 18.15).
Therapie: Konservativ mit kurzfristiger Ruhigstellung (8–10 Tage) und anschließender funktioneller Behandlung. Bei stark dis-

lozierten oder luxierten Kollumfrakturen meist operative Reposition und Osteosynthese. Bei Kiefergelenksluxation sofortige manuelle Reposition, ggf. in Allgemeinnarkose.
Komplikationen: Fortwährende Kieferklemme, Ankylose. Bei Verletzungen im Kindesalter Wachstumsbeeinträchtigung des Untergesichts (Vogelgesicht).

3.3.3 Frakturen des Mittelgesichts

Das Mittelgesicht umfaßt das gesamte Viszerokranium mit Ausnahme des Unterkiefers. Anders als der Unterkiefer ist sein Aufbau gekennzeichnet durch ein kompliziertes Hohlraumsystem, das durch ein Rahmenwerk von dünnen Knochenlamellen und kräftigen Knochenpfeilern begrenzt ist. Entsprechend entstehen je nach Gewalteinwirkung folgende Frakturen im Bereich des Mittelgesichts:
1. Kranio-faziale Absprengungen beim Abriß großer Mittelgesichtsfragmente.
2. Lokalisierte Frakturen des Jochbein-/Orbitakomplexes, des Nasen-Siebbeines sowie des Oberkieferalveolarfortsatzes.
3. Nichtklassifizierbare Trümmer- und Defektfrakturen.

3.3.4 Frakturen des Oberkiefers

Bei kranio-fazialen Absprengungen des Mittelgesichts ist jeweils der Oberkiefer insgesamt beteiligt. Je nach Verlauf der Bruchlinien und je nach Größe des abgesprengten Mittelgesichtsfragmentes werden die Oberkiefer-/Mittelgesichtsfrakturen nach *Le Fort* eingeteilt (Abb. 18.16).

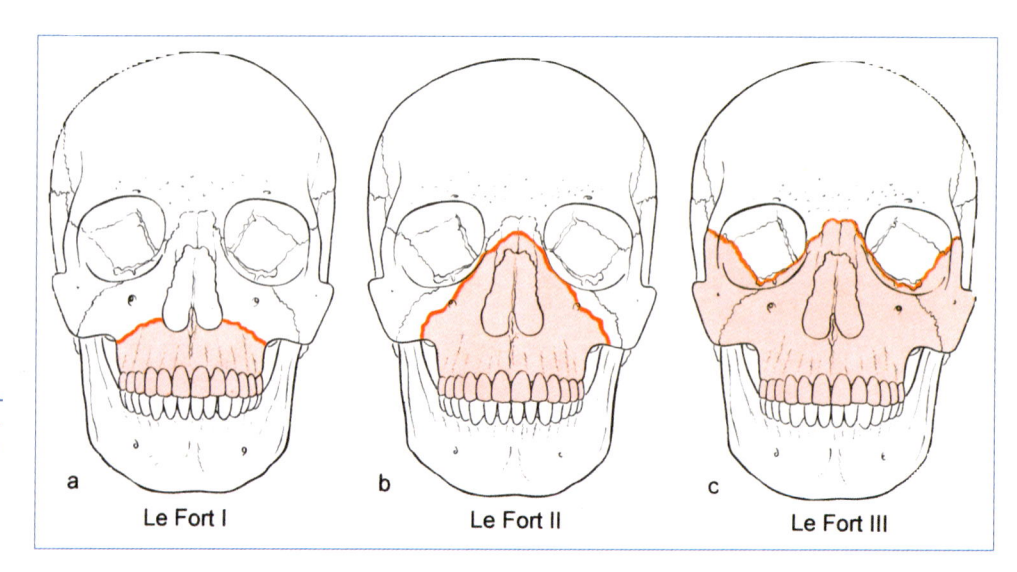

Abb. 18.16 a–c
Lokalisation und Einteilung der Mittelgesichtsfrakturen nach *Le Fort*
a Le Fort I
b Le Fort II
c Le Fort III

Verletzungen · 18 Gesicht, Kiefer, Mundhöhle

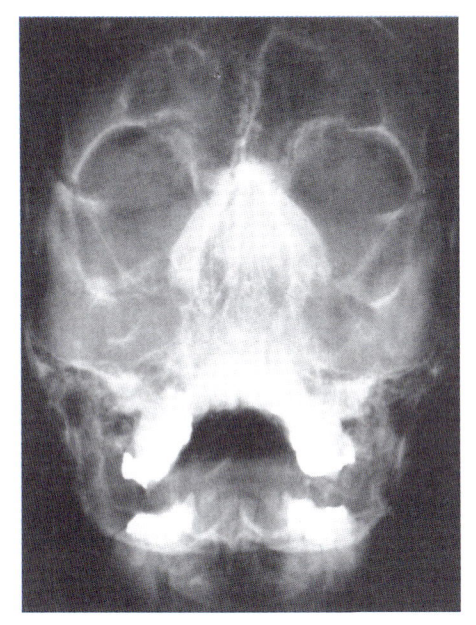

Abb. 18.17
Röntgen-NNH: Hohe Mittelgesichtsfraktur (Le Fort III)

- *Le Fort I* = Tiefe maxilläre Querfraktur, Absprengung des Alveolarfortsatzes zusammen mit der Gaumenplatte
- *Le Fort II* = Zentrale Mittelgesichtsfraktur, pyramidale Absprengung der Maxilla einschließlich der knöchernen Nase.
- *Le Fort III* = Zentrale und laterale Mittelgesichtsfraktur, hohe Absprengung des gesamten Mittelgesichtsskelettes einschließlich knöcherner Nase.

(Eine andere Einteilung der Frakturen nach *Wassmund* I–IV berücksichtigt zusätzlich die Beteiligung oder Nichtbeteiligung der knöchernen Nase.)

Zur vierten Gruppe werden die Sagittalfrakturen gerechnet, zu einer fünften zählen die Kombinationsfrakturen.

Klinik: Als Folge der Dislokation:
- Okklusionsstörungen im Sinne einer Pseudoprogenie mit frontooffenem Biß,
- Stufenbildungen an den jeweiligen Bruchlinien,
- Verlängerung und Abflachung (dish-face) des Mittelgesichtes.

Abnorme Beweglichkeit je nach Höhe der Frakturlinie mehr oder weniger ausgeprägt. Krepitation ist mehr zu spüren als zu hören. Zusätzliche unsichere Frakturzeichen: Schwellung, Hämatombildung, Blutungen, Sensibilitätsstörungen im Versorgungsgebiet des zweiten Trigeminusastes, okuläre Symptome, Rhinoliquorrhoe, Klopfschall der Zähne.

Diagnostik: Klinische Zeichen und Röntgen (NNH, Orbitaübersicht, Oberkiefer Aufbiß, Schädel seitlich), CT (Abb. 18.17).

Therapie: Oberstes Ziel: Herstellung einer regelrechten Okklusion und Stellung des Mittelgesichtes. Einstellung und Sicherung der Okklusion über intermaxilläre Verdrahtung mit dentalen Drahtbogenkunststoffschienen oder (bei fehlender Bezahnung) durch Prothesenschienen und operative funktionsstabile Osteosynthese mit Miniplatten. In Ausnahmefällen operative kraniomaxilläre Drahtaufhängung des Oberkiefermassivs je nach Lage der Frakturlinien am Stirnbein, Jochbogen oder am nichtfrakturierten Teil der Maxilla mit Immobilisation für 5–7 Wochen.

Komplikationen: Infektionen über Liquorfistel, ungenügende Konturierung des Mittelgesichts, Okklusionsstörungen.

3.3.5 Frakturen des Jochbeins

Unter den lokalisierten Frakturen sind die des Jochbein-Bereiches am häufigsten. Neben isolierten Frakturen ist das Jochbein bei 25 % aller Mittelgesichtsfrakturen mitbetroffen.

Ursache: Verkehrsunfälle, Sportunfälle, Rohheitsdelikte, Arbeitsunfälle und Stürze.

Klinik: Dislokation = Abflachung der typischen Jochbeinprominenz, Stufenbildung am Infraorbitalrand und der Crista zygomatico-alveolaris, Sensibilitätsstörung im Ausbreitungsgebiet des N. infraorbitalis. Abnorme Beweglichkeit und Krepitation in der Regel nicht prüfbar.

Diagnostik: Klinische Zeichen und Röntgen (NNH: häufig Einblutung der Kieferhöhle = Hämatosinus) (Abb. 18.18).
Therapie: Operativ durch Reposition mit Einzinker-Jochbeinhaken und Fixation durch Draht- oder Plattenosteosynthese im Bereich der Sutura zygomatico-frontalis, bei starker Dislokation zusätzlich infraorbital.

3.3.6 Frakturen des Jochbogens

Meistens kombiniert mit Jochbeinfrakturen. Gleiche Ursachen.
Klinik: Muldenförmige Abflachung im seitlichen Gesichtsbereich, mechanische Kieferklemme durch Verlegung des Muskelfortsatzes des Unterkiefers bei der Mundöffnung.
Diagnostik: Klinische Zeichen und Röntgen (NNH und Schädel axial = „Henkeltopf"-Aufnahme, Abb. 18.19).
Therapie: Reposition mit einzinkigem Knochenhaken, Fixation meist nicht erforderlich.

3.3.7 Frakturen der Orbitawandungen

Ursache: Indirektes Trauma bei Jochbeinfraktur → Beteiligung des Orbitabodens, direkte Gewalteinwirkung. Sonderform: Isolierte Fraktur einer Orbitawandung, am häufigsten des Orbitabodens = „blow-out"-Fraktur (Abb. 18.20).
Klinik: Bei Kombinationsfraktur Stufenbildung im Bereich der Orbitaränder, Verlagerung des Bulbus, meist nach kaudal und dorsal (Enophthalmus). Einklemmung der Augenmuskulatur mit konsekutiven Doppelbildern, Sensibilitätsstörungen im Ausbreitungsgebiet des N. infraorbitalis.
Diagnostik: Klinische Zeichen und Röntgen (NNH, Orbitaübersicht, Tomographie).
Therapie: Häufig indirekte Reposition durch Jochbeinreposition ausreichend, sonst direkte operative Rekonstruktion durch Einbringen von homologem oder alloplastischem Material. Evtl. transantrale Abstützung durch Tamponade.
Komplikationen: Persistierende Doppelbilder.

3.3.8 Frakturen des Nasenbeines

Ursache: Wie bei Mittelgesichts- und Jochbeinfrakturen. Häufig isoliert.
Klinik: Als Ausdruck der Dislokation starke Deformität (Schief-, Sattel- oder Plattnase). Abnorme Beweglichkeit, Krepitation, zusätzlich unsichere Frakturzeichen wie Schwellung, Hämatombildung, Nasenbluten, Behinderung der Nasenatmung und Einschränkung des Riechvermögens.
Diagnostik: Klinische Zeichen und Röntgen (isolierte Aufnahme des Nasenbeines).
Therapie: Reposition von extra- und intranasal, Aufrichtung des eingesunkenen Gerüstes und Fixierung durch Nasentamponaden und Nasengips.
Komplikationen: Persistierende Deformität, Septumdeviationen, Synechien, Behinderung der Nasenatmung.

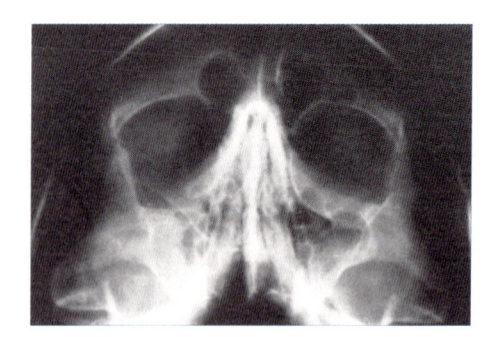

Abb. 18.18
Röntgen-NNH: Dislozierte Jochbeinfraktur rechts mit Verschattung der rechten Kieferhöhle als Ausdruck einer Einblutung (Hämatosinus)

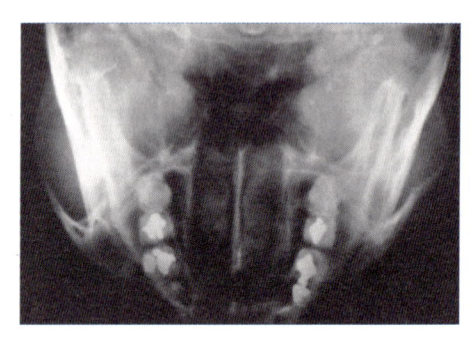

Abb. 18.19
Röntgenschädel axial („Henkeltopf"): Jochbein-, Jochbogen-Impressionsfraktur rechts

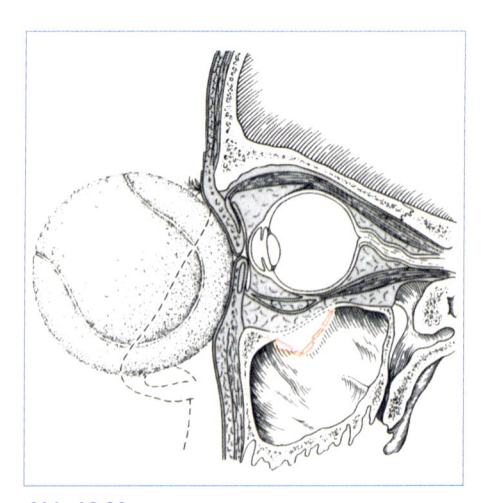

Abb. 18.20
Schematische Darstellung einer isolierten Orbitabodenfraktur durch stumpfes Trauma („blow-out-fracture")

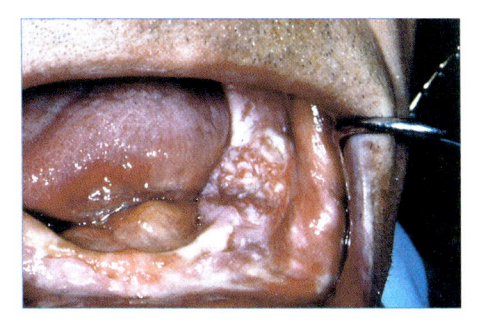

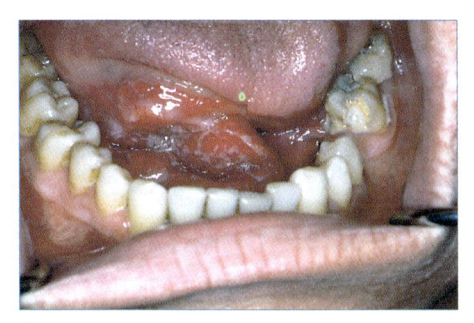

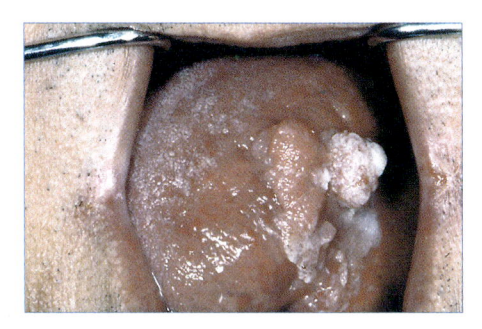

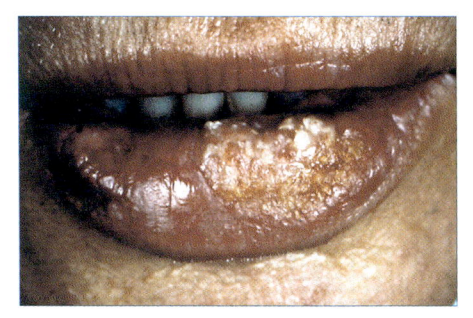

Abb. 18.21 a–d
Mundhöhlenkarzinome
a) linker Unterkiefer, b) rechter vorderer Mundboden, c) linker Zungenrand, d) Unterlippe

4 Tumoren

Die Geschwülste im Mund-, Kiefer und Gesichtsbereich können sowohl mesenchymalen als auch epithelialen Ursprungs sein. Entsprechend dem histologischen Aufbau und ihrem klinischen Verhalten werden gutartige (benigne) von bösartigen (malignen) Geschwülsten getrennt.

Häufigkeit: Bezogen auf alle Organmanifestationen entfallen etwa 3–5 % aller Tumoren des menschlichen Körpers auf die Mund-Kiefer-Gesichtsregion. Die Mortalitätsrate bei malignen Tumoren in diesem Bereich wird zwischen 2 und 10 auf 100 000 Einwohner jährlich geschätzt.

4.1 Gutartige Tumoren der Mundhöhle und Lippen

Hier können grundsätzlich alle gutartigen epithelialen und mesenchymalen Geschwülste vorkommen, insbesondere Fibrome, Lipome, Papillome, Neurinome und Neurofibrome sowie im weiteren Sinne Hämangiome und Lymphangiome.

Ursache: Endogene und exogene Faktoren weitgehend unbekannt.

Klinik: Meist schmerzlose, deutlich abgegrenzte Vorwölbung oder Auftreibung ohne Induration der Umgebung, je nach Grundgewebe unterschiedliche Konsistenz, Oberflächenbeschaffenheit und Farbe. Hämangiome und Lymphangiome häufig unscharf und diffus begrenzt, erkennbar durch Farbgebung. In der Mundhöhle oftmals erhebliche Raumverdrängung.

Sonderform: Reaktive Neubildungen im Sinne einer Fibromatose in der Mundhöhle bei Prothesenträgern.

Diagnostik: In erster Linie klinisches Bild, Ausschluß von Malignitätskriterien in der Röntgendiagnostik (ggf. auch Computertomographie), Sicherung der Diagnose jedoch jeweils nur durch pathohistologische Untersuchung (Biopsie).

Differentialdiagnose: Entzündungen, Pseudotumoren, maligne Tumoren.

> Chronische Läsion oder Ulzeration der Mundhöhle: Mundschleimhautkarzinom?

Therapie: Chirurgische Tumorentfernung (Exzision, Exstirpation).

4.2 Bösartige Tumoren

Vorkommen: 2,5 % aller Karzinome des menschlichen Körpers entfallen auf das Mundschleimhautkarzinom (Abb. 18.21 a–d). Von 100 000 Einwohnern erkranken pro Jahr 5 Patienten an einem Mundhöhlenkrebs. Es handelt sich zu 90 % um das ver-

hornende Plattenepithelkarzinom der Mundschleimhaut und der Lippen, außerdem um das anaplastische Karzinom oder auch andere epitheliale Tumoren, ausgehend von den akzessorischen kleinen Mundspeicheldrüsen.
Ätiologie: Endogene und exogene Faktoren, z.T. unbekannt, jedoch bekannte kanzerogene Noxen wie Alkohol, Nikotin, Teer- und Rußstoffe, mangelnde Mundhygiene, chronisch-mechanische Irritation und Infektionen.
Klinik: Je nach Wachstumsform tiefes kraterförmiges Ulkus mit unscharfem, derbem und wallartigem Rand sowie meist leicht blutendem Geschwürsgrund (endophytisch) oder oberflächliche bis flächenhafte Wucherung mit granulierter und schmierig belegter Oberfläche (exophytisch). Bei bereits erfolgter Metastasierung derbe, zunächst gut verschiebliche Lymphknoten im Bereich der Lymphabflußwege des Halses, später mit der Umgebung verwachsen. Mundschleimhautkarzinomträger geben folgende Symptome der Häufigkeit nach an:
1. Nicht heilende Entzündung der Mundschleimhaut in Form von Schwellungen und/oder Ulzerationen.
2. Plötzlich veränderter Prothesensitz.
3. Nicht heilende Extraktionswunden.
4. Unbegründete Zahnlockerungen.
5. Spontane Blutungen.
6. Kieferklemme.
7. Sensible Nervenausfälle.

Lokalisation: Lippe, Zunge, Mundboden, Wange, Gaumen, Ober- und Unterkiefer (Abb. 18.22). Tumorklassfikation nach dem TNM System der UICC (s. Kap. 8).
Diagnostik: Klinisches Bild, Knochendestruktion im Röntgenbild (Abb. 18.23), pathohistologische Untersuchung (Biopsie). Tumorbiopsie nur dort, wo beim Nachweis eines bösartigen Tumors die notwendige Therapie unverzüglich durchgeführt oder eingeleitet werden kann.
Differentialdiagnose: Mesenchymale Tumoren aus den Wangenweichteilen, der Gaumenrachenregion, dem Zungenkörper und dem Gesichtsschädelknochen sowie odontogene Tumoren, die in die Mundhöhle eingedrungen sind. Gutartige Tumoren, nicht neoplastische Läsionen.
Therapie: Radikale Tumorentfernung weit im Gesunden in Verbindung mit der Ausräumung der regionären Lymphabflußwege des Halses im Block (neck-dissection) (Abb. 18.24). Häufig Kombination mit Chemo- und Radiotherapie. Zur Wiederherstellung von Form und Funktion der Mundhöhle ausgedehnte plastisch-rekonstruktive Maßnahmen durch gestielte oder mikrovaskulär anastomosierte Gewebelappen (Dünndarm, Haut-Muskellappen, Haut-Muskel-Knochentransplantate), Knochenersatz, teilweise temporär durch Metallendoprothesen.
Prognose: Mittlere 5-Jahres-Überlebensrate: 35 %.
Komplikationen: Häufig Einschränkung von Form und Funktion im MKG-Bereich infolge ausgedehnter Substanzdefekte und

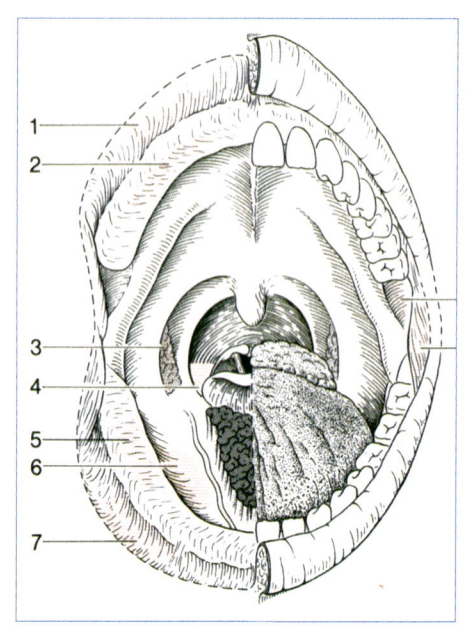

Abb. 18.22
Häufigste Lokalisationen des Mundhöhlenkarzinoms
1 Sulcus buccomaxillaris
2 Processus alveolaris maxillaris
3 Sulcus glossopalatinus
4 Mesopharynx
5 Processus alveolaris mandibularis
6 Sulcus glossoalveolaris
7 Sulcus buccomandibularis
8 Sulcus buccinatorius
9 Planum buccale

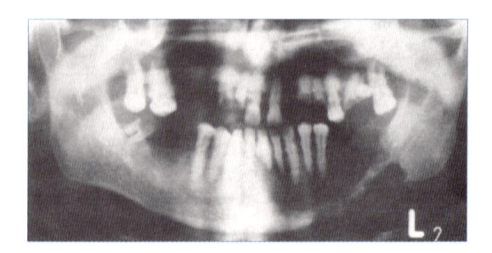

Abb. 18.23
Röntgen-Orthopantomogramm: Knochendestruktion des linken Unterkiefers durch weit fortgeschrittenes Mundschleimhautkarzinom

Tumoren

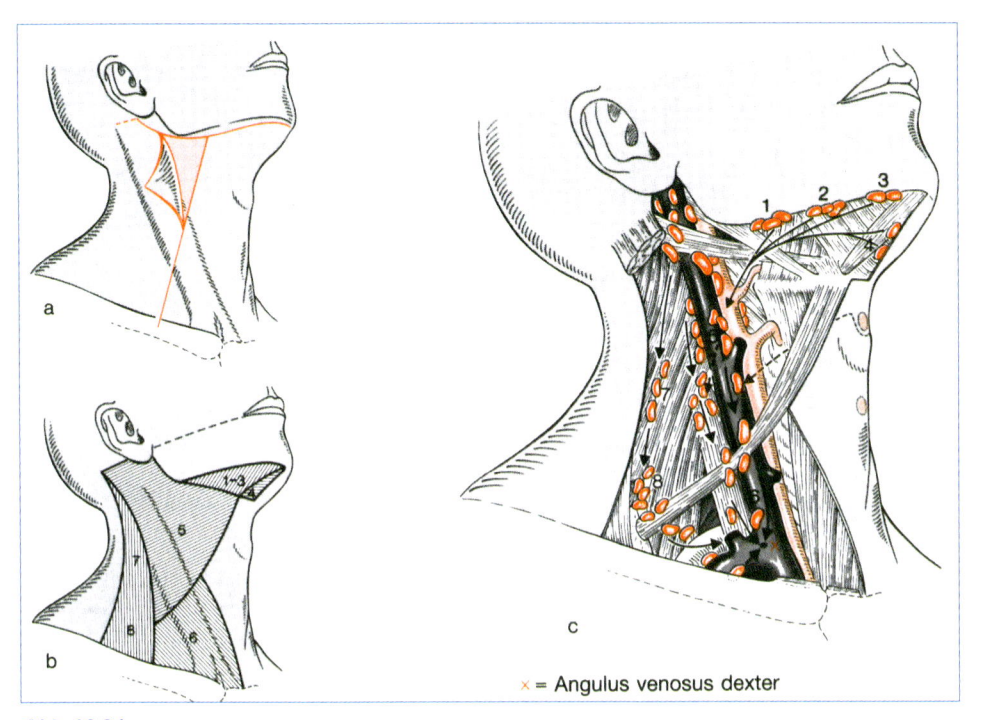

18 Gesicht, Kiefer, Mundhöhle

Abb. 18.24 a–c
Schematische Darstellung einer „neck-dissection"
a Schnittführung, **b** Regionen, **c** Lymphknotenstationen

x = Angulus venosus dexter

b	c
Trigonum sumbmandibulare	– 1 Nodi lymphatici submanibulares dorsales – 2 Nodi lymphatici submandibulares mediales – 3 Nodi lymphatici submandibulares ventrales
Regio submentalis	– 4 Nodi lymphatici submentales
Trigonum caroticum	– 5 Nodi lympahtici jugulares craniales
Regio sternocleidomastoidea	– 6 Nodi lymphatici jugulares caudales
Trigonum colli laterale	– 7 Nodi lymphatici colli cervicales
Fossa supraclavicularis	– 8 Nodi lymphatici supraclaviculares

Nervläsionen. Bei ungenügender Radikalität oder weit fortgeschrittenem Tumorstadium Rezidiv- und Metastasierungsgefahr.
Vorläuferstadien von Mundhöhlenkarzinomen sind sog. Präkanzerosen, sie manifestieren sich unter dem Bilde einer **Leuplakie** oder **Erythroplakie**.

> Leukoplakien mit gefleckter oder rötlicher Oberfläche sowie Erythroplakien (= echte Präkanzerosen) → Exzision

Der histologisch ermittelte Dysplasiegrad bestimmt das weitere therapeutische Vorgehen, bei hochgradiger Dysplasie lokales Vorgehen wie bei manifestem Karzinom.

> Schleimhautveränderungen mit fehlender Rückbildungstendenz: Bioptische Abklärung innerhalb von 10 Tagen!

4.3 Gutartige Tumoren des Kiefer- und Gesichtsschädels

Am häufigsten sind Osteome, jedoch auch Chondrome, Fibrome und Myxome sowie zentrale Hämangiome, Tumoren des Zahnes, der Zahnanlage oder des Zahnfaches = odontogene Tumoren (Odontom, Ameloblastom). Das Ameloblastom verhält sich klinisch örtlich bösartig und rezidiviert leicht.

Häufigster odontogener Tumor: Ameloblastom

Ursache: unbekannt.
Klinik: Diffuse knochenharte Auftreibung im Ober- oder Unterkiefer oder in anderen Gesichtsschädelknochen, selten funktionelle Nervenausfälle. Beim Ameloblastom diffuser Einbruch in die Weichteile möglich.
Diagnostik: Klinisch und röntgenologisch (Information über Lokalisation, Größe und Ausdehnung sowie Begrenzung und Homogenität der jeweiligen Knochenveränderung, evtl. zusätzliche Informationen über Computertomogramm oder Skelettszintigraphie).
Differentialdiagnose: Zentrales reparatives Riesenzellgranulom, Zysten, alle malignen Knochentumoren.
Therapie: Lokale Tumorentfernung durch Resektion des betroffenen Knochenabschnittes, beim Ameloblastom lokal radikal-chirurgisches Vorgehen notwendig, bei Lokalisation im Unterkiefer Kontinuitätsresektion. Bei allen gutartigen Knochentumoren primäre Rekonstruktion durch autologe Transplantate (Beckenkamm) (Abb. 18.25).
Komplikationen: Funktionelle und ästhetische Einschränkung durch knöchernen Substanzverlust, daher möglichst primäre Rekonstruktion (s.o.); evtl. funktionelle Nervenausfälle.

Ameloblastom: Immer radikal-chirurgisches Vorgehen!

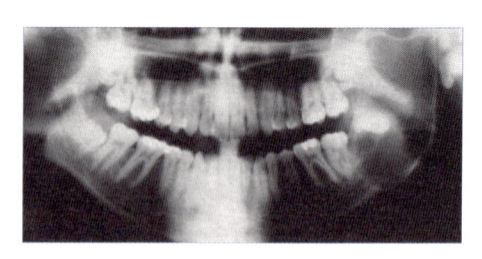

Abb. 18.25 a,b
Röntgen-Orthopantomogramme: Unterkieferresektion und -rekonstruktion durch autologes Beckenkammtransplantat und Plattenosteosynthese wegen Ameloblastom, **a** präoperativ und **b** postoperativ

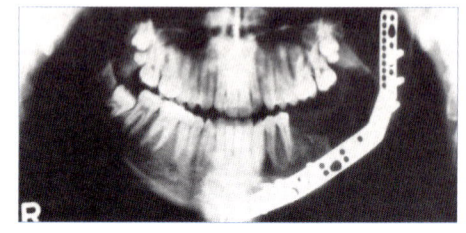

4.4 Bösartige Tumoren des Kiefer- und Gesichtsschädels

Sehr selten.
Einteilung: Alle Formen des Sarkoms, maligne Tumoren des odontogenen Epithels, odontogene Karzinome und odontogene Sarkome.
Ursache: Unbekannt.
Klinik: Keine Frühsymptomatik, erst im Spätstadium Auftreibung des Knochens und Sensibilitätsstörungen, Spontanfrakturen.
Diagnostik: Klinisch nur im Spätstadium, ansonsten Röntgen, Computertomographie und Knochenszintigramm. Sichere Diagnose nur durch Biopsie und pathohistologische Untersuchung möglich (Abb. 18.26).

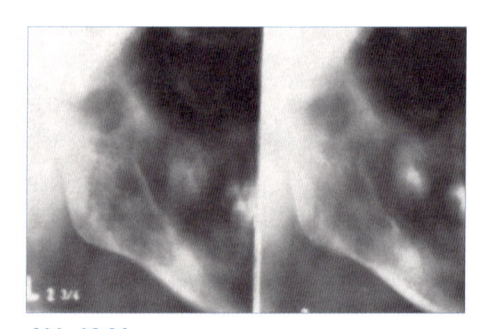

Abb. 18.26
Röntgen-Tomogramm: Diffuse Osteolyse im linken Kieferwinkel bei malignem Knochentumor (Osteosarkom)

Differentialdiagnose: Gutartige Tumoren, Zysten, Riesenzellgranulome, Hämangiome und primäre weit fortgeschrittene Mundschleimhautkarzinome.

> Sensibilitätsstörungen im Kiefer-Gesichtsschädel-Bereich ohne Entzündung: Maligner Knochentumor?

Therapie: Radikale Tumorentfernung durch Resektion des tumorbefallenen Knochenareals je nach Ausdehnung des Tumors mit Weichteilmanschette, Kombination mit Chemo- und Radiotherapie. Rekonstruktive Maßnahmen meist nur zur Aufrechterhaltung vitaler Funktionen, ansonsten sekundäre Rekonstruktion.
Komplikationen: Starke funktionelle und ästhetische Beeinträchtigung der Patienten, im allgemeinen infauste Prognose.

4.5 Tumoren der Kiefer- und Gesichtsweichteile

Gutartige Tumoren: Mit Ausnahme der mesenchymalen Tumoren der Mundhöhle (s.o.) keine klinische Bedeutung.
Bösartige Tumoren: Sämtliche Formen der Weichteilsarkome im Gesichtsbereich, jedoch sehr selten.

4.6 Gutartige Tumoren der Gesichtshaut

Grundsätzlich Vorkommen aller gutartigen mesenchymalen und epithelialen Tumoren möglich. Klinische Bedeutung nur bei besonderer Größe oder Lokalisation im Bereich der Augenlider, der Nasenflügel, der Ohrmuschel oder der Mundspalte.
Einteilung: Fibrome, Lipome, Papillome, Neurinome und Neurofibrome sowie Hämangiome und Lymphangiome.
Ursache: Unbekannt.
Klinik: Meist gut umschriebene Auftreibungen oder Vorwölbungen der Gesichtshaut, in der Regel keine Destruktionen, keine Nervschädigungen.
Diagnostik: Klinisches Bild, histologische Untersuchung.
Differentialdiagnose: Entzündliche Erkrankungen und maligne Hauttumoren.
Therapie: Tumorexzision unter Beachtung der plastisch-ästhetischen Chirurgie. Evtl. Rekonstruktion durch Nah- bzw. Fernlappenplastiken oder Hauttransplantate.
Komplikationen: Bei Nichtbeherrschung der plastischen Wiederherstellungschirurgie ästhetische und funktionelle Beeinträchtigung im Gesichtsbereich.

4.7 Bösartige Tumoren der Gesichtshaut

Der Gesichts- und Kopfhalsbereich ist Prädilektionsstelle für maligne Tumoren der Haut.

> 80 % aller malignen Hauttumoren sind im Kopf-Halsbereich lokalisiert

Einteilung: Basalzellkarzinome, Plattenepithelkarzinome und Melanome (s. Kap. 43).
Ursache: Unbekannt, Prädisposition durch Lichtexposition und exogene Noxen.
Klinik:
- **Basalzellkarzinom** (= Basaliom): Typisches flaches Hautulkus mit perlschnurartigem oder girlandenartigem derbem, leicht erhabenem Randsaum (Abb. 18.27) oder endophytisch wachsendes tiefes Ulkus, auch rein exophytische Wachtumsform als knotige Gewebevermehrung. Im fortgeschrittenen Stadium meist zentrale Ulzeration und lokal destruierendes Wachstum (Ulcus rodens). Keine Metastasierung. Basalzellkarzinome wachsen örtlich destruktiv-bösartig, sind sehr rezidivfreudig, metastasieren jedoch nicht oder nur extrem selten.
- **Plattenepithelkarzinom** (= Spinaliom): Meist Tumorulkus mit mehr oder weniger derbem Randsaum, ähnliches Bild wie beim ulzerösen Basaliom. Neben dem lokal bösartigen Wachstum auch Metastasierung in die regionären Lymphabflußwege.
- **Malignes Melanom:** Das maligne Melanom zählt zu den bösartigsten Tumoren des menschlichen Körpers mit einer hohen, meist hämatogenen Metastasierungsfrequenz. Es hat im MKG-Bereich 3 verschiedene Wachstumsformen (s. Kap. 43):
  - **Oberflächlich spreitendes Melanom:** Flächenhafte, wenig erhabene unregelmäßige Pigmentierung der Haut mit unterschiedlicher Farbintensität und gelbbraunen bis rötlichen Einschlüssen, feinbogige spritzerartige Ausläufer in die umgebende Haut.
  - **Lentigo-maligna-Melanom:** Dunkelbrauner Fleck mit gleichmäßiger Farbgebung, häufig kleinfleckig und gesprenkelt. Unscharfer und flacher Übergang in die Umgebung.
  - **Noduläres Melanom:** Knotiger, exophytisch wachsender knollenartiger Tumor, meist tiefschwarz pigmentiert mit kleinen punktförmigen schwarzen regionären Hautsatelliten, zentral häufig Ulzerationen und Blutung. Bei hohen Teilungsraten keine Pigmentierung (Amelanotisches Melanom).

Diagnostik: Klinisches Bild, histologische Untersuchung.

> Verdacht auf malignes Melanom: Immer Exzision – keine Biopsie!

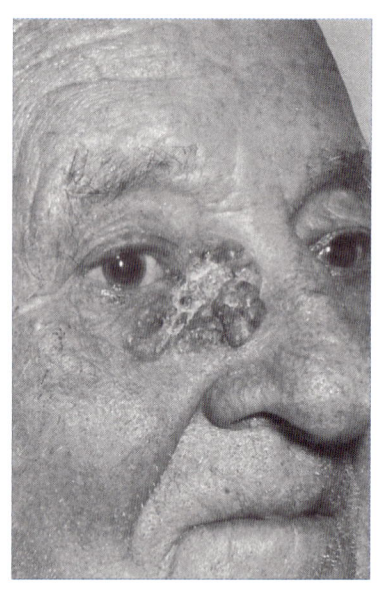

Abb. 18.27
Basaliom

Differentialdiagnose: Gutartige Tumoren und pigmentierte Hautnaevi.
Therapie: Radikale Tumorentfernung, bei Karzinomen und Melanomen Ausräumung der regionären Lymphabflußwege, bei Melanomen Sicherheitsabstand in allen Dimensionen. Plastisch rekonstruktive Maßnahmen zur Defektdeckung (Nah- und Fernlappen, Hauttransplantate).
Komplikationen: Gestörte Funktion und Ästhetik, hohe Rezidivgefahr.
Prognose: Abhängig vom histologischen Wachstumsgrad (*Clark* level) und der Eindringtiefe (*Breslow*).

5 Erkrankungen der Kopfspeicheldrüsen

5.1 Speicheldrüsentumoren

Die Tumoren der großen Kopfspeicheldrüsen sind etwa 10mal häufiger als die der kleinen akzessorischen Speicheldrüsen der Mundhöhle. Etwa $^3/_4$ aller Speicheldrüsentumoren sind gutartig, $^1/_4$ bösartig. Bei den kleinen Speicheldrüsen ist das Verhältnis von malignen zu benignen Tumoren jedoch 2:1.

5.1.1 Gutartige Speicheldrüsentumoren

Adenome, Zystadenome und gemischte Adenome (pleomorphe Adenome).
Ätiologie: Unbekannt.
Klinik: Schmerzlose, langsam zunehmende, begrenzte Schwellung, meist im Bereich der Ohrspeicheldrüse. Speichelsekretion erst spät gestört.
Diagnostik: Klinisches Bild, Röntgenkontrastdarstellung = Sialogramm (Verdrängungserscheinung im Gang- und Parenchymsystem, jedoch keine Destruktion) (Abb. 18.28), CT.
Differentialdiagnose: Wie bei bösartigen Speicheldrüsentumoren (s.u.).
Therapie: Meist vollständige Entfernung der Drüse, da auch gutartige Parotistumoren rezidivieren können (Pleomorphes Adenom!). Ein Zweiteingriff im Bereich der Glandula parotis stellt für die Präparation und Erhaltung des N. facialis eine besondere Erschwernis dar.

5.1.2 Bösartige Speicheldrüsentumoren

Adenoidzystisches Karzinom (früher auch Zylindrom genannt), Mukoepidermoidkarzinom, Karzinom im pleomorphen Adenom, Acinuszellkarzinom, Plattenepithelkarzinom, Adenokarzinom sowie undifferenzierte und gemischte Formen.
Klinik: Häufig schmerzlose, meist derbe, unscharf begrenzte Schwellung. Bei fortschreitendem Tumorwachstum zunehmender Spannungsschmerz und neurologische Ausfälle (N. facialis, Sensibilitätsstörungen im Ausbreitungsgebiet des N. lingualis bei

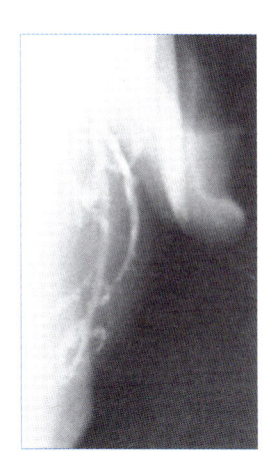

Abb. 18.28
Röntgen-Sialogramm: Verdrängung der Ohrspeicheldrüse durch gutartigen Parotistumor (pleomorphes Adenom)

malignen Tumoren der Glandula submandibularis oder Glandula sublingualis).
Diagnostik: Klinisches Bild, Sialographie (Kaliberschwankungen, Gangabbrüche, diffuser Kontrastmittelsee im Drüsenparenchym), CT; Objektivierung erst durch histologische Untersuchung.

Parotisschwellung und Fazialisparese: Maligner Speicheldrüsentumor?

Differentialdiagnose: Gutartige Parotistumoren, Lymphome, Lipome, Angiome, Neurinome und Zysten, Metastasen.
Therapie: Im Falle nachgewiesener Malignität radikale Tumorentfernung mit großer Sicherheitszone, d.h. vollständige Entfernung der betroffenen Drüse ohne Schonung des N. facialis (= radikale Parotidektomie) in Verbindung mit der Ausräumung der regionären Lymphabflußwege. Mikrochirurgische Nervenkonstruktion durch autologe Nerventransplantation. Je nach Tumorart evtl. postoperative Nachbestrahlung.
Komplikationen: Rezidivgefahr, Metastasierung.

5.2 Entzündungen der Speicheldrüsen

Virale (Parotitis epidemica = Mumps), bakterielle (akut oder chronisch), spezifische Entzündungen (Tuberkulose, Aktinomykose) oder Entzündungen infolge von Steinbildungen, Speichelfisteln, klinischer Syndrome mit entzündlicher Speicheldrüsenbeteiligung: **Sjögren-Syndrom** (Erkrankung aus dem rheumatischen Formenkreis, u.a. mit Polyarthritis, Schweiß- und Talgdrüsenatrophie, Tränen- und Speicheldrüsenatrophie mit Sicca-Symptomatik, Pigmentverschiebungen, hypochrome Anämie), **Heerfordt-Syndrom** (virusbedingte [?] Uveitis und Parotitis), **Mikulicz-Syndrom** (Schwellung von Tränen- und Mundspeicheldrüsen).
Ursache: Viral oder bakteriell, Obstruktion durch Speichelsteinbildung, unklare endogene Faktoren bei den klinischen Syndromen.
Klinik: Im akuten Stadium alle Zeichen der Entzündung je nach Lokalisation (Schmerzen, Schwellung, Rötung der Umgebung). Im chronischen Stadium rezidivierende Schwellungen und Schmerzen, bei Steindrüsen häufig zeitlicher Zusammenhang mit der Nahrungsaufnahme.
Diagnostik: Klinisches Bild (Lokal- und Allgemeinbefund), Röntgen (Stein) (Abb. 18.29) und Röntgenkontrastdarstellung (Sialographie), CT.
Differentialdiagnose: Sialadenosen und Tumoren: Keine akut entzündlichen Zeichen, bei Tumoren lange Zeit völlige Beschwerdefreiheit, bei malignen Tumoren motorische und sensible Nervenausfälle (s.o.).

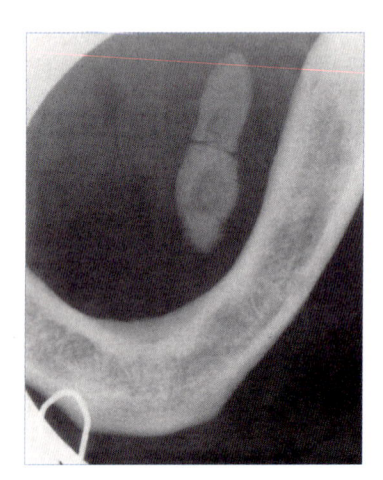

Abb. 18.29
Röntgen-Mundbodenübersicht: Speichelsteine im Ausführungsgang der Glandula submandibularis links

Therapie: Konservativ, bei Einschmelzungen Inzision und Drainage, bei rezidivierenden und chronischen Entzündungszuständen operative Entfernung der entsprechenden Drüse.
Bei der Entfernung der Ohrspeicheldrüse muß der fächerförmige Verlauf des N. facialis durch den Drüsenkörper hindurch bedacht werden; nur durch sorgfältige Präparation kann der Nerv erhalten werden (konservative Parotidektomie).

Parotischirurgie ist Fazialischirurgie!

Bei **Speichelsteinbildung** (Sialolithiasis) können die Speichelsteine bei peripherer Lage im Ausführungsgang (meistens Glandula submandibularis) durch Schlitzen des Ganges entfernt werden. Versuch der konservativen Behandlung der Speicheldrüsenentzündung, bei Erfolglosigkeit sowie bei zentraler Steinlage ist die Exstirpation der Drüse erforderlich.
Bei **Speichelfisteln** nach extraoral: Verlegung des Fistelganges nach intraoral oder Eindämmung der Speichelsekretion durch Röntgenbestrahlung.

5.3 Sialadenosen

Ätiologie: Endokrine, neurogene und dystrophische Faktoren, die jedoch nur vermutet werden.
Klinik: Schmerzlose, meist chronisch-rezidivierende Speicheldrüsenschwellung, häufig beidseits mit Hyper- bzw. Asialie. Gleichzeitiges Vorliegen von hormonellen Dysregulationen, Mangelkrankheiten oder zentralen oder peripheren Nervläsionen sowie Diabetes mellitus möglich.
Diagnostik: Klinische Symptomatik, Sialogramm (spärliche Zeichnung als sog. Bild des „entlaubten Winterbaumes").
Differentialdiagnose: Entzündungen und Tumoren.
Therapie: Keine, Behandlung der Grunderkrankung, evtl. Entfernung der Drüse.

6 Lippen-Kiefer-Gaumen-Spalten

Die Lippen-Kiefer-Gaumen-(LKG-)Spalten gehören zu den häufigsten und wichtigsten angeborenen Fehlbildungen des Menschen. Die Frequenz beträgt in unseren Breiten eine Spaltbildung auf 500–700 Kinder.

Ätiologie: Entwicklungsanomalien auf genetischer Basis im Bereich der Kopfanlage und der ersten beiden Viszeralbögen. Erbliche Disposition bei LKG-Spalten sehr viel häufiger als bei isolierten Gaumenspalten. Äußere Einflüsse (Virusinfektionen, stoffwechselpathologische Einwirkungen in den ersten beiden Schwangerschaftsmonaten, mechanische Faktoren, intrauterine Blutung, Anämien, alte Eltern. Im Einzelfall nur schwer nachweisbar).

Beeinflussung der sog. individuellen, phänotypischen Spaltbildung durch aktive Spaltprophylaxe (vom 20.–50. Schwangerschaftstag täglich hohe Vitamin-B_1-Dosen in Tablettenform, besondere Schwangerschaftshygiene sowie Vermeidung von Tabak, Alkohol und Arzneimittelmißbrauch).

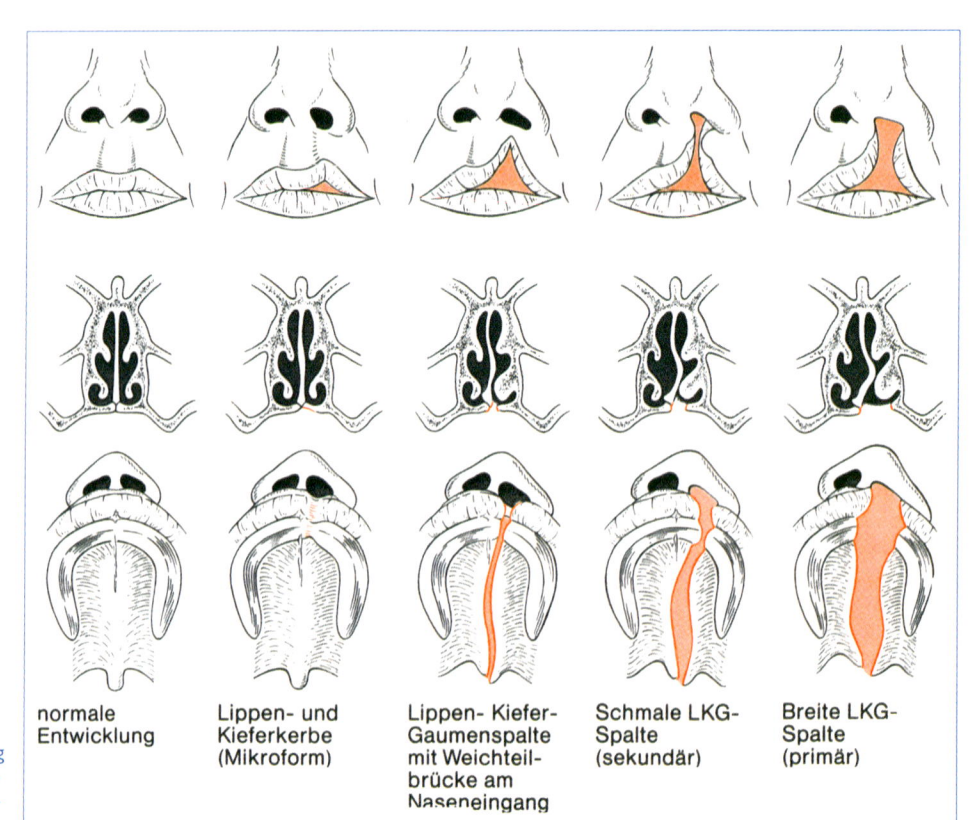

Abb. 18.30 Schematische Darstellung der Ausdehnung von Lippen-Kiefer-Gaumen-Spalten

normale Entwicklung | Lippen- und Kieferkerbe (Mikroform) | Lippen- Kiefer- Gaumenspalte mit Weichteilbrücke am Naseneingang | Schmale LKG-Spalte (sekundär) | Breite LKG-Spalte (primär)

Lippen-Kiefer-Gaumen-Spalten

Einteilung:
1. Spalten des vorderen embryonalen Gaumens: Lippenspalte, Lippen-Kiefer-Spalte.
2. Spalten des vorderen und hinteren embryonalen Gaumens: Lippen-Kiefer-Gaumen-Spalte (Abb. 18.30).
3. Spalten des hinteren embryonalen Gaumens: Spalten des weichen Gaumens (Velumspalten) mit und ohne Beteiligung des Hartgaumens (Abb. 18.31).
4. Kombinierte, seltene Formen als quere oder schräge Gesichtsspalten, mediane Ober-, Unterlippen-Kieferspalten.

Weitere Gliederung in „rechts und links" sowie in „totale" und „partielle" Spalten.

Klinik: Kinder im Neugeborenenalter sind durch die Spaltbildung behindert bei der Nahrungsaufnahme (Trinken); später infolge des nasalen Durchschlags bei Gaumenspalten deutliche Beeinträchtigung der Sprache.

Diagnostik: Klinisches Bild.

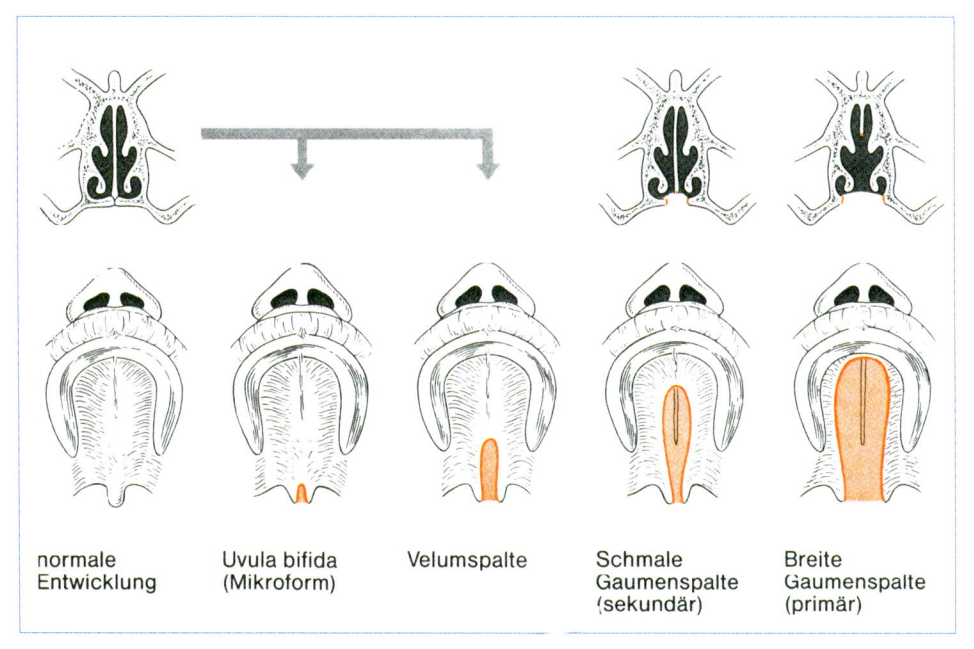

Abb. 18.31 Schematische Darstellung der Ausdehnung von Gaumenspalten

normale Entwicklung | Uvula bifida (Mikroform) | Velumspalte | Schmale Gaumenspalte (sekundär) | Breite Gaumenspalte (primär)

Therapie: Operativer Spaltverschluß nach folgendem Zeitplan (Abb. 18.32):
Verschluß der **Lippenspalte** im 4. bis 6. Lebensmonat (Operationsmethoden s. Abb. 18.33). Im gleichen Eingriff werden die **Kieferspalten** entweder offengelassen oder mit Weichteilen verschlossen. Der Kieferspaltverschluß erfolgt später durch Einlagerung von autologem Beckenspan in Abhängigkeit vom Zahndurchbruch (Osteoplastik).
Isolierte Gaumenspalten werden möglichst im 1., spätestens im 2. Lebensjahr verschlossen.
Bei schmalen, **totalen Lippen-Kiefer-Gaumen-Spalten** kann der Gaumenverschluß bereits mit der Lippenplastik kombiniert werden, bei breiten erfolgt er ebenfalls erst im 1.–2. Lebensjahr.
OP-Technik: Meist doppelschichtig durch Brückenlappen oder arteriell gestielten Palatinalappen nach Präparation und funktionsgerechter Vereinigung der Muskulatur, bei schmalen Hartgaumenspalten auch durch einschichtigen Verschluß durch Schleimhautlappen vom Vomer-Bereich.
Zur Förderung und Ausbildung der Sprache ist bei dem Kiefer-Gaumen-Spalt-Kind ab dem 3. Lebensjahr die Anleitung und Unterstützung des Sprechlehrers **(Logopäde)** erforderlich. Bis zum operativen Verschluß der Gaumenspalte Abdeckung derselben durch eine Kunststoffplatte oder ein kieferorthopädisches Gerät.
Bei **Gaumensegelinsuffizienz** (zu kurzes Gaumensegel oder zu wenig Beweglichkeit) sprachverbessernde Operation durch Verlängerung des Gaumens mittels Pharynxlappen (meist nicht vor dem 7. Lebensjahr).
Korrekturoperationen im Bereich der **Lippen** sind bereits kurz vor Schulbeginn möglich. Nasenkorrekturen sowie operative Stellungskorrekturen der Zahnbögen sollten jedoch erst nach Wachstumsabschluß durchgeführt werden.

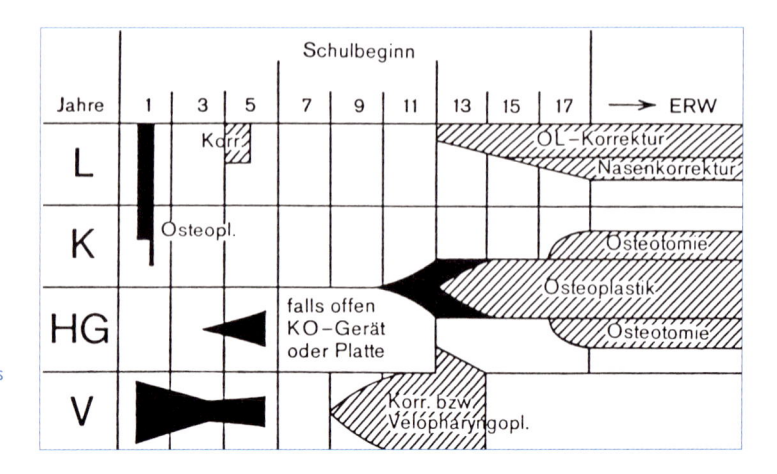

Abb. 18.32
Chirurgisches Behandlungsprogramm für Lippen-Kiefer-Gaumen-Spalten vom Säuglings- bis zum Erwachsenenalter (Primäroperationen schwarz, Sekundäroperationen schraffiert) (nach *Pfeifer*)

| Veau | Le Mesurier | Tennison | Millard | Pfeifer |

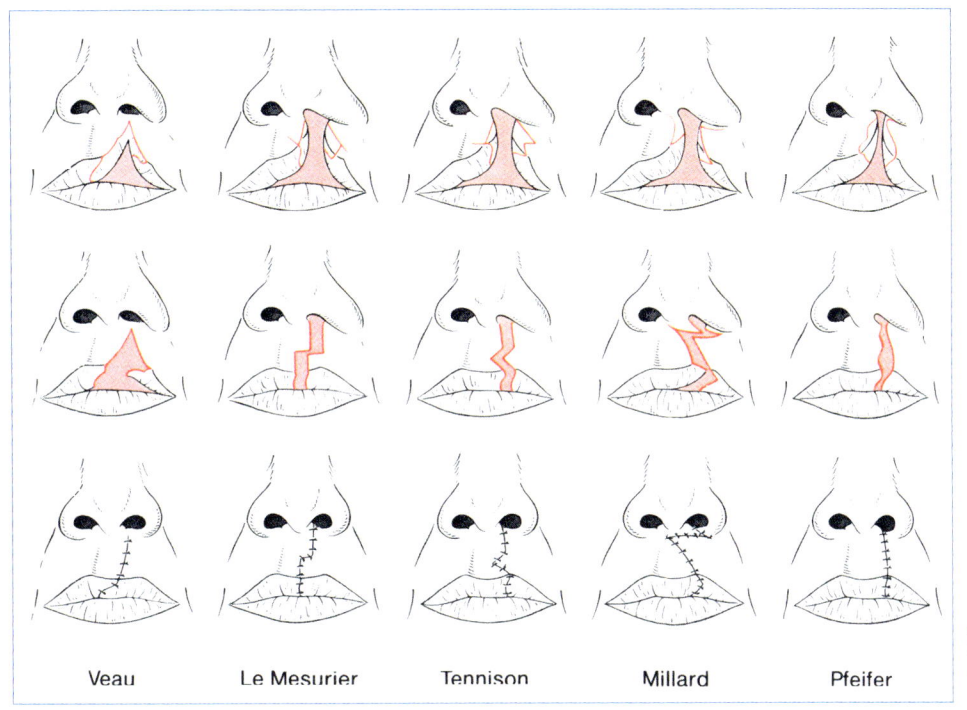

Abb. 18.33 Schematische Darstellung operativer Techniken zum Lippenspaltverschluß

Begleitend zur chirurgischen Therapie ist die **kieferorthopädische Überwachung** und Mitbehandlung notwendig. Diese kann sowohl in Form einer Frühbehandlung bereits im Neugeborenenalter vor dem Lippenverschluß als auch später nach Durchbruch der bleibenden Zähne (also im Wechselgebiß ab etwa 7 Jahre) zur Einordnung spaltnaher Zähne erfolgen. Die eigentliche kieferorthopädische Behandlung zur Formung von Kieferkamm und Zahnbogen wird nach Abschluß der zweiten Dentition vorgenommen. Im Erwachsenenalter ist häufig zusätzlich prothetischer Zahnersatz notwendig.

Zur Behandlung von Spaltträgern ist die **multidisziplinäre Zusammenarbeit** von Kinderärzten, Kiefer-Gesichtschirurgen, Kieferorthopäden, Zahnärzten, HNO-Ärzten, Logopäden und Psychologen erforderlich.

LKG-Spalten: Immer multidisziplinär behandeln!

Komplikationen: Bei Wahl des falschen Operationszeitpunktes oder fehlerhafter Operationstechnik schwere Deformitäten und Wachstumsstörungen mit ästhetischen und funktionellen Beeinträchtigungen.

7 Kieferanomalien

Einteilung: Progenie, Pseudoprogenie, Prognathie, Distalbiß, offener Biß, Kinndeformitäten.
Ätiologie: Angeboren oder Folge von exogen induzierten Wachstumsstörungen.
Klinik: Okklusionsstörung bei häufig gestörtem Größenverhältnis von Oberkiefer zu Unterkiefer, Mißverhältnis zwischen Oberlippe und Unterlippe, gestörter Lippenschluß, vorstehendes oder zurückliegendes Kinn und Verformung anderer Gesichtsschädelstrukturen.
Diagnostik: Klinisches Bild, Fernröntgenanalyse.
Therapie: Chirurgische Stellungskorrektur im Oberkiefer und/oder Unterkiefer (Osteotomie), Knochenabtragung oder Knochentransplantation (Abb. 18.35).

8 Regionale plastisch-rekonstruktive Chirurgie

Indikationsstellung, Technik und Methoden plastisch-chirurgischer Eingriffe (s. Kap. 10) unterliegen im Gesichtsbereich besonderen Anforderungen. Hierbei ist den individuell unterschiedlichen subjektiven Beurteilungen von Form, Beschaffenheit und Funktion sowohl der Gesichtsweichteile als auch der Gesichtsschädelknochen Rechnung zu tragen.
Einteilung: Ästhetisch/kosmetische – funktionelle – kombinierte Störungen.
Ursachen: Gesichtshauterschlaffung durch Nachlassen der Elastizität des Unterhautgewebes mit zunehmendem Lebensalter (Periorbita, Mundwinkel, Hals), ungünstige Narbenbildung nach Verbrennungen und ausgedehnten Gesichtsweichteilverletzungen infolge funktioneller Belastung durch die mimische Muskulatur, Gewebsverlust und Defekte nach Trauma und Tumoroperation.
Klinik: Ästhetische und/oder funktionelle Beeinträchtigung.
Diagnostik: Klinisches Bild und Röntgen.
Therapie: Gewebestraffung (z.B. Face lift, Lidkorrektur) oder Gewebeersatz (freie Hauttransplantate, Nahlappen, Fernlappen [Rundstiellappen, Myokutanlappen, mikrochirurgisch-anastomosierte Gefäßlappen]); Knochenersatz (autologe Transplantate vom Rippenbogen oder Beckenkamm, alloplastische Materialien); zur Volumenauffüllung (Stirn, Orbitawände, Jochbeinprominenz, Nase, Kinn) autologer (Rippe) oder homologer (lyophilisierter) Knorpel.

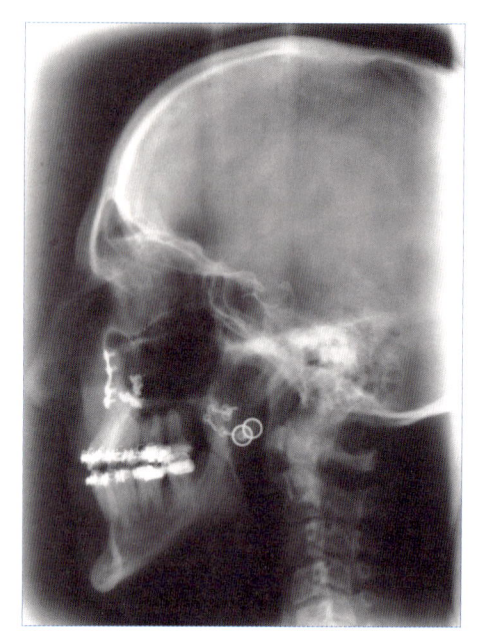

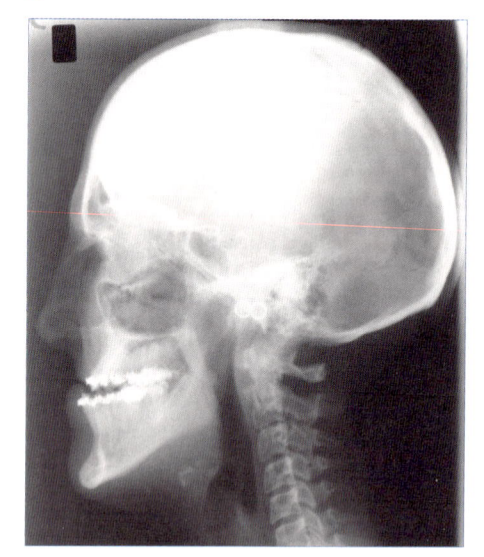

Abb. 18.35 a,b
Fernröntgen-Schädel seitlich: Operative Behandlung einer Progenie mit offenem Biß durch bignathe Osteotomie **a** präoperativ und **b** postoperativ

19 Hals

Kapitelübersicht

Hals

Hals (allgemein)
- Fehlbildungen
  - Mediale Halszyste oder -fistel
  - Laterale Halszyste oder -fistel
  - Erworbene Halsfistel
  - Halsrippe
  - Schiefhals
- Verletzungen
- Entzündungen
- Tumoren

Schilddrüse
- Struma
- Hyperthyreose
  - Morbus Basedow
  - Endokrine Ophthalmopathie
  - Thyreotoxische Krise
- Entzündungen
  - Akute Thyreoiditis
  - Subakute Thyreoiditis
  - Chronische lymphozytäre Thyreoiditis
  - Thyreoiditis fibrosa (Riedel)
- Maligne Tumoren
  - Papilläres Karzinom
  - Follikuläres Karzinom
  - Medulläres Karzinom (C-Zell-Karzinom)
  - Undifferenziertes (anaplastisches) Karzinom

Nebenschilddrüsen
- Hyperparathyreoidismus
  - primär
  - sekundär
  - tertiär
- Hypoparathyreoidismus
- Nebenschilddrüsenkarzinom

1 Hals (allgemein)

1.1 Fehlbildungen

1.1.1 Mediale Halszyste oder -fistel

(s. Kap. 53)

1.1.2 Laterale Halszyste oder -fistel

(s. Kap. 53)

1.1.3 Erworbene Halsfistel

Posttraumatische, postinfektiöse oder postoperative Fistelung aus Ösophagus, Pharynx, Trachea oder Lymphknoten (s. spezielle Organ-Kapitel).

1.1.4 Halsrippe

Rudimentäre Anlage einer Rippe im Bereich des 6. und 7. HWK. Meist symmetrisches Auftreten, häufiger bei Frauen. Oft Verbindung mit einem Fehlansatz des M. scalenus anterior (Skalenussyndrom).
Klinik: Durch Kompression des Nerven- und Gefäßstranges entstehen Neuralgien, Parästhesien, Ödem, Atrophie, venöse Stauung, Puls-Seitendifferenz. Verstärkung der Beschwerden durch Tragetest (einseitiges Anheben schwerer Lasten).
Adson-Test: Kopfdrehung zur betroffenen Seite und tiefe Inspiration führt zur Unterdrückung des Radialispuls. Halsrippen führen nur in 10 % zu objektivierbaren Beschwerden, meist sind diese Zufallsbefund bei Osteochondrose der Halswirbelsäule, Schulter-Arm-Syndrom etc.
Diagnostik: Röntgen: HWS und BWS (Abb. 19.1), Angiographie, EMG, Doppler-Sonographie.

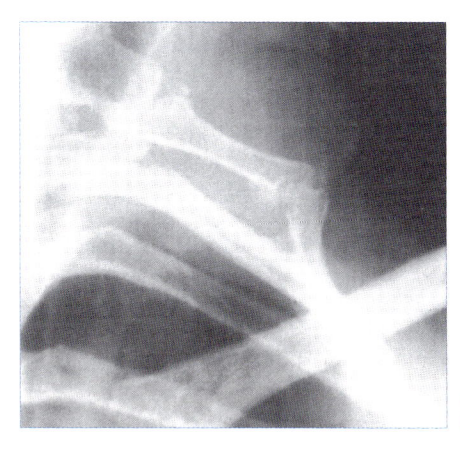

Abb. 19.1
Halsrippe

Therapie: Anfänglich immer konservativ mit physikalischer Therapie. Operationsindikation nur in 10 % der Fälle. Dann Resektion der Halsrippe und der 1. Rippe samt Periostschlauch (Cave: Rippenregenerat), evtl. Durchtrennung des M. scalenus anterior. Kosmetisch bestes Resultat bei axillärem Zugang (Cave: Plexusquetschung!).

1.1.5 Schiefhals (Torticollis)

Durch unilaterale bindegewebige Umwandlung des M. sternocleidomastoideus bedingte Schiefhaltung des Halses. Selten ossäre oder iatrogene Ursachen im Bereich der Halswirbelsäule. Meist bereits postnatal auftretend.
Klinik: Verkürzter Muskel als ein derber Strang tastbar. Neigung des Kopfes zur erkrankten Seite. Drehung des Gesichts zur gesunden Seite. Entwicklung einer Gesichtsasymmetrie und Skoliose der Halswirbelsäule mit Konvexität zur gesunden Seite. Kompensatorische Skoliose im BWS-Bereich.
Differentialdiagnose: Narbiger, ossärer, rheumatischer, traumatischer, hysterischer oder okulärer (Schielen) Schiefhals.
Therapie: Resektion des Ansatzes und/oder des Ursprungs des M. sternocleidomastoideus und Fixation in überkorrigierter Stellung durch Thorax-Diademgips (Abb. 19.2).

1.2 Verletzungen

Bei Halsverletzungen handelt es sich meist um Selbstverletzungen mit Messer oder Rasierklinge in suizidaler Absicht, gelegentlich um Schnittverletzungen bei einem Verkehrsunfall oder um Stichverletzungen bei einem Überfall („stab wound").

1.2.1 Verletzungen von Kehlkopf und Trachea

Ein stumpfes Trauma kann zur Kontusion mit Dislokation oder Fraktur des Knorpelgerüstes führen.
Klinik: Atemnot, Heiserkeit, Apnoe, bei Eröffnung Austreten von Luft oder schaumigem Blut aus der Wunde.
Diagnostik: Endoskopie, Röntgen, evtl. Tomographie.
Therapie: Intubation oder Tracheotomie, Eiskrawatte, Sedierung, abschwellende Maßnahmen. Bei Zertrümmerung des Kehlkopfs Versuch einer operativen Rekonstruktion durch Naht.

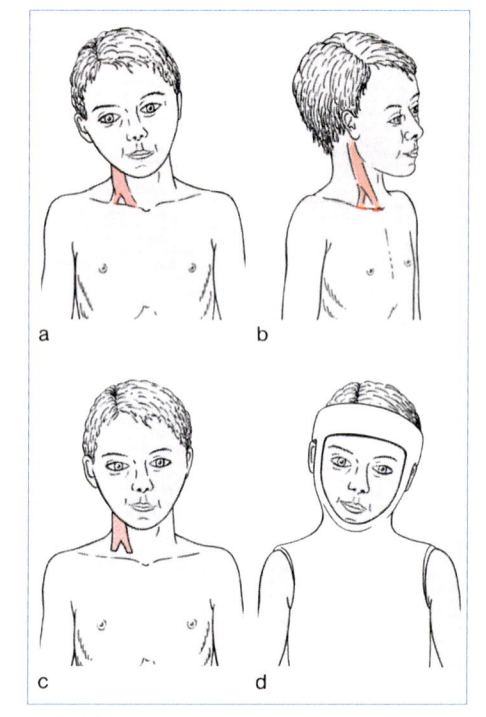

Abb. 19.2 a–d
Muskulärer Schiefhals:
a Klinischer Befund mit Gesichtsasymmetrie
b Ablösungsstellen des M. sternocleidomastoideus
c Korrigierte Haltung
d Fixation durch Diademgips in überkorrigierter Stellung

Hals (allgemein)

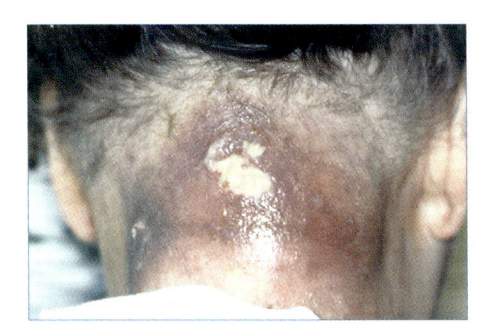

Abb. 19.3 Nackenkarbunkel

1.3 Entzündungen
(s. Kap. 7)

1.3.1 Lymphadenitis

Von Mundhöhlen-, Tonsillen- und Zahnfleischinfektionen ausgehende, schmerzhafte Schwellung der Halslymphknoten (s. Kap. 18).
Klinik: Schmerzen, druckschmerzhafte Lymphknoten, Fieber.
Therapie: Bettruhe, Antibiotika, Antipyretika. Bei Fluktuation Inzision.

1.3.2 Nackenkarbunkel (Abb. 19.3)

Konfluierende Ansammlung mehrerer Furunkel im Nacken mit zentraler Nekrose (s. Kap. 7, Kap. 43).
Klinik: Schmerzhafte Schwellung, handtellergroße Rötung, Fieber, multiple Eiterfisteln, häufig Kombination mit Diabetes mellitus.
Therapie: Exzision des gesamten nekrotischen Areals mit der Diathermie bis auf die Muskulatur, ggf. sekundäre plastische Deckung erforderlich.

1.3.3 Spezifische Infektionen

Aktinomykose, Tuberkulose, Syphilis, AIDS u. a. (s. Kap. 7).

1.4 Tumoren

1.4.1 Benigne Halstumoren (Abb. 19.4)

Ca. 20 % der Halstumoren sind benigne Neoplasien (Lymphadenitiden, Fibrome, Neurinome, Lipome). Bei multiplen Lipomen am lateralen und dorsalen Hals, überwiegend symmetrisch und bei älteren Männern spricht man auch von einem sog. Madelung-Fetthals (s. Kap. 43).
Eine Sonderform ist der Glomus caroticum-Tumor. Dieser langsam wachsende Tumor geht vom Ganglion caroticum aus und führt zu einer Verdrängung von Ösophagus, N. hypoglossus oder N. recurrens.
Klinik: Tastbare Schwellung, häufig asymptomatisch. Bei Verdrängung von Nerven oder Ösophagus und Trachea (Glomus caroticum-Tumor) entsprechende Symptomatik.
Therapie: Exstirpation aus kosmetischen Gründen, zur Diagnosesicherung oder Tumorentfernung. Bei der Lymphknotenexstirpation besteht die Gefahr der Verletzung des N. accessorius. Die fehlende Aufklärung hierüber ist ein häufiger Kunstfehler.

> Lymphknoten-PE im lateralen Halsdreieck:
> Cave! N. accessorius

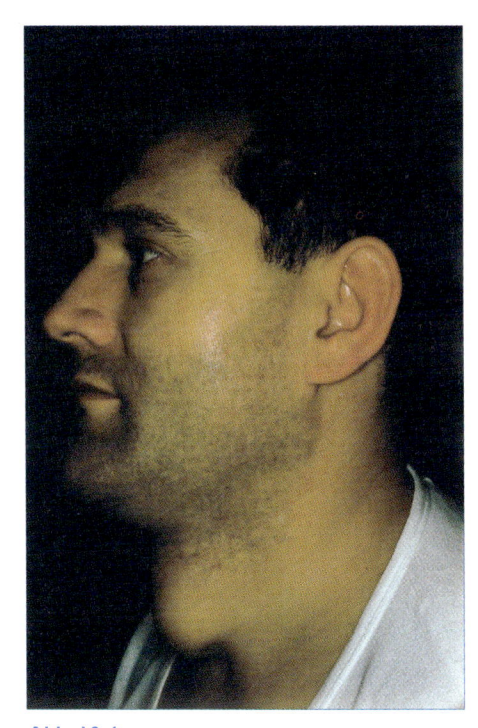

Abb. 19.4 Halstumor durch mediales Lipom

1.4.2 Maligne Tumoren

Branchiogenes Karzinom

(s. Kap. 18)

Metastasen

Zusammen mit den Systemerkrankungen machen Metastasen ca. 85 % aller malignen Halsgeschwülste aus. Als Ursprung kommen Kopf, Bronchien, Hals, Ösophagus, Mamma, Magen-Darm-Trakt und Pankreas in Frage.
Klinik: Tastbare Knoten, ggf. Erstsymptom bei unbekanntem Primärtumor.
Charakteristisch ist die sog. „**Virchow-Drüse**" (= tastbarer Lymphknoten supraklavikulär links) beim Magenkarzinom (Einmündung des Ductus thoracicus).

Systemerkrankungen des Lymphgewebes

Lymphknotenmetastasen im Rahmen von Systemerkrankungen können bei der Lymphogranulomatose, beim malignem Lymphom, Retothelsarkom oder bei Hämoblastosen auftreten.
Therapie: Exzision zur Diagnosesicherung, systemische Therapie.

2 Schilddrüse

2.1 Anatomie

Die schmetterlingsförmige Schilddrüse überdeckt den 2. und 3. Trachealknorpel mit dem Isthmus, der sich zungenwärts mit dem Lobus pyramidalis fortsetzt (Relikt des fetalen Ductus thyreoglossalis) (Abb. 19.5). Die pyramidenförmigen Seitenlappen befinden sich in Höhe des 6.–7. Trachealknorpels. Die Seitenflächen lehnen sich an den Ringknorpel und die Trachea, dorsal an Ösophagus und Pharynx an (Abb. 19.6).
Die Schilddrüse besitzt eine äußere Kapsel, die die größeren Blutgefäßäste und die Glandula parathyreoidea umschließt. Unter der äußeren Kapsel liegt die Organkapsel, die mit dem Drüsenparenchym untrennbar verwachsen ist. Die Schilddrüse wird durch Bindegewebe unterteilt. Es folgt die Capsula fibrosa aus dem mittleren Blatt der Halsfaszie, die ventral locker mit der Schilddrüse verwachsen ist und sie dorsal an Trachea und Gefäßnervenscheide anheftet. Ventral der Schilddrüse liegen die infrahyoidalen Muskeln und das mittlere Blatt der Halsfaszie, in das sie eingelassen sind. Weiter nach ventral folgt das äußere Blatt der Halsfaszie mit den Mm. sternocleidomastoidei. Dorsal zwischen Organkapsel und Fascia fibrosa liegen die Epithelkörperchen.

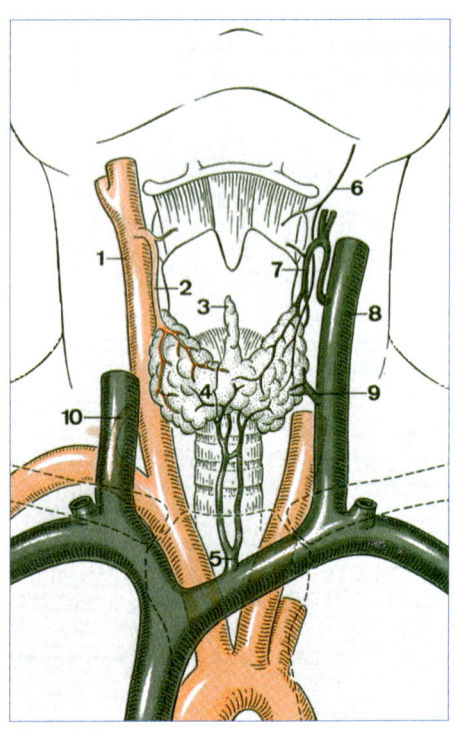

Abb. 19.5
Anatomie der Schilddrüse und ventralen Halsregion
1 A. carotis communis
2 A. thyreoidea superior
3 Lobus pyramidalis
4 Isthmus
5 V. thyreoidea inferior
6 N. laryngeus superior
7 V. thyreoidea superior
8 V. jugularis interna
9 V. thyreoidea media
10 A thyreoidea inferior aus dem Truncus thyreocervicalis

Schilddrüse 19 Hals 579

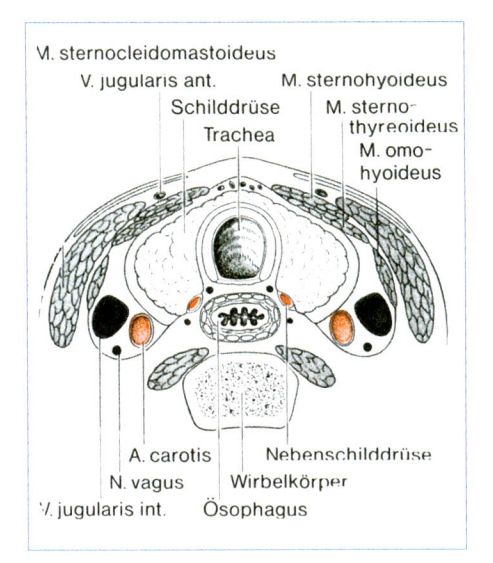

Abb. 19.6
Querschnitt der Halsregion

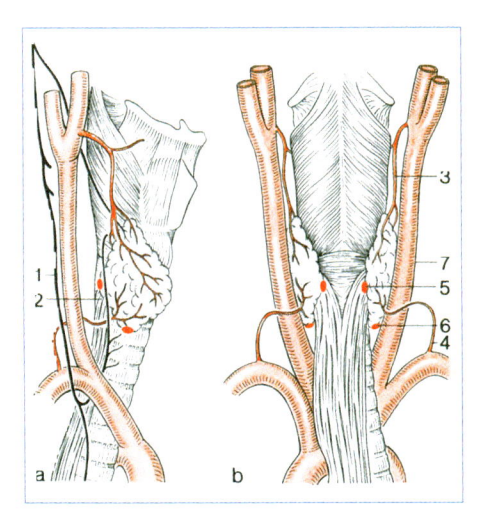

Abb. 19.7 a,b
a Gefäßversorgung der Schiddrüse, b Lokalisation der Nebenschilddrüsen:
1 N. vagus
2 N. laryngeus recurrens
3 A. thyreoidea superior
4 A. thyreoidea inferior
5 Oberes Epithelkörperchen
6 Unteres Epithelkörperchen
7 A. carotis

Gefäßversorgung: Die A. thyreoidea superior (aus A. carotis externa) zieht zum oberen und die A. thyreoidea inferior (aus Truncus thyreocervicalis = 1. Abgang der A. subclavia) zum unteren Pol. Sie kreuzt den N. laryngeus recurrens (Verletzungsgefahr bei Operation!). Gelegentlich gibt es eine unpaare A. thyreoidea ima (Abb. 19.7). Der venöse Abfluß erfolgt in die Vv. jugularis internae und V. brachiocephalica.

Lymphbahnen laufen mit den Venen zusammen und drainieren in die paratrachealen, zervikalen und teilweise auch mediastinalen Lymphknotengruppen.

2.2 Physiologie

Die Schilddrüse hat die Aufgabe der Synthese, Speicherung und Sekretion der Hormone **Trijodthyronin** (T_3), **Thyroxin** (T_4) und **Calcitonin** (für den Kalziumstoffwechsel aus den parafollikulären Zellen).

Unter Jodination versteht man die Anreicherung und den Transport von Jodid aus dem Plasma in die Schilddrüse. Die Jodisation beschreibt den Vorgang der Oxydation zu elementarem Jod und die Jodierung von Thyroxin unter Bildung von Monojodthyrosin (MJT) und Dijodtyrosin (DJT). Die Kondensation von Monojodthyrosin und Dijodtyrosin ergibt Trijodthyronin (T_3). Aus 2 Molekülen Dijodtyrosin entsteht Tetrajodtyronin (= Thyroxin = T_4) nach Abspaltung von Alanin. Die Dejodierung von Tetrajodthyronin ergibt ebenfalls Trijodthyronin (T_3).

> Schilddrüse: Trijodthyronin (T_3) ist das biologisch aktive Hormon

Speicherungsphase: Die Speicherform des Hormonjods ist das Thyreoglobulin im Kolloid der Schilddrüsenfollikel.
Hormoninkretion: Durch enzymatische Proteolyse werden T_3 und T_4 aus dem Thyreoglobulin in die Blutbahn freigesetzt.
Transport der Schilddrüsenhormone: T_3 und T_4 werden von einem Glukoprotein – „thyroxine binding globulin" (= TBG) – transportiert. Ist die Bindungskapazität des TBG erschöpft, bindet sich T_4 an Albumin und Präalbumin (TBPA = thyroxin binding pre-albumin). Ein kleiner Teil der Schilddrüsenhormone liegt in freier Form vor.
Abbau: Die Dejodierung erfolgt in der Leber und Milz. T_3 und T_4 werden mit Glukuronsäure und T_3 mit Schwefelsäure konjugiert. Durch die Ausscheidung in die Galle wird ein enterohepatischer Kreislauf hergestellt.

> Halbwertszeit: T_4 = 1 Woche, T_3 = 1 Tag

Regulation: Die Schilddrüsenfunktion untersteht der Regulation des thyreotropen Hormons (TSH = thyroid stimulating hormone = Thyreotropin) des Hypophysenvorderlappens. **TSH** stimuliert alle Phasen der Hormonsynthese und die Proteolyse des Thyreoglobulins. TSH wird wiederum durch das hypothalamische Neurohormon „thyreotropin releasing factor" (**TRF** = **TRH** = thyreotropin releasing hormone) und dieser peripher durch den Hormonspiegel im Blut reguliert im Sinne eines Rückkopplungsmechanismus.

2.3 Allgemeine Diagnostik

Anamnese: Dauer der Vergrößerung der Schilddrüse, Schmerzen und Engegefühl im Halsbereich, Schluckbeschwerden und Atemnot, familiäre Belastung mit Operation bzw. konservativer Behandlung der Schilddrüse, frühere Bestrahlung der Halsregion, Angaben zum Körpergewicht, Hautbeschaffenheit, Haarausfall, Leistungsminderung?
Augensymptome: Druckgefühl hinter den Augen, Doppelbilder, Lichtempfindlichkeit, vorquellende Augen und/oder Lider, seltener Lidschlag, Keratokonjunktivitis bei Exophthalmus?
Änderung der Stimme: Heiserkeit?
Vegetative Beschwerden: Nervosität, Schwitzen, Appetit, Störung der Darmtätigkeit, Änderung des seelischen Befindens?
Kardiovaskuläre Symptome: Kreislaufinstabilität und Tachykardie, Wetterempfindlichkeit?
Medikamentöse Therapie: Jodhaltige Medikamente: Salizylate, Antirheumatika, Lithiumpräparate und Röntgenkontrastmittel?
Inspektion: Symmetrische oder asymmetrische Vergrößerung der Schilddrüse, Einflußstauung und Hautbeschaffenheit (Abb. 19.8).
Palpation: Bimanuelle Palpation von ventral – besser dorsal – mit Beurteilung der Konsistenz der Schilddrüse, Druckschmerzen, Schluckverschieblichkeit, Gefäßschwirren, Lymphknoten der Halsregion (Abb. 19.9).
Sonographie: Größe der Schilddrüse, echoreiche/echoarme Knoten, retrosternaler Anteil, Abgrenzung zu Nachbarorganen.
EKG: Ausschluß kardialer Ursachen (paroxysmale Tachykardie u.a.m.).
Radiologie: Röntgen-Thorax, -breischluck und Trachea-Zielaufnahmen: Ösophagusverlagerung, -einengung? Intrathorakale oder retrosternale Struma?
Konsiliaruntersuchungen: HNO-Beurteilung der Funktion der Nn. recurrentes sowie der Einengung und Verdrängung der Trachea. Bei Exophthalmus augenärztliche Beurteilung des Fundus und Messung des Intraokulardruckes.

Schilddrüsen-OP: Prä- und postoperative Kontrolle der Stimmbandfunktion

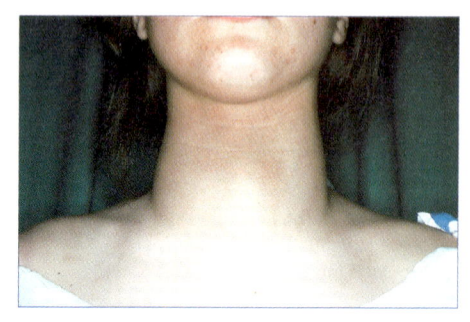

Abb. 19.8
Struma diffusa

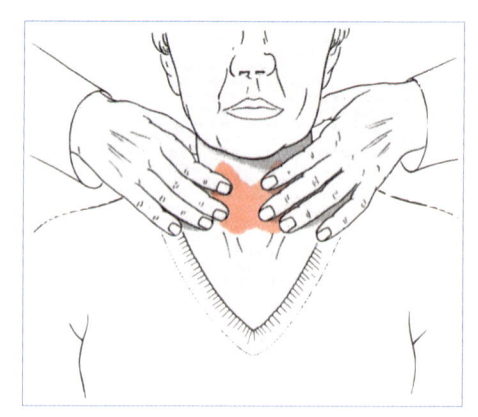

Abb. 19.9
Palpation der Schilddrüse

Schilddrüse

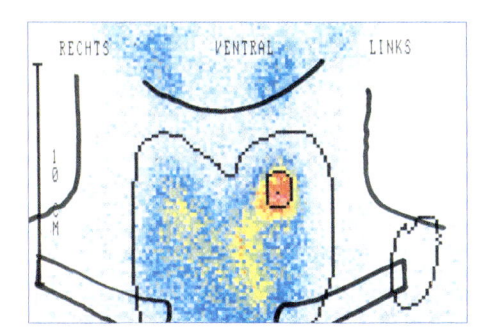

Abb. 19.10
Szintigraphie: warmer Knoten

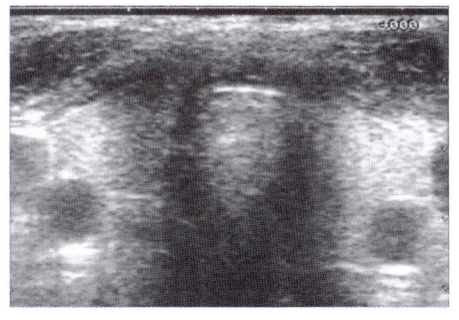

Abb. 19.11
Sonographie einer normalen Schilddrüse

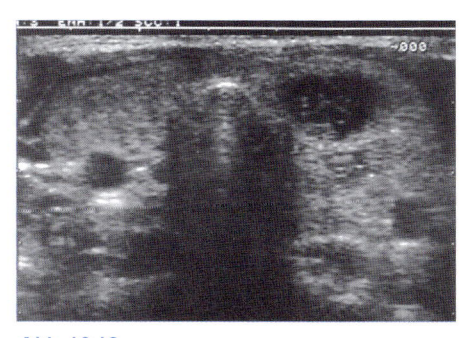

Abb. 19.12
Sonographie einer Struma multinodosa

Lokalisationsdiagnostik

Szintigraphie: Sie liefert Informationen über den Funktionszustand des Schilddrüsenparenchyms. Am häufigsten wird heute ^{99m}Tc-Pertechnetat als Radionuklid verwendet. Pertechnetat wird ähnlich dem Jodid in die Thyreozyten aufgenommen und liefert so quantitative Werte über die regionale und globale thyreoidale Aufnahme von ^{99m}Tc-Pertechnetat in % der applizierten Menge an Technetium (= ^{99m}Tc-Petechnetat Uptake = TcU), gleichzusetzen mit der thyreoidalen Jodid-Clearance. Auch ektopes Schilddrüsengewebe wird dargestellt. Ein erhöhter TcU zeigt sich z.B. in euthyreoten Jodmangelstrumen, eine Verminderung nach einer Jodexposition (z.B. Röntgenkontrastmittel) oder auch bei bestimmten Formen der Thyreoiditis sowie unter Suppression. Lokale Speicherdefekte werden als „**kalte Knoten**" bezeichnet. Diese finden sich bei Zysten, Karzinomen oder Thyreoiditis. Eine fokale vermehrte Anreicherung wird als „**warmer Knoten**" bzw. als „**heißer Knoten**" bezeichnet (autonomes Adenom).

Kalter Knoten: Zyste, Karzinom oder Thyreoiditis?

Beim dekompensierten Adenom wird nach Jodgabe (z.B. nach Kontrastmittel-CT) oder unter thyreostatischer Therapie meist keine ausreichende Anreicherung gesehen.

Sonographie: Sie gibt Informationen über die Morphologie der Schilddrüse wie Gewebevolumen, Beziehung zu Nachbarorganen und dient zum Nachweis und zur Unterscheidung von Zysten und Adenomen sowie von vergrößerten Lymphknoten.

Funktionsdiagnostik

Hormonbestimmung im Serum: Bestimmung von Gesamtthyroxin (T_4) und Trijodthyronin (T_3) bzw. besser der nicht gebundenen, freien Hormone fT_3 und fT_4 sowie des „thyroid stimulating hormone" (TSH) mit und ohne Stimulation durch „thyrotropin releasing hormone" (TRH-Test). TSH ist ein sehr sensitiver Parameter für den Nachweis von Funktionsstörungen selbst bei peripher noch euthyreoter Stoffwechsellage und eignet sich so besonders als Suchtest zum frühzeitigen Nachweis oder Ausschluß von Störungen des zentralen Regelkreises.

Feinnadelpunktion

Präoperative zytologische Abklärung von malignitätsverdächtigen Bezirken im Ausstrichpräparat (Stanzpunktion: histologische Begutachtung möglich). Zytologisch erfolgt eine Einteilung in einer Befundskala von 0 bis V. Relevant sind die Grade III (fraglich maligne), IV (malignitätsverdächtige Zellatypien) und V (sicherer Tumorzellennachweis).
Die Feinnadelpunktion erbringt einen Malignitätsnachweis eindeutig in 61–75 %, in weiteren 20 % erhebt sie den Verdacht. Die Typisierung der Karzinome bereitet zytologisch oft Schwierigkei-

ten. Ein negatives Ergebnis allerdings kann eine Fehlpunktion nicht sicher ausschließen. Bei Malignitätsverdacht ist daher die Indikation zur Operation gegeben, so daß die Feinnadelpunktion meist keinen Therapievorteil bringt.

Intraoperative Schnellschnittdiagnose

Jedes Schilddrüsenresektat muß intraoperativ einer Schnellschnittdiagnostik unterzogen werden. Bei unerwartetem Nachweis eines Malignoms wird die für die Radikalität erforderliche Resektion in gleicher Sitzung durchgeführt! Die Treffsicherheit ist, je nach vorliegendem Karzinom, allerdings begrenzt (ca. 80 %). Besonders hochdifferenzierte follikuläre Karzinome sind histologisch nur durch den Nachweis von Gefäß- und Kapseleinbrüchen vom benignen follikulären Adenom zu unterscheiden, aber auch kleine papilläre Karzinome können im Rahmen der Schnellschnittdiagnostik erhebliche Probleme bereiten.

Tab. 19.1 Klassifizierung der Strumagröße nach der WHO

0a	Keine Struma
0b	Tastbare, aber nicht sichtbare Struma
I	Tastbare und bei zurückgebeugtem Kopf eben sichtbare Struma
II	Sichtbare Struma
III	Große sichtbare Struma

2.4 Struma

Als Struma (Kropf) wird eine Vergrößerung der gesamten Schilddrüse oder von Teilen des Organs bezeichnet. Je nach Stoffwechselsituation unterscheidet man euthyreote, hypothyreote und hyperthyreote Strumen (Abb. 19.13, 19.14). Makroskopisch wird die Störung nach ihrem Erscheinungsbild nach WHO-Klassifikation (Tab. 19.1) eingeteilt.

Pathomorphologisch liegt in der Mehrzahl der Fälle eine multinodöse Struma, d.h. ein mehrknotiger Kropf (Knotenstruma) vor. Uninodöse Strumen sind demgegenüber seltener. Gelegentlich hat die Knotenstruma auch einen retrosternalen Anteil (Abb. 19.15). Demgegenüber sind rein intrathorakale Strumen mit Gefäßversorgung aus dem Thorax extrem selten.

Die meisten Knotenstrumen sind **euthyreot** (= blande Strumen) und Folge des endemischen Jodmangels. Das kompensatorisch gesteigerte Schilddrüsenwachstum resultiert aus einer vermehrten TSH-Freisetzung. Dies ist Ausdruck eines intakten Regulationsmechanismus der Schilddrüse auf eine initial quantitativ ungenügende Versorgung des Organismus mit Schilddrüsenhormonen. Die nicht-entzündliche, nicht-maligne Anpassungshypertrophie und -hyperplasie der Schilddrüse an den alimentären Jodmangel wird als **endemische Struma** bezeichnet. Die Stoffwechsellage ist euthyreot.

Ursachen: Vor etwa 10 000 Jahren wurde am Ende der Eiszeit das Spurenelement Jod durch Schmelzwasser der Gletscher aus den Böden gewaschen, d.h. es resultierte in gebirgigen Gegenden ein alimentärer Jodmangel. Der Mindestbedarf eines Erwachsenen beträgt 150 μg/Tag (WHO).

Pathogenese
- **Thyreoidale Genese:** Exogener Jodmangel, angeborene Defekte der Hormonsynthese, diätetische strumigene Substanzen und Medikamente.

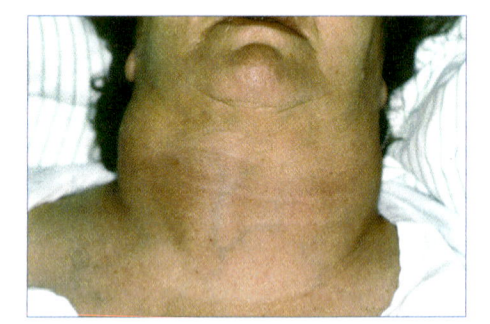

Abb. 19.13
Struma II Grades

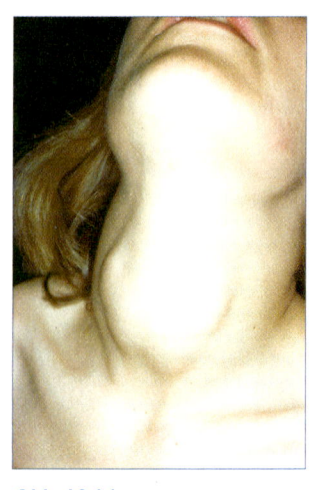

Abb. 19.14
Struma III Grades

Schilddrüse

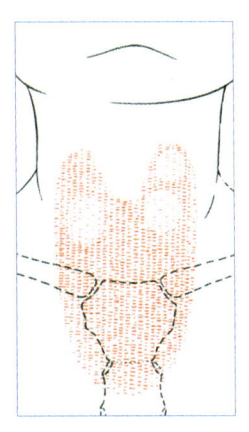

Abb. 19.15
Struma multinodosa mit retrosternalem Anteil

- **Extrathyreoidale Genese:** Hemmung der Hormonverwertung, vermehrter Hormonbedarf und Jodverlust, Gravidität, juvenile Struma, Pubertätskropf.

Ein Jodmangel führt innerhalb der Schilddrüse zur Aktivierung verschiedener Autoregulationsmechanismen, die in einer Organhyperplasie resultieren. Der Hyperplasiereiz wird von den Zellen individuell unterschiedlich beantwortet, so daß bei länger bestehenden Strumen auch knotige Areale mit zystischen Veränderungen und adenomatösen Knoten entstehen können.

Die Hyperplasie kann diffus, später knotig oder auf dem Boden eines lokal präformierten Drüsenprozesses solitär knotig sein. Durch regressive und exsudative Alterationen entstehen Zysten. Entzieht sich der Gewebsumbau der hypothalamisch-hypophysären Regulation, resultiert eine Autonomie (= autonomes Adenom).

Diagnostik

- Sonographie (Größenbestimmung, Nachweis von Zysten/Adenomen).
- Bestimmung der Schilddrüsenfunktion (Hyperthyreose?).
- Szintigramm (Funktionsdiagnostik, kalte Knoten, intrathorakale Struma?).
- Bei Kompressionserscheinungen zusätzlich Trachea-Zielaufnahme (Abb. 19.16), Röntgen-Thorax und Ösophagusbreischluck (Abb. 19.17).
- Präoperativ HNO-Konsil zur Stimmbandprüfung.

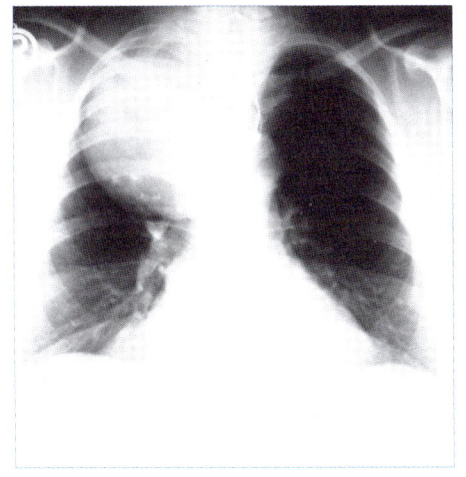

Abb. 19.16
Retrosternale Struma. Trachea-Zielaufnahme mit Verlagerung der Trachea (intrathorakales Struma)

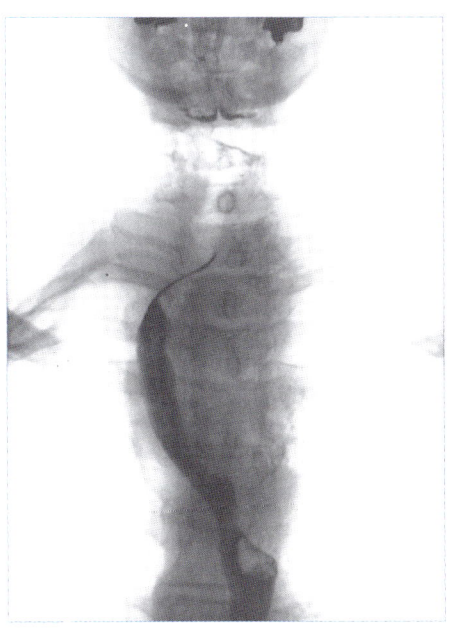

Abb. 19.17
Retrosternale Struma. Ösophagusbreischluck mit Kompression der Trachea

Klinik: Druck- und Kloßgefühl, Verlagerung oder Einengung von Trachea und/oder Ösophagus mit daraus resultierender Dyspnoe mit und ohne Stridor, Schluckbeschwerden, selten Rekurrensparese mit Heiserkeit oder intermittierenden Phonationsbeschwerden, Einflußstauung der Gefäße (Abb. 19.18), Horner-Syndrom (Miosis, Ptosis, Enophthalmus durch Druck auf das Ganglion stellatum).

Formen der endemischen Struma sind die Struma diffusa, Struma uninodosa und Struma multinodosa.

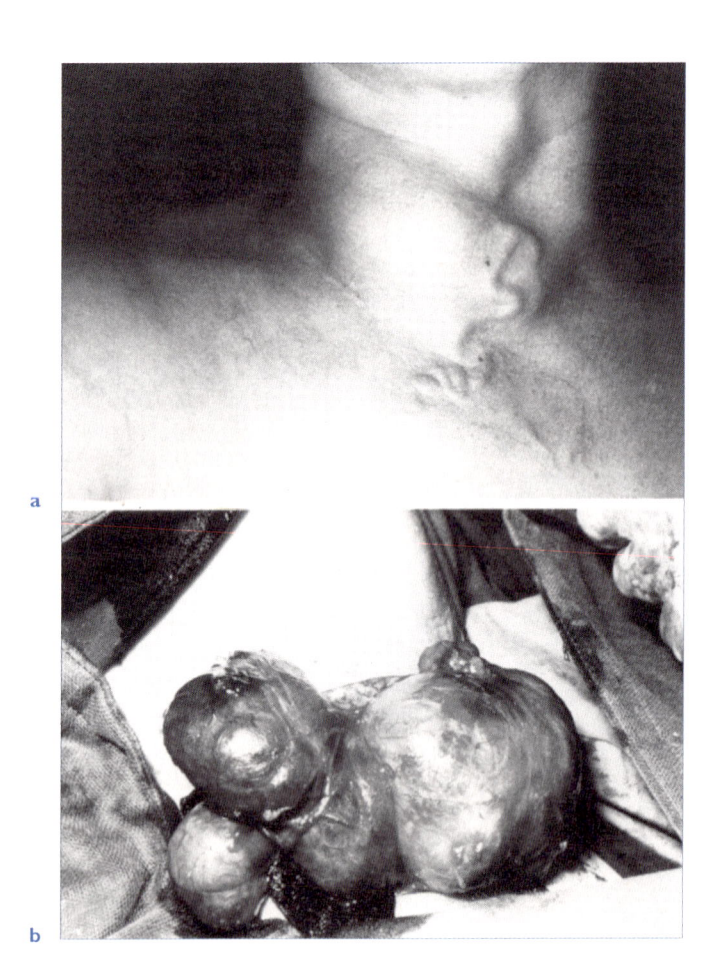

19.18 a,b
Struma multinodosa mit venöser Einflußstauung:
a klinischer Befund
b intraoperativer Befund

Schilddrüse

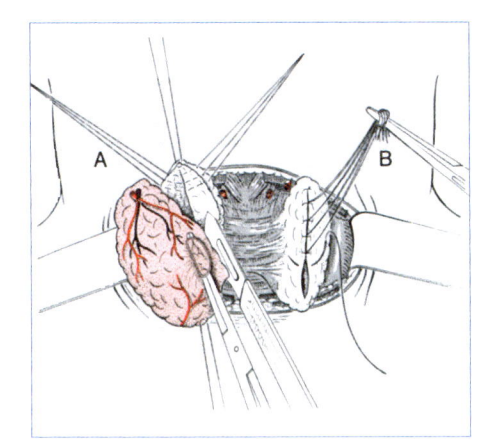

Abb. 19.19
Beidseitige subtotale Strumaresektion mit Durchtrennung der Arteria thyreoidea superior und des Isthmus
A Phase der Resektion
B Kapselnähte

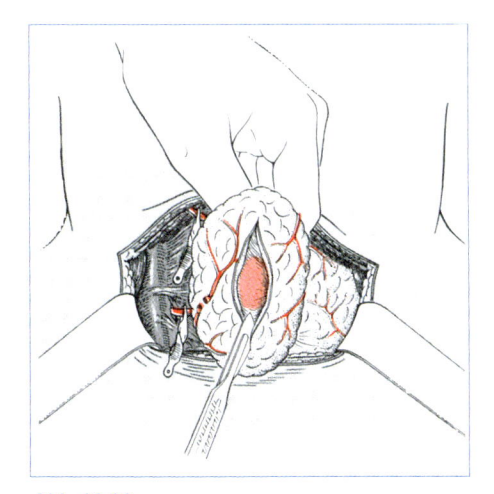

Abb. 19.20
Enukleation eines autonomen Adenoms

Operationsverfahren

Die pauschale subtotale Strumaresektion weicht heute der funktionskritischen Resektion, die sich in ihrem Resektionsausmaß differenziert am jeweiligen vorliegenden Befund orientiert und so partielle, subtotale oder totale Lappenresektionen einschließt.

- **Subtotale Strumaresektion** (Abb. 19.19)
  Hautschnitt: Kocher-Kragenschnitt. Bei Asymmetrie des Halses präoperativ am sitzenden Patienten den Schnittverlauf markieren. Durchtrennung der Gewebsschichten bis zur Freilegung der Strumakapsel. Die lateralen Grenzen sind die Mm. sternocleidomastoidei. Gefäße werden abgeklemmt und durchtrennt (Durchstechungsligatur).
  Mobilisierung der Struma: Darstellung der oberen Polgefäße. Durch leichten Zug an der Schilddrüse nach kaudal werden Muskelfasern und Bindegewebe abgeschoben. Es liegen dann die Polgefäße frei. Bei der Unterbindung der oberen Polgefäße müssen verschiedene Variationen im Verlauf der A. thyreoidea superior berücksichtigt werden. Ansonsten besteht die Gefahr der Nachblutung.
  Danach Darstellung der A. thyreoidea inferior und Unterbindung mit resorbierbarem Material medial der A. carotis am Quervain-Punkt. Dabei sollten die Nn. recurrentes stets in ihrem gesamten Verlauf dargestellt werden, da sie in dieser Phase leicht geschädigt werden können. Bei Hyperthyreose ist die Ligatur obligatorisch, um die Hormonproduktion des Restgewebes zu drosseln. Bei der subtotalen Resektion wegen blander oder hypothyreoter Struma kann sie bei schwacher Entwicklung des Gefäßes mit schwieriger Lokalisation unterbleiben. Cave! N. recurrens. Funktionskritische Resektion der Schilddrüse auf etwa 10 g Restgewebe – keilförmige Exzision zum besseren Kapselverschluß.

Schilddrüsen-OP: Aufklärung über potentielle Rekurrensläsion zwingend

- **Enukleation**
  Ausschälen eines Adenoms (Abb. 19.20).
- **Thyreoidektomie** (bei Struma maligna)
  Gleiches Vorgehen wie bei der Resektion mit dem Unterschied, daß sämtliches Schilddrüsengewebe entfernt wird. Dementsprechend ist die Komplikationsrate größer, die Nebenschilddrüsen können nicht immer geschont werden (Replantation, s.u.). Darstellung der Nn. recurrentes in ihrem Verlauf obligat!
  Bei Kombination mit Neck dissection: Türflügelschnitt, Durchtrennung der Mm. sternocleidomastoidei und totale Lymphadenektomie im Halsbereich (s. Abb. 18.24).

- **Resektion einer retrosternalen Struma**
  Vom linken Lappen ausgehend und in den Thorax eintauchend; die Struma läßt sich meist von oben ohne Sternotomie luxieren und versorgen („was von oben kommt, läßt sich auch von oben operieren"). Echte intrathorakale Strumen erfordern die mediane Sternotomie (eigener Gefäßabgang aus dem Aortenbogen!) (Abb. 19.21).

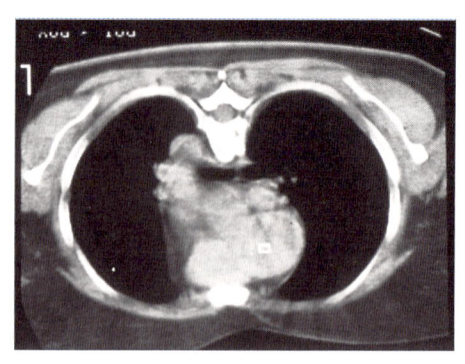

Abb. 19.21
CT-Thorax mit retrosternaler Struma

OP-bedingte Komplikationsrate

Frühkomplikationen: N. recurrens-Läsion mit Heiserkeit bei einseitiger und schwerer Atemstörung mit Stridor bis hin zur Intubationspflicht bei beidseitiger Rekurrensparese (0–2 %). Die „Manipulation" alleine zur Darstellung der Nn. recurrentes kann zur reversiblen Heiserkeit früh postoperativ führen. Weitere Komplikationen sind Tracheomalazie, Stimmbandschwellung, kollares Hämatom, Blutung, Infektion und Tetanie bei Hypokalzämie (0,1–2 %): Hypoparathyreoidismus durch Entfernen oder Devaskularisation der Nebenschilddrüsen.

Postoperativer Stridor nach Schilddrüsenoperation: höchste Gefahr!

Therapie: Laryngoskopie, ggf. Intubation bei Ödem, Kalzium, Kortison, Antiphlogistika, i.v.
Bei anhaltender Rekurrensparese (< 25 %) ggf. operative Lateralisierung der Stimmbänder oder Tracheotomie (s. Kap. 18.4).
Bei Tetanie: Kalzium i.v. oder oral, später A.T.10®, Vitamin D_3.

Radiojodtherapie

Das in der Radiojodtherapie eingesetzte ^{131}I, dessen Halbwertszeit 8 Tage beträgt, wird wie das mit der Nahrung aufgenommene Jod rasch in der Schilddrüse angereichert. Seine Wirkung beruht auf der Emission von Betastrahlen. Durch die sehr kurze Reichweite der Betastrahlen zeigt sich ein rapider Dosisabfall vom speichernden Schilddrüsengewebe zum umgebenden Gewebe, so daß dieses weitgehend unbeschadet bleibt, ebenso wie supprimiertes, nicht speicherndes, um ein Adenom angeordnetes Schilddrüsengewebe. Der Anteil an Gammastrahlung des ^{131}I erlaubt eine externe Registrierung, ohne jedoch einen strahlentherapeutischen Effekt zu haben.
Die zu applizierende Menge an ^{131}I kann anhand einer Formel berechnet werden, die sowohl das Schilddrüsenvolumen als auch die angestrebte Herddosis enthält. So muß beispielsweise bei der Radiojodtherapie des M. Basedow eine ablative Herddosis verabreicht werden, um Rezidivraten von bis zu 5 % wie nach chirurgischer Therapie zu erreichen, die mit hohen Raten an Hypothyreosen einhergeht.

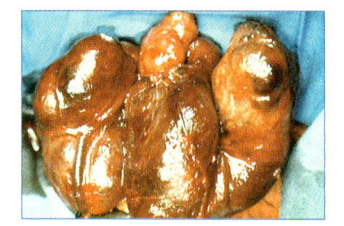

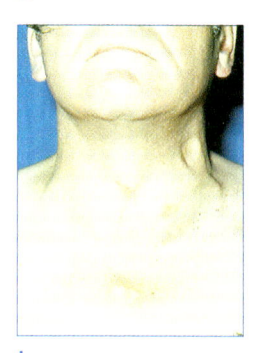

Abb. 19.22 a,b
a Große Knotenstruma, b mit klinisch wenig auffälligem Befund beim Mann.

2.4.1 Struma diffusa

Diffuse Vergrößerung der Schilddrüse (nicht-entzündlich; nicht-maligne).

Therapie
- **Medikamentöse Therapie:** Suppression der TSH-Stimulation durch exogene Hormonzufuhr. Indiziert bei diffuser Struma ohne örtliche Komplikationen bis zur Struma II. Grades. Der Therapieerfolg kann frühestens nach einem Jahr beurteilt werden. Eine Dauermedikation mit Schilddrüsenhormon und Jodsubstitution ist prinzipiell als Basisbehandlung aller blanden Strumen anzusehen.
- **Operative Resektion:** Eine Operation ist grundsätzlich indiziert bei Strumen III. Grades, lokalen mechanischen Komplikationen, dystopen Strumen (retrosternal, Zungengrund) sowie bei Malignitätsverdacht. Regeleingriff ist die subtotale Resektion.
- **Radiojodtherapie:** Voraussetzung ist eine genügende Jodaktivität der Struma. Degenerative Areale nehmen das Jod nicht auf. Die Radiojodtherapie kann auch zur präoperativen Verkleinerung der Schilddrüse angewandt werden. Wegen der Nebenwirkung ionisierender Strahlen ist sie kontraindiziert bei Frauen im gebärfähigen Alter und bei großen Strumen wegen der dann sehr hohen Dosis.

Medikamentöse Rezidivprophylaxe

Bei der differenzierten Rezidivprophylaxe wird das Ausmaß der Resektion und damit die Möglichkeit der eigenen Hormonproduktion des verbliebenen Restgewebes in den Vordergrund gestellt.
- Nach einer einseitigen Resektion oder einer beidseitigen Resektion mit einem Schilddrüsenrest von über 10 g muß postoperativ primär keine Hormonsubstitution erfolgen. Eine Kontrolle der Schilddrüsenfunktion und ggf. eine angepaßte Substitution erfolgt 6 Wochen postoperativ. Besteht Euthyreose, erfolgt eine Rezidivprophylaxe mit 200 µg Jodid/Tag. Eine weitere Kontrolle der Schilddrüsenfunktion und ggf. Anpassung der Therapie sollte 6 Monate nach der Operation erfolgen, weitere Kontrollen 1- bis 2jährig.
- Nach beidseitiger Resektion mit einem Schilddrüsenrest von unter 10 g erfolgt postoperativ nach dem Eintreffen der Histologie (mögliche Radiojodtherapie bei Karzinomnachweis!) eine Substitution mit 100 µg Jodthyrox®/Tag. Kontrollen nach 6 Wochen und 6 Monaten, weitere Kontrollen 1- bis 2jährig.
- Da der vorbestehende Jodmangel durch eine Operation nicht beseitigt wird, erfolgt eine Rezidivprophylaxe mit Jodid lebenslang!

Rezidivprophylaxe lebenslang!

2.4.2 Struma uninodosa

Der kalte Knoten

Der „kalte Knoten" ist ein szintigraphischer Begriff und bezeichnet einen teilweisen oder vollständigen Speicherverlust eines Areals (Abb. 19.23).
Ursachen: Zysten, Karzinome, fokale Entzündungen, narbig-regresive Veränderungne, Adenome, Einblutungen.
Das Malignitätsrisiko eines kalten Knotens liegt global bei etwa 1%. Im selektionierten chirurgischen Krankengut hingegen steigt es auf Werte zwischen 15% und 25% an. Bei Kindern kann das Malignitätsrisiko des kalten Knotens bis zu 50% betragen.
Diagnostik: Sonographie (echoarmes/-freies Areal) (Abb. 19.24), Bestimmung der Schilddrüsenfunktion, Szintigraphie, evtl. Feinnadelpunktion.
Therapie: Therapie der Wahl ist die operative Entfernung durch eine Hemithyreoidektomie zur Vermeidung von Rezidiven! Nach einfachen Enukleationen oder atypischen Resektionen steigt das Risiko einer postoperativen Rekurrensparese drastisch, wenn aufgrund eines Rezidivs/Karzinoms eine Zweitoperation erforderlich wird.
Bei intraoperativ im Rahmen der Schnellschnittuntersuchung gestellter Diagnose eines Schilddrüsenmalignoms erfolgt eine totale Thyreoidektomie in gleicher Sitzung (s.u.).

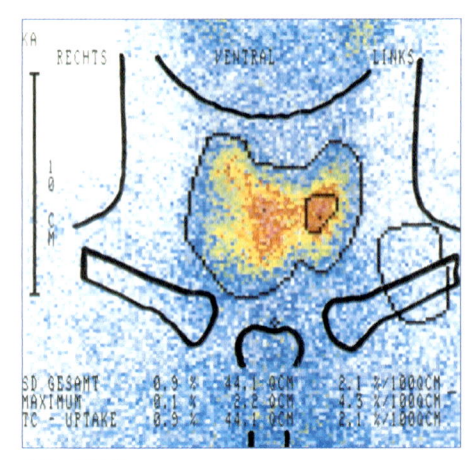

Abb. 19.23
Szintigraphie: kalter Knoten rechts

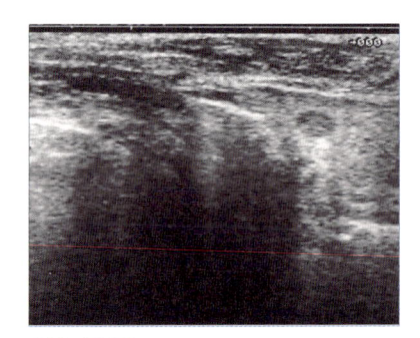

Abb. 19.24
Sonographie: echoarmer Knoten

Autonome Adenome (unifokale funktionelle Autonomie)

Autonome Adenome sind dem Regelkreis entzogen und somit durch einen Suppressionstest nicht zu unterdrücken. Szintigraphisch stellt sich ein solches Areal als **„warmer Knoten"** (lokale Mehrspeicherung) dar.
Die Differenzierung kompensiert/dekompensiert basiert auf der szintigraphischen Speicherungsrate des Adenoms im Vergleich zur Restschilddrüse. Beim **kompensierten autonomen Adenom** speichert die Restschilddrüse mehr als 20% der Knotenaktivität, beim **dekompensierten Adenom** weniger als 20%. Über die periphere Stoffwechselsituation sagen diese Werte jedoch nichts aus (ca. 60% aller Autonomien in Jodmangelgebieten weisen peripher eine euthyreote Stoffwechsellage auf!).
Ursachen: Jodmangel führt zur Proliferation funktionell autonomer Zellen, die in der Lage sind, TSH-unabhängig und ohne Beziehung zum peripheren Hormonbedarf Jod aufzunehmen, anzureichern und Schilddrüsenhormone zu synthetisieren und freizusetzen. In geringer Menge sind auch in einer gesunden Schilddrüse autonome Zellen nachweisbar, wobei jedoch erst der chronische Jodmangel zur Proliferation dieser Zellen und damit zur klinisch relevanten Autonomie führt.
Diagnostik: Sonographie (Abb. 19.25), Bestimmung der Schilddrüsenfunktion, Szintigraphie, evtl. Feinnadelpunktion, sofern die OP-Indikation fraglich ist.

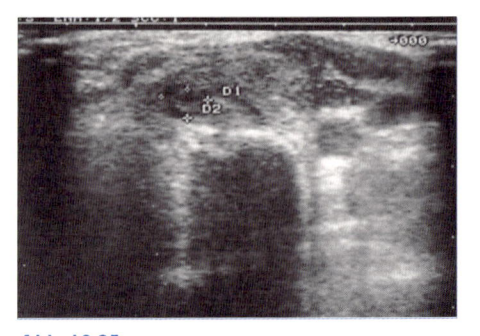

Abb. 19.25
Sonographie: autonomes Adenom

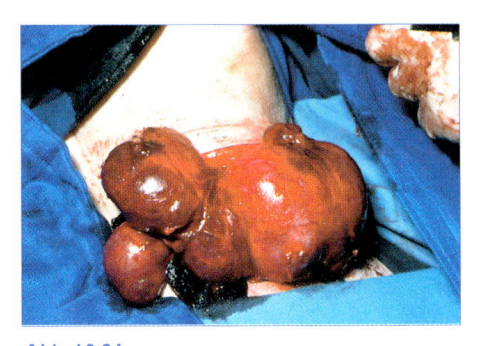

Abb. 19.26
Subtotale Resektion beidseits

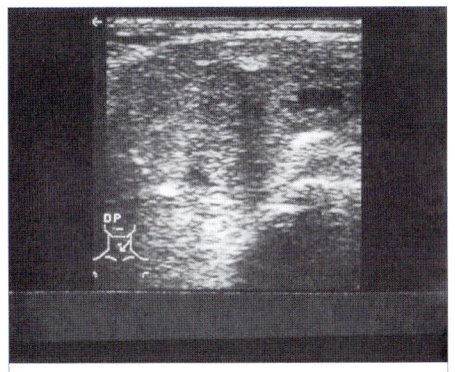

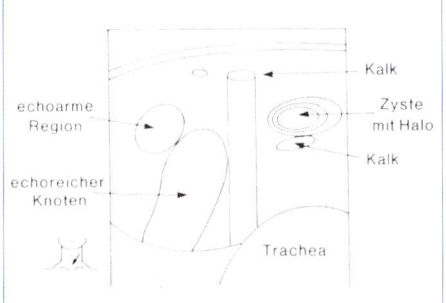

Abb. 19.27
Sonographie: Knotenstruma

Therapie
- **Medikamentös:** Thyreostatika. Da bei der funktionellen Autonomie keine Spontanheilung zu erwarten ist, dient die thyreostatische Therapie nur zur überbrückenden Behandlung, um vor einer definitiven Therapie wie Strumaresektion oder Radiojodtherapie eine euthyreote Stoffwechsellage herbeizuführen. Eine Dauertherapie mit Thyreostatika ist nur dann indiziert, wenn aufgrund schlechten Allgemeinzustandes eine definitive Therapie nicht möglich ist. Eine Kombination des Thyreostatikums (z.B. Thiamazol 10–20 mg/Tag) mit einem Betablocker (Propranolol® 2 × 30–40 mg/Tag) dämpft die sympathische Aktivität und vermindert die periphere Konversion von T_4 zu T_3.
- **Operation:** Nach erfolgloser konservativer Therapie oder Größenzunahme unter Hormonsubstitution ist die operative Entfernung absolut indiziert. Hauptindikation zur Operation stellt die multifokale und disseminierte Autonomie dar, vor allem dann, wenn mechanische Komplikationen vorliegen oder gleichzeitig ein Malignitätsverdacht besteht.
  Bei der multifokalen Autonomie wird eine funktionskritische Resektion angestrebt (Schilddrüsenrest > 10 g), um postoperativ eine ausreichende Funktion des verbliebenen Restgewebes zu erhalten.
  Da bei der disseminierten Autonomie im verbleibenden Schilddrüsenrest von einer fortbestehenden Schilddrüsenautonomie auszugehen ist, sollte hier eine ausgedehnte subtotale Resektion erfolgen, um die Rate an Hyperthyreose-Rezidiven < 5 % zu halten (Abb. 19.26).
  Beim Vorliegen einer unifokalen Autonomie besteht die Indikation zur Operation (Enukleation oder subtotale Resektion) besonders bei sehr großen Knoten (autonome paranoduläre Follikel = Rezidivgefahr) oder Knoten mit Wachstumstendenz.
- Bei kleineren Knoten wird heute auch die **Radiojodtherapie** angewandt (s.o.).

2.4.3 Struma multinodosa

Mehrknotige Form der endemischen Struma, die in der Regel regressive und proliferative Areale gleichzeitig aufweist. So liegen häufig funktionelle autonome Areale neben szintigraphisch kalten Arealen mit ihren differentialdiagnostischen Gefahren (Karzinom!).

Diagnostik: Sonographie (Abb. 19.27), Schilddrüsenfunktion, Szintigraphie, evtl. Feinnadelpunktion.

Therapie: Da auch die konservative Therapie dieser Form der Struma problematisch ist (regressive Bezirke sprechen nicht an, bei funktionellen Autonomien ist die Jodidgabe kontraindiziert, die Hormongabe wenig effektiv), ist das Therapieverfahren der Wahl die **operative Entfernung** mit subtotaler Schilddrüsenresektion beidseits.

Eine Indikation zur **Radiojodtherapie** ergibt sich, wenn von einer medikamentösen Therapie, wie etwa bei großer Knotenstruma, keine ausreichende Volumenreduktion zu erwarten ist und eine operative Resektion im Einzelfall zu komplikationsträchtig erscheint (ältere polymorbide Patienten). Eine große Rezidivstruma bei polymorbiden Patienten stellt eine weitere mögliche Indikation zur Radiojodtherapie dar (mögliche präoperative Verkleinerungstherapie).

2.5 Hyperthyreose

Die Hyperthyreose ist durch eine erhöhte periphere Hormonwirkung gekennzeichnet. Die latente Hyperthyreose, bei der die peripheren Hormone normal bzw. im oberen Normbereich sind, das TSH jedoch schon supprimiert ist, gehört definitionsgemäß noch zu den Euthyreosen.

Ursachen:
- Immunogene Hyperthyreose (M. Basedow, Hashimoto-Thyreoiditis)
- Andere Entzündungen (z.B. Thyreoiditis de Quervain)
- Funktionelle Autonomie
- Neoplasien (Adenome, Schilddrüsenkarzinome, paraneoplastisch)
- Exogene Hormonzufuhr (Hyperthyreosis factitia)
- In Zusammenhang mit Jodexzeß
- Zentrale Hyperthyreose (hypophysär).

Klinik: Innere Unruhe, Schlaflosigkeit, Tachykardie, Hypertonie, gesteigerte Blutdruckamplitude, Tremor, Gewichtsabnahme, Durchfälle, Schweißausbrüche, warme feuchte Haut, Wärmeintoleranz.

2.5.1 Morbus Basedow

Der Morbus Basedow ist eine immunogene Multisystemerkrankung, die mit einer Hyperthyreose, einer diffusen Vergrößerung der Schilddrüse sowie einer Ophthalmopathie und Dermopathie einhergehen kann (Abb. 19.28).
Vorkommen in jedem Lebensalter, Frauen erkranken etwa fünfmal häufiger als Männer.
Pathogenese: Diese Autoimmunthyreopathie wird durch eine Reihe funktionell unterschiedlich stimulierender und blockierender Autoantikörper gegen TSH-Rezeptoren, Thyreoglobulin und Schilddrüsenperoxidase ausgelöst. Wann und wie der Autoimmunprozeß im einzelnen in Gang kommt, ist weitestgehend unklar. Im Vordergrund stehen:
1. Thyreotropinrezeptor-Antikörper = TRAK = Thyroid-stimulating immunoglobulin = TSI
2. Thyreoglobulin-Antikörper = TAK = TgAK
3. Mikrosomale Antikörper = MAK = Ak gegen Schilddrüsenperoxidase.

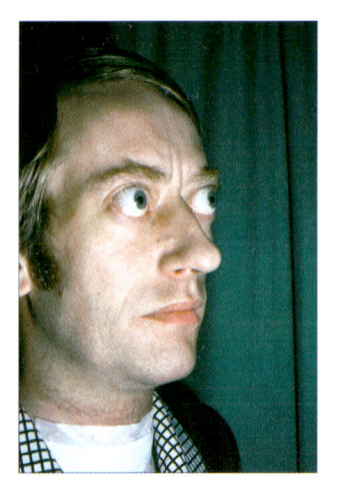

Abb. 19.28
Orbitopathie und Struma bei M. Basedow

Schilddrüse

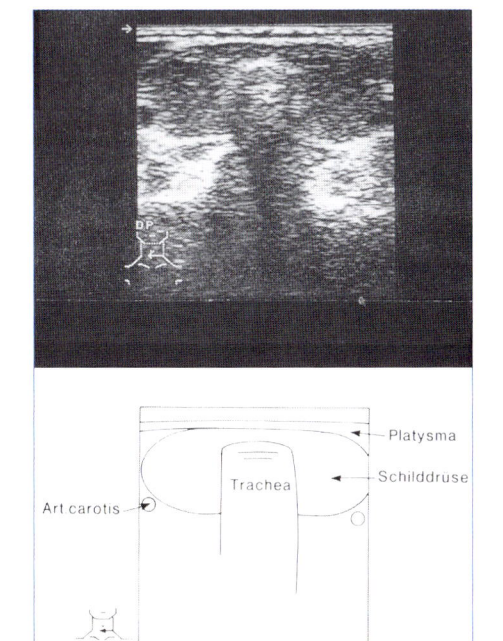

Abb. 19.29
Sonographie: Basedow-Struma

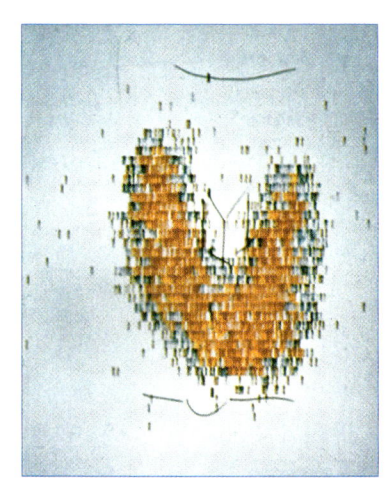

Abb. 19.30
Szintigraphie bei M. Basedow

Klinik: Klassische **Merseburger Trias** mit Tachykardie, Struma und Exophthalmus. Führend sind die Zeichen der Hyperthyreose: Leitsymptome eine feuchtwarme Haut, Dauertachykardie, Erhöhung des Blutdrucks mit großer Blutdruckamplitude und ein feinschlägiger Tremor. Etwa 60 % der Patienten zeigen die Zeichen einer endokrinen Ophthalmopathie (diese kommt bei den nicht-immunogenen Hyperthyreosen nicht vor).

Aufgrund einer vermehrten Schilddrüsendurchblutung findet sich häufig das Phänomen der „schwirrenden" Struma. Selten, aber pathognomonisch, ist der Nachweis eines prätibialen Myxödems, sowie die sehr seltene Akropachie (Knochenverdickung durch subperiostale Knochenapposition mit gleichzeitiger Weichteilverdickung).

Diagnostik: Sonographie (typisch für den M. Basedow ist ein homogenes echoarmes Schallmuster im Gegensatz zur disseminierten Autonomie) (Abb. 19.29), Schilddrüsenfunktion, Schilddrüsenantikörper (TRAK, TAK, MAK), Szintigraphie (Abb. 19.30).

Therapie

- Die **Initialtherapie** ist die **thyreostatische Behandlung** für 6–12 Monate. Die immunologischen Störungen können medikamentös nicht beeinflußt werden, so daß keine kausale Therapie möglich ist. Der Krankheitsverlauf ist individuell sehr unterschiedlich, bei etwa 40 % der Patienten kommt es im ersten Jahr nach der Manifestation zu einer dauerhaften Spontanremission. In dieser Zeit besteht eine Operationsindikation nur bei Patienten mit großen evtl. knotig umgebauten Strumen, besonders wenn zusätzlich mechanische Komplikationen vorliegen, bei Malignitätsverdacht, auftretender Thyreotoxikose oder mangelnder Compliance.
- Persistiert die Hyperthyreose nach dem Absetzen der thyreostatischen Therapie oder kommt es zum Hyperthyreoserezidiv, ist eine **definitive Behandlung** durch eine Strumaresektion oder Radiojodtherapie anzustreben.
- Die **Operation** ist primär indiziert bei:
  - großen Strumen (hohe Strahlendosis der Radiojodtherapie)
  - mechanischen Komplikationen (rascher Wirkungseintritt)
  - rasch progredienter Ophthalmopathie
  - schwerer jodinduzierter Thyreotoxikose (bessere Prognose)
  - Schwangerschaft
  - Malignomverdacht.

  Eine **relative Indikation** zur Operation besteht bei:
  - mangelnder Compliance
  - jungen Patienten (< 45 Jahre)
  - sozialen Faktoren (rasche Arbeitsfähigkeit, Kinderwunsch).
- **Präoperative Maßnahmen:** Erreichen der Euthyreose und Reduzierung der Schilddrüsendurchblutung durch die Kombination des Thyreostatikums mit einem Betablocker (z.B. 10–40 mg Thiamazol/Tag plus Propranolol® 3 × 20–40 mg/Tag).

Zusätzlich kann kurzfristig präoperativ eine **Plummerung** durchgeführt werden. Sie besteht in einer hochdosierten Gabe von Jod (in Form von Lugolscher Lösung; oral), um die Schilddrüsenhormonfreisetzung akut zu blockieren und damit die Stoffwechsellage rasch zu normalisieren. Zusätzlich kommt es zu einer deutlichen Verminderung des Blutflusses in der Schilddrüse (Erleichterung der Thyreoglobulinproteolyse und der Hormonsynthese durch Substrathemmung).

- **Operationsverfahren:** Verfahren der Wahl ist die ausgedehnte beidseitige subtotale Thyreoidektomie (Abb. 19.31) (alternativ einseitige Thyreoidektomie und kontralaterale subtotale Hemithyreoidektomie) mit dem Ziel, einen Gesamt-Schilddrüsenrest von 4 g zu belassen. Dadurch kann die Rezidivrate auf unter 5 % gesenkt werden bei einer Hypothyreoserate bis zu 10 %. Bei einem normal großen Rest nach subtotaler Resektion von > 10 g liegt die Rezidivrate bei etwa 20 %.
- **Postoperativ** kann die thyreostatische Medikation sofort abgesetzt werden, Betablocker sollten schrittweise ausgeschlichen werden.
- **Radiojodtherapie:** Eindeutig indiziert ist die Radiojodtherapie bei Patienten mit deutlich erhöhtem Operationsrisiko und bei Rezidivstruma. Sie kommt vor allem bei normal großen oder nur leicht vergrößerten Schilddrüsen in Frage, und stellt ebenso eine definitive Behandlung dar. Kontraindikationen sind Schwangerschaft, Kinder und Jugendliche, junge Frauen mit Kinderwunsch, große Strumen (besonders wenn sie mechanische Komplikationen aufweisen) sowie Malignomverdacht.

Das Eintreten des strahlentherapeutischen Effektes erfolgt nach etwa 3 Monaten, so lange ist eine Fortführung der thyreostatischen Therapie erforderlich.

Die **Rezidivrate** nach einer Radiojodtherapie ist abhängig von der angestrebten Herddosis. Um eine Rezidivrate von etwa 5 % zu erreichen, ist eine „ablative" Herddosis von 120 bis 150 Gy erforderlich, die allerdings im ersten Jahr nach der Therapie eine Rate an latenten oder manifesten Hypothyreosen von bis zu 60 % zur Folge hat. Insgesamt treten jedoch nur etwa die Hälfte der Hypothyreosen im ersten Jahr auf. In den übrigen Fällen werden sie oft Jahre nach Therapie als sog. Späthypothyreosen manifest.

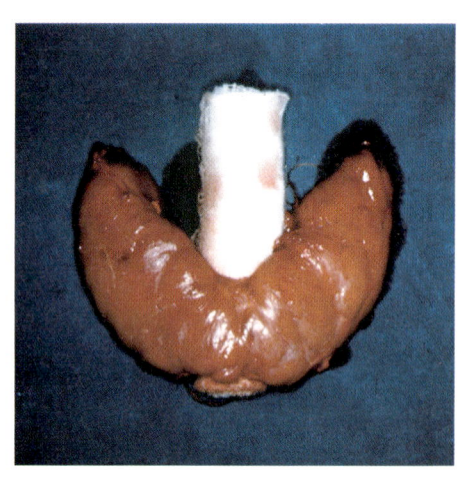

Abb. 19.31
Operationspräparat bei fast totaler Thyreoidektomie wegen M. Basedow

2.5.2 Endokrine Ophthalmopathie

Synonym: Endokrine Orbitopathie.
Etwa 70 % der Patienten mit einer endokrinen Ophthalmopathie leiden auch an einer Immunhyperthyreose. Pathomorphologisch zeigen sich eine lymphozytäre Infiltration, ödematöse Schwellung und Einlagerung von Glucosaminoglykanen im periorbitalen Bindegewebe und den äußeren Augenmuskeln.
Pathogenese: Unklar.
Klinik: Exophthalmus (30–60 %), Lidödem, Doppelbilder (Schwellung der äußeren Augenmuskeln), Lichtempfindlichkeit, Fremdkörpergefühl.
Meist doppelseitig, seltener einseitig. Die Gefährdung des Auges besteht in einer ulzerösen Keratitis. Eine seltene, jedoch schwer-

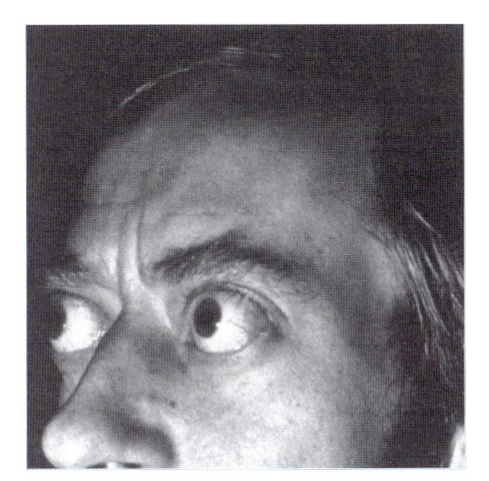

Abb. 19.32
Exophthalmus bei Hyperthyreose (s. Abb. 19.28)

wiegende Komplikation entsteht durch die Kompression des N. opticus mit Visusverschlechterung und Einschränkung des Gesichtsfelds (Abb. 19.32).
- Dalrymple-Zeichen: Retraktion des Oberlides
- Graefe-Zeichen: Beim Blick nach oben und unten werden die weißen Skleren zwischen Oberlid und Limbus der Kornea sichtbar
- Stellwag-Zeichen: Seltener Lidschlag
- Moebius-Zeichen: Konvergenzschwäche.

Mechanischer Lagophthalmus: Schlaf mit offenen Augen wie ein Hase (griech.: Lagos). Exophthalmus und Lidretraktion kombiniert bewirken ungenügenden Lidschluß. Als Folge können Hornhautulzerationen entstehen (Ulcus corneae e lagophthalmo).
Prophylaxe: Augensalbe/-tropfen, Augenverband zur Nacht, Schutzbrille, Prednison-Medikation 50–100 mg/Tag.

2.5.3 Thyreotoxische Krise (Coma basedowicum)

Akut lebensbedrohliche Dekompensation des peripheren Regulationsmechanismus gegenüber den pathologisch erhöhten Schilddrüsenhormonen (Abb. 19.33).
Ätiologie: Auslösende Ursachen sind in erster Linie eine höhergradige Jodexposition (Röntgenkontrastmittel, Medikamente) bei unerkannter Hyperthyreose, Operationen (Euthyreose!) sowie schwere Begleiterkrankungen.
Die Krise tritt unerwartet und kurzfristig innerhalb von Stunden oder Tagen auf, mit einer Letalität von 20–30 %! Die Häufigkeit wird mit 1 % beziffert.
Der Pathomechanismus für die rasche Verschlechterung ist nicht bekannt. Zwischen der Höhe der Schilddrüsenhormonspiegel und der klinischen Symptomatik besteht kein direkter Zusammenhang.
Klinik: Tachykardie mit Herzrhythmusstörungen und Kreislaufinsuffizienz; Hyperthermie in Verbindung mit Hyperhydrosis, Erbrechen, profuse Durchfälle und Dehydratation bewirken zusammen eine bedrohliche Hyperosmolarität (s. Kap. 3).
Psychomotorische Symptome: Unruhe, Angst, Verwirrtheit oder Apathie, Adynamie und Psychose, Bewußtseinstrübungen, Stupor, Somnolenz bzw. Koma.

> Thyreotoxische Krise: Lebensbedrohlicher Notfall!

Therapie
- Synchrone Medikation von Endojodin®, Hydrokortison 100–250 mg, Thiamazol i.v. 120–240 mg und Lithium.
- Neben diesen spezifischen Maßnahmen muß eine Flüssigkeitssubstitution mit isotonischen und hyperkalorischen Lösungen erfolgen.
- Digitalisierung (verminderte Glykosid-Empfindlichkeit bei Hyperthyreose) und Beta-Rezeptorenblocker, Antibiotika, Antipyretika und Sedierung.
- Plasmapherese und Dialyse stellen erweiterte Maßnahmen dar.

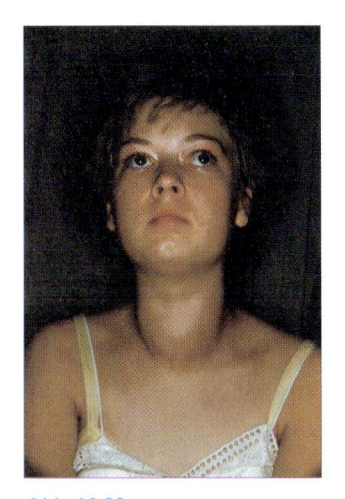

Abb. 19.33
Patientin mit thyreotoxischer Krise bei Morbus Basedow

2.6 Entzündungen der Schilddrüse

Sie machen 1–3 % aller Schilddrüsenerkrankungen aus.
Thyreoiditis: Entzündung einer normal großen Schilddrüse.
Strumitis: Entzündung einer vergrößerten Schilddrüse.

2.6.1 Akute Thyreoiditis

Meistens bakteriell bedingt und durch hämatogene oder lymphogene Verschleppung bei extrathyreoidalem Infekt (z.B. Tonsillitis, Sinusitis und Pharyngolaryngitis). Seltene Formen: Virale, radiogene und traumatische Thyreoiditis.
Klinik: Im Anschluß an einen Infekt erfolgt ein zweiter Fieberanstieg mit Zeichen der Entzündung am Hals, Heiserkeit, Leukozytose, BSG-Erhöhung. Bei Abszedierung Fluktuation oder spontane Perforation.
Diagnostik: Zur Lokalisation, z.B. bei Einschmelzung, kann die Sonographie helfen, Szintigraphie, T_3- und T_4-Erhöhung im Serum deuten auf eine passagere Hyperthyreose hin.
Therapie
- Bettruhe, kalte Umschläge.
- Medikamentös: Antiphlogistika (z.B. Kortison) und Breitbandantibiotika auch bei viraler Genese, Resistenzbestimmung.
- Ruhigstellung der Schilddrüse mit 50–150 µg L-Thyroxin täglich gleich zu Beginn der Entzündung.
- Bei der traumatischen Form und der Strahlenthyreoiditis Steroidderivate nach dem Abklingen der entzündlichen Erscheinung, um die reaktive Bindegewebsproliferation mit postinfektioneller Hypothyreose zu verhindern.
- Bei Abszedierung: Inzision und Drainage.

2.6.2 Subakute Thyreoiditis

(Subakute, nicht-eitrige Thyreoiditis = Thyreoiditis de Quervain)
Die Ätiologie ist nicht bekannt. Erwogen wird eine Virusinfektion nach Mumps, Masern, Mononukleose durch Adeno-, Echo- und Coxsackie-Viren.
Klinik: Akuter Beginn, einseitige Schwellung mit heftigen Schmerzen. Das Allgemeinbefinden ist herabgesetzt.
BSG deutlich erhöht. Geringe Leukozytose. Schilddrüsenantikörper sind positiv, aber die Titerhöhe ist niedriger als bei der lymphozytären Thyreoiditis.
Diagnostik: T_3- und T_4-Szintigramm, Feinnadelbiopsie.
Funktionell besteht ein biphasischer Verlauf: Zunächst hyperthyreote Stoffwechsellage, dann Normalisierung. Als Spätfolge Hypothyreose bei Funktionsverlust und Induration.
Therapie: Acetylsalicylsäure bei leichten Formen. Substitution von Schilddrüsenhormonen. Ggf. Antibiotika oder Kortison. Therapie der Wahl ist die Gabe von Glukokortikoiden (40 mg Prednisolon/Tag). Eine Operation ist kontraindiziert.

2.6.3 Chronische lymphozytäre Thyreoiditis (Hashimoto-Thyreoiditis)

Ätiologie: Autoimmunerkrankung.
Klinik: Langsam zunehmende Schwellung am Hals über Wochen oder Monate. Selten mit Schmerzen, bei gutem Allgemeinbefinden. Keine Temperaturerhöhung. Die Schilddrüse zeigt eine gummiartige Konsistenz mit lokaler Lymphadenopathie.
Verlauf: Spontane Remissionen sind bekannt.
Diagnostik: Die Schilddrüsenfunktion ist meist euthyreot, kann aber auch hypothyreot sein. Selten ist sie hyperthyreot. BSG-Erhöhung bei normaler Leukozytenzahl. Gammaglobuline sind vermehrt. Feinnadelbiopsie, T_3 und T_4, TRH-Test. Nachweis von Thyreoglobulin-Antikörpern (TAK) und Antikörpern gegen mikrosomales Antigen (MAG), ein Fehlen schließt eine Hashimoto-Thyreoiditis aus!
Therapie: L-Thyroxin 100–200µg täglich. Kortikoide bei akutem Beginn. Thyreoidektomie bei Verdacht auf Malignität oder zunehmender mechanischer Beeinträchtigung.

2.6.4 Thyreoiditis fibrosa (= eisenharte Struma nach Riedel)

Seltene Form der Thyreoiditis mit progredienter Fibrosierung der Schilddrüse. Die Ätiologie ist unbekannt, evtl. Sonderform der Hashimoto-Thyreoiditis.
Klinik: Zunehmende Verhärtung der Schilddrüse mit Druckgefühl, Schluckbeschwerden und Einengung der Trachea.
Therapie: Resektion zur mechanischen Entlastung.

2.7 Maligne Tumoren der Schilddrüse

Etwa 1 % aller Karzinome und 0,1 % aller Schilddrüsenerkrankungen sind maligne Tumoren der Schilddrüse. Etwa 95 % aller Schilddrüsentumoren sind Karzinome, von denen wiederum 80 % den differenzierten Karzinomen (papilläre und follikuläre), ca. 10 % den undiffenzierten Karzinomen und etwa 5–8 % den C-Zell-Karzinomen zugeordnet werden können.
Klinik: Die klinische Symptomatik des Schilddrüsenkarzinoms ist unspezifisch und meist durch das Auftreten eines Strumaknotens mit fehlender oder geringer Lokalsymptomatik gekennzeichnet. Die folgenden Symptome sind deshalb häufig Spätsymptome und weisen auf einen breit fortgeschrittenen Tumor hin (Abb. 19.34).
Malignitätsverdächtig sind:
- Anamnestisch zervikale Bestrahlung (Intervall 10–20 Jahre)
- Rasches Wachstum über Wochen bzw. Monate
- Derbe Konsistenz mit reduzierter Verschieblichkeit
- Konsistenzänderung
- Schluckstörung und Dyspnoe
- Rezidivstruma
- Alter (Neuauftreten unter 20 bzw. über 60 Jahren)
- Exulzerationen (Abb. 19.36)

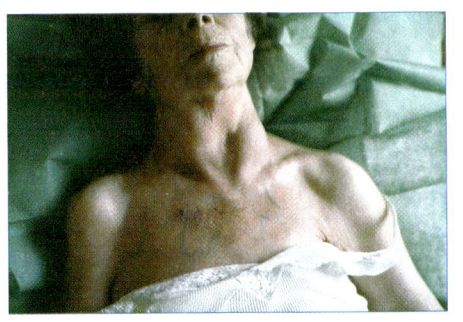

Abb. 19.34
Schilddrüsenkarzinom mit oberer Einflußstauung

- Kalte Knoten bei männlichen Patienten unter 40 Jahren
- Familienanamnese
- Vergrößerung zervikaler oder supraklavikulärer Lymphknoten
- Hinweis auf infiltratives Wachstum: Horner-Syndrom
- Rekurrensparese
- Veränderung der Stimme ohne laryngoskopisches Korrelat
- Erhöhte Strahlenbelastung (nicht gesichert)

Hinzu kommen allgemeine Symptome bösartiger Geschwülste: Leistungsknick, Gewichtsabnahme, Anämie, BSG-Erhöhung, (B-Symptomatik).

Diagnostik: Sonographie, Szintigraphie, evtl. Feinnadelbiopsie, Tumormarker, Calcitonin-Spiegel bei C-Zell-Karzinomen.

Differenzierte, undifferenzierte und C-Zell-Karzinome stellen den Hauptanteil an Schilddrüsentumoren dar. Seltener finden sich die anderen oben genannten Tumoren in der Schilddrüse.

2.7.1 Papilläres Karzinom

Ein maligner, epithelialer Tumor mit Zeichen der Follikelepitheldifferenzierung. Im Gegensatz zum follikulären Karzinom handelt es sich um einen grobinvasiven, nicht gekapselten Tumor, der durch den Nachweis großer Milchglaskerne sowie durch typische Kerneinschlüsse charakterisiert ist. Charakteristisch sind umschriebene Verkalkungsherde, sog. Psammomkörper (Abb. 19.35).

Typischerweise finden sich am häufigsten papilläre und follikuläre Mischtumoren, die in ihrem Verhalten den rein papillären Karzinomen gleichen, und deshalb grundsätzlich diesem Tumortyp zugeordnet werden. In ausreichend jodversorgten Gebieten ist das papilläre Karzinom der häufigste Tumortyp.

Variante: Lindsay-Tumor: Diese Tumoren bestehen vollständig oder fast vollständig aus Follikeln, hingegen entsprechen die zytologischen Kriterien und das Verhalten dem papillären Karzinom.

Prognose: Beste Prognose unter den Schilddrüsenmalignomen. Die 5-Jahres-Überlebensrate von unter 40jährigen liegt bei 80 %, von Patienten über 40 Jahre bei 50 %. Bei intrathyreoidalem Wachstum ohne oder mit beweglichen Lymphknotenmetastasen ist die 10-Jahres-Überlebensrate 95 %. Bei extrathyreoidalem Wachstum beträgt die 10-Jahres-Überlebensrate 20 %. Die Letalität der okkulten papillären Karzinome (Durchmesser unter 1 cm) ist fast Null.

Therapie:
- Regeleingriff ist die totale Thyreoidektomie.
- Bei Patienten unter 40 Jahren und kleinem (= < 1 cm) intrathyreoidalem, solitärem papillärem Karzinom ohne Lymphknotenmetastasen: Hemithyreoidektomie mit Isthmusresektion und Revision der regionären Lymphknoten, evtl. mit Hemithyreoidektomie der Gegenseite. (Cave: mit dieser Therapie keine Möglichkeit der Radiojodtherapie!).
- Okkultes papilläres Karzinom ohne Lymphknotenmetastasen als Zufallsbefund im Operationspräparat: keine Reintervention.
- Postoperativ hormonelle Suppression!

Tab. 19.2 WHO-Klassifizierung der Schilddrüsentumoren

1	**Maligne epitheliale Tumoren**
1.1	Follikuläre Karzinome (Variante: onkozytäres Karzinom)
1.2	Papilläre Karzinome (Variante: Lindsay-Tumor, follikuläre Form des papillären Karzinoms)
1.3	Undifferenzierte Karzinome kleinzelliger Typ großzelliger Typ spindelzelliger Typ
1.4	Plattenepithelkarzinom
1.5	C-Zell-Karzinom (medulläres Karzinom)
2	**Maligne nicht-epitheliale Tumoren**
2.1	Fibrosarkom
2.2	andere
3	**Sonstige maligne Tumoren**
3.1	Karzinosarkome
3.2	Maligne Lymphome
3.3	Maligne Hämangioendotheliome
3.4	Maligne Teratome
4	**Sekundärtumoren**
5	**Unklassifizierbare Tumoren**
6	**Tumorartige Veränderungen**

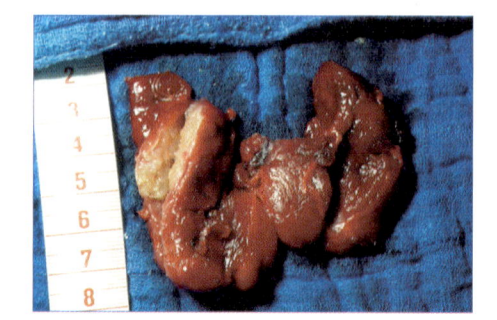

Abb. 19.35 Makroskopisches Bild eines papillären Schilddrüsenkarzinoms

Tab. 19.3 Stadieneinteilung der Schilddrüsenkarzinome nach der TNM-Klassifikation

Tx	= Primärtumor kann nicht beurteilt werden
T0	= Kein Anhalt für Primärtumor
T1	= Tumor 1 cm oder weniger in größter Ausdehnung, begrenzt auf Schilddrüse
T2	= Tumor mehr als 1 cm, aber nicht mehr als 4 cm in größter Ausdehnung, begrenzt auf Schilddrüse
T3	= Tumor mehr als 4 cm in größter Ausdehnung, begrenzt auf Schilddrüse
T4	= Tumor jeder Größe mit Ausbreitung jenseits der Schilddrüse (a: solitärer Tumor, b: multifokaler Tumor)
Nx	= Regionäre Lymphknoten können nicht beurteilt werden
N0	= Kein Anhalt für regionäre Lymphknotenmetastasen
N1a	= Metastasen in ipsilateralen Halslymphknoten
N1b	= Metastasen in bilateralen, in der Mittellinie gelegenen oder kontralateralen Halslymphknoten oder in mediastinalen Lymphknoten
Mx	= Das Vorliegen von Fernmetastasen kann nicht beurteilt werden
M0	= Keine Fernmetastasen
M1	= Fernmetastasen

2.7.2 Folliküläres Karzinom

Ein maligner, epithelialer Tumor, häufig mit bindegewebiger Abkapselung und Hinweisen auf eine Follikelepitheldifferenzierung bei fehlenden diagnostischen Kriterien des papillären Karzinoms. Der Differenzierungsgrad reicht von hochdifferenzierten Formen, die sich histologisch nur durch Gefäß- und Kapseleinbrüche vom benignen Adenom abgrenzen lassen (schwierige Schnellschnittdiagnostik!), bis hin zum niedrig differenzierten Karzinom mit organüberschreitendem Wachstum. Neigung zum Gefäßeinbruch mit früher hämatogener und osteogener Metastasierung (Abb. 19.37).

Günstige Prognose; Altersgipfel 50–55 Jahre.

Variante: Onkozytäres Karzinom (Hürthle-Zell-Tumor): Hochdifferenzierte Variante des follikulären Karzinoms mit der Besonderheit, daß onkozytäre Karzinome kein Jod speichern! Abgrenzung zum gutartigen onkozytären Adenom ebenfalls nur durch den Nachweis von Gefäß- und Kapseleinbrüchen. Häufig synthetisieren diese Tumoren Thyreoglobulin.

Therapie:
- Totale Thyreoidektomie, selektive Lymphknotendissektion bei LK-Befall, postoperative Radiojodtherapie und hormonelle Suppression.
- Bei drüsenüberschreitendem Primärtumor: erweiterte Thyreoidektomie und modifizierte radikale Lymphknotendissektion.
- Bei Fernmetastasierung: Versuch der Metastasenentfernung.
- In der 6. Woche postoperativ Ganzkörperszintigraphie zum Ausschluß extrathyreoidaler Metastasen. Vorher keine Schilddrüsenhormonsubstitution!! (Steigerung der Jodaktivität); Tumormarker: TBG.
- Wird ein folliculäres Adenom erst bei der endgültigen histologischen Untersuchung des Resektionspräparates als maligne eingestuft (dies gilt auch für alle anderen Tumoren), muß der für die Radikalität erforderliche Zweiteingriff zur Vervollständigung der Thyreoidektomie möglichst frühzeitg erfolgen. Studien belegen einen drastischen Anstieg an postoperativen Rekurrensparesen, wenn der Zweiteingriff nach dem 7. Tag erfolgt.

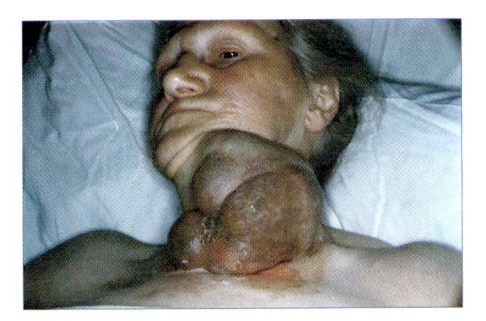

Abb. 19.36
Makroskopisches Bild eines exulzerierten Schilddrüsenkarzinoms

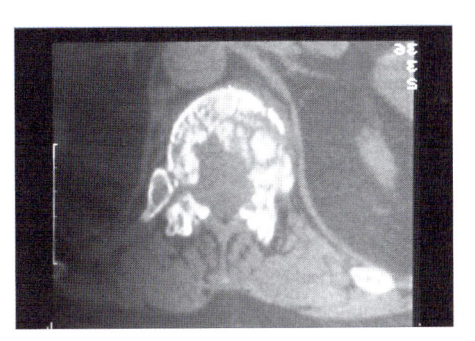

Abb. 19.37
CT mit Wirbelkörpermetastase bei follikulärem Schilddrüsenkarzinom

2.7.3 Medulläres Karzinom (C-Zell-Karzinom)

Ein maligner Tumor, der sich von den Calcitonin-produzierenden C-Zellen ableitet, typischerweise zusammengesetzt aus soliden Feldern, Inseln oder Trabekeln aus polygonalen oder spindeligen Zellen mit granulärem Zytoplasma, das in der Immunhistochemie Calcitonin enthält (beweisend!).
Man unterscheidet die sporadische und familiäre Form.
- **Sporadische Form:** Meist unizentrisch und auf einen Schilddrüsenlappen begrenzt (70 %).
- **Familiäre Form:** Multizentrisch in beiden Schilddrüsenlappen. Sie ist häufig kombiniert mit einem Phäochromozytom oder einer Nebenschilddrüsenhyperplasie (multiple endokrine Neoplasie – MEN II) (s. Kap. 19.3).

Eine Lymphknotenmetastasierung ist von entscheidender prognostischer Relevanz.

Therapie
- Präoperative Sicherung der Nosologie.
- Bei der familiären Form: grundsätzlich totale Thyreoidektomie und beidseitige modifizierte Neck dissection, da meist bilaterales Wachstum, Fehlen alternativer Therapien und signifikante Verschlechterung der Prognose bei Lokalrezidiv bzw. Lymphknotenmetastasierung.
- Bei der sporadischen Form: totale Thyreoidektomie und zumindest einseitige Neck dissection auf der betroffenen Seite.
- **Rezidivkontrolle:** Tumormarker ist Calcitonin!

2.7.4 Undifferenziertes (anaplastisches) Karzinom

Ein besonders aggressiver, hochmaligner Tumor, der teilweise oder ganz aus undifferenzierten Zellen zusammengesetzt ist. Differenzierung in kleinzellig-anaplastische, großzellig-polymorphe und spindelzellige Formen (Abb. 19.38).
Fernmetastasierung bevorzugt in Lunge, Leber, Knochen und Gehirn (frühzeitig).
Prognose: 80–90 % der meist über 60jährigen Patienten kommen mit einem schilddrüsenüberschreitenden Primärtumor (Stadium 4) in die Klinik. Bei kombinierter operativer und radiologischer Therapie liegt die 5-Jahres-Überlebensrate bei 7–15 %.

Therapie
- Auf die Schilddrüse begrenzter Tumor: radikale Tumorentfernung.
- Bei schilddrüsenüberschreitendem Tumor: ausgiebige palliative Reduktion der Tumormasse, um adjuvante Therapieformen wirksamer werden zu lassen. Verzicht auf eine komplikationsträchtige heroische Erweiterung des Resektionsausmaßes.

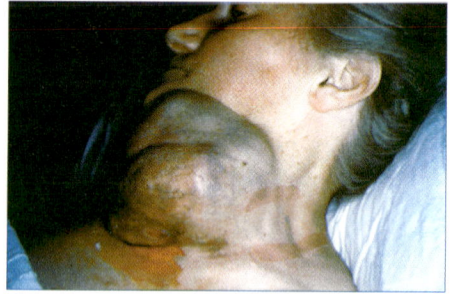

Abb. 19.38
Anaplastisches Schilddrüsenkarzinom (s. Abb. 19.36)

Berichtigung

Bibliographie

In der vorliegenden Auflage sind einige Autorennennungen nicht oder nicht korrekt erfolgt. Bitte beachten Sie folgende, fettgedruckte Korrekturen für das Inhaltsverzeichnis:

Kapitel 5   Polytrauma
             E. Jungck, **U. Mommsen**, V. Schumpelick

Kapitel 10   Plastische Chirurgie
             N. Pallua, E. M. **Noah**

Kapitel 47   Allgemeine Traumatologie
             U. Mommsen, **D. Holzrichter**, V. Schumpelick

Kapitel 48   Traumatologie des Schultergürtels und obere Extremität
             U. Mommsen, **D. Holzrichter**

Kapitel 50   Becken und untere Extremität
             U. Mommsen, **M. Dallek, D. Holzrichter**

Kapitel 1.6 Asepsis, Antisepsis, Hospitalismus
             P. Kalmar, P.-M. Kaulfers

Im **Autorenverzeichnis** fehlen die Adressen folgender Autoren:

Professor Dr. med. Manfred Dallek
Universitäts-Krankenhaus Eppendorf
Abteilung für Unfall- und Wiederherstellungschirurgie
Martinistr. 52
20251 Hamburg

PD Dr. Dieter Holzrichter
Kritenbarg 7
22391 Hamburg

Schumpelick, Chirurgie, 4. Auflage
ISBN 3-432-94514-0
Ferdinand Enke Verlag

Nebenschilddrüsen

2.7.5 Postoperative Nachsorge

- **Ganzkörperszintigraphie** zum Ausschluß extrathyreoidaler Metastasen in der 6. postoperativen Woche beim papillären und follikulären Schilddrüsenkarzinom. Vor dieser Untersuchung keine Schilddrüsenhormonsubstitution (Steigerung der Jodavidität).
- **Tumormarker** nach totaler Thyreoidektomie sind TBG und beim C-Zell-Karzinom Calcitonin.

Tumormarker bei Schilddrüsenkarzinom: TBG und Calcitonin

- Die **Radiojodtherapie** ist eine selektive Strahlenbehandlung ohne Schädigung der benachbarten Organe. Indikation: Postoperativer Nachweis von jodspeicherndem Gewebe in der Halsregion, regionalen Lymphknoten oder Fernmetastasen (nur bis zu 65 % der Metastasen speichern Jod).
- **Externe Hochvolttherapie:** Ergänzung der sehr wirksamen Therapieformen – Operation und Radiojodtherapie.
- Nach Ausschöpfung der anderen Therapiemöglichkeiten kann auch eine Mono- oder **Polychemotherapie** erwogen werden.

Prognose: Sie richtet sich nach dem TNM-Stadium und dem histologischen Befund. Beim kleinen follikulären und papillären Karzinom resultiert nach der radikalen Entfernung keine nennenswerte Einschränkung der Lebenserwartung (ca. 80 % Fünfjahresheilung). Am schlechtesten ist die Prognose beim undifferenzierten Karzinom mit einer Fünfjahresheilung von nur 1–5 %.

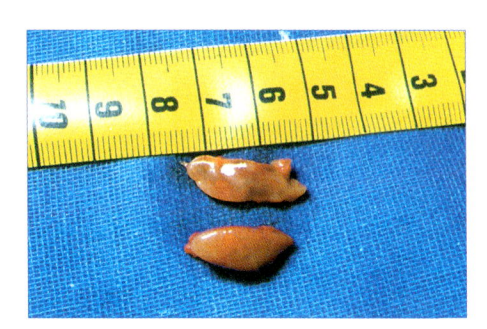

Abb. 19.39
Operationspräparat bei primärem Hyperparathyreoidismus (HPT)

3 Nebenschilddrüsen

3.1 Hyperparathyreoidismus

Die Nebenschilddrüsenüberfunktion wird als Hyperparathyreoidismus (HPT) bezeichnet. Man unterscheidet den **primären** vom **sekundären** Hyperparathyreoidismus.

3.1.1 Primärer Hyperparathyreoidismus (Abb. 19.39, 19.40)

Erhöhte Sekretion von Parathormon, die mit normalen oder erhöhten Serumkalziumspiegeln einhergeht.
Ursache: In 80–85 % der Fälle liegen solitäre Adenome, in 2–7 % multiple Adenome im Rahmen einer endokrinen Adenomatosis (MEN-Syndrom), in 2 % eine Hyperplasie aller Nebenschilddrüsen und 0,5–6 % ein Karzinom der Nebenschilddrüse zugrunde. Frauen sind häufiger betroffen als Männer, im Kindesalter ist ein HPT selten.
Beim MEN I-Syndrom liegt der HPT in Kombination mit Tumoren des Pankreas und der Hypophyse vor, beim MEN II-Syndrom zusammen mit Phäochromozytomen und medullären Schilddrüsenkarzinomen.

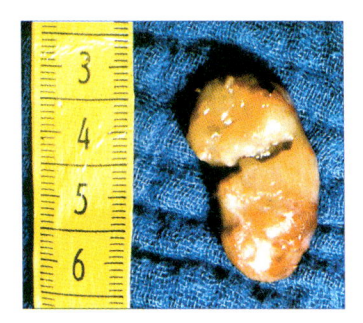

Abb. 19.40
Operationspräparat mit Nebenschilddrüsenadenom bei primärem Hyperparathyreoidismus

Pathophysiologie: Parathormon (PTH) führt in Anwesenheit von Vitamin D zur Kalziumfreisetzung aus den Knochen. Als Gegenspieler fungiert Calcitonin, das in den C-Zellen der Schilddrüse gebildet wird. Bei einer Hyperkalzämie bremst Calcitonin den Knochenabbau und somit die Kalziumfreisetzung. Dihydrocholecalciferol aus dem Vitamin D_3 hingegen steigert die intestinale Kalziumresorption und kann die Hyperkalzämie verstärken. Angriffspunkte des Parathormons sind die Knochen, die Nieren und der Dünndarm. Der Anstieg der Kalziumkonzentration im Serum wird durch eine Kalziummobilisation aus den **Knochen** über eine vermehrte Osteoklastenaktivität bewirkt (Abb. 19.41 a). Gleichzeitig kommt es zu einer Vermehrung der alkalischen Phosphatase in den Osteozyten und durch Auflösung der Knochenmatrix zu einer Ausscheidung von Hydroxiprolin im Urin.

In den **Nieren** bewirkt das Parathormon eine vermehrte Ausscheidung von Phosphat und eine gesteigerte tubuläre Kalzium- und Magnesiumrückresorption. Dies wird verstärkt durch ein erhöhtes Kalzium- und Magnesiumangebot aus dem Knochenabbau. Die Hyperkalzämie führt zur Nephrokalzinose und Nierensteinbildung (Abb. 19.41 b). Ferner werden Kalium, Natrium, Chlor, Zitrat, Sulfat, Bikarbonat, Wasser und Ammonium vermehrt mit dem Urin ausgeschieden.

Am **Darm** bewirkt das Parathormon eine verstärkte Resorption von Kalzium, Magnesium und Phosphat. Diese Wirkung ist möglicherweise indirekt oder kann auf eine vermehrte Bildung von Dihydroxycholecalciferol in den Nieren zurückgeführt werden.

Klinik: Die Vielfältigkeit der Symptome beruht auf der Tatsache, daß die Funktion zahlreicher Organe vom Kalzium abhängig ist oder durch Kalzium beeinflußt wird. Man unterscheidet verschiedene Manifestationsformen des HPT:

- **Renale Manifestation:** 75 % der Patienten mit HPT leiden an Nephrolithiasis, bei 5 % der Nierensteinträger liegt ein HPT vor. Die Steine bestehen aus Kalziumoxalat und Kalziumphosphat. Weitere Symptome können sein Nephrokalzinose, Polyurie, Polydypsie, Hypothenurie, renale Hypertonie, Niereninsuffizienz bis zum Stadium der Präurämie.

Hyperkalzämie und Nierensteine: Primärer HPT?

- **Ossäre Manifestation:** Sog. „braune Tumoren" (Osteodystrophia fibrosa [cystica] generalisata Recklinghausen) (Abb. 19.42). In ca. 30 % entwickeln sich ossäre Symptome: Generalisierte Knochenatrophie, subperiostale Resorption, periostale Knochenbildung, Akroosteolyse, Gelenkschmerzen, „Mattglas-Schädel" und Spontanfrakturen.
  Differentialdiagnose: Osteoporose (bei HPT auch Kortikalisschwund, bei der Osteoporose nur Spongiosaschwund), Kreuz-, Gelenk- und Gliederschmerzen werden häufig als rheumatische Beschwerden oder osteolytische-neoplastische Prozesse gedeutet.

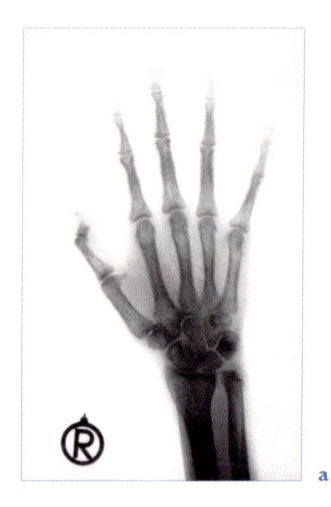

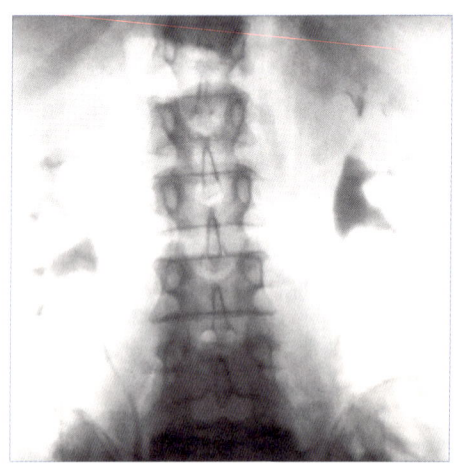

Abb. 19.41 a,b
Sekundärfolgen des Hyperparathyreoidismus.
a Osteolysen bei HPT, **b** Nierensteine

Nebenschilddrüsen

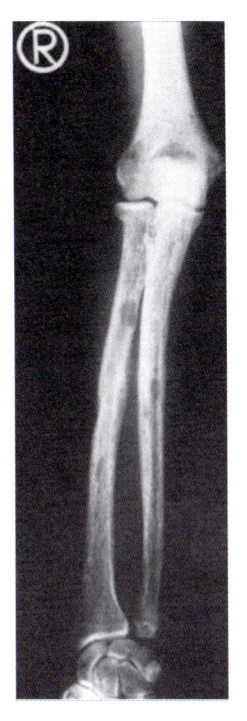

Abb. 19.42
Knochenveränderungen beim primären Hyperparathyreoidismus („braune Tumoren")

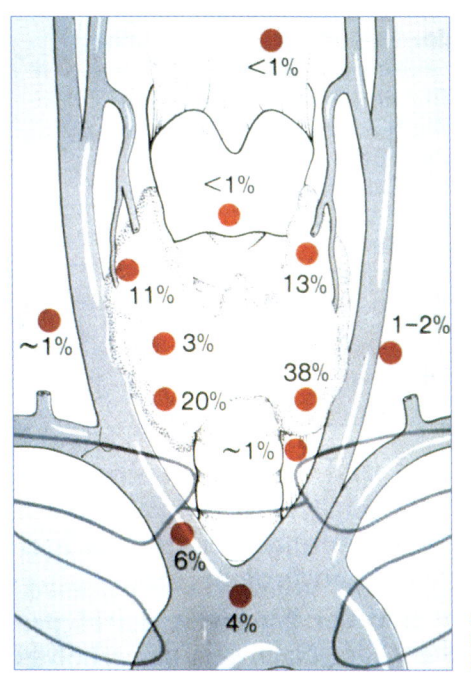

- **Neurologisch-psychiatrische Manifestation:** Charakteristisch sind Adynamie, Hyporeflexie, Myopathie, Müdigkeit, Verstimmung, amnestische Störungen u.ä.m.
- **Gastroenterologische Manifestationen:** Appetitlosigkeit, Brechreiz, Obstipation, Ulkusneigung, Pankreatitis, paralytischer Ileus.

HPT: „Stein, Bein, Magenpein"

Diagnostik
- **Laborwerte:** Überragende Bedeutung hat die Bestimmung der Parathormonkonzentration im Serum. Hyperkalzämie, Hyperkalzurie, Hypophosphatämie, Hyperphosphaturie, Hydroxyprolinausscheidung im Urin erhöht, alkalische Phosphatase erhöht. Kontrolle der Serumhormonwerte (Hypophyse, Schilddrüse, Nebenniere) zum Ausschluß eines MEN-Syndroms.
- **Röntgen:** Generalisierte Skelettdemineralisation, Spongiosierung der Kortikalis, subperiostale Reaktion der Phalangen, Akroosteolyse, Knochenzysten, Epulis, Nephrolithiasis und Nephrokalzinose.
- **Histopathologie:** Morphometrische Auswertung.
- **Adenomlokalisation:** Palpation, Sonographie, Computertomographie, Kernspintomographie (NMR), fraktioniert selektive Venenkatheterisierung mit PTH-Bestimmung. Die Trefferquote liegt bei ca. 60 %. Die z.Z. verläßlichsten Verfahren der präoperativen Lokalisationsdiagnostik sind die Technetium-Thallium-Sequenzszintigraphie und Sonographie (Abb. 19.43, 19.44) mit einer Trefferquote von über 95 %. Doch weiterhin gilt:

HPT: Kein diagnostisches Verfahren kann die intraoperative Freilegung aller vier Nebenschilddrüsen ersetzen!

Differentialdiagnosen: Hyperkalzämie als paraneoplastisches Syndrom bei Malignomen (Lungen-, Mamma-, Pankreaskarzinom); Osteoporose; Altersatrophie etc.

Therapie: Das Verfahren der Wahl ist die **chirurgische Exstirpation** des Adenoms. Mit der Diagnosestellung ergibt sich die Indikation. Die operative Taktik zielt auf die postoperative Senkung der Kalziumwerte. Zugang und Exploration analog zur Schilddrüsenoperation (s.o.), wobei sämtliche regulären und die häufigsten ektopen Lokalisationen der Epithelkörperchen aufgesucht und auf ein Adenom geprüft werden müssen. Bei einer Hyperplasie sollten $3\frac{1}{2}$ der 4 Drüsen entfernt werden. Die verbliebene halbe Drüse wird in den M. sternocleidomastoideus

Abb. 19.43
Lokalisationshäufigkeit der Adenome bei primärem Hyperparathyreoidismus.

implantiert und ggf. mit einem Clip markiert. Auf die Implantation in den Unterarm wird zunehmend verzichtet, da dieser in der Regel bei Niereninsuffizienz für die Shunts reserviert ist und bei Verwendung der Halswunde keine zusätzliche Inzision erforderlich ist.

Risiken: Blutung, Infektion, Rekurrensschädigung, Tetanie.

Prognose: Nach erfolgreicher Entfernung des Adenoms ist die Prognose gut, vorübergehende Hypokalzämien mit Tetanie bessern sich unter Zusatz von oralem Kalzium.

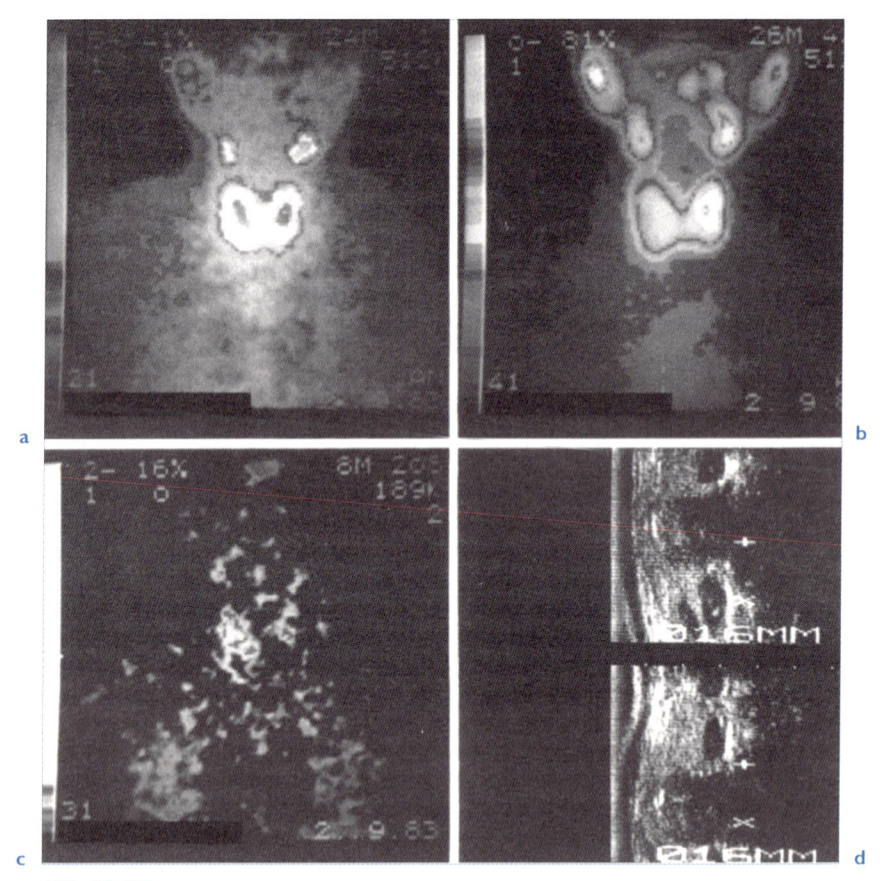

Abb. 19.44
Lokalisationsdiagnostik eines Nebenschilddrüsen-Adenoms (rechts unten) mit Technetium-^{99m}Thallium-201-Szintigraphie und Sonographie.
a Technetium-Scan (mit ^{99m}Tc) von Schilddrüse, Nebenschilddrüse und Speicheldrüse
b Thallium-Szintigraphie (mit Tl-201) der gleichen Region
c Substraktionsaufnahme von a und b mit Darstellung eines Nebenschilddrüsenadenoms (rechs unten)
d Sonographischer Nachweis des Nebenschilddrüsenadenoms

Nebenschilddrüsen

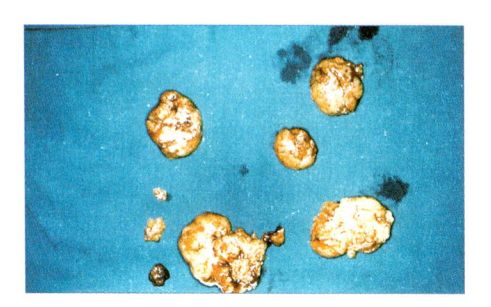

Abb. 19.45
Sekundärer Hyperparathyreoidismus mit 4-Drüsenhyperplasie und benachbarten Lk's

3.1.2 Sekundärer Hyperparathyreoidismus (Abb. 19.45)

Gesteigerte Parathormonsekretion zum Ausgleich eines extrazellulären Kalziummangels.

Dieser beruht auf einer chronischen Niereninsuffizienz oder einer intestinalen Kalziummangelabsorption (Vitamin-D-Mangel, Malabsorption, Sprue). Bei länger bestehender Hypokalzämie kommt es zu einer reaktiven sekundären Hyperplasie aller Drüsen.

Durch Phosphatstau resultiert eine Überschreitung des Löslichkeitsproduktes von Kalzium und Phosphat, dadurch kommt es zur Ausfällung von Phosphat im Gewebe und Abnahme des Kalziumspiegels. Gleichzeitig ist die Bildung von Dihydroxycholecalciferol in den Nieren gestört.

Bei Entwicklung autonomer Reaktionsmechanismen im Rahmen eines sekundären Hyperparathyreoidismus spricht man vom **tertiären Hyperparathyreoidismus**.

Klinik: Symptome des HPT bei langdauernder Niereninsuffizienz oder Malabsorption. Das Serumkalzium kann normal (Frühform), erhöht und selten sogar erniedrigt sein.

Therapie: Versuch einer konservativen Therapie bei intestinaler Ursache. Bei renaler Genese ist gelegentlich eine totale Parathyreoidektomie erforderlich mit autologer Transplantation eines Epithelkörperchens unter den M. sternocleidomastoideus (s.o.).

3.2 Hypoparathyreoidismus

Funktionsverlust der Epithelkörperchen mit Abfall des Serumkalziums und gesteigerter neuromuskulärer Erregbarkeit.

Ursächlich können sein: Idiopathische und häufiger sekundäre (postoperativ nach Schilddrüsen- oder Nebenschilddrüsenoperation) Veränderungen. Intermittierend können auch reaktive Formen des Hypoparathyreoidismus auftreten, z.B. nach der Entfernung eines Nebenschilddrüsenadenoms sowie bei Neugeborenen von Müttern mit einem HPT.

> Tetanie nach Schilddrüsenoperation: iatrogener Hypoparathyreoidismus!

Klinik: Tetanische Anfälle mit tonischen Muskelkrämpfen, Parästhesien, viszeralen Spasmen, epileptischen Anfällen. Im Serum findet sich eine Hypokalzämie, Hyperphosphatämie, ein erniedrigter Parathormonspiegel sowie eine Hypokalzurie.

Therapie: Konservativ mit oraler oder intravenöser Kalziumsubstitution (2–3 g/Tag) per os oder 1–2 Amp. Kalzium i.v., Vitamin D_3, A.T.10®.

3.3 Nebenschilddrüsenkarzinom

Die Inzidenz beträgt ca. 1% aller Nebenschilddrüsentumoren. Davon sind 90% hormonell aktiv. Demnach treten ähnliche klinische Symptome wie bei den Adenomen auf: Hyperkalzämie! Neigung zur lymphogenen Metastasierung und hartnäckige Neigung zu lokalen Rezidiven.

Die Karzinome können auch in ektopischen Nebenschilddrüsen vorkommen. Bei der Diagnosestellung liegt bereits in einem Drittel der Fälle eine Lymphknotenmetastasierung vor.

Intraoperative makroskopische Kriterien: Infiltratives Wachstum in die Umgebung, keine oder schwere Abgrenzung zur Umgebung, derbe Konsistenz und grau-weißliche Schnittfläche. Die makroskopischen Befunde müssen dem Pathologen bei der Schnellschnittuntersuchung mitgeteilt werden.

Chirurgische Therapie: Radikales Vorgehen. Bei einer Metastasierung ist keine radikale Therapie mehr möglich. Lediglich symptomatische Kalziumsenkung und palliative Tumorreduktion.

4 Tracheotomie

Die Tracheotomie ist ein Noteingriff, der bei Verletzungen des Kehlkopfes oder der Luftröhre bzw. bei einer mechanischen Verlegung der Atemwege indiziert ist (= primäre Tracheotomie). Allerdings ist sie wegen eines Zeitbedarfs von 10–15 Minuten (auch für einen geübten Operator) für die akute Notfallsituation wenig geeignet (s. Kap. 4), so daß hier der Koniotomie der Vorzug gegeben werden sollte.

Eine **sekundäre** Tracheotomie erfolgt bei Patienten mit Langzeitbeatmung zur Abwendung von Druckulzerationen in Pharynx, Larynx und Trachea. Bei den heute verfügbaren nasotrachealen Tuben (low pressure cuff) wird die sekundäre Tracheotomie angesichts einer Komplikationsrate von bis zu 5% immer seltener durchgeführt. **Hauptindikation** besteht bei der Beatmung von voraussichtlich über Wochen bis Monate hinaus bewußtlosen oder atemgelähmten Patienten. Bei zerebraler Besserung lassen sich während der Übergangsphase die Trachealkanülen durch Sprechkanülen ersetzen. Hierbei kann ein Teil der Exspirationsluft durch die Stimmritzen strömen, und damit ein Sprechen ermöglichen.

Operatives Vorgehen
- Bei der **oberen Tracheotomie** wird ein kleines Fenster aus dem 2. oder 3. Tachealknorpel in Höhe des Schilddrüsenisthmus oder knapp oberhalb hiervon ausgestanzt.
- Bei der **unteren Tracheotomie** wird ein nach kaudal konkaver Bogen in den 4. oder 5. Trachealknorpel geschnitten, so daß ein zungenförmiger Lappen entsteht. Dieser wird nach vorne herausgeklappt und mit der Haut durch zwei Seitenfäden verbunden (Abb. 19.46). Die untere Tracheotomie ist übersichtlicher, da sie nicht mit dem Isthmus der Schilddrüse interferiert.

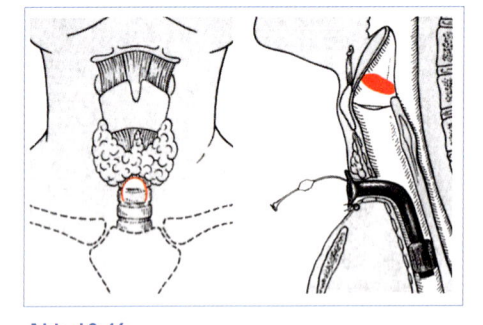

Abb. 19.46
Tiefe Tracheotomie

5 Operationsatlas: Schilddrüsenoperation

Präoperative Maßnahmen

- **Diagnostik:** Labor mit FT_3, FT_4, TSH, Serum-Kalzium, Antikörper (MAK, TAK, TRAK), Sonographie, Szintigraphie, HNO-Konsil, Röntgen: Trachea-Zielaufnahme (bei entsprechenden Beschwerden), evtl. Punktion (falls OP-Indikation unklar).
- **OP-Indikationen**
  1. Euthyreote Struma: Konservativ nicht beherrschbar, Größenzunahme, bei mechanischen Komplikationen.
  2. Hyperthyreose: Bei autonomen Adenomen (s.o.), Schwangerschaft, großer Struma, medikamentös nicht einstellbar.
  3. Tumoren: Stets bei nachgewiesene oder bei Verdacht auf Karzinom (kalter Knoten) (s.o.).
- **Aufklärung:** Rezidiv, Hypothyreose (5 %), Hypoparathyreoidismus (< 0,1 %), Schädigung der Stimmbandnerven (einseitig 0,5–2,0 %; bds. < 0,1 %, evtl. Tracheotomie erforderlich), Schilddrüsen-, Nebenschilddrüsenhormonsubstitution, evtl. Thyreoidektomie (– 7 %), sowie andere allgemeine chirurgische Komplikationen wie Blutung, Wundheilungsstörung etc. (s.o.).
- **Vorbereitung:** Nur bei sehr großen Strumen oder zusätzlich vorliegender Hyperthyreose 2 Erythrozytenkonserven kreuzen lassen.

Operationstechniken (Abb. 19.47–19.52)

- **Solitäres Adenom:** Subtotale Resektion (funktionskritisch), Enukleationsresektion.
- **Struma:** Subtotale Resektion (3 × 2 × 2 cm Rest = > 10 g; Abb. 19.21 bis 19.26).
- **Karzinom:** Totale Thyreoidektomie mit Revision der regionären Halslymphknoten

Postoperative Maßnahmen

- Entfernen der Redon-Drainage am 2. Tag, Klammern am 3.–5. Tag.
- Kontrolle des Serum-Kalzium postoperativ.
- Kostaufbau: Trinken nach 8 Std., anschließend normale Kost.
- Hormonsubstitution nach Eingang der Histologie mit 100 bis 150 μg L-Thyroxin, Kontrolle der Hormonwerte nach 4–6 Wochen und ggf. Dosisanpassung; in Jodmangelgebieten Jodidprophylaxe lebenslang!

Operationsatlas: Schilddrüsenoperation

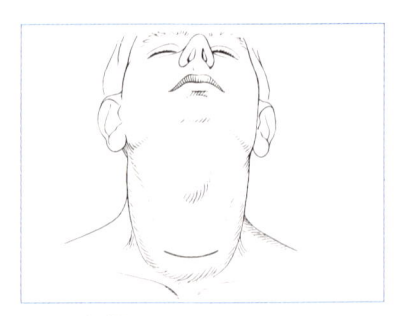

Abb. 19.47
Kocher-Kragenschnitt

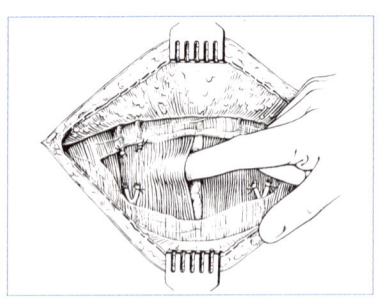

Abb. 19.48
Durchtrennung des Platysmas und der geraden, kurzen Halsvenen (Ligatur!), Abschieben der geraden Halsmuskulatur auf der Schilddrüsenkapsel nach lateral

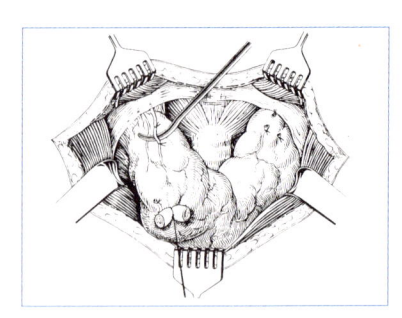

Abb. 19.49
Präparation und Durchtrennung der oberen Polgefäße

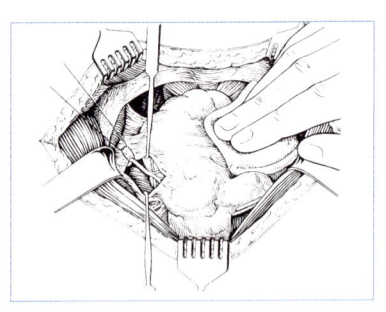

Abb. 19.50
Ligatur der A. thyreoidea inferior am Quervain-Punkt

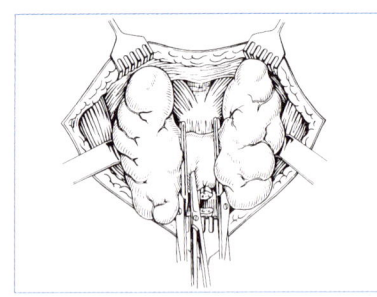

Abb. 19.51
Durchtrennung des Isthmus

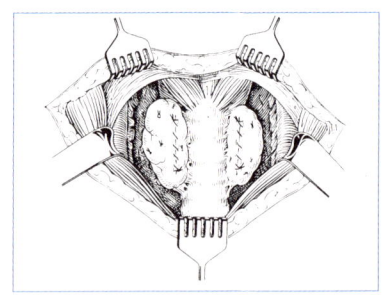

Abb. 19.52
Subtotale Resektion, anschließend Vernähung der Kapsel zur Blutstillung, analoges Vorgehen auf der kontralateralen Seite. Adaptation der Halsmuskulatur, Redon-Drainagen im Wundbett

20 Brustdrüse

Kapitelübersicht

Erkrankungen der Brustdrüse

Fehlbildungen
- Athelie
- Amastie
- Polymastie
- Mikromastie (Hypoplasie)
- Makromastie (Hyperplasie)

Entzündungen
- Thelitis
- Mastitis

Gutartige Tumoren
- Zysten
- Mastopathia chronica fibrosa cystica
- Gynäkomastie
- Fibrom
- Adenom
- Lipom
- Milchgangpapillom

Präkanzerosen

Bösartige Tumoren
- Mammakarzinom
- Sonstige Tumoren

I Anatomie

Die Brustdrüse entwickelt sich in den ersten Fetalmonaten im Bereich der Milchleiste durch Einstülpen der Epidermis. Sie liegt zwischen der 3. und 6. Rippe auf der Faszie des M. pectoralis major. Die erst durch eine Schwangerschaft voll ausreifende Drüse besteht aus 15 bis 20 Lappen mit radiärer Anordnung. Jeder Drüsenlappen besteht aus 10 bis 15 Läppchen (Lobuli) und hat einen einzelnen Milchgang (Ductus lactiferus), der in der Brustwarze ausmündet. Drüse und Milchgänge sind von derbem Bindegewebe umgeben, das reich an Gefäßen und Fett ist (Abb. 20.1).

Die **arterielle Versorgung** der Brustdrüse erfolgt durch die A. thoracica interna zusammen mit den Rr. perforantes der Aa. intercostales der 2. bis 5. Interkostalarterien für den medialen oberen Abschnitt und durch die Äste der A. thoracica lateralis zusammen mit den Rr. cutanei lateralis der 2. bis 6. Interkostalarterien für den lateralen unteren Abschnitt der Drüse.

Der **Lymphabfluß** der Mamma, von besonderer klinischer Relevanz, erfolgt hauptsächlich über drei Lymphstraßen: die interpektorale, die parasternale und als Hauptlymphabflußbahn die axilläre. Ihr Ursprung findet sich in den oberflächlich subkutanen und in den tiefen Lymphgefäßnetzen des Drüsenkörpers mit ihren zahlreichen Anastomosen. Der Lympabfluß geschieht in erster Linie nach axillär in tiefe und oberflächliche Lymphknotengruppen. Diese stehen in enger Verbindung mit den Lymphknoten des Armes sowie den infra- und supraklavikulären Lymphknotenregionen. In diesem Bereich besteht auch eine Verbindung zur medialen Lymphabflußbahn der Mamma, die durch den M. pectoralis major und die Interkostalräume entlang der V. thoracica

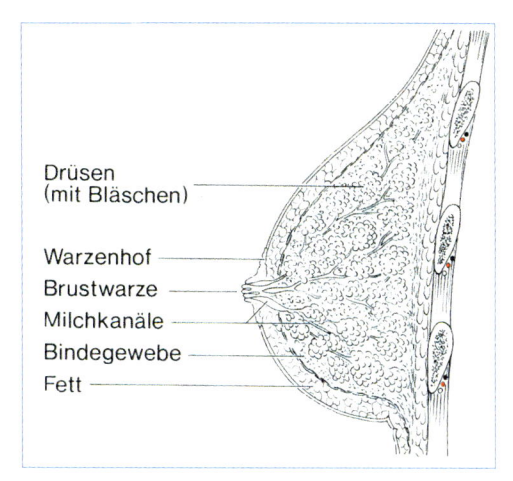

Abb. 20.1
Anatomie der weiblichen Brustdrüse

interna zieht. Nach lateral drainiert die Lymphe zu den Lymphonodi axillares pectorales und subpectorales, deren prominentester der Sorgius-Lymphknoten ist. Sie verlaufen entlang der Vasa thoracica lateralis. Der intramuskuläre Abflußweg läuft durch den M. pectoralis major nach medial zu den Lymphonodi interpectorales, die zwischen beiden Brustmuskeln liegen (Rotter-Lymphknoten). In diesem Bereich bestehen Beziehungen zur kontralateralen Seite (Abb. 20.2).

2 Diagnostik

Anamnese: Familiäre Disposition (Brustkrebsbelastung), eigene Brustkrebserkrankung, gynäkologische Anamnese, Anzahl der Geburten, Spätpara, Antikonzeptiva, Hormontherapie, Form- und Volumenveränderungen der Brust.
Inspektion: Brustkonturen, Hautkolorit und evtl. Schwankungen, Hautbeschaffenheit und -oberfläche, Formabweichungen der Brustwarze, Sekretion, Ekzeme und Ulzerationen.

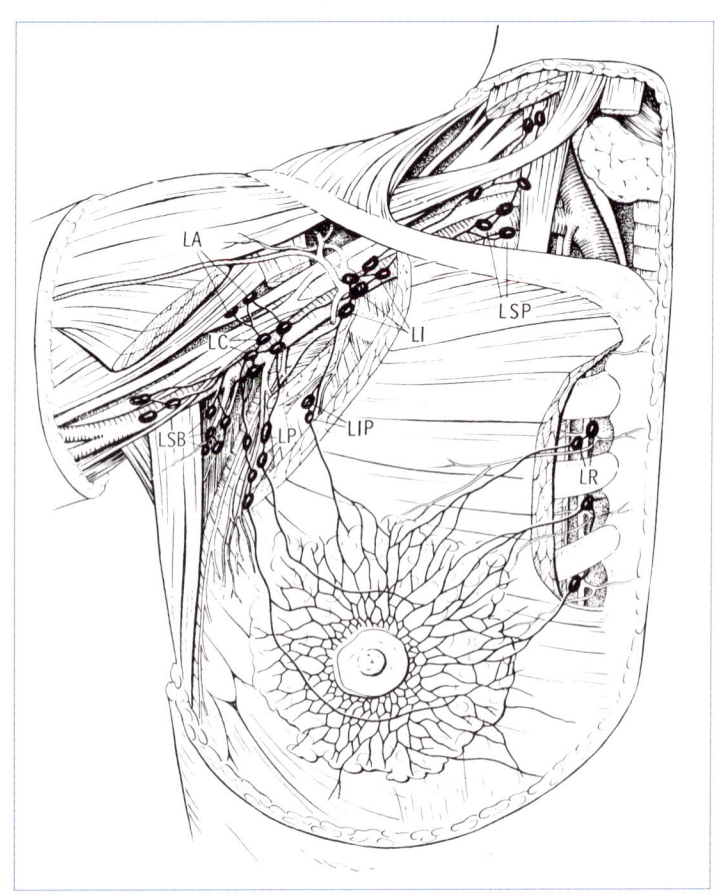

Abb. 20.2
Lymphabflußgebiete der Brustdrüse

Diagnostik

20 Brustdrüse

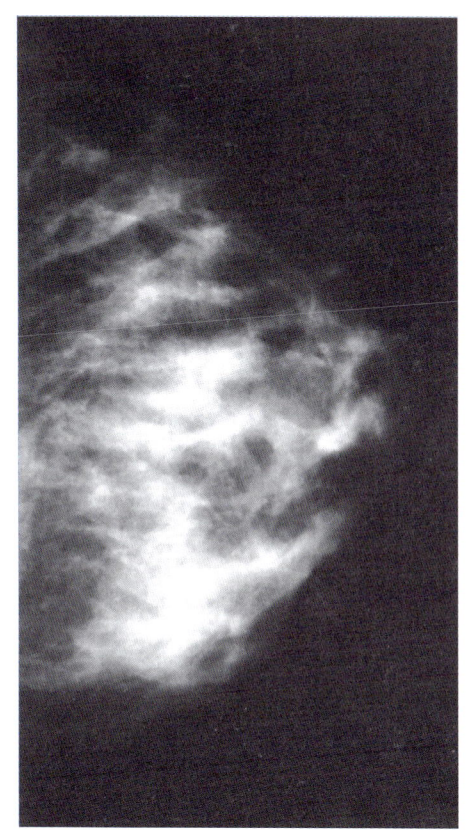

Abb. 20.3
Geringe knotige Veränderungen im äußeren oberen Quadranten.
Mammographie: Aufgelockerte harmonisch angeordnete Parenchymstrukturen ohne Mikrokalk.
Biopsiebefund: Gering differenziertes, überwiegend invasives, auch intraduktales komedoförmiges duktales Mammakarzinom

Palpation: Abgrenzbarkeit eines tastbaren Tumors, Konsistenz und Verschieblichkeit.

Palpation der regionären Lymphknoten: axillär, subpektoral, supra- und intraklavikulär, interpektoral.

Selbstuntersuchung: Die regelmäßige Untersuchung der eigenen Brustdrüse durch die Frauen führt in 80% der Fälle zur Diagnose eines tastbaren Mammatumors. Nur die unmittelbare ärztliche Konsultation gewährt die Sicherung der Diagnose und die frühzeitige Aufstellung eines Therapiekonzepts sowie seine konsequente Durchführung.

Sonographie: Die Ultraschalluntersuchung der Mammae ist eine nichtinvasive und additive Methode. Ihre Stärke liegt hauptsächlich in der Unterscheidung von soliden und zystischen Prozessen. Mikrokalk läßt sich sonographisch primär nicht nachweisen. Ein sonographisch sichergestellter Befund muß reproduzierbar und in verschiedenen Schallebenen darstellbar sein. Klinisch okkulte Karzinome sind sonographisch nicht erfaßbar.

> Mammakarzinom: Beste Vorsorge ist die aufmerksame und regelmäßige Selbstuntersuchung!

Mammographie: Treffsicherheit bis zu 70%. Sie dient der Diagnose und Differentialdiagnose der tastbaren Tumoren, der Erfassung der klinisch okkulten Tumoren und der Verlaufskontrolle. Die Treffsicherheit der Diagnostik beträgt bis zu 97% bei Miteinbeziehung der klinischen Untersuchung, der Feinnadelbiopsie und der Ultraschalluntersuchung (Abb. 20.3) (Tripel-Diagnostik). Als krebsverdächtig gelten sternförmige Verdichtungen, Mikroverkalkungen, inhomogene Verschattungen.

Pneumozystographie: Die Zysten werden unter Ultraschallkontrolle punktiert, mit Luft gefüllt und geröntgt (Abb. 20.4). Wandunregelmäßigkeiten und atypische Epithelproliferationen im Zystenpunktat erfordern die chirurgische Entfernung der Zyste und des umgebenden Drüsengewebes und ihre histologische Untersuchung.

Galaktographie: Die Darstellung der Milchgänge durch Kontrastmittel eignet sich besonders für die Beurteilung der Lumina der Gänge sowie etwaige Proliferationen des Milchgangepithels.

Präoperative Markierung: Die präoperative Markierung nicht tastbarer aber verdächtiger Herde durch Metallfäden unter Röntgenkontrolle erlaubt die gezielte Entfernung okkulter Läsionen und ihre histologische Untersuchung (Abb. 20.5).

Computertomographie: Durch Computertomographie werden von der Brust Schichtaufnahmen in der horizontalen Ebene angefertigt. Das räumliche Auflösungsvermögen des Verfahrens ist gegenüber der Mammographie deutlich schlechter. Der Einsatz der Computertomographie bleibt vorläufig der Nachsorge vorbehalten.

Kernspintomographie: Für die Mammauntersuchung fehlen noch umfassende Erfahrungen.

Thermographie: Sie dient dem Nachweis lokaler Hyperthermie im Bereich maligner Tumoren. Falsch-negative Befunde sind nicht selten.

Feinnadelbiopsie: Sicherung verdächtiger Befunde, soweit nicht ohnehin klinisch oder mammographisch die Indikation zur chirurgischen Biopsie gegeben ist.

> Klinische Untersuchung, Mammographie und Feinnadelbiopsie werden auch als Tripel-Diagnostik bezeichnet. Hiermit ist eine Treffsicherheit von über 97 % zu erreichen

Chirurgische Biopsie: Bei jedem Verdacht auf das Vorliegen eines Malignoms sollte eine diagnostische Tumorexstirpation vorgenommen werden. Auf diese kann nur bei zytologisch eindeutig malignem Befund zugunsten der sofortigen definitiven Operation verzichtet werden. Die exakte präoperative mammographisch-topographische Lokalisation des verdächtigen Bezirkes ist eine Voraussetzung des Eingriffs (Blaumarkierung, Nadelmarkierung) (Abb. 20.5). Kosmetische Schnittführung (perimamillär, schlechter radiär) und die Entfernung des gesamten verdächtigen Areals sind obligat (s. Abb. 20.13).

> Chirurgische Mammabiopsie = lokale Tumorexstirpation („Alles oder nichts!")

Hormonrezeptoranalyse: Die Bestimmung der Hormonrezeptoren hat weitreichende Konsequenzen für die Therapie des Mammakarzinoms. Sie sollte immer durchgeführt werden, weil die Geschlechtshormon-Abhängigkeit des Tumors für die chirurgische Diagnostik und Therapie und für die postoperative Nachbehandlung (Hormontherapie, s.u.) äußerst wichtig ist.

Ergänzende Untersuchungen: Zum Ausschluß von Fernmetastasen Röntgen-Thorax, Knochenszintigramm, Skelett-Röntgen, Hirnszintigramm, Computertomogramm.

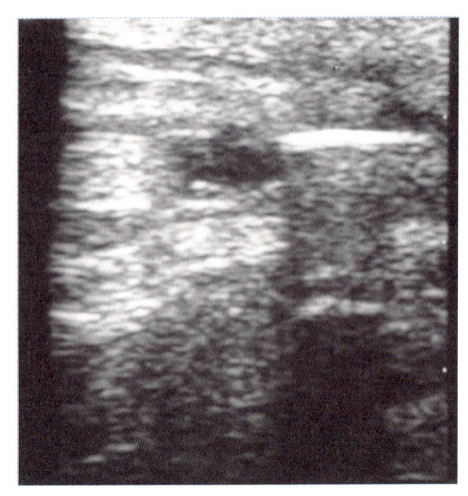

Abb. 20.4
Sonographische Zystenpunktion und Luftinsufflation zur Mammographie

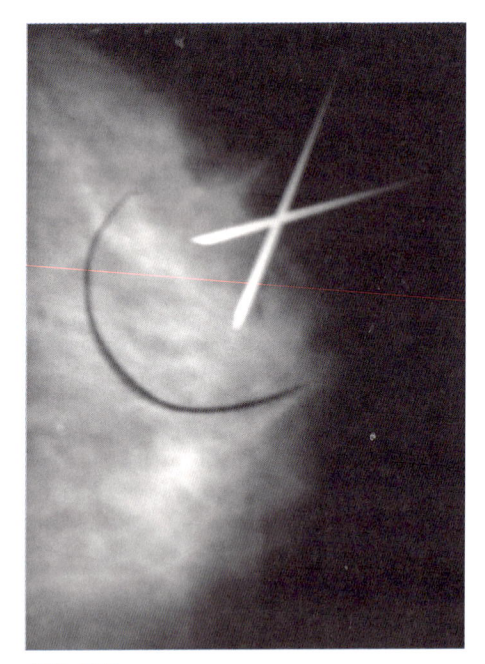

Abb. 20.5
Präoperative Nadelmarkierung einer Mikroverkalkung

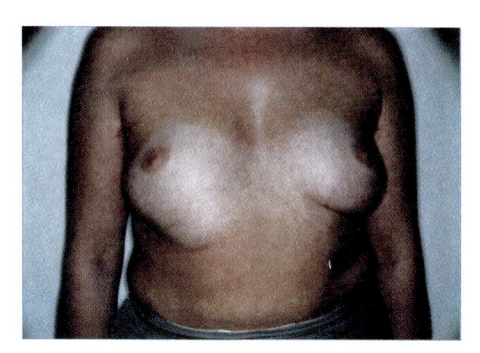

Abb. 20.6
Mamma aberrata mit doppelseitiger Brustdrüsenanlage rechts unten

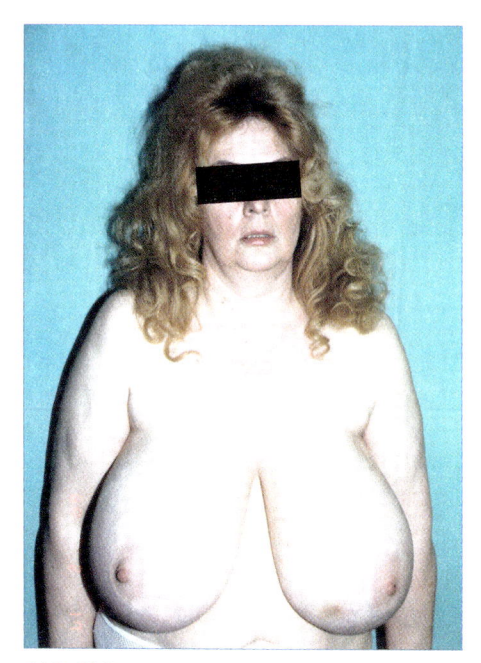

Abb. 20.7
Bilaterale Mammahyperplasie

3 Fehlbildungen

3.1 Angeborene Fehlbildungen

3.1.1 Athelie

Fehlen einer oder beider Brustwarzen.
Therapie: Kosmetischer Ersatz aus der gegenseitigen Mamille, der Schamlippe oder durch Tätowierung.

3.1.2 Amastie

Fehlen (Aplasie) einer Brustdrüse.
Therapie: Kosmetischer Ersatz durch Schwenklappenbildung aus dem M. latissimus dorsi, Prothesenimplantation.

3.1.3 Polymastie

Zusätzliche Anlagen von Brustwarzen und/oder Brustdrüsen entlang der Milchleiste. Man unterscheidet:
- Polymastia completa (= Mamma accessoria): Warzenhof, Warze und Drüsenkörper
- Polymastia mamillaris: Warze und Drüsenkörper angelegt.
- Polymastia areolaris: Warzenhof und Drüsenkörper angelegt.
- Polymastia glandularis (= Mamma aberrata): Nur Drüsenkörper angelegt, meist im oberen äußeren Quadranten. Gleiches Karzinomrisiko wie orthotope Mamma (Abb. 20.6).

3.2 Wachstumsbedingte Fehlbildungen

3.2.1 Mikromastie (Mammahypoplasie)

Wachstumsstörung meist beider Brüste.
Therapie: Bei Wunsch nach kosmetischer Korrektur und grober Abweichung von der Norm unter Berücksichtigung psychischer Faktoren und der sozialen Indikation Durchführung einer Mammaaugmentationsplastik. Hierzu durch eine kleine Hautinzision Implantation von Silastic-Mammaprothesen unter den Drüsenkörper auf die Pektoralisfaszie.
Prognose: Im Langzeitverlauf Neigung zur Verhärtung der Prothese durch fibröse Kapselschrumpfung.

3.2.2 Makromastie (Mammahypertrophie, -hyperplasie)

Abnorme, meist bilaterale Brustvergrößerung (s. Kap. 10) (Abb. 20.7).

4 Entzündungen

4.1 Thelitis

Entzündung der Mamille, meist durch oberflächliche Gewebeläsion beim Saugakt verursacht. Durch lymphogene Ausdehnung kann eine Mastistis resultieren.
Prophylaxe: Strenge Asepsis und Hygiene beim Stillvorgang, richtige Stilltechnik.
Therapie: Desinfektion, Kühlung, Antiphlogistika, Antibiotika, bei Bedarf Abstillen, trockene Wundbehandlung.

4.2 Mastitis

Meist in Form der Mastitis puerperalis (85–95 %). Eintrittspforte ist eine Thelitis mit Infektion der Milchgänge durch Staphylokokken.
Klinik: Erhöhte Temperatur, Schüttelfrost. Nach anfänglich umschriebenem Schmerz später diffuser Druckschmerz der gesamten Brust mit Infiltration, Rötung und Schwellung, Abszedierung und Nekrose von Brust und Drüsengewebe möglich.
Therapie: Abstillen, Abpumpen der Milch, Alkoholverbände, Antibiotika, bei Abszedierung in Allgemeinnarkose radiäre Inzision, Drainage der Abszeßhöhle, ggf. Abtragen der Nekrose, lokale Spülung.
Bei chronischen Abszessen Ausschluß eines verjauchenden Karzinoms durch histologische Untersuchung.

> Chronische Mastitis: Verjauchendes Karzinom?

Die **tuberkulöse Mastitis** als Sonderform der Brustdrüsenentzündung ist heute selten und steht meist im Zusammenhang mit einer Lungen-Tbc.

5 Gutartige Tumoren

5.1 Zysten

Meist im Rahmen der Mastopathia chronica fibrosa cystica, selten als sog. Involutionszysten, d.h. Retentionszysten (Galaktozelen). Diese durch eine Abflußstörung verursachten Zysten können faustgroß werden.
Therapie: Exstirpation.

5.2 Mastopathia chronica fibrosa cystica

Die Mastopathie ist die häufigste Brustdrüsenerkrankung der Frau. Hiermit werden verschiedenste pro- und regressive dysplastische Veränderungen der Brust und des Brustdrüsengewebes

Gutartige Tumoren

bezeichnet. Neben multiplen Zysten können papilläre Wucherungen der Zystenwand, aber auch der Drüsenläppchen mit adenomartigen Strukturen auftreten. Ursächlich liegt eine hormonelle Dysregulation zugrunde. Die proliferativen Veränderungen des Bindegewebes bewirken derbe Gewebsverhärtungen. In Abhängigkeit von Dauer und Ausprägung der einzelnen Veränderungen überwiegt der fibröse oder zystische Anteil. Die Proliferationstendenz bedingt das hohe Entartungsrisiko.

Histopathologisch läßt sich die Mastopathie nach Prechtel in 3 Grade einteilen, wobei diese keine Sequenz darstellen, sondern lediglich Hinweise auf ein mögliches Entartungsrisiko geben (Tab. 20.1).

Die häufigste Erscheinungsform der Mastopathie ist Grad I (70 %); das Entartungsrisiko wird unter 1 % angegeben. Bei der Mastopathie Grad II (20 %) liegt das Entartungsrisiko nach 12 Jahren bei ca. 2 %, beim Grad III nach 12 Jahren bei ca. 8 %.

Klinik: Teils schmerzlose, teils schmerzhafte knotige Verdickungen des Drüsenparenchyms, bei kleinzystisch-knotiger Veränderung in Form der „Schrotkugelbrust". Zysten sind prall elastisch und von Knoten gelegentlich abgrenzbar. Subjektiv Zunahme der Beschwerden prämenstruell.

Therapie: Sicherung der Diagnose durch Knotenexstirpation, bei Mastopathie Grad I und II regelmäßige (halbjährliche) klinische Nachuntersuchung, Mammographie in jährlichen Abständen. Bei Mastopathie Grad III prophylaktische subkutane Mastektomie mit Prothesenimplantation.

Tab. 20.1 Gradeinteilung der Mastopathie (nach Prechtel)

Grad	Histologische Merkmale	Entartungsrisiko (< 12 Jahre)
I	Benigne Parenchymdysplasie ohne intraduktale/intraduktuläre Epithelproliferation, komplexe Muster in Form fibrös-obliterativer und zystisch-regressiver, hyperplastischer oder gemischt atrophisch-hyperplastischer Umformungen	0,76 %
II	Benigne Parenchymdysplasie mit intraduktaler/intraduktulärer Epithelproliferation ohne zyto- und histomorphologische Atypie, Milchgangpapillomatose	1,83 %
III	Proliferierende Mastopathie mit Atypie mit atypischer intraduktaler oder intralobulärer Epithelproliferation (= atypische duktale bzw. lobuläre Hyperplasie)	7,83 %

5.3 Gynäkomastie (Abb. 20.8 a,b)

Die Vergrößerung einer oder beider Brustdrüsen beim Mann kann hormonelle Ursachen (Hodentumoren, Nebennierenrindentumoren, Hypophysentumoren, Leberzirrhose) haben! Dabei liegt meist eine beiderseitige Gynäkomastie vor. Auch im Adoleszentenalter ist eine beidseitige Gynäkomastie nicht selten. Die einseitige Gynäkomastie mit Mastodynie ist eine Erkrankung des fortgeschrittenen Erwachsenenalters ohne direkten Bezug zu hormonellen Dysfunktionen. Differentialdiagnostisch ist das Mammakarzinom des Mannes abzugrenzen (s. S. 620).
Therapie: Entfernung des gesamten Drüsenkörpers durch perimamillären (s. Abb. 20.13 a) oder transmamillären Schnitt, histologische Dignitätskontrolle.

5.4 Gutartige Geschwülste

Die gutartigen Geschwülste der Brustdrüse machen etwa 15–20 % aller Mammatumoren aus.

5.4.1 Fibroadenom (Abb. 20.9)

Es ist der häufigste (70–75 %) der gutartigen Tumoren und tritt meistens zwischen dem 20. und 25. Lebensjahr bei jungen Frauen auf. Während der Schwangerschaft und Laktation starkes Wachstum der Fibroadenome. Matrix der Tumoren sind fetal versprengte Drüsen mit epithelialen und bindegewebigen Anteilen. Meist liegen perikanalikuläre Fibroadenome vor.
Therapie: Lokale Tumorexstirpation.

5.4.2 Adenom

Seltene Geschwulst der Brustdrüse, meist während der Schwangerschaft auftretend.

5.4.3 Lipom

Relativ häufig aus dem Brustdrüsenfettgewebe sich entwickelnde Geschwulst, die weich, gelappt und leicht verschieblich ist.
Therapie: Lokale Exstirpation.

5.4.4 Milchgangpapillom

Papillomatöse Wucherung des Milchgangepithels im Bereich der Ausführungsgänge. Meist zentral in der Nähe der Mamille (75 %) gelegen. Bei generalisiertem Befall (Papillomatose) besteht ein erhöhtes Entartungsrisiko (30 %). Aus diesem Grund stets zytologische Untersuchung der Mamillensekretion und Galaktogramm.
Klinik: Häufig Blutung oder seröse Sekretion aus der Mamille.
Therapie: Lokale Exstirpation des betroffenen Lappens.

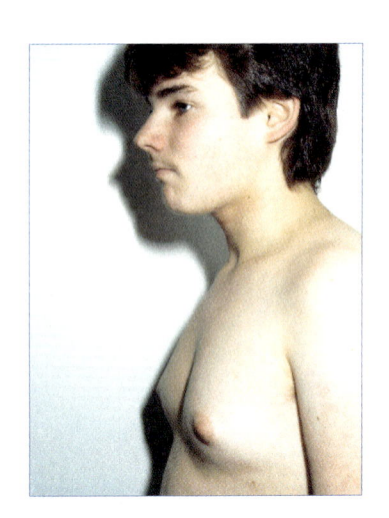

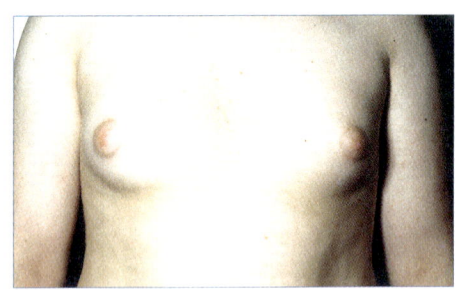

Abb. 20.8
Gynäkomastie bei 16jährigem Jungen

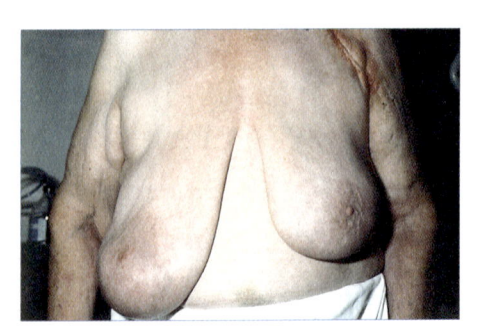

Abb. 20.9
Großes Fibroadenom der rechten Mamma

Tab. 20.2 Klassifikation der Mammatumoren

I. Nichtinfiltrierende Karzinome
a) intraduktale (solide) und kribriforme Komedokarzinome
b) intraduktale papilläre Karzinome
c) nichtinfiltrierende lobuläre Karzinome (CLIS)
d) Morbus Paget ohne nachweisliche Infiltration

II. Infiltrierende Milchgangkarzinome (70 %)
a) überwiegend solide (undifferenzierte) Karzinome
 – mit geringer Fibrosierung
 – mit starker Fibrosierung
b) überwiegend adenoide Karzinome
 – mit geringer Fibrosierung
 – mit starker Fibrosierung
c) infiltrierende Komedokarzinome

III. Infiltrierende lobuläre Karzinome
(smallcell carcinomata) (20 %)

IV. Infiltrierende Karzinome mit ungewöhnlicher Differenzierung
a) medulläre Karzinome; desgleichen mit lymphozytärer Randinfiltration
b) papilläre Karzinome
c) adenoid-zystische Karzinome
d) hochdifferenzierte tubuläre Karzinome
e) Gallertkarzinome
f) Karzinome mit apokriner Differenzierung
g) invasive Paget-Karzinome
h) Plattenepithelkarzinome
i) nichtklassifizierbare Karzinome

V. Sarkome
a) Cystosarcoma phylloides (maligne Variante)
b) fibro- und lipoplastische Sarkome
c) chondro- und osteoplastische Sarkome
d) angioplastische Sarkome
e) Sonstige Sarkome

VI. Metastatische Geschwülste

6 Präkanzerosen der Mamma

Präkanzerosen können von den Drüsenenden bzw. den Acini ausgehen (interlobulär/lobulär) oder von den Drüsengängen und den Ausführungsgängen der Lappen (intraduktal/duktulär).
Präkanzerosen des duktalen Typs sind die Mastopathia fibrosa cystica mit atypischen Proliferationen (s.o.), insbesondere im Stadium IIIa und b, sowie die Milchgangpapillome, seltener bei retromamillärer als bei duktaler Lokalisation. Ein duktales Milchgangpapillom hat ein Entartungsrisiko von knapp 10 %.
Die nichtinvasiven **lobulären Präkanzerosen**, die auch als **Komedokarzinome** oder **nichtinfiltrierende papilläre Karzinome** bezeichnet werden, befallen vor allem Frauen im mittleren Lebensalter meist prämenopausal. In ca. 30 % entwickeln sich aus diesen Tumoren invasive Karzinome. Wegen der in 20–25 % beobachteten Bilateralität hat die Diagnostik und Therapie auch die andere Seite zu berücksichtigen.
Therapie: Großzügige subkutane Tumorexstirpation (Quadrantenexzision) oder subkutane Mastektomie.

7 Mammakarzinom

Das Mammakarzinom ist die häufigste Krebserkrankung der Frau in unseren Breiten. Die Inzidenz in Europa liegt 8- bis 10mal höher als in Japan und Südamerika. In etwa 5–6 % sind Männer betroffen (s. Kap. 8). Das Karzinom des Mannes unterscheidet sich morphologisch und biologisch nicht von dem der Frau.
Ätiologisch werden verschiedene Risikofaktoren diskutiert: So sind Nullipara, Spätgebärende (jenseits des 35. Lebensjahres), ledige, familiär vorbelastete und nichtstillende Frauen signifikant höher betroffen als andere. Auch wird die Einnahme von Antikonzeptiva, frühes Menarchealter, spätes Menopausenalter sowie das Vorliegen einer zystisch-fibrösen Mastopathie als Risikofaktor angesehen. Die Erkennung dieser Risikofaktoren dient der Abschätzung des individuellen Risikos im Hinblick auf die Früherfassung eines Karzinoms. Besonders gefährdete Gruppen sollten immer zusätzlich zur Selbstuntersuchung regelmäßige Vorsorgeuntersuchungen durch den Arzt in Anspruch nehmen.

Morphologie: Das Mammakarzinom entsteht im Bereich der Drüsengänge, der Lobuli oder der Lobi (**intraduktal**) oder der Drüsenläppchen (**intralobulär**). Ca. 70 % der Mammakarzinome bestehen aus infiltrierenden duktalen, 20 % aus lobulären und 10 % aus nicht eindeutig klassifizierbaren duktalen/lobulären Tumoren (Tab. 20.2).
Während die Gruppe I vor allem die nichtinvasiven Carcinomata in situ (s.o.) darstellt, sind unter den infiltrierenden Tumoren am häufigsten die Milchgangkarzinome in ihrer unterschiedlichen Differenzierung (ca. 80 %). Lobuläre Karzinome in Form des

kleinzelligen Mammakarzinoms sind in etwa 5–10 % zu beobachten. Infiltrierende Karzinome mit ungewöhnlicher Differenzierung, mit dem medullären Karzinom als Hauptvertreter (4 %), stellen eine weitere Gruppe dar. Seltene Mammamalignome sind Sarkome sowie metastatische Geschwülste.

Prognostisch am günstigsten sind die papillär gebauten Tumoren, gefolgt vom Gallertkarzinom sowie dem medullären Karzinom mit lymphozytärer Reaktion. Am ungünstigsten sind die entdifferenzierten Adenokarzinome, die soliden und die anaplastischen Karzinome.

Lokalisation: Hauptlokalisation des Mammakarzinoms ist der obere äußere Quadrant (45–60 %). Der innere obere Quadrant ist in 12–18 % der Fälle betroffen. 10–12 % der Karzinome verteilen sich im unteren äußeren, 5–7 % im inneren unteren Quadranten. In ca. 13 % liegt Multizentrizität vor. Hierbei befindet sich der Zweittumor in mehr als 80 % der Fälle im gleichen Quadranten.

Metastasierung: Die Metastasierung erfolgt initial lymphogen. Die Lokalisation des Tumors ist dabei richtungweisend für den Befall der jeweiligen Lymphknotengruppen. Tumoren des oberen äußeren Quadranten setzen ihre Metastasen zunächst in die axillären Lymphknoten. Tumoren mit zentalem Sitz metastasieren gleich häufig nach axillär und parasternal, bei Tumoren des inneren Quadranten werden parasternale Lymphknoten häufig befallen. Eine hämatogene Aussaat ist in jedem Stadium möglich. Schon bei Tumoren unter 1 cm Durchmesser können Lymphknoten- und Fernmetastasen entstehen. Solche Tumoren sind nicht palpabel und nur bei Mikroverkalkung mammographisch nachweisbar. Fernmetastasen treten vor allem im Skelett (Brust-, Lendenwirbel, Becken, Femur), in der Leber, der Haut, den Ovarien, der Lunge und Bauchhöhle auf. Auch die kontralaterale Mamma kann metastatisch befallen sein.

Stadieneinteilung: Die Kategorisierung des Mammakarzinoms gibt konkrete Hinweise für das therapeutische Vorgehen. Darüber hinaus ermöglicht sie prognostische Aussagen und dient als Vergleichsgrundlage für wissenschaftliche Fragestellungen (Tab. 20.3, 20.4) (s. Kap. 8).

Klinik: Erstsymptom ist in der Regel der von der Patientin selbst getastete Tumor (80 %). Die durchschnittliche Tumorgröße bei positivem Tastbefund ist 2,5 cm, der Tumor ist nicht druckschmerzhaft. Die Tumorkonsistenz ist gegenüber der Mastopathie hart, höckerig, oft größer.

Klassische **Zeichen der Malignität** (Abb. 20.10) sind:
- Einziehung der Haut über einem Knoten oder Einziehung der Mamille
- Hochstand der Brust bei einem zirrhösen Karzinom (Abb. 20.11)
- Einziehung der Haut über dem Tumorbereich (Apfelsinenhaut = Peau d'orange)
- Adhärenz des Tumors an Haut oder Subkutangewebe (Nichtverschieblichkeit)
- Ödem und Hautinfiltration mit Rötung und ggf. Exulzeration

Tab. 20.3 Stadieneinteilung nach Steinthal

Stadium I	=	Der Tumor befällt nur den Drüsenkörper
Stadium II	=	Absiedlung in die axillären Lymphknoten
Stadium III	=	Lymphknotenmetastasen auch supraklavikulär
Stadium IV	=	Befall der Thoraxwand oder Fernmetastasen

Tab. 20.4 TNM-System

T_0	=	Keine Evidenz für Tumor
T_1	=	Tumordurchmesser bis 2 cm ohne oder mit Fixation an der Haut bzw. Pektoralisfaszie
		– T_{1a} = < 5 mm
		– T_{1b} = 6–10 mm
		– T_{1c} = 11–20 mm
T_2	=	Tumordurchmesser 2–5 cm ohne oder mit Fixation an der Pektoralisfaszie oder am Muskel
T_3	=	Tumordurchmesser größer als 5 cm ohne oder mit Fixation an der Pektoralisfaszie oder am Muskel
T_4	=	Tumor jeder Größe mit direkter Ausdehnung auf Brustwand oder Haut
		– T_{4a} = Mit Ausdehnung auf die Brustwand
		– T_{4b} = Mit Ödem (einschließlich Apfelsinenhaut), Ulzeration der Brusthaut oder Satellitenmetastasen der Haut der gleichen Brust
		– T_{4c} = Kriterien T_{4a} und T_{4b} gemeinsam
		– T_{4d} = Entzündliches Karzinom
N_0	=	Kein palpabler Lymphknoten
N_1	=	Palpabler, nicht fixierter Lymphknoten
N_2	=	Palpabler Lymphknoten, fixiert u.a. auch an anderen Strukturen
N_3	=	Befall der supra- und infraklavikulären Lymphknoten
M_0	=	Keine Fernmetastasen
M_1	=	Nachweisbare Fernmetastasen

Mammakarzinom

20 Brustdrüse 617

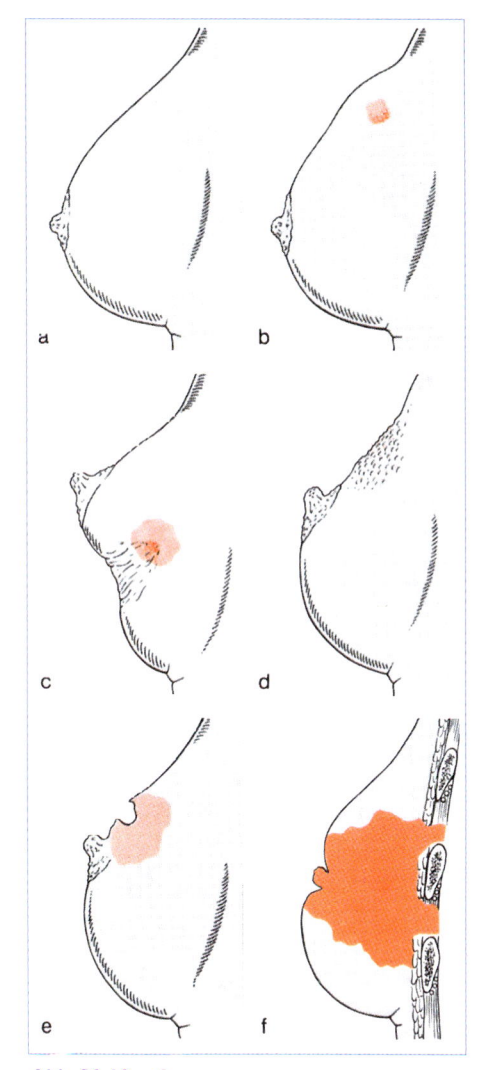

- Fixation von Haut, Tumor und Brustdrüse auf der Muskulatur bzw. der Thoraxwand (Cancer en cuirasse = Panzerkrebs)
- Erysipelähnliche Hautveränderungen ohne Anhalt für entzündliche Genese
- Ekzem der Mamille, evtl. nässend (Morbus Paget).

Bei Metastasierung sind nicht selten ossäre Metastasen mit hartnäckigen Wirbelsäulen-, Gelenk- oder Extremitätenbeschwerden das Erstsymptom.

> Persistierender Knochenschmerz der Frau: Knochen-Metastase eines Mammakarzinoms?

Diagnostik: Stets Palpation beider Brüste, sämtlicher Lymphknotenregionen, Auskultation und Perkussion der Lunge, Prüfung der Wirbelsäule, des Beckens, der Trochanteren und des Brustkorbs auf Klopfschmerzhaftigkeit. Mammographie (Abb. 20.12), Thermographie, ggf. Biopsie (Abb. 20.13 a).
Labor: BSG, alkalische Phosphatase, Kalzium (Cave: Hyperkalzämie bei diffuser osteogener Metastasierung).

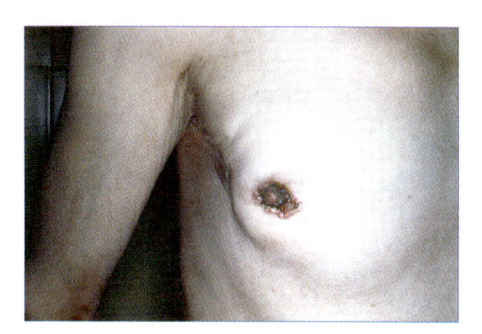

Abb. 20.10 a–f
Klinische Zeichen des Mammakarzinoms.
a Normalbefund
b Tastbarer Tumor
c Adhärenz des Tumors an Haut- und Subkutangewebe
d Apfelsinenhaut
e Exulzeration (s. auch Abb. 20.14)
f Fixation von Hauttumor und Brustdrüse auf der Muskulatur und Thoraxwand (Panzerkrebs)

Abb. 20.11
Mammakarzinom rechts mit Einziehung der Mamille, Fixation der Haut, tastbare Knoten und beginnende Exulzeration

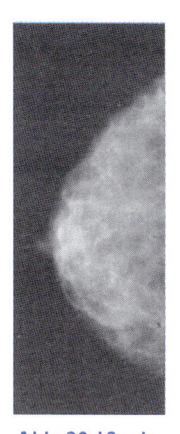

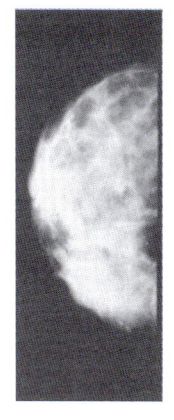

Abb. 20.12 a,b
Mammakarzinom. Mammographischer Befund in zwei Ebenen

Therapie

Die Behandlung des Mammakarzinoms ist mit Ausnahme der generalisiert metastasierten Fälle operativ.

Folgende Behandlungsmöglichkeiten stehen zur Verfügung:

- **Quadrantenresektion (Lumpektomie, Tylektomie)**
  Exstirpation des Tumors und des angrenzenden Gewebes entsprechend dem jeweiligen Quadranten. Vertretbar nur im Stadium $T_1N_0M_0$ sowie bei suspekten Befunden. Bei Tumornachweis muß dieses Verfahren durch eine Nachbestrahlung ergänzt werden. Die Indikation für ein derartiges Vorgehen ist nur beim sehr kleinen (unter 2 cm) Tumor mit sicher freier Achselhöhle (Lymphknoten-Probeentnahme) zu stellen (Abb. 20.13 b). In letzter Zeit wird dieses Verfahren vermehrt favorisiert.

- **Subkutane Mastektomie**
  Auch sie ist nur wenigen Indikationen vorbehalten, so dem nichtinfiltrierenden lobulären Carcinoma in situ (CLIS). Hierbei wird über einen 4–5 cm langen Hautschnitt in der Submammarfalte die Brustdrüse dargestellt und zwischen subkutaner Fettschicht und Pektoralisfaszie die Drüse mobilisiert und entfernt. Zum Ersatz des Drüsenkörpers werden heutzutage alloplastische Materialien nach vorhergehender Gewebeexpansion bevorzugt. Die langfristige Prognose ist bei örtlicher Radikalität aufgrund der ästhetischen Dauerresultate nicht immer befriedigend. Alternativ stehen autologe Materialien in Form von Lappenplastiken (Myokutan-, Latissimus-, Rektus-Lappen) zur Verfügung. Die Mamille kann durch Teilung der Brustwarze der Gegenseite, durch transplantierte Labia minor-Haut oder durch Tätowierung rekonstruiert werden.

- **Mastektomie (Ablatio mammae simplex)**
  Die einfache Mastektomie durch eine querovaläre Hautinzision mit Entfernung des gesamten Drüsenkörpers ohne Einschluß von Achsellymphknoten ist den palliativen Eingriffen des Greisenalters vorbehalten. Sie dient lediglich der lokalen Tumorentfernung, nicht der Lymphknotenausräumung und berücksichtigt nicht die Stadieneinteilung, bzw. leistet dazu keinen Beitrag (Abb. 20.13 c).

- **Modifizierte, radikale Mastektomie (Patey-Operation)**
  Kombination der einfachen Mastektomie mit der therapeutischen und diagnostischen Axillarevision. Ausräumung auch der interpektoralen Lymphknoten. Hierzu querovale Hautinzision und Resektion der Mamma entsprechend der einfachen Mastektomie (Abb. 20.13 d). Einkerbung des M. pectoralis minor und Ausräumung der Axilla bis zur V. axillaris bei Belassung der supraklavikulären Lymphknotengruppe. Dieses Verfahren bietet gegenüber der Operation nach Rotter-Halsted eindeutig bessere kosmetische Resultate durch Erhaltung des Schultergürtelprofils und der Beweglichkeit des Armes. Die prognostischen Ergebnisse sind der Operation nach Rotter-Halsted vergleichbar; heute Routineverfahren in der Behandlung des Mammakarzinoms.

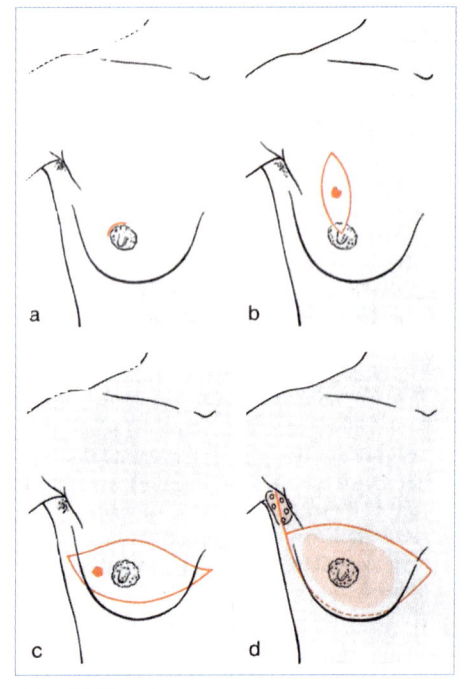

Abb. 20.13 a–d
Schnittführungen:
a Perimamillär-Schnitt (Biopsie)
b Radiäre keilförmige Exzision (Lumpektomie)
c Querovalärer Schnitt (Mastektomie)
d Querovalärer Schnitt mit Exzision der Achselhöhle (radikale Mastektomie nach Patey oder Rotter-Halsted)

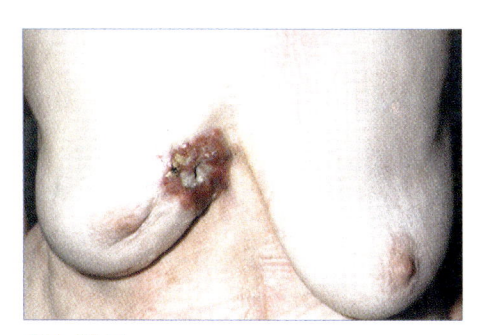

Abb. 20.14
Exulzerierendes Mammakarzinom

- **Radikale Mastektomie nach Rotter-Halsted** (Abb. 20.13 d)
Diese Operation beinhaltet neben der radikalen Mastektomie die Entfernung der Mm. pectorales major und minor sowie die Ausräumung des gesamten axillären Lymph-, Binde- und Fettgewebes. Das kosmetische Ergebnis dieser Operation ist häufig unbefriedigend, Lymphabflußstörungen des Armes sind nicht selten (Abb. 20.15). Aus diesem Grunde ist das Verfahren heute nur noch speziellen Indikationen mit definiertem intrapektoralem Tumorsitz ($T_2N_1M_0$) vorbehalten.

Mammakarzinom: So radikal wie nötig, so kosmetisch wie möglich operieren!

- **Strahlentherapie**
Als Primärmaßnahme bei nichtoperablen Tumoren (Cancer en cuirasse) können schnelle Neutronen oder Elektronen mit Erfolg angewandt werden. Als adjuvante Maßnahme nach lokaler Tumorentfernung ist sie nur angezeigt, wenn es sich um ein fortgeschrittenes Tumorstadium (T_2 oder mehr) handelt. Die axillären Lymphknoten werden nachbestrahlt, wenn mehrere positive Lymphknoten bei der Lymphadenektomie nachgewiesen wurden. Bei Verzicht auf eine axilläre Lymphknotenrevision ist ebenfalls eine axilläre Lymphknotenbestrahlung indiziert (4500–6000 R*). Gleiches gilt für die brusterhaltenden Techniken (Lumpektomie, Tylektomie) auch ohne axillären LK-Befall. Eine Indikation zur Nachbestrahlung ergibt sich auch bei Tumoren mit medialer oder zentraler Lokalisation.

- **Hormontherapie**
Die endokrine Therapie des Mammakarzinoms hat durch den Nachweis von Steroidhormonrezeptoren in den Tumorzellen neue Aktualität erfahren. Es ist davon auszugehen, daß 60–70 % der Mammakarzinome Östrogenrezeptor-positiv und von denen zusätzlich noch 70 % Progesteronrezeptor-positiv sind. Allerdings sprechen lediglich $2/3$ der rezeptorpositiven Tumoren auf eine Hormontherapie an, d.h. nur 40 % aller Mammakarzinomträgerinnen profitieren von einer Hormontherapie. In jedem Fall sollte die Primärtherapie mit einer Rezeptorenanalyse kombiniert sein.

Chirurgie des Mammakarzinoms: Rezeptoranalyse obligat!

Die hormonelle Therapie kann ablativ (Ovarektomie, Adrenalektomie, Hypophysektomie) oder additiv (Östrogene, Gestagene, Androgene) erfolgen. Von den **ablativen** hormonellen Maßnahmen hat heute nur noch die Ovarektomie praktische

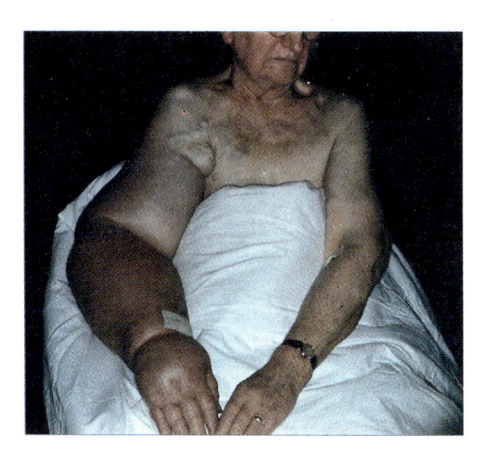

Abb. 20.15
Lymphödem nach radikaler Mastektomie, axillärer Lymphknotenausräumung und Bestrahlung

---

* Einheit Röntgen (R) für Ionendosis (Stahlendosis) wird ersetzt durch Angabe in Coulomb/Kilogramm (C/kg):
1 R = 2,58 $\cdot$ 10–4 C/kg (4500 R = 1,16 C/kg; 6000 R = 1,55 C/kg). Neue Einheit ab 1986 verbindlich.

Bedeutung, sie kommt bei rezeptorpositiven, prämenopausalen Patientinnen mit prognostisch günstigen Voraussetzungen zum Einsatz. Adrenalektomie und Hypophysektomie sind wegen ihrer erheblichen Morbidität verlassen.

Unter den **additiven** Hormontherapeutika ist das Antiöstrogen Tamoxifen heute bei Östrogenrezeptor-positiven Patientinnen nach der Menopause das Mittel der Wahl. Bei hoher Dosierung (30–40 mg/die) wird über Remissionsraten von 40 % berichtet. Die viszeralen Absiedlungen des Tumors bleiben allerdings von der Hormontherapie unbeeinflußt.

- **Zytostatikatherapie**
Das Ziel einer adjuvanten Chemotherapie ist die Elimination okkulter Fernmetastasen. Verwendung findet u.a. die Kombination von Cyclophosphamid, Methotrexat und 5-Fluorouracil (CMF). Zielgruppe einer palliativen Zytostatikatherapie sind dagegen Patientinnen mit manifesten Fernmetastasen.

Prognose

Die Lebenserwartung beim Mammakarzinom korreliert naturgemäß mit dem histologischen Typ, dem Tumorsitz, der Tumorgröße, der Fernmetastasierung und der Art der Primärtherapie. Falls es zu einem Rezidiv kommt, ist mit diesem in 80 % in den ersten 3 Jahren zu rechnen. Doch auch nach 15–20 Jahren sind noch Rezidive möglich. Die Therapie richtet sich nach dem Lokalbefund und besteht aus lokal-chirurgischer Entfernung in Kombination mit Strahlentherapie. Bei diffuser Metastasierung gelten die Regeln der Palliativtherapie.

Mammakarzinom des Mannes

Das Brustdrüsenkarzinom des Mannes ist selten und von aggressiver Malignität, häufig liegen bereits zum Zeitpunkt der Diagnose Fernmetastasen vor.

Therapie: Radikale Mastektomie mit Axillarevision und Nachbestrahlung, bei Metastasierung ggf. doppelseitige Orchiektomie bzw. antiandrogene Hormontherapie oder Antiöstrogene (Tamoxifen) je nach Ausfall der Rezeptoranalyse.

Postoperatives Lymphödem

Die operative Revision der Achselhöhle ist in 5 %, in Kombination mit einer Nachbestrahlung in bis zu 50 %, von einem Lymphödem des Armes gefolgt (Abb. 20.15). Aus diesem Grunde sollte nicht routinemäßig die Achselhöhe nachbestrahlt werden. Auch ist die Belassung des M. pectoralis minor sowie der perivaskulären Lymphbahnen entlang der Vena axillaris und der V. cephalica von großer Bedeutung für den Lymphabfluß.

Therapie: Konservative Lymphdrainage durch intermittierend rhythmische Kompressionsmanschetten, Gummistrümpfe, Hochlagerung, lymphotrope Substanzen (Venalot®). Die chirurgische Lymphdrainage nach Clodius sollte demgegenüber nur extremen Lymphschwellungen vorbehalten sein.

8 Operationsatlas: Mamma-Operationen

Präoperatives Vorgehen

- **Diagnostik:** Labor mit Serum-Kalzium, aP, BSG, Mammographie (Sensitivität 70 %). Sonographie, Röntgen-Thorax, ggf. Skelett-Szintigramm, Galaktographie, Thermographie, Kernspintomographie.
- **Indikation:** Jeder suspekte Mammatumor.
- **Aufklärung (u.a.):** Evtl. Mastektomie, Axillaausräumung mit Lymphödem, kosmetische Probleme, Verletzung von Gefäßen und Nerven, speziell N. thoracicus longus, N. thoracodorsalis (Schulterbeweglichkeit).
- **Vorbereitung:** Bis 2–3 Eks.

Operationstechniken

- **Mamma-Probeentnahme:** Vollständige Tumorentfernung zur histologischen Sicherung, meist intraoperativer Gefrierschnitt. Bei nichttastbarem Tumor präoperativ radiologische Markierung, bei Mikroverkalkungen radiologische Kontrolle des Präparates.
- **Operation nach Patey:** Vollständige Entfernung der Mamma mit Ausräumung der Axilla unter Mitnahme des M. pectoralis minor.
- **Axilläre Lymphknotenausräumung:** Wichtig zur Stadieneinteilung (Nachbestrahlung?) aus diagnostischen, therapeutischen Gründen.

Postoperatives Vorgehen

- Entfernen der Redon-Drainage 2.–4. Tag, in Axilla ggf. länger belassen (je nach Sekretmenge), Klammern am 10.–12. Tag.
- Arm an operierten Seiten hochlagern, elastisch wickeln.
- Keine Infusionen oder automatischen Blutdruckmeßgeräte am operierten Arm.
- **Kostaufbau:** Trinken nach 8 Stunden, anschließend normale Kost.
- **Tumornachsorge:** Onkologisch, psychologisch.

20 Brustdrüse
Operationsatlas: Mamma-Operation

I. Mamma-Probenentnahme

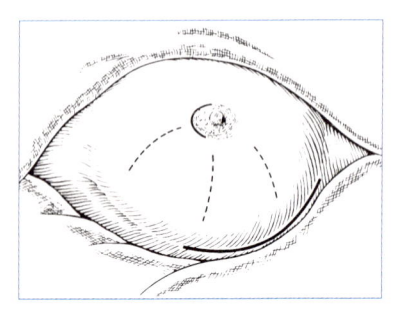

Abb. 20.16
Schnittführung bei gutartigen Mammatumoren, periareolär oder submammär kosmetisch besser als radiär

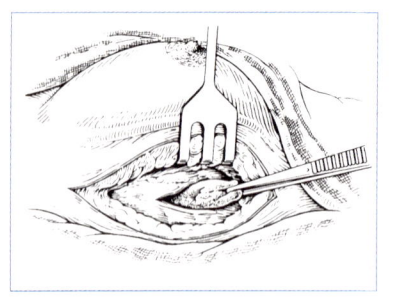

Abb. 20.17
Exstirpation eines gutartigen Mammatumors von einem Bardenheuer-Schnitt aus

II. Operation nach Patey

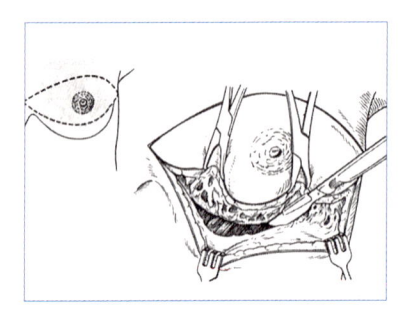

Abb. 20.18
Schnittführung bei Mastektomie nach Patey

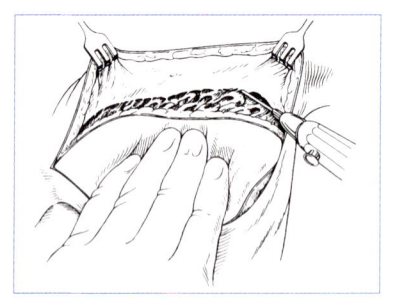

Abb. 20.19
Subkutanes Auslösen des Drüsenkörpers mit der Diathermie

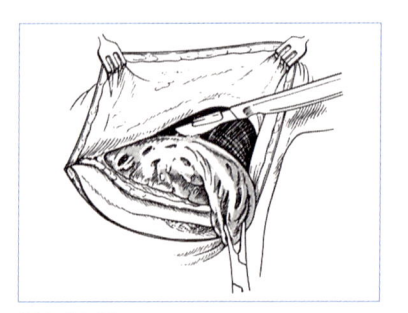

Abb. 20.20
Präparation auf der Ebene der Pektoralisfaszie

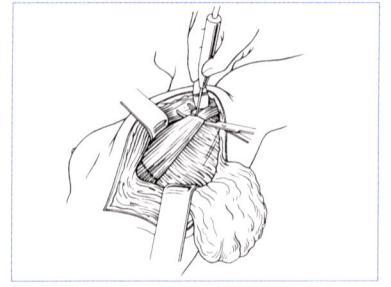

Abb. 20.21
Subtotale Resektion des M. pectoralis minor

III. axilläre Lymphknotenausräumung

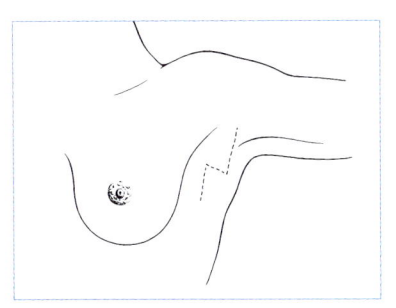

Abb. 20.22
Schnittführung (axillär oder subpektoral)

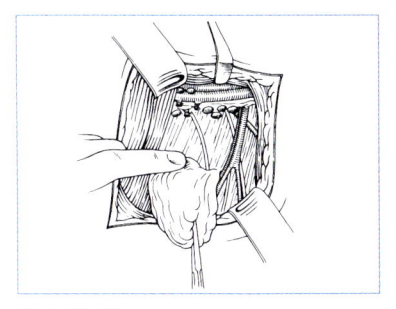

Abb. 20.23
Exstirpation des Axillafettes unter Schonung von V. und N. axillaris sowie des N. thoracicus longus und N. thoracodorsalis

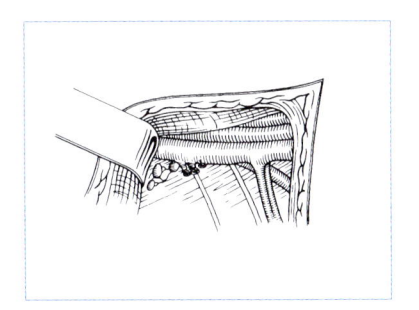

Abb. 20.24
Präparation bis zum Unterrand der V. axillaris mit Darstellung des N. thoracicus longus (medial) und des N. thoracodorsalis (lateral)

21 Thorax

Kapitelübersicht

Thorax

Thoraxverletzungen
- Stumpfe Thoraxverletzungen
- Offene Thoraxverletzungen
- Zweihöhlenverletzungen

Komplikationen der Thoraxverletzungen
- Respiratorische Insuffizienz
- Pneumothorax
- Rippenfrakturen
- Zwerchfellruptur
- Verletzung anderer Organe
- Herzbeuteltamponade

Erkrankungen der Thoraxwand

Erkrankungen der Pleura
- Serothorax
- Hämatothorax
- Pyothorax
- Chylothorax
- Pleuramesotheliom

Erkrankungen des Mediastinums
- Mediastinalemphysem
- Mediastinitis
- Tumoren im Mediastinum
- Thymome

Erkrankungen des Tracheobronchialsystems
- Tuberkulose
- Bronchiektasen
- Lungenabszeß
- Bronchialkarzinom
- Karzinoid
- Metastasen

Die Thoraxchirurgie befaßt sich mit der operativen Behandlung von Verletzungen, angeborenen Mißbildungen und erworbenen Erkrankungen der Thoraxwand sowie der Thoraxorgane (Pleura, Lunge, Trachea sowie Teilen des Mediastinums) mit Ausnahme des Herzens (s. Kap. 22).

1 Anatomie

Die erhobenen Befunde werden dem Brustkorb anhand von festgelegten topographischen Orientierungslinien zugeordnet (Abb. 21.1).

Vorne (= ventral)
1. **Mediosternallinie:** Sie verläuft von der Jugulargrube (Fossa jugularis) durch die Mitte des Sternums vertikal bis zur Linea alba des Abdomens.
2. **Medioklavikularlinie:** Vertikallinie von der Mitte des Schlüsselbeins.
3. **Parasternallinie:** Sie verläuft in der Mitte zwischen und parallel zu den beiden Erstgenannten.

Orientierungspunkte sind ventral die Fossae jugularis, supra- und infraclavicularis.

Seitlich (= lateral)
4. **Vordere** Axillarlinie,
5. **Mittlere** Axillarlinie,
6. **Hintere** Axillarlinie.

Hinten (= dorsal)
7. **Mediovertebrallinie:** Die Verbindungslinie aller Dornfortsätze.
8. **Skapularlinie:** Vertikale, die durch den Angulus inferior scapulae verläuft.
9. **Paravertebrallinie:** Sie verläuft zwischen und parallel zu 7 und 8.

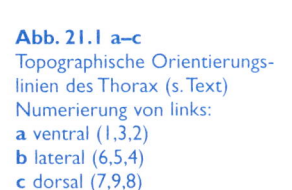

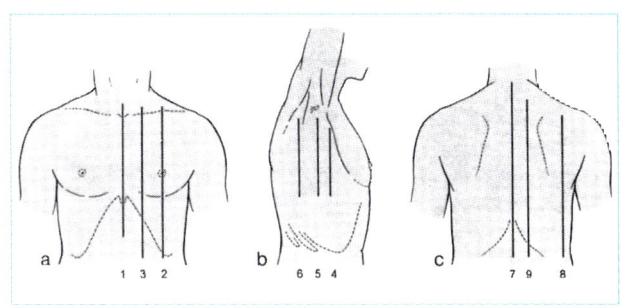

Abb. 21.1 a–c
Topographische Orientierungslinien des Thorax (s. Text)
Numerierung von links:
a ventral (1,3,2)
b lateral (6,5,4)
c dorsal (7,9,8)

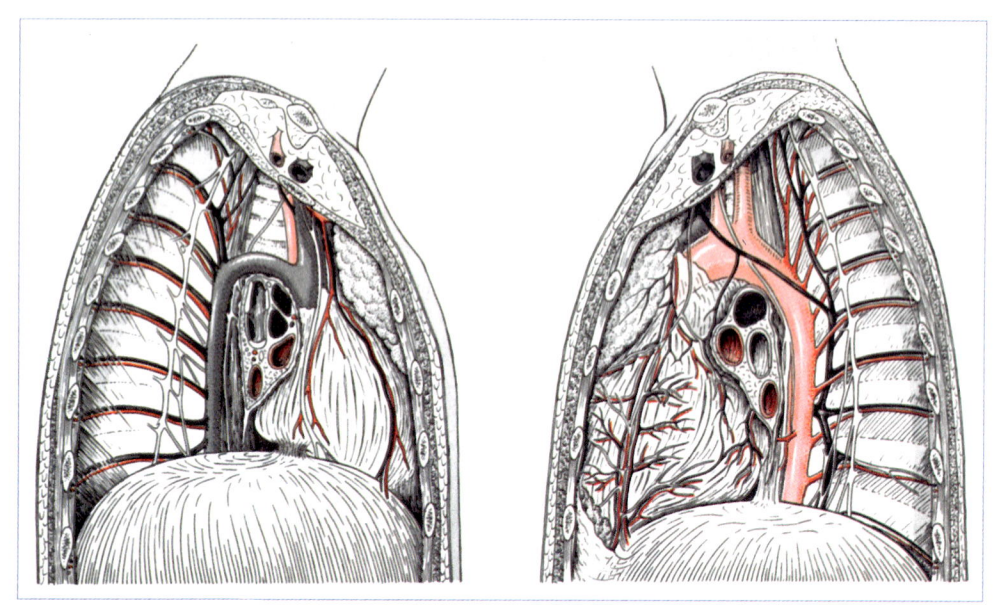

Abb. 21.2 a,b
Topographie des Mediastinums:
a rechts, **b** links

Die **Brusthöhle** (Cavum thoracis) enthält im wesentlichen die Organe des kardiopulmonalen Systems. Diese Höhle wird gebildet durch das knöcherne Gerüst (ventral, lateral und dorsal) des Brustkorbes (= Thorax), das Zwerchfell (= Diaphragma) (kaudal) und die obere Thoraxapertur (kranial).

Das **Zwerchfell** ist eine Sehnen-Muskel-Platte, die die Brusthöhle von der Bauchhöhle trennt und so den Boden des Cavum thoracis bildet (s. Kap. 24). Die obere Thoraxapertur wird von dem Schultergürtel und den Pleurakuppeln gebildet.

Das **Cavum thoracis** selbst wird in 3 Räume unterteilt: die rechte und linke Brusthöhle – mit den jeweiligen Lungenflügeln und das Mediastinum.

Als **Mediastinum** (Abb. 21.2) wird der Mittelteil des Thoraxinnenraums bezeichnet, der zwischen den beiden Pleurasäcken (seitliche Begrenzung), dem Sternum (vordere) und den Brustwirbelkörpern (hintere) liegt. Nach unten bildet der sehnige Anteil des Diaphragmas die Begrenzung. Nach oben ist das Mediastinum praktisch offen. Durch die Öffnung ziehen hinten Ösophagus und Trachea, vorne die supraaortalen Äste.

Tracheobronchialbaum und Lunge (Abb. 21.3): Die Trachea zieht im hinteren Mediastinum vor dem Ösophagus abwärts bis kurz unterhalb des Aortenbogens, um sich in einen rechten und linken Hauptbronchus aufzuteilen. Über den linken Hauptbronchus zieht die Aorta hinweg und im hinteren Mediastinum abwärts. Den 2 bzw. 3 Lappen der Lungenflügel entsprechend, teilen sich die Hauptbonchien anschließend in Lappenbronchien und in die entsprechenden Segmentbronchien auf.

Anatomie

21 Thorax

Lungen: Die Lungenflügel bestehen links aus 2 und rechts aus 3 Lappen, die wiederum aus 2–5 Segmenten zusammengesetzt sind. Die rechte Lunge hat 10, die linke 9–10 Segmente, die nach internationaler Nomenklatur numeriert werden (Bronchus Nr. 7 li. = Bronchus segmentalis basalis medialis ist inkonstant). Diese Segmente sind die kleinsten anatomisch-funktionellen Einheiten. Sie werden von zentral verlaufenden Segmentarterien und Bronchien versorgt. Zwischen 2 Segmenten erfolgt über Intersegmentalvenen die Drainage des venösen Blutes.

Rechts: 3 Lappen (10 Segemente)
Links: 2 Lappen (9 Segemente)

Lymphsystem: Insbesondere im Rahmen der Tumorchirurgie ist die lymphatische Drainage der Lungen von großer Bedeutung. Am Lymphtransport sind die der Abb. 2.4 zu entnehmenden Stationen beteiligt. Dieses von der Deutschen Gesellschaft für Pneumonologie sowie von der Deutschen Gesellschaft für Herz-, Thorax- und Gefäßchirurgie herausgegebene Schema hat sich zur Stadieneinteilung des Bronchialkarzinoms in der Klinik bewährt.

Pleura: Die beiden Berträume sind mit Pleura parietalis (Pars mediastinalis, costalis und diaphragmatica) ausgekleidet. Die Pleura visceralis überzieht die Lungenoberfläche.

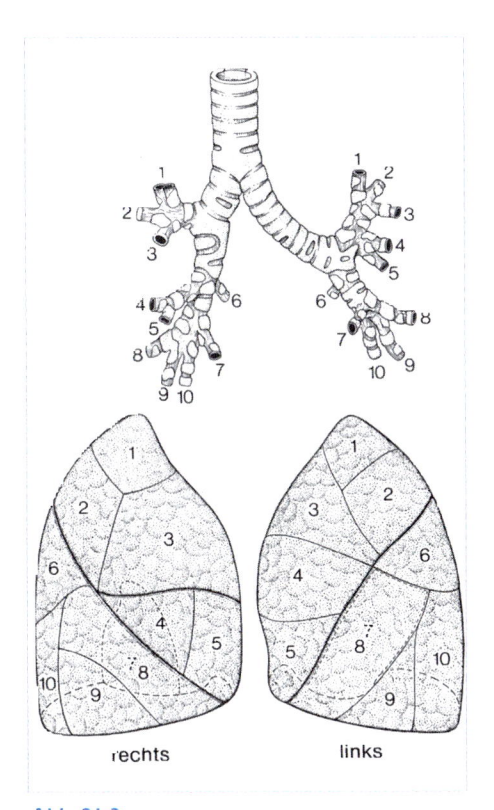

Abb. 21.3
Topographische Bezeichnung von Bronchialbaum und Lunge.
Tracheobronchialbaum und Topographie der Segmente

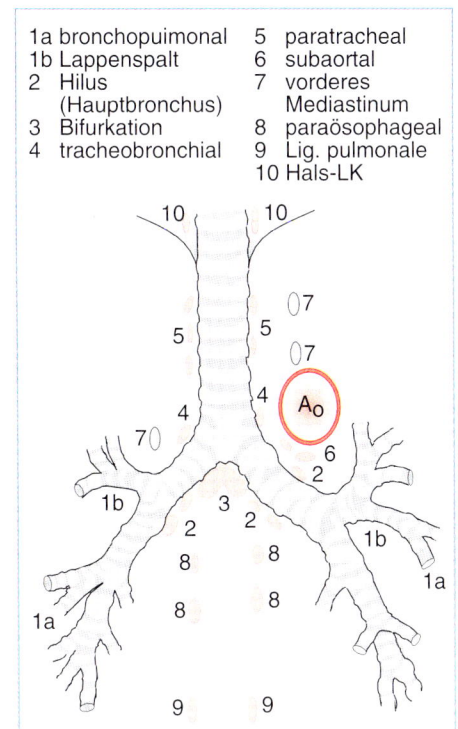

1a bronchopuimonal
1b Lappenspalt
2 Hilus (Hauptbronchus)
3 Bifurkation
4 tracheobronchial
5 paratracheal
6 subaortal
7 vorderes Mediastinum
8 paraösophageal
9 Lig. pulmonale
10 Hals-LK

Abb. 21.4 Lymphknotenverteilung

2 Pathophysiologie der Atmung

Gemeinsames Merkmal vieler Erkrankungen der Thoraxorgane sind Störungen des Gasaustauschs, die zu **arteriellen Hypoxien** und/oder zur **respiratorischen Azidose** führen können. Entsprechend dieser, mit einer einfachen Blutgasanalyse erfaßbaren Werte, erfolgt die Einteilung in:
1. **Partialinsuffizienz:** Gastaustauschstörung allein für Sauerstoff.
2. **Globalinsuffizienz:** Gasaustauschstörungen für Sauerstoff und Kohlendioxid.

Nach pathologischen Gesichtspunkten werden die Atemstörungen unterteilt in Störungen der
- Diffusion,
- Ventilation und
- Perfusion.

2.1 Diffusionsstörungen

Störungen des Gasaustausches zwischen Alveolarraum und Blut. Von klinischer Bedeutung ist die Erfassung von Diffusionsstörungen für Sauerstoff. Die Diffusionskapazität für CO_2 ist 20fach höher als für Sauerstoff.

Diffusionsstörungen für CO_2 sind daher nur von theoretischem Interesse, da eine rein diffusionsbedingte Hyperkapnie infolge der damit verbundenen schweren Hypoxämie mit dem Leben nicht vereinbar wäre. Diffusionsbedingte Hypoxämien gehen im Gegenteil in der Regel sogar mit niedrigen pCO_2-Werten als Folge der kompensatorischen Hyperventilation einher.

Pathophysiologie: Die Diffusionskapazität der Lunge ist abhängig:
1. vom Partialdruckgradienten der Gase zwischen Alveolarraum und Blut,
2. von der Dicke und Dichte der alveolo-kapillären Diffusionsstrecke (Membran) und
3. von der Größe der Diffusionsoberfläche.

Die **Diffusionskapazität** wird in ml O_2 oder CO_2, die je 1 mm Hg ($\hat{=}$ 0,13 kPa) Druckgradient pro Minute in den Lungen ausgetauscht werden, angegeben.

Ursachen: Verdickung der alveolo-kapillären Membran bis hin zum sog. alveolo-kapillären Block, z.B. bei alveolären und interstitiellen Lungenerkrankungen wie Fibrosen und Lungenödem. Die Verkleinerung der Diffusionsoberfläche durch Verlust von Alveolaroberfläche und/oder Kapillaren spielt nur eine untergeordnete Rolle.

Das heißt, nicht nur durch Vergrößerung von Alveolaroberfläche (Respiratorbehandlung, PEEP), sondern auch durch Neueröffnung von zuvor kollabierten Kapillaren (z.B. HZV*-Steigerung) kann die Diffusionskapazität verbessert werden.

Therapie der Diffusionsstörung: Erhöhung der inspiratorischen Sauerstoffkonzentration, PEEP-Beatmung

2.2 Ventilationsstörungen

Störungen des Gasaustauschs innerhalb der Alveolen mit Auswirkung auf das Volumen und die Verteilung der die Alveolen ventilierenden Luft.
Extremformen:
- Nicht-ventilierte, jedoch perfundierte Lungenareale = Kurzschlußdurchblutung. Blut läuft ohne Gasaustausch an nicht-ventilierten Alveolen vorbei, Rechts-Links-Shunt = Shuntperfusion.
- Ventilierte, jedoch nicht perfundierte Lungenareale = Totraumventilation. Alveolarluft kommt nicht mit Blut in Kontakt.

In der Regel führen Ventilationsstörungen zur alveolären Hypoventilation, die sich bei Luftatmung (20,9 % O_2) in arterieller Hypoxämie und gleichzeitiger respiratorischer Azidose dokumentiert, bei erhöter inspiratorischer Sauerstoffkonzentration dagegen nur durch respiratorische Azidose erkannt werden kann. Der Extremfall wird immer wieder in der Klinik beobachtet: Unter Narkosebedingungen kann eine 100 %ige Sauerstoffbeatmung in Kombination mit extremer Hypoventilation zu noch normalen arteriellen Sauerstoffkonzentrationen, jedoch zu höchstgradig pathologischen pCO_2-Werten führen (mehr als 100 mm Hg).

Kriterium der alveolären Ventilation unter übernormaler inspiratorischer Sauerstoffkonzentration: arterieller pCO_2

Ursachen von Ventilationsstörungen betreffen:
- Atemzentrum (Narkose, Toxine, Trauma, Tumoren).
- Atemmechanik (Zwerchfellruptur, Phrenikusparese, Rippenfrakturen, Pneumothorax, Pleuraerguß).
- Lungenparenchym: Zunahme des statischen Widerstandes durch Verlust von Flexibilität und Elastizität (Compliance-Verlust) bei alveolärer und interstitieller Fibrose, Lungenödem, Emphysem. Zunahme des dynamischen Widerstandes durch Einengung der Luftwege bei Bronchospasmus, Schleimbildung (Asthma, Bronchitis, Emphysem).

---

*HZV = Herzzeitvolumen

Ventilationsstörungen werden in erster Linie durch die **Spirometrie** erfaßt, mit deren Hilfe eine klinische Einteilung in die restriktiven und obstruktiven Ventilationsstörungen erfolgt. Die für die Praxis wichtigsten spirometrischen Parameter sind Vitalkapazität (VC), Ein-Sekunden-Wert (FEV_1) und die funktionelle Residualkapazität (FRC).

Beim volumenkontrolliert beatmeten Patienten bestimmt der pCO_2 das Atemminutenvolumen. Dabei ist auf ein ausreichend hohes Atemzugvolumen zu achten. Dies ist ggf. anzupassen, um den Anteil der Totraumventilation zu reduzieren. (Damit nicht nur der Tubus beatmet wird!)

Beatmeter Patient: pCO_2 bestimmt AMV, $pCO_2 \uparrow \rightarrow$ AMV $\uparrow$

2.3 Perfusionsstörungen

Störungen der Lungendurchblutung, die mit erhöhten Pulmonalarteriendrücken bzw. -widerständen, pathologischen Stromvolumina und Störungen des Ventilations-Perfusions-Verhältnisses einhergehen.

2.3.1 Erhöhter Pulmonalarteriendruck bzw. -widerstand

Die Adaptation des Widerstandes der Lungenstrombahn an unterschiedliche Herzzeitvolumina erfolgt im Gegensatz zum Körperkreislauf physiologischerweise druckpassiv. Durch Dilatation und Eröffnung vorher nicht perfundierter Kapillaren führen Steigerungen der Lungenperfusion bis zum Mehrfachen der Ruhedurchblutung normalerweise zu keiner nennenswerten Druckerhöhung.

Ursachen:
- **Präkapillär:**
  - Thrombose, Embolie. Klinische Symptomatik, wenn mehr als 70 % der Lungenstrombahn verlegt sind.
  - Sekundäre vaskuläre, pulmonale Hypertonie infolge chronischer Lungenerkrankungen (Emphysem!), kongenitale Links-Rechts-Shunt-Vitien mit Eisenmenger-Reaktion.
  - Primäre vaskuläre, pulmonale Hypertonie.
- **Postkapillär:**
  - Herzklappenfehler (Mitralstenose)
  - Linksherzinsuffizienz

Klinik: Wichtigstes Symptom der Perfusionsstörungen ist die arterielle Hypoxämie! Zusätzlich kann infolge HZV-Reduktion bei Rechtsherzinsuffizienz eine periphere Zyanose auftreten (Stagnations- bzw. Ausschöpfungshypoxie).

2.3.2 Pathologische Stromvolumina

- Erniedrigt: Vermindertes HZV, Hypovolämie, kongenitale Vitien (Pulmonalstenose, Fallot).
- Erhöht: Kongenitale Vitien mit Links-Rechts-Shunt (ASD, VSD, PDA) sowie intrapulmonale AV-Fistel.

2.3.3 Störungen des Ventilations-Perfusions-Verhältnisses

Verteilungsstörungen der Perfusion sollten nur im Zusammenhang mit Verteilungsstörungen der Ventilation betrachtet werden, da sie in der Regel gemeinsam vorkommen und zu den häufigsten und wichtigsten Ursachen von Gasaustauschstörungen überhaupt zählen.

Eine geringfügig ungleichmäßige Perfusion der Lungen ist ebenso physiologisch wie eine geringfügig ungleichmäßige Ventilation.

Das normale Verhältnis von Ventilation zur Perfusion, das sog. **Ventilations-Perfusions-Verhältnis**, beträgt 0,8, d.h. 4 l alveoläre Ventilation zu 5 l Kapillarperfusion pro min.

- Ein Ventilations-Perfusions-Verhältnis von mehr als 0,8 heißt: Alveoläre Hyperventilation bis hin zur Totraumventilation, entsprechend auch der Mangelperfusion bis zum Perfusionsstop.
- Ventilations-Perfusions-Verhältnis von weniger als 0,8 heißt: Alveoläre Hypoventilation bis zur Kurzschlußdurchblutung entsprechend Hyperperfusion bis zur AV-Fistel.

Für den Gasaustausch sind weniger die Absolutwerte der Perfusions- bzw. Ventilationsvolumina als vielmehr ihr Verhältnis zueinander von entscheidender Bedeutung. Die beiden **Extremfälle der Ventilations-Perfusions-Störungen** sind:

- **Kurzschlußdurchblutung:** Ventilations-Perfusions-Quotient geht gegen Null.
  Die Perfusion nichtbelüfteter Alveolen führt zu einer vermehrten Beimengung von venösem Blut zum arterialisierten Lungenvenenblut. (Physiologisches Shuntvolumen 4% des HZV.)
  Die Folge eines erhöhten Shuntvolumens ist eine Hypoxämie, deren Ausmaß allein von der Shuntgröße abhängig ist und durch Hyperventilation der intakten Lungenabschnitte nicht kompensiert werden kann. Auch die Gabe von O_2-reichen Atemgasen vermag die Auswirkung vermehrter Shuntperfusion nur unwesentlich zu beeinflussen.
  Ursachen für erhöhtes Shuntvolumen: Sepsis (Endotoxine, Sepsis-Mediatoren), Schock, Trauma (Ventilationsstörung), Lungenödem (Diffusionsstörung). Atelektasen durch Bronchusverschluß, Surfactant-Mangel (alveoläre Hypoventilation), Pneumonie.

- **Totraumventilation:** Ventilations-Perfusions-Quotient gegen unendlich.
  In einem Anteil der Alveolen findet bei fehlender Durchblutung kein Gasaustausch statt. Dies bleibt so lange ohne Folgen für die Gasaustauschfunktion der gesamten Lunge, wie das verbleibende intakte Lungenparenchym durch Hyperventilation in der Lage ist, den Ausfall zu kompensieren. Bei Ausfall von mehr als 50% des Lungenparenchyms kommt es zur Hypoxämie und Hyperkapnie.
  Ursachen für Totraumventilation: Lungenembolie, Kapillarthrombosierung, bullöses Lungenemphysem, iatrogene Totraumvergrößerung (fehlerhafte O_2-Insufflation).

Verteilungsstörungen: Örtliches Nebeneinander einer Vielzahl von Lungenarealen mit unterschiedlich pathologischem Ventilations-Perfusions-Verhältnis (mehr bzw. weniger als 0,8), das im allgemeinen nur zur arteriellen Hypoxämie, jedoch nicht zu einer respiratorischen Azidose führt, da das globale Ventilations-Perfusions-Verhältnis mit 0,8 noch normal bleibt. Erst bei globaler Verringerung des Quotienten tritt im Rahmen der alveolären Hypoventilation zusätzlich auch eine respiratorische Azidose auf.

2.4 Klinische Konsequenzen

Arterielle Hypoxämie und respiratorische Azidose sind relativ uniforme Antworten auf Störungen der Diffusion, Ventilation und Perfusion. Es ist wichtig zu bedenken, daß bei den meisten Erkrankungen der Lungen und ihrer benachbarten Organe diese 3 Störungen gleichzeitig – jedoch jeweils in unterschiedlichem Ausmaß – vorliegen. Unter diesem Aspekt ergeben sich für die Klinik folgende therapeutische Konsequenzen:
- Bei Hypoxämie infolge **Diffusionsstörung:** Erhöhung der inspiratorischen Sauerstoffkonzentration sowie ggf. mit Hilfe der Respiratortherapie Vergrößerung der Diffusionsoberfläche und Erhöhung des alveolären Sauerstoffpartialdruckes.
- Bei Hypoxämie bzw. respiratorischer Azidose infolge **Verteilungsstörung:** Verbesserung der alveolären Ventilation durch Hyperventilation und Erhöhung der inspiratorischen Sauerstoffkonzentration. Bei überwiegender Shunt-Perfusion Respiratorbehandlung mit positiv-endexspiratorischem Druck (PEEP), speziellen Beatmungsmustern, Lagerung.

Zusätzliche Maßnahmen sind:
- Erhöhung des zentralvenösen (d.h. präpulmonalen) Sauerstoffgehaltes durch Verbesserung des Herzminutenvolumens und der Sauerstofftransportkapazität (Transfusion von Erythrozyten).
- Verkleinerung der $AVDO_2$ (Arteriovenöse O_2-Differenz) durch Reduktion des peripheren Sauerstoffverbrauches, z.B. durch Sedierung bzw. Narkose oder durch Normalisierung der Körpertemperatur bei Fieber.

3 Präoperative Untersuchungen

3.1. Klinische und apparative Diagnostik

Anamnese: Schmerz (Art, Heftigkeit, Zeitpunkt des Auftretens, Atemabhängigkeit), Dauer der Atembeschwerden, Atemnot, Husten und evtl. Auswurf?

Inspektion und Auskultation:
- Anomalien und Deformitäten (Trichterbrust, Hühnerbrust, Aplasie des M. pectoralis, Kyphose, Skoliose usw.)
- Art der Atmung: Der gesunde Mensch hat eine gleichmäßige, ruhige (14–16 Atemzüge/min) seitengleiche Atmung.
- **Stridor:** In- und/oder exspiratorisch, Einengung der Trachea und Hauptbronchien.
- **Dyspnoe:** Subjektiv empfundene Atemnot bei organischen Erkrankungen (z.B. Pneumonie, Herzkrankheit usw.) sowie obstruktiven broncho-pulmonalen Prozessen und restriktiven pulmonalen Erkrankungen (Lungenfibrose).

Röntgen: Thoraxbild (p.a. und seitlich!), Durchleuchtung und Tomographie, Computertomogramm.

Angiographie der Pulmonalgefäße sowie des Aortenbogens zur Abgrenzung der Tumoren von Aneurysmen sowie zur Darstellung der Beziehung der Tumoren zu den großen Gefäßen.

Kardiorespiratorische Funktionsuntersuchungen: Alle kardio-respiratorischen Funktionsuntersuchungen dienen in erster Linie der Beurteilung der Operabilität, d.h. der Beurteilung des Operationsrisikos und der postoperativen Folgen. Fast alle Lungenresektionen gehen mit einem Verlust an funktionstüchtigem Lungengewebe einher. Daher ist die präoperative Abkärung, welches Ausmaß an Parenchymverlust funktionell noch toleriert werden kann, von großer Bedeutung.

- Die Basisdiagnostik stellen hierbei Body-Plethysmographie und Blutgasanalysen.
- Bei Patienten mit grenzwertiger Lungenfunktion Durchführung einer Ventilations-/Perfusionsszintigraphie, ggf. Rechtsherzkatheter und Spiroergometrie.
- Klinische Verwendung findet der Konietzko-Index zur Berechnung des postoperativ zu erwartenden FEV_1 (Tab. 21.1). Als Grenzwerte und damit als inoperabel sind Werte < 1 für die Pneumonektomie und < 0,8 für die Lobektomie anzusehen.

Tab. 21.1 Konietzko-Index zur Berechnung der postoperativen Lungenfunktion nach Lungeneingriffen

$$FEV_{1postop} = FEV_{1praeop} \times \frac{100 - A - KB}{100} \; l$$

	operabel	inoperabel
Pneumonektomie	> 1,5	< 1,0
Lobektomie	> 1,2	< 0,8

$FEV_{1postop}$ =	errechneter Atemstoß für frühe postoperative Phase
$FEV_{1praeop}$ =	gemessener präoperativer Atemstoß
A =	Perfusion des Resektates in % der Gesamtlunge
B =	Perfusion des Restes der zu operierenden Seiten in % der gesamten Lunge
K =	0,37 (Konstante für die frühe postoperative Phase)

3.2 Endoskopische Untersuchungen

In der Diagnostik, Differentialdiagnostik und Behandlung von Erkrankungen des Tracheobronchialsystems, der Lunge und der Pleura sind endoskopische Untersuchungen unerläßlich. Insbesondere die Indikationen zum konservativen (= internistischen) und/oder operativen (= chirurgischen) Vorgehen und die Beurteilung der Operabilität werden durch die endoskopischen Befunde bestimmt: Bronchoskopie, Mediastinoskopie, Thorakoskopie.

3.2.1 Bronchoskopie (Abb. 21.5–21.7)

Die Bronchoskopie mittels eines starren Rohres (ca. 0,8–1 cm im Durchmesser, 30–35 cm lang) und/oder eines flexiblen Fiberbronchoskops ist in allgemeiner oder örtlicher Betäubung bis zu den Segmentbronchien möglich. Sie gestattet die Erkennung anatomischer oder funktioneller Veränderungen, die Gewinnung von Sekret und Gewebematerial zur histologischen, zytologischen und bakteriologischen Untersuchung.

Das flexible Bronchoskop, das die Einsicht bis in die Bronchien 3. und 4. Ordnung ermöglicht, ist nicht der Ersatz für das starre Bronchoskop, sondern eine Ergänzung und Erweiterung der Methode. So gibt es durch den Einsatz des flexiblen Fiberbronchoskops bei topischer Inhalationsanästhesie praktisch keine Kontraindikation mehr für die Durchführung einer Bronchoskopie (s.u.).

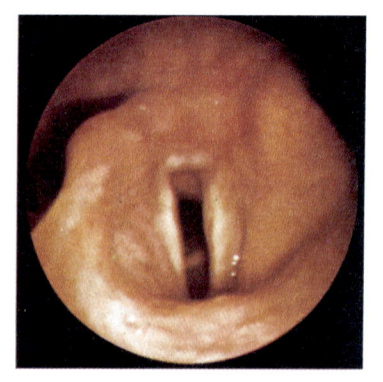

Abb. 21.5 a
Bronchoskopisches Bild der Stimmbänder

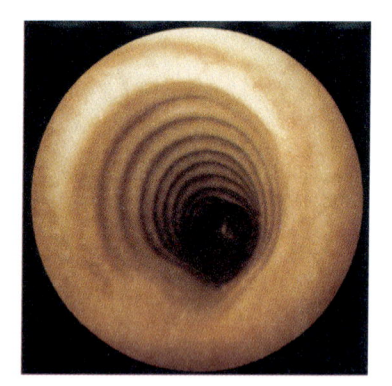

Abb. 21.5 b
Bronchoskopisches Bild der Trachea

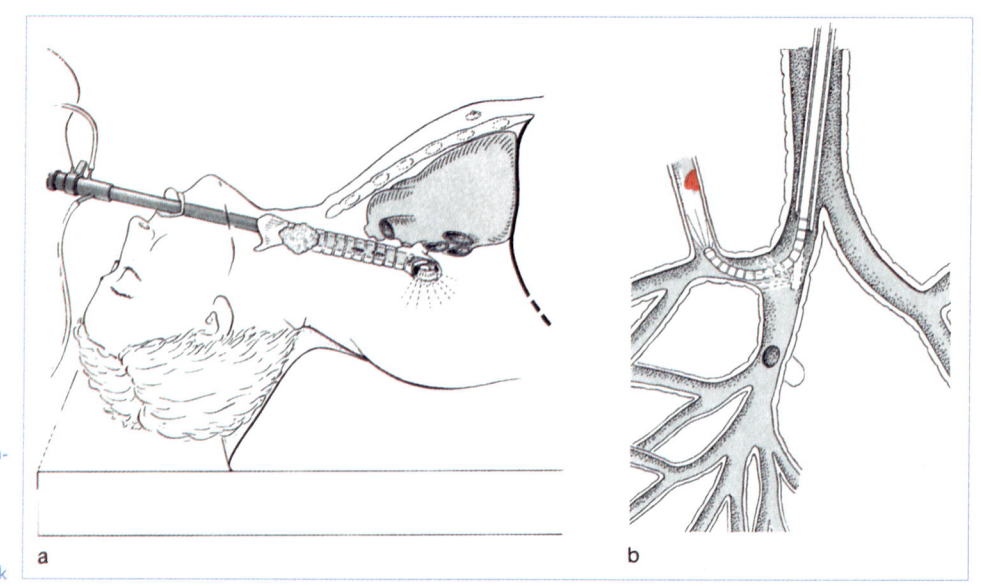

Abb. 21.6 a,b
Schema der Bronchoskopie:
a Einführung des Geräts
b Beweglichkeit der Glasfiberoptik

Präoperative Untersuchungen

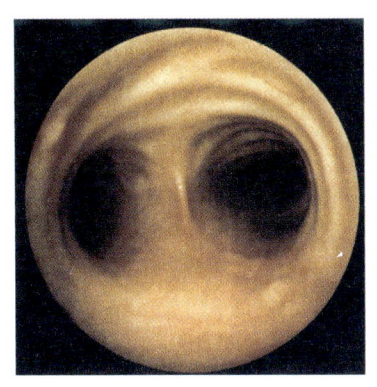

Abb. 21.7 a
Bronchoskopisches Bild der Carina

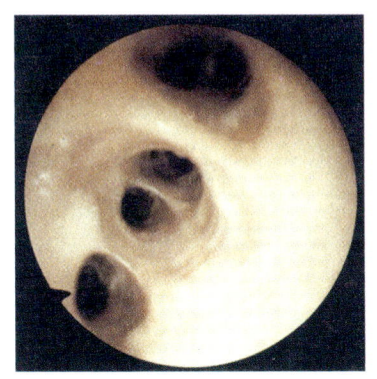

Abb. 21.7 b
Bronchoskopisches Bild des rechten Hauptbronchus mit Abgang des rechten Unterlappenbronchus

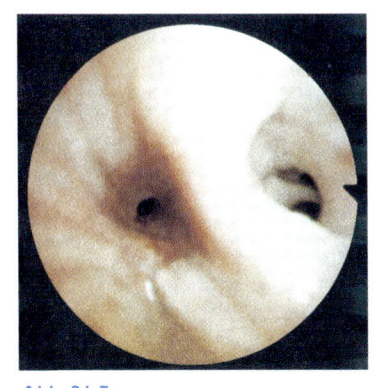

Abb. 21.7 c
Bronchoskopie: Verlegung der Luftröhre mit Schleim

Diagnostische Indikationen

Zu den gängigen Verfahren der Gewebegewinnung zählen:
- **Zangenbiopsie** aus der Bronchialschleimhaut oder aus Fremdgewebe.
- **Gezielte Absaugung:** Absaugung von Bronchialsekret aus den Segment- und Subsegmentbronchien, Erregerbestimmung bei atypischen Pneumonien (Pneumocystis carinii, CMV).
- **Bürstenabstrich** aus verdächtigen Schleimhautbereichen und
- transbronchiale **Lymphknotenpunktion** oder **Lungenbiopsie**.

Therapeutische Indikationen

Neben diesen diagnostischen Indikationen wird die Bronchoskopie auch zu therapeutischen Zwecken eingesetzt:
- Fremdkörperentfernung.
- Gezielte endobronchiale Absaugungen.
- Beseitigung von „Wucherungen" (Abtragung entzündlicher Schleimhautgranulome, Papillome).
- Lokalbehandlung bei
  - postoperativer Bronchusstumpf-Insuffizienz,
  - Bronchiektasen, Lungenabszessen (transbronchial endokavitär),
  - ulzeromembranösen Schleimhauterkrankungen und
  - ösophagotrachealen Fisteln.
- Lasertherapie endobronchialer Tumoren.

Kontraindikationen

- Allgemein: Floride Kehlkopftuberkulose, extrem schlechter Allgemeinzustand (in der Regel auch ohne therapeutische Konsequenz).
- Relativ (für starres Bronchoskop geltend): Koagulopathie, schwere, degenerative Halswirbelsäulenerkrankungen, Aneurysmen der thorakalen Aorta, nicht sanierter Pneumothorax.

Komplikationen: Blutungen, Pneumothorax, Luftembolien, Letalität 0,3–1‰).

Bronchographie

Als weitere Ergänzung der Bronchoskopie kommt noch – speziell bei Bronchiektasen – die Bronchographie in Frage, die röntgenologische Darstellung der Bronchien und ihrer feinen Aufzweigungen mit Hilfe eines direkt in das Bronchialsystem applizierten Kontrastmittels.

3.2.2 Mediastinoskopie (Abb. 21.8)

Die Mediastinoskopie dient der endoskopischen Inspektion der paratrachealen Lymphknoten bis zur Bifurkation der Trachea und den tracheobronchialen Winkeln. Der Eingriff erfolgt in Vollnarkose von einer Querinzision in der Fossa jugularis aus.

Indikationen:
- Zur präoperativen Stadieneinteilung des Bronchialkarzinoms.
- Differentialdiagnose benigner und maligner Adenopathien.

Komplikationen: Blutung, Mediastinitis, Komplikationsrate: ca. 1 %, Letalität 1 ‰.

3.2.3 Thorakoskopie

- Die von Jakobaeus eingeführte Methode wird in der Regel in örtlicher Betäubung durchgeführt. Ein starres Rohr ermöglicht die Inspektion von Lunge, Pleura und Mediastinum, gezielte bioptische Maßnahmen sind möglich, therapeutisch die Durchführung chemischer Pleurodesen.
- Die Videoskopie erfolgt in der Regel in Vollnarkose. Ein Pneumothorax ist erforderlich. Diese Methode eröffnet ein breites Feld operativ-therapeutischer Möglichkeiten: Pleurektomien, Klemmenresektionen, Vagotomien, Sympathektomien, Neurinomexstirpation bis hin zu Lobektomien.

Komplikationen: Abhängig von Art und Größe des Eingriffs.

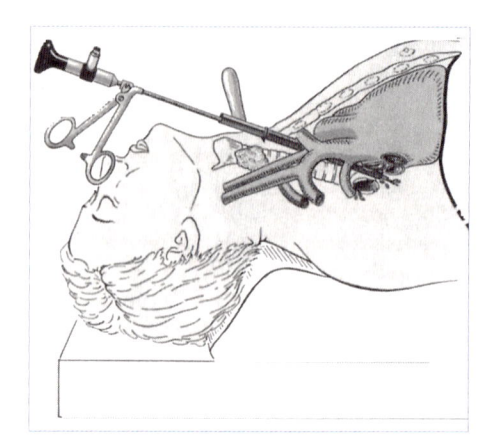

Abb. 21.8
Schema der Mediastinoskopie und Biopsie

3.3 Lungenbiopsie (Abb. 21.9)

- **Perkutane Nadelbiopsie:** Die perkutane Nadelbiopsie unter CT-Kontrolle eignet sich sowohl zur Abklärung thoraxwandständiger Tumoren als auch für die chronisch diffuse Lungenerkrankung.
- **Transbronchiale Biopsie:** Durchführung im Rahmen der Bronchoskopie (s.o.).
- **Offene oder chirurgische Biopsie** (kleine Thorakotomie, diagnostische Thorakotomie): Möglichkeit der Inspektion und gezielten Gewebsentnahme mittels einer kleinen Thorakotomie.

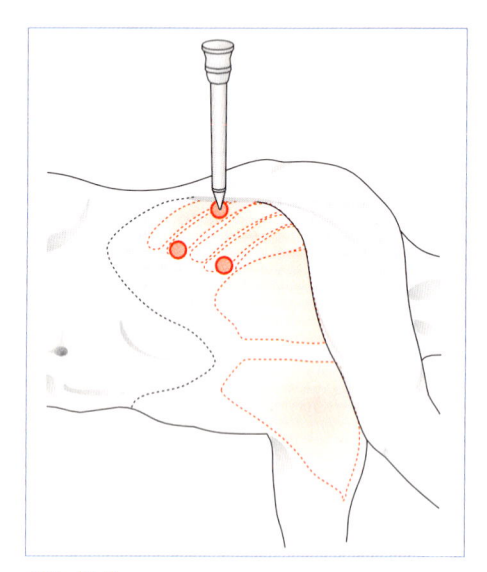

Abb. 21.9
Lungenbiopsie

4 Thoraxverletzungen

Von Thoraxverletzungen können die knöcherne Thoraxwand, die Pleura parietalis, die Lunge einschließlich des Tracheobronchialsystems, das Herz mit den angrenzenden großen Gefäßen sowie die Speiseröhre und das Rückenmark betroffen werden. Verletzungen des kardiopulmonalen Systems bedrohen unmittelbar vitale Funktionen des Organismus und müssen daher sofort diagnostiziert und behandelt werden (s.a. Kap. 4).

Diagnostik

- **Inspektion** des Patienten unter besonderer Berücksichtigung der Bewußtseinslage und der Atmung.
- Auskultation zur Überprüfung einer seitengleichen Belüftung,
- Sonographie zum Ausschluß eines Hämatothorax.
- Röntgen des Thorax in 2 Ebenen (Abb. 21.10).
- Zusätzliche Maßnahmen: Bestimmung des arteriellen und zentralvenösen Blutdrucks, arterielle Blutgasanalyse, Urinausscheidung, EKG.

4.1 Stumpfe Thoraxverletzungen
(Abb. 21.11, 21.12, 21.13)

- **Rippenfrakturen** können nicht nur zum instabilen Thorax, sondern auch durch Verletzung der Lungenoberfläche zum Pneumothorax bzw. Spannungspneumothorax führen.
  Bei stumpfer Gewalteinwirkung von ventral (Lenkradaufprall) kann eine Sternumfraktur (Impressions-, Stückfraktur) als weitere knöcherne Thoraxverletzung auftreten. Während hier die Herzkontusion im Vordergrund steht, führt bei der Rippenserienfraktur die respiratorische Insuffizienz zu Dyspnoe und sichtbarer Zyanose.
- **Lungenkontusion bzw. Lungenkompression** mit Entwicklung Shunt-bedingter Gasaustauschstörungen bis hin zu hämorrhagischen Lungeninfarkten, die eine Resektionstherapie erzwingen können.
- **Herzkontusion:** Herzmuskelinsuffizienz infolge eines Herzmuskelödems, Auftreten von Rhythmusstörungen bis zu AV-Blockierungen und in Einzelfällen Entwicklung von Koronarthrombosen mit Myokardinfarkt. Papillarmuskelriß, Klappenabriß/-einriß.
- **Pleuraverletzungen:** Verletzung der Pleura visceralis führt in der Regel zum Hämatopneumothorax und kann in Einzelfällen einen Spannungspneumothorax verursachen. In Verbindung mit Verletzungen der Pleura parietalis kann dann ein Gewebsemphysem entstehen.

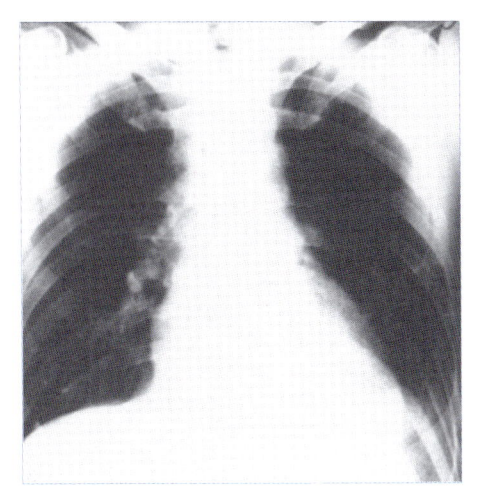

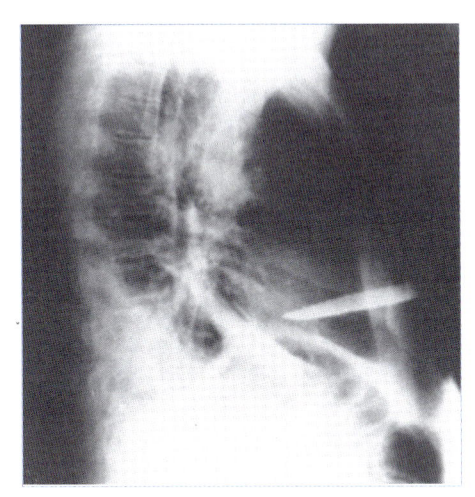

Abb. 21.10 a,b
a Parakardiale, nicht-tödliche Messerstichverletzung. b Abgebrochene Messerklinge nur in der seitlichen Ebene diagnostizierbar

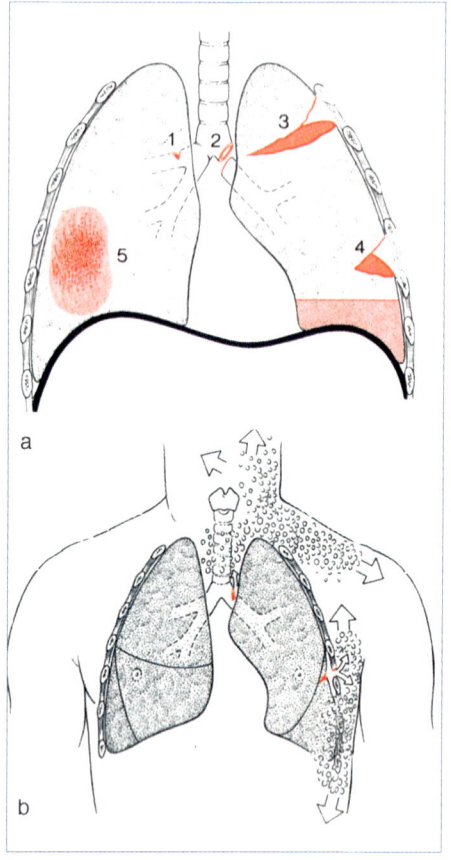

Abb. 21.11 a,b
a Verletzung der Atmungsorgane: 1 Brochusruptur, 2 Bronchusabriß, 3 Lungenzerreißung, 4 Lungeneinriß mit 5 Lungenkontusion.
b mit subkutanem Gewebsemphysem

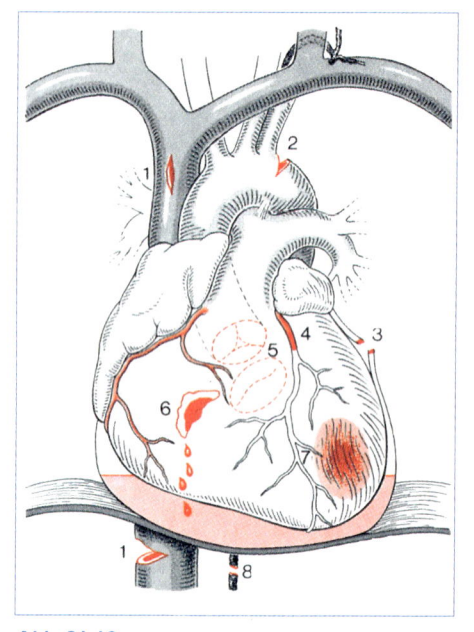

Abb. 21.12
Verletzungen des Herzens und herznaher Gefäße:
1 Cavaruptur
2 Aortenruptur
3 Herzbeutelruptur
4 Koronararterienverletzung (Thrombose)
5 Verletzung innerer Strukturen (z.B. Klappen)
6 Penetrierender Herzschaden
7 Herzkontusion
8 Verletzung des Ductus thoracicus (Chylothorax, Chylaskos)

- **Verletzung der Trachea und des Bronchialbaums:** Wichtigstes klinisches Symptom ist das Mediastinalemphysem, das über die obere Thoraxapertur in die Hals- und Supraklavikularregion vordringen kann. Durch Blutungen in das Bronchialsystem entstehen Atelektasen, die wiederum Ursache von Gasaustauschstörungen sind.
- **Verletzungen der großen herznahen Gefäße:** Nicht-gedeckte, d.h. freie Blutungen aus der thorakalen Aorta, den Aortenbogenästen sowie den Hohlvenen sind tödlich. Häufig werden diese Verletzungen durch das umliegende Gewebe und das unter Druck stehende und geronnene Blut gedeckt, so daß ein Überleben zunächst möglich ist.

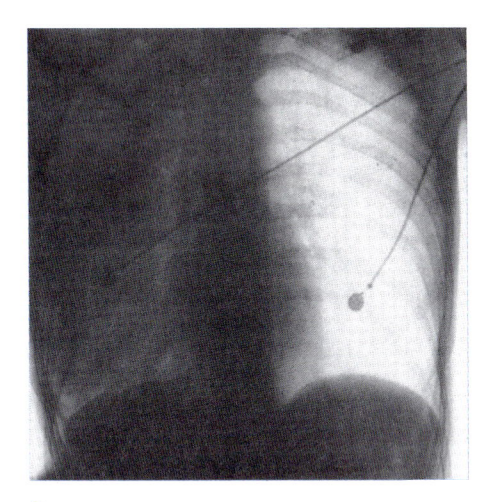

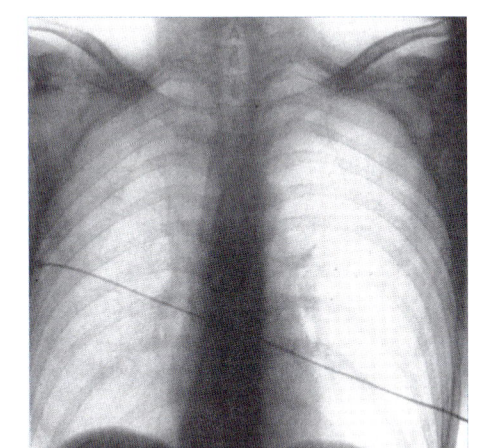

Abb. 21.13 a,b
Stumpfes Thoraxtrauma rechts. **a** Aufnahmebefund, **b** nach 10tägiger konservativer Therapie (EKG-Kabel im Bild)

Bei diesen Patienten kommt es röntgenologisch zu erheblichen Verschattungen in der Umgebung der Verletzungsstelle (Mediastinalverbreiterung).
- **Verletzung des Ductus thoracicus:** Je nach Höhenlokalisation resultieren ein Chylaskos (subdiaphragmal) oder ein Chylothorax (thorakal) (s.u.).

4.2 Offene Thoraxverletzungen

Nahezu alle offene Thoraxverletzungen haben einen offenen Pneumothorax mit Kollaps des betroffenen Lungenflügels zur Folge. Kollabiert der Lungenflügel total, so reduziert sich die respiratorische Oberfläche auf ca. 50 %, es entwickelt sich eine erhebliche Gastaustauschstörung, die zur zentralen Zyanose mit arterieller Hypoxämie und respiratorischer Azidose führt.

4.3 Zweihöhlenverletzungen

Verletzungen von thorakalen und abdominellen Organen können grundsätzlich gleichzeitig vorkommen.
In Abhängigkeit vom klinischen Beschwerdebild bzw. der im Vordergrund stehenden örtlichen Symptomatik erfolgt das therapeutische Vorgehen.

Als **initiale Screening-Methode** hat sich die Sonographie zum Nachweis eines Hämatothorax bzw. freier intraabdomineller Flüssigkeit bewährt und die Peritoneallavage abgelöst.

Liegt eine **intraabdominelle Blutung** vor, so steht bei stabilen Beatmungsverhältnissen die operative Versorgung der intraabdominellen Verletzung ganz im Vordergrund. Vor allem Blutungen aus dem Leberparenchym bzw. Milzrupturen können u.U. innerhalb kürzester Zeit zum Verblutungstod führen (s. Kap. 32).

Ansonsten empfiehlt sich folgendes **Vorgehen:** Bei gegebener Operationsindikation zunächst operative Revision der Thoraxverletzung im Sinne der Erhaltung bzw. Wiederherstellung vitaler Funktionen und erst sekundär die Inspektion der Bauchhöhle (s. Kap. 5).

4.4 Therapie der Thoraxverletzungen

Stumpfes Thoraxtrauma: Wiederherstellung bzw Aufrechterhaltung der vitalen Funktionen (Atmung und Kreislauf). Diesem Prinzip hat sich alles unterzuordnen!
Nur etwa 10 % aller Patienten mit einem stumpfen Thoraxtrauma, die das Krankenhaus lebend erreichen, müssen notfallmäßig operiert werden (Abb. 21.17).

Notfallmäßige Operationen sind nur bei massiven, persistierenden Blutungen, bei akuter Herzbeuteltamponade, bei Verletzung der Aorta bzw. der Aortenbogenäste, bei Trachea- bzw. Bronchusrupturen, Zwerchfellrupturen und vor allem Ösophagusrupturen indiziert. Durch frühzeitige Pleuradrainage ist häufig eine operative Intervention zu vermeiden.

> Thoraxtrauma:
> Operation führt häufig zur Resektion – Pleuradrainage ist meist parenchymerhaltend

Offenes Thoraxtrauma: Wie beim stumpfen Thoraxtrauma.
Operationsindikation: Penetrierende bzw. perforierende Verletzungen des Herzens und der großen herznahen Gefäße, Verdacht auf Verletzungen der Trachea, der Bronchien und der Speiseröhre.
Operative Zugänge: Man sollte stets den Zugang wählen, bei dem die größtmögliche Übersicht besteht und eine Erweiterung des Operationszuganges durchführbar ist.
Es stehen die lateralen Thorakotomien (anterolateral bzw. posterolateral) zur Verfügung.
Die mediane Sternotomie (Standardthorakotomie in der Herzchirurgie) ist nur indiziert, wenn mit Sicherheit Verletzungen des Herzens und des vorderen Mediastinums vorliegen.
Sollte durch ein TEE (transösosphageale Echokardiographie) eine penetrierende Verletzung von Herz oder Herzbeutel nicht sicher ausgeschlossen werden können, ist immer die chirurgische Exploration indiziert.

4.5 Komplikationen bei Thoraxverletzungen

4.5.1 Kreislaufinsuffizienz

- Niedriger arterieller Blutdruck in Kombination mit niedrigem Venendruck spricht für Volumenmangel. **Therapie der Wahl:** Volumenersatz durch Blut (im Notfall zunächst Infusion von Elektrolytlösungen!).
- Niedriger Systemdruck in Kombination mit hohem Venendruck spricht entweder für myogene Herzinsuffizienz oder für eine Herzbeuteltamponade (UKG). Hier ist die initiale Gabe von Volumen kontraindiziert. Die Therapie richtet sich nach der zugrundeliegenden Komplikation, z.B. Punktion bei Herzbeuteltamponade bzw. Gabe von Sympathikomimetika in Kombination mit Vorlastsenkern bei myogener Herzinsuffizienz.

Thoraxverletzungen

4.5.2 Respiratorische Insuffizienz

Ist ein erniedrigter pO_2 und erhöhter pCO_2 (Globalinsuffizienz) Folge einer schmerzbedingten Hypoventilation, so ist die Behandlung relativ einfach. Problematisch wird die Therapie, wenn trotz Erhöhung der inspiratorischen Sauerstoffkonzentration und Normalisierung der Ventilation die arteriellen pO_2-Werte nicht über 60–70 mm Hg ansteigen. Ist in solchen Fällen eine höhergradige Lungenparenchymkompression infolge Hämatopneumothorax bzw. eine Bronchusverlegung bzw. -verletzung ausgeschlossen, so ist in den allermeisten Fällen die traumatische Lungeninsuffizienz (Schocklunge) mit überwiegend Shunt-bedingter Gasaustauschstörung Ursache der respiratorischen Insuffizienz. Sie erzwingt die Einleitung intensivmedizinischer Maßnahmen mit Intubation und Respiratorbehandlung (s. Kap. 2 Pathophysiologie der Atmung). Thoraxdrainage nur bei Hämato-, Pneumo- oder Hämatopneumothorax!

4.5.3 Pneumothorax

- **Einfacher Pneumothorax:** Lungenkollaps ohne Verdrängung des Mediastinums (Abb. 21.14, 21.15).
- **Offener Pneumothorax** (bei penetrierenden Thoraxverletzungen): führt zum sog. Mediastinalflattern bzw. -pendeln (Abb. 21.14 b).

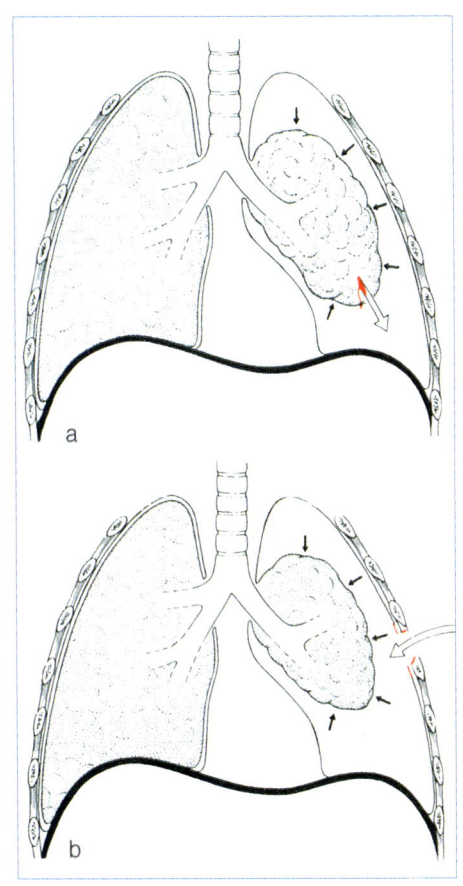

Abb. 21.14 a,b
a Einfacher Pneumothorax, b offener Pneumothorax

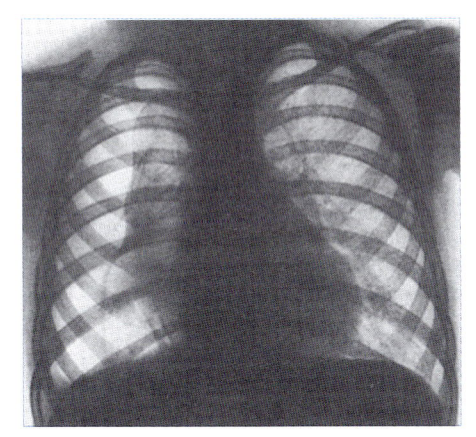

Abb. 21.15
Einfacher Pneumothorax rechts, ohne Mediastinalverdrängung

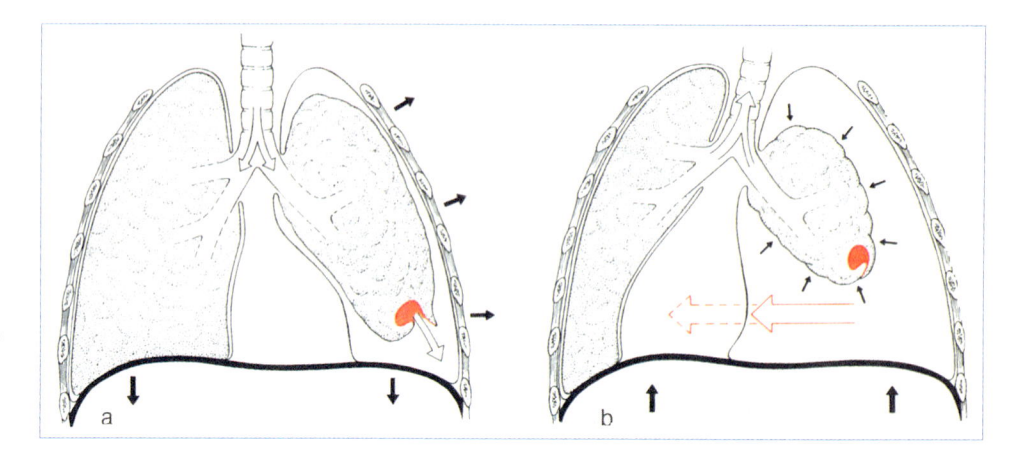

Abb. 21.16 a,b Spannungspneumothorax:
a Inspiration,
b Exspiration

- **Spannungspneumothorax:** Bei Verletzungen der Lungenoberfläche (innerer Spannungspneumothorax) bzw. Verletzungen der äußeren Brustwand (äußerer Spannungspneumothorax) (Abb. 21.16, 21.17).

Alle Pneumothorax-Formen können minutenschnell zur hochgradigen respiratorischen Insuffizienz führen, der Spannungspneumothorax zusätzlich zur Kreislaufinsuffizienz, infolge mechanischer Behinderung des venösen Rückstroms zum Herzen. Alle Formen des traumatischen Pneumothorax erfordern die **sofortige Pleuradrainage** (s. Kap. 1.5.1, 2.5, 4.3), keine Respiratortherapie ohne vorherige Drainage des Pneumothorax.

4.5.4 Hämatothorax

Blutungen in die Pleurahöhle können zur tödlichen Hypovolämie und Behinderung der Ventilation führen (Abb. 21.18). Therapie der Wahl: Pleuradrainage! Diese erlaubt nicht nur die Wiederentfaltung der Lunge und die Quantifizierung des Blutverlustes, sondern führt in einem großen Teil der Fälle durch Expansion der Lungen und Verklebung der Pleuren sogar zur Blutstillung. Typisch ist der große initiale Blutverlust über die frisch eingelegte Pleuradrainage (u.U. bis zu 1,5 l) mit dem anschließenden raschen Abfall der stündlichen Blutungsmenge bis hin zur völligen Bluttrockenheit. Lediglich der anhaltende Blutverlust von mehr als 200–300 ml/h über die nächsten Stunden stellt die Indikation zur Thorakotomie.

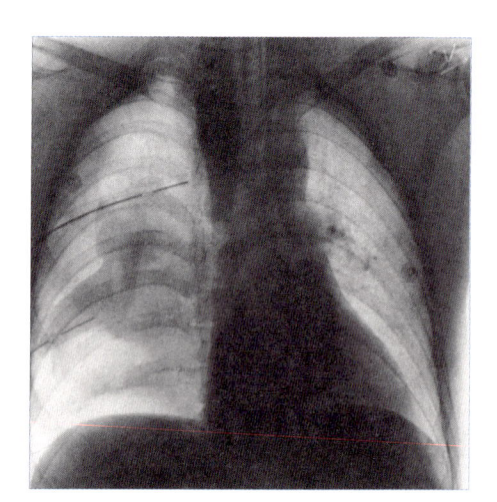

Abb. 21.17
Spannungspneumothorax bei insuffizienter Drainage rechts mit Mediastinalverdrängung nach links

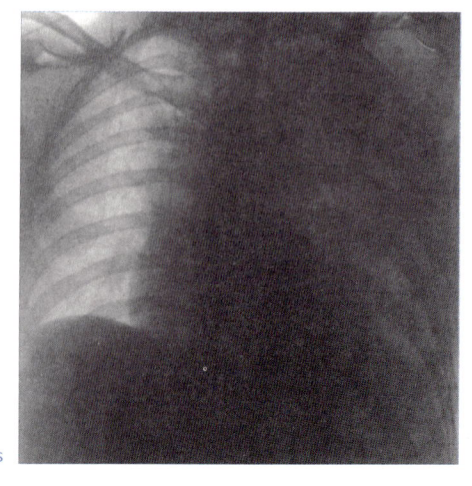

Abb. 21.18
Typisches Röntgenbild eines Hämatothorax, links

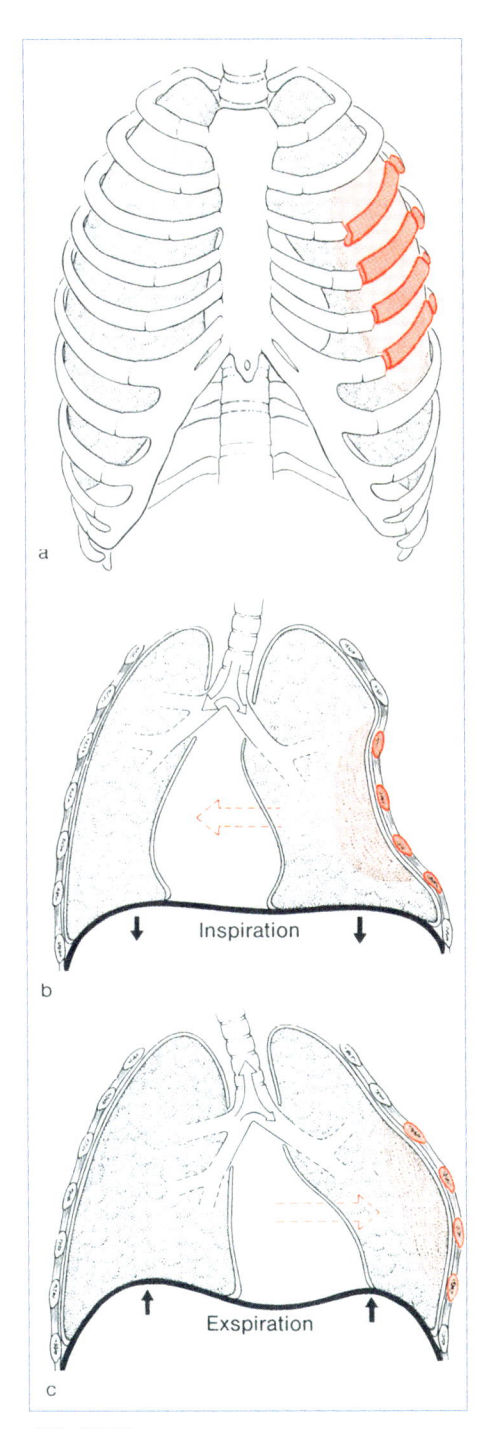

Thoraxverletzungen

4.5.5 Rippenfrakturen (Abb. 21.19)

Das Bild der Rippenfrakturen reicht von der singulären Fraktur einer Rippe, einhergehend mit schmerzbedingter Hypoventilation bis hin zum instabilen Thorax (flail chest), der in der Regel durch eine Lungenkontusion mit Ausbildung einer Schocklunge und folgender respiratorischer Insuffizienz begleitet ist.

Gelingt es nicht, durch suffiziente Analgesie sowie Erhöhung der inspiratorischen Sauerstoffkonzentration eine ausreichende Spontanatmung herzustellen, so ist eine Intubation mit Respiratorbehandlung zwingend erforderlich. Der Intubation sollte die Anlage einer großlumigen Bülau-Drainage, zur Verhinderung eines Spannungspneumothorax, vorgeschaltet werden. Eine operative Versorgung ist nur im Rahmen einer aus anderen Gründen indizierten Thorakotomie anzustreben (Abb. 21.20).

Das Vollbild der Schocklunge ist in der Thoraxübersichtsaufnahme häufig erst nach 48–72 Stunden zu erkennen.

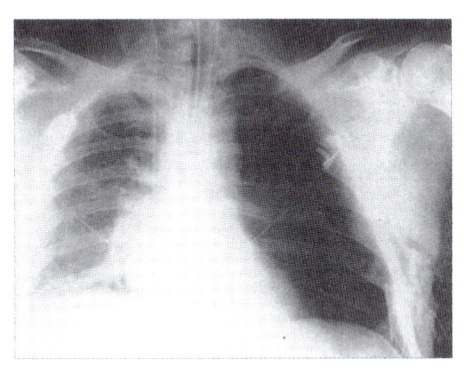

Abb. 21.19 a–c
a Instabiler Thorax bei Rippenserien- und Stückfrakturen links, **b** Funktionsstörung bei Inspiration und **c** Exspiration

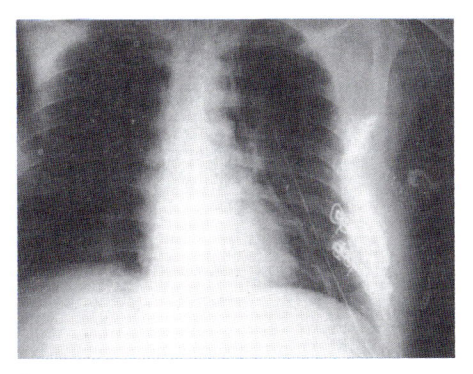

Abb. 21.20 a,b Operative Rippenstabilisierung bei instabilem Thorax nach Rippenserienfraktur links
a Unfallaufnahme mit Pneumothorax
b 8. postoperativer Tag mit Bülau-Drainage, Fixationsplatten und Hautklammern links

4.5.6 Zwerchfellruptur

Bei jedem stumpfen bzw. penetrierendem Thoraxtrauma kann das Zwerchfell mitverletzt werden. Dabei ist neben der Zwerchfellverletzung an sich und der durch das Hochtreten von intraabdominellen Organen in den Brustkorb bedingten Verdrängung der Lunge auch die Möglichkeit einer Mitverletzung angrenzender intraabdomineller Organe (Leber, Milz, Magen, Kolon, Dünndarm) bedeutsam (s. Kap. 25).

4.5.7 Verletzungen anderer Organe

Bei der Behandlung thoraxverletzter Patienten muß immer daran gedacht werden, daß auch Verletzungen weiter entfernter Organe vorliegen könnten. So sollte das besondere Augenmerk den Verletzungen des zentralen Nervensystems gelten, von denen vor allem die nach einem tückischen Intervall von einigen Stunden auftretende Epiduralblutung gefürchtet wird (s. Kap. 17).

4.5.8 Herzbeuteltamponade

Verletzungsbedingte Herzbeuteltamponaden gehen mit einem dramatischen Krankheitsbild einher und führen im Gegensatz zur chronischen – nicht traumatisch bedingten – Herzbeuteltamponade durch vergleichsweise kleineren Blutansammlungen zu einer bedrohlichen Kreislaufinsuffizienz. Besonders gefährlich sind Blutungen aus dem Hochdruckteil des Kreislaufsystems (intraperikardialer Anteil der Aorta ascendens, linker Ventrikel). Demgegenüber können Blutungen aus den Vorhöfen bzw. dem rechten Ventrikel relativ unauffällig bleiben.

Entscheidend für die hämodynamische Auswirkung ist nicht die im Herzbeutel befindliche Blutmenge, sondern vielmehr der im Herzbeutel vorherrschende Druck. Insofern hat die **Herzbeutelpunktion** nicht nur eine therapeutische, sondern vor allem auch eine diagnostische Bedeutung, wenn sich z.B. mit arteriellem Druck Blut aus dem Herzbeutel entleert und eine sofortige Not-Thorakotomie indiziert ist.

5 Erkrankungen der Thoraxwand

5.1 Angeborene Mißbildungen der Thoraxwand (s. Kap. 53)

5.2 Tumoren der Thoraxwand

Tumoren der Thoraxwand sind selten.

Zu den häufigsten **benignen Tumoren** der Thoraxwand gehören Chondrome (ca. 50%), eosinophile Granulome, fibröse Dysplasien, Hämangiome sowie Weichteiltumoren (Fibrome, Neurofibrome, Lymphangiome).

Als **maligne Tumoren** kommen Chondrosarkome, osteogene Sarkome, Myelome, Ewing-Sarkome sowie Karzinommetastasen vor (besonders nach Mammakarzinom, Bronchialkarzinom, Hypernephrom und Prostatakarzinom).

Auch direkte Infiltration der Brustwand bei malignen Pleuratumoren, beim Mammakarzinom oder beim Bronchialkarzinom (Pancoast-Tumor) werden beobachtet.

Symptome: Schwellung und/oder Schmerz.

Diagnostik: Röntgen-Thorax, Tomogramm, Sonographie, Knochenszintigraphie, Biopsie.

Therapie: Geschwulstexstirpation. Die Radikalität (z.B. partielle Thoraxwandresektion mit Plastik = Deckung der kleineren Defekte mit mobilisierten Muskeln, Rippen usw. aus der Umgebung bzw. Brustwandresektionen mit Fremdmaterial bei größeren Defekten) wird von der Dignität und der dadurch bedingten Prognose der Erkrankung bestimmt. Eine primär radikale Resektion im Gesunden sollte stets auch dann durchgeführt werden, wenn der Tumor nach der histologischen Diagnostik strahlensensibel ist (z.B. eosinophiles Granulom, Retikulosarkom). Die Bestrahlung als alleinige Therapie sollte nur gewählt werden, wenn der Allgemeinzustand des Patienten eine Operation nicht mehr zuläßt oder eine Resektion des Tumors im Gesunden nicht möglich erscheint.

6 Erkrankungen der Pleura

6.1 Pleuraerguß

Die Pleura als gleitfähige, seröse Membran mit ihrem feinen arteriellen und venösen Gefäßnetz und einem besonders ausgebildeten Netz von Lymphbahnen ist geradezu prädestiniert, bei allen (entzündlichen, nicht-entzündlichen, neoplastischen, traumatischen usw.) Erkrankungen im Pleuraraum und der benachbarten Organe mitzureagieren. Die Reaktionsform besteht in der Ausbildung von Ex- oder Transsudaten. Nach der Beschaffenheit der Flüssigkeit unterscheidet man Serothorax, Hämatothorax, Pyothorax, Chylothorax.

6.1.1 Serothorax

Ein **Transsudat** entsteht als Folge kardiovaskulärer Erkrankungen, Hypo- oder Dysproteinämie (z.B. bei Leberzirrhose, nephrotischem Syndrom, Urämie), entzündlicher und maligner Erkrankungen der Pleura selbst, aber auch als sympathische Reaktion auf lymphatischem Wege beim Vorliegen akuter entzündlicher Prozesse im Oberbauch (Cholezystitis, Pankreatitis, subphrenischer Abszeß, Leberabszeß) oder bei systemischen Erkrankungen (rheumatischer Formenkreis, Septikämie, Osteomyelitis).
Diagnostik: Perkutorisch und auskultatorisch (Dämpfung, abgeschwächte Atemgeräusche); Sicherung durch Sonographie; Röntgen-Thorax: Verschieblichkeit der Verschattung durch Lageänderung.
Therapie: Pleurapunktion unter sonographischer Kontrolle (Abb. 21.21) zur genauen Diagnose (zytologische, mikrobiologische, laborchemische Untersuchung) und zur akuten Behandlung (Verbesserung der kardiorespiratorischen Funktion durch Druckentlastung). Ausheilung nur durch Behandlung des Grundleidens möglich.
Komplikationen: Übergang in chronische Formen. Sekundärinfektion durch multiple Punktionen.

6.1.2 Hämatothorax (auch Hämothorax)

Ursache: Nach Traumen (am häufigsten Rippenfrakturen); postoperative Nachblutung, iatrogen nach diagnostischen Eingriffen wie Pleura- und Lungenbiopsie bzw. Punktion der V. subclavia für das Legen eines V. subclavia-Katheters, bei malignen Erkrankungen der Pleura, spontan bei Ruptur blasiger Lungenveränderungen.
Symptome: Die Symptome sind bestimmt durch die Größe des Ergusses, d.h. der Beeinträchtigung der kardiorespiratorischen Funktion.
Diagnostik: Anamnestisch: Vorangegangenes Trauma, Operation, Punktion usw., sonst wie bei Serothorax.

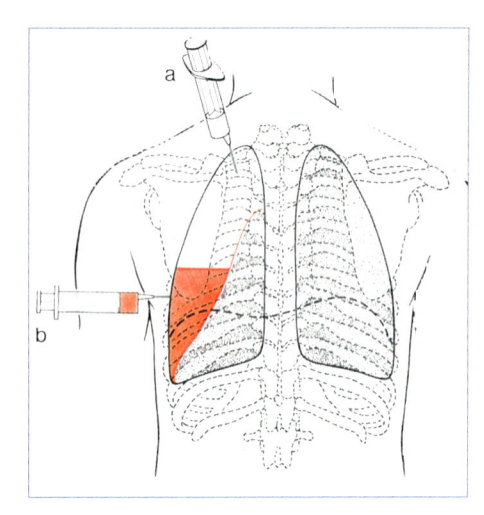

Abb. 21.21 a,b
Pleurapunktion:
a Pneumothorax
b Hämatothorax

Erkrankungen der Pleura

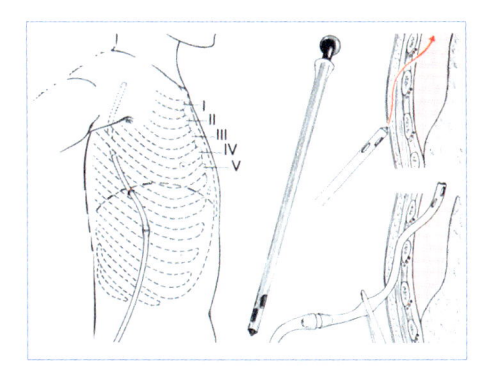

Abb. 21.22 Bülau-Drainage

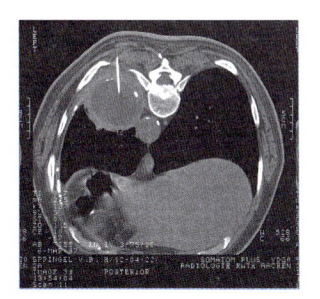

Abb. 21.22 Pleuraempyem mit CT-gesteuerter Drainage

Therapie: Die Therapie der Wahl stellt immer die Anlage einer großlumigen Bülau-Drainage (Abb. 21.21), sonographisch gesteuert, dar. Ggf. sollte dies mit der Anlage einer Spüldrainage verbunden werden, um eine vollständige Entleerung der Pleurahöhle zu erreichen und so einer Schwartenbildung vorzubeugen. Wird keine komplette Evakuation der Thoraxhöhle erzielt, kann ein video-thorakoskopisches Débridement oder eine Thorakotomie erforderlich werden (s.h.a. OP-Verfahren).

6.1.3 Pyothorax (= Pleuraempyem) (Abb. 21.23)

Ursache: Am häufigsten (mehr als 80%) nach spezifischen und unspezifischen Infektionen der Lunge (Infarkt-, Staphylokokken- und Pneumokokkenpneumonie) und des Mediastinums, gefolgt von hämatogenen, metastatisch gestreuten Infektionen aus dem Bauchraum und seltener postoperativ bzw. posttraumatisch.
Das Pleuraempyem wird in drei **Stadien** eingeteilt:
1. exsudative Phase: flüssiges Exsudat (ca. 14 Tage)
2. fibro-purulente Phase: das Sekret dickt ein und geht in Organisation über (bis ca. 4 Wochen)
3. chronisches Empyem: ausgeprägte Schwielenbildung mit Schrumpfung der Lunge (captured lung) (ab 4 Wochen).

Symptome: Akute Infektionszeichen: Hoch fieberhafter Temperaturverlauf, Leukozytose, BSG-Beschleunigung. Kardiorespiratorische Störungen als Folge des Ergusses häufig mit einer septischen Kreislaufdepression verbunden.

Diagnostik: Klinische (Fieber, Dyspnoe, Dämpfung) und radiologische Befunde (Verschattung mit oder ohne Luftansammlung/Spiegel), Pleurapunktion und bakteriologische Untersuchung sichern die Diagnose.

Therapie: Die Therapie des Pleuraempyems muß stadiengerecht erfolgen.
- Stadium 1: großlumige Pleuradrainage, sonographisch gezielt gelegt, besser noch in Verbindung mit einer Spüldrainage.
- Stadium 2: gezielt gelegte Saug-Spüldrainage, ggf. video-thorakoskopisches Débridement.
- Stadium 3: Thorakotomie mit sorgfältiger, umfassender Dekortikation. Kann so keine vollständige Sanierung erzielt werden, muß ein Thorakostoma oder eine Thorakoplastik diskutiert werden.

Prognose: Operativ in ca. 70% Ausheilung. Letalität bis 10%.

6.1.4 Chylothorax

Ansammlung von Chylus (Lymphflüssigkeit) im Pleuraraum als Folge einer Eröffnung des Ductus thoracicus (Milchbrustgang) oder der Cisterna chyli.

Ursachen:
- **Traumatisch:** Direkt durch Kantenabriß oder Luxation von Wirbelkörpern, Rippenfrakturen, indirekt nach Schleudertrauma (HWS), iatrogen nach Eingriffen am Aortenbogen bzw. der

Aorta descendens, Ductus arteriosus Botalli, Coarctatio aortae u.ä.
- **Idiopathisch:** Stets gemeinsam mit einem Chylaskos auftretend.
- **Spontan symptomatisch:** Nach Abflußbehinderung bei Tbc, parasitären Infektionen, Infiltration mit metastasierenden Karzinomen u.ä.
- **Kongenital:** Aplasie des Ductus oder perinatale Traumen.

Diagnostik: Punktion und laborchemische Untersuchung der milchig-trüben Flüssigkeit (Fettgehalt 0,4–4 %), Eiweißgehalt ca. 30 %, steril, Lymphozyten!).

Therapie:
- **Konservativ:** Punktionen (evtl. Bülau-Drainage), Flüssigkeits- und Elektrolytersatz, Diät (mittelkettige Triglyzeride [MCT]).
- **Operativ:** Ligatur des Ductus thoracicus.

6.2 Tumoren der Pleura

Gutartige Tumoren (Lipome, Hämangiome, Fibrome) der Pleura sind äußerst selten.

Alle primären **bösartigen** Geschwulstbildungen werden als **Pleuramesotheliome** zusammengefaßt. Sie nehmen ihren Ausgang von der Serosadeckepithelzelle. Der enge Zusammenhang zwischen dem Entstehen der Pleuramesotheliome und einer oft Jahre zurückliegenden Asbestexposition gilt heute als unstrittig.

Es werden **2 Formen** unterschieden:
- Breitbasige oder gestielte Pleuramesotheliome (lokale Form, günstigere Prognose).
- Flächenhaft wachsende, in der Regel mit Pleuraerguß vergesellschaftete (diffuse) Form, schlechte Prognose.

Symptome: Meistens durch den begleitenden, häufig hämorrhagischen Pleuraerguß bestimmt, in zweiter Linie durch den Thoraxschmerz.

Diagnostik: Es vergehen 6 Monate und mehr vom Beginn der Symptome bis zur endgültigen Diagnose. Beim Verdacht auf das Vorliegen eines Pleuramesothelioms gilt es, alle pulmologischen diagnostischen Mittel (Zytologie, thorakoskopische Gewebsentnahme, Computertomographie u.a.) einzusetzen.

Therapie: Die Prognose des malignen Pleuramesothelioms ist sehr schlecht. Es werden mediane Überlebenszeiten von 7–16 Monaten angegeben. Da auch ein radikales operatives Vorgehen (Pleuro-Pneumo-, Perikardio-Diaphragmektomie = 3PD) zu keiner wesentlichen Verbesserung der Prognose beiträgt, sollte dies nur in ausgewählten Fällen erfolgen. In der Regel wird man sich auf Palliativmaßnahmen wie Pleurodesen (mit Talkum, Tetrazyklinen und Radiatio beschränken).

Sekundäre Pleuratumoren: Die metastatischen Pleuratumoren sind im Vergleich zu den Pleuramesotheliomen relativ häufig. Als Primärtumoren finden sich am häufigsten das Mamma- und Bronchialkarzinom, aber auch beim Magen- und Ovarialkarzinom wird eine Absiedlung in die Pleura beobachtet. Kardiorespiratorische Funktionsstörungen als Folge massiver hämorrhagischer Ergüsse stehen im Vordergrund des klinischen Bildes. Operative Eingriffe sind selten indiziert. Alle Maßnahmen haben primär palliativen Charakter. Sie entsprechen den beim diffusen Pleuramesotheliom angewendeten Maßnahmen.

7 Erkrankungen des Mediastinums

7.1 Mediastinalemphysem

Ursache:
- Traumatisch: Nach geschlossenem oder offenem Thoraxtrauma (Bronchusruptur, Ösophagusperforation).
- Spontan: Tumorperforation (Trachea, Ösophagus).
- Iatrogen: Nach Endoskopie und Bougieren bzw. Fremdkörperentfernung.

Symptome: Emphysem im subkutanen Gewebe tastbar, oft bis zur Schädelbasis reichend, Dyspnoe, Heiserkeit, Einflußstauung, Entzündungszeichen.

Diagnostik: Röntgen-Übersichtsaufnahme des Thorax (Abb. 21.24), KM-Schluck (wasserlöslich), evtl. Endoskopie (Ösophagus, Tracheobronchialsystem).

Therapie: Behebung der Ursache. Operative Versorgung der Organperforation und Thoraxdrainage.

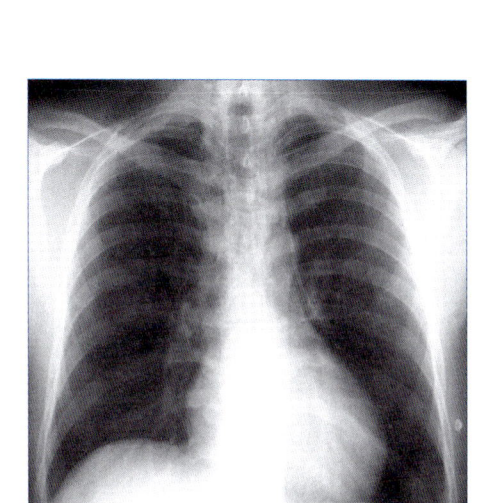

Abb. 21.24
Haut- und Medialstinalemphysem bei Bronchusruptur nach einem Polytrauma

7.2 Mediastinitis

Ursache: Alle Ursachen eines Mediastinalemphysems (s.o.), nach Operationen (Nahtinsuffizienz nach Eingriffen am Tracheobronchialsystem oder Ösophagus) sowie Pleuraempyem und Lungenabszessen.

Symptome: Allgemeine schwere Entzündungszeichen (Schüttelfrost, septische Temperaturen, Tachypnoe, Tachykardie, retrosternale Schmerzen), lokale Entzündungszeichen im Jugularbereich, oft mit Einflußstauung und/oder Gewebeemphysem.

Diagnostik: Röntgen-Übersichtsaufnahme des Thorax: verbreitertes Mediastinum oder eine Abszeßformation.
Zur Beurteilng der Ausdehnung stets CT.
Evtl. Endoskopie des Tracheobronchialsystems und des Ösophagus.

Therapie: Eröffnung und Drainage des Mediastinums, je nach Lokalisation durch eine juguläre, parasternale oder eine posteriore (paravertebrale) Mediastinotomie; Behandlung des Grundleidens; hochdosierte Antibiotika.

Prognose: Letalität bei konservativer Behandlung 60–70 %, bei operativer Behandlung ca. 30 %.

7.3 Tumoren im Mediastinum

Im Mediastinum findet sich eine Vielfalt an Tumoren (Tab. 21.2).

Thymome sind häufig mit der neurologischen Symptomatik einer Myasthenia gravis vergesellschaftet. Auch ohne den Nachweis eines Thymoms ist bei der Myasthenia gravis die Thymektomie indiziert, da in den meisten Fällen (ca. 60%) eine Hyperplasie vorliegt.

Einen orientierenden Hinweis auf die wahrscheinliche Histologie eines Mediastinaltumors gibt bereits die röntgenologische Lage der Verschattung (Abb. 21.25).

Symptome: Meist erst im fortgeschrittenen Stadium (Einflußstauung, dumpfer, tiefer Thoraxschmerz). Funktionsstörungen je nach Art, Lage und Größe des Tumors: Stridor, Heiserkeit, Schluckstörungen, Horner-Syndrom, Singultus-, Zwechfellparese.

Diagnostik: Häufig Zufallsbefund bei Röntgenreihenuntersuchungen. Neurologische Untersuchung (Myasthenia gravis?). Bei jedem Mediastinaltumor ist eine zusätzliche Computertomographie indiziert (Abb. 21.26).

Therapie: Die transthorakale oder video-thorakoskopische Exstirpation des Tumors ist wegen der differentialdiagnostischen Schwierigkeiten häufig gleichzeitig Diagnostik und Therapie der Wahl. Bei Thymektomie wegen Myasthenie transsternaler oder transzervikaler Zugang. Auch bei strahlen- bzw. chemotherapiesensiblen Tumoren ist die Tumorexstirpation im Sinne der primären Tumorreduktion einer verzögernden Diagnostik vorzuziehen.

Tab. 21.2 Tumoren im Mediastinum

1. Vorderes Mediastinum	
Oben	Unten
retrosternale Struma	Perikardzyste
Thymom	Lipom
Lymphom	
selten: Lipom, Sarkom, Teratom	

2. Hinteres Mediastinum
Neurogene Tumoren (Neurinome, Neurofibrome, Ganglioneurome, Paragangliome, Meningiome, Sympathikoblastome) selten: Chondrome, gastrointestinale Zysten, Ösophagusdivertikel

3. Zentrales Mediastinum
Lymphome, Granulome selten: teratoide Zysten, bronchogene Zysten

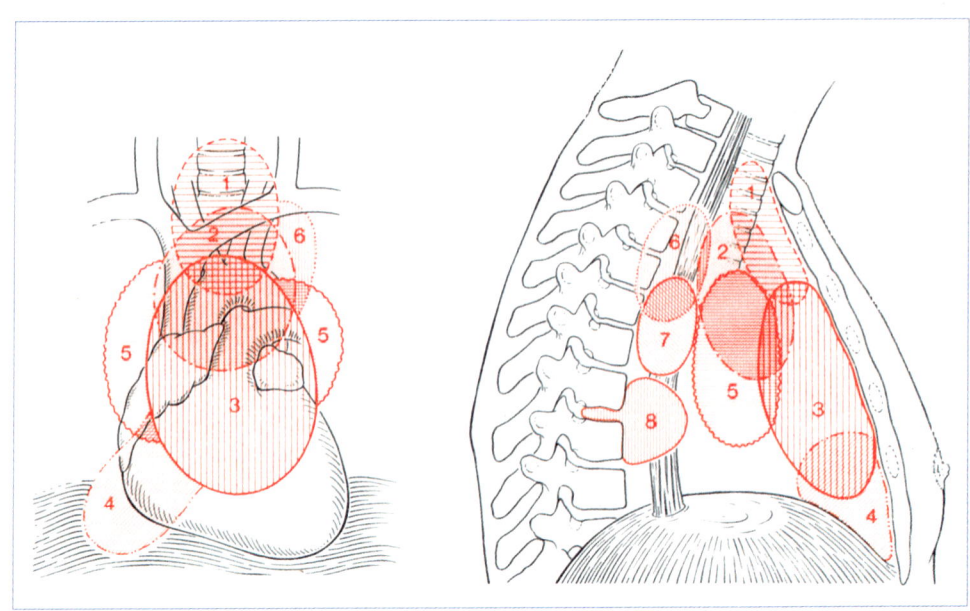

Abb. 21.25 a,b Lage der Mediastinaltumoren, **a** sagittal, **b** seitlich

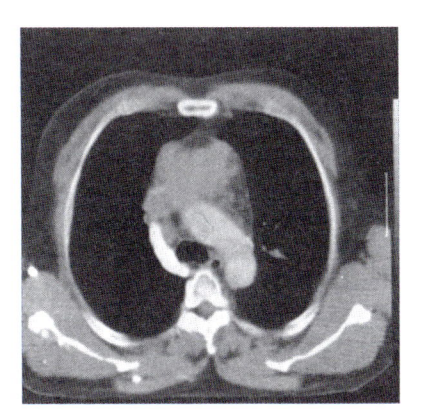

Abb. 21.26
Computertomographie bei einem Thymom im vorderen-oberen Mediastinum

Mediastinaltumor: Immer histologisch abklären

Eine Bestrahlung oder Chemotherapie ohne histologischen Befund darf nur als „onkologischer Notfall" bei oberer Einflußstauung durchgeführt werden.

8 Erkrankungen des Tracheobronchialsystems

8.1 Angeborene Mißbildungen

Zystische Adenomatose, lobäres Emphysem, bronchogene Zysten (s. Kap. 53.2.4–6).

8.2 Tuberkulose

Die **chirurgische Behandlung** der Tuberkulose beschränkt sich heute auf die Beseitigung der Komplikationen nach oder unter der tuberkulostatischen konservativen Thrapie:
- Progredientes Tuberkulom,
- narbige Bronchusstenose,
- therapieresistente Restkaverne,
- Kavernensystem (destroyed lung),
- Empyem,
- Lymphknotenkompression des Tracheobronchialsystems.

Die chirurgische Therapie richtet sich nach der Ausdehnung des Prozesses: Segmentresektion, Lobektomie, Pneumektomie bzw. Dekortikation.

Die **tuberkulostatische Behandlung** wird präoperativ, intraoperativ und 3–12 Monate postoperativ durchgeführt.

8.3 Bronchiektasen

Bronchiektasen sind tubuläre oder sakkuläre Erweiterungen der Segment- und Subsegmentbronchien, meist mit einer chronischen, produktiven Infektion.

Häufigste Lokalisation sind die basalen Segmente der Unterlappen, die Lingula und der Mittellappen.

Es werden **zwei Formen** unterschieden:
- **Primär erworben:** Angeborene Wandschwäche der Bronchien mit Hypertrophie der Bronchialschleimhaut.
- **Sekundär erworben:** Auf dem Boden einer spastischen, chronisch-asthmatischen Bronchitis. Die organische Bronchusstarre und -stenose mit Sekretverhaltung und verminderter Belüftung begünstigen die Infektion mit Zerstörung der Bronchuswand und folgender Ektasie.

Symptome: Chronische, morgendliche, produktive Hustenanfälle (mundvolle Expektoration); rezidivierende pulmonale Infektionen, Hämoptysen, mittel- bis grobblasige Rasselgeräusche.

Diagnostik: Das Röntgenbild des Thorax zeigt als Ausdruck der peribronchialen Infiltration streifige Verschattungen im Unterlappenbereich (häufig linksseitig hinter dem Herzschatten versteckt!). CT. Die Bronchographie verifiziert den Verdacht.
Therapie: Konservativ internistisch.
Die Indikation zur Operation (= Resektion des betroffenen Gebietes) soll nur dann gestellt werden, wenn die Veränderungen lokalisiert sind (auf Segmente beschränkt, maximal auf einen Lappen) und eine erhebliche Beeinträchtigung des Allgemeinzustandes trotz korrekt durchgeführter konservativer Therapie bestehen bleibt. Weiterhin besteht eine OP-Indikation bei Hämoptysen.
Bei Dialysepatienten, die zur Transplantation anstehen, ist die Resektion i.S. einer Herdsanierung erforderlich.
Prognose: Gut, Rezidivneigung in der Restlunge!

8.4 Lungenabszeß

Eine umschriebene, primäre, nichttuberkulöse Eiterung des Lungengewebes mit Einschmelzung und Höhlenbildung nennt man Lungenabszeß.
Ursache: Akute bakterielle, nekrotisierende Pneumonie, Aspiration von infiziertem Material oder Fremdkörpern, Superinfektion eines Lungeninfarktes oder von Emphysemblasen, Tumoren mit Bronchusobstruktion, Einbrechen von Bronchiektasen ins Parenchym, nach penetrierenden Thoraxverletzungen, transdiaphragmale Ausweitung eines primär subphrenischen Abszesses.
Symptome: Häufig Alkoholismus oder Drogenmißbrauch in der Anamnese mit Infektabwehrschwäche. Zeichen der chronischen schweren Infektion. Oft plötzlicher Husten (meist lageabhängig) mit großen Mengen eitrigen, übelriechenden Auswurfes. Der hervorstechende Befund ist eine Höhle mit regelmäßigen Wänden und Spiegelbildung (häufig zu Beginn des Abszeses nur in der Tomographie sichtbar, manchmal von breiten Verdichtungszonen umgeben).
Therapie: Primär stets konservativ. Antibiotika, Fokussanierung (HNO-Trakt, Urogenitaltrakt usw.), Lagerungsdrainage, Vibrationsmassage, bronchoskopische Absaugung, selten Abszeßdrainage oder Operation.
Die **chirurgische** Behandlung ist den chronischen und/oder rezidivierenden Formen, den superinfizierten Komplikationen (z.B. Aspergillom) und bestimmten Ursachen (Tumoren, Bronchiektasen) vorbehalten. Sie besteht in der Regel in einer Lobektomie.

Lungenabszeß: Okkultes Karzinom?
Alkoholismus?

Erkrankungen des Tracheobronchialsystems

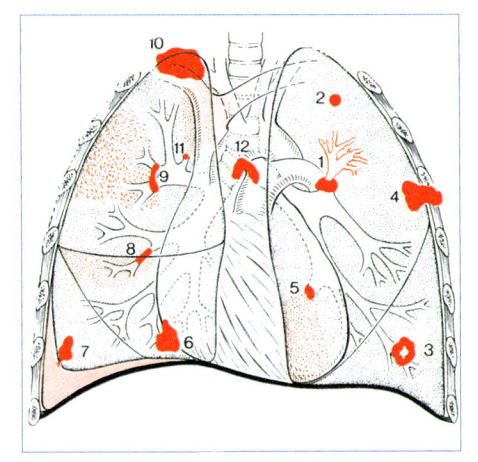

Abb. 21.27
Erscheinungsformen des Bronchialkarzinoms (nach Grunze 1962):
1 Hilärer Lungenkrebs mit endobronchialem Wachstum
2 Typischer Rundherd
3 Tumorkaverne
4 In die Brustwand infiltrierender Herd
5 Atelektase, die sich hinter dem Herzschatten verbirgt
6 Auf das Perikard übergreifendes Karzinom
7 Pleuranaher Herd mit Ergußbildung
8 Obstruierender Segmentabbruch mit Abszeßbildung
9 Obstruktionsemphysem durch Ventilverschluß
10 Pancoast-Tumor
11 Segmentatelektase
12 Bifurkationstumor

8.5 Bronchialkarzinom

98 % aller Lungentumoren sind Bronchialkarzinome. In den Industrienationen ist es die häufigste Krebstodesursache beim Mann zwischen dem 50. und 70. Lebensjahr. Männer erkranken ca. 10mal häufiger als Frauen. Bei Frauen nimmt die Inzidenz des Bronchialkarzinoms zu und steht bereits je nach Land an der 1.–6. Stelle unter den malignen Tumoren. Gegenwärtig sterben jährlich ca. 45 000 Menschen in der Bundesrepublik Deutschland an Lungenkrebs mit steigender Tendenz (für das Jahr 2000 wird mit rund 60 000 Todesfällen jährlich gerechnet). Exogen inhalierte Karzinogene, insbesondere die Verbrennungsprodukte bei Tabak- und Zigarettenkonsum spielen ätiologisch die Hauptrolle. Die Expositonszeit beträgt 15–25 Jahre (Abb. 21.27).

Klassifizierung

Die derzeit gültige internationale Klassifizierung des Bronchialkarzinoms richtet sich nach Vorschlägen des „American Joint Committee For Staging and End Results Reporting" und der UICC von 1987 (Tab. 21.4).
Histologisch werden 5 Hauptformen unterschieden (Tab. 21.3).

Symptome

Ein führendes Symptom des Bronchialkarzinoms gibt es nicht. Das frühe Bronchialkarzinom ist klinisch in der Regel stumm. Es wird oft als Zufallsbefund bei Röntgenuntersuchungen festge-

Tab. 21.3 Histologische Klassifikation des Bronchialkarzinoms in der überarbeiteten Fassung der WHO (nach Sobin 1977) und ihrer Häufigkeitsverteilung

Histologischer Typ	Häufigkeit
1. Plattenepithelkarzinom – Spindelzellkarzinom	ca. 50 %
2. Kleinzelliges Karzinom – Haferzellkarzinom – Intermediäres Karzinom – Kombiniertes Haferzellkarzinom	ca. 20 %
3. Adenokarzinom – Azinäres Adenokarzinom – Papilläres Adenokarzinom – Bronchioalveoläres Karzinom – Solides Karzinom mit Schleimbildung	ca. 15 %
4. Großzelliges Karzinom – Riesenzellkarzinom – Klarzellkarzinom	ca. 15 %
5. Adenosquamöses Karzinom	ca. 1–2 %

Tab. 21.4 TNM-Klassifikation und Stadieneinteilung der Lungentumoren (gültig seit 1.1.1987)

T_1 =	Tumor mißt in seiner größten Ausdehnung 3 cm oder weniger, ist umgeben von Lungengewebe oder viszeraler Pleura, ohne bronchoskopische Evidenz einer Infiltration proximal des Lappenbronchus.
T_2 =	Tumor jeder Größe, mit einem der folgenden Kennzeichen hinsichtlich Größe oder Ausbreitung: – mehr als 3 cm im größten Durchmesser – Befall des Hauptbronchus 2 cm oder weiter distal der Carina – Invasion der viszeralen Pleura – tumorassoziierte Atelektase oder obstruktive Pneumonie bis zur Hilusregion, aber ohne Befall der gesamten Lunge.
T_3 =	Tumor jeder Größe, mit direkter Invasion einer der folgenden Strukturen: Brustwand (einschließlich Tumoren des Sulcus superior), Zwerchfell, mediastinale Pleura, Perikard (nicht Herz). Oder Tumor mit Hauptbronchus weniger als 2 cm distal der Carina, aber Carina selbst nicht befallen. Oder Tumor mit Befall des Hauptbronchus mit weniger als 2 cm distal. Oder Tumor mit Atelektase oder obstruktiver Pneumonie der ganzen Lunge.
T_4 =	Tumor mit Invasion einer der folgenden Strukturen: Mediastinum, Herz, große Gefäße, Trachea, Ösophagus, Wirbelkörper, Carina. Oder Tumor mit malignem Erguß.
N_0 =	Keine regionären Lymphknotenmetastasen.
N_1 =	Metastasen in ipsilateralen, peribronchialen und/oder ipsilateralen Hiluslymphknoten (einschließlich direkte Ausbreitung des Primärtumors).
N_2 =	Metastasen in ipsilateralen mediastinalen und/oder subkarinalen Lymphknoten.
N_3 =	Metastasen in kontralateralen mediastinalen, kontralateralen Hilus-, ipsi- oder kontralateralen Skalenus- oder supraklavikulären Lymphknoten.
M_0 =	Keine Evidenz für Fernmetastasen.
M_1 =	Fernmetastasen vorhanden.
M_x =	Die Minimalerfordernisse zur Festlegung von Fernmetastasen liegen nicht vor.
Stadium I	= $T_{1-2}\ N_0\ M_0$
Stadium II	= $T_{1-2}\ N_1\ M_0$
Stadium III	= Alle $T_3\ N_1$ und T_4 und N_2
Stadium IV	= Alle M_1

stellt. Bei Reizhusten, Fieber, Nachtschweiß und/oder Hämoptysen sollte immer der Verdacht auf ein Neoplasma des bronchopulmonalen Systems erhoben werden (Tab. 21.5).
Gewichtsverlust mit und ohne Leistungsknick, allgemeine Brustschmerzen oder direkte Thoraxwandschmerzen und Dyspnoe sind weitere Hinweise, die den unbedingten Ausschluß eines Neoplasmas erfordern.
Späte Hinweise auf ein bereits fortgeschrittenes Stadium, häufig verbunden mit der Inoperabilität, sind Nervenlähmungen (Heiserkeit/N. recurrens, Zwerchfellähmung/N. phrenicus, Schulterschmerzen/Plexus brachialis), Abflußbehinderung der rechten oder linken oberen Extremität (V. subclavia).

Tab. 21.5 Symptome des Bronchialkarzinoms (in der Reihenfolge abnehmender Häufigkeit)

1. Reizhusten
2. Fieber
3. Nachtschweiß
4. BSG-Beschleunigung
5. Hämoptoe (Hämoptyse)
6. Gewichtsverlust und/oder Leistungsknick
7. Schmerzen im Brustkorb
8. Dyspnoe

Erkrankungen des Tracheobronchialsystems

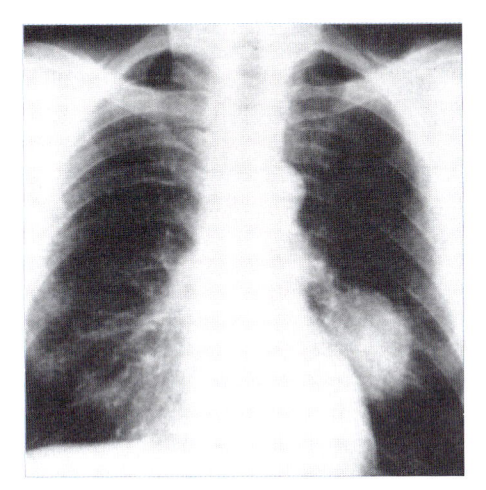

Abb. 21.28
Röntgenbild eines Bronchialkarzinoms linker Unterlappen (a.-p.)

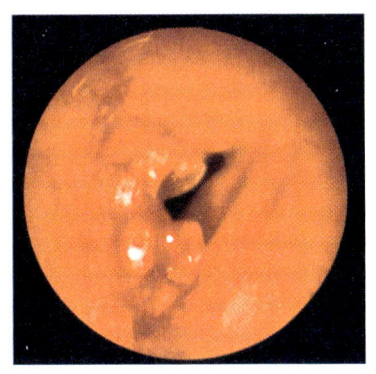

Abb. 21.29
Bronchoskopisches Bild eines Bronchialkarzinoms

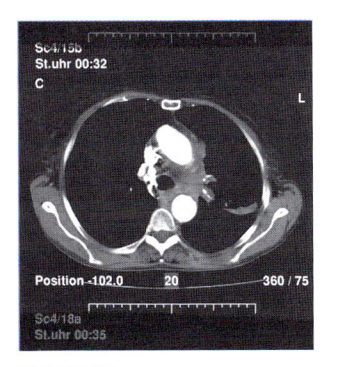

Abb. 21.30
CT: Zentrales Bronchialkarzinom

Diagnostik

Das Bronchialkarzinom kann im **Röntgenbild** jede andere Lungenerkrankung imitieren (Abb. 21.28). Jeder tumorverdächtige Befund ist unter Einsatz aller diagnostischen Verfahren abzuklären.

Hierbei nimmt die **Bronchoskopie** eine Sonderstellung ein. Sie sichert in bis zu 70 % aller Fälle die Diagnose des Bronchialkarzinoms. Die Bronchoskopie ist stets durchzuführen bei unklarer, aber tumorverdächtiger Symptomatik (Zunahme eines Reizhustens, langanhaltende „Erkältung", Hämoptyse). Im Vorfeld des „Screenings" steht die Zytologie (Abb. 21.29).

Wenn die Röntgenuntersuchung einen verdächtigen Befund ergibt oder sich die Veränderung eines bekannten Befundes herausstellt, hat sich heute die **Computertomographie** (Abb. 21.30) neben der herkömmlichen Tomographie als ausgezeichnetes diagnostisches Hilfsmittel bewährt. Sie sollte auch vor jedem operativen Eingriff an der Lunge, bei hilusnahen Prozessen sowie bei der Suche nach Metastasen eingesetzt werden.

Durch CT-gesteuerte **Feinnadelpunktion** läßt sich die Diagnose präoperativ auch bei peripher gelegenen Tumoren histologisch sichern. Daneben erweist sich die Zytologie (mindestens 3mal) als zunehmend wertvolles Instrument in der Diagnostik von malignen Bronchialtumoren.

> Jeder pulmonale solitäre Rundherd gilt so lange als Neoplasma, bis das Gegenteil bewiesen ist!

Wenn die diagnostischen Untersuchungen keine endgültige Klärung ergeben, ist die Probethorakotomie oder Video-Thorakoskopie zur Sicherung der Diagnose und gleichzeitig als Therapie indiziert.

Therapie

- Bei allen **nicht-kleinzelligen Karzinomen** sollte unter kurativer Intention eine Operation angestrebt werden, sofern die Lungenfunktion des Kranken dies zuläßt.
Vereinbarungsgemäß gelten Tumoren bis zum Stadium IIIa nach UICC als technisch operabel.
Unter **kurativem Ansatz** kommen Lappenresektionen, Bilobektomien, Pneumonektomien, erweiterte Pneumonektomie und Manschettenpneumonektomien in Frage. Hierbei gilt es, so radikal wie nötig, so parenchymsparend wie möglich zu operieren. Als Palliativeingriffe kommen alle bekannten Resektionsverfahren in Frage.
Bei **fortgeschrittenen Tumoren** ist ggf. eine resektive Behandlung als Palliation zu diskutieren, wenn so Komplikationen wie Tumorblutung, poststenotische Retentionspneumonien, Abszeßbildungen oder unbeeinflußbare Schmerzen beherrscht werden können.

Eine primäre **Bestrahlungstherapie** erfolgt dann, wenn Inoperabilität besteht, oder Tumorkomplikationen verhindert werden sollen, z.B. obere Einflußstauung.

Eine abschließende Stellungnahme zum Einsatz von **Chemotherapien** kann z.Zt. noch nicht gegeben werden. Es laufen zahlreiche Studien mit unterschiedlichen Fragestellungen.

- Das **kleinzellige Bronchialkarzinom** unterscheidet sich durch eine kürzere Generationszeit der Tumorzellen und eine rasche metastatische Aussaat von den anderen Karzinomen.

In der Regel findet man bei Diagnosestellung bereits fortgeschrittene Tumorstadien. Das kleinzellige Bronchialkarzinom spricht ausgezeichnet auf Chemotherapien an, es rezidiviert jedoch schnell.

Nach neueren Erkenntnissen sollten die frühen Stadien I und II operiert werden, die Langzeitüberlebensrate ist in diesen Stadien durchaus mit der der nicht-kleinzelligen Karzinome vergleichbar. Auf jeden Fall muß bei diesen Patienten jedoch eine Chemotherapie erfolgen. Abschließende Empfehlungen, ob dies prä- oder postoperativ durchgeführt werden sollte, liegen z.Zt. noch nicht vor.

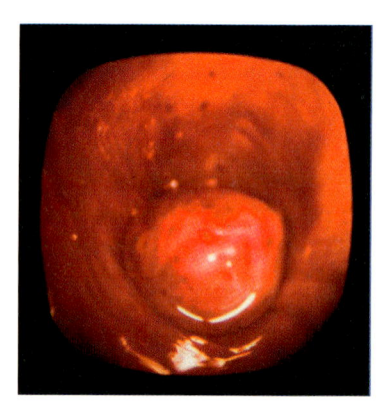

Abb. 21.31
Bronchoskopisches Bild eines Bronchialadenoms

Prognose

Die Prognose des Bronchialkarzinoms ist schlecht. Zum Diagnosezeitpunkt sind nur noch 25–30 % der Patienten kurativ operabel. Die 5-Jahres-Überlebensrate beträgt somit für die Gesamtgruppe zwischen 5–10 %. Je schlechter ein Tumor differenziert ist, um so schlechter wird die Überlebenswahrscheinlichkeit. Die 5-Jahres-Überlebensrate der im Stadium I operierten Patienten beträgt 80 %, der im Stadium III 20 %.

Die operative Letalität der einfachen Lobektomie beträgt 1–3 %, der einfachen Pneumonektomie 4–7 %, die der erweiterten Pneumonektomie 7–10 %.

8.6 Karzinoid der Lunge

Das Karzinoid der Lunge zählt zu den malignen Erkrankungen und wird nach den selben Richtlinien wie das Bronchialkarzinom behandelt. Es ist nur ausnahmsweise hormonproduzierend.

8.7 Lungenmetastasen

Während bis vor wenigen Jahren das Auftreten von Lungenmetastasen verschiedener Organkrebse (Mamma-, Schilddrüsen-, Prostata-, Magen- und Hodenkarzinom, Hypernephrom, ossäre Sarkome) als infaustes Tumorstadium angesehen wurde, wird heute in einem nicht geringen Prozentsatz erfolgreich und nach sorgfältiger Abwägung von Alter, Allgemeinzustand des Patienten, Art des entfernten Primärtumors, Länge des rezidivfreien Intervalls, eine operative Entfernung vorgenommen.

8.8 Gutartige Lungentumoren

Nur 2 % aller Lungentumoren sind gutartig wie z.B. Papillome, Polypen, Hamartome und Chondrome.

9 Operationsverfahren

9.1 Pleurapunktion und -drainage

9.1.1 Pleurapunktion

Der Ort der Punktion wird mittels Sonographie, Rö-Thorax, CT-Thorax, Auskultation und Perkussion, abhängig von der Lokalisation des Ergusses, festgelegt. Typische Punktionsstelle ist der 7–8 ICR in der hinteren Axillarlinie. Ein Pneumothorax sollte drainiert und nicht punktiert werden.

Vorgehen: Unter strengen aseptischen Kautelen wird zunächst die gesamte Schicht der Thoraxwand inkl. der parietalen Pleura lokalanästesiert. Korrekte Lokalanästhesie macht die Punktion für den Patienten praktisch schmerzlos. Die Punktion selbst wird mit einer 8–10 cm langen Nadel, verbunden mit einem Dreiwegehahn und einer 20–50 ml-Spritze, stets an der Oberkante der Rippe, durchgeführt. Das gewonnene Punktat ist immer bakteriologisch, zytologisch und auf Tumormarker zu untersuchen.

> Pleurapunktion: operativer Eingriff, d.h. unter allen Regeln der Asepsis

9.1.2 Pleuradrainage (s. Abb. 21.20)

Um Blut, Exsudat und Luft zu entfernen, wird eine Drainage eingelegt. Dies geschieht auch routinemäßig nach jeder Thorakotomie, um so die Entfaltung der Lunge zu garantieren.

Jeder traumatische oder spontane Pneumothorax, Hämatothorax oder rezidivierende Serothorax ist mit einer Drainage zu versorgen.

Vorgehen: Das Legen einer Pleuradrainage erfolgt in der Regel am liegenden Patienten. Vorbereitung wie bei der Pleurapunktion, in der Regel unter sonographischer Kontrolle. Einführungsstellen beim Serothorax und Hämatothorax: 5. oder 6. ICR, vordere Axillarlinie, bei reinem Pneumothorax auch 2. ICR der Medioklavikularlinie. Nach einer Hautdesinfektion ist die sicherste Methode das Spreizen mit einer Schere und Austasten mit dem Finger, um sich zu vergewissern, daß man den Pleuraraum und nicht den Peritonealraum an dieser Stelle eröffnet hat bzw. daß keine Pleuraverwachsungen vorliegen, die beim blinden Einführen zu einer intrapulmonalen Lage der Drainge führen können.

9.2 Chirurgische Zugänge zur Brusthöhle

Die wichtigsten Zugänge zur Brusthöhle mit ihren Vor- und Nachteilen sind in Tabelle 21.6 aufgeführt.

9.3 Eingriffe an den Lungen

Resektionsverfahren: Die operative Behandlung von Lungenerkrankungen besteht in Resektionsverfahren, die der jeweiligen Erkrankung und dem Zustand des Patienten angepaßt sind (Abb. 21.32) (Tab. 21.7).

- **Atypische Lungenresektion** = Entfernung von Lungengewebe bei peripheren Prozessen ohne Einhaltung von anatomischen Grenzen (Keil- oder Klemmenresektion).
- **Segmentresektion** = Entfernung eines Lungensegmentes.
  Sie hinterläßt praktisch keine Funktionseinbuße und wird in der Regel nur bei gutartigen Prozessen (Tumoren, Tbc, Bronchiektasen) durchgeführt.
- **Lobektomie** = Entfernung eines Lungenlappens.
  Dieser Eingriff wird in der Regel bei Tumoren, die sich auf einen Lungenlappen beschränken, durchgeführt. Reicht der Prozeß bereits bis an das Ostium des Lappenbronchus heran, so wird gleichzeitig eine Manschette aus dem Haupt- bzw. Zwischenlappenbronchus mit herausgeschnitten und der verbleibende Lappenbronchus mit dem Hauptbronchus End-zu-End anastomosiert (**Manschettenresektion oder „sleeve resection"**). Dieses Verfahren vermeidet die Pneumonektomie, ist also parenchymsparend und damit funktionserhaltend.
- **Pneumonektomie (Pneumektomie)** = Entfernung eines Lungenflügels.
  Sie ist indiziert bei ausgedehntem Bronchialkarzinom, Befall der regionären Lymphknoten und des Haupbronchus oder bei sekundär zerstörten Lungen (Endstadien bei Tuberkulose oder Bronchiektasen).
- Von **erweiterten Pneumonektomien** spricht man, wenn aus Gründen der Radikalität Nachbargebilde mit entfernt werden (Perikard, Diaphragma und/oder Brustwand).
- **Probethorakotomie** = Explorative Eröffnung des Thorax.
  Nach Ausschöpfung aller präoperativen diagnostischen Maßnahmen kann häufig erst durch die Probethorakotomie die Operabilität eruiert werden. Die verbesserte Diagnostik und die verfeinerten Operationsmethoden haben die Quote der Operationen, die als „Probethorakotomien" bei inoperablem Tumor enden, auf unter 10 % gesenkt.
  Nach jeder Thorakotomie wird die Pleurahöhle drainiert (s.o.). Die Entfernung des Drains erfolgt nach 2–3 Tagen, kann aber auch erst nach 10–14 Tagen möglich sein.
  Die Brusthöhle wird durch das Zwerchfell, das etwas höher tritt und die Restlunge, die sich kompensatorisch leicht überdehnt, ausgefüllt.

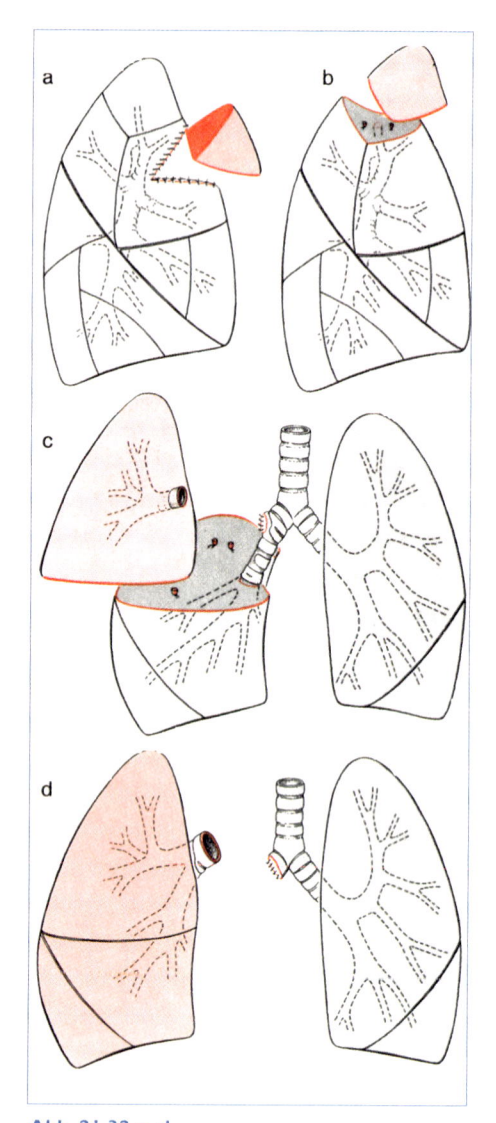

Abb. 21.32 a–d
Resektionsverfahren in der Lungenchirurgie
a Atpyische Segmentresektion
b Segmentresektion
c Lobektomie
d Pneumonektomie

Operationsverfahren

Tab. 21.6 Typische Zugangswege zum Brustkorb – Vor- und Nachteile

Zugang	Indikationen	Vorteile	Nachteile
Längssternotomie	– Tumoren des vorderen Mediastinums – Bilaterale Lungentumoren – Lungenmetastasen – alle offenen Herzoperationen	minimale postoperative Atmungsstörungen, besonders wenn Pleurensäcke intakt geblieben sind	Wundheilungsstörungen mit Sternumdehiszenz
Axilläre Thorakotomie	– diagnostische Eingriffe – Tumoren im oberen zentralen und hinteren Mediastinum – Grenzstrangresektion (thorakale Sympathektomie)	gewebeschonend, da nur geringe Verletzung der Muskulatur und somit geringe Störung der Atemfunktion	begrenzter Zugang, lateraler Zwerchfellbereich schlecht einsehbar
Anterolaterale Thorakotomie	– Eingriffe am Herzen und an den großen Gefäßen – Tumoren im vorderen Mediastinum (Perikardzyste) – diagnostische Thorakotomie	geringe Störung der Atemmechanik, da Gliedmaßenmuskulatur nur wenig beeinträchtigt	Knorpelnekrose und Sequestrierung
Posterolaterale Thorakotomie (Standardthorakotomie)	– alle Eingriffe am Tracheobronchialsystem – Tumoren im hinteren Mediastinum (Ösophagus) – Eingriffe an der thorakalen Aorta – Thoraxverletzungen – Eingriffe am Zwerchfell	beste operative Übersicht, einfach auch transsternal bis auf die gegenüberliegende Seite erweiterbar	erhebliche Beeinträchtigung der oberen Gliedmaßenmuskulatur mit entsprechenden Störungen der Atemmechanik postoperativ
Video-Thorakoskopie 8 ICR, 2x 4.ICR	operative Versorgung von Pneumothoraces, Pleurektomien, Sympathektomie, Neurinomexstirpationen, Lappenresektionen	ausgezeichnete Übersicht, niedriger postoperativer Schmerzmittelbedarf, Verkürzung der Liegezeiten	Präparatebergung erfordert gelegentlich Mini-Thorakotomie

Tab. 21.7 Ventilatorische Grenzbereiche (Basisdiagnostik)

	Sekundenkapazität (l)	Atemgrenzwert (l/min)
Pneumonektomie	1,20–1,7	45–65
Lobektomie	1,20–1,5	40–55
Segmentresektion, Keilexzision	0,95–1,2	35–40

Nach Pneumonektomien hingegen füllt sich der Raum mit Exsudat, das sich nach Monaten organisiert (Serothorax → Serofibrothorax → Fibrothorax).

Komplikationen nach Lungeneingriffen
Nachblutung, Bronchusstumpf-Insuffizienz, kardiorespiratorische Insuffizienz, Sekretretention mit Pneumonie.

Spätpostoperativ: Chronische Bronchusstumpf-Fistel mit und ohne Empyem, Interkostalneuralgie (Narbenneurinome), Schultersteife (Zwangs- und Schonhaltung).

10 Operationsatlas: Lungen-Operationen*

Präoperatives Vorgehen

- **Diagnostik:** Röntgen-Thorax p.-a. und seitlich, CT (mit Feinnadelpunktion), Bronchoskopie, ggf. Mediastinoskopie, präoperative Lungenfunktion, BGA, ggf. Ventilations-Perfusions-Szintigramm (Konietzko-Index), EKG, ggf. Belastungs-EKG, Sputum-Zytologie.
- **Indikation:** Lungenrundherd, rezidivierender Pneumothorax, Pleuratumor, Empyem.
- **Aufklärung:** Rippenfraktur, Verletzung großlumiger Gefäße (A./V. pulmonalis, Aorta), Nervenverletzung (N. thoracodorsalis, N. recurrens, N. phrenicus, Armplexus), Bronchusstumpf-Insuffizienz, Nachblutung, Entwicklung eines Cor pulmonale, Mortalität für Thorakotomie < 1 %, Lobektomie 1–3 %, Pneumonektomie 4–7 %.
- **Vorbereitung:** Intensive Atemtherapie, 2–5 Eks.

Operationstechniken

- **Lagerung:** Seitenlagerung, Halbseitenlagerung, Rückenlage (Sternotomie).
- **Zugang:** Mediane longitudinale Sternotomie, anteriore Thorakotomie, anterolaterale Thorakotomie, posterolaterale Thorakotomie, axillärer Zugang.
- **Sonstiges:** Doppellumen-Tubus.

Postoperatives Vorgehen

- Intensive Physiotherapie, Röntgenkontrolle (Atelektase?).
- Bei radiologisch ausgedehnter Lunge Drainagen am 4. Tag abklemmen, am 5. Tag entfernen, Röntgenkontrolle nach 6 Stunden in Exspiration (Pneumothorax?), nach Pneumonektomie nur Bülau-Drainage, die zur Entstehung eines Seropneumothorax stets abgeklemmt bleibt und am 2. Tag entfernt wird. (Anderenfalls Mediastinalverschiebung zur resezierten Seite!).
- Kostaufbau: Trinken nach 8 Stunden, ab 1. Tag leichte Kost.
- Hautklammern am 12. Tag entfernen.

---

*Abbildungen aus K. Kremer, V. Schumpelick, G. Hierzholzer (Hrsg.): Chirurgische Operationen. Atlas für die Praxis. Thieme, Stuttgart – New York 1992.

Operationsatlas: Lungen-Operationen 21 Thorax 661

Axilläre Thorakotomie

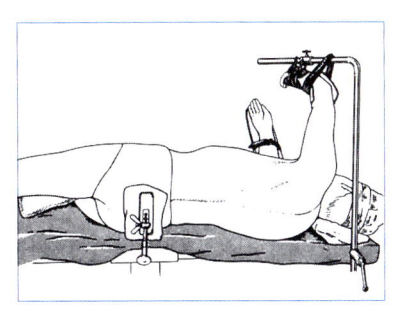

Abb. 21.33
Zur Vermeidung von Lagerungsschäden sorgfältige Seitenlagerung durch den Operateur

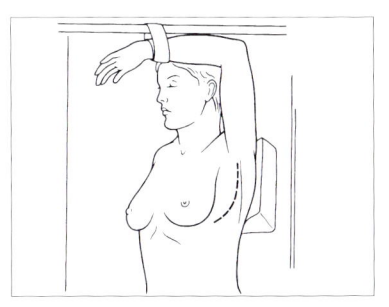

Abb. 21.34
Schnittführung bei axillärem Zugang

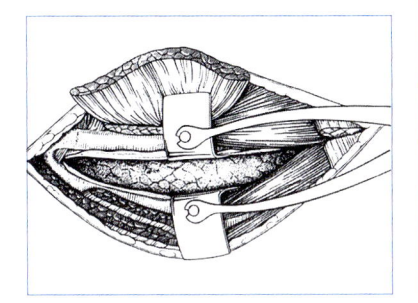

Abb. 21.35
Nach schichtweiser Durchtrennung der Muskulatur (Anteile des M. latissimus, M. pectoralis, M. serratus) Eröffnen der Pleura am Oberrand der Rippe (Interkostalgefäße!). Einsetzen eines Sperrers, langsames Spreizen des Interkostalraumes (Rippenfraktur nicht immer zu vermeiden)

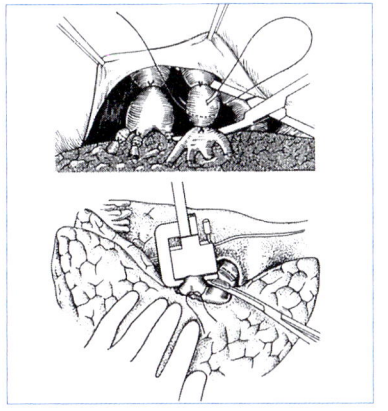

Abb. 21.36
Präparation des Lungenhilus. Versorgung der Gefäßstümpfe mit Naht (proximal Ligatur und Durchstechungsligatur, distal Ligatur – anschließend mit Skalpell durchtrennen) oder Stapler, Bronchus-Verschluß mit Klammernahtgerät. Nach Pneumonektomie Deckung mit Pleuralappen

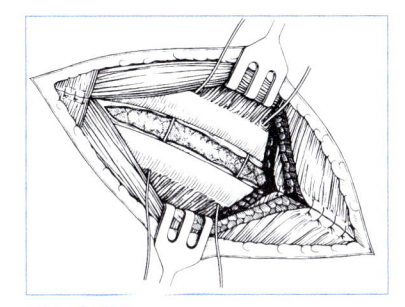

Abb. 21.37
Nach Einbringen von 2 Drainagen (Bülau-Drainage) zur Sekretdrainage am tiefsten Punkt, Monaldi-Drainage der Pleurakuppe zur Entlüftung) Verschluß mit Perikostalnähten, Muskulatur und Subkutis fortlaufend

Posterolaterale Thorakotomie

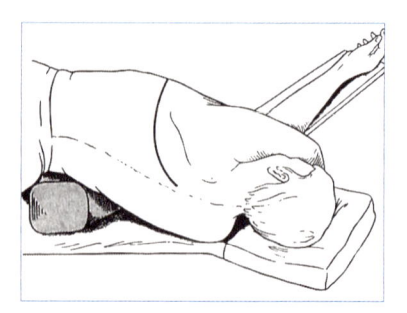

Abb. 21.38
Schnittführung unterhalb der Skapula-Spitze, Abdeckung bis Wirbelsäule und Sternum, nach kaudal bis zum unteren Rippenbogen (postoperative Drainage)

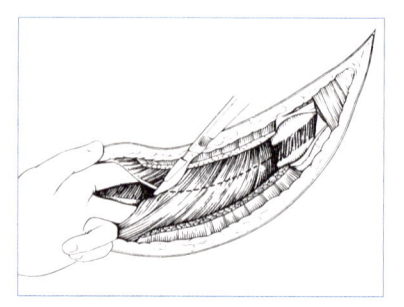

Ab. 21.39
Durchtrennung des M. latissimus dorsi und des M. serratus anterior

Pneumonektomie links

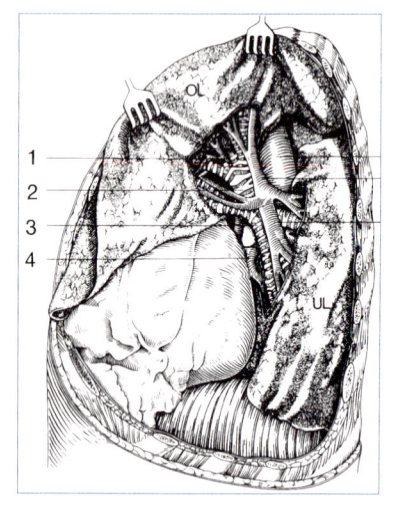

Abb. 21.40
Topographie der linksseitigen Hilusstrukturen nach Töndury

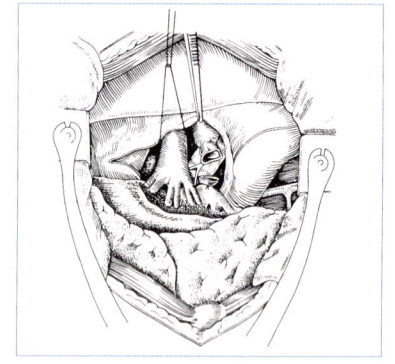

Abb. 21.41
Der kranial liegende Pulmonalarterienstamm wird zentral ligiert. Anschlingen der Oberlappenvenen

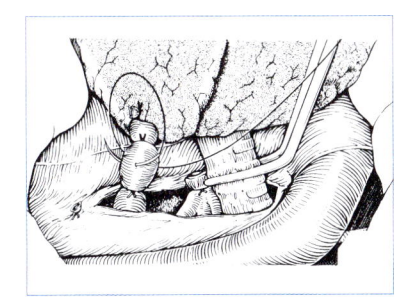

Operationsatlas: Lungen-Operationen 21 Thorax 663

Abb. 21.42
Ligatur und Durchtrennung der unteren Lungenvene

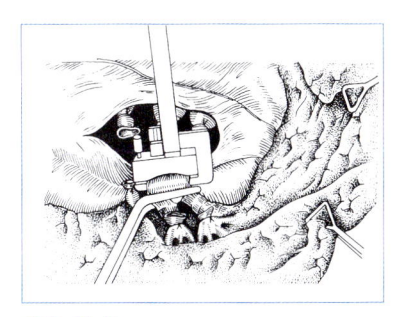

Abb. 21.43
Absetzen des linken Hauptbronchus mit einem Klammernahtgerät

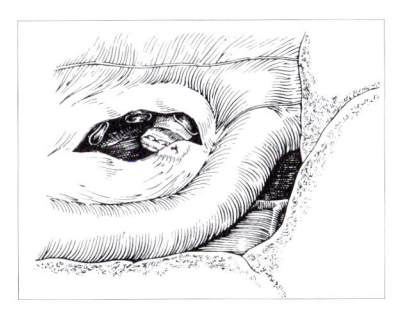

Abb. 21.44
Pleuralisierung des Stumpfes. Keine Drainage oder Einlegen einer abgeklemmten Thorax-Drainage (damit der entstehende Serothorax nicht leerläuft mit nachfolgender Mediastinalverschiebung), Thoraxverschluß

Atypische Lungenresektion

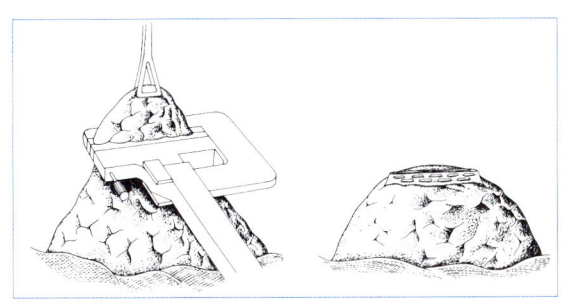

Abb. 21.45
Atypische Resektion mit Klammernahtgeräten

22 Herzchirurgie

Kapitelübersicht

Herz

Extrakorporale Zirkulation
- Herz-Lungen-Maschine
- Assistsysteme

Kongenitale Herz- und thorakale Gefäßfehler ohne Kurzschluß
- Aortenisthmusstenose
- Aortenbogenanomalien
- Aortenstenosen
- Pulmonalstenosen

Kongenitale azyanoztische Herz- und Gefäßfehler mit Links-Rechts-Shunt
- Vorhofseptumdefekte
  Ostium secundum-Defekt (ASD II)
  Ostium primum-Defekt (ASD I)
  Offenes Foramen ovale
  Sinusvenosus-Defekt
- Ventrikelseptumdefekte
- Persistierender Ductus arteriosus Botalli

Kongenitale Herzfehler mit Zyanose
- Fallot-Tetralogie
- Komplette Transposition der großen Arterien
- Totale Fehleinmündung aller Lungenvenen

Seltenere kongenitale Herz- und Gefäßfehler

Erworbene Herz- und thorakale Gefäßfehler
- Aortenklappenstenose
- Aortenklappeninsuffizienz
- Mitralklappenstenose
- Mitralklappeninsuffizienz
- Tikuspidalklappenfehler
- Mehrklappenfehler

Koronare Herzkrankheit

Erkrankungen des Reizleitungssystems

Erkrankungen des Perikards

Tumoren

Herzentransplantation

Die Herzchirurgie umfaßt die operative Behandlung angeborener und erworbener Erkrankungen des Herzens sowie der großen, herznahen Gefäße.

Derzeit werden in Deutschland rund 70.000 koronarkranke Patienten, 13.000 Patienten mit erworbenen Klappenfehlern und ca. 5.000 Kinder mit angeborenen Herzfehlern operiert. Damit stellt die Herzchirurgie einen wichtigen Teil der medizinischen Versorgung unserer Bevölkerung dar.

Die entscheidende Voraussetzung für eine moderne Herzchirurgie war die Einführung der Herz-Lungen-Maschine (HLM) im Jahre 1953. Erst mit ihrer Hilfe wurden Korrekturen komplizierter Fehler am eröffneten und stillstehenden Herzen möglich.

In jüngster Zeit werden jedoch eine zunehmende Anzahl von Herzoperationen mittels minimal-invasiver Techniken **ohne** den Anschluß der Herz-Lungen-Maschine durchgeführt (s. Tab. 22.1).

Tab. 22.1 Wichtigste Operationen **mit** und **ohne** extrakorporale Zirkulation

Eingriffe **ohne** Herz-Lungen-Maschine	Eingriffe **mit** Herz-Lungen-Maschine (ab 1953)
Ductus arteriosus Botalli	Thorakale Aortenaneurysmen
Aortenisthmusstenose	Kongenitale Vitien
Digitale instrumentelle Mitralkommissurotomie	Klappenfehler
Panzerherz	Koronare Herzkrankheit
Herzverletzungen	Herz-/Herz-Lungen-Transplantation
Minimal-invasive Koronaroperationen	

1 Operationsverfahren

1.1 Operationen ohne Herz-Lungen-Maschine

Eingriffe am schlagenden Herzen. Dazu zählen z.B:
- Perikardiolyse bei Panzerherz
- Übernähungen von Herzverletzungen
- Minimal-invasive Koronarvaskularisierungen (s. Abschnitt 22.6.1.3)
- Nur noch in Einzelfällen digitale bzw. instrumentelle Mitralkommissurotomie.

1.2. Operationen mit Hilfe der Herz-Lungen-Maschine

Wesentlicher Vorteil der HLM (Herz-Lungen-Maschine oder auch EKZ = extrakorporale Zirkulation) ist die Möglichkeit, Eingriffe am stillstehenden und blutleeren Herzen vorzunehmen.

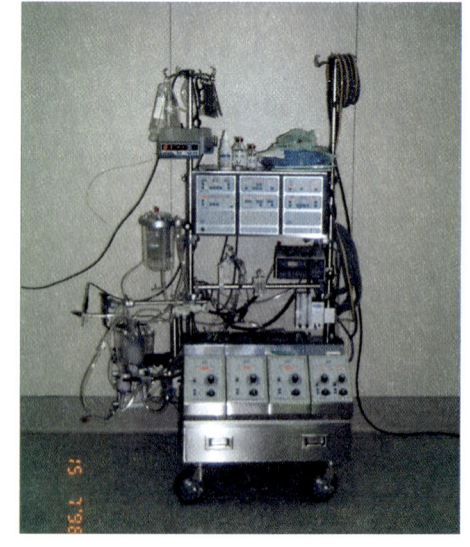

2 Herz-Lungen-Maschine (HLM)

Wichtigste Funktionselemente der HLM sind: Blutpumpen, Oxygenator und integrierter Wärmeaustauscher (Abb. 22.1, 22.2).

Blutpumpen: Meist Rollerpumpen und in zunehmendem Maße auch sogenannte Zentrifugalpumpen, die eine nichtpulsatile Perfusion erzeugen und ein dem Körpergewicht jeweils angemessenes Herzminutenvolumen ermöglichen.

Oxygenatoren: Extrakorporaler Gasaustausch (O_2-Aufnahme und CO_2-Abgabe) mit integriertem Wärmeaustauscher. Am häufigsten verwendet wird der Membranoxygenator (Blasen- bzw. Filmoxygenatoren spielen nur noch eine historische Rolle). Das Prinzip des Membranoxygenators ist die Imitation des physiologischen Gasaustausches der menschlichen Lunge über semipermeable bzw. mikroporöse Membranen. Gebräuchlichster Typ: Hohlfaser-Membranoxygenator, bei dem der Gasfluß über mikroporöse Kapillaren erfolgt (Prinzip s. Abb. 22.3).

Wärmeaustauscher: Integraler Bestandteil aller modernen Oxygenatoren. Ermöglicht Temperaturreduktionen bzw. Wiederaufwärmungen auf ein jeweils gewünschtes Niveau. Der Wärmeaustauscher ist somit die entscheidende Voraussetzung für das Operieren in tiefer Ganzkörperhypothermie bei Temperaturen zwischen 18° und 22°C und der dabei erlaubten Unterbrechung der Ganzkörperperfusion mit adäquater Hirnprotektion (gefahrlose Unterbrechung der Ganzkörperperfusion bis zu 30 min. beim Erwachsenen).

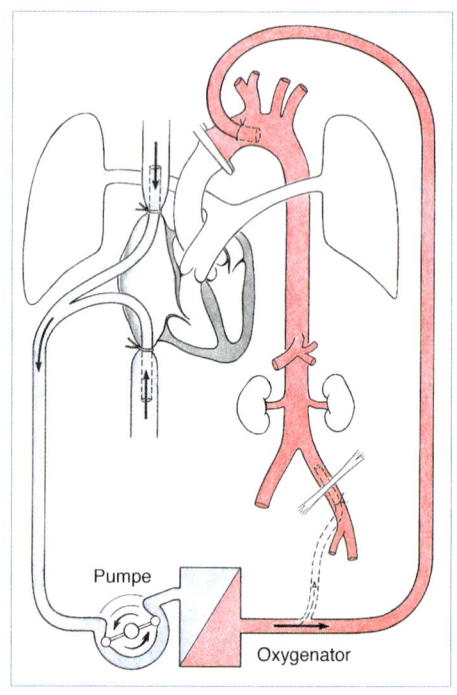

Abb. 22.1
Prinzip der **e**xtra**k**orporalen **Z**irkulation (EKZ, engl. ECC)

Abb. 22.2
Herz-Lungen-Maschine

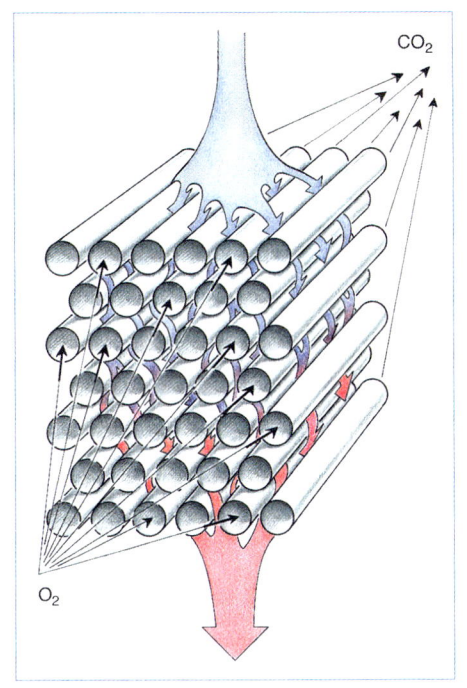

Abb. 22.3
Mikroporöse Hohlfasermembran. Das Gas durchströmt die Kapillare, das Blut befindet sich an der Außenseite

2.1 Technik der Extrakorporalen Zirkulation

2.1.1 Standardverfahren (Herzoperationen) (Abb. 22.1)

Mediane Sternotomie, Herzbeuteleröffnung, Vollheparinisierung (400 I.E. Heparin/kg KG i.v.), Anschluß an die EKZ durch venöse Kanülierung über den rechten Vorhof (Hohlvenen), sowie arterielle Kanülierung über die Aorta ascendens bzw. über eine Femoralarterie. Übernahme der gesamten Herzarbeit durch die HLM (sog. „totaler Bypass"). Das entlastete Herz schlägt unter diesen Bedingungen zunächst weiter, da die Koronararterien noch perfundiert werden. Erst nach Unterbrechung der Koronarzirkulation durch queres Abklemmen der Aorta ascendens und im Regelfall durch die Applikation einer kardioplegischen Lösung wird das Operieren am blutleeren und stillstehenden Herzen möglich. Wiederbelebung des Herzens durch Freigabe der Koronarzirkulation nach Öffnen der Aortenklemme, dabei entweder Spontandefibrillation oder elektrische Rhythmisierung.
Nach Abstellen der Herz-Lungen-Maschine erfolgt die Neutralisierung des Heparins mit Protaminchlorid (-sulfat).

Bei Patienten mit **H**eparin-**i**nduzierter **T**hrombozytopenie (HIT) kann das in Holland erhältliche Danaparoid (Orgaran®) und neuerdings auch rekombinantes Hirudin (Refludan®) als Heparinersatz verwendet werden (siehe Kapitel Blutgerinnung).

2.1.2 Sonderformen der EKZ

Herzoperationen im Neugeborenenalter

Bei Säuglingen ist eine Verminderung der unphysiologischen Auswirkungen der extrakorporalen Zirkulation besonders wichtig, daher wird die Unterbrechung bzw. hochgradige Reduktion der extrakorporalen Perfusion durch Ganzkörperhypothermie favorisiert.
Technik: Tiefe Ganzkörperhypothermie von 18°–20°C mit Hilfe der HLM. Danach Abstellen der HLM (!) und Korrektur des Herzfehlers im Kreislaufstillstand bzw. bei minimalem Perfusionsfluß (bis zu 60 min möglich). Anschließend Wiederaufwärmung mit Hilfe der HLM.

Pulmonale Embolektomie und Thrombendarteriektomie

- **Akute, fulminante Lungenembolie**
  Die früher als sogenannte „Trendelenburg*-Operation" praktizierte Embolektomie **ohne** HLM ist heute zugunsten der Operationstechnik **mit** Einsatz der HLM verlassen worden.
  Indikation: Patienten mit schweren Gasaustauschstörungen und Rechtsherzinsuffizienz, bei denen eine Fibrinolyse nicht möglich, bzw. nicht erfolgreich war.

* Friedrich Trendelenburg, Chirurg, Rostock, Bonn, Leipzig 1844–1924

• **Chronische Pulmonalarterienthrombose**
Patienten mit schwerer pulmonaler Hypertonie infolge rezidivierender Lungenembolien und konsekutiver Pulmonalarterienthrombose.
Technik: Operation in Ganzkörperhypothermie (20 °C) mit Hilfe der HLM und intermittierendem Kreislaufstillstand zur Unterbrechung der Pulmonalarterienzirkulation (Vasa privata) um unter Sicht des Auges eine zentrale und pheriphere pumonale **T**hromb**enda**rteriektomien (TEA) durchführen zu können.

Femoro-femoraler Bypass (Abb. 22.4)

Prinzip: Partielle Übernahme der Körperperfusion mit Hilfe der Herz-Lungen-Maschine bei schlagendem Herzen.
Indikation: Operationen an der Aorta thoracalis descendens (z. B. Aortenaneurysma).

Weitere Einsatzmöglichkeiten der EKZ

In Ausnahmefällen erfolgt der Anschluß an eine extrakorporale Zirkulation:
- zur Wiederaufwärmung bei unterkühlten Patienten,
- zur extrakorporalen Langzeitoxygenierung (ECMO*) bei schwerster respiratorischer Insuffizienz (Schocklunge, Pneumonie, ARDS*),
- zur regionalen hyperthermen Zytostatikaperfusion bei Malignomen (insbesondere bei malignen Melanomen) sowie
- zur regionalen Perfusion der Leber im Rahmen von Transplantationen.

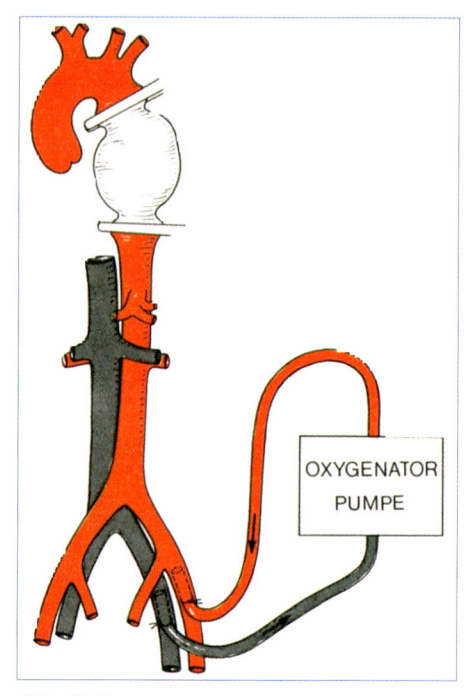

Abb. 22.4
Femoro-femoraler Bypass (mit Oxygenator)

2.2 Intraoperative Myokardprotektion

Maßnahmen zum Schutz des Herzmuskelgewebes während der Operation.

2.2.1 Mit Koronardurchblutung

Prinzip: Aufrechterhaltung des oxydativen Stoffwechsels.
Nachteil: Das Herz bleibt elektromechanisch aktiv, tonisiert und durchblutet. Dies kann zu operationstechnischen Problemen führen.

2.2.2 Ohne Koronardurchblutung

• **Ischämisch induzierter Herzstillstand**
Prinzip: Durch Abklemmen der Aorta ascendens eingeleiteter Herzstillstand infolge Energiemangels.
Bei kurzfristig intermittierenden Abklemmperioden im Rahmen der Koronarchirurgie kann durch das sogenannte „Precondition-

---

*ECMO: extrakorporale Membranoxygenierung
*ARDS: Adult respiratory distress syndrome

ing" eine Verlängerung der Wiederbelebungszeit erreicht werden.
Nachteil: Verbrauch intramyokardialer energiereicher Phosphatverbindungen und damit unkalkulierbare Ischämietoleranz.

- **Kardioplegie**

> Kardioplegie = wichtigstes und gebräuchlichstes Verfahren zum intraoperativen Myokardschutz!

Prinzip: Gezielte Elektrolytverschiebungen (Hyperkaliämie, Natriumentzug, Lokalanästhetika, Betablocker sowie Kalziumantagonisten) führen zur Membranstabilisierung und zur elektromechanischen Entkoppelung. Dies leitet einen Herzstillstand bei noch vorhandenen intramyokardialen Energievorräten ein (sogenannte Utilisationsinsuffizienz). Durch Kombination mit lokaler Hypothermie des Herzens sicherer Myokardschutz des stillstehenden und blutleeren Herzens bis zu über 2 Stunden.

2.3 Postperfusionssyndrom

Reaktion des gesamten Organismus auf die extrakorporale Zirkulation. Bedingt durch den Kontakt zwischen Blut und den Fremdoberflächen der EKZ kommt es zu einer Aktivierung aller korpuskulären Blutelemente mit Bildung von Mikrothromben und Endstrombahnverstopfung in Kombination mit Aktivierung des Gerinnungssystems, der Fibrinolyse sowie des Kallikreinsystems. Klinische Manifestationen sind transitorische Funktionsstörung des zentralen Nervensystems, der Nieren- und Lungenfunktion sowie des Abwehrsystems. Perfusionszeiten von mehr als 10 Stunden werden daher nur in Ausnahmefällen überlebt (Ausnahme: extrakorporale Langzeitoxygenierung mit verminderten Flußraten und Zuhilfenahme eines speziellen Membranoxygenators).

3 Mechanische Therapiemöglichkeiten bei myogenem Herzversagen

3.1 Intraaortale Ballonpumpe (IABP)

(Abb. 22.5 a,b)

Prinzip: EKG-synchronisierte „Gegenpulsation" eines intraaortal gelegenen Ballonkatheters. Rasches Kollabieren des Ballons während der Anspannungsphase des Herzens senkt den Aortendruck und damit die linksventrikuläre Nachlast (Abb. 22.5 a). Wiederaufblasen während der Diastole erhöht den Aortendruck und verbessert damit die Koronarperfusion (Abb. 22.5 b).
Technik: Einführen des Ballonkatheters (Volumen: 30–40 ml) über eine Femoralarterie bis in den proximalen Anteil der Aorta thoracalis descendens. Über elektronisch gesteuerte Pumpen wird der Ballon mit Helium betrieben.

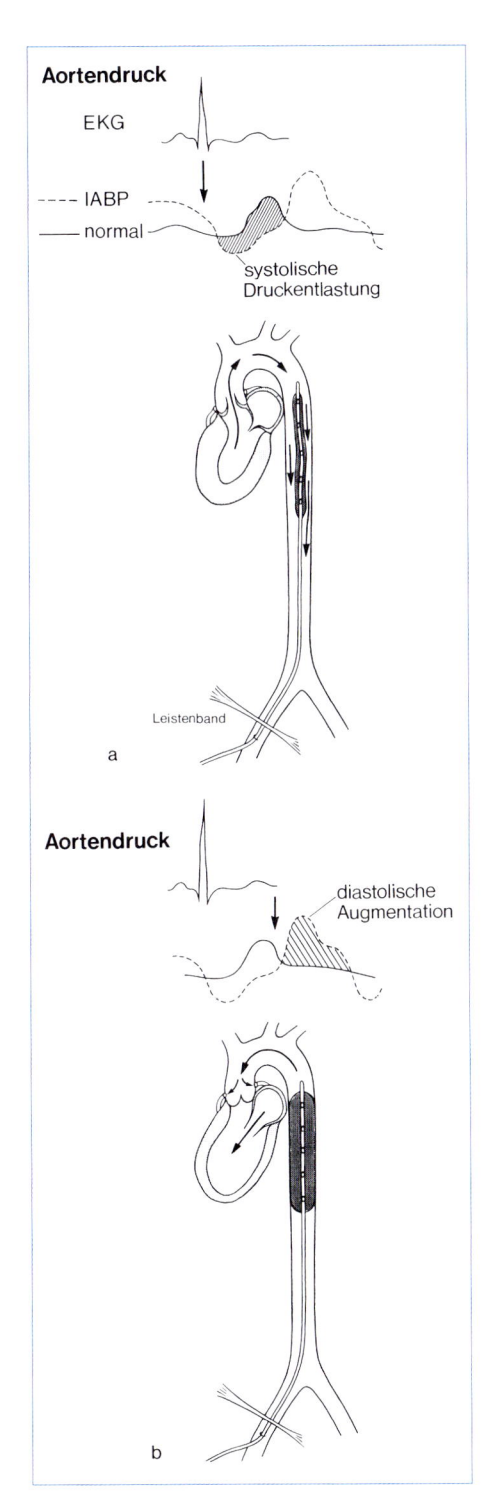

Abb. 22.5 a, b
Prinzip der **I**ntra**a**ortalen **B**allon**p**umpe (IABP)

Indikation: Medikamentös nicht beherrschbare isolierte Linksherzinsuffizienz (z. B. nach Herzoperationen, nach Myokardinfarkten oder während interventioneller Katheterprozeduren).
Kontraindikation: Aortenklappeninsuffizienz, Aortenbogenaneurysma, isolierte Rechtsherzinsuffizienz sowie das komplette Linksherzversagen, bei dem die Effektivität der IABP unzureichend ist.

3.2 Assistsysteme

Uni- bzw. biventrikuläre Blutpumpen, die mittels Entlastung eines oder beider Ventrikel eine definierte Menge des Herzminutenvolumens übernehmen.
Indikation: Nicht beherrschbares myokardiales Versagen in der postoperativen bzw. Postinfarktphase zur Erholung der Myokardfunktion bzw. zur Überbrückung (sog. „Bridging") bis zur Herztransplantation.
Anschlußprinzipien:
- Endovaskuläre Kreisel- bzw. Turbinenpumpe (sog. **„Hemopump"**): Perkutan über die Femoralarterie oder retrograd transvalvulär in den linken Ventrikel vorgeschobene Miniturbine, die mit hohen Umdrehungszahlen bis zu 5 Liter Blut aus dem linken Ventrikel in die Aorta ascendens pumpen kann. Temporär einsetzbar im Katheterlabor bzw. in der postoperativen Intensivmedizin (Abb. 22.6).
- **Linksherzunterstützung** (gebräuchlichstes Assist-devicesystem): Drainage über den linken Vorhof bzw. über die Spitze des linken Ventrikels und Retransfusion des gepumpten Blutes entweder in die Aorta ascendens oder in die Aorta abdominalis (Abb. 22.7).
- **Rechtsherzunterstützung:** Drainage über den rechten Vorhof und Zurückführung des gepumpten Blutes in die A. pulmonalis.
- Implantiertes **Kunstherz** mit externer Energie- und Antriebsquelle.

Fernziel: Ein Kunstherz, dessen Antriebs- und Energiequellen vollständig inkorporiert sind.

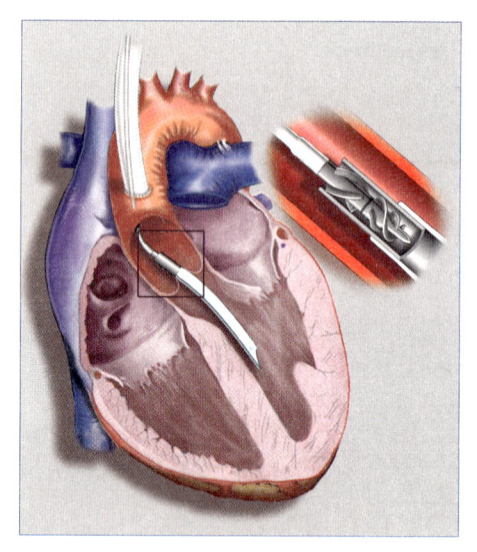

Abb. 22.6
Hemopump

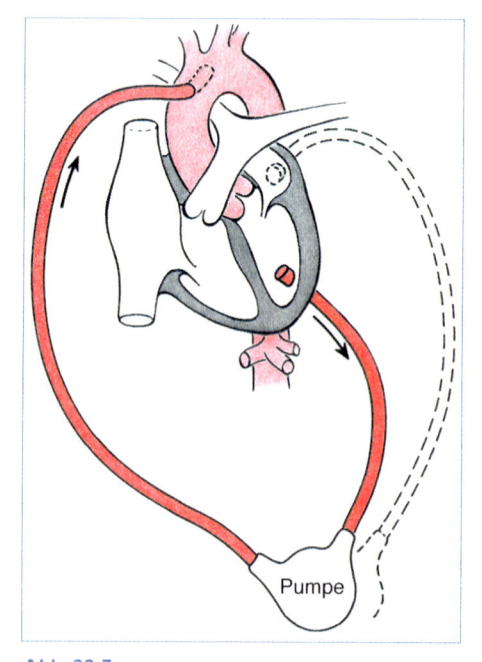

Abb. 22.7
Linksherz-Assistsystem.
Volumenentlastung des linken Ventrikels über einen transapikalen (1) bzw. atrialen (2) Zugang. Rückführung des Blutes in die Aorta ascendens

Kongenitale Herz- und thorakale Gefäßfehler

Tab. 22.2 Kongenitale Herz- und Gefäßfehler (Häufigkeit in %)

Ohne Kurzschluß	Aortenisthmusstenose	10
	Pulmonalstenose	8
	Aortenstenose	5
Links-Rechts-Kurzschluß (ohne Zyanose)	Ventrikelseptumdefekte	25
	Vorhofseptumdefekte	10
	Ductus arteriosus apertus Botalli	12
Rechts-Links-Kurzschluß (mit Zyanose)	Fallot-Tetralogie	14
	Transposition der großen Arterien	6
Übrige		10

4 Kongenitale Herz- und thorakale Gefäßfehler

Kongenitale Herz- und thorakale Gefäßfehler kommen bei 0,6 bis 0,8 % aller Lebendgeborenen vor und sind Folge von Entwicklungshemmungsmißbildungen in der frühen Schwangerschaft. Sie zählen damit zu den häufigsten angeborenen Fehlbildungen überhaupt (etwa 5.000 pro Jahr in Deutschland). Mehr als 80 % der angeborenen Herzfehler sind operabel (Tab. 22.2).

> Kongenitale Herz- und Gefäßfehler: Operation möglichst im Vorschulalter

4.1 Kongenitale Herz- und thorakale Gefäßfehler ohne Kurzschluß

4.1.1 Aortenisthmusstenose (Coarctatio) (Abb. 22.8)

Häufigkeit 10 %. Knaben : Mädchen = 2 : 1. Typisch ist die Kombination mit offenem Ductus arteriosus Botalli, VSD sowie einer valvulären Aortenstenose (bikuspidale Aortenklappe!). Je nach Lage zum Ductus Botalli Untergliederung in die seltenere „präduktale" und die häufigere (typische) „postduktale" Isthmusstenose.

- **Postduktale Aortenisthmusstenose** (Abb. 22.8 a)
  In der Kindheit oft asymptomatisch. Erst später Vollbild der Erkrankung mit Hypertonie der oberen Körperhälfte, Linksherzbelastung, frühzeitiger Zerebralarteriensklerose und aneurysmatisch dilatierten Interkostalarterien, die zu Rippenusuren führen können.

- **Präduktale Aortenisthmusstenose** (sog. infantile Form) (Abb. 22.8 b)
  Hypertonie der oberen Körperhälfte. Linksherzbelastung. Versorgung der unteren Körperhälfte vom rechten Herzen über A. pulmonalis und Ductus (bei fehlenden Septumdefekten sogar mit rein venösem Blut). Zyanose der unteren Körperhälfte, tastbare Femoralispulse! Schweres Krankheitsbild mit Links- und Rechtsherzinsuffizienz. Notfallmäßige Operation bereits in der Neugeborenenperiode erforderlich. Hohe Letalität (20–50 %).

> Hypertonie in der oberen Körperhälfte mit fehlenden oder schwachen Femoralispulsen: Aortenisthmusstenose?

OP-Indikation: Nach Diagnosestellung gegeben! Nur frühzeitige Operationen verhindern Zerebralsklerose (Apoplexie, bereits im Jugendalter), Linksherzversagen, Ruptur aneurysmatischer Interkostalarterien sowie die bakterielle Endokarditis (Aortitis). Die mittlere Lebenserwartung ohne Operation beträgt ca. 35 Jahre.

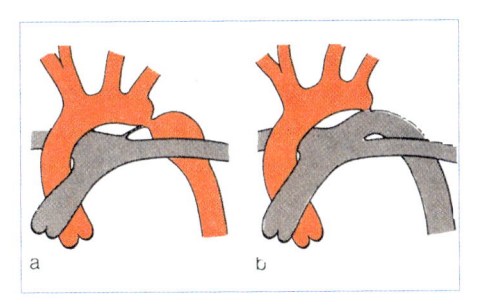

Abb. 22.8
Formen der Aortenisthmusstenose.
a „Postduktaler" Typ (umschriebene Enge im Breich des obliterierten Duktus[bandes])
b „Präduktaler" Typ (offener Ductus Botalli)

Operation (Abb. 22.9)
- Resektion mit End-zu-End-Anastomose (bei kurzstreckigen Stenosen) (Abb. 22.9 a)
- Resektion mit End-zu-End-Interposition einer Kunststoffprothese (bei längerstreckigen Stenosen) (Abb. 22.9 b)
- Patch-Erweiterung (Kunststoff-Patch bzw. Subklavia-Patch) in der Säuglingsperiode (Abb. 22.9 c)
- Prothesen-Bypass (in seltenen Fällen bei lokaler Inoperabilität).

Zugang: Laterale Thorakotomie links, in der Regel ohne EKZ. Intraoperative Komplikationen: In 0,4 % ischämische Rückenmarkschädigungen mit Paraplegie der unteren Körperhälfte sowie krisenhafte Hypertonie (jetzt auch in der unteren Körperhälfte), die in seltenen Fällen zur Mesenterialarteriitis und damit zur Darmgangrän führen kann. In seltenen Fällen kann es auch zur Rekurrensparese links kommen.

Ergebnisse:
- Neugeborenenperiode: Hohes Operationsrisiko (bis zu 20 %) bei Noteingriffen, Restenosierung in etwa der Hälfte der Fälle (seit Einführung der „Subclavian-flap"-Technik [Abb. 22.10] jedoch deutlich bessere Ergebnisse).
- Säuglings- und Kinderperiode: Niedriges Operationsrisiko (unter 1 %). Gute Spätergebnisse.

4.1.2 Aortenbogenanomalien (Aortenringsyndrom)

Kompression bzw. Umklammerung von Trachea und Ösophagus durch
- doppelten Aortenbogen
- rechtsseitig deszendierende Aorta in Kombination mit Ductus arteriosus Botalli bzw. Duktusband oder
- Arteria lusoria (A. subclavia dextra entspringt als letztes Gefäß aus dem Aortenbogen und zieht hinter Trachea und Ösophagus nach rechts).

Klinik: Dyspnoe, Stridor und Dysphagien vor allem beim Genuß fester Nahrung. Gefahr der Tracheomalazie!

OP-Indikation: Nach Diagnosestellung gegeben (z. T. Noteingriff).

Technik: Linkslaterale Thorakotomie, Entfesselung von Trachea und Ösophagus durch
- Durchtrennung des vorderen, in der Regel schwächeren Aortenbogens,
- Durchtrennung des Ductus arteriosus Botalli bzw. des Duktusbandes,
- Abtrennen der A. lusoria vom Aortenbogen (eine ausreichende Versorgung des rechten Armes ist über Kollateralgefäße gewährleistet).

Ergebnisse: Niedriges Operationsrisiko (unter 1 %), postoperativ jedoch häufig zunächst für einige Zeit Fortbestehen des Stridors bis zur Stabilisierung der Trachealwand. Gute Langzeitergebnisse.

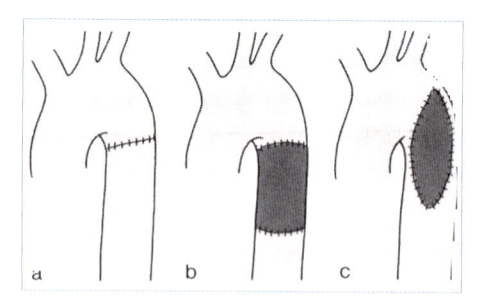

Abb. 22.9 a–c
Operationsprinzipien bei Aortenisthmusstenose

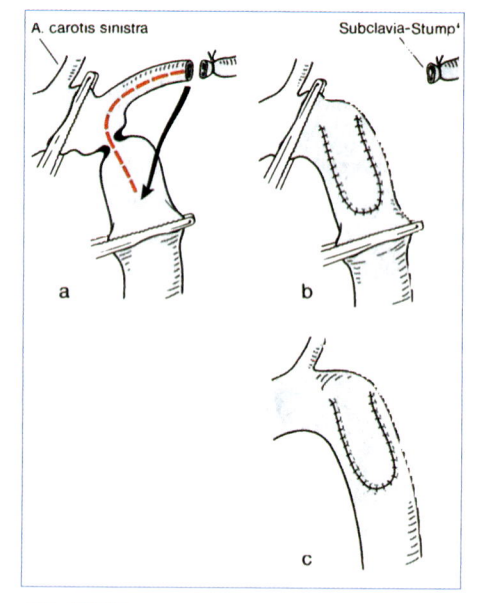

Abb. 22.10 a–c
„Subclavian-flap"-Technik (Patch-Erweiterung des Aortenisthmus durch A. subclavia sinistra)

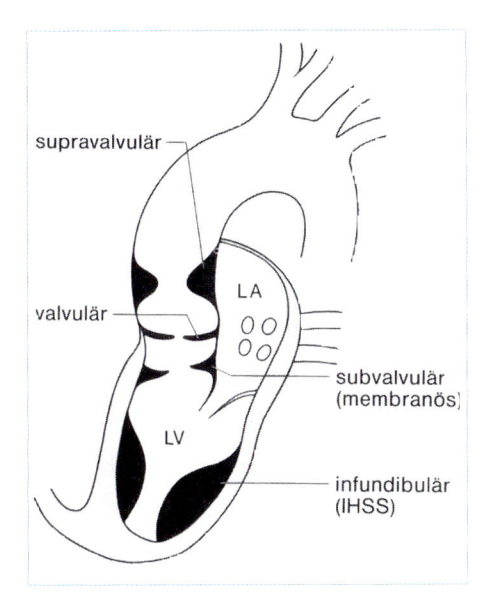

Abb. 22.11
Lokalisation der Stenosen des linksventrikulären Ausflußtraktes

4.1.3 Kongenitale Aortenstenosen

Stenosierung des linksventrikulären Ausflußtraktes in verschiedenen Ebenen – valvulär, sub- und supravalvulär (Abb. 22.11).

• **Kongenitale valvuläre Aortenstenose**
Häufigkeit: 5 %. Knaben: Mädchen = 4 : 1. Typische begleitende Mißbildungen: Coarctatio, offener Duktus.
Pathogenese: Verdickung des Klappengewebes und Verklebungen der Aortenklappenkommissuren führen zur „bikuspidalen Aortenklappe", der häufigsten Form angeborener Aortenstenosen. (Die nicht stenosierte „bikuspidale" Aortenklappe ist die wichtigste Ursache der „erworbenen" Aortenstenose des Erwachsenen).
Pathophysiologie: Druckbelastung der linken Kammer, Linkshypertrophie.

> Isolierte Klappenstenose: Poststenotische Dilatation!

Klinik: Bei hochgradiger Aortenklappenstenose bereits in der Neugeborenenperiode schweres Krankheitsbild. Typisch ist jedoch die subjektive Beschwerdefreiheit im Vorschulalter. Erst später Belastungsdyspnoe, Stenokardien, Rhythmusstörungen und Synkopen.
OP-Indikation: Linksventrikuläre Schädigungszeichen im EKG. Systolischer Druckgradient größer als 60 mmHg in Ruhe. Spätestens jedoch nach Auftreten von Angina pectoris, Rhythmusstörungen sowie Synkopen.
Op-Technik: Nach medianer Sternotomie Anschluß an die EKZ, supravalvuläre Eröffnung der Aorta ascendens und Kommissurotomie unter Sicht des Auges (Methode der Wahl).
Operationsrisiko: Hohes Risiko bei Notoperationen im Neugeborenen-/Säuglingsalter. Niedriges Risiko (1 %) bei elektiven Eingriffen im Kindes- und Jugendalter.
Spätresultate: In der Regel bleibt nach Kommissurotomie sowohl ein Restgradient als auch eine Klappeninsuffizienz zurück. Die erneute klinische Verschlechterung vom 10. postoperativen Jahr an ist typisch.
Ballonvalvuloplastien werden durch ein hohes Maß an Restenosen und in vereinzelten Fällen durch das Auftreten schwerer Aortenklappeninsuffizienzen überschattet und kommen daher nur noch in vereinzelten Fällen bei allgemeiner Inoperabilität zur Anwendung.

> Kommissurotomie: Nur Palliativmaßnahme

• **Subvalvuläre membranöse Aortenstenose**
Umschriebene Ausflußbahnstenose der linken Kammer durch eine Membran bzw. fibröse Leiste. Keine poststenotische Dilatation der Aorta ascendens. Systolikum und Schwirren wie beim VSD.
Häufigkeit: Subvalvuläre Aortenstenosen sind insgesamt selten.

Klinik, OP-Indikation und Ergebnisse: Wie bei valvulärer Aortenstenose, jedoch gute Spätresultate, da nur selten Rezidive auftreten.

- **Primär hypertrophische Kardiomyopathien**

Ätiologie: unbekannt, zur Hälfte familiär (nicht geschlechtsgebunden) vorkommend, zur Hälfte sporadisch (überwiegend das männliche Geschlecht betreffend) vorkommend.

Pathogenese: Asymmetrische Septumhypertrophie durch nicht arbeitsbedingte Hypertrophie pathologischer Muskelzellen.

Pathophysiologie: Linksventrikuläre Druckbelastung, in 30–50 % der Fälle mit begleitender Mitralklappeninsuffizienz infolge pathologischer Kontraktionsabläufe der Hinterwand- bzw. Papillarmuskulatur.

Klinik: In der Regel unauffälliges Vorschulalter. Erstes Auftreten von Belastungsdyspnoe, Rhythmusstörungen und Synkopen im Schulalter. Unbehandelt beträgt die mittlere Lebenserwartung 30–40 Jahre. Typisch ist der plötzliche Tod in jungen Jahren infolge von Rhythmusstörungen.

OP-Indikation: Angina pectoris, Zeichen der Ruheinsuffizienz trotz maximaler Beta-Rezeptorenblockade bzw. Kalziumantagonisierung (dies ist bei 25 % aller Patienten mit obstruktiver Kardiomyopathie der Fall).

Technik: Stets mit Anschluß an die EKZ. Transvalvuläre bzw. transventrikuläre Resektion der hypertrophischen Muskulatur, ggf. in Kombination mit einem Mitralklappenersatz. In Extremfällen kann u. U. nur mit Hilfe eines sog. „Apico-aortalen Conduit" (extraanatomische Gefäßprothese mit integrierter Kunstklappe zwischen der Spitze des linken Ventrikels und der benachbarten thorakalen Aorta) eine ausreichende Entlastung des linken Ventrikels erreicht werden.

Operationsrisiko: 3–10 %

Spätresultate: $2/3$ sind postoperativ gebessert bzw. beschwerdefrei. Nur bei gegebener Operationsindikation günstigere Lebenserwartung im Vergleich zur rein medikamentösen Therapie.

- **Supravalvuläre Aortenstenosen**

Häufigkeit: Weniger als 0,5 %.

Einteilung in lokalisierte und langstreckige (tubuläre) supravalvuläre Aortenstenosen. Häufig in Kombination mit zusätzlichen arteriellen Stenosen, vor allem im Bereich der Aortenbogenäste sowie der Mesenterial- und Nierenarterien. Typisch ist die Kombination mit supravalvulären Pulmonalstenosen.

Ätiologie: Am wichtigsten ist die idiopathische Hyperkalzämie (Fanconi*-Schlesinger*-Syndrom) in Verbindung mit einer Vitamin-D-Überempfindlichkeit, woraus in schweren Fällen das sog. „Williams*-Beuren*-Syndrom" entsteht (supravalvuläre Aorten-

---

*Guido Fanconi, Päd., Zürich, 1892–1979; *Bernard Schlesinger, Päd., London, 1896–1984

*J. C. Williams, Kard., Neuseeland; *Alois J. Beuren, Kard., Göttingen, 1919–1984

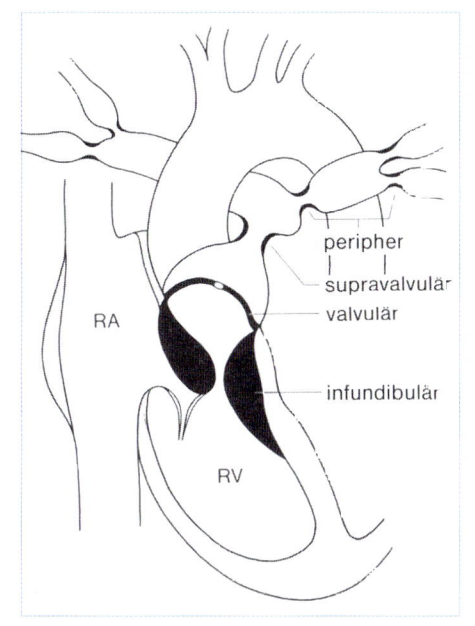

Abb. 22.12
Lokalisation der Stenosen des rechtsventrikulären Ausflußtraktes

stenose, supravalvuläre Pulmonalstenose, geistige Retardierung, Minderwuchs, Gesichtsdysplasie).

> Supravalvuläre Stenosierungen sind progredient

OP-Indikation: Spätestens nach Auftreten von Zeichen der Linksherzschädigung bzw. Linksherzinsuffizienz, Angina pectoris und Synkopen.
Op-Technik: Stets mit Hilfe der EKZ. Supravalvuläre Erweiterungsplastik (Kunststoff-Patch); bei langstreckigen, supravalvulären Stenosierungen ist eine ausreichende Entlastung des linken Ventrikels u. U. nur mit Hilfe eines „Apico-aortalen Conduit" möglich.
Operationsrisiko nur bei lokalisierten Stenosen niedrig.

4.1.4 Pulmonalstenosen

Häufigkeit: Isolierte Pulmonalklappenstenose 8 % aller kongenitalen Herz- und Gefäßfehler, bei weiteren 25–30 % kongenitaler Vitien als begleitende Mißbildung zusätzlich vorkommend. Knaben : Mädchen = 1 : 1. Untergliederung in valvuläre, sub- und supravalvuläre Pulmonalstenosen (Abb. 22.12).

> Pulmonalstenosen: Eingeschränkte Lungendurchblutung mit der Gefahr hypoxämischer Zustände

• **Isolierte, valvuläre Pulmonalstenose**
Häufigste Form der Pulmonalstenosen. Verklebung der Kommissuren. Kennzeichnend ist die poststenotische Dilatation der A. pulmonalis.
Klinik: In Abhängigkeit vom Stenosegrad und begleitenden kardialen Mißbildungen reicht das Spektrum von der klinisch asymptomatischen „leichten Pulmonalstenose" bis hin zur „kritischen Pulmonalstenose" des Neugeborenen mit intaktem Ventrikelseptum mit Rechtsherzversagen infolge fehlender Abflußmöglichkeit.
OP-Indikation: Systolischer Druckgradient von mehr als 50 mmHg in Ruhe. Rechtshypertrophie in Verbindung mit Schädigungszeichen im EKG.
Op-Technik: Kommissurotomie (Methode der Wahl). In der Regel mit Anschluß an die EKZ. Bei Noteingriffen in der Neugeborenen-/Säuglingsperiode u. U. ohne EKZ („geschlossene Kommissurotomie") nach Brock* (= instrumentelle Sprengung der Pulmonalklappe) oder Kommissurotomie unter Sicht des Auges. In neuerer Zeit ist bei isolierten, valvulären Pulmonalstenosen im Säuglings- und Kindesalter die perkutan-transvenöse Ballonkatheter-Dilatation eine effektive Alternativmethode zur Operation geworden.
Im Gegensatz zur valvulären Aortenstenose hat sich hier die Ballondilatation gut bewährt.

---

* Sir Russel Cl. Brock, Chirurg, London

> In der Regel sind Kinder mit Pulmonalstenosen häufig jahrelang beschwerdefrei

Operationsrisiko: Noteingriffe in der Neugeborenen-/Säuglingsperiode 10–20%, bei elektiven Eingriffen unter 1%.
Spätresultate: Reststenose bzw. Klappeninsuffizienz machen nur ausgesprochen selten einen Pulmonalklappenersatz erforderlich.

- **Subvalvuläre Pulmonalstenose**
  - **Infundibuläre Pulmonalstenose:** Obstruktion innerhalb der rechten Ausflußbahn durch sekundäre Hypertrophie der Crista supraventricularis, z. B. infolge valvulärer Pulmonalstenosen.
  - **Subinfundibuläre Pulmonalstenose:** Obstruktion unterhalb bzw. am Beginn des Infundibulums durch fibromuskuläre Verdickungen bzw. pathologische Muskelbündel, meistens infolge einer Fallot-Tetralogie bzw. bei Ventrikelseptumdefekten.

- **Supravalvuläre Pulmonalstenosen**
Selten isoliert. Fast ausschließlich im Rahmen komplexer Krankheitsbilder vorkommend, z. B. bei supravalvulären Aortenstenosen, Williams-Beuren-Syndrom, Fallot-Tetralogie. Einteilung der supravalvulären Pulmonalstenosen in zentrale Stenosen (Stamm- und Hauptäste der A. pulmonalis) und periphere Stenosen (Lappen- bzw. Segmentpulmonalarterienäste). Typisch sind poststenotische Dilatationen und – bei einseitigen Stenosen – die kompensatorische Dilatation der gesunden Seite.

> Zentrale, supravavuläre Pulmonalstenose: operabel
> Periphere Pulmonalstenose: inoperabel

Klinik, Operationsindikation, operative Therapie und **Ergebnisse** werden ganz überwiegend von den begleitenden bzw. zugrundeliegenden kongenitalen Herz- und Gefäßfehlern bestimmt.

4.2 Kongenitale azyanotische Herz- und Gefäßfehler mit Links-Rechts-Shunt

Pathophysiologie: Septumdefekte und Kurzschlußverbindungen im Bereich der großen herznahen Gefäße (z. B. Duktus) führen aufgrund der physiologischen Druck- und Widerstandsverhältnisse im allgemeinen zu einem Links-Rechts-Shunt mit pathologisch gesteigerter Lungendurchblutung (bei normalem Körperzeitvolumen).
Definition der Shunt-Größe bei Links-Rechts-Shunt: Derjenige Prozentanteil des gesamten Lungenstromvolumens, der über den Defekt rezirkuliert (Nicht-Prozentanteil des Körperstromvolumens!). Das heißt: Bei einem Links-Rechts-Shunt von 50% kommen 50% des gesamten Lungenstromvolumens über den

Kurzschluß, oder das Shuntvolumen erhöht den Lungendurchfluß auf ingesamt 200 %. Unter der Voraussetzung normaler Widerstandsverhältnisse im Lungenkreislauf beträgt bei einem HZV von 5 l/min im Körperkreislauf und einem Links-Rechts-Shunt von 50 % das Lungenstromvolumen insgesamt 10 l/min.

Vitien mit Links-Rechts-Shunt: Lungenstromvolumen beträgt ein Mehrfaches des Körperstromvolumens

Eisenmenger*-Reaktion: Irreversible Widerstandserhöhung im kleinen Kreislauf infolge eines kongenitalen Herz- oder Gefäßfehlers. Sie entwickelt sich bevorzugt bei Vitien mit großem Links-Rechts-Shunt und vor allem bei Einwirkung systemarteriellen Drucks auf die Pulmonalzirkulation. Ohne Operation entwickelt sie sich bei 25 % der Kinder mit einem VSD und bei 10 % mit einem Duktus innerhalb der ersten 2 Lebensjahre, dagegen nur bei 2–5 % der Kinder mit einem Vorhofseptumdefekt, da hier die systemarterielle Druckkomponente fehlt.

Vitien mit Links-Rechts-Shunt: Cave Shuntumkehr!
Nach Shunt-Umkehr: Inoperabilität.

4.2.1 Vorhofseptumdefekt

Häufigkeit: 10 %. Knaben : Mädchen = 1 : 2, Untergliederung:
- Ostium secundum-Defekt (ASD II)
- Ostium primum-Defekt (ASD I)
- Offenes Foramen ovale
- Sinus venosus-Defekt (Abb. 22.13)

- **Ostium secundum-Defekt (ASD II)**
Häufigster Vorhofseptumdefekt. Typisch ist die Kombination mit Fehleinmündung rechter Lungenvenen (25 %). Vereinzelt wird ein Mitralklappenprolaps beobachtet.
Pathophysiologie: Links-Rechts-Shunt. Volumenüberlastung des rechten Herzens, der Lungenstrombahn und des linken Vorhofes – nicht jedoch des linken Ventrikels! Normales Herz-Zeit-Volumen im Körperkreislauf! Keine systemarterielle Druckeinwirkung auf die Lungenstrombahn, daher nur relativ selten und verzögert auftretender pulmonaler Widerstandshochdruck.
Klinik: In der Regel weitgehende Symptomlosigkeit im Säuglings- und Vorschulalter. Beschwerden in Form gehäufter Bronchitiden; Dyspnoe und Leistungsinsuffizienz treten meist erst im Schulalter auf. Zeichen der Rechtsherzinsuffizienz und vor allem Vorhofrhythmusstörungen sind prognostisch ungünstigere Spätsymptome. Ohne Operation entwickelt sich nur bei 4 % innerhalb der ersten 20 Lebensjahre eine Eisenmenger-Reaktion, nach dem 40. Lebensjahr jedoch bei mehr als 40 %. Durchschnittliche Lebenserwartung ohne Operation: etwa 40 Jahre.

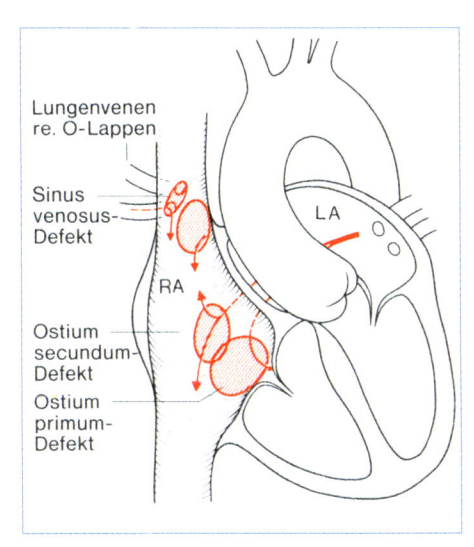

Abb. 22.13 Lokalisation der Vorhofseptumdefekte

*Viktor Eisenmenger, Arzt, Wien, 1864–1932

OP-Indikation: Asymptomatische Sekundumdefekte mit einem Links-Rechts-Shunt von mehr als 30 % sollten im Vorschulalter operiert werden! Bei deutlicher Herzvergrößerung, gehäuften Bronchitiden, Trinkschwäche und Gedeihstörungen trotz medikamentöser Therapie sowie bei beginnender Widerstandserhöhung im kleinen Kreislauf unabhängig vom Alter unmittelbar nach Diagnosestellung.

Technik: Mediane Sternotomie, Anschluß an die EKZ, Eröffnung des rechten Vorhofes, Defektverschluß durch Naht oder mit Hilfe eines Kunststoff-Flickens (Patch).

In jüngster Zeit hat sich in geeigneten Fällen der nicht operative Verschluß eines kleinen und in der Mitte des Septums gelegenen Sekundumdefektes mittels spezieller Kathetertechniken in Form eines Schirmverschlusses durch die interventionellen Kinderkardiologen in zunehmendem Maße bewährt.

Operationsrisiko: Bei elektiven Eingriffen unter 1 %. Steigendes Operationsrisiko mit Zunahme des pulmonalen Widerstandes sowie bei manifesten Vorhofrhythmusstörungen im Erwachsenenalter.

Spätresultate: Nach elektiven Eingriffen im Vorschulalter völlige Normalisierung der Hämodynamik und der Lebenserwartung! Unbefriedigend bei symptomatischen Patienten im Erwachsenenalter.

- **Ostium primum-Defekt (ASD I)**

Häufigkeit: 25 % aller Vorhofseptumdefekte (bei über 30 % dieser Kinder liegt zusätzlich eine Trisomie 21 [= Morbus Down*] vor). Im Gegensatz zum unkomplizierten ASD II ist der tiefer gelegene ASD I Bestandteil einer komplizierten Hemmungsmißbildung der Endokardkissen (auch Endokardkissendefekt oder Fehlbildung des Atrioventrikularkanals). Je nach Ausmaß der Fehlbildung im Bereich des Atrioventrikularkanals erfolgt eine vereinfachte Untergliederung in:

- **Partieller gemeinsamer AV-Kanal (eigentlicher ASD I-Defekt):** Tiefsitzender Vorhofseptumdefekt. Leichte Mißbildung der AV-Klappen in Form einer Spaltbildung im anterior-septalen Segel der Mitralklappe mit in der Regel leichter Mitralklappeninsuffizienz. Links-Rechts-Shunt nicht nur auf Vorhofebene, sondern auch zwischen dem linken Ventrikel und rechten Vorhof (über die Mitralklappeninsuffizienz).
- **Kompletter gemeinsamer AV-Kanal:** Fehlende Endokardkissenverschmelzung. Tiefsitzender Vorhofseptumdefekt, hochsitzender Ventrikelseptumdefekt, schwere Mißbildung im Bereich der AV-Klappen in Form eines gemeinsamen vorderen und hinteren Segels aus Anteilen beider Klappen. Dadurch Kurzschlußverbindungen auf Vorhof- und Ventrikelebene mit Druck- und Volumenüberlastung aller Herzhöhlen. Hohes Risiko einer früh auftretenden Eisenmenger-Reaktion (Abb. 22.14).

---

* John Langdon A. Down, 1828–1896, Arzt, London, beschrieb 1866 die klinischen Symptome der Trisomie 21

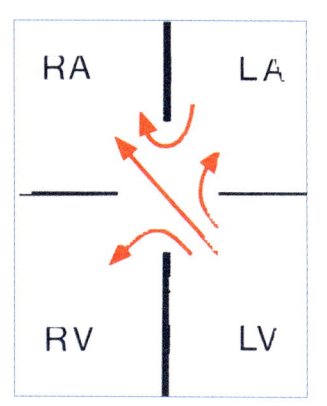

Abb. 22.14
Shuntmöglichkeiten beim kompletten AV-Kanal

Klinik der Primumdefekte: Herzinsuffizienz, respiratorische Insuffizienz, Gedeihstörungen.
OP-Indikation: Bei Herzinsuffizienz u. U. bereits im Neugeborenen-/Säuglingsalter gegeben.
Op-Technik: Stets mit Hilfe der HLM.
Partieller AV-Kanal: Patchverschluß des tiefsitzenden Vorhofseptumdefektes, Nahtverschluß des Spalts im septalen Mitralklappensegel.
Kompletter AV-Kanal: Trennung der gemeinsamen AV-Klappe in einen Mitral- und Trikuspidalklappenanteil. Einnähen eines zweiteiligen Patches zum kombinierten Vorhof- und Ventrikelseptumdefektverschluß. Anheften der getrennten AV-Klappenanteile am dazwischen liegenden Patch.
Operationsrisiko:
Partieller AV-Kanal: Niedriges Risiko (vergleichbar mit ASD II).
Kompletter AV-Kanal: Vor allem bei Noteingriffen hohes Risiko, bei elektiven Eingriffen im Vergleich zu früheren Jahren jetzt auch im Säuglingsalter zu verantworten (unter 10 %). Jenseits des Säuglingsalters unter 5 %. In vereinzelten Fällen AV-Blockierungen durch Verletzung des AV-Knotens bzw. His*-Bündels.
Spätresultate: Vor allem abhängig vom Ausmaß der postoperativen Mitralklappeninsuffizienz. Bis zu 30 % aller Primumdefekte weisen postoperativ eine hämodynamisch wirksame Mitralklappeninsuffizienz auf.

• **Offenes Foramen ovale**
25 % aller Menschen haben ein für eine Sonde passierbares Foramen ovale (anatomisch offen), jedoch nur etwa 5 % aller funktionell wirksamen Vorhofseptumdefekte gehen auf ein offenes Foramen ovale zurück.
Pathophysiologie, Klinik, OP-Indikation, Therapie und **Ergebnisse:** s. ASD II

• **Sinus venosus-Defekt**
Hochsitzender Vorhofseptumdefekt, der in über 90 % mit partieller Fehleinmündung einer oder mehrerer rechter Lungenvenen einhergeht.
Op-Technik: Vorhofseptumdefektverschluß in Kombination mit funktioneller Verlagerung der Lungenveneneinmündung von „rechts" nach „links".
Pathophysiologie, Klinik, OP-Indikation, Therapie und **Ergebnisse:** s. ASD II

---

*Wilhelm His, jun., Int., Göttingen, 1863–1934

4.2.2 Ventrikelseptumdefekte (VSD) (Abb. 22.15)

Häufigkeit: 25 % isoliert, 25 % in Kombination mit anderen kardiovaskulären Fehlbildungen. 25 % der kleineren Defekte verschließen sich innerhalb der ersten drei Lebensjahre spontan, ein weiteres Drittel verkleinert sich.

Pathophysiologie: Links-Rechts-Shunt in Kombination mit systemarterieller Druckeinwirkung auf den kleinen Kreislauf, bei 25 % der Patienten muß daher mit einer Eisenmenger-Reaktion gerechnet werden. Ohne operative Therapie beträgt die mittlere Lebenserwartung 40 Jahre.

> Einteilung der Ventrikelseptumdefekte nach Größe des Links-Rechts-Shunts und pulmonalen Gefäßwiderstandes
>
> - **Gruppe 1:** Links-Rechts-Shunt kleiner als 40 %, normale Drücke im kleinen Kreislauf. In der Regel keine OP-Indikation.
>   **Klinik:** Normale Entwicklung und Leistungsfähigkeit.
> - **Gruppe 2:** Links-Rechts-Shunt größer als 40 %, gering bis mittelgradige shuntbedingte Druckerhöhung im kleinen Kreislauf, ideale Operationsvoraussetzungen, elektive Eingriffe im Vorschulalter.
>   **Klinik:** Gedeihstörungen, Dyspnoe, Bronchitiden, Leistungseinschränkungen.
> - **Gruppe 3 a:** Links-Rechts-Shunt größer als 40 % mit hochgradiger, shuntbedingter, noch reversibler Druckerhöhung im kleinen Kreislauf. Noch operabel, u. U. Operation bereits im Säuglingsalter.
>   **Klinik:** s. Gruppe 2
> - **Gruppe 3 b:** Links-Rechts-Shunt kleiner als 40 % bzw. schon Rechts-Links-Shunt (Kreuzshunt) infolge Widerstandserhöhung im kleinen Kreislauf (Eisenmenger-Reaktion). Inoperabel.
>   **Klinik:** Zyanose, Rechtsinsuffizienz und Rhythmusstörungen, durch Abnahme des Links-Rechts-Shunts weniger bronchopulmonale Komplikationen.

Op-Technik: Stets mit EKZ, in der Regel Patch-Verschluß des Defektes, entweder vom rechten Vorhof durch die Trikuspidalklappe hindurch (transatrial) oder nach Eröffnung der rechtsventrikulären Ausflußbahn (transventrikulär).

Operationsrisiko: Hohes Risiko bei Notoperationen innerhalb der ersten 6 Lebensmonate (bis zu 30 %). Bei allen elektiven Eingriffen unter 4 %. In seltenen Fällen kann es zur Störung der AV-Überleitung durch Verletzung des AV-Knotens bzw. des His-Bündels mit totalem AV-Block kommen.

Spätresultate: Nach rechtzeitiger Korrekturoperation normale Leistungsfähigkeit und Lebenserwartung. In etwa 10 % jedoch ist ein Zweiteingriff infolge VSD-Rezidivs bzw. eines Restdefektes erforderlich. Typisch ist ein postoperativer Rechtsschenkelblock.

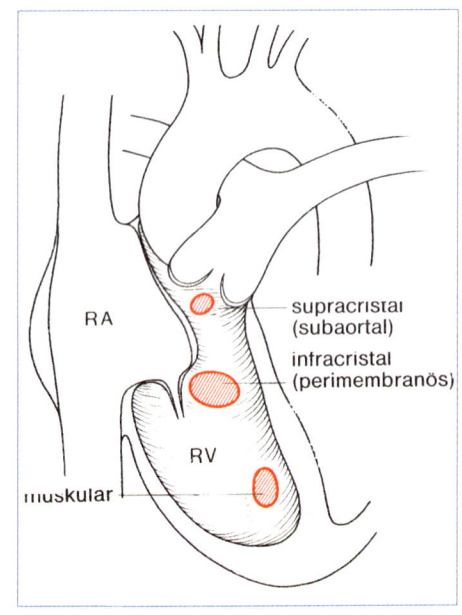

Abb. 22.15
Typische Lokalisation der Ventrikelseptumdefekte

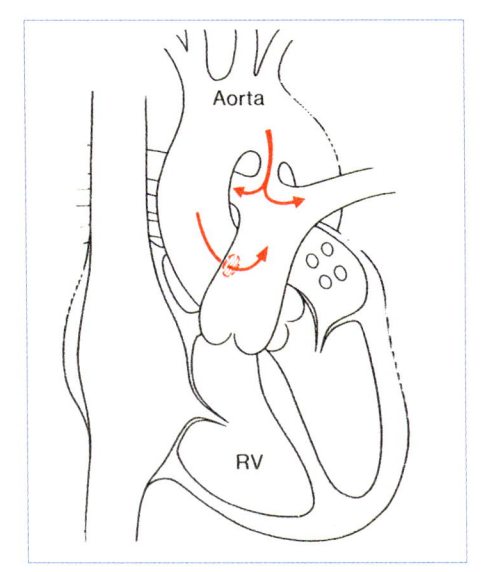

Abb. 22.16
Lokalisation des Ductus Botalli (oben) und Lokalisation des aorto-pulmonalen Fensters (unten)

4.2.3 Persistierender Ductus arteriosus Botalli* (PDA)
(Abb. 22.16)

Häufigkeit: 12% isoliert, 15% als begleitende Fehlbildung bei anderen kongenitalen Vitien. Knaben: Mädchen 1:2.
Ätiologie:
- Bei Kindern mit postpartaler Hypoxie sowie bei 80% aller Frühgeborenen bleibt die postpartale Obliteration des Ductus aus.
- Bei reifen Neugeborenen persistiert der Ductus dagegen möglicherweise wegen einer besonderen histologischen Struktur der Ductuswand.
- Bei einer anderen Gruppe von reifen Neugeborenen ist der persistierende Ductus nicht Ursache, sondern Folge eines persistierenden pulmonalen Hochdruckes durch mangelhafte Involution der embryonalen Mediahypertrophie im Bereich der Lungenarteriolen und einem der Fetalzeit entsprechenden Rechts-Links-Shunt (persistierende fetale Zirkulation). Bei Vitien mit pathologisch verminderter Lungendurchblutung kann ein offener Duktus von lebenserhaltender Bedeutung sein.

Pathophysiologie: Links-Rechts-Shunt-Vitium mit Volumenbelastung der Lungen, des linken Herzens und Einwirkung systemarteriellen Drucks auf die Lungenstrombahn mit der Gefahr einer Eisenmenger-Reaktion.
Klinik: Gedeihstörungen, Bronchitiden, Dyspnoe, Leistungsschwäche. Ohne operative Behandlung sterben Kinder mit einem großen Duktus zu etwa 30% bereits in der Säuglingsperiode. Ohne Operation würde sich bei weiteren 10% eine Eisenmenger-Reaktion entwickeln. Mittlere Lebenserwartung ohne Operation: 30 Jahre. Nach erfolgter Shunt-Umkehr tritt eine sichtbare Zyanose vor allem im Bereich der unteren Körperhälfte auf.

> Auch ein kleiner Duktus muß verschlossen werden!

OP-Indikation: Bei Frühgeborenen mit Atemnotsyndrom (auch bei einem Geburtsgewicht von weit unter 1000 g) und bei Kindern mit kardiorespiratorischer Insuffizienz sofort nach Diagnosestellung. Ansonsten noch innerhalb des Vorschulalters.
Op-Technik: Linkslaterale Thorakotomie, in der Regel ohne Anschluß an die EKZ. Ligatur des Duktus bei Frühgeborenen, ansonsten stets Durchtrennung mit Übernähung der beiden Stümpfe (zur Vermeidung einer Rekanalisierung). Wie auch beim Verschluß des Sekundum-Defektes haben sich hier Kathetertechniken zum intraluminalen Verschluß des Duktus im Neugeborenen- bzw. Kindesalter zunehmend durchgesetzt.
Operationsrisiko: Im allgemeinen liegt das Risiko bei isolierten Duktusoperationen deutlich unter 1%.
Medikamentöse Therapie: In Einzelfällen ist es in der Neugeborenenperiode möglich, durch Einwirkungen von Pharmaka

---

* Leonardo Botallo, 16. Jahrh., Italien. Anatom und Chirurg, Erstbeschreiber einer Verbindung zwischen Aorta und A. pulmonalis

operative Eingriffe zu vermeiden. Indometacin (Amuno®) kann u. U. den Duktus definitiv verschließen, Prostaglandin E_1 zumindest temporär offen halten.
Spätresultate: In der Regel normale Lebenserwartung und Leistungsfähigkeit.

4.3 Kongenitale Herzfehler mit Zyanose

Rechts-Links-Shunt: Überlauf von venösem Blut in den arteriellen Teil des Körperkreislaufes und Verminderung des Lungenstromvolumens um diesen Betrag. Andererseits erhöht sich aufgrund der peripheren Widerstandsverhältnisse das Körper-HZV nicht. Kongenitale Herz- und Gefäßfehler mit zentraler Zyanose untergliedern sich in Abhängigkeit vom Ausmaß der Lungendurchblutung in eine Gruppe mit pathologisch verminderter Lungendurchblutung (z. B. Fallot-Tetralogie) und in eine zweite Gruppe mit pathologisch vermehrter Lungendurchblutung (z. B. Transposition der großen Arterien, Truncus arteriosus persistens).

4.3.1 Fallot*-Tetralogie (Tetrade)

Häufigkeit: 14 %. Die Namensgebung (Tetrade) ergibt sich aus einer Kombination von vier zusammenhängenden Fehlbildungen (Abb. 22.17 a):
1. Valvuläre bzw. infundibuläre Pulmonalstenose mit
2. konsekutiver Rechtsherzhypertrophie,
3. Ventrikelseptumdefekt mit
4. überreitender Aorta.

Pathophysiologie: Minderperfusion der Lungen mit Rechts-Links-Shunt auf Ventrikelebene (zentrale Zyanose). Valvuläre und infundibuläre Pulmonalstenose kommen meistens gemeinsam vor. Durch den Rechts-Links-Shunt auf Ventrikelebene leistet der rechte Ventrikel einen Teil der peripheren Druck- und Volumenarbeit, während der linke Ventrikel infolge des über die Lungen vermindert angebotenen Volumens relativ unbelastet und klein bleibt.

> Fallot-Tetralogie: Zyanose erst ab 6. Lebensmonat!

Klinik: Häufig sind die Kinder zunächst in der postpartalen Phase azyanotisch, da sich die rechtsventrikuläre Ausflußbahnobstruktion erst während der Säuglingszeit verstärkt und bei etwa 30 % der Duktus zunächst noch offen bleibt. Eine sichtbare Zyanose mit Anstieg des Hämatokrits (Polyglobulie) tritt regelhaft erst in der zweiten Hälfte des ersten Lebensjahres auf, hypoxämische Anfälle in Form von Synkopen, Apnoe und Krämpfen dagegen

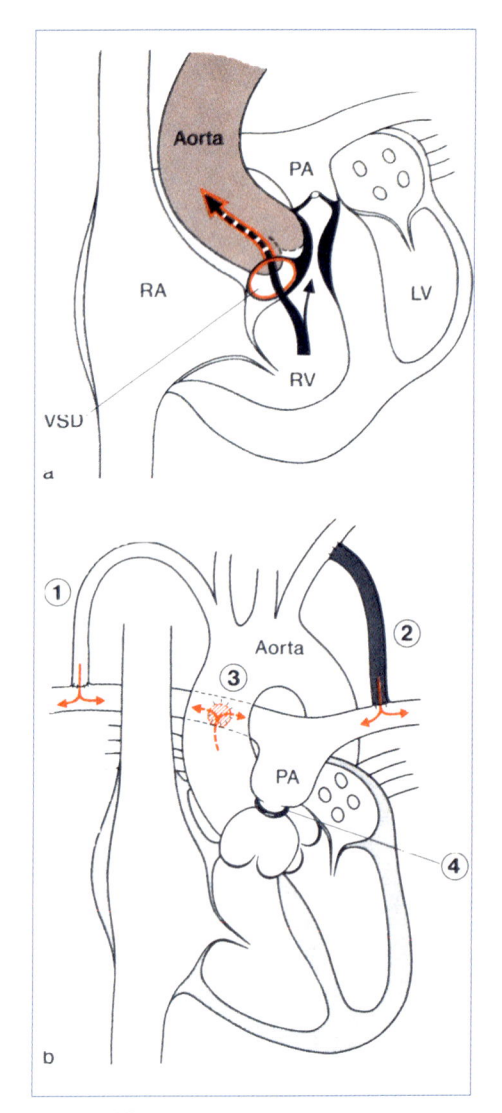

Abb. 22.17
Fallot-Tetralogie. **a** Schema, **b** Operationsverfahren zur Verbesserung der Lungenperfusion:
1. Blalock*-Taussig*-Shunt
2. Modifzierter BL-T-Shunt (Gefäßprothese)
3. Waterston*-Anastomose
Zur Verminderung der Lungenüberflutung:
4. Banding

*Alfred Blalock, Chir. Baltimore, 1899–1944
*Helen Taussig, Pad., Baltimore
*D. J. Waterston, engl. Chirurg

---

* Etienne Louis A. Fallot, 1850–1911, beschrieb 1888 die Tetrade, zu dieser Zeit war er als Prof. für Hygiene und Gerichtsmedizin in Marseille tätig

meist schon zwischen dem 3. und 4. Monat. Typisch ist die reflektorisch eingenommene sog. „Hockstellung", die wahrscheinlich über eine Erhöhung des peripheren Gefäßwiderstandes mit Verminderung des Rechts-Links-Shunts zu einer verbesserten Lungenperfusion führt.

OP-Indikation: Hypoxämische Anfälle, Zeichen der Rechtsherzinsuffizienz, Anstieg des Hämatokrits auf über 60 % (reaktive Polyglobulie).

Therapie:
- **Palliativoperation:** zur Verbesserung der Lungenperfusion. Indikation bei ungünstigen anatomischen Voraussetzungen innerhalb der ersten 6 Lebensmonate (Hypoplasie der rechten Ausflußbahn bzw. des Pulmonalisstamms, abnormer Verlauf der linken Koronararterie über die Ausflußbahn der rechten Kammer, kleine linke Kammer).
  - Systempulmonale Shunt-Operationen (z. B. Blalock-Taussig-Anastomose zwischen A. pulmonalis und A. subclavia, bzw. Waterston-Anastomose zwischen Aorta ascendens und A. pulmonalis (Abb. 22.17 b).
  - Transventrikuläre instrumentelle Pulmonalkommissurotomie (Operation nach Brock ohne Anschluß an die EKZ).
- **Korrekturoperation:** Im allgemeinen wird jedoch die primäre Korrekturoperation auch innerhalb des ersten Lebensjahres empfohlen, um die mit der Zeit zunehmende Ausflußbahnobstruktion der rechten Kammer zu verhindern und die höhere kumulative Letalität von Palliativ- und Korrekturoperationen zu vermeiden.

  Durchführung stets mit Anschluß an die EKZ. Nach medianer Sternotomie Eröffnung der rechten Ausflußbahn, VSD-Patchverschluß, Resektion der Ausflußbahnstenose, Pulmonalklappenkommissurotomie, u. U. Spalten des Pulmonalklappenringes und Erweiterung der A. pulmonalis. Verschluß der Ausflußbahneröffnung mit einem Erweiterungspatch.

Operationsrisiko: 5–15 % bei Eingriffen innerhalb des ersten Lebensjahres. Bei elektiven Eingriffen im Vorschulalter unter 5 %.

Spätresultate: Mittlere körperliche Belastungen sind möglich, eine normale Leistungsbreite kann jedoch nicht erreicht werden (Belastungsinsuffizienz des rechten Herzens durch verbleibende Restgradienten im Ausflußtrakt, Pulmonalklappeninsuffizienzen durch den häufig eingenähten Ausflußbahnerweiterungspatch).

4.3.2 Komplette Transposition der großen Arterien (TGA) (Abb. 22.18)

Häufigkeit: 6 % aller kongenitalen Herz- und Gefäßfehler.
Pathophysiologie: Zentrale Zyanose mit vermehrter Lungendurchblutung. Eine vorn gelegene Aorta entspringt aus einem morphologisch rechten Ventrikel und eine hinten gelegene Pulmonalarterie aus einem morphologisch linken Ventrikel. Da die Vorhöfe mit ihren jeweiligen Ventrikeln verbunden sind, leitet die Aorta venöses Blut in den Körperkreislauf und die A. pulmonalis

arterielles Blut in den Lungenkreislauf. Die beiden Kreisläufe bei TGA sind also parallel und nicht hintereinander geschaltet! (Abb. 22.19). Nur bei vorhandenen Kurzschlußverbindungen (ASD, VSD, PDA) ist ein Überleben möglich.

Wichtigste begleitende Fehlbildungen sind in 40 % ein isolierter Ventrikelseptumdefekt, in 25 % Ventrikelseptumdefekte in Kombination mit valvulärer bzw. subvalvulärer Pulmonalstenose, d. h. linksventrikuläre Ausflußbahnobstruktion.

Klinik: In der Regel erzwingt die schwere Zyanose bereits innerhalb der Neugeborenenperiode Diagnostik und erste Therapie.

Palliativtherapie: Wichtigste Maßnahme in der Neugeborenenphase bei Kindern mit TGA: Vergrößerung bzw. Neuschaffung eines Vorhofseptumdefektes zur Verbesserung der interatrialen Blutdurchmischung mit Hilfe der „Ballonatrioseptostomie" nach Rashkind.

Korrekturoperationen: Indikation: Unabhängig von der vorliegenden Zyanose, metabolischen Azidose und Herzinsuffizienz wird heutzutage trotz ausreichender interatrialer Verbindung die anatomische Korrektur-Operation (sog. „Switch-Operation") bereits im Neugeborenenalter favorisiert.

Op-Technik: Wiederherstellung normaler Blutströme durch Austausch von Aorta und A. pulmonalis oberhalb der Klappenebene in Kombination mit Verpflanzung der Koronararterienostien von funktionell rechts nach links (Abb. 22.20 a,b).

Die Korrektur-Operation nach dem Prinzip der sog. "Vorhofumkehr" (Operationen nach Mustard* bzw. Senning*) sind heute weitgehend zugunsten der anatomischen Korrektur verlassen worden.

Operationsrisiko: Unter 10 % bei Vorhofumkehroperationen, noch deutlich höheres Risiko bei der anatomischen Korrektur.

Spätresultate: Nach Vorhofumkehroperationen werden die Ergebnisse vor allem von der spät auftretenden Rechtsherzinsuffizienz überschattet. Demgegenüber sind die ersten Spätresultate nach der Switch-Operation so ermutigend, daß es trotz der gegenwärtig noch hohen Operationsletalität gerechtfertigt erscheint, den Weg zur anatomischen Korrektur weiter zu verfolgen.

4.3.3 Totale Fehleinmündung aller Lungenvenen (TAPVD)

Häufigkeit: 2–3 %. Unter den Shuntvitien nimmt die Totale anomale Pulmonalvenen-Drainage (TAPVD) wegen ihrer besonderen anatomischen und pathophysiologischen Situation eine Sonderstellung ein.

Pathophysiologie: Fehlende Verbindung zwischen Lungenvenen und dem linken Vorhof, statt dessen Verbindung der Lungenvenen indirekt über das Körpervenensystem bzw. direkt mit dem rechten Vorhof. Die Verbindung zum linken Vorhof erfolgt über einen Vorhofseptumdefekt.

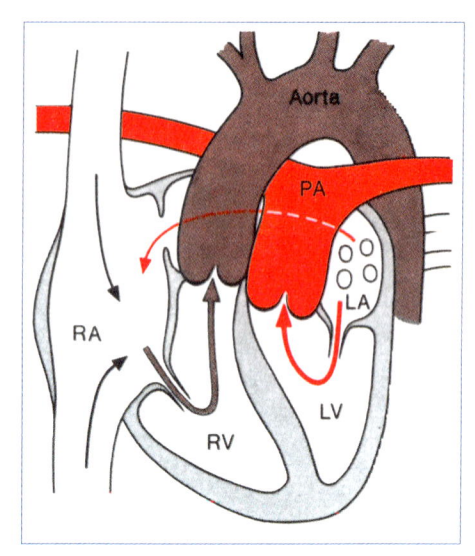

Abb. 22.18
Komplette Transposition der großen Arterien

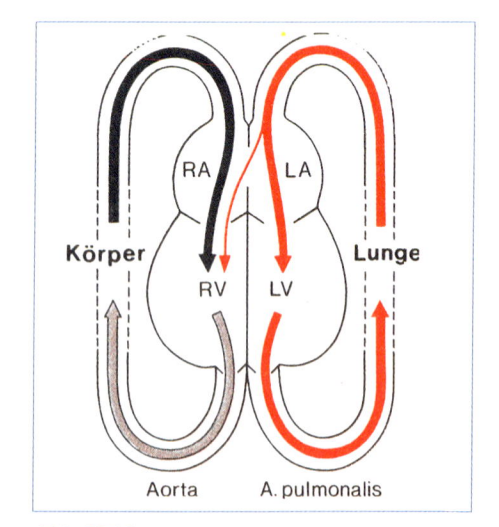

Abb. 22.19
Kreislaufprinzip bei kompletter Transposition der großen Arterien

---

* W.T. Mustard, A. Senning, Herzchirurgen

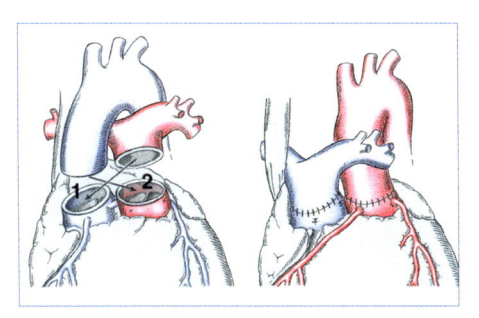

Kongenitale Herz- und thorakale Gefäßfehler

Abb. 22.20 a,b
Prinzip der Switch-Operation.
a Anterior liegende Aorta und posterior liegende Pulmonalarterie.
b Verlagerung der Pulmonalarterie nach vorn und rechts, der Aorta nach dorsal und links.
1 = Aortenwurzel/-klappe, **2** = Pulmonaliswurzel/-klappe

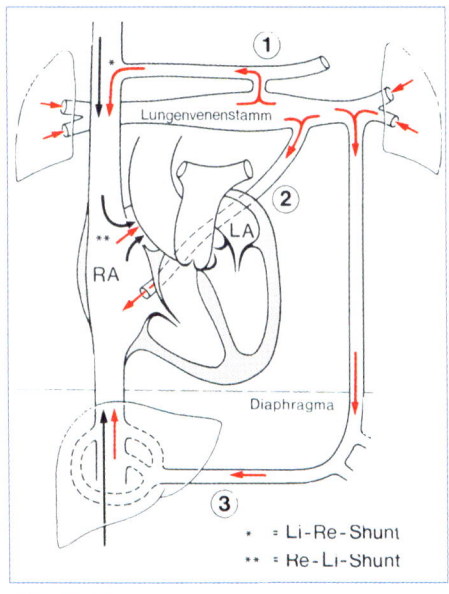

Abb. 22.21
Shuntverhältnisse bei verschiedenen Formen der totalen Fehleinmündung aller Lungenvenen

Einteilung in
- suprakardialer Typ (Drainage in die obere Hohlvene) (Abb. 22.21,1)
- kardialer Typ (Drainage über den Koronarvenensinus bzw. direkt in den rechten Vorhof) (Abb. 22.21,2)
- infrakardialer bzw. infradiaphragmaler Typ (Drainage über ein gemeinsames Gefäß unterhalb des Zwerchfells in die Pfortader) (Abb. 22.21,3).

Die Mischung des Lungenvenenblutes mit dem Körpervenenblut führt zunächst zu einem Links-Rechts-Shunt, danach kommt es jedoch durch den Abfluß des Mischblutes über den Vorhofseptumdefekt zum linken Vorhof und damit in den Körperkreislauf zu einem **Rechts-Links-Shunt mit zentraler Zyanose!** Das Shuntvolumen auf Vorhofebene entspricht dem Körper-HZV.
Klinik: Schweres Krankheitsbild mit Zyanose, Lungenödem und Low-output-Syndrom und hoher Letalität bereits in der Neugeborenenperiode.
OP-Indikation: Unmittelbar nach Diagnosestellung gegeben, da weiteres Abwarten die Prognose verschlechtert.
Palliativtherapie: Bei zu kleinem Vorhofseptumdefekt kann mit Hilfe der Ballonatrioseptostomie (Rashkind) die Lungenstauung vermindert und das Körper-HZV erhöht werden.
Korrekturoperation: Stets mit Hilfe der EKZ. Prinzip: Bilden einer Anastomose zwischen dem gemeinsamen Lungenvenenstamm und dem linken Vorhof, Verschluß des Vorhofseptumdefektes.
Operationsrisiko: Meist Notoperationen in der Säuglingsperiode mit kompliziertem intra- und unmittelbar postoperativem Verlauf. Letalität 15–50 %! Häufig langfristige postoperative Nachbeatmung erforderlich.
Spätresultate: Bei einem Teil der überlebenden Kinder durch verbleibende anatomische und funktionelle Lungenvenenobstruktionen unbefriedigend.

4.4 Seltenere kongenitale Herz- und Gefäßfehler

Kleine Gruppen operabler Fehlbildungen, die z. T. noch vor wenigen Jahren als inoperabel galten und in der Regel bereits in der Säuglingsperiode zu Notoperationen zwingen.
Häufigkeit: Jeweils weniger als 1 %.
- **Aorto-pulmonales Fenster** (s. Abb. 22.16)
  Supravalvuläre „fensterartige" Kommunikation zwischen Aorta ascendens und A. pulmonalis. Nahezu ungehinderte systemarterielle Druck- und Volumenbelastung der Lungenstrombahn (wie bei einem großen Duktus). Hohes Risiko einer Eisenmenger-Reaktion!

- **Ursprung der linken Koronararterie aus der A. pulmonalis (Bland*-White*-Garland*-Syndrom)**
  Pathologischer Abgang der linken Koronararterie aus der A. pulmonalis und Versorgung des linksventrikulären Myokards mit venösem Blut bei normalem Abgang der rechten Koronararterie aus der Aorta. Klinischer Verlauf und Ausmaß der linksventrikulären Mangelversorgung sind im wesentlichen von der Kollateralzirkulation zwischen beiden Koronararterien abhängig.
- **Truncus arteriosus persistens (T. a. communis)**
  Ausgebliebene Trennung zwischen Aortenwurzel und A. pulmonalis. Ursprung einer einzigen großen Arterie (Truncus) oberhalb eines großen Ventrikelseptumdefektes aus dem Herzen. Beide Kammern entleeren sich in den Truncus, der eine gemeinsame Semilunarklappe hat und aus dem die Aorta, Koronararterien und Pulmonalarterien abgehen. Hämodynamische Folgen sind: Zentrale Zyanose, Druckbelastung der rechten Kammer (großer VSD!) und eine in der Regel vermehrte Lungendurchblutung mit hohem Risiko einer Eisenmenger-Reaktion.
- **Trikuspidalatresie**
  Fehlende Kommunikation zwischen rechtem Vorhof und rechter Kammer. Die Drainage des Hohlvenenblutes ist nur über eine Lücke im Vorhofseptum zum linken Vorhof möglich. Hier Vermischung mit dem Lungenvenenblut und Abstrom des Mischbluts einerseits in die Aorta (zentrale Zyanose) und andererseits über einen meist vorhandenen Ventrikelseptumdefekt in die Lungenstrombahn. Die Lungendurchblutung ist abhängig von der Größe des Ventrikelseptumdefektes, dem Ausmaß der – häufig vorhandenen – valvulären und infundibulären Pulmonalstenose, einem offenen Duktus und vor allem von einer etwaigen Transpositionsstellung der großen Arterien. In über 75 % aller Fälle liegt jedoch eine ausgeprägte zentrale Zyanose mit stark verminderter Lungendurchblutung vor.

5 Erworbene Herz- und thorakale Gefäßfehler

Im Vergleich zu kongenitalen Fehlbildungen treten erworbene Herzerkrankungen wesentlich häufiger auf. Während die erforderliche Operationsfrequenz bei kongenitalen Vitien bei 40 bis 50 pro 1 Mill. Einwohner pro Jahr liegt, beträgt sie rund 100 bei Klappenfehlern und 800 bis 1.000 bei koronarer Herzkrankheit. Nachdem seit mehr als 40 Jahren nahezu alle Klappenoperationen mit Hilfe der Herz-Lungen-Maschine nach medianer Sternotomie durchgeführt worden sind, werden in zunehmendem Maße Aorten- bzw. auch Mitralklappenoperationen nach minimaler Thorakotomie im Sinne der minimal-invasiven Technik mit Einsatz der Herz-Lungen-Maschine operiert.

---

*Edward F. Bland; Paul White, 1886–1973; Hugh Garland, amerik. Kardiol.

5.1 Ursachen, Klinik und Therapiegrundsätze

5.1.1 Pathogenese

Erworbenen Klappenfehlern kann zugrunde liegen:
- **Eine rheumatische Endokarditis:** Nichtbakterielle Klappenerkrankung als Folge immunologischer Reaktionen im Rahmen eines rheumatischen Fiebers (Durchschnittsalter bei Krankheitsbeginn 5–15 Jahre). In 66% der Fälle ist die Mitralklappe, in 10% die Aortenklappe allein und in 20% sind beide Klappen befallen. Die typische Funktionsstörung der rheumatisch erkrankten Klappe ist eine Stenose, die von einer durch narbige Schrumpfung bedingten Insuffizienz begleitet werden kann.
- **Eine bakterielle Endokarditis:** Direkte Besiedlung des Klappengewebes durch Bakterien. Die typische Funktionsstörung der bakteriell befallenen Klappe ist eine durch Destruktion bedingte Klappeninsuffizienz. Bevorzugt werden rheumatisch veränderte bzw. kongenital mißgebildete Klappen befallen. Zusätzliche disponierende Faktoren sind u. a. Drogenkonsum, Alkoholabusus, Steroidtherapie, chronische Dialyse-Behandlung, Zahnextraktionen sowie Eingriffe im Urogenitalbereich.

Bakterielle Endokarditiden gefährden den Patienten grundsätzlich durch drei folgenschwere Komplikationen:

1. Fortschreiten der bakteriellen Infektion trotz Antibiose mit Befall des Klappenansatzgewebes und Ausbildung von intrakardialen Abszessen.
2. Entwicklung bakterieller Klappenvegetationen mit der Gefahr einer arteriellen Embolie und der Ausbildung sog. mykotischen Aneurysmen und
3. Toxisches Herz-Kreislauf-Versagen.

Insbesonders infolge der Gefahr einer Inoperabilität und der peripheren septischen Embolien wird heute die Frühsanierung des bakteriellen Herdes durch eine **Operation** empfohlen. Die Empfehlung zur Herdsanierung mittels Operation erfolgt auch aufgrund der Erkenntnis, daß bakterielle Endokarditiden grundsätzlich unberechenbar und unabhängig von dem zugrundeliegenden Keimbefund verlaufen. Beim sogenannten subakuten Verlauf werden überwiegend vergrünende Streptokokken bzw. Enterokokken und vereinzelt auch Staph. epidermidis gefunden, beim akuten Verlauf überwiegend Staph. aureus bzw. gramnegative Darmbakterien.

Bei bakterieller Klappenendokarditis stets frühzeitige operative Herdsanierung unumgänglich

5.1.2 Klinische Stadieneinteilung der New York Heart Association (NYHA)

Klassifikation erworbener Vitien nach klinischen Kriterien. Ursprünglich für die Mitralklappenstenose geschaffen, hat sie sich jedoch auch bei anderen Vitien mit chronischem Verlauf bewährt.
- **Stadium I:** Keine Einschränkung der körperlichen Belastbarkeit, keine subjektiven Beschwerden.
- **Stadium II:** Leichte Einschränkung der körperlichen Belastbarkeit, Beschwerden bei normaler körperlicher Belastung.
- **Stadium III:** Einschränkung der körperlichen Belastbarkeit, Beschwerden bei leichter körperlicher Belastung.
- **Stadium IV:** Zeichen der Herzinsuffizienz bereits in Ruhe.

5.1.3 Klappenersatz

Für die Aorten- als auch für die Mitralklappe stehen heute mehrere unterschiedliche Klappenersatz-Prinzipien zur Verfügung:
- **Klappen aus Kunststoff und Metall (Alloplastische Prothesen):**
  Vorteil: Gute, praktisch unbegrenzte, mechanische Haltbarkeit.
  Nachteil: Neigung zu thromboembolischen Komplikationen, daher lebenslange Antikoagulantienbehandlung mit Marcumar® erforderlich (Abb. 22.22, 22.23).
- **Klappen aus biologischen Materialien:**
  - **Heterologe** Schweine-Aortenklappen bzw. Rinder-Perikardklappen (mit bzw. ohne Gerüst = Stent) (Abb. 22.24).
    Vorteil: Geringe Neigung zu thrombembolischen Komplikationen, daher keine dauernde Antikoagulation erforderlich (Ausnahme: Vorhofflimmern).
    Nachteil: Grundsätzlich begrenzte Haltbarkeit (8 bis 15 Jahre).
  - **Homologe** Aortenklappen (Homograft = menschliche Klappe): Freie Klappentransplantate (subkoronare Implantationstechnik) oder als Wurzelersatz mit Reimplantation der Koronararterien.
    Vorteil: Längere Haltbarkeit als heterologe biologische Klappen aufgrund der geringeren Immunogenität im Vergleich zu den Schweine- bzw. Rinderklappen.
    Nachteil: Ebenfalls begrenzte Haltbarkeit und bei freier Implantationstechnik Neigung zu Klappeninsuffizienzen. Außerdem sind sie nicht in allen Größen jederzeit frei verfügbar.
  - **Autologe** Klappenersatzoperationen (gilt nur für den Aortenklappenersatz!). Sogenannte „Switch-Operation" nach Ross*
    Prinzip: Verpflanzung der eigenen Pulmonalarterienklappe in die Aortenposition und Ersatz der Pulmonalarterienklappe (in der Regel mittels Homograft). Dieses von dem englischen Herzchirurgen Sir Ross vor über 20 Jahren entwickelte Verfahren ist für den jüngeren Patienten eine vielversprechende Alternative.

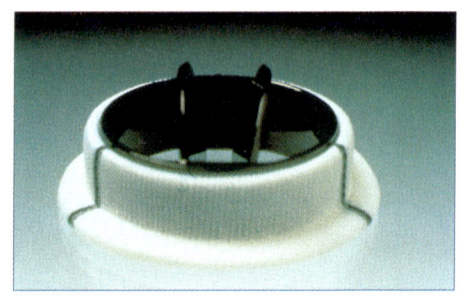

Abb. 22.22
Alloplastische Zweiflügelklappe

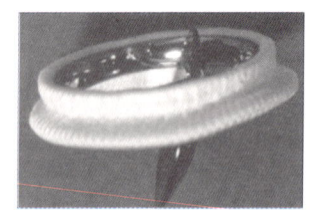

Abb. 22.23
Alloplastische Scheibenklappe (Björk-Shiley)

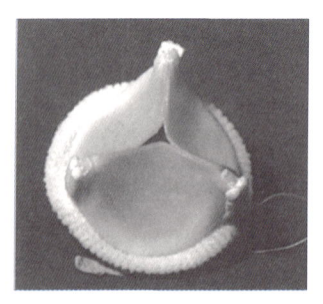

Abb. 22.24
Biologische Herzklappe

Auswahlkriterium des Klappentyps:
Biologische Klappe: Für Patienten, bei denen eine Antikoagulantienbehandlung problematisch ist (Frauen mit Kinderwunsch, Patienten im Alter von über 75 Jahren sowie Patienten mit sozialen, beruflichen oder persönlichen Gründen).
Alloplastische Klappe: Bevorzugt junge Patienten (insbesondere in Mitralposition).
Komplikationen nach Klappenersatzoperationen: Prothesenendokarditiden, perivalvuläre Lecks sowie Blutungs- bzw. thrombembolische Komplikationen bei unsachgemäßer Antikoagulantienbehandlung mit Marcumar®.

5.2 Erworbene Aortenklappenfehler

5.2.1 Aortenklappenstenose

Männer sind 2- bis 3mal häufiger als Frauen betroffen.
Ätiologie: Gehäuft bei kongenitalen bikuspidalen Aortenklappen auftretend. Im Rahmen eines rheumatischen Fiebers in der Regel mit gleichzeitigem Befall der Mitralklappe. Andere Ursachen: Degenerative Fibrosierung bzw. Verkalkung bei älteren Menschen.
Pathologie: Verdickung und Fibrosierung des Klappengewebes sowie Verklebung der Kommissuren. Sekundäre Verkalkungen sind typisch.
Pathophysiologie: Druckbelastung des linken Ventrikels mit kompensatorischer, konzentrischer Hypertrophie. Bei Reduktion der Klappenöffnungsfläche auf unter 0,75 cm^2 (d. h. weniger als 25 % der Norm) ist die Grenze der myokardialen Kompensationsfähigkeit erreicht. Dyspnoe, Angina pectoris und Synkopen treten auf. Die Folgen sind chronische Myokardhypoxie, myokardiale Fibrosierungen und Verminderung von Kontraktilität und Compliance mit Erhöhung der linksventrikulären Füllungsdrucke sowie Druckerhöhung im Pulmonaliskreislauf. Das klinische Symptom Dyspnoe dokumentiert, daß die Grenze der linksventrikulären Kompensationsfähigkeit erreicht ist.

Ruhedyspnoe bei Aortenklappenfehler: Spätsymptom, irreversible Funktionseinschränkung des linken Ventrikels

Klinik: Typisch ist nach einem jahre- bis jahrzehntelangen beschwerdefreien Intervall die abrupte kardiale Dekompensation aus völligem Wohlbefinden. Durchschnittsalter zum Zeitpunkt der Operation: 50 Jahre. Nach Auftreten von Angina pectoris, Synkopen oder Ruhedyspnoe beträgt die durchschnittliche Lebenserwartung ohne operative Behandlung nur 2 bis maximal 4 Jahre.

OP-Indikation: Bei linksventrikulären Schädigungszeichen im EKG! Angina pectoris, Synkopen oder Dyspnoe sind Spätsymptome!
Op-Technik: Klappenersatz mit Hilfe der EKZ.
Operationsrisiko: Unter 2 % bei elektiven Eingriffen. Spätresultate: 90%ige 5-Jahres- und 70%ige 10-Jahres-Überlebensrate.

5.2.2 Aortenklappeninsuffizienz

Ätiologie: Am häufigsten rheumatische bzw. bakterielle Endokarditiden. Seltener im Rahmen angeborener Bindegewebsdefekte (z. B. Marfan-Syndrom in Kombination mit Aneurysmen der Aortenwurzel bzw. der Aorta ascendens). In Einzelfällen infolge akuter Aorta ascendens-Dissektion.

Pathophysiologie: Volumenbelastung der linken Kammer mit „exzentrischer" Muskelhypertrophie, die Folge einer sog. „Längenhypertrophie" der Muskelfasern sein soll. Sie stellt eine spezielle Form der Volumenadaptation des linken Ventrikels dar und geht – zunächst – mit einer „erhöhten Compliance" einher, die annähernd normale Füllungsdrucke bei pathologisch erhöhten Füllungsvolumina ermöglicht. Da bei körperlicher Belastung das Ausmaß der Regurgitation durch Abnahme des peripheren Widerstandes und Verkürzung der Diastolendauer (Frequenzzunahme) zusätzlich abnimmt, haben Patienten mit Aortenklappeninsuffizienz eine z. T. erstaunliche Leistungsbreite. Verringert sich jedoch die Compliance oder fehlt – bei akuter Klappeninsuffizienz – die zur Adaptation notwendige Zeit, so steigen die Füllungsdrucke und die Patienten werden klinisch symptomatisch (Dyspnoe!). Dyspnoe bei leichten körperlichen Belastungen ist bei Patienten mit Aortenklappeninsuffizienz das Zeichen beginnender kardialer Dekompensation.

OP-Indikation, Therapie und **Ergebnisse:** wie bei Aortenklappenstenose.

Beim Vorliegen eines **Aorta ascendens Aneurysmas** ergibt sich die Indikation zur sofortigen Operation bei Überschreiten des Ascendensdurchmessers auf mehr als 6 cm. Bei dissezierenden Aneurysmen muß notfallmäßig ein Aortenwurzel-Ascendensersatz mit Verschluß des Dissektions-Entrys erfolgen (siehe Abb. 22.25).

Bei Patienten mit Aorteninsuffizienz infolge Ringdilatation bei normalem Aortenklappengewebe werden vermehrt Rekonstruktionstechniken eingesetzt, die mit dem Erhalt der eigenen Aortenklappe einhergehen.

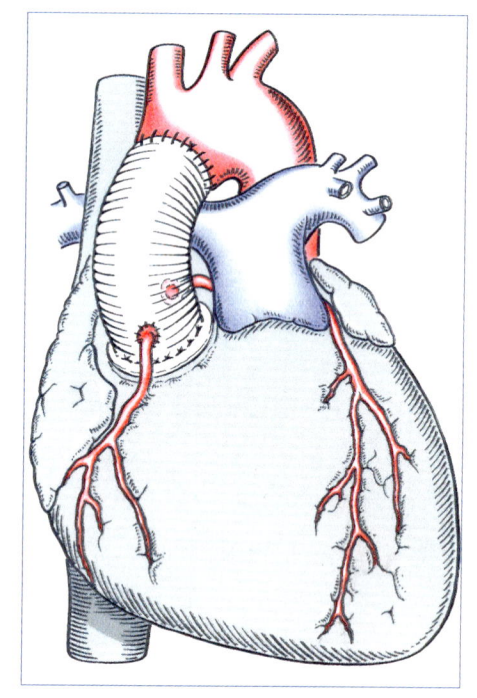

Abb. 22.25
Ascendensersatz mittels Rohrprothese und Reimplantation der Koronarien

5.3 Erworbene Mitralklappenfehler

Häufige erworbene Herzklappenfehler. Im Gegensatz zu den Aortenklappenfehlern umgekehrtes Geschlechtsverhältnis (Männer : Frauen = 1 : 3).

5.3.1 Mitralklappenstenose

Ätiologie: Ganz überwiegend rheumatischer Genese!
Pathologie: Fibrosierung und Schrumpfung des Klappenapparates (Segel und Sehnenfäden), Verklebung der Kommissuren sowie häufig sekundäre Verkalkungen.
Pathophysiologie: Durch Verkleinerung der Klappenöffnungsfläche:
- **Reduktion des HZV:** Bei Verkleinerung der Klappenöffnungsfläche auf 1,5–2,5 cm^2 (normal 4–6 cm^2) nur noch normales Ruhe-HZV, jedoch schon eingeschränktes Belastungs-HZV (Stadium II–III). Unterhalb einer Klappenöffnungsfläche von 1 cm^2 ist bereits das Ruhe-HZV eingeschränkt (Stadium IV).
- **Druckerhöhung vor der Mitralklappe:** Diese hat
  - eine Dilatation des linken Vorhofes mit Gefahr des Vorhofflimmerns und konsekutiver Entstehung von Stagnationsthromben mit peripheren arteriellen Embolien,
  - Lungenstauung bis hin zum Lungenödem,
  - hypoxie-bedingte reaktive Widerstandserhöhung im kleinen Kreislauf (präkapillär), die jedoch in der Regel durch eine Klappenkorrektur reversibel ist,
  Rechtsherzbelastung, Rechtsherzinsuffizienz, u. U. mit Trikuspidalklappeninsuffizienz vom Dilatationstyp (fälschlicherweise auch „relative Trikuspidalinsuffizienz" genannt)
  zur Folge.

> Die Mitralklappenstenose ist durch Limitierung des HZV und Druckerhöhung im kleinen Kreislauf bei unbelastetem linken Ventrikel charakterisiert.

Klinik: Nach rheumatischem Fieber (Durchschnittsalter bei Krankheitsbeginn 12 Jahre), häufig beschwerdefreies Intervall von 15–25 Jahren. Die Krankheit verläuft dann entsprechend der Stadieneinteilung der New York Heart Association insgesamt langsamer und berechenbarer als bei Aortenvitien. Beim Übergang in das Vorhofflimmern mit absoluter Arrhythmie ist jedoch auch eine abrupte Verschlechterung der Leistungsfähigkeit oder sogar ein plötzlich auftretendes Lungenödem möglich. Das klinische Leitsymptom bei Mitralklappenstenose ist die Dyspnoe bei geringen Belastungen. Bei Rechtsherzinsuffizienz tritt Dyspnoe als Leitsymptom dagegen wieder in den Hintergrund.
OP-Indikation:
- **Klinische Kriterien:** Klinisches Stadium II bis III; Auftreten von Vorhofflimmern.
- **Hämodynamische Kriterien:** Druckerhöhung im kleinen Kreislauf in Ruhe bzw. bei geringer körperlicher Belastung (systolische Drücke in der A. pulmonalis über 50 mmHg) sowie Abfall der zentralvenösen Sauerstoffsättigung (unter 70 % in Ruhe, unter 60 % bei geringer körperlicher Belastung).

Technik: Am häufigsten ist der Klappenersatz mit Hilfe der EKZ. Geschlossene Kommissurotomie (ohne EKZ) bzw. offene Kommissurotomie (mit EKZ) werden nur relativ selten durchgeführt.

Operationsrisiko: Bei elektivem Klappenersatz unter 3 %.

Spätresultate: Nach Klappenersatz 85 %ige 5-Jahres-Überlebensrate. Im Vergleich zum Aortenklappenersatz etwas häufigere klappenbedingte thromboembolische Komplikationen (1–2 % pro Jahr). Nach klappenerhaltender Kommissurotomie kommt es in der Regel innerhalb von 10 - 15 Jahren zu einem Stenoserezidiv, das dann den definitiven Klappenersatz erforderlich macht.

5.3.2 Mitralklappeninsuffizienz

Im Gegensatz zur Mitralklappenstenose überwiegend nicht rheumatischer Genese.

Ätiologie der akuten Mitralklappeninsuffizienz: Bakterielle Endokarditis, Sehnenfadenruptur bei mukoider Degeneration, Myokardinfarkt (1 % aller Myokardinfarkte gehen mit einer akuten Mitralklappeninsuffizienz infolge Papillarmuskelnekrose einher), stumpfes Thoraxtrauma.

Ätiologie der chronischen Mitralklappeninsuffizienz: Rheumatische Endokarditis, Mitralklappenprolaps bei Marfan-Syndrom, myxomatöse Degeneration und ASD II sowie bei der IHSS*.

Pathophysiologie: Reine Volumenbelastung des linken Ventrikels, Volumen- und Druckbelastung des linken Vorhofs, Druck- und reaktive Widerstandserhöhung im kleinen Kreislauf. Rechtsherzbelastung. Der Reflux in den linken Vorhof (Niederdrucksystem) bedeutet für den volumenbelasteten linken Ventrikel eine Nachlastsenkung.

> Mitralklappeninsuffizienz: Compliance-Verlust des linken Ventrikels: gravierendes Spätsyndrom

Klinik: Schweres Krankheitsbild bei akut auftretender Mitralklappeninsuffizienz. Der chronische Verlauf ist durch Adaptationsprozesse charakterisiert. Klinisches Leitsymptom bei allen Formen der Mitralklappeninsuffizienz ist die Dyspnoe.

OP-Indikation: Übergang klinisches Stadium II nach III, spätestens jedoch bei Auftreten von:
- Vorhofflimmern bzw. einem Refluxgrad von mehr als 50 % des Schlagvolumens,
- den ersten Zeichen einer eingeschränkten linksventrikulären Kontraktilität.

Grenzwertige OP-Indikationen ergeben sich bei der Konstellation Mitralklappeninsuffizienz und hochgradig myopathisch veränderter linker Ventrikel mit Ejektionsfraktion unter 30 %, da mit der operativen Beseitigung der Klappeninsuffizienz eine plötzliche Nachlasterhöhung verbunden ist, die dann den linken Ventrikel u. U. überfordern kann.

Op-Technik: Grundsätzlich sollte bei Mitralklappenfehlern eine klappenerhaltende Operationstechnik eingesetzt werden, um ins-

---

*IHSS = Idiopathisch hypertrophe Subaortenstenose

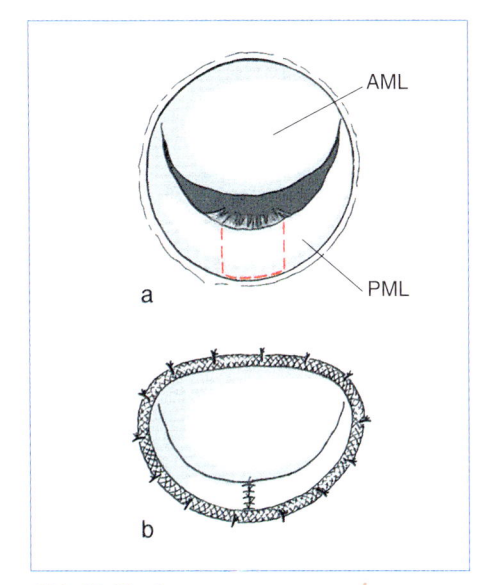

Abb. 22.26 a,b
Prinzip der Mitralklappenrekonstruktion
a Insuffiziente Klappe infolge Ringdilatation in Kombination mit Sehnenfadenabriß im mittleren Teil des PML (**p**osterior **m**itral **l**eaflet).
b Zustand nach quadrangulärer Resektion und Anulorraphie mittels Ringprothese.
AML (**a**nterior **m**itral **l**eaflet)

besondere den subvalvulären Anteil der Klappe zu erhalten, der für die Funktion des linken Ventrikels von großer Bedeutung ist:
- **Klappenrekonstruktion:** Prinzip: Normalisierung des Klappenansatzdurchmessers mit gleichförmiger Positionierung der Sehnenfäden, um eine breitflächige Adaption der freien Schließungsränder ohne Streß für die Sehnenfäden zu erreichen. Zusätzliche Stabilisierung des Rekonstruktionsergebnisses durch Ring bzw. Nähte (z. B. Carpentier*- bzw. Duran-Ringe*). Zusätzliche Prolapsbildungen, insbesondere im posterioren Segel, können entweder durch quadranguläre Resektionen bzw. Reinsertionen von Sehnenfäden korrigiert werden (Abb. 22.26).
- **Klappenersatz:** s. Mitralklappenstenose.

5.4 Erworbene Trikuspidalklappenfehler

Isolierte Trikuspidalklappenfehler sind wesentlich seltener als Mitral- bzw. Aortenklappenfehler. In letzter Zeit nehmen sie jedoch im Zusammenhang mit Drogenabhängigkeit an Bedeutung zu. Auch bei der Trikuspidalklappenchirurgie gelten alle operationstechnischen Bemühungen dem Klappenerhalt, da jedwede Form eines Klappenersatzes speziell in Trikuspidalklappenposition mit einer relativ großen Komplikationsrate im Vergleich zu den anderen Klappenpositionen verknüpft ist.

5.5 Erworbene Mehrklappenfehler

Doppelklappenersatz: Bei etwa 30 % aller Klappenersatzoperationen müssen Aorten- und Mitralklappe gleichzeitig ersetzt werden. Am häufigsten ist die Fehlerkombination Aortenklappeninsuffizienz in Verbindung mit einem kombinierten Mitralvitium sowie die Kombination Aortenklappen- und Mitralklappenstenose.
Dreifachklappenersatz: Der zusätzliche Trikuspidalklappenersatz wird nur in Ausnahmefällen beim Mehrfachklappenersatz durchgeführt (Häufigkeit weniger als 1 %), da klappenerhaltende Maßnahmen wie Kommissurotomie bzw. Raffung des Klappenansatzringes in der Regel durchführbar sind.
OP-Indikation und Therapie: Entspricht weitgehend den Prinzipien des Einzelklappenersatzes.
Operationsrisiken und Spätkomplikationsraten sind vergleichsweise höher als nach Einzelklappenersatz, da die Patienten sich häufig zum Zeitpunkt der Operation körperlich und vor allem kardial in einem fortgeschrittenen Stadium der Erkrankung befinden.

---

* Alain Carpentier, Herzchirurg, Paris
* Carlos M.G. Duran, spanischer Herzchirurg

6 Koronare Herzerkrankung

Pro Jahr sterben in Deutschland zwischen 80.000 bis 90.000 Menschen an einem akuten Herzinfarkt. Diese Zahl ist in den letzten Jahren leicht rückläufig, während die Zahl der Interventionen (Ballondilatation bzw. Herzoperation) im Laufe der letzten Jahre bis auf über 200.000 Eingriffe pro Jahr angestiegen ist. Dabei entfällt ein Drittel auf die Herzoperationen und zwei Drittel auf die interventionelle Kardiologie.

Definition: Mangelversorgung des Myokardgewebes infolge Stenosierung bzw. Verschluß der Koronararterien.

Ätiologie: Genetische Disposition (!), Fettstoffwechselstörungen, Nikotinabusus, Hypertonus, Übergewicht, Diabetes mellitus, Bewegungsmangel und der sog. „negative Streß" sind weitere disponierende Faktoren.

Pathophysiologie: Der Herzmuskel extrahiert bereits unter Ruhebedingungen 60–70% des Sauerstoffs aus dem Blut, eine Erhöhung des myokardialen Sauerstoffverbrauchs kann daher nur durch Steigerung der Koronardurchblutung kompensiert werden. Koronarstenosen von mehr als 70–75% verursachen belastungsabhängige Angina pectoris, Koronarstenosen von über 90% lösen in der Regel Ruhe-Angina aus, Unterbrechungen der Durchblutung führen zum Myokardinfarkt.

Durchblutungsstop (Ischämie) → Zellnekrose (Myokardinfarkt)
Mangelversorgung (erhaltende Restperfusion) → reversibler Funktionsverlust

Therapie:
- Medikamentös: Reduktion des Sauerstoffverbrauchs
- Operativ: Normalisierung des Sauerstoffangebotes.

6.1. Bypass-Chirurgie

6.1.1 Aortokoronarer Venenbypass (ACVB) (Abb. 22.27, 22.28)

Direkte Überbrückung von Koronarstenosen mit autologen Venensegmenten oder arteriellen Grafts. Alle indirekten Verfahren der myokardialen Revaskularisierung gehören der Vergangenheit an! Seit 1969 ist die ACVB-Chirurgie die Methode der Wahl. Zur Koronarchirurgie im weiteren Sinne gehört auch die operative Therapie infarzieller linksventrikulärer Aneurysmen, Ventrikelseptumdefekte und Mitralklappeninsuffizienzen. Entscheidende diagnostische Maßnahme vor jeder Koronaroperation ist die selektive Koronarangiographie.

Op-Technik: Eingriff mit Hilfe der Herz-Lungen-Maschine. Versorgung der Koronarstenosen entweder durch Segmente der autologen V. saphena magna bzw. durch arterielle Grafts, z. B.

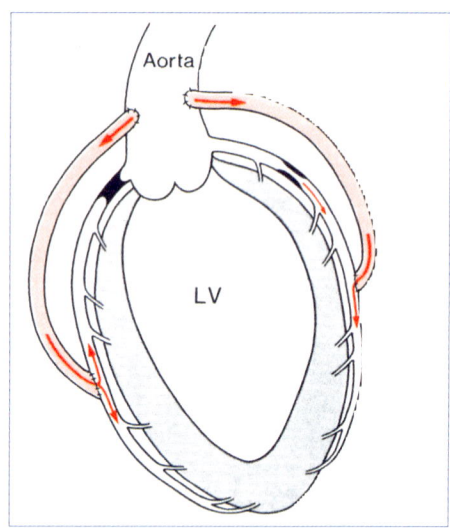

Abb. 22.27
Prinzip des **A**orto**k**oronaren **V**enen**b**ypass (ACVB)

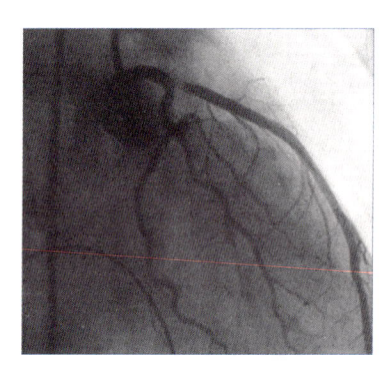

a

b

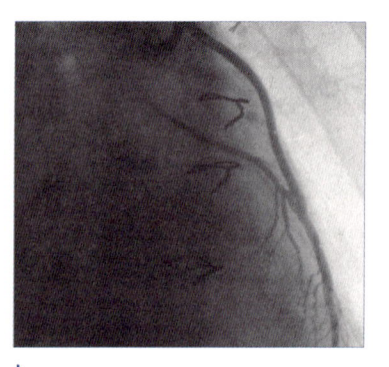

Abb. 22.28
a Hochgradige LAD-Stenose, präoperativ (LAD = left anterior descending)
b LAD-Bypass postoperativ

Koronare Herzerkrankung

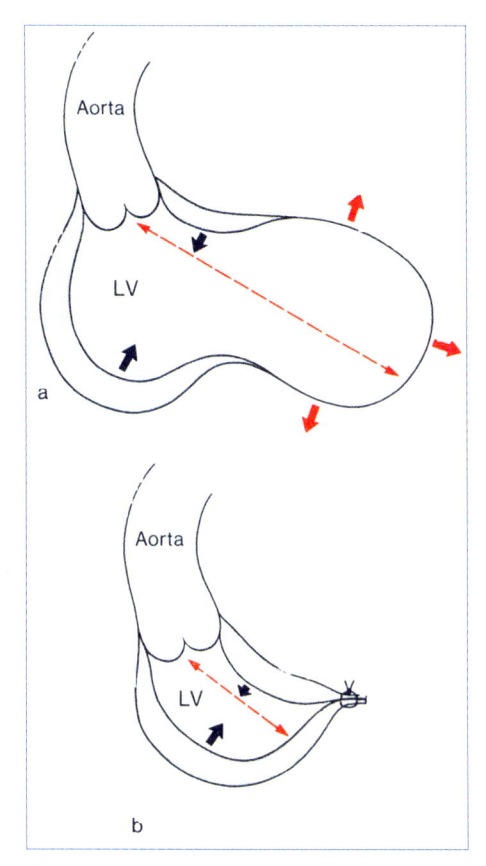

Abb. 22.29
Prinzip der LV-Aneurysmektomie: **a** präoperativ, **b** postoperativ

durch die rechte und/oder linke A. mammaria interna, die A. gastroepiploica, die A. epigastrica inferior und in zunehmendem Maße auch durch eine A. radialis.

Aufgrund der überlegenen Langzeitergebnisse muß heute grundsätzlich das Verfahren der arteriellen Revaskularisierung gegenüber dem der Bypass-Versorgung mittels Vene favorisiert werden.

Für alle direkten Bypass-Verfahren sind Koronararterien mit einem Innendurchmesser von mehr als 1 mm geeignet. Durchschnittlich werden 3–4 periphere Koronaranastomosen pro Patient angelegt (Abb. 22.27).

Op-Indikationen:
Derzeit gesichert sind nur noch folgende Indikationen:
- hochgradige Stammstenose der linken Kranzarterie
- komplexe Dreigefäßerkrankung mit eingeschränkter linksventrikulärer Funktion
- Rezidivstenosen nach vorangegangenen Katheterinterventionen mit und ohne intrakoronare Stents.

Sonderindikationen liegen vor bei nicht erfolgreicher bzw. mißlungener Katheterinvention und Vorliegen von instabiler Angina pectoris bzw. drohendem Myokardinfarkt. Weitere Indikationen zur **Notoperation** sind postinfarzielle Ventrikelseptumdefekte sowie akute Mitralklappeninsuffizienzen bei Papillarmuskelabriß im Rahmen einer Myokardischämie.

Die in der Anfangsphase der Koronarchirurgie praktizierten Notoperationen nach akutem Herzinfarkt haben infolge der schnellen und effektiven Möglichkeiten der interventionellen Kardiologie an Bedeutung verloren.

Ideale Operationsvoraussetzungen: Keine Myokardinfarkte in der Vorgeschichte. Hochgradige proximale Stenosen, gute Gefäßperipherie und normale Myokardfunktion in Ruhe.

Absolute ACVB-Indikationen:
- Stammstenose links
- Komplizierte Dreigefäßerkrankung bei eingeschränkter LV-Funktion

---

6.1.2 Aneurysmektomie des linken Ventrikels

Die Resektion des Aneurysmas führt über eine Normalisierung des linksventrikulären Innendurchmessers und Abnahme der zuvor pathologischen Wandspannung zur Normalisierung der Myokardfunktion in Ruhe (Abb. 22.29).

Indikationen zur LV-Aneurysmektomie:
- Ruhe-Herzinsuffizienz (Stadium IV nach NYHA)
- Thrombembolische Komplikation bzw. therapierefraktäre Rhythmusstörung
- Wenn Bypass-Chirurgie ohnehin indiziert ist.

6.1.3 Minimal-invasive Revaskularisierung

Direkte Revaskularisierung von Herzkranzgefäßen mittels arterieller Grafts ohne **HLM** am schlagenden Herzen, z.B. Anastomose zwischen der linken A. mammaria interna (LIMA*) und dem Haupast (LAD*) der linken Kranzarterie (Abb. 22.30).

Indikationen:
- Langstreckige, proximale LAD-Stenosen, die für Katheterverfahren (PTCA, Stent) ungeeignet sind, sowie rezidivierende Koronarstenosen nach vorangegangenen interventionellen Maßnahmen.
- Patienten, die aufgrund schwerer Begleiterkrankungen für eine konventionelle Bypass-Operation mit HLM nicht in Betracht kommen.
- Koronare Mehrgefäßerkrankung als sog. Hybridrevaskularisation mit minimal-invasiven LIMA-LAD-Bypass in Kombination mit interventionellen kardiologischen Verfahren.

Vorteile:
- Vermeidung der HLM
- Verringerung postoperativer Sternumkomplikationen
- Besseres kosmetisches Ergebnis
- Verkürzter Krankenhausaufenthalt und schnellere Rehabilitation
- Verringerte Kosten.

Technik:
- **Partielle mediane inferiore Sternotomie** (Mini-Sternotomie) zwischen dem 4. und 6. ICR oder **anteriore Thorakotomie** im 4. ICR. Anastomose zwischen LIMA und LAD am schlagenden Herzen.
- Weitere Möglichkeiten minimal-invasiver Revaskularisierungen sind die Anastomosierung der RCA* mit der RIMA* und der A. gastroepipolica.

Es ist davon auszugehen, daß minimal-invasive Operationstechniken zur Koronarrevaskularisierung zunehmende Bedeutung erlangen werden. Dies gilt auch für den endovaskulären Anschluß der extrakorporalen Zirkulation ohne Sternotomie über die Leistengefäße und die Revaskularisierung mittels thorakoskopischer Instrumente (sogenannte Schlüssellochchirurgie).

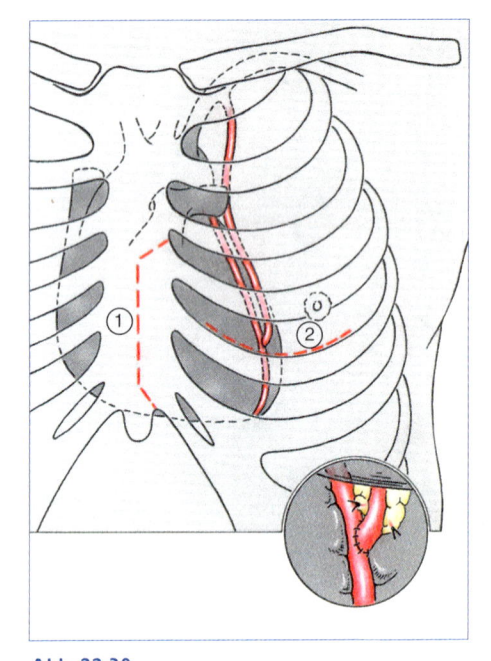

Abb. 22.30
Minimal-invasiver LIMA-LAD-Bypass am schlagenden Herzen.
① Partielle mediane inferiore Sternotomie
② Anteriore Thorakotomie im 4. ICR

6.1.4 Indikation und Ergebnisse

Durch moderne Katheterverfahren und insbesondere durch die Technik der intrakoronaren Stents unterliegt die Therapie der KHK einem permanenten Wandel. Während noch vor wenigen Jahren die unkomplizierte Eingefäßerkrankung durch eine Ballondilatation behandelt wurde und alle Mehrgefäßerkrankungen operiert wurden, sind heute Patienten mit komplizierten Mehr-

---

* LAD = left anterior descending = Ramus interventricularis anterior
* LIMA = left internal mammary artery
* RIMA = right internal mammary artery
* RCA = right coronary artery

gefäßerkrankungen sowohl interventionell kardiologisch als auch operativ zu behandeln. Für eine zunehmend größer werdende Zahl von Patienten bieten sich derzeit **drei alternierende Behandlungsprinzipien** an:
1. Ballondilatation in Kombination mit intrakoronaren Stents,
2. Konventionelle Koronarrevaskularisierung **mit** Hilfe der Herz-Lungen-Maschine und
3. Minimal-invasive Operationstechniken **ohne** Herz-Lungen-Maschine.

Operationsrisiko: Elektive Bypass-Chirurgie unter 2 % (unabhängig von der Zahl der peripheren Anastomosen). Kombinierte Eingriffe (zusätzlich Klappenersatz bzw. Aneurysmaresektion) 3–8 %. Bei isolierten LV-Aneurysmektomien niedriges Risiko durch Normalisierung des Ventrikeldurchmessers und damit Abnahme der zuvor pathologischen Wandspannung.

Spätresultate:
90- bis 95%ige patency rate des Mammaria-Bypass über 10 Jahre. Nur 40- bis 60%ige patency rate der Bypass-Venen! Die 5-Jahres-Überlebensquote im Kollektiv der Patienten mit Stammstenosen bzw. komplizierter Dreigefäßerkrankung beträgt nach operativer Therapie 80–85 % im Vergleich zu nur etwa 50 % bei rein medikamentös-konservativer Therapie (vergleiche Ergebnisse der interventionellen Kardiologie, s. u.).

6.2 Interventionelle Kardiologie

Seit Einführung der perkutanen transluminalen Koronararterien-angioplastie (PTCA) durch A. Grüntzig* im Jahre 1978 sind verschiedene weitere interventionelle Katheterverfahren zur Behandlung der koronaren Herzkrankheit alternativ zur Koronarchirurgie entwickelt worden. Während in den Anfangsjahren der interventionellen Kardiologie nur die unkomplizierte Eingefäßerkrankung mittels Ballondilatation behandelt wurde, können durch die Einführung von intrakoronaren Stents, Rotablatoren, Arteriektomiekatheter bzw. Laserdrähte auch Patienten mit Mehrgefäßerkrankungen interventionell behandelt werden. Ideale Voraussetzungen für interventionelle Katheterverfahren sind isolierte, kurzstreckige und nicht-verkalkte Stenosen in großkalibrigen Koronararterien. Besonders wichtig sind interventionelle Verfahren bei akuten Myokardinfarkten, da gegenüber der Koronarchirurgie unter Umständen wertvolle Zeit eingespart werden kann.

Ergebnisse: derzeitige Restenoserate nach Ballondilatation durchschnittlich 30 %, nach intrakoronarer Stentapplikation 20 % innerhalb von 6 Monaten.

---

* Andreas R. Grüntzig, 1939–1985, Internist, Zürich und Atlanta, führte 1977 die erste Dilatation einer Koronararterie (LAD) in Zürich durch.

7 Erkrankungen des Reizleitungssystems

Die Implantation eines kompletten Schrittmachersystems (Elektrode + Batterie) erfolgte erstmalig im Jahre 1958. Seither ist die Elektrotherapie der Reizleitungsstörungen des Herzens weltweit zur Routine geworden. Derzeit werden zwischen 40 und 50.000 Patienten in Deutschland zum ersten Mal mit einem dauerhaften Schrittmachersystem versorgt, wovon 40 % wegen einer AV-Blockierung und 30 % infolge eines Sick-Sinus-Syndroms schrittmacherpflichtig werden. Da moderne Schrittmacher heute in der Lage sind, nicht nur bedrohliche AV-Blockierungen bzw. tachykarde Rhythmusstörungen zu erkennen und zu verhindern, sondern auch durch eine physiologische „Vorhof-Kammersynchronisation" eine nahezu normale Hämodynamik zu ermöglichen, werden zunehmend mehr Patienten mit einem sogenannten Zweikammersystem versorgt, welches die Synchronisation zwischen den Vorhöfen und den Kammern ermöglicht. Diese sind programmierbar und können den individuellen Anforderungen der Patienten angepaßt werden. In jedem Falle sollten Patienten mit koordinierter und weitgehend regelmäßiger Vorhofaktion mit derartigen „physiologischen" Schrittmachersystemen (DDD-Schrittmacher) versorgt werden. Dies kommt strenggenommen für 70–80 % aller Schrittmacherpatienten in Betracht. Tatsächlich liegt aber die Rate der implantierten Zweikammersysteme immer noch nicht höher als 50 %.

7.1 Prinzipien der Schrittmachertherapie

7.1.1 Nomenklatur

International normierte Bezeichnungen aufgrund der Vereinbarungen der
„Inter-Society Commission for Heart Disease Resources" (ICHD) (s. Tabelle 22.3)
- Erster Buchstabe: Ort der Stimulation
- Zweiter Buchstabe: Ort der Wahrnehmung
- Dritter Buchstabe: Betriebsart
- Vierter Buchstabe: Programmierbarkeit und Frequenzadaptation
- Fünfter Buchstabe: Antitachykarde Funktion

Die physiologischen Schrittmachersysteme können also aufgrund ihrer Sensing-, Stimulations- und Steuerungsfunktionen den physiologischen Herzrhythmus erkennen bzw. ermöglichen. Daher sind physiologische Leistungsanpassungen bzw. Reserven mittels derartiger Systeme möglich und gestatten dem Patienten ein normales Leben. Insbesondere kann damit die bei den sogenannten Einkammerschrittmachersystemen (VVI-Schrittmacher) zu beobachtende chronisch zunehmende Herzinsuffizienz verhindert werden.

Erkrankungen des Reizleitungssystems

Tab. 22.3 Nomenklatur-Vereinbarungen der Inter-Society Commission for Heart Disease Resources (ICHD)

1. Buchstabe Ort der Stimulation	2. Buchstabe Ort der Wahrnehmung	3. Buchstabe Betriebsart	4. Buchstabe Programmierbarkeit und Frequenzadaptation	5. Buchstabe Antitachykarde Funktionen
V Ventrikel	V Ventrikel	I Inhibiert	P Programmierbar bis zu 2 Funktionen	B Burst (Salven)
A Atrium	A Atrium	T Getriggert	M Multiprogrammmierbar, 3 und mehr Funktionen	N Normalfrequent Underdrive

D Dual
  Ventrikel **und** Atrium
S „Single chamber"
  Ventrikel **oder** Atrium
	D Dual
	  Ventrikel **und** Atrium
	S „Single chamber"
	  Ventrikel **oder** Atrium
		D Dual
		inhibiert und
		getriggert
			C Telemetrie („communication")	S Scanning (Abtastfunktion)

0 Keine Stimulation	0 Keine Wahrnehmung	0 Asynchron, keine Steuerung	0 Nicht programmierbar R Frequenzadaptiert	E Extern

Modi mit Demand-Funktion (inhibiert durch Eigenaktion des Herzens):
VVI Nur im Ventrikel Stimulation und Wahrnehmung, inhibiert
AAI Nur im Atrium Stimulation und Wahrnehmung, inhibiert
DDD Im Atrium **und** Ventrikel Stimulation und Wahrnehmung, inhibiert und getriggert
DDI Im Atrium und Ventrikel Stimulation und Wahrnehmung, inhibiert, nicht getriggert

7.1.2 Temporäre Versorgung

Indiziert bei reversiblen Überleitungsstörungen, z. B. einem Myokardinfarkt nach Herzoperationen oder Digitalisüberdosierungen bzw. vor Narkosen bei Patienten mit AV-Block 1. Grades zum Schutz vor höhergradigen Blockierungen unter der Anästhesie.
Prinzip: Epikardiale Elektroden (bei Herzoperationen befestigt) bzw. transvenös endokardial verlegte Elektroden („Cournand*-Elektrode") werden mit einem externen Impulsgeber konnektiert und bei Bedarf wieder entfernt.

7.1.3 Permanente Schrittmacherelektroden-Versorgung

Atriale bzw. ventrikuläre Elektroden werden entweder transvenös-endokardial oder nach Thorakotomie bzw. Mediastinoskopie epikardial plaziert. Verbindung der zuvor gelegten Elektroden mit den entweder subfaszial oder subkutan im Bereich der Pektoralis- bzw. Bauchdeckenmuskulatur implantierten Schrittmacheraggregaten.

7.1.4 Indikation zur Schrittmachertherapie

Absolute Indikationen:
- Anfallsprophylaxe nach Adams-Stokes-Anfällen bzw. beim Karotissinus-Syndrom.
- Permanente Reizleitungsstörungen bei AV-Block III. Grades, trifaszikulärem Block, SA-Blockierungen, Sinus-Knoten-Syn-

---

* Andre Frederic Cournand, geb. 1895, Internist, New York, Nobelpreisträger für Medizin 1956

drom (sog. Bradykardie-Tachykardie-Syndrom) sowie pathologische Sinusbradykardie bzw. Bradyarrhythmia absolute und symptomatischer AV-Block II. Grades.
- Intermittierende Vorhofrhythmusstörungen (Vorhofflimmern bzw. -flattern) zur intermittierenden Terminierung der Grundfrequenz bzw. auch zur Arrhythmieprophylaxe.

Relative Indikationen: Bifaszikulärer Block mit AV-Block I. Grades sowie asymptomatischer AV-Block I. und II. Grades, wenn eine notwendige medikamentöse Therapie (z. B. Digitalis) eine höhergradige Blockierung befürchten läßt.
Ergebnisse: Sehr niedriges Operationsrisiko.
Spätkomplikation: Elektrodendislokation, vorzeitiges Batterieversagen sowie vereinzelt Infektionen.

7.2 Therapie lebensbedrohlicher tachykarder Rhythmusstörungen

Indikationen:
- **Vorhoftachykardien:** Neben schnell übergeleitetem Vorhofflattern bzw. Vorhofflimmern mit Ventrikelfrequenzen bis zu 200 und 300 Schlägen pro Minute sind insbesondere Tachykardien im Rahmen des sogenannten WPW-Syndroms (Wolff*-Parkinson*-White*) von Bedeutung (Abb. 22.31). Bei diesem Krankheitsbild ergeben sich die Tachykardien über retrograd von den Kammern zu den Vorhöfen übergeleitete Erregungen über sog. „aberrierende" Bündel, die in der Regel nur mittels elektrophysiologischer Untersuchungen identifiziert werden können. Während noch vor wenigen Jahren diese zum Teil lebensbedrohlichen „Makro-Re-entry-Tachykardien" nur durch herzchirurgische Eingriffe behandelt werden konnten, bei dem nach intraoperativem Oberflächenmapping die aberrierenden Bahnen durchtrennt wurden, werden derartige Rhythmusstörungen heute fast ausschließlich nur noch mittels invasiver Katheterablationsmethoden behandelt.
- **Vorhofflimmern:** Bei chronischem Vorhofflimmern mit deutlich vergrößertem linken Vorhof kommt die von dem amerikanischen Herzchirurgen J. Cox entwickelte gezielte Vorhofsegmentierung, ggf. in Kombination mit einer Vorhofverkleinerung in Betracht. Die Segmentierung durch Nähte hat zum Ziel, daß nur eine der vielen Vorhoferregungen den AV-Knoten erreicht und damit eine Vorhofkammer-Synchronisation erreicht wird (sog. MAZE-Operation = Labyrinth-Operation)
- **Ventrikuläre Rhythmusstörungen:** Sog. „bösartige" ventrikuläre Rhythmusstörungen, die in Einzelfällen auch in Kammerflimmern „degenerieren" können, entstehen meist durch sogenannte „Mikro-Re-Entry-Erregungen" aus den Randbezirken von ischämischen Herzmuskelarealen. Diese Patienten sind

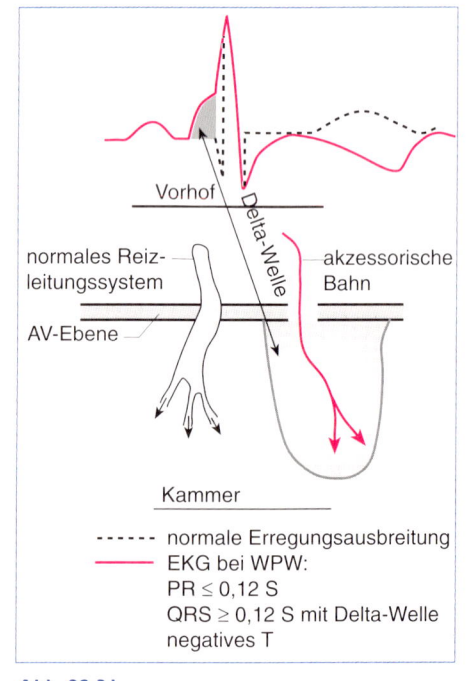

Abb. 22.31
Veränderung der Kammergruppe bei WPW-Syndrom (Delta-Welle)

---
* Louis Wolff, Arzt, Boston; Sir John Parkinson, Arzt, London; Paul White, Arzt, Boston

grundsätzlich gefährdet und sollten in jedem Fall elektrophysiologisch untersucht werden. Gelingt es nicht, diese Rhythmusstörungen zuverlässig durch Antiarrhythmika (Amiodaron) zu kupieren, besteht die Indikation zur Implantation eines internen **Kardioverter-Defibrillators**.

Therapie:
Moderne implantierbare Kardioverter-Defibrillatoren können Rhythmusstörungen entdecken und durch gezielte Trigger-Impulse beeinflussen bzw. gegebenenfalls aufgetretenes Kammerflimmern durch Gleichstromimpulse terminieren. Im Gegensatz zu früheren Jahren, in denen großflächige Patchelektroden mit der Oberfläche des Herzens verbunden wurden, können heute moderne Sensing-Defibrillations-Elektroden transvenös, endokardial über Bildwandlerkontrolle (wie ein herkömmliches Schrittmachersystem) implantiert werden, die ein für eine Defibrillation ausreichendes elektromagnetisches Feld aufzubauen in der Lage sind. Von derartigen „internen" Defibrillationssystemen werden derzeit in Deutschland 4.000 Systeme mit zunehmender Frequenz implantiert, da die moderne Behandlung ventrikulärer Rhythmusstörungen zunehmend eine Domäne der Elektrotherapie und weniger der medikamentösen Therapie geworden ist.

8 Erkrankungen des Perikards

8.1 Akute Herzbeutelerkrankungen

Leitsymptom der akuten Herzbeutelerkrankung ist die Herzbeuteltamponade.

Ätiologie und Pathophysiologie: Entzündliche Ursachen (Viren, Bakterien), urämische Perikarditis, Herzwandruptur im Rahmen eines Myokardinfarktes bzw. eines Thoraxtraumas (Abb. 22.32). In Abhängigkeit vom Druck, unter dem die Flüssigkeit im Herzbeutel steht, wird die diastolische Füllung der Kammern behindert. Dies führt u. U. zur erheblichen Reduktion des Schlagvolumens und damit des Herzzeitvolumens sowie vor allem zur Erhöhung des extravasalen Koronararterienwiderstandes mit hypoxisch-bedingter Herzmuskelinsuffizienz!

OP-Indikation: Lebensbedrohliche Kreislaufdepression trotz Punktion bzw. Behandlung der Grundkrankheit.

Op-Technik: Bei Thoraxtraumen und Verletzungen des Herzens bzw. des Herzbeutels Übernähen der Verletzungsstelle (in der Regel nach linkslateraler Thorakotomie). Rezidivierende hämorrhagische Herzbeutelergüsse (z. B. bei Urämie) werden entweder durch Perikardfensterung (linkslaterale Thorakotomie) oder durch großzügige Resektion der ventralen Herzbeutelanteile nach medianer Sternotomie (bevorzugtes Verfahren) behandelt. Herzwandrupturen bzw. Aneurysmaperforationen in den Herzbeutel kommen nur unter glücklichen Umständen noch für eine operative Behandlung in Betracht.

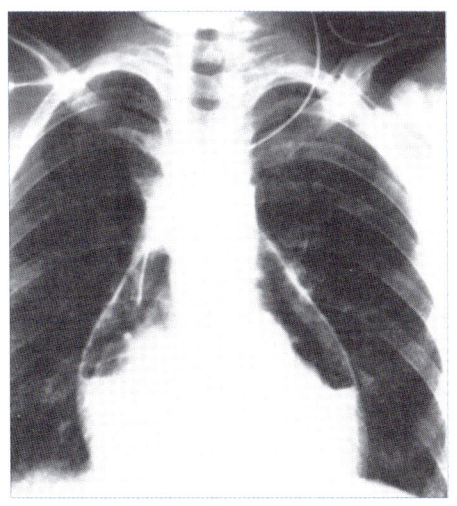

Abb. 22.32
Hämato-Pneumoperikard nach penetrierender Thoraxverletzung

8.2 Chronische Herzbeutelerkrankungen

Ätiologie: Zustand nach akuter Perikarditis (30 % der akuten Perikarditiden wandeln sich in eine konstriktive Perikarditis unter zunehmender Verschwielung und Verkalkung um). Bakterielle-, Pilz-, Virus- und urämische Perikarditiden haben die früher so häufige tuberkulöse Perikarditis abgelöst. Eine Sondergruppe stellt die zunehmende Zahl herzoperierter Patienten dar.

Klinik: Gestaute Jugularvenen, Aszites und Zeichen eines reduzierten Herz-Minuten-Volumens. Pathognomonisch ist der hohe Füllungsdruck des rechten Ventrikels in Verbindung mit dem sog. „frühdiastolischen Dip" (Abfall) in der rechten Ventrikeldruckkurve.

OP-Indikation: Eingeschränkte körperliche Belastbarkeit.

Technik: Mediane Sternotomie, Befreiung des Herzens von den verkalkten bzw. bindegewebig umgewandelten Perikardanteilen unter sorgfältiger Schonung der Koronararterien (dies gelingt u. U. nur mit Hilfe der EKZ).

Ergebnisse: Operationsrisiko: 1–3 %. Spätresultate: Dauerhafte Verbesserung der Leistungsfähigkeit in 70–80 %.

9 Tumoren

Primäre Tumoren des Herzens sind ausgesprochen selten. Befallen werden Peri-, Myo- und Endokard. 75 % der Tumoren sind gutartig. Der häufigste Herztumor überhaupt ist das gutartige linksatriale Myxom. Der häufigste bösartige Tumor ist das Rhabdomyosarkom.

10 Herztransplantation

OP-Indikation: Finale, progrediente, myogene Herzinsuffizienz bei normalen Widerstandsverhältnissen im kleinen Kreislauf und ansonsten normaler bzw. annähernd normaler Funktion aller anderen Organe des Körpers.

Ideale Voraussetzungen: Alter unter 55 Jahren. Kein insulinpflichtiger Diabetes mellitus, keine bösartigen bzw. Systemerkrankungen, keine floriden bzw. rekurrierenden Infektionen, stabile psycho-soziale Situation, keine Drogenabhängigkeit.

Infolge zunehmender Erfahrungen und verbesserter Ergebnisse konnte in letzter Zeit die Indikationsstellung zur Herztransplantation in praktisch allen Bereichen gelockert bzw. erweitert werden.

Technik:
- Orthotrope Herztransplantation: Implantation eines menschlichen Spenderherzens am Ort des zuvor resezierten Herzens des Empfängers. Übernahme der Kreislaufarbeit durch das transplantierte Herz (Abb. 22.33).

Herztransplantation

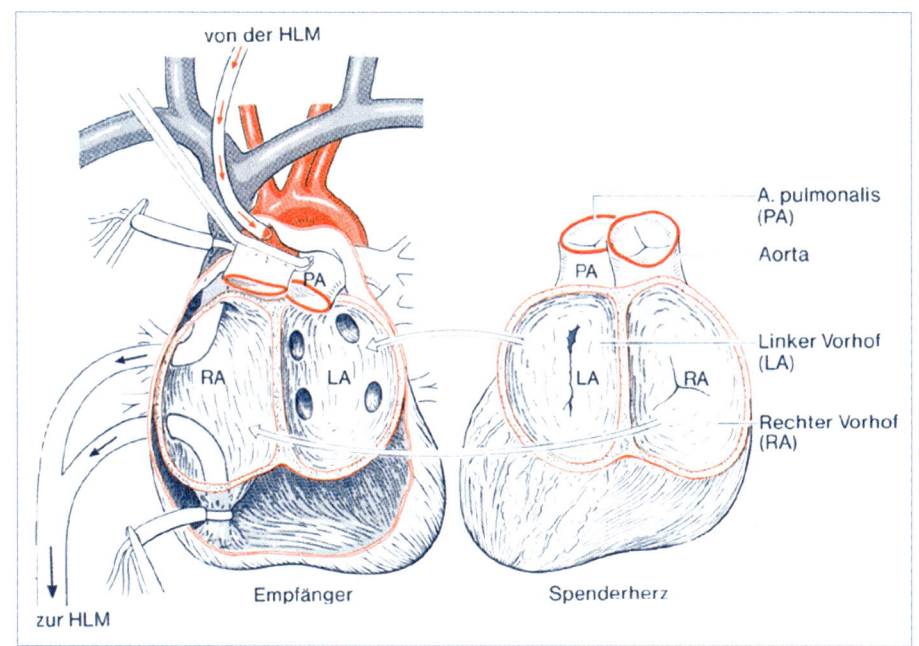

Abb. 22.33 Prinzip der orthotopen Herztransplantation

- **Heterotrope Herztransplantation:** Implantation eines menschlichen Spenderherzens in den Brustkorb des Empfängers, dessen Herz belassen wird. Verbindung beider Herzen miteinander über Seit-zu-Seit-Anastomosierung der Vorhöfe und End-zu-Seit-Anastomosierung der großen Arterien. In Abhängigkeit von der Arbeitskapazität des Empfängerherzens partielle bis totale Übernahme der Kreislaufarbeit durch das Spenderherz (Prinzip des sog. „Huckepackherzens").
Das Prinzip der heterotropen Herztransplantation ist zugunsten der orthotopen Herztransplantation weitgehend verlassen worden und spielt nur noch bei einem erheblichen Mißverhältnis zwischen der Größe des Empfängers und der des Spenderherzens eine Rolle.
- **Sonderform: die sog. Batista-Operation:** Bei Patienten mit terminaler dilatativer Kardiomyopathie kommt die von dem südamerikanischen Herzchirurgen R. Batista entwickelte Operation in Betracht. Dabei wird durch Resektion von Myokard der Innendurchmesser des linken Ventrikels verkleinert (s. a. Ventrikelaneurysmaresektion) und damit eine Abnahme der Wandspannung erreicht, welches in geeigneten Fällen zu einer Funktionsverbesserung des Restmyokards führen kann. Diese im Vergleich zur Transplantation mit einer höheren Komplikationsrate verknüpfte Therapie kommt insbesondere für Patienten in Betracht, bei denen eine Transplantation kontraindiziert ist bzw. in Ländern mit unzureichender Transplantationslogistik.

- **Kombinierte Herz-Lungen-Transplantation:** Bei angeborenen Herzfehlern mit pathologischen Druckerhöhungen im kleinen Kreislauf (z. B. PDA) bzw. bei kongenitalen Vitien mit pathologisch erhöhten pulmonalen Durchflußraten (z. B. Truncus arteriosus communis) kann es sekundär zu einer irreversiblen Widerstandserhöhung im kleinen Kreislauf kommen. Bei diesen Patienten müssen dann Herz und Lunge transplantiert werden. Nach den ersten erfolgreichen Herz-Lungen-Transplantationen Ende der 70er Jahre an der Stanford University hat sich auch dieses Verfahren zu einer Routineoperation entwickelt, deren Ausbreitung lediglich durch den Mangel an geeigneten Spenderorganen begrenzt wird.

Ergebnisse:
Nach der Einführung wirksamer immunsuppressiver Maßnahmen (insbesondere durch Cyclosporin A) seit Anfang der 80er Jahre ist die Transplantation des Herzens bzw. von Herz und Lunge zu einer denkbaren und erfolgreichen Behandlungsalternative geworden. Die derzeitige 1-Jahres-Überlebensquote nach Herztransplantationen liegt bei 80–90 %, die 5-Jahres-Überlebensrate bei 60–70 % (entspricht den Ergebnissen nach Nierentransplantation, s. Kapitel Niere).

23 Speiseröhre

Kapitelübersicht

Speiseröhre

Mißbildungen
- Ösophagusatresie
- Dysphagia lusoria
- Kongenitale Ösophagusstenose
- Schatzki-Ring

Entzündungen
- Ösophagitis
- Plummer-Vinson-Syndrom

Funktionelle Erkrankungen
- Krikopharyngeale Achalasie
- Achalasie
- Idiopathischer Ösophagusspasmus

Divertikel
- Pharyngo-ösophageales Divertikel
- Epiphrenales Divertikel
- Traktionsdivertikel

Verletzungen
- Spontane Ösophagusperforation (Boerhaave-Syndrom)
- Traumatische Perforation des Ösophagus
- Fremdkörper
- Verätzungen
- Strikturen

Tumoren
- Gutartige Tumoren
- Ösophaguskarzinom

1 Anatomie

1.1 Topographische Anatomie

Die Speiseröhre beginnt hinter dem Krikoidknorpel und geht aus der Pars laryngea des Pharynx hervor, dort liegt auch die **erste Enge** (16 cm). Der Verlauf der Speiseröhre ist angedeutet S-förmig. Sie verläuft im Halsbereich leicht linkskonvex, in der Höhe der Bifurkation, **zweite Enge**, 23 cm, leicht rechtskonvex und tritt auch so am Hiatus oesophageus des Zwerchfells (s. Kap. 24) (**dritte Enge**, 38 cm ab Zahnreihe) in das Abdomen ein (Abb. 23.1).

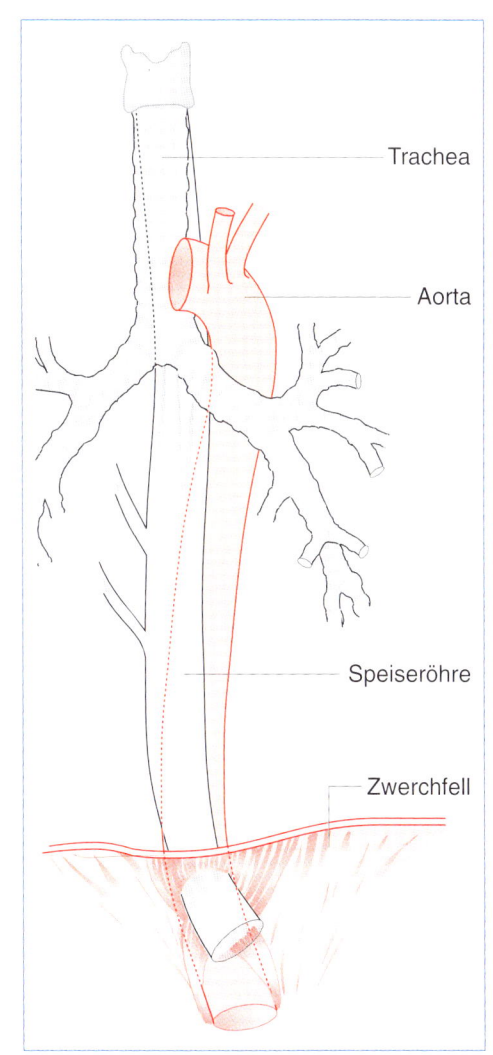

Abb. 23.1 Topographie der Speiseröhre

Physiologische Ösophagusengen → bei 16, 23 und 38 cm

In Höhe des 8. und 9. Brustwirbels liegt die Speiseröhre der Vorderseite der Wirbelsäule an. Von dort entfernt sie sich ventralwärts zum Hiatus oesophageus.

Aus chirurgischen Erwägungen wird der Ösophagus in 3 **Abschnitte** eingeteilt:
1. Proximales Drittel, vom oberen Ösophagussphinkter (OÖS) bis zur Trachealbifurkation.
2. Mittleres Drittel (vom 4. bis 7. BWK).
3. Distales Drittel (vom 7. BWK bis zur Kardia).

Am Ösophagus werden 3 **Wandschichten** unterschieden:
1. Mukosa und Submukosa;
2. Tunica muscularis;
3. Adventitia, d.h. es fehlt im Gegensatz zum sonstigen Intestinum die Serosa – bedeutsam bei der Ausbreitung von Entzündungen, Karzinomen sowie bei der Anastomosenheilung.

Eine Abgrenzung von **innerer Ring-** und **äußerer Längsmuskulatur** ist beim entspannten Ösophagus gut möglich. Beim in situ befindlichen Ösophagus zeigt sich eine Verflechtung von äußerer und innerer Muskelschicht. Sie wird als apolares Muskelfaserschraubensystem angesehen. Durch Kontraktion kann es dadurch zur Erweiterung des Ösophaguslumens kommen (Abb. 23.2).

Die **arterielle Versorgung** des Ösophagus erfolgt im ersten Drittel aus den Ästen der A. thyreoidea inferior und des Truncus thyreocervicalis. Das zweite Drittel wird über Interkostalarterien oder direkt aus segmentalen Ästen der Aorta versorgt, ebenso das distale Drittel, das zusätzlich Blut aus der A. phrenica sowie der A. gastrica sinistra erhält.

Der **venöse Abfluß** erfolgt über ein äußeres und inneres Gefäßsystem mit einem ausgedehnten venösen Plexus in der Mukosa und Submukosa (Varizenentstehung bei portaler Hypertension).

Das **Lymphgefäßsystem** bildet in der gesamten Ösophaguswand ein dichtes, maschenförmiges Netz. Der Abfluß aus dem proximalen Drittel der Speiseröhre erfolgt über mediastinale, bronchiale und subklavikuläre Lymphknoten. Die Lymphgefäße im mittleren und unteren Drittel der Speiseröhre haben ihren Abfluß entlang der A. gastrica sinistra zum Truncus coeliacus.

Die **Innervation** der Speiseröhre erfolgt im Halsbereich durch den N. recurrens, in den distal gelegenen Anteilen durch den N. vagus.

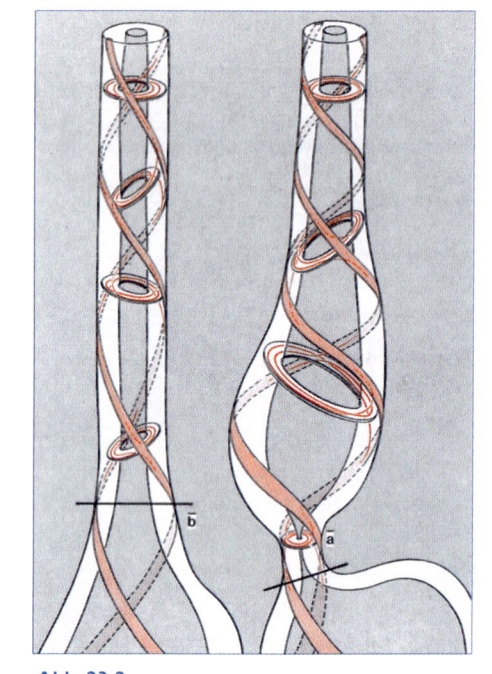

Abb. 23.2
Muskelfasersystem der Speiseröhre, apolares Schraubensystem mit Verflechtung von äußerer und innerer Muskelschicht:
a Verschluß des unteren Ösophagussphinkters durch Relaxation (Prinzip des „Mädchenfängers") der spiraligen Muskulatur,
b Öffnung des unteren Ösophagussphinkters durch Kontraktion

1.2 Funktionelle Anatomie

Entsprechend den unterschiedlichen Funktionen lassen sich quergestreifte (willkürliche) und glatte (unwillkürliche) Muskulatur unterscheiden. Die quergestreifte Muskulatur überwiegt im oberen Teil der Speiseröhre (Schlingfunktion), während die untere Hälfte glatte Muskulatur aufweist.

Die proximale Speiseröhre beginnt am M. cricopharyngeus, dem sog. oberen Ösophagussphinkter (OÖS). Das muskelschwache Dreieck zwischen diesem und der darübergelegenen Schlundmuskulatur (M. constrictor pharyngis: **Killian-Dreieck;** Abb. 23.3) ist die Durchtrittsstelle des **Zenker-Divertikels** (s.u.).

Der Übergang des distalen Ösophagus in den Magen ist durch eine sphinkterartige Hochdruckzone vor Reflux geschützt, dem sog. **unteren Ösophagussphinkter** (UÖS). Eine definitive Sphinktermuskulatur läßt sich nicht nachweisen, vielmehr könnte die spiralige Anordnung der Ösophagusmuskulatur mit der Möglichkeit eines Dehnverschlusses den Schließmechanismus erklären. Charakteristisch ist die schluckreflektorische Erschlaffung des UÖS, der in der Regel einen Ruhedruck von 18–20 mm Hg aufweist. Der reguläre Schluckakt besteht in einer

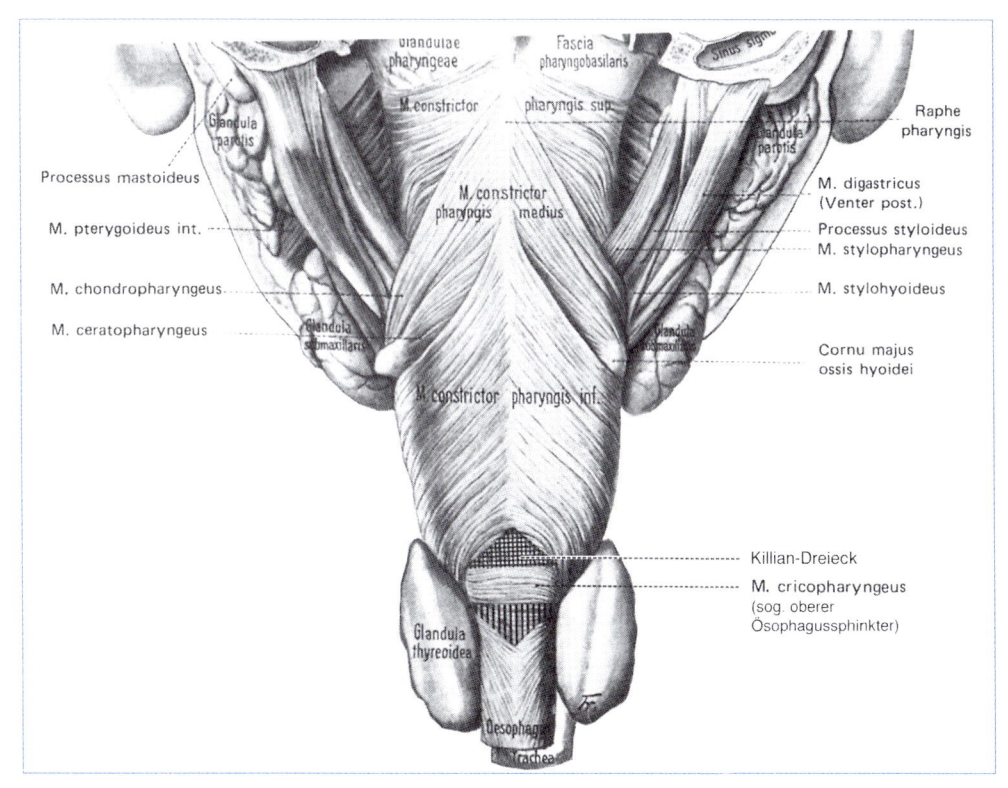

Abb. 23.3
Anatomie der dorsalen Schlundregion mit Darstellung des Killian-Dreiecks (kariert) und des Laimer-Dreiecks (gestreift). Im Killian-Dreieck Austritt der Zenker-Divertikel proximal des M. cricopharyngeus möglich

propulsiven Peristaltik über die Speiseröhre mit einer zum Magen hin fortschreitenden Hochdruckzone (40–60 mm Hg). Der zu Beginn des Schluckaktes geöffnete UÖS verschließt sich sofort wieder, um so eine Regurgitation und Aspiration zu verhindern. Die reguläre Peristaltik mit schluckreflektorischer Erschlaffung der Sphinkteren wird als **primäre Peristaltik** bezeichnet. Propulsive Kontraktionen aufgrund lokalisierter Dehnungsreize werden **sekundäre Peristaltik** genannt, untergeordnete, nicht propulsive Kontraktionen heißen **tertiäre Peristaltik**.

2 Diagnostik

- **Klinik:** Häufigstes Symptom einer Speiseröhrenerkrankung ist die **Dysphagie**, d.h. die schmerzlose Schlingstörung. Eine schmerzhafte Dysphagie wird als **Odynophagie** bezeichnet. Die Ursache kann funktioneller oder mechanischer Art sein.

  Jede Dysphagie erfordert die diagnostische Abklärung!

  Fremdkörpergefühle im Schlundbereich werden als **Globusempfindung** bezeichnet. Hierfür können extra- und intraösophageale Erkrankungen ursächlich sein.
  Retrosternales Brennen, Sodbrennen, Foetor ex ore, Luftaufstoßen, Regurgitation von Nahrung sind weitere häufige Symptome. Seltener weisen Würgereiz, Husten, Erbrechen oder Singultus auf eine Ösophaguserkrankung hin.
- **Röntgen:** Breischluck zur Orientierung über Lage, Form und Funktion des Ösophagus, Nachweis von Stenosen, Divertikeln, Hiatushernien, funktionellen Störungen und Wanddefekten (Abb. 23.4, 23.5a–d).

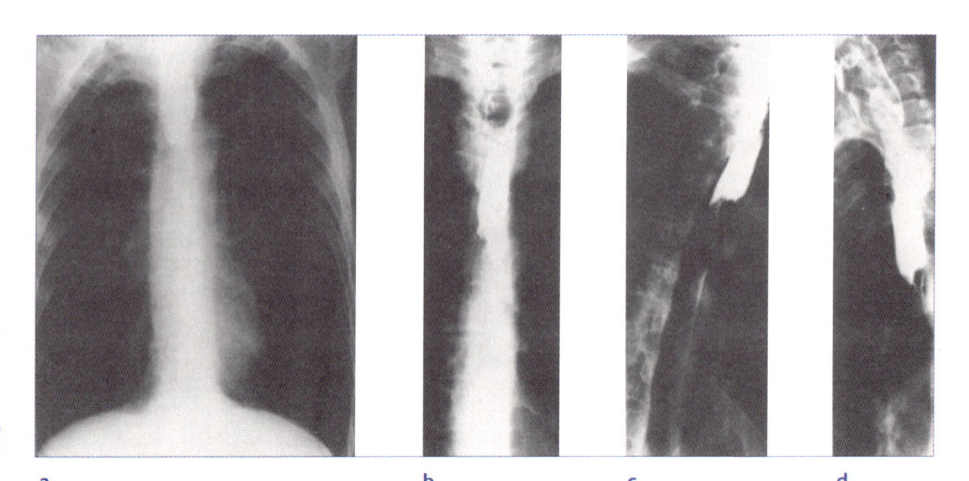

Abb. 23.4 a–d
Stenosierendes Ösophaguskarzinom im mittleren Abschnitt, Röntgenbild des Thorax a.-p.
a Barium-Breischluck a.-p. **b** und 2 Schrägaufnahmen **c,d**

a   b   c   d

Diagnostik 23 **Speiseröhre** 709

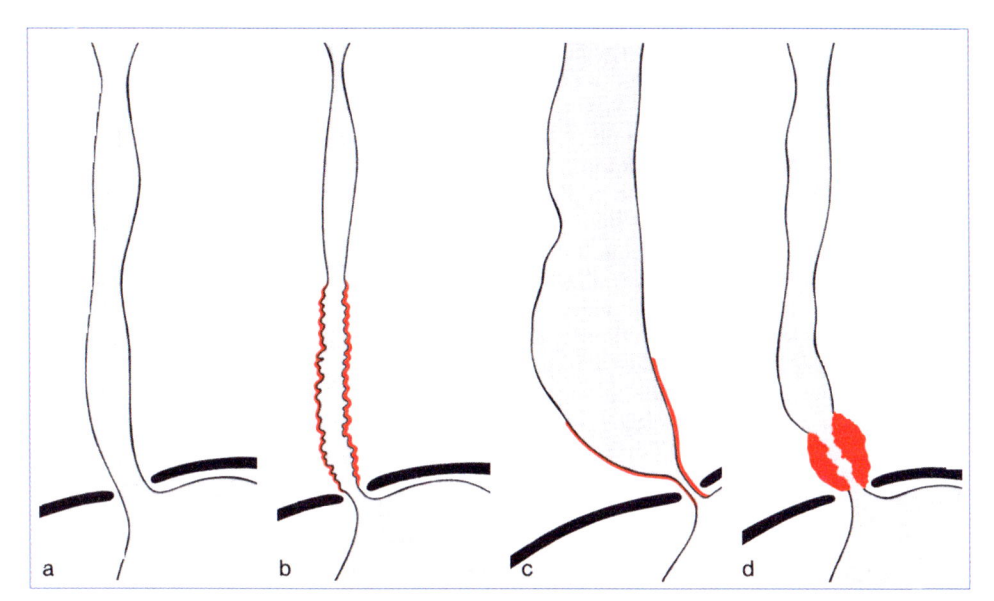

Abb. 23.5 a–d
Schema der Röntgenbefunde im Ösophagus:
a Normalbefund, **b** idiopathischer Ösophagusspasmus, **c** Achalasie, **d** distales Ösophaguskarzinom

- **Endoskopie und Biopsie:** Wichtigstes Verfahren mit Möglichkeit zur direkten Inspektion und Biopsie. Es stehen **flexible** (Fiberglas) und **starre** Ösophagoskope zur Verfügung. Die starren Endoskope werden nur noch selten eingesetzt, gelegentlich bei Fremdkörperentfernung und Varizenverödung (s. Kap. 11). In Kombination mit der **Endosonographie** gute Beurteilung der Tiefenausdehnung von Karzinomen bzw. Lymphknotenmetastasierung möglich.
- **Zytologie:** Endoskopische Abrasionszytologie durch spezielle Bürsten oder Ballons (in China geübte Technik) zum Nachweis von Ösophaguskarzinomen. Treffsicherheit 80–95 %. Geeignet als Screening-Verfahren bei Reihenuntersuchungen gefährdeter Populationen.
- **Manometrie:** Intraluminäre Druckmessung durch 3-Punkt-Manometrie, d.h. Druckmessung über drei mit einem konstanten Flüssigkeitsvolumen perfundierte Katheter.
  Zu unterscheiden sind
  – stationäre 3-Punkt-Manometrie: funktionelle und qualitative Beurteilung der Ösophagusmotilität.
  – Durchzugsmanometrie: Lokalisation und Quantifizierung der Sphinkterfunktion.

- **pH-Metrie:** Säureanalyse im Ösophaguslumen zur Bestimmung der regurgitierten Magensäure. Sie bietet die Möglichkeit zur direkten Registrierung des gastroösophagealen Refluxes durch Langzeit-pH-Messung (die Aufzeichnung erfolgt telemetrisch oder über einen elektronischen Mikrospeicher). Subjektiv kann die Refluxsymptomatik durch den sog. Säureperfusionstest (Bernstein-Test) über eine Instillation von Salzsäure in das mittlere Ösophagusdrittel ausgelöst werden (Abb. 23.6).
- **Computertomographie:** Sie dient vor allem dem Nachweis extraluminärer Tumor- oder Lymphknotenlokalisationen im Verlauf des mediastinalen Teils der Speiseröhre.
- **Nuklid-MdP:** Quantifizierung der Ösophagus-Clearance und des gastroösophagealen Refluxes mit markierter Testmahlzeit.

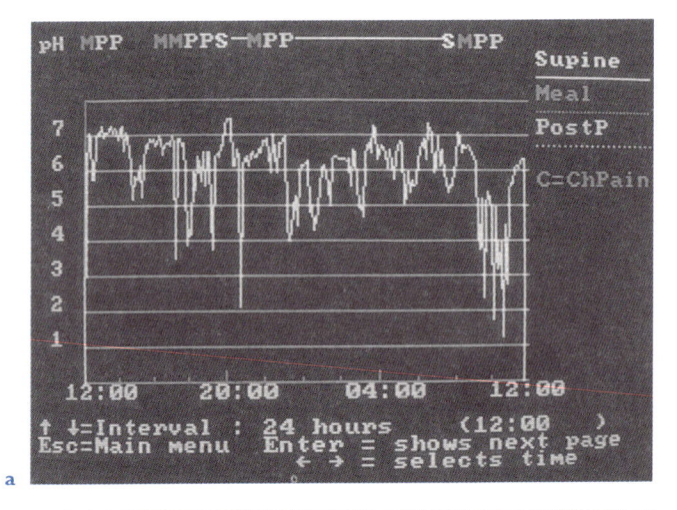

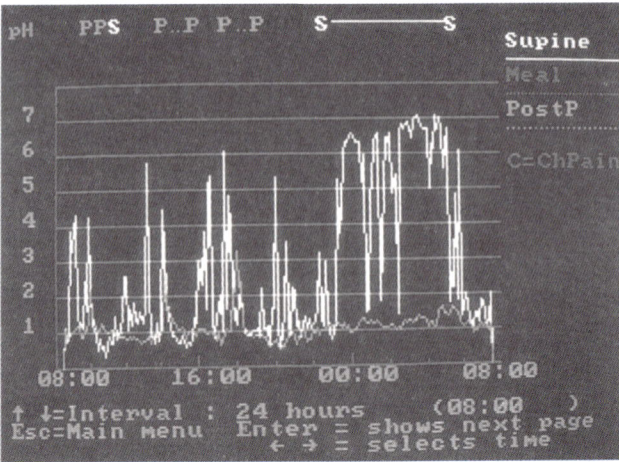

Abb. 23.6 a,b
Ösophagus-24-Stunden-pH-Metrie:
a Normalbefund
b „combined"-Reflux (= Refluxepisoden tags und nachts)

3 Mißbildungen

3.1 Ösophagusatresie (s. Kap. 53)

3.2 Dysphagia lusoria

Stenosierung der Speiseröhre durch Kompression des oberen Speiseröhrendrittels aufgrund von Gefäßanomalien (doppelter Aortenbogen oder atypischer Abgang der A. subclavia dextra).
Klinik: Behinderung von Atmung und Schluckakt.
Diagnostik: Nachweis der Kompression durch Röntgen-Breischluck, Endoskopie.
Komplikationen: Druckulzera, Tracheomalazie.
Therapie: Gefäßplastik, ggf. Unterbindung der akzessorischen Gefäße.

3.3 Kongenitale Ösophagusstenose

Seltene Anomalie, die in jeder Höhe der Speiseröhre auftreten kann. Mögliche **Formen** sind:
- Sanduhrstenose,
- umschriebene Membranen,
- exzentrische Stenosen durch fibröse oder fibromuskuläre Wandverdickung.

Klinik: Dysphagie oder Regurgitation bei Übergang von flüssiger zu fester Nahrung. Die ersten Wochen nach der Geburt können völlig unauffällig sein.
Diagnostik: Endoskopie, Röntgen-Kinematographie.
Therapie: Die Behandlung richtet sich nach Ausdehnung und Stenosetyp.
– Endoskopische Spaltung.
– Bei ausgedehnteren Stenosen transpleurales Vorgehen mit Exzision, extramuköser Resektion oder Teilresektion der Speiseröhre.
Prognose: Gut, evtl. Bougierungsbehandlung.

3.4 Schatzki-Ring

Der sog. untere Ösophagusring wird röntgenologisch im unteren Ösophagus bei axialer Hiatushernie gefunden. Es besteht eine ringförmige, segelartige Einengung am Übergang vom Zylinder- zum Plattenepithel, bei engem Ringdurchmesser kann eine Dysphagie resultieren.
Therapie: endoskopische Durchtrennung des Ringes.

4 Entzündungen

4.1 Ösophagitis

Häufigste Form der Ösophagitis ist die Refluxösophagitis (s. Kap. 24). Andere Formen der Entzündung können im Rahmen spezifischer Erkrankungen auftreten (Tuberkulose, Herpes, Diphtherie, Lues). Die **Therapie** richtet sich nach der Grundkrankheit. Häufig sind auch Pilzbesiedlungen der Speiseröhre. Meist handelt es sich um Soor-Infektionen in der Folge von Behandlungen mit Antibiotika, Zytostatika, Steroiden oder Immunsuppressiva bzw. im Rahmen einer Immunschwäche (Tumorkachexie, AIDS). Hierbei kann die Speiseröhre mit Pseudomembranen ausgekleidet sein. Die Therapie besteht in der antimykotischen Behandlung mit Nystatin (Moronal®).

4.2 Plummer-Vinson-Syndrom

Erkrankung unbekannter Ätiologie mit Eisenmangelanämie. Dysphagie bei fibrösen Membranen am Ösophaguseingang und Glossitis. Überwiegend Frauen über 40 Jahre betreffend. Karzinomatöse Entartung in 10 %. Bei Eisensubstitution und Vitamin B-Gabe Rückgang der Beschwerden.

5 Funktionelle Erkrankungen

5.1 Krikopharyngeale Achalasie („hohe Achalasie")

Öffnungslähmung des oberen Ösophagussphinkters (OÖS) auf der Basis einer idiopathischen Innervationsstörung (primäre Form) oder genereller neuromuskulärer Erkrankungen (sekundäre Form) bei Morbus Parkinson, multipler Sklerose etc. Häufig mit Zenker-Divertikel vergesellschaftet.
Klinik: Schluckstörung, häufig mit rezidivierender Aspiration und chronischer Bronchopneumonie, Globusgefühl.
Diagnostik: Röntgen-Kinematographie, Manometrie, Ausschluß zervikaler Bandscheibenprozesse.
Therapie: Myotomie des M. cricopharyngeus wie beim Zenker-Divertikel (s.u.)

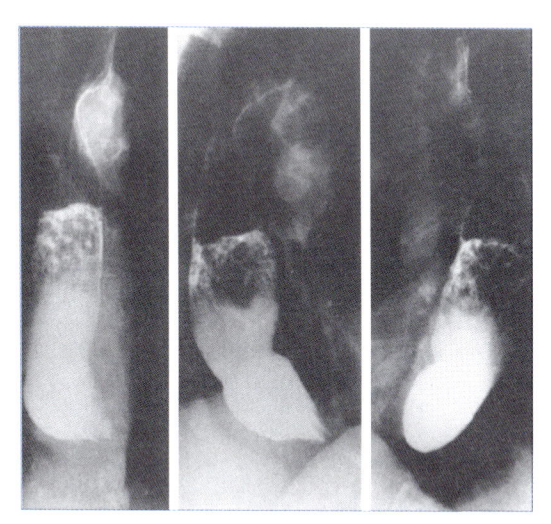

Entzündungen/funktionelle Erkrankungen 23 Speiseröhre

5.2 Achalasie

Neuromuskuläre Erkrankung der glatten Ösophagusmuskulatur mit Fehlen einer geordneten propulsiven Peristaltik und einer gestörten schluckreflektorischen Erschlaffung des UÖS.

Die Ursache ist unbekannt. Es kommt zur Degeneration von intramuralen Ganglienzellen (Plexus myentericus = Auerbach-Plexus) der Ösophaguswand. Eine symptomatische Achalasie wird bei der Chagas-Krankheit (Erreger: Trypanosoma cruzi) beobachtet. Psychische Faktoren spielen bei der Auslösung der Erkrankung eine gewisse Rolle, ohne aber die alleinige Ursache zu sein. Aufgrund der Ählichkeit mit der südamerikanischen Chagas-Krankheit wird auch eine infektiöse Genese diskutiert. Gleichzeitig wird das Vorliegen einer Störung des autonomen Nervensystems für möglich gehalten.

Achalasie = Öffnungslähmung des UÖS

Klinik: In jedem Alter, doch unter Bevorzugung des 3.–6. Lebensjahrzehnts können die Symptome dieser Erkrankung auftreten.

Leitsymptom ist die Dysphagie. Häufig wird postprandial über einen retrosternalen Schmerz geklagt. Im Stadium der Dekompensation mit Dilatation des Ösophagus (Megaösophagus, Dolichoösophagus) kommt es besonders nachts zur Regurgitation und Aspiration mit Bronchopneumonien, Lungenabszessen und Bronchiektasen als Folge. Bei langjährigem Bestehen bis zu 10fach erhöhtes Risiko der Karzinomentstehung.

Diagnostik
- **Röntgen-Breischluck** (Abb. 23.7, Abb. 23.8)**:** Charakteristisch ist die trichterförmige Einengung im Bereich der Kardia. Hierbei kann der Korpusanteil des Ösophagus unterschiedlich weit sein.

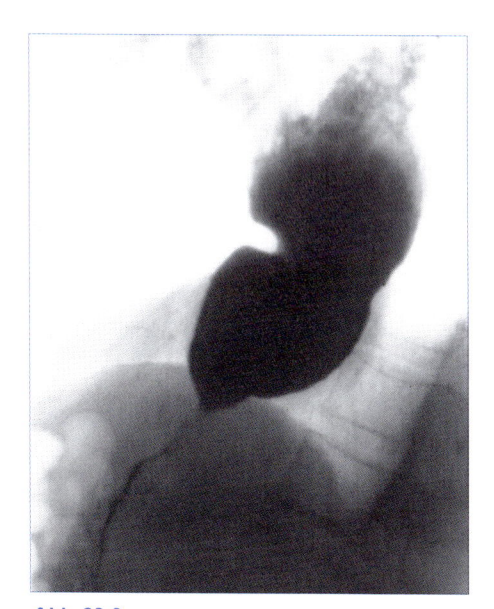

Abb. 23.7
Röntgen-Breischluck bei Achalasie

Abb. 23.8
Röntgenbreischluck bei amotilem Ösophagus wegen chronischer Achalasie

Die Differentialdiagnose zum Karzinom bereitet gelegentlich Schwierigkeiten. Glukagon (1 ml i.v.) führt zur Erweiterung des engen Segments und dient zum Ausschluß einer organischen Stenose (peptische Striktur, Karzinom etc.).
- **Endoskopie:** Bei Malignitätsverdacht Biopsie.
- **Manometrie:** Sie ermöglicht den Nachweis der Öffnungslähmung. Manometrisch lassen sich eine hyper-, eine hypo- und eine amotile Form der Achalasie unterscheiden.

Ösophagusstenose: Ausschluß eines Karzinoms obligat!

Differentialdiagnose: Kardiakarzinom, Sklerodermie, Chagas-Krankheit (Erregernachweis im Blut mit KBR), Presbyösophagus, diffuser Ösophagusspasmus.

Therapie

Eine kausale Therapie ist nicht bekannt. Symptomatisch lassen sich die Beschwerden durch **Nitroglyzerin** und **Amylnitrit** bessern. Beide Medikamente erwirken eine Erschlaffung der glatten Muskulatur. Die hypermotile Form der Achalasie kann durch den Kalziumantagonisten **Nifedipin** (Adalat®) konservativ gut behandelt werden.

Bei der hypo- oder amotilen Form sollte primär zwei- bis dreimal eine **pneumatische Dilatation** versucht werden, die in 80–90 % zur Heilung führt (Abb. 23.9). Hierbei wird unter Röntgen-Durchleuchtungskontrolle ein Kunststoffdehnungsballon im engen Segment plaziert und durch rasches Aufpumpen die Stenose gesprengt (s. Kap. 11). Die Komplikationsrate liegt unter 5 %. Der von Starck früher verwendete, mechanische Dilatator wird wegen der Perforationsgefahr heute kaum noch eingesetzt.

Bei Erfolglosigkeit der pneumatischen Dilatation ist die Indikation zur **Operation** gegeben. Hierbei ist die transabdominelle Kardiomyotomie nach Gottstein-Heller (1914) das geeignetste Verfahren. Dieses wird heute laparoskopisch durchgeführt. Prinzip ist die Spaltung der Muskulatur ohne Eröffnung der Schleimhaut über eine Strecke von 5–7 cm am distalen Ösophagus und proximalen Magen. Die Letalität des Eingriffs liegt unter 1 %. Die Myotomie sollte zur Vermeidung eines postoperativen gastroösophagealen Refluxes mit einer lockeren Fundoplikatio kombiniert werden.

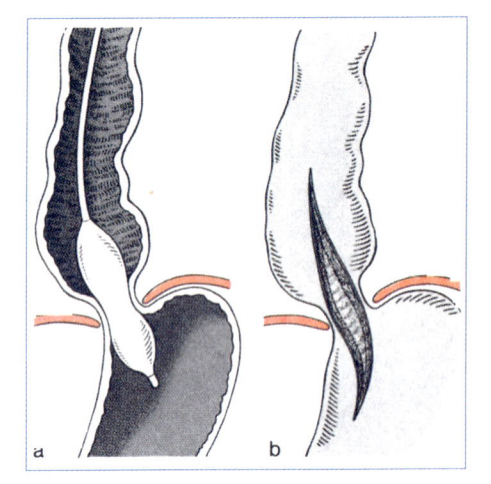

Abb. 23.9 a,b
Therapie der Achalasie:
a Pneumatische Dilatation
b Kardiomyotomie

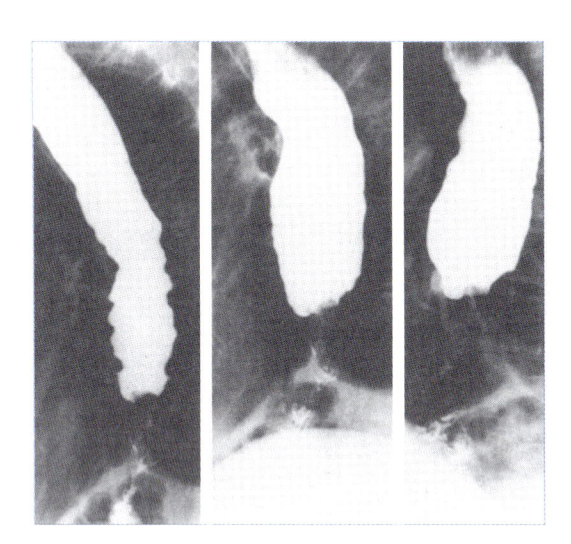

Abb. 23.10
Röntgen-Breischluck bei diffusem Ösophagusspasmus

5.3 Idiopathischer, diffuser Ösophagusspasmus

Der diffuse Ösophagusspasmus ist gekennzeichnet durch unkoordinierte, lang anhaltende, spastische Kontraktionen des Ösophagus nach dem Schlucken (tertiäre Peristaltik) ohne Störung des unteren Ösophagussphinkters. Die Ätiologie ist unbekannt.

Klinik: Intermittierende Dysphagien, bisweilen krampfartige retrosternale Schmerzen, die spontan oder nach Nahrungsaufnahme ausgelöst werden. Betroffen sind überwiegend Patienten im höheren Lebensalter.

Diagnostik: Der Breischluck zeigt charakteristischerweise eine korkenzieherartige Konfiguration des Ösophagus. Derartige Röntgenveränderungen können allerdings auch fehlen. Manometrisch finden sich tertiäre Kontraktionen mit hohen Drucksteigerungen bei normalem Ruhedruck des unteren Ösophagussphinkters (Abb. 23.10).

Therapie: Möglichst konservative Behandlung (Nitroglyzerin, Spasmolytika, Sedativa). Bei heftigen Beschwerden chirurgische Maßnahmen, d.h. Myotomie des mittleren und distalen Ösophagus mit Fundoplikatio zur Vermeidung eines häufig auftretenden Refluxes. Die Ergebnisse sind naturgemäß am besten bei einem sog. hypertensiven gastroösophagealen Sphinkter, schlechter bei langstreckigen Motilitätsstörungen.

Gastroösophagealer Reflux – Kardiainsuffizienz – (s. Kap. 24)

6 Divertikel

Unter einem falschen Ösophagusdivertikel versteht man die umschriebene Ausstülpung von Mukosa und Submukosa durch die Muscularis.
Von echten Divertikeln wird bei Ausziehung sämtlicher Wandschichten gesprochen.
- **Pulsionsdivertikel** entstehen durch Erhöhung des intraluminären Druckes bei angeborenen oder erworbenen lokalen Muskelschwächen (falsche Divertikel).
- **Traktionsdivertikel** entwickeln sich durch Anziehung sämtlicher Wandschichten meist im Rahmen extraluminärer, entzündlicher Prozesse (Lymphangitis, Tbc, etc.).

Pulsionsdivertikel finden sich überwiegend im präsphinkteren Bereich (zervikal, epiphrenal), Traktionsdivertikel sind überwiegend parabronchial gelegen (Abb. 23.11).
Diagnostik: Röntgen-Breischluck, Endoskopie, ggf. Manometrie.

6.1 Pharyngo-ösophageales Divertikel (= Zenker-Divertikel, Grenzdivertikel)

Ausstülpung von Mukosa und Submukosa an der Pharynxrückwand oberhalb der Pars horizontalis des M. cricopharyngeus (Killian-Muskellücke), meist nach links paravertebral.
Ätiologie: Kombination von pathologischer Drucksteigerung im OÖS mit anatomisch schwacher Muskelwand durch die Killian-Muskellücke im Hypopharynx. Hierdurch Ausstülpung von Mukosa und Submukosa in den Halsbereich (falsches Divertikel, s.o.).

> Zenker-Divertikel: Unkoordinierter OÖS

Klinik: Leitsymptom ist eine zunehmende Dysphagie, gurgelndes Geräusch beim Schlucken von Flüssigkeit, Hustenreiz und Foetor ex ore. Regurgitation. Bronchopneumonien.
Diagnostik: Röntgen-Breischluck, ggf. Manometrie des OÖS, Vorsicht bei der Endoskopie (Perforationsgefahr!) (Abb. 23.12).
Therapie: Ausschließlich chirurgisch, großzügige Indikation bei klinischer Symptomatik. Freilegen des Halsösophagus von links und Abtragen des Divertikels mit Myotomie des OÖS zur Vermeidung eines Rezidivs.
Komplikationen: Postoperativ entstandene kleine Speichelfisteln heilen gewöhnlich in kurzer Zeit ab. Rekurrensparese. Perforation bei Endoskopie.

> Verdacht auf Zenker-Divertikel: Keine blinde Endoskopie!

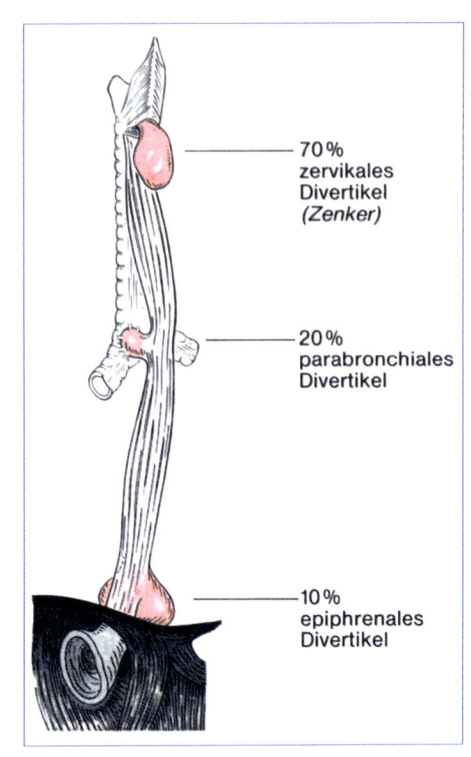

Abb. 23.11
Lokalisation und Häufigkeit der Ösophagusdivertikel

- 70 % zervikales Divertikel (Zenker)
- 20 % parabronchiales Divertikel
- 10 % epiphrenales Divertikel

Divertikel — 23 Speiseröhre

6.2 Epiphrenales Divertikel

Divertikel im distalen Ösophagusdrittel unmittelbar über dem Zwerchfell, meist an der rechten Speiseröhrenwand, jedoch nach links sich entwickelnd.
Ätiologie: Funktionsstörung des unteren Ösophagussphinkters. Häufig kombiniert mit einer Achalasie, diffusem Ösophagusspasmus oder axialer Hiatushernie.

> Epinephrales Divertikel: Unkoordinierter UÖS

Klinik: Dysphagie, nächtlicher Druckschmerz hinter dem Brustbein. Unklare Oberbauchbeschwerden.
Diagnostik: Röntgen-Breischluck, Manometrie des UÖS (Abb. 23.13).
Therapie: Nur bei Beschwerden (Dysphagie, Erbrechen, entzündlicher Spasmus), die auf das Divertikel zurückgeführt werden müssen, ist ein chirurgisches Vorgehen angezeigt. Das Divertikel wird nach linksseitiger Thorakotomie (8. ICR) oder Laparotomie abgetragen und die Schleimhaut sowie der Muskelmantel mit Einzelnähten verschlossen. Eine zirkuläre Myotomie bei hypertoner Funktionsstörung des UÖS ist obligat.

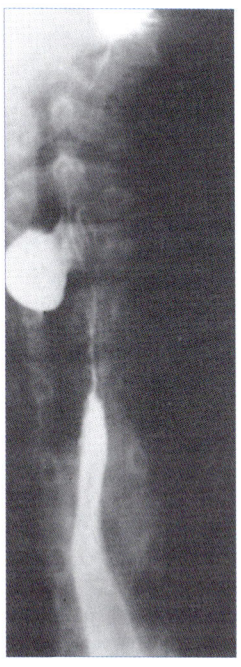

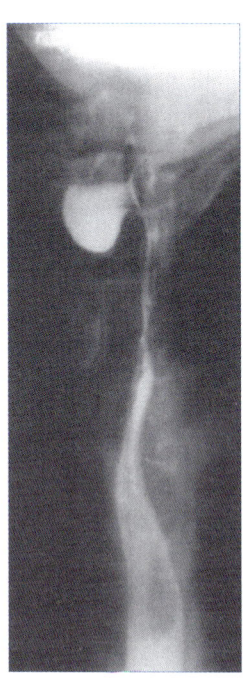

Abb. 23.12
Röntgen-Breischluck beim zervikalen (Zenker-) Divertikel

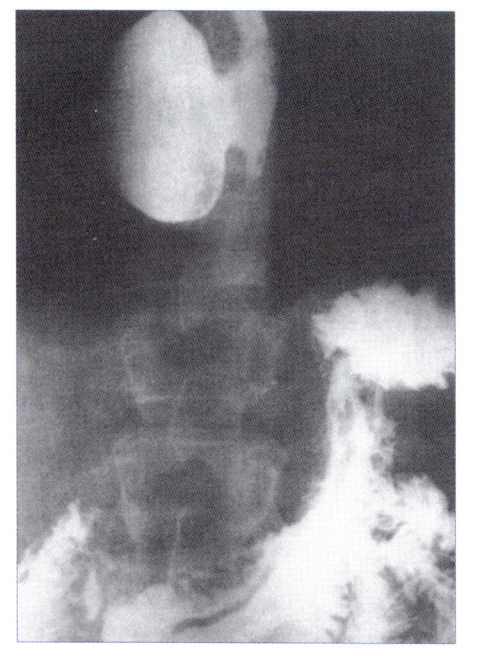

Abb. 23.13
Röntgen-Breischluck bei epiphrenalem Divertikel

6.3 Traktionsdivertikel

Sie betreffen sämtliche Wandschichten, die meist durch entzündliche Prozesse irritiert sind. Lokalisation ist ausschließlich im mittleren Drittel der Speiseröhre. In der Regel von geringerer Größe als die zervikalen und epiphrenalen Divertikel, stellen sie häufig einen röntgenologischen Zufallsbefund dar.

Klinik: Oft symptomlos. Durch Entzündungen im Divertikel kann es zu Husten und Dysphagie kommen. Komplikationen durch Perforation in den Trachealbaum (ösophago-bronchiale Fistel) mit Aspiration, Bronchopneumonie und Lungenabszeß. Selten Divertikulitis oder Blutung (Abb. 23.14).

Diagnostik: Röntgen-Breischluck, CT, Endoskopie zum Ausschluß von Tumoren, Manometrie.

Therapie: Symptomlose Divertikel werden nicht operiert. Bei Beschwerden, die eindeutig auf das Divertikel zurückzuführen sind, bei Größenzunahme oder drohenden Komplikationen ist die Abtragung des Divertikels angezeigt. Der Eingriff besteht in der Resektion des Divertikelsackes über einen rechtsthorakalen Zugang.

Liegt eine Fistel vor, so ist die chirurgische Intervention immer angezeigt: Durchtrennen des Fistelganges, Nahtverschluß der Speiseröhre und der Trachealöffnung.

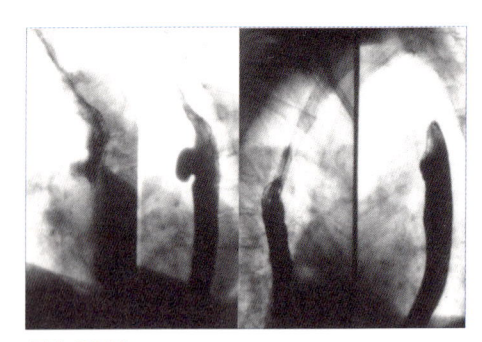

Abb. 23.14
Röntgenbreischluck bei Traktionsdivertikel vor (links) und nach (rechts) Abtragung wegen Blutung

7 Verletzungen

7.1. Spontane Ösophagusperforation (Boerhaave-Syndrom)

Nach heftigen Hustenanfällen oder profusem Erbrechen (Alkohlexzeß!) kann es zu einem Riß posterolateral links im distalen Ösophagusdrittel kommen.

Klinik: Vernichtungsschmerz hinter dem Brustbein. Mediastinalemphysem. Im weiteren Verlauf treten Mediastinitis, hohe Temperaturen und Leukozytose auf.

Diagnostik: Im Röntgen-Thorax Luft im Mediastinum, nach Gabe von wasserlöslichem Kontrastmittel Nachweis eines Kontrastmittelaustritts.

Therapie: Innerhalb der ersten 24 Stunden nach Perforation Übernähung des Defektes und Deckung mit Magen, Pleura oder Lunge; sonst Diskontinuitätsresektion mit Gastrostomie und kollarer Ösophagotomie, sekundäre Rekonstruktion.
Bei schlechtem Allgemeinzustand und bei alter Perforation Magensonde, Drainage des Mediastinums, der Pleura und Anlegen einer Magenfistel.

Prognose: Gut bei Frühoperation. Bei septischen Komplikationen beträgt die Letalität 50 % und mehr.

7.2 Traumatische Perforation der Speiseröhre

Perforationen kommen instrumentell (Endoskopie, PE, Bougierung) sowie durch Schuß- oder Stichverletzungen vor.
Klinik: Spontanschmerz, Hautemphysem. Nach Ausbildung einer Mediastinitis mit oder ohne Pleuraempyem treten septische Temperaturen und Leukozytose auf.
Röntgen: Freie Luft unter Zwerchfell (tiefe Perforation), im Mediastinum (mittlere Perforation) oder zervikal (hohe Perforation), Austritt wäßrigen Kontrastmittels (Gastrografin).
Therapie: Bei instrumentellen und kleinen Perforationen Zuwarten unter Antibiotikagabe, Dauerabsaugung und Intensivüberwachung, ansonsten frühzeitige Freilegung der Perforationsstelle und Übernähung.
Prognose: Bei kleinen und instrumentellen Perforationen sowie bei frühzeitiger operativer Versorgung größerer Läsionen gut. Fortschreitende Entzündung, Mediastinitis und Pleuraempyem verschlechtern die Prognose.

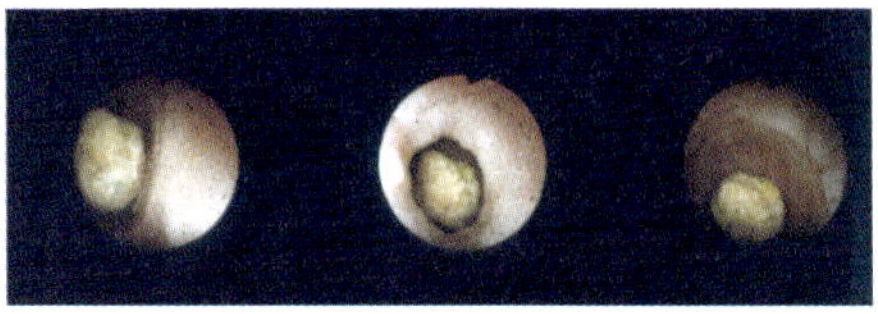

7.3 Fremdkörper

Alle Arten von Fremdkörpern (Münzen, Knochen, Gebißteile, Spielzeug usw.) können im Bereich der physiologischen Engen des Ösophagus steckenbleiben.
Klinik: Schmerz unterschiedlichsten Charakters. Auch schmerzfreie Intervalle sind nicht ungewöhnlich.
Diagnostik: Anamnese, Röntgen, Endoskopie (s. Kap. 11; Abb. 23.15).
Therapie: Endoskopische Entfernung; selten wird chirurgisches Vorgehen notwendig.
Komplikationen: Druckulzera mit Perforation der Ösophaguswand oder Durchspießung.

Abb. 23.15
Endoskopischer Befund bei Ösophagusfremdkörper

7.4 Verätzung (s. Kap. 11.2.4)

Schleimhautverletzung durch Säuren oder Laugen. Die Säuren bilden Koagulations-, die Laugen Kolliquationsnekrosen. Die Schädigung der Ösophaguswand ist von der Einwirkungsdauer abhängig. Allerdings führt der Kontakt einer 30%igen NaOH-Lösung bereits nach 1 Sekunde zur Zerstörung der gesamten Mukosa. Am heftigsten ist die chemische Wirkung an den physiologischen Engen.
Wie bei der Hautverbrennung werden 3 Grade der Verätzungen unterschieden:
- **Grad I:** Hyperämie und Ödem.
- **Grad II:** Ulzera und Fibrinbeläge.
- **Grad III:** Oberflächliche Uzerationen bzw. Nekrosen, die sämtliche Wandschichten durchsetzen. Perforation. Eine Ausheilung führt zur narbigen Striktur.

Klinik: Stärkstes Brennen im Schlund und retrosternal, Vernichtungsgefühl, Schock.
Komplikationen: Akutes Larynxödem, Bronchopneumonie, Ösophagus- bzw. Magenperforation, allgemeine Intoxikation.
Diagnostik: Anamnese, Frühendoskopie innerhalb von 12–72 Stunden.

Therapie

- Schockbehandlung, Analgetika
- Versuch der chemischen Neutralisierung:
  - **Bei Säuren:** Wasser, Natriumbikarbonat.
  - **Bei Laugen:** Zitronensäure, verdünnter Essig.
- Keine orale Nahrungsaufnahme. Parenteral Breitbandantibiotika. Nach 2–4 Tagen: Kortikosteroid-Behandlung über 4–5 Wochen.
- Frühbougierung entweder nach operativer Witzel-Fistelung über einen Endlosbougie oder ösophagoskopisch kontrolliert mit ständiger Wiederholung über Wochen und Monate.

Prognose: Ist von der Konzentration und Einwirkungsdauer abhängig. Letalität bis 10 %. 10–15 Jahre nach Verätzung besteht die Gefahr eines Narbenkarzinoms.
Verätzungsstriktur: Im Spätstadium können narbig-fibröse Strikturen ohne entzündliche Restzustände oder aber eine chronisch-stenosierende Ösophagitis über mehrere Jahre bestehen.

7.4.1 Striktur

Auch bei adäquater Therapie muß bei Verätzungen in 5–7 % mit Strikturen gerechnet werden.
Klinik: Dysphagie.
Diagnostik: Röntgen, Endoskopie mit Versuch der Bougierung (Abb. 23.16).
Therapie: Bougierung über mehrere Jahre, bei ausgedehnter Verätzungsstriktur chirurgische Therapie. Ist ausschließlich der Ösophagus durch die Verätzung betroffen, kann eine Magentransposition nach Resektion der Stenose durchgeführt werden. Ist der Magen – wie in der Regel – auch betroffen, bleibt die Koloninterposition. Die verätzte Speiseröhre sollte wegen des erhöhten Krebsrisikos, wenn möglich, entfernt werden. Immer ist eine maligne Ursache der Striktur bioptisch auszuschließen (Abb. 23.17).

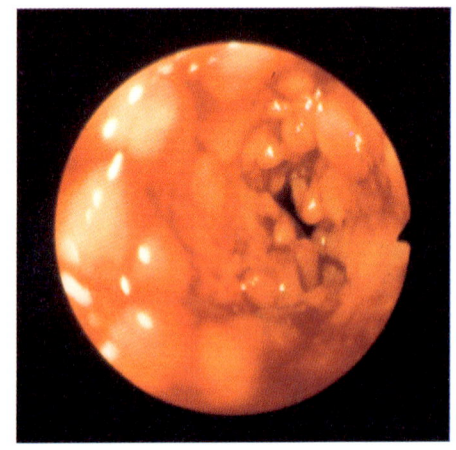

Abb. 23.16
Endoskopischer Befund bei Striktur wegen Ösophaguskarzinom

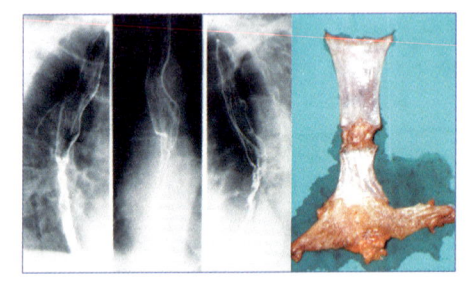

Abb. 23.17
Operationspräparat und Röntgenbreischluck bei maligner Striktur wegen Ösophaguskarzinom

8 Tumoren

8.1 Gutartige Tumoren

Gutartige Tumoren der Speiseröhre (Leiomyome, Fibrome, Lipome und Adenome sowie Hämangiome) sind selten. Noch seltener werden Retentions- und Epidermoidzysten gefunden.
Klinik: In der Hälfte der Fälle bleiben diese Tumoren symptomlos, bei der anderen Hälfte überwiegt die Dysphagie. Schmerzen werden selten angegeben.
Diagnostik: Röntgenuntersuchung (Abb. 23.18), Endoskopie.
Therapie: Die Entfernung der Tumoren ist aus differentialdiagnostischen Erwägungen zum Ausschluß eines Karzinoms immer angezeigt. Die Ergebnisse sind gut, da die Tumoren meist extramukös gelegen sind und sich ohne Eröffnung der Schleimhaut ausschälen lassen. Je nach Lage wird rechts oder links thorakal eingegangen, der Tumor herausgeschält und die Entnahmestelle mit dem Muskelmantel durch Einzelnähte verschlossen.

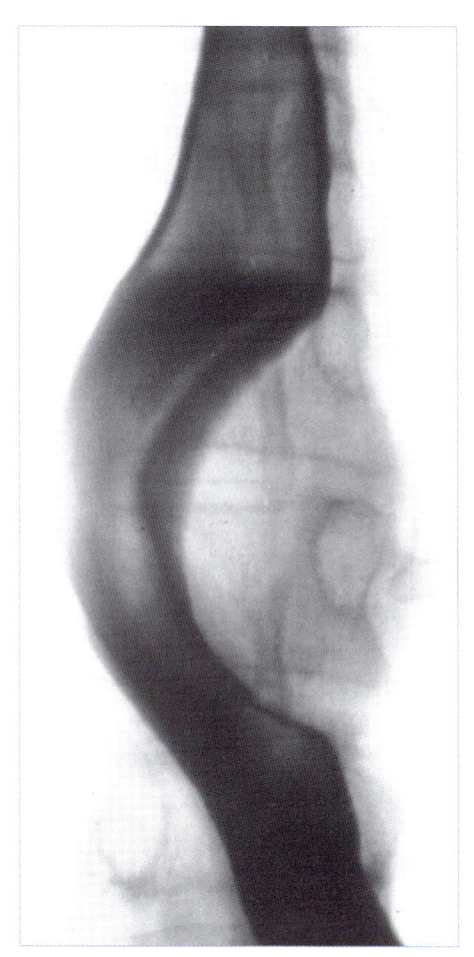

Abb. 23.18
Röntgenbreischluck bei Leiomyom der Speiseröhre

8.2 Maligne Tumoren

Nahezu 7 % der **Karzinome** des Gastrointestinaltraktes entfallen auf die Speiseröhre. Die häufigste und typische Tumorformation ist das Plattenepithelkarzinom. Mit Abstand folgen die Adenokarzinome, das adenozystische, das Mukoepidermoid-, das adenosquamöse Karzinom und schließlich der undifferenzierte und kleinzellige Oat-cell-Tumor.
Die **Ätiologie** des Ösophaguskarzinoms ist unbekannt. Als **exogene Faktoren** werden Alkohol- und Tabakabusus, heiße Getränke sowie kanzerogene Nahrungsbestandteile (Nitrosamine) diskutiert. Als **Präkanzerosen** können chronische Refluxösophagitis mit Endobrachyösophagus, Verätzungsstrikturen und das Plummer-Vinson-Syndrom angesehen werden. Der Erkrankungsgipfel liegt zwischen dem 5. und 7. Lebensjahrzehnt, regional sind unterschiedliche Häufigkeiten bekannt mit maximaler Erkrankungsinzidenz in China, Japan und unter der schwarzen Bevölkerung Südafrikas. Männer sind dreimal so häufig betroffen wie Frauen.
Bei den distalen Ösophaguskarzinomen überwiegt das **Adenokarzinom** als Folge eines sekundären Endobrachyösophagus (Abb. 23.19). Hier sind die Übergänge zum Kardiakarzinom fließend. Häufigster Sitz des Adenokarzinoms ist der ösophagogastrale Übergang im Bereich der Kardia (ca. 50 % aller Ösophaguskarzinome). Als Matrix dieser Tumoren gelten angeborene Magenschleimhaut- oder Zylinderepithelinseln in der Speiseröhre sowie der Endobrachyösophagus (Barrett-Syndrom) als Folge einer chronischen Refluxösophagitis mit drüsiger Schleimhautmetaplasie und entzündlicher Stenose (s. Kap. 24).

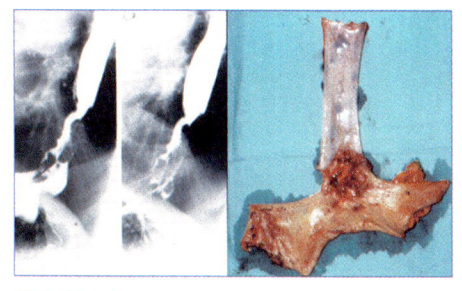

Abb. 23.19
Adenokarzinom der dorsalen Speiseröhre

Im oberen und mittleren Drittel (ca. 60–70 % aller Ösophaguskarzinome [ohne Kardiakarzinome]) überwiegt das **Plattenepithelkarzinom** (Abb. 23.20).

Das Karzinom breitet sich innerhalb der Ösophaguswand, bevorzugt in Längsrichtung aus. Diese Eigenart erklärt sich aus der Biostruktur mit apolarem Muskelfaser-Schraubensystem (s. Kap. 23.1.1).

Das dichte Netz der Lymphwege, das vorwiegend in Längsrichtung angeordnet ist, führt sehr früh zu **lymphogener Metastasierung** in die paraösophagealen, mediastinalen, zöliakalen und suprapankreatischen Lymphknoten (Abb. 23.21). Die **Metastasierung auf hämatogenem Weg** erfolgt in Leber, Lunge und Skelett. Auch bei den echten Frühkarzinomen kann bereits eine generalisierte Metastasierung vorliegen.

Klinik: Die Dysphagie ist meist ein Spätsymptom. Retrosternales Mißempfinden, Brennen oder Schmerzen, Gefühl der Stagnation beim Schlucken grober Nahrung sollten an ein Karzinom als Ursache denken lassen. Vom Auftreten der ersten Beschwerden bis zur Diagnose vergehen mindestens 3 Monate. Spätsymptome sind Foetor ex ore, Sodbrennen, Gewichtsabnahme und Anämie. Durch Tumorwachstum können Trachea, linker Stammbronchus, N. recurrens und Aorta einbezogen werden. Begleitsymptome sind Husten, Heiserkeit, Pleuraerguß und bei Fistelbildung Fieber, Dyspnoe und Pneumonien.

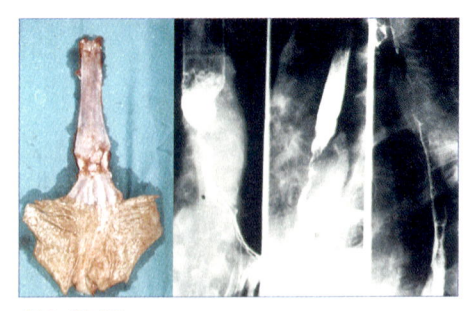

Abb. 23.20
Plattenepithelkarzinom der Speiseröhre. Operationspräparat und Röntgenbreischluck

Ösophaguskarzinom: Dysphagie meist schon Spätsymptom

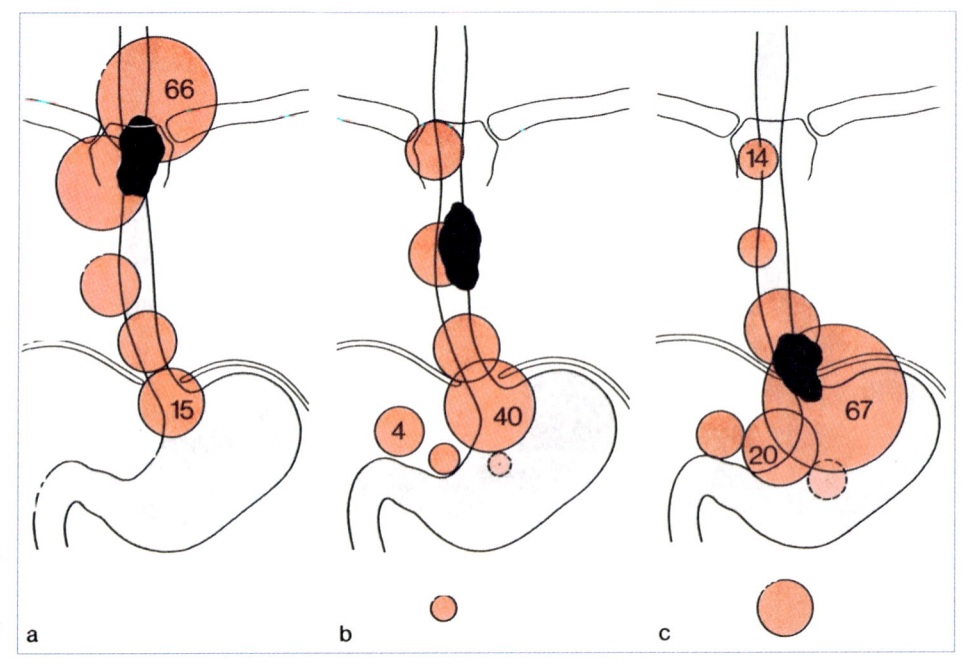

Abb. 23.21 a–c
Lymphknotenstationen und Befallshäufigkeit beim Ösophaguskarzinom mit Lokalisation im **a** proximalen Drittel, **b** mittleren Drittel, **c** distalen Drittel

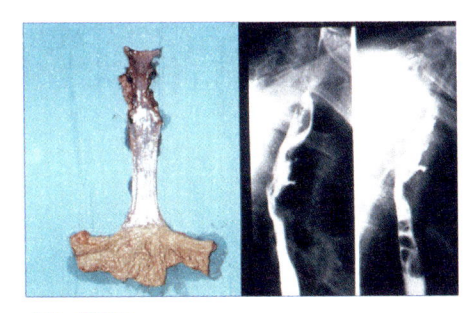

Abb. 23.22
Ösophaguskarzinom:
a Operationspräparat
b Ösophagus-Röntgenbreischluck

Diagnostik

Röntgenuntersuchung der Speiseröhre (Abb. 23.22), Endoskopie mit PE, Computertomographie und Endosonographie zur Beurteilung der Tumorausbreitung und zum Nachweis von Metastasen, Bronchoskopie bei Verdacht auf Tumorinfiltration in die Atemwege, präoperativ Koloskopie (Polypen, Kolitis, Zweitkarzinom), um sicherzustellen, daß ein Koloninterponat möglich ist.
Differentialdiagnose: Gutartige Tumoren, Stenosen oder Strikturen, Achalasie sowie Kardiakarzinom.

Therapie

Unbehandelt lebt der Patient nur in Ausnahmefällen länger als $^1/_2$–1 Jahr. Die einzige Chance auf kurative Behandlung besteht in der Operation. Allerdings sind zum Zeitpunkt der stationären Einweisung bereits 60 % der Tumoren nicht mehr kurativ resektabel, d.h. die Operation ist palliativ. Die Spätergebnisse der Operation liegen bei einer 5-Jahres-Überlebenszeit von ca. 20 %. Die Operationsletalität richtet sich nach Ausdehnung und Lokalisation des Tumors mit einem Durchschnittswert von 10 %. Auch nach palliativer Ösophagusresektion werden Überlebenszeiten bis zu 3 Jahren und eine gute Überlebensqualität erreicht. Somit ist bei Resektabilität auch unter palliativen Bedingungen der **Resektion** vor allen anderen Verfahren (Laser, Tubus, Stent) der Vorzug zu geben. Die Kriterien zur Auswahl der Kranken für einen Eingriff sind neben einem guten Allgemeinzustand (gute Lungenfunktionsreserven) der Ausschluß einer Tumorinvasion in Bronchien und große Gefäße (Aorta, A. u. V. pulmonalis).

Die chirurgische Therapie besteht in der subtotalen Entfernung der Speiseröhre und Wiederherstellung der Speisepassage durch Transposition des Magens oder durch Interposition von Kolon (langer Gefäßstiel möglich) bzw. in seltenen Fällen Jejunum (oft zu kurzes Meso, ggf. als freies Interponat). Die Anastomosierung erfolgt in der Regel extrathorakal am Hals (kollare Anastomose; s.a. Tab. 23.1), da die Insuffizienz der Anastomose (20 %, fehlende Serosa!) hier am blandesten verläuft. Die intrathorakale Anastomosierung ist risikoreicher und komplikationsgefährdet.

Operationstechnik: Operationstaktisch kann die Speiseröhre durch den Zwerchfellschlitz und die obere Thoraxapertur mobilisiert und ohne Thorakotomie stumpf disseziert werden. Dies ist bei Tumoren des unteren $1/4$ sinnvoll, da bei dieser Lokalisation auch von abdominell her eine ausreichende Lymphknotenentfernung erfolgen kann. Bei 75 % der Speiseröhrenkarzinome beginnt die Resektion mit der thorakalen Freilegung (5. ICR rechts, axillärer Zugang) und Mobilisation von Speiseröhre und mediastinalen Lymphknoten. Als 2. Schritt erfolgt von einer abdominellen Inzision (mediane Oberbauchlaparotomie) die Präparation von Kardia, Magen sowie zöliakalen Lymphknoten und von einer linkskollaren Inzision die Präparation des Hals-Ösophagus (Abb. 23.23). Nach Entfernung von Ösophagus, mediastinalen Lymphknoten und proximalem Magen wird aus der großen Magenkurvatur ein Schlauch gebildet, der hochgezogen und kollar mit dem proximalen Ösophagus anastomosiert wird (Abb. 23.24). Der Magenschlauch kann retrosternal, subkutan oder durch das hintere Mediastinum (ehemaliges Ösophagusbett) in den Halsbereich geführt werden (Abb. 23.25, 23.26). Zur Entleerungserleichterung des vagotomierten Magenschlauches wird eine Pyloroplastik hinzugefügt. Ist eine Transposition des Magens (vorangegangener

Tab 23.1 Historisches zur Ösophaguschirurgie

Erste thorakale (extrapleurale) Ösophagotomie	– Enderlen (1901)
Ösophagusersatz durch Querkolon	– Kelling (1911)
Erste thorakale (transpleurale) Ösophagusresekion	– Torek (1913)
Ösophagusersatz durch Magen	– Kirschner (1918)
Erste Kardiaresektion	– Ohsawa und Seoû (1933)
Thorakale Ösophagektomie mit zervikaler Ösophagogastrostomie	– Nissen (1948)

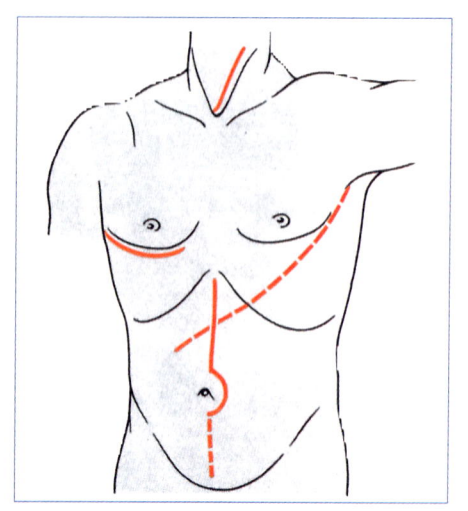

Abb. 23.23
Operative Zugänge beim Ösophaguskarzinom

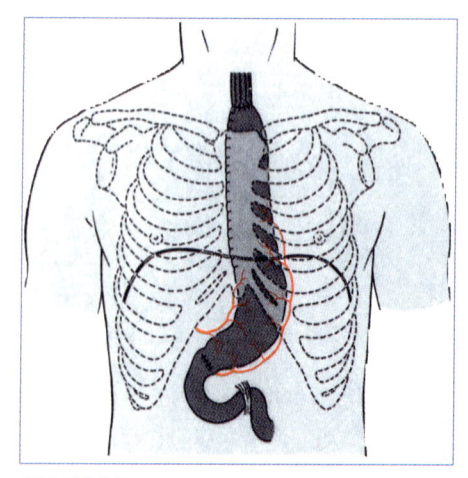

Abb. 23.24
Ösophagusersatz durch hochgezogenen Magen mit kollarer Ösophagogastrostomie und Pyloroplastik

Tumoren   23 Speiseröhre

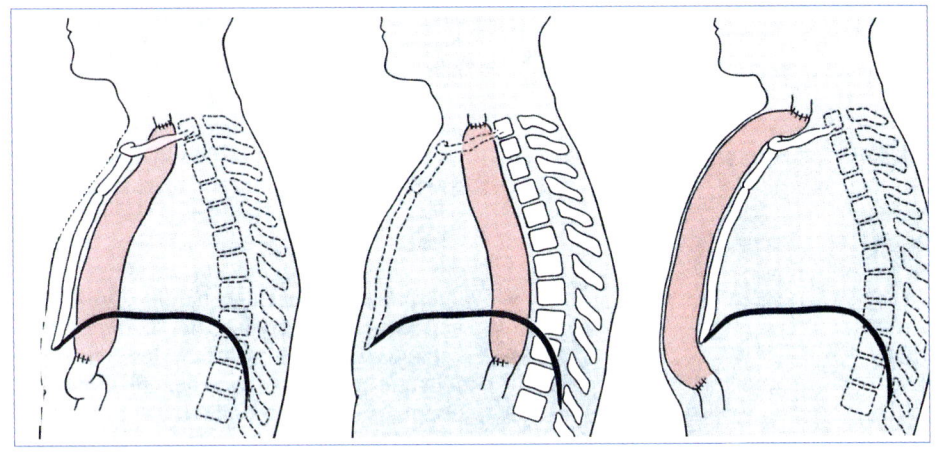

Abb. 23.25 a–c
Möglichkeiten der Plazierung des Ösophagusersatzes:
a restrosternal, **b** im Ösophagusbett, **c** prästernal subkutan

B II oder B I) nicht möglich, können rechtes, linkes oder transversales Kolon zur Interposition zwischen Halsösophagus und Restmagen bzw. Duodenum oder Jejunum verwendet werden (Abb. 23.27). Bei langem Mesojejunum ist auch ein Versuch angebracht, ein Dünndarminterponat zwischen kollarem Ösophagus und Magen herzustellen. Bei Hypopharynxkarzinomen hat es sich bewährt, ein freies Jejunum-Interponat zwischen Pharynx und Ösophagus zu interponieren (Abb. 23.28, 23.29).

Komplikationen: Bronchopneumonien, Nahtinsuffizienz, Interponatnekrosen, Peritonitis etc.
Spätkomplikationen sind eine Stenose im Anastomosenbereich sowie das Tumorrezidiv.

Ösophagus-Ersatz: Transposition von Magen oder Interposition von Kolon

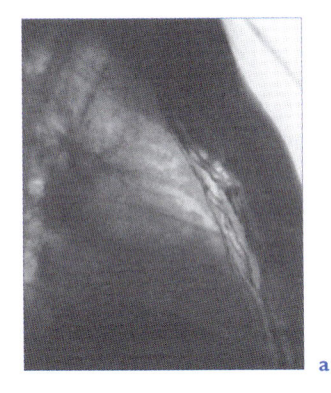

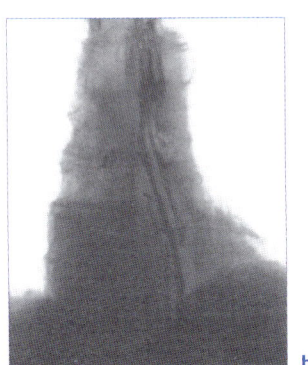

Abb. 23.26 a, b
Röntgen-Breischluck bei kollarer Ösophagogastrostomie mit retrosternaler Lage des Magenschlauchs

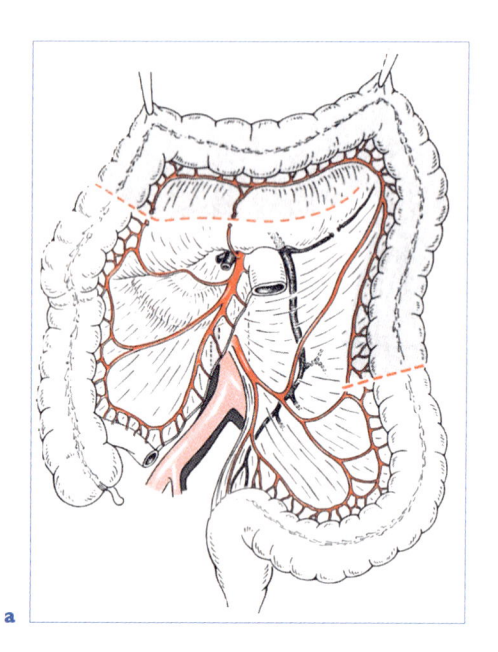

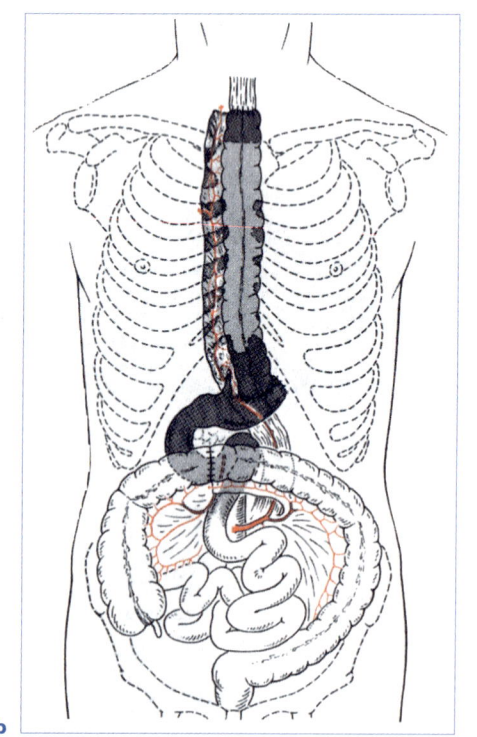

Abb. 23.27 a,b
Ösophagusersatz durch Kolon:
a Skelettierungsgrenzen bei Transversum-Interposition
b Interposition des ausgeschalteten Kolonsegmentes und Aszendotransversostomie

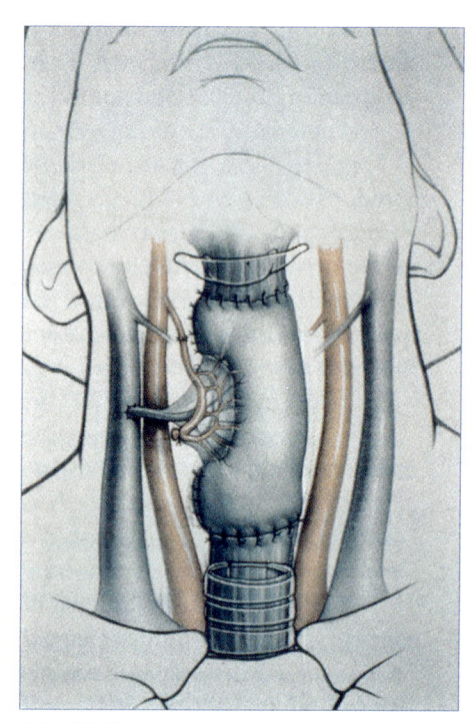

Abb. 23.28
Schema der Jejunuminterposition bei Ösophagusersatz im Halsbereich (z. B. Hypopharynxkarzinom)

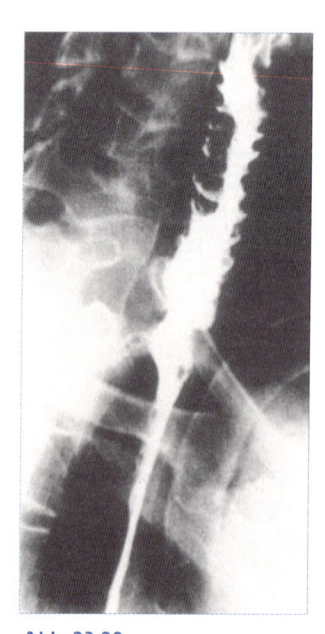

Abb. 23.29
Röntgen-Kontrastdarstellung nach freiem Jejunuminterponat bei Hypopharynxkarzinom

Tumoren

Palliativeingriffe: Ziel ist die Wiederherstellung der Nahrungspassage. Hierzu zählen die palliative subtotale Ösophagusresektion mit Umgehungsanastomosen durch Magen, Dünn- oder Dickdarm, die chirurgische oder endoskopische Anlage eines Tubus (Celestin, Häring) (Abb. 23.30, Abb. 23.31), die zervikale Halsfistel (= Speichelfistel) mit gleichzeitiger gastraler Ernährungsfistel (Witzel) und das Jejunostoma (Abb. 23.32).

Radiotherapie: Strahlensensibel ist das Plattenepithelkarzinom, das vor allem auf schnelle Neutronen eine deutliche Remission zeigt. In Einzelfällen läßt sich durch präoperative Bestrahlung (2000–4000 R*) eine Verbesserung der lokalen Operabilität erreichen. Als alleinige Therapie wird die Bestrahlung bei nicht resektablen Ösophaguskarzinomen angewandt. Bei manifester oder drohender Fistelung ist eine Radiotherapie kontraindiziert.

Prognose: Die allgemeine Prognose aller Ösophaguskarzinome liegt bei 10% 5-Jahres-Überlebenszeit, die aller resezierten bei 20%, die aller R_0-, d.h. kurativ, resezierten bei 30%, die aller T_1-Befunde nach Resektion bei 85%, bei T_2-Tumoren dagegen bei 35%. Eine Verbesserung ist nur durch frühzeitiges Erfassen des Tumors zu erreichen. Die Ergebnisse der adjuvanten Chemotherapie sind eher enttäuschend. Die Letalität der nichtoperativen Palliativeingriffe liegt bei 10%, die Überlebenszeit beträgt ca. 6–9 Monate, die der Resektion bis zu 30 Monate.

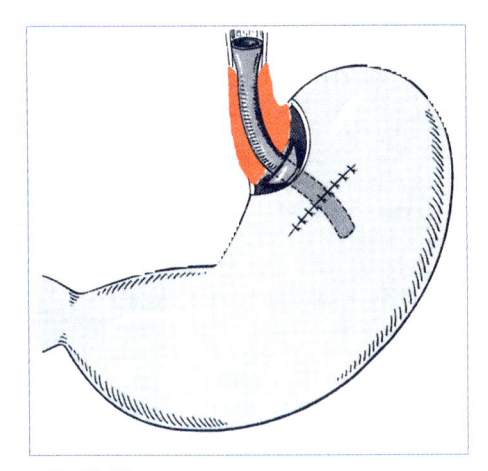

Abb. 23.30
Intubation mit Häring-Tubus bei nichtresektablem Kardiakarzinom

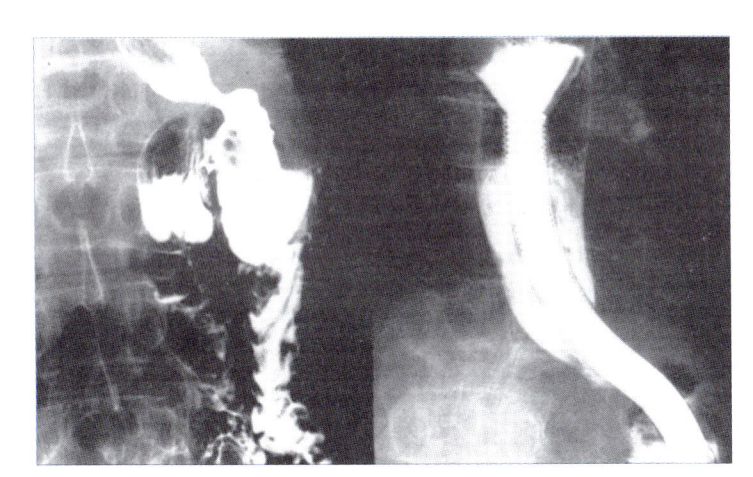

Abb. 23.31 a,b
Röntgen-Breischluck bei nichtresektablem Kardiakarzinom nach Billroth II-Resektion **a**, Zustand nach Einlage eines Celestintubus **b**

Die neue Einheit für die Ionendosis ist C/kg. 1 R $\hat{=}$ 2,58·10^{-4} C/kg (2000 R $\hat{=}$ 0,52 C/kg, 4000 R $\hat{=}$ 1,03 C/kg)

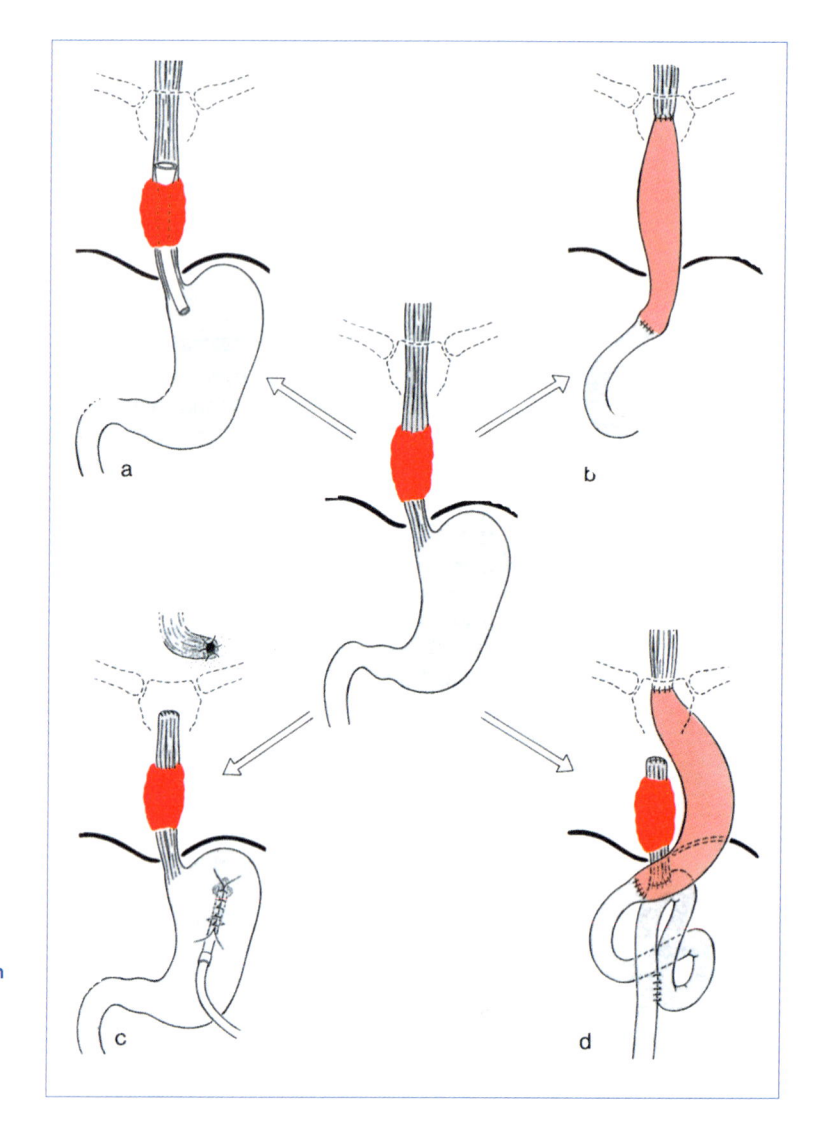

Abb. 23.32 a–d
Palliativoperation bei nicht kurativ resektablem Ösophaguskarzinom:
a Tubuseinlage
b palliative Resektion
c Witzel-Fistel, Speichelfistel
d Magenbypass

9 Operationsatlas: Ösophagus-Operationen*

Präoperatives Vorgehen

- **Diagnostik:** Ösophago-Gastroskopie (PE), Koloskopie (Koloninterponat), Sonographie, CT-Thorax und -Abdomen, LuFu, Bela-EKG, ggf. Bronchoskopie, MDP, Endosonographie, NMR.
- **Indikation:** Kurativ, palliativ; bei distalem Ösophaguskarzinom bzw. Kardiakarzinom stumpfe Dissektion, bei Ösophaguskarzinom (Plattenepithelkarzinom) oder Lokalisation im mittleren Drittel Thorakotomie rechts zur Ösophaguspräparation. Ggf. Vorbestrahlung (T_4).
- **Aufklärung:** Halsschnitt, Thorakotomie, Laparotomie, Verletzung großer intrathorakaler Gefäße, des Herzens, des N. recurrens (Hals), ggf. Koloninterponat, Milzverletzung, postoperative Nachbeatmung, Anastomosenstenose (Vernarbung), großer Eingriff mit relativ hoher Morbidität (30 %) und Letalität (5–8 %).
- **Vorbereitung:** Orthograde Darmspülung, 5 EKs, evtl. Doppellumentubus.

Operationstechniken

- Stumpfe Ösophagus-Dissektion oder mit Thorakotomie, Magentransposition oder Koloninterponat, kollare Anastomose.
- Alternativ bei Kardiakarzinom Gastrektomie mit intrathorakaler Anastomose.
- Palliativer Kolonbypass.
- Tubuseinlage.

Postoperatives Vorgehen

- Nachbeatmung für 12–14 Stunden meist erforderlich, knappe Bilanzierung.
- Entfernen der Redon-Drainage am 2. Tag, Bülau-Drainagen 3.–5. Tag je nach Sekretmenge, Zieldrainage am 5. Tag, Magensonde 5. Tag, Hals-Klammern am 5.–7. Tag, Klammern der Laparotomiewunde 12. Tag.
- Kostaufbau: Trinken nach 6–7 Tagen, wenn keine Schluckstörung weiterer Kostaufbau.

*Abbildungen aus K. Kremer, V. Schumpelick, G. Hierholzer (Hrsg.): Chirurgische Operationen. Atlas für die Praxis. Thieme, Stuttgart

23 Speiseröhre

I. Stumpfe subtotale Ösophagusresektion mit transhiataler Dissektion, Magentransposition und kollarer Anastomose

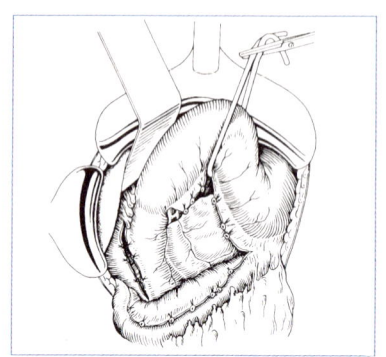

Abb. 23.33
Nach medianer Laparotomie, Mobilisation des linken Leberlappens, Einsetzen der Rochard-Haken. Darstellen des Hiatus oesophagei, Mobilisation der großen Kurvatur unter sorgfältiger Schonung der Vasa gastroepiploica dextra

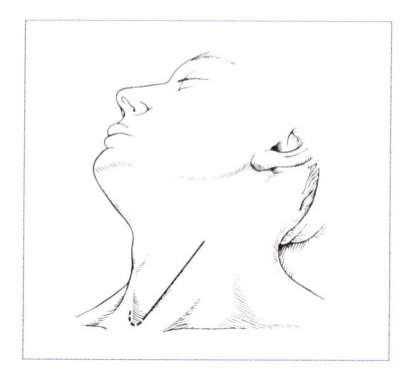

Abb. 23.34
Kollarer Hautschnitt links, Durchtrennung des Platysma und des M. omohyoideus, Durchtrennung der A. thyreoidea inferior, Darstellen des Ösophagus

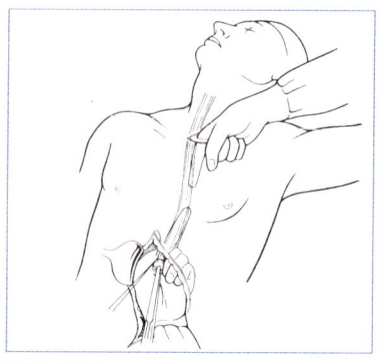

Abb. 23.35
Stumpfe Dissektion des Ösophagus unter Sicht. Extraktion des Ösophagus

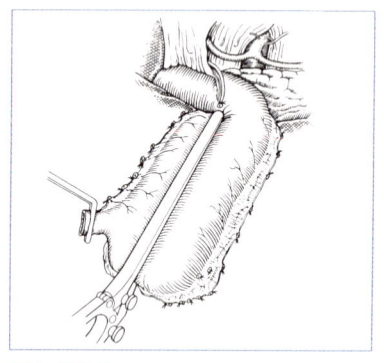

Abb. 23.36
Nach Durchtrennung des Ösophagus herunterschlagen des Magens, Skelettierung der kleinen Kurvatur. Bildung eines Magenschlauches entlang der großen Kurvatur (Stapler, Übernähung)

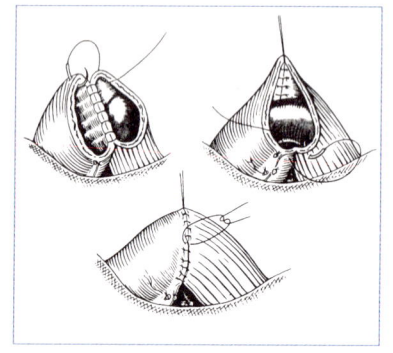

Abb. 23.37
End-zu-End-Ösophagogastrostomie. Nach Fertigstellung der Hinterwand Plazierung der Magensonde im Magenschlauch. Vor Verschluß der Laparotomie Bülau-Drainagen beidseits (Serothorax), Zieldrainage in Hiatus, Pyloraplastik (Patient ist quasi trunkulär vagotomiert!)

Operationsatlas

23 Speiseröhre

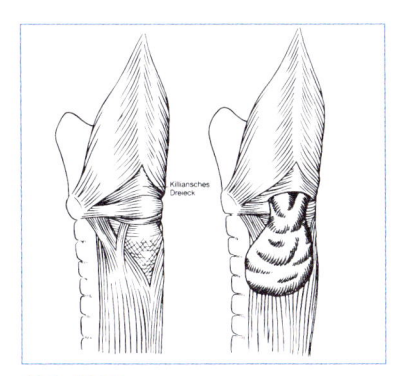

Abb. 23.38
Austrittstelle des Zenker-Divertikel im Killian-Dreieck

Ösophagusdivertikel-Operationen (zervikales Divertikel = Zenker-Divertikel)

Präoperatives Vorgehen

- **Diagnostik:** Gastroskopie (PE), MDP, ggf. Manometrie.
- **Indikation:** Bei Beschwerden großzügige Indikation.
- **Aufklärung:** Linksseitiger Halsschnitt, Verletzung des N. recurrens, Rezidiv.
- **Vorbereitung:** 2 EKs.

Operationstechniken

Abtragung eines Zenker-Divertikels.

Postoperatives Vorgehen

- Keine Drainage.
- Entfernen Magensonde 2. Tag, Halsklammern am 7. Tag.
- Kostaufbau: Trinken nach 6–7 Tagen, wenn keine Schluckstörung weiterer Kostaufbau. Ggf. Gastrografin-Schluck.

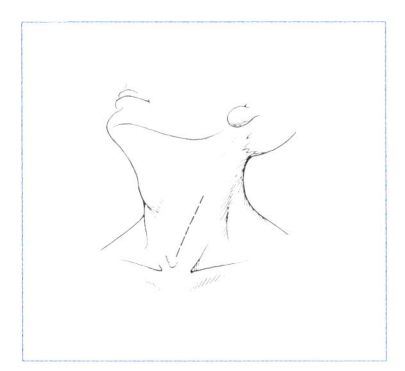

23.39
Kollare Hautinzision

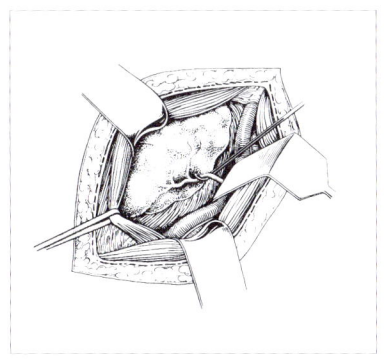

23.40
Präparation lateral der Schilddrüse nach Durchtrennung des M. omohyoideus und der A. thyreoidea inferior bis zum Ösophagus

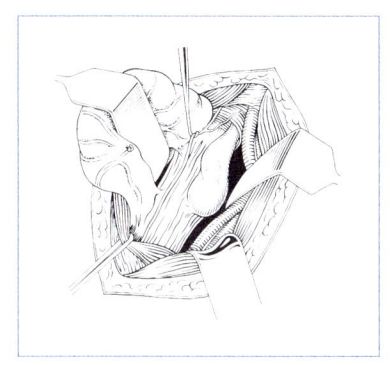

Abb. 23.41
Darstellung des Divertikels unter Schonung des N. recurrens

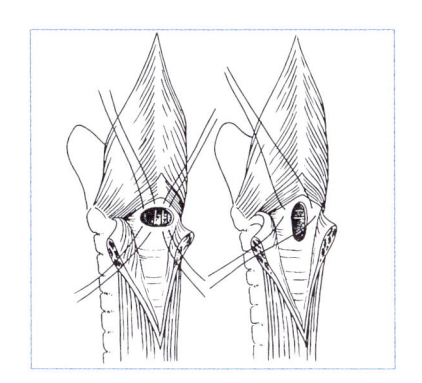

Abb. 23.42
Resektion des Divertikels. Verschluß der Abtragungsstelle und zur Rezidivprophylaxe obligate Myotomie der Pars transversalis des M. cricopharyngeus über 3–4 cm Länge

III. Myotomie nach Gottstein-Heller bei Achalasie

Präoperatives Vorgehen

- **Diagnostik:** Gastroskopie (PE), MDP.
- **Indikation:** Bei Versagen der endoskopischen Dilatation.
- **Aufklärung:** Laparotomie, Rezidiv, gastroösophagealer Reflux, Milzverletzung, Mediastinitis, Vagusverletzung.
- **Vorbereitung:** Präoperatives Freispülen des Ösophagus, Magensonde, 3 EKs.

Operationstechniken

Kardiomyotomie nach Gottstein-Heller, evtl. Kombination mit Fundoplikatio oder Hemifundoplikatio.

Postoperatives Vorgehen

- Entfernen der Redon-Drainage am 2. Tag, Zieldrainage am 5. Tag, Magensonde am 2. Tag, Klammern der Laparotomie-Wunde am 12. Tag.
- Kostaufbau: Beginn Kostaufbau am 6. Tag.

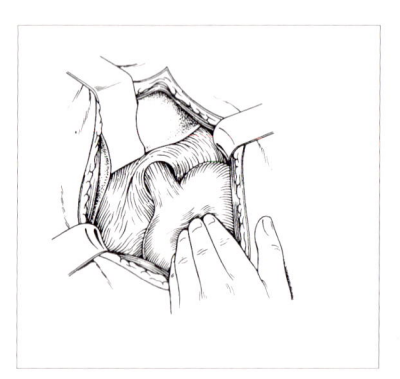

Abb. 23.43
Nach Spalten des Lig. triangulare sinistrum hepatis Darstellen des Hiatus oesophagei

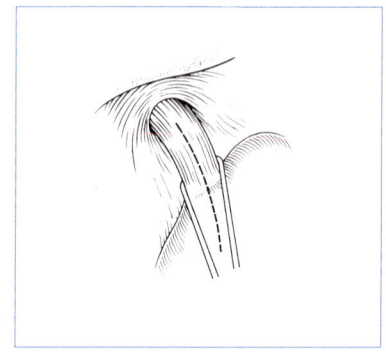

Abb. 23.44
Inzision der Muskulatur bis 5 cm subkardial, unter allen Umständen ist eine Schleimhautverletzung zu vermeiden

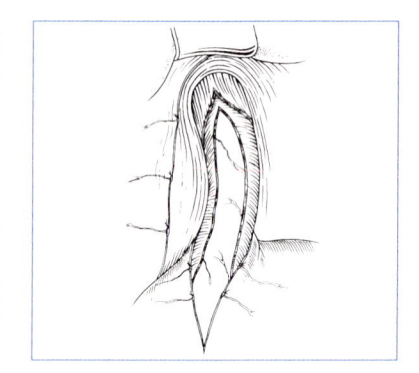

Abb. 23.45
Nach beendeter Durchtrennung Blutstillung, Überprüfen der ausreichenden Weite und ggf. Defektdeckung mit einer Hemifundoplicatio

24 Zwerchfell

Kapitelübersicht

Erkrankungen des Zwerchfells

- Hernien
  - Angeborene Hernien
    - Zwerchfellbruch des Neugeborenen
    - Bochdalek-Hernie
    - Morgagni-Hernie
  - Hiatushernien
    - axiale Gleithernie
    - paraösophageale Hernie
    - Mischformen
- Endobrachyösophagus
- Refluxkrankheit der Speiseröhre
- Traumata
  - Zwerchfellruptur
- Relaxatio diaphragmatica
- Tumoren
  - Tumoren der Nachbarorgane
  - primäre Zwerchfelltumoren

I Anatomie

Das Zwerchfell ist die Grenzschicht zwischen Thorax und Bauchraum. Es besteht aus einer Muskel-Sehnen-Platte, die am Rippenbogen, dem Sternum sowie an den LWK I–III fixiert ist. In der lateralen Zirkumferenz findet sich Muskulatur, die am Rippenbogen ansetzt und nach medial in eine Sehnenplatte übergeht (Centrum tendineum; Abb. 24.1).

Präformierte Durchtrittsstellen bestehen prävertebral für die Aorta, ventral davon für die Speiseröhre (Hiatus oesophageus) und rechts ventral davon für die Vena cava inferior. Zwischen den Ansatzstellen des Zwerchfells befinden sich muskelfreie, nur bindegewebig verschlossene Lücken. Sie können Austrittsstellen für Zwerchfellhernien sein. Unterschieden werden die Larrey-Spalte am sternokostalen Übergang mit der Larreyschen Hernie links und der Morgagnischen Hernie rechts sowie das Trigonum lumbocostale zwischen den kostalen und lumbalen Muskelbündeln als Austrittsstelle der Bochdalek-Hernie. Dies ist die Lücke, durch die z. B. Abszesse aus der Bauchhöhle in den Brustkorb übergreifen können.

Das Zwerchfell wird motorisch innerviert durch die Nervi phrenici (aus dem Plexus cervicalis), ein Funktionsausfall führt zum gleichseitigen Zwerchfellhochstand. Dieser ist bedingt durch den abdominellen Überdruck.

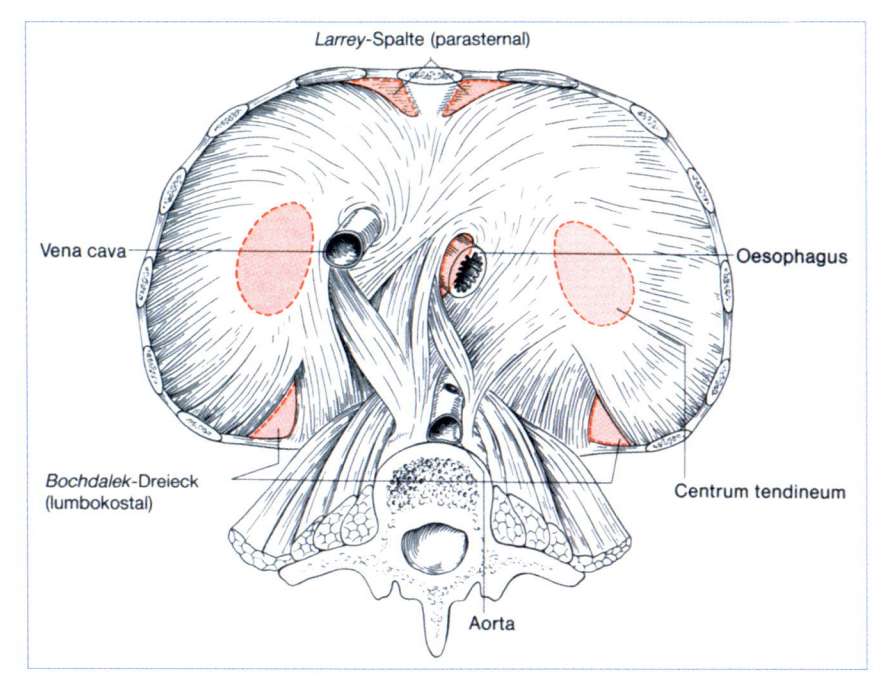

Abb. 24.1
Anatomie des Zwerchfells mit den präformierten Durchtrittsstellen und muskelfreien Lücken

2 Diagnostik

Anamnese: Thorax- oder Bauchtrauma, Dyspnoe, Refluxbeschwerden, Sodbrennen, Völlegefühl, retrosternales Brennen?

Klinische Untersuchung: Lungenauskultation und -perkussion?

Röntgen: Thorax, Durchleuchtung, CT, Zwerchfellstand, -beweglichkeit, Magendarmpassage (MDP) mit Barium (axiale oder paraösophageale Hernie?), Lagekontrolle des Magens in Kopftieflage.

Sonographie: Zwerchfellhernie, angrenzende Organe (Pleura, Leber, Milz).

Endoskopie: Zur Sicherung einer Refluxösophagitis (s.u.).

Manometrie: Intraösophageale Druckmessung mit an der Spitze offenen (open tip), wasserperfundierten Kathetern, entweder unter konstanter Lage im Bereich des UÖS als 3-Punkte-Manometrie oder, bei definierter Passage durch den UÖS, als Durchzugsmanometrie (s.Kap.22).

pH-Metrie: Intraösophageale pH-Messung über pH-Sonde im terminalen Ösophagus zur Erfassung von saurem (Magensaft-) Reflux (s. Kap. 22), neuerdings ist auch die Erfassung eines alkalischen Refluxes möglich (Bilitec®) (Abb. 24.2).

Bernstein-Test: Provokation der Refluxbeschwerden durch peroral zugeführten Säurebolus.

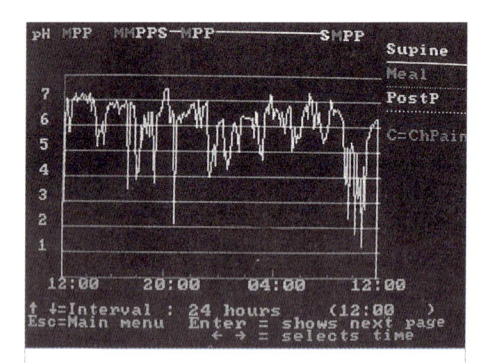

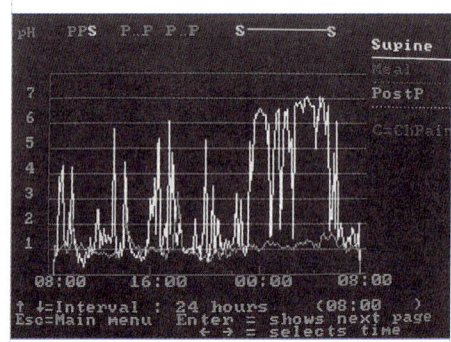

a Normalbefund

b „combined"-Reflux (=Refluxepisoden tags und nachts)

Abb. 24.2 a,b
Ösophagus-24-Stunden-pH-Metrie:

3 Hernien

3.1 Angeborene Hernien

3.1.1 Zwerchfellbruch des Neugeborenen

(s. Kap. 52).

3.1.2 Bochdalek-Hernie

Hernierung durch das linksseitige Trigonum lumbocostale (rechts: Leber!) (s. Abb. 24.1). Wie bei der Neugeborenen-Hernie handelt es sich um eine Hemmungsmißbildung, die allerdings im Gegensatz zu dieser kleiner und auf das Bochdalek-Dreieck beschränkt ist. Manifestationszeitpunkt je nach Ausmaß der Hernierung häufig erst im späten Kindesalter, gelegentlich auch im Erwachsenenalter.

Klinik: Bei kleinen Bruchlücken Einklemmungsbeschwerden, bei größeren Verdrängung von Lunge und Mediastinum mit Tachykardie und Dyspnoe.

Therapie: Defektverschluß.

Prognose: Gut.

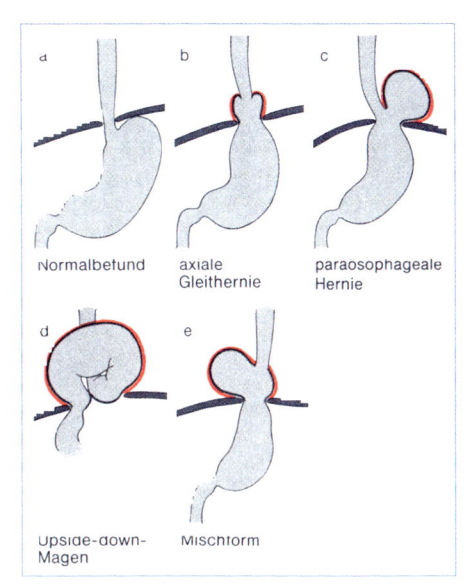

Abb. 24.3 a-e
Formen der Hiatushernie

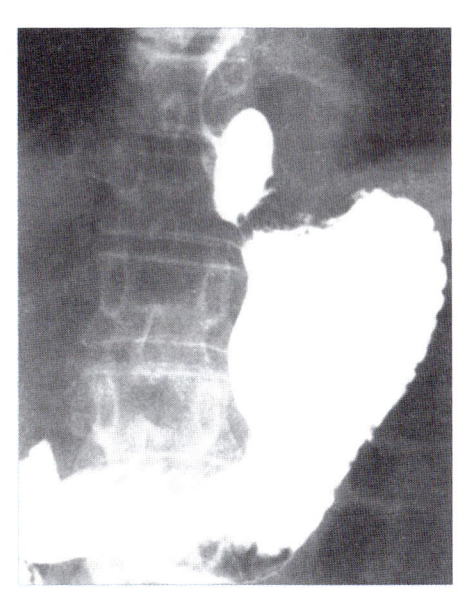

Abb. 24.4
Röntgen-Breischluck bei axialer Gleithernie

3.1.3 Morgagni-Hernie, Larreysche Hernie

Angeborene oder erworbene Bruchlücke durch Erweiterung des präformierten, muskelfreien ventralen Larrey-Dreiecks rechtsseitig (s. Abb. 24.1). Die linksseitige Hernie wird als Larrey-Hernie bezeichnet. Symptome meist erst im Erwachsenenalter, überwiegend bei Frauen.

Klinik: Druckgefühl hinter dem Brustbein, unspezifische Oberbauchschmerzen, selten Einklemmungsbeschwerden. Röntgenologisch luftgefüllte Dünndarmschlingen im Thorax bei retro- oder parasternalem Schatten oder Spiegelbildung.

Therapie: Defektverschluß.

Prognose: Gut.

3.2 Hiatushernie

Häufigste Form der Zwerchfellhernie (90 %), die Bruchpforte ist der Hiatus oesophageus. Unterschieden werden 3 Formen (Abb. 24.3):

- Axiale Gleithernie: Etwa 80 % aller Hiatushernien, mit Lockerung der kardialen Aufhängemechanismen und Verlagerung der Kardia in den Thorax.
- Paraösophageale Hernie: Bei regelrechter Lokalisation der Kardia paraösophageale Herniierung von Magenanteilen. Extremform ist der „upside-down stomach".
- Mischformen axialer und paraösophagealer Hernien, ggf. mit Herniierung auch des Kolons etc.

> Saintsche Trias: Hiatushernie, Cholezystolithiasis, Sigmadivertikulose

3.2.1 Axiale Gleithernie

Erkrankungsalter meist über 50 Jahre, Frauen häufiger als Männer betroffen. Ursache ist eine Lockerung der elastischen Kardiaaufhängung. Begünstigende Faktoren sind Adipositas und Emphysembronchitis. Eine Hiatushernie findet sich bei bis zu 50 % der über 60jährigen und läßt sich vor allem durch Kopftieflage provozieren (Abb. 24.4).

Klinik: 70 % asymptomatisch, 10 % mechanische Reizung mit retrosternalem Schmerz und Druckgefühl, 20 % Refluxkrankheit (s.u.). Syntropie von Hiatushernie und Gallensteinen in 30–40 %.

> Nur jede 3.–4. axiale Hiatushernie hat Krankheitswert

Therapie: Asymptomatische Hernien sind nicht therapiepflichtig. Vorgehen bei manifester Refluxkrankheit s.u. Bei mechanischer Irritation mit Verdacht auf rezidivierende Inkarzeration operative Reposition, Fixation und Sicherung mit Fundoplikatio oder Hiatoplastik und Fundopexie. Operationsindikation auch bei großen, kardiorespiratorisch negativ wirksamen Hernien.

Prognose: Gut.

3.2.2 Paraösophageale Hernie

Fixation der Kardia an regelrechter Stelle mit paraösophagealer Hernierung von Magen, gelegentlich auch von Kolon, Milz, Netz, Dünndarm in den Thoraxraum (Abb. 24.5). Bei Totalverlagerung des Magens entsteht ein sog. „upside-down stomach" (Abb.24.6).

Klinik: Kardiorespiratorische Symptome durch Verdrängung, Dysphagie, Völlegefühl und Übelkeit. Bei Abknickung, Strangulation oder Inkarzeration von Darmanteilen Ileussymptomatik.

Therapie: Absolute Operationsindikation wegen Komplikationsgefahr. Transabdominelle Reposition der Eingeweide, Verschluß der Bruchlücke, Fixation des Magens duch ventrale Fundopexie. Der Bruchsack verbleibt in situ und atrophiert durch Schrumpfung.

Prognose: OP-Risiko unter 5 %, 20 % Rezidivgefahr.

> Paraösophageale Hernie:
> Operationsindikation → Fundophrenikopexie

3.2.3 Mischformen

Ein Beispiel für die Mischform der Hiatushernie mit axialer und paraösophagealer Hernierung ist in Abb. 24.7 gezeigt.

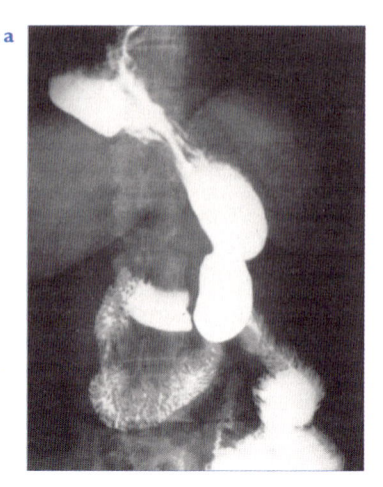

Abb. 24.5
Röntgen-Breischluck bei paraösophagealer Hernie

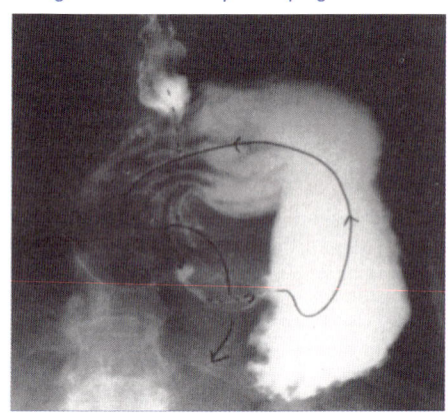

Abb. 24.6
Röntgen-Breischluck bei „upside down stomach"

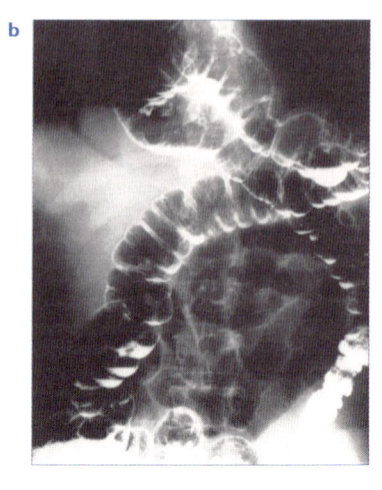

Abb. 24.7 a,b
Axiale und paraösophageale Hernie mit Mediastinalverlagerung des Kolon:
a Röntgen-Breischluck
b Röntgen-Kolon-Doppelkontrast

4 Endobrachyösophagus (Barrett-Ösophagus)

Auskleidung des terminalen Ösophagus mit Magenschleimhaut (Zylinderepithel). Selten primär, d.h. angeboren, sehr viel häufiger aber sekundär, d.h. im Rahmen der Refluxkrankheit erworben (s.u.). Pathogenetisches Entscheidungskriterium ist neben der Anamnese die Gefäßversorgung, die bei der primären Form segmental aus der Aorta, bei der sekundären aus der A. gastrica sinistra stammt (Abb. 24.8). Darüber hinaus weist die weitaus häufigere sekundäre Form eine Peritonealbekleidung auf. Dieser sog. sekundäre Endobrachyösophagus hat mit wachsendem Lebensalter eine zunehmende Häufigkeit.

Klinik: Meist asymptomatisch, Zufallsbefund bei Endoskopie. Symptomatisch nur im Rahmen der Refluxkrankheit (s.u.), so z. B. in Kombination mit peptischer Striktur.

Therapie: Bei manifester Refluxösophagitis Versuch der konservativen Therapie; bei Erfolglosigkeit Operation: Fundoplikatio, meist durch transthorakalen Zugang. In Ausnahmefällen auch Resektion angezeigt. Ansonsten regelmäßige (jährliche) endoskopische Kontrolle, da maligne Entartung in 10–15 % beschrieben.

Endobrachyösophagus: Regelmäßige endoskopische Kontrolle

5 Refluxkrankheit der Speiseröhre

Ösophagus und Magen sind durch den unteren Ösophagussphinkter (UÖS) getrennt. Diese muskuläre Hochdruckzone wirkt als Ventil zur Verhinderung der Regurgitation von saurem Magensaft in die Speiseröhre. Refluxpräventiv wirken außerdem die spitzwinklige Einmündung der Speiseröhre in den Magen (His-Winkel) sowie der positive intraabdominelle Druck am abdominellen Ösophagus.

Regurgitierende Salzsäure sowie Duodenalsekret (Gallensäure und Lysolezithin) schädigen das Plattenepithel der Ösophagusschleimhaut. In der Regel besitzt die Speiseröhre eine gute Selbstreinigungsfunktion (Clearance) zur Entleerung des im physiologischen Rahmen auftretenden, gelegentlichen Refluxes. Ist der Reflux durch Kardiainsuffizienz verstärkt oder versagt die Selbstreinigungsfunktion, so kommt es zum definitiven Schleimhautschaden, der sog. **Refluxkrankheit**. Diese manifestiert sich endoskopisch als Refluxösophagitis. Der Ruhetonus des UÖS von 18–24 mmHg wird durch Anticholinergika, Nitrate, Kalziumantagonisten, Glukagon, Fettsäuren, Triglyzeride, Alkohol und Nikotin herabgesetzt. Die Sphinkterfunktion des UÖS ist weitgehend unabhängig von der anatomischen Aufhängung im Hiatus oesophageus und dem His-Winkel.

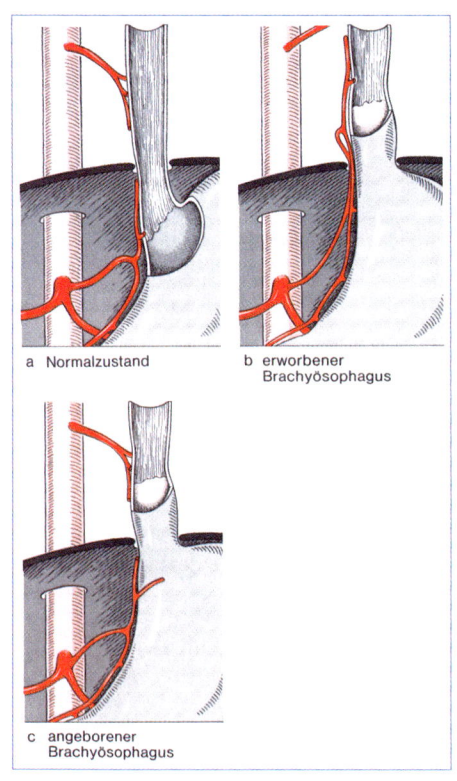

Abb. 24.8 a-c
Endobrachyösophagus und Gefäßversorgung
a Normalzustand
b erworbener Brachyösophagus
c angeborener Brachyösophagus

Hiatushernie: In 75 % keine Refluxkrankheit

Klinik: Sodbrennen, retrosternaler Schmerz, Anämie, Dysphagie, Schmerzverstärkung beim Bücken, im Liegen und nach den Mahlzeiten. Die Klinik der Refluxkrankheit korreliert nicht unbedingt mit dem endoskopischen Befund (s.u.). Klassische Refluxbeschwerden sind auch ohne endoskopisch nachweisbare Refluxösophagitis denkbar (Stadium 0 der Refluxkrankheit). Bei fortschreitender Refluxösophagitis Zunahme der Dysphagie bis hin zur Obstruktion (peptische Striktur), Hämatemesis. Im Spätstadium einer peptischen Stenose absoluter Passagestopp und fortschreitende Kachexie.

Sodbrennen: Verdacht auf Refluxkrankheit

Diagnostik: Die Refluxkrankheit ist eine klinische, die Refluxösophagitis eine endoskopische Diagnose. In den letzten Jahren hat sich die **24-Stunden-pH-Metrie** als Standard zum direkten Nachweis des pathologischen Reflux etabliert. Je nach zeitlichem Auftreten des pathologischen Reflux können sog. „**Tagrülpser**", „**Nachtbrenner**" oder „**combined refluxers**" unterschieden werden (s. Abb. 23.6). Diese Unterscheidung hat therapeutische Konsequenzen. „Tagrülpser" können konservativ behandelt werden, bei „Nachtbrennern" oder „combined refluxers" ist meist die Operation erforderlich. Es werden endoskopisch 4 verschiedenen Stadien unterschieden (Tab. 24.1, Abb. 24.9).

Refluxösophagitis ist eine endoskopische Diagnose

Komplikationen bei persistierender Refluxösophagitis (Abb. 24.10): Stenose, peptisches Geschwür (Barrett-Ulkus mit Perforation, Blutung oder Striktur) und erworbener Endobrachyösophagus (Risiko der malignen Entartung).

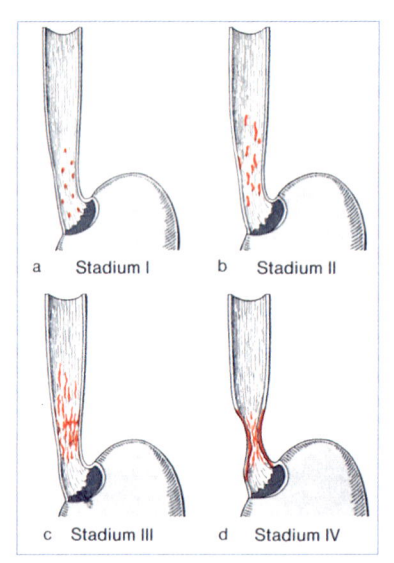

Abb. 24.9 a-d
Stadieneinteilung der Refluxösophagitis

Tab. 24.1
Stadien der Refluxkrankheit (nach Savary und Miller, 1977)

Stadium	0:	Refluxkrankheit ohne Refluxösophagitis
Stadium	I:	Geringe fleckförmige Schleimhautdefekte
Stadium	II:	Konfluierende Schleimhautläsionen
Stadium	III:	Zirkuläre Konfluation der Schleimhautläsionen
Stadium	IV:	Peptische Stenose

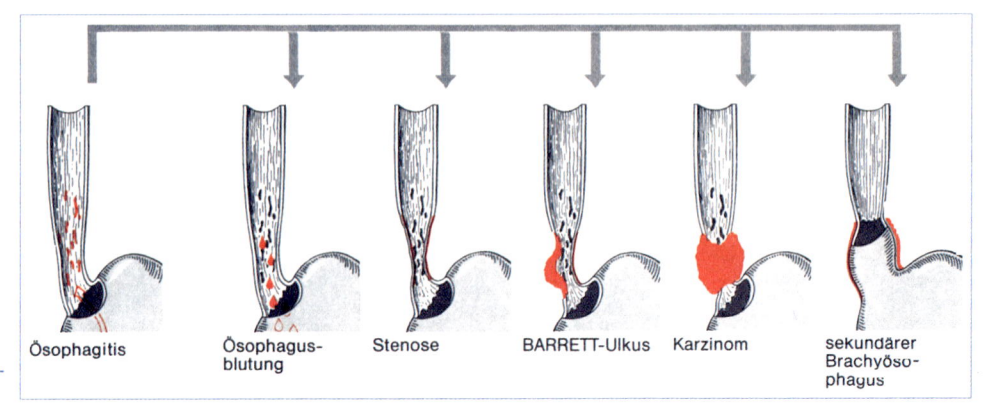

Abb. 24.10
Komplikationen der Refluxösophagitis

Refluxkrankheit der Speiseröhre

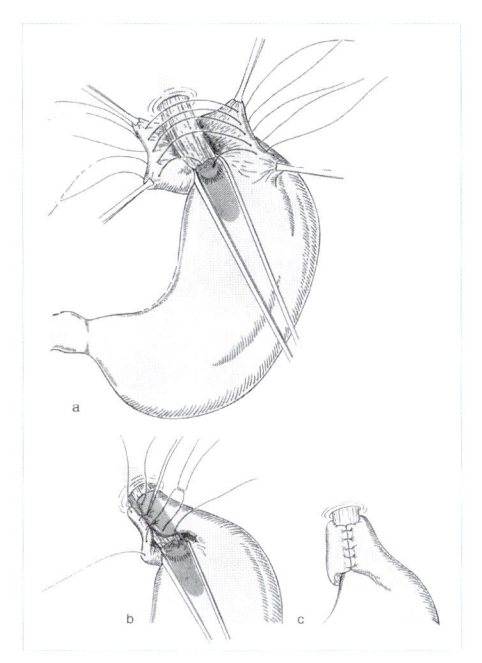

Abb. 24.11 a-c Technik der Fundoplikatio
a Bildung einer Fundusmanschette
b Fixation der Fundusmanschette vor der Speiseröhre
c vollständige Fundoplikatio

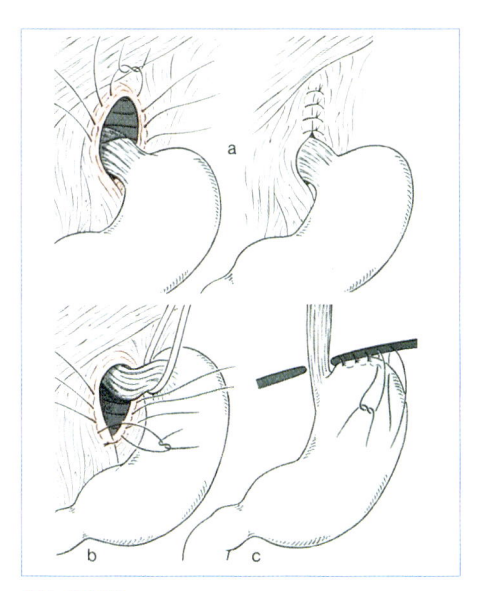

Abb. 24.12 a-c
Rekonstruktionsverfahren bei Refluxösophagitis:
a vordere Hiatoplastik; b hintere Hiatoplastik (Einengung des Zwerchfellschlitzes);
c Fundophrenikopexie

Therapie:
- **Stadium I und II**: Versuch einer konservativen Therapie mit Alkohol- und Nikotinverbot, Gewichtsreduktion, Verzicht auf beengende Kleidung (Gürtel), Vermeidung von Nahrungsaufnahme vor dem Schlafengehen, Hochstellen des Bett-Kopfendes, H_2-Antagonisten, Omeprazol (Antra), Antazida, Schleimhautprotektiva.

- **Stadium III und konservative Therapieresistenz im Stadium II**: Operative Behandlung mit laparoskopischer **Fundoplikatio** (Rosetti) (Abb. 24.11), d.h. Faltung einer Fundusmanschette um die terminale Speiseröhre nach Reposition der Hernie. Diese Manschette steigert die Kontraktilität des UÖS und wirkt damit refluxpräventiv. Bei gestörter Ösophagusmotilität: Cave vor zu enger Manschette!

Axiale Hiatushernie mit Refluxösophagitis → Fundoplikatio

Ein anderes Verfahren ist die **Fundophrenikopexie** (Abb. 24.12), d.h. die Wiederaufrichtung des His-Winkels und die hintere bzw. vordere Einengung des Hiatus oesophagei. Weitere Verfahren sind die Fixation der Kardia durch das Ligamentum teres hepatis (Lig. teres-Plastik), die Anlage einer Kunststoffmanschette um die Kardia (Angelchick-Prothese) und die transthorakale Plikation nach Belsey (Mark IV). Zur Zeit herrscht allgemeiner Konsensus, daß die laparoskopische Hiatoplastik und partielle (180°) Hemifundoplikatio, die Fundoplikatio nach Toupet (270°) oder die komplette Fundoplikatio (360°) in Kombination mit einer Hiatoplastik die Verfahren der ersten Wahl sind. Das Ausmaß der Manschettenbildung sollte unabhängig von der Restspeiseröhre knapp gewählt werden.

- **Stadium IV**: Im Narbenstadium Bougierung unter endoskopischer Kontrolle, Biopsie (DD: Karzinom). Bei florider Ösophagitis: Fundoplikatio. Bei Therapieversagern ggf. auch distale Hemigastrektomie und Roux-Y-Gastroenterostomie (s. Kap. 25) zur Reduktion der Magensäure und Ableitung des alkalischen Refluxes. Eine chirurgische Resektion des stenotischen Abschnittes ist extremen Ausnahmefällen vorbehalten, da eine erhebliche Operationsletalität resultiert.

Prognose: OP-Letalität 1–2 %, akzidentelle Milzverletzungen mit Splenektomie 2 %, postoperative Beschwerdefreiheit in 60–70 %. „Gas-bloat"-Phänomen mit Unfähigkeit zum Aufstoßen 20–40 %, Abgleiten der Fundusmanschette („Teleskop-Phänomen") in 5–10 %.

Refluxösophagitis:
Stadium I	konservativ
Stadium II	konservativ oder Fundoplikatio
Stadium III	Fundoplikatio
Stadium IV	Bougierung, später Fundoplikatio

6 Zwerchfellruptur

Stumpfe Bauch- und Thoraxtraumen können durch thorakale Scherkräfte und abrupte intraabdominelle Druckerhöhung zur Ruptur des Zwerchfells führen. Wegen der schützenden Funktion der Leber ist in 95 % das **linke** Zwerchfell betroffen. Der Locus minoris resistentiae ist hier das Centrum tendineum am Übergang vom sehnigen zum muskulären Anteil. Da zugleich die peritoneale Bedeckung zerreißt, treten die Eingeweide ohne Bruchsack (daher Prolaps und keine Hernie) entsprechend dem Druckgradienten in die Brusthöhle. Hier können Magen, Milz, Netz, Dünndarm, Dickdarm und auch Leberanteile gelegen sein (Abb. 24.13).

Klinik: Nicht selten wird eine traumatische Zwerchfellruptur übersehen, da die anderen Verletzungen des Polytraumatisierten im Vordergrund stehen. Insgesamt gehört die Zwerchfellruptur zu den am häufigsten verkannten Unfallfolgen. Klinische Symptome entstehen nur bei kardiopulmonaler Verdrängung (Arrhythmie, Dyspnoe), bei intestinaler Inkarzeration (Ileus, Blutung) sowie bei intraabdomineller Blutung durch Milz-, Leber- oder Mesenterialverletzung.

> Schweres, linksseitiges thorako-abdominelles Trauma: Zwerchfellruptur?

Diagnostik: Auskultatorisch Darmgeräusche über dem Thorax, perkutorisch Dämpfung. Gelegentlich sonographisch sichtbar.

- **Röntgen-Thorax**: Unscharfe Begrenzung des linken Zwerchfells, basale Verschattung, Dünndarmspiegel (Abb. 24.14 a, b).
- **Röntgen-MDP**: Nachweis von Magen-Darm-Anteilen im Thorax, ggf. in Kopftieflage. Häufig wird die Diagnose erst anläßlich einer Routineuntersuchung Jahre nach einem entsprechenden Trauma gestellt.

Therapie: Magensonde. Schockbehandlung, nach Stabilisation des Allgemeinzustandes Laparotomie oder seltener Thorakotomie, Darstellung des Defektes, Reposition der Eingeweide und Nahtverschluß der Ruptur. Bei Inkarzeration, Blutung, respiratorischer Insuffizienz oder kardialen Störungen durch Mediastinalverlagerung sofortige Operation. Ansonsten aufgeschobene Dringlichkeit, Operation erst nach Stabilisation des Allgemeinzustandes und Versorgung anderer vital bedrohlicher Verletzungen.

Cave: Zur Vermeidung von Organverletzungen Pleurapunktion und Bülau-Drainage unter sonographischer Kontrolle.

> Verdacht auf Zwerchfellruptur: Keine blinde Pleurapunktion oder Bülau-Drainage

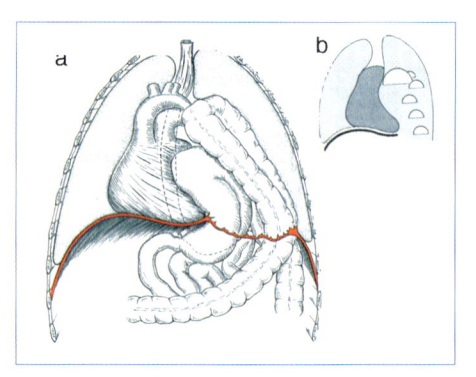

Abb. 24.13 a,b
Zwerchfellruptur **a** mit Schema der röntgenologischen Luftverteilung **b**

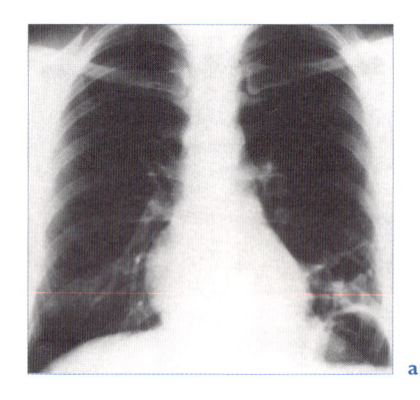

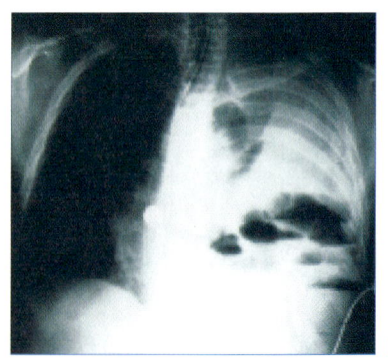

Abb. 24.14 a,b
Röntgen-Thorax bei Zwerchfellruptur
a alte Ruptur mit Dünndarmschlingen im Thorax und unscharf begrenztem Zwerchfell links
b frische Zwerchfellruptur mit Dünndarmileus, Mediastinalverlagerung und Hämatothorax

7 Relaxatio diaphragmatica

Erschlaffung der einen Zwerchfellhälfte mit einseitigem Hochstand. Während bei den konnatalen Formen eine Entwicklungsanomalie oder eine fetale N. phrenicus-Läsion Ursache ist, geht die erworbene Form auf eine degenerative Gefügedilatation oder eine Parese des N.phrenicus zurück (s. Kap.16). Überwiegend ist die linke Seite betroffen. Die Differentialdiagnose zur Zwerchfellruptur ist häufig schwierig, zumal auch bei der Relaxatio diaphragmatica eine Mediastinalverdrängung mit Ausfüllung der gesamten Pleurahöhle bestehen kann. Haufig gelingt die Sicherung der Diagnose erst intraoperativ (Abb. 24.15).

Klinik: Zu mehr als 50 % asymptomatisch, ansonsten Tachypnoe, rezidivierende Pneumonie, Herzrhythmusstörungen.

Therapie: Operationsindikation nur bei symptomatischen Formen. Raffung des Zwerchfells auf transthorakalem oder transabdominalem Weg unter Schonung des N.phrenicus. Bei vollständig ausgedünntem Zwerchfell Muskelplastik aus dem M. latissimus dorsi, ggf. Verstärkung mit alloplastischem Material. Die Operationsindikation sollte restriktiv gehandhabt werden, da Rezidive nicht selten sind.

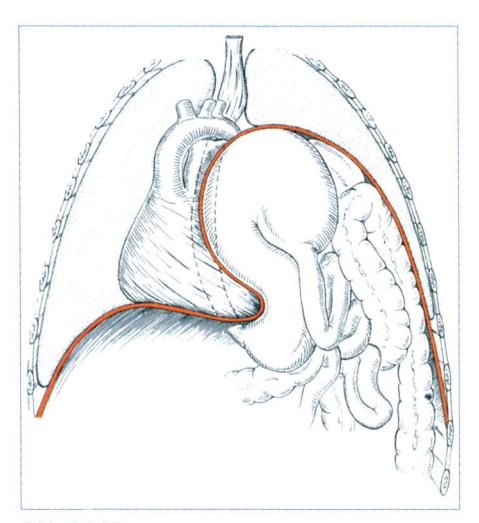

Abb. 24.15
Relaxatio diaphragmatica

8 Tumoren

Tumoren der Nachbarorgane können das Zwerchfell sekundär einbeziehen (Magen, Leber, Kolon, Lunge). Primäre Zwerchfelltumoren sind demgegenüber sehr selten. Benigne (Lipome, Angiome, Fibrome) und maligne (Sarkome) Formen sind möglich.

Klinik: Meist Zufallsbefund, häufig als Milz-, Magenfundus- und Lebertumor mißdeutet, gelegentlich auch als Pleura- oder Bronchialtumor angesehen.

Therapie: Exzision, soweit noch radikal möglich.

Prognose: Abhängig von der Histologie.

9 Operationsatlas: Antireflux-Operationen*

Präoperatives Vorgehen

- **Diagnostik**: Gastroskopie (PE), MDP (paraösophagealer Anteil), Manometrie, pH-Metrie.
- **Indikation**: Paraösophageale Hernie, axiale Hernie mit Refluxösophagitis Stadium II, III
- **Aufklärung**: Persistierende Beschwerden (zu weit), Schluckbeschwerden (zu eng), Gas-bloat-stomach, Teleskop-Phänomen, Milzverletzung, Komplikationen 10–50 %, Mortalität 1 %.
- **Vorbereitung**: Hebe-Senk-Einlauf, 3EKs.

Operationstechniken

- **Paraösophageale Hernie**: Hiatoplastik und Fundophrenikopexie.
- **Axiale Hiatushernie**: Fundoplikatio nach Nissen-Rosetti, heute meist laparoskopisch.
- **Kombinierte Hernie**: Hiatoplastik, Fundoplikatio, Fundopexie.

Postoperatives Vorgehen

- Entfernen der Redon-Drainage am 2. Tag, Zieldrainage am 3. Tag, Klammern der Laparotomie-Wunde am 12. Tag.
- Trinken nach 48 Stunden, langsamer Kostaufbau.

Vordere Hiatoplastik bei Hiatushernie

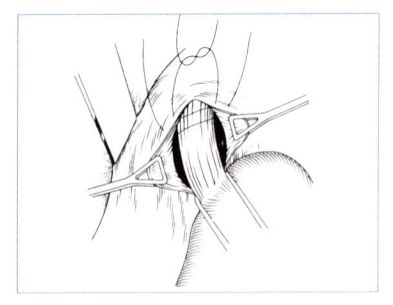

Abb. 24.16
Vordere Einengung der Zwerchfellschenkel

---

* Abbildungen aus K. Kremer, V. Schumpelick, G. Hierholzer (Hrsg.): Chirurgische Operationen. Atlas für die Praxis. Thieme, Stuttgart-New York 1992.

24 Zwerchfell

Hintere Hiatoplastik bei Hiatushernie (nach Lortat-Jacob)

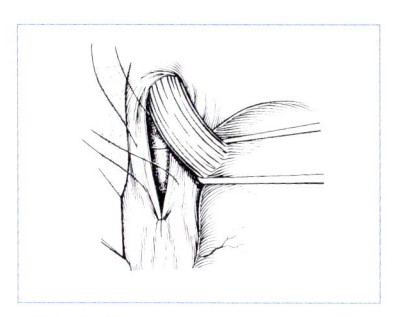

Abb. 24.17
Hintere Einengung der Zwerchfellschenkel

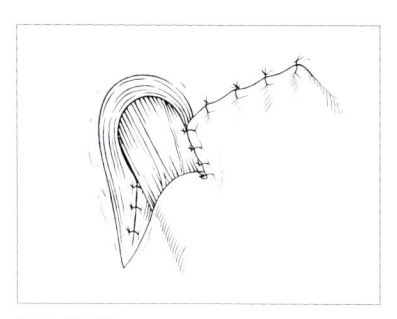

Abb. 24.18
Fixation des Magens am Zwerchfell (Fundopexie) und Verkleinerung des His-Winkels

Fundoplikatio nach Nissen-Rosetti (heute meist laparoskopisch durchgeführt)

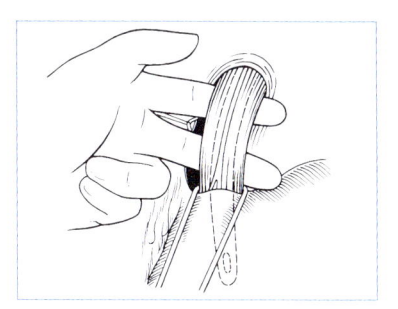

Abb. 24.19
Mediane Oberbauchlaparotomie, Mobilisation des linken Leberlappens, Rochard-Haken, Darstellen des Hiatus oesophageus und Anzügeln des Ösophagus unter Schonung des Vagus

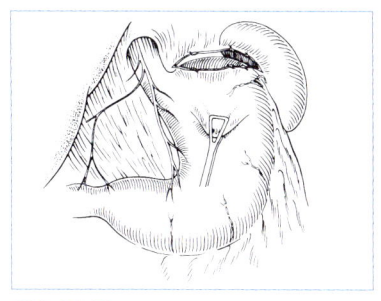

Abb. 24.20
Skelettierung des Fundus **(Cave: Milz!)**

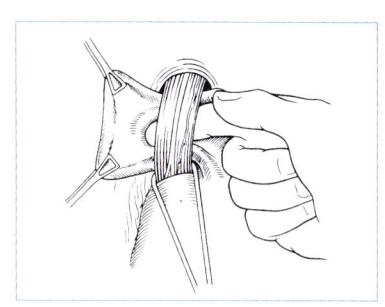

Abb. 24.21
Durchziehen der Fundusmanschette

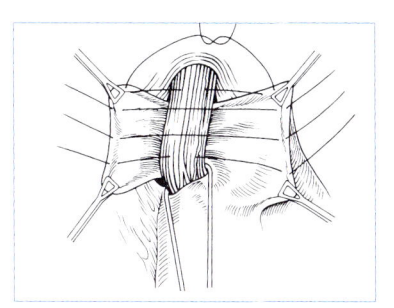

Abb. 24.22
Fixation mit Einzelknopfnähten nach Legen einer dicken Magensonde

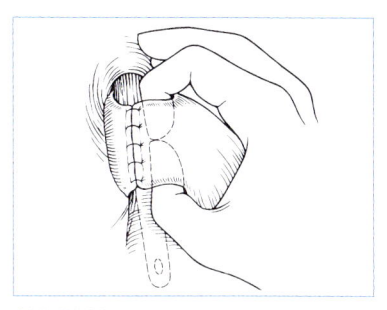

Abb. 24.23
Die Manschette muß locker (floppy) liegen. Fakultativ Einlegen einer Blutungsdrainage

25 Magen und Duodenum

Kapitelübersicht

Magen und Duodenum

Gastritis
- Erosive Gastritis
- Phlegmonöse Gastritis
- Atrophische Gastritis
- Morbus Ménétrier
- Spezifische Gastritiden

Ulkuskrankheit
- akutes Ulcus ventriculi
- chronisches Ulcus ventriculi
- Ulcus duodeni

Ulkuskomplikationen
- Ulkusperforation
- Ulkuspenetration
- Ulkusblutung
- Ulkusstenosierung

Fehlbildungen
- Magenvolvulus
- Divertikel des Duodenums und Magens

Verletzungen
- Magenruptur
- Mallory-Weiss-Syndrom
- Verätzungen
- Fremdkörper

Krankheiten des operierten Magens
- Rezidivulkus
- Dumping-Syndrom
- Schlingensyndrom
- Refluxgastritis
- Stumpfkarzinom

Tumoren des Magens
- Gutartige Tumoren
- Magenkarzinom
- Nichtepitheliale maligne Tumoren des Magens

Tumoren des Duodenums

Magenbypass

Operationsatlas

I Topographische Anatomie

1.1 Magen

Der Magen ist ein muskuläres Hohlorgan. Er wird in drei Abschnitte unterteilt: **Fundus, Korpus** und **Antrum**. Der Mageneingang wird als **Kardia**, der Magenausgang als **Pylorus** oder Magenpförtner bezeichnet (Abb. 25.1). Beide Strukturen entsprechen glattmuskulären, intestinalen Sphinkteren, die wichtige Aufgaben bei der Refluxverhütung und Passagekontrolle haben.

In unmittelbarer **Nachbarschaft** liegen das Zwerchfell, die Milz, die Bauchspeicheldrüse, die Leber und das Querkolon. Die Hinterwand des Magens ist die ventrale Begrenzung der Bursa omentalis. **Fixiert** ist der Magen am Zwerchfell im Bereich der Kardia, an der Leber durch das Ligamentum hepatogastrale, an der Milz durch das Ligamentum gastrolienale und schließlich am Querdarm durch das Ligamentum gastrocolicum. Das **Omentum minus** nimmt von der kleinen Kurvatur, das **Omentum majus** von der großen Kurvatur seinen Ausgang.

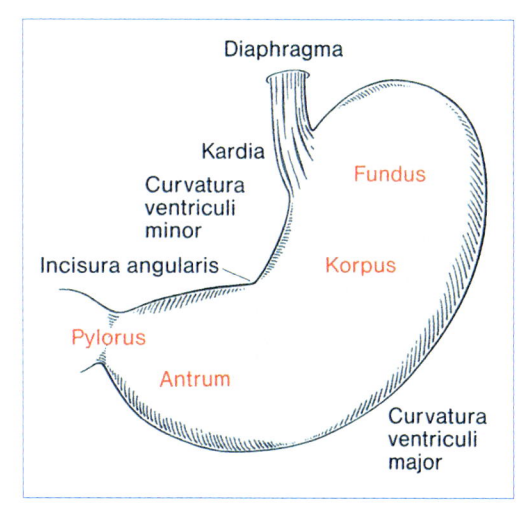

Abb. 25.1
Topographie des Magens

Arteriell wird der Magen an der kleinen Kurvatur von den **Aa. gastricae sinistra et dextra**, an der großen Kurvatur durch die **Aa. gastroepiploicae sinistra et dextra** versorgt (Abb. 25.2). Zwischen den vier Arterien bestehen breite Anastomosen, die eine exzellente Durchblutung des Magens gewährleisten.

Die **venöse Drainage** erfolgt über die gleichnamigen Venen in die V. portae. Im Bereich der proximalen großen Kurvatur besteht über die **Rami gastrici breves** eine Gefäßverbindung zur Milz und zu den Ösophagusvenen. Hier kann bei portaler Hypertension ein Umgehungskreislauf mit Ausbildung von **Ösophagusvarizen** entstehen (s. Kap. 35).

Die **Lymphbahnen** des Magens sammeln subserös die Magenlymphe, vornehmlich im Bereich der kleinen Kurvatur. Es besteht eine enge Verbindung zu den hepatischen, suprapankreatischen, lienalen, mesenterialen und mediastinalen Lymphknoten sowie zu den Noduli lymphatici coeliaci am Truncus coeliacus und paraaortal (Abb. 25.3, Nr. 8–11). Aus Gründen der chirurgischen und onkologischen Praktikabilität ist heute die Einteilung der verschiedenen Lymphknotengruppen in **Kompartimente** und durchnumerierte **Lymphknotenstationen** gebräuchlich (Japanische Gesellschaft zur Erforschung des Magenkarzinoms 1981):

- **Kompartiment 1:** Perigastrale Lymphknoten (Station 1–6)
- **Kompartiment 2:** Lymphknoten entlang des Truncus coeliacus und seine arteriellen Hauptgefäßstämme (Station 7–11)
- **Kompartiment 3:** Lymphknotengruppen des Leberhilus sowie retroduodenale, retropankreatische und Lymphknoten am Mesenterialansatz (Station 12–14).

Nerval wird der Magen **sympathisch** über das **Ganglion coeliacum** und parasympathisch durch den **N. vagus** versorgt. Der N. vagus tritt in Form zweier Trunci vagales in zwei Ästen durch den Hiatus oesophageus in den Bauchraum ein und verteilt sich an der Magenvorder- und -hinterfläche nach Abgabe der Rami hepatici und der Rami antrales **(Nervi Latarjet)** (Abb. 25.4).

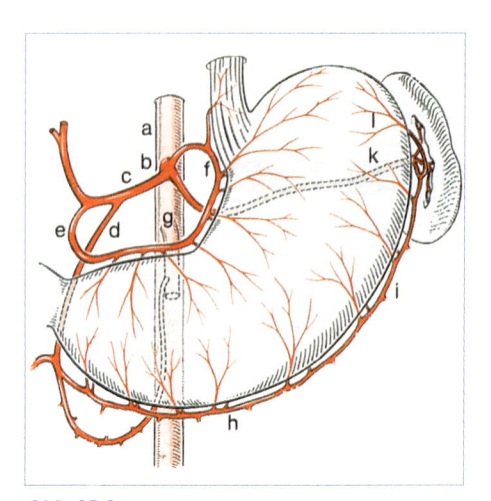

Abb. 25.2
Gefäßversorgung des Magens:
a Aorta
b Truncus coeliacus
c A. hepatica communis
d A. gastroduodenalis
e A. gastrica dextra
f A. gastrica sinistra
g A. mesenteria superior
h A. gastroepiploica dextra
i A. gastroepiploica sinistra
k A. lienalis
l Rr. gastricae breves

Abb. 25.3
Lymphknotenstationen des Magens:
1 Nodi lymphatici paracardialis
2 Nodi lymphatici gastrici sinistri
3 Nodi lymphatici gastrici dextri
4 Nodi lymphatici lienale
5 Nodi lymphatici gastroepiploici sinistri
6 Nodi lymphatici gastroepiploici dextri
7 Nodi lymphatici pylorici
8 Nodi lymphatici hepatici
9 Nodi lymphatici coeliaci
10 Nodi lymphatici paraaortales
11 Nodi lymphatici pancreatici

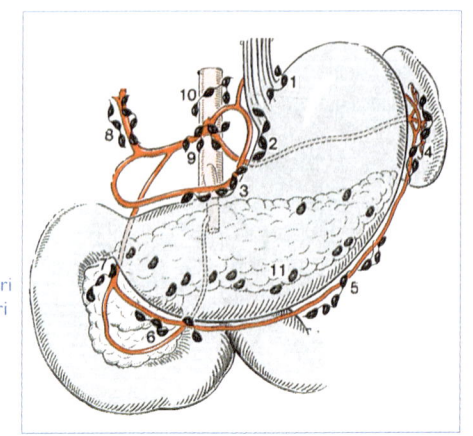

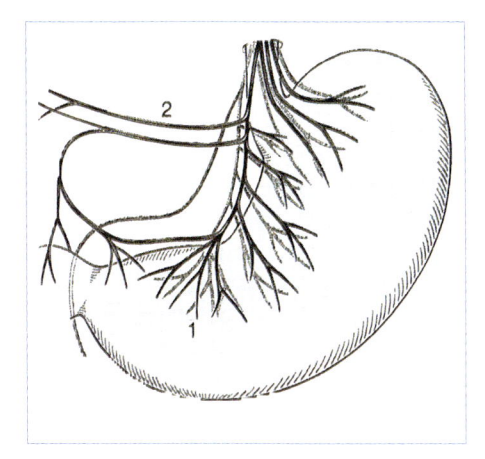

Abb. 25.4
Vagale Versorgung des Magens mit den Nn. Latarjet
1 zum Antrum und **2** den Rami hepatici.

1.2 Duodenum

Hinter dem Pylorus beginnt mit der sog. **Pars superior** das obere freie Duodenum. Es schließt sich die **Pars descendens** an, die am duodenalen Knie in die **Pars horizontalis** mündet. Der letzte Schenkel des Duodenums (Pars ascendens) mündet am Treitz-Band **(Flexura duodenojejunalis)** in das Jejunum. Bis hier liegt das Duodenum mit Ausnahme der **Pars superior** retroperitoneal.
Arteriell ist das Duodenum über die **A. pancreaticoduodenalis**, die **A. gastroduodenalis** und die **A. supraduodenalis** versorgt (Abb. 25.5) Die Arterien entspringen aus dem Truncus coeliacus und aus der **A. mesenterica superior**.
Der **venöse Abfluß** geschieht über gleichnamige Gefäße in das portale Stromgebiet.
Gallengang und **Pankreasgang** münden retroperitoneal im Bereich der mittleren Hinterwand der Pars descendens ein.
Der **Wandaufbau** des Duodenums ist vierschichtig mit Serosa, Muscularis propria, Submukosa und Mukosa. In der Pars descendens sind zwischen Pylorus und Papilla duodeni major (Vateri) die **Brunner**-Drüsen lokalisiert mit alkalischer Schleimproduktion. Darüber hinaus enthält das Duodenum in großer Zahl **enterochromaffine Zellen**, die in der Lage sind, auf spezifische Reize unterschiedliche gastrointestinale Hormone zu sezernieren (Gastrin, Sekretin, CCK, Motilin u.a.).
Nerval wird das Duodenum vom **Plexus coeliacus sympathisch** und über **Vagusäste parasympathisch** versorgt.

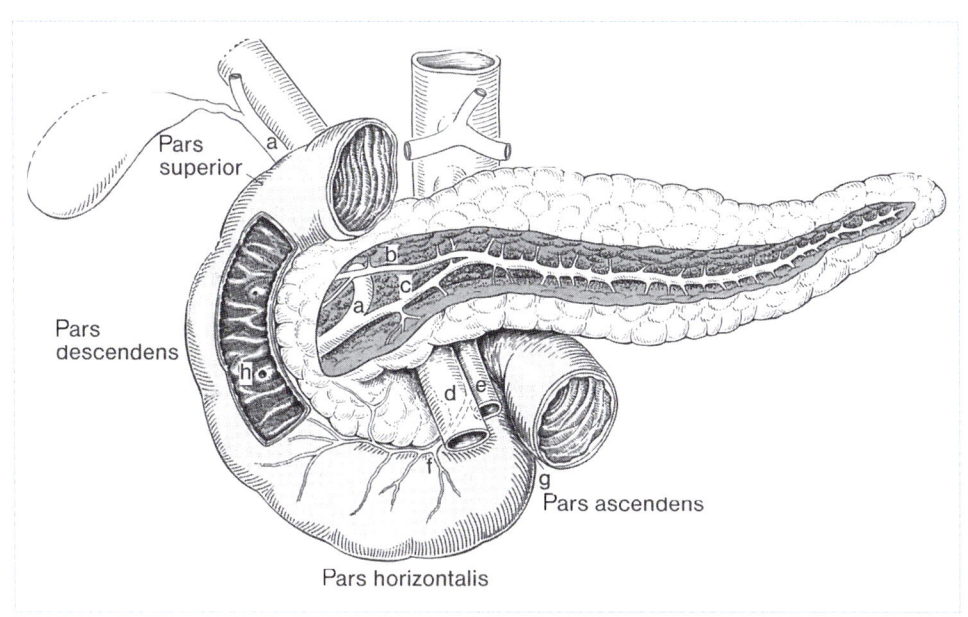

Abb. 25.5
Anatomie von Duodenum, Pankreas und Gallengängen
a Ductus choledochus
b Ductus pancreaticus minor
c Ductus pancreaticus major
d V. mesenterica superior
e A. mesenterica superior
f A. pancreaticoduodenalis inferior
g Flexura duodenojejunalis
h Papilla Vateri

2 Physiologie und Pathophysiologie

2.1 Motorik

Die motorische Funktion des Magens besteht in Speicherung, Durchmischung und portionierter Entleerung von Speisebrei. Gerichtete Peristaltik und ventilartige Verschlußsegmente am Mageneingang (unterer Ösophagussphinkter, UÖS) und Magenausgang (Pylorus) gewährleisten den Nahrungsstrom nach aboral ins Duodenum und schützen vor Richtungsumkehr, d.h. Reflux.

Bei **Insuffizienz** der Verschlußmechanismen (Kardiainsuffizienz, Pylorusresektion) oder Störung der Peristaltik (z.B. Darmatonie) resultiert ein pathologischer gastroösophagealer bzw. duodenogastraler Reflux.

Umgekehrt führt die **Stenosierung** der Segmente (z.B. Achalasie bzw. Pylorusstenose) zum Passagestop mit prästenotischer Ektasie.

Die motorische Steuerung unterliegt der parasympathischen und sympathischen Innervation. Eine Reizung des Vagus führt zur Kontraktion, der Sympathikus bewirkt eine Dilatation. Am großkurvaturseitigen Fundus-Korpus-Übergang ist ein gastraler Schrittmacher lokalisiert, der die Motorik der distalen Magenhälfte determiniert. Die Magenentleerung wird durch ein kompliziertes Zusammenspiel von proximaler, gastraler Kontraktion und duodenaler Erschlaffung bestimmt.

Die **Parameter der Magenentleerung** sind darüber hinaus auch von der Kaloriendichte und der Viskosität der Mahlzeit abhängig. Akalorische Flüssigkeiten werden exponentiell entleert während hochkalorische Lösungen oder feste Nahrung den Magen in einem linearen Verhältnis zur Zeit verlassen (Abb. 25.6).

Das exakte Zusammenspiel von nervalen und humoralen Faktoren bei der Magenmotorik ist noch unvollständig bekannt.

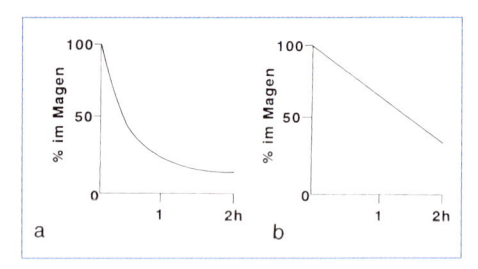

Abb. 25.6 a, b
Magenentleerung **a** von flüssigen und **b** festen Speisen

2.2 Sekretion

Die wichtigsten Sekretionsorte sind:
- **Belegzellen:** Fundus und Korpus → Salzsäure, Intrinsic factor
- **Hauptzellen:** Fundus und Korpus → Pepsinogen und Kathepsin
- **Nebenzellen:** Kardia und Pylorus → Schleim
- **G-Zellen:** Antrum und Kardia → Gastrin
- **Brunner-Drüsen:** Duodenum → Duodenalsekret

Insgesamt werden von ca. 800 cm^2 sezernierender Magenoberfläche pro Tag 1,5 bis 3 l Sekret gebildet. Wichtigster Sekretionsort ist die Korpus-Fundus-Region mit ca. 75–80 % der Gesamtschleimhaut. Hier finden sich pro mm^2 ca. 100 Grübchen mit jeweils 3–7 Drüsen, d.h. insgesamt $30-40 \times 10^6$ Drüsen.

- Schleimhaut-Durchblutung
- "tight junctions"
- Prostaglandine
- Schleimschutz
- Bicarbonat-Sekretion
- Zellerneuerung

Abb. 25.7
Mechanismen der Schleimhautprotektion

2.2.1 Säuresekretion

Die Magenschleimhaut sezerniert HCl mit einer Konzentration von etwa 0,1 mol/l, entsprechend einem pH-Wert von 1 gegenüber dem Serum-pH von 7,4. Dies bedeutet im Vergleich zum Serum eine Anreicherung der Wasserstoffionen um den Faktor 10^6, eine einzigartige, energetisch aufwendige Leistung der Magenschleimhaut. Zur Aufrechterhaltung des Konzentrationsunterschiedes bedarf es **aktiver** (Ionenaustausch) und **passiver** (Kittleisten-Schleimschicht) Schutzmechanismen. Die Gesamtheit dieser Vorgänge wird als **Magenschleimhautbarriere** bezeichnet. Sie verhindert die **Rückdiffusion von Wasserstoffionen** entlang des Konzentrationsgradienten vom Magenlumen in das Interstitium. Substanzen, die die Magenschleimhautbarriere zerstören, sog. **„barrier breakers"**, sind Acetylsalicylsäure, Phenylbutazon, Indometacin, Detergenzien, Alkohol sowie endogene Substanzen wie Gallensäuren und Lysolezithin aus dem Duodenalsekret. Eine Zerstörung der Magenschleimhautbarriere ist an einer Zunahme der Wasserstoffionen-Rückdiffusion durch intramurale Ansäuerung oder Abnahme der Potentialdifferenz zu messen.

Die Menge der Säureproduktion korreliert mit der Zahl der Belegzellen. Bei durchschnittlich 1 Milliarde Belegzellen liegt die basale Sekretion (BAO = basal acid output) bei 2–5 mmol/h. Das mittlere Saftvolumen beträgt 60–80 ml/h. Nach maximaler Stimulation (z.B. mit Pentagastrin) beträgt die MAO (= maximal acid output) durchschnittlich 20–25 mmol/h bei einem Saftvolumen von 100–200 ml/h.

BAO = 2– 5 mmol/h
MAO = 20–25 mmol/h

2.2.2 Pepsin

Protease der Magenschleimhaut, die aus Vorstufen (Pepsinogen) im sauren Milieu (pH = 1,8–3,5) entsteht. Wichtiger Initiator der intestinalen Proteolyse.

2.2.3 Gastrin

Sekretorisch aktives Polypeptid, vornehmlich der G-Zellen des Antrums, aber auch extragastralen (z.B. duodenalen) Ursprungs. Biochemisch überwiegend ein Heptadeka-Peptid (G17), jedoch auch in anderen Kettenlängen vorkommend (big-Gastrin, little-Gastrin etc.). Die Freisetzung vom Gastrin wird durch mechanische Dehnung des Antrums, Vagusstimulation und chemische Reize bewirkt. So führen intragastrale Aminosäuren, Alkohol, Eiweiß, Acetylcholin und Gallensäuren zur Gastrinsekretion. Eine gastrinähnliche Sekretionsstimulation läßt sich durch **Pentagastrin** (Gastrodiagnost®) erreichen. Dieses Gastrin-Analogon wird für die diagnostische Magensaftanalyse verwendet. Pathologische Bedeutung hat das Gastrin im Rahmen des **Zollinger-Ellison-Syndroms** (s.u.).

2.2.4 Intrinsic factor

Von Fundusdrüsen sezerniertes Glykoprotein (MG 55 000) mit der Funktion der Komplexbildung mit Vitamin B_{12}. Es ermöglicht dessen intestinale Resorption. Der normalerweise im Überschuß vorhandene Intrinsic factor ist bei bestimmten Magenerkrankungen wie z.B. atrophischer Gastritis, Magenkarzinom mit Achlorhydrie stark reduziert, so daß sich ein Vitamin-B_{12}-Mangel mit u.a. perniziöser Anämie ausbilden kann. Nach Gastrektomie ist daher eine Vitamin B_{12}-Substitution (1000 µg alle 3 Monate i.m.) unerläßlich.

2.2.5 Mukus

Die das Magenepithel bedeckende Schleimschicht ist ein viskōses Gel und eine komplexe Mischung aus Glykoproteinen, Wasser, verschiedenen Makromolekülen, Elektrolyten, Mikroorganismen und abgeschilferten Zellen. Ein Großteil der Eigenschaften des Mukus wird durch die sog. Muzine bestimmt. Diese Glykoproteine werden in ubiquitär vorhandenen Schleimhautzellen gebildet, die im Magen sowohl an der Schleimhautoberfläche als auch in den submukösen Drüsen und Krypten vorkommen. Diese muzinhaltige Schicht schützt zusammen mit der gastralen Bikarbonatsekretion die Magenschleimhaut vor Säure, Pepsin, Alkohol und anderen intraluminalen Noxen. Die Mukusschicht bietet neben der bakteriziden Wirkung der Magensäure einen effektiven Invasionsschutz gegenüber vielen pathogenen Keimen. Sie ist außerdem der Lösungsraum, in dem die luminalen Proteasen auf die Nahrungseiweiße einwirken.

2.3 Regulation der Magensaftsekretion

Komplizierter Regelkreis mit Elementen der Förderung und Hemmung. Die Beeinflussung der Säuresekretion geschieht auf mechanische, chemische, nervale und hormonelle Weise (s. Tab. 25.1). Wichtigster physiologischer Stimulus der Magensaftsekretion ist die Einnahme einer Mahlzeit. **Nervale** (Vagus) und **hormonale** Komponenten der Sekretion ergänzen sich hierbei. Grob unterscheiden kann man zwischen einer Interdigestiv- oder Nüchternphase der Sekretion und der Verdauungsphase. Letztere gliedert sich in die **zephale**, die **gastrale** und **intestinale** Phase (Abb. 25.8).

1. Interdigestive Phase
Sie stellt den Nüchternzustand der Magensekretion dar. Pathologisch gesteigerte Sekretionswerte der interdigestiven Phase lassen sich beim **Zollinger-Ellison-Syndrom** und bei hypersekretorischen Formen des Ulcus duodeni beobachten.

2. zephale Phase
Der sensorische Nahrungskontakt (sehen, riechen, schmecken) führt über eine Zwischenhirnstimulation zum Vagusreiz mit Stimulation der Belegzellen sowie Gastrinfreisetzung. Beginn der

Tab. 25.1 Regulation der Magensaftsekretion

	hemmend	fördernd
mechanisch	–	antrale Dehnung
chemisch	antrale und duodenale Ansäuerung	Koffein, Alkohol, Eiweiß, Röstprodukte, Gewürze, Gallensäuren, Bikarbonat
nerval	Sympathikus	Vagus
hormonal	Sekretin, GIP, VIP, Pankreozymin, Glukagon, Enterogastron, Bulbogastron	Gastrin, Korikoide, LTH, Parathormon, Androgene, Insulin, ACTH, STH

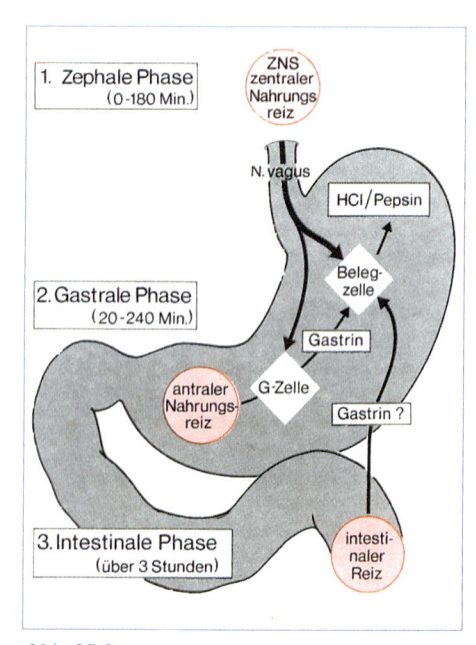

Abb. 25.8
Phasen der Magensekretion

Säuresekretion 5–7 min. nach Scheinfütterung, Dauer bis zu 3 Std. Experimentell durch Insulin-Hypoglykämie (Insulintest) oder 2-Desoxyglukose (2-DOG) zu simulieren.

3. Gastrale Phase
Chemischer, mechanischer und thermischer Kontakt der Nahrung im Magen mit antraler Gastrinfreisetzung (ca. 20–240 min. postprandial).

4. Intestinale Phase
Freisetzung intestinalen Gastrins durch Nahrungsreiz auf die Dünndarmschleimhaut ca. 2–3 Std. postprandial.

3 Diagnostik

3.1 Klinische Untersuchung

Anamnese:
- Nahrungsunverträglichkeit: Kaffee, Alkohol, Gewürze, Röstprodukte
- Beschwerdetyp: Völlegefühl, Übelkeit, Erbrechen, Inappetenz, Schmerz
- Beschwerdelokalisation: Oberbauch, Rücken, retrosternal, diffus
- Beschwerdedauer: Periodizität (Tag-Nacht, Frühjahr-Herbst), Nüchternschmerz, postprandialer Schmerz
- Gewichtsverhalten, Stuhlverhalten, Leistungsknick, Begleiterkrankungen, Medikamente (Antirheumatika, Zytostatika, Kortison).

Inspektion: Ernährungszustand, Anämie, sichtbare Magendilatation, Teerstuhl, Kaffeesatzerbrechen.

Palpation: Resistenz, Abwehrspannung, tastbare Lymphknoten (links supraklavikulär = „**Virchow**"), Lebermetastasen, Magenektasie.

3.2 Labordiagnostik

Rotes und weißes Blutbild, Gerinnungsstatus, Leberenzyme, Säure-Basen-Haushalt, Elektrolyte.
Bei Verdacht auf Zollinger-Ellison-Syndrom oder Hyperparathyreoidismus: Serum-Gastrin- und Serum-Parathormon-Bestimmung.

3.3 Bildgebende Verfahren

- **Abdomenübersicht a.-p. und im Stehen oder Linksseitenlage:** Beurteilung der Lage, Größe und des Füllungszustandes des Magens durch Nachweis der Fundus- und Bulbusluftblase. Bei Ulkusperforation in 80 % der Fälle charakteristischer Nachweis **freier Luft unter dem Zwerchfell** (Abb. 25.9).

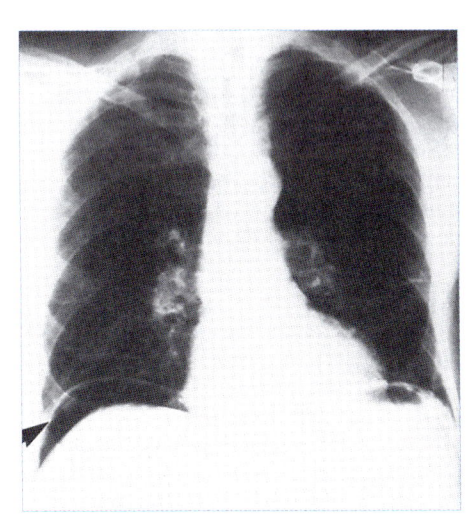

Abb. 25.9
Röntgen-Thorax bei Magenperforation mit freier Luft unter beiden Zwerchfellen

- **Magen-Darm-Passage (MDP):** Darstellung des Magenlumens durch Kontrastbrei mit Nachweis von Ulkusnischen (Abb. 25.10), Wanddefekten (Abb. 25.11), Stenosen oder Lageanomalien. Eine Verfeinerung der Reliefdarstellung ermöglicht die Doppelkontrastdarstellung durch zusätzliche Luftfüllung (z.B. Brausepulver); heute von der Endoskopie weitgehend abgelöst. Bei Verdacht auf Magenperforation (oder postoperativ zur Kontrolle der Anastomosen) ausschließlich wasserlösliches Kontrastmittel, z.B. Gastrografin® – **kein Barium!**
- **Sonographie:** Sensitives Verfahren zum Nachweis freier Flüssigkeit im Abdomen als Folge einer Perforation. Weiterhin Nachweis extraluminärer Tumoren., Metastasen ind Rezidive. Endosonographische Beurteilung der Tumorausdehnung.
- **Computertomographie:** wie Sonographie.
- **Szintigraphie:** Neuerdings stehen nichtinvasive Isotopenverfahren zur Bestimmung der Magenentleerungszeit und des duodenogastralen Refluxes zur Verfügung.
Quantitative Messung der Magenentleerung einer mit ^{99m}Technetium versetzten Probemahlzeit definierter Viskosität und Kaloriendichte (Gamma-Kamera!). Wichtig in der Klärung nicht organisch bedingter, meist postoperativer Magenentleerungsstörungen und duodeno-gastralen oder gastro-ösophagealen Refluxes.

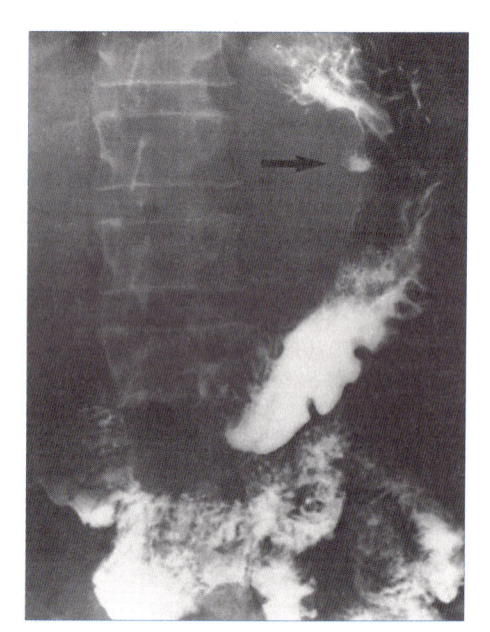

Abb. 25.10
MDP bei Ulcus ventriculi, Typ I (Ulkusnische an der kleinen Kurvatur)

3.4 Weitere diagnostische Verfahren

3.4.1 Gastroduodenoskopie

Die Gastroduodenoskopie ist heute das aussagekräftigste Verfahren in der Magendiagnostik. Neben der Inspektion bieten sich Möglichkeiten zur Biopsie (Zangen-, Schlingen-) und zur gleichzeitigen endoskopischen Therapie (s. Kap. 11, Abb. 25.12).

3.4.2 Laparoskopie

Beurteilung der Magenserosa (extramuraler Tumor) sowie der Leber und der paragastralen Region (Metastasen?). Wird heute zunehmend im Rahmen multimodaler Konzepte beim Magenkarzinom eingesetzt, im Falle einer geplanten Laparotomie entbehrlich.

3.4.3 Sekretionsteste

Sie sind für die Routinediagnostik des Magenkranken nicht erforderlich und heute durch die intragastrale 24 Stunden-pH-Metrie weitgehend verdrängt. Beim chirurgischen Patienten dienen diese Untersuchungen der Dokumentation eines Therapieerfolges oder der Ursachensuche bei postoperativen Rezidivulzera.

Pentagastrintest: Nach 12stündiger Nüchternheit transnasale Plazierung einer Magensonde in Korpusmitte unter röntgenologischer Kontrolle. In Linksseitenlage Absaugung des gesamten Nüchternsekrets. Danach in 4 Portionen à 15 min Gewinnung

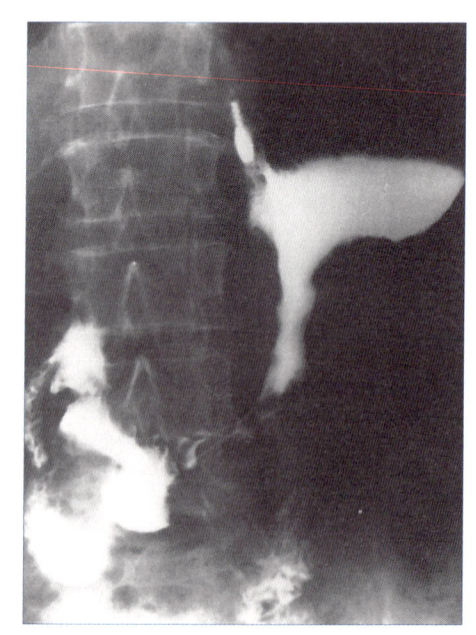

Abb. 25.11
MDP bei Magentotalkarzinom mit Impression der kleinen und großen Kurvatur

Fehlbildungen

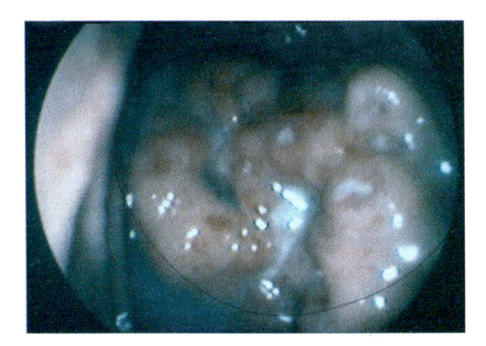

Abb. 25.12
Gastroskopisches Bild eines Magenkarzinoms

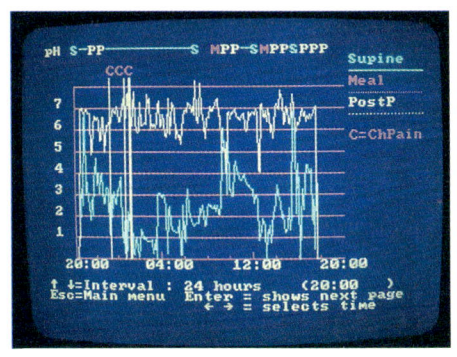

Abb. 25.13
Intergastrale pH-Metrie nach SPV

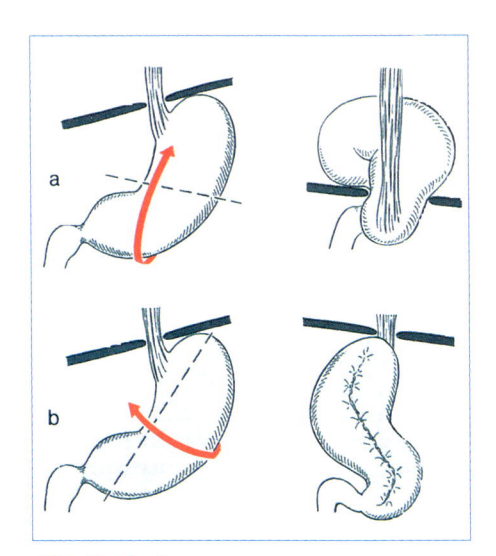

Abb. 25.14 a,b
Magenvolvulus:
a mesenterico-axial
b organo-axial

des basalen Magensekrets (BAO). Nach s.c.-Injektion von 6 µg/kg KG Pentagastrin, Absaugen von 4 weiteren 15-min-Portionen (MAO). Nach Titration mit NaOH gegen pH 7 Bestimmung der Säurewerte durch Addition der jeweiligen 4 Portionswerte. Der häufig angegebene PAO (peak acid output) berechnet sich aus 2 konsekutiven Maximalwerten der 15-min-Portionen in der stimulierten Phase, multipliziert mit dem Faktor 2. Die Relation von BAO zu MAO ist von diagnostischer Bedeutung. Der Quotient von normalerweise 0,1–0,2 kann beim Ulcus duodeni auf 0,2–0,4 und beim Zollinger-Ellison-Syndrom auf über 0,6 ansteigen.

Insulintest: Das Prinzip ist die Auslösung eines zentralen vagalen Sekretionsreizes durch Induktion einer Hypoglykämie. Das Verfahren wurde wegen seiner Komplikationsträchtigkeit und schweren Interpretierbarkeit weitgehend verlassen.

Intragastrale 24 h pH-Metrie: Nach antraler Positionierung der pH-Metrie-Sonde (Röntgenkontrolle!) Registrierung des pH-Profiles über die Zeit. Postoperativ fortbestehende pH-Minima unter 1 sprechen für eine nicht ausreichende Säuresuppression. Erhöhte Werte (pH > 5) sprechen für duodeno-gastralen Reflux oder eine atrophische Gastritis (Abb. 25.13).

3.4.4 CLO-Test

Schnelltest (24 h) zur Klärung eines Helicobacter-Befalls der Magenschleimhaut. Wird heute bei Gastritis und Ulkus routinemäßig in der Primärdiagnostik und Therapiekontrolle eingesetzt.

4 Fehlbildungen

4.1 Magenfehlbildungen

Magenfehlbildungen sind insgesamt selten, vereinzelt wurden Fälle von Agastrie, Mikrogastrie, Gastromegalie oder Doppelbildung beschrieben. Seltener noch sind Atresien und kongenitale Stenosierungen. Die Diagnostik besteht aus Röntgen-Abdomenübersicht, MDP, Endoskopie. Die Behandlung richtet sich nach dem jeweiligen Befund.

4.1.1 Magenvolvulus

Drehung des Magens um seine Längsachse (**organo-axial**) z.B. bei Magenausgangsstenose mit Ektasie (Abb. 25.14) oder um die Querachse (**mesenterico-axial**) z.B. bei Zwerchfellhernie.
Klinik: Je nach Ausmaß der Drehung, von leichten dyspeptischen Beschwerden bis zum hohen Ileus. Bei komplettem Volvulus mit Strangulation: Gastrointestinale Blutung.
Diagnostik: Röntgen (MDP), Endoskopie.
Therapie: Versuch der Entlastung durch Magensonde oder der Detorsion durch endoskopische Auffädelung.

Falls erfolglos: operative Reposition und Fixation des Magens in physiologischer Stellung durch ventrale Fundopexie.

4.1.2 Hypertrophe Pylorusstenose (kindlicher Pylorospasmus)

(s. Kap. 53 Kinderchirurgie)

4.2 Fehlbildungen des Duodenums

4.2.1 Divertikel

Wandaussackungen des Duodenums, seltener des Magens (Fundushinterwand). Ausstülpungen der gesamten Wand (= **echte Divertikel**) sind von **Pseudodivertikeln** (Schleimhautausstülpung durch Muskellücken) zu unterscheiden. Hauptlokalisation am Duodenum ist die Innenseite des duodenalen C (Abb. 25.15).
Klinik: Zufallsbefund, nur in 2–5 % symptomatisch durch Entzündung, mechanische Einengung, Blutung oder Perforation. Klinisch relevant können die juxtapapillären Divertikel mit der Möglichkeit zur intermittierenden Verlegung des Gallen- und Pankreasganges sein.
Diagnostik: Röntgen-Abdomenübersicht im Stehen, MDP, Endoskopie.

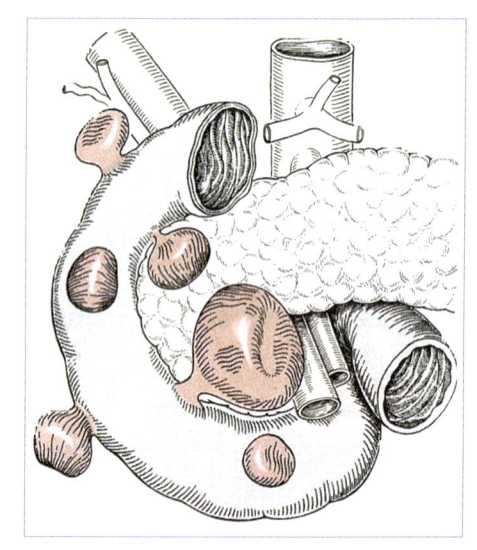

Abb. 25.15
Duodenaldivertikel

> Duodenaldivertikel: Krankheitswert nur bei juxtapapillärer Lage

Therapie: Meist konservativ.
Operationsindikation nur bei Abflußbehinderung von Galle- und Pankreassekret, chronischer Entzündung (Duodenaldivertikulitis) sowie Komplikationen. Resektion des Divertikels und Nahtverschluß der Bruchlücke. Das Gros der Duodenaldivertikel bedarf keiner operativen Therapie (Abb. 25.16).

4.2.2 Duodenalatresien

(s. Kap. 53 Kinderchirurgie)

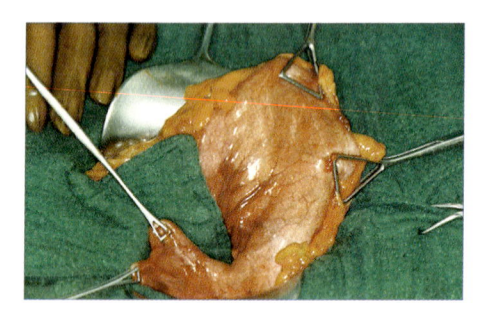

Abb. 25.16
Magendivertikel – Operationssitus. Divertikel mit kleiner Klemme angeklemmt.

5 Verletzungen

Trotz der geschützten Lage des Magens hinter dem Rippenbogen und der retroperitonealen Lage des Duodenums sind Gastroduodenalverletzungen durch äußere Gewalteinwirkungen möglich. Häufiger sind allerdings mechanische, thermische und chemische Traumata von der Lumenseite her, so z.B. durch Fremdkörper oder Verätzungen.

Verletzungen

25 Magen und Duodenum

5.1 Magenruptur

Berstung des gefüllten Magens bei stumpfem Bauchtrauma (Fahrradlenker, Steuerrad), bei Überdruckinsufflation (Fehlintubation, Maskenbeatmung), perforierenden Schuß- und Stichverletzungen sowie anderen Formen der direkten Gewalteinwirkung.
Klinik: Oberbauchperitonitis mit freier Luft unter dem Zwerchfell, peritonealer Schock.
Diagnostik: Röntgen-Thorax, Abdomenübersicht, MDP mit Gastrografin, Sonographie.
Therapie: Sofortige Laparotomie, Resektion oder Übernähung des Defektes.

5.2 Mallory-Weiss-Syndrom

Schleimhautläsion der Kardiaregion, hervorgerufen durch forciertes Erbrechen (Alkohol!), Vorstufe des **Boerhaave**-Syndroms.
Klinik: Obere gastrointestinale Blutung mit akutem Beginn nach Erbrechen.
Diagnostik: Gastroskopie (Abb. 25.17).
Therapie: Endoskopische Blutstillung, Ballontamponade, ggf. operative Gastrotomie und Umstechung.

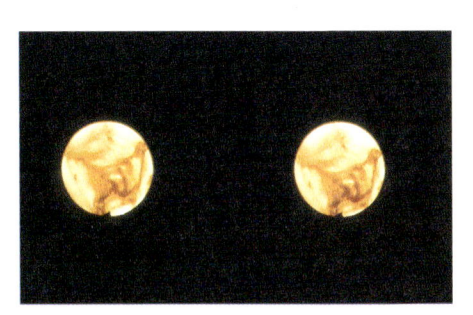

Abb. 25.17
Endoskopischer Befund bei Mallory-Weiss-Läsion

5.3 Verätzungen

Magenwandschädigung durch versehentlich oder absichtlich (suizidal) oral zugeführte Säuren und Laugen (Abb. 25.18).
Klinik: Ausgedehnte Nekrose von Mund und Ösophagus (s. Kap. 23.7) stehen symptomatisch im Vordergrund. Die Magenwandveränderungen verlaufen schleichend. Bei Wandnekrose Entwicklung einer Oberbauchperitonitis.
Diagnostik: Äußerst vorsichtige Endoskopie, cave Perforationsgefahr!
Therapie: Schmerzmittel, Magenspülung, parenterale Ernährung, hochdosierte Kortison-Gabe, Antibiotikaprophylaxe, intensivmedizinische Überwachung. Bei Wandnekrose und Perforation Resektion und Deckung des Defektes. Strikturen als Spätfolge machen häufig eine plastische Erweiterung oder die Resektion erforderlich.

5.4 Fremdkörper

Corpora aliena, die die Speiseröhre passieren, verweilen im Magen als Zwischenstation. Sperrige Gegenstände (Durchmesser über 2–3 cm) passieren den Pylorus nicht und können über lange Zeit im Magen verbleiben.
Klinik: In der Regel asymptomatisch. Symptome nur bei Passagestop durch Magenektasie oder beginnende Perforation mit regionaler Peritonitis und lokaler Abwehrspannung.

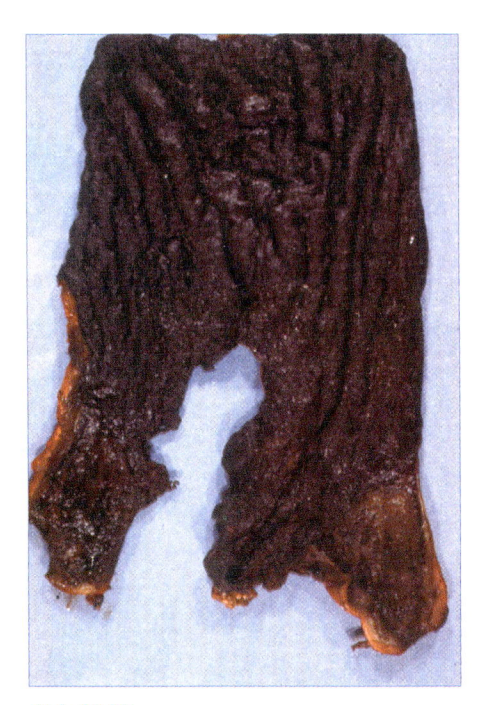

Abb. 25.18
Magenwandnekrose bei Säureverätzung

Diagnostik: Röntgen-Abdomenübersicht, Gastroskopie.
Therapie: Versuch der endoskopischen Extraktion (s. Kap. 11), heute besteht nur noch selten bei sperrigen Fremdkörpern die Notwendigkeit zur operativen Gastrotomie und Entfernung. Nach erfolgreicher Pyloruspassage kann unter schlackenreicher Kost (z.B. Sauerkraut) sowie regelmäßiger klinischer und röntgenologischer Kontrolle abgewartet werden.

5.4.1 Bezoare

Fremdkörper aus Faserbestandteilen. Man unterscheidet **Tricho-** (Haar), **Myko-** (Pilz), **Phyto-** (Pflanzenfasern) und **kombinierte Bezoare**. Ursachen sind Besonderheiten der Nahrungsaufnahme (Schlingen ohne Kauen, Subazidität des Magensaftes sowie psychopatische Verhaltensweisen, z.B. Trichophagie = Haaresser).
Klinik: Häufig asymptomatisch. Bei großen Bezoaren postprandiale Beschwerden durch intermittierenden Passagestop.
Diagnostik: Röntgen-Abdomenübersicht, MDP (Abb. 25.19), Gastroskopie.
Therapie: Versuch der endoskopischen Auflösung und Extraktion, ansonsten Gastrotomie und Ausräumung.

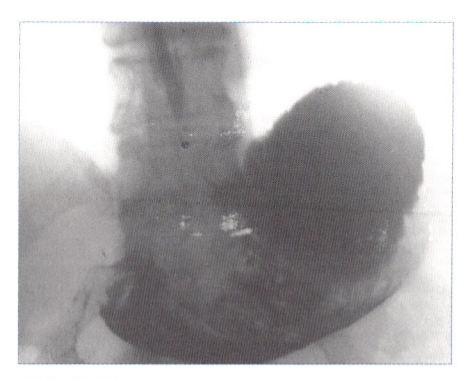

Abb. 25.19
Magen-Darm-Passage bei Magenbezoar

6 Gastritis

Entzündungsreaktion der Magenschleimhaut. Unterschieden werden spezifische und unspezifische Formen.

6.1 Spezifische Formen

Bei Tuberkulose, Lues, Aktinomykose, Histoplasmose, Morbus Crohn.
Klinik: Je nach Manifestationsform – Schmerzen, Blutung, Stenose, Ulzeration, Fistelung.
Diagnostik: Gastroskopie mit PE, Biopsie.
Therapie: Konservative Behandlung der Grundkrankheit; bei Komplikationen: Magenresektion.

6.2 Unspezifische Formen

6.2.1 Erosive Gastritis

Multiple, meist punktförmige, überwiegend im Antrum gelegene, oberflächliche Schleimhautdefekte (Erosionen). Häufig kombiniert mit einer Schleimhautinfektion durch Helicobacter pylori. Daneben kann ursächlich eine Minderdurchblutung der Magenschleimhaut, ausgelöst durch Schock, Verbrennungen, Sepsis u.ä.m vorliegen. Der Übergang zum Streßulkus ist unscharf (s. Kap. 3.3).
Klinik: Obere gastrointestinale Blutung, je nach Ausmaß der Veränderungen von leichter Blutbeimengung bis zur Massenblutung reichend, mit Kaffesatz-Erbrechen und Melaena.

Diagnostik: Gastroduodenoskopie, CLO-Test, Diagnostik der gastrointestinalen Blutung.
Therapie: Magensonde, Spülung mit kaltem Wasser, Versuch der endoskopischen Blutstillung durch Laser, Elektrokoagulation oder Unterspritzung mit Suprarenin. Bei persistierender Blutung ggf. Vagotomie und Umstechung, distale Hemigastrektomie oder bei Totalbefall mit schwerer generalisierter Gastritis u. U. auch einmal Gastrektomie.

6.2.2 Phlegmonöse Gastritis

Bakterielle Besiedlung des Magens mit aeroben oder anaeroben Keimen bei resistenzgeschwächten Patienten.
Klinik: Septische Temperaturen, Peritonitis.
Diagnostik: Gastroskopie.
Therapie: Antibiotika nach Testung, Magensonde, Nahrungskarenz, bei Komplikationen Magenresektion oder Gastrektomie.

6.2.3 Atrophische Gastritis

Chronische Atrophie der Magendrüsen mit zunehmender Achlorhydrie. Ursächlich sollen sein: **Helicobacterinfektion**, Autoimmunprozesse, natürliche Altersvorgänge sowie der Fortfall des trophischen Gastrineffektes durch die Antrektomie nach Magenresektionen oder ein vermehrter duodeno-gastraler Reflux. 80 % der Mägen mit atrophischen Gastritiden sind zusätzlich bakteriell besiedelt.
Klinik: Meist asymptomatisch, nur gelegentlich Dyspepsie, Völlegefühl, Inappetenz, perniziöse Anämie bei Vitamin-B_{12}-Mangel.
Diagnostik: Gastroskopie, Biopsie.
Therapie: Konservativ, jährlich 1–2 endoskopische Kontrollen, da erhöhtes Krebsrisiko.

6.2.4 Morbus Ménétrier (Gastritis polyposa)

Riesenfalten der Magenschleimhaut durch **foveoläre Hyperplasie** (hyperplastische Grübchen). Sie ist von der glandulären Hyperplasie (hyperplastische Drüsen bei Zollinger-Ellison-Syndrom) abzugrenzen. Die Ursache ist nicht bekannt.
Klinik: Unspezifische, vermehrte Schleimproduktion mit Eiweißverlust bis hin zur Hypoproteinämie mit Ödemen. Die Krankheit gehört in den Formenkreis der sog. **exsudativen Gastroenteropathie**.
Diagnostik: MDP, Gastroskopie, Serum-Eiweiß, Elektrophorese.
Therapie: Symptomatisch mit Antacida, motilitätsanregenden Mitteln oder H_2-Antagonisten; jährliche endoskopische Kontrollen, da Krebsrisikoerkrankung. Häufig ist die prophylaktische Gastrektomie die letzte Konsequenz.

Morbus Ménétrier: Krebsrisikoerkrankung

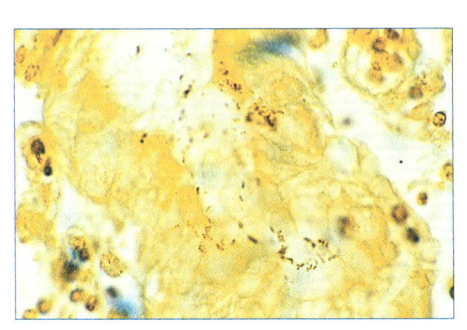

Abb. 25.20
Histologischer Nachweis einer Helicobacterinfektion

7 Ulkuskrankheit

Definitionen:
- **Erosion:** Nekrose ausschließlich der Mukosa (intakte Muscularis mucosae)
- **Ulkus:** Nekrose von Mukosa, Submukosa und ggf. auch Muscularis mucosae
- **Kallöses Ulkus:** Chronisches Ulkus mit Beteiligung aller Wandschichten und fibrösem Randwall
- **Kissing-ulcer:** Gegenüberliegendes Doppelgeschwür
- **Peptisches Ulkus:** Alle Geschwüre, an deren Pathogenese Salzsäure und Pepsin beteiligt sind (im Gegensatz z.B. zu Strahlenulzera).

Pathogenese: Die hohe Säurekonzentration (pH = 1–2 und starke proteolytische Aktivität (Pepsin) des Magensafts bedeuten eine latente Gefahr für die Integrität der Schleimhaut von Magen und Duodenum. Allein durch komplexe Schutzmechanismen vermag sich die Schleimhaut der peptischen Autoaggression des Magensafts zu widersetzen. Diese protektiven Faktoren sind die schützende Schleimschicht, Zellmauserung, lokale Bikarbonatsekretion, hohe Durchblutungskapazität, die Magenschleimhautbarriere sowie im Duodenum die duodenale Säurebremse durch Sekretin und Enterogastron. Ein **Ungleichgewicht** zwischen **Aggression** und **Protektion** durch Schwächung der defensiven oder Stärkung der aggressiven Momente führt unweigerlich zur Schleimhautnekrose. Der Nachweis von Helicobacter pylori bei 60–95 % der Patienten mit chronisch aktiver Gastritis, 35–70 % der Patienten mit Ulcera ventriculi und 70–100 % derer mit Ulcera duodeni weist auf eine bakterielle Komponente der Ulkusentstehung hin. Die Beobachtung, daß sich bei Patienten mit Keimnachweis in bis zu 80 % Ulkusrezidive, bei denen ohne Keimnachweis dagegen nur in ca. 10 % Rezidivulzera manifestieren, unterstreicht die pathogenetische Bedeutung.

Im Normalfall sind die Kompensationsmechanismen selbst bei eingetretener Schleimhautnekrose beträchtlich. Ein traumatischer Schleimhautdefekt (z.B. Biopsie) heilt im gesunden Magen innerhalb von 7–10 Tagen folgenlos aus. Die Erfahrung, daß diese Selbstheilung beim ulkuskranken Magen nicht erfolgt, weist auf ein persistierendes Ungleichgewicht hin. Dies rechtfertigt die Bezeichnung **Ulkuskrankheit**. Sie kann sich als chronisch rezidivierendes Ulcus ventriculi oder als Ulcus duodeni manifestieren. Abzugrenzen hiervon sind die akuten Schleimhautnekrosen auf der Basis einer vorübergehenden Imbalance der aggressiven und defensiven Faktoren. Diese kann exogen herbeigeführt (**Arzneimittelulkus**), durch Begleiterkrankungen bedingt (**Streßulkus**) oder anatomisch begründet sein (**Ulcus Dieulafoy**) (Abb. 25.21).

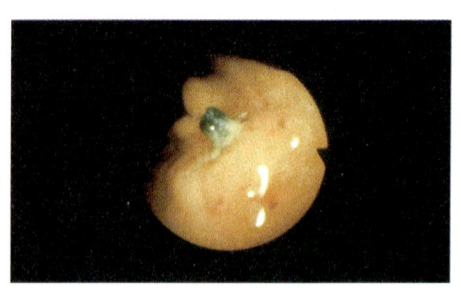

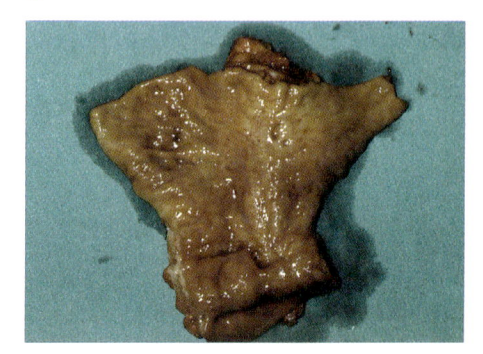

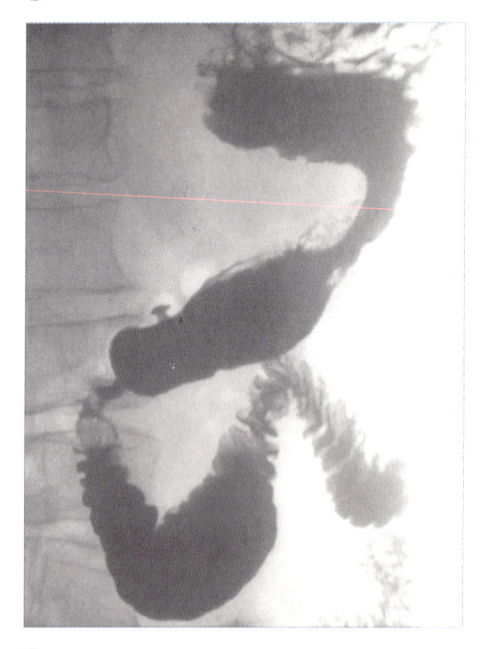

Abb. 25.21 a–c
a Ulcus Dieulafoy im endoskopischen Befund
b Ulcus ventriculi Typ III, Operationspräparat
c Magen-Darm-Passage bei präpylorischem Ulcus ventriculi Typ III

Ulkuskrankheit

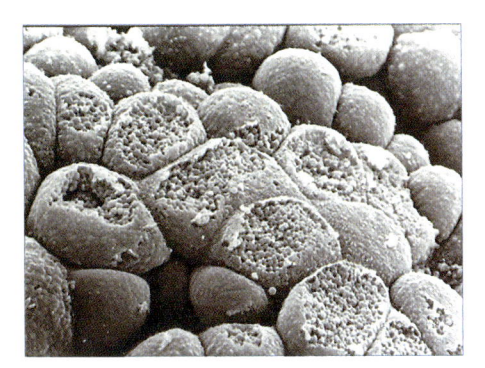

Abb. 25.22
Beginnende Streßläsion im REM

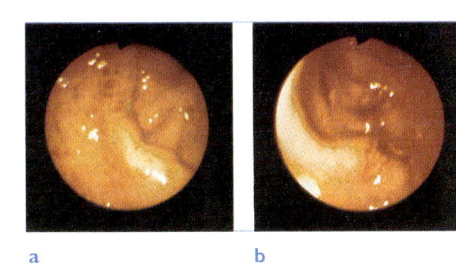

Abb. 25.23 a,b
a Erosive Gastritis, endoskopisch
b Blutendes Streßulkus, endoskopisch

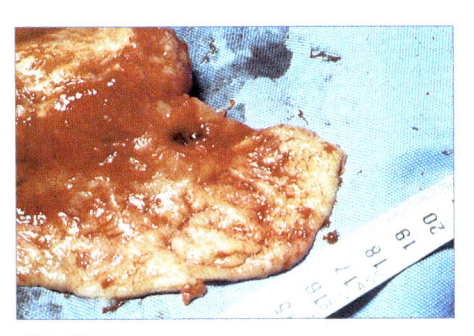

Abb. 25.24
Blutendes Ulcus ventriculi Typ I

7.1 Akute Geschwüre: Ulcus ventriculi

Akute Ulzeration des Magens, zu 95 % in einem Abstand von 2 cm am Übergang von der Antrum- zur Korpusschleimhaut. Das primär unkomplizierte Ulkus ist Domäne der konservativen, medikamentösen Therapie. Ohne Langzeitprophylaxe oder Eradikation von Helicobacter pylori innerhalb eines Jahres in 50–90 % der Fälle Entwicklung eines Rezidivs, mit medikamentöser Therapie bei 10–20 %, nach 3 Jahren bei 45–54 %.

Nach der **Ätiologie** werden unterschieden:

- **Ulcus Dieulafoy**
  Oberflächliche Schleimhautläsion, meist im proximalen Magen, mit mechanischer oder peptischer Ätiologie. An der Ulkusbasis Fehlanlage einer weitlumigen, submukös gelegenen Arterie, deren Ruptur bzw. Arrosion die charakteristische starke, lebensbedrohliche Blutung bedingt.

- **Arzneimittelulkus**
  Akute Magenschleimhautschädigung durch ulzerogene Medikamente. Hierzu gehören die Mehrzahl der Antirheumatika wie Acetylsalicylsäure, Phenylbutazon, Indometacin, aber auch Zytostatika, konzentrierter Alkohol u.ä.m.

- **Streßulkus**
  Akute Schleimhautnekrose infolge schwerer Schockzustände, bei Polytrauma, Hämorrhagie, Sepsis, Peritonitis sowie renaler, hepatischer oder respiratorischer Insuffizienz (Abb. 25.22, 25.23).

Pathogenetisch liegt eine schockbedingte Magenschleimhaut-Minderdurchblutung mit Zusammenbruch des Stoffwechsels der Mukosabarriere zugrunde. Ca. 80 % aller Schwerverletzten weisen in den ersten 24 Stunden zahlreiche Erosionen und flache Ulzerationen des proximalen Magens auf. Begleitfaktoren sind ein gesteigerter duodeno-gastraler Reflux von Gallensäuren und Lysolezithin sowie eine etwa mit dem 3. posttraumatischen Tag zunehmende Magensäuresekretion.

Besonders gefährdet sind Patienten mit septischem Verlauf, paralytischem Ileus, Verbrennungskrankheit und Ulkusdiathese.

Gefürchtete Komplikationen der Streßulzera sind Blutung und Perforation.

Klinik: Meist plötzlicher Beginn mit akuter Blutung oder Geschwürperforation. Betroffen sind schwerkranke Patienten (Intensivstation) mit entsprechenden Risikofaktoren. Vorboten der schweren Blutung sind gelegentlich Hämatinbeimengungen im Magensaft, die eine sofortige Endoskopie erfordern (Abb. 25.24).

Therapie: Die Behandlung der Streßblutung richtet sich nach den allgemeinen Prinzipien der Therapie gastrointestinaler Blutungen. Initial sollte versucht werden, nach endoskopischer Blutstillung mit konservativer Therapie (H_2-Antagonisten, Antazida, Protonenpumpenblocker) eine Ulkusabheilung zu erzielen. Bei endoskopisch nichtstillbarer Blutung, Forrest IIa-Blutung (Ulkus mit stattgehabter Blutung und sichtbarem Gefäßstumpf

s. u.) oder bei fehlender Abheilungstendenz, wird die Operation erforderlich. Operationsverfahren sind Vagotomie mit Ulkusumstechung, Resektion oder gelegentlich die Gastrektomie. Perforierte Streßulzera erfordern die proximal selektive Vagotomie und Übernähung. Bei ausgedehnten erosiven Veränderungen der Magenschleimhaut mit flächenhaften Ulzerationen kann ggf. die subtotale oder totale Magenresektion erforderlich werden.

> Schock oder septischer Verlauf: Streßulkusprophylaxe!

Bei Nachweis von Helicobacter pylori ist eine Eradikationstherapie anzuschließen, z. B. mit Clarithromycin, Omeprazol und Ampicillin bzw. Metronidazol als Triple-Therapie.

7.2 Chronische Geschwüre (Ulkuskrankheit im engeren Sinne)

Im Gegensatz zur akuten Ulzeration besteht bei der Ulkuskrankheit eine langandauernde, chronische Disposition zur Ulkusbildung. Seit der Jahrhundertwende ist eine kontinuierliche Inzidenzabnahme zu verzeichnen (Kohorten-Phänomen). Von einem Ulcus ventriculi betroffen sind etwa 0,4 % der Bevölkerung, von einem Ulcus duodeni ca. 4mal so viele Personen mit starken regionalen Unterschieden. Männer 3–4 : 1 gegenüber Frauen. Allerdings zeigt sich eine Inzidenzzunahme bei den älteren Frauen, die eng mit dem Konsum an nichtsteroidalen Antirheumatika (NSAR) korreliert.

Pathogenetisch gilt neben der Helicobacter-Theorie für alle Formen des Gastroduodenalulkus immer noch das 1910 von Schwarz aufgestellte Diktum „ohne Säure kein Ulkus". Allerdings ist die Salzsäure bei den einzelnen Geschwürslokalisationen von unterschiedlicher Bedeutung (s. u.)

7.2.1 Ulcus ventriculi

Pathogenetisch lassen sich nach Johnson 3 Typen des Magengeschwürs unterscheiden: das hochsitzende (Typ I), das pylorusnahe (Typ III) sowie das Kombinationsgeschwür (Typ II) (Abb. 25.25).

- **Ulcus ventriculi (Typ I)** (Abb. 25.26): Häufigste Erscheinungsform (60 %) des Magengeschwürs mit typischem Sitz an der Kleinkurvatur proximal der Incisura angularis. Magensekretionsverhalten **hypacid**.
  Pathogenetisch werden eine gestörte Schleimhautmikrozirkulation, eine Veränderung des protektiven Magenschleims, eine Störung der Zellregeneration und ein gesteigerter duodenogastraler Reflux von Gallensäuren und Lysolezithin diskutiert. 90 % der Magengeschwüre liegen im Bereich der Antrum-Korpusgrenze, die sich im Alter nach oral verschiebt. Durch die hiermit verbundene Reduktion der sezernierenden Belegzellen erklärt sich die Regel „je höher das Ulkus, desto geringer die Säure".

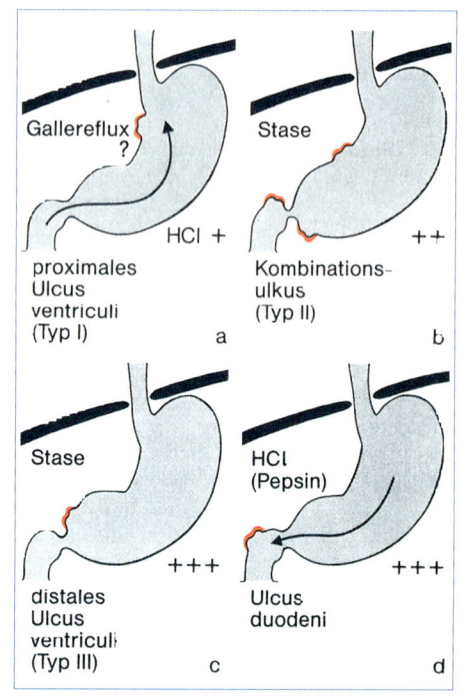

Abb. 25.25 a–d
Pathogenetische Faktoren der Ulkusbildung

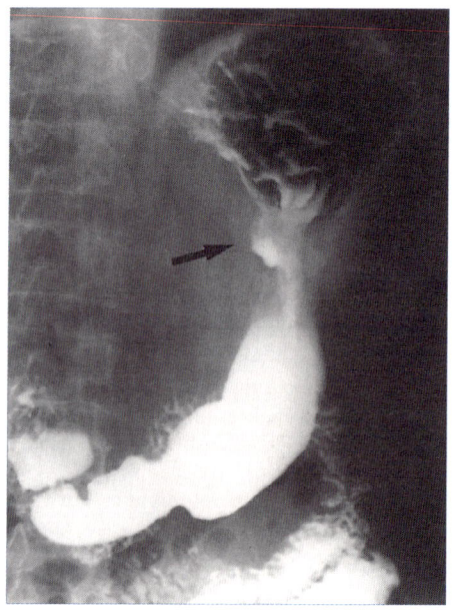

Abb. 25.26
MDP. Ulcus ventriculi Typ I

Ulkuskrankheit

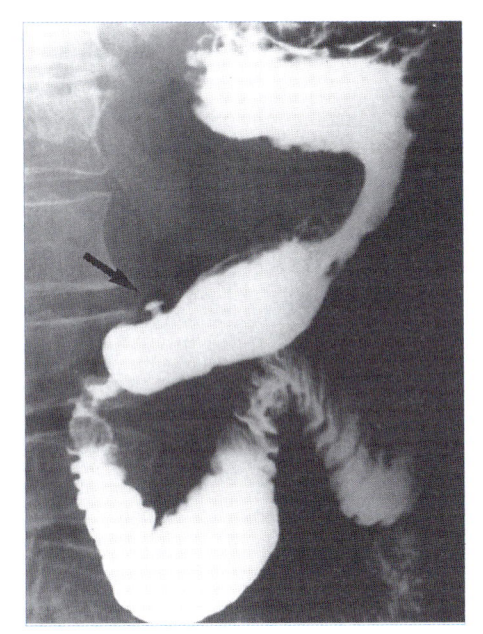

Abb. 25.27
MDP. Ulcus ventriculi Typ III

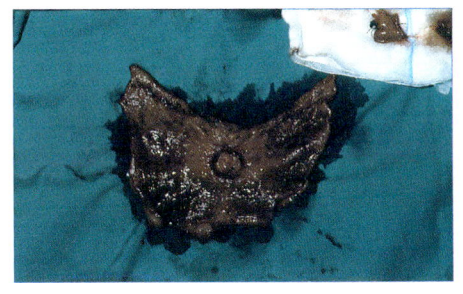

Abb. 25.28
Ulcus ventricularis Typ III, Operationspräparat

- **Ulcus ventriculi (Typ II):** Kombination von Magen- und Zwölffingerdarmgeschwür, ca. 20 % der Ulcera ventriculi.
  Pathogenetisch wird das Vorliegen einer antralen Stase durch Abflußbehinderung im Magenausgang angenommen. Über antrale Dehnung kommt es zur Gastrinfreisetzung mit Hypersekretion. Dieser sog. **Dragstedt-Mechanismus** gilt als Prototyp der Ulzerogenese durch Stase, so z.B. auch bei malignen Ausgangsstenosen.

- **Ulcus ventriculi (Typ III)** (Abb. 25.27, 25.28): Präpylorisch gelegenes Ulcus ventriculi.
  Pathogenetisch steht die Hypersekretion im Vordergrund, die möglicherweise auch auf einer Entleerungsstörung beruht.

Ulcus ventriculi: Je höher gelegen, desto weniger Säure

Klinik: Das Magengeschwür hat seinen Häufigkeitsgipfel zwischen dem 50. und 70. Lebensjahr. Diese Altersdisposition und die Lokalisation teilt es mit dem Magenkarzinom, seiner zugleich wichtigsten Differentialdiagnose (s.u.).
Symptomatisch stehen Oberbauchschmerz, Inappetenz, Völlegefühl, gelegentlich Erbrechen und Gewichtsabnahme im Vordergrund. Häufig nahrungsabhängiger Schmerz, keine Periodizität der Beschwerden.
Diagnostik: MDP, Gastroskopie mit Biopsie.
Differentialdiagnose: Magenkarzinom, Magendivertikel, Cholelithiasis, Refluxösophagitis, Pankreatitis.

Jedes Ulcus ventriculi bioptisch sichern und kontrollieren!

Therapie: Endoskopische Biopsie unabdingar. Nur histologisch gesicherte, gutartige Magengeschwüre sollten konservativ mit Eradikation von Helicobacter pylori, Antazida, H_2-Antagonisten oder Protonenpumpenblockern, Prostaglandinanaloga (z.B. Misoprostol) oder anderen Protektiva behandelt werden. Endoskopische Verlaufskontrolle des medikamentös behandelten Ulcus ventriculi!

Unkompliziertes Ulkus → medikamentöse Therapie

Bei erfolgloser konservativer Therapie (länger als 6 Wochen), rezidivierendem Auftreten, insbesondere bei Ulzera ohne Helicobacter-Nachweis oder bei unsicherer Dignität ist die Operation angezeigt.
Das Verfahren der Wahl ist die **Magenresektion** unter Einschluß des Geschwürs. Wiederherstellung der Kontinuität nach **Billroth I, Billroth II** oder **Roux**-Y (s.u.). Zur Erhaltung der orthograden Duodenalpassage sollte dem Verfahren nach Billroth I der Vorzug gegeben werden. Zur Behandlung des Ulcus ventriculi Typ III ist die sog. kombinierte Magenoperation (s.u.) ausreichend.

Chirurgie des Ulcus ventriculi: Magenresektion

7.2.2 Ulcus duodeni

Häufigste Form der chronischen Geschwürskrankheit, Altersgipfel zwischen 30 und 50 Jahren, ca. 80 % männliche Patienten.

Pathogenetisch liegt eine **Helicobacterinfektion** und relative Hypersekretion an saurem Magensaft zugrunde: „zu viel Säure, zu lange, zu oft" zerstört die Duodenalschleimhaut. Hierbei muß die Säuremenge nicht unbedingt über dem Normalmaß liegen, wenn die Defensivkapazität des Duodenums herabgesetzt ist. Häufig zeigen Patienten mit Ulcera duodeni pathologische Sekretionswerte. Als Ursachen werden ein gesteigerter Vagotonus, eine höhere Anzahl und vermehrte Sensibilität der Belegzellen, eine verstärkte Gastrinfreisetzung, eine Infektion mit Helicobacter pylori sowie ein Versagen der sekretorischen Hemmechanismen diskutiert. Hastiges Essen, schlechtes Kauen, fehlende Säurepufferung der Nahrung steigern die duodenale Säureexposition. In gleicher Weise wirkt eine zu rasche Magenentleerung durch fehlende Koordination der duodenalen Neutralisation. Auf dieser Basis bestehen vielfältige Möglichkeiten der psychosomatischen Fehlregulation.

Extragastrale ulzerogene Faktoren können sein: Zollinger-Ellison-Syndrom, Hyperparathyreoidismus, Morbus Cushing, Akromegalie, Leberzirrhose, Lungentuberkulose u.ä.m.

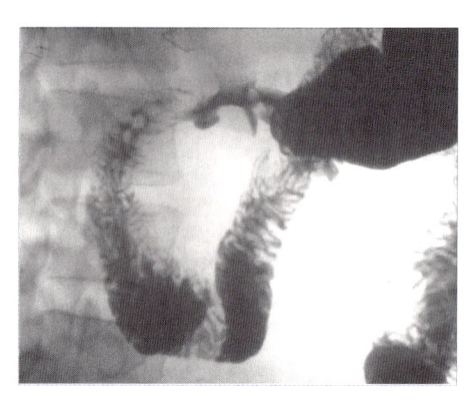

Abb. 25.29
MDP bei Ulcus duodeni mit postpylorischer Kontrastmittel-Nische

---

Ulcus duodeni: Zuviel Säure, zu lange, zu oft

Klinik: Epigastrische Schmerzen, vornehmlich nachts und im Nüchternzustand. Periodizität der Beschwerden im Frühjahr und im Herbst. Druck und Völlegefühl im Oberbauch, Aufstoßen, Meteorismus, Erbrechen, Gewichtsabnahme, Dyspepsie. Zunahme der Beschwerden bei Streßbelastung, Kaffee- und Nikotingenuß. Linderung durch Nahrungsaufnahme für einige Stunden.

Diagnostik: MDP (Abb. 25.29), Gastroskopie, ggf. Pentagastrintest.

Differentialdiagnose: Gallenkoliken, Refluxösophagitis, Magengeschwür, Pankreatitis, Stenokardien.

Therapie: Konservativ durch Eradikations-(Triple-)therapie. Bei mehreren (2–3) erfolglosen konservativen Therapieversuchen (Rezidivrate 10–20 % trotz Langzeitprophylaxe, bis >54 %, insbesondere wenn Helicobacter pylori-negativ), sowie bei Komplikationen Indikation zur Operation.

Als Verfahren der Wahl gilt heute die **selektive proximale Vagotomie (= SPV)**. Das erhöhte Rezidivrisiko (6–10 %) gegenüber den früher geübten Magenresektionen wird durch eine geringere Letalität (0–0,3 %) und das Fehlen von Spätfolgen (Dumping, Gallereflux) mehr als kompensiert. Magenresektionen beim Ulcus duodeni sind nur noch bei Kontraindikationen der SPV und bei schweren Ulkuskomplikationen indiziert.

Chirurgie des Ulcus duodeni: Selektive proximale Vagotomie (SPV)

7.3 Ulkuskomplikationen

> Die wichtigsten Komplikationen des Geschwürleidens sind (Abb. 25.30): Perforation, Penetration, Blutung und Stenosierung.

Die karzinomatöse Entartung wird für das Ulcus ventriculi diskutiert, ist allerdings nicht schlüssig bewiesen. Komplikationen des Geschwürsleidens sind der Grund dafür, daß jährlich noch ca. 400–500 Patienten in der Bundesrepublik Deutschland an einem Gastroduodenalulkus sterben. Die Anteil der Notfalloperationen bei der Ulkuskrankheit ist in den letzten Jahren auf > 50 % angestiegen.

Penetration
F = 5–10 %
† = 5 %

Perforation
F = 10 %
† = 10 %

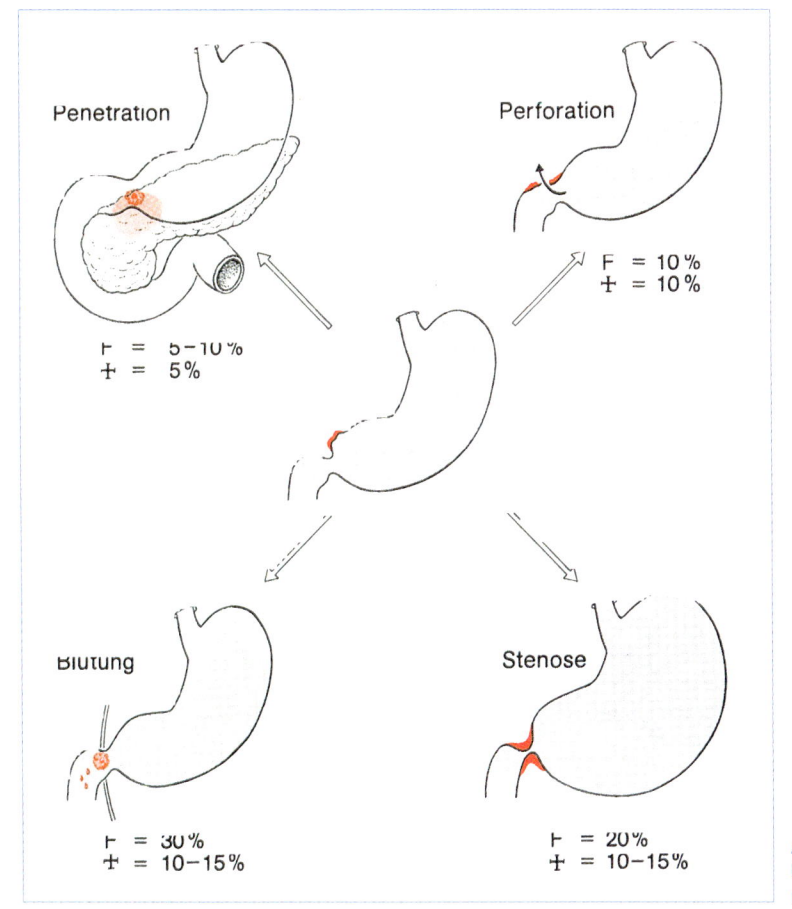

Blutung
F = 30 %
† = 10–15 %

Stenose
F = 20 %
† = 10–15 %

Abb. 25.30
Ulkuskomplikationen mit relativer Häufigkeit (F) und Letalität (†)

7.3.1 Ulkusperforation

Tiefe Ulzera, die alle Wandschichten durchsetzen, führen schließlich auch zum Durchbruch der Serosa. Mageninhalt tritt in die freie Bauchhöhle, mit ihm Speisereste und Magenluft.

Klinik: Akuter Beginn mit stechendem Schmerz und regionaler Abwehrspannung im Oberbauch. Beim Verkleben des Defektes mit Umgebungsgewebe (Netz, Kolon, Gallenblase) – der sog. gedeckten Perforation – kann die Symptomatik dezent sein. Bei freier Perforation mit zunehmender Perforationsdauer Entwicklung einer diffusen Peritonitis.

Diagnostik: In der Röntgen-Abdomenübersicht im Stehen mit Darstellung des Zwerchfells findet sich in 80 % der Fälle der röntgenologische Nachweis freier Luft unter dem Zwerchfell (s. Abb. 25.9). In 20 % der Fälle ist keine „freie Luft" nachweisbar! Sonographie.

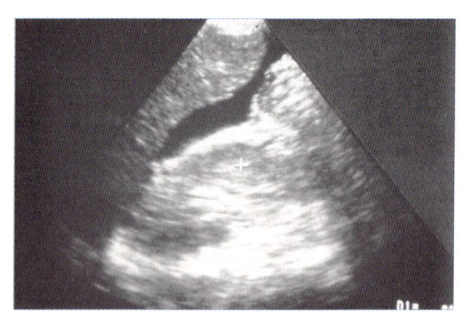

Abb. 25.31
Sonographie bei Magenperforation mit freier Flüssigkeit

> Ulkusperforation: In 20 % keine freie Luft nachweisbar!

Differentialdiagnose: Perforation eines anderen Hohlorganes (Dickdarm, Dünndarm, Ösophagus), akute Pankreatitis, Hinterwandinfarkt.

Therapie: Im allgemeinen absolute Operationsindikation, Verschluß der Perforationsöffnung mit Einzelknopfnähten und Reinigung des Bauchraums. Bei schwerer Peritonitis einfache Übernähung, bei geringer oder fehlender Peritonitis und längerer (mehr als ein halbes Jahr) Ulkusanamnese trotz erfolgter Eradikationstherapie ist eine zusätzliche Vagotomie bzw. Resektion zu erwägen.

Prognose: Die Letalität der Geschwürsperforation steigt direkt proportional mit dem Lebensalter und der Perforationszeit. Sie liegt im Durchschnitt bei 10–15 %. Nach einfacher Übernähung sind ca. $\frac{1}{3}$ der Patienten zeitlebens beschwerdefrei, $\frac{1}{3}$ sind konservativ therapiepflichtig und $\frac{1}{3}$ bedürfen der Nachoperation. Bei fehlender Ulkusanamnese müssen nur 10–15 %, bei langer Ulkusanamnese bis zu 60 % der Patienten mit einfacher Übernähung nachoperiert werden.

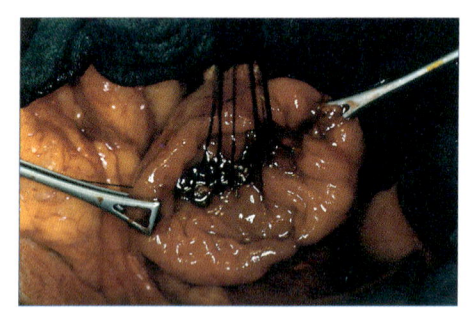

Abb. 25.32
Ulkusumstechung bei blutendem Ulcus duodeni

> Ulkusperforation: Je länger die Anamnese, desto wahrscheinlicher nach einfacher Übernähung das Rezidiv

Ulkuskrankheit

7.3.2 Ulkuspenetration

Einbruch des Geschwürs in benachbarte Organsysteme. Am häufigsten sind Pankreas, Kolon und die Leberpforte betroffen. Im Gegensatz zur Perforation besteht keine freie Kommunikation zur Bauchhöhle. Damit fehlt die vitale Bedrohung durch Peritonitis. Durch das Eindringen in ein benachbartes Hohlorgan (z.B. Kolon) kann eine Fistel (gastrokolische Fistel) entstehen.
Klinik: Hartnäckige, zum Teil therapieresistente Ulkusschmerzen, häufig mit Ausstrahlung in den Rücken. Bei Pankreasbeteiligung Begleitpankreatitis mit Amylasämie. Gastrokolische Fisteln mit stark beschleunigter Nahrungspassage.
Diagnostik: Röntgen-Abdomenübersicht, MDP, Gastroskopie, Amylase im Serum.
Therapie: Bei gegebener Operationsindikation Vorgehen wie beim unkomplizierten Ulkus. Gastrokolische Fisteln werden durch Resektion von Magen und Kolon ein- bzw. zweizeitig versorgt (Abb. 25.33).

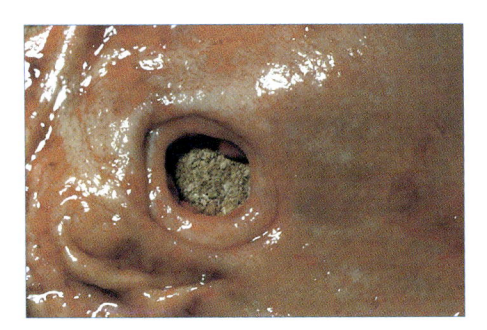

Abb. 25.33
Penetrierendes präpylorisches Ulkus

7.3.3 Ulkusblutung

Gefährlichste Komplikation des Geschwürsleidens, ca. 30 % aller Ulzera betreffend. Beim älteren Patienten akute gastrointestinale Blutung in bis zu 50 % Erstsymptom des Ulkusleidens. **Ursache** ist die Arrosion eines größeren arteriellen Gefäßes, meist der A. gastroduodenalis, seltener der A. gastrica dextra sive sinistra.
Klinik: Je nach Ausmaß der Blutung kann eine okkulte Blutung mit chronischer Anämie, Teerstuhl bzw. Hämatemesis oder eine akute Massenblutung mit hämorrhagischem Schock vorliegen (s. Kap. 32). Hierbei führen präpylorische Ulzera in der Regel zum Bluterbrechen **(Hämatemesis)**, postpylorische zu Teerstuhl **(Meläna)**.
Diagnostik: (s. Kap. 32).
Differentialdiagnostik: (s. Kap. 32).
Therapie: Die wichtigste Erstmaßnahme ist die Schockbehandlung mit Volumensubstitution. Gleichzeitig erfolgen die Notfallendoskopie und die Abklärung der Operationsindikation (Abb. 25.34). Tiefe Geschwüre an der Duodenumhinterwand oder der kleinen Magenkurvatur mit spritzender arterieller Blutung und sichtbarem Gefäßstumpf werden nach endoskopischer Blutstillung (Forrest Ia → IIa) frühelektiv nach Stabilisierung der Vitalfunktionen operiert. Bei nicht möglicher endoskopischer Blutstillung erfolgt trotz deutlich höherer Komplikationsquote die sofortige operative Blutstillung: Beim Ulcus duodeni die intra- und extraluminäre Umstechung mit Pyloroplastik und Vagotomie (s. Abb. 25.32), beim Ulcus ventriculi die Ulkusexzision oder distale Magenresektion. Beim Ulcus Dieulafoy (s.o.) sowie beim Mallory-Weiss-Syndrom reichen in der Regel die Gastrotomie mit Umstechung aus.
Die Prognose korreliert mit dem Blutverlust, dem Alter sowie etwaigen Begleiterkrankungen. Die durchschnittliche Letalität liegt bei 10 %.

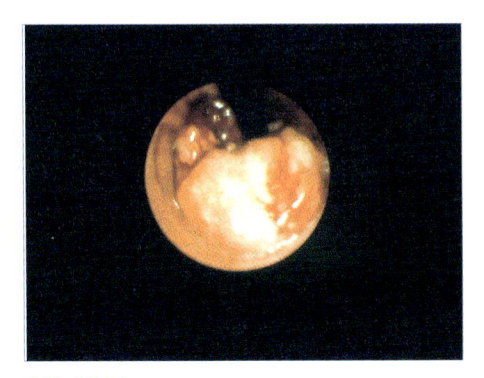

Abb. 25.34
Endoskopischer Befund bei Ulkusblutung

7.3.4 Ulkusstenosierung

Klinisch am bedeutsamsten ist die Stenosierung des Magenausganges durch prä-, para- oder postpylorische Geschwüre. Folgen sind eine Magenektasie mit antraler Dehnung. Hierdurch können sekundär Magengeschwüre (Typ II) ausgelöst werden (s.o.). Demgegenüber sind Stenosierungen des Magens durch primäre Magengeschwüre mit dem typischen Bild des **Sanduhrmagens** seltener.

Klinik: Bei Pylorusstenose zum Teil gigantische prästenotische **Magenektasie** (der Magen kann bis in das kleine Becken reichen). Protrahiertes **Erbrechen mit hypochlorämischer Alkalose** durch chronischen Chlorid- und Protonenverlust, **Aspirationsgefahr**, Exokarenz mit Hungerstühlen. Bei **Sanduhrmagen** Passagestop und Inappetenz.

Pylorusstenose: Cave hypochlorämische Alkalose!

Diagnostik: Röntgen-Abdomenübersicht (große Magenblase), MDP, Gastroskopie, Magenaushebung durch Magensonde.
Therapie: Magenentlastung durch Sonden und Ausspülung von Nahrungsresten. Vagotomie zur Säuredepression, bei hochgradigen Stenosen unter Einschluß einer Pyloroplastik, Gastroenterostomie oder auch Antrektomie (Billroth I) (s.u.). Bei Sanduhrmagen Resektion der Stenose.
Prognose: Gut, nach Resektion oder Säuredepression durch Vagotomie gute Retonisierung des dilatierten Magens.

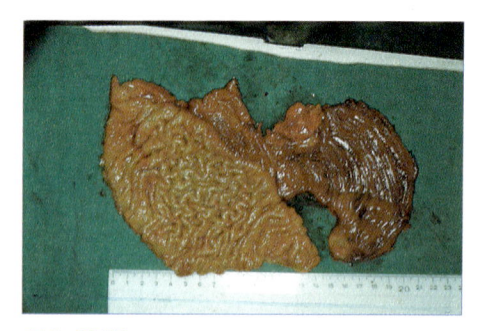

Abb. 25.35
Stenosierendes Ulkus ventriculi, Operationspräparat

7.4 Ulkusoperation

Die Chirurgie der Ulkuskrankheit richtet sich nach Ulkuslokalisation und dem Vorliegen etwaiger Komplikationen. Hauptziel, vor allem beim Ulcus duodeni und präpylorischen Ulcus ventriculi, ist die Säuredepression, bei allen Formen des Ulcus ventriculi zusätzlich die Entfernung des Geschwürs, bei Komplikationen steht die Abwendung vitaler Gefährdung durch Maßnahmen der lokalen Blutstillung oder des Defektverschlusses im Vordergrund. Bei Helicobacternachweis ist die postoperative **Eradikationstherapie** obligat.

Unter den Verfahren zur operativen Reduktion der Magensäureproduktion sind resezierende von nicht-resezierenden Operationstechniken zu unterscheiden. (s. auch Tab. 25.2).

Tab. 25.2 Operationsverfahren bei der Ulkuskrankheit. SPV = selektive proxiamle Vagotomie

Ulkus-Typ	Operation	Vorteile	Nachteile
Ulcus ventriculi			
Typ Johnson I, III	distale Magenresektion	Rezidivrate: 2%	Mortalität: 1–5% Morbidität 10-20%
	nach Billroth I	physiologische Passage	Anastomoseninsuffizienz duodeno-gastraler Reflux
	nach Billroth II	refluxfrei	Dumping-Syndrom Duodenalstumpfinsuffizienz
	nach Roux-Y	refluxfrei	Anastomosenulzera
	combined resection (Antrumresektion mit gastraler Vagotomie)	Morbidität und Rezidivrate zwischen Resektion und SPV	Frühdumping
Typ Johnson II	SPV mit Pyloroplastik s.u.		
Ulcus duodeni	SPV (mit Pyloroplastik)	Mortalität 1% Morbidität 5%	Rezidivrate: 6–10% Pylorusstenose
	Magenresektion s.o.		

7.4.1 Resektionsverfahren

Das Prinzip der Magenresektion beim Ulkus besteht im Entfernen des distalen Magens. Dies beinhaltet die Entfernung des Antrums (G-Zellen) sowie Teile des Korpus (Belegzellen). Die Resektion kann die Hälfte des Magens (Hemigastrektomie oder Antrektomie) oder 2/3 (große Magenresektion) betreffen. Letztere war über viele Jahrzehnte das Verfahren der Wahl auch in der Behandlung des Ulcus duodeni. Heute wird das Ulcus duodeni mit der selektiven proximalen Vagotomie (SPV) behandelt. Beim Ulcus ventriculi ist demgegenüber die Resektion nach wie vor das Verfahren der Wahl. Das Resektionsausmaß richtet sich nach der Lokalisation des Geschwürs; es kann durch Hinzufügen einer Vagotomie (kombinierte Operation) verringert werden.

Die einzelnen Formen der Magenresektion unterscheiden sich in der Art und Weise der Wiederherstellung der Magen-Darm-Kontinuität. Allen gemeinsam ist die Skelettierung der kleinen Magenkurvatur mit Durchtrennung der A. gastricea dextra et sinistra. Die Durchblutung des Restmagens erfolgt über die Aa. gastricae breves und die Aa. gastroepiploicae. Eine iatrogene Milzverletzung kann daher zu einer Magenrestnekrose mit der Notwendigkeit einer Gastrektomie führen .

- **Billroth-I-Resektion** (Abb. 25.36–25.38): Direkte Verbindung des Magenrestes mit dem Duodenum in End-zu-End- oder End-zu-Seit-Anastomosierung.
  Risiken: Nahtdehiszenz, Verletzung des Gallengangs, Dumping und Refluxgastritis als Folgekrankheit.

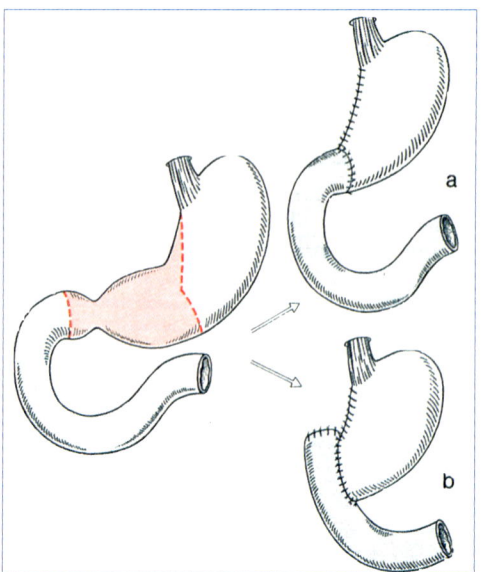

Abb. 25.36
Original-Krankengeschichte der Chirurgischen Universitätsklinik Wien von 1881 mit handschriftlicher Eintragung und Zeichnung der ersten erfolgreichen Magenresektion durch Theodor Billroth

Abb. 25.37 a, b
Billroth-I-Resektion.
a termino-terminal (End-End-Anastomose)
b termino-lateral (End-Seit-Anastomose)

Ulkuskrankheit

- **Billroth-II-Resektion:** Verbindung des Magenrestes mit einer retrokolisch (Abb. 25.39 b) (hinter dem Kolon) oder antekolisch (Abb. 25.39 a) (vor dem Kolon) hochgezogenen Jejunalschlinge. Bei dem seltener angewandten antekolischen Verfahren kann die zuführende und abführende Schlinge durch eine sog. **Braun-Fußpunktanastomose** kurzgeschlossen werden (Abb. 25.38 a). Der Duodenalstumpf wird durch Nähte verschlossen.
  Risiken: Duodenalstumpfinsuffizienz, Nahtdehiszenz, Verletzung des Gallengangs, Dumping, Refluxgastritis, Stumpfkarzinom als Folgekrankheit.

- **Roux-Y-Gastroenterostomie** (Abb. 25.40): Vorgehen wie bei Billroth-II-Resektion, nur Verbindung des Magenrestes mit einer Y-förmig ausgeschalteten Jejunalschlinge. Der Vorteil einer weitgehenden Refluxfreiheit des Restmagens wird bei diesem Verfahren mit einer erhöhten Rate an Rezidivulzera, der Gefahr der Entstehung peptischer Jejunalulzera und vermehrten Magenentleerungsstörungen (sog. **Roux-Stase-Syndrom**) erkauft.
  Risiken: Duodenalstumpfinsuffizienz, Nahtinsuffizienz, Verletzung des Gallengangs, Magenentleerungsstörung, Ulcus pepticum jejuni als Folgekrankheit.

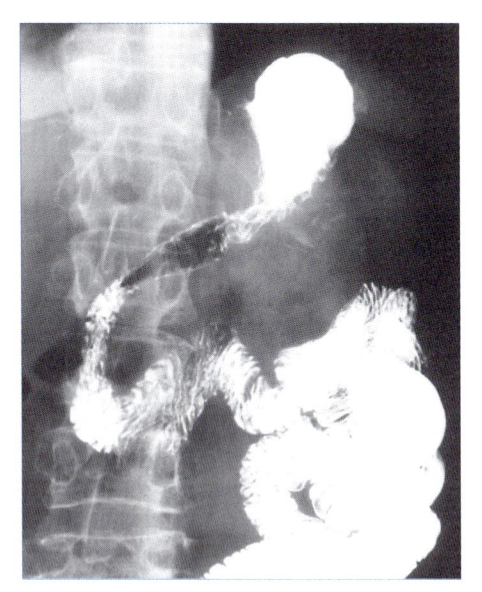

Abb. 25.38
MDP bei Billroth-I-Resektion

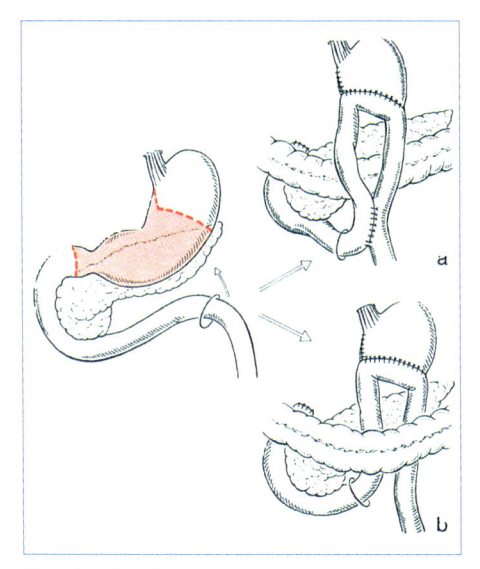

Abb. 25.39 a, b
Billroth-II-Resektion.
a antekolisch mit Braun-Fußpunktanastomose
b retrokolische Form

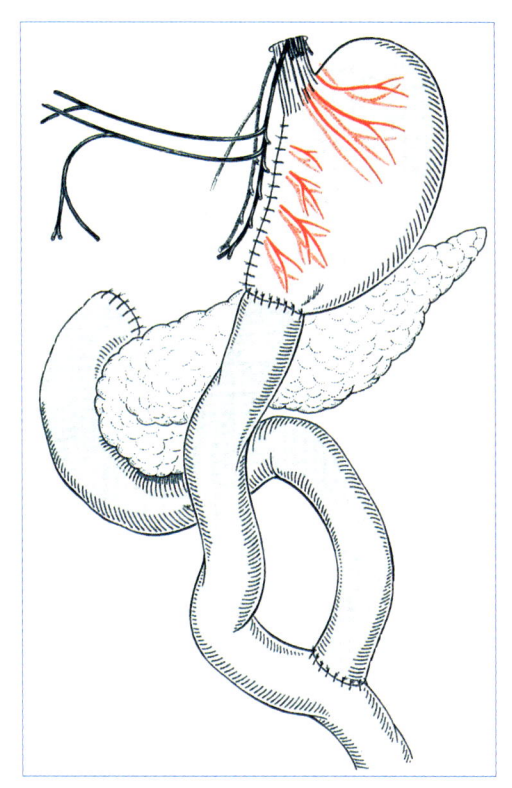

Abb. 25.40
Roux-Y-Gastrojejunostomie mit selektiver totaler Vagotomie

7.4.2 Vagotomie

Sie zielt auf die Denervierung der Belegzellen zur Ausschaltung der vagalen Säurestimulation. Das Ausmaß der Säuredepression ist zwar etwas geringer als nach der 2/3-Magenresektion (Reduktion der BAO um 50–60 % gegenüber 80–90 %), erweist sich aber in der Behandlung des Ulcus duodeni meist (ca. 90–95 %) als ausreichend. Als therapeutisches Konzept der Vagotomie gilt: So viel Säuredepression wie nötig zu erreichen, so viel Magenfunktion wie möglich zu erhalten. Insgesamt werden 3 Verfahren unterschieden:

- **Trunkuläre Vagotomie (TV)** (Abb. 25.41): Durchtrennung sämtlicher Vagusfasern auf subdiaphragmalem Niveau unter Einschluß der gastralen, aber auch der extragastralen Vagusäste zur Leber, zum Dickdarm, zum Pankreas und Intestinum. Hieraus können sich schwerwiegende Nebenwirkungen wie Cholelithiasis, Diarrhoe und exokrine Pankreasinsuffizienz entwickeln. Die Durchtrennung der antralen Vagusäste (N. Latarjet) führt zur Öffnungslähmung des Pylorus, so daß eine **Pyloroplastik** (Abb. 25.42) erforderlich wird. Die Anwendung der trunkulären Vagotomie ist heute wegen der Nebenwirkungen nur noch beim Rezidivulkus gerechtfertigt.

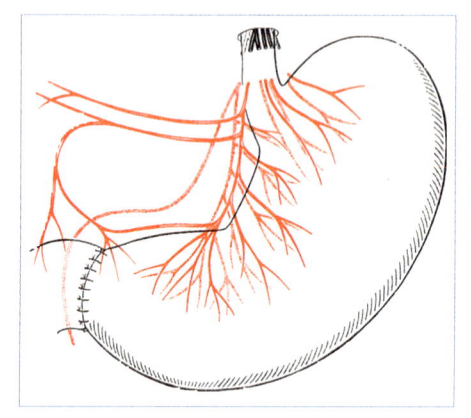

Abb. 25.41
Trunkuläre Vagotomie und Pyloroplastik

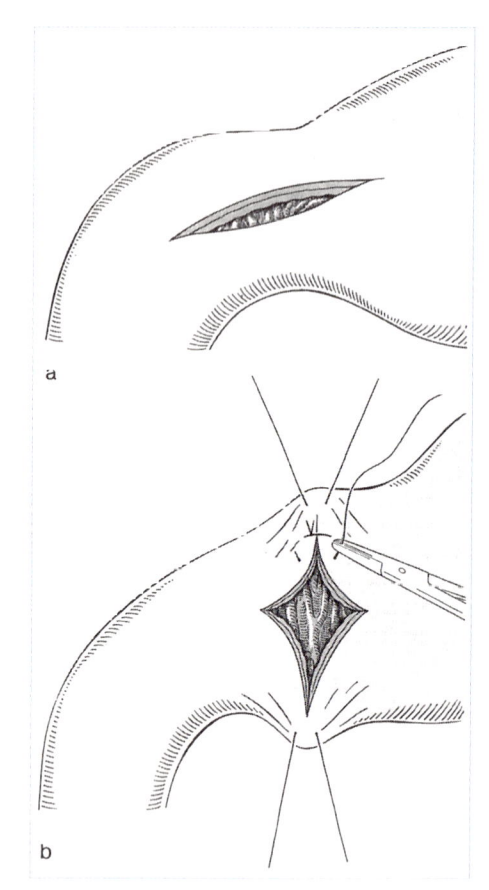

Abb. 25.42 a, b
Pyloroplastik nach Heineke-Mikulicz:
a Inzision
b Quere Übernähung der Längsinzision

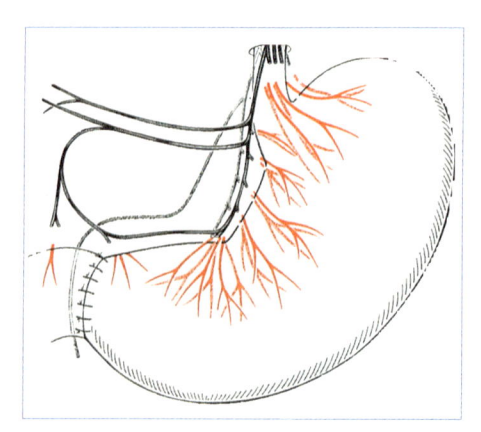

Abb. 25.43
Selektive totale Vagotomie und Pyloroplastik

Ulkuskrankheit

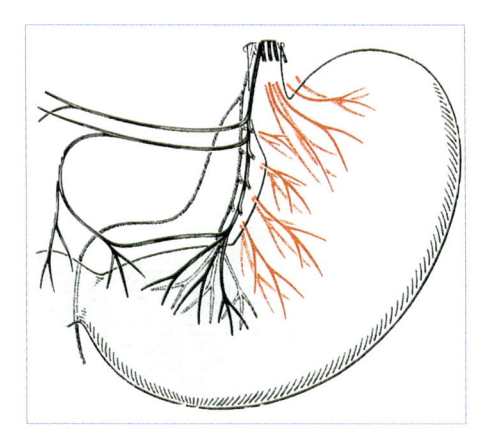

Abb. 25.44
Selektive proximale Vagotomie

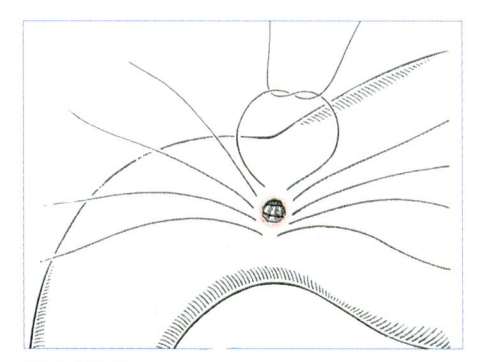

Abb. 25.45
Ulkusperforation. Übernähung

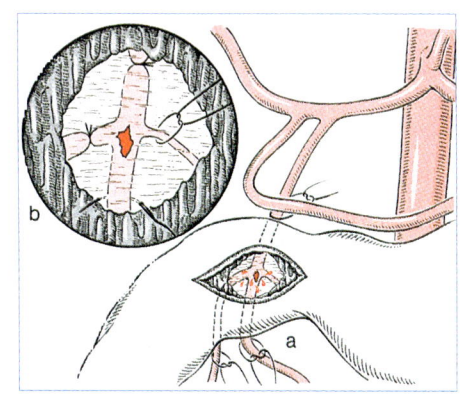

Abb. 25.46 a, b
Ulkusblutung. Gefäßligaturen und Umstechung
a Blutung aus der A. gastroduodenalis, extraluminäre Gefäßligaturen
b Blutstillung durch „Quadranten"-Umstechung am Ulkusgrund mit Umstechung der zuführenden Gefäße

- **Selektive totale Vagotomie (STV)** (Abb. 25.43): Diese, auch als selektive gastrale Vagotomie (SGV) bezeichnete Vagotomieform beinhaltet die Durchtrennung sämtlicher gastraler Vagusfasern unter Aussparung extragastraler Äste. Auch sie macht die Magendrainage durch eine Pyloroplastik erforderlich. Ihre Indikation liegt heute bei schweren Magenausgangsstenosen oder technisch unmöglicher SPV (s.u.).

- **Selektive proximale Vagotomie (SPV)** (Abb. 25.44): Beschränkung der Denervierung auf den proximalen Magen, d.h. den Bereich der belegzellenhaltigen Fundus- und Korpusareale. Hierbei kann die antrale Innervation erhalten werden, so daß eine Pyloroplastik nicht erforderlich wird. Die SPV (Synonym: PGV = proximale gastrale Vagotomie) ist heute das Standardverfahren beim Ulcus duodeni.

Um das Risiko einer Rezidivulkusentstehung zu senken, muß die Denervierung des proximalen Magens im Rahmen der SPV vollständig sein. Hierzu werden die kleine Kurvatur bis zur Incisura angularis, die terminale Speiseröhre und ein Teil des proximalen Magenfundus systematisch denerviert und devaskularisiert. Intraoperativ kann die Vollständigkeit der Vagotomie durch den elektromotorischen Test nach Burge geprüft werden. Hierzu wird subdiaphragmal der Vagus elektrisch gereizt und der Druckanstieg im Magen vor und nach der Vagotomie verglichen. Bei Vollständigkeit der SPV darf im proximalen Magen kein Druckanstieg durch Elektrostimulation mehr auslösbar sein.

Risiken: Milzverletzung (1–2 %), Ösophagusverletzung (1–2 %), Letalität (0–0,5 %), Rezidivulkus (6–10 %).

7.4.3 Geschwürsübernähung

Beim Ulcus ventriculi ist die Exzision aus dem Ulkusrand (Histologie zum Ausschluß von Malignität) obligatorisch. Der Nahtverschluß der Geschwürsperforation geschieht mit Einzelknopfnähten (Abb. 25.45).

Risiken: Pylorusstenose, Reperforation, Peritonitis, Letalität 10–12 %, Rezidivulkus.

7.4.4 Ulkusumstechung

Lokale Maßnahme zur Blutstillung bei Ulkusblutung, ggf. Kombination mit SPV oder Resektion. Zur effektiven Blutstillungsoperation des blutenden Ulcus duodeni gehört die Quadrantenumstechung sowie die extraluminäre Ligatur der drei retroduodenal verlaufenden arteriellen Gefäßstämme A. gastroduodenalis, A. pancreaticoduodenalis superior und A. gastroepiploica dextra (Abb. 25.46).

Risiken: Rezidivblutung, Nahtdehiszenz, Letalität 10–15 %.

7.5 Krankheiten des operierten Magens

Magenoperationen wegen Gastroduodenalulkus führen zum Teil zu tiefgreifenden Veränderungen (z.B. Billroth-II-Resektion) in der Anatomie und Physiologie des oberen Intestinaltraktes (Abb. 25.47). Folgekrankheiten sind nicht selten, sie werden als sog. **Postgastrektomiesyndrome** bezeichnet (s. Tab. 25.2). Sie können akut (Rezidivulkus) oder chronisch (Refluxgastritis, Stumpfkarzinom) auftreten. Insgesamt sind sie die Begründung für die heutige Tendenz, den Ersteingriff beim Ulkusleiden möglichst physiologisch zu gestalten (SPV, Billroth I).

7.5.1 Rezidivulkus

Wiederauftreten des Geschwürsleidens im postoperativen Verlauf. Die Häufigkeit hängt von der Primärlokalisation des Ulkus und der Art des Eingriffs ab. Ulcera duodeni sind häufiger betroffen als Ulcera ventriculi und sind nach Magenresektionen seltener als nach Vagotomien.
Wichtigste Ursache ist eine mangelhafte Säuredepression durch inkomplette Vagotomie, eliminierten alkalischen Reflux oder Belassung eines zu großen Restmagens bei der Resektion. Persistierende Stenosen und Anastomosenengen wirken über eine Stase ulzerogen. Im Billroth-II-Magen kann ein belassener Antrumrest am Duodenalstumpf durch fehlende Säurebremsung hypersekretorisch und damit ulzerogen wirken.

> Häufigste Ursache des Rezidivulkus: Mangelhafte Säuredepression (z.B. inkomplette Vagotomie, Antrumrest)

Bei jedem Rezidivulkus sind **extragastrale Ursachen** auszuschließen. Am wichtigsten ist in diesem Zusammenhang das Zollinger-Ellison-Syndrom, d.h. das Gastrinom mit Sitz im Pankreas. Charakteristisch ist hierbei die Erhöhung des BAO/MAO-Quotienten auf über 0,6, das stark vermehrte Serumgastrin und die endoskopisch-bioptisch bestimmte glanduläre Hyperplasie des Magens. Weitere extragastrale Ursachen können ein **Hyperparathyreoidismus** oder **Nebennierenrindentumoren** sein.
Klinik: Oberbauchschmerz, Übelkeit, Erbrechen, Gewichtsabnahme. Nach Vagotomien durch Fehlen der vagalen sensorischen Afferenzen häufig auch asymptomatisch. Komplikationen der Rezidivulzera sind Blutung, Perforation, Penetration oder die gastrojejunokolische Fistelbildung.
Therapie: Konservativer Therapieversuch mit Antazida und H$_2$-Antagonisten bzw. Protonenpumpen-Blocker nach Ausschluß extragastraler Faktoren. In ca. 50 % erfolgreich. Ansonsten Reintervention: Bei Vagotomien Resektion ggf. Nachvagotomie, bei Resektion Nachresektion in Kombination mit Vagotomie oder auch alleinige transthorakale trunkuläre Vagotomie. Beim Rezidivulkus im Billroth-II-Magen Umwandlung nach Billroth-I mit gleichzeitiger Nachresektion (Abb. 25.48). Gastrojejunokolische Fisteln werden je nach Befund ein- oder zweizeitig verschlossen,

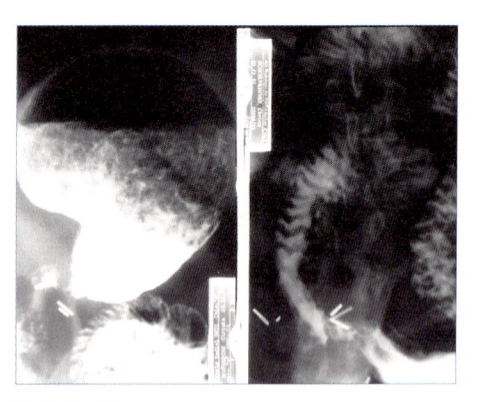

Abb. 25.47
MDP bei Ulcus pepticum jejuni

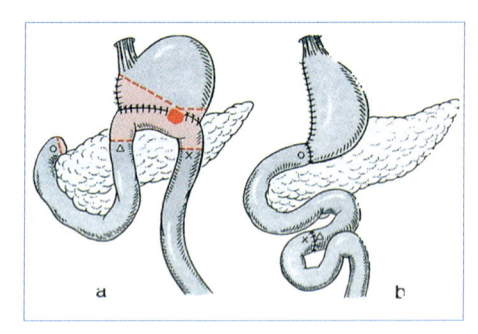

Abb. 25.48 a, b
Billroth-II-Billroth-I-Umwandlungsnachresektion (Resektionsgrenzen schraffiert)

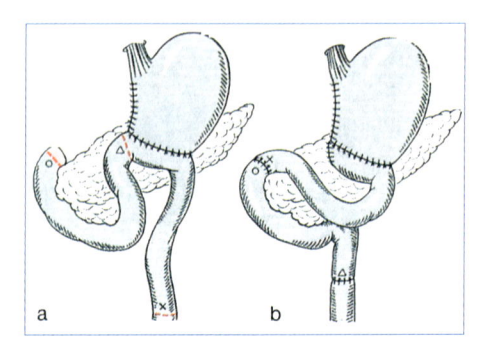

Abb. 25.49 a, b
Billroth-II-Umwandlungsoperation nach Henley-Soupault (Interposition des abführenden Schenkels)

Ulkuskrankheit

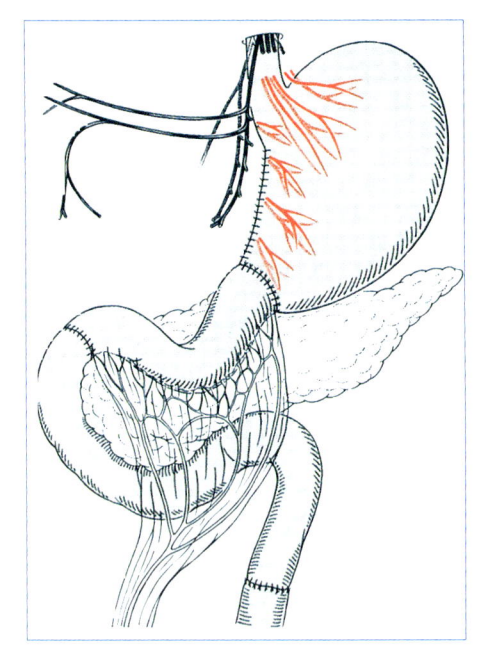

Abb. 25.50
Isoperistaltische Jejunuminterposition mit selektiver proximaler Vagotomie

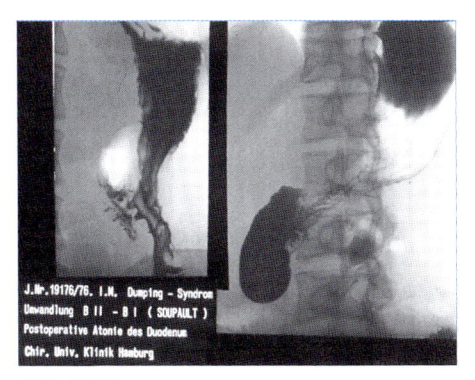

Abb. 25.51
Umwandlungsoperation Billroth-II-Billroth-I bei Dumping-Syndrom

d.h. mit oder ohne entlastenden Anus praeter (s. Kap. 27). Beim Zollinger-Ellison-Syndrom Pankreasteilresektion, falls ein isoliertes Gastrinom identifiziert werden konnte. Ansonsten Versuch der konservativen Therapie mit Antazida und H_2-Antagonisten bzw. Protonenpumpen-Blocker. Nur bei Erfolglosigkeit totale Gastrektomie zur Entfernung des Rezeptororgans Magen.

7.5.2 Dumping-Syndrom

Unterschieden werden das Früh- und Spät-Dumping-Syndrom.

Früh-Dumping-Syndrom

Durch rasche, unverdünnte hyperosmolare Nahrungspassage in das Jejunum (besonders nach Billroth-II-Rekonstruktion) Entzug von bis zu 20 % des zirkulierenden Plasmavolumens. Vor allem auslösbar durch Süßspeisen, Bouillon, Zucker, Milch.
Klinik: 10–30 min postprandial Kollaps, Schwitzen, Übelkeit.
Diagnostik: MDP, Magenentleerungszeit, Szintigraphie, Gastroskopie zum Ausschluß anderer Ursachen.

Spät-Dumping-Syndrom

Hypoglykämische Attacken durch verzögerte und überschießende Insulinfreisetzung (vor allem nach Billroth-II).
Klinik: Übelkeit, Schock, Ohnmacht, 2–3 h postprandial.
Diagnostik: s.o., Bestimmung des Blutzuckers
Therapie: Billroth-II-Billroth-I-Umwandlung, falls notwendig Vergrößerung des Magenreservoirs durch Jejunuminterposition nach Henley-Soupault (Abb. 25.49) oder freies Interponat (Abb. 25.50).

7.5.3 Schlingensyndrome

Spezifische Folgekrankheit des Billroth-II-Magens. Unterschieden werden das Syndrom der zuführenden und das der abführenden Schlinge.

Syndrom der zuführenden Schlinge

Durch Stase und Abflußbehinderung Keimbesiedlung und Retention in der zuführenden Billroth-II-Schlinge.
Klinik: Inappetenz, Völlegefühl, plötzliches galliges Erbrechen, Diarrhoe.
Diagnostik: MDP, Gastroskopie, Szintigraphie.
Therapie: s. o.

Syndrom der abführenden Schlinge

Durch Abknickung, Anastomosenenge oder Invagination Behinderung der Entleerung des Magens in die abführende Schlinge.
Klinik: Völlegefühl, Erbrechen, röntgenologisch Magenektasie.
Diagnostik: Gastroskopie, MDP, Szintigraphie.
Therapie: Billroth II-Billroth I-Umwandlung, Wiederherstellung der Duodenalpassage (Abb. 25.51).

7.5.4 Refluxgastritis

Der Verlust des Pylorus als Refluxbarriere für Duodenalsaft nach Magenresektion führt zur kontinuierlichen Überschwemmung des Restmagens mit Gallensäuren und Lysolezithin. Insbesondere der retrokolische Billroth II-Magen ohne Braun-Fußpunktanastomose mit obligatem jejunogastralen Reflux ist maximal exponiert. Spätveränderungen nach Magenresektion (z.B. Stumpfkarzinom, Gastritis) werden verschiedentlich mit diesem postresektionellen Reflux in Verbindung gebracht. Akut bedingt der Reflux eine erythematöse, meist nur endoskopisch festzustellende Gastritis („red-green disease").

Klinik: Unspezifisch, gelegentlich Völlegefühl, Galleerbrechen, Inappetenz, meist aber asymptomatisch.

Diagnostik: Gastroskopie, MDP, szintigraphische Refluxmessung, pH-Metrie, biochemische Refluxanalyse (Gallensäuren und Lysolezithin).

Konservative Therapie:
Mit Peristaltika (Metoclopramid oder Domperidon [Motilium®], Cisaprid [Propulsin®], Erythromycin); Refluxbindung durch Aluminium-Magnesium-Antazida (z.B. Riopan®) oder Colestyramin [Quantalan®].

Operative Therapie: Ausschaltung des Duodenalsafts aus der Magenpassage durch **Roux**-Y-Gastroenterostomie oder isoperistaltische Jejunuminterposition.

7.5.5 Stumpfkarzinom

Ab dem 15. postoperativen Jahr nach Magenresektion steigt die Disposition des Magenresezierten zum Magenkarzinom an. Ob hier eine eigene Entität eines „Magenstumpfkarzinoms" oder nur ein Altersphänomen („Karzinom im Restmagen") vorliegt, muß offen bleiben. Mögliche Ursachen könnten chronische Schleimhautveränderungen sein, die durch Reflux, bakterielle Besiedlung und Anazidität begünstigt werden. Aber auch der Ulkustyp bei der Resektion (vor allem Ulcus ventriculi) und das Lebensalter (ca. 60 Jahre) scheinen bedeutsam zu sein. Aus diesem Grunde sollten ältere Magenresezierte ab dem 15. postoperativen Jahr in jährlichen Abständen endoskopisch kontrolliert werden, sie gelten als Krebsrisikogruppe (Abb. 25.52).

> Magenresektion: Ab 15. postoperativen Jahr jährliche Endoskopie!

Klinik: Inappetenz, Gewichtsabnahme, Oberbauchschmerz, in Frühstadien meist asymptomatisch (Vorsorgeuntersuchung!).
Diagnostik: Gastroskopie, MDP, CEA*-Bestimmung, Metastasensuche, Sonographie.
Therapie: Restgastrektomie.

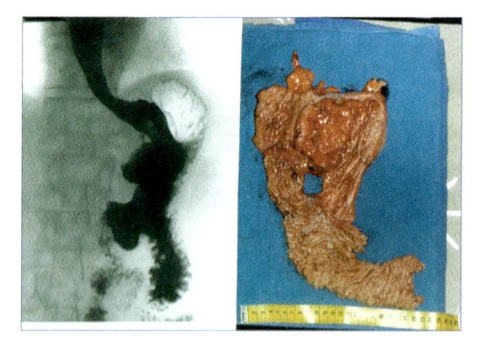

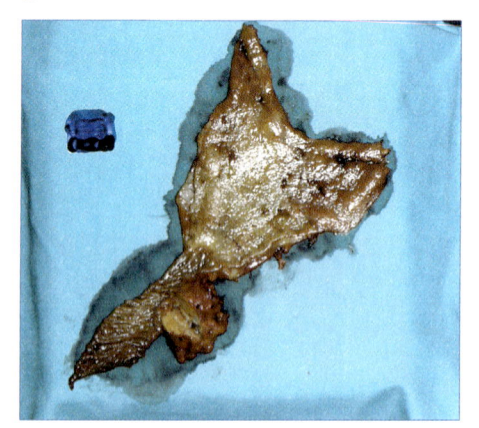

Abb. 25.52 a, b
Magenstumpfkarzinom.
a MDP
b Operationspräparat

CEA = Carcino-embryonales Antigen

8 Tumoren

8.1 Gutartige Tumoren des Magens

Ausgangspunkt können alle Schichten der Magenwand sein, häufige Formen sind Adenome, Myome, Lipome, Neurofibrome und Angiome (Abb. 25.53). Polypöse Adenome (Polypen) werden meist endoskopisch diagnostiziert und zur Diagnosesicherung mit der Schlinge abgetragen. Eine generalisierte Polypose des Magens kann im Rahmen eines Peutz-Jeghers-Syndroms auftreten. Je nach histologischem Typ besteht unterschiedliche Malignitätspotenz. – Tumoren tieferer Wandschichten sind seltener (Neurinom).
Klinik: Völlegefühl, Inappetenz, Oberbauchschmerz, Blutung (Neurinom), Diarrhoe, Proteinverlust.
Diagnostik: Gastroskopie, MDP, Endosonographie, CT.
Therapie: Endoskopische Abtragung ggf. chirurgische Nachresektion. Bei ausgedehnten intramuralen oder serosaseitigen Tumoren: Primäre chirurgische Exzision.

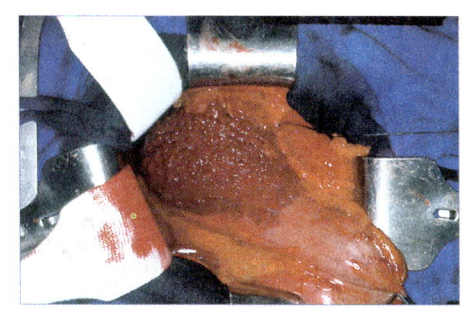

Abb. 25.53
Magenwandhämangiom, Operationspräparat

8.2 Magenkarzinom

Epidemiologie und Klassifikation

Vierthäufigstes Karzinom des Mannes (nach Haut-, Bronchial- und kolorektalem Karzinom), an dem pro Jahr mehr Menschen in der Bundesrepublik Deutschland sterben (18.000) als im Straßenverkehr (ca. 8.000). Die Ursache des Magenkarzinoms ist nicht bekannt, seine Häufigkeit ist bei relativer Zunahme der Kardiakarzinome zur Zeit leicht rückläufig. Außer genetischen Faktoren werden Umwelteinflüsse (Ernährung) sowie disponierende Risikoerkrankungen diskutiert, so die chronisch-atrophische Gastritis, die perniziöse Anämie, Adenome und die Refluxkrankheit des Resektionsmagens.

Magenkarzinome sind überwiegend Adenokarzinome unterschiedlichen Differenzierungsgrades. Nach **Laurén** werden Karzinome vom **diffusen (infiltrativen)** und **intestinalen (polypösen) Typ** unterschieden. Sie wachsen meist solitär, nur in 10 % multizentrisch. Vom Wachstumstyp können **endo-** oder **exophytische**, **infiltrative (Linitis plastica oder Scirrhus)** und **ulzerierende** Erscheinungsformen unterschieden werden. Bewährt hat sich die Einteilung nach Borrmann (Abb. 25.54). Prognostisch bedeutsam ist die Tiefeninfiltration beim Typ Borrmann III und IV.

Typ I: 35 % nicht infiltrierendes polypoides Magenkarzinom
Typ II: 35–40 % nicht infiltrierendes lokal exulzerierendes Magenkarzinom
Typ III: 19 % lokal exulzerierendes und infiltrierend wachsendes Magenkarzinom
Typ IV: 10 % diffus infiltrierendes Magenkarzinom

Abb. 25.54 a–d
Stadieneinteilung des Magenkarzinoms nach Borrmann und durchschnittliche 5-Jahres-Heilung

Das Magenkarzinom tendiert wie alle bösartigen Tumoren zum **infiltrativen** und **metastatischen Wachstum**. Infiltrativ wächst es per continuitatem in der Magenwand (intramural) bis hin zur Serosa. Nach Serosadurchbruch erfolgt die intraperitoneale Infiltration mit Abtropfmetastasen (Netz, Mesenterium, Peritoneum, Douglas, Ovarien, Querkolon). Außerdem besteht die Tendenz zur lymphogenen und hämatogenen Metastasierung. Die **lymphogene Aussaat** erfolgt in die Lymphknoten der großen und kleinen Kurvatur, die Lymphknoten des Truncus coeliacus, die suprapankreatischen und die periportalen Lymphknoten (s. Abb. 25.3). **Hämatogen** kommt es über die V. coronaria ventriculi via Pfortader zu Lebermetastasen. Magenkarzinome werden nach dem TNM-System (Neufassung 1997) eingeteilt.

Die T-Klassifikation richtet sich nach der Eindringtiefe und wird nach dem Schema in Tabelle 25.3 klassifiziert. Die N-Klassifikation erfaßt den Lymphknotenbefall. Dabei wird die Prognose im wesentlichen von der anzahl der befallenen Lymphknoten bestimmt (Tab. 25.3, Abb. 25.55).

Diese Stadieneinteilung hat sich dabei als prognostisch aussagekräftig erwiesen und erlaubt eine gute Aussage über die individuelle Heilungschance jedes Patienten.

Die **M-Klassifikation** bezeichnet das Vorhandensein oder Fehlen von Metastasen.

Problematisch ist die **T**-Klassifikation wegen des fehlenden Serosa-Überzugs bei Tumoren an der kleinen Kurvatur. Bei **T₂**-Tumoren mit histologischem Einbruch in die Subserosa und ins Fettgewebe entsprechen sie prognostisch **T₃**-Tumoren an der großen Kurvatur.

Die häufigste **Lokalisationen** des Magenkarzinoms sind das Antrum, die kleine Kurvatur und der kardianahe Fundus. Die große Kurvatur ist nur selten betroffen, bei präpylorischer Lokalisation findet sich häufig eine Magenausgangsstenose mit Erbrechen. In letzter Zeit hat sich dabei in allen westlichen Ländern eine Lokalisationsumverteilung nach proximal nachweisen lassen. Die Erweiterung der chirurgischen Radikalität hat zu einer Verbesserung der Prognose geführt. Daß dennoch 2/3 der Patienten nicht geheilt werden können, liegt meist an der Späterfassung der Erkrankung. Bei systematischem Screening der entsprechenden Altersgruppe (Japan mit obligatorischer Reihenuntersuchung) hat sich der Anteil der Frühkarzinome deutlich heben und die Prognose dadurch weiter verbessern lassen.

Anhaltende Magenbeschwerden bei über 50jährigen: Endoskopie obligat!

Tab. 25.3 TNM-Klassifikation des Magenkarzinoms

TX:	Primärtumor kann nicht beurteilt werden
T0:	Kein Anhalt für Primärtumor
Tis:	Carcinoma in situ: intraepithelialer Tumor ohne Infiltration der Lamina propria
T1:	Tumor infiltriert Lamina propria oder Submukosa
T2:	Tumor infiltriert Muscularis propria oder Subserosa
T3:	Tumor penetriert Serosa (viszerales Peritoneum), infiltriert aber nicht benachbarte Strukturen
T4:	Tumor infiltriert benachbarte Strukturen
NX:	Regionäre Lymphknoten können nicht beurteilt werden
N0:	Keine regionären Lyxmphknotenmatestasen.
N1:	Metastasen in 1–6 regionären Lymphknoten
N2:	Metastasen in 7–15 regionären Lymphknoten
N3:	Metastasen in mehr als 15 regionären Lymphknoten
MX:	Fernmetastasen können nicht beurteilt werden
M0:	Keine Fernmetastasen
M1:	Fernmetastasen

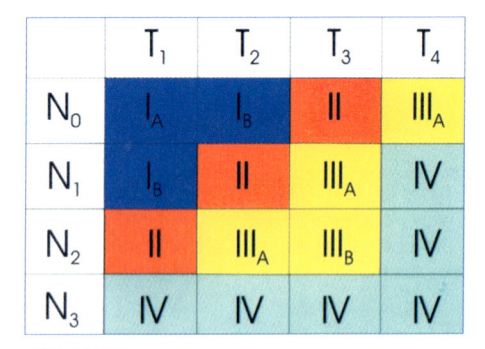

	T_1	T_2	T_3	T_4
N_0	I$_A$	I$_B$	II	III$_A$
N_1	I$_B$	II	III$_A$	IV
N_2	II	III$_A$	III$_B$	IV
N_3	IV	IV	IV	IV

Abb. 25.55
Stadieneinteilung des Magenkarzinoms nach T- und N-Stadien

Tumoren

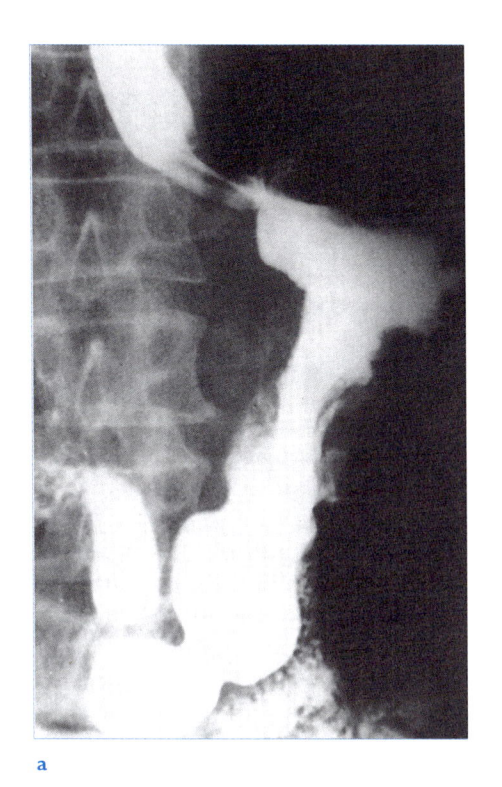

Klinik

Haupterkrankungsalter zwischen dem 50. und 70. Lebensjahr, eindeutige Prävalenz der Männer (2:1). Meist uncharakteristischer Oberbauchschmerz mit Völlegefühl, Inappetenz, Druck im Epigastrium, Leistungsknick mit Gewichtsverlust, Anämie, Teerstühlen, Aversion gegen Fleisch.

Diagnostik

Bei klinischem Verdacht **Endoskopie** und **Röntgenuntersuchung** (Abb. 25.56). **Präoperatives** Staging durch Endosonographie oder CT. Bei radiologischem Verdacht oder unsicherem Befund endoskopisch bioptische Diagnosesicherung.
Radiologische Verdachtskriterien sind **Wandstarre, Kontrastmittelaussparung, Ringwallulkus** und **Faltenabbruch**. Das Frühkarzinom ist überwiegend eine endoskopische Diagnose!

> Die beste Therapie des Magenkarzinoms ist die Frühdiagnose

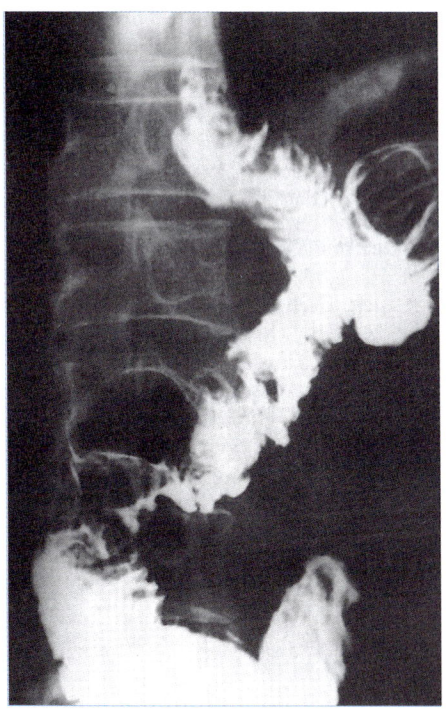

Abb. 25.56 a, b
MDP bei Magenkarzinom.
a präoperativ
b postoperativ nach Gastrektomie und Ersatzmagenbildung durch isoperistaltisches Jejunuminterponat

Therapie

Ohne Operation führt das Magenkarzinom in der Regel innerhalb eines Jahres zum Tode. Nur die radikale Entfernung des Tumors unter Einhaltung adäquater Sicherheitsabstände in allen drei Dimensionen kann die Heilungschance des Patienten wahren. Bei etwa 70 % der Patienten muß aufgrund der Tumorausdehnung und -lokalisation hierzu eine totale Gastrektomie unter Mitnahme der regionalen Gefäße und Lymphknotenstationen sowie des großen und kleinen Netzes und meist der Milz erfolgen (Abb. 25.57 a). Dazu gehört heute die systematische Lymphadenektomie des Kompartimentes 2, also der Lymphknotenstationen an den zöliakalen Gefäßstämmen (Abb. 25.57 b). Bei der subtotalen Resektion (ca. 30 %) sind die Radikalitätsprinzipien, bis auf die Erhaltung der Milz, identisch.

> Magenkarzinom: Die systematische Lymphadenektomie verbessert die Prognose und ermöglicht ein korrektes Staging

Bei der Resektion muß – je nach Tumortyp – die orale Sicherheitszone 5–7 cm, die aborale 3–5 cm betragen. Aufgrund der unterschiedlichen Infiltrationstendenz ist die subtotale Resektion nur beim distalen Magenkarzinom vom intestinalen Typ ausreichend. Beim diffusen Typ nach Lauren ist in der Regel die totale Gastrektomie indiziert. Zu unterscheiden sind kurative Maßnahmen mit histologisch nachgewiesener, **radikaler** Entfernung aller Tumoranteile (sog. **R0-Resektion**), von palliativen Eingriffen (**R1-** oder **R2-Resektion**), die auf eine Wiederherstellung der freien Nahrungspassage und damit Verbesserung der Lebensqualität zielen. Während für die kurativen Eingriffe die Regeln radikaler Krebschirurgie gelten, muß bei Palliativmaßnahmen auch in verstärktem Maße auf das individuelle Risiko des Patienten Rücksicht genommen werden. Die Entscheidung, ob radikal oder kurativ operiert werden kann, fällt erst intraoperativ, d.h. nach Kenntnis der bestehenden Absiedlungen. Bei lokal fortgeschrittenen, primär nicht resektablen Tumoren kommt als Alternative die **neoadjuvante Therapie** in Betracht. Sie beinhaltet eine vorgeschaltete Polychemotherapie, die durch eine Tumorreduktion die Resektabilität verbessern und so die Rate an R0-Resektionen erhöhen kann.

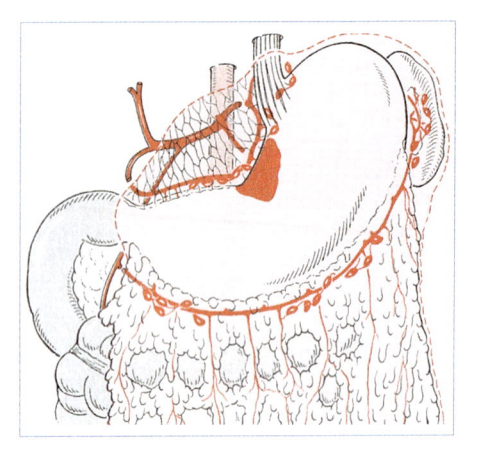

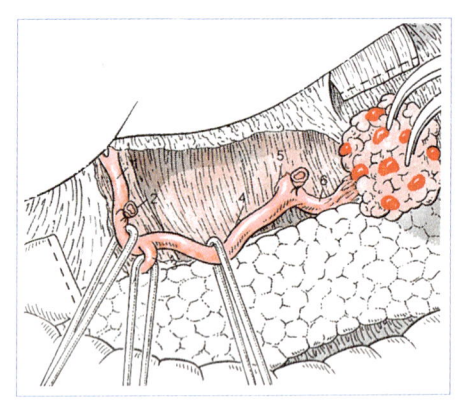

Abb. 25.57 a,b
a Resektionsausmaß bei totaler Gastrektomie, Lymphknotendissektion, Omentektomie und Splenektomie
b Lymphadenektomie im Kompartiment 2 beim Magenkarzinom

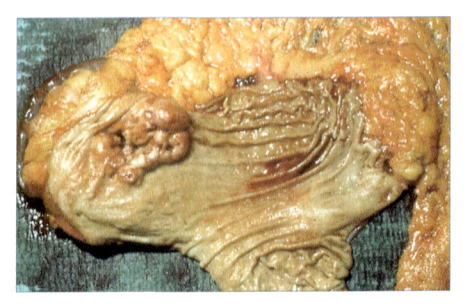

Abb. 25.58
Magenkarzinom, Operationspräparat

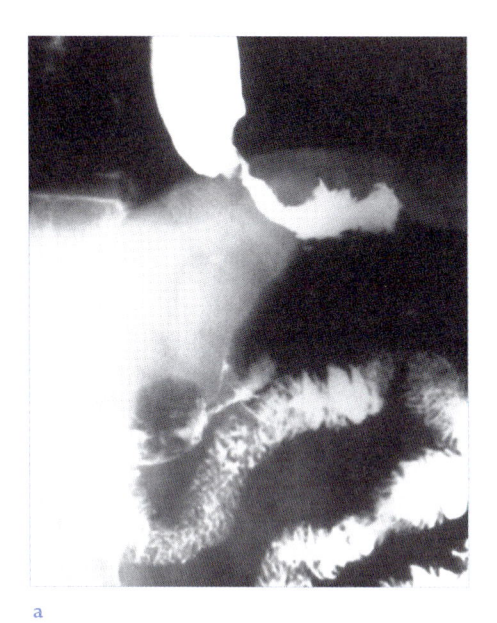

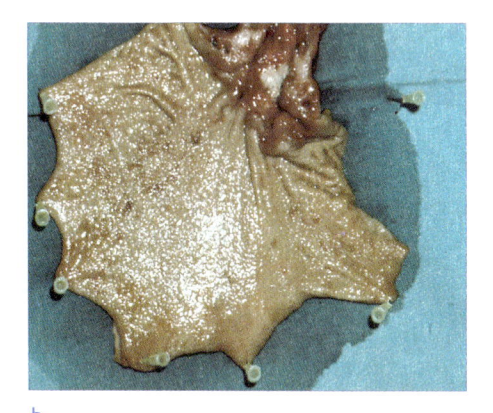

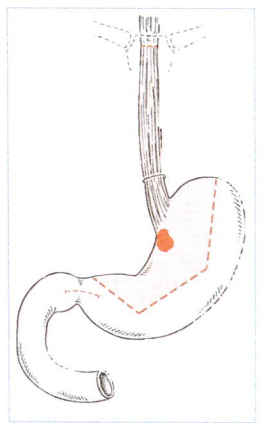

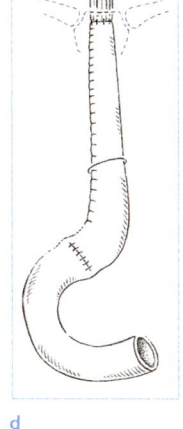

Bei den einzelnen Karzinomlokalisationen ergibt sich folgendes Vorgehen:
- **Antrum-Ca.**: Distale 2/3- bis 4/5-Magenresektion und Kontinuitätswiederherstellung nach Billroth-I, Billroth-II oder Roux-Y. Beim diffusen Typ nach Lauren und über Stadium I ist in der Regel die totale Gastrektomie indiziert.
- **Corpus-Ca.**: Radikale, totale Gastrektomie mit systematischer Lymphadenektomie. Bei T4-Tumoren kann die Entfernung des Pankreasschwanzes, des linken Leberlappens und des Querkolons (erweiterte Gastrektomie) notwendig werden.
- **Kardia-Ca** (Abb. 25.59 a–d).: Regeloperation ist die radikale Gastrektomie mit systematischer Lymphadenektomie und distaler Ösophagektomie. Die Kontinuitätswiederherstellung erfolgt durch die hohe Ösophagojejunostomie (s. u.). Alternativ kann bei Tumoren mit ausgedehnter Infiltration des Ösophagus oder Adenokarzinomen im Endobrachyösophagus die subtotale Ösophagektomie mit proximaler Magenresektion und Magentransposition nach großkurvaturseitiger Magenschlauchbildung günstiger sein, da die kollare Ösophagojejunostomie nicht so risikobelastet ist und darüber hinaus sehr günstige, funktionelle Ergebnisse resultieren (s. Kap. 22).

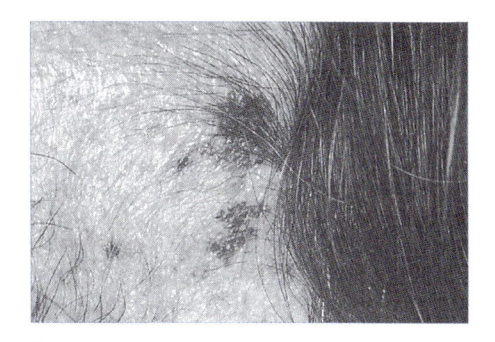

Abb. 25.59 a–d
Kardiakarzinom:
a MDP
b Resektionspräparat
c Kardiaresektion mit Schlauchmagenbildung und
d kollarer Ösophagogastrostomie, Pyloroplastik
e Hautmetastasen eines Kardiakarzinoms

Ersatzmagen

Die Wiederherstellung der Kontinuität erfolgt in der Regel durch die Interposition eines isoperistaltischen Jejunalsegmentes oder durch die Roux-Y-Ösophagojejunostomie. Eine Vergrößerung des Ersatzmagenreservoirs kann durch eine Pouchbildung erreicht werden (Abb. 25.60). Funktionell am günstigsten ist die Wiederherstellung der Duodenalpassage durch Interposition, am einfachsten (z.B. beim Palliativeingriff) die Roux-Y-Ösophagojejunostomie. Jeglichem Ersatzmagen fehlen der Intrinsic-Faktor, HCL- und Pepsinsekretion, so daß Vitamin B_{12} und Pankreasfermente substituiert werden müssen. Aufgrund der resultierenden Nahrungsverwertungsstörungen, fehlendem Reservoir und Hungergefühl muß auf eine ausreichende Kalorienzufuhr der Patienten geachtet werden.

> Gastrektomie: Parenterales Vitamin B_{12}, Pankreasfermente und ausreichende Kalorienzufuhr!

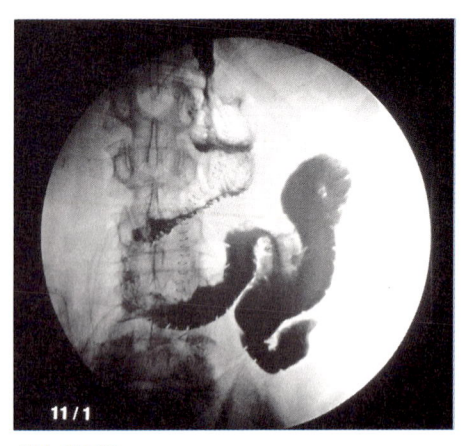

Abb. 25.60
Magenersatz durch isoperistaltischen Jejunum-Pouch (s. a. Abb. 25.61 d)

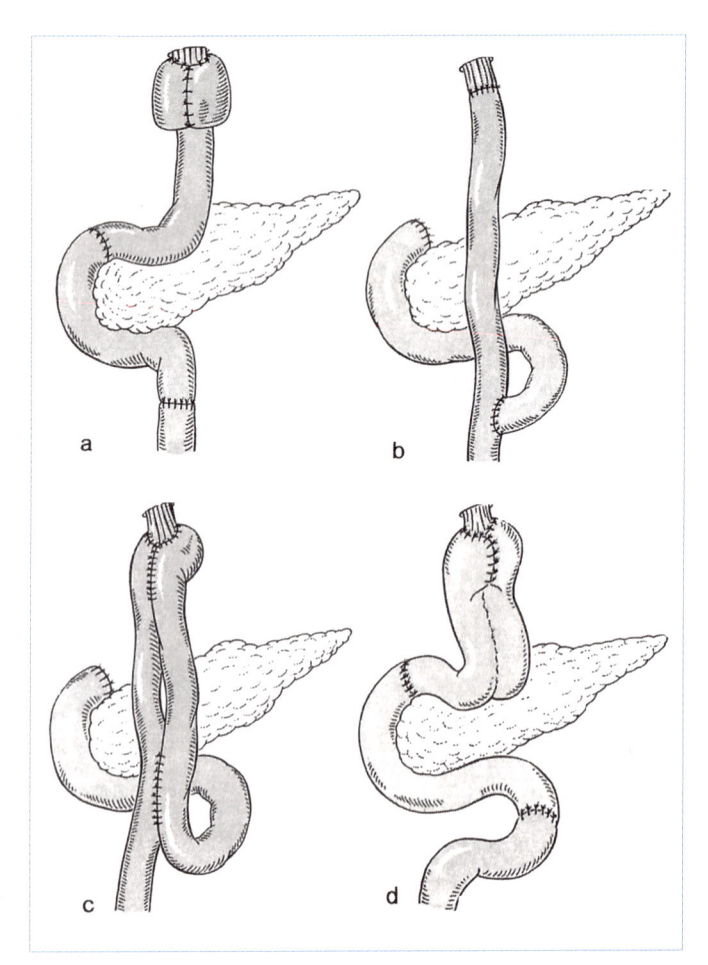

Abb. 25.61 a–d
Formen der Ersatzmagenbildung.
a isoperistaltische Jejunuminterposition mit Jejunoplicatio
b Roux-Y-Ösophagojejunostomie
c End-zu-Seit-Ösophagojejunostomie mit hochgezogener Schlinge und Braun-Fußpunktanastomose
d Jejunum-Interposition mit Pouchbildung

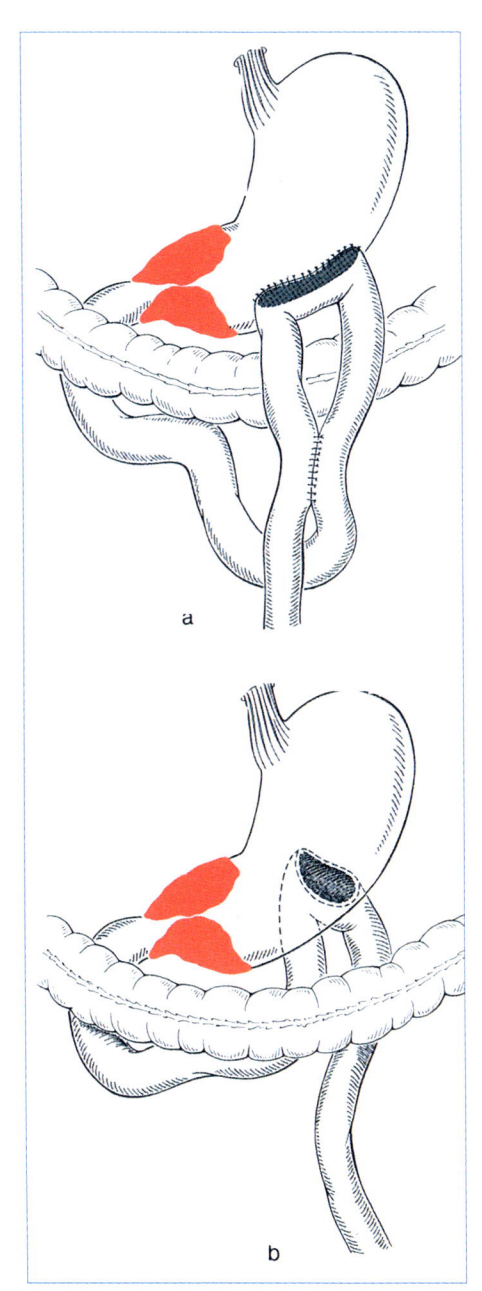

Tumoren 25 **Magen und Duodenum** 781

Palliativverfahren

Bei nicht resektablen Tumoren kann durch Anlage einer Gastroenterostomie (GE) (Abb. 25.62), einer Ösophagogastrostomie nach Heyrowsky, eines Tubus (Celestin, Häring) oder Stent, oder als Ultima ratio einer Witzel-Fistel (Abb. 25.63) die enterale Nahrungszufuhr wiederhergestellt werden. In jedem Fall sollte der Versuch unternommen werden, durch Chemotherapie (5-Fluorouracil, EAP u.ä.m.) sowie mit schnellen Elektronen oder Neutronen den Tumorprogreß aufzuhalten.

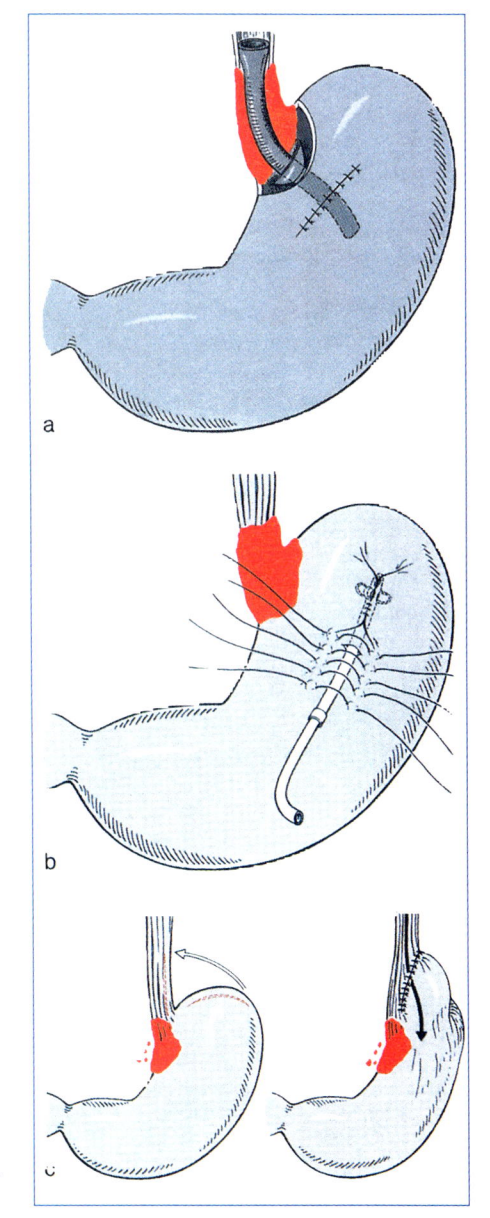

Abb. 25.62 a, b
Gastroenterostomie als Palliativverfahren.
a vordere antekolische GE mit Braun-Fußpunktanastomose
b hintere retrokolische GE

Abb. 25.63 a–c
Palliativverfahren bei Kardiakarzinom.
a Tubus
b Witzel-Fistel
c Operation nach Heyrowsky (Seit-zu Seit-Ösophagogastrostomie), heute selten

Prognose

Die Heilungsrate korreliert mit dem Lymphknotenbefall, der Tumorausdehnung und der Organmetastasierung. Bei Frühkarzinomen liegt die 5-Jahres-Heilung je nach Tiefenausdehnung (Mukosa oder Submukosa) zwischen 60% und 100%. Beim fortgeschrittenen Karzinom, d.h. der Mehrzahl der Fälle, sind ca. 95% der Patienten operabel und 80–85% resektabel. Die Operationsletalität liegt heute unter 5% und die globale 5-Jahres-Heilung aller Patienten zwischen 15% und 20%, wobei sich innerhalb der Stadien deutliche Unterschiede ergeben (Abb. 25.64). Die postoperative Nachsorge sollte in vierteljährigen (für die ersten 3 Jahre post OP), dann halb-, dann ganzjährigen Intervallen mit endoskopischen und sonographischen Kontrollen erfolgen. Ganz besonders ist auf die adäquate Ernährungssituation des Patienten zu achten. Bei präoperativ CEA-positivem Tumor ist das CEA postoperativ zu kontrollieren.

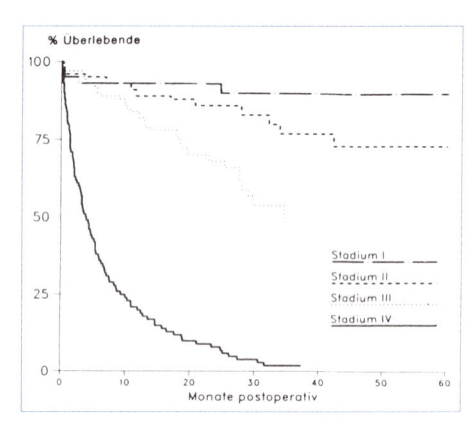

Abb. 25.64
Stadienabhängige Prognose des Magenkarzinoms

8.3 Nichtepitheliale Malignome des Magens

Etwa jeder 100. bösartige Magentumor ist mesenchymalen Ursprungs. Unterschieden werden das häufigere Non-Hodgkin-Lymphom (früher Rundzellsarkom) und neurogene bzw. myogene Sarkome. Sie sind meist an der großen Magenkurvatur gelegen und können von sämtlichen mesenchymalen Strukturen ihren Ausgang nehmen (Abb. 25.65, 25.66).
Klinik: Schmerz, Blutung, Völlegefühl.
Diagnostik: Gastroskopie, MDP, Sonographie.
Therapie: Resektion, ggf. Gastrektomie je nach Geschwulsttyp, radiologische und zytostatische Behandlung. Maligne Lymphome des Magens sind gut chemotherapeutisch und strahlentherapeutisch beeinflußbar. Das Non-Hodgkin-Lymphom des Magens erfordert die Magenresektion aus Gründen der Komplikationsgefährdung (Blutung, Stenose) unter der Chemo- bzw. Strahlentherapie. Meist ist der Magenbefund nur Symptom einer generalisierten Manifestation, d.h. nicht isoliert zu behandeln. **Ausnahme** sind die sog. „MALT-Lymphome" die vom ortsständigen Lymphsystem des Magens ausgehen und bis zu einem gewissen Grade wie Magenkarzinome behandelt werden können. Die Prognose richtet sich nach dem Staging und Grading (30–70% 5-Jahres-Heilung).

> Magentumor der großen Kurvatur mit Blutung und Schmerzen – Lymphom?

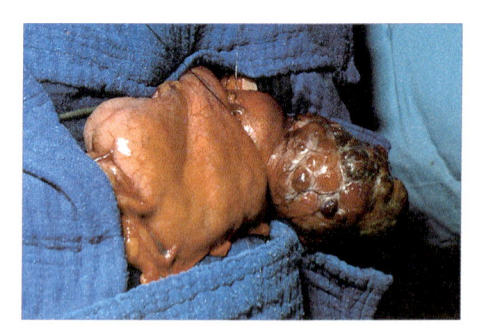

Abb. 25.65
Magensarkom

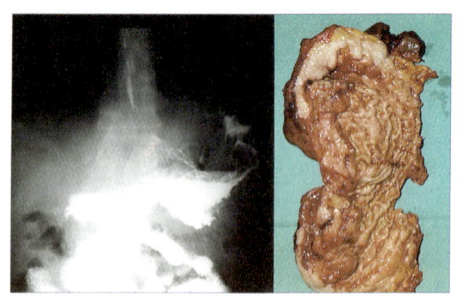

Abb. 25.66
Magenlymphom

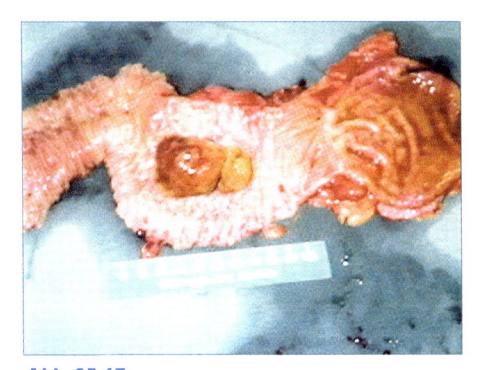

Abb. 25.67
Duodenaltumor, Operationspräparat

8.4 Tumoren des Duodenums (Abb. 25.67)

8.4.1 Gutartige Tumoren des Duodenums

Brunnerinome sowie Adenome, Myome, Myofibrome, Lipome und versprengte Pankreasgewebeanteile (z.B. Gastrinome).
Klinik: Blutung, Cholestase bei Obstruktion der Papilla Vateri.
Therapie: Endoskopische Entfernung; falls dies nicht möglich: Duodenotomie und chirurgische Exstirpation. Hierbei ist sorgfältig auf die Einmündung von Gallen- und Pankreasgang zu achten.

8.4.2 Bösartige Tumoren des Duodenums

Insgesamt sehr selten, häufigste Vertreter: Karzinom und Sarkom, meist an der hinteren Duodenalwand, in den Pankreaskopf infiltrierend.
Klinik: Gelegentlich Magenausgangsstenose, Cholestase oder auch asymptomatisch. Diagnosesicherung durch Endoskopie und Biopsie.
Therapie: Je nach Ausdehnung und Lokalisation Entfernung von duodenalen Wandanteilen oder – häufiger – proximale Duodenopankreatektomie (s. Kap. 37). Die Operabilität liegt bei 70 %, die Resektabilität bei 50 %, die 5-Jahres-Heilung unter 30 %, die Operationsletalität bis zu 20 %.

9 Magenbypass

In den letzten Jahren, vor allem in den USA propagiertes Operationsverfahren zur Behandlung exzessiver Adipositas. Durch Kapazitätseinschränkung des Magenreservoirs auf $1/5$ wird ein frühes Sättigungsgefühl erreicht. Der Effekt auf die Gewichtsreduktion ist jedoch häufig nicht lange anhaltend. Der Magenbypass ist ein metabolisch gering belastendes Ersatzverfahren für den jejunalen Bypass (s. Kap. 41), der wegen seiner Nebenwirkungen nicht mehr angewendet werden sollte. Anstelle des Magenbypass ist auch eine Magenfaltung sowie eine intra- oder extragastrale Ballonkompression propagiert worden. Als relativ neues Verfah-

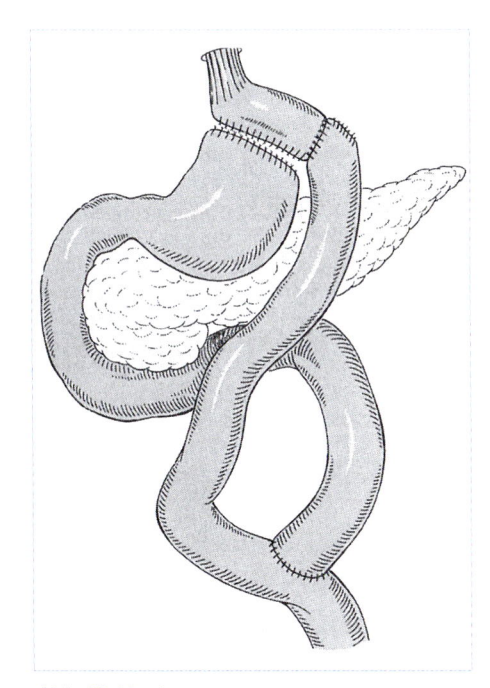

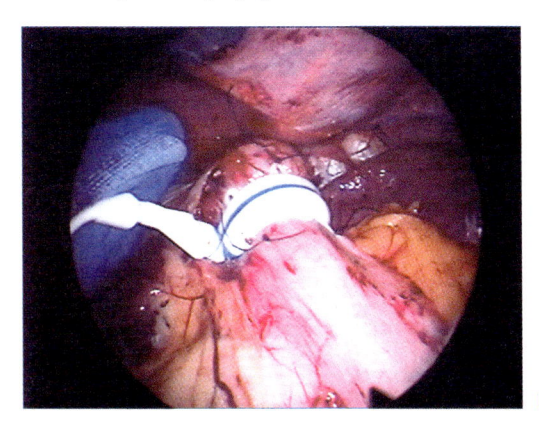

Abb. 25.68 a,b
a Gastraler Bypass zur Behandlung der extremen Adipositas (sehr selten indiziert!)
b Laparoskopisches „Gastric banding" mit Kunststoffband

ren mit bisher guten Ergebnissen kommt heute am ehesten noch das laparoskopische „Gastric Banding" in Betracht (Reduzierung des Funduslumens auf 20 ml durch Silikonband) (Abb. 25.68 b).
Indikation: Nach Ausschöpfung aller konservativen Verfahren zur Gewichtsreduktion (stationären Null-Diät, psychosomatische Beratung, Diät-Club etc.) und Darstellung der gesamten Problematik des Eingriffs sehr zurückhaltende Indikationsstellung. Ausschluß einer Ulkuskrankheit (Rezidivgefahr!).
Operation: Querdurchtrennung des Magens im proximalen Fünftel und partielle Anastomosierung mit Jejunumschlinge unter Freilassung einer 1,5 cm breiten Nahrungspassage (s. Abb. 25.68).

10 Operationsatlas: Magenresektion, Vagotomie und totale Gastrektomie*

10.1 Magenresektion

Präoperatives Vorgehen

- **Diagnostik:** Gastroskopie (PE), MDP, pH-Metrie.
- **Indikation:** Chronisches, therapieresistentes Ulcus ventriculi, mehrfaches Rezidivulkus trotz medikamentöser Langzeitprophylaxe, distales Magenkarzinom.
- **Aufklärung:** Rezidivulkus (2 %), Dumping, gastro-ösophagealer Reflux, Verletzung der Papille und der Milz (evtl. Gastrektomie!), Morbidität 10–20 %, Mortalität 1–3 %. Anastomoseninsuffizienz, Gallenwegverletzung, Verletzung der A. colica media, Pankreatitis.
- **Vorbereitung:** Hebe-Senk-Einlauf, 3 EKs, bei Magenausgangsstenose, ggf. präoperative Magenentlastung (Aspirationsgefahr bei Intubation).

Operationstechniken

- **Ulcus ventriculi-Johnson I:** Billroth-I-Resektion.
- **Ulcus ventriculi-Johnson II:** Billroth-I-Resektion, kombinierte Resektion, alternativ SPV mit Pyloroplastik.
- **Ulcus ventriculi-Johnson III:** Billroth-I-Resektion, (Billroth-II-Resektion, kombinierte Resektion.

Postoperatives Vorgehen

- **Entfernen** der Redon-Drainage am 2. Tag, Zieldrainage am 5. Tag, Magensonde am 3. Tag, Klammern der Laparotomie-Wunde am 12. Tag.
- **Kostaufbau:** Trinken am 4. Tag, langsamer Kostaufbau, kleine Portionen.

---

* Abbildungen aus K. Kremer, V. Schumpelick, G. Hierholzer (Hrsg.): Chirurgische Operationen. Thieme, Stuttgart-New York 1992.

I. Billroth-I

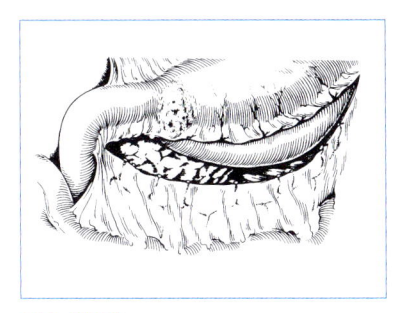

Abb. 25.69
Skelettierung an der großen Magenkurvatur mit Eröffnung der Bursa omentalis. Nach oral Skelettierung bis zu den Gefäßen der A. gastroepiploica sinistra

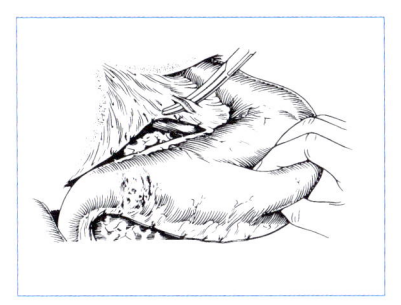

Abb. 25.70
Skelettierung der kleinen Kurvatur bis zur Kardia mit Unterbindung der A. gastrica sinsitra

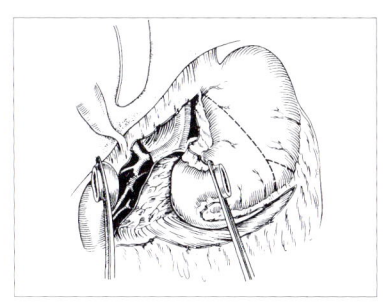

Abb. 25.71
Absetzen des Magens am proximalen Duodenum distal des Pylorus

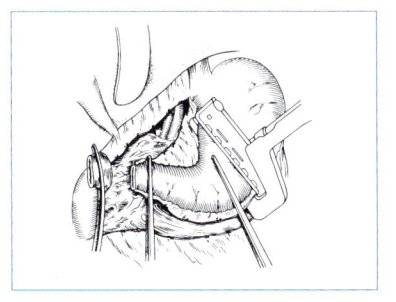

Abb. 25.72
Nach Festlegen der Resektionsgrenzen proximales Absetzen des Magens z. B. mit einem TA-90-Klammernahtgerät

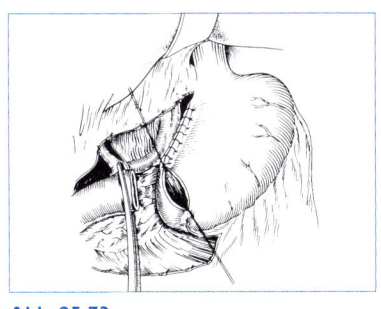

Abb. 25.73
Übernähung der Klammernahtreihe und Neubildung der kleinen Magenkurvatur

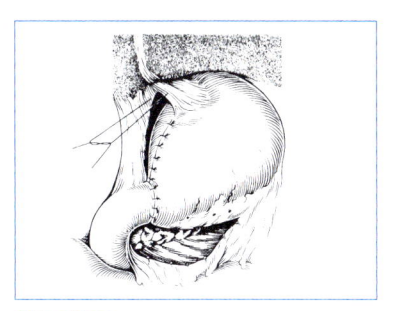

Abb. 25.74
Termino-terminale Gastroduodenostomie mit Einzelkopfnähten

II. Billroth-II

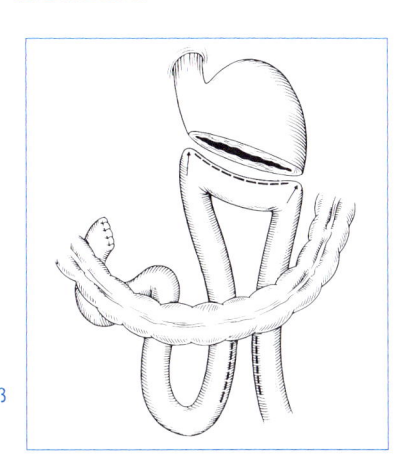

Abb. 25.75
Nach der Magenresektion (s.o.) Verschluß des Duodenalstumpfes. Danach Anlage einer End-zu End-Gastrojejunostomie

10.2 Vagotomie (mit Pyloroplastik)

Präoperatives Vorgehen

- **Diagnostik:** Gastroskopie (PE), MDP, pH-Metrie.
- **Indikation:** Chronisches, therapieresistentes Ulkus duodeni, mehrfaches Rezidivulkus trotz medikamentöser Langzeitprophylaxe, kompliziertes Ulkus, Magenausgangsstenose (Pyloroplastik).
- **Aufklärung:** Rezidivulkus (6–10 %), Pylorusstenose, Magenwandnekrose, Dumping, Verletzung der Milz (evtl. Gastrektomie!) Ösophagusverletzung, Pylorusstenose, Morbidität 5 %, Mortalität < 1 %.
- **Vorbereitung:** Hebe-Senk-Einlauf, 3 EKs, bei Magenausgangsstenose ggf. präoperative Magenentlastung (Aspirationsgefahr bei Intubation).

Operationstechniken

- Trunkuläre Vagotomie
- Selektiv totale Vagotomie
- Selektiv proximale Vagotomie (SPV) (häufigste Form).

Postoperatives Vorgehen

- **Entfernen** der Redon-Drainage am 2. Tag, Zieldrainage **ohne** Pyloroplastik am 2. Tag, **mit** Pyloroplastik am 5. Tag, Magensonde 1. Tag, Klammern der Laparotomie-Wunde 12. Tag.
- **Kostaufbau: Ohne** Pyloroplastik Trinken nach 48 Stunden, **mit** Pyloroplastik am 4. Tag, langsamer Kostaufbau.

I. Selektiv proximale Vagotomie (SPV)

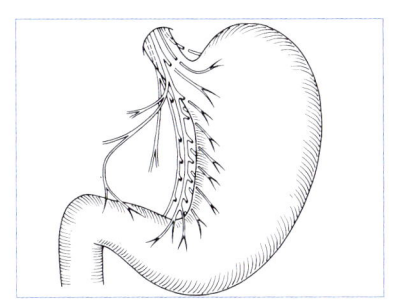

Abb. 25.76
Prinzip einer selektiv proximalen Vagotomie

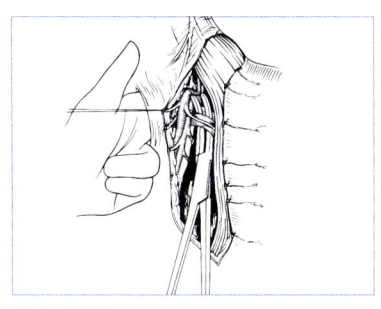

Abb. 25.77
Beginn der Skelettierung an der kleinen Kurvatur nach sicherer Identifikation des Krähenfußes (Pylorusfunktion!) in 3 Ebenen bis zur Kardia

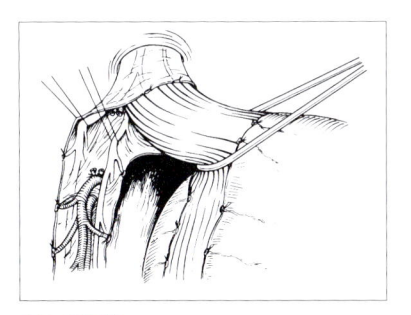

Abb. 25.78
Skelettierung des distalen Ösophagus unter sorgfältiger Schonung des Vagus-Hauptstammes

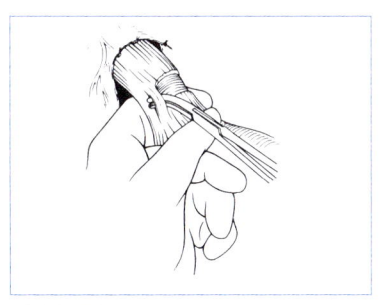

Abb. 25.79
Fakultativ zirkuläre Ösophagusmyotomie mit Durchtrennung der intramural verlaufenden Fasern

II. Pyloroplastik nach Heineke-Mikulicz

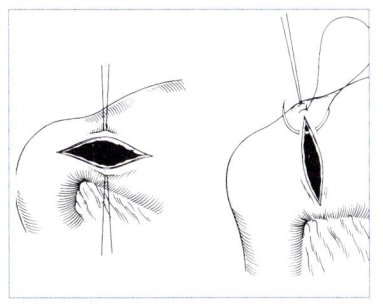

Abb. 25.80
Längseröffnung von 3 cm proximal bis 3 cm distal des Pylorus, querer Verschluß. Nur bei Stenose und trunkulärer Vagotomie erforderlich

10.3 Totale Gastrektomie

Präoperatives Vorgehen

- **Diagnostik:** Gastroskopie (PE), MDP, CT, Sonographie, Endosonographie, bei Kardiakarzinom Koloskopie.
- **Indikation:** Bei Operabilität jedes Magenkarzinom, kurativ oder palliativ.
- **Aufklärung:** Gastrektomie mit Entfernung der Milz, Veränderung der Eßgewohnheiten, Gewichtsverlust, Nahtinsuffizienz, Entfernung benachbarter Organe (Pankreasschwanz), Tranfusionen, operatives Verfahren je nach intraoperativem Befund (stets Schnellschnitt – Diagnose des proximalen Resektionsrandes), Mortalität 2–6 %.
- **Vorbereitung:** Hebe-Senk-Einlauf, bei Kardiakarzinom orthograde Darmspülung, 5 EKs.

Operationstechniken

- Distale 4/5 Magenresektion bei distalem Magenkarzinom vom intestinalen Typ nach Laurén.
- Kurative Gastrektomie mit Splenektomie und Lymphadenektomie, Kontinuitätswiederherstellung mit Jejunum-Interponat oder nach Roux-Y.
- Bei Kardiakarzinom proximale Magenresektion mit kollarer Ösophagogastrostomie.
- Palliative Gastrektomie.

Postoperatives Vorgehen

- Entfernen der Redon-Drainage am 2. Tag, Zieldrainage 7. Tag, Magensonde 3. Tag mit wasserlöslichem Kontrastmittel, Klammern der Laparotomie-Wunde 12. Tag.
- Röntgen-Darstellung (Gastrografin-Schluck) am 6. Tag.
- Kostaufbau nach Röntgenkontrolle: Trinken am 6. Tag, langsamer Kostaufbau, Diätberatung (viele kleine Mahlzeiten, Substitution von Vitamin B_{12}).

Operationsatlas 25 Magen und Duodenum 789

I. Billroth I

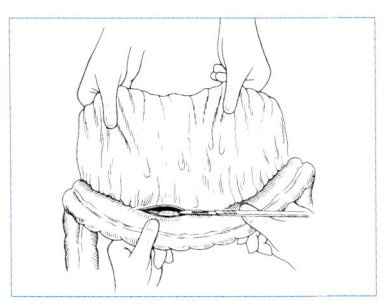

Abb. 25.81
Ablösung des großen Netzes vom Querkolon

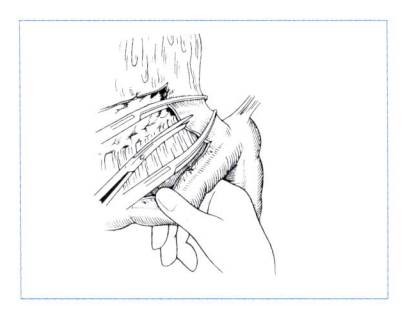

Abb. 25.82
An der rechten Flexur Durchtrennung des Lig. duodenocolium, an der linken Flexur des Lig. lienocolicum

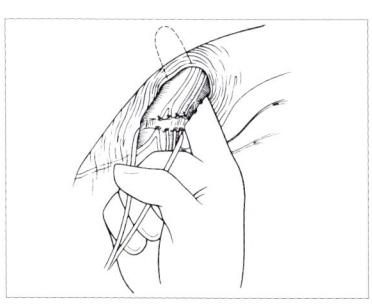

Abb. 25.83
Anzügeln des Ösophagus nach Mobilisation des linken Leberlappens und Eröffnung des Hiatus oesophageus, Durchtrennen der Nn. vagi

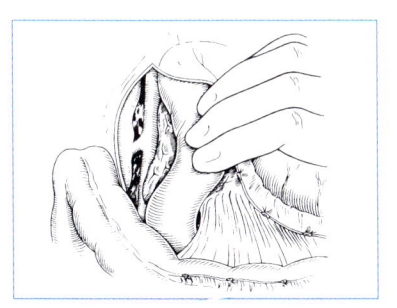

Abb. 25.84
Mobilisation des Duodenums nach Kocher

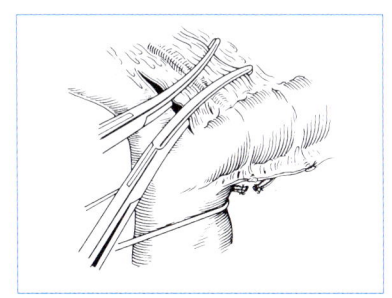

Abb. 25.85
Skelettierung der kleinen distalen Magenkurvatur mit Durchtrennung der Aa. gastricae dextra et sinistra

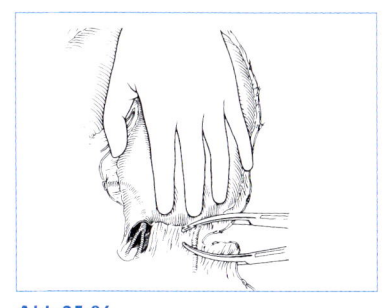

Abb. 25.86
Nach Hochschlagen des Magens Durchtrennung der verbliebenen Gefäße zur großen Kurvatur bzw. unter Mitnahme der Milz (s. Splenektomie)

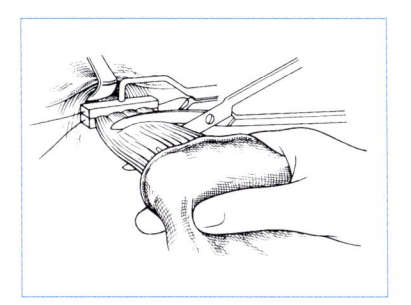

Abb. 25.87
Nach Anbringen der Tabaksbeutelnaht mit Spezialklemmen Absetzen des Präparates

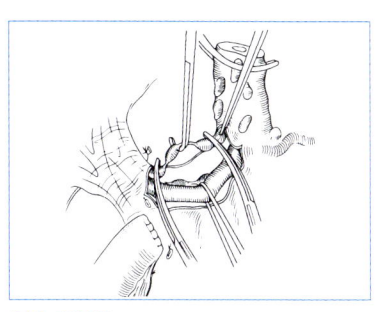

Abb. 25.88
Komplette Lymphadenektomie entlang der Gefäße des Truncus coeliacus

Kontinuitätswiederherstellung mit EEA-Maschinendraht

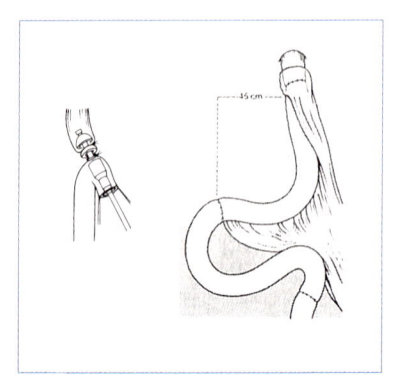

Abb. 25.89
Rekonstruktion mit 45 cm langem isoperistaltischem Jejunum-Interponat (Longmire-Gütgemann)

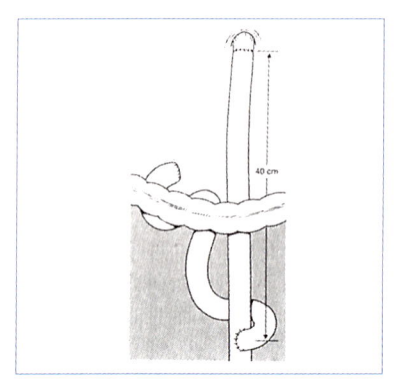

Abb. 25.90
Rekonstruktion nach Roux mit 40 cm langer Jejunumschlinge

26 Dünndarm

Kapitelübersicht

Dünndarm

Mißbildungen und Anomalien
- Lageanomalien durch Malrotation
- Unvollständige Rückbildung des Ductus omphaloentericus
- Dünndarmdivertikel
- Pneumatosis cystoides intestinalis

Verletzungen

Fremdkörper

Parasiten

Morbus Crohn

Andere entzündliche Erkrankungen
- Bauhinitis
- Ulcus jejuni simplex
- Lymphadenitis mesenterica
- Darmtuberkulose
- Syphilis
- Aktinomykose

Dünndarmstrikturen

Dünndarmfisteln

Dünndarmtumoren
- gutartig
- Karzinoid
- bösartig

Mesenterialerkrankungen

Mesenterialinfarkt

Blindsacksyndrom

Kurzdarmsyndrom

1 Anatomie

Da das **Duodenum** entwicklungsgeschichtlich und funktionell den Organen des Oberbauchs zuzurechnen ist, werden klinisch überwiegend **Jejunum** und **Ileum** als Dünndarm bezeichnet (Duodenum s. Kap. 25). In diesem Bereich liegt der Dünndarm intraperitoneal. Er ist an der hinteren Bauchwand durch die Radix mesenterii aufgehängt, die von links oben nach rechs unten verläuft. 40 % der Dünndarmlänge (in situ ca. 3 m) sind Jejunum, 60 % Ileum. Nach Resektion und bei der Obduktion beträgt die Dünndarmlänge wegen der Streckung des Mesenteriums zwischen 5 und 8 m.

Arteriell wird der Dünndarm über die A. mesenterica superior versorgt; die venöse Ableitung erfolgt über die V. mesenterica superior. Das Mesenterium ist von einem ausgedehnten Lymphnetz durchzogen, das in die Cisterna chyli drainiert.

2 Physiologie

Die Funktion des Dünndarms ist geknüpft an eine normale Digestion, eine histologisch und biochemisch intakte Schleimhaut und eine ausreichend lange Kontaktzeit zwischen Chymus und Mukosa. Seine Aufgaben sind die **Resorption von Nahrungsbestandteilen** (Wasser, Elektrolyte, Vitamine, Gallensäuren etc.) sowie im oberen Dünndarmabschnitt die **Enzymsekretion** und **Hormonproduktion** (Amylasen, Proteinasen). Der motorische Transport wird gewährleistet durch Pendelperistaltik sowie propulsive peristaltische Wellen, dem MMC (= Migrating Motor Complex).

Der Dünndarm weist unterschiedliche Resorptionsareale auf. Im Duodenum werden Eisen, Kalzium, Magnesium, Saccharide und wasserlösliche Vitamine resorbiert, im Jejunum vor allem fettlösliche Vitamine, Fette, Cholesterin und Eiweiß. Das terminale Ileum ist der Resorptionsapparat des Vitamin-B_{12}-Komplexes und der Gallensalze.

Resorptionsstörungen (Malassimilation) können auf einer Maldigestion oder einer Malabsorption beruhen. Unter **Maldigestion** wird die mangelnde Aufschließung der Nahrung durch exogene Pankreasinsuffizienz, Verminderung der Gallensalze, erniedrigte Aktivitäten digestiver Dünndarmmukosaenzyme, Störung der Magenentleerung u.ä.m. verstanden. Eine **Malabsorption** ist Folge gestörter resorptiver Kapazität der Darmoberfläche; diese kann durch Schädigung der Enterozytenfunktion, Störung der Veresterung der Fettsäuren und der Chylomikronenbildung, Mukosadefekte, Kurzdarmsyndrom oder stark beschleunigte Darmpassage entstehen.

Darüber hinaus kommen dem Dünndarm vielfältig immunologische Funktionen zu (z.B. IgG- + IgA-Produktion), die zur Zeit noch unvollständig bekannt sind.

> Totalverlust des Dünndarms: Nicht mit dem Leben vereinbar!

3 Diagnostik

Anamnese: Meteorismus, Stuhlunregelmäßigkeiten, Appetitlosigkeit, Erbrechen, Gewichtsabnahme und Tenesmen weisen auf eine Darmstörung hin. Weitere Symptome sind Bauchschmerz, Fieberschübe, Hämatemesis, Melaena, Fettstühle, Pruritus sowie Obstipation.
Palpation: Resistenzen, Abwehrspannung, lokalisierte Schmerzen, Darmsteifungen.
Auskultation: Beurteilung der Peristaltik: Klingende Stenoseperistaltik, Plätschern, Gurgeln (mechanischer Ileus), Hyperperistaltik (Enteritis) oder Parese (paralytischer Ileus).
Röntgen: Abdomenleeraufnahme, Magen-Dünndarm-Passage (= fraktionierte MDP) ergänzt durch Jejunalsondierung nach Bilbao oder Enteroklysma nach Sellink, ggf. Fistelfüllungen, Angiographie (Abb. 26.1).
Enteroskopie: Einsatz sinnvoll im proximalen Jejunum bis 120 cm distal des Treitz-Bandes.
Dünndarmbiopsie: Enterale Sonde mit Kapsel (z.B. Crosby) zur blinden oder röntgenologisch gesteuerten Schleimhautbiopsie.
Stuhluntersuchung: Bakteriologische und mikroskopische Untersuchung (Parasiten). Blutnachweis (Haemoccult®), Fett- und Stickstoffgehalt.
Funktionsdiagnostik: Bilanzuntersuchung, Ausscheidungstest, Toleranztests etc.
Computertomographie und Sonographie: Nachweis intraabdomineller pathologischer Befunde.
Szintigraphie mit radiomarkierten Somatostatinanaloga zum Nachweis gastroenteropankreatischer neuroendokriner Tumoren.
H_2-Atemtest: basiert auf der Fähigkeit von Bakterien, Zuckerverbindungen (Xylose, Laktulose) zu fermentieren mit konsekutivem Nachweis von H_2 in der Atemluft; pathologisch bei intestinaler bakterieller Überwucherung.
Laparoskopie: Sicherung intraabdomineller pathologischer Befunde.
Laparotomie: Explorative Laparotomie zum Nachweis und zur Therapie vermuteter Dünndarmveränderungen.

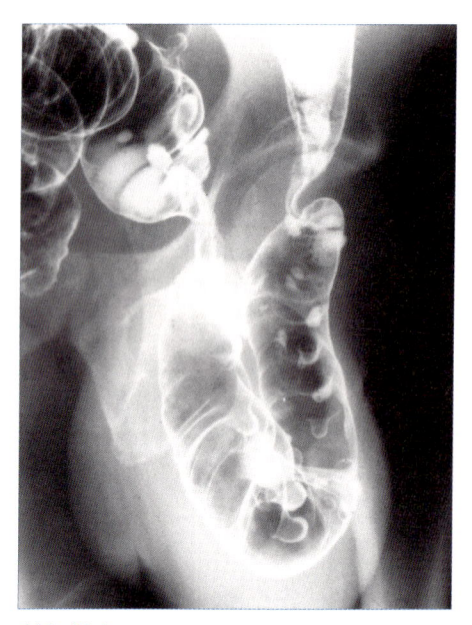

Abb. 26.1
Röntgen-MDP bei Skrotalhernie mit Dünndarminkarzeration

Mißbildungen und Anomalien

26 Dünndarm

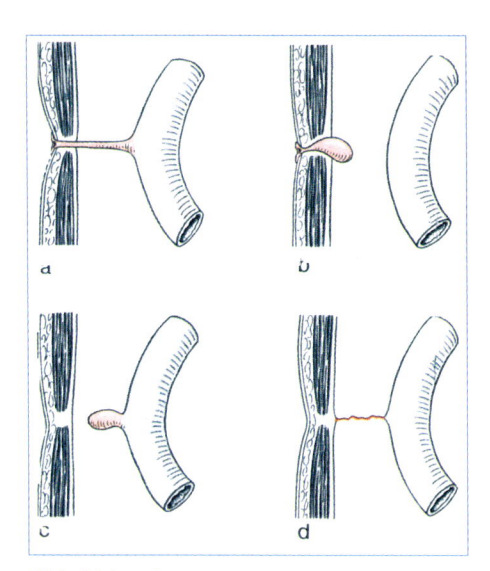

Abb. 26.2 a–d
Rückbildungsstörungen des Ductus omphaloentericus (Dottergang).
a Persistierende Dünndarm-Nabelfistel
b Inkomplette Nabelfistel
c Meckel-Divertikel
d Atresie mit Bindegewebsstrang

4 Mißbildungen und Anomalien

Angeborene Miß- oder Fehlbildungen des Dünndarms geben selten Anlaß zur chirurgischen Intervention im Erwachsenenalter. **Dünndarmatresien** oder **-stenosen** sowie **Dünndarmduplikaturen** werden überwiegend bereits im Kindesalter symptomatisch (s. Kap. 53).

4.1 Lageanomalien durch Malrotation

Lageanomalien durch Malrotation können sich gelegentlich im Erwachsenenalter manifestieren. Mögliche Varianten sind das Duodenum inversum, das Duodenum mobile, die arteriomesenteriale Duodenalstenose und die Malrotation I und II. Hieraus kann sich z.B. eine Linkslage des Zäkums und der Appendix ergeben mit der Gefahr der diagnostischen Verkennung einer akuten Appendizitis.
Die endgültige Klärung ist häufig erst durch eine Laparotomie möglich.

4.2 Unvollständige Rückbildung des Ductus omphaloentericus (Dottergang)

Eine unvollständige Rückbildung des Dottergangs kann auch im Erwachsenenalter symptomatisch werden. Dabei können auftreten (Abb. 26.2):
- ein persistierender kompletter Ductus omphaloentericus in Form einer angeborenen Dünndarm-Nabelfistel,
- ein persistierender distaler Anteil in Form einer inkompletten Nabelfistel,
- ein persistierender proximaler Anteil in Form des Meckel-Divertikels,
- ein persistierender intermediärer Anteil in Form einer Dottergangzyste,
- eine unvollständige narbige Atresie in Form eines intraabdominellen Bindegewebsstranges.

> Meckel-Divertikel: Proximales Rudiment des Dotterganges

Angeborene Dünndarm-Nabelfistel

Gelegentlich erst im Erwachsenenalter bemerkte, partielle Fistelung des Dünndarms paraumbilikal (persistierender Dottergang).
Klinik: Papillenartige, rötliche Effloreszenz mit Absonderung von Darminhalt, oft ohne eindeutiges Lumen. Cave: intraabdominelle Perforation bei Manipulation (Spülung, Sondierung).
Diagnostik: röntgenologische Fisteldarstellung.
Therapie: Laparotomie, Fistelverschluß, Exzision des Dottergangs.
Prognose: Gut.

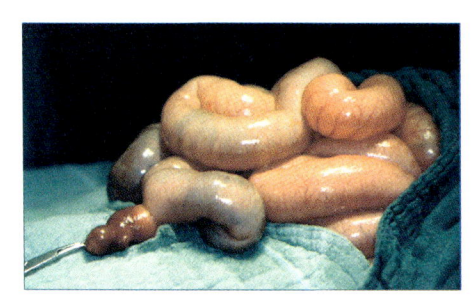

Abb. 26.3
Meckel-Divertikel mit akuter Divertikulitis

Inkomplette Nabelfistel

Chronischer Nabelinfekt ohne Dünndarmabsonderung.
Diagnostik: Fehlender Kontrastmittelübertritt in den Dünndarm bei Fistelfüllung.
Therapie: Operative Exzision.
Prognose: Gut.

Meckel-Divertikel (Abb. 26.3) (s. a. Kap. 53)

Die Komplikationsträchtigkeit des Meckel-Divertikels (40 %: Entzündung, Ulkus durch heterotope Magenschleimhaut, Blutung) (Abb. 26.4) bedingt auch im Erwachsenenalter, daß bei jeder Laparotomie wegen eines unklaren Befundes (z.B. Ausschluß akute Appendizitis) der Dünndarm auch auf ein Meckel-Divertikel zu untersuchen ist.
Bei positivem Befund (2 %) ist die Entfernung angezeigt.

> Appendektomie mit unklarem Befund: Meckel-Divertikel?

Dottergangzysten und intraabdominelle Bindegewebsstränge

Sie werden bei Diagnosestellung entfernt.

4.3 Dünndarmdivertikel

Dünndarmdivertikel sind selten (0,5–1 %), überwiegend multipel und meist (80–90 %) an der Mesenterialseite des oberen Jejunums gelegen (Abb. 26.5, 26.6).
Klinik: In der Regel symptomlos. Erst Komplikationen weisen auf sie hin. Diese sind: Divertikulitis, Malabsorption, Blindsackbildung, Ileus, Perforationen, Fisteln und Blutungen.
Diagnostik: Fraktionierte MDP. Abdomenübersicht im Stehen, bei Perforation freie Luft unter dem Zwerchfell.
Therapie: Resektion des betroffenen Darmabschnitts.
Prognose: Gut.

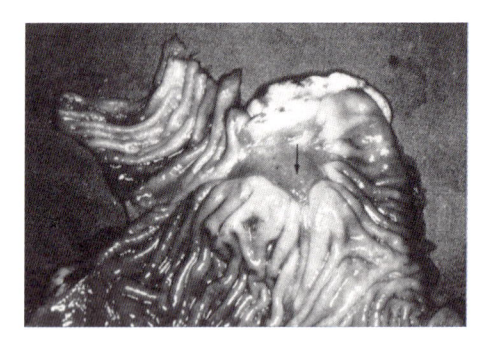

Abb. 26.4
Meckel-Divertikel mit Magenschleimhautheterotopie und Ulkus (Pfeil), Operationspräparat

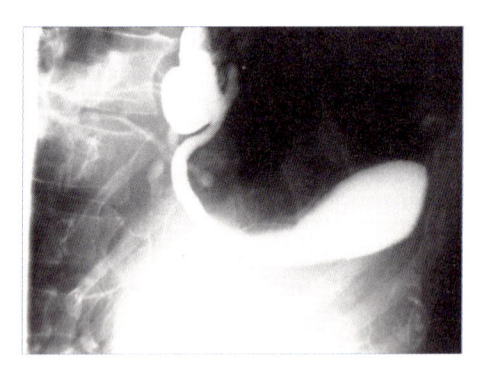

Abb. 26.5
MDP bei Duodenal-Divertikel

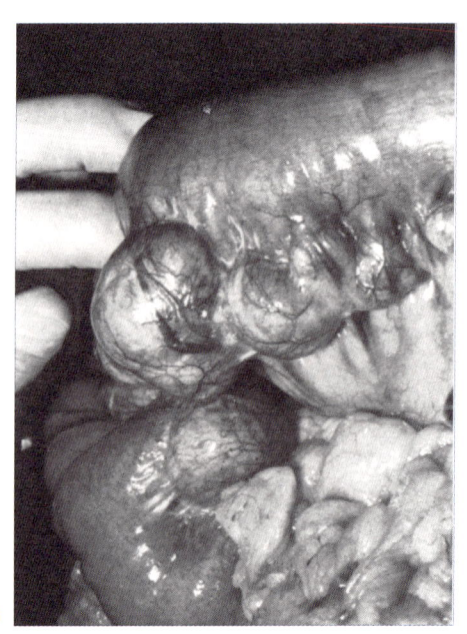

Abb. 26.6
Dünndarmdivertikulose, Operationsbefund

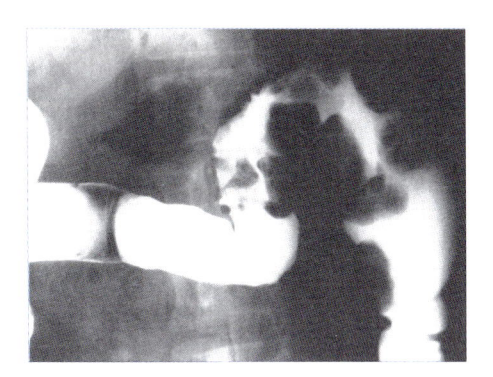

4.4 Pneumatosis cystoides intestinalis

Plötzliches Auftreten von Gasblasen in Subserosa und Mukosa des Dünn- und Dickdarms unbekannter Ätiologie. Häufig bei Patienten mit fortgeschrittener Kachexie, rezidiverenden Duodenalgeschwüren oder entzündlichen Dünn- und Dickdarmerkrankungen. Die Gasbildung ist Folge einer bakteriellen Besiedlung der Lymphwege mit Gasentwicklung im Interstitium.
Klinik: Meist Zufallsbefund, keine spezifische Symptomatik (Abb. 26.7, 26.8).
Diagnostik: Röntgen-Abdomenübersicht, Endoskopie.
Therapie: In der Regel nicht erforderlich.

Abb. 26.7
Fraktionierte MDP bei Pneumatosis cystoides intestinalis

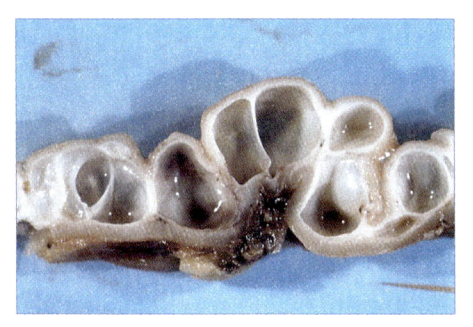

Abb. 26.8
Pneumatotis cystoides intestinalis. Operationspräparat als Querschnitt

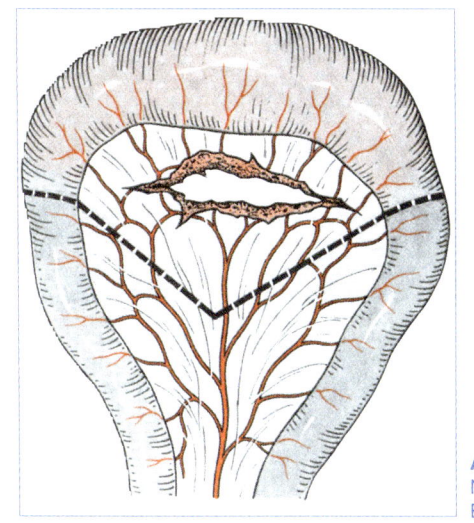

5 Verletzungen

Im Rahmen eines Bauchtraumas können auch Verletzungen des Dünndarms auftreten (s. Kap. 31). Am häufigsten sind die Dünndarmquetschungen oder -zerreißungen und der Mesenterialeinriß (Abb. 26.9).

Abb. 26.9
Mesenterialeinriß durch stumpfes Bauchtrauma und Resektionslinien

6 Fremdkörper

Oral zugeführte Fremdkörper (s. Kap. 25), gastral gebildete Bezoare, Gallensteine (Gallensteinileus, s. Kap. 33) oder von extern eingedrungene Fremdkörper (Schuß-, Stich-, Explosionsverletzungen) können im Bereich der Flexura duodenojejunalis oder der Ileozäkalklappe hängenbleiben (Abb. 26.10). Bei der Mehrzahl der Fremdkörper kann allerdings mit einem spontanen Abgang gerechnet werden.
Klinik: Häufig asymptomatisch, nur bei Komplikationen (Penetration, Perforation, Ileus, Peritonitis, Blutung) können sie zu Beschwerden führen (Abb. 26.11).
Diagnostik: Abdomenübersicht im Stehen, fraktionierte MDP (Gastrografin!)
Therapie: Zuwarten, Kartoffelbrei-, Sauerkraut-Diät unter klinischer und röntgenologischer Kontrolle.

> Intestinaler Fremdkörper: Ohne Symptomatik → Zuwarten unter Röntgenkontrolle

Bei Zunahme der Bauchbeschwerden, Leukozytose, regionaler Peritonitis und Ileussymptomatik: Laparotomie mit Enterotomie und operativer Entfernung.
Prognose: Gut.
Komplikationen: Bei Persistenz im Intestinum Gefahr der Perforation oder Penetration in benachbarte Darmschlingen (innere Fisteln), Organe (Aorta, A. iliaca mit arterio-intestinaler Fistelung und massiver gastrointestinaler Blutung) oder Bauchdecken (spontaner Abgang mit Fistelbildung).

Abb. 26.10 a,b
Lokalisation von Dünndarmfremdkörpern.
a Physiologische Engen:
1. Pylorus
2. Flexura duodenojejunalis (Treitz)
3. Bauhin-Klappe

b Angeborene, erworbene oder postoperative, zur Fremdkörperretention disponierte Areale:
1. Divertikel
2. Stenose
3. Blindsack
4. Dünndarmadhäsionen

7 Parasiten

Dünndarmparasiten, insbesondere **Askariden**, können durch Verknäuelung zu einem Ileus führen. Besonders spektakulär war in letzter Zeit der Heringsbandwurmbefall (Anisakiasis). Durch Genuß rohen Fisches (Sushi, Matjes) gelangen Wurmlarven in den Dünndarm, wo sie zu stenosierenden Entzündungen führen können.
Klinik: Meist tiefer Dünndarmileus und Blutungen.
Diagnostik: Nachweis des Askaridenknäuels durch Kontrastmittelspeicherung 12 Stunden nach Breipassage. Stenose wie bei Tumor, Eosinophilie wie bei Anisakiasis.
Therapie: Dekompression durch Dennis-Sonde, lokale Anthelmintika (via Sonde), ggf. Laparotomie und Ausmelken in den Dickdarm, nur selten Enterotomie erforderlich.

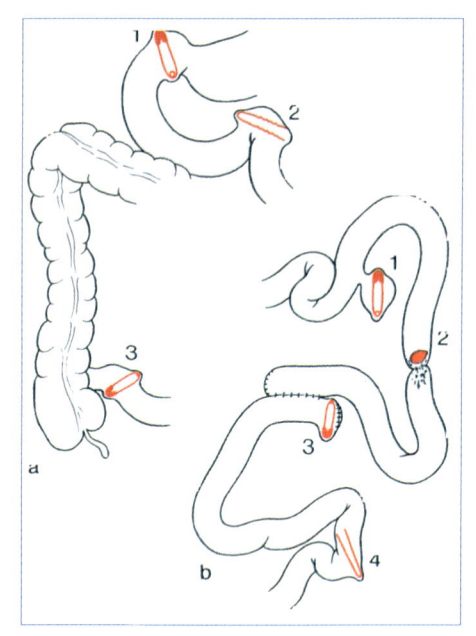

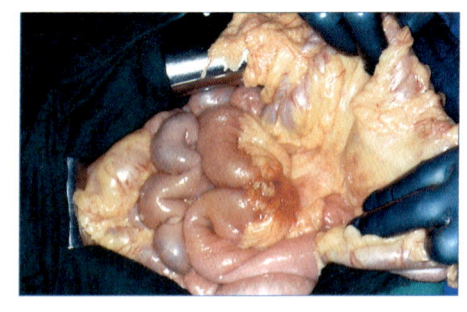

Abb. 26.11
Fremdkörperperforation des Dünndarms (Rollmopsstäbchen)

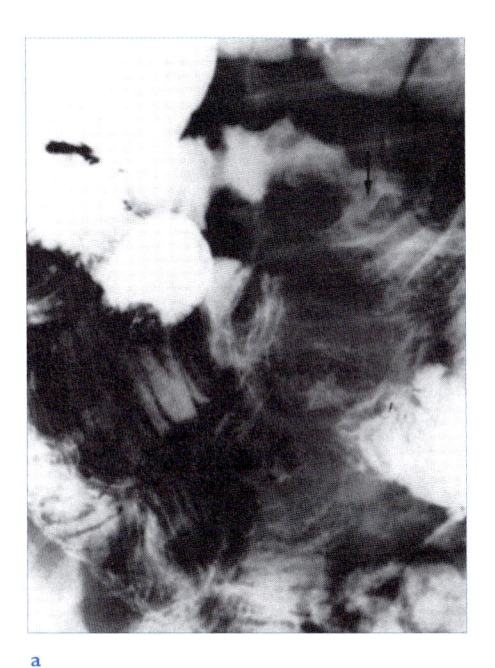

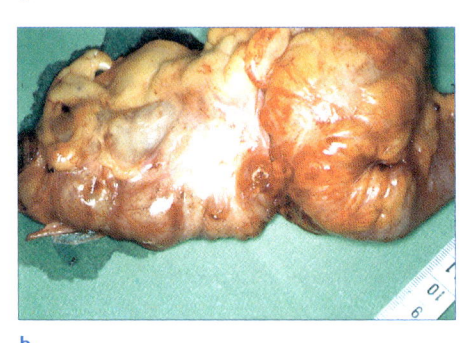

Abb. 26.12 a,b
Morbus Crohn. Fraktionierte MDP
a mit typischem „Pflasterstein"-Relief
b Operationspräparat

8 Morbus Crohn

Diese auch **Enteritis regionalis** oder **Ileitis terminalis** genannte, transmurale Entzündung kann den Gastrointestinaltrakt in seinem gesamten Verlauf befallen. Bevorzugte Lokalisation (ca. 80 %) ist das terminale Ileum, am häufigsten im Rahmen einer Ileokolitis (50 %). Die isolierte Ileitis bzw. Kolitis findet man bei 30 % bzw. 20 % der Patienten, wobei der relative Anteil der Crohn-Kolitis in letzter Zeit zunimmt („colonic shift"). Gastroduodenale Manifestationen sind mit 5 % im Gegensatz zum perianalen Befall mit Fisteln und Fissuren (20–25 %) (s. Kap. 28) eher selten.

Die **Ätiologie** ist unbekannt. Angeschuldigt werden Umwelt- und Nahrungseinflüsse, so z.B. hoch raffinierte Zucker- und Getreideprodukte, Konservierungsstoffe, chemisch aufbereitete Nahrungsfette wie Margarine, polygenetische Komponenten und immunologische Phänomene. Auch eine virale Genese sowie die Mitbeteiligung von Anaerobiern wird diskutiert. Eine zentrale Rolle spielen T-Helferzellen mit Produktion von Interferon-γ, TNF-α und Interleukin.

Epidemiologisch zeigt sich eine zweigipfelige Kurve (20. bis 30., 50. bis 60. Lebensjahr) mit Bevorzugung des jüngeren Erwachsenenalters. Insgesamt nimmt die Erkrankungshäufigkeit in den „industrialisierten" Ländern zu.

Pathologisch-anatomisch lassen sich **4 Stadien** unterscheiden:
1. Akutes Stadium = ödematös-phlegmonöse Entzündung („hot Crohn").
2. Subakutes Stadium = von der Submukosa ausgehende Geschwürsbildung.
3. Narbenstadium = Stenosierung.
4. Stadium der Fistelbildung = entero-enterale oder entero-kutane Fistelung.

Klinik
- **Akute Verlaufsform**

  Rechtsseitiger Unterbauchschmerz, Fieber, Erbrechen, Durchfälle, palpable Resistenz. Anamnestisch (im Gegensatz zur Appendizitis) seit Tagen bis Wochen bestehende Leibschmerzen. Gelegentlich Gelenkschmerz, Arthritis, Iridozyklitis, Erythema nodosum oder eine Purpura als Begleitbefunde.

  Wird in dieser Phase unter dem Verdacht einer Appendizitis laparotomiert, so stellt sich folgender intraoperativer Befund (Abb. 26.12): Die mesenterialen Lymphknoten sind geschwollen, die Darmwand und das Mesenterium des terminalen Ileums ödematös verdickt und geschrumpft, das Ileum ist wandverdickt und hochrot. Die Appendektomie ist in dieser Situation nur dann indiziert, wenn Appendix und Zäkum sicher frei von Morbus Crohn sind; sonst besteht Gefahr der Fistelbildung (s. Kap. 27).

Morbus Crohn der Appendix: Keine Appendektomie!

Die hochakute Verlaufsform des Morbus Crohn („hot Crohn") kann bei Manifestation im Kolon zu einem toxischen Megakolon führen.

- **Chronische Verlaufsform**
  Bei Stenosierung anhaltende Leibschmerzen mit rezidivierenden inkompletten Ileuszuständen. Gelegentlich komplette Stenose mit mechanischem Ileus (Abb. 26.13). Septische Temperaturzacken, entero-kutane Fistelbildungen, Malassimilation durch entero-enterale Fistelungen, retroperitoneale Abszesse durch gedeckte Perforation ins Retroperitoneum (Psoas-Zeichen!), Thrombose der V. cava inferior etc. Häufigstes Symptom sind die Analfisteln (s. Kap. 28).
  Komplikationen des chronischen Verlaufs sind Ileus, Blutung, Fistelung, Perforation, Sepsis, karzinomatöse Entartung.

Diagnostik: Röntgen-Dünndarmpassage (Abb. 26.7) ggf. mittels Bilbao-Sonde (typische Röntgenzeichen sind fadenförmige Stenosen = „String sign"), Pflasterstein-Relief (Abb. 26.12 a). Koloskopie, ggf. Gastroskopie, CT „creeping"-Fett, Rektoskopie zum Ausschluß analer Manifestationen. Intraoperativ (z.B. Appendektomie): Sicherung der Diagnose durch mesenteriale Lymphknotenentnahme.

Differentialdiagnose: Akute Appendizitis, Campylobacter-Ileokolitis, Yersinien-Enteritis, perityphlitischer Abszeß, Ileozäkal-Tbc, Aktinomykose, Endometriose, Morbus Hodgkin, Colitis ulcerosa.

Therapie: Der Morbus Crohn ist zur Zeit noch nicht heilbar. Die Therapie dient der Linderung der Beschwerden und der Verzögerung einer Rezidiventwicklung.

- Im **akuten Stadium** ist die Behandlung stets konservativ mit Glukokortikoiden, im Einzelfall mit Azathioprin. Bei Kolonbefall Salazosulfapyridin, 5-Aminosalicylsäure, Disalicylsäure. Zusätzlich wird eine vollständige parenterale Ernährung durchgeführt bzw. voll resorbierbare Sondenkost („Astronautenkost") verabreicht. Zur Objektivierung der Crohn-Aktivität dient der Crohn's-disease-activity-Index nach Best (s. Tab. 26.1).
- Bei **toxischem Megakolon** in Analogie zum Vorgehen bei der Colitis ulcerosa: subtotale Kolektomie mit Anlage eines ableitenden Ileostomas.
- **Therapieresistenz** und **Komplikationen** zwingen früher oder später in 90 % zur **Operation.**

Morbus Crohn: Operation bei Therapieresistenz oder Komplikationen

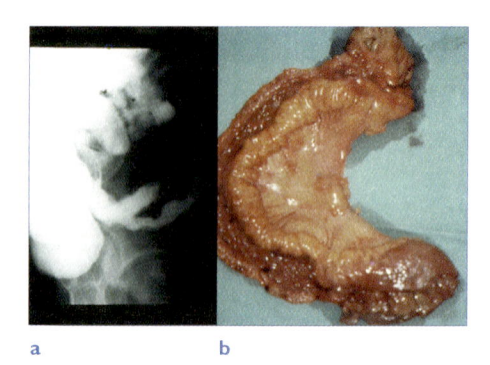

Abb. 26.13 a,b
Morbus Crohn mit langstreckiger Stenosierung
a MDP
b Operationspräparat

Tab. 26.1 Crohn's-disease-activity-Index (nach Best, 1981)

A	Anzahl flüssiger Stühle pro Tag
B	Abdominelle Schmerzen (0–3: keine bis stark)
C	Subjektives Empfinden (0–4: gut bis extrem schlecht)
D	Anzahl extraabdomineller Befunde
E	Palpabler abdomineller Tumor (0 = keiner, 2 = fraglich, 3 tastbar)

Formel: Index = [A + (B + C + D + E) · 2] · 20

0   = Keine Manifestation
> 150 = Aktiver Morbus Crohn
> 450 = Schwerer, akuter Schub

Morbus Crohn

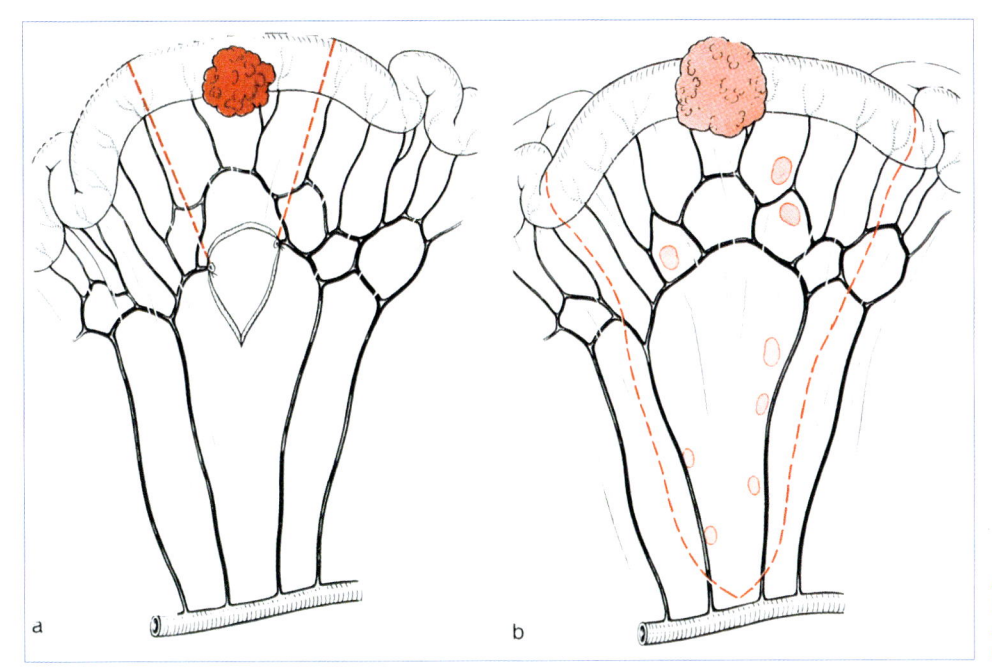

Abb. 26.14 a,b
Dünndarmresektion
a Keilresektion
b Segmentresektion

Methode der Wahl ist die **Resektion** (Abb. 26.14). Der häufigste Eingriff ist eine Ileozäkalresektion oder rechtsseitige Hemikolektomie mit primärer Ileoaszendo- oder Ileotransversostomie (s. Kap. 27). Die früher durchgeführten Umgehungsoperationen (s. Abb. 26.22) haben sich nicht bewährt und sind deshalb heute ganz verlassen worden.

Das Prinzip jeglicher Operation beim Morbus Crohn muß sein, so viel Darm wie nötig, so wenig wie möglich zu entfernen, da kein Zusammenhang zwischen dem Resektionsausmaß und der Rezidiverwartung besteht.

Bei multiplen Stenosen (< 10 cm): Strikturoplastik (Abb. 26.19 a) vor allem beim Kurzdarm-Syndrom.

- Eine medikamentöse Rezidivprophylaxe ist zur Zeit nicht möglich.

Morbus Crohn: Chirurgisch nicht heilbar, deshalb nur sparsame Resektion

9 Andere entzündliche Erkrankungen

9.1 Bauhinitis

Die Entzündung der Valvula Bauhini mit pseudotumoraler Verdickung der Ileozäkalregion ohne Lymphknotenbeteiligung ist eine seltene Erkrankung des Erwachsenenalters unklarer Ätiologie. Beziehungen zum Morbus Crohn werden diskutiert.
Klinik: Rezidivierender, inkompletter tiefer Dünndarmileus.
Diagnostik: Fraktionierte Dünndarmpassage, Koloskopie.
Therapie: Konservativ, Antiphlogistika, bei Persistenz der Beschwerden ggf. Ileozäkalresektion.

9.2 Ulcus jejuni simplex

Solitäres Ulkus im oberen Jejunum bzw. unteren Ileum unklarer Ätiologie, meist mit Perforation (freie Luft!) oder Blutung einhergehend. Vaskuläre Faktoren werden diskutiert.
Klinik: Akutes Abdomen unklarer Ursache, intestinale Blutung, „freie Luft" meist Spätsymptom.
Therapie: Exzision, ggf. Dünndarmteilresektion.

9.3 Lymphadenitis mesenterica (Yersinien-Enteritis)

In letzter Zeit zunehmend beobachtete, spezifische Entzündung des terminalen Ileums bei Infektion durch Pasteurella pseudotuberculosis oder häufiger Yersinia enterocolia.
Klinisch immer imponierend als akute Appendizitis oder akuter Morbus Crohn.
Therapie: Konservativ mit Antibiotika, bei akzidenteller Laparotomie Lymphknotenbiopsie (Ausschluß Morbus Crohn!).

9.4 Darmtuberkulose

Meist auf enterogenem, selten auf hämatogen-lymphogenem Weg entstandene Dünndarmmanifestation der Tbc. Prädilektionsort ist die Ileozäkalregion mit Befall der benachbarten Lymphknoten. Ausheilung unter Stenosierung mit Neigung zur malignen Entartung.
Klinik: Durchfälle, Darmblutung, Leibschmerzen, tastbarer Tumor, Lungen-Tbc in der Anamnese.
Therapie: Tuberkulostatika. Nur bei Stenose operative Revision mit Resektion des betroffenen Darmabschnitts.

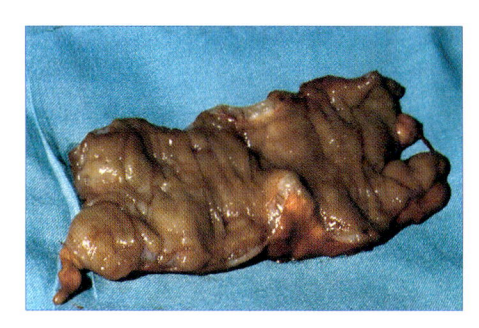

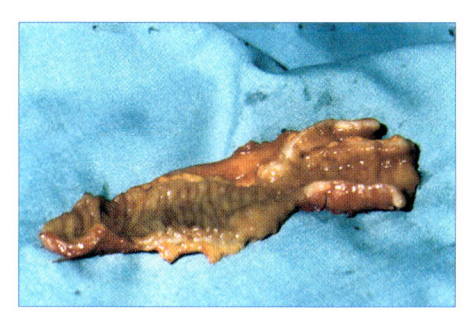

Abb. 26.15 a,b
Operationspräparat bei chronischer Strahlenenteritis

9.5 Mesenteriallymphknoten-Tuberkulose

Tuberkulös veränderte Lymphknoten im Ileozäkalbereich können die Symptomatik einer Appendizitis vorspiegeln.
Die **Therapie** besteht in histologischer und bakteriologischer Diagnosesicherung sowie der Anwendung von Tuberkulostatika.

9.6 Syphilis

Häufig Befall des Jejunums mit gummösen Geschwüren, die narbige Strikturen hinterlassen. Insgesamt sehr selten, noch seltener operationspflichtig.

9.7 Aktinomykose

Bevorzugter Sitz in der Ileozäkalregion, häufig von der Appendix ausgehend, in 30 % Fistelung in die Bauchdecken.
Klinik: Hautfisteln mit chronischer Eiterung.
Diagnostik und Therapie: Diagnosesicherung durch Biopsie und Bakteriologie, antibiotische Therapie, ggf. Ileozäkralresektion.

9.8 Typhus abdominalis

Typhöse Geschwüre des unteren Ileums können durch Perforation oder Blutung chirurgisch therapiepflichtig werden. Häufigster Zeitpunkt ist die dritte Krankheitswoche, wenn sich die Ulzera reinigen und demarkieren.
Klinik: Zusätzlich zum Typhusverlauf schwere, konservativ nicht beeinflußbare Blutung oder Entwicklung eines akuten Abdomens.
Therapie: Lokale Übernähung oder Umstechung, Resektion mit Anastomosierung im Gesunden.

Weitere seltene Dünndarmerkrankungen, die zu Perforationen führen können, sind die **Enteritis phlegmonosa**, die **Panarteriitis nodosa** sowie die **Amöben-** und **Bakterienruhr**.

9.9 Strahlenenteritis

Durch Strahlenexposition (Radiotherapie) geschädigter Darm mit dem Bild einer chronischen Enteritis. Heute wegen fraktionierter Radiotherapie selten.
Klinik: Durchfälle, Blutungen, Koliken, Stenosen, Fisteln (Abb. 26.15)
Therapie: Resektion.

10 Dünndarmstrikturen

Erworbene Strikturen des Dünndarms können radiogen (s. Kap. 27), vaskulär (lokale Ischämie), entzündlich (Morbus Crohn, Ulcus simplex, Panarteriitis nodosa) oder durch Tumoren (s.u.) ausgelöst werden.
Therapie: Resektion oder plastische Erweiterung (Strikturoplastik).

Verwachsungsbauch

Die praktisch wichtigste Form der exogenen Dünndarmstriktur sind die postoperativen Adhäsionen, d.h. die Ausbildung von Verwachsungen und Briden im Operationsbereich. Ursächlich hierfür sind Traumatisierung und Ischämie der Darmwand bei der Voroperation. Folge ist eine regionale Fibrinausschwitzung mit konsekutiver Entwicklung von Adhäsionen (Verklebung der Darmschlingen) und Bildung von Bindegewebssträngen (= Briden) (Abb. 26.16).
Die Entstehung von Briden und Adhäsionen ist operationstechnisch und medikamentös kaum beeinflußbar. Jeder abdominelle Eingriff birgt die Gefahr eines späteren Verwachsungsbauches in sich. Die Häufigkeit schwankt zwischen 1 % (blande Appendektomie) bis zu 24 % (schwere Peritonitis). Die Gefahr eines späteren Verwachsungsbauches ist ein Grund dafür, die Indikation zu jedweder Laparotomie sorgfältig abzuwägen.

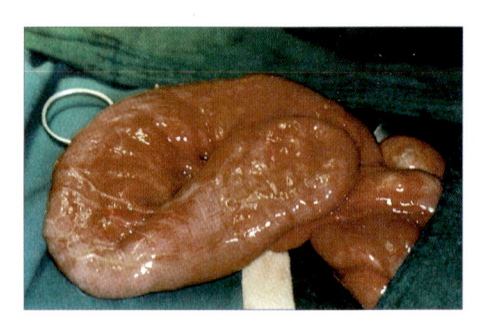

Abb. 26.16
Verwachsungsbauch, Operationssitus

> Die unnötige Appendektomie von heute kann der Verwachsungsbauch von morgen sein!

Klinik: Häufig über Jahre anhaltende hartnäckige Beschwerden mit rezidivierenden inkompletten oder kompletten Ileuszuständen, episodenartigen Leibschmerzen, Dyspepsie, Stuhlgangunregelmäßigkeiten, Blähbauch, tastbare Darmsteifungen, Stenoseperistaltik (Ileus).
Diagnostik: Röntgen-Dünndarmpassage nach Sellink.
Therapie: Bei nachweisbarer Passagestörung operative Adhäsiolyse, innere Darmschienung über Dennis- bzw. Miller-Abbott-Sonde zur Erzeugung geordneter Verwachsungen. Alternativverfahren sind die Fixation der Darmschlingen durch seröse Nähte nach Noble oder transmesenteriale Nähte nach Childs-Phillips (s. auch Kap. 29), ggf. Resektion enger Segmente.
Prognose: Meist gut, aber in ca. 10 % Rezidive.

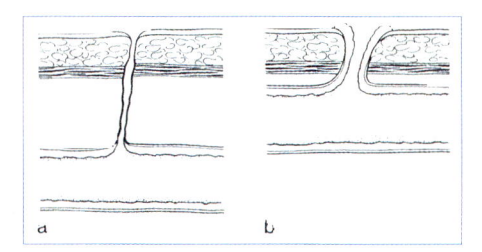

Abb. 26.17 a,b
Dünndarmfisteln.
a Langstreckige Fisteln
b Lippenfistel (= entero-kutane Schleimhautauskleidung)

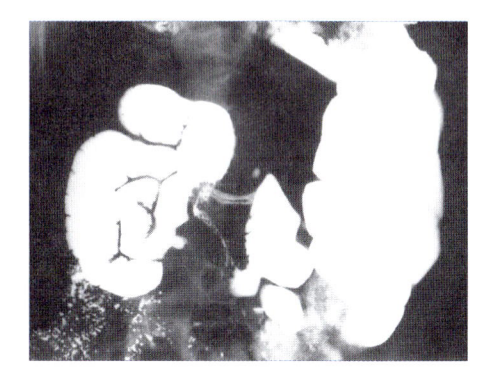

Abb. 26.18
Entero-enterische Fisteln bei M. Crohn

11 Dünndarmfisteln (Abb. 26.17, 26.18)

Innere und äußere Fisteln treten als Komplikationen von Bauchverletzungen, Morbus Crohn, Tbc, Aktinomykose, Karzinom, Perforation etc. auf (s.o.).

Klinik:
- Bei **äußerer** Fistelung Sekretentleerung mit Mazeration der Bauchhaut im Bereich der Fistelöffnung.
- Bei **innerer** Fistelung Malabsorption durch intestinalen Kurzschluß und Blindsackbildung mit bakterieller Fehlbsiedlung.

Therapie:
- **Konservativ** mit parenteraler Ernährung, Flüssigkeits- und Elektrolytersatz bzw. voll resorbierbarer elementarer Diät. Hautschutz vor Mazeration (ätzender Dünndarmstuhl!) durch Karaya- oder Pektin- (Stomahäsiv®-)Platten, Klebebeutel. Instillation von Milchsäure (4,5%, pH 4,8) zur Pufferung des alkalischen Dünndarmsaftes.
- Indikation zur **sofortigen operativen Sanierung** sind hochsitzende Jejunalfisteln unklarer Genese, bei lokaler oder diffuser Peritonitis, Blutungen u.a.
- Weiterhin besteht eine Elektivindikation zur Operation bei lang persistierenden (> 6 Wochen) Fisteln mit Flüssigkeitsverlusten von mehr als 400 ml/24 h. Resektion des fisteltragenden Abschnittes und End-zu-End-Anastomosierung. Die Letalität liegt bei 5%.

Dünndarmfistel: Je langstreckiger, desto wahrscheinlicher die spontane Heilung

Prognose: Eine direkte entero-kutane Dünndarmfistel (Lippenfistel) (z.B. Ileostoma) ist spontan nicht heilungsfähig, sie bedarf des operativen Verschlusses. Langstreckige Fisteln neigen eher zur spontanen Heilung (Abb. 26.17).

12 Dünndarmtumoren

Sie machen etwa 4 % der Darmtumoren aus; von ihnen sind 75 % gutartig.

12.1 Gutartige Dünndarmtumoren

Fibrome, Lipome, Adenome, Neurinome, Hämangiome, Myome und Adenomyome. Gutartige Darmtumoren sind charakteristisch für folgende Syndrome:
- **Peutz-Jeghers-Syndrom:** Intestinale, familiäre Polyposis im Jejunum und proximalen Ileum, selten im Magen und Kolon. Abnorme, periorale Pigmentierung mit Melaninflecken, in 15 % maligne Entartung der Dickdarmpolypen.
- **Gardner-Syndrom:** Intestinale Polypose mit Weichteiltumoren und Osteomen (Kieferbereich!).
- **Cronkhite-Canada-Syndrom:** Intestinale Polypose unter Mitbeteiligung des Dünndarms, Alopezie, Hautpigmentierungen, Hypoproteinämie, Fingernagelatrophie.
- **Morbus Recklinghausen:** Im Rahmen der generalisierten Neurofibromatose (Haut, ZNS, Intestinum) auch intestinale neurofibromatöse Tumoren mit Stenosierungs- oder Blutungsneigung. Charakteristisches äußerliches Zeichen sind multiple Neurofibrome der Haut sowie Café-au-lait-Flecken.

Klinik: Meist stumm, nur gelegentlich Ileus durch Invagination, Obturationen oder Blutung aus Exulzeration (Neurinome, Hämangiome).
Therapie: Exzision (Abb. 26.9), ggf. mit plastischer Erweiterung oder Resektion. Wenn diese Verfahren nicht möglich sind: entlastende Umgehungsanastomose.
Prognose: gut.

Abb. 26.19 a,b
Dünndarmwandexzision bei benignem Tumor oder Striktur
a Exzision
b Längsspaltung, Quervernähung z. B. Strikturoplastik bei Morbus Crohn

12.2 Karzinoid

Karzinoide sind Neoplasmen vornehmlich des Gastrointestinaltrakts, die zu den semimalignen Tumoren zählen. Häufigster Manifestationsort ist die Appendix mit ca. 40 % vor dem Rektum mit 15 %, dem Ileum und Lungen-/Bronchialsystem mit einem Anteil von jeweils 10 %. Seltener ist es im Ovar oder im Magen und Duodenum zu finden.
Kennzeichnend ist die Produktion von **Serotonin** (5-Hydroxytryptamin, 5-HT); in Abhängigkeit von Zelltypen können auch Kinine, Prostaglandine, Histamin, Insulin u.a. Substanzen produziert werden.
Klinik: Durch submuköses Wachstum über viele Jahre asymptomatischer Verlauf. Bei fortschreitender Ausdehnung Tumorzerfall mit Blutung oder Ileus. Bei einem Durchmesser > 2 cm ist fast stets mit einer Metastasierung zu rechnen.
In 5 % der Fälle entwickeln Karzinoide das sog. Karzinoid-Syndrom.

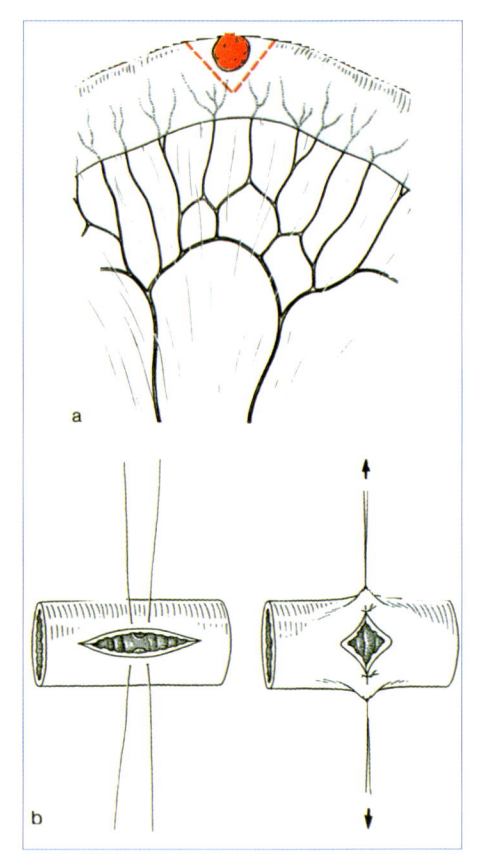

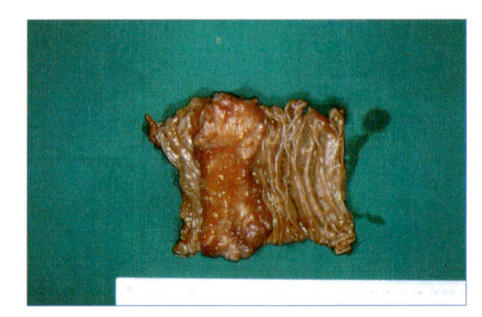

Abb. 26.20
Dünndarmkarzinom (Jejunum)

Dünndarmtumoren

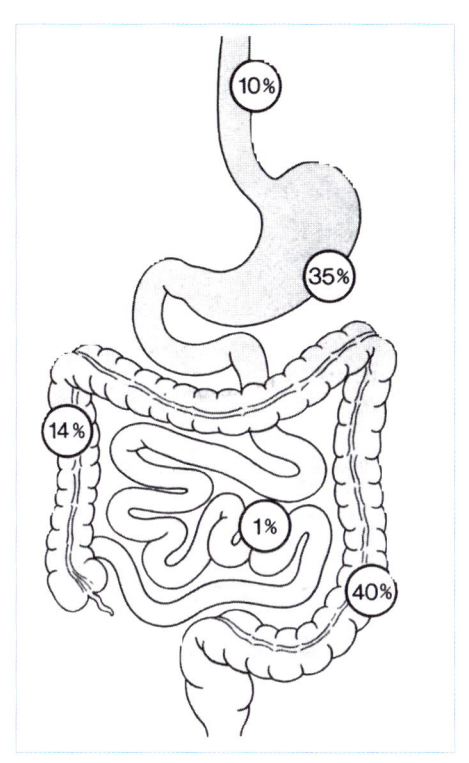

Abb. 26.21
Häufigkeit der Neoplasmen im Bereich des Gastrointestinaltraktes

Karzinoid-Syndrom: Durch vermehrte Serotoninausschüttung in die Blutbahn anfallartige Flush-Zustände, Durchfallepisoden, Bauchkoliken sowie manchmal Asthma bronchiale. Späte Organfolgen sind eine rechtsseitige Kardiopathie (Fibrose der Trikuspidalklappe) sowie retroperitoneale Fibrosierungen. Das Karzinoid-Syndrom ist in der Regel mit einer Lebermetastasierung verbunden, so daß das intestinal anfallende Serotonin nicht mehr durch die Monoaminooxidasen der Leber abgebaut werden kann.

Diagnostik: Nachweis von 5-Hydroxyindolessigäure (= 5-HIES) als Serotonin-Metabolit im Urin, notfalls durch wiederholte Bestimmungen; Szintigraphie mit ^{111}Iridiumpentetreotid.

Therapie: Dünndarmresektion unter Einschluß der Metastasenstraße. Cave: multizentrische Tumoren! Bei ausgedehnter Metastasierung palliative Resektion und Lymphknotenexstirpation zur Tumorverkleinerung.

Symptomatisch mit Glukokortikoiden und Serotonin-Antagonisten (Methysergid, Deseril®).

Bei starken Diarrhöen Parachlorphenylalanin. Wirksam gegen den Flush ist die Verabreichung von Octeotid (= Somatostatin-Analogon). Bei Karzinommetastasen Kombination mit 5-Fluoruracil und Streptozotocin, Interferon-α.

12.3 Bösartige Dünndarmtumoren

Malignome des Dünndarms sind Raritäten (ca. 5 % aller malignen Darmtumoren). Ursache für die Tumorresistenz des Dünndarms soll die „ruhige Schleimhaut" (frühe embryonale Differenzierung), das alkalische Milieu ohne Stase (kurzer lokaler Schleimhautkontakt) sowie die chemische Indifferenz des Darminhalts sein. Proportional ist der Anteil der Sarkome an den Malignomen sehr hoch (1:4 im Dünndarm, 1:110 im Magen und 1:190 im Dickdarm).

Bevorzugte Lokalisation beim Karzinom ist das Jejunum, beim Sarkom das Ileum (Abb. 26.20, 26.21).

Klinik: Anfangs asymptomatisch, bei zunehmender Größe Ileus, gelegentlich freie Perforation oder Blutung. Meist Zufallsdiagnose.

Therapie: Radikale Resektion unter Einschluß des regionären Lymphabflusses wegen später Diagnose nur in 50 % der Fälle noch möglich. Ansonsten palliative Resektion oder Entero-entero-Umgehungsanastomose (Abb. 26.22).

Prognose: Schlecht. 5-Jahres-Heilung: Adenokarzinom 20 %, Karzinoide 50 %, Leiomyosarkom 55 %. Adjuvante chemotherapeutische und radiotherapeutische Behandlung ohne sicheren Erfolg.

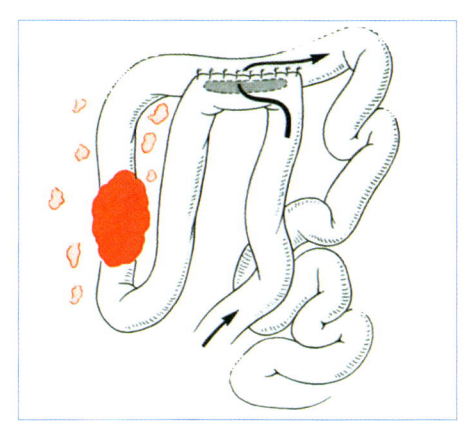

Abb. 26.22
Enteroanastomose zur Auschaltung nichtresektabler Dünndarmtumoren oder -stenosen

13 Mesenterialerkrankungen

13.1 Mesenterialtumoren

Tumoren des Mesenteriums sind selten. Es besteht eine Verwandtschaft zu den primär retroperitonealen Tumoren (s. Kap. 39).

13.2 Mesenterialzysten

Zysten unterschiedlicher Ätiologie, z.B. zystische Lymphangiome (s. Kap. 39).
Klinik: Im Kindesalter oft akuter Ileus durch Abknickung, beim Erwachsenen abdomineller, gut beweglicher, häufig die Lage wechselnder Tumor.
Diagnostik: Palpation, Abdomenübersicht, Sonographie, Computertomographie.
Therapie: Exstirpation, ggf. unter Mitentfernung des abhängigen Darmabschnitts.

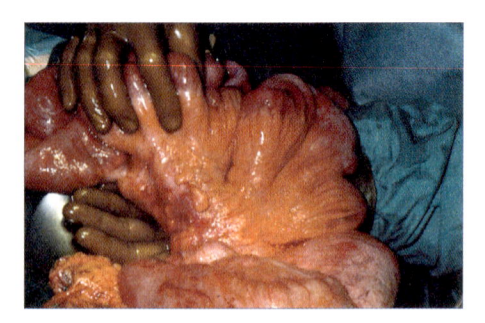

Abb. 26.23
Mesenteriales Sarkom

14 Mesenterialinfarkt

Arteriell embolischer Verschluß im Bereich der A. mesenterica superior oder A. m. inferior (Abb. 26.24). Auf den arteriellen Verschluß folgt die venöse Thrombosierung durch Stase. Beim Totalverschluß der A. mesenterica superior reicht die Infarzierung bis zur Mitte des Colon transversum. Bei peripherer Streuung der Embolien können auch umschriebene Areale infarziert sein. Selten liegt eine primäre Mesenterialvenenthrombose vor.
Klinik: Charakteristisch sind **3 Stadien**: Ein schmerzhaftes Initialstadium von 6 Stunden (Infarzierung), das nachfolgende schmerzfreie („fauler Friede") Stadium von 12 Stunden (Wandnekrose) und das dritte Stadium der Peritonitis.
Typisch ist die Vorgeschichte einer kardiovaskulären Erkrankung (z.B. Mitralstenose mit Vorhofflimmern, frischer Myokardinfarkt), Bauchschmerz im linken Mittel- bis Unterbauch (Maximum der Darmschlingen), Schock sowie gelegentlich blutige Stuhlentleerung.
Klinisch besteht ein akutes Abdomen mit Druckschmerz meist im linken Mittel- bis Unterbauch (s. Kap. 29).
Diagnostik: Röntgen-Abdomenübersicht, Sonographie, Arteriographie, Angio-CT, Laktat im Serum, bei Verdacht explorative Laparotomie.

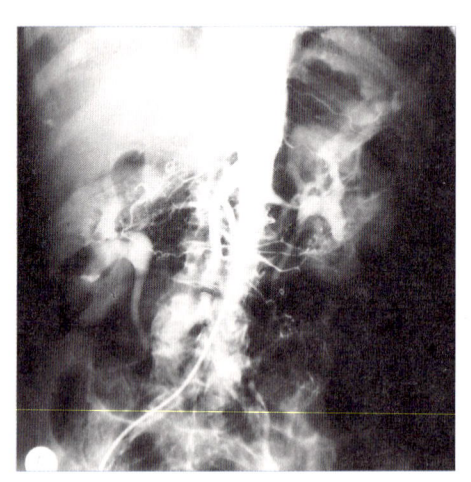

Abb. 26.24
Mesenterialinfarkt mit Verschluß der A. mesenterica superior im Angiogramm

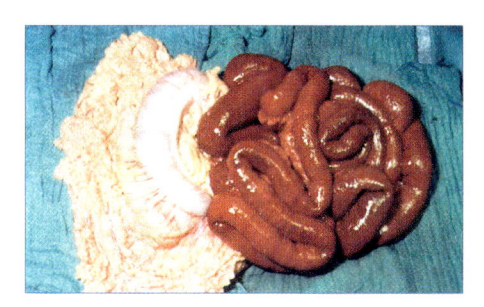

Abb. 26.25
Mesenterialinfarkt mit ausgedehnter Dünndarmnekrose

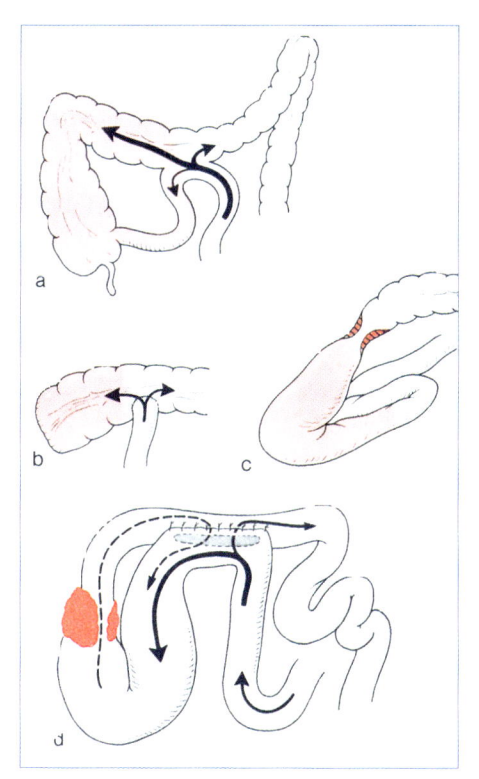

Therapie: Versuch der Embolektomie innerhalb der ersten 6 Stunden, später Darmresektion entsprechend der Demarkierung (Abb. 26.25), zumeist als Diskontinuitätsresektion mit Ausleitung beider Darmenden als Stomata. Ggf. Revision (second-look, third-look), um das primäre Resektionsausmaß möglichst geringzuhalten.

Mesenterialinfarkt:
Bei Verdacht → Angiographie
Bei begründetem →Verdacht Laparotomie

Prognose: Sie korreliert mit dem Ausmaß und der Zeitdauer der Infarzierung. Bei über 12stündigem Verlauf beträgt die Letalität 80–100 %.

15 Sonstige chirurgische Dünndarmerkrankungen

15.1 Blindsacksyndrom (Abb. 26.26, 26.27)

Blindsäcke (Divertikel, Darmstümpfe bei Seit-zu-Seit- und Seit-zu-End-Anastomosen oder ausgeschaltete Darmschlingen, innere Fisteln oder Umgehungsenteroanastomosen, z.B. Ileotransversostomie) bedingen eine Überwucherung des Darminhaltes mit Bakterien. Diese führt zur Dekonjugation der Gallensäuren sowie zur Konsumption von Vitamin B_{12}. Folge sind Diarrhoe, Steatorrhoe mit Hypokalzämie, chologene Diarrhoen und Vitamin B_{12}-Mangel.

Klinik: Steatorrhoe, Diarrhoe, Meteorismus, Gewichtsverlust, Hypokalzämie, Zeichen des Vitamin B_{12}-Mangels mit perniziöser Anämie bis hin zur funikulären Myelose.

Therapie:
- Konservativ: Tetrazykline, Colestyramin (Gallensäurenbindung), Vitamin B_{12} zur Linderung der Beschwerden.
- Operativ: Resektion des Blindsackes und End-zu-End-Anastomosierung.

Prophylaxe: Vermeidung von Seit-zu-Seit- oder Seit-zu-End-Anastomosen sowie Ausschaltungsoperationen bei gutartigen Erkrankungen (z.B. Ileotransversostomie).

Diarrhoe + Steatorrhoe + perniziöse Anämie → Blindsacksyndrom?

Abb. 26.26 a–d
Ursachen und Formen des Blindsacksyndroms.
a Zustand nach Ileotransversostomie
b End-zu-Seit-Anastomose
c Prästenotische Dilatation
d Blindsack durch Enteroanastomose

15.2 Kurzdarmsyndrom

Ausgedehnte Dünndarmresektionen (Morbus Crohn, Karzinom, Trauma oder Mesenterialinfarkt s.u.) führen zur Einschränkung intestinaler Resorptionssfläche, die bei 50 % Verlust klinisch manifest wird, bei 70 % lebensbedrohend.

Klinik: Chologene Diarrhoen, Malassimilation, Flüssigkeits- und Elektrolytverluste, Anorexie.

Therapie:
Parenterale Langzeiternährung, z.B. nach Implantation eines venösen Port-Systems (in Lokalanästhesie). Colestyramin und Octreotide. Nach mehrmonatiger Ernährung funktionelle Adaptation des Restdünndarms (gesteigerte Glukoseresorption, gesteigerte Aktivität der Enzyme, verlangsamte Passagezeit) aufgrund enterohormonaler Einflüsse.

Eine kausale operative Therapie steht uns mit der Dünndarmtransplantation zur Verfügung. Die Transplantatüberlebensrate liegt nach 3 Jahren bei 38 % unter Immunsuppression mit Tacrolismus.

Palliativ läßt sich eine Peristaltikbremsung durch Interposition eines anisoperistaltischen Jejunumsegmentes erreichen und hierdurch die Kontaktzeit verlängern. Allerdings ist ein derartiger Eingriff frühestens nach einem halben Jahr indiziert, da der Dünndarm eine erstaunliche Adaptationsfähigkeit besitzt.

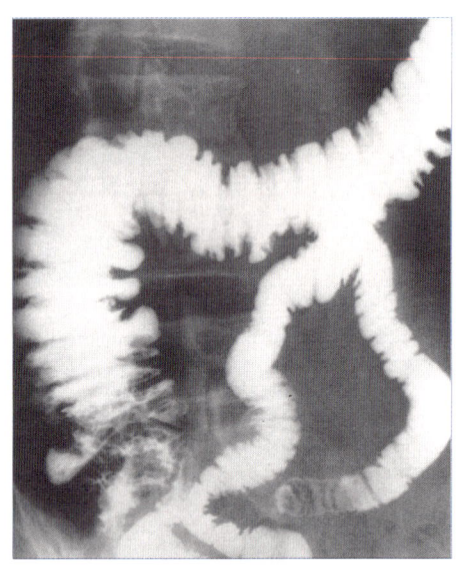

Abb. 26.27
Kolonkontrasteinlauf (KKE) bei Ileotransversostomie mit Blindsacksymptomatik wegen nicht-resektablem Caecumtumor

16 Dünndarmresektion

Das Prinzip der Dünndarmresektion besteht in dem Bemühen, den krankhaften Abschnitt so radikal wie nötig und so sparsam wie möglich zu entfernen. Da der Dünndarm das einzige nicht entbehrliche Organ des Gastrointestinaltrakts ist, kommt seiner Erhaltung im Rahmen der resezierenden Maßnahmen eine erhebliche Bedeutung zu.

Als **Regel** kann gelten, daß 30 % der Gesamtlänge ohne Folgen reseziert werden können. Bei 50 % Resektionslänge muß zumindest vorübergehend, bei 75 % langdauernd parenteral substituiert werden, da sonst Mangelerscheinungen unvermeidlich sind. Jüngere Menschen besitzen größere Kompensationsfähigkeiten als ältere, doch ist auch ein Kind mit weniger als 10 % Dünndarm nur durch parenterale Ernährung lebensfähig.

Dünndarmresektion: So sparsam wie möglich, so radikal wie nötig

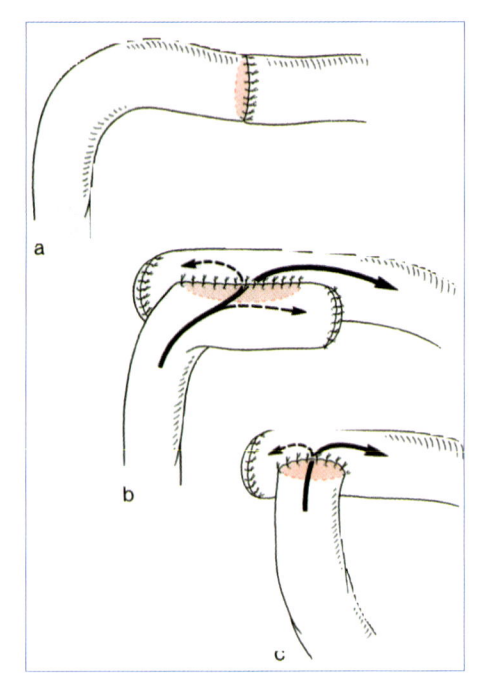

Abb. 26.28 a–c
Formen der Dünndarmanastomose.
a End-zu-End
b Seit-zu-Seit
c End-zu-Seit

Dünndarmresektion

Die Anastomosen werden zur Vermeidung eines Blindsacksyndroms End-zu-End angelegt; Umgehung (Entero-Enterostomien) werden nur bei Palliativmaßnahmen angewandt (Abb. 26.28). Die Ausleitung des Dünndarms als Ileostoma kann doppelläufig oder endständig erfolgen (Abb. 26.29).

Zur **Steigerung der Reservoirfunktion** kann ein Reservoir nach Kock (Abb. 26.30) aus der endständigen Dünndarmschlinge angelegt werden (Kontraindikation: Morbus Crohn).

Die Pflege der peristomalen Haut durch Karaya-Paste, Pektinplatten (Stomahäsiv®) sowie Klebebeutel ist Bedingung zur Toleranz derartiger Stomata, da der ätzende Dünndarmstuhl die peristomale Haut sonst in erheblichem Maß schädigt.

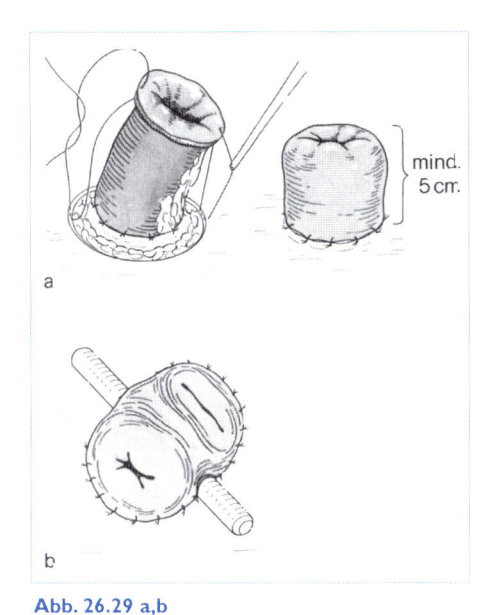

Abb. 26.29 a,b
Ileostoma
a Endständiges Ileostoma prominens
b Doppelläufiges Ileostoma

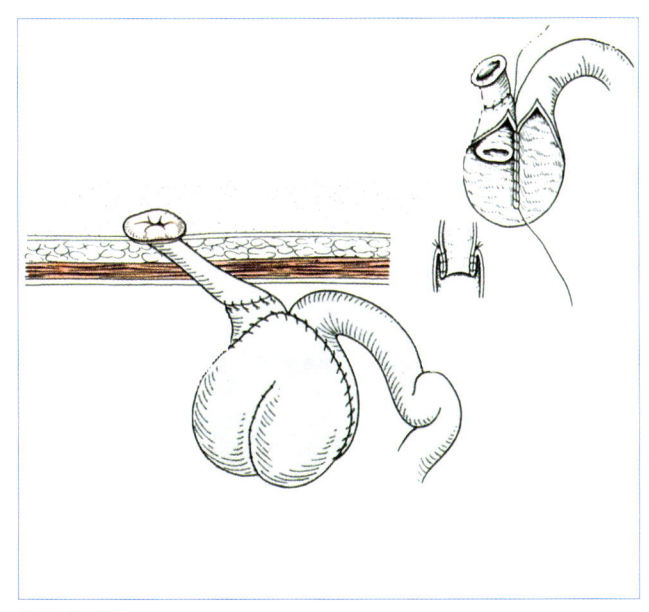

Abb. 26.30
Kock-Reservoir bei endständigem Ileostoma

17 Operationsatlas: Ileostomie-Anlage*

Präoperatives Vorgehen

- **Diagnostik:** Je nach Grunderkrankung.
- **Indikation:** Protektiv für 6–12 Wochen im Rahmen von Kolonresektionen oder zur Deviation.
- **Aufklärung:** Stomaprolaps, parastomale Hernie, bei jeder Kolonresektion sollte der Patient über eine mögliche Stomaanlage informiert werden.
- **Vorbereitung:** Präoperative Markierung der geplanten Stomalokalisation (Vermeidung von Hautfalten oder Gürteldruck).

Operationstechniken

- Ileostoma (ähnlich Sigmoido-, Transversostomie),
- endständig, doppelläufig.

Postoperatives Vorgehen

- Nicht resorbierbare Hautfäden und Reiter nach 10 Tagen entfernen.
- Kostaufbau, wenn Stoma fördert.
- Bei postoperativer Schwellung Kühlen mit Eis, Betupfen mit Otriven®.

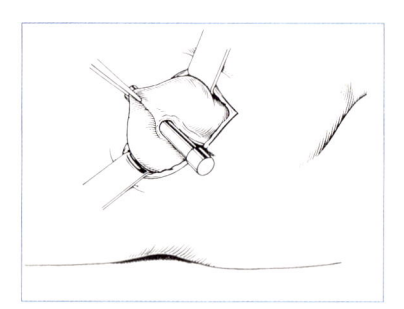

Abb. 26.19
An der präoperativ markierten Stelle Hervorluxieren einer distalen Ileumschlinge vor die Bauchdecke, Einführen eines sog. Reiters durch eine Lücke im Mesenterium

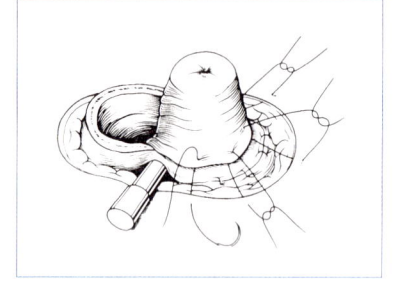

Abb. 26.20
Nach asymmetrischem Eröffnen des Darmes über dem Reiter wird die zuführende Schlinge prominent (beugt Stomadysfunktion und Hautkontakt mit ätzendem Dünndarmstuhl vor) an der Haut mit resorbierbaren Nähten (PGS 3–0) fixiert

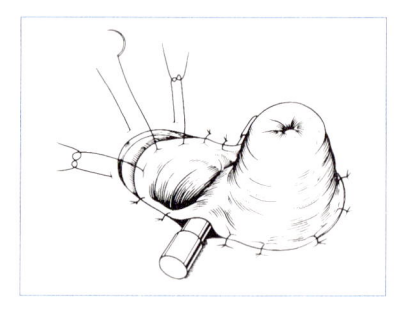

Abb. 26.21
Der abführende Schenkel wird im Hautniveau vernäht, Anbringung eines Klebebeutels

---

* Abbildungen aus K. Kremer, V. Schumpelick, G. Hierholzer (Hrsg.): Chirurgische Operationen. Atlas für die Praxis. Thieme, Stuttgart-New York 1992.

27 Kolon und Rektum

Kapitelübersicht

Kolon und Rektum

Verletzungen

Entzündliche Erkrankungen
- Akute Appendizitis
- Chronische Appendizitis
- Colitis ulcerosa
- Morbus Crohn
- Divertikulitis
- Radiogene Proktitis
- Ischämische Kolitis

Tumoren
- Adenome
- Familiäre adenomatöse Polyposis coli
- Lynch-Syndrom
- Polypen
- Kolonkarzinom
- Sarkome
- Karzinoide

Tumorähnliche Läsionen
- Endometriose
- Colitis cystica profunda

Operationsatlas

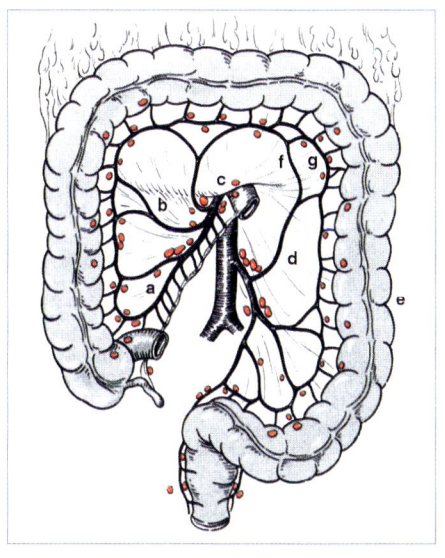

1 Anatomie und Physiologie

1.1 Anatomie

Topographie: Der Dickdarmrahmen umspannt die Leibeshöhle im Uhrzeigersinn. Colon ascendens und descendens sind sekundär retroperitoneal angeheftet, Colon transversum und sigmoideum mesenterial gestielt; ebenfalls sekundär retroperitoneal liegt in der Kreuzbeinhöhlung der Mastdarm, der ab der peritonealen Umschlagfalte (**Douglas-Raum**), extraperitoneal auf dem Beckenbodenentrichter verläuft und mit scharfem Knick das muskuläre Diaphragma durchsetzt. Diese Abwinkelung wird durch die Puborektalisschlinge, einen Verstärkungszug des M. levator ani, bewirkt. Im Bereich der Linea dentata geht der Mastdarm in den Analkanal über (s. Kap. 28).

Gefäßversorgung (Abb. 27.1): Stammgefäße sind die A. mesenterica superior und A. mesenterica inferior. Aus der A. mesenterica superior entstammen die A. ileocolica, die A. colica dextra und die A. colica media. Die A. colica dextra kann als eigenständiges Gefäß oder als Ast der A. ileocolica entwickelt sein. Die A. mesenterica inferior verzweigt sich in die Hauptgefäße A. colica sinistra, A. sigmoidalis und A. haemorrhoidalis superior. Von größter praktischer Bedeutung ist eine Gefäßarkade zwischen den Stromgebieten der Aa. mesentericae superior et inferior im Bereich der linken Flexur, die **Riolan-Arkade**. Über diese kann eine Durchblutung bis in den Sigmabereich über die A. mesenterica superior erfolgen. Das untere Rektum erhält Zuflüsse durch die Aa. haemorrhoidalis media et inferior aus der A. iliaca interna.

Arterien und Venen haben intramural einen getrennten Verlauf. Die Venen konfluieren submukös, Arterien subserös, so daß zahlreiche Muskellücken entstehen. Mit fortschreitendem Alter vergrößern sich die Gefäß-Muskellücken und leisten der Entstehung einer Divertikulose Vorschub.

Lymphabfluß: Die Lymphdrainage erfolgt entlang der großen Gefäße, d.h. segmentär unipolar (Abb. 27.1). Lediglich im Versorgungsgebiet von Arkaden (Flexurenumgebung, Colon descendens) ist ein bipolarer Abstrom möglich. Die untere Rektumetage drainiert entsprechend der Gefäßversorgung zusätzlich über die parailiakalen Lymphknoten und findet in Analnähe Abfluß zu den inguinalen Lymphbahnen.

Abb. 27.1
Gefäßversorgung und Lymphabfluß des Kolon und Rektums:
a A. ileocolica
b A. colica dextra
c A. colica media
d A. colica sinistra
e A. mesenterica inferior
f Riolansche Arkade
g Drummondsche Arkade

1.2 Physiologie

Aufgabe des Dickdarms ist die Resorption von Wasser, Elektrolyten und kurzkettigen Fettsäuren. Letztere entstehen durch bakteriellen fermentativen Abbau von nicht im Dünndarm resorbierten Kohlenhydraten. Sie fördern die Resorption von Elektrolyten und damit auch von Wasser. Außerdem stellen sie eine bedeutende Energiequelle für die Kolonepithelzellen dar. Sekretionsvorgänge haben dagegen nur eine geringe Bedeutung. Des weiteren wird im linken Kolon die Natriumresorption durch Mineralkortikoide beeinflußt. Resorption und Sekretion werden durch den intrazellulären pH, Aldosteron, Vitamin A, das enterische Nervensystem, Hormone, lokale Mediatoren und intraluminale Substanzen (z.B. Gallensäuren) reguliert. Die Bewegungsvorgänge des Dickdarms bestehen aus lokalen Einzelkontraktionen, prograd und retrograd fortgeleiteten propulsiven Massenbewegungen („giant migrating contractions"). Das enterische Nervensystem koordiniert die Bewegungsvorgänge und die Muskeleigentätigkeit.

Parasympathische Nerven haben kontraktionsfördernde, **sympathische** kontraktionshemmende Wirkungen.

Der **gastrokolische Reflex**, d.h. Stimulation der Motilität im Rektosigmoid durch orale Nahrungsaufnahme, wird über cholinerge und Opiatrezeptoren gesteuert.

Auch der Dickdarminhalt beeinflußt die Bewegungsvorgänge. Schlackenreiche Kost verkürzt die Verweildauer im Kolon, d.h. verkürzt die Passagezeit. Schlackenreiche Kost führt über eine vermehrte Füllung des Kolons und damit über eine vermehrte Dehnung der Kolonmuskulatur zu einer verbesserten Koordination der Kolonmotorik. Etwa **die Hälfte der Stuhlmassen** besteht aus anaeroben Bakterien der Bacteroides-Gruppe. Ihre Aufgabe ist der Abbau von nicht-resorbierbaren Kohlenhydraten sowie die Verhinderung einer Überwucherung durch potentiell pathogene Keime.

Schwer-resorbierbare Substanzen, z.B. Magnesiumsulfat oder Laktulose, stören die Wasserresorption und sind daher laxierend (= osmotische Diarrhoe).

2 Klinik und Diagnostik

2.1 Leitsymptome

Leitsymptome von Erkrankungen des Dickdarms sind:

2.1.1 Störungen der Stuhlbereitung und Passage

- Stuhlverstopfung (Obstipation), d.h. weniger als 2 Stühle pro Woche.
- Stuhlverhaltung (Ileus).
- Durchfall (Diarrhoe), wiederholt wäßrige bis breiige Stühle.

- Stuhlirregularitäten: Wechsel von Obstipation und Diarrhoe vornehmlich bei Stenose, prästenotische Verflüssigung der Randpartien des Kots durch vermehrte Sekretion und gesteigerte Peristaltik bewirkt einen Abstrom des verflüssigten Kots = **paradoxe Diarrhoe**.
- Blähungsbeschwerden: Meteorismus, häufig jedoch keine vermehrte Gasbildung nachweisbar: **Colon irritabile**.

2.1.2 Schmerzen

- gesteigerte Peristaltik: bei Passagehindernis, Reizzustand → krampfartiger Stuhldrang = Tenesmen.
- Darmdistension: der Darm ist lediglich dehnungsempfindlich.
- Entzündliche Darmwandprozesse, auch lokale oder diffuse Peritonitis.
- Durchblutungsstörungen:
  - **akut:** Strangulation, Volvulus, Inkarzeration, Invagination, Infarkt,
  - **chronisch:** sklerotische Gefäßprozesse (Angina abdominalis) Bestrahlungsfolgen.
- Tumorinfiltration.

2.1.3 Blutungen (s. auch Kap. 32)

Wichtig sind Beziehungen zur Defäkation, Kotsäule, Farbe (hell = arteriell, z.B. Hämorrhoiden, Divertikel; dunkel = venös, z.B. Tumoren; gemischt, z.B. Entzündung), Intensität, Häufigkeit.

- **Defäkationsblutungen:** Blutauflagerung auf dem Stuhl oder Nachblutung nach dem Stuhlgang.
- **Blutstuhl:** überwiegend Blut oder koagelhaltiger Stuhl = Hämatochezie.
- **Teerstuhl:** Melaena, Blutung aus höheren Darmabschnitten, Hämoglobin wird zu schwarzem Hämatin abgebaut.
- **Okkulte Blutung:** kleinere Blutungen aus höheren Darmabschnitten werden durch Kot maskiert, Nachweis durch Peroxidasereaktion → Okkultblutteste.

2.1.4 Schleimabgang

- Schleimige Auflagerungen auf dem Kot.
- Reine Schleimstühle, bei Entzündungen auch Schleim-Eiterstühle.

2.1.5 Eiterabgang

Meist bei Erkrankung von Anus und Rektum. Auch perianale Eiterungen (Fisteln).

2.2 Diagnostik (Tab. 27.1)

2.2.1 Klinische Untersuchung

- **Inspektion:** Leibesasymmetrien, Blähbauch, speziell auch Rahmenblähung mit eingesunkenem Zentrum (Kolonmeteorismus bei suffizienter Bauhin-Klappe), Prominenzen, Darmsteifungen (durch dünne Bauchdecken sich abzeichnende gesteigerte Peristaltik des Dünndarms), Operationsnarben, Hernien, Fistel zur Bauchdecke, Hautverfärbungen und andere.
Unverzichtbar: Inspektion des Anus (s. Kap. 28).
- **Palpation:**
  - Druckschmerz (Lokalisation, Ausdehnung lokal-diffus, Intensität), Klopfschmerz, Abwehrspannung lokal-diffus.
  - Resistenzen (= Tumoren): Lokalisation, Größe, Verschieblichkeit, Dolenz.
  - rektale Tastuntersuchung.
- **Perkussion:** Meteorismus (Rahmenblähung, u.U. an einer Stenose endend), Aszites, Dämpfung über Resistenzen.
- **Auskultation:** Darmgeräusche (Intensität, Charakter: Spritzend, gurgelnd, klingend, plätschernd, spastisch = ohrnah, knarrend, Stimulierbarkeit).
- **Endoskopie:** Bevorzugt in linker Seitenlage, Steinschnittlage, Knie-Ellenbogenlage.
- **Proktoskopie:** (s. Kap. 28.1.2).
- **Rektoskopie:** Möglichst schlanke Rektoskope verwenden (1,5 cm Durchmesser), da bessere Passage der Sigmaflexur, Untersuchungen bis 25 cm möglich)

50–55 % aller kolorektalen Neoplasmen sind im Bereich bis 25 cm ab Anokutanlinie lokalisiert!

Hauptinformation beim Rückführen des Geräts unter leicht kreisender Bewegung, Zeitaufwand 3–5 min (!), Biopsiemöglichkeit (Zangen-, Saug-, Schlingenbiopsie), operative Rektoskopie (Probeexzision, Polypenabtragung, Blutstillung usw.).
- **Koloskopie:** (s. Kap. 11).

2.2.2 Bildgebende Verfahren

- **Abdomen-Übersichtsaufnahme im Stehen oder in Linksseitenlage:** Spiegel, freie Luft, Darmgasverteilung.
- **Kolonkontrasteinlauf** (= KKE): Nachweis intraluminärer Veränderungen mit Darstellung der gesamten Kolon-Topographie. Möglichst nur noch als Doppelkontrastverfahren nach Welin (Kontrastmittel und Luftinsufflation → bessere Schleimhautreliefdarstellung). Bei guter Technik Auflösungsvermögen unter 5 mm, damit auch alle suspekten polypösen Formationen darstellbar (s. Kap. 27.3.3). Bei Verwendung von Bariumbrei anschließend Reinigung des Darmes mit Laxantien oder Einläufen.

Tab. 27.1 Diagnosemaßnahmen bei Verdacht auf Dickdarmerkrankungen

- Anamnese, klinischer Befund
- Digitale Mastdarmuntersuchung
- Rektoskopie/Proktoskopie
- Koloskopie bzw. Röntgen-Kolon-Doppel-KE
- Labor (bei positivem Befund)
- Okkultbluttest
- Zusatzuntersuchungen bei gesichertem Befund:
  Sonographie (Leber, Nieren)
  Endosonographie
  Computertomographie (Becken, Leber)
  CEA, Ca 19-9
  (Angiographie, i.v.-Urographie)

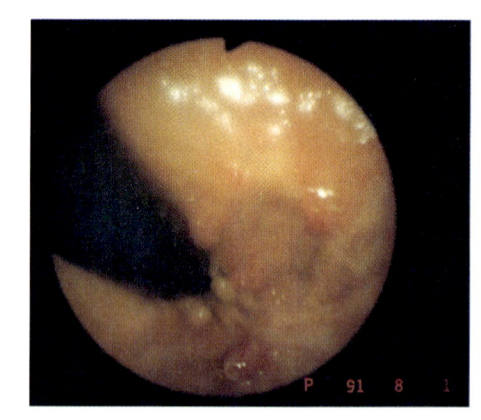

Abb. 27.2
Rektoskopie mit Darstellung eines Ulcus recti simplex (03.00–06.00 Uhr), ulzeröse Läsionen mit teilweise pseudopolypösen Regeneraten, dazwischen ausgedehntere Narbenzonen

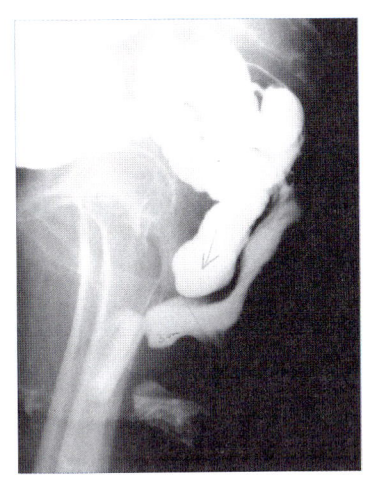

Klinik und Diagnostik

Abb. 27.3
Defäkographie. Ausbildung einer umfänglicheren vorderen Rektozele und markantes Cul-de-sac-Syndrom durch Sigmaimpression. Schreitet der Impressionsmechanismus fort, kommt es zur Ausstülpung der Rektumvorderwand (Rektumprolaps)

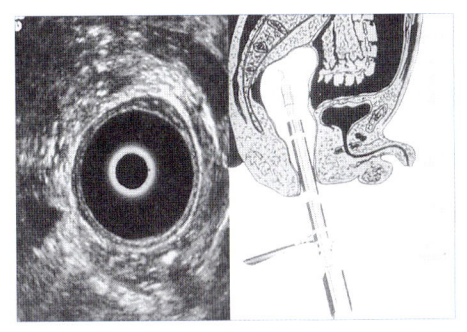

Abb. 27.4
Endosonographie eines Rektumkarzinoms

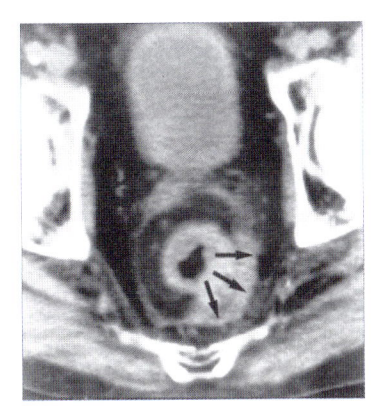

Abb. 27.5
CT eines fortgeschrittenen Rektumkarzinoms mit Durchbruch bis zu den rektalen Hüllfaszien zwischen 03.00 und 07.00 Uhr. Regionäre Lymphknotenmetastasierung bei 05.00 Uhr. Sehr charakteristisch für derartig fortgeschrittenen Karzinome ist die ausgeprägte Betonung der rektalen Hüllfaszien (ähnlich nach Strahlentherapie), die normalerweise kaum sichtbar sind

> Bei nicht auszuschließender Darmperforation Verwendung von wasserlöslichem Kontrastmittel.

Hiermit sind allerdings nur grobpathologische Veränderungen darstellbar.

- **Defäkographie:** Untersuchungsverfahren bei Funktionsstörungen des Anorektum und Beckenbodens mit Erfassung der Funktionsphasen in Schnellbildfolge (Angiographiegerät) im seitlichen Strahlengang. Derzeit wichtigste Untersuchungsmethode bei der Beckenbodeninsuffizienz. Zweckmäßig mit Kolondoppelkontrasteinlauf zu kombinieren, um höher gelegene Funktionsstörungen oder Sekundärveränderungen (vornehmlich Divertikulose), aber auch Lage- und Funktionsbehinderungen durch Darmeinpressung in den Douglasschen Raum (Cul de sac-Syndrom) zu erfassen.
- **Sonographie:** Beurteilung der Nieren (Harnstau → i.v.-Urographie) und der Leber (Filiae), Nachweis von Tumoren (Kokardenphänomen), Darmmotilität (Pendelperistaltik, Atonie) und freier Flüssigkeit (s. Kap. 13).
- **Endosonographie:** Beim Rektumkarzinom Bestimmung der Infiltrationstiefe und Nachweis vergrößerter pararektaler Lymphknoten (präoperative Radiotherapie?). Nachweis perianorektaler Tumoren, Abszesse, Fisteln, Vermessung der Sphinktermuskulatur (s. Kap. 28) (Abb. 27.4).
- **Computertomographie (CT):** Durch Erfassung von Dichteunterschieden geeignet bei extraluminären oder die Darmwand überschreitenden Prozessen wie Tumoren, Wandentzündungen (Morbus Crohn), Mesenterialverdickung, Lymphknoten, Knocheninfiltration (Os sacrum), Erkennen von extraintestinalen Befunden, Darstellung der Beziehung zu Nachbarorganen (Abszessen, Metastasen, Fisteln).
- **Kernspintomographie (Magnetresonanztomographie = MRT):** Ähnliche Indikation wie bei Computertomographie. Spezielle Vorteile in der besseren Weichteildifferenzierung, vor allem auch bei Entzündungsprozessen. Zunehmend auch für dynamische Untersuchungen (Beckenbodenfunktionsstörungen) eingesetzt, hierbei mit dem großen Vorteil, Lageverschiebungen aller pelvinen Organe synchron darstellen zu können. Diesbezüglich der Defäkographie überlegen, derzeit aber noch sehr kostspieliges Untersuchungsverfahren.

Ergänzende Untersuchungen

- **Magen-Darm-Passage:** Bei entzündlichen Darmerkrankungen, bei Prozessen im Ileozäkalbereich (Morbus Crohn) Doppelkontrastverfahren in der Sellink-Technik.

- **Röntgen-Thorax:** Lungenrundherde, Zwerchfellhochstand und -beweglichkeit, Pleuraerguß.
- **i.v.-Pyelographie:** Vorzugsweise bei primär fortgeschrittenen Karzinomen, speziell nach neoadjuvanter Therapie, retroperitonealen Tumorrezidiven (auch Verdacht), retroperitoneal entwickelten Entzündungsprozessen (Divertikulitis, Morbus Crohn) oder sonographischen Hinweisen auf Harnabflußstörungen.
- **Angiographie:** Bei großen Tumoren oder bei Blutungen, falls endoskopische Ortung der Blutungsquelle nicht gelingt.
- **Transitzeitbestimmung:** Bestimmung der Kolon-Passagezeit. Hierzu werden 6 Tage lang jeweils 20 röntgendichte Marker in einer Gelatinekapsel geschluckt. Am 7. Tag Bestimmung der Lokalisation und der Anzahl mit einer Abdomenübersichtsaufnahme (Hinton-Test).

2.2.3 Laboruntersuchungen

Bedeutsam nur im Hinblick auf Krankheitsfolgen, z.B. Entzündungsparameter, Eiweißstoffwechsel, Elektrolythaushalt, Harnstoff, Kreatinin.

Tumorassoziierte Antikörper: CEA (Normwerte bis 2,5 ng/ml bei Nichtrauchern, bis 5 ng/ml bei Rauchern) und CA 19-9 (Normwerte bis 36 U/ml) in der Nachsorge.

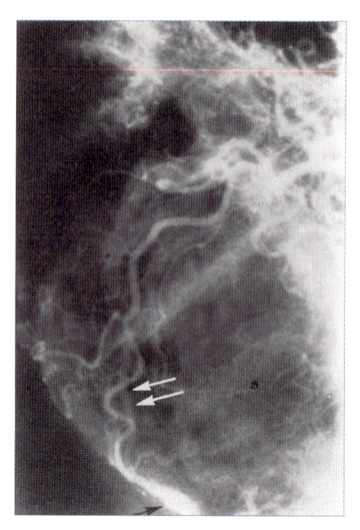

Abb. 27.6
Angiographie bei unterer gastrointestinaler Blutung wegen Angiodysplasie des Coecums

3 Chirurgie des Dickdarms

3.1 Risiken der Dickdarmchirurgie

Lokale Risiken sind:

- Kontamination des Operationsgebietes mit Darminhalt, potentielle Wundheilungsstörung, Abszeßbildung (Tab. 27.2).
- Nahtinsuffizienz als Folge zu großer Spannung, schlechter Durchblutung, technischer Fehler, lokale Abszedierung mit nachfolgender lokaler oder generalisierter Peritonitis.
- Oft ausgedehnte Resektionen mit (Teil-)Entfernung benachbarter, infiltrierter Organe notwendig (Bauchdecke, Milz, Leber, Dünndarm, Ureter, inneres Genitale, Harnblase).

Dickdarmileus: Darm nicht mit Elektrokauter eröffnen
→ Explosionsgefahr durch Methangas!

Allgemeine Risiken sind:

- Risiken einer längeren vollständig parenteralen Ernährung (ca. 4 % mechanische, 7 % septische, 20–30 % metabolische Komplikationen).
- Operationen im kleineren Becken erfordern häufig eine postoperative Nachbeatmung aufgrund der Auskühlung und der Lagerung in Trendelenburg-(Kopf tief-)Position.
- Hohe Komorbidität bei hohem Durchschnittsalter.

Tab. 27.2 Infektionsquellen in der Dickdarmchirurgie

- Darmlumen
- Darmschnittränder
- Eröffnete Lymphbahnen (Lymphkontamination bei Entzündung und Stenose)
- Analumgebung
- Rektumexstirpationshöhle („horror vacui")
- Darmfisteln
- Abszesse und periintestinale Infiltrate
- Stenosen („stagnant loop" bzw. Stase-Syndrom)
- Präexistente Stomata
- Pathologische Darmflora durch
  Grundkrankheit,
  Passagestörung,
  medikamentöse Therapie

Tab. 27.3 Operationsvorbereitung

Ernährung mit vollresorbierbarer Diät (2400 kcal/die[1])
oder
Parenterale Hyperalimentation (fakultativ) Perorale Darmspülung Perioperative Antibiotikaprophylaxe

[1] ≙ 10 000 kJ/die

3.2 Operationsvorbereitungen (Tab. 27.3)

Dickdarmoperation: Darmvorbereitung entscheidend!

3.2.1 Vor Koloskopie/Kontrasteinlauf

Am Vortag der Untersuchung möglichst flüssige Kost einhalten. Perorale Darmspülung mit osmotisch wirksamen Lösungen (Clean-Prep®, Golytely®), alternativ mit speziellen Laxantienkombinationen (X-Prep®) bei ausreichender Flüssigkeitszufuhr; nach Röntgenuntersuchungen mit Bariumkontrastmittel unbedingte Gabe eines Abführmittels erforderlich (Ileusgefahr).

3.2.2 Vor Darmoperationen

Die Morbidität wurde wesentlich durch die **präoperative orthograde Darmspülung** vermindert. Am Vortag der Operation erhält der Patient unter Kreislaufkontrolle und Flüssigkeitsbilanzierung 10–12 l angewärmte Ringer-Lösung über eine Magensonde (1 l in weniger als 20 min, um die Resorption gering zu halten), bis die Spülflüssigkeit klar ist. Anschließend Gewichts- und Elektrolytkontrolle, ggf. Applikation von Lasix® 10 mg i.v. und Substitution von Kalium.

Kontraindikationen: Subtotale Stenosierung, dekompensierte Herzinsuffizienz (Lungenödem), Niereninsuffizienz (Überwässerung, anschließend evtl. Dialyse notwendig).

Patientenfreundlicher: Darmvorbereitung mit 2–3 l per os applizierter Golytely®-Lösung (nicht resorbierbare Polyäthylenglykol-Lösung: Natriumchlorid 1,46 g, Natriumhydrogenkarbonat 1,68 g, Kaliumchlorid 0,75 g, Natriumsulfat 5,68 g, Polyäthylenglykol 4000 59 g, destilliertes Wasser ad 1000 ml) oder Clean-Prep®. Anschließend ebenfalls Kontrolle der Elektrolyte obligat!

Bei subtotal stenosierenden Tumoren sollte frühzeitig mit einer vollständigen parenteralen Ernährung begonnen werden, 1. um eine meist vorhandene Mangelernährung zu beseitigen und 2. um die Entstehung eines manifesten Ileus zu vermeiden, sowie den Darm zu entlasten (ggf. tägl. Laxantien, Hebe-Senk-Einläufe für 5–8 Tage).

Notfallmäßige Kolon-Resektion ohne Darmvorbereitung: intraoperative Darmspülung (s.u.).

Die perioperative Antibiotikagabe („single shot") hat ebenfalls zu einer deutlichen Senkung infektiöser Komplikationen beigetragen.

3.3 Notfalleingriffe

Als Konzept gilt heute: Auch im Notfall sollte der Krankheitsprozeß definitiv saniert, d.h. reseziert werden. Entscheidet man sich nach der Resektion für eine **primäre Anastomose**, muß wegen der fehlenden Darmvorbereitung eine **intraoperative Spülung** erfolgen. Hierzu wird ein Urinkatheter ins Zäkum eingeführt (Ileotomie oder durch Appendixstumpf nach Appendektomie). Der zu anastomosierende orale, zuführende Darmanteil wird mit einem dicken Schlauch verbunden, der nach außen abgeleitet wird. Anschließend kann der Darm mit angewärmter Ringer-Lösung (15–20 l NaCl-Lösung 0,9 %) saubergespült werden (Abb. 27.7). Zum Schutz der Anastomose ggf. protektiver Anus praeter.

> Dickdarm-Notfalleingriff: Im Zweifel – zum Schutz des Patienten – protektiver Anus praeter

Bei diffuser Peritonitis, Durchblutungsstörungen oder massiver Kontamination des Bauchraumes muß die primäre Reanastomosierung unterbleiben. Hier eignet sich die

- **Diskontinuitätsresektion nach Hartmann:** Nach Resektion Ausleiten des proximalen Darmendes als endständiges Stoma und Verschluß des abführenden Schenkels, z.B. mit einem Klammernahtgerät, oder das
- **dreizeitige Vorgehen nach Schloffer** (z.B. bei dekompensiertem distalen Tumorileus): Anus praeter-Anlage, Tumorresektion, Anus praeter-Verschluß (s.o.).
- **Ileostomie:** Anstelle einer ausschaltenden doppelläufigen Transversumkolostomie wird heute vielfach eine doppelläufige Ileostomie (mit zu- und abführendem Schenkel) bevorzugt (Abb. 27.8). Die früheren Versorgungsnachteile einer Ileostomie sind heute nicht mehr gegeben. Der Vorzug der Ileostomie ist ihre ungleich geringere Komplikationsanfälligkeit, so daß keine Behandlungszwänge wegen frühzeitiger Stomakomplikationen (obligater Prolaps der Transversostomie, peristomale Hernie) auftreten. Auch günstigere Position.

3.4 Elektiveingriffe

Dank optimierter Vorbereitungsmöglichkeiten konnte das Operationsrisiko deutlich gesenkt werden. Betrug früher die Letalität bei resezierenden Eingriffen je nach Art 8–15 %, so liegt sie heute deutlich unter 5 %. Damit wird Einzeitigkeit zunehmend zum vertretbaren Therapieprinzip.

Nach Resektion eines Darmanteils sollte zur Vermeidung eines Blindsacksyndroms stets die End-zu-End-Anastomosierung angestrebt werden. Unter zahlreichen Variationen ist die Reanastomosierung allschichtig (Mukosa, Muskularis, Serosa) einreihig mit atraumatischen Einzelknopf-Nähten der Stärke 3/0 geeignet. Zuerst Naht der Hinterwand (Knoten innen), dann Naht der Vor-

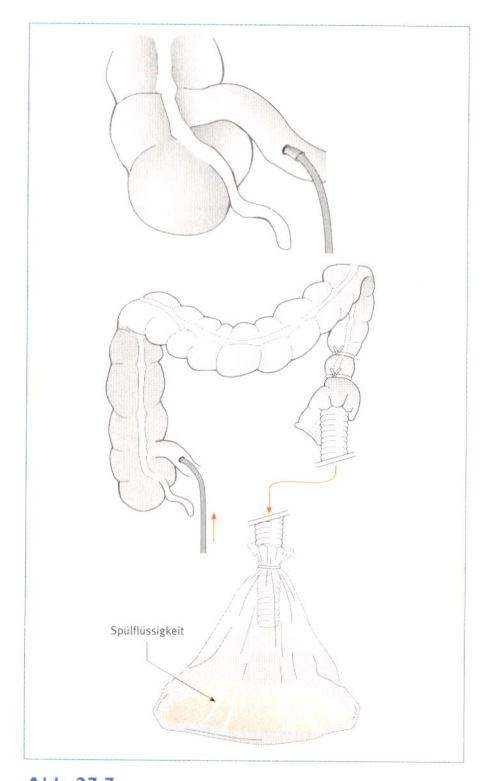

Abb. 27.7
Intraoperative Spülung
a Einführen eines Blasenkatheters durch Enterotomie in das terminale Ileum (alternativ durch Appendixstumpf)
b Ableitung der Spülflüssigkeit

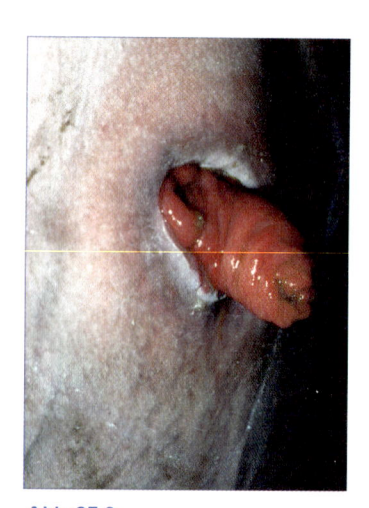

Abb. 27.8
Doppelläufige Ileostomie. Der zuführende Stomaschenkel ist prominent, der abführende plan eingenäht

Chirurgie des Dickdarms

derwand (Knoten außen), anschließend Verschluß des Schlitzes im Mesenterium zur Vermeidung einer inneren Hernie. Im Bereich des kleinen Beckens Verwendung von Klammernahtgeräten (EEA-Maschinenanastomosen s. 2.14).

3.5 Standardoperationen

Aus den anatomischen Verhältnissen lassen sich die Standardoperationen am Kolorektum entwickeln (Abb. 27.9).

- **Rechtsseitige Hemikolektomie:** Entfernung des von der A. ileocolica und der A. colica dextra versorgten Gebietes, Anastomose am rechten Colon transversum. Durch Fortfall der Ileozäkalklappe kann eine (vorübergehende) Durchfallneigung auftreten (Abb. 27.9 a).

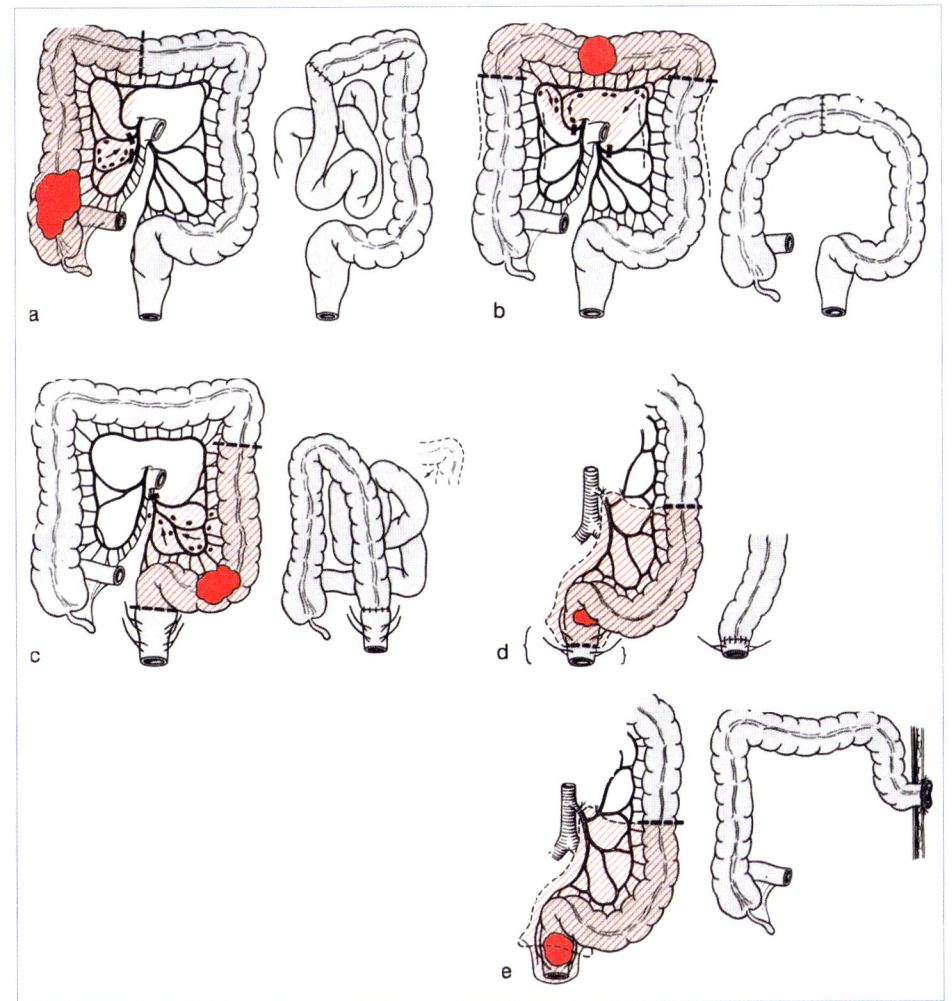

Abb. 27.9 a–e
Standardoperationen am Kolorektum:
a Rechtsseitige Hemikolektomie
b Transversumresektion
c Erweiterte Sigmaresektion
d Tiefe anteriore Resektion (TAR) mit analer Anastomosierung
e Abdominoperineale Rektumamputation

- **Segmentresektion:** Sie orientiert sich in ihrer Ausdehnung an einem Hauptgefäß bzw. einer Hauptarkade (Typ Transversum-, Sigmaresektion) (Abb. 27.9 b, c).
- **Linksseitige Hemikolektomie:** Entfernung des von der A. mesenterica inferior versorgten Gebietes. Anastomose zwischen dem linken Colon transversum und mittlerem Rektum.
- **Anteriore Rektumresektion:** Entfernung des von der A. haemorrhoidalis superior (A. mesenterica inferior) versorgten Gebietes (Rektum definiert bis 16 cm ab Anokutanlinie, mit starrem Rektoskop gemessen) (Abb. 27.9 d). Anastomose zwischen Sigma-Descendens-Übergang und Rektum (anterior = von vorne, vom Bauchraum im Gegensatz zu der von posterior = von hinten, para- oder transsakral erfolgenden Resektion, s.u.).
- **Koloanale Anastomose:** Komplettes Entfernen des Rektums nach intersphinkterer Dissektion bis in Höhe der Linea dentata. Anastomose zwischen Colon descendens und Analkanal von perineal mit Klammernahtgerät oder Handnaht.
- **Inkontinenzresektion:** Verzicht auf die Wiederherstellung der Darmkontinuität zur Verminderung des operativen Risikos. Der orale Darmschenkel wird endständig ausgeleitet (Anus praeternaturalis = A. p. oder Kolostoma, kurz Stoma). Der aborale Schenkel kann bei genügender Beweglichkeit ebenfalls ausgeleitet werden (Typ Devine) oder wird blind verschlossen (Typ Hartmann) (Abb. 27.12 a).
- **Rektumamputation** (Abb. 27.9 e, 27.10): Totalentfernung von distalem Sigma, Rektum und Anus. Endständige Ausleitung des Sigma als A. p.. Die hintere Mastdarmauslösung kann von perineal (abdominoperineale Rektumamputation nach Miles) oder mit Entfernung des Steißbeins und eines Kreuzbeinanteils erfolgen (abdominosakrale Amputation nach Quénu). Bei Kontamination der Sakralhöhle (Infektion, Darmaufbruch) wird die hintere Wunde offen tamponiert und heilt sekundär durch Granulation.
- **Kolektomie:** Entfernung des Gesamtkolons mit Ausnahme eines Rektumrestes entweder mit endständiger Ausleitung des Ileums (Ileostomie) und Blindverschluß des Rektums oder mit Passagewiederherstellung (Ileorektostomie; hierfür zahlreiche Anastomosenvarianten).
- **Proktokolektomie:** Totalentfernung des Dickdarms entweder mit Ileumpouch-analer Anastomose oder mit Exstirpation des Anus und endständiger Ileostomie.
- **Pouch-Anastomosen:** Bilden eines Reservoirs aus der unteren Ileumschlinge (IPAA = Ileumpouch-anale Anastomose) oder des oralen Kolonendes (CPAA = Colonpouch-anale Anastomose), das mit dem After unter Erhaltung der somatischen und viszeralen Schließmuskulatur sowie des Anoderms vereinigt wird (Abb. 27.11).

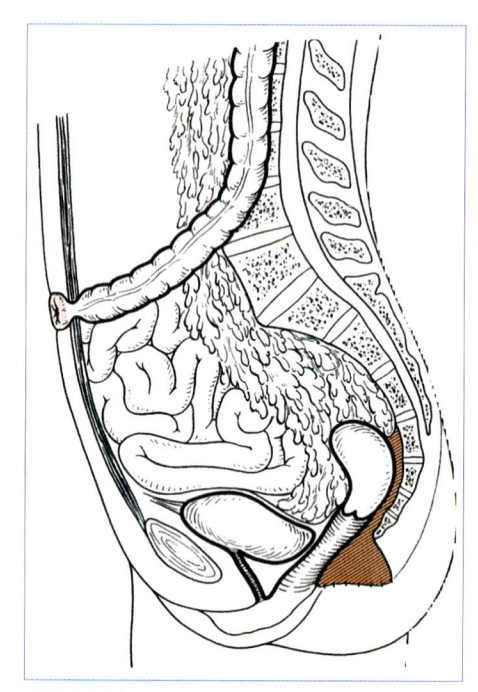

Abb. 27.10
Zustand nach abdominoperinealer Rektumamputation mit Netzplombe

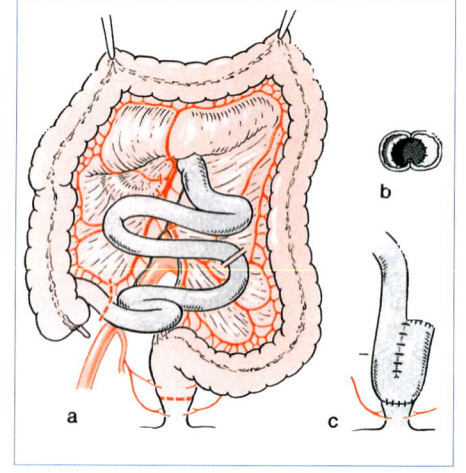

Abb. 27.11 a–c
Kolektomie mit Ileoanostomie und J-Pouch:
a Resektionsgrenzen der Kolektomie
b J-Pouch-Bildung durch Seit-zu-Seit-Anastomosierung (Querschnitt)
c J-Pouch-anale Anastomose

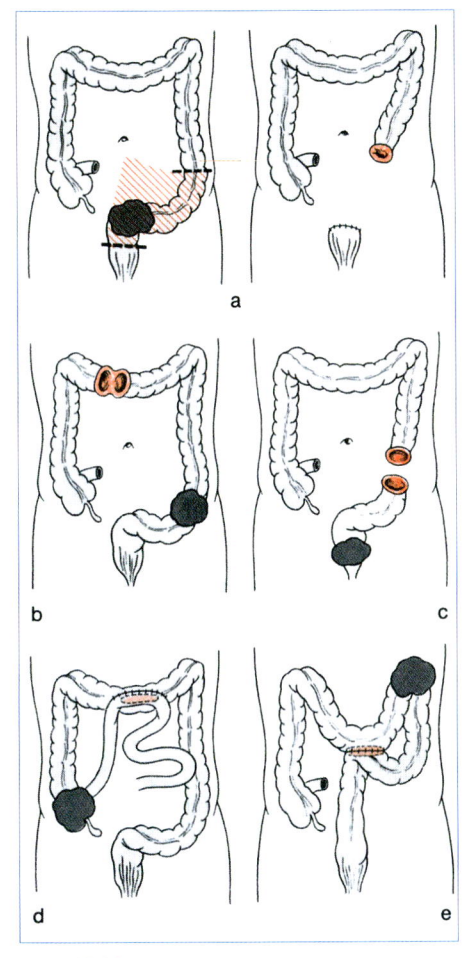

Chirurgie des Dickdarms

27 Kolon und Rektum

3.6 Palliative Eingriffe

- **Ausschaltungsoperation:** Ein erkrankter Darmabschnitt wird durch die Anlage eines doppelläufigen A. p. aus der Kotpassage ausgeschaltet (Abb. 27.12 b,c). Die A. p.-Anlage erfolgt an den gut mobilen Darmabschnitten Sigma, Transversum oder distalem Ileum (Abb. 27.13). Da sich der ausgeschaltete Darmabschnitt drainieren muß, wird immer ein doppelläufiger A. p. angelegt.
- **Umgehungsoperation:** Bewegliche Darmabschnitte werden aboral eines Krankheitsprozesses mit dem Dickdarm anastomosiert (z.B. Ileotransversostomie). Die Verbindung erfolgt Seit-zu-Seit, iso- oder anisoperistaltisch (Abb. 27.12 d–e).
- **Darmfistel:** Im Gegensatz zur A. p.-Anlage, bei der der ganze Darmquerschnitt ausgeleitet wird, handelt es sich bei der Fistel um eine seitliche Darmöffnung zur Bauchdecke. Die Passage bleibt erhalten. Man unterscheidet Lippen- und Röhrenfisteln. Bei Lippenfisteln grenzt Schleimhaut an Haut, Röhrenfisteln weisen einen Granulationszylinder zwischen Schleimhaut und Haut auf; sie sind daher durch Schrumpfung spontan heilungsfähig. Als **Zäkumfistel** bei dekompensiertem Ileus und hinfälligen Kranken oder beim Ogilvie-Syndrom (im Kap. Ileus) in Lokalanästhesie möglich.

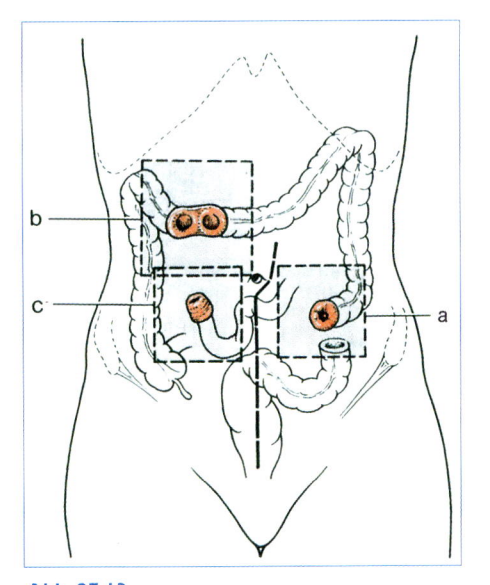

Abb. 27.12 a–e
Palliativoperationen am Kolorektum
a Inkontinenzresektion nach Hartmann (auch als Radikaloperation möglich)
b Doppelläufiger Transversum-A. p.
c Doppelläufiger Sigma-A. p.
d Ileotransversostomie
e Transversosigmoidostomie

Abb. 27.13
Optimale Anus praeter-Positionen:
a Sigmaafter
b Transversumafter
c Ileostoma

3.7 Selten durchgeführte Operationen

• **Durchzugsoperationen**
Ziel: Erhaltung des Sphinkterapparates und damit der Kontinenz bei analnahen Erkrankungen.
Bei genügend langem oralen Kolonschenkel wird dieser durch den Anus und/oder das nach außen ausgewendete Rektum gezogen. Die Anastomose erfolgt ein oder zweizeitig vor dem Anus. Nach Naht oder nach Verklebung der Darmzylinder (sog. Kontaktanastomose) erfolgt die Reposition durch den Anus. Funktionell unbefriedigend.

• **Vorlagerungsresektionen (von Mikulicz, Bloch)**
Ziel: Vorlagerung eines Krankheitsprozesses (Entzündung, Perforation, Karzinom) vor die Bauchhöhle, um ihn später mit geringerem Risiko vor den geschlossenen Bauchdecken resezieren zu können. Die Resektion erfolgt in gleicher Sitzung (einzeitig) oder nach einigen Tagen. Es verbleibt ein doppelläufiger A. p., der später zurückverlegt werden kann. Nur an gut beweglichen Darmabschnitten möglich.

3.8 Postoperative Komplikationen

Heilungsstörungen an der Anastomose werden in etwa 5 % der Fälle klinisch manifest (Kotfistel, Peritonitis). Ist der Entzündungsraum gut drainiert, kann zugewartet werden. Besonders gefährdet sind Anastomosen im extraperitonealen Rektum (Insuffizienzquote bis 40 %). Bei Peritonitis ist die Relaparotomie (mit Anlage eines Anus praeter) obligat (s. Kap. 29).

Kotfistel: Meist spontan heilungsfähig (Ausnahme: Lippenfistel)

Insgesamt machen entzündliche Komplikationen (Fisteln, intraabdominelle Abszesse, Wundheilungsstörungen) über 60 % der postoperativen Komplikationen aus, deren Häufigkeit durch die optimierte Vorbereitung jedoch drastisch gesenkt werden konnte.

Spezielle Komplikationen nach Rektumamputation: Primärheilung problematisch („horror vacui"), lange persistierende Resthöhlen. Frühileus durch Dünndarmeinklemmung in Peritonealschlitzen, Spätileus durch Verwachsungen. Beeinträchtigung des Urogenitalsystems durch sekundäre retroperitoneale Narbenfibrose (s. Kap. 39), Harnblasenverlagerung, Zystozelen, dorsale Scheidendeviation, Innervationsschäden durch Läsionen autonomer Nerven mit Miktions- und Potenzstörungen (20–60 % je nach Grundkrankheit), dagegen sind direkte Verletzungen (Harnblase, Ureteren) mit 2–6 % selten.

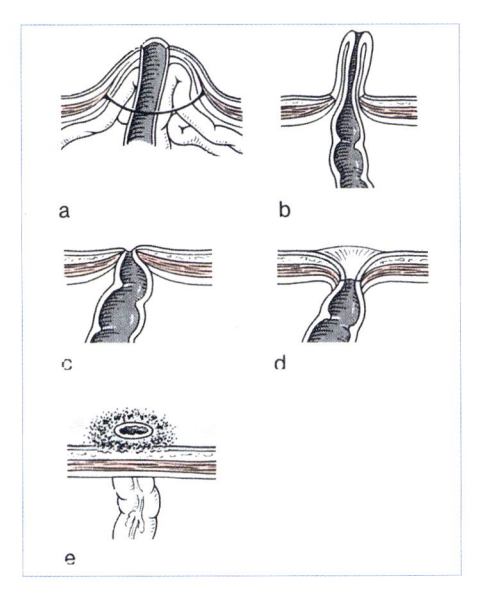

Abb. 27.14 a–e
Stomakomplikationen:
a Peristomale Hernie
b Prolaps
c Stenose
d Retraktion
e Mazeration der Haut

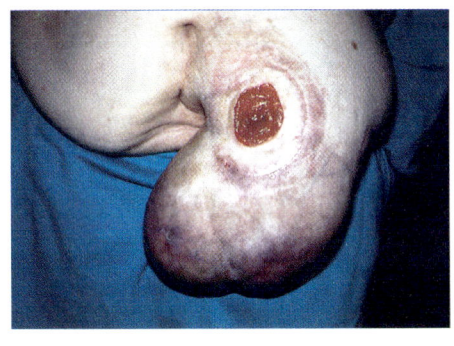

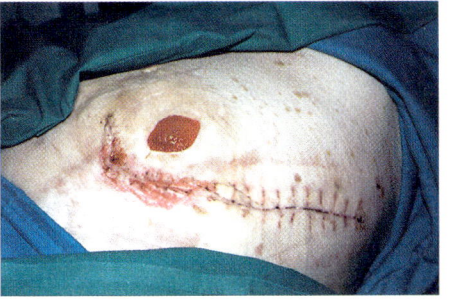

3.9 Anus praeter-Versorgung

Die wichtigste Maßnahme für eine korrekte Stomaversorgung ist die sorgfältige präoperative Planung der Stomaposition mit dem noch kooperationsfähigen Patienten. Wann immer eine Stomaanlage **denkbar** erscheint, sind **alle** potentiellen Positionen präoperativ festzulegen. Viele Versorgungsprobleme resultieren aus Anlagefehlern. Selbsthilfeorganisation für Stomaträger: Deutsche ILCO (Ileostomie + Colostomie). Kunstafterkomplikationen sind häufig und bis zu einem gewissen Grade unvermeidlich. Typisch sind peristomale Hernie, Prolaps, Stenose, Retraktion, peristomale Dermatitis (Abb. 27.14) und die prästomale Siphonbildung. Als **Spätkomplikation** wird das Karzinom am A. p. und die peristomale Fistel beim Morbus Crohn angesehen.

> Ein Stoma ist kein Berentungsgrund

Diätvorschriften sind entbehrlich, Berufswechsel nur bei schwerer körperlicher Arbeit erforderlich. Für den Stomaträger sollte eine möglichst normale Lebensführung angestrebt werden. Für Sport und Freizeit keine Einschränkung. Bei Ileostomieträgern ist auf ausreichende Trinkmengen zu achten (Gefahr von Nierensteinen); Gallensäureverluste begünstigen Gallensteinbildung. Sexualprobleme sind lösbar. Die Zahl der Schwangerschaften bei verheirateten Ileostomieträgerinnen entspricht der ihrer Altersgenossinnen. Die Geburt ist auf natürlichem Weg möglich.

4 Mißbildungen

(s. Kap. Kinderchirurgie)

5 Verletzungen

Ursachen
- **Stumpfe Traumen** vorwiegend im Übergangsbereich fixierter zu beweglichen Darmabschnitten (Zäkum, Sigma): Quetschungen über Widerlagern (außen: z.B. Lenkstange, Gurt; innen: Wirbelsäule), auch Berstungen (Luftkammern!).
- **Perforierende** Verletzungen durch Messerstiche, Glassplitter (Sturz durch Glastür), Geschosse, Granatsplitter, passierende Fremdkörper (z.B. Zahnstocher).

Abb. 27.15 a, b
a Große parastomale Hernie, die eine einwandfreie Beutelversorgung nicht mehr zuläßt
b Der gleiche Patient nach operativer Korrektur

- **Iatrogen** (häufigste Ursache von Kolonverletzungen durch – operative – Endoskopie und Irrigation).
  Besonders gefürchtet: Perforation beim Barium-Kontrasteinlauf, da potenzierte Wirkung von kotig kontaminiertem Barium (extraperitoneal schwerste rezidivierende Phlegmonen und Abszesse, sekundär ausgedehnte Fisteln und Stenosen, intraperitoneal schwere toxische Peritonitis).
- **Anorektalbereich:** Pfählung, Masturbation (oft monströse Fremdkörper wie Sektflaschen u.a.), Knocheneinspießungen bei Beckenfrakturen, iatrogen (Fieberthermometer, Klysmen, Irrigatoren), Verletzungen bei Kinderspielen, manchmal Manipulation bei Geisteskranken.

Klinik: Abhängig von Begleitverletzungen, diffuse Peritonitis bei freier Perforation, lokale Peritonitis bei gedeckter (auch retroperitonealer) und zweizeitiger Perforation. Äußere Verletzungsspuren (Schürfungen, Quetschmarken, Einstichwunden) beachten. Bei anorektalen Verletzungen auf Sphinkterläsionen achten (Analkanal klafft).

Diagnostik: Röntgen-Abdomenübersicht im Stehen, Sonographie, Peritrast®-KKE, diagnostische Lavage, CT.

> Verdacht auf Kolonperforation: Keine Endoskopie, kein Barium-KKE!

Therapie: Stumpfe Verletzungen sorgfältig überwachen, bei Auftreten peritonitischer Zeichen explorative Laparotomie. Bei perforierenden Verletzungen immer sofort laparotomieren. Bei penetrierenden Darmverletzungen die Gegenseite (Ausstich) beachten.
Die primäre Rekonstruktion ist auch bei fehlender Peritonitis in der Regel mit einem protektiven A. p. zu verbinden, besser ist oft bei kotverschmutztem Abdomen oder vorliegender Peritonitis die Inkontinenz- oder Diskontinuitätsresektion (s.o.). Bei geringfügigen Verletzungen im extraperitonealen Rektum kann zunächst zugewartet werden, ansonsten Sigmakolostomie. Unter ihrem Schutz Sphinkterrekonstruktion nach Ausheilung.

Prognose: Stets ernst, Letalität von 2 % bei endoskopischer Perforation, unter 10 % bei Messerstichen, ca. 50 % bei Geschoßverletzungen. Bei anorektalen Verletzungen Kontinenzverlust möglich.

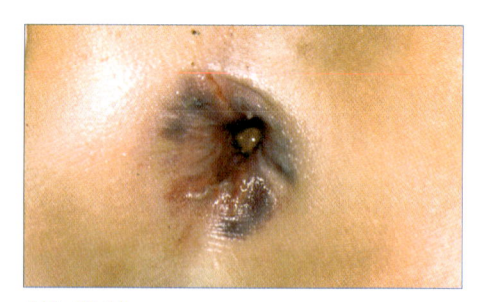

Abb. 27.16
Analbefund bei analer Mißhandlung (Pfählungsverletzung)

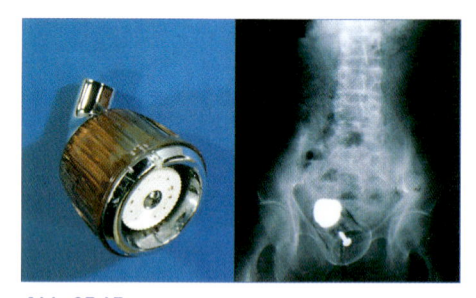

Abb. 27.17
Masturbatorische Fremdkörperinkorporation im Rektum mit komplettem Duschkopf

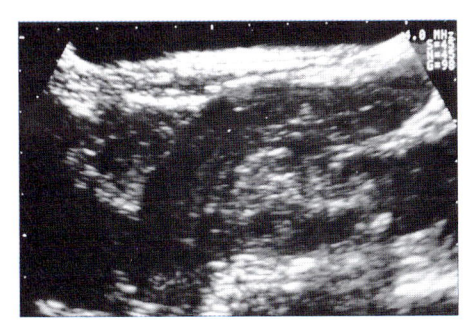

Abb. 27.18
Sonographie bei akuter phlegmonöser Appendizitis mit perityphlitischem Abszeß

6 Entzündliche Erkrankungen

6.1 Appendizitis

Häufigste operationsbedürftige akute intraabdominelle Erkrankung (> 50 %).

> Häufiges ist häufig: z.B. Appendizitis

6.1.1 Appendicitis acuta

Ursachen

Unklar, offenbar im Bauplan dieses rudimentären Organs begründet (mangelhafte Schwellfähigkeit, Versorgung durch funktionelle Endarterien). Unbekannt ist, welche Bedeutung dem Reichtum an lymphatischem Gewebe für den speziellen Entzündungsablauf zukommt (vgl. Tonsillitis). Begünstigende Faktoren sind Entleerungsstörungen der Appendix (Kotstein, Narben, Abknickungen, Zäkalblähungen, Zäkumtumore u.a.). Neuerdings werden auch allergisch-immunologische Phänomene diskutiert. Auslösend wirken vielfach allgemeine und intestinale Infekte (lokale Dekompensation).

Pathologisch-anatomische Erscheinungsformen und Komplikationen

- Das **katarrhalische Stadium** (Rötung, Schwellung, kein Eiter) ist voll reversibel.
- Das **seropurulente Stadium** markiert den Übergang zur destruktiven Entzündung mit den Stufen Appendicitis ulcero-phlegmonosa, empyematosa und gangraenosa. Mit zunehmender Zerstörung wird die Wand durchlässig für Bakterien (Periappendizitis, lokale Peritonitis) bis hin zur vollständigen **Perforation** (10–20 %, mit zunehmendem Alter bis auf > 45 %). Kann diese durch Peritonealverklebungen eingegrenzt werden, entwickelt sich ein sog. **perityphlitischer Abszeß** (Abb. 27.18). Versagt die Abriegelung, kommt es zur **diffusen Peritonitis**.
- Beim **appendizitischen Infiltrat** fehlt die freie Eiterbildung. Die den Entzündungsraum abschottenden Strukturen wie Zäkumpol, Netz und Dünndarmschlingen verkleben zu einem Konglomerattumor. Bei Eiterbildung finden sich Abszesse (nach ihrer Häufigkeit geordnet) im Douglas-Raum, Zwischenschlingenbereich (interenterisch), subphrenisch und subhepatisch.

Klinik

Im Beginn oft allgemeine intestinale Beschwerden (Oberbauchschmerzen), die sich innerhalb weniger Stunden in den rechten Unterbauch verlagern (viszeraler → somatischer Schmerz). Inappetenz, Übelkeit, Erbrechen, Tachykardie, seltener Durchfälle oder Stuhl- und Windverhaltung. Später zunehmende rechtsseitige Unterbauchbeschwerden. Fieber anfangs gering, später ansteigend. Nach Perforation u.U. kurzzeitige Erleichterung, dann rasch zunehmende Verschlechterung mit den Zeichen des akuten Abdomens (s. Kap. 29). Schmerzausbreitung vom Unterbauch über die gesamte Bauchhöhle. Schwere Beeinträchtigung des Allgemeinzustandes mit septisch toxischem Krankheitsbild.

> Das Schicksal der akuten Appendizitis entscheidet sich in den ersten 24–48 Stunden

Die **Altersappendizitis** (Anteil 5–10 %) zeigt oft einen schleichenden Verlauf:
Geminderte Allgemeinreaktion, Indolenz und Spannungsverlust der Gewebe führen zur Verschleppung mit hohen Peforationsraten zwischen 30 und 50 %.

Bei **Kleinkindern** ist der Verlauf heftiger, mit frühzeitig ausgeprägten allgemeinen Symptomen: **Drachtersche Trias** (Erbrechen, Fieber, Leukozytose), stürmischer Krankheitsverlauf, hohe Perforationsrate.

Appendizitis bei Infektionen: Masernappendizitis, Varizellenappendizitis, hohe Komplikationsrate durch Verschleierung. Kaschiert wird die Symptomatik meist bei gleichzeitiger Einnahme von Kortikoiden, NSAR oder Zytostatika.

Diagnostik

Es gibt keinen präoperativ erkennbaren klinischen oder apparativen Befund, der eine Appendizitis eindeutig beweist.

> Akute Appendizitis: Klinische Diagnose!

Klinische Untersuchung

Leitbefund ist der Druckschmerz im rechten Unterbauch mit Maximum am **McBurney-** und/oder **Lanz-Punkt** (Abb. 27.19 a).

- Kontralateraler Loslaßschmerz **(Blumberg)**: tiefe Impression des linken Unterbauchs mit plötzlicher Entlastung → Schmerz rechts.
- Ausstreichschmerz **(Rovsing)**: Schmerzen bei Ausstreichen des Kolons gegen den Zäkumpol.
- Zur **Abwehrspannung** kommt es erst bei Beteiligung des parietalen Peritoneums = lokale Peritonitis → „Défense musculaire".
- Von großer Bedeutung ist der Perkussionsschmerz im **Sherrenschen Dreieck** (Abb. 27.19, Tab. 27.4).

> Appendizitis: Ausbreitung der Abwehrspannung über den rechten Unterbauch hinaus → höchste Gefahr

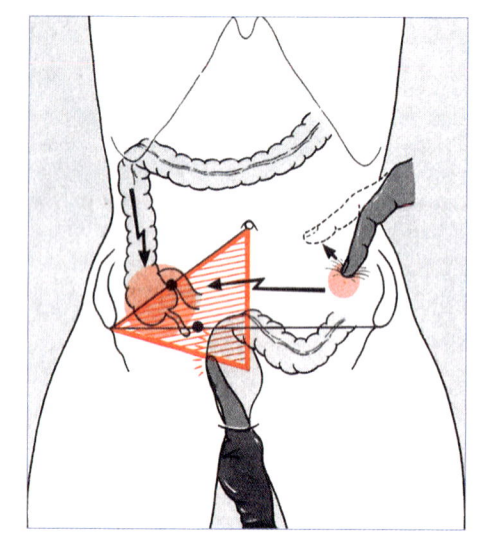

Abb. 27.19 a,b
Appendizitis:
a Typische Druckpunkte bei Appendizitis (s. Text)
b Lageanomalien der Appendix
1 Regulär
2 Parazäkal
3 Retrozäkal
4 Paraileal fixiert
5 Im kleinen Becken
6 Zäkum-Tiefstand
7 Zäkum-Hochstand
8 Situs inversus

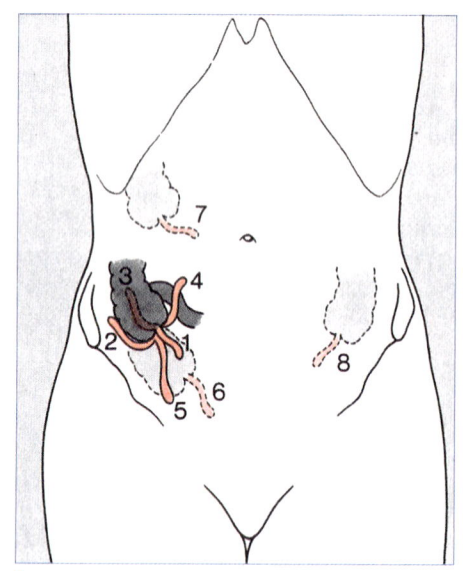

Entzündliche Erkrankungen

Tab. 27.4 Klinische Symptome der Appendizitis (nach Koslowski und Schmolke, 1973)

Symptome (%)	akute Appendizitis	perforierte Appendizitis
Klopfschmerz rechter Unterbauch	77	64
Abwehrspannung rechter Unterbauch	70	< 40
Rektaler Druckschmerz	68	71
Loslaßschmerz	52	< 40
Psoas-Schmerz	44	68
Temperatur-Differenz rektal – axillär 1 °C	42	66
Leukozytose > 6000/mm³	< 40	63

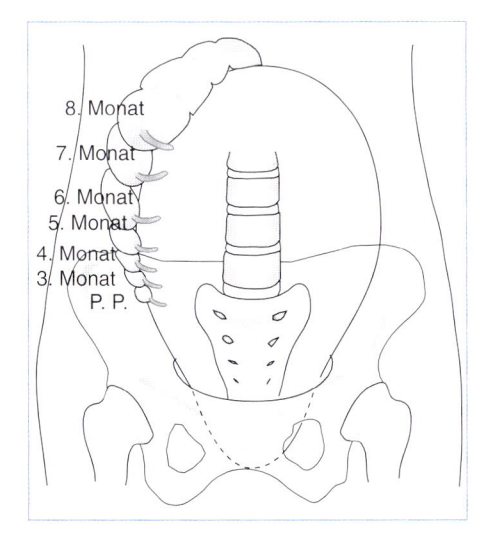

Abb. 27.20
Stand der Appendix in den einzelnen Schwangerschaftsmonaten

- **Darmgeräusche** anfangs oft lebhaft (begleitende Enteritis), später abgeschwächt, Sistieren bei diffuser Peritonitis (paralytischer Ileus).
- Rektal inkonstant ein rechtsseitiger Druckschmerz: **Douglas-Schmerz** = Exsudat im kleinen Becken.
- Die Zunge ist meist belegt, später auch trocken.
- Solange der Befund umschrieben ist, übersteigt das Fieber selten subfebrile Werte. Axilläre-rektale **Temperaturdifferenz** von über 0,8 °C in ca. 50 %.

Lageanomalien

Diagnoseerschwerung durch (häufige) **Lageanomalien** der Appendix (Abb. 27.19 b).
Besonders häufig führt die **retrozäkale Lage** (ca. 25 %) zur Diagnoseverschleppung, da das Entzündungsfeld gut abgedeckt ist. Deutlicher tritt bei diesen Fällen das **Psoaszeichen** hervor: Die schmerzhafte Reizung der Psoasfaszie führt zur Entlastungshaltung des Muskels, also zur Beugung des rechten Beines im Hüftgelenk. Bei Streckung des Beines wird ein Dehnungsschmerz empfunden.
Chapmansches Zeichen: Schmerzen beim Aufrichten.
Baldwin-Test: Flankenschmerz bei Beugung des rechten Beines. Beim **Zäkumhochstand** (unvollständiger Darmdrehung oder Schwangerschaft ab 4. Monat) lokalisiert sich das Entzündungsgeschehen in den rechten Oberbauch (Abb. 27.20). Zur Seitenvertauschung kommt es bei noch weitergehenden Rotationsstörungen des Darms und beim (sehr seltenen) Situs inversus.

Labor

- **Leukozytose** (> 12 000 µl). Ihre Höhe korreliert jedoch nur bedingt mit der Akuität der Erkrankung, bei alten Patienten kann sie ausbleiben, bei Kleinkindern schon bei blanden Formen hohe Werte erreichen. Höhere Sensitivität in Verbindung mit **C-reaktivem Protein** (CRP).
- Zur Abgrenzung von Harnwegsprozessen: Urinsediment oder Urostix-Untersuchung; bei Frauen nur verwertbar bei Katheterurin.

Eine fehlende Leukozytose schließt die akute Appendizitis nicht aus

Bildgebende Verfahren

- **Röntgen-Abdomenübersicht:** Zäkummeteorismus und Spiegelbildungen im rechten Unterbauch, gelegentlich ein Verstreichen des rechtsseitigen Psoasrandschattens. Bei ausgedehnter Peritonitis paralytischer Ileus. Auch bei Perforation keine freie Luft. Extraintestinal lokalisiert Spiegel (parazäkal, subhepatisch, subphrenisch) weisen auf Abszesse hin.
- **Sonographie** (s. Kap. 13): Verwertbar nur bei positivem Befund (Kokarde, tubuläre Struktur, freie Flüssigkeit, Abszeß). Bei der

phlegmonösen Appendizitis wird eine Sensitivität von 80–90 % und eine Spezifität von 80–95 % von erfahrenen Untersuchern erreicht.

Ein negativer Sonographiebefund schließt eine Appendizitis keinesfalls aus!

Differentialdiagnose

Entsprechend den einzelnen Lebensabschnitten ergeben sich unterschiedliche Schwerpunkte (s.a. Kap. 29):
- **Kleinkinder:** Allgemeininfekte, Angina tonsillaris (sehr häufig!), Pneumonie, Ileozäkalinvagination, Caecum mobile, Sigmavolvulus, M. Hirschsprung, Enterocolitis necroticans.
- **Schulkinder:** Enteritis, Lymphadenitis mesenterialis bei viralem Allgemeininfekt, Yersiniose, Toxoplasmose, Caecum mobile, Wurmerkrankungen, intestinale Duplikaturen, Malrotation.
- **Pubertät und junges Erwachsenenalter:** Morbus Crohn, Enterokolitis, Betäubungsmittelentzug, abdominelle Tuberkulose, Menarche, Mittelschmerz (Ovulation), Follikelpersistenz, Adnexitis, Tubargravidität, Endometriose, Harnwegsinfekte.
- **Mittleres Lebensalter:** Ulcus ventriculi und duodeni, Cholezystitis, -lithiasis, Pankreatitis, Morbus Crohn, Colon irritabile (Caecocolon dolorosum), Urolithiasis, Harnwegsinfekte, Adnexitis, Endometritis, Ovarialzyste (evtl. Stieldrehung), Tubargravidität.
- **Höheres Lebensalter:** Kolonkarzinom, Diverticulitis coli, Ileus, Gallenblasenempyem, Darminfarkt, ischämische Kolitis, Dünndarmtumoren, Nierentumoren, Hydronephrose, Herzinfarkt, Aneurysma dissecans der Aorta abdominalis.
- **Ohne feste Altersbindung:** Komplikationen eines **Meckel-Divertikels**, innere Hernien, Karzinoide (auch die der Appendix – meist Zufallsbefund), Typhus und Paratyphus, Porphyrie, Intoxikation (Arzneimittel, Blei), verschluckte passierende Fremdkörper, Psychose, Obstipation.

Operationsindikation

Die einzig kausale und erfolgreiche Therapie der akuten Appendizitis ist die Appendektomie. Die Operation bedeutet Diagnosesicherung und Therapie.

Akute Appendizitis: Unverzügliche Operation!

Bei begründetem Verdacht sollte man angesichts der geringen Belastung des Eingriffs operieren.
Jedoch: Keine Appendektomie ohne hinreichenden Verdacht!
In verschleppten Fällen mit gut abgrenzbarem Lokalbefund im Sinne des perityphlitischen Abszesses kann man (wegen der Gefahr der operativen Keimverschleppung beim Lösen der Verklebungen) unter stationären Bedingungen das Abklingen der Entzündungsreaktion abwarten. Nur in diesen Fällen zunächst

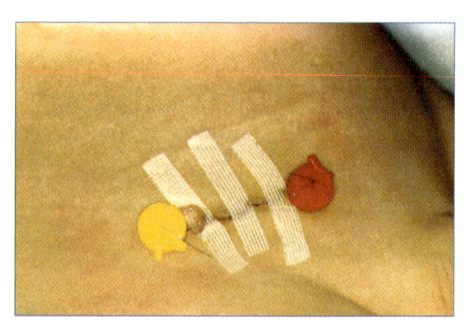

Abb. 27.21
Intrakutannaht, tiefer waagerechter Hautschnitt, kleine Inzision als Standardverfahren zur Erzielung guter kosmetischer Ergebnisse bei Appendektomie

Entzündliche Erkrankungen

konservative Therapie mit Nulldiät, parenteraler Ernährung, Eisblase, schonendem Nahrungsaufbau, Antibiotika. Appendektomie im Intervall von 2–3 Monaten. Je nach Selektion des Krankengutes liegt die Operationsrate bei 35–80 %.

Zugänge (Abb. 27.22 a–c)

- Häufigster Zugang ist der **Wechselschnitt** im rechten Unterbauch (die Schnittführung wechselt in den einzelnen Schichten der Bauchdecke entsprechend den Spaltlinien bzw. dem Faserverlauf).
  Nachteil: Geringe Erweiterungsfähigkeit bei unübersichtlichen Situationen.
- **Alternative: Pararektalschnitt**, daher vor allem bei primär noch unklarer Situation bevorzugt.
  Nachteil: Häufiger Hernien, auch Lähmungen des M. rectus abdominis, kosmetisch ungünstiger.
- **Unterer Mittelschnitt:** Bei akutem Abdomen (diffuse Peritonitis) oder primär unklaren abdominellen Krankheitsbildern.

Die Appendix wird nach Durchtrennung des Mesenteriolums zwischen Ligaturen (= Skelettierung) an der Zäkumbasis ligiert und abgesetzt, der Stumpf in das Zäkum eingestülpt und durch Naht versenkt (Tabaksbeutel-, Z-Naht und/oder seromuskuläre Reihennaht). Der untere Dünndarm ist nach einem Meckel-Divertikel abzusuchen. Die Eitersammelstellen (Zäkumlager, Douglas, subhepatischer oder subphrenischer Raum) sind sorgfältig zu reinigen, evtl. mit zusätzlichen Spülungen (Vorgehen bei diffuser Peritonitis s. Kap. 29.2). Findet sich freier Eiter, wird eine Drainage eingelegt. Stößt man auf einen perityphlitischen Abszeß und ist die Appendix nicht ohne weiteres zu entfernen, genügt die alleinige Drainage. Bei Verdacht auf eine perforierte Appendizitis oder Abszedierung Antibiotikaprophylaxe!

Verhalten bei nicht bestätigter Appendizitis: Erweist sich die Diagnose als Irrtum, ist wegen des geringen Risikos bei fehlenden Abdominalerkrankungen dennoch eine prophylaktische Appendektomie vertretbar. Liegt eine andere abdominelle Krankheit vor, unterbleibt die Appendektomie. Bei Vorliegen eines Morbus Crohn wird wegen der Gefahr einer Crohn-Fistelbildung auf eine Appendektomie verzichtet, wenn die Appendix vom Morbus Crohn betroffen ist. Bei makroskopisch unauffälliger Appendixbasis soll zur Vermeidung späterer diagnostischer Irrtümer die Appendix entfernt werden. Ist die Appendix eitrig entzündet, wird sie exstirpiert. Die Crohn-erkrankten Darmabschnitte werden nur angegangen, wenn vital-bedrohliche Komplikationen vorliegen (Perforation, Ileus).

Bei jeder Appendektomie histologische Aufarbeitung – Karzinoid? Karzinom?

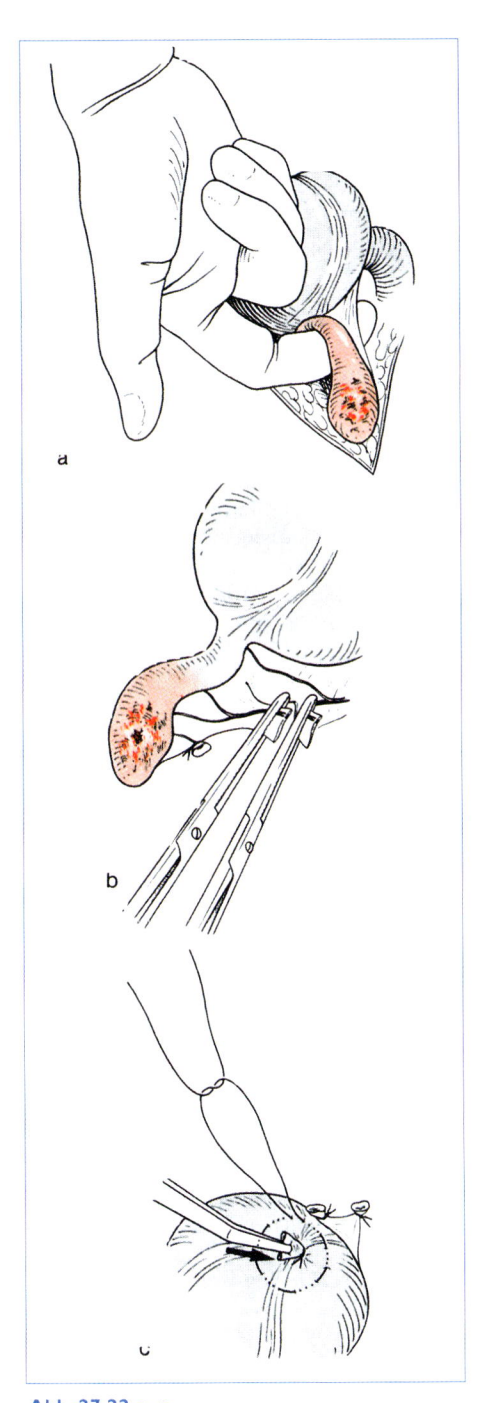

Abb. 27.22 a–c
Technik der Appendektomie:
a Luxation der Appendix
b Skelettierung der Appendix
c Abtragung und Versenkung des Stumpfes mit Tabaksbeutelnaht

Laparoskopische Appendektomie

Über einen infraumbilikalen Optiktrokar (10 mm) und 2 Arbeitstrokare (5,5 u. 10 mm) im rechten und linken Unterbauch kann mittels speziell entwickelter Instrumente und Optiken mit Miniatur-Videokamera die Appendix aufgesucht, skelettiert, abgetragen und entfernt werden. Die Appendixbasis wird nach Koagulation mit einem Titanclip verschlossen.

Postoperative Therapie

Bei störungsfreiem Verlauf anfangs kurzfristige Infusionstherapie, Flüssigkeitskarenz für 12 Stunden, Nahrungsaufbau nach 24 Stunden. Bei komplizierten Fällen individuelle Therapie entsprechend dem Abdominalbefund. Bei Peritonitis zunächst Breitbandantibiotika in hoher Dosierung, später nach Vorliegen der Resistenzbestimmung ggf. Umstellung. Frühzeitige Darmstimulation bei Peritonitis, bei fortgeschrittenen Fällen auch Dekompression über nasoenterale Sonde. Das kosmetische Ergebnis ist bei offener und laparoskopischer Technik kaum unterschiedlich (Abb. 27.23, 27.24).

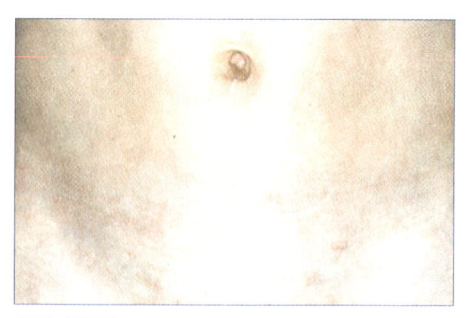

Abb. 27.23
Kosmetisches Resultat bei Zustand nach laparoskopischer Appendektomie (3 Trokar-Narben)

Postoperative Komplikationen

Häufigkeit abhängig vom Stadium der Appendizitis.
- **Wundinfektionen:** Bei eitriger Appendizitis 10–30 %.
- **Intraabdominelle Abszesse** 2–5 %, Prädilektionen: Zäkumlager, Douglas, Zwischenschlingenabszesse.
- Protrahierte postoperative Darmparalyse bei eitriger Appendizitis und Peritonitis.
- Frühileus (5.–10. postoperativer Tag) durch Verklebungen.
- Spätileus auch nach Jahren und Jahrzehnten durch Briden (1–4 %, insbesondere bei fehlender Entzündung sowie bei perf. Appendizitis).
- Kotfistel gelegentlich durch Stumpfinsuffizienz (0,5–2 %), sehr oft bei Morbus Crohn (vielfach erster Hinweis auf Manifestation eines Morbus Crohn).

Prognose: Bei Frühoperation sehr gut, postoperative Sterblichkeit bei der unkomplizierten Appendizitis 0,2 %. Heilung innerhalb von 7 Tagen. Todesfälle vornehmlich durch septische Komplikationen bei verspäteter Intervention (über 10 % bei diffuser Peritonitis).

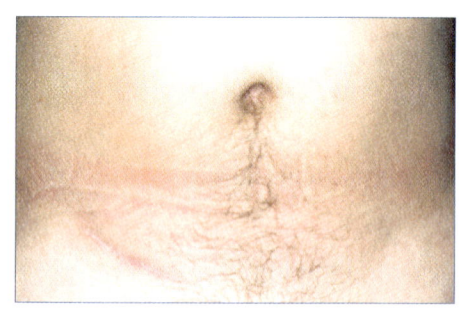

Abb. 27.24
Kosmetisches Resultat bei Zustand nach offener Appendektomie (waagerechte Hautnarbe rechts)

6.1.2 Chronische Appendizitis

Der Krankheitswert der chronischen Appendizitis ist umstritten. Pathologisch-anatomisch finden sich Vernarbungen, periappendizitische Verwachsungen, lipomatöse Transformation und restliche Entzündungsinfiltrate. **Klinisch** bestehen wechselnde Schmerzen im rechten Unterbauch. Im Kolonkontrasteinlauf sowie in der fraktionierten Magen-Darm-Passage kann ein fehlender Appendix-Nachweis ein indirektes Hinweiszeichen sein. Die Appendektomie hat nicht selten den Charakter einer Verlegenheitslösung.

Entzündliche Erkrankungen

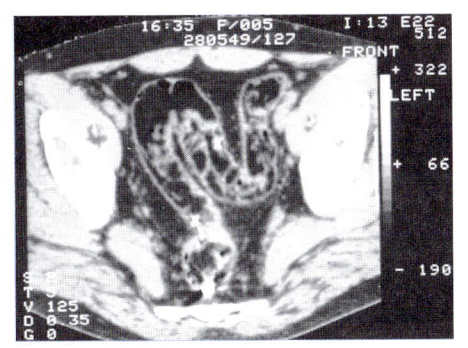

Abb. 27.25
CT-Befund bei Colitis ulcerosa des Rektosigmoids

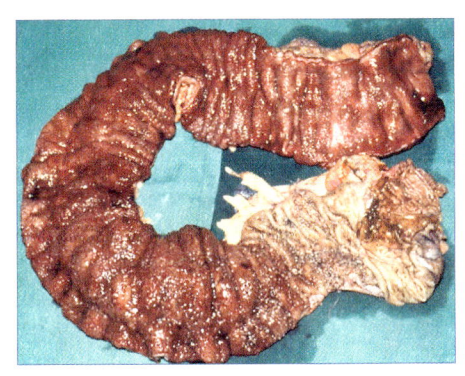

Abb. 27.26
Operationspräparat einer Colitis ulcerosa. Gleichförmige diffuse Ausbreitung des Entzündungsprozesses, der sich erst zum Coecumpol (rechts unten mit Ileumeinmündung) verliert

Immerhin wird die Mehrzahl der Operierten postoperativ beschwerdefrei.

6.2 Colitis ulcerosa

Ätiologie

Weitgehend ungeklärt, auch der Verlauf ist kaum prognostizierbar. Diskutiert werden genetische Faktoren (polygene Disposition), Umwelteinflüsse (unterschiedliche Prävalenz bei identischen ethnischem Hintergrund in verschiedenen geographischen Lebensräumen), immunologische Vorgänge (Kreuzreaktion von Autoantikörpern gegen darmpathogene Keime und Zelloberflächenstrukturen). Auffällige psychische Züge und die stark affektive Färbung des Krankheitsverlaufes lassen an psychosomatische Zusammenhänge denken, jedoch weniger in Form der Krankheitsauslösung als der Krankheitsausprägung.

Epidemiologie

Die Inzidenz der Colitis ulcerosa wird mit 5–8 Neuerkrankungen je 100 000 Einwohner und Jahr angegeben. Haupterkrankungsalter liegt zwischen 20. und 40. Lebensjahr mit 2 Altersgipfeln um das 20. und 60. Lebensjahr. Frauen, Weiße und Juden erkranken 3–5 mal häufiger als Farbige bzw. Nicht-Juden, Stadtbewohner häufiger als die ländliche Bevölkerung.

Morphologie

Die Colitis ulcerosa ist eine chronisch-entzündliche Darmerkrankung, die sich primär auf die Schleimhaut des Kolons beschränkt. Sie breitet sich kontinuierlich von aboral nach oral aus. Die distalen Bereiche, vor allem das Rektum, sind meist am schwersten betroffen. Makroskopisch findet sich in Frühformen eine kontaktvulnerable, samtartige, hyperämische, leicht granuläre Schleimhaut mit gleichmäßig verteilten, punktförmigen, oberflächlichen Erosionen. Bei ausgeprägten entzündlichen Schüben tiefe Ulzerationen mit Pseudopolypen (= regeneratives Granulationsgewebe). Akut fulminante Verläufe greifen auf die gesamte Darmwand über. Bei chronischen Prozessen kommt es zum narbigen Umbau der Kolonwand mit Verlust der Haustrierung. Die chronische Irritation begünstigt die Fehlregeneration, die über schwere Dysplasie zur malignen Transformation führt. Histologisch finden sich typischerweise Kryptenabszesse mit Verlust der Becherzellen. Auch wenn das Rektum makroskopisch in seltenen Fällen frei erscheint, finden sich stets histologische Veränderungen. **Eine Aussparung des Rektums** spricht primär gegen eine Colitis ulcerosa. In 30–40 % beschränkt sich die Erkrankung auf das Rektum (Proktosigmoiditis). Die totale Colitis kann sowohl durch longitudinale Ausbreitung einer linksseitigen Colitis als auch primären kompletten Befall des gesamten Kolons entstehen. Eine sekundäre Beteiligung des terminalen Ileums ist in 10 % zu erwarten („back wash"-Ileitis).

Klinik

Die Colitis ulcerosa kann diskret mit blutig-schleimigen Durchfällen ohne Schmerzen oder aber auch als akut fulminantes Geschehen mit hohem Fieber und Sepsis beginnen (Tab. 27.5).

Colitis ulcerosa → Leitsymptom: Blutig-schleimige, frequente Stühle

Stuhlfrequenz und Krankheitsintensität korrelieren eng. Tenesmen, Gewichtsverluste bis zu anorexieartigen Zuständen, Anämie, Eiweißmangel, Abwehrschwäche und Allgemeinintoxikation bei schwergradigen Verläufen.
Eine Unterscheidung nach akutem und chronischem Verlauf ist nur bedingt sinnvoll, da auch im chronischen Verlauf schwere akute Exazerbationen möglich sind.
Überwiegend nimmt die Krankheit einen schubweisen Verlauf mit durchaus längerfristigen spontanen Remissionen. Diese chronisch rezidivierende Verlaufsform mit unterschiedlicher Dauer und Schwere der Schübe kann in eine chronisch kontinuierliche Form (Symptome > 6 Monate) übergehen.
Extraintestinale Manifestationen/Komplikationen: Arthritis, Erythema nodosum, Augenentzündungen, Thrombophlebitis, Pankreatitis, Cholelithiasis, primär sklerosierende Cholangitis, Nephrolithiasis, Hydronephrose, Amyloidose.

Komplikationen (Abb. 27.27)

- Am gefährlichsten ist das **toxische Megakolon** mit plötzlichem Sistieren des Stuhlabgangs, schmerzhaft geblähtem, akuten Abdomen, Erbrechen und schwerer allgemeiner Intoxikation (septische Temperaturen, Schüttelfrost, Tachykardie, Tachypnoe, Verwirrtheitszustände, Somnolenz, Schock).

Toxisches Megakolon: Lebensgefahr!

Diagnosesicherung durch Abdomenleeraufnahme, geblähtes Kolon (> 6 cm), Wandkonturveränderungen (Abb. 27.28). **KKE kontraindiziert.** Bei konservativer Therapie letaler Ausgang in 50–80 %. Todesursache: Perforation, Peritonitis, Sepsis.
- **Perforationen** ereignen sich jedoch auch ohne toxisches Megakolon. Nur wenig dramatischer ist die Verlaufsform der Colitis gravis. Hierbei können vor allem profuse therapierefraktäre Blutungen auftreten.
- **Anale Komplikationen:** innere Fisteln, Stenosen sind selten (im Gegensatz zum Morbus Crohn).
- Das kumulative Risiko eines **kolitisassoziierten Karzinoms** wächst abhängig von
  - Krankheitsdauer
  - Kolitisausdehnung
  - Alter bei Krankheitsbeginn
  - Dysplasien.

Tab. 27.5 Colitis ulcerosa: Aktivitätsbeurteilung (nach Truelove und Witts, 1959)

Symptome/ Aktivität	mild	mittelschwer	schwer
Stühle/Tag	< 5	< 7	> 9
Blutung	gering	profus	dauernd, profus
Fieber	afebril	37,5–38,5 °C	> 38,5 °C
Hämoglobin	normal	< 10 g/dl	< 8 g/dl
BSG	> 30 mm/h	> 30 mm/h	> 50 mm/h
S-Albumin	normal	3–4 g/dl	< 3 g/dl

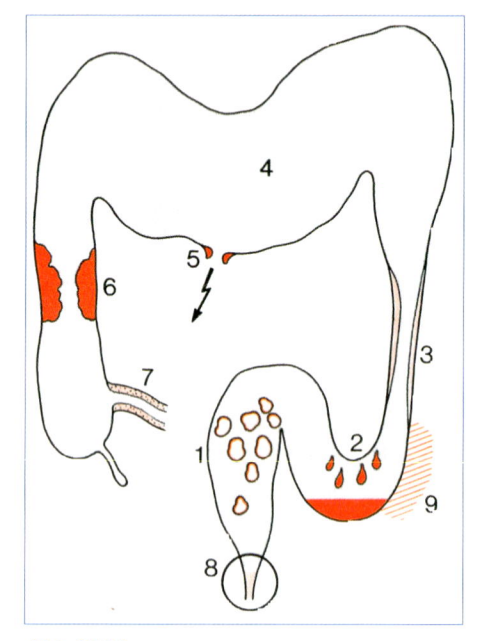

Abb. 27.27
Komplikationen der Colitis ulcerosa:
1 Pseudopolyposis (25%); 2 Blutung, massiv (3%); 3 Stenose (selten); 4 Toxisches Megakolon (1–2%); 5 Perforation (3%); 6 Karzinom (5–22%); 7 Ileitis („back wash") (10%); 8 Perianale Abszesse (3%); 9 Perisigmoiditis (selten)

Entzündliche Erkrankungen

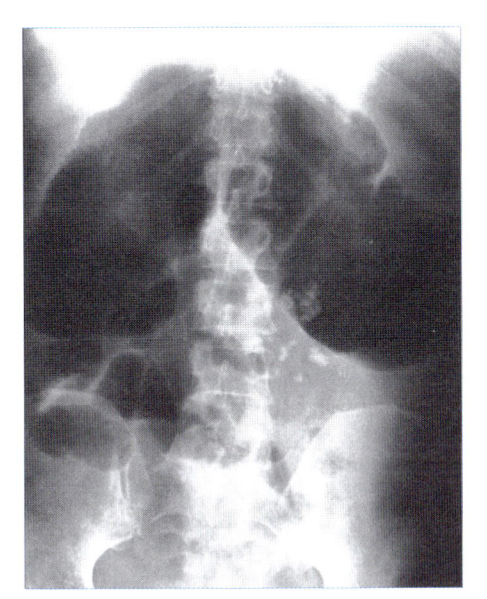

27 Kolon und Rektum

Abb. 27.28 Röntgenbild eines toxischen Megakolons bei Colitis ulcerosa

Tab. 27.7 Operationsindikation und Verfahrenswahl bei Colitis ulcerosa und Morbus Crohn

Indikation	Verfahrenswahl
Absolut	
Unstillbare Blutung	(Prokto-)Kolektomie
Toxisches Megakolon Perforation Colitis gravis Karzinom/Dysplasie	Kolektomie mit endständiger Ileostomie u. Hartmann-Verschluß bzw. bei Colitis ulcerosa die kontinuitätserhaltende IPAA
Relativ	
Therapierefraktärer Verlauf Fisteln Stenose Entwicklungsstörung beim Kind	(Prokto-)Kolektomie Ileorektostomie selten: Teilresektion; bei schlechtem AZ: Mehrzeitiges Vorgehen
Abszeß	Entlastung, evtl. (Prokto-)Kolektomie im Intervall
Anale Läsionen Abszeß Fisteln	Drainage Drainage, fallweise Radikal-Operation

Es liegt nach 30 Jahren zwischen 5 und 22 %.
Die Prognose des Kolitis-Karzinoms ist wegen Symptomarmut, später Diagnose, hohem malignen Potential und früher Metastasierung schlecht. Nicht selten entstehen diese Karzinome polytop.

Diagnostik

Rektoskopie und Koloskopie mit Biopsien in verschiedenen Kolonabschnitten (Stufenbiopsie. Cave: Perforationsgefahr!). Ergänzend Kolon-Doppelkontrast-Einlauf. Beweisende blutchemische Untersuchungen gibt es nicht. Alterationen (speziell Blutbild, Elektrolyte, Standardbikarbonat, Eiweißhaushalt, Immunelektrophorese, Kreatinin, Serum-Eisen) sind Krankheitsfolgen (Tab. 27.6).

Operationsindikationen (Tab. 27.7)

Grundsätzlich ist die Operationsindikation restriktiv zu handhaben.
Absolute Indikationen, sofern konservativ nicht beherrschbar, sind toxisches Megakolon, freie Perforation, unstillbare Blutungen, therapierefraktärer Verlauf bei Colitis gravis, Karzinomentwicklung.

- Ein **toxisches Megakolon**, das nicht innerhalb von 48 Stunden eine eindeutige Besserung zeigt, muß operiert werden. **Standardverfahren: subtotale Kolektomie** mit Ileostomie und Blindverschluß des Rektums bzw. Anlage einer Sigmafistel. Alternativ **Methode nach Turnbull**: Doppelläufige Ileostomie sowie Darmdekompression über Transversumfistel und retrograde Intubation bzw. Sigmafistel („blow-hole").
Nach Stabilisierung des Zustandes regelhaft Intervall-Proktokolektomie. Das Risiko einer primären (Prokto-)Kolektomie liegt wegen der Größe des Eingriffs und der Gefahr des Aufbrechens des maroden Kolons mit Entwicklung einer Peritonitis wesentlich höher.
- Auch bei der **schweren Kolitis**, die sich nicht in einer Woche unter intensiver konservativer Therapie bessert, ist ein zweizeitiges Vorgehen mit Kolektomie und endständiger Ileostomie sowie Blindverschluß des Rektums nach Hartmann empfehlenswert.

Operationsindikation und operatives Vorgehen bei chronischer Kolitis

Bei **chronischer Kolitis** (Abb. 27.29) ergibt sich die Indikation aus dem therapierefraktären Verlauf (mehrjährige Erkrankung trotz Ausschöpfung aller konservativer Maßnahmen und Invalidisierung durch lokale oder allgemeine Komplikationen), Sekundärkomplikationen, bei Kindern Wachstumsstörungen und dem Entartungsrisiko bei Laufzeit über 10 Jahre (Karzinomentwicklung: „high-grade"-Epitheldysplasien, wiederholter Nachweis von „low-grade"-Dysplasien).

Tab. 27.6 Differentialdiagnose zwischen Colitis ulcerosa und Morbus Crohn

	Colitis ulcerosa	Morbus Crohn
Anus	– perianale Läsionen selten	– Analhaut livide-ödematös, anale Ulzera, Fissuren, perianale Fisteln, Abszesse bei ca. 50%
Endoskopie	– rektale Läsionen immer vorhanden – kontinuierlicher Befall – Pseudopolypen – granuläre Oberfläche – subseröse Hyperämie mit Schleimhautödem – Ulzera ohne scharfe Abgrenzung – konzentrische Läsionen	– Rektum in 50 % makro-/mikroskopisch unauffällig – diskontinuierlicher Befall – Ulzera landkartenartig (normale Schleimhaut zwischen Läsionen) – Pflastersteinrelief (lineare Ulzera in normaler Schleimhaut) – exzentrische Läsionen – Aphten – Fisteln
Histologie	– Kryptenabszesse – Schleimhautulzera – Rarefizierung von Becherzellen	– epitheloide Granulome (40 %) – transmurale Ulzera – Lymphozytenherde
Röntgen • Lokalisation • Verteilung • Schleimhaut	 – Rektum – aszendierend – kontinuierlich – konzentrisch – granulär – Kragenknopfulzera – atone Weitstellung – Pseudopolypen – Weiten-/Längenschrumpfung – Haustrierungsverlust	 – terminales Ileum – Colon – diskontinuierlich – exzentrisch – asymmetrisch – längsgerichtete Aphten – Pflastersteinrelief – landkartenartige, schlangenförmige Ulzera – Dünndarmbefall – Stenosen, Strikturen – Fisteln – Wandstarre
CT	– dünne Wand – atrophische Mukosa	– dicke Wand – Mesenterialödem – Lymphknoten – intramurale, lineare Fisteln – pleomorphe, tiefe Ulzera – Spiculae transversal – entero-enterische Fisteln

Colitis ulcerosa: Nur Proktokolektomie bannt Krebsgefahr!

Therapie: Elektivoperation (primär oder sekundär nach preliminärer Kolektomie und Ileostomie) zum Zeitpunkt der Wahl, sphinktererhaltende Proktokolektomie mit Konstruktion eines J- oder S-förmigen Dünndarmpouch (= Reservoir) und Ileumpouch-anale Anastomose (IPAA). Dauerhafte Kontinenzerhaltung in 90 % (s. Abb. 27.30).

Entzündliche Erkrankungen   27 Kolon und Rektum

Komplikationen: Pouchitis (35 %), postoperativer Ileus (15 %).
Kontraindikationen: Wegen der Tendenz zur Fistelbildung muß ein Morbus Crohn präoperativ sicher ausgeschlossen werden (in 5–10 % histologisch keine Unterscheidung zwischen Morbus Crohn und Colitis ulcerosa möglich!).

> Pouch-Anlage: Nur bei sicherem Ausschluß eines Morbus Crohn!

- **Alternativ** Proktokolektomie mit endständigem Ileostoma prominens bzw. kontinenter Ileostomie nach Kock (s. Kap. 26): Bilden einer Ileumtasche (pouch) mit Invagination des abführenden Schenkels, Entleerung durch Einführung eines Darmrohres. Nur in Ausnahmefällen noch indiziert.
- Bei geringer Rektumbeteiligung Ileorektostomie, allerdings in 20–40 % Nachoperation wegen karzinomatöser Entartung erforderlich (rektoskopische Kontrolle des belassenen Rektumstumpfes!).
- Bei Kranken mit Schließmuskelinsuffizienz: Proktokolektomie mit intersphinkterer Rektumexstirpation und endständigem Ileostoma.

Teilerkrankungen des Kolons sind nur ausnahmsweise eine Indikation für chirurgisches Vorgehen (daher kaum partielle Kolektomien).

Prognose

Mit der Kolonentfernung ist die Krankheit somatisch geheilt. Das früher hohe Operationsrisiko (15–20 %) ließ sich durch konsequente Langzeitvorbereitung (s. Kap. 26) auf unter 0,5 % senken. Die postoperative lokale Komplikationsrate liegt an speziellen Zentren bei 5 %. Bei toxischem Megakolon haben die Frühindikation, neue Op-Techniken und optimales perioperatives Management eine drastische Reduktion der erschreckenden Letalität von 30–80 % auf 1–3 % erbracht.

6.3 Morbus Crohn

Während die Häufigkeit der Colitis ulcerosa offenbar stagniert oder sogar rückläufig ist, nimmt der Morbus Crohn des Kolons zu. Teilweise beruht diese Zunahme auf einer veränderten Klassifikation. Neben vielen Gemeinsamkeiten gibt es wesentliche, therapeutisch relevante Unterschiede (Tab. 27.8).

Ätiologie und Morphologie

(s. Kap. 26)

Klinik

Bevorzugtes Erkrankungsalter 2.–3. Lebensjahrzehnt, spätere Manifestationen oft mit abgeschwächtem Verlauf.

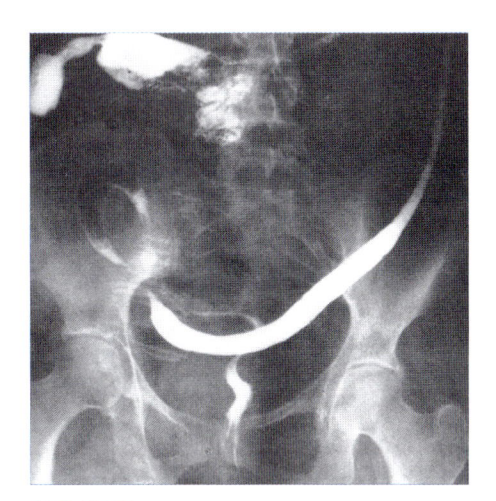

Abb. 27.29
Barium-KKE bei „ausgebrannter" Colitis ulcerosa mit Haustrenverlust und langstreckiger Stenosierung

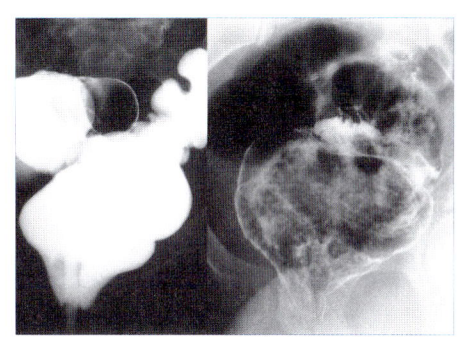

Abb. 27.30
Röntgenbefund bei Rektumersatz durch J-Pouch. Links: normales Rektum, rechts: J-Pouch

- Diarrhoe, aber Blut- und Schleimstühle wenig ausgeprägt; häufiger Schmerzen infolge Stenose, Passagestörung und wegen des Entzündungsprozesses selbst.
- Ausgeprägte Neigung zu schleichender Perforation, zu Abszessen und sekundären Fistelbildungen zur Haut (kolo-kutane Fistel) bzw. zu Nachbarorganen (Dünndarm, Harnblase, Harnleiter, Scheide).
- **Anale Manifestationen** (Abszesse, Fisteln, vielfach mit atypischem Verlauf, atypische, wenig schmerzhafte Fissuren, Stenose) überaus häufig (> 40 %) und pathognomonisch. Sie können der Manifestation des Morbus Crohn vorauseilen (vgl. auch Appendizitis und Morbus Crohn in Kap. 26).
- **Extraintestinale Manifestationen** sind Uveitis, Arthritis, Dermatopathien u.a.; Verlauf schubweise, jedoch weniger ausgeprägte Remissionen als bei der Colitis ulcerosa.
- **Akute** Verlaufsformen mit toxischem Megakolon möglich.
- Der Morbus Crohn kann als reine Kolitis auftreten (16–20 %), häufig liegt jedoch auch ein Befall des Ileums vor (Ileokolitis, 45–50 %).

Diagnostik

- **Endoskopie:** Tiefe Biopsien (Cave: Perforation), beweisend ist der Nachweis epitheloidzelliger Granulome.
- **Kolon-Doppelkontrast-Einlauf** (Tab. 27.8): Charakteristisch segmentärer Befall mit mehr oder weniger starker Stenose, tiefe, längsgestellte, fissurale Ulzerationen und polypoide Schleimhautauffaltungen (Abb. 27.31), Pflastersteinrelief, gedeckte Perforationen (daher wasserlösliche Kontrastmittel), Fisteln, asymmetrische, exzentrische Läsionen am Mesenterialansatz mit girlandenförmigen Taschen von normalem Darm gegenüber vorhandenen Läsionen.
- Keine beweisenden Laborparameter.

Differentialdiagnose: Colitis ulcerosa, kolorektales Karzinom, Divertikulitis, Sarkom, Strahlenkolitis, Behçet-Syndrom, ischämische Kolitis, Sprue, irritables Kolon, Sarkoidose, Infektionen:
- Bakterien: Yersiniose, Salmonellose, Tuberkulose, pseudomembranöse Kolitis;
- Viren: Lymphogranuloma venerum;
- Pilze: Histoplasma, Candidiasis;
- Protozoen: Amöbenruhr, Lambliasis.

Therapie

Der Morbus Crohn ist chirurgisch nicht heilbar. Daher hat die konservative Therapie den Vorzug: Kortison, Salazosulfapyridin bzw. 5-Aminosalizylsäure = 5-ASA, parenterale Ernährung, Ernährung mit voll resorbierbaren Diäten, Substitution von Elektrolyten, Spurenelementen und Vitaminen bei Lokalisation im Kolon, bei Fisteln und Abszessen Besserung mit Metronidazol.

Tab. 27.8 Differentialdiagnose Colitis ulcerosa/Morbus Crohn

Symptom	Colitis ulcerosa	Morbus Crohn
Starke Beeinträchtigung des Allgemeinbefindens	seltener	häufig, ausgeprägt
Gewichtsverlust	gering	deutlich
Diarrhoe-Frequenz	stark	gering
Blutungsneigung	stark	gering
Abdominalschmerzen	selten	häufig
Tenesmen	häufig	selten
Abdominale Abszesse und Fisteln	kaum	häufig
Ausbreitung	kontinuierlich	örtlich betont
Anämie	nach Stärke der Blutung	auch ohne Blutung
Übergreifen auf Ileum	back-wash-Ileitis, selten	Ileitis terminalis Crohn, häufig
Anale Läsionen (Fisteln, atypische Ulzera, Stenosen etc.)	kaum	sehr häufig (oft Indikatorkrankheit)
Remission	häufig	selten
Toxische Dilatation	häufig	selten

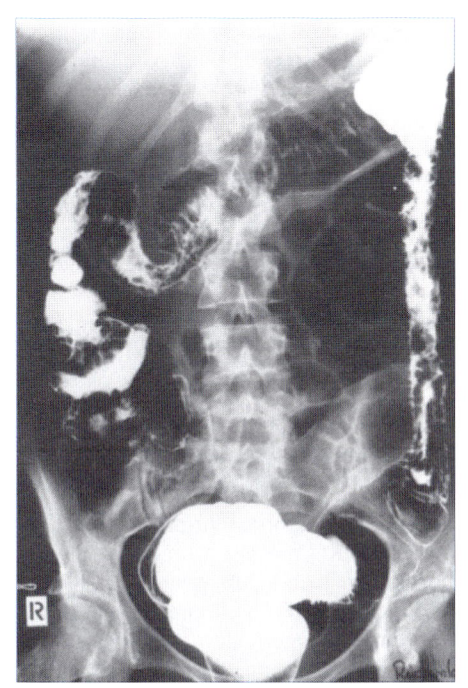

Entzündliche Erkrankungen   27 Kolon und Rektum

Abb. 27.31
Gastrografin®-KKE bei floridem Morbus Crohn

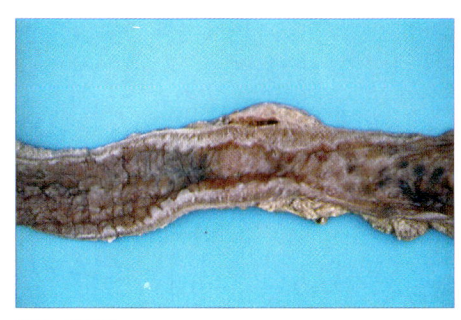

Abb. 27.32
Colitis granulomatosa (M. Crohn) des Colons

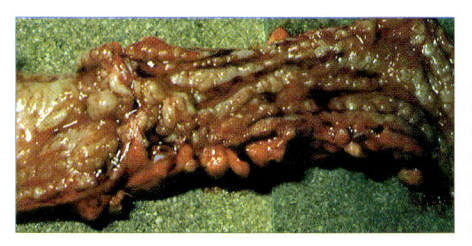

Abb. 27.33
Operationspräparat eines typischen Morbus Crohn. Charakteristisch sind die langgestellten fissuralen Ulzerationen, dazwischen erhaltene Schleimhaut mit teilweise pflastersteinartigem Schleimhautrelief. Links tiefe ulzeröse Einziehungen mit Fistelbildung

Operationsindikationen ergeben sich aus den Komplikationen: Toxisches Megakolon und schwerer toxischer Verlauf, Vorgehen wie bei der Colitis ulcerosa.
Chronische Verlaufsformen sollten nur nach mehrwöchiger Ernährungstherapie operiert werden (funktionelle Darmausschaltung und Besserung des Allgemeinzustandes). Entzündliche Komplikationen wie Abszesse, schlecht drainierte Fisteln und Abszeßresthöhlen sind zuvor ausreichend zu entlasten. Bei **Resektionsbehandlung** sollte sparsam im makroskopisch Gesunden (2–3 cm) reseziert werden. Auf keinen Fall ist ein mikroskopisch freier Schnittrand zu erzwingen. Mehrheitlich handelt es sich jedoch um Totalerkrankungen, so daß die (Prokto-)Kolektomie letztlich nicht zu umgehen ist. Bei gesundem Rektum ist die Erhaltung der anorektalen Kontinenz immer anzustreben.
Bei **Rektumbefall** und **komplizierten Fisteln** kann eine passagere Ileostomie zur Abheilung der lokalen Entzündungszeichen führen (Deviationsstoma). Die kumulative Rezidivquote nach Ileorektostomie beträgt nach 10 Jahren ca. 70 %. Eine Proktokolektomie mit endständiger Ileostomie ist nur bei schwerer rektaler Manifestation, zerstörtem analen Sphinkterapparat und konsekutiver Inkontinenz indiziert. Die Bildung eines Dünndarmreservoirs anal oder prästomal verbietet sich, da dieses die Rezidivmanifestation begünstigt.
Anale Manifestationen sind kein Anlaß zu exstirpierenden Eingriffen, sie sollten lokal saniert oder drainiert werden, sie schränken jedoch die Chancen der Kontinenzerhaltung ein. Temporär hilfreich können Fadendrainagen sein.

Prognose

Therapieziel beim Morbus Crohn: Nicht Heilung (unmöglich), aber Kontrolle

Dem Crohn-Patienten muß eine erträgliche Lebensführung möglich werden. Nach Langzeitvorbereitung lassen sich postoperative septische Komplikationen trotz ungünstiger Ausgangsbedingungen weitgehend vermeiden (Risiko 10 %, trotz vorbestehender septischer Herde bei annähernd 50 % aller Operierten!). Damit sinkt auch das Operationsrisiko auf nahezu 0 % ab. Die Operationstoleranz des Crohn-Patienten ist bemerkenswert.

Das Risiko jedes Crohn-Patienten ist das Rezidiv

Nach Proktolektomie ist das Risiko eines Übergreifens auf den Dünndarm offenbar geringer als nach Teilentfernung (20 % gegenüber 50 % bei Kolonteilerhaltung). Diese hohe Rezidivrate kann allerdings nicht als Gradmesser der Leistungsfähigkeit der Chirurgie des Morbus Crohn gelten. Die Lebensqualität nach kontinenzerhaltenden Eingriffen (z.B. Ileorektostomie) ist wesentlich besser als nach Proktokolektomie. Eine postoperative Rezidivprophylaxe mit 5-ASA-Präparaten erscheint sinnvoll.

6.4 Divertikulose und Divertikulitis

Bei der Divertikulose handelt es sich um eine **erworbene** Ausstülpung der Darmschleimhaut (= **falsche Divertikel**) durch Lücken in der Muskelschicht im Gegensatz zu **echten Divertikeln** (= **angeboren**), bei denen alle Darmschichten vorgewölbt sind. Entzündungen der Divertikel führen zur Divertikulitis.

Ätiologie und Pathogenese

Im weiteren Sinne eine Altersveränderung des distalen Kolons. 40 % der über 60jährigen sind Divertikelträger. In 90 % der Fälle ist das Sigma betroffen. 10 % sind behandlungsbedürftig. Ursächlich ist eine vermehrte Spastik (myostatische Muskelkontraktur) bei zu geringer Ballaststoffbelastung. Die gesteigerte motorische Aktivität und Stimulierbarkeit ist dabei vornehmlich an die Längsmuskulatur, die Tänien, gebunden. Durch die erhöhten segmentalen intrakolischen Drucke kommt es zum Schleimhautprolaps entlang der Durchtrittsöffnung der intramuralen Kolonarterien. Das Divertikel kann **im Wandniveau** liegen (**inkomplett**) oder sich **durch die Wand nach außen stülpen (komplett)** (Abb. 27.34).

Begünstigend wirken Adipositas (Aufweitung der Gefäßkanäle durch Fetteinlagerungen), fortgeschrittenes Alter (Abnahme des elastischen Bindegewebes, Zunahme der Verschieblichkeit der Submukosa) und faserarme Kost. Syntropie mit Cholelithiasis und Hiatushernie (**Saint-Trias**). Neben diesen häufigen, falschen Divertikeln sind echte Divertikel, also Ausstülpungen der gesamten Kolonwand, selten. Sie kommen, wenn überhaupt, vorwiegend im rechten Kolon (Wandfehlbildungen) vor.

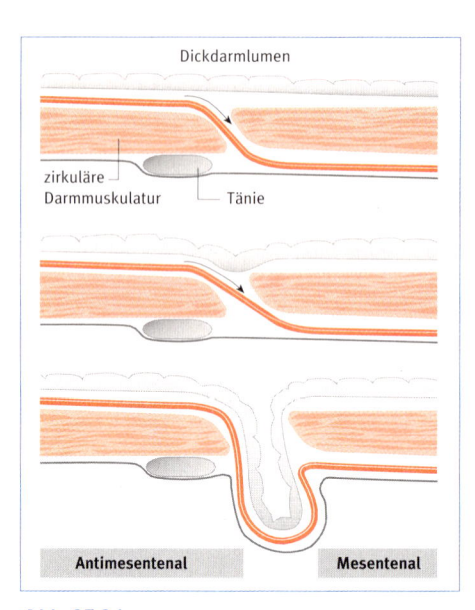

Abb. 27.34
Divertikellokalisation mesenterialwärts der Tänie (T) durch Gefäßlücke in der zirkulären Darmmuskulatur

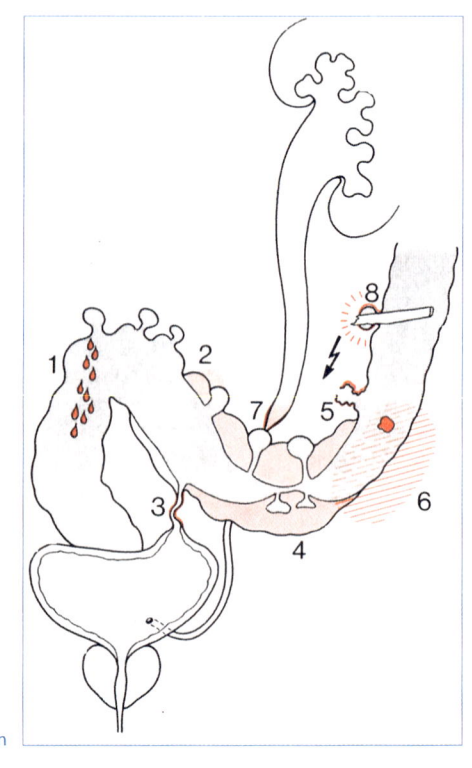

Abb. 27.35
Komplikation der Divertikulose:
1) Blutung
2) Perisigmoiditis
3) Blasen- oder Scheidenfistel
4) Inkomplette Divertikel mit Perisigmoiditis
5) Perforation
6) Perikolische Infiltration
7) Ureterstenose, auch Fistel
8) Verfangen von Fremdkörpern mit Perforation

Entzündliche Erkrankungen

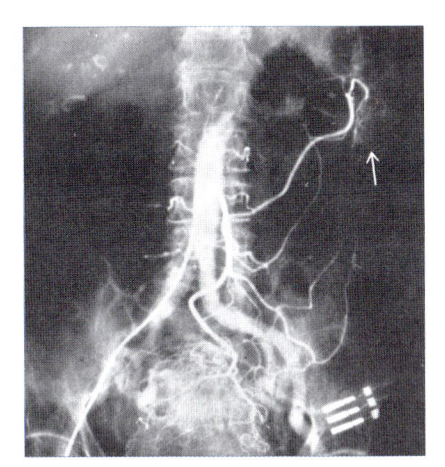

Abb. 27.36
Divertikulose-Blutung: Mesenterikographie mit Kontrastmittelaustritt im Bereich der linken Kolon-Flexur (↑)

Pathogenetisch liegt der Divertikulitis eine intradivertikuläre koprostatische Drucknekrose mit nachfolgender lokaler peridivertikulitischer Entzündung und Mukosaabszedierung zugrunde. Dieser lokale Entzündungsprozeß führt später über die Peridivertikulitis zur Perikolitis mit ihren potentiellen Komplikationen (= komplizierte Divertikulitis).

Divertikulose → Divertikulitis → Peridivertikulitis → Perikolitis

Klinik

Die **Divertikulose** ist meist symptomlos. Gelegentliche Divertikelblutung (topographische Beziehung zwischen Divertikulose und intramuralem arteriellem Gefäßverlauf). Mehrheitlich ist sie ein Zufallsbefund. Erst bei Komplikationen (Abb. 27.35) hat sie Krankheitswert.

Divertikulose: Erst die -itis macht die Krankheit (Ausnahme: Blutung)

Leitsymptom der **Divertikulitis** ist der **linksseitige Unterbauchschmerz** („Linksappendizitis der Greise"). Das Sigma ist als druckschmerzhafte Walze tastbar.
Häufig nachweisbar (zumindest histologisch) meist gedeckte **Perforationen** (36 %) und/oder **Abszesse** (39 %), vielfach nach retroperitoneal. Bei Einbruch in abdeckende Nachbarorgane **Fistelbildung** (3 %) (Harnblase, Scheide, seltener Dünndarm).
Freie Perforation weniger häufig. Nachweis freier Luft unzuverlässiges Zeichen (nur in etwa 50 % positiv). Bei freier Perforation schwere kotige Peritonitis.
Sekundäre Stenosen (14 %) bei chronifizierter Entzündung durch Wandverdickung, narbige Erstarrung und fixierte Abknickung des Sigma. Insgesamt mehr konische Form der Stenose. Abgrenzung gegen Karzinom häufig schwierig, daher auch intraoperative Fehldeutungen keineswegs selten. Bei Ausbreitung der Entzündung auf den Retroperitonealraum Dysurie und Ureterstenosen möglich.
Unabhängig von Entzündungen können Gefäßarrosionen am Divertikelhals zu heftigen Blutungen (8 %) führen (hohe spontane Blutstillungsrate) (Abb. 27.36).

Komplikationen der Divertikulitis: 3 B's = burst, block, bleed

Diagnose

- Ausdehnung und Entzündung am besten im **Kolon-Doppelkontrast-Einlauf** (Abb. 27.37) darstellbar (nicht bei Perforationsgefahr). Typische radiologische Befunde der Divertikulitis sind Spiculae-ähnliche Ausstülpungen. Bei der Peridivertikulitis Sigmakontraktur (= état d'accordéon).
- **Endoskopie** zur Abklärung der Dignität einer Stenose.

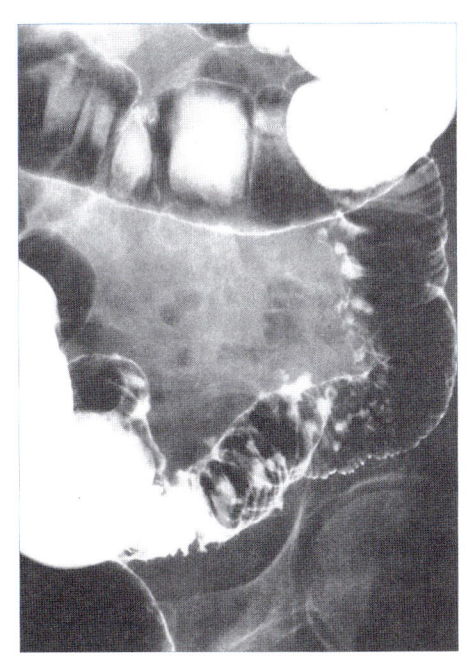

Abb. 27.37
Röntgen-Kolon-Doppelkontrast bei Sigma-Divertikulitis

Divertikulitis: Bei lokaler Peritonitis oder Verdacht auf Perforation kein Barium-Kontrasteinlauf und keine Endoskopie → Sonographie, Gastrografin®-KE!

- **Labor:** Leukozytose, CRP- und BSG-Verlauf als Gradmesser der Entzündungsaktivität, ansonsten keine spezifischen Laborparameter.

Therapie (Tab. 27.9)

Wenn irgend möglich, Resektion des erkrankten Darmabschnittes (unabdingbar bei Perforation), sonst Ausschaltung über eine Transversostomie (rechtes Kolon (Abb. 27.38).
- **Bei freier Perforation mit Peritonitis** notfallmäßige Laparotomie.
- Bei **akuter Divertikulitis ohne Peritonitis** konservative stationäre Therapie (Bettruhe, anfangs Infusionstherapie, später vollresorbierbare Diät, systemisch wirksame Antibiotika, Eisblase).
- Bei **chronisch komplizierter Divertikulitis** (gedeckte Perforation, Fisteln, Stenose) ist nach gründlicher Vorbereitung die einzeitige Resektion im freien Intervall anzustreben.
- Die **unkomplizierte Divertikulitis** wird primär konservativ behandelt (Stuhlregulation durch schlackenreiche Kost). Bei Beschwerden, insbesondere Alter < 45 Jahren wegen hoher Komplikationsrate oder Rezidiven Elektivoperationen.
- Bei **Divertikelblutung** nach Identifikation der Blutungsquelle (s. Kap. 32) und endoskopischer Blutstillung elektive Resektion nach Auftransfusion.

Tab. 27.9 Therapie bei Divertikulitis

Befund	Therapie
Asymptomatische Divertikulose	keine
Divertikulitis	
1. Schub, Alter < 45 Jahre	konservativ
Wiederholungsschub	Elektivresektion
Divertikulitiskomplikationen	
Stenose	Elektivresektion
Fistel	Primärresektion mit Anastomose, Fistelverschluß, ggf. protektiver A. p.
Perforation/ Peritonitis	Diskontinuitätsresektion (Op nach Hartmann) sekundäre Rekonstruktion der Darmpassage

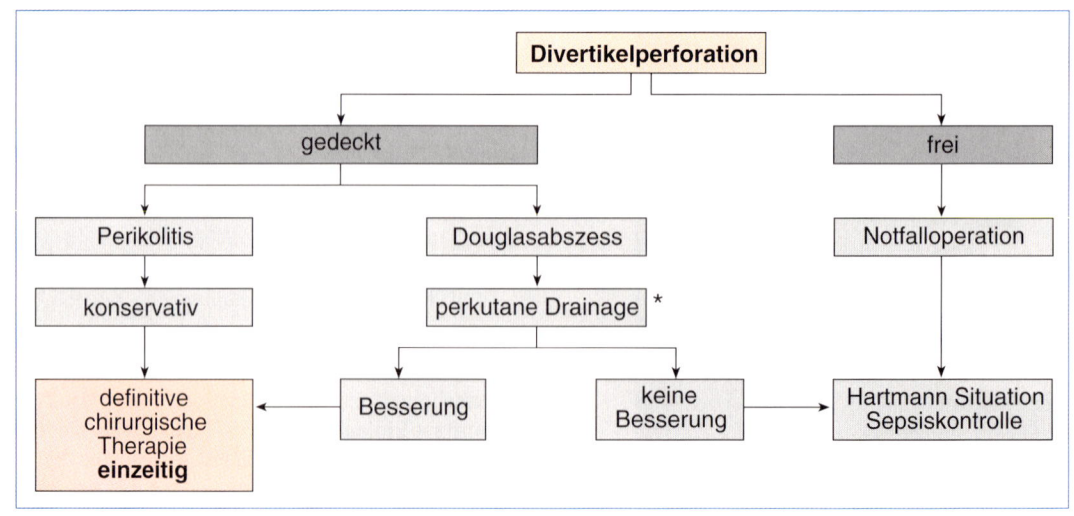

Abb. 27.38
Divertikelperforation, taktisches Vorgehen. *Oft günstiger transvaginal.

Prognose

Bei Elektivoperation Operationsletalität < 1 %, bei Peritonitis > 20 %, bei kotiger Peritonitis > 50 %.

6.5 Radiogene Proktokolitis

Toleranzschwelle des Dickdarms = 50 Gy Herddosis. Höhere Dosierungen und lokale Strahlenspitzen (z.B. Radiumeinlagen) bewirken irreversible Wandschäden. Bevorzugt nach Bestrahlungen intrapelviner Karzinome (Gynäkologie, Urologie) sowie von Nierenkarzinomen (Flexurenbereich).

6.5.1 Akute Strahlenreaktion

Schädigung der Proliferationsaktivität der Schleimhaut, Proktokolitis mit geschwollener Schleimhaut, Blutungen, Erosionen und Ulzerationen.
Klinisch: Blutig-schleimige Diarrhoe, Tenesmen.
Häufigkeit radiologischer Frühschäden 11–50 %.
Prognose: Spontanes Abklingen nach Wochen, selten (kontinuierlicher) Übergang zur chronischen Strahlenreaktion.

6.5.2 Chronische Strahlenreaktion

Die Häufigkeit operationspflichtiger Strahlenspätschäden beträgt 1,5–2 %.
Ursachen: Angiosklerose und Fibrosklerose. Manifestiert sich oft erst nach Jahren, wenn sich altersbedingte Schäden aufpfropfen. Da die Schleimhaut auf Hypoxie besonders empfindlich reagiert, entwickelt sich eine **hämorrhagisch ulzeröse Proktokolitis**. Sklerosierende Wandfibrose führt zur Stenose (chronischer Dickdarmileus). Stärkergradige lokale Wandschäden können Fistelbildungen (Blase, Scheide, seltener Eingeweidetrakt) bewirken. Auf Begleitschäden achten (Schrumpfharnblase, Harnleiter- und Harnröhrenstenosen, Duodenalstenosen, Dünndarmstenosen). Derbe peritoneale Adhäsionen (sklerosierende konstriktive Peritonitis → chronische, selten akute Darmpassagestörung). Als Spätfolgen erhöhtes Karzinomrisiko.
Differentialdiagnose: Colitis ulcerosa, ischämische Kolitis, Malignom.
Therapie: Häufig unbefriedigend.
Konservativ: Salazosulfapyridin, Panthenol, Sucralfat-Einläufe (1:3 verdünnt), Spasmolytika, Sedativa, Kortisonklysmen, schlackenreiche Kost.
Ausschaltende Kolostomie: Bei therapierefraktärer profuser Blutung, proktogener Diarrhoe, nicht resektionsfähiger Stenose und Fisteln.
Resektion bei Stenosen und Fisteln nur sinnvoll, wenn Kontinenzerhaltung möglich; dann mehrzeitig vorgehen. Lokale Reparationsversuche sind wegen schlechter Heilungstendenz zumeist frustran.

Prognose: Ernst, Operationsletalität bei Resektion 5–10 %, Nahtinsuffizienz nach Darmanastomosierung in bis zu 50 %. Ausgeprägte Spätmorbidität und Spätkomplikationen.

6.6 Ischämische Kolitis

Seltenes, überwiegend das distale Kolon betreffende Krankheitsbild bei Obliteration der peripheren Gefäße.
Ätiologie: Spontane/iatrogene arterielle Okklusion bei Atheromatose, Aneurysma der Bauchaorta, Vaskulitis, Embolie, Angiographie, aorto-iliakalen Eingriffen mit Durchtrennung der A. mesenterica inferior bzw. funktionelle Durchblutungsstörungen, venöse Ursachen.
Klinik: Blutig-schleimige Diarrhoe und krampfartige Leibschmerzen. Erinnert an die Colitis ulcerosa und die chronische Strahlenkolitis.
Histopathologisch: Mukosanekrose, später Fibrose.
Diagnostisch: Endoskopie.
Abhängig vom Ausmaß der Ischämie Entwicklung einer **ischämischen Gangrän** mit Perforationsrisiko. Notfallmäßig Laparotomie mit Diskontinuitätsresektion.
Wesentlich häufiger **transitorische ischämische Kolitis**. Im Gastrofin®-KKE: „Thumbprints". Diese eher benigne Form wird konservativ behandelt und heilt ad integrum innerhalb von 2–3 Monaten ab. Später Stenosebildung möglich (ischämische Stenose).

6.7 Enterocolitis necroticans

(s. Kap. 53)

6.8 Sonstige entzündliche Dickdarmerkrankungen

Andere entzündliche Dickdarmerkrankungen haben aus chirurgischer Sicht heute nur eine untergeordnete Bedeutung. So werden Komplikationen bei **Typhus** und **Paratyphus** (Geschwürsblutungen, -perforation), früher eine der wichtigsten Notfallsituationen der Chirurgie, kaum mehr beobachtet. Auch die **Abdominal-Tbc** (bevorzugt im Ileozäkalbereich mit stenosierender Tumorbildung und sekundärer Fistelung, seltener in den übrigen Darmabschnitten) wird nur noch gelegentlich, vornehmlich bei Patienten aus südländischen Regionen (Süditalien, Türkei) angetroffen. Angesichts des Ferntourismus muß mittlerweile wieder vermehrt mit der Möglichkeit von eingeschleppten Tropenkrankheiten gerechnet werden. Bei den heutigen Lebensumständen sind **Parasitosen** selten geworden (s.a. Kap. 26.3).

7 Tumoren: Adenome und Karzinome

Die Neoplasmen des Kolorektums bilden eine einheitliche Gruppe, wenn auch nicht im streng nosologischen Sinn.

> 90 % der kolorektalen Karzinome gehen aus Adenomen hervor (Adenom-Karzinom-Sequenz)

7.1 Ätiologie und Risikomerkmale

Kolorektale Karzinome entstehen durch Mutation von zwei oder mehreren Genen, die Zellproliferation, Differenzierung oder programmierten Zelltod regulieren. Die genetischen Alterationen folgen dabei einer schrittweisen Progression im Laufe der Adenom-Karzinom-Sequenz.

Diese Mutationen in der Keimbahn-DNA sind überwiegend durch genotoxische Agenzien umweltbedingt (Abb. 27.39).

Ein kausaler Zusammenhang mit positiver Korrelation zum Fleisch-Fett-Gehalt sowie negativer Korrelation zum Fasergehalt der Nahrung und der Tumorentstehung ist gegeben, jedoch nicht bewiesen. Mediatoren scheinen die hierdurch gesteuerte Gallensäureausscheidung und ihre Metabolisierung durch anaerobe Darmkeime zu sein. So läßt sich für alle Länder mit hohem sozioökonomischen Niveau und westlicher Ernährungsweise eine hohe Darmkrebsbelastung feststellen. In Deutschland folgt die anhaltende Zunahme der Darmkrebshäufigkeit zeitversetzt um 10–15 Jahre der wirtschaftlichen Prosperität. Inzidenz in Westeuropa: 15–25 pro 100 000 Einwohner und pro Jahr.

Aufgrund dieser Zunahme hat das kolorektale Karzinom das in der Häufigkeit rückläufige Magenkarzinom als bislang wichtigsten Eingeweidekrebs überholt und liegt heute bei beiden Geschlechtern an zweiter Stelle aller Organkrebse. Die Zunahme betrifft die Karzinome von Sigma und Rektosigmoid. Das eigentliche Rektumkarzinom (Karzinom der Ampulle) und die rechtsseitigen Kolonkarzinome verhalten sich epidemiologisch abweichend, so daß für sie zusätzliche oder andere, derzeit jedoch noch nicht erkennbare Faktoren angenommen werden müssen. Die Verteilung der Adenome entspricht in etwa der der Karzinome (Abb. 27.40). Ihr Altersgipfel stellt sich etwa 10 Jahre vor dem der Karzinome ein, der zwischen dem 70. und 75. Lebensjahr liegt, ein Hinweis auf die Latenzzeit bis zur malignen Transformation. Die Häufigkeitszunahme an Karzinomen geht fast ausschließlich zu Lasten der über 55jährigen (Tab. 27.10).

Bei etwa 20 % der Erkrankten besteht eine **erbliche Disposition**. Die Genstandorte sind heute bekannt. Es besteht Aussicht, die Gefährdeten demnächst humangenetisch durch Screening-Untersuchungen ermitteln zu können (HNPC-Syndrom = **h**eritary-**n**on-**p**olyposis-**C**ancer-Syndrom).

Risikomerkmale: Adenomträger (auch ehemalige), geheilte Kolonkarzinompatienten (metachrone Multiplizität), erbliche

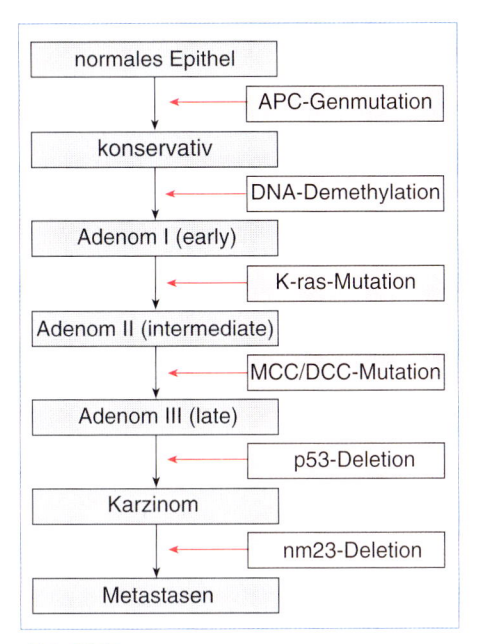

Abb. 27.39
Genetisches Modell kolorektaler Genese mit bekannter Mutation oder Deletion spezifischem Kolonkarzinom assoziierter Gene

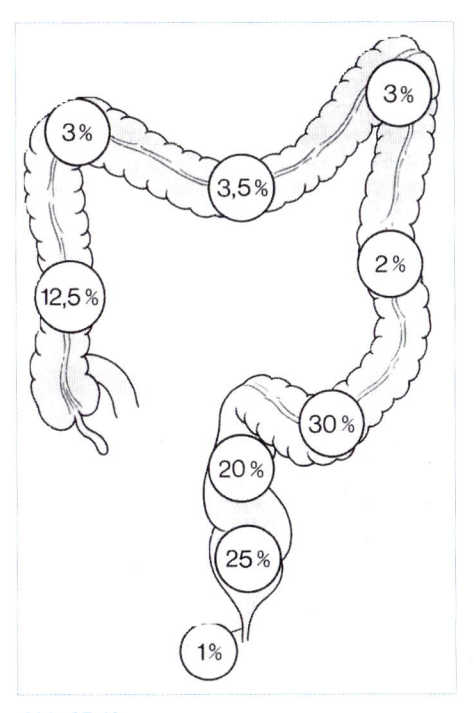

Abb. 27.40
Häufigkeitsverteilung der kolorektalen Karzinome

Belastung, Colitis ulcerosa, Morbus Crohn (7fach gegenüber Normalbevölkerung), Uretero-Sigmoidostomien, Anus praeter, Lebensweise (fleischreiche, schlackenarme Ernährung, geringe körperliche Belastung, Streßexposition).

Präkanzerosen mit obligater Krebsentwicklung sind die Kolon-Adenomatosen (familiäre adenomatöse Polyposis coli [FAP], Gardner-, Turcot-, Oldfield-Syndrom) (Abb. 27.41). Synätiologische Komorbidität darf vermutet werden mit angiosklerotischen Krankheiten, Cholelithiasis, Adipositas, Ovarial- und Mammakarzinom.

7.2 Erscheinungsformen und Klinik

7.2.1 Adenome (= neoplastische Polypen)

Gutartige drüsenbildende Geschwülste. Exophytisch wachsend, mit mehr oder weniger deutlicher Stielbildung, polypös oder flächig aufsitzend (sessil), seltener rasenartig ausgebreitet. Nach der Histologie unterscheidet man:
- **Tubuläre Adenome:** 75 % aller neoplastischen Dickdarmpolypen, meist gestielt, gut differenziert, selten größer als 2 cm, Entartungswahrscheinlichkeit gering (unter 5 %).
- **Villöse Adenome** (auch Zottentumoren): 10 %, meist im Rektum, mit flächiger, reich (zottig) gegliederter Oberfläche. Meist größer als 2 cm, Entartungsrisiko relativ hoch (Median 15 %) (Abb. 27.43).
- **Tubulo-villöse Adenome:** In jeder Hinsicht eine Mischform.

> Adenom: Entartungsrisiko abhängig von der Größe und Histologie

Entartung: Zunächst zelluläre und strukturelle Veränderungen im Schleimhautniveau (schwere Atypie), später Durchbrechen der Lamina muscularis mucosae (Karzinom im Adenom). Schließlich Durchwachsen des Polypenstiels bzw. Invasion der Submukosa (invasives Karzinom). Mit der Karzinomausbreitung wird die polypöse Matrix aufgezehrt.

Klinik: Die meisten Adenome sind klinisch stumm, größere bluten, selten Auslösung einer Invagination, analnah gelegentlich Prolaps. Zottentumore können exzessiv stark kaliumhaltigen Schleim produzieren mit konsekutiver Hypokaliämie (→ Herzinsuffizienz, Rhythmusstörungen, speziell bei gleichzeitiger Digitalistherapie, hypokaliämisches Nierenversagen).

7.2.2 Familiäre adenomatöse Polyposis coli (FAP)

Die FAP ist eine autosomal dominant vererbte Erkrankung mit sehr hoher Penetranz. Ursachen der FAP sind Mutationen in der Keimbahn-DNA im Bereich eines Allels des APC-Gens, das auf dem Chromosom 5q21 liegt. Die molekulargenetische Analyse des APC-Gens ermöglicht, die genetische Prädisposition für die

Tab. 27.10 Altersverteilung bei kolorektalen Karzinomen in Prozent[*]

Alter	Kolon (n = 8423)		Rektum (n = 6256)	
	männl.	weibl.	männl.	weibl.
bis 30 J.	0,7	0,5	0,4	0,4
30–50 J.	5,5	4,6	3,8	6,1
50–70 J.	40,2	37,9	44,6	44,7
70–80 J.	35,6	37,3	35,3	32,8
> 80 J.	18,0	19,7	15,9	16,0

[*]Hamburger Krebsregister

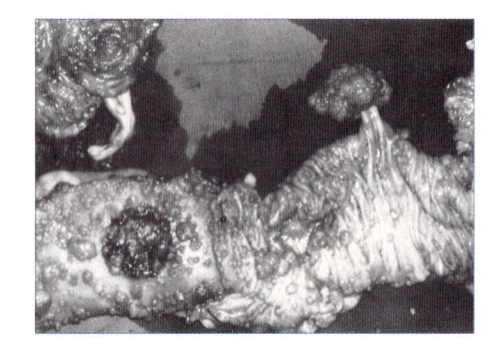

Abb. 27.41
Familiäre Adenomatose mit karzinomatöser Entartung (links im Bild)

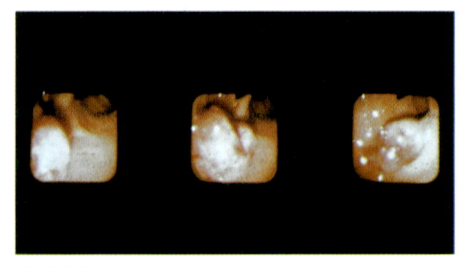

Abb. 27.42
Maligne entartetes Rektumadenom

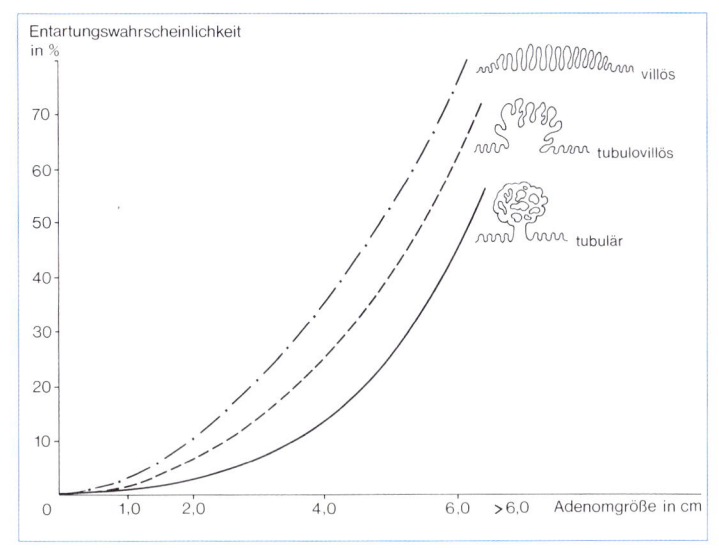

Tumoren: Adenome und Karzinome — 27 Kolon und Rektum

Abb. 27.43 Entartungswahrscheinlichkeit von Kolonadenomen, Abhängigkeit vom Wachstumstyp

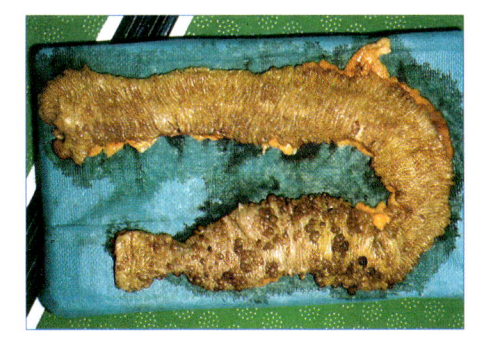

Abb. 27.44 Familiäre Polyposis des Rektums

FAP unabhängig vom Nachweis der Polypen oder klinischen Symptomen präsymptomatisch festzustellen. Mutationen in der Keimbahn von FAP-Patienten sind durch kleinere Insertionen, Deletionen oder auch Punktmutationen hervorgerufen und führen zur Synthese verkürzter APC-Gen-Produkte. Diese verkürzten Proteinfragmente können in einem sog. „In-vitro-Transkriptions-Translations-Test" (IVTT) nachgewiesen werden. Mit Hilfe dieser Screening-Untersuchung kann die pathogenetisch relevante Keimbahn-Mutation beim Index-Patienten eingegrenzt und durch direkte DNA-Sequenzierung identifiziert werden.

Formvarianten der familiären Adenomatosis coli sind
- das **Gardner-Syndrom:** Intestinale Adenome, Osteome der Mandibula, Fibrome, Lipome, Dermoidzysten, Papillenkarzinome
- und das **Turcot-Syndrom:** Tubuläre intestinale Adenome, Tumoren des ZNS. Ihnen liegt der gleiche genetische Defekt mit unterschiedlicher genetischer Expression zugrunde.

Die Adenome sind häufig schon vor dem 10. Lebensjahr manifest mit uniformer Verteilung. Die Entartung ist obligat, daher auch häufig multifokale Karzinome. 75 % der Patienten weisen schon vor dem 35. Lebensjahr ein Karzinom auf. Sie machen 1 % aller kolorektalen Karzinome aus. Die FAP ist häufig mit Magenadenomen (10 %) und Desmoiden (4 %) vergesellschaftet. Unbehandelt ist das kolorektale Karzinom in 58 % Todesursache, in 11 % Desmoide, in 8 % periampulläre Karzinome, in 7,3 % Hirntumoren, Nebennierenkarzinome und in 1 % Peritonealkarzinosen. Dies unterstreicht die Bedeutung der lebenslangen Überwachung und Endoskopie dieser Patienten.

7.2.3 Hereditäres nicht polypöses Kolonkarzinom (HNPCC), Lynch-Syndrom

Das HNPCC findet sich bei relativ jungen Patienten in einem autosomal dominanten Erbgang mit Prädilektion im proximalen Kolon. In den betroffenen Familien treten aber auch andere Tumoren wie etwa Endometrium- und Ovarialkarzinome, Magenkarzinome, Gallengangskarzinome, Karzinome der ableitenden Harnwege, Mammakarzinome, Lungenkarzinome, Astrozytome und Sarkome auf.

Richtungsweisend für die Diagnose des HNPCC sind die Amsterdamer Kriterien (s.u.). Auf Molekularebene finden sich Defekte im sog. „DNA-Mismatch-Reparatur-System" (MMR). Um HNPCC-Patienten zu erfassen, sollen alle Tumore bei klinischem Verdacht für ein HNPCC-assoziiertes Karzinom auf Mikrosatelliteninstabilität (MIN) oder dem „replication error positiven Phänotyp" (PER+) untersucht werden. Diagnostische Kriterien für HNPCC zeigt Tabelle 27.11.

Tab. 27.11 Diagnostische Kriterien für HNPCC

Amsterdam-Kriterien
1. Mindestens drei betroffene Verwandte, wobei einer dieser Patienten Verwandter ersten Grades der beiden anderen Patienten sein muß.
2. Krankheitsmanifestationen in mindestens zwei Generationen.
3. Erstmanifestation eines kolorektalen Karzinoms vor dem 50. Lebensjahr bei mindestens einem Patienten.

7.2.4 Polypen

Abzugrenzen von den Adenomen sind hamartomatöse Polypen mit geringerem Entartungsrisiko, metaplastische (hyperplastische) und entzündliche Polypen. **Hamartomatöse Polypen** sind kongenitale Fehlbildungen der intestinalen Mukosa. Hierzu zählen **juvenile Polypen**, das **Peutz-Jeghers-Syndrom** (gastrointestinale Polyposis, Melaninpigmentierung an Haut und Schleimhäuten, 10 % der Hamartome entarten) und das **Cronkhite-Canada-Syndrom** (ektodermale Veränderungen: Pigmentierungen, Alopezien, Nageldystrophien) (s. Kap. 26). 5 % aller Dickdarmpolypen treten isoliert oder als juvenile Polyposis coli auf, 75 % der Patienten sind jünger als 20 Jahre. Isolierte Polypen entarten sehr selten. Bei der juvenilen Polyposis ist in 10 % mit einer malignen Degeneration zu rechnen.

7.2.5 Karzinome

Dickdarmkarzinome kommen vor als:
- **Adenokarzinom** (70 %),
  - G_1 hochdifferenziert 20 %
  - G_2 mitteldifferenziert 50 %
  - G_3 niedrigdifferenziert 30 %.
- **Verschleimendes Karzinom (20 %):** Siegelringkarzinom (intrazelluläre Form) und Gallertkarzinom (extrazelluläre Form) mit insgesamt schlechter Prognose.
- **Anaplastisches Karzinom:** Undifferenzierter, „verwilderter" Tumor.
- **Raritäten:** Adenoakanthom, Plattenepithelkarzinom (u.a. bei Colitis ulcerosa!).

Karzinome wachsen zumeist exophytisch, polypös, häufig zentral zerfallend (ulzeriert) und an den Wandstrukturen orientiert zirkulär. Meist gut begrenzt, mikroskopische Ausbreitung über 1 cm

Tab. 27.12 Aktuelle Klassifikation, Grading und Staging kolorektaler Karzinome

TNM-Klassifikation
- T_1 = Tumor infiltriert Submukosa
- T_2 = Tumor infiltriert Muscularis propria
- T_3 = Tumor infiltriert durch die Muscularis propria in die Subserosa oder in nicht peritoneales perikolisches oder perirektales Fettgewebe
- T_4 = Tumor perforiert das viszerale Peritoneum oder infiltriert direkt in andere Organe oder Strukturen
- N_0 = keine regionären Lymphknotenmetastasen
- N_1 = Metastasen in 1–3 perikolischen bzw. perirektalen Lymphknoten
- N_2 = Metastasen in 4 oder mehr perikolischen oder perirektalen Lymphknoten
- N_3 = Metastasen in Lymphknoten entlang eines benannten Gefäßstammes
- M_0 = keine Fernmetastasen
- M_1 = Fernmetastasen

Grading
- G_1 = hochdifferenziert
- G_2 = mitteldifferenziert
- G_3 = niedrigdifferenziert

Staging
- I   = T_1–T_2, N_0, M_0 Dukes A
- IIa = T_2–T_3, N_0, M_0 Dukes B
- IIb = T_4, N_0, M_0
- IIIa = jedes T, N_1, M_0 Dukes C
- IIIb = jedes T, N_2–N_3, M_0
- IV   = jedes T, jedes N, M_1 Dukes D

Tumoren: Adenome und Karzinome

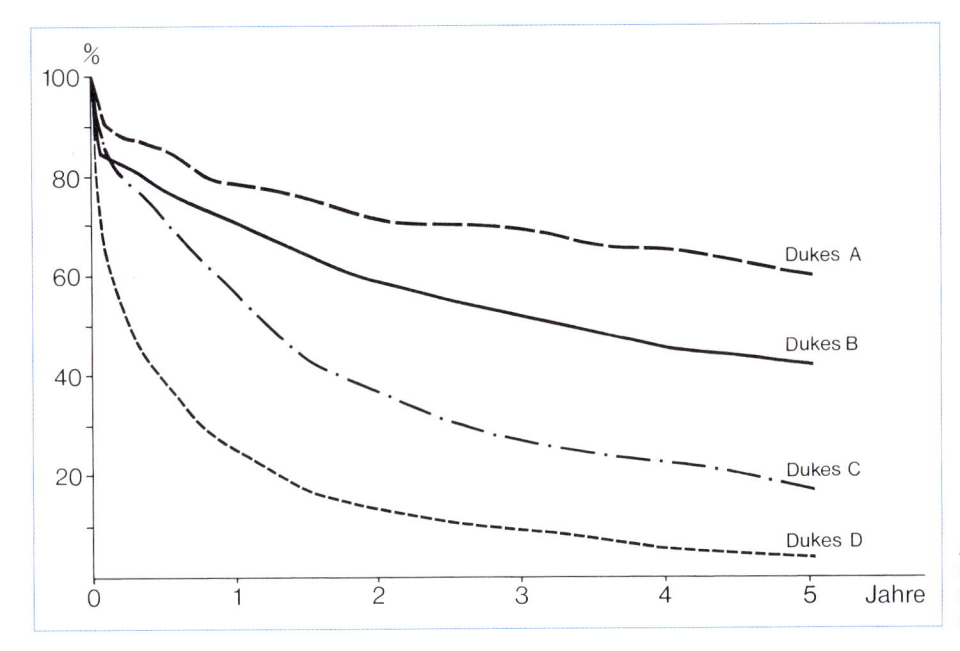

27 Kolon und Rektum

Abb. 27.45
Überlebenszeit beim Kolonkarzinom, Abhängigkeit von der Dukes-Klassifikation

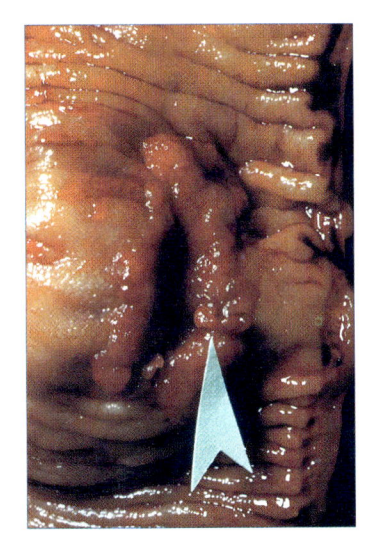

Abb. 27.46
Sigmakarzinom (T_2 N_0 M_0) als Blutungsquelle (s. Pfeil)

von der makroskopischen Tumorgrenze sehr selten. Wachstum langsam, Metastasierung spät über vergleichsweise lange unipolare Metastasenstraßen (s. Abb. 27.1). Nur das untere Rektum verfügt über zusätzliche Absiedlungswege. Flach invasive, unscharf begrenzte Karzinome sind aggressiv mit schlechter Prognose. Insgesamt wird die Prognose wesentlich von den Faktoren der lokalen Invasion, Lymphknotenmetastasierung und Tumordifferenzierung bestimmt (Abb. 27.45). Daran sind die gebräuchlichen Klassifikationen nach Dukes und TNM orientiert (Tab. 27.12).

> Distales Kolonkarzinom: Blutung, Schleimabgang, paradoxe Diarrhoe
> Proximales Kolonkarzinom: Okkulte Blutung (Anämie), Gewichtsverlust, Leistungsknick, tastbarer Tumor

Die **häufigste Fehldiagnose** des rektosigmoidalen Karzinoms ist immer noch die Bagatellisierung als Hämorrhoidalleiden, die der höher gelegenen Karzinome als Appendizitis! Jede Appendizitis, jeder Dickdarmileus und jede Anämie jenseits des 60. Lebensjahres muß an ein Kolonkarzinom denken lassen. Die Diagnoseverschleppungszeit (fatale Pause) zwischen Symptombeginn und Therapie beträgt unverändert 6–12 Monate. Nur etwa die Hälfte ist durch den Patienten selbst verschuldet.

> Peranale Blutung: Karzinomverdacht bis zum Beweis des Gegenteils!

Komplikationen des Kolonkarzinoms sind: Ileus (etwa 10–15 %), freie oder gedeckte Perforationen, Fisteln zu Nachbarorganen (Magen, Harnblase, Vagina, selten Dünndarm), Invagination, Ureterobstruktion (Hydronephrose), Lymphödem der unteren Extremitäten, Miktions- und Potenzstörungen (Schäden der autonomen Innervation).

Fernmetastasierung: Bevorzugt über Leber und Peritoneum (selten gemeinsam vorkommend), später Lunge, vergleichsweise häufig Gehirn. Bei tiefsitzenden Karzinomen auch primäre Lungenmetastasen möglich (Abstrom über V. rectalis inf., V. iliaca, V. cava).

7.3 Diagnostik (Abb. 27.47 bis 27.49)

Vorsorge und Früherkennungsmaßnahmen (Screening) (Abb. 27.50)

Anamnese, Inspektion (Analkarzinom), Palpation (20 % aller Rektumkarzinome liegen im tastbaren Bereich) und **Stuhluntersuchung auf okkultes Blut.**
Vorteile des Okkultbluttests: Einfach, nicht belastend, billig.
Nachteil: Etwa 30 % aller Karzinome hiermit nicht nachweisbar.

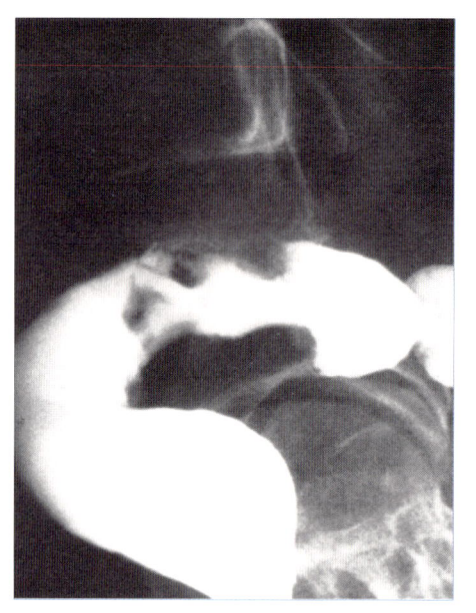

Abb. 27.47
KKE bei rektosigmoidalem Karzinom

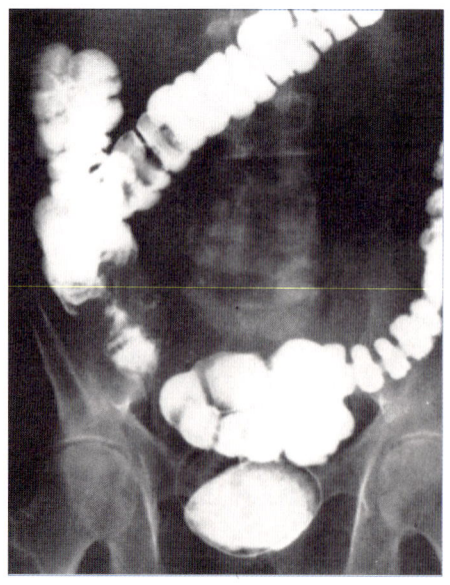

Abb. 27.48
KKE bei Karzinom des Zäkum

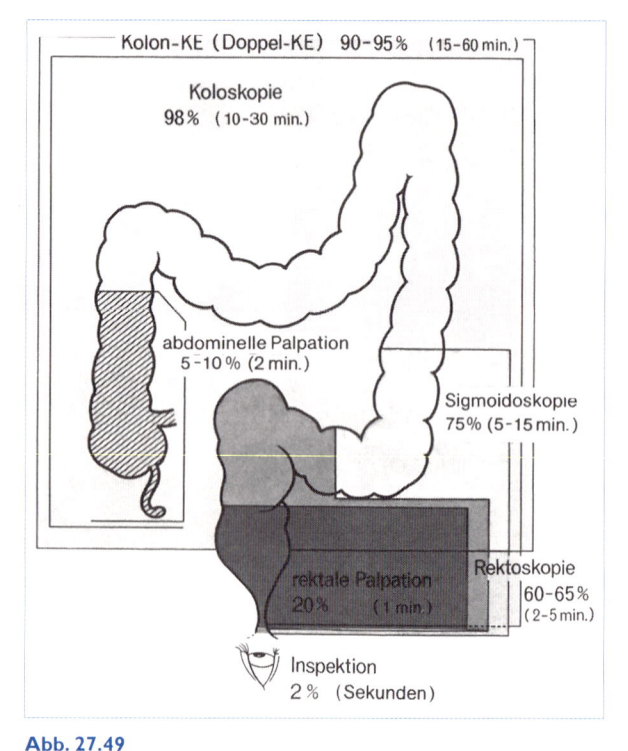

Abb. 27.49
Aussagekraft unterschiedlicher diagnostischer Verfahren beim Kolonkarzinom und durchschnittlicher Zeitaufwand

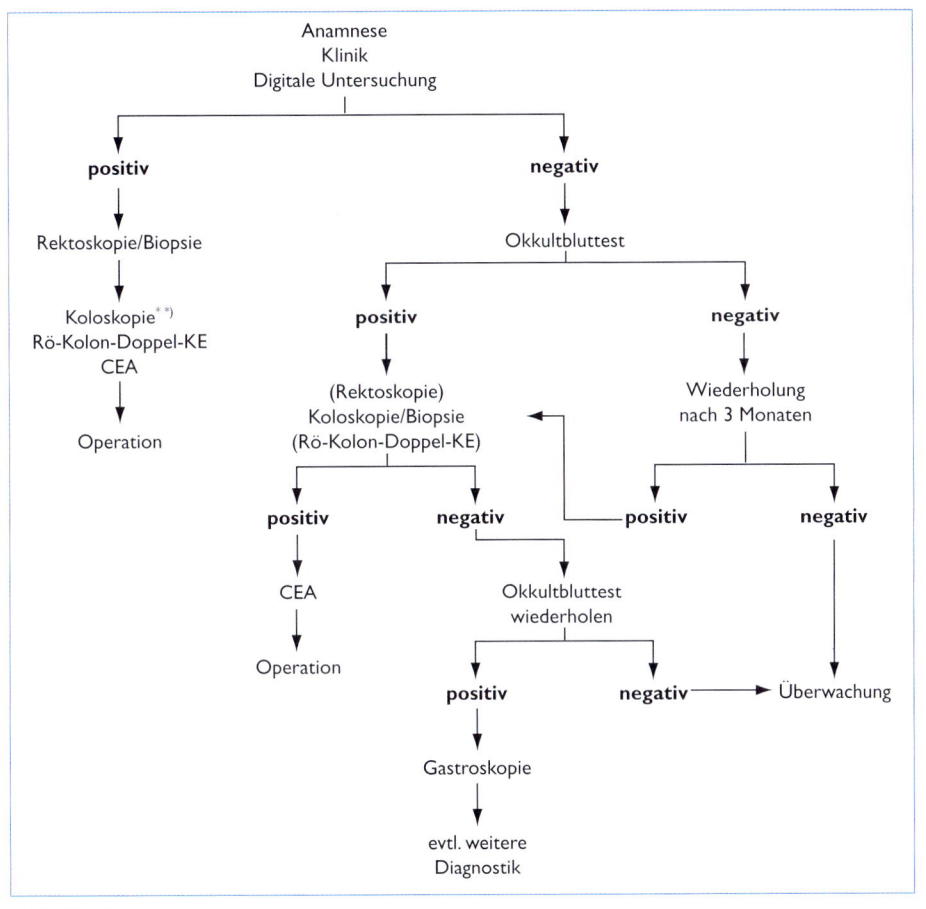

Tumoren: Adenome und Karzinome 27 Kolon und Rektum

Abb. 27.50
Diagnosegang bei Vorsorge und Früherkennung*)

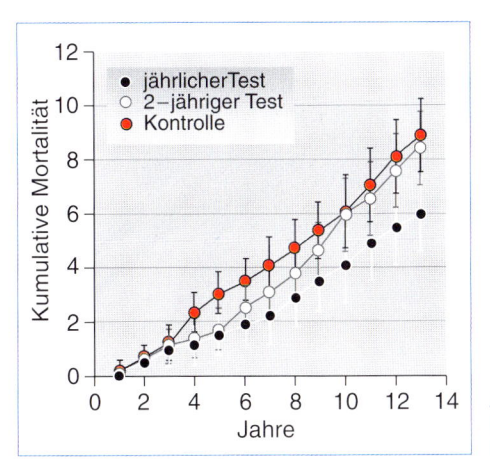

*) Gesetzliche Vorsorgemaßnahmen: Anamnese, Klinik, digitale Untersuchung, Okkultbluttest; wünschenswert: stärkere Einbindung der Rektoskopie
**) Entdeckung synchroner Mehrfachtumoren

Bewertung: 1/3 aller positiven Tests ist durch Neoplasmen bedingt (ca. 15 % Karzinome, 20 % Adenome).
Von den Karzinomen sind etwa 2/3 klinisch stumm, Anteil prognostisch günstiger Stadien (Dukes A und B) um 25 % größer als bei – späterer – klinischer Diagnose. Der größte Vorteil ist in der Erfassung einer erheblichen Anzahl von Adenomträgern zu sehen.

Polypektomie = Krebsvorbeugung
Nachsorge erforderlich!
(Erfassung einer Risikogruppe)

Abb. 27.51
Kumulative Mortalität des kolorektalen Karzinoms in Abhängigkeit vom Okkultbluttest. Mandel N Eng. J. med 1993, 328, 1365

Für einen Adenomträger beträgt das Risiko der Entwicklung eines neuen (metachronen) Adenoms 30–50 % und ist damit mehrfach höher als für einen Gleichaltrigen ohne entsprechende Anamnese (Abb. 27.52).

Zieluntersuchungen

Rektoskopie, Kolondoppelkontrasteinlauf, Koloskopie (optimale, jedoch auch aufwendigste Methode).
Vorteil: Diagnosesicherung durch PE bzw. definitive Therapie durch endoskopische Abtragung bei Adenomen unter 3 cm Durchmesser.

Labor

Keine speziellen Laborkonstellationen. Weniger zur Diagnose, als vielmehr für Prognose und Verlaufskontrolle hat das karzinoembryonale Antigen (CEA) erhebliche praktische Bedeutung. Primär hohe CEA-Werte (größer als 20 ng/ml) bedeuten eine schlechte Prognose, noch höhere fast stets eine Fernmetastasierung. CA 19-9 (kann auch bei negativem CEA positiv sein, > 36 U/ml).

Ergänzende Untersuchungen

- Abdominelle Sonographie (speziell Metastasensuche, Tumorkokarden, Aszites → Peritonealkarzinose).
- CT Abdomen (Lebermetastasen, wandüberschreitendes Tumorwachstum → Becken, Retroperitoneum, Rezidive).
- Alternativ MRT (Vorteil: auch intramurales Wachstum beurteilbar, Domäne zur Rezidivdiagnostik).
- Endosonographie bei Rektumkarzinomen: Hohe Sensitivität (>·90 %) für präoperative T-Klassifikation, geringer (≈ 60 %) für regionäre Lymphknotenmetastasen.
- Röntgen-Thorax (präoperativ, Lungenmetastasen).
- Fakultativ: i.v.-Pyelographie (Harnstauungsniere, retroperitoneale und pelvine Rezidive).
- Neu: PET (= **P**ositronen-**E**missions-**T**omographie) zur Lokalisation okkulter Rezidive (z.B. nach CEA-Anstieg).

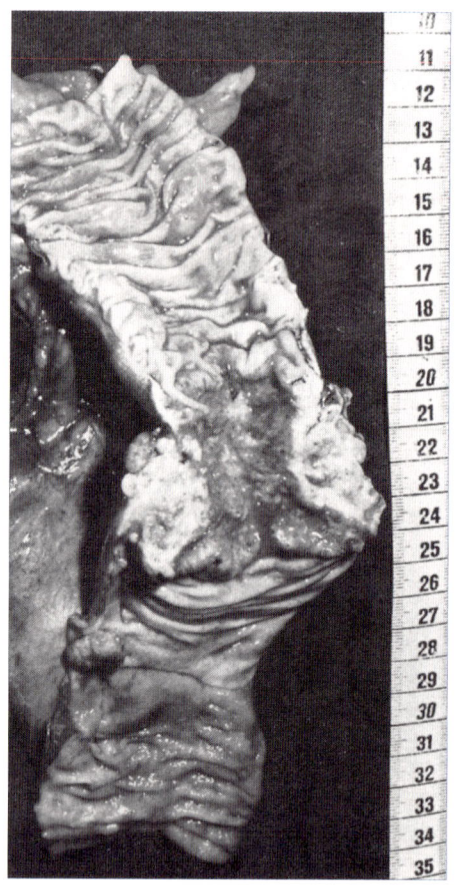

Abb. 27.52
Karzinom des Colon transversum bei entartetem Adenom (Operationspräparat) → benachbartes synchrones Adenom (sog. sentinel polyp)

7.4 Therapie

Adenome unter 3 cm Durchmesser werden mit der Diathermieschlinge endoskopisch abgetragen (5 % sind bereits maligne entartet). Bei **größeren Polypen** (Basis breiter als 2 cm, sessile villöse Tumoren im Zäkum) ist eine chirurgische Resektion zweckmäßig, das Resektionsrisiko entspricht heute dem Kolotomierisiko, daher wegen höherer Radikalität zu bevorzugen. Bei tiefer Lokalisation transanal (disc excision, Verfahren nach Buess) oder durch Rectotomia posterior (Abb. 27.54).

Adenome stets in toto abtragen!

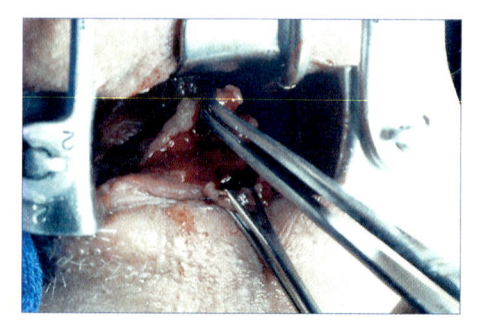

Abb. 27.53
Disc-excision eines sessilen, unmittelbar an der Linea dentata beginnenden Rektumadenoms. Die Präparation folgt hier der lockeren Submukosaschicht

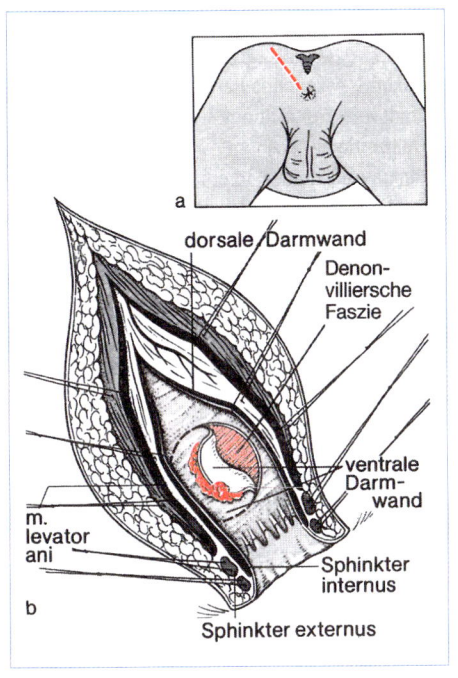

Tumoren: Adenome und Karzinome — 27 Kolon und Rektum

Eine oberflächliche Teilbiopsie kann eine falsche Situation vortäuschen. Bei Entfernung durch Kolo- oder Rektotomie immer Schnellschnittuntersuchung. Weiteres Vorgehen:

- **Schwere Atypie und Karzinom im Adenom, aber Stiel (Basis) tumorfrei:** Polypektomie ausreichend, engmaschige Nachkontrollen.
- **Stiel durchwachsen, Einbruch in die Submukosa** (invasives Karzinom): Radikaloperation erforderlich.

Die chirurgischen Behandlungschancen bei **kolorektalem Karzinom** sind bemerkenswert gut. Gesamtoperationsquote über 90 %. Das Resektionsausmaß bei Radikaloperation wird weniger durch die lokale Tumorausdehnung als durch die trunkuläre Unterbindung der Metastasenstraße am Ursprung der Hauptversorgungsgefäße bestimmt (Tab. 27.13).

Problematisch kann die **Kontinenzerhaltung** bei tiefsitzenden Rektumkarzinomen werden. Bei Einhaltung einer distalen Sicherheitszone von 2 cm in situ können günstigstenfalls T_3-Tumoren oberhalb 5 cm ab Anokutanlinie noch kontinent reseziert wer-

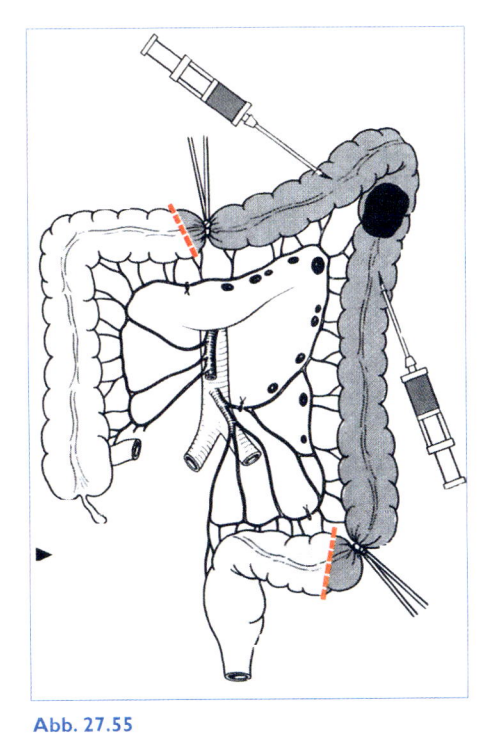

Abb. 27.54 a,b
Transphinktere Rektotomie nach Mason (Rectotomia posterior):
a Zugang
b Anatomie in situ

Tab. 27.13 Verfahrenswahl beim kolorektalen Karzinom

Zäkum-, Aszendens-Karzinom	Hemikolektomie rechts
Transversum-Karzinom	Transversumresektion, subtotale Kolektomie
Deszendens-Karzinom	Hemikolektomie links
Sigma-Karzinom > 16 cm	Hemikolektomie links (Sigma-Resektion)
Rektumkarzinom 5–16 cm	(tiefe) anteriore Resektion (TAR)
Rektumkarzinom < 5 cm	Rektumexstirpation, endständige Sigmoidostomie
Rektumkarzinom T_1 < 8–10 cm	transanale „disc-excision" (mit Instrumentarium nach Buess bis 25 cm)
Analkarzinom	primäre Radiochemotherapie, danach lokale Exzision oder Rektumexstirpation (s. Kap. 28)

Abb. 27.55
Protektionsmaßnahmen zur Vermeidung der Tumoraussaat bei der Operation des Kolonkarzinoms: zentrale Unterbindung der Lymphbahnen, Blockade des Darmlumens, Instillation lokal zytostatischer Spüllösung (z.B. Sublimat), „no-touch isolation"-Technik

den. Tiefere Resektionen sind weder krebsbiologisch noch funktionell sinnvoll. Bei kleinen Karzinomen (kleiner als 2 cm Durchmesser, gut differenziert, Stadium $T_1N_0M_0$) ist die lokale Exzision (transanal oder durch Rectotomia posterior) vertretbar. Erweiterte Operationen sind bei kolorektalen Karzinomen eher angezeigt als bei anderen intestinalen Karzinomen (z.B. Exstirpation der inneren Genitalorgane, Resektion der Harnblasenhinterwand oder eines Harnleiters, Teilresektion von Dünndarm und Magen, Leberteilresektionen, bei umschriebenem Metastasenbefall auch Exzision solitärer Lebermetastasen). Superradikale Operationen aus Prinzip (z.B. Beckeneviszeration) sind nicht sinnvoll (Abb. 27.56).

Palliativoperation (Tab. 27.14)

Etwa 25 % aller kolorektaler Karzinome sind meist wegen Fernmetastasierung oder Alter der Patienten inkurabel. Passagere Inkurabilität besteht im dekompensierten Ileus. Entlastungsoperationen (Umgehung, Ausschaltung) sind so zu planen, daß eine spätere Radikaloperation nicht behindert wird. Die beste Palliativoperation ist die **lokal radikale Tumorexstirpation** (beim kolorektalen Karzinom vergleichsweise häufig möglich). Diese Form der Resektion folgt den Gesichtspunkten des möglichst geringen Operationstraumas und der einfachen Anastomosierung, nicht den Aspekten der radikalen Tumorchirurgie. Besteht lokale Inoperabilität, werden Tumoren bis zum Sigma umgangen, tiefer gelegene durch eine doppelläufige Sigmakolostomie ausgeschaltet.

Zur Vermeidung oder Hinauszögerung einer Kunstafteranlage (insbesondere bei sehr alten Kranken): Kryochirurgische Tumorzerstörung oder elektro-chirurgische Tumorreduktion mit evtl. nachfolgender Bestrahlung (50 Gy).

Zusatzbehandlung

Eine **Radiotherapie** von Rektumkarzinomen verfolgt drei therapeutische Ziele:
- Tumorverkleinerung mit konsekutiver erhöhter Resektionsrate,
- Minimierung der intraoperativen Zellverschleppung,
- Verbesserung der Überlebensrate.

Multizentrische Studien der EORTC (= European Organization for Research on Treatment of Cancer) zeigen eine bessere Überlebensrate für Patienten jünger als 55 Jahre, eine Reduktion der lokalen Rezidivrate bei Patienten mit Dukes B_2- (Tumor hat Darmwand durchwachsen, Lymphknoten negativ) und Dukes C-Tumoren von 30 % auf 45 % nach 5 Jahren. Die postoperative Bestrahlung verbessert die lokale Tumorkontrolle, ohne die Überlebensrate zu beeinflussen. Bei inoperablen Rektumkarzinomen kann durch Vorbestrahlung (50 Gy) in der Mehrzahl Exstirpationsfähigkeit hergestellt werden. Als Palliativmaßnahme bei lokaler Inoperabilität und Rezidiv wirkt die Bestrahlung in 80 % analgetisch, in 60 % werden Obstruktion, Blutung und Tumorverjau-

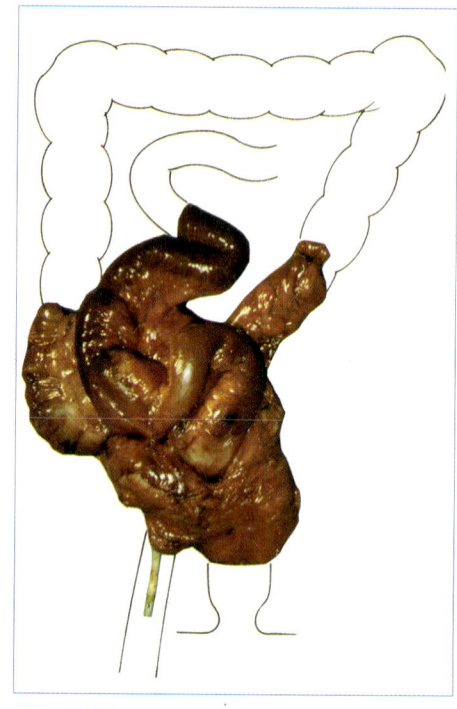

Abb. 27.56
Operationspräparat einer totalen pelvinen Exenteration bei invasivem Rektumkarzinom

Tab. 27.14 Palliative Operationen (s.a. Abb. 27.5 a–e)

Art	Indikation
Resektion	wann immer möglich
Umgehung (Bypass)	fixierte Kolonkarzinome, Fernmetastasen, Peritonealkarzinose, hohes Operationsrisiko
Stoma (Ausschaltung)	stenosierende, fixierte Rektumkarzinome bis 20 cm, Fernmetastasen, hohes Operationsrisiko, Notfalloperation im Ileus
Transanale Reduktion (bzw. Exzision)	tiefsitzende Rektumkarzinome (< 10 cm), bei Fernmetastasen und hohem Operationsrisiko (geringste Operationsbelastung, Kontinenzerhaltung), wenn vertretbar mit Strahlentherapie kombinieren

Tumoren: Adenome und Karzinome

chung günstig beeinflußt.

Chemotherapie: Am besten wirkt 5-Fluorouracil (= 5 FU) (20 % Remissionsquote). Kombinationstherapie: 5-FU + Levamisol oder + Leucoverin (Folinsäure). Levamisol, das T-Helferzellen stimuliert, hat in Kombination mit 5FU bei Kolonkarzinomen Dukes C eine deutliche Reduktion der lokalen Rezidivrate (10–15 %) bzw. Verbesserung der 5-Jahres-Überlebensrate in jüngsten Studien gezeigt. Bei Rektumkarzinom im Stadium N+ synchrone Chemoradiotherapie (Abb. 27.58). Bei Lebermetastasen besteht die Möglichkeit der selektiven arteriellen (A. hepatica) Perfusion über Katheter mit 5-FU (s. Kap. 34.6).

7.5 Prognose

Insgesamt relativ günstig, 5-Jahres-Überlebenswahrscheinlichkeit beim Dickdarmkarzinom 50 %, ausgeprägt stadienabängig (Stadium I 85 %, Stadium II 50–60 %, mit Radiotherapie 70 %, Stadium III 25–35 %, mit [Radio-]Chemotherapie > 50 %, IV < 5 %).

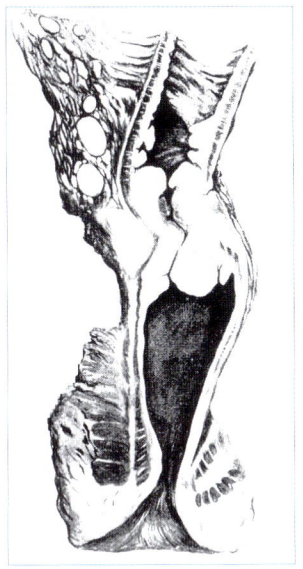

Abb. 27.57
Historische Abbildung eines Rektumexstirpationspräparates nach H. Westhues (Thieme, Leipzig, 1934). An diesen, nach Operationspräparaten gefertigten Zeichnungen lassen sich sehr schön die lokalen Wuchsformen des Karzinoms, hier als T4-Karzinom, sowie die lymphonoduläre Metastasierung entlang der Arteria haemorrhoidalis superior verfolgen. (Anmerkung: Ein Karzinom dieser Höhenlokalisation würde heute vermutlich kontinenzerhaltend reseziert werden können).

> Dickdarmkarzinom: Das Schicksal nach Radikaloperation entscheidet sich in den ersten 2 Jahren

Fast 70 % der **Rezidive** ereignen sich im ersten Jahr (meist Stadium III), insgesamt 85–90 % bis zum Ende des zweiten Jahres (meist Stadium II). Trotz der großen Operationsradikalität muß mit 15 % lokoregionären Rezidiven gerechnet werden. Von diesen

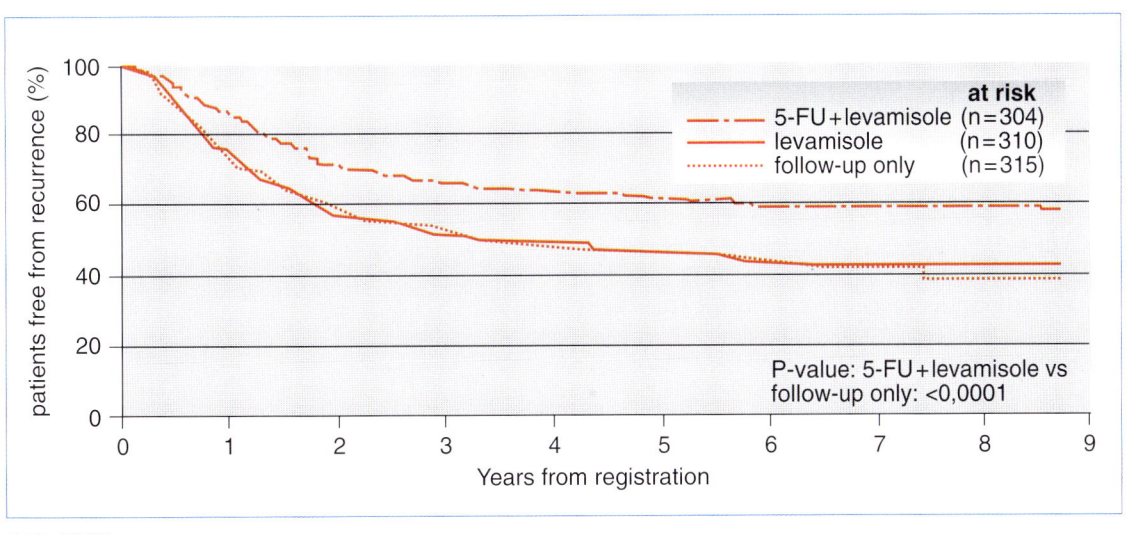

Abb. 27.58
Rezidivfreie Überlebensrate beim Kolonkarzinom Stadium III. INTERGROUP-0035 1995

haben ca. 50 % gleichzeitig Fernmetastasen.
Der verläßlichste Marker eines Rezidivs ist das **carcinoembryonale Antigen (CEA)**. Früherkennung bei symptomlosen Patienten möglich. Sensitivität bis 85 %, Spezifität bis 99 %.
Weitere diagnostische Methoden sind die Koloskopie (5 % Anastomosenrezidive), die Computertomographie (CT), die Kernspintomographie (NMR), Rö-Thorax (5 % Metastasen nach Kolonresektion) und die Endosonographie.
Bei einer Relaparotomie können 30 % der Lokalrezidive und 25 % der Lebermetastasen potentiell kurativ reseziert werden.
Nach radikaler Nachresektion werden 5-Jahres-Überlebensraten bis zu 50 % angegeben. Die Wertigkeit der prinzipiellen Secondlook-Laparotomie bei Rezidivverdacht ist bis heute nicht belegt worden. Besonders günstig sind die Sanierungschancen beim Anastomosenrezidiv. Solitäre Spätmetastasen (Leber, Lunge) können mit guten Erfolgsaussichten exstirpiert werden.

7.6 Nachsorge (Tab. 27.14)

7.6.1 Rezidiverkennung

Klinik des Lokalrezidivs: Beschwerden beim **Anastomosenrezidiv** wie beim Primärtumor.

> Beachte: Viele Rezidive wachsen von außen nach innen

Beim **Intrapelvinrezidiv** Kreuzschmerzen meist erstes Zeichen, sekundär: Miktionsstörungen, Potenzverlust, Hyperämie und Hypohidrose der unteren Extremität (Sympathikolyse!), Heilungsstörungen in der Sakralhöhle (persistierende Fistel, Spätabszeß, Durchbruch zur Scheide).

Diagnostik:
- CEA- und Ca19-9-Verlaufskontrolle. Wenn > 5 ng/ml, monatlich kontrollieren und weitere Abklärung.
- Endoskopie nach Resektion (70–80 % aller Anastomosen im rektoskopisch einsehbaren Bereich).
- Kolon-Doppelkontrast-Einlauf oder Koloskopie alternativ (Anastomose höher als 25 cm ab ano).
- CT (speziell im Beckenraum: Extraluminäre Rezidive?).
- **Zusätzlich:** I.v.-Urographie, MDP, Thorax, Sonographie (Lebermetastasen?), Szintigraphie (Knochenmetastasen?).
- Aktuelle Arbeitsrichtung: Immunszintigraphie (Tumoridentifikation durch markierte CEA-Antikörper), PET (= Positronen-Emissions-Tomographie).

Unter den Laborwerten nur BSG-Anstieg (Rezidiv jeder Art) und LDH-Erhöhung (Lebermetastasen) von Bedeutung. Untersuchungsintervalle s. Tab. 27.14.

Tab. 27.14 Programm zur Nachsorge nach Radikaloperationen bei kolorektalem Karzinom

Untersuchung	Jahr 1				Jahr 2				Jahr 3		Jahr 4	Jahr 5
Monate	3	6	9	12	15	18	21	24	30	36	48	60
Klinik	×	×	×	×	×	×	×	×	×	×	×	×
Rektoskopie	×	×	×	×	×	×	×	×	×	×	×	×
Koloskopie*		×		×				×		×	×	×
Sonographie, bei pathologischem Befund Leber-CT		×		×				×		×	×	×
Röntgen-Thorax		×		×				×				×
Hämokkult										×	×	×
CEA	×	×	×	×	×	×	×	×	×	×	×	×

*Anastomose höher 20 cm, sonst als Vorsorge alle 3 Jahre

7.6.2 Metachrone Multiplizität

Überproportionales Risiko zur Entwicklung weiterer Neoplasmen (1–5 %), zunehmend ab 2. postoperativem Jahr. Damit wird die Nachsorge gleichzeitig zur Vorsorge. Okkultbluttestung im Wechsel mit Koloskopie bzw. Kolon-Doppelkontrast-Einlauf.

7.6.3 Therapeutische Morbidität

Besonders entscheidend sind nach einer Rektumexstirpation Probleme bei der Stomaversorgung, die durch Infektionen gefährdete sakrale Resthöhle und Harnentleerungsstörungen. Nach sehr tiefer anteriorer Resektion mit koloanaler Anastomose (CAA) Kontinenzprobleme in 10 % der Fälle und erhöhte Stuhlfrequenz. Die übrigen Nachsorgeziele sind in Kapitel 8 dargestellt.

8 Weitere Tumoren und tumorartige Läsionen

8.1 Sarkome

Insgesamt sehr selten, vorwiegend im Anorektalbereich (wichtigste: Leiomyosarkom, neurogene Sarkome, Melanosarkom).
Chirurgische Therapie nach radikalen Gesichtspunkten, Prognose jedoch insgesamt dubios, meist frühes Rezidiv. Zusatztherapie (Chemo- und/oder Radiotherapie) entsprechend dem histologischen Typ.

8.2 Karzinoide

5 % aller intestinalen Karzinoide sind im Kolon, 17 % im Rektum lokalisiert. Die Karzinoide des Kolons metastasieren unabhängig von ihrer Größe vergleichsweise früh (etwa 70 % der Zäkumkarzinoide haben bereits Metastasen). Die Metastasierung bei Rektumkarzinoiden ist größenabhängig (über 50 % Metastasen bei Durchmesser über 2 cm).
Klinik und **Diagnostik** wie bei Karzinomen. Flush-Syndrom durch Serotoninausschüttung ist selten. Rektumkarzinoide unter 1 cm Durchmesser oft Zufallsbefund bei der Rektoskopie (lokale Exstirpation möglich), ebenso Appendixkarzinoide (Appendektomie ausreichend). Größere Herde müssen radikal operiert werden.

8.3 Endometriose

Perirektales oder perisigmoidales, extramuköses tumorartiges Infiltrat. 70 % aller intestinalen Endometriosen sind in diesem Bereich lokalisiert.
Klinik: Zyklusabhängige starke Schmerzen, bei Durchbruch durch die Mukosa auch heftige Blutungen. Im Spätstadium Darmpassagestörungen.
Therapie: Im Rahmen der Gesamtbehandlung, bei Kolonwandbefall Resektion.

8.4 Colitis (Proctitis) cystica profunda

Pseudotumoröse Schleimhautaufwerfung, vom Erscheinungsbild Gefahr der Verwechslung mit Zottentumoren oder Karzinomen (auch histologisch irrtümliche Karzinomdiagnose möglich infolge Verlagerung zystischer Drüsen in die Submukosa → Pseudoinvasion). Im Rektum meist solitär, im Kolon oft auch multipler oder diffuser Befall.
Klinik: Blutung, Schleimabgang, gelegentlich Schmerzen durch Passagestörung.
Therapie: Lokale Exzision bzw. Resektion.

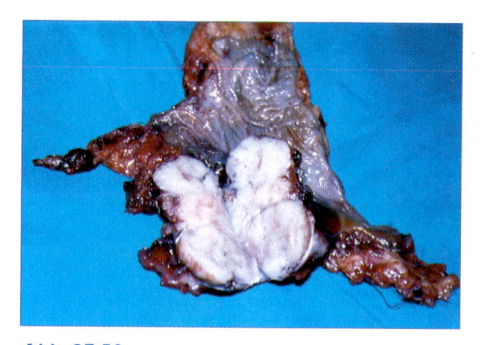

Abb. 27.59
Rektumexstirpationspräparat eines distalen Rektummyosarkoms. Große knollige Tumormasse mit vermeintlich guter kapselartiger Begrenzung. Histologisch in Teilen Myosarkom. Im weiteren Verlauf Rezidiv.

9 Operationsatlas: Appendektomie und kolorektale Operationen*

9.1 Appendektomie

Präoperatives Vorgehen

- **Diagnostik:** Notfall-Labor, Röntgen-Abdomen im Stehen, Sonographie.
- **Indikation:** stets.
- **Aufklärung (u.a.):** Verwachsungen (1–4 %), Appendixstumpfinsuffizienz (0,5–2 %), ggf. Meckelsches Divertikel (0,6–4 %), Wundinfekte (6–17 %), Mortalität (0,7–3 %).
- **Vorbereitung:** Keine spezielle.

Operationstechniken (Abb. 27.60–70)

- **Standardverfahren:** Appendektomie über Wechselschnitt oder pararektalen Zugang.
- **Laparoskopische Appendektomie** (s. Kap. 12).

Postoperatives Vorgehen

- Bei Appendicitis acuta (keine Perforation oder Abszeß) Trinken nach 12 Stunden, weiteren Kostaufbau nach 24 Stunden, Hautnaht (intrakutan fortlaufend) am 5. Tag entfernen.
- Bei Peritonitis oder Abszeß individuelles Vorgehen, in der Regel intraoperativ Plazieren einer Drainage.

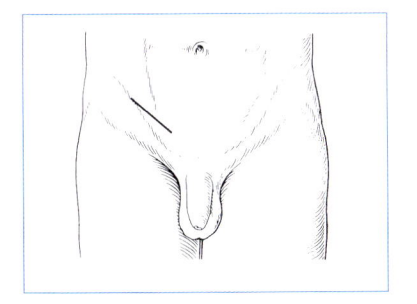

Abb. 27.60
Wechselschnitt: Hautschnitt schräg oder, kosmetisch besser, waagerecht knapp oberhalb des Leistenbandes

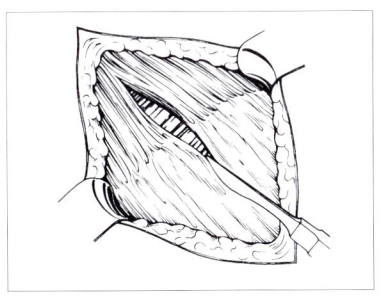

Abb. 27.61
Nach Durchtrennung der Haut und der Scarpa-Faszie (Subkutan-Faszie) Spaltung der Aponeurose des M. obliquus externus abdominis in Faserrichtung

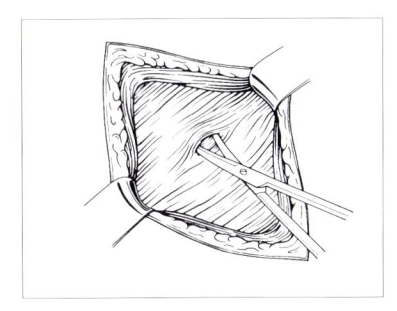

Abb. 27.62
Stumpfes Spreizen der Internusmuskulatur

---

*Abbildungen aus K. Kremer, V. Schumpelick, G. Hierholzer (Hrsg.): Chirurgische Operationen. Atlas für die Praxis. Thieme, Stuttgart 1992. © Georg Thieme Verlag, Stuttgart.

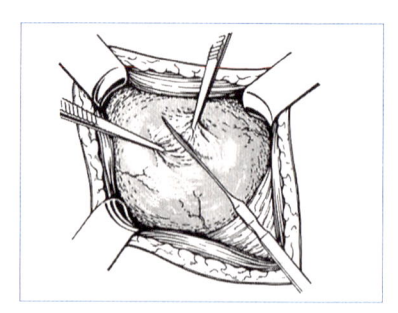

Abb. 27.63
Eröffnen des Peritoneums

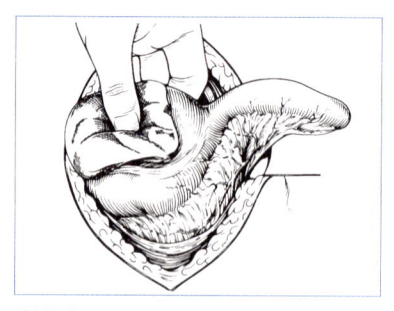

Abb. 27.64
Nach Eröffnen des Peritoneums Hervorziehen des Zäkumpols mit der Appendix, Fassen mit Kompresse durch Assistenten

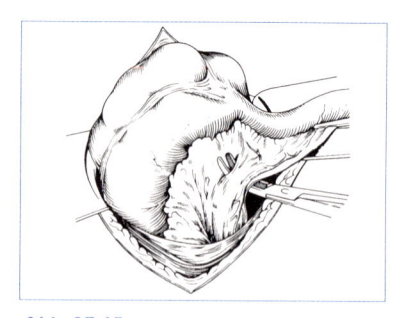

Abb. 27.65
Schrittweise Skelettierung bis zur Appendixbasis

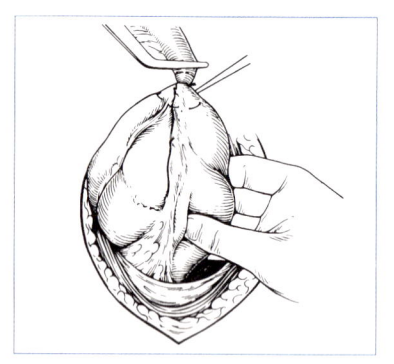

Abb. 27.66
Nach Darstellung der Appendixbasis wird diese gequetscht, mit einer Unterbindung versehen und die Appendix abgetragen

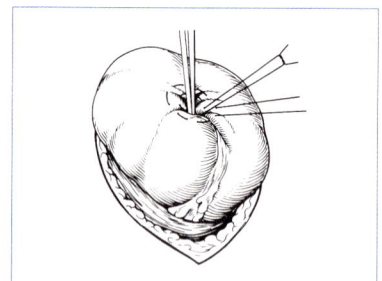

Abb. 27.67
Versenkung des Stumpfes mit Tabaksbeutelnaht

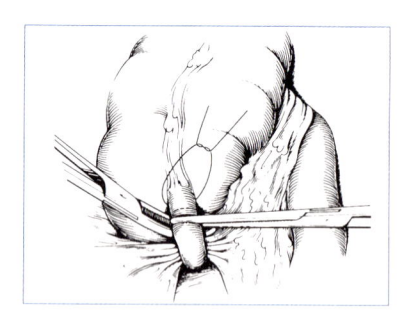

Abb. 27.68
Bei retrozäkaler Lage kann das Zäkum mittels Kletterligaturen schrittweise mobilisiert werden

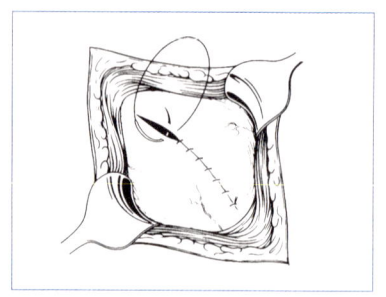

Abb. 27.69
Nach Appendektomie zunächst fortlaufender Verschluß des Peritoneums

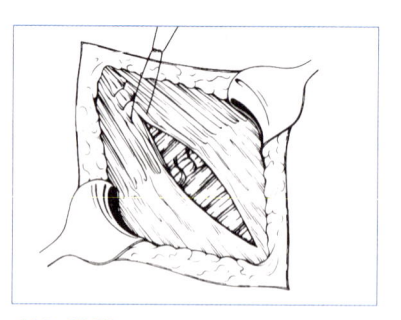

Abb. 27.70
Anschließend adaptierende Nähte der Internusmuskulatur und Naht der Faszie mit Einzelknopfnähten, danach Hautnähte

9.2 Kolorektale Operationen

Präoperatives Vorgehen

- **Diagnostik:** Histologie (Endoskopie), Zweittumoren (Endoskopie, KKE, CT), Harnstauung (Sonographie), Metastasen (Röntgen-Thorax, Leber-Sonographie), Infiltration benachbarter Organe (Magen bei Transversum-Neoplasie, Blase/Vagina bei Rektum-Neoplasie).
  - **Rektum-Neoplasie:** Rektoskopie, Endosonographie, Becken-CT.
- **Indikation:** Kolontumoren, Kolitiden, Divertikulitis, Angiodysplasie.
- **Aufklärung (u.a.):** Darmresektion, Nahtinsuffizienz, Verletzung Ureter und benachbarter Organe (Blase, Milz, Niere), vorübergehender künstlicher Darmausgang, Bluttransfusionen, postoperative Nahrungskarenz.
  Rektum-Neoplasie: Impotenz, Blasenentleerungsstörung, Schließmuskelverletzung, Inkontinenz, Rektumexstirpation mit endgültigem Anus praeter.
- **Vorbereitung:** 3–5 EKs, orthograde Darmspülung (4 l Golytely per os oder 10–12 l Ringer-Lösung über Magensonde), bei stenosierendem Tumor, längere (5–7 Tage) parenterale Vorbereitung oder intraoperative Darmspülung.
  Bei Rektum-Neoplasma sowie Notfalloperationen präoperatives Markieren einer evtl. Stomaposition am sitzenden und stehenden Patienten.

Operationstechniken (Abb. 27.71–51)

- Hemikolektomie rechts.
- Transversumresektion.
- Hemikolektomie links.
- Subtotale Kolektomie.
- Sigmaresektion.
- Doppelläufiges Kolostoma.
- Diskontinuitätsresektion nach Hartmann.
- Anteriore Rektumresektion.
- Rektumexstirpation.

Postoperatives Vorgehen

- Redon-Drainage 2. Tag, Insuffizienz-Drainage 7. Tag, Klammern 10. Tag.
- Parenterale Ernährung bis Trinken ab 3. Tag, ab 5. Tag Quark/Joghurt/Suppen, nach Abführen weiter Kostaufbau.
- Tumornachsorge alle 3 Monate in den ersten 2 Jahren, später alle 6 Monate, dann jährlich. Keine spezielle Diät.
- Je nach Tumorstadium adjuvante Therapiemaßnahmen.

27 Kolon und Rektum

I. Hemikolektomie rechts

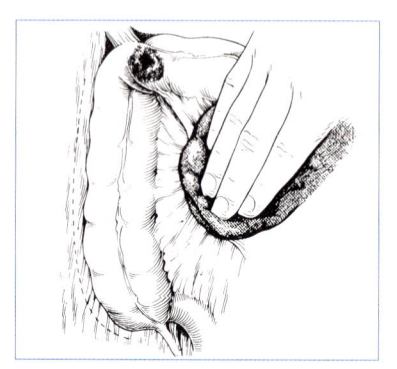

Abb. 27.71
Mobilisation des rechten Kolons von der lateralen Bauchwand, Durchtrennung des Peritoneum parietale

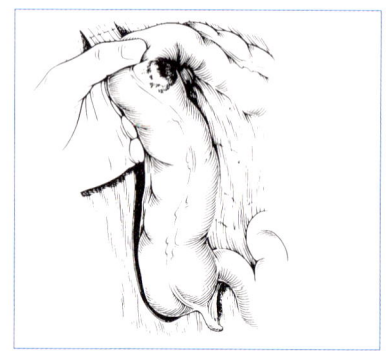

Abb. 27.72
Ablösen der Flexura coli dextra (Cave: Duodenum!)

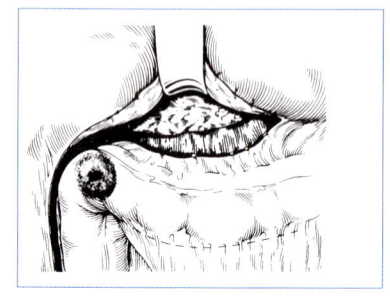

Abb. 27.73
Skelettierung des großen Netzes am zu resezierenden Transversum-Anteil und Durchtrennung des gastrokolischen Netzansatzes rechts

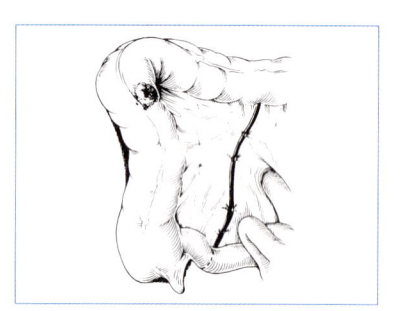

Abb. 27.74
Festlegen der Resektionslinie auf dem Mesenterium unter Erhalt der A. colica media, zunächst zentrales Absetzen der A., V. colica dextra, anschließend Fortführung bis zur Darmwand

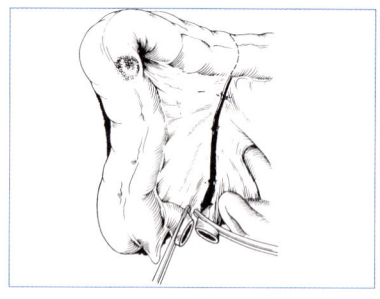

Abb. 27.75
Schräges Durchtrennen (Lumendifferenz) des terminalen Ileums ca. 5 cm vor der Bauhinschen Klappe und danach des Colon transversum

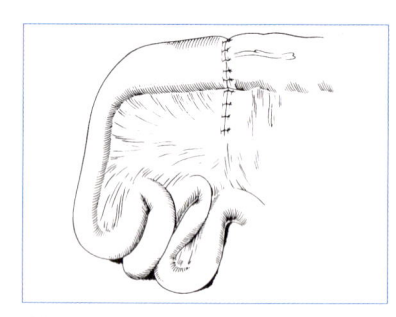

Abb. 27.76
Termino-terminale Ileotransversostomie, Verschluß des Mesokolon-Schlitzes

II. Sigmaresektion

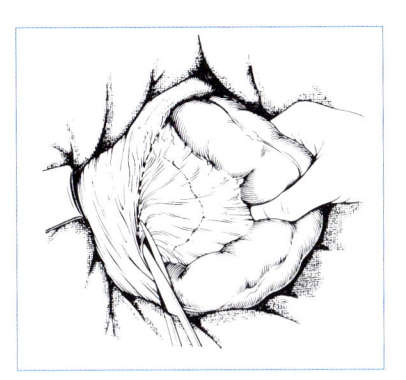

Abb. 27.77
Lösen der lateralen Verklebungen zwischen Sigma und Retroperitoneum, Darstellen des linken Ureters

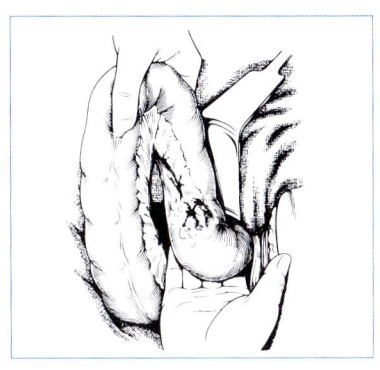

Abb. 27.78
Zunächst zentrale Ligatur der V. mesenterica inferior unterhalb des Pankreasschwanzes, anschließend Durchtrennung der A. mesenterica inferior am Abgang aus der Aorta (high tight) bzw. unmittelbar distal des Abganges der A. colica sinistra (low tight)

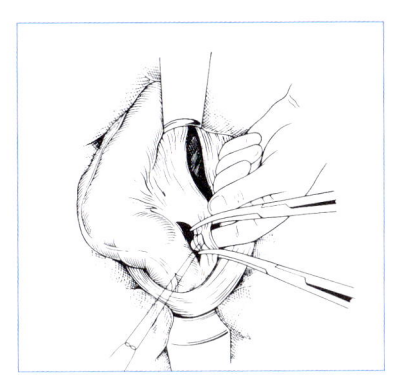

Abb. 27.79
Durchtrennen des Sigma-Mesenteriums bis zum Rektum, anschließend distale Tabaksbeutelnaht und Absetzen des Sigma bzw. Rektum (bis Tumorhöhe 5 cm ab ano)

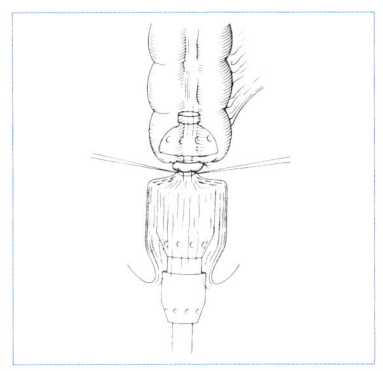

Abb. 27.80
Nach Resektion und ggf. Mobilisation der linken Flexur End-zu-End-Anastomosierung mit EEA-Klammernahtgerät oder termino-terminale Handanastomose (einreihig-allschichtig)

III. Anus praeter

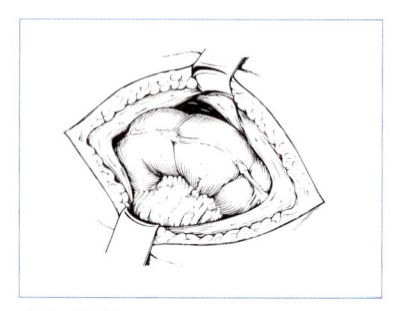

Abb. 27.81
Nach Eröffnen des Abdomens und sicherem Identifizieren des Colon transversum oder sigmoideum (Tänie) wird dieses hervorluxiert

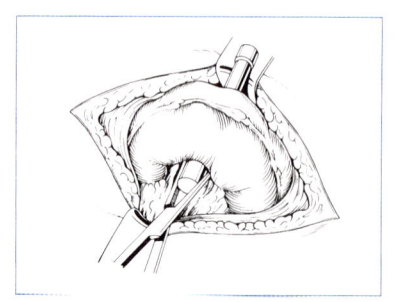

Abb. 27.82
Sicherung mittels Reiters

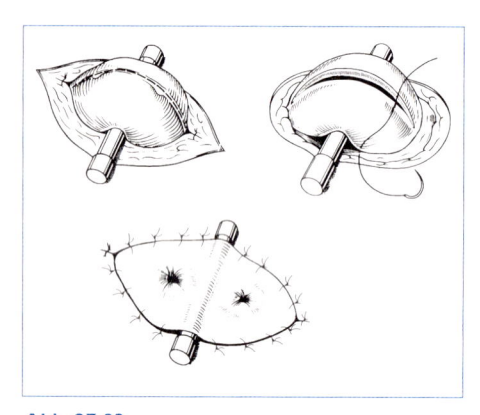

Abb. 27.83
Einnähen des eröffneten Darms allschichtig-intrakutan

28 Anus

Kapitelübersicht

Anus

Hämorrhoiden

Perianale Thrombose

Analmarisken

Hypertrophe Analpapille

Analfissur

Pruritus ani, Analekzem

Eitrige Anal- und Perianalerkrankungen
- Kryptitis
- Abszesse und Fisteln
- Sinus pilonidalis
- Pyodermia fistulans sinifica
- Dermoidfistel

Proktitis
- venerische und tropische Infektionen
- Ulcus simplex recti

Maligne und semimaligne perianale Tumoren
- Analkarzinom
- Analsarkom
- Morbus Paget, Morbus Bowen

Benigne perianale Tumoren
- Condylomata accuminata
- Condylomata lata

Kontinenzstörungen
- Beckenbodeninsuffizienz
- Rektumprolaps

Analstenosen

Anorektale Schmerzsyndrome
- Kokzygodynie
- Proktalgia fugax
- Analneurosen

Operationsatlas

1 Anatomie und Physiologie

Der **Anus** ist ein kompliziertes Abschlußorgan zur Kontrolle der Ausscheidung des Darminhaltes (Kontinenzfähigkeit). Er ist in enger anatomischer und funktioneller Verbindung mit dem Rektum zu sehen. Störungen und Erkrankungen des Übergangs- und Endbereiches fallen in das Gebiet der **Proktologie**.

Der **ektodermale Anus** vereinigt sich mit dem **entodermalen Rektum** zum sog. **Kontinenzorgan**. Die Vereinigung erfolgt an der durch Taschen- (Krypten) und leistenartigen (Papillen) Verwerfungen markierten Linea dentata. Die muskulären Verschlußelemente bestehen aus der wulstigen Verdickung der glattmuskulären Rektumringmuskulatur, die distal aganglionär wird und damit zur energiefreien Dauerkontraktion befähigt ist (M. sphincter ani internus), sowie den willkürlich gesteuerten Mm. sphincter ani externus und levator ani. Die Puborektalisschlinge als Verstärkungszug des Levators ist ein wesentliches Steuerungselement im Kontinenzgeschehen (Abb. 28.1).

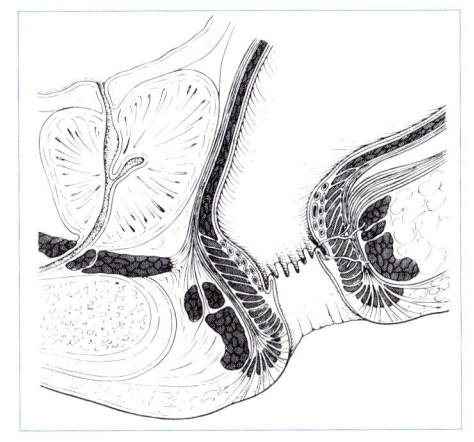

Abb. 28.1 Anatomie des Anorektums

Weitere Verschlußmechanismen:
- Plexus haemorrhoidalis
- anorektaler Winkel (= Winkelbildung zwischen Rektum und Analkanal von ± 90°) durch den ventral gerichteten Zug der Puborektalisschlinge, die den anorektalen Übergang von dorsal umgreift
- intraabdomineller Druck (verstärkt anorektale Angulation im Proktogramm) (Abb. 28.2)
- Sensorische Komponente der Kontinenz: Dehnungsrezeptoren des parapuborektalen Gewebes und der Puborektalisschlinge, hochsensibles Anoderm (Häufung der Rezeptoren an der Linea dentata).
- Wichtige Reflexe: z.B. Defäkationsreflex, rektosphinkterer Reflex, Relaxationsreflex.

2 Proktologische Diagnostik

Das diagnostische Rüstzeug für Analerkrankungen hat man stets bei sich: Anamneseerhebung, Inspektion, Palpation

Zusätzlich meist ausreichend: Proktoskopie und Rektoskopie.
Proktoskopie: Röhrenförmige Skope mit hinterer Beleuchtungsquelle, andere mit seitlichem Fenster für Hämorrhoidaltherapie, Spreizspekula speziell für operative Zwecke.
Optimale Lichtquellen (Kaltlicht, Glasfiberleiter) sind unerläßlich.

Endoskopie: Ohne Licht keine Sicht!

Ergänzende Untersuchungen:
- **Manometrie** (abhängig von der Methode Analdruck 60–100 mm Hg, maximaler Kontraktionsdruck 100 % über Ruhedruck) bei Sphinkterschäden, Reflexstörungen und Verdacht auf Aganglionose (Morbus Hirschsprung).
- **Endosonographie** zur Differenzierung diffuser Sphinkterschäden, Fisteln, Abszesse und Tumoren (Abb. 28.3).
- **Elektromyographie** bei Sphinkterschäden und zur Verlaufskontrolle degenerativer Erkrankungen.
- Röntgen-Defäkogramm, CT, MRT, Fistulographie.
- Biopsie, Zytologie, Stuhluntersuchungen (Parasiten!), Stuhlkultur.

Die **Beschreibung von Analläsionen** erfolgt im Uhrzeigersinn, bezogen auf die Steinschnittlage (Damm 12 Uhr, Steißbeinspitze 6 Uhr).

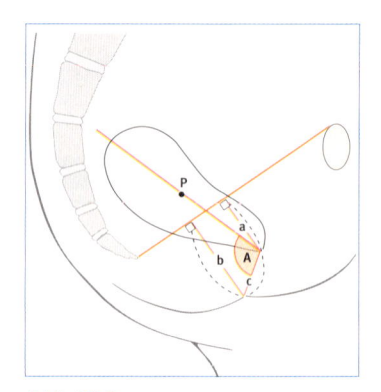

Abb. 28.2
Anatomische Zuordnung im Proktogramm
A Anorektaler Winkel
b Beckenbodenhöhe
c Analkanallänge

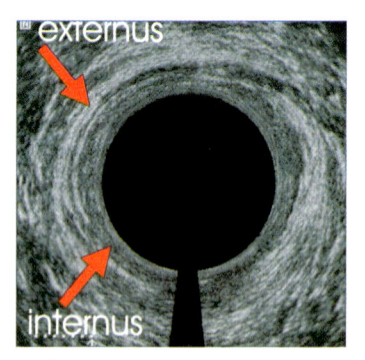

Abb. 28.3
Endosonographie des Analkanals

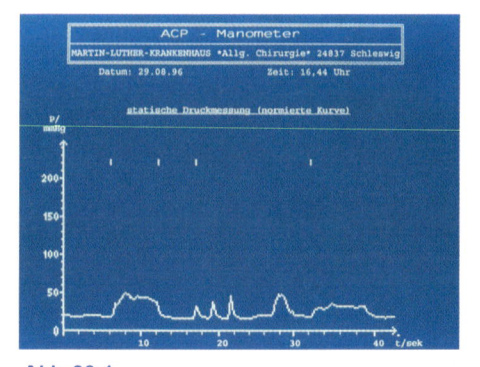

3 Hämorrhoiden

Vergrößerung des an der Analabdichtung beteiligten arteriellen Plexus haemorrhoidalis, meist bei zu hohem Analdruck, im Alter auch bei Sphinktererschlaffung (→ Scherkräfte und Bindegewebslockerung → Mukosaprolaps).
Begünstigende Faktoren: Sitzende Lebensweise, Adipositas, Gravidität, starkes Pressen bei der Defäkation.
Stadieneinteilung:
- **Stadium I** (Abb. 28.5 a): Nicht schmerzende, voll reversible Vergrößerung des Gefäßplexus.
- **Stadium II** (Abb. 28.5 b): Spontan nicht mehr rückbildungsfähige Vergrößerung mit Knotenbildung und Vorwölbung in Anus bzw. Rektum.
- **Stadium III** (Abb. 28.5 c): Vollständiger Vorfall der Knoten unter Pressen, spontane Inkarzeration möglich.

Abb. 28.4
Manometrie, dargestellt am Beispiel einer globalen Analsphinkter- und Beckenbodeninsuffizienz. Minimaler Ruhedruck und nur geinge Druckamplituden im Kneifakt oder beim Hustenstoß

Hämorrhoiden

Klinik: Schmerzlose, hellrote Defäkationsblutungen, meist als Stuhlauflagerungen, auch nachschmierend oder tropfend, gelegentlich massive Blutungen, besonders bei arterieller und/oder portaler Hypertension. Entgegen verbreiteter Annahme korrelieren Blutungsintensität oder -häufigkeit nicht mit den Stadien.
- **Sonstige Zeichen:** Stechen, Brennen, Jucken (= Pruritus), Nässen, Verschmutzung, Fremdkörpergefühl, Gefühl unvollständiger Entleerung, Prolaps (Abb. 28.6). Beschwerden werden durch Bettruhe (Wärme) oft verschlimmert. Bei Inkarzeration heftigste Schmerzen, Nässen, dunkelrote Stauungsblutung.
- **Analprolaps** (Abb. 28.6): Vorfall der gesamten Hämorrhoidalzone und des Anoderms.

Die größten Knoten sind an den **Gefäßzuflüssen** bei **3**, **7** und **11** Uhr entwickelt. Nebenknoten an Seitenästen bei 3 und 7 Uhr.

Analprolaps: Radiäres Faltenmuster
Rektumprolaps: Zirkuläres Faltenmuster

Diagnostik: Palpation (Erhöhung des Sphinkterdruckes, fibrosierte Knoten), Inspektion (beim Preßakt, nach Defäkation), Proktoskopie, Rektoskopie und Koloskopie zum Ausschluß höhergelegener Läsionen.

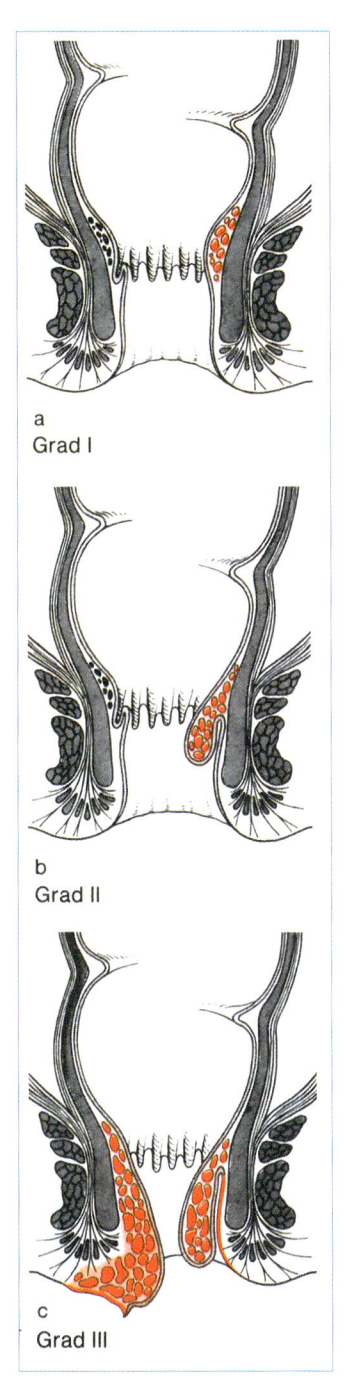

a Grad I
b Grad II
c Grad III

Abb. 28.5 a–c
Stadien des Hämorrhoidalleidens im anatomischen Querschnitt

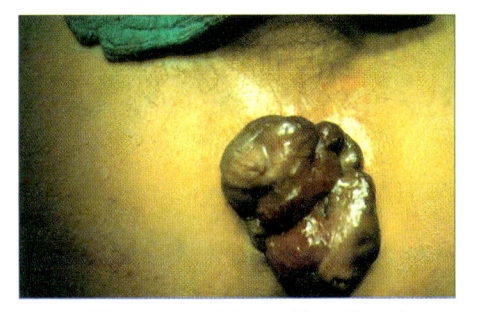

Abb. 28.6 Hämorrhoidalleiden III mit Thrombose und Analprolaps (= radiäres Faltenmuster)

Therapie:
- **Stadium I und II:** Sklerosierungstherapie, entweder supranodulär an den Gefäßzuflüssen mit 5 % Phenolmandelöl (Technik nach Bensaude) oder punktuell intranodulär mit 20 %igen Chininlösungen (Cave: Anaphylaktische Reaktionen), Aethoxysklerol u.ä. (Technik nach Blond) (Abb. 28.7).
  - **Alternativen:** Infrarotkoagulation, Gummibandligatur nach Barron, maximale Analdilatation nach Lord, (Kryotherapie).
  - **Ergänzende Maßnahmen:** Verbesserung der Analhygiene (Analduschen, Sitzbäder, Bidet!), Selbstbougierung bei hohen Sphinkterdrucken (konische Analdilatatoren), Diätberatung.
- **Stadium III:** Befriedigende Resultate nur mit der Operation. Am weitesten verbreitet die offene Resektion nach Milligan-Morgan und die aufwendige submuköse Hämorrhoidektomie nach Parks. **Grundprinzip:** Segmentäre Ausschälung der Hämorrhoidalknoten unter Belassung möglichst breiter Anodermbrücken, von denen die Überhäutung des Defektes erfolgt.

Medikamentöse Therapie: Wirkprinzip antiphlogistisch adstringierend. Sehr verbreitet sind Präparate auf Kortikoidbasis, meist mit Lokalanästhetika-Zusätzen. Da sie rasch Linderung bringen, besteht die Gefahr der unkritischen Daueranwendung (Cave: Steroiddermatosen, Mykosen).

> Medikamentöse Therapie bei Hämorrhoiden nur Überbrückungsmaßnahme!

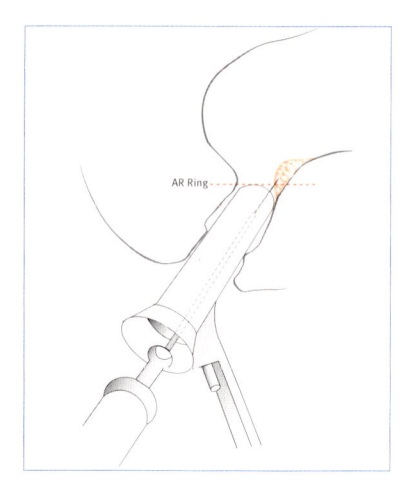

Abb. 28.7
Technik der Sklerosierungstherapie

4 Perianale Thrombose

Akut aufschießende, äußerst schmerzhafte, livide Knotenbildung am äußeren Afterrand (Abb. 28.3).
Ursache: Thrombosierung in perianalen Gefäßgeflechten, vielfach als „äußere Hämorrhoiden" bezeichnet. Meist nach forciertem Preßakt (auch postpartal), oft nach Alkoholexzeß. Häufig mehrkammerig. Deutliches Kollateralödem.
Therapie: Im Frühstadium (Thrombose nicht fixiert) Entleerung der Gerinnsel durch Stichinzision oder besser Exzision (Abb. 28.8). Nach 4 (bis 7) Tagen nur noch konservative Therapie mit abschwellenden Salben, Sitzbädern (Kamillosan, Kaliumpermanganat), Antiphlogistika, Quell- und Gleitmittel zur Stuhlregulation.

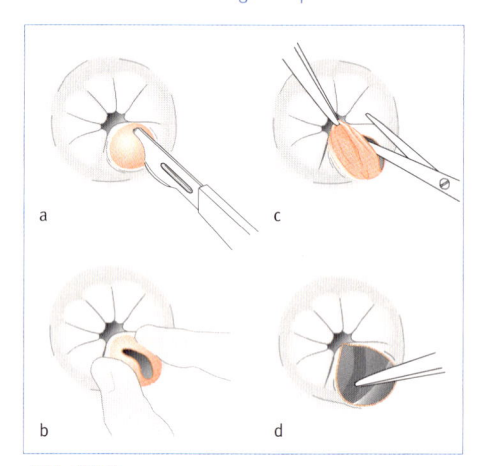

Abb. 28.8
Thrombosierung eines sog. äußeren Hämorrhoidalknotens, nach Infiltrationsanästhesie (3 ml 1%ige Scandicain); 1–2 cm lange Inzision mit dem Skalpell. Enukleation des Koagulums. Exzision des Anoderms mit einer feinen Schere. Entfernung restlicher Koagel mit der Pinzette

5 Analmarisken

Meist harmlose schlaffe Überdehnungsfalten der perianalen Region, die sich beim Preßakt nicht füllen. Bei Frauen nach Schwangerschaften gehäuft, auch nach perianalen Thrombosen.
Therapie: Elektrochirurgische Abtragung in Lokalanästhesie, falls Störung der Analhygiene.

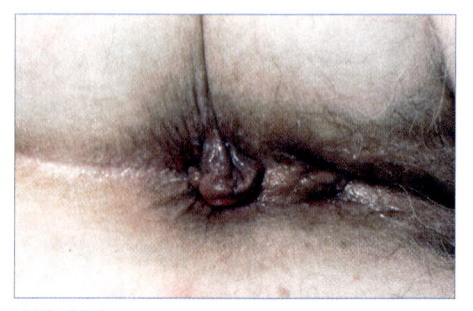

Abb. 28.9
Analmariske

Hypertrophe Analpapille/Analfissur

6 Hypertrophe Analpapille

Reaktive Vergrößerung von Resten der Proktodäalmembran (= embryonale Afterverschlußmembran), mit Hämorrhoidal-, Fistel- und/oder Fissurleiden verschwistert, durch anale Reizzustände begünstigt. Katzenzahnartige bis kirschgroße, gestielte Gebilde, wegen ihres Aussehens oft als **Analpolypen** bezeichnet, jedoch keine Neoplasie (Histologie: **Analfibrom**), daher auch nie maligne Entartung.
Therapie: Elektrochirurgische Abtragung in Lokalanästhesie, zusätzlich Therapie der Begleiterkrankung.

7 Analfissur

Rhagadenartiges Analulkus nach Schleimhauteinrissen bei analem Reizzustand und forcierter Defäkation, besonders bei Frauen mit Obstipation. Elastizitätsverlust des Anoderms, begünstigt durch chronische Entzündungsvorgänge (Kryptitis, inkomplette Analfistel und Hämorrhoidalleiden). Aufgrund der Gewebespannungen fast stereotyp bei 6 Uhr (selten 12 Uhr) gelegen.

> Atypisch lokalisierte Analfissur: Spezifische Krankheiten?
> (Analkarzinom, Morbus Crohn, venerische Infektionen)

Klinik: Defäkationsschmerz, evtl. geringe Blutung, freies Intervall, nach Minuten intensiver krampfartiger Nachschmerz (Sphinkterspasmus; dieser bewirkt die Heilungsunfähigkeit). Aus Angst vor diesen Schmerzen sekundäre Obstipation bis hin zum Ileus.
Verlauf: Nur ausnahmsweise spontane Heilung der akuten Fissur unter allmählicher Beschwerdeabschwächung oder Übergang in die chronische Fissur. Primär chronischer Verlauf seltener (meist auf dem Boden analer Narben, inkompletter Fisteln u.ä.).
Diagnose: Bei schonendem Ektropionieren des Afters wird der Unterrand der Fissur sichtbar. An ihrem äußeren Ende längsgestellte Analmariske (Vorpostenfalte). Palpation (tastbares, extrem schmerzhaftes Ulkus mit Sphinkterspasmus und häufig hypertropher Analpapille), Proktoskopie meist entbehrlich.
Therapie: Beseitigung des Sphinkterspasmus. Bei frischen Fissuren kann dies durch antiphlogistisch adstringierende Salben, zweckmäßig mit Lokalanästhesiezusatz oder Unterspritzung mit Lokalanästhetika, in der Hand des Geübten auch mit Dehnung in Vollnarkose gelingen.
Therapeutische Alternative: Behandlung mit nitroglycerinhaltigen Salben (Konzentration 0,2–1 %), mehrmals täglich. In Studien wurden aufgrund der Sphinkterenrelaxation ähnlich gute Ergebnisse wie bei der häufig angewandten lateralen Sphinkterotomie erzielt (Nebenwirkung: Kopfschmerzen).

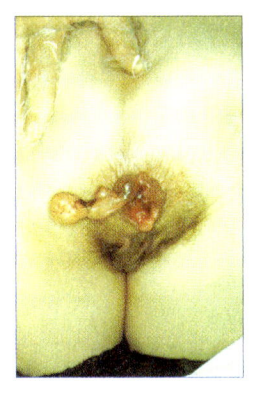

Abb. 28.10 Hypertrophe Analpapille

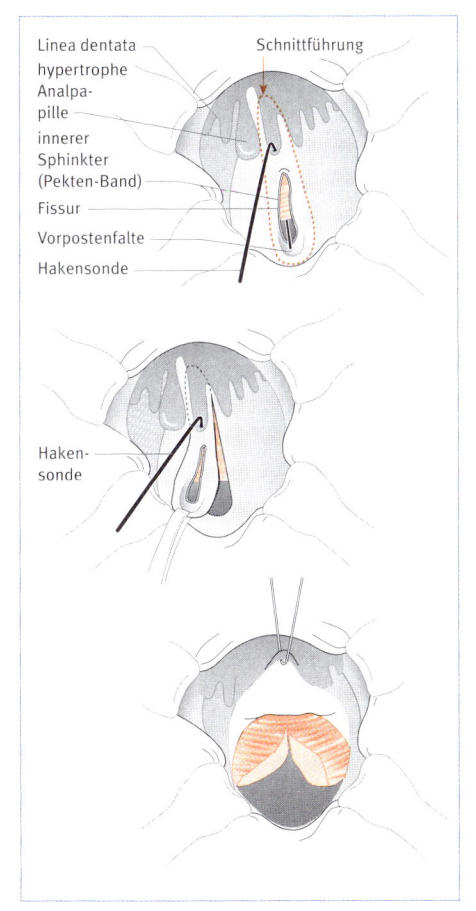

Abb. 28.11
Exzision eines chronischen Fissurkomplexes aus Fissur, Vorpostenfalte und hypertropher Analpapille. Regelhaft findet sich eine unterlagernde (intersphinktere) Analfistel, die unter der Fissur bis an die Basis der Vorpostenfalte verläuft. Die En-bloc-Exzision dieser Fistel führt zwangsläufig zur Myotomie des M. sphincter ani internus.

Bei **chronischer Fissur** Exzision der Fissur (immer histologisch untersuchen!), des Narbenriegels (Pectenosis), der Vorpostenfalte und hypertrophen Analpapille erforderlich, zusätzliche Sphinkterotomie. Auf inkomplette Analfisteln achten. Nach dem Ausheilen Kontrolle auf begleitendes Hämorrhoidalleiden (Abb. 28.11).

8 Pruritus ani, Analekzem

- **Pruritus:** Häufiges, u.U. äußerst qualvolles, unspezifisches Begleitsymptom zahlreicher Krankheitsbilder (Tab. 28.1), häufig bei Hämorrhoidalleiden.
- **Akutes Ekzem:** Unspezifische kutane Reizantwort oder eine lokale Standortvariante von Dermatosen (isomorpher Reizeffekt). Mehr oder weniger flammende Rötung, Rhagadenbildung in der Rima ani (Psoriasis inversa), ausgeprägter Juckreiz mit Kratzspuren, sekundäre Superinfektion, Schuppung (Mykose).
- **Chronisches Ekzem:** Verdickung und Lichenifikation der Haut, Rhagaden, u.U. tiefe Ulzerationen (wichtigste Differentialdiagnose: Morbus Paget und Bowen, Analkarzinom).

Therapie: Behandlung der Grundkrankheiten. Verbesserung der Analhygiene, Sitzbäder mit Adstringentien (Kamillenextrakte, Kaliumpermanganat) oder Fettzusätzen, Trockenhaltung der Analregion (Wattetupfer), Babypflegemittel, Hämorrhoidaltherapeutika, bei allergischer Komponente kortisonhaltige Präparate, Farbstofflösungen (Castellani, Malachitgrün), bei infektiöser Komponente: Polyvidon-Jod, Vermeidung von Reizstoffen (speziell Alkohol, Nikotin, Gewürze, Koffein). Beseitigung analer Begleitkrankheiten (speziell Hämorrhoiden).

Tab. 28.1 Ursachen für Pruritus ani/perianale Dermatitis/Ekzem

- Stauungsdermatitis (Hämorrhoiden)
- Alkohol, Nikotin, Koffein, Gewürze, Süßigkeiten
- Nahrungsmittelunverträglichkeiten
- Kontaktdermatitis: Seife, Waschpulver, Hygienespray etc.
- Lokale Medikamentenapplikation (z.B. Lokalanästhetika, Perubalsam u.a.)
- Systemische Medikamentengabe
- Isomorpher Reizeffekt systemischer Dermatosen (z.B. Psoriasis)
- Mykosen
- Diarrhoe
- Protozoonosen (z.B. Oxyurien)
- Morbus Crohn
- Kortikoidschaden
- Morbus Paget, Morbus Bowen

9 Eitrige Anal- und Perianalerkrankungen

9.1 Kryptitis

(Eitrige) Entzündung in den taschenartigen Einfaltungen des Rektums in den Analkanal infolge Koteinpressung. Meist dorsal, da hier die tiefsten Krypten liegen.

Klinik: Stechender Defäkationsschmerz, gelegentlich punktförmiger Sitzschmerz, überaus häufig bei vegetativen Urogenitalsyndromen und chronischer abakterieller Prostatitis.

Diagnose: Palpatorisch druckschmerzhaftes Grübchen in Analmitte, erhöhter Sphinktertonus, proktoskopisch Rötung und vermehrte Vaskularisation, bei Druck auf den Kryptengrund gelegentlich Expression eines Eiterpfröpfchens.

Therapie: Spaltung über der in die Kryptentasche eingeführten Hakensonde.

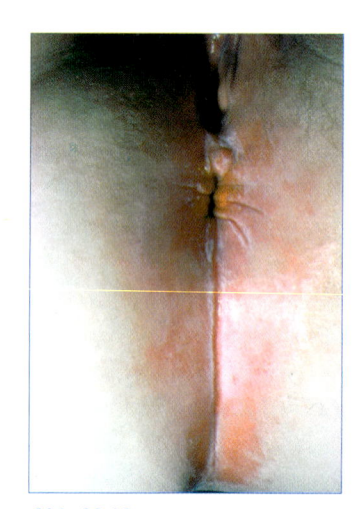

Abb. 28.12
Akute perianale Dermatitis

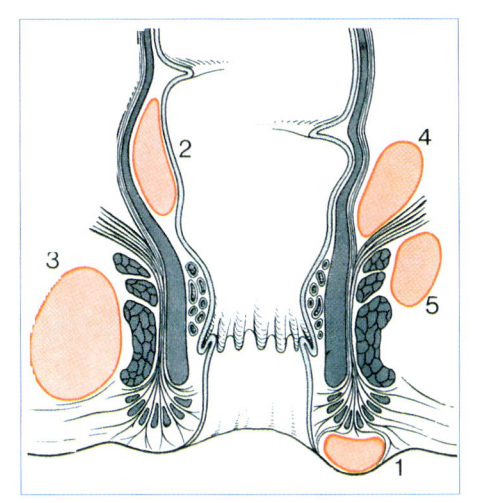

Eitrige Anal- und Perianalerkrankungen

Abb. 28.13
Lokalisation periproktitischer Abszesse
1 Subkutan (paraanal)
2 Submukös
3 Periproktitisch
4 Pelvirektal
5 Ischiorektal

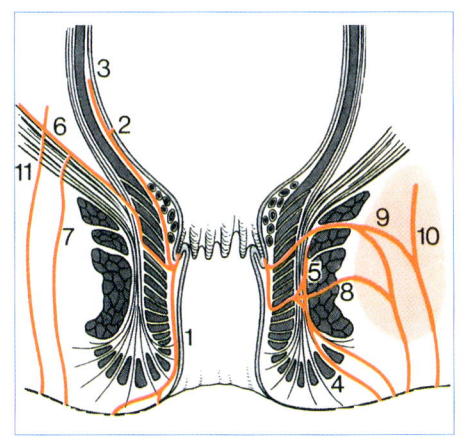

Abb. 28.14 Lokalisation perianaler Fisteln:
1 Subkutan
2, 3 Submukös
4, 5 Intersphinkter
6, 7 Intersphinkter supralevatorisch
8 Tief transsphinkter
9 Hoch transsphinkter
10 Ischiorektal
11 Pelvirektal

9.2 Analabszesse und -fisteln

9.2.1 Kryptoglanduläre Infektionen

95 % der Analfisteln sind kryptoglanduläre Infektionen. Die anatomische Gliederung des Anus und seiner Umgebung bestimmt den Entzündungsablauf. Die größte Massierung der Proktodäaldrüsen findet sich in der hinteren Kommissur, perineal sind sie radiär verteilt, seitlich fehlen sie fast ganz. Entsprechend nehmen über 80 % der Infektionen ihren Ausgang von dorsal. Die Infektausbreitung erfolgt in den lockeren Verschiebeschichten des perianalen Raumes. Sie bestimmen die Nomenklatur (Abb. 28.13, Abb. 28.14).

- **Subkutan** (5–10 %): Absenkung vom Kryptengrund unter die Haut.
- **Submukös** (unter 5 %): Aufsteigen unter der Schleimhaut in das Rektum.
- **Intersphinkter** (40–50 %, Abszesse seltener): Der innere Schließmuskel wird durchsetzt, im intersphinkteren Spalt senkt sich der Infekt paraanal ab. Seltener, mit dem Levator als Leitschiene, Aszension über den äußeren Schließmuskel (suprasphinkter) oder auf dem Levatortrichter (supralevatorisch). Von hier Sekundäreinbruch in das Rektum möglich (sehr selten).
- **Transsphinkter** (30–40 %, davon 4/5 ischiorektal): Vollständige Durchsetzung des Schließmuskelapparates, dorsal bogenförmiges Ausweichen in die Ischiorektalgrube (= ischiorektale Fistel bzw. Abszeß). Übergreifen auf die Gegenseite durch das Foramen coccygium (Hufeisenfistel) möglich. Perineal radiärer Verlauf mit dem M. bulbocavernosus als Leitschiene.

Mit der Abszeßeröffnung hat der Infekt seine natürliche Drainage gefunden. Da die Infektion aber vom Analkanal unterhalten wird, unterbleibt die Heilung. Bei guter Drainage und blandem Entzündungsverlauf passagerer Fistelschluß möglich, späteres Rezidiv jedoch vorgezeichnet.

> Der Analabszeß ist das akute, die Fistel das chronische Stadium eines Proktodäaldrüseninfektes

Klinik:
- **Analrandabszesse:** Bohrende Schmerzen, nach der Defäkation exazerbierend, kaum Allgemeinreaktion.
- **Intersphinktere Abszesse**: Sehr heftige Schmerzen (Sphinkterspasmus), Sitzunfähigkeit.
- **Ischiorektale Abszesse:** Dumpfe, bohrende Schmerzen in und neben dem Mastdarm, Sitzbeschwerden, Allgemeinreaktion mit Mattigkeit, Fieber, Leukozytose.
- **Fisteln:** Beschwerden meist gering, eitrige, auch kotige Sekretion aus der Fistelöffnung, stechende Schmerzen im Analkanal (innere Öffnung), Beschwerdeverstärkung bei Sekretretention.

Diagnose:
- **Inspektion:** Halbkugelige Vorwölbung bei **paraanalem** Abszeß, starke Rötung und flache ödematöse Schwellung bei **ischiorektalen und perianalen Abszessen**, äußere Fistelöffnung perianal (Abb. 28.15).
- **Palpation:** Innere Öffnung als druckschmerzhafte Einziehung in einem Narbenfeld meist besser tast- als sichtbar, auf Druck Entleerung von Sekret aus den äußeren Öffnungen.
  - **Submuköser Abszeß:** Gut abgrenzbare, druckschmerzhafte Schwellung.
  - **Intersphinkterer Abszeß:** diffuse, sehr schmerzhafte Schwellung, Eiterexpression über innere Mündung möglich.
  - **Ischiorektaler Abszeß:** Nachweis der Fluktuation von rektal besser als von außen (Fehldiagnose!).

Abszeß- oder Fistelnachweis: Operationsindikation

Weitere diagnostische Manöver (Sondierungen, Farbstoffinjektionen, Fistulographie, KKE) bei den typischen Analfisteln entbehrlich. Lediglich Rektoskopie und Proktoskopie zum Ausschluß von Begleitkrankheiten, ggf. Endosonographie, MRT (besonders bei Morbus Crohn-Fisteln).
Therapie: Breite Freilegung durch oväläre Exzision des Abszeßdaches oder, bei ausgedehnten periproktitischen Abszessen, durch T-förmige Inzision (häufigster Fehler: nur oberflächliche Abszeßeröffnung). Alle Fisteln, mit Ausnahme der supra- und extrasphinkteren, können breit nach innen und unten gespalten werden (Abb. 28.16). Bei sphinkterdurchsetzendem Verlauf muß der unterhalb der Fistel liegende Sphinkter-Anteil durchtrennt werden (Cave: Puborektalis).

2/3 der Sphinktermasse können ohne Gefährdung der Kontinenz durchtrennt werden

Die Wunde wird der Sekundärheilung überlassen (Heilungsverlauf bei ausgedehnten Fisteln mehrmonatig). Suprasphinktere Fisteln dürfen nicht gespalten werden, nur breite Drainage, transanaler Verschluß nach Exzision der Fistelquelle. Wenn unzureichend: Lappenplastiken, u.U. Kolostomie.

9.2.2 Atypische Fisteln der Anorektalregion

Sie machen nur 5 % aller anorektalen Fisteln aus, stellen aber erhebliche diagnostische und therapeutische Probleme dar. Äußere Öffnung im perianalen Bereich, aber abweichende Ausbreitung. Seitlicher Ursprung, nicht von Krypten ausgehend, schwärende Infektion mit Durchbrechung der Leitstrukturen oder Einbruch in die Scheide (anovaginal) oder rückläufig zum Rektum. Sehr typisch für **Morbus Crohn,** nach Verletzungen, bei Karzinomen, venerischen Infekten, Leukosen.

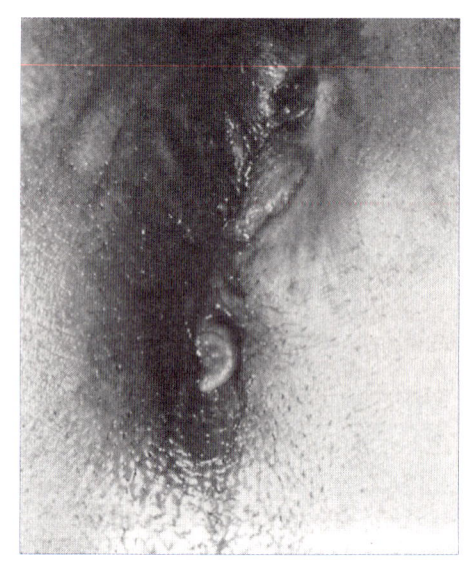

Abb. 28.15
Analfistel

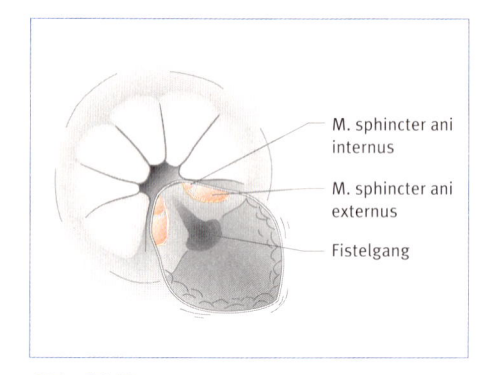

Abb. 28.16
Perianaler Abszeß:
Fistulotomie („laying open") und Ausräumung des Abszesses

Eitrige Anal- und Perianalerkrankungen

Extrasphinktere Fistel

Innere Mündung oberhalb der Sphinkteren im Rektum oder Sigma. Ursache meist entzündliche Darmerkrankungen, Bestrahlungen, Verletzungen.

Pelvirektale Fistel

Kann eine Sonderform der extrasphinkteren Fistel sein, jedoch auch von extrarektalen pelvinen Entzündungsprozessen ausgehen und durch den Levator in die Ischiorektalgruben und/oder sekundär ins Rektum einbrechen. Meist schweres Krankheitsbild, auch Unterbauchperitonitis.

Rektoorganische Fisteln

Meist zur Scheide (rekto-vaginal) (Abb. 28.17), zur Blase (rekto-vesikal), seltener zur Prostata (rekto-prostatisch) oder Harnröhre (rekto-urethral).
Ursachen: Entzündliche Darmkrankheiten, Bestrahlung, Verletzungen, Karzinome, postoperativ.
Therapie: Spaltung nur bei infralevatorischen transsphinkterem Verlauf. Bisweilen großzügige Freilegung ausreichend. Häufig (passagere) Kolostomie nicht zu umgehen. Aufwendige Plastiken mit Hautmuskellappen, endorektale Verschiebeplastiken („sliding flap") (Abb. 28.19).

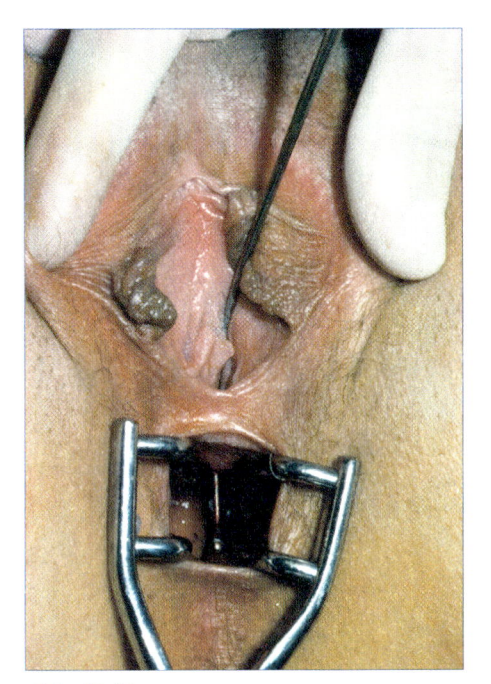

Abb. 28.17
Rektovaginale Fistel

9.3 Sinus pilonidalis (Abb. 28.20)

Synonym: Haarnestgrübchen, Steißbeinfistel, Rekrutenabszeß, Jeep's disease.
Ursache: Haareinspießungen in die Rima ani.
Begünstigende Faktoren: Starke Behaarung, fettreiches Gesäß, Schwitzen, mangelhafte Analhygiene.
Verlauf: Die subkutan eingetriebenen Haare unterhalten eine chronische Infektion, die in Abszeßbildung exazerbiert. Ausbreitung meist proximalwärts, präsakral.
Diagnose: Punktförmige Einspießung(en) am unteren Ende der Rima ani (Primäröffnung), bisweilen Haarbüschel herausragend. Abszeßbildung; bei Perforation oder Eröffnung fast immer proximal gelegene Sekundäröffnung, nicht selten 10 cm und mehr entfernt.
Therapie: Exzision in toto, Sekundärheilung (haarfreie Narbenplatte), in günstigen Fällen Schrägexzision oder Exzision und primäre plastische Deckung durch von lateral entnommenen Schwenklappen (s. Kap. 10) möglich.

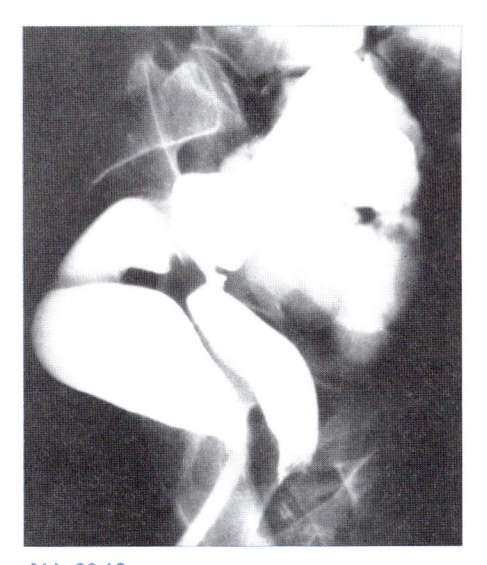

Abb. 28.18
Rektumscheidenfistel (Kolonkontrasteinlauf)

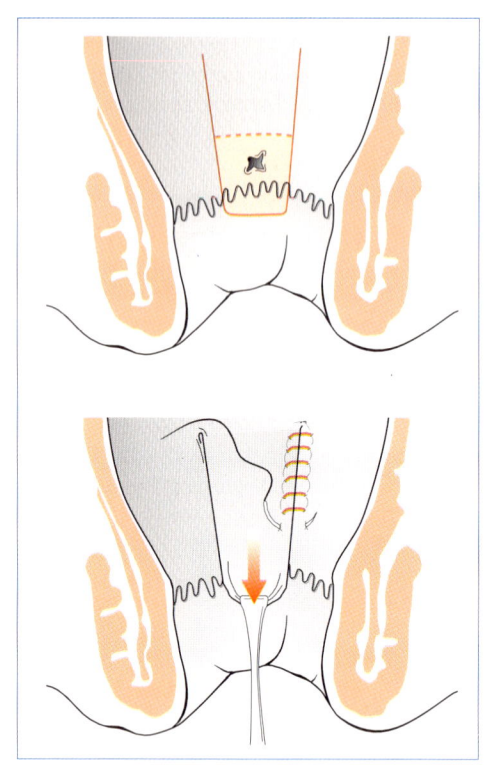

Abb. 28.19
Technik der transanalen Verschiebeplastik

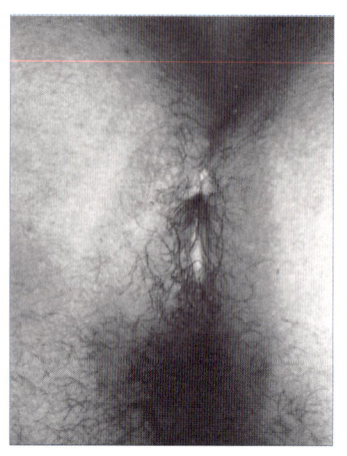

Abb. 28.20
Sinus pilonidalis

9.4 Pyodermia fistulans significa (= Hidradenitis suppurativa) (Abb. 28.21)

Ursache: Verwerfungsanomalie der Haut mit Bildung von Retentionstaschen.
Begünstigende Faktoren: Starke Behaarung, fettreiches Subkutangewebe, Stoffwechselstörungen, Beziehungen zum Akne-Formenkreis (jedoch nicht mit einer Acne conglobata zu verwechseln!). Auch in anderen Hautfalten vorkommend (im Schritt, Leistenbeuge, Bauchhautfalten, Brustfalten, Achselhöhle, Kinn).
Klinik: Eigentümlicher, die Subkutis fistelnd und abszedierend unterminierender Entzündungsprozeß. Schmerzen durch die oft in rascher Folge aufschießenden Abszesse. Die chronische Infektion führt zu einer herdförmigen derben Induration mit livider Verfärbung der Haut und mehr oder weniger zahlreichen Fistelöffnungen unterschiedlicher Entwicklungsstadien.
Therapie: Exzision der veränderten Hautareale und Eröffnung der kommunizierenden Gangsysteme. Rezidive im Randbereich sanierter Areale möglich.

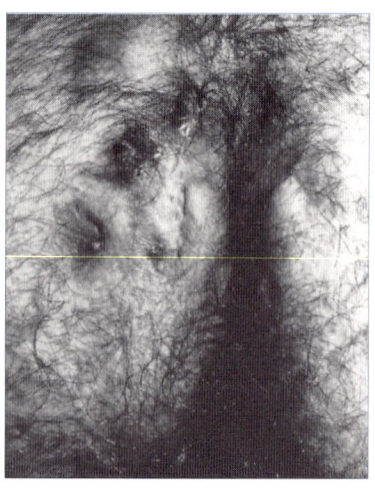

Abb. 28.21
Pyodermia fistulans significa

9.5 Dermoidfistel

Fistelnder Aufbruch der sehr seltenen, anlagebedingten Dermoide, vor dem Kreuzbein oder in der Steißbeinumgebung gelegen. Unter Umständen tumorartige Verdrängung des Rektums. Bei Sekundärinfektion (ideale Nährböden) ausgedehnte perirektale Fistelung möglich.
Therapie: Weite Exzision in toto, meist unter Mitnahme des Steißbeins.

9.6 Sonstige Fisteln oder abszedierende Perianalinfektionen

Mediane Raphefistel (dorsal vom Skrotalansatz), Furunkel, leukämische Infiltrate, Lymphogranuloma inguinale, Bilharziosen, Fisteln nach Dammriß 3. Grades oder Episiotomie. Aktinomykosen, Tuberculosis subcutanea et fistulans. Fisteln nach transmuraler Bariumextravasation (Kontrast-Einlauf).

10 Spezielle Formen der Proktitis

10.1 Venerische und tropische Infektionen

Trotz genereller Zunahme anale Manifestation sehr selten. Infolge Massentourismus Tropeninfekt auch hier gelegentlich zu beobachten.
- **Lues I:** Atypische derbe Anal-, seltener Rektalulzera mit stinkender Sekretion, schmerzhaft, inguinale Lymphadenitis.
- **Lues II:** Condylomata lata.
- **Lues III:** Ulzerierende Gummata, die zu hochgradigen Anorektalstrikturen führen.
- **Gonorrhoe:** Stark eitrige Proktitis, in schweren Fällen mit Ulzeration, Abszedierung und Fistelbildung, Analekzem, Pruritus.
- **Ulcus molle:** Weiche, unterminierte Analulzera, sehr schmerzhaft. Heute sehr selten.
- **Granuloma venereum:** Tropenkrankheit, genitoinguinale, seltener perianale Papeln und Pusteln, die zu üppigen, leicht blutenden Wucherungen auswachsen. Stinkende Sekretion.
- **Lymphogranuloma inguinale:** Virusbedingte Tropenkrankheit, anale Manifestation selten. Bei Fortschreiten kräftige anale Wulstbildungen, hochgradige Strikturen (Beckenausmauerung und weitläufige Fisteln).
- **AIDS:** Nicht heilende, nässende Infekte mit Lymphknotenschwellungen und proliferativen Tumorbildungen (Kaposi-Sarkome, maligne Lymphome, Plattenepithelkarzinome, basaloide Karzinome, Condylomata acuminata) sind stets auf das Vorliegen der Immunschwäche AIDS (Acquired Immune Deficiency

Syndrome) verdächtig. Bei Risikogruppen HIV-Test. Oft wie ein Morbus Crohn imponierend.
- **Gay-Bowel-Syndrom:** Besiedlung des Darmes mit pathogenen Keimen (Lamblien, Amöben, enteropathogene Bakterien) bei immuninkompetenten Homosexuellen, die eine chronische Proktitis unterhalten.

10.2 Ulcus simplex recti

Ätiologisch unklar, häufig in Verbindung mit einem rektalen Schleimhautprolaps. Bevorzugt an der Vorderwand gelegenes, scharf begrenztes Ulkus mit starker vaskulärer Umgebungsreaktion. Sehr heilungsträge.
Therapie: Behebung eines Prolaps oder einer Beckenbodeninsuffizienz.

11 Perianale Tumoren

11.1 Maligne und semimaligne Tumoren

11.1.1 Analkarzinom (Abb. 28.23)

Insgesamt selten, Relation zu kolorektalem Karzinom 1:50. Zu unterscheiden sind Analrand- und Analkanalkarzinome.
Histologische Erscheinungsformen: Basaliom (nur lokal destruierend), Spinaliom, verhornendes und nicht verhornendes Plattenepithelkarzinom, kloakogenes Karzinom (= basaloides Karzinom, vom Übergangsepithel ausgehend). Vergleichsweise frühe Metastasierung in inguinaler, iliakaler und, bei intraanalem Sitz, auch mesenterialer Richtung.
Klinik: Chronisches Ulkus, Schmier- und Kontaktblutungen, Pruritus, anale Mißempfindung, Kontinenzstörungen.
Diagnose: Inspektion, Proktoskopie, Probeexzision.

Chronische Analgeschwüre: Dignität?

Therapie:
- **Plattenepithelkarzinome:** Primär synchrone Chemoradiotherapie (5-FU + Mitomycin-C + 50 Gy). Lokale Exzision des Tumorbettes nach 6–8 Wochen (bei Restulkus/-tumor, Infiltration), Rektumamputation meist nur noch bei Tumorrest eines Analkanalkarzinoms oder Tumorrezidiv.
- **Basaloide Karzinome:** Vorgehen wie bei Plattenepithelkarzinomen.
Inguinale Lymphadenektomie nur bei Lymphomen (Staging-Maßnahme, steigert die Radikalität nicht, bedeutsam für Strahlenbehandlung → Einschluß der parailiakalen und paraaortalen Abstromgebiete).

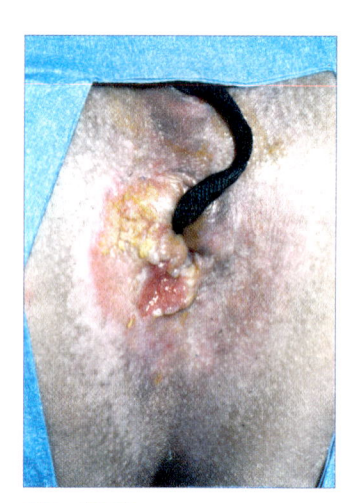

Abb. 28.22
Analrandkarzinom

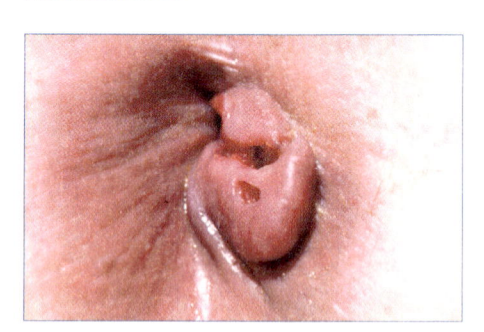

Abb. 28.23
Analkarzinom

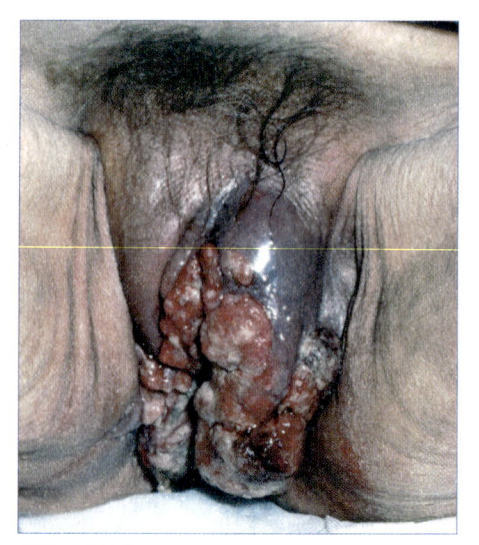

Abb. 28.24
Fortgeschrittenes Analkarzinom

Perianale Tumoren

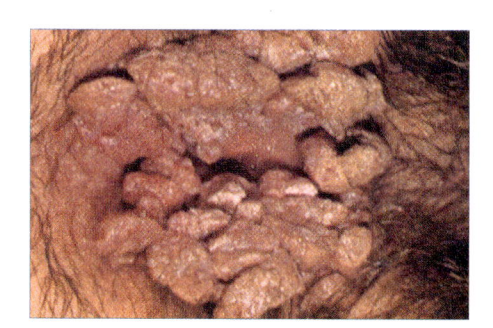

Abb. 28.25
Sekundärekzem bei Condylomata acuminata

Prognose: Fast 30 % der Analkarzinome haben zum Diagnosezeitpunkt bereits Metastasen gesetzt. Bei inguinalem Befall nach Lymphadenektomie und Bestrahlung (50 Gy) beträgt die 3-Jahres-Überlebensrate 40 %. Heilungschancen nach radikaler Therapie um 70 %.

11.1.2 Analsarkome

Meist anorektale Exstirpation erforderlich, Rezidiv nach lokaler Exzision fast obligat, Verwilderungstendenzen des Tumors.

11.1.3 Morbus Paget, Morbus Bowen

Selten. Ekzemähnliche, großlamellär schuppende, girlandenartig begrenzte, semimaligne Perianalerkrankungen. Entartung im Bereich von Ulzerationen. Diagnose erst histologisch möglich.
Therapie: Radikale lokale Exzision.
Prognose: Gut.

11.2 Gutartige Tumoren

11.2.1 Condylomata acuminata (spitze Feigwarzen)

Relativ häufiger Virusinfekt (Human Papilloma Virus Typ 6 = HPV 6) unter Ausbildung solitärer oder beetartiger, rauchgrauer, derber Warzen (histologisch Papillome). Bevorzugt im feuchten Milieu (abklatschartig in der Rima ani, Analkanal, meist auf Anoderm beschränkt). Bei Frauen auf Befall der Vulva und Vagina, bei Männern auf Befall des Penis achten. Sexuell übertragbar (daher Partneruntersuchung, auch auf Geschlechtskrankheiten überprüfen, HIV-Test).
Klinik: Kleine Herde meist asymptomatisch. Größere mit schmerzhaften Einrissen, Spannungsgefühl, Sekundärekzem (Abb. 28.25)
Therapie: Bei kleinen Herden Betupfen mit Podophyllin-Lösung (10–20 %), größere Herde chirurgisch unter sorgfältiger Erhaltung gesunder Haut exzidieren. Günstige Effekte durch Gamma-Interferon topisch oder systemisch.
Prognose: Hohes Rezidivrisiko, daher Nachbeobachtung notwendig.

11.2.2 Condylomata lata

Flache, lappige warzenartige Formationen bei Lues II. Therapie im Rahmen der Grundkrankheit.

11.2.3 Condylomata gigantea (Buschke-Löwenstein-Tumor, Abb. 28.26)

Sonderform bei Immunsupression/günstigen Milieubedingungen: Destruierendes Wachstum, bevorzugter Sitz am Penis mit fakultativem Einbruch in die Corpora cavernosa (Maligne Entartung möglich).

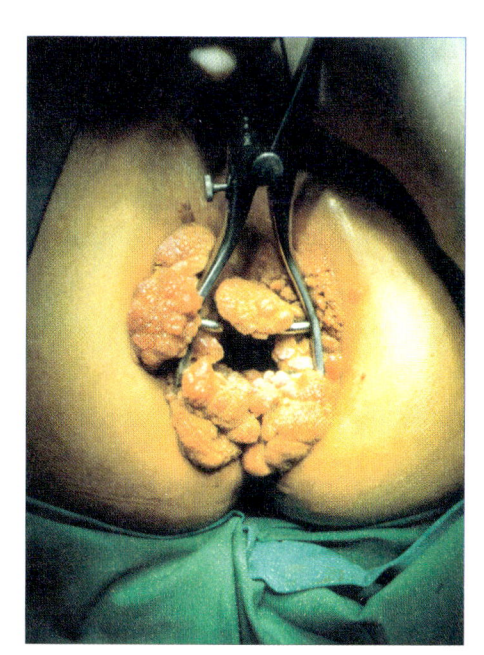

Abb. 28.26
Riesencondylom Buschke-Löwenstein

12 Kontinenzstörungen

Vielfältige Ursachen (Tab. 28.2). Differenzierung nach 3 Schweregraden:
- **Stadium I:** Inkontinenz für Gas, kein Stuhlschmieren.
- **Stadium II:** Kontrollverlust für Winde und flüssigen bis breiigen Stuhl, intermittierender Stuhlverlust.
- **Stadium III:** Verlust auch festen Stuhls.

Zur Differenzierung und Erfassung des Ausmaßes der Läsionen muß eine umfassende präoperative Diagnostik durchgeführt werden.

Anamnese:
- Beginn: Geburt/Operationen/progressiv?
- Umstände und Häufigkeit: tags/nachts, Husten/Niesen, selten/häufig, dünnflüssiger oder fester Stuhl, beim Zukneifen nach Stuhlgang.
- Wann bemerkt?
- Wäscheinlagen nötig: ja/nein? tags/nachts?
- Diätetische Maßnahmen.
- Medikamente.

Klinische Untersuchung:
- Narbendeformitäten.
- Mukosaprolaps.
- Rektozele/Enterozele/Zystozele.
- Genitaler Prolaps.
- Deszendierendes Perineum.
- Analer Ruhetonus.
- Willkürliche Kontraktion des M. externus und M. puborectalis.
- Analkanallänge.
- Lokalisation und Ausdehnung eines muskulären Defektes.
- Anorektale Perzeption.

Apparative Diagnostik:
- Transanale Endosonographie. Muskuläre Defekte lassen sich mit der transanalen Endosonographie exakt lokalisieren.
- Manometrie (Ruhe-, Kontraktionsdruck, Analkanallänge).
- Proktographie und Videodefäkographie (pathomorphologische/funktionelle Störungen des Anorektums und Beckenbodens, Rektozele, Intussuszeption).
- Elektromyographie (Lokalisation von muskulären Defekten).
- PNTML (rechts/links) = terminale motorische Latenz des N. pudendus (neurogene Schädigung).

Tab. 28.1 Ursachen für Kontinenzstörungen

Ursache	Beispiele
Sensorische Inkontinenz	
Anodermblockierung	Hämorrhoidal- und Analprolaps
Anodermverlust	Analatresie, Whitehead-Operation, Durchzugsoperation
Irritation	Hämorrhoiden, Proktitis
Neurogen	Querschnittslähmung, Diskusprolaps, diabetische Polyneuropathie
Muskuläre Inkontinenz	
Sphinkterläsion	Pfählungsverletzung, Fistelchirurgie, Dammriß IV. Grades
Sphinkterlähmung	Altersinvolution, Rektumprolaps
Beckenbodeninsuffizienz	Rektumprolaps, Descending-perineum-Syndrom
Agenesie	Anal- und Rektumatresie
Mechanische Inkontinenz	
Drainagerinnen	Analoperationen („Schlüssellocheffekt")
Angulationsverlust	Rektumprolaps Beckenbodeninsuffizienz
Rektumfaltenverlust	Proktitis
Bypass	rektokutane (vaginale) Fisteln
Neurogene Inkontinenz	
peripher	Plexus-pudendalis-Schäden
proximal	Conus-Cauda-Syndrom
zentral	Altersinkontinenz, hirnorganische Prozesse
Gemischte Inkontinenz	Rektumprolaps, Altersinkontinenz

Kontinenzstörungen

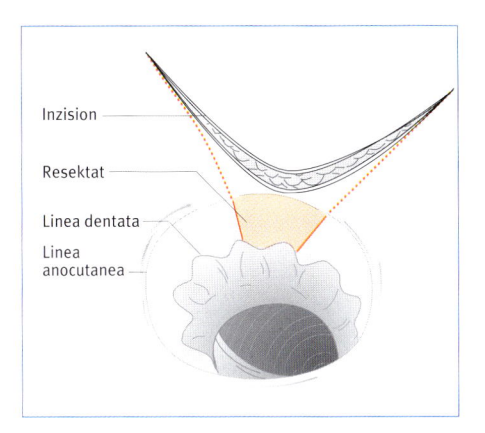

28 Anus

Abb. 28.27
Modifizierte V-Y-Plastik zur Rekonstrukion des Analkanals.

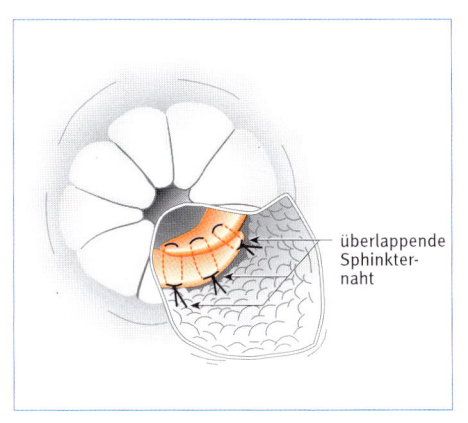

Abb. 28.28
Überlappende Sphinkternaht

Therapie:
- **Sensorische Inkontinenz:** Wiederherstellung der Analauskleidung mit Haut (Analplastik) (Abb. 28.27), Hämorrhoidektomie.
- **Motorische und neurogene Inkontinenz:**
  - Konservativ: Aktives Muskeltraining und Elektrostimulation der Sphinkteren und des Beckenbodens.
  - Bei umschriebenen Schäden Sphinkterrekonstruktion (Abb. 28.28), Beckenbodenplastik (post anal repair).
  - Bei vollständiger muskulärer Insuffizienz: Bildung von Muskelschlingen (Gracilis-Plastik). Glutäustransposition.
  - Wenn keine Rekonstruktionsmöglichkeit: Kolostomie.

12.1 Beckenbodeninsuffizienz

Häufiges Problem von Frauen des mittleren und höheren Lebensalters. Vielfach in der Bedeutung verkannt.

Ursache: Konstitution, geburtstraumatische Schäden, Uterusexstirpation, sekundäre Überdehnungsschäden der Nervi pudendi.

Klinik: Stuhlentleerungsstörungen, Nachentleerungen, manuelle Nachhilfe zur Stuhlentleerung, Kontinenzstörungen, Druck am Beckenboden, Sitzbeschwerden → Kokzygodynie, → Proktalgie, Obstipation, Unterbauchschmerzen (→ Colon irritabile-Syndrom), Prolapssyndrome (→ Rektumprolaps), Harninkontinenz.

Diagnostik: Klinisch Tiefertreten des Beckenbodens im Preßakt, Sphinktertonus reduziert. Rektozelen, Rektumprolaps, Druckschmerz beim Abstasten von Levator und pelvinem Bandapparat.

- **Prokto-Rektoskopie:** Mukosaprolaps, Rektuminvagination → Ulcus recti simplex.

- **Defäkographie:** (+ Kolon-KE im Doppelkontrast) (Abb. 28.29): Beckenbodentiefstand, vergrößerter anorektaler Winkel. Rektozelen, Scheidendeviation, Rektuminvagination oder -prolaps, spitzwinklige Rektumabknickung. Cul-de-sac-Syndrom (Aufpressen des Sigma auf das Rektum mit Stop des Kontrastmittelabflusses im Preßakt). Enterozelen (Einpressen von Darmschlingen in den ausgetieften Douglasschen Raum), Colon elongatum, häufig: Sigmadivertikulose.
- **Darmpassagezeitbestimmung, Manometrie** (Sphinkterdrucksenkung, Reservoirstörungen, Reflexstörungen), **EMG** (Differenzierung lokaler und diffuser muskulärer Schäden, Reflexstörungen), **Endosonographie**.

Therapie:
- **Konservativ:** Stuhlregulation, Krankengymnastik, Vermeiden von Pressen und schwerem Heben und Tragen, Biofeedback-Training.
- **Operativ:**
  - **Posterior:** Raffplastiken (post- und/oder pre-anal-repair) (Abb. 28.30), Sphinkterersatzplastik nach Rehn-Delorme.
  - **Anterior:** Abdominelle Beckenbodenplastik, ggf. mit Kolonresektion bis hin zur Aszendorektostomie (→ Darmpassagezeit). Rektopexie, gelegentlich: Kolostomie (→ Inkontinenz III. Grades).

Prognose: Befriedigende Langzeitergebnisse nur beim Zusammenwirken konservativer und operativer Maßnahmen → Patientenmotivation, dann Erfolgsquote > 90 %.

12.2 Rektumprolaps (Abb. 28.29, 28.31)

Mischform einer Kontinenzstörung, da durch den Prolaps sowohl sensible als auch durch die Beckenbodenlähmung motorische Ausfälle vorliegen. Vorwiegend bei älteren Patienten mit Beckenbodeninsuffizienz. Lockerung des Aufhängeapparates. Verlust der Rektumangulation. Beginnt als Hernie der Rektumvorderwand, diese kann auch Dünndarmschlingen enthalten. Relativ häufig auch bei Säuglingen infolge fehlender Angulation des Rektums. Beckenboden aber intakt. Auch die sehr seltenen Prolapsformen bei jüngeren Frauen sind vornehmlich Angulationsstörungen.

Klinik: Ausstülpung des Mastdarms, zunächst nur beim Pressen (Defäkation, Husten, Heben etc.), später spontan. Inkontinenz, Blutungen, Nässen.

Diagnose: Beim Preßversuch (oder postdefäkal) Vorfall mit zirkulärer, ringförmiger Schleimhautfaltung, durch Stauung düster rot, schleimige Sekretion, oft tiefe Ulzera (Ulcus recti simplex).

Therapie:
- Bei **Säuglingen** konservativ: Redressierende Verbände, Stuhlregulation. Operation nur ausnahmsweise angezeigt, da fast stets spontane Heilung.

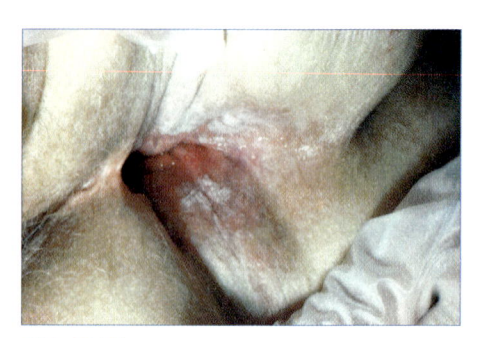

Abb. 28.29
Anale Inkontinenz (Rektumprolaps). Breites Klaffen des Analrohres bei Zug auf die Naht. Waschhautbildung im Analtrichter.

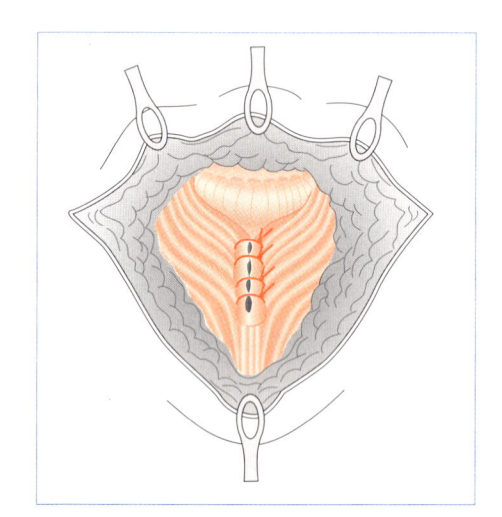

Abb. 28.30
Hintere Beckenbodenplastik

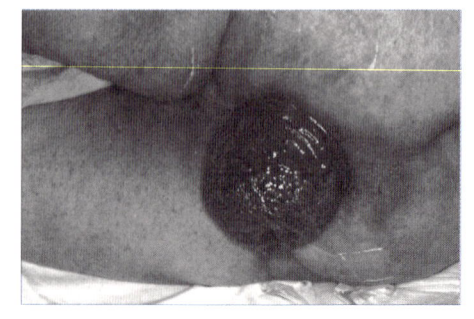

Abb. 28.31
Rektumprolaps (= zirkuläres Faltenmuster)

Anorektale Schmerzsyndrome

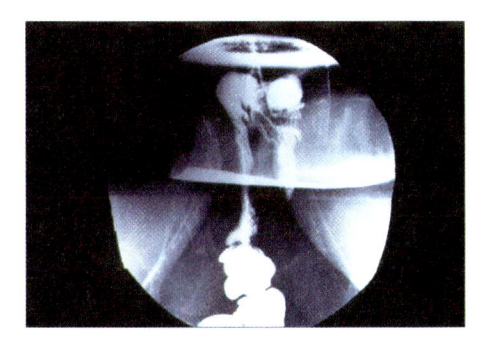

Abb. 28.32
Defäkographie bei Rektumprolaps. Breiter Vorfall des Rektums (unterer Kontrastmittelspiegel). Im Bruchsack der Rektumvorderwand hernienartiger Vorfall der Sigmaschlinge.

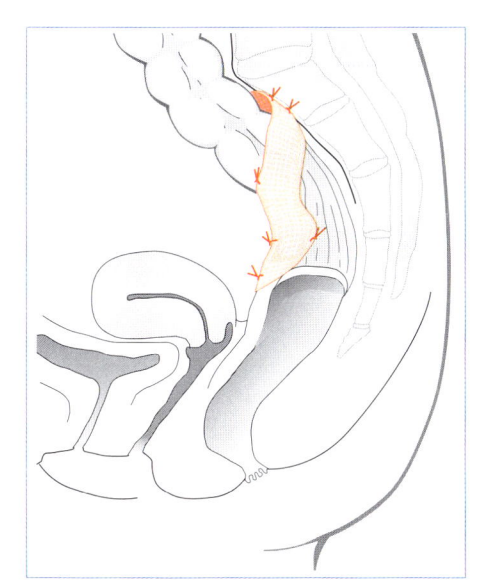

Abb. 28.33
Abdominelle Rektopexie mit Netzimplantation

- **Operation bei Erwachsenen:** Wenn möglich, abdominelle oder laparoskopische Rektopexie (Abb. 28.33), Verfestigung des Beckenbodens und Verbesserung der Angulation (retrorektale Einbringung eines resorbierbaren PGA-Kissens oder eines Kohlenstoffschwammes, sog. Ivalonsponge nach Wells), mehrere operative Varianten. Lokale Operationsmaßnahmen wenig sinnvoll. Rezidivrate nach Rektopexie weniger als 10 %. Fallweise mit Darmresektion kombinieren (bei Colon elongatum, Cul-de-sac-Syndrom, slow-transit-constipation).

13 Analstenosen

Angeborene Analstenosen sind in Kapitel 53 beschrieben.

Erworbene Analstenosen:
- **Traumatisch:** Operation, vor allem Hämorrhoidektomie mit großem Anodermverlust, endorektale Durchzugsoperationen, Verletzungen, Verbrennungen, Bestrahlungsfolge.
- **Entzündlich:** Pectenosis, Morbus Crohn, selten Colitis ulcerosa, venerische Infektion, Tropeninfekte.

Klinik: Schmerzhafte Defäkation, proktogene Obstipation mit ileusartigen Attacken, bei Entzündung auch Tenesmen, Blutungen.

Therapie: Abhängig von Ausdehnung und Tiefe der Läsionen.
- Leichte, vorwiegend kutan fixierte Formen: Inzision der Narben, langzeitige Bougierung. Besser: Schwenklappenplastik, wenn ungeschädigte Hautpartien in der Nachbarschaft verfügbar.
- Bei tiefgreifenden Zerstörungen: Anlage eines Sigmaafters, fallweise Rektumamputation.

14 Anorektale Schmerzsyndrome

14.1 Kokzygodynie

Starke, emotional geprägte Schmerzen in der Steißbeinumgebung, vielfach ohne morphologisches Korrelat oder erkennbare Ursachen. Neurotische Krankheitszüge, meist bei Frauen im mittleren Lebensalter.

Therapeutisch äußerst undankbar, Behandlung analer Begleitkrankheiten, Beckenbodengymnastik, Infiltration der Steißbeinumgebung mit Lokalanästhetika, Akupunktur, Röntgenreizbestrahlung, Kokzygotomie, d.h. bilaterale Umschneidung des Steißbeins als Ultima ratio-Maßnahme, jedoch nur bedingt erfolgreich (Linderung in 50 % der Fälle, selten Heilung).

Kokzygodynie: Cave: chirurgische Therapie

14.2 Proctalgia fugax

Eigentümlicher, krampfartiger Schmerz im Mastdarmbereich, häufig nachts (Proctalgia nocturna), meist nach einigen Minuten sich spontan lösend. Vegetativ neurotische Komponente, Beziehung zu anderen pelvinen Syndromen (Urogenitalsyndrom, Prostatitis, Parametropathia spastica).
Therapie: Unbefriedigend. Sitzbäder, Spasmolytika, Atropinderivate, muskelrelaxierende Substanzen (Diazepam). Der Anfall geht meist vorüber, bevor derartige Medikamente wirksam werden können. Gelegentlich Besserung nach Beseitigung analer Reizzustände (z.B. Hämorrhoidaltherapie).

14.3 Analneurosen

Krankhafte Fixierung auf anale Mißempfindungen ohne oder mit nur inadäquatem morphologischen Korrelat. Vielfältige Beziehung zu anderen funktionell geprägten Analerkrankungen. Oft zahlreiche Behandlungsversuche und frustrane Operationen. Da die Beschwerden nicht „ausgeredet" werden können, hilft nur Erziehung zum Leben mit dem Symptom. Also: Keine Bagatellisierung, sondern behutsames Eingehen auf die Beschwerden, Gesprächstherapie (→ Psychosomatik).

15 Nachbehandlung nach Analoperationen

Von wenigen Ausnahmen abgesehen, werden anale Wunden der Sekundärheilung überlassen (s. Kap. 1.4).
Lokalbehandlung: Kamillensitzbäder, Förderung der Wundreinigung durch Nekretolytika, Adsorbentien wie Alginat-Kompressen, Polyvidonjodsalbe, später Salben (z.B. Faktu® oder Vaseline-Verbände). Regelmäßige digitale Austastung zur Verhinderung oberflächlicher Verklebungen oder Taschenbildungen, anfangs wenigstens einmal wöchentlich.
Stuhlregulation: Für 2 Wochen Quell- und Gleitmittel.
Schmerzmittel: Novaminsulfon-Tropfen.

16 Operationsatlas: Proktologische Operationen, Hämorrhoidektomie*)

Präoperatives Vorgehen

- **Diagnostik:** Rektoskopie, Koloskopie.
- **Indikation:** Hämorrhoiden ab Grad III.
- **Aufklärung** (u.a.): Schließmuskelverletzung, Inkontinenz (0–2 %), Rezidiv (1 %), Fissur (3 %), Stenose (< 1 %), Heilungsrate 99 %.
- **Vorbereitung:** Einlauf oder Klysmen.

Operationstechniken (Abb. 28.35–38)

- **Nach Ferguson:** Wie Milligan-Morgan, aber vollständiger Verschluß der Wunde.
- **Nach Miles-Gabriel:** Wie Milligan-Morgan, proximal Naht der Schleimhaut unter Belassen eines distalen Drainage-Dreiecks.
- **Nach Parks:** Submuköse Hämorrhoidektomie mit vollständigem Verschluß der Wundfläche durch Naht (T-förmiges Nahtbild).
- Verschiedene Modifikationen: Arnold-Fansler, Winkler.

Postoperatives Vorgehen

- Entfernen Tannin-Streifen nach 24–48 Stunden.
- Nach 8 Stunden trinken, nach 24 Stunden essen.
- Täglich Kamillensitzbäder.
- Stuhlregulierung mit Quell- und Gleitmitteln.
- Wundpalpation nach 4–6 Tagen.

---

*) Abbildungen aus K. Kremer, V. Schumpelick, G. Hierholzer (Hrsg.): Chirurgische Operationen. Atlas für die Praxis. Thieme, Stuttgart 1992.
© Georg Thieme Verlag, Stuttgart

882 28 Anus — Operationsatlas

Hämorrhoidektomie nach Milligan-Morgan

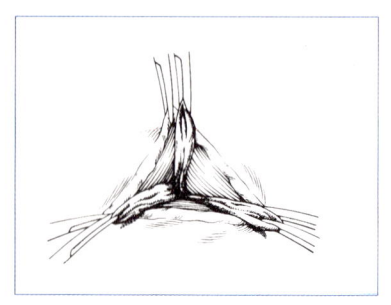

Abb. 28.35
Anklemmen der Hämorrhoidalknoten bei 3, 7 und 11 Uhr

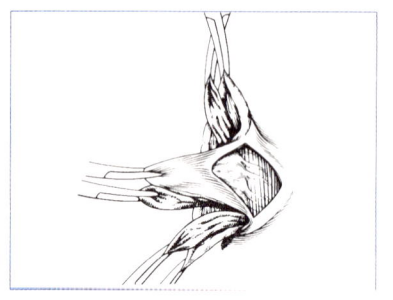

Abb. 28.36
Scharfes Auslösen bis zur Basis und bis zu den Fasern des M. sphincter ani internus

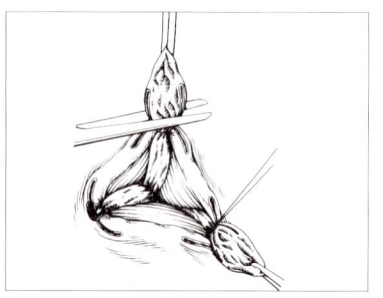

Abb. 28.37
Ligatur der entsprechenden Segmentarterie

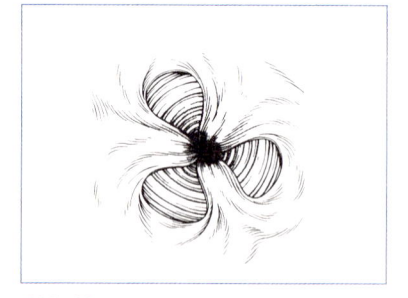

Abb. 28.38
Offenlassen der Wundflächen, die Anodermbrücken müssen jeweils mindestens 1 cm breit sein, um eine Stenosierung zu vermeiden

Laterale Sphinkterotomie nach Parks und Hawley

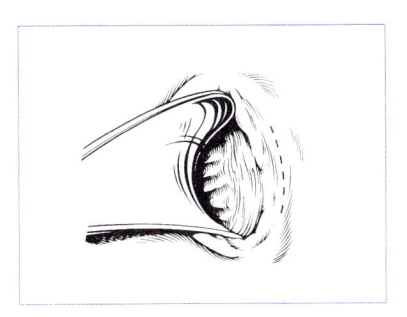

Abb. 28.39
2 cm links von der Analöffnung bogenförmige Inzision über 2–3 cm Länge bei 2–4 Uhr in SSL

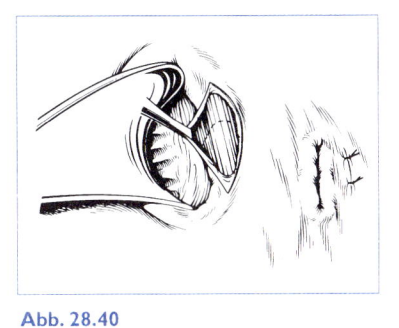

Abb. 28.40
Durchtrennung der inneren Schließmuskulatur bis in Höhe der Linea pectinea, anschließend Wundverschluß mit resorbierbarem Nahtmaterial

29 Akutes Abdomen

Kapitelübersicht

Akutes Abdomen

Peritonitis
- primär
- sekundär
  - Perforation
  - Penetration
  - chemisch-toxisch

Ileus
- mechanisch
  - Obstruktion
  - Strangulation
- paralytisch

1 Allgemeine Diagnostik und Therapie

Der Begriff „akutes Abdomen" ist eine Sammelbezeichnung für Erkrankungen, die mit einer akut einsetzenden und rasch progredienten Abdominalsymptomatik einhergehen. Ursache der Bauchsymptomatik ist entweder die Manifestation einer intraabdominellen Erkrankung oder die abdominelle Projektion einer extraabdominellen Ursache. In jedem Fall erfordert jedes akute Abdomen eine sofortige diagnostische Abklärung und die umgehende Einleitung einer spezifischen Therapie.

Akutes Abdomen = Akutes Handeln!

1.1 Ursachen

Hauptursachen des akuten Abdomens sind:
1. Akute entzündliche Prozesse
2. Perforationen
3. Ileus
4. Akute intraabdominelle Durchblutungsstörungen
5. Traumen
6. Massive Blutungen
7. Extraabdominelle Ursachen

1.2 Symptomatik

1.2.1 Schmerz

Leitsymptome sind der **abdominelle Schmerz** und eine **vegetative Begleitsymptomatik**. Bezüglich des Schmerzes sind im Abdominalbereich zwei unterschiedliche Schmerzafferenzen zu unterscheiden:
1. die viszerale Schmerzafferenz und
2. die somatische Schmerzafferenz.

- **Viszeraler Schmerz** entsteht durch Affektion sympathischer Nerven des viszeralen Peritoneum. Er wird als dumpf, brennend, bohrend, wellenartig und schlecht lokalisierbar empfunden. Die Patienten versuchen, durch Lageänderung Schmerzerleichterung zu erreichen („Wandernde Patienten"). Oft wird die Lokalisation eines viszeralen Schmerzes nur durch die **Head-Zonen** als indirekte Indizien möglich. Durch die Verschaltung somatischer und viszeraler Efferenzen auf der Ebene des Rückenmarkes wird der intraabdominell entstandene viszerale Schmerz auf entfernte Dermatome des Körpers projiziert („referred pain"). Klassische Beispiele sind der rechtsseitige Schulterschmerz bei Gallenerkrankungen, der linksseitige Schulterschmerz bei Milzaffektionen, der Rückenschmerz bei Erkrankungen der Bauchspeicheldrüse oder der bis ins Genital ziehende Leistenschmerz bei der Ureterkolik. Adäquate Reize eines viszeralen Schmerzes sind überschießende Kontraktionen der glatten Muskulatur (Galle, Darm, Ureter, Magen, etc.), entzündliche Affektionen durch ödematöse Schwellung und Wirkung der Mediatoren (Divertikulitis, akute Cholezystitis, Hepatitis, Appendizitis, Mesenterialinfarkt, etc.), eine akute Schwellung parenchymatöser Organe (Kapselspannungsschmerz bei Hepatomegalie, Splenomegalie, |Abb. 29.1| etc.) oder Infiltrationen des viszeralen Peritoneums (z.B. verursacht ein Kolonkarzinom erst dann Schmerzen, wenn das viszerale Peritoneum infiltriert ist = T3!).

Charakteristisch für den viszeralen Abdominalschmerz ist seine vegetative Begleitsymptomatik: Übelkeit, Erbrechen, Angstzustände, Unruhe, Tachykardie, Kaltschweißigkeit und Blässe (**Facies abdominalis**).

- **Somatischer Schmerz** entsteht durch Irritationen des parietalen Peritoneum und des Mesenterium. Adäquate Reize sind mechanische (Einklemmung), entzündliche (lokale Fortleitung) oder chemische Reaktionen. Sie sind zumeist gut lokalisierbar (Seitendifferenz durch unilaterale Innervation) und werden durch Bewegung der Bauchdecken verstärkt. Diese Patienten liegen ruhig im Bett und versuchen sich so wenig wie möglich zu bewegen. Diagnostisch wird diese Situation bei der Palpation der Bauchdecke ausgenutzt. Druckschmerz, Loslaßschmerz, Erschütterungsschmerz („Kinder, die nicht hüpfen wollen") und kontralateraler Loslaßschmerz sind die klinischen Zeichen. Auch der spontane reflektorische Muskelspasmus (Peritonitiszeichen) oder der durch Druck provozierte „Peritonismus" gehören in diese Kategorie.

Der **zeitliche Ablauf** des Leitsymptoms Schmerz gibt zusätzlichen Aufschluß über die mögliche Ursache.

1.2.2 Peristaltikstörung

Über viszero-viszerale Reflexe können intraabdominelle Affektionen zusätzlich **Motilitätsstörungen** hervorrufen. Hierbei sind Hypo- und Hyperperistaltik zu unterscheiden.

- Die begleitende **Hypoperistaltik** ist in der Regel durch eine reflektorische Sympathikuswirkung ausgelöst. Mechanismen sind direkte Beeinträchtigung durch retroperitoneale Prozesse (Wirbelfraktur, Hämatome, Pankreatitis, Aortenprothese, etc.), viszero-viszerale Reflexe (Gallenkoliken, Harnleiterkoliken, viszerale Schmerzen, etc.) oder massive Sympathikusaktivierung durch entzündliche Prozesse (Peritonitis, etc.). Je nach Ausmaß der Stimulation kommen alle Spielarten von der reflektorischen (postoperativen) Atonie bis zum Vollbild des paralytischen Ileus vor (Abb. 29.2).
- Eine **Hyperperistaltik** ist entweder durch ein mechanisches Hindernis (Widerstandsperistaltik bei mechanischem Ileus) oder durch gastrointestinale Entzündungen bedingt (Abb. 29.3, 29.4, 29.5).

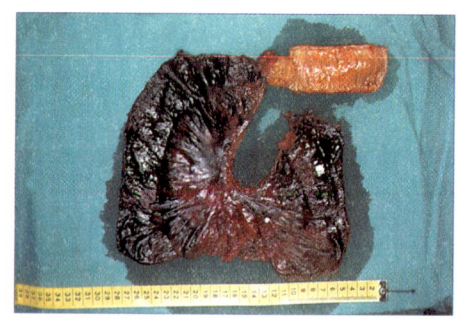

Abb. 29.1
Operationspräparat bei Mesenterialinfarkt

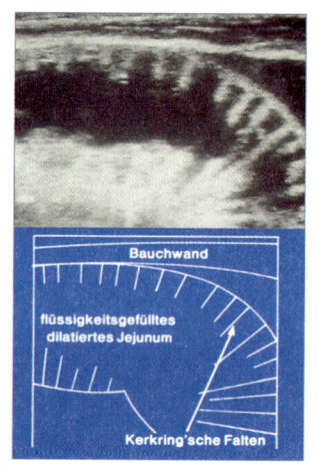

Abb. 29.2
Sonographiebefund bei paralytischem Ileus

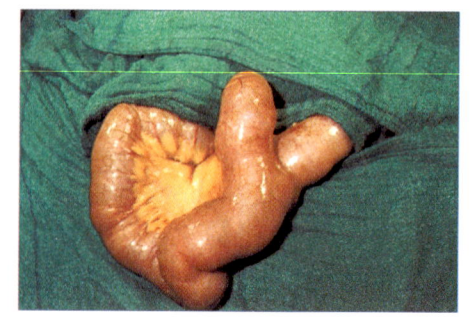

Abb. 29.3
Bridenileus bei Meckel'schem Divertikel

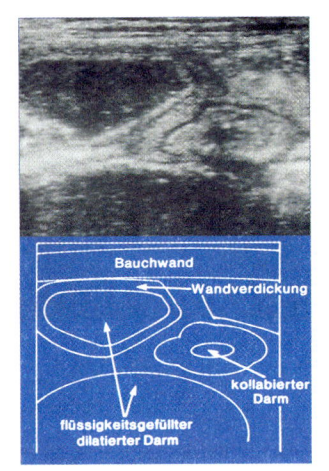

Abb. 29.4
Sonographischer Befund beim mechanischen Ileus

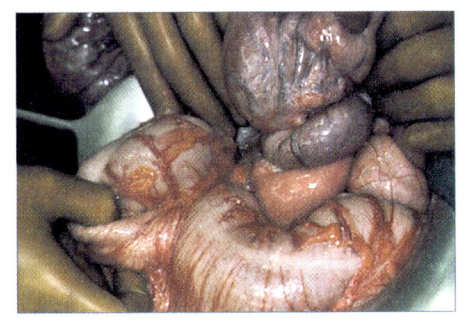

Abb. 29.5
Mechanischer Ileus bei Dünndarmtorsion

1.2.3 Erbrechen

Das Symptom Erbrechen im Rahmen eines akuten Abdomens kann in ein reflektorisches und ein Dekompensationserbrechen unterteilt werden.
- **Reflektorisches Erbrechen** entsteht durch Reizung des Brechzentrums (Medulla oblongata). Adäquate Reize sind Intoxikation (z.B. Alkohol), Störungen der Homöostase (azidotisches Erbrechen, etc.), Hypoxie (z.B. pulmonale Insuffizienz) und vago-vagale Reflexe (reflektorisches Erbrechen bei viszeralem Schmerz, z.B. Appendizitis, Gallenkolik etc.
- **Dekompensationserbrechen** entsteht bei mechanischen Hindernissen im Bereich des Gastrointestinaltraktes (dekompensierte Magenausgangsstenose, dekompensierter Ileus, etc.) (Abb. 29.4, 29.5).

1.3 Diagnostik

Die Diagnostik muß in der Lage sein, mit minimalem Aufwand zu klären, ob ein Patient der Notfalloperation zugeführt werden muß, oder ob Zeit bleibt, differentialdiagnostische Maßnahmen durchführen zu können.

1.3.1 Klinische Untersuchung

Anamnese und körperliche Untersuchung (inkl. rektaler Untersuchung!) sind unabdingbarer Bestandteil dieses Minimalprogramms. Der „klinische Blick" gibt in diesen Situationen dem Erfahrenen wertvolle Informationen. Die Haltung des Patienten (z.B. die Schonhaltung mit angezogenen Beinen und oberflächlicher Atmung bei der Peritonitis oder der „wandernde Patient" bei der Harnleiterkolik), sein durch die Krankheit geprägtes Aussehen (Facies abdominalis bei der Peritonitis, Ikterus z.B. bei der Cholangitis, wächserne Blässe bei der Blutung, Kachexie beim fortgeschrittenen Tumor, Kahnbauch bei der Ulkusperforation, etc.) und **anamnestische Angaben** zur Entwicklung der Akutsymptomatik grenzen die mögliche Ursache schon deutlich ein.
Die **körperliche Untersuchung** liefert weitere Indizien.
- Palpation des Abdomens: Von einem primär schmerzfreien Areal wird die Bauchdecke in Richtung auf den Krankheitsherd untersucht. Regionen einer nachweisbaren Druckschmerzhaftigkeit sind in Qualität und Ausdehnung sorgfältig zu registrieren. Das „bretthartе Abdomen" bei der Peritonitis, der lokale Peritonismus bei fortgeleiteten entzündlichen Prozessen (Appendizitis oder Divertikulitis) oder der Druckschmerz über nicht fortgeleiteten Prozessen sind gute Kriterien in der Abschätzung der Akuität der Erkrankung. Neben individuellen Unterschieden in der Schmerzbewertung ist zu beachten, daß bei Kindern, alten und sehr adipösen Patienten die Bauchdeckenreaktion deutlich geringer ausfällt. Diese Patienten sind auch bei weniger ausgeprägtem Druckschmerz als akut krank anzusehen.

- **Auskultation des Abdomens:** Neben der hochgestellten, „klingenden" Peristaltik beim mechanischen Ileus ist auf eine Hypoperistaltik zu achten, die indirekte Hinweise auf einen entzündlichen Herd im Abdominalbereich gibt (z.B. Differentialdiagnose: Appendizitis – Gastroenteritis).
- Die **rektale Untersuchung** ist im Rahmen der Notfallaufnahme unabdingbar: Douglasschmerz, Portioschiebeschmerz, Douglasvorwölbung, Füllungszustand der Ampulle und evtl. Tumoren können so leicht beurteilt werden.

1.3.2 Labor

Laboruntersuchungen müssen neben Blutbild (Leukozytose), Gerinnungsstatus und Elektrolyten Informationen über die wichtigsten Organsysteme liefern: Harnstoff und Kreatinin, Urinstatus, Lipase/Amylase, Bilirubin, GOT/GPT, γ-GT, alkalische Phosphatase, CK-MB, Serum-Laktat und Gerinnungswerte.

1.3.3 Sonographie

Bei den apparativen Untersuchungen steht heute in der Diagnostik des akuten Abdomens die Sonographie („Stethoskop des Chirurgen") an erster Stelle. Bei **Oberbauchschmerzen** können Leberaffektionen (Abszesse, Metastasen und Tumoren, Kapselspannungsschmerz bei Rechtsherzinsuffizienz) gut von biliären Akuterkrankungen (Akute Cholezystitis [Abb. 29.6], Steinkolik, etc.) unterschieden werden. Ebenso sind Erkrankungen von Pankreas und Milz (Pankreatitis, Milzinfarkt, Milzruptur, Pseudozysten, etc.) sonographisch gut abzugrenzen. Bei **Unterbauchschmerzen** sind fortgeschrittene Formen der Appendizitis (perityphlitischer Abszeß, phlegmonöse Appendizitis [Abb. 29.7]) ebenso darzustellen, wie Ovarialzysten, Adnexitiden, Überlaufblasen und Abszesse. Auch inkarzerierte Hernien sind im Ultraschall nachzuweisen.

> Verdacht auf Ileus: Sonographie!

Eine weitere Domäne der Notfallsonographie beim akuten Abdomen ist die **Ileusdiagnostik.** Sowohl eine frühzeitige Diagnose eines mechanischen Ileus, wie auch die Differentialdiagnose zum paralytischen Ileus sind sonographisch möglich (Abb. 29.4, 29.5). Beim **Flankenschmerz** kann die Ultraschalluntersuchung Harnleitersteine, Hydronephrosen, perinephritische Abszesse oder z.B. rupturierte Aneurysmen der großen Gefäße sicher diagnostizieren.

Schwierig sind die Verhältnisse bei **intraabdominellen Perforationen.** Hier kann meist nur indirekt freie Flüssigkeit in der Abdominalhöhle gefunden werden. Eine sonographisch gezielte Punktion klärt dann die Situation. Freie Luft kann nur bei subtilster Technik nachgewiesen werden. Die Röntgendiagnostik erhöht die diagnostische Sicherheit. Bei freien Perforationen liegt die Treffsicherheit von Sonographie und Abdomenleeraufnahme bei ca. 90 %.

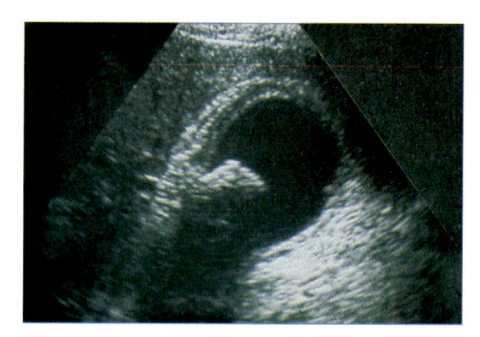

Abb. 29.6
Sonographie der akuten Cholezystitis bei Cholezystolithiasis

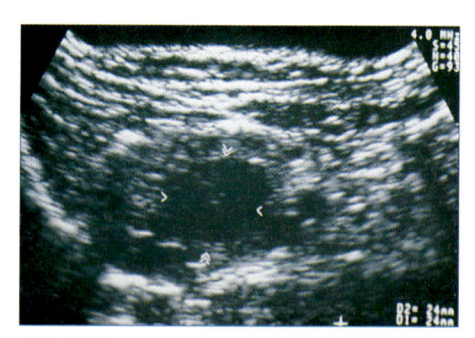

Abb. 29.7
Akuter Bauch bei perforierter Appendizitis mit Kotstein (rechts oben) und perityphlitischem Abszeß (rechts unten) im Sonogramm

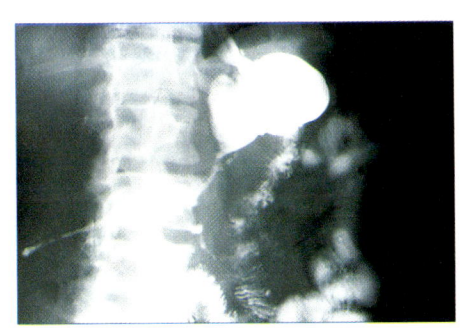

Allgemeine Diagnostik und Therapie   29 Akutes Abdomen

Abb. 29.8
Gastrografin-MDP bei akutem Abdomen nach Gastrektomie mit dem Nachweis einer Anastomoseninsuffizienz

1.3.4 Röntgendiagnostik

- **Abdomenübersicht** im Stehen oder Linksseitenlage: Flüssigkeitsspiegel, Verkalkungen, Konkremente, Darmgasverteilung, freie Luft unter den Zwerchfellkuppen bzw. in den Gallengängen.
- **Thorax:** Herzkonfiguration, -größe, Stauung, Lunge, Infiltration, Erguß, Parenchym.
- Bei entsprechendem Organverdacht: i.v.-Urographie, Cholangiographie, Untersuchung des Magen-Darm-Kanals mit wasserlöslichen Kontrastmitteln (Gastrografin®) (Abb. 29.8), Sonographie, Computertomographie, Angiographie.

1.3.5 Weitere diagnostische Möglichkeiten

Die **diagnostische Peritoneallavage** ist heute in den Hintergrund getreten. Eine **sonographisch gesteuerte Punktion** zur Gewinnung intraabdomineller Flüssigkeit und der frühzeitige Einsatz der **diagnostischen Laparoskopie** haben sie weitgehend ersetzt.

Bringen diese diagnostischen Maßnahmen keine Klärung, ist die **explorative Laparotomie** angezeigt.

1.4 Topographische Differentialdiagnose des akuten Abdomen

1.4.1 Intraabdominelle Ursachen

Rechter Oberbauch

- Ulkusperforation (akuter Schmerzbeginn, Entwicklung einer Peritonitis, freie Luft),
- Cholangitis (Charcotsche Trias: Fieber, Schmerz, Ikterus),
- akute Cholezystitis (Fieber, Schmerz, Hydrops),
- blande Koliken (**Head**scher Schulterschmerz, keine Entzündungszeichen, unruhige Patienten),
- akute Pankreatitis (Rückenschmerz zwischen den Schulterblättern, federnde Abwehrspannung, Mallet-Guy-Druckschmerz),
- Kapselspannung der Leber (Rechtsherzinsuffizienz, Metastasen, Tumoren, etc.),
- Abszesse der Leber und des Subphreniums (dumpfer viszeraler Dauerschmerz, Zwerchfellhochstand, Fieber, sympathischer Pleuraerguß rechts),
- retrozökale Appendizitis, Appendizitis bei Malrotation (die Appendizitis ist die Sphinx der Chirurgie!),
- Tumor der rechten Kolonflexur (ab T3-Stadium!),
- entzündliche Prozesse der Niere (bimanuelle Palpation!),
- Nierenbeckenstein (Abb. 29.9 a).

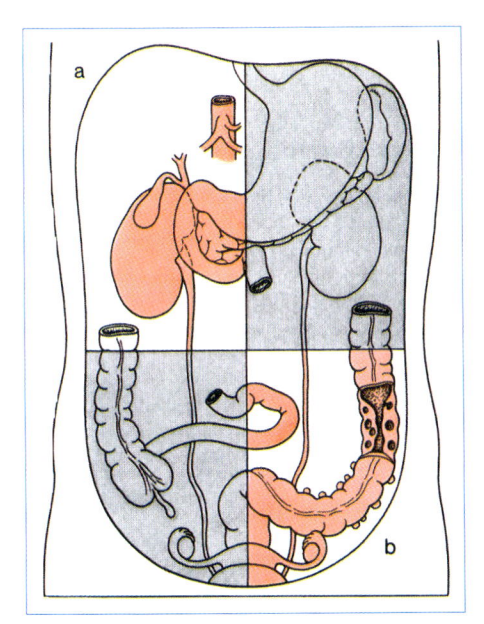

Abb. 29.9 a,b
Differentialdiagnose des akuten Abdomen
a rechter Oberbauch
b linker Unterbauch (näheres s. Text)

Linker Oberbauch

- Milzruptur (plötzlicher Schmerz, Zeichen des Volumenmangels). Cave: freies Intervall bei Zweizeitigkeit!
- andere Milzaffektionen (Milzinfarkt, Milzabszeß, Zysteneinblutung, etc.),
- Pankreatitis (federnde Abwehrspannung, sympathischer Erguß),
- subphrenischer Abszeß (Zwerchfellhochstand, Fieber, Erguß),
- Kolontumor der linken Flexur (ab T3!),
- Affektionen der Niere, des Pararenalraumes und der proximalen ableitenden Harnwege (Abb. 29.10 a).

Mittelbauch

- Paraoesphageale Hernie (Rhythmusstörungen!),
- Perforationen des distalen Ösophagus und des proximalen Magens (Boerhave-Syndrom, Mallory-Weiss, instrumentelle Perforationen),
- Pankreatitis, Mesenterialinfarkt, Tumoren des linken Leberlappens (Blutung, Kapselschmerz),
- dissezierendes Aortenaneurysma (thorakale Aorta: Ausstrahlung in den Rücken, abdominelle Aorta: Ausstrahlung in die Flanke!),
- inkarzerierte Hernien (epigastrisch, umbilical),
- Komplikationen eines Meckel-Divertikels (Blutung, Entzündung, Perforation, Ileus) (Abb. 29.11),
- mechanischer Ileus,
- Harnverhalt mit Überlaufblase (akutes Abdomen immer katheterisieren!) (Abb. 29.12).

Rechter Unterbauch

- Appendizitis,
- Adnexitis (meist beidseitig!),
- Ureterstein („wandernde Patienten"),
- inkarzerierte Hernien (inguinal, femoral, Narbenhernie),
- Morbus Crohn (terminales Ileum),
- komplizierte Ovarialzysten (Stieldrehung, Blutung, Ruptur, Infektion),
- Pyosalpinx,
- Extrauteringravidität (rasche Schockzeichen!),
- rupturiertes Iliakalaneurysma,
- Rektusscheidenhämatom,
- Perforationen der rechtsseitigen Oberbauchorgane Galle, Magen und Duodenum (durch das herabfließende Sekret rechtsseitige Unterbauchperitonitis) (Abb. 29.10 b).

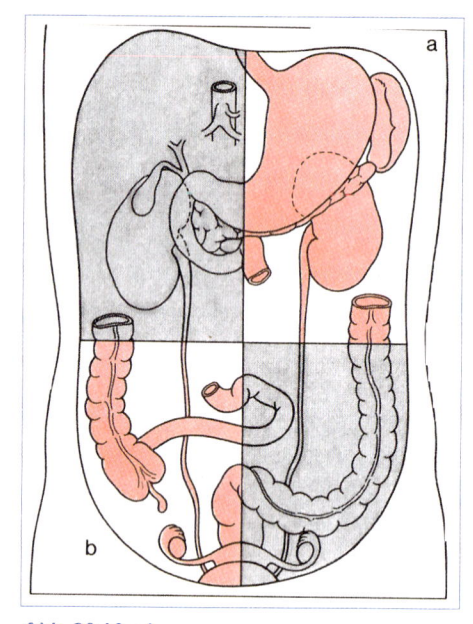

Abb. 29.10 a,b
Differentialdiagnose des akuten Abdomen
a linker Oberbauch
b rechter Unterbauch (näheres s. Text)

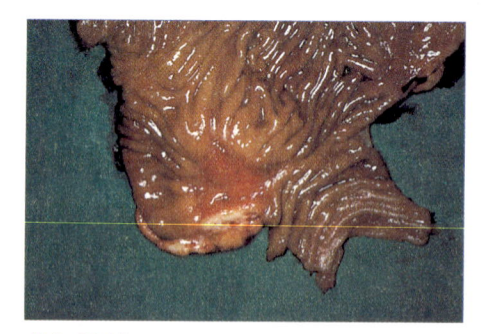

Abb. 29.11
Meckeldivertikel mit Ulkus und Blutung

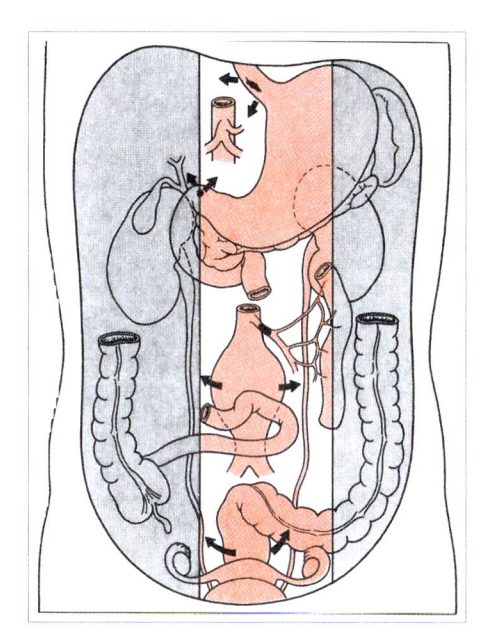

Allgemeine Diagnostik und Therapie   29 Akutes Abdomen

Abb. 29.12
Differentialdiagnose des akuten Abdomen im Mittelbauch (näheres s. Text)

Linker Unterbauch

- Divertikulitis (Fieber, Schmerz, tastbarer Tumor) (Abb. 29.13),
- Rektusscheidenhämatom,
- inkarzerierte Hernien,
- gynäkologische und urologische Affektionen (s. rechter Unterbauch),
- rupturiertes Aneurysma (Abb. 29.9 b).

Die **häufigsten Ursachen** des akuten Abdomens aus chirurgischer Sicht sind:
1. Appendizitis
2. Ileus
3. Gallenblasen- und Gallenwegserkrankungen
4. Ulkusperforation
5. Pankreatitis
6. Darmperforation (meist: Sigmadivertikulitis)

1.4.2 Extraabdominelle Ursachen

- **Pulmonale Erkrankungen**: Pneumonie, Pleuritis, Pneumothorax, Lungenembolie, Rippenfraktur, M. Bornholm.
- **Kardiovaskuläre Erkrankungen**: Herzinfarkt (Hinterwandinfarkt!), Herzinsuffizienz; Aneurysma dissecans der thorakalen Aorta, Perikarditis.
- **Neurologische Erkrankungen**: Diskusprolaps, Wirbelsäulensyndrome (Facetten-Syndrom, Wurzelirritationen anderer Genese, etc.)
- **Metabolische und endokrine Erkrankungen**: Diabetes mellitus, Porphyrie, C_1-Esterase-Mangel, Urämie, Hyperparathyreoidismus, Intoxikationen, Hyperlipidämie.
- **Hämatologische Erkrankungen:** Leukosen, Hämophilie.

In der akuten Notfallsituation kann es schwierig sein, die richtige Diagnose zu stellen. Wichtiger als die präoperativ richtig gestellte Diagnose ist die frühzeitige Indikation zur Operation.

Akutes Abdomen: Über 90 % chirurgisch behandlungspflichtige Ursache!

1.5 Therapie

Hat die Notfalluntersuchung eine akute, intraabdominelle Ursache des Beschwerdebildes erbracht, ist damit die Indikation zur Laparoskopie bzw. Laparotomie gestellt. Da diese Eingriffe zunächst diagnostischen Charakter besitzen (um dann sofort eine chirurgische Behandlung durchzuführen), sollten sie nicht unnötig verzögert werden. Jede Zeitverzögerung, z.B. bei einer Peritonitis, verschlechtert die Prognose. Im Zweifel kann die explorative Laparoskopie rasch die Situation klären.

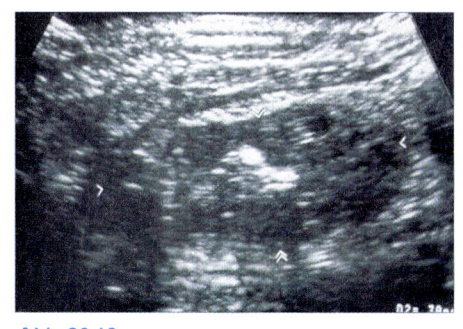

Abb. 29.13
Sonographie der akuten Divertikulitis mit typischer Kokardenbildung

2 Peritonitis

Die Peritonitis ist eine meist lebensbedrohliche Infektions- und Intoxikationskrankheit. Es handelt sich nicht allein um eine Entzündung des Bauchfells, sondern um einen progredient-dynamischen septischen und toxischen Reaktionsablauf des Gesamtorganismus mit der Schädigung vitaler Organfunktionen. Sie wird deshalb auch als Peritonitiskrankheit bezeichnet.

2.1 Einteilung

Kriterien für die Einteilung der Peritonitis können Ätiologie, Phänomenologie oder Infektionsausbreitung sein.

Ätiologisch werden Peritonitiden folgendermaßen unterteilt:
1. **Primäre** Peritonitis
- Hämatogene Peritonitis
- „Spontane" Peritonitis des Erwachsenen
  - Zirrhoseperitonitis
  - Peritonitis bei nephrotischem Syndrom
  - spezifische Peritonitiden (Tbc, Gonorrhoe, Chlamydien, etc.)
  - Peritonitis unter Immunsuppression
2. **Sekundäre** Peritonitis
- Spontane Peritonitis
  - Durchwanderungsperitonitis
  - Perforationsperitonitis
  - Aszensionsperitonitis
- Postoperative Peritonitis
- Postinterventionelle Peritonitis
- Traumatische Peritonitis

Phänomenologisch können Peritonitiden wie die Entzündungen pathologisch nach dem vorherrschenden Sekret unterteilt werden. Hauptformen sind eitrige, seröse, serofibrinöse, gallige, kotige, chemische und hämorrhagische Peritonitiden.

Nach der **Infektionsausbreitung** werden lokale von diffusen Peritonitiden abgegrenzt, wobei es sich jedoch zumeist um eine Momentaufnahme eines dynamisch-progredienten Geschehens zum Zeitpunkt der Operation handelt. Neben der lokalen Peritonitis als Frühstadium einer diffusen Form gehören zu den begrenzten Peritonitiden auch die intraabdominellen Abszesse (interenterisches Empyem, Douglas-Abszeß, subphrenischer Abszeß, etc.). Im internationalen Schrifttum werden die lokalen und die diffusen Peritonitiden auch als „Intra-abdominelle Infektionen (IAI)" zusammengefaßt.

Tab. 29.1 Ursachen der sekundären Peritonitis

1. Perforationen

Abdominaler Ösophagus:
- Tumor
- spontan
- iatrogen
- Verätzung
- Fremdkörper

Magen und Duodenum:
- Ulkus
- Tumor
- Verätzung
- Fremdkörper
- iatrogen

Dünn- und Dickdarm:
- entzündliche Erkrankungen (z.B. Morbus Crohn, Colitis ulcerosa, Divertikulitis, Appendizitis)
- Fremdkörper
- iatrogen (Einläufe, Endoskopie)
- Divertikelperforation (Meckel-Divertikel, Dünn- und Dickdarmdivertikel, Divertikulitis), Gallenblasenperforation

2. Penetrationen
- Strangulation
- Volvulus
- Invagination
- Inkarzeration
- entzündliche Erkrankungen der Abdominalorgane
- Verschluß der Mesenterialgefäße

3. Chemisch-toxisch
- Magen-Darminhalt
- Galle
- Pankreassaft
- Bariumsulfat

2.1.1 Primäre Peritonitis

Die primäre Peritonitis kommt selten, vorwiegend bei **Kindern** und **Hochrisikopatienten,** vor. Der Infektionsweg ist meist hämatogen. Klassisches Beispiel ist die kindliche Pneumokokkenperitonitis.

Davon abzugrenzen sind die sog. „spontanen" Peritonitiden des Erwachsenen, z.B. die Zirrhoseperitonitis, die Peritonitis beim nephrotischen Syndrom oder die Peritonitiden unter Immunsuppression. Ebenfalls in die Gruppe der primären Peritonitis gehören die seltenen spezifischen Peritonitiden, die jedoch eine zunehmende Tendenz aufweisen. Neben der tuberkulösen Form gehören hierzu die venerischen Peritonitiden (Gonorrhoe, Chlamydien, etc.). Bei Hochrisikopatienten (z.B. im Rahmen einer Immunsuppression oder einer AIDS-Erkrankung) finden sich oft anaerobe Keime oder Listerien, während bei immunkompetenten Patienten eher Keime der regulären Darmflora (E. coli, Klebsiellen, Enterokokken, etc.) zu erwarten sind.

Die **Therapie** dieser Formen ist primär konservativ (Antibiotika). Chirurgische Interventionen sind zumeist nur bei intraabdominellen Komplikationen erforderlich.

2.1.2 Sekundäre Peritonitis

Der Hauptteil der Peritonitiden sind chirurgisch relevante sekundäre Peritonitiden. Spontane Perforationen, Durchwanderungen oder aszendierende Infekte (z.B. eitrige Salpingitis) sind die häufigsten Ursachen (Tab. 29.1).

Wegen ihrer sehr schlechten Prognose werden die **postoperativen** Peritonitiden bei Anastomoseninsuffizienz, iatrogenen Leckagen oder komplizierten Streßfolgen eigens abgegrenzt. Ihre Letalität liegt auch heute noch bei 50%.

Weniger schwerwiegend sind zumeist die **postinterventionellen** Peritonitiden, z.B. bei der CAPD. Die Primärtherapie ist konservativ (antibiotikahaltige Spülungen). Problematisch können sie allerdings werden, wenn differentialdiagnostisch eine weitere Ursache übersehen wird oder eine Komplikation der Peritonitis (z.B. interenterisches Empyem) eingetreten ist. In diesen Fällen ist sie prognostisch wie eine postoperative Peritonitis einzustufen.

Häufigkeit der Ursachen

Organbezogene Häufigkeitsübersichten müssen immer auf das jeweils behandelte Krankengut bezogen werden. Im durchschnittlichen Patientenklientel eines mittelgroßen Krankenhauses führen bei den sekundären Peritonitiden heute Perforationen des Magens und Duodenums die Häufigkeitsskala mit einem Prozentanteil von etwa 30% an. Es folgen die perforierte Appendizitis und Perforationen des Dickdarmes mit etwa gleicher Häufigkeit (ca. 20%). Schließlich finden sich jeweils etwa 15% Peritonitiden, die vom Dünndarm bzw. von Leber/Galle/Pankreas ausgehen. Nur in maximal 5% ist der Urogenitaltrakt Ausgangspunkt einer Peritonitis.

Erreger

Erregerquellen der sekundären Peritonitis sind:
1. das peritoneale Exsudat und
2. der Darm.

Die Keimzusammensetzung des peritonealen Exsudates wird durch das betroffene Organ (z.B. Dickdarm) bestimmt.

Eine nicht zu unterschätzende Quelle stellt – auch bei primär chemischen Formen – der Darm dar. Infolge sepsisbedingter Mikrozirkulationsstörungen und zusätzlichen ileusbedingten Durchblutungsstörungen treten ischämische Mukosaläsionen mit Mikroperforationen auf. Durch die solchermaßen brüchige Mukosabarriere können Darmbakterien in den Lymphabstrom bzw. das portalvenöse Gefäßsystem gelangen (= **Translokation**) (Abb. 29.14, 29.15).

Bakteriologisch finden sich demzufolge als Haupterreger reguläre Darmkeime wie E.coli, Enterokokken, Klebsiellen, Proteus und Anaerobier (Bacteroides-spec.).

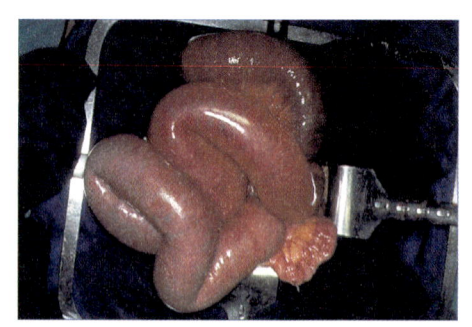

Abb. 29.14
Flüssigkeitsverschiebung bei Dünndarmileus durch Darmwandödem und intestinalen Stau

2.2 Pathophysiologie

Die Hauptursache für die Gefährlichkeit der Peritonitis ist die Tatsache, daß sehr rasch aus einer zunächst nur auf den Bauchraum beschränkten Entzündung eine schwere Infektion und Intoxikation des Gesamtorganismus wird.

Drei Hauptfaktoren begünstigen die Systemisierung:
- Allein das **peritoneale Ödem** im Rahmen der Peritonitis besitzt ausgeprägte Folgen für den Kreislauf. Da die Gesamtoberfläche etwa der der Körperoberfläche entspricht (ca. 1,8 m^2), führt schon ein Ödem von nur 2 mm Stärke zu einem Einstrom von 3,6 Litern intravasaler Flüssigkeit in das Bauchfell, dies entspricht bis zu 80 % des intravasalen Volumens. Die Folge für den Organismus ist ein schwerer hypovolämischer Schock (Abb. 29.14).

Peritonitis: Volumendefizit von 3–6 Litern

- Die bakteriellen Erreger der Peritonitis können leicht (experimentell innerhalb von 6 Minuten!) über Öffnungen im Zwerchfellperitoneum (sog. Stomata) in das **lymphatische Abflußsystem** des Ductus thoracicus übertreten und sind schon nach ca. 20 Minuten im Blut nachweisbar. So kann sich über eine Bakteriämie rasch das Vollbild eines septischen Schocks entwickeln.
- Beim Zerfall der Peritonitiserreger entstehen biologisch unterschiedlich toxische Bruchstücke der bakteriellen Zellwand, die bei gramnegativen Bakterien „**Endotoxin**", bei grampositiven Erregern u.a. „**Super-Antigen**" genannt werden. Während eine Bakteriämie mit grampositiven Erregern nur bei jedem 20. Patienten das Vollbild des septischen Schocks entstehen läßt, führen Bakteriämien mit gramnegativen Erregern schon bei jedem 4. Patienten zum Schocksyndrom. Auslöser der Sepsis ist

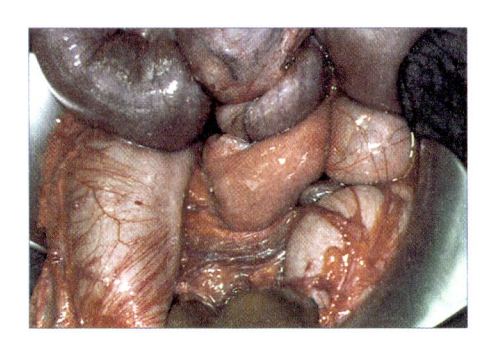

Abb. 29.15
Darmwandverdickung und -veränderung bei protrahiertem Ileus mit Gefahr der Bakterientranslokation ins Pfortaderblut

die zelluläre Ebene von Makrophagen und polymorphkernigen Neutrophilen (PMN-Granulozyten). Endotoxin lagert sich an den CD14-Rezeptor des Makrophagen an und löst über eine intrazelluläre Signaltransduktion eine massive Freisetzung von Mediatoren der Entzündung aus (Zytokine, Eicosanoide, etc.), die sich zu einer „Mediatorenkatastrophe" mit unterschiedlichen biologischen Wirkungen potenzieren.

Die massive Einschwemmung von Bakterien und Endotoxinen in die freie Bauchhöhle führt zu einer anhaltenden Stimulation der Reaktionsketten des Entzündungsablaufes. Es resultiert eine globale Freisetzung von **Mediatoren der Entzündung** (Einzelheiten s. Kap. 7 „Chirurgische Infektionen"). Die dadurch verursachte Dilatation im präkapillären Arteriolenbett führt zum Zusammenbruch des peripheren Widerstandes, der auch durch die sympatho-adrenerge Gegensteuerung des Organismus (Streßreaktion) nicht aufgehoben werden kann. Vermindertes Herzzeitvolumen (HZV), Gewebsödem, Hypovolämie mit Hämokonzentration, Stase der Blutsäule, disseminierte Gerinnung mit Mikrothromben und Hypoxie und Azidose sind die resultierenden Folgen im kapillären Stromgebiet und bedingen eine massive Fehlverteilung des HZV. Die Milieuänderung hat existielle Folgen für die zelluläre Integrität. Es kommt zu einer vakuoligen Degeneration mit Versagen der Natrium/Kaliumpumpe. Anfallende Sauerstoffradikale führen zur Lipidperoxidation und damit zur Zerstörung zellulärer Membranen. In der Folge entstehen biologisch hochtoxische Zerfallsprodukte, die die eingeschränkten Organfunktionen weiter schädigen.

Die Endstrecke der Mediatorenwirkung ist das **Endothel**, das infolge der sepsisbedingten Schädigung ein ausgeprägtes Kapillarleck aufweist. Selbst therapeutisch zugeführtes Volumen strömt umgehend in die Gewebe ab und führt zu einem interstitiellen Ödem, das die Organfunktion weiter einschränkt. Die klinischen Folgen sind Beeinträchtigungen der Organfunktionen bis zu vollständigen Organinsuffizienzen. Hauptmanifestationen finden sich in den sog. **Schockorganen**:
- **Lunge** (Akute respiratorische Insuffizienz, ARDS),
- **Leber** (Schockleber mit dem Leitsymptom Ikterus),
- **Niere** (Akutes Nierenversagen, ANV),
- **Herz/Kreislauf** (Rhythmusstörungen, Katecholaminpflichtigkeit) und der
- **Nebenniere** (Tachyphylaxie körpereigener Streßhormone).

2.3 Diagnostik

Labor: Leukozytose, Zunahme der Hämokonzentration (Hkt-Anstieg, Harnstoff- und Kreatininanstieg, Elektrolytentgleisung). Die Blutgasanalyse zeigt eine metabolische Azidose verbunden mit einer kompensatorischen, respiratorischen Alkalose.
Röntgen: Abdomenübersicht im Stehen oder in Linksseitenlage: Spiegelbildung und stehende Darmschlingen, freie Luft? Bei Magenperforation ist nur in 60–80 % freie Luft nachweisbar (s. Kap. 25).
Sonographie und **Computertomographie** dienen dem Nachweis von pathologischen Flüssigkeitsansammlungen (Abb. 29.16).

2.4 Differentialdiagnose

Der klinische Befund der diffusen Peritonitis mit somatischen Schmerzen, Schonhaltung, paralytischem Ileus und bretthartem Abdomen ist wegweisend und läßt kaum andere Verdachtsdiagnosen zu.
Seltene aber wichtige Differentialdiagnosen sind die sog. „**Pseudoperitonitiden**" bei Diabetes mellitus, Urämie, Porphyrie und C_1-Esterase-Mangel (angioneurotisches Ödem). Mildere Formen der Peritonitis und lokale Peritonitiden müssen natürlich von extraperitonealen Ursachen, wie basalen pulmonalen Prozessen, dem Herzhinterwandinfarkt und allen übrigen Differentialdiagnosen des akuten Abdomens abgegrenzt werden.

2.5 Chirurgische Therapie

Die chirurgische Therapie ist als zentrales Element in ein interdisziplinäres Spektrum eingebettet. Die vier Hauptsäulen der Peritonitistherapie sind:
- chirurgische Therapie
- Intensivtherapie
- Antibiotikatherapie
- Therapie der Sepsis

Ziel der **chirurgischen Therapie** ist es, möglichst frühzeitig die pathophysiologischen Abläufe zu unterbrechen. Daraus ergeben sich drei Hauptforderungen an die chirurgische Therapie:
1. Ausschaltung der Infektionsquelle
2. Elimination des toxischen Materials
3. Abwendung systemischer Schäden.

Die **Ausschaltung der Infektionsquelle** gelingt durch eine vollständige und definitive Herdsanierung. Die **Elimination toxischen Materials** erfolgt bestmöglich mit einer gründlichen Spülung der Abdominalhöhle. Adjuvante Maßnahmen, wie die systemische Gabe potenter Antibiotika (z.B. Kombination eines Cephalosporins der dritten Generation mit Metronidazol), unterstützen die chirurgischen Maßnahmen. Dadurch gelingt es, die Voraus-

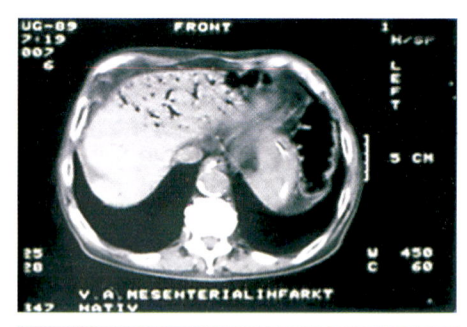

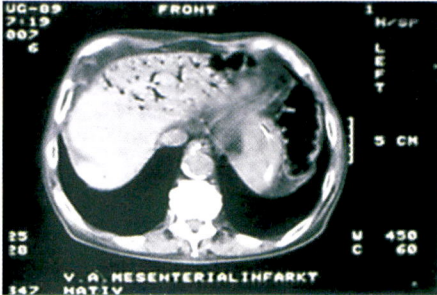

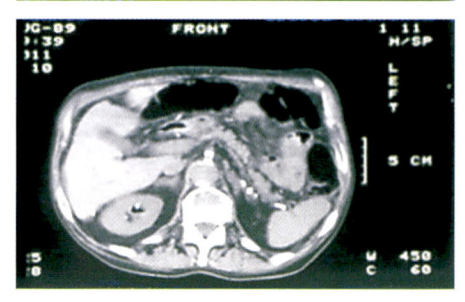

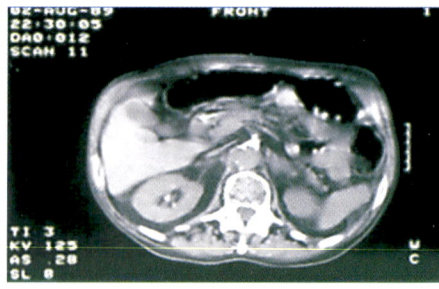

Abb. 29.16
Mesenterialinfarkt im Computertomogramm

Peritonitis

29 Akutes Abdomen

setzungen zur **Abwendung systemischer Schäden** zu schaffen. Zusätzlich gehört zu diesem Punkt die frühestmögliche Intervention, da jede Verzögerung zu einer Verschlechterung der Prognose führt und die perioperative Behandlung (Intensivtherapie, Schocktherapie, Therapie der Sepsis, Immunmodulation, etc.).
Zur Erfüllung dieser Forderungen verfügt die Chirurgie über eine Vielzahl therapeutischer Maßnahmen.

2.5.1 Standardverfahren

Nach Eröffnung der Bauchhöhle erfolgt zunächst die Abstrichentnahme zum mikrobiologischen Erregernachweis und zur Anfertigung eines Resistogramms. Erst jetzt sollte mit der zunächst ungezielten Antibiotikatherapie begonnen werden. Nach Grobreinigung der Bauchhöhle wird die Peritonitisursache saniert und anschließend das Abdomen gespült. Die Spülung muß solange erfolgen, bis die Spülflüssigkeit vollständig klar ist (9–12 Liter). Nun kann der obligate paralytische Ileus (z.B. mit einer Intestinalsonde) entlastet werden. Nachfolgend werden die Prädilektionsorte für eine mögliche Abszedierung als Komplikation der Peritonitis drainiert (Abb. 29.17 und 29.18). Dieses sind der subphrenische und subhepatische Raum (Flüssigkeitsansammlung durch Sogwirkung des Zwerchfells), der Douglas-Raum (tiefster Punkt der Abdominalhöhle) und das Operationsgebiet. Abschließend wird die Abdominalhöhle primär verschlossen.

Mit dem Standardverfahren werden prognostisch günstige Formen der Peritonitis (traumatische Peritonitis, Perforationen von Appendix und Magen, etc.) effektiv behandelt.
Schwerere Formen (z.B. postoperative Peritonitis) bedürfen alternativer Behandlungsformen.

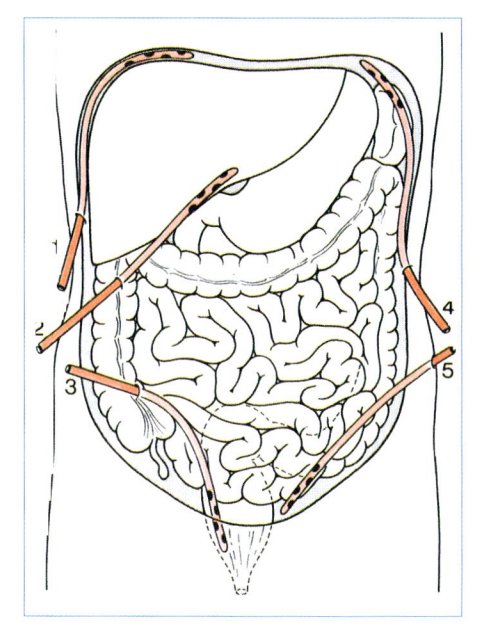

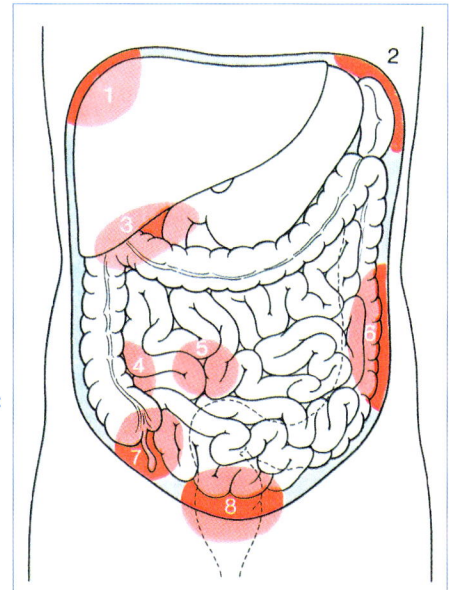

Abb. 29.17
Drainagebehandlung bei diffuser Peritonitis. Drain-Lokalisation:
1 subphrenisch-suprahepatisch rechts
2 subhepatisch
3 Douglas-Raum rechts
4 subphrenisch in der Milzloge links
5 Douglas-Raum links und parakolisch links

Abb. 29.18
Häufigste Lokalisation intraabdomineller Abszesse:
1 subphrenisch rechts
2 subphrenisch links (Milzloge)
3 subhepatisch (evtl. Bursa omentalis)
4 retrokolisch
5 Schlingenabszeß
6 parakolisch
7 unterer Zökumpol (Appendix!)
8 Douglas-Raum

2.5.2 Kontinuierliche postoperative Lavage (KPL)

Dieses Verfahren dehnt die positive Wirkung der intraoperativen Spülung auf den postoperativen Verlauf aus. Der Ablauf der Operation entspricht weitgehend dem des Standardverfahrens. Als Drainagen werden jedoch je zwei suffiziente Zu- und Ablaufdrainagen für eine postoperative Spülung der verschlossenen Abdominalhöhle eingelegt. Anschließend wird die Bauchhöhle für mindestens drei Tage mit 24–48 Litern/24 Stunden gespült. Dadurch können Sekrete, Bakterien und Toxine über einen längeren Zeitraum eliminiert werden.

2.5.3 Etappenlavage

Schwerste Formen der diffusen Peritonitis werden heute mit einer Etappenlavage behandelt. Der Ersteingriff entspricht dem Standardverfahren. Allerdings werden keine Drainagen plaziert, sondern die Bauchhöhle wird im Sinne eines **Laparostomas** offengelassen. Zur Prophylaxe einer Eviszeration und Vermeidung eines abdominellen Kompartmentsyndroms erfolgt eine temporäre Adaptation mit einem Kunststoffnetz oder einem Reißverschluß. Anschließend wird das Abdomen täglich revidiert und gespült, bis der Infekt vollständig kontrolliert ist. Erst dann wird die Bauchwunde sekundär verschlossen (Abb. 29.19).

Diese alternativen chirurgischen Maßnahmen zur Behandlung der schweren Formen der diffusen Peritonitis sind in der Lage, die extrem hohe Letalität statistisch signifikant zu senken.

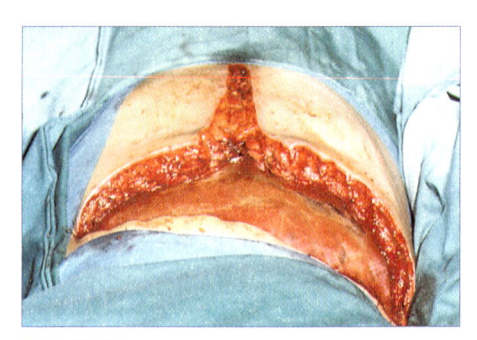

Abb. 29.19
Peritonitis: Anlage eines Laparostomas zur Vermeidung des abdominellen Kompartmentsyndroms

2.6 Lokale Peritonitis

Isolierte Organentzündungen, gedeckte Perforationen und intraabdominelle Abszedierungen verursachen eine lokale Peritonitis. Klinisch führen Fieber, Leukozytose und umschriebener Druckschmerz. Zumeist ist eine begleitende Darmparalyse nachweisbar. Diagnostisch bieten sich in dieser Situation die Sonographie, die Computertomographie oder die explorative Laparotomie an.

Die optimale Therapie besteht in der operativen Beseitigung der Organursache (z.B. Appendektomie beim perityphlitischen Abszeß), der Spülung und der Drainage des Operationsgebietes.

2.6.1 Intraabdominelle Abszesse

Ätiologie

Ätiologisch führt naturgemäß die häufigste entzündliche Erkrankung des Bauchraumes, die Appendizitis, das Ursachenspektrum an. Schon an zweiter Stelle stehen mittlerweile postoperative Abszesse, gefolgt von intraabdominellen Abszedierungen im Rahmen einer Pankreatitis, einer Divertikulitis und eines Infektes der Gallenblase oder der Gallenwege (Tab. 29.2).

Tab. 29.2 Ätiologie intraabdomineller Abszesse

- Appendizitis 28 %
- postoperativ 14 %
- Pankreatitis 13 %
- Divertikulitis 10 %
- Gallenwege 9 %
- freie Perforationen 5 %
- posttraumatisch 3 %
- entzündliche Darmerkrankungen 2 %
- Sonstige 16 %

Tab. 29.3 Lokalisation primärer Abszesse des Bauchraums

- Retroperitoneum 32 % (Pankreas, Psoas)
- rechts parakolisch 23 % (perityphlitisch)
- rechter Oberbauch 25 % (Leber, Galle, subphrenisch, subhepatisch)
- links parakolisch 8 % (Divertikulitis)
- Douglas 9 %
- interenterisch 4 %

Lokalisation und Häufigkeit der Abszesse

Betrachtet man die primären Abszeßlokalisationen im Bauchraum unter Ausschluß der postoperativen und der postinterventionellen Eiterungen, führen die retroperitonealen Abszedierungen (Pankreasloge, Psoasloge), gefolgt von den perityphlitischen Abszedierungen im rechts-parakolischen Raum (Tab. 29.3). Es folgen Abszedierungen im rechten Oberbauch (Leber, Galle, etc.) und peridivertikulitische Abszesse im linken parakolischen Raum.

Pathogenese

Intraadominelle Flüssigkeit sammelt sich an den intraabdominellen Prädilektionsorten im Douglasraum (im Stehen, Liegen und Sitzen der tiefste Punkt der Abdominalhöhle), zwischen den Darmschlingen (interenterisch), beidseits parakolisch (Zirkulationsweg der Flüssigkeit) und beidseits subphrenisch (Sogwirkung des Zwerchfells) an.

Der pathogenetische Hintergrund der Entstehung eines Abszesses ist, daß der Körper einen Infektionsherd in der Abdominalhöhle, den er nicht beseitigen kann, zu begrenzen versucht. Hierzu werden nicht nur vorgegebene anatomische Strukturen, wie z.B. das große Netz („die Polizei der Abdominalhöhle") rekrutiert, sondern auch zusätzliche Abwehrformationen geschaffen. Eine über die Mesothelzellen gesteuerte lokal erhöhte Fibrinproduktion (entzündungsbedingte Fibrinbildung + Hemmung der Fibrinolyse) ist in der Lage, eine Matrix für ein örtliches Verbleiben der Bakterien zu schaffen.

Klinisch relevante begünstigende Faktoren für die Entstehung eines Abszesses sind außerdem Hämatome, Nekrosen und Fremdkörper. Erregerbedingte Voraussetzungen sind neben der Keimzahl und der bakteriellen Virulenz auch ein Synergismus von aeroben und anaeroben Bakterien. So sind experimentell Monokulturen aerober und anaerober Bakterien nicht in der Lage, Abszesse zu formieren. Nur die klassische Kombination z.B. von E. coli und Bacteroides fragilis führt zur Entstehung eines intraabdominellen Abszesses.

Klinik

Fieber (insbesondere wellenförmiger Temperaturverlauf mit nachmittäglichen Spitzen bis 40 °C) in Verbindung mit einer Leukozytose stellen das Leitsymptom dar. In der maximalen Ausprägung kann das Vollbild eines septischen Schocks auftreten.

Je nach Lokalisation des Abszesses kann sich eine unspezifische Abdominalsymptomatik (Appetitlosigkeit, Übelkeit, Erbrechen, Völlegefühl, uncharakteristische [viszerale] Bauchschmerzen) entwickeln.

Diagnostik

Die Diagnostik muß folgende Punkte klären:
1. Morphologie des Abszesses
2. Lagebeziehung zu intraabdominellen Strukturen und
3. Ätiologie eines intraabdominellen Abszesses.

Aufgrund dieser Information muß zu klären sein, ob es sich um einen sogenannten **einfachen Abszeß** oder einen **komplexen Abszeß** handelt.

Einfache Abszesse	Komplexe Abszesse
• umschrieben	• schlecht abgrenzbar
• nicht septiert	• septiert
• singulär	• multipel
• dünnflüssiges Sekret	• organisiert/hochviskös
• kollapsfähige Membran	• Wandstarre
• unkomplizierter Zugang	• gefährlicher Zugang
• keine oder kleine Fistel	• große Fistel

• **Sonographie**
Mit einer Sensitivität von 75 % bis 82 % und einer Spezifität von 91 % empfiehlt sich die Sonographie als diagnostisches Verfahren der ersten Wahl (Abb. 29.20, 29.21).
Trotz dieser beeindruckenden Werte müssen die Schwachstellen der Sonographie beachtet werden. Hierzu gehört die Diagnostik interenterischer Empyeme (Luftüberlagerung durch den Darm), Bursaabszesse bei der Pankreatitis (Luftüberlagerung durch Magen und Querkolon) sowie links suphrenisch gelegener Abszesse (Luftüberlagerung von Magen und Kolon).
Die Sensitivität der Diagnose interenterischer Empyeme beträgt nur 50 %, diejenige der links subphrenischen Abszesse nur 63 %.
Weitere Störfaktoren für die Sonographie sind Stomata, offene Wunden, breite Narben und ausgedehnte Verbände.

• **Computertomographie**
Sensitivität, Spezifität und Treffsicherheit der Computertomographie liegen zwischen 88 % und 100 %. Wegen ihrer Nachteile (hohe Kosten, Strahlenbelastung, der Patient muß transportiert werden) stellt sie jedoch nur das Verfahren der zweiten Wahl dar.

Medikamentöse Therapie

Die antibiotische Therapie stellt nur eine adjuvante Behandlung dar und ersetzt keinesfalls die Drainage! Die eigentlich sinnvolle Maßnahme des Organismus, den Entzündungsherd gegenüber der Umgebung abzukapseln, führt auch dazu, daß Antibiotika nicht in ausreichenden Konzentrationen in große Abszeßformationen penetrieren können. Bei der Gabe von Antibiotika ist der bakterielle Synergismus zu beachten und z.B. durch die Kombination eines Cephalosporins mit Metronidazol abzudecken.

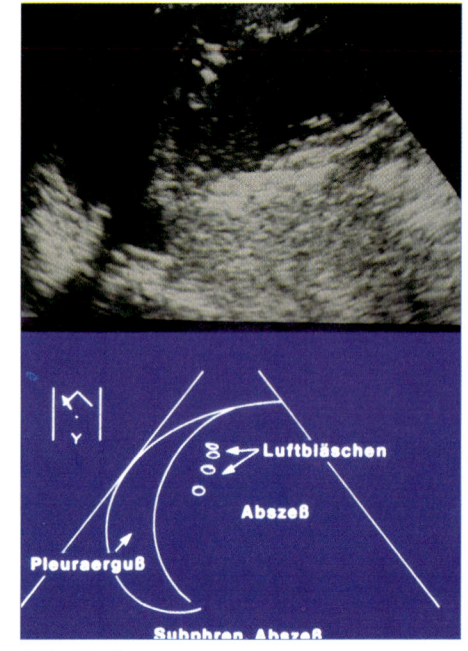

Abb. 29.20
Sonographisches Bild eines subphrenischen Abszesses.

Perkutane Abszeßdrainage

Es sind bevorzugt die sog. „einfachen Abszesse", die für eine perkutane Abszeßdrainage geeignet sind.
Spezielle Indikationskriterien sind:
- Der Abszeß muß perkutan gut erreichbar sein (gefahrloser Zugangsweg).
- Der Abszeßinhalt muß dünnflüssig sein, d.h. über den gelegten Katheter abfließen können.
- Der Abszeß soll singulär sein.
- Die Abszeßmembran muß kollapsfähig sein.
- Kleine intestinale Fisteln (tägliches Fistelvolumen < 200 ml) können bei der Behandlung toleriert werden. Bei größerem Fistelvolumen: operative Therapie.

Technik der sonographisch gesteuerten Abszeßdrainage:
- Identifizierung und Lokalisation des Abszesses,
- Lokalanästhesie,
- Feinnadelpunktion mit Aspiration (Asservierung für die mikrobiologische Untersuchung!)
- Plazierung des Katheters (Pigtail, Sonnenberg, etc.) in der entsprechenden Technik (Seldinger-, Trokartechnik).

Kriterien für den Erfolg sind eine deutliche Besserung des klinischen Bildes (Fieber, Leukozytose) innerhalb von 48 Stunden und die sonographische Dokumentation der Verkleinerung der Abszeßhöhle.

> Der Katheter darf entfernt werden, wenn:
> 1. kein Fieber,
> 2. keine Leukozytose,
> 3. keine Sekretion und
> 4. keine Resthöhle nachweisbar sind.

Unter diesen Voraussetzungen liegt die **Erfolgsrate** zwischen 80 % und 90 %. Werden die Indikationen für die perkutane Abszeßdrainage jedoch auf sogenannte komplexe Abszesse erweitert, sinkt die Erfolgsrate auf Werte zwischen 40 und 50 %. Die Komplikationsraten der perkutanen Drainage liegen zwischen 5 und 10 % (meist geringere Komplikationen wie spontan sistierende Blutungen, Katheterinfekte, etc.).

Operative Abszeßdrainage

Die Indikationskriterien für die operative Abszeßdrainage ergeben sich vice versa aus den Ausschlußkriterien der perkutanen Drainage:
- Komplexe Abszesse mit schwieriger Lokalisation,
- multiple Abszesse,
- dickflüssiger Abszeßinhalt (z.B. ein koaguliertes Hämatom),
- eine nicht-kollapsfähige Membran,
- alle Abszesse im Rahmen einer chirurgisch zu behandelnden Grunderkrankung (z.B. Peritonitis).

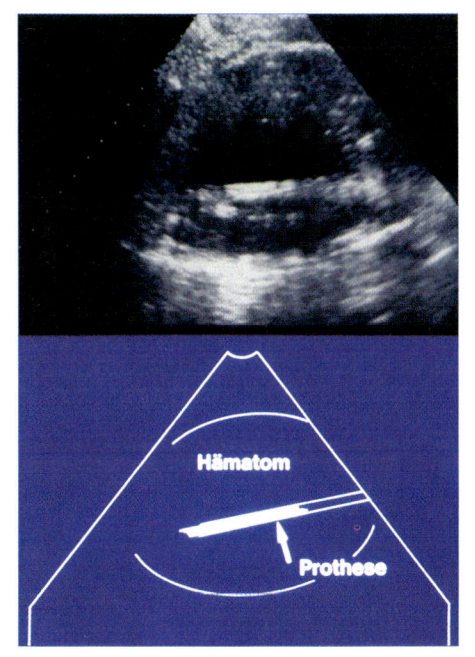

Abb. 29.21
Sonographiegesteuerte Punktion eines infizierten Hämatoms durch Katheter („Prothese")

Die **Erfolgsrate** der operativen Drainage komplexer Abszesse liegt zwischen 80 und 95 %, die Komplikationsrate zwischen 3 und 30 %. Die Letalitätsraten sollten heute unter 10 % liegen. Allerdings werden Komplikations- und Letalitätsrate natürlich von der Grundkrankheit (z.B. schwerstgradige Peritonitis) bestimmt und können deswegen nicht auf alle Patienten umgerechnet werden.

3 Ileus

3.1 Einteilung

Unter der Bezeichnung Ileus werden alle Störungen der Darmpassage ungeachtet ihrer Genese zusammengefaßt.
Das klinische Bild des Darmverschlusses kann ätiologisch in einen **mechanischen Ileus** (mechanische Obstruktion) und einen **paralytischen Ileus** (funktionelle Obstruktion) unterteilt werden.

3.1.1 Mechanischer Ileus

Der mechanische Ileus beeinträchtigt die normale Passage durch partielle oder komplette **mechanische Obstruktion**. Ist nur das Darmlumen verschlossen, sprechen wir von einer **einfachen Obstruktion**. Ist zusätzlich die venöse oder arterielle Durchblutung beeinträchtigt, besteht eine **Strangulation**. Die Ursachen hierfür können **extramural** (Kompression), **intramural** (Okklusion) oder **intraluminär** (Obturation) liegen.
Beispiele für eine extramurale Obstruktion sind Adhäsionen, Briden, Hernien oder Tumorkompressionen von außen. Beispiele für eine intramurale Obstruktion (Okklusion) sind entzündliche Erkrankungen wie der Morbus Crohn, die Colitis ulcerosa und die Divertikulitis. Eine Obturation kann durch intraluminäre Tumoren, Fremdkörper, Gallensteine, Mekonium oder Nahrungsmittel verursacht sein (Tab. 29.2).
Ein mechanischer Ileus wird je nach Sitz des Verschlusses in einen Dünndarmileus und einen Dickdarmileus unterteilt. Wegen der klinischen Relevanz wird beim Dünndarmileus noch eine hohe von einer tiefen Form unterschieden (Abb. 29.22).

3.1.2 Paralytischer Ileus

Der paralytische Ileus stellt per definitionem eine funktionelle Motilitätsstörung dar. Je nachdem, ob die Ursache am Darm selbst zu finden ist oder eine systemische Ursache zugrunde liegt, wird er in einen primären und einen sekundären paralytischen Ileus unterteilt.
Primäre Formen bestehen bei Neuropathien oder Myopathien des Darmes selbst und bei den sog. „Pseudoobstruktionen", wie z.B. dem Ogilvie-Syndrom (Akute Pseudoobstruktion des Dickdarmes).

Tab. 29.5 Ileus (ätiologische Klassifizierung)

I. Mechanischer Ileus	
a. Obstruktion	**b. Strangulation**
Ohne Störung der Blutzirkulation	Mit Störung der Blutzirkulation
• **Extramurale Ursachen (Kompression):**	
Adhäsionen	Inkarzeration
Briden	Torsion
Kompression	Volvulus
• **Intramural (Okklusion):**	
Stenose	
Striktur	
Morbus Hirschsprung	
• **Intraluminär (Obturation):**	
Fremdkörper	Invagination
Gallenstein	
Tumor	
Nahrungsmittel	
Membranen	
Bezoar	
Mekonium	

II. Paralytischer Ileus	
a. Primär	**b. Sekundär**
Myopathien	Toxisch
Neuropathien	Medikamentös
Pseudoobstruktion	Metabolisch
	Reflektorisch
	Entzündlich

Sekundäre Formen des paralytischen Ileus sind wesentlich häufiger. Hier können toxische (Gifte), medikamentöse (Nebenwirkung vieler Tranquilizer und psychiatrischer Medikamente), metabolische (Hypokaliämie, Urämie, Elektrolytstörungen, Myxödem, Hypoparathyreoidismus, etc.) entzündliche (Sepsis, Pneumonie, Tetanus, Peritonitis, etc.) und reflektorische Ursachen (postoperativ, Rückenmarksverletzung, retroperitoneale Irritation) unterschieden werden.

Grundsätzlich kann jeder Ileus akut, subakut, chronisch oder chronisch rezidivierend verlaufen.

3.2 Pathophysiologie

3.2.1 Obstruktion

Die einfache Obstruktion des Darmes ohne Beeinträchtigung der Blutzirkulation führt zu signifikanten Veränderungen der intestinalen Physiologie.

Eine der Hauptveränderungen ist die Darmdistension proximal des Verschlusses. Verursacher ist das aufgestaute Gas (Stickstoff, CO_2 u.a.). Um der erhöhten Wandspannung entgegenzuwirken, versucht der Darm durch eine rezeptive Relaxation der glatten Muskulatur die Vorspannung zu verringern und so den intraluminären Druck abzufangen, damit die Durchblutung aufrechterhalten wird. Tatsächlich nimmt jedoch durch die Vergrößerung des Radius die Wandspannung nach dem LaPlaceschen Gesetz zu, und es kann trotz erhaltener Blutversorgung zu Durchblutungsstörungen einzelner Schichten der Darmwand kommen.

Eine weitere Folge des Druckanstieges ist eine massive Ansammlung von Flüssigkeit und Elektrolyten („third space translocation") proximal des Verschlusses. Ursache ist die Kombination einer massiven Sekretion ins Darmlumen und einer verminderten Rückresorption. Ursachen sind die regionalen Veränderungen der Blutversorgung und die daraus resultierende Entzündung und der passive Abstrom von Flüssigkeit bei erhöhter intraluminärer Osmolalität. Solange die mechanische Ursache nicht beseitigt ist, wird eine rasche intravenöse Infusion von Flüssigkeit diese Sekretion ins Darmlumen verstärken. Trotzdem muß schon vor der Operation dieses Abdriften isotoner Flüssigkeit von intravasal ins Lumen so optimal wie möglich korrigiert werden (Abb. 29.14).

Des weiteren kommt es bei der Obstruktion zu Veränderungen der Darmmotilität. Zunächst erhöht sich die kontraktile Aktivität des Darmes, da der Darm versucht, den Widerstand zu überwinden („Widerstandsperistaltik", Pendelperistaltik). In der Spätphase der Obstruktion kommt es zum Erlahmen der Peristaltik und damit zur Paralyse.

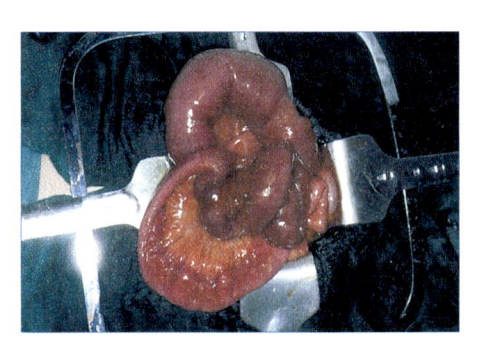

Abb. 29.22
Dünndarmobstruktion durch Brideileus mit dilatiertem proximalen Darm und distalem Hungerdarm

Letztlich wird der Darm proximal des Verschlusses bakteriell überwuchert. So entsteht im Dünndarm ein eigentlich für den Dickdarm typisches Milieu mit hohen Konzentrationen an gramnegativen und anaeroben Organismen. Durch die ischämische Schleimhautschädigung mit konsekutiven Mikroperforationen können Bakterien die Schleimhautbarriere passieren und nach Eintritt in den Lymphabstrom und das Pfortaderblut (Translokation) in den großen Kreislauf gelangen. Daraus resultieren Bakteriämie und Sepsis, die aus der zunächst auf den Bauchraum beschränkten mechanischen Motilitätsstörung des Darmes eine systemische „Ileuskrankheit" werden lassen (Abb. 29.15).

3.2.2 Strangulation

Die zusätzliche Störung der Blutversorgung zu einer einfachen Obstruktion hat schwerwiegende Konsequenzen für den Organismus. Die mechanische Beeinträchtigung des Blutflusses wirkt wie ein Tourniquet. Zunächst werden die (wandschwachen) Venen komprimiert und es kommt zur Stase des Blutabflusses und zur Thrombosierung. Bei noch erhaltenem arteriellen Einstrom ist das Blut im Kapillarnetz gefangen. Lokale Hypoxie, Azidose und Mediatorenfreisetzung (Histamin, Prostaglandine, etc.) sind die pathophysiologischen Folgen. Am empfindlichsten reagiert die Schleimhaut auf die eingetretene Minderung der Durchblutung und die kapilläre Blutfülle. Mikrorupturen verletzen die mechanische Integrität und intraluminäre Bakterien durchwandern schon frühzeitig die Darmwand. Pylephlebitis und systemische Sepsis folgen aus der Einwanderung der Bakterien in Pfortader und Lymphbahnen und der zusätzlichen Endotoxinämie beim Zerfall gramnegativer Bakterien. Damit entsteht, wie bei der Peritonitis, aus der zunächst lokalen Durchblutungsstörung sehr rasch eine systemische Infektion und Intoxikation des Gesamtorganismus (septischer Schock) (Abb. 29.23).

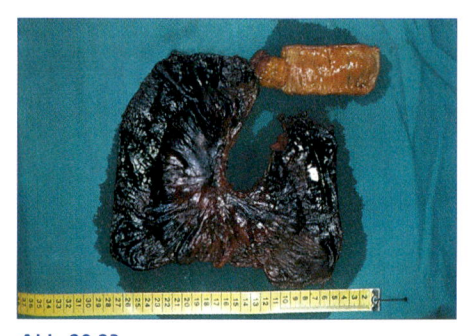

Abb. 29.23
Dünndarm-Strangulationsileus bei innerer Hernie mit Nekrose der strangulierten Abschnitte

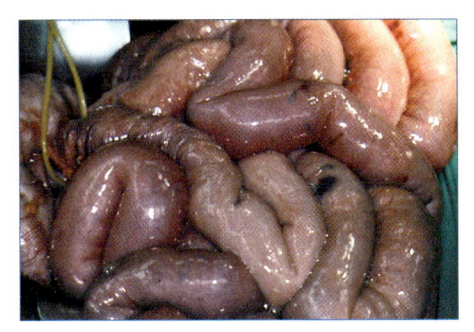

Abb. 29.24
Tiefer Dünndarmileus mit gleichmäßiger Dilatation aller Darmschlingen

3.3 Klinik

Etwa 4 % aller Laparotomien einer chirurgischen Klinik werden wegen einer Ileuskrankheit durchgeführt. 70 % der Verschlüsse betreffen den Dünndarm, 30 % den Dickdarm. Obwohl alle Altersgruppen vertreten sind, liegt der Median dieser Patientengruppe zwischen dem 55. und 60. Lebensjahr. Das Ursachenspektrum führen Briden und Adhäsionen an, gefolgt von Tumoren, inkarzerierten Hernien und entzündlichen Stenosen.

Die **Leitsymptome der Ileuskrankheit** sind: Übelkeit und Erbrechen, krampfartige Bauchschmerzen, Meteorismus, Stuhl- und Windverhalt. Sie sind je nach Höhe des Verschlusses unterschiedlich ausgeprägt.

Wichtig ist jedoch, daß die klinischen Symptome in ihrer unterschiedlichen Ausprägung in der Regel dem radiologischen Ileusnachweis vorauseilen und deshalb sorgfältig beachtet werden müssen.

Mechanischer Ileus: Die Symptome hängen von der Lokalisation des Darmverschlusses ab.
- **Hoher Dünndarmverschluß:** Schmerzen, Übelkeit und voluminöses Erbrechen (Gesamtmengen von 1–3 Litern). Ein Stuhl- und Windverhalt gehört nicht zu den Leitsymptomen, da der gesamte restliche Darm weiter entleert werden kann. Daraus resultiert ein „leerer Bauch". **Pathognomonisch:** Hypochlorämische Alkalose wegen Erbrechens.

> Erbrechen, Bauchschmerz, Alkalose, „leerer Bauch": hoher Ileus?

- **Tiefer Dünndarmverschluß:** Kolikartiger Schmerz, Erbrechen, Meteorismus, Stuhl- und Windverhalt, hochgestellte und spritzende Darmgeräusche (klingende Widerstandsgeräusche), Anamnese! (Voroperationen) (Abb. 29.24).
- **Dickdarmverschluß:** Stuhl- und Windverhalt, Meteorismus, Schmerz, Übelkeit und Erbrechen (spät).

Paralytischer (= funktioneller) Ileus: Singultus, Meteorismus, Stuhl- und Windverhalt, Völlegefühl, Übelkeit und Erbrechen. Auskultatorisch herrscht „Grabesstille" im Abdomen (allenfalls passive Plätschergeräusche), palpatorisch sind die Bauchdecken gespannt.

Beim Ileus mit Störung der mesenterialen Durchblutung **(Strangulation)** finden sich bereits in den ersten Stunden Fieber, Tachykardie, Leukozytose und die Zeichen der Hämokonzentration. Im Gegensatz dazu treten beim Ileus mit intakter mesenterialer Durchblutung (zum Beispiel Gallensteinileus) erst spät Fieber, Pulsfrequenzanstieg und Leukozytose auf.

3.4 Diagnostik

Labor: Blutbild, Elektrolyte, Nieren- und Leberfunktionswerte, Amylase i.S., Gesamteiweiß, Blutgasanalyse.

Sonographie: Erlaubt die Unterscheidung von mechanischem und paralytischem Ileus. Wichtigste Untersuchung zur Ursachenabklärung. Sonographische Ileuszeichen meist vor Spiegelbildung im Röntgenbild (s. Kap. 13).

Röntgen: Abdomenübersicht im Stehen oder in Linksseitenlage (Abb. 29.25) mit Nachweis von **Gas-/Flüssigkeitsspiegeln**. Das Phänomen der Spiegel erklärt sich aus der Grenzschicht zwischen flüssigem und gasförmigen Darminhalt. Im atonischen Darmrohr entwickeln sich Gasblasen, die über der stehenden Flüssigkeit (Spiegel) bei Zunahme der Gasbildung zur Luftkontrastierung ganzer Darmschlingen führen. Die Lokalisation des Ileus kann aufgrund der Verteilung der Luftspiegel ermittelt werden (Abb. 29.26, 29.27). Ein hoher Ileus weist nur wenige, vielleicht nur einen Spiegel im linken Oberbauch, ein tiefer Ileus multiple Spiegel bis hin zum rechten Unterbauch auf. Beim Gallensteinileus Luftfüllung der Gallenwege (Aerobilie) (s. Kap. 33).

Gelegentlich bei fortgeschrittener intestinaler Ischämie auch Luftfüllung der Pfortaderäste. Zur Lokalisation des mechanischen Hindernisses Gastrografinpassage, beim Dickdarmverschluß Kolonkontrasteinlauf mit Gastrografin. Bei Verdacht auf gefäßbedingte Ileusformen Angiographie.

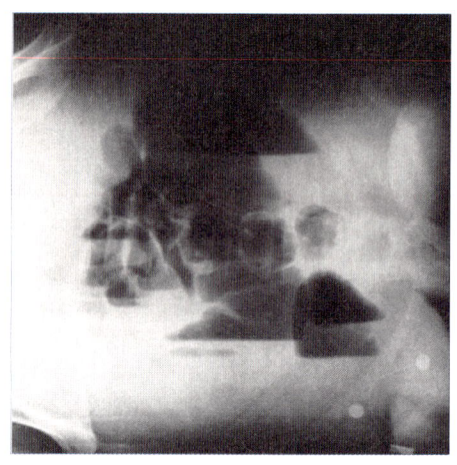

Abb. 29.25
Röntgen-Abdomenübersicht in Linksseitenlage bei Dickdarmileus mit Dünn- und Dickdarmspiegeln

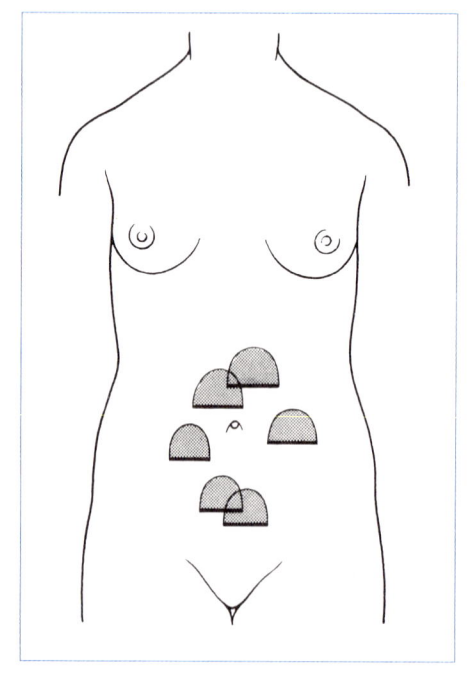

Abb. 29.26
Schematische Darstellung der Spiegelverteilung im Röntgenbild des Abdomen bei Dünndarmileus

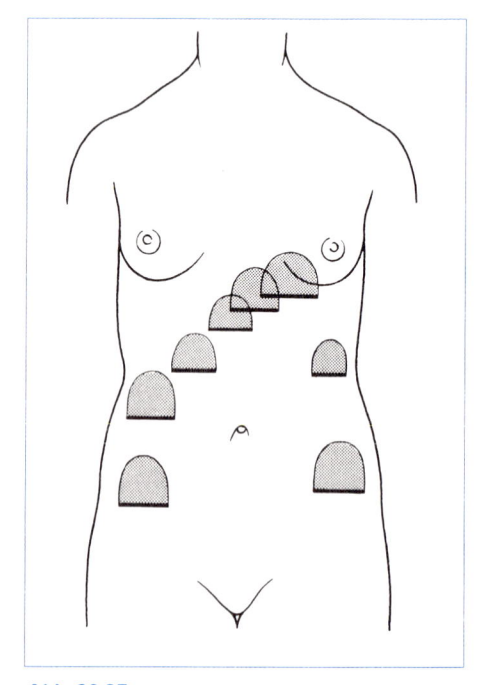

Abb. 29.27
Schematische Darstellung der Spiegelverteilung im Röntgenbild des Abdomen bei Dickdarmileus (Kolon-Rahmen)

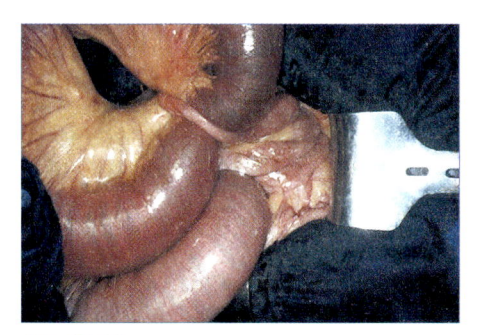

Abb. 29.28
Bridenileus im mittleren Dünndarmbereich – Operationssitus

3.5 Differentialdiagnose

Erste Lebenswochen

- Mekoniumileus
- Megakolon-congenitum
- Darmatresie
- Stenosen und Fehlbildungen
- Malrotation des Duodenum.

Kindheit

- Invagination
- Volvulus bei Rotationsanomalien
- Inkarzeration
- Angeborene Hernien
- Arteriomesenteriales Kompressionssyndrom.

Erwachsenenalter

- Briden- und Adhäsionsileus (Abb. 29.28)
- Volvulus
- Invagination
- Entzündliche Prozesse (Colitis ulcerosa, Morbus Crohn, Divertikulitis)
- Inkarzerierte Hernien
- Maligne Tumoren (Abb. 29.29)
- Gallensteine
- Mesenterialinfarkt
- Koprostase
- Arteriomesenteriale Duodenalkompression
- Bezoare
- Gieriges Verschlingen faserreicher Nahrungsmittel (zum Beispiel Apfelsinen-Ileus).

3.6 Therapie

Die Letalität der Ileuskrankheit liegt zwischen 15 und 25 %. Das Schicksal des Patienten hängt im wesentlichen von der Zeitdauer des Darmverschlusses und damit von einer frühzeitigen Indikationsstellung zur Operation ab.

3.6.1 Allgemeine Maßnahmen

Zu den allgemeinen Primärmaßnahmen in der Behandlung der Ileuskrankheit gehören:
1. Zugang, Blutentnahme.
2. Substitution von Flüssigkeit und Elektrolyten.
3. Plazierung einer Magensonde.
4. Systemische Antibiotikatherapie.
5. Frühzeitige operative Therapie.

Jeder Patient mit einem Ileus muß sofort umfassend versorgt werden, um einer sich entwickelnden Ileuskrankheit von Anfang an begegnen zu können (Abb. 29.29). Die Standardversorgung beginnt mit der Plazierung eines großlumigen, peripheren **Zuganges**. Nach Blutentnahme zur Bestimmung der Notfallparameter und zur Vorbereitung der Operation (Blutgruppe, Kreuzblut, Konserven) wird umgehend mit der **Substitution von Flüssigkeit und Elektrolyten** begonnen. Kristalloide Lösungen (Ringer-Lösung) stellen hier das Mittel der Wahl dar. Initial sind größere Mengen erforderlich, da ein Teil der verabfolgten kristalloiden Lösung über das Kapillarleck in das Gewebe abströmen wird. Bezüglich der Elektrolytbilanz sind

- ein isotoner Volumenverlust mit Hämokonzentration und prärenaler Azotämie,
- eine metabolische Azidose durch den anaeroben Metabolismus bei der Strangulation und
- Kaliumverlust zu beachten.

Die **antibiotische Therapie** ist beim Ileus in jedem Fall einzuleiten, da in Folge der Translokation regelhaft Darmkeime ins Lymphsystem abgeschwemmt werden. Das Spektrum umfaßt reguläre Darmkeime, so daß die Gabe eines Cephalosporins der dritten Generation in Kombination mit Metronidazol die Antibiotikakombination der Wahl ist. Sind die intraoperativ entnommenen Abstriche beziehungsweise die Blutkulturen negativ, beträgt die Therapiedauer 48 Stunden, im anderen Fall 3 bis 5 Tage. Eine **Magensonde** gehört zur Standardtherapie jeder Ileusform, da bei jedem Patienten mit Erbrechen und einer möglichen Aspirationspneumonie (Mendelson-Syndrom) zu rechnen ist. Die Therapie des Ileus steht und fällt jedoch mit der **frühzeitigen operativen Intervention** (Ausnahmen: paralytischer Ileus), da nur sie in der Lage ist, durch Behebung der Ursache den fatalen Kreislauf der Ileuskrankheit zu beenden.

Klinik, Laborwerte und behandelnder Arzt sind nicht in der Lage, die Vitalität des obstruierten Darmes zuverlässig zu beurteilen (Irrtumswahrscheinlichkeit: 50 %!). Deshalb ist nur die frühzeitige operative Intervention in der Lage, die Gefahr einer intestinalen Gangrän und damit die Entwicklung einer bakteriellen Peritonitis zu verringern. Intraoperativ gilt es, die Ursache umgehend zu beheben und den gestauten Darm zu dekomprimieren.

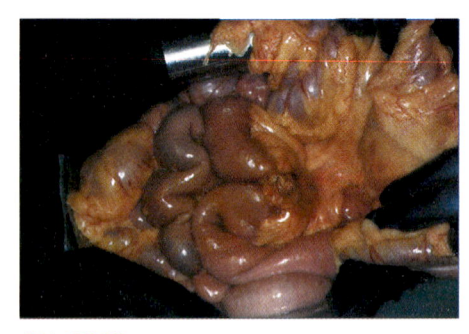

Abb. 29.29
Dünndarmileus durch Dünndarmtumor. Chirurgische Therapie durch Resektion und Drainage

Ileus: Gefahr der Darmnekrose bei verzögerter Operation

Leider existieren zur Zeit keine sicheren objektiven Kriterien, die die Vitalität des Darmes nach einer Strangulation abzuschätzen. Farbe, Peristaltik und mesenteriale Durchblutung sind auch nach einer Erholungszeit keine verläßlichen Kriterien. Deshalb muß im Zweifel der betroffene Abschnitt **reseziert** werden, um eine Durchwanderungsperitonitis sicher zu verhindern.

Die Darmdekompression muß kritisch beurteilt werden. Nachteile sind: Anhaltendes Ödem durch intraoperative Manipulationen, anhaltende Sekretion und mögliche Kontamination. Vorteile sind die mit der intraluminären Drucksenkung verbundene Verbesserung der Durchblutung, die Drucksenkung im Abdomen und die Vereinfachung des Wundverschlusses. Aus diesem Grund ist die **intraoperative Dekompression** allgemein akzeptiert. In jedem Fall sollte zur Dekompression eine Intestinalsonde verwendet werden. Das Ausstreifen des Darmes, digital oder mit Klemmen, weist hohe Komplikationsraten auf. Ein weiterer Vorteil der Intestinalsonde (z.B. Dennis-Sonde) ist, daß sie als innere Schienung postoperativ der Rezidivprophylaxe dient.

Nur in Ausnahmefällen einer eindeutig nachgewiesenen einfachen Obstruktion (z.B. beim metastasierenden Tumorleiden) darf ein zweizeitiges Vorgehen eingeschlagen werden. Nach Entlastung mittels einer endoskopisch gelegten Intestinalsonde wird der Patient nach Stabilisierung und Aufhebung der Distension einige Tage später elektiv operiert. In der Regel kann dann reseziert und primär reanastomosiert werden. Zu dieser Gruppe gehört auch der chronisch rezidivierende Ileus beim Verwachsungsbauch (selten Strangulationen, meist Obturationen bei vorbestehender Abknickung) und der Ileus beim Morbus Crohn (nur bei 5 % dieser Fälle muß akut interveniert werden; besser ist es, nach Abklingen des akuten Schubes peristierende Stenosen zu resezieren).

Ileus → venöser Zugang
→ Magensonde
→ Blasenkatheter
→ Einlauf
→ Operation?
→ rektale Untersuchung

Volle Blase → Peristaltikbremse!

3.6.2 Spezielle Maßnahmen beim mechanischen Ileus

Dünndarmileus (Abb. 29.30, 29.32)

- **Wiederherstellung der Passage und der Blutzirkulation.** Beseitigung von Invaginationen, Strangulationen, Lösung von eingeklemmten Hernien, Durchtrennen von Briden, Adhäsionen, Entfernung von Fremdkörpern, wie zum Beispiel Bezoaren oder Gallensteine, Auflösung des Volvulus. Bei Verlegung des Darmrohres durch Tumoren oder Tumormetastasen ist gelegentlich als Palliativmaßnahme eine Umgehung durch Enteroanastomosen angezeigt. Durchblutungsgestörte Darmanteile nur bei Wiedereinsetzen der Zirkulation belassen, im Zweifel jedoch grundsätzlich resezieren.

- **Entlastung des Darmes:** Intraoperativ durch retrogrades Ausstreichen des Darminhalts in den Magen (Magensonde!), Absaugen über Enterotomie oder besser durch prä- oder intraoperativ eingelegte lange Intestinalsonden (Miller-Abbott, Dennis-Sonde) (Abb. 29.31, 29.32) zur intestinalen Dekompression.

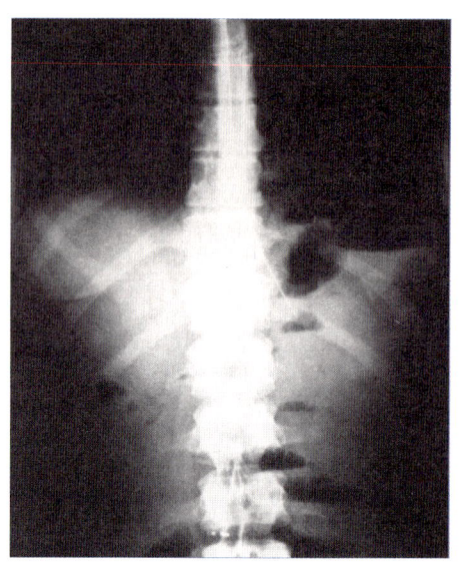

Abb. 29.30
Röntgen-Abdomenübersicht im Stehen bei hohem Dünndarmileus

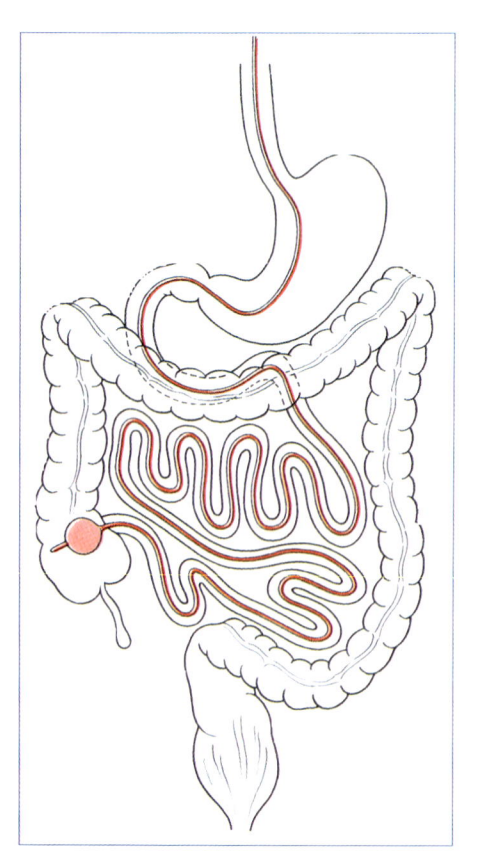

Abb. 29.31
Schematische Darstellung der intestinalen Sondenbehandlung bei Dünndarmileus

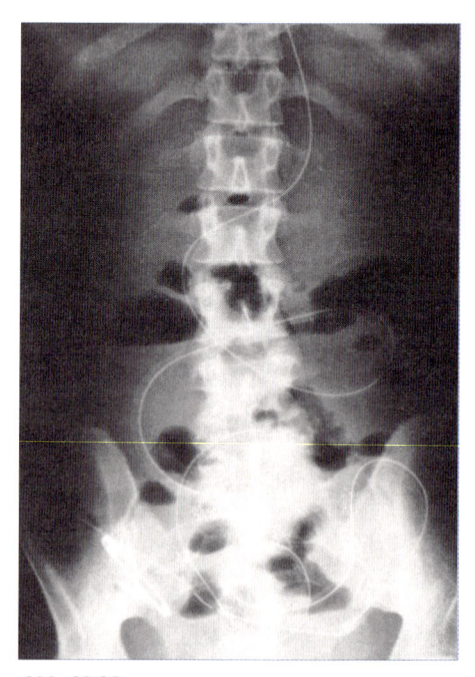

Abb. 29.32
Röntgen-Abdomenübersicht im Stehen bei intestinaler Sondenbehandlung eines Dünndarmileus (die Sicherheitsnadel fixiert das Zieldrain zur Drainage eines Douglasabszesses)

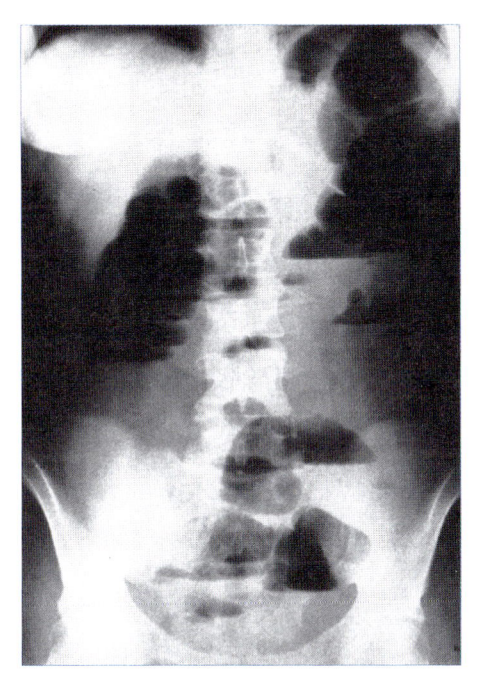

Abb. 29.33
Röntgen-Abdomenübersicht im Stehen bei Dickdarmileus (Sigmakarzinom)

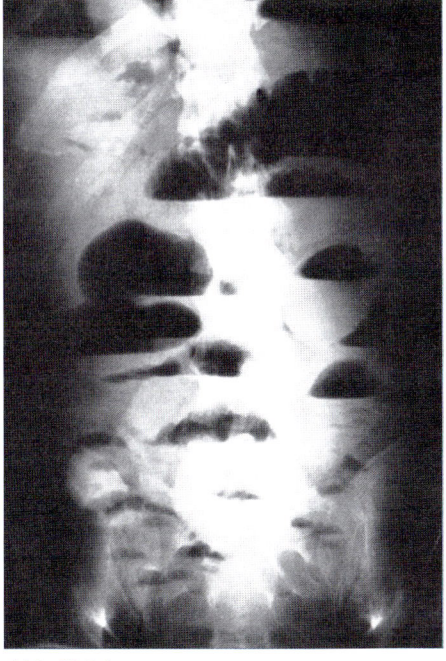

Abb. 29.34
Paralytischer Ileus bei subphrenischem Abszeß rechts (s. Luftspiegel)

Dickdarmileus (Abb. 29.33)

Im Gegensatz zum Dünndarmileus steht die Indikation zum operativen Vorgehen nicht unter dem gleichen Zeitdruck. Erstes Ziel ist die **Darmdekompression** durch Anlage von Stomata oder Fisteln (s. Kap. 27). Am bewährtesten ist die Anlage eines rechtsseitigen doppelläufigen Querkolonafters. Bei der Behandlung der Ileusursache (zum Beispiel Sigmakarzinom) wird man sich bei manifester Darmdistension zum mehrzeitigen Vorgehen entschließen. Nur bei den Frühformen ohne Durchblutungsstörung des Dickdarms sind einzeitige Resektionen mit intraoperativer Darmspülung angezeigt (s. Kap. 26).

3.6.3 Spezielle Maßnahmen beim paralytischen Ileus
(Abb. 29.34)

Beim **paralytischen Ileus** steht chirurgisch die Sanierung der primären Ursache im Vordergrund. Diese muß rasch gefunden werden, da der manifeste sekundäre paralytische Ileus mit einer Letalität von etwa 1 %/Stunde einhergeht. Bei Peritonitis, Abszessen oder kombiniertem Ileus besteht eine absolute Operationsindikation. Nach chirurgischer Ursachensanierung wird die Paralyse unterstützend durch Dekompression, Flüssigkeits- und Elektrolytbilanzierung und evtl. Gabe von Parasympathikomimetika (bzw. Sympatholyse mittels Periduralkatheter) zur Anregung der Peristaltik therapiert.

Bei der Sonderform der Pseudoobstruktion des Kolon **(Ogilvie-Syndrom)** ist die umgehende endoskopische Dekompression angezeigt. Nur wenn diese fehlschlägt oder der Verdacht auf eine Durchwanderung besteht, muß chirurgisch interveniert werden (zökale Stomaanlage), um der drohenden Perforation zu begegnen.

Konservative Therapie des paralytischen Ileus

1. Magensonde
2. Schwenkeinlauf
3. Darmrohr
4. Wiederherstellung der Bluthomöostase (Elektrolythaushalt, Säurebasenhaushalt, etc.)

Für die **stimulierende i.v.-Pharmakotherapie** kommen neben den über die Magensonde zu applizierenden Laxantien folgende Substanzen in Frage:

- Metoclopramid (Paspertin®)
- Pantothensäure (Bepanthen®)
- Ceruletid (Takus®)
- Parasympathomimetika (Prostigmin®, Mestinon®)
- Sympatholytika
- Dextran-Sorbit-Infusion.

Da beim paralytischen Ileus gleichzeitig eine Erhöhung des Sympathikustonus vorliegt, hat sich das therapeutische Konzept einer **Sympathikolyse** durch einen Periduralkatheter bewährt.

3.6.4 Postoperative Magen-Darm-Parese

Es handelt sich um einen physiologischen Zustand, der je nach Größe und Art des operativen Eingriffes zirka 24 bis 42 Stunden anhalten kann. Die Übergänge zum paralytischen Ileus sind fließend. Verantwortlich dafür sind die Narkose, die Manipulation im Bauchraum und am Peritoneum sowie der erhöhte Sympathikustonus als Folge des Operationstraumas. Die Behandlung entspricht der des paralytischen Ileus.

3.8 Ileusprophylaxe

Als operative Maßnahmen zur Ileusprophylaxe stehen drei Verfahren zur Verfügung:
1. **Mesenterialplikatur nach Childs-Philips** (Abb. 29.35 a,b). Die Dünndarmschlingen werden ziehharmonikaartig durch transmesenteriale Nähte aneinander fixiert. **Risiko:** Mesenteriale Gefäßverletzung, Rezidivrate zirka 20 %.
2. **Dünndarmplikatur nach Nobel.** Die Dünndarmschlingen werden durch seroseröse Nähte parallel miteinander vereinigt. **Risiko:** Dünndarmfistel, mechanischer Ileus, Rezidivrate 10 % (Abb. 29.35 c,d).
3. **Innere Darmschienung mit langer Instestinalsonde** (Abb. 29.31, 29.32) über 8 bis 12 Tage. Sie verhindert die spitzwinkelige Darmknickung und begünstigt die Ausbildung flächenhafter Adhäsionen. **Risiko:** Darmwandulzera. Rezidivrate 10 %.

Ileus 29 Akutes Abdomen 913

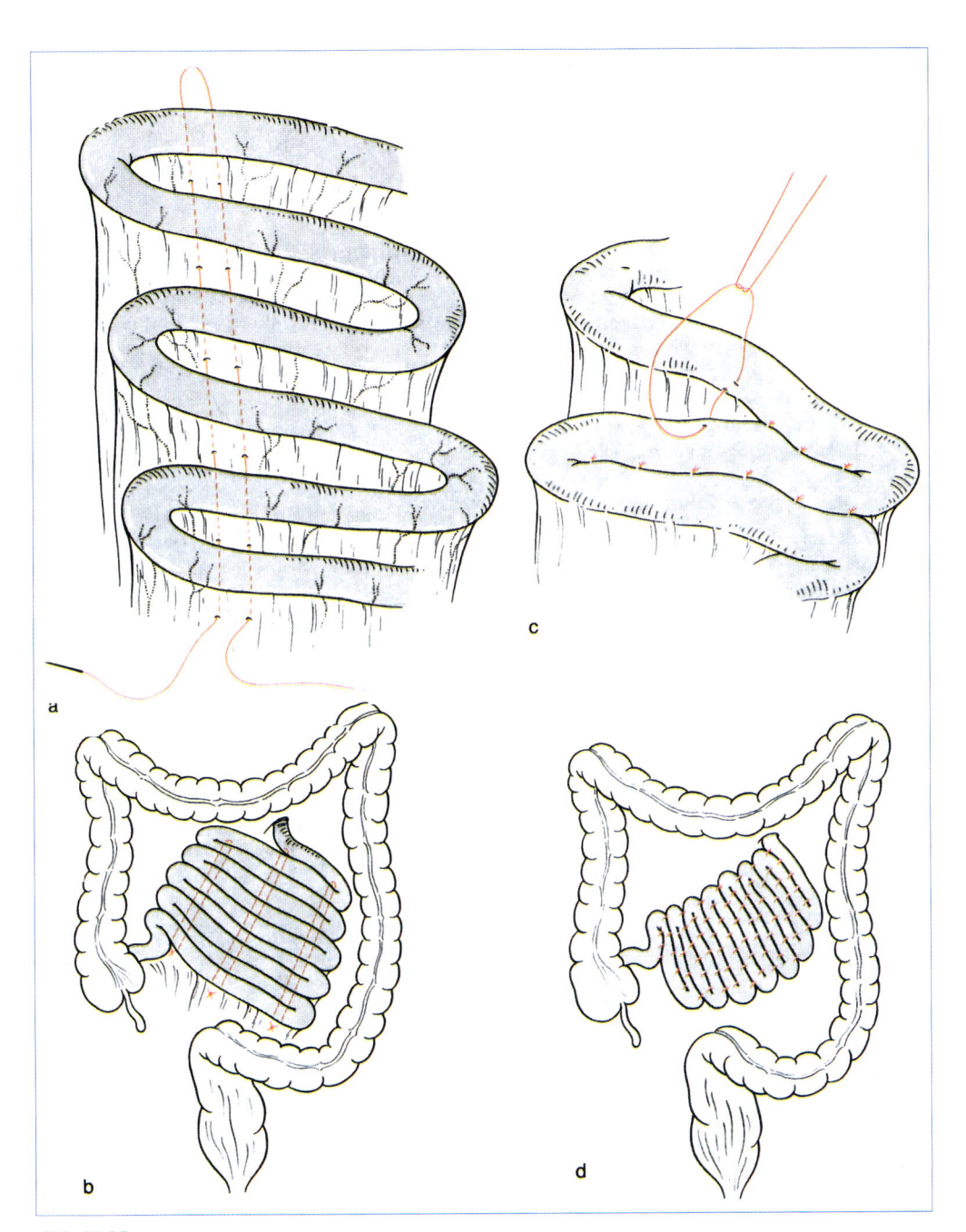

Abb. 29.35
Plikationsverfahren zur Prävention eines Bridenileus, transmesenterial nach Childs-Phillips (a, b) oder seroserös nach Noble (c, d). Childs-Phillips: a) Lage der transmesenterialen Nähte, b) fertiggestellte Plikatur, Noble: c) Lage der seroserösen Nähte, d) fertiggestellte Plikatur

30 Bauchfell und Netz

Kapitelübersicht

Erkrankungen des Bauchfells und des großen Netzes
- Mechanische Verletzungen
- Netztorsion und -infarkt
- Entzündungen
- Zysten
- Tumoren
- Pseudomyxoma peritonei

1 Anatomie

1.1 Bauchfell

Das **Peritoneum** (= Bauchfell) ist eine elastische, membranöse Haut. Sie kleidet den Abdominalraum aus. Beim Mann stellt sie einen geschlossenen Sack dar, bei der Frau ist durch die Tuben eine Verbindung zur Außenwelt vorhanden. Unterschieden werden **parietales** Peritoneum (Bauchwand) und **viszerales** Peritoneum (Darmüberzug).

Histologisch besteht es aus einer Schicht Bindegewebe, die in der tieferen Lage von elastischen Fasern durchsetzt ist. Zur Bauchhöhle hin ist die Oberfläche bedeckt von einer Schicht polygonaler Deckzellen, dem Mesothel. Die Flächenausdehnung entspricht annähernd der Körperoberfläche, beim Erwachsenen zwischen 1.5 und 2.25 m^2.

Die **Blutversorgung** erfolgt über ein dichtes Kapillarnetz, der Abfluß teils über die V. portae, teils über die V. cava. Submesothelial liegt ein dichtes Geflecht von Lymphgefäßkapillaren. Am stärksten ausgeprägt ist dieses Lymphsystem im Bereich des Centrum tendineum des Zwerchfells. Hierdurch ist das nicht seltene Übergreifen von Infektionen der Bauchhöhle in den Brustraum zu erklären.

Das **parietale Peritoneum** wird vom spinalen System sensibel versorgt. Interkostal- und Lumbalnerven, der N. phrenicus und im Bereich des Beckens der Sakralplexus sind hierbei beteiligt. Das hohe Schmerzempfinden ist für die klinische Lokalisationsdiagnostik enorm wichtig.

Das **viszerale Peritoneum** wird vom vegetativen Nervensystem versorgt, dessen Fasern über das Ganglion coeliacum und das Ganglion mesentericum inferius zum Rückenmark verlaufen. In seinem Bereich besteht kaum eine Schmerzempfindung.

1.2 Netz

Das **große Netz** (= Omentum majus) überdeckt schürzenförmig die Eingeweide. An der großen Magenkurvatur und dem Colon transversum fixiert, breitet es sich symphysenwärts aus (Abb. 30.1). Es besteht aus 4 Lagen Peritoneum, die fest untereinander verwachsen sind. Längenmaße zwischen 7.5 und 70 cm sind bekannt. Das **kleine Netz** ist die Ventralfläche der Bursa omentalis (s. Kap. 25).

Eine **besondere biologische Abwehrleistung** wird den Makrophageninseln zugeschrieben. Hier handelt es sich um Anhäufungen von Makrophagen, mobilen Zellen des monozytären Systems; sie sind in den Mesothelverband des menschlichen Omentum majus eingestreut.

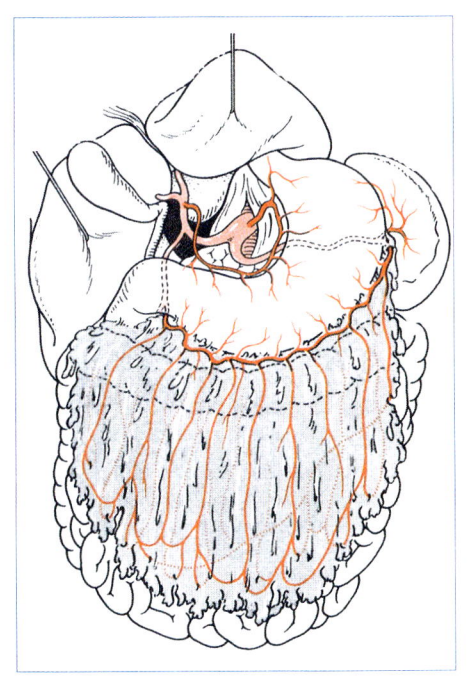

Abb. 30.1
Anatomie des großen Netzes und Gefäßversorgung

Die **Blutversorgung** erfolgt über die A. gastroepiploica dextra und sinistra, der Abfluß über die gleichnamigen Venen.

Das vordere Blatt des Netzes drainiert in die **Lymphgefäße** der Leber, das hintere in das Lymphsystem der Milz. Die Nerven folgen den Blutgefäßen.

2 Physiologie

2.1 Bauchfell

Das Bauchfell verfügt über eine hohe Resorptionsfähigkeit. Die Resorption von Wasser und wasserlöslichen Stoffen erfolgt durch Osmose und Diffusion. Korpuskuläre Anteile werden durch aktive Resorption des Mesothels in die Lymphkapillaren geleitet. Zum reibungslosen Gleiten der Organe befinden sich normalerweise etwa 50 ml klarer Flüssigkeit in der Abdominalhöhle.

Das Bauchfell verfügt ebenso wie das große Netz über eine **enorme Plastizität**. Einerseits kann diese Fähigkeit zur Verklebung lebensrettend sein (z.B. Darmnähte), andererseits kann sie zu schweren Wegsamkeitsstörungen führen (z.B. Verwachsungsbauch).

Postoperative, peritoneale Adhäsionen werden ausgelöst durch Läsionen des Bauchfells im Rahmen abdomineller Eingriffe sowie durch Infektionen, Ischämien und Fremdkörper. Sie sind mit etwa 20–50% heutzutage die häufigste Ursache des mechanischen Ileus. Bei der Passagestörung des Dünndarmes liegt der Anteil von Verwachsungen als Ursache mit 40–80% noch höher. Die häufigsten vorangegangenen Operationen sind Appendektomien mit bis zu 40% und gynäkologische Eingriffe mit etwa 30%. Bislang stehen keine Maßnahmen zur sicheren Prophylaxe postoperativer, peritonealer Adhäsionen für die klinische Anwendung zur Verfügung.

Peritoneum: Freund und Feind des Chirurgen

Das Peritoneum ist nur ausnahmsweise (s.u.) Ausgangspunkt primärer pathologischer Prozesse. Häufig finden sich jedoch durch den räumlich engen Kontakt mit den Bauchorganen sekundäre Erkrankungen, z.B. Peritonitis (s. Kap. 29.2) und Peritonealkarzinose. Sie werden in den jeweiligen Organkapiteln besprochen.

2.2 Netz

Das Netz dient gemeinsam mit dem Peritoneum dem **mechanischen, biologischen und antibakteriellen Schutz der Organe** des Bauchraums. Gleitfähigkeit sowie Resorption, Abkapselung und Begrenzung von krankhaften Prozessen sind hierbei wichtige Funktionen. Entzündliche Prozesse im Bauchraum involvieren stets das Netz, das sich ihnen deckend anlagert. Als Folge derartiger Reaktionen verbleiben **Verklebungen des Netzes mit ehemaligen Entzündungsbezirken** (z. B. Appendizitis, Divertikulitis). Hierin spiegelt sich die Funktion des Netzes als „morphologisches Gedächtnis" wider.

Netz: „Polizist" des Bauchraums!

3 Diagnostik

Klinik: Verdrängung von Organen, Verlegung oder Abknickung von Hohlorganen, Spontan- bzw. Druckschmerz.
Inspektion: Evtl. Vorwölbung der vorderen Bauchwand.
Palpation: Tumor (häufig verschieblich), Druckschmerz, Untersuchung in Knie-Ellenbogenlage empfohlen.
Labor: Unspezifische Entzündungsreaktionen (BSG, CRP, Diff. Blutbild) (s. Kap. 29.2), nur im Zusammenhang mit der Klinik zu verwerten. Spezifische Reaktionen auf Tbc (Tine Test) und Lues (TPHA) sowie die Bestimmung des CEA und von KBR (Komplementbindungsreaktionen) können nützliche Hinweise geben.
Abdomenübersicht: Weichteilschatten, Verkalkungen, verschieblicher Tumor, Verdrängungserscheinungen der gastrointestinalen Luftverteilung.
MDP: Pelottierungseffekte, Kompressionen, Verdrängungen, Verlagerungen.
Angiographie: Pathologisches Gefäßmuster (Zöliakographie), ausgespannte und bogig verlaufende Netzgefäße können Hinweis geben.
Computertomographie und **Sonographie:** Wertvolle Verfahren der nichtinvasiven Diagnostik.
Laparoskopie: Diagnosesicherung und histologische Abklärung.
Laparotomie: Ermöglicht nicht nur die Diagnose, sondern auch gleichzeitige Therapie.

4 Erkrankungen

4.1 Mechanische Verletzungen

Verletzungen durch scharfe oder stumpfe Bauchtraumen können am Peritoneum und am Netz zu Einrissen, Blutungen, Nekrosen, entzündlichen Reaktionen und narbigen Veränderungen sowie Adhäsionen führen.
Therapie: Einrisse müssen geschlossen oder übernäht, Blutungen minutiös mit atraumatischem, resorbierbarem Material umstochen werden. Nekrosen werden reseziert und entzündliche Veränderungen drainiert oder reseziert. Adhäsionen sollte man, falls sie die Darmwegbarkeit behindern, unter Sicht durchtrennen.

4.2 Netztorsion und -infarkt

Durchblutungsstörungen des Netzes sind selten. Eine Rarität ist der Netzinfarkt. Häufiger sind Durchblutungsstörungen als Folge primärer oder sekundärer Netztorsionen.
Therapie: Resektion des erkrankten Netzanteiles.

4.3 Entzündungen

Mögliche Formen sind Fremdkörpergranulome, die seltene primäre oder häufigere sekundäre Epiploitis, bakterielle Entzündungen (s. Kap. 29.2) und spezifische Granulome (Lues, Tbc, Aktinomykose).
Klinik: Tastbare Schwellung, Leukozytose, Peritonismus.
Diagnostik: Sonographie, CT.
Therapie: Möglichst konservative Therapie bzw. kausale spezifische Therapie. Operation nur bei Persistieren der Entzündung oder bei mechanischer Behinderung. Hierbei entweder Drainage oder Resektion des Netzes.

4.4 Zysten

Idiopathisch, Lymphangiom, Echinokokkus, Zerfallshöhlen bei Tumoren.
Klinik: Tastbare Schwellung.
Diagnostik: Sonographie, CT.
Therapie: Resektion.

4.5 Gutartige Tumoren

Lipom, Fibrom, Neurinom, Dermoid, Angiom.
Klinik: Tastbarer Tumor, Zufallsbefund.
Diagnostik: CT- oder Sonographiebefund.
Therapie: Lokale Exstirpation.

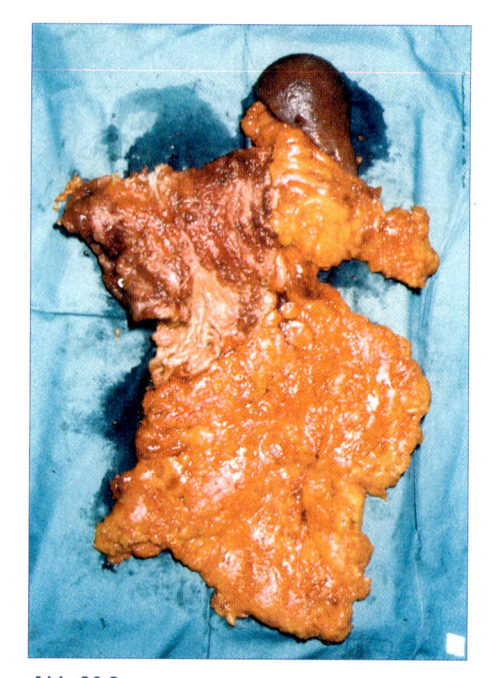

Abb. 30.2
Netzbeteiligung bei Magenkarzinom (T_4) und Infiltration des Quercolon

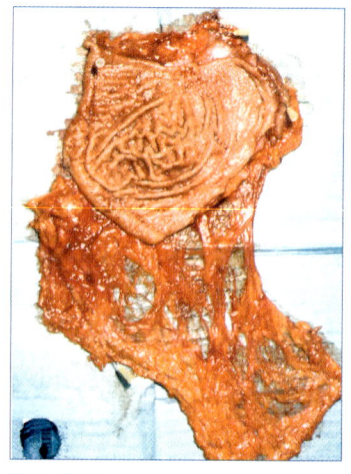

Abb. 30.3
Netzresektion bei Magenresektion wegen Magenkarzinom

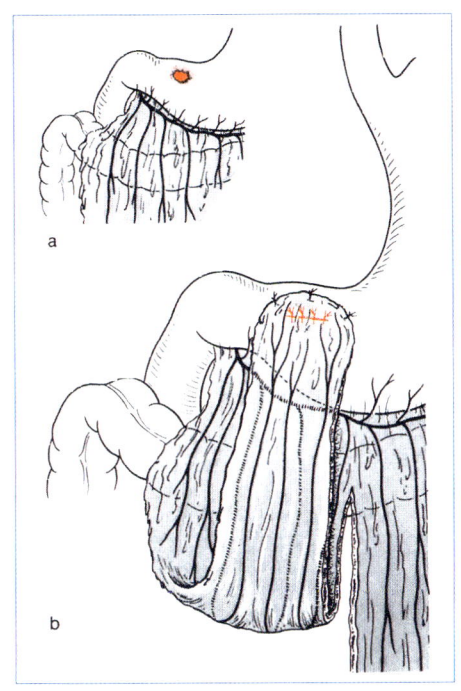

4.6 Bösartige Tumoren

Primär: Karzinom, Sarkom.
Sekundär: Metastasen, Tumorinvasion (z.B. Kolon, Magen) (Abb. 30.2, 30.3).
Klinik: Tastbefund.
Diagnostik: Sonographie oder CT-Befund.
Therapie: Totale Omentektomie, ggf. unter Einbeziehung von Nachbarorganen.
Prognose: Schlecht.

4.7 Pseudomyxoma peritonei

Schleimbildende Implantationsmetastasen auf dem viszeralen und parietalen Peritoneum im gesamten Bauchraum, meist nach geplatzten Mukozelen des Ovar oder der Appendix. Kein infiltratives Wachstum, keine extraabdominelle Metastasierung.
Klinik: Zunahme des Leibesumfanges, ausgedehnte Induration des großen Netzes, tastbarer Tumor mit Verdrängung der Intestinalorgane. Zunehmende Kachexie, Störung der Darmmotilität.
Therapie: Versuch der vollständigen Tumorentfernung bzw. maximale Tumorreduktion, oft mehrere Rezidiveingriffe erforderlich.

Abb. 30.4 a,b
Netzdeckung bei Ulkusübernähung

5 Netz als operatives Hilfsmittel

Die ausgezeichnete Gefäßversorgung und die Pluripotenz des Netzgewebes bedingen seine vielseitige Verwendungsfähigkeit im Rahmen chirurgischer Maßnahmen. So findet das Omentum majus als technisches Hilfsmittel häufig in folgenden Situationen Verwendung:
1. **Nahtsicherung** (z.B. nach Ulkusperforationen, Anastomosen) (Abb. 30.4).
2. **Netzplastik** zur Reperitonealisierung (z.B. nach Pankreatektomie oder kolorektalen Eingriffen).
3. **Netzplombierung** großer Hohlräume (z.B. nach Ausräumung von Leberzysten) (Abb. 30.5).
4. **Biologische Tamponade** bei Parenchymverletzungen.
5. **Omento-Hepato-Cholezystopexie**, zur Aszitesbehandlung (heute nur noch selten praktiziert).

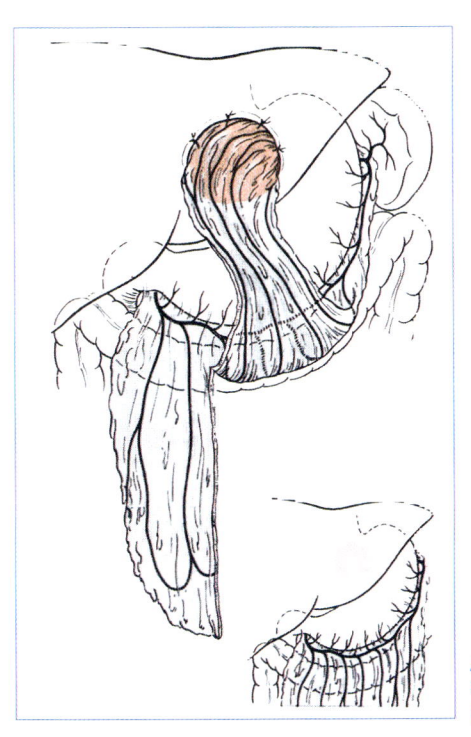

Abb. 30.5
Netzplombe bei Defekt im linken Leberlappen (Zyste oder Ruptur)

6. **Diaphragmabildung**.
7. **Extraperitonealisieren** von Fremdkörpern (Drainagerohre).
8. **Aufnahmelager** (z.B von Milzgewebe).
9. **Plastische Deckung** großer Haut- und Weichteildefekte (z.B. nach Mammaamputationen oder Verbrennungen) als gestielter oder freier Gewebetransfer mit mikrovaskulärem Anschluß.

31 Bauchtrauma

Kapitelübersicht

Bauchtrauma

Perforierendes Bauchtrauma

Stumpfes Bauchtrauma

Organverletzungen
- Milz
- Leber- und Gallenwege
- Magen- und Duodenum
- Dünndarm
- Mesenterium
- Pankreas
- Zwerchfell

1 Perforierendes Bauchtrauma

Ursachen:
1. Äußere direkte Gewalteinwirkung, z.B. Schuß, Stich, Pfählung (Abb. 31.1).
2. Iatrogene Verletzungen, z.B. Laparoskopie, Leberblindpunktion, Peritoneallavage, direktes Splenoportogramm.

Häufig besteht ein Mißverhältnis zwischen der sichtbaren Bauchwunde und dem Ausmaß der intraabdominellen Verletzung (Blutung, Perforation eines Hohlorganes mit nachfolgender Peritonitis u.ä.m.). Aus diesem Grunde bedarf jede perforierende Bauchverletzung der umgehenden chirurgischen Betreuung.

Erstmaßnahmen: Je nach Zustand des Patienten und Ausmaß der Verletzung notfallmäßiger Transport in die Klinik. Überwachung der vitalen Funktionen. Sterile Abdeckung der prolabierenden Eingeweide, Belassen der Fremdkörper (s. Kap. 4).

> Durchspießende Fremdkörper: Erst in der Klinik entfernen!

Maßnahmen in der Klinik: Schnelle Entscheidung, ob
1. notfallmäßige Sofortoperation indiziert ist (hämorrhagischer Schock) oder ob
2. zeitlich vertretbare Notfalldiagnostik noch möglich ist (s. Kap. 1.2).

Gleichzeitig hierzu Einleitung der OP-Vorbereitung: venöser Zugang, Blutgruppe, Kreuzblut, Labor, ausreichende Schmerzbekämpfung, Eß- und Trinkverbot.

Diagnostik:
1. **Klinische Untersuchung** des Abdomens, Inspektion der Bauchwunde (Palpation, Auskultation).

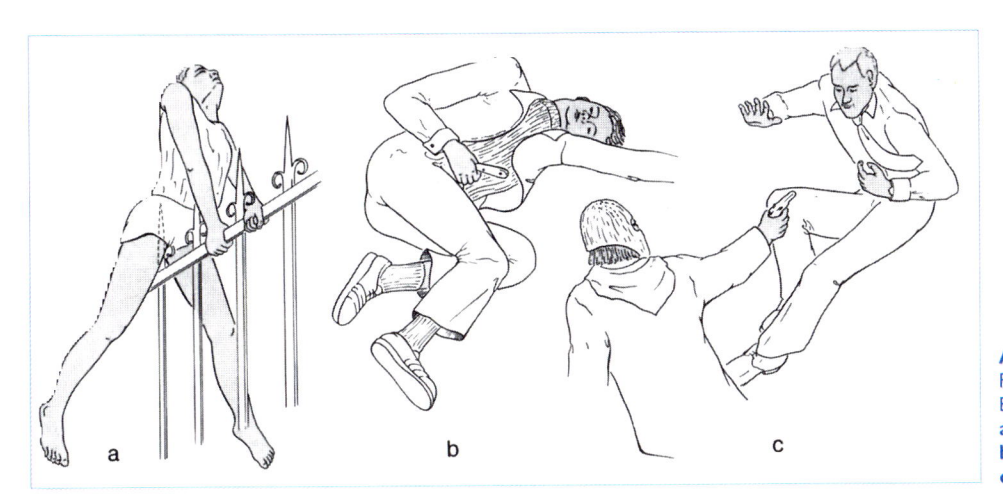

Abb. 31.1 a–c
Formen perforierender Bauchtraumen:
a Pfählung
b Stichverletzung
c Schußverletzung

2. **Sonographie** (freie Flüssigkeit, Parenchymverletzung, subkapsuläre Hämatome; s. Kap. 13).
3. **Röntgen-Thorax, -Abdomen** (Fremdkörper, freie Luft).

Weder ein unauffälliger Palpationsbefund des Bauches noch eine oberflächlich erscheinende Wunde bei der Wundrevision schließen eine intraabdominelle Verletzung aus. Durch posttraumatische, kulissenartige Verschiebung der Bauchwand kann eine Perforation kaschiert werden.

Generell gilt, daß jeder Patient mit Verdacht auf ein perforierendes Bauchtrauma **laparotomiert** werden soll. Dies gilt auch dann, wenn im Röntgen kein Fremdkörper und keine freie Luft nachweisbar sind. In speziell gelagerten Fällen und Kliniken mit großer Erfahrung (10–20 Fälle pro Tag!) kann von dieser starren Regel abgewichen werden. Hier ist es vertretbar, daß unter lückenloser stationärer Kontrolle Stichverletzungen des Bauchraumes primär konservativ behandelt und erst nach Entwicklung sekundärer Symptome (regionale Peritonitis, Austritt von Darminhalt, Blutdruckabfall) die Laparotomie angeschlossen wird. Dieses Vorgehen hat sich in den Kliniken durchgesetzt, die mit hohen Fallzahlen an perforierenden Stichverletzungen konfrontiert werden (z.B. in Südafrika, USA u.a.). Bei geringerer Erfahrung ist die generelle Laparotomie bei perforierenden Bauchverletzungen immer indiziert. Die Sondierung von Stich- und Schußkanälen ist zu unterlassen.

Perforierendes Bauchtrauma: Laparotomie obligat

Operation: Revision der Bauchwunde und des Bauchraumes. Lokale Blutstillung, Übernähung von Perforationen, Reinigung der Bauchhöhle, Drainage. Bei Darmzerreißung: Resektion. Bei iatrogenen Verletzungen darf ausnahmsweise eine weitere intraabdominelle Erkrankung im Zuge der Bauchrevision mitbehandelt werden (z.B. Cholezystektomie bei einer durch Blindpunktion verletzten Steingallenblase). Jede nicht aseptische, perforierende Verletzung macht die Tetanusprophylaxe obligat. Antibiotikatherapie bei bakterieller Kontamination.

Perforierendes Bauchtrauma: Tetanusprophylaxe!

2 Stumpfes Bauchtrauma

Ursachen: Stumpfe Gewalteinwirkung auf den Bauchraum: Schlag, Stoß, Explosion, Lenkradkontusion (Abb. 31.2), Sturz, Einklemmung. In zivilen Zeiten 8–10mal häufiger als penetrierendes Bauchtrauma.

Generell gelten folgende Gesichtspunkte:
- Die Symptomatik des stumpfen Bauchtraumas umfaßt sowohl vital-bedrohliche Zustände als auch larvierte Verläufe über Wochen mit allen Abstufungen.

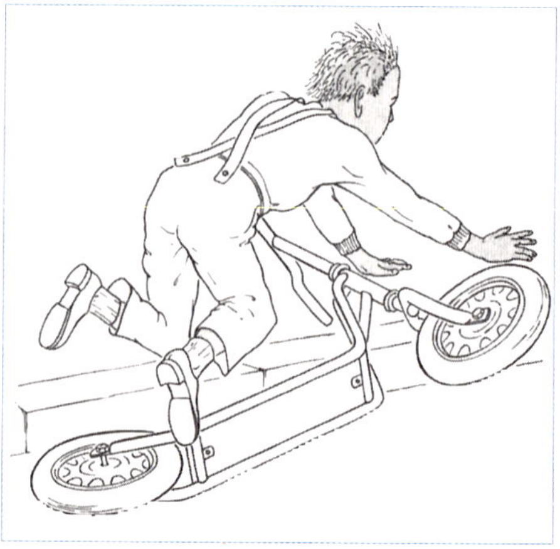

Abb. 31.2
Stumpfes Bauchtrauma durch Sturz auf Roller- oder Fahrradlenker

- Der Patient ist vital bedroht durch eine intraabdominelle Blutung und/oder eine Organruptur mit nachfolgender Peritonitis.
- Die Beurteilung des Patienten ist häufig durch gravierende Begleitverletzungen (s. Kap. 5) erschwert.
- Das rechtzeitige Erkennen des Ausmaßes der intraabdominellen Verletzung ist prognostisch von entscheidender Bedeutung.

Stumpfes Bauchtrauma: Sicherer Ausschluß intraabdomineller Verletzungen!

Erstmaßnahmen: Sofortiger Transport des Verletzten in die Klinik unter Aufrechterhaltung der vitalen Funktionen (Schockbekämpfung, evtl. Intubation).

Maßnahmen in der Klinik: Erfassung und Wertung der Begleitverletzungen mit kurzer, schneller abdomineller Diagnostik,
- **klinisch:** Akutes Abdomen?
- **sonographisch:** Freie Flüssigkeit?,

zur Entscheidung ob
1. sofortige Operation erforderlich (große intraabdominelle Blutung),
2. weitere gezielte Diagnostik abgewartet werden kann oder
3. Verlaufsbeobachtung ausreicht.

Falls erforderlich, intensiv-medizinische Überwachung, Einleitung der OP-Vorbereitungen (Blutgruppe, Kreuzblut, übliche Laborwerte). Alle weiteren Bemühungen in der Klinik sind auf das Ziel ausgerichtet, Symptome der Blutung oder Peritonitis zu sichern oder auszuschließen.

Diagnostik
- **Klinische Untersuchung:**
  - **Anamnese:** Unfallhergang, Begleiterkrankungen, subjektive Beschwerden (z.B. Schulterschmerz durch Phrenikusreiz – Kehrsches Zeichen – bei Blutungen in die freie Bauchhöhle).
  - **Inspektion** des Stammes auf Prell- oder Schürfmarken.
  - **Palpation:** Bei Butung → Flankendämpfung, Douglasvorwölbung. Bei Peritonitis → Abwehrspannung, bretthartes Abdomen, Darmparalyse.

  Der abdominelle Eingangsbefund muß für die Verlaufsbeobachtung dokumentiert werden!
- **Sonographie:** Verfahren der ersten Wahl mit hoher Sensitivität und Spezifität (s. Kap. 13). Schneller Nachweis von intraabdomineller freier Flüssigkeit. Darüber hinaus Beurteilung von Leber- und Milzparenchym (subkapsuläre Hämatome) möglich. Eingeschränkte Beurteilbarkeit bei ausgedehntem Hautemphysem und nach durchgeführter Peritoneallavage (freie Flüssigkeit – Spülflüssigkeit?).

Stumpfes Bauchtrauma: Sofort und wiederholt Sonographie!

- **Peritoneallavage,** im amerikanischen Raum noch sehr gebräuchlich, da Sonographie wenig verbreitet, einfache und schnelle diagnostische Maßnahme mit hoher Aussagekraft, kontraindiziert bei Verwachsungsbauch oder Ileus (Cave bei ausgedehnter Beckenfraktur).
  - **Technik der Peritoneallavage** (Abb. 31.3 a–e)
    Entlastung der Harnblase durch Verweilkatheter, Urinsediment. Lokalanästhesie: 2 Querfinger unterhalb des Nabels in der Medianlinie. Steriles Abdecken mit Lochtuch, Stichinzision. Senkrechtes stumpfes Vorschieben eines Peritoneal-Dialysekatheters mit Mandrin bis zum Peritoneum unter Anheben der Bauchdecke. Unmittelbar nach Perforation des Peritoneums (Punktionsrichtung 45° schräg nach kaudal) Zurückziehen des Mandrins. Vorschieben unter gleichzeitiger Absenkung des Katheters in das kleine Becken. Rasche Spülung des Bauchraumes mit 1000 ml Ringer-Lösung. Beobachtung des Rückflusses der Spülflüssigkeit nach Absenken der Infusionsflasche. Beurteilung der Blutbeimengungen nach stark, schwach oder negativ, evtl. Bestimmung des Hämatokritwertes, der Amylase, Lipase. Auf Galle und Stuhlbeimengungen achten, Bakteriennachweis führen. Bei positivem Befund der Lavage: Laparotomie. In Zweifelsfällen kann die Lavage in stündlichen Abständen wiederholt werden.

> Peritoneallavage: In ca. 5 % falsch-negativ (Verwachsungen) oder falsch-positiv (Blutung durch Lavage-Katheter).
> Keine Lavage bei Verwachsungsbauch oder Ileus (Perforationsgefahr)

Bei unsicherem Befund oder zunehmender abdomineller Symptomatik ist eine frühzeitige, diagnostische Laparotomie anzustreben.
- **Röntgen:**
  - Abdomenübersicht im Stehen oder Linksseitenlage (freie Luft, Organverlagerung?)
  - Thorax (Begleitverletzungen, z.B. Pneumothorax, Zwerchfellruptur).
- **Urinsediment/Urin-Stix:** Erythrozyten, wenn positiv nach Sonographie ggf. CT, i.v.-Urographie, Zystographie.
- **Labordiagnostik:** Blutgruppe, Kreuzblut, Hb, Hkt, Leukozyten (initial stets hoch), Transaminasen, Amylase, Lipase, Elektrolyte, Harnstoff, Kreatinin, Gerinnung.
- CT, Angiographie, ERCP je nach Befund und Verlauf.

> Intraabdominelle Blutung: Zunahme des Bauchumfanges → Spätzeichen einer intraabdominellen Blutung (positiv erst ab 1500 ml)!

Differentialdiagnose: Bauchdeckenprellung, kaudale Rippenserienfraktur, Zwerchfellruptur, Wirbelfraktur, Beckenfraktur, retroperitoneales Hämatom.

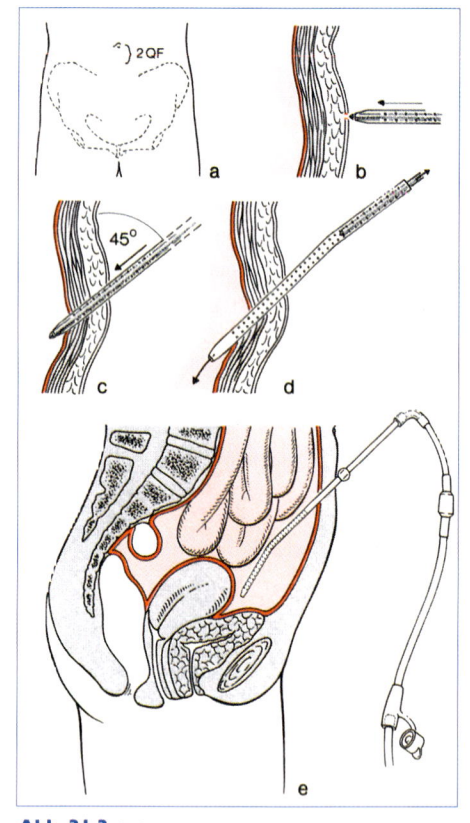

Abb. 31.3 a–e
Peritoneallavage:
a Punktionsort
b Punktion nach Lokalanästhesie
c Schräg nach unten (45°) zielende Punktionsrichtung
d Vorschieben des Lavage-Katheters
e Regelrechte Lage des Lavage-Katheters, Fixation an der Haut, Anschluß der Spülung

Organverletzungen 31 Bauchtrauma

Therapie: Die Behandlung richtet sich nach der jeweiligen Organverletzung (s.u.).
Prognose: Sie ist abhängig von dem Ausmaß der Verletzung, der Anzahl der beteiligten Organe sowie dem Zeitpunkt der Intervention (Peritonitis, Schock).
In Abb. 31.4 ist dargestellt, mit welchen Verletzungen entsprechend der Topographie des Traumas zu rechnen ist.

3 Organverletzungen

3.1 Milz

(s. Kap. 36)

3.2 Leber- und Gallenwegsverletzungen

(s.a. Kap. 33 und 34)
Ursache: Stumpfes Trauma des rechten Oberbauches und des unteren rechten Thoraxbereiches, Lenkradprellung, Faustschlag etc.
Verletzungsmuster (Abb. 31.5): Der rechte Leberlappen weist zu 70 %, der Hilus und der linke Leberlappen jeweils zu 15 % Verletzungen auf. Möglich sind: Parenchymprellung, subkapsuläres Hämatom, Zerreißung oder Zerquetschung der Leber mit Eröffnung von Blut- und Gallenwegen, zentrale Rupturen. Häufig Kombination mit rechtsseitiger Zwerchfellruptur.
Klinik: Druckschmerz im rechten Oberbauch mit Ausstrahlung in die rechte Schulter. Flankendämpfung, bei Blutung hämorrhagischer Schock. Zeichen der Peritonitis bei gleichzeitiger Gallenwegsverletzung.
Diagnostik: Sonographie (ggf. Punktion von Flüssigkeit: Blut, Galle?) oder/und Peritoneallavage, Labor, Röntgen (in der Abdomenübersicht Zwerchfellhochstand rechts oder Zwerchfellruptur), CT, ERCP.
Therapie: Direkte Naht, Tamponade oder Leberteilresektion (s. Kap. 34.2).
Generell sollte versucht werden, bei stark zerfetztem Leberparenchym durch primäre Tamponade möglichst viel Leberparenchym zu erhalten. Drainage des Oberbauches. Intraoperativer Ausschluß einer Verletzung der intrahepatischen Gallenwege durch Cholangiographie, ansonsten Naht und T-Drain-Versorgung der Gallenwege.

> Stets wegen in > 90 % vorhandener Begleitverletzungen ausführliche Exploration der gesamten Abdominalhöhle!

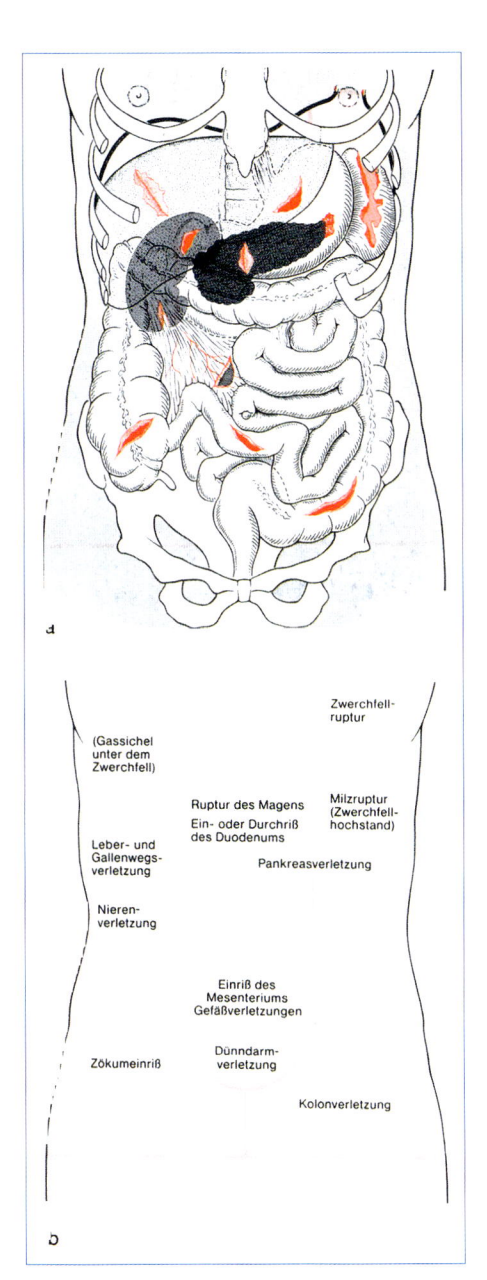

Abb. 31.4 a,b
Topographie der intraabdominellen Verletzungsmöglichkeiten bei Bauchtrauma

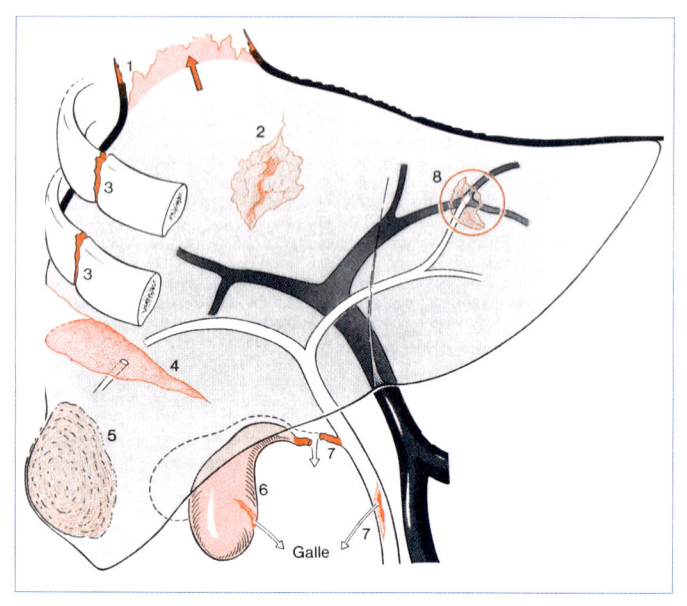

Abb. 31.5
Verletzungsformen von Leber und Gallenwegen (hepatobiliäres System):
1 Suprahepatische Zwerchfellruptur
2 Leberruptur
3 Rippenfrakturen mit Einspießungsverletzungen der Leber
4 Ausgedehnte Leberzerreißung
5 Subkapsuläres Hämatom
6 Gallenblasenruptur
7 Verletzung des Ductus cysticus oder Ductus choledochus
8 Zentrale Leberruptur mit portobiliärem Kurzschluß (Hämobilie)

Sonderform: Zentrale Leberruptur

Im Rahmen einer derartigen Ruptur kann ein bilio-vaskulärer Shunt auftreten. Folge ist eine **Hämobilie** durch Kurzschlußverbindungen von Blutgefäßen mit intrahepatischen Gallenwegen nach freiem Intervall von Tagen oder Wochen. Hierdurch kommt es zur schwer lokalisierbaren intestinalen Blutung aus der Papille (s. Kap. 32). Bei entsprechenden Druckverhältnissen (z.B. Lebervenen) entsteht eine **Bilhämie** durch Kurzschlußverbindung von intrahepatischen Gallenwegen und Gefäßsystem mit Gallefistelung in das venöse Gefäßsystem und nachfolgendem schweren Ikterus. Selten auch arterio-venöse Fistel.
Diagnostik: s.o., CT, Angiographie, Portographie, ERC.
Therapie: Leberteilresektion.
Komplikationen: Nachblutung aus Lebernekrosen, gallige Peritonitis, Abszesse.
Prognose: Letalität 25–30 %.

3.3 Magen- und Duodenalverletzung

(s.a. Kap. 25)
Ursache: Direktes Oberbauchtrauma, häufig mit Quetschung von Magen und Duodenum gegen die Wirbelsäule. Je nach intraperitonealer (Magen und oberes Duodenum) oder retroperitonealer (Pars II, III und IV des Duodenums) Lokalisation der Verletzung unterschiedliche Symptomatik.

3.3.1 Intraperitoneale Magen- und Duodenalverletzung

Klinik: Druckschmerz und Abwehrspannung, bretthartes Abdomen wie bei Ulkusperforation.
Diagnostik: Röntgen-Abdomenübersicht (freie Luft nur bei jedem zweiten Patienten!), Gastrografin-Schluck (Kontrastmittelaustritt?).
Therapie: Übernähung, ggf. Resektion.

3.3.2 Retroperitoneale Duodenalverletzung

Klinik: Uncharakteristische Schmerzen im Oberbauch, häufig unauffälliger Palpationsbefund des Abdomens. Im Verlauf zunehmender Schmerz, Fieber, Leukozytose, zunehmende Abwehrspannung, Peritonitis, paralytischer Ileus.
Diagnostik:
- Sonographie und Peritoneallavage initial häufig falsch-negativ, daher oft erst im klinischen Verlauf pathologische Befunde.
- **Röntgen:** Abdomenübersicht: Der Nachweis eines Pneumoretroperitoneums ist beweisend für eine extra- bzw. retroperitoneale Duodenalruptur. Doch nur selten findet sich freie Luft im Retroperitoneum. Darstellung des Duodenums mit Gastrografin zum Nachweis extraluminären Kontrastmittels, ggf. Duodenoskopie.
- Gelingt trotz Verdacht eine derartige Diagnosesicherung nicht, ist gelegentlich die explorative Laparotomie zum Nachweis oder Ausschluß der Duodenalverletzung indiziert.

Therapie: Direkte Naht der Duodenalverletzung nach ausgiebiger Duodenalmobilisation. Drainage, Antibiotika, parenterale Ernährung.
Prognose: Meist schlecht, weil Diagnose zu spät gestellt wird.

3.4 Darm- und Mesenterialverletzung

(s.a. Kap. 25 und 26)

3.4.1 Dünndarmverletzung

Klinik: Bei Ruptur schnell zunehmende Zeichen der Peritonitis. Charakteristisch ist ein freies Intervall von 6–24 Stunden, erst die Peritonitis macht Symptome. Im Falle einer einfachen Quetschung mit intramuralem Darmwandhämatom: Darmparalyse und druckschmerzhafter, uncharakteristischer Palpationsbefund des Abdomens.

> Dünndarmruptur: Meist zu spät erkannt

Diagnostik: Sonographie. Freie Luft im Röntgenbild nur bei 30 %.
Therapie: Laparotomie mit Nahtversorgung der Perforation. Bei ausgedehnter Dünndarmzerreißung Resektion. Bei einfacher Darmwandquetschung ist ein konservativer Therapieversuch unter stationärer Verlaufsbeobachtung angezeigt.
Prognose: Gut bei rechtzeitiger Erkennung und Behandlung. Darmwandhämatome können selten einmal zur Stenose, Wandnekrose und nachfolgender Peritonitis innerhalb weniger Tage führen.

3.4.2 Mesenterialverletzung (Ein- oder Abriß)

Klinik: Häufig schwere intraabdominelle Blutung mit entsprechender Schocksymptomatik.
Therapie: Laparotomie, lokale Blutstillung, Darmresektion entsprechend der Ausdehnung.
Komplikationen: Ein Mesenterialwurzelhämatom kann nach einem freien Intervall von Tagen zur Darmnekrose mit Ausbildung eines Ileus oder einer Peritonitis führen. In diesen Fällen ist eine erneute Laparotomie (second-look) und ggf. Darmresektion angezeigt (s. Kap. 26).

3.4.3 Dickdarmverletzung

(s.a. Kap. 27)
Klinik: Kotige Peritonitis mit rascher Progredienz.
Therapie: Übernähung der Perforation oder Segmentresektion mit protektivem Anus praeter, ggf. intraoperative Darmspülung, Spülung und Reinigung der Abdominalhöhle. Bei Pfählungsverletzung des Anus oder des Rektums Anlage eines Sigmaafters; später sekundäre Rekonstruktion des Beckenbodens und Sphinkterapparates. Gefahr der Gasphlegmone nach retroperitonealem Leck.
Prognose: Je nach Grad der Peritonitis 10–50 % Letalität.

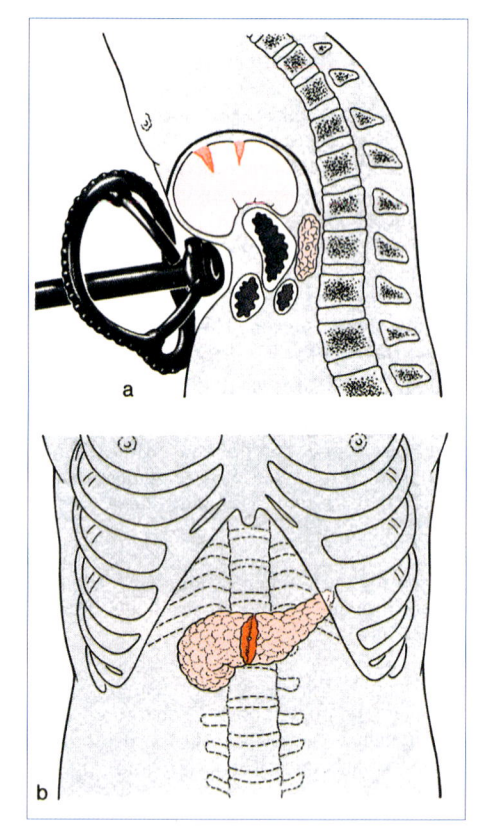

Abb. 31.6 a,b
Abdominelle Lenkradverletzung
a Milzruptur, Magen-, Dünn- und Dickdarmquetschung, Pankreasquetschung
b Pankreasruptur über der Wirbelsäule

3.5 Pankreasverletzung

(s.a. Kap. 37)

Ursachen
- Meist Lenkradkontusionen mit Scherung oder Quetschung des Organs zwischen Lenkrad und Wirbelsäule (Abb. 31.6).
- Zerreißung des retroperitoneal fixierten Organs über der Wirbelsäule bei heftiger Ventralflexion.

Häufig Kombinationsverletzungen mit anderen Organen (Leber, Duodenum, Milz).

Verletzungstypen (Abb. 31.7):
- **Komplette Querruptur:** Meist über der Wirbelsäule oder im Kopfbereich des Pankreas (Parenchym und Hauptgang durchtrennt).
- **Subkapsuläre Ruptur** mit Erhaltung der Organkapsel, aber Durchtrennung des Ductus pancreaticus.
- **Pankreaskontusion:** Hauptgang und Kapsel erhalten, Parenchymeinblutungen.

Pankreasverletzung: Häufig zunächst asymptomatisch

Klinik: Zunächst keine oder uncharakteristische Oberbauchbeschwerden. Nach 12–24 Stunden Zunahme der Beschwerden durch Oberbauchperitonitis, Darmparalyse, Volumenmangelschock.

Diagnostik bei Verdacht auf Pankreasverletzung:
- Serumenzyme (Amylase, Lipase).
- Sonographie und Computertomographie (Nachweis von Hämatomen oder parapankreatischer Flüssigkeitsansammlung.
- Ggf. Peritoneallavage (Bestimmung von Amylase und Lipase in der Spülflüssigkeit).
- Endoskopisch retrograde Pankreasgangdarstellung (ERCP) zum Ausschluß einer Gangverletzung.

Laparotomie wegen stumpfem Oberbauchtrauma: Immer Revision der Pankreasloge!

Therapie: Bei nachgewiesener Pankreasverletzung mit oder ohne Zerstörung des Hauptganges Indikation zur Laparotomie. Im Schwanzbereich Resektion. Sonst Gangrekonstruktion, Drainage des verletzten Organs in eine Dünndarmschlinge, ausgiebige parapankreatische Drainage. Bei stumpfer Verletzung des Pankreas ohne Ruptur genügt oft Dauerabsaugung, Nahrungskarenz, Antibiotika und Analgetika oder die alleinige Drainage.

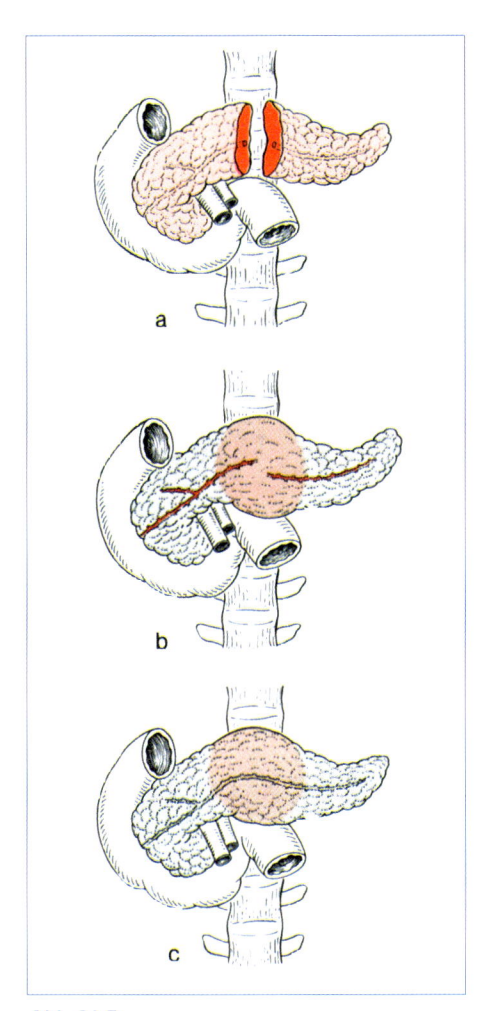

Abb. 31.7 a–c
Formen der Pankreasverletzung:
a Komplette Ruptur
b Inkomplette Ruptur mit Hämatom, Nekrosen und Unterbrechung des Pankreasganges
c Quetschung ohne Unterbrechung des Pankreasganges

Komplikationen: Postoperativ traumatisch bedingte Pankreatitis, Nekrosen mit Arrosionsblutung. Gehäufte Abszeßbildung. Bei verspäteter Diagnosestellung kommt meist nur ausgiebige Drainage in Frage.
- **Pankreaspseudozysten** können Folge einer Pankreaskontusion sein (s.a. Kap. 37). Operation erst Wochen nach dem Unfall bei normalisierter Blutsenkungsgeschwindigkeit.

Prognose: Mortalität 15–60 %, im Durchschnitt 20 %.

3.6 Zwerchfellverletzung

(s.a. Kap. 24)
Ursachen: Stumpfe Scherkräfte auf die untere Thoraxapertur bei direktem Trauma, links mit 95 % bevorzugt betroffen.
Klinik: Meist symptomlos, pathologischer Röntgen-Thorax-Befund.
Therapie: Naht und anschließende Bülau-Drainage.

> Bei Laparotomie wegen Thorax-/Bauchtrauma: Immer Revision des Zwerchfells!

32 Gastrointestinale Blutung

Kapitelübersicht

Gastrointestinale Blutung

Obere gastrointestinale Blutung
- Ösophagusvarizen
- Ulkuskrankheit
- Tumoren
- Erosive Gastritis
- Ösophagitis
- Hämobilie

Untere gastrointestinale Blutung
- Hämorrhoiden
- Tumoren
- Divertikulitis
- Angiodysplasie
- Darminvagination
- Meckel-Divertikel
- Morbus Crohn
- Colitis ulcerosa

1 Definition

Der Blutabgang aus dem Magen-Darm-Trakt wird als **gastrointestinale (GI) Blutung** bezeichnet.

Ursächlich können sein: Lokale gastrointestinale Erkrankungen (s.u.), Störungen der Blutgerinnung (s. Kap. 3.3.6) oder aorto- bzw. arterio-intestinale Fisteln (rupturierte Aneurysmen, Pankreaszystenarrosion, Fremdkörpereinspießungen etc.).

Häufig gebrauchte Begriffe sind:
- **Obere GI-Blutung:** Blutungsquelle in Ösophagus, Magen oder Duodenum (90 % der GI-Blutungen).
- **Untere GI-Blutung:** Blutungsquelle distal des Treitz-Bandes, d.h. Dünndarm, Kolon, Rektum, Anus (10 % der GI-Blutungen).
- **Hämatemesis:** Bluterbrechen, meist bei oberer GI-Blutung.
- **Kaffeesatzerbrechen:** Hämatemesis, durch Hämatinbildung (Blutzersetzung durch Magensäure) schwarz verfärbt.
- **Melaena:** Teerstuhl, Schwarzfärbung durch Hämatinbildung (obere GI-Blutung) oder verlängerte Intestinalpassage (obere und untere GI-Blutung).
- **Hämatochezie:** Blutstuhl, dunkel- bis hellroter Blutabgang, meist untere GI-Blutung, nur bei massiver Blutung auch bei oberer GI-Blutungsquelle möglich (z.B. Ulkusblutung aus Arrosion der A. gastroduodenalis).
- **Okkulte Blutung:** Chronischer Blutverlust ohne Melaena oder Hämatemesis mit hypochromer Blutungsanämie, meist durch Neoplasmen (z. B. Karzinom des Colon ascendens).

Von den gastrointestinalen Blutungen sind die **intraperitonealen Blutungen** zu unterscheiden. Häufige Ursachen für diese sind:
- rupturiertes Aneurysma
- Milzruptur
- Leberruptur
- Mesenterialblutung
- Blutungen unter Antikoagulantientherapie
- Tubarabort, Tubarruptur
- Corpus-luteum-Zyste, Follikelzyste
- Endometriose.

Sie werden in den speziellen Kapiteln dargestellt.

2 Obere gastrointestinale Blutung

9 von 10 GI-Blutungen sind oberhalb des Treitzschen Bandes lokalisiert

2.1 Blutungsquellen (Abb. 32.1)

1. **Nase, Mund, Pharynx:** Verschlucktes Blut, Nasenblutung (= Epistaxis), Verletzungen des Mund-Rachenraums, Blutung aus dem Bronchialsystem mit Bluthusten (= Hämoptoe).
2. **Speiseröhre:** Varizen, erosive Ösophagitis, Mallory-Weiss-Syndrom, Barrett-Ulkus, Tumoren (Neurinome, Hämangiome, Sarkome, selten Karzinome).
3. **Magen:** Erosive Gastritis, Streßulkus, chronisches Ulcus ventriculi, Ulcus Dieulafoy (arteriovenöse Malformation, meist subkardial an der kleinen Kurvatur gelegen), pharmakologische Ulzerationen (Azetylsalizylsäure, Phenylbutazon etc.), Fundusvarizen, Tumoren (Neurinome, Sarkome, Adenome, Karzinome), Teleangiektasien (Morbus Osler).
4. **Duodenum:** Ulkus, Divertikel, Karzinome, Adenome, Duodenitis, Hämobilie bei Lebertrauma, Haemosuccus pancreaticus bei Pankreatitis mit arteriell kommunizierenden Pseudozysten, seltener Pankreaskarzinom oder Papillenkarzinom.
5. **Sonstige:** Erosive hämorrhagische Schleimhautschäden bei Infektionskrankheiten wie Cholera, Malaria, Pocken, Gelbfieber, Salmonellosen.

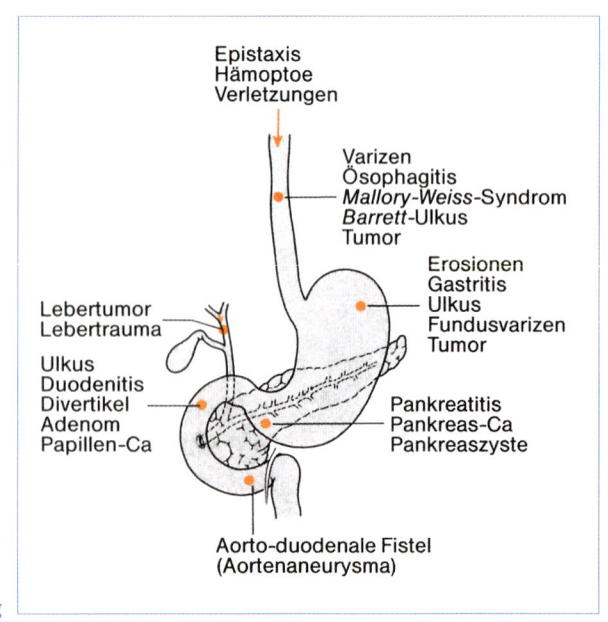

Abb. 32.1
Ursachen einer oberen gastrointestinalen Blutung

Obere gastrointestinale Blutung

2.2 Anamnese

Vorerkrankungen: Ulkusdiathese, portale Hypertension, Leberzirrhose, Refluxösophagitis, Gewichtsabnahme, dysphagische Beschwerden, Appetitlosigkeit, Leistungsknick etc.

Medikamente und Genußmittel: Alkohol, Phenylbutazon, Azetylsalizylsäure, Heparin, Cumarine.

Blutungsanamnese: Frage nach Dauer, Menge, Farbe, Verlauf und Häufigkeit der Blutung. Die diagnostische Kernfrage ist nach Bluterbrechen (Blutungsquelle meist proximal des Pylorus) oder Teer- bzw. Blutstuhl (Blutungsquelle meist distal des Pylorus) oder beides (rezidivierende oder anhaltende obere GI-Blutung) zu stellen. Unterschieden werden **Blutungsintensität** (Menge verlorenen Blutes pro Zeiteinheit) und **Blutungsaktivität** (Zeitcharakteristik der Blutung), endoskopische Beurteilung nach *Forrest* in 3 Graden (s. Tab. 32.1).

2.3 Diagnostik

> Gastrointestinale Blutung: Immer rektal-digitale Untersuchung → Teerstuhl oder rotes Blut am Finger?

Inspektion: Operationsnarben? Ikterus? Periorale Teleangiektasien (Morbus Osler)? Zeichen der portalen Hypertension (Spider naevi, Palmarerythem, Gynäkomastie, Aszites, venöser Umgehungskreislauf der Bauchdecken)? Kachexie (Neoplasma)?

Palpation und Perkussion: Aszites, Meteorismus, Leber- und Milzgröße, Resistenzen. Rektale digitale Untersuchung (Teerstuhl? Blutauflagerungen? Tumor?). Magensondierung (Spülung, Verlaufsbeobachtung auf frisches Blut oder Hämatin).

Labor: Blutbild, Gerinnungsstatus, Blutgruppenbestimmung, Kreuzblut, bei Verdacht auf Lebererkrankungen Leberenzyme; weitere Maßnahmen zur diagnostischen Abgrenzung des Verdachts auf andere Organerkrankungen.

Endoskopische Blutungslokalisation: Ösophagogastroduodenoskopie (ÖGDskopie) ggf. mit Biopsie (Neoplasie), ERCP (Hämo-

Tab. 32.1 Klassifizierung der Blutungsaktivität (nach *Forrest*)

Blutungsaktivität		Kriterien
Aktive Blutung	Forrest-Typ Ia	Arterielle (spritzende) Blutung
	Forrest-Typ Ib	Sickerblutung
Sistierende Blutung	Forrest-Typ II	Hämatin bzw. Koagel auf Läsion
	Forrest-Typ IIa	Unter Koagel sichtbarer Gefäßstumpf
	Forrest-Typ IIa	Unter Koagel kein sichtbarer Gefäßstumpf
Keine Blutung:	Forrest-Typ III	Läsion ohne o.a. Kriterien

bilie, Hämosuccus pancreaticus) und ggf. therapeutische Blutstillung (s. Kap. 11). Vorbedingung ist die Magenspülung zur Gewährleistung ausreichender Übersicht, ggf. Koloskopie zum Ausschluß einer unteren GI-Blutung nach orthograder Darmspülung (s.u).

Endoskopische Blutungsdiagnostik: Erste Pflicht – gute Sicht!

Röntgen: Breischluck gibt nur indirekte Hinweise auf Blutungsquelle, besser selektive Angiographie bei endoskopisch unklarem Befund oder anhaltender Blutung (Blutungsnachweis nur bei Austritt von mehr als 2 ml/min).

Im ^{99mc}-Kolloid-**Szintigramm** läßt sich eine Blutung ab ca. 0,1 ml/min nachweisen, allerdings bei schlechter räumlicher Auflösung. Vergleichbares gilt für das ^{99mc}Tc-Erythrozyten-Szintigramm, das bereits eine Blutungsintensität von 0,05 ml/min erfassen kann. Als Langzeituntersuchung über 24 h erlaubt es sogar den Nachweis von Blutmengen bis zu 5 ml/24 h, ist damit aber für stärkere Blutungen nicht geeignet.

Bei **lebensbedrohlichen schweren Blutungen** mit beginnender oder bereits manifester Schocksymptomatik stehen diagnostische Maßnahmen unter einem erheblichen Zeitdruck, der das diagnostische Vorgehen modifzieren kann.

2.4 Vorgehen bei schwerer GI-Blutung

1. **Großvolumige venöse Zugänge** (mindestens 2) zur diagnostischen Blutentnahme und Volumensubstitution, später zentraler Katheter zur Bestimmung des ZVD.
2. **Befragung** des Patienten, des Hausarztes oder der Angehörigen zu Vorerkrankungen, Risikofaktoren, Medikamenten.
3. **Orientierende klinische Untersuchung** des entkleideten Patienten nach Zeichen der Leberzirrhose, Voroperationen, Risikofaktoren, Oberbauchresistenzen etc. Rektale Untersuchung obligat!
4. **Intubation** bei Schock, schwerer Hämatemesis, Bewußtlosigkeit oder respiratorischer Insuffizienz.
5. **Spülung des Magens** mit einem dicken (32/36 French) Magenschlauch unter gleichzeitiger Stabilisation der Kreislaufverhältnisse, meist Intubation zur Vermeidung einer Aspiration erforderlich. Bei vitaler Indikation Substitution mit ungekreuzten Blutkonserven (Null Rhesus negativ). Bei Vagusreiz durch Spüllösung Atropin 0,5 ml i.v.
6. **Endoskopie** des oberen Gatrointestinaltrakts. Endoskopische Blutstillung soweit möglich, bei Fundus- oder Ösphagusvarizen gleichzeitig Sondenapplikation (s. Kap. 35).

Keine Notfallendoskopie ohne gleichzeitige Schockbehandlung (Volumenersatz!)

7. **Angiographie:** Falls endoskopisch kein Blutungsnachweis, bei persistierender Blutung Zöliakographie, ggf. unter Vasopressin-Applikation.

8. **Operation:** Ca. 70–80 % der gastrointestinalen Blutungen kommen unter endoskopischer Therapie zum Stillstand. Die Indikation zur Operation richtet sich nach Blutungsintensität, Blutungsaktivität und dem Risiko einer Rezidivblutung. Generell sollte eine notfallmäßige Operation im Kreislaufschock zugunsten eines frühelektiven Eingriffs nach Stabilisierung des Patienten vermieden werden.

Operationsindikationen sind gegeben bei:
- Blutungsintensität, die mehr als 4–6 Konserven Blutersatz/24 h erfordert bzw. konservativ nicht zum Stillstand zu bringen ist.
- Blutungsaktivität:
  - arteriell spritzende Blutung (Forrest Ia) frühelektiv nach endoskopischer Unterspritzung und Auftransfusion des Patienten,
  - rezidivierende schwere Blutung,
  - Tumorblutungen.
- Rezidivgefahr:
  - Forrest-IIa-Blutung,
  - Ulcus duodeni an der Hinterwand,
  - Ulcus ventriculi an der kleinen Kurvatur.

Die Letalität der Blutung steigt exponentiell mit der Anzahl der verbrauchten Blutkonserven

2.5 Vorgehen bei speziellen Blutungsquellen

2.5.1 Ösophagusvarizen

Anteil an oberer GI-Blutung 12–16 %, 40–50 % sistieren spontan. Bei vorliegender Leberzirrhose kommt es bei 40 % innerhalb von 6 Wochen zur Rezidivblutung, bei 75 % innerhalb von 6 Tagen. Insgesamt muß man bei 55–85 % mit Rezidivblutungen rechnen.

Therapie: Bei der akuten Blutung Kompression mit Sengstaken-Blakemore-Sonde (Ösophagus) oder Linton-Nachlas-Sonde (Fundusvarizen) für 24–48 h (s. Kap. 1.5).

Wichtig ist die richtige Füllung des Ballons zur Gewährleistung ausreichender Kompression und Vermeidung eines Hochrutschens mit Erstickungsgefahr (Ballon mit Luft blocken, bis ein Druck von max. 30–40 mm Hg erreicht ist; zwischen venösem und kapillärem Blutdruck: Druckmessung!). Initial oder nach Sondenentblockung Versuch der endoskopischen Varizensklerosierung (s. Kap. 11). Im blutungsfreien Intervall Elektiv-Sklerosierung oder Elektiv-Shunt (s. Kap. 35).

2.5.2 Ulkuskrankheit

Ulkusblutungen verursachen ca. 45 % der oberen GI-Blutungen. Bei 30–50 % ist die Blutung Erstsymptom der Ulkuskrankheit. Bei 70–80 % sistiert die Blutung spontan, bei 20 % kommt es innerhalb von 3 Tagen zur Rezidivblutung. Besonders rezidivgefährdet sind das Duodenalulkus (31 %) und das an der kleinen Kurvatur gelegene Magenulkus (27 %) sowie die Forrest-Typen Ia und IIa.

Therapie: In 80–90 % gelingt die endoskopische Blutstillung. Vor Endoskopie Freispülen des Magens mit physiologischer NaCl-Lösung oder auch mit Leitungswasser (= 14 °C). Operationsindikation s.o. Bei Verzicht auf operative Sanierung engmaschige endoskopische Kontrollen unter maximaler medikamentöser Ulkustherapie (Omeprazol-Hochdosistherapie: initial 1 x 80 mg i.v., weiter 3 x 40 mg/die).

> **Taktik bei Ulkus-Blutung (EURO-Konzept):**
> Endoskopieren,
> Unterspritzen,
> Rezidivgefahr abschätzen, falls hoch:
> Operieren

2.5.3 Erosive Gastritis

Gleiches konservatives Vorgehen wie beim Ulkus. Bei Erfolglosigkeit (mehr als 6 Konserven pro 24 h Blutverlust) Operation mit Resektion der betroffenen Areale, selten in Form einer totalen Gastrektomie.

2.5.4 Ösophagitis

Steht meist spontan unter Spülung und Gabe von H_2-Antagonisten oder Protonenpumpenblockern, ggf. Sengstaken-Sonde, später Fundoplikatio zur anhaltenden Refluxprävention (s. Kap. 25).

2.5.5 Hämobilie

Häufig verkannt, da seltene und unregelmäßig rezidivierende Blutung. Meist Tumor- oder Traumafolge. Entsprechend angiographischer Lokalisation Teilresektion der Leber (s. Kap. 34). Bei nicht resektablen Lebertumoren angiographische Embolisation mit Fibrinpartikeln.

3 Untere gastrointestinale Blutung (Abb. 32.2)

Nur jede 10. GI-Blutung stammt aus dem Darmtrakt aboral des Treitzschen Bandes. 10 % dieser Blutungen sind im Dünndarm, 90 % im Dickdarm lokalisiert (Abb. 32.2). Schwache Blutungen können durch Zersetzung des Blutes während der Darmpassage als **Melaena** (= Teerstuhl), stärkere als **Hämatochezie** (Blutstuhl) symptomatisch werden. Tiefsitzende, rektale und anale Blutungen imponieren durch **Blutauflagerungen.**

3.1 Blutungsquellen

1. **Dünndarm** (s. Kap. 26): Tumoren (Angiome, Leiomyome, Neurinome, Karzinoide, Sarkome, selten Karzinome), Ulkus, Enteritis (Salmonellosen), Invagination, Meckel-Divertikel, Morbus Crohn, Teleangiektasien, Mesenterialinfarkt, postoperative Nachblutung, Divertikel, Polyposis intestinalis, Ileus.
2. **Dickdarm** (s. Kap. 27): Divertikulose, Angiodysplasie, Colitis ulcerosa, Tumoren, ischämische Kolitis, Morbus Crohn, Polypen, Adenome.
3. **Rektum** (s. Kap. 27): Proktitis, Karzinom, Adenom, Rektumprolaps.
4. **Analregion** (s. Kap. 28): Hämorrhoiden, Analfissur.

Die häufigste untere GI-Blutung ist die Hämorrhoidalblutung

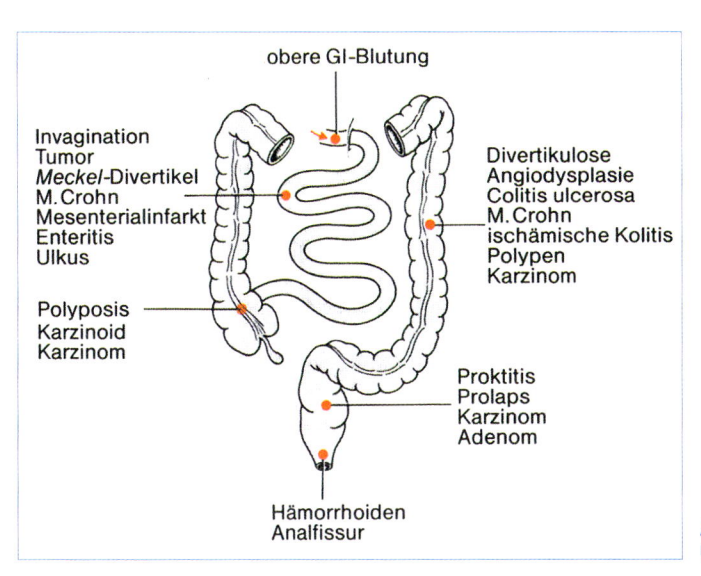

Abb. 32.2
Ursachen einer unteren gastrointestinalen Blutung

Häufige Ursachen für die untere GI-Blutung im **Kindesalter** sind u. a. die Invagination, der Ileus sowie das Meckel-Divertikel (Tab. 32.2).

Im **jungen Erwachsenenalter** überwiegen, abgesehen von den Hämorrhoiden, die entzündlichen Veränderungen, z.B. die Colitis ulcerosa und der Morbus Crohn, ab dem 5. Dezennium die Divertikulose und die Angiodysplasie.

Die häufigste Quelle **okkulter Blutungen** (s.o.) ist das Karzinom.

3.2 Anamnese und Diagnostik

Anamnese: Vorerkrankungen, Blutungsanamnese, Begleiterkrankungen, familiäre Disposition, Medikamente (Marcumar®, Heparin) (s.o.).
Klinische Untersuchung: Abdominelle Resistenzen, Aszites, Meteorismus, rektal-digitale Untersuchung, Proktoskopie, Rektoskopie.
Labor: Blutungsdiagnostik wie bei oberer GI-Blutung.

> Untere GI-Blutung: Zuerst Proktoskopie!

Spezielle Diagnostik: Nach Ausschluß einer oberen GI-Blutung orthograde Darmspülung und Koloskopie. Falls keine Blutungsquelle sichtbar, bei aktiver Blutung Angiographie.

Diese Angaben beziehen sich auf die schwache bis mäßige untere GI-Blutung. Hier bleibt Zeit zur elektiven Diagnostik. Anders verhält es sich bei der **schweren** unteren gastrointestinalen Blutung, der Hämatochezie.

Tab. 32.2 Häufigkeitsverteilung der gastrointestinalen Blutungen im Kindesalter (nach Daum und Bolkenius)

Invagination	18,2 %
Verschiedene Einzelfälle	15,4 %
Hiatushernie	14,7 %
Ileus	8,2 %
Pylorusstenose	7,4 %
Ösophagusvarizen	7,4 %
Polyp	7,4 %
Duodenalstenose	5,7 %
Unklare Ursache	5,7 %
Meckel-Divertikel	5,0 %
Kardiainsuffizienz	4,9 %

3.3 Vorgehen bei starker unterer GI-Blutung (Hämatochezie)

1. **Großvolumige venöse Zugänge** (mindestens 2) zur diagnostischen Blutabnahme und gleichzeitigem Volumenersatz.
2. **Intubation und Beatmung,** falls im Schock oder bewußtlos.
3. **Prokto- und Rektoskopie** (Hämorrhoiden und Ulcus recti als häufige Blutungsquelle, s. Kap. 27).
4. **Ösophagogastroduodenoskopie** zum Ausschluß einer oberen Blutungsquelle oder zumindest Magensondierung (20 % falsch negativ, nur Aspiration von Galle schließt blutendes Ulkus weitgehend aus).
5. **Koloskopie** nach orthograder Darmspülung.
6. Bei anhaltender schwerer Blutung ohne endoskopisch feststellbare Blutungsquelle (ca. 30 %) **Angiographie**, ggf. mit Embolisation.
7. Wenn Blutung steht, **Elektivdiagnostik** und **-operation** im Intervall.
8. Bei starker, anhaltender Blutung und erfolgloser **Vasopressin-Gabe, Laparotomie** und Exploration des gesamten Darmtrakts mit Diaphanoskopie (Betrachtung im durchscheinenden Licht zur Darstellung intramuraler Veränderungen), ggf. Enterotomie und Resektion verdächtiger Areale (ohne genaue präoperative Lokalisation sehr schwierig, häufig Rezidive). Alternativ Anlage einer Ileostomie und einer Transversostomie zur Eingrenzung des blutenden Darmabschnitts.

GI-Blutung: Nur die (möglichst präoperativ) gesicherte Blutungsquelle macht die Operation sicher

3.4 Vorgehen bei speziellen Blutungsquellen

3.4.1 Hämorrhoiden (s. Kap. 28)

Sklerosierung, Umstechung, Tamponade, falls erfolglos: Hämorrhoidektomie.

3.4.2 Divertikulitis (s. Kap. 27)

70 % der Divertikulose-Blutungen sistieren spontan, mit Rezidiven ist bei 22 % zu rechnen.
Versuch der endoskopischen Lokalisation (und Unterspritzung) des blutenden Divertikels, ggf. angiographische Darstellung. Bei anhaltender Blutung oder beim Blutungsrezidiv Resektion des blutenden Darmabschnitts. Häufig Colon ascendens und nicht typische Sigmalokalisation! (Cave: blinde Resektion: 65 % Rezidivblutungen).
Der röntgenologische Nachweis von Sigmadivertikeln ersetzt nicht die präoperativ notwendige Lokalisation der Dickdarmblutungsquelle.

3.4.3 Angiodysplasie

Resektion des angiographisch nachgewiesenen blutenden Abschnitts (meist Colon ascendens und Zäkum).

3.4.4 Invagination

Versuch der Reposition durch Kolonkontrasteinlauf. Bei peranalen Blutabgängen ist allerdings meist bereits eine Darmresektion erforderlich (s. Kap. 53).

3.4.5 Meckel-Divertikel (s. Kap. 26)

Resektion, fast immer liegt heterotope Magenschleimhaut mit einem Ulcus pepticum vor.

3.4.6 Morbus Crohn (s. Kap. 26)

Ausschaltung durch protektives Ileostoma, bei umschriebenen Befunden Resektion.

3.4.7 Colitis ulcerosa (s. Kap. 27)

Resektion (Proktokolektomie) und ileopouch-anale Anastomose, ggf. zweizeitig.

33 Gallenblase und Gallenwege

Kapitelübersicht

Gallenblase und Gallenwege

Mißbildungen

Cholezystopathie

Steinfreie Cholezystitis

Komplikationen der Cholezystolithiasis
- Gallenkoliken
- Gallenblasenhydrops
- Gallenblasenperforation
- Gallenstein-Ileus
- Cholangitis
- Gallengangsstriktur
- Papillenstenose

Tumoren
- Gallenblasenkarzinom
- Gallengangskarzinom

Postoperatives Syndrom nach Cholezystektomie

Operationsatlas: Cholezystektomie

I Anatomie

Das intrahepatische Gallengangsystem geht am Leberhilus in Form der beiden Hauptgallengänge in das extrahepatische System über. Nach kurzer Wegstrecke (5–10 mm) verbinden sich beide im **Ductus hepaticus communis**. Ca. 3–4 cm unterhalb mündet die Gallenblase über den **Ductus cysticus** ein (Trigonum cystohepaticum = Callotsches Dreieck). Distalwärts davon beginnt der Ductus choledochus. Die Einmündung des Ductus cysticus weist verschiedene Varianten auf (Abb. 33.1), deren Kenntnis wegen der chirurgischen Bedeutung bei der Cholezystektomie (s.u.) wichtig ist.

An der **Gallenblase** werden Fundus, Korpus und Hals unterschieden. Die Einmündung in den Choledochus kann Ventilfunktion haben (Heister-Klappe).

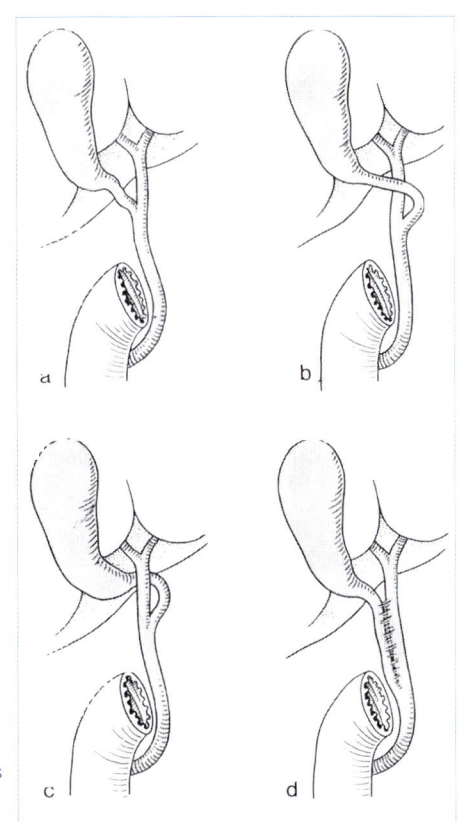

Abb. 33.1 a–d
Formen der Einmündung des Ductus cysticus in den Ductus choledochus:
a Regelbefund (75%)
b Medialabgang mit Überkreuzung des Ductus hepaticus
c Medialabgang mit Unterkreuzung des Ductus hepaticus
d langstreckige Verklebung

Der Ductus choledochus ist etwa 7 cm lang, 6–8 mm weit und verläuft in seinem distalen Anteil retroduodenal durch das Pankreasgewebe. Die Einmündung in das Duodenum erfolgt in der Mehrzahl der Fälle (70 %) gemeinsam mit dem Ductus pancreaticus in der Papilla duodeni major (Papilla Vateri). Die Einmündung ist durch einen Schließmuskel (M. sphincter Oddi) gegen duodenalen Rückstrom gesichert. In 30 % der Fälle münden Pankreas und Gallengang getrennt in das Duodenum, davon zu 66 % als sog. V-Typ in Form einer ovalären Papille, in 33 % als zwei separate Öffnungen (Abb. 33.2).

Die arterielle Versorgung der Gallenblase erfolgt aus der A. cystica (Abb. 33.3), die sich im Regelfall aus der A. hepatica dextra speist. Auch sind Varianten möglich mit Abgang aus der A. hepatica communis, A. hepatica sinistra sowie Überkreuzung des Hauptgallengangs. Sie sind bei der Cholezystektomie in gleicher Weise zu berücksichtigen wie die Varianten des Zystikusverlaufs (s.o).

Der **venöse Abfluß** erfolgt über die V. cystica (vorhanden bei 60 %) in den rechten Hauptast der Pfortadern, den Plexus venosus ductus hepatici et choledochi (Zuckerkandl) und über kleine Venen des Gallenblasenbettes direkt ins Segment V der Leber („Akzessorische Pfortadern", Metastasierungsweg des Gallenblasenkarzinoms!).

Topographisch-anatomisch liegt die Gallenblase an der Unterfläche des rechten Leberlappens in enger Nachbarschaft zum Lobus quadratus hepatis, zu der Pfortader, der Pars II des Duodenums sowie der rechten Kolonflexur. Die topographische Beziehung der Gallengänge im Bereich des distalen Choledochus zum Pankreas bedingt eine enge Interaktion von Erkrankungen beider Organe. Sie sind stets differentialdiagnostisch voneinander abzugrenzen (s.u.).

2 Physiologie und Pathophysiologie

Die Leber produziert täglich 600–1500 ml Galle (pH 7,8–8,5). **Lebergalle** besteht aus 97 % Wasser, 1 % Gallensäure, 0,7 % Kalziumsalzen und je ca. 0,1 % Gallenfarbstoffen (Bilirubin), Cholesterin, Phospholipiden u.a.m. In der Gallenblase erfolgt Eindickung der Lebergalle auf 10–20 % durch Wasserentzug, es entsteht **Blasengalle** (pH 7,0–7,4).

Die **Entleerung der Gallenblase** geschieht durch Kontraktion der Gallenblasenmuskulatur bei gleichzeitig koordinierter Öffnung des M. sphincter Oddi. Auslösend wirken Nahrungsreize (Sahne, Fett, Röstprodukte, Alkohol) über eine Freisetzung von Cholezystokinin (CCK bzw. CZK).

Gallensäuren fördern die intestinale Fettverdauung durch Emulsion und Mizellenbildung.

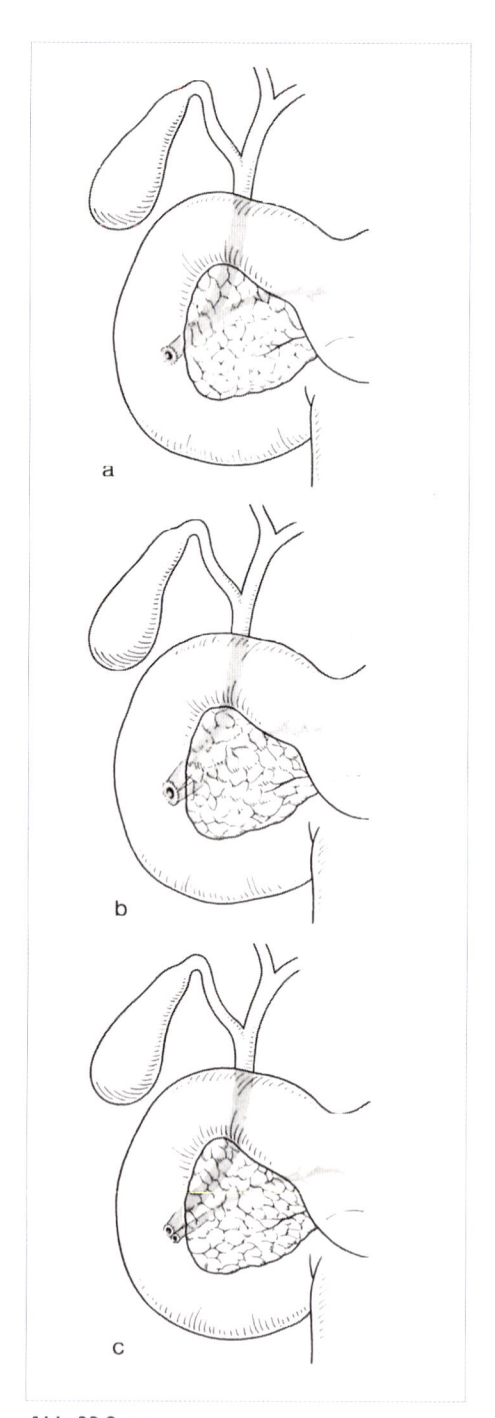

Abb. 33.2 a–c
Formen der Einmündung von Ductus pancreaticus und Ductus choledochus in das Duodenum:
a „common channel" (70%), **b** gemeinsame Papille (20%), **c** getrennte Papillen (10%)

Physiologie und Pathophysiologie

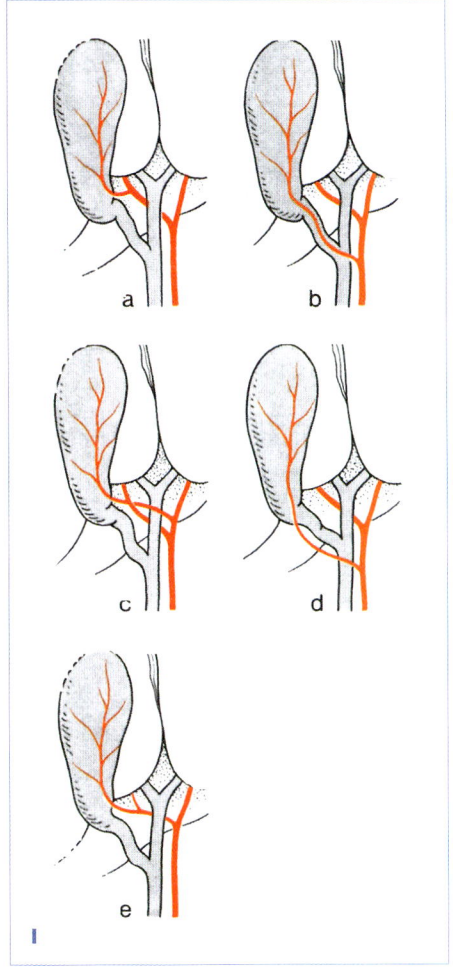

Gallenfarbstoffe sind Abbauprodukte des Hämoglobins und haben keine Verdauungsfunktion. Klinisch dienen sie als Indikator einer Störung im Leber-Gallensystem: So führt ein Anstieg der Gallenfarbstoffe (Bilirubin) im Blut durch Einlagerung ins Gewebe (Haut, Skleren) zur Gelbsucht (= Ikterus). Je nach Lokalisation und Ursache der Störung unterscheidet man:
- **prähepatischer Ikterus**
  → Überangebot an Gallenfarbstoffen (z.B. Hämolyse)
- **intrahepatischer Ikterus**
  → Stoffwechselstörung der Leber (z.B. Hepatitis)
- **posthepatischer Ikterus**
  → Abflußstörung der Gallenwege (z.B. Tumor, Choledocholithiasis).

Chirurgisch bedeutsam ist der posthepatische Ikterus mit Gallenstau in den abführenden Gallenwegen **(Cholestase)**. Er wird auch als **mechanischer Ikterus oder Verschlußikterus** bezeichnet. Charakteristisch ist die Gelbfärbung von Haut und Skleren, der lehmfarbene, entfärbte (= acholische) Stuhl, der bierbraune Urin (heterotope Ausscheidung der Gallenfarbstoffe durch die Nieren) und ein Pruritus (Haut-Juckreiz durch Gallensäureeinlagerungen). Durch Fehlen der intestinalen Gallensäureexkretion ist die Fettverdauung gestört. Hieraus resultiert eine Steatorrhoe (Fettstühle) und ein Mangel an fettlöslichen Vitaminen (A, D, E, K). Der Vitamin-K-Mangel bedingt eine Störung der Gerinnungsfunktion (Prothrombinzeit).

Posthepatischer Ikterus
= Cholestase
= Verschlußikterus
= mechanischer Ikterus

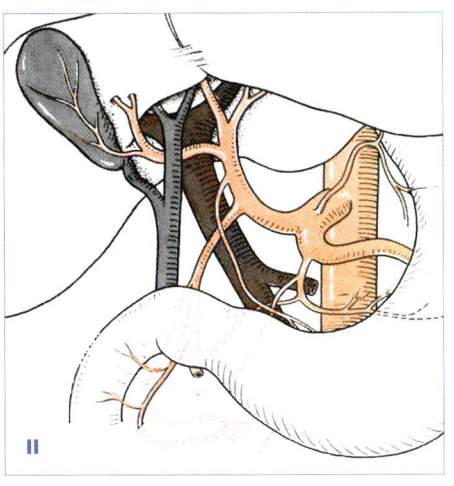

Abb. 33.3
I. Gefäßversorgung der Gallenblase über die A. cystica mit unterschiedlichen Abgangsformen. Ursprung aus der/dem
a A. hepatica dextra
b A. hepatica propria
c A. hepatica sinistra
d A. hepatica propria mit getrenntem Verlauf
e Hauptast der A. hepatica dextra
II. Gefäßversorgung der Leberpforte

Sämtliche Erkrankungen von Gallenblase und Gallenwegen (Steine, Entzündungen, Tumoren, Strikturen, Fehlbildungen, Operationsfolgen) können zu einer Cholestase führen (Abb. 33.4). Dies betrifft naturgemäß in erster Linie Veränderungen des Gallengangs. Krankheiten der Gallenblase sind in der überwiegenden Mehrzahl primär anikterisch (ohne Ikterus), können aber sekundär (Steinwanderung, Cholangitis, Tumorkompression) ebenfalls zur Stase führen.

Weitere Urachen der Cholestase können im Bereich der Papilla Vateri, des Duodenums und vor allem i.B. des Pankreas liegen.

Cholestase
- acholischer Stuhl
- bierbrauner Urin
- Skleren- und Hautikterus
- Hautjucken

3 Diagnostik

Klinische Untersuchung

Anamnese: Nahrungsunverträglichkeit? (Kaffee, Spirituosen, Fett, Ei, Sahne).
Schmerztyp und -lokalisation? (Ausstrahlung in die Schulter, Koliken).
Juckreiz?
Acholischer Stuhl, dunkler Urin?
Fieber, Schüttelfrost?
Begleiterkrankungen?
Inspektion: Hautfarbe? Skleren? Stuhl-/Urinfarbe? Kratzspuren der Haut? Aszites?
Palpation: Tastbare Gallenblase? (Courvoisier-Zeichen)
Schmerzhafte Gallenblase? (Murphy-Zeichen)
Große Leber? (Gallestau)
Abwehrspannung? (lokale Entzündung)

Labordiagnostik (s. Tab. 33.1)

Blut: Bilirubin direkt/indirekt, SGOT, SGPT, γ-GT, LDH, alkalische Phosphatase, Gerinnungsstatus, Serum-Fe und -Cu, Blutbild, BSG.
Urin: Bilirubin, Urobilinogen.

Sonographie

Die Diagnose der Cholelithiasis erfolgt sonographisch (s. Kap. 13). Die Sonographie ermöglicht den Nachweis von Steinen (Schallschatten, Abb. 33.5), Cholestase (Dilatation der Gallengänge), einer Cholezystitis (perivesikales Ödem), eines Gallenblasenhydrops und erlaubt die Beurteilung der Gallenblasenkontraktilität bzw. des Leberparenchyms. Wegen fehlender Strahlenbelastung

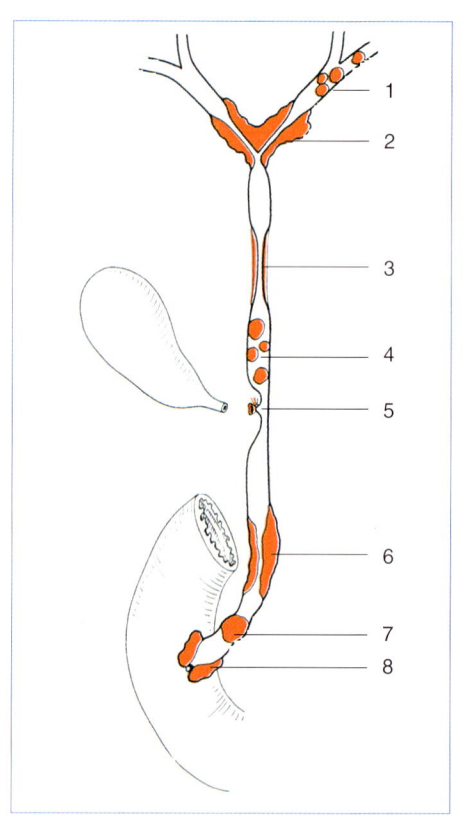

Abb. 33.4
Ursachen des mechanischen Ikterus:
1 Intrahepatische Steine
2 Tumoren der Leberpforte (Klatskin-Tumoren)
3 Sklerosierende Entzündung
4 Gallenganskonkremente
5 Operationsfolgen („tending effect")
6 Gallengangstumore
7 Präpapilläre Konkremente
8 Papillentumore, Pankreaskopftumore

Diagnostik

Tab. 33.1 Charakteristischer Laborstatus des Verschlußikterus

Laborchemische Untersuchungen	prähepatisch (Hämolyse)	intrahepatisch (Hepatitis)	posthepatisch (Verschlußikterus)
Bilirubin i.S.	↑–↑↑ (indirekte)	↑↑ (direkt/indirekt)	↑–↑↑↑ (direkt)
GOT	–	↑↑↑	↑
GPT	–	↑↑↑	↑
AP	–	↑	↑↑↑
γ-GT	–	↑	↑↑↑
Urobilinogen i.U.	↑↑	↑↑	–
Stuhl	normal	hell/normal	hell

und einfacher Durchführung ohne Vorbereitung ist die Methode ausgezeichnet als Screening-Verfahren geeignet. Aufgrund von Luftüberlagerung Nachweis einer Choledocholithiasis schwierig, hier helfen jedoch indirekte Hinweise wie z.B. Dilatation des Ductus choledochus und intrahepatische Cholestase.

Röntgen-Abdomenübersicht

Nachweis kontrastgebender Konkremente (direkter Steinnachweis) sowie von Kalkeinlagerungen in der Gallenblasenwand („Porzellangallenblase").

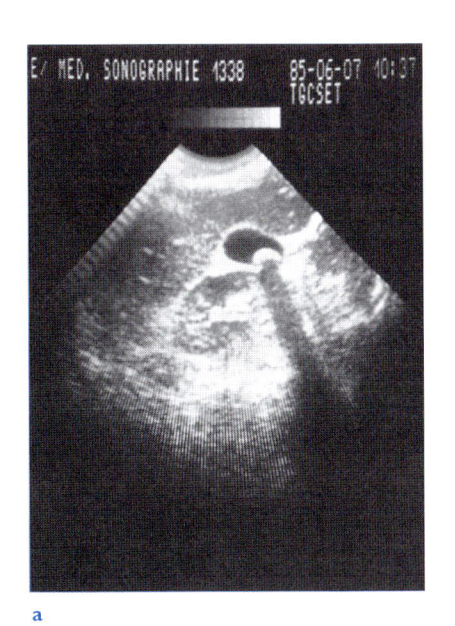

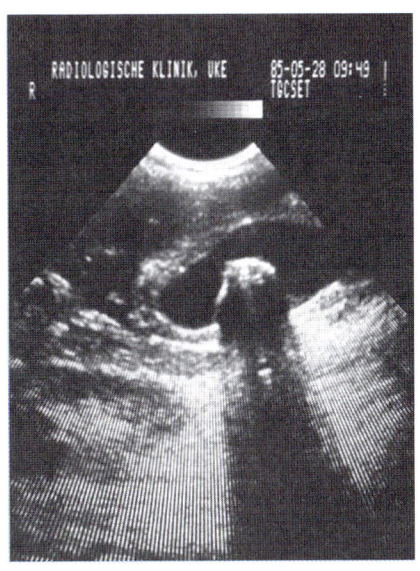

Abb. 33.5 a,b Sonographien bei Solitärkonkrementen der Gallenblase (a: 1 cm, b: 3 cm Durchmesser) mit typischen Schallschatten

Indirekte Cholegraphie

Kontrastierung der Gallenwege durch über die Leber ausgeschiedenes Kontrastmittel, cave: Jodinduzierte Hyperthyreose.
- **Orale Galle:** Orale Einnahme eines enteral rückresorbierbaren gallegängigen Kontrastmittels am Vorabend der Untersuchung (z.B. 6 Kapseln Biloptin®).
- **Intravenöse oder Infusions-Galle:** Direkte, intravenöse Applikation eines gallegängigen Kontrastmittels zur Erhöhung der biliären Konzentration. Evtl. in Verbindung mit Tomographie.
- **Reizmahlzeit:** Kontraktionsreiz auf Gallenblase durch Nahrung (Eigelb, Sahne, Cholebrine®) oder Cholezystokinin.

Direkte Cholegraphie

Bei stärkerem Ikterus (Bilirubin über 60 µmol/l) führt die indirekte Cholangiographie zu keiner ausreichenden Anfärbung der Gallenwege. Deshalb werden direkte Verfahren notwendig.
Direkte Darstellung der Gallenwege durch retrograde Kanülierung oder transhepatische Punktion als
- **ERC (e**ndoskopisch **r**etrograde **C**holangiographie): Kontrastmitteldarstellung über duodenoskopisch eingelegten Katheter (Abb. 33.6) (s. Kap. 11),
- **PTC (p**erkutane **t**ranshepatische **C**holangiographie): Direkte Punktion von außen (Abb. 33.7).
Kombination mit Drainagemaßnahmen (nasobiliäre Sonde, Steinextraktion, Pig-tail-Stent, Dilatation, externe Ableitung als PTC-D = Drainage möglich.

Indirekte Cholangiographie: Nur sinnvoll bis Bilirubin 60 µmol/l, darüber direkte Verfahren

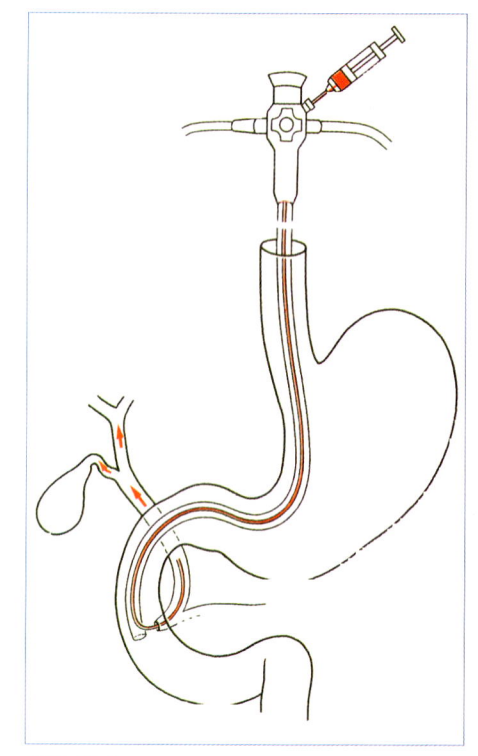

Abb. 33.6
Prinzip der endoskopischen retrograden Cholangio- und Pankreatikographie (ERCP)

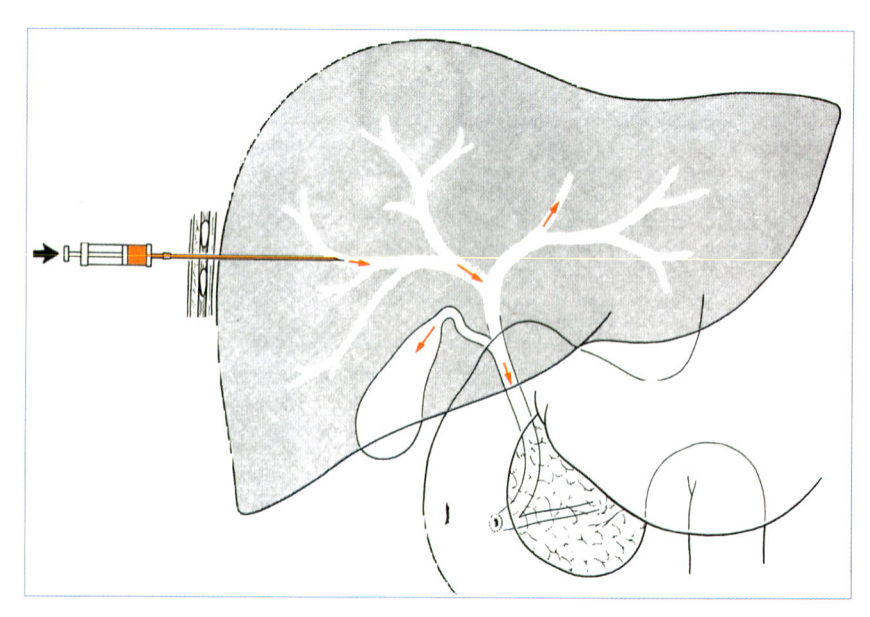

Abb. 33.7
Prinzip der perkutanen transhepatischen Cholangiographie (PTC)

Diagnostik

33 Gallenblase und Gallenwege

Röntgenbefunde

- **Negatives Cholezystogramm:** Keine Gallenblasendarstellung bei Agenesie oder häufiger bei Zystikusverschluß durch Stein, Entzündung oder Tumor.
- **„Direkter Steinnachweis":** Röntgendichte, kalkhaltige Steine im Nativbild des Abdomens (Abb. 33.8).
- **„Indirekter Steinnachweis":** Steine als Aussparung des Kontrastmittels sichtbar (Abb. 33.9).

Diesen im wesentlichen durch indirekte Verfahren erhobenen Befunden stehen die charakteristischen Röntgenbilder der direkten Cholangiographie bei fortgeschrittener Cholestase gegenüber (Abb. 33.10). Gelegentlich ist es bei komplettem Stop notwendig, ERC und PTC zu kombinieren.

Computertomographie

Beurteilung von Lage- und Formvarianten des Gallensystems sowie der benachbarten Organe. Bei gezielten Fragestellungen dreidimensionale Darstellung möglich.

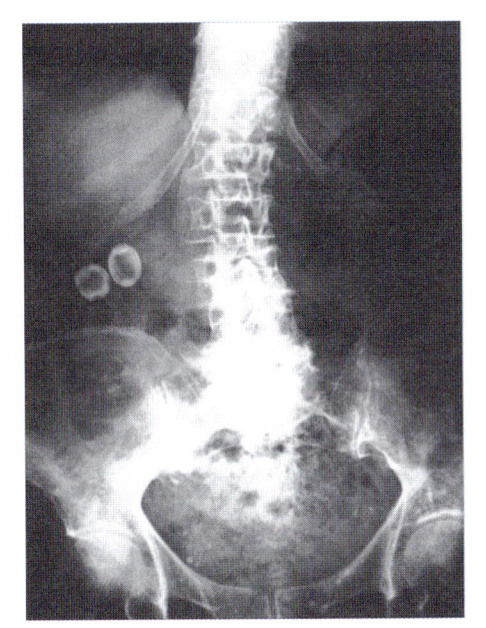

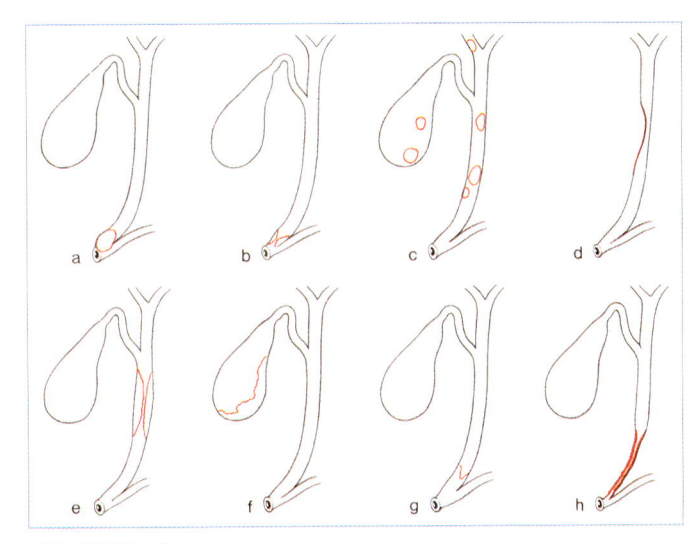

Abb. 33.8
Röntgen-Abdomenübersicht mit kalkdichten „Tonnen"-Steinen der Gallenblase

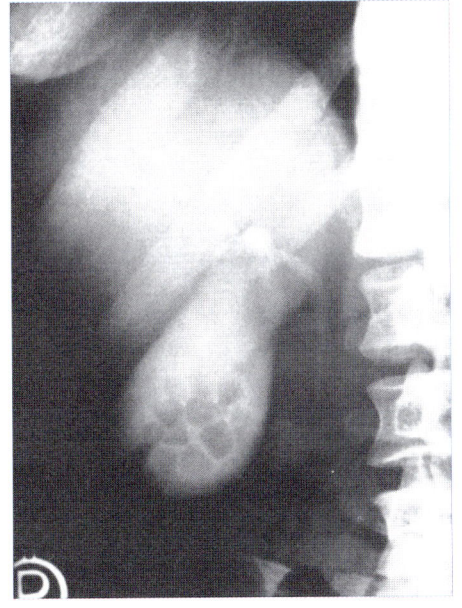

Abb. 33.9
Orale Cholangiographie mit Darstellung von röntgennegativen Steinschatten in der Gallenblase

Abb. 33.10 a–h
Charakteristische cholangiographische Befunde:
a Präpapilläres Konkrement
b Papillentumor
c Choledocho- und Cholezystolithiasis
d „tending effect"
e Gallengangtumor
f Gallenblasentumor
g Pankreastumor
h Pankreatitis

Sequenzszintigraphie

Beurteilung der Galle-Exkretion (Parenchymfunktion) und des Abflusses durch hepato-biliäre Sequenzszintigraphie mit HIDA (^{99m}Tc) im Rahmen der gastroenterologischen Diagnostik.

Laparoskopie (s.a. Kap. 12)

Inspektion der Leber, Leberpforte und Gallenwege (z.B. Metastasen, Tumorkompression etc.) (Abb. 33.11).

4 Mißbildungen

- **Kongenitale Gallengangsatresie:** Intra- und/oder extrahepatische Fehlanlage des Gallengangsystems (s. Kap. 53.4.7).
- **Gallengangszysten:** Idiopathische Aussackungen des Gallengangs (s. Kap. 53.4.7)
- **Caroli-Syndrom:** Angeborene intrahepatische Gallenwegstenosen mit segmentaler Erweiterung der intrahepatischen Gallenwege, vorgeschalteter Cholelithiasis und rezidivierenden Cholangitiden.
- **Gallenblasenagenesie oder -duplikatur:**
Fehl- oder Doppelanlage der Gallenblase.
Klinik: Meist symptomlos, Fehldeutung beim Galle-Röntgen als Zystikusverschluß bzw. als Gallenblasenregenerat bei Doppelanlage und solitärer Cholezystektomie.
Therapie: Bei Agenesie keine Therapie erforderlich; bei Doppelanlage und Cholelithiasis vollständige Cholezystektomie.

5 Cholezystopathie

Das unscharf abgegrenzte Krankheitsbild kann aus Formvarianten, der sog. Stippchengallenblase und aus Gallenblasendyskinesien bestehen.

- **Formvarianten:** durch Septenbildung oder Abknickung („phrygische Mütze") begründete Entleerungsstörung der Gallenblase (Abb. 33.12).
- **Stippchengallenblase:** Einlagerung von Cholesterin und Lipoiden in die Gallenblasenwand.
- **Dyskinesien:** Abknickung des Ductus cysticus oder Spasmen des Sphincter Oddi mit Behinderung der Gallenblasenentleerung.
Therapie: Strenge Indikation, bei anhaltenden Beschwerden und Ausschluß anderer Ursachen Cholezystektomie. Bei korrekter Indikation Prognose gut.

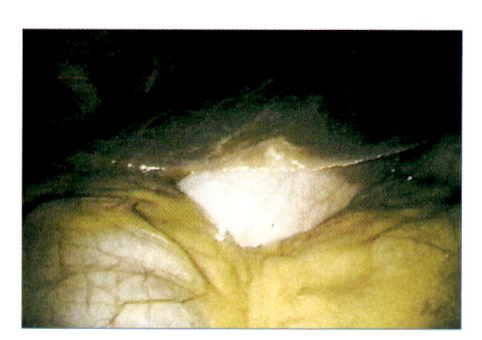

Abb. 33.11
Laparoskopischer Aspekt der Gallenblase

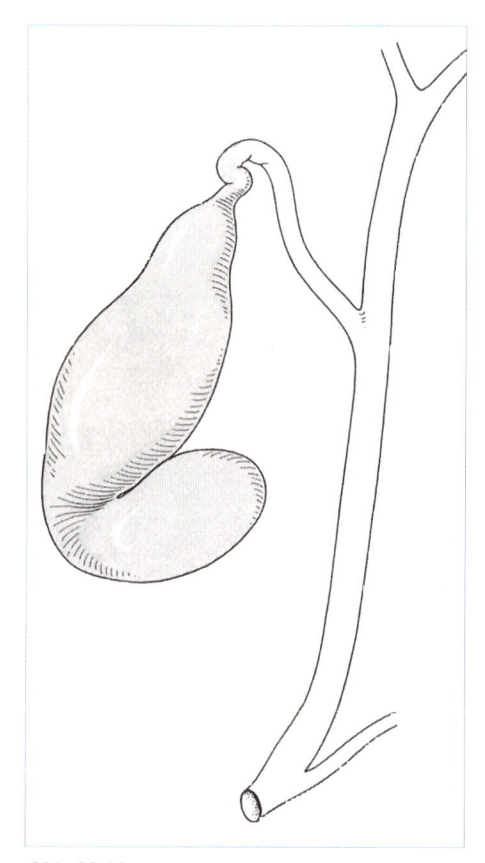

Abb. 33.12
Formvariante der Gallenblase = „Phrygische Mütze"

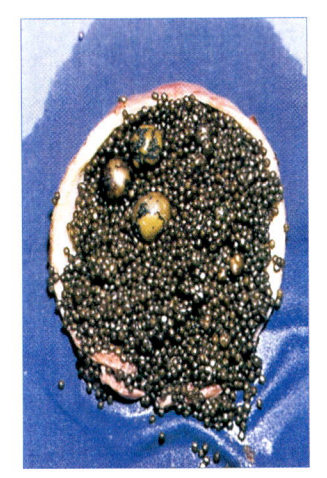

Abb. 33.13
Cholezystolithiasis mit multiplen kleinen Konkrementen bei abgelaufener Pankreatitis

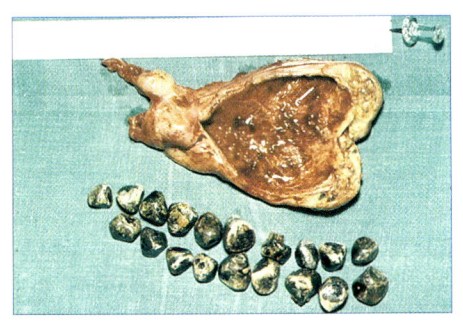

Abb. 33.14
Cholezystolithiasis mit Kombinationssteinen und chronischer Cholezystitis (s. Wandverdickung)

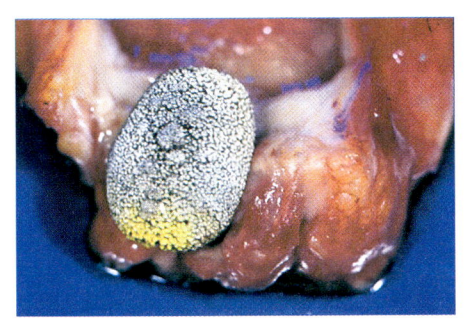

Abb. 33.15
Cholezystolithiasis mit Solitärkonkrement und Gallensteinperforation

6 Steinfreie Cholezystitis

Insgesamt sehr selten, unter 5 % aller Cholezystitiden. Spezifische Gallenblasenentzündung durch Typhus, Parathyphus und Lamblien. Häufig postoperativ und als Schockfolge mit Wandnekrose als hämorrhagische Cholezystitis.
Klinik: Schmerzen im rechten Oberbauch, Abwehrspannung, Fieber, Leukozytose. Beim Empyem Schüttelfrost und septischer Verlauf. Bei Perforation regionale oder diffuse Peritonitis. Chronische typhöse Cholezystitiden sind meist asymptomatisch und dennoch infektiös (Patienten als Salmonellendauerausscheider).
Die **Diagnose** erfolgt sonographisch in Verbindung mit den klinischen Beschwerden.
Therapie: Bei blandem Verlauf konservativ mit Bettruhe, Nahrungskarenz, Eisblase, Antibiotika und Antiphlogistika. Bei chronisch rezidivierenden Entzündungen oder Dauerausscheidern (Salmonellosen) Cholezystektomie. Bei Empyem, Schocknekrose oder Gallenblasenperforation Cholezystektomie und Drainage.
Prognose: Rezidivneigung, nach Cholezystektomie gut.

7 Gallensteinleiden

7.1 Cholezystolithiasis und Choledocholithiasis

Wichtigste Erkrankungsform des Gallensystems.
Steinbildung ist Ausdruck einer Störung im Lösungsgleichgewicht der festen Gallenbestandteile. Konzentrationszunahmen der Gallenfarbstoffe, des Cholesterins und des Kalziumkarbonats fördern die Neigung zur Steinbildung (= Lithogenität). Gallensäuren und Phospholipide im Überschuß senken die Lithogenität. Unverzichtbare Kofaktoren sind sog. „Nukleationsfaktoren", zumeist in der Gallenblase produzierte muzinöse Glykoproteine (inhibiting factors, promoting factors). Entsprechend dem jeweiligen Konzentrationsverhältnis bilden sich Steine durch Ausfällung von Cholesterin, Kalk oder Pigment in unterschiedlicher Mischung. 80 % der Gallensteine sind **Cholesterin-Pigment-Kalksteine**.
Ort der Steinbildung ist überwiegend die Gallenblase (**Cholezystolithiasis**), wahrscheinlich aufgrund spezifischer Wandveränderungen mit erhöhtem lithogenen Potential (Abb. 33.13, 33.14, 33.15). Primäre Steinbildung in den Gallengängen ist selten und wird begünstigt durch Cholestase, Fadenreste, bakterielle Besiedlung und Epitheldefekte.
Meist entsteht die **Choledocholithiasis** sekundär durch Steinabgang aus der Gallenblase.
Zur Steinbildung disponieren Adipositas, weibliches Geschlecht, mehrfache Gravidität, Alter über 40 und erbliche Belastung. Auch Erkrankungen wie Diabetes mellitus (Gallenblasen-Entlee-

rungstörung durch Neuropathie), Kurzdarmsyndrom, Morbus Crohn (Gallensäureverlust) oder hämolytische Anämie (vermehrter Anfall von Bilirubin) können zur Cholelithiasis führen. Begünstigend wirken fettreiche, hyperkalorische Ernährung.

Risikofaktoren der Cholelithiasis: „fat – female – fertile – family – fifty"

Klinik: Ca. 70 % der Gallensteine sind symptomatisch stumm oder nur mit leichten dyspeptischen Beschwerden verbunden (asymptomatische Cholezystolithiasis). Mit der Entstehung einer symptomatischen Cholelithiasis ist bei 2–6 % der Patienten pro Jahr zu rechnen. Einmal Beschwerden verursachende Gallensteine bleiben fast stets symptomatisch.
Jenseits des 40. Lebensjahres sind 32 % der Frauen und 16 % der Männer Gallensteinträger. Nur etwa jedem 3. ist seine Krankheit bekannt. In annähernd 100 % liegt eine Cholezystolithiasis, in 10 % eine zusätzliche Choledocholithiasis vor.
Diagnostik: Nachweis der Cholezystolithiasis sonographisch, unter Einschluß der Darstellung der Gallenwege. Gastroduodenoskopie zum differentialdiagnostischen Ausschluß anderer Oberbaucherkrankungen. Bei Verdacht auf Choledocholithiasis ERCP, ggf. mit endoskopischer Papillotomie und Steinextraktion (s.u.).
Differentialdiagnose: Gastritis, Ulkus, chronische Pankreatitis, Refluxösophagitis, Hepatitis, irritables Kolon.
Therapie: Eine **symptomatische Cholezystolithiasis** erfordert die Cholezystektomie. Dies erfolgt laparoskopisch (s. Kap. 12) oder konventionell über eine Laparotomie. Gallengangssteine werden mittels EPT endoskopisch entfernt, bei jungen Patienten (< 45 Jahre), um die Papille zu erhalten, über eine Choledochotomie mit Choledochusrevision. Bei einer Morbidität < 1 % ist die Cholezystektomie ein sicheres Verfahren mit einem minimalen Risiko der Rezidivsteinbildung.
Eine **asymptomatische Cholezystolithiasis** erfordert keine Therapie. Jedoch großzügige Indikation zur Vermeidung von Komplikationen bei:
- multiplen kleinen Steinen (Steinwanderung),
- großen Solitärsteinen (Wandnekrose),
- scharfkantigen Kalksteinen (chronische Cholezystitis, Abb. 33.16),
- geplanter Organtransplantation mit Immunsuppression (postoperative, septische Komplikationen),
- Zystikusverschlußstein,
- Diabetes mellitus (Entzündungsneigung).

Alternativverfahren: Angesichts des Siegeszuges der laparoskopischen Cholezystektomie sind sie heute nur noch selten indiziert, so bei hohem Operationsrisiko, geringer Steinmasse und bei im wesentlichen kalkfreien Gallensteinen:

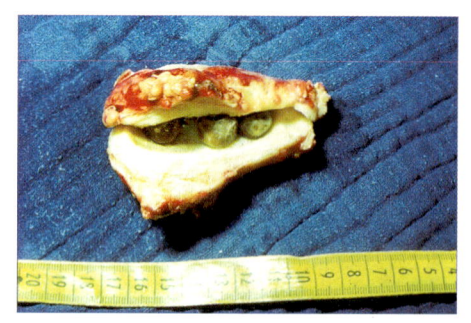

Abb. 33.16
Chronische Cholezystitis mit „Porzellangallenblase"

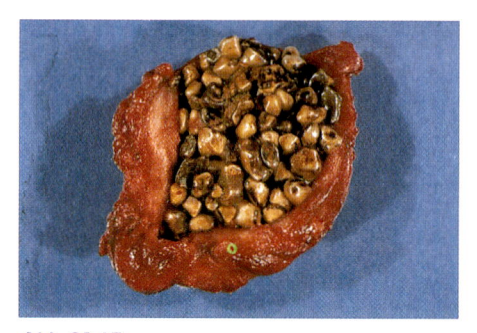

Abb. 33.17
Chronische Cholezystolithiasis mit Gallenblasenkarzinom

Tab. 33.2 Folgen der Cholezystolithiasis

Steinwanderung:
Durch Steinbewegung sind möglich: • Gallenkoliken • Hydrops • Empyem • Choledocholithiasis • Verschlußikterus • Cholangitis • Pankreatitis
Chronische Wandirritation:
Hierdurch sind möglich: • rezidivierende Cholezystitis • Gallenblasenkarzinom (nicht gesichert) (Abb. 33.17)
Wandnekrose:
Ein Wandschaden kann führen zu: • Perforation mit galliger Peritonitis • Steinpenetration ins Intestinum mit Gallensteinileus • Steinpenetration in den Gallengang (bei Mirizzi-Syndrom)

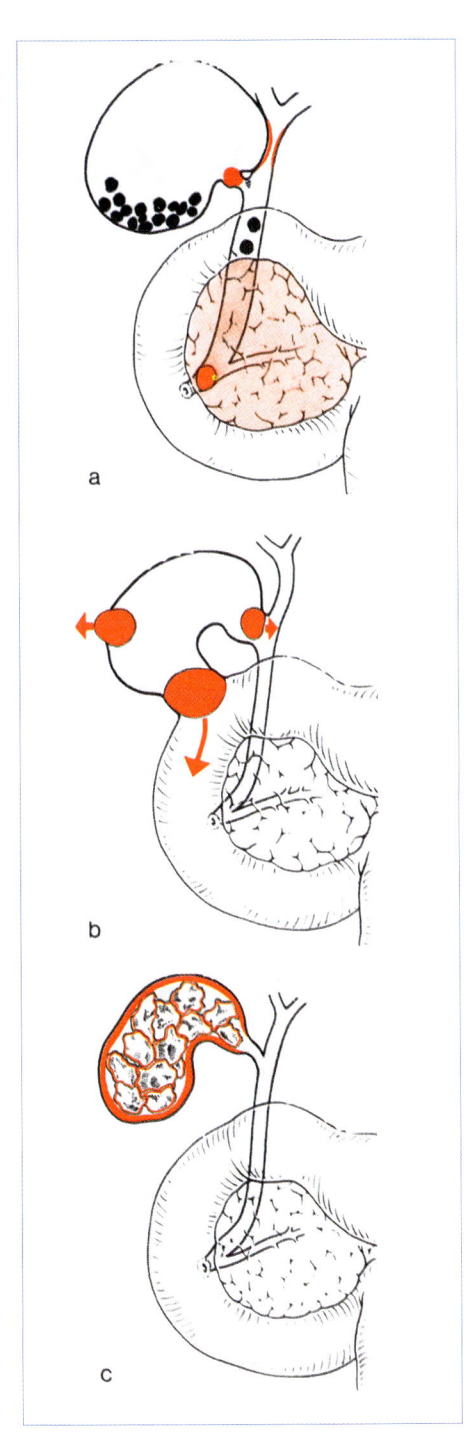

- **Orale Lyse mit Chenodeoxycholsäure und Ursodeoxycholsäure:** Nicht verkalkte Steine < 1,5 cm, Gallenblase mit > 50 % gefüllt, kontraktionsfähige Gallenblase → nach 2 Jahren 50–60 % steinfrei, ca. 40 % Rezidivsteine nach 4 Jahren.
- **Stoßwellenlithotripsie:** 1–3 Röntgen-negative Steine, alle Steine zusammen oder Solitärstein < 3 cm, funktionstüchtige Gallenblase → innerhalb eines Jahres Steinfreiheit bei 40–80 %, Entwicklung von Rezidivsteinen bei 30–40 %.
- **Methylbuthyläther** (MTBE): Instillation in die Gallenblase löst Steine in wenigen Stunden. MTBE ist allerdings toxisch, d.h. darf z.B. nicht ins Duodenum gelangen.

Nachteil der Alternativverfahren: Da die Gallenblase als pathogenetische Ursache der Steinbildung in situ verbleibt, sind alle diese Verfahren mit einer hohen Rezidivrate bzw. einer lebenslangen medikamentösen Therapie verbunden.

7.2 Komplikationen der Cholezystolithiasis

Zwischen 2 und 6 % der symptomatischen Gallensteinträger werden wegen Komplikationen des Gallensteinleidens pro Jahr behandlungspflichtig (Tab. 33.2, Abb. 33.18).

Der symptomatische Gallenstein von heute setzt die Komplikation von morgen! D.h. definitive Therapie heute!

Typische Komplikationen sind:

7.2.1 Gallenkoliken

Bei ca. 30 % der Steinträger, schmerzhafte Gallenblasenkontraktion mit Steinwanderung bzw. Einklemmung.
Klinik: Starke, sich anfallsartig steigernde Schmerzen im rechten Oberbauch mit Ausstrahlung in die rechte Schulter. Übelkeit, Schweißausbruch, Erbrechen und gelegentlich Schock. Periodische Attacken von 4–6 Std. Dauer. Auslösung meist durch Diätfehler (Kaffee, Fett, Röstprodukte, Alkohol). Bei Untersuchung Druckschmerz und Abwehrspannung im rechten Oberbauch, kein Ikterus, kein oder nur leichtes Fieber.

Abb. 33.18 a–c
Komplikationen des Gallensteinleidens:
a Steinpassage mit Zystikusverschluß, Mirizzi-Syndrom (Gallengangskompression durch Gallenblasenhydrops) oder Verschlußikterus mit Begleitpankreatitis
b Steinperforation mit galliger Peritonitis, Gallensteinileus, cholezystoduodenaler Fistel oder Choledocholithiasis
c Chronische Cholezystitis als pathogenetische Ursache der Lithiasis (s.o.)

Differentialdiagnose: Ulkuspenetration oder -perforation, akutes Ulcus duodeni, Nierenkolik, Myokardinfrakt, Stenokardie, Pankreatitis, Appendizitis, Darmtenesmen (Abb. 33.19).
Therapie: Bettruhe, feuchte Wärme, Nahrungskarenz, Analgetika, Spasmolytika (Buscopan®, Baralgin®). Keine Morphinderivate wegen möglicher Spasmen im Sphincter Oddi. Im Intervall Cholezystektomie.
Prognose: Ohne Cholezystektomie Rezidivgefahr.

7.2.2 Gallenblasenhydrops

Zystikusverschluß mit allmählicher Vergrößerung der Gallenblase durch Sekretionsdruck. Chronische Folgen sind narbige Veränderungen der Wand mit Kalkeinlagerungen (Porzellangallenblase) und Rückresorption der Gallenpigmente („weiße Galle") (Abb. 33.20). Bei chronischem Hydrops kommt es zur Kompression des Ductus hepaticus mit gelegentlichem mechanischem Ikterus, was als Mirizzi-Syndrom bezeichnet wird.
Klink: Tastbarer, gering druckschmerzhafter prallelastischer Tumor unter dem rechten Rippenbogen. Röntgenologisch negatives Cholezystogramm.
Sonographie: Hydrops mit Wandverdickung.
Therapie: Cholezystektomie.
Prognose: Nach Cholezystektomie gut, bei chronischer Porzellangallenblase erhöhte Karzinominzidenz.

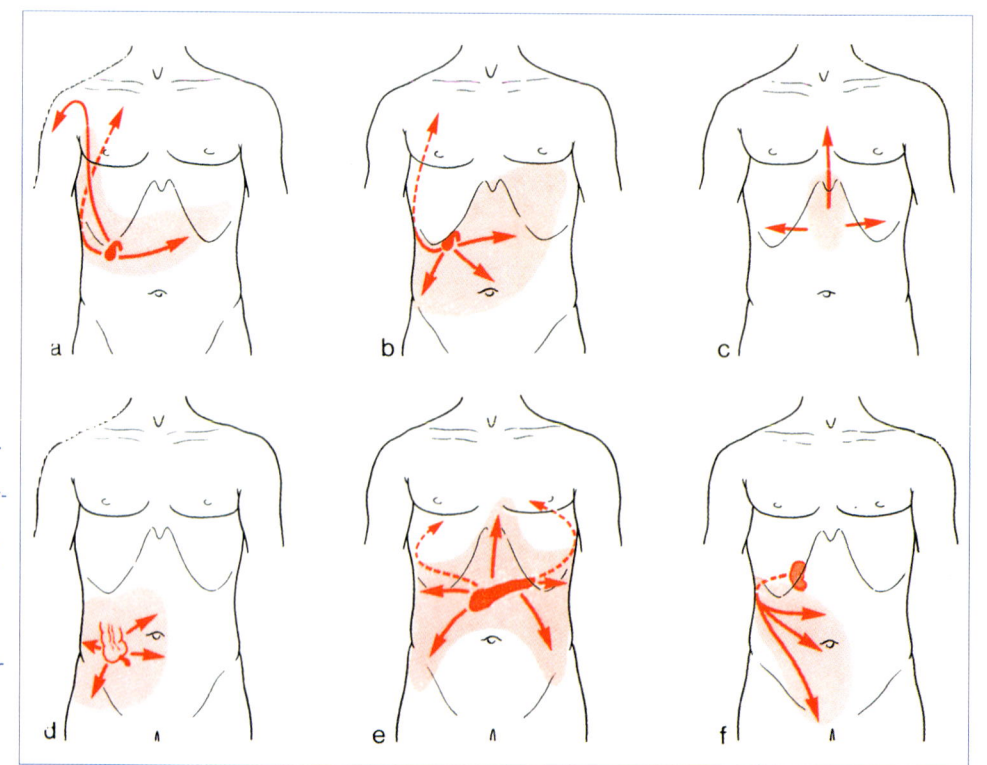

Abb. 33.19 a–f Differentialdiagnose der Bauchschmerzen (Unterschiede der Schmerzlokalisation und -ausstrahlung):
a Gallenkolik
b Cholezystitis
c Gastroduodenalulkus
d Appendizitis
e Pankreatitis
f Nierenkolik

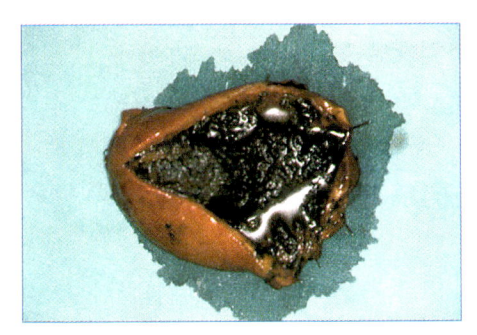

Abb. 33.20
Akute Cholezystitis bei Cholezystolithiasis

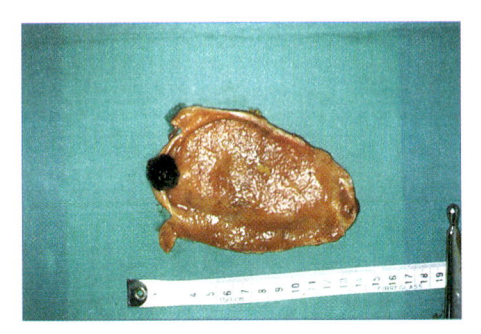

Abb. 33.21
Gallenblase mit Steinperforation

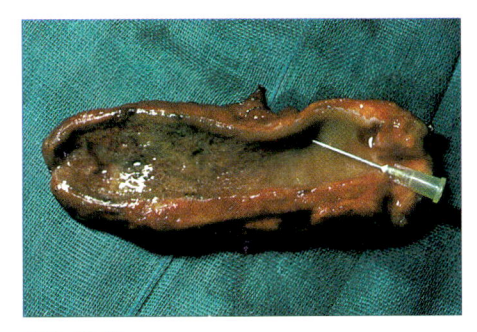

Abb. 33.22
Gallenblasenperforation bei Gallenblasenempyem

7.2.3 Cholezystitis

Entzündungsreaktion der steinhaltigen Gallenblase (Abb. 33.20).
Klinik: Je nach Ausmaß der Entzündung lassen sich klinisch und sonographisch (s. Kap. 13) verschiedene Formen unterscheiden:
- **Blande Cholezystitis:** Leichte Abwehrspannung, Fieber, mäßige Leukozytose.
- **Phlegmonöse oder gangränöse Cholezystitis:** Ausgedehnte Umgebungsreaktion mit deutlicher Pericholezystitis. Starker Oberbauchschmerz, Abwehrspannung, peritoneale Reizung, Leukozytose bis 15 000/µl.
- **Gallenblasenempyem:** Oberbauchperitonitis mit septischem Schock. Schüttelfrost, extreme Leukozytose (über 20 000/µl), schwerkranker Patient.

Therapie:
- Die **blande Cholezystitis** wird innerhalb der ersten 72 Std. mit gleich gutem Ergebnis operiert oder konservativ therapiert. Später als 72 Std. nach Krankheitsbeginn ist wegen der dann vorliegenden entzündlichen Umgebungsreaktion und Verklebungen das Operationsrisiko höher als das der konservativen Therapie. Unter Bettruhe, Diät, Antiphlogistika, Spasmolytika, Eisbeutel und Antibiotika läßt sich in der Regel ein symptomfreies Intervall erreichen (cave: Empyem!). Nach 6–9 Wochen (Normalisierung der Entzündungszeichen) soll die sog. Intervallcholezystektomie durchgeführt werden.
- Bei **phlegmonöser** und vor allem **gangränöser Cholezystitis** absolute Indikation zur konventionellen Cholezystektomie und Drainage.
- Beim **Gallenblasenempyem** nach der chirurgischen Grundregel „ubi pus ibi evacua" gleiches Vorgehen mit sofortiger Entfernung (Cholezystektomie) und Drainage des Eiterherdes.

Blande Cholezystitis: Konservativ oder Frühoperation (bis 72 Std.).
Gangränöse Cholezystitis und Gallenblasenempyem: Sofortoperation!

Prognose: Die Intervallcholezystektomie hat ein Letalitätsrisiko von 0,8 %, das Empyem von 15 %.

7.2.4 Gallenblasenperforation

Endstadium einer chronisch rezidivierenden Cholezystitis, eines Steindekubitus oder der Schocknekrose (Abb. 33.21, 33.22).
Klinik: Peritonitis, mit diffuser Abwehrspannung und septischem Verlauf, häufig symptomfreies (8–12 Std.) Intervall zwischen akutem Perforationsschmerz und Beginn einer generalisierten Peritonitis.
Therapie: Cholezystektomie, Drainage, Spülung des Bauchraums (s. Kap. 28).
Prognose: 30–40 % Letalität durch bakterielle Kontamination des Gallensystems.

7.2.5 Choledocholithiasis

Bei Cholezystolithiasis durch Steinwanderung, nach Cholezystektomie durch Relikte oder Neubildung von Steinen verursacht (Abb. 33.23, 33.24).

Klinik: Ca. 30 % asymptomatisch. In 70 % resultiert durch Steineinklemmung (präpapillär, Zystikuseinmündung) eine Abflußbehinderung mit Cholestase. Bei präpapillärer Einklemmung Begleitpankreatitis (Abb. 33.25).

Mirizzi-Syndrom (Stenosierung des D. hepaticus communis durch Zystikusstein mit rezidivierender Cholangitis (s. Abb. 33.17 a). Gelegentlich Hepatikus-Wand völlig aufgebraucht, großer Defekt kann biliodigestive Anastomose erfordern.

Therapie: Das Vorgehen richtet sich nach Vorerkrankungen und Lebensalter, wobei sich die Altersgrenzen für die EPT allmählich zu jüngerem Alter verschieben. Der Grund hierfür ist, daß zur Zeit noch keine ausreichenden, d. h. jahrzehntelangen Erfahrungen über die EPT vorliegen, um sie auch jüngeren Menschen risikolos anbieten zu können. Alles deutet allerdings darauf hin, daß hier kein definitives Langzeitrisiko besteht. Dennoch gilt für uns eine vorsichtige Indikationsstellung.

1. Patienten unter 45 Jahren: Laparoskopische Cholezystektomie und Choledochotomie zur Erhaltung des papillären Sphinkters.
2. Patienten über 45 Jahren mit kleinem Stein: (Durchmesser unter 1,5 cm): Endoskopische Papillotomie (EPT) und Steinextraktion, 1 Woche später Cholezystektomie (nach Rückbildung einer evtl. Pankreatitis ggf. laparoskopisch). Alternative: Ultraschallgesteuerte Lithotripsie und transpapilläre endoskopische Entfernung der Fragmente mit Dormia-Körbchen.
3. Patienten über 45 Jahren mit großem Stein: Endoskopische Steinzertrümmerung oder Lithotripsie, falls dies mißlingt und eine lokale Steinauflösung nicht möglich ist, Cholezystektomie und Choledochotomie.
4. Patienten mit Verschlußikterus: Sogenanntes Splitting, d. h. zuerst endoskopische Papillotomie und Steinextraktion, Cholezystektomie in zweiter Sitzung.
5. Zustand nach Cholezystektomie, EPT, falls dies erfolglos Choledochotomie.

Prognose: Operationsletalität je nach Alter.

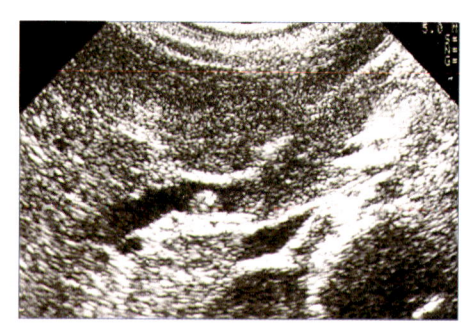

Abb. 33.23
Sonographie bei Choledocholithiasis und Steinpassage

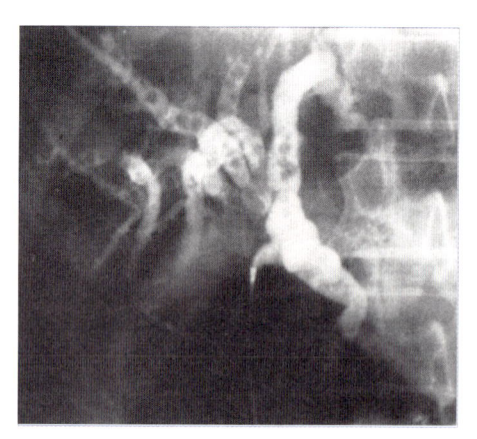

Abb. 33.24
Intrahepatische Cholangiographie, Choledocho- und Cholangiolithiasis

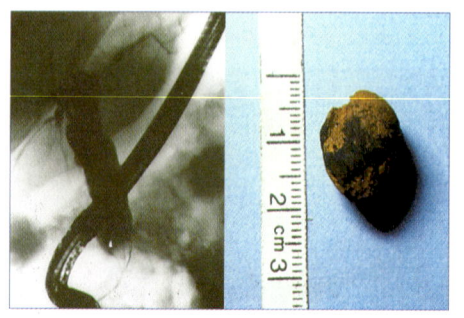

Abb. 33.25
Präpapilläres Konkrement:
a ERCP mit ausgefahrenem Dormia-Körbchen zur Extraktion des Konkrements
b Entferntes Konkrement

Gallensteinleiden 33 Gallenblase und Gallenwege 955

7.2.6 Gallenstein-Ileus

Ursache: Steinwanderung durch spontane cholezysto-intestinale (-duodenale) Fistel. Intermittierender Obstruktions-Ileus (Anteil am mechanischen Ileus: 2–4 %) durch Lumenverlegung des Darmes, meist Ileum (Abb. 33.26).

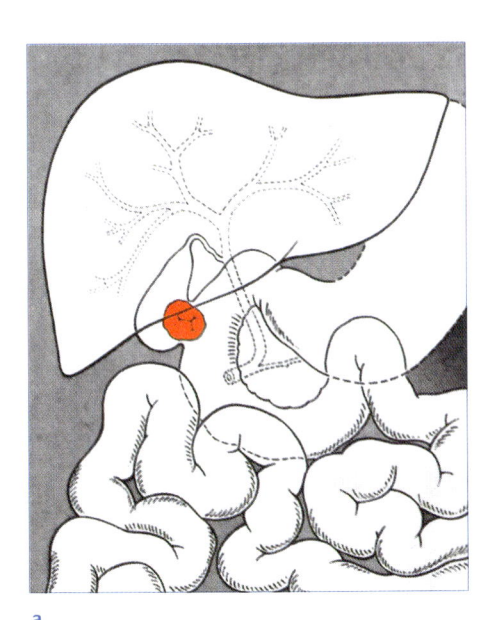

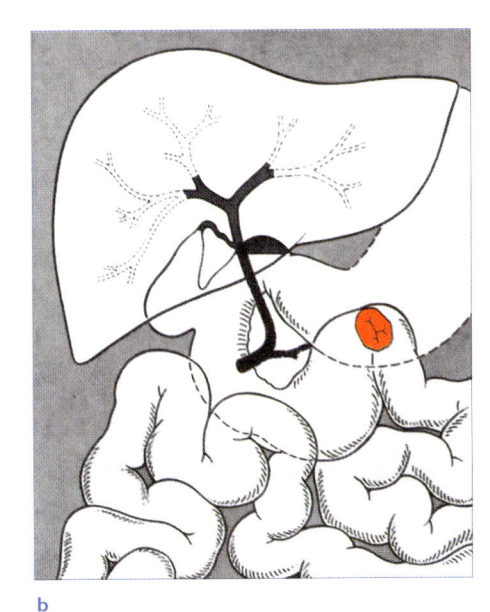

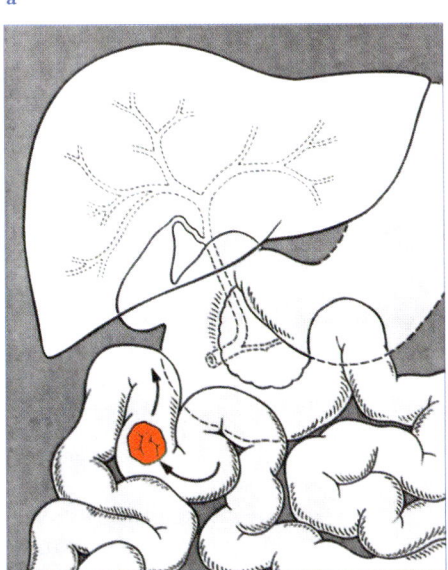

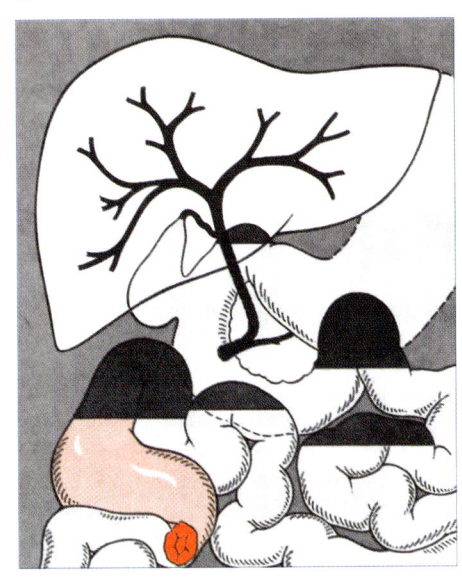

Abb. 33.26 a–d Entstehungsmechanismus des Gallensteinileus:
a Spontane Cholezystoduodenostomie mit Steinpassage
b Intermittierender Passagestop
c Weitertransport des Konkrements
d Ileus durch irreversiblen Passagestop

Klinik: Intermittierender Ileus mit Phasen der Beschwerdefreiheit, je nach Steingröße komplett oder inkomplett.
Diagnostik: Röntgen-Abdomen-Übersicht: Bei 30–40 % klassische Kombination aus Luft in den Gallenwegen (Aerobilie) und Ileusbild (Abb. 33.27).
Therapie: Operation, Dünndarmeröffnung und Steinentfernung; nur bei gutem AZ gleichzeitig Sanierung der Gallenwege, sonst später.
Risiko: Hohe Letalität (13–38 %), da häufig verkannt und vor allem ältere Patienten betroffen sind.

Gallensteinileus: Ileus mit Luft in den Gallenwegen

7.2.7 Cholangitis

Ursache: Aszendierende Infektion bei Abflußhindernis (Stein, Stenose, Blindsack). Eine Sonderform ist die idiopathische primärsklerosierende Cholangitis (Abb. 33.28).
Klinik: Intermittierender Ikterus, Fieberschübe, körperliche Schwäche. Bei idiopathischer Form progredienter Verlauf mit zunehmenden ikterischen Schüben; die Strikturen können extra- oder intrahepatisch gelegen sein.
Therapie: Beseitigung des Abflußhindernisses. Im Rahmen der diagnostischen Abklärung naso-biliäre Sonde oder PTCD.
Anschließend Entfernung von Konkrementen bei Choledocholithiasis.
Biliodigestive Anastomose bei Tumoren oder langstreckigen Stenosen, Pig-tail-Katheter oder Stent-Implantation zur internen Drainage, in Einzelfällen Ballon-Dilatation ausreichend (meist in Kombination mit selbst-expandierenden Stents, da sonst sehr hohe Rezidivrate!).
Bei **primär-sklerosierender Cholangitis** mit extrahepatischer Stenose biliodigestive Anastomose; bei progredienten und multiplen intrahepatischen Stenosen ist eine Lebertransplantation zu erwägen.
Prognose: Bei chronischer Form Übergang in biliäre Zirrhose, bei idiopathisch primär-sklerosierender Form therapeutisch kaum beeinflußbarer, progressiver Verlauf.

PTCD: Perkutane transhepatische Cholangio-Drainage

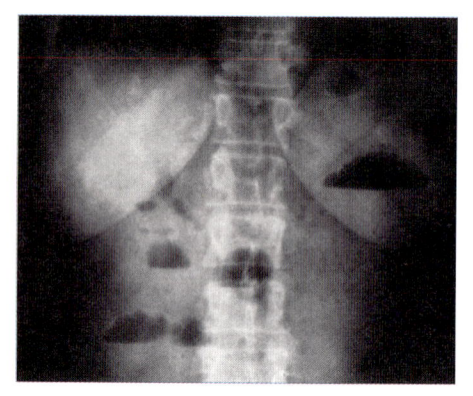

Abb. 33.27
Gallensteinileus: Röntgenbild mit Ileuszeichen und Luft in den Gallenwegen

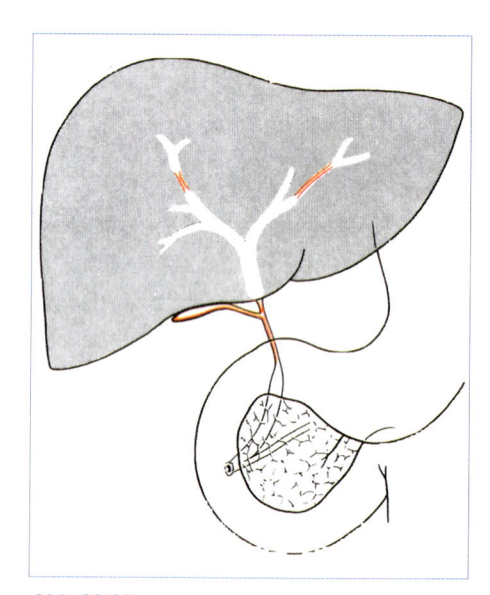

Abb. 33.28
Primär-sklerosierende Cholangitis mit intra- und extrahepatischer Manifestation

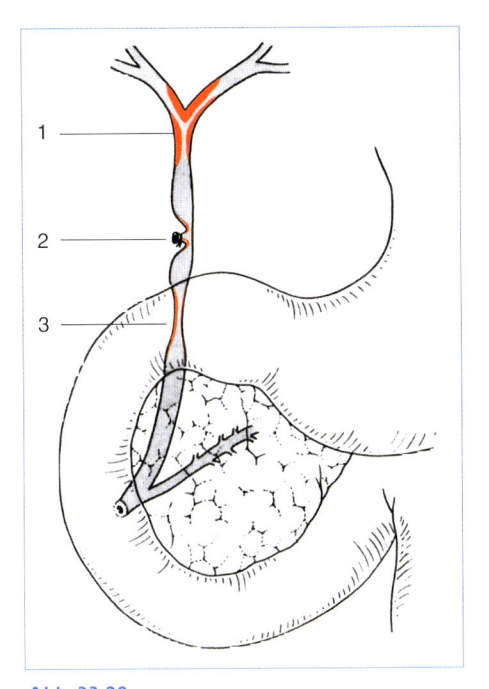

Abb. 33.29
Ursachen der Gallengangsstriktur:
1 Sklerosierende Cholangitis
2 Operationsfolge („tending effect")
3 Steindekubitus bei Choledocholithiasis

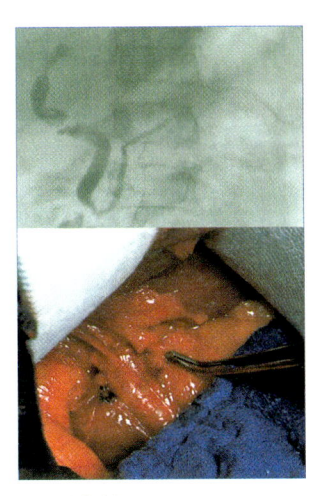

Abb. 33.30
Gallengangstriktur nach Cholezystektomie („tending effect")

7.2.8 Gallengangsstriktur

Ursache: Wandschäden (Steindekubitus, intraoperative Läsion), Einengung bei Unterbindung des Zystikus nach Cholezystektomie („tending effect"), Häufigkeit 0,2 %. Nahtraffung bei Magenresektion (Billroth I 0,6 %) oder idiopathisch bei primär-sklerosierender Cholangitis (Abb. 33.29).
Klinik: Intermittierende Schübe von Ikterus und Cholangitis, Dyspepsie, Schüttelfröste, häufig larvierter Verlauf mit progredienter Gewichtsabnahme. Die chronische Cholestase mit Begleitcholangitis ist der Wegbereiter der biliären Zirrhose.
Therapie: Resektion und plastische Erweiterung oder Reanastomosierung. Bei großem Defekt biliodigestive Anastomose.
Prognose: Gut bei erfolgreicher Beseitigung des Hindernisses, sonst Gefahr der biliären Zirrhose.

> Gallengangsstriktur: Meist iatrogen, d.h. Komplikation der Voroperation

7.2.9 Papillenstenose

Stenosierung im Bereich des Sphinkterapparates der Papilla Vateri durch Entzündung, Narbe, Adenome oder Neoplasmen.
Klinik: Koliken, Dyspepsie, Ikterus.
Therapie: Domäne der endoskopischen Papillotomie (EPT) (s. Kap. 11) nach eindeutigen Befunden in der ERCP mit prästenotischer Dilatation, selten auch bei pathologischen Werten der Radiomanometrie (Durchfluß < 10 ml/min, Residualdruck > 15 cm Wassersäule; Abb. 33.30), die heute nur noch in Ausnahmefällen, d. h. bei Verdacht auf funktionelle Papillenstenose im Rahmen der Cholezystektomie durchgeführt wird.
Zumindest theoretisch Langzeitgefahr der aszendierenden Cholangitis. Allerdings ist wahrscheinlich bei guten Abflußverhältnissen das Risiko gering. Intracholedochal entstehende Bilirubidiat- und Cholesterinsteine (ca. 10 %) sind der endoskopischen Therapie gut zugänglich.

8 Tumoren

8.1 Gutartige Tumoren

Benigne Tumoren des Gallengangs sind selten. Es finden sich Adenome, Papillome sowie mesenchymale Neubildungen.
Klinik: Meist Zufallsbefund, Fehldeutung als röntgennegativer Stein, selten Ikterus.
Therapie: Exzision.

8.2 Gallenblasenkarzinom (Abb. 33.31)

Am häufigsten bei Steinträgern (Cholezystolithiasis 80–90 %) und Frauen, meist im Gallenblasenfundus gelegen. Erhöhte Inzidenz bei „Porzellangallenblase".
Klinik: Selten Koliken, Symptome erst bei Metastasierung und durch Ikterus bei Ummauerung des Gallengangs.
Therapie: Cholezystektomie mit Entfernung des Lebersegmentes V (evtl. mit IVb und VI), ggf. unter Teilentfernung des Gallengangs. Meist nicht radikal.
Prognose: Ingesamt schlecht.

8.3 Gallengangskarzinom

Einteilung nach Lokalisation:
- unteres Drittel = retroduodenaler Abschnitt,
- mittleres Drittel = Hauptteil des D. choledochus,
- oberes Drittel = Anteil kranial des D. cysticus mit Hepatikus-Gabel (= **Klatskin-Tumoren**) (Abb. 33.31).

Klatskin-Tumoren wiederum werden unterteilt nach Bismuth (Abb. 33.32):
Typ I: Befall des proximalen D. hepaticus communis, Gabel selbst tumorfrei.
Typ II: Befall des proximalen D. hepaticus communis bis zur Gabel.
Typ III: Befall der Hepatikus-Gabel, zumindest auf einer Seite bis in die Leber hinein.

Klinik: Plötzlich auftretender, schmerzloser Verschlußikterus mit tastbar vergrößerter Gallenblase („Courvoisier-Zeichen") bei fehlender Gallensteinanamnese.
Therapie: Resektion, biliodigestive Anastomose. Ggf. Lebertransplantation. Eine präoperative Entlastung der Gallenwege (PTCD) ist umstritten und nicht zwingend erforderlich (zwar Rückbildung der Cholestase, aber Gefahr der Cholangitis). Bei fehlender Resektabilität palliative Galldrainage nach innen oder außen (s.u.). Papillenkarzinome werden im hohen Alter lokal exzidiert, sonst durch Pankreaskopfresektion (Operation nach Whipple, s. Kap. 37) entfernt.

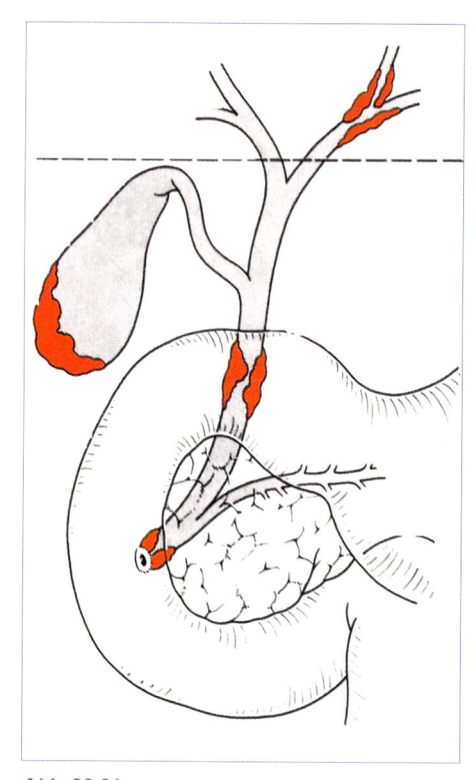

Abb. 33.31
Manifestationsformen des Karzinoms der ableitenden Gallenwege

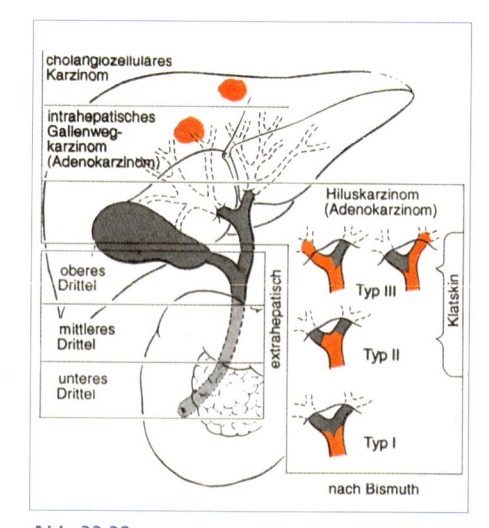

Abb. 33.32
Einteilung der Gallenwegskarzinome (nach Klatskin 1965)

Tumoren — 33 Gallenblase und Gallenwege

Tab. 33.3 Historisches zur Operation der Gallenblase und der Gallenwege

Erste Cholezystektomie	– Langenbuch (1882)
Erste Choledochotomie	– Sprengel (1891)
Erste transduodenale Papillotomie	– McBurney (1898)
Erste T-Drainage	– Kehr (1898)
Erste biliodigestive Anastomose	– Kehr (1904)
Erste laparoskopische Cholezystektomie	– Mouret (1987)

Schmerzloser Ikterus + Courvoisier-Zeichen → Karzinom? (distaler Gallengang, Papille oder Pankreaskopf?)

9 Operationsverfahren

(s.a. Tab. 33.3)

9.1 Konventionelle Cholezystektomie

(Abb. 33.33)

Entfernung der Gallenblase als Steinträger und lithogene Matrix. Die alleinige Steinextraktion nach Gallenblasenöffnung ist nicht ausreichend, da das lithogene Potential der Gallenblasenwand bestehen bleibt und sich zusätzlich Steine an der Narbe neu bilden würden. Überdies wäre das Infektionsrisiko zu hoch, da über 60 % der steinhaltigen Gallenblasen keimbesiedelt sind. Aus diesem Grunde Entfernung der gesamten Gallenblase, da die steinhaltige Gallenblase in aller Regel funktionslos, d. h. zu einer bedarfsgerechten Kontraktion nicht mehr in der Lage ist.

Zugang: Rippenbogenrandschnitt rechts, selten Mittel- oder Pararektalschnitt.

Operation: Darstellung des Gallenblasenhilus und des Callotschen Dreiecks, Unterbindung der A. cystica, Einbringung einer Kanüle in den Ductus cysticus und Radiomanometrie. Danach Durchtrennung des Ductus cysticus und Unterbindung sowie retrogrades (zystiko-fundales) Auslösen der Gallenblase aus dem Leberbett. Falls dies nicht gelingt, antrogrades Vorgehen vom Fundus zum Hilus.

Intraoperative Diagnostik

- **Intraoperative Cholangiographie**
  Bei Verdacht auf Choledocholithiasis im Rahmen der Cholezystektomie zur Beurteilung der Gallengänge und der Abflußverhältnisse. Bei 0,3–6 % ist mit einer asymptomatischen Choledocholithiasis zu rechnen.

Bei Verdacht auf Choledocholithiasis präoperative ERCP oder intraoperative Cholangiographie

- **Manometrie**
  Die Druckmessung in den Gallengängen über die liegende Cholangiographiekanüle hat heute nur noch eine seltene Indikation. Sie wird angewandt, wenn ein funktionelles Hindernis im Sinne einer Papillenstenose den Gallenabfluß behindert und dies der Objektivierung bedarf.

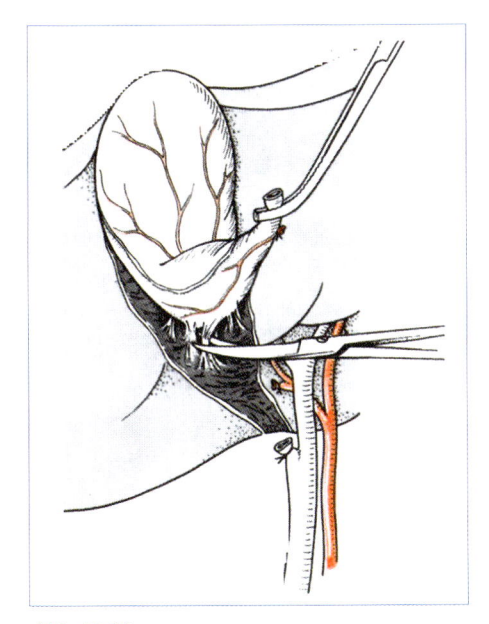

Abb. 33.33 Retrograde Auslösung der Gallenblase bei Cholezystektomie

• **Choledochoskopie**
Intraoperativ besteht die Möglichkeit, mit einem Choledochoskop die Gallengänge zu inspizieren, Wandverhältnisse zu beurteilen, Steine unter Sicht zu extrahieren und ggf. Wandanteile zu biopsieren.
Unter einer „idealen Cholezystektomie" versteht man die Cholezystektomie unter Verzicht auf eine Drainage, postoperative Magensonde und Infusionen.
Operationsrisiken: Verletzung der A. hepatica, der V. portae und des Gallengangs mit Gallenfistel oder Striktur. Letalität altersabhängig 0,1–2 %.

Größter Fehler: Falsche Hast
Der erste Eingriff an der Gallenblase sollte auch der letzte sein!

9.2 Laparoskopische Cholezystektomie
(s. Kap. 12)

Sie ist heute das Verfahren der ersten Wahl in der Behandlung der Steingallenblase und bezüglich der Behandlungsdauer, der Morbidität und der Spätfolgen allen anderen Verfahren gegenüber eindeutig überlegen.

9.3 Choledochotomie (Abb. 33.34)

Bei unter 55jährigen Patienten (zur Vermeidung einer Papillotomie) Eröffnung des Gallengangs zur Steinentfernung, Papillensondierung, Biopsie oder Druckmessung. Zugang wie bei Cholezystektomie.
Operation: Darstellung des Gallengangs unterhalb der Zystikuseinmündung, Eröffnung des Ductus choledochus zwischen Haltefäden (cave: Durchblutung!, Schonung der Marginalarterien aus der A. pancreatico-duodenalis). Entfernung der Steine mit Steinfaßzange, Fogarty-Katheter oder Löffel. Inspektion des Gallenganges mit Choledochoskop auf weitere Konkremente. Sondierung der Papille mit Hegar-Sonden. Radiomanometrie (s.o.). Bei erhöhten Druckwerten: Abflußstörung → T-Drainage. Sonst direkter Nahtverschluß mit resorbierbarem Nahtmaterial, Zieldrain.
Risiken: Verletzung der A. hepatica, V. portae, Gallenfistel, Gallengangsstriktur.
T-Drainage: Sie dient der Druckentlastung im Gallengang nach Nahtverschluß. Zur Förderung eines Granulationskanals Belassung des T-Drains über 8–12 Tage, nach Röntgen-Darstellung gefahrlose Entfernung möglich. Bei Residualsteinen können diese ggf. über T-Drain entfernt werden (Manöver nach Burkenne).

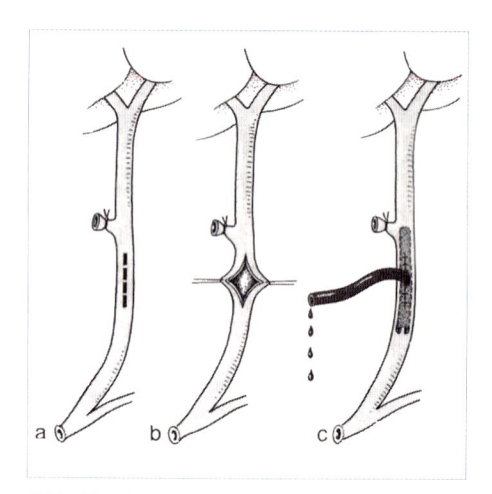

Abb. 33.34 a–c
Choledochotomie mit T-Drainage:
a Inzision
b Eröffnung
c Naht mit Einlage eines T-Drains

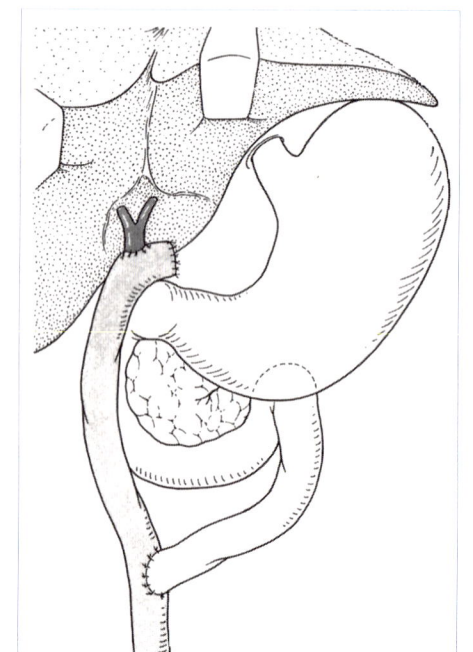

Abb. 33.35
Hepatikojejunostomie mit Roux-Y-Anastomose

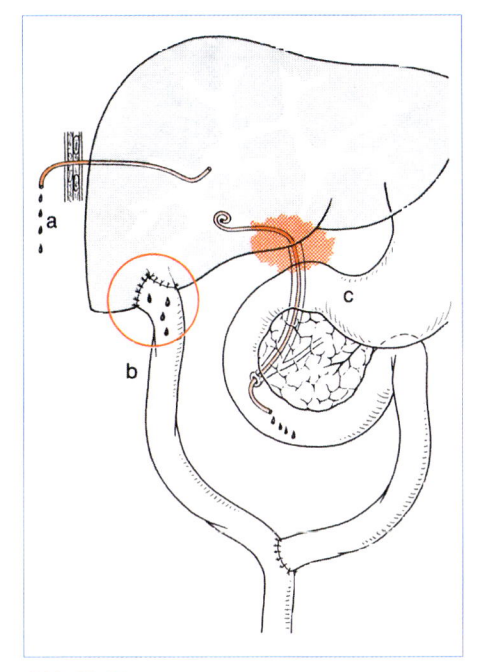

Abb. 33.36 a–c
Formen der palliativen Gallengangsdrainage:
a Perkutan-transhepatische äußere Drainage
b Hepatikojejunostomie mit ausgeschalteter Roux-Y-Schlinge
c Transtumorale Intubation mit Pig-tail-Drainage

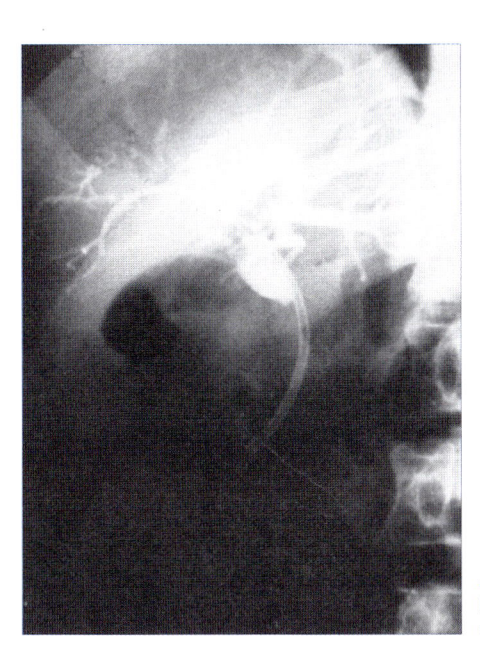

9.4 Biliodigestive Anastomose

Operative Herstellung einer Verbindung zwischen Gallengang und Intestinum. Die technisch einfache **Choledochoduodenostomie** wird wegen der Gefahr einer aszendierenden Cholangitis heute nur noch selten angewandt. Das Verfahren der Wahl ist die Choledocho- bzw. Hepatikojejunostomie mit einer nach Roux-Y ausgeschalteten Jejunumsschlinge.
Zugang: Rippenbogenrandschnitt rechts, Transrektal- oder Mittelschnitt.

> Roux-Y-Hepatico-Jejunostomie: Beste Form der biliodigestiven Anastomose

Operation: Aufsuchen eines prästenotischen, weitlumigen Gallenganganteils. Bei ausgedehntem Verschluß oder starker Vernarbung der extrahepatischen Gallengänge wird die Präparation in der Leberpforte im Bereich eines Leberlappens erforderlich. Nahtvereinigung des Gallengangs mit einer nach Roux-Y-förmig ausgeschalteter Jejunumschlinge (Abb. 33.35).
Risiken: Verletzung der A. hepatica, Pfortader, Gallenfistel, Nahtbruch, chronische Cholangitis und vor allem Entwicklung einer Anastomosenstenose (10–37 %). Langfristig entwickeln > 60 % Beschwerden, 20–40 % müssen erneut operiert werden.

9.5 Palliative Gallenwegsdrainage

Sie dient der Ableitung der gestauten intrahepatischen Galle bei nicht resektablen extrahepatischen Stenosen. Die Drainage kann nach außen über einen perkutanen transhepatischen Katheter (Abb. 33.36), nach innen über eine Hepatojejunostomie oder über einen transtumoral eingeführten Katheter erfolgen. Die transtumorale Sondierung des Tumors geschieht endoskopisch (s. Kap. 11), transhepatisch oder chirurgisch mit einem „Pig-tail"-Katheter (Abb. 33.37) oder einer Voelcker-Drainage.
Gelegentlich gelingt durch periphere Teilresektion eines Leberlappens die Darstellung eines weitlumigen Gallengangs mit der Möglichkeit zur Anlage einer biliodigestiven Anastomose. Diese Anastomose kann mit dem Gallengang (**Hepatikojejunostomie**), multiplen kleinen Gallengängen (**Cholangiojejunostomie**) oder der gesamten Leberresektionsfläche (**Hepatojejunostomie**) erfolgen. Falls technisch möglich, sollte stets die innere Drainage angestrebt werden, um das Cholangitisrisiko, den Gallenverlust und die subjektive Belästigung in Grenzen zu halten.

Abb. 33.37
Endoskopisch plazierte Pig-tail-Drainage bei nicht resektablem zentralen Gallengangskarzinom

9.6 Chirurgische Papillotomie

Nur noch in Einzelfällen indiziert, wenn z.B. wegen eines Duodenaldivertikels oder nach Magenresektion keine EPT durchführbar ist, sonst durch diese fast völlig ersetzt.
Operation: Duodenotomie, Choledochotomie, Sondierung der Papille, Spaltung der Papille unter Sicht, ggf. T-Drainage (s. Abb. 33.38).
Risiken: Gallenfistel, Nahtbruch des Duodenums, Verletzung der A. hepatica und Pfortader, aszendierende Cholangitis.

10 Postoperatives Syndrom nach Cholezystektomie

Dieses sog. **Postcholezystektomie-Syndrom** umfaßt eine Vielzahl unterschiedlicher Krankheitsformen. Am häufigsten sind falsche Indikation zur Cholezystektomie, wenn die Beschwerden nicht durch Gallensteine verursacht waren, belassene Steine, Stenosen des Ductus choledochus, eine chronische Cholangitis, eine Papillenstenose oder eine chronisch rezidivierende Pankreatitis. Der Krankheitswert eines zu lang belassenen Zystikusstumpfes ist umstritten. In jedem Fall bedürfen hartnäckige Beschwerden nach Cholezystektomie der eingehenden Diagnostik unter Einschluß direkter Verfahren der Cholangiographie (ERC bzw. PTC). Lediglich bei der Hälfte lassen sich organische Ursachen finde.

> Hartnäckige Beschwerden nach Cholezystektomie: ERC obligat!

Therapie: Bei gesicherten organischen Ursachen je nach Befund z.B. Durchführung einer EPT oder operativen Revision mit Steinextraktion, biliodigestiver Anastomose oder plastischer Erweiterung bei Strikturen (cave: Rezidiv 30–40 %).

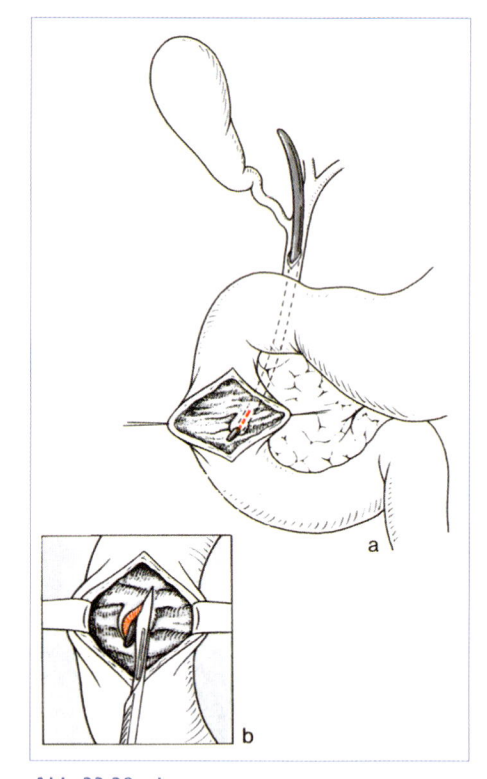

Abb. 33.38 a,b
Transduodenale Papillotomie:
a Sondierung des Gallengangs mit Bougie, Duodenotomie und Inzisionslinie
b Inzision

11 Operationsatlas: Cholezystektomie*)

Präoperatives Vorgehen

- **Diagnostik:** Labor mit Leber- und Pankreaswerten, Sonographie, Gastroskopie, ggf. ERCP.
- **Indikation:** Symptomatische Cholelithiasis (30 %), Choledocholithiasis, akute Cholezystitis innerhalb von 72 h, Gallenblasen-Tumor.
- **Aufklärung:** Reststeine (4–10 %), Verletzung Gallenwege (0,2–0,5 %) und Lebergefäße, Pankreatitis (0,5 %), Gesamtkomplikationen 3–5 %, Mortalität unter 1 %.
- **Vorbereitung:** Hebe-Senkeinlauf am Vorabend, 2 EKs.

Operationstechniken

- **Cholezystolithiasis:** Konventionelle oder laparoskopische Cholezystektomie.
- **Choledocholithiasis:** Choledochusrevision, endoskopische Papillotomie und Steinextraktion.
- **Sonstige:** Papillotomie, biliodigestive Anastomosen.

Postoperatives Vorgehen

- Entfernen Redon-Drainage 2. Tag, Zieldrainage 3. Tag, Klammern am 8. Tag. Nach Choledochusrevision T-Drain-Darstellung am 8. Tag, anschließend wird dieses abgeklemmt und nach 24 Std. entfernt, Zieldrainage nach weiteren 24 Std.
- Kontrolle Leber- und Pankreaswerte 2. Tag, ggf. Sonographie.
- **Kostaufbau:** Trinken nach 24 Std., ab 2. Tag leichte Kost, keine Diät erforderlich. Nach Laparoskopie: Zieldrainage am 2. Tag entfernen, Trinken nach 12 Std., leichte Kost nach 24 Std., Hautklammern am 5. Tag entfernen.

---

*) Abbildungen aus K. Kremer, V. Schumpelick, G. Hierholzer (Hrsg.): Chirurgische Operationen. Atlas für die Praxis. Thieme, Stuttgart 1992. © Georg Thieme Verlag, Stuttgart.

I. Konventionelle Cholezystektomie

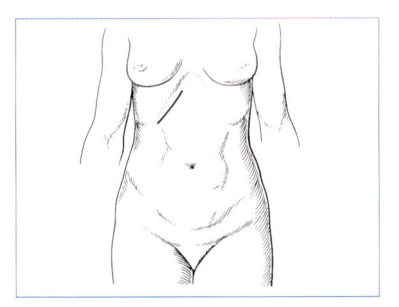

Abb. 33.39
Hautinzision 2–3 QF unterhalb des Rippenbogens oder, kosmetisch besser, Querschnitt in der Hautfalte

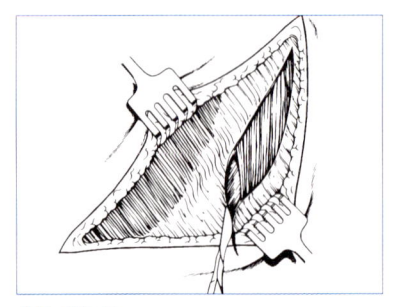

Abb. 33.40
Schräges Durchtrennen der Rektusscheide mit Anteilen des M. obliquus externus abdominis

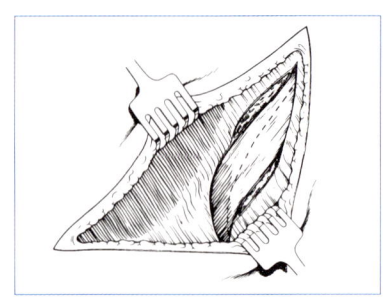

Abb. 33.41
Durchtrennung des M. obliquus internus abdominis

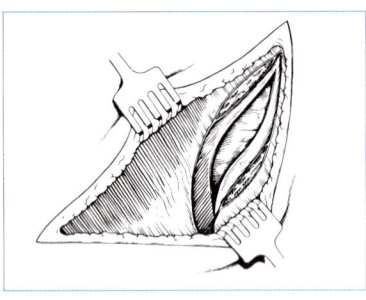

Abb. 33.42
Inzision des Peritoneums nach medial bis zum Lig. falciforme, nach lateral mit Anteilen des M. transversus abdominis

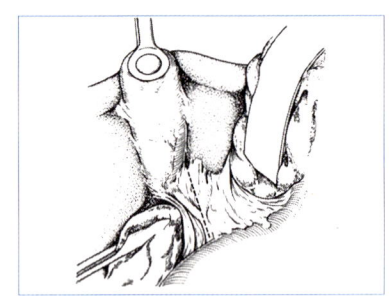

Abb. 33.43
Darstellen des Callotschen Dreiecks mit Ductus cysticus und Lig. hepatoduodenale

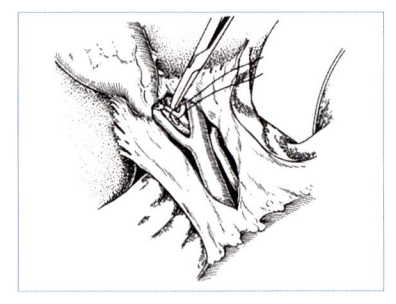

Abb. 33.44
Nach Inzision der Serosa Darstellen des D. cysticus, der A. cystica und des D. choledochus, Durchtrennung und Ligatur der A. cystica

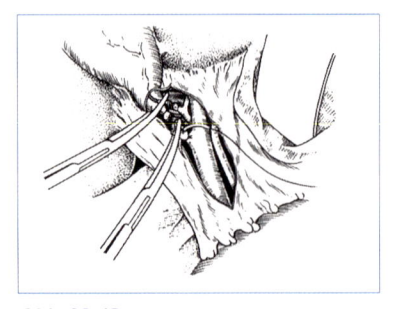

Abb. 33.45
Durchtrennen des D. cysticus nach sicherer Identifikation der Einmündung in den D. choledochus, vor vollständiger Durchtrennung intraoperative Cholangiographie. Versorgung des Zystikus-Stumpfes mit resorbierbarer Durchstechungsligatur

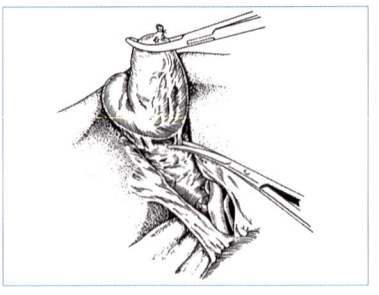

Abb. 33.46
Beginn des retrograden Ausschälens der Gallenblase aus dem Leberbett. Anschließend Blutstillung, fakultativ Drainage und schichtweise Bauchdeckenverschluß

II. Laparoskopische Cholezystektomie (s. Kap. 12)

34 Leber

Kapitelübersicht

Leber

Leberverletzungen

Leberzysten
- kongenital
- erworben

Leberabszesse

Lebertumoren
- benigne
  fokal noduläre Hyperplasie
  Leberzelladenome
  Hämangiome
- maligne
  Hepatozelluläres Karzinom
  Lebermetastasen

Lebertransplantation

Operationsatlas: Leberresektion

I Anatomie

Die Leber ist das größte parenchymatöse Organ des menschlichen Organismus. Sie liegt vornehmlich im rechten Oberbauch, ist fixiert an der Zwerchfellkuppe und wiegt beim Erwachsenen ca. 1500 g. Ihre mäßig elastische Kapsel kann bei äußerer Gewalteinwirkung leicht einreißen. Die subphrenische Oberfläche ist konvex, die kaudale Unterfläche (Facies visceralis) leicht konkav. Die **chirurgische Anatomie** der Leber (Abb. 34.1) gewinnt besondere praktische Bedeutung für die modernen Resektionstechniken der Leberchirurgie. Sie soll aus diesem Grund im Rahmen eines Eingriffes erklärt werden:

Nach Eröffnung der Bauchhöhle wird zunächst das **Lig. teres hepatis** mit der Chorda venae umbilicalis auf dem Weg zur Anheftung an den Nabel durchtrennt. Es setzt sich leberwärts in das **Lig. falciforme** fort, welches das ventrale Meso der Leber darstellt (s. Abb. 34.1 b). Dieses Ligament ist zwar die anatomische, jedoch nicht die chirurgische Grenze zwischen rechtem und linkem Leberlappen. Chirurgisch verläuft die Grenze zwischen rechtem und linkem Leberlappen in der Fissura principalis (Sulcus medialis), einer Linie zwischen dem Gallenblasenbett und dem linken Rand der V. cava (Abb. 34.1). Die Entfernung des Lebergewebes links vom Lig. falciforme ist also chirurgisch nicht eine Hemihepatektomie, sondern nur eine links-laterale Segmentektomie. Eine linksseitige Hemihepatektomie entfernt das gesamte Lebergewebe links von der Fissura principalis d.h die Segmente II, III, IVa und IVb (+ evtl. Segment I).

Voraussetzung für eine risikoarme Resektion von Leberteilen ist nun die vollständige Mobilisierung der Leber, d.h. die Durchtrennung der **Aufhängebänder**. Das Lig. falciforme läuft nach kranial zur Zwerchfellaufhängung, nämlich den beiden Blättern des **Lig. coronarium**, das die „Area nuda" mit den Lebervenen umschließt. Beidseits lateral vereinigen sich die beiden Blätter des Lig. coronarium wieder zum **Lig. triangulare dextrum et sinistrum**. Das **Lig. triangulare sinistrum** ist endständig über die Appendix fibrosa am Zwerchfell befestigt. Nach Durchtrennung der Pars flaccida des Omentum minus kann nun die Leber umfahren werden. Sie ist nur noch durch die V. cava, den Lebervenenstamm (Vv. hepaticae) und die Porta hepatis (Pars densa des Lig. hepatoduodenale mit D. choledochus, Pfortader und Leberarterie) fixiert. Beim Hochklappen z.B. des rechten Leberlappens kann die V. cava dargestellt werden und mit ihr die sehr gefährlichen kurzen Lebervenen, die direkt dorsal aus der Leber in die V. cava münden. Nach deren Durchtrennung hängt die Leber nur noch an den Lebervenen und der Leberpforte.

Bei der Präparation der Leberpforte wird am rechten Rand des Lig. hepatoduodenale zunächst der Ductus choledochus dargestellt. Links davon ist die A. hepatica propria mit der Aufteilung in die rechte und linke Leberarterie tast- und darstellbar. Nach Entfernung des Lymph- und Bindegewebes der Leberpforte kann unterhalb des D. choledochus und der Arterie die Pfortader präpariert und angezügelt werden. Nach Darstellung dieser drei Hauptstrukturen der Leberpforte (und damit gleichzeitig der Lymphadenektomie!) können alle Strukturen angeschlungen und mit einem Tourniquet temporär verschlossen (Pringle-Manöver) oder z.B. für eine Hemihepatektomie rechts der rechte Arterienast, der rechte Pfortaderast und der rechte Gallengang präliminar durchtrennt werden.

Die Voraussetzungen für eine sichere Leberresektion sind mit einer solch vollständigen Präparation nunmehr gegeben.

Die **Resektion** wird entsprechend den chirurgisch relevanten funktionellen Segmenten der Leber durchgeführt (Segmentgliederung nach Couinaud, Abb. 34.1 a). Diese **Segmente** ergeben sich durch Projektion der intrahepatischen Pfortaderverzweigung auf die Oberfläche der Leber. Resektionen, die diese Grenzen respektieren, werden **anatomische Resektionen** (Segmentektomie, Hemihepatektomie, Trisegmentektomie) genannt. Alle anderen Resektionen sind nicht-anatomisch (atypische Resektion etc.).

Wegen der hohen Regenerationsfähigkeit der Leber („Prometheus-Effekt", s. Kap. 2.2) ist es heute möglich, in einer nicht-zirrhotischen Leber bis zu 80 % (Trisegmentektomie) des Lebergewebes zu resezieren.

Die **Blutversorgung** der Leber erfolgt durch die A. hepatica und Vena portae (s. Kap. 35). Der Gesamtblutdurchfluß durch die Leber beträgt etwa 25 % des Herzzeitvolumens. In dem sog. Glisson-System, bestehend aus Arterie, Pfortader und Gallengang, ist die Pfortader als kaliberstärkstes und funktionell wichtigstes Gefäß die Leitschiene für die chirurgisch-anatomische Betrachtung (Abb. 34.1 b).

Nachbarorgane der Leber sind dorsal die rechte Niere und Nebenniere sowie die V. cava, medial der Magen und kaudal Duodenum und Querkolon. Nach ventral und lateral ist die Leber vorwiegend von Rippen bedeckt, weshalb bei Rippenfrakturen häufig eine Mitverletzungen der Leber auftritt. Nur im Epigastrium liegt ein kleiner Bereich der Leber direkt unter der vorderen Bauchwand.

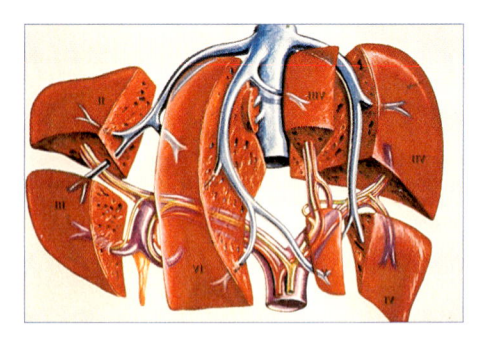

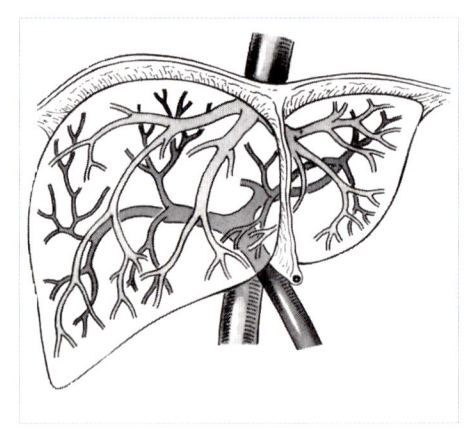

Abb. 34.1 a,b
Anatomie der Leber
a Segmentgliederung nach Couinaud
b Venöse Versorgung der Leber.
Pfortader = dunkelgrau, Lebervenen = hellgrau

Physiologie und Pathophysiologie

2 Physiologie und Pathophysiologie

2.1 Stoffwechselfunktionen

Die Leber als wichtiges Stoffwechselorgan des Organismus hat folgende Hauptfunktionen:

- **Speicherung:** Die Leber speichert Glykogen, Fett, möglicherweise auch Proteine, Vitamine und andere Substanzen, die für Blutbildung und Regeneration notwendig sind. Hinsichtlich der Hämodynamik stellt die Leber ein wichtiges Blutdepot dar.
- **Synthese:** Die Leber produziert Plasmaproteine, zum Beispiel Albumin, Alpha- und Beta-Globuline, Transferrin, Prothrombin, Fibrinogen und andere Gerinnungsfaktoren, außerdem Pseudocholinesterase, Zäruloplasmin, Cholesterin, Gallensäuren, Heparin u.ä.m.
- **Gallenexkretion:** In der Leber wird die Galle gebildet und über die Gallenwege ausgeschieden. Mit der Galle werden Gallensäuren, Cholesterin und Bilirubin sezerniert. Zusätzlich werden über die Galle eine Vielzahl von Enzymen und anderen Substanzen ausgeschieden.
- **Entgiftung:** Durch Glukuronierung und Oxidation können Giftstoffe abgebaut und in gallengängiger Form ausgeschieden werden. Eine weitere Entgiftungsmöglichkeit von Schadstoffen besteht in der Phagozytose, die insbesondere den v. Kupffer-Sternzellen möglich ist.
- **Blutzellenbildung:** Neben dem roten Knochenmark hat auch die Leber eine wichtige Funktion bei der Erythropoese, vor allem im Kindesalter. Zusätzlich ist sie am Blutzellabbau mit ihrem histiozytären System beteiligt.
- **Metabolismus:** Stoffwechselfunktionen der Leber sind Proteinolyse, Aminosäureaufbau, Glukoneogenese, Harnstoffbildung, Lipolyse, Lipidsynthese, Cholesterinsynthese, Glukogenspeicherung und vieles mehr.

Ein Funktionsausfall der Leber ist nicht mit dem Leben vereinbar!

2.2 Leberausfall

Der partielle oder totale Ausfall der Leber ist eines der am meisten gefürchteten Krankheitsbilder. Anders als bei der Niere steht eine „künstliche Leber" trotz aller Bemühungen noch nicht routinemäßig zur Verfügung. Die vitalen Funktionen können überdies von keinem anderen Organ übernommen werden. Ein kompletter Leberausfall führt ohne Transplantation oder heterologe Leberperfusion (s. weiter unten und Kap. 9) unweigerlich zum Tod. (Abb. 34.2, 34.3). Am Versuchstier zeigt sich die Sequenz der Ereignisse nach experimenteller Hepatektomie wie folgt:
1. Innerhalb weniger Stunden schwerste Hypoglykämie (Blutzucker unter 30 mg% entsprechend 1,67 mmol/l), Adynamie, Konvulsionen und Exitus letalis im hypoglykämischen Koma.

Abb. 34.2
Patient mit fortgeschrittener Leberzirrhose Child C, portaler Hypertension und beginnendem Leberausfall

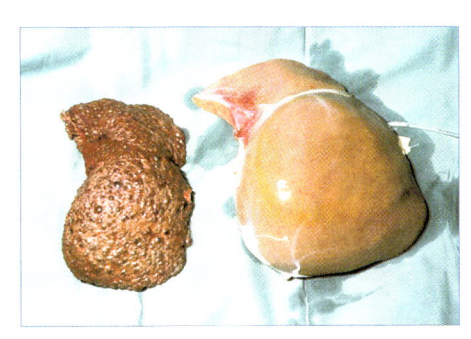

Abb. 34.3
Explantierte Leber bei Leberausfall (links) und zu implantierende gesunde Leber (rechts)

2. Im Serum Absinken des Harnstoffs und Zunahme des Aminosäurespiegels durch fehlende Desaminierung.
3. Anstieg des Serum-Bilirubins.
4. Blutgerinnungsstörungen durch Abfall von Prothrombin und Fibrinogen.
5. Tachykardie mit Pulsfrequenzen über 150/min, Hypothermie mit Temperaturen unter 36 °C.
6. Terminale Niereninsuffizienz (hepatorenales Syndrom), respiratorische Insuffizienz, Herzkreislaufversagen.

Die Leber besitzt eine große physiologische Reserve und regeneratorische Potenz. Nach Leberteilresektion von bis 75 % kommt es durch vermehrte Mitosen der Leberzellen im Resektionsrand schon nach 6 bis 8 Wochen zur weitgehenden Regeneration („**Prometheus-Effekt**")* (Abb. 34.4 a,b).

> Parenchymverluste bis zu 75 % regenerierbar (Prometheus-Effekt)

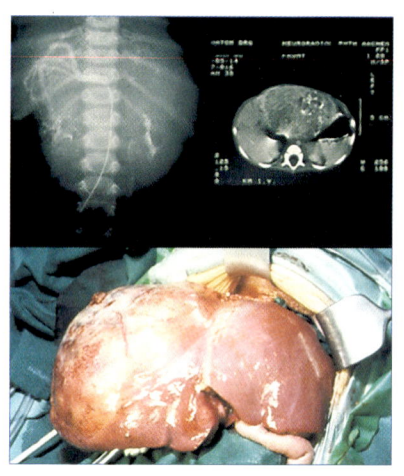

Abb. 34.4 a
Oben: Computertomographie bei großem Hepatoblastom rechter Leberlappen bei 2jährigem Kind
Unten: Operationspräparat mit ausgedehntem Tumor bei Kompression des linken Lappens. Durchführung einer Hemihepatektomie links

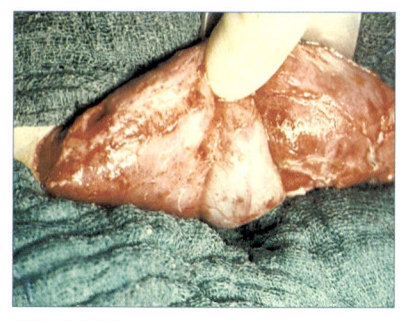

Abb. 34.4 b
Second look-Operation 6 Monate später bei (nicht bestätigtem) Rezidivverdacht mit deutlicher Hypertrophie und Regeneration der linken Leber.

3 Diagnostik

3.1 Klinische Untersuchung

Anamnese: Druckgefühl und Schmerzen im rechten Oberbauch? Schwäche? Übelkeit? Juckreiz? Gelbverfärbung von Skleren und Haut? Speisenunverträglichkeit? Tägliche Alkoholmengen? Medikamente? Drogenmißbrauch? Kontakt mit industriellen Lebergiftstoffen wie Insektiziden o.ä.? Kontakt zu Patienten mit infektiöser Hepatitis? Reisen in Länder der dritten Welt? Injektionen beziehungsweise Bluttransfusionen erhalten?

Inspektion, Perkussion und Palpation: Hautfarbe, Skleren, Spider Naevi, Palmarerythem, Kratzspuren an der Haut, Stuhl und Urinfarbe, Aszites, Foetor ex ore (süßlicher Geruch nach Äpfeln), Milzvergrößerung.

Eine normal große Leber schließt mit dem rechten Rippenbogen ab. Während der Inspiration ist der Leberrand in der Medioklavikularlinie unter dem rechten Rippenbogen palpabel, der Rand ist scharf, nicht druckdolent, die Oberfläche ist glatt. Entzündliche Veränderungen führen im rechten Oberbauch zu lokaler Abwehrspannung mit Klopfschmerz. Bei Leberzirrhose kann die Leberoberfläche fein- oder grobhöckrig durch die dünne Bauchdecke palpabel sein; der Rand ist plump.

Der **Ikterus**, d.h. die Gelbsucht (s. Kap. 33), ist das wichtigste klinische Symptom von Erkrankungen der Leber. Gelbfärbung der Haut, Skleren und Schleimhäute durch Bilirubinablagerung. Ein Sklerenikterus ist nur dann sichtbar, wenn die Serum-Bilirubin-

---

*) Prometheus („Der Vorausdenkende"), der den Menschen das Feuer gebracht hatte, wurde dafür zur Strafe von Hephaistos, dem Schmied, an den Kaukasus gekettet. Täglich kam ein Adler und fraß an seiner Leber, die jedoch immer wieder nachwuchs.

Diagnostik

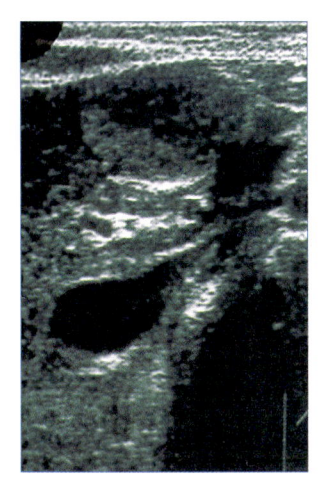

34 Leber

Abb. 34.5 a–d
Leberhämangiom im Segment II und III der linken Leber
a Sonographie

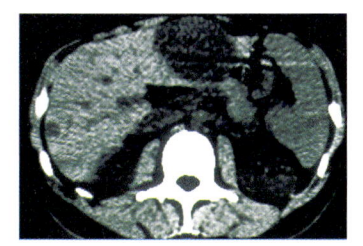

b Nativ-Computertomogramm

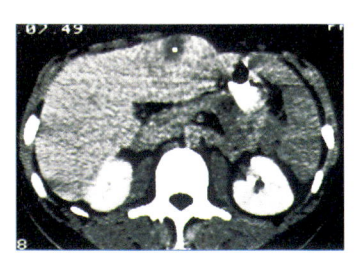

c Angio-Computertomogramm (Frühphase)

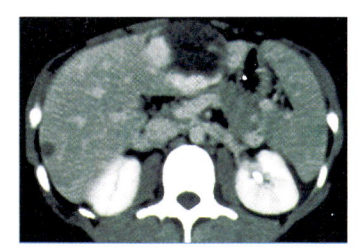

d Angio-Computertomogramm (Spätphase) mit rascher Ausflutung des Kontrastmittels im Hämangiom durch höheren Blutflow.

werte über 2 mg% (= 34 µmol/l) erhöht sind. Man unterscheidet einen hepatozellulären Rubin-Ikterus (rötlich gefärbt) vom extrahepatischen Verdin-Ikterus (grün-gelb, grau-gelb oder bronzefarben) bei Verschlußsymptomatik und dem hämolytischen Ikterus (blaß-gelb). Pathophysiologisch werden folgende Formen des Ikterus unterschieden:

- **Cholestatischer extrahepatischer Ikterus:** (= Verschlußikterus) (s.a. Kap. 33). Ursachen: Pankreaskopftumoren, Tumoren der Papilla Vateri, Choledocholithiasis, Gallengangstumor, Cholangitiden, Kompression des Ductus hepaticus durch Lebertumore oder Metastasen.
- **Cholestatischer intrahepatischer Ikterus**
  Ursachen: Primäre Lebertumoren, Metastasen, Tumoren des intrahepatischen Gallengangsystems, kongenitale biliäre Atresien, sklerosierende Cholangitis, benigne, familiäre, rezidivierende Cholestase und ähnliches.
- **Hepatozellulärer intrahepatischer Ikterus**
  Ursachen: Infektiöse Hepatitis, toxische Hepatitis, Drogenhepatitis, Leberzirrhose, familiäre Hyperbilirubinämien, z. B. Morbus Meulengracht, Dubin-Johnson-Syndrom, Rotor-Syndrom etc.

3.2 Labordiagnostik

- **Allgemein:** Blutbild, BSG, Differentialblutbild, Thrombozyten
- **Exkretion:** Direktes und indirektes Serum-Bilirubin, Gallenfarbstoffe in Stuhl und Harn, Bromsulfophtaleintest, Indocyanin-Grün-Test, MEGX-Test, Leber-Sequenzszintigraphie.
- **Enzyme:** Transaminasen, SGOT, SGPT, alkalische Phosphatase, Gamma-Glutamyl-Transpeptidase (γ-GT), Pseudocholinesterase.
- **Lipidstoffwechsel:** Serumcholesterin, Lipidelektrophorese.
- **Eiweißstoffwechsel:** Eiweißelektrophorese, Serum-Aminosäurebestimmung, Serum-Ammoniakbestimmung (arteriell-venös).
- **Blutgerinnung:** Gerinnungsstatus und Bestimmung der einzelnen Blutgerinnungsfaktoren (III, V, VII, X). Eisen-/Kupferbestimmung.

3.3 Weitere diagnostische Verfahren

- **Sonographie:** Parenchymstruktur? Gestaute intrahepatische Gallenwege? Subkapsuläres Hämatom? Aszites? (Abb. 34.5 a).
- **Computertomographie:** mit Kontrastmittelbolus zum Nachweis intraparenchymatöser Raumforderungen (Abb. 34.5 b–d).
- **Gallenwegsdiagnostik:** ERCP, PTC (s. Kap. 33).
- **Arteriographie:** Meist in Form der Zöliakographie, selektiven Hepatikographie oder indirekten Splenoportographie (atypische Leberarterien?).
- **Perkutane Leberbiopsie.**
- **Laparoskopie mit Leberbiopsie.**
- **Peritoneallavage** bei Verdacht auf Leberruptur (s. Kap. 31).
- **Antikörpernachweis** durch KBR (= Komplementbindungsreaktion).

4 Leberverletzungen

Leberverletzungen werden unterteilt in:
- stumpfes Lebertrauma
- perforierendes Lebertrauma

Hauptursachen **stumpfer Lebertraumen** sind Dezelerationstraumen (Verkehrsunfall, Sturz aus großer Höhe etc.) und Kompressionsverletzungen der unteren Thoraxapertur (rechtsseitige Prellmarken und Rippenfrakturen), meist (> 80 %) zusätzliche Verletzungen anderer Organe. Die Maximalform des stumpfen Lebertraumas ist die Berstung der Leber in Kombination mit einem Ausriß aus dem Halteapparat.

Perforierende Verletzungen der Leber entstehen überwiegend durch Schuß-, Stich- oder Punktionsverletzungen der Leber.

Bei etwa 20 % aller Patienten mit einem stumpfen Bauchtrauma und bei 30 % der perforierenden Abdominaltraumen muß mit einer Leberverletzung gerechnet werden.

4.1 Klassifizierung

Für die differenzierte chirurgische Therapie ist die Klassifizierung der Leberverletzung heute unabdingbar. Eine grobe klinische Einteilung berücksichtigt:
- leichte Verletzungen (= keine aktive Blutung),
- mittelschwere Verletzungen (= aktive, kompensierbare Blutung), Abb. 34.6 a,b.
- schwere Verletzungen (= progrediente oder massive aktive Blutung), Abb. 34.7.

Eine differenzierte Klassifizierung nach Moore unterscheidet fünf Schweregrade (s. Tab. 34.1).

In einer größeren, auf die Versorgung von Polytraumen spezialisierten Klinik sind etwa 60 % der Verletzungen den Schweregraden I und II, 15 % dem Grad III und 25 % den schweren Leberverletzungen (Grad IV und V) zuzuordnen.

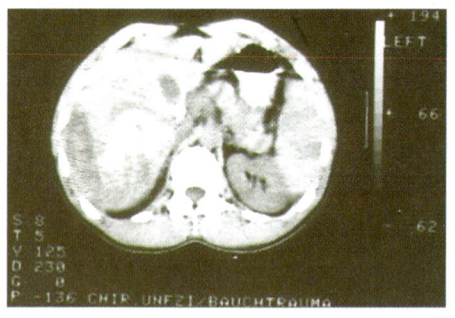

Abb. 34.6 a, b
a Polytrauma mit Leberruptur und Hämatom Segment VII im Computertomogramm

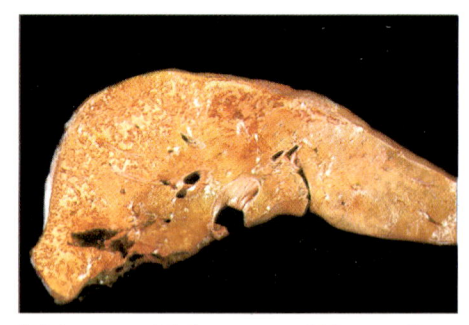

b Polytrauma mit Leberruptur und Hämatom Segment VII dorsale rechte Leber

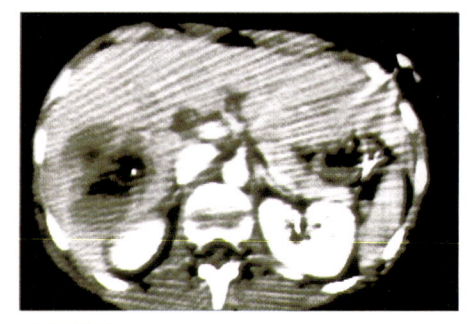

Abb. 34.7
Leberhämatom Segment VI, VII, VIII rechter Leberlappen mit Wühlblutung („wachsendes Hämatom")

Leberverletzungen 34 Leber 971

Tab. 34.1 Klassifizierung der Leberverletzungen nach Moore

Grad I:
Kapselverletzung
Oberflächliche Parenchymeinrisse (< 1 cm)
Keine aktive Blutung

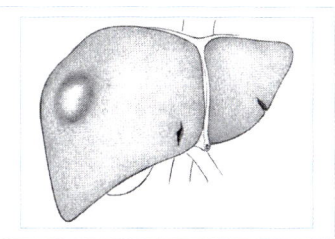

Grad II:
Parenchymeinrisse (1–3 cm tief)
Periphere penetrierende Verletzungen
Subkapsuläre Hämatome < 10 cm
Keine aktive Blutung

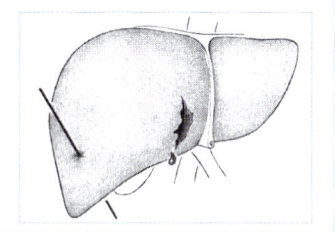

Grad III:
Parenchymeinrisse größer als 3 cm
Zentral perforierende Verletzungen
Subkapsuläre Hämatome >10 cm
("nicht-wachsende Hämatome")
Aktive Blutung

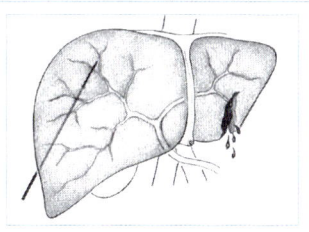

Grad IV:
Ausgedehnte Zerstörung eines Leberlappens
Massives zentrales Hämatom ("wachsendes Hämatom")

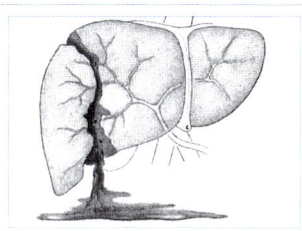

Grad V:
Extensive Zerstörung beider Leberlappen
Verletzungen der retrohepatischen V. cava
Verletzungen der großen Lebervenen

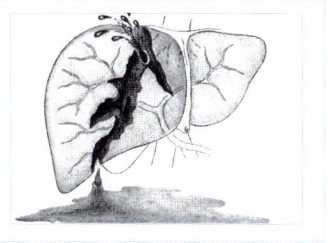

4.2 Therapie der Leberverletzungen

4.2.1 Notfallmanagement

40–50 % der betroffenen Patienten weisen zum Zeitpunkt der Erstversorgung einen manifesten Volumenmangelschock infolge der Leberverletzung und/oder begleitender Verletzungen auf. Die Notfallversorgung muß in diesen Fällen so rasch wie möglich die Voraussetzungen für eine operative Intervention gewährleisten:
- Intubation und Beatmung.
- Lokalisation der Blutung durch Sonographie (intraabdominell, intrathorakal).
- Ausschluß bzw. Therapie eines Thoraxtraumas (Hämato-/Pneumothorax, ggf. Bülau-Drainagen).
- Blutentnahme (Konservenbereitstellung, nicht jedoch zur Bestimmung des Hb-Gehaltes! Bei Verlust von Vollblut bleibt der Hämoglobinwert akut konstant!).

> Der Hb-Gehalt erlaubt zu diesem Zeitpunkt keine Aussage über den Umfang des Blutverlustes

- Großlumige Zugänge sichern großzügigere Volumen. **Im Notfall:** ungekreuzte Konserven der Blutgruppe 0 Rhesus negativ. Der Versuch, im Notfallraum die Kreislaufverhältnisse zu stabilisieren, um „Operabilität herzustellen", ist frustran, da nur die Operation den Blutverlust stoppen kann.

Abb. 34.8
Packing bei Leberruptur
Findet sich eine Totalzerreißung der Leber, so empfiehlt sich eine komprimierende Verpackung der Leber (Packing) zur Reduktion der Blutung und die anschließende Verlegung in ein leberchirurgisches Zentrum. Auch hier wird meist bei totaler Zerreißung der Leber erst ein Packing durchgeführt, um unter Stabilisation der Kreislaufverhältnisse und Gerinnungssituation, Organisation der Blutkonserven und Vorbereitung der Operation und Anästhesie bessere Ausgangsbedingungen herbeizuführen. Danach ist unter optimalen Bedingungen bei Ausklemmen der infra- und suprahepatischen V. cava und des Lig. gastroduodenale die Leber zu inspizieren und die Erhaltbarkeit der einzelnen Abschnitte zu beurteilen. Das Packing erfolgt mit feuchten Bauchtüchern, die in großen Mengen subphrenisch und subhepatisch plaziert werden, bis die Blutung steht. Die Bauchdecken müssen fest genug verschlossen werden, um den Bauchtüchern einen ausreichenden Gegendruck zu bieten.

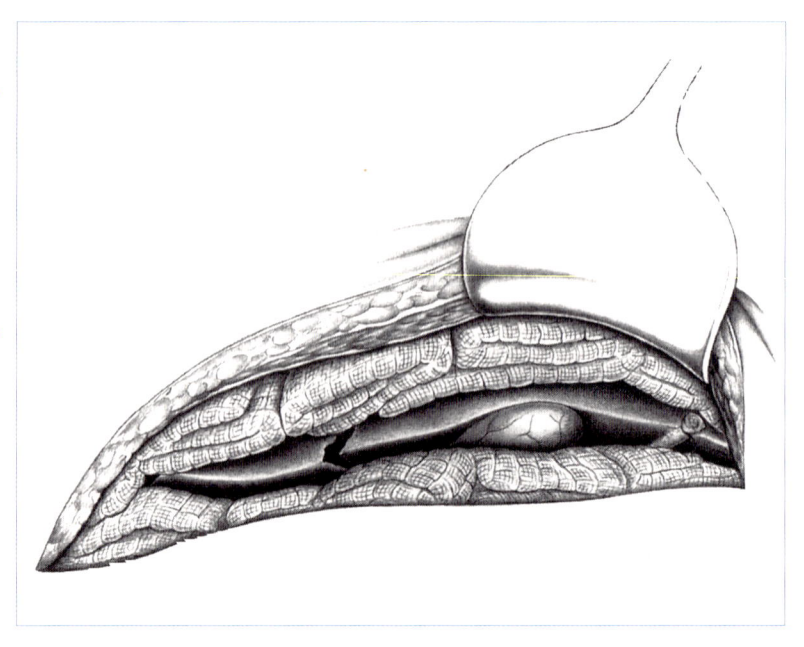

- Im Zentrum der Versorgung einer massiven intraabdominellen Blutung steht die operative Blutstillung. Keine Verlegung ohne präliminare Blutstillung, evtl. „perihepatic packing" (s. Abb. 34.8).

Massive Blutung bei Leberverletzungen:
Nur die Operation stabilisiert – nicht die Konserven im Schockraum!

- Hämodynamisch stabile Patienten mit leichten oder mittelschweren intraabdominellen Verletzungen sollten dagegen zunächst diagnostisch abgeklärt werden. Sonographie oder Lavage des Abdomens, konventionelle Röntgenuntersuchungen und eine Computertomographie orientieren über Art und Ausmaß der Leberverletzung und eventuelle Begleitverletzungen. Mit diesen Informationen kann unter intensiver Überwachung das therapeutische Konzept festgelegt werden.

4.2.2 Konservative Therapie

Kriterien für die konservative Therapie einer Leberverletzung sind:
- hämodynamisch stabiler Patient.
- keine aktive Blutung (Schweregrad I und II).
- Intraperitonealer Blutverlust < 250 ml.
- Keine operationspflichtigen intraperitonealen Begleitverletzungen.

Erfüllt ein Patient diese Kriterien, darf unter intensivmedizinischer Überwachung und regelmäßigen sonographischen (oder computertomographischen) Kontrollen eine konservative Therapie eingeleitet werden. Bei jeder Änderung des Befundes („wachsendes Hämatom", sekundär rupturiertes subkapsuläres Hämatom) muß eventuell operativ interveniert werden (s. a. Abb. 34.7). Unter solch strengen Kriterien zeigt die konservative Therapie von Leberverletzungen gute Ergebnisse.

4.2.3 Operative Therapie

- **Parenchymverletzungen (Schweregrad III und IV):**

Die Mehrzahl aktiver Blutungen im Rahmen einer Leberverletzung entstammt dem Parenchym (Parenchymzerreißungen, zentrale Hämatome, etc.) und kann demzufolge mit Standardtechniken behoben werden. Nach Klärung der Blutungsursache kann eine temporäre Blutstillung durch vaskuläre Okklusion der Leberpforte **(Pringle-Manöver,** Abb. 34.9) erzielt werden. Oberster Grundsatz ist hierbei, das blutende Gefäß selbst gezielt und unter Sicht zu versorgen, auch wenn das eine Vergrößerung der Leberwunde (z.B. bei Stich- oder Schußverletzungen) erfordert. Ungezielte und oberflächliche Nähte bergen mehr Risiken als Nutzen. Auch ausgedehnte, typische Resektionen bergen in der Notfallsituation ein hohes Risiko und sollten nicht durchgeführt werden. Allenfalls ist eine sog. „Débridement-Resektion" nekrotischer Leberanteile gerechtfertigt. Kann die Blutung nicht definitiv gestillt werden, Tamponade der Leber mit Bauchtüchern über einer Plastikfolie **(perihepatic packing)** und Revision nach Stabilisierung bzw. nach Verlegung in ein spezialisiertes Zentrum (Abb. 34.8). Cave: Untere Einflußstauung durch Kavakompression, Durchblutungsstörung durch Pfortaderkompression, Infektion!

- **Verletzungen großer Gefäße (Schweregrad V):**

Größere Verletzungen der V. cava oder der zentralen Lebervenen führen sofort zu einer massiven, lebensbedrohlichen Blutung, unter der ein Teil der Patienten die definitive Versorgung nicht mehr erreicht. Intraoperativ ergibt sich der Verdacht auf eine solche Verletzung sofort, wenn auch nach Okklusion des Lig. hepatoduodenale (Verschluß arterieller und portalvenöser Blutungsquellen) die Blutung weiterbesteht. In diesen Fällen muß die Leber kurzfristig aus der gesamten Durchblutung ausgeklemmt werden (Abklemmen der V. cava und der zentralen Lebervenen, Pringle-Manöver), um die Blutungsquelle versorgen zu können.

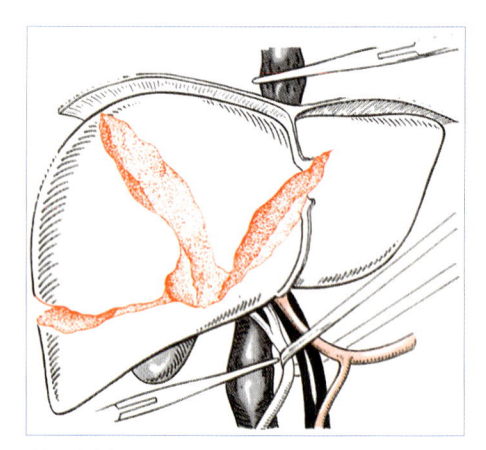

Abb. 34.9
Vollständiges Ausklemmen der Leber aus der Blutzirkulation (Pringle-Manöver der Leberpforte, Abklemmen der infra- und suprahepatischen V. cava)

4.3 Prognose

Leichte Verletzungen der Leber weisen unter konservativer und operativer Therapie nur minimale Letalitätsziffern auf (0,4 %–5 %). Der Schweregrad III ist mit einer Letalität von bis zu 10 % behaftet, während sie bei höheren Schweregraden sprunghaft ansteigt (Grad IV: 30 %–60 %; Grad V: 65 %–90 %).

Tab. 34.2 Klassifikation der Leberzysten

I.	Kongenitale Leberzysten
I.1	Parenchymzysten (dysontogenetische Zysten)
I.2	Gallengangszysten (Caroli-Syndrom)
II.	Erworbene Leberzysten
II.1	Entzündlich
II.2	Neoplastisch
II.3	Traumatisch

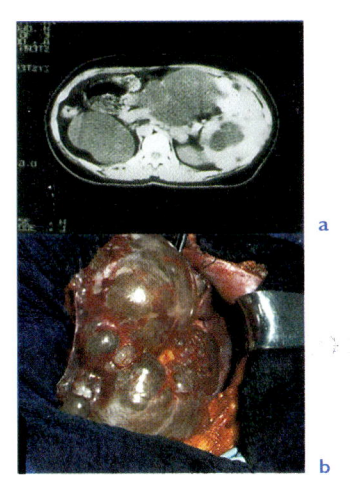

Abb. 34.10 a,b
Zystenleber:
a Computertomogramm
b Operationssitus

5 Leberzysten

Entsprechend ihrer ätiologischen und pathologisch-anatomischen Besonderheiten werden Leberzysten in unterschiedliche Kategorien eingeteilt (Tab. 34.2).

5.1 Kongenitale Parenchymzysten

Kongenitale Parenchymzysten (= dysontogenetische Zysten) werden in solitäre und polyzystische Veränderungen unterteilt.

- **Solitäre Zysten** treten zumeist multilokulär und bevorzugt im rechten Leberlappen auf (Abb. 34.10). Sie werden als kongenitale Malformationen des Gallenganges angesehen, da sie ein einschichtiges kubisches Epithel, eine Basalmembran und eine fibröse Kapsel besitzen. Sie wachsen langsam und werden selten symptomatisch (geringe Gefahr von Leberatrophie, Blutung oder Zystenruptur). Kleine Zysten sollten kontrolliert werden (Sonographie, CT). Große solitäre Zysten stellen eine Indikation zur Operation dar. Hierbei wird die Zyste entfernt (Zystektomie) oder eröffnet und mit einer Netzplombe versorgt (Zystenentdachung). Resezierte Zystenanteile und der Zysteninhalt sollten immer für die histologische Untersuchung asserviert werden (Ausschluß eines Zystadenokarzinoms!). Alternativ wird dieser Eingriff heute laparoskopisch oder in Ausnahmefällen perkutan (Punktion und Versiegelung, z.B. mit Fibrinkleber) durchgeführt.
- **Polyzystische Erkrankungen** können sich im Kindesalter (autosomal rezessiv vererbt) oder beim Erwachsenen (autosomal dominant vererbt) manifestieren. Sie sind in der Regel mit zystischen Veränderungen anderer Organe (z.B. Niere) vergesellschaftet. Während im Kindesalter wegen der fatalen Progredienz die Lebertransplantation indiziert ist, sollte eine chirurgische Intervention beim Erwachsenen nur dann erfolgen, wenn lokale Komplikationen (z.B. Ikterus) auftreten.

5.2 Erworbene Zysten

5.2.1 Echinokokkuszyste (s.a. Kap. 7)

Erreger dieser Infektion sind **Echinococcus granulosus** („Hundebandwurm") und **Echinococcus multilocularis** („Fuchsbandwurm"). Nach Fraß finnenhaltigen Fleisches entwickelt sich im Darm der Wirtstiere (Hund, Fuchs, Wolf etc.) der Bandwurm. Dieser produziert Eier, die mit dem Kot ausgeschieden werden. Die Entwicklung vom Ei zur Finne erfolgt in einem Zwischenwirt (Mensch und fast alle Warmblüter). Nach der oralen Aufnahme der Eier wird die Eihülle im Magen aufgelöst und die sog. Sechshaken-Larven schlüpfen aus. Sie durchbohren die Darmwand und gelangen über die Pfortader in die Leber. Hier verwandelt sich die Larve des Echinococcus granulosus in die sog. Hydatide (griech.: Wasserblase). Die **Hydatide** (Abb. 34.11) besteht aus einer äußeren Chitinmembran (Cuticula) und einer inneren Keimschicht, aus der sich die infektiösen **Skolizes** (bis 400/cm^3) entwickeln. Beim E. multilocularis können sich auch nach außen hin Blasen entwickeln, so daß daraus ein infiltrierendes Wachstum resultiert (alveoläres Wachstum). Die Skolizes können nach einiger Zeit absterben und so ihre Infektiosität verlieren.

Neben der Leber als dem ersten Filter ist auch eine Streuung in den großen Kreislauf möglich, so daß Hydatiden in nahezu allen Organen auftreten können (Lunge, Gehirn, Milz, Niere, etc.).

Klinik: Die zumeist unspezifischen Symptome bestehen beim Leberbefall in Druckgefühl im Oberbauch mit evtl. einem palpablen Tumor. Gefäßkompressionen durch den Tumor führen zu Durchblutungsstörung. Rupturiert eine Hydatide, können eine Urtikaria oder sogar ein anaphylaktischer Schock resultieren. Bei Perforation einer Zyste in den Gallengang kann ein Ikterus bzw. eine Cholangitis entstehen. Stirbt der Echinokokkus, kann die Zystenwand verkalken.

Diagnostik: Sonographie, Computertomographie (Abb. 34.12), Serologie (Arc-5-Antikörper, parasitenspezifisches IgE, indirekte Hämagglutination [IHA], indirekter Immunfluoreszenztest). Eine Probepunktion ist wegen potentieller Erregerverschleppung bzw. der Gefahr einer anaphylaktischen Reaktion absolut kontraindiziert!

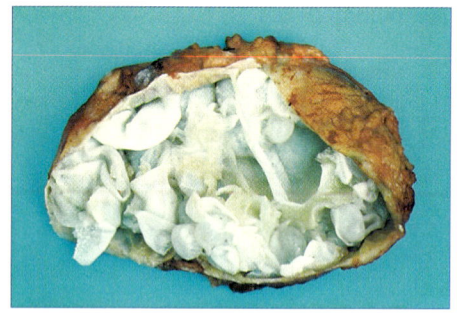

Abb. 34.11
Echinokokkuszyste der Leber (Operationspräparat)

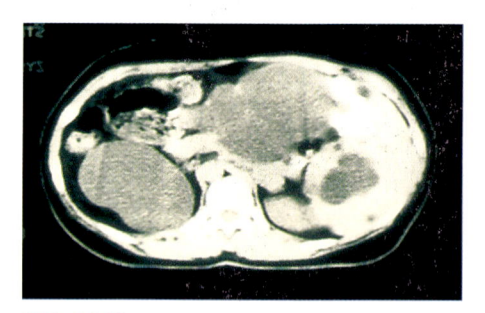

Abb. 34.12
Computertomogramm bei Echinococcus cysticus der Leber

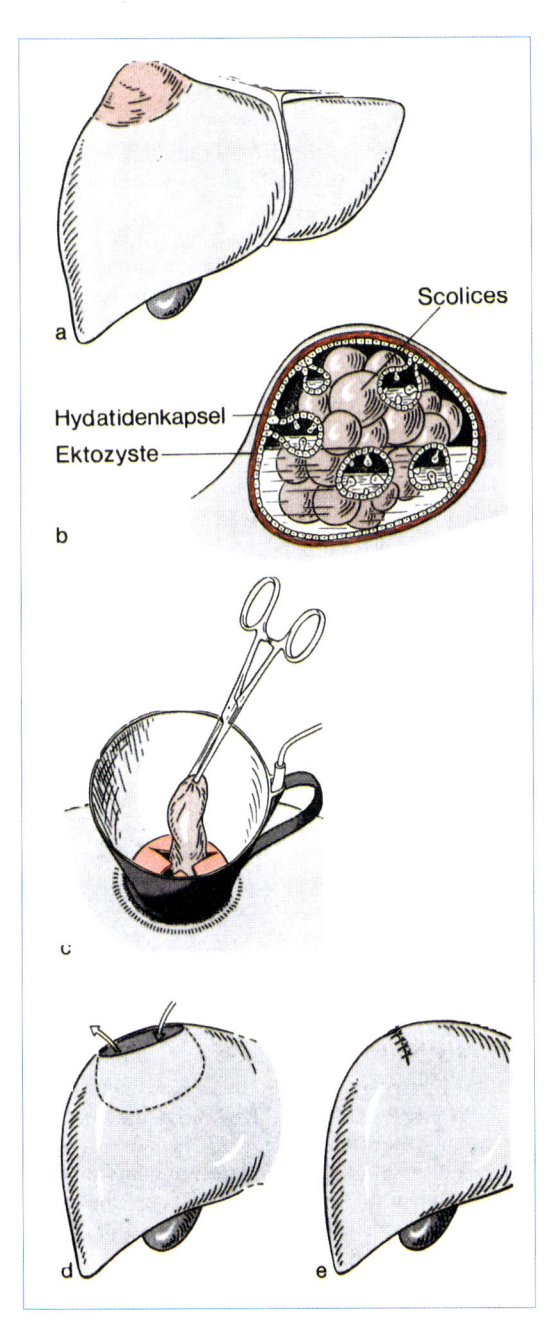

Leberzysten

Therapie:

- Die Indikation zur operativen Therapie ergibt sich bei **Echinococcus granulosus** nicht nur aus dem lokal verdrängenden Wachstum der bis kopfgroßen Hydatiden und den daraus resultierenden lokalen Komplikationen, sondern in erster Linie aus der Gefahr eines anaphylaktischen Schockes mit hoher Letalität bei Ruptur der Zyste.
  Die operative Therapie (Abb. 34.13) muß unter Vermeidung einer intraoperativen Streuung die Erreger suffizient abtöten und zumindest die Keimschicht vollständig entfernen. Die Abtötung der Erreger gelingt durch Instillation von hyperosmolaren Lösungen (NaCl 20%, Glucose 40% etc). **Zentrale Echinokokkuszysten** werden dann nach Eröffnung der Bindegewebskapsel (Perizystotomie) mit der Entfernung der Keimschicht (Zystektomie) behandelt und durch Einlage einer Netzplombe versiegelt. Die Rezidivquote liegt bei 10%.
  Periphere Zysten sollten einschließlich der umgebenden Bindegewebskapsel (Zysto-Perizystektomie, Abb. 34.14) reseziert werden (Rezidivquote: 0%).
- Der **Echinococcus multilocularis** muß operativ wie ein Karzinom behandelt werden, d.h. in der Regel durch eine Leberteilresektion. Unbehandelt liegt die Letalität bei 50–75%!
- Die konservative Therapie kann mit Mebendazol erfolgen. Dieses wirkt jedoch parasitostatisch und muß daher bis zu 2 Jahre eingenommen werden.

Prognose: Gut; Rezidivgefahr bei Kontamination des Bauchraumes; Letalität: 3–4%.

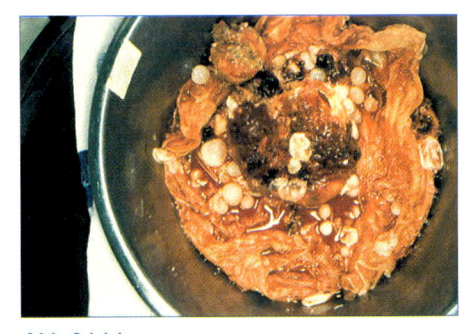

Abb. 34.13 a–e
Chirurgie der Echinokokkuszyste:
a Befund
b Querschnitt durch die Zyste
c Eröffnung der Zyste nach Injektion hyperosmolarer Lösung (NaCl 20%, Silbernitrat 0,5% oder Glukose 40%) zur Abtötung der Erreger
d Zystektomie
e Nahtverschluß

Abb. 34.14
Perizystektomie einer Echinokokkuszyste mit Operationspräparat und zahlreichen abgetöteten Skolizes

6 Leberabszesse

Inzidenz: Ca. 5–10 Fälle pro 100 000 Krankenhauseinweisungen. Die Abszesse treten solitär (60 %) oder multipel (40 %) auf, wobei der rechte Leberlappen deutlich bevorzugte Lokalisation ist.

Pathogenese: Leberabszesse werden durch Bakterien, Pilze oder Amöben ausgelöst. Die Mehrzahl der bakteriellen (pyogenen) Leberabszesse besitzt eine extrahepatische Ursache (Tab. 34.3) und entsteht durch Keimverschleppung entlang der Pfortader (pylephlebitische Abszesse), der Gallenwege (cholangitische Abszesse) oder als septische Metastasen auf dem Blutweg (hämatogene Abszesse). Selten entstehen sie durch eine direkte Fortleitung (per continuitatem) einer perihepatischen eitrigen Entzündung (subphrenischer oder subhepatischer Abszeß, Gallenblasenempyem) oder ohne eruierbare Ursache (kryptogene Abszesse).

Hauptursache **pylephlebitischer Abszesse** sind Divertikulitis, Morbus Crohn, akute Appendizitis, Colitis ulcerosa und Darmperforationen anderer Ursache.
- **Cholangitische Abszesse** werden zumeist durch eine eitrige Cholangitis oder eine akute Cholezystitis ausgelöst.
- **Hämatogene Abszesse** entstehen insbesondere bei schweren Pneumonien, Endokarditis und Osteomyelitis.

Klinik: Fieber (90 %), Schmerzen im rechten Oberbauch (50 %), Übelkeit (50 %) und ausgeprägtes Krankheitsgefühl sind die klassischen Zeichen des Leberabszesses.

Labor: Leukozytose (80 %), erhöhte alkalische Phosphatase, Anämie/Hypalbuminämie (60 %).

Mikrobiologisch führen gramnegative Aerobier (E. coli, Klebsiellen, Enterobacter etc.) und Anaerobier (z.B. Bacteroides). Positive Blutkulturen finden sich bei jedem zweiten Patienten.

Bildgebende Diagnostik: Die Ultraschalluntersuchung ist die Methode der Wahl zum Nachweis eines Leberabszesses (Spezifität und Sensitivität: 85–95 %). In schwierigen Situationen (kleine dorsokraniale Abszesse in der Nähe des Zwerchfells) ist eine Computertomographie indiziert. In der Thoraxaufnahme kann ein rechtsseitiger Zwerchfellhochstand mit begleitendem **sympathischem Erguß** bzw. eine Unterlappenatelektase (Kompressionsatelektase) nachgewiesen werden.

Therapie: Pyogene Leberabszesse werden unter adjuvanter antibiotischer Therapie drainiert **(Ubi pus, ibi evacua)**. Zwei Methoden stehen hierfür grundsätzlich zur Verfügung:
1. Die operative Abszeßdrainage (OAD) (Abb. 34.15),
2. Die perkutane transhepatische Abszeßdrainage (PAD).

Tab. 34.3 Pathogenetische Einteilung der Leberabszesse

- cholangitisch
- pylephlebitisch
- hämatogen
- posttraumatisch
- per continuitatem
- kryptogen

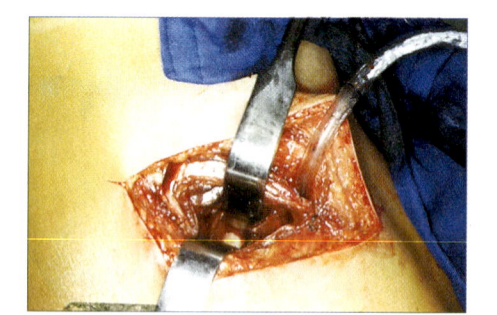

Abb. 34.15
Operative Marsupialisation bei bilokular gekammertem Leberabszeß rechte Leber

Leberabszesse

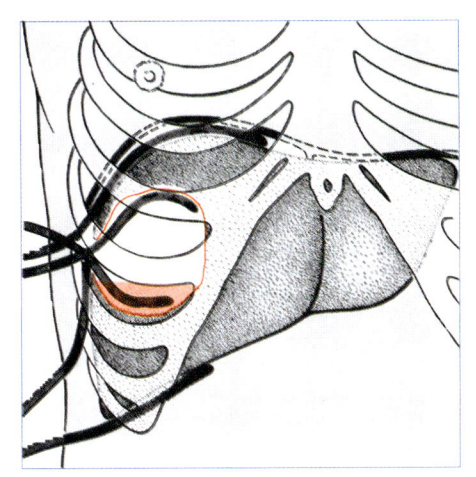

Abb. 34.16
Operative Abszeßdrainage mit intra- und perihepatischer Drainage

- **Operative Abszeßdrainage (OAD)**
  Die chirurgische Abszeßdrainage ist immer dann indiziert, wenn neben der Drainage eines fortgeleiteten Abszesses auch dessen Ursache behandelt werden muß (z.B. Appendizitis, Divertikulitis, Cholezystitis etc.) oder eine PAD (s.u.) nicht möglich ist (multiple Abszesse, gekammerte Abszesse, hochvisköser Abszeßinhalt, verdickte, nicht kollapsfähige Abszeßmembranen). Wird ein zentraler Abszeß nicht sofort gefunden, kann er mit Hilfe der intraoperativen Sonographie nachgewiesen werden. Nach stumpfer Eröffnung der Abszeßhöhle auf dem kürzesten und ungefährlichsten Weg wird ein Abstrich entnommen, die Abszeßhöhle gespült und drainiert (Abb. 34.16). Die Effektivität der operativen Abszeßdrainage liegt bei etwa 90 %.
- **Perkutane Abszeßdrainage (PAD)**
  Indikationskriterien sind
  – Solitäre Abszesse
  – nicht gekammerte Abszesse
  – flüssiger Inhalt
  – kollapsfähige Abszeßmembran
  – gefahrloser Punktionsweg.

Sonographie- oder CT-gesteuert wird ein möglichst dicker Katheter (van-Sonnenberg-Katheter) in die Abszeßhöhle gelegt. Nach Aspiration und Materialgewinnung für die mikrobiologische Untersuchung wird die Abszeßhöhle über den Katheter gespült. Die Methode ist erfolgreich, wenn die klinischen Symptome Fieber und Leukozytose innerhalb von 48 Stunden abgeklungen oder deutlich reduziert sind. Der Katheter wird entfernt, wenn die Abszeßhöhle kollabiert ist (Kontrastdarstellung), Fieber und Leukozytose fehlen und keine Sekretion über den Katheter mehr nachweisbar ist.

Die **antibiotische Therapie** wird eingeleitet, wenn Material zur mikrobiologischen Untersuchung asserviert wurde. Sie erfolgt zunächst ungezielt und wird nach Eintreffen des Resistogramms bei Bedarf umgestellt. Sie sollte nach dem Kollaps der Abszeßhöhle noch für etwa 7 Tage weitergeführt werden.

Amöbenabszeß

Der durch eine Amöbeninfektion (Entamoeba histolytica) ausgelöste Leberabszeß stellt eine Sonderform dar, da die Behandlung grundsätzlich konservativ ist. Die Infektion kann serologisch von pyogenen Infektionskrankheiten differenziert werden.

Schon **bei Verdacht** sollte noch vor Eintreffen des serologischen Ergebnisses die Behandlung mit Metronidazol eingeleitet werden. Die Klinik bessert sich nach 4–5 Tagen, der Abszeß verkleinert sich nach 7–10 Tagen. Eine perkutane oder operative Drainage erfolgt nur aus differentialdiagnostischen Erwägungen oder bei Komplikationen (bakterielle Superinfektion, Ruptur etc.).

7 Tumoren

7.1 Benigne Tumoren

Benigne Tumoren der Leber werden pathologisch-anatomisch in drei Hauptgruppen unterteilt (Tab. 34.4).

7.1.1 Fokal noduläre Hyperplasie

Die fokal noduläre Hyperplasie (FNH) besteht aus nodulären Anhäufungen von Hepatozyten, Kupffer-Zellen und Gallengängen, die durch stark vaskularisierte Septen voneinander getrennt sind und einen charakteristischen zentralen Bindegewebsnabel aufweisen. Sie tritt bei Frauen 2- bis 8mal häufiger auf als bei Männern. Der Altersgipfel liegt zwischen dem 20. und dem 50. Lebensjahr. 80 % der Tumoren sind kleiner als 5 cm. Ein Wachstum wird während Pubertät und Schwangerschaft beobachtet, so daß hormonelle Einflüsse diskutiert werden, obwohl ein Bezug zur Einnahme von oralen Kontrazeptiva nicht gesichert ist.
Diagnostik: Sonographie, Computertomographie und hepatobiliäre Sequenzszintigraphie, Biopsie zur Sicherung ergibt meist nur den Nachweis regulärer Hepatozyten.
Therapie: Konservativ. Operative Interventionen bleiben symptomatischen Tumoren, seltenen lokalen Komplikationen oder einer nicht eindeutigen Diagnose (schwierige Differentialdiagnose zum fibrolamellären Leberkarzinom!) vorbehalten. Die sparsame Resektion des Tumors ist in diesen Fällen das Verfahren der Wahl.

7.1.2 Leberzelladenome

Die Entstehung von Leberzelladenomen korreliert mit der Einnahme von oralen Kontrazeptiva bzw. anabolen Hormonen und demzufolge hat ihre Häufigkeit eindeutig zugenommen. Adenome sind Tumoren ohne Galleableitung und demzufolge in der hepatobiliären Sequenzszintigraphie nicht zu sehen.
Klinik: Sie werden meist als „Inzidentalome" im Rahmen einer Sonographie zufällig entdeckt. Das klinische Bild ist unspezifisch und wenig wegweisend.
Diagnostik: Sonographie und Angio-CT oft unspezifisch, evtl. NMR. Ist die Situation nicht eindeutig: Chirurgische Exploration. Im Spontanverlauf werden bis zu 60 % der Patienten symptomatisch und bei einem Drittel sind Ruptur oder Einblutung das erste klinische Zeichen des Leberzelladenoms.
Therapie: Die Indikation zur operativen Entfernung hepatozellulärer Adenome ist bei lokalen Komplikationen (Ruptur!) eindeutig, jedoch beträgt die Letalität bei einer Ruptur bereits 20 %. Wegen der hohen Komplikationsrate im Spontanverlauf, der oft sehr schwierigen Differentialdiagnose zu den hochdifferenzierten Leberzellkarzinomen und der möglichen malignen Transformation in ein Leberzellkarzinom (10 % der chirurgisch entfernten Adenome weisen fokal Karzinomzellen auf) ist die operative Entfernung indiziert.

Tab. 34.4 Klassifizierung der benignen Lebertumoren

I. Epitheliale Tumoren

I.1 Hepatozellulär
- Noduläre Transformation
- Fokal noduläre Hyperplasie (FNH)
- Hepatozelluläres Adenom

I.2 Cholangiozellulär
- Gallengangsadenom
- Biliäres Zystadenom

II. Mesenchymale Tumoren
- Lipom
- Myelolipom
- Angiomyolipom
- Leiomyom
- Hämangiom
- Infantiles Hämangioendotheliom
- Benignes Mesotheliom

III. Gemischte (epithelial/mesenchymal) Tumoren
- Mesenchymales Hamartom
- Benignes Teratom

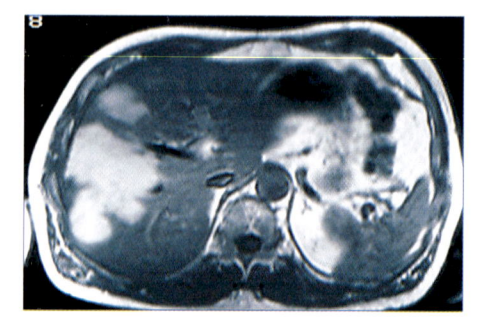

Abb. 34.17
Hämangiom rechter Leberlappen im Angio-CT mit früher Kontrastmittelanflutung (hoher Blutflow)

Tumoren

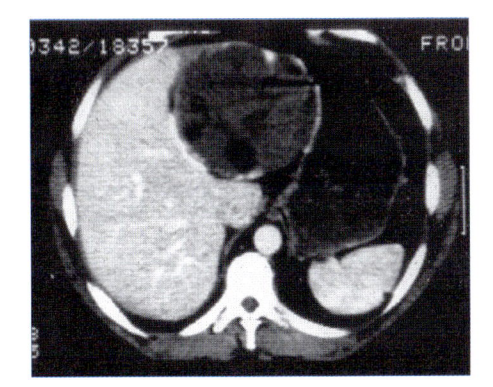

Abb. 34.18
Hämangiom des linken Leberlappens (Segmente II und III)

Tab. 34.5 Klassifizierung der primären Lebermalignome

- Hepatozelluläres Karzinom (HCC) (s. Abb. 34.19)
- Fibrolamelläres Karzinom
- Cholangiozelluläres Karzinom (s. Abb. 34.20)
- Hepatoblastom
- Mesenchymale Malignome (Angiosarkom, Fibrosarkom etc.)
- Andere (Karzinoid, Teratokarzinom etc.)

7.1.3 Hämangiome

Hämangiome sind die häufigsten benignen Tumoren der Leber. Sie treten bevorzugt zwischen dem 30. und 60. Lebensjahr in Erscheinung. Frauen sind deutlich häufiger betroffen als Männer. Obwohl oft kleiner als 4 cm groß, können sie enorme Größen von 25–30 cm erreichen.

Klinik: Die Häufigkeit symptomatischer Hämangiome steigt mit der Größe. Während kleine Hämangiome nur zu 10–15 % Symptome verursachen, sind große (> 10cm) zu 90 % symptomatisch. Lokale Komplikationen bestehen hauptsächlich in Einblutungen. Freie Rupturen sind äußerst selten.

Diagnostik: Ultraschall, serielles Angio-CT (Abb. 34.17, 34.18), NMR oder Angiographie.

Therapie: Kleine Hämangiome beobachten. Symptomatische Tumoren, wachsende Hämangiome und komplizierte (verdrängende) Hämangiome sollten reseziert werden. Alternative: Embolisierung (Cave: Nekrose, Infektion, Milzinfarkte, Pankreasnekrosen, Ulzera etc.)

7.2 Primäre Malignome der Leber

Obwohl Leberzellkarzinome weltweit zu den häufigsten Malignomen zählen, sind sie in Europa mit einem Anteil von weniger als einem Prozent aller Malignome selten, wenn auch mit zunehmender Tendenz.

Die Hauptvertreter der primären malignen Lebertumoren zeigt Tabelle 34.5.

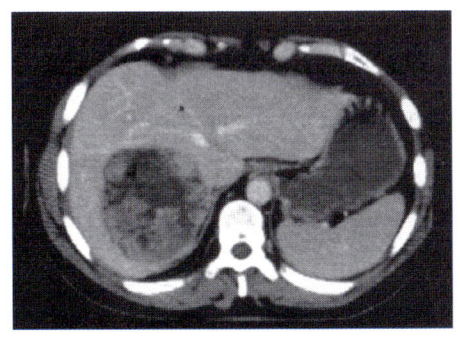

Abb. 34.19
Hepatozelluläres Karzinom des rechten Leberlappens (Segmente VI–VIII)

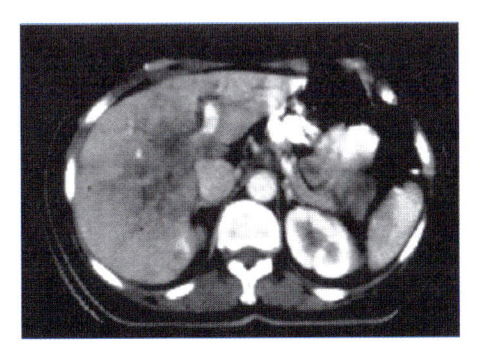

Abb. 34.20
Cholangiozelluläres Leberzellkarzinom mit zentralem Sitz

7.2.1 Hepatozelluläres Karzinom

Inzidenz: für Deutschland 13–18/100 000/Jahr. Der Altersgipfel liegt bei 50 Jahren, Männer sind drei- bis fünfmal häufiger betroffen als Frauen. Risikofaktoren: Epidemiologisch bedeutsame Risikofaktoren sind die Leberzirrhose (alkoholisch, hepatitisch), die chronische B-Hepatitis (HBsAG-positive Menschen haben ein 1000fach höheres Risiko, ein HCC zu entwickeln) und Aflatoxine (Aspergillus flavus). Seltene Risikofaktoren sind Androgene (Anabolika), Hämochromatose, Thorotrast-, Arsen- und Vinylchloridexposition. Mehr als 80 % der Tumoren entstehen in zirrhotisch verändertem Lebergewebe.

Klinik: Die klinischen Symptome sind Spätsymptome. Mehr als 90 % der Patienten suchen den Arzt wegen eines bereits tastbaren Tumors auf. Im Spontanverlauf entwickelt sich eine rasch progrediente und letale Leberinsuffizienz. Die mediane Überlebenszeit beträgt unbehandelt etwa 3–4 Monate nach Einsetzen der Symptome.

Diagnostik: Diagnostisch führen Sonographie und CT mit evtl. Punktion (auch im Rahmen einer Laparoskopie) die Verfahrenswahl an (Abb. 34.21, s.a. Abb. 34.19). Im Zweifel erfolgt die chirurgische Exploration. Differentialdiagnostisch müssen Metastasen und benigne Tumoren ausgeschlossen werden. Bestimmung des Alpha$_1$-Fetoproteins (AFP).

Therapie:
- Leberresektion
- Chemotherapie und Chemoembolisation
- Lebertransplantation.

Eine **Leberresektion** ist wegen der zumeist fortgeschrittenen Größe des Tumors bei Diagnosestellung und der vorbestehenden Funktionseinschränkung der Leber durch Zirrhose oder Hepatitis nur bei etwa 10 % der Patienten möglich (Abb. 34.22, 34.23).

Chemotherapie und Chemoembolisierung haben sich in den letzten Jahren als neoadjuvante, adjuvante oder alternative Modalitäten in den Vordergrund geschoben. Bei der neoadjuvanten Therapie kann der Tumor nach einer Verkleinerung evtl. doch noch reseziert werden.

Die **Lebertransplantation** bleibt ausgewählten Fällen eines kleinen Tumors ohne extrahepatischen Befall vorbehalten. Zwar kann sie die Grundkrankheit Zirrhose gleichzeitig kurativ angehen, jedoch sind die Ergebnisse nur bei kleinen Tumoren (< 2 cm) gut.

Prognose: Wegen der bei Diagnosestellung meist fortgeschrittenen Tumorgröße und der damit verbundenen hohen Metastasierungsrate besteht in der Mehrzahl der Fälle Inoperabilität. Die mittlere Überlebenszeit nach Diagnosestellung liegt bei 6 Monaten (Abb. 34.24, 34.25).

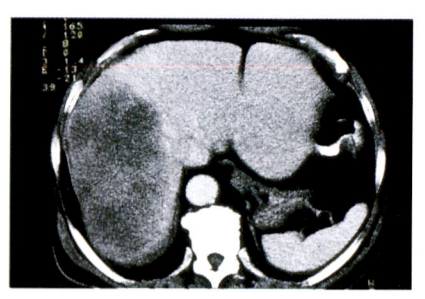

Abb. 34.21
Computertomographie bei rechtsseitigem HCC Segment V bis VIII

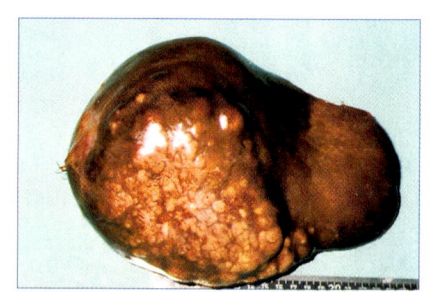

Abb. 34.22
Operationspräparat Hemihepatektomie rechts (Segment V bis VIII) (s. a. Abb. 34.23)

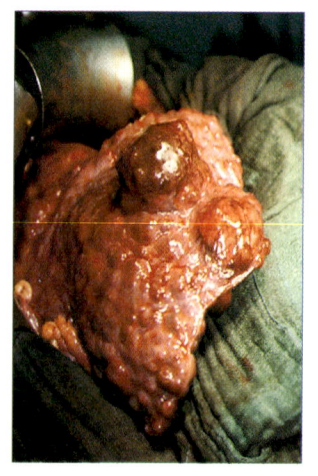

Abb. 34.23
Zweifaches Leberzellkarzinom bei fortgeschrittener Leberzirrhose, Operationspräparat nach Segmentresektion V und VI

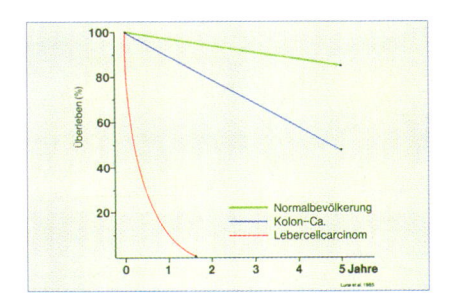

Abb. 34.24
Standardisierte Lebenszeiterwartung bei Normalbevölkerung, Kolonkarzinom und Leberzellkarzinom

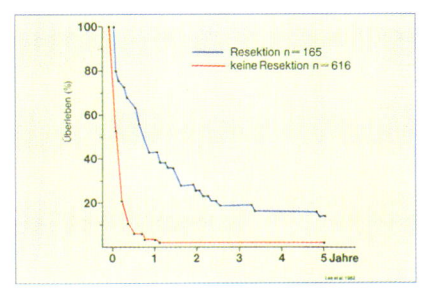

Abb. 34.25
Lebenserwartung beim Leberzellkarzinom mit und ohne Resektion

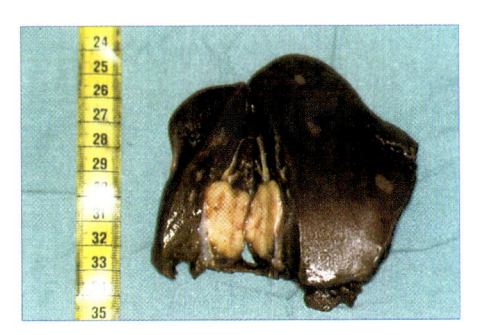

Abb. 34.26
Metastase rechter Leberlappen

7.2.2 Sonderform: Fibrolamelläres Karzinom

Das fibrolamelläre Karzinom stellt eine hochdifferenzierte Sonderform des hepatozellulären Karzinoms dar und ist differentialdiagnostisch oft nur sehr schwer von der follikulär nodulären Hyperplasie oder dem Adenom abzugrenzen. Es ist nicht mit einer Zirrhose assoziiert und hat eine deutlich bessere Prognose. Der Tumor ist bei der Diagnosestellung meist lokalisiert und in bis zu 75 % der Fälle resektabel. Eine aggressive chirurgische Therapie ist bei den zumeist jüngeren Patienten in jedem Fall gerechtfertigt.

7.3 Lebermetastasen

In Europa sind 90 % aller malignen Lebertumoren Metastasen. Der Primärtumor ist dabei zu 85 % im Dickdarm, zu 15 % in anderen Organen (Magen, Mamma, Pankreas, Ovarien etc.) lokalisiert. Mit der Verbesserung der Resektionstechniken in der Leberchirurgie ist es seit ca. 1980 möglich geworden, Lebermetastasen chirurgisch zu behandeln.

Voraussetzungen für die Resektion sind:
- vollständige Entfernung des Primärtumors
- kein lokoregionäres Rezidiv
- keine anderen Fernmetastasen (Staging!)
- begrenzter Leberbefall.

Prognostisch günstig sind Metastasen vom Pfortadertyp (erster Filter der Metastasierung, s. Kap. 8). Können die Metastasen vom Pfortadertyp beim kolorektalen Karzinom chirurgisch vollständig entfernt werden, beträgt die 5-Jahres-Überlebenszeit 20–30 %. Werden hingegen Lebermetastasen eines tiefen Rektumkarzinoms (Kavatyp der Metastasierung = Generalisierung) reseziert, liegt die 3-Jahres-Überlebenszeit bei unter 5 %. Ausnahmen von dieser Regel sind isolierte Spätmetastasen (> 2 Jahre nach der Primäroperation), die im Rahmen einer systemischen Ausbreitung in der Leber auftreten (Mammakarzinom, Nierenkarzinom, maligne Weichteiltumoren etc.) und eine deutlich günstigere Prognose aufweisen. Signifikante Prognosekriterien für den Erfolg einer Resektion sind die Radikalität des Eingriffs (Resektionsausmaß, Sicherheitsabstand [> 1 cm], R-Stadium) und das Fehlen oder Vorhandensein von extrahepatischen Tumoranteilen.

Technisch werden Metastasen nach den allgemeinen Regeln der Leberchirurgie mittels anatomischer oder nicht-anatomischer Resektion entfernt (Abb. 34.26). Die Operationsletalität liegt je nach Resektionsausmaß zwischen 0 % und 5 %.

Prognose: Unbehandelte Metastasen z.B. eines kolorektalen Karzinoms führen in Abhängigkeit von Anzahl und Ausmaß innerhalb von 6–22 Monaten zum Tod (solitäre Metastase: 22 Monate; diffuse, beidseitige Metastasen: 6–9 Monate). Die mediane Überlebenszeit beträgt ca. 6–9 Monate. Nach Resektion von Lebermetastasen kolorektaler Karzinome überleben 25 % bis 35 % der Patienten mindestens 5 Jahre, die mediane Überlebenszeit liegt bei 23–30 Monaten.

8 Operationsverfahren

Resektionen der Leber werden in anatomische und nicht-anatomische Resektionen unterteilt.

8.1 Einteilung

8.1.1 Anatomische Resektionen

Bei den anatomischen Resektionen unterscheiden wir (Abb. 34.27):
- **Segmentresektion/Segmentektomie:** Ursprünglich war die Segmentresektion als Entfernung eines Lebersegmentes und die Segmentektomie als Entfernung zweier in der Vertikalachse direkt benachbarter Segmente (z.B. links-laterale Segmentektomie = Entfernung der Segmente II und III) definiert. Heute werden beide Begriffe oftmals synonym für die Entfernung eines Segmentes benutzt.
- **Hemihepatektomie:** Die Hemihepatektomie (engl. lobectomy) besteht in der Entfernung der (chirurgischen) Leberhälften rechts bzw. links der Fissura principalis in der V. cava-Gallenblasenlinie. Die linksseitige Hemihepatektomie besteht also in der Entfernung der Segmente I–IV, die rechtsseitige in der Entfernung der Segmente V–VIII.
- **Trisegmentektomie:** Die Trisegmentektomie besteht in der Entfernung von ca. 80 % des Lebergewebes und stellt damit den größtmöglichen resezierenden Eingriff dar. Entfernt werden z.B. bei der rechtsseitigen Trisegmentektomie die Segmente IV–VIII.

8.1.2 Nicht-anatomische Resektionen

Unter diesem Begriff werden alle anderen Techniken zusammengefaßt, die in der Literatur teilweise synonym verwendet werden. Sie reichen von Enukleationsresektionen (Tumorausschälung einschließlich eines Saumes gesunden Gewebes von > 1 cm) über einfache tangentiale Resektionen (Manschettenresektion, wedge resection) bis zu Resektionen, die zwischen Hemihepatektomie und Trisegmentektomie anzusiedeln sind (sog. erweiterte Hemihepatektomie).

8.2 Operatives Vorgehen

Der Zugang zur Leberresektion muß großzügig gewählt werden: Oberbauchquerschnitt oder Mercedessternschnitt, da der erste Teil der Operation, die Präparation, sorgfältig und ausgedehnt erfolgen muß, weil sie essentieller Bestandteil der sicheren und komplikationsarmen Leberchirurgie ist.

Das weitere Vorgehen sei am Beispiel der **erweiterten rechtsseitigen Hemihepatektomie** erläutert (Abb. 34.28): Vollständige Mobilisierung der Leber, Cholezystektomie, Präparation der Leberpforte mit D. choledochus, A. hepatica propria und V. por-

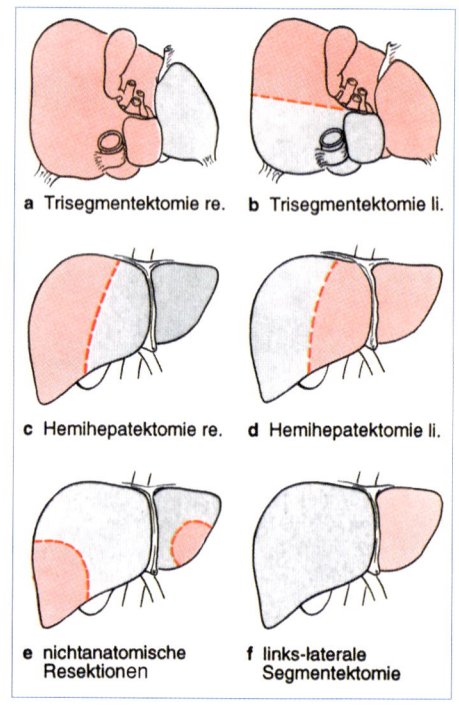

Abb. 34.27 a–f
Resektionsformen nach Starzl

a Trisegmentektomie re.
b Trisegmentektomie li.
c Hemihepatektomie re.
d Hemihepatektomie li.
e nichtanatomische Resektionen
f links-laterale Segmentektomie

Operationsverfahren	34 Leber

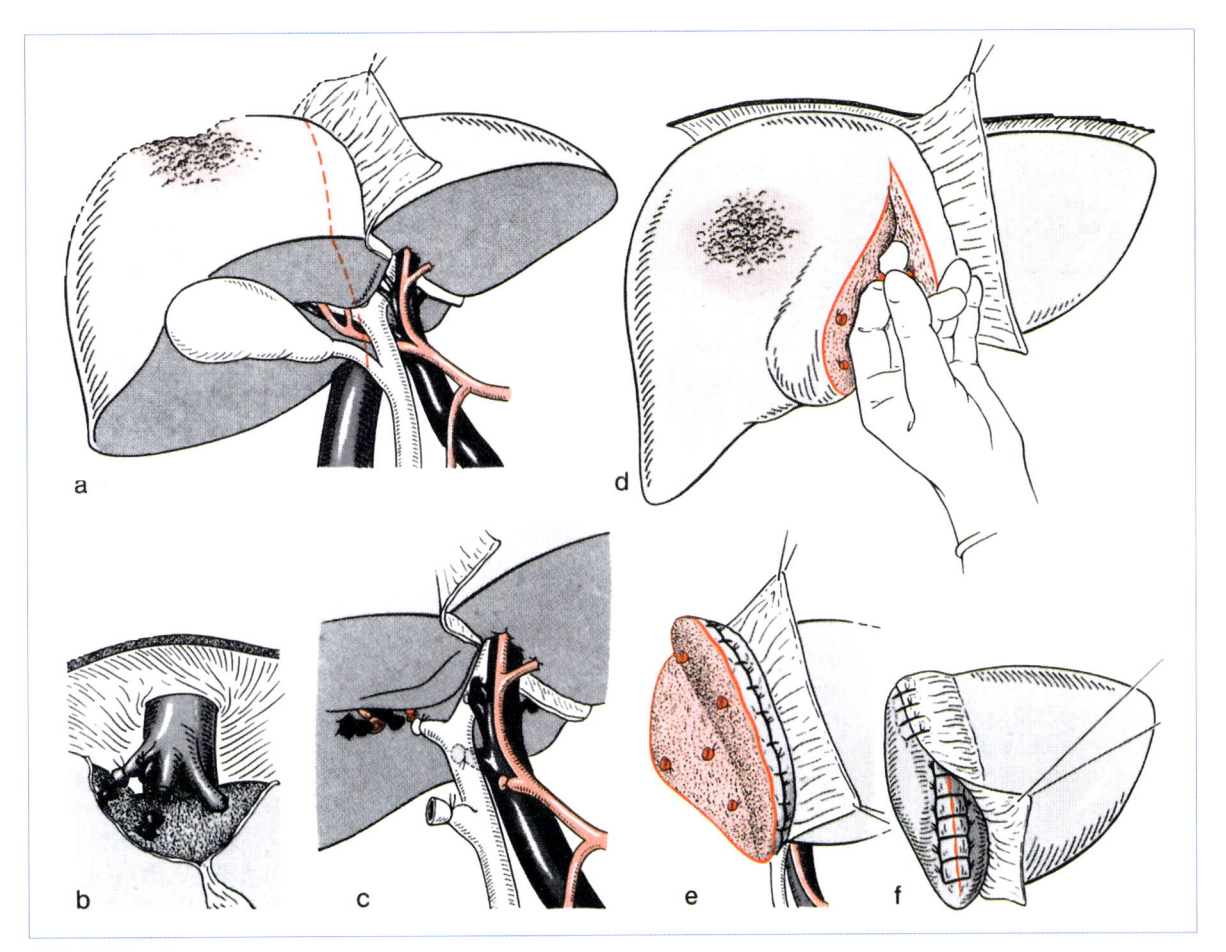

Abb. 34.28 a–f
Rechtsseitige Lobektomie
a Ausgangsbefund
b Unterbindung der Lebervenen
c Skelettierung des rechten Leberlappens
d Leberlappendurchtrennung durch „finger-fracture"-Technik
e Froschmaulartige Exzision nach vorheriger Plazierung von durchgreifenden Nähten zur Blutstillung
f Kapselnaht, Deckung mit dem Lig. falciforme (nicht obligat)

tae. Die anschließende Resektion beginnt mit der präliminaren Durchtrennung von rechter Leberarterie, rechtem Pfortaderast und rechtem Gallengang. Anschließend wird der rechte Lebervenenast unterbunden und durchtrennt. Nun wird ggf. unter sonographischer Kontrolle die Resektionslinie mit dem Elektrokauter auf der Oberfläche markiert. Die Resektion selbst erfolgt durch stumpfe Präparation (z.B. finger fracture technique) oder mit dem Ultraschalldissektor (CUSA®). Vaskuläre Strukturen und intrahepatische Gallengänge werden ligiert bzw. umstochen. Die abschließende Blutstillung der entstandenen Resektionsfläche wird mit dem Argon-Beam-Koagulator erzielt. Kapselnähte oder Deckungen der Resektionsfläche (Abb. 34.28) sind nicht erforderlich.

Bei nicht-anatomischen Resektionen oder der Therapie von Leberverletzungen kann die Blutzufuhr zur Leber temporär mit dem Pringle-Manöver unterbrochen werden (s. Abb. 34.9).

> Die Blutzufuhr der Leber kann bis zu 60 Minuten unterbrochen werden („warme Ischämiezeit")

8.3 Risiko der Operation

Das allgemeine Risiko leberresezierender Eingriffe ist nicht zu unterschätzen und muß bei der Aufklärung berücksichtigt werden. Die globale Letalität liegt bei etwa 3–5 %, sie kann jedoch bei ausgedehnten Resektionen und/oder dem Vorliegen von Risikofaktoren (Hepatitis, Zirrhose, chronischer Ikterus) auf 15–20 % ansteigen.

Die Komplikationshäufigkeit liegt unter Einbeziehung der leichten und schweren Komplikationen zwischen 15 % und 25 %. Spezifische Hauptkomplikationen sind: Blutung (3–10 %), Gallefisteln (3–5 %), Abszesse (ca. 5 %) und das postoperative Leberversagen (2–10 %).

In bis zu 10 % der Fälle kommt es nach einer ausgedehnten Resektion zum **postoperativen Leberversagen**. Die funktionelle Reservekapazität der Restleber reicht für die vitalen Bedürfnisse nicht aus. Insbesondere bei der Leberzirrhose ist diese funktionelle Reserve rasch erreicht. Das Resektionsausmaß sollte mit dem Child-Stadium (s. Kap. 35, Tab. 35.1) korrelieren. Maximal mögliche Resektionen sind für Child A die Hemihepatektomie und Child B die Segmentektomie. Im Child C-Stadium verbietet sich jede Resektion.

9 Arterielle Leberperfusion

Die **regionale Chemotherapie** von Lebermetastasen über einen arteriell plazierten Portkatheter (Abb. 34.29) basiert auf der Erkenntnis, daß Lebermetastasen überwiegend arteriell mit Blut versorgt werden. Der Vorteil dieser Methode besteht darin, daß höhere Zytostatikakonzentrationen im Tumorgewebe bei deutlich reduzierten systemischen Nebenwirkungen aufgrund der hepatischen Metabolisierung der Zytostatika, erreicht werden können.

Sie wurde adjuvant, nach Leberresektion und palliativ eingesetzt. In den letzten Jahren hat sich herausgestellt, daß kein signifikanter prognostischer Gewinn mit einer adjuvanten Chemotherapie nach einer kurativen Leberresektion bei Metastasen zu erzielen ist. Demzufolge beschränkt sich die Indikation zur arteriellen Leberperfusion heute auf die Palliativtherapie, d.h. auf chirurgisch nicht zu entfernende Lebermetastasen.

Kontraindikationen sind Tumorbefall der Leber von mehr als 70 %, eine extrahepatische Metastasierung und eine vorbestehende Leberzirrhose.

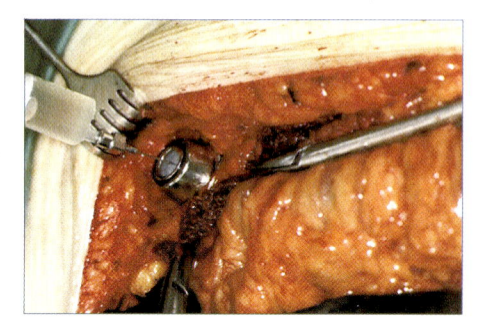

Abb. 34.29 Intraoperativer Situs einer Port-a-Kath-Anlage zur arteriellen Perfusion der Leber

Arterielle Leberperfusion

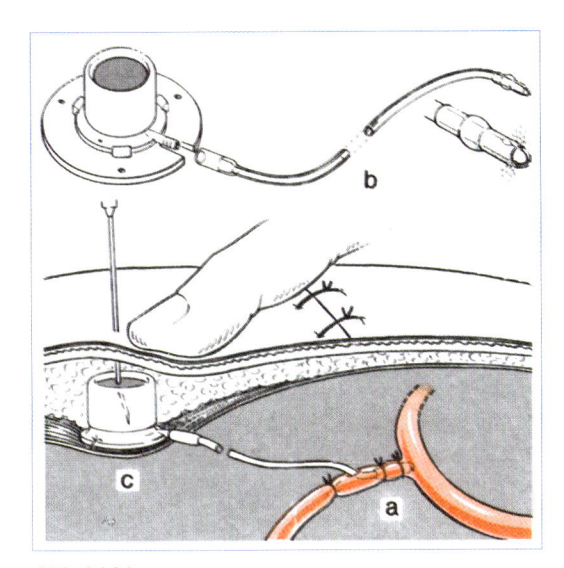

Abb. 34.30
Arterielle Leberperfusion über Port-a-Kath-System in der A. gastroduodenalis:
a Plazierung der Katheterspitze an der Einmündung in die A. hepatica propria
b Port (links) und Katheterspitze
c Transkutane Punktion zur Zytostatikapplikation (Huber-Nadel)

Operationsvorbereitung:

Zöliakographie mit Darstellung der A. hepatica propria und dem Abgang der A. gastroduodenalis und insbesondere dem Ausschluß weiterer atypischer Leberarterien.

Operationstechnik

Unterbindung der A. gastrica dextra zur Prophylaxe der zytostatikabedingten Gastritis. Nach Cholezystektomie zur Prophylaxe einer zytostatikainduzierten Cholezystitis Darstellung und Skelettierung der A. hepatica propria. Implantation eines Kathetersystems in die A. gastroduodenalis etwa 2 cm vor Einmündung in die A. hepatica. Konnektion an ein subkutan implantierbares Port- oder Pumpensystem (Abb. 34.30). Postoperativ können über dieses subkutan verbrachte Portsystem in regelmäßigen Abständen oder mittels einer Pumpe kontinuierlich Zytostatika verabfolgt werden. 5-Fluorouracil (5-FU) und Mitomycin gehören hierbei zu den Standardsubstanzen.

Ergebnisse

Die Ansprechraten bei regionaler, arterieller Chemotherapie der Lebermetastasen liegen zwischen 30 und 62 % (Abb. 34.31). Kritisch muß angemerkt werden, daß die durch die regionale Chemotherapie erzielte Verlängerung der Überlebenszeit statistisch nicht signifikant ist. Allerdings existiert eine Patientengruppe, sog. Responder, die statistisch signifikant von einer arteriellen Chemotherapie profitieren. Nachteile der regionalen arteriellen Chemotherapie von Lebermetastasen sind relativ hohe Komplikationsrate des Kathetersystems (25 bis 30 %) und die Tatsache, daß bei bis zu 40 % der Patienten im weiteren Verlauf extrahepatische Metastasen auftreten können, die selbstverständlich durch die regionale Leberperfusion nicht beeinflußbar sind.

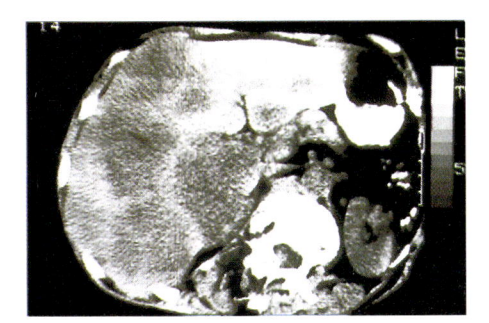

Abb. 34.31 a,b
a Präoperatives Computertomogramm bei generalisierter Metastasenleber

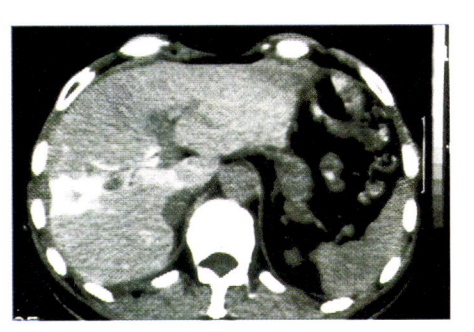

b Computertomographie der Leber 6 Monate nach arterieller Chemoperfusion

10 Lebertransplantation

Die großen Fortschritte der Immunsuppression haben die Zahl der Lebertransplantationen in den letzten Jahren stark ansteigen lassen. Mit der Zunahme der Anzahl der Transplantationen, die nicht mehr durch die Zahl der Zentren, sondern durch die Anzahl der Organe limitiert sind, haben auch die Indikationen zur Transplantation zugenommen.

10.1 Indikationen (Tab. 34.6)

- **Primäre biliäre Zirrhose:** Keine alternative Behandlungsmöglichkeit. Die Erkrankung ist gekennzeichnet durch lymphozytäre Infiltration interlobulärer Gallengänge und positive antimitochondriale Antikörper. Sie ist progredient und letal. Haupttodesursachen sind Ösophagusvarizenblutung und Sepsis. Der Zeitpunkt der Transplantation ist erreicht, wenn rezidivierende Blutungen, therapierefraktärer Aszites, Verminderungen des Serum-Albumins, progressiver Bilirubinanstieg, Enzephalopathie oder hepatische Osteodystrophie manifest werden.
- **Chronisch aktive Hepatitiszirrhose:** Sammelbegriff für eine Reihe von progressiven Zirrhosen, die durch Viren, Toxine oder Autoimmunmechanismen ausgelöst sind. Darunter fallen zum Beispiel die Hepatitis B, die Non-A-Non-B-Hepatitis, medikamententoxische Zirrhosen (Isoniazid, Thiabendazol) und auch autoimmunbedingte Zirrhosen. Zu beachten ist, daß infektiöse Hepatitiden systemische Infektionskrankheiten sind, die sich an der Leber manifestieren. So muß man damit rechnen, daß nach einer Lebertransplantation das Transplantat durch die im Organismus zirkulierenden Antigene wiederum befallen werden kann.
- **Sklerosierende Cholangitis:** Häufig assoziiert mit einer Colitis ulcerosa. Führt über extra- und intrahepatische Strikturen zu einer progressiven Zirrhose. Die chirurgische Therapie der Strikturen vor dem Transplantationszeitpunkt darf heute den späteren Organersatz nicht behindern.
- **Fulminante hepatische Nekrose:** Vielfältige Ursachen, u.a. akute Hepatitis-B-Infektionen, medikamenteninduzierte (Acetaminophen, Halothan, Isoniazid, Monoaminoxidase-Hemmer) und andere toxische Leberdystrophien (zum Beispiel durch Amanita-phalloides-Intoxikation des Knollenblätterpilzes). Eine Indikation zur Transplantation besteht, wenn eine zuvor gesunde Leber akut ausfällt.
- **Primäre Lebermalignome:** Relative Indikation zur Transplantation. Ist der Tumor zu groß, um ihn bei bestehender Zirrhose resezieren zu können (Überschreiten der funktionellen Reservekapazität der Leber), steigt auch die Wahrscheinlichkeit eines Rezidives oder einer Metastasierung unter der Immunsuppression nach einer Transplantation. Indikationen für eine Transplantation sind daher das Inzidentalom (d.h. der kleine, zufällig in

Tab. 34.6 Indikationen zur Lebertransplantation

- Primär sklerosierende Zirrhose
- Chronisch aktive Hepatitiszirrhose
- Sklerosierende Cholangitis
- Akutes Leberversagen (bei vorher gesunder Leber!)
- Primäre Lebertumoren (relative Indikation)
- Budd-Chiari-Syndrom
- Angeborene Stoffwechselstörung
  - Alpha-1-Antitrypsinmangel
  - Morbus Wilson
  - Glykogenspeicherkrankheiten
  - Hämochromatose
  - Tyrosinämie
- Alkoholische Zirrhose (kein aktiver Alkoholismus!)
- Gallengangsatresie
- Polyzystische Erkrankung
- Retransplantation

Lebertransplantation

einer zu transplantierenden Leber entdeckte Tumor) und das nichtresektable fibrolamelläre Karzinom.
- **Alkoholische Zirrhosen:** Das Problem ist in diesen Fällen nicht das Organ, sondern der Patient. Indikation und Ergebnisse sind nur dann akzeptabel, wenn der Patient abstinent bleibt. Dieses vorher festzulegen, ist der schwierigste Punkt dieser Indikation.
- **Hepatisch bedingte angeborene Stoffwechselstörungen:** Ideale Indikation zur Transplantation, weil mit der Transplantation der Stoffwechseldefekt (zum Beispiel Zöruloplasmin-Mangel bei der Wilson-Erkrankung) behoben ist. Der Patient – und dies ist oftmals ein Kind – kann damit grundsätzlich kurativ behandelt werden.

10.2 Kontraindikationen

- **Absolute** Kontraindikationen bestehen in einer fortgeschrittenen Sepsis, extrahepatischem Tumorwachstum, aktiver Drogen- oder Alkoholabhängigkeit, fortgeschrittenen kardiopulmonalen Erkrankungen und multiplen kongenitalen Anomalien.
- **Relative** Kontraindikationen sind Alter über 60, irreversibles Nierenversagen, ausgedehnte biliäre Voroperationen, Pfortaderthrombose, HBs-Antigenität, gravierende psychosoziale Störungen und HIV-Positivität.

10.3 Tranplantationsverfahren

Es gibt zwei grundsätzlich verschiedene Transplantationsverfahren der Leber:
1. **Orthotope** Lebertransplantation.
2. **Heterotope, auxiliäre** Lebertransplantation.

Die wesentliche Rolle in der derzeitigen Transplantations-Chirurgie spielt die orthotope Lebertransplantation, da von den bisher heterotop, auxiliär verpflanzten Transplantaten nur wenige über längere Zeit eine befriedigende Organfunktion zeigten.

Spenderorgane werden zentral über Eurotransplant (Leiden/Niederlande) vergeben. Das Entnahmeteam entnimmt die Leber im Rahmen einer **Multiorganentnahme**. Nach sachgerechter Präparation (Freilegung der Organe und der großen Gefäße) werden die Organe in unterschiedlicher Reihenfolge perfundiert und entnommen (1. Herz, 2. Leber, 3. Niere). Die Perfusion mit einer auf +4 °C kalten Lösung (Eurocollins, UW) stabilisiert die zelluläre Integrität des Organs während der **kalten Ischämiezeit**, d.h. der Zeit zwischen Entnahme und Wiederanschluß an die Empfängerzirkulation und erfolgt über die arterielle und portalvenöse Gefäßversorgung (Abb. 34.32). Erhebliche Bedeutung für die spätere Funktion hat die primäre Beurteilung und sachgerechte Entnahme des Spenderorgans. Ist das Organ für die Transplantation geeignet, wird die Empfängeroperation

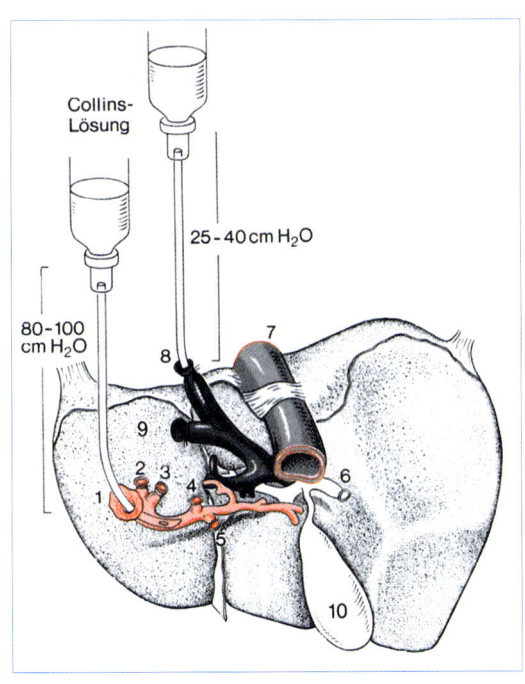

Abb. 34.32
Lebertransplantation: Dorsalansicht der Spenderleber
1 A. hepatica comm. mit Aortenpatch
2 A. lienalis
3 A. gastrica sinistra
4 A. gastroduodenalis
5 A. gastrica dextra
6 D. choledochus
7 V. cava
8 V. mesenterica sup.
9 V. lienalis
10 Gallenblase

begonnen und die kranke Leber des Empfängers entfernt. Die **anhepatische Phase** (= Zeit zwischen vaskulärer Okklusion der kranken Leber bis zur Reperfusion der implantierten Spenderleber im Empfänger) wird mit einem extrakorporalen veno-venösen Bypass überbrückt. Das Blut der unteren Körperhälfte (V. cava und V. mesenterica sup.) wird hierbei über eine Biopumpe der oberen Körperhälfte (V. subclavia) wieder zugeführt.

Die **Implantation der Spenderleber** in den Empfänger beginnt mit den Cava-Anastomosen (Abb. 34.33). Zunächst wird die suprahepatische V. cava termino-terminal anastomosiert, anschließend erfolgt die untere Cava-Anastomose, vor deren Fertigstellung das Perfusat ausgewaschen wird. Dann erfolgt die Reanastomosierung der V. portae und der A. hepatica. Zuletzt wird der Gallengang unter Einlage einer T-Drainage wieder vereinigt. Steht kein Empfängercholedochus zur Verfügung (zum Beispiel bei der sklerosierenden Cholangitis), wird eine termino-laterale Hepatikojejunostomie angelegt.

10.4 Prognose

Die erste Lebertransplantation wurde von Thomas E. Starzl 1963 in Amerika durchgeführt. Seither erfolgten weltweit mehrere tausend Lebertransplantationen. Optimierte Möglichkeiten der Immunsuppression (Cyslosporin A, FK 506), standardisierte Operationstechniken und zunehmende Erfahrung im Umgang mit diesem sehr jungen Gebiet der Chirurgie haben besonders in den letzten Jahren zu einer deutlichen Verbesserung der Ergebnisse geführt. 5-Jahres-Überlebenszeiten von 60–70 % können erzielt werden, die je nach der Grundkrankheit auch höher liegen können. Gründe für ein Versagen des Transplantates sind operativ-technische Komplikationen, Infektionen (zum Beispiel CMV-Infektion), Abstoßung, primäres Transplantatversagen und ein Rezidiv der Grunderkrankung (Tumor, Hepatitis etc.).

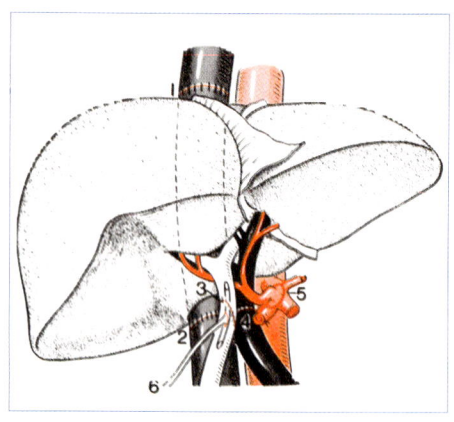

Abb. 34.33
Implantation der Leber:
1 Obere Cava-Anastomose
2 Untere Cava-Anastomose
3 Gallengangs-Anastomose
4 Pfortader-Anastomose
5 Arterielle Anastomose (hier: Patch am Truncus coeliacus)
6 T-Drainage

11 Operationsatlas: Leberresektion

Indikation
- Jeder kurativ zu resezierende Lebertumor.

Präopertives Vorgehen
- **Diagnostik:** Labor mit Leber- und Pankreaswerten, Eiweißelektrophorese, Faktoren der Blutgerinnung (II, V, VII, X), Sonographie, CT, Angiographie (Abgang der rechten Leberarterie?), evtl. Leberfunktionstest (Cardio-green).
- **Aufklärung:** Postoperative Leberinsuffizienz, Intensivbehandlung, Bluttransfusionen, Galleleck, Nachblutung, Infektion, Entfernung der Gallenblase, Mortalität 0–30 %.
- **Vorbereitung:** Hebe-Senkeinlauf am Vorabend, besser 2 l Golytely®-Lösung am Vortag (postoperative Entlastung), 5–10 EKs, intraoperativ großvolumige i.v.-Zugänge.

Operationstechniken
- Atypische, nicht-anatomische Resektion
- Segmentektomie
- Hemihepatektomie
- Trisegmentektomie

Postoperatives Vorgehen
- Entfernen der Redon-Drainagen am 2. Tag, Zieldrainage 3.–5. Tag, Klammern am 12. Tag.
- Tägliche Kontrolle der Leber- und Pankreaswerte, Sonographie (subphrenischer Verhalt, Pleuraerguß).
- **Kostaufbau:** Trinken nach 24 h bzw. nach Extubation, langsamer Kostaufbau, ab 3. Tag leichte Kost, proteinarme Diät.

Lobektomie rechts

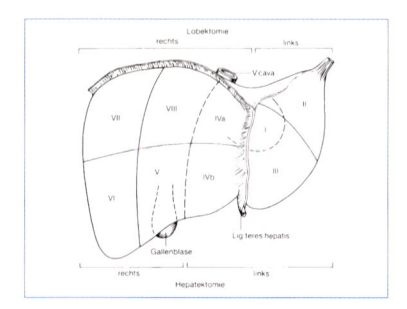

Abb. 34.34
Schematische Darstellung der Lebersegmente

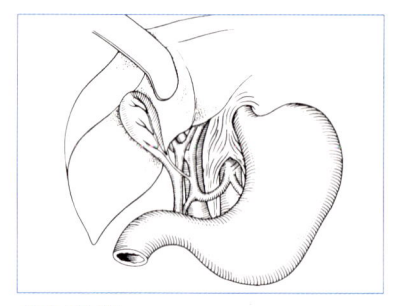

Abb. 34.35
Präparation und Anzügeln (für Pringle-Manöver) der Strukturen im Lig. hepatoduodenale: V. portae, A. hepatica propria, D. choledochus

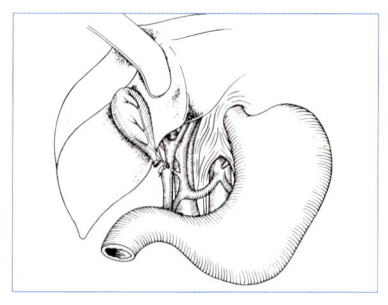

Abb. 34.36
Durchführung einer retrograden Cholezystektomie, falls die Gallenblase nicht am Präparat verbleibt

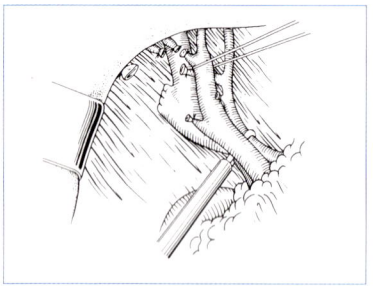

Abb. 34.37
Nach Anzügeln der Gefäße Durchtrennung der rechten Leberarterie, des rechten Pfortaderastes und des rechten D. hepaticus möglichst zentral im Hilus

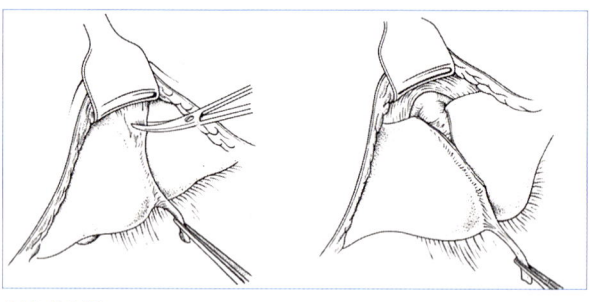

Abb. 34.38
Mobilisation der Leber: Durchtrennung des Lig. falciforme bis zur V. cava inferior, anschließend rechtsretrohepatische Mobilisation

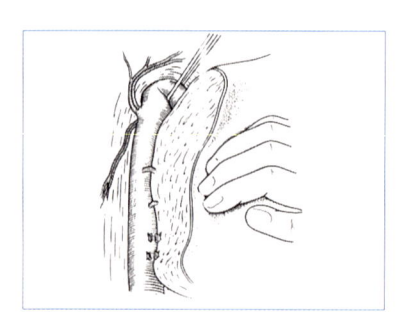

Abb. 34.39
Anschlingen der rechten Lebervene und Durchtrennung der kurzen Lebervenen

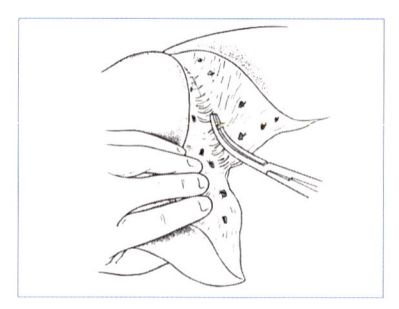

Abb. 34.40
Resektion unter schrittweiser Ligatur von Gefäßen und Gallenwegen

35 Portale Hypertension

Kapitelübersicht

Portale Hypertension

Chirurgische Therapie der portalen Hypertension
- Splenektomie plus Ligatur der Aa. gastricae breves
- Dissektionsverfahren
  Transthorakale oder abdominelle Ligatur
  Tanner-Porta-Azygos-Dissektion
  Transthorakale ösophageale Transsektion
  Kardia-Fundusresektion
- Portosystemische Shunts
  Totale Shunts
  Selektive Shunts

Chirurgische Therapie des Aszites
- Peritoneo-venöse Shunts

1 Anatomie

Die Pfortader entsteht aus dem Zusammenfluß der Vv. mesentericae mit der V. lienalis dorsal des Pankreaskopfes. Auf ihrem Weg zum Leberhilus münden ein: Die V. coronaria ventriculi und die V. pancreatico-duodenalis. Im Leberhilus teilt sich die Pfortader in je einen Ast zum linken und rechten Leberlappen.

2 Physiologie und Pathophysiologie

Leberdurchblutung

Die V. portae sammelt das venöse Blut aller unpaaren Organe der Bauchhöhle und bringt es zur Leber. Lage und Aufgabe machen die Pfortader zum **Sammelbecken des Verdauungsapparates** und erklären den Namen als „Pforte zum parenteralen Stoffwechsel". Die enge Verbindung der Pfortader zu ihrem Erfolgsorgan Leber wird u.a. daran deutlich, daß die „hepatotrophen Hormone" Insulin und Glukagon auf dem Weg vom Produktionsort Pankreas zur Peripherie schon in der Leber zu etwa 50 % metabolisiert werden.

Für die **Durchblutung der Leber** werden etwa 25 % des Herzzeitvolumens genutzt, d.h. etwa 1500 ml/min. Pfortader und A. hepatica (Abb. 35.1) spielen eine sich ergänzende und gegenseitig limitierende Rolle. Muskuläre Sphinktersysteme, die einer hormonellen und neurogenen Regulation unterliegen, steuern die anteilige Durchblutung der Leber. Adrenalin erhöht die Leberdurchblutung, Noradrenalin drosselt den Blutfluß.

Der Leberblutfluß wird durch den **intrahepatischen Widerstand** bestimmt: Er liegt im arteriellen System etwa 30–40mal höher als im portal-venösen Kreislauf. Die Lebersinusoide erhalten teilweise Mischblut aus Pfortader und Arterie, andere rein portales und wiederum andere rein arterielles Blut. 66 bis 75 %

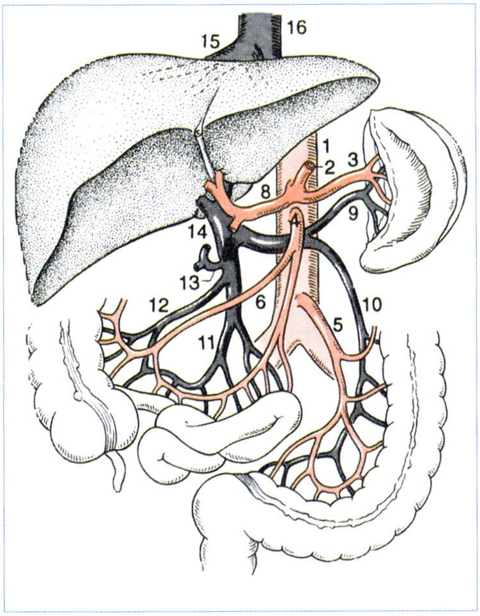

Abb. 35.1
Anatomie der Pfortaderregion
1 Aorta
2 A. gastrica sinistra
3 A. lienalis
4 A. mesenterica superior
5 A. mesenterica inferior
6 A. ileocolica
7 A. gastroduodenalis
8 A. hepatica propria
9 V. lienalis
10 V. mesenterica inferior
11 V. mesenterica superior
12 V. ileocolica
13 V. gastroduodenalis
14 V. portae
15 Vv. hepaticae
16 V. cava inferior

der Blutzufuhr zur Leber (ca. 1 l/min) erfolgt über die Pfortader. Im gesunden Organismus beträgt der Pfortaderdruck 7–10 mm Hg, der Lebervenendruck 1–2 mm Hg und der gemessene Lebervenenverschlußdruck 3–10 mm HG.
Beim Abklemmen der Pfortader nimmt der Blutfluß über die A. hepatica kompensatorisch um bis zu 60 % zu; die Gesamtdurchblutung der Leber ist dann immer noch um etwa 50 % vermindert. Steigt der Druck in der Pfortader um 10 mm Hg an, verdoppelt sich die arterielle Resistenz. Wird dagegen die A. hepatica abgeklemmt, nimmt der Pfortaderdruck nur um 10 % ab.

> Über 2/3 der hepatischen Blutversorgung stammen aus der Pfortader

Definition der portalen Hypertension

Portale Hypertension bedeutet einen Druckanstieg auf über 20 mm Hg oder über 25 cm Wassersäule. Bei erhöhtem intrahepatischem Widerstand kommt es zur Ausbildung von Leber-Umgehungskreisläufen.

Ursachen der portalen Hypertension

Pathogenetisch werden folgende Ursachen des Pfortaderhochdruckes unterschieden (Abb. 35.2):
1. **Extrahepatischer präsinusoidaler Block**, z.B. bei Umbilikalvenensepsis im Kindesalter, Pfortaderphlebitis, die Pfortader komprimierende Tumoren, z.B. des Pankreaskopfes, oder bei Zustand nach Splenektomie.
2. **Intrahepatischer präsinusoidaler Block**, z.B. bei Schistosomiasis, Sarkoidose und kongenitaler Polyzystopathie.
3. **Intrahepatischer postsinusoidaler Block** (häufigste Ursache der portalen Hypertension!), alkoholbedingte, atrophische Laënnec-Leberzirrhose.
4. **Extrahepatischer postsinusoidaler Block**, z.B. Budd-Chiari, Tumorinfiltration der V. cava inferior bzw. der Venae hepaticae bzw. Rechtsherzversagen (Cirrhose cardiaque).

Umgehungskreislauf: Folgende Regionen sind die Hauptmanifestationen der portalen Kollateralisation:
1. Speiseröhre, Magen, Zwölffingerdarm und ihre Anhangsgebilde.
2. Ligamentum falciforme und Zwerchfell.
3. Oberes Retroperitoneum.
4. Umbilikalvene (Caput Medusae!) und Bauchwand.

Solange diese Kollateralen ausreichend weit sind, bleiben Blutungen aus gestauten Ösophagusvarizen aus. Die Ösophagusvarizen liegen in der Tela submucosa und stellen eine Verbindung zur V. azygos dar. Bei einer Ruptur resultieren lebensbedrohliche Blutungen.

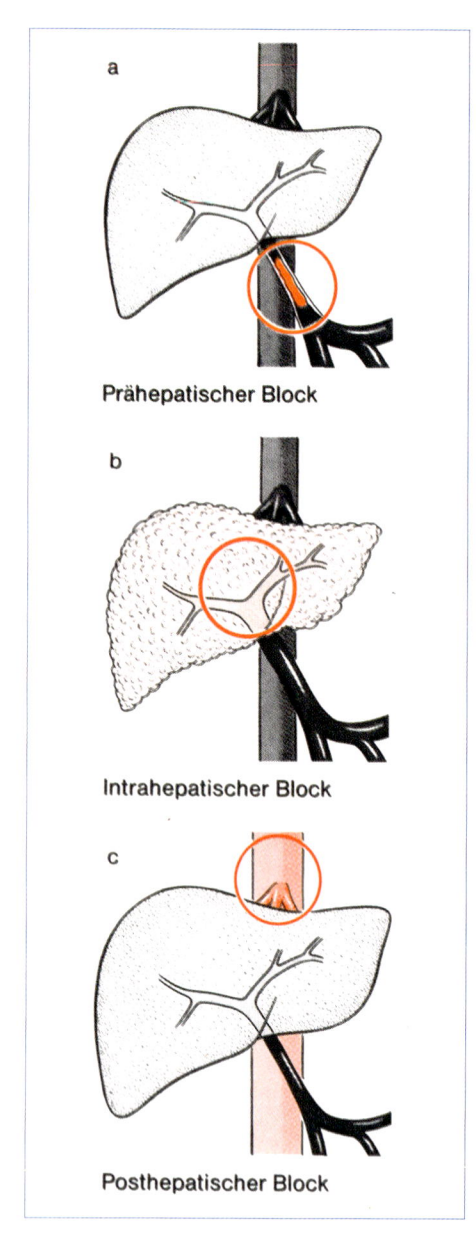

Abb. 35.2 a–c
Ursachen der portalen Hypertension:
a Extrahepatischer präsinusoidaler Block (prähepatischer Block)
b Intrahepatischer Block
c Extrahepatischer postsinusoidaler Block (posthepatischer Block)

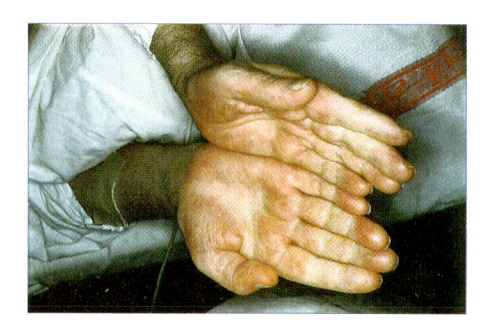

Physiologie und Pathophysiologie · 35 Portale Hypertension

Abb. 35.3
Klinik der portalen Hypertension
Palmarerythem (Rötung von Thenar, Hypothenar und Fingerspitzen)

Auslösende Ursachen einer Blutung können sein: 1. Erhöhung des hydrostatischen Druckes durch Husten oder Bauchpresse (Valsalva-Mechanismus) und 2. Arrosion der Gefäße durch gastroösophagealen Reflux (in 60 % begleitende Ösophagitis). Weitere Folgen des Pfortaderhochdruckes sind eine Splenomegalie (ca. 80 %) durch Erweiterung der Milzvenen mit Haemosiderin-Ablagerungen und Fibrose des Organs. Hieraus kann ein Hypersplenismus-Syndrom mit Leukopenie und Thrombopenie resultieren.

3 Diagnostik

Anamnese: Alkoholabusus (etwa in 80 %), Hepatitis (15 %), Gallenwegsinfektionen, Nabelveneninfektionen, Pankreatitis (ca. 5 %).
Klinik: Aszites (33 %) (Abb. 35.4), Splenomegalie (88 %), leichter Ikterus (48 %), periphere Ödeme (28 %), Spider naevi (32 %) (Abb. 35.5), Caput Medusae (28 %) (Abb. 35.4), Palmarerythem (24 %) (Abb. 35.3), leichte Oberbauchschmerzen, Hämatemesis, Melaena.
Labor: Transaminasen, γ-GT, Bilirubin, Ges.-Eiweiß und Elektrophorese (Albumin erniedrigt, Globulin erhöht), Blutgerinnung (Faktorenbestimmung, Quick erniedrigt).

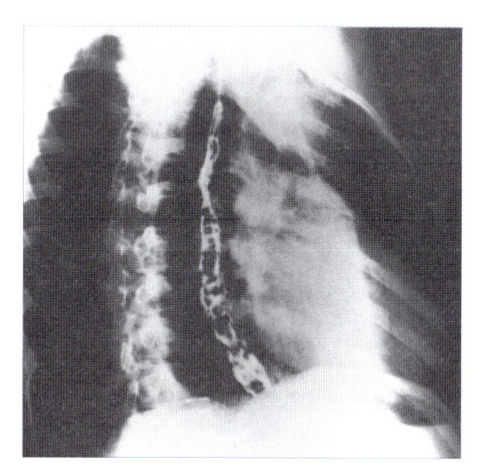

Abb. 35.4 a,b
Klinik der portalen Hypertension
a Röntgen-Breischluck bei ausgedehnten Ösophagusvarizen 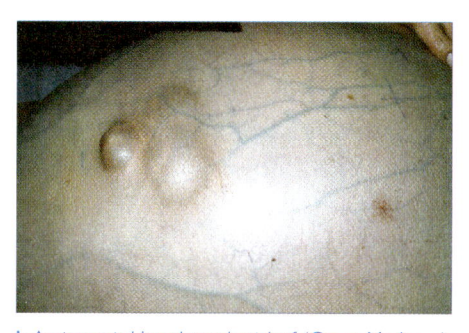
b Aszites mit Umgehungskreislauf (Caput Medusae)

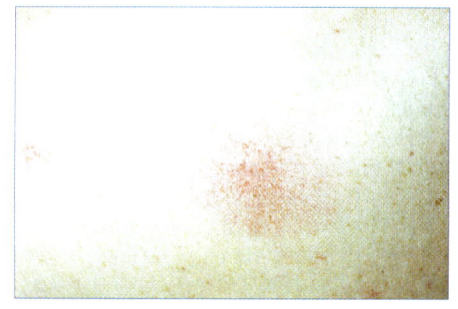

Abb. 35.5 a,b
Spider naevi
a Ausgangsbefund
b Verschwinden nach Kompression mit dem Glasspatel

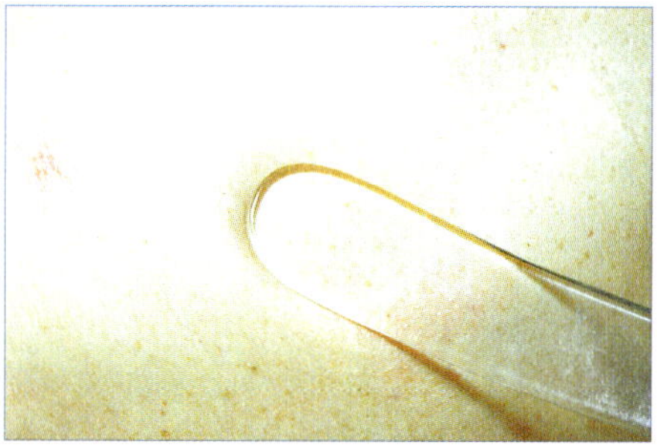

Sonographie bzw. CT: Nachweis von Tumoren, Weite der Pfortader und Gallengänge, Flowrichtung und Flußgeschwindigkeit der Pfortader (Duplexsonographie!).
Angiographie: direkte oder indirekte Splenoportographie, DSA (= digitale Subtraktionsangiographie):
- Durchgängigkeit und Flußrichtung der Pfortader
- Art der Kollateralen
- Verlauf und Größe der V. lienalis und V. renalis sinistra (Shuntfähigkeit?)
- Lebervenenverschlußdruck.

Direkte transhepatische Portographie (Abb. 35.6):
- Pfortaderdruck
- Flowrichtung
- Kollateralen.

Kontraindikationen: Thrombopenie, Aszites, Ikterus mit Bilirubin über 5 mg% (85 µmol/l), Quick unter 40%.
Leberbiopsie: Aktivitätsgrad der Leberzirrhose, hyaline Nekrosen.

Nach der Diagnostik sollte die Einordnung des Patienten mit portaler Hypertension in die Child-Klassifikation erfolgen (s. Tab. 35.1). Nur Patienten im Stadium Child A oder B sollten evtl. einer chirurgischen Therapie zugeführt werden.

4 Portosystemische Enzephalopathie

Neurologische Störungen im Rahmen einer portalen Hypertension oder einer entlastenden Shunt-Operation können von Gedächtnisstörungen oder Verwirrtheitszuständen über einen grobschlägigen Tremor (Flapping-Tremor) mit Schreibstörungen (Schreibtest!) bis hin zur Somnolenz oder zum Koma reichen.
Ursächlich wird die mangelhafte Entgiftung des ammoniak- und toxinhaltigen Blutes der Pfortader angeschuldigt. Dies kann durch Insuffizienz der Leber oder durch deren Umgehung im Rahmen spontaner Shunts über Kollateralen bedingt sein. Gesteigert werden diese Mechanismen durch Shunt-Operationen zur Druckentlastung (s.u.), aber auch durch die transjuguläre Anlage intrahepatischer portosystemischer Stent-Shunts (TIPSS) (s.u.).
Enzephalopathie-Raten sind nach chirurgischen Shunts in bis zu 40% der Fälle und nach TIPSS in bis zu 20% zu erwarten. Dabei gelangen die toxischen Substanzen ohne Entgiftung direkt ins Gehirn.
Die Enzephalopathie hat **3 Schweregrade**:
1. Leichtes Verwirrtsein
2. Tremor
3. Koma.

Enzephalopathie: Hypothek der portalen Druckentlastung durch Shuntanlage

Tab. 35.1 Prognostische Kriterien nach Child-Turcotte (1–5) oder Child-Pugh (2–6)

1. Ernährungszustand:	
sehr gut:	1 Punkt
gut:	2 Punkte
schlecht:	3 Punkte
2. Serumbilirubin:	
bis 35 µmol/l:	1 Punkt
35–50 µmol/l:	2 Punkte
über 50 µmol/l:	3 Punkte
3. Serumalbumin:	
über 35 g/l (507 µmol/l):	1 Punkt
35–30 g/l (507–435 µmol/l):	2 Punkte
unter 30 g/l (435 µmol/l):	3 Punkte
4. Aszites:	
nicht vorhanden:	1 Punkt
konservativ behandelbar:	2 Punkte
deutlich vorhanden:	3 Punkte
5. Neurologische Symptome	
keine:	1 Punkt
diskret:	2 Punkte
deutlich:	3 Punkte
6. Quick-Wert (%):	
> 70:	1 Punkt
50–69	2 Punkte
< 50:	3 Punkte
Bewertung:	
CHILD A:	5– 7 Punkte
CHILD B:	8–12 Punkte
CHILD C:	13–15 Punkte

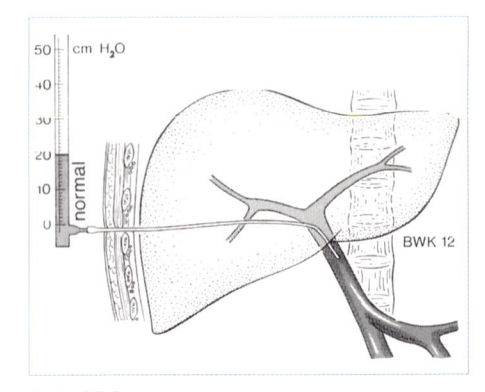

Abb. 35.6
Portale Druckmessung

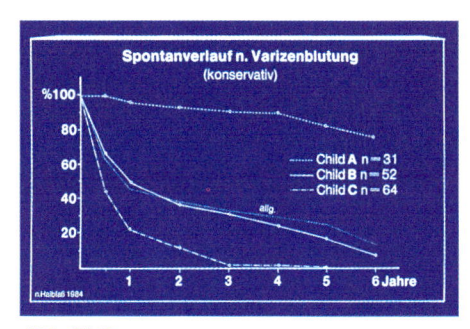

Abb. 35.7
Spontanverlauf und Langzeitüberleben nach Varizenblutung in Abhängigkeit vom Child-Stadium

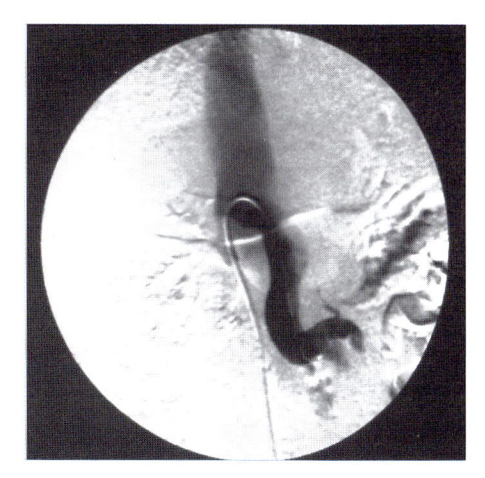

Abb. 35.8
Angiographie bei mesenterio-kavalem Shunt

5 Therapie der portalen Hypertension

Prinzipiell werden zwei grundsätzlich verschiedene Therapieansätze bei der portalen Hypertension verfolgt, die zur Verminderung des Blutungsrisikos aus Ösophagusvarizen führen sollen: Einerseits die gezielte lokale Behandlung der Varizen, andererseits die dauerhafte Drucksenkung im portalen Kreislauf. Beide Ziele können sowohl auf konservativem bzw. interventionellem Wege (z.B. endoskopische Sklerosierung, medikamentöse Therapie, TIPSS) als auch operativ (z.B. Dissektionsoperationen, portosystemische Shunt-Chirurgie) erreicht werden.

Zur **lokalen Therapie der Varizen** hat sich die endoskopische Sklerosierung durchgesetzt, den Dissektionsoperationen kommt nur noch ein geringer Stellenwert beim Versagen der endoskopischen Therapie zu.

Die **Drucksenkung im portalen Kreislauf** wird durch eine Umleitung der gestauten portalen Strombahn in das Niederdrucksystem der V. cava erreicht.

> Shunt-Chirurgie ist Palliativ-Chirurgie, da sie die Ursache (Leberzirrhose) nicht ändern kann

(Dieses kann nur in ausgesuchten Fällen die Lebertransplantation [s. Kap. 34]).

Als **Komplikationen** kann die Umgehung der Leber zur hepatischen Insuffizienz und/oder portosystemischen Enzephalopathie führen (s.o.).

Da auch die Spätergebnisse nach Shunt-Operationen nicht wesentlich besser sind als bei der konservativen Behandlung der Leberzirrhose, ist die **Indikation zur Shunt-Chirurgie** restriktiv zu stellen. Operationsindikationen sind an erster Stelle die Blutung, seltener Aszites und Hypersplenismus. Für einen prophylaktischen Shunt (ohne Blutung) besteht aufgrund enttäuschender Ergebnisse heute keine Indikation mehr. Durch die Einführung des transjugulären intrahepatischen portosystemischen Stent-Shunts (TIPSS) (s.u.) ist die Bedeutung der operativen Shuntanlage weiter zurückgegangen.

Tatsache ist, daß es bis heute keine gesicherten Kriterien für die Wahl der einzelnen Therapieverfahren gibt. Unabhängig von der Verfahrenswahl sind überdies die Ergebnisse relativ konform: Von 100 Patienten mit Leberzirrhose kommen nur 5 Patienten für eine Shunt-Therapie in Frage. Von diesen leben 2 Patienten länger als 5 Jahre nach der ersten Blutung aus Ösophagusvarizen (Tab. 35.2).

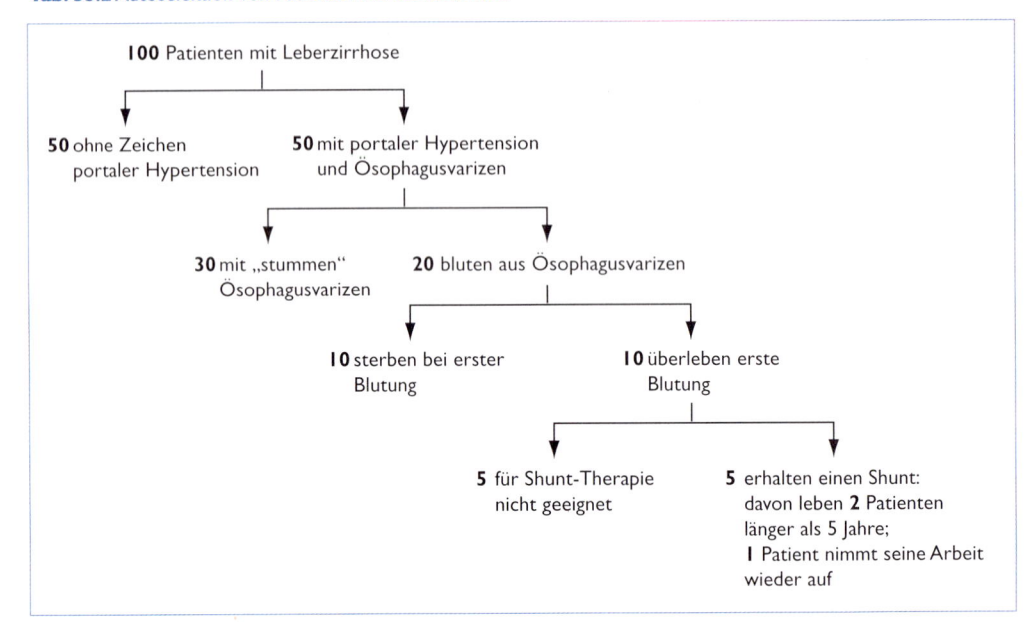

Tab. 35.2 Autoselektion von Patienten mit Leberzirrhose

```
                    100 Patienten mit Leberzirrhose
                                  |
              ┌───────────────────┴───────────────────┐
    50 ohne Zeichen                          50 mit portaler Hypertension
  portaler Hypertension                        und Ösophagusvarizen
                                                         |
                                    ┌────────────────────┴────────────────────┐
                          30 mit „stummen"                          20 bluten aus Ösophagusvarizen
                          Ösophagusvarizen                                     |
                                                              ┌────────────────┴────────────────┐
                                                    10 sterben bei erster              10 überleben erste
                                                         Blutung                            Blutung
                                                                                              |
                                                                              ┌───────────────┴───────────────┐
                                                                    5 für Shunt-Therapie           5 erhalten einen Shunt:
                                                                       nicht geeignet               davon leben 2 Patienten
                                                                                                    länger als 5 Jahre;
                                                                                                    1 Patient nimmt seine Arbeit
                                                                                                    wieder auf
```

5.1 Konservative interventionelle Therapie (s. a. Kap. 32)

Sie umfaßt Blutersatz, Kreislaufstabilisierung, Endoskopie (immerhin $\frac{1}{4}$ blutet aus einem Ulcus duodeni oder ventriculi!), Magensonde zur orthograden Spülung und Applikation von Neomycin, Ballonsonde (s. Kap. 1.5), Vasopressoren (vermindern die intestinale, aber auch die koronare Durchblutung. Cave: myokardiale Ischämie!).

Endoskopische Sklerosierung der blutenden Ösophagusvarizen (s. Kap. 11): heute das Standardverfahren in der Behandlung von Ösophagusvarizen.

Perkutane transhepatische Embolisation: Zur passageren Blutstillung der Ösophagusvarizen kann die V. coronaria über einen transhepatisch eingeführten Katheter mit Blutthromben embolisiert werden. Hierdurch wird der Blutzufluß von der Pfortader zu den Ösophagusvarizen passager unterbunden.

Transjugularer intrahepatischer portosystemischer Stent-Shunt (TIPSS)

Hierbei wird perkutan über die V. jugularis in der Leber eine Verbindung zwischen Pfortaderstromgebiet und Kavaabstromgebiet geschaffen. Dieser Shunt wird anschließend mittels einer selbstexpandierenden Metallendoprothese (Stent) offengehalten.

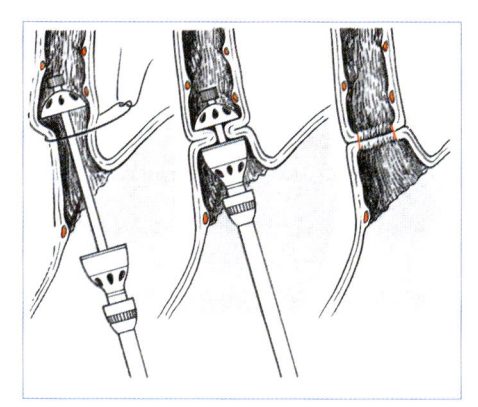

Abb. 35.9
Dissektionsligatur des distalen Ösophagus mit dem EEA-Nahtgerät (s. Kap. 2.4)

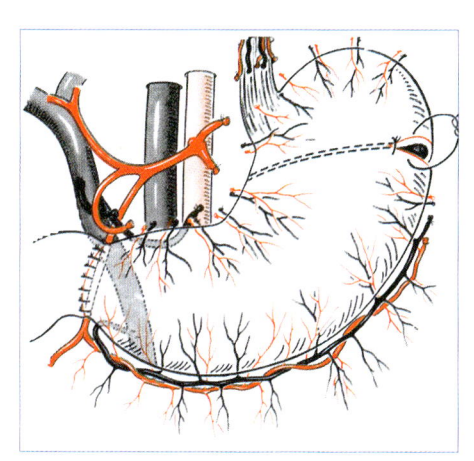

Abb. 35.10
Proximale Magendissektion mit dem TA90-Nahtgerät unter zusätzlicher Skelettierung des Fundus und der kleinen Kurvatur

Die initiale technische Erfolgsrate dieses Verfahrens liegt über 90 %, jedoch ist mit einer Letalität von bis zu 15 % (Leberausfallskoma, Blutung) in Abhängigkeit von der Leberschädigung (Child-Stadium) zu rechnen. Die Enzephalopathierate nach TIPSS liegt bei 15–30 %, eine Shunt-Stenose bzw. -Dysfunktion wird in bis zu 50 % der Patienten beobachtet. Die Methode bietet jedoch die problemlose Möglichkeit der transjugulären Reintervention bei Komplikationen (Shunt-Verkleinerung bzw. -Dilatation).

Wegen der geringen Belastung des Patienten wird der TIPSS zunehmend als Alternative zum chirurgischen Vorgehen bevorzugt. Im Gegensatz zur chirurgisch angelegten portokavalen Anastomose wird eine evtl. notwendige Lebertransplantation hierdurch nicht erschwert oder sogar verhindert (z.B. bei Entwicklung einer Pfortaderthrombose), sondern in bis zu 30 % überflüssig.

5.2 Chirurgisch-operative Therapie

5.2.1 Splenektomie und Ligatur der Aa. gastricae breves

Eine Indikation besteht ausschließlich bei umschriebener Thrombose der Milzvene (Pankreatitis, Bauchtrauma mit Ösophagusvarizen). Bedingung ist die Durchgängigkeit der V. portae.

5.2.2 Dissektionsverfahren

Unterbindung der Gefäßversorgung der distalen Speiseröhre und des proximalen Magens. Die Blutstillung ist bei allen Dissektionsverfahren nur vorübergehend (Ausbildung neuer Kollateralen). Hieraus folgt eine hohe Rate an Rezidivblutungen. Folgende Verfahren stehen zur Verfügung:

- **Transthorakale oder abdominelle Ligatur** entweder mit dem Boerema-Knopf oder mit dem EEA-Staplergerät (Abb. 35.9).
- **Tanner-Porta-Azygos-Dissektion** (Abb. 35.10). Transabdominelle oder transthorakale Dissektion der oberen 8–10 cm des Magenfundus sowohl an der großen als auch der kleinen Kurvatur. Zur Unterbrechung der intramural laufenden Gefäße Durchtrennung und anschließende Reanastomosierung etwa 5 cm unterhalb der Kardia. Heute besser Quernaht des Magenfundus mit einem linearen Stapler (z.B. TA 90® von Autosuture).
- **Transthorakale ösophageale Transsektion:** Vorteil dieser Methode ist die Einfachheit und der übersichtliche Zugang.
- **Kardia-Fundusresektion:** Diese Methode wird gelegentlich beim prähepatischen Block nach Splenektomie durchgeführt. Wegen des hohen Operationsrisikos (50 %) ist sie allerdings Ausnahmen vorbehalten.

Tab. 35.3 Historisches zur Chirurgie der portalen Hypertension

Experimentelle portokavale Seit-zu-Seit-Anastomose beim Hund	– Eck (1877)
Erster Langzeiterfolg (5 Monate) nach portokavaler Seit-zu-Seit-Anastomose beim Menschen	– Rosenstern (1912)
Erneute portokavale Anastomose zur Behandlung der portalen Hypertension	– Blakemore (1947)
Splenorenale End-zu-Seit-Anastomose	– Blalock, Linton (1947)
Distale splenorenale Anastomose	– Warren (1967)
Mesenteriko-kavale Interpositions-Anastomose	– Drapanas (1972)

5.2.3 Portosystemische Shunts

Operative Umleitung des Pfortaderblutes in die V. cava. Diese Ableitung kann total oder selektiv sein.
- Totaler Shunt (PCA)
- Selektiver Shunt (SRA, MCA) (s.u.).

Die **Wahl des Shunt-Verfahrens** richtet sich nach folgenden Kriterien:
- Erfahrung des Operateurs
- Child-Kriterien
- Ergebnis der präoperativ durchgeführten Angiographie
- Erhaltung der technischen Möglichkeiten einer Lebertransplantation.

Totale Shunts

Druckentlastung der gesamten Pfortader.
- **Portokavaler End-zu-Seit-Shunt** (PCA) (Abb. 35.12 b)
  Einfachste Operationsmethode mit Gewährleistung eines kompletten Abflusses der Pfortader in die V. cava inferior. Dadurch sichere Druckentlastung der gestauten Ösophagusvarizen. Die Operationsmethode ist kontraindiziert bei Aszites. Hier hat sich die Seit-zu-Seit-Methode besser bewährt (s.u.).
- **Portokavale Seit-zu-Seit-Anastomose** (PCA) (Abb. 35.12 c)
  Modifikation mit Belassung eines restlichen hepato-fugalen oder hepato-petalen Pfortaderflusses (Abb. 35.11).
- **Proximaler splenorenaler Shunt** (Linton) (Abb. 35.12 d)
  Diese Operationsmethode wird angewandt, wenn ein portokavaler Shunt, z.B. nach vorausgegangener Gallenwegsoperation, aus technischen Gründen nicht möglich ist oder wegen schlechter Leberfunktion nur ein Teil des Pfortaderblutes umgeleitet werden kann. Etwa 25 % des Pfortaderblutes kommen unter physiologischen Bedingungen aus der V. lienalis. Wichtigste technische Voraussetzung für einen derartigen splenorenalen Shunt ist die Splenektomie sowie ein ausreichendes Kaliber (> 1 cm) der V. lienalis.

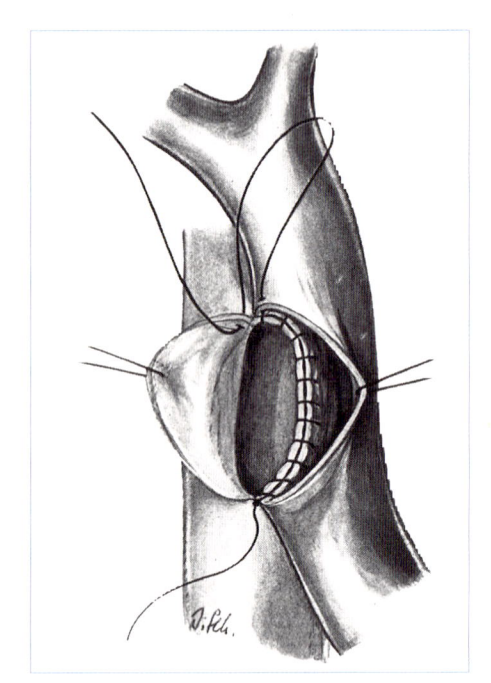

Abb. 35.11
Portokavaler Seit-zu-Seit-Shunt

Therapie der portalen Hypertension | **35 Portale Hypertension**

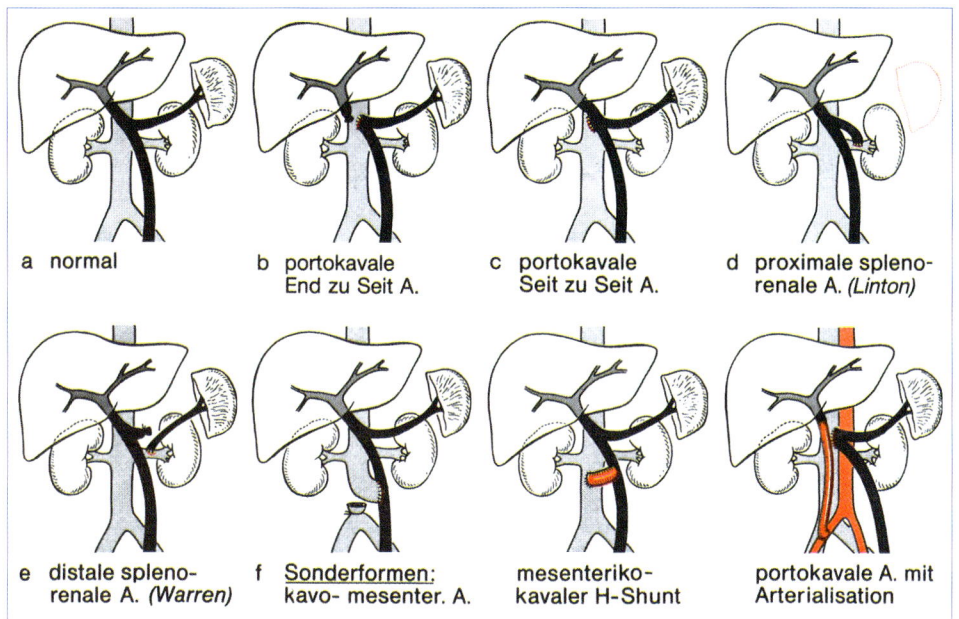

Abb. 35.12 a–f Formen der portosystemischen Shunt-Operation

a normal
b portokavale End zu Seit A.
c portokavale Seit zu Seit A.
d proximale splenorenale A. (Linton)
e distale splenorenale A. (Warren)
f Sonderformen: kavo-mesenter. A.
mesenteriko-kavaler H-Shunt
portokavale A. mit Arterialisation

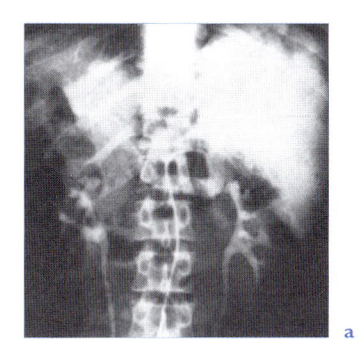

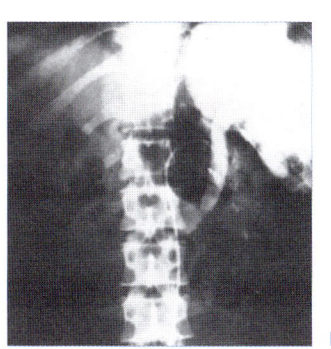

Abb. 35.13 a,b
Termino-laterale splenorenale Anastomose (Warren-Shunt). Indirektes Splenoportogramm:
a präoperativ
b postoperativ

Häufigste Indikationen zum splenorenalen Shunt sind der extrahepatische präsinusoidale Block, die kavernöse Transformation der Pfortader, die biliäre Zirrhose oder ein Hypersplenismussyndrom. Bei vorausgegangener Pankreatitis ist die Operation technisch gelegentlich unmöglich. Eine Kontraindikation für einen splenorenalen Shunt besteht bei Aszites.

Selektive Shunts

Druckentlastung von Anteilen des Pfortadersystems.
- **Distaler splenorenaler Shunt** (Warren) (Abb. 35.12 e, 35.13)
  Dieser Shunt verfolgt das Prinzip der selektiven Entlastung der Ösophagusvarizen unter Aufrechterhaltung der Pfortader-Leberdurchblutung. Hierzu ist obligatorisch die Unterbindung der V. coronaria ventriculi und der V. gastrica sinistra; die V. lienalis wird vor Einmündung in die V. portae durchtrennt und End-zu-Seit in die V. renalis sinistra implantiert. Auch diese Operation kann durch vorausgegangene Pankreatitis technisch unmöglich werden.
- **Mesenteriko-kavaler Shunt** (H-Shunt nach Drapanas) (MCA) (Abb. 35.12 f)
  Implantation einer Kunststoffprothese (12–18 mm Gore-Tex®) zwischen V. mesenterica superior und V. cava inferior (H-Form der Anastomose). Hierdurch Ableitung eines Teils des Pfortaderblutes in die V. cava.
- **Kavo-mesenterialer Seit-zu-End-Shunt** (Abb. 35.12 f)
  Anwendung bei Kindern unter 10 Jahren, bei denen die Gefäße noch kein ausreichendes Kaliber haben. Durchtrennung der V.

cava inferior oberhalb der Bifurkation und Anastomosierung des kranialen Anteils End-zu-Seit mit der V. mesenterica superior.
- **Koronario-kavaler Shunt** (nach Inokuchi)
  Shunt zwischen V. coronaria und V. cava, so daß der Hauptteil des Pfortaderblutes weiter in der Leber zur Verfügung steht. Mit dieser Operationsform liegen bislang nur wenige Erfahrungen vor.
- **Portokavaler End-zu-Seit-Shunt mit Arterialisation des Pfortaderstumpfes** (nach Matzander) (Abb. 35.11 f)
  PCA mit zusätzlichem Gefäßtransplantat (V. saphena magna) zwischen A. iliaca und Pfortaderstumpf zur Verbesserung der Leberdurchblutung. Hierdurch sollen die Leberfunktion und die Enzephalopathierate gebessert werden. Wegen des großen Zeitaufwandes, der Thromboserate, der nicht immer druckadaptierten (zu hoher Druck schädlich!) Arterialisation der Leber und der nicht gesicherten Langzeitergebnisse findet dieses Verfahren bislang keine generelle Anwendung.

Prognose portosystemischer Shunts

Die Ergebnisse portokavaler Shunt-Chirurgie korrrelieren direkt mit dem Child-Stadium. Die **Operationsletalität** beträgt bei Patienten im Stadium Child A etwa 5%, im Stadium Child B etwa 12% und im Stadium Child C über 40%. Aus diesem Grund sollten Patienten im Child-C-Stadium nur unter größtem Vorbehalt operiert werden.
Die **5-Jahres-Überlebensraten** nach dem Anlegen eines Shunts liegen bei ca. 50%. Die Enzephalopathierate beträgt nach portokavalem Shunt ca. 20–30%, nach splenorenalem Shunt ca. 5–10%.
Allgemein läßt sich sagen, daß die Gefahr der Rezidivblutung aufgrund von Shuntthrombosen nach portokavalen Shunts relativ niedrig liegt (ca. 5%), dagegen ist die Enzephalopathierate hoch. Nach selektiver Shunt-Operation, wie beim splenorenalen Shunt, ist die Shuntthrombose und damit die Gefahr der Rezidivblutung wesentlich erhöht (ca. 20–25%), die Enzephalopathierate jedoch deutlich niedriger (Tab. 35.4).

Tab. 35.4 Vor- und Nachteile von Shuntverfahren

	portokaval	splenorenal
Pfortaderdruck	Senkung	geringe Senkung
Portaler Blutzufluß	vermindert/blockiert	unverändert/vermindert
Enzephalopathie-Risiko	hoch	niedrig
Shunt-Thrombose-Rate	niedrig	höher
Operationstechnik	standardisiert, zeitlich nicht aufwendig	technisch und zeitlich aufwendig; an topographische Voraussetzungen gebunden

Chirurgische Therapie des Aszites

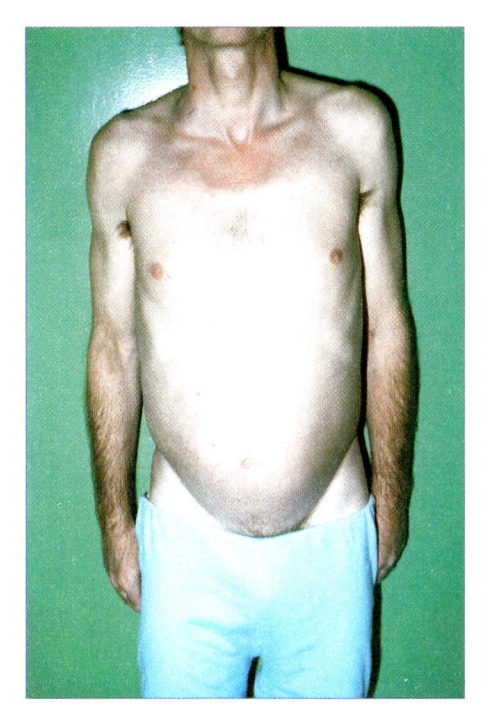

Abb. 35.14
Aszites bei Leberzirrhose

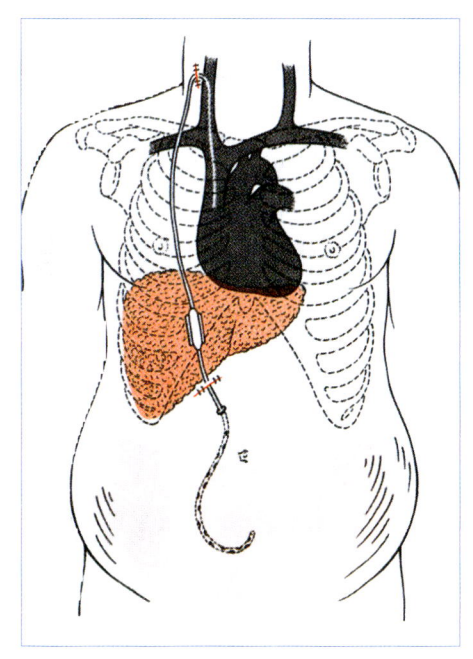

Abb. 35.15
Peritoneo-venöser Shunt (Denver-Shunt) zur Aszitesdrainage in der V. jugularis rechts

Generell allerdings werden alle Formen der portosystemischen Shunt-Chirurgie durch die Erfolge der **endoskopischen Sklerosierung** sowie der **interventionellen Shuntanlage (TIPSS)** zunehmend relativiert. Wenngleich Langzeitergebnisse zur TIPSS noch nicht vorliegen, so scheint die Komplikationsrate bei ähnlich hoher Erfolgsrate derzeit geringer zu liegen als nach einer chirurgischen Shuntanlage. Die besondere Bedeutung liegt in der fehlenden Interferenz der interventionellen Methoden mit einer evtl. Lebertransplantation, die als einziges Verfahren eine kausale Therapie der portalen Hypertension bieten kann.

Portosystemischer Shunt: Folgerichtig, aber folgenreich!

6 Chirurgische Therapie des Aszites

Die Therapie der Bauchwassersucht ist überwiegend konservativ. In 10% der Fälle gelingt es allerdings nicht, durch diuretische und diätetische Maßnahmen den Aszites erfolgreich zu behandeln.

Als Alternative steht die **regelmäßige Parazentese** von bis zu 4–6 l/die mit begleitender Substitution des verlorengegangenen Eiweißes (6–10 g Albumin/l) zur Verfügung, die gegenüber der diuretischen Therapie wirksamer ist. In einigen Fällen kann eine Verbesserung durch die Anlage eines TIPSS (s.o.) erzielt werden. Bei einem trotz dieser Maßnahmen therapierefraktären Aszites und fehlender Indikation zur Lebertransplantation stellt sich die Indikation zur Anlage eines peritoneo-venösen Shunts.

Peritoneo-venöse Shunts (Abb. 35.15)

Sie dienen der chirurgischen Therapie eines durch konservative Maßnahmen nicht beherrschbaren Aszites. Prinzip ist die Ableitung des Bauchwassers über einen Kunststoffkatheter in die V. cava (V. jugularis, V. femoralis).
Verschiedene Shuntformen werden verwendet, wobei sich die einzelnen Modelle durch die Wahl des Materials, der Ventile (Verhinderung der Strömungsumkehr) und der Möglichkeit zur Flußsteigerung durch Pumpmechanismen unterscheiden. Gebräuchliche Modelle sind von Le Veen, Agishi und in Denver entwickelt worden. Gegenwärtig findet der Denver-Shunt die breiteste Anwendung. Durch eine eingebaute, manuell vom Patienten zu bedienende Pumpe gelingt es, den Katheter über längere Zeit durchgängig zu halten.

Nach der Aszitesreinfusion kann es zu Blutgerinnungsstörungen aufgrund von Thrombokinaseinhibitoren im Aszites kommen (s. Kap. 3.6). Daher muß vor Anlage eines peritoneo-venösen Shunts stets eine Analyse der Gerinnungsfaktoren des Aszites durchgeführt werden. Falls Inhibitoren gefunden werden, muß nach dem Totalaustausch des Aszites eine sorgfältige Spülung der Bauchhöhle und der Aszitesersatz durch eine 5%ige Albuminlösung erfolgen.

Gefahren der peritoneo-venösen Shunts sind die Blutung und die Verstopfung (ca. 50% nach 2 Jahren).

Peritoneo-venöser Shunt: Gerinnungsfaktoren im Aszites?

Prognose: In Abhängigkeit von der Grundkrankheit. Da auch der peritoneo-venöse Shunt nur eine palliative Therapie der Leberzirrhosefolgen darstellt, ist nur die Behandlung durch Lebertransplantation kausal.

36 Milz

Kapitelübersicht

Erkrankungen der Milz

Milzverletzungen
- offen oder stumpf
- einzeitig oder zweizeitig

Milzzysten

Malignome und Metastasen in der Milz

Bedeutung der Milz im Rahmen hämatologischer Erkrankungen

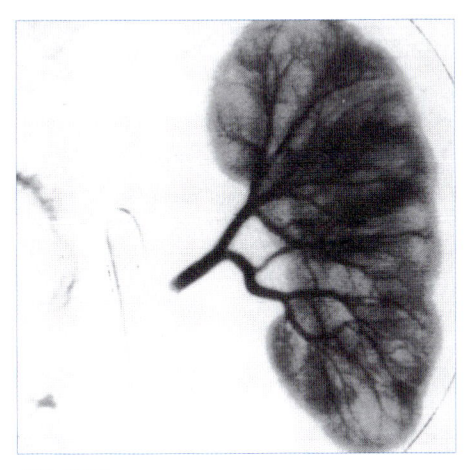

Abb. 36.1
Angiographie der A. lienalis – segmentaler Aufbau der Milz

1 Anatomie

Die Milz entsteht als Proliferation des Mesenchyms des dorsalen Mesogastriums aus dem Mesoderm. Beim gesunden Erwachsenen erreicht sie eine Länge von 8–12 cm, eine Breite von 6–8 cm und eine Dicke von 3–4 cm. Das Gewicht von durchschnittlich 150 g schwankt aufgrund des variablen Blutgehaltes zwischen 80 und 300 g. Die Milz liegt intraperitoneal in der linken Regio hypochondriaca subphrenisch in Höhe der 9.–11. Rippe. Die Lage des Organs wird durch den Druck der benachbarten Eingeweide und die vier Bauchfellduplikaturen, die Ligg. phrenico-lienale, gastrolienale, colico-lienale und phrenico-colicum, fixiert. Es bestehen enge topographische Beziehungen zu Zwerchfell, Magen, Niere, linker Kolonflexur und Pankreasschwanz.

Die **arterielle Blutversorgung** (0,5 % des Herzzeitvolumens $\cong$ 250 l/d) erfolgt über die A. lienalis aus dem Truncus coeliacus. Über die A. gastroepiploica sinistra und die Aa. gastricae breves bestehen Verbindungen zur A. gastroepiploica dextra, die als Ast der A. gastroduodenalis ebenfalls aus dem Truncus coeliacus gespeist wird. Durch die hilusnahe Aufteilung der A. lienalis in zwei bis drei Hauptäste wird die Milz in Segmente (Abb. 36.1) unterteilt, zwischen denen nur vereinzelte Gefäßverbindungen bestehen. Der **venöse Abfluß** erfolgt über die V. lienalis, die sich nach Aufnahme der V. mesenterica inferior mit der V. mesenterica superior zur V. portae zusammenschließt.

Das Bindegewebsgerüst der Milz wird durch die Kapsel mit Peritonealüberzug und das Netzwerk der Trabekel gebildet. Die rote Pulpa macht 80–85 % des Organs aus. Die mit Retikulumzellen ausgekleideten Lücken sind mit Blut gefüllt. Durch Verbreiterung des Strombetts in der Marginalzone wird die Fließgeschwindigkeit reduziert und die Phagozytose erleichtert. Die weiße Pulpa, die 15–20 % des Organs ausmacht, besteht aus den periarteriellen lymphatischen Begleitscheiden und den Lymphfollikeln (Malpighische Körperchen). Die Milz stellt 25 % des retikuloendothelialen Systems (RES) dar.

2 Physiologie

Die physiologischen Aufgaben der Milz schließen in der Pränatalperiode die Hämopoese ein, später findet hier lediglich eine Reifung der Retikulozyten statt. Nach der Geburt übt das Organ eine **Reservoirfunktion** insbesondere für Thrombozyten (40 %), Lymphozyten und Monozyten aus.

Überalterte Thrombozyten und abnorme Erythrozyten werden in der Milz phagozytiert. Einschlußkörper wie Howell-Jolly-Körper (Kernchromatin), Heinz'sche Innenkörper (Hämoglobinpräzipitate) und Pappenheim-Körper (Eisengranula) werden aus den Erythrozyten entfernt („pitting function").

Eine wichtige Rolle kommt der Milz bei der zellulären und humoralen **Immunantwort** zu. Hier ist die Reifungsstätte für Lymphozyten und Plasmazellen (Produktion von IgM und IgG); Lymphokine und opsonierende Proteine (Tuftsin, Properdin und Fibronektin) werden freigesetzt und das Komplementsystem wird aktiviert. Zudem können in der Milz Fremdkörper und Bakterien ohne Opsonierung phagozytiert werden.

3 Pathophysiologie

Nach einer Splenektomie treten aufgrund des Ausfalls der physiologischen Aufgaben der Milz typische Veränderungen auf. So kommt es zu Veränderungen des Blutbildes mit Thrombozytose, einer passageren Leukozytose sowie einer vorübergehenden Lymphozytopenie mit anschließender Lymphozytose. Im Blut finden sich vermehrt Einschlußkörper, Retikulozyten, Siderozyten und Target-Zellen. Die Clearance für Bakterien und der IgM-Spiegel sind erniedrigt, IgA und IgG können dagegen ansteigen.

Die Beeinträchtigung der Immunitätslage zeigt ihre deutlichste Ausprägung bei der **Overwhelming Post-Splenectomy Infection (OPSI)**, die eine Inzidenz von 4–5 % bei Kindern und 2,5 % bei Erwachsenen aufweist. Insbesondere bei Kindern unter 5 Jahren hat diese Komplikation eine Letalität von über 50 %. Als verursachende Bakterien finden sich vor allem Pneumokokken (bis 70 %), H. influenzae (bis 25 %) und Staphylokokken (bis 15 %), so daß splenektomierte Patienten eine Impfung mit einer polyvalenten Vakzine gegen Pneumokokken und Haemophilus influenzae erhalten sollten. Da das Risiko einer fulminanten Sepsis bei Kindern, die wegen einer hämatologischen Erkrankung splenektomiert werden, besonders hoch ist, wird für diese Gruppe eine Langzeit-Antibiotikaprophylaxe mit Penicillin bis zum 10. Lebensjahr angeraten. Zudem müssen die splenektomierten Patienten über das erhöhte Infektionsrisiko aufgeklärt werden.

Folge nach Splenektomie: Infektabwehrschwäche → Impfung

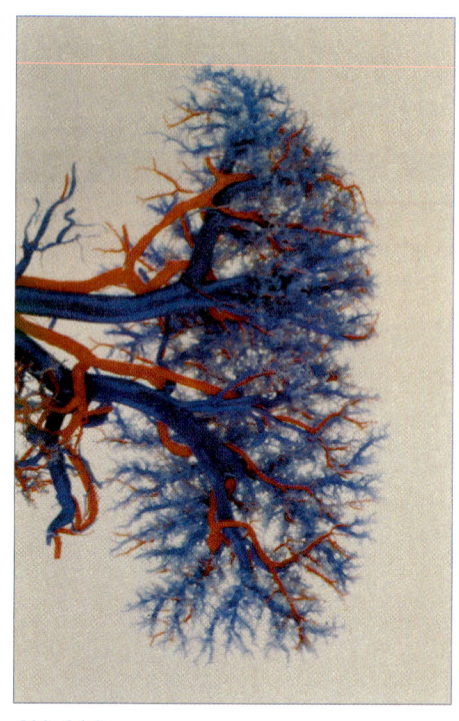

Abb. 36.2
Anatomisches Ausgußpräparat der Milz mit arterieller (rot) und venöser (blau) Strombahn

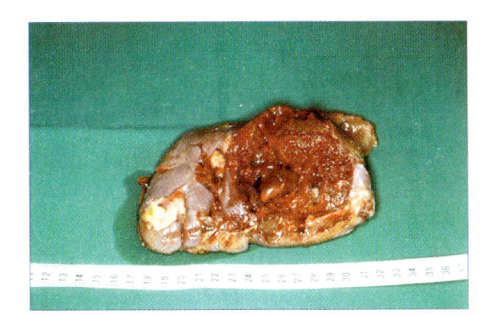

Abb. 36.3
Milzkapselabriß nach Schlittenunfall

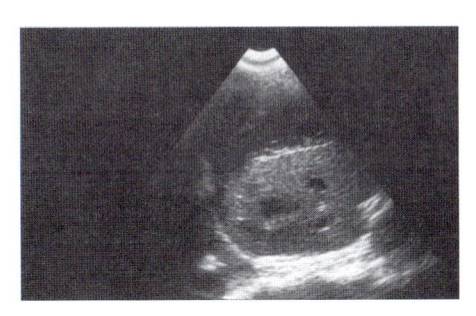

4 Verletzungen

Verletzungen der Milz können durch **offene**, penetrierende (Messerstiche, Schußwunden) und stumpfe, **geschlossene** Bauchtraumata (Anprall durch Schlag, Sturz oder Verkehrsunfall) hervorgerufen werden. Insbesondere Personen mit krankhaft vergrößerten Organen oder Gerinnungsstörungen (Antikoagulation) sind hierbei einem erhöhten Risiko ausgesetzt. Bagatelltraumen können ausreichend sein. Die **Ruptur** der Milz kann sowohl als **einzeitige** Verletzung von Parenchym und Kapsel als auch mit primärer Verletzung des Parenchyms und **zweizeitiger** Kapselruptur nach Stunden bis Wochen ablaufen (Abb. 36.3).

Klinik: Bei einzeitiger Ruptur Spontan- und Druckschmerz im linken Oberbauch mit Ausstrahlung in die linke Schulterregion, Schonatmung und Zeichen des hämorrhagischen Schocks mit Hypotonie und Tachykardie. Bei zweizeitiger Ruptur können die Symptome erst mit einer Latenz von mehreren Tagen auftreten, wenn das Hämatom im Parenchym zur Berstung der Kapsel führt.

Diagnostik

- Initiale **Notfalldiagnostik** bei jedem Bauchtrauma ist die **Sonographie**. Hierbei muß sowohl die Abdominalhöhle auf das Vorhandensein freier Flüssigkeit (Blut) als auch die Milz selbst auf Verletzungsfolgen untersucht werden (Abb. 36.4).
- Wenn hierbei keine sichere Diagnose gestellt werden kann (massive Adipositas), muß eine **Lavage** angeschlossen werden.
- Andere diagnostische Verfahren wie Abdomenübersichtsaufnahme, Computertomographie und Angiographie sind im Notfall **nicht erforderlich** und würden lediglich die dringliche operative Therapie verzögern.

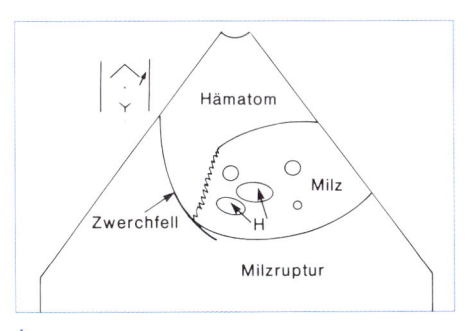

Abb. 36.4 a,b
Sonographie nach stumpfem Bauchtrauma – Hämatome im Parenchym (H) und freie Flüssigkeit (Blut) perisplenisch als Zeichen der Milzruptur

Die Verletzungen der Milz können in **5 Schweregrade** eingeteilt werden (Tab. 36.1, Abb. 36.5).

Labor: Leukozytose! Hb-Wert initial unzuverlässig, Abfall ggf. erst im Verlauf durch Verdünnung.

> Bauchtrauma: Sonographie obligat (Milzruptur?)

Therapie

- Alle Patienten, bei denen sich intraabdominell mehr als 100 ml Blut finden, müssen **sofort laparotomiert** werden.
- Lediglich Patienten mit kleinen, nicht aktiv blutenden Parenchym- und Kapselverletzungen (erstgradige Ruptur) können einer konservativen Therapie zugeführt werden. Diese setzt jedoch eine zweistündliche Überwachung von Kreislauf, Laborparametern sowie klinischen und sonographischen Befunden auf einer chirurgischen Intensivstation voraus.

Tab. 36.1 Einteilung der Milzverletzungen

Grad	Verletzungsausmaß	Therapie
1	– subkapsuläres, stationäres Hämatom < 10 % der Organoberfläche – nicht blutende Kapseleinrisse < 1 cm in das Parenchym	Überwachung
2	– subkapsuläres, stationäres Hämatom 10–50 % der Organoberfläche – intraparenchymales, stationäres Hämatom < 2 cm Durchmesser – blutende Kapseleinrisse	Operation Blutstillung
3	– subkapsuläres Hämatom > 50 % der Organoberfläche oder expandierend – rupturiertes, subkapsuläres Hämatom mit aktiver Blutung – intraparenchymales Hämatom > 2 cm oder expandierend – Einrisse von > 3 cm Tiefe oder Beteiligung der Trabekelgefäße	Operation Hämatomausräumung Nähte, Splenorrhaphie
4	– rupturiertes, intraparenchymales Hämatom mit aktiver Blutung – Einrisse mit Beteiligung von Segment- oder Hilusgefäßen mit größerer Devaskularisation (> 25 %)	Operation Teilresektion
5	komplett zerstörte Milz – Verletzung der Hilusgefäße mit kompletter Devaskularisation	Splenektomie

Verletzungen

- Bei den **ersten Anzeichen einer Dekompensation** (Blutdruck- und Hb-Abfall, Transfusionsbedarf > 2 Erythrozytenkonzentrate bei Erwachsenen und 40 ml/kg KG beim Kind, peritoneale Reizung) muß sofort eine **Laparotomie** durchgeführt werden.
- **Ziel der Operation** ist die Blutstillung bei Erhaltung der Milz. Bei **erst-** und **zweitgradigen Milzverletzungen** kann die Blutstillung durch Elektro-, Heißluft, Infrarot- (Abb. 36.6) oder Laserkoagulation erreicht werden. Zusätzlich kann das betroffene Areal mit Fibrinkleber und Kollagenvlies gedeckt werden.
Bei drittgradigen Traumen erfolgt nach Ausräumung des Hämatoms die Versorgung der Milz mit Nähten oder Kompression durch Einpacken in ein resorbierbars Netz (Splenorrhaphie, Abb. 36.7). Bei **Verletzungen des Schweregrades 4** sollten die Gefäße des betroffenen Segmentes ligiert und eine Teilresektion der Milz durchgeführt werden.

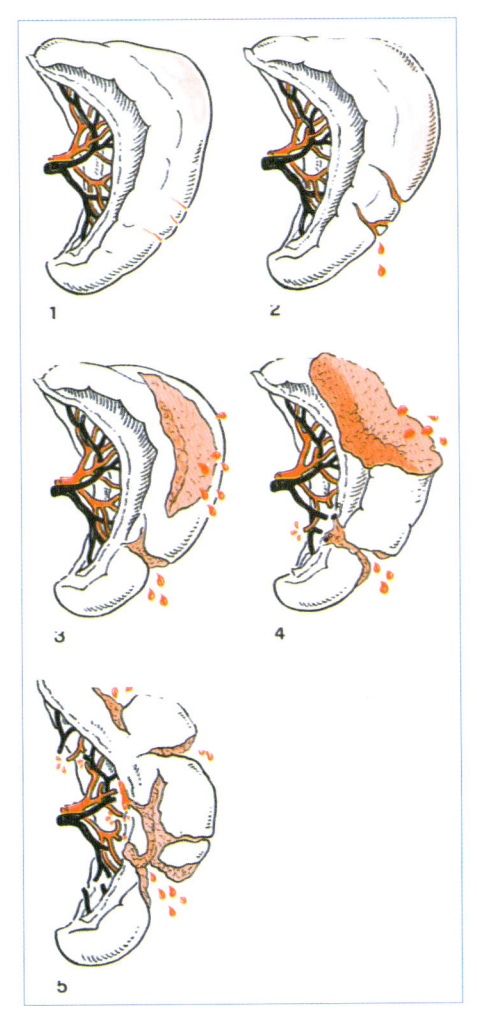

Abb. 36.5
Stadieneinteilung und verletzungsgerechte Therapie der Milzverletzungen (s. a. Tab. 36.1)

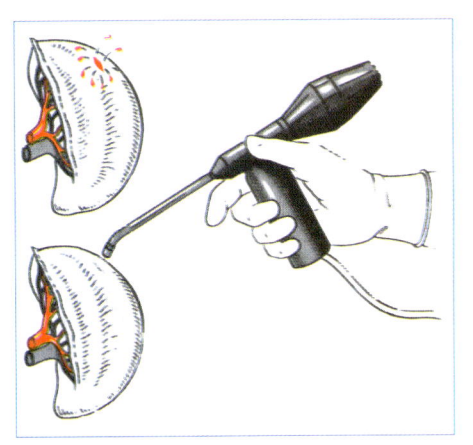

Abb. 36.6
Infrarotkoagulation bei Milzruptur

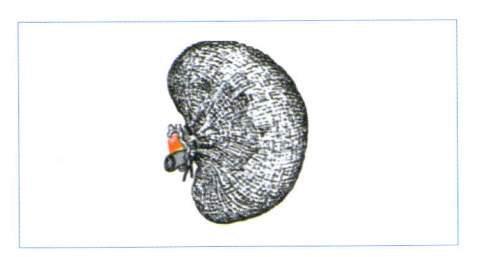

Abb. 36.7 a
Splenorrhaphie der Milz mit Vicryl®-Netz

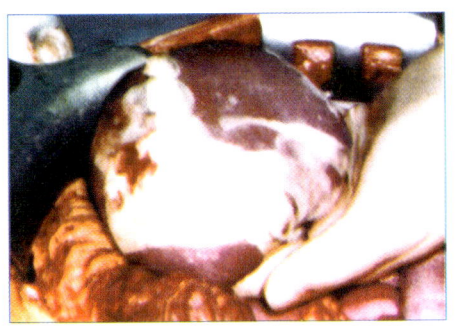

Abb. 36.7 b
Versorgung einer Milzruptur durch Splenorrhaphie

- Wenn keine sichere Blutstillung gelingt oder wenn die Milz komplett zerstört ist (Grad 5), muß eine Splenektomie erfolgen (Tab. 36.1).

Der Transfusionsbedarf zur Organerhaltung der Milz darf 2 Erythrozytenkonzentrate nicht überschreiten, da sonst das Mortalitätsrisiko z. B. durch Hepatitis größer ist als das einer fulminanten Sepsis nach Splenektomie.

Die Autotransplantation von Milzgewebe in das Omentum majus hat sich nicht bewährt. In bis zu 44 % der Fälle finden sich jedoch Nebenmilzen (Abb. 36.8), wobei 30 % der Milzmasse zur Aufrechterhaltung der Funktionen ausreichend sind.

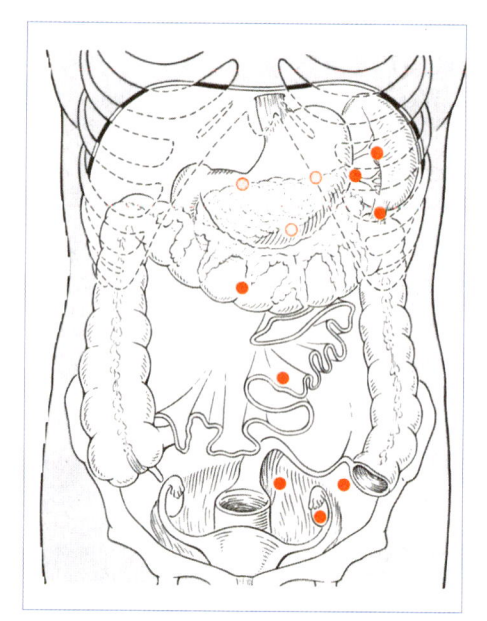

Abb. 36.8
Häufige Lokalisation von Nebenmilzen

5 Erkrankungen

Lokalisierte Erkrankungen der Milz sind selten. Am häufigsten sind mit Bindegewebe ausgekleidete, meist posttraumatische **Pseudozysten**, seltener echte, mit Epithel oder Endothel ausgekleidete Zysten sowie **parasitäre (Echinokokkus-) Zysten und Dermoidzysten** (Abb. 36.9).
Als **solide Tumoren** finden sich **Hämangiome** und **Hamartome**. Diese sollten ab einer Größe von 4 cm oder bei enger Lagebeziehung zum Hilus aufgrund von Ruptur- und Blutungsgefahr elektiv, möglichst organerhaltend operiert werden.
Abszesse der Milz nach hämatogener Infektion im Rahmen einer Bakteriämie oder Sepsis erfordern eine Splenektomie.
Auch das **Aneurysma der A. lienalis**, das häufig erst im Rahmen einer Blutung diagnostiziert wird, und die Milzvenenthrombose machen eine Entfernung der Milz nötig.
Eine Splenektomie ist ferner indiziert bei den sehr seltenen **Malignomen** der Milz (Lymphosarkom, Hämangiosarkom, Abb. 36.10), **Metastasen** sowie im Rahmen der radikalen Tumorchirurgie bei Malignomen von Magen, Pankreasschwanz und linker Kolonflexur.
Eine große Indikationsgruppe für elektive Eingriffe an der Milz stellen **hämatologische Erkrankungen** dar (Tab. 36.2). Die Entscheidung zur Splenektomie wird zumeist bei Versagen der konservativen, internistischen Therapie getroffen.
Eine **absolute Indikation zur Entfernung der Milz** wird nur bei lienalen Sequestrationskrisen der Sichelzellanämie sowie bei lebensbedrohlichen Blutungen auf dem Boden eines Morbus Werlhof gesehen.

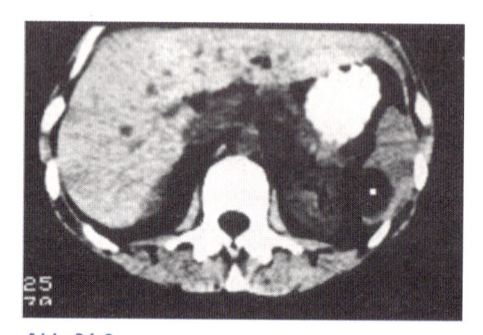

Abb. 36.9
Milzzyste im CT, Zyste durch Punkt markiert

Diagnostik

Die **Sonographie** ist die wichtigste, bildgebende Untersuchung der Milz. Hierbei lassen sich Größe, Lage und Binnenstruktur jederzeit nichtinvasiv und schnell darstellen.
Die **Abdomenübersichtsaufnahme** zeigt bei Vergrößerungen der Milz einen Zwerchfellhochstand sowie eine Verlagerung des

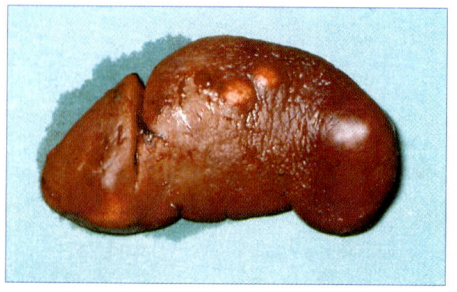

Abb. 36.10
Milzmanifestation bei M. Hodgkin

Erkrankungen

Tab. 36.2 Splenektomie bei hämatologischen Erkrankungen

Relative Indikation bei Versagen der konservativen Therapie und bei rupturgefährdeten Riesenmilzen	• Hereditäre, korpuskuläre Anämien (Sphärozytose, Elliptozytose, Stomatozytose, Pyropoikilozytose) • Aplastische Anämie + Hypersplenismus • Enzymdefekt-Anämien (Pyruvatkinase-Mangel, Glukose-Phosphat-Isomerase-Mangel) • Thalassaemia major, wenn postoperativ geringerer Transfusionsbedarf zu erwarten ist • Thrombotische thrombozytopenische Purpura • Steroidtherapie • Zyklische Neutropenie und Felty-Syndrom • Morbus Hodgkin • Hypersplenismus
Absolute Indikation	• Lienale Sequestrationskrise bei Sichelzellanämie • Morbus Werlhof bei lebensbedrohlichen Blutungen

Magens nach medial und der linken Kolonflexur nach kaudal (Abb. 36.11).

In Einzelfällen können weitere Schnittbilduntersuchungen (Computertomographie, Magnetresonanztomographie) zur Ergänzung der präoperativen Diagnostik herangezogen werden.

Bei der Planung elektiver Teilresektionen der Milz liefert die **Angiographie** wertvolle Hinweise auf die Gefäßarchitektur.

Zur Darstellung intakten Milzgewebes, also auch von Nebenmilzen, dienen **nuklearmedizinische Untersuchungen** mit radioaktiv markierten hitzealterierten Erythrozyten, Kolloiden oder Mikrosphären.

Bei **hämatologischen Erkrankungen** werden szintigraphische Untersuchungen mit markierten Erythrozyten, Granulozyten oder Thrombozyten herangezogen. Ergänzend dazu sind Differentialblutbild mit Einschlußkörpern, Immunelektrophorese, die Bestimmung von Komplement, Tuftsin und Properdin sowie ein Knochenmarksausstrich in speziellen Fällen erforderlich.

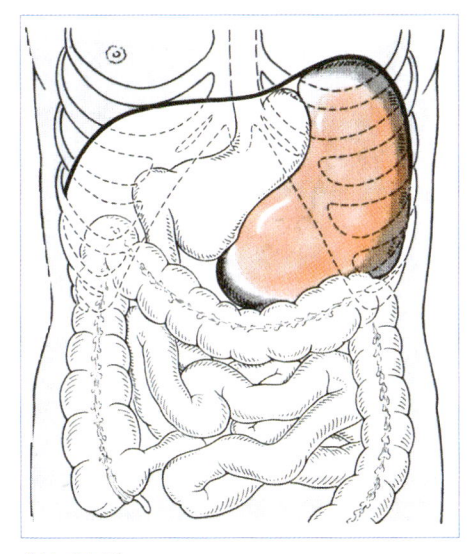

Abb. 36.11
Schema der indirekten Zeichen der Splenomegalie auf der Abdomenübersichtsaufnahme: Verdrängung von Zwerchfell, Magen und linker Kolonflexur

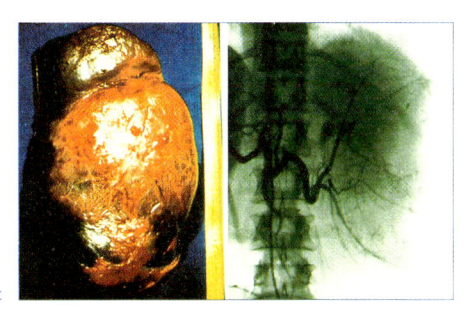

Abb. 36.12
Operationspräparat und Angiographie bei Riesenmilz

6 Chirurgische Therapie

Die erste historisch gesicherte Teilresektion der Milz wurde bereits 200 n.Chr. in China durch Hua T'uo durchgeführt. Erst 1549 erfolgte die erste elektive Splenektomie durch Zaccarello.
Bei stumpfen oder penetrierenden Abdominaltraumen erfolgt der **Zugang** zur Bauchhöhle über eine mediane Laparotomie, um alle Organe einer sorgfältigen Inspektion unterziehen zu können, da sich in bis zu 60 % der Fälle Begleitverletzungen anderer Gewebe finden. Bei elektiven Eingriffen an der Milz bietet der linksseitige Rippenbogenrandschnitt einen guten Zugang.

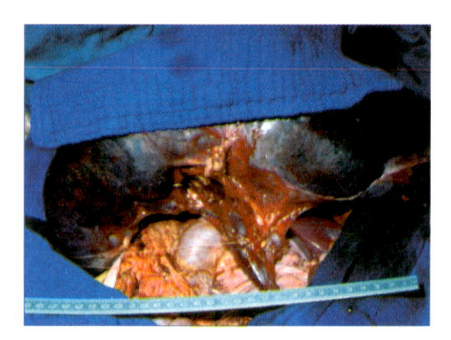

Abb. 36.13
Riesenmilz, Operationspräparat

6.1 Splenektomie

Bei Riesenmilzen (Abb. 36.13) muß zuerst die A. lienalis ligiert werden, um durch Autotransfusion das Blutvolumen der Milz, das in diesen Fällen mehr als 1 Liter betragen kann, zu erhalten. Die Mobilisation der Milz (Abb. 36.14) erfolgt mittels Durchtrennung und Ligatur der ligamentären Verbindungen. Nach Luxation aus dem Milzlager werden alle zu- und abführenden Gefäße unter sorgfältiger Schonung des Pankreasschwanzes und der großen Kurvatur des Magens unterbunden.

6.2 Teilresektion

Nach Mobilisation der Milz werden alle Hilusgefäße und evtl. vorhandene Polgefäße dargestellt. Dann werden die den zu resezierenden Anteil versorgenden Gefäße selektiv ligiert. Die Resektion wird entweder stumpf durch den Finger des Operators („finger fracture technique") oder durch Ultraschalldissektion oder Laser ausgeführt, wobei kleine, intersegmentäre Gefäße separat ligiert werden. Eine weitere Möglichkeit stellt der Einsatz eines Klammernahtinstrumentes dar.

6.3 Staging-Laparotomie

Die Notwendigkeit einer Staging-Laparotomie und die Indikation zur Splenektomie bei Morbus Hodgkin und bei Non-Hodgkin-Lymphomen ist vom jeweiligen diagnostischen und therapeutischen Behandlungskonzept abhängig. Beim Morbus Hodgkin des Kindes kommen milzerhaltende Konzepte zur Anwendung. In jedem Fall müssen im Rahmen einer Staging-Laparotomie Biopsien aus beiden Leberlappen sowie aus den paraaortalen, parailiakalen und mesenterialen Lymphknoten gewonnen werden.

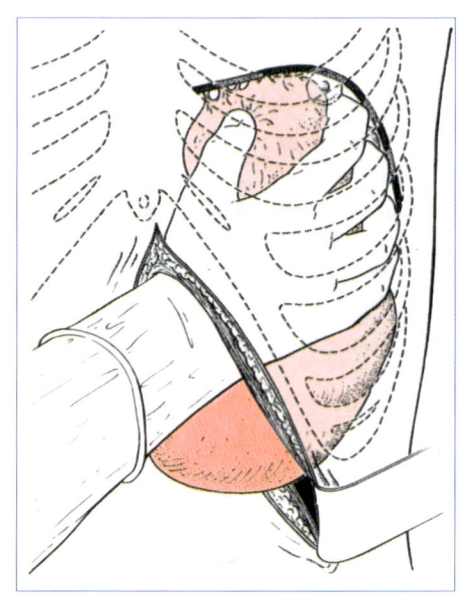

Abb. 36.14
Mobilisation der Milz zur Splenektomie

6.4 Komplikationen

Risiken des Milzeingriffes sind Pankreatitis und Pankreasfisteln, subphrenische Abszesse, linksseitige Pleuraergüsse sowie Verletzungen des Magens. Die Letalität ist abhängig von Grunderkrankung und Begleitverletzungen, sie beträgt für die elektive Splenektomie 1–5 %, bei Sepsis bis zu 10 % und bei Traumata bis zu 15 %.

7 Begutachtung

Die Minderung der Erwerbsfähigkeit nach Splenektomie beträgt für die ersten 3 Monate 100 %, danach für weitere 9 Monate 30 %. Die weitere Festlegung ergibt sich aus der Pathophysiologie des Organverlustes (s.o.).

Wird bei einer anschließenden Untersuchung ein unauffälliger körperlicher Befund erhoben und sind Blutbild (Einschlußkörper) und Immunglobulinspiegel im Normbereich, kann von keiner dauerhaften Minderung der Erwerbsfähigkeit ausgegangen werden. Es kann von einer ausreichenden und funktionsfähigen Restmasse an Milzgewebe (Nebenmilzen) ausgegangen werden. Bei schweren Infektionen muß eine Neubegutachtung erfolgen. Sind die Parameter nicht im Normbereich, muß von einem asplenischen Status ausgegangen und die Minderung der Erwerbsfähigkeit für bis zu 2 Jahre auf 10–20 % festgesetzt werden.

8 Operationsatlas: Splenektomie

Präoperatives Vorgehen

- **Diagnostik:** Staging im Rahmen von Erkrankungen des hämatopoetischen und lymphatischen Systems.
- **Indikation:** In der Regel diagnostisch im Rahmen der Staging-Laparotomie, bei Lymphadenektomie, beim Magenmalignom oder bei traumatischer Ruptur.
- **Aufklärung:** OPSI-Syndrom, Nachblutung, subphrenischer Abszeß, Pleuraerguß, Pankreasschwanzfistel, postoperative Thrombozytose mit Gefahr der Thrombose/Lungenembolie.
- **Vorbereitung:** Hebe-Senkeinlauf am Vorabend, 3 EKs, Impfung (Pneumokokkenvakzine).

Operationstechniken

- Splenektomie
- Milzteilresektion
- Staging-Laparotomie.

Postoperatives Vorgehen

- Entfernen Redon 2. Tag, Zieldrainage 3. Tag, Klammern am 12. Tag.
- 2. Tag Kontrolle Pankreaswerte, Sonographie (subphrenischer Verhalt, Pleuraerguß).
- Kostaufbau: Trinken nach 24 Std., ab 2. Tag leichte Kost.
- Ggf. Pneumo-Vax-Impfung nach 14 Tagen bzw. bei Elektiveingriffen präoperativ.
- Bei > 800 G/l Thrombozyten 100 g ASS tägl. bis zur erneuten Normalisierung der Thrombozytenwerte.

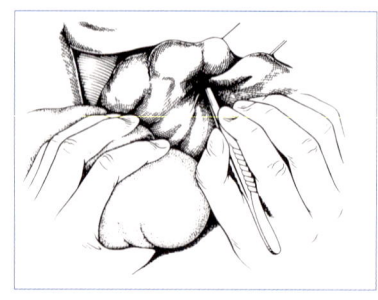

Abb. 36.15
Rippenbogenrandschnitt links oder mediane Oberbauchlaparotomie. Nach vorsichtigem Lösen von Verwachsungen und Inzision des Peritoneums dorsal der Milz wird diese hervorluxiert. Um ein Zurücksinken zu vermeiden, Plazierung eines Tuches subphrenisch

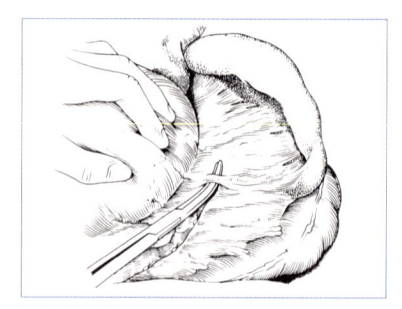

Abb. 36.16
Schrittweise wird das Lig. gastro-lienale mit den Aa. gastricae breves durchtrennt

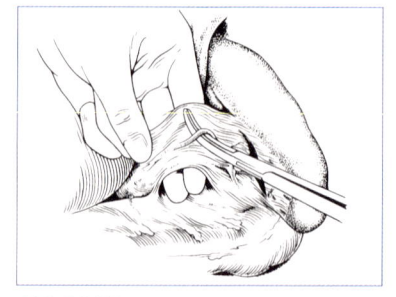

Abb. 36.17
Selektive Durchtrennung der Gefäße am Milzstiel (Arterie vor der Vene, um Blutverlust zu minimieren). Vorsicht vor Verletzung des Pankreasschwanzes

37 Pankreas

Kapitelübersicht

Pankreas

Pankreasmißbildungen
- Pancreas anulare
- Zystische Pankreasfibrose
- Ektopisches Pankreasgewebe

Entzündliche Pankreaserkrankungen
- Akute Pankreatitis
- Chronische Pankreatitis

Hormonaktive Pankreastumoren
- Insulinom
- Zollinger-Ellison-Syndrom
- Verner-Morrison-Syndrom
- Glukagonom
- Karzinoidsyndrom

Pankreaskarzinom

1 Anatomie

Das Pankreas wird aus zwei embryonalen Anlagen gebildet. Die ventrale Pankreasanlage verschmilzt von kaudal her mit dem der dorsalen Anlage (Abb. 37.1).

Für die Chirurgie ist die einheitliche **Gefäßversorgung** von Duodenum und Pankreas durch die A. gastroduodenalis mit den Aa. pancreaticoduodenales bedeutsam. Das mittlere Pankreas wird über die A. colica dextra, der Pankreaskörper und -schwanz über die A. lienalis und A. colica sinistra versorgt (Abb. 37.2). Pankreas- und Gallengang münden meist gemeinsam in die Papilla Vateri (s. Kap. 33).

Das Pankreas ist **retroperitoneal** gelegen und hat eine enge topische Beziehung zum Milzhilus, den Milzgefäßen, der V. mesenterica superior und der Pfortader. Der **Lymphabfluß** erfolgt über verschiedene Lymphknoten (Abb. 37.3).

Die Resektion des Pankreaskopfes erfordert stets auch die Entfernung des Duodenums und des distalen Gallenganges. Bei Resektion der linksseitigen Drüsenhälfte müssen die Milzgefäße sorgsam geschont werden, wenn nicht von vornherein auf Erhaltung der Milz verzichtet wird.

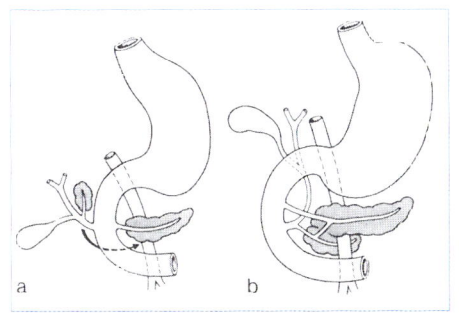

Abb. 37.1 a,b
Embryonale Anlage der Pankreasdrüse:
a Getrennte ventrale und dorsale Anlage
b Nach Verschmelzung

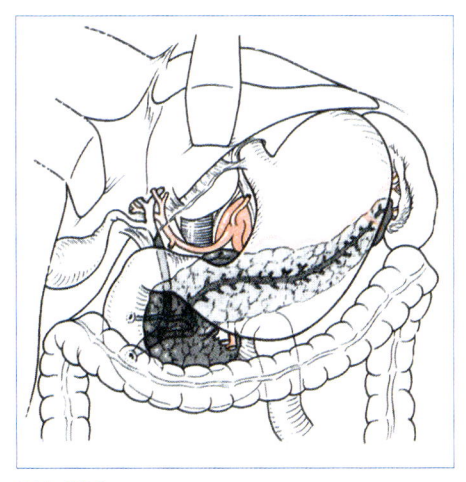

Abb. 37.2
Gefäßversorgung des Pankreas und Topographie des Oberbauchs

Um intraabdominell zur Bauchspeicheldrüse zu gelangen, ist eine **Eröffnung der Bursa omentalis** notwendig. Dies kann erfolgen
- durch das Ligamentum gastro-colicum,
- nach Durchtrennung des großen Netzes am Querkolon,
- durch das Ligamentum hepatogastricum nahe der Leber und
- durch das Mesocolon transversum.

An die Dorsalseite des Pankreaskopfes kommt man nach **Mobilisation des Duodenums** (Kocher).

2 Pathophysiologie

Vom Pankreas werden pro Tag 10–20 g Enzymproteine gebildet. Das Pankreassekret ist bikarbonathaltig und hat einen pH-Wert von 8–8,3. Es werden ca. 25 ml/kg KG, d.h. ca. 1000 ml, Pankreassekret pro Tag sezerniert. Dieses Sekret bildet das adäquate Milieu für die Pankreasfermente und neutralisiert den sauren Magensaft.

Die **Stimulation** erfolgt durch das **Sekretin** des Duodenums, das ausschließlich die **hydrokinetische Funktion** in Gang setzt.

Amylase und **Lipase** werden bereits im Pankreas aktiviert, die proteolytischen Fermente durch das Trypsin erst im Dünndarm.

Cholezystokinin (= Pankreozymin), das im Duodenum und oberen Jejunum sezerniert wird, stimuliert die **exkretorische Funktion** und wirkt kontrahierend auf die Gallenblasenmuskulatur. Die Ausschüttung der Enzyme erfolgt aus den Zymogengranula der Azinuszellen. Diese Granula bestehen aus glukose-, fett- und eiweißspaltenden Fermenten sowie Nukleasen und Fermentinhibitoren.

Der Pankreasgangdruck ist immer größer als der Galledruck, dies verhindert in der Regel einen Gallenreflux ins Pankreasgangsystem. Nach Verschluß des Ductus pancreaticus tritt durch Stauung das Sekret in die periduktulären Räume über. Es folgt eine ödematöse Schwellung (**Speichelödem**) und ein Übertritt der Enzyme Alpha-Amylase und Lipase in die Blutbahn. Besteht die Stauung länger, kommt es zur Eindickung. Die Entzündungsvorgänge führen zu einer Bindegewebsneubildung und damit zu einer Fibrose des Drüsenkörpers. Daraus kann eine exkretorische Insuffizienz entstehen.

Besteht eine Gangobstruktion mit Speichelödem bei gleichzeitiger Gewebsläsion, kann diese über eine Steigerung des Ganginnendruckes zur Nekrose durch Autodigestion führen. Daher ist bei Darstellung des Pankreasganges mit Kontrastmitteln ein starker Druck zu vermeiden. Es dürfen nur 2–3 ml des Kontrastmittels in das Gangsystem eingebracht werden.

Die Gallenflüssigkeit aktiviert das Bauchspeichelsekret bei Reflux, Druckerhöhung oder Stagnation; durch **Lysolezithin-Bildung** (Lezithin der Galle und Phospholipase A des Pankreassekretes) kann eine Pankreatitis ausgelöst werden.

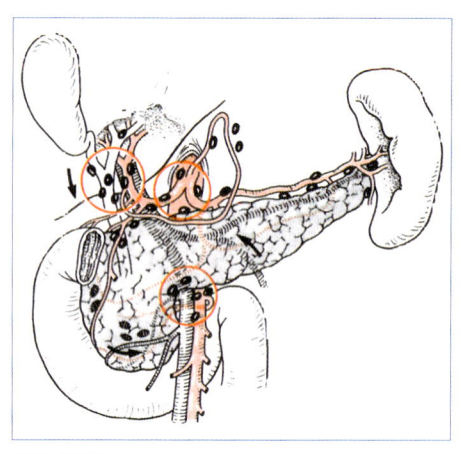

Abb. 37.3
Lymphknotenstationen des Pankreas (Leberpforte, Truncus coeliacus, Mesenterialwurzel)

Mißbildungen   37 Pankreas 1017

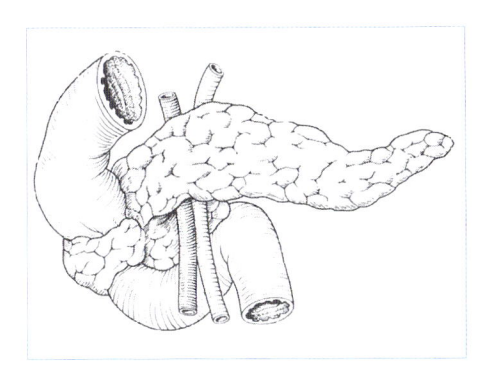

Abb. 37.4
Pancreas anulare

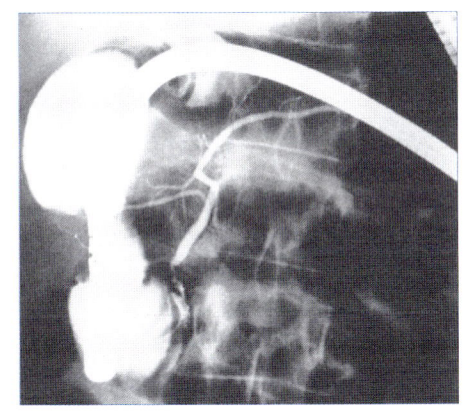

Abb. 37.5
Endoskopisch-retrograde Pankreatikographie (ERP) bei Pancreas anulare mit akzessorischem Gang, der das durch das Endoskop markierte Duodenum überkreuzt

3 Mißbildungen

3.1 Pancreas anulare

Ringförmige Ummauerung (Anulus = Ring) des Duodenums von Bauchspeicheldrüsengewebe (Abb. 37.4). Der Ring ist mehr oder weniger vollständig.
Erstsymptomatik meist im Kleinkindesalter, gelegentlich auch später. Die Kombination mit anderen Mißbildungen ist häufig (Rotationsfehlbildung des Darmes, Analatresie usw.).
Klinik: Partieller oder totaler hoher Darmverschluß mit profusem galligem Erbrechen, Völlegefühl.
Differentialdiagnose: Andere Formen des hohen Ileus, Pylorusstenose, Duodenalatresie.
Diagnostik:
- Röntgen-Abdomenübersicht: Evtl. Doppelblase (double-bubble) als Zeichen von Luft in Bulbus duodeni und Magen.
- ERCP zum Nachweis eines zusätzlichen Pankreasganges (Abb. 37.5).
- Sonographie, CT.

Therapie: Therapie der Wahl ist die Operation (Abb. 37.6). Die theoretisch naheliegende einfache Durchtrennung des einschnürenden Ringes sollte wegen der Gefahr von Fistelbildung und Narbenschrumpfung vermieden werden.
Das geeignetste Verfahren im **Säuglingsalter** ist die Duodeno-Duodenostomie oder die Duodenojejunostomie mit einer Roux-Y-Schlinge.
Beim **Erwachsenen** Duodenojejunostomie oder B II-Resektion. In seltenen Fällen bei rezidivierender Kopfpankreatitis auch proximale Duodenopankreatektomie.
Prognose: gut.

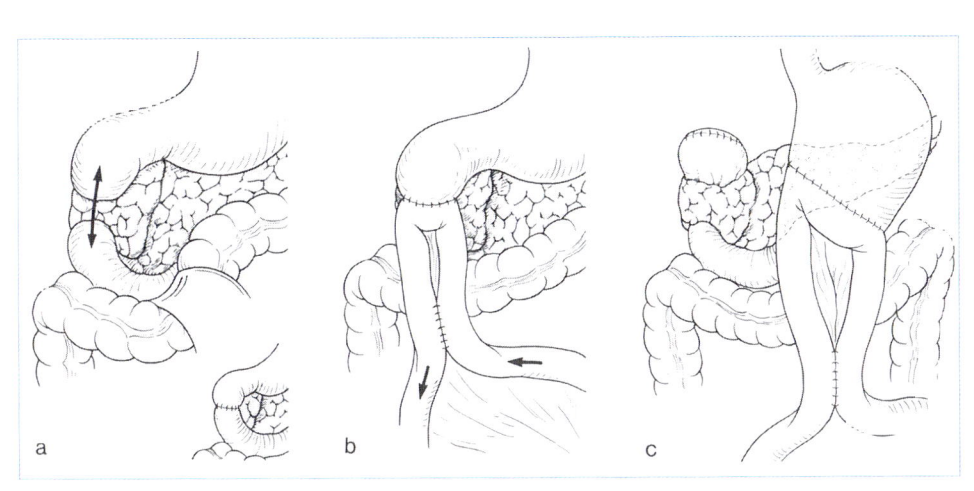

Abb. 37.6 a–c
Chirurgische Therapie des Pancreas anulare:
a Latero-laterale Duodeno-Duodenostomie
b Duodenojejunostomie zur Ausschaltung mit Braun-Fußpunktanastomose
c Magenresektion nach Billroth II mit Verschluß des Duodenalstumpfes proximal des Pancreas anulare

3.2 Ektopisches Pankreasgewebe (= Aberrierendes Pankreas)

In verschiedenen Organen (Magen, Meckel-Divertikel, Ösophagus, Ileum, Kolon, Peritoneum, Leber, Lunge, Duodenum, Jejunum, Milz, Mesenterium, großes Netz, selten Gallenblase) wird exokrines Pankreasgewebe gefunden. In der Regel ist es symptomlos. Entzündungen können zum Bild einer Cholezystitis bzw. Appendizitis führen. Ektopisches Pankreasgewebe in einem Meckel-Divertikel kann Urache einer intestinalen Blutung sein.
Klinik: Die Symptome sind vielfältig und abhängig von Lokalisation und Ausmaß (z.B. Ikterus, Blutung, Invagination).
Therapie: Eine präoperative Diagnose gelingt selten. Meist wird durch die Operation die Diagnose gestellt. Eine Entfernung von ektopischem Pankreasgewebe, das als Zufallsbefund entdeckt wurde, ist nicht notwendig.

3.3 Zystische Pankreasfibrose (Mukoviszidose)

Nur die Komplikationen des Mekoniumileus und die Bronchiektasen werden chirurgisch behandelt. Leitsymptom ist der mechanische Neugeborenen-Ileus (Mekoniumileus).
Therapie: s. Kap. 53.

4 Entzündliche Erkrankungen

Unter Berücksichtigung von Klinik und Morphologie wird eine **akute Pankreatitis** von einer **chronischen Pankreatitis** abgegrenzt (revidierte Marseille-Klassifikation 1985). Die akute Pankreatitis ist gekennzeichnet durch die vollständige morphologische und funktionelle Restitution. Ein Übergang in eine chronische Pankreatitis erfolgt selten.

4.1 Akute Pankreatitis

Ätiologie: Verantwortlich gemacht werden Gallenwegserkrankungen, Alkoholismus, Verschluß des Pankreasganges oder der Papilla Vateri (Opie-Syndrom: In der Papille eingeklemmter Gallenstein), Infektionen, Traumen, Medikamente, Gefäßprozesse, Mumps, Duodenaldivertikel, Hyperparathyreoidismus und unbekannte Ursachen. Gallensteinleiden (38 %) und Alkoholabusus (23 %) sind die häufigsten Gründe.
Trotz verschiedenster Theorien (Common channel, Obstruktionshypersekretion, duodenaler Reflux) ist die Auslösung der akuten Pankreatitis unklar. Gesichert ist der Übertritt von Pankreassekret in das Interstitium der Drüse und die Selbstverdauung durch aktivierte, proteolytische Fermente und die Wirkung der Lipase. Vor-

Entzündliche Erkrankungen

Tab. 37.1 Prognostische Kriterien nach Ranson

Zum Aufnahmezeitpunkt:	
Alter	> 55 Jahre
Leukozyten	> 16 G/l
Blutzucker	> 11 mmol/l
LDH	> 700 U/l
SGOT	> 250 U/l
48 h später:	
Hämatokrit-Abfall	> 10 %
BUN-Anstieg*)	> 1,8 mmol/l
Kalzium	< 2 mmol/l
p_aO_2	< 8 kPa (60 mmHg)
Basendefizit	> 4 mmol/l
Flüssigkeitsbilanz	> 6000 ml
Kriterien	**Letalität**
< 3	0,9 %
3–4	16 %
5–6	40 %
> 6	100 %

*) Harnstoff (**b**lood **u**rea **n**itrogen)

aussetzung scheint eine Gewebsverletzung zu sein, deren Ursache unterschiedlich ist (mechanisch, vaskulär, bakteriell).
Die akute Pankreatitis wird durch die Aktivierung der Pankreasfermente bei gleichzeitiger Zellschädigung hervorgerufen. Wahrscheinlich sind für die Fermentaktivierung zahlreiche Faktoren verantwortlich. Entscheidend ist die Autodigestion.

Klinik: Schweres Krankheitsbild. Nach links ausstrahlender **Vernichtungsschmerz** im Oberbauch. Häufig Druckschmerz bei Palpation des linken kostolumbalen Winkels (Zeichen nach Mayo-Robson). Typisch ist ein gürtelförmiger Schmerz mit Zunahme der spontanen Bauchdeckenspannung und Abwehrspannung, Übelkeit, Brechreiz, Meteorismus, verminderte Darmgeräusche bis zur Darm-Paralyse. Meist anfänglich geringe Bauchdeckenspannung. Die Pankreatitis kann – wenn auch selten – schmerzlos verlaufen (8,6 %). Bläuliche, ekchymotische Flecken im Nabelgebiet (Cullen-Zeichen) oder im Lendenbereich (Grey-Turner-Zeichen) sind bei ca. 10 % um den 3.–4. Krankheitstag festzustellen. Bei Progression Entwicklung des manifesten **septisch-toxischen Schocks** mit Multiorganversagen.

Labor: Serum-Amylase und -Lipase erhöht, Urin-Amylase meist länger erhöht, Kalzium erniedrigt, BZ erhöht, Leukozytose. Schwierigkeiten bereitet die Abgrenzung in der frühen Phase der Erkrankung zwischen akuter Pankreatitis, die schnell abklingt (Speichelödem), und der Pankreatitis, die mit Autodigestionsnekrose einhergeht. Die Laborwerte können auch bei den schwersten Formen im Normbereich liegen.

> Normale Amylase- bzw. Lipase-Werte im Serum schließen eine akute Pankreatitis nicht aus

Die Schwere der Erkrankung ist nur durch Kontrolle von Kreislauf, Urinausscheidung, Fermentverhalten, Blutzucker, Kalzium und aus dem Zustand des Patienten zu beurteilen.

Prognostische Kriterien nach Ranson, s. Tabelle 37.1.

Bildgebende Verfahren

- **Röntgen:**
  - Thoraxaufnahme: häufig ein Pleuraerguß links (Fermentbestimmungen aus dem Erguß können zur Diagnose beitragen).
  - Die Abdomenübersicht zeigt nicht selten Luft im Duodenum und in den oberen Dünndarmschlingen („sentinel loop") oder Luftspiegel im Bereich der linken Kolonflexur („colon cut-off sign").
- **Sonographie:** für die Verlaufsbeobachtung gut geeignet (Änderung von Organgröße und Reflexionsmuster, Auftreten von Pankreasnekrosen). Nachweis von Steinen in Gallenblase und Gallenwegen.
- **ERCP:** Endoskopische Darstellung der Gallen- und Pankreasgänge bei Verdacht auf biliäre Pankreatitis, ggf. mit Durch-

führung einer EPT und Steinextraktion sowie Einlage einer nasobiliären Sonde.
- **CT:** Gut für die Verlaufsbeobachtung und Stadieneinteilung, ist bei adipösen Patienten und bei Ileus (Luftüberlagerung) der Sonographie überlegen. Als Angio-CT mit Kontrastmittelgabe zum Nachweis von Nekrosen.
- **Differentialdiagnose:** Herzinfarkt, Volvulus, Ruptur eines Aneurysmas, Mesenterialinfarkt, Ulkusperforation, Ileus, akute Cholezystitis, Gastroenteritis, Gallen- und Nierenkolik.

Komplikationen

- Ausgedehnte, retroperitoneale Nekrosen (Abb. 37.7).
- Kreislaufschock mit respiratorischer Insuffizienz und akutem Nierenversagen, Verbrauchskoagulopathie (DIC), Multiorganversagen.
- Massive gastrointestinale Blutung durch Gefäßarrosion.
- Milzvenenthrombose.
- Pseudozystenbildung mit Stenosierung benachbarter Organe und Gefahr der sekundären Ruptur, Einblutung oder Infektion.
- Übergang in chronische Pankreatitis.

Therapie

- Zunächst immer konservativ, Überwachung auf einer Intensivstation.

> Akute Pankreatitis: Keine kausale Behandlung der Pankreatitis möglich → symptomatische Therapie unter Intensivüberwachung

- Ruhigstellung der Drüse durch Nulldiät, Dauerabsaugung über eine Magensonde und Gabe von säurebindenden Medikamenten.
- Analgetika, keine Morphinderivate, da diese zur Tonuserhöhung des Sphincter Oddi führen, sondern Azetylsalizylsäure, Pentazocin (Fortral®), Procain i.v. oder Periduralblockade.
- Antibiotika bei Verdacht auf Infektion der Gallenwege oder bei septischen Temperaturen.
- Parenterale Ernährung, Infusionstherapie, Bilanzierung von Flüssigkeit und Elektrolyten. Einstellung einer diabetischen Stoffwechsellage mit Insulin.
- EPT bei biliärer Pankreatitis.

Operationsindikation bei fortschreitender Nekrose der Bauchspeicheldrüse und zunehmendem Organversagen. Charakteristische Zeichen sind Verschlechterung des Allgemeinzustandes mit der Entwicklung eines septisch-toxischen Schocks, Abfall des Serum-Kalziums, paralytischer Ileus, Niereninsuffizienz, respiratorische Insuffizienz, hämorrhagischer Aszites, positive Flüssigkeitsbilanz.

Sonographie und CT ermöglichen die frühzeitige Abgrenzung des Pankreasödems von der hämorrhagisch nekrotisierenden (autodi-

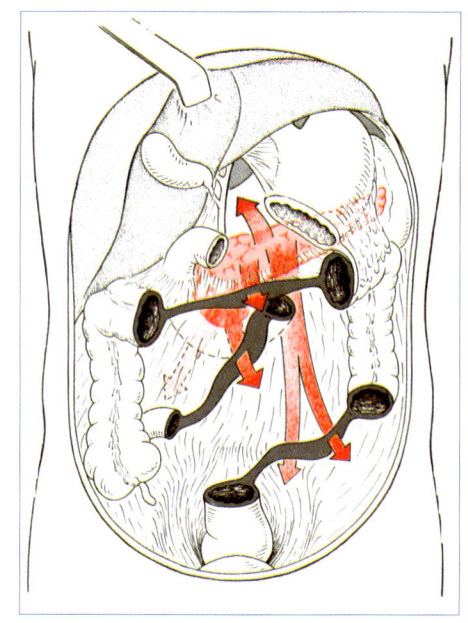

Abb. 37.7
Nekrosestraßen bei nekrotisierender Pankreatitis

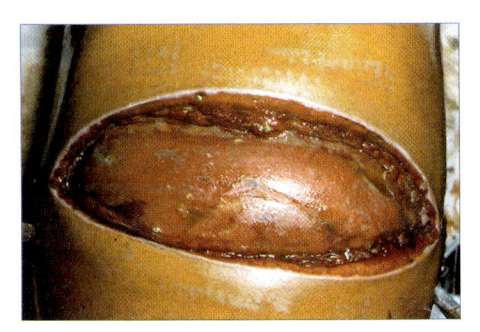

Abb. 37.8
Temporärer Bauchdeckenverschluß nach Nekroseentfernung bei nekrotisierender Pankreatitis mit resorbierbarem Kunststoffnetz (= Laparostoma)

gestiv-tryptischen) Pankreatitis. Aber nicht der CT-Befund (Pankreasnekrose), sondern die Klinik (Lunge, Niere, Darm, Aszites) stellt die OP-Indikation!

Akute Pankreatitis: Operation nur bei Nekrose (CT) und beginnendem Organversagen

Operation: Entfernung der Nekrosen (Nekrosektomie, Sequestrotomie, Ausräumung der Nekrosestraßen!), Drainage der Bauchhöhle und evtl. Lavage. Ggf. kann im Rahmen einer geplanten Relaparotomie die Bauchdecke intermittierend durch ein Vicryl®-Netz verschlossen werden (Abb. 37.8). Dieser temporäre Verschluß ermöglicht die wiederholte Spülung und Drainage in den folgenden Tagen. Später erfolgt die definitive Naht der Bauchdecke. Während eine **Nekrosektomie** zu jedem Zeitpunkt möglich ist, ist eine **Pankreasteilresektion** innerhalb der Organgrenzen erst nach Demarkierung des Organs (Thrombosierung der Gefäße) am 3.–5. Tag vertretbar. Zu diesem Zeitpunkt ist das Pankreas gut abgegrenzt. In 70 % findet sich eine linksseitige Korpus- und Schwanznekrose. Eine **totale Pankreatektomie** ist wegen der hohen Letalität (50–80 %) nur in Ausnahmefällen indiziert. Beim Vorliegen einer chologenen Pankreatitis sollten gleichzeitig die Gallengänge revidiert und drainiert werden. Alternativ bietet sich die Möglichkeit, durch eine endoskopische Papillotomie (EPT, s. Kap. 11) ohne Operation die Gallenwege zu entlasten.

Prognose: Letalität der akuten Pankreatitis im Stadium des Pankreasödems 5 %, bei hämorrhagisch nekrotischer Form 20–55 %. Frühkomplikationen sind Sepsis, Blutung, Pankreasabszeß, Ikterus, Ileus, Fistel, Schock, Choledochusstriktur, segmentale portale Hypertension, Duodenalstenose.

4.2 Chronische Pankreatitis

Die chronische Pankreatitis ist im Gegensatz zur akuten Pankreatitis durch fokale Nekrosen, segmentale oder diffuse Organsklerose mit segmentaler Gangerweiterung, Kalkeinlagerungen oder intraduktalen Steinen gekennzeichnet. Die morphologischen Veränderungen sind **progredient, irreversibel** und können mit einer **Organinsuffizienz** einhergehen (revidierte Marseille-Klassifikation 1985). Gelingt es, die primäre Krankheitsursache (z.B. Gallensteinleiden) zu beseitigen, kann die fortschreitende Erkrankung der Bauchspeicheldrüse dennoch kaum aufgehalten werden.

Ätiologie: Alkoholabusus (mehr als 60 bis 70 g Alkohol/die), Gallenwegserkrankungen, Autoimmunprozesse und hereditäre Erkrankungen (Mukoviszidose).
Seltene Ursachen sind Papillitis stenosans, primärer Hyperparathyreoidismus, Hyperlipidämie und Medikamente (Kortison, Thiazid), Eiweißmangelernährung (Kwashiorkor).

Klinik: Leitsymptom ist ein nahrungsabhängiger postprandialer heftiger Schmerz im Oberbauch. Später, wenn das Pankreas vollständig narbig umgewandelt und funktionslos geworden ist, sistiert dieser Schmerz. Rasche Abmagerung, Pankreasinsuffizienz, Steatorrhoe und Diarrhoe sowie Diabetes melllitus sind Spätsymptome.
Labor: Sekretin-Pankreozymin-Test zur Prüfung der exokrinen Pankreasfunktion, Chymotrypsin im Stuhl. Fäkale Fettausscheidung. Oraler Glukosetoleranztest. Die Verminderung der Enzymsekretion ist der feinste Parameter der Funktionseinschränkung.
Röntgen-Abdomenübersicht: Pankreasverkalkung in 30 %, i. v. Galle: Steinnachweis und Choledochusstenose.
Sonographie: Läßt die Steine, die Größe des Pankreas, Pseudozysten und eine Pankreaskopfvergrößerung erkennen.
ERCP: Aufschluß über das Gangsystem, Nachweis von Stenosierungen, einer Gangdilatation, Gangsteinen, Zysten (Abb. 37.9).
MDP: Zeigt Verdrängungserscheinungen. Die Kolonkontrastaufnahme läßt eine Stenose im Bereich der linken Flexur erkennen oder ausschließen.
Arteriographie: Splenoportographie oder Angiographie der A. coeliaca (Zöliakographie) zum Nachweis von Gefäßverschlüssen (Milzvenenthrombose) und präoperativ zur Operationsplanung (Abgang der A. hepatica aus der A. mesenterica superior).
Computertomographie, Sonographie (ggf. mit Feinnadelbiopsie zum Nachweis von Zysten oder zum Ausschluß von Tumoren).
Differentialdiagnose: Angina abdominalis, rezidivierendes Ulcus duodeni, Pankreaskarzinom. Eine sichere Unterscheidung ist nur histologisch bzw. zytologisch an Biopsiematerial möglich.

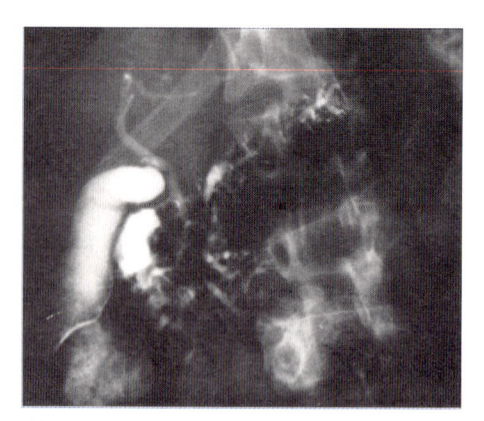

Abb. 37.9
ERCP bei chronischer Pankreatitis mit starker Destruktion und Verästelung des Pankreasganges

Pankreaskopf-Vergrößerung: chronische Pankreatitis oder Karzinom?

Komplikationen der unbehandelten chronischen Pankreatitis sind Ulcera duodeni, Karzinom, Pseudozysten, Abszesse, Röhrenstenose des Ductus choledochus, Duodenalstenose, Milzvenenthrombose.

Therapie

Zunächst immer konservativ, Schmerzbekämpfung, Diät, Substitution der exo- und endokrinen Pankreasfunktion.

Chronische Pankreatitis: Operation bei Ikterus, therapieresistentem Schmerz und Tumorverdacht

Operationsindikation: Eine kausale Therapie der Pankreatitis ist nicht möglich. Indikation zur Operation gegeben bei:
- therapieresistentem Schmerz,
- Komplikationen (Cholestase durch Gallengangsstenose, Stenose von Duodenum oder Kolon, Zysten, Abszesse, portale Hypertension),

Entzündliche Erkrankungen

- zur Sanierung der Gallengänge bei biliärer Pankreatitis und
- bei Verdacht auf Malignität.

Operationsmethoden: In Frage kommen die Probelaparotomie mit Feinnadelbiopsie zum Ausschluß eines Karzinoms, die Pankreasdrainageoperation und die Resektion.

- Die **Biopsie** kann als Feinnadelbiopsie perkutan unter CT- oder sonographischer Kontrolle vorgenommen werden. Ist dieses Vorgehen unzureichend, kann nach Laparotomie das Pankreas mit einer feinen Nadel mehrfach an der suspekten Stelle punktiert werden (s. Kap. 1.5.1). Außerdem ist es möglich, eine intraoperative Cholangio- und Pankreatikographie durchzuführen.
- Eine **Drainageoperation** kann als latero-laterale (Puestow, Partington-Rochelle) oder termino-terminale (Du Val) Pankreatiko-(Wirsungo-)Jejunostomie vorgenommen werden. Dabei sollte eine latero-laterale Anastomose nur bei einem stark erweiterten Pankreasgang (1–1,5 cm) und einer gestauten Länge des Ganges von nicht unter 5–6 cm angelegt werden (Abb. 37.10). Um ein Rezidiv zu vermeiden, sollte der Gang bis in den Pankreaskopf-Bereich drainiert werden.
- Eine **Teilresektion des Pankreas** in Form der partiellen Duodeno-Pankreatektomie oder der partiellen linksseitigen Pankreatektomie ist bei schwerer therapieresistenter Pankreatitis gelegentlich die letzte Möglichkeit zur Behandlung der psychosozial extrem belastenden Schmerzsymptomatik. Die Indikation zur totalen Pankreatektomie ist äußerst zurückhaltend zu stellen. Es besteht neben dem insulinpflichtigen Diabetes mellitus ein hohes operatives Risiko und eine erhebliche Spätletalität.

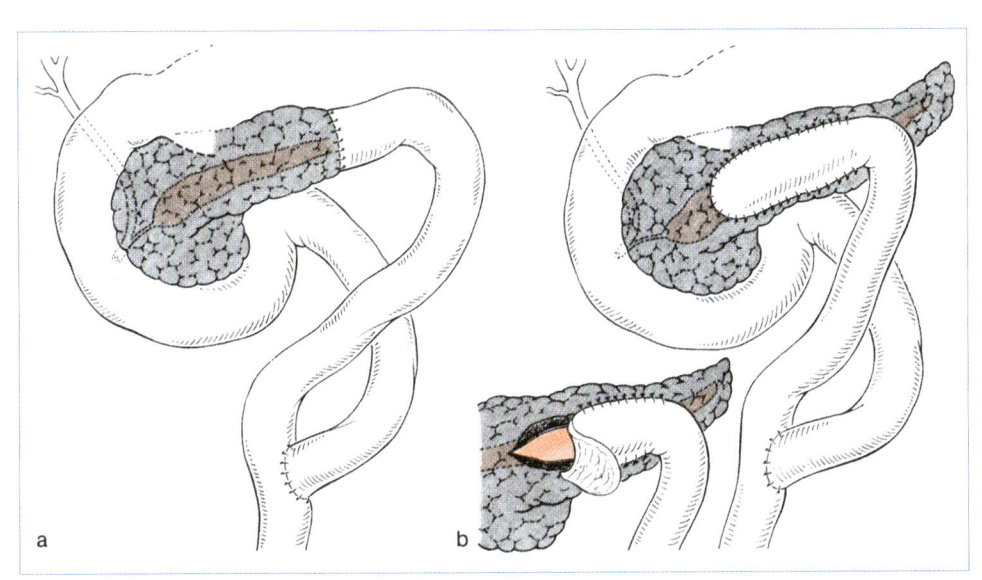

Abb. 37.10 a,b Drainageoperation bei chronischer Pankreatitis
a Pankreasschwanzresektion mit End-zu-End-Pankreatiko-Jejunostomie (Roux-Y) (Du Val)
b Latero-laterale Pankreatiko-Jejunostomie (Roux-Y) (Puestow)

- Zur passageren Milderung der Schmerzen kann eine **Splanchnikusexzision** (Splanchniektomie) linksseitig oder eine **Verödung des Plexus coeliacus** (ggf. CT-gesteuert) mit hochkonzentriertem Alkohol durchgeführt werden.

Steht eine fibrös-sklerosierende Parenchymveränderung im Vordergrund, bei der keine mechanische Stauung des Ganges vorliegt, sollte die Indikation in Abhängigkeit von den Beschwerden gefaßt werden.

Prognose: Die chronischen Formen der Pankreatitis führen zum Untergang des Drüsengewebes, das durch Bindegewebe ersetzt wird. Es versiegt zunächst die exokrine und anschließend die endokrine Funktion.

Operationsletalität bei Drainage-Operationen < 2 %, bei Resektionen zwischen 5 und 15 %. Bei Zweiterkrankungen (Diabetes, Kachexie) 30 %. Postoperative Komplikationen sind Pankreasfisteln, Restpankreatitis, Gallefisteln, Anastomoseninsuffizienz.

5 Zysten und Pseudozysten

Unterschieden werden echte Zysten von Pseudozysten.

Echte Zysten sind mit Epithel ausgekleidet, angeboren oder evtl. parasitär (Echinokokkus), kommen einzeln oder multipel vor (polyzystisches Pankreas und im Rahmen der zystischen Fibrose [Mukoviszidose]). Die echten Zysten sind selten.

Pseudozysten sind flüssigkeits- oder nekrosegefüllte Hohlräume ohne Epithelauskleidung der Zystenwand. Diese Zysten können sich innerhalb oder außerhalb der Pankreasgänge ausbreiten. Ein Teil ihrer Wand wird aus den umgebenden Organen gebildet (Magen, Duodenum, Kolon usw.).

Ätiologie: Akute und chronische Pankreatitis, posttraumatisch.

Klinik: Oberbauchdruck oder -schmerz, abdominale Resistenz.

Diagnostik: MDP: Ausweitung des duodenalen „C".

Sonographie und CT lassen die flüssigkeitsgefüllten Zysten gut erkennen.

Zur Vermeidung septischer Komplikationen sollte eine ERCP am Vortag der Operation durchgeführt werden.

Komplikationen: Blutung (blutiges Erbrechen oder Blutung in die Zyste), Verschlußikterus (selten), Stenosen im oberen Magen-Darm-Trakt, Aszites bei Entleerung der Zyste in die Bauchhöhle, Pleuraerguß, Ruptur der Zyste (sehr selten), innere Fistel. Arrosion großer Gefäße mit arterieller Blutung aus Pankreasgang (Hämosuccus pancreaticus).

Therapie

Die spontane Rückbildung ist selten, möglich ist die innere Fistelbildung zum Magen, Duodenum oder Dünndarm. Die Therapie der Wahl ist chirurgisch, sie besteht in der **„inneren Drainage"**, d.h. der Anatomose mit einer nach Roux-Y-ausgeschalteten Jeju-

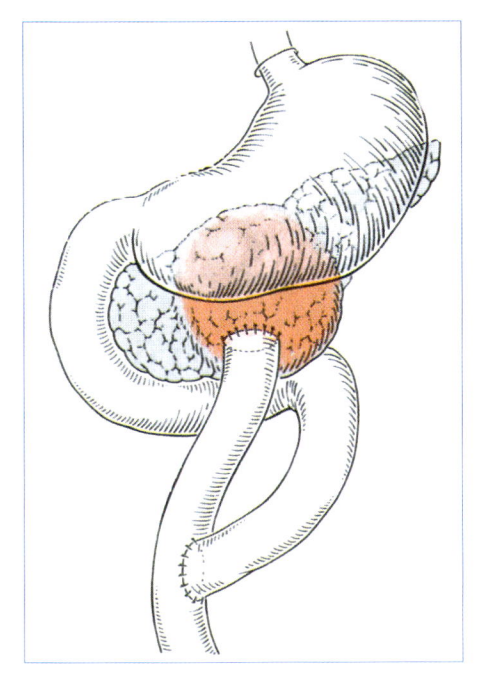

Abb. 37.11
Pankreaszystendrainage durch Zystojejunostomie (Roux-Y)

numschlinge (Abb. 37.11). Gewöhnlich ist die Zystenwand 6–8 Wochen nach dem akuten pankreatitischen Schub fest genug, um eine Anastomosierung zu ermöglichen.
Ist die Abszeß- oder Zystenwand nicht nahtfähig, erfolgt die **Marsupialisation**, d.h. direkte Ableitung des Zysteninhalts nach außen durch Einnähen der Zystenwand in die Bauchdecke. Nachteile sind die Mazeration der Haut und die persistierende Pankreasfistel.

> Pankreas-Pseudozysten:
> Innere Zystendrainage frühestens 6 Wochen nach der Nekrose

Liegt die Zyste im Schwanzbereich, Versuch der Exstirpation oder Pankreasschwanzresektion.
Bei kleinen Zysten gelegentlich Zystogastrostomie oder Zystoduodenostomie als Sonderform der inneren Drainage.
Bei jeder Zystenoperation histologische Untersuchung der Zystenwand zum Ausschluß zystischer Magenneurinome, zystischer Adenome oder von malignen Prozessen.
Komplikationen: Blutung, Pankreasfistel.

6 Gutartige Tumoren

Zu den insgesamt seltenen, gutartigen Tumoren des Pankreas gehören Lipome, Zystadenome, Dermoidzysten, Teratome und hormonaktive Inselzelladenome **(Apudome)** (s.u.). Die Zystadenome haben eine große Neigung zur malignen Entartung und sollten immer entfernt werden.

6.1 Hormonaktive Tumoren

Die hormonaktiven Pankreastumoren sind Geschwülste des endokrinen Pankreas mit unkontrollierter Hormonproduktion. Sie treten solitär oder multipel auf und können karzinomatös entarten.
Pathogenese: Im Pankreas und Magen-Darm-Trakt finden sich Zellen neuroektodermaler Herkunft, die zu einem endokrinen System gehören. Diese Zellen haben die Fähigkeit, Amin-Vorstufen aufzunehmen und durch Dekarboxylierung in biogene Amine umzuwandeln (Amin-Precursor-Uptake and Decarboxylation = **APUD-System**) (Tab. 37.2).

Tab. 37.2 Zellen in endokrinen Pankreastumoren

Zelle	Hormon	Tumorbezeichnung	
A	Glukagon	Inselzelltumor	Glukagonom
B	Insulin		Insulinom
D	Somatostatin		Somatostatinom
D1	vasoaktives intestinales Polypeptid		Vipom
G	Gastrin		Gastrinom
PP	Pankreatisches Polypeptid		PP-om
EC	Serotonin	Karzinoidtumor	Karzinoid
?	ektopes ACTH	ektoper ACTH-Tumor	

Die pathologische Auswirkung der hormonaktiven Pankreastumoren scheint ihre unkontrollierte Hormonabgabe zu sein. Eine **exakte hormonale Diagnose** setzt voraus
- präoperativ radioimmunologische Bestimmung der Hormone im Serum ggf. unter Anwendung spezieller Stimulationstests,
- postoperative Sicherung durch quantitative und qualitative Bestimmung der Hormone im Tumor,
- histologische, immunohistochemische und elektronenmikroskopische Bearbeitung des Tumors.

An hormonaktiven Tumoren werden unterschieden das **Insulinom** (Beta-Zell-Tumor) und die **Non-Beta-Zell-Tumoren,** zu denen gezählt werden:
- Zollinger-Ellison-Syndrom,
- Verner-Morrison-Syndrom (synonym: WDHA[H]-Syndrom = Watery Diarrhea, Hypokalemia, Achlorhydria bzw. Hypochlorhydria, evtl. Erhöhung von Sekretin, GIP, VIP),
- Werner-Syndrom, endokrine Adenomatose mit sehr variablem Bild, z.T. wie Zollinger-Ellison-Syndrom oder Verner-Morrison-Syndrom,
- Glukagonom.

Darüber hinaus sind die **multiplen endokrinen Neoplasien** (MEN I und MEN II) abzugrenzen. Hierbei kommt es zum simultanen Auftreten mehrerer endokrin aktiver Tumoren, die klinisch asymptomatisch sein können.
- **MEN I:** Kombination aus:
  – Hyperparathyreoidismus,
  – Gastrinom (Zollinger-Ellison-Syndrom),
  – Insulinom oder
  – VIPom (Verner-Morrison-Syndrom) oder
  – Glukagonom oder
  – Somatostatinom und
  – Hypophysenadenom

- **MEN II:** Kombination aus:
  - C-Zellkarzinom der Schilddrüse,
  - Phäochromozytom,
  - Nebenschilddrüsenhyperplasie.

> MEN I: Endokrine Pankreastumoren, Hypophysenadenome, HPT
> MEN II: C-Zell-Karzinom, Phäochromozytom, HPT

Das Vorliegen eines MEN-Syndroms erfordert eine spezielle Reihenfolge des chirurgischen Vorgehens (z.B. Phäochromozytom vor C-Zellkarzinom). Ein MEN-Syndrom sollte daher stets präoperativ ausgeschlossen werden (s. Kap. 38).

6.1.1 Insulinom (Organischer Hyperinsulinismus)

1924 erstmals Beschreibung eines insulinproduzierenden Adenoms durch Harris. Meist liegt dem organischen Hyperinsulinismus ein benignes Beta-Zelladenom (Insulinom) zugrunde; seltener eine Adenomatose der Speicheldrüse. In 10–20 % bereits bei Diagnosestellung maligne entartet.

Ätiologie: Beta-Zelltumor der Bauchspeicheldrüse mit geringer Speicherfähigkeit von Proinsulin und Insulin.

Pathophysiologie: Der organische Hyperinsulinismus ist gekennzeichnet durch eine ungehemmte, vom Blutzuckerspiegel unabhängige Insulinausschüttung des Adenoms. Die Inselzelladenome kommen sehr selten auch extrapankreatisch in submukösen Heterotopien im Magen, Dünndarm und Duodenum vor. In 5 % finden sich multiple Inselzelladenome.

> Insulinom: Häufigste Fehldiagnose ist die psychische Erkrankung

Klinik: Im Anfangsstadium stehen vasomotorische Symptome im Vordergrund (Schwitzen, Herzklopfen, Leistungsminderung, Müdigkeit, Schwindelgefühl). Schreitet die Erkrankung fort, treten zentral-nervöse Störungen wie Krampfanfälle, Seh-, Sprachstörungen, Kopfschmerzen, Benommenheit, Bewußtseinsverlust, Depressionen und Vewirrtheitszustände sowie eine Gewichtszunahme auf. Die Erkrankung wird häufig wegen der anfangs uncharakteristischen Symptomatik verkannt und als ein psychiatrisches oder neurologisches Leiden (Enzephalopathie, Tetanie, Hysterie usw.) fehlgedeutet.

Klinik: Whipple-Trias.
1. Hypoglykämische Anfälle im Nüchtern-Zustand oder bei körperlicher Anstrengung, gewöhnlich am Morgen oder am Nachmittag.
2. Abfall des Blutzuckerspiegels unter 50 mg% (= 2,78 mmol/l).
3. Sofortige Besserung nach Glukosezufuhr.

Funktionsdiagnostik: Fastentest. Stimulationstests mit Glukagon oder Tolbutamid (sind gefährlich, kaum noch verwendet), Insulinsuppressionstest, C-Peptid-Bestimmung.
Lokalisationsdiagnostik: Selektive Angiographie (A. coeliaca und A. mesenterica superior), Sonographie und CT bei größeren Adenomen als Lokalisationdiagnostik brauchbar.
Simultane Funktions- und Lokalisationsdiagnostik: Perkutane transhepatische Katheterisierung von Pfortader, Milzvene und Mesenterialvene unter Bildwandlerkontrolle zur selektiven Bestimmung der Insulinkonzentration.
Bei klinisch und laborchemisch gesichertem Insulinom ist wegen relativ geringer Sensitivität der o.a. Verfahren alternativ die explorative Laparotomie mit intraoperativer Sonographie zu erwägen.
Differentialdiagnose: Spontanhypoglykämien anderer Genese, z.B. Hypophysenvorderlappen- und Nebenniereninsuffizienz, kongenitale Kohlenhydratstoffwechselerkrankung, Dumping, Tumor-Hypoglykämie durch retroperitoneale Fibrome und Sarkome.
Therapie: Entfernung des Tumors (Enukleation, distale Resektion). Kann der Tumor nicht dargestellt werden, wird eine „blinde" Resektion vorgenommen. Findet sich nach histologischer Untersuchung kein Tumor, muß eine Nachresektion (subtotale Resektion) durchgeführt werden. Ist eine Operation nicht möglich, ist eine medikamentöse Therapie mit Diazoxid zu versuchen.
Prognose: Günstig. Bei Metastasierung sollten unbedingt der Tumor und, soweit möglich, die Metastasen entfernt werden. Die hypoglykämischen Attacken werden gebessert und zuweilen kann ein Wachstumsstillstand erzielt werden. Unbehandelt ist die Prognose schlecht (Hirnschädigung durch häufiges Coma hypoglycaemicum).

6.1.2 Zollinger-Ellison-Syndrom (= Gastrinom) (s. Kap. 25)

Ursache: G-Zelltumor, d.h. ein Apudom, das kein Insulin, aber Gastrin produziert und somit zur Parietalzellhyperplasie und vermehrten Säureproduktion (Hyperazidität) des Magensaftes führt. Folge sind multiple und rezidivierende Ulzera des Magens, Duodenums, Ösophagus oder Jejunums mit Blutungen und Perforation. Durch Lipaseinaktivierung kommt es zur Steatorrhoe und Diarrhoe. In 10 % findet sich eine Inselzellhyperplasie, 61 % der ulzerogenen Inseltumoren werden maligne. Diese Adenome sind meist multipel, sie treten häufig mit anderen endokrinen Tumoren zusammen auf (Abb. 37.12).
Klinik: Trias nach Zollinger.
1. Exzessive gastrale Hypersekretion,
2. Rezidivierende therapieresistente Ulzera,
3. Gastrinproduzierender Tumor.
Im Vordergrund stehen Ulkussymptome und die Beschwerden von seiten der Komplikationen. Bisweilen Diarrhoen. In 70 % wird kein Ulkus nachgewiesen.

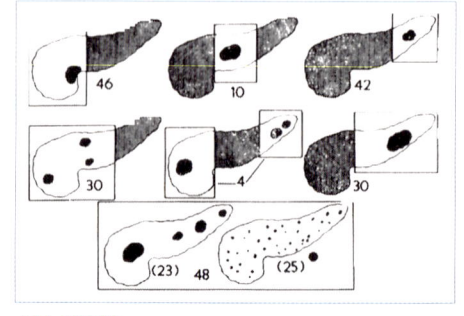

Abb. 37.12
Lokalisation der Tumoren beim Zollinger-Ellison-Syndrom (187 Patienten, nach Ellison et al. 1964)

Diagnostik: Magensaftuntersuchung. Selektive Angiographie der A. mesenterica superior und A. coeliaca. Radioimmunologische Gastrinbestimmung im Serum, Sekretin-Test, CT, Gastro-Duodenoskopie, Sonographie u.a.m.)

Differentialdiagnose: Peptisches Ulkus anderer Genese (Hyperparathyreoidismus), Pylorusstenose mit rezidivierenden Ulcera ventriculi, zurückgelassene Antrumschleimhaut nach Magenoperation, Werner-Syndrom.

Prognose: Bei Früherkennung und Solitärtumoren günstig. Ansonsten wird die Prognose nach Gastrektomie oder unter konsequenter konservativer Therapie durch die Dignität der Tumoren bestimmt (ca. 40 % 5-Jahres-Überlebensrate). Todesursachen sind überwiegend Ulkuskomplikationen.

> Atypisch gelegene, multiple oder rezidivierende Ulzera: Gastrinom?

6.1.3 Verner-Morrison-Syndrom

Diarrhogener Tumor (VIPom, PPom, pankreatische Cholera, WDHH-Syndrom).

Die Pathogenese ist unbekannt. Auf hormonalem Weg wird eine intestinale und pankreatische Hypersekretion bei gleichzeitiger Hemmung der Magensekretion bewirkt. Ursächlich ist die Freisetzung von Gastric Inhibitory Polypeptide (GIP) und Vasoactive Intestinal Polypeptide (VIP).

Klinik: Trias aus wäßrigen Durchfällen mit Hypokaliämie und Achlor- bzw. Hypochlorhydrie. Die Durchfälle führen zu Elektrolytverlusten und zu einer erheblichen Gewichtsreduzierung („pankreatische Cholera"). Durch die Hypokaliämie kommt es zu Hypotonie, Adynamie, neuromuskulären Symptomen sowie Tachykardie, Magen-Darm-Atonie und Nephropathie. In 50 % histaminrefraktäre Achylie, die zusammen mit der Diarrhoe zur Bezeichnung WDHA-Syndrom führte: Watery Diarrhea, Hypokaliemia, Achlorhydria (WDHA) bzw. Hypochlorhydria (WDHH).

Diagnostik:
- Selektive Angiographie: A. mesenterica superior und A. coeliaca zur Lokalisation des Tumors.
- Labor: Hypokaliämie, Hyponatriämie und Hypochlorämie.
- Hormonanalyse: RIA zum radioimmunologischen Nachweis von Hormonen (VIP, GIP, Sekretin usw. im Serum).

Differentialdiagnose: Durchfallerkrankungen, Dickdarmadenome, Karzinoid-Syndrom, Hyperthyreose.

Therapie: Tumorentfernung. Findet sich kein Tumor, wird eine $^2/_3$-Resektion oder eine subtotale Entfernung der Bauchspeicheldrüse durchgeführt. Symptomatische Therapie der Diarrhöen mit Somatostatin-Analogon Octreotid 3×50–200 µg/d.

Prognose: Gut, wenn es gelingt, den Tumor operativ zu beseitigen. Unbehandelt ist die Prognose schlecht.

6.1.4 Glukagonom

Ätiologie: Vorwiegend Glukagon sezernierender A-Zelltumor des Pankreas. Es ist ein sehr seltenes Inselzelladenom.
Klinik: Die Diagnose ist schwierig. Bei Diabetes mellitus, Pankreastumor und Hauterscheinungen (ekzematoide Dermatitis) sollte u.a. an ein Glukagonom gedacht werden.
Diagnostik: Bei entsprechendem Verdacht radioimmunologischer Glukagonnachweis.
Therapie: Tumorexstirpation. Bei Inoperabilität zytostatische Therapie mit Streptozotozin.

6.1.5 Karzinoidsyndrom (s. Kap. 26)

Seltene Pankreas-Inselzelladenome, die von den „hellen Zellen" (identisch mit den APUD-Zellen) gebildet werden, die Serotonin ausschütten.

7 Pankreaskarzinom

Ursachen: Unbekannt.
Formen: Das **Adenokarzinom** ist das häufigste Karzinom in der Bauchspeicheldrüse, es findet sich vorwiegend kanalikulär wachsend. Die seltenere azinäre Form besitzt eine außergewöhnlich schlechte Prognose. Weiterhin gibt es undifferenzierte und plattenepithelähnliche Karzinome sowie schleimbildende Zystadenokarzinome.
Periampulläre Karzinome sind weitaus seltener als kanalikuläre Karzinome. Sie umfassen die Tumoren der Ampulle und die intrapankreatisch wachsenden Choledochustumoren.
Die Tumoren im Bereich der **Papille** besitzen eine bessere Prognose. Sie zeigen früher Symptome und gelangen dadurch rechtzeitig zur Operation. Auch ist das Wachstum von Papillentumoren langsamer, Metastasen treten später auf.
Klinik: Appetitlosigkeit, Völlegefühl, Gewichtsabnahme und Verdauungsstörungen (z.B. Steatorrhoe) sollten an ein Pankreaskarzinom denken lassen. Die Schmerzen – Früh- oder Spätsymptom – sind im Epigastrium lokalisiert und strahlen gürtelförmig in den Rücken aus. Weiterhin bestehen allgemeine Schwäche, depressive Verstimmung und Antriebsarmut.
Ein begleitender Ikterus (vom periampullären Karzinom meist schon früh ausgelöst) ist nicht selten schmerzlos.
Diagnostik:
- **Röntgen:** Magen-Darm-Passage: dort ist häufig eine Erweiterung des duodenalen „C" erkennbar.
- **ERCP:** Darstellung der Gänge und Aspiration von Pankreassekret zur Zytologie. Bei einem Papillentumor: Probeexzision (Abb. 37.13). Bei ausgeprägter Cholestase präoperative Entlastung durch Pigtail oder nasobiliäre Sonde (Gefahr der Cholangitis) oder Durchführung einer PTC(D): Perkutane transhepati-

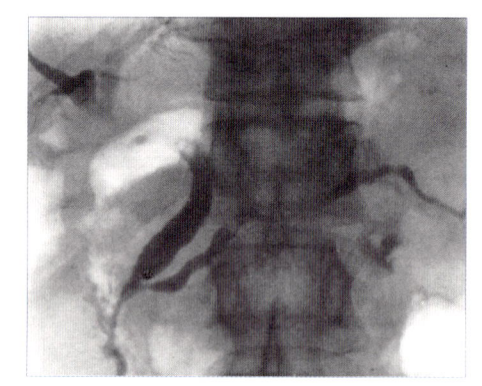

Abb. 37.13
ERCP bei Pankreaskarzinom mit Gangabbruch

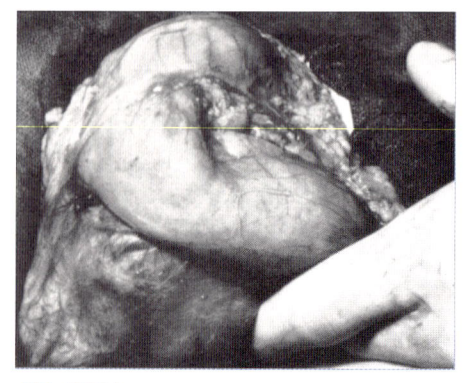

Abb. 37.14
Pankreaskopfkarzinom, Operationsbefund mit Ventralverlagerung und Verdrängung des Duodenums

Pankreaskarzinom

sche Darstellung der Gallenwege mit der Möglichkeit einer präoperativen Entlastung der Cholestase, (D) = in der Regel externe Drainage.
- **Sonographie:** Dabei Feinnadelpunktion aus dem Pankreas.
- **CT:** Ausdehnung des Tumors, Metastasen.
- **Arteriographie:** Anatomische Varianten (A. hepatica dextra aus A. mesenterica superior), Gefäßabbrüche oder Gefäßinfiltration von V. portae oder Mesenterialgefäßen (= nichtresektabler Tumor).

Differentialdiagnose: Benigne Tumoren, Zysten, chronische Pankreatitis.

Therapie

Ist die Diagnose Karzinom vor der Operation unsicher, intraoperativ gezielte Entnahme von Gewebe und histologische Untersuchung. Bestehen auch dann noch Zweifel, ist eine **Resektionsbehandlung** immer angezeigt (Abb. 37.14). Findet man einen Tumor ohne Infiltration und Besiedlung der benachbarten Lymphknoten: Resektionsbehandlung. Zur Verfügung stehen
- die **totale Duodeno-Pankreatektomie**,
- die **„Linksresektion"** des Pankreasschwanzes und
- die **proximale partielle Duodeno-Pankreatektomie (OP nach Whipple, = „Rechtsresektion")** (Abb. 37.15, 37.16), ggf. Kombination mit Plexusblockade und IORT (Intraoperative Radiotherapie). Dabei erfordert die Resektion des Duodenums eine Gastrojejunostomie und damit die Magen-Teilresektion zur Verhinderung eines Ulcus pepticum jejuni. Die Whipple-Opera-

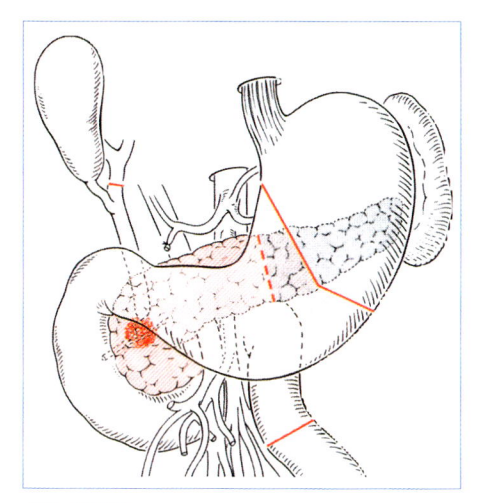

Abb. 37.15
Pankreaskopfresektion; Operation nach Whipple mit Darstellung des Resektionsausmaßes und der Resektionsgrenzen

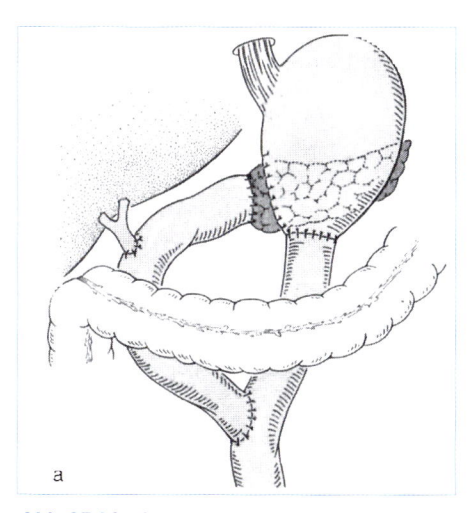

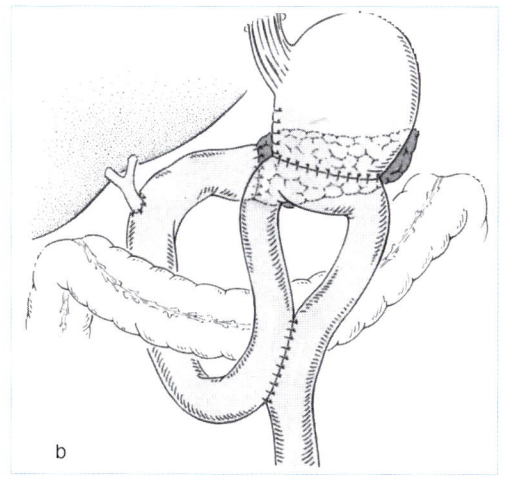

Abb. 37.16 a,b
Reparationsmethoden nach Pankreaskopfresektion (OP nach Whipple):
a nach Roux-Y
b B-II-Anastomose mit Einpflanzung von Gallengang und Pankreasschwanz in die proximale Jejunumschlinge

tion ist vor allem für das kleine Pankreaskopf- oder Papillenkarzinom angezeigt. Doch finden sich in ca. 20% der Fälle Metastasen oder Karzinomgewebe im Restpankreas nach Entfernung des Pankreaskopfes, weshalb von einigen Chirurgen in jedem Fall die totale Pankreatektomie favorisiert wird. Beim periampullären Karzinom ist die partielle Duodeno-Pankreatektomie das Verfahren der Wahl. Eingeschränkte Operabilität des Patienten kann zur ausschließlichen Papillektomie zwingen.

Werden Metastasen oder ein Befall mehrerer benachbarter Lymphknoten gefunden, sind nur noch **palliative Maßnahmen angezeigt:** Passagewiederherstellung der Gallenwege, d.h. biliodigestive Anastomose, und wegen der bei 30% im weiteren Verlauf auftretenden Magenausgangsstenose eine Gastroenterostomie (Abb. 37.17).

Prognose: Schlecht. Die Operationsletalität ist bei den resezierenden wie palliativen Eingriffen hoch (5–20%). Die 5-Jahres-Überlebensrate liegt bei 5–10%. Das periampulläre Karzinom hat mit einer 5-Jahres-Überlebenszeit von 28–36% die beste Prognose. Durchschnittliche Überlebenszeit nach explorativer Laparotomie 5 Monate, nach biliodigestiver Anastomose 7 Monate, nach Pankreatoduodenektomie 15 Monate.

Postoperative Komplikationen: Pulmonale Infekte, Nahtinsuffizienz, Blutungen (8%), Restpankreatitis, Pankreasfistel (9–18%), Gallenfistel (6–7%). Bei ausgedehnter Resektion (totale Pankreatektomie) resultiert Insulinpflichtigkeit. Spätmorbidität: Exokrine Pankreasinsuffizienz (22%), Diabetes mellitus (15%), Ulcus pepticum jejuni (7,5%).

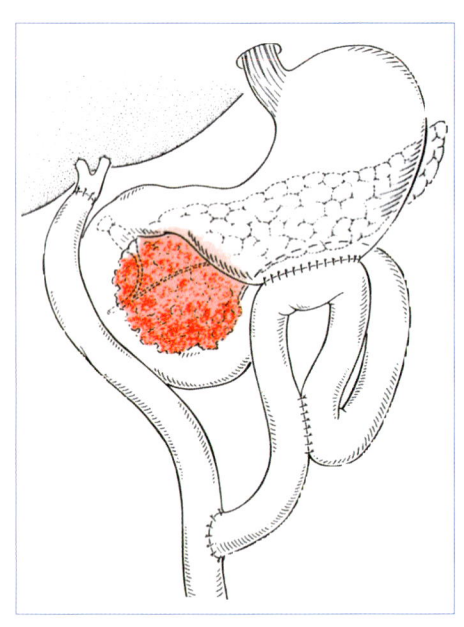

Abb. 37.17 a,b
Palliativoperation bei nichtresektablem Pankreaskarzinom (GE und biliodigestive Anastomose). Anastomosierung mit **a** Gallenblase, **b** Ductus hepaticus communis

8 Pankreastransplantation

Die Transplantation des Pankreas (oder des Pankreasschwanzes) ist aus der Phase des Experiments in die erfolgreiche klinische Anwendung an mehreren Zentren getreten. **Indikationen** sind der insulinpflichtige Diabetes mellitus (häufig bei gleichzeitiger Nierentransplantation [s. Kap. 9]).

Bei der Organtransplantation wird entweder das gesamte Pankreas (s. Abb. 37.18) oder nur der Pankreasschwanz entnommen. Die Implantation erfolgt in die Iliakalregion mit Gefäßanschluß des Truncus coeliacus an die A. iliaca und der V. portae (oder V. lienalis) an die V. iliaca. Der Pankreasgang wird in eine nach Roux-Y ausgeschaltete Schlinge des Dünndarms (Abb. 37.19) oder besser in die Blase eingepflanzt. Die bisherigen Ergebnisse lassen in 50% einen Transplantationserfolg erwarten.

Wegen der erforderlichen Immunsuppression ist eine Pankreastransplantation nur dann indiziert, wenn gleichzeitig wegen bestehender Niereninsuffizienz auch eine Niere transplantiert wird. Ohne dies ist die Insulintherapie ggf. in Form der Insulinpumpe vorzuziehen. Versuche der isolierten Inselzelltransplantation haben in der klinischen Anwendung bislang nicht über-

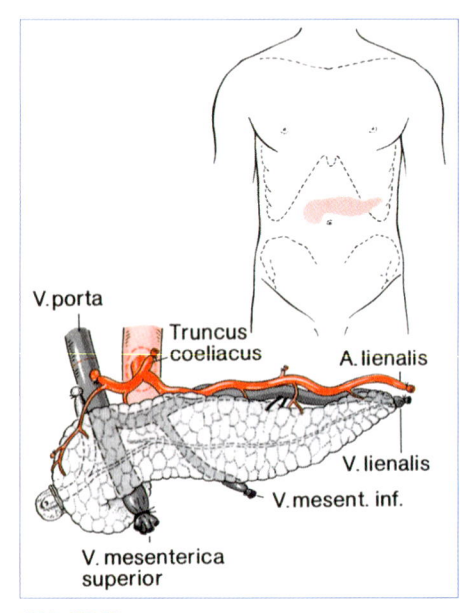

Abb. 37.18
Spenderoperation für Pankreastransplantation. Anstelle des Gesamtorgans (hier) wird gelegentlich nur der Schwanz verpflanzt

zeugt. Probleme sind die ausreichende Inselzellgewinnung und Separierung (aus bis zu 4 Spenderorganen) wie auch die Vitalität und Funktion der Inselzellen am Empfangsort (z.B. Leber via portale Infusion).

9 Operationsatlas: Pankreasresektion*

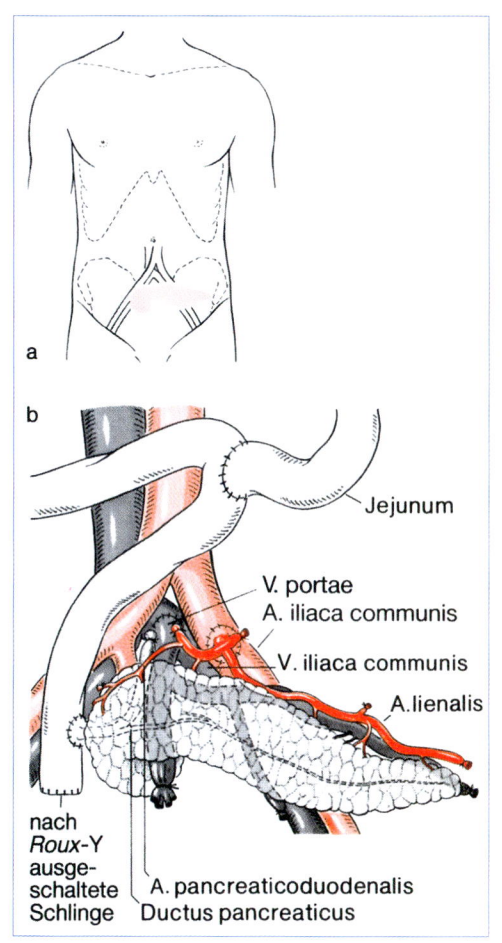

Präoperatives Vorgehen

- Diagnostik: Serum-Amylase, -lipase, Sonographie, ERCP (PTCD), Angio-CT, Angiographie.
- Indikation: Pankreaskarzinom.
- Aufklärung: Kurative Resektion nach Whipple-Child, palliative biliodigestive Anastomose und GE, IORT, Splenektomie, evtl. Gastrektomie, Diabetes mellitus, Transfusionen, Intensivüberwachung, Gallenfistel, Pankreasfistel.
- Vorbereitung: Hebe-Senkeinlauf am Vorabend, 5 EKs.

Operationstechniken

- Pankreatozystogastrostomie, -duodenostomie, -enterostomie.
- Laterale Pankreatikojejunostomie.
- Distale Pankreatikojejunostomie.
- Pankreasschwanzresektion.
- Duodenopankreatektomie nach Whipple-Child.
- Biliodigestive Anastomose und GE.

Postoperatives Vorgehen

- Entfernen des Redon 2. Tag, Magensonde am 3. Tag, Zieldrainage am 6. Tag, Klammern am 12. Tag.
- Tägliche Kontrolle der Pankreas- und Leberwerte, Sonographie (subphrenischer Verhalt, Pleuraerguß).
- Kostaufbau: Trinken am 4. Tag, anschließend Kostaufbau unter BZ-Kontrolle.

Abb. 37.19 a,b
Empfängeroperation für Pankreastransplantation:
a Plazierung des Transplantates
b Gefäßanschluß mit Iliakalgefäßen, Pankreasganganschluß (hier Papille) mit Roux-Y-Schlinge (besser Blasenanschluß)

*)Abbildungen aus K. Kremer, V. Schumpelick, G. Hierholzer (Hrsg.): Chirurgische Operationen. Atlas für die Praxis. Thieme, Stuttgart 1992.
© Georg Thieme Verlag, Stuttgart

Duodenopankreatektomie nach Whipple-Child

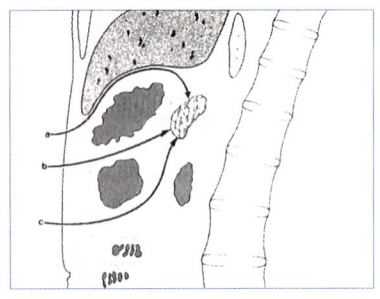

Abb. 37.20
Zugangswege zum Pankreas: beste Übersicht durchs Lig. gastrocolicum (b). Bester Zugang über Oberbauchquerschnitt

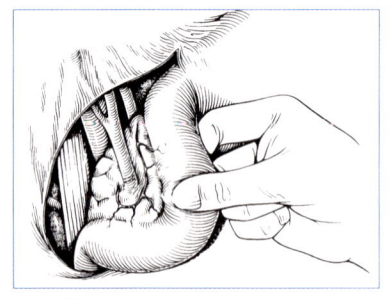

Abb. 37.21
Nach Mobilisation des Duodenums Darstellung der V. cava

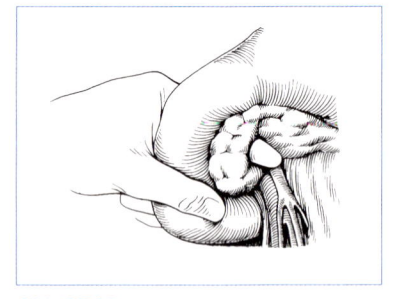

Abb. 37.22
Untertunnelung des Pankreas auf den Mesenterialgefäßen. Gelingt dies nicht, so ist der Tumor technisch nicht resektabel

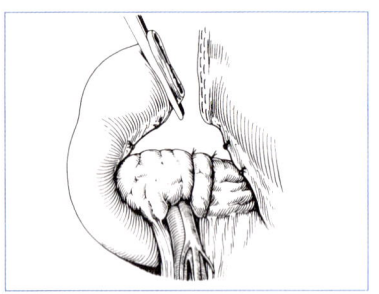

Abb. 37.23
Unterbindung der A. gastroduodenalis, Cholezystektomie und Durchtrennung des Gallenganges, Skelettierung des distalen Magens zur Durchführung einer 2/3-Resektion (zur Vermeidung von Anastomosenulzera). Nach Präparation der Flexura duodenojejunalis Durchtrennung des proximalen Jejunum und Entfernung des Präparates

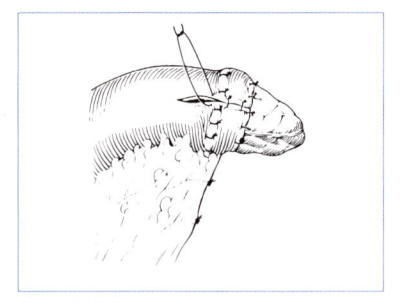

Abb. 37.24
Anlage einer Pankreatikojejunostomie End-zu-End oder End-zu-Seit. Anschließend biliodigestive Anastomose und Billroth-II-Gastrojejunostomie mit Braunscher Fußpunktanastomose

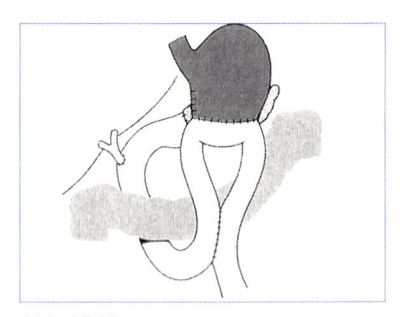

Abb. 37.25
Rekonstruktionsprinzip nach proximaler Duodenozephalopankreatektomie nach Whipple (Modif. nach Child)

38 Nebenniere

Kapitelübersicht

Nebenniere
- Cushing-Syndrom
- Conn-Syndrom
- Adrenogenitales Syndrom
- Morbus Addison
- Sheehan-Syndrom
- Phäochromozytom
- Nicht-hormonproduzierende Tumoren

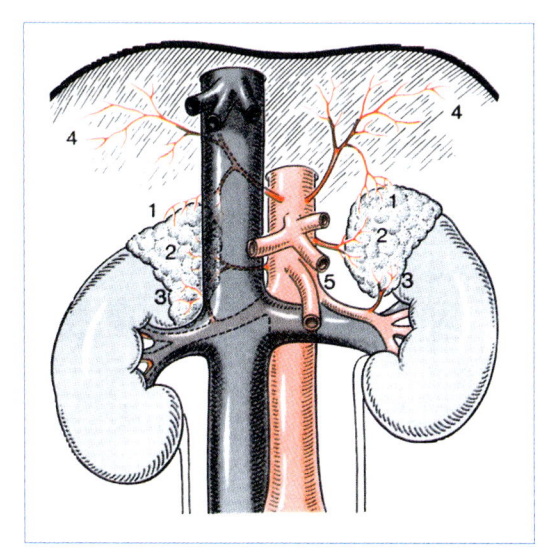

1 Anatomie, Physiologie und Pathophysiologie

Die beiden Nebennieren liegen in unmittelbarer Nachbarschaft der Nieren: Rechts hutförmig auf dem oberen Nierenpol, links medial zwischen Nierenpol und -hilus. Sie sind bereits makroskopisch gegliedert in **Rinde** (NNR) und **Mark** (NNM). Während die NNR dem Mesoderm entstammt, leitet sich das NNM – ähnlich wie die Paraganglien – aus dem Ektoderm ab. Entsprechend ihrer unterschiedlichen Abstammung kommen Rinde und Mark auch verschiedene Funktionen zu.

Arteriell werden die Nebennieren durch 3 paarige Gefäße versorgt:
- A. suprarenalis superior (a.d. A. phrenica inferior),
- A. suprarenalis media (direkt a.d. Aorta) und
- A. suprarenalis inferior (a.d. A. renalis) (Abb. 38.1).

1.1 Nebennierenrinde (NNR)

Sie macht etwa 90 % des Gesamtorgans aus und ist in 3 Schichten gegliedert. Diese sind Produktionsorte verschiedener Hormone; von außen nach innen finden sich (Abb. 38.2):

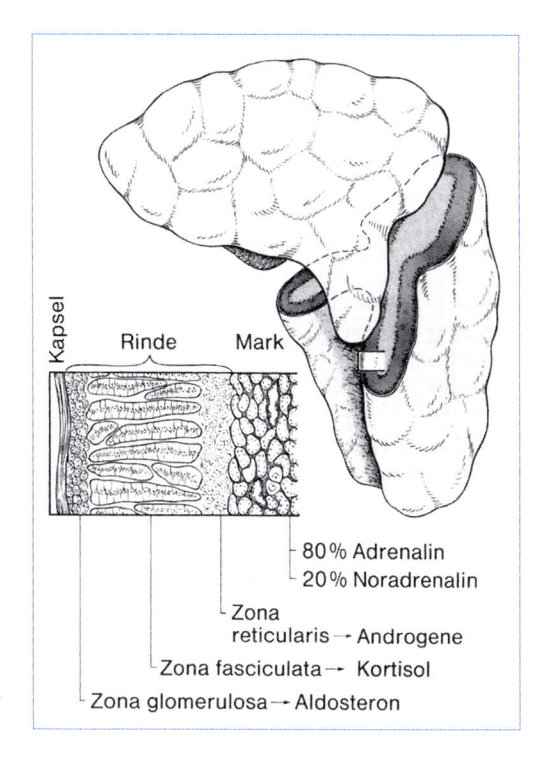

Abb. 38.1
Anatomie und Gefäßversorgung der Nebennieren:
1 Aa. suprarenales superiores (A. phrenica)
2 Aa. suprarenales mediae (Aorta)
3 Aa. suprarenales inferiores (Aorta)
4 Aa. phrenicae inferiores
5 Aa. renalis

Abb. 38.2
Schematische Darstellung der Nebennierenregionen und ihrer hormonalen Aktivität

- **Zona glomerulosa**
  → Mineralokortikoide (Aldosteron), Produktion gesteuert durch Renin-Angiotensin-Mechanismus, ACTH, Serum-Natrium und Serum-Kalium.
- **Zona fasciculata**
  → Glukokortikoide (Kortisol), Steuerung durch ACTH-Sekretion der Hypophyse und CRF (Corticotropine releasing factor) des Hypothalamus.
- **Zona reticularis**
  → Sexualsteroide (Testosteron, 17-Ketosteroide), Sekretion gesteuert durch ACTH.

Krankhafte Veränderungen der Nebennierenrinde können sich als Über- oder Unterfunktion manifestieren.

Überfunktionen sind meist Erstsymptome von Adenomen, seltener Karzinomen. Im Bereich der Zona fasciculata führen sie zum Cushing-Syndrom, innerhalb der Zona glomerulosa zum Conn-Syndrom (Hyperaldosteronismus) und innerhalb der Zona reticularis zum adrenogenitalen Syndrom (AGS). Mischformen sind möglich.

Primäre Überfunktionszustände (adrenale Genese) werden unterschieden von sekundären (extraadrenale Genese), die durch Dysregulation übergeordneter Zentren entstehen.

Unterfunktionszustände der Nebennierenrinde können postoperativ nach (beidseitiger) Adrenalektomie, bei langdauernder Kortikoidtherapie, durch Ausfall der gesamten NNR bei akuten (Waterhouse-Friderichsen-Syndrom) oder chronischen Entzündungen (Tbc) auftreten. Sie werden als Morbus Addison bezeichnet. Symptomatisch macht sich der Mangel an Gluko- und Mineralokortikoiden in Störungen der Kreislauffunktion und des Elektrolythaushalts bemerkbar (Tab. 38.1).

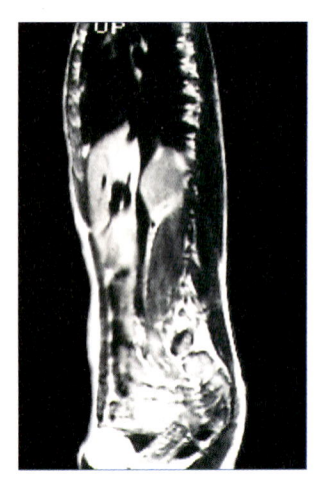

Abb. 38.3
Ganglioneurom rechte Nebenniere im Kernspintomogramm

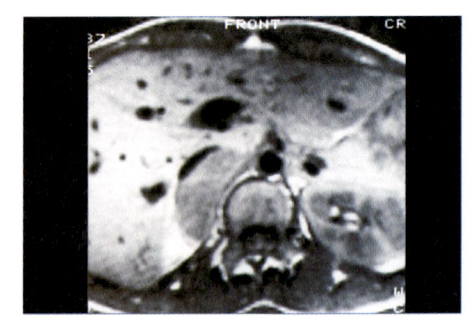

Abb. 38.4
Ganglioneurom rechte Nebenniere im Computertomogramm

Tab. 38.1 Nebennieren-Aktivitäten und -Funktionsstörungen

Ausscheidungsort	Hormongruppe	Hormone	Krankheitsbild bei Überfunktion	Unterfunktion
Mark (NNM)	Katecholamine	Adrenalin (80%) Noradrenalin (20%)	Phäochromozytom	nicht manifest, da Kompensation durch Paraganglien
Rinde (NNR) Z. glomerulosa Z. fasciculata	Mineralokortikoide Glukokortikoide	Aldosteron Kortisol	Conn-Syndrom Cushing-Syndrom	primär: M. Addison sekundär: Sheehan-Syndrom (HVL-Insuffizienz)
Z. reticularis	Sexualsteroide	Androgene	Adrenogenitales Syndrom (AGS)	

1.2 Nebennierenmark (NNM)

Es weist Parallelen zu den Paraganglien des sympathischen Nervensystems auf. Mark und Paraganglien werden als **sympathoadrenales System** zusammengefaßt. Sie sind der Produktionsort der Katecholamine. Während die Paraganglien reines Noradrenalin produzieren, finden sich im Nebennierenmark lediglich 20 % Noradrenalin gegenüber 80 % Adrenalin.

Störungen des NNM manifestieren sich nur als **Überfunktion**, da eine Unterfunktion des NNM (selbst nach beidseitiger Adrenalektomie s.u.) von der Katecholaminproduktion der Paraganglien ausgeglichen wird. Das klinische Erscheinungsbild der NNM-Überfunktion ist das **Phäochromozytom**.

Diagnostik: Zur Lokalisationsdiagnostik wird das NMR zur Differenzierung gesunden Gewebes von verändertem Gewebe (Abb. 38.3), Computertomographie (Abb. 38.4), die Szintigraphie mit Jod-Aldosterol-Szintigramm beim Conn-Syndrom und ^{131}Jod-MIBG beim Phäochromozytom verwandt. Die Sonographie hat eine Treffsicherheit bis zu 80 %. Röntgen-Abdomenübersicht und i. v.-Urographie sind nur bei sehr großen Befunden sinnvoll. Die Katheterangiographie sollte nur bei Zweifelsfällen nichtinvasiver diagnostischer Verfahren Anwendung finden.

2 Cushing-Syndrom

Überproduktion von Glukokortikoiden durch NNR-Adenom bzw. -Karzinom (primärer oder adrenaler Cushing [20–30 %]) oder beidseitige Rindenhyperplasie auf der Basis einer entkoppelten hypophysären oder hypothalamischen Stimulation (sekundärer oder zentraler Cushing = Morbus Cushing [70–80 %]). Beide Formen sind zu unterscheiden vom iatrogenen Cushing als Folge langdauernder Kortikoid- oder ACTH-Medikation. Weitere mögliche Ursachen sind ektopische ACTH-Produktion durch paraneoplastische Syndrome z.B. beim Bronchial-, Schilddrüsen-, Leber-, Mamma- und Inselzell-Karzinom.

Klinik: Erkrankungsgipfel zwischen dem 30. und 40. Lebensjahr, Frauen sind viermal so häufig betroffen.

Klassische Symptome sind: Mondgesicht, Striae, Stammfettsucht (Abb. 38.5, 38.6), Osteoporose, Akne, Hypertonie, diabetische Stoffwechsellage, Infektanfälligkeit, Adynamie. Bei Frauen sind Hirsutismus, Amenorrhoe und andere Formen des AGS häufig, da durch das ACTH auch die Zona reticularis stimuliert wird (s.u.). Bei Männern Verlust der Libido und Potenz sowie Gynäkomastie. Bei Kindern Gewichtszunahme und Wachstumsverzögerung.

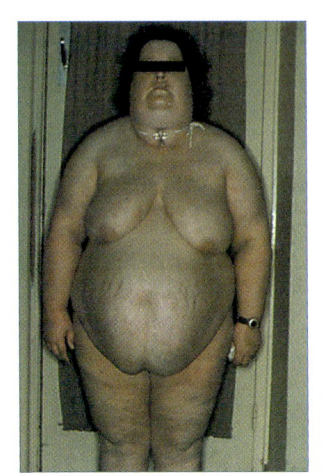

Abb. 38.5 Patientin mit Morbus Cushing in Frontalansicht

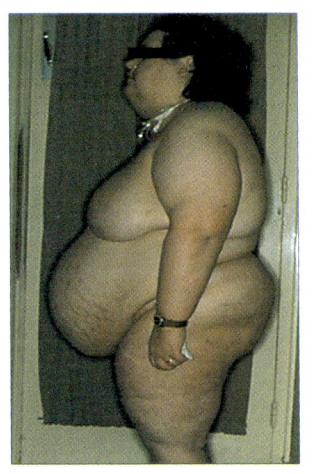

Abb. 38.6 Patientin mit Morbus Cushing in Seitenansicht

Spezielle Diagnostik: Plasmakortisol-Spiegel im Tagesprofil zur Bestimmung der Tagesrhythmik (charakteristisch ist der fehlende Abfall gegen Abend) (Normalwerte morgens 5–30 µg/100 ml [0,14–0,83 µmol/l], abends 10 µg/100 ml [0,28 µmol/l]). Im Urin Bestimmung des freien Kortisols (Normwerte 80 bis 400 µg/die [221–276 nmol/die]) sowie der 17-Ketosteroide (Normwert über 40 mg/die [139 µmol/die]). Zur weiteren diagnostischen Abklärung dienen **spezielle Tests**:

- Dexamethason-Hemmtest: Durch Zufuhr eines synthetischen Kortikoids (Dexamethason) wird im Normalfall die ACTH-Ausschüttung supprimiert, d.h. die Plasmakortisolspiegel morgens unterschreiten 5 µg/100 ml (0,14 µmol/l). Diese Suppression tritt beim adrenalen Cushing nicht auf und ist beim zentralen Cushing deutlich geringer.
- Weitere Verfahren sind: Bestimmung der 17-Hydroxykortikosteroide und der 17-Hydroxyketosteroide im Urin über 24 Stunden, wobei beim adrenalen Cushing die 17-Hydroxyketosteroide normal und niedrig sind. Zusätzlich Plasma-ACTH-Bestimmungen, Röntgen-Schädel zum Nachweis einer Sella-Verbreiterung und Lokalisationsdiagnostik (s.o.).

Therapie:
Zentrale Cushing-Syndrome werden je nach Ätiologie unterschiedlich behandelt. Läßt sich ein Adenom im Hypophysenvorderlappen nachweisen, so wird dieser neurochirurgisch angegangen (s. Kap. 17). Bei zentralem Cushing ohne Nachweis eines umschriebenen Hypophysenadenoms ist heute die Therapie der Wahl die beidseitige totale Adrenalektomie. Die früher favorisierte subtotale Adrenalektomie war mit einer Rezidivquote von 30 % behaftet. Auch ist die lebenslängliche Substitutionstherapie mit Steroiden heutzutage unproblematisch und mindert durchaus nicht die Lebensqualität.
Nach totaler Adrenalektomie in 10–20 % Gefahr der Entwicklung eines Hypophysenadenoms (Nelson-Tumor).
Beim **adrenalen Cushing-Syndrom** besteht die Therapie in der Beseitigung des Adenoms oder Karzinoms. Hierzu wird in der Regel eine unilaterale Adrenalektomie durchgeführt und in der postoperativen Phase die atrophisierte kontralaterale Seite durch Substitutionsbehandlung entlastet (Abb. 38.7, 38.8).
Inoperable Nebennierenrindenkarzinome werden kombiniert zytostatisch und radiotherapeutisch angegangen. Das gleiche gilt für die **paraneoplastischen Cushing-Syndrome**, soweit der Primärtumor nicht beeinflußbar ist. Zusätzlich Mitotan® (Zytolyse der Zona fasciculata und reticularis), Metyrapon® (Hemmung der Kortisolsynthese).

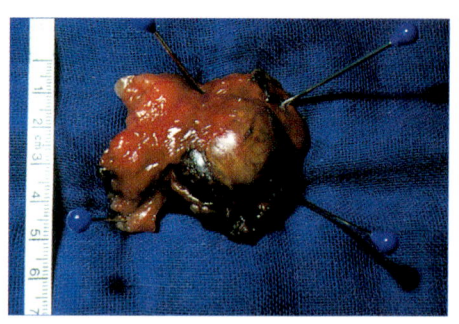

Abb. 38.7
Operationspräparat nach Adrenalektomie rechts bei Cushing-Syndrom

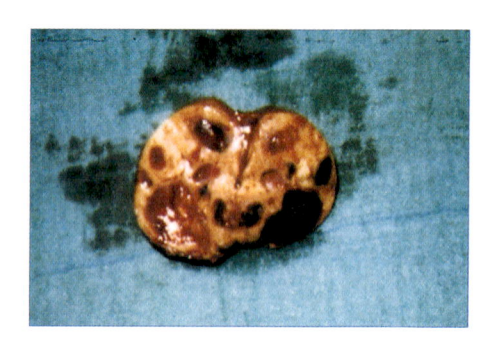

Abb. 38.8
Aufgeschnittenes Operationspräparat eines Nebennierenadenoms bei Cushing-Syndrom

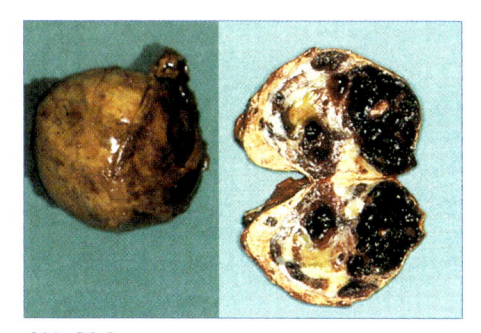

Abb. 38.9
Operationspräparat bei Adrenalektomie wegen Conn-Syndrom

3 Conn-Syndrom (Abb. 38.8)

Das **Conn-Syndrom (primärer Hyperaldosteronismus)** wird ausgelöst durch ein Aldosteron-produzierendes Adenom (75 %) oder durch die idiopathische Nebennierenrindenhyperplasie (25 %). Ursache für ca. 1 % aller Hypertonieformen. Der primäre Aldosteronismus ist vom sekundären abzugrenzen, bei dem durch eine gesteigerte Renin-Angiotensinaktivität vermehrt Aldosteron produziert wird. Dies gilt besonders für Patienten mit renovaskulärem Hochdruck, Herzinsuffizienz oder maligner essentieller Hypertonie.

Klinik: Doppelt so häufig bei Frauen, Altersgipfel zwischen 30 und 50 Jahren. Die gesteigerte Natriumretention bedingt Hypernatriämie und Hypokaliämie. Kopfschmerzen, Müdigkeit, Hypertension, Muskelschwäche, Parästhesien mit intermittierenden Lähmungen, Polyurie, Polydipsie, hypokaliämische Alkalose, gelegentlich mit tetanischen Erscheinungen.

Spezielle Diagnostik: Plasmaaldosteron (Normwert 8 ng/100 ml [0,22 nmol/l] im Liegen und 20 ng/100 ml [0,55 nmol/l] in aufrechter Haltung), Plasmarenin-Aktivität, Szintigraphie (Jodaldosterol). Eine Verfälschung der Werte ergibt sich durch Diuretika und orale Antikonzeptiva. Charakteristisch sind erhöhte Aldosteronwerte bei verminderten Reninwerten. Ergänzend kann der Desoxykortikosteron-(DOC-)Suppressionstest Aufschluß geben.

Therapie: Bei Adenomnachweis unilaterale Adrenalektomie (Abb. 38.9). Ohne Adenomnachweis sollte beidseits nur subtotal vorgegangen werden, um funktionsfähiges Gewebe zu belassen. In 70 % ist die Hypertonie postoperativ reversibel, in 25 % sind Antihypertensiva weiter erforderlich. Wichtig ist die präoperative Vorbereitung mit Kalium-Substitution, Natriumentzug und Verabreichung des Aldosteron-Antagonisten Spironolacton (Aldactone®).

4 Adrenogenitales Syndrom (AGS)

Angeborene (Enzymdefekte) oder erworbene (NNR-Tumor) adrenale Überproduktion von Androgenen, die eine erhöhte Sekretion von 17-Ketosteroiden (= Metaboliten der Androgene) zur Folge hat.

Klinik: Bei Säuglingen gestörte Sexualentwicklung mit Pseudohermaphroditismus beim Mädchen und isosexueller verfrühter genitaler Entwicklung beim Knaben. Im späteren Alter manifestieren sich Pseudopubertas praecox beim Knaben, Hirsutismus, Virilismus, maskuliner Habitus und Amenorrhoe bei Frauen. Beim Mann bleibt das AGS häufig unbemerkt.

Spezielle Diagnostik: Bestimmung der 17-Ketosteroide im 24-Stunden-Urin (Differentialdiagnose: Androgenbildende Ovarialtumoren, polyzystische Ovarien). Dexamethason-Hemmtest zur Abgrenzung der erworbenen von der angeborenen Form.

Therapie: Bei Tumornachweis unilaterale Adrenalektomie. Bei den häufigeren angeborenen Formen mit Enzymdefekt konservative Behandlung unter Dauermedikation mit Kortisol bzw. bei Salzverlustsyndrom Fluorokortisol. Hierdurch wird einer Virilisierung und dem durch verfrühten Epiphysenschluß bedingten Zwergwuchs vorgebeugt.

5 NNR-Unterfunktion

Unterschieden werden die primäre (adrenale) (Morbus Addison) von der sekundären (zentralen) Insuffizienz (Sheehan-Syndrom).

5.1 Morbus Addison

Ausfall der NNR-Funktion durch Untergang des NNR-Gewebes im Rahmen einer Autoimmunerkrankung, einer Tuberkulose, einer hämorrhagischen Nekrose, einer Arteriitis oder eines septischen Schocks (Waterhouse-Friderichsen-Syndrom).
Klinik: Ausfall der Gluko- und Mineralokortikoidfunktion mit Kreislaufdysregulation. Durch vermehrte ACTH- und vor allem MSH-(Melanozyten-stimulierendes Hormon-)Freisetzung kommt es zu einer Dunkelpigmentierung der Haut („Bronzehaut"). Weitere Symptome sind Adynamie, Hypotonie, Hypovolämie, Hypothermie, Hyponatriämie, Hypoglykämie.
Therapie: Medikamentöse Substitution der NNR-Funktion durch Gluko- und Mineralokortikoide.

5.2 Sheehan-Syndrom

Geburtsbedingte ischämische Hypophyseninsuffizienz mit Ausfall der hypophysären Steuerung. Im Rahmen des Panhypopituitarismus entsteht auch eine Nebennierenrindeninsuffizienz („weißer Addison"). Die **Therapie** ist symptomatisch und besteht in der Hormonsubstitution.

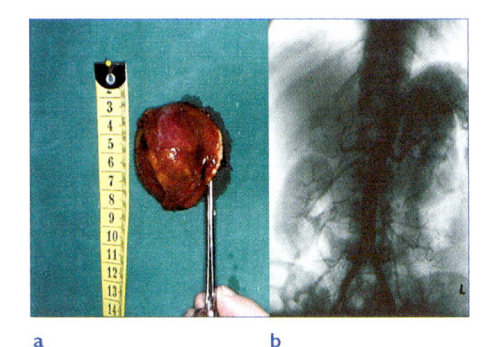

Abb. 38.10 a,b
Phäochromozytom (rechte NN):
a Operationspräparat
b Präoperativer angiographischer Befund über dem rechten Nierenpol

6 Phäochromozytom

Tumoren des chromaffinen Gewebes liegen zu 80 % im Nebennierenmark (Abb. 38.10), zu 20 % in den lumbalen oder thorakalen Sympathikusparaganglien. Hierdurch kommt es zu paroxysmaler oder kontinuierlicher Ausschüttung erhöhter Katecholaminmengen. Doppelseitige Phäochromozytome finden sich in 5–10 %, bei Kindern in 25 % der Fälle. Phäochromozytome sind gleichhäufig Ursache einer Hypertonie wie das Conn-Syndrom, d.h. in 1 %. Überwiegend (80–90 %) liegen gutartige Tumoren vor.

Ein **MEN-II-Syndrom** (C-Zell-Karzinom der Schilddrüse, evtl. bilaterales Phäochromozytom, Nebenschilddrüsenhyperplasie) muß ausgeschlossen werden (Tumormarker, Calcitonin). Darüber hinaus tritt das Phäochromozytom auch im Rahmen des MEN-I-Syndroms auf (HPT), Zollinger-Ellison-Syndrom, Insulinom mit Hyperinsulinismus, Verner-Morrison-Syndrom (VIP), Glukagonom, Somatostatinom, Hypophysenadenome (s. Kap. 37.5).

Bilaterales Phäochromozytom: MEN-II-Syndrom? (Calcitonin?)

Klinik: Paroxysmale (anfallsartige) oder permanente Tachykardie, Hypertonie mit Schweißausbruch, Kopfschmerz, Unruhe, Herzklopfen, Herzrhythmusstörungen, Blässe, Sehstörungen, Übelkeit, Erbrechen sowie Atemnot. Durch lipolytische und glykogenolytische Wirkung des Adrenalins erhöhte Fett- und Blutzuckerwerte.

Spezielle Diagnostik: Bestimmung der Katecholaminausschüttung im 24-Stunden-Urin unter Einbeziehung von Adrenalin, Noradrenalin, Methyladrenalin, Methylnoradrenalin sowie Vanillinmandelsäure (VMS). Eindeutige Erhöhung ist für ein Phäochromozytom praktisch beweisend. Blutzuckerprofile, Provokationstests (Thyramin, Histamin oder Glukagon) wenig verläßlich. Gleiches gilt für Lyse-Tests (Regitin®). Lokalisationsdiagnostik s.u.

Ca. 80 % der Phäochromozytome sind in der rechten oder linken Nebenniere lokalisiert. Zusätzlich bei Verdacht auf extraadrenale Phäochromozytome etagenweise Katheterisierung der V. cava mit Blutbestimmungen und ^{131}J-MIBG-Szintigraphie zur Lokalisation des Befundes.

Therapie: Bei Diagnosesicherung eindeutige **Operationsindikation.**

Phäochromozytom:
Präoperativ ausreichende Vorbereitung mit Alpha-Blockern!

Bilaterale Adrenalektomie und Belassung eines kleinen NN-Restes, um eine Substitutionsabhängigkeit zu vermeiden. Nach Vorbereitung mit Phenoxybenzamin (Dibenzyran® = Alpha-Rezeptorenblocker, langsam ansteigende Dosierung bis max. 200–300 mg/die, ausreichend lange, klinisch bis zur orthostatischen Hypotonie) und/oder Propranolol (Dociton® = Beta-Rezeptorenblocker) bei lokalisierbarem Tumor Exstirpation der betroffenen Nebenniere oder des Paraganglions.
Cave: Manipulation bei der Operation, Einstellung auf rapiden Blutdruckabfall nach Abklemmen der Nebennierenvenen seitens der Anästhesie (Applikation pressorischer Substanzen).

> Phäochromozytom: Cave intraoperative Manipulation!

Beim Vorliegen eines MEN-II-Syndroms hat die Adrenalektomie zeitlich Vorrang wegen der bekannten Risiken.
Postoperativ muß ein Verdacht auf das Vorliegen eines C-Zellkarzinoms erneut bestätigt werden, da eine Calcitoninerhöhung auch durch das Phäochromozytom verursacht sein kann. Ein Phäochromozytom im Rahmen eines MEN-II-Syndroms tritt sehr häufig bilateral auf; deshalb: Inspektion beider Seiten notwendig.
Prognose: In 90 % Rückgang der Hypertonie, bei Therapieversagern Ausschluß weiterer Adenome und ggf. Reoperation erforderlich.
Mehrere Jahre nach einem C-Zellkarzinom kann sich ein Phäochromozytom im Rahmen eines MEN-II-Syndroms entwickeln.

7 Nicht-hormonproduzierende Nebennierentumoren

Durch zunehmend verbesserte Diagnostik werden häufiger Tumoren der Nebenniere entdeckt, die asymptomatisch sind. Derartige Inzidentome bedürfen nicht unbedingt der Therapie. Bei Tumoren unter 3 cm Durchmesser ist das Risiko unter 1 %. Hier reicht die Größenkontrolle in dreimonatigen Intervallen mit dem Ziel der Resektion bei Größenzunahme. Derartige Tumoren können vom Mark und von der Rinde ausgehen. **NNM-Tumoren** treten vor allem im Kindesalter als Neuroblastome oder Sympathoblastome auf (s. Kap. 52). Da sie sich weitgehend asymptomatisch im Retroperitoneum entwickeln, werden sie häufig erst dann erkannt, wenn sie durch Verdrängung benachbarter Organe Beschwerden bereiten (Abb. 38.11). Die **Therapie** besteht in der radikalen Entfernung (Abb. 38.12). Bei Metastasierung ergänzende Strahlen- und Chemotherapie.
Tumoren der Nebennierenrinde können ebenfalls ohne Hormonaktivität einhergehen und sowohl gut- als auch bösartig sein. Gelegentlich gibt erst die Metastasierung einen Hinweis auf das Vorliegen eines malignen Tumors. Insgesamt sind hormoninaktive Tumoren der NNR eine extreme Seltenheit.

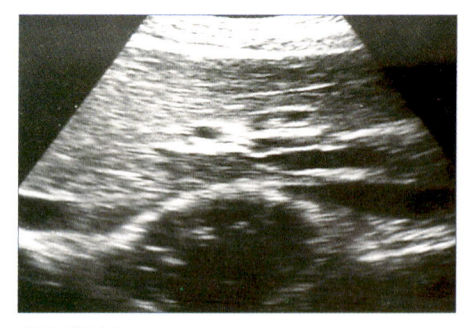

Abb. 38.11
Ganglioneurom rechte Nebenniere, Impression der Vena cava

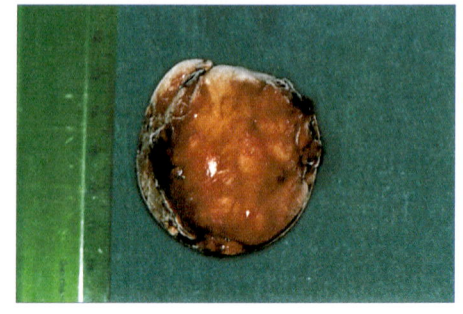

Abb. 38.12
Operationspräparat bei Ganglioneurom rechte Nebenniere

8 Operationsverfahren

Zugang: Transabdominaler Oberbauchquerschnitt oder seltener Medianschnitt, bei eindeutig unilateraler Lokalisation lumbaler Flankenschnitt (bei Notwendigkeit zur Revision der anderen Seite immer abdomineller Zugang). Neuerdings hat sich die transabdominell-laparoskopische und retroperitoneal-laparoskopische Exploration und Operation der Nebennieren des Retroperitoneums in einigen Zentren durchgesetzt. Die bisherigen Ergebnisse sind überzeugend, so daß sich dieses Verfahren wahrscheinlich zunehmend durchsetzen wird.

Tumorfreilegung: Darstellung der rechten Nebenniere nach Mobilisation des Duodenums nach medial (Kocher). Links-Mobilisation von Milz, Pankreasschwanz und linker Kolonflexur nach medial (Abb. 38.13).

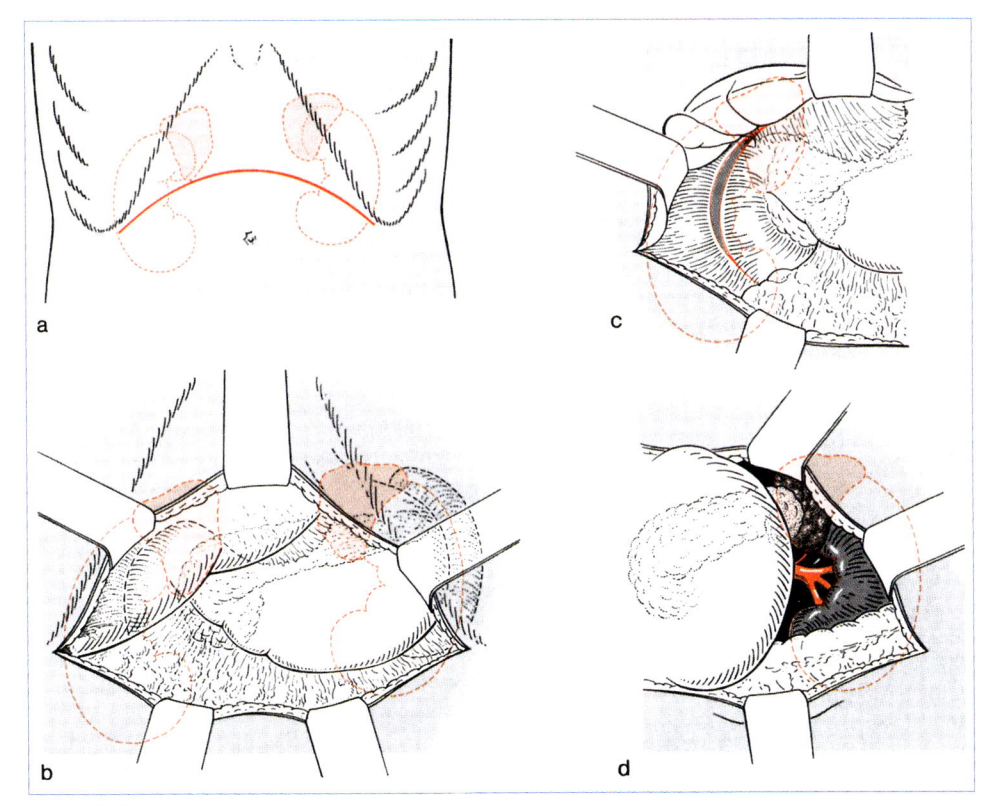

Abb. 38.13 a–d
Adrenalektomie:
a Schnittführung
b Intraoperativer Situs
c Freilegung der rechten Nebenniere nach Mobilisation des Duodenums (Kocher)
d Freilegung der linken Nebenniere nach Mobilisation der Milz und des Pankreasschwanzes.

Adrenalektomie: Anklemmung und Durchtrennung zuerst der Venen (Unterbindung des Hormonabstroms), dann der Arterien (Unterbindung der Gefäßversorgung mit Ligaturen oder Metallclips), vorsichtige Manipulation des Tumors wegen der Gefahr der Hormonfreisetzung. Bei Metastasen sorgfältige Mitentfernung.

Postoperativ nach Cushing-Syndrom am Operationstag 200–300 mg Hydrokortison, am 1. und 2. Tag 200 mg, anschließend tägliche Reduktion um 10 mg bis zur Erhaltungsdosis von 25–30 mg/die (20-0-10). Zusätzlich ggf. Substitution mit 0,1 mg Fludrocortison/die.

Prognose: OP-Letalität unter 10 %.

Langzeitprognose: Unter suffizienter Substitution gut.

39 Retroperitoneum

Kapitelübersicht

- Erkrankungen des Retroperitoneum
- Retroperitoneale Blutung
- Entzündungen
- Zysten
- Retroperitoneale Fibrose
- Tumoren

1 Anatomie

Der **Retroperitonealraum** wird
- kranial durch das Zwerchfell,
- kaudal durch die Linea terminalis des kleinen Beckens,
- ventral durch das dorsale Blatt des Peritoneums und
- dorsal durch Rückenmuskulatur und knöchernes Becken begrenzt.

Kontakt zu intraabdominellen Organen besteht durch freie Kommunikation in der Mesenterialwurzel sowie in den Anheftungsstellen von Pankreas, Leber, Duodenum und Colon ascendens und descendens.

Die **wichtigsten Organe** des Retroperitonealraums sind
- die Nebennieren (s. Kap. 38), Nieren, Harnleiter,
- die weiblichen Genitalorgane,
- die großen Gefäße des Bauchraums (s. Kap. 42) sowie die
- sekundär retroperitonealen Organanteile von Pankreas, Duodenum, Leber, Colon ascendens und descendens.

Darüber hinaus kann das Retroperitoneum Ausgangspunkt nicht organgebundener Erkrankungen sein, die sich entweder sekundär dem Retroperitoneum mitteilen (Abszeß bei Divertikulitis, Appendizitis, Ileitis terminalis, Tumoreinbruch bei Dickdarm- oder Pankreaskarzinom) oder primär im Retroperitoneum (z.B. Tumor, Aortenaneurysma u.ä.m.) entstehen. Nur von den nicht-organgebundenen Erkrankungen ist im folgenden die Rede.

2 Diagnostik

- **Sonographie** als Screening-Verfahren.
- **Röntgen-Abdomenübersicht:** Tumorschatten, Verkalkungen, Psoasschatten verlagert oder unscharf.
- **I.v.-Urographie in zwei Ebenen:** Ureter als diagnostische Leitschiene, Verlagerung bei Tumoren

Ureter = Diagnostische „Wetterfahne" des Retroperitoneums

Weitere Verfahren sind die Aortographie (Aneurysma?), vor allem aber die Computertomographie, NMR und spezielle Organdiagnostik (z. B. KKE, Cavographie).

Sonographie: Fenster zum Retroperitoneum

3 Retroperitoneale Blutung

Ursache: Traumen (Wirbel-, Beckenfrakturen, u. a. m.), Gefäßerkrankungen (Aneurysmaruptur, Panarteriitis nodosa), Tumoreinblutungen, Verletzungen des Urogenitaltrakts und Antikoagulantienblutungen.

Klinik (Abb. 39.1): Häufig symptomarm, gelegentlich Flankendämpfung, Schulterschmerz, paralytischer Ileus, selten hämorrhagischer Schock.

Primär retroperitoneale Hämatome können durch Ruptur des dorsalen parietalen Peritoneums zur intraperitonealen Blutung führen und bei der Lavage eine intraperitoneale Blutungsquelle vortäuschen.

> Retroperitoneale Blutungen können sekundär zu intaperitonealen Blutungen werden!

Therapie: Operation bei nachgewiesener Verletzung des Urogenitaltraktes oder der großen Gefäße. Bei Beckenfrakturen frühzeitige Stabilisierung (z.B. mit Fixateur externe [s. Kap. 50) zur lokalen Blutstillung.

Ansonsten ist die Behandlung konservativ:
- Blutersatz,
- Kreislaufstabilisierung und -überwachung,
- Gerinnungskontrolle,
- frühe Darmstimulation (Einläufe, Ubretid®, Prostigmin®, Bepanthen®).

Bei **persistierenden Blutungen** Versuch der angiographischen Embolisation mit Fibrinpartikeln. Falls dies mißlingt, operative Revision durch Laparotomie. Zur örtlichen Blutstillung Umstechungen, Koagulation oder Tamponade mit Jodoformgaze-Streifen. In verzweifelten Fällen kann bei Beckenfrakturen ggf. die Ligatur beider Aa. iliacae internae erforderlich sein.

Bei operativer Revision des Abdomens entdecktes retroperitoneales Hämatom: **Keine** Eröffnung oder Hämatomausräumung.

Die Blutstillung erfolgt in der Regel durch die spontane Tamponade. Ein chirurgischer Versuch der Blutstillung ist wegen der unzähligen kleineren Gefäßäste im lockeren Fettbindegewebe des Retroperitoneums häufig frustran.

Falls doch eine Eröffnung erfolgt oder schon besteht: Tamponade mit Jodoformgaze-Streifen. Eine **Ausnahme** von dieser Vorgehensweise stellt der Verdacht auf Verletzung retroperitonealer Organe (Niere, Pankreas etc.) oder Gefäße dar. Hier ist eine Revision obligat. Ansonsten gilt:

> Hände weg vom retroperitonealen Hämatom!

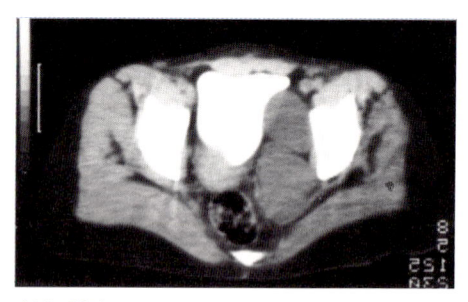

Abb. 39.1
CT bei retroperitonealer Einblutung

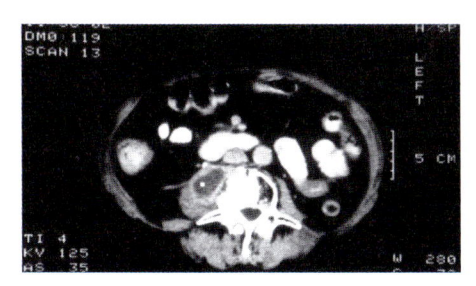

Abb. 39.2
CT bei Psoasabszess

4 Entzündungen

Ätiologie: Infektionen der Nachbarschaft können zu retroperitonealen Abszessen führen (Morbus Crohn, Pyelonephritis, tuberkulöser Senkungsabszeß, retrozökale Appendicitis perforata u.ä.m.).
Klinik: Septische Temperaturen, Leukozytose, bei Psoasirritation im Hüftgelenk gebeugtes Bein, Flankenschmerz.
Gelegentliches Erstsymptom: Schwellung in der Leiste an der Lacuna musculorum durch Senkungsabszeß, der im Verlauf des M. psoas retroperitoneal abgesackt ist (Abb. 39.2).
Therapie: Eröffnung über retroperitonealen Zugang, Spülung, Drainage, bakteriologische Kultur und Resistenzbestimmung, Antibiotika nach Testung.
Komplikationen: Perforation in Bauch- oder Thoraxraum, Gefäßarrosionen.

5 Zysten

Meist gutartige Hohlraumbildung im Retroperitoneum, von Traumen mit Einblutungen, Pankreatitis und paranephritischen Affektionen ausgehend.
Klinik: Unspezifisch, Kompression der Ureteren.
Therapie: Eröffnung, Drainage.

6 Retroperitoneale Fibrose

Unterschieden werden die primäre oder idiopathische Form (Ormond-Erkrankung) von den sekundären symptomatischen Formen (Ormond-Syndrom) (Abb. 39.3).
- **Sekundäre Fibrosen** entstehen durch übergreifende Entzündungen, als Strahlenfolge oder durch Narbenbildung (z.B. nach Rektumamputation).
- Die **primäre Ormond-Erkrankung** wird als Autoimmunprozeß in Analogie zu den Kollagenosen eingestuft. Die Ätiologie ist nicht gesichert.

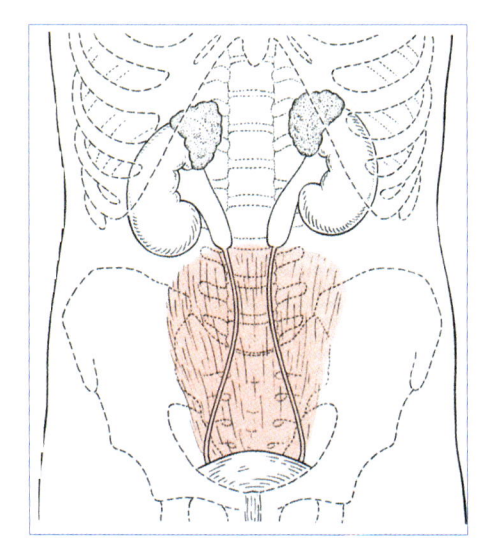

Abb. 39.43
Schematische Darstellung der retroperitonealen Fibrose mit Ummauerung beider Ureteren

7 Tumoren

Primäre Tumoren: Selten. Matrix sind alle Gewebsstrukturen des Retroperitoneums wie Fett-, Muskel-, Binde-, Lymph- oder Nervengewebe. Auch versprengte Embryonalreste können Ausgangspunkt sein. 60 % sind **maligne**; zu unterscheiden sind Lipo-, Fibro-, Leiomyo-, Lympho- und Rhabdomyosarkome. Haupterkrankungsalter ist das 5. bis 6. Dezennium.

Benigne primär retroperitoneale Tumoren sind Lipome, Fibrome, Leiomyome, Lymphome und Angiome, sie haben eine starke Tendenz zur sekundären Malignisierung.

In enger Nachbarschaft zu den primär retroperitonealen Tumoren stehen die von den Paraganglien ausgehenden Neuroblastome des Kindesalters (s. Kap. 53).

Sekundäre Tumoren: Metastasen oder Einbrüche primär außerhalb des Retroperitoneums gelegener Neoplasmen.

Klinik: Häufigstes Erstsymptom ist der palpable Tumor (75 %). Bauchschmerz, Appetitlosigkeit, Gewichtsverlust, Flankenschmerz, postrenales Nierenversagen (Abb. 39.4), Ileus und Nervenirritationen sind weitere mögliche Symptome (Tab. 39.1).

Diagnostik: Übliche Maßnahmen der retroperitonealen Diagnostik (Abb. 39.5, 39.6, 39.7). Am wichtigsten ist, bei unklaren Abdominalschmerzen überhaupt daran zu denken.

Tab. 39.1 Symptomatik der retroperitonealen Tumoren

palpabler Tumor	75 %
Bauchschmerz	58 %
Appetitlosigkeit	53 %
Gewichtsverlust	50 %
Obstipation	48 %
Flankenschmerz	45 %
Fieber	20 %
neurologische Ausfälle	20 %
schmerzhafte Nierenlager	20 %
Miktionsbeschwerden	12 %
Kreuzschmerzen	8 %

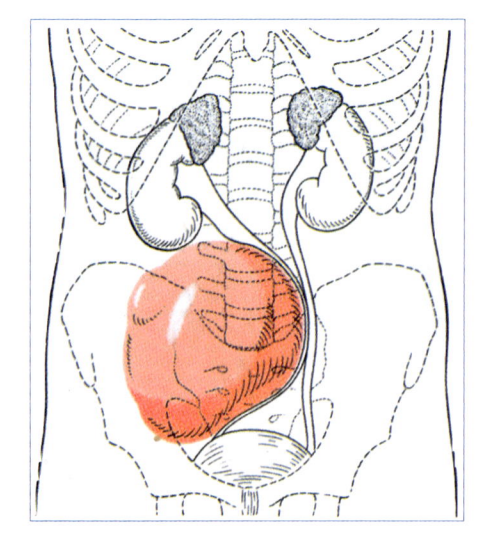

Abb. 39.4
Schematische Darstellung eines retroperitonealen Tumors mit Verlagerung der Uretern (Röntgenbild Abb. 39.5)

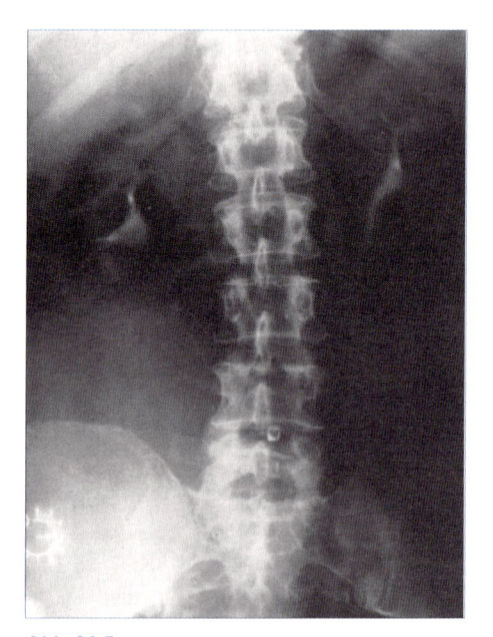

Abb. 39.5
I.v.-Urographie bei retroperitonealem Tumor mit Tumorschatten über dem rechten Mittel- bis Unterbauch und Verlagerung des rechten Ureters über die Mittellinie

Tumoren | **39 Retroperitoneum**

Im Zeitalter von Sonographie, CT und NMR darf der „tastbare Tumor" nicht länger der erste Indikator eines retroperitonealen Prozesses sein!

Therapie: Bei primären Tumoren absolute Operationsindikation durch transabdominalen Zugang. Radikale Entfernung unter Einbeziehung der Pseudokapsel auch bei gutartigen Tumoren (Rezidive und Malignisierung gehen von den Kapselresten aus!). Kurative Resektion bei malignen Tumoren nur in 10–15 % der Fälle möglich.

Bei sekundären Absiedlungen oder nicht radikal resektablen primären Formen Tumorverkleinerung und adjuvante Radio- und Chemotherapie (Cyvadic-Schema = Abkürzung für Viererkombination Cylcophosphamid + Vincristin + Adriamycin + DTIC).

Prognose: 30–40 % 5-Jahres-Überlebenszeit, operative Morbidität 5–20 %, Rezidivgefahr 50–80 %, Malignisierung benigner Formen noch nach Jahren möglich.

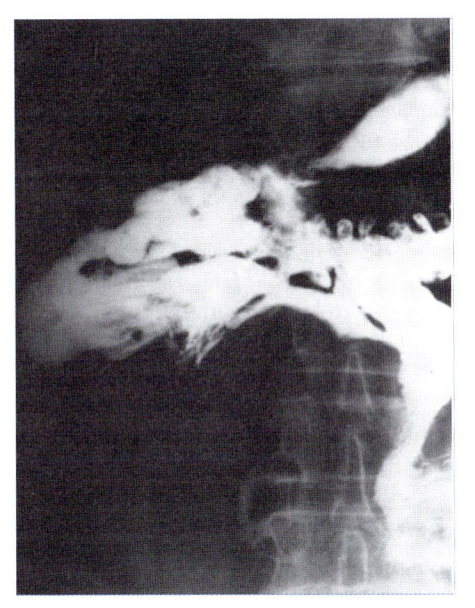

Abb. 39.6
KKE und Magen-Darm-Passage bei rechtsseitigem retroperitonealem Tumor mit Ventral- und Medialverlagerung des Intestinums

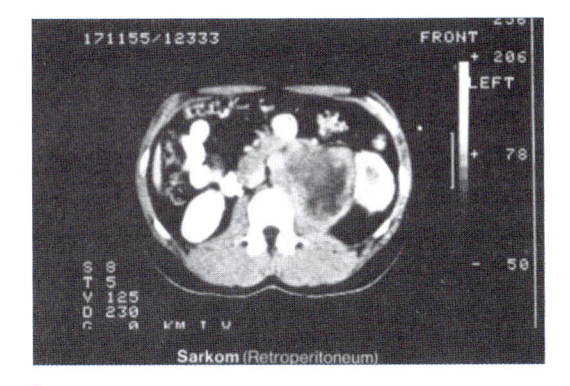

Abb. 39.7 a,b
Retroperintoneales Sarkom (links):
a CT mit linksseitigem Befund,
b Angiographie, Verdrängung der Aorta abdominalis nach rechts

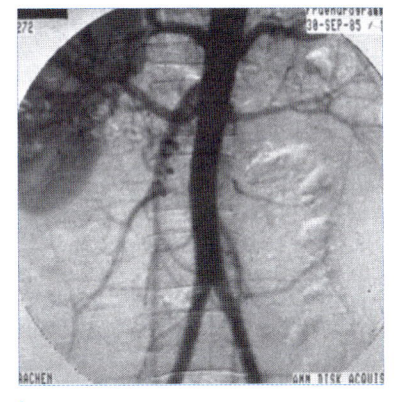

1050

40 Hernien

Kapitelübersicht

Hernien
Herniendefinition
Direkter Leistenbruch
Indirekter Leistenbruch
Schenkelhernie
Nabelbruch
Epigastrische Hernie
Rektusdiastase
Narbenhernie
Seltene Bruchformen
Hernienkomplikationen
- Inkarzeration von Darm und Netz
- Reposition en bloc
- Pseudoeinklemmung
- Bruchentzündung

1 Definitionen

- **Abdominelle Hernien** (= Brüche): Vorwölbungen von Baucheingeweiden in abnorme Peritonealaussackung (**Bruchsäcke**). Diese Bauchfellausstülpungen werden ermöglicht durch Lücken (**Bruchpforte**) der Bauchdecken, des Beckenbodens, des Zwerchfells (s. Kap. 24) oder der Rückenmuskulatur.
  Die **Bruchpforten** können **angeboren** (kongenital) oder **erworben** sein.
- Im Gegensatz hierzu steht der **Prolaps** (Vorfall) von Baucheingeweiden durch Peritoneallücken, z.B. nach offenen Verletzungen oder Operationen (Platzbauch). Hierbei sind die vorfallenden Baucheingeweide nicht vom Peritoneum bedeckt.
- **Gleithernie:** Hernierung von Eingeweiden, bei der das vorgefallene Organ Bestandteil der Bruchsackwand ist (2–5% aller Leistenhernien) (Abb. 40.1 b). Dies bedeutet, daß immer Eingeweide betroffen sind, die nur auf einer Seite von viszeralem Peritoneum überzogen sind (Colon ascendens, Zäkum, Colon descendens u.a.). Bei enger Nachbarschaft zur Bruchlücke kann durch Lösung der retroperitonealen Fixierung das entsprechende Organ durch die Bruchlücke gleiten.
- **Symptomatische Hernien:** Hernien bei einer generalisierten Bauchfellerkrankung, gelegentlich als Erstsymptom auftretend. Sie sind überwiegend Ausdruck intraabdomineller pathologischer Drucksteigerung.
- **Äußere Hernien:** Vorstülpungen durch die Bauchwand (Leistenhernie, Schenkelhernie, Narbenhernie etc.) (Abb. 40.1 a) nach außen.
- **Innere Hernien:** Brüche innerhalb des Bauchraums, die äußerlich nicht in Erscheinung treten (Ileozäkalhernie, Treitz-Hernie etc.).

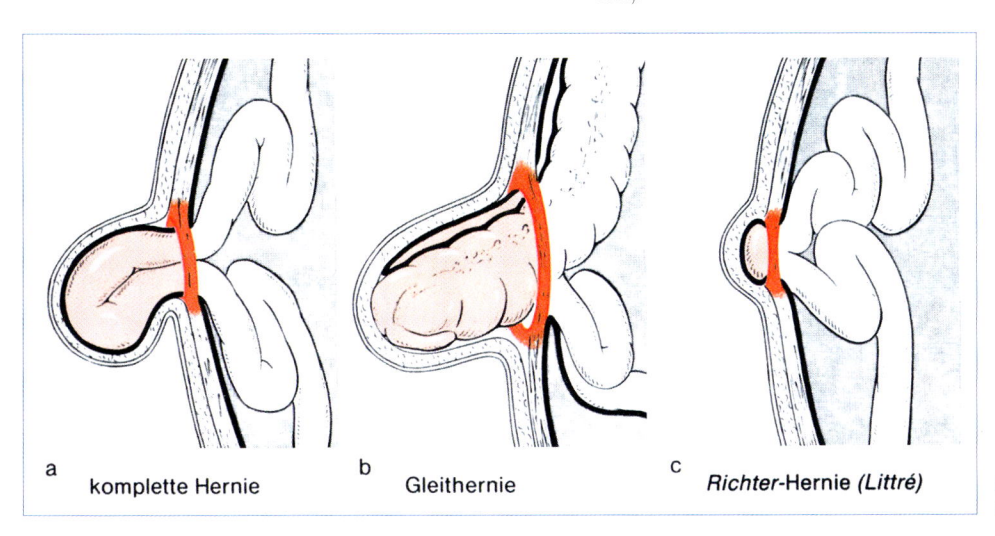

a komplette Hernie   b Gleithernie   c *Richter*-Hernie (*Littré*)

Abb. 40.1 a–c Hernientypen

- **Angeborene Hernien:** Hernierung durch kongenital präformierten Bruchsack (offener Processus vaginalis peritonei, Zwerchfellhernie, Nabelhernie etc.). **Indirekte Leistenhernie** = Bruchpforte lateral der epigastrischen Gefäße.
- **Erworbene Hernien:** Häufigste Bruchform. Hernierung durch erworbene muskelschwache Lücken (Schenkelhernie, direkte Leistenhernie, Narbenhernien etc.). **Direkte Leistenhernie** = Bruchpforte medial der epigastrischen Gefäße.
- **Darmwandhernie** (Richter): Hernierung und meist Einklemmung von Anteilen der Darmwand (Abb. 40.1 c). Wenn Meckelsches Divertikel im Bruchsack = Littré-Hernie.
- **Bruchzufall:** Kausal verknüpfte oder zufällige Kombination eines Bruches mit einer anderen Erkrankung des Bauchraumes (z.B. Appendizitis).

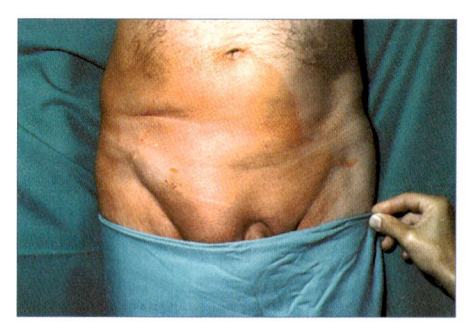

Abb. 40.3 Leistenhernie rechts

2 Ätiologie

Gemeinsame Ursache aller abdominellen Bruchformen ist der **erhöhte intraabdominelle Druck**. Während angeborene Hernien durch **präformierte Bruchlücken** bei unvollständigem Verschluß der Bauchwand vortreten, sind erworbene Hernien auf einen **Verlust der Bauchwandfestigkeit** zurückzuführen. Diese können entlang des Durchtrittes größerer Blutgefäße (Schenkelhernie), des Samenstranges (erworbene Leistenhernie) oder an anderen Stellen auftreten. Erworbene Hernien sind auch infolge unvollständiger Narbenbildung (Narbenbruch) möglich. Begünstigende Faktoren der erworbenen Hernie sind intraabodminelle Druckerhöhung beim Pressen (Blasmusiker, Emphysem u.ä.m.), Schwangerschaft, intraabodminelle Tumoren, chronische Emphysembbronchitis, Aszites, chronische Obstipation, Miktionsbeschwerden bei Prostatahypertrophie und Adipositas. Verletzungen sind als Ursache eine Rarität und nur bei schwerer Gewalteinwirkung mit starker Schädigung der Bauchwand (Quetschung, Überrolltrauma) ätiologisch, z.B. im Rahmen einer Begutachtung zu akzeptieren.

Häufigkeit: Allgemeine Inzidenz bei 2–4 % der Bevölkerung, im höheren Lebensalter bis zu 20 % ansteigend; 95 % der Hernien sind äußere, 5 % innere Hernien. Unter den Hernien sind 75 % Leistenhernien, davon sind $2/3$ indirekte und $1/3$ direkte Formen; 10 % der Hernien sind Narbenhernien und je 5–7 % Nabel-, Schenkelhernien und seltene Formen. 90 % der Leistenhernien treten beim Mann auf, ca. 75 % der Schenkelhernien bei der Frau. Trotzdem ist auch bei der Frau die Leistenhernie insgesamt häufiger (2- bis 3mal) als die Schenkelhernie, und zwar in Form der indirekten Leistenhernie. Direkte Leistenhernien der Frau sind aufgrund des flachen Hesselbach´schen Dreiecks eine ausgesprochene Rarität.

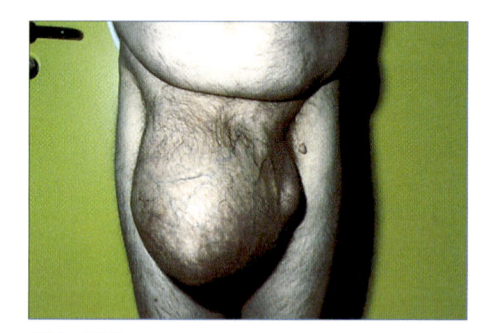

Abb. 40.4 Großer Skrotalbruch rechts

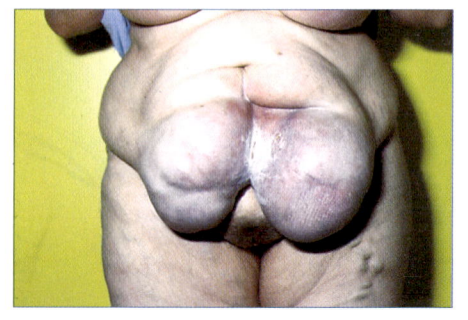

Abb. 40.5 Ausgedehnte Rezidivnarbenhernie

Häufigste Hernie der Frau: Indirekte Leistenhernie.

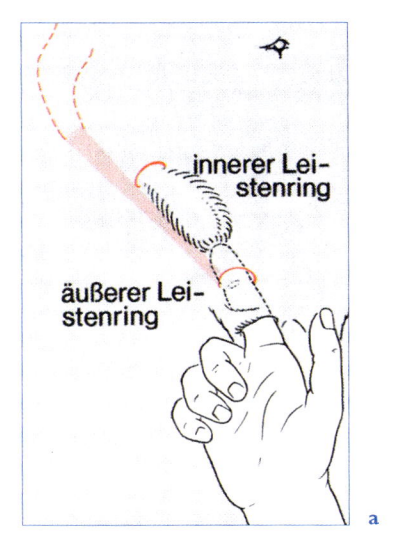

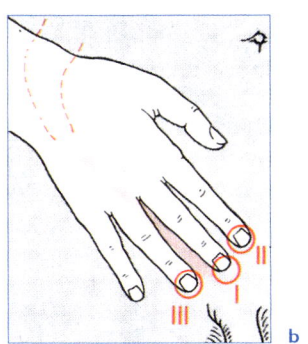

Diagnostik

Abb. 40.6 a,b
Diagnostik des Leistenbruchs:
a Digitale Palpation der Bruchpforten
b Drei-Finger-Regel zur Markierung der Bruchpforten:
I. indirekter Leistenbruch
II. direkter Leistenbruch
III. Schenkelbruch

Tab. 40.1 Aachener Hernienklassifikation

L	= Laterale Hernie
M	= Mediale Hernie
Mc	= Kombinierte Hernie
F	= Schenkelhernie
I	Bruchpforte < 1,5 cm
II	Bruchpforte 1,5–3 cm
III	Bruchpforte > 3cm

Beispiel: Medialer (= direkter) Bruch mit 3 cm Bruchpfortendurchmesser = MIII

3 Diagnostik

Klinische Untersuchung: Inspektion, Palpation, Auskultation sowie Diaphanoskopie (Durchleuchten mit starker Lichtquelle, z.B. Kaltlicht zur Differentialdiagnose: Skrotalhernie = sichtbare Bruchsackbestandteile oder Hydrozele = klare Diaphanoskopie). Gegenstand der klinischen Untersuchung ist es, die Bruchpforten und ggf. den Bruchkanal auszutasten sowie den Bruchsackinhalt zu palpieren. Bei inspektorisch unauffälligem Befund muß der palpierende Finger (Zeigefinger für Erwachsene, Kleinfinger für Kinder) die häufigsten Bruchpforten (innerer und äußerer Leistenring, Schenkelbruchpforte) systematisch untersuchen. Zusätzlich wird der Leistenkanal durch Einstülpung der Skrotal- bzw. Leistenhaut ausgetastet (Abb. 40.6 a). Bei Bauchpresse (Husten oder Pressen) kann durch intraabdominelle Druckerhöhung eine kleine Hernie besser tastbar sein. Grundsätzlich müssen beide Seiten untersucht werden, da doppelseitige Befunde in 20–30 % auftreten. Die Bruchpforten von direkten und indirekten Leistenhernien oder von Schenkelhernien sind durch den 3-Finger-Test (Abb. 40.6 b) zu finden.

> Leisten- oder Schenkelhernie: auch die Gegenseite und andere Bruchpforten untersuchen!

Zur Beurteilung des Bruches ist die Konsistenz des Bruchinhalts (Dünndarm? Netz?), die Ausstreifbarkeit der Darmschlingen sowie deren Reponibilität heranzuziehen. Bei frischen, nicht inkarzerierten Hernien ist der Inhalt reponibel, Bruchpforte, Bruchsack und Bruchinhalt lassen sich eindeutig austasten. Ältere Hernien können durch Verwachsungen, Netzadhäsionen, chronifizierte Riesenhernien („der Bruch hat sein Heimrecht im Bauchraum verloren") irreponibel sein. Gleichfalls kann bei Gleitbrüchen eine Irreponibilität vorliegen. Hier sind entsprechende anamnestische Angaben des Patienten wichtig (Repositionsversuche, Bruchband etc.). Klinisch am wichtigsten ist die Irreponibilität bei Inkarzeration (s.u.) der Hernie. Spontane Schmerzhaftigkeit, prall elastischer Tumor und lokaler Druckschmerz weisen hierauf hin (s.u.).

Röntgen: Organspezifische Diagnostik (MDP, Koloskopie) bei Hinweisen in der Anamnese. Bei Verdacht auf Ileus durch inkarzerierte Hernie Abdomenübersicht (Dünndarmschlingen im Bruchsack).

Sonographie (s. Kap. 13): Nachweis von Bruchlücke und -inhalt. Wichtiges Hilfsmittel bei klinisch unklaren Befunden.

Klassifikation: Hernien werden nach der Größe der Bruchpforte klassifiziert. Es bestehen verschiedene Klassifikationen, deren Unterschiede wenig bedeutsam sind. Am einfachsten ist die Aachener Hernienklassifikation (s. Tab. 40.1), die die Lokalisation der Hernien mit den großen Buchstaben **M** für medial, **L** für lateral und **F** für femoral angibt und die lichte Weite der Bruchpforte mit **I** < 1,5 cm, **II** = 1,5–3 cm und **III** > 3 cm angibt. Es handelt sich um eine intraoperative Klassifikation, da die präoperative Lokalisation selbst unter Anwendung der Sonographie unsicher ist.

Hernie: Kein Verfahren kann die klinische Untersuchung ersetzen!

4 Hernienkomplikationen

4.1 Darminkarzeration

Die Einklemmung (= Inkarzeration) des Bruchinhalts in der Bruchpforte ist die häufigste Komplikation des Bruchleidens (Abb. 40.7 a). Sie kann partiell oder komplett sein. Während die komplette Inkarzeration zum Passagestop mit nachfolgender Darmwandnekrose führt, kann die inkomplette Wandinkarzeration bei der Richter-Hernie ohne Passagestop symptomarm verlaufen. Erst die spätere Wandperforation mit Peritonitis weist auf sie hin. Eine Sonderform der Inkarzeration ist die elastische Einklemmung **(Incarceratio elastica)** bei elastischem Bruchring (Abb. 40.7 b).

Hier kann durch die Peristaltik Darminhalt in den Bruchsack vorgetrieben werden, um beim Nachlassen der Bauchpresse durch elastische Einengung des Bruchringes dort gefangen zu sein.
Eine andere Form ist die sog. Koteinklemmung **(Incarceratio stercoracea)**, bei der durch zunehmenden Darminhalt eine Inkarzeration der Schlinge im anfänglich ausreichend weiten Bruchring resultiert. Meist treffen elastische und kotige Einklemmung zusammen.
Klinik: Starke Schmerzhaftigkeit der Bruchgeschwulst, tastbarer, prall elastischer Tumor, lokale Umgebungsirritation, kaum tastbarer Bruchring, Irreponibilität, Größenzunahme, kolikartige Schmerzen, Stuhl- und Windverhaltung, Stenoseperistaltik, Übelkeit, Erbrechen, Ileus, später Darmperforation und Peritonitis. Schocksymptomatik durch Strangulation der Gefäße und Nerven der Darmwand und des Mesenteriums.
Therapie: Versuch der manuellen Reposition (= Taxis) in Analgesie und Relaxation (s.u.). Bei erfolgloser Taxis Notfalloperation (s.u.), bei erfolgreicher Reposition Elektivoperation in den folgenden Tagen.

Über einem eingeklemmten Bruch darf die Sonne weder auf- noch untergehen!

a Inkarzeration

b elastische Inkarzeration

c retrograde Inkarzeration

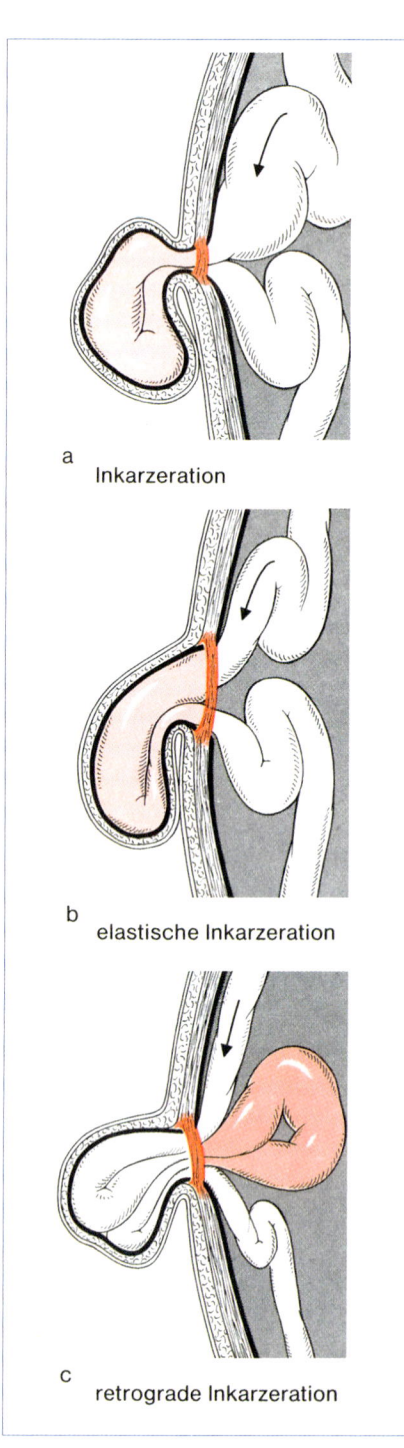

Abb. 40.7 a–c
Formen der Hernieninkarzeration

Hernienkomplikationen

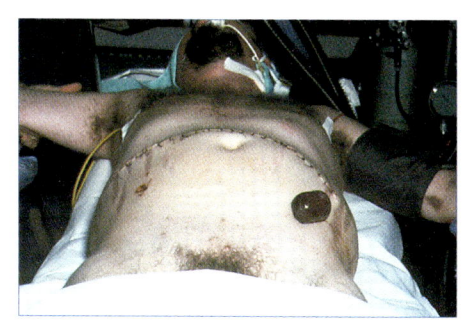

Abb. 40.8
Darmschlingen-Inkarzeration im Drainkanal

4.2 Netzeinklemmung

Vorgefallene Teile des Omentum majus können im Bruchring inkarzerieren.
Klinik: Häufig druckschmerzhafte, nicht reponible Bruchgeschwulst bei geringerer Beeinträchtigung des Allgemeinzustands ohne Übelkeit, Erbrechen oder Ileus (keine Darmschlingen!). Erst bei Netznekrose sekundärer paralytischer Ileus.
Therapie: Operative Revision mit aufgeschobener Dringlichkeit.

4.3 Retrograde Inkarzeration

Durch mehrfache Abknickung des im Bruchsack vorgefallenen Dünndarms kann eine intraabdominell gelegene Schlinge inkarzeriert sein, ohne daß die im Bruchsack vorgefallenen Darmanteile die Symptome der Einklemmung erkennen lassen. Auf diese Weise kann bei äußerer Symptomarmut eine intraabdominelle Darmperforation auftreten (Abb. 40.7 c).
Nach Operationen kann selten auch eine Darmschlingeninkarzeration bei Prolaps (nicht Hernie!) im Drainkanal vorkommen (Abb. 40.8).
Klinik: Bei wenig auffälliger Bruchgeschwulst Stuhl- und Windverhaltung, Meteorismus, Stenoseperistaltik, zunehmende Ileussymptome, später Peritonitis und Schock.
Therapie: Bei Verdacht Laparotomie, Revision, bei Wandnekrose Dünndarmresektion, Bruchpfortenverschluß.

4.4 Reposition en bloc (Abb. 40.9)

Durch unsachgemäße, forcierte Taxis (s.u.) Reposition der Bruchgeschwulst in die präperitoneale Bauchfelltasche. Die Einklemmung ist hierbei nur scheinbar behoben, die fortbestehende Fesselung der Darmschlinge im Bruchring führt zur Persistenz der Inkarzerationssymptome mit lokaler Schmerzhaftigkeit, Ileus und nachfolgender Darmwandnekrose. Gleiches gilt für die zu forcierte Reposition mit Ausriß des Bruchringringes (Pseudoreposition).
Therapie: Revision, Beseitigung der Inkarzeration, ggf. Darmresektion, Bruchpfortenverschluß.

4.5 Pseudoeinklemmung

Im Rahmen einer seit längerem bestehenden Hernie mit lokaler Irreponibilität kann auf der Basis einer anderen intraabdominellen Erkrankung (Ulkusperforation, Appendizitis, Pankreatitis, Cholezystitis, Adnexitis) das Bild einer Inkarzeration vorgetäuscht werden. Begünstigend hierfür wirkt die Erhöhung des intraabdominellen Druckes durch die entzündlichen Veränderungen.

4.6 Bruchentzündung

Eitrige Veränderungen des Bauchraums (Appendicits acuta, Peritonitis, verjauchende Metastasen) und Reizzustände des Bruchinhalts (rezidivierende Inkarzeration, forcierte Taxis) können zu entzündlichen Reaktionen im Bruchsack führen.
Klinik: Schwellung, Rötung, Überwärmung, Schmerzhaftigkeit mit eitriger Fluktuation, Gefahr der Spontanperforation.
Therapie: Inzision, Spülung, Drainage, ggf. sekundäre Versorgung der Bruchlücke. Appendektomie nur bei akuter Appendizitis.

5 Hernienreposition

5.1 Manuelle Reposition (= Taxis)

Bei jeder frischen Inkarzeration sollte ein Versuch der Reposition der Bruchgeschwulst unternommen werden. Sie sollte allerdings nur in den ersten Stunden der Inkarzeration erfolgen, da sonst Gefahr der Darmperforation, der Reposition von gangränösem Darm und der Reposition en bloc besteht. Sie muß unter Kenntnis der anatomischen Gegebenheiten gefühlvoll geschehen. Voraussetzung ist die Entspannung des Patienten durch Analgetika, Spasmolytika oder Lokalanästhetika. Vorher sollen die Blase und, soweit möglich, der Darm entleert werden. Vorteilhaft ist es, die Taxis bei entspannten Bauchdecken (angezogene Knie) oder ggf. im warmen Wasser (Badewanne) vorzunehmen. Prinzipiell sollte man zuerst versuchen, den Darminhalt durch die Bruchlücke mit massierenden Bewegungen auszumelken und sodann den Darm zu reponieren. Das Vorgehen ist bimanuell mit Richtung auf den Bruchring, wobei eine Hand trichterförmig den Bruchhals, die andere komprimierend, drückend und massierend den Bruchsack umfaßt (Abb. 40.10).

Nach erfolgreicher Reposition wird die Bruchlücke in den folgenden Tagen operativ verschlossen. Bis dahin ist der Patient stationär zu überwachen. Mögliche Spätfolgen der Reposition sind sekundäre ischämische Stenosen durch Narbenschrumpfung, isolierte Geschwüre oder auch ausgedehnte Adhäsionen.

Nach Reposition: Operation der Hernie während des gleichen Klinikaufenthalts

Abb. 40.9 a–c
Formen der Reposition bei Brucheinklemmung
a erfolgreiche Reposition
b Reposition en bloc
c Pseudoreposition mit Ausriß des Bruchrings

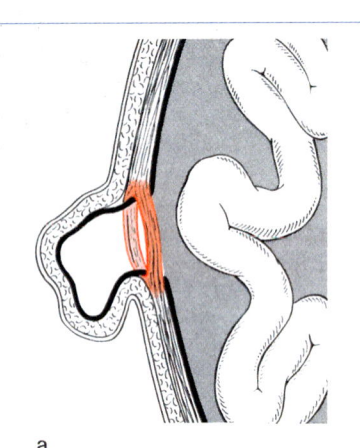

a gelungene Reposition
b Reposition en bloc
c Pseudoreposition (Ausriß des Bruchrings)

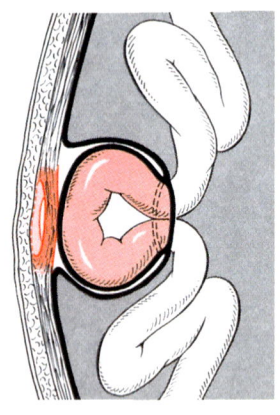

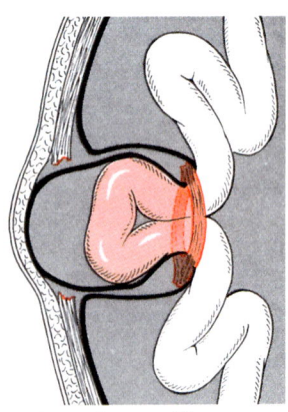

Spezielle Hernie

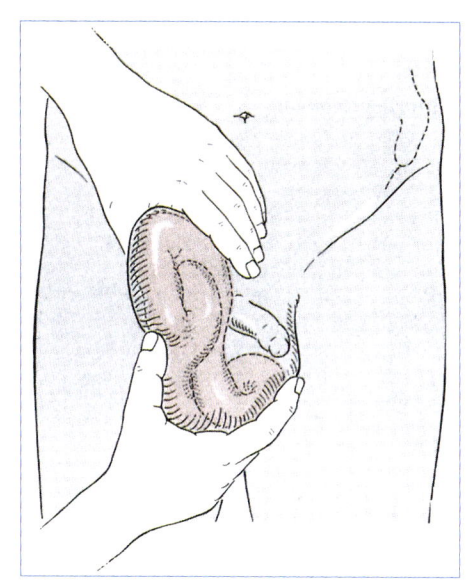

Abb. 40.10
Manuelle Reposition eines Leistenbruchs: Während die linke Hand trichterförmig den Eintritt in die Bruchlücke schient, fördert die rechte Hand durch melkende Bewegung die Entlastung und Reposition der Darmschlingen

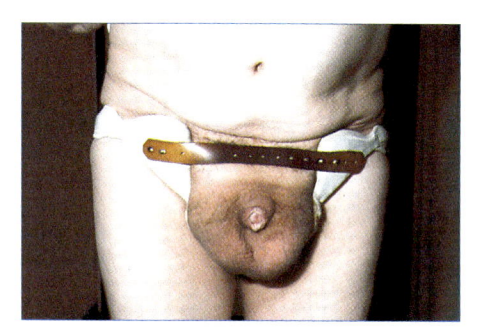

Abb. 40.11
Leistenhernieninkarzeration bei liegendem Bruchband

5.2 Operative Reposition

Eine **nicht reponible inkarzerierte Hernie** muß **sofort operiert** werden. Die Taktik besteht in der operativen Freilegung der Bruchgeschwulst, bevor diese durch den Bruchring zurückgleiten kann. Nur hierdurch ist die Beurteilung der Vitalität des eingeklemmten Bruchinhalts möglich. Erst dann sollte die Bruchlücke gekerbt werden, so daß die Inkarzeration aufgehoben ist. In der Regel erholt sich der inkarzerierte Darm rasch, die anfänglich blau-livide Verfärbung weicht in Minuten einer guten Durchblutung. In Einzelfällen ist der Darm aber bereits so geschädigt, daß er reseziert werden muß. Kriterien hierfür sind Persistenz der lividen Verfärbung, nichtspiegelnde Serosa, fehlende Gefäßpulsation und trübes Bruchwasser.

Im Zweifelsfall kann durch heiße Kochsalzlösung und Applikation von Lokalanästhetika eine Verbesserung der Durchblutung erreicht werden. Gelingt dieses nicht, so ist die Resektion unvermeidlich. Sie kann bei ausreichendem Allgemeinzustand einzeitig, d.h. in gleicher Sitzung, nur bei sehr schlechtem Allgemeinzustand zweizeitig mit Vorlagerung des Darms und späterer Reanastomosierung vorgenommen werden. Im Zweifelsfall, vor allem bei ausgedehnten Inkarzerationen, ist die Anlage eines Laparostomas mit einer Second-look-Reoperation innerhalb der ersten 24 Stunden der primären subtotalen Dünndarmresektion vorzuziehen.

6 Spezielle Hernie

6.1. Hernia inguinalis (Leistenbruch)

Häufigste Bruchform (ca. 75%), in 90% Männer betreffend.
Unterschieden werden in Abhängigkeit von der Lokalisation der Bruchpforte der direkte (mediale) und der indirekte (laterale) Bruch (s. S. 1053).
- **Laterale Brüche** werden als indirekte bezeichnet, weil sie nicht den kürzesten Weg durch die Bauchwand wählen, sondern vom Eintritt im inneren Leistenring (lateral) dem Leistenkanal folgend am äußeren Leistenring (medial) in Erscheinung treten.
- Der **direkte Leistenbruch** tritt durch die Fossa inguinalis medialis medial der epigastrischen Gefäße auf dem direkten Weg durch die Bauchdecke und erscheint hier am äußeren Leistenring.

Wände des Leistenkanals

- **Ventral:** Aponeurose des M. obliquus externus.
- **Dorsal:** Fascia transversalis und Peritoneum parietale.
- **Kranial:** Unterrand des M. obliquus internus und transversus.
- **Kaudal:** Ligamentum inguinale (Abb. 40.12 a, b).

Während der mediale Leistenbruch praktisch immer erworben ist, kann der laterale erworben (Bindegewebsschwäche) oder angeboren (s. kindliche Hernie, Kap. 53) sein.

Diagnostik: Inspektion, Palpation, Diaphanoskopie, ggf. Sonographie. Bei Rezidivhernien Hoden-Dopplersonographie zur Überprüfung der Hodendurchblutung.

6.1.1 Indirekter Leistenbruch

Ca. 60–70 % aller Leistenbrüche, 49 % rechts, 36 % links, 15 % bilateral.

Pathogenese: Angeboren bei offenem Processus vaginalis als Folge ausbleibender Verklebung, aber auch erworben. Der Processus vaginalis kann komplett oder partiell offen sein.

Bruchpforte: Anulus inguinalis internus, lateral der Vasa epigastrica inferiora.

Bruchkanal: Leistenkanal.

Austrittsstelle: Anulus inguinalis externus.

Bruchverlauf: Von lateral oben nach medial unten entlang dem Samenstrang, oberhalb des Leistenbandes. Häufig zieht der Bruch bis ins Skrotum (Skrotalhernie) und kann hier exzessive Ausmaße annehmen (Abb. 40.13).

6.1.2 Direkter Leistenbruch

30–40 % aller Leistenbrüche.

Pathogenese: Muskelschwäche der vorderen Bauchwand am Hesselbachschen Dreieck bei disponierenden Faktoren (s.o.). Etwa halb so häufig wie der indirekte, immer erworben, meist im fortgeschrittenen Lebensalter auftretend.

Bruchpforte: Fossa inguinalis medialis.

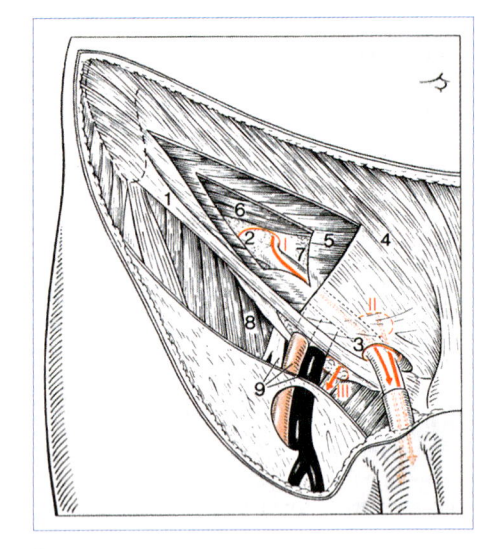

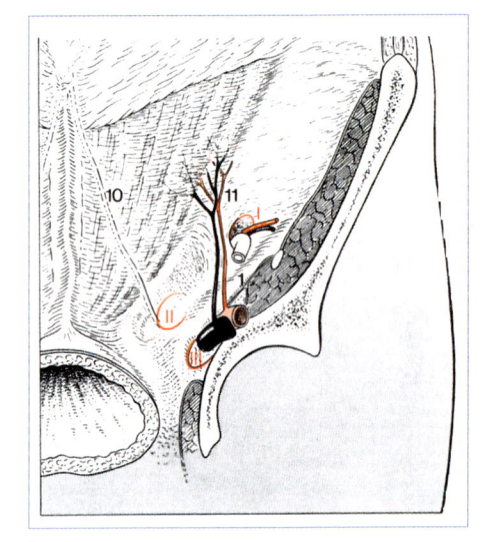

Abb. 40.12 a–c
Anatomie der Leistenregion:
a Ventralansicht mit Darstellung der Bruchlücken
b Ansicht von abdominal her mit Darstellung der abdominellen Bruchlücken
c Hesselbach-Dreieck als Locus minoris resistentiae des medialen Leistenbruchs

1 Leistenband
2 Innerer Leistenring
3 Äußerer Leistenring
4 M. obliquus externus
5 M. obliquus internus
6 M. transversus
7 Fascia transversalis
8 Lacuna vasorum
9 N.A.V. femorales
10 Plica umbilicalis medialis
11 Vasa epigastrica
I Indirekte Hernie
II Direkte Hernie
III Schenkelhernie

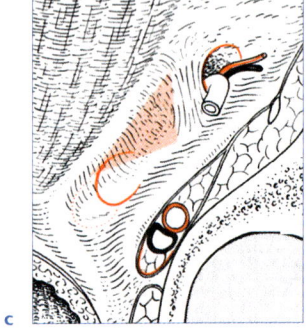

Spezielle Hernie

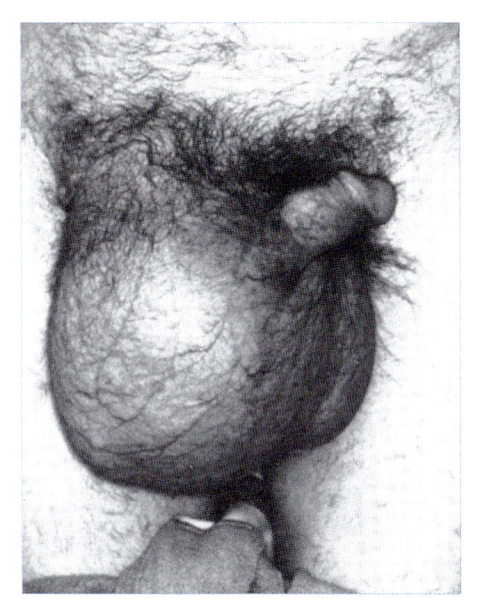

Abb. 40.13
Skrotalhernie rechts

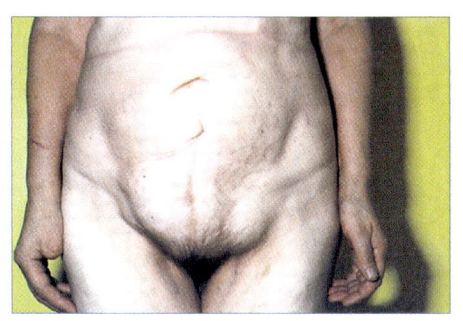

Abb. 40.14
Beidseitige Leistenhernie bei der Frau

Bruchkanal: Senkrecht durch die Bauchwand, medial der epigastrischen Gefäße, häufig Beteiligung der Harnblase, Inkarzeration selten.
Austrittsstelle: An der kranialen Zirkumferenz des Anulus inguinalis externus.
Differentialdiagnose: Skrotaltumoren, Hodentumoren, Hydrozelen.

6.1.3 Therapie des Leistenbruchs

Die Behandlung des Leistenbruchs ist operativ. Als Anästhesieverfahren sind regionale Verfahren, die Intubationsnarkose und die Lokalanästhesie gleichermaßen geeignet.
Wegen der Ungefährlichkeit der Operation gilt eine großzügige Indikationsstellung auch im Greisenalter. Verschreibung eines Bruchbandes (externer Verschluß der Bruchpforte durch komprimierendes Bruchkissen) nur in extremen Ausnahmefällen. Der Operationszeitpunkt der unkomplizierten Hernie ist vom Patienten frei zu bestimmen: Klassische Elektivindikation. Nur bei der Inkarzeration ist keine Zeit zu verlieren.

Leistenbruch: Ohne Operation keine Heilung!

Das gemeinsame **Prinzip** der vielen Verfahren zur Hernienreparation ist die Verstärkung der Hinterwand des Leistenkanals (erstes Verfahren nach Bassini 1887). Sie unterscheiden sich insbesondere durch unterschiedliche Rezidivraten. Die heutige Standard-Methode ist die **Shouldice-Reparation** (zweireihige Doppelung der Fascia transversalis, zweireihige Naht der Internusmuskulatur ans Leistenband) (Abb. 40.15 f).
Postoperativer stationärer Aufenthalt ca. 4–5 Tage (bei kooperativen Patienten auch tageschirurgisch möglich), Mobilisation am Operationstag, anschließend keine spezielle körperliche Schonung erforderlich, Belastung bis zur Schmerzgrenze.
Beim **kindlichen Leistenbruch** (s. Kap. 53) wird nach Halsted-Ferguson lediglich der Bruchsack abgetragen (keine Verstärkung der Hinterwand erforderlich) (Abb. 40.15 d).
Operationstechnik nach Shouldice: Quere Hautinzision oberhalb des Leistenbandes. Durchtrennung der Subkutis. Inzision der Externus-Faszie in Faserrichtung (Schonung des N. ilioinguinalis) vom äußeren Leistenring aus. Spaltung der Kremaster-Muskulatur, die reseziert wird. Anzügeln des Funiculus spermaticus. Darstellen des inneren Leistenringes und des Bruchsackes. Resektion eines lateralen Lipoms. Eröffnung des Bruchsackes und Freilegung des Bruchsackinhaltes. Nach Reposition des Bruchinhaltes Abtragung (indirekt) oder Einstülpung (direkt) des Bruchsackes und Nahtverschluß. Spaltung der Fascia transversalis bis zum Os pubis. Ausschließen einer Schenkelhernie. Beginn der Reparation durch Doppelung der Transversalis-Faszie in 2 Reihen (nicht-resorbierbar, atraumatisch, Stärke 1). Einengung des inneren Leistenringes, so daß der Funikulus nicht komprimiert wird.

Die Doppelung erfolgt zur Vermeidung eines suprapubischen Rezidivs bis weit nach medial. Anschließend Naht der Internusmuskulatur in 2 Reihen an den Unterrand des Leistenbandes, wobei der innere Leistenring nicht weiter eingeengt werden darf. Anschließend wird über dem Funikulus die Externusfaszie bis zum äußeren Leistenring verschlossen.

Fakultativ bei großen Defekten der Hinterwand Plazierung eines 12 × 15 cm großen alloplastischen Materials unter der Fascia transversalis präperitoneal unter gleichzeitiger Abdeckung der Schenkelbruchpforte (TIPP = transinguinale präperitoneale Netzplastik), Durchführen des Funikulus durch einen lateralen Schlitz.

Modifikationen bei der Verstärkung der Hinterwand sind u.a.:
- Fixation des M. obliquus internus, des M. transversus abdominis und der Fascia transversalis mit Einzelknopfnähten ans Leistenband (**Bassini**) (Abb. 40.15 c).
- Fixation des M. obliquus internus, des M. transversus abdominis und der Fascia transversalis mit Einzelknopfnähten ans Lig. Cooperi = Lig. pubicum superius (**McVay/Lotheissen**) (Abb. 40.15 e).
- Eine weitere Methode ist die vor allem in Amerika verbreitete Implantation eines Kunststoffnetzes unter die Externusaponeurose (**Lichtenstein**).
- Laparoskopische Techniken sind die transabdominelle (TAPP) oder total extraperitoneale (TEP) Netzplastik. Die ungenügende Langzeiterfahrung mit Kunststoffnetzen und die Narkosepflicht relativieren den Stellenwert dieser Methoden

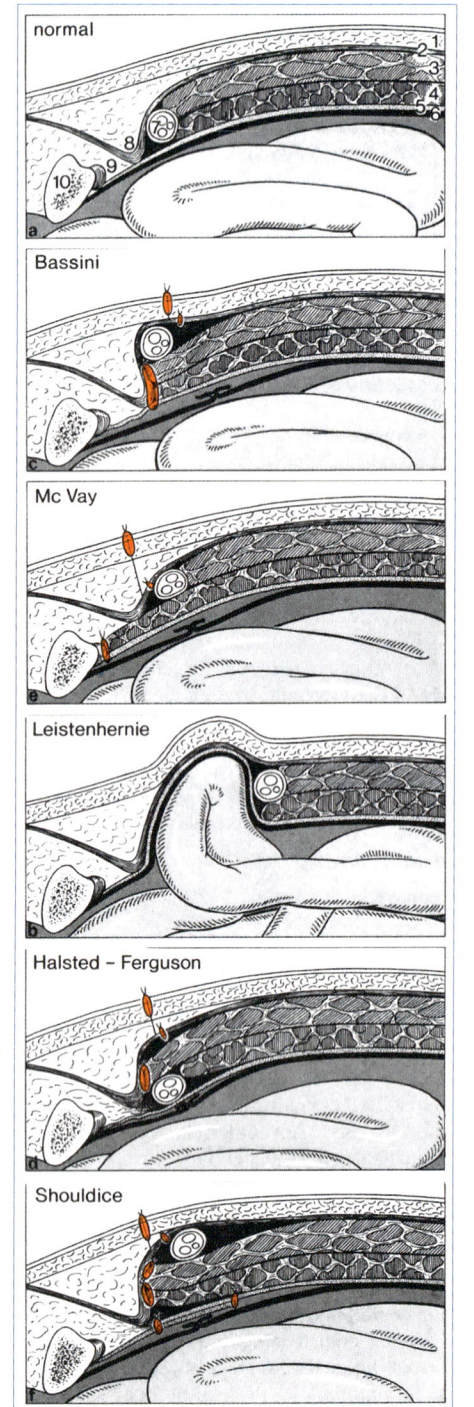

Abb. 40.15 a–f
Reparationsverfahren des Leistenbruchs im Querschnitt:
a Normalbefund und anatomische Strukturen
b Befund bei Leistenhernie
c Reparation nach Bassini
d Reparation nach Halsted-Ferguson
e Reparation nach McVay
f Reparation nach Shouldice
1 Subkutangewebe
2 Externus-Aponeurose
3 M. obliquus internus
4 M. transversus abdominis
5 Fascia transversalis
6 Peritoneum
7 Samenstrang
8 Leistenband
9 Lig. Cooperi
10 Schambein

Spezielle Hernie   40 Hernien 1061

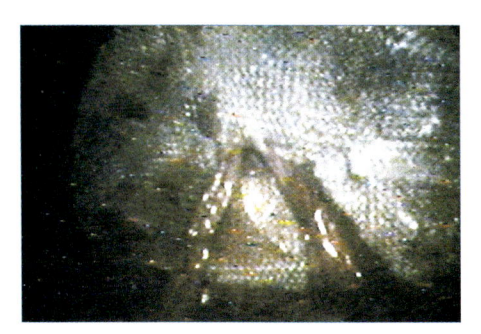

Abb. 40.16
Laparoskopische Hernienreparation (TAPP)

Prognose: Gut, Rezidivate nach 5 Jahren in 0,5–10%, je nach Technik und Verfahrenswahl. Bei Re-Rezidiven technisch zunehmend schwieriger, ggf. präperitoneale Vorgehensweise mit/ohne alloplastisches Material (Stoppa, Nyhus, TAPP, TIP oder TEP).
Aufklärungspflichtige Risiken: Einengung und Schädigung der Samenstranggefäße (Hodenatrophie 0,8%) bzw. des Ductus deferens, Infektion (1–2%), chronischer Leistenschmerz (1–5%), Thrombembolie (1%). Rezidiv (1–10%). Letalität unter 0,2%.

6.2 Kindliche Leistenhernie (s. Kap. 53)

Technik: s. Operationsatlas (Kap. 40.5.2)

6.3 Schenkelhernie

Sehr viel seltener, ca. 5–7% aller Hernien. In ca. 75% Frauen betreffend, vornehmlich im fortgeschrittenen Lebensalter. Bei 9% der Frauen aber bei 50% der Männer gleichzeitig Leistenhernie. Inkarzerationen sind häufig. Schenkelhernien sind immer erworben, nie angeboren. Der Bruch tritt unterhalb des Leistenbandes durch die Lacuna vasorum medial der V. femoralis aus. Am Oberschenkel tritt die Bruchgeschwulst in der Fossa ovalis in Erscheinung (Abb. 40.10).

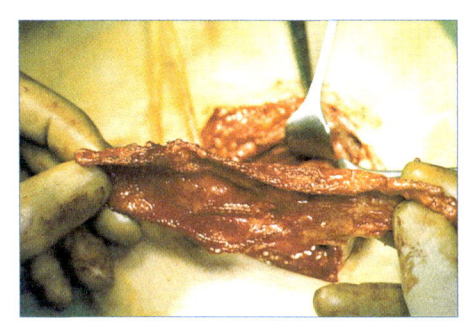

Abb. 40.17
Netzexplantation bei laparoskopischer Leistenhernienreparation wegen Netzschrumpfung (50%) und chronischer Nervenirritation des Nervus femoralis durch verhärtete Netzkanten

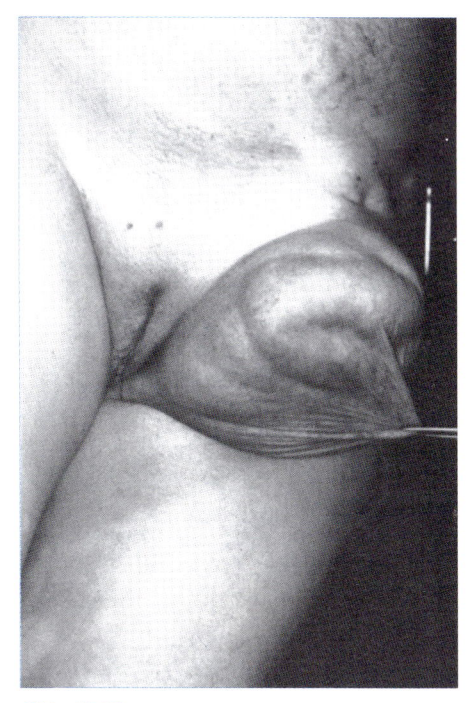

Abb. 40.18
Große Schenkelhernie links

Klinik: Tastbare Bruchgeschwulst unterhalb des Leistenbandes medialseitig der pulsierenden A. femoralis. Bei adipösen Patienten läßt sich eine kleine Bruchgeschwulst im Leistenfett nur mühsam tasten. Häufig bestehen lediglich undeutliche Druckschmerzen in dieser Region. Bei Inkarzeration und Ileussymptomatik Projektion der Schmerzen in die Leiste, ins Abdomen und an die Innenseite des Oberschenkels (s. Abb. 40.15).

> Ältere Patientin mit unklarem Ileus: Inkarzerierte Schenkelhernie?

Bei größeren Brüchen kann die Abgrenzung zur Leistenhernie schwierig sein. Häufig ist allein sonographisch eine korrekte Diagnose zu erzielen.
Differentialdiagnose: Entzündliche oder metastatisch veränderte Lymphknoten, Senkungsabszesse bei Tbc, Lipome, Gangrän des Hüftgelenkes.

> Schwellung in der Leiste: LK? Senkungsabszeß? Schenkelhernie? Aneurysma?

Therapie: Die Behandlung der Schenkelhernie ist chirurgisch. Über einen inguinalen oder femoralen (= kruralen) Zugang wird der Bruchsack eröffnet, der Bruchinhalt reponiert, der Bruchsack abgetragen und verschlossen sowie nach intraperitoneal verlagert. Danach wird die Bruchpforte durch Naht des Leistenbandes an die Fascia pectinea des Os pubis fixiert.
Aufklärungspflichtige Risiken: Infektion (2 %), Blutung (0,5 %), Verletzung oder Kompression der großen Beingefäße und des N. femoralis (1 %), Thromboembolie (1 %).
Prognose: Gut, Letalität unter 1 %, Rezidive 2–10 %. Bei Inkarzeration mit Darmresektion allerdings immer noch bis zu 20 % Letalität.

6.4 Nabelbruch

Die Nabelpforte stellt eine natürliche Bruchlücke der Bauchdecken dar. Brüche können im Säuglings-, Kleinkindes- sowie im Erwachsenenalter auftreten. Unterschieden werden die Omphalozele (Nabelschnurbruch) sowie der Nabelbruch des Kleinkindes und des Erwachsenen.
- **Omphalozele** (s. Kap. 53)
- **Nabelbruch des Kleinkindes** (s. Kap. 53)
- **Nabelbruch des Erwachsenen**

Vorwölbung von Baucheingeweiden durch die Faszienlücke mit Einbeziehung des Nabelbereiches. Häufig mehrkammrig und adhärent, d.h. irreponibel.
Therapie: Reposition der Eingeweide, Abtragen des Bruchsacks, Verschluß der Bruchlücke durch Stoß-auf-Stoß-Nähte oder ggf. unter Doppelung der Rektusscheide nach Dick-Mayo.

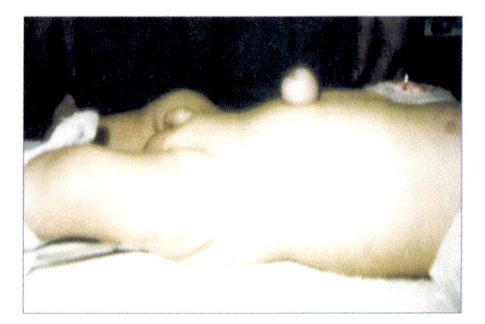

Abb. 40.19
Inkarzerierte Nabelhernie

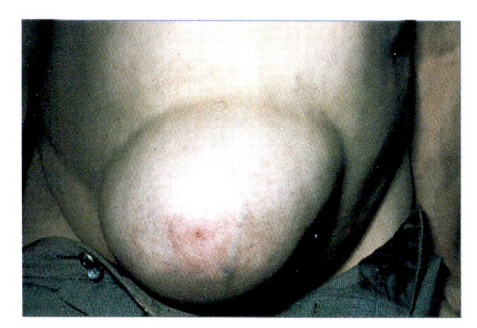

Abb. 40.20
Große Nabelhernie mit Inkarzeration

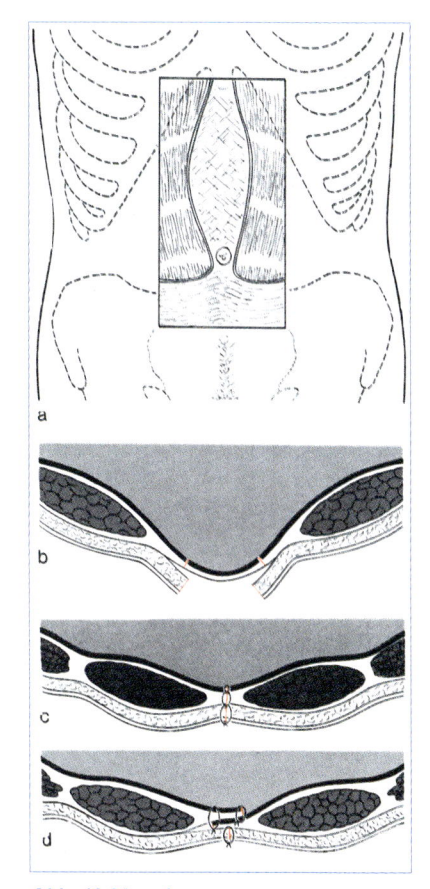

Abb. 40.21 a–d
Medianer Narbenbruch
a Befund mit Auseinanderweichen der Rektusmuskulatur
b Resektionsausmaß
c Bruchlückenverschluß durch direkte Naht
d Bruchlückenverschluß durch Fasziendoppelung

6.5 Epigastrische Hernie

Hernierung durch präformierte Lücken der Linea alba zwischen Xiphoid und Nabel. Bruchinhalt meist präperitoneales Fett, Peritoneum (ggf. Netz), nur äußerst selten Magenwandanteile oder Kolon.
Klinik: Charakteristische lokale Oberbauchschmerzen im Bereich der oberen Bauchdecken, die durch Körperhaltung (Streckung) oder Anspannung der Bauchmuskulatur (Pressen, Husten, Lachen, Niesen) verstärkt werden. Schmerzprovokation durch Bauchpresse. Sonographisch nachweisbare Faszienlücke.
Differentialdiagnose: Oberbaucherkrankungen (Ulcus duodeni, Cholelithiasis, Pankreatitis etc.).
Therapie: Ohne Einklemmung Elektivoperation, bei Einklemmung Notfalloperation mit Freilegung, Eröffnung des Bruchsacks, Resektion des inkarzerierten Netzanteils, Verschluß der Bruchlücke durch Naht.

> Oberflächlich lokalisierter, bewegungsabhängiger Schmerz im mittleren Oberbauch: Epigastrische Hernie?

6.6 Rektusdiastase

Auseinanderweichen der Rektusmuskulatur in der Mittellinie (Linea alba) mit wulstförmiger Vorwölbung der Bauchwand in diesem Bereich. Sie kann angeboren oder erworben sein. Die Lücke läßt sich beim Anspannen der Bauchmuskulatur (Aufrichten aus dem Liegen ohne Abstützen mit den Händen) gut tasten und ist meist zu weit, als daß sich Baucheingeweide einklemmen könnten.
Therapie: Die Behandlung ist primär konservativ und besteht in der Empfehlung zur Ertüchtigung der Bauchmuskulatur oder der Verschreibung einer Bauchbinde bzw. eines Korsetts. Nur selten ist ein direkter oder plastischer Nahtverschluß der Rektusdiastase indiziert. Dieser besteht in einer Fasziendopplung wie bei der Narbenhernie (s.u.). Die Rezidivrate ist beträchtlich, das Operationsrisiko hoch.

> Rektusdiastase: Restriktive OP-Indikation!

6.7 Narbenhernie

Hernien im Bereich der Narbenregion treten nach operativen Eingriffen in 1–10 % der Fälle auf. Ursache ist eine Dehiszenz der Faszie im Bereich des abdominellen Zugangs (Abb. 40.21). Begünstigend wirken Blutungen, Infektionen, Eiweißmangel, Faktor XIII-Mangel sowie zu frühe postoperative Bauchpresse (forciertes Pressen bei Obstipation, heftiges Husten bei mangelhafter Atemgymnastik und Bronchitis). Auch die Schnittführung ist für die Inzidenz an Narbenhernien von Bedeutung. Die geringsten Narbenhernien weist der Wechselschnitt (s. Appendektomie) auf, die häufigsten finden sich nach medianer Laparotomie, wobei dies zugleich auch der häufigste Schnitt ist (s. Abb. 40.2).

Therapie: Operative Revision ca. ein halbes bis ein Jahr postoperativ nach Stabilisation der nahtfähigen Wundränder, dann operative Abtragung des Bruchsacks, Reposition der Eingeweide und schichtweiser Bauchdeckenverschluß unter Mobilisation der Faszienränder und fortlaufender, nicht resorbierbarer atraumatischer Naht der Stärke 1–0. Dies gilt nur für kleine Narbenhernien unter 4 cm Durchmesser. Bei größeren Hernien sollte die primäre Gewebeaugmentation durch alloplastische Netze in präperitonealer, d.h. retromuskulärer Position erfolgen. Besonders bewährt haben sich Netze aus Polypropylen mit weiter Porengröße und geringem Fremdkörperanteil, die folgenlos in das Gewebe inkorporiert werden.

Prognose: Rezidivrate bis > 50 %, auch nach Fasziendoppelung nach Mayo. Durch Implantation eines **alloplastischen Materials** (z.B. Marlex®, Vypro®) präperitoneal unter die Muskulatur läßt sich die Rezidivrate auf unter 5 % senken (Abb. 40.23–40.25).

Das Netz sollte die Wundränder allseits um ca. 5 cm unterfüttern und stets die gesamte Narbe abdecken. – Postoperativ ist mit einer erhöhten Rate an Seromen und Hämatomen (Ausweitung der Wundfläche, Fremdkörperreaktion) zu rechnen.

6.8 Seltene Bruchformen

6.8.1 Spieghel-Hernie

Dieser auch Hernia linea semilunaris genannte Bruch hat seine Austrittsstelle im muskelschwachen Bereich zwischen Aponeurose des M. obliquus internus und dem Außenrand der Rektusscheide im unteren Mittelbauch. Er wird häufig verkannt, da sehr selten. Sonographie oder CT zur Bestätigung der Diagnose.

Klinik: Lokalisierter Bauchdeckenschmerz im beschriebenen Bereich.

Therapie: Freilegung und Abtragung des Bruchsacks. Bruchlückenverschluß.

6.8.2 Hernia obturatoria

Eine Form der Beckenbodenhernien (Abb. 40.26) mit Bruchaustritt entlang der Vasa obturatoria und des N. obturatorius in das Foramen obturatum. Betroffen sind meist ältere Frauen, häufig verkannt, da äußerlich nicht sichtbar.

Klinik: Schmerzen im Unterbauch mit Ausstrahlung im Verlauf des N. obturatorius (Innenseite des Oberschenkels = Romberg-Zeichen).

Therapie: Transabdominelle oder präperitoneale Freilegung. Reposition und Verschluß der Bruchpforte.

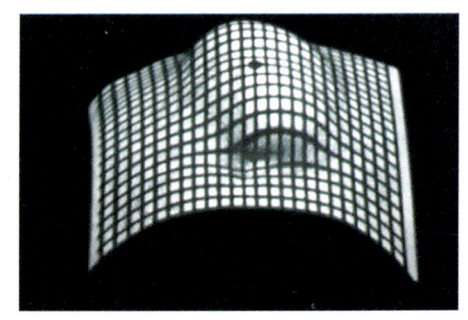

Abb. 40.22
Narbenhernie 3D-Stereographie präoperativ

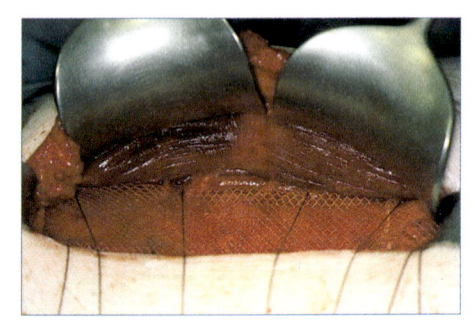

Abb. 40.23
Intraoperativer Situs der Narbenhernie von 40.23 mit präperitonealer Netzverstärkung

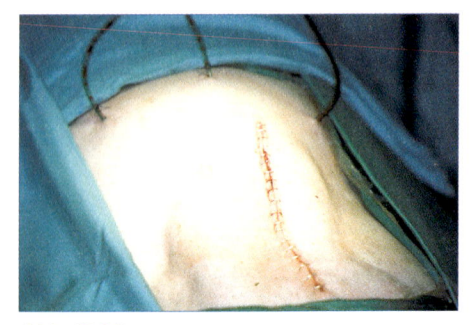

Abb. 40.24
Postoperativer situs nach Narbenhernienreparation (s. Abb. 40.23)

Spezielle Hernie

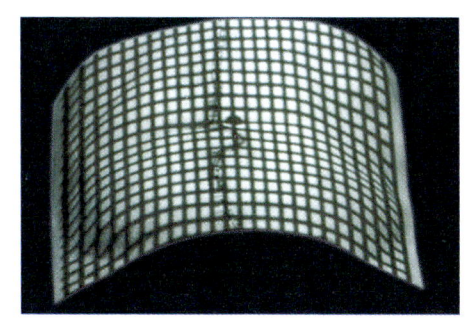

Abb. 40.25
3D-Stereographie nach Narbenhernienreparation aus 40.23, 40.24. Man sieht die Bauchdeckenabflachung durch implantiertes Netz

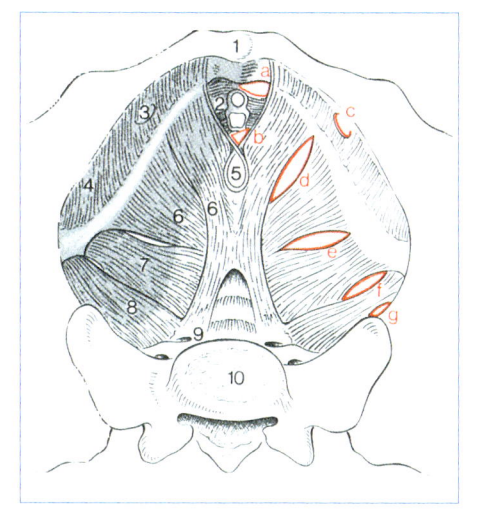

Abb. 40.26
Anatomie des Beckenbodens und Austrittspforten der Beckenbodenhernien:
1 Symphyse
2 M. transversus perinei profundus
3 Canalis obturatorius
4 M. obturatorius
5 Canalis analis
6 M. levator ani
7 M. coccygeus
8 M. piriformis
9 Os sacrum
10 Vertebra lumb. V
a Hernia paravesicalis
b Hernia retrovesicalis
c Hernia obturatoria
d Hernia ischiorectalis
e Hernia spinotuberosa
f Hernia infrapiriformis
g Hernia suprapiriformis

6.8.3 Hernia ischiadica

Bruchaustritt durch das Foramen ischiadicum (majus oder minus) im Bereich des M. glutaeus maximus. Gelegentlich läßt sich der Bruch am Unterrand des Glutaeus maximus tasten.
Therapie: Abdominelle operative Freilegung und Verschluß der Bruchpforte.

6.8.4 Hernia perinealis

Hernie im Bereich der Fossa ischiorectalis mit Manifestation am Perineum (Damm) oder in der großen Schamlippe der Frau. Differentialdiagnostisch sind Abszesse, Zysten, Bartholinitiden und Lipome abzugrenzen.
Therapie: Operation mit perinealer Freilegung und Bruchlückenverschluß.

6.8.5 Hernia lumbalis

Hernie im Bereich des oberen (12. Rippe und M. sacrospinalis) oder unteren (oberhalb der Crista iliaca) Lendendreiecks. Insgesamt sehr selten. Differentialdiagnostisch sind Lipome, Fibrome und Senkungsabszesse abzugrenzen.
Therapie: Operativer Verschluß der Bruchlücke nach Freilegung.

6.8.6 Innere Hernien

Eindringen von Baucheingeweiden in innere Bauchfelltaschen, die angelegt oder erworben sein können. Vorgegebene Bauchfelltaschen liegen ileozäkal, an der Flexura duodenojejunalis (Treitz-Hernie), am Foramen Winslowi (Bursa omentalis) und am Sigma. Erworbene Hernien können durch Adhäsionsbildung (nach Laparotomie ca. 0,2 % Brideniileus) und postoperativ nicht exakt verschlossene Mesenterialschlitze entstehen (s. Kap. 29.3).
Klinik: Bauchschmerz, Stuhl- und Windverhaltung, zunehmende Ileussymptomatik bis hin zum akuten Abdomen.
Therapie: Operation, Freilegung, Reposition, Verschluß der Bruchlücke, ggf. Dünndarmresektion.

Unklarer mechanischer Ileus: Inkarzerierte innere Hernie?

7 Operationsatlas: Hernienreparation*)

7.1 Hernienreparation beim Erwachsenen

Präoperatives Vorgehen

- **Diagnostik:** Ggf. Sonographie, Hoden-Doppler-Sonographie bei Rezidiveingriffen.
- **Indikation:** Jede Leistenhernie als Elektiveingriff. Durchführung tageschirurgisch und in Lokalanästhesie möglich.
- **Aufklärung:** Hodenverlust, Schädigung des Samenstranges und der Hodendurchblutung (0,8 %), Leistenschmerzen (1–5 %), Rezidiv (1–10 %), Wundinfektionen (1–2 %).
- **Vorbereitung:** keine.

Operationstechniken

- Operation nach Shouldice (standardisiertes Verfahren mit den besten Langzeitergebnissen).
- Operation nach Bassini (bei korrekter Durchführung unter Mitfassen der Fascia transversalis durchaus gute Ergebnisse).
- Operation nach McVay (bei Rezidiveingriffen mit zerstörtem Leistenband).
- Präperitonealer Zugang (bei Rezidiveingriffen).
- Laparoskopische Verfahren: Lange Lernphase, zahlreiche Modifikationen, aufwendig, ungesichert, risikoreich, kein Standard, teuer, Narkosepflicht.

Postoperatives Vorgehen

- Vollständige Mobilisation am Operationstag.
- Ggf. Entfernen Redon 2. Tag, Klammern am 5. Tag.
- Nach 8 Stunden (nach ITN, sonst sofort) trinken mit anschließender Vollkost.
- Entlassung am 5. Tag.
- Keine spezielle körperliche Schonung erforderlich, Belastung bis zur Schmerzgrenze.
- Nach Implantation von alloplastischem Material gehäuft Serome, die sonographisch-gesteuert punktiert werden sollten.

---

*Abbildungen aus K. Kremer, V. Schumpelick, G. Hierzholzer (Hrsg.): Chirurgische Operationen. Atlas für die Praxis. Thieme, Stuttgart 1992.
©Georg Thieme Verlag, Stuttgart.

Operationsatlas

24 Zwerchfell

I. Reparation nach Shouldice

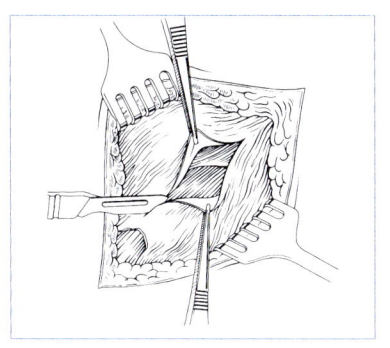

Abb. 40.27
Waagerechter Hautschnitt in der Leistenbeuge. Spaltung der Externusaponeurose in Faserrichtung bis zum äußeren Leistenring

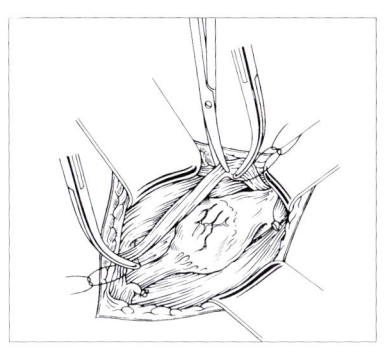

Abb. 40.28
Spaltung und Resektion der Kremastermuskulatur

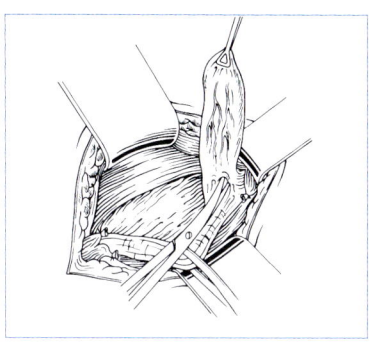

Abb. 40.29
Anzügeln des Samenstranges, Darstellung des inneren Leistenringes, des Bruchsacks und ggf. Abtragung eines präperitonealen Lipoms

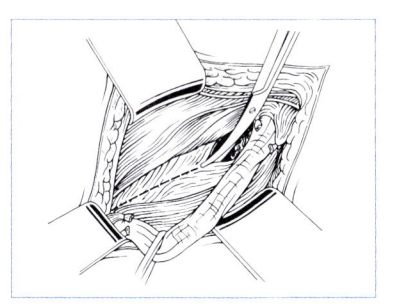

Abb. 40.30
Spaltung der Fascia transversalis vom inneren Leistenring bis zum Os pubis unter Schonung der unmittelbar darunter verlaufenden Vasa epigastrica

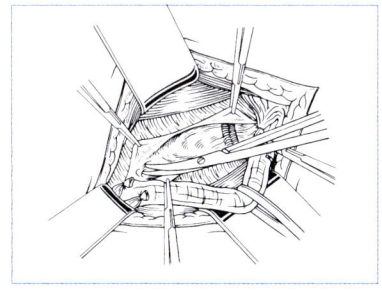

Abb. 40.31
Nach kranial Darstellung des Arcus aponeurosis m. transversi („Weiße Linie")

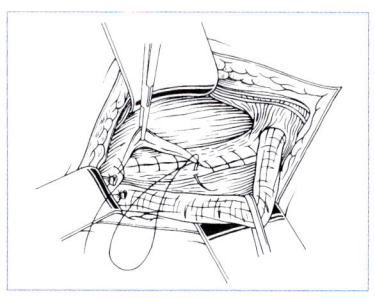

Abb. 40.32
Doppelung der Fascia transversalis unter Naht an den Tractus ileopubicus an der Basis des Leistenbandes (von medial nach lateral und zurück, fortlaufend, nicht resorbierbar)

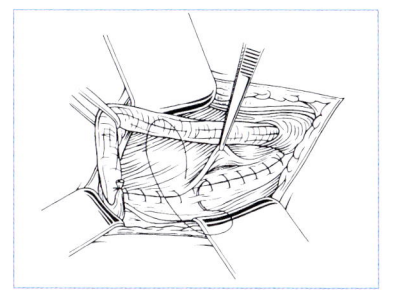

Abb. 40.33
Naht der Muskulatur ans Leistenband, ebenfalls 2-reihig (von lateral nach medial und zurück), nicht resorbierbar

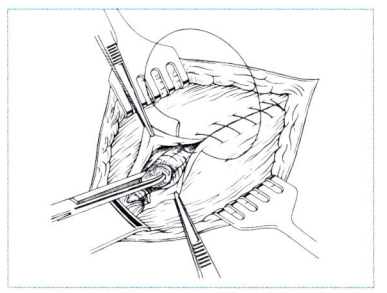

Abb. 40.34
Fortlaufender Verschluß der Externusfaszie

II. Reparation nach Bassini

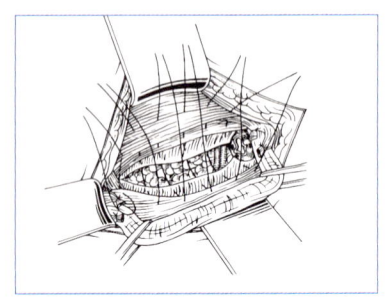

Abb. 40.35
Hierbei werden alle drei Bauchwandschichten (Fascia transversalis, Transversus-, Internusmuskulatur) mit Einzelknopfnähten am Leistenband fixiert

7.2 Leistenhernienreparation beim Kind

Präoperatives Vorgehen (s. Kap. 53)

- **Diagnostik:** Klinischer Befund, auch Beobachtung einer Vorwölbung in der Leiste durch die Eltern zur Indikationsstellung ausreichend.
- **Indikation:** Jede Hernie, bei Inkarzeration sofort; bei Alter < 3 Monaten früh-elektiv zum nächstmöglichen Zeitpunkt. Durchführung meist tageschirurgisch.
- **Aufklärung** (u.a.): Intubationsnarkose, Rezidiv, Verletzung von Hodengefäßen, Samenstrang, Hodenatrophie, Hodenverlust.
- **Vorbereitung:** Keine.

Operationstechniken

- Hohe Abtragung des Bruchsackes.

Postoperatives Vorgehen

- Tageschirurgisch ambulant.
- 5 Tage Pflaster, bei Verwendung von intrakutan versenkten, resorbierbaren Fäden keine Entfernung der Hautnähte erforderlich.

Operationsatlas　　　　　　　　　　　　　　　　　　　　　　　　　　　　　　　**40 Hernien** 1069

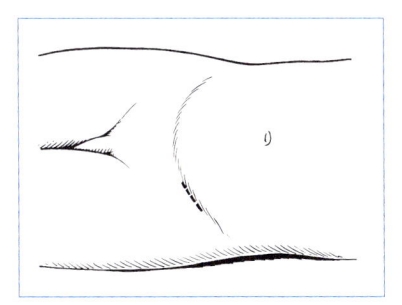

Abb. 40.36
Hautinzision 1,5–2 cm in der Leistenbeuge-Hautfalte

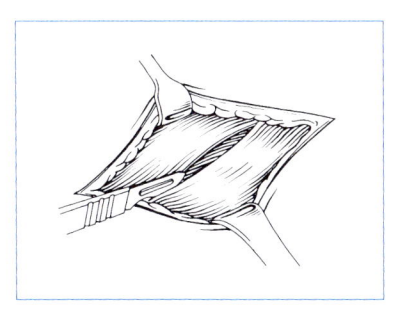

Abb. 40.37
Inzision der Externusaponeurose in Faserrichtung

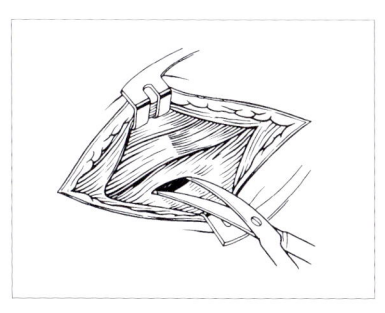

Abb. 40.38
Stumpfes Spalten der Kremastermuskulatur

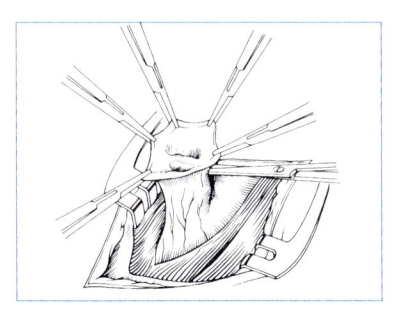

Abb. 40.39
Darstellen und Eröffnen des Bruchsacks, schrittweise Durchtrennung der Hinterwand unter Sicht (Cave: Samenstrang, Hodengefäße)

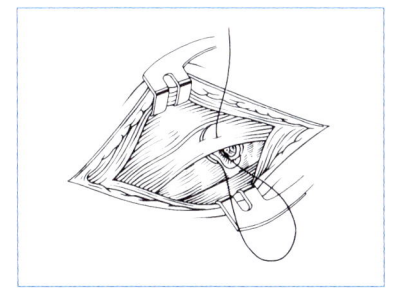

Abb. 40.40
Der Bruchsack wird torquiert, an der Basis durchstochen und abgetragen, beim Mädchen nach Bastianelli unter der Muskulatur fixiert

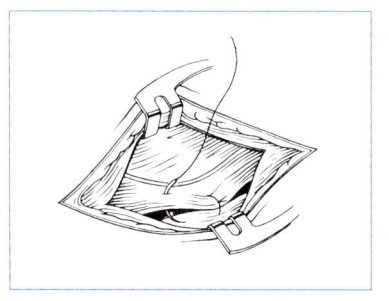

Abb. 40.41
Readaption der Muskulatur ans Leistenband, Verschluß der Externusfaszie, subkutan und intrakutan versenkte, resorbierbare Hautnähte

41 Männliches Genitale

Dieses Kapitel enthält einige Erkrankungen des Urogenitaltraktes, mit denen der Chirurg notfallmäßig oder im Rahmen der Differentialdiagnostik konfrontiert werden kann.

Kapitelübersicht

Erkrankungen des männlichen Genitales

Hoden
- Maligne Hodentumoren
- Hydrozele
- Varikozele
- Spermatozele
- Hodentorsion
- Hodeninfektion

Penis
- Penistumoren
- Phimose
- Paraphimose
- Priapismus

1 Hoden

Der Hodentumor ist das Leitsymptom einer Hodenerkrankung. Bei jeder Hodenschwellung muß eine Diagnose erzwungen werden, am ehesten durch Hodenfreilegung.

1.1 Maligne Hodentumoren

Seminome, Teratome, Teratokarzinome und Chorionkarzinome sind **Keimzelltumoren** und machen 95 % der Hodenmalignome aus. Die Leydigzelltumoren und Sertolizelltumoren entstammen dem Gonadenstroma. Selten findet man maligne Lymphome oder Metastasen eines Bronchialkarzinoms.

Therapie: Alle Malignome des Hodens müssen radikal entfernt werden, mit Ausräumung der retroperitonealen und peritonealen Lymphknoten bis proximal der Nierenarterien. Prä- und postoperative Chemo- und Radiotherapie (Seminome) gehören zur adjuvanten Therapie.

1.2 Hydrozele

Flüssigkeitsansammlung innerhalb der Tunica vaginalis. Die primären Formen entstehen durch gestörte Flüssigkeitsresorption bei unveränderter Produktion, sekundäre oder symptomatische Formen durch Entzündungen oder Traumata. Betroffen sind die Tunica vaginalis propria des Hodens (**Hydrocele testis**) oder die obliterierte Tunica vaginalis communis des Samenstrangs (**Hydrocele funiculi spermatici**).

Klinik: Leitsymptom ist die schmerzlose Hodenschwellung, die vor allem mechanisch hinderlich ist und selten die Miktion stören kann.

Die **Differentialdiagnose** zur Skrotalhernie wird durch die Diaphanoskopie möglich. Alle Hydrozelen sind im Gegensatz zur Skrotalhernie im Licht klar durchscheinend. Bei Punktion entleert sich eine wäßrige Flüssigkeit. Bei 63 % der Patienten mit einer Hydrozele findet sich intraoperativ auch eine indirekte Leistenhernie (Abb. 41.1).

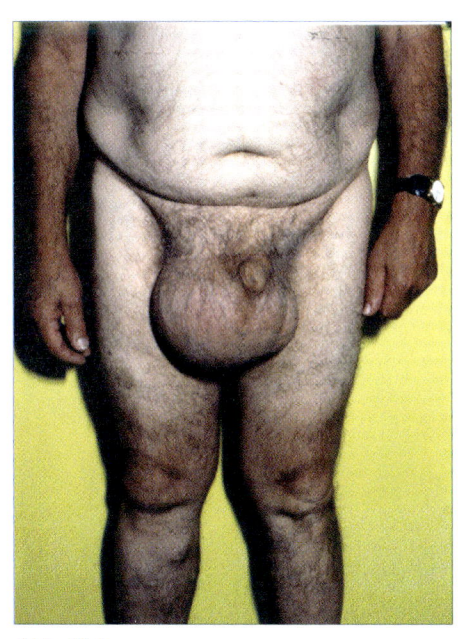

Abb. 41.1
Hydrozele rechts, gleichzeitig beidseitige Leistenhernie

Therapie: Punktion zur symptomatischen Behandlung, bei Rezidiven Operation nach von Bergmann mit Resektion des Periorchiums oder Eventrierung nach Winkelmann (Abb. 41.2).

1.3 Varikozele

Durch die hämodynamisch negativ wirksame spitzwinklige Einmündung der V. testicularis sinistra in die linke V. renalis, kann es zu einer Varikosis des Plexus pampiniformis links, seltener aber auch rechts kommen. Eine symptomatische Varikozele durch einen obturierenden Nierentumor muß immer ausgeschlossen werden. Selten sind die Venenklappen beider Vv. testiculares insuffizient und verursachen eine doppelseitige Varikozele. Eine Varikozele kann monströse Ausmaße annehmen und zu mechanischer Infertilität führen.

Therapie: Bei der inguinalen Methode nach Kocher und Bennett werden die Venenkonvolute nach proximal und distal unterbunden und reseziert. Alternative: Angiographische Techniken mit Verödung (80 % erfolgreich).

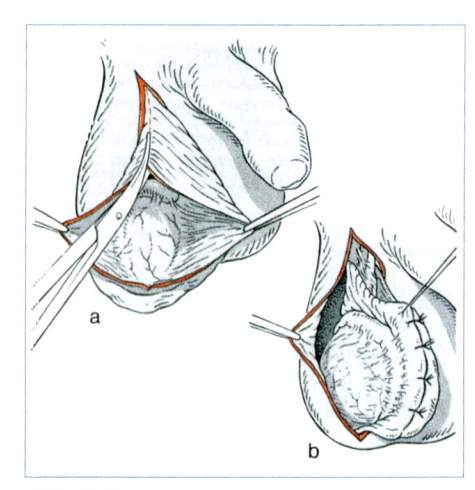

Abb. 41.2
Hydrocele testis rechts. Operation nach Winkelmann
a Die ganze Hydrozelenhülle wird längs inzidiert
b Die Ränder der Tunica vaginalis werden nach außen umgeschlagen, ggf. reseziert und miteinander vernäht

1.4 Spermatozele

Sie hat hauptsächlich differentialdiagnostische Bedeutung und ist eine Retentionszyste mit spermienhaltiger Flüssigkeit meist im hodennahen Nebenhoden. In der Regel verursacht sie keine Beschwerden.
Bei fraglicher Dignität Exstirpation, um eine histologische Untersuchung zu ermöglichen.

1.5 Hodentorsion

Durch eine weite Tunica vaginalis testis, durch Ektopie oder Retention des Hodens kann als Folge eines Kremasterspasmus oder einer Manipulation eine Torsion des Hodens entstehen, die zur Strangulation des Hodens führt.

Klinik: Leitsymptom ist der akute, heftige Schmerz im Bereich eines Hodens. Initial fehlen Entzündungszeichen wie Fieber oder Leukozytose. Typisch ist die Zunahme der Beschwerden nach Hochlagerung des Hodens (positives Prehn-Zeichen). Hoden-Gefäß-Doppler-Untersuchung obligat.

> Akuter Hodenschmerz beim Jugendlichen: Hodentorsion?

Therapie: Operative Reposition und Fixation innerhalb der ersten 2 Stunden, da sonst eine Hodennekrose zu befürchten ist.

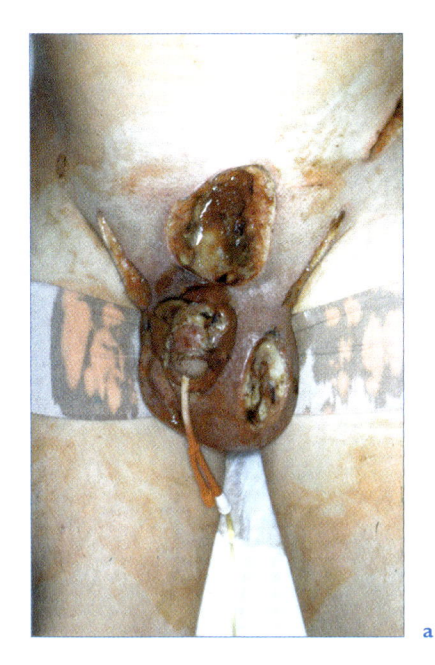

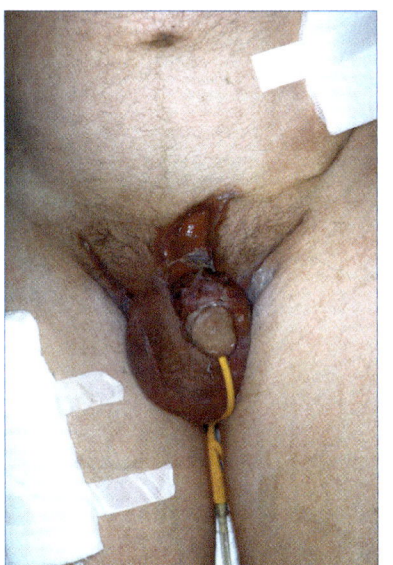

1.6 Hodeninfektion

Bakterielle oder virale Orchitiden bzw. Epididymitiden, mit hochakuter, seitenbetonter Schmerzsymptomatik, Fieber und Leukozytose.

Therapie:
- Unter Hochlagerung (negatives Prehn-Zeichen), Kühlung und antibiotischer Abdeckung kommt es bald zur Beschwerdebesserung; falls nicht, muß auch hier an ein Neoplasma gedacht werden.
- Nur bei Abszedierung chirurgische Therapie. Dies gilt vor allem für die, das ganze Perineum und Skrotum erfassende Fourniersche Gangrän.

2 Penis

2.1 Penistumoren

Prognostisch wichtigste Erkrankung des Penis ist der Tumor. Folgende Veränderungen sind zu unterscheiden:
- **Benigne Tumoren** wie Angiome, Naevi, Zysten, Condylomata accuminata.
- **Präkanzerosen** des Penis wie Leukoplakie, Balanitis xerotica obliterans, Erythroplasie Queyrat und das Buschke-Löwenstein-Papillom; das Carcinoma in situ M. Bowen;
- **Maligne Tumoren** des Penis wie Plattenepithelkarzinom (90 %), Basalzellkarzinom, Sarkome.

Therapie: Siehe urologische Lehrbücher.

2.2 Phimose

Eine Präputialverklebung liegt normalerweise bis zum Ende des 2. Lebensjahres vor, erst danach sollte die **Indikation zur Zirkumzision** erwogen werden. Als Indikation gilt das Miktionshindernis durch die verengte Vorhaut mit Ballonierung während der Miktion. Darüber hinaus sollte eine Zirkumzision durchgeführt werden, um rezidivierende Infekte, Smegmaretention, Rhagaden, Fissuren mit Narbenbildung und Paraphimosen zu vermeiden. Weitere Gründe sind die Gefahr eines späteren Peniskarzinoms und das allerdings unbewiesene erhöhte Risiko eines Zervixkarzinoms bei der Partnerin. Man unterscheidet die hypertrophe und die atrophe Phimose.

Therapie: (Abb. 41.4): Die Zirkumzision z.B. nach Dieffenbach ist ein komplikationsarmer Eingriff, bei dem das Präputium von der Glans penis gelöst und angespannt wird. Zunächst wird das äußere, dann das innere Blatt der Vorhaut durchtrennt. Unter subtiler Schonung von Glans und Frenulum werden beide Blätter mit resorbierbaren Catgutfäden vereinigt. Die Kinder können in den allermeisten Fällen am selben Tag die Klink wieder verlassen. Die Wundheilung erfolgt in der Regel problemlos.

Abb. 41.3
Gasphlegmone des Skrotum und Penis bei Fourniersche Gangrän.
a nach dem Débridement
b zwei Wochen später

Komplikationen sind insgesamt sehr selten (< 1 %), so die Nachblutung, die Wundschwellung und im Extremfall die Glansnekrose durch Infektion.

2.3 Paraphimose

Dieser akute Präputialverhalt proximal des Sulcus coronarius penis ist ein ernster **Notfall.**

> Paraphimose (= Spanischer Kragen) führt unbehandelt zur Nekrose der Glans

Klinik: Kommt es bei zurückgestreifter, relativ enger Vorhaut zu einer Erektion oder anderen Reizung, z.B. durch Blasenkatheter oder postoperativ, so läßt sich die Vorhaut nicht mehr über die geschwollene Glans penis streifen. Es entwickelt sich ein strangulierender Schnürring im Sulcus coronarius, der den venösen Rückstrom blockiert. Die Folge ist ein schmerzhaftes bläuliches Ödem der Glans penis und des inneren Vorhautblattes (Abb. 41.5).

Therapie: Konservativer Therapieversuch mit behutsamer manueller Kompression der Glans über 5 Minuten unter Kühlung und Lokalanästhesie ohne Adrenalinzusatz. Führt der Repositionsversuch nicht bald zum Erfolg, muß der äußere Schnürring dorsal longitudinal inzidiert und transversal vernäht werden. Später elektive Zirkumzision.

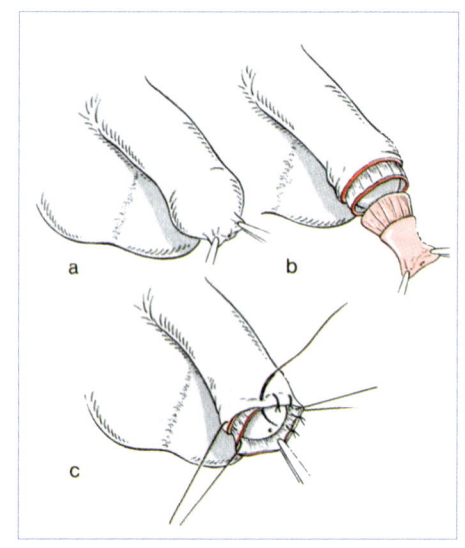

Abb. 41.4
Phimose. Zirkumzision nach Dieffenbach
a Vorbefund, Fassen mit Klemmen
b Mehrschichtige Zirkumzision
c Nahtvereinigung der Präputialblätter

2.4 Priapismus

Jede Erektion, die länger als 2 Stunden dauert, nennt man Priapismus. Dabei sind nur die Corpora cavernosa mit dunklem, eingedicktem Blut gefüllt. Das Corpus spongiosum und die Glans sind nicht betroffen. Durch einen ödembedingten Verschluß der abführenden Venen kommt es zur Dauererektion und Durchblutungsstörung.

Man unterscheidet einen Priapismus durch psychisch-vegetative Dysfunktionen, durch Rückenmarkserkrankungen (Tabes dorsalis, MS), Leukämien, Sichelzellanämie und Medikamente wie Chlorpromazin. Häufig läßt sich auch keine Erklärung finden.

Unbehandelt mündet der Priapismus nach 24 Stunden in eine fixierte Erektionsinsuffizienz durch unelastische verödete Corpora cavernosa.

Therapie: Einfache Punktion der Corpora cavernosa durch die Glans penis als Erstmaßnahme. Später Shuntanlage zwischen V. saphena magna und dem Corpus cavernosum. Als Alternativmaßnahmen gelten: Shuntanlage zwischen Corpus cavernosum und Corpus spongiosum oder der Shunt zwischen V. dorsalis penis und Corpus cavernosum.

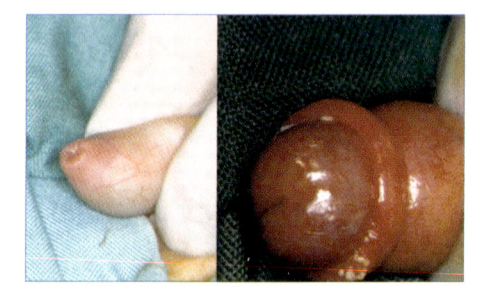

Abb. 41.5
Phimose mit Paraphimose nach Zurückstreifen des Präputiums

3 Operationsatlas: Operation bei Phimose und Kryptorchismus*)

3.1 Zirkumzision bei Phimose

Präoperatives Vorgehen

- **Diagnostik:** Entfällt.
- **Indikation:** Religiöse, kosmetische und hygienische Gesichtspunkte. Miktionshindernis. Auf Wunsch sparsame oder radikale Zirkumzision.
- **Aufklärung:** Entzündung, Glansnekrose, Nachblutung, Rezidiv bei nicht ausreichender Resektion.
- **Vorbereitung:** Keine.

Operationstechniken

- Zirkumzision nach Dieffenbach (s. u.)
- Operation nach Schloffer (V-Plastik).

Postoperatives Vorgehen

- Bei Kindern tageschirurgisch.
- Postoperativ Verband mit Xylocain®-Gel.
- Täglich Sitzbäder bis Catgut-Nähte abfallen.

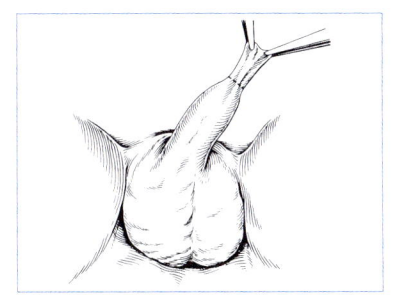

Abb. 41.6
Anklemmen des Präputiums nach Lösen von der Glans penis

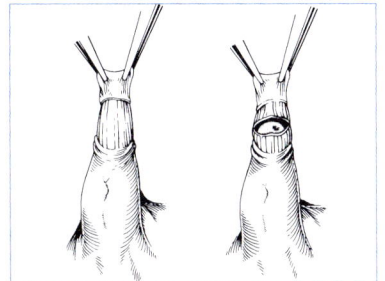

Abb. 41.7
Für äußeres und inneres Blatt (weiter peripher) getrenntes zirkuläres Umschneiden unter Schonung des Frenulums

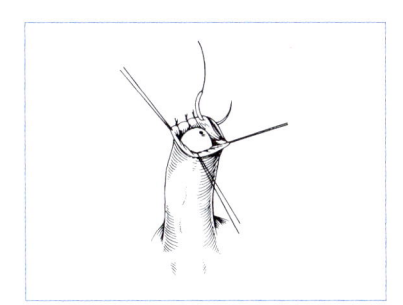

Abb. 41.8
Vernähung beider Blätter mit Catgut-Einzelknopfnähten

*) Abbildungen aus K. Kremer, V. Schumpelick, G. Hierholzer (Hrsg.): Chirurgische Operationen. Atlas für die Praxis. Thieme, Stuttgart 1992. © Georg Thieme Verlag, Stuttgart

3.2 Operation bei Kryptorchismus

(s. Kap. 53)

Präoperatives Vorgehen

- **Diagnostik:** Klinik, Sonographie, ggf. NMR, explorative Laparotomie.
- **Indikation:** Nach erfolgloser Hormon-Kur, vor dem 3. Lebensjahr.
- **Aufklärung** (u.a.): Rezidiv, Verletzung des Hodens, der Hodengefäße und des Samenstranges.
- **Vorbereitung:** Keine.

Operationstechniken

- Orchidopexie nach Shoemaker (s.u.).

Postoperatives Vorgehen

- Keine Entfernung von Hautfäden erforderlich bei Verwendung von intrakutan versenkten, resorbierbaren Hautnähten.

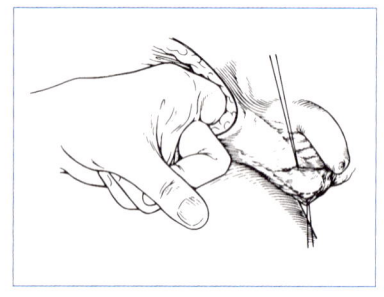

Abb. 41.6
Nach Präparation und Mobilisation (Präparation der Hodengefäße bis retroperitoneal, ähnlich wie beim Leistenbruch) stumpfes Kanalisieren von Leistenschnitt bis in den Hodensack

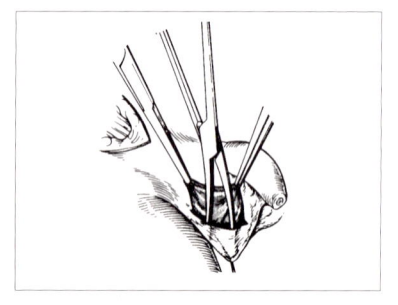

Abb. 41.7
Bildung einer Tasche durch gesonderte Inzision am Skrotum zwischen Skrotalhaut und Tunica dartos

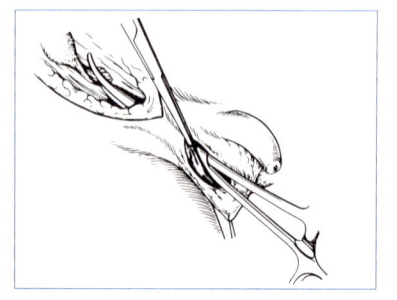

Abb. 41.8
Transposition des Hodens in die geschaffene Skrotaltasche (cave: Hodentorsion)

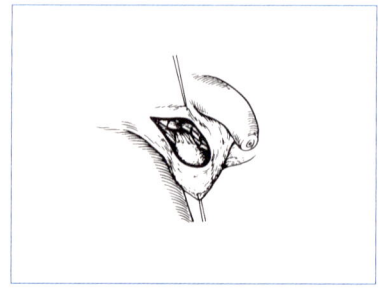

Abb. 41.9
Einengung des Schlitzes in der Tunica dartos, Hautverschluß mit resorbierbarem Nahtmaterial

42 Gefäße

Kapitelübersicht

Gefäße

Erkrankungen der Arterien
- Arterienverletzungen
- Arterielle Verschlußkrankheit (AVK)
  Akuter Arterienverschluß
  Chronischer Arterienverschluß
- Aneurysma
  nicht-dissezierend
  dissezierend
- AV-Fistel

Erkrankungen der Venen
- Oberflächliche Thrombophlebitis
  Abszedierende Thrombophlebitis
  Thrombophlebitis migrans
- Phlebothrombose
  Armvenenstau (Paget von Schroetter-Syndrom)
  Phlegmasia caerulea dolens
- Varizen

Erkrankungen der Lymphgefäße
- Akute Lymphangitis und Lymphadenitis
- Lymphödem

Die Gefäßchirurgie befaßt sich mit den Verletzungen, angeborenen Mißbildungen und erworbenen Erkrankungen der makroskopisch sichtbaren Gefäße (Arterien, Venen und Lymphgefäße).

1 Anatomie

Die Blutgefäße sind der Leitungsteil des Transportsystems des Körpers und dienen der Fortleitung des Blutes und seiner Bestandteile.
Schlagadern (=Arterien) heißen alle Gefäße, die Blut vom Herzen zu einem Organ hinleiten;
Blutadern (=Venen) sind Gefäße, die Blut aus den Organen zum Herzen zurückführen.
Das Netzwerk der **Haargefäße** (= Blutkapillaren) verbindet beide miteinander.
Die **Lymphkapillaren** durchsetzen das Gewebe in nicht geringerer Zahl als die Blutkapillaren. Die größeren Lymphgefäße enthalten glatte Muskelfasern und – wie die Venen– Klappen. Die Lymphe wird mindestens in einem Lymphknoten filtriert, um dann direkt oder über den Ductus thoracicus in das Venensystem einzufließen.

2 Angiologisches Untersuchungsschema

Das angiologische Untersuchungsschema besteht aus:
- klinischen Untersuchungstechniken,
- Funktionsprüfungen,
- apparativen Untersuchungstechniken.

2.1 Klinische Untersuchungstechniken

Anamnese:
- Familienanamnese:
  Essentielle, hormonelle oder nephrogene Hypertonien oder deren Komplikationen (Schlaganfall)
- Abusus und/oder Diätfehler:
  Nikotin, Alkohol, Fett
- Stoffwechselerkrankung:
  Diabetes mellitus, Hyperlipidämie
- Beschwerden:
  – Schmerzfreie Belastungsfähigkeit (Länge der Gehstrecke oder Anzahl der Treppenstufen),
  – Schmerzcharakteristik (Lokalisation, Art, Dauer),
  – neurogene Störungen (Mißempfindungen, Sensibilitätsstörungen)

Inspektion: Trophik, regionale Temperatur und/oder Farbunterschiede.
Nekrose (= Mumifizierung und Demarkation).
Gangrän (= feucht und infiziert, keine Demarkation).
Palpation: Die folgenden 12 Pulse sind **obligatorisch**: Aa. temporales, carotes, subclaviae, axillares, brachiales radiales ulnares, Aorta abdominalis, Aa. femorales, popliteae, dorsales pedis, tibiales posteriores (Abb. 42.1).
Auskultation: Über typischen Lokalisationspunkten sind bei stenosierenden Gefäßprozessen als Frühzeichen pulssynchrone Turbulenzgeräusche auskultierbar. Da das Geräusch in Richtung des Blutstromes ausgeleitet wird, ist der stenotische Prozeß stets zentral von der Auskultationsstelle.
Blutdruckmessung: Die beidseitige vergleichende Blutdruckmessung mit der Pneumatischen Manschette nach Riva-Rocci gehört zur routinemäßigen klinisch-angiologischen Untersuchung.

2.2 Funktionsprüfungen

Lagerungsprobe nach Ratschow: Hochhalten der Beine mit und ohne Fußrollen → Abblassen bzw. Schmerz oder deutliche Seitendifferenz spricht für arterielle Duchblutungsstörung. Anschließendes Herabhängen der Beine → verlangsamte Venenfüllung, verspätete und verstärkte Rötung (reaktive bzw. postischämische Hyperämie) bestätigen den Befund.
Faustschlußprobe: Analoger Funktionstest für die obere Extremität. Kann verstärkt werden durch Öffnen und Schließen der Faust.
Standardisierter Gehtest: Bei genauer Schrittzahl pro Minute werden Zeit und/oder Gehstrecke bis zum Auftreten der Schmerzen gemessen. Ein **Laufband** mit elektronischer Meßeinrichtung unter standardisierten Bedingungen ist besonders geeignet.

Angiologische Untersuchung:
Lokalisation der Läsion?
Schweregrad?
Risikofaktoren und Kontraindikation?

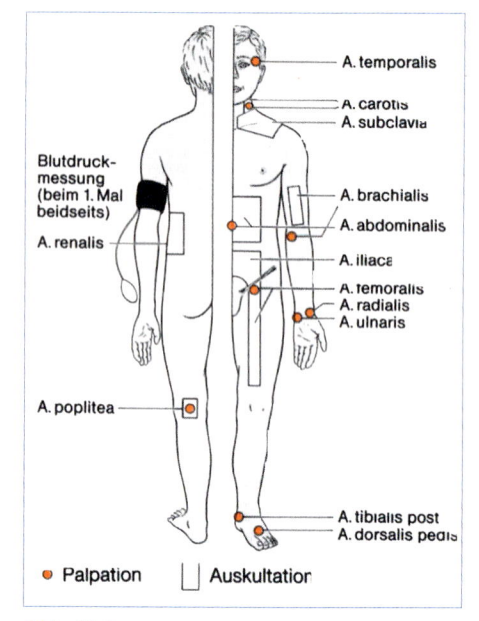

Abb. 42.1
Typische Auskultations- und Palpationspunkte

2.3 Apparative Untersuchungstechniken

Die apparativen Untersuchungstechniken dienen der Bestätigung des klinischen Verdachtes, der genaueren Lokalisierung der Gefäßläsion und der Festlegung und Kontrolle der Therapieform..

Oszillographie

Mit Hilfe von Blutdruckmanschetten werden über Pulssensoren Volumenänderungen bei verschiedenen Kompressionsdrucken abgenommen. Aus den verschiedenen Pulskurven (Zeit- und Formanalysen) lassen sich Rückschlüsse auf Gefäßbahnen, Hindernisse und ihre Ausdehnung ziehen. Die Aussagekraft läßt sich durch zusätzliche Belastungsproben steigern. Die elektronische Oszillographie zeichnet sich gegenüber der mechanischen durch größere Empfindlichkeit aus.

Ultraschall-Doppler-Verfahren

Gebündelte Ultraschallwellen werden von den korpuskulären Blutbestandteilen durchströmter Gefäße reflektiert. Aus der Reflexion läßt sich auf die Geschwindigkeit der Blutströmung schließen. Nach dem Dopplerprinzip kann die Frequenzverschiebung gemessen, akustisch und graphisch dargestellt werden.
Weiterentwicklung zur **Duplex-Sonographie:** Kombination aus bildgebendem Ultraschallverfahren und auf dem Dopplerprinzip beruhenden Detektoren der Flußgeschwindigkeit, mit Computerunterstützung farbcodiert, erlaubt die Beurteilung der Wandbeschaffenheit, die Feststellung und Quantifizierung von Stenosen, den Nachweis von Thrombosen und Embolien. Damit ist diese Methode zum wichtigsten nichtinvasiven diagnostischen Verfahren präoperativ und im Rahmen der Verlaufskontrolle geworden.

Angiographie

Die röntgenologische Darstellung des Gefäßsystems und seiner einzelnen Abschnitte mittels intraarterieller Injektion einer kontrastgebenden Substanz ist die wichtigste invasive Untersuchungsmethode zur exakten Lokalisierung von Gefäßläsionen und Wandbeschaffenheit, Ausmaß der Stenosierung, Länge des Verschlusses und Grad der Ausbildung eines Kollateralkreislaufes.
- **Direkte perkutane Angiographie** (= Punktionsangiographie):
  - **Lumbale Aortographie:** Darstellung der Aorta abdominalis durch direkte Punktion von dorsal mit einer ca. 30 cm langen Nadel und anschließender Injektion von Kontrastmittel.
  Die Methode hat wegen des wesentlich höheren Risikos und des besseren Kathetermaterials an Bedeutung verloren.
  - **Femoralisarteriographie:** Mittels direkter Punktion der A. femoralis mit anschließender Injektion von Kontrastmittel.

- **Indirekte perkutane Angiographie** (= Katheterangiographie): Einführen eines Katheters intravasal nach Seldinger und Vorschieben bis zum betroffenen, zu untersuchenden Gefäßabschnitt. Hierbei ist es möglich, selektiv vorzugehen, z.B. Darstellung der A. renalis, A. vertebralis, A. mesenterica superior, Koronarien usw.

Die typischen Punktionsstellen für Katheterangiographien sind A. femoralis communis oder A. brachialis.

Komplikationen: Ca. 2%; Gefäßverletzungen (in der Regel direkt an der Punktionsstelle) mit Hämatombildung und/oder Entstehen eines falschen Aneurysmas, Thrombose, Embolie.

Kontraindikationen: Kontrastmittelallergie, hämorrhagische Diathesen, Antikoagulantientherapie (aktueller Quick-Wert sollte höher als 35% sein), wenn aus anderen Gründen keine therapeutischen Konsequenzen gezogen werden.

> Angiographie zeigt Lokalisation der Gefäßläsion an, nicht die funktionelle Wertigkeit

- **Digitale Subtraktionsangiographie (DSA)**: Durch digitale Bildbearbeitung ist es heute möglich, geringere Kontrastunterschiede sichtbar zu machen. Hierzu wird ein Leerbild von einem Füllungsbild nach Kontrastmittelgabe subtrahiert (digitale Subtraktionsangiographie). Während bei herkömmlicher arterieller Gefäßdarstellung eine arterielle Punktion obligatorisch ist, genügt bei der DSA eine venöse Kontrastmittelinjektion. Hieraus resultiert eine einfache Injektionstechnik und insgesamt ein vermindertes Untersuchungsrisiko, allerdings bei erhöhter Strahlendosis. Gleichzeitig läßt sich durch Magnetbandaufzeichnung über die differenten Flußgeschwindigkeiten des Kontrastmittels eine qualitative Aussage über die funktionelle Wirkung der Stenose machen.
- Die **intraarterielle DSA** liefert aber detailreiche Bilder, die für die Beurteilung peripherer Gefäße und der hirnversorgenden Arterien zur Therapieplanung unbedingt erforderlich sind.
- Ein neues aber teures Angiographieverfahren ist die **Magnetresonanzangiographie**. Die MR-Angiographie erlaubt die Gefäßdarstellung im arteriellen und venösen Bereich.

Vorteil: Für die Untersuchung kann auf Kontrastmittel verzichtet werden (Patienten mit einer Niereninsuffizienz).

Nachteil: Lange Untersuchungszeiten, teures Verfahren.

Computertomographie (CT)

Bei der CT mit und ohne Kontrastmittel werden schmale und überlagerungsfreie Schichtaufnahmen der dritten Bildebene (axiale Schicht) angefertigt. Durch die Computerauswertung der Strahlenabsorption werden feinere Dichteunterschiede erfaßt. Diese beiden Vorteile begründen in Verbindung mit dem nichtinvasiven Charakter den hohen Stellenwert der Untersuchungsmethode.

Nachteil: Neben der hohen Strahlenbelastung geringere Ortsauflösung im Vergleich zur Filmaufnahme.

Die **interventionellen Verfahren** erlauben darüber hinaus die gleichzeitige Dilatation von Stenosen, die Implantation von selbstexpandierenden Metall-Endoprothesen (Stents) oder Kava-Schirmen, die Embolisation und Aspirations-Embolektomie, die Thrombolyse, Artherektomie oder Laser-Angioplastie. Die Möglichkeiten sind noch in der Erprobung (z.B. Kombination mit Angioskopie) und reichen bis zur perkutanen Anlage von intrahepatischen portokavalen Anastomosen oder der Stent-Implantation in den Koronargefäßen.

3 Arterienverletzung

Art und Lokalisation der Arterienverletzung bestimmen den Gefährdungsgrad für den Verletzten. Der höchste Gefährdungsgrad einer Arterienverletzung besteht in:
- Verlust des Lebens = Verblutung nach innen und außen,
- Verlust eines Organes oder der Teilfunktion eines Organes (Verletzung z.B. der A. carotis),
- Verlust einer Gliedmaße (Verletzung z.B. der A. femoralis).

3.1 Direkte Gefäßverletzungen

(s.a. Kap. 4)

3.1.1 Offene Verletzungen (Abb. 42.2)

Ursache: Verkehrsunfälle, Berufsunfälle (Schreiner, Metzger), Gewalttaten, iatrogen nach invasiver Diagnostik (Angiographie, Linksherzkatheter usw.).
Man unterteilt nach dem Verletzungsmechanismus in Schnitt-, Stich-, Schuß- oder Pfählungsverletzung. Die Folge jeder offenen Gefäßverletzung ist der Kontinuitätsverlust des Gefäßes mit Blutung.
Klinik: Anamnese in der Regel eindeutig, nur „Verletzungsinstrument" kann strittig sein; äußere pulsierende Blutung (häufig Volumenmangelschock, dann nicht mehr pulsierend!) mit sichtbarer Wunde (zweifach bei Durchstich bzw. Durchschuß oder multipel nach kriminellen Handlungen, Schrotschuß usw.).
Diagnostik: Klinisch meist eindeutig, nur selten Angiographie zur Lokalisation notwendig.
Therapie: s. S. 1083

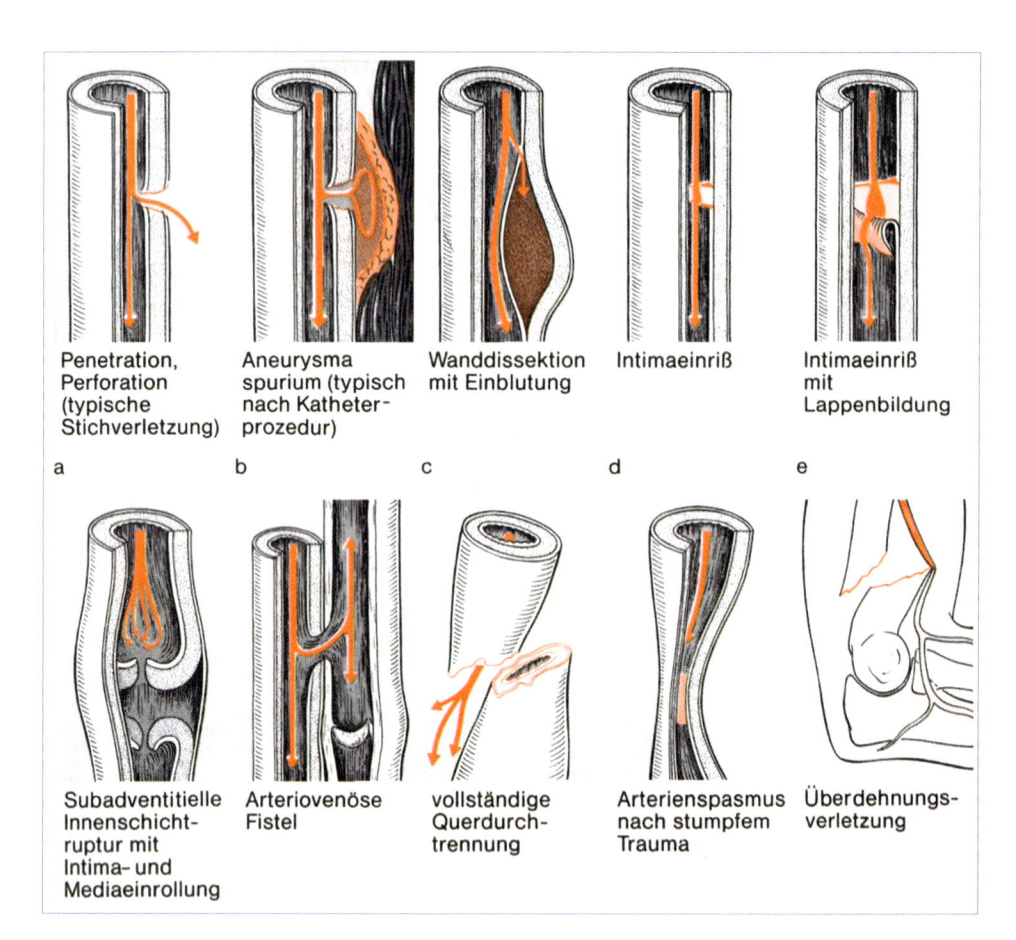

Abb. 42.2 a–j Pathogenese der typischen Formen der Gefäßverletzung

a Penetration, Perforation (typische Stichverletzung)
b Aneurysma spurium (typisch nach Katheterprozedur)
c Wanddissektion mit Einblutung
d Intimaeinriß
e Intimaeinriß mit Lappenbildung
f Subadventitielle Innenschichtruptur mit Intima- und Mediaeinrollung
g Arteriovenöse Fistel
h vollständige Querdurchtrennung
i Arterienspasmus nach stumpfem Trauma
j Überdehnungsverletzung

3.1.2 Geschlossene Verletzungen (Abb. 42.2)

Ursache: Stumpfes Trauma (Kontusion, Kompression), auch als Folge von Frakturen, insbesondere bei gelenknahen Frakturen der langen Röhrenknochen (Humerusfraktur, kniegelenksnahe Femurfraktur).
Folge meist Media- und/oder Intimaschädigung mit konsekutiver Okklusion des Gefäßes → Ischämie („6P"-Regel, s.u.). Selten Kontinuitätsverlust mit Blutung und großen Weichteilhämatomen.

> Umfangszunahme des Oberschenkels um 1 cm = 1000–1200 ml Volumenverlust (Normalperson 75 kg, 175 cm groß)

Klinik: Meist in Kombination mit anderen oft ausgedehnten Verletzungen auftretend, daher ist bei Gliedmaßenfrakturen die Pulskontrolle distal der Frakturstelle obligatorisch. Angiographie im Verdachtsfall und zur exakten Lokalisierung der Gefäßläsion unbedingt notwendig.

Therapie der direkten Gefäßverletzungen:
- **Erstversorgung:** Blutung stoppen durch direkte digitale Kompression oder Druckverband.

> Gefäßverletzung:
> Kompression, kein Tourniquet!

In der Regel wird das Abbinden unsachgemäß durchgeführt und führt nur zur venösen Stauung und Nerven- und Muskelfaserschädigung (s. Kap. 4). Der Tourniquet ist nur im verzweifelten Ausnahmefall statthaft.
Schockbekämpfung und Transport in die Klinik zur definitiven Versorgung.

> Gefäßverletzung:
> Kein Hoch- oder Tieflagern
> Kein Kühlen oder Wärmen

- **Definitive Versorgung:** Gefäßrekonstruktion je nach Gefäßverletzung. Entweder primäre Naht, Patchverschluß des verletzten Gefäßes, Interponat oder Bypass (s. Operationsverfahren).

3.2 Indirekte Gefäßverletzungen

Ursache: Nervenverletzung mit daraus resultierendem Arterienspasmus, Überdehnungsverletzung, Dezelerationstrauma mit Thoraxkompression und –kontusion (bei Erwachsenen meist mit Rippenserienfraktur).
Diagnostik: Verletzungsvorgang und Verletzungsart müssen den Verdacht erwecken, die Angiographie bestätigt die Diagnose (s. auch Kap. 21 und 31).

3.2.1 Überdehnungsverletzungen

Ursache: Auftreten bei Luxationen und Frakturen mit extremer Dislokation der Knochenfragmente.
Klinik: Zustand nach Luxation bzw. Fraktur mit Ischämiezeichen (Pulslosigkeit, Blässe, Kälte) im peripheren Stromgebiet; häufig ausgedehnte Hämatome im Verletzungsgebiet.
Diagnostik: Angiographie notwendig, da Lokalisation und Ausdehnung der Gefäßläsion klinisch nicht bestimmbar.
Therapie: Freilegung des Gefäßes im Verletzungsgebiet und Rekonstruktion der verletzten Gefäße. Wenn Venen mitverletzt, sollten auch diese rekonstruiert und nicht nur ligiert werden (= deutlich geringeres Ausmaß an postischämischem Ödem). Ggf. muß eine temporäre (3 Monate) AV-Fistel angelegt werden, um die postoperative venöse Thromboserate zu verringern.

3.2.2 Dezelerationstrauma mit Verletzung der thorakalen Aorta

Ursache: Typische Lenkradverletzung (Auffahrunfall), Fahrstuhlunfälle usw.

Pathophysiologie: Die Verletzung der thorakalen Aorta betrifft fast ausschließlich den Isthmusbereich (Aortenabschnitt distal des Abganges der A. subclavia sinistra im Bereich des Lig. Botalli); Kompression des Thorax (z.B. Aufprall auf Lenkrad) führt zur Überdehnung der Aorta im Arcusbereich mit gleichzeitiger Kompression der distalen thorakalen Aorta und so zum kritischen Anstieg des Innendruckes.

- Die **komplette Ruptur** (sehr selten) führt zur Blutung ins Mediastinum und in die freie linke Pleurahöhle. Patienten erreichen nur selten lebend eine Klinik.
- Bei der **inkompletten Ruptur** sind nur Intima und Media betroffen und häufig nicht in ihrer gesamten Zirkumferenz (gedeckte Perforation mit erhaltenem Lumen!). Intima und Media können sich einrollen und zur Stenosierung bzw. Okklusion der distalen Aorta führen (Abb. 42.2).

Klinik: Der Patient ist meist polytraumatisiert, eine **Röntgen-Thorax-Aufnahme a.p.** zeigt eine Verbreiterung des Mediastinums mit Ausbuckelung des Gefäßschattens in das linke Oberfeld. Verdrängung der Trachea nach rechts möglich.
Bei Intimaeinrollung kommt es zur deutlichen Abschwächung der Pulse in den unteren Extremitäten, evtl. Pulslosigkeit, dann jedoch in der Regel mit **Querschnittssymptomatik** (Rückenmark-Ischämie).

Therapie: Sofortige Operation nur bei anhaltender Blutung, neurologischem Defizit, viszeralen Funktionsstörungen (Niereninsuffizienz) und peripheren Durchblutungsstörungen. Diese erfolgt in der Regel mit Hilfe der HLM im Linksherzbypass (s. Kap. 22), kann aber im Notfall durch einfache Aortenabklemmung vor und hinter der Verletzungsstelle vorgenommen werden.

Zugang: Linksseitige postero-laterale Thorakotomie im 4. ICR. Direkte Naht (selten), Interposition einer Gefäßprothese.
In allen übrigen Fällen unter antihypertensiver Therapie 3–6 Tage abwarten (Behandlung des Schocks sowie der übrigen Verletzungen) und danach „elektiv" Korrektur des in der Zwischenzeit entstandenen falschen Aneurysma.

Prognose: Eine sofortige Notoperation ist nicht günstig, da Eingriff dann in der Regel im Schockzustand des Patienten durchgeführt wird. – Eine spätere elektive Operation liefert bessere Ergebnisse.

3.3 Spätschäden nach Gefäßverletzungen

Nichterkennung und/oder Falschbehandlung einer Gefäßverletzung kann zu bleibenden Schäden führen.
- **Traumatischer Gefäßverschluß:** Symptomatik, Diagnostik und Therapie wie bei der chronischen, degenerativen, arteriellen Verschlußkrankheit (AVK, s. dort).
- **Traumatisches Aneurysma:** Es handelt sich in der Regel um ein Aneurysma falsum. Symptomatik, Diagnostik und Therapie wie bei der elektiven Aneurysmachirurgie (s. dort).
- **Traumatische AV-Fistel:** Symptomatik, Diagnostik und Therapie wie bei der Chirurgie der angeborenen AV-Fistel.
- **Amputation:** Die Amputationsrate sollte heute bei Gefäßverletzungen der Extremitäten die 5 %-Grenze nicht überschreiten.

4 Arterielle Verschlußkrankheit (AVK)

Pathophysiologie: Das anatomisch-morphologische Substrat der arteriellen Verschlußkrankheit ist die Verengung (= Stenose) bzw. der Verschluß (= Obliteration) des Arterienlumens. Die daraus resultierende arterielle Minderperfusion von Organen und Geweben führt zur lokalen Hypoxie. Es entstehen zuerst funktionelle, reversible (= Nichtüberschreiten der Ischämietoleranz), später morphologische irreversible (= Überschreiten der Ischämietoleranz) Schädigungen. Das Ausmaß des Schadens selbst hängt von der Ischämietoleranz des Organs bzw. Gewebes (vgl. Gehirn und Extremitäten) und von der Größe der Restdurchblutung ab. Die Restdurchblutung wiederum ist abhängig von der Viskosität des Blutes, dem Grad der Stenosierung und der Kapazität des Kollateralkreislaufes.

> Gefäßverschluß: Je akuter, desto schlechter der Kollateralkreislauf

Klinik

Das klinische Beschwerdebild wird durch die Durchflußreserve bestimmt.
Durchflußreserve: Differenz zwischen Ruhedurchblutung und maximal möglicher Durchblutungssteigerung unter Belastung.
Die Kapazität des Kollateralkreislaufes hängt von der Lokalisation (anatomisch präformierte Kollateralen, z.B. Circulus arteriosus cerebri oder Gefäßarkaden in der Radix mesenterica) und der allgemeinen Kreislaufsituation ab (Herzinsuffizienz, Hypotonie, „low output-Syndrom" usw.).
Die **Ischämiesymptome** (Schmerzen, Blässe und Kälte der Haut, Parästhesien) treten auf, wenn die Restdurchblutung in Ruhe (= Ruheinsuffizienz) oder unter Belastung (= Belastungsinsuffizienz) nicht mehr ausreicht.

Hieraus leitet sich die **Stadieneinteilung nach Fontaine-Ratschow** ab:
- **Stadium I:** Beschwerdefreiheit, Verschluß oder Stenose als Zufallsbefund.
- **Stadium II:** Claudicatio intermittens, Restdurchblutung unter Belastung nicht ausreichend, steigerungsfähig, Belastungsinsuffizienz.
- **Stadium IIa:** Schmerzfreie Gehstrecke > 200 m.
- **Stadium IIb:** Schmerzfreie Gehstrecke < 200 m.
- **Stadium III:** Ruheschmerz (= Dauerinsuffizienz oder Ruheinsuffizienz).
- **Stadium IV:** Nekrose/Gangrän, Ischämietoleranz des Gewebes überschritten.

4.1 Akuter Arterienverschluß

Gefäßchirurgischer Notfall!

Ursachen:
- **Embolie**
  - Aus linkem Vorhofflimmern mit Vorhofthrombose (mit und ohne Mitralklappenfehler)
  - Koronare Herzkrankheit (Ventrikelaneurysma)
  - Endokarditis (bakterielle Embolie)
  - Verschleppung von thrombotischen oder atheromatösen Auflagerungen zentraler Arterien, z.B. Aortenaneurysma
  - sehr selten paradoxe Embolie
  - Myxomembolie

Akuter Gefäßverschluß: 90 % kardiale, 10 % extrakardiale Ursachen

- **Thrombose:**
  - Auf dem Boden arteriosklerotisch stenosierender Wandveränderungen
  - Periphere Aneurysmen (typisch für den Verschluß der Aa. popliteae)
  - Gefäßprothesen
  - Nach traumatischen Gefäßschäden, in der Regel begünstigt durch Systemerkrankungen (Polyzythämie, Polyglobulie, Leukämien, Hyperkoagulopathien) oder allgemein schlechte Kreislaufsituation (low output-Syndrom)
- **Andere seltene Ursachen:**
  - Arteriospasmus (traumatisch, medikamentöser Ergotismus!)
  - Phlegmasia caerulea dolens (Arterie und Vene betroffen)
  - Externe Kompression (Hämatom, Tumor, Knochenfragmente)
  - Aneurysma dissecans

Arterielle Verschlußkrankheit (AVK)

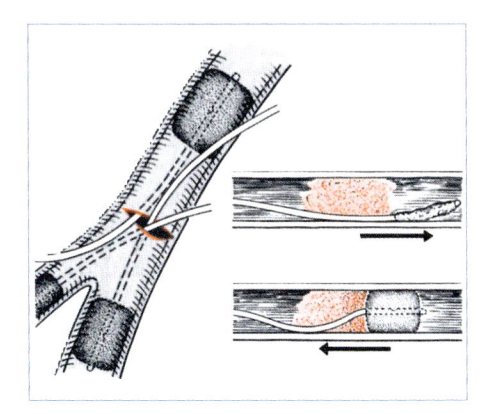

Abb. 42.3
Prinzip der Embolektomie nach Fogarty mittels Ballonkatheter

4.1.1 Arterielle Embolie

Plötzlicher Funktionsausfall eines mehr oder minder großen Organ- oder Gewebeabschnittes entsprechend dem Versorgungsgebiet der betroffenen (= verlegten) Körperarterien. In der Regel plötzlich einschießender Schmerz.

Akuter Verschluß einer Extremitätenarterie

Klinik: Plötzlicher Schmerz, Blässe, Pulslosigkeit. Für die unteren und oberen Extremitäten gilt die Regel der **6 großen „P"** nach Pratt:
- Pain (= Schmerz),
- Paleness (= Blässe),
- Paresthesia (= Gefühlstörung),
- Pulselessness (= Pulslosigkeit),
- Paralysis (= Bewegungsunfähigkeit Störung der Motorik) und
- Prostration (= Erschöpfung, Schock).

Therapie:
- **Sofortmaßnahmen:** Analgetika, 5000 E Heparin i.v. (zur Vermeidung eines Appositionsthrombus), schnellster Transport in eine Chirurgische Klinik.
- **Definitive Versorgung:** In Zweifelsfällen Angiographie.
  - **Operative Thrombembolektomie:** Direkte Thrombembolektomie oder in der Regel indirekt mittels Ballonkatheter nach Fogarty (Abb. 42.3), anschließend temporäre Antikoagulantientherapie sowie Suche nach Embolieherd.
  - **Fibrinolysetherapie** nur bei sehr peripheren Embolien.
  - Bei **Verdacht auf Kompartment-Syndrom** frühzeitige Fasziotomie zur Vermeidung von Folgeschäden.
  - Die **Druckmessung** der gefährdeten Muskelloge ist für die Einschätzung des Schweregrades hilfreich. Druckwerte > 30 mmHg sind bedrohlich und erfordern bei sensiblen und motorischen Ausfällen eine Fasziotomie.

Prognose: Innerhalb 6–8 Std. sehr gut.

Eher Versuch der Spätembolektomie (24–36 h) als primäre Amputation!
Cave: Tourniqet-Schock, Crush-Syndrom, Kompartment-Syndrom

Akuter Verschluß im A. carotis-Gebiet

Klinik: Schlaganfall mit entsprechenden neurologischen Ausfällen.
Therapie: Operativ nur im Frühstadium (4 bis max. 6 Std.) solange noch keine Erweichungsherde vorliegen, in denen es zu Massenblutungen nach Wiederherstellung der Durchblutung kommen könnte.

Akuter Verschluß im Mesenterialgefäßgebiet

Klinik: Anamnese, Embolieherd.
- **1. Phase** (1–6 Std.): Plötzlicher Schmerz im Abdomen, Schock, Durchfall.
- **2. Phase** (bis zu 12 Std.): Freies Intervall, Diskrepanz zwischen dem erheblich veränderten Allgemeinzustand und dem geringen Lokalbefund, beginnende Leukozytose.
- **3. Phase** (nach 12 Std.): Spontanabsetzen blutiger Stühle, paralytischer Ileus, akutes Abdomen (s. Kap. 26 und 29).

Therapie: In der Frühphase ist Revaskularisation möglich, in der zweiten und dritten Phase ausgedehnte Resektion nekrotischer Darmabschnitte nötig.

Prognose: Sehr ungünstig, Letalität in der zweiten und dritten Phase über 90%. Nach ausgedehnten Resektionen meist Kurz-Darm-Syndrom.

4.1.2 Arterielle Thrombose

Ursache: s.o.
Lokalisation: Extremitäten-, Hals- und Mesenterialarterien.
Klinik: Deutlich weniger dramatisch als bei arterieller Embolie, meist zumindest für Ruhedurchblutung ausreichender Kollateralkreislauf, kein Embolieherd, Schmerzen selten akut, Vorliegen einer chronischen AVK, Stenosegeräusche.
Therapie: Operativ → Thrombektomie mit Fogarty-Katheter. Konservativ → Fibrinolyse-Therapie (selten). In beiden Fällen anschließend Antikoagulantientherapie.
Prognose: Nicht günstig, da in der Regel generalisiertes Gefäßleiden und erhebliche Begleiterkrankungen (hohes Alter, Herzinsuffizienz, Diabetes usw.) vorhanden sind.

4.2 Chronischer Arterienverschluß (bzw. -stenose)

Ursache: Arteriosclerosis obliterans.
Sonderformen:
- **Diabetische Makroangiopathie** (früher, isolierter Befall der Unterschenkelarterien mit trophischen Störungen).
- **Diabetische Mikroangiopathie** (Befall der kleinsten Arterien in der Peripherie). Ein typischer Befund ist der tastbare Fußpuls trotz Nekrose der Zehen!
- **Thrombangiitis obliterans** (Winiwarter-Buerger) = Entzündliche Systemerkrankungen der Arterien und häufig der Venen.
- **Angioneuropathie** (Morbus Raynaud): In der Regel nach Kälteexposition vasomotorische Spasmen der Digitalarterien mit schmerzhaften Ischämieattacken.

Arterielle Verschlußkrankheit (AVK)

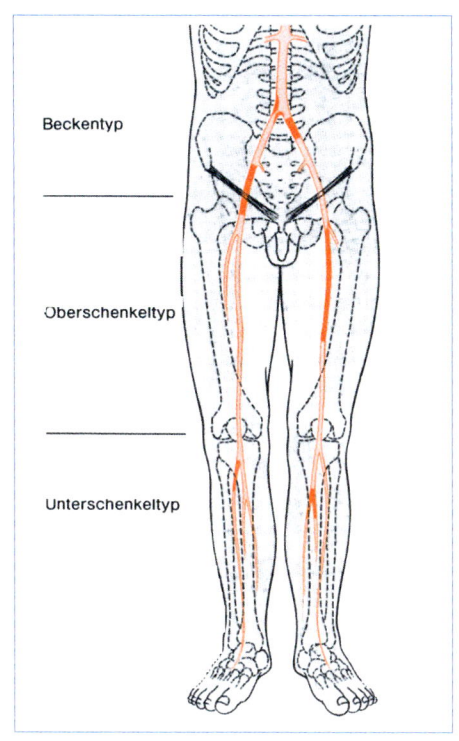

Abb. 42.4
Typische Lokalisationen von Stenosen und Verschlüssen an den unteren Extremitäten

Die typischen Lokalisationen der chronischen arteriellen Verschlußkrankheit sind:

4.2.1 Untere Extremität (Abb. 42.4)

Die Einteilung erfolgt in 3 Typen (je nach Bereich):
- Beckentyp (Aorto-iliakal-Bereich)
- Oberschenkeltyp (Femoro-popliteal-Bereich)
- Unterschenkeltyp (Popliteo-krural-Bereich)

Risikofaktoren:
Exogen: Nikotinabusus, Übergewicht, mangelnde körperliche Bewegung.
Endogen: Diabetes mellitus, Hypercholesterinämie, Hyperurikämie, Hypertonie.

Beckentyp

Ursache: Arteriosclerosis obliterans, selten posttraumatisch oder entzündlich (Thrombangitis obliterans).
Stenosen bzw. Verschlüsse im infrarenalen Bauchaortenbereich, der Bifurkation oder der Aa. iliacae.
Man unterscheidet
- **Typ I** (37 %): Segmentärer Typ: Kurzes Segment der kaudalen Aorta oder der Beckenarterien,
- **Typ II** (55 %): Bifurkationstyp: Im Bereich der Aortenbifurkation mit Einengung Verschluß der Aa. iliacae communes (Leriche-Syndrom),
- **Typ III** (8–12 %): Hohe Aortenthrombose: Verschluß der distalen Aorta zentralwärts bis zum Abgang der Nierenarterien.

Klinik: Claudicatio intermittens bei Belastung. Schmerzen ein- oder beidseitig in der Gesäßmuskulatur sowie Ober- und Unterschenkelmuskulatur, Impotenz (Erektionsschwäche), manchmal ischialgieforme Beschwerden.
Therapie: Operativ.
- Zugang einseitig: Pararektalschnitt mit retroperitonealer Freilegung,
- Beidseitig: Mediane oder transversale Laparotomie.
- Kurzstreckige Verschlüsse (besonders einseitig): Desobliteration in der Regel mit Patchverschluß.
- Langstreckige Verschlüsse (besonders beidseitig): Bypass-Verfahren mit Y-Kunststoffprothesen.
- In ausgewählten Fällen Angioplastie (= Ballondilatation).

Prognose: Operationsletalität 5–10 %, Durchgängigkeitsrate nach 5 Jahren 80 %.

Oberschenkeltyp

Ursache: Arteriosclerosis obliterans, Thrombangiitis obliterans, selten posttraumatisch.
Typische Lokalisation: Langstreckiger Verschluß der A. femoralis superficialis von der Femoragabel bis zum Adduktorenkanal (60 %).
Klinik: Claudicatio intermittens im Wadenbereich.
Therapie:
- Stadium II: Gehtraining zur Ausbildung des Kollateralkreislaufes. Operativ bei fortgeschrittenem Stadium II, III.
- Bypassverfahren mit autologen Venen (V. saphena).
- Desobliteration oder Bypass mit Kunststoffprothese.
- In der Regel Kombination mit Profundaplastik wegen relativer Abgangsstenose der A. femoralis profunda um ca. 50 % bei jedem Verschluß der A. femoralis superficialis.
- Bei isolierter Stenose oder Verschluß < 10 cm auch perkutane Dilatation möglich.
- Postoperativ: Antikoagulation.

Prognose: Operationsletalität 2–3 %. Durchgängigkeitsrate nach 5 Jahren beim Venen-Bypass 70 %, Desobliteration 40 %, Kunststoffprothesen unter 40 %. Entscheidend für den langfristigen Erfolg ist die Durchgängigkeit des „Empfängersegmentes" (guter „run-in" und „run-off").

Unterschenkeltyp

Ursache: Makroangiopathie bei Diabetes mellitus. Thrombangiitis obliterans.
Klinik: Schmerzen und Brennen im Fußbereich, trophische Störungen, schlechte Heilungstendenz nach Bagatellverletzungen in diesem Bereich.
Therapie: Operativ: Venen-Bypass bis in die Knöchelregion, Sympathektomie im Bereich L_2 bis L_4.
Prognose: Ungünstig, Durchgängigkeit des Venen-Bypass nach 5 Jahren 30–50 %, meist schlechter „run-off". Daher sollte im Stadium III und IV nach erfolgloser Sympathektomie zur Vermeidung septischer Komplikationen rechtzeitig die Indikation zur Amputation gestellt werden.

4.2.2 Obere Extremität

Schultergürtelsyndrom (= „thoracic outlet"-Syndrom, neurovaskuläres Kompressionssyndrom)

Ursache: Externe Kompression der A. subclavia und des Plexus brachialis an der Stelle, an der beide den knöchernen Thorax verlassen (1. Rippe, Schlüsselbein und Musculus scalenus anterior). Man unterscheidet:
- **Skalenus-Syndrom** = Auslösung des Kompressionsmechanismus durch Blick nach hinten oben der ipsilateralen Seite.
- **Kostoklavikuläres Syndrom** = Auslösung durch Hyperabduktion.

Die Kompression ist funktionell, d.h. bei bestimmten Bewegungen auslösbar. Es kommt also intermittierend zu einer Durchblutungsstörung. Wenn Schmerzen in Ruhe vorhanden, so liegt in der Regel eine Halsrippe oder Exostose an der Klavikula oder ersten Rippe vor. Häufig kommt es im Bereich der poststenotischen Dilatation zur Thrombose bzw. durch Verschleppung zur peripheren arteriellen Embolisierung

Klinik: Schmerz, Parästhesien sowie Taubheitsgefühl in Arm und Hand (meist im Verlauf des N. ulnaris), die Pulsqualität ist lageabhängig (Heben des Armes oder Kopfwendung nach hinten oben können den Kompressionsmechanismus auslösen, dadurch Abschwächung oder Verschwinden des Pulses).

Diagnostik: Röntgen-Aufnahme von HWS und knöchernem Thorax geben Hinweis auf Halsrippe, Exostosen, abnorme Processus transversi. Angiographien in Ruhe und unter Provokation bestätigen die Diagnose.

Differentialdiagnose: HWS-Syndrom, Karpaltunnel-Syndrom.

Therapie: Operative Dekompression je nach Ursache. Transaxillärer Zugang. Resektion der ersten Rippe resp. der Halsrippe, Durchtrennung des M. scalenus.

Digitalarterienverschlüsse

Ursache: Thrombangiitis obliterans, Morbus Raynaud (Spätform), selten Sklerodermie, Lupus erythematodes.

Klinik: Anfallsweise Schmerzen durch passagere Ischämien der Finger oder sogar der ganzen Hand, Übergang in Dauerschmerz mit weißen, kalten Fingern, Ruheschmerz (Stadium III), in Fingerkuppennekrosen (Stadium IV) möglich. Faustschlußprobe oder Kälteprovokation löst Ischämie aus.

Diagnostik: Duplex-Sonographie, Angiographie, Bestimmung nukleärer Antikörper, Kapillarmikroskopie.

Therapie: Konservativ-medikamentös;
Thorakale Sympathektomie (Th2 bis Th4): Zugang via axilläre Thorakotomie im 3. ICR oder thorakoskopisch.
Erfolge befriedigend.

4.2.3 Chronische Arterienverschlüsse (bzw. -stenosen) der supraaortalen Äste (Abb. 42.5)

Aortenbogensyndrom („pulseless disease")

Ursache: Arteriosclerosis obliterans, Arteriitis (Takayasu-Syndrom), selten kongenitale Mißbildungen.
Klinik: Wenn entzündlich, dann meist jüngere Frauen (25–40 Jahre). Pulslosigkeit an beiden Armen mit Claudicatio intermittens, „transitorisch-ischämische Attacke" (TIA = Intermittierende zerebrale Ausfallerscheinungen mit Konzentrationsschwäche, Schwindel, organisches Psychosyndrom, Amaurosis fugax, flüchtige Paresen, s. Kap. 17).
Therapie: Versuch der Revaskularisierung der Karotisgabel oder Carotis interna extrakranial mit Kunststoffbypass von der Aorta ascendens aus. Wenn Verschlüsse kurzstreckig, ist eine Thrombendarteriektomie möglich.

Karotisinsuffizienz (s. Kap. 17)

Ursache: Stenose bzw. Verschluß der A. carotis interna oder Bifurkation der A. carotis communis durch Arteriosklerose, selten Arteriitiden (Takayasu), fibromuskuläre Hyperplasie.
Klinik: Einteilung der zerebralen Insuffizienz in 4 Stadien:
- Stadium I: Asymptomatisch, Zufallsbefund bei Auskultation, Doppler-Sonographie oder Angiographie.
- Stadium II: Symptomatisch, „transient ischemic attack" (TIA), innerhalb von 24 Stunden voll rückbildungsfähige Halbseitenlähmung, Absencen, Aphasien, Ataxien, Amaurosis fugax.
- Stadium III: Schlaganfall mit Bewußtseinsverlust (PRIND).
- Stadium IV: Schlaganfall mit Defektheilung (completed stroke).

Therapie:
- Stadium II: Extrakranielle Revaskularisierung als Prophylaxe.
- Stadium III: Revaskularisierung innerhalb der ersten 6 Stunden, sonst nach Ausheilung.
- Im Stadium IV ist nur ausnahmsweise eine operative Therapie sinnvoll.
- Verfahren: Lokale Endarteriektomie mit direkter Naht oder Patchverschluß, Eversionsendarteriektomie.

Vertebralis-Basilaris-Insuffizienz

Ursache: Arteriosclerosis obliterans, Stenosen und Verschlüsse der A. vertebralis, so daß es intermittierend zur Ischämie im Versorgungsgebiet der A. basilaris kommen kann.
Sonderform ist das Subklavia-Entzugssyndrom („subclavian steal syndrome").
Durch hochgradige Stenose bzw. Verschluß der A. subclavia proximal des Abganges der A. vertebralis kommt es bei physischer Anstrengung des ipsilateralen Armes durch vorübergehende Strömungsumkehr zum Entzug von Blut aus der Hirnversorgung über die A. vertebralis (retrograder Fluß) zugunsten der Armversorgung.

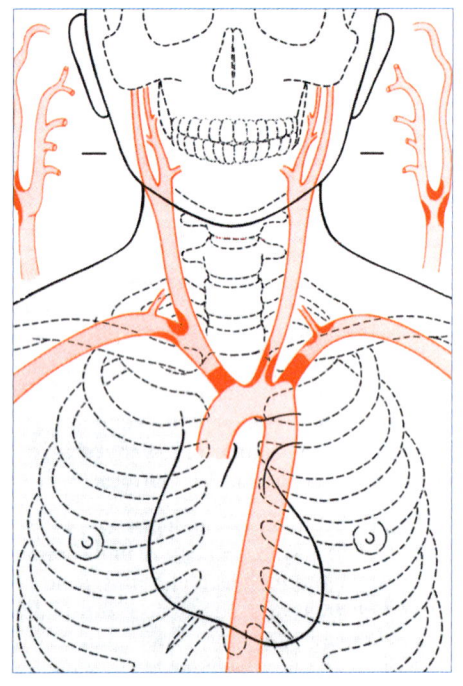

Abb. 42.5
Typische Formen der supraaortalen Arterienveränderungen

Klinik: Schwindel, Drehschwindel, Paresen, Geh-, Schluck- und Sprachstörungen, Provokationstest mit Faustschlußprobe der betroffenen Seite.
Angiographie bestätigt den Verdacht.
Therapie:
- Anatomischer Bypass von Aorta descendens zur A. subclavia (Dacron-Prothese).
- Perkutane transluminale Angioplastie der A. subclavia.
- Transposition der A. subclavia in die A. carotis communis.
- Extraanatomischer Bypass zwischen A. carotis communis und A. subclavia mit Prothese (V. saphena oder Kunststoff).

4.2.4 Chronische Arterienverschlüsse der Mesenterialgefäße

Angina intestinalis

Synonyme: Angina visceralis, Angina abdominalis, Ortner-Syndrom II.
Ursache: Arteriosclerosis obliterans, selten funktionell, bei Kompression durch Zwerchfellpfeiler.
Wegen der anatomisch präformierten Kollateralkreisläufe kommt es bei sich langsam ausbildenden Stenosen bzw. Verschlüssen der Mesenterialarterien (A. mesenterica superior, Truncus coeliacus, häufig durch das Lig. arcuatum von außen komprimiert und stenosiert, A. mesenterica inferior – in Reihenfolge der Häufigkeit) nur selten zu klinisch manifesten Symptomen der Durchblutungsstörung des Darmes.
Klinik: Einteilung in **4 Stadien**:
- Stadium I: Symptomlos, Zufallsbefund bei Angiographie aus anderem Grund.
- Stadium II: Intermittierende postprandiale Schmerzen „Angina abdominalis".
- Stadium III: Wechselnder Dauerschmerz, Meteorismus, Hyperaktivität des Darmes, Abmagern!
- Stadium IV: Paralytischer Ileus, Darmgangrän, Durchwanderungsperitonitis „Akutes Abdomen".

Verdacht sollte geäußert werden bei Stenosegeräuschen im Oberbauch mit intermittierenden postprandialen Schmerzen, Malabsorption mit Gewichtsverlust sowie oft krampfartig auftretenden Bauchschmerzen über Jahre progredient.
Diagnostik: Duplex-Sonographie und selektive Angiographie.
Therapie: Operativ im Stadium II, Thrombendarteriektomie oder aorto-mesenterialer Bypass mit autologer Vene, Dekompression des Truncus coeliacus.
Im Stadium II und IV gleiches Verfahren, jedoch ist in der Regel eine gleichzeitige Darmresektion notwendig (hohe Operationsletalität!).
Prognose: Im Stadium I und II sehr gut, mit geringer Operationsletalität.

4.2.5 Chronischer Verschluß (bzw. Stenose) der A. renalis (Abb. 42.6)

Pathophysiologie: Bei Minderdurchblutung einer Niere kommt es zum Goldblatt-Mechanismus: Durch vermehrte Ausscheidung von Renin über die juxtaglomerulären Zellen wird das Renin-Angiotensin-Aldosteron-System angeregt. Das Resultat ist die Erhöhung des systemischen (insbesondere des diastolischen) Blutdruckes mit allen seinen negativen Folgen für das zirkulatorische System (renovaskulärer Hochdruck).

Ursache: Arteriosclerosis obliterans (ca. 60%) (Abb. 42.6 a), fibromuskuläre Hyperplasie (ca. 30%) (Abb. 42.6 b).

Klinik: Hypertonie (oft plötzliches Einsetzen und mit häufigen Kopfschmerzen, frühe Ermüdbarkeit), jugendliches Alter spricht eher für fibromuskulären Typ. Stenosegeräusche über der A. renalis.

Diagnostik: I.v.-Urographie zeigt oft eine etwas verkleinerte Niere (Drosselniere), Radio-Isotopen-Nephrogramm zeigt eine Minderperfusion, seitengetrennte Reninaktivitätsbestimmung, Angiographie.

Therapie: Ballondilatation. Erst beim Rezidiv operative Korrektur durch Thrombendarteriektomie mit Streifenplastik oder aortorenalen Bypass.

Prognose: Gute Resultate nach Dilatation mit Normalisierung des Blutdruckes, jedoch Rezidive nach 2–5 Jahren. 5 Jahre nach operativer Therapie sind noch 70% normoton beim primären fibromuskulären Typ und 40% beim arteriosklerotischen.

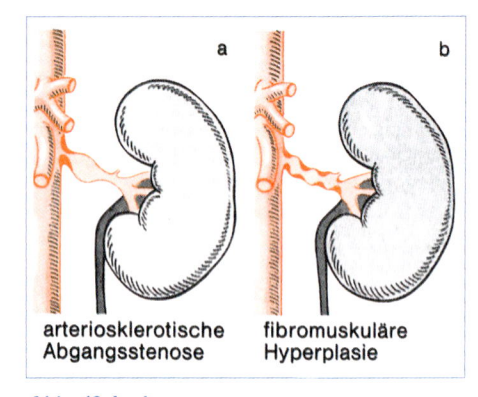

Abb. 42.6 a,b
Die beiden typischen Formen der Nierenarterien-Stenosen
a arteriosklerotische Abgangsstenose
b fibromuskuläre Hyperplasie

5 Aneurysma

Definition: Das Aneurysma ist eine umschriebene Ausweitung der Wand einer Arterie (auch die narbige Aussackung einer Herzkammer nennt man Aneurysma, s. Kap. 22). Die Ausweitung kann die gesamte Zirkumferenz oder nur Teile betreffen. Man unterscheidet (Abb. 42.7):
- **Aneurysma verum:** Echtes Aneurysma, alle drei Wandschichten-Intima, Media, Adventitia sind ausgeweitet.
- **Aneurysma spurium oder falsum:** Falsches Aneurysma, Verletzung der Gefäßwand mit paravasaler Hämatombildung, anschließende Organisation und epitheliale Auskleidung.
- **Aneurysma dissecans:** Dissezierendes Aneurysma, nach Intimaeinriß erfolgt Einblutung zwischen die Gefäßwandschichten (sog. Wühlblutung) mit und ohne Wiederanschluß an das Gefäßlumen.

Zusätzlich unterscheidet man die verschiedenen **Aneurysmaformen:** Aneurysma sacciforme (sackförmig), fusiforme (spindelförmig), saccifusiforme (kombiniert sack- und spindelförmig), cuneiforme (kahnförmig), serpentinum (schlangenförmig). Bei letzterer handelt es sich in der Regel um mehrere hintereinander geschaltete Aneurysmen, auch Aneurysmosis genannt.

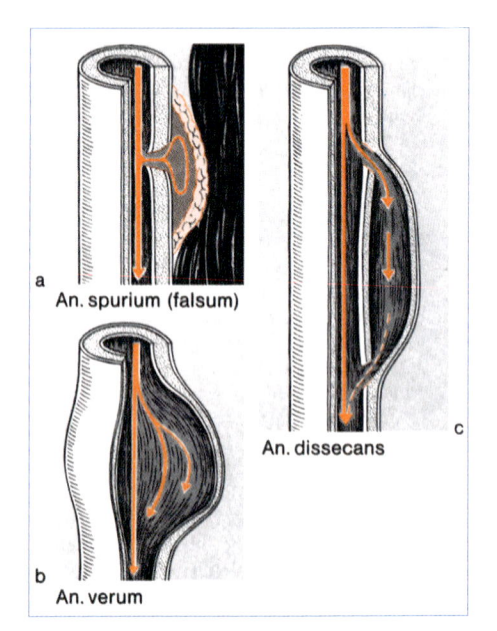

Abb. 42.7 a–c
Aneurysmaformen

Ursachen:
- Arteriosklerotisch: Am häufigsten im Aorta abdominalis- und A. iliaca-Bereich.
- Entzündlich: Mykotische Aneurysmen.
- Traumatisch: Nach perforierenden Verletzungen, selten nach stumpfen Gewalteinwirkungen.
- Iatrogen: Nach Katheterprozedur.
- Funktionell: Poststenotisch kann es zu extremen Dilatationen kommen.
- Angeboren: Fehlbildung der Gefäßwandschichten, betrifft in der Regel die innere elastische Faserschicht.

Komplikationen:
Diese sind bestimmt durch die stete Größenzunahme bis zur Ruptur sowie der Bildung von Thromben im Aneurysmasack, begünstigt durch die rauhe ulzeröse Innenfläche und die turbulente Strömung.
- **Embolie:** Durch Verschleppung thrombotischen Materials kommt es häufig zu multiplen peripheren Embolien mit akuter Verschlußsymptomatik.
- **Thrombose:** Besonders bei allgemein schlechter Kreislaufsituation kommt es zum thrombotischen Verschluß, meist bei kleineren, peripheren Aneurysmen (A. poplitea).
- **Penetration:** Durch ständige Größenzunahme kommt es zur Kompression oder Arrosion von benachbarten Organen und Geweben (z.B. beim Bauchaortenaneurysma, Kompression von Ureter und N. ischiadicus bzw. Arrosion der Lendenwirbelkörper möglich, gelegentlich sogar aortointestinale Fistel mit massiver gastrointestinaler Blutung).
- **Ruptur: Frei** in vorgegebene Räume (Pleurahöhle, Peritonealhöhle, Retroperitonealraum) und in andere Organe (Duodenum, Bronchus, V. cava) oder **gedeckt** durch benachbarte Strukturen (z.B. Pleura) oder bei niedrigem Innendruck vom paravasalen Hämatom.

Aneurysma: Rupturgefahr

5.1 Nicht-dissezierendes Aneurysma

5.1.1 Aneurysma der Aorta thoracalis

Ursache: Degenerativ arteriosklerotisch im Abschnitt I bis III (Abb. 42.8 a). Luetisch, mykotisch im Abschnitt I und II. Traumatisch meist in III, selten angeboren.

Einteilung der thorakalen und thorakoabdominalen Aneurysmen nach Crawford:
- **Typ I**   Distaler Bogen bis Zwerchfellhöhe der Aorta
- **Typ II** Aorta thoracica descendens mit Beteiligung der abdominalen Aorta im viszeralen Bereich

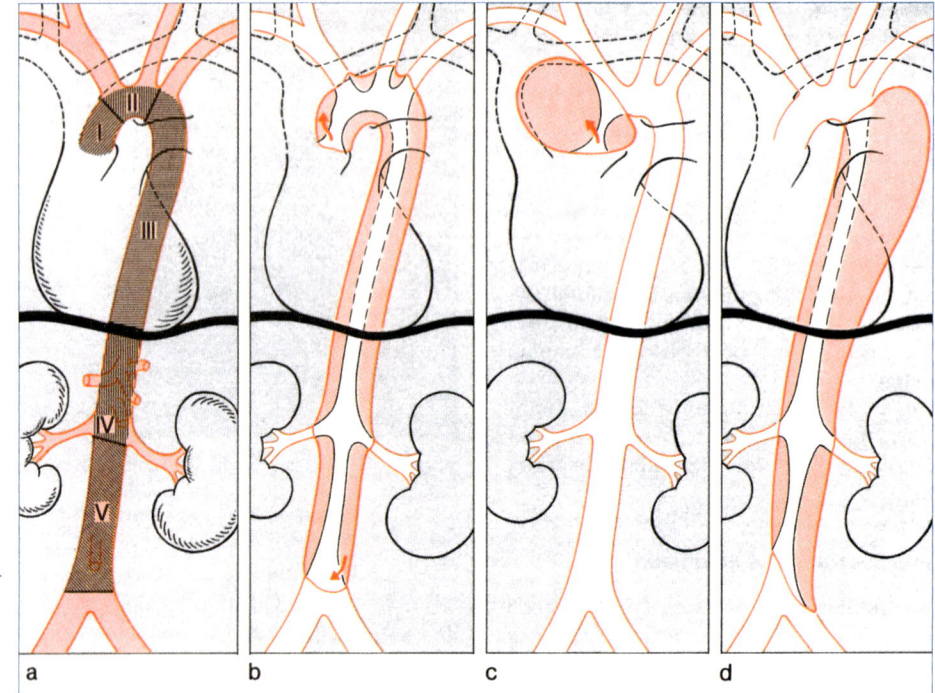

Abb. 42.8 a–d
Aortenaneurysma:
a Die 5 Abschnitte der Aorta.
b–d Die häufigsten Formen der Aortendissektion

- **Typ III** Aorta thoracica descendens und gesamte abdominale Aorta
- **Typ IV** Aorta in Zwerchfellhöhe einschließlich des Bereiches Viszeralarterienabgänge
- **Typ V** Supra- und infrarenale Aorta

Klinik: Schmerzen im Rücken und/oder in der linken Thoraxseite, Druckgefühl im Jugulum und hinter dem Brustbein. Dyspnoe. Obere Einflußstauung bei V. cava-Kompression. Heiserkeit (N. recurrens!), Horner-Symptomenkomplex.

Diagnostik: Nach klinischem Verdacht Angiographie, Angio-CT (auch zum Ausschluß eines Mediastinal-Tumors).

Therapie: Resektion des Aneurysmas, Ersatz durch Kunststoffprothese unter Einsatz der HLM (s. Kap. 22).
Operations-Mortalität 5–15 %.

5.1.2 Aneurysma der Aorta abdominalis

Ursache: Fast ausschließlich arteriosklerotisch. Zu 97 % Abschnitt V (infrarenal) betreffend.

Klinik:
- **Frühe Symptome** sind uncharakteristisch. Wechsel von Obstipation und Diarrhoe. Völlegefühl bereits nach kleinen Mahlzeiten. Postprandiale Schmerzen.
- **Spätsymptome:** Meist anfallsartig auftretender (Expansion des Aneurysmas!), ischialgieformer, meist linksseitig in den Oberschenkel einschießender oder als akutes LWS-Syndrom impo-

Aneurysma 42 Gefäße

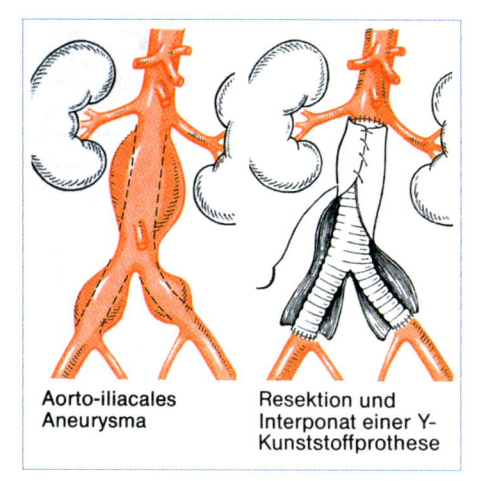

Abb. 42.9 a,b
Aneurysma der Aorta abdominalis **a** und Interpositionstechnik **b**
(Aorto-iliacales Aneurysma / Resektion und Interponat einer Y-Kunststoffprothese)

nierender (= Kompression der Spinalwurzel bzw. N. ischiadicus, N. femoralis) Schmerz. Eine urologische Symptomatik entsteht durch Kompression auf den Ureter (überwiegend linksseitiger Flankenschmerz in Blasengegend ziehend) mit Hydronephrose.

- **Hauptbefund: Pulsierender Tumor!**
  Bei Ruptur und Volumenmangelschock ist der pulsierende Tumor nicht mehr tastbar, kann auch selten als gastrointestinale Blutung imponieren (Einbruch ins Duodenum), als akute Herzinsuffizienz mit ausgeprägter Venenstauung der unteren Extremität bei Einbruch in die V. cava inferior mit akutem AV-Shunt oder sogar als Leistenhernie verkannt werden.

Diagnostik: Angiographie nur in Zweifelsfällen (Ausdehnung über infrarenalen Abschnitt hinaus). Abdomenübersicht zeigt häufig schon sichelförmige Verkalkungen der Aneurysmawand, Sonographie, CT.

Therapie: Da ca. 90 % aller symptomatischen Bauchaortenaneurysmen binnen 6–18 Monaten rupturieren, ist die Operation bestehend in Resektion und Protheseninterposition die Methode der Wahl (Abb. 42.9).

Die **Rupturgefahr** ist abhängig von der Aneurysmagröße:
– bei einem Durchmesser < 4 cm rupturieren ca. 10 %,
– bei einem Durchmesser > 6 cm rupturieren 40–60 %.
Daraus leitet sich die Indikation zur chirurgischen Therapie ab einem Durchmesser > 5–6 cm ab.

Endovaskuläre prothesentragende Stents sind in der klinischen Erprobung und können zukünftig über einen kleinen operativen Zugang in den Leisten eingesetzt werden.

Prognose: Operationsletalität 2–4 % bei elektiven Eingriffen, im Stadium der Ruptur bis 70 %, je nach Lebensalter.
Allerdings erhebliche postoperative Morbidität: Myokardinfarkt 2–15 %, pulmonale Komplikationen 40 %, Paraplegie 0,25 %, Amputationen 2 %, Ischämie des linken Kolons 1–2 %, Impotenz 13 %, ca. 10 % ischämische Rückenmarksschäden.

5.1.3 Aneurysma der Viszeralisarterien

Aneurysmen größerer Organarterien (Aa. renales, lienalis, mesentericae, hepatica) sind seltener und in der Regel klinisch stumm, d.h. meist Zufallsbefund. Wegen der Bedeutung zur Funktionserhaltung des jeweiligen Organes ist die Resektion oder Ausschaltung obligatorisch.

5.1.4 Aneurysma der peripheren Arterien

Ursache: Aneurysmen der A. carotis arteriosklerotisch, selten entzündlich, der oberen Extremität in der Regel traumatisch bzw. iatrogen, der unteren Extremität (A. poplitea am häufigsten) arteriosklerotisch, infektiös oder traumatisch. Hohe Rate thromboembolischer Komplikationen.
Klinik: Tastbarer pulsierender Tumor mit Schwirren.
Therapie: Resektion, Interpositionsprothese.

5.2 Dissezierendes Aneurysma

Der Intimaeinriß erfolgt zu 95% im Bereich der thorakalen und zu 5% im Bereich der abdominalen Aorta. Die Dissektion kann nach außen, aber auch nach innen (Rekanalisation, re-entry) oder blind enden; sie kann sich auf die aus der Aorta abgehenden Arterien fortsetzen mit dem Resultat des Funktionsverlustes der betroffenen Organe (Nieren, Darm usw.).

Einteilung:
- **Standford-Klassifikation** (nach Lage des Entry):
  Typ A: Entry im Ascendens oder Bogenbereich der Aorta
  Typ B: Entry im distalen Bogen oder Deszendensbereich der Aorta
  Entscheidend für das therapeutische Vorgehen
- **De Bakey-Klassifikation** (nach Ausdehnung der Dissektion):
  Typ I   Erweiterung der gesamten thorakalen Aorta
  Typ II Dissektion der Aorta ascendens
  Typ III Dissektion der Aorta thoracica descendens
  Typ IIIa Thorakaler Abschnitt der Aorta
  Typ IIIb Thorako-abdominaler Abschnitt der Aorta

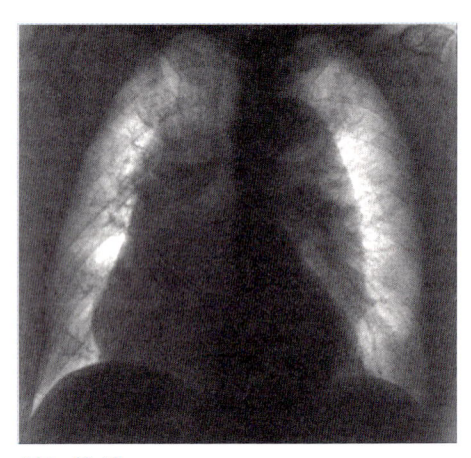

(Abb. 42.8 b–d)

Abb. 42.10
Dissektion der gesamten Aorta thoracalis

Ursache: Arteriosklerose, Marfan-Syndrom, zystische Medianekrose, Lues.

Klinik: Die Dissektion ist ein akutes Ereignis mit heftigem Schmerz im Thorax, meist linke Schulterblattregion, nicht selten auch im Abdomen.
Schockzustand, vielfältige Organbefunde (Anurie, Insult, Infarkt, Darmnekrose, akuter peripherer Verschluß). Verdacht ist zu erheben aufgrund des akuten Ereignisses mit Schmerz im Thorax und wechselnder Pulsqualität.

Diagnostik: Röntgen-Thorax-Übersicht: Mediastinalverbreiterung (Abb. 42.10), manchmal mit Pleura- und/oder Perikarderguß.
Angiographie (Computertomographie), Sonographie, Linksherzkatheter zum Ausschluß einer koronaren Herzerkrankung oder eines Klappenvitiums etc.

Differentialdiagnose: Bei unspezifischer Symptomatik vielfältig, u.a. Herzinfarkt, Ösophagus-, Lungen-, Wirbelsäulenerkrankungen, s.o.

Therapie: Die Rekanalisation kann als Form der Selbstheilung angesehen werden, verhindert jedoch nicht die spätere Ruptur. Kommt es hingegen zur Thrombosierung des falschen blinden Lumens, so ist dieses als Spontanheilung zu werten.
- Bei der akuten Dissektion der Aorta Typ A nach Stanford ist eine dringliche Operationsindikation gegeben wegen einer rasch entstehenden Perikardtamponade, oberen Einflußstauung, Aorteninsuffizienz und tödlichem Herzversagen.
- Bei Typ A nach Stanford mit Hilfe der HLM Ersatz der Aorta ascendens, Vereinigung der Kunststoffprothese mit dem echten Lumen des Arcus aortae (meist ist hierbei auch ein Ersatz der

Aortenklappen und/oder Reimplantation der Koronararterien notwendig).

Eventuell auch Aortenbogenersatz mit Reimplantation der supraaortalen Gefäße. Hirnprotektive Maßnahmen (Tiefkühlung bis 17 °C, ante- oder retrograde Hirnperfusion) notwendig.
- Indikation zur akuten Operation bei Typ B nach Stanford nur bei viszeralen Ausfällen, Paresen, Ruptur. Ansonsten konservatives Vorgehen, Operation im Intervall.

Ersatz der thorakalen und evtl. abdominalen Aorta mit Reimplantation der viszeralarterien- und rückenmarksversorgenden Gefäße. Querschnittslähmungen 20%.

6 Arterio-venöse Fistel (AV-Shunt)

Pathologische Kurzschlußverbindung (= Shunt) extrakardial zwischen dem arteriellen und venösen System.

Von dem Shuntvolumen ist die Herzbelastung und die distal vom Shunt auftretende Venenstauung (Druckzunahme) direkt abhängig.

Ursache:
- Angeboren: Kann an den Extremitäten mit Gigantismus der betroffenen Extremität einhergehen; ist am häufigsten jedoch in Gehirn und Lunge zu finden.
- Traumatisch: Nach perforierenden Verletzungen (Schuß-, Stichverletzungen usw.), selten arteriosklerotisch.

Klinik: Tastbarer Tumor mit auskultierbarem Schwirren (Maschinengeräusch) über der Fistel, deutliche venöse Stauung mit ausgeprägten pulsierenden Varizen, durch Kompression der Fistel Verschwinden des Schwirrens (Auslöschphänomen), Pulsverlangsamung und Blutdruckanstieg (Nicoladoni-Branham-Test).

Therapie: Erworbene Fistel: Die Therapie der angeborenen AV-Fisteln ist problematisch. Strenge Indikation zur interventionellen Therapie (Embolisation) oder operativen Therapie (Skelettierungsoperation). Beseitigung des Shunts mit Rekonstruktion der Arterie und Vene.

Prognose: Bei erworbenen Fisteln gut, bei kongenitalen häufig Auftreten von Rezidiven zentral der ursprünglichen Fistel. Gute Erfolge mit Embolisation.

7 Operationsverfahren

In der heutigen Gefäßchirurgie wird fast ausschließlich monofiles Nahtmaterial verwendet.
Grundsätzlich kommen 3 Methoden zur Anwendung:
1. Direkte Gefäßnähte
2. Desobliterationsverfahren
3. Gefäßtransplantationen

7.1 Direkte Gefäßnaht (Abb. 42.11)

Sie wird mit Einzelkopfnähten oder fortlaufender Naht mit monofilem atraumatischen Nahtmaterial ausgeführt.
- Große Gefäße werden quer wie längs direkt genäht (nicht resorbierbar, doppelt armiert, monofil, atraumatisch der Fadenstärke 3–0 oder 4–0).
- Mittlere und kleinere werden angeschrägt bzw. mit einem Patch verschlossen (Fadenstärke 5–0 oder 6–0).
- Gefäßverbindungen (Anastomosen) können End-zu-End, Seit-zu-End oder Seit-zu-Seit hergestellt werden (Abb. 42.12)

7.2 Desobliterationsverfahren

Embolektomie, Thrombembolektomie:
- Direkt = Arteriotomie über der Stelle des Embolus (Thrombus).
- Indirekt = Arteriotomie an einer dem Sitz des Embolus fernen Stelle.

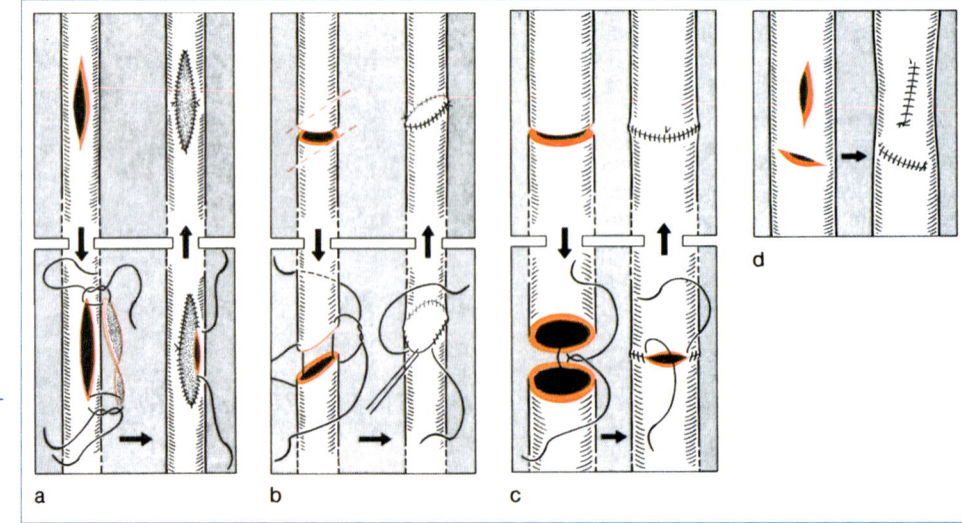

Abb. 42.11 a–d
Die verschiedenen Formen der Gefäßnähte
a Patch-Naht
b schräge Naht
c gerade Naht
d direkte Nähte

Operationsverfahren 42 Gefäße

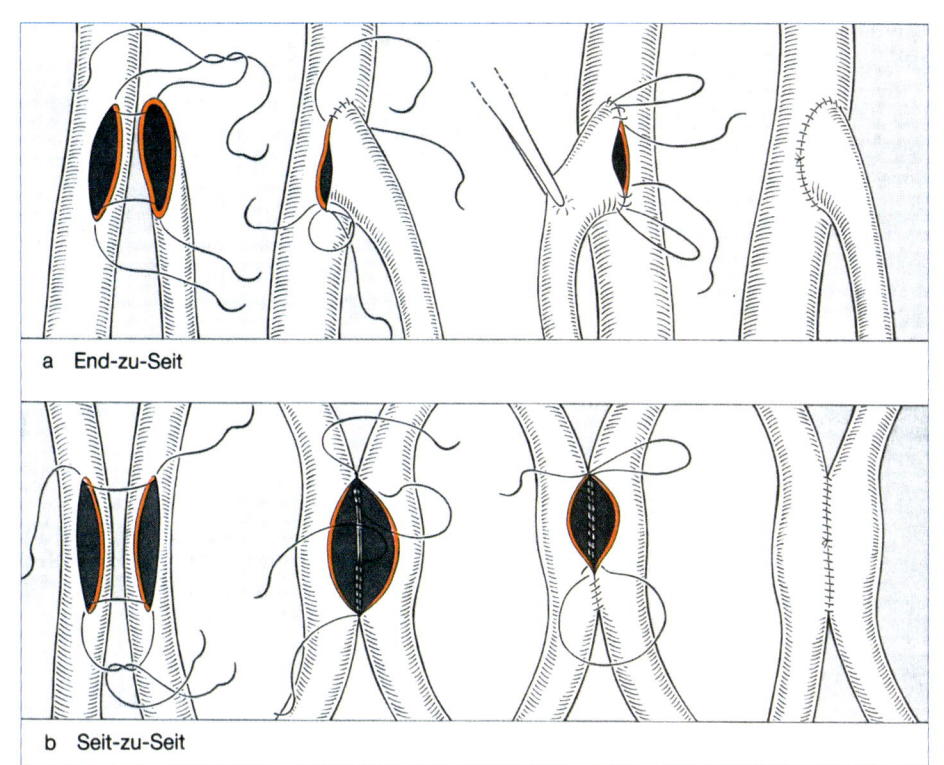

a End-zu-Seit

b Seit-zu-Seit

Abb. 42.12 a,b
Spezielle Anastomosentechniken bei Gefäßen

7.2.1 Typische Embolektomie nach Fogarty (s. Abb. 42.3)

Freilegung der Arteriengabel der betroffenen Extremität in Lokalanästhesie, Arteriotomie, Einführen eines Ballonkatheters erst ortho-, dann retrograd in nicht aufgeblasenem Zustand, nach Aufblasen des Ballons Extraktion des intravasalen Materials.
Mehrfach durchführen (im Zweifel intraoperative Angiographie), intraarterielle Instillation von Heparinlösung, Verschluß der Arteriotomie.

7.2.2 Thrombendarteriektomie (TEA) (Abb. 42.13)

Offen oder halboffen wird der Verschlußzylinder zwischen Intima und Media oder in der Media selbst entfernt (Abb. 42.14).

7.3 Gefäßtransplantation

Krankhafte Gefäßabschnitte können entweder exstirpiert (z.B. Aneurysmektomie) und durch ein Interponat ersetzt oder primär überbrückt werden.
Hierbei gilt prinzipiell:
- **Große Arterien** werden durch Kunststoffarterien (Dacron, Teflon usw.),

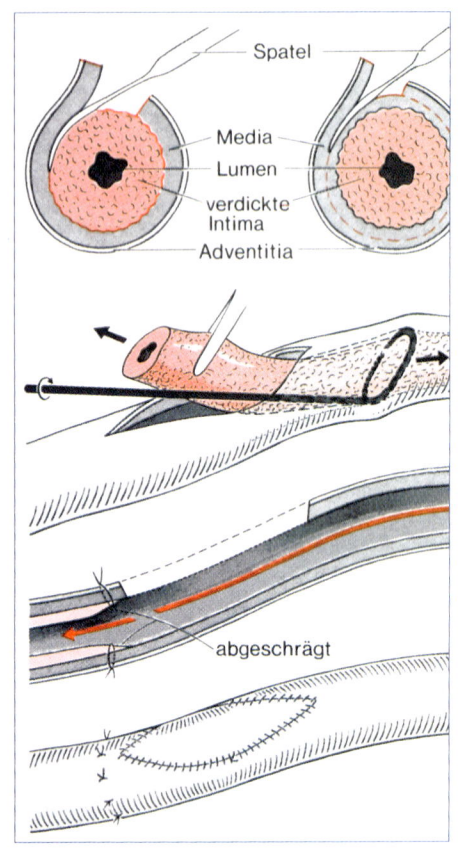

Abb. 42.13
Thrombendarteriektomie (TEA)

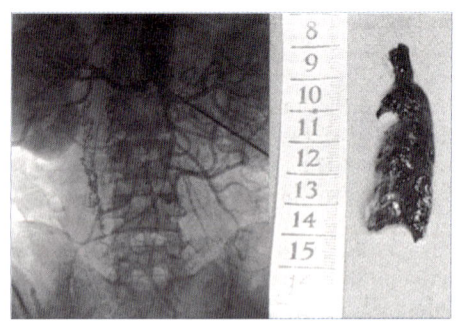

Abb. 42.14 a,b
Bauchaortenverschluß infolge Arteriosklerose:
a Angiographie, Versorgung der unteren Körperhälfte über Kollateralen (Riolan-Anastomose). Therapie: Thrombendarteriektomie;
b Thrombus

- **mittlere** und **kleine** durch autologe Vene (in der Regel V. saphena magna, da bessere Langzeitergebnisse als alloplastisches Material) ersetzt (Abb. 42.15).

Eine Besonderheit ist der **extraanatomische Bypass**. Bei einer Infektion im anatomischen Gefäßbett oder bei einem Gefäßverschluß durch einen inoperablen Tumor muß zur Überbrückung eine extraanatomische Route gewählt werden (z.B. axillo-femoraler Bypass bei inoperablem Tumor im kleinen Becken).

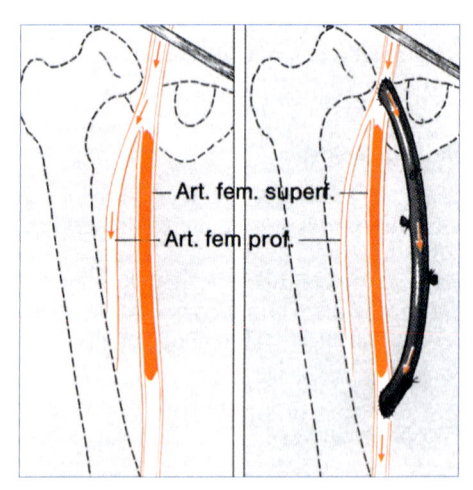

Abb. 42.15
Femoro-femoraler Venen-Bypass

8 Erkrankungen der Venen

Erkrankungen der Venen werden hervorgerufen durch
- Entzündungen
- Thrombose
- Klappeninsuffizienz.

8.1 Oberflächliche Thrombophlebitis

Ursache: Lokale Schädigung durch exogene oder endogene Keimverschleppung (infektiöse Form) oder aufgrund chemischer Intimareizung (aseptische Form) durch Infusionslösung, Medikamente oder Kunststoffmaterial. Disposition gegeben durch Pankreatitis, Hyperkoagulopathien, Varikosis, Einnahme von Ovulationshemmern.

Klinik: Schmerzhafte Rötung und Schwellung des paravasalen Gewebes mit derbem druckempfindlichem Venenstrang. Subfebrile Temperaturen möglich.

Therapie:
- Lokal: Umschläge, Heparinsalbe, elastischer Kompressionsverband.
- Allgemein: Antiphlogistika, evtl. Analgetika, Mobilisation!

Prognose: Gut, in der Regel Ausheilung mit Verödung der betroffenen Venenabschnitte.

8.1.1 Sonderformen

Abszedierende Thrombophlebitis

Lokale eitrige Einschmelzung, oft mit Schüttelfrost einhergehend.
Therapie: Inzision, Antibiotika.

Thrombophlebitis migrans (saltans)

Häufig in Verbindung mit anderen Krankheiten (bösartigen Tumoren, Allergien, Autoimmunerkrankungen), rezidivierenden Infekten.
Klinik: Multilokulär, sprunghaft, schubweise und/oder rezidivierend auftretende Thrombophlebitis.
Therapie: Lokal: Wie bei oberflächlicher Thrombophlebitis. Allgemein: Fokussuche und Behandlung, symptomatisch Antiphlogistika (evtl. Kortison).

Varikophlebitis

Klinik: In der Regel auf einen Varixkonvolut beschränkter Prozeß; sehr schmerzhaft.
Therapie: Stichinzision in den thrombosierten Varixknoten zu dem thrombosierten Abschnitt der Stammvene, Entleerung der Thromben durch Expression, Crossektomie oder Saphenektomie. Cave: Flottierenden Thrombus in der V. femoralis ausschließen und ggf. gleichzeitig entfernen.

8.2 Phlebothrombose

Kompletter oder inkompletter thrombotischer Verschluß einer großen Vene (V. femoralis, V. iliaca, V. cava inferior oder superior, V. subclavia), meist im Becken- und Beinvenenbereich mit Gefahr der Lungenembolie.

Pathogenese: Virchow-Trias: Gefäßinnenschichtschädigung, Hyperkoagulopathie und Verlangsamung des Blutstromes (näheres s. Kap. 3.3.6).

Klinik
- **Anamnese:** Selten Schmerzen, meist nur „Schweregefühl".
- **Befund:** Umfangsdifferenz aufgrund der Anschwellung der Extremität, lokale Druckempfindlichkeit, Seitendifferenz in Hauttemperatur, gestaute Hautvenen, in der Tiefe manchmal druckschmerzhafter Strang tastbar. Treffsicherheit der klinischen Untersuchung 40–50 %.

Diagnostik (Funktionsteste):
- **Lowenberg-Test:** Manschettendruck zwischen 60 und 120 mmHg nur schmerzhaft auf der betroffenen Seite. Schmerz erst über 180 mmHg spricht gegen akute Venenthrombose.
- **Homans-Test:** Wadenschmerz bei Dorsalflexion des Sprunggelenkes spricht für Unterschenkelvenenthrombose.
- **Payr-Zeichen:** Druckschmerz im Verlauf der V. saphena.
- **Umfangsmessung:** Differenz von mehr als 1 cm ist als pathologisch zu betrachten.

Apparative Untersuchungen:
- Farbkodierte Duplexsonographie
- Doppler-Untersuchung
- Phlebographie

Diagnosesicherung durch Duplexsonographie und/oder Phlebographie. Aussage über Lokalisation, Ausdehnung, Alter der Thrombose, Wandadhärenz und Zustand der Venenklappen.

Differentialdiagnose: Alle Erkrankungen, die mit lokalen Schwellungen einhergehen (Lymphödem, Erysipel, Trauma, postthrombotisches Syndrom).

Therapie
Richtet sich nach Alter und Ausdehnung der Thrombose, Alter und Allgemeinzustand des Patienten und Begleiterkrankungen.
- Eine Operationsindikation ergibt sich nur bei frischen Thrombosen (max. 7 Tage alt), deszendierender Ausbreitungsform und Patienten im guten Allgemeinzustand.
- **Konservative Maßnahmen:** Hochlagern des Beines, Immobilisation, Kompressionsverband, systemische Heparinisierung (PTT 2–3 fach verlängern).
- Bei frischen aszendierenden Thrombosen (max. 10–14 Tage alt) kommt auch eine **Fibrinolyse** in Betracht.
  Cave: Beachtung der Kontraindikationen!
- Anschließende Antikoagulantientherapie für 6 Monate und Kompressionstherapie über 2 Jahre und mehr (evtl. lebenslang).

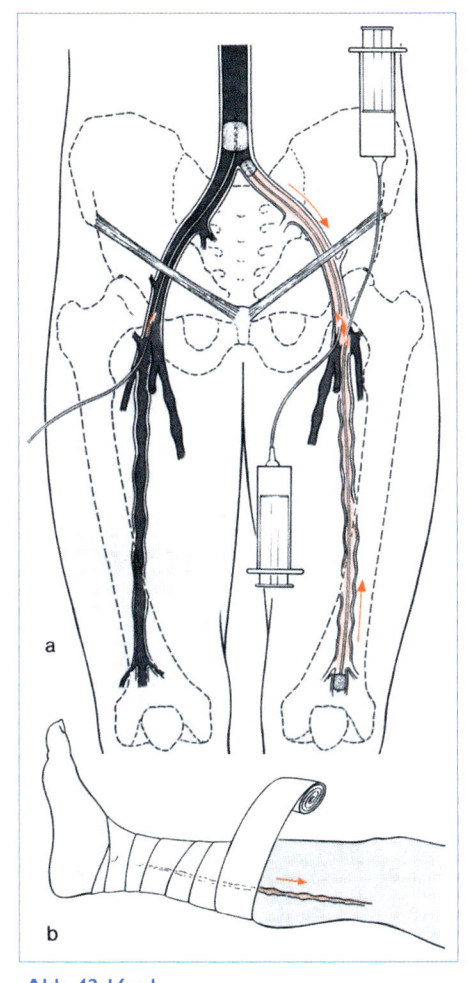

Abb. 42.16 a,b
Venöse Thrombektomie:
a Plazierung der Ballonkatheter,
b Auswickeln von distal

Komplikation: Langfristig kommt es häufig zu einer chronisch-venösen Insuffizienz (bis 85 %, s.u.) und zu Lungenembolien (bei rezidivierenden Lungenembolien Implantation eines Kava-Schirmes).

8.2.1 Sonderformen der Phlebothrombose

Armvenenstau (Paget-v. Schroetter-Syndrom)

Ursache: Akute Thrombose der V. subclavia und/oder V. axillaris auf der Basis von chronischen Schädigungen (Schultergürtelsyndrom, Halsrippe, Aneurysma der A. subclavia, Überanstrengung bei Tennis und Kegeln), peripher-zentrale Venenkatheter (über V. basilica), aber auch Ovulationshemmer.
Klinik: Akut auftretende Schmerzen und Schwellung mit livider Verfärbung des betroffenen Armes, Verstärkung durch Belastung, Sicherung der Diagnose durch Phlebographie.
Therapie: Fibrinolyse zeigt bessere Ergebnisse als operative Thrombektomie.
Behandlung der Ursachen: Entfernung der Halsrippe, Subklavia-Aneurysma usw.

Phlegmasia caerulea dolens

Foudroyant verlaufende Thrombose des gesamten Querschnittes der Extremität mit gleichzeitiger Kompression der Lymphgefäße. Der angestiegene Gewebsdruck kann zu Sistieren der kapillären Zirkulation und damit des arteriellen Zustroms führen.
Klinik: Schmerz, kalte livide Haut mit Venenstauung, Schwellung, Hautblutungen, Zeichen der zunehmenden Ischämie mit Ausbildung von Nekrose bzw. Gangrän (oft hypovolämer Schockzustand). Kombination der Zeichen einer akuten venösen und arteriellen Durchblutungsstörung sichern in der Regel die Diagnose.
Therapie: Operative venöse Thrombektomie (Abb. 42.16). Fibrinolyse hier nur zweite Wahl!
Prognose: Schlecht, Letalitätsrate wird in der Literatur zwischen 22 und 40 % angegeben. Häufig ausgedehnte Amputation notwendig.

8.3 Varizen

(Varix = der Knoten):
Varizen sind „knotenförmig" oder sackartig erweiterte, oft geschlängelte, oberflächliche Venen.

Pathogenese
Der Rückstrom des Blutes zum Herzen wird an den unteren Extremitäten in 2 Systemen (oberflächliches und tiefes Venensystem) mittels dreier Mechanismen gefördert.
- Die **Venenklappen** bestimmen die Richtung des Blutflusses auch gegen die Schwerkraft.
- Die **kontrahierende Beinmuskulatur** wirkt durch Kompression auf die Gefäßscheide als Pumpe.
- Die **Pulswelle** der Arterie wird auf die sie begleitenden Venen in Ruhe übertragen.

Der 2. und 3. Mechanismus ist für die epifaszial und subkutan verlaufenden Venen (Vv. Saphena magna et parva) nicht vorhanden.

Oberflächliches und tiefes System sind durch die Venae communicantes (Verbindungsvenen) bzw. Venae perforantes (perforierende V.) verbunden. Die Klappen in den Venae perforantes sind so gerichtet, daß physiologischerweise das Blut stets in Richtung der tiefen Venen strömt.

Wichtigste Perforansvenen sind die Dodd- und Cockett-Gruppen sowie die Boyd-Vene (Abb. 42.17). Die Cockett-Gruppe besteht aus drei Perforans-Venen ca. 7, 14 und 18 cm von der Fußsohle.

Einteilung
Man unterscheidet 2 Formen der Varizen:
- **Primäre Varikosis** entsteht auf der Basis einer angeborenen Bindegewebsschwäche, die direkt oder über eine allgemeine Erweiterung der Gefäßwand zur Klappeninsuffizienz führt. Begünstigte Faktoren sind Stehberufe (hydrostatisch), Schwangerschaft (hormonell), Übergewicht, externe Kompression (z.B. Strumpfbänder).
- **Sekundäre Varikosis** entsteht bei Abflußbehinderung im tiefen Venensystem (postthrombotisches Syndrom) als kompensatorischer Kollateralkreislauf. Extremform mit massiv gestauter unterer Körperhälfte bei Kava-Kompressions-Syndrom z.B. bei großen retroperitonealen Tumoren.

Klinik: Schweregefühl („Dickwerden") nach statischer Belastung, krampfartige Schmerzen in der Wadenmuskulatur (häufig nachts). Im Spätstadium Ödeme, trophische Störungen bis zum Ulcus cruris venosum (s. Tab. 42.1).

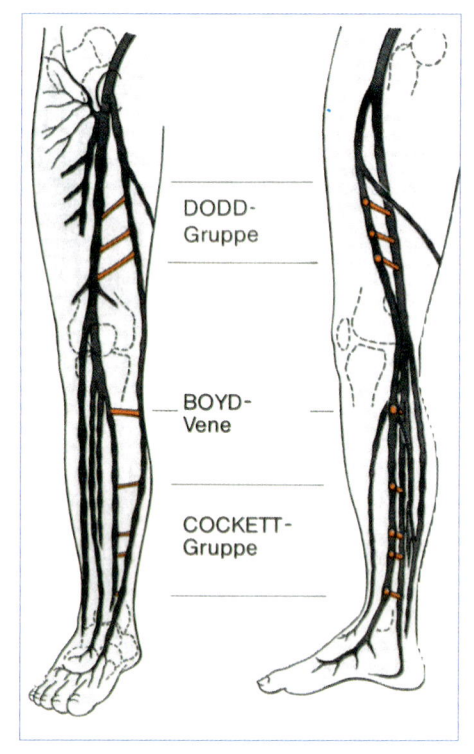

Abb. 42.17
Die wichtigsten Venae perforantes

Erkrankungen der Venen

Tab. 42.1 Symptome der chronisch venösen Insuffizienz

Grad der chronisch venösen Insuffizienz	Symptome	Kompressionsklasse bei Stützstrümpfen
I	Knöchelödeme, Unterschenkelödeme, Schweregefühl, Spannungsgefühl, Corona phlebectatica paraplantaris	2
II	dystrophische Hautveränderungen: Siderosklerose, Purpura jaune d'ocre, Atrophie blanche, Pachydermie, Akrodermatis, Hypodermitis	2/3
III	florides oder abgeheiltes Ulcus cruris	3

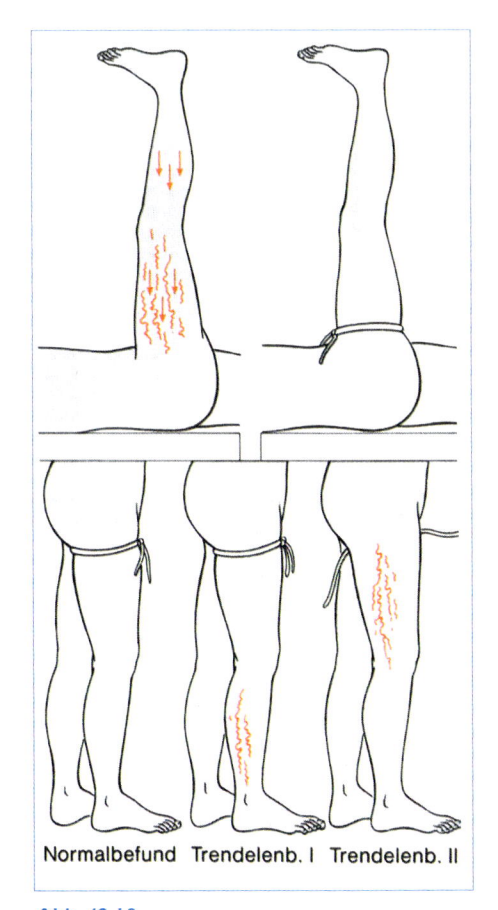

Diagnostik

Mit den Funktionstests sind jeweils 3 Fragen zu beantworten:
1. Liegt eine Klappeninsuffizienz der Stammvene vor? → Trendelenburg-Test
2. Sind die Venae perforantes insuffizient, wenn ja, welche? → Pratt-Test
3. Liegen primäre oder sekundäre Varizen vor? → Perthes-Test

- **Zu 1: Trendelenburg-Test** (Abb. 42.18):
  Der Patient liegt zur Untersuchung, Bein hochhalten, ausstreichen, Anlegen eines Tourniquet um den Oberschenkel in Höhe der Mündungsstelle der V. saphena magna. Patient steht auf, Beobachtung des oberflächlichen Venensystems.
  Ergebnis:
  - Füllt sich das Venensystem sehr langsam oder gar nicht = suffiziente Venae perforantes.
  - Füllt es sich schnell = insuffiziente Venae perforantes (positiver Trendelenburg-Test I).
  - Füllt es sich retrograd nach Abnahme des Tourniquet = Klappeninsuffizienz des oberflächlichen Systems (positiver Trendelenburg-Test II).
  - Keine Füllung retrograd nach Abnahme des Tourniquet = intakte Klappen.

- **Zu 2: Pratt-Test:**
  Patient liegt, zu untersuchendes Bein hochhalten und ausstreichen. Anlegen einer elastischen Binde vom Fuß bis zur Leiste, zusätzlich Tourniquet am Ende der Binde in der Leiste, Abwickeln der elastischen Binde, gleichzeitig wieder Anwickeln einer zweiten Binde im Abstand von 5 bis 10 cm, Patient steht auf.

Abb. 42.18 Trendelenburg-Test

Ergebnis:
- An der Stelle, an der sich zwischen den beiden Binden eine Varize füllt, liegt eine insuffiziente Perforansvene (= positiver Pratt-Test).

Der Test kann auch vereinfacht mit 2 Tourniquets durchgeführt werden (= Mahorner-Ochsner-Versuch).

- **Zu 3: Perthes-Test** (Abb. 42.19):

Patient steht, Tourniquet um die Oberschenkel, Umhergehen des Patienten.

Ergebnis:
- Nehmen die Varizen an Volumen ab (d.h. werden schlaff), ist das tiefe Venensystem durchgängig.
- Nehmen die Varizen an Volumen zu (d.h. werden prall) – in der Regel treten auch Schmerzen auf – Abflußbehinderung oder Verschluß des tiefen Venensystems = sekundäre Varizen.

Im Zweifelsfall Phlebographie.

Die **farbkodierte Duplex-Sonographie** hat bei der Diagnostik der Varikosis die größte Bedeutung für den Nachweis der Crosseninsuffizienz, der Insuffizienz der Stammvenen und Graduierung nach Hach, der Peroranslokalisation und der Prüfung des tiefen Venensystems (Tab. 42.2).

Therapie der primären Varikosis

- **Konservativ:** Im Frühstadium und bei leichten Fällen Kompressionsbehandlung (elastische Binde oder Strümpfe, Strumpfhosen).
- **Sklerosierung:** Kleine Varizen, Rest- oder „Rezidiv"-Varizen, Besenreiser.

   Technik: Am stehenden Patienten Legen der Kanüle durch Punktion der Varix, Hinlegen des Patienten, Vorinjektion von 1–2 ml Luft (Air-bloc), dann Injektion eines Verödungsmittels (Varigloban®, Skleroven®), anschließend Kompressionsverband, meist mehrere Sitzungen im Abstand von einer Woche notwendig.

   Cave: Injektion in Venae perforantes.

   Prognose: Rezidivquote in 5 Jahren: 40–80 %.

- **Operative Behandlung:** Freilegung der V. saphena magna an der Einmündungsstelle in die V. femoralis (Crosse) und Abtrennung. Ligatur aller hier einmündenden Venenäste. Freilegung der V. saphena magna vor dem Innenknöchel. Einführen einer Sonde, wenn möglich über die gesamte Länge der V. saphena magna. Aufsuchen aller insuffizienten Vv. Perforantes durch Extrainzision, Durchtrennung und Umstechungsligatur am Durchtritt durch die Faszie. Exhairese der einzelnen oberflächlichen Venenkonvolute, ebenfalls durch Extrainzisionen, anschließend „Strippen" (= Herausziehen der V. saphena magna in toto mittels der Sonde). Hautnaht. Kompressionsverband für 6–8 Wochen.

   Prognose: Rezidivquote unter 5 % nach 10 Jahren.

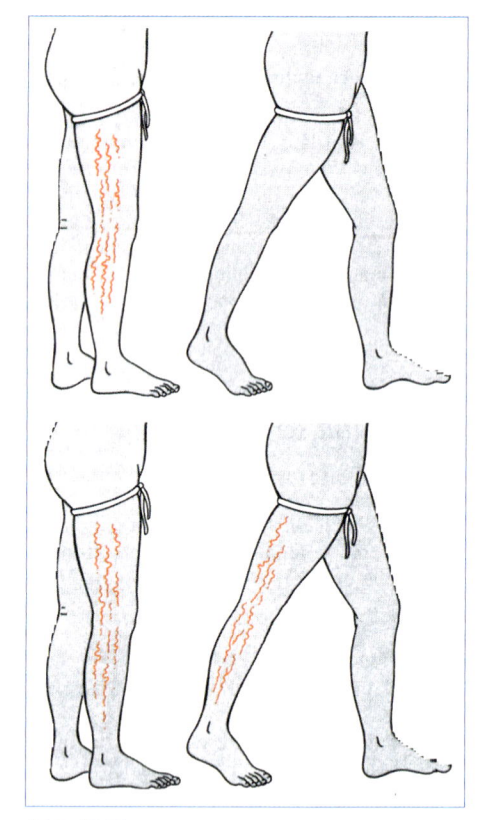

Abb. 42.19 Perthes-Test

Tab. 42.2 Einteilung der Stammveneninsuffizienz der V. saphena magna nach Hach.

Stadium I	Crosseninsuffizienz
Stadium II	Oberschenkel
Stadium III	Proximaler Unterschenkel
Stadium IV	Distaler Unterschenkel

> Varizen-Chirurgie nur bei freiem tiefen Venensystem!

Therapie der sekundären Varikosis

Die sekundäre Varikosis ist der kompensatorische Kreislauf der Abflußbehinderung im tiefen Venensystem. Eine Entfernung oder Beseitigung der Varizen ist nur indiziert, wenn das tiefe System wieder durchgängig ist. Die Rekonstruktion der tiefen Beinvenensysteme befindet sich operativ noch im experimentellen Stadium.

9 Erkrankungen der Lymphgefäße

Aufgabe des Lymphsystems ist die Drainage der Lymphe, einer proteinreichen Flüssigkeit, die mit Partikeln –Bakterien, Fremdkörpern, Tumorzellen usw.– durchsetzt ist und Hormone und Enzyme führt.

9.1 Akute Lymphangitis und Lymphadenitis

Lymphogene Ausbreitung einer akralen Infektion, in der Regel oberflächlich.
Ursache: Panaritium, Furunkel, Phlegmone, Abszeß.
Klinik: „Roter Streifen" = geröteter, druckschmerzhafter, subkutan liegender Strang mit ebenfalls schmerzhafter Infiltration des umgebenden Gewebes und Schwellung der regionären Lymphknoten (= Blutvergiftung).
Therapie:
- Lokal: Eröffnung des Ausgangsherdes der Infektion, Ruhigstellung, feuchte Verbände.
- Allgemein: Antipyretika, Antiphlogistika, Antibiotika.
- Infizierte Lymphknoten können abszedieren und einschmelzen und müssen breit eröffnet werden.

Ausheilung mit Obliteration des betroffenen Lymphweges typisch; daher können rezidivierende Lymphangitiden zum sekundären chronischen progredienten Lymphödem führen.

9.2 Lymphödem

Durch verschiedene Ursachen kommt es zu obstruktiven Störungen des Lymphtransportes mit Ausbildung eines Ödems.

Angeborene Lymphödeme

Familiär kongenital (Nonne-Milroy-Krankheit), familiär nicht-kongenital (Meige).

Primäres Lymphödem

Meist einseitig, vorwiegend in der Pubertät bei Frauen (Beginn zwischen 15. und 20. Lebensjahr).
Ursache: Hypo- oder Aplasie der subkutanen Lymphbahnen durch Lymphvarizen.

Sekundäres Lymphödem

(s.o. akute Lymphadenitis, Lymphangitis).
Ursache: Rezidivierende lymphangitische Infekte (Erysipel, bakteriell), nach mykotischen Prozessen, nach Operationen (besonders Leistenregion, Ausräumung der Axillarregion beim Mamma-Karzinom), nach Bestrahlung, selten auch nach Trauma, dann meist als lokale entzündliche Lymphzyste, nach spezifischen Erkrankungen (Malaria, Tuberkulose).
Klinik: Auftreten meist in der 4. Lebensdekade, Männer und Frauen etwa gleich häufig. Seitendifferenz im Umfang, anfangs nur Schwere- und/oder Spannungsgefühl bei weichem eindrückbarem, aber nicht Dellen zurücklassenden Ödem. (Differentialdiagnose zu kardialem Ödem: bds. und dellenbildend!). Über Jahre stetige Zunahme des Ödems, härter werden mit weißer, gespannter Haut bis zur grotesken Unförmigkeit der betroffenen Extremität (= Elephantiasis), (s.Kap. 20)
Therapie: Wenn möglich kausal.
- **Konservativ:** Entwässerung, etwa bestehende Herzinsuffizienz beseitigen! Lymphdrainage durch Hochlagern, Kompressionsverbände, pneumatische Massagen.
- **Operativ** nur für fortgeschrittene Stadien:
  - Exzision von Subkutis und Faszie (Verkleinerung des subkutanen Ödemgebietes, Operation nach De Gaetano oder nach Charles).
  - Drainage des oberflächlichen Lymphstromes in die Muskelschichten und somit in die tiefen Lymphbahnen (Operation nach Thompson).

10 Operationsatlas: Gefäßoperationen*

10.1 Profunda-Plastik (Arteria femoralis profunda-Plastik)

Präoperatives Vorgehen

- **Diagnostik:** Angiographie (auch Beckenetage), Duplex-Sonographie, Verschlußdrücke.
- **Indikation:** Im Rahmen von Eingriffen an der A. iliaca, bei Verschluß der A. superficialis, bei Abgangstenose der A. femoralis profundus mit ausreichendem „run-in" und „run-off" (offenes Empfängersegment).
- **Aufklärung:** Rezidivstenose, Nervenschaden, Embolien (Amputation), ischämischer Schaden.

- **Vorbereitung:** Konservative Therapie, medikamentös, Gefäßtraining. 3 EKs.

Operationstechniken

- Profundaplastik.

Postoperatives Vorgehen

- Engmaschige Pulskontrolle.
- Vollständige Mobilisation am 1. postoperativen Tag.
- Voll-Heparinisierung und anschließend Markumarisierung für 6 Monate.
- Entfernung Redon 2. Tag. Klammern am 12. Tag.
- Nach 8 Stunden (nach ITN, sonst sofort) Trinken mit anschließender Vollkost.

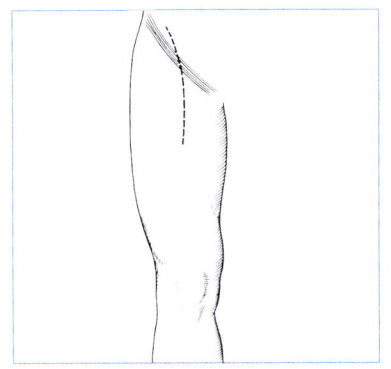

Abb. 42.20
Schnittführung

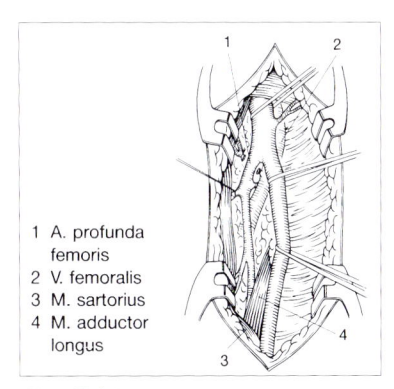

Abb. 42.21
Darstellung des Abganges der A. profunda femoris, Anzügeln der Gefäße

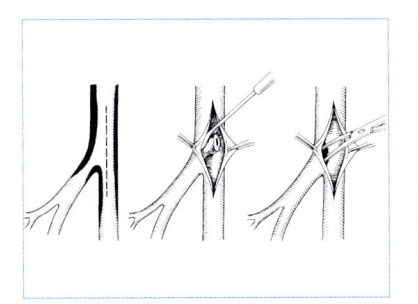

1 A. profunda femoris
2 V. femoralis
3 M. sartorius
4 M. adductor longus

Abb. 43.22
Eröffnen der A. femoralis communis am Abgang der Profunda, Endarteriektomie und anschließend Erweiterung durch Venen-Patch

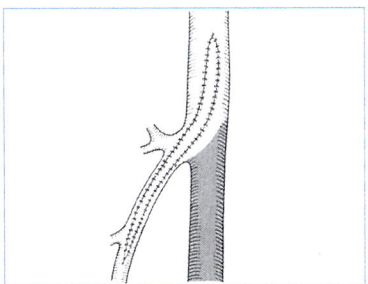

Abb. 42.23
Auch längerstreckige Stenosen können mittels Venenstreifens beseitigt werden

*Abbildungen aus K. Kremer, V. Schumpelick, G. Hierzholzer (Hrsg): Chirurgische Operationen. Atlas für die Praxis. Thieme, Stuttgart 1992.
© Georg Thieme Verlag, Stuttgart

10.2 Operation bei Bauchaortenaneurysma

Präoperatives Vorgehen

- **Diagnostik:** Angiographie (nach kranial bis Nierenarterien, nach kaudal bis Oberschenkel = Empfängersegment), Duplex-Sonographie.
- **Indikation:** Sofern symptomatisch, Durchmesser > 5–6 cm unter Berücksichtigung der Operabilität.
- **Aufklärung:** Myokardinfarkt 2–15%, pulmonale Komplikationen 40%, Paraplegie 0,25%, Amputationen 2%, Ischämie des linken Kolons 1–2%, Impotenz 13%, ca. 10% ischämische Rückenmarksschäden, Transfusionen, akutes Nierenversagen.
- **Vorbereitung:** Vorbereitung des Darmes mit 3 l Golytely®-Lsg. (postoperative Darmtonie!), 5 EKs.

Operationstechniken

- Rohr-Prothese.
- Y-Prothese.

Postoperatives Vorgehen

- Engmaschige Fuß-Pulskontrolle.
- Vollständige Mobilisation am 1. postoperativen Tag.
- Keine Voll-Heparinisierung oder Markumarisierung erforderlich.
- Kostaufbau bei Peristaltik.
- Entfernen Redon 2. Tag, Klammern am 12. Tag.

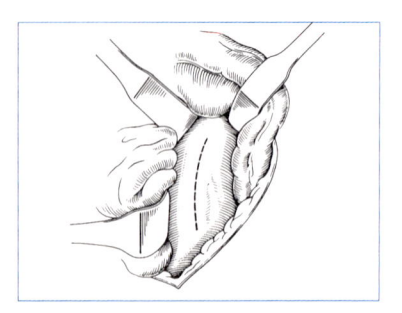

Abb. 42.24
Spaltung des Retroperitoneums nach Hochschlagen des Querkolons

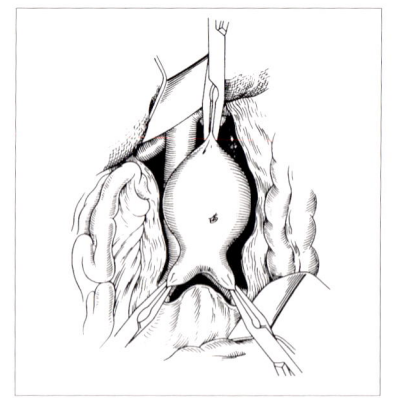

Abb. 42.25
Darstellen des Aneurysmas, Ligatur der A. mesenterica inferior (Cave: Kolonnekrose!), Abklemmen der Aorta nach proximal und distal

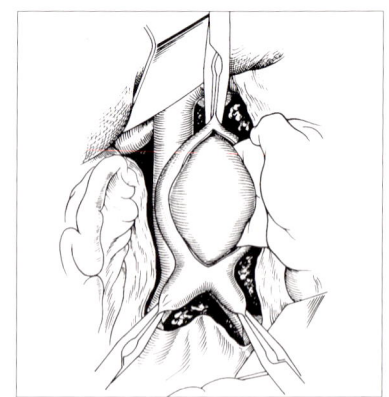

Abb. 42.26
Nach Inzision der Vorderwand Thrombektomie und Umstechung der Lumbalarterien vom Lumen aus

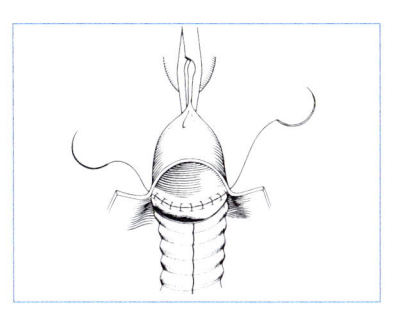

Abb. 42.27
Einpassen einer Dacronvelourprothese und proximale End-zu-End-Anastomose auf der Aneurysmahinterwand. Die Prothese ist je nach Aneurysmaausdehnung ein Rohr oder Y-förmig

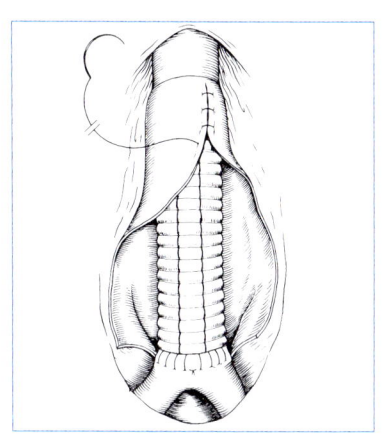

Abb. 42.28
Nach Fertigstellung der distalen Anastomose wird der Aneurysmasack über der Prothese vernäht

10.3 Varizen-Operation

Präoperatives Vorgehen

- **Diagnostik:** Phlebographie (mit Aussage über Klappenfunktion), Duplex-Sonographie.
- **Indikation:** Chronisch-venöse Insuffizienz ab Stadium I bei Stamm-Varikosis, Klappeninsuffizienz, nur bei gesichert freiem tiefen Venensystem.
- **Aufklärung:** Rezidiv, Thrombose; Sensibilitätsstörung, Serom (Leiste), postoperativ für 6–8 Wochen Kompressionsstrümpfe erforderlich.
- **Vorbereitung:** Präoperativ Markieren der Varikosis und der Perforans-Venen.

Operationstechniken

- Crossektomie.
- Varizenstripping.
- Perforansligatur.

Postoperatives Vorgehen

- Postoperativ elastisch wickeln.
- Vollständige Mobilisation am Operationstag.
- Low-dose-Heparinisierung.
- Kostaufbau nach 8 Stunden bei ITN, sonst postoperativ.
- Entfernen Hautfäden am 10. Tag.

I. Stripping der V. saphena magna

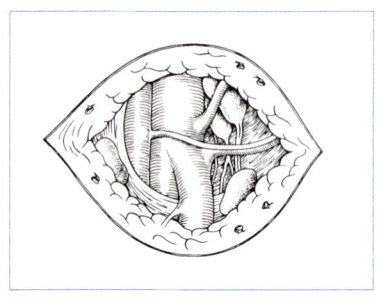

Abb. 42.29
Darstellen der Einmündungsstelle der V. saphena magna in die V. femoralis communis. Ligatur des Venensterns (Seitenäste der proximalen V. femoralis communis)

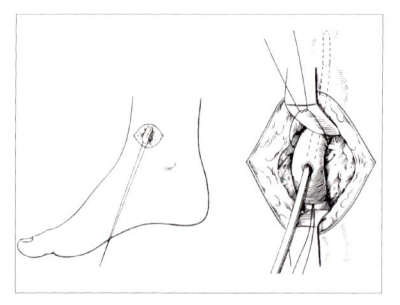

Abb. 42.30
Aufsuchen der distalen V. saphena magna kurz oberhalb des Innenknöchels. Einführen eines Venenstrippers von distal nach proximal

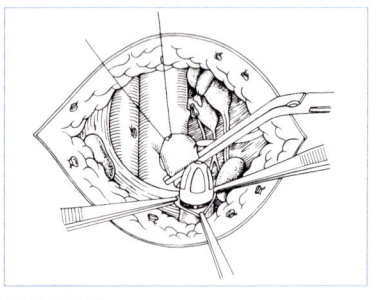

Abb. 42.31
Gelangt der Venenstripper bis nach proximal (oft mit Zwischeninzisionen und mehreren Sonden), wird dort die V. saphena magna ligiert und durchtrennt. Anschließend Aufsetzen des Sondenkopfes am distalen Ende, Extraktion der Vene von distal nach proximal

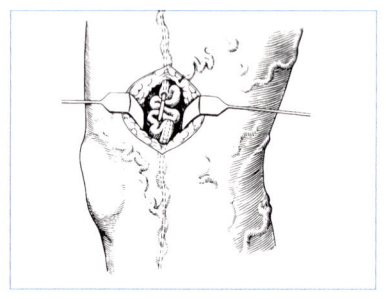

Abb. 42.32
Präoperativ markierte Seitenäste werden von zusätzlichen Inzisionen aus entfernt

II. Crossektomie

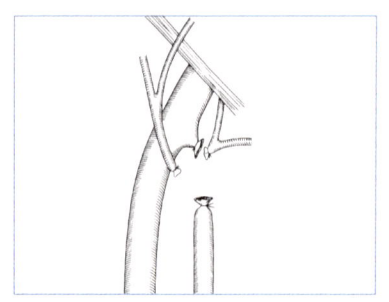

Abb. 42.33
Bei isolierter Mündungsklappeninsuffzienz reicht ggl. die Crossektomie, d.h. die Ligatur aller in den Venenstern einmündenden Gefäße inklusive der V. sapena magna

43 Haut

Kapitelübersicht

Haut

Entzündungen
- Furunkel
- Karbunkel
- Schweißdrüsenabszeß

Geschwulstähnliche Zysten
- Epithelzyste
- Atherom
- Dermoidzyste

Gutartige Neoplasien
- Warzen
- Clavus
- Lipom
- Fibrom
- Glomustumor
- Nävus

Bösartige Neoplasien
- Neurofibromatose v. Recklinghausen
- Basaliom
- Spinaliom
- Malignes Melanom

Erkrankungen der Nägel
- Unguis incarnatus
- Subunguales Hämatom
- Subungualer Fremdkörper

Die Haut befindet sich im Grenzgebiet der Zuständigkeit von Dermatologen und Chirurgen. Im Rahmen eines chirurgischen Lehrbuchs sollen nur einige charakteristische Veränderungen erwähnt sein, die auch im chirurgischen Bereich von klinischer Bedeutung sind.

1 Entzündungen

1.1 Furunkel

Eitrige Haarbalgentzündung, Auftreten nur im Bereich des behaarten Integuments.
Erreger: Staphylokokken.
Vermehrtes Auftreten bei Diabetes, Abwehrschwäche, Schmierinfektionen.
Therapie: Konservativ bis zur Reife der Nekrose (gelb), dann Eröffnung mit der Pinzette oder dem Skalpell. Kein Ausdrücken wegen der Gefahr der Erregerverschleppung.
Im Gesichtsbereich konservativ mit Antibiotikaprophylaxe und antiseptischen Verbänden, bei Reife Inzision (s. Kap. 18). Bei generalisierter Furunkulose strenge Überwachung der Körperhygiene, Hexachlorophenbäder, aseptische Verbände, Antibiotika nach Resistenztestung, γ-Gobuline, Autovakzine.

> Furunkel: Nicht ausdrücken!

1.2 Karbunkel

Konfluation mehrerer epifaszialer, subkutaner, eitriger Nekrosen. Meist im Nacken und am Rücken gelegen. Bevorzugt bei Diabetikern (s. Kap. 18).
Klinik: Fieber, Schüttelfrost, stark schmerzhafte fluktuierende Schwellung.
Therapie: Exzision mit dem elektrischen Messer bis auf die Faszie. Einstellung des Diabetes.

1.3 Schweißdrüsenabszeß

Abszedierung im Bereich der Achselhöhle, seltener im Genitalbereich.
Erreger: Staphylokokken, selten Streptokokken, Ausgangspunkt Schweiß- und Duftdrüsen.
Klinik: Schmerz, Schwellung, Überwärmung, tastbare Resistenz und Rötung in der Achselhöhle.
Therapie: Konservativ mit antiseptischen Salbenverbänden. Begrenzung der Infektion bis zur Fluktuation, dann operative Spaltung und Ausräumung.
Prognose: Rezidivgefahr.

2 Tumoren

Hauttumoren können geschwulstähnliche Zysten sowie gutartige und bösartige Neoplasien sein.

2.1 Geschwulstähnliche Zysten

2.1.1 Epithelzyste

Traumatisch verschleppte Epidermiszellen in der Subkutis. Auftreten an Hautstellen mit starker mechanischer Exposition der Epidermis (Hohlhand) bei Steinarbeitern, Metallhandwerkern.
Klinik: Schmerzhafter zystischer Knoten an der Palmarseite der Finger oder der Fußsohle.
Therapie: Exzision.

2.1.2 Atherom

Diese auch „Grützbeutel" genannte Retentionszyste der Talgdrüsen enthält Epidermiszellen, Fett, Cholesterin und Horn. Hauptmanifestationsorte sind die Kopfhaut und das Gesicht (Abb. 43.1)
Klinik: Teigige bis zu pflaumengroße, nicht druckschmerzhafte Schwellung. Bei Infektion Umgebungsreaktion mit zum Teil beträchtlicher Irritation (Abb. 43.1).
Therapie: Vollständige Exzision ohne Eröffnung der Kapsel, da bei Belassung von Kapselresten Rezidivgefahr. Bei Infektion Nachbargewebe mitentfernen.

> Blandes Atherom: Vollständig exzidieren!

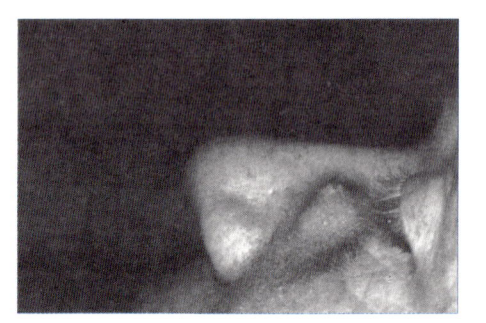

Abb. 43.1
Infiziertes Atherom des Gesichts

2.1.3 Dermoidzysten

Kongenitale Tumoren durch verlagerte Hautkeime (fetale Einstülpung des äußeren Keimblattes).
Sie sind Doppelmißbildungen des äußeren Keimblatts und können Haut- und Anhangsgebilde wie Talgdrüsen und Haare enthalten. **Hauptmanifestation** an embryonalen Nahtstellen (Auge, Nase, Stirn) aber auch im Mediastinum und Abdomen.
Klink: Meist harmlose Tumoren, die allerdings durch Druckwirkung zur Knochenarrosion führen können. Dermoide am Kopf erfordern daher die vorherige Röntgenuntersuchung des Schädels (DD: Osteome, Meningeome).
Therapie: Operative Exzision.

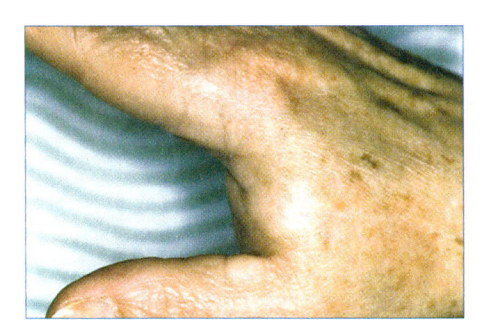

2.2 Gutartige Neoplasien

2.2.1 Warzen

Gutartige, virusbedingte Hyperkeratosen der Epidermis.
Therapie: Exzision, Exkochleation, Ätzung mit Argentum nitricum (= „Höllenstein") oder elektrische Verschorfung.
Prognose: Gut, allerdings Rezidivneigung.

2.2.2 Clavus

Diese auch als „Hühnerauge" bezeichnete Hornhautschwiele entsteht durch Dauerdruck an den Streckseiten der Zehengelenke bei zu engem Schuhwerk.
Therapie: Aufweichen mit Salicylvaseline, danach chirurgische Abtragung, weites Schuhwerk oder Auspolsterung.

2.2.3 Lipom

Weiche Fettgewebsgeschwulst in der Subkutis mit bevorzugter Lokalisation an den Extremitäten (Abb. 43.2). Gelegentlich multiples Auftreten. Langsames Wachstum. Bei generalisierter Lipomatose (Abb. 43.3) mechanische Störung, vor allem im Bereich der Handgelenke oder auch des Halses (Madelung-Deformität = Fetthals). Maligne Entartung möglich, aber selten.
Therapie: Bei solitären Befunden Exzision mit Kapsel; bei generalisiertem Auftreten Entfernung nur der mechanisch behindernden oder ästhetisch störenden Geschwülste.

2.2.4 Fibrom

Bindegewebiger Tumor in der Kutis oder Subkutis, der meist von der Faszie und von den Sehnen ausgeht. Gelegentlich als sog. Fibroma pendulans wie Hautanhang imponierend (Abb. 43.4).

2.2.5 Glomustumor

Vor allem an den Akren der Finger auftretende, ausgesprochen schmerzhafte neuromyo-angiomatöse Geschwülste. Häufig sind sie zu klein, als daß sie palpatorisch auszumachen wären. Die histologische Sicherung gelingt erst nach der Exzision. Gelegentlich als bläulicher Tumor subkutan oder subungual zu vermuten.
Therapie: Exzision.

2.2.6 Nävus (= Nävuszell-Nävus)

Diese auch als „Leberfleck" bezeichneten pigmentierten Hauttumoren sind die häufigsten und zugleich auch bekanntesten Veränderungen der Haut. Die Differentialdiagnose zum Melanom und das potentielle Entartungsrisiko machen sie darüber hinaus auch klinisch sehr bedeutsam.
Therapie: Bei kosmetischer Indikation oder druckexponierter Lage (Schulter, Fußsohlen, Gelenke) Exzision im Gesunden und histologische Diagnosesicherung. **Keine Probeexzision!**

Abb. 43.2
Lipom linke Hand

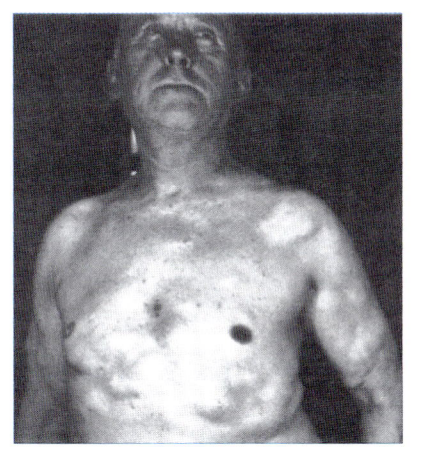

Abb. 43.3
Generalisierte Lipomatose des Körperstammes und der Extremitäten

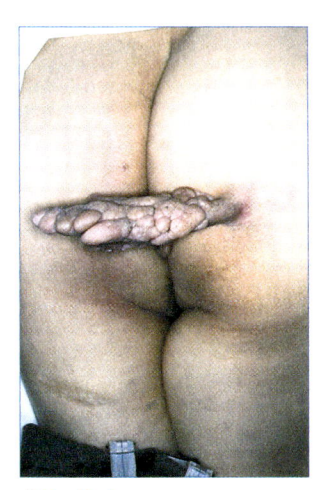

Abb. 43.4
Fibroma pendulans am Gesäß

Ein seit langem bekannter Nävus, der an Größe zunimmt, blutet, exulzeriert und perifokale Absiedlungen bildet, muß umgehend im Gesunden exzidiert und histologisch abgeklärt werden. Auch hierbei **niemals Probeexzision!**

Nävus-Operation → Alles oder nichts!

2.3 Bösartige Neoplasien

2.3.1 Neurofibromatose v. Recklinghausen

Hereditäre Erkrankung, die mit der Ausbildung generalisierter Neurofibrome der Haut und der inneren Organe des zentralen Nervensystems (z.B. Akustikus-Neurinom) einhergeht.
Klinik: Unterschiedlich große, z.T. pigmentierte, weiche bis derbe Knoten am ganzen Körper. Café-au-lait-Flecken (Abb. 43.5).
Therapie: Exzision nur bei Verdacht auf maligne Entartung. Chirurgische Heilung nicht möglich.

2.3.2 Basaliom

Semimaligner, langsam wachsender Tumor des Stratum basale der Haut. Typischer Alterskrebs. Keine Metastasierung, aber Tiefeninfiltration möglich. Bei Ulzeration als „Ulcus rodens" bezeichnet. Häufigster Manifestationsort nasolabial oder retroaurikulär (Abb. 43.6, s. Kap. 18).
Therapie: Exzision im Gesunden, ggf. mit plastischer Deckung.

2.3.3 Spinaliom

Dieses Karzinom geht vom Stratum spinosum der Haut aus und neigt zur Infiltration und lymphogenen Metastasierung. Bevorzugte Manifestationsorte sind die UV-Licht-exponierte Haut, Verbrennungsnarben sowie chronische Ulzera und Fisteln. Es gibt papilläre und primär-ulzerierende Formen (Abb. 43.7).
Therapie: Exzision aller Hautschichten weit im Gesunden, Ausräumung der regionalen Lymphgebiete (z.B. „neck-dissection"), Nachbestrahlung (s. Kap. 18).

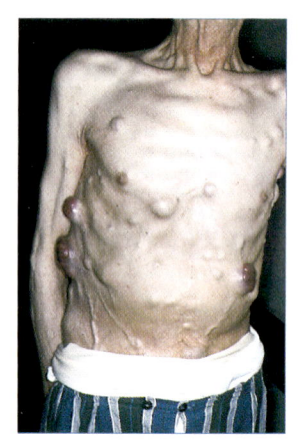

Abb. 43.5
Neurofibromatose v. Recklinghausen

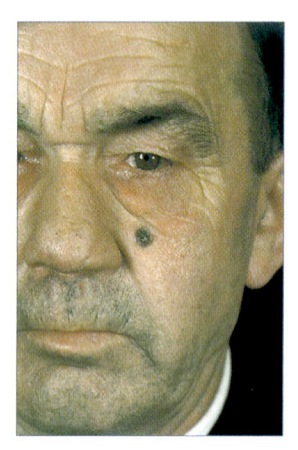

Abb. 43.6
Basaliom linkes Gesicht

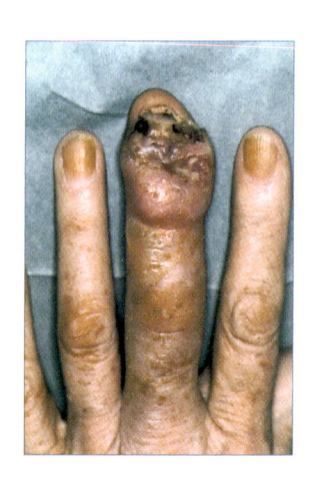

Abb. 43.7
Spinaliom linker Mittelfinger

2.3.4 Malignes Melanom

Maligne Neoplasie der epidermalen Melanozyten. Tumor mit der weltweit am schnellsten zunehmenden Häufigkeit. Unterschieden werden
- das langsam wachsende **Lentigo-maligna-Melanom** (LMM),
- das **oberflächlich spreitende Melanom** (Abb. 43.10),
- die **noduläre Verlaufsform** mit primär knotigem infiltrativem Wachstum (Abb. 43.11, 43.12),
- das **akrolentiginöse Melanom** (Abb. 43.13).

Bevorzugte Lokalisation sind die Extremitäten und der Rumpf. Stadieneinteilung s. Tabellen 43.1–43.3. Lymphknotenbefall im klinischen Stadium I 20–30 %, im Stadium II bereits 80 %.

Im Spätstadium ist die Metastasierung generalisiert mit pigmentierten (oder amelanotischen) Metastasen im gesamten Organismus.

Klinik: Häufig als harmloser Nävus (Abb. 43.8, 43.9) beginnend, der durch Wachstum, Entzündung, Juckreiz, Schmerz oder Nässen den Verdacht auf ein Melanom aufkommen läßt. Mechanische Reizung bei bestehenden Nävi kann zur malignen Entartung führen.

Therapie: Exzision im Gesunden unter Mitnahme der regionalen Lymphknotenstation. Die Sicherheitszone im Bereich der Haut sollte bei einer Tumordicke über 1 mm mindestens 3 cm (und bis zur Faszie) betragen (Abb. 43.5), bei einer Dicke unter 1 mm wird ein Sicherheitsabstand von 0,5–2 cm für ausreichend gehalten. Plastische Deckung der Defekte!
- Im Stadium I lokale Exzision des Tumors, keine prophylaktische Lymphadenektomie bei Tumordicke unter 1 mm (bei dickeren umstritten).
- Bei Satelliten- und In-transit-Metastasen selektive Perfusion der betroffenen Extremität mit Mephalan in Hyperthermie.
- Im Stadium II chirurgische Entfernung der befallenen Lymphknoten.
- Stadium III: Operative Reduktion der Tumormasse in den Metastasen zur Erleichterung der Chemo-, Immuno- oder Strahlentherapie.

Tab. 43.1 TNM-Klassifikation des malignen Melanoms

T_1	Tumor nicht dicker als 0,75 mm und mit Infiltration des Stratum papillare
T_2	Tumor hat eine Dicke von mehr als 0,75 mm, aber nicht mehr als 1,5 mm und/oder infiltriert bis zur Grenze zwischen Stratum papillare und Stratum reticulare
T_3	Tumor hat eine Dicke von mehr als 1,5 mm, aber nicht mehr als 4,0 mm und/oder infiltriert das Stratum reticulare
T_{3a}	Tumordicke > 1,5 mm, < 3,0 mm
T_{3b}	Tumordicke > 3,0 mm, < 4,0 mm
T_4	Tumor hat eine Dicke von mehr als 4,0 mm und/oder infiltriert in die Subkutis und/oder Satelliten innerhalb 2 cm vom Primärtumor
T_{4a}	Tumordicke > 4,0 mm und/oder Infiltration der Subkutis
T_{4b}	Satelliten innerhalb 2 cm vom Primärtumor
N_0	Keine regionären Lymphknotenmetastasen
N_1	Metastasen 3 cm oder weniger in größter Ausdehnung in irgendeinem regionären Lymphknoten
N_2	Metastasen mehr als 3 cm in größter Ausdehnung in irgendeinem regionären Lymphknoten und/oder In-transit-Metastasen
M_0	Keine Fernmetastasen
M_1	Fernmetastasen
M_{1a}	Befall von Haut, Subkutis oder Lymphknoten jenseits der regionären Lymphknoten
M_{1b}	Viszerale Metastasen

Tab. 43.2 Stadieneinteilung nach Clark

Level I:	Innerhalb der Epidermis (oberhalb der Basalmembran)
Level II:	In den Papillarkörper reichend (durch die Basalmembran)
Level III:	Den Papillarkörper ausfüllend
Level IV:	Bis in das Korium reichend
Level V:	Bis in das subkutane Fettgewebe reichend

Tab. 43.3 Klinische Stadien des malignen Melanoms

Stadium I:	Primärtumor ohne Lymphknoten oder Fernmetastasen, Lokalrezidive (Ia) und Transit-Metastasen (Ib) werden zu Stadium I gerechnet
Stadium II:	Primärtumor mit regionalen Lymphknotenmetastasen
Stadium III:	Vorliegen von Fernmetastasen

Bei Lymphknotenbefall und Organmetastasen Versuch der **Chemotherapie** mit DTIC (= Dimethyl-trizeno-imidazol-Carboxamid) sowie palliative Lymphknoten- und Metastasenentfernung zur Tumorverkleinerung oder Beseitigung vital bedrohlicher Komplikationen.

Prognose: Sie richtet sich nach dem Tumorstadium und schwankt vom kleinen oberflächlichen Melanom ohne Lymphknotenabsiedlung (Stadium I) bis zum fortgeschrittenen Melanom mit Tiefeninfiltration und Lymphknotenbefall (Stadium III) zwischen 90% und 2% 5-Jahres-Heilung. Die guten Ergebnisse bei rechtzeitiger Exzision rechtfertigen eine großzügige Indikationsstellung zur Exzision bei jedem Melanom-Verdacht.

> Allein die Frühdiagnose entscheidet über den Erfolg der Melanomtherapie!
> Nävus mit Melanom-Verdacht: Exzision im Gesunden → Histologie!

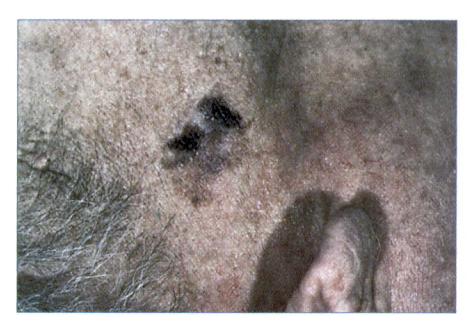

Abb. 43.10
Oberflächlich spreitendes Melanom

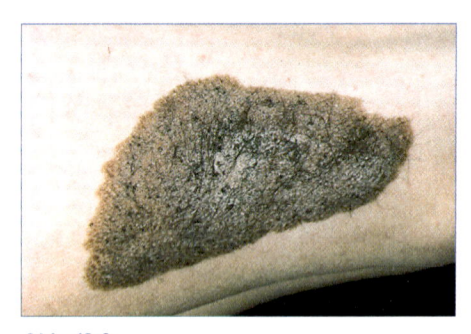

Abb. 43.8
Angeborener Tierfellnaevus

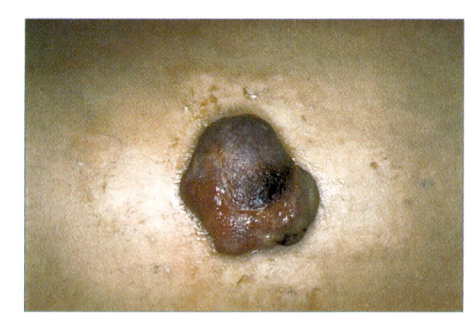

Abb. 43.11
Noduläres Melanom mit typischer perifokaler Depigmentierung

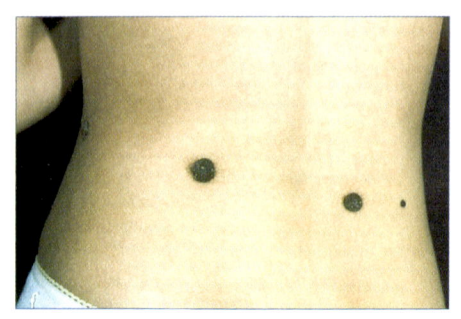

Abb. 43.9
Naevus papillomatosus

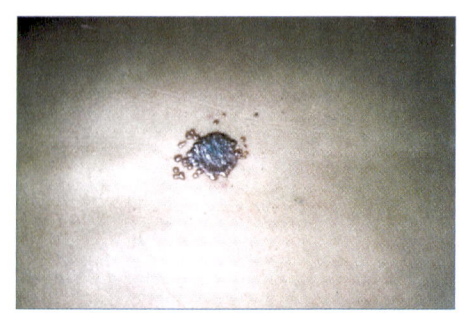

Abb. 43.12
Noduläres Melanom mit typischen Satellitenknoten

Erkrankungen der Hautanhänge (Nägel)

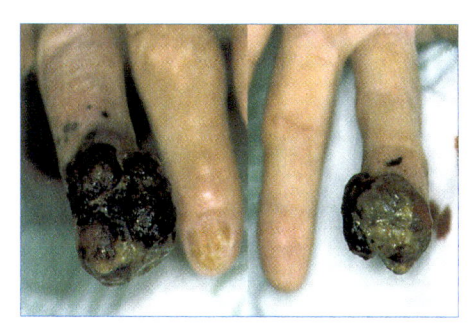

Abb. 43.13
Akrolentiginöses Melanom mit Zerstörung des Endgliedes

3.1 Unguis incarnatus

Der eingewachsene Nagel, meist im Bereich der Großzehe, ist eine häufige, bei unsachgemäßer Behandlung zu Rezidiven neigende Erkrankung. Ursächlich ist ein in Relation zum Nagelfalz zu breit angelegtes Nagelbett.

Klinik: Hartnäckige Paronychien (= Nagelumlauf) (s. Kap. 52) meist der Großzehen mit überschießendem Granulationsgewebe und Sezernation im Bereich des Nagelfalzes. Tiefe Taschenbildung möglich. Gelegentlich Schwellung des gesamten Endgliedes im Sinne ausgedehnter Infektionen. Der Nagel unterwandert dabei den Entzündungsherd.

Therapie: In der akuten Entzündung lokal antiseptische Maßnahmen (z.B. Alkoholverbände). Später kausale Therapie durch Beseitigung der Entzündungsursache.
Keilresektion von Nagel, Nagelfalz und vor allem Nagelbett (meist in Form einer 1/3- bis 1/4-Resektion). Dadurch Anpassung der Nagelgröße an die Größe des Nagelfalzes (Kocher-Emmert-Plastik) (Abb. 43.14). Eine Alternative ist die chemische Obliteration von Teilen des Nagelbettes durch hochprozentige Phenol-Lösung.
Konservative Maßnahmen (Fußpflege!) können eine ursächliche Behandlung nicht ersetzen, nur hinauszögern.

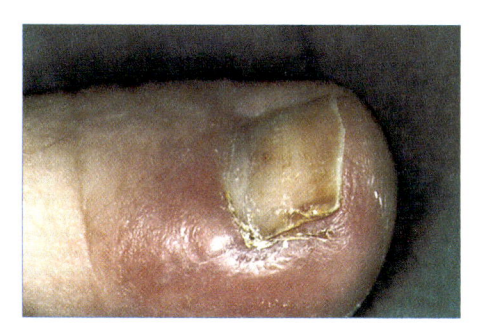

Abb. 43.14
Unguis incarnatus linke Großzehe. Zustand nach Kocher-Emmert-Plastik

3.2 Subunguales Hämatom

Blutergüsse unter den Nägeln sind Folge einer Quetschverletzung der Endglieder (s. Kap. 1.4). Einrisse subungualer Gefäße führen zum Blutaustritt. Der schmale subunguale Raum limitiert die Ausdehnung, die Blutung kommt spontan durch Tamponade (Druck) zum Stillstand. Dies erklärt die große Schmerzhaftigkeit.

Klinik: Stark schmerzhafte Blutansammlung unter dem Nagel nach Endgliedquetschung (Hammerschlag, Autotür u.ä.m.).

Therapie: Trepanation des Nagels zur Druckentlastung (Schutz des Nagelbettes, Schmerzlinderung) mit Einmalkanüle (2er) oder ausgeglühter Nadel. Nagel nicht entfernen, der belassene Nagel dient dem Schutz des Nagelbettes und des nachwachsenden Nagels.

3.3 Subungualer Fremdkörper

Einspießungen von Fremdkörpern (z.B. Holzsplitter) unter dem Nagel.
Klinik: Schmerzhafte Rötung und Schwellung des Endgliedes, häufig Fremdkörper am Farbkontrast im Zentrum der Rötung sichtbar.
Therapie: Fremdkörperextraktion in Leitungsanästhesie (s. Kap. 1.3) nach Keilinzision des Nagels. Bei starker Infektion Ablatio des gesamten Nagels indiziert. Ruhigstellung, antispetische offene Wundbehandlung, Tetanusprophylaxe.

44 Weichteiltumoren

Kapitelübersicht

- Weichteiltumoren
- Pseudotumoren
- Benigne Tumoren
- Semimaligne Tumoren
- Maligne Tumoren

Weichteiltumoren gehören, wie die Tumoren des Stützgewebes (Knochen), des hämatopoetischen und des lymphoretikulären Systems zur Gruppe der mesenchymalen Tumoren. Wir verstehen darunter also Tumoren des Bindegewebes (Abb. 44.1), der Muskulatur, der Kreislauforgane, des Nervengewebes, des Koriums der Haut und der Subkutis. Ausgenommen davon sind, obwohl mesenchymalen Ursprungs, die Tumoren spezifischer Organe und Eingeweide (z.B. Leberzellkarzinom, Inselzellkarzinom etc.) und die Tumoren der Glia.

Weichteiltumoren werden in vier Hauptgruppen unterteilt:
1. Tumorartige Veränderungen (sog. Pseudotumoren)
2. Benigne Weichteiltumoren
3. Semimaligne Weichteiltumoren
4. Maligne Weichteiltumoren (Weichteilsarkome)

1 Pseudotumoren

Pseudotumoren sind nicht-neoplastische Läsionen der Weichteile, die differentialdiagnostisch von den eigentlichen Weichteiltumoren abgegrenzt werden müssen. Hierzu gehören im Bereich des Bindegewebes die Fasciitis, das Keloid und die große Gruppe der Fibromatosen (retroperitoneale Fibrose, Dupuytrensche Kontraktur, Morbus Ledderhose, Induratio penis plastica etc.). Im Bereich des tendosynovialen Gewebes fallen darunter die noduläre Tendosynovitis, die tendosynoviale Zyste (Ganglion) und die Chondromatose. Weitere Vertreter dieser Gruppe finden sich im Fettgewebe (Fettnekrose, Lipogranulom, Pannikulitis), in der Muskulatur (proliferative Myositis, Myositis ossificans), den Gefäßen (Angiodysplasie) und den Nerven (traumatisches Neurom). Seltene Zusatzformen stellen Amyloidablagerungen im Bindegewebe („Amyloidome") und die bindegewebigen Metaplasien dar (Osteoide Metaplasie = „Narbenknochen"; chondroide Metaplasie).

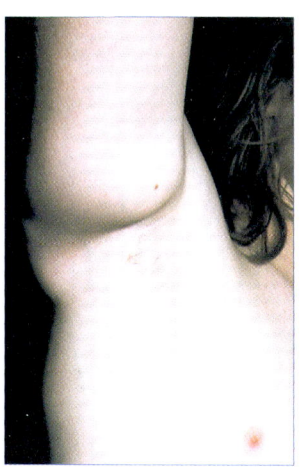

Abb. 44.1
Malignes Schwannom des proximalen Oberarms

2 Benigne Tumoren

Benigne Tumoren der Weichteile werden histogenetisch nach dem Muttergewebe bezeichnet, dem sie entstammen. Die Endsilbe -om wird dabei dem Ursprungsgewebe angehängt (z.B.: kollagenes Fasern-Fibrom; glattes Muskelfaser-Leiomyom; quergestreiftes Muskelfaser-Rhabdomyom; Fettgewebe-Lipom; Gefäße-Hämangiom, Lymphangiom etc.). In der Häufigkeit führen die Lipome mit einem Anteil von 34%. Dann folgen die fibrösen Tumoren (28%), die Tumoren von Blut- und Lymphgefäßen (21%) (Abb. 44.2) und von peripheren Nerven (12%). Tumoren der Synovialmembran (3%) und der Muskulatur (1,5%) sind hingegen deutlich seltener.

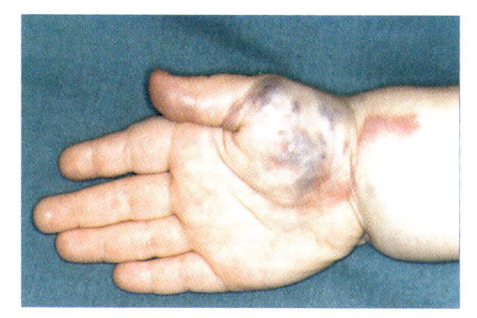

Abb. 44.2
Hämangiom rechter Daumenballen

Therapeutisch steht die komplette Exzision eines benignen Weichteiltumors unbestritten im Vordergrund. Die Indikation ergibt sich aus differentialdiagnostischen Gründen oder aus lokalen Tumorwirkungen. Eine prophylaktische Indikation existiert – außer bei der Neurofibromatose – nicht, da eine maligne Entartung eines benignen Tumors eine Rarität darstellt. Zumeist handelt es sich bei den in der Literatur beschriebenen Fällen um ein differentialdiagnostisches Problem. Rezidive benigner Tumoren nach ihrer kompletten chirurgischen Entfernung (bis 10%) sind nur möglich, wenn der Tumor nicht komplett entfernt wurde.

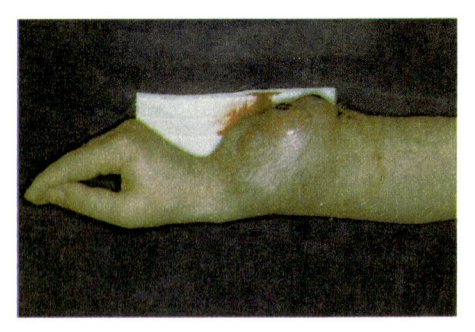

Abb. 44.3
Exulzeriertes Sarkom des distalen Oberarms

3 Semimaligne Weichteiltumoren

Insbesondere im europäischen Schrifttum werden semimaligne Weichteiltumoren von den Weichteilsarkomen abgegrenzt. Sie wachsen definitionsgemäß lokal infiltrierend und destruierend mit hochgradiger Rezidivneigung, jedoch ohne Metastasenbildung. Hauptvertreter dieser Gruppe ist das **Desmoid** (Synonym: aggressive Fibromatose). In der internationalen Literatur wird dieser Tumortyp zumeist den niedrigmalignen Weichteilsarkomen zugeordnet. Hauptlokalisation ist die Bauchdecke und hier bevorzugt im Bereich vorbestehender Narben. Die Inzidenz dieser Tumorart entspricht der der Sarkome (1–2/100000/Jahr).

Therapeutisch müssen sie lokal nach den Regeln der Sarkomchirurgie komplett und sicher entfernt werden, um ihrer extrem hohen Rezidivneigung begegnen zu können.

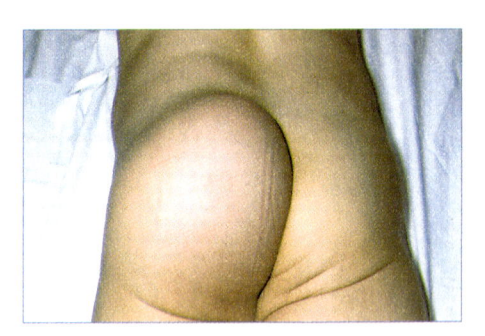

Abb. 44.4
Rhabdomyosarkom des linken Gesäßes

4 Maligne Weichteiltumoren (Weichteilsarkome)

Histologische Differenzierung: Maligne Weichteiltumoren werden als Weichteilsarkome in der Nomenklatur aufgeführt. Dem Ursprungsgewebe wird die Bezeichnung -sarkom angefügt. Tabelle 44.1 gibt einen Überblick über die von der UICC vereinbarte histologische Klassifikation mit dem entsprechenden ICD-O-Morphologieschlüssel. In dieser Einteilung sind die folgenden Weichteilsarkome nicht enthalten: Kaposi-Sarkom, Dermatofibrosarcoma (protuberans), Fibrosarkom Grad I (Desmoidtumor) und alle Sarkome mit Ursprung in der Dura mater, im Gehirn, in parenchymatösen oder Hohlorganen.

Häufigste Vertreter sind das Liposarkom, das Leiomyosarkom und das maligne fibröse Histiozytom mit einem relativen Anteil von jeweils etwa 20%. Dann folgen mit je 10% das Fibrosarkom und das Synovialsarkom, während alle übrigen Sarkome mit deutlich geringeren Prozentanteilen die Restgruppe bilden (Abb. 44.3, 44.4, 44.5).

Tab. 44.1 Histologische Klassifikation der Weichteilsarkome nach UICC (International Union Against Cancer)

Alveoläres Weichteilsarkom	ICD-O-9581/3
Angiosarkom	ICD-O-9120/3
Epitheloides Sarkom	ICD-O-8804/3
Extraskelettales Chondrosarkom	ICD-O-9220/3
Extraskelettales Osteosarkom	ICD-O-9180/3
Fibrosarkom	ICD-O-8810/3
Leiomyosarkom	ICD-O-8890/3
Liposarkom	ICD-O-8850/3
Malignes fibröses Histiozytom	ICD-O-8830/3
Malignes Hämangioperizytom	ICD-O-9150/3
Malignes Mesenchymom	ICD-O-8990/3
Malignes Schwannom	ICD-O-9560/3
Rhabdomyosarkom	ICD-O-8900/3
Synovialsarkom	ICD-O-9040/3
Sarkom (nicht näher bezeichnet)	ICD-O-8800/3

Maligne Weichteiltumoren (Weichteilsarkome)

Tab. 44.2 Internationale Tumor-Stadieneinteilung (UICC)

Stadium I A	G_1	T_1	N_0	M_0
Stadium I B	G_1	T_2	N_0	M_0
Stadium II A	G_2	T_1	N_0	M_0
Stadium II B	G_2	T_2	N_0	M_0
Stadium III A	G_{3-4}	T_1	N_0	M_0
Stadium III B	G_{3-4}	T_2	N_0	M_0
Stadium IV A	jedes G	jedes T	N_1	M_0
Stadium IV B	jedes G	jedes T	jedes N	M_1

T_1-Tumorgröße < 5 cm
T_2-Tumorgröße > 5 cm

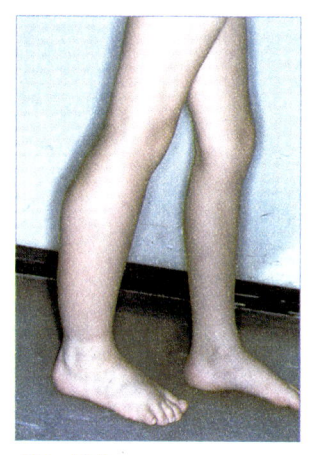

Abb. 44.5
Fibrosarkom rechter Unterschenkel

Tab. 44.3 Lokalisation der Weichteilsarkome

Extremitäten	54,2%
• untere Extremität	38,4%
• obere Extremität	15,8%
Retroperitoneum/innere Organe	24,7%
• Retroperitoneum	15,6%
• Urogenital	4,6%
• Intraabdominal	4,1%
• Intrathorakal	0,4%
Körperstamm	16,7%
• Abdominal	10,7%
• Thorakal	3,0%
• Gluteal	3,0%
Hals und Kopf	3,9%
Brustdrüse	0,4%

Neben der histologischen Klassifizierung ist therapeutisch der Malignitätsgrad eines Sarkoms relevant. Histologisch ist ein **niedriger Malignitätsgrad** folgendermaßen definiert:
– gut differenziert
– zellarm
– stromareich
– gefäßarm
– wenig Nekrosen
– < 5 Mitosen/10 Blickfelder im Mikroskop (HPF)

Ein **höherer Malignitätsgrad** ergibt sich aus den gegenteiligen Kriterien.
Für die Prognose eines Sarkoms sind neben dem Malignitätsgrad noch die Größe des Tumors und seine Lagebeziehung zur Oberfläche des Körpers von Bedeutung. Tumoren, die oberflächlich (subkutan, epifaszial) gelegen sind und eine Gesamtgröße von nicht mehr als 5 cm aufweisen, sind prognostisch deutlich günstiger einzustufen. Auf diese Kriterien bezieht sich eine in der Klinik gebräuchliche Stadieneinteilung der Sarkome.
Die **internationale Stadiengruppierung** (UICC) bedient sich des **GTNM-Systems** (Tab. 44.2).

Häufigkeit, Alter und Geschlecht: Obwohl der Körper zu mehr als 80 % aus mesenchymalem Gewebe besteht, ist die absolute Häufigkeit der Sarkome unverhältnismäßig gering. Mögliche Gründe für diese Tatsache sind erstens die vor den Umweltnoxen geschützte Lage des Mesenchyms und zweitens die relativ geringe Teilungsaktivität der mesenchymalen Zellen.
Die **Inzidenz** der Weichteilsarkome liegt in der BRD zwischen 1 und 2 pro 100000 Einwohner und Jahr. Insgesamt sind somit jährlich zwischen 800 und 1600 Neuerkrankungen für das gesamte Bundesgebiet zu erwarten.
Weichteilsarkome können in jedem **Lebensalter** auftreten. Bestimmte Tumortypen bevorzugen jedoch bestimmte Lebensalter. So findet sich das Rhabdomyosarkom überwiegend bei Kindern und Adoleszenten, Synovial- und Fibrosarkome bei Erwachsenen zwischen dem 20. und 40. Lebensjahr und maligne fibröse Histiozytome jenseits des 45. Lebensjahres. Eindeutige **Geschlechtsunterschiede** sind hingegen nicht belegbar.

Lokalisation: Fast die Hälfte aller Weichteilsarkome findet sich im Bereich der Extremitäten und hier überwiegend im Bereich der unteren Extremität (Tab. 44.3). Danach folgen die retroperitonealen Sarkome und diejenigen des Körperstamms. Deutlich seltener treten maligne Weichteiltumoren in inneren Organen, in der Brustdrüse und im Bereich von Kopf und Hals auf.

Ätiologie: Eine eindeutige kausalpathogenetische Ursache der Weichteilsarkome ist bis heute nicht bekannt. Bestimmte Bedingungen werden mit der Sarkomerkrankung assoziiert:
• **Trauma:** Etwa 30 % der Patienten geben in der aktuellen Anamnese ein Trauma an der Stelle des Tumors an. Eine danach augenfällige Schwellung führt schließlich zur Diagnose des Sar-

koms. Trotzdem ist dies als kausale Pathogenese nicht anerkannt und wohl eher ein zufälliges Zusammentreffen pathogenetisch unterschiedlicher Mechanismen. Auch versicherungsrechtlich ist ein Sarkom als Folge eines Arbeitsunfalles nicht anerkannt.

- **Operationen:** Insbesondere Desmoidtumoren entstehen häufig bei jungen Frauen im Narbenbereich nach einem Kaiserschnitt. Trotzdem muß das mechanische Trauma der Operation als Ursache abgelehnt werden. Die relative Seltenheit der Desmoide im Verhältnis zur Frequenz der Sectiones und das Fehlen im Geburtskanal nach einer regulären Geburt sprechen dagegen. Möglicherweise ist der hormonelle Status (Rezeptoren!) der Schlüssel für die Pathogenese und die Therapie der Desmoidtumoren.
- **Familiäre Syndrome:** Die Neurofibromatose v. Recklinghausen ist mit der Entwicklung von malignen Weichteiltumoren peripherer Nerven assoziiert. Patienten mit einem Gardner-Syndrom können Desmoidtumoren der Bauchwand entwickeln.
- **Karzinogenexposition:** Hierzu gehörte die heute nicht mehr übliche Thorotrastgabe als Röntgenkontrastmittel. Sie war mit der Entwicklung von Hämangiosarkomen in Leber und Milz vergesellschaftet. PVC- und Arsenexpositionen können ebenfalls Hämangiosarkome verursachen. Das im Vietnamkrieg eingesetzte Entlaubungsmittel „Agent Orange" (Dioxinderivat) wurde ebenfalls angeschuldigt, Weichteilsarkome zu verursachen. Ein statistische Überprüfung hat bisher keinen eindeutigen Zusammenhang belegt.
- **Strahlenfolge:** Sarkome können in seltenen Fällen durchschnittlich 10 Jahre nach Bestrahlung eines Mammakarzinoms, eines Morbus Hodgkin oder eines Prostatakarzinoms auftreten. In der Regel handelt es sich um ein malignes fibröses Histiozytom.
- **Chronisches Lymphödem:** Die Assoziation zwischen chronischem Lymphödem und einem Lymphangiosarkom ist bei mastektomierten Patientinnen als **Stewart-Treves-Syndrom** bekannt. Auch Lymphödeme bei chronischer Filariose können in ein Lymphangiosarkom münden.

Klinik: Leitsymptom ist der vom Patienten entdeckte schmerzlose Weichteiltumor. Schmerzen deuten auf eine bestehende Komplikation (z.B. Einblutung) hin. Ausnahme von dieser Regel sind die intramuskulären Sarkome, die schon primär zu schmerzhaften Krämpfen der Muskelgruppe führen können. Leider werden diese Symptome sowohl vom Patienten, als auch vom erstbehandelnden Arzt zu oft bagatellisiert. Die mittlere Verzögerungszeit zwischen dem Auftreten der ersten Symptome und der definitiven Diagnose bzw. Therapie liegt immer noch bei ca. 9–12 Monaten. 40 % gehen zu Lasten des Patienten, 40 % zu Lasten des erstbehandelnden Arztes. Häufigste Fehldiagnosen sind „Prellung", „Bluterguß" (insbesondere bei einer Traumaanamnese), „Myogelosen" und (ohne Histologie!) „gutartiger Weichteiltumor".

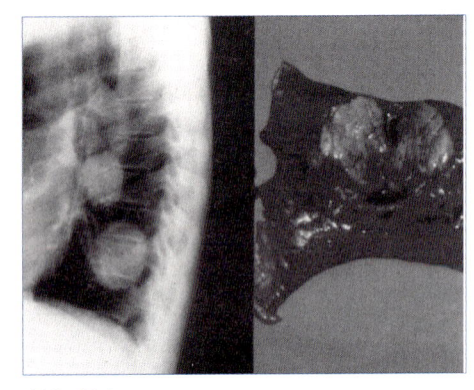

Abb. 44.6
Lungenmetastasen eines malignen fibrösen Histiozytoms (links Resektionspräparat, rechts Röntgenthorax seitlich)

Maligne Weichteiltumoren (Weichteilsarkome)

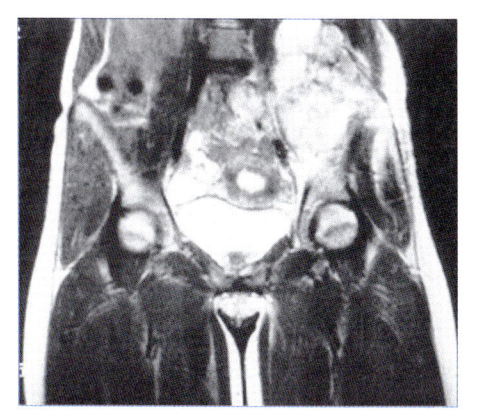

Abb. 44.7
NMR-Befund eines ausgedehnten Sarkoms des Beckens mit Infiltraten der linken Beckenschaufel

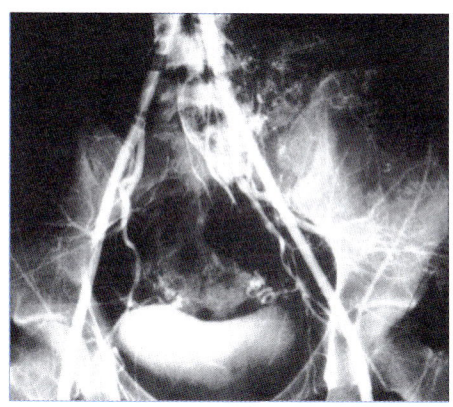

Abb. 44.8
Angiographie bei einem ausgedehnten Sarkom des Beckens mit Infiltration der linken Beckenschaufel (gleicher Fall wie Abbildung 44.8)

Tab. 44.4 Kriterien für die Biopsiegewinnung bei Weichteilsarkomen

- Die Schnittführung darf die definitive Operation nicht behindern!
- Atraumatische und bluttrockene Operationstechniken sind die beste Infektionsprophylaxe
- Die Biopsie ist von dem Operateur zu entnehmen, der die definitive Operation durchführt
- Möglichst: Exzisionsbiopsie
- Alternativ: Inzisionsbiopsie
- Keine Feinnadelpunktion!
- Kein Schnellschnitt!

> Jede Weichteilschwellung ist bis zum Beweis des Gegenteils ein Tumor!
> Jeder Weichteiltumor ist bis zum Beweis des Gegenteils maligne.

Diagnostik und Operationsplanung: Neben der (obligaten!) Anamnese- und Befunderhebung gehört die Röntgenthoraxaufnahme zur Standarduntersuchung. Sarkome metastasieren zumeist hämatogen und 80 % der Metastasen befinden sich in der Lunge (Abb. 44.6), Pleura und Mediastinum. Kleine, gut zugängliche Tumoren können dann der Exzisionsbiopsie (Entfernung des Tumors, seiner Kapsel und der „reaktiven Zone" zugeführt werden.

Große oder schlecht zugängliche Tumoren (Retroperitoneum bedürfen einer invasiveren präoperativen Diagnostik. Neben Computertomogramm oder NMR (Abb. 44.7) gehört hierzu die Angiographie (Abb. 44.8) und ggf. die Phlebographie. Verfahren der Wahl ist das NMR, evtl. in Verbindung mit einem Angio-NMR oder der Spektroskopie (MRS).

Die Operationsplanung erfordert nach der klinischen und radiologischen Diagnostik die histologische Diagnosesicherung. Beste Möglichkeit ist die **Exzisionsbiopsie** des Tumors inclusive seiner Pseudokapsel und eines Saumes gesunden Gewebes. Ist dies primär nicht möglich, stellt die **Inzisionsbiopsie** eine vertretbare Alternative dar. Operativ wird der Tumor freigelegt und ein mindestens 1x1x1 cm großes Präparat aus dem Randbereich des Tumors entnommen (Abb. 44.9). Die allgemeinen Kriterien, die hierbei zu beachten sind, sind in Tab. 44.4 aufgelistet. Voraussetzung für eine effektive Biopsie ist in jedem Fall die reguläre Einbettung und Färbung des Präparates. Schnellschnittuntersuchungen sind problematisch und können allenfalls die Diagnose „maligner Weichteiltumor" ohne histologische Klassifizierung und ohne Grading liefern. Deshalb bleibt die Schnellschnittuntersuchung dem Nachweis der Tumorfreiheit der markierten Präpara-

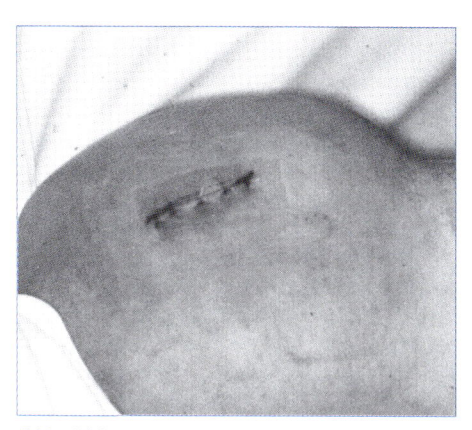

Abb. 44.9
Schnittführung bei der Inzisionsbiopsie

teränder bei der definitiven Operation vorbehalten. Die Durchführung einer Feinnadelbiopsie ist in der Diagnostik maligner Weichteiltumoren obsolet.

Nach Eintreffen der histologischen Begutachtung wird im Rahmen eines onkologischen Kolloqiums das weitere Vorgehen interdisziplinär geplant (evtl. Vorbestrahlung, adjuvante Therapie etc.). Danach erfolgt die definitive chirurgische Entfernung des Tumors nach den Gesetzen der onkologischen Chirurgie (Tab. 44.5, 44.6, 44.7, 44.8).

Chirurgische Therapie: Vier unterschiedliche Therapieverfahren stehen zur Disposition: die Exzisionsbiopsie, die weite lokale Exzision, die Kompartmentresektion sowie die Amputation.

- Die **Exzisionsbiopsie** reicht zur definitiven Therapie eines Sarkoms nicht aus (Rezidivraten bis 75 %). Allein als Palliativmaßnahme im Rahmen eines multimodalen Konzeptes ist diese Therapieform geeignet.
- Die **weite lokale Exzision** entfernt den Tumor inclusive seiner Kapsel und eines variablen Bereiches umgebenden gesunden Gewebes. Sie ist indiziert für niedrigmaligne Sarkome ohne Infiltration eines Kompartiments (Muskeln, Faszien etc.) oder solche, die an essentiellen neurovaskulären oder ossären Strukturen ihre natürliche Resektionsgrenze finden und einer multimodalen Therapie zugeführt werden müssen (z.B. retroperitoneale Sarkome, Sarkome des Rumpfes etc.).
- Die **Kompartmentresektion** entfernt komplett das Kompartiment, in dem sich der Tumor befindet. Dazu gehört die Resektion des Tumors und der beteiligten Muskelbündel vom Ursprung bis zum Ansatz, der Aponeurosen und der Nerven, Knochen und Gefäße des betreffenden Kompartiments. Insbesondere Extremitätensarkome können so behandelt werden, wenn nicht Gelenke, Hauptnerven oder Hauptgefäße infiltriert sind (Abb. 44.10).
- Die **Amputation** stellt die radikalste Form der Sarkomchirurgie dar. Während sie früher die Resektion der Wahl war, haben wir gelernt, daß die funktionserhaltende Chirurgie (z.B. Kompartmentresektion) insbesondere in Verbindung mit einer adjuvanten Therapie vergleichbare Ergebnisse liefert. Amputationen sind heutzutage dann noch erforderlich, wenn im Extremitätenbereich oder an der Grenze zum Rumpf die Hauptnerven, die essentiellen Gefäße oder die Gelenkstrukturen infiltriert sind. Als Regel der Amputationshöhe gilt, daß sie oberhalb des nächsten proximalen Gelenkes liegen muß (Oberschenkelamputaion beim Unterschenkelsarkom, Hemipelvektomie beim Oberschenkelsarkom, etc.). Im Grenzbereich zum Rumpf sind unter spezieller Indikation ausgedehnte Amputationen vorgeschrieben (Hemipelvektomie, interscapulo-thorakale Amputation).
- **Lymphknotendissektion:** Die Ausräumung der regionalen Lymphknotenstationen ist nur beim Rhabdomyosarkom und beim Synovialsarkom indiziert. Eine generelle Ausräumung regionaler Lymphknotenstationen führt nur zu einer Erhöhung der Morbidität, nicht jedoch zur Verbesserung der Prognose!

Tab. 44.5 Therapeutisches Vorgehen bei R0-Resektion

- R0-Resektion möglich
- + Funktionsdefizit/Wundversorgung unproblematisch = Operation
- Funktionsdefizit/Wundversorgung problematisch: interdisziplinäre Therapie (Plastische Chirurgie, Gefäßchirurgie, Orthopädie etc.)

Tab. 44.6 Therapeutisches Vorgehen bei R1/2-Resektionen

Multimodale Therapie erfolgversprechend	Multimodale Therapie nicht erfolgversprechend
Syst. Chemotherapie	„second opinion"
isolierte Extremitätenperfusion	Option: Amputation
Strahlentherapie	Pat. im Zentrum vorstellen
Hyperthermie	

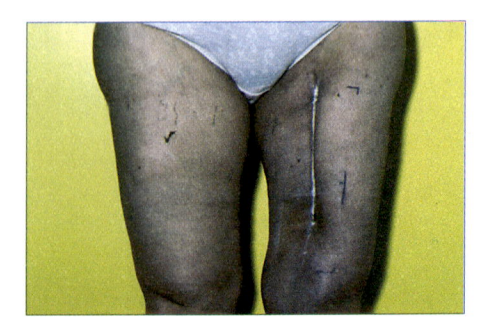

Abb. 44.10
Zustand nach Kompartment-Resektion linker Oberschenkel bei Fibrosarkom

Maligne Weichteiltumoren (Weichteilsarkome)

Tab. 44.7 Vorgehen nach R0-Resektion

Kompartment-resektion	Weite Resektion
G1-Neoplasie: Alleinige Nachsorge	G1-Neoplasie: Alleinige Nachsorge
G2/3-Neoplasie: Adjuvante Chemotherapie unter Studienbedingungen	G2/3-Neoplasie: Adjuvante Strahlentherapie + adjuvante Chemo (Studie)

Tab. 44.8 Vorgehen bei metastasierenden Sarkomen

- Systemische Chemotherapie
- Bei Regression: R0-Resektion des Primärtumors
- Wenn R0-Resektion nicht möglich: lokal regionales Verfahren (Radiotherapie etc.), systemische Fortführung der Chemotherapie

Adjuvante Therapie:
- **Strahlentherapie:** Sarkome galten lange Zeit als strahlenresistent. Durch Einführung moderner Techniken (Hochvoltbestrahlung, schnelle Elektronen) und die Kombination mit einer chirurgischen Therapie zeigte sich jedoch, daß sie in einem multimodalen Konzept heutzutage eindeutig ihren Platz besitzt. Vom Prinzip her ist sie eine lokale Maßnahme und dient somit der lokalen Kontrolle des Tumorgebietes. Die Rate von Fernmetastasen (wenn sie nicht durch ein lokales Rezidiv verursacht sind) beeinflußt sie nicht. Adjuvante Strahlentherapie ist immer dann angezeigt, wenn die Radikalität der chirurgischen Therapie tumor- oder strukturbedingt eingeschränkt ist. Dazu gehören Tumoren, die wegen ihrer Lage nicht radikal genug reseziert werden können oder primär einen hohen Malignitätsgrad aufweisen.

Die unterschiedlichen Verfahren der Bestrahlung müssen entsprechend ihrer Indikation und ihrer Durchführbarkeit differenziert eingesetzt werden. Neben der präoperativen Bestrahlung zur Tumorreduktion und -devitalisierung großer Sarkome kommen insbesondere die intraoperative und die postoperative Hochvoltbestrahlung adjuvant zum Einsatz. Neuerdings wird auch die postoperative, lokale Strahlentherapie mit Iridium-192 oder Jod-125 durchgeführt. Unabhängig von der Technik sind solchermaßen multimodale Konzepte in der Lage, die Rate von lokalen Rezidiven deutlich zu senken.

- **Chemotherapie:** Daten zur alleinigen adjuvanten Chemotherapie von Weichteilsarkomen sind widersprüchlich. Während für hochmaligne Sarkome im Extremitätenbereich positive Ergebnisse vorliegen, sind sie für die Gesamtgruppe nicht signifikant. Möglicherweise kann eine Differenzierung nach unterschiedlichen histologischen Typen bessere Ergebnisse liefern. Ob mit einer intraarteriellen Chemotherapie die Ansprechrate erhöht werden kann, muß erst noch in prospektiven randomisierten Studien überprüft werden.

Prognose: Die 5-Jahres-Überlebensrate der Weichteilsarkome liegt zwischen 40 % und 50 %. Sie hängt von unterschiedlichen Faktoren ab. Im wesentlichen wird sie von den Prognosekriterien Größe, Lage des Tumors und Malignitätsgrad bestimmt. Tumoren, die kleiner als 5 cm, oberflächlich gelegen und von niedrigem Malignitätsgrad sind, gehören der prognostisch günstigsten Gruppe an. Nach entsprechender Therapie leben 70 bis 80 % der Patienten 5 Jahre nach Diagnosestellung. Aber auch die Qualität des Ersteingriffs trägt wesentlich zur Prognose bei. Das Spätschicksal eines operierten Patienten wird wesentlich vom Auftreten oder Ausbleiben eines Lokalrezidivs bestimmt. Dieses ist die Hauptursache (75 %) für eine Disseminierung der Erkrankung mit dem Auftreten hämatogener Metastasen. Jede Ersttherapie, die keine lokale Kontrolle des Tumors erzielen kann, verschlechtert die Prognose enorm. Deshalb kommt der chirurgischen Therapie auch in einem multimodalen Therapiekonzept eine bedeutende Rolle zu.

45 Knochentumoren

Kapitelübersicht

Knochentumoren

Gutartige Tumoren
- Osteochondrom
- Chondrom
- Osteoid-Osteom
- Riesenzelltumor
- Solitäre Knochenzyste
- Aneurysmatische Knochenzyste

Bösartige Tumoren
- Chondrosarkom
- Osteosarkom
- Ewing-Sarkom
- Plasmozytom
- Metastasen

1 Einteilung

Knochentumoren entstehen durch ein eigenständiges, expansives und irreversibles Wachstum aller am Aufbau des Knochens beteiligten Zellformen. Die Klassifizierung erfolgt nach dem jeweiligen Stammgewebe und wird in benigne und maligne Tumorformen eingeteilt (Tab. 45.1).

Grundsätzlich können in jedem Knochen benigne und maligne Knochentumoren entstehen. Die Geschwulstbildung ist jedoch weitgehend an die ortsständigen Zellpopulationen gebunden (Abb. 45.1).

Manche primär benignen Tumoren entwickeln ein malignes Wachstumsverhalten oder neigen zur Entartung, z.B. Chondrom. Sie werden gelegentlich als semimaligne bezeichnet. **Semimaligne** Knochentumoren sind dadurch charakterisiert, daß sie ohne Metastasen lokal aggressiv und infiltrierend wachsen oder daß primär benigne Tumoren maligne entarten.

Entsprechend ihrer Wachstumsform unterscheiden wir **osteolytische** und **osteoplastische Tumoren** mit charakteristischen Zeichen im Röntgenbild (Abb. 45.2).

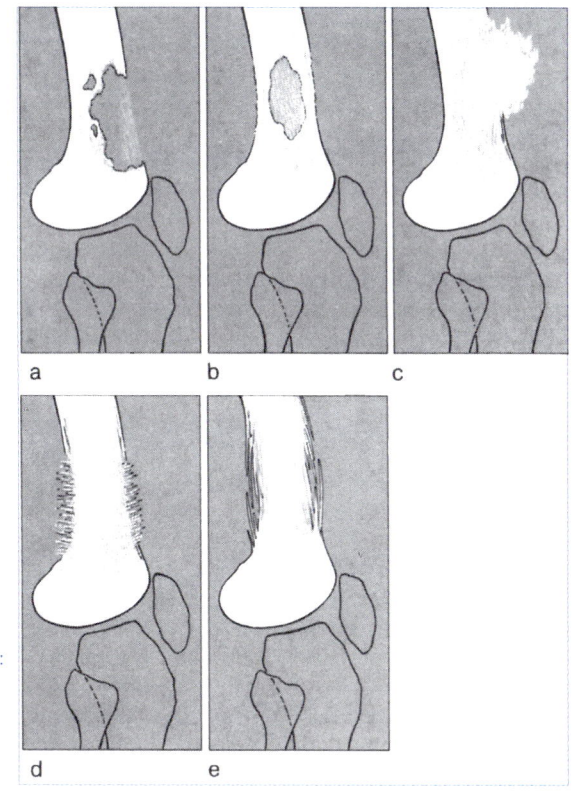

Abb. 45.1
Charakteristische Erscheinungsformen der Knochentumoren
- Chondroblastom
- osteolytisches Osteosarkom
- Chondrosarkom
- sklerosierendes Osteosarkom
- periostales Osteosarkom
- Fibrosarkom
- Ewingsarkom

Abb. 45.2 a–e
Röntgenzeichen der Knochentumoren:
a Randständige Osteolyse
b Zentrale Osteolyse
c Sklerosierende Knochenneubildung
d Spiculae
e Zwiebelschalenartiges Bild

Tab. 45.1 Einteilung der Knochentumoren nach dem jeweiligen Stammgewebe

Herkunftsgewebe	gutartig	Häufigkeit	bösartig	Häufigkeit
Knorpelgewebe	Osteochondrom Chondrom Benignes Chrondroblastom	ca. 45 % ca. 15 % ca. 10 %	Primäres Chondrosarkom Sekundäres Chondrosarkom Mesenchymales Chondrosarkom	über 25 %
Knochengewebe	Osteom Osteoid-Osteom	selten 10 %	Osteosarkom Juxtakortikales Sarkom	über 20 % selten
Bindegewebe	Nichtossifizierendes Fibrom Ossifizierendes Fibrom	selten selten	Fibrosarkom	5 %
?	Gutartiger Riesenzelltumor	10 %	Bösartiger Riesenzelltumor	selten
Osteomyelogenes Gewebe			Ewing-Sarkom Retikulumzellsarkom	15 % selten
Gefäßgewebe	Hämangiom Lymphangiom Hämangioperizytom	selten selten selten	Plasmozytom Hämangioendotheliom Malignes Hämangioperizytom	über 30 % selten selten
Fettgewebe	Lipom	selten	Liposarkom	selten
Nervengewebe	Neurinom	selten	Neurinosarkom	selten
?			Adamantinom der langen Röhrenknochen	selten
Chorda dorsalis			Chordom	selten

Die **benignen** und **malignen** Knochentumoren haben ein spezifisches Lokalisationsmuster und eine unterschiedliche Altersverteilung (Abb. 45.3). Die Altersverteilung gutartiger Tumoren zeigt die eindeutige Bevorzugung bis zum 2. Lebensjahrzehnt. Bei den bösartigen Tumoren findet sich je 1 Häufigkeitsgipfel im 2. und im 6. Lebensjahrzehnt mit Bevorzugung des männlichen Geschlechts.

Gemäß der **TNM-Klassifikation** unterscheidet man T1- (= Kortikalis nicht überschritten) von T2-Befunden (= Infiltration über Kortikalis hinaus) sowie im histopathologischen Grading 4 Typen G1 bis G4 (gut, mäßig, schlecht und undifferenziert). Die weitere Ausbreitung wie bei den Weichteiltumoren: N0, N1 bzw. M0, M1.

Knochentumoren erfordern aufgrund der Bedeutung für Statik und Funktion des Skeletts sowie ihrer besonderen Bösartigkeit (maligne Tumorformen) eine interdisziplinäre Zusammenarbeit von Chirurgen, Radiologen, Pathologen, Orthopäden und Onkologen.

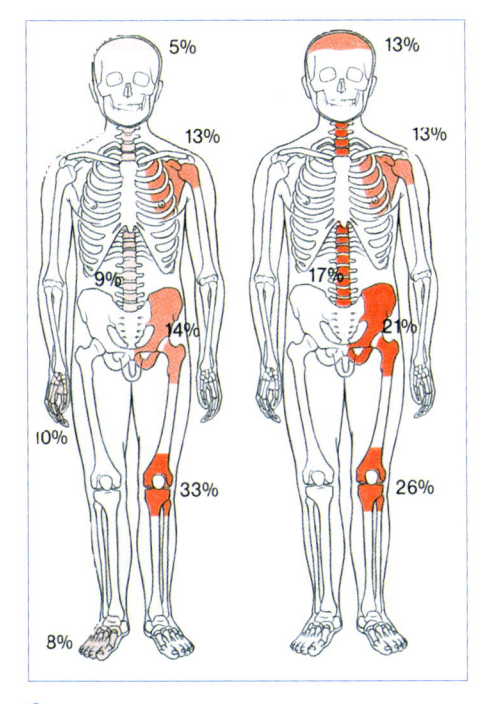

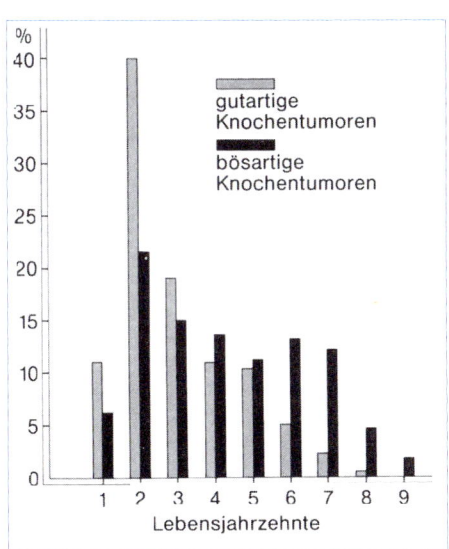

Klinik und Diagnostik 45 Knochentumoren 1133

2 Klinik und Diagnostik

Klinik: Uncharakteristisch. Schmerzen, verbunden mit einer Schwellung, sind eher die Ausnahme. Häufig Zufallsbefund bei Röntgenuntersuchung wegen Bagatelltraumen. Bei Tumoren an den Extremitäten ist der Berührungs- oder Bewegungsschmerz das führende Symptom. Bei Lokalisation im Schädel oder Wirbelsäulenbereich sind neurologische Ausfälle in der Regel der erste Hinweis (s. Kap. 17 und 18).

Diagnostik: Bei anamnestischem und klinischem Verdacht laborchemische, radiologische und morphologische Diagnostik. Die laborchemischen Untersuchungen besitzen nur eine begrenzte Aussagekraft. Die BSG und die alkalische Phosphatase können erhöht sein.

Röntgen: Nativ-Aufnahmen in mehreren Ebenen. Hiermit sind neben den klassischen Tumorzeichen diskrete periostale Veränderungen und endotumorale Verkalkungen nachweisbar (Abb. 45.4).

> Unklare Schmerzzustände des Skeletts: Knochentumor? (Röntgen!)

Zu den klassischen **radiologischen Malignitätszeichen** am Knochen zählen (Abb. 45.2, 45.5):
- Spiculae
- Codman-Dreieck
- lamelläre Periostreaktion

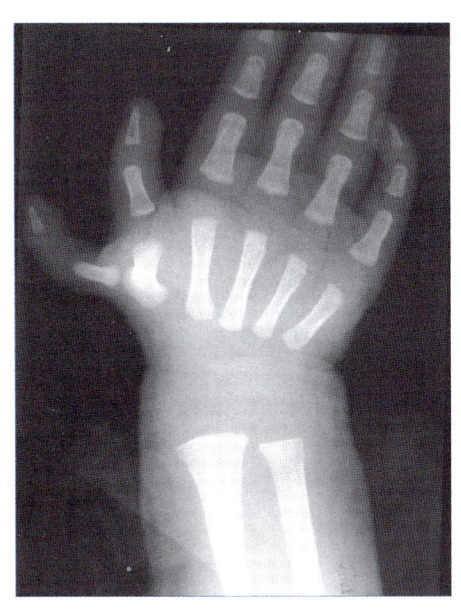

Abb. 45.3 a,b
Häufigkeit und Altersverteilung gutartiger und bösartiger Knochentumoren:
a Häufigkeit
b Altersverteilung

Abb. 45.4
Röntgenbild bei Hexadactylie als vermeintlichem Knochentumor

- mottenfraßartige Ausfransung und
- Kortikalis-Verschiebedefekt

Computertomographie oder besser **NMR**-Tomographie (Ausdehnung des paraossalen oder endoossalen Tumoranteils, Weichteilbeteiligung?). Zusätzlich ggf. Tomographie, Szintigraphie und Angiographie.

Biopsie: Histologische Untersuchung obligat. Die Schnell-Schnitt-Diagnose ist bei Knochentumoren von geringer Aussagefähigkeit. Zur Festlegung des endgültigen Therapiekonzeptes gezielte präoperative offene Biopsie mit Entnahme von Knochen und Weichteilgewebe aus dem Zentrum und den Randbezirken des Tumors. Bei der Probeexzision sollte der direkte operative Zugang so gelegt werden, daß beim endgültigen Eingriff dieser Zugangsweg problemlos mit einem Sicherheitsabstand exzidiert werden kann. Die exakte morphologische Diagnose erfolgt am entkalkten Präparat.

Knochentumor: Keine Diagnose ohne Histologie!

Abb. 45.5
Röntgenzeichen maligner Knochentumoren:
1 Spiculae
2 Codman-Dreieck
3 Zwiebelschalenartige Struktur
4 Sklerosierungssaum
5 Unterbrechung der Kortikalis. Chararkteristische Erscheinungsformen der Knochentumoren

3 Therapiemöglichkeiten

Interdisziplinäre Festlegung der Therapie (s. auch Tab. 45.2):

Chirurgische Therapiemöglichkeiten

- Exkochleation oder Kürettage
- Lokale und En bloc-Resektion im Gesunden mit
  - homologer und autologer Knochentransplantation und
  - Alloplastik (bzw. totalem Knochenersatz), Gelenkersatz und Osteosynthesen
- Amputation
- Interthorakoskapuläre Amputation
- Hemipelvektomie
- Resektion zur Tumorverkleinerung (nur in Ausnahmefällen).

Strahlentherapie

Wegen der Gefahr einer malignen Entartung primäre Indikation bei benignen und semimalignen Knochentumoren nur beim eosinophilen Granulom und bei ungünstig gelegenen Hämangiomen. Unter den malignen Knochentumoren gilt das **Ewing-Sarkom** als besonders strahlenempfindlich (Gesamtdosis 40–60 Gy). Alle anderen Knochentumoren sind nur bedingt strahlensensibel.
Eine besondere Bedeutung hat die Strahlentherapie in der **Schmerzbehandlung** von Patienten mit Osteoplasmozytom, Skelettmetastasen oder inoperablen Knochentumoren.

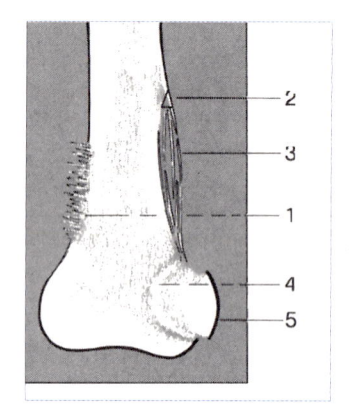

Gutartige Tumoren 45 Knochentumoren

Tab. 45.2 Therapieempfehlungen nach von Gumppenberg und Mitarbeiter

Tumor	Operation	Bestrahlung	Chemotherapie
Osteogenes Sarkom	+++	+	adj. +++
Chondrosarkom	+++	+	–
Maligner Riesenzelltumor	+++	++	+
Ewing-Sarkom	+	+++	+++
Retikulumzellsarkom	++	+++	++
Angiosarkom	+++	++	+
Fibrosarkom	+++	+	++
Liposarkom	+++	+	++
Malignes Mesenchymom	+++	+	++
Undifferenziertes Sarkom	+++	+	+
Verschiedene Tumoren			
z.B. Chordom	+++	++	+
z.B. Synovialom	+++	+	+

+++ = Therapie der Wahl; ++ = wirksam; + = bedingt wirksam; – nicht wirksam

Chemotherapie

Die Chemotherapie hat neben den chirurgischen und strahlentherapeutischen Maßnahmen für einige Knochentumoren einen besonderen Stellenwert (Tab. 45.2). Durch die präoperative Anwendung (z.B. beim Osteosarkom) ist heute vermehrt ein extremitäten- und funktionserhaltendes Vorgehen möglich.

4 Gutartige Tumoren

4.1 Osteochondrom

Synonyme: Kartilaginäre Exostose, solitäre Exostose, Ekchondrom.
Pathogenese: Metaplastische Knochenbildung im aktivierten Periost.
Klinik: Langsames Wachstum, Schmerzen erst, wenn durch Lage und Größe der Osteochondrome benachbarte Gewebsstrukturen irritiert werden (Abb. 45.6).
Röntgen: Im Metaphysenbereich bizarre Knochenauswüchse, die wie gebeugte Finger oder Kleiderhaken aussehen können.
Therapie: Resektion unter sorgfältiger Entfernung der Basis.
Prognose: Gut, eine maligne Entartung tritt selten sein.

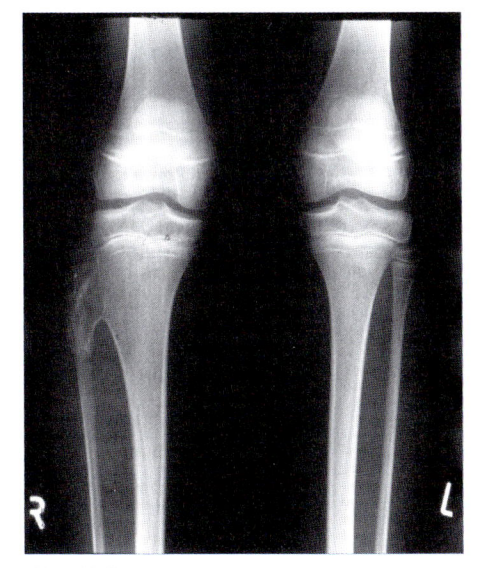

Abb. 45.6
Röntgenbild Osteochondrom (=Kartilaginäre Exostose) rechtes Fibulaköpfchen

Osteochondrom: Häufigster gutartiger Knochentumor

4.2 Chondrom

Synonyme: Zentrales Chondrom, Enchondrom.
Pathogenese: Chondrome bilden sich vor allem in knorpelig-präformierten Knochen. Sie leiten sich ab von heterotopen Knorpelzellnestern, die sich in den Epiphysenfugen, aber auch in den Metaphysen normaler Knochen befinden.
Klinik: Chondrome sind die häufigsten Knochentumoren der kleinen Röhrenknochen an Hand und Fuß. Chondrome treten solitär im Kindes- und frühen Erwachsenenalter auf. Durch spindelförmige Auftreibung führen sie oft zu Spontanfrakturen.
Röntgen: Zystische und multizystische, scharf begrenzte, vielkammerige Herde mit Knochenauftreibung, sog. Vogelnester. Durch Kalkeinlagerung vielfach fleckige Strukturen (Abb. 45.7).
Therapie: Resektion, evtl. Kürettage und Auffüllung des Defektes mit autologer Spongiosa. Bei ausgedehnten Kortikalisdestruktionen zusätzliche Plattenosteosynthese zur Stabilisierung.
Prognose: An den Phalangen sind sie fast immer gutartig. Mit einer malignen Entartung ist bei Chondromen im Bereich des Beckens, der langen Röhrenknochen, Rippen und Wirbelkörper zu rechnen.

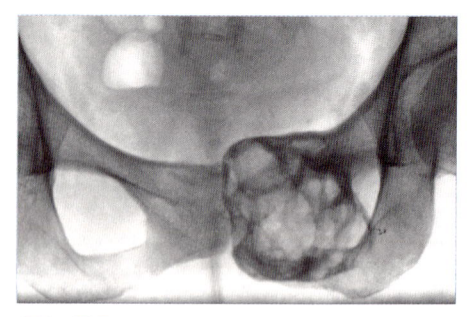

Abb. 45.7
Röntgenbild Chondrom des Schambeins und der Symphyse

4.3 Osteoid-Osteom

Pathogenese: Benigne osteoplastische Knochentumoren unklarer Genese, bei größerem Durchmesser als Osteoblastom bezeichnet.
Klinik: Leitsymptom ist der Schmerz, der im Anfangsstadium sporadisch auftreten und mit Wachstumsschmerzen verwechselt werden kann. Mit Fortschreiten der Erkrankung nehmen die Schmerzen an Intensität und Dauer zu. Schmerzfreie Intervalle werden selten. Die Schmerzen treten überwiegend nachts auf (ausgeprägte Schlafstörungen!).

> Osteoid-Osteom: Aspirin beseitigt den Schmerz!

Nach Aspirin-Gabe sofortige Schmerzfreiheit (differentialdiagnostische Abklärung!). Bei Lokalisation an den Extremitäten Funktionseinschränkungen und Muskelatrophien. Ist der Tumor in der Kortikalis oder im Periost lokalisiert, kommt es durch eine spindelförmige Verdickung zu einer Vorwölbung. Bei Lokalisation in Wirbelkörpern gelegentlich ischialgiforme Beschwerden.
Röntgen: Die eigentliche Geschwulst, der bis zu 2 cm groß werdende Nidus, stellt sich im Röntgenbild als eine ovale Aufhellung mit einer starken perifokalen Sklerose dar. Dieser Sklerosierungssaum läßt sich gut gegen die Umgebung abgrenzen.
Therapie: Die Therapie der Wahl ist die Operation. Hierbei wird der Nidus entfernt, der Sklerosesaum kann belassen werden. Sicherer ist eine Mitentfernung des Sklerosesaumes, weil zurückbleibende Anteile des Nidus zu Rezidiven führen.
Prognose: Sehr gut; eine maligne Entartung ist nicht bekannt.

Gutartige Tumoren

4.4 Riesenzelltumor

Synonyme: Osteoklastom, benigner Riesenzelltumor.
Pathogenese: Aggressive, rasch wachsende Geschwulst. Als Ausgangsgewebe wird das unspezifische Bindegewebe des Knochenmarkes angesehen. Die Ätiologie ist ungeklärt. 10 bis 30% der Riesenzelltumoren sind primär maligne. Diese zeigen ein lokal aggressives, destruktives sowie invasives Wachstum und führen zu Lungenmetastasen.

> Riesenzelltumor: 10–30 % maligne!

Klinik: Häufig kniegelenksnah, in Femur und Tibia (ca. 50%) sowie epimetaphysär in den übrigen langen Röhrenknochen lokalisiert. Auftreten meist im 3. und 4. Lebensjahrzehnt. Leitsymptom ist der Schmerz. Der anfänglich langsam wachsende Tumor führt zu einer geringen Schwellung. Zusätzlich können Funktionsstörungen im benachbarten Gelenk auftreten. Später rasche Umfangszunahme.
Röntgen: Vierkammeriges, zystisches Areal ohne Sklerosesaum mit exzentrischer Lage in der Epimetaphyse. Die Kortikalis kann arrodiert sein (sog. Seifenblasenbild).
Differentialdiagnose: Andere zystische Knochentumoren.
Therapie
- Bei kleinen und sicher auf den Knochen beschränkten Herden: Kürettage mit anschließender Spongiosaplastik.
- Bei größeren Tumoren und Beginn der Entdifferenzierung: Resektion und Defektüberbrückung durch einen kortiko-spongiösen Span.
- Bei Durchbruch in die Weichteile und nachgewiesener Malignität: Amputation bzw. Radiatio, z.B. Tele-Kobalttherapie bei inoperablen Tumoren (Wirbelsäule, Kieferbereich). Cave: Strahleninduzierte sarkomatöse Entartung.

Prognose: Zweifelhaft, Rezidivrate nach Kürettage liegt bei ca. 60% und nach Tumorresektion bei 10 bis 20%. Über die Rate der malignen Entartung gibt es keine genauen Angaben.

4.5 Solitäre Knochenzyste

Synonyme: Solitäre einkammerige Knochenzyste, juvenile Knochenzyste.
Pathogenese: Tumoröse osteolytische Knochenläsion unklarer Genese.
Klinik: Überwiegend 6. bis 15. Lebensjahr. Pathologische Fraktur in über 50% Erstsymptom. Schmerzen sind selten. Sie können aber durch Knochenauftreibung als Spontan- oder Bewegungsschmerz auftreten. Die Kochenauftreibung führt oft zu erkennbaren Schwellungen.
Röntgen: Meta- bis diaphysär lokalisierte, glatt begrenzte Aufhellung mit darüberliegender, papierdünner Kortikalis (Abb. 45.8).

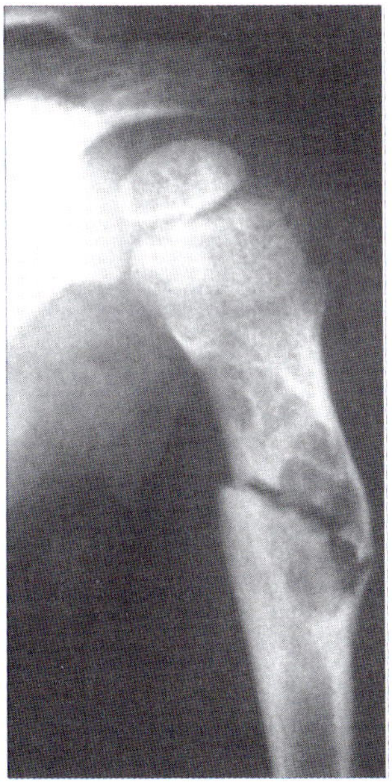

Abb. 45.8
Spontanfraktur bei Knochenzyste

Therapie: Nach Spontanfraktur wird zunächst die Knochenbruchheilung abgewartet. Sollte sie nicht in normaler Zeit erfolgen, wird durch Zystenausräumung, Spongiosaplastik und Osteosynthese die Defektsanierung durchgeführt.
Prognose: Gut, eine maligne Entartung tritt nicht ein.

4.6 Aneurysmatische Knochenzyste

Synonyme: Aneurysmatischer Riesenzelltumor, ossifizierendes periostales Hämatom, benignes Knochenaneurysma.
Pathogenese: Gutartige osteolytische Knochenläsion unklarer Pathogenese.
Klinik: Schmerz meist als initiales Symptom. Durch Größenzunahme der Zyste sicht- und tastbare Schwellung an der betroffenen Extremität. Bei Lokalisation in der Wirbelsäule bestehen zunächst umschriebene Schmerzen und Schonhaltung. Bei weiterer Größenzunahme treten radikuläre Schmerzen bis hin zur Paraplegie auf.
Röntgen: In den langen Röhrenknochen zystische Aufhellung mit exzentrischer Lage. Diese ist nicht an die Knochenbegrenzung gebunden, der Hauptteil der Knochenzyste liegt häufig extraossär. Die Zyste ist vielfach von feinen Septen durchzogen, keine Randsklerose.
Therapie: Exzision der Zyste im Gesunden, Resektion. Bei ungünstiger Lokalisation, z.B. an der Wirbelsäule, Strahlentherapie.
Prognose: Gut, Rezidivhäufigkeit ca. 20 %.

5 Bösartige Tumoren

5.1 Chondrosarkom

Synonyme: Myxochondrosarkom, chondro-plastisches Sarkom, Chondromyxofibrosarkom.
Pathogenese: Das Chondrosarkom geht vom Knorpelgewebe aus. Es kann primär oder sekundär auftreten. Das sekundäre Chondrosarkom entwickelt sich aus Osteochondromen und Enchondromen. Lokalisation und Altersverteilung s. Abb. 45.9.
Klinik: Bei peripheren Chondrosarkomen indolente oder nur gering schmerzhafte Schwellung mit langsamer Größenzunahme als Erstsymptom. Bei zentralen Chondrosarkomen meist ziehende, mehr dumpfe Schmerzen. Eine Zunahme der Schmerzen weist auf Aktivierung des Tumorwachstums hin.
Röntgen: Mottenfraßähnliche Osteolysen, Spiculae und Codman-Dreiecke durch Destruktion der Kortikalis. Bei sekundären Chondrosarkomen aus Chondromen unscharfe Begrenzung und ein schnelles Tumorwachstum.
Therapie: Chondrosarkome gelten als strahlen- und chemotherapieresistent. Wegen der Tendenz zur Lungenmetastasierung muß immer eine radikale operative Therapie angestrebt werden,

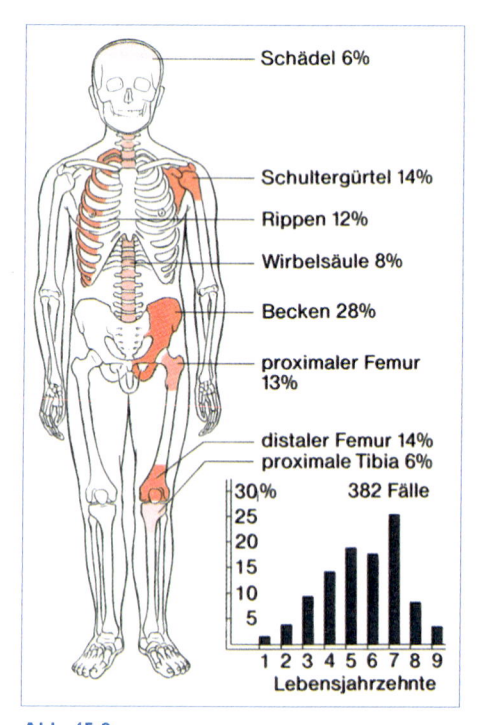

Abb. 45.9
Lokalisation und Altersverteilung des Chondrosarkoms

Bösartige Tumoren

45 Knochentumoren

z. B. in Form einer En bloc-Resektion, Amputation, Exartikulation oder Hemipelvektomie.

Prognose: Rezidive treten innerhalb von 1–3 Jahren nach der Operation auf. Die 5-Jahres-Überlebensrate variiert zwischen 50 und 75 %, insgesamt langsames Wachstum, späte Metastasierung.

5.2 Osteosarkom

Synonyme: Osteogenes Sarkom, Osteochondrosarkom, osteoplastisches Sarkom, Osteofibrosarkom.

Pathogenese: Das Osteosarkom ist nach dem Ewing-Sarkom der am meisten maligne Knochentumor. Aus einem sarkomatösen Stroma bilden sich maligne Osteoplasten, Tumorosteoid und Tumorknochen. Histologisch und röntgenologisch werden osteoplastische und osteolytische Formen unterschieden.

Klinik: Lokalisation und Altersverteilung s. Abb. 45.10, Abb. 45.11. Hauptsymptom ist der Schmerz mit reflektorischen Muskelkonstrikturen. Es tritt eine langsam größer werdende Schwellung auf, die knochenhart ist. Allgemeines Krankheitsgefühl, Gewichtsverlust und mäßige Anämie. Laborchemisch sind die BSG und die alkalische Phosphatase in 60 % erhöht. Die Symptome entwickeln sich innerhalb von wenigen Wochen bis zu 6 Monaten. Der Tumor führt früh zu Lungenmetastasen (über 50 % zum Zeitpunkt der Diagnosestellung).

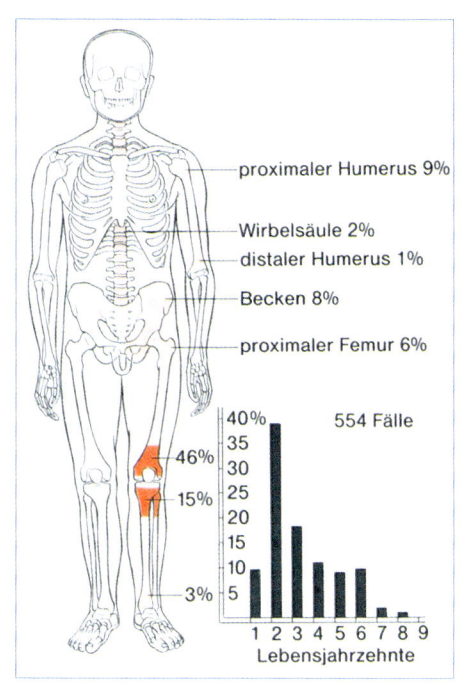

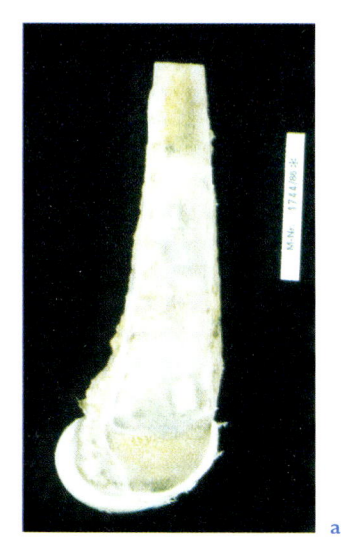

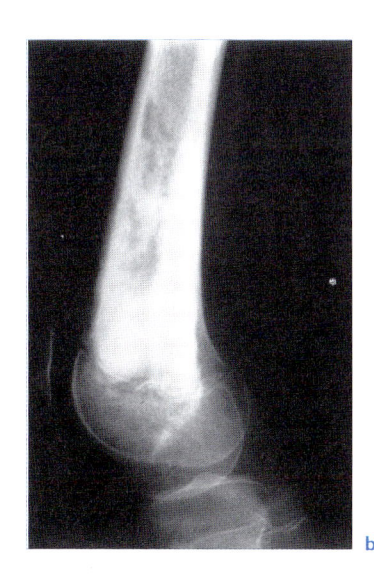

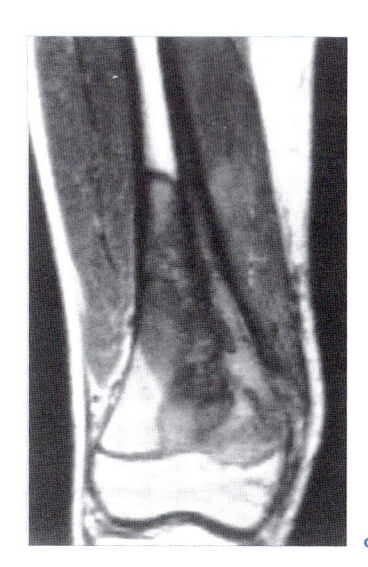

Abb. 45.10
Lokalisation und Altersverteilung des Osteosarkoms

Abb. 45.11 a–c
a Darstellung der Tumorausdehnung im distalen Oberschenkel durch Nativschnitt
b Röntgendarstellung des gleichen Tumors
c Kernspintomographie (MRT) des gleichen Tumors

Röntgen: Der Tumor kann in allen Knochen vorkommen. Radiologisch finden sich sklerotische, osteolytische und gemischt osteolytisch-sklerotische Herde infolge Kortikalisdestruktion, subperiostaler Ausbreitung und Weichteilinfiltration. Durch periostale Knochenneubildung entsteht ein sog. Sonnenstrahlbild sowie das typische Bild der Zwiebelschalen mit Codman-Dreiecken. Bei Weichteilinfiltrationen können Verkalkungen vorliegen (Abb. 45.12).

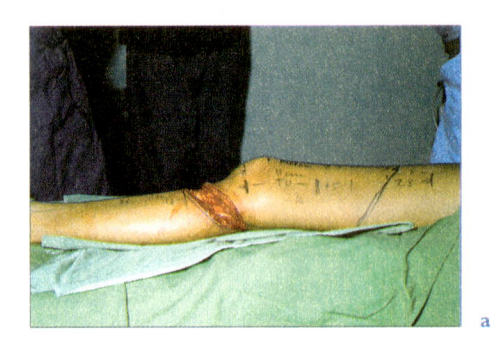

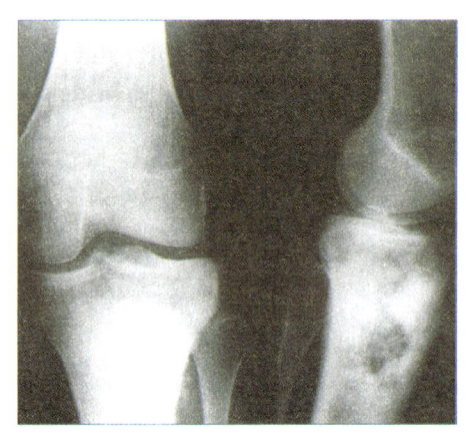

Abb. 45.12
Röntgenbild eines Osteosarkoms des Tibiakopfes

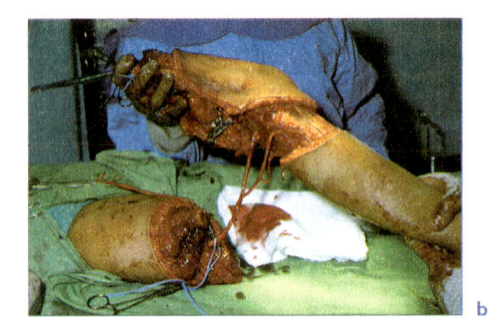

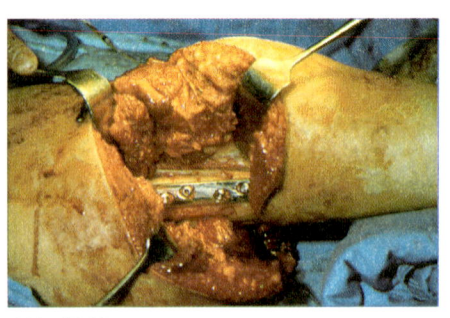

Abb. 45.13 a–c
a Borggreve-Plastik bei Osteosarkom im distalen Unterschenkel
b En bloc-Resektion des Kniegelenkes mit Gefäßrekonstruktion und erhaltendem N. ischiadicus
c Plattenosteosynthese von Femur und Tibia
d Röntgenologische Darstellung der Osteosynthese
e Operationssitus nach Transplantation des Unterschenkels an den Oberschenkel

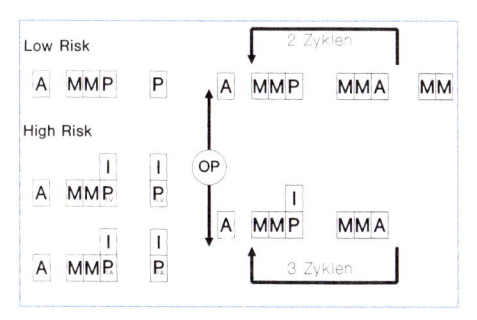

Bösartige Tumoren

Abb. 45.14
Therapieschema der Studie COSS-86
- A = Adriamycin 45 mg/m^2/d × 2 in Woche 1, 11, 20, 29 (38)
- M = Methotrexat 12 g/m^2 in Woche 3, 4, 13, 14, 18, 19, 22, 23, 27, 28, 31, 32 (36, 37)
- I = Ifosfamid 3 g/m^2/d × 2 in Woche 5, 8, 15, 24, 33
- P = Cisplatin 60' (5 h) i.v.-Infusion: 120 mg/m^2 in Woche 15, 24 (33)
- P i.a. = Cisplatin 60' i.a.-Infusion: 150 (120) mg/m^2 in Woche 5 + 8
- P i.v. = Cisplatin 60' (5 h) i.v.-Infusion: 150 (120) mg/m^2 in Woche 5 + 8

aus Klinische Pädiatrie 203 (1991) 220–230, Ferdinand Enke Verlag Stuttgart, 1991

Therapie: Nach Diagnosesicherung durch Tumorbiopsie sollte die Behandlung immer in einem onkologischen Zentrum erfolgen. Hier werden chemotherapeutische und chirurgische Maßnahmen kombiniert angewendet.

- Die **Polychemotherapie** des osteogenen Sarkoms wird nach verschiedenen Therapieprotokollen durchgeführt. Alle Therapieschemata beinhalten die hochdosierte Anwendung von Methotrexat. Die derzeitige Behandlung erfolgt überwiegend nach dem sog. COSS-86-Protokoll (s. Schema, Abb. 45.14). Die Polychemotherapie wird präoperativ begonnen und postoperativ fortgesetzt. Nach präoperativer Behandlung kommt es bei 2/3 der Patienten zu einer fast vollständigen Tumornekrose. Durch eine Tumorverkleinerung gelingt es heute wesentlich häufiger, extremitätenerhaltend zu operieren.
- 6 bis 12 Wochen nach Beginn der Polychemotherapie **Operation**: En bloc-Resektion mit teilweisem oder komplettem endoprothetischen Ersatz des Knochens und der Gelenke. Sind Amputationen im Kniegelenk notwendig, wird heute vielfach zur besseren prothetischen Versorgung die Umkehrplastik nach Borggreve angewendet. Hierbei wird der distale Unterschenkel mit dem Sprunggelenk in umgekehrter Weise an den distalen Femur verpflanzt. Diese Verpflanzung und das zum Kniegelenk umfunktionierte Sprunggelenk ermöglichen eine funktionell bessere prothetische Versorgung mit einer Beweglichkeit von ca. 60° und aktiver Beugung sowie Streckung (Abb. 45.13).
- **Strahlentherapie:** Nur bei Inoperabilität, da der gering strahlensensible Tumor eine hohe Dosis (ca. 70 bis 80 Gy in 6 bis 8 Wochen) an Megavoltstrahlen zur Tumordestruktion benötigt. Diese Tumordosis ist biologisch kaum tolerabel, sie führt zu irreversiblen Weichteil- und Skelettschäden.

Onkologische Nachbehandlung: Der histologische Befund des Operationspräparates erlaubt ein Urteil über die Wirksamkeit der präoperativen Chemotherapie. Bei schlechtem Ansprechen auf die Therapie kann die postoperativ durchgeführte **Chemotherapie** variiert und durch andere, wirksamere Substanzen ersetzt werden. Ein wesentliches Ziel der Chemotherapie ist, abgesehen von der Tumorreduktion, die Zerstörung von Mikrometastasen in der Lunge. Durch die frühzeitige meist klinisch okkulte Lungenmetastasierung war die Prognose vor Einführung der Chemotherapie schlecht. Bei einzelnen radiologisch sichtbaren Lungenmetastasen oder Rezidiven ist eine chirurgische Exzision durch Thorakotomie indiziert. Bei multiplen Lungenmetastasen ist die Indikation zur Resektion von der Operabilität des Patienten abhängig.

Prognose: Nach Einführung der prä- und postoperativen Polychemotherapie wesentlich besser. Früher fand sich eine 5-Jahres-Überlebensrate von 20 %, heute liegt sie bei 60–80 %.

5.3 Ewing-Sarkom

Synonyme: Endotheliales Sarkom, endotheliales Myelom. Das Ewing-Sarkom geht aus unausgereiften, das Retikulumzellsarkom aus ausgereiften Retikulumzellen hervor.

Pathogenese: Hochmaligner primärer Knochentumor. Entwicklung meist im metaphysären Markraum der langen Röhrenknochen. Os ilium und Rippen können betroffen sein.

Klinik: Altersverteilung und Lokalisation s. Abb. 45.15. Hauptsymptome sind die Trias: Schmerzen, Schwellung, allgemeines Krankheitsgefühl mit Fieber.

Schmerzen, die zunächst intermittierend auftreten, nehmen konstant an Schwere zu und können sich bis zur Unerträglichkeit steigern. Entzündungszeichen wie intervallartige Fieberschübe bis zu 40 °C, starke BSG-Beschleunigung und Leukozytose (Verwechslungsgefahr mit entzündlichen Knochenerkrankungen). Häufig frühzeitig starker Gewichtsverlust, Anämie und Erhöhung der alkalischen Phosphatase.

> Knochenschmerzen und Fieber bei Kindern → Ewing-Sarkom!

Röntgen: Neben Osteolysen finden sich reaktive osteosklerotische Prozesse, die zu kleinfleckigen, ovalären Aufhellungen des Knochengewebes führen (Mottenfraß). Röhrenknochen können im Tumorbereich spindelig aufgetrieben sein. Nach Durchdringen und Destruktion der Kortikalis Periostabhebung mit reakiver periostaler Knochenneubildung. Dies führt zu mehreren parallel zur Schaftachse verlaufenden Knochenlamellen (Zwiebelschalenbild) (Abb. 45.16).

Therapie
- Sicherung der Diagnose durch eine Probeexzision.
- Vor der lokalen Tumorbehandlung erfolgt eine **Polychemotherapie**.
- Bei **Kindern** mit Befall der unteren Extremität operative Behandlung mit En bloc-Resektion des Tumors. Eine Bestrahlung im Bereich von Epiphysenfugen an der unteren Extremität sollte wegen Wachstumsstörungen an dem betroffenen Knochen heute nicht mehr durchgeführt werden.
- Wenn Schädelknochen, Wirbelkörper, obere Extremitäten befallen sind oder wenn das Längenwachstum abgeschlossen ist, ist eine **Strahlentherapie** indiziert. Anschließend Fortführung der Chemotherapie bis zur Gesamtdauer von etwa 12 Monaten.
- Liegen bereits **Organmetastasen** (Lunge, Lymphknoten, Skelett u.a.) vor, so wird nach dem ersten Therapiezyklus eine Bestrahlung der Metastasen, z.B. der Lunge, mit insgesamt 14 Gy in Einzeldosen von 1 Gy durchgeführt. Nach einem weiteren Chemotherapiezyklus Therapie des Primärtumors entweder durch Radiatio oder Operation. Anschließend Polychemotherapie bis zur Gesamtdauer von etwa 1 Jahr.

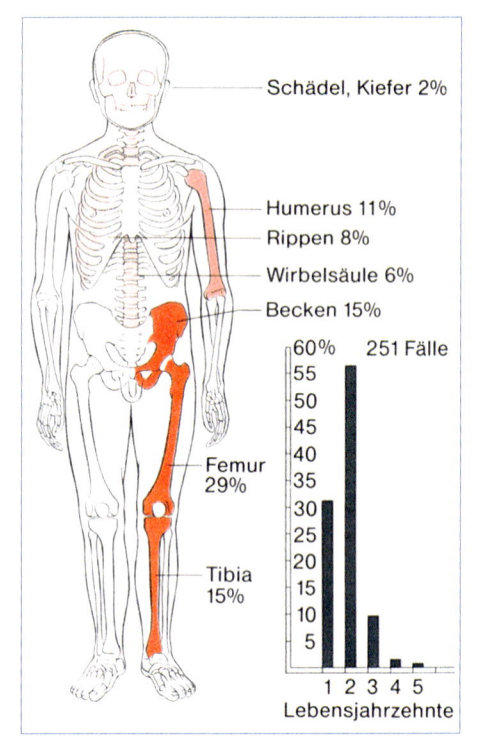

Abb. 45.15
Lokalisation und Altersverteilung des Ewing-Sarkoms

Prognose: Durch das Zusammenwirken von Chemo- und Strahlentherapie sowie der Chirurgie hat sich die Prognose deutlich gebessert. Die Heilung liegt heute bei einer Rate von über 50 %. Zum frühzeitigen Erkennen von Rezidiven und Metastasen sollte bei den Patienten über einen Zeitraum von 2 Jahren monatlich eine Röntgenuntersuchung der Lunge stattfinden und alle 3–4 Monate ein Knochenszintigramm erstellt werden.

5.4 Plasmozytom

Synonyme: Plasmazellmyelom, Myelom, Myelomatose.
Pathogenese: Durch eine maligne Proliferation von Plasmazellen (atypische Plasmazellen) lokale Knochendestruktion. Als Formen werden unterschieden die sehr seltenen solitären und die häufig generalisierten Plasmozytome.
Klinik: Mit über 30 % der häufigste Knochentumor, Häufigkeitsgipfel im 4.–6 Lebensjahrzehnt. Knochenschmerzen stehen im Vordergrund, bei Lokalisation am Schädel häufig als Kopfschmerzen. Spontanfrakturen als erstes Krankheitszeichen.
Laborchemisch finden sich eine erhöhte BSG und veränderte Elektrophorese (Paraproteine). Im Urin lassen sich bei ca. 70 % der Patienten Bence-Jones-Eiweißkörper nachweisen. Anämie und erhöhte Kalziumkonzentration i.S., normale alkalische Phosphatase im Gegensatz zum Hyperparathyreoidismus.
Röntgen: Bei Schädellokalisation multiple runde Aufhellungen des Knochens ("Mottenfraß") ohne Sklerosierungssaum. Bei Sitz in den langen Röhrenknochen in der Metaphyse rundliche ausgestanzte Defekte mit umgebender diffuser Osteosklerose. Bei der medullären Form osteoporoseähnliche Spongiosaosteolysen.
Therapie: Klassische Domäne der inneren Medizin (zytostatische Therapie mit Alkylantien). Bei der solitären Form ist eine operative Entfernung des Herdes mit anschließender Chemo- und Strahlentherapie notwendig. Bei der multifokalen Lokalisation ist die Strahlentherapie zur Schmerzlinderung indiziert. Bei drohender und erfolgter Fraktur ist eine situationsgerechte endoprothetische oder osteosynthetische Versorgung notwendig.
Prognose: Schlecht, beim generalisierten Plasmazytom wird eine 5-Jahres-Überlebensrate von knapp 10 % erreicht.

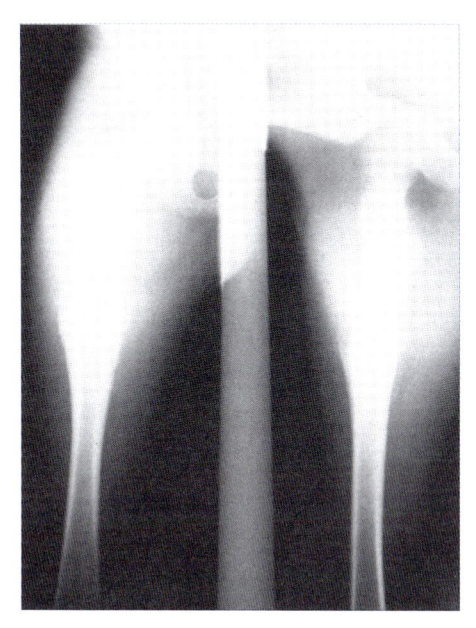

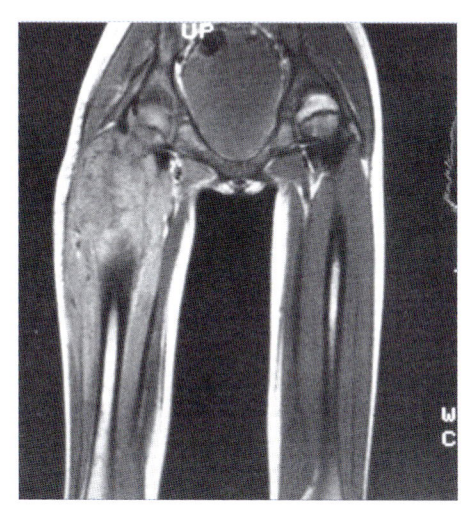

Abb. 45.16 a,b
a Röntgenaufnahme eines Ewing-Sarkoms im proximalen rechten Oberschenkel (Zwiebelschalenbild)
b NMR-Befund beim Ewing-Sarkom

5.5 Metastasen

Pathogenese: Knochenmetastasen sind sekundäre Geschwulstabsiedlungen von verschiedenen, vor allem epithelialen oder mesenchymalen Primärtumoren (Mamma-, Prostata, Bronchial-, Schilddrüsenkarzinome, Hypernephrome).

Klinik: Meist multipel, selten solitär als umschriebene Infiltrate. Schmerzen und pathologische Frakturen stehen im Vordergrund. Gelenknahe Metastasen imitieren im Frühstadium durch Ruhe- und Bewegungsschmerzen sowie Bewegungseinschränkungen häufig das Bild einer Arthritis.

Röntgen: Röntgenologisch werden osteoplastische und osteolytische Formen unterschieden. Gemischte Formen (osteoplastisch-osteolytisch) sind selten. Diese Veränderungen sind vorwiegend in spongiösen Knochenabschnitten lokalisiert.

Therapie: Je nach Primärtumor und Lokalisation adjuvante Chemo- und Radiotherapie, palliative Metastasenchirurgie, um Metastasenkomplikationen, wie z.B. Querschnittssymptomatik, zu vermeiden.

Prognose: Schlecht.

46 Sehnen, Sehnengleitgewebe, Schleimbeutel und Muskulatur

Kapitelübersicht

Sehnen, Sehnengleitgewebe, Schleimbeutel und Muskulatur

Erkrankungen der Sehnen
- Impingementsyndrom
- Rotatorenmanschettenruptur
- Schmerzhafte Schultersteife
- Subkutane Sehnenruptur
- Ruptur der Bizepssehnen
- Quadrizepssehnenruptur
- Patellarsehnenruptur
- Achillessehnenruptur
- Achillodynie
- Tendopathien

Erkrankungen des Sehnengleitgewebes
- Paratenonitis crepitans
- Ganglion

Erkrankungen der Schleimbeutel
- Chronisch-seröse Bursitis

Erkrankungen der Muskulatur
- Myopathien
- Myositis ossificans
- Muskel- und Faszienverletzungen

Die Sehnenfasern übertragen druckfrei die Muskelkraft auf den Knochen. Die Sehnen als bradytrophes kollagenes Fasergewebe verändern sich durch mechanische Beanspruchung oder bei Stoffwechselstörungen frühzeitig degenerativ.

1 Erkrankungen der Sehnen

1.1 Degenerative Veränderungen im Bereich des Schultergelenkes

Die Bezeichnung Periarthritis humeroscapularis ist ein Sammelbegriff für Schmerzen im Schultergelenksbereich bei degenerativen Erkrankungen der Sehnen und des Kapselbandapparates:
- Veränderungen der Rotatorenmanschette
  - akutes Supraspinatussyndrom
  - chronisches Supraspinatussyndrom
  - Tendinosis calcarea
  - Rotatorenmanschettenruptur
- Veränderungen der langen Bizepssehne
  - degenerative Schädigung
  - Ruptur der langen Bizepssehne
- Veränderungen der Gelenkkapsel
  - Schultersteife („frozen shoulder")

1.1.1 Impingementsyndrom

Schmerzhafte Funktionsstörung des subakromialen Raumes durch Trauma oder Degeneration.

Stadieneinteilung nach Neer:
I. Ödem und Einblutung
II. Fibrose und Verdickung
III. Sehnenruptur und knöcherne Veränderung

Klinik: Bewegungs- und Nachtschmerz. Belastungsabhängige Schmerzen werden insbesondere bei Bewegungen im Schultergelenk gegen Widerstand ausgelöst, u.U. Schmerzausstrahlung bis in die Hand. (DD: Sulcus ulnaris-, Karpaltunnelsyndrom).
Im chronischen Stadium Painful-Arc-Syndrom mit schmerzhafter aktiver Abduktion zwischen 60°–110° durch erhöhte Kompression des betroffenen Sehnengewebes zwischen osteofibrösem Schulterdach und Oberarmkopf. Kann nach einer subakromialen Lokalanästhesie noch immer nicht abduziert werden, handelt es sich um eine Rotatorenmanschettenruptur.
Röntgen: Zystische Veränderungen und/oder kalkdichte Verschattungen in Höhe des Ansatzes der Rotatorenmanschette, Schulterhochstand, ggf. in Fehlstellung verheilte Abrißfraktur des Tuberculum majus (Abb. 46.1).

Therapie:
- Im Stadium I und II nach Neer Versuch konservativer Maßnahmen. Im akuten Stadium kurzzeitige Ruhigstellung im Verband, Analgetika u. Antiphlogistika, ggf. Instillation von Lokalanästhetika unter Vermeidung einer intratendinösen Injektion wegen der Gefahr der Sehnenruptur durch Sehnennekrose.
- Bei kalkdichten Verschattungen im Ansatz der Rotatorenmanschette ggf. Versuch mittels ESWL (Extrakorporale Stoßwellen-Lithotripsie).
- Bei Persistenz der Beschwerden operatives Vorgehen: Resektion des Kalkherdes, Akromioplastik mit Resektion des Lig. coracoacromiale und der angrenzenden Akromion-Unterfläche.

1.1.2 Rotatorenmanschettenruptur

Die Rotatorenmanschette besteht aus dem M. supraspinatus, M. infraspinatus, M. teres minor, M. subscapularis und M. teres major. Sie inseriert mit ihrer Sehnenplatte am Tuberculum majus und Tuberculum minus humeri und sorgt dafür, daß bei der Abduktion und Elevation des Armes der Humeruskopf in die Fossa glenoidalis gepreßt wird und ein Höhertreten und Anstoßen des Humeruskopfes gegen das Akromion verhindert wird. Eine Abduktion des Armes über 90° ist erst möglich, wenn das Tuberculum majus unter dem Akromion hindurchgleiten kann.

Klinik: Initial starke Schmerzen nach einem Trauma. Kennzeichen der degenerativen Ruptur ist der schmerzhafte Bogen. Bei großem Defekt entsteht das Bild eines sog. Drop Arm, bei dem der Arm aktiv nicht in der horizontalen Abduktion gehalten werden kann. Ausgedehnte Rupturen führen zu einer Instabilität im Schultergelenk, die zu einer erheblichen Einschränkung der aktiven Beweglichkeit führt, da der M. deltoideus den Oberarmkopf nach kranial zieht (Abb. 46.2).

Differentialdiagnose: Läsion des N. axillaris oder partielle obere Armplexusparese.

Röntgen: Hochstand des Humeruskopfes, Aufrauhung und zystische Veränderungen am Tuberculum majus, evtl. knöcherner Abriß des Tuberculum majus (Abb. 46.1, 46.2). Exakter Nachweis erfolgt mittels Arthrografie des Schultergelenkes, NMR, Ultraschall oder Arthroskopie.

Therapie: Bei kurzer Anamnese und noch freier aktiver Beweglichkeit konservativer Behandlungsversuch mittels physikalischer Therapie, Antiphlogistika und Analgetika.
Bei Persistenz der Beschwerden oder größeren Defekten operative Rekonstruktion der Rotatorenmanschette.

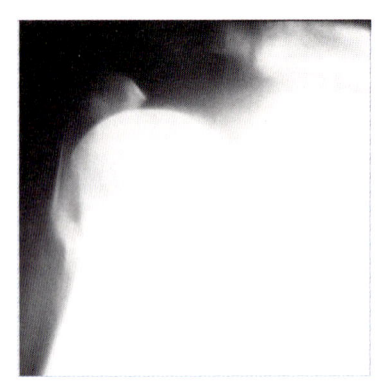

Abb. 46.1
Älterer knöcherner Abriß der Rotatorenmanschette aus dem Oberarmkopf

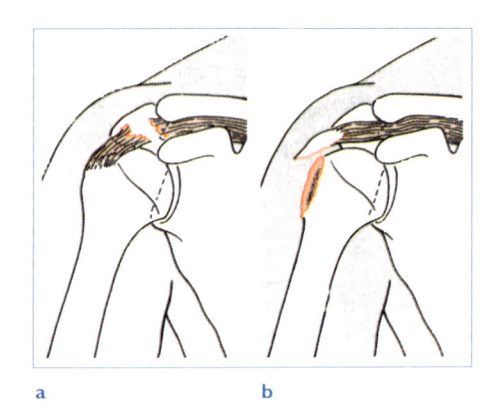

Abb. 46.2
Formen der Rotatorenmanschettenverletzung:
a Zerreißung der Rotatorenmanschette
b knöcherner Abriß der Rotatorenmanschette aus dem Oberarmkopf

1.1.3 Schmerzhafte Schultersteife ("frozen shoulder")

Schmerzhafte Einsteifung des Schultergelenkes durch chronisch degenerativen Entzündungsprozeß im Bereich der gesamten Gelenkkapsel. Auftreten nach Bagatelltraumen, vornehmlich im höheren Lebensalter.
Klinik: Gesamtes Schultergelenk druckschmerzhaft, Motorik schmerzhaft eingeschränkt.
Röntgen: Evtl. kalkdichte Einlagerungen im Bereich der Rotatorenmanschette nachweisbar.
Differentialdiagnose: Schultergelenksempyem, Omarthrose, tuberkulöse Entzündung und insbesondere Immobilisationsschaden nach Trauma.
Therapie: Eispackungen, vorsichtige Krankengymnastik, Gabe von Antiphlogistika u. Analgetika, evtl. Mobilisation in Narkose. Bei Erfolglosigkeit Akromioplastik.

1.1.4 Ruptur der langen Bizepssehne

Pathogenese: Bis auf wenige Ausnahmen treten Rupturen der langen Bizepssehne bei degenerativen Veränderungen der Sehne auf (Ausnahme: Ruptur durch eine passive, plötzliche Belastung der aktiv vorgespannten Sehne).
Klinik: Sicht- und tastbar retrahierter Muskelbauch des M. biceps brachii oberhalb der Ellenbeuge mit Dellenbildung proximal (Abb. 46.3). Deutlich bei dem Versuch, den Ellenbogen gegen Widerstand zu beugen.
Diagnostik: Klinik, Sonographie, ggf. Schulterarthroskopie.
Therapie:
- **Konservativ,** falls keine Beschwerden vorhanden sind, die grobe Kraft nicht gemindert ist und die Veränderung der Oberarmkontur akzeptiert wird. Ruhigstellung z.B. im Gilchrist-Verband für etwa 6 Tage, dann Bewegungsaufbau.
- **Operativ** haben sich zwei Verfahren bewährt, die jedoch die Sehne nicht anatomisch refixieren:
  – Verankerung des Sehnenstumpfes im Humerusschaft (Schlüssellochplastik nach Froimson). Erlaubt eine unmittelbar postoperativ funktionelle Behandlung.
  – Vereinigung des distalen Bizepssehnenstumpfes mit der intakten kurzen Bizepssehne in Höhe des Coracoids. Erfordert eine vorübergehende Ruhigstellung für 2–3 Wochen.

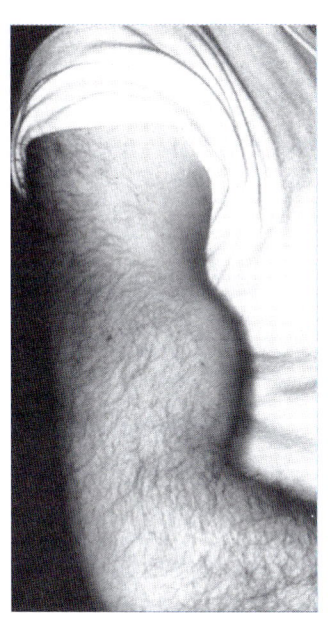

Abb. 46.3
Ruptur der langen Bizepssehne mit Kaudalverlagerung des Bizeps-Muskelbauchs

1.2 Sehnenruptur

1.2.1 Subkutane Sehnenruptur

Pathogenese: Auf dem Boden degenerativer Veränderungen des Sehnengewebes kann es durch ein Bagatelltrauma zur Ruptur der Sehne kommen. Betroffen sind vor allem die Supraspinatussehne, die lange Bizepssehne, die Strecksehne am Fingerendglied, die Quadrizepssehne und die Achillessehne, häufigster subkutaner Sehnenriß
Klinik: Funktionsverlust des betroffenen Gelenkes.
Therapie: Mit geringen Ausnahmen, z.B. Strecksehne Fingerendglied operativ innerhalb von Stunden, spätestens nach 8–10 Tagen.
Postoperativ Immobilisation bis zu 8 Wochen (Strecksehne Fingerendglied).

1.2.2 Ruptur der distalen Bizepssehne

Pathogenese: Im Gegensatz zur Ruptur der langen Bizepssehne ist der Riß der distalen Bizepssehne häufig traumatisch. Abruptes Hebetrauma unter schwerer Last.
Klinik: Muskelbauch des M. biceps nach proximal verlagert. Minderung der groben Kraft bei Beugung im Ellenbogengelenk gegen Widerstand und bei Supination. Bei diesem Manöver ist die distale Bizepssehne nicht tastbar.
Cave: Verwechslung mit dem evtl. erhaltenen Lacertus fibrosus.
Röntgen: Evtl. Ausriß aus der Tuberositas radii.
Sonographie: Nachweis eines Hämatoms im Bereich der distalen Bizepssehne.
Therapie: Infolge des Funktionsverlustes ist eine Operation angezeigt. Transossäre Refixation der Sehne an der Tuberositas radii. Ruhigstellung für 6 Wochen.

1.2.3 Ruptur der Quadrizepssehne

Pathogenese: Anspannungstrauma gegen Widerstand oder durch Überspannung z.B. beim Versuch, einen Sturz abzufangen. Darüber hinaus weitere ätiologische Faktoren: Stoffwechselstörungen (chronische Niereninsuffizienz), wiederholte Mikrotraumen.
Klinik: Unmittelbar nach dem Unfall deutliche Dehiszenz in der Quadrizepssehne tastbar oberhalb der Patella. Später oft verdeckt durch Weichteilschwellung und Bluterguß (Abb. 46.4). Das Kniegelenk kann aktiv nicht gegen Widerstand gestreckt werden und das gestreckte Bein im Liegen nicht aktiv von der Liege angehoben werden.
Röntgen: Tiefstand der Patella, kleine knöcherne Ausrisse aus der Patella (Abb. 46.4).
Sonographie: Dehiszenz, Hämatom nachweisbar.

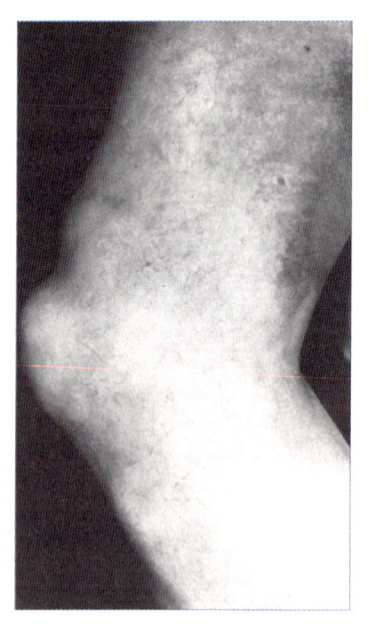

Abb. 46.4
Ruptur der Quadrizepssehne mit „Herunterrutschen" der Kniescheibe und Hämatom

Therapie:
- Bei inkompletten Rissen (sonographisch) und klinisch erhaltener aktiver Streckung konservative Therapie (für 6 Wochen Ruhigstellung in Streckstellung).
- Bei akuten kompletten Rupturen ohne ausgeprägte degenerative Veränderungen End-zu-End-Naht, ggf. transossäre Refixation.
- Bei veralteten Rissen (Gleiten der Sehne nach proximal mit Verlöten der Sehne auf dem Femur) und bei ausgedehnten degenerativen Veränderungen plastische Rekonstruktion der Sehne. Postoperativ Ruhigstellung in Streckstellung für 6 Wochen.

1.2.4 Patellarsehnenruptur

Pathogenese: Wie bei der Quadrizepssehnenruptur.
Klinik: Aktive Streckung im Kniegelenk nicht möglich. Hochstand der Patella. Delle distal der Patella.
Röntgen: Hochstand der Patella, ggf. knöcherner Ausriß.
Therapie: Bei frischen Rupturen Naht kombiniert mit einer Drahtcerclage zwischen Tuberostitus tibiae und distalem Patellapol zur Neutralisation der Naht.
Bei alten Rupturen Ersatz mittels Sehnentransfer (z.B. Semitendinosus, Gracilis). Drahtcerclage zur Sicherung. Postoperativ für 6 Wochen Ruhigstellung.

1.2.5 Achillessehnenruptur

Pathogenese: Meist indirekte Traumen durch forcierte Kontraktion der Wadenmuskulatur oft beim Sport (Tennis, Basketball) oder bei starker Dorsalflexion (Laufen) oder Sturz nach vorn (Skifahren). Überwiegend männliche sog. Wochenendsportler zwischen dem 30. und 50. Lebensjahr. Degenerative Veränderungen sind Voraussetzung (herabgesetzte Durchblutung der Sehne, Überbeanspruchung, Tendinose).
Selten direktes Trauma (Schlag, Stoß) oder Durchtrennung mit scharfem Gegenstand.
Mögliche Lokalisationen: 3–7 cm proximal der Sehnenansatzstelle (loco typico), distale Rupturen mit knöchernem Ausriß am Calcaneus (Entenschnabelfraktur).
Klinik: Subjektives Erleben eines reißenden, peitschenhiebartigen Schmerzes (Gefühl eines Tritts in die Wade). Hörbares Krachen. Schwellung, tastbare Delle im Sehnenprofil (Abb. 46.5). Schwellung und Hämatom des Peritendineums können das Palpieren einer Delle erschweren. Lokaler Druckschmerz. Kraftgeminderte Plantarflexion im Stehen. Zehenstand ist nicht möglich.
Cave: Wegen der erhaltenen Sehnen des M. tibialis posterior, des M. peronaeus und der langen Flexoren kann im Liegen gegen Widerstand aktiv flexiert werden.
Thompson-Test: Kompression der Wadenmuskulatur von lateral und medial löst bei intakter Sehne eine Plantarflexion des Fußes aus, die bei Ruptur ausbleibt.
Röntgen: Evtl. knöcherner Ausriß des Sehnenansatzes am Calcaneus (Entenschnabelfraktur), Verkalkungen der Sehne.

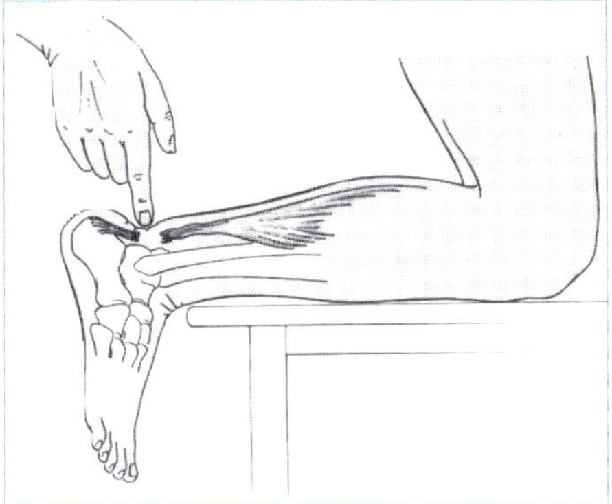

Abb. 46.5
Klinischer Befund bei der Achillessehnenruptur. Tastbare Delle in Höhe der Ruptur

Sonographie: Dehiszenz der Stümpfe.
Therapie: In der Regel operative Therapie. Vorteile der Operation sind eine geringe Rate von Rerupturen, hohe Festigkeit der Sehne, besseres Endergebnis infolge größerer Muskelkraft.
Bei Patienten mit erhöhtem OP-Risiko, lokalen Risikofaktoren und geringen sportlichen Ansprüchen ist auch eine konservative Therapie möglich, wenn sich in Spitzfußstellung die Sehnenenden unter sonografischer Kontrolle gut adaptieren.
OP-Technik: Durchflechtungsnaht nach Bunnell mit verzögert resorbierbarem Nahtmaterial und zusätzliche feine Adaptionsnähte des Peritendineums. Bei deutlichen degenerativen Veränderungen zusätzliche Verwendung der distal gestielten Sehne des M. plantaris longus. Bei alten Rupturen mit großer Distanz der Stümpfe Rekonstruktion der Sehne durch Umkipplastik.
Postoperativ: Frühfunktionelle Behandlung in einem Spezialschuh, der eine Vollbelastung bereits 3 Tage postoperativ erlaubt.
Komplikationen: Wundheilungsstörung, schmerzhafte Narben, Neurome des N. suralis. Vermeidbar durch postero-mediale Schnittführung.

1.3 Achillodynie

Schmerzhafte umschriebene Verdickung der Achillessehne mit Peritendinitis.
Ursache: Überbeanspruchung.
Therapie: Schuhabsatzerhöhung um 2 cm für 6 Wochen, Antiphlogistika, Kryotherapie, ggf. Lasertherapie.

1.4 Tendopathien

Pathogenese: Kleinflächige sehnige Ansätze kräftiger Muskeln sind im Knochen über einen Faserknorpel verankert. Durch Überbeanspruchung kann es in diesem Bereich über Mikrorupturen zu degenerativen Veränderungen (Verknöcherungen) kommen.
Typische Lokalisation: Supraspinatussehne, Epicondylus humeri radialis („Tennis-Ellenbogen"), Epicondylus humeri ulnaris („Werfer-Ellenbogen"), Proc. styloideus radii, Trochanter major, Ansatz der Adduktoren (Fußballer) und Ansatz der Achillessehne.
Klinik: Lokaler Druckschmerz und schmerzbedingte Funktionseinschränkungen der betroffenen Extremitätenabschnitte.
Therapie: Konsequente Schonung des betroffenen Extremitätenabschnittes, ggf. durch Ruhigstellung im Gips, lokale Hyperämie, antiphlogistische Salben, Ultraschall, Iontophorese.
Bei Therapieresistenz Operation (z. B. Denervation nach Wilhelm).

2 Erkrankungen des Sehnengleitgewebes

Es handelt sich um Erkrankungen des Peritendineums scheidenloser Sehnen oder um krankhafte Veränderungen der Sehnenscheiden.

2.1 Paratenonitis crepitans

(syn.: Paratendinitis crepitans)
Pathogenese: Aseptische, unspezifische Entzündung des Sehnengleitgewebes, häufig infolge Überlastung (s.a. Kap. 52).
Typische Lokalisation: Sehnen im Handgelenksbereich, Achillessehne und die Sehnen der Mm. fibularis und tibialis.
Klinik: Schwellung, Überwärmung, Druck und Bewegungsschmerz sowie Reibegeräusche („Schneeballknirschen", „Seidenpapierknistern").
Therapie: Ruhigstellung, Gabe von Antiphlogistika, Antirheumatika und in Ausnahmefällen auch paratendinöse Kortisoninjektion.
Cave: Kortikoidbedingte Sehnennekrose.

2.2 Ganglion (= „Überbein")

Pathogenese: Zysten im Bereich der Gelenkkapsel durch schleimige Umwandlung umschriebener Bindegewebsbezirke. Vermutlich mukoide (myxoide) Degeneration.
Lokalisation: Vorwiegend an der dorsalen oder volaren Seite der radialen Handwurzel, der Kniekehle, am Fußrücken und lateralen Meniskus. Betroffen sind vor allem junge Frauen (Abb. 46.6 a).
Klinik: Prall-elastischer, rundlicher, zur Unterlage nicht verschieblicher Tumor unterschiedlicher Größe.
Therapie: Stets operativ durch vollständige Exstirpation. Zertrümmerungs- oder Verödungsbehandlung unzureichend!

Ganglion-Operation: Alles oder nichts!

Komplikationen: Rezidivgefahr bei unvollständiger Exstirpation.

2.3 Erkrankungen der Sehnenscheide

(s.a. Kap. 52)
Hierunter zählen die **Tendovaginitis stenosans** (De Quervain), der **schnellende Finger** und das **Sehnenscheidenhygrom**.
Sie treten bevorzugt im Bereich der Hand auf und sind klinisch manchmal schwer von einem Ganglion zu unterscheiden (Abb. 46.6 b,c).
Therapie: Siehe Kap. 52.

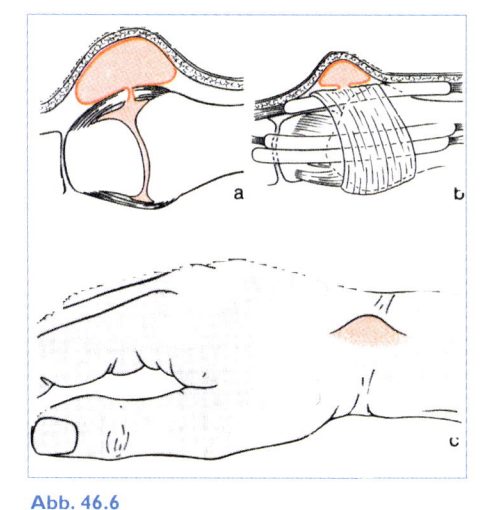

Abb. 46.6
a Ganglion
b Sehnenscheidenhygrom
c gemeinsamer klinischer Befund des prall-elastischen Tumors

3 Erkrankungen der Schleimbeutel

Chronisch-seröse Bursitis
Pathogenese: Durch rezidivierende äußere Irritationen (z.B. Bursitis praepatellaris beim Fliesenleger) füllt sich die Bursa immer wieder mit serösem Erguß. Nach längerem Bestehen kommt es zur Wandverdickung und durch Fibrinniederschläge zum Reiskornphänomen oder zu knorpelartigen Leisten.
Typische Lokalisation: Bursa subdeltoidea, Bursa olecrani, Bursa trochanterica, Bursa iliopectinea, Bursa praepatellaris und Bursa infrapatellaris (Surfer).
Klinik: Prall-elastische, häufig indolente Schwellung, besonders gut tastbar über Olecranon und Patella. Oft Knirschen nachweisbar, im akuten Schub Funktionsbehinderung durch Schmerzen.
Differentialdiagnose: Rheumatische Entzündung oder Gicht.
Therapie: Ausschaltung der Irritation (z.B. bei Bursitis praepatellaris des Plattenlegers kniende Tätigkeit meiden), Punktion sowie Druckverband. Beim Rezidiv Exstirpation der Bursa.
Komplikationen: Infektion.

4 Erkrankungen der Muskulatur

4.1 Myopathien

(s. Lehrbücher Innere Medizin)
Differentialdiagnostische Klärung durch **Muskelbiopsie**.
- Hierbei wird aus dem klinisch betroffenen Muskel ein 3cm langes, ca. 0,5cm dickes Muskelbündel in der Verlaufsrichtung der Muskelfasern in situ an Holzstäbchen gebunden, anschließend exzidiert und sofort in 6%ige Lösung von 100 ml Glutaraldehyd mit 0,1 mol Phospatpuffer Soerensen (pH 7,4) für elektronenmikroskopische Untersuchungen fixiert.
- Ein zweites Präparat in 4% Formaldehyd für lichtmikroskopische Untersuchungen.
- Ein drittes 2 × 1 cm großes Gewebsstück wird für die enzymhistochemische Untersuchung nicht fixiert.

Das 3. Gewebepräparat muß für den Versand allerdings in flüssigem Stickstoff konserviert werden, die ersten beiden Proben dagegen nicht!

4.2 Myositis ossificans localisata

Pathogenese: Durch einmaliges Trauma oder rezidivierende mechanische Schädigungen kann es über Hämatome, Nekrosen und Metaplasien innerhalb der Muskelsepten zu geflechtartigen Knochenneubildungen kommen.
Bevorzugte Lokalisation: M. brachialis, Adduktorengruppe (Reiter-Knochen), M. quadriceps.
Eine Myositis ossificans kann auch durch verfrühte posttraumatische Massage und passive Bewegungsübungen entstehen (s. Kap. 15).
Differentialdiagnose: Paraartikuläre Ossifikation. Generalisiertes Auftreten beim schweren Schädelhirntrauma (apallisches Syndrom) oder bei der Querschnittslähmung.
Klinik: Derbe, druckempfindliche, später harte Stelle im Muskelbauch.
Röntgen: Kalkdichte Verschattung im Weichteilgewebe.
Therapie:
- Prophylaktisch 75 mg Indometacin pro Tag.
- Bei Beginn der Erkrankung lokal Kortikoide und Hyaluronidase.
- Nach Abschluß des Umbauprozesses nur operative Entfernung möglich, ggf. in Kombination mit postoperativer Bestrahlung (7–12 Gy, beginnend am OP-Tag).

Komplikationen: Bei Operation ohne adjuvante Maßnahmen häufig Rezidive.

4.3 Muskel- und Faszienverletzungen

4.3.1 Subkutaner Muskelriß

Pathogenese: Zerreißung von Muskelfasern durch direktes (z.B. Tritt gegen die Wade) oder durch indirektes Trauma (z.B. plötzliche Anspannung des untrainierten oder nicht ausreichend aufgewärmten Muskels). Nach Rißbildung sofortige Ausfüllung des Defektes durch Hämatom mit anschließender Narbenbildung.
Bevorzugte Lokalisation: Untere Extremität M. quadriceps (insbesondere M. vastus medialis), M. biceps femoris und M. gastrocnemius.
Klinik: Fließender Übergang von Muskelzerrung über Muskelfaserriß zum kompletten Muskelriß.
Therapie:
- Muskelzerrung: Sofortige Eismassage für 15–20 min, statisches Dehnen, Massage, nach 3–4 Tagen Wiederaufnahme der Belastung.
- Muskelfaserriß: Eiskompressionsverband, ggf. Punktion des Hämatoms, nach 24–48 Stunden hyperämisierende Behandlung, keine Dehnungsübungen. Nach Beschwerderückgang langsam sich steigernde Funktionsübungen.
- Bei ausgedehnten und kompletten Rupturen ohne Synergistenkompensation Behandlung operativ durch Muskelnaht.

Durch Ausbildung eines narbigen Ersatzgewebes wird die Kontinuität des Muskels wiederhergestellt. Unter zunehmender Beanspruchung kommt es zu einer weitgehenden Normalisierung des Muskelvolumens und einer Wiederherstellung der Funktion.
Komplikationen: In der Regel keine.

4.3.2 Muskelquetschung

Pathogenese: Direktes Trauma. Je nach Größe der einwirkenden Gewalt (z.B. Einklemmung oder Überrolltrauma) ausgedehnte Zerstörungen der Muskulatur und Muskelgefäße möglich.
Klinik: Bei ausgedehnten Verletzungen prall gespannte Extremität mit Spannungsblasen, livide verfärbte Haut, neurogene Ausfälle und Functio laesa.
Röntgen: Aufnahmen der verletzten Extremität mit angrenzenden Gelenken zum Ausschluß knöcherner Begleitverletzungen.
Therapie: Bei ausgedehnter Quetschung operative Versorgung mit Débridement und Entlastung der Muskellogen durch Faszienspaltung.

> Cave: Kompartmentsyndrom

Wegen der ausgedehnten Nekrosenbildung besteht eine erhöhte Infektionsgefahr durch Anaerobier (Gasbrand, Tetanus), daher hochdosierte Antibiotika-Gabe und Tetanusprophylaxe (s. Kap. 1.4).
Forcierte Diurese zur Vermeidung der Crush-Niere. Myoglobin-Bestimmung im Serum und im Urin.
Kleinere Quetschungen können konservativ mit antiphlogistischen und ruhigstellenden Maßnahmen behandelt werden.
Komplikationen: Bei ausgedehnten Verletzungen erhöhte Infektionsgefahr, ggf. Amputation erforderlich. Kann die Extremität erhalten werden, verbleiben wegen der ausgedehnten Muskelzerstörungen erhebliche Funktionseinbußen.

4.3.3 Faszienriß

Pathogenese: Begleitverletzungen von Muskelquetschung und Frakturen. Ist eine Naht nicht möglich, können Muskelhernien entstehen.
Klinik: Tastbare Faszienlücke bei Muskelanspannung, Vorwölbung eines scharfrandig begrenzten Muskelbauches (Muskelhernie). Kein Funktionsverlust.
Therapie: Bei ausgedehnten Defekten, besonders am Oberschenkel, Verschluß durch Naht oder plastische Deckung.
Komplikationen: In der Regel keine.

47 Allgemeine Traumatologie

Kapitelübersicht

Allgemeine Traumatologie

Untersuchungstechniken bei Verletzungen des Bewegungsapparates
- Neutral-0-Methode

Verletzungsformen des Bewegungsapparates
- Kontusion
- Distorsion
- Ligamentruptur
- Luxation
- Gelenkknorpelverletzung
- Frakturen

Definition: Untersuchung, Behandlung und Rehabilitation direkter und indirekter Folgen äußerer Gewalteinwirkung auf den Organismus.

Ursachen: Stoß, Schlag, Anprall, Schnitt, Stich, Geschoß, thermische Einwirkungen, Strahlen und Chemikalien.

Je nach Ort, Art, Größe und Richtung der Gewalteinwirkung resultieren oberflächliche, tiefe, lokale oder allgemeine Folgen.

Bei den **allgemeine Faktoren** steht der Volumenverlust im Vordergrund. Während kleine Verletzungen zunächst gut kompensiert werden, gehen größere Traumen, z.B. Frakturen mehrerer großer Röhrenknochen, ausgedehnte Beckenfrakturen oder die Kombination mit Verletzungen innerer Organe, regelhaft mit einem **traumatischen Schock** einher. Entsprechende vorbeugende Maßnahmen (Volumengabe, Schmerzbekämpfung) müssen schon am Unfallort erfolgen (s. Kap. 5).

Erstversorgung des Verletzten (s. Kap. 4).

Bewußtloser Verletzter: Stets Röntgen von Schädel, Thorax, Wirbelsäule und Becken!

1 Spezielle Verletzungen der einzelnen Körperregionen

- **Schädel/Hirn** (s. Kap. 17, 18)
- **Thorax** (s. Kap. 21)
- **Bauch** (s. Kap. 31)
- **Gefäße** (s. Kap. 42)
- **Bewegungsapparat** s. unten sowie Kap. 48, 49, 50 und 52

2 Untersuchungstechniken bei Verletzungen des Bewegungsapparates

2.1 Allgemeine Prinzipien

Anamnese

- Unfallzeitpunkt, -ort und -hergang.
- Persönliche Anamnese: angeborene (z.B. Hüftdysplasie) oder erworbene (z.B. rheumatische Erkrankungen, Poliomyelitis) Erkrankungen.
- Allergien (Chrom-Nickel-Allergie, Penicillin-Allergie).
- Einnahme von gerinnungshemmenden Medikamenten (Marcumar, ASS).
- Familienanamnese: hereditäre Leiden (z.B. Hämophilie).

Klinische Untersuchung

Inspektion: Stets am entkleideten Patienten
- wenn möglich im Stehen: Beckenschiefstand, Skoliose, Weichteilatrophien?
- beim Gehen: hinkender Gang?
- im Liegen: Deformitäten, Weichteilschwellungen, Hautfarbe, Hautbehaarung, Narben, Fisteln usw.

Palpation: Durchblutung und Beschaffenheit des Muskel-Weichteilmantels, der Knochen und Gelenke: tanzende Patella beim Kniegelenkserguß, Crepitatio bei Fraktur, Dehiszenz bei Sehnenruptur, fehlende Fußpulse bei Durchblutungsstörungen etc.

Funktionsprüfung: Motorik, Sensibilität und Gelenkbeweglichkeit nach der Neutral-0-Methode.

Neutral-0-Methode: Der Bewegungsumfang eines Gelenkes wird von einer einheitlich definierten Neutral- oder Nullstellung mit Hilfe eines Winkelmessers gemessen.

Die Neutral-0-Stellung entspricht der Gelenkposition, die ein gesunder Mensch beim aufrechten Stand mit hängenden Armen, nach vorne gerichteten Daumen, parallel gestellten Füßen und Blick nach vorn einnimmt.

Bei der Messung von dieser Null-Stellung aus werden die für jede Bewegung und Gegenbewegung ermittelten Winkel abgelesen und unter Aufrundung auf 5 bzw. 0 notiert. Die Null steht dabei zwischen den beiden gemessenen Werten. Kann z.B. die Null-Stellung nicht erreicht werden, erscheint der Null-Wert vor dem ermittelten Wert. Weiteres s. Abb. 47.1; Bewegungsausmaß der einzelnen Gelenke s. Abb. 47.2.

Umfangsmessung: dient der Bestimmung von Muskelatrophien, Hypertrophien, Gelenkergüssen und anderen Schwellungen (Ödeme usw.).

Die Messung muß an definierten, reproduzierbaren Punkten im Rechts-Links-Vergleich durchgeführt werden (s. Tab. 47.1).

Um Anspannung der Muskulatur auszuschließen, wird im Liegen bei entspannter Muskulatur gemessen.

Längenmessung: Untersuchung am stehenden Patienten.
Der Arm wird gemessen von der Akromionspitze bis zum Processus styloideus radii, das Bein von der Spina iliaca anterior superior bis zur Spitze des Außenknöchels.

Röntgendiagnostik

Unerläßlich bei Verletzungen des Bewegungsapparates.

Nativaufnahmen in 2 Ebenen.

Bei Unklarheiten: Spezialaufnahmen (z.B. Schrägaufnahmen, Kahnbein-Serie, Tomographie, gehaltene Aufnahmen, Arthrographie, Computertomographie oder NMR).

Im Kindesalter können Vergleichsaufnahmen der gesunden Seite hilfreich sein.

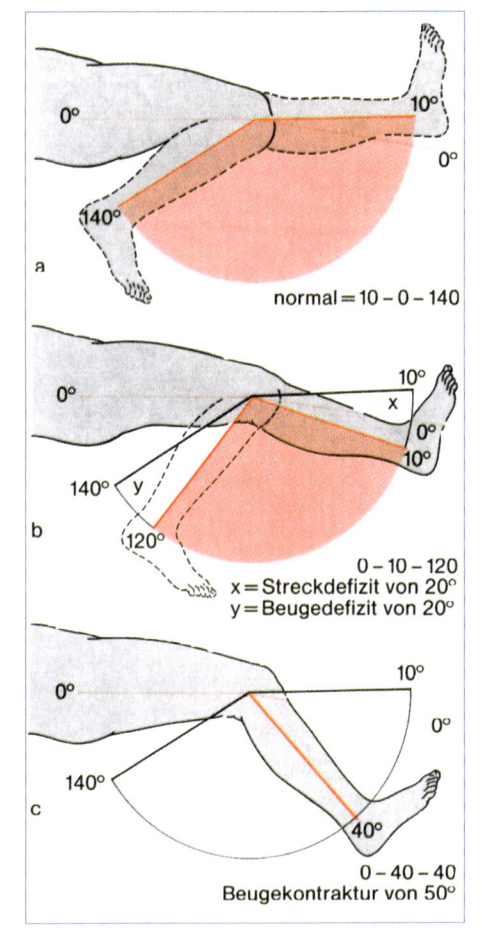

Abb. 47.1 a–c
Bewegungsumfänge am Kniegelenk, gemessen nach der Neutral-0-Methode:
a Freie Beweglichkeit bei Bewegungsausmaß: Strecken/Beugen: 10–0–140°
b Beuge- und Streckdefizit von jeweils 20° bei Bewegungsausmaß: Strecken/Beugen: 0–10–120°
c Beugekontraktur von 50° bei Bewegungsausmaß: Strecken/Beugen: 0–40–40°

Tab. 47.1 Messungen der Umfangmaße

Meßpunkte der Umfangmaße
• **Obere Extremität:**
Oberarm, 15 cm oberhalb des Epicondylus radialis Ellenbogengelenkmitte
Unterarm, 10 cm unterhalb des Epicondylus radialis
Handgelenk
Mittelhand ohne Daumen
• **Untere Extremität:**
Oberschenkel, 20 cm oberhalb des Kniegelenkspaltes
Oberschenkel, 10 cm oberhalb des Kniegelenkspaltes
Kniegelenkmitte
Unterschenkel, 15 cm unterhalb des Kniegelenkspaltes
kleinster Unterschenkelumfang Knöchelgabel Mittelfuß

Weitere Untersuchungen

- **Diagnostische Gelenkpunktion:** seröser Erguß, Gelenkempyem, hämorrhagischer Gelenkerguß ohne/mit Fettaugen.
- **Sonographie** des Abdomens bei stumpfen Bauchtraumen/Polytraumen, zum Nachweis von Sehnen- oder Muskelrupturen, Hämatomen, Weichteilabszessen, Gelenkergüssen, Pleuraergüssen, Bursitiden, Ganglien.
- **Dopplersonographie:** Verletzung peripherer arterieller Gefäße.
- **Farbduplexsonographie:** Phlebothrombosen im Oberschenkel-Beckenbereich.
- **Angiographie** (DSA): Verletzungen der herznahen und der peripheren Gefäße.
- **Arthroskopie** insbesondere des Kniegelenkes: z.B. Meniskusschaden, isolierte Knorpelläsion.
- **Elektromyographie:** Nervenschädigung

u.a.m.

2.2 Spezielle Untersuchung der Extremitäten und der Wirbelsäule

2.2.1 Schultergürtel, -gelenk

Inspektion: Haltung, Form und Gelenkkonfiguration, z.B. Zwangshaltung bei Luxation, Rippenbuckel bei thorakaler Skoliose, Scapula alata bei Lähmungen des M. serratus.
Palpation: Aufsuchen der typischen knöchernen Fixpunkte, z.B. leere Gelenkpfanne bei Luxation.
Beurteilung des Muskeltonus und der Muskelkraft, z.B. fehlende Tonisierung des M. deltoideus bei Axillarislähmung.
Überprüfung der Druckschmerzhaftigkeit, z.B. Druckschmerz in Höhe des Tuberculum majus bei Läsionen der Supraspinatussehne.
Funktionsprüfung:
- Überprüfung des **Nackengriffes:** Handinnenflächen liegen am Hinterkopf
- des **Schürzengriffes:** Hände werden auf die LWS gelegt, die Daumen nach oben.
- **Beweglichkeit des Schultergelenkes:** Die Scapula muß fixiert werden, um festzustellen, ab welchem Abduktionswinkel die weitere Bewegung im Thorakoskapulargelenk erfolgt.
Im Glenohumeralgelenk kann normalerweise bis 90° abduziert werden. Bewegungsausmaße im Schultergelenk s. Abb. 47.2.
Röntgen: Stets in 2 Ebenen, bei Verdacht auf Fraktur oder Luxation transthorakale oder transkapsuläre Aufnahme, jedoch keine axiale Aufnahme.
Sonographie bei Verdacht auf Ruptur der Rotatorenmanschette, Austritt des Kontrastmittels in die Bursa acromialis.

Sonographie: Beurteilung des Weichteilmantels: Rotatorenmanschette, Impingement, Gelenkerguß, Muskeldefekte, Verkalkungen, Zysten, Hämatome.
Arthro-CT: CT des Schultergelenks nach Kontrastmitteldarstellung des Gelenkes, ggf. dreidimensionale Rekonstruktion. Exakte Beurteilung der Gelenkflächen, z.B. bei habitueller Schulterluxation: Hill-Sachs-, Bankart-Läsion?
NMR (Kernspintomographie): Beurteilung des Weichteilmantels und des Knochens.

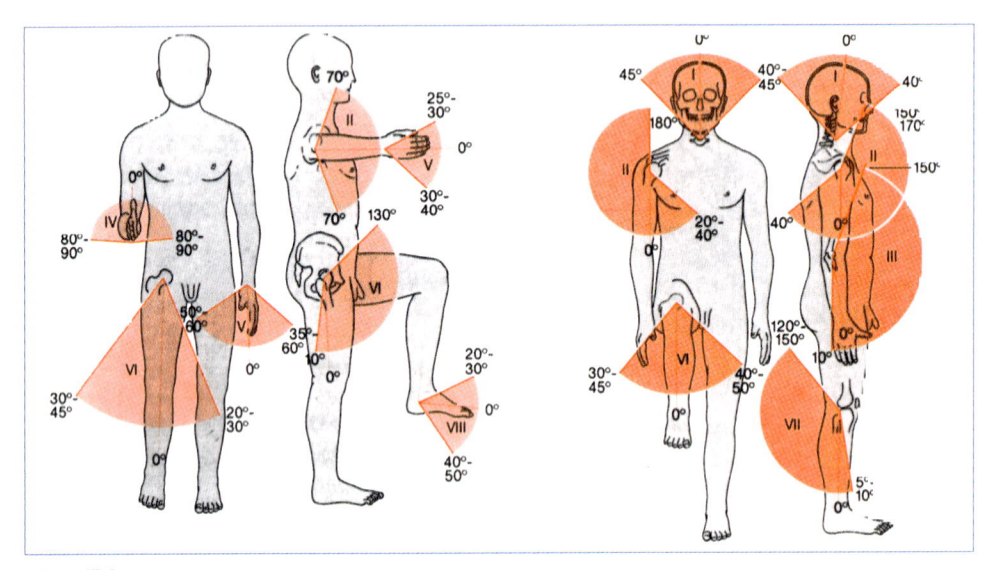

Abb. 47.2
Bewegungsausmaße der einzelnen Körpergelenke
I HWS
   Seitwärtsneigen rechts/links: 45–0–45°
   Beugung/Streckung: 40–0–40°
   Drehung rechts/links: 70–0–70°
II Schultergelenk
   Arm seitwärts/körperwärts, Heben 180–0–40°
   Arm vorwärts/rückwärts, Heben 170–0–40°
   Drehung auswärts/einwärts (Oberarm 90° seitwärts angehoben): 70–0–70°
III Ellenbogengelenk
   Strecken/Beugen: 10–0–150°
IV Unterarm
   Drehung auswärts/einwärts (Oberarm am Thorax anliegend): 90–0–90°
V Handgelenk
   Heben/Senken des Handrückens: 60–0–60°
   Führung der Hand speichen-/ellenwärts: 30–0–40°
VI Hüftgelenk
   Strecken/Beugen: 10–0–130°
   Abspreizen/Anführen: 45–0–30°
   Drehung auswärts/einwärts (Hüftgelenk 90° gebeugt): 50–0–45°
VII Kniegelenk
   Strecken/Beugen: 10–0–140°
VIII Oberes Sprunggelenk
   Heben/Senken des Fußes: 30–0–50°

2.2.2 Ellenbogengelenk

Inspektion: Bei Streckstellung und Supination physiologischer Cubitus valgus von 10° beim Mann und 20° bei der Frau.
Funktionsprüfung: Strecken, Beugen, Pronation, Supination.
Röntgen: Bei der suprakondylären Fraktur im Kindesalter müssen Extensions- oder Flexionsfehlstellung, Rotationsfehler und eine Varus-/Valgusfehlstellung beurteilt werden.
Im seitlichen Bild muß die Rogersche Linie (entlang der Vorderkante des Humerusschaftes) das Capitulum am Übergang vom mittleren zum hinteren Drittel schneiden. Rotationsfehler sind im seitlichen Bild durch einen Sporn, den der Humerusschaft gegenüber dem distalen Fragment bildet, zu erkennen.

- Da in reponierter Stellung der Winkel zwischen Humerusschaft und Ulna nicht beurteilt werden kann, bedient man sich des Baumann-Winkels (Winkel zwischen der Senkrechten zur Humerusschaftachse und der Orientierungsgeraden durch die Epiphysenfuge des Capitulum humeri im anterio-posterioren Röntgenbild [normal 12–20°]).
- Bei unsicherem Befund beim Erwachsenen Schrägaufnahmen, im Kindesalter wegen sehr variabel ausgebildeter Apophysen ggf. Vergleichsaufnahmen der gesunden Seite.
- Bei Verdacht auf Radiusköpfchenfraktur Zielaufnahmen und Tomographie.

2.2.3 Hand und Handgelenk (s. a. Kap. 52)

Inspektion: Hautfarbe, Hautfältelung, Beschwielung, Arbeitsspuren, Muskelatrophien, Deformitäten (z.B. bei der distalen Radius-Extensionsfraktur: Bajonettförmige (in Aufsicht) und gabelförmige (in seitlicher Ebene) Fehlstellung des Handgelenks.
Funktionsprüfung:
- Handgelenk: Heben/Senken im Handgelenk (Normwerte s. Abb. 47.2).
- Fingergelenke: Beim Faustschluß reichen die Langfinger bis in die Hohlhand und der Daumen kann bis in Höhe des Kleinfingergrundgelenkes eingeschlagen werden.

Typische Störungen der Fingerfunktion: z.B. Schwurhand bei hoher Lähmung des N. medianus, Krallenhand bei Lähmung des N. ulnaris und Fallhand bei hoher Lähmung des N. radialis.
Röntgen: Handgelenk in 2 Ebenen, Arthrographie (Discus articularis), Zielaufnahmen der Handwurzelknochen (Navikulare-Serie = in 4 Ebenen), ggf. Tomographie, CT, NMR.

2.2.4 Wirbelsäule

Anamnese: Unfallhergang und Beschwerdebild.
Sorgfältige Anamnese zur Differentialdiagnose unfallabhängiger und unfallunabhängiger Wirbelsäulenerkrankungen (Infektionen, degenerative Veränderungen).
Beschreibung des **Schmerzcharakters:** Seit wann, schleichend, plötzlich beginnend, auslösende Ursache, intermittierend, dauernd, umschrieben, diffus. Belastungsschmerz bei degenerativen Erkrankungen, nächtlicher Schmerz (z.B. M. Bechterew), plötzlich auftretender Schmerz mit teilweise begleitenden Parästhesien bei medullärer Beteiligung (z.B. HWS-Schleudertrauma).
Bei anamnestischem Verdacht auf eine Fraktur: **sehr vorsichtig** und am liegenden Patienten untersuchen.

> Wirbelsäulenverletzung: Cave iatrogene Querschnittslähmung!

Inspektion: Je nach Erkrankung am liegenden, gehenden oder stehenden Patienten.
Zu beachten sind Hämatome, Zwangshaltung der Wirbelsäule, Gibbusbildung, Rippenbuckel, Schulter- und Beckenschiefstand, Hyperlordose der LWS.
Palpation: Muskelverspannungen, Klopfschmerz, Stufenbildung. Durch Markierung der Dornfortsätze kann eine Seitverbiegung der Wirbelsäule (Skoliose) nachgewiesen werden.
Neurologische Untersuchung: Jeder Patient mit einer Wirbelsäulenverletzung muß einer neurologischen Untersuchung unterzogen werden (s. Kap. 17).
Wirbelsäulenverletzung: Neurologische Status obligat!
Funktionsprüfung: Erst nach radiologischem Ausschluß einer Luxation oder Fraktur zulässig.
- **HWS:** Beuge- und Streckfähigkeit der HWS, Bestimmung in Winkelgraden (Werte s. Abb. 47.2).
- **BWS und LWS:** Prüfung der groben Funktion durch Rumpfbeugen nach vorne: Fingerkuppen-Bodenabstand.
- **Schober- und Ottsches Zeichen:** Differenzbetrag zweier Hautmarken über den Dornfortsätzen zunächst am stehenden und vorwärtsgeneigten Patienten.
- Quantifizierung Beugefähigkeit der BWS und LWS (Abb. 47.3). Angabe der Streckfähigkeit der BWS und LWS in Winkelgraden, Dreh- (30–0–30°) und Seitwärtsneigung (30–0–30°).

Röntgen: Funktionsaufnahmen vor allem der HWS (nur nach Ausschluß knöcherner Verletzungen!). Bei unklarem Befund Spezialaufnahmen (z.B. Zielaufnahmen, Tomographie, Dens-Aufnahme, Computertomographie, NMR).

> Bei Röntgenaufnahmen der HWS auf Vollständigkeit achten! Densverletzungen!

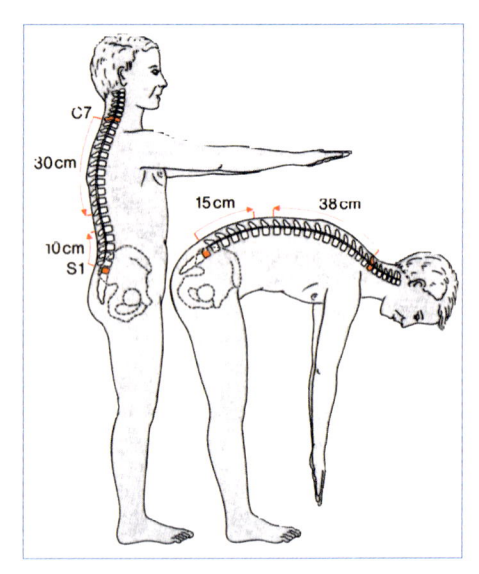

Abb. 47.3
Schobersches Zeichen: Bei stehendem Patienten im BWS-Bereich (in Höhe C 7 und 30 cm kaudal davon) sowie im LWS-Bereich (in Höhe S 1 und 10 cm kranial davon) Markieren einer Hautmarke. Bei vornübergeneigtem Oberkörper erneute Vermessung der entsprechenden Hautmarken. Der daraus resultierende Differenzbetrag quantifiziert die Beugefähigkeit im BWS-und LWS-Bereich (z.B hier 5 cm in der LWS, 8 cm in der BWS)

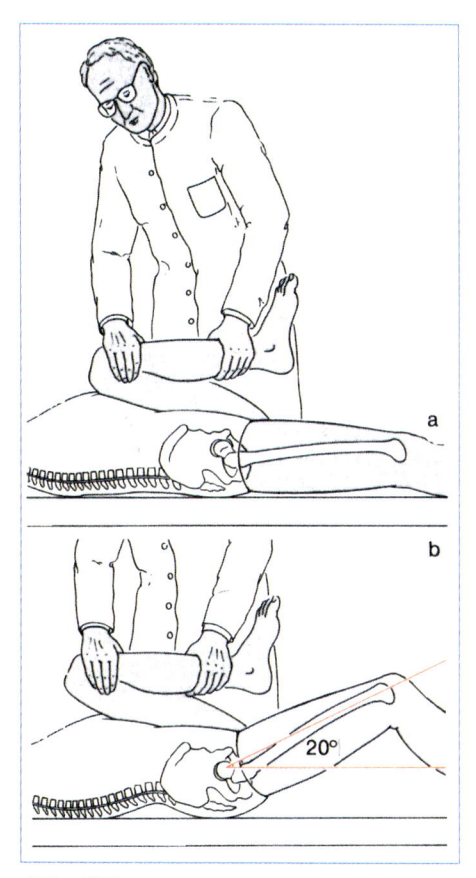

2.2.5 Becken und Hüftgelenk

Anamnese: Unfallhergang und -mechanismus (Hüftluxationsfraktur bei Anprallverletzung), Alter des Patienten (mediale Schenkelhalsfraktur beim Greis), unfallunabhängige Vorerkrankungen (Hüftdysplasie beim Kleinkind, Morbus Perthes im Kindesalter, Epiphyseolyse in der Präpubertät, Coxarthrose im Alter).
Inspektion: Beinverkürzungen, Rotationsfehlstellungen, Hämatom (besonders perineal).
Palpation: Beckenkompressionsschmerz von lateral oder ventral bei Beckenringfrakturen, Stauchungs- und Klopfschmerz über dem Trochanter u.ä.m.
Funktionsprüfung: Bestimmung des wahren Bewegungsausmaßes im Hüftgelenk bei Untersuchung im Liegen.
Zur Vermeidung einer Verkippung des Beckens gegenüber der Lendenwirbelsäule Fixierung des Beckens mit dem **Thomas-Handgriff**: Die maximale Beugung des gegenseitigen Beines führt zur Aufhebung der Lendenlordose (Abb. 47.4). Bewegungsausmaße (Werte s. Abb. 47.2).

Funktionsprüfungen im Stehen und Gehen:
Trendelenburg-Phänomen: Der Patient steht auf einem Bein und hebt das andere hoch. Beim Gesunden steht die Gesäßhälfte der Spielbeinseite höher. Bei Insuffizienz der Glutäalmuskulatur, insbesondere des Glutaeus medius, tritt die Gesäßhälfte entweder tiefer oder steht in gleicher Höhe wie die Gesäßhälfte der Standbeinseite (Trendelenburg-Zeichen positiv). Fallen beim Stand auf ebener Erde eine vermehrte Beckenkippung (normal 10–15° nach vorn unten) und eine vermehrte Lendenlordose auf, ist an eine Beugekontraktur zu denken.
Röntgen (Beckenübersicht):
Physiologischer Caput-Collum-Diaphysenwinkel (CCD-Winkel = Winkel zwischen Femurschaft und Schenkelhals) 125–130°. Größer als 130° CCD-Winkel: Coxa valga, kleiner als 125° CCD-Winkel: Coxa vara.
Der Schenkelhals ist gegenüber der Frontalachse der Kniegelenkskondylen normalerweise um 12° nach ventral verdreht (Röntgenaufnahme nach Rippstein II oder CT). Coxa antetorta: der Winkel ist größer als 12°.
Frakturverlauf und Grad der Dislokation lassen sich am Becken und im Bereich des Hüftgelenkes nur durch **Zusatzaufnahmen** erkennen (z. B. Hüftgelenk axial bei medialer Schenkelhalsfraktur, Ala- und Obturator-Aufnahmen bei Hüftpfannenfraktur, CT bei Hüftpfannenfraktur und Sprengung der Iliosakralfuge).
Ala- und Obturator-Aufnahme: Bei der Obturator-Aufnahme wird die verletzte Beckenhälfte um 45° angehoben, so daß besonders Pfannendach und dorsaler Pfannenrand zur Darstellung kommen.
Bei der Ala-Aufnahme wird die unverletzte Beckenhälte um 45° angehoben, was die Beurteilung der Darmbeinschaufel, des ventralen Pfannenrandes und des Pfannenbodens erleichtert.

Abb. 47.4
Überprüfung von Beugekontrakturen im Hüftgelenk durch Thomasschen Handgriff:
a Fortbestehen der Streckstellung im untersuchten Hüftgelenk auch bei maximaler Beugung des gegenseitigen Beines schließt Beugekontraktur aus.
b Bei Beugekontraktur kommt es dagegen durch maximale Flexion des gegenseitigen Beines zur Beugung im erkrankten Hüftgelenk

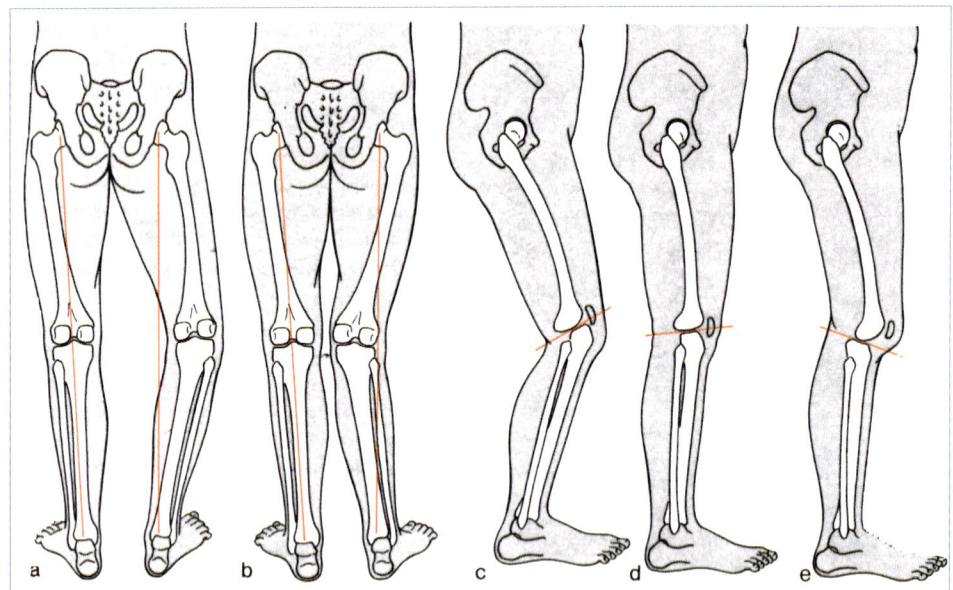

Abb. 47.5 a–e
Achsenfehlstellungen
a Valgusfehlstellung rechtes Hüftgelenk
b Varusfehlstellung
c Antekurvationsfehlstellung im Kniegelenk
d physiologische Stellung im Kniegelenk
e Rekurvationsfehlstellung im Kniegelenk

2.2.6 Kniegelenk

Anamnese, hervorragende Bedeutung: Art und Richtung der einwirkenden Gewalt, Gelenkstellung im Augenblick der Gewalteinwirkung (z.B. Einklemmungserscheinungen bei Meniskusschaden oder freien Gelenkkörpern, rezidivierende Kniegelenksergüsse bei rheumatischen Erkrankungen, degenerative Verschleißerscheinungen im Bereich des Kniegelenks bei Gonarthrose).

Inspektion: Rötung, Hämatom und Schwellung.
Bei einer Bursitis praepatellaris liegt die Schwellung direkt über der Kniescheibe.
Bei chronischem Kniegelenkserguß ist die Schwellung vorzugsweise im Bereich des Recessus suprapatellaris gelegen.
Als Zeichen einer chronischen Inaktivität findet sich eine Atrophie der Oberschenkelmuskulatur.

Achsenfehlstellungen im Stehen und Liegen:
- **Genu varum** = O-Bein-Stellung, **Genu valgum** = X-Bein-Stellung.
- **Genu flexum** = vermehrte Beugestellung.
- **Genu recurvatum** = unphysiologische Überstreckung (Abb. 47.5).

Stellung der Kniescheibe (z.B. Kniescheibenhochstand bei Abriß des Lig. patellae).

Palpation: Nachweis eines Kniegelenkergusses.
Eine Hand umfaßt den suprapatellaren Bereich und drückt den Recessus suprapatellaris zusammen; gleichzeitig wird mit dem Zeigefinger der anderen Hand die Patella einem wechselnden Druck ausgesetzt („tanzende Patella") (Abb. 47.6).

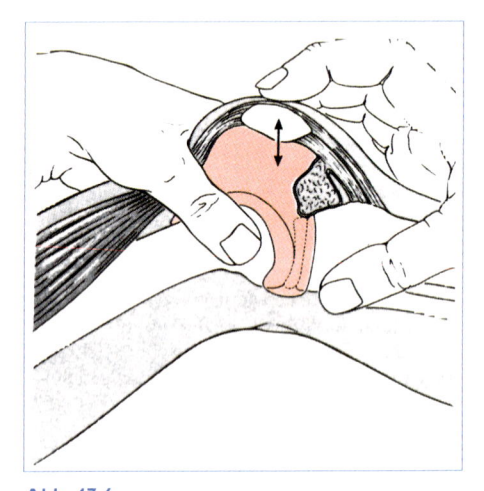

Abb. 47.6
Nachweis einer tanzenden Patella (= Gelenkerguß) durch Auspressen der im Recessus suprapatellaris befindlichen Gelenkflüssigkeit und gleichzeitige Palpation der Patella.

Untersuchungstechniken bei Verletzungen

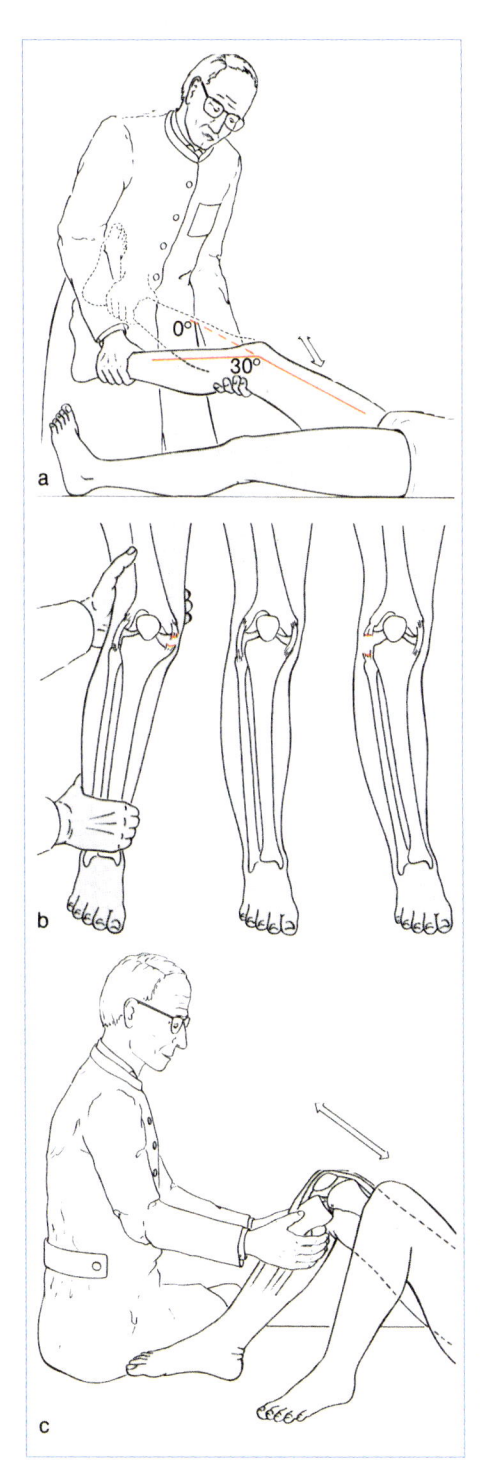

Ferner können Rupturen der Quadrizepssehne und des Lig. patellae getastet werden wie auch Frakturen der Patella mit Zerstörung des Reservestreckapparates und entsprechenden knöchernen Dehiszenzen.

Von Bedeutung ist auch die **palpatorische Schmerzlokalisation,** z.B. Druckschmerz über dem Kniegelenkinnenspalt bei Innenmeniskusläsion, Druckschmerz über dem vorderen Kniegelenksspalt bei Verletzung des Meniskusvorderhorns oder Entzündung des Hoffa-Fettkörpers. Typisch bei Seitenbandverletzung ist der Druckschmerz über den Seitenbändern, der sich bei Überdehnung verstärkt. Weitere charakteristische Befunde sind der Patalla-Andruckschmerz bei Chondropathia patellae (Zohlensches Zeichen), der Druckschmerz über der Tuberositas tibiae bei Morbus Schlatter u.a.

Funktionsprüfungen: Einschränkungen der aktiven/passiven Beweglichkeit.

Eine aktive Streckung ist nicht möglich z.B. bei Patellafraktur, Ruptur des Lig. patellae oder der Quadrizepssehne.

Aktive und passive Streck- oder Beugehemmung bei Meniskuseinklemmung oder interponiertem freien Gelenkkörper.

Prüfung des Kapselbandapparates

Im Seitenvergleich beurteilt man den Grad der Aufklappbarkeit und der Schubladenbewegung: bis 5 mm (+), bis 10 mm (++) und über 10 mm (+++) bei definierten Winkelstellungen. Der Anschlag wird als „fest" oder „weich" angegeben.

- **Prüfung der Seitenbänder:** Durch Abduktion und Adduktion in Streckstellung und 30° Beugung wird die Stabilität des lateralen und medialen Bandapparates sowie der hinteren Gelenkkapsel überprüft (Abb. 47.7 a,b).
- **Prüfung des Schubladenphänomens:** Hiermit erfolgt die Beurteilung der Kreuzbandfestigkeit (Abb. 47.7 c). Bei stabilem Kollateralbandapparat ist eine isolierte Kreuzbandverletzung allerdings kaum nachweisbar. Bei positivem Schubladenphänomen ist in der Regel der laterale oder der mediale Kapselbandapparat mitverletzt, die Prüfung erfolgt am flektierten Kniegelenk (Beugestellung von 70 bis 90°) (Abb. 47.7 d–f).

Abb. 47.7 a–c
Festigkeitsprüfung des Kapselbandapparates.
a Untersuchungshaltung
b Überprüfung des lateralen und medialen Kollateralbandes sowie der hinteren Kapsel durch Abduktion und Adduktion in Streckstellung und 30° Beugung
c Festigkeitsuntersuchung des vorderen und hinteren Kreuzbandes durch Schubladenbewegungen am rechtwinklig gebeugten Kniegelenk

Isolierte Kreuzbandruptur: Meist kein positives Schubladenphänomen

Vorderes Schubladenphänomen: Bei liegendem Patienten und annähernd rechtwinkelig gebeugtem Knie umfaßt der Untersucher den Schienbeinkopf mit beiden Händen. Der Fuß wird gegen Wegrutschen gesichert. Zur Beurteilung der Stellung der Tibiavorderkante zu den Femurkondylen liegen die Daumen parallel beidseits des Lig. patellae. Durch Zug nach vorne wird das Ausmaß der Translation und die Qualität des Anschlages geschätzt. Achtung: bei vorbestehendem hinteren Kreuzbandschaden kann ein nach dorsal gesunkener Tibiakopf eine vordere 90°-Schublade vortäuschen. Deshalb zu Beginn der Untersuchung die Kniekonturen bei aufgestellten Unterschenkeln vergleichen! Eine positive Schublade bedeutet meist eine Kombinationsverletzung von Gelenkkapsel und Kreuzband.

Hinteres Schubladenphänomen: Analog zur vorderen Schublade wird die Translation nach hinten geprüft. Eine frische isolierte hintere Kreuzbandruptur läßt sich meistens noch nicht nachweisen. Erst nach einigen Wochen gibt der Kapselbandapparat nach, so daß der hintere Schubladentest positiv wird.

Der Quadrizeps-Kontraktionstest kann herangezogen werden: bei fixiertem Fuß und gebeugtem Knie spannt der Patient den Quadrizeps. Dabei gleitet der nach dorsal gesunkene Tibiakopf nach vorn.

Hinteres und vorderes Schubladenphänomen: Ruptur beider Kreuzbänder und zusätzliche Zerreißung des lateralen oder medialen Seitenbandapparates.

Rotationsschublade: Schubladenphänomen in Null-Stellung und, um eine Stabilisierung allein durch Anteile des Kapselbandapparates auszuschließen, in Außen- und Innenrotationsstellung.

Einfache oder direkte Schublade: Schubladenphänomen in Null-Stellung positiv, in Außen- und Innenrotationsstellung negativ.

Antero-mediale Rotationsinstabilität: Deutliches vorderes Schubladenphänomen in Außenrotationsstellung bei ansonsten stabilen Verhältnissen.

Antero-laterale Rotationsinstabilität: Deutliches vorderes Schubladenphänomen in Innenrotationsstellung bei ansonsten negativem Schubladenphänomen.

Bei hinterem Schubladenphänomen unter Rotation spricht man auch von einer **postero-lateralen Rotationsinstabilität** bei Innenrotationsstellung.

Lachman-Test: In 20° Beugung und bei fixiertem Oberschenkel wird der Tibiakopf nach ventral und dorsal bewegt. Vermehrte Translation und weicher Anschlag sind zusammen mit dem positiven Pivot-shift-Test das sicherste klinische Zeichen für eine vordere Kreuzbandruptur.

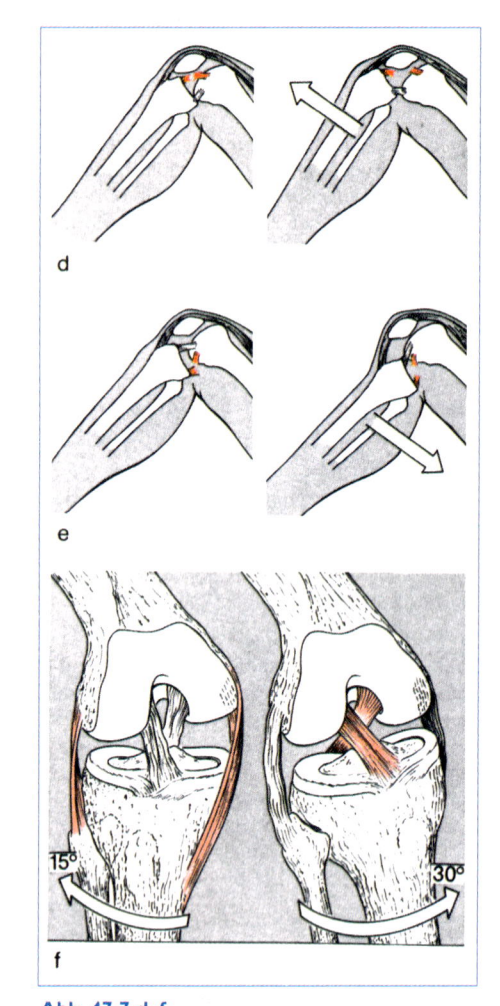

Abb. 47.7 d–f
Festigkeitsprüfung des Kapselbandapparates (Fortsetzung)
d vorderes Schubladenphänomen
e hinteres Schubladenphänomen
f Prüfung des Rotationsumfanges

Pivot-shift-Test: zahlreiche Modifikationen, z.B. nach McIntosh: Bein gestreckt, Fuß in Innenrotationstellung, gleichzeitig Druck auf lateralen Femurkondylus (Valgusstreß).
Bei langsamer Beugung kommt es bei 30–50° durch Zug des Tractus iliotibialis zu einem Zurückspringen eines vorher nach ventral subluxierten Tibiakopfes.
Wichtig: Der Patient muß seine Muskulatur völlig entspannen. Bei frischen Verletzungen kann der Test wegen schmerzbedingter reflektorischer Muskelanspannung deshalb falsch-negativ ausfallen.

Hinweise auf Meniskusschäden

Klassische Zeichen:
- Streckausfall von 20–30° mit typischem federnden Widerstand
- Extensionsschmerz
- Außenrotationsschmerz (Innenmeniskus) oder Innenrotationsschmerz (Außenmeniskus)

Weitere Befunde bei Meniskusläsionen:
- Diskreter Gelenkerguß
- Hyperextensionsschmerz bei passivem Durchstrecken (bei 50 % positiv)
- Ab- und Adduktionsschmerz im jeweils betroffenen Gelenkspalt
- Druckschmerz zirkulär in der Höhe des Gelenkspaltes oder im Gelenkspalt (bei 90 %)
- Außenrotationsschmerz in Flexion (Innenmeniskusschaden Steinmann I, bei 50 % positiv)
- Innenrotationsschmerz in Flexion (Außenmeniskusschaden Steinmann I, bei 50 % positiv)
- Bei Streckung wandernder Schmerz von dorsal nach ventral und bei Flexion in umgekehrte Richtung (Steinmann II, bei 50 % positiv)
- Schmerz auf der Innenseite des seitlich abgespreizten und gebeugten Kniegelenkes (Yoga-Sitz, Payr-Zeichen, bei 80 % positiv)
- Kompressions- und Rotationsschmerz bei rechtwinklig gebeugtem Kniegelenk in Bauchlage (Apley-Grinding-Test)
- Schnappen am medialen bzw. lateralen Gelenkspalt durch maximale Flexion im Kniegelenk und Außen- bzw. Innenrotation und nachfolgende Streckung (McMurray-Test)
- Schnappen am medialen Gelenkspalt bei Streckung des Kniegelenks aus maximaler Beugung bis 90° und Innenrotation (Fouche-Test, Kombination aus Fouche/McMurray, in 90 % positiv).

Röntgen: Immer Kniegelenk in 3 Ebenen (a.p., seitlich und Patella axial).

Gehaltene Aufnahmen am Knie unsicher, da eine vermehrte Aufklappbarkeit wegen der muskulären Stabilisierung und den Reservestreckapparaten meist nicht auftritt. Die Untersuchung müßte bei sehr guter Analgesie bei 0°, 30° und 60° Beugung durchgeführt werden und ist damit in der Regel zu aufwendig.

Bei unsicherem Befund: Patellazielaufnahmen, Deféeaufnahmen, Tomographie, CT, NMR, Sonographie. Die Arthrographie ist mittlerweile fast vollständig ersetzt durch die Arthroskopie mit der Möglichkeit der gleichzeitigen therapeutischen Intervention.

Diagnostische Kniegelenkspunktion: (s.a. Kap. 1.5). Zu unterscheiden sind ein hämorrhagischer, seröser oder eitriger Erguß (Kniegelenksempyem). Hämorrhagische Ergüsse können mit oder ohne Fettaugen auftreten. Fettaugen sind ein Hinweis auf eine Knorpelknochenverletzung.

> Hämorrhagischer Kniegelenkserguß mit Fettaugen: Dringender Verdacht auf Knorpelknochenverletzung

- **Hämorrhagische** Ergüsse ohne Fettaugen treten auf bei Band-, Synovialis- und Meniskusverletzungen sowie bei der Hämophilie.
- **Seröse** Kniegelenksergüsse finden sich im Rahmen degenerativer Erkrankungen, freier Gelenkkörper, chronischer Meniskusschäden, rheumatischer Erkrankungen, im Sinne einer sympathischen Reaktion auch bei Erkrankungen im Bereich des angrenzenden Skelettabschnittes (z.B. bei Osteomyelitis oder bei unspezifischer Synovialis).
- Der **eitrige** Kniegelenkserguß kann durch perforierende Verletzungen, hämatogen (z.B. Gonorrhoe) oder per continuitatem entstehen.

Arthroskopie: Inspektion des Gelenkbinnenraumes durch spezielle Optiken.

Dieses invasive diagnostische Verfahren ist angezeigt bei Hämarthros unklarer Genese, Verdacht auf Meniskusläsion, Knorpelschaden, Kreuzbandschaden, Retropatellararthrose, Erkrankungen der Synovialis sowie der Abklärung intraartikulärer Ursachen einer Baker-Zyste.

Es hat eine hohe Treffsicherheit und erlaubt in gleicher Sitzung die arthroskopische Sanierung der gefundenen pathologischen Veränderungen: Meniskusresektion oder -refixation, Kreuzbandnaht oder Kreuzbandersatzplastik, Entfernung freier Gelenkkörper, Knorpelglättung, Synovektomie, Plazieren einer Spüldrainage.

> Arthroskopie: Hohe Treffsicherheit bei Kniegelenk-Binnenschäden

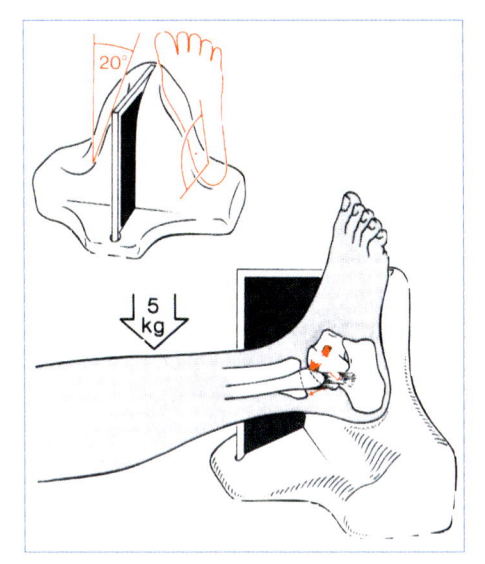

Abb. 47.8
Festigkeitsprüfung des Außenbandapparates (rechtes Sprunggelenk) durch gehaltene Aufnahmen unter definierter Krafteinwirkung. Bei Zerreißung des Außenbandapparates, insbesondere des Lig. fibulotalare anterius, Verschiebung der distalen Tibiagelenkfläche nach dorsal (Talusvorschub)

2.2.7 Sprunggelenk und Fuß

Inspektion: Weichteilmantel, Fußgewölbe, Konfiguration des Fußes.
Wichtig: Deformitäten (z.B. Plattfuß, Hohlfuß, Spreizfuß, Knickfuß), Schwellungen (z.B. Ödem) sowie auch etwaige Durchblutungsstörungen.
Achse des Rückfußes (Valgus/Varus), Zehenstellung (z.B. Hallux valgus, Digitus quintus superductus). Die Fußsohlenbeschwielung gibt Aufschuß über Fehlbelastung des Fußes, z.B. beim Spreizfuß.
Palpation: Pulse, Hauttemperatur, Sensibilität (z.B. Sensibilitätsstörungen dorsal über dem 1. Interdigitalraum beim Ischämiesyndrom), Druckdolenzen.
Funktionsprüfungen: Dorsal-/Plantarflexion, die vorwiegend im oberen Sprunggelenk stattfindet (Werte s. Abb. 47.2), die Pro- und Supination (vorwiegend im unteren Sprunggelenk).
Durch passive Supination wird der laterale Bandapparat und durch laterale Verschiebung des Talus die Syndesmosenstabilität geprüft.
Röntgen: Sprunggelenk (meist mit Fußwurzelknochen) in 2 Ebenen obligatorisch. Bei unklaren Befunden Schrägaufnahmen, CT, NMR. Bei Bandverletzungen gehaltene Aufnahmen (Abb. 47.8).
Bei Verdacht auf Maisonneuve-Fraktur muß der ganze Unterschenkel incl. Fibulaköpfchen dargestellt sein.

3 Verletzungsformen des Bewegungsapparates

Verletzungen des Bewegungsapparates entstehen durch direkte oder indirekte Gewalteinwirkung. Sie können mit oder ohne Stabilitätsverlust einhergehen.

Einteilung

- Verletzungen ohne Stabilitätsverlust
  - **Prellung** = Contusio (z.B. Gelenkprellung, Unterschenkelprellung)
  - **Zerrung** oder **Dehnung** = Distorsion (z.B. Sprunggelenksdistorsion)
  - **Wunde** (z.B. Haut-, Muskel-, Sehnen-, Nerven-, Gefäßwunde, s. Kap. 1.4)
  - **Fissur** oder **Infraktion** des Knochens.
- Verletzungen mit Stabilitätsverlust
  Je nach Art und Lokalisation der Gewalteinwirkung (Abb. 47.9) können entstehen:
  - **Fraktur**
  - **Riß** oder Ausriß des Kapselbandapparates (Ruptur)
  - **Luxation**
  - **Luxationsfraktur**

Am Bewegungsapparat werden die Verletzungen wegen der unterschiedlichen Prognose und Therapie in Gelenkverletzungen, Frakturen und Muskel-, Faszien- sowie Sehnenverletzungen unterteilt. Hierbei gibt es allerdings fließende Übergänge (z.B. Luxationsfraktur).

Abb. 47.9 a–e
Verletzungen mit Stabilitätsverlust:
a Oberschenkelschaft-Mehrfragmentfraktur
b Ruptur des medialen Kapselbandes
c Knöcherner Abriß des medialen Kapselbandapparates
d Zerreißung des medialen und lateralen Kollateralbandapparates mit Luxation
e Luxationsfraktur mit Zerreißung des medialen Bandapparates und Fraktur des lateralen Femurkondylus

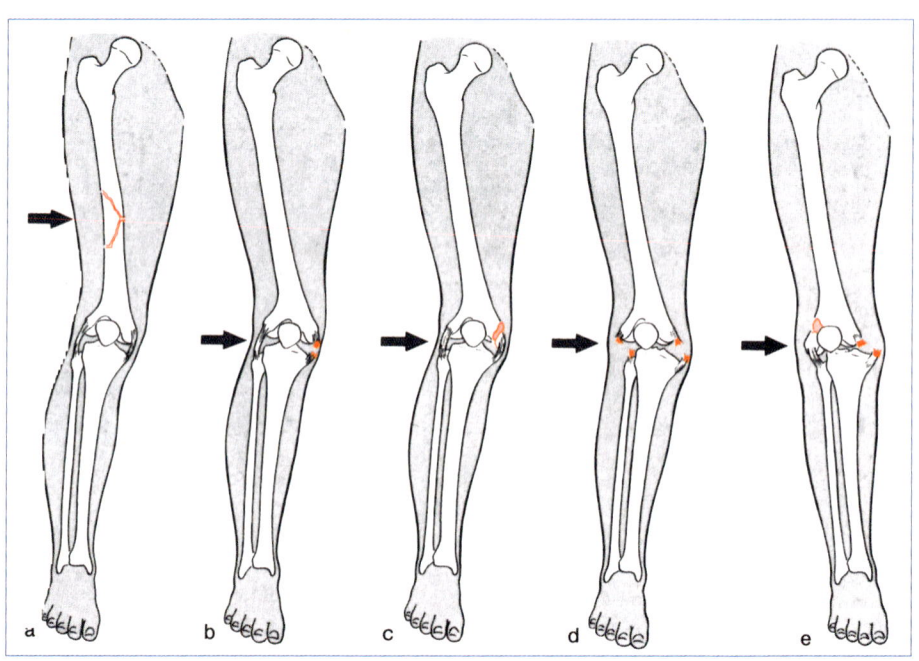

3.1 Gelenkverletzungen

Anatomie des Gelenkes: Allen Gelenken gemeinsam ist folgender anatomischer Aufbau (Abb. 47.10).
1. Konkave und konvexe, mit Gelenkknorpel überzogene Knochenenden,
2. Gelenkspalt, gelegentlich mit Zwischenknorpelscheibe (z.B. Meniskus),
3. Zweischichtige Gelenkkapsel:
   – Synovialis (Synovia = Schmierflüssigkeit des Gelenkkörpers)
   – Fibröse Gelenkkapsel
4. Bandapparat.

3.2 Gelenkprellung (= Kontusion)

Pathogenese: Durch direkte stumpfe Gewalteinwirkung (Aufprall, Sturz, Schlag, Stoß oder Stauchung) und lokale Schädigung des Gewebes wie auch der Blutgefäße kommt es zu Weichteilschwellungen und Hämatomen (Bluterguß). Sie führen über eine Nervenirritation zu Schmerzen und reflektorischer Bewegungseinschränkung. Bei Einrissen der Synovialis entsteht ein blutiger Gelenkerguß (= Hämarthros).
Klinik: Druckschmerzhafte Weichteilschwellung, schmerzhafte Bewegungseinschränkung und gelegentlich auch Gelenkerguß.
Röntgen: Gelenk in 2 Ebenen zum sicheren Ausschluß von Frakturen.
Bei unsicherem Befund Ziel- und Schichtaufnahmen.
Im **Kindesalter** nach klinischem Befund Ruhigstellung und Kontroll-Röntgen in 8 Tagen, da dann die Fraktur wegen der Kallusbildung und der Resorptionsvorgänge meist besser sichtbar ist.

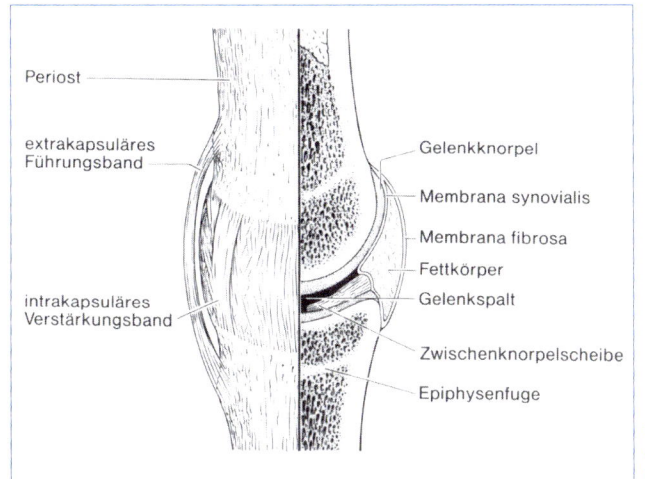

Abb. 47.10
Anatomischer Aufbau eines Gelenkes

Röntgenaufnahme der Gegenseite nur bei therapeutischer Konsequenz in der Regel nur bei über 10jährigen wegen der Formvariabilität der Apophysen.

> Die Strahlenbelastung beim Röntgen ist auch eine Form der Körperverletzung

Therapie: Schmerzlinderung durch Gabe von Analgetika und Anwendung abschwellender Maßnahmen (Heparin-Salbenverbände, kühlende Umschläge, Antiphlogistika, Ruhigstellung und Schonung des Gelenkes).
Komplikationen: Am gesunden Gelenk in der Regel keine; lediglich bei Vorerkrankungen (z.B. Gonarthrose, Periarthritis humeroscapularis) rezidivierende Schmerzen und Gelenkergüsse möglich.

3.3 Zerrung und Dehnung (= Distorsion)

Pathogenese: Überbeanspruchung des Kapselbandapparates durch indirekte Gewalteinwirkung. Je nach Ausmaß des Traumas kommt es zu elastischen Dehnungen (Zerrung) oder interligamentären Auffaserungen (Überdehnung). Die Kontinuität des Kapselbandapparates bleibt jedoch erhalten.
Häufige Lokalisation der Distorsion: Sprung- und Kniegelenk, Fingergelenke.
Klinik: Initial isolierter Schmerz über der gedehnten Bandstruktur oder den Bandansatzpunkten. Später durch Kapselödem häufig diffuser Druckschmerz über dem betroffenen Gelenkanteil. Weichteilschwellung, Hämatomverfärbung, schmerzhafte Bewegungseinschränkung, Dehnungsschmerz der betroffenen Kapselbandanteile (häufig stärker als bei kompletter Bandruptur) und gelegentlich Hämarthros.

> Distorsion: Häufig schmerzhafter als Bandruptur!

Röntgen: In 2 Ebenen zum Ausschluß einer knöchernen Verletzung. Bei Verdacht auf Bandverletzung gehaltene und gedrückte Aufnahmen (s. Abb. 47.8).
Weitere Untersuchungen: Diagnostische Punktion bei Hämarthros am Kniegelenk. Anschließend Arthroskopie zum Ausschluß einer Meniskus- oder Kreuzbandverletzung bzw. einer rein chondralen Läsion.
Therapie: Symptomatische und abschwellende Maßnahmen (s. Kontusionsschaden).
Ruhigstellung des Gelenkes im Gips- oder Tape-Verband für 1–2 Wochen.
Komplikationen: In der Regel keine, weiteres s. Kontusion.

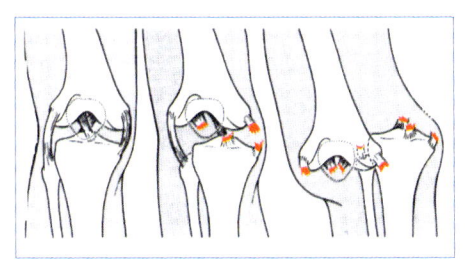

Abb. 47.11
Traumatische Subluxation und Luxation des Kniegelenkes, meist kombiniert mit ausgedehnten Gelenkkapselzerreißungen

3.4 Bandausriß, Bandriß (Ligamentruptur)

Pathogenese: Ruptur des Bandes oder Ausriß aus dem Knochenansatz (vor allem bei Kindern) nur durch erhebliche indirekte Gewalteinwirkung. Häufig sind mehrere Bandstrukturen und nicht nur isoliert ein Band betroffen (z.B. Seiten-/Kreuzbandverletzung am Kniegelenk). Bei ausgedehnten Bandverletzungen kann die erhebliche Instabilität des Gelenkes zu einer Luxation oder Subluxation führen (Abb. 47.11). Aufgrund der hohen mechanischen Beanspruchung der unteren Extremität finden sich diese Verletzungen vorzugsweise in diesem Körperabschnitt. Betroffen ist besonders der antero-mediale Kapselbandapparat des Kniegelenkes und der laterale Kapselbandapparat des Sprunggelenkes. Verletzungen des Kapselbandapparates an den Grundgelenken der Finger I, II und V werden oft verkannt.

Klinik: Hämatom und Weichteilschwellung, häufig hämorrhagischer Gelenkerguß, der jedoch insbesondere bei ausgedehnten Verletzungen fehlen kann (Zerreißung der Gelenkkapsel führt zum Austritt der Gelenksflüssigkeit in den umliegenden Weichteilmantel). Druckschmerz und Überdehnungsschmerz der verletzten Kapselbandstrukturen. Im Vergleich zur gesunden Seite deutlich vermehrte Aufklappbarkeit des betroffenen Gelenkanteiles.

Röntgen: Vor klinischer Prüfung der Stabilität (schmerzhaft) Ausschluß knöcherner Gelenkverletzungen durch Röntgenaufnahmen in 2 Ebenen. Am Sprunggelenk Sicherung der Diagnose durch gehaltene Aufnahmen. Am Knie im Zweifelsfall Arthroskopie (s.o.).

Therapie: Wiederherstellung der anatomischen Verhältnisse in der Regel nur durch Kapselbandnaht möglich. Intraoperativ Revision der Gelenkfläche zum Ausschluß von Knorpelverletzungen. Mit oder ohne Operation ist der Schutz des gerissenen Bandes durch eine Orthese, die die Bewegung in den nicht betroffenen Gelenkachsen zuläßt, erforderlich. Bei Entlastung und/oder Gipsruhigstellung Thromboseprophylaxe mit niedermolekularem Heparin.

Komplikationen: Bei insuffizienter Behandlung Schlottergelenk mit konsekutiver Gelenkarthrose. Sogar bei operativer Behandlung kann durch eine traumatisch bedingte Ernährungsstörung eine Bandinstabilität resultieren. Traumabedingte Knorpelkontusionen können zu vorzeitigen Verschleißerscheinungen des Gelenkes (= Arthrose) führen.

Traumafolge: Posttraumatische Arthrose noch nach Jahren möglich!

3.5 Verrenkung (= Luxation)

Definition: Gelenkverletzung mit vollständigem und dauerndem Kontaktverlust der gelenkbildenden Knochenenden. Entsprechend dem Entstehungsmechanismus wird unterschieden zwischen der traumatischen, der habituellen, der angeborenen und der pathologischen Verrenkung.

3.5.1 Traumatische Verrenkung

Pathogenese: Erhebliche direkte, häufig indirekte Gewalteinwirkung. Dabei kommt es zur ausgedehnten Zerreißung des Kapselbandapparates und schließlich zur Luxation des Gelenkes (Häufigkeitsverteilung s. Abb. 47.12).

> Traumatische Luxation: Immer ausgedehnte Kapselbandzerreißungen

Klinik:
- **Sichere Zeichen** einer Luxation: Fehlstellung, federnde Fixation des Gelenkes, leere Gelenkpfanne und dislozierter Gelenkkopf.
- **Unsichere Zeichen:** Schmerz, Schwellung, Funktionseinschränkung.

Röntgen: Sicherung der Diagnose und Erkennen knöcherner Begleitverletzungen durch Röntgenaufnahmen des betroffenen Gelenkes stets in 2 Ebenen (Abb. 47.13).
Begleitverletzungen: Durch den Luxationsmechanismus können neben Kapselbandzerreißungen auch Knorpelknochenverletzungen auftreten.
Cave: Begleitverletzungen von Gefäßen und Nerven!

> Luxation: Vor und nach Reposition stets Kontrolle der peripheren Durchblutung, Motorik und Sensibilität!

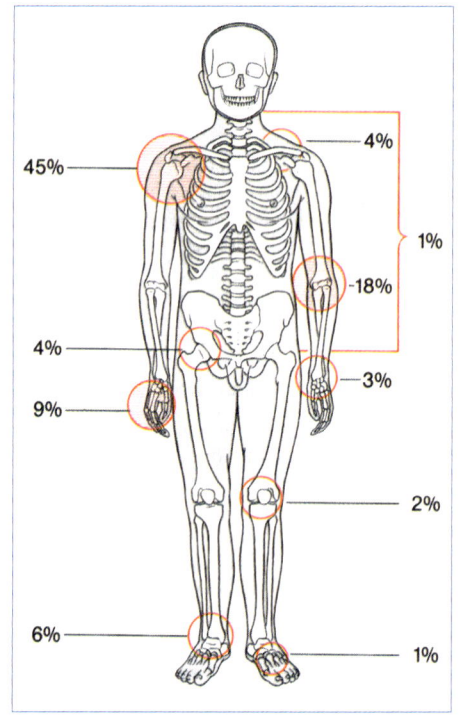

Abb. 47.12
Häufigkeitsverteilung der einzelnen Luxationen

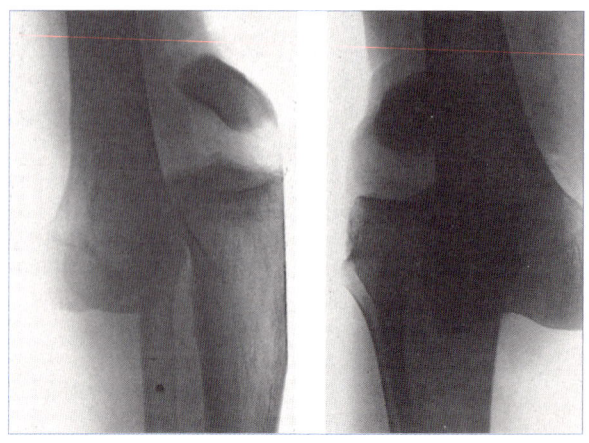

Abb. 47.13 a,b
Röntgenaufnahmen einer Kniegelenksluxation in 2 Ebenen

a b

Therapie: Nach Schmerzausschaltung Reposition durch Zug und Gegenzug sowie rückläufiges Wiederholen des Verletzungsmechanismus. Vor und nach der Reposition stets Kontrolle der peripheren Durchblutung, Motorik und Sensibilität. Ebenso Röntgenkontrolle des verletzten Gelenkes in 2 Ebenen zur Überprüfung des Repositionsergebnisses.

Die weitere Therapie ist abhängig von Lokalisation, Begleitverletzungen und Alter des Patienten (z.B. Kniegelenksluxationen in der Regel operative, Schulterluxationen als Ersteereignis ohne Begleitverletzung dagegen meist konservative Behandlung).

Absolute Indikation zur sofortigen Operation ist bei erfolgloser geschlossener Reposition gegeben.

Komplikationen: Posttraumatische Arthrose, Myositis ossificans (insbesondere bei falscher Nachbehandlung), aseptische Knochennekrose auf dem Boden einer Durchblutungstörung und rezidivierende Verrenkungen (habituelle Luxationen).

3.5.2 Habituelle Verrenkung

Pathogenese: Bei angeborener Gelenkdysplasie (z.B. Femoro-Patellargelenk) oder posttraumatischer Gelenkinstabilität kommt es durch Bagatelltraumen zu rezidivierenden Verrenkungen.

Klinik: s. traumatische Luxation.

Therapie: Reposition (s.o.). Ein anhaltender Therapieerfolg läßt sich nur durch operative Korrekturmaßnahmen erreichen (z.B. bei habitueller Schulterluxation durch die Operation nach Eden-Hybinette, modifiziert nach Lange, d.h. die knöcherne Unterfütterung der zu flachen Gelenkpfanne bei Pfannendysplasie).

3.5.3 Pathologische Verrenkung

Aus einer chronischen Schädigung des Gelenkkörpers und Kapselbandapparates (neurogene Schäden oder chronische Infekte) resultiert eine unzureichende Führung des Gelenkes und damit eine Luxationsneigung.

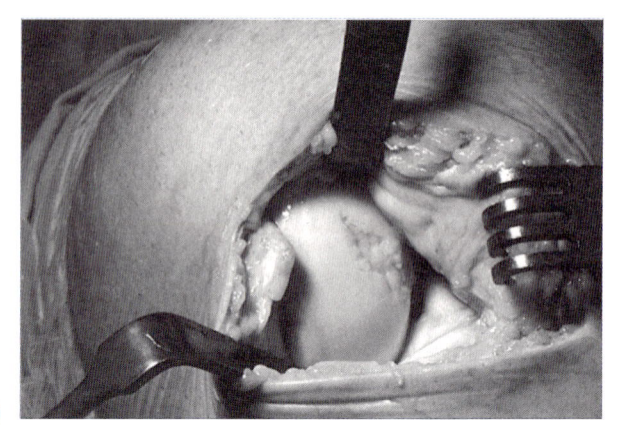

Abb. 47.14
Operationssitus einer chondralen Verletzung am medialen Femurkondylus („flake fracture")

3.6 Gelenkknorpelverletzung

Pathogenese: Direkte Traumen (Anprallverletzung) führen zu Fissuren, Kontusionen und Impressionsverletzungen des Knorpels. Indirekte Gewalteinwirkungen können chondrale oder osteochondrale Abscherverletzungen bewirken (z.B. chondrale oder osteochondrale Abscherverletzungen am lateralen Kondylus bei Patellaluxation) (Abb. 47.14).
Klinik: Häufig dezente Symptomatik. Bei stärkeren Verletzungen hämorrhagischer Kniegelenkserguß mit Fettaugen, gelegentlich Streckhemmung.
Röntgen: Radiologisch lassen sich nur osteochondrale Frakturen nachweisen. Rein chondrale Verletzungen sind außer im NMR radiologisch stumm.
Arthroskopie: Sicheres Verfahren zum Nachweis chondraler und osteochondraler Gelenkverletzungen (Abb. 47.15).

> Chondrale Gelenkverletzung: Arthroskopische Diagnose!

Therapie: Bei Kontusionen und Fissuren Punktion des hämorrhagischen Ergusses, antiphlogistisch-analgetische Medikation und Entlastung des verletzten Gelenkabschnittes für 6–12 Wochen.
Größere osteochondrale Fragmente werden operativ refixiert, kleinere entfernt.
Rein chondrale Abscherungen müssen beseitigt werden, da sie nicht einheilen. Zur Bildung eines Ersatzknorpelgewebes Eröffnung des subchondralen Knochenraumes durch Bohrlöcher (Pridie-Bohrungen). Defektdeckung durch Knorpel-Knochentransplantation.
Komplikationen: Im Vordergrund steht die Entwicklung einer posttraumatischen Arthrose.

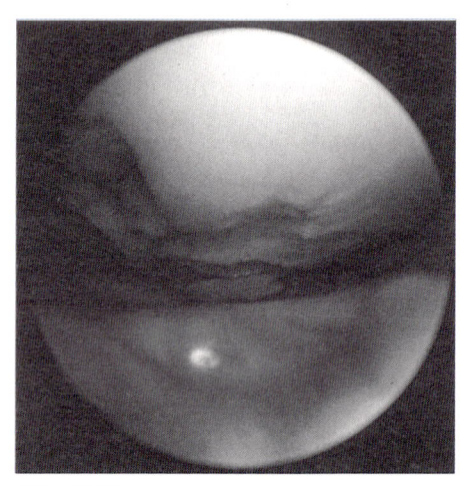

Abb. 47.15
Arthroskopisches Bild eines Gelenkknorpelschadens

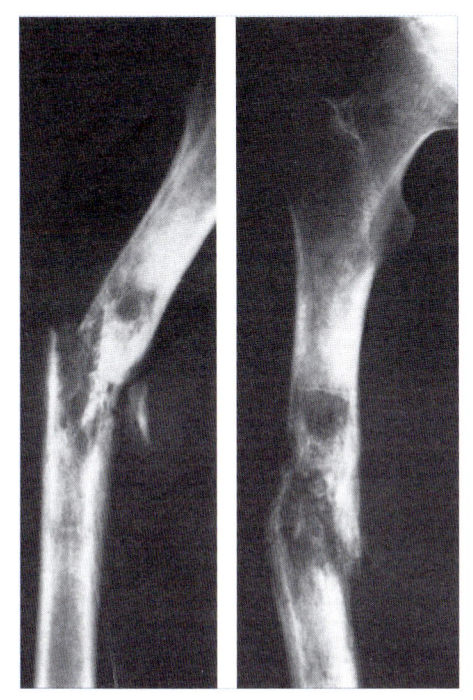

Abb. 47.16 a,b
Pathologische Oberschenkelschaftfraktur auf dem Boden einer Knochenmetastase

3.7 Frakturen

Fraktur: vollständige Durchtrennung des Knochens durch direkte oder indirekte Gewalteinwirkung, die die Elastizität und die Festigkeit des Knochens überschreitet.
Bei der **Fissur** (Knochenriß) und der **Infraktion** (Spaltbruch) handelt es sich um eine unvollständige Unterbrechung der Knochenstruktur.
Eine Sonderform ist der **Grünholzbruch** (s. u. Frakturen im Kindesalter).

3.7.1 Nomenklatur

Die Frakturen lassen sich aufgrund ihres Entstehungsmechanismus in 3 Typen unterteilen:
Traumatische Fraktur: Sie wird durch eine einmalige, plötzliche, auf den gesunden Knochen direkt (Stoß, Schlag, Schuß) oder indirekt (Biegung, Stauchung, Scherung, Torsion, Abriß) einwirkende Gewalt hervorgerufen.
Pathologische Fraktur: Vollständige Kontinuitätsdurchtrennung eines pathologisch veränderten Knochens ohne adäquate Gewalteinwirkung.
Eine Schwächung der Knochenstruktur kann entstehen durch: Entzündliche Veränderungen (Osteomyelitis), benigne Tumoren (Riesenzellgeschwülste, s. Kap. 45), maligne Tumoren (Sarkome, Metastasen; Abb. 47.16) und generalisierte Knochenerkrankungen (Osteoporose, Osteogenesis imperfecta, Osteomalazie, Plasmozytom, M. Paget sowie trophische Störungen bei Tabes dorsalis und Syringomyelie).
Ermüdungsfraktur: Ohne äußere Gewalteinwirkung auftretender Bruch infolge chronischer Schwächung gesunden Knochengewebes durch rezidivierende Mikrotraumen. **Typische Beispiele:** Marsch-Frakturen im Bereich der Metatarsalia (Jogger!) oder des Schenkelhalses, Abbruch der Dornfortsätze des 7. HWK und des 1. und 2. BWK bei der Schipper-Krankheit (es handelt sich hierbei um eine Ermüdungsfraktur durch chronische Belastung infolge ständigen Sandschaufelns).

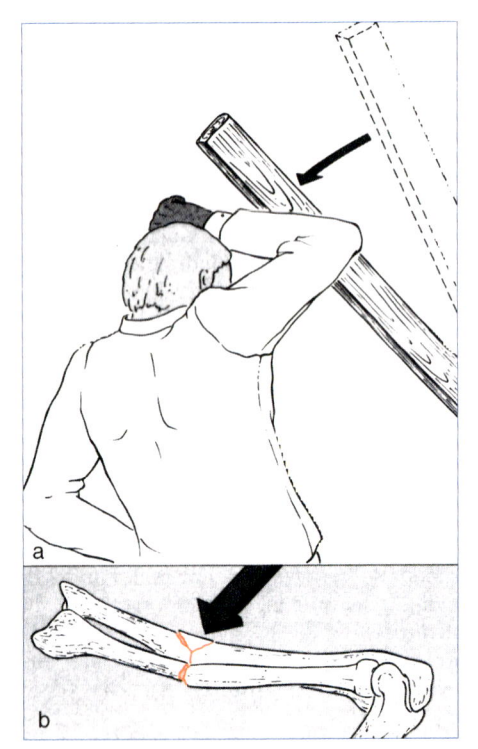

Abb. 47.17 a,b
Biegungsfraktur mit Biegungskeil auf der Konkavseite am Beispiel der Parierfraktur des Unterarmes

Nachstehend wird nur die traumatische Fraktur besprochen, weil die Versorgung des Knochenbruches (konservativ oder operativ) – ggf. nach Behandlung der Grundkrankheit – bei den anderen Typen in gleicher Weise abläuft.
Die **traumatischen Frakturen** lassen sich aufgrund der unterschiedlichen Art der Gewalteinwirkung in folgende **Frakturformen** unterteilen:
- **Biegungsfraktur:** Entstehung durch direkte oder indirekte, das Biegemoment des Knochens überschreitende Gewalteinwirkung. Dabei wird auf der Konvexseite des Knochens durch Zug, auf der Konkavseite durch Druckspannung die Elastizitätsgrenze überschritten. Auf der Konvexseite reißt der Knochen ein, auf der Konkavseite wird ein Biegungskeil ausgesprengt (Abb. 47.17).
- **Drehfraktur** (= Torsionsbruch): Typische Verletzung des Ski-Fahrers. Immer Folge einer indirekten Gewalteinwirkung, wobei der an einem Ende fixierte Knochen einer gegenläufigen Drehung ausgesetzt wird. Die Frakturlinie verläuft spiralförmig. Sie wird um so kürzer, je vehementer die einwirkende Gewalt ist (Abb. 47.18).

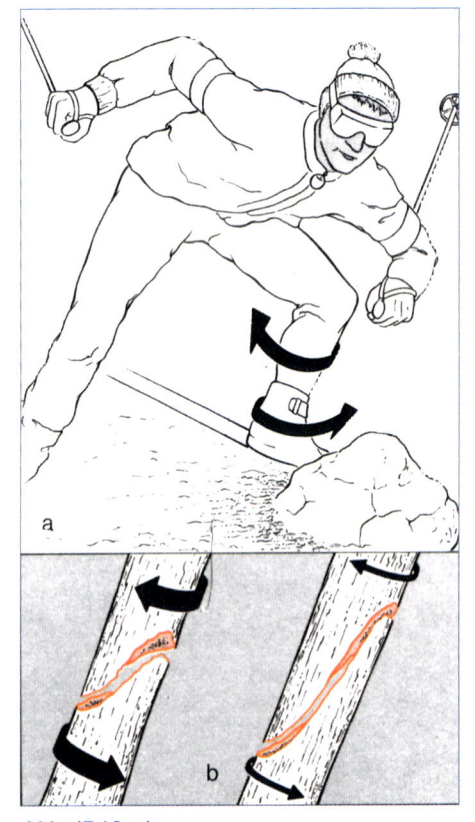

Abb. 47.18 a,b
Torsionsfraktur. Folge indirekter Gewalteinwirkung durch gegenläufig einwirkende Torsionskräfte

- **Schub- und Scherfraktur:** Meist Querbrüche infolge direkter Gewalteinwirkung. Bei geringeren Traumen kann ein kurzer Schrägbruch entstehen (Abb. 47.19). Zu den Abscherfrakturen gehören auch die Knorpelknochenabsprengungen („flake fracture") bei Luxationen.
- **Abrißfraktur:** Abriß eines Knochenfragments infolge von Zugkräften, die über ein Band oder einen Sehnenansatz auf den Knochen einwirken. Die Frakturlinie steht senkrecht zur Zugspannung. Wegen der einwirkenden Zugkräfte ergeben sich erhebliche Dislokationen der Fragmente (z.B. Olekranon- und Patellafraktur) (Abb. 47.20).

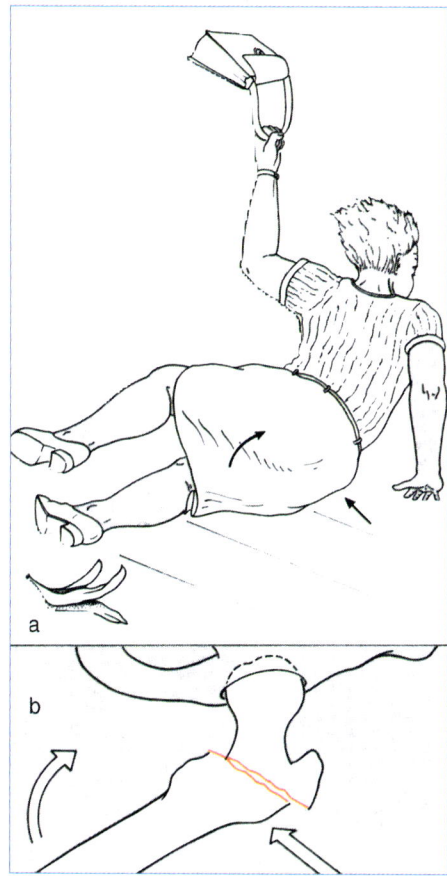

Abb. 47.19 a,b
Schub- und Scherfraktur als Folge direkter Gewalteinwirkung

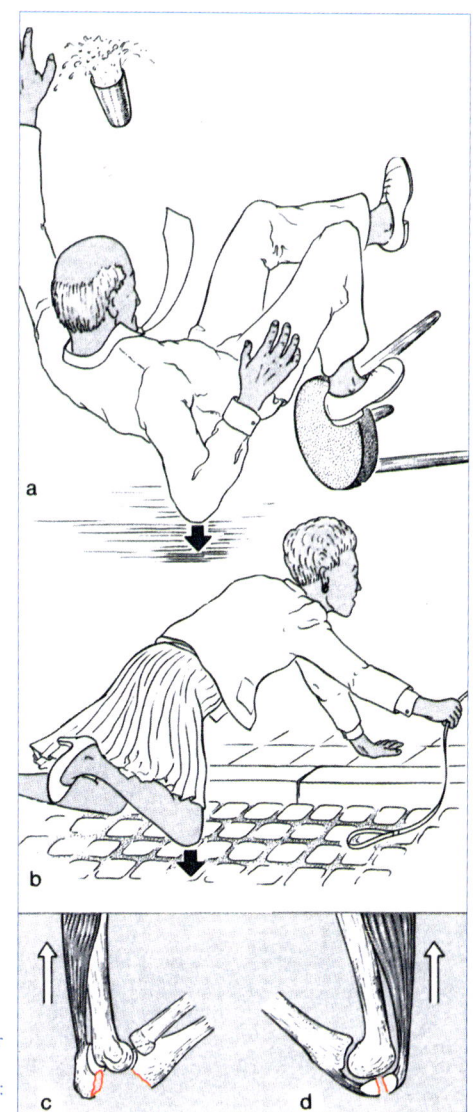

Abb. 47.20 a–d
Abrißfrakturen: Meist erhebliche Dislokation der Fragmente durch die einwirkenden Zugkräfte des Muskel-Sehnenapparates. Typische Frakturen: **a,c)** Olekranon- und **b, d)** Patellafraktur

- **Kompressionsfraktur:** Durch Stauchung der Längsachse des Knochens können am jugendlichen Röhrenknochen Wulstbrüche, am spongiösen Knochen (z.B. Wirbelkörper) Kompressionsbrüche entstehen (Abb. 47.21).
- **Mehrfragment- und Trümmerfrakturen:** Ein Mehrfragmentbruch besteht aus 4–6, ein Trümmerbruch aus mehr als 6 größeren Fragmenten. Ursächlich sind breit und rasant auftreffende Gewalteinwirkungen (Abb. 47.22 a).
- **Etagen- und Stückfraktur:** Entsteht durch breitflächig auftretende Gewalt (Stoßstangenverletzung des Fußgängers). Zwischen den Hauptfragmenten findet sich ein mehr oder minder langes Knochenfragment mit vollständig erhaltenem Kortikaliszylinder (Abb. 47.22 b).

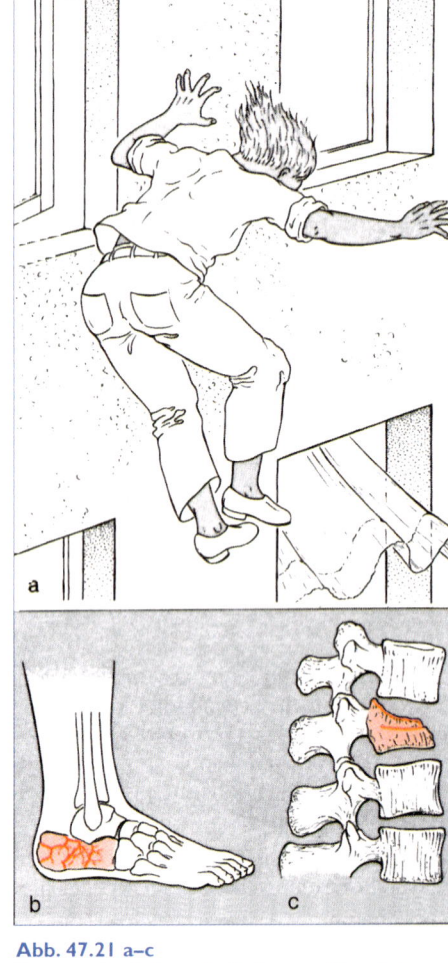

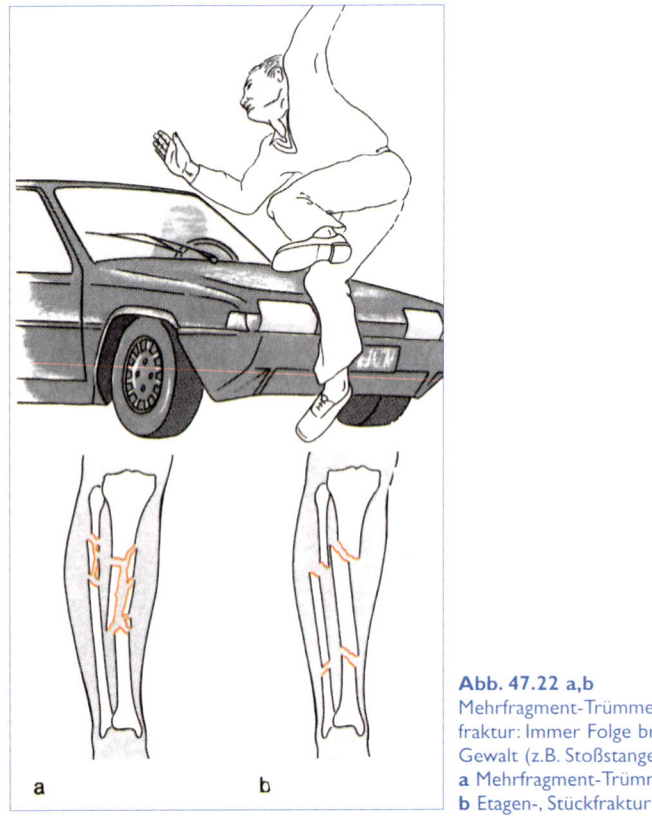

Abb. 47.21 a–c
Kompressionsfraktur des Kalkaneus (b) und des Wirbelkörpers (c) = Stauchungsfraktur in der Längsachse z.B. durch Sturz aus großer Höhe

Abb. 47.22 a,b
Mehrfragment-Trümmer-, sowie Etagen- und Stückfraktur: Immer Folge breit und rasant einwirkender Gewalt (z.B. Stoßstangenverletzungen):
a Mehrfragment-Trümmerfraktur,
b Etagen-, Stückfraktur

- **Ketten- oder Serienfraktur:** Mehrere Frakturen einer Extremität zugleich (z.B. Patellafraktur, Oberschenkelschaftfraktur und Fraktur des Acetabulums bei der Dashboard-Verletzung (Abb. 47.23).
- **Defektfraktur:** Fraktur mit ausgedehnten Knochenzerstörungen. Häufigste Ursachen: Schußverletzung (Abb. 47.24).
- **Luxationsfraktur:** Kombination aus Fraktur und gleichzeitiger Verrenkung eines benachbarten Gelenkes. In der Regel komplexe Verletzung des Kapselbandapparates mit Gelenkinstabilität. Hohe Rate an Begleitverletzungen (Gefäße, Nerven). Sie erfordert meist die umgehende operative Therapie.

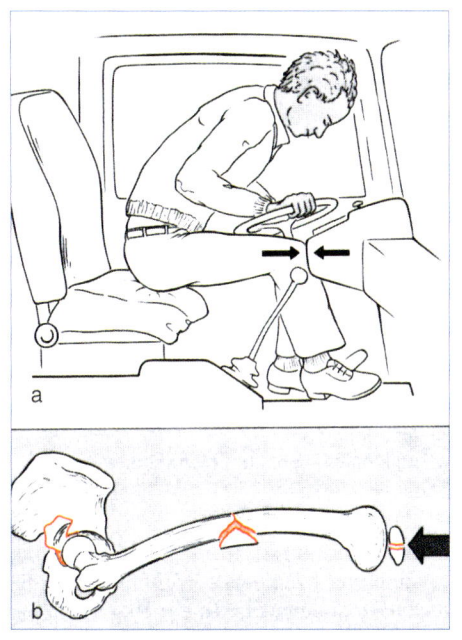

Abb. 47.23 a,b
Ketten- oder Serienfraktur: Häufig Folge der Armaturenbrettverletzung

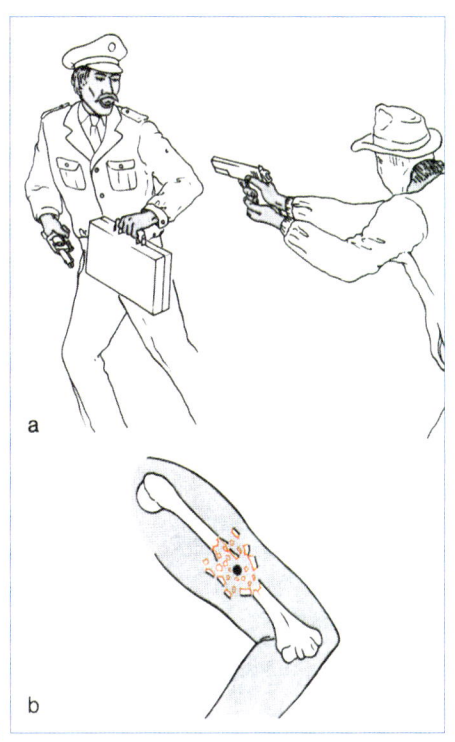

Abb. 47.24 a,b
Defektfraktur: Meist Folge einer Schußverletzung

Formen der Frakturdislokation

Durch Gewalteinwirkung und Muskelzug kann es zu den folgenden 4 Dislokationsformen kommen (Abb. 47.25):
- **Dislocatio ad axim** (Verschiebung der Bruchstücke im Sinne eines Achsenknickes – z.B. Recurvatio, Antecurvatio, Varus- oder Valgus-Fehlstellungen).
- **Dislocatio ad latus** (Verschiebung der Bruchstücke in seitlicher Richtung).
- **Dislocatio ad peripheriam** (Verschiebung im Sinne eines Drehfehlers). Der Drehfehler läßt sich nur selten radiologisch, aber immer klinisch feststellen und absolut sicher im CT nachweisen.
- **Dislocatio ad longitudinem** (Verschiebung der Bruchstücke in Längsrichtung)
- **Dislocatio cum contractione** (unter Verkürzung) oder
- **Dislocatio cum distractione** (unter Verlängerung).

Drehfehler: Klinische Diagnose!

Abb. 47.25 a–e
Formen der Fraktur-Dislokation:
a ad axim
b ad latus
c ad peripheriam
d ad longitudinem cum distractione
e ad longitudinem cum contractione

3.7.2 Klinik und Diagnostik

Sichere Frakturzeichen: Fehlstellung (Deformität), Knochenreiben (Crepitatio), abnorme Beweglichkeit und Sichtbarwerden der freien Knochenenden bei offenen Brüchen.
Aufgrund der Möglichkeit, Frakturen radiologisch nachzuweisen, wird beim bewußtseinsklaren Patienten auf die mit Schmerzen verbundene Überprüfung der sicheren Frakturzeichen (abnorme Beweglichkeit) verzichtet. Beim bewußtlosen Patienten müssen diese Zeichen jedoch stets überprüft werden.
Unsichere Frakturzeichen: Schmerzen, Schwellung und Hämatom sowie eingeschränkte oder aufgehobene Gebrauchsfähigkeit (Functio laesa).
Röntgen: Bei jedem Verdacht auf Fraktur muß der betroffene Extremitätenabschnitt in 2 Ebenen geröntgt werden. Stets sind die benachbarten Gelenke in die Untersuchung miteinzubeziehen.

Fraktur – dreidimensional, daher immer Röntgen in 2 Ebenen

Begleitverletzungen: Eine traumatische Fraktur ist ein Hinweis für eine erhebliche Gewalteinwirkung, die nach Art des Traumas (z.B. Schußverletzung) und Ort der Fraktur (z.B. Oberschenkeltrümmerfraktur mit Verletzung der großen Beinarterie) schwere örtliche und allgemeine Auswirkungen auf den Organismus haben kann. Darum sind Begleitverletzungen die Regel.
Im Verlauf ist auf die mögliche Entwicklung eines Kompartmentsyndroms (s.u.) zu achten (Druck in den Muskellogen > 40 mmHg).

Bei Schaftfrakturen auf Verletzungen der benachbarten Gelenke achten!

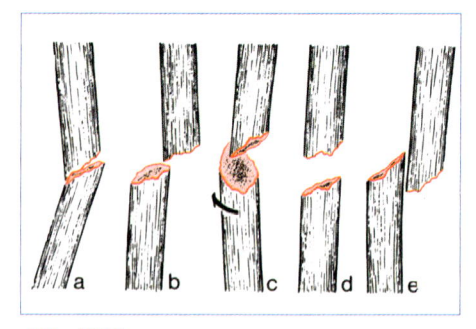

3.7.3 Mögliche allgemeine Folgen der Frakturen

- **Hypovolämischer Schock:** Blutverlust bei Beckenfraktur 500–4000 ml, Oberschenkelschaftfraktur 1000–2000 ml (Abb. 47.26).
- **Fettembolie** als Folge der Kreislaufdepression (s. a. Kap. 5).

3.7.4 Lokale Auswirkungen

Offene Frakturen

- **Grad I:** Kleine Hautwunden durch Fragmentdurchspießung.
- **Grad II:** Größere Hautwunden durch Verletzung von außen, jedoch ohne wesentliche Verschmutzung der Wunde und zusätzliche Quetschung des Weichteilmantels.
- **Grad III:** Breite Eröffnung der Fraktur mit massiver Zerstörung des bedeckenden Weichteilmantels, häufig kombiniert mit Sehnen-, Gefäß- und Nervenläsionen (Abb. 47.27, Abb. 47.28).

Behandlung der offenen Fraktur: Über den Erfolg entscheidet der Weichteilschaden

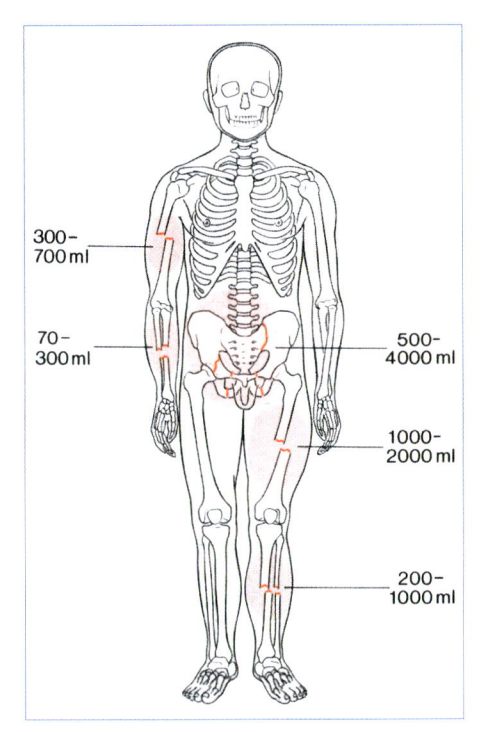

Abb. 47.26
Menge des durchschnittlichen Blutverlustes in Abhängigkeit von der Frakturlokalisation

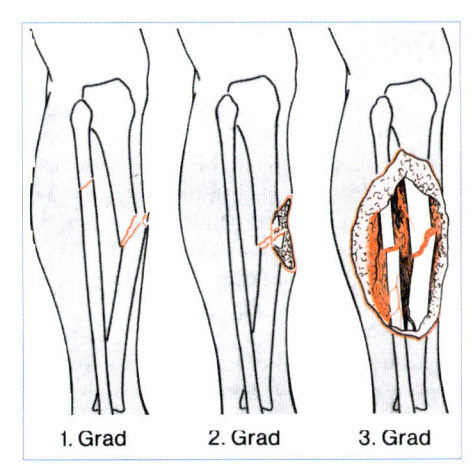

Abb. 47.27
Einteilung der offenen Frakturen
Der Grad ist abhängig vom Ausmaß der begleitenden Weichteilverletzung.

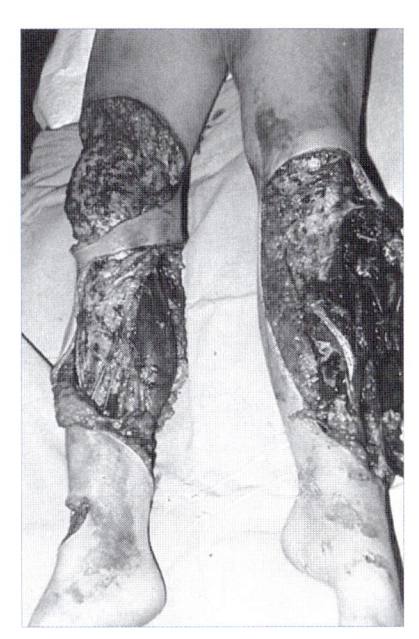

Abb. 47.28
Zweit- bis drittgradig offene Unterschenkelfraktur bds.

Geschlossene Frakturen

Geschlossene Frakturen mit unter der Haut liegenden Weichteilschäden stellen in der Traumatologie ein ebenso schwerwiegendes Problem dar wie die offenen Frakturen. Die Gefahr des geschlossenen Weichteilschadens liegt vor allem darin, daß er häufig verkannt wird, da das Ausmaß der Verletzung unter der Haut versteckt ist.

> Bei geschlossenen Frakturen mit schwerem Weichteilschaden gelten die gleichen Prinzipien wie bei offenen Frakturen

Einteilung geschlossener Weichteilschäden nach Oestern und Tscherne

- **Grad 0:** keine oder nur unbedeutende Weichteilverletzung
- **Grad I:** oberflächliche Schürfung oder Kontusion durch Fragmentdruck von innen. Meist einfache bis mittelschwere Bruchformen
- **Grad II:** tiefe kontaminierte Schürfung, lokalisierte Haut- oder Muskelkontusion. Kompartmentsyndrom
- **Grad III:** ausgedehnte Hautkontusion, Quetschung oder Zerreißung der Muskulatur. Subkutanes Decollement.

Verletzungen von Nerven und größeren Gefäßen (s. Kap. 17 und 41)

Typische Nervenläsionen bei Frakturen sind die Läsionen des N. radialis beim Oberarmschaftbruch und des N. ischiadicus beim Hüftgelenks-Verrenkungsbruch (Abb. 47.29). Gefäßverletzungen betreffen die A. brachialis bei der suprakondylären Oberarmfraktur sowie die A. poplitea bei kniegelenksnahen Frakturen oder Luxationen (Abb. 47.30).

> Fraktur: Stets Überprüfung der peripheren Durchblutung, Sensibilität und Motorik!

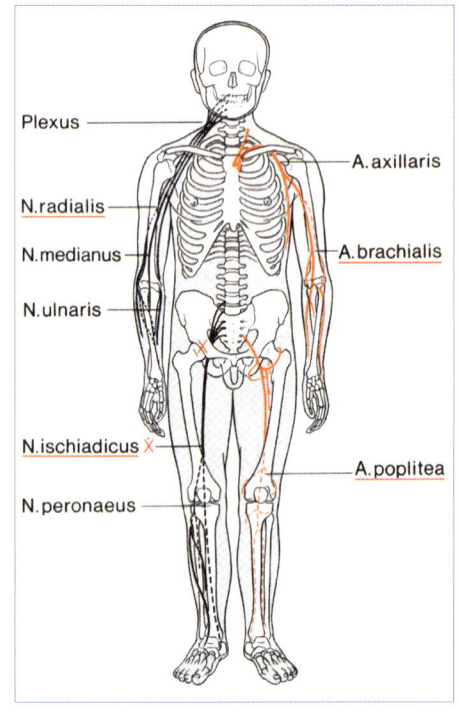

Abb. 47.29
Häufigste Verletzungen von Nerven und Gefäßen infolge von Frakturen:
– Schädigung des Nervus radialis beim Oberarmschaftbruch,
– Läsion des Nervus ischiadicus bei der Hüftpfannenluxationsfraktur,
– Verletzung der A. brachialis beim suprakondylären Oberarmbruch im Kindesalter,
– Schädigung der A. poplitea beim suprakondylären Oberschenkelbruch

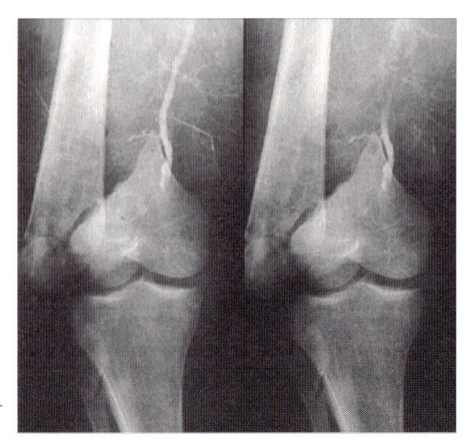

Abb. 47.30 a,b
Angiographisches Bild einer Verletzung der A. poplitea beim suprakondylären Oberschenkelbruch

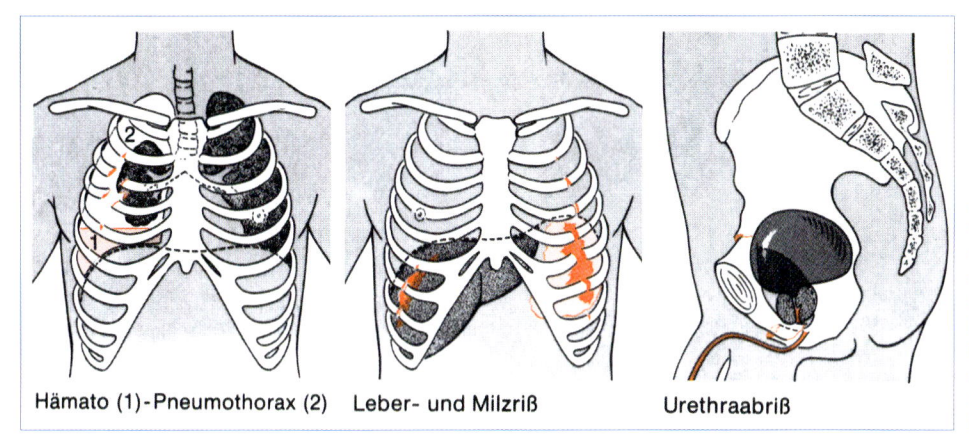

Abb. 47.31 a–c Verletzungen innerer Organe infolge Frakturen: **a** Pneumo-Hämatothorax bei Rippenfrakturen **b** Milz- und Leberruptur bei Rippenfrakturen **c** Verletzung von Blase und Urethra bei Beckenfrakturen

Verletzungen der Sehnen

Relativ selten, nur bei scharfkantigen Fragmenten in unmittelbarer Nachbarschaft der Sehnen, z.B. Radiusfraktur „loco typico".

Verletzung innerer Organe

Durch Frakturen kann es auch zur Verletzung innerer Organe kommen (z.B. Eröffnung der Pleura bei Rippenfraktur, Verletzung der Blase oder Harnröhre bei Beckenfraktur) (Abb. 47.31).

3.7.5 Frakturheilung

Der Knochen ist zur organtypischen Regeneration fähig, d.h. Knochendefekte werden durch neugebildetes Knochen- und nicht durch minderwertiges Narbengewebe ersetzt. Die Knochenneubildung kann vom Endost, dem Periost und dem Havers-System ausgehen.

Voraussetzungen einer ungestörten Knochenbruchheilung sind:
1. Enger Kontakt der Fragmente.
2. Ununterbrochene Ruhigstellung der Fraktur.
3. Ausreichende Durchblutung der Fragmente und der umgebenden Weichteile.

Bei der Knochenbruchheilung gibt es analog zur Wundheilung (s. Kap. 1.4) die primäre und sekundäre Heilung sowie die Spaltheilung.

- **Primäre Frakturheilung:** Der Frakturspalt wird direkt durch in Längsrichtung vorwachsende Osteone überbrückt (Kontaktheilung).
  Voraussetzung: Absolute Ruhigstellung und enger Kontakt der Frakturflächen. Dies ist in der Regel nur bei operativer Freilegung und osteosynthetischer Versorgung der Fraktur möglich (Abb. 47.32 a).

- **Sekundäre Frakturheilung:** Zunächst Auffüllung der Frakturspalten mit einem Frakturhämatom und Organisation desselben durch Einsprossen von Fibroblasten. Danach Differenzierung des Zwischengewebes zu Geflechtknochen und unter zunehmender funktioneller Belastung Ausbildung eines lamellären Knochens. Die sekundäre Knochenbruchheilung ist typisch bei der konservativen Therapie (Abb. 47.32 b).
- **Spaltheilung:** Finden sich zwischen zwei mit einer Osteosynthese stabil fixierten Fragmenten minimale Spalten, werden diese zunächst vom Geflechtknochen aufgefüllt und erst sekundär durch den Havers-Umbau in lamelläre Knochen umgewandelt.

Störung der Knochenbruchheilung

Hierzu zählt die verzögerte Knochenbruchheilung (Bruch nach 20 Wochen noch nicht knöchern verheilt) und die Falschgelenkbildung (= Pseudarthrose).
Ursachen: Insuffiziente Ruhigstellung, ausgedehnte Knochendefekte, große Fragmentdiastasen, unzureichende Durchblutung und Infekte.
Beim **Falschgelenk** (= Pseudarthrose) unterscheidet man zwischen **atropher** und **hypertropher Form**.
Ursachen der hypertrophen Pseudarthrose (= Elefantenfuß-Pseudarthose): Insuffiziente Ruhigstellung bei ausreichender Durchblutung der Fragmente (Abb. 47.33).
Ursachen der atrophen Pseudarthrose: Avitalität der Fragmente und gleichzeitig Instabilität der Fraktur.
In gleicher Weise kann es bei ausgedehnten Defekten zur sog. Defektpseudarthrose kommen (s. Abb. 47.40 c).

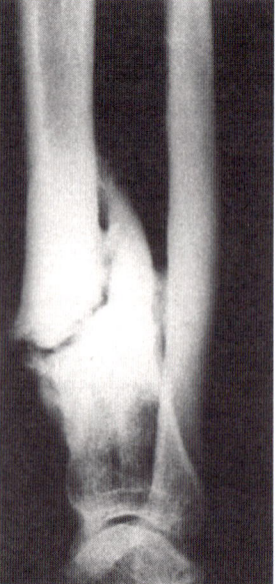

Abb. 47.32 a,b
Primäre und sekundäre Knochenbruchheilung (Schema und Detailausschnitt):
a Primäre Knochenbruchheilung: Konsolidierung der Fraktur durch in Längsrichtung vorwachsende Osteone (s. Ausschnitt). Kein Frakturkallus!
b Sekundäre Knochenbruchheilung: Zunächst Auffüllung des Frakturspaltes mit Hämatom, dann Einsprossen von Fibroblasten (s. Ausschnitt) mit sekundärer Differenzierung zu Geflechtknochen (Kallus) und anschließender Ausbildung eines lamellären Knochens unter funktioneller Belastung

Abb. 47.33
Röntgenbild einer hypertrophen Pseudarthrose. Frakturspalt bei überschießendem Kallusgewebe noch deutlich sichtbar

3.7.6 Prinzipien der Frakturbehandlung

- Einrichtung des Bruches in der gewünschten Stellung (= Reposition)
- Ununterbrochene Ruhigstellung des Bruches bis zur knöchernen Ausheilung (= Retention)
- Wiederherstellung der Funktion durch Übungsbehandlung.

Diese Therapieziele lassen sich je nach Frakturlokalisation und -typ sowie Lebensalter des Patienten auf konservative und operative Weise erreichen.

> Die beste Methode der Frakturbehandlung ist diejenige, die mit geringstem Risiko und in kürzester Zeit die Stabilität und Funktion wiederherstellt

3.7.7 Konservative Frakturbehandlung

Die nichtoperative Behandlung von Knochenbrüchen richtet sich im wesentlichen nach den oben angegebenen Prinzipien und erfolgt entsprechend in **3 Schritten**:
1. Reposition (Einrichtung)
2. Retention (Fixation)
3. Funktionelle Behandlung.

Reposition

Therapieziel ist die möglichst rasche Reposition, um den Druck der Fragmente auf Gefäße, Nerven und den Weichteilmantel zu verringern.

Voraussetzung ist die Analgesie und evtl. Muskelrelaxation.

Die **manuelle** Reposition versucht, unter Durchleuchtungskontrolle durch Zug und Gegenzug sowie Druck, das distale Fragment rotations- und achsengerecht zum proximalen Fragment einzustellen. Hierbei sind geringgradige Seitverschiebungen und Verkürzungen ohne Bedeutung. Dagegen sind Drehfehler, Achsenknicke und Distraktionen zu vermeiden.

Bei Frakturen großer Röhrenknochen (insbesondere Unter- und Oberschenkel) erfolgt die Reposition in der Regel durch Anlage eines **Streckverbandes** (s. Kap. 14). Hierdurch wird gleichzeitig eine Retention erreicht (s.u.).

Eine Reposition ist **kontraindiziert** bei primär eingekeilten Frakturen am Oberarmkopf und Oberschenkelhals.

Retention (Fixation)

Die Fixation des Repositionsergebnisses läßt sich auf verschiedene Weise erreichen. Das häufigste Verfahren ist die Anlage eines Gipsverbandes.

Jeder ruhigstellende Verband sollte die benachbarten Gelenke in Funktionsstellung miteinbeziehen (z.B. Oberarmgips, indiziert bei der Unterarmfraktur im Kindesalter, dabei Ellenbogengelenk 90° gebeugt, Unterarm in Mittelstellung und Handgelenk leicht dorsalflektiert [s. Kap. 14]).

Längerdauernde Gipsfixation nur in Funktionsstellung

Bei **frischen Traumen** darf wegen der zu erwartenden Weichteilschwellung kein zirkulärer Gips angelegt werden. Ist dieser wegen der Retention dennoch erforderlich, so muß er bis auf den letzten Faden aufgeschnitten werden, sonst besteht die Gefahr von Durchblutungsstörungen, Drucknekrosen der Haut oder Nerven (s. Kap. 14).

Bei frischem Trauma kein geschlossener Gipsverband!

Trotz Spaltung des Gipses können durch die Rigidität des Verbandes die o.a. Komplikationen dennoch auftreten. Deshalb sollte bei anhaltenden Beschwerden und dem klinischen Verdacht auf Druck- und Kompressionsschäden in jedem Fall der Verband überprüft und ggf. gewechselt werden.

Ein klagender Patient im Gips hat immer recht!

Eine weitere konservative Fixationsmöglichkeit, besonders an der unteren Extremität, ist der **Streckverband (Extension)**. Durch ständigen Zug (Extensionsgewicht) und Gegenzug (Körpergewicht) wird die Fraktur durch Neutralisation der dislozierenden Muskelkräfte reponiert und gleichzeitig stabilisiert. Hierfür sind erforderlich: Verstellbare Betten (bei Frakturen der unteren Extremität muß das Kopfende tiefer stehen als das Fußende, da sonst das Körpereigengewicht nicht als Gegenzug wirksam sein kann), verstellbare Lagerungsschienen, Polster oder Kissen als Halt für den nicht extendierten Fuß. Zur Anlage des Streckverbandes haben sich variable Extensionsvorrichtungen bewährt (Loch-Stab-System von Braun) (s. Kap. 14).
Die **Extension** erfolgt über einen in den Knochen eingebrachten **Kirschner-Draht** oder **Steinmann-Nagel**.
Im Säuglings- oder Kleinkindesalter benutzt man zur Extension **Klebeverbände** (Weiteres s. Kap. 13).
Die **Dauer der Ruhigstellung** durch Gipsverband oder Extension richtet sich nach dem Frakturtyp, dem Lebensalter des Patienten und der Frakturlokalisation. Wichtig ist die lückenlose Kontrolle der Bruchheilung während der Fixationsphase. Zu achten ist auf eine achsengerechte Stellung unter Vermeidung von Rotationsfehlern und Distraktion. Bei Gipsverbänden muß überdies die Reaktion des Weichteilmantels sorgfältig kontrolliert werden. Nicht selten kommt es infolge unsachgemäßer oder schnürender Verbände zur Ödembildung. Aus diesem Grunde sollte jeder Gipsverband am Tage nach der Anlage vom Arzt nachgeprüft werden. Außerdem muß der Patient darauf hingewiesen werden, daß er beim Auftreten geringster Beschwerden sofort einen Arzt aufsucht bzw. rufen läßt.

> Gipsnachschau am nächsten Tag!

Die Extensionsbehandlung kann je nach Lokalisation der Fraktur (z.B. Unterschenkelfraktur) bei ausreichender Verfestigung der Fraktur in achsengerechter Stellung durch einen Gipsverband abgelöst werden.

Vorteile der konservativen Behandlung: Gegenüber den operativen Verfahren entfällt das Operationsrisiko, die Infektionsgefahr und der Reeingriff zur Entfernung des Osteosynthesematerials.

Nachteile der konservativen Behandlung: Meist nur approximative Reposition der Fragmente möglich (ungeeignet für dislozierte Gelenkfrakturen!). Die langfristige Immobilisation der Extremität kann zu einer Muskelatrophie und Bewegungseinschränkung durch Schrumpfung der Gelenkkapsel führen. Außerdem besteht die Gefahr einer Thrombosebildung mit konsekutiver Lungenembolie.

Spezieller Nachteil der Gipsbehandlung ist die Unmöglichkeit der Weichteilinspektion. Daher ist eine solche Behandlung nur bei intaktem Weichteilmantel vertretbar.

Spezieller Nachteil der Extensionsbehandlung ist die lange Bettlägerigkeit mit der Gefahr thrombembolischer Komplikationen, hypostatischer Pneumonie und der Ausbildung von Dekubitalgeschwüren.

Auch kann durch anhaltende Extension der Kapselbandapparat gelockert werden. Die Gefahr einer Bohrdraht-Osteomyelitis ist gering, aber dennoch vorhanden. Weitere mögliche Komplikationen sind Überdehnungsschäden an Nerven und Gefäßen sowie Schienendruckschäden (N. peronaeus).

> Extension am Bein:
> Achse?
> Durchblutung?
> N. peronaeus?

3.7.8 Operative Frakturbehandlung

Sie ermöglicht eine anatomisch korrekte Reposition (wichtig bei Gelenkfrakturen) und eine stabile Fixation der Fragmente, die eine früh einsetzende Übungsbehandlung erlaubt (Vermeidung von Muskelatrophien und Gelenksteifen).

Ziel einer biologischen Osteosynthese ist die optimale Unterstützung der physiologischen Abläufe mit einem Minimum an operativen Maßnahmen. Dies verlangt:
- Eine sparsame Freilegung der Frakturzone ohne Schädigung der Durchblutung von Knochen und Weichteilen oder Verwendung intramedullärer Kraftträger (Marknagel).
- Größere Fragmente sollen möglichst nicht devaskularisiert werden, die Durchblutung ist wichtiger als die korrekte anatomische Reposition.

- Eine vollständige Ruhigstellung durch aufwendige Osteosynthese mit dem Ziel einer primären Knochenheilung ist nicht erforderlich, zumal die Frakturkonsolidierung durch sekundäre Knochenbruchheilung in der Regel belastbarer ist.

Die **Stabilisation der Fraktur** kann durch Implantation von Schrauben, Nägeln, Drähten oder Platten erfolgen (Osteosynthese).

Je nach dem Grad der erzielten Stabilität der Fraktur wird die Osteosynthese als **lagerungsstabil** (z.B. Bohrdrahtosteosynthese bei Kondylus radialis-Fraktur im Kindesalter), **übungsstabil** (z.B. Plattenosteosynthese) oder **belastungsstabil** (z.B. Marknagelosteosynthese) bezeichnet. Eine lagerungsstabile Osteosynthese muß, um eine sekundäre Dislokation zu vermeiden, zusätzlich mit einem fixierenden Gipsverband ruhiggestellt werden.

Zeitpunkt der Operation: Eine Primärversorgung der Fraktur muß innerhalb von 6–8 Std. erfolgen. Ist dies nicht möglich, kann die Fraktur in der Regel erst sekundär nach Rückbildung der Weichteilschwellung und der katabolen Stoffwechsellage (erhöhte Infektionsgefahr!) operativ angegangen werden. Da bei jeder Osteosynthese die Gefahr eines Weichteil- oder Knocheninfektes besteht, sollte die Möglichkeit einer konservativen Therapie mit in das Behandlungskonzept einbezogen werden.

OP-Indikationen
- Zweit- und drittgradig offene Frakturen, Frakturen mit begleitenden Gefäß- und Nervenverletzungen und Frakturen mit geschlossenen Weichteilschäden Grad II und III nach Oestern und Tscherne
- Dislozierte Gelenkfrakturen
- Frakturen beim Mehrfachverletzten zur Pflegeerleichterung
- Oberschenkelfrakturen beim Erwachsenen
- Dislozierte Unterschenkelfrakturen
- Pseudarthrosen.

Kontraindikationen
- **Allgemeine Faktoren:** Bedrohung lebenswichtiger Funktionen durch Schock, schweres Schädelhirntrauma, entgleiste Stoffwechselstörungen (z.B. Diabetes mellitus), dekompensierte kardiale oder pulmonale Insuffizienz und allgemeine Infektionen (z.B. Pneumonie).
- **Lokale Faktoren:** Infektionen (z.B. superinfizierte Nekrosen, Ulzerationen), Weichteilnekrosen im Bereich des Operationsgebietes und schwere Ernährungsstörungen der verletzten Extremität (z.B. Status varicosus oder schwere Arteriosklerose).

Voraussetzungen für eine Osteosynthese: Geschultes Team, vollständiges Instrumentarium, metallurgisch geprüfte, korrosionsfreie Implantate, aseptische Operationsbedingungen, gewebeschonendes Operieren, Beachtung der biomechanischen Prinzipien bei der Stabilisierung von Frakturen und eine gesicherte Nachbehandlung.

Osteosyntheseverfahren

Die Stabilisierung von Frakturen kann durch intra- oder extramedulläre Kraftträger erfolgen.

Intramedulläre Kraftträger: Biomechanisches Prinzip der intramedullären Osteosyntheseverfahren ist die **intramedulläre Schienung der Fragmente** durch einen Kraftträger (z.B. Marknagel) (Abb. 47.34). Die Frakturheilung erfolgt über die Ausbildung eines Kallus (sekundäre Frakturheilung, s. S. 1184). Der von Küntscher entwickelte Marknagel war ursprünglich nur zur Versorgung diaphysärer Frakturen geeignet.

Eine Fülle von Weiterentwicklungen hat den Indikationsbereich für die Marknagelung stark vergrößert, so daß heute metaphysäre, pertrochantäre und Schenkelhalsfrakturen intramedullär versorgt werden können.

In der Regel gelingt es, den Nagel ohne Freilegung der Fragmente über die Bruchstelle zu führen (**gedeckte** Marknagelung). Muß man offen reponieren (**offene** Marknagelung), entleert sich das die Kallusbildung stimulierende Frakturhämatom. Die Nachteile der Aufbohrung des Markraumes (Hitzenekrosen an der inneren Kortikalis und Einschwemmung von Knochenmark in den Kreislauf mit nachfolgender Störung der Lungenfunktion) umgeht der ungebohrte Marknagel, der für Femur, Tibia und Humerus angeboten wird.

Extramedulläre Kraftträger: Hier erzielt man die Stabilisierung der Fraktur durch von außen an den Knochen angebrachte Implantate. Neben einer Sicherung des Repositionsergebnisses ist zusätzlich eine interfragmentäre Kompression möglich.

Wichtigste extramedulläre Osteosyntheseformen sind: Schraubenosteosynthese, Plattenosteosynthese, Zuggurtung mit der Drahtschlinge, Fixateur externe, Spickdrahtosteosynthese (Abb. 47.35).

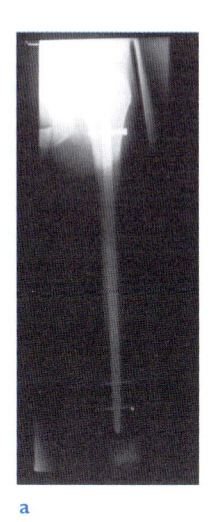

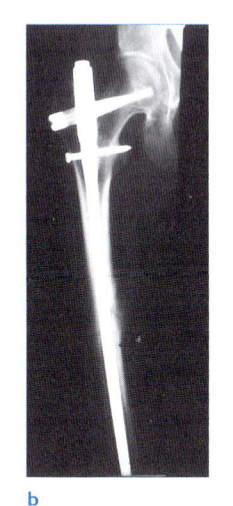

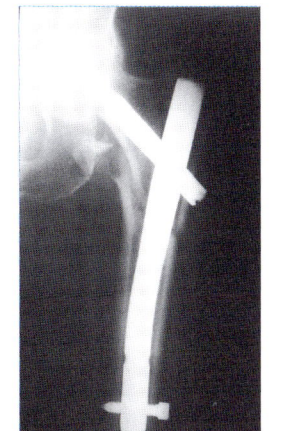

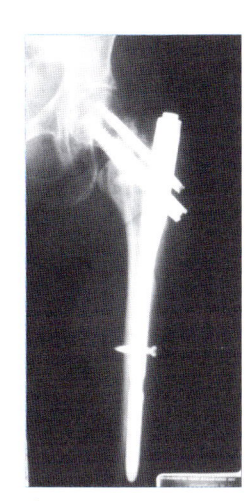

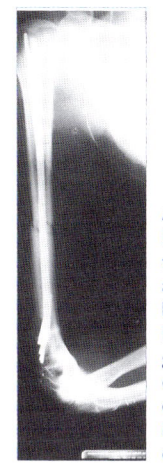

Abb. 47.34 a–e
Intramedulläre Kraftträger:
a Verriegelungsnagel
b unaufgebohrter Femurnagel mit Flügelschraube
c Gamma-Nagel
d proximaler Femur-Nagel
e Bündelnägel

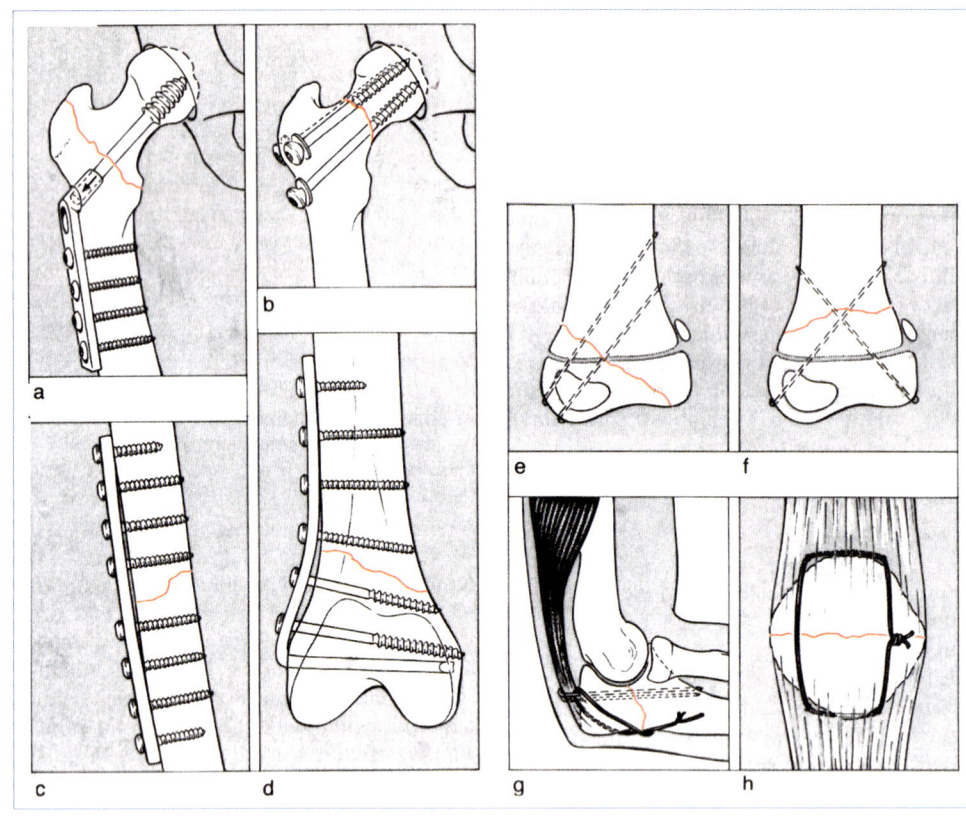

Abb. 47.35 a–h
Extramedulläre Kraftträger:
a osteosynthetische Versorgung einer pertrochantären Fraktur mit der Pohlschen Laschenschraube
b Spongiosaschraubenosteosynthese einer Schenkelhalsfraktur
c Plattenosteosynthese bei Oberarmschaftbruch
d Winkelplattenosteosynthese
e Spickdrahtosteosynthese einer Kondylus-radialis-Fraktur
f gekreuzte Spickdrahtosteosynthese eines suprakondylären Oberarmbruches im Kindesalter
g Zuggurtungsosteosynthese mit 2 zusätzlichen Kirschnerdrähten bei Olekranonfraktur
h Zuggurtungsosteosynthese einer Patellafraktur

- **Schraubenosteosynthese**
  Durch Zugschrauben läßt sich eine interfragmentäre Kompression erzielen. Dies wird erreicht, indem das Schraubengewinde den Knochen nur jenseits der Frakturlinie faßt. Im spongiösen Knochenbereich läßt sich dieses Prinzip mit Hilfe der **Spongiosaschraube**, die dann kein durchgehendes Gewinde aufweist, verwirklichen. Mit der **Kortikalisschraube**, die ein durchgehendes Gewinde besitzt (Anwendungsgebiet im diaphysären Knochenabschnitt), läßt sich eine interfragmentäre Kompression nur erreichen, wenn die Schraube in der schraubenkopfnahen Kortikalis in einem entsprechend erweiterten Schraubenloch gleiten kann (s. Abb. 47.36).
  Die Stabilisierung einer diaphysären Fraktur allein mit einer Schraubenosteosynthese ist nur selten möglich. In der Regel ist zusätzlich eine Plattenosteosynthese oder ein Fixateur externe erforderlich.

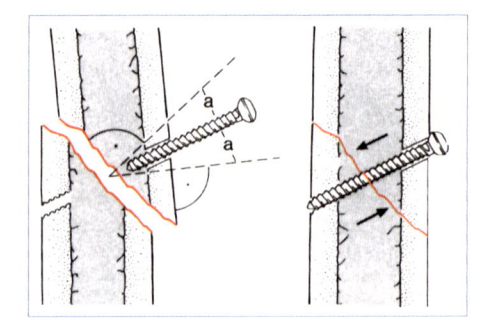

Abb. 47.36
Prinzip der interfragmentären Kompressionsschrauben-Osteosynthese mit der Kortikaliszugschraube. Interfragmentäre Kompression nur durch Gleitloch im Bereich der schraubenkopfnahen Kortikalis möglich

Verletzungsformen des Bewegungsapparates

• Plattenosteosynthese

Die Platte soll die schädlichen Druck- und Biegekräfte aufnehmen, neutralisieren und über den Frakturbereich hinweg in den gesunden Knochen überleiten. Die axiale Kompression einer Fraktur durch Plattenosteosynthese erfolgt nach dem Prinzip der Zuggurtung. Die Platte wird dabei auf der unter Zug stehenden Seite angebracht. Dadurch wird sie nur auf Zug und nicht auf Biegung oder Drehung beansprucht. Die axiale Kompression der Fraktur wird so erzeugt, daß die Zuggurtungsplatte entweder mit Hilfe des Plattenspanners oder durch exzentrisches Besetzen der Schraubenlöcher (DC-Platte) unter Spannung gesetzt wird (Abb. 47.37). Durch konvexe Verbiegung der Platte wird auch Druck auf der gegenüberliegenden Seite erzeugt.

Das Prinzip der Zuggurtung kann sowohl mit geraden als auch mit Winkelplatten verwirklicht werden. Hiervon zu unterscheiden ist die Neutralisationsplatte. Sie nimmt bei der interfragmentären Schrauben-Kompressionsosteosynthese Druck- und Biegekräfte auf, neutralisiert sie und leitet sie über den Frakturbereich hinweg in den gesunden Knochen ab.

• Zuggurtung mit der Drahtschlinge

Mit der auf der Zuggurtungsseite angebrachten Drahtschlinge (Cerclage) werden die Biegekräfte in axiale Druckkräfte umgewandelt. Voraussetzung für die Wirksamkeit dieser dynamischen axialen Kompression ist die Beanspruchung der verletzten Extremität, d.h. die Bewegung der betroffenen Gelenkabschnitte. Typische Anwendungsgebiete sind die Patella- und Olekranonfraktur (Abb. 47.38).

Zuggurtungsosteosynthese: Übungsstabil

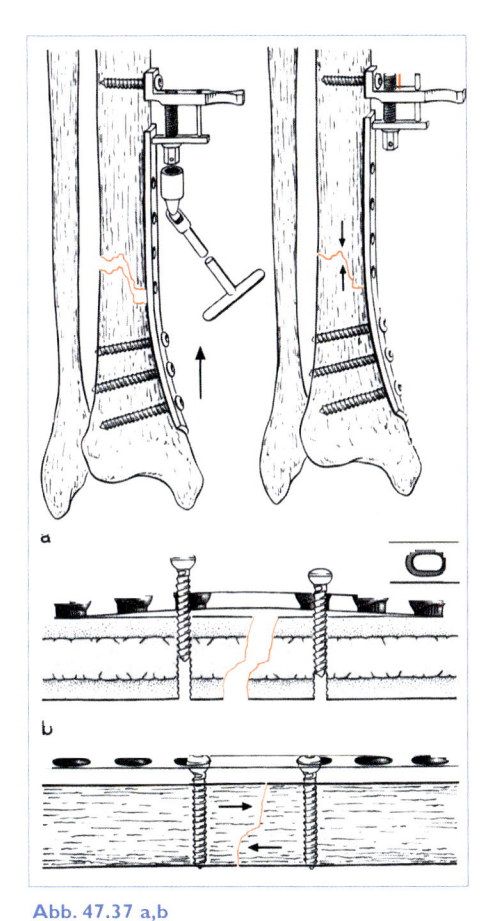

Abb. 47.37 a,b
Prinzip der axialen Frakturkompression mit der Zuggurtungsplatte:
a mit Hilfe des Plattenspanners
b durch exzentrisches Besetzen der Schraubenlöcher einer DC-Platte

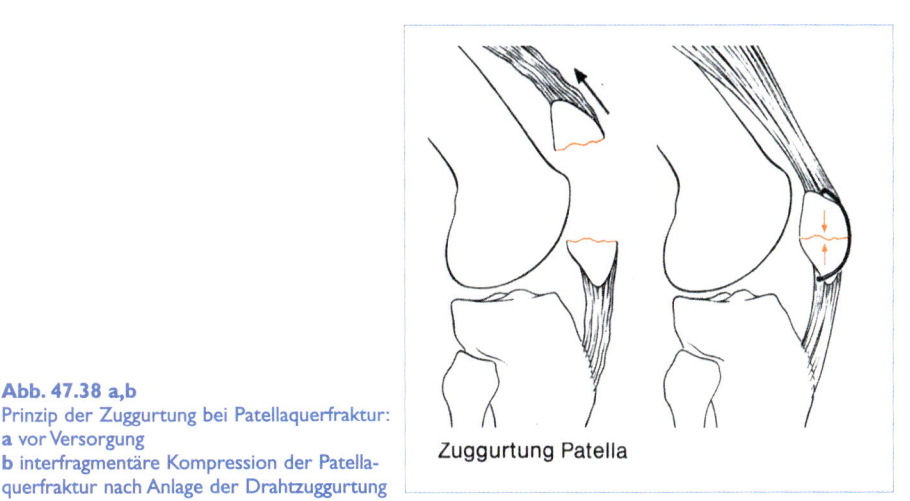

Abb. 47.38 a,b
Prinzip der Zuggurtung bei Patellaquerfraktur:
a vor Versorgung
b interfragmentäre Kompression der Patellaquerfraktur nach Anlage der Drahtzuggurtung

Zuggurtung Patella

- **Fixateur externe**

Indikationen sind vor allem offene Frakturen mit ausgedehnten Knochen- und Weichteilschäden oder geschlossene Frakturen mit schweren Hautkontusionen.

Die Fixateur-externe-Osteosynthese stellt ein risikoarmes Therapiekonzept dar mit Schonung der Weichteile und des Knochens. Dadurch Minimalisierung des Infektionsrisikos.

Das System beschränkt sich im Prinzip auf 4 Bauelemente: Stahlrohr oder Kohlefaserstab, Schanz-Schrauben oder Steinmann-Nägel und drehbare Backen.

Prinzip ist die Stabilisierung der Fraktur durch von außen eingebrachte Schanz-Schrauben oder Steinmann-Nägel. Diese werden ober- und unterhalb der Fraktur plaziert und durch spezielle Rohre, Gelenkstücke und Spangen fest miteinander verbunden. Bevorzugte Montage ist der Klammerfixateur (Abb. 47.39 a). Der V-Fixateur bietet eine manchmal erforderliche höhere Stabilität (Abb. 47.39 b). Der Rahmenfixateur kann zusätzlich eine axiale Kompression leisten, z.B. bei Kniegelenksarthrodesen. Eine Sonderform des Klammerfixateurs wird schließlich für die Kallotaxis nach Ilizarow genutzt (s.u.).

- **Spickdrahtosteosynthese**

Durch Drahtspickung der Fraktur läßt sich lediglich eine Adaptationsstabilität erreichen. Sie macht in jedem Fall eine zusätzliche Fixation erforderlich, entweder durch Gipsverbände oder weitere Osteosyntheseverfahren (z.B. Zuggurtungsdraht bei Olekranonfraktur oder Abstützplatte am Schienbeinkopf). Ein wichtiges Indikationsgebiet sind die Epiphysenfugenfrakturen im Kindesalter (s. Abb. 47.35 e,f, S. 1190).

- **Verbundosteosynthese**

Im Rahmen pathologischer Frakturen maligner Erkrankungen kommt dieses Kombinationsverfahren zur Anwendung.

Das Prinzip ist die Auffüllung des Defektes mit Knochenzement zur Abstützung und die zusätzliche Stabilisierung der Fraktur mit metallischen Implantaten. Ohne zusätzliche Überbrückung des Defektes mit Spongiosa ist eine dauerhafte Stabilität wegen der allmählichen Lockerung der Zementplombe nicht zu erreichen. Daher ist die alleinige Verbundosteosynthese nur in außergewöhnlichen Situationen vertretbar.

- **Primär alloplastischer Gelenkersatz**

Das Hauptanwendungsgebiet in der Traumatologie ist die dislozierte mediale Schenkelhalsfaktur des Patienten jenseits des 70. Lebensjahres in Form der Hüftgelenks-Totalendoprothese (s. Kap. 50).

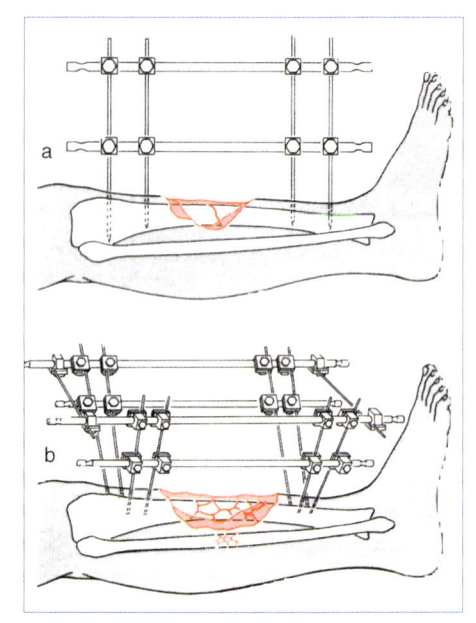

Abb. 47.39 a,b
Verschiedene Formen des Fixateur externe:
a Klammerfixateur
b V-Fixateur

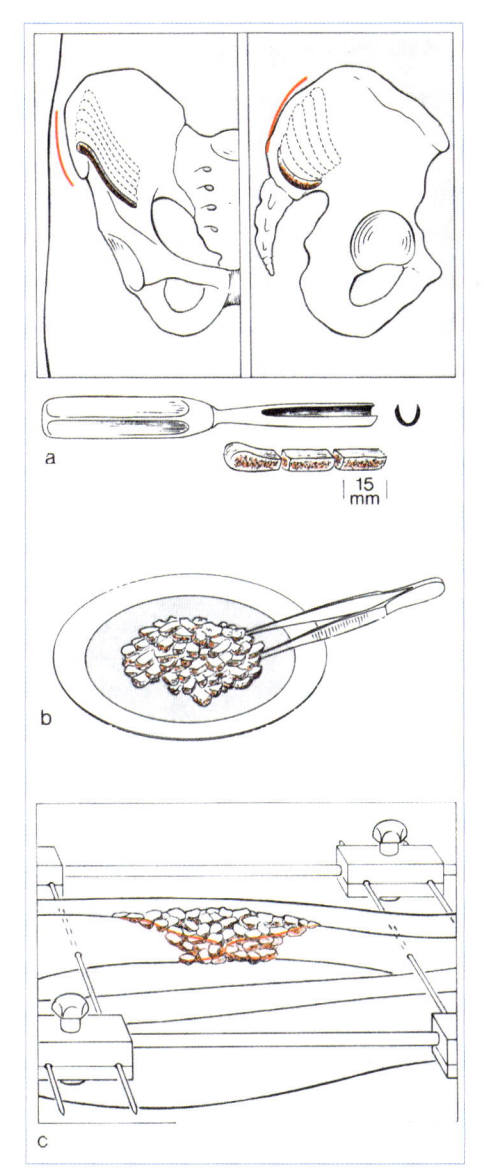

Knochentransplantation

Autologe Knochentransplantation: Wegen der schnellen und sicheren Knochenneubildung ist die Transplantation von autologem, rein spongiösem oder kortiko-spongiösem Knochen für die Frakturheilung und Auffüllung von Knochendefekten besonders geeignet.

Entnahmestellen sind der vordere und hintere Beckenkamm parasakral. In seltenen Ausnahmefällen ist eine Entnahme von Spongiosa aus dem Trochantermassiv und dem Schienbeinkopf möglich.

Während bei der Entnahme aus den Beckenkämmen die Stabilität des Beckenringes nicht vermindert wird, kann die Stabilität des entsprechenden Knochens bei der Entnahme aus dem Trochantermassiv oder dem Schienbeinkopf erheblich beeinträchtigt werden.

Homologe Knochentransplantation: Die homologe Spongiosa stammt in der Regel von kältekonservierten (–30 bis –40 °C) Hüftköpfen, die beim alloplastischen Ersatz des Hüftgelenkes anfallen.

Im Gegensatz zur autologen Spongiosaplastik erfolgt die Knochenneubildung nicht über vital transplantierte Osteoblasten, sondern über eine induktive Osteogenese. Die Knochenneubildung tritt daher wesentlich später und in geringerem Umfang ein.

> Bei Verwendung homologer Spongiosa Infektionsgefahr (wie Transfusion)

Voraussetzung einer erfolgreichen Knochentransplantation: Mechanische Ruhigstellung und gute Durchblutung des Empfängerlagers.

Bei gestörter Knochenbruchheilung ist durch Dekortikation eine Verbesserung des Transplantatlagers möglich. Dabei wird die Kortikalis im Verbund mit den anhaftenden Weichteilen abgemeißelt. Hierdurch erhält man kleine gestielte Knochentransplantate und gleichzeitig eine Eröffnung der Haversschen Systeme des kortikalen Knochens (Abb. 47.40 a–c).

Indikationen:
- Knochendefekte bis 3 cm (Defektfrakturen, Impressionsfrakturen)
- Trümmerzone bei statisch rigider externer Fixation
- Heilungsstimulierung bei rigider Osteosynthese
- Gestörte Fragmentdurchblutung (Devaskularisation mit atropher Pseudarthrose)
- Fehlende mediale Abstützung bei lateraler Osteosynthese
- Fusionsoperationen (kortiko-spongiöser Span zur Wirbelkörperfusion, Arthrodese).

Abb. 47.40 a–c
a Entnahme kortiko-spongiöser Späne aus dem vorderen oder hinteren Beckenkamm mit dem Hohlmeißel
b Transplantationsfähige Spongiosa auf Metallteller
c Zustand nach Implantation der autologen Knochenspäne in den Bereich einer mit Rahmenfixateur externe ruhiggestellten atrophen Unterschenkelpseudarthrose

Ilizarow-Kallotaxis

Knochenneubildung durch zirkuläre Durchtrennung der Kortikalis unter Erhaltung der medullären Durchblutung (Kortikotomie) und anschließende kontinuierliche Distraktion der Knochenenden (Abb. 47.41).

Diese Methode stellt eine wesentliche Erweiterung der therapeutischen Möglichkeiten bei (septischen) Defektpseudarthrosen, posttraumatischen Knochendefekten, zur Knochenverlängerung und Achsenkorrektur dar. Nach der Kortikotomie wird einige Tage zur Konsolidierung der Durchblutung abgewartet, dann in mehreren Teilschritten pro Tag um 1 mm distrahiert. Nach Überbrücken der erforderlichen Distanz muß der entstandene Distraktionskallus noch reifen, d.h. zu lamellärem Knochen umgebaut werden. Dies nimmt mehrere Monate in Anspruch. An der Andockstelle der Knochenenden (bei vorbestehenden Defekten) sind häufig noch zusätzliche Maßnahmen wie Spongiosaplastik und Osteosynthese erforderlich.

In der Originalmethode werden zur Führung und Stabilisierung der Knochensegmente gekreuzte Kirschnerdrähte verwendet, die an Ringen fixiert werden, die die Extremität zirkulär umfassen. Die einzelnen Ringe verbindet man nach Art eines Fixateur externe untereinander. Alternativ verwendet man den modifizierten Klammerfixateur oder eine Kombination beider Techniken (**Hybridringfixateur**).

Besonderheiten bei offenen Frakturen

Verhütung zusätzlicher bakterieller Kontamination durch sterilen Verband am Unfallort, der erst wieder bei Versorgung der Frakturen im aseptischen Operationsbereich entfernt werden darf.

Offene Fraktur: Sterile Bedingungen!

Die Wundversorgung muß unter aseptischen Bedingungen im Operationssaal erfolgen, dabei wird das gesamte nekrotische und verschmutzte Gewebe radikal exzidiert.

Nekrose: Erhöhte Infektionsgefahr!

Erstgradig offene Frakturen werden nach Wundversorgung wie geschlossene Brüche behandelt.
Zweit- oder drittgradig offene Frakturen erfordern neben der Wundversorgung die stabile Osteosynthese. Wegen der geringen zusätzlichen Traumatisierung eignet sich hierfür insbesondere bei den Schaftfrakturen der Fixateur externe (bei gelenknahen Frakturen in Kombination mit Schraubenosteosynthesen als gelenküberbrückender Fixateur oder der Hybridringfixateur). Die Stabilisierung mit einem Marknagel sollte wegen der erhöhten Gefahr einer Markraumphlegmone nur mit unaufgebohrten Marknägeln erfolgen.

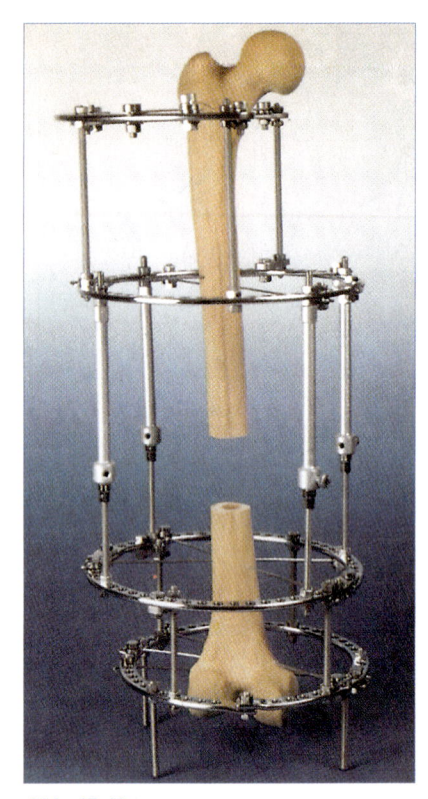

Abb. 47.41
Ringfixateur nach Ilizarow

> III.gradig offene Fraktur → Fixateur externe

Ist ein spannungsfreier Wundverschluß nicht möglich, wird der Defekt bis zu seiner endgültigen Deckung durch Sekundärnaht, gestieltes oder freies Transplantat durch Vakuumversiegelung (Vacuseal®) oder mit synthetischem Hautersatz gedeckt.

Besonderheiten bei Frakturen mit Gefäß- und Nervenschäden

Hier ist eine primäre operative Versorgung der Fraktur indiziert. Vor der Gefäß- und Nervennaht erfolgt zunächst die Stabilisierung der Fraktur.

3.7.9 Frakturbehandlung beim Polytrauma

(s. Kap. 5)

3.7.10 Nachbehandlung

Sie ist ein wesentlicher Bestandteil der Frakturbehandlung und beginnt unmittelbar nach dem Unfall.
Bei **konservativer Behandlung** werden alle nicht ruhiggestellten Gelenke unter krankengymnastischer Anleitung ausgiebig aktiv bewegt. Nach dem Ausheilen der Fraktur und der Entfernung des Gipsverbandes erfolgt die Remobilisation der ruhiggestellten Gelenke ebenfalls unter krankengymnastischer Anleitung (s. Kap. 15).

> Über den Erfolg der Osteosynthese entscheidet die Nachbehandlung!

Bei einer **übungsstabilen Osteosynthese** werden direkt postoperativ alle Gelenke der verletzten Extremität funktionell nachbehandelt. Die Übungsbehandlung kann durch Hilfsmittel (z.B. Bewegungsschiene) unterstützt werden.
Bei Osteosynthesen der unteren Extremität, die **keine Belastungsstabilität** gewährleisten, wird frühzeitig mit einer Gehschulung an 2 Unterarmgehstützen zunächst unter Entlastung der verletzten Extremität begonnen. Im weiteren Verlauf darf der Patient je nach Frakturheilung die verletzte Extremität zunehmend belasten.
Von der Art und der Lokalisation der Fraktur hängt es ab, wann das **Osteosynthesematerial wieder entfernt** werden kann. Am Sprunggelenk und Olekranon ist das schon nach ca. 3–4 Monaten, bei Plattenosteosynthesen an großen Röhrenknochen jedoch erst nach 1,5–2 Jahren möglich. Dies gilt auch für den Marknagel. Vor dem Herausnehmen der metallischen Implantate sollte allerdings die verletzte Extremität erneut funktionell und radiologisch kontrolliert werden.

Nach der Plattenentfernung im diaphysären Bereich langer Röhrenknochen darf wegen der Gefahr einer Refraktur im ehemaligen Plattenlager (Schwächung der Kortikalis) die betroffene Extremität zunächst nicht voll belastet werden.

3.7.11 Komplikationen der Knochenbruchheilung

Allgemeine Komplikationen: Hypovolämischer Schock, Fettembolie, Thrombembolie (insbesondere bei Beckenverletzungen). **Durch Immobilisation** des Patienten hypostatische Pneumonie, thrombembolische Komplikationen, Dekubitus, Harnwegsinfekte, zerebrale Verwirrtheitszustände bei Zerebralsklerose und Entzugsdelir beim alkoholkranken Patienten.
Lokale Komplikationen:
- Nervendruckschäden durch Schienenlagerung oder unsachgemäße Gipsbehandlung; besonders gefährdet ist der N. peronaeus in Höhe des proximalen Wadenbeinköpfchens (Lähmung der Zehen und Fußheber).
- Durchblutungsstörungen infolge komprimierender Verbände oder idiopathischer Genese (= Volkmannsche Kontraktur, Kompartmentsyndrom, s.u.).
- Drucknekrosen an der Haut (s. Kap. 15).

Weitere Komplikationen sind Knocheninfekte (vor allem bei operativer Behandlung, offenen Frakturen), die Störung der Knochenbruchheilung (s.o.), die Frakturkrankheit Morbus Sudeck u.a.m.

Kompartmentsyndrom

Bei 70 % traumatisch bedingt durch Frakturhämatom und posttraumatisches Muskelödem. Hierdurch können in den unnachgiebigen Muskellogen (Unterarm und vor allem Unterschenkel) erhebliche Gewebedrucksteigerungen auftreten. Diese führen über eine Kompression des venösen Systems und Stase im arteriellen System zu einer Ernährungsstörung der Muskulatur (Abb. 47.41 a).

Unbehandelt resultiert aus der mangelhaften Blutzirkulation eine ischämische Muskelnekrose. Folge ist die narbige Kontraktur. Sie wurde erstmals von Volkmann im Bereich des Unterarms beschrieben (Volkmannsche Kontraktur).

Das Kompartmentsyndrom tritt bevorzugt am Unterschenkel, insbesondere in der Tibialis-anterior-Loge, seltener aber auch am Unterarm auf. Bei tastbaren peripheren Pulsen findet man als Frühsymptome Gefühlsstörungen (z.B. beim Tibialis anterior-Syndrom zwischen der ersten und zweiten Zehe) und sekundär Motilitätsstörungen (z.B. Zehen- und Fußheberschwäche) (Abb. 47.41 b).

Diagnostik: Der kritische Druck, bei dem die Mikrozirkulation sistiert, beträgt ca. 40 mm Hg (Druckdifferenz diastolischer Blutdruck/Kompartment-Druck < 30 mm Hg).
Zur Gewebedruckmessung eignen sich:
- Nadelinjektionstechnik nach Whitesides
- kontinuierliche invasive Messung auf piezoresistiver Basis

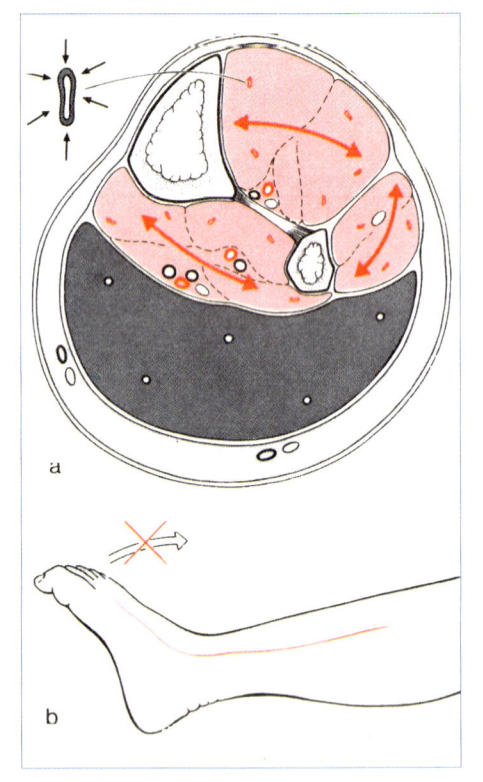

Abb. 47.41 a,b
Pathomechanismus des Kompartmentsyndroms am Unterschenkel:
a Durch erhöhten Binnendruck innerhalb der Muskellogen (bevorzugt Tibialis-anterior-Loge) Kompression der kleinen Venen mit daraus resultierender Stase des arteriellen Zuflusses und konsekutiver Muskelnekrose
b Frühsymptome: Gefühlsstörungen über dem Fußrücken in Höhe der 1. bis 2. Zehe, später Zehen- und Fußheberschwäche oder -parese

- kontinuierliche Messung mit Venenverweilkanüle (7 ml NaCl-Lösung/24 h mit Perfusor nach Matsen).

Therapie: Großzügige Faszienspaltung zur Druckentlastung (Abb. 47.42). Am Unterschenkel Längsinzisionen lateral, ggf. auch medial der Tibia mit Eröffnung der vier Muskellogen, am Unterarm ulnare Längsinzision mit Durchtrennung des Lacertus fibrosus und des Lig. carpi transversum (Karpaltunnel) sowie des Septum intermusculare.

Verdacht auf Kompartmentsyndrom: Frühzeitige Faszienspaltung!

Sudeck-Erkrankung

Posttraumatische Dystrophie von Extremitäten, vor allem von Hand und Unterarm. Die Ursache der Erkrankung ist noch nicht sicher bekannt. Sie wird wahrscheinlich durch eine neurovaskuläre Fehlregulation hervorgerufen.

Bevorzugtes Auftreten: Nach brüsken und wiederholten Repositionsmanövern, zu früh einsetzender Nachbehandlung von gelenknahen Frakturen, insbesondere am distalen Radius.

Klinik:
- **Stadium I** (Entzündung): Teigige Weichteilschwellung, glänzende, livid verfärbte, schwitzende Haut, Bewegungsschmerz und typisch auch der nächtliche Ruheschmerz. Vermehrtes Nagel- und Haarwachstum, Muskeltonus herabgesetzt. Röntgenologisch: Rarefizierung der subchondralen Spongiosa. Dauer des Stadiums 1 bis 8 Wochen.
- **Stadium II** (Dystrophie): Nachlassen der Schmerzen und Zunahme der trophischen Veränderungen: Haut blaß und kühl, Schrumpfung der Weichteile, Muskelatrophie. Röntgen: Beginnende fleckige Entkalkung des Knochens, insbesondere der gelenknahen Abschnitte. Dauer dieses Stadiums 8 Wochen bis 1 Jahr.
- **Stadium III** (Atrophie): Endstadium mit weitgehender Gebrauchsunfähigkeit der Extremität durch Einsteifung der Gelenke infolge der schweren Weichteilschrumpfung und Atrophie der Extremitätenmuskulatur. Haut dünn und gespannt. Röntgen: Diffuse, gleichmäßige Osteoporose mit Verminderung der Knochenbälkchen und Verschmälerung der Kortikalis.

Therapie: Eine Rückbildung der Veränderung ist nur im Stadium I und II möglich. Durch Ruhigstellung Ausschalten der Schmerzen, Analgetika und Katheter-Anästhesie des Armplexus. Gabe von Lachs-Calcitonin als Nasenspray oder parenteral. Sympathikusblockade, ferner Verabreichung von Psychopharmaka, Antiphlogistika, Kortikoiden, Sympathikolytika. Vorsichtige aktive Bewegungsübungen, kombiniert mit Eisanwendungen sowie Teilbädern.

Morbus Sudeck: Wehret den Anfängen!

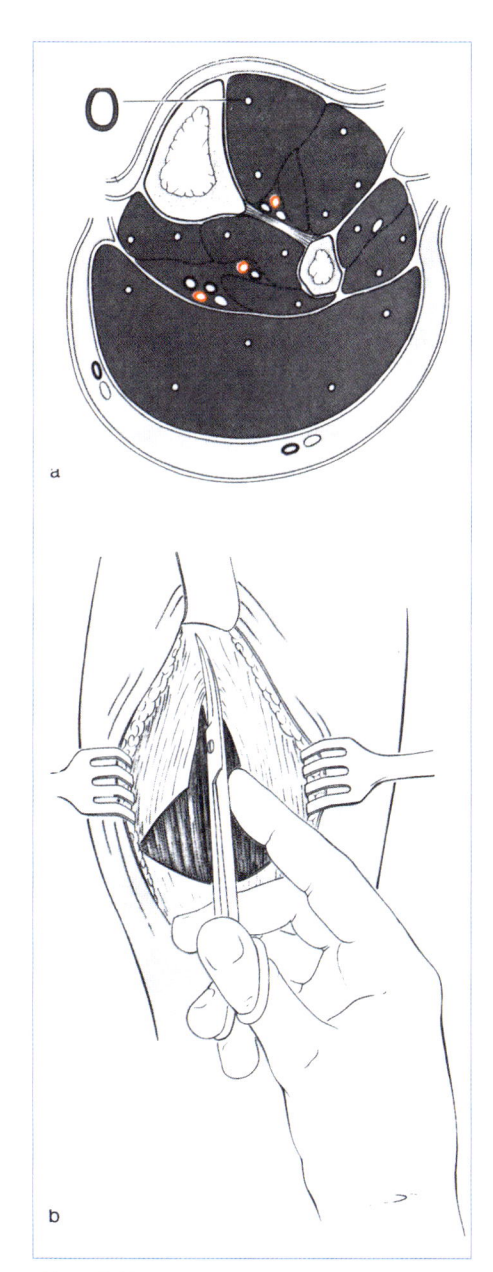

Abb. 47.42 a,b
Therapie des Kompartmentsyndroms:
a Dekompression, d.h. Senkung des erhöhten Gewebedruckes durch frühzeitige großzügige Faszienspaltung der betroffenen Muskellogen
b Operationssitus

Frakturkrankheit

Pathogenese: Sie ist Folge unfallbedingter Schädigungen von Bändern, Muskeln, Blut und Lymphgefäßen sowie Folge einer länger andauernden Ruhigstellung der verletzten Extremität.
Klinik: Ruhe- und Belastungsschmerz, durchblutungsbedingte Schwellneigung, Muskelatrophien, Gelenkversteifung, Kontrakturen, Knorpelatrophien und Knochenentkalkungen.
Therapie: Intensive krankengymnastische Nachbehandlung. Wenn Versteifungen und Kontrakturen in ungünstiger Stellung zurückbleiben: Korrektureingriff (z.B. Arthrolysen, Umstellungsosteotomien, Arthrodesen).

Refraktur

Erneute Fraktur im Bruchbereich infolge noch nicht abgeschlossener funktioneller Adaptation des Knochens. Diese Komplikation kann sowohl bei konservativer als auch bei operativer Bruchbehandlung auftreten.
Therapie: Sie richtet sich nach den allgemeinen Richtlinien der Frakturbehandlung (s.o.).

Sonstige Komplikationen

Nach Osteosynthese: Implantatbruch bei Nichtbeachtung der biomechanischen Prinzipien, Frakturen in Höhe des Implantatendes oder in Höhe des Implantatlagers nach Metallentfernung. Metallallergie.

Sekundäre posttraumatische Arthrose

Degenerative Veränderung des Gelenkknorpels und des Gelenkes infolge primärer traumatischer Schädigung des Gelenkknorpels (Knorpelkontusionsschaden) oder infolge einer Fehlbelastung durch Gelenkstufe oder Achsenfehlstellung (Abb. 47.43). Besonders wichtig im Rahmen der Begutachtung.
Klinik: Ruhe-, Bewegungs- und Belastungsschmerz, rezidivierende Gelenkergüsse, Verdickung der Gelenkkapsel, Bewegungseinschränkung.
Röntgen: Sklerosierung des subchondral gelegenen Knochens, zystische Aufhellungen, Randwulstbildungen und Verschmälerung des Gelenkspaltes.
Therapie: Beseitigung der auslösenden Faktoren (z.B. Korrektur von Achsenfehlstellungen, Beseitigung von Gelenkinkongruenzen etc.). Bei fortgeschrittenen Arthrosen je nach Alter des Patienten entweder Alloarthroplastik oder Arthrodese des Gelenkes.

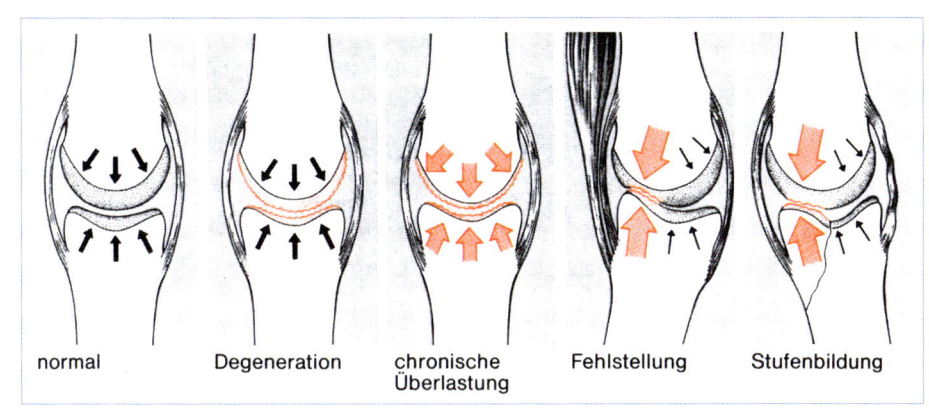

Abb. 47.43 a–e
Ursachen des Gelenkknorpelverschleißes:
a Gelenkknorpel unter physiologischen Bedingungen
b Altersbedingter Verschleiß des Gelenkknorpels
c Zerstörung des Gelenkknorpels aufgrund einer chronischen Überlastung
d Zerstörung des Gelenkknorpels infolge unphysiologischer Belastung bei Achsenfehlstellung
e Zerstörung des Gelenkknorpels bei Gelenkstufe

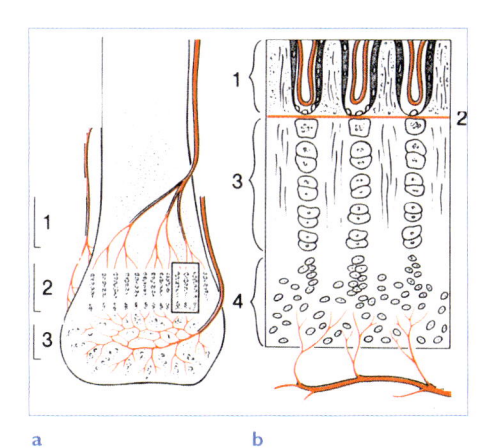

normal | Degeneration | chronische Überlastung | Fehlstellung | Stufenbildung

Abb. 47.44 a,b
Anatomie der Wachstumsfuge:
a) Übersichtsbild
1. metaphysärer Knochenabschnitt
2. Wachstumsfuge
3. Epiphysenkern
b) Histologisches Bild der Wachstumsfuge
1. Zone der primären Verknöcherung
2. Lokalisation der Epiphysenlösung
3. Zone der knorpeligen Umwandlung
4. Zone des Wachstums

3.7.12 Spezielle Frakturformen im Kindesalter

- **Grünholzfraktur**
Bei dieser Verletzung bleibt der im Kindsalter kräftige Periostschlauch vollständig oder teilweise erhalten, während die Kortikalis ganz oder teilweise durchbrochen ist. Diese Verletzung ist vergleichbar mit dem Bruch eines grünen Astes. Häufigstes Vorkommen am distalen Unterarm.

- **Stauchungsfraktur** (Wulstbruch)
Entsteht durch Einstauchung der noch weichen Kortikalis. Häufigstes Vorkommen: Distaler Unterarm.

- **Bowing fracture**
Hierbei entstehen an der überbogenen Kortikalis an mehreren Stellen kleine Einrisse, die radiologisch meist nicht sichtbar sind. Diese Fraktur heilt meist primär ohne Ausbildung von Kallus.

- **Epiphysenfugenverletzungen**
Verletzungen der Epiphysenfuge (Abb. 47.44 a,b) werden eingeteilt in:
– reine Epiphysenfugenlösung (Salter I)
– Epiphysenfugenlösung mit Aussprengung eines metaphysären Fragmentes (Aitken I, Salter II)
– die Epiphysenfugenfraktur ohne (Aitken II, Salter III) oder mit (Aitken III, Salter IV) Fragment der Metaphyse
– Crush-Verletzung der Epiphysenfuge (Salter V) (Abb. 47.45).

- **Epiphysenfugenfrakturen mit und ohne metaphysärem Fragment** (Typ Aitken II und III)
Hierbei handelt es sich um Gelenkfrakturen. Sie entstehen durch vertikale Scher- und/oder Stauchungsmechanismen. Die Fraktur läuft immer durch die für das Längenwachstum verantwortliche Zone des Stratum germinativum. Durch Einsprossen von Bindegewebe und dessen Umwandlung in eine Knochenbrücke entsteht eine Art Epiphysiodese. Hieraus resultiert die Gefahr einer einseitigen Wachstumshemmung mit einer sich daraus entwickelnden Gelenkinkongruenz.

- **Crush-Verletzung der Epiphysenfuge**
  Durch direkte Gewalteinwirkung irreversible partielle Zerstörung des Stratum germinativum durch Quetschung. Daraus ergibt sich ein Wachstumsstop, der je nach Alter des Patienten zu erheblichen Fehlstellungen führen kann. Crush-Verletzungen sind radiologisch primär nicht nachweisbar.

Klinik der Frakturen im Kindesalter

Das klinische Bild entspricht bei kompletten Schaftfrakturen der des Erwachsenen. Stauchungs- und Gelenkfrakturen werden jedoch wegen der geringen Symptomatik häufig übersehen.

Unterarmprellung des Kindes: Cave Grünholzfraktur!

Röntgendiagnostik

Wegen der noch nicht vollständig angelegten Knochenkerne bzw. der unvollständigen Ossifikation ist die röntgenologische Beurteilung des Skeletts im Kindesalter besonders anspruchsvoll.
Prinzipiell gilt, daß bei deutlichen klinischen Beschwerden und primärer unauffälliger Röntgendarstellung in 2 Ebenen die Ruhigstellung der Extremität erfolgt. Nach 8 Tagen wird erneut geröntgt, da zu diesem Zeitpunkt aufgrund der Resorptionsvorgänge bzw. der Kallusbildung etwaige Frakturen darstellbar sind. Röntgenaufnahmen der Gegenseite sind lediglich bei unmittelbarer therapeutischer Konsequenz gerechtfertigt, meist bei 10–14jährigen, bei denen wegen der Formvariabilität eine Beurteilung der Apophysen schwierig sein kann.
Bei Kleinkindern ist das Röntgen wegen der mangelnden Ossifikation des Knochens besonders problematisch. Hier lassen sich dagegen oft sonographisch Frakturhämatom und Kortikalisdefekt nachweisen.

Abb. 47.45 a,b
Klassifikation und Therapie der Epiphysenfugenverletzung:
a Epiphysenfugenlösung – Therapie konservativ
b Epiphysenfugenlösung mit metaphysärem Fragment – Aitken-I-Fraktur – Therapie in der Regel konservativ,
c Epiphysenfraktur ohne metaphysäres Fragment – Aitken-II-Fraktur – in der Regel operativ,
d Epiphysenfugenfraktur mit metaphysärem Fragment – Aitken-III-Fraktur – operativ,
e Crush-Verletzung. Primär radiologisch nicht nachweisbar und daher primär keine Therapie möglich. Spätfolgen: Wachstumsstörungen

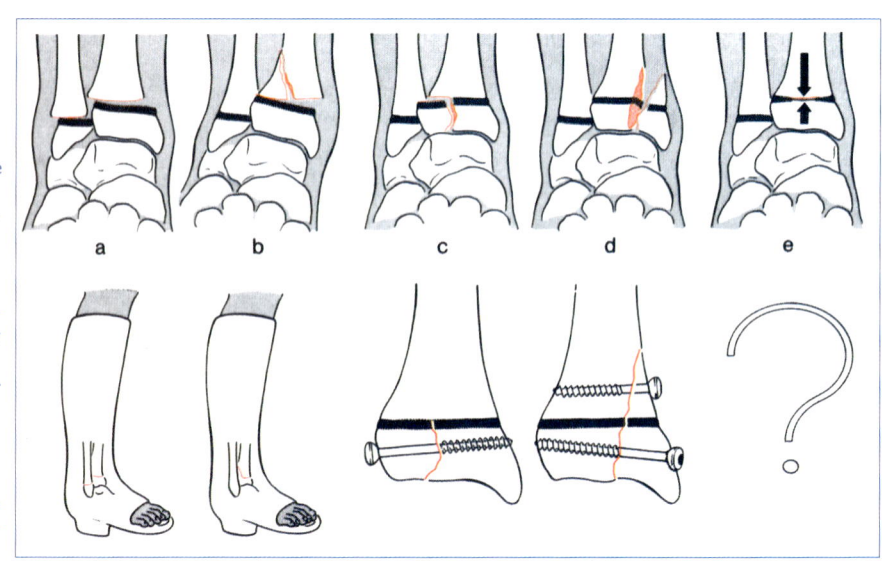

Therapie

Wegen der hohen Reparationsreserve des wachsenden Skeletts überwiegt die konservative Frakturbehandlung. Häufig wählt man konventionelle Gipsverbände oder eine Extensionsbehandlung (bei der Behandlung von Femurschaftfrakturen bis zum 2. bis 3. Lebensjahr).

- **Absolute Indikationen zur Operation** sind
  - Frakturen der Wachstumsfugen (dislozierte Gelenkfrakturen > 2 mm)
  - Frakturen mit Begleitschäden von Nerven und Gefäßen
  - 2° und 3° offene Frakturen
  - Distraktionsfrakturen (Olekranon und Patella)
  - Hüftnahe Frakturen des Oberschenkels
  - Frakturen mit Repositionshindernis infolge Weichteilinterposition
- **Relative Indikationen**
  Polytrauma, Kettenfrakturen einer Extremität, bilaterale Frakturen, instabile Schaftfrakturen.
- **Osteosyntheseformen**
  - Perkutane Bohrdrahtosteosynthese (Kirschnerdrähte) zur Stabilisierung von Frakturen mit Tendenz abzurutschen, z.B. metaphysäre distale Unterarmfraktur
  - Fixateur externe (z.B. offene Fraktur)
  - Intramedulläre dynamische Nagelung mit eingebrachten elastischen dünnen Drähten, z.B. Nancy-Nägel. Kirschner-Drähte
  - Offene Osteosynthesen: Plattenosteosynthese (z.B. Schaftfrakturen), Zuggurtung (Olekranon- und Patellafrakturen), Zugschrauben (Epiphysenfrakturen).
- Die klassische Marknagelung ist im Kindesalter **kontraindiziert** (Apophysenfugenschädigung und daraus resultierendes Fehlwachstum, nur unzureichende Verklemmung des Marknagels im Markraum und daraus entstehende Rotationsinstabilität). Zu bevorzugen sind elastische Rundnägel, die metaphysär eingebracht werden (Nancy-Nägel).

Bei offenen Epiphysenfugen kein Marknagel!

- Wegen der raschen Konsolidierung der Frakturen und des Wachstums ist im Kindesalter eine **frühzeitige Metallentfernung** indiziert. Spickdrähte und Schrauben können nach 3–8 Wochen, Platten nach 8–12 Monaten wieder herausgenommen werden.

Nachbehandlung

Vor allem bei Frakturen der unteren Extremität muß nach dem Ausheilen eine kurzfristige Gehschulung durchgeführt werden. Die Nachbehandlung stabiler Osteosynthesen entspricht der des Erwachsenen. Die Metallimplantate können jedoch früher entfernt werden (s.o.).

Nach der Ausheilung der Frakturen muß das weitere Wachstum der betroffenen Extremität mindestens 2 Jahre lang bzw. bis zum Ende des Wachstums kontrolliert werden, um etwaige Wachstumsstörungen (Verlängerung, Verkürzung, Achsenabweichung) mit Sicherheit ausschließen und ggf. rechtzeitig behandeln zu können.

48 Traumatologie des Schultergürtels und der oberen Extremität

Kapitelübersicht

Schultergürtel und obere Extremität

Schultergürtel
- Luxation des Sternoklavikulargelenkes
- Klavikulafraktur
- Verletzungen des Akromioklavikulargelenkes
- Skapulafraktur

Schultergelenk
- Schulterluxation
- Oberarmkopffraktur
- Frakturen der Schultergelenkpfanne

Oberarm
- Oberarmschaftfraktur
- Frakturen des distalen Oberarmendes

Ellenbogengelenk
- Ellenbogenluxation
- Ellenbogenfrakturen

Unterarm
- Frakturen im Schaftbereich
- Distale Unterarmfrakturen

Operationsatlas

1 Schultergürtel

Anatomie: Die knöcherne Grundlage des Schultergürtels besteht aus Skapula und Klavikula. Bestimmend für die Form des Schultergürtels ist die Entfaltung der Muskulatur, die vom Thorax, der Halswirbelsäule, dem Kopf und dem oberen Abschnitt des Armes zum Schultergürtel ausstrahlt. Verletzungen des Schultergürtels können im ligamentären oder knöchernen Anteil auftreten.

1.1 Luxation des Sternoklavikulargelenkes

Pathogenese: Direkte, seltener indirekte Gewalteinwirkung auf die medialen Klavikulaanteile.
Formen: Hintere und vordere Luxation.
Klinik: Schmerzen beim Bewegen des Armes im Sternoklavikulargelenk. Druckschmerzhafte Schwellung bei der vorderen und Delle bei der hinteren Luxation.
Röntgen: Auf Thoraxübersichtsaufnahmen nicht immer nachweisbar. Bei klinischem Verdacht auf Luxation und unklarem radiologischen Befund: Tomographie, CT.
Begleitverletzungen: Bei hinterer Luxation Gefahr für die großen Gefäße, Ösophagus, Trachea und Ductus thoracicus.
Therapie: Da unter konservativen Maßnahmen meistens keine bleibende Retention möglich, in der Regel **operativ:** Offene Reposition, Kapselbandnaht, Fixieren mit Gelenkplatte nach Rüter (Abb. 48.1). Bei temporärer Arthrodese mit Kirschner-Drähten: Entfernung spätestens nach 6 Wochen, da die Gefahr des Metallbruchs und Wanderns der Drähte mit Verletzung von Gefäßen, Trachea und Ösophagus besteht.

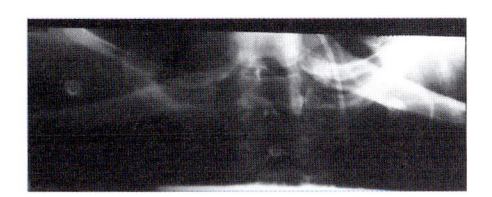

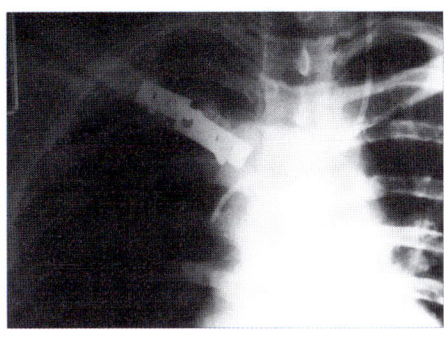

Abb. 48.1 a,b
a Luxation des linken Sternoklavikulargelenkes
b nach operativer Versorgung mit Gelenkplatte nach Rüter

1.2 Klavikulafraktur

Die Fraktur des Schlüsselbeins ist eine der häufigsten Frakturen im Kindes- und Erwachsenenalter.

Pathogenese: Selten direkte (Schlag, Stoß, Schuß), häufiger indirekte Gewalteinwirkung (Sturz auf den ausgestreckten Arm). Direkte Traumen führen häufig zu Frakturen des lateralen Klavikuladrittels, während bei indirekten Traumen das mittlere Drittel im Scheitelpunkt der S-förmigen Krümmung der Klavikula betroffen ist (Abb. 48.2).

Klinik: Geringe Weichteilschwellung, typische Dislokation des medialen Bruchstückes nach kranial durch Zug des M. sternocleidomastoideus; Crepitatio, Functio laesa des Schultergürtels und Verminderung der Schulterbreite.

Röntgen: Röntgenaufnahme des Schultergürtels a.-p. und ggf. Zielaufnahmen oder Tomogramm, insbesondere bei der lateralen Klavikulafraktur.

Begleitverletzungen: Bei starker Dislokation Schädigung des Armplexus und der A. subclavia möglich.

Therapie:
- In der Regel **konservativ** mit 3–4wöchigem redressierendem Rucksackverband (regelmäßiges Nachziehen des Rucksackverbandes!) (s. Kap. 14). Bei erheblicher Dislokation gelegentlich primäre Reposition in Bruchspaltanästhesie günstig für den Heilverlauf.
- Eine **Operation** ist indiziert bei:
  - offenen Frakturen
  - schlechtem Repositionsergebnis
  - Gefäß- und Nervenverletzungen
  - ausbleibender Frakturheilung (Pseudarthrose)
  - lateraler Fraktur mit Beteiligung des AC-Gelenkes
  - drohender Durchspießung
  - gleichzeitiger Kettenfraktur.

Nach der Stabilisierung durch eine Platten- oder Zuggurtungsosteosynthese erreicht man in 80 % ein gutes/sehr gutes und in 15 % ein befriedigendes Ergebnis. Wegen der geschwungenen Form der Klavikula muß die Plattenosteosynthese mit einer exakt angepaßen Rekonstruktionsplatte erfolgen.

Komplikationen: Nerven- oder Gefäßirritationen durch überschießende Kallusbildung, in seltenen Fällen Pseudarthrose.

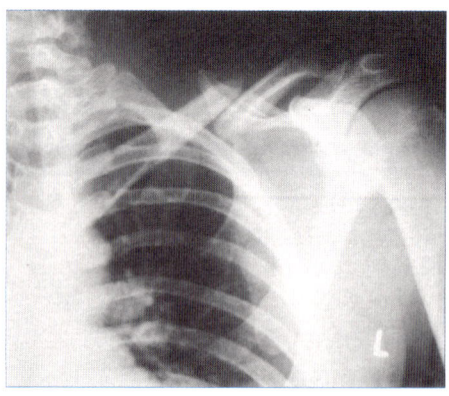

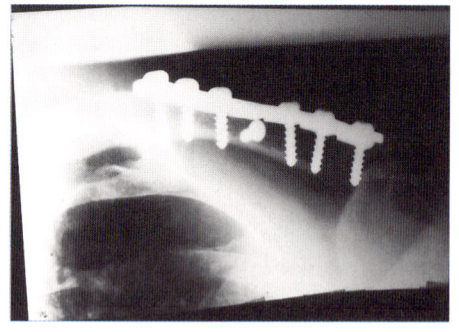

Abb. 48.2 a,b
a Röntgenaufnahme linker Schultergürtel (a.-p.) bei Schlüsselbeinbruch im mittleren Drittel: Dislokation des medialen Bruchfragmentes nach kranial durch Zug des M. sternocleidomastoideus
b Nach operativer Versorgung mit Rekonstruktionsplatte und interfragmentärer Zugschraube

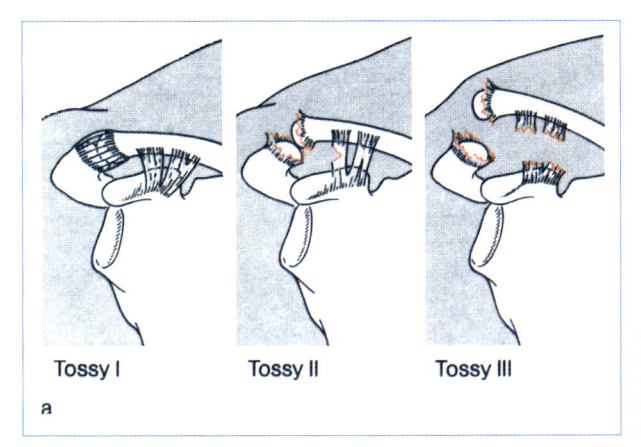

Abb. 48.3 a–c Verletzung des **A**kromio**k**lavikular**g**elenkes (ACG).
a Formen (Einteilung nach Tossy)
b Klinischer Befund („Klaviertaste") bei Typ Tossy III
c Radiologische Untersuchung unter Gewichtsbelastung

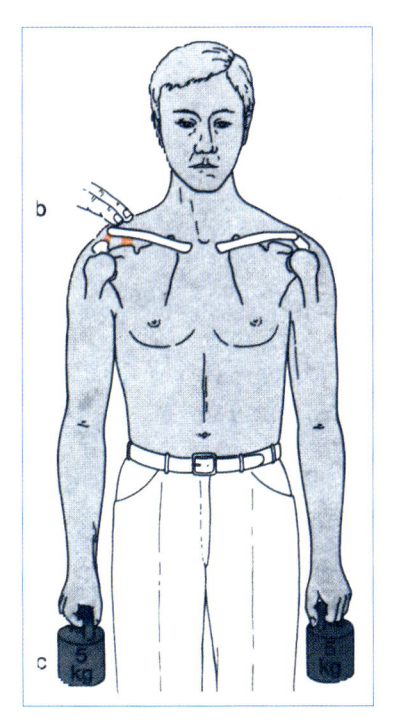

1.3 Verletzungen des Akromioklavikulargelenkes (ACG)

Pathogenese: Sturz auf die Schulter (z.B. Reitunfall).
Formen: Überdehnung der Ligg. acromio- und coracoclaviculare ohne Dislokation (**Tossy I**), Ruptur des Lig. acromioclaviculare und Überdehnung des Lig. coracoclaviculare mit daraus resultierender Subluxation (weniger als Schaftbreite) im Schultereckgelenk (**Tossy II**), Ruptur der Ligg. coraco- und acromioclaviculare mit daraus resultierender Luxation im Schultereckgelenk um mehr als Schaftbreite (**Tossy III**) (Abb. 48.3 a).
Klinik: Funktionsschmerz im Schultergelenk und „Klaviertastenphänomen" (laterales Klavikulaende steht bei dem Verletzungstyp Tossy III wie eine „Klaviertaste" hoch, federnder Widerstand (Abb. 48.3 b).
Röntgen: Nach Ausschluß einer Fraktur Sicherung der Diagnose durch vergleichende, gehaltene Aufnahmen beider Schultereckgelenke. Bei zusammen 10 kg Gewichtszug an beiden Armen Subluxation oder Luxation des verletzten Schultereckgelenkes (Abb. 48.3 c).

Therapie:
- Bei Tossy I und II konservativ: Schonung und symptomatische Therapie.
- Bei Typ Tossy III im jugendlichen Alter und bei sportlich wie körperlich tätigen Personen operative Versorgung der Verletzung. Sicherung der Bandnähte durch temporäre Arthrodese des Schultereckgelenkes mit Zuggurtung oder durch Hakenplatte für ca. 6 Wochen (Abb. 48.4).
- Bei alten Verletzungen Bandplastik und temporäre Arthrodese.
- **Postoperativ** Desault-Verband für eine Woche, danach Beginn mit krankengymnastischen Übungen, wobei eine Abduktion bis 90° erlaubt ist. Materialentfernung nach 6–8 Wochen, anschließend Steigerung der Belastung und des Bewegungsausmaßes.

Komplikationen: Bei operativer Versorgung häufig kosmetisch störende Narbe und gelegentlich persistierende Schmerzen im Schultereckgelenk.

1.4 Skapulafraktur

Pathogenese: Wegen des Schutzes des Schulterblattes durch den starken Muskelmantel nur bei direkten schweren Traumen (häufig beim Polytrauma).

Formen: Trümmer- und Stückfrakturen der Skapula, Abrißfrakturen des Proc. coracoideus, des Akromions und des Schulterblattwinkels, Stauchungsfrakturen der Schultergelenkpfanne, Schulterblatthalsbrüche und Gelenkfrakturen (Abb. 48.5).

Klinik: Druck- und Stauchungsschmerz im Frakturbereich, schmerzhafte Bewegungseinschränkung im Schultergelenk, Absinken der Schulter.

Röntgen: Sicherung der Diagnose durch Röntgenaufnahmen des Schultergelenkes im a.-p.-Strahlengang und evtl. Schrägaufnahmen und CT.

Therapie:
- In der Regel **konservativ**, zunächst Ruhigstellung des Schultergelenkes bis zum Abklingen der akuten Schmerzphase mit einem Desault- oder Gilchrist-Verband (s. Kap. 14), danach frühfunktionelle Behandlung.
- Eine **Operationsindikation** besteht bei dislozierten Pfannenbrüchen, stark dislozierten Halsfrakturen, Abrißfrakturen des Rabenschnabelfortsatzes und Frakturen im Bereich des Akromions mit starker Dislokation.

Komplikationen: Schädigung des N. suprascapularis.

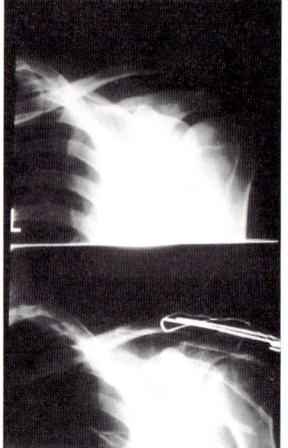

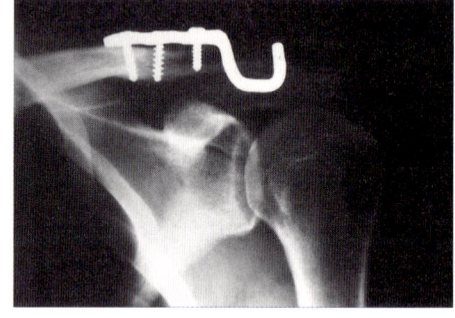

Abb. 48.4 a–c
a Verletzung des Akromioklavikulargelenkes Typ Tossy III
b nach operativer Versorgung mit Zuggurtungsosteosynthese
c nach operativer Versorgung mit Hakenplatte

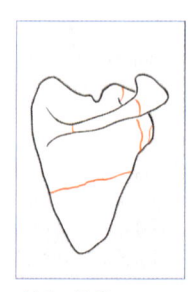

Abb. 48.5
Häufige Frakturform der Skapula

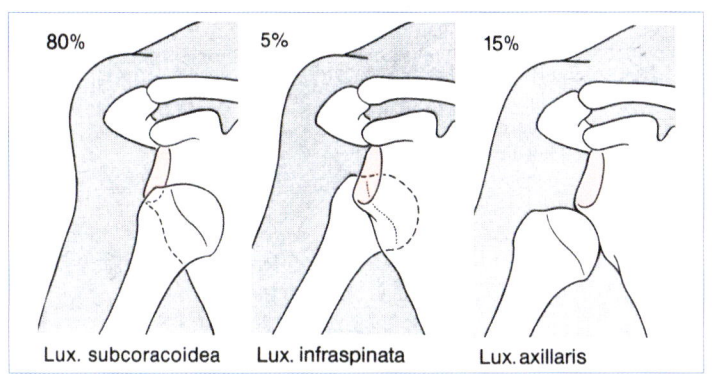

Abb. 48.6 a,b
Schulterluxation.
a Formen der Luxation
b Klinik der Luxation (leere Gelenkpfanne)

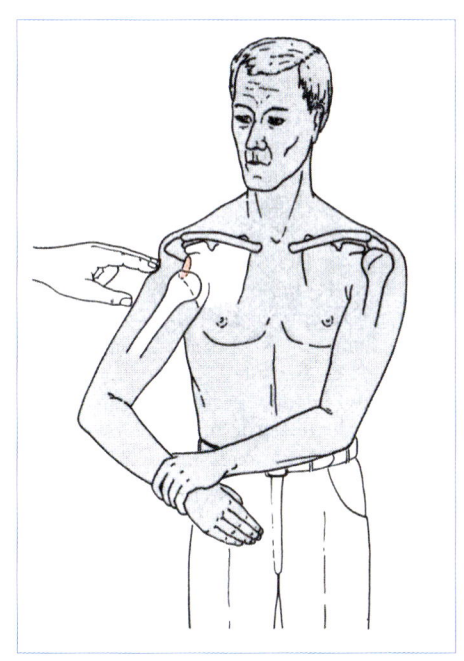

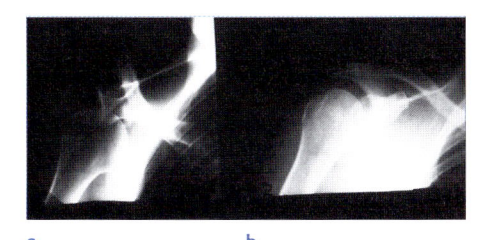

Abb. 48.7 a,b
a Schulterluxation nach vorn mit großer Bankart-Läsion
b nach operativer Versorgung mit Refixation des Labrum genoidale durch zwei Schrauben

2 Schultergelenk

Anatomie: Der Oberarmkopf wird ohne knöcherne Sicherung lediglich durch den Kapselbandapparat, die Rotatorenmanschette und den Deltamuskel auf der kleinen, durch den Limbus nur geringfügig vergrößerten, flachen Pfanne geführt. Hierdurch ist das Schultergelenk das beweglichste, aber auch anfälligste Gelenk des menschlichen Organismus. So führt jede längere Ruhigstellung bereits nach kurzer Zeit zur Kapselschrumpfung und Bewegungseinschränkung.

2.1 Schulterluxation

Häufigste Verrenkung.
Pathogenese: Meist indirektes Trauma durch hebelnde Bewegung des Humerus. Bei habitueller Schulterluxation Bagatellverletzung.
Formen:
- Luxation nach vorne (80 %)
- Luxation nach unten (15 %)
- Luxation nach hinten (5 %) (Abb. 48.6 a).

Klinik: Zwangshaltung des Armes, federnde Fixation im Schultergelenk und leere Gelenkpfanne (Abb. 48.6 b).
Röntgen: Sicherung der Diagnose durch Röntgenaufnahmen des Schultergelenkes in 2 Ebenen, a.-p., transthorakal oder transskapulär, jedoch nie axiale Aufnahme (Abb. 48.8).
Später **Arthro-CT** zum Ausschluß morphologischer Veränderungen, die zur habituellen Luxation führen und (bei jungen Patienten) operativ versorgt werden sollten:
- Abriß des Labrum glenoidale und Ablösung des Lig. glenohumerale inferius mit Gelenkkapsel = **Bankart-Läsion** (Abb. 48.7).
- Reicht dieser Defekt bis zur langen Bizpssehne = **Andrews-Läsion**.
- Impressionsfraktur im dorsolateralen Bereich des Humeruskopfes durch den vorderen Pfannenrand beim Austreten des Kopfes = **Hill-Sachs-Läsion**.

Schulterluxation: Keine axiale Röntgenaufnahme!

Begleitverletzungen: Ruptur der Gelenkkapsel, Ruptur der Rotatorenmanschette, Abrißfraktur des Tuberculum majus, Oberarmkopfbruch (Luxationsfraktur), Schädigungen des N. axillaris (Sensibilitätsstörung über dem Schultergelenk und fehlende Tonisierung der Deltamuskulatur) sowie in seltenen Fällen auch Schädigung des Plexus brachialis und Gefäßverletzungen.

Therapie:
- **Sofortige Reposition** entweder nach Hippokrates (nur bei muskelkräftigen Männern) oder nach Arlt (Abb. 48.9). Die Reposition nach Kocher ist wegen der Traumatisierung nicht zu empfehlen.
  - Bei der Methode nach **Arlt** wird am sitzenden Patienten durch Zug am Oberarm über einer gepolsterten Stuhllehne reponiert, wobei das Ellenbogengelenk rechtwinklig gebeugt ist.

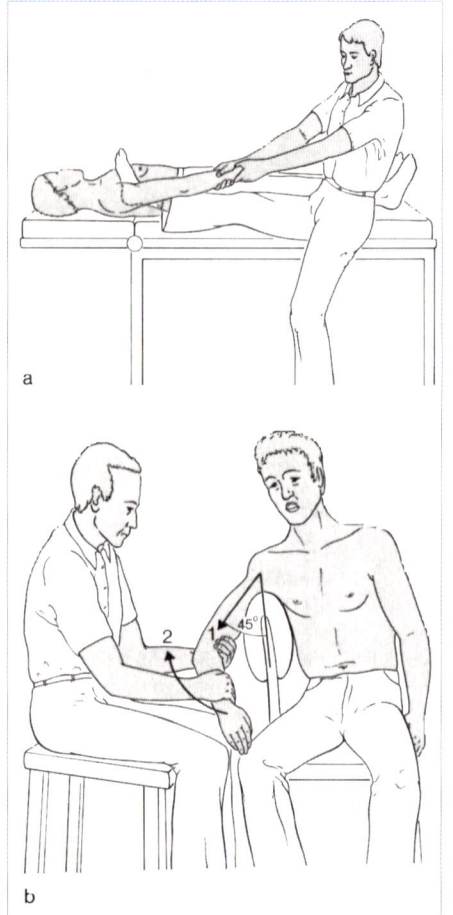

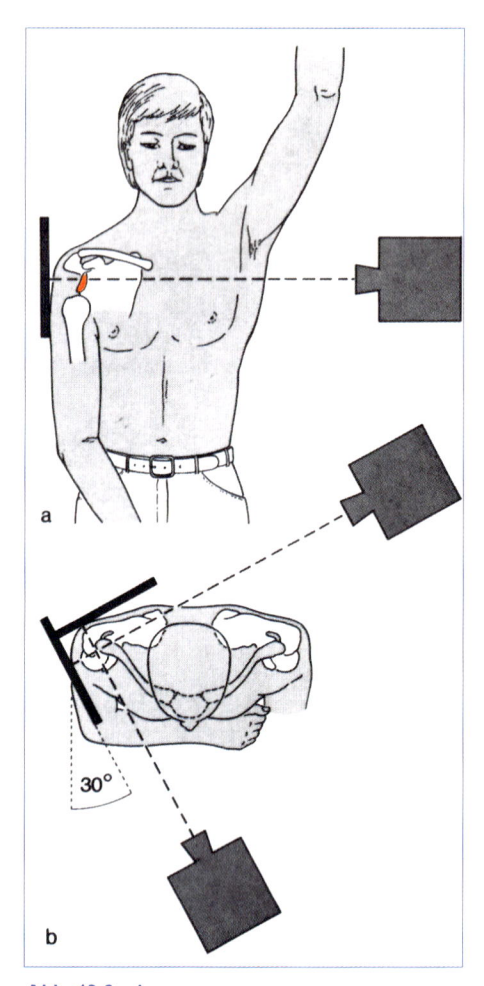

Abb. 48.8 a,b
Radiologische Untersuchungsmethode bei Verletzungen des Schultergelenkes in der zweiten Ebene (außer a.-p.).
a Transthorakale Aufnahme
b Transskapuläre Aufnahmen

Abb. 48.9 a,b Repositionsverfahren bei der Schultergelenkluxation.
a nach Hippokrates
b nach Arlt:
1. Zug über Hypomochlion (Stuhllehne)
2. Außenrotation des gebeugten Unterarmes

— Die Reposition nach **Hippokrates** erfolgt am liegenden Patienten – in der Regel in Allgemeinnarkose. Durch Zug am Oberarm bei gestrecktem Ellenbogengelnk wird über ein Hypomochlion in der Axilla, z.B. Fuß des behandelnden Arztes, die Luxation reponiert.
- Nach Stellungskontrolle und Ausschluß sonstiger knöcherner Begleitverletzungen (Röntgenaufnamen des Schultergelenkes in der a.-p. und transthorakalen oder transskapulären Ebene, CT und ggf. Kernspintomographie. Ruhigstellung des Gelenkes für 8 Tage mit **Desault-** oder **Gilchrist-Verband**.
- Bei Patienten jenseits des 50. Lebensjahres anschließend funktionelle Nachbehandlung. Bei jüngeren Patienten ohne Begleitverletzung (Hill-Sachs-Impression, Bankart-Läsion) weitere Ruhigstellung des Schultergelenkes für 2–3 Wochen, erst danach funktionelle Nachbehandlung.
- **Operation:** Bei der rezidivierenden Schulterluxation, z.B. Refixation des Labrum glenoidale nach Bankart (auch arthroskopisch), Unterfütterung der Gelenkpfanne mit einem Knochenspan nach Eden-Hybinette-Lange, sowie muskeldynamische Stabilisierung des Humeruskopfes durch Raffung der M. subscapularis-Sehne nach Putti-Platt. Rezidivhäufigkeit ca. 1 %. Operation nach Weber (subkapitale Drehosteotomie mit Innenrotation des Humeruskopfes) indiziert bei habitueller Schulterluxation infolge ausgedehnter Hill-Sachs-Impression.

Komplikationen: Habituelle Schulterluxation (z.B. infolge Kopfimpression oder Limbusabscherung), verbleibende Bewegungseinschränkung durch Kapselschrumpfung (zu lange Ruhigstellung!), Kopfnekrose insbesondere bei Luxationsfrakturen.

2.2 Oberarmkopffraktur

Pathogenese: Typische Verletzung des älteren Menschen. In der Regel handelt es sich um eine subkapitale Fraktur, und zwar in Höhe des Collum chirurgicum durch indirektes Trauma (Sturz auf die ausgestreckte Hand oder den Ellenbogen) (Abb. 48.10).

Formen: Adduktions- oder Abduktionsfrakturen (eingestaucht – günstige Prognose), subkapitale Frakturen mit Abriß des Tuberculum majus, Oberarmkopftrümmerfrakturen und Oberarmkopfluxationsfrakturen (schlechte Prognose) (Abb. 48.11).
Die Klassifizierung erfolgt nach der Zahl der Fragmente und dem Grad der Dislokation.
Bei Frakturen im Wachstumsalter kann es zu einer Epiphysenlösung mit metaphysärem Fragment kommen. Epiphysenfrakturen Typ Aitken II und III kommen praktisch nie vor.

Klinik: Weichteilschwellung, Druckschmerz und schmerzhafte Bewegungseinschränkung im Schultergelenk. Nach Tagen ausgedehnte Hämatomverfärbung im Bereich der Achselhöhle, der seitlichen Thoraxwand und auf der Innenseite des Armes.

Röntgen: Sicherung der Diagnose durch Röntgenaufnahmen a.-p., transthorakal oder transskapulär, axiale Aufnahme schmerzbedingt oft nicht möglich.

Begleitverletzungen: Schädigung des N. axillaris, Plexus brachialis und Verletzung der A. brachialis.

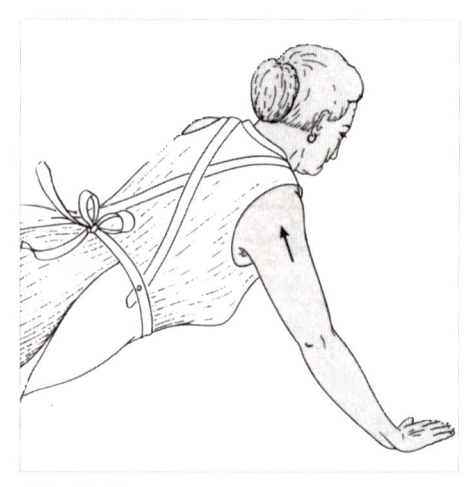

Abb. 48.10
Verletzungsmechanismen beim Oberarmkopfbruch

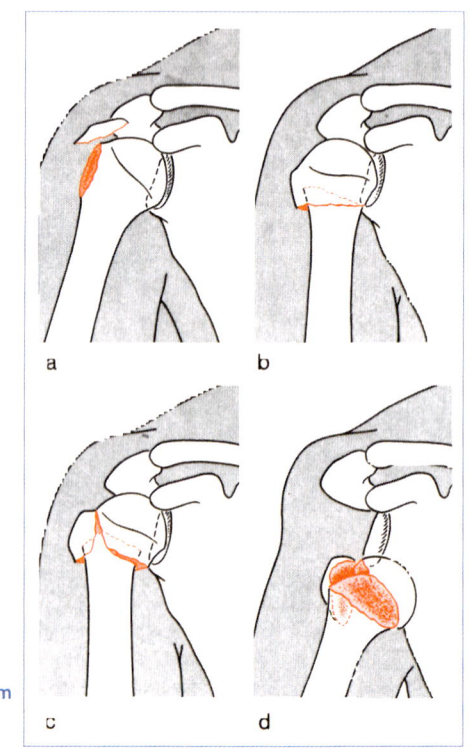

Abb. 48.11 a–d
Formen des Oberarmkopfbruches.
a Abriß des Tuberculum majus
b Eingestauchter Oberarmkopfbruch
c Subkapitale Fraktur mit Abriß des Tuberculum majus
d Oberarmkopfluxationsbruch

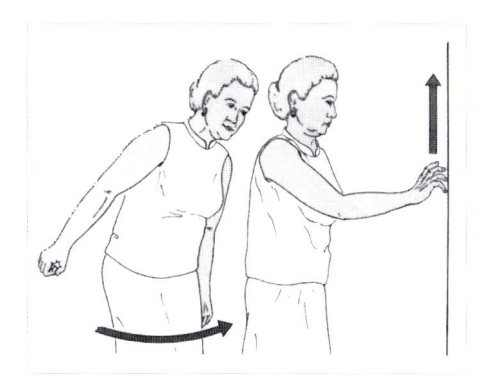

Abb. 48.12
Frühfunktionelle Behandlung beim Oberarmkopfbruch durch Pendelbewegungen und aktives Anheben des Armes im Schultergelenk

Therapie:
- **Eingestauchte**, nur wenig dislozierte subkapitale Frakturen werden nach dem Abklingen der akuten Schmerzen funktionell zunächst mit Pendelübungen und dann zunehmend mit aktiven Bewegungsübungen behandelt (Abb. 48.12).
- **Dislozierte Frakturen** werden geschlossen reponiert, das Repositionsergebnis mit Bohrdrähten stabilisiert und das Schultergelenk im Gilchrist-Verband für 3 Wochen ruhiggestellt. Postoperativ Krankengymnastik mit Pendelübungen und geführten Bewegungsübungen. Nach 3 Wochen Beginn mit aktiven Bewegungsübungen.
- Eine Indikation zur **offenen Reposition** stellen die irreponiblen Frakturdislokationen, die Luxationsfrakturen und die Abrißfrakturen des Tuberculum majus mit Einklemmung des Fragmentes unter dem Akromion dar. Stabilisierung mit Schrauben, T- oder Kleeblattplatte, ggf. auch Zuggurtungsosteosynthese (Abb. 48.13).
- Beim älteren Menschen kann der zertrümmerte luxierte Gelenkkopf reseziert und durch eine Humeruskopfprothese ersetzt werden.

Komplikationen: Kopfnekrose (insbesondere nach Luxationsfrakturen), schmerzhafte Schultersteife (insbesondere bei Vorschäden) und im Kindesalter Wachstumsstörungen bei ungenügender Reposition oder Schädigung der Wachstumsfuge.

2.3 Frakturen der Schultergelenkpfanne

(s.o. Skapulafrakturen)

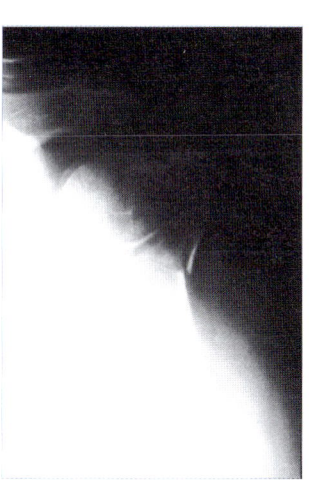

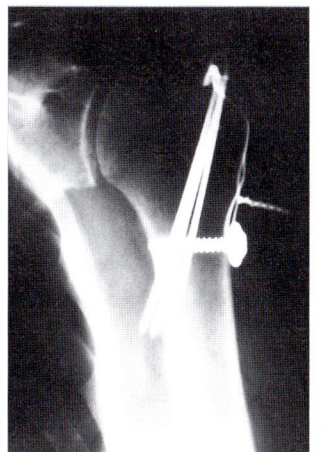

Abb. 48.13 a,b
a Humeruskopfmehrfragmentfraktur
b nach operativer Versorgung mit Zuggurtungsosteosynthese

3 Oberarm

Anatomie: Oberarmkopf und -schaft werden von einem kräftigen Muskelweichteilmantel umgeben. Am Oberarmschaft besteht eine enge Nachbarschaft zum N. radialis, der im Rahmen von Oberarmschaftfrakturen in 10 % der Fälle in Mitleidenschaft gezogen wird.

3.1 Oberarmkopffraktur

(siehe Kap. 2.2)

3.2 Oberarmschaftfraktur

Pathogenese: Direkte und indirekte Traumen.
Formen: Alle Frakturformen möglich, vorwiegend Quer- und Spiralbrüche, seltener Trümmer- und offene Frakturen.
Klinik: Klassische Frakturzeichen, ggf. neurologische Ausfälle des N. radialis (10 %).
Röntgen: Oberarm in 2 Ebenen mit angrenzenden Gelenken.
Begleitverletzungen: Aufgrund der engen topographischen Beziehung zum Oberarmschaft finden sich am häufigsten Schädigungen des N. radialis (Fallhand), seltener Läsionen der A. brachialis (Abb. 48.14).

Oberarmschaftfraktur: N. radialis-Parese?

Therapie:
- Wegen der besonders guten Bruchheilung in der Regel **konservative Therapie**, da die Osteosyntheseverfahren mit Risiken verbunden sind, besonders gefährdet ist der N. radialis durch seinen spiralförmigen Verlauf. Zur Verfügung stehen zahlreiche Behandlungsverfahren: z.B. Desault-Verband, Sarmiento-Brace (= Kunststoff-Manschette ohne Gelenkeinschluß), Gips-U-Schiene, frühfunktionelle Behandlung nach Poelchen. Geringe Achsenfehlstellungen (bis 20° Achsenabweichung) können belassen werden; wegen der fehlenden statischen Belastung sind sie ohne Bedeutung.
Primär Ruhigstellung im Desault- oder Gilchrist-Verband bis zur Abschwellung, dann Sarmiento-Brace.
- Bei **Kindern** Ruhigstellung für 3 Wochen im Desault-Verband, anschließend Bewegungstherapie. Pseudarthrose-Rate bei konservativer Therapie < 5 %.
- Eine **Indikation zur operativen Versorgung** ist gegeben bei zweit- und drittgradig offenen Frakturen, Defektbrüchen (Schußverletzungen), begleitenden Gefäßverletzungen, beim polytraumatisierten Patienten, Weichteilinterpositionen, Mehretagenfrakturen sowie sekundär auftretender Radialisparese.

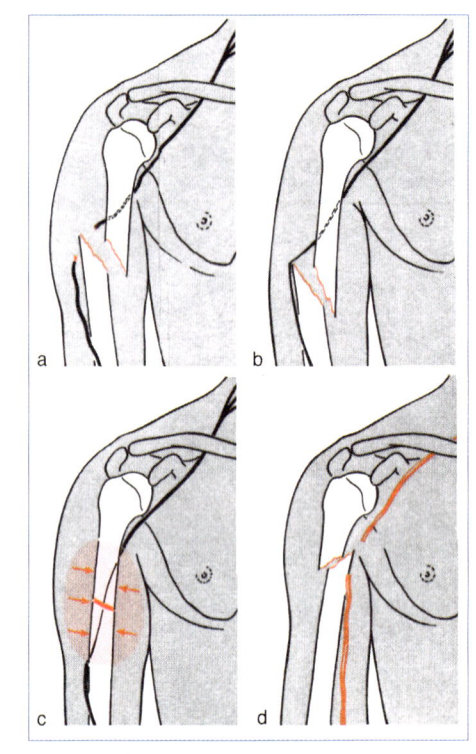

Abb. 48.14 a–d
Begleitverletzungen beim Oberarmschaftbruch.
a Zerreißung des N. radialis
b Überdehnung des N. radialis
c Kompression des N. radialis durch Kallusmanschette (selten)
d Verletzung der A. brachialis

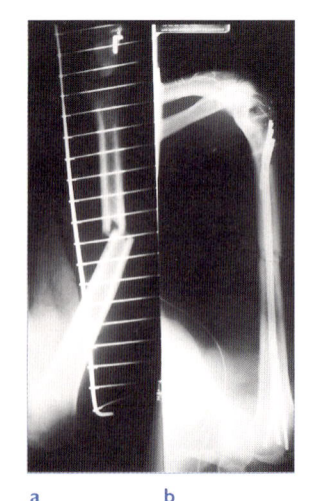

Abb. 48.15
a Humerusschaftfraktur
b nach operativer Versorgung mit Bündelnägeln

Oberarm

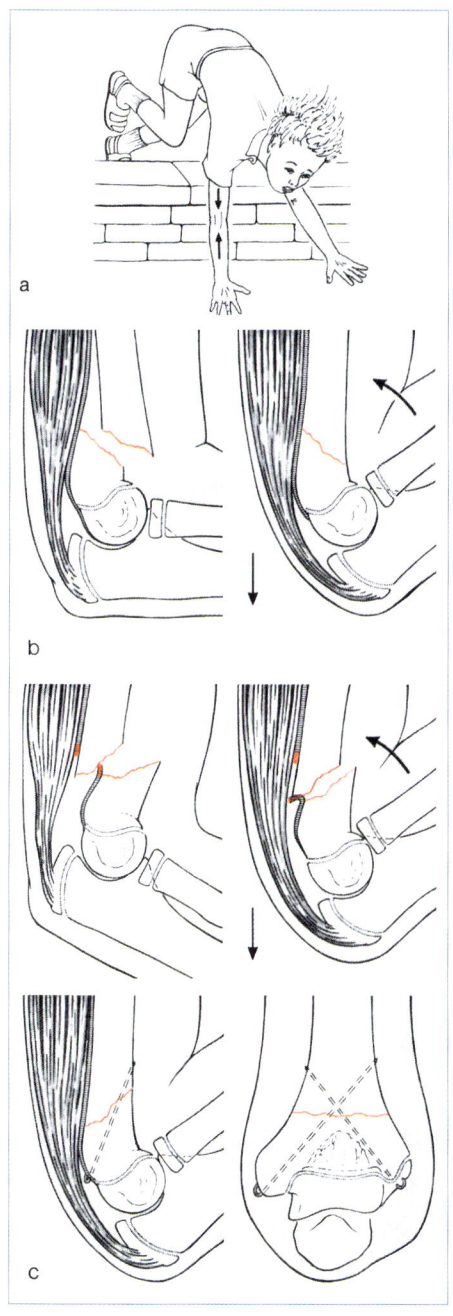

Bei primärer Radialisparese (bei 20 % durch eine Ruptur und bei 80 % durch Überdehnung bzw. Frakturhämatom bedingt) sofortige operative Revision. Die osteosynthetische Versorgung erfolgt in der Regel mit Plattenosteosynthese, Bündelnagelung nach Hackethal (Abb. 48.15) oder Marknagelung. Der Fixateur externe hat seine Indikation bei schweren Weichteilverletzungen oder ggf. beim Polytrauma.

Komplikationen: Sekundär auftretende Radialisschädigung, Pseudarthrose.

Cave: Radialisverletzung bei späterer Plattenentfernung

3.3 Frakturen des distalen Oberarmendes

Pathogenese: Direktes Trauma (Schlag, Stoß, Sturz auf Ellenbogen) und indirekt bei Sturz auf die Hand (Kind) (Abb. 48.16 a). Während bei Frakturen im Kindesalter der Biegemechanismus vorherrscht, spielt beim Erwachsenen die Stauchung in der Längsachse die vorherrschende Rolle. Dementsprechend unterscheiden sich die einzelnen Bruchformen.

- **Kindesalter:** Suprakondyläre Extensionsfraktur (60–80 %), seltener Flexionsfraktur, Abrißfraktur des Epicondylus humeri ulnaris (< 10 %, meist in Verbindung mit einer Luxation) und Abscherfaktur des Condylus humeri radialis (Gelenkfraktur Typ Aitken III) (Abb. 48.16 b–e).

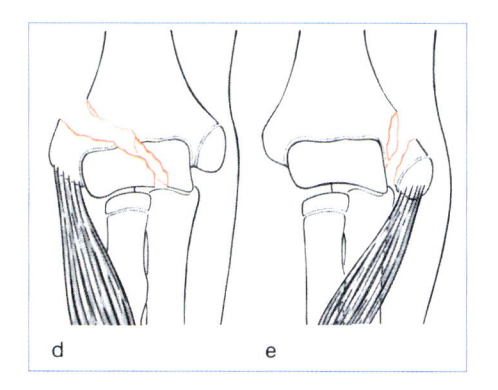

Abb. 48.16 a–e
Mechanismus, Formen und Therapie der Frakturen des körperfernen Oberarmendes im Kindesalter.
a Frakturmechanismus
b Suprakondyläre Extensionsfraktur vor und nach geschlossener Reposition (Verfahren von Blount-Charnley)
c Suprakondyläre Flexionsfraktur vor und nach geschlossener Reposition (Stabilisierung des Repositionsergebnisses mit gekreuzten Kirschner-Drähten)
d Abscherfraktur des Condylus humeris radialis
e Abrißfraktur des Epicondylus humeri ulnaris

- **Erwachsenenalter:** Durch Stauchung meist typischer Y-förmiger Gelenkbruch, seltener isolierte suprakondyläre Oberarmfraktur oder Abbruch des Condylus humeri radialis oder ulnaris (Abb. 48.17).

Einteilung der distalen Humerusfraktur nach AO:
A. Extraartikuläre Fraktur
– A_1 Ausriß des Epicondylus ulnaris
– A_2 Suprakondylärer Bruch
– A_3 Suprakondyläre Mehrfragmentfraktur
B. Intraartikuläre, unikondyläre Fraktur
– B_1 Querfraktur
– B_2 Kondylenfraktur
– B_3 Tangentialer Bruch (ohne Condylus radialis)
C. Intraartikuläre, bikondyläre Frakturen
– C_1 Y-Fraktur
– C_2 Y-Fraktur mit suprakondylärem Mehrfragmentbruch
– C_3 Einstauchungs-, Trümmerfraktur

Klinik: Rasch einsetzende Schwellung und hochgradige, schmerzhafte Bewegungseinschränkung.
Röntgen: Sicherung der Diagnose durch Röntgenaufnahmen in 4 Ebenen. Im Kindesalter bei Unklarheit Vergleichsaufnahmen der gesunden Seite anfertigen.
Begleitverletzungen: Besonders gefährdet sind bei Frakturen im Bereich des Condylus und Epicondylus humeri ulnaris der N. ulnaris, bei der suprakondylären Humerusfraktur des Kindes die A. radialis, der N. medianus und der N. radialis.

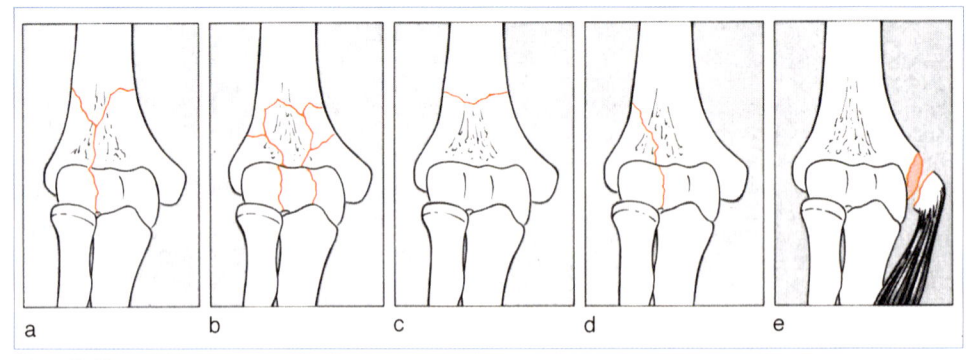

Abb. 48.17 a–e
Bruchformen im Bereich des körperfernen Oberarmendes im Erwachsenenalter.
a Y-förmiger Gelenkbruch
b Gelenktrümmerfraktur
c Suprakondyläre Oberarmfraktur
d Abscherfraktur des Condylus humeri radialis
e Abrißfraktur des Epicondylus humeri ulnaris

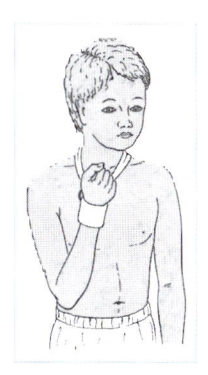

Abb. 48.18
Suprakondyläre Oberarm-Extensionsfraktur im Kindesalter:
Fixation des Repositionsergebnisses durch Halsschlinge nach Blount-Charnley

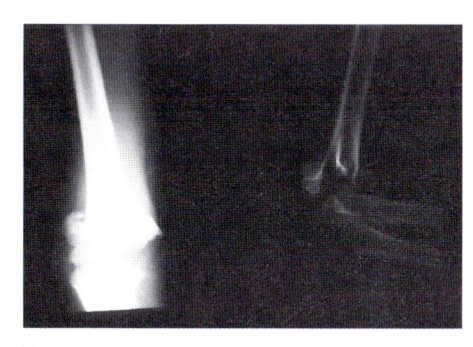

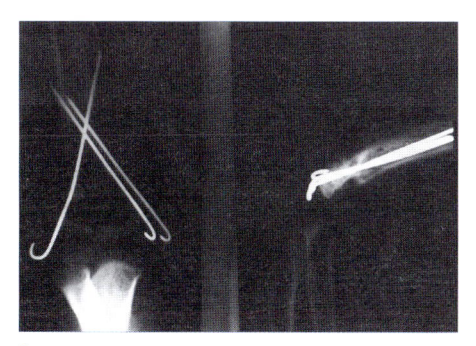

Abb. 48.19 a,b
a kindliche suprakondyläre Humerusfraktur
b nach operativer Versorgung mit Kirschner-Drähten

Therapie bei Kindern

- Die **suprakondyläre Extensionsfraktur** als häufigste Form läßt mit gutem Erfolg **konservativ** nach dem Verfahren von Blount-Charnley behandeln.
  Die Reposition in OP-Bereitschaft erfolgt zunächst über Zug am Unterarm, dann Beugung des Ellenbogengelenkes und Druck auf den distalen Humerus von dorsal. Die Retention des Repositionsergebnisses wird durch maximale spitzwinklige Beugung im Ellenbogengelenk und Fixation des Handgelenkes in einer Halsschlinge (Blount-Verband) für 3–4 Wochen erreicht (Abb. 48.18). Bei angelegter Schlinge **Kontrolle des Radialis-Pulses!**
  Sekundäre Physiotherapie 12 Wochen nach Bewegungsfreigabe, falls erforderlich.
  Die konservative Behandlung mit der Vertikalextension nach Baumann ist dagegen aufwendiger und erfordert eine mehrwöchige stationäre Krankenhausbehandlung.
- Eine **Operationsindikation** bei Frakturen des distalen Oberarmendes ist gegeben bei: nicht möglicher geschlossener Reposition, instabilen Frakturen (Abb. 48.19 a), zweit- und drittgradig offenen suprakondylären Extensionsfrakturen, Frakturen mit begleitenden Gefäß- und Nervenschäden, bei Flexionsfrakturen, dislozierten Condylus humeri radialis-Frakturen und dislozierten Abrißfrakturen des Epicondylus humeri ulnaris.
  Dabei werden nach der Reposition der Fragmente wegen der Gefahr einer Epiphysenfugenschädigung diese lediglich mit gekreuzten Bohrdrähten stabilisiert (Abb. 48.19 b). Eine zusätzliche Gipsfixation ist immer erforderlich. Der Gipsverband und das Osteosynthesematerial können nach 3–4 Wochen wieder entfernt werden.

Therapie bei Erwachsenen

Konservative Thrapie durch Oberarmgips für 4–6 Wochen nur bei nicht dislozierten Frakturen indiziert. In der Regel operative Behandlung mit Platten, Schrauben und Drähten; Materialentfernung nach 1–2 Jahren.

Komplikationen:
- **Kind:** Kompartmentsyndrom (Volkmann-Kontraktur s. Kap. 45) und Fehlwachstum im Sinne eines Cubitus varus (20–50 %), insbesondere bei suprakondylärer Fraktur und Fraktur des Condylus humeri radialis, Drehfehler bei bis zu 66 % nachweisbar (ab 35° Korrekturosteotomie indiziert).
- **Erwachsener:** Häufig Bewegungseinschränkungen im Ellenbogengelenk, auch bei anatomisch korrekter Reposition.

4 Ellenbogengelenk

Anatomie: Kompliziertestes Gelenk des menschlichen Skeletts. Die gelenkbildenden Knochenteile sind die Oberarmrolle, das Olekranon und das Speichenköpfchen. Die Beugung und Streckung im Ellenbogengelenk erfolgt vorwiegend im humero-ulnaren Gelenkanteil, während die Rotationsbewegungen humero-radial und radio-ulnar stattfinden. Der Muskelsehnenmantel, die beiden Seitenbänder und das Ringband in Höhe des Radiusköpfchens geben diesem Gelenk seinen Halt.

4.1 Ellenbogenluxation

Die Luxation erfolgt in der Regel im Humeroulnar-, selten im Radioulnargelenk.

4.1.1 Humero-ulnare Luxation

Pathogenese: Gewalteinwirkung in Längsrichtung durch Sturz auf den gestreckten oder leicht gebeugten Arm. Sie ist mit 20 % die zweithäufigste Luxation.
Formen: Hintere, seitliche und divergierende Luxation (Abb. 48.20). Die hintere ist die häufigste, die vordere die seltenste Luxationsform.
Klinik: Deformität des Gelenkes, federnde Fixation im Gelenk, schmerzhafte Bewegungsblockade.
Röntgen: Ellenbogengelenk in 2 Ebenen, ggf. Schrägaufnahmen zum Ausschluß knöcherner Zusatzverletzungen.
Begleitverletzungen: Rupturen des ulnaren oder radialen Kapselbandapparates. Abriß- oder Abscherfrakturen des Epicondylus ulnaris und radialis, des Processus coronoideus, des Olekranons und des Radiusköpfchens.

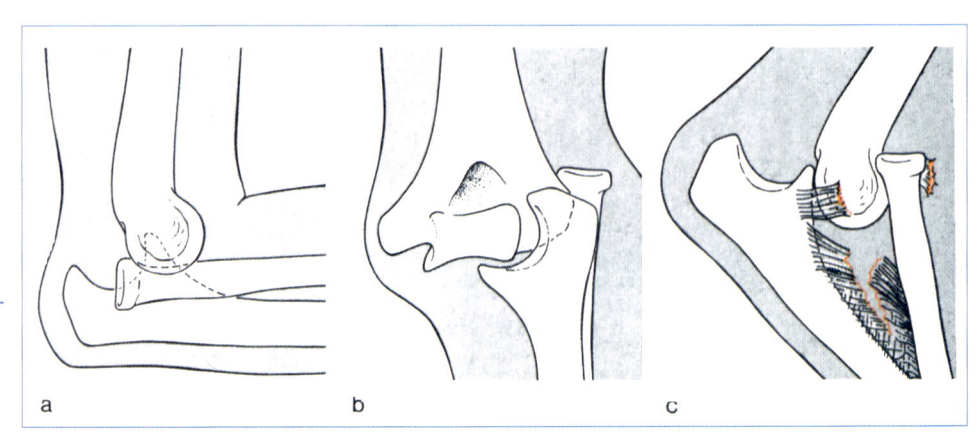

Abb. 48.20 a–c
Formen der Ellenbogenluxation.
a Luxation nach hinten
b Luxation nach radial
c divergierende Luxation

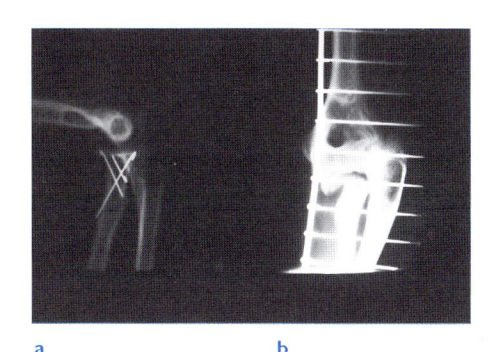

Abb. 48.21 a,b
a kindliche Ellenbogenluxation mit Epiphysenlösung des Radiusköpfchens
b nach operativer Versorgung mit Kirschner-Drähten

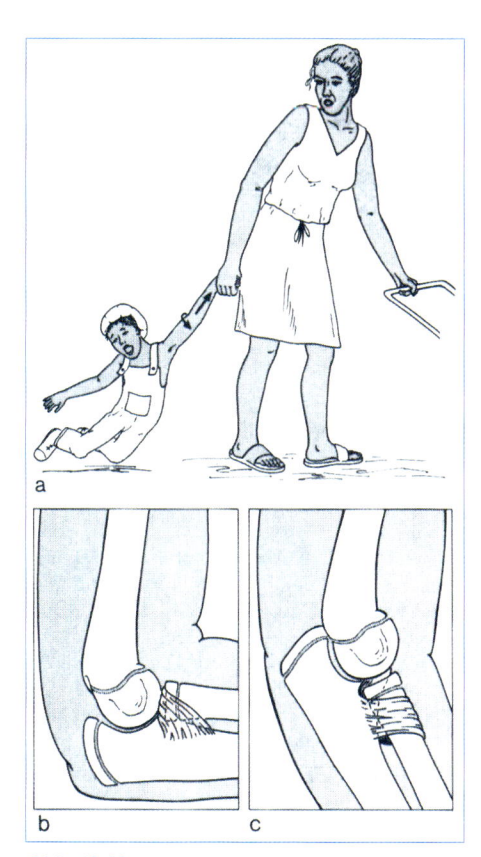

Abb. 48.22 a–c
Subluxation des Radiusköpfchens

Therapie:
- Unter Analgesie möglichst rasche Reposition durch Zug am Unterarm unter gleichzeitiger Fixation des Oberarmes. Gleichzeitig Überprüfung der Stabilität. Nach Reposition und Röntgen zur Stellungskontrolle bzw. zum Ausschluß knöcherner Begleitverletzungen: Überprüfung der ulnaren und radialen Stabilität.
- Ruhigstellung des Gelenkes im Oberarmgipsverband bei 100° Beugung für 2–3 Wochen. Danach vorsichtige aktive Bewegungstherapie.
- Eine **Operationsindikation** ist gegeben bei einem Repositionshindernis, bei Instabilität und Reluxation sowie bei größeren Knorpelknochenfragmenten (Abb. 48.21).
- Bei **Kindern** häufig Kombination mit Abriß des Epicondylus ulnaris (60 %). Bei Dislokation > 3 mm Fixation mit Kirschner-Draht und Kleinfragmentschraube.

Komplikationen: Periartikuläre Verknöcherungen, neurogene Störungen (14 %) und bei Luxationsfrakturen häufig bleibende Bewegungseinschränkungen auch nach operativer Versorgung.

4.1.2 Radio-ulnare Luxation

Luxation des Radiusköpfchens

Die isolierte Luxation des Radiusköpfchens kommt äußerst selten vor. Meist ist sie kombiniert mit einer Fraktur des Ulnarschaftes **(Monteggia-Fraktur)** (s. Kap. 5.1 Frakturen im Unterarmbereich).

Subluxation des Radiusköpfchens

(Chassaignac-Lähmung, Pronation douloureuse, Pronatio dolorosa).

Pathogenese: Typische Verletzung des Kindes zwischen dem 2. und 6. Lebensjahr. Durch plötzlichen Zug am gestreckten Ellenbogengelenk und pronierten Unterarm (an der Hand der Mutter) luxiert das Speichenköpfchen aus dem oberen Anteil des Ringbandes (Lig. anulare) und klemmt dieses am Capitulum humeri ein (Abb. 48.22).

Klinik: Schmerzhafte Fixation des Vorderarmes in Pronationsstellung, Streck- und Beugehemmung im Ellenbogengelenk.

Röntgen: Ellenbogengelenk in 2 Ebenen zum Ausschluß einer Fraktur oder einer Gelenkluxation. Röntgenologisch in der Regel keine krankhaften Veränderungen erkennbar.

Therapie: Reposition (sofern nicht spontan beim Röntgen) durch passive Supination und Beugung des Unterarmes mit der rechten Hand des Untersuchers, während die linke Hand den Oberarm fixiert. Kinder anschließend sofort beschwerdefrei. Ruhigstellende Verbände oder Nachbehandlung in der Regel nicht erforderlich, nur beim Rezidiv.

Komplikationen: Keine.

4.2 Ellenbogenfrakturen

4.2.1 Olekranonfraktur

Pathogenese: In der Regel direkte Gewalteinwirkung durch Schlag oder Sturz auf das gebeugte Ellenbogengelenk, seltener, indirekte Traumen (Hebel-, Biege- oder Schermechanismen) (Abb. 48.23 a).
Relativ häufiges Vorkommen, ca. 10 % aller Armfrakturen. Im Kindesalter jedoch äußerst selten.

Einteilung der Olekranonfrakturen nach AO:
- **Typ A:** Extra- und intraartikuläre Abrißfrakturen im proximalen Drittel.
- **Typ B:** Schräg- und Querbrüche im mittleren Drittel der Gelenkfläche.
- **Typ C:** Lange Schrägbrüche, Frakturen mit lateraler Instabilität, Luxationsfrakturen (ggf. mit Abriß des Processus coronoideus).
- **Typ D:** Mehrfragment-, Trümmer-, Impressionsfrakturen.

Klinik: Die häufig massive Diastase durch Zug des M. triceps ist als Lücke über dem Olekranon tastbar. Schmerzhafte Bewegungseinschränkung des Ellenbogengelenkes bis zur Unfähigkeit, den Arm gegen Widerstand zu strecken.
Röntgen: Ellenbogengelenkaufnahmen in 2 Ebenen zeigen Frakturform und Ausmaß der Verschiebung.

Therapie:
- **Operativ** durch übungsstabile Zuggurtungsosteosynthese bei Abrißfrakturen (Abb. 48.23 c, 48.24 b). Postoperativ bald Bewegungsübungen aus der Schiene heraus. Schiene obligat nur für 1 Woche. Bei Trümmerfrakturen Plattenosteosynthese.
- **Konservative** Behandlung nur bei nicht dislozierten Fakturen, insbesondere im Kindesalter.

Olekranonfraktur: Operation fast immer obligat

Komplikationen: Pseudarthrosen (10 %), Arthrosen bei ausgedehnten Trümmerzonen, Infektionen 2 %.

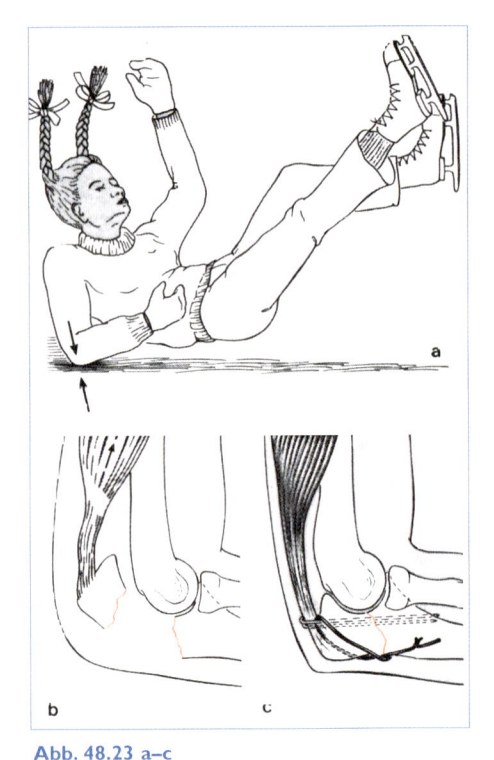

Abb. 48.23 a–c
Olekranonfraktur
a Typischer Verletzungsmechanismus
b Situs vor operativer Versorgung
c Zuggurtungsosteosynthese

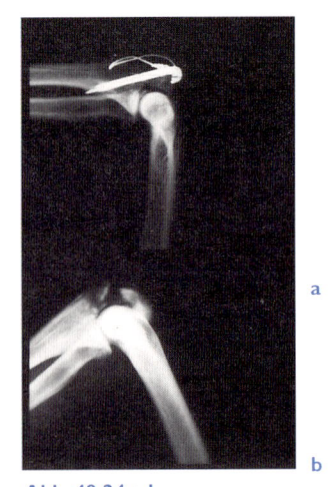

Abb. 48.24 a,b
a Olekranonfraktur
b nach operativer Versorgung mit Zuggurtungsosteosynthese

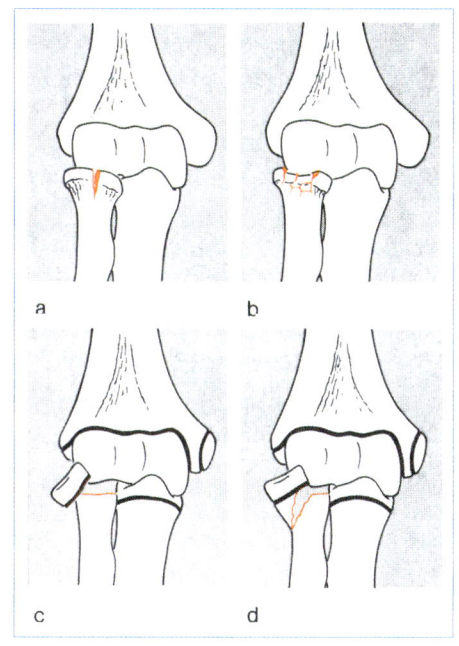

Abb. 48.25 a–d
Formen der Radiusköpfchenfraktur.
a Meißelfraktur
b Trümmerfraktur
c Epiphysenlösung
d Epiphysenlösung mit metaphysärem Fragment (Aitken-I-Fraktur)

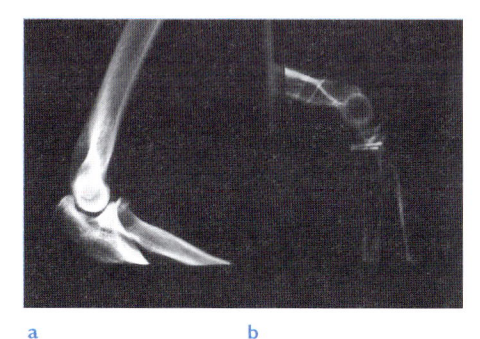

4.2.2 Abrißfrakturen des Processus coronoideus

Pathogenese: In der Regel Begleitverletzung der Ellenbogenluxation.
Klinik und Röntgen s. Kap. 4.1 Ellenbogenluxation.
Therapie: Größere Fragmente werden aus Gründen der Stabilität und der Gelenkflächenkongruenz operativ refixiert und für 3–4 Wochen im Gipsverband ruhiggestellt.
Komplikationen: Bei Verlust des Processus coronoideus bleibende Gelenkinstabilität.

4.2.3 Radiusköpfchen-Radiushals-Fraktur

Pathogenese: Sturz auf die Hand bei gestrecktem Ellenbogen und proniertem Unterarm.
Formen: Meißelfraktur (Spaltbruch), Radiusköpfchentrümmerfrakturen und Frakturen des Radiushalses.
Die Radiushalsfraktur ist eine typische Verletzung im Kindesalter, es handelt sich entweder um eine Epiphysenlösung oder um eine Epiphysenverletzung vom Typ Aitken I (Abb. 48.25). Radiologisch oft Zielaufnahme oder Tomographie erforderlich.

Therapie:
- **Konservative** Behandlung bei nicht dislozierten und gut reponierbaren Frakturen durch Ruhigstellung des Ellenbogengelenkes im Oberarmgips für 14 Tage, anschließend funktionelle Nachbehandlung. Achsenabweichung bis 10° (bei Kindern bis 30°) tolerabel.
- **Operative Versorgung:** Nicht reponierbare, stark verschobene Radiushalsfrakturen, dislozierte Meißelfrakturen und Trümmerbrüche des Radiusköpfchens. Bei Trümmerbrüchen ist im Erwachsenenalter die Resektion des Radiusköpfchens (evtl. Ersatz durch Silastic-Prothese) angezeigt (Ergebnisse bei primärer Radiusköpfchenresektion besser), dagegen im Kindesalter wegen der Gefahr einer Wachstumsstörung der Oberarmrolle kontraindiziert. Osteosynthese mit Schrauben (Abb. 48.26), Kleinfragmentplatte und Kirschner-Drähten.

Komplikationen: Bewegungseinschränkungen, insbesondere der Unterarmdrehbewegung, vorwiegend nach Trümmerfrakturen und dislozierten Radiushalsfrakturen. Bei Kindern sehr oft Wachstumsstörungen mit Auftreten einer posttraumatischen Arthrose.

Abb. 48.26
a Radiusköpfchenmeißelfraktur
b nach operativer Versorgung mit Zugschraubenosteosynthese

5 Unterarm

Anatomie: Speiche (Radius) und Elle (Ulna) bilden am Unterarm das knöcherne Gestänge und stellen die Verbindung zwischen Ellenbogen- und Handgelenk her. Die Elle übernimmt die Führung des Unterarmes im Ellenbogengelenk, während die Speiche der Träger der Hand einschließlich der Handwurzel ist. Die beiden Knochen werden miteinander durch die Membrana interossea verbunden.

Bei der Unterarmdrehbewegung **(Supination, Pronation)** bewegt sich der Radius im proximalen und distalen Radioulnargelenk um die Elle (Abb. 48.27). Mit einer Einschränkung der Unterarmdrehbewegung ist daher insbesondere bei Fehlstellung in diesem Knochenabschnitt zu rechnen. Während der Radiusschaft durch einen kräftigen Muskelweichteilmantel geschützt ist, wird die Elle an ihrer Streckseite lediglich durch die eng anliegende Haut bedeckt. Darum ist insbesondere in diesem Bereich häufiger mit offenen Brüchen zu rechnen. Wie am Unterschenkel, so ist auch am Unterarm infolge der straffen Muskellogen bei Verletzungen an ein Muskelkompressionssyndrom zu denken. Bei Unterarmfrakturen muß dies immer beachtet werden (s. Kompartmentsyndrom, Volkmann-Kontraktur, Kap. 47).

5.1 Frakturen im Unterarmschaftbereich

Pathogenese: Direkte (z.B. Parierfraktur der Ulna = von „parieren" als Abwehrbewegung beim Fechten), indirekte oder kombinierte Gewalteinwirkung. In 20 % mit Begleitverletzungen.

Bruchformen: Quer-, Schräg- und Trümmerfrakturen, isoliert des Radius (15 %) oder der Elle (25 %). Sind beide Knochen frakturiert (60 %), spricht man vom Unterarmschaftbruch.

Spezielle Verletzungsformen sind die **Monteggia-Fraktur** als Kombination einer Ulnaschaftfraktur mit einer Luxation des Radiusköpfchens (Abb. 48.28 a) und die **Galeazzi**-Fraktur als Kombination der Radiusschaftfraktur mit Luxation des distalen Ulnaendes (Abb. 48.28 b).

Klinik: Ist nur ein Unterarmknochen beteiligt, so ist die Diagnose einer Fraktur klinisch oft schwierig zu stellen. Nur wenn beide Knochen betroffen sind, treten typische Frakturzeichen auf.

Röntgen: Unterarm in 2 Ebenen, stets mit Röntgenaufnahmen der benachbarten Gelenke zum Ausschluß begleitender Gelenkverletzungen.

Unterarmfraktur: Immer benachbarte Gelenke miträntgen!

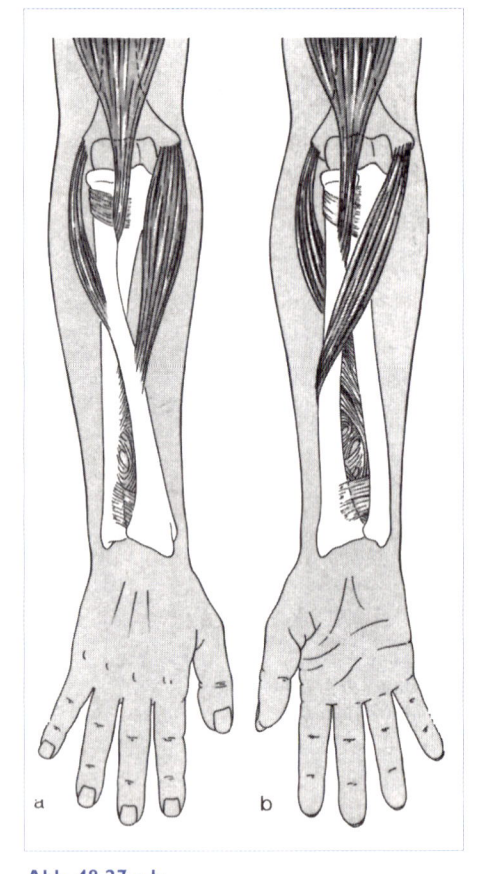

Abb. 48.27 a,b
Funktionelle Anatomie des Unterarmes:
a bei Pronation
b bei Supination

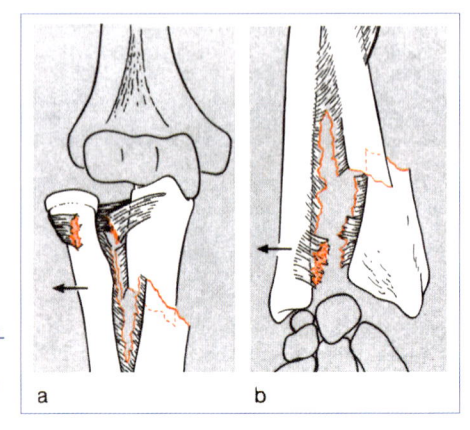

Abb. 48.28 a,b
Luxationsfrakturen am Unterarm.
a Monteggia-Fraktur (Luxation des Speichenköpfchens mit Fraktur der Elle)
b Galeazzi-Fraktur (Luxation des Ellenköpfchens mit Fraktur des distalen Radiusschaftes)

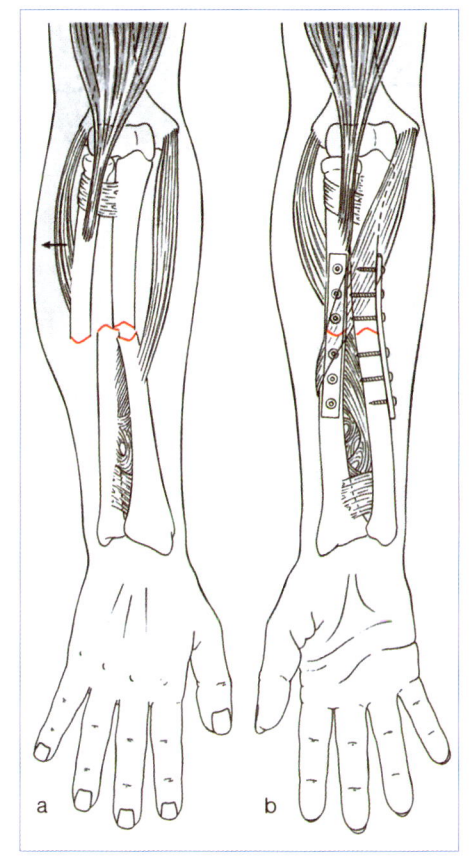

Therapie: Wegen der unbefriedigenden Ergebnisse bei konservativer Therapie (schwierige Reposition und Retention, lange Ruhigstellung, hohe Rate an Pseudarthrosen) werden die kompletten Unterarmschaftfrakturen des Erwachsenen wie auch die isolierten Ellen- und Speichenschaftbrüche mit und ohne Luxation in der Regel **operativ** (innerhalb von 8 Stunden) mit einer Plattenosteosynthese stabilisiert (erst Ulna, dann Radius) (Abb. 48.29). Bei 20 % autologe Spongiosaplastik erforderlich.

Postoperativ für 3–4 Tage Oberarmgipsschiene in 60°-Beugung, dann Beginn der Bewegungsübungen. Materialentfernung nach 2 Jahren. Marknagelung und andere Osteosyntheseverfahren sind hierfür ungeeignet.

Komplikationen: Infekte 2–3 %, Pseudarthrosen > 5 %, Kompartmentsyndrom, Behinderung der Unterarmdrehbewegungen durch Schrumpfung der Membrana interossea oder Brückenkallus.

5.2 Unterarmschaftbrüche im Kindesalter

Pathogenese: Wie beim Erwachsenen, s.o.
Bruchformen: Aufgrund des kräftigen Periosts häufig Grünholzfrakturen.

Therapie:
- In der Regel **konservativ.** Reposition in Narkose, ggf. bei Grünholzfraktur vollständiges Durchbrechen beider Kortikalisseiten. Frakturheilung im Oberarmgipsverband problemlos. Verbliebene Achsenfehlstellungen geringeren Umfangs (bis 10–15°) werden insbesondere im mittleren und distalen Schaftanteil durch das noch zu erwartende Längenwachstum ausgeglichen.
- **Operative Versorgung** indiziert bei zweit- und drittgradig offenen Frakturen sowie bei erheblicher Achsenfehlstellung, vor allem im proximalen Drittel oder bei Luxationsfrakturen. Osteosyntheseform: Dynamische Markdrahtung (Nancy-Nägel, Abb. 48.30), Plattenosteosynthese oder K-Drähte.

Komplikationen: Cave: Ischämische Muskelnekrose.

Abb. 48.29 a,b
Behandlung der Unterarmschaftfraktur.
a präoperativer Befund
b Zustand nach Versorgung mit zweifacher Plattenosteosynthese

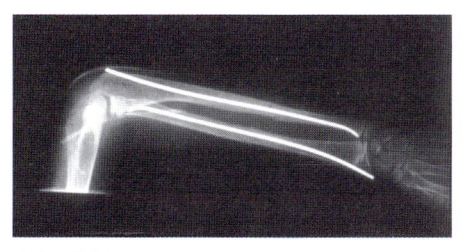

Abb. 48.30
Behandlung der Unterarmschaftfraktur beim Kind mit dynamischer Markdrahtung (Nancy-Nägel)

5.3 Distale Unterarmfrakturen

Radiusfraktur „loco typico" (Radiusextensionsfraktur an typischer Stelle = Colles-Fraktur):
Pathogenese: Mit 25% aller Frakturen häufigster Knochenbruch. Ursache: Sturz auf die dorsal flektierte Hand. Hierbei kommt es zur Einstauchung sowie Verschiebung nach dorsal und bei der Hälfte der Fälle gleichzeitig zum Abriß des Griffelfortsatzes der Elle (Abb. 48.31).
Man unterscheidet nach **Frykman** 8 verschiedene Formen der distalen **Radiusextensionsfraktur** (s. Tab. 48.1, Abb. 48.32). Darüberhinaus wird die dorsale Abscherfraktur des Radius als **Barton-Fraktur** bezeichnet.
Klinik: Weichteilschwellung und typische Fehlstellung: Bajonett-Fehlstellung bei Ansicht von der Beuge- und Streckseite infolge der radialen Abknickung und Gabelstellung (Fourchette-Stellung) bei seitlicher Ansicht wegen des dorsalen Achsenknickes.
Röntgen: Unterarm mit Handgelenk und Handwurzelknochen in 2 Ebenen. Cave: Zusatzverletzungen wie Navikularefraktur oder perilunäre Luxation! Neigung der Gelenkflächen am distalen Radius: a.-p. 23° (15–30°) nach radial ansteigend, seitlich 11° (1–23°) nach volar abgekippt.

> Radiusfraktur „loco typico": Zusatzverletzungen beachten!

Therapie:
- In der Regel **konservative** Behandlung (> 90 %). Hierbei Reposition der Fraktur durch Extension in volarer und ulnarer Zugrichtung sowie Ruhigstellung durch radial umgreifende dorsale Unterarmgipsschiene mit Daumensteg (s. Abb. 48.34 a–e). Engmaschige Röntgenkontrollen (3, 7, 14, 28, 42 Tage nach Reposition) zur Erkennung einer erneuten Dislokation. Nach 14 Tagen Gipswechsel. Anlage eines geschlossenen Unterarmgipses in Neutralstellung. Dauer der Gipsfixation 4–6 Wochen.
  Die Nachbehandlung ist für den weiteren Verlauf entscheidend: intensive Krankengymnastik. Nach 4 Jahren beziehen immerhin noch 11 % eine Unfallrente.
- **Operative Behandlung** indiziert bei Achsenknick > 10°, einer Verkürzung > 3 mm, bei zweit- und drittgradig offenen Frakturen sowie bei instabilen Bruchformen (Zertrümmerung der streckseitigen Kortikalis, Frykman 7/8 (Abb. 48.33), Flexionsfrakturen, Randfrakturen mit Dislokation, Luxationsfrakturen).

Abb. 48.31 a–c
Radiusextensionsfraktur „loco typico".
a Unfallmechanismus
b,c typische Frakturdislokation nach radial („Bajonett"-Stellung) und zur Streckseite („Fourchette"-Stellung)

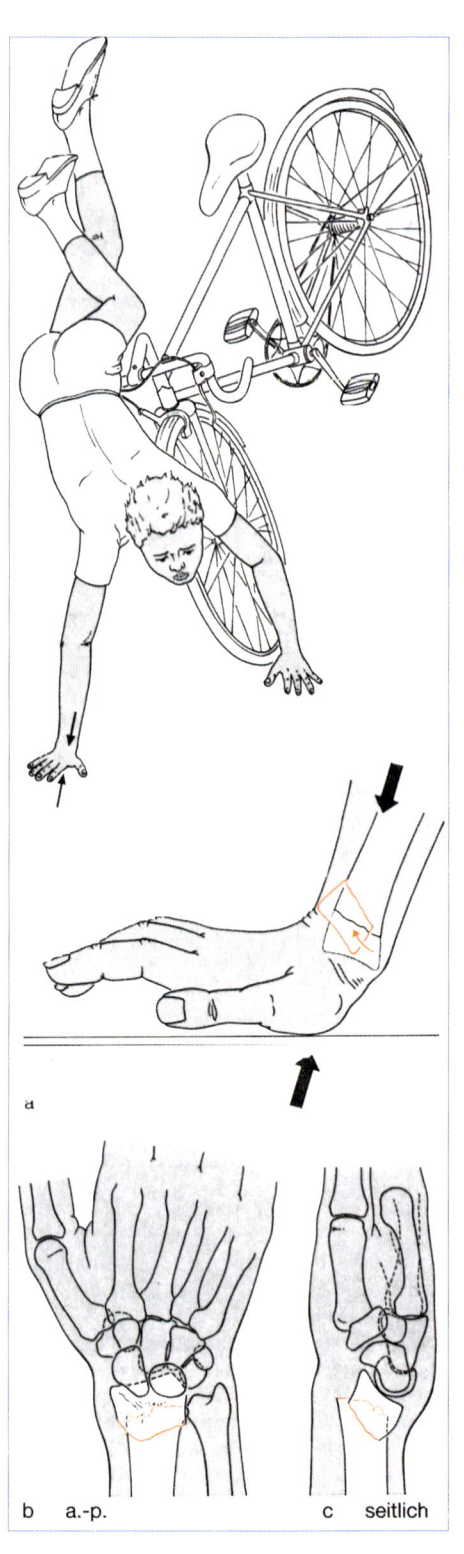

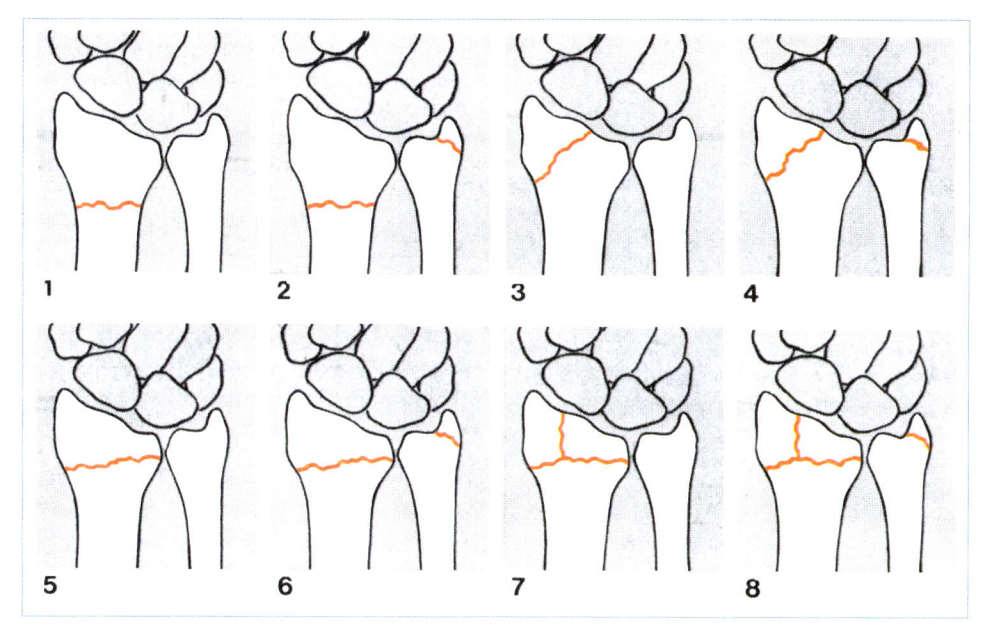

Abb. 48.32 Einteilung der distalen Radiusfrakturen nach Frykman

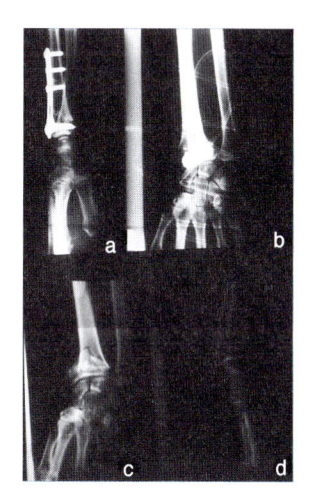

Abb. 48.33 a–d
a,b Radiusextensionsfraktur Typ Frykman 8
c,d nach operativer Versorgung mit T-Platte und Spongiosa

Zur Stabilisierung eingesetzt werden perkutan eingebrachte, gekreuzte Kirschner-Drähte, T-Platten (Abb. 48.33), Spongiosaplastik oder bei ausgedehnten Trümmerfrakturen der gelenküberbrückende Fixateur externe.

Komplikationen: Häufig posttraumatische Arthrose, bis zu 20 % der Patienten haben nachweisbare Funktionsstörungen im Handgelenk. Bei instabilen Bruchformen (Zerstörung der streckseitigen Kortikalis) häufig sekundäre Fehlstellung der Fraktur durch Sinterung der Fragmente (ulnarer Vorschub, Abkippung der Gelenkfläche nach dorsal und radial). Prädisponierende Faktoren für Sudeck-Erkrankung: Brüske Repositionsmanöver, häufige Nachreposition, unsachgemäße Nachbehandlung usw. (Sudeck-Erkrankung, Kap. 47.3.3). Bei erheblicher Fehlstellung gelegentlich posttraumatisches Karpaltunnelsyndrom (Einklemmung des N. medianus) oder sekundäre Ruptur der Daumenstrecksehne.

Radiusfraktur: Cave: Sudeck-Erkrankung!

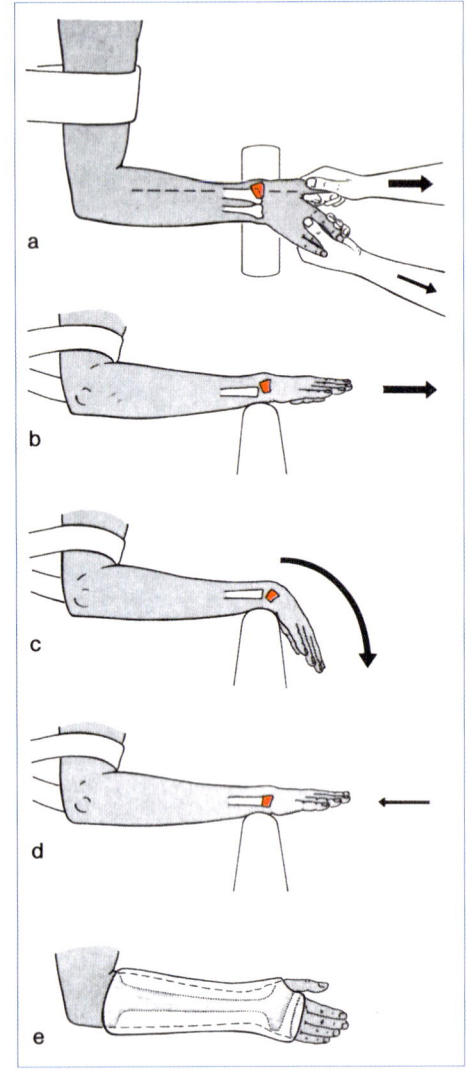

Abb. 48.34 a–e
Repositionsmanöver und Gipsfixation der Radiusextensionsfraktur „loco typico".
a,b Zunächst axiale Extension in radialer Richtung,
c danach Beseitigung der Extensionsstellung durch forcierte Volarflexion über ein Hypomochlion.
d Nach Reposition Impaktierung der Fraktur und
e Fixation des Repositionsergebnisses mittels radial umgreifender dorsaler Unterarmgipsschiene mit Daumensteg. Ideale Stellung: 10° Plantarflexion und 25° Ulnarneigung der Radiusgelenkfläche

Tab. 48.1 Einteilung der distalen Radiusfrakturen nach Frykman

Typ	Frakturverlauf
1	Extraartikuläre Querfraktur
2	1 + Fraktur des Proc. styloideus ulnae
3	Frakturlinie ins Radiokarpalgelenk
4	3 + Fraktur des Proc. styloideus ulnae
5	Frakturlinie ins Radioulnargelenk
6	5 + Fraktur des Proc. styloideus ulnae
7	Y-Fraktur mit Beteiligung des Radioulnar- und Radiokarpalgelenkes
8	7 + Fraktur des Proc. styloideus ulnae

5.4 Distale Unterarmfaktur im Kindesalter (s. a. Kap. 47.3.3)

Pathogenese: Entspricht der des Erwachsenen.
Formen: Es handelt sich meist um eine Epiphysenlösung oder Epiphysenlösung mit metaphysärem Fragment Typ Aitken I.
Klinik: Gleicht der des Erwachsenenalters, häufig jedoch dezenter, insbesondere beim Wulst- und Grünholzbruch.
Röntgen: Handgelenk in 2 Ebenen.
Therapie: In der Regel konservativ. Operativ werden komplett dislozierte und verkürzte Frakturen wenn möglich geschlossen reponiert und mit perkutanen Kirschner-Drähten fixiert (Abb. 48.35). Zweit- bzw. drittgradig offene Frakturen werden ebenfalls mit Kirschner-Drähten versorgt.

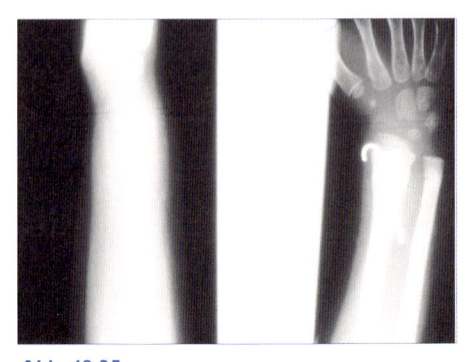

Abb. 48.35
Operative Versorgung einer metaphysären Unterarmfraktur mit Kirschner-Draht

5.5 Frakturen im gelenktragenden Radiusanteil (Frykman Typ 3–8)

Pathogenese: Sturz auf überstreckte oder gebeugte Hand.
Formen: Dorsale und volare Randfrakturen des gelenktragenden Radiusendes mit oder ohne Luxation des Handgelenkes.
Klinik: Schmerzhafte Schwellung und Bewegungseinschränkung im Handgelenk.
Röntgen: Handgelenk in 2 Ebenen. Cave: Luxation der Handwurzelknochen!
Begleitverletzungen: Luxation der Handwurzelknochen mit Irritation des N. medianus.
Therapie: Nicht dislozierte Randfrakturen und Abrißfrakturen des Processus styloideus radii werden konservativ, Randfrakturen mit Dislokation (Frykman 3/4) oder begleitender Luxation dagegen operativ versorgt (volare Abstützplatte).

5.6 Distale Radiustrümmerfraktur

Therapie: Zweifach instabile Gelenkbrüche (Frykman 7/8) mit Dislokation gelenkbildender Fragmente, ausgedehnte Trümmerbrüche mit Verkürzung, offene Brüche, Brüche mit Gefäß- und/oder Nervenverletzungen müssen **osteosynthetisch** versorgt werden um das Repositionsergebnis halten zu können. Meist reicht die perkutane Spickdrahtosteosynthese unter Durchleuchtungskontrolle nicht aus.
Der Gipsverband, zunächst als Schiene, dann zirkulär angebracht, bleibt 4 Wochen. Danach intensive Krankengymnastik.
Nach 4–8 Wochen sollten die Spickdrähte entfernt werden.
Bei **ausgedehnteren Verletzungen** Plattenosteosynthese (T-Platte) oder sogar Fixateur externe (s. Abb. 48.33). Auch hier ist die frühe Krankengymnastik wichtig.

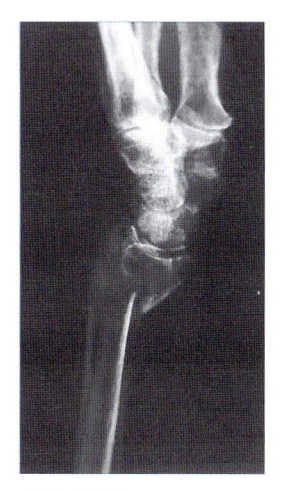

5.7 Radiusflexionsfraktur (Smith-fracture)

Pathogenese: Durch Sturz auf den gebeugten Handrücken kommt es an derselben Stelle wie bei der Extensionsfraktur zur Flexionsfraktur (Abb. 48.36).

Einteilung der Flexionsfrakturen nach Thomas:
- **Typ I:** Umgekehrte Colles-Fraktur mit querem Frakturverlauf (extraartikulär)
- **Typ II:** Volare Abscherfraktur (umgekehrte Barton-Fraktur)
- **Typ III:** Umgekehrte Colles-Fraktur mit schrägem Frakturverlauf (mit Gelenkbeteiligung).

Klinik: Palmarer Achsenknick, schmerzhafte Weichteilschwellung und eingeschränkte Beweglichkeit im Handgelenk.
Röntgen: Handgelenk in 2 Ebenen zeigt die Abkippung des distalen Radiusendes nach volar (Abb. 48.37).

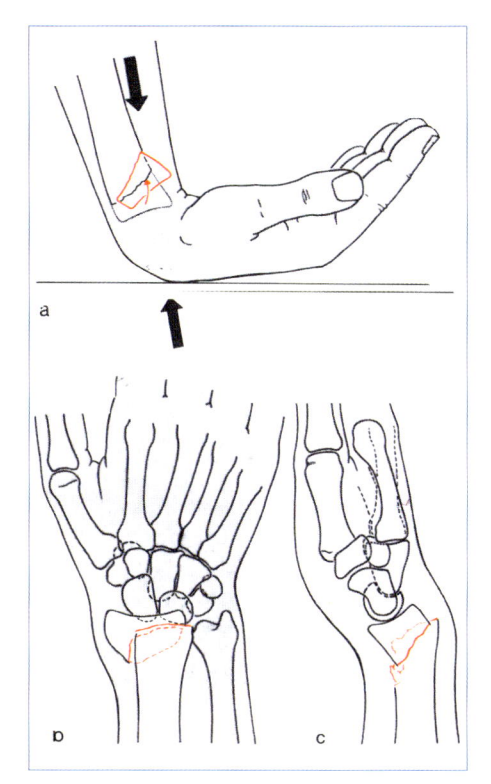

Abb. 48.36 a–c
Pathomechanismus und Frakturdislokation bei der Flexionsfraktur des distalen Radius („Smith fracture")
a Pathomechanismus
b,c Typische Frakturdislokation (Einstauchung der Fraktur, Verschiebung des distalen Fragmentes zur Speichen- und Beugeseite

Abb. 48.37
Radiusflexionsfraktur

Therapie: Wegen der schlechten Retentionsmöglichkeit im Gips und der häufigen Gelenkbeteiligung muß diese Fraktur vielfach offen reponiert und öfters mit einer volar angebrachten Platte stabilisiert werden. Spongiosaplastik ist oft erforderlich.

6 Operationsatlas: Unterarm-Osteosynthese*

Indikationen zur Osteosynthese

- Therapie der Wahl beim Erwachsenen
- Bei Kindern: dislozierte Frakturen

Osteosyntheseverfahren

- Plattenosteosynthese
- Fixateur externe
- Bei Kindern: Nancy-Nägel

Postoperativ

- Krankengymnastik bei übungsstabiler Osteosynthese
- Nach 6–8 Wochen Vollbelastung
- Metallentfernung (ME): Platten nach 2 Jahren, Nancy-Nägel nach 2–3 Monaten

Komplikationen

- Behinderung der Unterarmdrehbewegung durch Schrumpfung der Membrana interossea oder Brückenkallus. Refraktur.

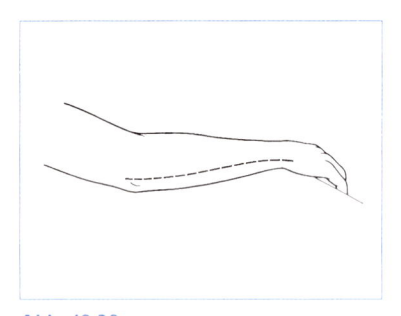

Abb. 48.38
Laterale Hautinzision

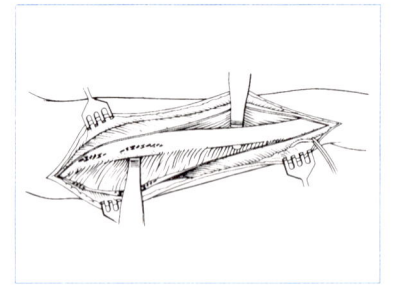

Abb. 48.39
Durchtrennung der Faszie und Abschieben der Muskulatur

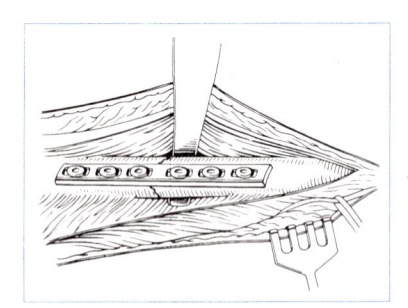

Abb. 48.40
Osteosynthese, z.B. Kleinfragment-DC-Platte

---

*Abbildungen aus K. Kremer, V. Schumpelick, G. Hierholzer (Hrsg.): Chirurgische Operationen. Atlas für die Praxis. Thieme, Stuttgart-New York 1992.

I. Osteosynthese der Ulna

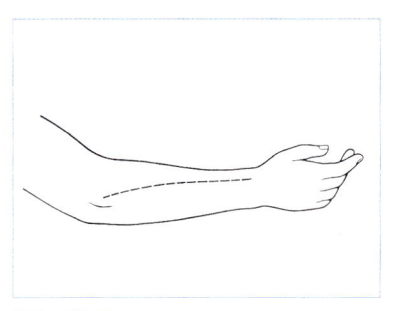

Abb. 48.41
Hautinzision (Zugang zum Radiusschaft nach Thompson)

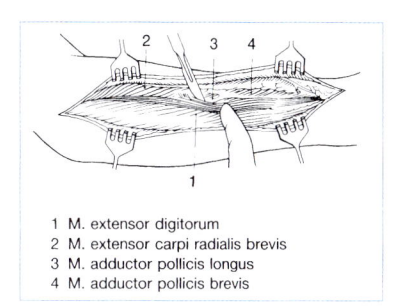

Abb. 48.42
Durchtrennung der Faszie zwischen M. extensor digitorum communis und radialen Streckern

1 M. extensor digitorum
2 M. extensor carpi radialis brevis
3 M. adductor pollicis longus
4 M. adductor pollicis brevis

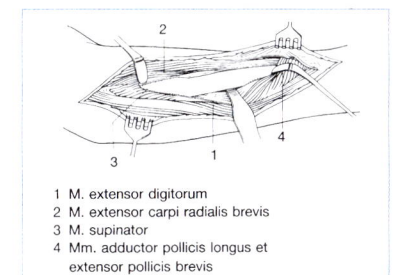

Abb. 48.43
Scharfes Ablosen des M. supinator bei supiniertem Unterarm möglichst weit radial (Cave: Ramus profundus nervi radialis)

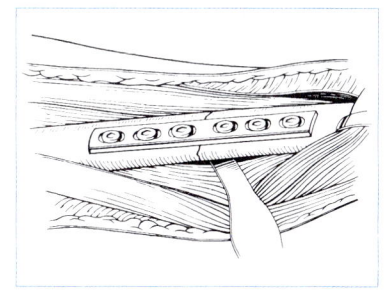

1 M. extensor digitorum
2 M. extensor carpi radialis brevis
3 M. supinator
4 Mm. adductor pollicis longus et extensor pollicis brevis

Abb. 48.44
Osteosynthese des Radius, z.B. Kleinfragment-DC-Platte

II. Osteosynthese des Radius

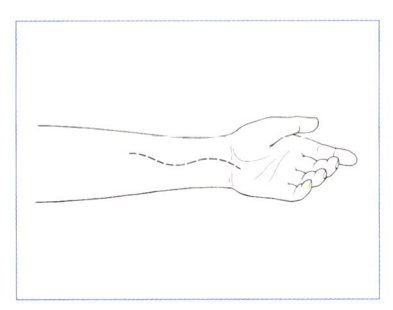

Abb. 48.45
Hautinzision

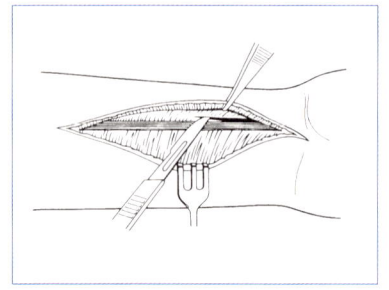

Abb. 48.46
Inzision der Faszie am radialen Rand der Sehne des M. flexor carpi radialis

III. Osteosynthese der distalen Radiusfraktur

1 Mm. flexor digitorum superficialis et flexor pollicis longus
2 M. pronator quadratus

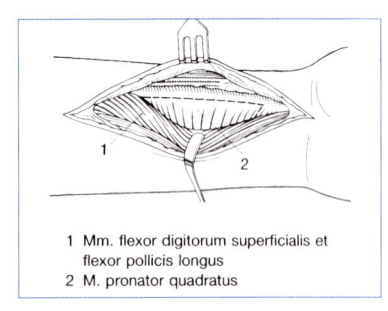

Abb. 48.47
Abschieben des Mm. flexor digitorum superficialis und flexor pollicis longus, scharfes Ablösen des M. pronator quadratus und Darstellen des Radius

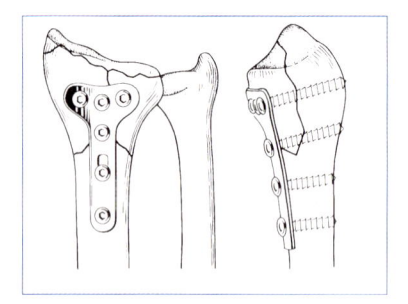

Abb. 48.48
Osteosynthese, z. b. mit Kleinfragment-T-Platte

Indikationen zur Osteosynthese

- Mehrfragmentfrakturen, die sich nicht reponieren bzw. halten lassen (z.B. Frykman 7 und 8)
- Smith-Fraktur
- Offene Fraktur

49 Wirbelsäule

Kapitelübersicht

Wirbelsäule

Halswirbelsäulenverletzungen
- Atlanto-axiale Verletzungen
- Densfrakturen
- Atlasfrakturen
- HWS-Schleudertrauma

Verletzungen der BWS- und LWS

Wirbelsäulenverletzungen beim Kind

Querschnittsverletzungen

1 Anatomie

Die Wirbelsäule besteht aus 7 Halswirbeln, 12 Brustwirbeln, 5 Lendenwirbeln, 5 fusionierten Kreuzbeinwirbeln und 4–5 Steißbeinwirbeln.

Wirbelkörper und Wirbelfortsätze, Bandscheiben und -verbindungen sowie der muskuläre Apparat bilden mit ihren statischen und dynamischen Elementen ein funktionelles System.

Die größte Beweglichkeit findet sich in der Halswirbelsäule, gefolgt von der Lendenwirbelsäule.

Durch die Rippen und die schräg fußwärts gestellten Dornfortsätze ist dagegen die Beweglichkeit der Brustwirbelsäule am geringsten.

Durch die physiologischen Krümmungen der Wirbelsäule entsteht ein federndes System, das Stauchungen abfängt.

Dies wird durch die Zwischenwirbelscheiben, die auch Zug- und Scherkräfte neutralisieren, noch verbessert. Die Übergänge von bewegungsarmen zu bewegungsreichen Wirbelsäulenabschnitten sind hinsichtlich ihrer Verletzlichkeit die Schwachstellen (HWS/BWS, BWS/LWS, LWS/Os sacrum) (Abb. 49.1).

2 Wirbelsäulenverletzungen

Pathogenese: Wirbelsäulenverletzungen machen 2 % aller Knochenbrüche aus und setzen, abgesehen von Frakturen auf dem Boden einer Osteoporose oder anderer rarefizierender Erkrankungen, immer die Einwirkung großer Kräfte voraus.
- Sturz aus der Höhe auf Kopf, Gesäß oder ausgestreckte Beine, Stauchung und Überbiegung. Bei Überbiegung nach vorn können Wirbelkörperfrakturen mit Zerreißung des hinteren Längsbandes entstehen.
- Bei Überbiegung nach hinten Bogen- und Gelenkfortsatzfrakturen mit evtl. Zerreißung der Bandscheiben.
- Beim Stauchungsmechanismus kann der Wirbelkörper durch Einpressen der benachbarten Bandscheibe auseinandergesprengt werden. Im Vergleich dazu ist die direkte Gewalteinwirkung (Schlag, Geschoß) eine seltene Verletzungsursache.

Bei 20 % der Patienten mit Wirbelfrakturen sind zwei oder mehr Wirbelkörper betroffen. Wirbelsäulenfrakturen werden häufig übersehen, insbesondere bei polytraumatisierten Patienten.

Polytrauma: Wirbelsäulenverletzung?

Einteilung der Wirbelsäulenverletzung (modifiziert nach Lob):
1. Kontusion und Distorsion (z.B. HWS-Schleudertrauma I. Grades).
2. Isolierte Kapsel-, Band- und Weichteilverletzung (z.B. HWS-Schleudertrauma II. und III. Grades).
3. Isolierte Bandscheibenverletzung (Bandscheibenprotrusion oder -prolaps).
4. Isolierter Wirbelkörperbruch, Kompressionsbruch (Ursache Hyperflexion = „Klappmessermechanismus").
5. Wirbelkörperbruch mit Bandscheibenverletzung, inkompletter Berstungsbruch.
6. Voll ausgebildete Wirbelsäulenverletzung, kompletter instabiler Berstungsbruch (Wirbelkörper-, Bogen- und Gelenkfortsatzbruch mit Ligamentzerreißungen, häufig Luxationsfraktur mit Rückenmarksbeteiligung)
7. Wirbelverrenkung ohne Fraktur (selten, am ehesten HWS-Bereich).
8. Isolierte Bogen- und Fortsatzbrüche.

Klinik: Druck-, Klopf- und Stauchungsschmerz im betreffenden Wirbelsäulenabschnitt. Je nach Ausdehnung der Verletzung Geh-, Steh- und Bewegungsunfähigkeit.
Im Falle einer **Rückenmarksbeteiligung** (s. Kap. 17): Paresen, Lähmungen, Sensibilitätsstörungen. Wichtig ist der Zeitpunkt der neurologischen Ausfälle. Die Prognose ist um so besser, je später neurologische Symptome auftreten.
Bei Frakturen im thorako-lumbalen Übergang kann ein retroperitoneales Hämatom zum paralytischen Ileus führen (Irritation des Sympathikus) (s. Kap. 29.3).
Röntgen: Stets Aufnahmen in 2 Ebenen. Schrägaufnahmen zur Beurteilung der Gelenkfortsätze und der Foramina intervertebralia. Zielaufnahmen (Dens, C7, BWS/LWS-Übergang), konventionelle Tomographie.
Computertomographie vor allem für die Beurteilung der Weite des Spinalkanals, der Stabilität der Hinterkante des Wirbelkörpers sowie der Wirbelbögen.
Kernspintomographie bei Myelon-Beteiligung: Hämatome im Spinalkanal, Einblutung ins Rückenmark, Bandscheibenprolaps.
Begleitverletzungen: Im Vordergrund steht die Schädigung des Rückenmarks und der Nervenwurzeln (10%).
Komplikationen: Statische Beschwerden bei Fehlheilung (Gibbus, Skoliose).

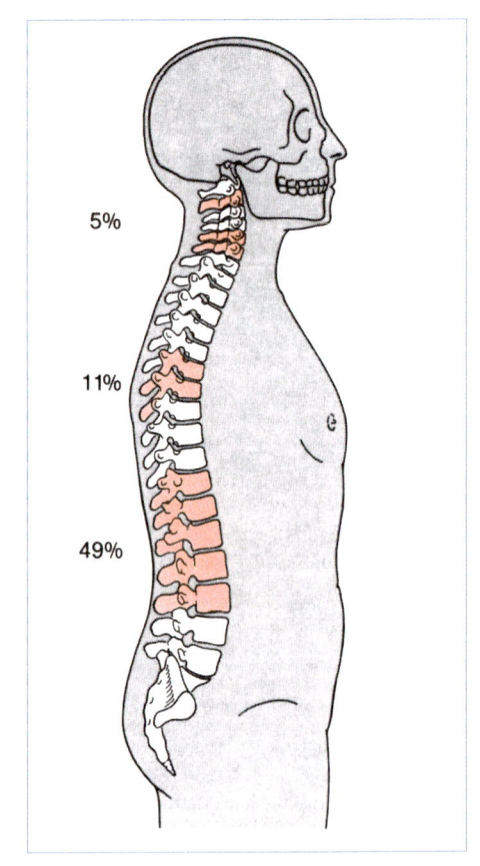

Abb. 49.1
Häufigkeitsverteilung der Frakturen im Bereich der Wirbelsäule

2.1 Halswirbelsäulenverletzungen

Pathogenese: 65 % dieser Verletzungen werden durch Verkehrsunfälle (Frontalaufprall mit starker Hyperflexion und anschließender Hyperextension der Wirbelsäule oder mit umgekehrten Bewegungsausschlägen beim Auffahrunfall (= Peitschenhiebverletzung) hervorgerufen (s. HWS-Schleudertrauma).
Eine weitere typische Verletzungsursache ist der Badeunfall mit Kopfsprung in seichtes Wasser. Durch Stirnaufprall entsteht eine starke Hyperextension mit Riß des vorderen Längsbandes, Bogenbrüchen und einer Teil- oder Vollverrenkung der Halswirbel.
Rotations- und Hyperextensionskräfte sind die Ursache für eine ein- oder beidseitige, verhakte oder reitende Verrenkung sowie für Brüche der Gelenkfortsätze.

2.1.1 Verletzungen des 1. und 2. HWKs

Atlanto-axiale Luxationen

Transligamentäre Verrenkung des Atlas: Durch Zerreißung des Lig. transversum entsteht eine Instabilität mit ventraler Luxation des Atlasbogens. Das Lig. transversum setzt an der medialen Fläche der Massae laterales atlantis an und teilt den vom Atlasring gebildeten Anteil des Spinalkanals in einen kleineren zur Aufnahme des Dens und in einen größeren zur Aufnahme des Rückenmarks.
Diagnostik: Bestimmung der atlanto-axialen Distanz im seitlichen Röntgenbild, Kernspintomographie.
Therapie: Da eine neurogene Schädigung möglich ist und eine alleinige Ruhigstellung nicht zur Heilung der Bandstrukturen führt, ist eine operative Versorgung erforderlich.
Direkte Verschraubung der atlanto-okzipitalen Gelenke nach Magerl; dorsale Fusion.
Im Gegensatz dazu bedarf die auf degenerativer Basis entstehende Subluxation des Atlas beim Patienten mit chronischer Polyarthritis nur selten der operativen Stabilisierung.

Densfrakturen

Nach Anderson werden die Frakturen in drei Typen eingeteilt (Abb. 49.2).
- **Typ I:** Fraktur der Densspitze. DD: Os odontoideum.
- **Typ II:** Fraktur verläuft in Höhe der Densbasis am Übergang zum Wirbelkörper. Unbehandelt führt dies zu Pseudarthrosenbildung.
- **Typ III:** Fraktur verläuft unterhalb der Densbasis durch den Wirbelkörper selbst. Gute Heilungstendenz, da spongiöser Knochen.

Bei den Typ II- und III-Verletzungen handelt es sich um Luxationsfrakturen. Es sind Luxationen des Dens nach ventral, nach dorsal und selten Rotationsverschiebungen möglich.

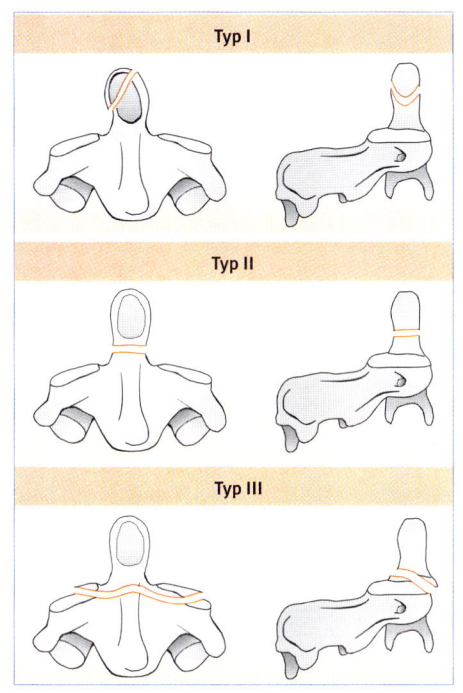

Abb. 49.2
Einteilung der Densfrakturen nach Anderson

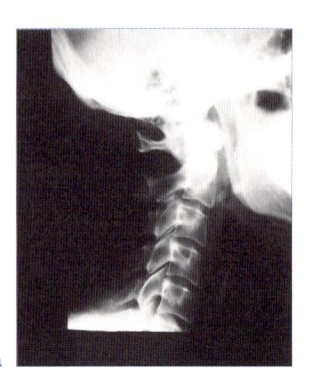

Abb. 49.3
a Densfraktur
b nach operativer Versorgung mit Schraubenosteosynthese

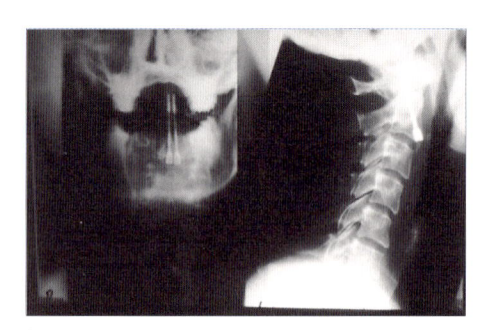

Therapie:
- Meist operative Therapie durch Schraubenosteosynthese (Kompressionsosteosynthese mit kanülierten Schrauben von ventral) (Abb. 49.3).
- Postoperative Ruhigstellung mittels Kunststoffkrawatte für ca. 6 Wochen. Keine Rotationsbehinderung im atlanto-okzipitalen Gelenk.
- Konservative Therapie nur bei geringer Luxation (< $\frac{1}{4}$ der Densbreite), jedoch monatelange Ruhigstellung im Minerva-Gips oder Halo-Fixateur (Abb. 49.4) erforderlich.

Atlasberstungsfraktur, Jefferson-Fraktur

Fraktur der beiden Atlasbögen. Typischer Frakturverlauf im Sulkus der A. vertebralis. Die Massae laterales werden nach außen gedrängt. Bei großer Distanz (> 7 mm) in der a.-p.-Röntgen-Aufnahme ist das Lig. transversum zerrissen, mit Instabilität.
Therapie: Meist konservativ. Zunächst Extension mit Crutchfield- oder Halo-Extension. Nach Abbinden der Fraktur Mobilisation des Patienten mit Halo-Weste. Gesamtdauer: 8–12 Wochen.

Dorsale bzw. ventrale Fraktur des Atlasbogens

Die **dorsale** Faktur ist fast immer stabil: Behandlung mit Schanz-Krawatte. Die **ventrale** Fraktur ist instabil: Behandlung konservativ, z.B. Halo-Fixateur für 6–12 Wochen je nach Röntgenbefund.

Bogenfrakturen des Axis, Hangman's fracture

Fast immer begleitet von diskoligamentären Verletzungen zwischen I. und II. Halswirbelkörper (Abb. 49.5).
Therapie: Abhängig vom Grad der diskoligamentären Verletzung. Das Spektrum reicht von einer funktionellen Behandlung mit Schanz-Krawatte bis zur operativen Therapie bei einer Zerstörung der diskoligamentären Strukturen mit und ohne Dislokation.

> Atlasfrakturen und nichtdislozierte Bogenfrakturen des Axis eignen sich zur konservativen Therapie

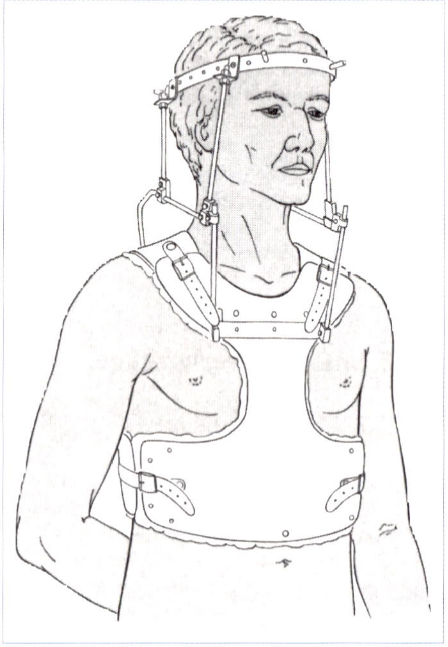

Abb. 49.4
Halo-Fixateur

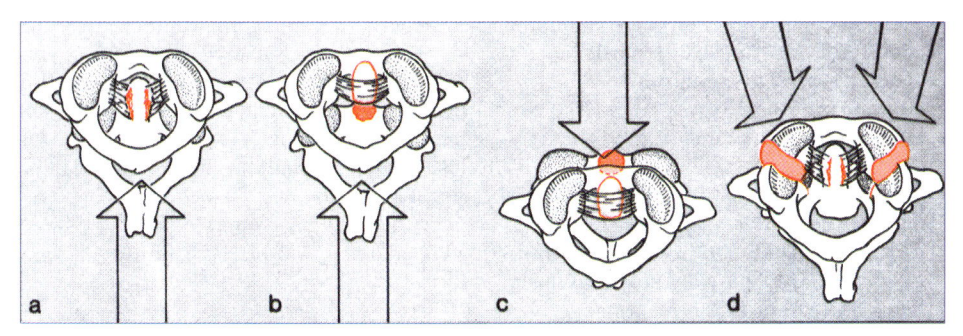

Wirbelsäulenverletzungen

Abb. 49.5 a–d
Verletzungen des 1. und 2. Halswirbelkörpers und ihr Pathomechanismus.
a Transligamentäre Verrenkung des Atlas nach vorn
b Transdentale Verrenkung des Atlas nach vorn bei Densfraktur
c Verrenkung des Atlas nach hinten bei Densfraktur
d Atlasberstungsfraktur (Jefferson): Fraktur der Massae laterales und Zerreißung des Lig. transversum

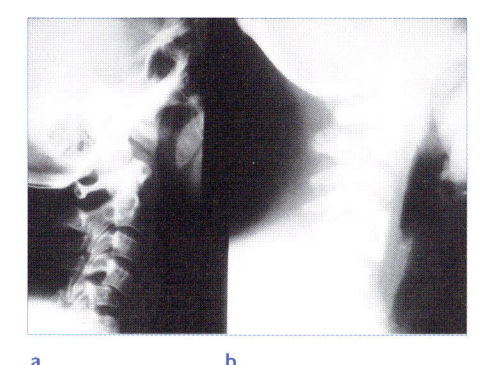

2.1.2 Luxationen und Frakturen der übrigen HWS-Abschnitte

Prädilektionsstelle für Verletzungen liegt zwischen C4 und C6. Es finden sich Kompressionsfrakturen der Wirbelkörper oder Luxationen mit und ohne Gelenkfortsatzfraktur.

Klinik: Nacken- und Bewegungsschmerzen, Kopf wird von den Händen gestützt mit Vermeidung jeglicher Erschütterung oder Bewegung. Schluckbeschwerden sind Leitsymptom für ein retropharyngeales Hämatom. Bei einer einseitigen Verrenkung ist der Kopf zur gesunden Seite gedreht oder zur kranken Seite geneigt (Torticollis).

Stabile Verletzungen können gelegentlich völlig symptomlos sein.

> Symptomlosigkeit schließt eine HWS-Verletzung nicht aus!

Röntgen: HWS zunächst in 2 Ebenen (Abb. 49.6 a).
Bei Verdacht auf Densfraktur transorale Aufnahmetechnik; ggf. Ziel-, Schräg- und Schichtaufnahmen oder CT.
Bei HWS-Schleudertrauma gehaltene Aufnahmen in Funktionsstellung (Abb. 49.7).

Begleitverletzungen: Schädigungen des Halsmarkes mit – je nach Lokalisation der Verletzung – kompletter oder inkompletter Querschnittssymptomatik. Isolierte Nerven-Muskel-Syndrome (neurogene Störungen im Bereich des Armes und des Schultergürtels), Schädigung der Nervenwurzeln sowie Halsmarkerschütterungen, die zu flüchtigen neurologischen Ausfällen führen können.

Therapie:
- Frakturen mit Keilwirbelbildung lassen sich meistens geschlossen nicht aufrichten. Die **operative** Versorgung ist die Therapie der Wahl: Der Zugang erfolgt von ventral. Entfernung der zerrissenen Bandscheibe, Einsetzen eines kortikospongiösen Spans und Stabilisierung mit H-Platte (s. Abb. 49.6 b).
- Berstungsfrakturen mit Einengung des Spinalkanals erfordern häufig eine Entfernung des Wirbelkörpers mit Fusionsoperation über 2 Segmente.
- Geringe Keildeformitäten und isolierte Quer- und Dornfortsatzfrakturen eignen sich für eine konservative Therapie.
- Luxationen und Luxationsfrakturen werden, falls möglich, geschlossen mittels Crutchfield-Extension unter Röntgen-Kontrolle reponiert mit anschließender ventraler und/oder dorsaler Fusion.

Abb. 49.6 a,b
a Luxation HWK 4/5
b nach operativer Versorgung mit ventraler Fusion

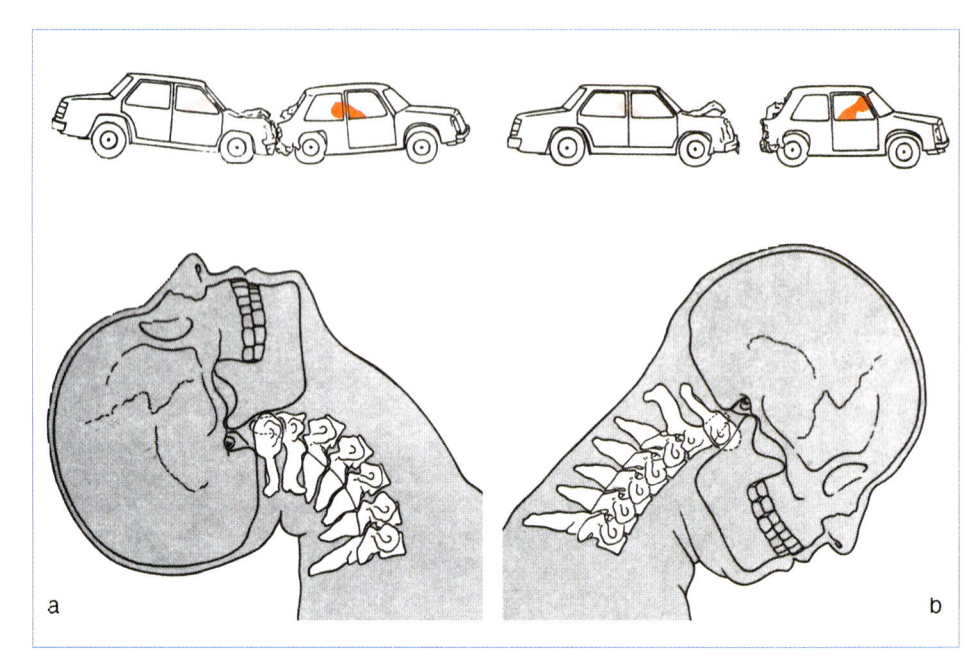

Abb. 49.7 a,b
Pathomechanismus des Halswirbelsäulen-Schleudertraumas

2.1.3 HWS-Schleudertrauma

Pathogenese: Bei Auffahrunfällen erfährt der Schädel eine negative oder positive Akzeleration. Hierdurch wird die HWS im Sinne eines Peitschenhiebmechanismus forciert bewegt, es kommt zu Weichteilverletzungen im Halsbereich (Abb. 49.7). Je nach dem Schweregrad der Verletzungen werden in bezug auf Therapie und Prognose 3 Grade unterschieden (Tab. 49.1).

Tab. 49.1 Schweregrad des HWS-Schleudertraumas und Therapie (nach Erdmann)

	Beschwerdefreies Intervall	Symptomatik	Therapie	Ausheilungszeit
Grad I	Mehrere Stunden	Nackenschmerz, Bewegungsschmerz	Schanz-Verband für 1 Woche	3–4 Wochen
Grad II	Wenige Stunden	Ausstrahlende Schmerzen in den Hinterkopf	Schanz-Verband für 2 Wochen	1–2 Jahre
Grad III	fehlt	Haltlosigkeit des Kopfes, heftige Schmerzen, die in den Hinterkopf ausstrahlen, häufig Schluckbeschwerden durch retropharyngeales Hämatom	Schanz-Verband für 4–6 Wochen, krankengymnastische Nachbehandlung	Mehr als 2 Jahre

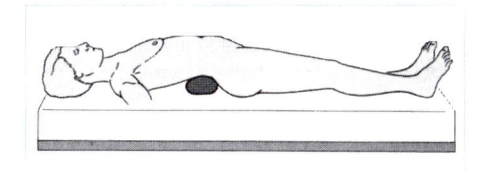

Abb. 49.8
Konservative Behandlungsmethode bei Frakturen im dorsolumbalen Übergang durch Lagerung in Hyperlordosierung

2.2 Verletzungen der Brust- und Lendenwirbelsäule

Pathogenese s. 2.1 Halswirbelsäulenverletzungen.

Bruchformen:
- Typisch für Kompressionsverletzungen sind Deckplattenimpression, keilförmige Deformierung, Spaltfraktur, Berstungsfraktur.
- Distraktionsverletzungen sind gekennzeichnet durch eine horizontale Zerreißung einer oder beider Säulen.
- Isolierte Rotationsverletzungen sind selten. Meistens sind diese kombiniert mit Kompressions- und Distraktionsverletzungen.

Für die Beurteilung der Bruchform ist ein entscheidendes Kriterium die Beeinträchtigung der Stabilität. Nach Roy-Camille ist für die Stabilität neben der Wirbelkörperhinterkante das hintere Längsband und beide Bogenwurzeln verantwortlich.

Klinik: Klopf- und Stauchungsschmerz des betroffenen Wirbelsegments. Häufig nur geringe spontane Beschwerden, insbesondere bei den stabilen Bruchformen. Überlagerung von alten degenerativen Veränderungen möglich.

Zum Ausschluß einer Rückenmarksbeteiligung ist die neurologische Untersuchung obligat.

Röntgen: Wirbelsäule in 2 Ebenen, ggf. Ziel- oder Schichtaufnahmen, CT.

Begleitverletzungen: Rückenmark, Nervenwurzeln, Nierenkontusion, gelegentlich auch Milzrupturen und reflektorische Darmparalyse, evtl. auch Retentionsblase durch retroperitoneales Hämatom.

Therapie:
Ziel ist die Wiederherstellung der Achse und der Stabilität der Wirbelsäule, eine Beseitigung einer spinalen oder radikulären Kompression, eine Beschleunigung der Heilung und der Rehabilitation. Die Entscheidung, ob eine Verletzung konservativ (Abb. 49.8) oder operativ zu behandeln ist, muß anhand der Therapieziele entschieden werden.

- **Wiederherstellung der Achse:** Veränderungen der Form eines Wirbelkörpers gehen mit Veränderungen der Wirbelsäulenachse in ein oder zwei Ebenen einher. Kyphosewinkel von über 20° verursachen auf Dauer durch die Fehlstellung Beschwerden, so daß operative Maßnahmen indiziert sind.
- **Wiederherstellung der Stabilität:** Die Notwendigkeit eines operativen Vorgehens ist abhängig vom Grad der Instabilität. Diskoligamentäre Instabilitäten sind eine Indikation zur operativen Therapie, da sie unter konservativer Behandlung nicht ausheilen.

Ossäre Instabilitäten können zwar unter konservativer Therapie konsolidieren, sind aber mit einer langen Ruhigstellung in einer Gipsschale und Bettruhe verbunden, so daß auch sie heute operativ versorgt werden.

- Behandlung einer spinalen oder radikulären Kompression: Fragmente, die das Rückenmark oder die Nervenwurzeln einengen, können nur auf operativem Weg angegangen werden.

> Alle Wirbelsäulenverletzungen mit neurologischen Ausfällen sind eine Operationsindikation

- **Operative Technik:** Dorsaler Zugang, Reposition und Stabilisierung mit Fixateur interne (Abb. 49.9, 49.10). Ventrolateraler Zugang je nach Lokalisation transthorakal, transabdominal oder retroperitoneal. Das Standardverfahren stellt das dorsale Vorgehen mit Verwendung eines Fixateur interne dar. Bei ausgedehnter ventraler Zerstörung des Wirbelkörpers ist bei alleiniger Versorgung ein späterer Korrekturverlust möglich, so daß ein zusätzlicher ventraler Zugang mit Entfernung der betroffenen Bandscheibe und Aufbau des zerstörten Wirbelkörpers mittels kortikospongiösen Spänen erforderlich sein kann (Abb. 49.11). Bei Vorliegen von freien Fragmenten im Spinalkanal ist ein kombiniertes Vorgehen das Verfahren der Wahl.

2.3 Wirbelverletzungen beim Kind

Pathogenese: Durch die große Elastizität von Knochen und Bandscheiben, knorpeligen Abschlußlatten, Bändern und durch die ausgeprägte Beweglichkeit des Rumpfes sind Wirbelsäulenverletzungen im Kindesalter relativ selten.
Die typische Wirbelfraktur ist ein Stauchungsbruch. Dabei sind Brüche von mehreren Wirbelkörpern häufiger als ein isolierter Wirbelbruch.
Bei einer Schädigung der Knorpelplatten (Wachstumszentrum des Wirbelkörpers) kann eine Wachstumsschädigung mit konsekutiver Veränderung der Wirbelsäulenachse entstehen.
Klinik: Klopf- und Stauchungsschmerz des betroffenen Wirbelsäulensegments.
Röntgen: Fehldeutungen aufgrund der Besonderheiten des kindlichen Skeletts (Keilform von C3 bis C7, Subluxationsstellung von C2 bis C4 Apophysenkamm des Dens, Distanz zwischen Dens und Atlas) sind möglich.
Differentialdiagnose: Scheuermann-Krankheit, Klippel-Feil-Syndrom, anlagebedingte Wirbeldeformitäten, Wirbelgleiten, Spondylolyse und entzündliche Erkrankungen.
Begleitverletzungen: Wie beim Erwachsenen.
Therapie:
- Korrekturen von posttraumatischen Fehlstellungen sind möglich, vor allem in der Sagittalebene. Ist die Vorderkante weniger als 50 % in der Höhe erniedrigt und sind keine anderen Fehlstellungen in der Frontalebene vorhanden, kann je nach Schmerzsymptomatik frühfunktionell behandelt werden.
- Bei Deformitäten in beiden Ebenen Anlage eines Gipskorsettes.

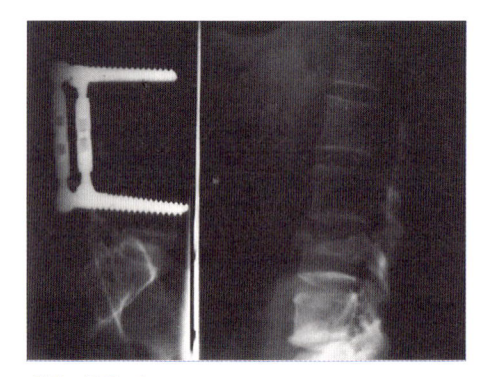

Abb. 49.9 a,b
a LWK 4 Kompressionsfraktur
b nach operativer Versorgung mit Fixateur interne und Spongiosaplastik

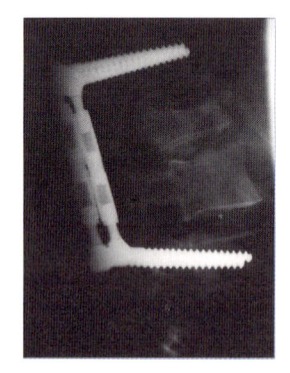

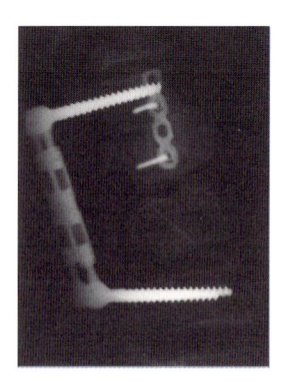

Abb. 49.11 a,b
a Kompressionsfraktur nach operativer Versorgung von dorsal
b Kompressionsfraktur nach zusätzlicher Versorgung von ventral mit Entfernung der betroffenen Bandscheibe und Aufbau des zerstörten Wirbelkörpers mit Rippenspan

- Bei Deformitäten über 50 % ist ein operatives Vorgehen zu empfehlen. Auf eine ventrale Fusionierung sollte jedoch wegen der Zerstörung der Knorpelplatte verzichtet werden (Wachstumszentrum des Wirbelkörpers).

2.4 Querschnittsverletzung

Meist vollständige Lähmung im Bereich der HWS als Tetraplegie, im Bereich der BWS als Paraplegie.

Bei 10 % aller Patienten mit einer Wirbelsäulenverletzung ist mit Nerven- und Rückenmarksschäden zu rechnen. Die Schädigung des Rückenmarks erfolgt durch Quetschung als Folge der Luxation von Wirbelkörper oder Bandscheiben. Das die Kontusion begleitende Ödem kann die Regionen der nervalen Ausfälle initial verwischen.

Bei der Halsmarklähmung entsteht das typische Bild der **Tetraplegie**: Beide Arme und Beine, der Rumpf, die Interkostal- und Bauchmuskulatur, die Blasen-, Mastdarm- und Sexualfunktion sind betroffen. Über eine Mitbeteiligung des vegetativen Nervensystems kommt es zu Störungen der Kreislauf- und Atemfunktion. Bei Verletzungen unterhalb von C8 entwickelt sich eine **Paraplegie** (Lähmung beider Beine).

Entscheidend ist das Erkennen der Verletzung am Unfallort. Größte Vorsicht bei der Umlagerung. In über 20 % sind Begleitverletzungen zu verzeichnen.

> Querschnittsverletzung: Entscheidend ist das Erkennen am Unfallort!

Diagnostik:
- Neurologischer Status und vollständiges Röntgen der Wirbelsäule (zunächst nur a.-p., Umlagerung erst nach Befundung).
- Bei Verdacht umgehende Durchführung einer Computertomographie, ggf. operative Dekompression des Rückenmarks als Notfalleingriff.

Therapie:
- Die Behandlung von Patienten mit einer Querschnittslähmung sollte in speziellen Zentren durchgeführt werden. Aufgrund der regelmäßig entstehenden Komplikationen (Infektionen, speziell Urosepsis, Dekubitus, Kontrakturen) ist die Lebenserwartung beim Paraplegiker zwischen 10 % und 15 % und beim Tetraplegiker um 30 % herabgesetzt. Immerhin kommt es bei bis zu 10 % zur Besserung der neurologischen Ausfälle. Insgesamt überleben ca. 10 % der Tetraplegie-Patienten und 45 % der Paraplegie-Patienten länger als 2 Jahre.
- **Indikationen zur operativen Intervention:** offene Rückenmarksverletzungen, Auftreten der Lähmungen nach freiem Intervall, imprimierende Fragmente im Wirbelkanal sowie Zunahme der neurologischen Ausfälle.

- **Ziel der operativen Therapie:**
  - akute Entlastung des Rückenmarks
  - Stabilisierung der Wirbelsäule.

Durch die Stabilisierung wird eine frühe Rehabilitation des Patienten ermöglicht. Die akute Entlastung des Rückenmarks kann eine Progredienz der Schädigung vermeiden.

50 Becken und untere Extremität

Kapitelübersicht

Becken und untere Extremität

Beckenfrakturen

Hüftgelenksverletzungen
- Luxationen
- Acetabulumfraktur
- Hüftkopffrakturen
- Schenkelhalsfrakturen

Oberschenkelfrakturen

Kniegelenksverletzungen
- Bandverletzungen
- Meniskusverletzungen
- Patellaluxation
- Kniegelenksluxation
- Knochen-Knorpelverletzungen

Unterschenkelfrakturen

Kompartmentsyndrom

Sprunggelenksverletzungen
- Distorsion
- Luxationen
- Bandruptur
- Frakturen

Fußwurzel-, Mittel- und Vorfußfrakturen

Operationsatlas

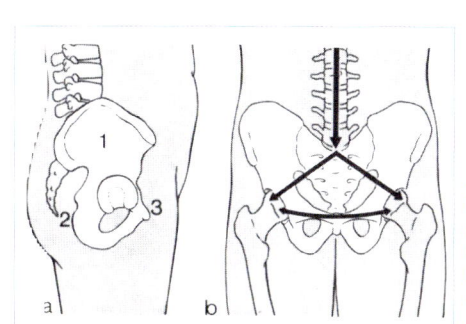

1 Becken

Anatomie: Der Beckenring ist die knöcherne Grundlage des Beckens. Er setzt sich zusammen aus den beiden Ossa coxae und dem Os sacrum. Der Beckenring ist zentraler Baustein der Statik des menschlichen Skeletts und das Bindeglied zwischen dem Achsenskelett und den unteren Extremitäten.

Das Becken ist ein kräftiger Knochenring und besitzt ausgeprägte ligamentäre Strukturen. Im Stand wird das Körpergewicht von der Basis des Os sacrum bds. auf das Acetabulum und das Caput femoris übertragen, im Sitzen auf das Tuber ischiadicum (Abb. 50.1). Wie zwei Strebepfeiler halten die beiden Schambeine die Bogenkonstruktion zusammen und verhindern die Sprengwirkung des belasteten Ringes. Über die beiden Femurköpfe entsteht ein Gegendruck.

Der Beckenring in sich ist unbeweglich. Das Ileosakralgelenk und die Symphyse erhöhen die Elastizität und gestatten geringe Rotations- und Translationsbewegungen. Bei kranialem Druck auf das Kreuzbein werden die ligamentären Strukturen gespannt und das Os sacrum wird zwischen beiden Beckenhälften eingeklemmt, um so stärker, je größer die Belastung ist. Ein Stabilitätsverlust des Gewölbes geht einher mit einer statischen Insuffizienz.

1.2 Beckenfrakturen

Pathogenese: Erhebliche äußere Gewalteinwirkungen sind erforderlich, um eine Beckenfraktur hervorzurufen. Häufigstes Unfallereignis ist der Verkehrsunfall, gefolgt von Sturz aus großer Höhe und Quetschverletzungen. Beckenfrakturen sind infolge der starken Gewalteinwirkung häufig kombiniert mit weiteren schweren Verletzungen, z.B. Schädelhirntrauma, thorako-abdominelle Verletzungen, Frakturen der Extremitäten.

Gleichzeitig finden sich neben schweren Weichteilschäden Verletzungen der Beckenorgane: Harn- und Geschlechtsorgane, Rektum- und Analverletzungen und ausgeprägte retroperitoneale Blutungen. Abzugrenzen davon sind die Abrißfrakturen der Spina iliacae anterior superior und inferior sowie des Tuber ischiadicum. Sie sind meist Folge unkoordinierter Bewegungen bei jungen Sportlern.

Abb. 50.1 a,b
Funktionelle Anatomie des Beckens:
a Einteilung in 1 kranialen, 2 dorsalen, 3 ventralen Pfeiler
b Die axial auf das Becken einwirkende Kraft wird wie bei einem Gewölbebogen auf den linken und rechten Oberschenkel übergeleitet

Klassifikation der Frakturen

Entscheidendes Kriterium für die Einteilung der Frakturen ist die Beeinträchtigung der Stabilität des Beckenringes, aus der sich therapeutische Konsequenzen ableiten lassen. Die **AO-Klassifikation** teilt die Beckenringfrakturen in drei Hauptgruppen ein:
- Typ A: Stabile, minimal dislozierte Frakturen
- Typ B: Rotationsinstabile Frakturen bei erhaltener vertikaler Stabilität
- Typ C: Beckenringfrakturen mit Rotationsinstabilität und vertikaler Verschiebung.

Stabile Verletzungen: Beckenringverletzungen sind stabil, wenn die Übertragung des Körpergewichtes auf die Hüften nicht gestört ist. Dazu zählen (Abb. 50.2):
- A1: Abrißfrakturen (Spina iliacae anterior superior und inferior, Tuber ischiadicum)
- A2: einseitige Frakturen des vorderen Beckenringes und nicht dislozierte bds. Beckenringfraktur (Schmetterlingsfraktur), Beckenschaufelfrakturen ohne Einbeziehung des Beckenringes.
- A3: Querfrakturen des Kreuz- und des Steißbeins.

Instabile Verletzungen sind gekennzeichnet durch eine Unterbrechung der Kraftübertragung auf die beiden Hüftgelenke (Abb. 50.3). Dazu zählen Verletzungen vom Typ B und C.
- **Typ B:** Die sakroiliakalen Bänder (Lig. sacroiliacum dorsale, Lig. sacrospinosum, Lig. ilium lumbale) und der Beckenboden sind intakt. Rotationsinstabil bedeutet ein Aufklappen der Beckenhälften nach außen oder eine Einwärtsdrehung der verletzten Beckenhälfte.
  - B1: Symphysensprengung (Open-book-Verletzung)
  - B2: Laterale Kompressionsverletzungen mit Innenrotationsfehlstellung. Sprengung des Symphysenringes vorn und hinten ipsilateral, oder aber vorn und kontralateral hinten.
  - B3: Bilaterale Typ B-Fraktur.
- **Typ C:** Die gesamte Beckenbodenstruktur einschließlich der vorderen und hinteren ligamentären Strukturen sind zerrissen. Es liegt eine Fraktur des vorderen Beckenringes oder eine Zerreißung vor und die betroffene Beckenhälfte zeigt eine Vertikalverschiebung mit Rotation.
  - C1: Unilateraler Typ
  - C2: Bilateraler Typ
  - C3: Komplette bilaterale Verletzung mit Verletzung des Acetabulums

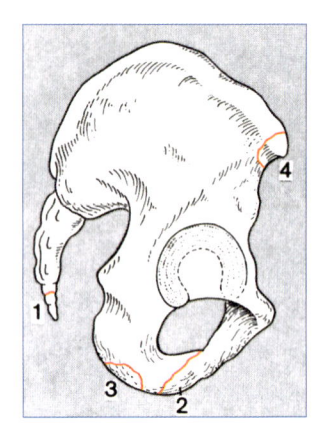

Abb. 50.2
Einteilung der Beckenrandfrakturen:
1. und 2. Steiß- und Sitzbeinfrakturen, 3. und 4. Abrißfrakturen

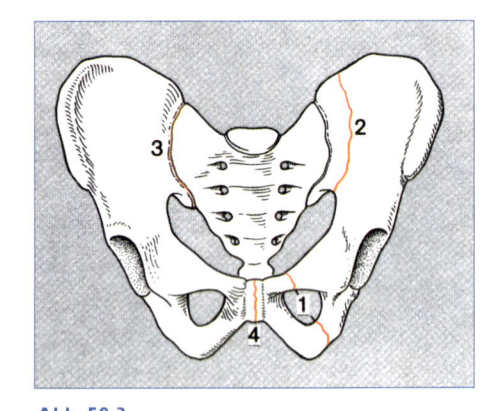

Abb. 50.3
Beckenringverletzungen:
1. vordere Beckenringfraktur, 2. Hintere Beckenringfraktur, 3. Sprengung der Iliosakralfuge, 4. Symphysenruptur

Becken

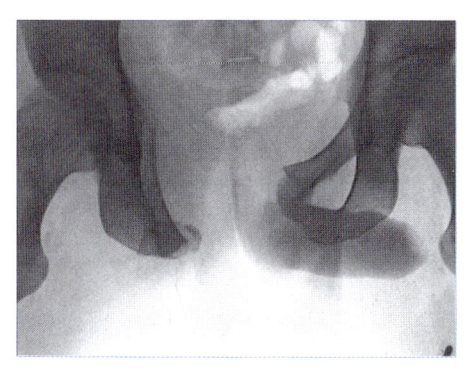

Abb. 50.4
Radiologisches Bild einer Symphysenruptur

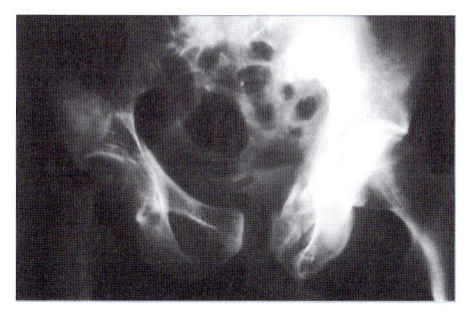

Abb. 50.5
Komplette bilaterale Verletzung des Beckens mit Acetabulumfraktur und Luxationsfraktur des Femurkopfes

Klinik: Prüfung von: Außenrotationstellung und Beinverkürzung, Asymmetrie des Beckens, Stauchungs- und Kompressionsschmerz, Prellmarken, Weichteilverletzungen und Hämatome, Stabilität des Beckens durch Druck auf beide Beckenschaufeln, Blutungen aus der Harnröhre, der Vagina oder aus dem Rektum.
Röntgen: Beckenübersicht, ggf. „Inlet-" und „Outletaufnahmen", evtl. Ala- und Obturatoraufnahmen, Thoraxaufnahmen zum Ausschluß einer Zwerchfellruptur (Abb. 50.4, 50.5).
CT: Am besten geeignet zur Beurteilung einer Sprengung des Iliosakralgelenkes und des hinteren Beckenringes. Ausdehnung des retroperitonealen Hämatoms (Abb. 50.6).
Beim Verdacht auf das Vorliegen einer Verletzung der Harnorgane: **retrograde Urethrographie**.
Abdomensonographie: Routinemäßig zur raschen Erkennung intraabdomineller Verletzungen.

Therapie:
- **Konservative Therapie** bei den Verletzungen vom Typ A und nur gering dislozierten Frakturen vom Typ B.
- Alle anderen Verletzungen sind wenn möglich **operativ** zu versorgen, da bei stärkerer Dislokation eine Beeinträchtigung der Beckenstatik mit anhaltenden Beschwerden verbleibt. Die Behandlung von Symphysensprengungen (Open book) (Abb. 50.4) mittels Rauchfuß-Schwebe sollte heute wegen der Entstehung von Druckulzera, der Unsicherheit der Methode und der langen Liegezeit nicht mehr erfolgen.
- **Operatives Vorgehen:** offene Reposition, Platten- und/oder Schraubenosteosynthese, ggf. Fixateur externe zur temporären Notfallstabilisierung, evtl. verbunden mit einer Extensionsbehandlung.

Komplikationen: Bei älteren Patienten häufig infauste Prognose bei schweren Beckenverletzungen.
Neurologische Störungen: Beeinträchtigung der Kontinenz, Störungen der Sexualfunktion, Ausfälle peripherer Nervenfunktionen. Sekundäre Schäden sind Verknöcherungen, Arthrosen der Iliosakralgelenke und der Symphyse sowie Narbenhernien.

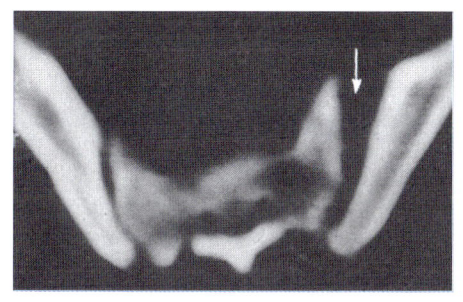

Abb. 50.6
CT-Darstellung einer Sprengung der Iliosakralfuge

2 Hüftgelenk

2.1 Anatomie

Das Hüftgelenk besteht aus dem Hüftkopf (Caput femoris) und der Hüftpfanne. Die Hüftpfanne (Acetabulum) wird von den gelenktragenden Abschnitten des Os ischii, Os ilii und Os pubis gebildet.

Das **Acetabulum** bildet die halbkugelige Hüftgelenkpfanne. Der periphere Anteil des Acetabulums ist überknorpelt (Facies lunata). Das Zentrum (Fossa acetabuli) ist rauh und von einem Fettpolster ausgefüllt.

Eine enge Beziehung zum Acetabulum besitzt der N. ischiadicus, der aus dem Foramen infrapiriformis, nur durch Weichteile geschützt, über den dorsalen Pfeiler verläuft. Er ist daher bei allen Acetabulumfrakturen vor allem mit Beteiligung des hinteren Pfeilers gefährdet.

In der kräftigen **Gelenkkapsel** finden sich verstärkende, schraubenförmig verlaufende Bänder (Lig. iliofemorale, Lig. ischiofemorale und Lig. pubofemorale). Die distale Begrenzung der Gelenkkapsel liegt ventral in Höhe der Linea intertrochanterica und dorsal in Höhe des mittleren Schenkelhalsbereiches. Kranial setzt die Gelenkkapsel am Pfannenrand an.

Die arterielle Versorgung des Hüftkopfes erfolgt über die Aa. circumflexa femoris lateralis und medialis und vor allem im Kindesalter auch über die A. lig. capitis femoris (Abb. 50.7).

Der **Schenkelhals** steht zur Schaftachse des Oberschenkels in einem Winkel von 125°–130° (Caput-Collum-Diaphysen-Winkel = CCD-Winkel). Der Antetorsionswinkel des Schenkelhalses zur Kondylenebene des Femurs beträgt 10° bis 15° (Abb. 50.8).

Abb. 50.7
Kapselbandapparat und arterielle Gefäßversorgung des Femurkopfes:
a Lig. iliofemorale
b Lig ischiofemorale
c Lig. pubofemorale
d A. circumflexa femoris lateralis
e A. circumflexa femoris medialis
f Lig. capitis femoris

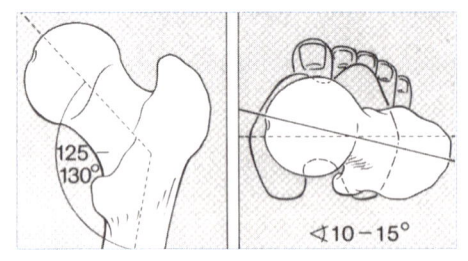

Abb. 50.8 a,b
Der Collum-Diaphysen- und Antetorsionswinkel des Schenkelhalses:
a Collum-Diaphysenwinkel (physiologisch 125°–130°)
b Antetorsionswinkel (Schenkelhalswinkel zur Kondylenebene 10°–15°)

2.2 Hüftgelenksluxationen

Pathogenese: Starke Gewalteinwirkungen mit Stauchung oder Hebelung des Oberschenkels bei Entspannungsstellung der Kapsel durch gebeugtes, leicht abduziertes, außen- oder innenrotiertes Bein (Sturz aus großer Höhe oder Anprallverletzung am Armaturenbrett).

Hintere Luxationen (ca. 75%): Luxatio iliaca und ischiadica, am häufigsten Luxatio iliaca.
Vordere Luxationen (ca. 25%): Luxatio pubica und obturatoria.
Klinik: Typische Anamnese, Beinfehlstellung, Schmerzen, federnde Gelenkfixation.
Röntgen: Beckenübersicht und Hüftgelenk axial. Der Nachweis einer Hüftluxation ist nur durch Aufnahmen in 2 Ebenen möglich.

> Ausschluß einer Luxation nur durch Röntgenaufnahmen in 2 Ebenen!

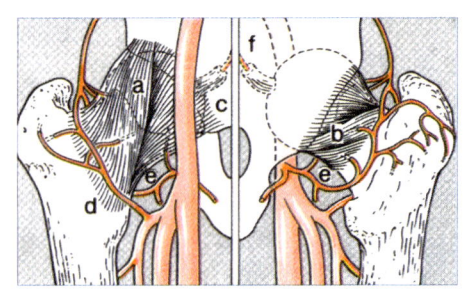

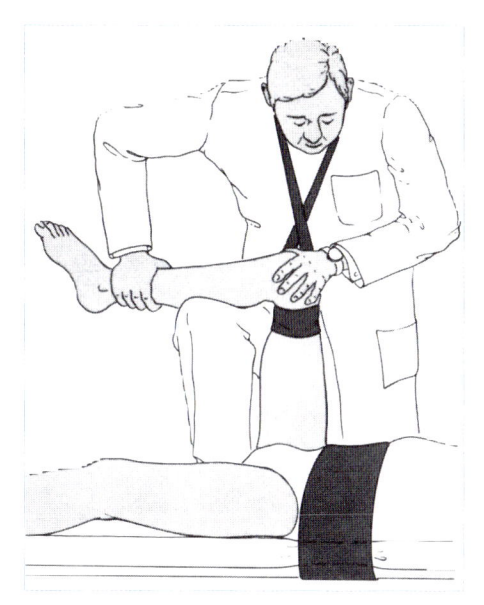

Abb. 50.9
Repositionsmanöver bei der häufigsten Hüftgelenksluxation (Luxatio iliaca)

Begleitverletzungen: Zerreißungen der den Hüftkopf versorgenden Kapselgefäße mit nachfolgender Hüftkopfnekrose (5–20 %), Nervenschäden (10 % N. femoralis, N. ischiadicus), Verletzungen der A. femoralis und häufig Frakturen im Bereich der Hüftpfanne (s. u.) sowie Knorpelschäden am Hüftkopf.
Selten knöcherne Verletzungen im Bereich des Femurkopfes (Pipkin-Frakturen).

Hüftluxation: Häufig kombiniert mit Hüftpfannenfraktur

Therapie:
- Rasche Reposition (Blutversorgung des Femurkopfes!). Repositionsmanöver stets in Vollnarkose und Muskelrelaxation z.B. durch Zug am im Hüftgelenk rechtwinklig gebeugten Bein (Abb. 50.9).
- Nach der Reposition Röntgenkontrolle des verletzten Hüftgelenkes in 2 Ebenen zur Dokumentation des Repositionsergebnisses und zum Ausschluß knöcherner Begleitverletzungen.
- Bei Verdacht auf ein osteochondrales Gelenkinterponat computertomographische Untersuchung des betroffenen Hüftgelenks. Anschließend 3wöchige Bettruhe. Dann vorsichtige aktive Bewegungsübungen bis 60° Flexion. Mobilisation nach 4 Wochen.
- Beginnende Belastung erst nach 6 Wochen, Vollbelastung frühestens nach 3–4 Monaten.
- Bei Gelenkinterponaten und ausgedehnten dislozierten Pfannenfrakturen operative Versorgung.

Komplikationen: In 5–20 % der Fälle Hüftkopfnekrose. Periartikuläre Verkalkungen. Zeitpunkt der Reposition mitentscheidend!

Hüftluxation. Rasche Reposition – Cave: Hüftkopfnekrose

2.3 Fraktur der Hüftgelenkspfanne (Acetabulumfraktur)

Pathogenese: Ursache sind im wesentlichen Verkehrsunfälle und Sturz aus großer Höhe. Es ist stets eine große Gewalteinwirkung erforderlich. Ein typischer Unfallmechanismus ist das Knieanpralltrauma, die sog. Armaturenbrettverletzung (dash board injury). Die Stellung des Hüftkopfes im Augenblick der Gewalteinwirkung beeinflußt entscheidend die Art der Fraktur.

Das Acetabulum läßt sich nach Judet und Letournel in drei Grundpfeiler teilen. Der hintere Pfeiler wird überwiegend vom Os ischii, der vordere Pfeiler vom Os pubis und der kraniale Pfeiler (auch Dom genannt) im wesentlichen vom Os ilii gebildet (Abb. 50.10 a).

Die **Einteilung der Frakturen** (Abb. 50.10 b–e) erfolgt nach der AO-Klassifikation oder nach der Einteilung von Judet und Letournel. Hierbei werden 5 Grund- und Kombinationstypen unterschieden (Tab. 50.1).

Am häufigsten ist die dorsale Pfannenrandfraktur (dorsale Luxationsfraktur). Die seltenste Form ist die ventrale Pfannenrandfraktur.

Klinik: Bei Luxationsfrakturen Verkürzung des betroffenen Beines und fixierte Rotationsfehlstellung. Schmerzhafte Einschränkung der Hüftbeweglichkeit. Stauchungs- und Beckenkompressionsschmerz.

Eine orientierende neurologische Untersuchung ist Pflicht: Verletzungen des N. ischiadicus, besonders der peronaealen Anteile bei Frakturen des hinteren Pfeilers, in 10–15 % der Fälle.

Infolge der starken Gewalteinwirkung sind Acetabulumfrakturen häufig mit weiteren Verletzungen kombiniert.

Röntgen: Beckenübersicht gibt Hinweise auf das Vorliegen einer Fraktur oder Luxation. Ala- und Obturatoraufnahmen zur besseren Einsicht des Pfannendaches, des dorsalen und ventralen Pfeilers.

1. Ventraler Pfeiler
2. Dorsaler Pfeiler
3. Kranialer Pfeiler

Abb. 50.10 a–e
Aufbau der Hüftpfanne und Einteilung der Hüftpfannenfrakturen:
a Funktionelle Anatomie der Hüftpfanne
b Pfannendachfraktur (Typ I)
c dorsale Pfeilerfraktur (Typ II)
d ventrale Pfeilerfraktur (Typ III)
e Querfraktur (Typ IV)

Tab. 50.1 Einteilung der Azetabulumfrakturen nach Judet und Letournel

Typ	Frakturformen
I (50%)	Fraktur des hinteren Pfannenrandes (dorsale Luxationsfraktur)
II (15%)	Fraktur des dorsalen Pfeilers
III (1%)	Fraktur des ventralen Pfeilers
IV (10%)	Querfraktur durch Pfannengrund (zentrale Luxation)
V (24%)	Kombinierte Fraktur

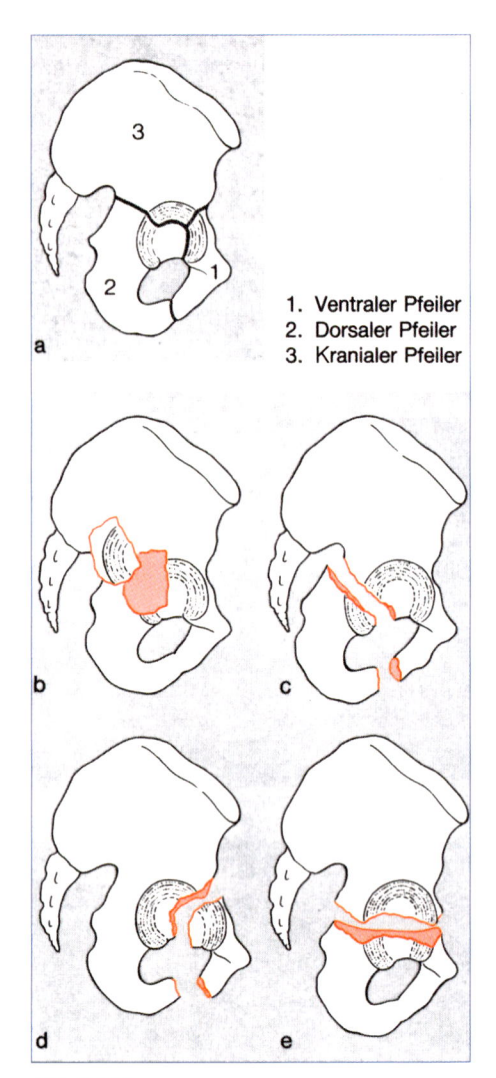

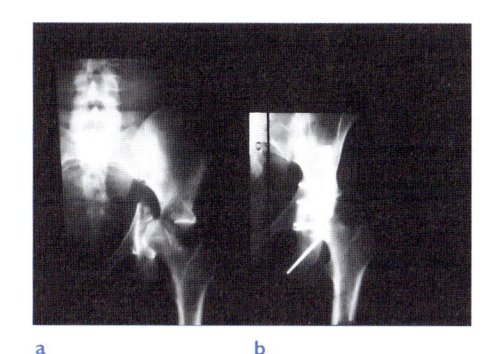

Abb. 50.11 a,b
a zentrale Hüftgelenksluxationsfraktur
b nach operativer Versorgung

CT: Standard der Diagnostik. Genaues Ausmaß der Fragmentdislokation und Impression.

Therapie

Ziel der Therapie ist eine anatomische Wiederherstellung des Gelenkes, vor allem des Domfragmentes, um Spätkomplikationen wie z.B. einer posttraumatischen Arthrose vorzubeugen.

Die Acetabulumluxationsfraktur ist eine Notfallsituation

- Die **Reposition** ist so früh wie möglich durchzuführen, da eine Relation zwischen späterer Gelenkfunktion und der vergangenen Zeit bis zur Reposition besteht. Sie gelingt am schonendsten in Vollnarkose und Relaxation des Verletzten.
- Die endgültige Osteosynthese sollte nur bei stabilen Allgemeinzustand des Unfallverletzten erfolgen, da der Eingriff selbst eine große Belastung für den Verletzten darstellt. Ausnahmesituation sind die seltenen offenen Frakturen und nicht zu reponierende Luxationsfrakturen.
- Eine **Indikation zur konservativen Therapie** stellen die nicht verschobenen Frakturen und kleine Fragmente bei dorsalen Pfannenrandfrakturen ohne Luxationsneigung dar. Bei schlecht rekonstruierbaren Trümmerfrakturen sollte ein gutes knöchernes Lager für eine prothetische Versorgung geschaffen werden.
- Eine **Indikation zur operativen Behandlung** sind dislozierte Frakturen mit Beteiligung des kranialen Pfeilers (Domfragment) und/oder des dorsalen Pfeilers (Abb. 50.11).
- Der **operative Zugang** richtet sich nach dem zu rekonstruierenden Pfeiler: Bei Frakturen des dorso-kranialen Pfeilers hat sich der Zugang nach Kocher-Langenbeck in Seitenlage des Patienten bewährt. Er bietet eine gute Übersicht sowie eine Kontrolle des Femurkopfes und Knorpels.
Bei Frakturen des ventralen Pfeilers ist der Zugang nach Letournel zu empfehlen.
Unter Umständen kann ein zweizeitiges Vorgehen über einen dorsalen und ventralen Zugang erforderlich sein.
- **Postoperativ** ist Physiotherapie und eine Mobilisation unter Entlastung zu veranlassen. Nichtsteroidale Antiphlogistika zur Verhinderung von periartikulären Verknöcherungen.

Komplikationen: N. ischiadicus-Verletzung, Verletzungen der A. glutealis superior mit erheblicher Blutung. Beim ventralen Zugang Verletzungen des N. femoralis sowie der A. und V. femoralis. Periartikuläre Verkalkungen, Nekrosen der Fragmente oder des Hüftkopfes. Früharthrose.

Hüftpfannenfraktur: Peronäusschaden?

2.4 Hüftkopffrakturen

Pathogenese: Direkte und indirekte Gewalteinwirkung. In der Regel Begleitverletzung bei der Hüftkopfluxation.
Formen: Osteochondrale Impressionen und segmentale Knochenabsprengungen (Pipkin-Frakturen, s. Tab. 50.1 und Abb. 50.12).
Klinik: Siehe Hüftluxation.
Therapie: Bei kaudalen Kopffrakturen (Typ 1) nach Beseitigung der Luxation konservativ durch Bettruhe und Entlastung des Hüftgelenkes für 6 Wochen. Sonst operative Reposition unter Berücksichtigung der Hüftkopfgefäße von dorsal und Fixation der Fragmente mit Schrauben. Bei alten Patienten primär prothetischer Ersatz des Hüftgelenkes.
Prognose: Bei kaudalen Kopffrakturen gut, bei Typ II bis IV wegen Kopfnekrose und Sekundärarthrose problematisch.

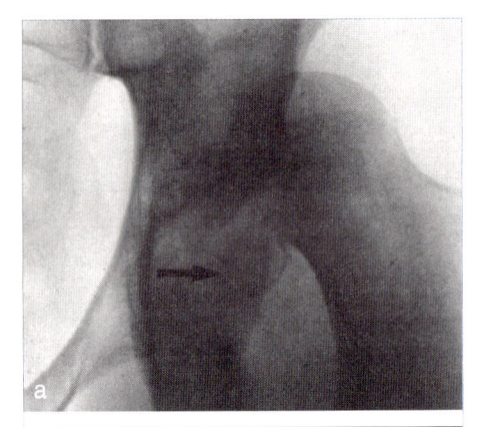

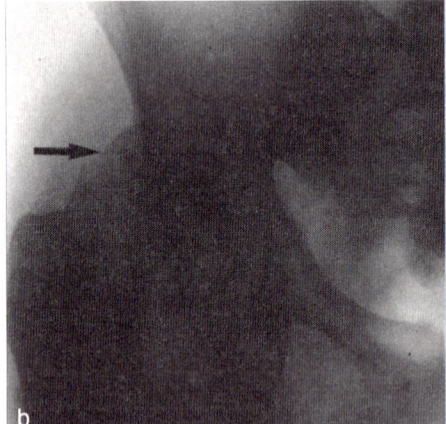

Abb. 50.12 a, b
Hüftkopffrakturen:
a Hüftkopffraktur bei Luxatio iliaca mit kaudalem Kopffragment (Pipkin-I-Fraktur)
b Hüftkopf-Mehrfragmentfraktur bei Luxatio iliaca (Pipkin-II-Fraktur)

Tab. 50.2 Einteilung der Hüftkopffrakturen (nach Pipkin)

Typ	Frakturformen	Therapie
I	Kalottenfraktur mit kleinem Hüftkopffragment unterhalb der Fovea capitis	konservativ
II	Fraktur reicht kranial über die Fovea in die Belastungszone mit meist großem Hüftkopffragment	operativ
III	Kombination von Typ II und Schenkelhalsfraktur	absolute Operationsindikation
IV	Abriß Kombination von Typ I oder II mit Acetabulumfraktur	absolute Operationsindikation

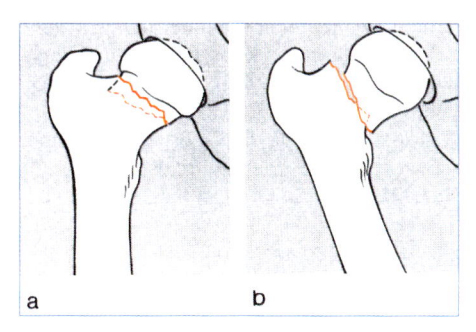

Abb. 50.13 a,b
Einteilung der Schenkelhalsfrakturen.
a Abduktionsfraktur (Valgusstellung und Einstauchung der Bruchfragmente)
b Adduktionsfraktur (Valgusstellung und fehlende Einkeilung der Fragmente)

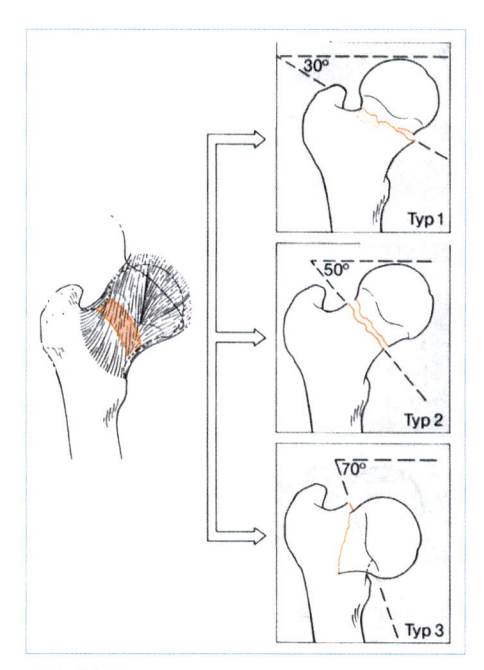

Abb. 50.14
Einteilung der Schenkelhalsfrakturen nach Pauwels:
Schweregrad I: Winkel zwischen Horizontaler und Bruchlinie unter 30°
Schweregrad II: Winkel zwischen Horizontaler und Bruchlinie 30°–50°
Schweregrad III: Winkel zwischen Horizontaler und Bruchlinie über 50°

2.5 Schenkelhalsfrakturen

Pathogenese: Biege-, Dreh- und Scherkräfte durch Sturz auf gleichseitige Hüfte. Typische Verletzung des osteoporotischen Knochens. Frauen sind häufiger betroffen als Männer.

Formen

Die medialen Schenkelhalsfrakturen lassen sich in Abduktions- und Adduktionsfrakturen unterteilen.
- **Abduktionsfraktur:** Valgusstellung des Schenkelhalses und Einstauchung der Bruchfragmente.
- **Adduktionsfraktur:** Varusstellung des Schenkelhalses und fehlende Einkeilung der Fragmente (Abb. 50.13).

Darüber hinaus unterscheidet man die intrakapsuläre mediale von der extrakapsulären lateralen Schenkelhalsfraktur.

Für die Prognose lassen sich nach Pauwels **3 Schweregrade** angeben (Abb. 50.14):
- Schweregrad I: Winkel zwischen Horizontaler und Bruchlinie unter 30°.
- Schweregrad II: Winkel zwischen Horizontaler und Bruchlinie 30° bis 50°.
- Schweregrad III: Winkel zwischen Horizontaler und Bruchlinie über 50°.

Je steiler der Bruchlinienverlauf, desto ungünstiger ist die Prognose der Frakturheilung

Klinik: Abhängig von der Frakturform.
- **Abduktionsfraktur** (Abb. 50.13 a): Häufig asymptomatisch, lediglich Stauchungs- und Klopfschmerz im Hüftgelenk.
- **Adduktionsfraktur** (Abb. 50.13 b): Beinverkürzung, Außenrotationsfehlstellung des Beines und schmerzhaft eingeschränkte Hüftgelenksbeweglichkeit.

Röntgen: Beckenübersicht und Hüftgelenk axial, bei fraglichem Befund Schichtaufnahmen.

Therapie
- **Abduktionsfraktur:** Wegen Einstauchung der Fragmente und der damit gegebenen Stabilität meist konservative funktionelle Therapie. Bei Frühbelastung und fraglicher Stabilität mit Neigung zu sekundärer Dislokation prophylaktische osteosynthetische Versorgung (Schraubenosteosynthese) oder abhängig vom Alter des Patienten prothetische Versorgung.

Rate der Hüftkopfnekrosen bei der Abduktionsfraktur nach konservativer Therapie 10–20 % und nach operativer Therapie 20–30 %.

Schenkelhals-Abduktionsfraktur: Stabile Form – meist konservative Therapie

- **Adduktionsfraktur:** Immer operativ, da die konservative Behandlung durch Schenkelhalspseudarthrosen, Kopfnekrosen und Gefahren der Sekundärerkrankungen der alten Patienten (kardiopulmonale, thrombembolische Komplikationen und Dekubitus) belastet ist.

- **Operationsverfahren**
  - Im **Kindesalter** Versorgung der seltenen traumatischen Epiphysenlösung durch eine Bohrdrahtosteosynthese.
  - **Patienten bis 70 Jahre:** Erhaltung des Femurkopfes durch Zugschraubenosteosynthese (Abb. 50.15 c) oder DH-Schraube mit Antirotationsschraube (Abb. 50.15 b). 130°-Winkelplatte oder 3-Lamellen-Nagel sind nicht mehr Therapie der Wahl.
    Komplikationen: Hüftkopfnekrose (30 %) und Schenkelhalspseudarthrose (15 %), insbesondere bei Frakturen Typ Pauwels III.
  - **Patienten über 70 Jahre** oder bei manifester Arthrose: Ersatz des Hüftgelenkes durch Totalendoprothese (TEP) (Abb. 50.15 d). Mobilisierung sofort möglich.
    Frühmortalität nach Operation 5–30 % (höher nach langer präoperativer Liegedauer).

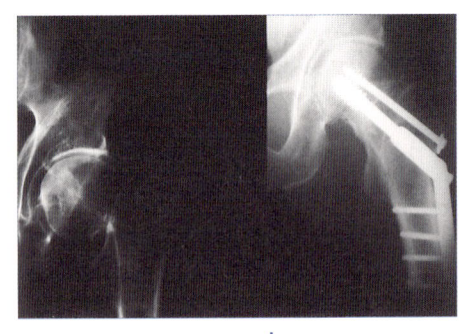

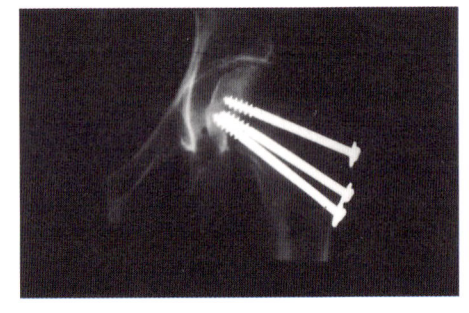

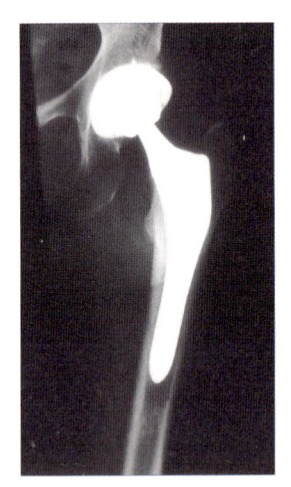

Abb. 50.15 a–d
a mediale Schenkelhalsfraktur Typ Pauwels III
b operative Versorgung mit DHS und Antirotationsschraube
c operative Versorgung mit Zugschraubenosteosynthese
d operative Versorgung mit Totalendoprothese, zementfrei

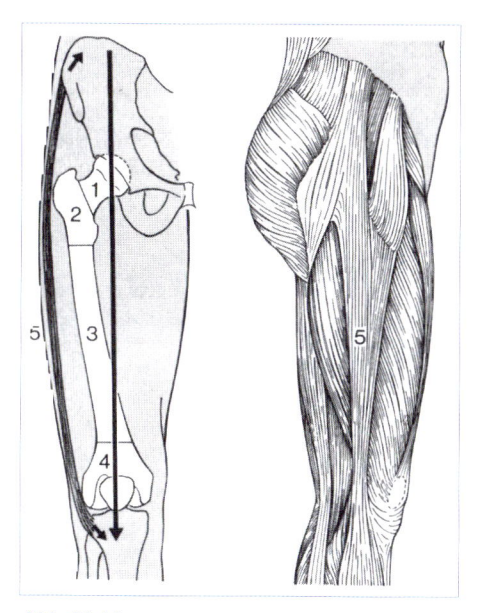

Hüftgelenk

Abb. 50.16
Anatomie des Oberschenkels nach funktionellen Gesichtspunkten:
1 Schenkelhalsregion
2 trochantärer Abschnitt
3 diaphysärer Abschnitt
4 suprakondylärer Abschnitt
5 Tractus iliotibialis
Beachte: Der Achsenverlauf des Oberschenkelknochens liegt außerhalb der Tragachse

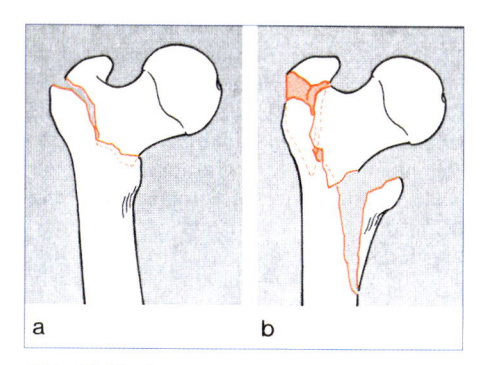

Abb. 50.17 a,b
Einteilung der pertrochantären Frakturen:
a stabiler Bruchtyp
b instabiler Bruchtyp (Zerstörung des biomechanisch wichtigen medialen Tragpfeilers)

3 Oberschenkel

3.1 Anatomie

Der Oberschenkel wird unterteilt in den trochantären, den kondylären und den diaphysären Abschnitt. Der Oberschenkelknochen ist der stärkste Extremitätenknochen. Der Achsenverlauf des Oberschenkelknochens ist anterolateral konvex, die Oberschenkelschaftachse liegt außerhalb der Tragachse. Der Femurknochen wird deshalb stark durch Biegung beansprucht. Die Biegekräfte werden wesentlich durch die Zuggurtung des Tractus iliotibialis neutralisiert (Abb. 50.16).

Entsprechend der verschiedenen Femurabschnitte werden pertrochantäre, diaphysäre und kondyläre Frakturen unterschieden.

3.2 Pertrochantäre Frakturen

Pathogenese: Sturz auf die Hüfte bei gleichzeitiger Drehung des Körpers zur gesunden oder verletzten Seite. Typische Verletzung des alten Menschen.

Die pertrochantären Oberschenkelfrakturen werden in instabile und stabile Frakturen unterteilt. Bei den instabilen Frakturen ist der biomechanisch wichtige mediale Tragpfeiler zerstört (Abb. 50.17).

Klinik: Beinverkürzung, Außenrotationsfehlstellung und schmerzhafte Bewegungseinschränkung des Hüftgelenkes.
Röntgen: Beckenübersicht und Hüftgelenk axial.
Therapie: Operativ.

Die konservative Extensionsbehandlung (10 bis 12 Wochen Extensionsdauer) wird heute wegen der hohen Komplikationsrate (kardiopulmonale, thrombembolische und urologische Komplikationen) nur noch in Ausnahmefällen durchgeführt. Demgemäß betrug die Letalität unter konservativer Therapie 15–50 %, unter operativer Therapie liegt sie bei ca. 10 %.

Osteosyntheseverfahren (Abb. 50.18):
1. **Extramedulläre** Kraftträger: dynamische Hüftschraube (DHS). Die Winkelplatte ist nur noch in Ausnahmefällen zu verwenden.
2. **Intramedulläre** Kraftträger: Gamma-Nagel, proximaler Femurnagel (PFN). Rundnägel nach Simon-Weidner-Ender haben an Bedeutung verloren.

Der **postoperative Belastungsaufbau** hängt von der Frakturform ab. Bei intaktem medialen Pfeiler ist meistens eine Belastungsstabilität gegeben.

Komplikationen: Nur bei instabilen Frakturen Gefahr der sekundären Sinterung der Fragmente. Gefahr der Kopfnekrose gering.

3.3 Fraktur des Trochanter major

Pathogenese: Direkte Gewalteinwirkung (Sturz oder Stoß).
Klinik: Lokaler Druckschmerz, schmerzhafte Abduktionsbewegung.
Röntgen: Hüftgelenk in 2 Ebenen.
Therapie: Unverschobene Brüche werden durch Bettruhe für ca. 7 Tage behandelt, bei dislozierten Brüchen empfiehlt sich eine offene Reposition und Stabilisierung der Fraktur mit einer Zuggurtungsosteosynthese.

3.4 Abrißfraktur des Trochanter minor

Pathogenese: Meist Folge einer Sportverletzung im jugendlichen Alter, insgesamt selten.
Klinik: Lokaler Druckschmerz und Schmerzen bei Bewegungen des Hüftgelenkes
Röntgen: Hüftgelenk in 2 Ebenen.
Therapie: Konservative Behandlung durch Schonung für wenige Tage.
Prognose: Gut.

3.5 Subtrochantäre Femurfraktur

Pathogenese: Ähnlich der pertrochantären Fraktur. Betroffen sind Trochantergebiet und obere Diaphyse. Es handelt sich meist um Mehrfragmentfrakturen im Sinne eines Dreh- oder Biegungsbruches.
Klinik: Typische Frakturzeichen, durch den Muskelzug der Iliopsoas- und der Glutäalmuskulatur Verkürzung mit Außenrotationsstellung des Beines und Functio laesa im Hüftgelenk.

> Dislozierte Fraktur der proximalen Femurmetaphyse: Beinverkürzung und Außenrotation

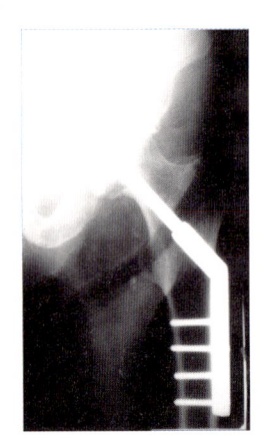

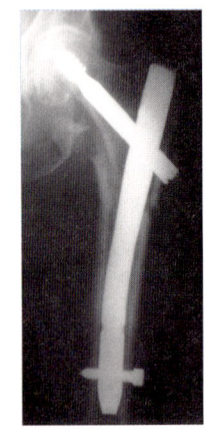

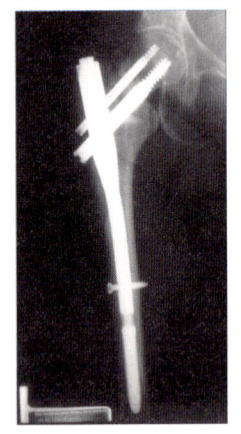

Abb. 50.18 a–c
Osteosyntheseformen bei der pertrochantären Fraktur:
a Versorgung mit DHS, extramedullärer Kraftträger
b Versorgung mit Gamma-Nagel, intramedullärer Kraftträger
c Versorgung mit proximalem Femurnagel (PFN), intramedullärer Kraftträger

Hüftgelenk

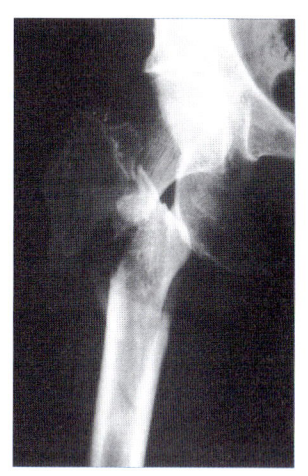

Abb. 50.19 Subtrochantäre Femurfraktur

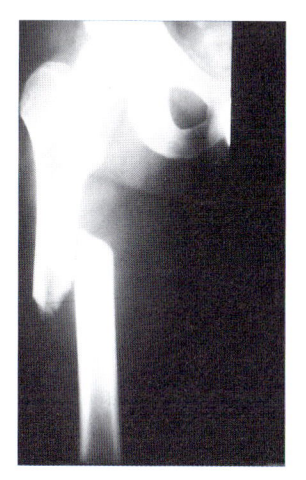

Abb. 50.20 Oberschenkelschaftfraktur

Röntgen: Beckenübersichtsaufnahme und proximaler Femur in 2 Ebenen (Abb. 50.19).

Therapie:
- **Operativ**, da Retention und Reposition durch den Zug der Hüftmuskulatur erschwert sind. Die operative Versorgung erfolgt abhängig vom Frakturtyp mit PFN, Gamma- oder Verriegelungsnagel. Postoperativ sofort übungsstabil, Entlastung für 4 Wochen, dann zunehmende Belastung bis zur Vollbelastung nach 3 Monaten.
- **Konservative Therapie:** Streckverband über 10–14 Wochen, nur bei allgemeiner Operationsunfähigkeit.

Komplikationen: Verzögerte Knochenbruchheilung sowie Varus- und Rotationsfehler.

3.6 Oberschenkelschaftfraktur

Pathogenese: Entstehung durch direkte und indirekte Gewalteinwirkungen. Mehr als 10 % sind offene Frakturen. Schräg- und Querfrakturen gehören zu den typischen Verletzungen beim Motorradunfall. Schußverletzung und Absturz aus größerer Höhe können Stück- und Trümmerfrakturen hervorrufen. Drehfrakturen entstehen bei forcierter Rotation um die Körperlängsachse unter Fixation des Unterschenkels (z. B. Skisturz).

Klinik: Typische Frakturzeichen mit Funktionsausfall, Schwellung, abnormer Beweglichkeit und Crepitatio. Durch Muskelzerreißungen entstehen in der Regel ausgedehnte Hämatome (500–2500 ml Blutverlust), die bei kräftiger Oberschenkelmuskulatur leicht verkannt werden können.

> Oberschenkelschaftbruch: Hoher Blutverlust! Großer Weichteilschaden!

Röntgen: Oberschenkel in 2 Ebenen, Zusatzaufnahmen von Hüft- und Kniegelenk (Abb. 50.20).

Begleitverletzungen: Muskelzerreißungen mit konsekutivem Hämatom. Verletzungen der großen Beingefäße und des N. ischiadicus kommen aufgrund des kräftigen Muskelmantels nur selten vor.

Therapie bei Erwachsenen

1. Schockbehandlung.
2. **Operativer Eingriff:** In der Regel geschlossene Reposition und intramedulläre Schienung mit Marknagel. Nur in Ausnahmefällen bei pulmonalen Komplikationen primär Tibiakopf-Drahtextension und nach Besserung des Allgemeinzustandes sekundär Osteosynthese. Die Plattenosteosynthese ist in wenigen Fällen indiziert.
- Trümmerfrakturen und Brüche im proximalen oder distalen Femurschaft können aufgrund der fehlenden Verklemmungen mit dem einfachen Marknagel nicht stabilisiert werden (Gefahr des sekundären Rotationsfehlers oder der Verkürzung). In dieser

Situation wird in den letzten Jahren zunehmend der Verriegelungsnagel angewandt (Abb. 50.20).
- Die **Plattenosteosynthese** und Kondylenabstützplatte findet Anwendung bei gelenknahen Schaftfrakturen mit und ohne Gelenkbeteiligung. Postoperativ sofort übungsstabil, Teilbelastung erst nach 4–6 Wochen, Vollbelastung nach 3 Monaten (s. auch Kap. 7).
- Die Anlage der Extension sollte bei der Oberschenkelschaftfraktur im Falle einer vorgesehenen Operation am Tibiakopf erfolgen, um den Markraum nicht zu kontaminieren. Extensionsgewicht $\frac{1}{10}$ bis $\frac{1}{7}$ des Körpergewichts, je nach Muskelmasse.
- Bei allgemeiner und lokaler **Kontraindikation zur Operation** ist eine temporäre Ruhigstellung mit Fixateur externe anzustreben. Die alleinige Extensionsbehandlung ist nur in seltenen Ausnahmen indiziert. Hierbei sollte zur Vermeidung einer Überdehnung des Kapselbandapparates die Extension am Tibiakopf nach 2–3 Wochen gewechselt und in eine suprakondyläre Extension umgewandelt werden. Insgesamt muß der verletzte Oberschenkel für 12 Wochen ruhiggestellt werden.
- Bei **zweit- oder drittgradig offenen Frakturen** ist die Ausdehnung der Weichteilkontusion entscheidend. Nach ausgedehnter Nekrosektomie kann hier häufig eine primäre Osteosynthese mit dem unaufgebohrten Verriegelungsnagel erfolgen. In den übrigen Fällen wird die vorübergehende Stabilisierung mit Fixateur externe, in der Nähe des Kniegelenkes auch gelenküberbrückend, bevorzugt.

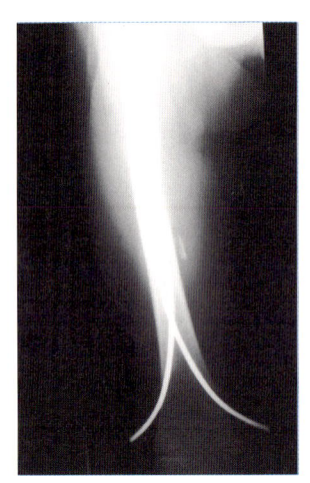

Abb. 50.21
Versorgung einer kindlichen Oberschenkelschaftfraktur mit Nancy-Nägeln

Therapie bei Kindern

Die Oberschenkelschaftfraktur im Kindesalter ist, mit Ausnahme der Aitken II- und III-Frakturen am distalen Oberschenkel, bis zum Alter von 2 Jahren eine Domäne der **konservativen** Therapie.
- Bis zum 2. Lebensjahr erfolgt die Behandlung mit der **Overhead-Extension** (s. Kap. 14). Dabei werden beide Beine bei gestreckten Kniegelenken und Hüftbeugung von 90° mit Pflasterverbänden extendiert.
- Ab dem 3. Lebensjahr bevorzugt man die operative Stabilisierung mit **dynamischer Markraumdrahtung** (Nancy-Nagel) (Abb. 50.21).
- Bei älteren Kindern ab dem 12. Lebensjahr ist die **Plattenosteosynthese** indiziert.
- Die suprakondyläre Extension und Lagerung auf einer Braun-Schiene ist Ausnahmefällen vorbehalten, ebenso der Extensionstisch nach Weber mit dem Vorteil einer besseren Kontrolle der Rotation und einer leichteren pflegerischen Handhabung. Dauer der Extensionsbehandlung je nach Alter des Kindes 6–10 Wochen. Bei vorzeitigem Abbruch der Extensionsbehandlung ist eine Ruhigstellung im Becken-Beingips erforderlich.
Eine Marknagelung verbietet sich wegen einer Schädigung der Traktionsepiphyse im Trochantermassiv.

Tab. 50.3 Einteilung der distalen Oberschenkelfrakturen (nach Müller)

Typ	Frakturformen
A1	Ausriß des medialen Bandansatzes
A2	Einfache suprakondyläre Fraktur
A3	Suprakondyläre und distale Trümmerfraktur
B1	Unikondyläre Fraktur
B2	Unikondyläre, bis zum Femurschaft reichende Fraktur
B3	Tangentiale dorsale Fraktur einer oder beider Kondylen (Hoffa-Fraktur)
C1	Inter- und suprakondyläre Fraktur (T-, Y-Fraktur)
C2	Bikondyläre oder distale Femurtrümmerfraktur
C3	Bikondyläre und distale Femurtrümmerfraktur mit tangentialer ventraler Fraktur einer oder beider Kondylen

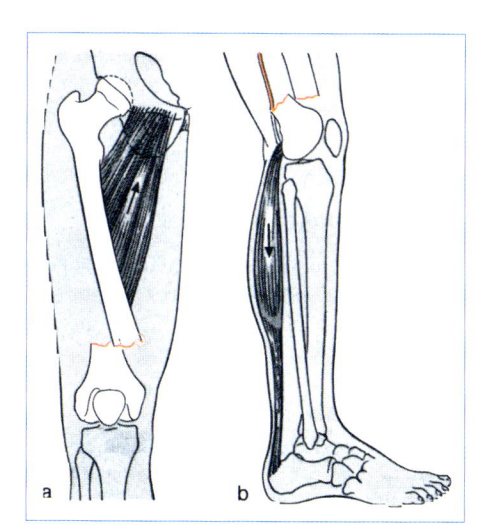

Abb. 50.22 a,b
Typische Begleitverletzungen beim suprakondylären Oberschenkelbruch:
a Durchspießung des Weichteilmantels infolge Zug der Adduktoren
b Verletzung der A. poplitea infolge Abkippung des distalen Fragmentes nach dorsal durch Zug des M. gastrocnemius

Prognose: In der Regel gut, allerdings ist mit einer Stimulierung des Längenwachstums auf der frakturierten Seite zu rechnen.

3.7 Supra- und diakondyläre Oberschenkelfraktur

Pathogenese: Frakturen im körperfernen Drittel des Oberschenkels (suprakondyläre Frakturen) und im Bereich der Gelenkrolle (diakondyläre Frakturen) entstehen meist durch ein direktes Trauma (Knieanpralltrauma beim Verkehrsunfall). Aufgrund des Verletzungsmechanismus finden sich häufig Zusatzverletzungen im Bereich des Hüftgelenkes.
Die **Einteilung** der distalen Oberschenkelfrakturen unterscheidet extraartikuläre Frakturen (Typ A1–A3), unikondyläre Frakturen (Typ B1–B3) und bikondyläre Frakturen (Typ C1–C3) (s. Tab. 50.3).

Distale Femurfraktur: Hüftpfannenverletzung?

Klinik: Typische Frakturzeichen.
Röntgen: Oberschenkel in 2 Ebenen mit Kniegelenk und Beckenübersicht.
Begleitverletzungen: Durch dorsale Abkippung des distalen Fragmentes infolge des Zuges durch den M. gastrocnemius ist eine Verletzung der A. poplitea und eine Weichteildurchspießung möglich (Abb. 50.22).

Therapie:
- **Frakturen ohne Gelenkbeteiligung** (Typ A): In der Regel operativ, auch im Kindesalter. Bei konservativer Therapie Extension über die Tuberositas tibiae. Die Rekurvationsfehlstellung kann dabei nur durch spezielle Zuganordnung und Lagerung des Kniegelenkes auf einem Hypomochlion ausgeglichen werden. Dauer der Extensionsbehandlung ca. 6–10 Wochen.
- **Frakturen mit Gelenkbeteiligung**, (Typ B, C): Stets operativ, auch im Kindesalter. Nach anatomisch korrekter Reposition Stabilisierung der Fraktur beim Erwachsenen durch eine 95°-Winkelplatte, eine Kondylenabstützplatte oder einer DCS (sofort übungsstabil, Teilbelastung nach 4–6 Wochen, Vollbelastung nach 3–4 Monaten). Im Kindesalter Stabilisierung durch Schrauben und/oder Kirschner-Drähte. Entfernung des Materials nach 4-8 Wochen, danach zunehmende Belastung (Cave: Epiphysenfugenverletzung!).

Komplikationen: Durch verbleibende Gelenkinkongruenzen oder Achsenfehler posttraumatische Arthrose. Infolge von Verklebungen des Recessus suprapatellaris, Narbenschrumpfungen oder Muskelverwachsungen werden häufig auch nach operativer Versorgung bleibende Bewegungseinschränkungen im Kniegelenk beobachtet.
Prognose: Insgesamt bei 70–80 % gute Ergebnisse.

4 Kniegelenk

4.1 Anatomie

Ober- und Unterschenkel sind beweglich im Kniegelenk miteinander verbunden. Es verfügt über keine primäre knöcherne Führung. Die Stabilisierung erfolgt über ligamentäre und muskuläre Strukturen (Abb. 50.23).

Nach Strobel et al. werden neben den knöchernen Strukturen (Femur, Tibia, Patella) fünf Funktionskomplexe unterschieden: ventral, zentral, medial, lateral und dorsal.

Der **M. quadriceps femoris** ist der kräftigste aktive Kniestabilisator. Neben seiner Streckfunktion des Kniegelenkes ist er der dynamische Partner des hinteren Kreuzbandes.

Das **vordere** und **hintere Kreuzband** sind die zentralen passiven Führungselemente des Kniegelenkes. Sie steuern überwiegend die Rollgleitbewegungen des Gelenkes und bilden als ebene, überschlagene Viergelenkkette das kinematische Grundgerüst. Bei einer Schädigung des vorderen Kreuzbandes wird die Rollgleitbewegung empfindlich gestört und führt zu Knorpel- und Meniskusschäden.

Das **vordere Kreuzband** spannt sich von der Area intercondylaris, zwischen den vorderen Ansätzen des Tuberculum intercondylare mediale, zur Innenseite des lateralen Femurkondylus dorsal. Die Streckung des Kniegelenkes wird durch das vordere Kreuzband begrenzt. Es liegt in Extension dem First der Fossa intercondylaris an.

Das **hintere Kreuzband** ist kräftiger als das vordere und ist die kräftigste ligamentäre Struktur des Kniegelenkes. Es entspringt an der lateralen Fläche des Condylus medialis und zieht in schräger Richtung nach distal dorsal zur Area intercondylaris posterior. Es kreuzt das vordere Kreuzband in einem Winkel von ca. 90°. Das hintere Kreuzband verhindert eine gerade hintere Translation des Tibiakopfes.

Die **Menisci** bestehen aus derben kollagenen und elastischen Fasern. Sie sorgen in jeder Stellung für die Abstützung der Gelenkflächen. Der geringe Gelenkflächenkontakt von Femurkondylen und Tibiaplateau wird durch die Menisci zum Teil ausgeglichen. Sie haben im Querschnitt eine Keilform, sind femurwärts entsprechend der Rundung der Femurkondylen ausgehöhlt, gegen die Tibia plan und an ihren äußeren Flächen mit der Gelenkkapsel verwachsen.

Der **Innenmeniskus** ist fest mit der medialen Kapsel verbunden und weist starke Verbindungszüge zum hinteren Schrägband und zum M. semimembranosus auf. Durch diese enge ligamentäre Verbindung resultiert eine geringe Mobilität und führt zu einer erhöhten Verletzungshäufigkeit im Vergleich zum **Außenmeniskus,** der nur vereinzelt mit den Kapselbandstrukturen und über das Lig. meniscofemorale posterius mit dem hinteren Kreuzband verbunden ist. Bei Beugung des Kniegelenkes gleiten sie nach dorsal und bei Extension nach ventral. Sie wirken als Puffer zwi-

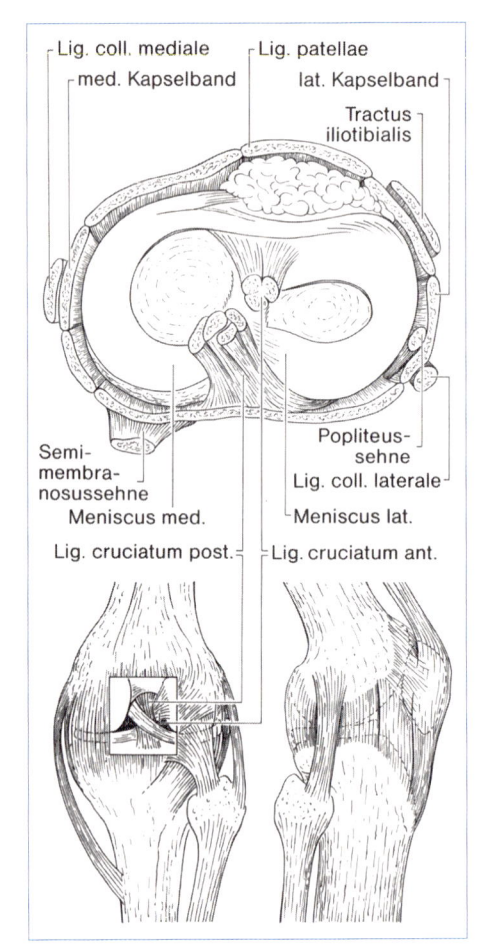

Abb. 50.23
Anatomischer Aufbau des Kniegelenkes

schen Femur und Tibia, vergrößern die femorotibiale Kontaktfläche und entlasten den Gelenkknorpel. Sie nehmen ca. 45 % des Körpergewichtes auf und sind entscheidende Stabilisatoren des Kniegelenkes.

Das **mediale Seitenband** ist die wichtigste Verstärkung der medialen Gelenkkapsel. Es entspringt am Epikondylus medialis femoris ventral des Tuberculum adductorium und setzt an der medialen Tibiafläche an. Das mediale Seitenband stabilisiert das Kniegelenk gegen Valguskräfte – in Extension und Flexion – und gegen Außenrotationskräfte.

Das **laterale Seitenband** erstreckt sich vom Epicondylus lateralis femoris zum Fibulaköpfchen. Es ist unabhängig von der Gelenkkapsel. Zwischen Gelenkkapsel und lateralem Seitenband findet sich lockeres Bindegewebe und die Sehne des M. popliteus. Das laterale Seitenband ist ein Stabilisator des Kniegelenkes, wichtiger sind jedoch der Tractus ileotibialis und der M. biceps femoris.

4.2 Verletzungen der Kreuzbänder

4.2.1 Vorderes Kreuzband

Rupturen des vorderen Kreuzbandes sind häufig kombiniert mit Meniskus- und/oder Knorpelverletzungen sowie Verletzungen des medialen Seitenbandes.

Pathogenese: Der typische Unfallhergang weist einen Richtungswechsel auf. Häufig liegt eine Außenrotationstellung des Unterschenkels mit einem Valgusflexionsstreß oder eine Innenrotationsstellung des Unterschenkels mit einem Varusflexionsstreß vor. Auch Hyperextensions- und Hyperflexionsbewegungen sind als Auslöser bekannt. Sportverletzungen überwiegen. Auch eine Patelluxation mit plötzlichem Stabilitätsverlust des Kniegelenkes kann Ursache für eine Ruptur des vorderen Kreuzbandes sein.

Klinik: Blutiger Gelenkerguß, sofortiger Abbruch der bisherigen Tätigkeit, schmerzhafte Bewegungseinschränkung, Instabilität (s. Stabilitätstests).

Röntgen: Kniegelenk in zwei Ebenen und Patella axial zum Ausschluß einer knöchernen Verletzung.

NMR: Besser geeignet zur Ursachenklärung bei postoperativen Problemen, z.B. bei anhaltendem Streckdefizit.

Arthroskopie: diagnostischer und therapeutischer Einsatz.

Therapie

Ziel der Therapie sollte nicht die alleinige Wiederherstellung der Stabilität sein, sondern vielmehr die Erhaltung der gesamten Gelenkfunktion. Dies erfordert neben der Stabilität eine freie Gelenkbeweglichkeit vor allem bei der Streckung und eine Beschwerdefreiheit einschließlich eines Sicherheitsgefühls.

Durch die Insuffizienz des vorderen Kreuzbandes lockern sich die sekundären Stabilisatoren. Der Tibiakopf hat eine pathologische Bewegungsfreiheit nach ventral. Gelenkkapsel, Kollateralbänder, hinteres Kreuzband und die Menisken werden vermehrt beansprucht, um den Tibiavorschub zu bremsen. Eine Überdehnung der Bandstrukturen tritt ein. Die Meniskushinterhörner sind durch eine extensionsnahe Subluxation besonders gefährdet. Bei Zunahme der ventralen Luxation, besonders nach Resektionen des Meniskushinterhornes, entstehen Schädigungen des Knorpels und es erfolgt der Übergang in eine Arthrose. Instabile Gelenke „stabilisieren" sich selbst, indem die Osteophyten eine stabilisierende Kongruenz bilden.

Die Entscheidung, ob eine Verletzung des vorderen Kreuzbandes konservativ oder operativ behandelt werden sollte, bedarf eines eingehenden Gespräches mit dem Patienten und ist in Abhängigkeit mehrerer Faktoren zu prüfen. Eine arthroskopische Untersuchung des Kniegelenkes sollte zur Beurteilung der Schädigung des vorderen Kreuzbandes und zum Nachweis eventueller Begleitverletzungen erfolgen.

Für eine **konservative Therapie** eignen sich eine Elongation oder eine Teilruptur von unter 50 % der Fasern sowie sog. Lambdarupturen, bei denen der Stumpf des vorderen Kreuzbandes mit dem hinteren verwächst. Bei Kindern mit offenen Epiphysenfugen ist eine Kreuzbandplastik kontraindiziert. Daneben sind Lebensalter, Aktivitätsgrad und Compliance des Patienten zu berücksichtigen. Konservative Therapie bedeutet nicht keine, sondern eine individuelle Therapie. Ein intensives Training der Gelenkbeweglichkeit, ein Muskelaufbautraining, besonders der ischiokruralen Muskulatur, und Koordinationsübungen sind erforderlich. Eine regelmäßige Befundkontrolle ist geboten, um gegebenenfalls das Therapiekonzept zu ändern.

Jede **Rekonstruktion des vorderen Kreuzbandes** kann nur die mechanische Funktion ersetzen, der propriozeptive Schutz ist endgültig zerstört. Bei jeder Kreuzbandrekonstruktion muß eine korrekte Lage der Bohrkanäle beachtet werden. Ein isometrischer Bandverlauf ist anzustreben. Hinsichtlich der Isometrie ist die Lage der femoralen Bohrung wichtiger als die der tibialen. Von der notfallmäßigen primären Versorgung wird heute Abstand genommen. Untersuchungen haben gezeigt, daß in der unmittelbaren posttraumatischen Phase durchgeführte Rekonstruktionen eine hohe Rate von Arthrofibrosen (Streckdefizit, Narbenbildung) aufweisen.

Es empfiehlt sich eine **verzögerte primäre Rekonstruktion** etwa ab der 3. Woche unter intensiver Bewegungstherapie mit Erreichen der vollen Beweglichkeit. Bei gleichzeitig vorliegender Ruptur des medialen Seitenbandes ist eine primäre Versorgung anzustreben.

Das Verfahren der Wahl ist die Rekonstruktion mittels mittlerem Patellasehnendrittel mit Knochenblöcken (bone-tendon-bone) als freies Transplantat. Alternativ kann die Sehne des M. semitendinosus als Kreuzbandersatz verwendet werden. Die Kreuzbandplastik erfolgt entweder über eine Miniarthrotomie oder arthroskopisch. Knöcherne Ausrisse des vorderen Kreuzbandes werden reinseriert. Bandnähte allein haben sich nicht bewährt, da bei der Ruptur die Gefäßversorgung unterbrochen wird. Alternativ wird bei femurnahen Rupturen eine Naht mit Augmentation empfohlen.

4.2.2 Hinteres Kreuzband

Rupturen des hinteren Kreuzbandes sind seltener als vordere Kreuzbandrupturen (ca. 1:10).

Pathogenese: Überwiegend Folge von Verkehrs- und Sportunfällen, vor allem bei direkten Gewalteinwirkungen z.B. „dash board injury".

Klinik: Gelenkerguß, hintere Schublade (s. a. Stabilitätstests). Häufig findet sich eine Kombination mit Meniskus- und Seitenbandverletzungen. Die Kombination mit einer Ruptur des vorderen Kreuzbandes ist selten.

Röntgen: Kniegelenk zwei Ebenen und Patella axial zum Ausschluß knöcherner Verletzungen.

Das **NMR** ist bei Rupturen des hinteren Kreuzbandes aussagekräftiger als bei Verletzungen des vorderen Kreuzbandes. Probleme stellen ältere partielle Rupturen dar.

Therapie: Der Stabilitätsverlust tritt mit zunehmender Flexion im Kniegelenk ein und ist bei Extension nicht vorhanden. Dadurch erklären sich die erstaunlich geringen Beschwerden bei isolierten Rupturen. Beschwerden werden vor allem beim Treppensteigen retropatellar angegeben aufgrund des erhöhten femoropatellaren Drucks. Auf Dauer ist eine Arthrose unumgänglich. Die Entscheidung, ob eine Ruptur konservativ oder operativ zu behandeln ist, wird kontrovers diskutiert. Die Unterschiede sind einerseits durch die geringen Fallzahlen, andererseits durch die Problematik der operativen Therapie zu erklären.

- Ein **konservatives Vorgehen** wird bei isolierten Rupturen mit einer geringen Translation empfohlen. Ein intensives Aufbautraining des M. quadriceps sollte erfolgen. Die Zufriedenheit des Patienten korreliert mit dem Grad des auftrainierten Muskels.
- Bei deutlicher Instabilität (Translation von mehr als 15 mm) wird eine **Operation** empfohlen.

Rekonstruktionen mit Lig. patellae oder M. semitendinosus zeigen häufig unbefriedigende Ergebnisse. Daher besteht bei chronischer Insuffizienz erst dann eine Operationsindikation, wenn der Patient über ein deutliches Instabilitätsgefühl klagt und starke femoropatellare Beschwerden vorhanden sind. Zu achten ist auf die korrekte isometrische Lage des Transplantates. Bei frischen Rupturen wird eine primäre Naht empfohlen, da sie wegen der guten Durchblutung des hinteren Kreuzbandes gute Erfolgsaussichten hat.

4.2.3 Seitenbandverletzung

Pathogenese: Mediale Seitenbandrupturen entstehen unter Valgus- und Rotationsstreß, laterale durch Varusstreß. Isolierte Rupturen, vor allem des lateralen Seitenbandes sind selten.
Klinik: Vermehrte Aufklappbarkeit (Abb. 50.24), Schmerzen medial oder lateral, Schwellung.
Therapie: Verletzungen der lateralen Kapselbandstrukturen sind schwerwiegend und sind infolge der Gewalteinwirkung mit Kreuzbandverletzungen verbunden und daher fast immer operativ zu versorgen. Isolierte Verletzungen des medialen Seitenbandes können konservativ frühfunktionell therapiert werden.
Eine **Operationsindikation** besteht bei distalen Rupturen, beim Vorliegen von Valgusfehlstellungen und bei knöchernen Ausrissen sowie im Rahmen einer komplexen Verletzung.

4.3 Meniskusverletzungen

Pathogenese: Sie gehören zu den häufigsten Verletzungen des Kniegelenkes. Sie entstehen durch banale Traumata wie Stolpern oder Ausgleiten, häufiger jedoch durch forcierte Rotationstraumen bei fixiertem Fuß. Traumatische Meniskusverletzungen sind häufig mit Kapselbandverletzungen kombiniert.
Formen: Längsruptur, Korbhenkelriß, Horizontalruptur und Radiärruptur (Abb. 50.25).
Klinik: Eines der häufigsten Symptome der Meniskusverletzung ist die schmerzhafte Streckhemmung, die entweder unmittelbar nach dem Trauma oder intermittierend auftreten kann. Evtl. Gelenkerguß. Bei chronischem Meniskusschaden ist eine Atrophie des M. vastus medialis sichtbar. Positives Steinmann I und II Zeichen (siehe Meniskus-Tests).
Röntgen: Kniegelenk in zwei Ebenen, Patella axial: Degenerative Veränderungen, Meniskusverkalkungen, Verschmälerung des Gelenkspaltes, Patellafehlformen, Ausschluß von Fakturen.
Evtl. Meßaufnahmen zum Ausschluß von Achsenfehlern und Längendifferenzen.
Die Arthrographie wurde durch die Arthroskopie und das NMR zurückgedrängt. Sie hat heute in der Primärdiagnostik keine Bedeutung mehr.
NMR primär oder bei arthroskopisch intaktem Meniskus mit vom Patienten geäußerten anhaltenden Beschwerden.

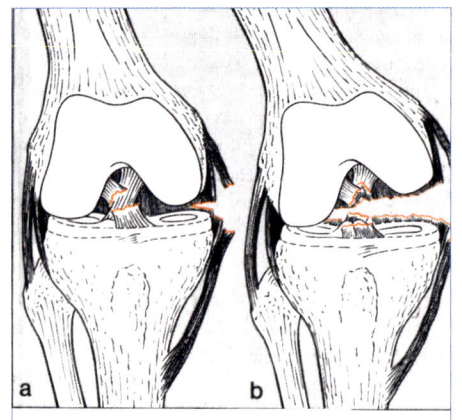

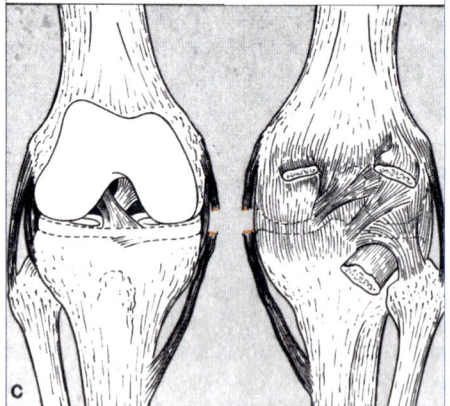

Abb. 50.24 a–c
Klinischer Untersuchungsbefund bei der Kapselbandverletzung des Kniegelenkes:
a Vermehrte mediale Aufklappbarkeit des medialen Kniegelenkspaltes bei 30°-Beugestellung, wenn mediales Seitenband, mediale Kapsel und vorderes Kreuzband zerrissen sind
b Vermehrte Aufklappbarkeit des medialen Kniegelenkes in Streckstellung, wenn mediales Seitenband, mediale **und** dorsale Kapsel sowie vorderes Kreuz- und evtl. auch hinteres Kreuzband zerrissen sind
c Keine vermehrte Aufklappbarkeit in 30°-Beuge- oder Streckstellung, wenn lediglich das mediale Seitenband zerrissen ist.

Therapie:
- Bei nicht ausreichenden Symptomen und Funktionseinschränkungen ist eine **konservative Therapie** angezeigt, die neben physikalischen Maßnahmen eine Reduktion der sportlichen Aktivitäten und ein aufklärendes Gespräch mit dem Patienten beinhaltet.
- Die **operative Versorgung** von Meniskusläsionen erfolgt arthroskopisch.
  Der Erhaltung von Meniskusgewebe kommt aufgrund seiner vielfältigen Aufgaben (Druckentlastung des Knorpels, Konvergenzvermehrung, Stabilisierung des Kniegelenkes usw.) eine entscheidende Bedeutung zu. Experimentelle Untersuchungen zeigen, daß in Abhängigkeit vom Resektionsausmaß die Kontaktfläche abnimmt, d.h. die Inkongruenz des Gelenkes zunimmt. Eine Meniskusresektion sollte sich daher immer auf das Notwendige beschränken.
  Das Innenmeniskushinterhorn hat eine eminent wichtige Funktion bei vorliegender Insuffizienz des vorderen Kreuzbandes. Durch eine Entfernung des Hinterhornes kann die Instabilität von einem kompensierten in eine dekompensierten Zustand übergehen.
  Periphere longitudinale Meniskusrisse können arthroskopisch refixiert werden (Outside-in-Technik oder Inside-out-Technik), da sie in der durchbluteten Zone des Meniskus liegen.
  Radiale Risse, mehr zentral in der nicht durchbluteten Zone gelegene oder Lappenrisse, sollten nicht refixiert werden. Darüberhinaus ist ein kooperativer Patient eine wichtige Voraussetzung für die Indikation zu einer Refixation.
- **Meniskusreposition:** Ausschluß einer knöchernen Verletzung. Nie mit grober Gewalt, Muskelentspannung.

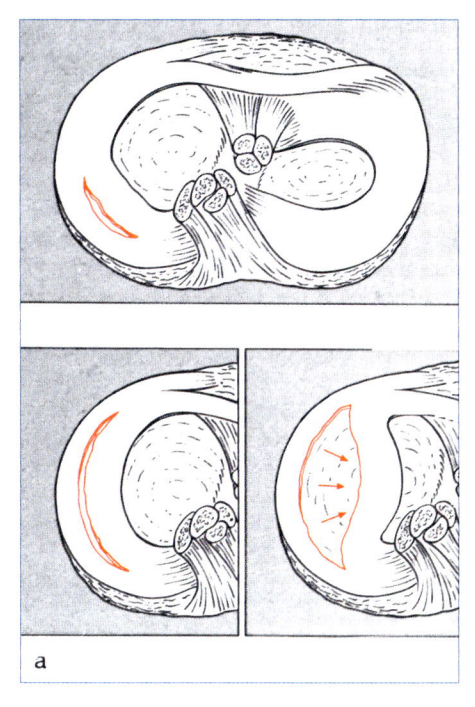

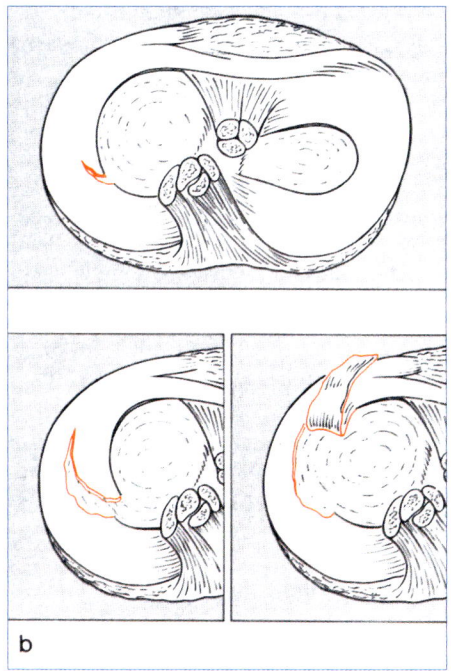

Abb. 50.25 a,b
Formen der Meniskusverletzung:
a Längseinriß bis hin zum Korbhenkelriß
b Querriß bis hin zur zungenförmigen Ruptur

4.4 Luxationen

Sie können im Femoropatellargelenk (Patellaluxation) oder im Gelenk zwischen der Oberschenkelrolle und dem Schienbeinkopf (Kniegelenkluxation) auftreten.

4.4.1 Patellaluxation

Pathogenese: Häufig habituelle Luxation bei Abflachung der patellaren Gelenkfläche oder der lateralen Femurkondyle. Angeborene Patellafehlformen. Traumatische Luxationen nur bei grober Gewalteinwirkung möglich.
Klinik: Deformität des Gelenkes, „Patella neben dem Knie".
Röntgen: Kniegelenk in 2 Ebenen.
Therapie:
- In Analgesie Reposition der Patella bei gestrecktem Kniegelenk. Nach erfolgreicher Reposition Axialaufnahme der Patella sowie Arthroskopie zum Ausschluß tangentialer Knorpel-Knochen-Absprengungen.
- Bei traumatischer Luxation ohne Anhalt für eine Begleitverletzung konservative Behandlung durch 3wöchige Ruhigstellung im Tutor.
- Bei Absprengung von Knorpel-Knochenfragmenten oder ausgedehnten Zerreißungen des medialen Retinaculums operative Versorgung (Abb. 50.26).
- Bei habitueller Luxation operative Maßnahmen. Zur Verhinderung weiterer Luxationen, z. B. Verlagerung der Tuberositas tibiae nach medial (nach Elmslie), bei offenen Epiphysenfugen besser Medialisierung der Patellaansatzsehne (nach Goldthwait), Quadrizepsplastik nach Insall oder Raffnaht des medialen Retinaculums mit lateralem Release (nach Krogius-Lanz-Witt).

4.4.2 Kniegelenkluxation

Pathogenese: Direkt auf Ober- und Unterschenkel getrennt einwirkende grobe Gewalt. Bei 25 % Verletzung der A. poplitea, bei über 25 % Nervenläsionen.
Luxation nach vorne oder nach hinten.
Klinik: Deformität des Gelenkes.
Röntgen: Kniegelenk in 2 Ebenen zum Ausschluß knöcherner Begleitverletzungen.
Begleitverletzung: Ausgedehnte Zerreißung des Kapselbandapparates, Gefäß- und Nervenschäden. Knorpel-Knochenverletzungen, Meniskusläsionen.

Kniegelenkluxation. Cave: Gefäß-, Nerven- oder Bandläsion!

Therapie: Rasche Reposition in Analgesie und Muskelrelaxation, operative Versorgung der ausgedehnten Kapselbandzerreißungen. Bei schlechtem AZ oder stark geschädigten Hautverhältnissen ggf. zweizeitiges Vorgehen, primär lediglich Stabilisierung in Gips

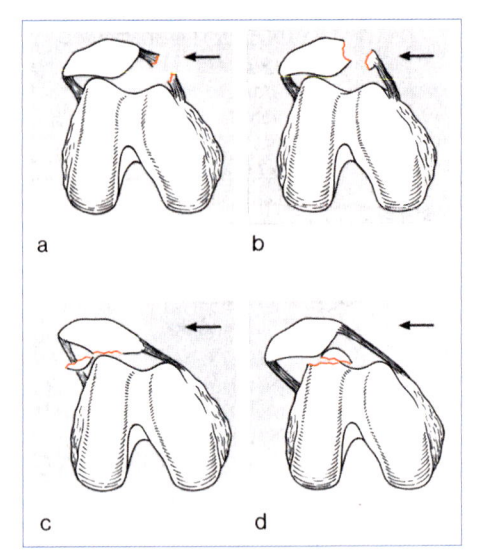

Abb. 50.26 a–d
Begleitverletzungen bei der Patellaluxation:
a Zerreißung des Retinaculum patellae
b Knöcherner Abriß des Retinaculum patellae
c Knorpel-Knochenabscherung von der medialen Patellafacette
d Knorpel-Kochenabscherung von der lateralen Femurkondylenkante

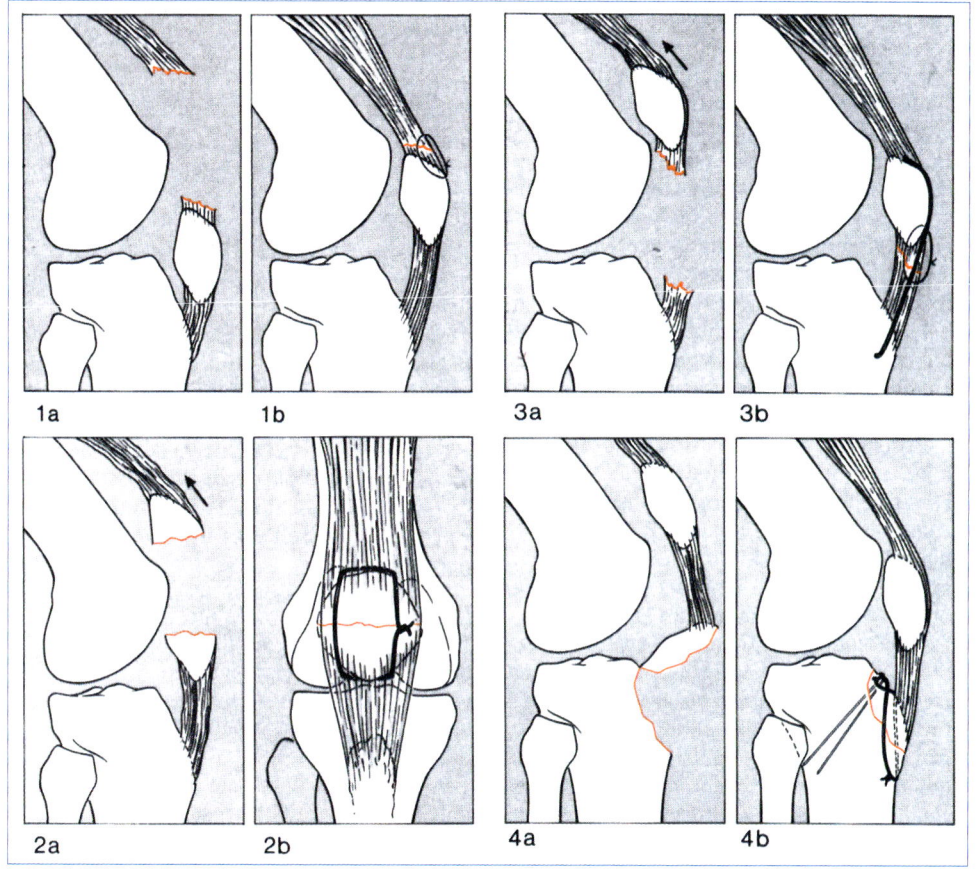

Abb. 50.27
Verletzungen des Knie-Streckapparates und deren operative Versorgung:
1a Ruptur der Quadrizepssehne, **1b** Sehnennaht
2a Patellafraktur, **2b** Cerclage a.-p., **2c** Cerclage seitlich, **2d** Prinzip der Cerclage
3a Zerreißung des Lig. patellae, **3b** Sehnennaht
4a Knöcherner Abriß des Lig. Patellae aus der Tuberositas tibiae, **4b** Zuggurtung

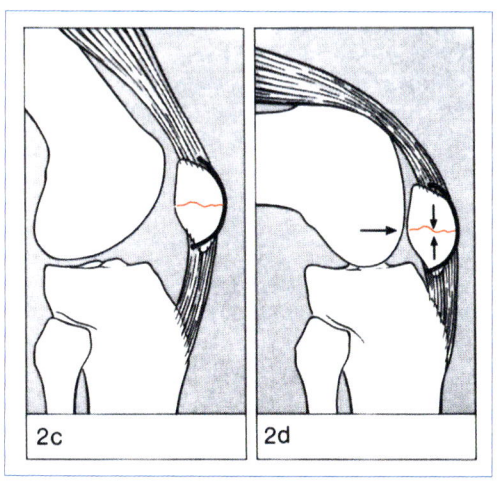

oder besser gelenküberbrückenden Fixateur externe (bessere Wundkontrolle).
Komplikationen: Siehe unter Bandverletzungen des Kniegelenkes.

4.5 Patellafraktur

Pathogenese: Sturz auf das Knie, Schlag auf die Patella bei angespanntem M. quadriceps, Anprall auf das Knie bei gebeugtem Kniegelenk (Armaturenbrett = Dashboard-Verletzung).
Osteochondrale Absprengungen, untere und obere Polabrisse, Quer-, Längs-, Schräg- und Mehrfragmentbrüche sowie Stern-, Trümmerfrakturen und Fissuren (Abb. 50.27).
Klinik: Weichteilschwellung, häufig Hämarthros, tastbarer klaffender Frakturspalt und Streckausfall bei kompletter Zerstörung des Streckapparates (Bein kann bei gebeugtem Kniegelenk nicht aktiv gestreckt werden).
Röntgen: Patella in 3 Ebenen (seitlich, a.-p. und axial).
Differentialdiagnose: Patella bipartita oder tripartita (angeborene Variante der Patella).

Therapie: In der Regel operativ. Nur bei Frakturen ohne Dislokation ist auch eine konservative Therapie mit Gipstutor über 6 Wochen möglich.

Dislozierte Patellaquerfraktur: Operation!

Operationsverfahren: Übungsstabile Zuggurtungsosteosynthese bei Querfraktur (Abb. 50.28), übungsstabile Schraubenosteosynthese bei Längsfraktur. Postoperativ Frühmobilisation. Belastung nach 6–8 Wochen.
Komplikationen: Durch Kontusionierung des Gelenkknorpels häufig Chondropathie mit konsekutiver Retropatellararthrose.

4.6 Knorpel-Knochenverletzungen

Man unterscheidet zwischen Kontusion, Impression mit oder ohne knöcherne Beteiligung und Knorpelfrakturen mit oder ohne knöcherne Beteiligung (Abb. 50.29).
Pathogenese: Kontusionen und Impressionen entstehen durch direkte Gewalteinwirkung (z. B. Anprallverletzung, Sturz auf das Kniegelenk). Knorpelfrakturen mit oder ohne Beteiligung des subchondralen Knochens (flake fracture) werden häufig durch indirekte Gewalteinwirkung hervorgerufen (z. B. osteochondrale Fraktur des lateralen Femurkondylus bei der Patellaluxation) (s. Abb. 50.26).
Klinik: Prellmarke, druckschmerzhafte Weichteilschwellung, Schonhaltung, Bewegungseinschränkung, häufig hämorrhagischer Kniegelenkserguß mit Fettaugen.
Röntgen: Kniegelenk in 2 Ebenen und Patella axial, Nachweis nur bei Beteiligung des subchondral gelegenen Knochens.
Weitere Untersuchungen: Diagnostische Punktion (Hämarthros? Fettaugen?), Arthroskopie zum Nachweis einer rein chondralen Verletzung (Abb. 50.30).

Ohne Arthroskopie ist die Diagnostik des Kniegelenks einäugig!

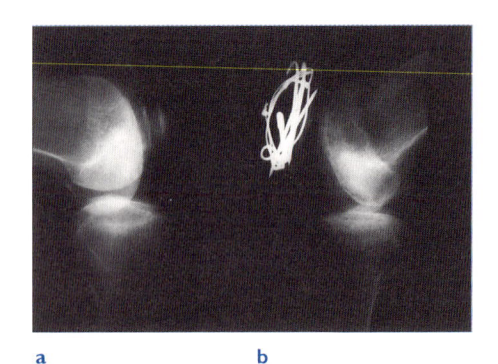

Abb. 50.28 a,b
a Patellamehrfragmentfraktur
b nach operativer Versorgung mit Zuggurtungs- und Zugschraubenosteosynthese

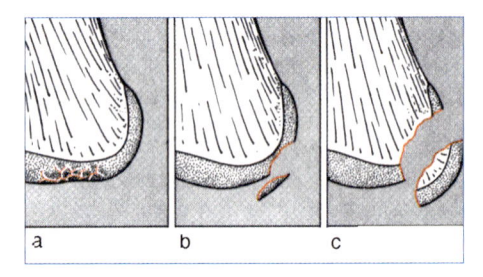

Abb. 50.29 a–c
Formen des Knorpelschadens:
a Knorpelimpression
b Knorpelabscherung
c osteochondrale Fraktur

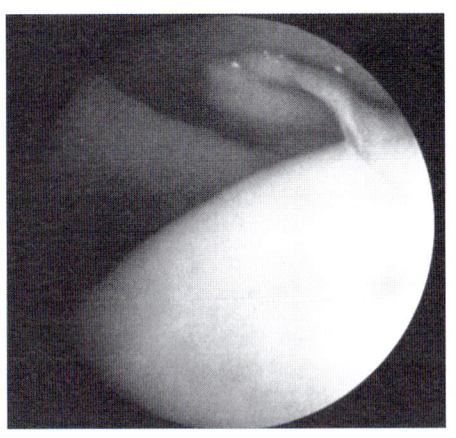

Abb. 50.30
Arthroskopisches Bild eines Knorpelschadens

Therapie
- Bei Kontusion und Impression ohne knöcherne Beteiligung konservativ durch 6- bis 8wöchige Entlastung.
- Knorpelfrakturen mit oder ohne knöcherne Verletzung werden operiert; hierbei werden isolierte Knorpelfragmente entfernt, Defekträder geglättet und die subchondrale Knochenmembran durch Bohrungen nach Pridie eröffnet. Es bildet sich sekundär ein faseriger Ersatzknorpel, da hyaliner Gelenkknorpel sich beim Erwachsenen nicht neu bilden kann. Defektdeckung durch Knorpel-Knochentransplantat.
- Impressionen mit knöcherner Beteiligung werden angehoben, osteochondrale Fragmente reinseriert. Die Fixation erfolgt mit Fibrinkleber und zusätzlichen Pins bzw. Kleinfragmentschrauben. Postoperativ frühzeitige Mobilisation des Gelenkes unter Entlastung von wenigstens 12 Wochen.

Prognose: Arthrose möglich!

4.7 Gelenkfrakturen des distalen Oberschenkels

(s. Oberschenkel)

4.8 Gelenkfrakturen des proximalen Unterschenkels

(s. Unterschenkel)

5 Unterschenkel

5.1 Anatomie

Der Unterschenkel besteht aus Tibia (Schienbein) und Fibula (Wadenbein), die im Schaftbereich durch die Membrana interossea verbunden sind, sowie aus den umgebenden Muskel- und Weichteilstrukturen.

Im ventralen Umfang des Schienbeins ist die Weichteilbedeckung nur gering ausgebildet. Die deckende Haut ist bei ossären Traumen daher häufig beteiligt. Dies bedingt eine Neigung zu Wundheilungsstörungen und eine Gefährdung der Frakturheilung.

Eine Besonderheit des Unterschenkels ist die Umhüllung der Muskelgruppen durch straffe Faszien, die bei Muskelschwellung ein Kompartment-Syndrom (s.o.) verursachen können.

Die statische Achse des Unterschenkels läuft durch den Tibiaschaft auf die Mitte der Talusrolle zu. Parallel hierzu liegt das Wadenbein mit nur geringer Bedeutung für die statische Funktion. Dementsprechend ist die Sperrwirkung der Fibula bei isolierter Fraktur der Tibia im Gegensatz zum Unterarm nicht so hoch zu bewerten.

5.2 Tibiakopffraktur

Pathogenese: Sie wird hervorgerufen durch Stauchungskräfte in Längsachse des Unterschenkels oder durch von der Seite auf das gestreckte Kniegelenk einwirkende Gewalt. Durch die axiale Stauchung wird der Tibiaschaft mit seiner festen Kortikalis meißelartig in den Tibiakopf hineingetrieben. Dabei werden die Kondylen nach außen abgedrängt, es entstehen V- oder Y-förmige Frakturen. Bei mehr seitlichen Traumen kommt es zu einseitigen Kondylenabbrüchen (z. B. Depressionsfrakturen) oder Impressionsbrüchen. Dabei kann es zusätzlich zu einer Ruptur des Kapselbandapparates auf der Gegenseite kommen (Abb. 50.31).

Schienbeinkopfbrüche sind im Kindesalter selten. Meist handelt es sich um knöcherne Kreuzbandausrisse (Abb. 50.32).

Tibiakopffrakturen werden **morphologisch unterteilt** in: Spaltbrüche, Depressionsbrüche, Impressionsbrüche, Trümmerbrüche und kombinierte Frakturen.

Nach Heim werden unterschieden die extraartikulären A-Frakturen, die intraartikulären B-Frakturen ohne Einstauchung der Gelenkfläche und die C-Frakturen (intraartikulär mit Einstauchung der Gelenkfläche).

Klinik: Hämatomverfärbung, Weichteilschwellung, Prellmarke, Druckschmerz, Hämarthros (tanzende Patella), Krepitation, abnorme Beweglichkeit durch ligamentäre oder ossäre Instabilität und schmerzhafte Bewegungseinschränkung (Functio laesa).

Röntgen: Bei Verdacht auf Schienbeinkopfbruch Aufnahmen des Kniegelenkes in 4 Ebenen obligat, bei unsicherem Befund Schichtaufnahmen des Schienbeinkopfes.

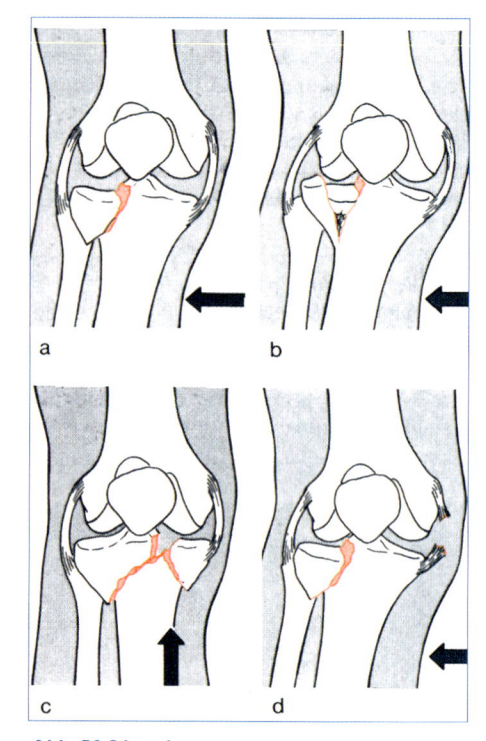

Abb. 50.31 a–d
Pathomechanismus und Formen des Schienbeinkopfbruches:
a Lateraler Kondylenabbruch bei medialer Gewalteinwirkung (Typ I)
b Impressionsfraktur (Typ II)
c V-Y-Fraktur bei axialer Gewalteinwirkung (Typ IV)
d Lateraler Kondylenabbruch mit Ruptur des medialen Seitenbandes bei Gewalteinwirkung im Abduktionssinne

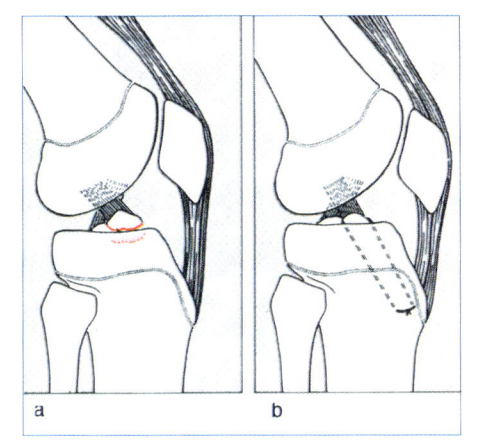

Abb. 50.32 a,b
Abrißfraktur des vorderen Kreuzbandhöckers im Kindesalter und seine operative Versorgung:
a Präoperatives Bild
b Versorgung mit transossärer Drahtnaht

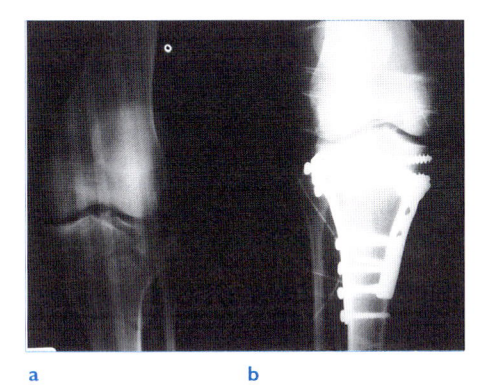

Abb. 50.33 a,b
a V-Y-Fraktur des Tibiakopfes
b nach operativer Versorgung mit T-Platte von lateral und medial und Spongiosaplastik

Therapie:
Ziel ist die Wiederherstellung der anatomischen Gelenkkomponenten, eine freie Beweglichkeit und eine stabile Bandführung. Daher ist die Indikation zur Operation weit zu stellen.

- **Konservativ:** Nicht dislozierte Frakturen (ohne Meniskusverletzung,) und dislozierte Brüche bei allgemeiner und lokaler Inoperabilität. Vorgehen: In jedem Fall muß der Hämarthros abpunktiert werden. Nicht dislozierte Frakturen werden zunächst im Tutor ruhiggestellt.
  Nach dem Abklingen der akuten Schmerzen unter Entlastung der verletzten Extremität frühfunktionelle krankengymnastische Nachbehandlung.
  Die Heilungsdauer beträgt 8–12 Wochen. Gelenkinkongruenzen bis 4 mm gelten als tolerabel. In Anbetracht der schwierigen operativen Versorgung lassen sich hiermit akzeptable Ergebnisse erreichen.
  Dislozierte Frakturen werden nach Abklingen der Schmerzsymptomatik unter Extensionsbehandlung frühzeitig auf der Motorschiene mobilisiert (s. Kap. 14).
- **Operativ:** Alle dislozierten Frakturen (Ausnahmen s.o.) erhalten eine möglichst übungsstabile Osteosynthese innerhalb der 8-Stunden-Grenze.
  Vorgehen: Freilegung der Fraktur, anatomisch korrekte Reposition der Gelenkfläche und Stabilisierung mit Schrauben und Abstützplatten. Imprimierte Gelenkflächen werden durch ein gesondertes Knochenfenster angehoben und mit Spongiosa unterfüttert (Abb. 50.33). Obligater Bestandteil der Operation ist die Überprüfung des Bandapparates. Postoperativ frühfunktionelle Nachbehandlung unter Entlastung des Kniegelenkes für 12–16 Wochen.

Komplikationen: Schädigungen des N. peronaeus, hohe Infektionsgefahr der schwammartigen Knochenstruktur. Arthrose des Gelenkes in Abhängigkeit vom primären Knorpelschaden und der Wiederherstellung der Gelenkfläche. Die Komplikationsrate ist mit 10–40 % hoch, insgesamt 23–40 % mäßige bis schlechte Langzeitergebnisse.

5.3 Unterschenkelschaftfraktur

Die gleichzeitige Fraktur von Tibia und Fibula wird als Unterschenkelschaftfraktur bezeichnet. Die schlechte Weichteildeckung der Knochen in diesem Extremitätenabschnitt macht sie oft problematisch.

Pathogenese: Biegung, Stauchung, Torsion (z. B. Skilaufen) und direktes Anpralltrauma (z.B. Stoßstange). Je nach Höhenlokalisation werden Brüche im oberen, mittleren und unteren Drittel unterschieden. Wegen der schlechten Weichteildeckung sind offene Frakturen häufig.

Alle typischen **Bruchformen** sind möglich (z. B. Spiral-, Quer-, Biegungsfraktur), Mehrfragment- oder Etagenfraktur als typische Stoßstangenverletzung des Fußgängers (Abb. 50.34).

Klinik: Klassische Frakturzeichen, häufig Weichteilschaden (Kontusion, Hautwunde).

Röntgen: Unterschenkel in 2 Ebenen einschließlich der angrenzenden Gelenke.

Begleitverletzungen: Schädigungen des Hautweichteilmantels (erst- bis drittgradig offene Frakturen), Nervenläsionen, Gefäßverletzungen. Cave: Kompartmentsyndrom.

Therapie:
- **Konservativ:** Alle geschlossenen und erstgradig offenen, nicht dislozierten, stabilen Frakturen können konservativ behandelt werden. Sie werden primär im aufgeschnittenen Oberschenkelliegegips ruhiggestellt.
- Bei einer Extensionsbehandlung ist auf einen möglichen Rotationsfehler (klinische Diagnose!), auf sonstige Achsenabweichungen, Distraktionen (Cave: Pseudarthrose!) und einen Peronäusschaden sorgfältig zu achten. Verbliebene Achsenfehlstellungen können durch Keilung des Gipsverbandes korrigiert werden

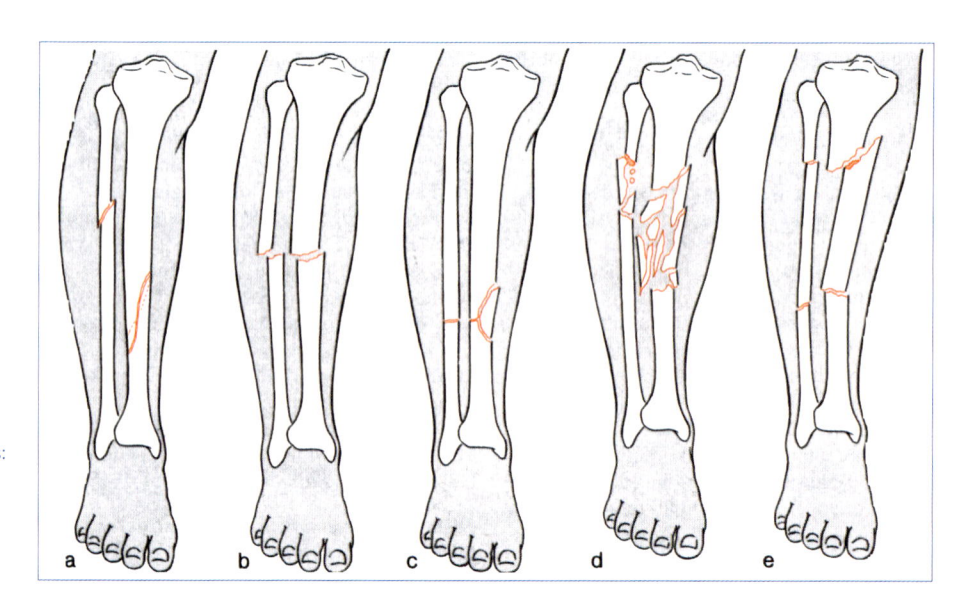

Abb. 50.34 a–e Formen des Unterschenkelschaftbruches:
a Torsionsfraktur
b Querfraktur
c Biegungsfraktur
d Trümmerfraktur
e Etagenfraktur

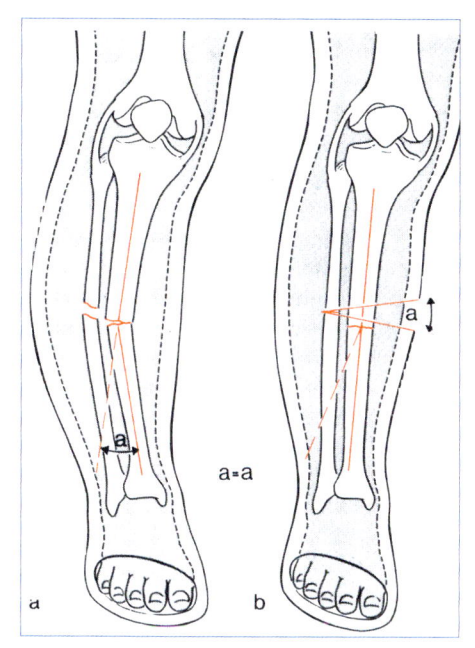

Unterschenkel

Abb. 50.35 a,b
Korrektur einer Achsenfehlstellung im Bereich des Unterschenkels bei liegendem Gipsverband durch Keilung des Gipses:
a Fehlstellung im Varussinne,
b Beseitigung der Varusfehlstellung durch Aufbiegen des Gipsverbandes auf der Medialseite („Keilung") um den Winkel α

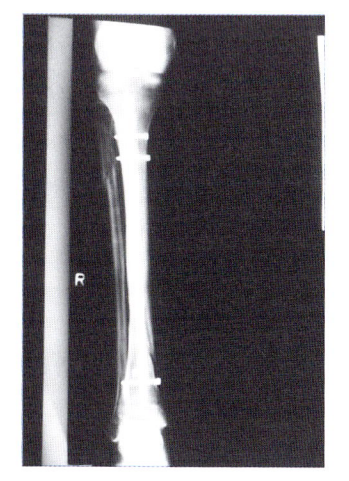

Abb. 50.36
Versorgung einer distalen Unterschenkelspiralfraktur mit Verriegelungsnagel

(Abb. 50.35). Nach 4 Wochen kann ein Oberschenkel-Gehgipsverband angelegt werden. Die Dauer der Frakturheilung beträgt ca. 3–4 Monate.

- Als therapeutische **Alternative** bietet sich der **Sarmiento-Gips** an. Es handelt sich um einen Unterschenkel-Gehgipsverband mit einer Kniekappe. Er bietet die Möglichkeit der Kniegelenksmobilisation (s. Kap. 14).
  Risiken der langen Gipsbehandlung und der Patientenkomfort sollten bei der Therapieentscheidung bedacht werden.
- Bei folgenden Begleiterkrankungen ist der konservativen Therapie der Vorzug zu geben:
  – Periphere Durchblutungstörungen
  – Hautschäden (Ulzera, trophische Veränderungen beim postthrombotischem Syndrom, Diabetes mellitus)
  – Lokale Infektion
  – Mangelnde Compliance z.B bei chronischem Alkoholabusus.
  Komplikationen: Thrombose mit dem Risiko der Embolie, Achsen- und Drehfehler, verzögerte Knochenbruchheilung, Dekubitus, Bewegungseinschränkung der benachbarten Gelenke.

Behandlung der Unterschenkelschaftfraktur: So konservativ wie möglich, so operativ wie nötig.

- **Operativ:** Operationsindikationen sind das Kompartment-Syndrom, konservativ nicht reponierbare Frakturen (Seitenverschiebung über Schaftbreite, Achsfehler > 10°, primäre Diastase, Verkürzung > 10 mm), instabile Frakturen nach mehr als 4 Monaten (verzögerte Knochenbruchheilung), dislozierte Etagenfraktur, begleitende Femurfraktur (Kettenfraktur), sperrende Fibula (dislozierte Tibia und intakte Fibula), II°–III°-offene Frakturen und im Rahmen der Pflegeerleichterung Frakturen bei polytraumatisierten Patienten.
  Besonders problematisch ist die Versorgung von offenen Frakturen und Frakturen mit schweren Hautkontusionen wegen der deutlich erhöhten Infektionsgefahr.
- **Osteosyntheseverfahren:** Aufgebohrter Marknagel/Verriegelungsnagel, unaufgebohrter Marknagel, Plattenosteosynthese und Fixateur externe.
  – Der Marknagel ist besonders geeignet für die Quer- oder kurze Schrägfraktur im mittleren Unterschenkeldrittel. Nach Marknagelung ist Vollbelastung bei reizlosen Wundverhältnissen schon nach wenigen Tagen möglich.
  – Der Verriegelungsnagel ist indiziert bei instabilen Tibiafrakturen (lange Torsionsfrakturen, Segment- oder Trümmerfrakturen) (Abb. 50.36) und gelenknahen Frakturen.
  – Unaufgebohrte Marknägel sind bei allen Frakturtypen einschließlich offener Frakturen und Weichteilkontusionen möglich.
  – Schrauben- und Plattenosteosynthesen werden angewandt bei Schaftfrakturen mit Gelenkbeteiligung, engem oder deformiertem Markraum und Korrekturosteotomien.

- Eine Plattenosteosynthese sollte nur erfolgen, wenn eine spannungsfreie Deckung mit gut durchblutetem Gewebe möglich ist.
- Die Behandlung mit dem Fixateur externe ist indiziert bei drittgradig offenen Frakturen und Frakturen mit schweren Weichteilkontusionen. Häufig ist bei der Anwendung des Fixateur externe ein späterer Wechsel auf ein anderes Verfahren (Plattenosteosynthese, Marknagel, Gips) angezeigt.
- Die operative Versorgung der begleitenden Fibulafraktur ist meistens nicht erforderlich. Eine Indikation zur Operation besteht bei Vorliegen einer distalen dislozierten Fibulafraktur und bei Instabilität der Malleolengabel im Sinne einer Sprunggelenkfraktur.

Komplikationen: Zu den Frühkomplikationen gehört das Kompartmentsyndrom, die Durchspießung der Haut infolge persistierender Achsenfehlstellung und Schäden des N. peronaeus. Mögliche Spätkomplikationen sind die verzögerte Knochenbruchheilung, die Pseudarthrose, der Immobilisationsschaden mit Bewegungseinschränkungen im Sprunggelenk und die Arthrose bei bleibenden Achsenfehlern.

Frakturen im Kindesalter

Sie werden in der Regel **konservativ** behandelt. Etwaige Achsenfehler werden durch das weitere Längenwachstum kompensiert.

Eine **Operationsindikation** besteht bei instabilen und deutlich dislozierten, den zweit- und drittgradig offenen Frakturen sowie bei Frakturen im Rahmen des Polytraumas (Pflegeerleichterung). Mögliche **Operationsverfahren** sind die dynamische Markraumdrahtung (Nancy-Nagel), die Plattenosteosynthese (Abb. 50.37) und der Fixateur externe. Die Marknagelung ist kontraindiziert.

Unterschenkelfraktur. Cave: Kompartmentsyndrom

5.4 Isolierte Tibiafraktur

Pathogenese: Direktes Trauma, häufige Bruchform im Kindesalter.
Formen: Quer- und Drehbrüche.
Klinik: Aufgrund der intakten Fibula nur geringe Instabilität.
Röntgen: Siehe Unterschenkelschaftfraktur.
Therapie: Bei achsengerechter Stellung oder nur geringer Dislokation konservative Behandlung durch Oberschenkelgipsverband für 8–12 Wochen. Bei erheblicher Dislokation ist wegen der sperrenden Wirkung der Fibula eine konservative Behandlung wenig erfolgversprechend, daher rechtzeitig operative Versorgung mit Plattenosteosynthese oder Marknagelung.
Postoperativ frühe Mobilisierung, beginnende Belastung je nach Therapieverfahren. Bei der Plattenosteosynthese Belastungsbeginn nach 4 Wochen, Vollbelastung nach 3–4 Monaten.
Komplikationen: Siehe Unterschenkelfraktur.

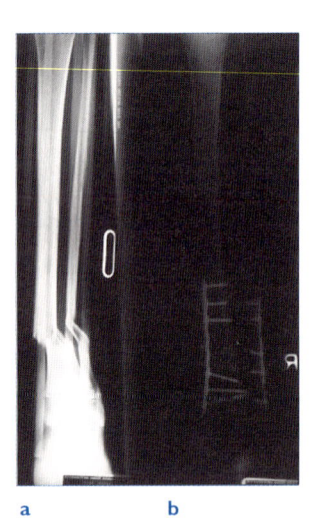

Abb. 50.37 a,b
a Kindlicher distaler Unterschenkelbruch
b nach operativer Versorgung mit Plattenosteosynthese der Tibia und Fibula

5.5 Isolierte Fibulafraktur

Pathogenese: Ausschließlich direktes Trauma, z. B. Tritt gegen Wadenbein beim Fußball.
Klinik: Druckschmerzhafte Weichteilschwellung.
Röntgen: Unterschenkel mit Sprung- und Kniegelenk in 2 Ebenen. In Höhe des proximalen oder mittleren Wadenbeinschaftdrittels häufig Querfraktur mit Biegungskeil.
Differentialdiagnose: Maisonneuve-Fraktur (Sonderform der Sprunggelenkfraktur Typ Weber C) sowie knöcherner Ausriß des lateralen Kniegelenkbandapparates aus dem Wadenbeinköpfchen. Beide Verletzungen werden im Gegensatz zur isolierten Fibulafraktur immer durch ein indirektes Trauma hervorgerufen.
Therapie: Abschwellende antiphlogistische Maßnahmen und ggf. auch Anlage eines Unterschenkel-Zinkleimverbandes.

5.6 Distale Unterschenkelstauchungsfraktur (Pilon* tibial-Fraktur)

Frakturen des distalen Unterschenkeldrittels mit Gelenkbeteiligung, häufig kombiniert mit einer Impression der Gelenkfläche des distalen Tibiaendes als Folge der Einstauchung (Abb. 50.38).
Pathogenese: Durch Einstauchung des Sprungbeines in das Tibiaplateau beim Sturz aus größerer Höhe oder auch bei schweren Verkehrsunfällen. Bei diesen Verletzungen handelt es sich um dieselbe Problematik wie beim Schienbeinkopfbruch.

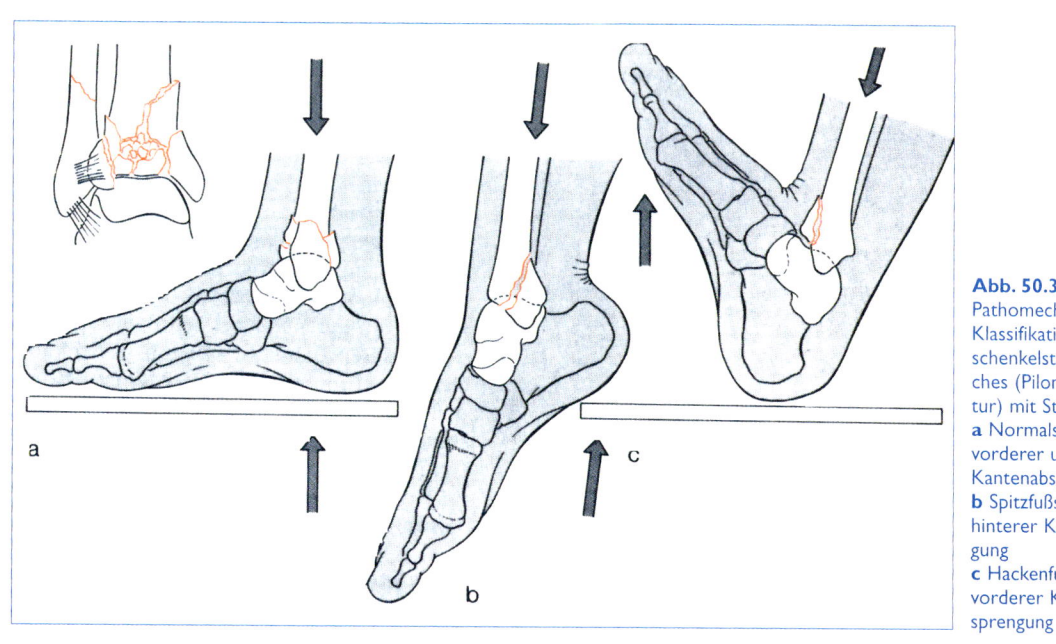

Abb. 50.38 a–c
Pathomechanismus und Klassifikation des Unterschenkelstauchungsbruches (Pilon tibial-Fraktur) mit Stauchung in:
a Normalstellung mit vorderer und hinterer Kantenabsprengung
b Spitzfußstellung mit hinterer Kantenabsprengung
c Hackenfußstellung mit vorderer Kantenabsprengung

*Pilon = frz. Stampfer, Keule

Nach Heim werden unterschieden: Die extraartikulären A-Frakturen, die intraartikulären B-Frakturen ohne Einstauchung der Gelenkfläche und die C-Frakturen mit Gelenkeinstauchung. In 75 % ist die Fibula mitfrakturiert. Häufig wird die Fraktur von schweren Weichteilschäden begleitet.

Klinik: Rasch auftretende Weichteilschwellung im Bereich des körperfernen Unterschenkelendes und Sprunggelenkes, Deformität, Druck- und Stauchungsschmerz, sowie schmerzhafte Bewegungseinschränkung im Sprunggelenk.

Röntgen: Sprunggelenk mit Unterschenkel in 2 Ebenen, bei unsicherem Befund Schräg- und Schichtaufnahmen.

Therapie: Wiederherstellung der Gelenkfläche, was in Anbetracht des Zerstörungsausmaßes nicht immer gelingt.

- **Konservative** Therapie nur bei nicht dislozierten Frakturen mit stufenfreier Gelenkfläche, ansonsten operative Therapie.
- **Operativ:** Dislozierte Frakturen mit Gelenkbeteiligung möglichst innerhalb der 8-Stunden-Grenze. Nach anatomisch korrekter Wiederherstellung der Gelenkfläche wird das Repositionsergebnis mit Platten, Schrauben und Drähten gesichert und verbliebene Defekte mit autologer Spongiosa aufgefüllt. Bei schwerem Weichteilschaden Osteosynthese der Fibula, gelenkübergreifender Fixateur externe und wenn möglich Minimalosteosynthese der Tibia mit Schrauben oder Kirschner-Drähten (Abb. 50.39).

Postoperativ: Ruhigstellung mit dorsaler Untelschenkelgipsschiene. Nach Abschwellung Bewegungsübungen aus der Schiene. Bei liegendem Fixateur belassen des Fixateurs für 6–8 Wochen. Danach intensive Bewegungsübungen. Belastungen erst ab der 10.–12. Woche.

Komplikationen: Häufig posttraumatische Arthrose auf der Basis eines traumatisch bedingten Knorpelkontusionsschadens oder verbliebener Gelenkinkongruenzen. In diesen Fällen Arthrodese des oberen Sprunggelenkes zur Schmerzausschaltung empfehlenswert.

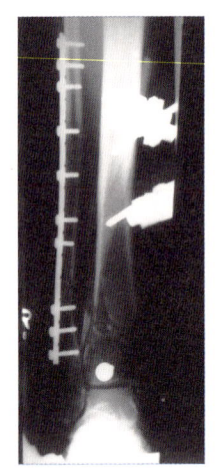

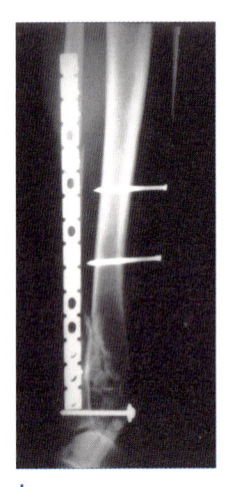

Abb. 50.39 a,b
Versorgung einer Pilon tibial-Fraktur. Osteosynthese der Fibula. Minimal-Osteosynthese der Tibia mit Schraube, gelenkübergreifender Fixateur externe
a a.-p. Aufnahme
b seitlich

5.7 Typische Frakturen des distalen Unterschenkelendes im Kindesalter

- Traumatische Epiphysenlösung
- Teilepiphysenlösung mit metaphysärem Fragment (Aitken-I-Fraktur)
- Epiphysenfraktur mit epiphysärern Fragment (Aitken-II-Fraktur)
- Fraktur durch die Epiphysenfuge mit epiphysärem und metaphysärem Fragment (Aitken-III-Fraktur)
- Kompression der Epiphysenfuge (Crush-Verletzung) (s. Abb. 47.44, s. Kap. 47).

Therapie:
- Die traumatische Epiphysenlösung und die Teilepiphysenlösung Typ **Aitken I** des distalen Tibiaendes können fast immer geschlossen in Narkose reponiert werden.
- Bei **Aitken II-** und **III-Frakturen** ist eine operative Versorgung der Verletzung erforderlich. Nach anatomisch korrekter Reposition der Fraktur erfolgt eine Stabilisierung mit Schrauben und/oder Kirschner-Drähten. Bei Minimalosteosynthese Ruhigstellung des Sprunggelenkes für 6–8 Wochen im Gipsverband erforderlich. Kreuzen die Kirschner-Drähte die Wachstumsfuge, so sind sie nach 3–4 Wochen zu entfernen, um Wachstumsfugenschädigungen möglichst klein zu halten (Abb. 47.44, s. Kap. 47).

5.8 Kompartmentsyndrom

Folgenschwere Komplikation der Unterschenkelfrakturen. Ein zu spät erkanntes oder nicht erkanntes Kompartmentsyndrom führt zu funktionellen Ausfällen bis hin zur vollständigen Muskelnekrose der tiefen und oberflächlichen Muskulatur und Aufhebung der Sensibilität und Motorik. In Extremfällen ist die Entwicklung einer sog. Crush-Niere mit späterem Multiorganversagen möglich.

Klinik: Zunächst deutliche Weichteilschwellung mit druckdolenter Muskulatur. Dann weiter zunehmende Schmerzen, Muskeldehnungsschmerzen und deutlich verhärtete Muskulatur. Erste Ausfälle sind die Schwäche des Großzehenhebers und Gefühlsstörungen zwischen der 1. und 2. Zehe. Die Entwicklung neuromuskulärer Störungen mit Sensibilitätsstörungen und motorischer Muskelschwäche ist ein Spätsymptom.

Differentialdiagnose: Das Kompartmentsyndrom ist von anderen postoperativen oder posttraumatischen Schmerzen abzugrenzen: Akute, tiefe Beinvenenthrombose; Lagerungsschäden oder durch Hämatom bedingte sensible und motorische Störungen (z. B. Schädigung des N. peronaeus durch Schienenverbände); Entwicklung eines Wund- und/oder Knocheninfektes u. a.

Therapie: Regelmäßige Kontrolle bei allen Unterschenkelfrakturen, engmaschige Verlaufskontrollen. Bei ersten Anzeichen: Logendruckmessung.
Bei anhaltender Symptomatik: Frühzeitiger Entschluß zur Spaltung aller Logen (Fasziotomie).
Bei polytraumatisierten oder bewußtlosen Patienten: Großzügige Indikationsstellung.

5.9 Wadenmuskelriß

(Siehe Kap. 46)

6 Sprunggelenk

6.1 Anatomie

Das **obere Sprunggelenk** (Articulatio talocruralis) ist ein reines Scharniergelenk, gebildet von der Malleolengabel und der Trochlea tali. Innen- und Außenknöchel bilden eine Klammer (Malleolengabel), in der die Talusrolle geführt wird. Die Malleolengabel ist durch die hintere und vordere fibulo-tibiale Syndesmose elastisch verbunden. Wegen der Keilform der Talusrolle (vorne breit, hinten schmal) ist diese elastische Verbindung zwischen Tibia und Fibula Voraussetzung einer freien und dennoch straff geführten Beweglichkeit des Gelenkes. Die in der Syndesmose auftretenden Kräfte reichen bis 20 kp.

Bei dorsal flektiertem Fuß sind im oberen Sprunggelenk keine seitlichen Bewegungen möglich, da der breite vordere Talusanteil fest in der Malleolengabel fixiert ist. Bei plantarflektiertem Fuß wird jedoch der schmale hintere Talusanteil von der Malleolengabel bei erschlaffter Syndesmose weniger fest umklammert.

In dieser Stellung beruht ein großer Teil der Festigkeit auf den ligamentären Strukturen des **Kollateralbandapparates**. Dieser setzt sich medial aus dem Lig. deltoideum (Verbindung zwischen Innenknöchelspitze und Taluskörper) und lateral aus dem Lig. fibulo-talare anterius (Außenknöchelspitze und Taluskörper), Lig. fibulo-calcaneare (Außenknöchelspitze und Kalkaneus) und Lig. fibulo-talare posterius (Außenknöchelspitze und Dorsalseite des Talus) zusammen (Abb. 50.40).

Im **unteren Sprunggelenk** artikulieren die Fußwurzelknochen, Talus, Kalkaneus und das Os naviculare miteinander. Wichtigste Gelenkfläche ist die Articulatio talo-calcaneare. Der sog. Tubergelenkwinkel (Normal 20°–40°) ist ein Kriterium für die Formkonstanz des Kalkaneus (s. Abb. 50.49 a). Bei Kompressionsfrakturen kann es zur Abflachung bis zur Negativierung (s. u.) dieses Winkels kommen.

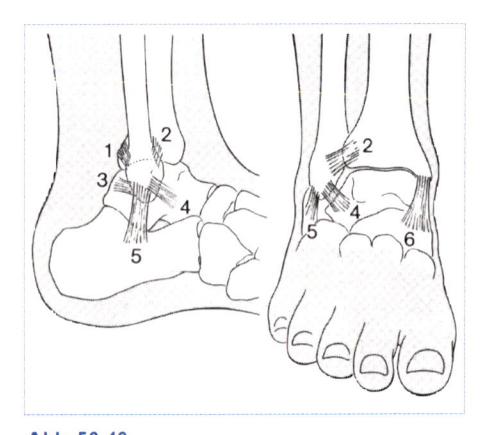

Abb. 50.40
Bandapparat des oberen Sprunggelenkes:
1 Hintere Syndesmose
2 Vordere Syndesmose
3 Lig. fibulo-talare posterius
4 Lig. fibulo-talare anterius
5 Lig. fibulo-calcaneare
6 Lig. deltoideum

6.2 Verletzungen im Bereich des Sprunggelenkes

Pathogenese: Der häufigste Unfallmechanismus ist das „Fußumknicken". Es setzt sich aus einer Kombination von Plantarflexion, Supination und Adduktion zusammen. In dieser Stellung sichert das Lig. fibulo-talare anterius die Gelenkführung und zerreißt daher als erstes. Bei größerer Gewalteinwirkung kann auch das Lig. fibulo-calcaneare zerreißen. Forcierte **Supinations- oder Pronationstraumen** können aber auch knöcherne Verletzungen hervorrufen. Das Supinationstrauma führt zu Abscherverletzungen am Innenknöchel und Bandrupturen bzw. ossären Bandausrissen am Außenknöchel. Das Pronationstrauma bedingt am Innenknöchel Bandrupturen oder knöcherne Bandausrisse und am Wadenbein Schrägfrakturen unterschiedlicher Lokalisation. Je

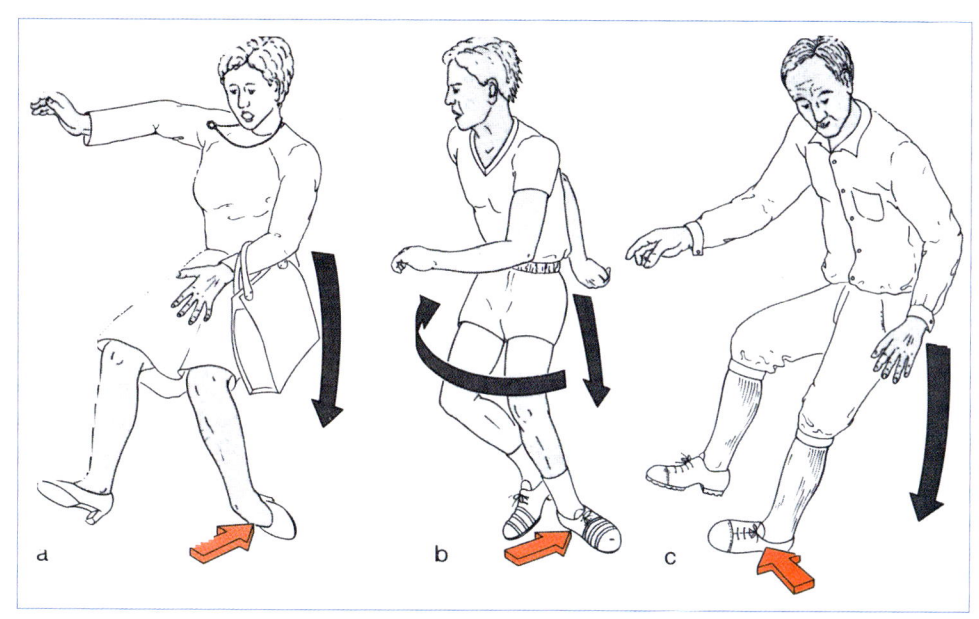

Abb. 50.41 a–c Verletzungsmechanismen im Bereich des oberen Sprunggelenkes: **a** Pronations-Abduktionsverletzung **b** Pronations-Eversionsverletzung **c** Supinations-Adduktionsverletzung

nach Stärke der Gewalteinwirkung können Zerrungen und Dehnungen des Bandapparates (Distorsion), Bandrupturen und Frakturen entstehen (Abb. 50.41).

6.2.1 Sprunggelenkdistorsion

Pathogenese: s.o.
Klinik: Schwellung, Bluterguß, Schmerz über dem Außenknöchel (Abgrenzung zum Fersenbein-Würfelbeinband, s. u.), Einschränkung der Bewegungsfähigkeit.
Röntgen: Sprunggelenk in 2 Ebenen mit Fußwurzel zum Ausschluß von Frakturen sowie gehaltene Aufnahmen in 2 Ebenen, bei starken Schmerzen ggf. Leitungsanästhesie zum Ausschluß ligamentärer Instabilitäten.
Therapie: Abschwellende Maßnahmen: feuchte, kühlende Verbände, Hochlagerung sowie Ruhigstellung in Unterschenkelgipsschiene, besser z. B. Aircastschiene (Vorteil deutlich geringeres Thromboserisiko und bessere Abschwellung im Vergleich zur Gipsbehandlung) für einige Tage. Bei leichteren Fällen sofortiger elastischer Stützverband möglich.
Komplikationen: In der Regel keine.

Sprunggelenkdistorsion: Bandruptur?

6.2.2 Talusluxation

Pathogenese: Durch die feste Führung der Malleolengabel sind nur vordere oder hintere Luxationen möglich, seitliche nur bei gleichzeitiger Knöchelfraktur. Das typische Trauma der hinteren Luxation ist die extreme Plantarflexion etwa durch Rückwärtsfallen bei fixiertem Fuß oder Hängenbleiben des Fußes beim Laufsport.
Klinik: Deformität, federnde Fixation.
Röntgen: Sprunggelenk in 2 Ebenen (Abb. 50.42), ggf. Tomographie oder CT.
Begleitverletzungen: Bandrupturen, Knorpelverletzungen, Knöchelfrakturen.
Therapie: Sofortige Reposition in Analgesie und Muskelrelaxation. Bei knöchernen Verletzungen und Bandrupturen operative Versorgung. Bei konservativer und operativer Versorgung in jedem Fall Entlastung des Sprunggelenkes für 4–6 Monate (Gehapparat).
Komplikationen: Gefahr der Talusnekrose (Folge traumatisch bedingter Zerstörung der Blutversorgung), Arthrose im oberen und unteren Sprunggelenk.

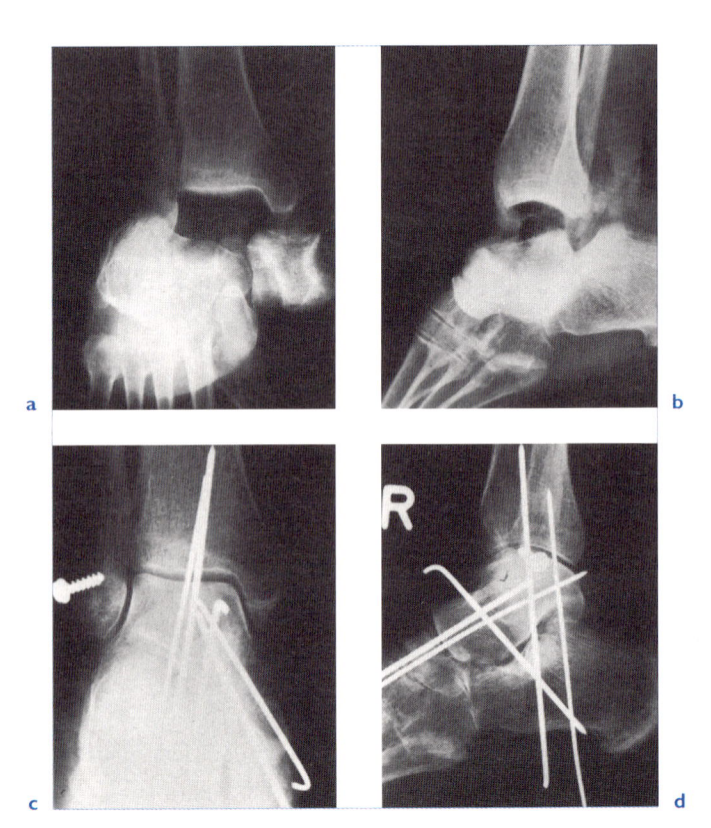

Abb. 50.42 a–d
a,b Röntgenbild einer Talusluxation und **c,d** Zustand nach Versorgung

Sprunggelenk

6.2.3 Bandruptur

Pathogenese: Siehe oben

Klinik: Hämatom, Schwellung und Druckschmerz über der Außenknöchelspitze und dem lateralen Talusbereich, schmerzhafte Bewegungseinschränkung, Schmerz bei Supination.

Röntgen: Sprunggelenk in 2 Ebenen (s. a. Kap. 47) zum Ausschluß knöcherner Verletzungen, erst danach gedrückte und gehaltene Röntgenaufnahmen. Gedrückte Aufnahmen zeigen einen vermehrten Talusvorschub, gehaltene Aufnahmen eine fibularseitig vermehrte Aufklappbarkeit des Gelenksspaltes (Abb. 50.43). Gelegentlich Nachweis eines kleinen Knochenausrisses (knöcherner Bandausriß).

Bei **Kindern** überwiegt die sog. Weber-A-Fraktur (knöcherner Bandausriß).

Therapie: Das Ziel ist die Ausheilung der verletzten Strukturen ohne wesentliche Dehiszenz, wobei gleichermaßen eine operative Therapie erwogen werden kann.

- Die **konservative** Therapie führt bei 60 % zur stabilen Ausheilung, beim Rest zur Bildung einer Narbenbrücke. Bei ca. 10 % der Patienten muß man mit der Entstehung einer manifesten chronischen Instabilität rechnen, die einer operativen Bandplastik zugeführt werden muß. Andererseits erlaubt die konservative Therapie den Verzicht auf ein operatives Trauma mit stationärer Behandlung.
- Die **primäre Bandnaht** ist indiziert bei jungen Patienten, die aufgrund ihrer sportlichen Betätigung ein stabiles Sprunggelenk benötigen. Hierbei erfolgt die exakte Rekonstruktion, eine Gelenklavage und Gelenkrevision zum Ausschluß chondraler und osteochondraler Verletzungen. Postoperativ wird das obere Sprunggelenk in Spezialschuhen (z. B. Adimed) oder nach Wundheilung mit einer Aircastschiene oder in einer Gipsschiene ebenfalls für 6 Wochen ruhiggestellt.
- Bei **chronischer Instabilität** ist die Durchführung einer Bandplastik (z. B. Sehnenstreifenplastik aus der Peroneus brevis-Sehne nach Watson-Jones, modifiziert nach Holz und Weller) erforderlich.

Abb. 50.43 a–d
Außenbandverletzung des oberen Sprunggelenkes und radiologischer Nachweis in 2 Ebenen.

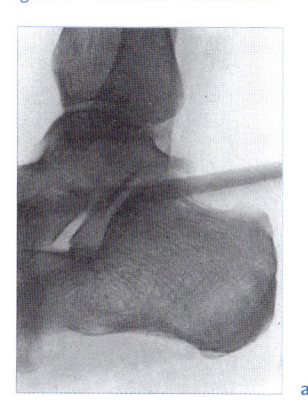

a, 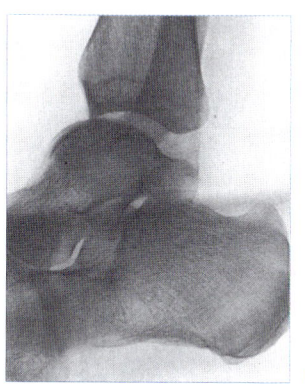 b Bei gehaltenen Aufnahmen im seitlichen Strahlengang deutlich vermehrter Talusvorschub

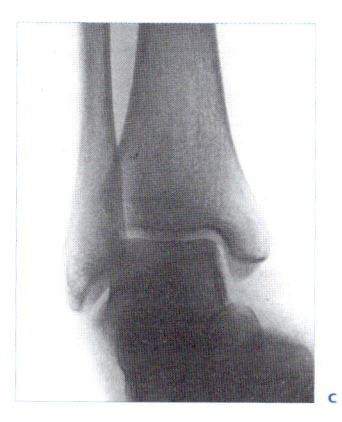

c, d Bei gehaltener Aufnahme im a.-p.-Strahlengang deutlich vermehrte laterale Aufklappbarkeit des oberen Sprunggelenkspaltes

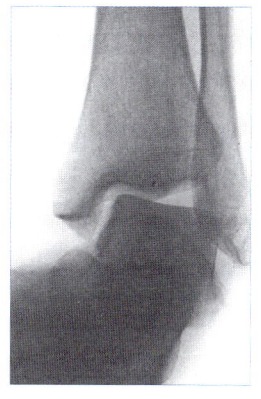

6.2.4 Knöchelfrakturen

Pathogenese: Siehe oben

Die **Einteilung** der Frakturen erfolgt nach Danis und Weber und orientiert sich an den gesetzmäßigen Kombinationsverletzungen des Knochen-Band-Apparates.

- **Typ A:** Die Fibula ist in Höhe des Gelenkspaltes oder distal davon frakturiert. Äquivalente Verletzungen: Zerreißung der fibularen Kollateralbänder (gedrückte Röntgenaufnahmen!). Diese Verletzung kann mit einer Abscherfraktur des Innenknöchels kombiniert sein. Die **Syndesmose**, die **Membrana interossea** und das **Lig. deltoideum** sind immer **intakt** (Abb. 50.44 a).
- **Typ B:** Die Frakturlinie am Außenknöchel verläuft in **Höhe der Syndesmose**.
  Es kann zusätzlich eine Abrißfraktur des Innenknöchels bzw. eine äquivalente Ruptur des Lig. deltoideum bestehen. Hinzu kommt in ca. 50 % eine Zerreißung der vorderen Syndesmose (Abb. 50.44 b).

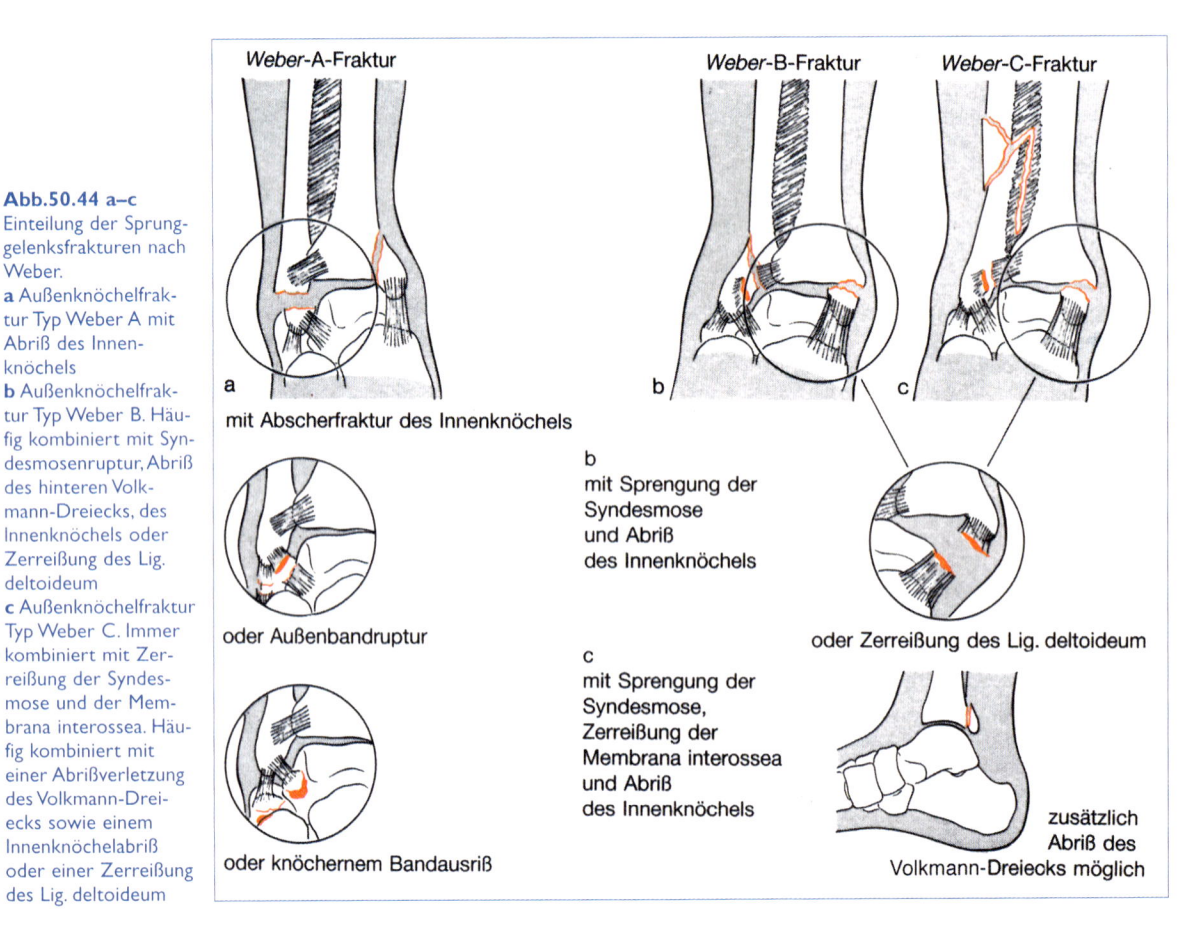

Abb. 50.44 a–c
Einteilung der Sprunggelenksfrakturen nach Weber.
a Außenknöchelfraktur Typ Weber A mit Abriß des Innenknöchels
b Außenknöchelfraktur Typ Weber B. Häufig kombiniert mit Syndesmosenruptur, Abriß des hinteren Volkmann-Dreiecks, des Innenknöchels oder Zerreißung des Lig. deltoideum
c Außenknöchelfraktur Typ Weber C. Immer kombiniert mit Zerreißung der Syndesmose und der Membrana interossea. Häufig kombiniert mit einer Abrißverletzung des Volkmann-Dreiecks sowie einem Innenknöchelabriß oder einer Zerreißung des Lig. deltoideum

Weber-A-Fraktur
a mit Abscherfraktur des Innenknöchels
oder Außenbandruptur
oder knöchernem Bandausriß

Weber-B-Fraktur
b mit Sprengung der Syndesmose und Abriß des Innenknöchels
oder Zerreißung des Lig. deltoideum

Weber-C-Fraktur
c mit Sprengung der Syndesmose, Zerreißung der Membrana interossea und Abriß des Innenknöchels
zusätzlich Abriß des Volkmann-Dreiecks möglich

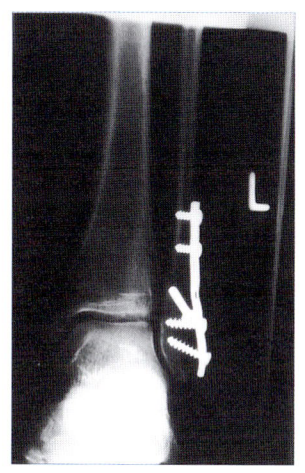

Abb. 50.45
Versorgung einer Außenknöchelfraktur Typ Weber B

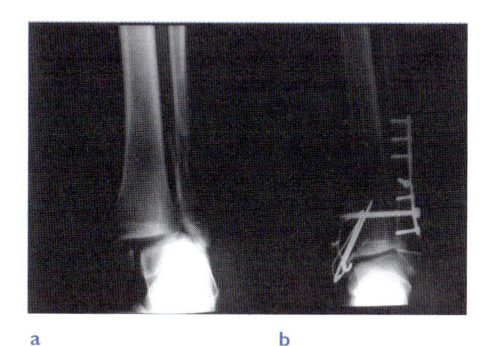

Abb. 50.46 a,b
a Sprunggelenkluxationsfraktur
b nach operativer Versorgung mit Plattenosteosynthese

- **Typ C:** Die Frakturlinie am Außenknöchel verläuft **oberhalb der Syndesmose**.
  Die **Syndesmose** ist **immer zerrissen**. Die Membrana interossea ist bis zur Höhe der Außenknöchelfraktur rupturiert. Zusätzlich besteht immer eine Abrißfraktur des Innenknöchels (C1) oder eine äquivalente Zerreißung des Lig. deltoideum (C2). Bei Innenknöchelfraktur meist Periost interponiert. Häufig besteht eine Luxationsneigung.
  Eine Sonderform ist die **Maisonneuve-Fraktur:** Hohe Weber-C-Fraktur mit meist schrägem Frakturlinienverlauf, Längsriß der Membrana interossea und begleitender Innenknöchelfraktur.

Bei allen 3 Frakturtypen kann zusätzlich noch ein Abbruch der dorsalen Tibiakante vorliegen, bei der Weber-A-Fraktur handelt es sich dabei um eine Abscherfraktur, bei der Weber-B- und -C-Fraktur dagegen meist um eine Ausrißfraktur der dorsalen Tibiabasis aus der hinteren Syndesmose **(Volkmann-Dreieck)**.

Klinik: Hämatom, Druckschmerz, Deformierung, ggf. Subluxationsstellung.

Röntgen: Sprunggelenk in 2, ggf. in 4 Ebenen.

Begleitverletzungen: Bandrupturen, Weichteilverletzungen bis hin zur offenen Fraktur. Osteochondrale Abscherungen (Flake fracture).

Therapie:
- **Operationsindikation:** Alle Frakturen, die **mit einer Inkongruenz** der Gelenkflächen einhergehen.
  Bei den bimalleolären Frakturen kommt die Priorität der Reposition der biomechanisch wichtigen Fibula zu. Nur bei regelrechter Fibulalänge paßt das distale Wadenbein in die Incisura tibiae und gewährleistet eine Ausheilung der Syndesmose und Membrana interossea.
  Die Operation sollte innerhalb der 8-Stunden-Grenze erfolgen.
- **OP-Verfahren:** Offene Reposition der Fragmente, Fixation durch Zugschrauben, Platten oder Zuggurtungen (Abb. 50.45, 50.46). Zuerst wird die Stabilität des Außenknöchels wiederhergestellt. Zerrissene Bänder werden genäht, die gesprengte Syndesmose wird durch Naht fixiert. Sicherung mit einer Stellschraube nur bei Instabilität der Malleolengabel, Entfernung der Stellschraube nach 6 Wochen.
  Das **Ziel der Operation** ist die übungsstabile Osteosynthese bei anatomisch korrekten Gelenkverhältnissen, insbesondere der Fibula. Weist diese eine Fragmentdislokation von 1–2 mm oder eine Rotation um 2° auf, so führt dies bereits zur Inkongruenzarthrose. Postoperativ kann früh mit aktiver Übungsbehandlung begonnen werden, eine zunehmende Teilbelastung ist ab der 6. Woche zulässig. Gute funktionelle Langzeitergebnisse bei 80-90 %.
- Bei **offenen Frakturen** mit schwerem Weichteilschaden: ggf. gelenkübergreifender Fixateur externe.
- **Konservativ:** Nicht dislozierte Frakturen (Typ Weber A) sowie auch dislozierte Frakturen bei allgemeinen und lokalen Kontraindikationen. In diesen Fällen wird nach Reposition der Fraktur

das Sprunggelenk im Unterschenkelgipsverband für 8–12 Wochen ruhiggestellt.

Komplikationen: Abhängig vom Ausmaß der Verletzung und der Wiederherstellung der Gelenkkongruenzen. Häufig Arthrose, besonders bei zusätzlicher Abrißfraktur des Volkmann-Dreiecks.

6.2.5 Talusfrakturen

Anatomie: Der Talus ist das Bindeglied zwischen Unterschenkel und Fuß. 3/5 seiner Oberfläche sind Gelenkflächen. Er besitzt keine Sehnen- oder Muskelansätze und damit keine eigene aktive Beweglichkeit, sondern nur passive. Die Last wird von der Tibia auf den Talus übertragen und von dort über das Talonaviculargelenk auf den medialen Fußrand und über das subtalare Gelenk auf das Fersenbein und von dort über das Kalkaneokuboidalgelenk in den lateralen Fußrand. Der Talus ist einer hohen Druck- und Scherbelastung ausgesetzt.

Eine besondere Problematik der Talusfraktur ist in der **Gefäßversorgung** begründet. Der Talus wird überwiegend von medial aus über die A. canalis tarsi versorgt, ein Ast der A. tibialis posterior und lateral durch die A. sinus tarsi, ein Ast der A. tibialis anterior. Die **Nekrosegefahr** steigt mit Dislokation der Fragmente. Bei Talusluxationsfrakturen werden in der Regel beide Arterien zerstört.

Pathogenese: Talusfrakturen erfordern eine erhebliche Krafteinwirkung. Typisch sind Sturz aus der Höhe und Verkehrsunfälle durch Pedalverletzungen (Bremspedal). Der Talus gerät bei Dorsalextension in die Zange zwischen Fersenbein und Tibiavorderkante. Abscherfrakturen entstehen durch Scherbewegungen wie z. B. Luxationen im Chopart-Gelenk.

Klinik: Schwellung, Schmerz, Bewegungseinschränkung.

Röntgen: Sprunggelenk in zwei Ebenen, evtl. Schrägaufnahmen.

CT: Gute Darstellung zur Beurteilung der Größe und Dislokation der Fragmente.

Begleitverletzungen: Frakturen im Verlauf der gesamten unteren Extremität, des Beckens und der Wirbelsäule. Fast jede zweite Talusfraktur geht mit Begleitverletzungen einher.

Einteilung der Frakturen: Die gebräuchlichste Klassifikation ist die nach Hawkins modifiziert nach Canale und Kelly. Sie beurteilt die Dislokation im unteren und oberen Sprunggelenk (Abb. 50.47).

Typ 1: Nicht dislozierte Halsfrakturen

Typ 2: Fraktur des Halses mit Dislokation im unteren Sprunggelenk. Kalkaneus mit nach vorn genommen, der Fuß erscheint verlängert.

Typ 3: Dislokation der Halsfraktur im oberen und unteren Sprunggelenk.

Typ 4: Wie Typ 3 mit zusätzlicher Luxation im Talonavikulargelenk.

Hawkins unterscheidet nur 3 verschiedene Typen.

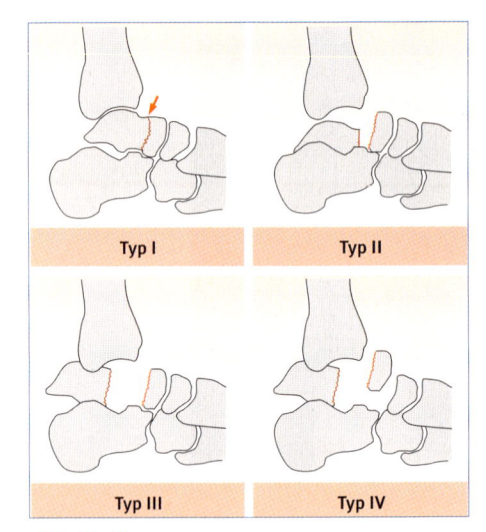

Abb. 50.47
Einteilung der Talusfrakturen nach Hawkins, modifiziert nach Canale und Kelly

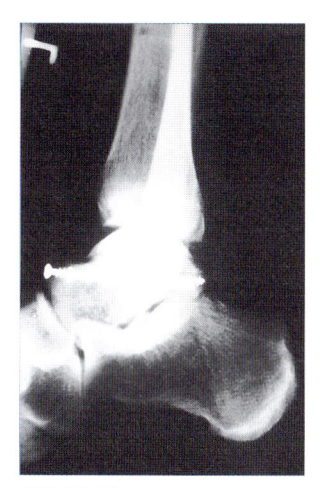

Abb. 50.48
Talusfraktur Typ Hawkins II nach operativer Versorgung mit Schraubenosteosynthese

Therapie:
- Alle offenen Frakturen und dislozierten Frakturen sollten notfallmäßig operativ versorgt werden (Abb. 50.48). Ziel der Therapie ist die anatomische Wiederherstellung, um Gelenkstufen zu vermeiden und um eine Revaskularisation zu ermöglichen.
- Nicht dislozierte periphere Frakturen sowie nicht dislozierte zentrale Frakturen ohne Einstauchung werden konservativ behandelt durch Ruhigstellung im Gips für 6 Wochen und anschließend weitere Entlastung für 6 Wochen unter Übungsbehandlung. Das Ausmaß der Dislokation ist sorgfältig zu prüfen.

Komplikationen: Das Auftreten von Nekrosen ist abhängig vom Frakturtyp:
– Typ Hawkins 1: 5 %–10 %
– Typ Hawkins 2: 40 %–50 %
– Typ Hawkins 3: 80 %–100 %.

Beim Nachweis oder V.a. Talusnekrose sollte eine Teilentlastung erfolgen. Nicht jede Nekrose ist mit einem funktionell schlechtem Ergebnis verknüpft.
Die Arthroserate ist ebenfalls vom Frakturtyp abhängig.

6.2.6 Kalkaneusfrakturen

Anatomie: Der Kalkaneus ist der Schlußstein des Fußgewölbes. Er bildet den Hebelarm für den M. triceps surae. Die Plantaraponeurose entspringt dort. Bei $^2/_3$ der Fersenbeinfrakturen ist das untere Sprunggelenk betroffen. Sehr häufig wird das Fersenbein durch die Fraktur in der Breite und Achse verformt, so daß eine Störung der statischen und dynamischen Balance eintritt (Abb. 50.49).

Eine Verformung führt infolge der nachlassenden Weichteilspannung des Fußes zu einem posttraumatischen Plattfuß.
Achsenfehler (Valgus oder Varus) bedeuten eine Fehlbelastung des Sprunggelenkes.

Pathogenese: Hauptursache der Kalkaneusfrakturen sind Stauchungen bei Sturz auf die Ferse oder direkte Gewalteinwirkung bei Verkehrsunfällen. Die Frakturart ist abhängig von der Fußstellung zum Zeitpunkt des Unfalles.

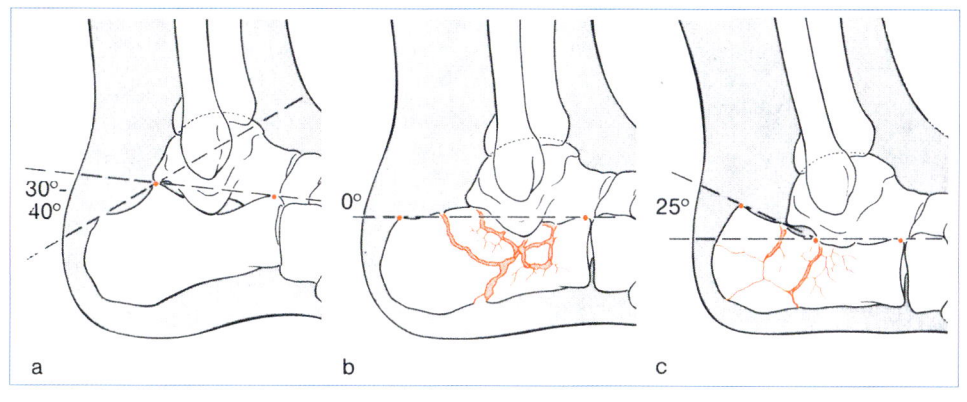

Abb. 50.49 a–c
Formen des Tubergelenkwinkels bei der Kalkaneusfraktur:
a Physiologischer Tubergelenkwinkel
b abgeflachter bzw. aufgehobener Tubergelenkwinkel
c negativer Tubergelenkwinkel

Klinik: Erhebliche Schwellung der Ferse, oft mit Blasenbildung. Eine Belastung ist nicht möglich. Verformung des Rückfußes. Zu prüfen sind Sensibilität und Durchblutung. Gefahr des Kompartmentsyndroms.
Röntgen: Aufnahmen seitlich und axial (Abb. 50.50 a).
CT: Lage und Ausmaß der Zerstörung und Fehlstellung.
Begleitverletzungen: Etwa 30 % aller Patienten mit Kalkaneusfraktur haben weitere Verletzungen, vor allem der thorakolumbalen Wirbelsäule, des Oberschenkels und des Beckens.
Fraktureinteilung: Die am häufigsten verwendeten Klassifikationen sind die nach Essex-Lopeste, nach Tscherne und Zwipp sowie nach der AO in Anlehnung an die Einteilung nach Regazzoni. Grundlage aller Einteilungen ist, daß bis zu 5 Hauptfragmente vorliegen können: Tuberositasfragment, Sustentaculumfragment, anteriores Hauptfragment und selten anteriores Facettenfragment.

Therapie:
Ziel ist die Wiederherstellung der Form und der Gelenkflächen. Erschwert wird dieses Ziel durch die komplexe Geometrie des Kalkaneus.
- **Konservativ:** Alle Frakturen ohne wesentliche Fehlstellung und bei Durchblutungstörungen infolge Mikro- und Makroangiopathie, unkooperativer Patient. Zunächst Ruhigstellung und Abschwellung. Dann Beginn mit frühfunktioneller Behandlung.
- **Operativ:** Dislozierte Frakturen mit und ohne Gelenkbeteiligung (Abb. 50.50 b). Offene Frakturen werden notfallmäßig versorgt. Geschlossene Frakturen werden nach Abschwellung ca. 5–7 Tage nach dem Trauma versorgt. Versorgungen ab der dritten Woche erschweren einerseits durch eine beginnende Frakturkonsolidierung und andererseits durch die Verkürzung des Triceps surae die Reposition. Postoperativ beginnt man nach der Abschwellung mit der Mobilisation. Belastungsaufbau je nach Frakturtyp zwischen der 6. und 12. Woche.

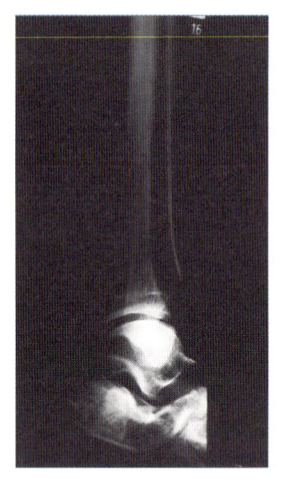

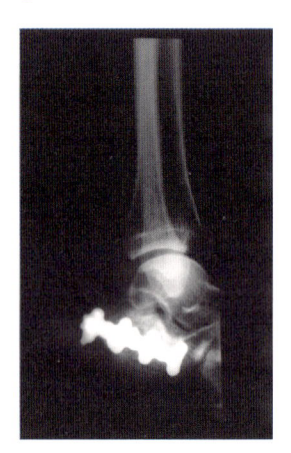

Abb. 50.50 a,b
a Kalkaneusfraktur
b nach operativer Versorgung mit Plattenosteosynthese und Spongiosaplastik

7 Fußwurzel-, Mittel- und Vorfußfrakturen

7.1 Anatomie

Das **Os naviculare** bildet den Schlüsselteil des medialen Fußlängsgewölbes.
Die **Ossa cuneiforme** sind Hauptbestandteil des Fußquergewölbes. Die wichtigste Gelenkverbindung ist das Talonavikulargelenk. Bis auf das erste und fünfte Tarsometatarsalgelenk weisen die übrigen Gelenke des Mittel- und Vorfußes nur amphiarthrotische Bewegungen auf.
Das **Fußquergewölbe** wird durch die plantare Aponeurose, die kleinen Fußmuskeln, das Lig. plantare longum und die langen Plantarflektoren verspannt.

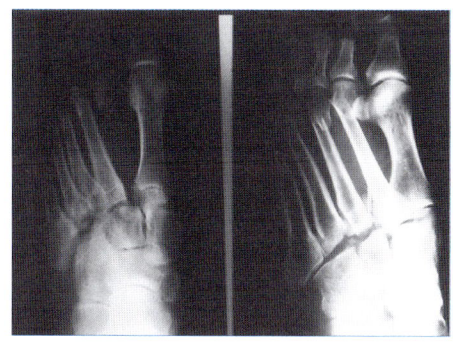

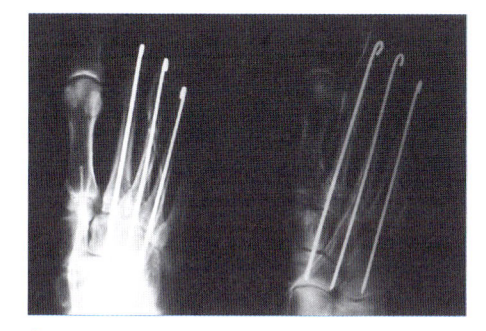

Abb. 50.51 a,b
a Mittelfußfraktur mit Luxation im Lisfranc-Gelenk
b nach operativer Versorgung mit Kirschner-Drähten

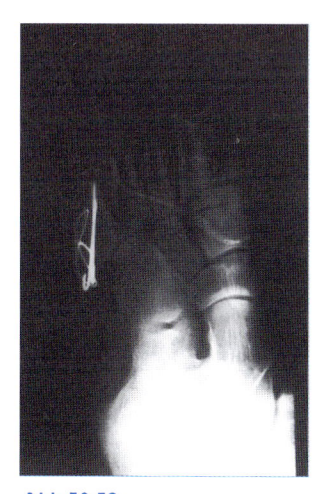

Abb. 50.52
Mittelfußfraktur nach operativer Versorgung einer MFK V- Basisfraktur mit Zuggurtungsosteosynthese

7.2 Frakturen der Fußwurzelknochen

Pathogenese: Stauchungsmechanismen, Quetschungen und Distorsionen sind die häufigsten Unfälle, die je nach Krafteinwirkung eine oder mehrere der zahlreichen Knochen verletzen können.

Klinik: Schwellung, aufgehobene oder eingeschränkte Belastbarkeit des Fußes, Veränderungen der Fußform.

Röntgen: Fuß in zwei Ebenen, evtl. streng seitliche Aufnahme und ergänzende Schrägaufnahmen. Besonderes ist auf Luxationen zu achten, ggf. CT des Fußes.

Therapie: Alle stabilen und nicht dislozierten Frakturen werden konservativ behandelt. Zunächst mittels dorsaler Unterschenkelgipsschiene und nach Abschwellen mit Unterschenkelgehgips für 6 Wochen. Dislozierte Frakturen und Trümmerfrakturen, häufig bei transtalaren Luxationsfrakturen des Chopart-Gelenkes oder bei tarsometatarsalen (Lisfranc-)Luxationsfrakturen, werden operativ behandelt. Es erfolgt eine offenen Reposition und osteosynthetische Versorgung mit Schrauben und/oder Kirschner-Drähten. Postoperative Entlastung für 6–12 Wochen. Alle offenen Frakturen und Luxationsfrakturen sind eine Notfallindikation.

7.3 Mittelfußfrakturen

- **Basisfrakturen** treten meistens im Rahmen von Luxationsfrakturen im Lisfranc-Gelenk auf und sollten operativ versorgt werden (Abb. 50.51).
- Undislozierte **Schaftfrakturen** können konservativ behandelt werden.
- **Dislozierte Schaftfrakturen,** offen oder geschlossen, sind eine Operationsindikation. In der Regel wird eine Kirschner-Draht-Osteosynthese durchgeführt.
- **Subkapitale Frakturen** sollten bei Dislokation ebenfalls mit einer Kirschner-Drahtspickung versorgt werden.
- Die **Abrißfraktur der Basis des 5. MFK,** die infolge des Zuges der Peronaeus brevis-Sehne zur Dislokation neigt, ist bei Dislokation mittels Zuggurtung operativ zu versorgen (Abb. 50.52).

Langdauernde, schmerzhafte Verläufe unter konservativer Behandlung sind bekannt. Alle Frakturen der Metatarsalia sollten in anatomisch korrekter Stellung ausheilen, da nicht unerhebliche Metatarsalgien entstehen können.

7.4 Frakturen der Zehen

Luxationen und Frakturen können fast immer in Leitungsanästhesie geschlossen reponiert werden. Eine osteosynthetische Versorgung ist fast nur am Großzehengrundglied erforderlich. Ansonsten reicht ein Pflasterzügelverband für 5–7 Tage und das anschließende Tragen von Schuhen mit steifer Sohle.

8 Operationsatlas: Osteosynthese und Bandnaht an der unteren Extremität*

8.1 Osteosynthese der Schenkelhalsfraktur

Indikationen zur Osteosynthese

- Alle Frakturen mit Ausnahme der Abduktionsfraktur (konservativ)
- Eingekeilte Abduktionsfraktur, wenn Teilbelastung unmöglich bzw. Retrotorsion über 30°

Osteosyntheseverfahren

- Verschraubung bei Jugendlichen und Kindern
- DHS-Hüftschraube bei lateraler Schenkelhalsfraktur
- Kopfendoprothese (z.B. Duokopf-Prothese)
- Totalprothese bei vorbestehender Koxarthrose

Postoperatives Vorgehen

- Nach DHS sofort Beginn der Belastung möglich.
- Metallentfernung (ME) beim jungen Patienten nach 2 Jahren

Komplikationen:

- Infektionn, Blutung 1–3 %
- Hüftkopfnekrose bei medialer Fraktur

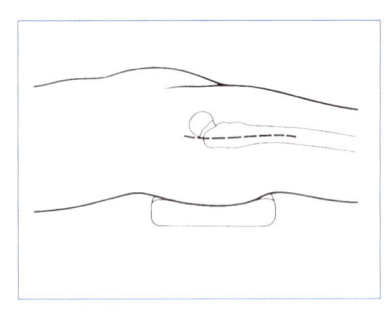

Abb. 50.53 Hautinzision

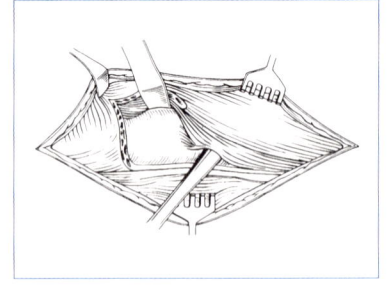

Abb. 50.54 Scharfes Abtrennen des M. vastus lateralis dicht unterhalb des Tuberculum

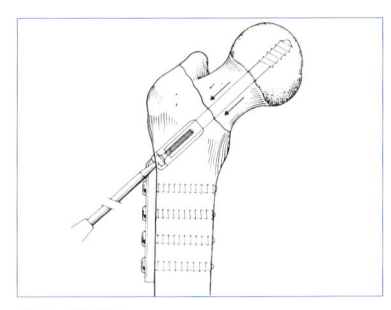

Abb. 50.55 Osteosynthese, z.B. DHS

*Abbildungen aus K. Kremer, V. Schumpelick, G. Hierholzer (Hrsg.): Chirurgische Operationen. Atlas für die Praxis. Thieme, Stuttgart-New York 1992.

8.2 Osteosynthese der Oberschenkelfraktur

Indikationen zur Osteosynthese

- Alle Frakturen beim Erwachsenen
- Offene Frakturen
- Zur Pflegeerleichterung bei Polytraumatisierten

Osteosyntheseverfahren

- Marknagel
- DC-Platte
- Fixateur externe

Postoperatives Vorgehen

- KG bei übungsstabiler Osteosynthese
- Nach Marknagel sofortige Belastung möglich
- Nach Plattenosteosynthese 6–8 Wochen Teilbelastung, nach 12 Wochen Vollbelastung
- Metallentfernung (ME) nach 2 Jahren

Komplikationen:

- Infektionen (Marknagel 1,5–2 %)
- Störung der Frakturheilung bei ca. 5 %

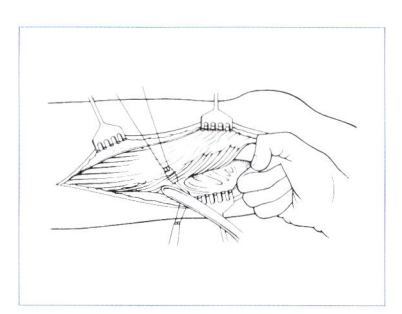

Abb. 50.56
Lateraler Zugang: Längsverlaufender hautschnitt bis oberhalb des tuberculum Gerdy

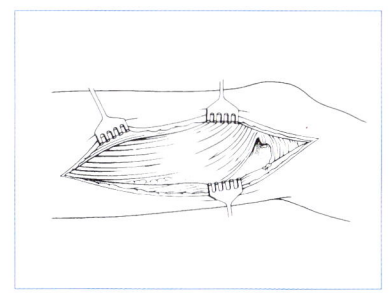

Abb. 50.57
Ablösen des M. vastus lateralis

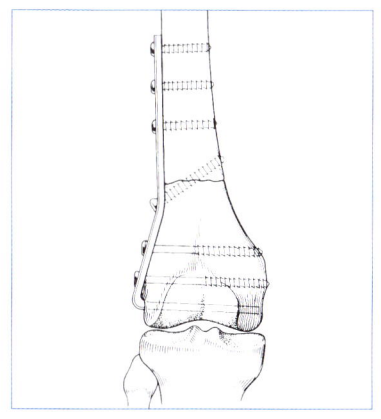

Abb. 50.58
Osteosynthese, z. B. Kondylenplatte

8.3 Osteosynthese der Unterschenkelschaftfraktur

Indikationen zur Osteosynthese

- Offene Frakturen
- Dislozierte Frakturen (relativ)

Osteosyntheseverfahren:

- DC-Platte (hier dargestellt)
- Fixateur externe
- Marknagel mit oder ohne Verriegelung
- Verschraubung

Postoperatives Vorgehen

- KG bei übungsstabiler Osteosynthese.
- Teilbelastung nach 6–8 Wochen, Vollbelastung nach 12 Wochen
- Nach Marknagel sofortige Belastung möglich
- Metallentfernung (ME) nach 2 Jahren

Komplikationen:

- Infektionsrate 4–40 %

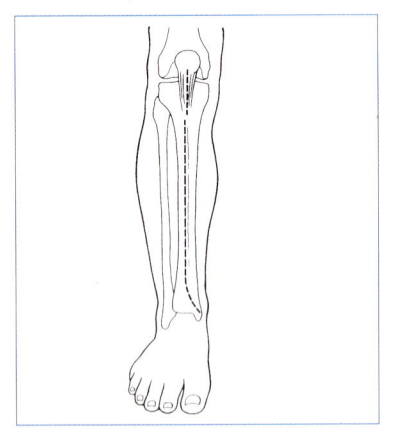

Abb. 50.59
Hautinzision ca. 0,5 cm lateral der Tibiavorderkante. Osteosynthesematerial in der Regel an der Medialseite

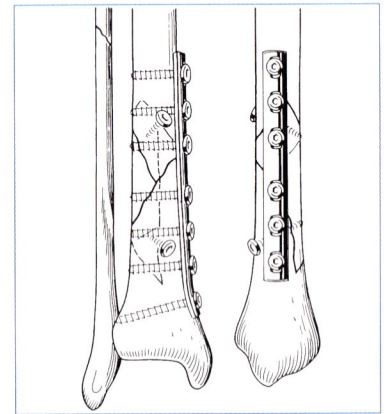

Abb. 50.60
Osteosynthese, z. b. DC-Platte mit Zugschrauben

8.4 Außenbandnaht

Indikationen zur Bandnaht

- Klinisch nachweisbare Instabilität (radiologisch gehaltene Aufnahme: Talusvorschub, vermehrte Aufklappbarkeit)
- Chronische Instabilität

Operationstechniken:

- Bandnaht
- Bandplastik (z.B. Peronaeus-Sehne nach Watson-Jones, Periostlappenplastik)

Postoperatives Vorgehen

- Ruhigstellung des OSG durch Stabilisation in Gips, Spezialschuh oder -schiene über 6 Wochen
- Anschließend Vollbelastung

Komplikationen

- Chronische Instabilität nach Bandnaht (10 %)

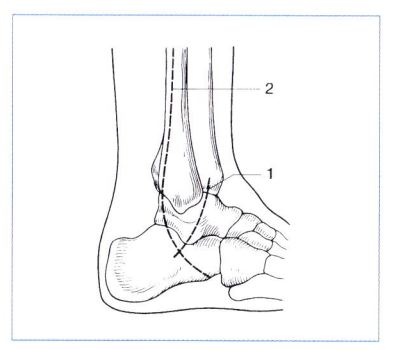

Abb. 50.61
Hautinzision bei frischer Ruptur (1) oder chronischer Bandinsuffizienz (2)

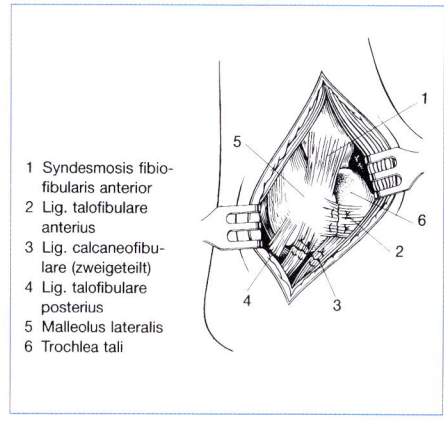

1 Syndesmosis fibiofibularis anterior
2 Lig. talofibulare anterius
3 Lig. calcaneofibulare (zweigeteilt)
4 Lig. talofibulare posterius
5 Malleolus lateralis
6 Trochlea tali

Abb. 50.62
Bandnaht bei frischer Ruptur

8.5 Osteosynthese der Sprunggelenksfraktur

Indikationen zur Osteosynthese

- Alle Frakturen mit Gelenkbeteiligung oder Zerreißung wesentlicher Bandstrukturen (Syndesmose)
- Weber-B- und Weber-C-Frakturen
- Weber-A-Frakturen bei starker Dislokation

Osteosyntheseverfahren

- Plattenosteosynthese
- Schrauben
- Spickdrähte
- Zuggurtungsosteosynthese

Postoperatives Vorgehen

- KG bei übungsstabiler Osteosynthese
- Nach 6–8 Wochen Vollbelastung
- Metallentfernung (ME) nach $\frac{1}{2}$–1 Jahr

Komplikationen

- Posttraumatische Arthrose

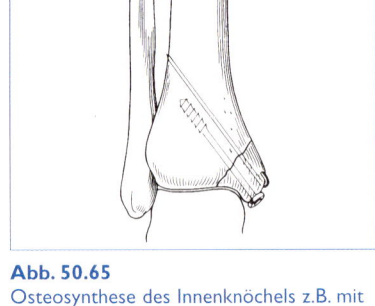

Abb. 50.65
Osteosynthese des Innenknöchels z.B. mit Spickdraht und Spongiosaschraube

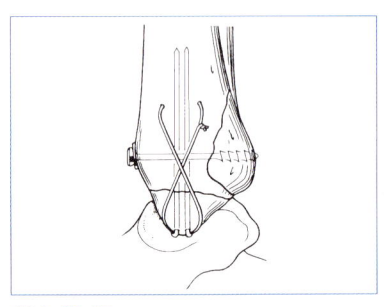

Abb. 50.66
Bei Vorliegen eines Volkmann-Dreiecks Osteosynthese z.B. mit Zugschraube und Zuggurtungsosteosynthese des Innenknöchels

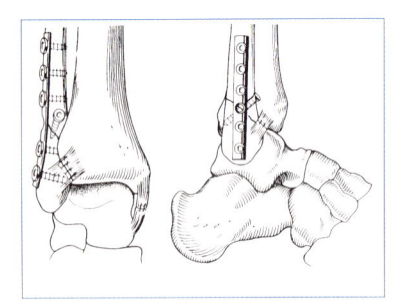

Abb. 50.63
Nach Darstellung der Fraktur und Reposition Plattenosteosynthese mit 1/3-Rohrplatte der distalen Fibula, Fixation mit Zugschraube, anschließend adaptierende Naht der Syndesmose

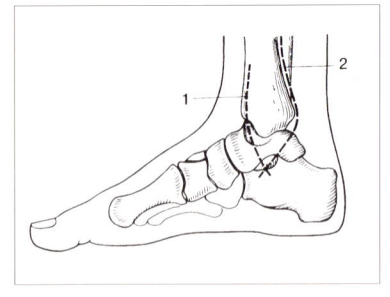

Abb. 50.64
Zugänge zum Innenknöchel (1) bzw. bei gleichzeitig vorhandenem hinteren Schienbeinkantenfragment (sog. Volkmann-Dreieck) (2)

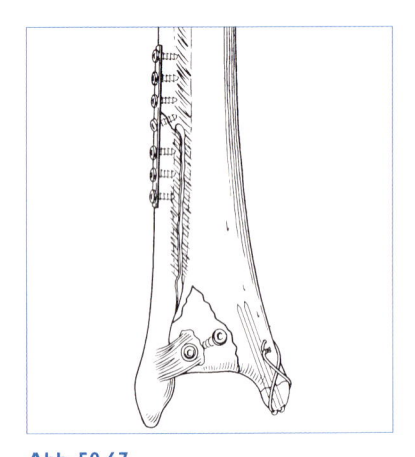

Abb. 50.67
Beim Sprunggelenksverrenkungsbruch Typ C mit Abrißfraktur des Innenknöchels und knöchernen Ausrissen der vorderen und hinteren Syndesmose Osteosynthese z.B. mit Verplattung der Fibula, Verschraubung der Schienbeinfragmente und Zuggurtungsosteosynthese des Innenknöchels

51 Knochen- und Gelenkinfekte

Kapitelübersicht

Knochen und Gelenkinfekte

Osteomyelitis
- akut endogen
- chronisch endogen
- Brodie-Abszeß
- Osteomyelitis tuberculosa
- Osteodystrophia deformans Paget

Osteitis
- akut
- chronisch

Gelenkinfektionen

1 Knocheninfektion (Osteomyelitis, Osteitis)

(Siehe Kap. 7)
Die eitrige Entzündung des Knochens ist eine schwere Erkrankung mit ungünstiger Prognose (chronische Persistenz, Fistelung). Hinsichtlich der Ursache unterscheidet man zwischen einer endogenen und einer exogenen Form. Während die endogene Form überwiegend hämatogen entsteht (Osteomyelitis), beruht die exogene Form auf posttraumatischen und postoperativen Infektionen (Osteitis).

1.1 Osteomyelitis

Pathogenese: Hämatogene Streuung von einem Herd (Fokus), z.B. Tonsillen, Kieferhöhlen, Zahngranulome, Furunkel, Pyodermie.
Die Keime (meist Staphylococcus aureus) gelangen über die A. nutricia in die Metaphysengefäße und embolisieren hier. So entsteht eine septische Metatase im Knochenmark als Ausgangspunkt der Osteomyelitis.
Die **endogene** Osteomyelitis tritt vorwiegend bei **Kindern und Jugendlichen**, vereinzelt auch bei Erwachsenen auf. Besonders gefürchtet ist sie bei Säuglingen und Kleinkindern bis zum 2. Lebensjahr, da sie noch keine Epiphysenfuge haben. Hier kann sich die Osteomyelitis von der Metaphyse direkt in die Epiphyse und indirekt (subperiostal) in das benachbarte Gelenk ausdehnen. Bedingt durch die Lyse von Knorpel, Knochenkern und der in Ausbildung begriffenen Epiphysenfuge ist mit schwersten Destruktionen des Gelenks und mit Fehlwachstum zu rechnen.
Im **Kindesalter** sind neben Staphyloccocus aureus auch Streptokokken, Meningokokken und Pneumokokken beteiligt.
Bei Kindern und Jugendlichen zwischen dem 2. und dem 17. Lebensjahr ist die Osteomyelitis vorwiegend in der Metaphyse lokalisiert; es kommt nicht zu einer Mitbeteiligung der Epiphyse. Der Infekt dehnt sich in der Markhöhle aus **(Markphlegmone)**, Wachstumsstörungen sind damit vergleichsweise selten.
Im Erwachsenenalter ist eine endogene Osteomyelitis eine Rarität.
Liegt sie dennoch vor, so erfolgt die Ausbreitung diffus, da die Epiphysenfugenlinie nicht mehr als Barriere dient.

> Osteomyelitis beim Säugling: Ungehemmte Ausbreitung wegen fehlender Epiphysenfugen!

Verlaufsformen: Zu unterscheiden sind die akute und die chronische Verlaufsform. Zusätzlich gibt es Sonderformen wie den Brodie-Abszeß und spezifische Osteomyelitiden.

1.1.1 Akute endogene Osteomyelitis

Klinik: Sie beginnt mit schwerer Beeinträchtigung des Allgemeinbefindens, Mattigkeit, Fieber bis 40 °C, Schüttelfrost. Lokal im Bereich der betroffenen Extremität: Rubor, Calor, Tumor, Dolor, Functio laesa. Oft tastbare Fluktuation im Infektgebiet (Abszeßstadium).

Labordiagnostik: Massive Leukozytose mit Linksverschiebung, hohe BSG, gelegentlich positive Blutkultur.

Röntgen: Im akuten Stadium nur selten pathologischer Befund nachweisbar, im weiteren Verlauf unregelmäßig konturierte Aufhellung in der Spongiosa, ggf. mit mäusefraßartiger Destruierung der Kortikalis, zarten Verschattungen oder Verdickungen des Periosts (Abb. 51.1).

Therapie:
- Wird die endogene Osteomyelitis frühzeitig diagnostiziert, behandelt man systemisch mit bakteriziden Breitbandantibiotika (s. Kap. 7). Begleitende Maßnahmen sind Ruhigstellung der Extremität und Bettruhe. Es besteht dann die Aussicht, daß der Infekt ausheilt. Zusätzlich ist die **Suche** und **Sanierung** des streuenden **Primärherdes** obligat.
- Liegt bereits eine Osteomyelitis im Stadium der **Abszeßbildung** vor, d.h. mit tastbarer Fluktuation, ist die Indikation zur chirurgischen Behandlung gegeben. Diese besteht in der breiten Inzision und Drainage des Eiters aus der Abszeßhöhle. Die Drainage muß an der tiefsten Stelle des Abszesses eingelegt werden, um einen sicheren Sekretabfluß zu gewährleisten. Man sollte sich nicht scheuen, große ausgedehnte Inzisionen vorzunehmen, um eine vollständige Sanierung des Herdes zu erreichen.

> Osteomyelitis: Ubi pus ibi evacua!

Begleitet wird das chirurgische Vorgehen zunächst durch die prophylaktische Gabe von Breitbandantibiotika, die nach bakteriologischer Austestung des intraoperativ gewonnenen Materials später durch ein spezifisches Antibiotikum ersetzt wird. Bei stark gekammerten Höhlen und unübersichtlichen Markraumverhältnissen ist die Einlage einer **Spül-Saugdrainage nach Willenegger** indiziert (Abb. 51.2). Hierbei kann die Spülflüssigkeit antibiotikahaltig sein.

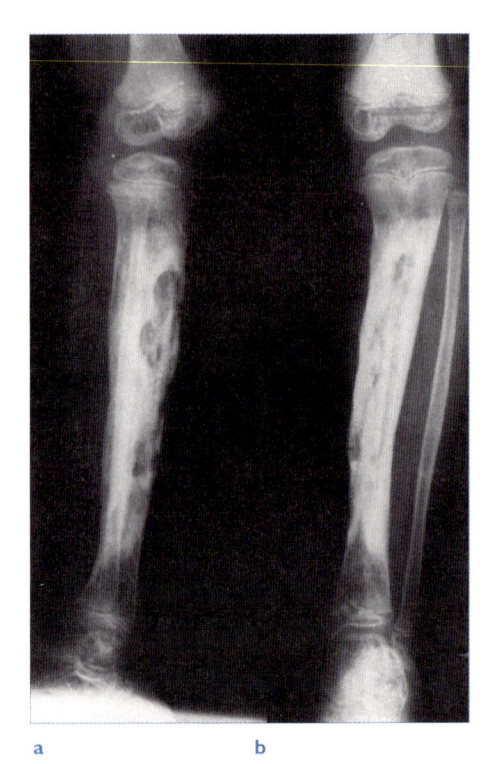

Abb. 51.1 a,b
Nativ-Röntgenbilder bei hämatogener Osteomyelitis der Tibia

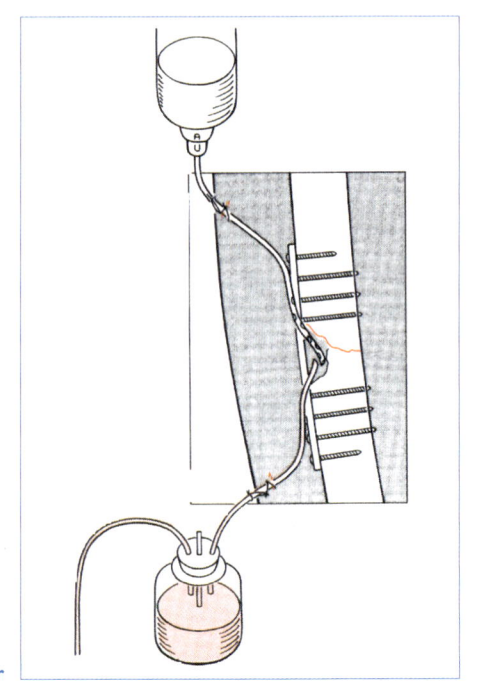

Abb. 51.2
Spül-Saugdrainage nach Willenegger

1.1.2 Chronische endogene Osteomyelitis

Aus einem Fokus heraus wird im Markraum eine **septische Metastase** gesetzt. Dieser Infektherd **(Nidus)** breitet sich nicht wie bei der akuten Form explosionsartig aus, sondern schreitet langsam fort. Er arrodiert und perforiert die Kortikalis, dehnt sich subperiostal aus, drängt sich zwischen die Muskelfaszien und entleert sich durch die Haut nach außen. Als Folge der Abszedierung kann es durch Thrombose in der A. nutricia sowie durch Abheben der Periostgefäße zu einer Nekrose in der Kortikalis kommen. Der abgestorbene Knochenbezirk wird auch **Sequester** genannt. Dieser wird im Rahmen der Selbstheilung vom Organismus mit neugebildetem Knochen umscheidet (= **Totenlade**). Gelingt es dem Organismus nicht, den Sequester auf diese Weise zu eliminieren, bleibt der Infekt bestehen (Abb. 51.3).

Klinik: Nur geringe Allgemeinerscheinungen, Temperatur häufig normal bis subfebril. Lokal findet sich eine Fistel, aus der sich eitriges Sekret entleert, die Fistelöffnung kann jedoch weit entfernt vom Infektherd gelegen sein.

Labordiagnostik: Geringe Leukozytose mit mäßiger Linksverschiebung im Differentialblutbild und mäßig erhöhte Blutsenkungsgeschwindigkeit (BSG), evtl. erhöhtes C-reaktives Protein.

Röntgen: Sklerosierungen als Zeichen der Selbstheilung, durchsetzt mit Aufhellungen, in denen wiederum strahlendichte Knochenteilchen (= Sequester oder Totenlade) liegen.

Weitere Diagnoseverfahren: Fistelfüllung und Tomographie, Szintigraphie.

Therapie: Bei Nachweis eines Sequesters erfolgt die Sequestrotomie und Drainage. Offenlassen der Wunde und Heilung per granulationem (s. Kap. 1.4).

Nach dem Abklingen des akuten Entzündungsbildes Ausmuldung des Knochens, sekundäre Spongiosaplastik unter Gentamycin-haltigem Kollagenvlies. Zusätzlich systemische Antibiotikagabe.

Abb. 51.3 a–c
Therapeutisches Prinzip bei chronischer Osteitis

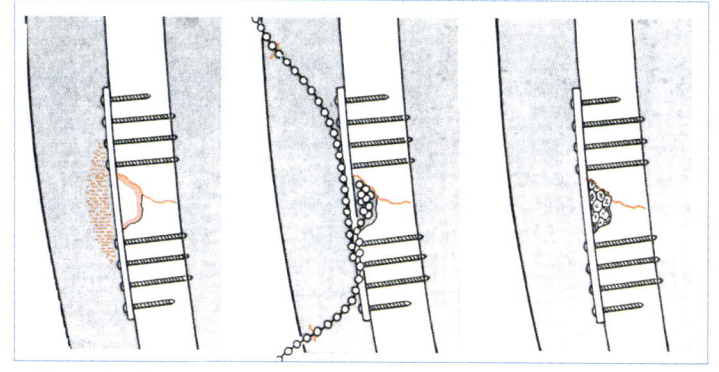

Detail einer PMMA-Kette

a Chronische Osteitis mit Totenlade und periostaler Auflagerung

b Ausmuldung des Herdes und Einlage einer PMMA-Kette

c Zustand nach Kettenentfernung und Auffüllung mit Spongiosa

1.1.3 Sonderformen

Brodie-Abszeß

Pathogenese: Wenig infektiöse Keime. Bei guter Abwehrlage des Organismus kommt es zur lokalen Begrenzung des Entzündungsherdes. Durch sklerosierende Spongiosa wird die septische Metastase abgekapselt.
Klinik: Oft geringe Symptome, gelegentlich nächtliche Schmerzen in befallenen Skelettabschnitten.
Röntgen: Umschriebener Rundherd im Bereich der Metaphyse.
Differentialdiagnose: Knochenzysten oder Tumoren.
Therapie: Operative Freilegung und Entfernung des Herdes, histologische und bakteriologische Untersuchung. Nach Abklingen des lokalen Entzündungsbildes Auffüllen mit autologer Spongiosa, evtl. Einlage von PMMA-Ketten* oder Gentamycinhaltigem Kollagenvlies.

Osteomyelitis tuberculosa (s. Kap. 7)

Pathogenese: Hämatogene Aussaat bei Lungentuberkulose, meist in die Wirbelkörper, Metaphysen großer Röhrenknochen (proximaler und distaler Femur).
Klinik: Meist überlagert von den Erscheinungen der Grundkrankheit (dezente Knochensymptomatik), gelegentlich in den befallenen Skelettabschnitten uncharakteristische, nächtliche Schmerzen.
Röntgen: Meist nicht abgegrenzte Aufhellung mit zirkumskripter Spongiosararifizierung. Manchmal ist die Kortikalis hochgradig verdünnt (Abb. 51.4).
Differentialdiagnose: Brodie-Abszeß, Knochentumoren, Hyperparathyreoidismus (braune Tumoren), Knochenzysten.
Therapie: Bei lavierter, unkomplizierter Form und bei Erhaltung der Tragfähigkeit des Skelettabschnitts systemische Behandlung der Grundkrankheit. Bei drohender Instabilität oder komplizierten Formen Ausräumung des Herdes, Auffüllung des Defektes, ggf. Saug-Spüldrainage neben der Behandlung der Grundkrankheit.

Komplikationen
- Perforation des tuberkulösen Herdes in benachbarte Gelenke (Gelenkempyem).
- Wirbelkörperdestruktion mit Absenkung des Exsudates entlang dem M. iliopsoas in die Leistenbeuge (Senkungsabszeß, ggf. Querschnittssymptomatik).
- Vom Knochen ausgehende Abszedierung in die benachbarten Weichteile (kalter Abszeß).

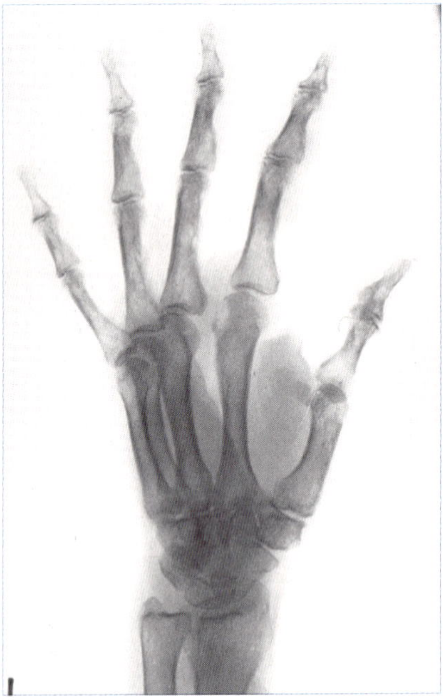

Abb. 51.4
Röntgenbild bei Tbc der Hand

---

*Knochenzementketten bestehen aus Kugeln, die auf einem Draht aufgereiht sind. Zusammensetzung der Kugeln: Methylmethacrylat-Copolymer + Gentamycinsulfat Refobacin + Zirkonium(IV)-oxid (= Röntgen-Kontrastmittel)

Knocheninfektion (Osteomyelitis, Osteitis)

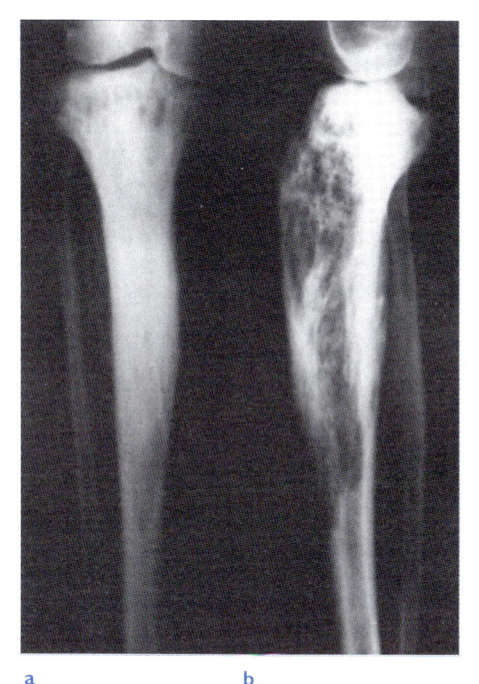

Abb. 51.5 a,b
Nativ-Röntgenaufnahme bei Morbus Paget der Tibia

Osteomyelitis luetica (s. Kap. 7)

Pathogenese: Infektion des Knochens durch Treponema pallidum im Rahmen einer Neugeborenen-Lues.
Klinik: Pseudoparalysis infantum im Bereich der Wachstumsfugen. Später überwiegend als Periostitis syphilitica an der Medialseite der Tibia. Tastbare Rauhigkeit in dieser Region.
Röntgen: „Hahnenkamm"-Kortikalis (Weinberger-Zeichen).
Therapie: Behandlung der Grundkrankheit mit guter Aussicht auf Erfolg.

Osteodystrophia deformans Paget (Morbus Paget)

Pathogenese: Unklare Ätiologie, fragliche Entzündung. Es findet sich eine vermehrte Knochenapposition bei gesteigertem Knochenabbau. Betroffen sind vor allem Patienten jenseits des 50. Lebensjahres.
Klinik: Uncharakteristische Schmerzen, Überwärmung der Haut über der befallenen Region, Zunahme des Schädelumfanges, zunehmende Schwerhörigkeit durch Veränderung des Mittel- und Innenohrskeletts. Skelettveränderungen mit statischen Beschwerden, Spontanfrakturen.
Röntgen: Zum Teil massive, strähnige Verbreiterung der Kortikalis bis zur Sklerosierung des gesamten Knochens (Abb. 51.5).
Labor: Erhöhung der alkalischen Phosphatase, vermehrte Ausscheidung von Hydroxyprolin im Urin.
Therapie: Symptomatisch. Eine ursächliche Therapie ist nicht bekannt. Die Frakturen werden nach den bekannten Verfahren behandelt.

1.2 Osteitis

Definition: Postoperative und posttraumatische Knochenentzündung.
Pathogenese: Grundlage eines jeden Knocheninfektes sind Knochennekrosen. Sie entstehen, wenn die Ernährung über die Haver-Kanäle unterbrochen ist, sei es durch ein Trauma oder operative Eingriffe. In den verwinkelten Kanälen des nekrotischen Knochens finden Bakterien einen idealen Nährboden und werden mangels Blutzirkulation weder von der humoralen, der zellulären Abwehr noch den Antibiotika erreicht. So können sich die Erreger vermehren und im geschützten Zustand Jahre überdauern, um später wieder aktiv zu werden.
Der Körper versucht, den lokalen Infekt abzugrenzen und die im toten Knochen sitzenden Keime zu bekämpfen. Um den Infekt entsteht ein Wall aus Fibrin und faserreichem Bindegewebe. Vor allem Granulozyten werden im Grenzzonenbereich aktiv und treten massenweise auf, um die Ausdehnung des Infektes auf den vitalen Knochen zu verhindern. Gleichzeitig beginnen Osteoklasten, den nekrotischen Knochen abzubauen. Im günstigsten Fall gelingt es, den avitalen Knochen abzubauen und durch neuen zu

ersetzen. Kommt der Abbau vorzeitig zum Stehen oder ist das zu resorbierende Knochenareal zu groß, bleiben tote, infizierte Knochenanteile erhalten, **Sequester** genannt (Abb. 51.6).

Die in den Sequestern sitzenden Keime unterhalten den Infekt. Die Abwehrreaktion führt zur Sekretion und Eiteransammlung unter Einwirkung proteolytischer Enzyme der Leukozyten. Folge ist fast immer eine Fistelbildung.

Histomorphologisch unterscheidet man die akute (unmittelbar postoperativ auftretend) von der chronischen Osteitis.

Risikofaktoren für eine posttraumatische Infektion:
- Ausmaß des Gewebeschadens
- Zahl der virulenten Keime
- Funktion der Infektabwehr

Da die posttraumatische Infektion zu den schwerwiegenden Komplikationen gehört, gilt der **Prävention** höchste Aufmerksamkeit:
- Konsequentes Débridement des gesamten avitalen Weichteil- und Knochengewebes
- Gewebeschonendes Operieren, angepaßte Osteosynthesetechniken (biologische Osteosynthesen)
- Primäre oder frühsekundäre plastische Maßnahmen zur Defektdeckung
- Beurteilung der Durchblutung, Schwellneigungen (postthrombotisches Syndrom), Hauterkrankungen
- Beurteilung der allgemeinen Abwehrlage: Systemerkrankungen (Diabetes mellitus, Niereninsuffizienz usw.), Zytostatikaeinnahme, Kortisontherapie, immunsuppressive Therapie, Durchblutungsstörungen
- Strenge Anforderungen an die Hygiene
- Antibiotikaprophylaxe.

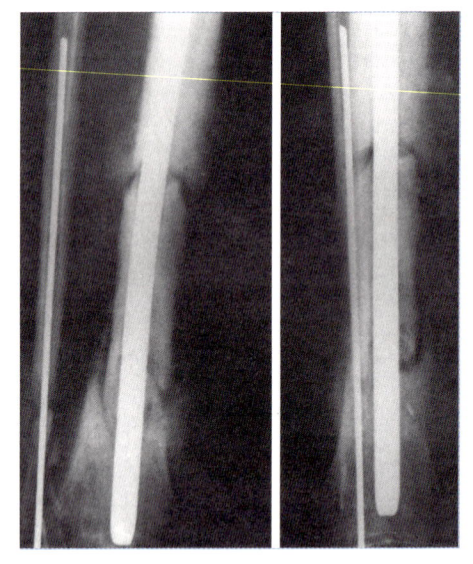

Abb. 51.6 a,b
Nativbild einer chronischen Osteomyelitis mit Sequesterbildung bei Zustand nach mit Marknagel versorgter Unterschenkeletagenfraktur

1.2.1 Akute Osteitis

Klinik: Zunahme der Schwellung, des Wundschmerzes und Überwärmung des Wundgebietes. Fieberanstieg. Laborparameter wie Leukozytose und BSG sind zunächst nur eingeschränkt zu verwerten. Das C-reaktive Protein eignet sich mehr zur Verlaufskontrolle.

Differentialdiagnose: Kompartmentsyndrom.

Röntgen: Zunächst kein pathologischer Befund.

Sonographie: Wichtiger für die Beurteilung des Verlaufs.

Therapie: Der Frühdiagnostik kommt eine richtungweisende Bedeutung zu. Resektion allen avitalen Gewebes. Im Verbund liegendes avitales Knochengewebe kann ggf. belassen werden, da evtl. eine Revitalisierung möglich ist. Stabile Osteosynthesen können belassen werden. Ausgiebige Wundspülung und Einlage von Drainagen. Weichteildefekte mit Saugverbänden decken, ggf. plastische Maßnahmen zur Verbesserung der Durchblutung.

Zeigt sich keine Besserung, ist eine erneute Revision mit einer kompromißlosen Nekrosektomie durchzuführen. Metallentfernung und Anlage eines Fixateur externe. Ausnahmen: Gelenksta-

Knocheninfektion (Osteomyelitis, Osteitis)

bilisierendes Osteosynthesematerial kann evtl. belassen werden. Gabe von erregerspezifischen Antibiotika.

1.2.2 Chronische Osteitis

Klinik: Sofern kein akuter Schub, Fehlen von allgemeinen Symptomen. Lokal bilden sich häufig Fisteln. Oft sind keine Laborveränderungen feststellbar; C-reaktives Protein zur Verlaufskontrolle.

Die chronische Osteitis läßt sich histomorphologisch in drei Formen einteilen:

- Die **chronische agressive Osteitis** ähnelt dem Bild der akuten Osteitis, wird aber mehr von disseminierten Nekrosen beherrscht. Es überwiegt die Resorption des toten Gewebes durch Osteoklasten mit erheblicher Sekretion. Man findet häufig kleine lokale Abszesse und Fistelbildungen.
- **Chronisch persistierende Osteitis:** Sie ist durch reparative Vorgänge gekennzeichnet. Osteoblasten bilden neuen Knochen, zellreiches und kapillarreiches Narbengewebe füllt den Defekt. Avitale Knochenanteile sind weiterhin zwischen wiederaufgebauten Arealen verstreut. Von Narbengewebe umgeben finden sich Abszesse, die jederzeit das erneute Auftreten eines akuten Infektes ermöglichen.
- **Chronisch vernarbende (inaktive) Osteitis:** Sie ist durch straffes bindegewebiges Narbengewebe und durch eine narbige Knochenstruktur charakterisiert. Die Markhöhle ist meist obliteriert und periostal finden sich massive Knochenneubildungen. Der Knochen verliert an Elastizität und neigt zu Refrakturen. Nach wie vor finden sich eingemauerte Abszesse.

> Eine chronische Osteitis heilt nie spontan aus

Röntgen: Defekte, Konturveränderungen, Sequestration (Abb. 51.6), Osteolysen.
CT: Fragliche Sequester, Beurteilung des Markraumlumens und der Demineralisation.
Therapie: Konsequente Resektion allen avitalen Knochens. Nur sicher durchbluteter Knochen darf belassen werden. Schlecht durchblutetes Narbengewebe sollte ebenfalls entfernt werden. Instabilitäten werden zunächst mit Fixateur externe versorgt. Erst nach Ausheilung des Infektes Durchführung einer internen Osteosynthese mit Auffüllung des Defektes mittels Spongiosa und evtl. plastischer Hautdeckung. Bei langstreckigen Defekten eignet sich besonders die Kallusdistraktion (Abb. 51.7, 51.8). Sie ermöglicht eine Rekonstruktion großer Defektstrecken ohne aufwendige Knochentransplantation, z.B. Fibulatransfer.

Auch Gelenke können miteinbezogen werden und gleichzeitig kann eine Arthrodese erfolgen, z.B. bei infizierten Pilon tibiale-Frakturen.

2 Gelenkinfektionen

Gelenkinfektionen verursachen auch heute noch besondere Probleme. Es ist immer der gesamte Gelenkraum betroffen.

Pathogenese: Am häufigsten ist die direkte Kontamination mit pathogenen Keimen über das eröffnete Gelenk, sei es unfallbedingt oder iatrogen (primäre Infektion).
Ein Übergreifen nach chronischen Knochen- oder Weichteilinfekten oder auch im Rahmen von Allgemeininfektionen (Lues, Tbc, Sepsis) ist selten.

Klinik: Im Frühstadium liegt eine **Synovialitis** vor mit einem serösen Erguß, Schwellung, Überwärmung und Bewegungsschmerz. Später findet sich ein eitriger Gelenkerguß **(Gelenkempyem)**, mit Zunahme der Schwellung, deutlichen Entzündungszeichen wie Fieber, Leukozytose und Erhöhung der BSG.
Schreitet der Infekt fort und erfaßt die tieferen Schichten und das periartikuläre Gewebe, so liegt eine **Panarthritis** vor. Es besteht eine deutliche Reduzierung des Allgemeinbefindens. Durch Entwicklung von Nekrosen und Knorpeldefekten entsteht häufig ein irreversibler Schaden. Beim Übergang in die chronische Form des Infektes kommt es zu einer Zerstörung des Gelenkes. Die Infektion greift über auf den gelenkbildenden Knochen mit Nekrosen und Sequestration. Geringe Beeinträchtigung des Allgemeinbefindens, subfebrile Temperaturen, chronisch-rezivierende Ergüsse, mäßige Leukozytose und geringe Erhöhung der BSG.

Röntgen: In den ersten beiden Stadien kein pathologischer Befund. Später finden sich eine Verschmälerung des Gelenkspaltes und unregelmäßige Gelenkkonturen.

Therapie: Während des akuten Stadiums überwiegend arthroskopische Gelenkspülung mit anschließender Spül-Saugdrainage. Ruhigstellung mittels Schiene. Zeigt sich keine Besserung, erfolgt die arthroskopische Synovialektomie, ggf. auch offene Spül-Saugdrainage. Mit Rückgang der Entzündung Beginn mit Bewegungsübungen. Häufig in diesen Stadien eine gute Prognose.
Bei der Panarteriitis oder auch der chronischen Gelenkinfektion ist eine Gelenkresektion mit anschließender Arthrodese mit in das Therapiekonzept einzubeziehen.

52 Chirurgie der Hand

Kapitelübersicht

Chirurgie der Hand

Verletzungen
- offene Handverletzungen
- Sehnenverletzungen
    - Beugesehnenverletzungen
    - Strecksehnenverletzungen
- Nervenverletzungen
- Verletzungen des Handskeletts
    - Luxationen
    - Frakturen
    - Nekrosen und Pseudarthrosen
- Bandverletzungen
- Thermische, chemische und Hochdruckinjektionsverletzungen
- Traumatische Amputationen
- Komplikationen nach Handverletzungen
    - Ischämische Kontrakturen

Pyogene Infektionen der Hand
- oberflächliche Infektionen
- subkutane eitrige Infektionen
- tiefe eitrige Infektionen

Erkrankungen der Sehnen und Sehnenscheiden
- Paratenonitis crepitans
- Tendovaginitis stenosans (De Quervain)
- schnellender Finger
- Sehnenscheidenhygrom

Tumoren

Kontrakturen der Hohlhandfaszie (Morbus Dupuytren)

Nervenkompressionssyndrome
- Karpaltunnelsyndrom
- N. ulnaris in der Guyon-Loge

Die Behandlung der Verletzungen und Erkrankungen der Hand verfolgt das Ziel, ihre spezifische Funktion als differenziertes Greif- und Tastorgan wiederherzustellen oder zu erhalten. Bei deren Verlust gilt es, physiologisch entwickelte sekundäre Greifformen aufzubauen oder zu verstärken. Die Vielzahl der auf engstem Raum zusammengedrängten Strukturen erfordern genaue Kenntnisse des morphologischen Aufbaues und der funktionellen Anatomie. Unzureichende oder verzögerte Diagnostik und nicht sachgerechte Erstmaßnahmen führen oft zu irreparablen Schäden und machen sekundäre Rekonstruktionen schwierig oder unmöglich.

1 Diagnostik, operative Therapie und Nachbehandlung

1.1 Untersuchung der Hand

Die wichtigste diagnostische Maßnahme ist die klinische Untersuchung der Hand! Sie ist immer – auch bei einer schweren Handverletzung – durchführbar und ist durch Röntgenuntersuchungen zu ergänzen. Eine Anästhesie darf erst nach der Diagnosestellung erfolgen, da sonst wichtige Funktionsprüfungen nicht möglich sind!

> Die Wundinspektion allein ermöglicht keine exakte Diagnose

1.1.1 Anamnese und Inspektion

Anamnese: Beruf, Hobbies, vorbestehende Erkrankungen und Verletzungen, Unfallmechanismus.
Inspektion: Hautfarbe und -fältelung, Papillenrelief, Beschwielung, Arbeitsspuren, Hand- und Fingerstellung, Schwellungen, Muskelatrophien (Seitenvergleich).

1.1.2 Prüfung der sensiblen Versorgung

Die sensible Versorgung der Hand zeigt Abbildung 52.1.
- **2-Punkte-Diskrimination:** 2 Punkte, die noch als getrennt wahrgenommen werden. Normalwerte: Fingerkuppen 2–4 mm, Abstandsverbreitung bis zur proximalen Hohlhand auf 10 mm (Abb. 52.2).
- **Aufleseprobe.**
- **Hoffmann-Tinel-Zeichen:** Elektrisierende Mißempfindung beim Beklopfen der Verletzungsstelle eines peripheren Nervs.
- **Ninhydrin-Test:** Schweißsekretion.

1.1.3 Prüfung der Motorik

Von einem Innervationsverlust der Muskulatur kann die Extrinsic-Muskulatur am Unterarm und die Intrinsic-Muskulatur in der Hohlhand betroffen sein. Unterschiedliche Verletzungshöhen verursachen unterschiedliche Ausfälle! Natürliche Greifformen der Hand sind in Abb. 52.3 a–d dargestellt.
Die motorische Innervation der Hand durch die Nn. medianus, radialis und ulnaris ist in den Abb. 52.4–52.6 zusammengefaßt.

- **N. medianus**
  - Verletzung im Oberarm: Schwurhand.
  - Verletzung über dem Handgelenk: Verlust der palmaren Daumenabduktion (M. abductor pollicis brevis).
- **N. radialis**
  - Verletzung im Oberarm: Fallhand (Ausfall aller Extrinsic-Strecker).
  - Verletzung im Unterarm: Ausfall der Daumenstreckung, Streckdefizit der Langfingergrundgelenke und Störung der Mittelgelenkstreckung.
- **N. ulnaris**
  - Inkomplette Krallenhand (Überstreckung der Fingergrundgelenke, Beugung im Mittel- und Endgelenk infolge Störung des Muskelgleichgewichtes).
  - Froment-Zeichen (Unvermögen, ein Blatt Papier zwischen Daumen und Zeigefingerkuppe kraftvoll festzuhalten).
  - Störung der Langfingerspreizung.

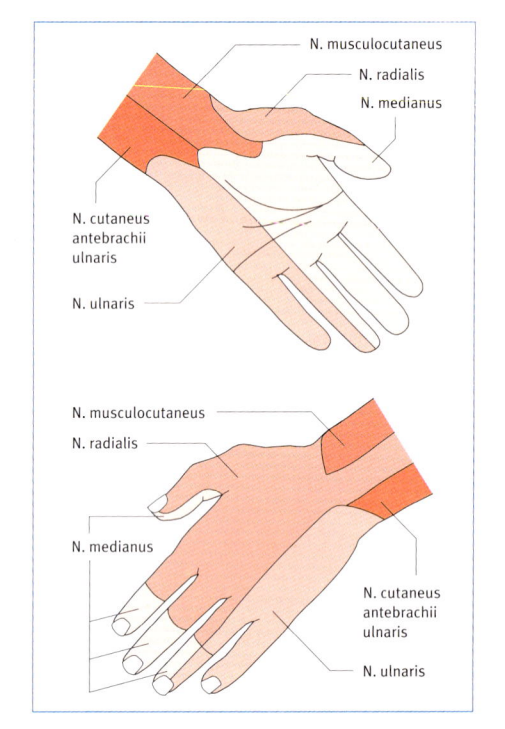

Abb. 52.1
Sensible Versorgung der Hand

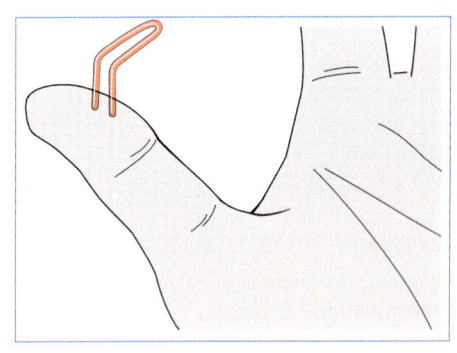

Abb. 52.2
2-Punkte-Diskrimination der Hand

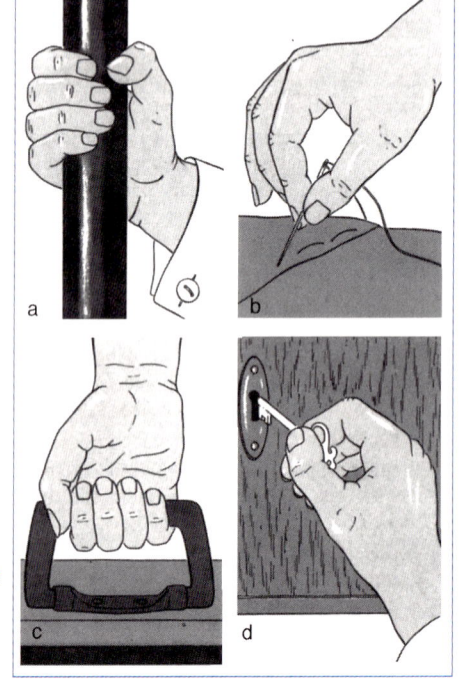

Abb. 52.3 a–d
Natürliche Greifformen der Hand:
a Breit- oder Grobgriff
b Spitz- oder Feingriff
c Hakengriff
d Schlüsselgriff

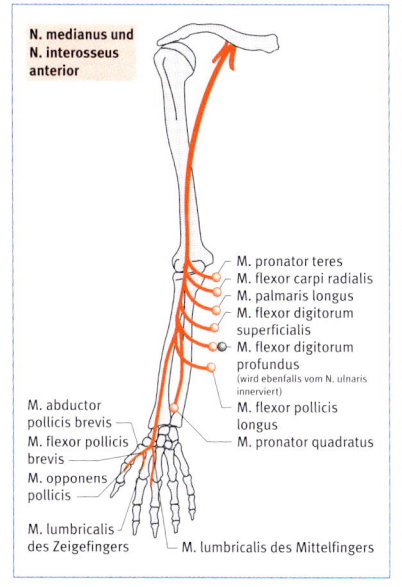

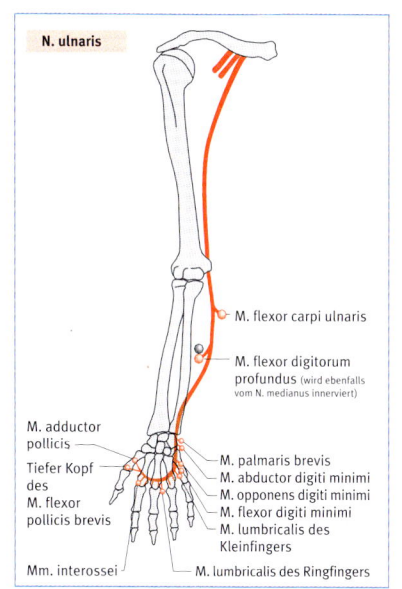

Diagnostik, operative Therapie und Nachbehandlung   52 Chirurgie der Hand

Abb. 52.4
Motorische Versorgung der Hand durch den N. medianus

Abb. 52.5
Motorische Versorgung der Hand durch den N. radialis

Abb. 52.6
Motorische Versorgung der Hand durch den N. ulnaris

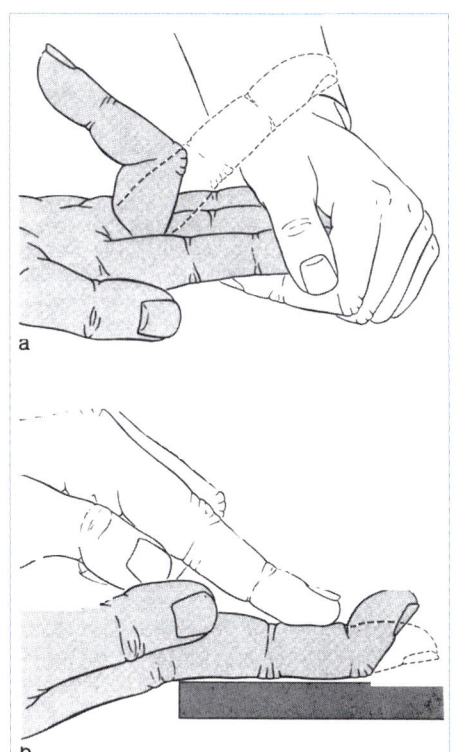

1.1.4 Prüfung der Sehnen

- **Beugesehnen der Langfinger:**
  - Durchtrennung der **oberflächlichen** Beugesehne: Fehlende Beugung im Mittelgelenk bei Fixierung der übrigen Langfinger in Streckstellung (Abb. 52.7 a).
  - Durchtrennung der **tiefen** Beugesehne: Fehlende Beugung im Endgelenk bei Fixierung des Mittel- und Grundgelenkes in Streckstellung (Abb 52.7 b).
  - Durchtrennung der **oberflächlichen und tiefen** Beugesehnen: Fehlende Beugung im Mittel- und Endgelenk (Beugung im Grundgelenk durch Mm. lumbricales und interossei).
- **Beugesehne des Daumens:**
  - Durchtrennung der **langen** Beugesehne: Ausfall der Beugung im Endgelenk, Beugeschwäche im Grundgelenk.
  - Durchtrennung der **kurzen** Beugesehne: Unvollständige Beugung im Grundgelenk.

Abb. 52.7 a,b
Funktionsprüfung der Langfingerbeugesehnen:
a Oberflächliche Beugesehnen: Fixierung der benachbarten Langfinger in Streckstellung, bei Insuffizienz der oberflächlichen Beugesehnen fehlende Beugung im Mittelgelenk
b Tiefe Beugesehnen: Fixation des Grund- und Mittelgliedes in Streckstellung, bei Durchtrennung der tiefen Beuegesehnen fehlende Beugung im Endgelenk

- **Strecksehnen der Langfinger:**
  - Durchtrennung **proximal des Connexus intertendineus:** Geringes Streckdefizit und Streckschwäche im Grundgelenk, Teilstreckung über die Juncturae tendineae möglich. Nur bei Durchtrennung mehrerer Strecksehnen zunehmender Streckausfall im Grundgelenk.
  - Durchtrennung **über dem Grundgelenk:** Ausfall der Grundgelenkstreckung.
  - Durchtrennung **über dem Mittelgelenk:** Bei Durchtrennung des Mittel-(Extrinsic-)Zügels der Streckerhaube Entwicklung der **Knopflochdeformität** (s. Abb. 52.16 a–c).
  - Durchtrennung **über dem Endgelenk:** Ausfall der Endgelenkstreckung („drop finger").
- **Strecksehnen des Daumens:**
  - Durchtrennung der Sehne des **M. extensor pollicis longus**, Streckschwäche des Daumenendgelenkes.
  - Durchtrennung der Sehne des **M. abductor pollicis longus**, Abduktionsschwäche des Daumens in der Hohlhandebene.
  - Durchtrennung der Sehne des **M. abductor policis brevis**, Oppositionsschwäche des Daumens.

1.1.5 Prüfung der Gefäße

- **Arterielles System:** Hautblässe, Weißverfärbung, Hauttemperatur ↓, Pulse ↓, evtl. spritzende Blutung.
  - **Allen-Test:** Prüfung der Hand- und Fingeranastomosen durch Kompression der A. radialis und A. ulnaris bzw. der beiden palmaren Fingerarterien. Bei wechselseitiger Freigabe sofortige Rötung der Hand bzw. Fingers (Abb. 52.8).
- **Venöses System:** Schwellung und Blauverfärbung der Haut, Hämatom.

1.1.6 Prüfung der Knochen und Bänder

Untersucht werden: Fehlstellung, Schwellung, Bewegungsschmerz, abnorme Beweglichkeit, Messung der Gelenkbeweglichkeit und der Stabilität.

Schon beim geringsten Verdacht auf Frakturen oder Kapselbandverletzungen: **Röntgenuntersuchung**! Standardebenen, ggf. gehaltene Aufnahmen, Spezialaufnahmen, radiologische Sonderuntersuchungen (Tomographie, NMR, Arthrographie). Bei unklarem Erstbefund (Handwurzel) Wiederholungsuntersuchung, Arthroskopie.

> Der Chirurg bedauert am meisten die Untersuchungen, die er nicht durchgeführt hat.
> Ohne sichere Diagnose keine Therapie

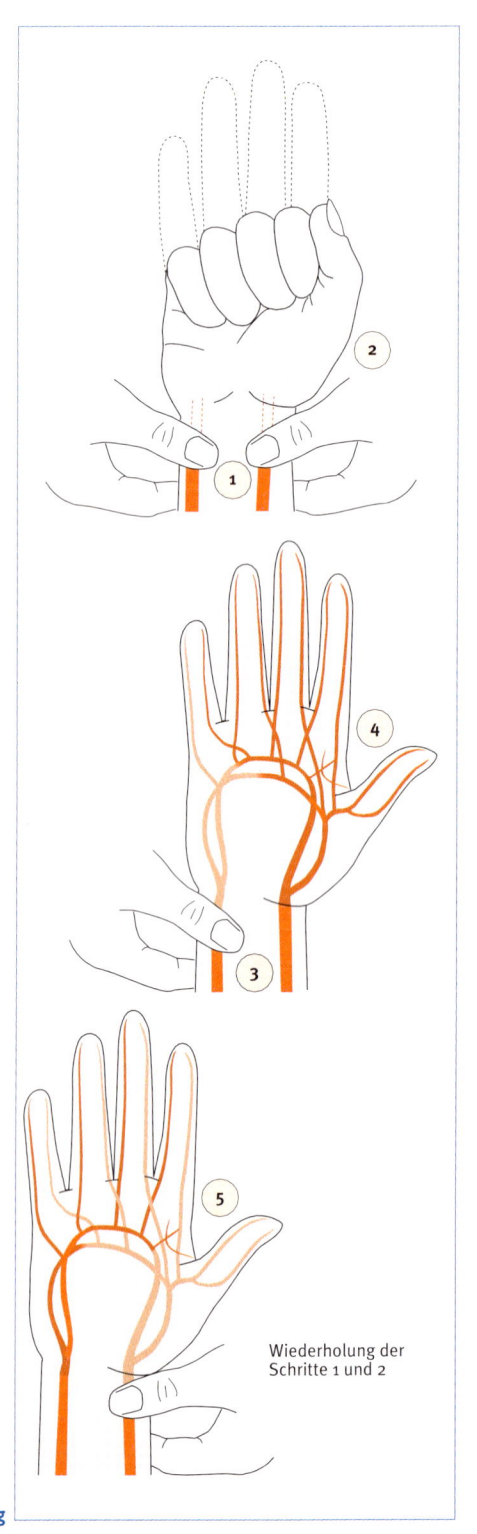

Wiederholung der Schritte 1 und 2

Abb. 52.8
Allen-Test zur Prüfung der arteriellen Versorgung

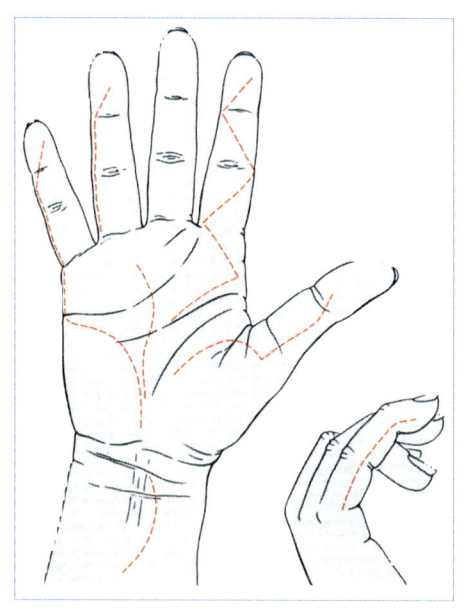

Abb. 52.9 Typische Schnittführungen an der Hand und den Fingern

1.2 Operation

1.2.1 Anästhesie

Sichere Schmerzausschaltung und ggf. Aufhebung der Willkürmotorik müssen gewährleistet sein. Leitungsanästhesien sind zu bevorzugen.

Formen der Leitungsanästhesie (s. Kap. 1.3.1):
- Oberst-Leitungsanästhesie: nur geeignet bei Bagatellverletzungen. Das Lokalanästhetikum darf kein Adrenalin enthalten!
- Mittelhandblock: bei grundgelenksnahen Verletzungen.
- Selektive Blockade: N. medianus, N. radialis, N. ulnaris.
- Axilläre und subaxilläre Plexusblockade: Wirkungseintritt nach 20 Minuten, gebräuchlichste Form.
- Supraklavikuläre Plexusanästhesie: rascher Wirkungseintritt, nie doppelseitig anlegen (Cave: Pneumothorax, Phrenikusparese).

1.2.2 Blutleere (-sperre)

Unabdingbare Voraussetzung zur Identifizierung und fachgerechten Versorgung der anatomischen Strukturen.
- **Oberarm:** Manschettendruck 250 bis 300 mm Hg. Im Regelfall bis maximal zwei Stunden.
- **Finger:** Stauschlauch bis 15 Minuten.

> Handchirurgie ohne Blutsperre gleicht einer Uhrreparatur im Tintenfaß

1.2.3 Instrumentarium

Spezielles Handinstrumentarium, das gewebeschonendes Operieren erlaubt. Atraumatisches, nicht quellendes Nahtmaterial. Fadenstärke 4/0–6/0, bei Gefäß- und Nervennähten bis 12/0.

1.2.4 Operationstechnik

Prinzip: Maximale Schonung des Gewebes. (Pinzettendruck auf Sehnen führt zu Verwachsungen!) Feuchthalten und Säuberung des Gewebes durch Spülung mit Ringer-Lösung. Haltefäden für die Wundränder, sparsame Wundrandexzision (bei glatten, frischen Wunden verzichtbar).
Adäquate Zugangswege: Zusätzliche Inzisionen (Schnitterweiterungen) sind meist notwendig, um ein übersichtliches Operationsfeld zu schaffen. Das blinde Herumstochern in einer Wunde ist obsolet. Keine Angst vor Hilfsinzisionen!
Schnittführung: Sie folgt den Spaltlinien der Haut oder verläuft parallel zu den Gelenkfalten. Gelenkfalten dürfen nur in einem spitzen Winkel (max. 60°) überkreuzt werden. Senkrechtes Kreuzen der Gelenkfalten oder der Interdigitalfalten führt zu Narbenkontrakturen (Abb. 52.9).

1.3 Nachbehandlung

Nur eine gezielte, konsequente und frühzeitig beginnende funktionelle Nachbehandlung, die durch physikalische und ggf. auch durch medikamentöse Maßnahmen unterstützt wird, kann den Operationserfolg sichern.

> Diagnostik, operative Therapie und Nachbehandlung sind gleichwertige Glieder des handchirurgischen Behandlungskonzepts

2 Offene Handverletzungen

Häufigste Verletzungsform der Hand, die von oberflächlichen Schnittverletzungen über ausgedehnte Quetschungen bis zur Amputation reicht. Jede offene Handverletzung muß sofort untersucht und adäquat chirurgisch versorgt werden. Instrumentelle Ausstattung und handchirurgische Qualifikation sind unabdingbare Voraussetzungen für die definitive operative Versorgung, so daß ggf. nach Ruhigstellung und soweit möglich auch Wundverschluß und sterilem Verband, die Verlegung in ein geeignetes Zentrum notwendig werden kann. Sehnen- und Nervenrekonstruktionen können mit aufgeschobener Dringlichkeit durchgeführt werden, während die Naht großer stammnaher Gefäße und der Fingergefäße (mindestens eine palmare Arterie und zwei Venen) keinen Aufschub duldet. Voraussetzung sekundärer Rekonstruktionen ist besonders bei Quetsch- und Kombinationverletzungen ein vollständiger spannungsfreier Hautverschluß, ggf. mit Hilfe plastisch-chirurgischer Maßnahmen.

Exemplarisch für alle Handverletzungen gilt folgendes **Procedere:**

1. **Diagnostik:**
   1.1 Sensibilität
   1.2 Motorik
   1.3 Durchblutung
   1.4 Röntgenaufnahmen
   1.5 Wundinspektion unter sterilen Bedingungen
   1.6 Bestimmung von Zeit und Ort der Operation und der Anästhesieform
2. **Anästhesie**
3. **Lagerung, Desinfektion, sterile Abdeckung**
4. **Operation**
5. **Verband,** ggf. sofortiger Funktionsverband
6. **Bestimmung der Nachbehandlung.**

> Operieren ohne vorherige exakte Diagnose ist wie Segeln ohne Kompaß

Offene Handverletzungen

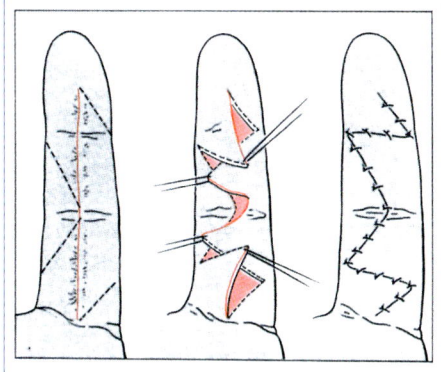

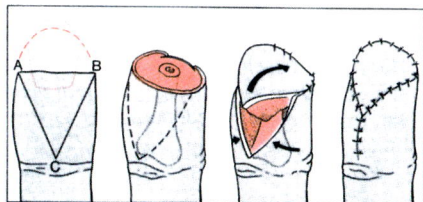

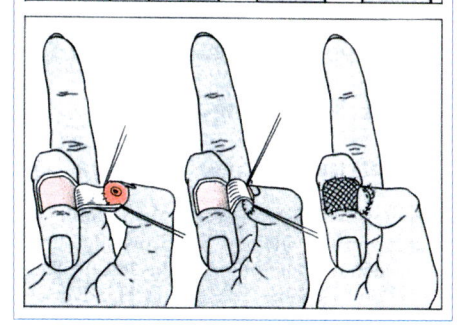

Abb. 52.10 a–c
Nahlappenplastiken:
a Z-Plastik
b V-Y-Plastik (Strecke A–C muß immer länger sein als Strecke A–B = Länge des Defektrandes)
c Cross-finger-Plastik

Operative Versorgung (s. a. Kap. 1.2): **Wunddébridement:** Entfernung von Fremdkörpern, sowie avitaler und erheblich minderdurchbluteter Gewebsanteile. Keine oder sparsame Wundrandexzision (Gefährdung des Wundverschlusses!).

Möglichst **primäre Versorgung** aller verletzten anatomischen Strukturen. Bei schweren Quetsch- und Kombinationsverletzungen müssen Knochen (einfache Osteosynthesen mit Kirschner-Drähten), Gefäße – nach Möglichkeit Strecksehnen – und Haut sofort versorgt werden. Ggf. zweizeitiges Vorgehen zur Versorgung von Beugesehnen und Nerven. Bei älteren Wunden, Quetschungen und Fremdkörpereinsprengung systemisch Antibiotika (spätestens mit der Narkoseeinleitung).

Antibiotika: Früh, hochdosiert, kurz, systemisch

Verschluß des Hautdefektes: Hautplastiken werden erforderlich, wenn ein spannungsfreier Wundverschluß nicht möglich ist. Die Art der Hautplastik richtet sich nach Lokalisation, Defektbreite und -tiefe. Zur Verfügungen stehen (s. Kap. 10):

- **Freie Hauttransplantate**
  Anwendung nur bei erhaltenem oder verzichtbarem Subkutangewebe. Vorzugsweise Anwendung auf der Handstreckseite oder zur temporären palmaren Defektdeckung. Bei fehlendem Gleitgewebe sind Verwachsungen mit dem Wundgrund unvermeidlich.
  Nachteil: keine sensible Versorgung.
  - **Fettfreie Vollhaut:**
    Vorteil: größere mechanische Beanspruchbarkeit,
    Nachteil: höhere Anforderungen an das Transplantatlager.
  - **Spalthaut:**
    Vorteil: geringere Anforderungen an das Transplantatlager,
    Nachteil: geringe mechanische Belastbarkeit.
  - **Maschentransplantate** (Mesh graft): Deckung großflächiger Defekte.
- **Gestielte Hautplastiken und Fernlappenplastiken**
  Anwendung bei freiliegenden Knochen, Sehnen, Gefäßen und Nerven.
  - **Nahlappen:**
    1. Verschiebelappen und Rotationslappen: Verschluß kleinerer Defekte bei gut verschieblicher Haut.
    2. Z-Plastik: Bei Narbenkontrakturen oder Wunden, die die Beugefalten senkrecht kreuzen (Längengewinn auf Kosten der Breite) (Abb. 52.10 a).
    3. V-Y-Plastik: Neurovaskulär gestielte Plastik zur Deckung von Fingerkuppendefekten (Abb. 52.10 b).
    4. Cross-finger-Plastik: Defektdeckung auf Fingerbeugeseiten durch kapillarisierten Hautlappen von der Streckseite eines Nachbarfingers. Deckung des Hebedefekts durch Spalthaut (Abb. 52.10 c).
    5. Insellappen: Neurovaskulär gestielte Plastiken zur Deckung größerer Fingerkuppendefekte (Abb 52.10 d).

- **Fernlappen** (Abb. 52.11):
1. Muffplastik: Geeignet zur Deckung von Skelettierungsverletzungen der Hand- und Fingerstreckseite (kapillarisiert).
2. Gestielte Lappen: von Leiste, Oberarm, Thorax oder Bauchwand (Längen/Breitenverhältnis nicht > 2:1).
3. Lappen mit axialem Gefäßstiel (größeres Längen/Breitenverhältnis möglich) oder mikrovaskulärem Gefäßanschluß, z.T. auch zur Resensibilisierung verwendbar. Gebräuchlich: Leistenlappen, Dorsalis pedis-Lappen, Radialis-Lappen (letzterer auch gestielt als Radialis-Reverselappen mit retrograder Versorgung über den oberflächlichen Hohlhandbogen.

3 Sehnenverletzungen

Die Gefäßversorgung der Sehnen erfolgt über die Muskelübergänge, die Vincula und die Sehnenscheiden.
Bei der Heilung einer Sehne oder eines Sehnentransplantates tritt das gefäßführende Bindegewebe an die Nahtstelle heran und verursacht **Verwachsungen** zwischen Gleitlager und Sehne. Das Ausmaß der Verwachsungen ist bestimmt durch:
- die lokale Gewebszerstörung,
- die Distanz zwischen den Sehnenstümpfen und deren Zugbelastung,
- die Lokalisation der Verletzung.
  Im früheren „Niemandsland", in dem die beiden Beugesehnen mit der Sehnenscheide in einem engen fibrösen Kanal, gebildet durch Ring- und Kreuzbänder, verlaufen, werden die Sehnen besonders durch die Vincula ernährt, die z.T. nach Durchtritt durch die oberflächliche Beugesehne die tiefe Beugesehne erreichen. Zerreißungen der Vincula oder die Resektion der oberflächlichen Beugesehne bedingen Störungen der Sehnenheilung durch partielle Sehnennekrosen (Abb. 52.12).
- Dauer der postoperativen Ruhigstellung: beginnende Verwachsungen nach dem 2. postoperativen Tag; nach dem 10 Tag sind nichtoperative Mobilisierungsversuche meist erfolglos.

Die **Prophylaxe von Sehnenverwachsungen** erfordert neben einer subtilen Nahttechnik eine frühfunktionelle Übungsbehandlung mit reduzierter Zugbelastung der Sehnennaht (Schienung mit Sehnenzügelung nach Kleinert (s. u.) oder geschützte passive Mobilisierung).

3.1 Beugesehnenverletzungen

Präoperativ: Funktionsprüfungen mit Diagnose. Die Diagnose kann nicht intraoperativ gestellt werden!
Operationsverfahren: Schnitterweiterung mit Darstellung und Mobilisierung der Sehnenstümpfe. Kein Fassen der Sehnen mit Klemmen! Nach Annäherung der Sehnenstümpfe temporäre Blockierung mit Nadeln oder Kanülen.

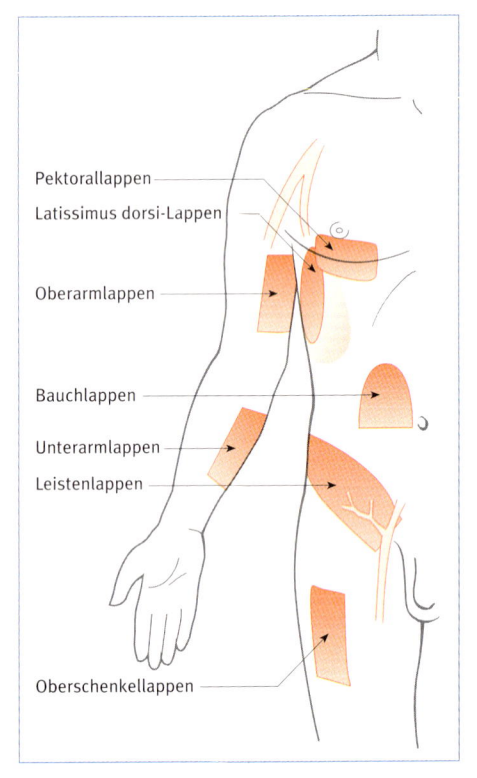

Abb. 52.11
Häufig verwendete Fernlappen

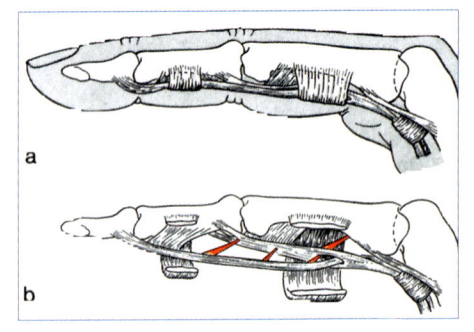

Abb. 52.12 a,b
Anatomie der Langfingerbeugesehnen:
a Verlauf der tiefen und oberflächlichen Beugesehne bei intakten Ringbändern
b Darstellung der die tiefe und oberflächliche Beugesehne ernährenden Vinculaen durch Ablösung der Ringbänder

Sehnenverletzungen

Nahttechnik:

- Abriß oder Durchtrennung der tiefen Beugesehne am Ansatz: Transossäre Ausziehnaht (Abb. 52.13 a).
- Sehnenstümpfe gleichen Durchmessers:
  Glatte Adaptation ohne Querschnittverbreiterung, adaptierende Kernnaht und nachfolgende Feinadaptation, Knoten der Kernnaht versenkt (Abb. 52.13 b). Empfohlene Modifikation: Zechner.
  Beachte: Im früheren Niemandsland: Die Ringbänder A2 und A4 müssen erhalten oder rekonstruiert werden: „String-bow"-Effekt.
- Sehnenstümpfe ungleichen Durchmessers (bei Sehnentransplantationen): Durchflechtungsnaht (Pulvertaft) (Abb. 52.13 c).

Beugesehnennähte: Nur durch erfahrenen Operateur

Nachbehandlung

Sie ist mitentscheidend für den Operationserfolg.
Prinzip: Frühfunktionelle Behandlung mit Nutzung der Sehnengleitamplituden unter Entlastung der Sehnennaht.
Technik: Geschützte Mobilisierung.

- **Aktive Mobilisierung nach Kleinert** (Abb. 52.14): Dorsale, die Fingerspitzen überragende Gipsschiene mit leichter Flexionsstellung im Handgelenk und Einschränkung der Fingerstreckung um 20°. Beugesehnenentlastung durch elastische

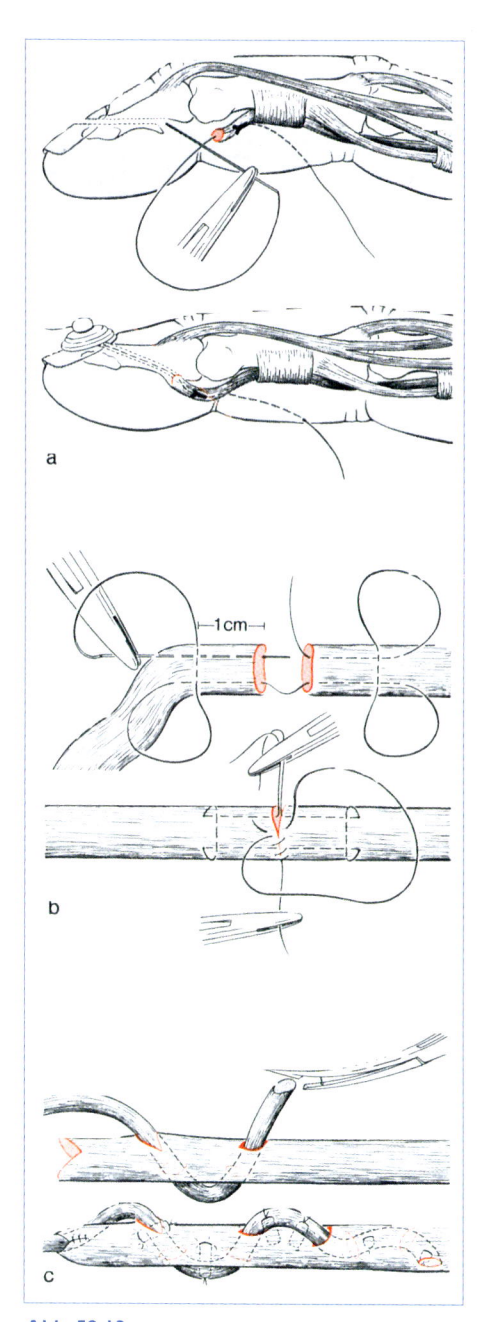

Abb. 52.13 a–c
Formen der Beugesehnennaht:
a Transossäre Ausziehnaht
b Kirchmayr-Kessler-Naht
c Pulvertaft-Naht

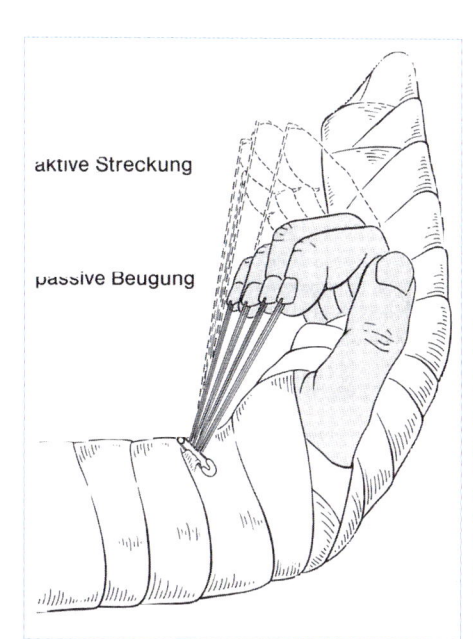

Abb. 52.14
Dynamische Schiene nach Kleinert: Ruhigstellung des betroffenen Fingers mit einem am Fingernagel befestigten Gummiband in mittlerer Beugestellung, aus der heraus die Streckung (gestrichelt gezeichnet) aktiv geübt wird

Zügel von den Fingernägeln zum Unterarm über die Kahnbeinregion, d.h. die Streckung erfolgt aktiv, die Beugung passiv durch die Zügel. Bei aktiver Streckung erfolgt reflektorisch die Erschlaffung der Beuger, daher keine Zugbelastung der Sehnennaht. Durch das Gleiten der Sehne Vermeidung von Sehnenverwachsungen mit dem Gleitgewebe. Gips für drei Wochen, danach weitere Zügelung zum Handgelenk ohne Gips für zwei bis drei Wochen, anschließend dosiert gesteigerte Belastung.
- **Passive Mobilisierung nach Duran** (bei mangelnder Compliance): Gipsanlage wie in der Kleinert-Technik, dreimal täglich passive Bewegungen mit Nutzung der Gleitamplituden, Gipsentfernung mit dosiert gesteigerter Belastung nach 5–6 Wochen.

Sekundäre Beugesehnenrekonstruktionen

Indikation: Bei nicht möglicher Primär- oder früher Sekundärnaht und
- Durchtrennung beider Langfingerbeugesehnen oder
- Durchtrennung der langen Daumenbeugesehne.

Prinzip 1: Ersatz der zerstörten Sehne durch ein autologes Sehnentransplantat. Die Nähte erfolgen außerhalb des früheren Niemandslandes (ggf. Kürzung der Sehnenstümpfe!):
- **distal:** transossäre Fixierung am Endglied,
- **proximal:** proximal des Handgelenks, ggf. Hohlhand.

Als **Spendersehnen** kommen in Frage: Sehnen des M. palmaris longus, M. plantaris sowie der Zehenstrecker II–V.
- **Einzeitige Transplantation:** Nur bei intaktem Gleitlager.
- **Zweizeitige Transplantation:** Nach Einlegen eines Silikonstabs in den früheren Sehnenverlauf. Entwicklung eines Gleitlagers in 6–8 Wochen. Mit der Stabentfernung erfolgt die Sehnentransplantation.

Bei **Verwachsungen** sind Tendolysen nach Ablauf der bindegewebigen Reparationsvorgänge (frühestens nach 4 Monaten) möglich.
Nachteile sind hohes (erneutes) Verwachungs- und Kontrakturrisiko, Rupturen.

Prinzip 2: Ersatz funktionell wichtiger Sehnen durch eher entbehrliche Sehnen, z.B. Ersatz der langen Daumenbeugesehne durch die oberflächliche Beugesehne des Ringfingers. Einsatzbereich besonders bei motorischen Ersatzplastiken nach irreversiblen Nervenschäden.

3.2 Strecksehnenverletzungen

Der Fingerstreckapparat ist durch eine komplexe Verzahnung der Extrinsic- und Intrinsic-Muskulatur mit Ausbildung der Streckerhauben gekennzeichnet. Trotz guter verschieblicher Haut und fehlenden engen Gleitkanälen sind detaillierte anatomische Kenntnisse für die chirurgische Versorgung unabdingbar. Die Dia-

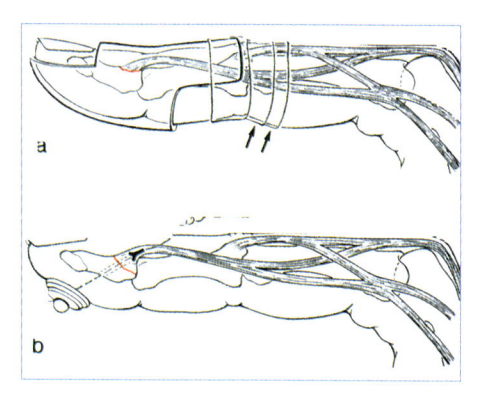

Sehnenverletzungen

Abb. 52.15 a,b
Therapie der Strecksehnenverletzung am Endgelenk:
a Konservative Behandlung mit der Stack-Schiene (z.B. Strecksehnenabriß ohne knöcherne Beteiligung)
b Transossäre Reinsertion mit der Drahtausziehnaht (z.B. knöcherner Strecksehnenausriß)

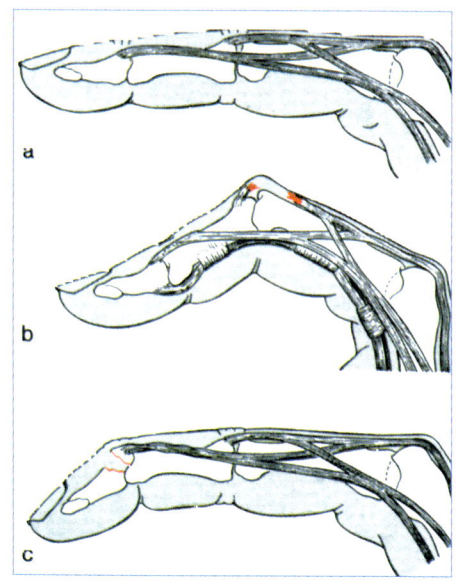

Abb. 52.16 a–c
Anatomie der Langfingerstrecksehnen und ihre typischen Verletzungen:
a Anatomie
b Knopflochdeformität bei isolierter Durchtrennung des Strecksehnenmittelzügels in Höhe des Mittelgelenkes
c Aktive Streckhemmung im Endgelenk bei Abriß der Strecksehne in Höhe des Endgliedes

gnose ist durch die typischen Funktionsprüfungen (s. Kap. 49.1.1) relativ leicht zu stellen.

3.2.1 Strecksehnenverletzung am Endgelenk

Entstehung: Meist subkutane Ruptur durch Stauchungsmechanismus (Ballsportarten, Bettenmachen).
Konservative Therapie: Konsequente Ruhigstellung auf Stack-Schiene für 6–8 Wochen, anschließend für weitere 4 Wochen als Nachtschiene (Abb. 52.15 a).
Operative Therapie (bevorzugt bei Schnittverletzungen oder grobem Knochenausriß): transossäre Ausziehnaht (Abb. 52.9 b), bei veralteten Rupturen ggf. Ersatzplastik oder Raffnaht mit temporärer Arthodese des Gelenks (6–8 Wochen).

3.2.2 Strecksehnenverletzungen über dem Mittelgelenk

Entstehung: Direktes Trauma oder Luxation des Grundgliedköpfchens gegen die dorsale Gelenkkapsel. Bei Durchtrennung des Mittelzügels (gebildet von EDS) und erhaltenen Seitenzügeln (gebildet durch Mm. interossei und lumbricales) schlüpft das Grundgliedköpfchen allmählich zwischen den erhaltenen Seitenzügeln, wie ein Knopf durch ein Knopfloch, hindurch. Die Seitenzügel rutschen unter die Gelenkachse und werden funktionell zu Beugern → **Knopflochdeformität**. Bei Streckung des Fingers kommt es zur Beugung im Mittelgelenk und Überstreckung im Endgelenk.
Cave: wird häufig erst nach einigen Tagen deutlich, Wiederholungsuntersuchung! (Abb. 52.16).
Bei kompletter Durchtrennung auch der Seitenzügel ist keine aktive Streckung möglich.
Therapie: Primäre Sehnennaht, Ruhigstellung in Streckstellung 5–6 Wochen, evtl. Entlastungszügelung mit frühfunktioneller Behandlung (umgekehrter Kleinert).
Bei veralteter Knopflochdeformität konservativer Behandlungsversuch mit dynamischer oder starrer Schiene, bei ungenügendem Erfolg: Ersatzplastik.

3.2.3 Strecksehnenverletzungen über dem Grundgelenk

Entstehung: Direktes Trauma (Schnittverletzung).
Therapie: Primäre Nahtversorgung (Schlingen-, Matratzennaht). Ruhigstellung für 4 Wochen unter Einschluß der Nachbarfinger (Juncturae tendineum) im Gipsverband mit Dorsalflexion des Handgelenks, Grundgelenkbeugung 30–40°, Streckung der Mitte- und Endgelenke.
Differentialdiagnose: Luxation der Strecksehne (meist nach ulnar) durch Verletzung des Sehnenhäubchens.

3.2.4 Strecksehnenverletzungen über dem Handgelenk

Entstehung: Direktes Trauma/Schnittverletzung.
Therapie: Primäre Nahtversorgung (Schlingen-, Matratzennaht), Ruhigstellung für 4 Wochen.

3.2.5 Verletzung der langen Daumenstrecksehne

Entstehung: Direktes Trauma, Degeneration, Begleitverletzung bei schweren Handgelenks- und Handwurzeltraumen (Radiusfrakturen).
Therapie: Bei frischen Verletzungen: Primärnaht; bei veralteten Verletzungen: Ersatzplastik durch Transposition der Sehne des Extensor indicis proprius.

4 Nervenverletzungen

Entstehung: Scharfe oder stumpfe Gewalteinwirkung, Dehnung, Ischämie, thermische Verletzung, Druckschädigung.
Klinik: Motorische und sensible Störungen oder Ausfälle entsprechend dem Versorgungsgebiet.

Verletzungsformen:
1. **Neurapraxie:** vorübergehende Leitungsunterbrechung, keine Kontinuitätsunterbrechung. Spontane Regeneration.
2. **Axonotmesis:** Unterbrechung der Achsenzylinder bei intakten Nervenhüllen. Nach Waller-Degeneration Regeneration der Leitbahnen (0,5–1 mm/Tag).
3. **Neurotmesis:** vollständige Durchtrennung. Regeneration nur nach Nervennaht.

Diagnostik:
- klinisch: Überprüfung der Motorik und der Sensibilität (2-Punkt-Diskrimination),
- elektrophysiologisch: EMG, NLG.

Therapie: Mikrochirurgische Nahttechnik: optische Vergrößerung, Zuordnung der Faszikel, ggf. Kürzung der Nervenstümpfe, Präparation des Epineuriums, Naht des Epineuriums (evtl. zusätzlich perineurale Faszikeladaptation oder interfaszikuläre Naht.

Techniken:
- **Primärnaht** (immer anzustreben): Problemlos bei glatten Schnittverletzungen ohne Substanzdefekt
- **Sekundärnaht:** Bei ausgedehnten Weichteildefekten oder fehlenden technischen Voraussetzungen. Spannungsfreie, möglichst frühe mikrochirurgische Versorgung, ggf. nach Zuschneiden der Nervenstümpfe und (bei Defektbildung oder Nahtspannung) autologem Nerveninterponat (N. suralis).

Gefahren: Ungenügende Faszikelzuordnung, Aufstauchung der Fazikel.

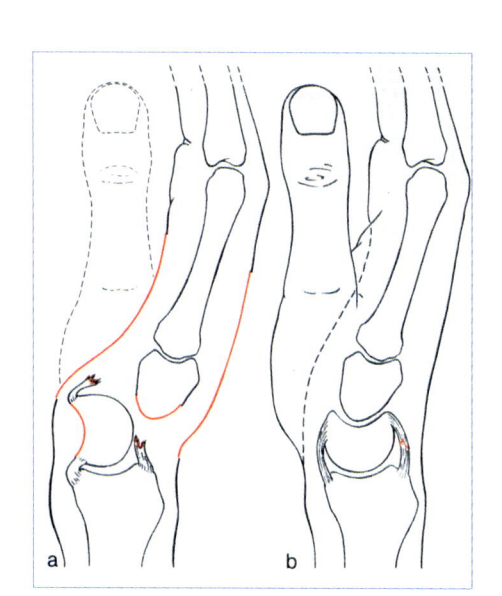

Abb. 52.17 a,b
Perilunäre Luxation (Schema):
a Unfallbild
b nach Reposition

Nachbehandlung: Entlastende Gipsruhigstellung für 14 Tage, danach dosiert gesteigerte Bewegungsübungen. Das Hoffmann-Tinel-Zeichen wandert nach erfolgreicher Nervennaht mit dem Aussprossen der Axone peripherwärts.

Revisionsoperationen: Bei fehlenden Regenerationszeichen ab dem 4. Monat postoperativ. Bei ausbleibender Regeneration oder irreparabler Schädigung motorische Ersatzplastiken, Verwendung von Kraftspendern aus innervierten Muskelgruppen zur funktionellen Kompensation von Paresen durch Sehnentranspositionen, Tenodesen und ggf. Arthrodesen.

5 Verletzungen des Handskeletts und der Bänder im Handbereich

5.1 Luxationen der Handwurzel

Verrenkung einzelner Handwurzelknochen zueinander. Nicht selten in Kombination mit Frakturen der Handwurzelknochen oder der Griffelfortsätze von Speiche und Elle.

5.1.1 Perilunäre Luxation

> Die perilunäre Luxation ist die häufigste verkannte Verletzung des Handgelenks!

Entstehung: Sturz auf die dorsal oder palmar flektierte Hand.
Formen der perilunären Luxation:
- perilunäre dorsale Luxation (häufigste Form) Abb. 52.17,
- perilunäre palmare Luxation,
- transstyloperilunäre Luxation,
- transscaphoido-transcapitato-perilunäre Luxation,
- transscaphoido-perilunäre Luxationsfraktur (Mondbeinluxation mit Kahnbeinbruch = Quervain-Luxationsfraktur),
- Subluxation des Kahnbeins und des Mondbeins.

Klinik: Schwellung, schmerzhafte Bewegungseinschränkung, manchmal Mißempfindungen im Versorgungsbereich des N. medianus.

Diagnostik: Röntgen des Handgelenks a.-p. und streng seitlich.
- **a.-p.:** Lücke zwischen Mond- und Kahnbein, Rotation meist des Kahnbeins mit Verkürzung und Ringphänomen distal, Inkongruenz der Handwurzelreihen, Frakturen.
- **Seitlich:** sichere Luxationsdiagnostik, bei Subluxationen: Veränderungen der physiologischen Winkelstellungen der Handwurzelknochen zueinander und zum Handgelenk (Abb. 52.18) (vgl. karpale Instabilitäten).

Therapie: Sofortiger Repositionsversuch in Leitungsanästhesie. Nach Dauerzug an den Langfingern gibt das Capitatum die Lunatumloge frei, und das Mondbein kann durch manuellen Druck reponiert werden. bei Mißlingen offene Reposition mit temporärer Kirschner-Draht-Fixierung. Ruhigstellung für 6 Wochen.

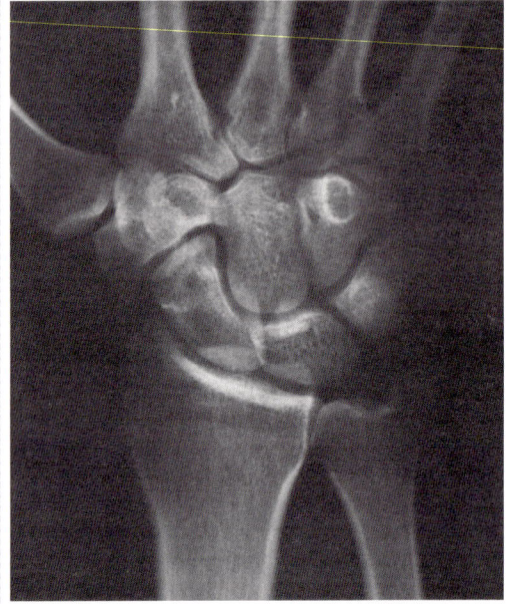

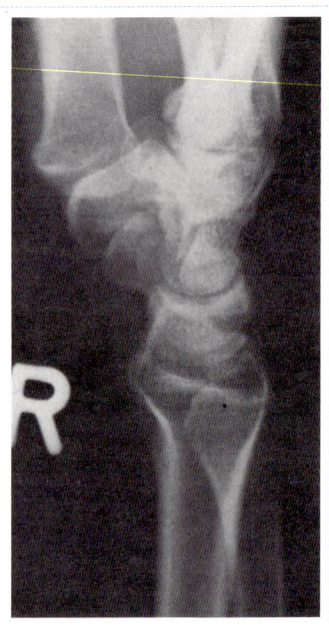

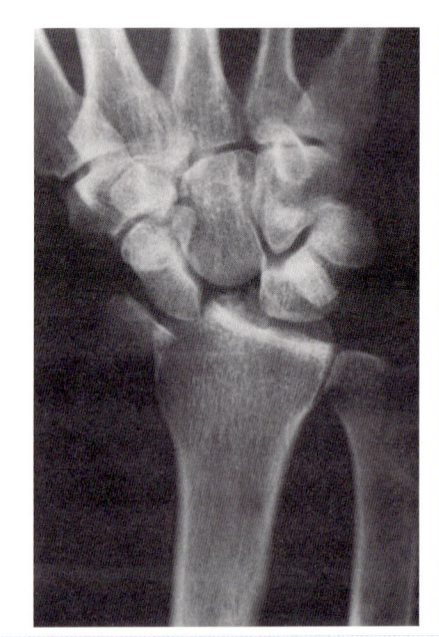

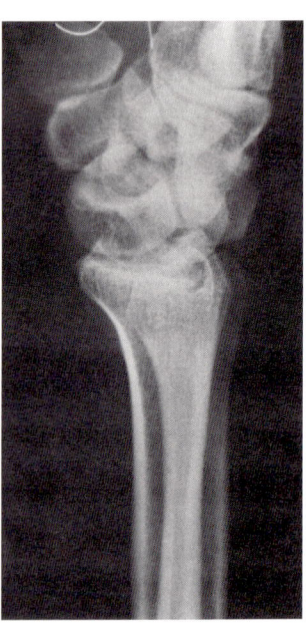

Abb. 52.18 a–d
Perilunäre Luxation (Röntgenaufnahmen in 2 Ebenen):
a,b Unverletztes Handgelenk und
c,d Handgelenk mit perilunärer Luxation und Abriß des Proc. styloideus radii, sog. transstyloperilunäre Luxation

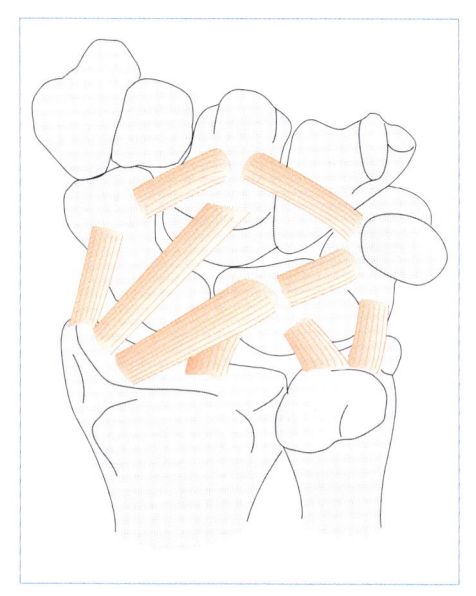

Abb. 52.19
Palmarer Bandapparat der Handwurzel

5.1.2 Karpale Instabilitäten

Am häufigsten ist die Zerreißung der Bandverbindungen zwischen Kahn- und Mondbein, der palmaren Bandverbindungen zwischen Radius, Kahn- und Mondbein und zwischen Kahnbein und Kapitatum (Abb. 52.19). Häufig kombiniert mit einer Drehfehlstellung des Kahnbeins. **Folge:** Instabilität im Gelenk zwischen Kahn- und Mondbein mit **skapholunärer Dissoziation und karpaler Instabilität.**
Diagnostik: Röntgen des Handgelenks a.-p. und seitlich.
- **a.-p.-Aufnahme:** Diastase zwischen Mond- und Kahnbein (Abb. 52.20).
- **Seitlich** bei dorsaler Instabilität (DISI): Mondbein nach palmar gekippt, Kahnbein dreht sich um die Längsachse nach palmar. Der skapholunäre Winkel wird > 70° (normal 30–60°) (Abb. 52.21).
- **Seitlich** bei palmarer Instabilität (PISI): Mondbein nach dorsal subluxiert. Der skapholunäre Winkel wird < 30°.

Therapie: Rekonstruktion des Bandapparates und temporäre Kirschner-Draht-Fixation.

5.2 Luxation der Fingergelenke

Entstehung: Stauchung der gestreckten Fingergelenke.
Klinik: Bajonettstellung mit federnder Fixierung.
Diagnostik: Röntgen in zwei Ebenen zum Ausschluß von Begleitfrakturen.
Therapie: Reposition in Oberst-Leitungsanästhesie durch axialen Zug, bei verbleibender Inkongruenz operative Therapie (Interposition von palmarer Platte, Kapsel- oder Sehnenanteilen!), Ruhig-

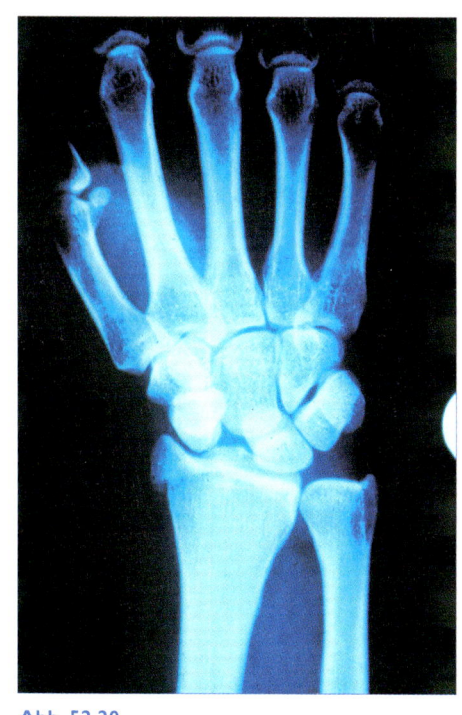

Abb. 52.20
Skapholunäre Dissoziation

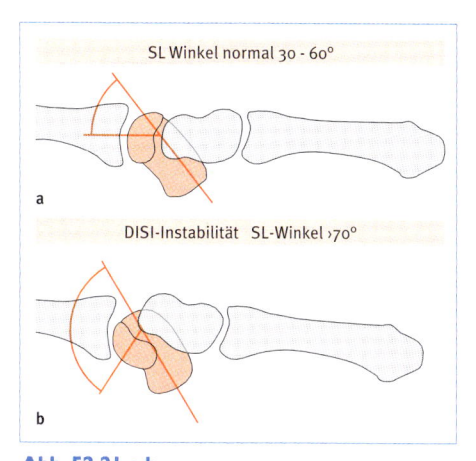

Abb. 52.21 a,b
a Skapholunärer Winkel normal 30°–60°
b Skapholunärer Winkel bei DISI-Instabilität > 70°

stellung 2–3 Wochen. Bei Instabilität und/oder Ruptur der palmaren Platte dynamische Extensionsschiene 6–8 Wochen.
Beachte:
- Palmare Luxationen im Endgelenk sind häufig verbunden mit einem Strecksehnenabriß.
- Die dorsale Luxation des Grundgliedköpfchens im Mittelgelenk führt zur Zerreißung des Strecksehnenmittelzügels → **Knopflochdeformität**.

5.3 Bandverletzungen

5.3.1 Seitenbandrupturen

Die **Ruptur des ulnaren Seitenbandes des Daumengrundgelenks** ist die häufigste und klinisch wichtigste Seitenbandverletzung der Hand. Infolge der ulnaren Instabilität kann der Daumen seine Haltefunktion beim Spitzgriff nicht aufrechterhalten und weicht nach radial aus (Wackeldaumen).
Entstehung: Indirekt, Sturz auf den abduzierten Daumen, Skistockverletzung.
Klinik: Schwellung, Bewegungsschmerz, ulnare Aufklappbarkeit.
Diagnostik: Röntgen in 2 Ebenen (knöcherner Bandausriß?) ggf. Funktionsaufnahmen in Valgusstress, (> 30° im Seitenvergleich sind beweisend für eine Ruptur) (Abb. 52.22).
Therapie: Bei frischen Rupturen Reinsertion des knöchernen Ausrisses oder des Bandansatzes durch transossäre Ausziehnaht, in Bandmitte U-Nähte. Ruhigstellung im Gipsverband für 5 Wochen. Bei veralteten Rupturen Bandplastik (Abb. 52.23).
Bei Distorsionen/Rupturen des **radialen Seitenbandes des Daumengrundgelenks** und der übrigen Fingergelenke chirurgisches Vorgehen nur bei Ausriß eines ossären Fragments oder deutlicher Instabilität (begleitende Ruptur der palmaren Platte). Sonst: konservative Flexion des Grundgelenks 70°, Streckung des Mittel- und Endgelenks.

5.4 Frakturen der Handwurzel

5.4.1 Kahnbeinfraktur

Häufigste Fraktur der Handwurzel.
Entstehung: Sturz auf das dorsal-flektierte, ulnarduzierte Handgelenk.
Klinik: Druckschmerz in der Tabatière (charakteristisch), Stauchungsschmerz des Daumens, Bewegungsschmerz im Handgelenk.
Diagnostik: Röntgen in 2 Ebenen und Kahnbeinquartett (Abb. 52.24), bei fehlender Dislokation ist der Frakturnachweis bei Erstaufnahmen gelegentlich nicht möglich. Kontrolluntersuchungen nach 7 und 14 Tagen (frühere Verifizierung durch CT/Szintigraphie). Zu beachten sind Handwurzeldissoziationen (vgl. Kap. Luxationen).

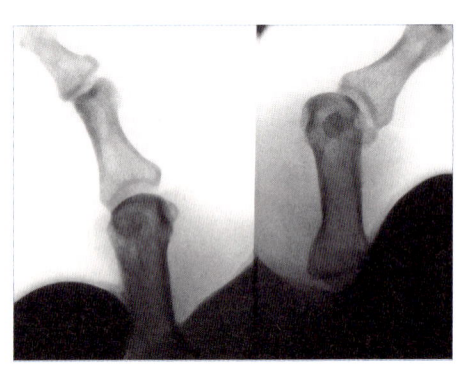

Abb. 52.22
Zerreißung des ulnaren Seitenbandes des Daumengrundgelenks

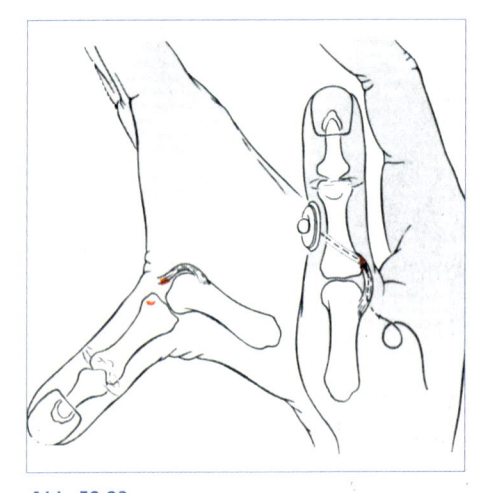

Abb. 52.23
Ruptur des ulnaren Seitenbandes am Daumengrundgelenk und operative Versorgung durch Reinsertion mit transossärer Ausziehnaht

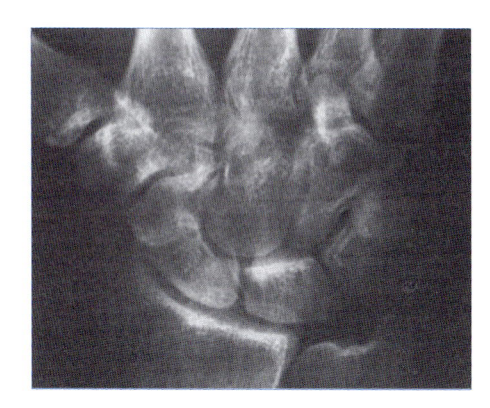

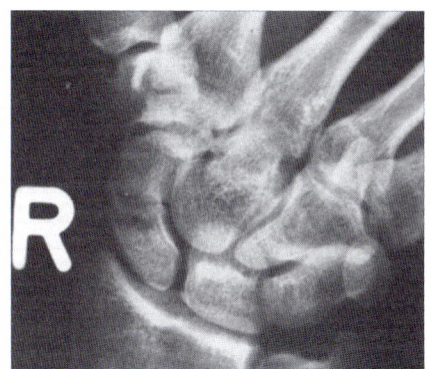

Verletzungen des Handskeletts und der Bänder 52 Chirurgie der Hand

> Jede Handgelenksdistorsion gilt bei adäquatem Unfallmechanismus bis zum Beweis des Gegenteils als Fraktur.

Die **Formen** der Kahnbeinfraktur sind in Abbildung 52.25 dargestellt. Die Gefäßversorgung des Kahnbeins erfolgt von distal, so daß die Gefäßversorgung bei Frakturen im poximalen Drittel unterbrochen sein kann. Ungünstig sind auch vertikal und schräg verlaufende Brüche.

Konservative Therapie nur bei fehlender Dislokation oder Dissoziation: Gebräuchlich ist ein Oberarmgips für 2–3 Wochen, danach Unterarmgips bis zur Frakturheilung (bis 12 Wochen). Obligatorisch ist die Ruhigstellung des Handgelenks, der Mittelhand und des Daumens bis zum Endgelenk in Funktionsstellung.

Operative Therapie: Kompressionsschraubenosteosynthese (z.B. Herbert-Schraube), alternativ Kirschner-Drähte, Klammer.

Postoperativ: Ruhigstellung wie bei konservativer Behandlung.

Komplikationen: Fragmentnekrose, Kahnbeinpseudarthrose.

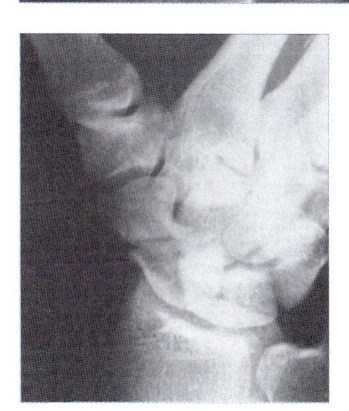

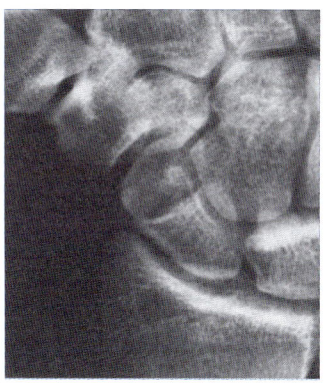

Abb. 52.24 a–d
Radiologische Darstellung einer Kahnbein-Fraktur durch „Kahnbeinquartett"

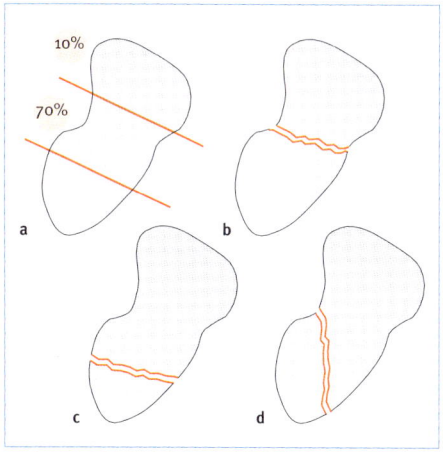

Abb. 52.25 a–d
Formen der Skaphoidfraktur

5.4.2 Kahnbeinpseudarthose (Abb. 52.26)

Ursache: Meist unerkannte und nicht behandelte Kahnbeinfrakturen.
Klinik: Oft über Jahre symptomlos, allmählich zunehmende Handgelenkbeschwerden infolge arthrotischer Veränderungen.
Therapie:
- Osteosynthese mit Spongiosaplastik bei großen Fragmenten ohne Zystenbildung.
- Matti-Russe-Plastik: Ausfräsen der Kahnbeinfragmente und Einbolzen eines kortikospongiösen Spans, Ausfräsen eines Achsenzylinders mit Press-fit-Spongiosa-Ersatz (Diamantfräse).
- Bei Therapieresistenz: Denervierung nach Wilhelm, Sehneninterpositionsarthroplastik, Teilarthrodese des Carpus, evtl. prothetischer Ersatz.

5.4.3 Quervain-Fraktur

Kombination einer Kahnbeinfraktur mit einer perilunären Luxation.
Therapie: Beseitigung der Luxation und operative Stabilisierung der Kahnbeinfraktur.

5.4.4 Mondbeinfraktur

Meist kombiniert mit Handgelenkluxationsfrakturen.
Therapie: Unterarmgips für 8–12 Wochen.
Komplikationen: Mondbeinnekrose.

5.4.5 Mondbeinnekrose

Ursache: Chronische Traumen, unerkannte Mondbeinfrakturen, relative Häufung bei Minusvariante der Elle, z.T. ungeklärt.
Klinik: Schleichender Verlauf mit zunehmenden Handgelenksbeschwerden.
Röntgen: Zunächst Verdichtung des Lunatums (Stadium I), später Auftreten von sklerotischen und zystischen Veränderungen (Stadium II), Zusammenbruch des Lunatums (Stadium III), Einsinken des Os capitatum in die proximale Handwurzelreihe mit Karpalarthrose (Stadium IV).
Therapie: Im Frühstadium Gipsruhigstellung für 2–3 Monate, bei Minusvariante der Elle Verkürzungsosteotomie des Radius, Resektionsarthroplastik, prothetischer Ersatz, Arthrodese.

5.4.6 Frakturen der übrigen Handwurzelknochen

Bei Dislokationen operative, sonst konservative Therapie.

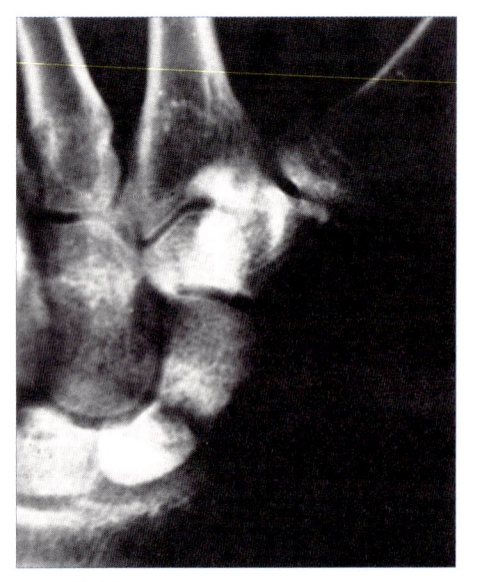

Abb. 52.26
Pseudarthrose des Os scaphoideum

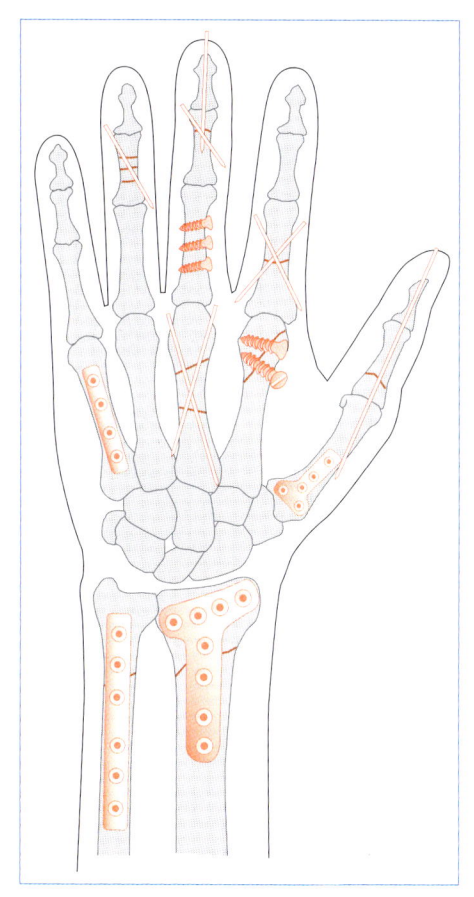

Abb. 52.27
Möglichkeiten der Osteosynthese an der Hand

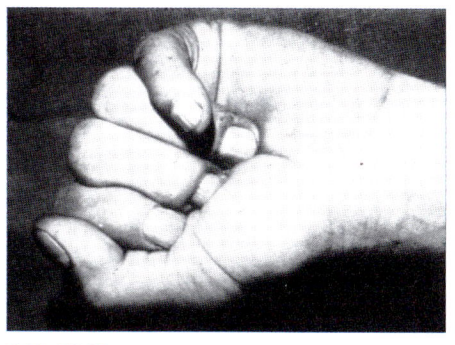

Abb. 52.28
Rotationsfehler nach Mittelhand- oder Grundgliedfraktur

5.5 Mittelhand- und Fingerfrakturen

Entstehung: direkte oder indirekte Gewalteinwirkungen, Luxationen, Kreissägenverletzungen, Quetschungen.
Klinik: Schwellung, Deformität, Stauchungs- und Bewegungsschmerz.
Diagnostik: Röntgen der Hand in 2 Ebenen.
Therapie: Abhängig von Bruchform, Lokalisation, Begleitverletzungen und Compliance des Patienten. Durch neue Titan-Osteosynthese-Materialien mit flachen Schraubenköpfen und verminderter Verwachsungs- und Infektionsgefahr ist das Spektrum für primär übungsstabile Osteosynthesen mit bevorzugter Anwendung bei instabilen Frakturformen verbreitert worden (Ausnahme: mehrgradige offene Frakturen) (Abb. 52.27).

Mögliche Therapieprinzipien sind:
- sofortige Mobilisierung
- Schienen-Gipsruhigstellung
- Reposition, Kirschner-Draht-Osteosynthese
- offene Reposition, Minimalosteosynthese
- offene Reposition, stabile Osteosynthese
- Reposition, Fixateur externe.

5.5.1 Mittelhandfrakturen

Köpfchenfrakturen: Bei Inkongruenz der Gelenkfläche operativ mit Rekonstruktion der Gelenkfläche.
Köpfchennahe Frakturen MHK II–V: neigen zur palmaren Abkippung (Intrinsic-Muskulatur!). Abkippung bis 20° konservativ, sekundäre Dislokationen > 20° operativ.
Schaftfrakturen: MHK III und IV neigen wegen intakter Ligg. metacarpea transversa meist nicht zur Dislokation, daher meist konservativ. Operativ bei Achsenabweichungen > 20°, stärkeren Verkürzungen (Schräg- und Trümmerbrüche), Rotationsfehlstellungen (Prüfung: bei Beugung der Langfinger müssen sie alle auf das Kahnbein zeigen, sonst Rotationsfehler!) (Abb. 52.28). Basisnahe Schaftfrakturen II-V: meist konservativ.

5.5.2 Basisfrakturen des 1. Mittelhandknochens
(Abb. 52.29 a–d)

Es kommt zur Subluxation des Schaftfragmentes nach proximal, während das kleine ulnare Fragment meist in anatomischer Lage verbleibt.
- **Bennett-Fraktur:** einfache intraartikuläre Schrägfraktur der Basis.
- **Rolando-Fraktur:** intraartikuläre T- oder Y-förmige Fraktur der Basis.
- **Winterstein-Fraktur:** extraartikuläre, basisnahe Schaftfraktur.

Therapie: Operativ. Reposition durch axialen und radialen Zug und Stabilisierung durch Zugschrauben oder Kirschner-Drähte (Abb. 52.30).

5.5.3 Fingerfrakturen

Endglied: Meist konservative Behandlung, bei dislozierten Frakturen Kirschner-Drähte, bei Frakturen mit Gelenkbeteiligung bestehen Übergänge zu Strecksehnenabrissen (s.o.), bei ausgedehnter Zerstörung des Gelenkes (Kreissäge) primäre Arthrodese.

Mittel- und Grundglied: Meist konservativ, nur bei Achsenverschiebung und Rotationsfehlern operative Therapie mittels gekreuzter Kirschner-Drähte (dürfen nicht im Frakturbereich kreuzen), Schrauben (Schräg- und Spiralfrakturen), evtl. Miniplatten.

Gelenkfrakturen: Operative Rekonstruktion.

Komplikationen: Rotationsfehler, Pseudarthrosen, Sehnenverwachsungen, Arthrodesen.

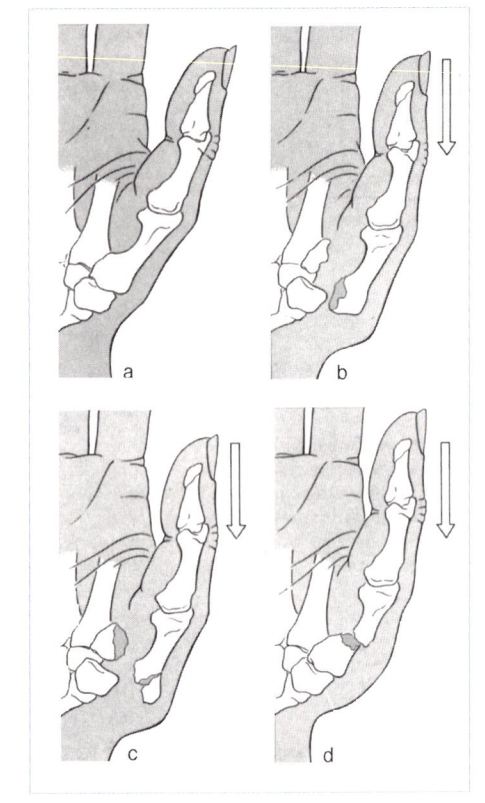

Abb. 52.29 a–d
Intraartikuläre, basisnahe Frakturen des 1. Mittelhandknochens:
a Normale Skelettform des Daumenstrahles
b Schrägfraktur an der Basis des 1. Mittelhandknochens mit Subluxation im Daumensattelgelenk (Bennett-Fraktur)
c Y-förmige Gelenkfraktur des 1. Mittelhandknochens mit Subluxation im Daumensattelgelenk (Rolando-Fraktur)
d Basisnahe Schrägfraktur des 1. Mittelhandknochens ohne Gelenkbeteiligung (Winterstein-Fraktur)

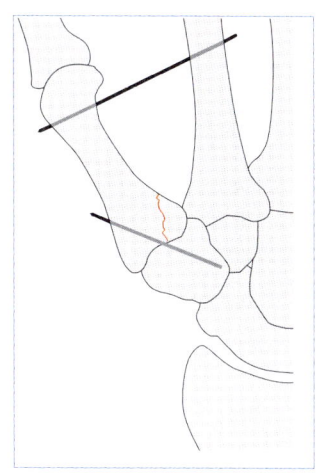

Abb. 52.30
Operative Versorgung einer Bennett-Fraktur

6 Weitere Verletzungsformen

6.1 Thermische Verletzungen der Hand
(s. Kap. 6)

6.2 Chemische Verletzungen der Hand
(s.a. Kap. 4)

Verletzungen durch Säuren oder Laugen mit nachfolgender partieller oder totaler Hautnekrose.
Wichtig: Anamnese mit Angaben zur chemischen Substanz.
Therapie: Spülung bis zur sicheren Entfernung von Säure- und Laugenresten (z.B. Natriumbikarbonat bei Säuren, Essigsäure bei Laugen). Weitere Behandlung wie bei Verbrennungen.
Ausnahmen:
- **Flußsäureverletzungen:** Verätzungen führen zu tiefreichenden, sehr schmerzhaften und unbehandelt über Tage bis Wochen fortschreitenden Kolliquationsnekrosen des Gewebes.
  Therapie: Intraarterielle Perfusion des Unterarms mit 10- bis 20 %iger Kalziumglukonat-Lösung über 4 Stunden. Kalziumglukonat-getränkte Kompressen. Heparinisierung. Frühzeitige Exzision des verletzten Gewebes.
- **Tintenstiftverletzung:** Entfernung der Fremdkörpereinsprengungen und Exzision des Anilinfarbstoff-imbibierten Gewebes.
- **Quecksilberverletzungen:** Exzision mit vollständiger Quecksilberentfernung zur Vermeidung von Granulomen, entzündlichen Einschmelzungen und toxischen Allgemeinerscheinungen.

6.3 Hochdruckinjektionsverletzungen

Klinik: Meist initial nur kleine Hautperforation, geringe Schwellung und Schmerzen. Verletzungsausmaß wird daher meist unterschätzt! In Abhängigkeit vom Druck kann das Fremdmaterial bis in den Arm vordringen.
Diagnose: Genaue Anamnese mit Bestimmung der eingesprengten Substanz.
Röntgen in 2 Ebenen: Luft-, Fremdkörpereinsprengungen?
Therapie: Sofort breite Eröffnung und Druckentlastung, ausgiebiges Débridement, Fensterung der Sehnenscheiden, lokale Spülbehandlung wie bei chemischen Verletzungen, offene Wundbehandlung mit weiterer Spülung und operativem **Second-look** bis zur sicheren Entfernung aller Fremdmaterialien und Nekrosen.

7 Amputation und Replantation nach Handverletzungen

7.1 Amputationen im Bereich der Hand

Indikation: Nicht replantationspflichtige Verletzungsfolgen.
Prinzip: Erhaltung funktionell einsatzfähiger Hand- oder Fingerreste. Nachamputationen sparsam, wobei der Amputationsstumpf gut gepolstert sein muß und möglichst sensibel versorgt sein sollte (palmare Lappendeckung). Keine Exartikulationen. Am Daumen ist jeder Millimeter Knochenstrecke wichtig. Der für die Handfunktion herausragende wichtige Daumen sollte, ggf. mit plastisch rekonstruktiven Maßnahmen, in voller Länge erhalten werden (einziger Gegengreifer der Langfinger). Auch ein unbeweglicher Daumen erfüllt noch seinen Zweck als Widerlager der Langfinger. An den Langfingern kann bei der Amputation zugunsten eines guten Amputationsstumpfes großzügiger verfahren werden. Beachtung der **funktionellen Wertigkeit einzelner Fingerstrahlen**:

1. Daumen — sehr wichtig
2. Zeigefinger
3. Kleinfinger
4. Mittelfinger
5. Ringfinger — weniger wichtig

Möglichkeiten der Daumenrekonstruktion sind:
1. Wiederaufbau durch Knochen- und Hauttransplantationen,
2. Verlängerung durch Distraktion,
3. Phalangisation des Metacarpale I durch Vertiefung der 1. Interdigitalfalte,
4. Transposition eines Langfingers (z.B. Pollizisation),
5. Ersatz durch Zehentransplantat.

Bei multiplem Verlust der **Langfinger II-IV**: Umstellungsosteotomie des 5. Fingers im MHK V zur Verbesserung der Greiffunktion.

7.2 Replantation

Definition: Wiedervereinigung eines abgetrennten Körperteils mit dem Körper durch Osteosynthese und Naht der Gefäße, Nerven, Muskeln und Sehnen.
Zu unterscheiden sind an der Hand Makro- und Mikroreplantationen.
- **Makroreplantation:** Wiedervereinigung einer Durchtrennung proximal des Handgelenks. Wiederherstellung der Blutzirkulation innerhalb 4 Stunden nach Trauma möglich.
- **Mikroreplantation:** Wiedervereinigung abgetrennter Hand- und Fingerteile distal des Handgelenks. Absolute und relative Indikationen nach Fingerwertigkeit und Verletzungsmuster.

Indikationen und Kontraindikationen

Der Entschluß zur Replantation ist immer eine individuelle Entscheidung für die auch die Berufstätigkeit des Patienten und seine Freizeitaktivitäten wesentlich sind. Die Gesamtdauer der Berufsunfähigkeit nach Replantation beträgt 3–18 Monate. Darüber hinaus sind zu berücksichtigen:

- **Allgemeine Faktoren:** Diabetes mellitus, besonders mit Angio- und Neuropathie, Arteriosklerose, Neoplasien mit zytostatischer Therapie, schwere Begleitverletzungen (Polytrauma), schwere Gerinnungsstörungen, Polyarthritis, Eiweißmangel und Anämie sprechen gegen eine Replantation, die meist auch bei mehr als 50jährigen Patienten nicht erfolgversprechend ist, Compliance.
- **Lokale Faktoren:** Soweit möglich, sollte die Daumenreplantation angestrebt werden. Replantationen weiterer Fingerstrahlen sind immer indiziert bei Verlust mehrerer Finger, bei Kindern sollten alle Finger replantiert werden, sofern Zeit und Verletzungsmuster es zulassen. Kontraindikationen sind erhebliche Vorschäden der betroffenen Gliedmaße, ausgedehnte Zerstörung oder unsachgemäße Lagerung des Amputates.

Absolute Indikationen:
- Amputationen der Hand,
- Amputation der Mittelhand,
- Amputation des Daumens,
- Amputation mehrerer Langfinger,
- Amputation bei gleichzeitiger Verletzung mehrerer Langfinger,
- Amputationsverletzung bei Kindern.

Relative Indikationen:
- Amputation eines isolierten Langfingers,
- Amputation einzelner Endglieder.

Vorbereitung zur Replantation

Am Unfallort: Einlegen des Amputats in sterile Kompressen, die in eine Plastiktüte gelegt werden, die in eine zweite mit Eis gefüllte Plastiktüte gesteckt wird. Kein direkter Kontakt zwischen Amputat und Eis! Amputationsstumpf mit sterilem Kompressionsverband versorgen. Nur in Ausnahmefällen Blutsperre (verkürzt die bei der definitiven Versorgung erforderliche Ischämiezeit).
Die Replantation kann nur in einem **handchirurgischen Zentrum** mit entsprechender technisch-instrumenteller (Operationsmikroskopie, Mikroinstrumentarium) und personeller Ausstattung durchgeführt werden.

Technik der Replantation

Möglichst zwei Teams, die jeweils die korrespondierenden Stümpfe mit Präparation von Knochen, Sehnen, Nerven und Gefäßen vorbereiten.

Reihenfolge der Versorgung:
1. Knochenkürzung und einfache Osteosynthese.
2. Beugesehnennaht.
3. Arteriennaht (am Finger mindestens 1 Arterie, in der Mittelhand oberflächlicher Hohlhandbogen, am Handgelenk A. radialis und A. ulnaris) ggf. Veneninterponat, wenn die Anastomose nicht spannungsfrei genäht werden kann.
4. Nervennaht (epiperineural).
5. Strecksehnennaht.
6. Venennaht (am Finger 1 Vene, im Handbereich 2 Venen).
7. Locker adaptierende Hautnaht.

Je nach der Amputationshöhe muß die Wiederherstellung der arteriovenösen Strombahn innerhalb 6–12 Stunden erfolgt sein.

Prognose: Bei richtiger Indikation Revitalisierungswahrscheinlichkeit 60 % bis 90 %. In der Regel wird zumindest eine periphere Schutzsensibilität erreicht, mit länger andauernden Durchblutungsstörungen und Kälteempfindlichkeit ist zu rechnen. Die Dauer der Nachbehandlung führt oft zu Arbeitsplatzproblemen.

Komplikationen

Frühkomplikationen sind:
- Infektionen
- Venöse Thrombose: Blauverfärbung des Fingers, Spannungsblasen, Schwellung, Stauung. Nach Skarifizierung entleert sich nach kurzer Zeit hellrotes Blut.
- Arterielle Thrombose (seltener): Finger blaß, kühl, fleckig, livide.
- Therapie: Rasche Revision der Anastomose (meist Veneninterponat notwendig).

Spätkomplikationen: Sehnenverwachsungen und -rupturen, ausbleibende Reinnervation, Fehlstellungen.

> Ein belastungsfähiger Amputationsstumpf ist günstiger als ein schmerzendes Replantat

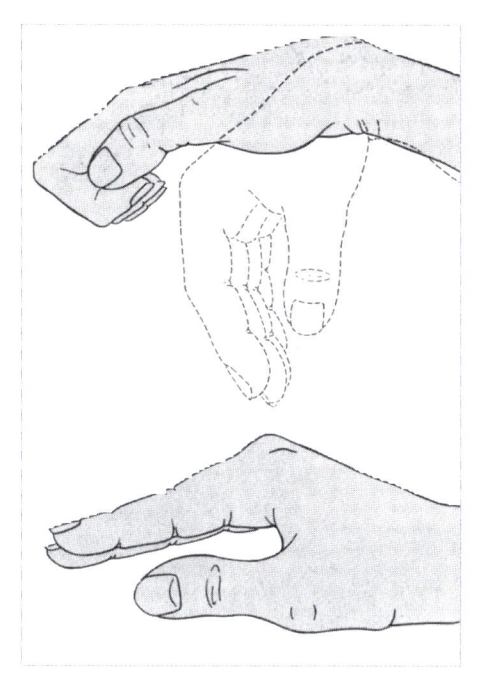

Abb. 52.31 a,b
Spätfolgen ischämischer Muskelnekrosen am Unterarm und im Bereich der Hand.
a Krallenstellung der Langfinger bei Nekrose der Unterarmmuskulatur. Abnahme der Krallenstellung bei zunehmender Beugung (gestrichelt gezeichnet) im Handgelenk
b Zustand nach Nekrose der Handbinnenmuskulatur: Streckstellung der End- und Mittelgelenke bei gleichzeitiger Beugung der Langfingergrundgelenke sowie Adduktion des Daumens

8 Komplikationen nach Handverletzungen

8.1 Reflexdystrophie (Morbus Sudeck)

(s. Kap. 44)

8.2 Ischämische Kontrakturen

Als Folge einer Mangeldurchblutung der Muskulatur (Kompartmentsyndrom) kommt es zur Muskelnekrose, die allmählich durch narbig schrumpfendes Bindegewebe ersetzt wird und dann zur Kontraktur führt.
Ursachen: Frakturen, Quetschtraumen, unsachgemäße Gipsverbände, Druckschäden nach längerer Bewußtlosigkeit (z.B. Alkohol-, Schlaftablettenintoxikation), Verbrennung. Am Unterarm ist vorwiegend die Beugemuskulatur (Volkmann-Kontraktur), an der Hand die Binnenmuskulatur betroffen.

8.2.1 Volkmann-Kontraktur

(s.a. Kap. 44)

Klinik: Frühe Symptome sind Schwellung, Gefühlsstörungen, Schmerzen, livide Verfärbung und Bewegungsstörungen der Finger; später Atrophie der Muskulatur, mäßige Beugekontraktur im Handgelenk, Krallenstellung der Fingermittel- und Endgelenke.
Prüfung: Bei maximaler Beugung im Handgelenk teilweise Streckung der Fingergelenke möglich, während sie sich beim Übergang in die Handgelenksstreckung einkrallen (Abb. 52.31 a).

8.2.2 Ischämische Kontraktur der Handbinnenmuskulatur

Klinik: Finger geschwollen, livide verfärbt, kalt, Sensibilitätsstörungen; später **Intrinsic plus-Deformität** (= Beugestellung der Fingergrundgelenke, Streckung der Finger- und Endgelenke), palmare Adduktion des Daumens.
Prüfung: Test nach Parks. Bei Fixation der Grundgelenke in Streckstellung können die Finger im Mittel- und Endgelenk weder aktiv noch passiv gebeugt werden (Wirkung der fibrotisch verkürzten Mm. interossei und lumbricales) (Abb. 52.31 b).
Differentialdiagnose: Nervenlähmung, Gelenkkontrakturen, tendinöse Kontrakturen, spastische Kontrakturen.
Prophylaxe: Vermeidung der Spätfolgen durch frühe Frakturreposition, keine zirkulär schnürenden Verbände, frühzeitige Faszienspaltung (innerhalb 4–6 Stunden).
Therapie: Nach eingetretener Kontraktur: Narbenexzision, Desinsertion der Muskelansätze, Beugesehnenverlängerungen, Sehnentranspositionen.

9 Pyogene Infektionen der Hand

Infektionen der Hand werden meistens durch Bagatellverletzungen hervorgerufen. Abhängig von Virulenz und Menge der eingedrungenen Erreger einerseits und betroffener Gewebeart, der lokalen Durchblutung und immunologischen Abwehrsituation andererseits, können sich Infektionen entwickeln, die sich entlang der spezifischen anatomischen Strukturen der Hand ausbreiten.

Die Streckseite der Finger mit ihrer gut verschieblichen Haut und parallelen Bindegewebezügen ist bevorzugt von phlegmonösen Entzündungen betroffen. Beugeseitig spannen sich straffe, senkrecht zur Oberfläche verlaufende Bindegewebestränge zwischen Palmaraponeurose bzw. Periost der Phalangen und der Haut aus und vermindern damit die Verschieblichkeit der Haut gegen die Unterlage. Das Subkutangewebe ist in ein System druckaufnehmender Kammern gegliedert, die eine gleichmäßige Druckverteilung auf die darunterliegenden Strukturen ermöglichen. Infektionen dieser Kammern mit begleitendem Ödem führen rasch zu Schmerzen und zur Nekrotisierung dieses bradytrophen Gewebes. Infolge der palmarseitigen vergleichsweise dicken Haut wird sie bei einer Infektion selten perforiert. Vielmehr breiten sich die Infektionen palmarseitig entlang der ebenfalls bradytrophen Sehnen und Sehnenscheiden bis in die Hohlhandräume und Unterarm aus.

Häufigster Eitererreger ist der Staphylococcus aureus, seltener Streptokokken, Enterobakterien, bei älteren Infektionen auch Anaerobier (vgl. Kap. offene Handverletzungen). Jede Infektionsform hat einen besonderen Verlauf und erfordert eine spezifische Therapie.

Klinik: Schwellung, Rötung, Bewegungsschmerz, Funktionsausfall, Schonhaltung. Knopfsondenuntersuchung zur Lokalisation des Schmerzmaximums (Abb. 52.32).

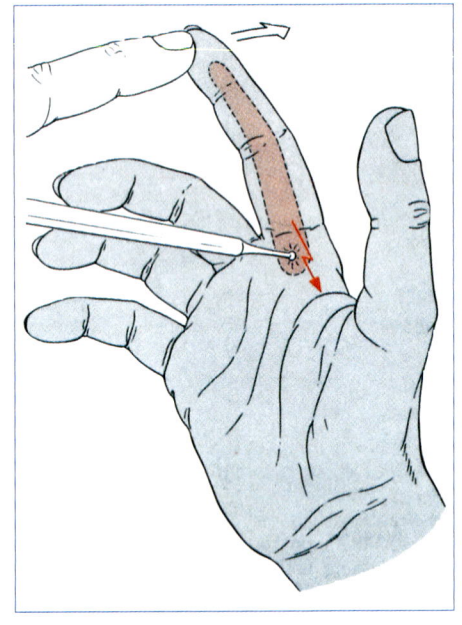

Abb. 52.32
Klinische Prüfung bei Verdacht auf Beugesehnenphlegmone. Heftiger Schmerz bei punktförmigem Druck auf die betroffene Sehnenscheide. Die Untersuchung erfolgt bei gestrecktem Finger mit einer Knopfsonde

Therapieprinzipien

1. Frühe Inzision und Ausräumung (spätestens nach der ersten schlaflosen Nacht!).
2. Keine Infiltrationsanästhesie, Leitungsanästhesie nur bei umschriebenen Infektionen, sonst Allgemeinnarkose.
3. Blutsperre, keine Blutleere.
4. Breite Eröffnung des Infektionsbereichs mit handtypischer Schnittführung, vollständiges Débridement (Abb. 52.33).
5. Spülung, ggf. offene Wundbehandlung mit geplanten Nachoperationen, Drainagen.
6. Bei Sehnennekrosen vollständige Entfernung.
7. Bakteriologischer Abstrich und Antibiogramm.
8. Ggf. Röntgenuntersuchung.

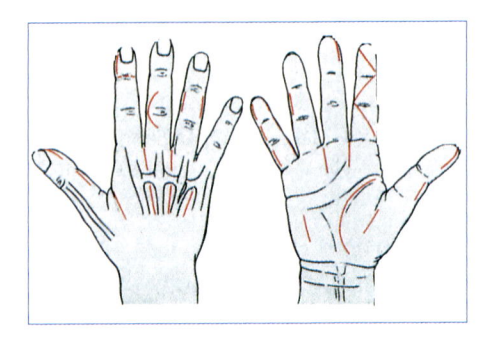

Abb. 52.33
Typische Schnittführungen bei der operativen Versorgung von Finger- oder Handeiterungen

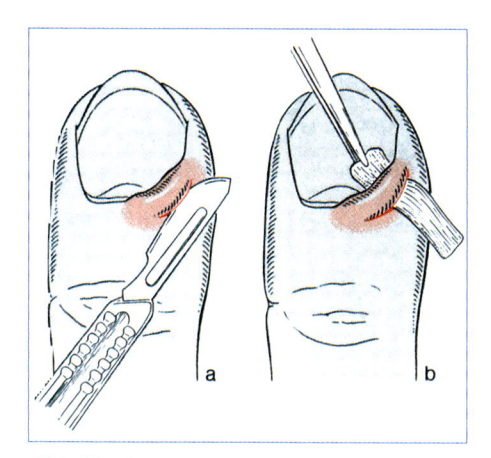

Abb. 52.34 a,b
Operatives Vorgehen bei Paronychie

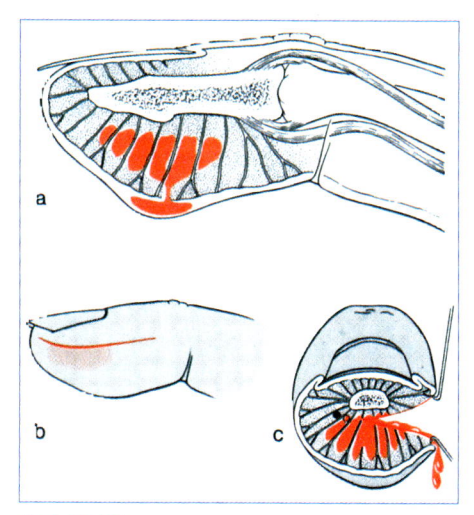

Begleittherapie

- Ruhigstellung, feuchte Verbände.
- Antibiotikatherapie bei fortgeleiteten Infektionen.
- Nach Rückgang der entzündlichen Veränderungen frühe Übungstherapie.

Die **Einteilung** der Infektionen erfolgt nach Gewebstiefe und Gliederabschnitt. Jede einzelne Form hat einen besonderen Verlauf und erfordert eine spezielle Therapie.

9.1 Oberflächliche Infektionen

9.1.1 Nagelwallinfektion (Paronychie)

Therapie: Nur im Initialstadium konservativer Behandlungsversuch, sonst operativ (Schnittführung: Abb. 52.34).
Komplikationen: Ausbreitung peri-, para- und subungual. Bei Persistenz der Symptome an Mykose denken.

9.1.2 Nagelbettinfektion (Panaritium subunguale)

Therapie: Bei distal gelegener Eiterung keilförmige Exzision des Nagels, bei proximaler Eiterung Querinzision des Nagels und Entfernung des proximalen Nagelanteils.

9.1.3 Subepitheliale eitrige Infektion (Panaritium cutaneum)

Therapie: Tangentiale Abtragung der Eiterblase, Exzision der Nekrose. Sorgfältige Inspektion des Wundgrundes auf evtl. Fistelbildung.
Cave: **Kragenknopfabszeß!**
Er entsteht durch Ausbreitung der Infektion in das Subkutangewebe und ist mit dem kutanen Panaritium durch eine Fistel verbunden (Abb. 52.35). Ausgeprägte Klinik mit heftigen, pochenden Schmerzen, Schwellung und Rötung des Fingers.
Therapie: Fistel- und Nekrosenexzision, ggf. Vorgehen wie bei subkutanem Panaritium.
Komplikationen: Übergreifen der Infektion auf Knochen, Gelenke, Sehnenscheiden.

9.2 Subkutane eitrige Infektionen

9.2.1 Panaritium subcutaneum des Fingerendglieds

Heftige, klopfende Schmerzen, Rötung und Schwellung, selten Perforation der Haut.
Therapie: Frühzeitige Inzision über einen unilateralen Schnitt 3 mm palmar des Nagelwalls und damit dorsal der Gefäß-Nervenbündel, ggf. L-förmige Verlängerung. Durchtrennung aller radiären Septen der Fingerbeere bis zur gegenseitigen Haut (Abb.

Abb. 52.35 a–c
Panaritium subcutaneum und Kragenknopfpanaritium:
a Kragenknopfpanaritium
b,c Operatives Vorgehen beim Panaritium subcutaneum

52.36 a,b). (Cave: Beugesehnenscheide). Vollständige Nekrosenausräumung, Drainage. Evtl. Second-look.
Komplikationen: Übergreifen der Infektion auf Knochen, Gelenke (Röntgen!), Sehnenscheide (selten).

> Panaritien nie bagatellisieren!

9.2.2 Panaritium subcutaneum des Grund- und Mittelglieds

Symptome geringer ausgeprägt als am Endglied (deshalb häufig verschleppt!), Fingerbeugung schmerzhaft (DD Panaritium tendineum).
Therapie: Mediolaterale Inzision bis zur Gegenseite, Nekrosenausräumung, ggf. Gegeninzision und Lascheneinlage, alternativ: Bruner-Schnittführung (bessere Übersicht und Beurteilung der Sehnenscheide) (Abb. 52.37).
Komplikationen: Übergreifen der Infektion auf die Sehnenscheiden.

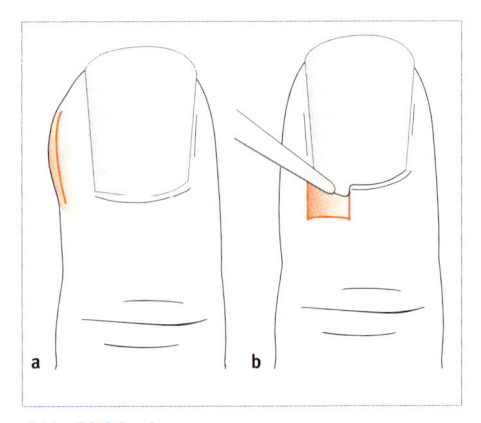

Abb. 52.36 a,b
Panaritium subcutaneum

9.2.3 Interdigitalphlegmone

Infektion der Zwischenfingerfalten. Neben den klassischen Entzündungszeichen, Handrückenödem, Abspreizstellung der benachbarten Finger (pathognomonisch).
Therapie: Längsinzision palmar oder dorsal zwischen den Mittelhandköpfchen (Abstand von der Interdigitalfalte mindestens 5 mm, sonst Narbenkontraktur), ggf. Gegeninzision. Cave: Aufzweigungen der Gefäße und Nerven.
Komplikationen: Übergreifen der Infektion auf den Handrücken, oberflächlichen und tiefen Mittelhohlhandraum.

9.2.4 Infektion des subkutanen Hohlhandraumes

Eiterung zwischen Haut und Palmaraponeurose. Entstehung durch direkte Verletzung oder fortgeleitet. Lokaler Druckschmerz und Rötung.
Therapie: Großzügige Schnittführung entlang der Hohlhandbeugefalten, Fensterung der Palmaraponeurose zum Ausschluß einer tieferreichenden Eiterung.
Komplikationen: Übergreifen der Infektion auf den oberflächlichen und tiefen Hohlhandraum.

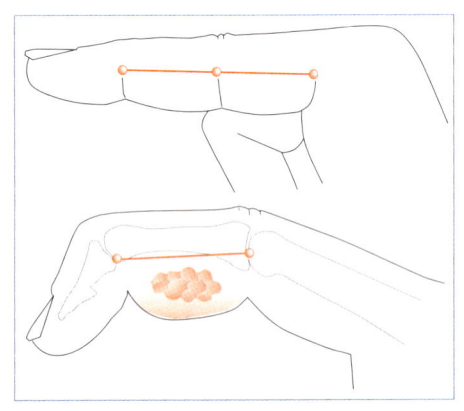

Abb. 52.37
Schnittführung bei Panaritium subcutaneum des Grund- und Mittelgliedes

9.2.5 Schwielenabszeß

Subkutane Eiterung einer Hornhautschwiele, meist über den Köpfchen der Mittelhandknochen. Im Frühstadium nur Druckdolenz.
Therapie: Tangentiale Abtragung der Schwiele und Inzision.
Komplikationen: Übergreifen der Eiterung in alle benachbarten Strukturen.

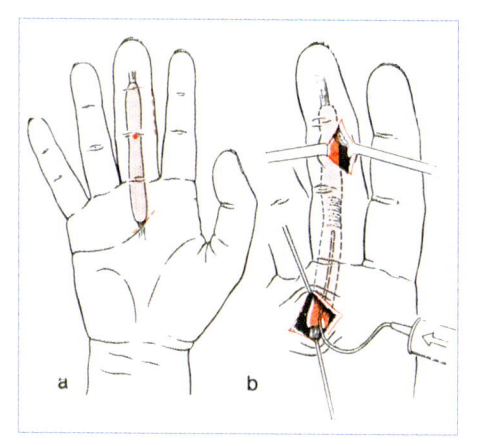

Abb. 52.38 a,b
Operatives Vorgehen bei Verdacht auf Sehnenscheidenphlegmone:
a Zunächst Freilegung des proximalen Sehnenscheidenendes und Punktion der Sehnenscheide
b Bei makroskopischem Nachweis einer Sehnenscheidenphlegmone sekundär Gegeninzision am distalen Sehnenscheidenende und Anlage einer Spüldrainage

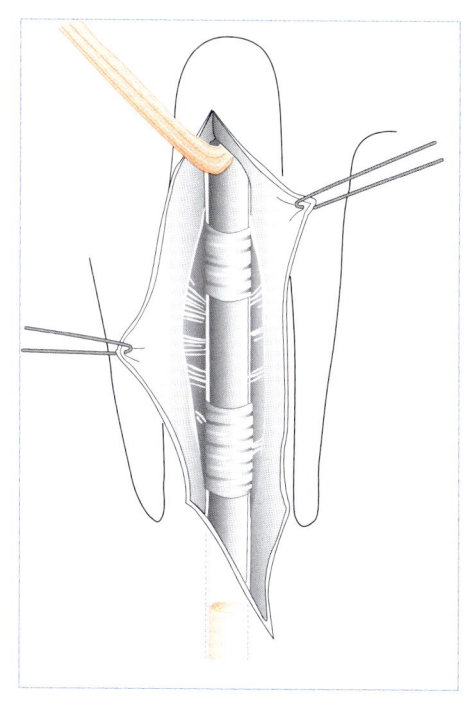

Abb. 52.39
Sehnenresektion bei Panaritium tendineum

9.3 Tiefe eitrige Infektionen

9.3.1 Sehnenscheideninfektion (Panaritium tendineum)

Entstehung durch penetrierende Verletzung oder fortgeleitet. Durch das Ödem kommt es spätestens nach 48–72 Stunden zum Verschluß der die Sehne ernährenden Gefäße und Sehnennekrose.

Charakteristische Symptomatik: Finger steht in mittlerer Beugestellung, jeder Bewegungsversuch des Fingers, insbesondere die passive Streckung, ist äußerst schmerzhaft (DD: subkutane Eiterung), Druckempfindlichkeit entlang der gesamten Sehnenscheide, Prüfung mit der Knopfsonde obligatorisch (Frühsymptom), Rötung, kollaterales Ödem, Allgemeinsymptome.

Therapie: Schon bei Verdacht sofortige operative Revision erforderlich! Fernab vom Entzündungsherd zunächst Darstellung und Inspektion der Sehnenscheide von einer queren Inzision distal der distalen Hohlhandbeugefalte, bei Befall des 1. oder 5. Fingers über dem Handgelenk. Weiteres Vorgehen je nach Befund:

- Die Synovialflüssigkeit ist klar, die Sehne glatt und spiegelnd: Entnahme eines bakteriologischen Abstriches und Verschluß der Wunde. Anschließend Revision des Entzündungsherdes ohne erneute Eröffnung der Sehnenscheide und weiteres Vorgehen wie bei subkutanen Eiterungen.
- Die Synovialflüssigkeit ist trüb-eitrig, die Sehne noch glatt oder ödematös und nur gering gelblich verfärbt: Einlage eines dünnen Kunststoffkatheters, Spaltung des A1-Ringbandes. Anschließend Revision des distalen Entzündungsherdes über einen Bruner-Schnitt und Eröffnung der Sehnenscheide, Ausräumung der eitrigen Nekrosen und Einlage eines Spülkatheters. Evtl. Spül-Saug-Drainage (Abb. 52.38).
- Die Synovialflüssigkeit ist eitrig, die Sehne ist nekrotisch: Freilegung der gesamten Sehnenscheide (Brunersche Schnittführung) und Resektion der Sehnen einschließlich der Sehnenscheiden. Nach Möglichkeit Erhaltung der Ringbänder (wichtig für sekundäre Sehnenrekonstruktion), Einlage einer Redon-Drainage, lockere Adaptation der Hautzipfel (Abb. 52.39).

Komplikationen: Häufig Sehnenverwachsungen, Sehnennekrosen, Ausbreitung mit Beteiligung des Knochens, der Gelenke, des Interdigital-, Thenar-, Hypothenar- und subaponeurotischen Raumes.

9.3.2 Sonderform: V-Phlegmone

Die Sehnenscheiden des 1. und 5. Fingers erstrecken sich bis zur Handwurzel, wo sie in einen Sehnenscheidensack münden und in 50 % dort eine Verbindung aufweisen.
Symptome: Beugestellung von Daumen und Kleinfinger, evtl. Krallenstellung der gesamten Hand, V-förmiger Druckschmerz, Rötung der Hohlhand, kollaterales Handrückenödem (Abb. 52.40).
Therapie: Brunersche Inzision bis in die Hohlhand mit Fortführung über das Handgelenk und Spaltung des Retinaculum flexorum (Dekompression des N. medianus) und weiteres Behandlungsprinzip wie bei Panaritium tendineum.
Komplikationen: wie unter Panaritium tendineum.

9.3.3 Infektionen des oberflächlichen und tiefen Hohlhandraumes

Eiterung zwischen Palmaraponeurose und Beugesehnen (oberflächlich) meist infolge direkter Verletzung, oder zwischen den Beugesehnen und den Mittelhandknochen (tief) meist infolge fortgeleiteter Entzündung.
Heftiger Druckschmerz in der Hohlhand, die Finger sind im Grundgelenk gestreckt, im Mittel- und Endgelenk gebeugt („Lumbricalis-Syndrom"), ausgeprägtes Handrückenödem, meist erhebliche Allgemeinsymptome.
Therapie: Inzision entlang der Linea vitalis, großzügige Fensterung der Palmaraponeurose, Nekrosenausräumung, Drainage.
Komplikationen: Übergreifen auf den Thenarraum, die Guyon-Loge und den Parona-Raum.

9.3.4 Infektionen des Thenarraums

Entstehung: Meist fortgeleitet.
Symptome: Ähnlich wie Hohlhandinfektion, Daumen abduziert mit mittlerer Beugestellung im Endgelenk.
Therapie: Bogenförmige Inzision am Daumenballenrand, evtl. dorsale Gegeninzision im ersten Interdigitalraum und Drainage.

9.3.5 Infektionen des Hypothenarraums

Entstehung: Meist durch direkte Verletzung (selten).
Symptome: Lokal Schwellung, Rötung, Druckschmerz.
Therapie: Längsinzision an der Stelle der größten Druckdolenz.

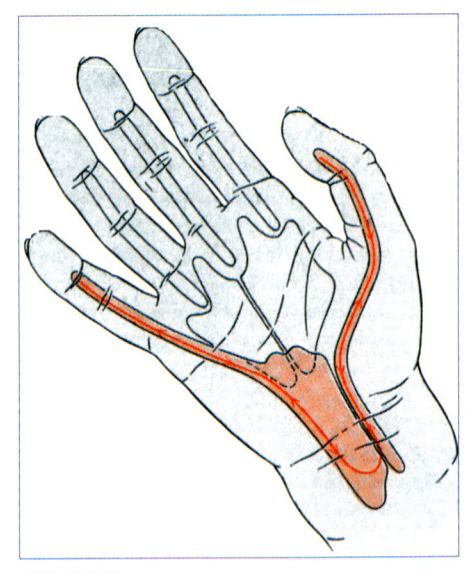

Abb. 52.40
Ausbreitungsweg der V-Phlegmone

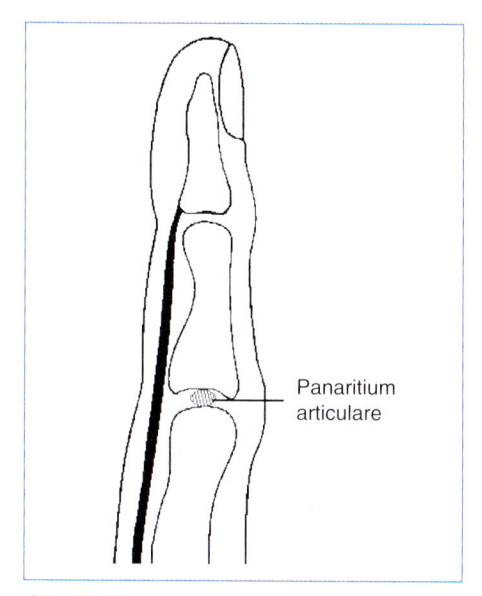

Abb. 52.41 Panaritium articulare

9.3.6 Infektion des Parona-Raums

Infektion zwischen M. pronator quadratus bzw. Membrana interossea und den Beugern.
Entstehung: Meist fortgeleitet von den karpalen Sehnenscheiden.
Symptome: Lebensbedrohliche Allgemeinsymptome, lokal starke Schwellung, Rötung und Druckschmerzhaftigkeit des distalen Unterarms, Handgelenk steht in leichter Beugestellung, passive Streckung, Pro- und Supination schmerzhaft.
Therapie: Notfallmäßige Eröffnung der Hohlhand mit Schnittverlängerung zum Unterarm, Spaltung des Retinaculum flexorum und Revision des Karpaltunnels, Drainage.

9.3.7 Gelenkinfektion (Panaritium articulare)
(Abb. 52.41)

Entstehung: Meist durch direkte Verletzung oder fortgeleitet.
Symptome: Gelenk spindelförmig aufgetrieben, Finger in mittelgradiger Beugestellung, Beugung und Streckung schmerzhaft, Stauchungsschmerz.
Therapie: Gelenkpunktion und bakteriologische Untersuchung.
- Ist das **Punktat serös:** konservativ und systemische Antibiotikatherapie.
- Ist das **Punktat eitrig:** dorsale bogen- oder Z-förmige Inzision, laterale Spaltung der Streckaponeurose und Inspektion des Gelenkes.
- Ist der **Knorpel intakt:** Gelenkspülung und Einlage einer Septopal-Minikette.
- Ist der **Knorpel destruiert und sequestriert:** keine Gelenkerhaltung möglich. Gelenkresektion, Einlage einer Septopal-Minikette, sekundär Arthroplastik oder Arthrodese mit Mini-Fixateur.

9.3.8 Knocheninfektion (Panaritium ossale)

Entstehung: Durch direkte Verletzung, fortgeleitet oder hämatogen (selten).
Symptome: Schwellung, Rötung, Schmerzen, evtl. Fistelbildung.
Röntgen: Zunächst unauffällig, nach einer Woche Osteolysen (Knochen erscheint infolge subperiostaler Einschmelzung angenagt), nach drei Wochen Sequesterbildung.
Therapie: Beseitigung des Eiterherdes, Fistelexzision, Curettage des Knochens mit Entfernung des Knochensequesters, Einlage von Septopal-Miniketten, evtl. Mini-Fixateur, Amputation bei totaler Knochennekrose und globalem Weichteilinfekt.

10 Erkrankungen der Sehnen und Sehnenscheiden

(s.a. Kap. 43)

10.1 Paratenonitis crepitans

Aseptisch-entzündliche Veränderungen des Sehnengleitgewebes sehnenscheidenloser Sehnen.
Entstehung: Überlastung, Rheuma, stumpfe Traumen mit Reizerguß.
Lokalisation: Überwiegend streckseitig.
Klinik: Druck- und Bewegungsschmerz bei Belastung gegen Widerstand, Reiben („Schneeballknirschen") beim Durchziehen der Sehne unter der tastenden Hand.
Therapie: Schonung, ggf. Ruhigstellung, antiphlogistische und antirheumatische Medikation, evtl. einmalige Kortisoninjektion (bei rheumatischer Grunderkrankung häufig Sehnenrupturen!).

10.2 Tendovaginitis stenosans (De Quervain)

Reizzustand des Sehnengleitgewebes im ersten Strecksehnenfach (Sehnen der Mm. abductor pollicis longus und extensor pollicis brevis).
Entstehung: Überlastung, selten stumpfe Traumen.
Klinik: Bewegungsschmerz des Daumens bei Extension und Abduktion.
Finkelstein-Zeichen: Einschlagen des Daumens in die Hohlhand und Abwinkelung der Hand nach ulnar schmerzhaft.
Differentialdiagnose: Styloiditis radii.
Therapie: Zunächst konservativ wie bei Paratenonitis crepitans. Bei Mißerfolg: Spaltung des ersten Strecksehnenfachs über dem Processus styloideus radii.

10.3 Schnellender Finger

Verdickung der Sehnenscheide oder seltener Verdickung der Sehne selbst (Kinder) mit Einengung des Sehngleitkanals am Beginn des fibrösen Sehnenscheidenkanals über den Mittelhandköpfchen in Höhe des Ringbandes A1. Betroffen sind besonders Daumen, Mittel- und Ringfinger.
Klinik: Bei Beugung tritt die verdickte Sehne aus der Sehnenscheide heraus. Bei Streckung des Fingers blockiert das Ringband und kann nur durch erhöhten Kraftaufwand überwunden werden und erfolgt dann ruckartig.
Therapie: Spaltung des Ringbandes A1 über dem Mittelhandköpfchen.

10.4 Ganglion

(s. Kap. 46)

10.5 Sehnenscheidenhygrom

Chronisch seröser Erguß mit Reiskornbildung in der Sehnenscheide.
Entstehung: Rheumatische Erkrankungen, Tbc.
Klinik: Indolente, fluktuierende Schwellung.
Therapie: Exstirpation der Sehnenscheide und bakteriologische Kontrolle.

11 Tumoren

Grundsätzlich können alle auch an den Extremitäten vorkommenden Tumoren an der Hand auftreten. Es bestehen jedoch wesentliche Unterschiede in der Häufigkeit und der Prognose bösartiger Tumoren. In Tabelle 52.1 sind die möglichen Tumoren zusammengefaßt.

Tab. 52.1 Tumoren der Hand

gutartig	bösartig
Weichgewebstumoren	
Ganglion	Plattenepithelkarzinom
Hämangiom	Malignes Melanom
Glomustumor	Synovialsarkom
Epithelzyste	Rhabdomyosarkom
Lipom	
Schwannom	
Benignes Synovialom	
Lymphangiom	
Fibrom	
Granulom	
Schleimzyste	
Aneurysma	
AV-Fistel	
Knochentumoren	
Endchondrom	Tumormetastasen
Osteochondrom	
Knochenzyste	
Osteoidosteom	
Riesenzelltumor	
Exostosen	
Kartilaginäre Exostosen	

11.1 Ganglion

Häufigster Tumor der Hand, meist ausgehend von der Gelenkkapsel im Bereich des skapholunären Bandes oder eigenständige myxomatöse Neubildung.
Lokalisation: Meist radio-dorsal oder radio-palmar, selten ulno-palmar, radial und von den Sehnen ausgehend.
Klinik: Prall-elastische Schwellung, Bewegungsschmerzhaftigkeit durch Verdrängung von Begleitstrukturen. Selten intraossäres Ganglion des Os lunatum (Röntgenbefund).
Therapie: Radikale Exstirpation mit Stielresektion (Rezidivgefahr).

11.2 Epithelzysten

Entwicklung aus traumatischer Einsprengung epidermalen Gewebes. Plattenepithelzyste, die mit Keratin, Cholesterin, Protein und Fettsäuren gefüllt ist.
Lokalisation: Meist Beugeseite der Finger und Hohlhand.
Klinik: Derbe, meist nicht schmerzhafte Vorwölbung unter der Kutis.
Therapie: Exstirpation.

11.3 Fremdkörpergranulom

Fibröse Ummauerung eines eingedrungenen Fremdkörpers. Lokalisation, Klinik und Therapie wie bei Epithelzysten.

11.4 Benignes Synovialom

Gelbbraune Tumoren aus Fremdkörperriesenzellen, Spindelzellen, Schaumzellen und Makrophagen, wahrscheinlich synovialen Ursprungs. Langsam, verdrängendes Wachstum. Rezidivgefahr hoch.
Lokalisation: Beugeseite der Finger (kann zur Streckseite durchbrechen), Handgelenk (meist streckseitig)
Klinik: Unregelmäßige, weiche Tumoren, kaum verschieblich, oft Knochenarrosion durch Verdrängung.
Therapie: Exstirpation.

11.5 Glomustumor

Gefäßtumor mit afferentem und efferentem Gefäß, Glomuszellen, Nervenfasern und Vater-Pacini-Körperchen.
Lokalisation: Meist unter dem Fingernagel.
Klinik: Rötlich-bläuliches Knötchen mit charakteristisch anfallsweise auftretenden heftigsten Schmerzen.
Therapie: Radikale Exstirpation.

11.6 Malignes Melanom

(s. Kap. 43)

Lokalisation: Meist subungual.
Therapie: Fingeramputation, sonst Exzision weit im Gesunden und plastische Deckung.

11.7 Enchondrom

Häufigster Knochentumor der Hand. Solitäres oder multiples Vorkommen.
Lokalisation: Vorwiegend Langfinger der Mittelhand.
Klinik: Gelegentlich Schwellung und Deformität. Diagnose häufig erst nach Rarifizierung der Kortikalis mit pathologischer Fraktur.
Therapie: Enukleation des Tumors und Spongiosaplastik. Bei Frakturen Osteosynthese.

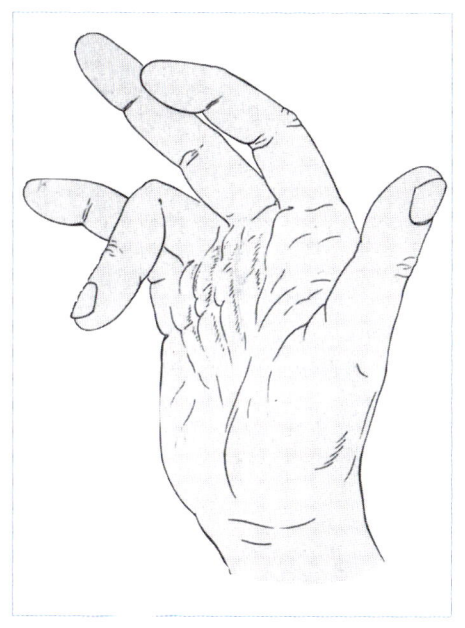

Abb. 52.42
Dupuytren-Kontraktur (Stadium II)

12 Kontraktur der Hohlhandfaszie (Morbus Dupuytren)

Fibromatose des hohlhandseitigen Bindegewebes mit Knoten- und Strangbildungen, die in späteren Stadien auf die Finger übergreifen (Abb. 52.42). Die Genese ist nicht geklärt. Familiäre Häufung mit Bevorzugung des männlichen Geschlechtes zwischen dem 5. und 7. Lebensjahrzehnt (6mal häufiger). Als Zusatzfaktoren werden Alkoholabusus, Leberschäden, Diabetes mellitus u.a. diskutiert. Gelegentlich kombiniert mit Fibromatose der Fußsohle **(Morbus Ledderhose)** und **Induratio penis plastica**. Die Erkrankung verläuft schubweise.

Histologisch finden sich Myofibroblasten, die die normale Textur der Faszie zerstören und durch neu gebildetes Kollagen (Typ III) ersetzen sollen. Lokale Wachstumsfaktoren (u.a. TGF-β) scheinen ebenfalls eine Rolle für die Umwandlung von Fibroblasten in Myofibroblasten zu spielen.

Lokalisation: Bevorzugt 4. und 5. Mittelhandstrahl mit Übergreifen auf die Langfinger IV und V.

Stadien:
- 0: Knötchen oder längsverlaufende Strangbildung, gelegentlich mit Hauteinziehung ohne Kontraktur der Langfinger.
- I: beginnende Kontraktur der Langfinger (Summe des Streckdefizits 0–45°)
- II: Beugekontraktur der Langfinger (Summe des Streckdefizits 45–90°)
- III: Beugekontraktur der Langfinger (Summe des Streckdefizits 90–135°)
- IV: Beugekontraktur der Langfinger (Summe des Streckdefizits > 135°).

Therapie: Operationsindikation im Übergang der Stadien I/II. In späteren Stadien Schrumpfung des fibrösen Kapselgewebes und der Gefäße! Inzision der Haut (meist mit Y-Schnittführung) Ggf. Verlängerung zu den kontrakten Fingerstrahlen. Im Stadium III/IV oft Z-Plastiken erforderlich. Vollständige Entfernung des Fasziengewebes (sonst hohe Rezidivrate). Im Stadium IV können Amputationen des betroffenen Fingers notwendig werden.

Komplikationen: Hämatome, Wundrandnekrosen, Narbenkontrakturen, Rezidive, Verletzung der Gefäßnervenbündel.

13 Nervenkompressionssyndrome

13.1 Kompression des Nervus medianus im Karpaltunnel

Entstehung: Einengung des Tunnels durch Veränderungen des Tunnelbodens (Radiusfraktur), Hämatome, Tendosynovitiden, Tumoren, Verdickung des Retinaculum flexorum, degenerativ-idiopathisch, rheumatisch.

Klinik: Parästhesien und Hypalgesien in den Fingern I–III/IV, nächtliche Schmerzen mit Ausstrahlung in den Unterarm, gestörte Feinmotorik, z.T. Thenaratrophie mit Störung der Umwendebewegungen des Daumens, positives Hoffmann-Tinel-Zeichen, positiver Phalen-Test (nach einminütiger, maximaler Handgelenksbeugung zunehmende Parästhesien in den Fingern I-III).
Elektrophysiologische Untersuchung (EMG, NLG): kann trotz eindeutiger Klinik gelegentlich noch normal sein (Klinik entscheidend).

Therapie: Operative vollständige Längsspaltung des Lig. carpi transversum mit Darstellung des motorischen Asts des N. medianus zum Daumen, der meistens postligamentär abgeht (Cave: gelegentlich intraligamentärer Abgang). Evtl. intraneurale Neurolyse.

Komplikationen: Schädigung des Ramus palmaris und des motorischen Astes. Unvollständige Spaltung des Lig. carpi transversum, bei korrekter Operationstechnik vermeidbar. Gute Prognose bei rechtzeitiger Indikationsstellung.

13.2 Kompression des N. ulnaris in der Guyon-Loge

Entstehung: Idiopathisch, Druck- oder Dehnungsschädigung durch Lagerung, chronische Traumen (Handarbeit, Radfahren), Infektionen, Tumoren.

Klinik: Parästhesien und sensible Ausfälle im Ulnaris-Versorgungsbereich (Dig V, evtl. IV), motorische Schwäche der vom N. ulnaris innervierten Handbinnenmuskulatur. Sicherung der Diagnose durch EMG, NLG.

Therapie: Spaltung des Tunneldachs der Guyon-Loge, ggf. Neurolyse.

Prognose: Gut bei rechtzeitiger Indikation (vor fortgeschrittener Muskelatrophie).

53 Kinderchirurgie

Kapitelübersicht

Kinderchirurgie

Hals und Thorax
- Brustwanddeformitäten
- Zwerchfellhernien
- Relaxatio diaphragmatica

Lunge
- Zystisch-adenomatoide Malformation
- Kongenitales lobäres Emphysem
- Bronchogene Zyste
- Lungensequestration
- Bronchiektasen

Erkrankungen der Bauchwand
- Gastroschisis
- Omphalozele (Nabelschnurbruch)
- Kloakenekstrophie
- Persistierender Ductus omphaloentericus
- Persistierender Urachus
- Umbilikal- und Supraumbilikalhernien
- Epigastrische Hernie
- Leistenhernie
- Hydrozele
- Maldescensus testis

Erkrankungen des Verdauungstrakts
- Ösophagusatresie
- Isolierte ösophagotracheale Fistel (H-Fistel)
- Gastro-ösophagealer Reflux
- Atresie und Stenose von Duodenum, Dünn- und Dickdarm
- Mekoniumileus
- Morbus Hirschsprung
- Anorektale Verschlüsse
- Nekrotisierende Enterokolitis
- Hypertrophe Pylorusstenose
- Invagination
- Duplikaturen des Intestinaltrakts
- Gallengangsatresie
- Choledochuszysten
- Analfissur
- Polypen
- Ösophagusvarizen
- Meckel-Divertikel

Maligne Tumoren des Kindesalters
- Wilms-Tumor
- Neuroblastom
- Rhabdomyosarkom
- Lebertumoren
- Teratome

Kinderchirurgie ist ein chirurgisches Spezialgebiet für eine bestimmte Altersgruppe – für das Kind bis zum Abschluß des Wachstums. Kinderchirurgie stellt das chirurgische Äquivalent der Kinderheilkunde dar. Im Rahmen eines chirurgischen Lehrbuches kann nur ein kleiner Ausschnitt der kinderchirurgischen Krankheitsbilder dargestellt werden. Für spezielle Fragestellungen wird auf die Lehrbücher für Kinderchirurgie verwiesen.

1 Pathophysiologie des Neugeborenen

Kenntnisse über die besonderen pathophysiologischen Merkmale der verschiedenen Altersstufen des Kindesalters, insbesondere über die des Neugeborenen, sind Voraussetzung bei der chirurgischen Therapie von Kindern.

Die drei wesentlichen pathologischen Zustände des Neugeborenen sind:
- Das **Frühgeborene**: Schwangerschaftsdauer 259 Tage und weniger = vollendete 37. Schwangerschaftswoche und weniger.
- Das **Mangelgeborene** (hypotrophes Neugeborenes): Gewicht unterhalb der 10-Perzentile der intrauterinen Wachstumskurve.
- Eine Kombination beider Zustände.

1.1 Das reife Neugeborene

Das gesunde reife Neugeborene hat einen Zustand erreicht, der ein Überleben ohne Unterstützung mit Ausnahme der mütterlichen Pflege ermöglicht. Wenn derartige Neugeborene aber einem größeren chirurgischen Eingriff unterzogen werden müssen, können die noch begrenzten Reserven seiner Organsysteme offensichtlich werden.

- **Lungenfunktion:** Die Entwicklung der Alveolen ist beim Neugeborenen noch nicht vollständig abgeschlossen, so daß eine verminderte Reservekapazität besteht. Bei dem geringen Durchmesser der Luftwege und den noch weichen Knorpelringen der Wand kann es schon durch geringe äußere Kompression oder innere Schleimhautschwellung (z.B. nach Intubation) zur Obstruktion kommen.
- **Herzfunktion:** Beim Neugeborenen ist die Möglichkeit des Herzens begrenzt, das Schlagvolumen zu erhöhen. Das Herzminutenvolumen des Neugeborenen ist in erster Linie abhängig von der Herzfrequenz (normal: 120–160/min). Eine **Bradykardie** führt daher rasch zu mangelhafter Gewebsperfusion.
- **Temperaturkontrolle:** Das Neugeborene hat eine relativ große Körperoberfläche im Verhältnis zum Gewicht. Neugeborene sind daher sehr anfällig gegenüber Wärmeverlusten. **Hypothermie** ist durch einen Wert unterhalb von 36 °C definiert. Eine

ausgeprägte Unterkühlung führt zu einer Vasokonstriktion mit peripherer Minderdurchblutung, anaerobem Stoffwechsel, metabolischer Azidose und Hypoglykämie aufgrund eines vermehrten Glukoseverbrauches. Der Operationssaal, in dem Früh- und Neugeborene operiert werden, sollte daher auf 28°–30 °C aufgeheizt werden, um Wärmeverluste zu vermeiden.

- **Leberfunktion:** In den ersten Lebenswochen ist die Aktivität der Glukoronyltransferase noch nicht vollständig entwickelt. Das durch den physiologischerweise verstärkten Hämoglobinabbau vermehrt anfallende Bilirubin kann daher nicht schnell genug glukuroniert und ausgeschieden werden.

  Erhöhte Serumkonzentrationen von indirektem Bilirubin bis 15 mg% beim Termingeborenen und bis 10 mg% beim Frühgeborenen sind daher physiologisch. Höhere Werte müssen wegen der Gefahr eines Kernikterus behandelt werden (Phototherapie, Blutaustausch). Die Glykogenreserven der Neugeborenenleber betragen nur 1/10 von denen beim älteren Kind pro Gramm Lebergewebe. Neugeborene dürfen daher nicht längere Zeit nüchtern bleiben, da es schnell zu Hypoglykämien kommen kann. Blutzuckerwerte unter 40 mg% und/oder Symptome wie Hyperexzitabilität evtl. bis zu Krämpfen, Apathie, Apnoen, Zyanose, Bradykardie und Hyperthermie müssen umgehend durch Gabe von 25% Glukose behandelt werden (0,4 g/kg KG).

- **Gastrointestinale Funktion:** Viele Neugeborene haben einen gastroösophagealen Reflux; nur bei wenigen führt dieser aber zu Gedeihstörungen oder zu Aspirationen. Mit Ausreifung der Funktion des gastroösophagealen Überganges verschwindet der Reflux in den meisten Fällen.

- **Nierenfunktion:** In der Regel kann die Niere des Neugeborenen auf Volumenbelastungen entsprechend reagieren. Sie ist aber noch nicht in der Lage, den Urin hoch zu konzentrieren. Neugeborene und junge Säuglinge benötigen daher relativ große Flüssigkeitsmengen, um die harnpflichtigen Substanzen ausscheiden zu können. In der ersten Lebenswoche hat das Neugeborene allerdings noch reichlich extrazelluläre Flüssigkeit, so daß in dieser Zeit der Flüssigkeitsbedarf geringer ist. Die normale Urinmenge des Neugeborenen liegt zwischen 1 und 2 ml/kg/h.

- **Immunologische Funktionen:** Normalerweise erhält das Neugeborene nur eine kleine Menge von IgG über die Plazenta von der Mutter. Das Vorhandensein von IgA oder IgM ist beweisend für eine intrauterine Infektion. Die eigenen Immunglobuline werden erst in den Wochen nach der Geburt langsam gebildet. Die Phagozytenfunktion der zellulären Phase ist reduziert durch ein Defizit von Komplementfaktoren, die wichtig sind für die Opsonierung von Bakterien. Daher besteht insbesondere beim operierten Neugeborenen ein erhöhtes Risiko einer **Sepsis**.

Operierte Neugeborene sollten daher großzügig prophylaktisch antibiotisch behandelt werden. Außerdem müssen sie sehr sorgfältig auf Zeichen der Sepsis überwacht werden (Granulozytopenie, Thrombopenie, Lethargie, Temperaturabfall).
- **Endokrine Funktion:** Die meisten endokrinen Funktionen sind beim Neugeborenen ausgereift. Sehr selten entwickelt ein Neugeborenes eine Hypothyreose oder einen Hyperinsulinismus (Nesidioblastose).
Wegen der Unreife der Nebenschilddrüsen und der Nierenfunktion sowie des geringen Kalziumpools im Knochen kommt es beim Neugeborenen relativ häufig zu **Hypokalzämien:** Ein Abfall auf unter 1,8 mmol/l findet sich bei etwa 10 % aller Neugeborenen. Die Symptome bestehen in einer Hyperexzitabilität mit Myoklonien und Zittern und evtl. auch in Krämpfen. Alle operierten Neugeborenen, die künstlich ernährt werden, sollten daher 1 ml Kalziumglukonat auf 100 ml Flüssigkeit erhalten.
- **Magnesiumdefizite** führen zu Erschöpfungszuständen. Ursachen können Verluste sein, die aufgrund eines Ileostomas auftreten, nach proximalen Jejunumresektionen, bei großen Galleverlusten oder bei anhaltenden Durchfällen. Der Erhaltungsbedarf kann durch die Gabe von 2 mEq MgSO4 auf 500 ml intravenöse Flüssigkeitszufuhr gesichert werden.

1.2 Das Frühgeborene

Frühgeborene sind Kinder, die vor der vollendeten 37. Schwangerschaftswoche geboren werden. Die Unreife der Organfunktionen ist beim Frühgeborenen wesentlich stärker ausgeprägt als beim gesunden Neugeborenen. Die Unreife der **Lungen**, speziell ein Defizit des Antiatelektasefaktors „Surfactant", ist am bedrohlichsten.
Erst in der 35. Schwangerschaftswoche wird eine ausreichende Menge dieses aus Lezithin bestehenden Lipoproteins gebildet, das die Oberflächenspannung der Alveolen so herabsetzt, daß sie nicht kollabieren. Die Lungenreife wird daher erst in der 36. Schwangerschaftswoche erreicht.
Erfolgt die Geburt vor ausreichender Bildung von Surfactant, kommt es zu diffusen Atelektasen mit nachfolgender Hypoxie und Bildung hyaliner Membranen. Die Folge ist ein Atemnotsyndrom, das in eine bronchopulmonale Dysplasie übergehen kann. Wegen der Unreife des **Hirnstammes** kann es insbesondere während des Schlafes zu Apnoen kommen. Dauern diese länger als 30 s, treten Bradykardien auf. Solche Apnoen können sich insbesondere im Anschluß an eine Allgemeinnarkose zeigen. Diese Gefährdung besteht auch noch in den ersten Lebensmonaten. Ehemalige Frühgeborene sollten in diesem Zeitraum postoperativ für mindestens 12 bis 18 Stunden am Monitor überwacht und **nicht** ambulant operiert werden.

1.3 Das Mangelgeborene

Synonyme Ausdrücke sind: hypotrophes Neugeborenes oder im englischen Sprachgebiet „small for gestational age infant" (SGA). Mangelgeborene können ein ganz unterschiedliches Gestationsalter haben.

Ursachen: Plazentainsuffizienz, intrauterine Infektionen, Alkoholkonsum der Mutter.

Die Kinder sind postpartal besonders durch ihre geringen Glykogenreserven gefährdet und neigen zu **Hypoglykämien**. Wegen der mangelhaften Ausbildung des subkutanen Fettgewebes kommt es schnell zu **Wärmeverlusten** mit Hypothermie.

2 Infusionsbehandlung des chirurgisch kranken Kindes

Beim Neugeborenen und beim Säugling ist die Spanne zwischen Dehydratation und Überwässerung sehr schmal, die Infusionstherapie muß daher exakt durchgeführt werden. Das Neugeborene wird mit einem Überschuß an Körperwasser geboren, das innerhalb kurzer Zeit ausgeschieden wird. Der Wassergehalt des Körpers ist um so größer, je jünger das Kind ist. In Prozent des Körpergewichtes sind diese Werte in der Tabelle 53.1 dargestellt.

Der tägliche **Flüssigkeitsbedarf** besteht aus drei Komponenten:
1. Erhaltungsbedarf,
2. meßbare Verluste,
3. interne Flüssigkeitsverschiebungen („third space"-Verluste).

Tab. 53.1 Wassergehalt des Körpers in Abhängigkeit vom Lebensalter

Alter	Gesamtes Körperwasser %	Extrazelluläres Volumen %	Blutvolumen %
Frühgeborenes	80	50	10
1–10 Tage	75	40	9–10
1–6 Monate	70	30	8
6 Monate bis 3 Jahre	60	25	7
Erwachsene	60	20	5–6

2.1 Erhaltungsbedarf

2.1.1 Flüssigkeit

Der Erhaltungsbedarf an Flüssigkeit setzt sich zusammen aus den Verlusten von freiem Wasser über die Haut und über die Lungen sowie dem freien Wasser, das die Niere zur Ausscheidung harnpflichtiger Substanzen benötigt. Verschiedene Formeln für diesen Erhaltungsbedarf wurden für Kinder entwickelt:

- 100 ml/kg KG bei Körpergewichtig bis 10 kg
  + 50 ml/kg KG bei Körpergewicht von 11–15 kg
  + 20 ml/kg KG bei Körpergewicht über 20 kg
  = tägliche Flüssigkeitsmenge
  oder
- (100 ml – 3 × Alter in Jahren) × Körpergewicht in kg = tägliche Flüssigkeitsmenge.

Neugeborene benötigen in den ersten Lebenstagen weniger Flüssigkeit:
1–2 Tage   65 ml/kg/KG pro Tag
2–7 Tage   85 ml/kg KG pro Tag
über 7 Tage 100 ml/kg KG pro Tag.
Ein Volumen von 1500 ml sollte beim Kind nicht überschritten werden, um eine postoperative Überwässerung zu vermeiden (Einfuhr-Ausfuhr-Bilanzierung!).

2.1.2 Kalorien, Elektrolyte und Vitamine

Zu dem freien Wasser müssen der tägliche Bedarf eines Minimums an Kalorien und der Erhaltungsbedarf an Elektrolyten sowie Vitaminen zugesetzt werden.

- **Kalorien:**
  Ein Minimum von 5% Glukose sollte allen Lösungen zugesetzt werden.
- **Elektrolyte:**
  Na^+ = 3 mEq/kg KG/Tag,
  Cl^- = 3 mEq/kg KG/Tag,
  K^+ = 2–3 mEq/kg KG/Tag.
- **Vitamine:**
  0,5–1 ml Multivitaminlösung.

Mit einer Lösung von 5% Glukose in 1/4 isotoner Kochsalzlösung (38 mEq NaCl/l), der 20 bis 30 mEq K^+/l zugesetzt werden, kann dieser Erhaltungsbedarf befriedigend ersetzt werden, vorausgesetzt, das Kind befindet sich in einem ausgeglichenen Zustand.

Wenn mehr als wenige Tage ohne enterale Ernährung voraussehbar sind, müssen zusätzlich Vitamine und weitere Mineralien wie Kalzium und Magnesium gegeben werden.

2.1.3 Albumin und Blut

Da das Neugeborene **Albumin** rasch metabolisiert, kommt es ohne adäquaten Ersatz schnell zu einem Abfall des onkotischen Drucks im intravaskulären System. Albumingaben sind erforderlich, um Ödeme und Hypovolämie auszugleichen.

Da Neugeborene normalerweise einen hohen HKT-Wert haben (50% oder sogar mehr), muß postoperativ auf einen ausreichenden **Hämoglobinwert** geachtet werden.

2.2 Ersatz von Flüssigkeitsverlusten

Ein wichtiges Ziel der Flüssigkeitstherapie – insbesondere in der postoperativen Phase – ist die Erhaltung eines **adäquaten intravasalen Volumens** angesichts von Flüssigkeitsverschiebungen in den Extrazellulärraum sowie „third space"-Verlusten und Verlusten von Flüssigkeit nach außen. Ein ausreichendes intravasales Volumen ist Voraussetzung für eine optimale Gewebsperfusion, am besten erkennbar an einer adäquaten Urinausscheidung. Eine ungenügende Gewebsperfusion kann aus einer Hypothermie, einer Dehydratation, einer Hypovolämie oder einer Hämokonzentration resultieren. Folge ist eine anaerobe Stoffwechsellage und eine Laktatazidose. Viele Kinder und Säuglinge kommen dehydriert zur Aufnahme (z.B. durch Erbrechen, „third space"-Verlusten usw.). Das Ausmaß der Dehydratation kann grob abgeschätzt werden (Tab. 53.2).

Bei Abschätzung des Grades der Dehydratation und des kalkulierten totalen Körperwassers kann die Menge der zuzuführenden Flüssigkeit bestimmt werden. Dieser Einsatz wird dem normalen Erhaltungsbedarf hinzugesetzt.
Dabei wird die erste Hälfte in den ersten 8 Stunden und die zweite Hälfte in den folgenden 16 Stunden gegeben.

2.2.1 Ausgleich meßbarer Verluste

Der Ausgleich meßbarer Verluste bereitet keine Schwierigkeiten. Am häufigsten sind solche über Magen- oder Darmsonden sowie über liegende Drainagen. Verluste von Magensaft (präpylorische Verluste) werden am besten mit einer Lösung aus Glukose 5 %/1/2-isotone Kochsalzlösung mit 30 mEq KCL/l ersetzt. Die Zusammensetzung beider Flüssigkeiten zeigt die Tabelle 53.3.
Gastrointestinale Verluste jenseits des Pylorus (postpylorische Verluste) sind ähnlich wie die extrazelluläre Flüssigkeit zusammengesetzt und können am besten durch Glukose 5 %/Ringer-Laktat-Lösung ersetzt werden.

Tab. 53.2 Dehydratationszeichen bei Säuglingen und Kleinkindern

Verlust des Körperwassers	Dehydratationszeichen
5% (mild)	Minimale Zeichen
10% (mäßig)	Eingesunkene Fontanelle, trockene Schleimhäute, eingesunkene Augen, Verlust des Hautturgors, Lethargie
15% (schwer)	Verstärkte Symptome, dazu blasse Haut, Vasokonstriktion und Schock

Tab. 53.3 Zusammensetzung des Magensaftes und der Ersatzflüssigkeit (Glukose 5%/$^1/_2$-isotone NaCl-Lösung mit 30 mEq KCl/l)

	Magensaft mEq/l	Ersatzlösung mEq/l
H^+	0–65	0
Na^+	60–75	77
Cl^-	100–140	105
K^+	0–30	30

2.2.2 Ausgleich innerer Flüssigkeitsverschiebungen („third space"-Verluste)

„Third space"-Verluste sind wesentlich schwieriger zu bestimmen. Die Flüssigkeit geht nicht bilanzmäßig faßbar nach außen verloren, sondern sie wird vorübergehend außerhalb des Gefäßsystems sequestriert.

Es handelt sich um Ödeme, Aszites, Pleuraergüsse, Verschiebungen in das Darmlumen beim paralytischen oder mechanischen Ileus, entzündlichen Reaktionen (Peritonitis) sowie um Flüssigkeitsverschiebungen in das Interstitium als Folge eines kapillären Leck-Syndroms. Letzteres ist Folge einer Hypoxie oder einer Toxin- oder Endotoxinwirkung (Sepsis). Es kommt zur Schädigung der Kapillarendothelien, die so von einer semipermeablen in eine permeable Membran umgewandelt werden. Albumin und Flüssigkeit und sogar Zellen können dann in das Interstitium übertreten. Folge ist ein intravasaler Flüssigkeitsverlust und eine Gewichtszunahme des Kindes.

„Third space"-Verluste sind ähnlich zusammengesetzt wie die extrazelluläre Flüssigkeit und werden beim Säugling durch Glukose 5 %/Ringer-Laktat-Lösung, beim Neugeborenen mit Glukose 5 % $^1/_2$-normale NaCl-Lösung ersetzt. Da die „Third space"-Verluste nicht direkt gemessen werden können, müssen sie geschätzt werden. Wichtiger Parameter für diese Abschätzung sind Pulsfrequenz, Blutdruck und Urinausscheidung. Das Ersatzvolumen aus Glukose 5 %/RL sollte so gewählt werden, daß eine Urinausscheidung von 1,5–2,0 ml/kg KG/h erreicht wird. Bei Störungen der Herz- und Nierenfunktion oder einem inappropriaten ADH-Syndrom sollten zur besseren Therapiekontrolle ein zentraler Venenkatheter oder evtl. auch ein Pulmonaliskatheter gelegt werden.

Das Quadrantenschema

Intraabdominelle „Third space"-Verluste lassen sich durch das Quadrantenschema abschätzen. Die Verluste können durch obstruktive oder entzündliche Erkrankungen des Gastrointestinaltraktes verursacht werden. Das Trauma eines intraperitonealen Eingriffes kann Ödem, Aszites und intraluminäre Flüssigkeitsverschiebungen durch paralytischen Ileus hervorrufen. Derartige intraabdominelle „Third space"-Verluste werden durch Gabe von $^1/_4$ des Erhaltungsbedarfes an Glukose 5 %/Ringer-Laktat-Lösung (Glukose 5 %/$^1/_2$-normale NaCl-Lösung beim Neugeborenen) für jeden Quadranten des Abdomens, in dem operiert und ein weiteres $^1/_4$ für jeden Quadranten, der entzündlich verändert ist, ausgeglichen. Dieses Schema gilt für die ersten 24 Stunden postoperativ.

2.3 Ersatz von Blut-, Plasma- und Albuminverlusten

Die Notwendigkeit der Gabe von Blut, Plasma oder Albumin ergibt sich aus gemessenen Verlusten im Operationssaal, aus Bestimmung von HKT, Serum-Protein-Spiegel und der Schätzung von „Third space"-Verlusten.

Jede der nachfolgend angegebenen Dosierungen kann als Schnellinfusion gegeben werden, solange keine schwere Herzerkrankung vorliegt. Sie entspricht etwa einer „Einheit" beim Erwachsenen.

Blut	20 ml/kg KG
Plasma	20 ml/kg KG
5 % Albumin	20 ml/kg KG
Ery-Konzentrat	10 ml/kg KG
25 % salzarmes Albumin	4 ml/kg KG
Thrombozyten	20 ml/kg KG

Albumin sollte in den ersten 24 Stunden nach einem Operationstrauma oder nach einer Sepsis nicht gegeben werden, da es durch das kapilläre Leck in das Interstitium abwandert. Dies ist besonders dann ungünstig, wenn ein Lungenkapillarschaden besteht.

2.4 Schocktherapie

Bei Neugeborenen oder kleinen Säuglingen mit einem hypovolämischen Schock ist eine schnelle Volumengabe zur Wiederherstellung des zirkulären Volumens essentiell. Dies kann sicher erreicht werden durch schnelle Gabe von 20 ml/kg KG einer Elektrolyt- oder Blutersatzlösung durch einen großlumigen intravenösen Zugang. Diese Mengen müssen neben dem Erhaltungs- und dem Ersatzbedarf gegeben werden.

2.5 Ernährung des Neugeborenen und des Säuglings

2.5.1 Orale Ernährung

Die ideale Nahrung für das Neugeborene ist die Muttermilch, die den Säugling mit den erforderlichen Proteinen in optimaler Zusammensetzung und mit spezifischen Immunglobulinen der IgA-Klasse versorgt. Die meisten kommmerziellen Nahrungen sind ähnlich der Muttermilch zusammengesetzt, qualitativ aber nicht gleichwertig.

Neugeborene und junge Säuglinge benötigen 150–180 ml/kg KG/Tag Flüssigkeit und 100–120 kcal/kg KG/Tag. Bei Frühgeborenen liegt der Bedarf höher (180–200 ml/kg KG/Tag Flüssigkeit und 130–150 kcal/kg KG/Tag). In den ersten Lebenstagen ist der Bedarf niedriger.

Die Standardnahrungen enthalten 20 kcal/30 ml, so daß 150 ml/kg KG/Tag (entspricht etwa 1/6 des Körpergewichts) den Säugling mit den benötigten 100 kcal versorgen.

Frühgeborene werden alle 2–3 Stunden, reife Neugeborene etwa 6mal/Tag gefüttert. Mit einem Monat wird auf 5 Mahlzeiten und mit 2 Monaten auf 4 Mahlzeiten zurückgegangen. Die Standardnahrungen versorgen den Säugling in den ersten 5 Monaten mit allen notwendigen Nahrungsbestandteilen. Nur Vitamin D (400–500 IE/Tag) und Fluor (0,25 mg/Tag) müssen zusätzlich gegeben werden. Mit 4–5 Monaten wird dann zusätzlich Breikost gegeben.

2.5.2 Totale parenterale Ernährung

Dieses therapeutische Prinzip hat entscheidend mit zur Senkung der Letalität zahlreicher kinderchirurgischer Krankheitsbilder beigetragen. Zwei Neugeborene mit Kurzdarmsyndrom waren Ende der sechziger Jahre die ersten Patienten von Dudrick und Wilmore, die dank der von ihnen entwickelten parenteralen Ernährung überlebten. Sie wuchsen und gediehen nach monatelanger parenteraler Ernährung und eröffneten ein weites Anwendungsfeld in der Kinderchirurgie.

Zugänge für die parenterale Ernährung

Sowohl periphere als auch zentrale Zugänge können benutzt werden. Die Begrenzung der Glukosekonzentration auf höchstens 12,5 % und tolerable Kalorien aus Fettgaben lassen kaum über 80 bis 90 kcal/kg KG peripher zu, ohne außergewöhnlich große Volumina zu geben.

Über zentrale Zugänge sind Glukosekonzentrationen von 30 % möglich und zusammen mit der Gabe von Fetten können 120 kcal/kg KG oder mehr in einem Volumen von 115 ml/kg KG gegeben werden. Diese Kalorienmenge ist für das Wachstum von Früh- und Neugeborenen notwendig. Zentrale Zugänge können auch bei Frühgeborenen perkutan über die V. subclavia oder andere Venen gelegt werden.

Zusammensetzung der Lösungen

Wegen des unterschiedlichen Bedarfes an Wasser, Kalorien und einzelnen Nährstoffen unterscheidet sich die parenterale Ernährung des Kindes grundsätzlich von der des Erwachsenen. Eine Lösung aus Kohlenhydraten, Proteinen, Elektrolyten und Vitaminen, denen 1 E Heparin/ml zugesetzt wird, wird in Erhaltungsdosis gegeben. Als Kohlenhydratquelle dient gewöhnlich Glukose, die peripher in einer Konzentration von 12,5 % und zentral in einer Konzentration von 22–33 % gegeben wird. Proteine werden entweder als Hydrolysate oder als Aminosäuren in einer Dosis von 2,5 g/kg KG/Tag gegeben. Bei älteren Säuglingen wird 1 ml einer Multivitaminlösung pro Tag hinzugegeben, bei Neugeborenen 0,5 ml. Elektrolyte (Na^+, K^+, Cl^-, Ca^{++} und Mg^{++}) werden nach Bedarf hinzugefügt, ebenso Spurenelemente wie Zink, Kupfer, Mangan, Selen und Eisen. Vitamin K wird zweimal wöchentlich intramuskulär gegeben. Die parenterale Ernährung sollte immer über zentrale Zugänge erfolgen, wenn eine Dauer von mehr als 2 Wochen zu erwarten ist. Fett wird separat als Fettemulsion zugeführt. Ein Minimum von 3 g/kg KG versorgt den Organismus mit den essentiellen Fettsäuren. Zusätzliche Gaben von Fettemulsionen bis zu einem Maximum von 30 % der täglich benötigten Kalorien können gegeben werden.

Komplikationen der parenteralen Ernährung

Katheterkomplikationen wie Pneumothorax, Hämatothorax, Herzbeuteltamponade durch Perforation, Fehllage, zentrale Venenthrombose, Bruch des Katheters und Embolisation sind in erfahrenen Händen sehr selten. **Septische Komplikationen** sind am häufigsten. Das Risiko erhöht sich mit zunehmender Dauer der Katheterlage. Obwohl in seltenen Fällen auch schwere Pilzinfektionen auftreten, sind die meisten Infektionen bakteriellen Ursprungs.
In vielen Fällen heilen sie nach Gabe von Antibiotika, bei Versagen der antibiotischen Behandlung müssen die Katheter entfernt bzw. gewechselt werden.
Eine schwere toxisch-metabolische Komplikation der parenteralen Ernährung stellt die **Leberzellschädigung** und **Cholestase** beim Frühgeborenen dar. Ein gewisses Ausmaß dieser Schädigung ist bei fast allen Frühgeborenen nach mehrwöchiger parenteraler Ernährung nachweisbar. Nur wenige dieser Kinder entwickeln aber eine progrediente Leberzirrhose. Kinder mit abgelaufenen hypoxischen oder septischen Schüben haben ein erhöhtes Risiko einer schweren Leberzellschädigung.

3 Neugeborenen- und Säuglingssepsis

Die Sepsis stellt eine Haupttodesursache bei Säuglingen und Neugeborenen dar, die wegen angeborener Fehlbildungen operiert werden müssen.

Die **Diagnose** kann schwierig sein, da die Symptome häufig uncharakteristisch sind. Meist kommt es zu einem Temperaturabfall, nicht zu einem Temperaturanstieg. Der Allgemeinzustand verschlechtert sich, die Hautfarbe wird blaß, was auf eine verminderte Gewebsperfusion hindeutet. Das Kind wird schlaff, bewegt sich kaum und erbricht eventuell, wenn sich eine Darmparalyse entwickelt. Die Urinausscheidung geht erst im Spätstadium zurück. Die klassischen Sepsiszeichen wie Fieber, Milz- und Leberschwellung können fehlen. Im Blutbild findet man eine Leukozytose mit Linksverschiebung, rasch jedoch eine Leukopenie (Leukozytensturz). Das C-reaktive Protein ist erhöht. Thrombozytenabfall kennzeichnet meist ein fortgeschrittenes Stadium.

> Temperaturabfall beim Neugeborenen: Sepsis?

Bei den ersten klinischen Symptomen sollten Blutkulturen abgenommen werden und eine adäquate Therapie einsetzen. Jede Verzögerung verschlechtert die Prognose! Bei Neugeborenen sollte die Lumbalpunktion immer Teil der Sepsisdiagnostik sein, da die Kinder häufig eine begleitende Meningitis haben. Bei einer generalisierten Sepsis ist der Flüssigkeitsbedarf erhöht.

Es kommt häufig zu einer toxischen pulmonalen und zu einer Herzdekompensation. Beatmung und Digitalisierung können daher erforderlich werden.

4 Der Fetus als Patient (pränatale Diagnostik)

Kinderchirurgie beginnt nicht erst mit der Geburt des Kindes. Die meisten angeborenen Fehlbildungen können heute bei der routinemäßig durchgeführten Sonographie der Schwangeren mit einem hohen Maß an Genauigkeit diagnostiziert werden. So ist schon der Fetus zu einem Patienten geworden, bei dem Erkrankungen diagnostiziert und in einigen Fällen auch schon behandelt werden können. In die oft schwierigen Entscheidungsprozesse, die sich aus der Diagnose von Fehlbildungen beim Feten ergeben, muß der Kinderchirurg frühzeitig einbezogen werden, da er am besten die Prognose beurteilen kann und auch die weitere Behandlung übernehmen muß.

Die verschiedenen Möglichkeiten des rationalen Vorgehens nach Erkennung einer intrauterin erkannten Mißbildung sind in der Tabelle 53.4 dargestellt.

- **Gruppe I:** Zunächst gibt es Fehlbildungen, bei denen die Schwangerschaft in der Regel beendet wird, da der Fetus postpartal keine Überlebenschance hat.

  Dazu gehören der Anenzephalus, schwere Mißbildungen mit Chromosomenanomalien (Trisomie 13) oder auch die bilaterale Nierenagenesie, die zum Potter-Syndrom führt.

- **Gruppe II:** Die größte Gruppe beinhaltet Mißbildungen, die intrauterin diagnostiziert, aber erst nach einer normalen Entbindung korrigiert werden. Die wichtigsten Erkrankungen sind in der Tabelle 53.5 zusammengestellt.

  Die meisten dieser Erkrankungen können heute erfolgreich ohne Verbleib von Residualschäden operiert werden. Ein Vorteil der Kenntnis der Diagnose liegt bei dieser Gruppe der Erkrankungen vor allem darin, daß man die Mutter zur Entbindung in ein entsprechendes Zentrum mit allen therapeutischen Möglichkeiten verlegen kann, um dem kranken Neugeborenen weite Transportwege zu ersparen. Der sicherste Weg, ein postpartal gefährdetes Kind zu transportieren, ist nicht der Inkubator, sondern der mütterliche Uterus.

- **Gruppe III:** Diese Gruppe setzt sich aus den Fehlbildungen zusammen, bei denen eine Sectio indiziert ist, weil ein Mißverhältnis zwischen der Größe des mißgebildeten Kindes und des Geburtskanales besteht. Dazu gehören Siamesische Zwillinge, große oder rupturierte Omphalozelen, große oder rupturierte Meningozelen, große sakrokokzygeale Teratome und große Halslymphangiome.

- **Gruppe IV:** In dieser Gruppe liegen Mißbildungen vor, bei denen evtl. eine vorzeitige Entbindung zur frühzeitigen Korrektur der Mißbildung ex utero indiziert ist. Dazu gehört die Hydronephrose, der obstruktive Hydrozephalus, die Gastroschisis oder die rupturierte Omphalozele, die intestinale Ischämie oder Nekrose als Folge eines Volvulus oder Mekoniumileus und der Immun-Hydrops fetalis.

Tab. 53.4 Verschiedene Möglichkeiten des therapeutischen Vorgehens nach intrauteriner Diagnose einer Fehlbildung

Grad der Fehlbildung	Therapeutische Maßnahme
I. Fehlbildung mit dem Leben nicht vereinbar	Möglicherweise Beendigung der Schwangerschaft
II. Fehlbildung korrigierbar nach normaler Geburt	Abwarten der normalen Geburt
III. Mißverhältnis zwischen der Größe des mißgebildeten Feten und dem Geburtskanal	Sectio
IV. Fortschreitende Schädigung bestimmter Organe in utero	Vorzeitige Entbindung
V. Mangelhafte Entwicklung von Organen beim Feten	Intrauterine Korrektur (?)

Tab. 53.5 In utero erkennbare Mißbildungen, die nach einer normalen Entbindung zum Termin korrigiert werden

- Ösophagusatresie, Duodenalatresie, Dünn- und Dickdarmatresien
- Mekoniumileus (zystische Fibrose)
- Darmduplikaturen
- kleine intakte Omphalozele
- kleine intakte Meningozele, Meningomyelozele und Spina bifida
- unilaterale multizystische Niere oder Hydronephrose
- kraniofaziale Deformität, Extremitäten- und Thoraxwanddeformitäten
- Lymphangiom
- kleine sakrokokzygeale Teratome, mesoblastische Nephrome usw.
- benigne Zysten: Ovar, Mesenterium, Choledochus usw.

- **Gruppe V:** In dieser Gruppe von Fehlbildungen kann eine intrauterine Operation des Feten Heilung bringen. Bis heute wurden Eingriffe beim menschlichen Feten am eröffneten Uterus nur an wenigen Zentren bei folgenden Krankheitsbildern durchgeführt:
  - bei der doppelseitigen Hydronephrose,
  - bei der Zwerchfellhernie,
  - bei der zystisch adenomatoiden Malformation der Lunge,
  - beim fetalen Hydrothorax,
  - beim sakrokokzygealen Teratom.

  Der Wert der intrauterinen Operationen ist noch nicht bewiesen.

4.1 Der Fetus mit einem Bauchwanddefekt

Omphalozele und **Gastroschisis** (s. Kap. 53.9) gehören zu den angeborenen Fehlbildungen, die durch die pränatale Sonographie beim Feten meist erkannt werden. Beispielhaft soll an diesen Fehlbildungen das interdisziplinäre Vorgehen nach pränataler Diagnose geschildert werden. Die perinatale Behandlung dieser Patienten erfordert, wie bei anderen pränatal diagnostizierten Mißbildungen auch, die Kooperation zahlreicher Spezialisten wie Geburtshelfer, Genetiker, Sonographiker, Neonatologen und Kinderchirurgen sowie pädiatrische Kardiologen (Perinatologisches Zentrum). Die Behandlung hängt ab von der Art der Fehlbildung und der evtl. vorhandenen assoziierten Mißbildungen.

Das gegenwärtige **diagnostische und therapeutisch mögliche Vorgehen** bei einem Feten mit angeborenen Bauchwanddefekten zeigt die Abbildung 53.1.

Bei der Sonographie geht es um die Festlegung des Typs der Fehlbildung. Das Vorhandensein eines Sackes und die Position der Leber sind die entscheidenden Merkmale. Die zweite wichtige Aufgabe ist die Suche nach zusätzlichen Fehlbildungen insbesondere bei der Omphalozele.

Chromosomenanomalien werden durch Amniozentese möglichst vor der 24. Woche ausgeschlossen. Liegen zusätzliche letale Anomalien vor, sollte die Schwangerschaft beendet werden. Bei Feten ohne zusätzliche Anomalien werden routinemäßig im weiteren Verlauf sonographische Untersuchungen durchgeführt, da Begleitfehlbildungen erst später erkennbar werden können. Vor der Entbindung sollte die Mutter in ein perinatologisches Zentrum mit allen therapeutischen Möglichkeiten verlegt werden, um dem kranken Neugeborenen weite Transportwege zu ersparen.

Bei der Gastroschisis kann es durch den Kontakt der Darmschlingen mit der Amnionflüssigkeit zu schweren entzündlichen Veränderungen des Darmes kommen, was postpartal zu einem langdauernden paralytischen Ileus führt. Bei ausgedehnten Darmwandveränderungen, die sonographisch an der verdickten Darmwand oder der Dilatation erkennbar sind, sollte nach Erreichen der Lungenreife eine vorzeitige vaginale Entbindung durchgeführt werden, um die Kontaktzeit des Darmes mit der Amnionflüssigkeit zu verringern.

Bei der Gastroschisis ohne wesentliche Darmwandveränderungen und bei kleinen Omphalozelen sollte eine vaginale Entbindung zum Termin durchgeführt werden. Eine Sectio ist nur bei großen Omphalozelen indiziert.

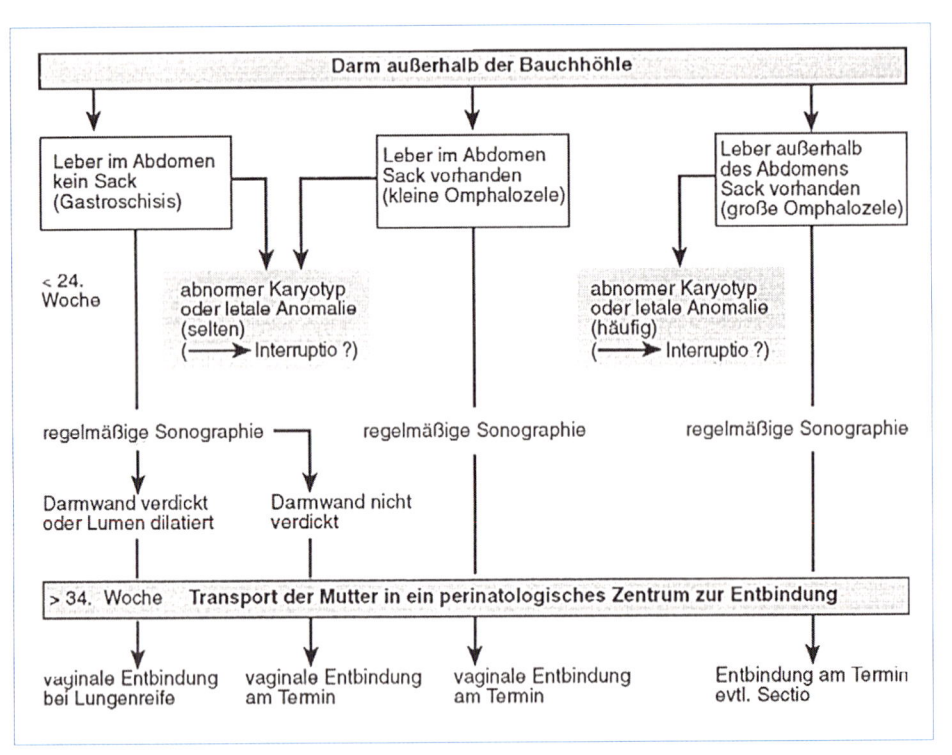

Abb. 53.1
Diagnostisches und therapeutisches Vorgehen bei Feten mit Bauchwanddefekten

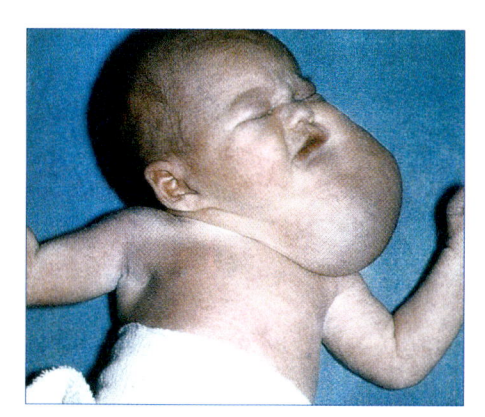

Abb. 53.2
Großes Lymphangioma colli beim Neugeborenen

5 Kinderchirurgische Erkrankungen des Halses

5.1 Zystisches Lymphangiom (Lymphangioma colli)

Morphogenese: Zystische Lymphangiome sind Fehlbildungen des Lymphsystems. Ursache ist wahrscheinlich eine ausbleibende Vereinigung des lymphatischen mit dem venösen System. Lymphangiome können ubiquitär im Körper vorkommen. Neben der Axilla und dem Mediastinum ist der Hals häufigster Lokalisationsort (Lymphangioma colli).

Klinik: Die Halslymphangiome sind in etwa der Hälfte der Fälle bereits bei der Geburt als uni- oder multizystische Tumoren vorhanden. Bei den übrigen erkrankten Kindern manifestieren sie sich im Laufe des ersten Lebensjahres.
Die Halslymphangiome gehen meist von der Supraklavikulargrube oder vom hinteren Halsdreieck aus und können sich bis in den Mundboden oder in das Mediastinum ausdehnen. Sehr große Tumoren stellen evtl. ein Geburtshindernis dar. Werden diese intrauterin diagnostiziert, ist eine Sectio indiziert. Durch Druck auf die Trachea können sie zum lebensbedrohlichen Stridor führen. Die meisten Lymphangiome beeinträchtigen das Allgemeinbefinden allerdings nicht.

Therapie: Da Infektion, Blutung und Größenzunahme mit der Gefahr der Trachealkompression drohen, müssen die Halslymphangiome nach Diagnosestellung exstirpiert werden. Die Prognose ist gut.

5.2. Halszysten und Halsfisteln

5.2.1 Mediale Halszyste

Ursache: Teilweise Persistenz des Ductus thyreoglossus.
Klinik: Der von den Epithelzellen produzierte Schleim führt zur Zyste, die meist erst im Alter von 2–5 Jahren als zystischer Tumor in der Mittellinie des Halses in Höhe des Zungenbeins oder darunter auffällt (Abb. 53.3, 53.4). Da die medialen Halszysten über den Ductus thyreoglossus immer eine Verbindung zum Foramen caecum haben, kommt es früher oder später zur Infektion. Diese bricht nach außen durch oder erfordert eine Inzision. So entsteht sekundär eine Fistel.
Differentialdiagnostisch kommen eine Dermoidzyste, ein Lobus pyramidalis der Schilddrüse oder selten eine ektope Schilddrüse in Betracht. Diese ist dann immer einziges Schilddrüsengewebe und darf keinesfalls entfernt werden. Ist der Tumor nicht eindeutig zystisch, sollte präoperativ ein Schilddrüsenszintigramm durchgeführt werden.
Therapie: Exstirpation der Zyste mit dem mittleren Zungenbeinanteil und der Verbindung zum Foramen caecum. Bei unvollständiger Entfernung entsteht ein Rezidiv.

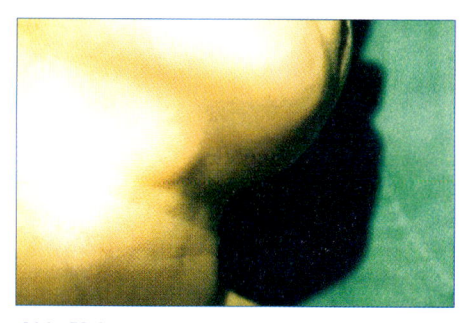

Abb. 53.3
Mediale Halszyste

5.2.2 Laterale Halsfistel und -zyste

Ursache: Teilweise Persistenz der primitiven Kiemengänge, am häufigsten des 2. Ganges.

Klinik: Die kleine, kaum sichtbare Fistelöffnung am Vorderrand des M. sternocleidomastoideus ist bereits bei der Geburt vorhanden. Der Gang verläuft durch die Karotisgabel und mündet am hinteren Gaumenbogen in den Rachen. Die lateralen Halszysten liegen im vorderen Halsdreieck und können durch einen Fistelgang sowohl mit der Hautoberfläche als auch mit dem Pharynx in Verbindung stehen.

Therapie: Radikale Exzision im ersten Lebensjahr, bevor es zur Infektion kommt, die eine Operation erschwert.

6 Kinderchirurgische Erkrankungen des Thorax

6.1 Brustwanddeformitäten

6.1.1 Trichterbrust

Es handelt sich um eine unterschiedlich ausgeprägte Einsenkung des Sternums und der angrenzenden Rippenabschnitte (Abb. 53.4). Die Deformität besteht manchmal bereits bei der Geburt, in anderen Fällen bildet sie sich in den ersten Lebensjahren aus. Die Ursache ist unbekannt. Die Trichterbrust kann mit anderen Skelettabnormitäten kombiniert sein, am häufigsten mit dem Marfan-Syndrom.

Klinik: Die meisten Kinder mit einer Trichterbrust sind beschwerdefrei; in schweren Fällen kann es zu Störungen von Herz- und Lungenfunktion kommen.

Therapie: Eine ausgeprägte Trichterbrust sollte operiert werden. Über den günstigsten Operationszeitpunkt sind die Meinungen geteilt.

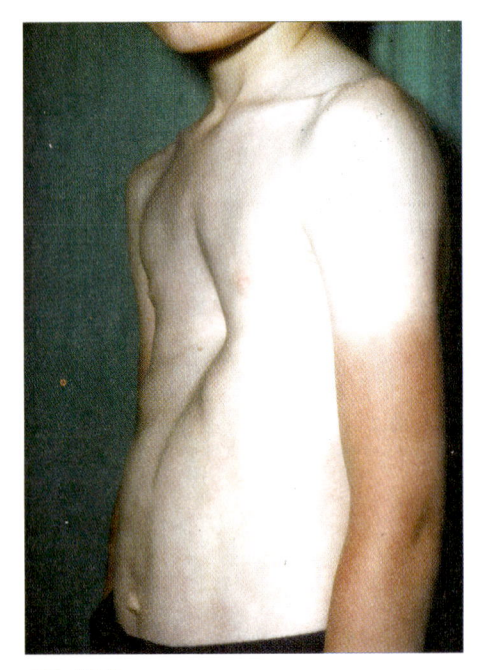

Abb. 53.4 Trichterbrust

6.1.2 Kielbrust

Klinik: Die Hühner- oder Kielbrust ist wesentlich seltener als die Trichterbrust. Hier ist das Sternum nach ventral vorgewölbt (Abb. 53.5). Funktionell verursacht die Anomalie keinerlei Störungen.

Therapie: In schweren, entstellenden Fällen ist eine operative Korrektur angezeigt.

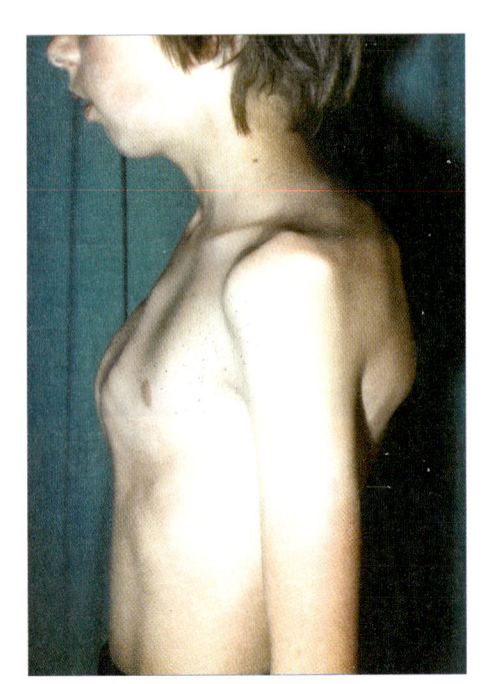

Abb. 53.5 Kielbrust (Hühnerbrust)

6.1.3 Sternumspalten

Ursache: Fusionsstörungen des primär paarig angelegten Brustbeines.
Pathologie: Man unterscheidet die obere von der kompletten und unteren Sternumspalte. Sie sind sehr selten. Die komplette Spalte kann mit einer totalen Ectopia cordis kombiniert sein. Dabei liegt das Herz frei vor der vorderen Brustwand. Bei der unteren Spalte bestehen meist zusätzliche Mißbildungen: Omphalozele, ventraler Zwerchfelldefekt, Perikardlücke, Herzfehlbildungen **(Pentalogie von Cantrell)**.
Klinik: Folge der instabilen Brustwand sind Störungen der Atemfunktion und des venösen Rückflusses. Zyanose, Dyspnoe und pulmonale Infektionen können sich einstellen.
Therapie: Verschluß der Spalte bald nach der Geburt. In der Regel ist die direkte Vereinigung der beiden Sternumhälften möglich.
Prognose: Gut, wenn keine zusätzlichen Mißbildungen bestehen.

6.2 Zwerchfellhernien

6.2.1 Posterolaterale Zwerchfellhernie

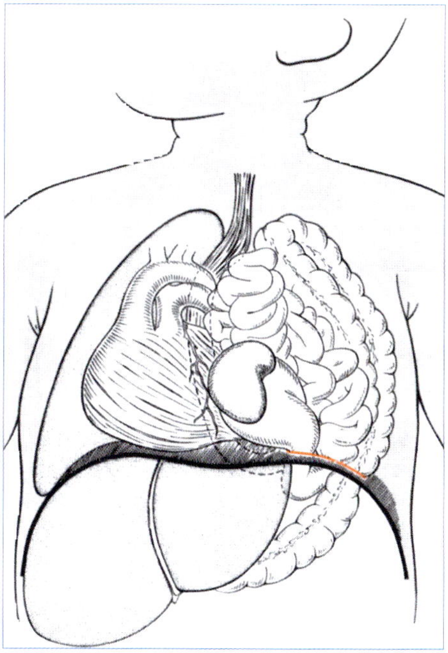

Die weitaus häufigste angeborene Zwerchfellhernie ist die posterolaterale **Bochdalek'sche Hernie** (Abb. 53.6). Die vollständige Trennung von Brust- und Bauchhöhle durch das Zwerchfell in der achten bis zehnten Schwangerschaftswoche unterbleibt. Ein unterschiedlich großer Defekt im hinteren lateralen Zwerchfell entsteht. Diese Zwerchfellhernie tritt auf etwa 2500 Geburten einmal auf und ist meist links lokalisiert.

Es handelt sich um einen einfachen anatomischen Defekt, der sich meist leicht verschließen läßt. Dennoch versterben auch heute noch etwa 50 % der Kinder. Ursache ist eine fast immer gleichzeitig bestehende Lungenhypoplasie. Sie entsteht dadurch, daß sich die Lungen durch die intrauterin in den Thorax verlagerten Baucheingeweide nicht entwickeln können. Die Prognose ist abhängig vom Ausmaß der Lungenhypoplasie. In seltenen Fällen kommt es erst postpartal – manchmal erst nach Jahren – zu einer Verlagerung von Bauchorganen in die Brusthöhle.

Klinik: Die klinischen Symptome hängen vom Ausmaß der Lungenhypoplasie ab. Je früher die Kinder symptomatisch werden, um so schlechter ist die Prognose. Bei ausgeprägter Lungenhypoplasie kommt es schon Minuten bis Stunden nach der Geburt zu rasch progredienter Atemnot und zur Zyanose. Manche Kinder werden auch tot geboren. Beim Schreien füllen sich der in den Thorax verlagerte Magen und der Darm mit Luft, was zu weiterer Kompression der Lungen führt. Das Abdomen ist eingefallen, da es kaum Organe enthält.

Abb. 53.6 Kongenitale Zwerchfellhernie

> Zyanotisches Neugeborenes mit eingefallenem Abdomen: Zwerchfellhernie

Die **Röntgenaufnahme von Thorax und Abdomen** mit liegender Magensonde sichert die Diagnose (Abb. 53.7). In den seltenen Fällen, in denen es erst Wochen bis Jahre postpartal zur Verlagerung von Baucheingeweiden in die Brusthöhle kommt, stehen meist Ileussymptome im Vordergrund. Die Lungen sind bei diesen Kindern normal entwickelt, die Prognose ist sehr gut.

Therapie: Heute wird die Diagnose einer posterolateralen Zwerchfellhernie in den meisten Fällen bereits durch die pränatale sonographische Untersuchung gestellt. Die Mütter sollten dann zur Entbindung in ein Perinatologisches Zentrum mit einer kinderchirurgischen Abteilung verlegt werden. Wichtigste Maßnahme unmittelbar nach der Geburt im Kreißsaal ist die endotracheale Intubation und das Einführen einer doppelläufigen Magensonde, über die der Magen abgesaugt wird. Auf diese Weise wird verhindert, daß sich Magen und Darm mit Luft und Flüssigkeit füllen und die Lungen weiter komprimieren.

Keinesfalls darf eine Maskenbeatmung durchgeführt werden. Diese führt zur Luftfüllung von Magen und Darm und damit zu weiterer Kompression der Lungen.

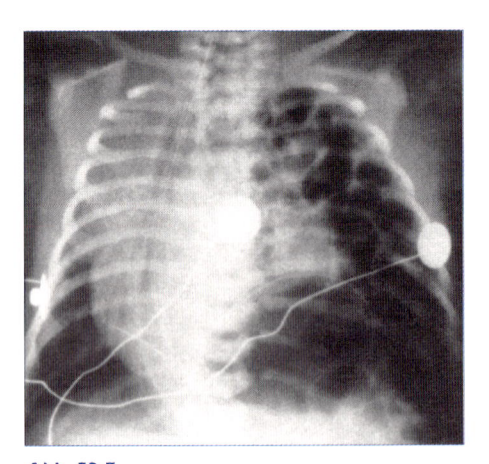

Abb. 53.7
Röntgen-Thorax bei linksseitiger Bochdalek-Zwerchfellhernie. Darmschlingen im linken Hemithorax. Verdrängung des Mediastinums nach rechts

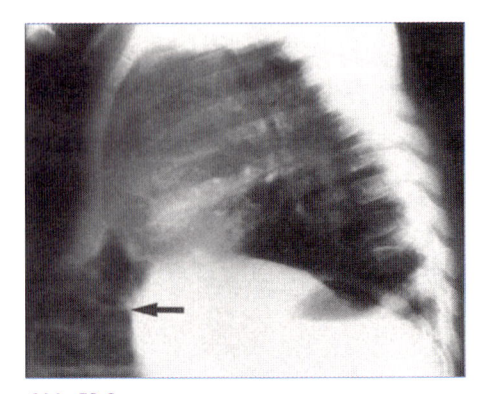

> Zwerchfellhernie: Keinesfalls Maskenbeatmung!

Die Operation wird nur dann durchgeführt, wenn das Kind stabilisiert werden kann. Dies kann mehrere Tage dauern und erfordert das gesamte Rüstzeug der modernen neonatologischen Intensivmedizin. Der Wert der extrakorporalen Membranoxygenation (ECMO) ist für die Zwerchfellhernie noch nicht eindeutig bewiesen. Die Operation wird transabdominell am besten von einem Rippenbogenrandschnitt auf der befallenen Seite durchgeführt. Nach Reposition der Bauchorgane aus der Brusthöhle läßt sich der Defekt im Zwerchfell meist direkt verschließen. Handelt es sich um einen großen Defekt oder gar um eine Aplasie des Zwerchfells, muß ein Zwerchfellersatz – meist mit Gore-Tex – durchgeführt werden. Kinder mit Zwerchfellhernien haben immer eine Malrotation, die evtl. eine Ladd'sche Operation erfordert (s. S. 1362). In seltenen Fällen muß ein temporärer Bauchdeckenverschluß mit Silastikfolie wie bei der Gastroschisis oder der Omphalocele (s. S. 1355, 1356) durchgeführt werden. Der weitere Verlauf hängt ab vom Ausmaß der Lungenhypoplasie. In vielen Fällen ist eine weitere langdauernde Intensivtherapie erforderlich.

6.2.3 Morgagnische Zwerchfellhernie

Im Gegensatz zu den Bochdalek'schen Hernien sind die ventralen retrosternal gelegenen Morgagnischen Hernien selten (Abb. 53.8). Die Prognose ist sehr gut.

Abb. 53.8
Ventrale Morgagnische Zwerchfellhernie mit Dickdarm (Pfeil) als Bruchsackinhalt

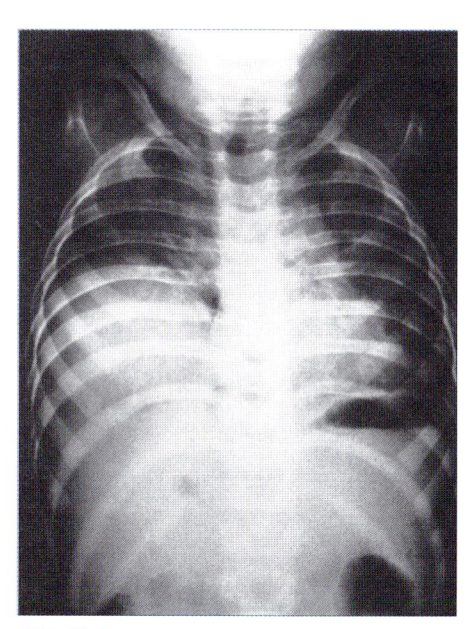

Abb. 53.9
Relaxatio diaphragmatica rechts

Abb. 53.10
Zystisch-adenomatoide Malformation der linken Lunge

6.3 Relaxatio diaphragmatica

Die Relaxatio diaphragmatica ist eine Erschlaffung des Zwerchfells mit Zwerchfellhochstand.
Ursächlich unterscheidet man die kongenitale von der erworbenen Form. Bei der ersten handelt es sich um eine Entwicklungsanomalie. Es besteht eine muskuläre Hypoplasie des Zwerchfells, die nur als bindegewebige Membran ausgebildet ist.
Die erworbene Relaxation ist Folge einer Phrenikusschädigung, z.B. nach Geburtstrauma und dann in der Regel mit einer oberen Plexuslähmung kombiniert oder Folge intrathorakaler Operationen.

Klinik: Etwa die Hälfte der Fälle ist asymptomatisch. Bei den übrigen manifestieren sich in unterschiedlicher Stärke respiratorische Symptome. Rezidivierende Pneumonien, Tachypnoe und leichte Ermüdbarkeit sind Zeichen verminderter Ventilation.
Diagnostik: Die Diagnose wird mit dem Thoraxröntgenbild gestellt (Abb. 53.9). Bei der Durchleuchtung erkennt man evtl. eine paradoxe Zwerchfellbeweglichkeit.
Therapie: Eine symptomatische Relaxatio wird operiert. Dabei wird das Zwerchfell auf transthorakalem oder transabdominalem Wege gerafft.
Prognose: Bei frühzeitiger Operation sehr gut.

7 Kinderchirurgische Erkrankungen der Lunge

7.1 Zystisch-adenomatoide Malformation der Lunge

Bei der zystisch-adenomatoiden Malformation der Lunge handelt es sich um eine zystisch-adenomatoide Umwandlung eines oder mehrerer Lungenlappen. Man unterscheidet eine makrozystische von einer mikrozystischen Form. Die makrozystische Form hat eine gute Prognose.
Dagegen ist die Prognose der mikrozystischen Form schlecht. Diese ist häufig mit einem fetalen Hydrops kombiniert. Dieser ist wahrscheinlich Folge einer Cavakompression durch eine massive Mediastinalverschiebung. Bei den schweren Formen wird das restliche Lungengewebe derartig komprimiert, daß es postpartal für eine Oxygenierung des Organismus nicht ausreichend ist.
Klinik: Die Symptome sind abhängig vom Ausmaß der pathologischen Veränderungen. Bei schweren Veränderungen kann es zur Totgeburt kommen, oder es treten unmittelbar postpartal wie bei der Zwerchfellhernie lebensbedrohliche Tachypnoe und Zyanose auf. Im Gegensatz zu Kindern mit Zwerchfellhernien ist hier das Abdomen nicht eingefallen. Bei geringeren Lungenveränderungen kommt es nur zu leichten respiratorischen Symptomen.

Manchmal wird die Diagnose bei symptomlosen Kindern erst zufällig bei einer Röntgenuntersuchung gestellt.
Diagnose: Diese wird heute meist bereits intrauterin durch Sonographie gestellt. Postpartal kann sie häufig durch die Röntgenaufnahme gesichert werden (Abb. 53.10). Am besten lassen sich die Veränderungen im CT darstellen.
Therapie: Lobektomie oder Pneumonektomie, wenn die ganze Lunge befallen ist.

7.2 Kongenitales lobäres Emphysem

Bei dieser seltenen Erkrankung handelt es sich um die Überblähung eines Lungenlappens.
Ursache: In der Hälfte der Fälle unklar. Oft finden sich Anomalien des zugehörigen Bronchus (Knorpeldysplasien, abnorme Schleimhautfalten u.a.). Manchmal besteht auch eine extrabronchiale Kompression.
Klinik: Der überblähte Lappen komprimiert die Restlunge. Folgen sind Tachypnoe, Dyspnoe und Zyanose. Fast immer werden die Kinder in den ersten sechs Lebensmonaten symptomatisch.
Diagnose: Röntgen-Thorax (Abb. 53.11). Typische Zeichen sind: Transparenz der befallenen Lunge, Mediastinalverdrängung zur gesunden Seite, erweiterte Interkostalräume auf der erkrankten Seite, im Seitenbild retrosternale Aufhellung.
Die **Therapie** besteht in der Lobektomie. Die Prognose ist gut.

Abb. 53.11
Röntgen-Thorax in 2 Ebenen bei kongenitalem lobären Emphysem des linken Lungenoberlappens

7.3 Bronchogene Zyste

Ursache: Die seltenen bronchogenen Zysten entstehen durch Absprossungen vom primordialen Tracheobronchialbaum.
Pathologie: Sie können sowohl im Mediastinum als auch in der Lunge und selten am Hals lokalisiert sein. Die Größe variiert stark. Manche kommunizieren mit dem Tracheobronchialbaum. Histologisch sind sie durch das Vorkommen von Knorpel, Flimmerepithel und glatter Muskulatur in der Wand charakterisiert.
Klinik: Die Symptome hängen von der Größe und der Lokalisation ab. Komprimieren die Zysten Trachea oder Bronchien, verursachen sie Dyspnoe und rezidivierende Pneumonien. Häufig kommt es zur Infektion der Zyste. Oft werden sie auch zufällig auf einer Röntgenthoraxaufnahme entdeckt. Im Gegensatz zu den enterogenen Zysten (Darmduplikaturen) bestehen keine zusätzlichen Wirbelfehlbildungen.
Diagnose: Obwohl diese Zysten oft auf den Thoraxaufnahmen erkennbar sind (Abb. 53.12), werden sie häufig durch mediastinale Strukturen oder entzündliche Prozesse überdeckt. In solchen Fällen ist ein CT oder eine Sonographie wertvoll.
Die **Therapie** besteht in der Exzision. Die Prognose ist gut.

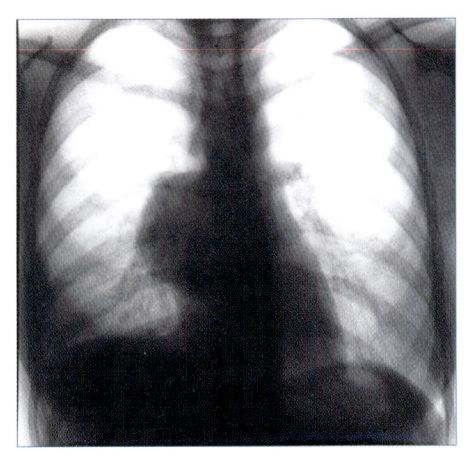

Abb. 53.12
Rechtsseitige bronchogene Zyste

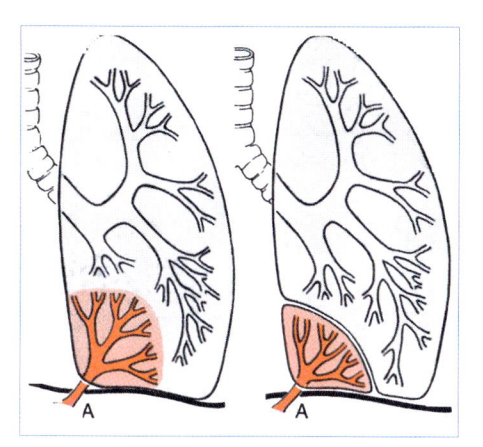

Abb. 53.13
Intralobäre Lungensequestration **a** und extralobäre Lungensequestration **b**. A: Akzessorische Arterie aus dem großen Kreislauf

7.4 Sequestration der Lunge

Bei der seltenen Lungensequestration handelt es sich um akzessorisches Lungengewebe, das keine Verbindung zum Tracheobronchialbaum hat und daher nicht am Gasaustausch teilnimmt. Man unterscheidet die extralobäre von der intralobären Sequestration (Abb. 53.13).

Bei der **extralobären** Form ist das akzessorische Lungengewebe völlig vom übrigen Lungengewebe getrennt und von einer eigenen Pleura visceralis überzogen. Sie kann in seltenen Fällen auch einmal infradiaphragmal lokalisiert sein.

Bei der häufigeren **intralobären** Sequestration ist das akzessorische Gewebe von normalem Lungengewebe umgeben. Sie ist in der Regel im Unterlappen (meist links) lokalisiert.

Das zystisch umgewandelte Lungengewebe wird über eine oder mehrere Arterien des großen Kreislaufs aus der thorakalen oder – seltener – der abdominalen Aorta versorgt. Der venöse Abfluß erfolgt bei der intralobären Form meist in die Lungenvene, bei der extralobären in der Regel in das Azygossystem.

Symptome: Die extralobäre Sequestration ist meist asymptomatisch und wird zufällig auf einer Thoraxaufnahme entdeckt. Die intralobäre Form führt fast immer zu rezidivierenden Pneumonien oder auch zur Hämoptoe.

Therapie: Resektion; bei der intralobären Form ist dazu in der Regel eine Lobektomie erforderlich. Intraoperativ muß sorgfältig auf die akzessorischen Gefäße geachtet werden.

7.5 Bronchiektasen

Bronchiektasen sind abnorme Aussackungen der Bronchien und Bronchiolen. Dies führt zu einer chronisch eitrigen Entzündung. Meist sind die Unterlappen befallen. Ursächlich besteht häufig eine zystische Fibrose oder ein Immundefekt.

Symptome: Chronischer Husten mit eitrigem Auswurf, rezidivierende Pneumonien und Hämoptyse.

Diagnostik: Röntgenaufnahme des Thorax.
Sicherung der Diagnose in der Computertomographie: Exzellente Darstellung der Aussackungen.

Therapie: Die Behandlung ist zunächst konservativ. Die Lobektomie oder eine Segmentresektion kommt bei lokalisierten Bronchiektasen in Betracht.

8 Kinderchirurgische Erkrankungen des Ösophagus

8.1 Ösophagusatresie

Häufigkeit: 1 auf 2000–3000 Geburten. Meist ist die Ösophagusatresie mit einer ösophago-trachealen Fistel kombiniert. Die verschiedenen Formen nach Vogt zeigt die Abbildung 53.15. Bei fast der Hälfte bestehen zusätzliche Mißbildungen (Herzfehler, Duodenalatresie, Analatresie, Wirbel-, Nieren- und Extremitätenmißbildungen) sowie Frühgeburtlichkeit.

8.1.1 Ösophagusatresie mit unterer ösophago-trachealer Fistel

Die weitaus häufigste Form (90 %) ist der Typ III b (Abb. 53.14) nach Vogt mit proximalem Blindsack und distaler ösophago-trachealer Fistel.

Klinik: In der Regel besteht ein Hydramnion, da die Feten kein Fruchtwasser trinken können. Schon kurz nach der Geburt ist ein starker schaumiger Speichelfluß aus Mund und Nase auffällig. Werden trotzdem Fütterungsversuche unternommen, kommt es zur Regurgitation der angebotenen Nahrung und evtl. zur Aspiration mit Zyanoseanfällen. Schreien und Husten erhöht den intratrachealen Druck und führt zum Übertritt von Luft durch die Fistel in Ösophagus und Magen. Gefährlich ist ein gastro-ösophagealer Reflux, da durch den Übertritt von Magensaft über die Fistel in den Tracheobronchialbaum Pneumonien und Atelektasen entstehen (Abb. 53.15).

Diagnostik: Die Diagnose sollte unmittelbar nach der Geburt gestellt werden, bevor es zu Aspirationen kommt.

> Bei jedem Neugeborenen muß der Ösophagus sondiert werden!

Dazu wird ein steifer Gummikatheter in die Speiseröhre eingeführt. Stößt man nach 10–12 cm auf einen unüberwindlichen Widerstand, ist die Diagnose gesichert. Mit liegender Sonde wird dann eine Übersichtsaufnahme von Thorax und Abdomen im Hängen gemacht (Abb. 53.16). Die Miterfassung des Abdomens ist aus zwei Gründen wichtig:
- Ist keine Luft im Abdomen nachweisbar, liegt in der Regel ein Typ II vor (Abb. 53.17). In diesen Fällen wird zunächst nur eine Gastrostomie zur Fütterung angelegt.
- Zusätzliche intraabdominelle Mißbildungen (Duodenalatresie) müssen frühzeitig erkannt werden, da sich dann evtl. ein anderes taktisches Vorgehen ergibt.

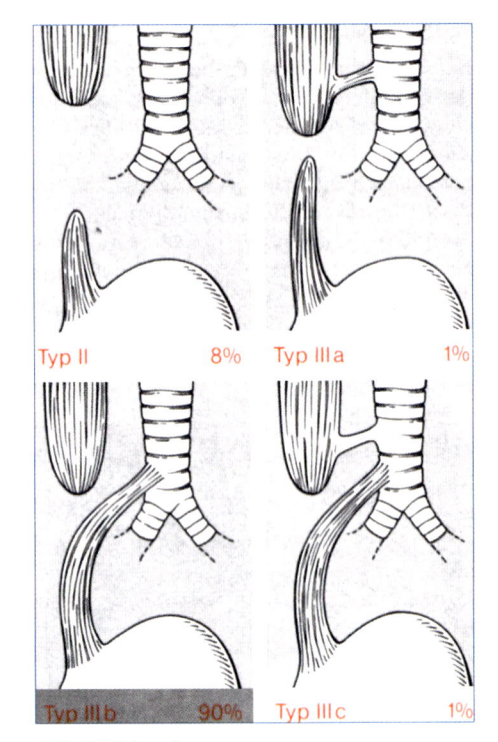

Abb. 53.14 a–d
Formen der Ösophagusatresie (Einteilung nach Vogt)

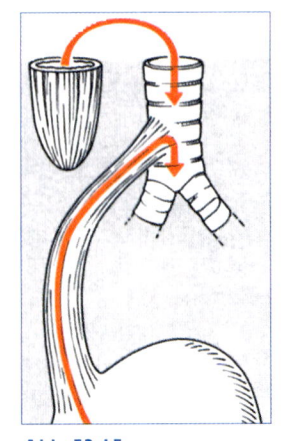

Typ II 8%   Typ III a 1%
Typ III b 90%   Typ III c 1%

Abb. 53.15
Aspirationspneumonie bei ösophago-trachealer Fistel durch:
a Regurgitation und Aspiration
b gastro-ösophagealen Reflux via Fistel

Kinderchirurgische Erkrankungen des Ösophagus

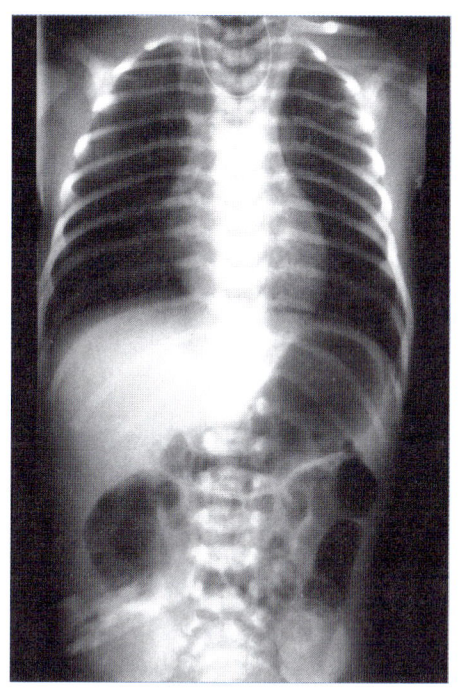

Abb. 53.16
Röntgenaufnahme im Hängen bei Ösophagusatresie, Typ III b. Umgeschlagene Sonde im oberen Blindsack, Abdomen luftgefüllt

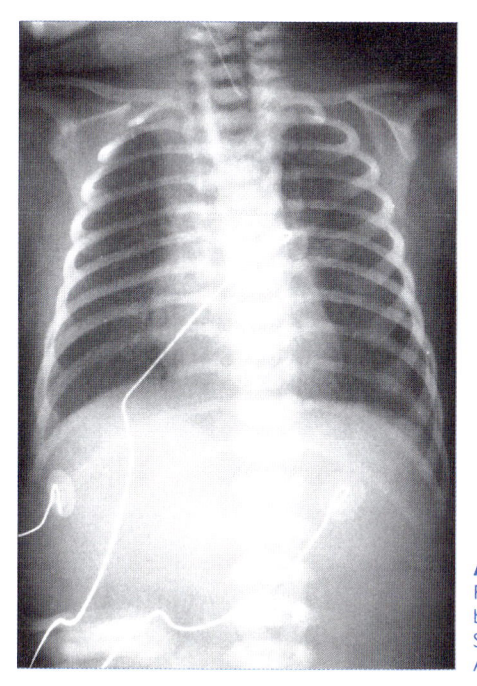

Therapie: Präoperative Maßnahmen zur Verhinderung von Aspirationen:
- In den oberen Blindsack wird eine doppelläufige Sonde eingeführt, über die alle 10 min der Speichel abgesaugt wird.
- Das Kind wird in eine halbsitzende Position gebracht. Dadurch vermindert sich das Risiko des Übertritts von Magensaft über das untere Segment in den Tracheobronchialraum.
- Parenterale Flüssigkeitszufuhr. Ausgleich des Säure-Basen-Haushaltes.
- Antibiotische Therapie.

Der operative Zugang erfolgt durch den 4. ICR rechts. Das extrapleurale Vorgehen hat entscheidende Vorteile. Die Fistel zur Trachea wird verschlossen, eine primäre End-zu-End-Anastomose ist in der Regel möglich.

Postoperative Komplikationen: Eine Nahtinsuffizienz ist nach spannungsfreier Anastomose sehr selten. Eine ösophago-tracheale Rezidivfistel (sehr selten) macht sich durch rezidivierende Pneumonien sowie durch Husten und Zyanoseanfälle beim Trinken bemerkbar.

Häufigste Komplikation ist die Stenose im Anastomosenbereich, die durch Bougierung meist leicht zu beheben ist. Zu einem gastro-ösophagealen Reflux kommt es vorwiegend bei Anastomosen, die unter Spannung angelegt werden. Bei etwa 25 % der Kinder besteht eine Tracheomalazie. Meist kommt es im Laufe von Monaten zu einer spontanen Besserung: einige Kinder entwickeln aber rezidivierende lebensbedrohliche Zyanose- und Apnoeanfälle, die eine Aortopexie erfordern. Dabei wird der Aortenbogen mit mehreren Nähten an der Hinterseite des Sternums fixiert. Durch diese Verlagerung nach ventral wird die an der Hinterwand der Aorta fixierte vordere Trachealwand nach ventral gezogen, was zu einer Erweiterung des Tracheallumens führt.

Prognose: Die Überlebensrate wird in erster Linie durch zusätzliche Mißbildungen, durch Frühgeburtlichkeit oder durch eine bereits bestehende Aspirationspneumonie bestimmt. Sie beträgt bei reifen Kindern ohne zusätzliche Mißbildungen nahezu 100 %.

Abb. 53.17
Röntgenaufnahme im Hängen bei Ösophagusatresie Typ II. Sonde im oberen Blindsack, Abdomen luftleer

8.1.2 Ösophagusatresie ohne ösophago-tracheale Fistel

Beim Typ II nach Vogt besteht eine völlig andere Problematik. Der Abstand zwischen den beiden Segmenten ist so groß, daß eine primäre Vereinigung nicht möglich ist. Da eine Fistel fehlt (Rö: Luftleeres Abdomen), ist bei diesen Kindern eine Thorakotomie in der Neugeborenenperiode nicht erforderlich.

Therapie: Zur Ernährung der Kinder wird nach der Geburt nur eine Magenfistel angelegt. Speichel und Schleim werden über eine in den oberen Blindsack eingeführte Sonde laufend abgesaugt. Früher wurde bei diesen Kindern im Alter von einigen Monaten eine Kolonersatzplastik vorgenommen. Heute gibt es bessere Verfahren. Eine Vereinigung der beiden Segmente sollte angestrebt werden. Meist ist dies nach einer mehrwöchigen Bougierungsbehandlung möglich, die zu einer Verlängerung von oberem Blindsack und unterem Segment führt. Bei sehr großer Distanz kann ein Magenhochzug notwendig werden.

8.2 Isolierte ösophago-tracheale Fistel (H-Fistel)

Klinik: Typische Symptome bei der sehr seltenen H-Fistel sind rezidivierende Pneumonien, Hustenanfälle beim Trinken und aufgeblähtes Abdomen (durch Luftübertritt über die Fistel) (Abb. 53.18).

Diagnostik: Röntgenkontrastuntersuchung des Ösophagus: Fisteldarstellung nicht immer möglich. Ösophago- oder bronchoskopischer Nachweis.

Therapie: Durchtrennung der Fistel mit Übernähung von Speise- und Luftröhre. Die meisten Fisteln liegen oberhalb des zweiten Brustwirbels und können von einem zervikalen Zugang aus verschlossen werden.

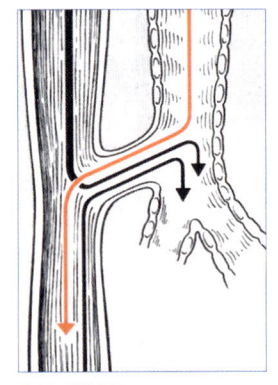

Abb. 53.18
Isolierte ösophago-tracheale Fistel (H-Fistel) mit Hustenanfällen durch Übertritt von Speisen aus dem Ösophagus in die Trachea (grau) und aufgeblähtem Abdomen durch Luftübertritt von der Trachea in den Ösophagus (rot)

8.3. Gastro-ösophagealer Reflux

Der gastro-ösophageale Reflux ist eine häufige Erkrankung des Neugeborenen und jungen Säuglings. Später tritt er vorwiegend bei geistig retardierten Kindern auf. Er kommt mit und ohne Hiatushernie vor.

Ursache: Mangelhafter Verschlußmechanismus im Bereich des gastro-ösophagealen Überganges (Kardiainsuffizienz).

Klinik: Leitsymptom ist das Erbrechen im Anschluß an die Mahlzeiten, das im Gegensatz zum Erbrechen bei der hypertrophen Pylorusstenose nicht explosionsartig im Schwall erfolgt. Das saure Erbrechen kann zu verschiedenen **Komplikationen** führen:
- Gedeihstörung,
- Ösophagitis mit Ulkus oder Striktur (Abb. 53.19)
- Aspiration mit Pneumonie, Bronchitis und Apnoeanfälle.

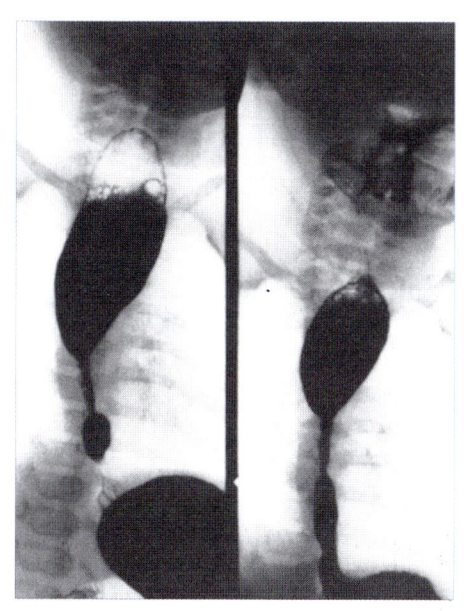

Abb. 53.19
Röntgen-Breischluck einer peptischen Ösophagusstenose bei axialer Hiatushernie

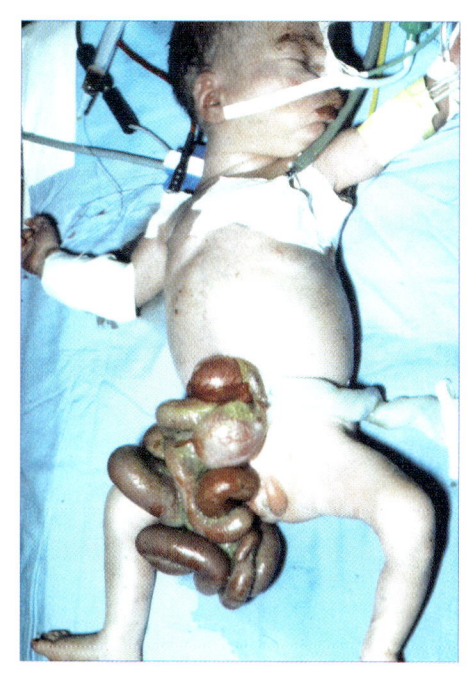

Diagnose: Ösophagusbreischluck, Ösophagogastroduodenoskopie, Ösophagusmanometrie, 24-Stunden-pH-Messung in der Speiseröhre.

Therapie: Eine **konservative** Behandlung bringt in vielen Fällen Erfolg. Sie besteht in einer halbsitzenden Lagerung (60°), im Andicken der Nahrung sowie in der Gabe von vielen kleinen Mahlzeiten. Zur Verhinderung einer Ösophagitis werden Antazida gegeben.

Kommt es unter der konservativen Behandlung innerhalb von zwei bis drei Monaten nicht zur Heilung, wird operiert.

Operative Verfahren sind die Fundoplikatio oder die Hiatoplastik mit Gastropexie. Paraösophageale Hernien müssen primär operiert werden. Liegt bereits eine Ösophagusstenose vor, wird diese zusätzlich aufbougiert.

Prognose: Gut.

9 Kinderchirurgische Erkrankungen der Bauchwand

9.1 Gastroschisis

Häufigkeit: 1 auf 12 000 Geburten. Die Ursache ist unbekannt.

Klinik: Bei der Gastroschisis besteht eine Bauchwandlücke im Nabel rechts neben den Nabelgefäßen, durch die bereits intrauterin die Darmschlingen vorfallen (Abb. 53.20). Diese können durch den Kontakt mit der Amnionflüssigkeit entzündlich verändert und mit Fibrin belegt sein. Ein Bruchsack findet sich nicht, die Nabelschnur inseriert an normaler Stelle. Zusätzliche Mißbildungen sind selten, in ewa 10 % der Fälle bestehen Darmatresien.

Therapie: Nach der Geburt werden die vorgefallenen Darmschlingen sofort in sterile, feuchte Kompressen eingepackt. Die Kinder sind extrem durch Auskühlung, Exsikkose und Infektionen gefährdet. Das Legen einer Magensonde sowie eines intravenösen Zuganges gehört zu den Erstmaßnahmen.

Die operativen Schwierigkeiten ergeben sich aus dem Mißverhältnis zwischen der Größe der Bauchhöhle und dem Volumen der vorgefallenen Darmschlingen. Meist gelingt nach Erweiterung der Lücke und kräftiger manueller Dehnung der Bauchdecken ein primärer Verschluß der Bauchhöhle. Wenn dies nicht möglich ist, hat sich ein temporärer Verschluß mit Silastik-Folie bewährt, die in die Bauchdeckenränder eingenäht und über den Darmschlingen verschlossen wird (Abb. 53.21). Diese gleiten in den folgenden Tagen langsam in die Bauchhöhle hinein.

Der Foliensack wird alle zwei bis drei Tage verkleinert und nach etwa 10 Tagen ganz entfernt. Die Bauchdecke wird endgültig durch Naht verschlossen. Bis zum Einsetzen der normalen Darmtätigkeit können in seltenen Fällen viele Wochen vergehen. So lange müssen die Kinder parenteral ernährt werden. Über 90 % der Kinder überleben.

Abb. 53.20
Gastroschisis

9.2 Omphalozele (Nabelschnurbruch)

Die Omphalozele stellt eine Hemmungsmißbildung dar.
Häufigkeit: 1 auf 5000 Geburten.
Klinik: Es handelt sich um eine Hernie in die Nabelschnur durch eine wechselnd große Lücke in der vorderen Bauchwand. Der Bruchsack ist im Gegensatz zum Nabelbruch nicht mit normaler Haut bedeckt, sondern besteht aus einer Membran, die innen von Peritoneum und außen von Amnionepithel gebildet wird. Dazwischen liegt die Wharton-Sulze (Abb. 53.22). Durch den zarten Bruchsack sind die vorgefallenen Organe (Leber, Darm) gut erkennbar.

Die Größe der Omphalozele ist sehr variabel. Kleine Omphalozelen können bei der Geburt übersehen werden. Es besteht dann die Gefahr der Verletzung einer Darmschlinge beim Abbinden der Nabelschnur. Große Omphalozelen erreichen die Größe eines Kindskopfes. Bei über 50 % der Kinder liegen zusätzliche Mißbildungen vor.

Therapie: Sofort nach der Geburt wird die Omphalozele mit feuchten, sterilen Kompressen bedeckt, um eine Austrocknung zu verhindern. Die Kinder müssen vor Auskühlung und Hypovolämie geschützt werden. Das Einführen einer Magensonde dekomprimiert den Magen und verhindert die Luftfüllung der Darmschlingen. Die weitere Behandlung richtet sich nach dem Zustand des Kindes, der Größe der Omphalozele sowie nach evtl. vorhandenen zusätzlichen Mißbildungen. Bei kleinen und mittleren Omphalozelen werden der Bruchsack abgetragen und die Bauchdecke primär verschlossen.

Ist die Omphalozele so groß, daß ein primärer Verschluß nicht möglich ist, hat man die Wahl zwischen zwei Verfahren:
- **Konservative Behandlung nach Grob:** Bepinselung des Bruchsackes mit antiseptischen Lösungen, bis sich dieser nach einigen Wochen überhäutet hat. Die bleibende Bauchwandhernie wird später korrigiert.
- **Operative Behandlung:** Wie bei der Gastroschisis mit Silastikfolie.

Kommt es während oder nach der Geburt zur Ruptur des Omphalozelensackes, muß sofort operiert werden.

Prognose: Die Letalität ist immer noch relativ hoch und liegt zwischen 30 und 40 %. Ursache sind zusätzliche Mißbildungen.

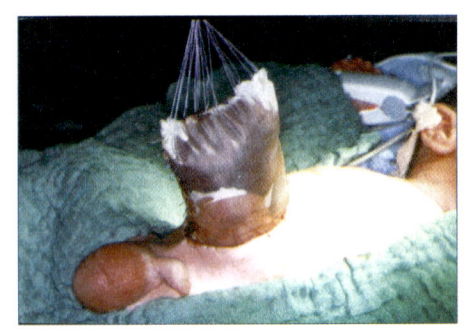

Abb. 53.21
Temporärer Bauchdeckenverschluß bei Gastroschisis mit Silastika

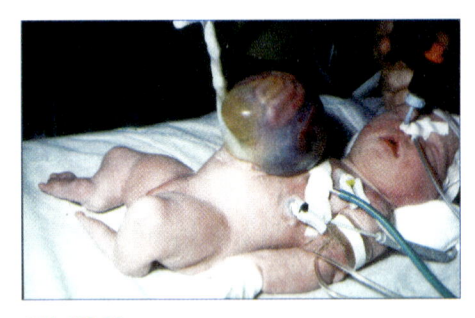

Abb. 53.22
Große Omphalozele

9.3 Kloakenekstrophie

Eine der schwersten Fehlbildungen stellt die Kloakenekstrophie dar. Die wesentlichen Komponenten sind:
- Omphalozele,
- Blasenekstrophie,
- externe Fistel des Ductus omphaloentericus,
- Analatresie,
- verkürztes Kolon.

Eine funktionell befriedigende Korrektur ist schwierig und gelingt nicht immer.

9.4 Persistierender Ductus omphaloentericus

Ursache: Fehlende Rückbildung des bis zur 6. bis 7. Embryonalwoche bestehenden Ductus. Bei diesem handelt es sich um eine Verbindung zwischen fetaler Nabelschleife und Dottersack (s.a. Meckelsches Divertikel, Kap. 10.3.5).
Klinik: Aus einem Schleimhautbezirk im Nabel entleeren sich Schleim, Gasblasen oder auch Stuhl. Der Ductus kann durch den Nabel prolabieren (Abb. 53.23).
Diagnostik: Die Diagnose wird klinisch gestellt. In unklaren Fällen Fisteldarstellung mit Kontrastmittel.
Therapie: Resektion des Fistelganges von einer infraumbilikalen Inzision aus.
Prognose: Sehr gut.

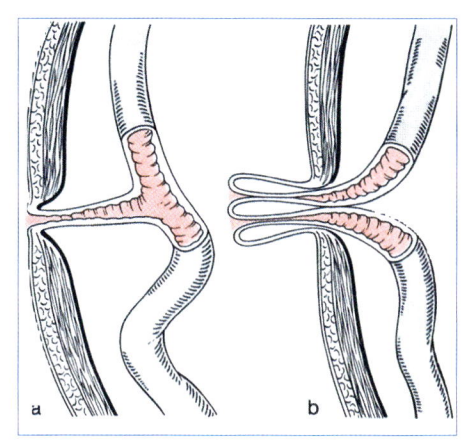

Abb. 53.23 a,b
Persistierender Ductus omphaloentericus
a Stuhlfistel
b Prolaps des Ductus

9.5 Persistierender Urachus

Der Urachus ist die fetale Verbindung zwischen Blasenscheitel und Nabel. Diese obliteriert zum Lig. vesico-umbilicale mediale. Bleibt die Obliteration vollständig aus, resultiert die Urachusfistel.
Klinik: Charakteristisch ist der nässende Nabel. Der Urin entleert sich tropfenweise, bei Druck auf die Blase verstärkt sich der Fluß. Der Nabel und seine Umgebung sind entzündlich gerötet.
Diagnostik: Sonographie, Kontrastmitteldarstellung vom Nabel aus, ggf. Zystographie.
Therapie: Exzision des Ganges nach Diagnosestellung.
Tritt nur eine unvollständige Obliteration ein, können verschiedene Krankheitsbilder resultieren (Abb. 53.24). Bleibt nur der distale Anteil offen, entsteht ein **Urachusdivertikel** am Blasenscheitel. Obliterieren der proximale und distale Anteil und bleibt der mittlere offen, resultiert eine **Urachuszyste**. Sie tritt als rundlicher Tumor in der Mittellinie zwischen Nabel und Symphyse in Erscheinung. Oft manifestiert sie sich erst durch eine Infektion (medianer Bauchdeckenabszeß).

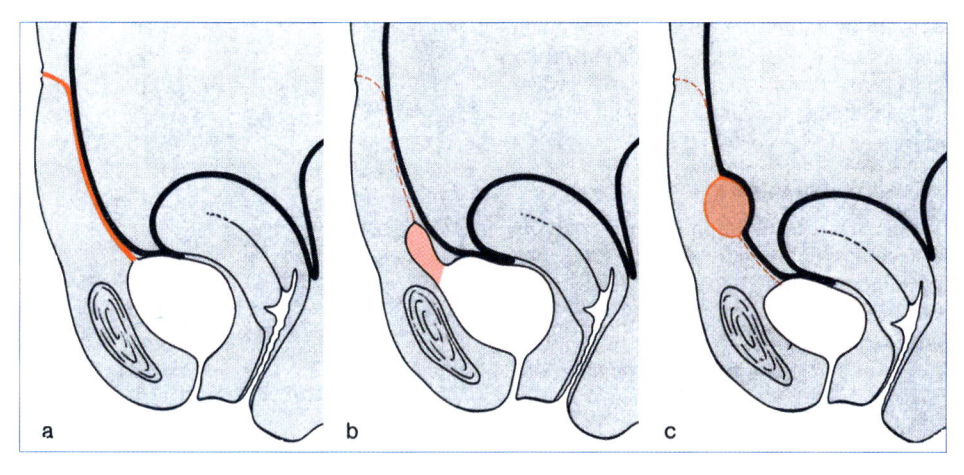

Abb. 53.24 a–c
Persistierender Urachus
a Urachusfistel
b Urachusdivertikel
c Urachuszyste

9.6 Hernien

9.6.1 Nabelbruch

Ein inkompletter Verschluß der Faszie im Nabelbereich nach der Geburt führt zur Ausbildung einer Nabelhernie (Abb. 53.25). Nabelbrüche mit einer kleinen Bruchlücke (unter 2 cm Durchmesser) heilen in den ersten 4 Lebensjahren in etwa 80 % der Fälle spontan. Da die Nabelbrüche im Kindesalter zudem praktisch niemals einklemmen, sollte der Spontanverlauf in den ersten 4 Lebensjahren abgewartet werden.

> Nabelhernie beim Kind: Möglichst keine Operation in den ersten 4 Lebensjahren!

Auch eine konservative Behandlung (Nabelpflaster, Nabelbinden) ist überflüssig. Sie beschleunigt die Heilung nicht, führt aber häufig zur Hautschädigung.
Die Operation der Nabelhernie sollte daher in der Regel im 5. Lebensjahr vor der Einschulung vorgenommen werden. Nur die seltenen Nabelbrüche mit großer Bruchlücke (über 2 cm Durchmesser) heilen nicht spontan und sollten vorher operiert werden.

9.6.2 Supraumbilikalhernie

Es handelt sich um eine Faszienlücke direkt oberhalb des Nabels, die leicht getastet werden kann. Im Gegensatz zur Nabelhernie verschließt sich diese nicht spontan. Die Lücke wird von einem kleinen supraumbilikalen Schnitt aus verschlossen.

9.6.3 Epigastrische Hernie

Faszienlücken zwischen Processus xiphoideus und Nabel werden als epigastrische Hernien bezeichnet. Sie können Ursache von Bauchschmerzen sein. Bei der Operation findet sich in der Regel ein kleines gestieltes präperitoneales Lipom, das durch die Lücke hindurchgetreten ist. Dieses wird abgetragen und die Lücke verschlossen.

9.6.4 Leistenbruch

Der Leistenbruch ist die häufigste chirurgische Erkrankung des Kindesalters und tritt bei 1–2 % aller Kinder auf. Knaben sind fünfmal häufiger betroffen als Mädchen. Praktisch immer liegt eine **angeborene laterale indirekte Hernie** vor. Der Bruchsack entspricht dem nicht obliterierten Processus vaginalis. Direkte Leistenbrüche und Schenkelhernien sind beim Kind Raritäten. Die rechte Seite ist mit 60 % doppelt so häufig betroffen wie die linke (30 %). In 10 % der Fälle tritt der Leistenbruch doppelseitig auf.

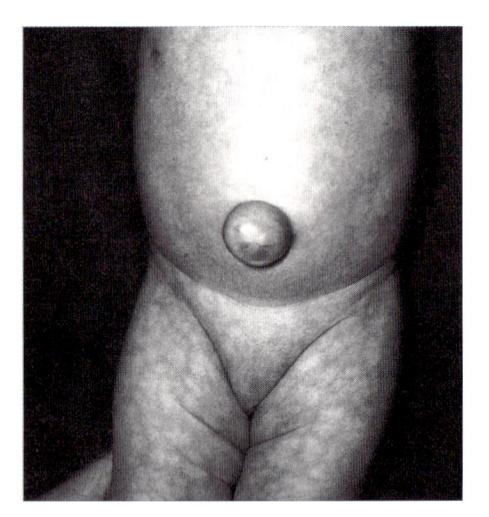

Abb. 53.25
Nabelbruch beim Säugling

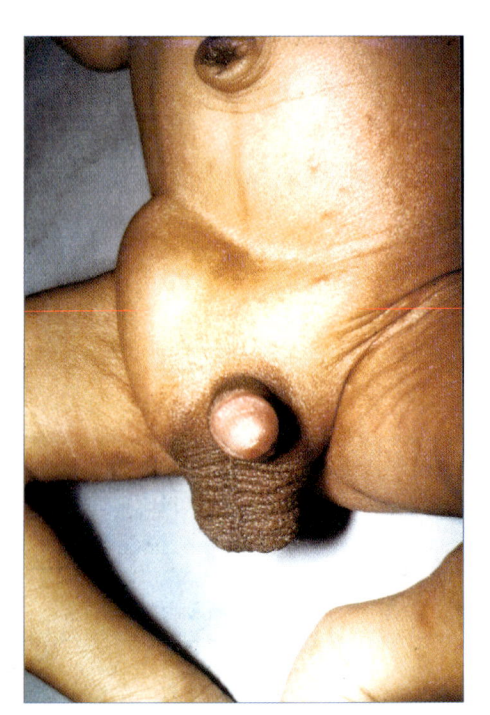

Abb. 53.26
Leistenhernie rechts beim Säugling

Klinik: Meist tritt die Hernie bereits im Säuglingsalter in Erscheinung. Es findet sich eine Schwellung im Bereich des äußeren Leistenringes, die bis in das Skrotum hinunterreichen kann und sich meist leicht in die Bauchhöhle reponieren läßt.
Differentialdiagnose: Hydrocele testis (Abb. 53.28), Hydrocele funiculi spermatici, Lymphknotenschwellung.

> Leistenbruch: Operation nach Diagnosestellung!

Therapie: Operation nach Diagnosestellung! Eine abwartende Haltung ist wegen möglicher Komplikationen (je jünger, desto häufiger) nicht angezeigt. Die Operation unterscheidet sich von der im Erwachsenenalter, da lediglich eine hohe Bruchsackabtragung, meist mit Belassung des distalen Bruchsackanteils, vorgenommen wird. Rekonstruktionen des Leistenkanals sind beim Kind unnötig und gefährlich, da sie zur Hodenatrophie führen können.
Prognose: Rezidive sind selten (1 % der Kinder).

Inkarzeration

Die Einklemmung ist die häufigste Komplikation der Leistenhernie. Sie tritt meist im Säuglingsalter auf und ist nicht selten Erstsymptom der Erkrankung. Erste Zeichen sind Unruhe, Schmerzen und Nahrungsverweigerung. Später entwickeln sich die Symptome eines mechanischen Ileus mit galligem Erbrechen und aufgetriebenem Abdomen. Die Untersuchung deckt die pralle, druckschmerzhafte Schwellung in der Leiste auf.
Therapie: In der Regel gelingt die manuelle Reposition, evtl. in Sedierung. In solchen Fällen wird am folgenden Tag nach Abklingen des Begleitödems operiert. Nicht nur der eingeklemmte Darm, sondern auch der Hoden ist durch Kompression der Samenstranggefäße gefährdet.

Leistenhernie beim Mädchen

Beim Mädchen handelt es sich in etwa 1/4 der Fälle um Gleitbrüche. Tube und Ovar bilden den Bruchinhalt (Ovarialhernie). Da es durch Torsion dieser Organe zu Durchblutungsstörungen kommen kann, ist die Operation immer dringlich. Bei einem doppelseitigen Befund muß man an eine **testikuläre Feminisierung** denken (Geschlechtschromatin im Mundschleimhautabstrich).

9.7 Hydrozele

Die Hydrozelen entstehen wie Leistenhernien durch eine ausbleibende Obliteration des Processus vaginalis (Abb. 53.27 b,c). Es handelt sich im Gegensatz zu den Hydrozelen beim Erwachsenen immer um kommunizierende Hydrozelen, d.h. es besteht eine feine Verbindung zwischen der Bauchhöhle und dem Hydrozelensack. Die in der Hydrozele befindliche Flüssigkeit stammt aus der Bauchhöhle.

Symptome: Prall elastischer, schmerzloser Tumor im Skrotum (Hydrocele testis) oder entlang des Samenstranges (Hydrocele funiculi spermatici).

Therapie: Während der ersten zwei Lebensjahre ist keine Behandlung indiziert, da es im Gegensatz zu den Leistenhernien in dieser Periode oft zu einer Spontanheilung durch vollständige Obliteration des Processus vaginalis kommt. Bei Persistenz ist nach dieser Zeit die Indikation zur Operation gegeben. Die Hydrozelen werden wie ein Leistenbruch operiert.
Eine **Winkelmann-Operation** ist beim Kind **kontraindiziert**.

9.8 Maldescensus testis

Bei etwa 0,8 % aller einjährigen Knaben liegt ein Maldescensus testis vor. Als solcher gelten alle Lageanomalien des Hodens. Ist ein Hoden weder sicht- noch tastbar, spricht man von **Kryptorchismus**. Ursachen eines Kryptorchismus sind Anorchie, intrakanalikuläre Hoden oder Bauchhoden (Retentio testis abdominalis). Befindet sich der Hoden in der Leiste, spricht man von einem **Leistenhoden** (Retentio testis inguinalis).

Eine Sonderform dieses Zustandes ist der **Gleithoden**. Dieser läßt sich manuell in das Skrotum hinunterbringen. Da die Samenstranggebilde zu kurz sind, wird er nach dem Loslassen wieder in die alte Position zurückgezogen. Bei der **Hodenektopie** ist es zu einer Abweichung vom normalen Abstiegsweg gekommen. Der Hoden kann sich am Damm, an der Peniswurzel oder am Oberschenkel befinden. Eine Sonderform ist der nicht behandlungsbedürftige **Pendelhoden**. Dieser befindet sich normalerweise im Skrotum, kann sich aber gelegentlich in den Leistenkanal zurückziehen.

Maldescensus testis: Therapie im zweiten Lebensjahr

Abb. 53.27 a–c
Offener Processus vaginalis mit
a Darm als Inhalt = Leistenhernie
b Flüssigkeit = Hydrocele testis oder
c mit Flüssigkeit bei distaler Obliteration
= Hydrocele funiculi spermatici

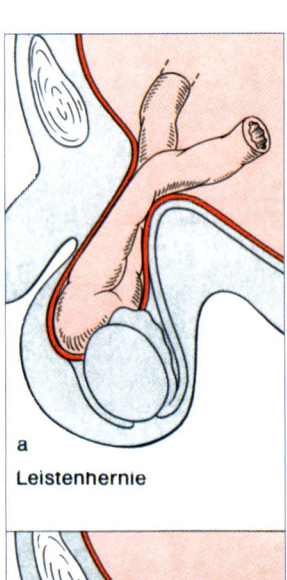

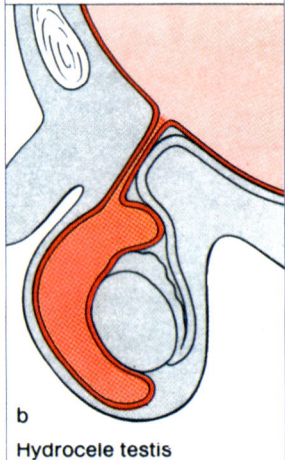

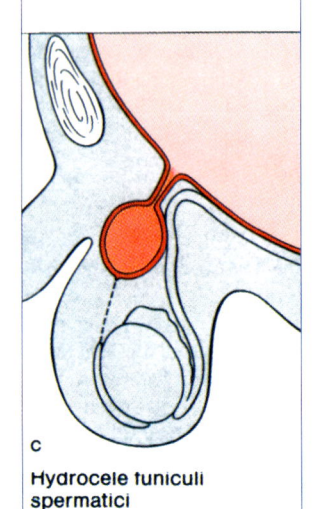

a Leistenhernie
b Hydrocele testis
c Hydrocele funiculi spermatici

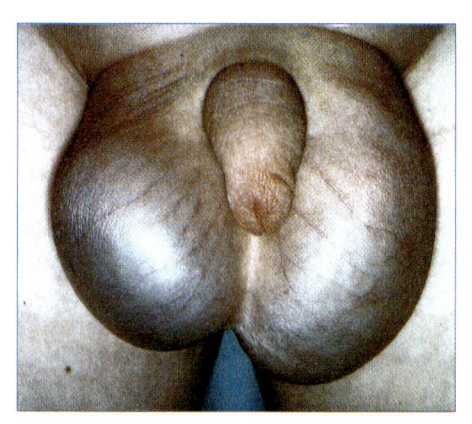

Abb. 53.28
Doppelseitige Hydrozele beim Säugling

Tab. 53.6 Therapie des Maldescensus testis

Retentio testis abdominalis (Kryptorchismus)	Beim doppelseitigen Kryptorchismus zunächst endokrinologischer Ausschluß einer Anorchie. Bei Mißerfolg: Operation
Retentio testis inguinalis Gleithoden	Hormon-Therapie Bei Mißerfolg: Operation
Hodenektopie	Operation. Hormontherapie kontraindiziert
Pendelhoden	Keine Therapie

Therapie (Tab. 53.6): Mit Beendigung des zweiten Lebensjahres sollten sich die Hoden im Skrotum befinden. Bei späterer Behandlung kommt es in zunehmendem Maße zur Infertilität. Primär kann eine konservative Behandlung mit humanem Choriongonadotropin, das im zweiten Lebensjahr zweimal wöchentlich für fünf Wochen i.m. gespritzt wird oder mit LHRH (luteinising hormone releasing hormone) durchgeführt werden. Letztere hat den Vorteil, daß es schmerzlos als Nasenspray (über vier Wochen) verabreicht werden kann.

Kontraindikationen der Hormon-Therapie:
1. Alter über 10 Jahre,
2. Hodenektopie,
3. Kombination von Hodenhochstand und Leistenhernie,
4. sekundärer Hodenhochstand (nach Leistenbruchoperation).

Die Erfolgsquote der Hormonbehandlung ist nicht sehr hoch.
Die operative Verlagerung tastbarer Hoden ist in der Regel unproblematisch. Schwierig ist sie beim nicht tastbaren Hoden (intrakanalikulärer oder Bauchhoden). Fehlt auf einer Seite ein Hoden, kann nach Abschluß der Pubertät eine Hodenprothese in das Skrotum eingesetzt werden.

10 Kinderchirurgische Erkrankungen des Gastrointestinaltraktes

10.1 Ileus beim Neugeborenen

Die Differentialdiagnose des Ileus umfaßt beim Neugeborenen die Duodenalatresie und -stenose, den Mekoniumileus, die Dünn- und Dickdarmatresie, den Morbus Hirschsprung, die Analatresie und die nekrotisierende Enterokolitis.

Die **klassischen Symptome** des Neugeborenenileus, die aber nicht alle vorhanden sein müssen, sind:

- **Hydramnion der Mutter.**
  Ein solches tritt in der Regel nur bei hohen Verschlüssen auf. 25–40% der Amnionflüssigkeit werden vom Feten getrunken und im Jejunum resorbiert. Da bei hohen Verschlüssen des Gastrointestinaltraktes die Amnionflüssigkeit wie bei der Ösophagusatresie nicht in das Jejunum gelangen kann, findet man ein Hydramnion häufig bei Pylorus-, Duodenal- und Jejunumatresien.

- **Galliges Erbrechen.**
  Nur bei Pylorusatresien und bei suprapapillären Duodenalverschlüssen ist das Erbrechen nicht gallig. Das Erbrechen setzt um so früher ein, je höher der Verschluß sitzt.

- **Aufgetriebenes Abdomen.**
  Das Ausmaß der Bauchauftreibung ist abhängig von der Lokalisation des Verschlusses. Je tiefer der Verschluß, um so ausgeprägter die Auftreibung des Abdomens.

- **Fehlender Mekoniumabgang** in den ersten 24 Stunden nach der Geburt.

Diagnostisch reicht meist eine Röntgen-Abdomenübersichtsaufnahme im Hängen, bei tiefen Verschlüssen kann evtl. ein Kontrasteinlauf hilfreich sein. Wichtigste Erstmaßnahme ist das Legen einer ausreichend dicken Magensonde, um Aspirationen zu vermeiden. Nach Ausgleich der Wasser- und Elektrolytdefizite, Bereitstellung von Blut und Gabe von Vitamin K erfolgt die Operation.

10.1.1 Duodenalatresie und -stenose

Häufigkeit: etwa 1 auf 5000 Geburten.
Duodenalverschlüsse kommen gehäuft bei Kindern mit Trisomie 21 (Mongolismus) vor. Der Verschluß liegt meist in unmittelbarer Nähe der Papilla Vateri.
Pathologisch-anatomisch können verschiedene Formen unterschieden werden (Abb. 53.29).
Klinik: Leitsymptom ist das gallige Erbrechen. In seltenen Fällen liegt der Verschluß oberhalb der Papille; nur dann ist das Erbrochene nicht gallig. Der Oberbauch ist durch den dilatierten Magen meist vorgewölbt, während der Unterbauch eingefallen ist. In über 50% liegen zusätzliche Mißbildungen vor.
Diagnostik: Abdomenübersichtsaufnahme im Hängen. Sie zeigt den typischen Doppelspiegel im Magen und im Zwölffingerdarm („Double bubble") (Abb. 53.30).

> Duodenalatresie: Doppelspiegel, galliges Erbrechen

Therapie: Das operative Vorgehen hängt von der Art des Verschlusses ab. Bei vollständiger Unterbrechung und beim Pancreas anulare erfolgt eine Seit-zu-Seit-Duodenostomie. Membranen werden nach Duodenotomie exzidiert.
Bei der Malrotation wird die Ladd'sche Operation durchgeführt. Dabei wird nach dem Durchtrennen der Briden die Malrotation in eine Nonrotation umgewandelt. Da das Zäkum danach im linken Oberbauch liegt, sollte gleichzeitig eine Appendektomie vorgenommen werden.
Prognose: Diese hängt vom Reifegrad des Kindes und von zusätzlichen Mißbildungen ab. Am gefährlichsten ist die Malrotation, da ein vor der operativen Korrektur auftretender Volvulus zu einer Nekrose des gesamten Darmes führen kann.

10.1.2 Dünndarmatresie

Häufigkeit: 1 auf 8000 Geburten.
Ursache: Dünndarmatresien können experimentell bei Tierfeten durch Unterbindung von Mesenterialgefäßen erzeugt werden. Die meisten Dünndarmatresien entstehen wahrscheinlich aufgrund intrauteriner Zwischenfälle wie Invagination, Volvulus oder Thrombose.

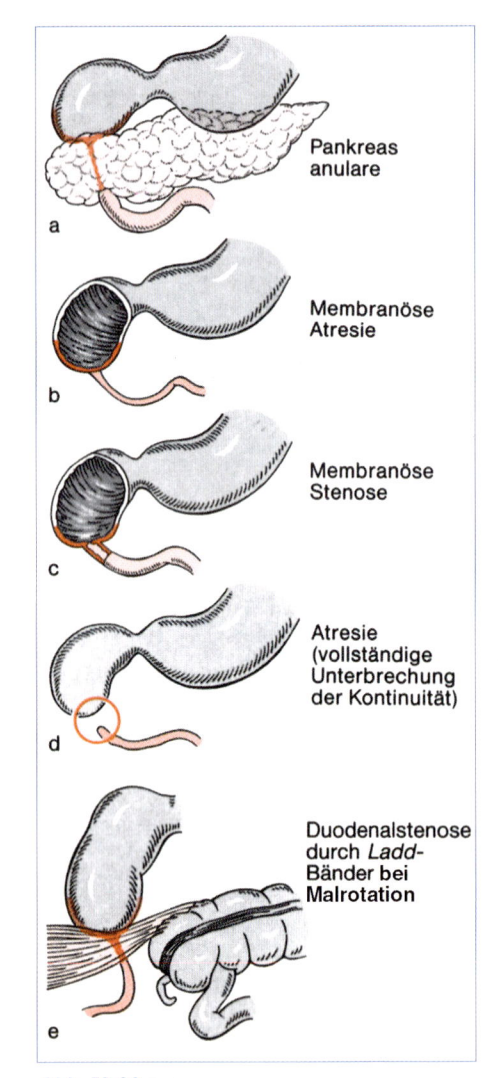

Abb. 53.29 a–e
Formen der Duodenalatresie

a) Pankreas anulare
b) Membranöse Atresie
c) Membranöse Stenose
d) Atresie (vollständige Unterbrechung der Kontinuität)
e) Duodenalstenose durch *Ladd*-Bänder bei Malrotation

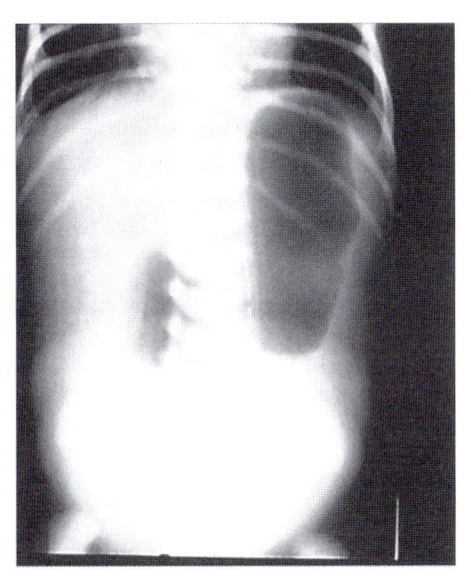

Abb. 53.30
Röntgenübersicht des Abdomens im Hängen bei Duodenalatresie: typischer Doppelspiegel

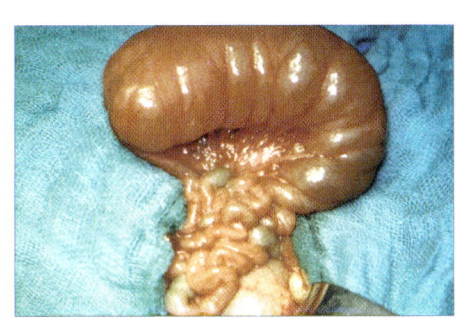

Abb. 53.31
Dünndarmatresie

Symptome: Galliges Erbrechen, aufgetriebenes Abdomen. Wenn überhaupt, wird nur wenig gräuliches Mekonium entleert.

Diagnostik: Abdomenübersichtsaufnahme im Hängen. Je nach Anzahl der Spiegel kann man auf die Lokalisation des Verschlusses schließen.

Therapie: Die operativen Schwierigkeiten ergeben sich aus der erheblichen Kaliberdifferenz der beiden zu vereinigenden Darmschenkel (Abb. 53.31). Die Darmkontinuität wird durch eine End-zu-End-Anastomose nach Resektion des Blindsackes wiederhergestellt.

Prognose: Über 90 % aller Kinder überleben.

Dickdarmatresien sind wesentlich seltener als Dünndarmatresien.

10.1.3 Mekoniumileus

Ursache: Der Mekoniumileus stellt die Erstmanifestation der Mukoviszidose dar und tritt bei 5–10 % aller Neugeborenen mit dieser Erkrankung auf. Das pathologisch zähe Mekonium führt zum Obturationsileus.

> Mekoniumileus: Erstmanifestation der Mukoviszidose!

Pathologie: Man unterscheidet den unkomplizierten vom komplizierten Mekoniumileus. Der Befund bei der unkomplizierten Form ist charakteristisch. Es liegt ein Mikrokolon vor. Die letzten 10–20 cm des Ileums sind ebenfalls enggestellt und perlschnurartig mit eingedickten Mekoniummassen ausgefüllt. Das oralwärts gelegene Ileum ist stark dilatiert und enthält zähe dunkle Mekoniummassen (Abb. 53.32). Das Bild des komplizierten Mekoniumileus ist vielfältig. Die Komplikationen sind Folge eines Volvulus einer mekoniumgefüllten Dünndarmschlinge oder einer Überdehnungsperforation. Die pathologischen Veränderungen sind abhängig davon, ob die Perforation prä- oder postnatal auftritt. Im ersten Fall kann es zu diffuser oder lokalisierter steriler Mekoniumperitonitis, zu Darmstenosen, zu Atresien oder zu intraabdominellen Pseudozysten kommen. Beim postnatalen Volvulus kommt es zum Pneumoperitoneum mit bakterieller Peritonitis.

Klinik: Leitsymptome sind galliges Erbrechen und aufgetriebenes Abdomen kurz nach der Geburt. Die Abdomenübersichtsaufnahme im Hängen zeigt unterschiedlich gefüllte Dünndarmschlingen, wobei Flüssigkeitsspiegel wegen des stark eingedickten Mekoniums oft fehlen. Beim komplizierten Mekoniumileus erkennt man gelegentlich feine Verkalkungen (verkalkte Fremdkörpergranulome).

Therapie: Beim unkomplizierten Mekoniumileus ist ein konservativer Behandlungsversuch mit Gastrografineinläufen in etwa 50 % der Fälle erfolgreich. Das hypertone Kontrastmittel führt zu einer Verschiebung von Flüssigkeit in das Darmlumen und zur Auflösung des eingedickten Mekoniums. Gelingt dies nicht, muß operiert werden.

Kann der Darm nicht über eine Enterotomie leergespült werden, muß ein temporäres Enterostoma angelegt werden. Beim komplizierten Mekoniumileus wird primär operiert. Das operative Vorgehen richtet sich nach der Art der vorliegenden Komplikation.

Prognose: Abhängig von der Schwere der Grunderkrankung. Am häufigsten führen pulmonale Komplikationen zum letalen Ausgang.

10.1.4 Morbus Hirschsprung

Häufigkeit: 1 auf 4000 Geburten. Knaben/Mädchen 4:1.

Ursache: Beim kongenitalen Megakolon liegt eine Aplasie des intramuralen Parasympathikus (Auerbach- und Meißner-Plexus) in dem befallenen Darmabschnitt als angeborene Entwicklungsstörung vor. Da die Einsprossung dieser Ganglienzellen zwischen der siebten und zwölften Embryonalwoche von oral nach aboral erfolgt, reicht das aganglionäre Segment immer vom Anus aus unterschiedlich weit oralwärts. Am häufigsten (60 %) ist das Rektosigmoid befallen. Es gibt aber alle Übergänge vom ultrakurzen Segment bis zur totalen Aganglionose des Kolons (Zuelzer-Wilson-Syndrom), sogar Aganglionosen des gesamten Darmes (Abb. 53.33). Die funktionelle Stenosierung im aganglionären Darmabschnitt führt sekundär zur Koprostase mit Erweiterung und Muskelhypertrophie des oralwärts gelegenen, gesunden Darmes (Abb. 53.36), zum Megakolon.

Klinik: Chronische Obstipation. Die Mehrzahl der Kinder entwickelt bereits in der Neugeborenenperiode Symptome einer tiefsitzenden Darmobstruktion (Abb. 53.34). Praktisch immer wird das erste Mekonium verspätet abgesetzt (> 24 Stunden). In schweren Fällen folgt rasch ein kompletter Ileus. Zwei weitere Ereignisse in der Neugeborenen- und frühen Säuglingsperiode müssen an einen Morbus Hirschsprung denken lassen:

- Die **Diarrhoe** als Folge einer Enterokolitis. Sie ist die Haupttodesursache beim Morbus Hirschsprung im Neugeborenenalter. Ihre Ursache ist die Obstruktion. Neben den Durchfällen bestehen ein aufgetriebenes Abdomen und galliges Erbrechen.
- Die **Kolonperforation.** Dieses relativ seltene Ereignis tritt in der Neugeborenenperiode auf. Ursache ist eine Überdehnung des Darmes proximal des engen Segmentes.

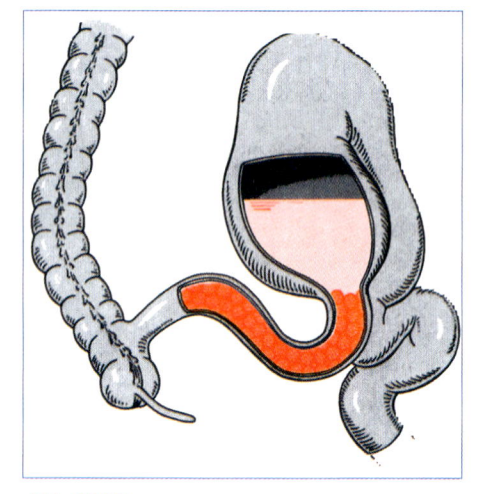

Abb. 53.32
Mekoniumileus

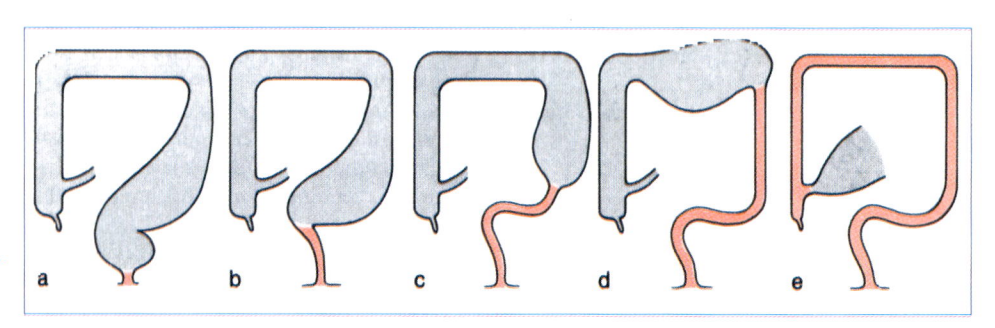

Abb. 53.33 a–e
Unterschiedliche Manifestationsformen des Morbus Hirschsprung

Kinderchirurgische Erkrankungen des Gastrointestinaltrakts

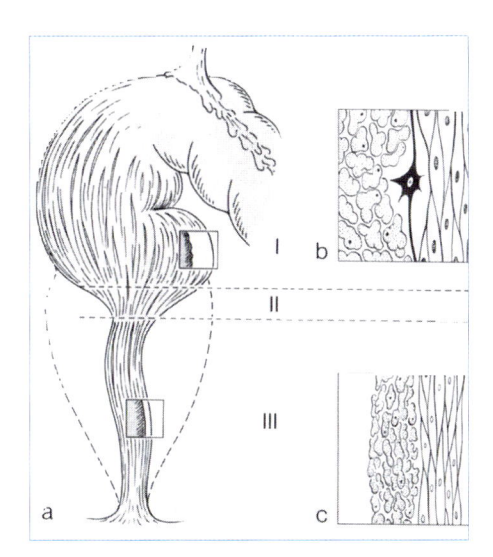

Abb. 53.34 a–c
Schematische Darstellung der Pathologie des Morbus Hirschsprung:
a I Megakolon, Wandhypertrophie
II Übergangszone (3–5 cm)
III Aganglionäres (enges) Segment,
b Histologischer und histochemischer Normalbefund,
c Aplasie des intramuralen Parasympathikus, Hyperplasie des extramuralen Parasympathikus, erhöhte Azetylcholinesteraseaktivität

Beim älteren Kind wird meist das klassische Bild mit schwerer Obstipation und aufgetriebenem Abdomen beobachtet (Abb. 53.35). Manchmal entleeren die Patienten nur alle zwei bis drei Wochen Stuhl.

Diagnostik: Häufig ist der rektale Untersuchungsbefund charakteristisch. Der Sphinktertonus ist erhöht. Typisch ist die explosionsartige Entleerung von Luft und Stuhl beim Herausziehen des Fingers bei kurzem engem Segment oder nach Einführen des Darmrohres nach Überwinden des engen Segmentes.

Gesichert wird die Diagnose durch:
- **Röntgenkontrasteinlauf:** Mit ihm läßt sich das enge Segment meist eindeutig darstellen (Abb. 53.36).
- **Rektumschleimhautbiopsie:** Die histochemische Untersuchung der Biopsie zeigt die für den Morbus Hirschsprung typische Vermehrung der parasympathischen Fasern und eine Erhöhung der Azetylcholinesterase in der Lamina propria mucosae. Die Biopsie muß 2 cm oberhalb der anokutanen Grenze entnommen werden, damit ein ultrakurzes Segment nicht übersehen wird.

> Morbus Hirschsprung: Sicherung der Diagnose durch Stufenbiopsie!

- **Analdruckmessung:** Manometrisch ist der Morbus Hirschsprung durch fehlende Internusrelaxion, durch fehlende Fortleitung der propulsiven Wellen im aganglionären Segment, durch stark erhöhtes anorektales Druckprofil und durch fehlende Adaptationsreaktion gekennzeichnet.

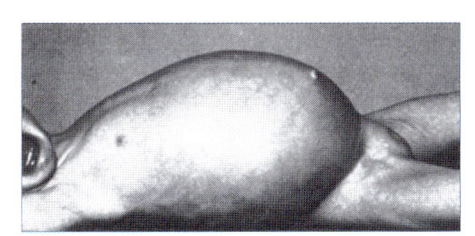

Abb. 53.35
Aufgetriebenes Abdomen bei Morbus Hirschsprung

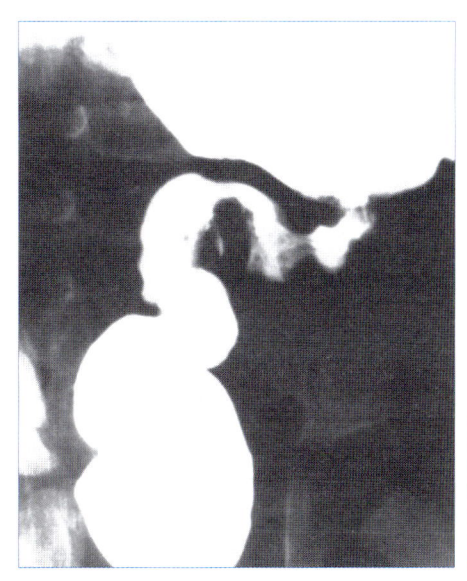

Abb. 53.36
Röntgenbariumkontrast bei Morbus Hirschsprung mit engem Segment im Rektosigmoid

Therapie: Entfernung des aganglionären Segmentes mit tiefer kolorektaler Anastomose (Operation nach Rehbein). Weitere Operationsmethoden sind von Swenson, Duhamel und Soave angegeben.

Kommt es beim Neugeborenen zum Ileus, wird bis zur endgültigen Operation vorübergehend eine endständige Kolostomie in der Übergangszone angelegt (Abb. 53.37).

Prognose: Haupttodesursache ist die Enterokolitis. Die Operationsletalität ist minimal. Nach durchgeführter Operation werden bei 80 % Patienten gute Resultate erzielt.

10.1.5 Anorektale Verschlüsse

Ursache: Ungenügende Trennung des Enddarmes vom ventral gelegenen Urogenitalsystem.

Pathologie: Man unterscheidet hohe von tiefen Formen. Entscheidender Bezugspunkt ist die Puborektalisschlinge (Abb. 53.38). Bei den hohen Formen (40 %) endet der Rektumblindsack oberhalb dieser Schlinge, bei den tiefen Formen (60 %) ist er durch diese hindurchgetreten. Zwischenformen werden als intermediär bezeichnet.

Fast immer bestehen „Fisteln" zum Urogenitaltrakt oder zum Damm. Bei den hohen Formen münden diese Fisteln proximal: Beim Mädchen in die Scheide, beim Jungen in den Blasenhals oder die Urethra. Bei den tiefen Formen münden die Fisteln distal: Beim Mädchen in den Scheidenvorhof oder in den Damm, beim Jungen in den Damm oder in das Skrotum.

Neue Untersuchungen haben gezeigt, daß diese sog. Fisteln embryologisch und morphologisch einen ektopen (stenosierten) Anus darstellen. Sie sind immer von einem Sphincter ani internus umgeben, es findet sich eine Zone von Übergangsepithel und die „Fistel" ist im Bereich des M. sphincter ani internus ganglienzellfrei (Abb. 53.39). Auch der M. sphincter ani externus ist kaudal des Blindsacks in der Mittellinie meist angelegt. Bei einem Fehlen von > 2 Sakralwirbeln ist der M. levator ani nur rudimentär angelegt.

Die drei wesentlichsten Schließmuskeln sind also auch bei der Analatresie in der Regel vorhanden; mit den bisher entwickelten Operationsmethoden läßt sich aber insbesondere der für die Kontinenz wichtigste Muskel, der Sphincter ani internus, nur selten für die Rekonstruktion nutzen. Anorektale Verschlüsse sind häufig mit zusätzlichen Mißbildungen meist im Urogenitalbereich, gefolgt von Mißbildungen des Gastrointestinaltraktes (Ösophagusatresie, Duodenalatresie), des Herzens und des Skelettes (Wirbel) kombiniert.

Diagnostik: Die Lokalisation des Verschlusses – für die einzuschlagende Therapie von entscheidender Bedeutung – kann in den meisten Fällen aufgrund der **klinischen Untersuchung** festgestellt werden.

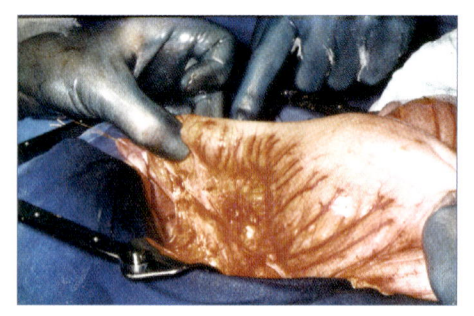

Abb. 53.37
Intraoperativer Befund bei Morbus Hirschsprung: Übergang vom enggestellten aganglionären Segment in den dilatierten Dickdarm

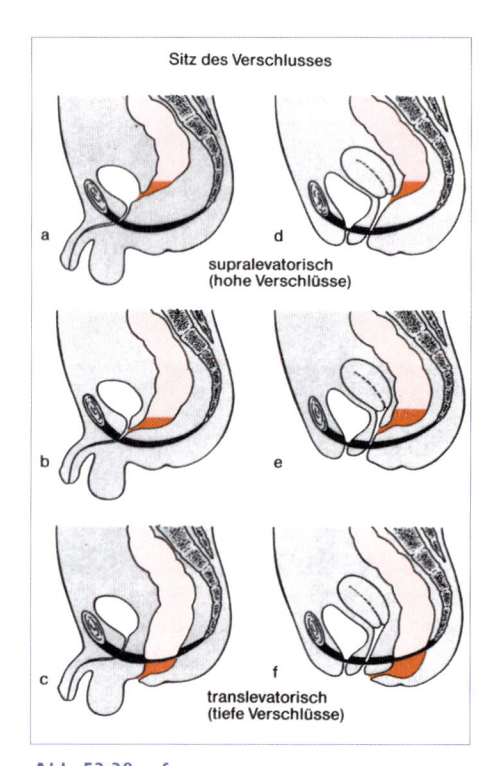

Abb. 53.38 a–f
Anorektale Verschlüsse. Varianten bei Knaben (a–c) und Mädchen (d–f)

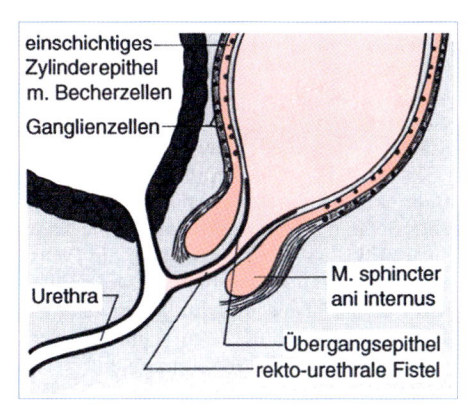

Abb. 53.39
Schematische Darstellung der Anatomie bei hoher Analatresie mit rektourethraler Fistel

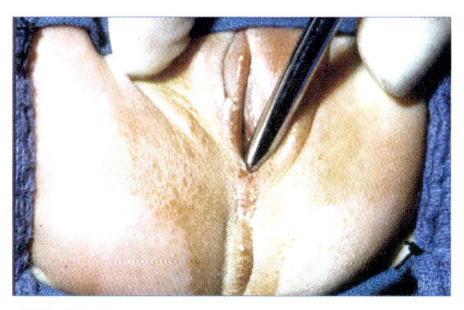

Abb. 53.40
Analatresie mit anovestibulärer Fistel beim Mädchen. Hegar-Stift in der Fistel

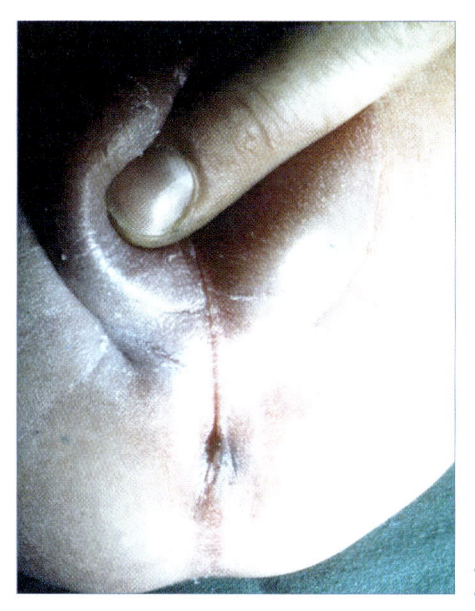

Abb. 53.41
Analatresie beim Jungen

Bei den tiefen Formen findet man beim Mädchen in der Regel eine Fistel zum Damm oder zum Scheidenvorhof (Abb. 53.40). Beim Jungen besteht fast immer eine sichtbare Fistel zum Damm. Sie kann bis in das Skrotum oder an die Penisunterseite verlaufen. Enthält sie Mekonium, wird sie als blau-schwarzer Strich deutlich erkennbar. Eine hohe Form kann man vermuten, wenn keine Analöffnung und keine äußere Fistel erkennbar ist (Abb. 53.41). Beim Mädchen zeigt die Entleerung von Mekonium durch die Scheide eine rektovaginale Fistel und damit die hohe Form an. Beim Knaben findet sich bei der hohen Form ebenfalls keine äußerlich sichtbare Fistel. Evtl. Beimischung von Mekonium zum Urin beweist eine rektovesikale oder rektourethrale Fistel.

Seitliche **Röntgenaufnahmen des Beckens** in Kopftieflage (Wangensteen-Aufnahme) lassen die Distanz zwischen luftgefülltem Rektumblindsack und markiertem Damm evtl. erkennen.

Auch die **Sonographie** kann zur Lokalisationsdiagnostik nützlich sein. Immer macht man auch eine **Abdomenübersichtsaufnahme** im Hängen und sondiert den Ösophagus, um zusätzliche Verschlüsse frühzeitig zu erkennen. Durch die Sonographie werden urogenitale Mißbildungen und Mißbildungen des unteren Spinalkanals („tethered cord") ausgeschlossen.

Klinik: Beim Jungen entwickelt sich nach ein bis zwei Tagen ein mechanischer Ileus, da über die sehr feinen Fisteln kein Stuhl entleert wird. Dagegen scheiden die Mädchen in der Regel zunächst genügend Stuhl über die meist weiten Fisteln aus, so daß die Atresie bei diesen bei mangelhafter Untersuchung manchmal verspätet entdeckt wird.

Therapie: Die 1980 von Peña und deVries entwickelte posteriore sagittale Anorektoplastik hat die früheren Operationsverfahren weitgehend verdrängt. Die Methode hat den Vorteil, daß sie in unterschiedlicher Ausdehnung für alle Formen der Analatresie angewandt werden kann. Sie wird meist von einem alleinigen sakralen Zugang aus durchgeführt und ist daher wenig belastend. Nur bei den allerhöchsten Formen (10 %) muß zusätzlich eine Laparotomie durchgeführt werden. Bei den tiefsten Formen kann der Eingriff ohne protektive Sigmoidostomie durchgeführt werden, bei den übrigen Formen wird in der Neugeborenenperiode eine Sigmoidostomie angelegt und die endgültige Korrektur nach einigen Monaten durchgeführt.

Prognose: Eine häufige Komplikation stellt die partielle Stuhlinkontinenz dar, insbesondere bei den supralevatorischen Verschlüssen.

10.1.6 Nekrotisierende Enterokolitis

Die nekrotisierende Enterokolitis (NEC) ist die häufigste Ursache des akuten Abdomens in der Neugeborenen- und frühen Säuglingsperiode. Meist tritt sie zwischen dem 3. Lebenstag und der 4. Lebenswoche auf. In der Regel werden Frühgeborene und Neugeborene mit schweren Grunderkrankungen befallen.
Ursache: Intestinale Ischämie mit Schädigung der Darmschleimhaut als Folge von Schock, Asphyxie oder Hypoxie. Die Invasion von meist gasbildenden Bakterien in die geschädigte Darmwand führt dort zur Entzündung und zur Ausbreitung von Gas. Dieses kann bis in die Pfortader gelangen. Bei fortschreitender Ischämie und Entzündung kommt es zur transmuralen Nekrose, Perforation, Peritonitis und Tod.
Klinik: Gespanntes Abdomen, Erbrechen, gastrointestinale Blutung, Lethargie, Apnoe, fortschreitende Azidose. Ein Pneumoperitoneum als Folge der Perforation ist ein Spätsymptom.

> Leitsymptome der NEC:
> Galliges Erbrechen, aufgetriebenes Abdomen, blutige Stühle

Diagnostik: In typischen Fällen zeigt die Abdomenübersichtsaufnahme im Hängen Gas in der Wand der geblähten Darmschlingen, manchmal auch in der Pfortader (schlechtes prognostisches Zeichen; Letalität > 40 %). Die metabolische Azidose ist indirekter Hinweis auf die Minderperfusion des Darmes. Eine Thrombopenie ist Zeichen der Sepsis oder einer Verbrauchskoagulopathie.
Therapie: In Frühfällen konservative Behandlung. Die orale Nahrungszufuhr wird eingestellt, der Darm durch eine Magensonde entlastet. Schockbekämpfung mit Plasma oder Blut. Breitbandantibiotika. Die Wahl des richtigen Operationszeitpunktes ist oft schwierig. Eine absolute Indikation ist die Perforation. Der Eingriff sollte aber möglichst vorher erfolgen. Die chirurgische Therapie besteht in der Resektion der befallenen Darmabschnitte. Meist werden die Darmenden als endständige Enterostomien herausgeleitet. Die Darmkontinuität wird zwei bis drei Monate später wiederhergestellt.
Prognose: Die Letalität der Erkrankung ist hoch (20–30 %). Spätkomplikationen sind Darmstenosen (10–20 %) als Folge der Ischämie. Nach ausgedehnten Resektionen Entstehung eines Kurzdarm-Syndroms.

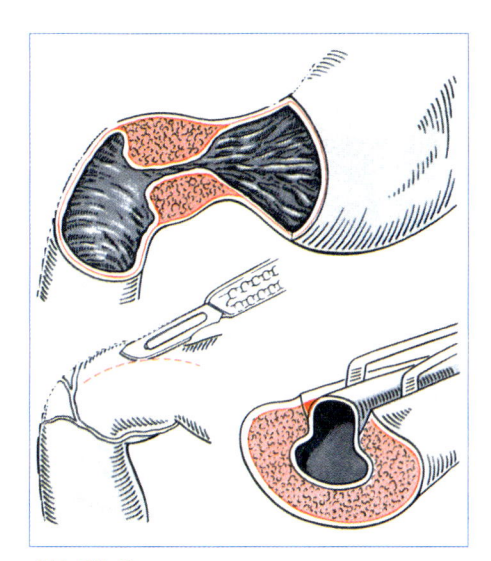

Abb. 53.42 a–c
Operation des Pylorospasmus (Pyloromyotomie nach Ramstedt):
a Querschnitt
b Inzision
c Spreizung des hypertrophischen Muskelmantels

10.2 Ileus beim Säugling und Kleinkind

Häufigste Ursachen eines Ileus beim Säugling jenseits der Neugeborenenperiode sind die eingeklemmte Leistenhernie, die hypertrophe Pylorusstenose und der Volvulus bei Malrotation.
Weitere Ileusursachen im Kindesalter sind die Invagination, die Appendizitis, postoperative Adhäsionen und Briden, Darmduplikaturen, Mesenterialzysten und Rückbildungsstörungen des Ductus omphaloentericus (Meckel'sches Divertikel).

10.2.1 Hypertrophe Pylorusstenose

Bei der hypertrophen Pylorusstenose (Magenpförtnerkrampf) liegt eine Hypertrophie der Pylorusmuskulatur vor. Folge ist eine Magenausgangsstenose.
Ursache: Unbekannt.
Häufigkeit: 3 auf 1000 Lebendgeborenen. Knaben überwiegen im Verhältnis 4:1.
Klinik: Die Symptome entwickeln sich in der Regel zwischen der zweiten und sechsten Lebenswoche.
Das charakteristische Bild ist gekennzeichnet durch explosionsartiges, nicht galliges Erbrechen nach der Nahrungsaufnahme. Eine sichtbare Magenperistaltik zieht quer über den Oberbauch. Die Palpation des Pylorustumors ist nicht immer möglich. Das Erbrechen führt zum Gewichtsverlust und zur Exsikkose, der Verlust von Salzsäure zur hypochlorämischen Alkalose.

> Hypertrophe Pylorusstenose: Explosionsartiges Erbrechen, tastbarer Tumor, hypochlorämische Alkalose, zweite bis sechste Lebenswoche

Diagnostik: Differentialdiagnostisch muß die **Kardiainsuffizienz** abgegrenzt werden, die allerdings auch gleichzeitig bestehen kann (Roviralta-Syndrom). Beim **adrenogenitalen Syndrom** bestehen neben dem Erbrechen Veränderungen des Genitales und eine andere Elektrolytkonstellation.
Therapie: Ist die Diagnose gestellt, ist die Indikation zur Operation gegeben. Nur leichte Fälle sollten konservativ behandelt werden. Die Operation ist niemals ein Notfall. Sie erfolgt nach Legen einer Magensonde und nach Ausgleich der hypochlorämischen Alkalose sowie der Wasser- und Elektrolytdefizite. Die Pyloromyotomie nach Ramstedt besteht in der Längsspaltung der Serosa des Pylorus und einem stumpfen Auseinanderdrängen der Muskulatur, bis sich die Schleimhaut hernienartig zwischen der Muskulatur vorwölbt (Abb. 53.42).
Der Eingriff wird von einem bogenförmigen Schnitt direkt oberhalb des Nabels durchgeführt, der keine sichtbare Narbe hinterläßt.
Sechs Stunden postoperativ kann mit der vorsichtigen Nahrungszufuhr begonnen werden. Wenige Tage nach der Operation werden die Kinder nach Hause entlassen. Die Letalität des Eingriffes liegt nahe 0 %.

10.2.2 Invagination

Die idiopathische ileo-kolische Invagination ist eine typische Erkrankung des Säuglings- und Kleinkindalters und tritt vorwiegend im Alter zwischen 4 und 18 Monaten auf.

Ursache: Nur selten findet sich beim Säugling eine eindeutig anatomische Ursache (Meckel'sches Divertikel, Polyp, Duplikatur) für die Invagination. Fast immer bestehen allerdings vergrößerte mesenteriale Lymphknoten – wahrscheinlich Folge einer Virusinfektion –, die ursächlich angeschuldigt werden.

Symptome: Aus voller Gesundheit treten kolikartige Bauchschmerzen auf. Meist kommt es auch zu initialem Erbrechen. Während der Attacken wird der Säugling blaß, schreit und zieht die Beine an. Zwischenzeitlich ist das Kind beschwerdefrei. Bei verschleppten Fällen kommt es zum Vollbild des mechanischen Ileus mit aufgetriebenem Abdomen und wiederholtem galligen Erbrechen. Blutige Stühle sind ebenfalls ein Spätsymptom.

Diagnostik: Sie kann meist klinisch aufgrund der Anamnese und des tastbaren Invaginationstumors gestellt werden. Sie wird gesichert durch Sonographie und Kontrasteinlauf (Abb. 53.43).

Therapie: In Frühfällen radiologische Reposition mit einem Kontrasteinlauf unter Durchleuchtungskontrolle. Beim Versagen (10–30 %) wird operiert. In fortgeschrittenen Stadien oder beim 2. Rezidiv wird primär operiert. Meist gelingt die manuelle Reposition. Ist der Darm nekrotisch, muß reseziert werden.

Prognose: Gut.

Bei der Invagination des Neugeborenen und des älteren Kindes liegt in der Regel eine anatomische Ursache (Meckel'sches Divertikel, Polyp, Duplikatur) vor. Aus diesem Grunde sollten diese Kinder primär operiert werden, damit gleichzeitig die Ursache beseitigt werden kann.

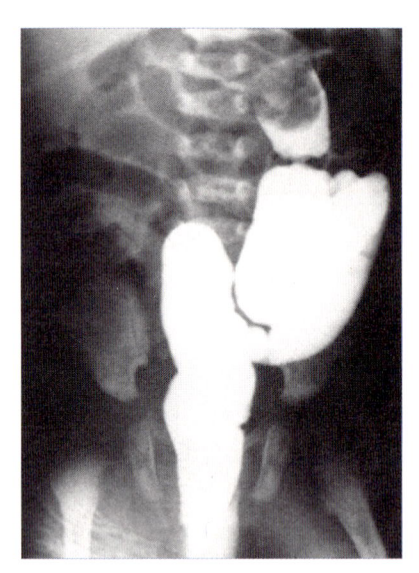

Abb. 53.43
Ileokolische Invagination. Röntgenkontrasteinlauf mit Stop im Bereich der linken Flexur

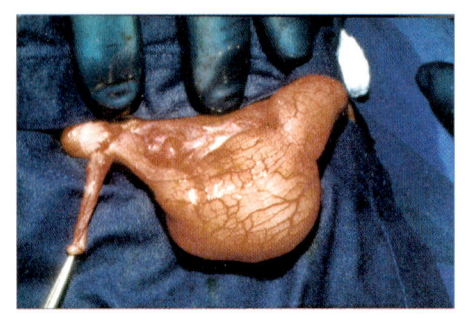

10.2.3 Duplikaturen des Intestinaltraktes

Seltene Mißbildungen. Meist werden sie bereits im Säuglings- oder Kindesalter bemerkt.

Pathologie: Duplikaturen können im gesamten Verdauungstrakt vom Mund bis zum Anus vorkommen. Am häufigsten sind sie im Dünndarmbereich (Abb. 53.44). Tubuläre Duplikaturen liegen auf der mesenterialen Seite des Darmes und haben mit diesem eine gemeinsame Blutversorgung.

Zystische Duplikaturen haben im Gegensatz zu den tubulären meist keine Verbindung zum Darm.

Klinik: Thorakale Duplikaturen können zu Dysphagie durch Ösophaguskompression und zu Stridor durch Trachealkompression führen. Die abdominellen Duplikaturen können durch eine Ileussymptomatik oder durch eine intestinale Blutung auffallen, wenn sie ektopische Magenschleimhaut enthalten, deren HCl-Produktion Ulzerationen verursacht.

Abb. 53.44
Duplikatur des Ileums. Operationspräparat

Tab. 53.7 Differentialdiagnose der rektalen Blutung im Kindesalter

Ätiologie	Neugeborenes	Säugling	Kind
Gerinnungsstörung	+++	+	+
Verschlucktes Blut	+++		
Nekrotisierende Enterokolitis	+++		
Enteritis	+	+++	+++
Analfissur		+++	+
Invagination		+++	+
Meckel-Divertikel		+++	+
Juveniler Polyp			+++
Peptisches Ulkus	+	+	+++
Ösophagusvarizen			+++
Kolitis			+++
Duplikatur		+	+
Volvulus mit Gangrän	+	+	
Hämangiome	+	+	+

+++ = häufige Ursachen
+ = seltene Ursachen

Diagnostik: Thorakale Duplikaturen sind auf der Thoraxaufnahme erkennbar. Die abdominellen lassen sich manchmal in der MDP oder im Kolonkontrasteinlauf nachweisen. Typisch sind zusätzliche Wirbelmißbildungen.

Therapie: Wegen möglicher Komplikationen werden Duplikaturen operiert. Meist muß der angrenzende Darm mit entfernt werden. Bei langen tubulären Duplikaturen wird nur die Schleimhaut ausgeschält.

10.3 Gastrointestinale Blutungen

Bei einer gastrointestinalen Blutung im Kindesalter spielt neben dem Charakter der Blutung vor allem das Lebensalter selbst eine bedeutende Rolle für die Differentialdiagnose (Tab. 53.7).

10.3.1 Gastrointestinale Blutung beim Neugeborenen

Eine Blutung am ersten Lebenstag wird fast immer durch verschlucktes mütterliches Blut vorgetäuscht. Das Fruchtwasser war in diesen Fällen blutig. Mit Hilfe des Apt-Testes kann das mütterliche vom fetalen Blut unterschieden werden.

Die sog. **Melaena vera neonatorum**, die durch eine transitorische Funktionsschwäche der Leber und durch Mangel an Vitamin K bedingt ist, kommt heute bei der routinemäßigen Anwendung von Vitamin K kaum noch vor. Diese Blutungen treten meist am zweiten oder dritten Lebenstag auf.

Bei einer starken oberen gastrointestinalen Blutung muß man auch an ein Magen- oder Duodenalulkus denken. Häufig bleibt die Ursache beim Neugeborenen unklar. Eine gastrointestinale Blutung während der Neugeborenenperiode, die chirurgisch behandelt werden muß, ist eine Rarität.

10.3.2 Analfissur

Diese stellt die häufigste Ursache hellroter Blutauflagerungen auf dem Stuhl in der Säuglingsperiode dar. Meist werden diese durch eine Obstipation verursacht. Die Diagnose wird durch die Inspektion des Anus gestellt. Die meisten Analfissuren heilen aus, wenn die Obstipation behandelt wird. Beim Mißerfolg wird eine Sphinkterdehnung oder eine Sphinkterotomie durchgeführt.

10.3.3 Polypen

Die juvenilen Kolonpolypen bilden in der Altersgruppe zwischen zwei und 12 Jahren die häufigste Ursache einer rektalen Blutung. Das Blut ist meist hellrot dem Stuhl aufgelagert oder folgt der Stuhlentleerung nach. Eine maligne Entartung dieser Polypen kommt nicht vor. 70 % der Polypen sind im Rektum lokalisiert. Sie werden röntgenologisch oder endoskopisch diagnostiziert. Therapeutisch können fast alle Polypen endoskopisch abgetragen werden. Adenomatöse Polypen sind beim Kind sehr selten. Ausnahmen sind solche bei der familiären Polyposis, die an anderer Stelle behandelt wird (s. Kap. 26.5).

10.3.4 Ösophagusvarizen

Anders als beim Erwachsenen wird die portale Hypertonie im Kindesalter häufig durch eine Pfortaderthrombose verursacht (prähepatischer Block). Blutungen vor dem zweiten Lebensjahr sind selten. Da die Leberfunktion normal ist, besteht eine weitaus bessere Langzeitprognose als beim Erwachsenen.

Ursache für den intrahepatischen Block im Kindesalter sind die biliäre Zirrhose als Folge einer Gallengangsatresie, die posthepatische Zirrhose, der α_1-Antitrypsinmangel, der Morbus Wilson und die Mukoviszidose.

10.3.5 Meckel-Divertikel

Das Meckel-Divertikel ist die häufigste Ursache einer massiven rektalen Blutung im Kindesalter. Es handelt sich um eine Hemmungsmißbildung des Ductus omphaloentericus und kommt bei 1–2 % der Bevölkerung vor (Abb. 53.45). 90 % der Divertikel bleiben asymptomatisch. Symptome können in jedem Lebensalter auftreten, sind allerdings in den ersten beiden Lebensjahren am häufigsten. Die **Komplikationen** umfassen:
- **Ileus** als Folge eines Volvulus oder einer Strangulation um eine strangförmige Verbindung zum Nabel oder um eine strangförmige Bride zum Mesoileum. Letztere entspricht der obliterierten A. omphalomesenterica.
- **Invagination**.
- **Divertikulitis** und **Perforation**. Diese hat das klinische Bild einer Appendizitis.
- **Blutung**. Charakteristisch ist die schmerzlose massive rektale Blutung, die meist spontan zum Stehen kommt, aber Transfusionen erfordern kann. Zu den Blutungen kommt es, wenn das Divertikel Inseln ektoper Magenschleimhaut enthält. Diese produzieren Salzsäure, die peptische Ulzerationen in der benachbarten Dünndarmschleimhaut erzeugen.

Diagnostik: Röntgenologisch können die Divertikel nur schwer dargestellt werden.
Im Falle eines blutenden Divertikels ist das Technetium-Szintigramm die diagnostische Methode der Wahl. Das intravenös gegebene Technetium reichert sich in der Magenschleimhaut an und wird wie die Salzsäure über diese ausgeschieden (Abb. 53.46).

> Verdacht auf blutendes Meckel-Divertikel: Tc-Scan

Therapie: Im Kindesalter wird jedes Meckel-Divertikel wegen möglicher Komplikationen entfernt. Meist reicht die keilförmige Exzision mit anschließender Quervernähung des Darmes. Bei eingetretenen Komplikationen wird oft eine Dünndarmsegmentresektion erforderlich.

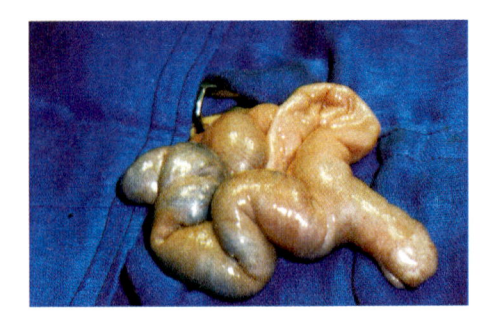

Abb. 53.45
Meckel'sches Divertikel

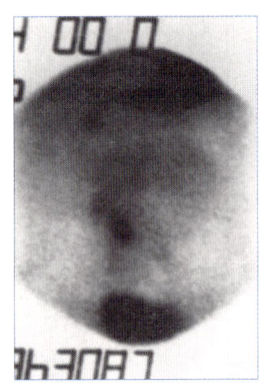

Abb. 53.46
Technetium-Szintigramm beim blutenden Meckel-Divertikel, oben Magen, unten Blase, in der Mitte das Divertikel

11 Kinderchirurgische Erkrankungen der Leber und Gallenwege

11.1 Gallengangsatresie

Bei der Gallengangsatresie liegt eine Obstruktion aller oder eines Teiles der extrahepatischen Gallengänge vor (Abb. 53.47). Am häufigsten ist der Typ D mit Umwandlung aller extrahepatischen Gänge in fibröse Stränge. Typ C und D stellen sog. „nicht-korrigierbare" Formen dar. Typ A und B („korrigierbare Formen") sind sehr selten und machen weniger als 10 % aller Fälle aus.

Häufigkeit: 1 auf 15 000 Geburten.

Ursache: Unklar. Am wahrscheinlichsten ist eine entzündliche Genese. Möglicherweise haben neonatale Hepatitis und Gallengangsatresie die gleiche Ursache.

Klinik: Leitsymptom ist der Ikterus, der kurz nach der Geburt auftritt. Die Stühle sind weiß, der Urin dunkel. Der Allgemeinzustand des Säuglings ist zunächst nicht beeinträchtigt.

Differentialdiagnose: Der physiologische Neugeborenenikterus geht innerhalb von 14 Tagen spontan zurück. Jeder länger bestehende Ikterus ist pathologisch und bedarf der raschen Abklärung. Ursachen können sein: Bakterielle Sepsis, Zytomegalie, Syphilis, Toxoplasmose, hämolytische Erkrankungen, Galaktosämie u.ä. Diese können in der Regel durch Laboruntersuchungen abgegrenzt werden.

Dagegen sind eine neonatale Hepatitis oder ein Syndrom der eingedickten Galle oft nur schwer von der Gallengangsatresie zu differenzieren. Klärung bringt häufig erst die explorative Laparotomie mit Cholangiographie. Sie muß spätestens bis zur 6.–8. Lebenswoche erfolgt sein, da im Falle einer Atresie die chirurgische Korrektur bei späterer Diagnose wegen der dann bereits fortgeschrittenen biliären Leberzirrhose wenig Aussicht auf Erfolg hat.

> Die Diagnose einer Gallengangsatresie muß bis zur 6.–8. Lebenswoche gestellt werden!

Therapie: Bei den sehr seltenen „korrigierbaren" Formen erfolgt eine Roux-Y-Anastomose zwischen dem Ductus hepaticus und einer Jejunumschlinge. Bei den sog. „nicht korrigierbaren" Formen wird eine Hepatoportojejunosotmie nach Kasai durchgeführt, die zu einem ausreichenden Gallefluß führen kann.

Prognose: Schlecht, da sich auch bei fast allen „erfolgreich" operierten Kindern, die anikterisch werden, im Laufe der Jahre eine Leberzirrhose mit portaler Hypertonie ausbildet. Nach erfolgloser Kasai-Operation besteht die Indikation zur Lebertransplantation.

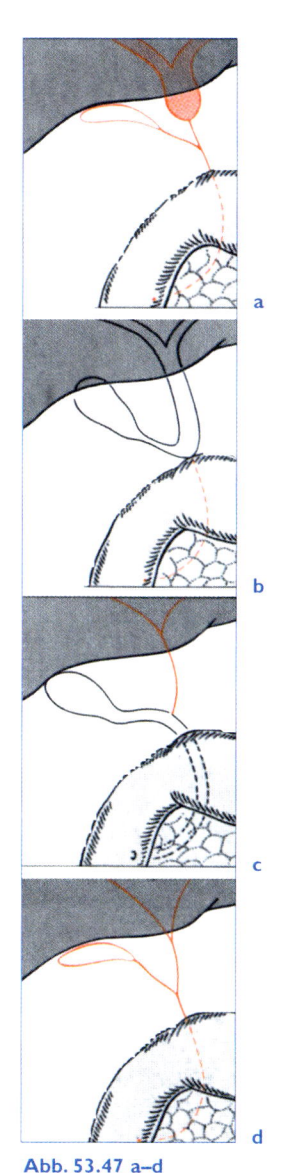

Abb. 53.47 a–d
Varianten der Gallengangsatresie:
a Atresie des Ductus hepaticus communis und Ductus choledochus (Typ A),
b Atresie des Ductus choledochus (Typ B),
c Atresie des Ductus hepatici (Typ C),
d Atresie aller extrahepatischen Gallenwege (Typ D)

11.2 Choledochuszysten

Angeborene zystische Erweiterungen der abführenden Gallenwege (Abb. 53.48), deren Genese unklar ist. Die Zystengröße variiert stark und reicht von Walnußgröße bis zu Tumoren, die den ganzen Oberbauch ausfüllen.
Klinik: Klassische Symptomentrias: Ikterusschübe, Schmerzen und tastbarer Tumor im rechten Oberbauch nur in 20 % der Fälle.
Leitsymptom beim Säugling ist der Ikterus, während beim älteren Kind eher Schmerzen im Vordergrund stehen. 3/4 aller Choledochuszysten werden im Kindesalter diagnostiziert.
Diagnostik: Die Sonographie ist die am wenigsten eingreifende Methode. Aussagefähigste Untersuchungsmethode ist die ERCP, die auch beim älteren Säugling technisch möglich ist.
Therapie: Eine Drainage der Zyste in Duodenum oder Jejunum sollte nicht mehr durchgeführt werden, da rezidivierende Cholangitiden und das Karzinom in der Zyste drohen. Therapie der Wahl ist die Exstirpation der Zyste mit anschließender Roux-Y-Hepatikojejunostomie. Dabei wird die Gallenblase mitentfernt.
Prognose: Bei frühzeitiger Operation gut.

12 Maligne Tumoren im Kindesalter

Obwohl maligne Tumoren im Kindesalter selten sind – in Deutschland ist jährlich mit etwa 1800 Neuerkrankungen zu rechnen – stellen sie nach den Unfällen die zweithäufigste Todesursache nach der Neugeborenenperiode dar. Das seltene Vorkommen maligner Tumoren im Kindesalter wie auch das ungewöhnlich hohe Maß an ärztlicher und pflegerischer Erfahrung in der Steuerung der Therapie und ihrer Nebenwirkungen zwingen zu einer Zentralisierung der Patientenversorgung. Kinder mit malignen Erkrankungen sollten daher ausschließlich in onkologischen Spezialabteilungen behandelt werden.
Die Häufigkeit der verschiedenen Tumoren zeigt die Tabelle 53.8. Im Gegensatz zu Erwachsenen sind Karzinome Raritäten. Die Prognose hat sich bei vielen kindlichen Malignomen in den letzten 25 Jahren durch intensivierte Therapie, insbesondere durch verbesserte Chemotherapie und durch zahlreiche, planvoll durchgeführte Therapiestudien erheblich verbessert, so daß heute über 50 % aller Kinder mit malignen Tumoren überleben. Die **Therapie** kindlicher Malignome wird daher auch bei fortgeschrittenen Fällen **mit kurativer Intention** betrieben. Die Behandlungspläne für fast alle malignen Tumoren wurden in prospektiven klinischen Therapiestudien entwickelt. Ihnen gemeinsam ist die Kombination von lokaltherapeutisch (Operation, Strahlentherapie) und systemisch wirkenden Maßnahmen (Chemotherapie).
Bei fast allen Kindern mit malignen Tumoren werden zur Durchführung der Chemotherapie zentrale Venenverweilkatheter (Broviac- oder Hickman-Katheter) oder Port-a-Cath-Systeme implan-

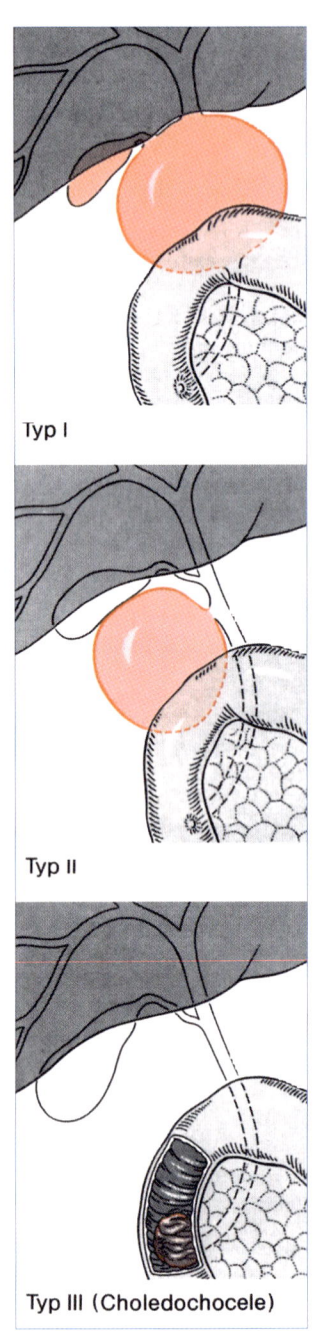

Abb. 53.48 a–c
Einteilung der Choledochuszysten nach Alonso-Lej

Tab. 53.8 Verteilung der Leukämien und malignen Tumoren im Kindesalter (Manchester Children's Tumor Registry, 1580 Patienten, 1974)

Leukämien und maligne Lymphome	38%
Embryonale Tumoren – Neuroblastom – Wilms-Tumor – Rhabdomyosarkom – Retinoblastom – Hepatoblastom	23%
Hirntumoren	18%
Tumoren des Stütz- und Bindegewebes	8%
Karzinome	4%
Sonstige	9%

tiert – in der Regel über eine Jugularvene. Auf diese Weise werden die sonst so belastenden, notwendigerweise häufigen Punktionen der Venen vermieden. Diese Kathetersysteme können in der Regel bis zur Beendigung der Chemotherapie belassen werden.

12.1 Wilms-Tumor

7–10% aller kindlichen Malignome sind Wilms-Tumoren. In Deutschland treten jährlich etwa 100 Neuerkrankungen auf.
Häufigkeitsgipfel: 2. bis 4. Lebensjahr.
Klinik: Leitsymptom ist der tast- oder sichtbare Flankentumor. Der Allgemeinzustand der Kinder ist wenig beeinträchtigt. Bauchschmerzen, Fieber, Makrohämaturie oder Hypertonie können auftreten. Wilms-Tumoren kommen gehäuft bei Aniridie, Wiedemann-Beckwith-Syndrom und Hemihypertrophie vor.
Diagnostik: Mit der Sonographie, dem i.v.-Pyelogramm (Abb. 53.49) und der Computertomographie (Abb. 53.50) läßt sich die Tumorausdehnung meist genau darstellen. Für das operative Vorgehen besonders wichtig ist, ob ein Tumorthrombus in der Nierenvene, der Vena cava oder gar im rechten Vorhof vorliegt. Lungenmetastasen, die zum Zeitpunkt der Diagnosestellung in 10–20 % der Fälle vorhanden sind, werden durch die Röntgenaufnahme des Thorax und durch das Thorax-CT dargestellt. Die Stadieneinteilung des Wilms-Tumors zeigt die Tabelle 53.9.
Therapie: Zur Zeit werden die Wilms-Tumoren in Deutschland nach dem SIOP/GPOH-Protokoll behandelt. Nach diesem Protokoll werden nur Säuglinge unter 6 Monaten primär operiert. Bei

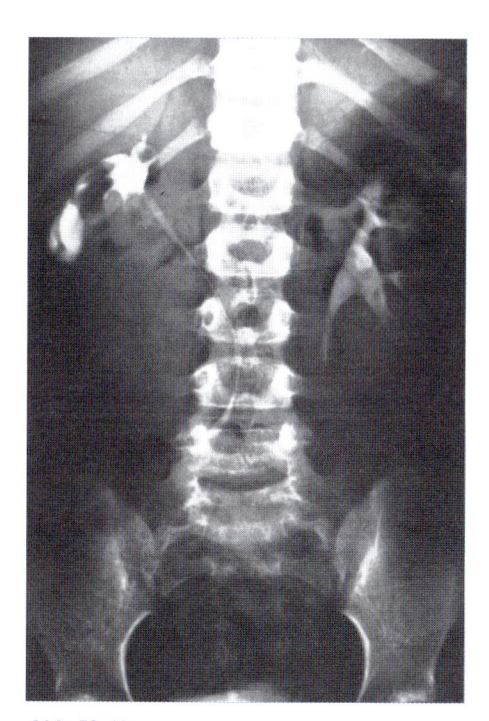

Abb. 53.49
Intravenöse Pyelographie bei Wilms-Tumor rechts mit Ausgang vom unteren Nierenpol

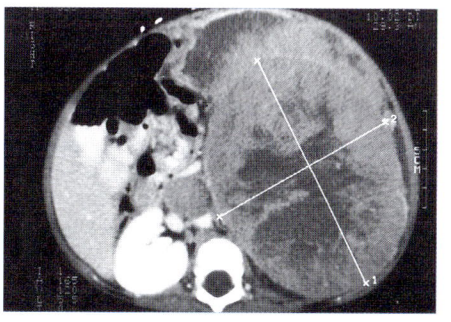

Abb. 53.50
Großer linksseitiger Wilms-Tumor in der abdominellen Computertomographie

den anderen Kindern wird präoperativ eine Chemotherapie durchgeführt, deren Dauer abhängig vom Stadium zwischen 4 und 6 Wochen liegt. Dieser folgt die transabdominelle Tumornephrektomie. Postoperativ wird mit Ausnahme vom Stadium I die Chemotherapie fortgesetzt und evtl. auch eine Strahlentherapie durchgeführt. Die Intensität dieser Behandlung richtet sich nach dem Tumorstadium und der Tumorhistologie. Doppelseitige Tumoren erfordern eine individuelle Behandlung. Meist kann durch organerhaltende Tumorresektionen genügend funktionsfähiges Nierengewebe erhalten werden. Die seltenen Tumorthromben, die über die Nierenvene und die Vena cava bis in den rechten Vorhof reichen, werden unter Einsatz der Herz-Lungen-Maschine entfernt.

Prognose: Gut. Insgesamt beträgt die 2-Jahres-Überlebensrate, die einer Heilung entspricht, über 80 %.

Selbst Kinder im Stadium IV mit Lungenmetastasen haben bei entsprechender Behandlung eine Überlebenschance von etwa 50 %.

Tab. 53.9 Stadieneinteilung des Wilms-Tumors (Einteilung erst nach Operation möglich)

Stadium	Tumorausdehnung
I	Tumor auf eine Niere begrenzt, Kapsel nicht durchbrochen
II	Tumor einseitig, Kapsel durchbrochen, aber vollständig entfernt
III	Tumor einseitig, nicht vollständig entfernt, keine Fernmetastasen
IV	Hämatogene Fernmetastasen
V	Doppelseitiger Wilms-Tumor

12.2 Neuroblastom

Das Neuroblastom ist ein rätselhafter Tumor. Obwohl es in etwa 50 % der Fälle trotz intensiver Therapie zum Tode führt, kann es bei anderen Kindern zu einer spontanen Rückbildung der Geschwulst oder zum Ausreifen des Tumors in ein benignes Ganglioneurom kommen. Es ist ähnlich häufig wie der Wilms-Tumor und manifestiert sich meist schon beim Säugling und Kleinkind.

Pathologie: Als Abkömmlinge primitiver sympathischer Ganglienzellen entstehen die Neuroblastome im Bereich des Grenzstranges und des Nebennierenmarkes.

Lokalisation: Hals (5 %), Mediastinum (15 %) (Abb. 53.51 und 53.52), Retroperitoneum (75 %), Becken (5 %) (Abb. 53.53).

Der Tumor metastasiert früh, hauptsächlich in Lymphknoten, Knochenmark, Knochen, Leber und Haut. Fast immer sezernieren die Neuroblastome Katecholamine, deren Endprodukte vermehrt im Urin ausgeschieden werden.

Klinik: Im Halsbereich treten Neuroblastome als derbe Knoten evtl. mit einem Horner-Symptomenkomplex oder einer Rekurrensparese auf. Die mediastinalen Tumoren führen erst bei beträchtlicher Größe zu respiratorischen Symptomen durch Tracheal- oder Bronchuskompression oder zu einer oberen Einflußstauung. Wenn der Tumor in die Foramina intervertebralia einwächst (Sanduhrgeschwülste), kann eine Querschnittsymptomatik Leitsymptom sein. Die abdominellen Neuroblastome fallen als tastbare Tumoren auf.

Häufiger als lokale Symptome sind allgemeine Krankheitszeichen als Folge der Metastasierung: Fieber, Appetitlosigkeit, Gewichtsabnahme, Knochenschmerzen und Anämie.

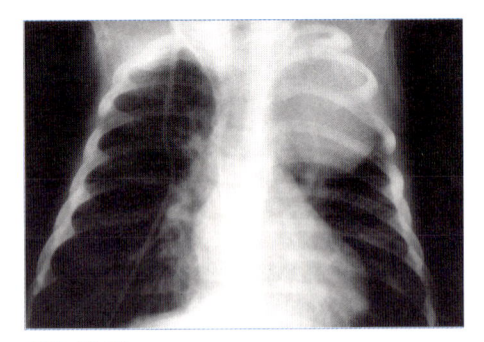

Abb. 53.51
Röntgenaufnahme des Thorax

Tab. 53.10 Stadieneinteilung des Neuroblastoms (nach Evans)

Stadium	Tumorausdehnung
I	Tumor auf Nebenniere oder sonstige Ursprungsstruktur begrenzt
II	Tumor über Ursprungsstruktur hinausgehend, jedoch Mittellinie nicht überschreitend. Evtl. Lymphknotenbefall auf homolateraler Seite
III	Tumor hat Mittellinie überschritten
IV	Hämatogene Fernmetastasen (Lymphknoten, Knochen u.a.)
IV–S	Kinder unter 1 Jahr, kleiner Primärtumor, Fernmetastasen in Leber, Haut, Knochenmark, aber nicht im Knochen

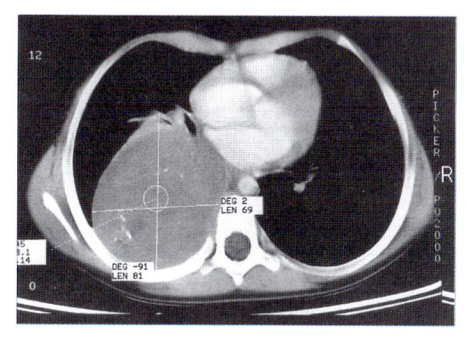

Abb. 53.52
CT Thorax: Neuroblastom im rechten hinteren Mediastinum mit typischen Verkalkungen

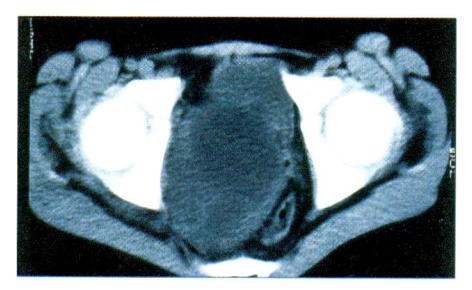

Abb. 53.53
Neuroblastom im Becken (CT)

In etwa 75 % der Fälle bestehen zum Zeitpunkt der Diagnosestellung bereits Metastasen. Die Stadieneinteilung zeigt die Tabelle 53.10.

Diagnostik: Röntgenologisch sind die Tumoren häufig durch feine Verkalkungen charakterisiert. Bei den abdominellen Neuroblastomen zeigt sich im i.v.-Pyelogramm meist eine Verdrängung und Deformierung der Niere. Eine genaue Lokalisation ermöglichen die Sonographie und das CT.

Im **24-Stunden-Sammelurin** sind Abbauprodukte der Katecholamine (Vanillinmandelsäure und Homovanillinmandelsäure) erhöht.

Ein kompletter **röntgenologischer und szintigraphischer Knochenstatus** dient dem Nachweis von Knochenmetastasen. Die Szintigraphie mit ^{131}J-Metaiodobenzylguanidin hat die diagnostischen Möglichkeiten erweitert.

Eine **Knochenmarkspunktion** komplettiert die Diagnostik.

In den vergangenen Jahren wurden weltweit verschiedene **Massenscreening-Programme für das Neuroblastom** mit dem Ziel entwickelt, die immer noch schlechte Prognose zu verbessern. Dabei wird bei allen Kindern im Alter von etwa 1 Jahr der Urin auf Abbauprodukte der Katecholamine untersucht. Überraschenderweise wurden durch diese Maßnahme doppelt soviele Neuroblastome diagnostiziert wie vorher, d.h. es wurden zahlreiche klinisch stumme Neuroblastome diagnostiziert, die sich entweder spontan zurückgebildet hätten oder die zu einem gutartigen Ganglioneurom ausgereift wären. Andererseits werden durch das Screening nicht alle Neuroblastome entdeckt. Bis heute ist nicht bewiesen, ob sich durch diese aufwendige Methode die Letalität des Neuroblastoms senken läßt.

Therapie: Sie ist abhängig vom Tumorstadium, von der Tumorlokalisation und vom Alter des Kindes (bessere Prognose bei Alter < 1 Jahr). In den meisten Fällen ist eine kombinierte Therapie bestehend aus Operation, Chemo- und Strahlentherapie erforderlich. Im Gegensatz zu anderen embryonalen Tumoren haben Chemo- und Strahlentherapie beim Neuroblastom bisher keine wesentliche Verbesserung der Überlebensrate erbracht, die etwa 50 % beträgt. Dabei ist die Prognose u.a. abhängig vom Tumorstadium, vom Lebensalter und von der Tumorlokalisation. Eine Sonderform stellt das Stadium IV-S dar. In vielen Fällen kommt es hier trotz der diffusen Metastasierung zur Spontanheilung. Anderenfalls wird eine Chemotherapie durchgeführt.

12.3 Rhabdomyosarkom

Das Rhabdomyosarkom ist das häufigste Weichteilsarkom des Kindesalters und macht etwa 5% aller kindlichen Malignome aus. Ausgangspunkt ist die quergestreifte Muskulatur.
Häufigkeitsgipfel: 2.–6. Lebensjahr.
Hauptlokalisationsorte: Kopf, Hals, Urogenitaltrakt (Sarcoma botryoides), Rumpf und Extremitäten.
Die histologische Diagnose ist häufig schwierig, elektronenmikroskopische Untersuchungen sind oft notwendig.
Therapie: Sie richtet sich nach dem Tumorstadium. In den meisten Fällen wird kombiniert chirurgisch, chemo- und strahlentherapeutisch behandelt. Actinomycin C, Vincristin und Adriamycin sowie DTIC und Cis-Platin sind wirkungsvolle Mittel.
Prognose: Sie ist abhängig vom Tumorstadium, von der Lokalisation, vom Alter des Kindes und vom histologischen Typ. Insgesamt überleben etwa 60% der Kinder.

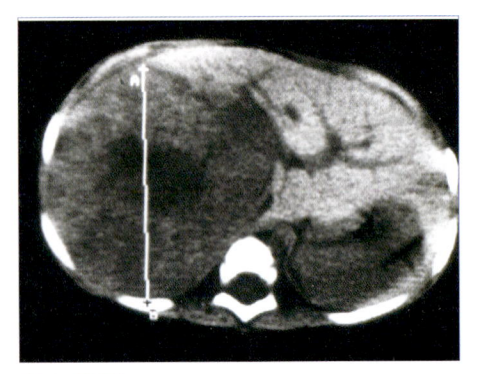

Abb. 53.54
Großes Hepatoblastom

12.4 Lebertumoren

Das **Hepatoblastom** ist der häufigste maligne Lebertumor bei Kindern (Abb. 53.54, 53.55). Meist wird es in den ersten 4 Lebensjahren manifest. Die Kinder fallen in der Regel durch den tast- oder sichtbaren Tumor im Oberbauch auf. Ein Ikterus ist seltener. Die meisten Leberfunktionstests sind normal. Das α_1-Fetoprotein ist fast immer deutlich erhöht. Die genaue Tumorausdehnung wird durch die Sonographie und die Computertomographie bestimmt.
Die **Prognose** ist abhängig von der Resektionsfähigkeit. Primär nichtresektable Tumoren können durch chemotherapeutische Vorbehandlung resektabel werden.
Das **hepatozelluläre Karzinom** ist der zweithäufigste maligne Lebertumor beim Kind. Es tritt meist zwischen dem 10. und 15. Lebensjahr auf. Die Prognose ist schlechter als beim Hepatoblastom, da es meist nicht resektabel ist.
Weitere seltene maligne Lebertumoren beim Kind sind das maligne Mesenchymom und Angiosarkom.

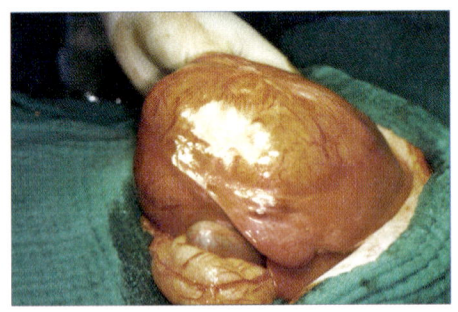

Abb. 53.55
Großes Hepatoblastom rechter Leberlappen (intraoperativer Befund)

Tab. 53.11 Häufigkeit der verschiedenen Lokalisationsorte der Teratome

Kopf und Hals	6%
Mediastinum	4%
Abdomen und Retroperitoneum	5%
Sakrokokzygeal	40%
Ovar	37%
Hoden	3%
Gehirn, Rückenmark	3%
Andere	2%

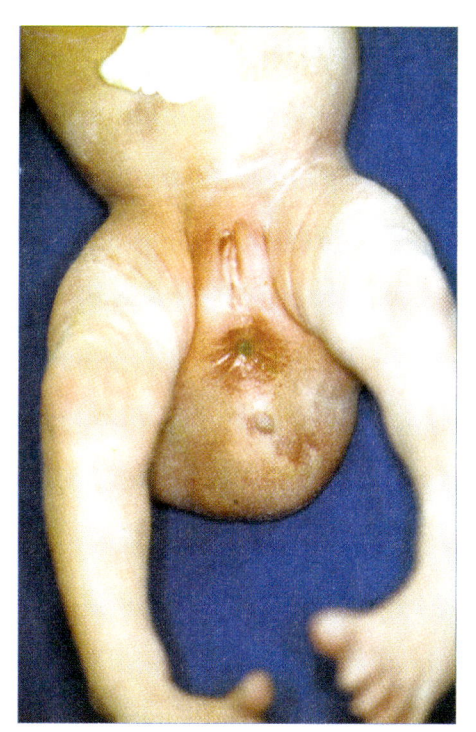

12.5 Teratome

Teratome sind Geschwülste, die Bestandteile aller 3 Keimblätter enthalten. Sie können benigne oder maligne sein und zahlreiche Ursprungsorte haben (Tab. 53.11). Die thorakalen Teratome sind im vorderen Mediastinum lokalisiert. Die Teratome des Ovars machen Verdrängungserscheinungen im Abdomen und können torquieren oder rupturieren. Die retroperitonealen Teratome imponieren als Flankentumoren.

Am häufigsten sind die **sakrokokzygealen Teratome.** Sie gehen vom Steißbein aus. Ihre Größe kann sehr unterschiedlich sein (Abb. 53.56, 53.57). Sie reicht von der kaum erkennbaren Geschwulst bis zum Riesentumor, der die Größe des Neugeborenen erreicht. Manche Teratome wachsen nicht nach außen sondern in den Präsakralraum und sind dann äußerlich nicht erkennbar. Die meisten sakrokokzygealen Tumoren sind benigne, sie können aber rasch nach der Geburt entarten. Die Entfernung ist daher schon in der Neugeborenenperiode indiziert. Die Prognose ist gut. Sakrokokyzgealen Teratome, die intauterin schon vor der 30. Woche erkennbar sind, haben eine schlechte Prognose. Sie werden in der Regel sehr groß und haben ausgedehnte arteriovenöse Shunts innerhalb des Tumors. Die Folge sind Herzversagen, Hydrops und intrauteriner Fruchttod.

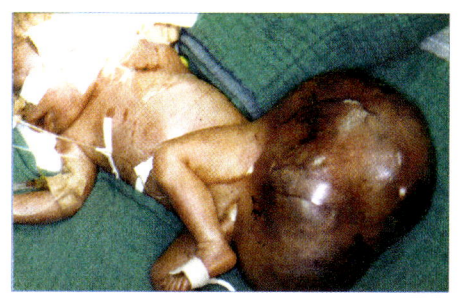

Abb. 53.56
Sakrokokzygeales Teratom mit nach ventral verlagerte Analöffnung

Abb. 53.57
Riesiges sakrokokzygeales Teratom

Literatur

Ahnefeld, F. W., J. E. Schmitz: Infusions- und Ernährungstherapie. Manual 3. 2. Aufl. Kohlhammer, Stuttgart 1991
Allgöwer, M., I. R. Siewert: Chirurgie. 5. Aufl. Springer, Heidelberg 1992
Allgöwer, M. et al.: Chirurgische Gastroenterologie. 2. Aufl. Springer, Heidelberg 1990
Bailey, H.: Chirurgische Krankenuntersuchung. 8. Aufl. Barth, Leipzig 1991
Benzer, H., H. Buchardi, R. Larsen, P. Suter (Hrsg.): Intensivmedizin. 7. Aufl. Springer, Berlin 1994
Berchtold, R.: Chirurgie. 2. Aufl. Urban & Schwarzenberg, München 1990
Berk, J. L., J. E. Sampliner: Handbuch der Intensivmedizin. 3. Aufl. Karger, Basel 1986
Bettex, M., N. Genton, M. Stockmann: Kinderchirurgie. 2. Aufl. Thieme, Stuttgart 1982
Börner, W., B. Weinheimer (Hrsg.): Schilddrüse. 1989. de Gruyter, Berlin 1991
Breitner, B.: Chirurgische Operationslehre. 2. Aufl. Urban & Schwarzenberg, München 1989
Browse, N. L.: Symptom und klinisches Bild bei chirurgischen Erkrankungen. Thieme, Stuttgart 1985.
Chassin, J. L.: Allgemeinchirurgische Operationen. Springer, Heidelberg 1983
Classen, M., J. R. Siewert: Gastroenterologische Diagnostik. Schattauer, Stuttgart 1993
Cotta, H. (Hrsg.): Standardverfahren in der operativen Orthopädie und Unfallchirurgie. Thieme, Stuttgart 1996.
Durst, J., J. W. Ruhen (Hrsg.): Bauchchirurgie. 2. Aufl. Schattauer, Stuttgart 1998
Edis, A. J., L. A. Ayala, R. H. Egdahl: Manual of endocrine Surgery. 2. Aufl. Springer, Heidelberg 1984
Friedl, W., E. Bieber: Allgemeinchirurgische Operationen. Springer, Heidelberg 1984
Götz, F., A. Pier, E. Schippers, V. Schumpelick: Laparoskopische Chirurgie. Thieme, Stuttgart 1991
Goligher, J. C.: Surgery of the Anus, Rectum and Colon. Ballière, London 1975
Hackenbroch, M., A. N. Win (Hrsg.): Orthopädisch-chirurgischer Operationsatlas. Bd. III u. V. Thieme, Stuttgart 1973 u. 1974
Häring, R., H. Zilch: Chirurgie mit Repetitorium. 3. Aufl. de Gruyter, Berlin 1991
Hardy, J. A.: Textbook of Surgery. Lippincott, Philadelphia 1983.
Harlan, B. J,. A. Starr, F. M. Harwin: Manual of Cardiac Surgery. Bd. 1 u. 2. Springer, Heidelberg 1980 u. 1981
Heberer, G., W. Köle, H. Tscherne: Chirurgie. 6. Aufl. Springer, Heidelberg 1993
Hegglin, J.: Chirurgische Untersuchung. 4. Aufl. Thieme, Stuttgart 1988
Heim, U., J. Baltensweiler: Checkliste Traumatologie. 3. Aufl. Thieme, Stuttgart 1989
Hollender, L. F., H.-J. Peiper: Pankreaschirurgie. Springer, Heidelberg 1988
Humphrey, E. W., D. L. McKeown: Manual of Pulmonary Surgery. Springer, Heidelberg 1982
Kassity, K. J,. J. F. McKittrick, F. W. Preston: Manual of Ambulatory Surgery. Springer, Heidelbeg 1982
Kirk, R. M.: Chirurgische Techniken. 2. Aufl. Thieme, Stuttgart 1986
Klaue, P.: Checkliste Kleine Chirurgie. 3. Aufl. Thieme, Stuttgart 1990
Koslowski, L., W. Irmer, K. A. Bushe: Lehrbuch der Chirurgie. Schattauer, Stuttgart 1991
Kremer, K., V. Schumpelick, G. Hierholzer (Hrsg.): Chirurgische Operationen. Atlas für die Praxis. Thieme, Stuttgart 1992
Kremer, K., W. Lierse, W. Platzer, H. W. Schreiber, S. Weller (Hrsg.): Chirurgische Operationslehre in 10 Bänden. Thieme, Stuttgart ab 1989
Kuner, H. (Hrsg.): Kompendium zum AO-Basiskurs. 3. Aufl. Thieme, Stuttgart 1996
v. Laer, L.: Frakturen und Luxationen im Wachstumsalter. 2. Aufl. Thieme, Stuttgart 1991
Lagiader, F. (Hrsg.): Checkliste Organtransplantationen. Thieme, Stuttgart 1996
Lange, M., E. Hipp: Lehrbuch der Orthopädie und Traumatologie. Bd. 3. 2. Aufl. Enke, Stuttgart 1986
Lawin, P.: Praxis der Intensivbehandlung. 6. Aufl. Thieme, Stuttgart 1993
Leger, L., M. Nagel: Chirurgische Diagnostik. 3. Aufl. Springer, Heidelberg 1978
Lippert, H. (Hrsg.): Praxis der Chirurgie, Allgemein- und Viszeralchirurgie. Thieme, Stuttgart 1998
Longmire, W. P., R. K. Tompkins: Manual of Liver Surgery. Springer, Heidelberg 1981
McDouglas, W. S., C. L. Slade, B. A. Pruitt: Manual of Burns. Springer, Heidelberg 1978
Nockemann, P. F.: Die chirurgische Naht. 4. Aufl. Thieme, Stuttgart 1992
Pichlmaier, H., F. W. Schildberg: Thoraxchirurgie. Springer, Heidelberg 1987
Pichlmayr, R., D. Löhlein: Chirurgische Therapie. Richtlinien zur prä-, intra- und postoperativen Behandlung in der Allgemeinchirurgie. 2. Aufl. Springer, Heidelberg 1991
Platzer, W.: Atlas der Topographischen Anatomie. Thieme, Stuttgart 1982
Reifferscheid, M., S. Weller: Chirurgie. 8. Aufl. Thieme, Stuttgart 1989
Rickham, P. P., R. T. Soper, U. G. Stauffer (Hrsg.): Kinderchirurgie. 2. Aufl. Thieme, Stuttgart 1983

Röher, H. D., A. Encke (Hrsg.): Viszeralchirurgie. Urban & Schwarzenberg, München 1997

Rüter, A., O. Trentz, M. Wagner (Hrsg.): Unfallchirurgie. Urban & Schwarzenberg, München 1995

Sauer, H., R. Kurz, W. Linhart, P. H. Schober: Checkliste Kinderchirurgie. 2. Aufl. Thieme, Stuttgart 1992

Schumpelick, V.: Hernien. 3. Aufl. Enke, Stuttgart 1996

Schuster, H. P.: Notfallmedizin. 4. Aufl. Enke, Stuttgart 1989

Sefrin, P.: Notfalltherapie im Rettungsdienst. Urban & Schwarzenberg, München 1977

Sherlock, S., J. Dooley: Diseases of the Liver and Biliary System. Blackwell Scientific Publications, Oxford 1993

Siewert, J. R.: Chirurgie. Springer, Heidelberg 1998

Töns, Ch., V. Schumpelick: Chirurgische Notfall- und Intensivmedizin. Enke, Stuttgart 1997

Truong, S., G. Arlt, V. Schumpelick: Chirurgische Sonographie. Enke, Stuttgart 1991

Vollmer, J.: Rekonstruktive Chirurgie der Arterien. 3. Aufl. Thieme, Stuttgart 1982

Vossschulte, K., F. Kümmerle, H.-J. Peiper, S. Weller (Hrsg.): Lehrbuch der Chirurgie. 7. Aufl. Thieme, Stuttgart 1982

Weatherley-White, R. C. A.: Plastische Mammachirurgie. Enke, Stuttgart 1983

Welch, C. E., L. W. Ottinger, J. P. Welch: Manual of Lower Gastrointestinal Surgery. Springer, Heidelberg 1980

Willital, G. H.: Atlas der Kinderchirurgie. Schattauer, Stuttgart 1981

Willital, G. H.: Definitive chirurgische Erstversorgung. 5. Aufl. Urban & Schwarzenberg, München 1989

Winkeltau, G., V. Schumpelick: Visceralchirurgie interaktiv. CD-ROM. Enke, Stuttgart 1996

Wylie, E. J., R. J. Stoney, W. K. Ehrenfeld: Manual of Vascular Surgery. Bd. 1 u. 2. Springer, Heidelberg 1980 u. 1986

Zenker, R., F. Deuscher, W. Schink (Hrsg.): Chirurgie der Gegenwart. Bd. 1-7. Urban & Schwarzenberg, München 1983

Zenker, R., G. Heberer, R. Pichlmayr (Hrsg.): Allgemeine und spezielle Operationslehre. Bd. 1-10. Springer, Heidelberg ab 1950

Zittel, R. X.: Systematik der Chirurgie. Thieme, Stuttgart 1979

Sachregister

5-Aminosalizylsäure 798,836
Aachener Drainage 154
Aachener Hernienklassifikation 1053
Abbé-Lappen 390f
ABC(D)-Regel 226
Abdomen
- bretthartes 887
- Duplikaturen 1370
- luftleeres 1354
Abdomen, aufgetriebenes
- M. Hirschsprung 1365
Abdomenübersicht, Rö- 889
Abdominaldrainagen 154
Abdominal-TBC 842
Abdomino-perineale Rektumamputation 820
Abdominoplastik 406
Abdomino-sakrale Rektumamputation 820
Abduktionsfraktur, Hüfte 1247
Abführende Schlinge, Syndrom der 773
Abführmaßnahmen 157
Ablatio mammae simplex 618
Ablederung 39
ABO-Identitätstest 116ff
ABO-System 109
Abrasionszytologie 709
Abrißfraktur 1177
- Beckenrand 1239f
ABSI 271
Abstoßung 330
- Reaktion 337
Abszeß 48,278
- Bauchdecke 1357
- Douglas 173,825
- - Sonographie 450
- Hirn 518
- - Drainagebehandlung 897
- - Lokalisation 897
- - Sonographie 450
- intraabdominell 173,897
- - Ätiologie 898
- - Lokalisation 890
- - Pathogenese 890
- intrakraniell 518
- ischiorektal 869f
- Kiefer 543
- kryptogene 978
- Leber 978
- Lunge 652
- Membran 280
- Mundhöhle 543
- pelvirektal 869
- perianal 281
- periproktitisch 869,888
- - Spaltung 870
- perityphlitisch 825
- pylephlebitische 281,879
- Rekrutenabszeß 871
- retroperitoneal 1046
- Schlingen- 897

- subphrenisch 173,455
- - Sonographie 900
- Schweißdrüsen 1115
- subhepatisch 897
- transsphinkter 869
Abszeßdrainage
- Leber 978f
- operative 901f
- perkutane 454ff,901,978f
Abszeß - Schwielenabszeß 1322
Abtropfmetastasen 776
Abwehrspannung 814
ACD-CPR 229
Acetabulum 1239f,1242f
- Fraktur 1179,1241,1244f
Acetylcholin 31
Acetylsalicylsäure 218,749,932
- Osteoid-Osteom 1136
Achalasie 712f
- pneumatische Dilatation 419,714
Achillesehnenruptur 1149
Achillodynie 1150
Achlorhydria-Syndrom 1026
Acholischer Stuhl 943
Achsenfehlstellung
- Hüftgelenk 1162
- Kniegelenk 1162
Achsenzylinder 1306
Acne conglobata 872
Acromioplastik 1146
ACTH, ektope Produktion 1037
Actihaemyl 167
Activated clotting time (ACT-Zeit) 217
ACVB 694
- Verschlußrate 697
Adam-Stokes-Anfall 700
Addison, weißer 1046
Adduktionsfraktur, Hüfte 1247f
Adduktorenkanal 1090
Adenokarzinom des Ösophagus 721ff
Adenom
- endoskopische Abtragung 412ff
- pleomorphes 566
- Mamma 614
- Schilddrüse 583
Adenom, Kolon-Rektum- 843
Adenomatose der Lunge, zystische 1349
Adenomatosis coli 844
Adenomentartung 845
- Wahrscheinlichkeit 843,845
Adenom-Karzinom-Sequenz 301
Adenosin 696
ADH 125
Adhäsiolyse
- blutige 432
- unblutige 432
Adhäsionen 802
- Laparoskopie 428
Adhäsionsbeschwerden 429

ADH-Syndrom 1337
Adimed 1275
Adipositas
- Ballon-Implantation 783
- Magenbypass 783
Adjuvante Tumortherapie 320
Adrenalektomie 1042
- bilaterale 1038
- einseitige 1038
- Komplikationen 1038
- Operationsverfahren 1042
- Steroidsubstitution 1044
- subtotale 1038
Adrenalin 187,231,993,1035f
Adrenogenitales Syndrom 1039,1369
Adrenokortikotropes Hormon 1038
Adriamycin 1141
Adson-Test 575
Adynamie 137
Aerobilie 906,956
Aerosole 476
Aethoxysklerol 866
Aganglionose 1364
Agastrie 753
Agent orange 1126
Agishi-Shunt 1003
AGS 1036
Ahnefeld, Notfallcheckliste 221
AIDS
- Atemspende 227
- Bluttransfusion 121f
- Proktitis 873
Air-bloc 1108
Aircast-Schiene 1273,1275
Aitken-Fraktur 1199,1270f
Aknenarben 387f
Akrodermatitis 1107
Akrolentiginöses Melanom 1119
Akromegalie 499
Akromio-Klavikular-Gelenkssprengung 1205
Akromioplastik 1146
Akro-Osteolyse 600
Aktinische Wunde 41
Aktinomykose 288
- Darm 801
- Kiefer 548
Akustikus-Neurinom 498,1118
Akustisch evozierte Potentiale 513,521
Akutes Abdomen 173,885
- Definition 885
- Diagnostik 887
- Differentialdiagnose 889ff
- extraabd. Ursachen 891
- Lagerung 222
- Leitsymptome 885f
- Mesenterialgefäßverschluß 1093
- Peritonitis 892
- Sonographie 438,888

Sachregister

- Topographie 889
- Ursachen 885
Ala-Aufnahme 1161,1241
Albumin, Kind 1335
Albumin-Lösung 135
- Aszitesaustausch 1003
- Substitution bei Kindern 1338
Aldosteron 126,136,1036
Aldosteronismus 1039
Aldosteronüberproduktion 1039
Alfentanil 30
Alkalose 11,14,182
- hypochlorämisch 905
- - Pylorusstenose 766,1369
- metabolisch 11,14,182
- respiratorisch 11,14,182
Alkoholabusus 721,1021
Alkoholexzeß 718
Allen-Test 72,1298
Allergie, Antibiotika- 296
Allgöwer 252
Allgöwer-Naht 100
Alloderm 269
Allogen 328
Alloplastisches Material 740
Allotransplantation 328
Alonso-Lej-Klassifikation-Choledochuszysten 1374
Alopeziebehandlung 405
Alpha-1-Antitrypsinmangel 1372
Alpha-1-Fetoprotein 982, 1378
Alpha-2-Antiplasmin 197,200
Alpha-Sympathikolyse 254
Alternativverfahren 1f,3f
Altersappendicitis 826
Altersflecken 387
Altersinkontinenz 876
Altuschul, Pyramidenvergleichsaufnahme n. 555
Alupent 232
alveolo-kapillärer Block 628
Amanita phylloides 988
Amastie 611
Amaurosis fugax 1092
Ambu-Beatmungsbeutel 34,225
Amelanotisches Melanom 566
Ameloblastom 564
Amino-PUD-System 1025
Aminosäure 143
- essentielle 143
- parenterale Ernährung 1340
Amnesie, retrograde 510
Amnionflüssigkeit 1344
Amniozentese 1343
Amöbenabszeß 978ff
Amputation 85
- Gefäßverletzung 1085
- Grenzzonen- 41
- Hand 1316

- Konservierung 1317
- Replantation 384f
- traumatisch 39
- - Therapie 58
- Unterschenkel 1128
- Weichteiltumor 1128
Amputationslinien 1128
Amputationsstumpf 1318
Amylase 1016
Amylnitrit 714
Amyloidome 1123
Anal-
- Abszeß 869ff
- Dilatator 866
- Druckmessung, M.Hirschsprung 1365
- Ekzem 868
- Fibrom 867
- Fissur 867
- - Kindesalter 1371
- Fisteln 798,869ff
- - atypische 870
- - extrasphinktere 871
- - pelvirektale 871
- - rektoorganische 871
- Karzinom 874
- Läsion 864
- Mariskem 866
- Neurosen 880
- Operationen
- - Nachbehandlung 880
- Papille, hypertrophe 867
- Plastik 876
- Polyp 867
- Prolaps 865
- Randabszeß 869
- Reflex 535
- Stenose, erworbene 879
- Ulkus 873
Analatresie 1366f
Analgesie 30
- postoperative 145f
Analgetika 30
- Notfall 234f
- peripher wirkende 146f
- zentral wirkende 148
Anämie
- hämolytische
- - Splenomegalie 1010f
- perniziöse 807
- präoperative Diagnostik 12,17
Anamnese 10
Anaplastisches Schilddrüsenkarzinom 598
Anästhesie 19ff
- Allgemein- 25
- balancierte 25
- dissoziative 30
- Lumbalpunktion 66
- regionale 19
- - Schmerztherapie 150

- Wundversorgung 52
Anastomose
- biliodigestive 1032
- Definition 85
- koloanale 819f
Anastomoseninsuffizienz 172,893
- Kolon 822
Anastomosennahtgeräte 98
Anastomosenstenose, endoskop. Therapie 417f
Andrews-Läsion 1207
Anenzephalus 1342
Aneurysma 1094
- Aorta abdominalis 1096
- Aorta thorakalis 1095
- dissecans 1094
- falsum 1094
- Formen 1094
- fusiforme 1094
- Herzwand 695
- intrakraniell 504
- Knochen 1138
- Komplikationen 1095
- Lues 1095
- mykotisch 1095
- nicht dissezierende 1095f
- Penetration 1095
- Ruptur 1095
- sacciforme 1094
- Sonographie 440
- spurium 1082
- traumatisches 1082f
- verum 1094
- Viszeralarterien 1097
Aneurysmatische Knochenzyste 1137
Aneurysmektomie 1097
- linker Ventrikel 695
Anfallsprophylaxe 497
Angelchick-Prothese 739
Angina abdominalis 1093
Angina pectoris 674
Angina viszeralis 1093
Angioblastome 528
Angio-CT 981,969
Angiodysplasie
- GI-Blutung 940
Angiographie 1079
- GI-Blutung 934f
- portale Hypertension 996
Angiologische Untersuchung 1077
Angiome
- intrakraniell 502f
- Rückenmark 528
Angioneuropathien 1088
Angioneurotisches Ödem 896
Angioplastie (PTCA) 697
Angiosarkom der Leber 1378
Angioskopie 410,1081
Angiosom 367

Angst, postoperative 146
Angulation, anorektale 863f,878
Angulus venosus dexter 563
Anhepatische Phase 990
Anilin 1315
Aniridie 1375
Anisakiasis 796
Anisokorie 514
Annuloraophie 693
Anoplastik 1367
Anorektale Verschlüsse, Kindesalter 1366
Anorektaler Winkel 863f,878
Anorektoplastik 1367
Anschlußheilbehandlung 482
Antacida 167,759
Antecurvatio 1180
Antekurvationsstellung, Kniegelenk 1162
Anteriore Rektumresektion 819
Antetorsionswinkel, Schenkelhals 1242
Anthrax 289
Antiarrhytmika, Reanimation 233
Antiatelektasefaktor 1333
Antibiotika 295ff
- Allergie 296
- Handchirurgie 1301
- Ileus 908
- Prophylaxe 82,127,297
- Therapie 279,295f
- - Peritonitis 896
Antibody-dependant-cell-cytotoxicity 330f
Anti-CD3-Antikörper 335
Antidot
- Vergiftungen 249
Antigenrepräsentation 330
Antikoagulantien
- n. Herzklappenersatz 688
- präoperative Diagnostik 17
- Therapie 215ff
- - nach Thrombose 1104
Antikörper
- Blutgruppe 109
- monoklonale 335
- zytotoxische 330f
Anti-T-Lymphozyten-Globulin (ATG) 335
Antipyretika 169
Antirefluxoperationen, Operationsatlas 742ff
Antirotationsschraube 1248
Antisepsis 78ff
Antitachykardie-Schrittmacher 700
Antithrombin 198,205
- Mangel 205
 s. a. AT III
Anti-T-Lymphozytenglobulin 335
Antra 738
Antrektomie 768
Antrum-Karzinom 779
Antrumrest nach Magenresektion 772
Anulus fibrosus 531
Anulus pulposus 531

Anus 863
- Anatomie 863
- Condyloma lata 875
- Erkrankungen 864ff
- Karzinom 874
- Kontinenzstörungen 876f
- Pfählungsverletzung 928
- Proktoskopie 864
- Schmerzsyndrome 879
s.a. Anal-
Anus praeter naturalis, Formen 823
Anus praeter transversalis, Operationsatlas 862
Anus praeter
- n. Bauchtrauma 928
- Komplikationen 823
- Lage 823
- protektiver 818
- Versorgung 823
Aorta 1112
Aortenaneurysma
- abdominalis 1096f
- ascendens 690
- Formen 1096,1098
- Operationsatlas 1112
- Rupturgefahr 1097
- Sonographie 440
- thorakalis 1095f
Aortenbogen
- Anomalien 672
- doppelter 672,711
- Syndrom 1092
Aortenisthmusstenose 671f
- operative Behandlung 672
Aortenklappen
- Ersatz 690
- Insuffizienz 690
- Stenose 689
Aortenringsyndrom 672
Aortenruptur, traumatische 639,1083f
Aortenstenose
- kongenitale 673
- subvalvuläre 673
- supravalvuläre 674
- valvuläre 673
Aortenverletzung 1083f
- Pathogenese 1084
Aortenvitien 689
Aortitis 671
Aorto-Coronarer Venen-Bypass 694
- Indikation 694
Aortoduodenale Fistel, GI-Blutung 931
Aortographie 1079
- lumbale 1079
Aortopexie 1353
Aorto-pulmonales Fenster 681,686
APC-Gen 303,843ff
APC-Resistenz 205
Apfelsinenhaut, Mamma 616

Apfelsinen-Ileus 907
Apico-aortaler Conduit 674
Aply-Grinding-Test 1165
Apnoe 1332f
Apnoe-Test 343,519
Apophyse 1201
Apophysenausriß 1199
Apoplektischer Insult 506f
Apoplex, Jugendalter 671
Appendektomie 829
- laparoskopische 430,830
- bei Malrotation 1362
- bei M.Crohn 797
- Operationsatlas 857ff
Appendicitis 825ff
- acuta 825
- chronische 830
- Diagnostik 826
- Differentialdiagnose 828
- Druckpunkte 826
- klinische Symptome 826f
- Komplikationen 830
- und Morbus Crohn 829f
- Operation 829
- retrozökale 826f
- Sonographie 442,888
- Technik 829
Appendix fibrosa 965
Appendix, retrozökale 858
APR 414
Aprotinin 209,212,218
Apt-Test 1371
APUD-System 1025
Arbeitsdiagnose 219
Arbeitsunfall 483
Arbo-Viren 60
Arcus aortae 1096
Arcus aponeurosis m. transversi 1067
ARDS 896
Area nuda 965
Areole 396
Areolenrekonstruktion 399
Argentum nitricum 1117
Argon-Beam-Koagulator 414,985
Argon-Plasma-Koagulation 414,985
Arlt-Reposition 1208
Armaturenbrettverletzung 1179
Armplexus 1204
Armtragetuch 462
Armvenenstau 1105
Arnold-Chiari-Malformation 523
Arterenol 187
Arteria(e)
- brachialis 1182,1210
- canalis tarsi 1278
- carotis 578f
- - Verschluß 1087
- colica dextra 860
- colica media 811

Sachregister

- colica sinistra 811,860,1015
- femoralis 1090
- gastricae brevis 768
- gastrica dextra et sinistra 746
- gastrica sinistra 706
- gastroduodenalis 746,931,987,1015
- gastroepiploicae 746,1005
- - sinistra 785
- glutealis superior 1245
- hepatica 942,965
- ileocolica 811
- lienalis 1005,1015
- ligamenti capitis femoris 1242
- lusoria 672
- mammaria 694
- mesenterica inferior 811,1112
- mesenterica superior 746,791,1093
- pancreaticoduodenalis 746,1015
- phrenica 706,1035
- poplitea 1097,1182,1253
- profunda femoris 1110f
- pulmonalis 662
- radialis 1212f,1298
- - Lappen 377,381
- renalis 1035
- sinus tarsi 1278
- Stenose 1094
- subclavia dexter 711
- supraduodenalis 746
- suprarenalis 1035
- thoracica interna 666,694
- thyreoidea ima 578
- thyreoidea inferior 578f,706,730
- thyreoidea superior 578f
- tibialis 1278
- ulnaris 1298
- vertebralis 1232
Arterielle Embolie 1087
- Arteria carotis 1087
- Extremitäten 1087
- Mesenterialgefäße 1088
Arterielle Thrombose 1088
Arterielle Verschlußkrankheit 1085
- akuter Verschluß 1086
- Aortenbogensyndrom 1092
- Beckentyp 1089
- chronischer Verschluß 1088f
- Digitalarterienverschluß 1091
- Karotisinsuffizienz 1092
- Oberschenkeltyp 1090
- Schultergürtelsyndrom 1091
- Stadieneinteilung 1086
- subclavian-steal-Syndrom 1092
- Unterschenkeltyp 1090
- Ursachen 1085
- Vertebralis-Basilaris-Insuffizienz 1092
Arterien 1077
- Katheter 72
- Punktion 65,72
- Spasmus 1082
Arterienverletzung 1081
- Amputation 1085
- Dezelerationstrauma 1083f
- Erstmaßnahmen 1083
- Formen 1082
- geschlossene 1080
- indirekte 1083
- offene 1081
- Spätschäden 1085
- Überdehnungsverletzung 1083
Arterienverschluß
- akuter 1086
- Aortenbogensyndrom 1092
- Arteria carotis 1087
- Arteria renalis 1094
- Basilarisinsuffizienz 1092
- Beckentyp 1089
- chronischer 1088f
- Digitalarterien 1091
- Karotisinsuffizienz 1092
- Lokalisation 1089
- Mesenterialgefäße 1088
- obere Extremität 1091
- Oberschenkeltyp 1090
- 6-"P" nach Pratt 1087
- Schultergürtelsyndrom 1091
- supraaortale Äste 1092
- untere Extremität 1089f
- Unterschenkeltyp 1090
Arteriographie 494
Arterio-venöse Fistel 1082
- traumatisch 1085
Arterio-venöse-Sauerstoff-Differenz 632
Artheriosclerosis obliterans 1089
Arthrodese 1192
Arthrodese, temporäre 1305
Arthrofibrose 1256
Arthrose 1171
- Knie- 1256f
- posttraumatische 1171,1198
Arthroskopie 410,1166, 1258,1262
- Gelenkknorpelschaden 1174
Arthrosonographie 448
Arzneimittel-Ulkus 759
Asbest-Exposition 1126
Asche 460
ASD I-Defekt 677f
ASD II-Defekt 677f
Asepsis 78ff
Aspergillus 342
Asphyktikum 28
Aspiration
- Ertrinken 243f
- Ösophagusatresie 1352
- Pneumonie 167,249
- Prophylaxe 154
- Zytologie 311
Assist-device-System 670

Assistenz, Operations- 92
Assistierte Zirkulation
- Herzchirurgie 669
Ästhetische Chirurgie 386
- Indikationen 401f
Ästhetisch-plastische Operationen, Gesicht 574
Asthma cardiale 163
Astrocytom 494
- intramedullär 528
Astronautenkost 798
Asystolie 137,226,230f
Aszensionsperitonitis 892
Aszites 995
- peritoneo-venöser Shunt 1003
- portale Hypertension 1003
- präoperative Diagnostik 11f,16
- Punktion 64
AT-10 586,603
AT III 205
s. Antithrombin
Atelektase
- Frühgeborener 1333
- Lunge 160
- Tumor 655
Atembeutel 32
Atemdepression 234
Atemexkursion 129
Atemfrequenz 633
Atemgrenzwert, Lungenresektion 659
Atemnotsyndrom 1333
Atemspende 237
- Sofortmaßnahmen 222ff
Atemstillstand 222
Atemstörung, Sofortmaßnahmen 222f
Atemtraining, präoperativ 475
Atemwiderstand 629
ATG 335
Athelie 611
Äther 19ff,27
Atherom 1116
Äthoxysklerol 415
Atlas 1231
- Berstungsfraktur 1232
- Bogenfraktur 1232f
- Luxation 1231
Atmung, Pathophysiologie 628ff
Atonie, gastrointestinale 137
- postoperativ 886
Atropin 147
Auerbach-Plexus 712,1364
Aufklappbarkeit; Kniegelenk 1258
Aufklärung
- Dokumentation 7
- Formulare 6
- Gespräch 4ff
- Operations- 1,3ff
s.a. Operationsatlas
- Pflicht, präoperative 1f,3

Aufleseprobe 1295
Aufsättigungsbestrahlung 321
Aufwachphase 36
Aufwachraum 36
Augmentation, diastolische 669
Ausfuhrüberwachung 129
Auskultation
- Abdomen 888
- Darm 792,814
- Gefäße 1078
Auslöschphänomen 1099
Ausschaltungsoperation 821
- Darmtumor 821
Ausschöpfungshypoxie 630
Außenbandnaht, Sprunggelenk
- Operationsatlas 1285
Ausstrichpräparate 311
Ausziehnaht, transossäre 1303
Autodigestion 1016
Autoimmunerkrankung
- Hashimoto-Thyreoiditis 595
autonomes Adenom, Schilddrüse 583, 588
Autonomie, fokale
- Schilddrüse 588
Autotransfusion 122,222
Autotransplantat, Definition 88
Autotransplantation 328
AV-Block 698
- III.Grades 700
AVDO2 694
AV-Fistel 506
- Dura 530
- Lunge 631
AV-Impulssystem 478
AVK 1085f
AV-Kanal, gemeinsamer 678f
AV-Shunt 186ff,1099
Axial pattern flaps 367
Axillärer Zugang 661
Axillarevision 622
- Lymphödem 620
Axis 1231
Axonotmesis 536,1306
Azathioprin 798
- Transplantation 333
Azetylcholinesteraseaktivität 1365
Azidose 14
- Kaliumspiegel 136
- metabolisch 11,14,183,896ff,908
- - NEC 1368
- Polytrauma 254
- Reanimation 233
- respiratorisch 11,14,114
- - Ventilationsstörungen 629
Azulfidine 798
Azygossystem 1351

B II-B I-Umwandlung 772

B II-Resektion 769
- Pankreaskopfresektion 1031
B I-Resektion 768
Babinski-Reflex 493
Babinski-Zeichen 532
Bacillus anthracis 289
Back wash-Ileitis 831
Bacteriodes 812,899
Bajonett-Fehlstellung 1159,1222
Baker-Zyste 1166
- Sonographie 448
Bakteriämie 188,276
bakterielle Endokarditis 687
bakterielle Invasion 274
bakteriostatisch 297
bakteriozid 297
Bakterizidie 275, 297
Balanitis 1073
Baldwin-Test 827
Ballon-Atrio-Septostomie 684
Ballondilatation 697,1094
Ballon-Implantation bei Adipositas per magna 783
Ballonkatheter-Dilatation 676
Ballonpumpe, intraaortale 669
Band, Peroneus brevis 1275
Banding 683
Bandruptur, Sprunggelenk 1275
Bandscheiben
- Hernie 531ff
- Prolaps 531ff
- Vorfall 531ff
Bankart-Läsion 1158,1207,1209
BAO 749
Baralgin 952
Barbiturate 28f
- Schädel-Hirn-Trauma 513
Bardenheuerscher Schnitt 622
Barium 752,814
- Peritonitis 824
Baron, Gummibandligatur 866
Barrett-Syndrom 721,737
Barrett-Ulkus 738
- GI-Blutung 932
barrier breakers 749
Barton-Fraktur 1222
Basaliom 375,874,1118
Basalzellkarzinom
- Gesicht 566
Base Excess 183
- Polytrauma 252
Basedow-Struma 590
Bassini, Hernienreparation n. 1059f
- Operationsatlas 1068
Bastianelli-Naht 1069
Bauch, leerer 905
Bauchatmung 475
Bauchdecken
- Abszeß 1357

- Blutung 435
- Hämatom 445
- Plastik 38
- Ruptur 153
- Verschluß 153
- - Gastroschisis 1355
- - Laparastoma 1021
- - temporärer 1021
Bauchfell 915
Bauchklappen 1302
Bauchkrämpfe 903
Bauchspeicheldrüse
s. Pankreas
Bauchtrauma 921
- Darmverletzung 928
- Diagnostik 921
- Duodenalverletzung 927
- Gallenwegsverletzung 925
- Lagerung 222
- Leberverletzung 925,970
- Magenverletzung 927
- Mesenterialverletzung 928
- Milzverletzung 925,1007
- Organbeteiligung 925
- Pankreasverletzung 928
- perforierendes 921
- Peritoneallavage 923f
- Retroperitoneum 1046
- Sonographie 444
- stumpfes 922f
- und Thoraxtrauma 639
- Topographie 925
- Zwerchfellverletzung 930
Bauchumfang 924
Bauchwanddefekte, fötale 1343f
Bauchwandruptur 153
Bauchwunde 921
Bauhinitis 800
Bauhin'sche Klappe 791,860
Baumann-Winkel 1159
Baumwolle 457
Baycast 465
BE, s. Base Excess 182
Beatmung 179
- künstliche 23
- Maske 33
- Rhythmus
- - Sofortmaßnahmen 227ff
- Systeme 33
Becken 1239ff
- Beingips 468,1252
- Evisceration 852
- Fraktur, Einteilung 1240
- Kompressionsschmerz 1161,1241
- Randfrakturen 1239f
- Schaufelfrakturen 1239f
- Spika 459
- Untersuchungstechnik 1161
- Zwinge 254

Sachregister

Beckenboden
- Hernie 1064
- Insuffizienz 877
- Plastik 878
Beckenring 1239
- Frakturen 1240
- Verletzung 1240
Bedside Test 116
Befund, klinischer 11
Begleitverletzungen, Luxation 1172
Begutachtung 484
Beinaheertrinken 243
Beinvenenthrombose, tiefe 1104
Belastungsdyspnoe 673
Belastungsstabilität 478
- Osteosynthese 1188
Belegzellen, Magen 748
Belsey-Operation 739
Belzer-Lösung 345
Bence-Jones-Eiweißkörper 1143
Bennett 1072
Bennett-Fraktur 1314f
Bensaude, Sklerosierung n. 866
Benzodiazepine 30,150
Bepanthen 1046
Bernstein-Test 710
Berstungsbruch 511
Berufs
- Genossenschaft 483
- Krankheiten 483
- Unfähigkeit 485
Beschwielung 1295
Besenreiservarizen 1106
Best-Index, M. Crohn 798
Betaisodona 55
Betäubung, örtliche 20
Betreuer 4
Beugedefizit 1156
Beugekontraktur 1156
- M.Dupuytren 1329
Beugesehnennaht
- Technik 1303
Beugesehnenphlegmone 1320
Beugesehnenverletzung
- Hand 1297,1303
- Naht 1303
- sekundäre Rekonstruktion 1304
Bewegungsapparat
- Ausmaße, Extremitäten 1156
- - mit Stabilitätsverlust 1168
- - ohne Stabilitätsverlust 1168
- - Untersuchungstechnik 1155ff
Bewegungsbad 475
Bewegungsschiene 469,1195
Bewußtlosigkeit
- Rö-Diagnostik 1156f
- Schädel-Hirn-Trauma 510
Bezoare 756
BfA 482

BGA, postoperativ 129
BICAP-Sonde 414
Biegungskeil 1176
Bier, intravenöse Anästhesie n. 22
Bifurkation 627
Bifurkationstumor 653
Bikarbonat, Natrium-
- Dosisberechnung 233
Bilbao, Jejunalsondierung 792,798
Bilhämie 926
- Bauchtrauma 926
Biliodigestive Anastomose 956,1032,1373f
- Pankreaskarzinom 1032
Bilirubin 942
- Cholangiographie 946
Billroth 761,768
Billroth II/Billroth I-Umwandlung 772
Billroth II-Magenresektion 769
- antekolisch 769
- Operationsatlas 785
- retrokolisch 769
Billroth I-Magenresektion 768
- Operationsatlas 785
Billroth-Gaze 105
Bilobed flap 372
Biloptin 946
Biobrane 268
Biofeed-back-Training 878
Biopsie 311f
- Kriterien 1126
- Rektum 1365
- Transplantation 338
- Zange 409
Biopumpe 990
Bismuth-Einteilung, Klatskin-Tumor 958
Bisswunde 38f
- Therapie 57
Biventrikuläre Kreislaufpumpe 670
Bizepssehnenruptur 1147f
Björk-Shiley-Klappe 689
Blakemore 1000
Blalock-Taussig-Shunt 683
Bland-White-Garland-Syndrom 686
Blasenekstrophie 1356
Blasen-Mastdarmlähmung 531
Blasenpunktion 64
Blaumarkierung
- Mamma 609f
Blepharoplastik 402
Blick, klinischer 887
Blindsack-Syndrom 796,807
Blitzschlag 246
Bloch-Vorlagerungsoperation 822
Blockerhernie 36
Blockermanschette 32
Blond, Sklerosierung n. 866
Blount-Charnley-Halsschlinge 1215
Blount-Charnley-Reposition 1213,1215
Blount-Verband 1215

Blow hole 833
blow out-Fraktur 560
Blumberg-Zeichen 826
Blutabgang, rektaler 931
Blutdruck, mittlerer arterieller 129
Blutdruckmessung 1078
Blutegel 368
Bluterbrechen 933
Blutersatz 106ff,134f
Blutgasanalyse 65,72
- arterielle 628
Blutgerinnung 195ff
- Faktoren 197,200
- Substitution 200f,214
Blutgruppen 109
- Antigene
- Transplantation 330
- Antikörper 109,112
- Bestimmung 109
- Identitätstest 116ff
- Merkmale 110
- Verteilung 110
- Verträglichkeit 110,119
Bluthirnschranke 497,493
Blutkulturen 169,1341
Blutsperre 234
- Notfall 234
- provisorische 234
Blutsperre-Handchirurgie 1299
Blutstillung,
- chirurgisch 104
- endoskopisch 414f
- Technik 104
Blutstuhl 933
Bluttransfusion 106ff,114ff
- Analfissur 1371
- Differentialdiagnose 1371
- Durchführung 114
- gastrointestinal 1371
- Identitätstest 116ff
- Infektion durch 121
- Kind 1338,1371
Blutung 195ff
- epidurale 513
- Grenzwerte 212
- hypertensive 503
- intraabdominelle 254,444
- intrakranielle 255
- intrathorakale 254
- intrazerebrale 513ff
- Meckel-Divertikel 1372
- nekrotisierende Entero-kolitis 1368
- Ösophagusvarizen 1372
- okkulte 931
- Polypen 1371
- Retroperitoneum 1046
- Sonographie 450
- spontane 199,204
- subdurale 515

Sachregister

- Tumor 305
- Typen 199
- Ulkus 764
Blutungsaktivität, GI-Blutung 933
Blutungsanamnese, GI-Blutung 933
Blutungsdrainage 154
Blutungsintensität, GI-Blutung 933
Blutungslokalisation, GI-Blutung 933
Blutungszeit 213
Blutvergiftung 1109
Blutverlust 106ff
- Frakturen 252,1181
- Oberschenkelschaftfraktur 1251
Blutvolumen
- intrathorakales 179
- totales 179
Blutzellenbildung 967
Bobath 475
Bochdalek-Hernie 733f,1347
Boerhaave-Syndrom 718
- Magenruptur 755
Boerma-Knopf 999
Bohrdraht-Osteomyelitis 470
bone-Tendon-bone 1257
Borggreve-Umkehrplastik 1140
Bösartigkeit 314
Botulinustoxin 419
Bougierung, Ösophagusatresie 1354
Bowing fracture 1199
Boyd-Venen 1106
Brace 1212
Brace-Verband 468
Brachyösophagus 737
- angeborener 737
- erworbener 737
Brachyzephalus 522
Bradykardie 1333
- Neugeborene 1331
Branchiogene Zysten 552
Branolind 457
Braun, Lochstab-System n. 470,1186
Braun-Fußpunkt-Anastomose 769,1017
- Magenkarzinom 781
Braun-Schiene 469,1252
Braunüle 68
Breitgriff 1296
Brennen, retrosternales 738
Breslow 567
Bretschneider-Lösung 345
Briden 802
- nach Appendektomie 830
- Ileus 886,903,907
Brillenhämatom 511
Brock-Operation 683
Bromsulphataleintest 969
Bronchialadenom 656
Bronchialbaumverletzung 638
Bronchialkarzinom 653ff
- Bronchoskopie 655

- Erscheinungsformen 653
- histologische Klassifizierung 653
- kleinzelliges 656
- Lokalisation 653
- Operation 655
- Prognose 656
- Strahlentherapie 656
- Symptomatik 654
- TNM-Klassifikation 315,654
- Wirbelkörpermetastase 530
- Zytostatika-Therapie 656
Bronchialpapillom 657
Bronchiektasien 651,1351
Bronchitis, chronische 676
Bronchogene Zyste 1350
Bronchographie 635,652
Broncholyse 476
Bronchopneumonie 713
Bronchoskopie 410,634
- Bronchialkarzinom 655
Bronchospasmus 27
Bronchusabriß 638
Bronchuskompression 1377
Bronchusruptur 638
Bronchusstumpf-Insuffizienz 659
Bronzehaut 1040
Broviac-Katheter 1374
Bruchband 1057
Brüche s.a. Hernien 1051ff
Bruchentzündung 1056
Bruchinhalt 1054
Bruchkanal 1058
Bruchpforte 1051
Bruchsack 1051
Bruchspaltabszeß 543
Bruchzufall 1052
Brückenkallus 1221,1226
Brunersche Schnittführung 1322f
Brunnell 1150
Brunner-Drüsen 748
Brunnerinom 783
Brustdrüse
- Anatomie 607
- Diagnostik 608ff
- Lymphabfluß 607f
- Resektion 396
s.a.Mamma 607
Brustkorb 625
- operative Zugangswege 659,664
Brustvergrößerung 398
Brustwand
- Deformitäten 1346
- instabile 643
- Tumore 645
Brustwirbelsäulenverletzungen 1235f
BTM 148f
Bubble-Oxygenator 666
Budd-Chiari-Syndrom 988
- portale Hypertension 994

Buess, Verfahren n. 850
Buess-Instrumentarium 410
Bülau-Drainage 64,106,241,643,647,740
- Hämatothorax 642
- Pneumothorax 641
- Spannungspneumothorax 641
- Technik 241
Bulbogastron 750
Bulldog-Klemme 359
Bündelnägel 1189
- Oberarm 1212
Bündelnagelung 1212
Bupivacain 150
Buprenorphin 148
Burge-Test 771
Burkenne, Manöver nach 960
Burow 371
Burow-Dreieck 361
Burri 252
Bursa acromiales 1157
Bursa omentalis 745,785,987,1016,1065
Bursaabszeß 900
Bursitis 1152
- infrapatellaris 1152
- praepatellaris 1152
Bürstenabstrich, Bronchus 635
Buschke-Löwenstein-Tumor 1073
Buscupan 952
Bypass
- Aorto-koronarer Venen- 694
- Definition 85
- Gefäße 1102
- Magen 783
- Operation
- - Externa-Interna-Anastomose 507f

C1-Esterase-Mangel 891,896
CA 19/9 814,850
Café-au-lait-Flecken 804,1118
Caisson-Krankheit 247f
Calcineurin 334
Calcitonin 139,579,1197
Callot'sches Dreieck 431,941
Calor 275
Campell 394
Canale 1278
Canalis analis 1064
Cancer 301
Cancer en cuirasse 617
Candida albicans 342
Candida-Sepsis 126
Cantrell-von-Pentalogie 1347
CAPD 893
Capitatum 1307
Capitulum humeri 1159,1217
Captured lung 647
Caput femoris 1239,1242f
Caput medusae 994f

Sachregister

Caput-Collumdiaphysenwinkel (CCD) 1161, 1242
Carbamazepin 497, 539
Carbimazol 589
Carbolsäure 387
Carcino embryonales Antigen 774, 814
Carcinoma in lupo 549
Carcinoma lobular in situ, Mamma 615
Cardiac depressing factor 190
Cardiac index 176
Cardiac output 190
Cardiac pump 229
Cardio green-Test 991
Carina 635, 654
Carlens-Tubus 33
Caro luxurians 46, 50
Caroli-Syndrom 948, 975
Carpentier-Ring 693
Casernukleotomie 534
Catgut 97f
Cauda equina 527, 534
Cava
- Katheter 68
- - Sepsis 169
- Kompression 1349
- Ruptur 639
- Typ, Metastasierung 307
Cavum thoracis 625
CD 3 335
CD4-Rezeptor 331
CDC, s. Chenodesoxycholsäure 951
CEA 326, 774, 814, 850, 854
Celestin-Tubus 418
- Kardiakarzinom 781
- Magenkarzinom 781
- Ösophaguskarzinom 727
Celsus 275
Centrum tendineum 733, 740
Cerclage 1191
Certainty 316
Cerulid 912
CFNG 391
Chagas-Krankheit, Ösophagus-Achalasie 713
Chapmansches Zeichen 827
Charcotsche Trias 889
Charles-Operation 1110
Charnley-Schlinge 462
Charrière 67
Chassaignac-Lähmung 1217
Chemische Desinfektion 80
Chemonukleolyse 534
Chemotaxis 44, 275
Chemotherapie 322f
- Bronchialkarzinom 656
- Leberperfusion 986
s.a. Zytostatika-Therapie
Chenodesoxycholsäure 951
Chiasmasyndrom 499
Child-Kriterien, portale Hypertension 996

Child-Phillips-Plikatur 802, 912f
Chip-Kamera 427
Chirurgie
- im Alter 9
- plastische 353
Chirurgische
- Endoskopie 409ff
- Infektionen 273ff
- Knoten 102
- Sonographie 437ff
Chirurgischer Eingriff 1, 3
Chloräthyl 278
Chlorid 138
Chlorina 55
Cholangiographie 946f, 959, 1373
- direkte 946
- intraoperative 959
- endoskopisch retrograde 946
- perkutan transhepatisch PTC 946
Cholangiojejunostomie 960
Cholangiokarzinom 961
Cholangiomanometrie 957
Cholangio-Pankreatikographie, 410
- endoskopisch retrograde 410, 946
Cholangitis 956
- nasobiliäre Sonde 421
- primär-sklerosierende 956
- sklerosierende 988
Choldedochojejunostomie 961
Choldedochus, nasobiliäre Sonde 421
Choldedochuskarzinom
- Pigtail-Endoprothese 421ff
Choledochocele 1374
Choledochoduodenostomie 961
Choledocholithiasis 949, 954, 959
- endoskopische Steinextraktion 420
Choledochoskopie 960
Choledochotomie 960
Choledochuszysten, Kind 1374
Cholegraphie 946
- cholangiographische Befunde 947
- direkte 946
- indirekte 946
Cholelithiasis 949ff
- Cholangiographie 946f
- Differentialdiagnose 952
- Folgen 951
- Sonographie 438, 945, 952
s.a Gallenblase
Cholestase 943
- Sonographie 439
- nach parenteraler Ernährung 1340
Cholesterin-Pigment-Kalksteine 949
Cholestyramin 807
Cholezystektomie 958
- Cholangiographie 959
- Choledochoskopie 960
- Choledochotomie 960
- Historie 958

- ideale 960
- laparoskopische 431, 960
- bei Leberperfusion 987
- bei Leberresektion 992
- Manometrie 959
- Operationsatlas 963ff
- Papillotomie 962
Cholezystitis 953
- blande 953
- Cholelithiasis 953
- chronisch-rezidivierend 949
- Laparoskopie 428
- phlegmonöse 953
- Sonographie 438, 450, 888
- steinfreie 949
- Zytostatika-induziert 987
Cholezystoduodenostomie 955
Cholezystogramm, negatives 947
Cholezystokinin 942, 946, 1016
Cholezystolithiasis 949
- Sonographie 438f
Cholezystopathie 948
Cholinesterase 31
Cholinesterasehemmer 32
Chondrom 1136
Chondromyxofibrosarkom 1138
Chondropathia patellae 1163
Chondropathie 1262
Chondrosarkom 1138
Chopart-Gelenk 1278
Chopart-Gelenklinie 1281
Chordotomie 541
Choriongonadotropin, humanes 1361
Christmas Faktor 201
Chromcatgut 97f
Chromosomenanomalie 1343
Chronisches subdurales Hämatom 516
Chvostek-Zeichen 138
Chylaskos 638, 647
Chylothorax 639, 647
Cimetidin 1029
Circulus vitiosus, Sepsis 276
Cirrhose cardiaque 994
Cisaprid 774
Cisplatin 1141, 1378
Cisterna chyli 647, 791
Clark 567
Clark-Level 1119
Claudicatio intermittens 1089f
Claudicatio spinalis 535
Clavus 1117
Clean-Prep 817
Clearance, Ösophagus- 737
Clementschitsch, Unterkiefer n. 555
Clinitron-Bett 168, 244
Clipapplikatoren 428
CLIS, Mamma 618
Clodius, Lymphdrainage n. 620
Clostridium 284

Sachregister

- perfringens 284
- tetani 286
CMF-Schema, Mammakarzinom 620
CMV 339ff
- Infektion 990
CO 190
CO_2-Absorber 32
Coarctatio aortae 671
Cob 1230
Cockett-Venen 1106
Codman-Dreieck 1133f
Coecocolon dolorosum 828
Coecum, Angiodysplasie 816
s.a. Kolon, Zoekum
Coiling 505
COLD-Monitoring 177ff
Colestyramin 774
Colitis Crohn 835
Colitis cystica profunda 856
Colitis ulcerosa 831ff
- Aktivitätsbeurteilung 832
- Diagnostik 833
- Differentialdiagnose Morbus Crohn 834
- GI-Blutung 940
- Komplikationen 832
- Operationsindikation 833
- Verfahrenswahl 833
Colitiskarzinom 832
Colles-Fraktur 1222
Collum chirurgicum 1210
Colon cut-off sign 1019
Colon irritabile 813
colonic shift 797
Colson-Lappen 379
Coma basedowicum 593
Coma hepaticum 996
- Stoffwechsel 143
Coma hypoglycaemicum 1028
Combined reflux 710,738
Combined resection 767
Common channel 942,1018
Commotio cerebri 512
Completed stroke 506,1092
Compliance 308
Compressio 39
Condyloma accuminata 875
Condyloma lata 875
Condylus radialis-Abscherfraktur 1213f
Congelatio 40f
Connexus intertendinosus 1298
Conn-Syndrom 1039
Contre-Coups-Herd 515
Contusio 39,1168f
Contusio cerebri 512
Conus medullare 527
Conus-Cauda-Syndrom 876
Coolpack 479
Coombs-Test 113
Cooper-Schere 94

Copora aliena, Magen 755
Corpora cavernosa 1074
Corpuskarzinom, Magen 779
Corynebacterium diphteriae 289
COSS-86-Protokoll 1141
Couinaud, Einteilung der Lebersegmente 966
Cournand-Elektrode 699
Courvoisier-Zeichen 310,945,958
Coxa antetorta 1161
Coxa valga 1161f
Coxa vara 1161f
CPAA 820
Crawford 1095
C-reaktives Protein 827
Creeping 798
Crepitatio 1180
Crohn 797ff
s.a. Morbus Crohn
Crohn-disease-activity-index 798
Cronkhite-Canada-Syndrom 804,846
Crosby-Dünndarmkapsel 792
Cross-Facial-Nerve-Grafting 391
Crossfinger-Lappen 379
- Handchirurgie 1301
Cross-Lappen 379
Cross-Match 332
Crouzon 522
CRP 827
Crush-Niere 1154,1271
Crush-Verletzung 1199f,1270
Crutchfield
-Extension 471,473,1233
-Klemme 471,473
Cubitus varus 1215
Cuff 32
Cuffdruck 35
Cul-de-sac-Syndrom 878
Cullen-Zeichen 1019
Cumarine 933
Cumputertomographie, Gefäße 1080
Curare 32
CUSA 985
Cushing-Syndrom 499,1036f
Cuticula 976
Cutis laxa facei 403
Cyclophosphamid 620
Cyclosporin A 33,704,990
-Transplantation 334
Cystofix 68
Cystosarcoma phylloides 615
Cyvadic-Schema 1049
C-Zell-Karzinom 598

D2-DOG 751
Dachziegelverband 462,1281
Dacron 1101
Dacronvelourprothesen 1113

Dalrymple-Zeichen 593
Dammriß 876
Dampfresistenz, Mikroorganismen 80
Dampfsterilisation 78f
Danaparoid 667
Dandy-Walker-Syndrom 523
Danis-Weber-Frakturen 1276
D-Antigen 111
Dantrolen 36
Darm
- Dekompression 909f
- Dekontamination 126
- Flora, physiologische 126
- Fremdkörper 796
- Inkarzeration 435,1054f
- Ischämie 1088
- Naht 100f
- Obstruktion 903
- Schienung, innere 73,802
- Tuberkulose 800
- Vitalitätskriterien 1057
- Wandhämatom 928
- Wandhernie 1052
Darmanastomose, Kolon 818
Darmatonie 154,171
- Sonographie 451
Darmeventration
- Notfall-Therapie 242
Darmfistel 821
- chirurgisch angelegte 821
- b. M.Crohn 797
Darmmotilität
- Dünndarm 791
- Ileus 903f
- Kolon 812
- Sonographie 441,451
Darmparalyse 904
- postoperative 912
Darmspülung
- intraoperative 818
- orthograde 817
- - GI-Blutung 939
Darmverletzung 928
- Laparoskopie 435
D-Arzt-Verfahren 484
Dashboard-Verletzung 1244,1257,1261
Dauerkatheter 156
Dauerschaden 486
Daumen
- Beugesehnenverletzung 1297
- Replantation 1316
- Strecksehne 1298
Daumenamputation, Replantation 385
D-Bericht 484
DCC 302f
DC-Platte 1191
DCS 1253
DDAVP 201f
DDD-Schrittmacher 699

1392 Sachregister

De Bakey 1098
De Gaetano-Operation 1110
De Quervain-Fraktur 1307,1311
De Quervainscher Punkt 585,606
De Quervain-Tendovaginitis 1151,1326
De Quervain-Thyreoiditis 594
de Vries 1367
Debridement
- Resektion 974
- Verbrennung 266
Debrisorb 167
Décollement 38
- Therapie 57
Defäkationsblutung 813,865
Defäkationsreflex 863
Defäkationsschmerz 867
Defäkographie 815, 864,878
Defektdeckung 362,388f
- Lappenplastik 365ff
- Schwenklappen 372ff
Defektfraktur 1179
Defektpseudarthrose 1184
Défense musculaire 826
Defibrillation 232
Defibrillatoren, implantierbar 700
Dehnung 1168,1170
Dehydratation 11,15,132
- hypertone 132
- hypotone 132
- isotone 132
- Kind 1334,1336f
Dekompensationserbrechen 887
Dekompressionsunfall 247f
Dekortikation bei Pleuraempyem 647
Dekubitalulzera 394f
- Einteilung nach Campell 394
- plastische Deckung 376f
Dekubitus 167, 1417
Dekubitus-Prophylaxe 477
Delta-Storage-Pool-Disease 203
Demand-Funktion 698
Denervierungszeit 393
Dennis-Sonde 73,154,172,909f
- Dünndarmparasiten 796
- endoskopische Einführung 424
- innere Schienung 802
Denonvilliersche Faszie 851
Dens axis 1231
Densfraktur 1231
Denver-Shunt 1003
Depressionsfraktur 1264
Dermabrasio 387f
Dermalsinus 524
Dermatom 363
Dermoid 525
- Fistel 873
- Zyste 552,1116,1345
Desault-Verband 460,1206,1209
Descending perineum-Syndrom 876

Deschamps,Fadenführungsinstrument 96
Deseril 805
Desinfektion 78f
Desmoid 301
- Tumor 1124
Desobliterationsverfahren 1100
Desoxykortikosteron-Suppressionstest 1039
Destroyed lung 651
Destruktion 304
Deviationsstoma 837
Devine-Operation 820
Dexamethason
- Hemmtest 1038
- Reanimation 233
- Schädel-Hirn-Trauma 242,513
Dexon 97
Dextran 134
Dezelerationstrauma,
- Verletzung der thorakalen Aorta 1084
DHBP 254
DHS 1248,1250
- Operationsatlas 1282
s.a. Schenkelhalsfraktur, Hüftschraube
Diabetes mellitus 1022f
- präoperative Diagnostik 11,15
- Ulzera 395
Diademgips 576
Diagnose
- Verschleppungszeiten
- - Onkologie 313
- Verzögerungszeit
- - Weichteiltumor 1127
Diagnostik
- Fetus 1342
- Notfall 219f
- Onkologie 310
- postoperative Sonographie 445
- präoperative 8
- - Sonographie 445
Diagnostische Laparoskopie 428f
Diakondyläre Oberschenkelfraktur 1253
Diaphanoskopie 424,939,1071,1053
Diarrhoe 812
- M.Hirschsprung 1364
- osmotische 76,812
- paradoxe 813
Diastematomyelie 524
Diathermiemesser 92,94
Diathermieschlinge 412
Diathese, hämorrhagische 199
Diazepam 532,534
Diazoxid 1028
Dibenzyran 1042
DIC, DIG 208
Dickdarmatresie 1363
Dickdarmblutung 937
Dickdarmileus 906
- Spiegelbildung 906
- Therapie 911

Dickdarmverletzung, Bauchtrauma 928
Dick-Mayo, Fasziendoppelung n. 1062
Diclofenac 532,534
Dieffenbach-Zirkumsion 1073f
Differenzierungsgrad 314ff
Differenzierungs-Phase, Wundheilung 43,46
Diffusionsstörung, Lunge 628,632
Digitalarterienverschluß 1091
Digitale Subtraktionsangiographie (DSA) 1080
Dilatation, pneumatische - Ösophagus 418
Dip, frühdiastolischer 702
Diphtherie, Wunde 289
Dipidolor 36
Disalizylsäure 798
Disc excision 850
Discus ulnaris 1159
Dish-face 559
Diskektomie 534
Diskontinuitätsresektion 824
DISL 1309
Dislocatio 1180
- ad axim 1180
- ad latus 1180
- ad longitudinem 1180
- ad peripheriam 1180
Disoprivan 29
Dissektion; Arterien- 1098f
Dissektionsverfahren, portale Hypertension 999
Disseminierte intravasale Gerinnung 208
Dissoziation, skapkolunäre 1309
Distalbiß 574
Distorsion 40,1168
Diurese 1336f
Diuretika 134,136
Divertikel
- Dünndarm 793f
- Duodenum 754
- echte 716
- falsche 716
- inkomplett 838
- Kolon 838
- komplett 838
- Lokalisation 838
- Magen 754
- Meckel 793f,828,886,890,1357,1372
- Ösophagus 716
Divertikulitis
- Kolon-Perforation 838
- laparoskopische Resektion 434
- Sonographie 443,891
Divertikulose
- Blutung 940
- Kolon 838
Dociton 1042
Dodd-Venen 1106

Sachregister

Dog-Ear-Korrektur 361
Dolantin 36
Dolichoösophagus 713
Dolor 275
Dom 1244
Domperidon 774
Donati-Naht 100
Doppelbilder 580
Doppelklappenersatz 693
Doppelkontrastdarstellung, MDP 752
Doppellumentubus 33
Doppelspiegel 1362f
- Duodenalatresie 1362
Doppler-Sonographie, Hirntod 344
Doppler-Verfahren 1079
Dormia-Körbchen 420,954
Dorsalis-pedis-Lappen 1302
Dotter 410
Dottergang 793
- Zyste 793
Dottersack 1357
Double-bubble 1017
Double-Stapling-Therapie 434
Douglas
- Abszeß 173,897
-- Appendicitis 825
-- Sonographie 450
- Raum 105,811,897,923
- Schmerz 827
Drachtersche Trias 826
Dragstedt 766
- Mechanismus 761
Drahtbogenschiene 556f
Drahtligaturenverband n. Ernst 557
Drahtnaht 1265
Drainage 155
- Aachener 154
- abdominal 154
- Anlage mit Sonographie 453ff
- Bülau 106,647
- intraabdomineller Abszeß 900
- Jackson-Pratt 105
- Penrose 105
- Peritoneum 897
- Pleura 657
- Pleuraempyem 279
- Redon 105
- Saugdrainage 105
Drainkanal-Inkarzeration 1055
Drapanas 1000
Drapanas-Shunt 1001
Drehfraktur 1176
Dreieckstrom 481
Dreieckstuch 462
Dreifachklappenersatz 693
Dreistufentest 114
Dringlichkeit
- Indikation 257
- Notfalldiagnostik 219

drop arm 1146
drop finger 1298
Drosselniere 1094
Druchflechtungsnaht 1150
Druckgeschwüre s. Dekubitus 167
Druckhydrozephalus 501
- n. subduralem Hämatom 519
Druckmessung, portale 996
Druckpuls 491
Druckverband 234,458
Drugs 228,230
Drusen 549
DSA 506,996
DTIC 1120,1378
Dubin-Johnson-Syndrom 969
Ductus
- arteriosus Botalli 671
-- persistierender 671
- choledochus 941
- cysticus 941
- hepaticus 941,992
- incisivus 550
- lactiferus 607
- omphaloentericus 793,1372
-- persistierender 1357
- pancreaticus 747f,942,1030
- thoracicus 639,647,894,1203
-- Verletzung 639
- thyreoglossus 552,1345
- Wirsungianus 423
Duhamel-Operation 1366
Dukes-Klassifikation 846
Dumping-Syndrom 773
Dünndarm 791
- Anastomose-Formen 807f
- Anatomie 791
- Atresie 1362ff
- Biopsie 792
- Blutung 937
- Diagnostik 791
- Divertikel 793f
- Entzündungen 797
- Fisteln 803
- Fremdkörper 796
- Interponat bei Ösophaguskarzinom 725
- Ischämie 1088
- Karzinoid 804
- Karzinom 804
- Mißbildungen 793
- Nabelfistel 793
- Neoplasma 804
- Parasiten 796
- Physiologie 791
- Plikatur n.Noble 802,912f
- Resektion 799
-- Technik 808
- Schienung 73,802,912
- Strikturen 803
- Torsion 887

- Tumor 804,908
-- bösartig 805
-- gutartig 804
-- Häufigkeit 805
- Wandexzision 804
Dünndarmileus 894,903ff,910
- Therapie 907
- Spiegelbildung 906
Dünndarmsonde 73,154,910
- endoskopische Einführung 424
Dünndarmverletzung 795
- Bauchtrauma 928
Duodenalatresie 754,1352,1362
Duodenaldivertikel 754,794
Duodenales C 1024,1030
Duodenalstenose, Kind 1362
Duodenal-Tumor 783
- bösartig 783
- gutartig 783
Duodenalulkus 762
- Übernähung 771
Duodenalverletzung
- Bauchtrauma 927
- traumatisch 927
Duodeno-gastraler Reflux,b.Streßulkus 759
Duodeno-Jejunostomie 1017
Duodenopankreatektomie 1031
- Operationsatlas 1033f
Duodenostomie 1017,1362
Duodenotomie 962
Duodenozephalopankreatektomie 1034
Duodenum 747
- Anatomie 747
- Mobilisation 1034
- Mobilisation n. Kocher 789
- Tumore 783
Duokopf-Prothese 1282
Duplex-Sonographie 506,521
- Leber 996
Duplikationen, Hand 400
Duplikaturen-Intestinaltrakt 1370
Dupuytren-Kontraktur 1123,1329
Dura mater 496
- lyophilisierte 509
- Erweiterungsplastik 515
- Fistel 530
Duran, Mobilisierung nach 1304
Duranring 693
Durchblutungsstörung - zerebral 506
Durchflußreserve, AVK 1085
Durchgangsarzt
- Bericht 484
- Verfahren 484
Durchwanderungsperitonitis 892,908
Durchzugsmanometrie 709
Durchzugsoperation 822
- anorektaler Verschluß 1367
- M.Hirschsprung 1366

1394 Sachregister

Durdrick 1339
Durst 132, 135
Durstfieber 132f
Duval-Klemme 95
Du-Val-Operation 1023
Dysfibrinogenämie 197, 200
Dysostosis craniofacialis 522
Dysphagia lusoria 711, 1419
Dysphagie 708, 716f, 722f
- bei Struma 580, 584
Dyspnoe 223, 633, 690, 692

EBV 341
Echinococcus
- alveolaris 293, 976
- cysticus 976
- granulosus 976
- multilocularis 293, 976
Echinokokkose 293ff
Echinokokkuszyste, Leber 976
Echofreie Zonen
- Sonographie 437
Eck 1000
ECMO 1348
Ectopia cordis 1347
Eden-Hybinette-Lange 1209
Eden-Hybinette-Operation 1173
EDRF 189
EDS 1305
EDTA-Lösung, Litholyse 420
EEA-Klammernahtgerät 861
EEA-Nahtgerät 99
- portale Hypertension 999
EEG 343
EHL 420
Eicosanoide 189
Eigenblutinjektionen 549
Eigenblutspende 5, 122
Einflußstauung, obere 580, 584, 595, 1096
Ein-Helfer-Methode 229
Einklemmung
- Gehirn 492
- Meniskus- 1162
- Notfall-Therapie 243
Einschwemmkatheter 176
Einwilligung 4ff
Einzelknopfnaht 357
Eisenharte Struma nach Riedel 595
Eisenmangelanämie 712
Eisenmenger-Reaktion 630, 677
- ASD-Defekt 677f
- Herz-Lungen-Transplantation 704
- offener Ductus Botalli 681
- Ventrikelseptumdefekt 677, 680
Eiter 278
Eiweißkoagulation 259f
Eiweißsynthese 143f
Ekchondrom 1135

EKG 11, 230
Ektropium 389
Elastische Binde 458
Elefantenfußpseudarthrose 1184
Elektivoperation 2, 4
- präoperative Diagnostik 12
Elektrodermatom 94
Elektroenzephalographie 521
Elektrokardiogramm 9, 11
Elektrokoagulation, endoskopische Blutstillung 414f
Elektrolythaushalt 11, 15
- Bedarf 135
- - Kind 1335
- Ileus 903
- Lösung 144
- Substitution, postoperativ 131
Elektromechanische Entkoppelung 226
Elektromyographie 537
- Analkanal 864
Elektroneurographie 537
Elektrostimulation, transkutane 540
Elektrounfall 246
Elektroverbrennung 270
- Strommarken 270
Elephantiasis 1110
Ellbogengelenk
- Anatomie 1216
- Bewegungsausmaße 1158
- Frakturen 1217f
- Luxation 1216
- Punktion 61
- Untersuchungstechnik 1159
Elle 1220, 1226
Ellis-Damoiseausche Linie 279
Elmslie 1260
Embolektomie 1087
Embolie, arterielle 1087
- Arteria carotis 1087
- Extremitäten 1087
- Mesenterialgefäße 1088
Embolisation
- angiographische 939
- perkutane transhepatische 998
- retroperitoneale Blutung 1046
EMG 537
- Analsphinkter 876
Emmert-Plastik 1121
Empfängerorganismus 330
Emphysem, kongenitales, lobäres 1350
Emphysem, subkutanes 637
Empyem 278f
- Gallenblasen- 953
- interenterisches 892f
Empyema necessitatis 280
En-bloc-Resektion 317
- Knochentumor 1134
Enchondrom 1136, 1328
Ender-Nagelung

- pertrochantäre Oberschenkelfraktur 1250
Endobrachyösophagus 721, 737
Endo-GIA 430
Endojodin 593
Endokarditis 687
Endokardkissendefekt 677
Endoloop 413
Endometriose, Kolonbefall 856
Endorektale Sonographie 446, 815
Endoskopie
- Ballonimplantation bei Adipositas 783
- Blutstillung 414f
- Bronchialkarzinom 655
- chirurgische 409ff
- Definition 85
- ERC 946
- ERCP 946, 954
- Fremdkörperextraktion 411f
- GI-Blutung 933
- Magen 752
- Ösophagus 709
- - Behandlung 415f
- Papillotomie 420
- Pigtail-Endoprothese 421ff
- plastische Chirurgie 360
- Polypektomie 412
- Sondeneinlage 424
- therapeutische 411
- Thorax 634
- Ulkusblutung 765
Endosonographie 446f
- Analkanal 864, 877
- Ösophagus 709
Endotheliales Sarkom 1142
Endothelin 189
Endotoxin 188, 277, 290, 894
Endotoxinämie 188
Endotrachealtubus 32, 224
Endstrombahn 184
Energiestoffwechsel
- postoperativ 125
Enfluran 31
ENG 537
Enophthalmus 560, 584
Entamoebahistolytica 979
Entenschnabelfraktur 1149
Enterale Ernährung 157
Enteroanastomose 805, 808
Enterochromaffine Zellen 748
Entero-Enterostomie
- Definition 85
Enteroklyse n. Sellink 792
Enterokolitis
- M. Hirschsprung 1364
- nekrotisierende 1368
- regionalis Crohn 797
Enterokutane Fistel, M. Crohn 797
Enteroskopie 410
Enterostomie 85

Enterotomie 86, 1364
Enterozele 878
Entgiftung 248
- Leberstoffwechsel 967
Enthaarung 82, 90
Entkoppelung, elektromechanische 226, 232
Entry 1098
Entzündung 273ff
s. Infektion
- Appendix 825
- Haut 1115
- Kiefer 543
- Mamma 612
- Mediatoren 895
- Ösophagus 712
Entzündungsreaktion 894
Enukleation 86, 585
Enukleationsresektionen 984
Enzephalitis, CMV-bedingt 341
Enzephalopathie, portosystemische 996
Enzephalozele 521
Enzephalozystomeningozele 521
Enzephalozystozele 521
EORTC 852
Eosinophilie, Echinokokkuszyste 976
Ependymom 528
- intrakraniell 496
- Rückenmark 528
Epicondylus humeri ulnaris-Abrißfraktur 1213f
Epidermoidzyste 552
Epidurale Blutung 513
Epigard 457
Epigastrische Gefäße 1058
Epigastrische Hernie 1063
- Kindesalter 1358
- Sonographie 445
Epiglottis 35
Epiphrenales Divertikel 717
Epiphyse 1270
Epiphysenfraktur 1199
- Klassifikation 1199
Epiphysenfuge 1169, 1199
- Lösung 1199
- Verletzung 1199
- - Osteosynthese 1199
Epiphysenkern 1199
Epiphysiodese 1199
Epistaxis
- GI-Blutung 932
Epithelisation 46
Epithelkörperchen 578
s.a. Hyperparathyreoidismus
Epithelzyste 1116
- Hand 1327
Epstein-Barr-Virus 341
EPT 420, 950, 954, 957
Erb´sche Läsion 393
Erbrechen 905

- galliges 1361f
- Pylorusstenose 1369
- reflektorisches 887
- Vergiftungen 248
ERC 946
ERCP 410, 946, 954, 959, 640
- chronische Pankreatitis 1021f
- Kinder 1374
- Pankreaskarzinom 1030
- Pankreaspseudozyste 1024
- Pankreasverletzung 929
- Pankreatitis 1019
Erektionsschwäche 1089
Erfrierung 40f
Erguß, vikariierender 159
- Pleuraerguß 159
Ermüdungsfraktur 1175
Ernährung 140
- enterale 157
- intravenöse 140
- Resorption
- - Dünndarm 791
- - Kolon 812
- Säugling 1339
- Sonden 76
- Störungen
- - Klinik 240
- - präoperative Diagnostik 12, 18
- - Stufenplan 240
Ernährung, parenterale 130ff
- Kind 1339f
- - Komplikationen 1340
- Risiken 816
Ernährungslösungen, Kind 1340
Ernst, Drahtligaturenverband n. 557
Erosion, Magen-
- Definition 756
Erosive Gastritis, GI-Blutung 936
ERP, Pancreas anulare 1017
Erregerspektrum, Peritonitis 894
Ersatzmagen 780
- Formen 780
Erstickungs-T 137
Erstmaßnahmen
- perforierendes Bauchtrauma 921
- stumpfes Bauchtrauma 923
Ertrinken
- Notfall-Therapie 243
Erwärmung nach Hypothermie 244
Erwerbsfähigkeit 484f
Erwerbsunfähigkeit n. Splenektomie 1013
Erysipel 283
Erysipeloid 283
Erysipelothrix insidiosa 283
Eryspil 1110
Erythem 260
Erythema nodosum 797, 832
Erythroplakie, Mundbodenkarzinom 563
Erythroplasie Queyrat 1073

Erythrozyten-Überlebenszeit 1011
Eschar 264
Escharotomie 264, 267
Esmarch-Blutsperre 459
Esmarch-Handgriff 226
Essex-Lopeste 1280
ESWL 420
- Impingementsyndrom 1146
- Pankreatikolithiasis 420, 423
Etagenfraktur 1178
État d´accordéon 839
Ethylenoxid-Gas 80
Etomidate 28
Euro-Collins-Lösung 345, 989
Eurotransplant 347, 989
Euthyreose 582
Evisceration 898
Ewing-Sarkom 1134, 1142f
Ex situ 343
Exfoliativzytologie 311
Exhairese 86
Exkochleation 86, 1134
Exkoriation 38
Exner-Reflex 411
Exophthalmus, M. Basedow 590
Feinnadelpunktion 65
- Schilddrüse 581
Exostose
- kartaliginäre 1135
- solitäre 1135
Exotoxin 291
Expander, Gewebe- 386f
- Mamma 399
Expektoration, maulvolle 651
Explantation 345
Explorative Laparoskopie 312, 429
Exponentialstrom 481
Exsikkose 132, 1369
- Kind 1334
- zelluläre 133
Exstirpation, Definition 86
exsudative Enteropathie 757
Extension 1186
Extensionsbetten 470
Extensionsverband 470
- Fixpunkte 471
Externusaponeurose 1059f, 1067
Extraanale Anastomose 820
Extrakorporale Membranoxygenation 1348
Extrakorporale Zirkulation (EKZ) 665f
- Technik 666
Extremitäten, plastische Rekonstruktion 392ff
Extremitäten-Perfusion bei Melanom 1119
Extubation 36
Exzision, Definition 86
Exzisionsbiopsie 312

- Weichteiltumor 1126ff
Exzitation 27
3-Finger-Test 1053
5-Fluoruracil 987
5-FU 853,874
Facelifting 404,574
Facettektomie 532
Facetten-Syndrom 891
Facies abdominalis 886
Facies lunata 1242
Fadenentfernung 54
Fadengranulom 50
Fadenstärke 97,356
Faktor VIII 201
Faktor XIII 202f
- Mangel 48,153,1063
Faktorensubstitution, Blutgerinnung 200ff,214
Faktu 880
Fallhand 1159,1212,1296
Fallot-Tetralogie 682
Falschgelenk 1184
Faltenabbruch 777
Faltenkorrektur 405
Familiäre Adenomatosis coli 845
Fanconi-Schlesinger-Syndrom 675
Faradischer Strom 480
Farbstoffeliminationskurve 178
Fascia transversalis 1058
Faszienlappen 366
Faszienspaltung bei Kompartmentsyndrom 1196
Faszientransplantation 364
Fasziitis 1123
Faszillation, propriozeptive 475
Fasziotomie 1087,1271
Fat suction 406
Fatale Pause 313
- Kolonkarzinom 847
Faustschlag 228
Faustschlußprobe 1078
Fazialisparese 391f
Fehlbildung, fötale 1342
Fehlintubation 35
Fehltransfusion 110
Feigwarzen 875
Feingriff 1296
Feinnadelpunktion 311
- Bronchialkarzinom 655
- Pankreas 1023
- mit Sonographie 425
Feinnadelzytologie, Schilddrüse 581
Felsenbein 555
Felty-Syndrom 1011
Feminisierung, testikuläre 1359
Femoralhernie 1052
Femoralisarteriographie 1079
Femoralis-Parese 535
Femoralispulse 671

Femoro-femoraler Bypass 668,1102
Femoropatellargelenk 1260
Femur 1249f
s.a. Oberschenkel
- Extension, suprakondyläre 471f
- Kopf, Blutversorgung 1242
- Nagel 1189,1250
Fensterödem 458
Fentanyl 30
Ferguson, Hämorrhoidektomie n. 881
Fernlappen 366,379,1302
- Plastiken 565
Fernlappenplastik 1303
Fernmetastasierung 316
Fersenbein - Würfelbeinband 1273
Fetaler Hydrops 1349
Fettabsaugung 406
Fettaugen, Kniegelenkspunktion 1166
Fettembolie 1181
Fetthals 1117
Fettinfusionen 144
Fett-Lösung 1339
Fettoxydation 131,141
Fettransplantation 364
Fetus, Diagnostik 1342
Feuchte Kammer 457
FFP 209,214
FGF 44f
Fiberbronchoskop 634
Fiberendoskop 409
Fibrin 44
Fibrinkleber 426,1009
Fibrinogen 108,197,200
- Spaltprodukte 212
Fibrinolyse 199,212,1104
- Therapie 218
Fibrinschwamm 104
Fibroadenom der Mamma 614
Fibroblasten 1329
Fibrolamelläres Karzinom 983
Fibrom 1117
Fibroma pendulans 1117
Fibromatose 301,1123
Fibronektin 44
Fibrosarcoma 1124ff
Fibrose, retroperitoneale 1047
Fibrothorax 659
Fibula 1264
Fibulafraktur 1268
- distale 1277
- Operationsatlas 1286
s.a. Wadenbein
Fibula-Transfer 383
Fieber
- Durst- 132
- maligne Hyperthermie 36
- postoperativ 153,168f
- präoperative Diagnostik 12,16
Field-Block 22

Filmoxygenator 666
Filtertheorie 306
Finger fracture-Technik 985;1012
Finger
- Amputation 1316
- Fraktur 1314
- Luxation 1309f
- Phalangenfraktur 1309f,1314
- schnellender 1151,1326
First-pass-Effekt 149
Fischer-Quotient 143
Fissur 1175
- Knochen- 1168,1174
Fissura principalis 965
Fistel 280,288
- Aktinomykose 548
- anorektal 869,1366f
- anovestibulär 1366
- arterio-venöse 1082,506
- gastrokolische 765
- b. M.Crohn 797
- ösophago-bronchiale 718
- ösophago-tracheale 1352f
- Okklusion 426
- rektovaginale 871,1367
Fixateur externe 1191,1193f
- Femurfraktur 1252
- Sprunggelenk 1277
- Unterschenkel 1268
Fixateur interne 1236
FK 506 335,990
Flächendesinfektion 80,83,89
Flail chest 643
Flake fracture 1174,1177,1277
- Knie 1262
Flammazine 269
Flankendämpfung 923
Flankenschmerz 888
Flapping tremor 996
Flexura coli dextra 860
Flexura duodenojejunalis Treitz 747
Fludrocortison 1040,1044
Fluor 1339
Fluoruracil 620
Flush 805
- Magnesium 140
- Multiorganentnahme 346
Flush-Syndrom 856
Flüssigkeitsansammlung, intraabdominelle 105
Flüssigkeitsbedarf 1334
- Kind 1334
- Neugeborene 1332
Flüssigkeitsbilanz 130f
Flüssigkeitssubstitution 908
- Kind 1339f
- Verbrennung 260,264f
Flüssigkeitsverlust
- Kind

Sachregister

- - präpylorisch 1336
- - postpylorisch 1336
- Flußsäureverätzung 41
- - Hand 1315
- FNH 980
- FNP 452
- - Brustdrüse 610
- Fogarty 1101
- Fogarty-Embolektomie 1087
- Fogarty-Katheter, Choledocholithiasis 959
- Fokale noduläre Hyperplasie 980
- Folinsäure 853
- Follikuläres Schilddrüsenkarzinom 597
- Follikulitis 280f
- Fontaine-Ratschow, Stadieneinteilung der AVK 1086
- Foramen
- - caecum 1345
- - coccygicum 869
- - infrapiriformis 1242
- - ischiadicum 1065
- - Monroi 492
- - ovale 679
- - - offenes 679
- - Winslowi 1065
- Foraminotomie 536
- Formaldehyd 79
- - Muskel-PE 1152
- Formulargutachten 487
- Forrest-Blutung 759
- Forrest-Klassifikation, Ulkus-Blutung 933
- Fossa
- - acetabuli 1242
- - canina 543
- - inguinalis medialis 1057
- - intercondylaris 1254
- - jugularis 625,636
- - ovalis 1061
- - supraclavicularis 563
- Fouche-Test 1165
- Fourchette-Stellung 1222
- Fourniersche Gangrän 1073
- Fovea capitis 1246
- foveoläre Hyperplasie 757
- Fraktur 1168,1175
- - Abriß- 1177
- - Begleitverletzungen 1180ff
- - Biegungs- 1176
- - Blutverlust 252,1181
- - Defekt 1179
- - Definition 1175
- - Dislokation 1180
- - Dreh- 1176
- - Ermüdungs- 1175
- - Etagen- 1178
- - Formen 1176
- - Gefäßverletzungen 1180
- - Ketten- 1179
- - Kindesalter 1199

- - Rö Kontrolle 1169,1200
- - Klinik 1180
- - Komplikationen 1194
- - Kompressions- 1178
- - Krankheit 465,1198
- - Mehrfragment- 1178
- - Nervenverletzungen 1182
- - offene 1181
- - pathologische 1175
- - Pseudarthrosenbildung 1184
- - Ruhigstellung 235,253
- - Scher- 1176
- - Schub- 1177
- - Sehnenverletzungen 1183
- - Serien- 1179
- - Stück- 1178
- - Torsions- 1176
- - traumatische 1175
- - Trümmer- 1178
- - Zahn 554
- Frakturheilung 1183f,1193
- - primäre 1183
- - sekundäre 1184
- - Spaltheilung 1184
- - Störung 1184
- Fraktur-Klassifikation
- - Azetabulum 1244
- - Beckenfraktur 1240
- - distaler Femur 1253
- - distale Humerusfraktur 1214
- - Kalkaneus 1280
- - Olecranon 1218
- - proximale Tibia 1264
- - Radiusfraktur 1222
- - Schenkelhals 1247
- - Sprunggelenk 1276
- - Talus 1278
- - Unterschenkelschaft 1266
- - Wirbelsäule 1330
- - - HWS 1231
- Frakturzeichen
- - sichere 555,1180
- - unsichere 1180
- Frankfurter Schiene 470
- Franzbranntwein 475
- Freie Luft 764
- Freie Luft, Rö-Abdomen 888
- - Rö-Abdomenübersicht i.St. 751
- - Sigmadivertikulitis 839
- Freies Gutachten 487
- Fremdantigene 330
- Fremdkörper
- - Dünndarm 796
- - Extraktion,endoskopische 411ff
- - Granulom 50
- - - verkalkte 1363
- - Hand 1301
- - Lokalisation 796
- - Magen 755

- - Ösophagus 719
- - perforierende 921
- - Rektum 824
- - subungualer 1122
- Fremdkörpergranulom 1328
- Frenulum 1073f
- Fresh Frozen Plasma 209,214
- Friedrich'sche Wundversorgung 51f
- Friktion 102
- Frischplasma 107,209,214
- Froimsen 1147
- Fromentsches Zeichen 1296
- Froschmaultechnik 72
- Frozen shoulder 1145,1147
- Frühdekortikation 647
- Frühendoskopie, n. Verätzung 719
- Früherkennung
- -, Krebs 308f
- - - Kolonkarzinom 848
- Frühgeborene 1331,1333f
- Frühintubation beim Polytrauma 251,254
- Frühkarzinom 308
- Fruktose 143
- Frykholm 532
- Frykman-Einteilung der Radiusfraktur 1222f
- FSME
- - Frühsommer-Meningoenzephalitis 60
- Fuchsbandwurm 293
- Fucidine 457
- Functio laesa 275,1180
- Fundo-Phrenikopexie 739
- Fundoplicatio 433,739,1355
- - Operationsatlas 743
- - Technik 739
- Fundus 745
- Fundusmanschette 743
- Fundusvarizen 935
- - Sklerosierung 415f
- Funktioneller Ileus 905
- Funktionsprüfung-Bewegungsapparat 1155ff
- Furunkel 280f,1115
- Fusion, ventrale 1233
- Fuß
- - Funktionsprüfung 1167
- - Quergewölbe 1280
- - Sohlenbeschwielung 1167
- - Untersuchungstechnik 1167
- - Wurzel 1280ff
- - - Frakturen 1281
- - Zehenfraktur 1281
- Fustulotomie 870

- Gabel-Fehlstellung 1159
- Galaktographie 609
- Galaktozelen 612
- Galeazzi-Fraktur 1220

Sachregister

Galle 942
- Syndrom der eingedickten 1373
- weiße 952
Galledrainage 155
Galleexkretion 967
Gallefistel
- Bauchtrauma 926
Gallenblase 941ff
- Agenesie 948
- Cholezystopathie 948
- Diagnostik 944
- Dyskinesie 948
- Empyem 280,953
- Erkrankung
- - Treffsicherheit Sonographie 438
- Gefäßversorgung 942f
- Hydrops 952
- Karzinom 950,958
- Lithiasis 949
- Operationsverfahren 958
- Papillom 958
- Perforation 950f,953f
- Ruptur
- - Bauchtrauma 926
- Steine, stumme 949
- Tumore 958
Gallenfarbstoffe 942f
Gallengangsagenesie 948
Gallengangsatresie 948,1373
Gallengangsduplikatur 948
Gallengangskarzinom 958,961
- Manifestationsformen 958
Gallengangstriktur 956f
Gallengangszysten 948
Gallenkoliken 950f
Gallensäuren 942
- Magenulkus 759
- Refluxgastritis 774
Gallensteinileus 796,906,955f
Gallensteinleiden 949
Gallenwege 941ff
- Anatomie 941
- Diagnostik 944
- Physiologie und Pathophysiologie 942
Gallenwegsdrainage
- palliativ 961
- perkutan transhepatisch 453
Gallenwegsdyskinesie 948
Gallenwegskarzinom, Einteilung 958
Gallenwegstumore 958
Gallenwegsverletzung
- Bauchraum 925
- Formen 926
Gallertkarzinome 615
Galvanischer Strom 480
Gamma-knife 497
Gamma-Nagel 1189,1250
Ganciclovir 341
Ganglion coeliacum 915

Ganglion Gasseri 540
Ganglion 1123,1151,1327
Ganglioneurom 1036f,1042,1376f
Gangrän 1074,1078
Ganzkörperhypothermie 667
Gardner-Syndrom 804,844f,1126
Garré-Osteomyelitis 548
Gas bloat-Phänomen 739
Gasaustausch
- Lunge 628
- Störungen 161
Gasbrand 60,284f
- Prohylaxe 60
Gasembolie 247
Gasemphysem, Laparoskopie 435
Gasknistern 284
Gasphlegmone 928,1073
Gassterilisation 79
Gastrale Phase, Magensaftsekretion 751
Gastrektomie 778
Gastric Banding 434,783
Gastrin 748f,1028
Gastrinom 783,1029
Gastritis 756
- atrophische 757
- erosive 756,759
- - Zytostatika-induziert 987
- hämorrhagische 166
- phlegmenöse 757
- polyposa 757
Gastroduodenoskopie 752,785
Gastroenteropathie, exsudative 757
Gastroenterostomie 781
- Pankreaskarzinom 1032
Gastrografin 157,172,719,752,889
- MDP 889
- Passage 906
- Schluck 788
Gastrografineinlauf, Mekoniumileus 1363
Gastrointestinale Blutung (GI-Blutung) 931ff
- Anamnese 933
- Blutungsaktivität n. Forrest 933
- Blutungsquellen 932
- Diagnostik 933
- endoskopische Blutstillung 414f
- Kindesalter 1371
- obere 629
- Sofortmaßnahmen 934
- untere 937
- Ursachen 932,937
Gastrojejunokolische Fistel 772
Gastrojejunostomie 785
- Roux-Y 769
Gastroösophagealer Reflux 737
- Kind 1354
Gastropexie 1355
Gastroschisis 1342f,1355f
Gastroskopie 410
- GI-Blutung 933

Gastrostoma 76
Gastrostomie, endoskopische 76f,424
Gaumensegelinsuffizienz 572
Gaumenspalten 571
Gay-Bowel-Syndrom 874
Gefahren des chirurgischen Eingriffs, typische 5
Gefäßchirurgie 1100ff
- Operationsverfahren 1100ff
Gefäße 1077ff
- Anatomie 1077
- Arterien 1077
- Desobliteration 86,1100
- Naht 358f,1100
- - direkte 1100
- Prothesen 1101
- Transplantation 1101
- Venen 1103
Gefäßverletzung
- Arterie 1081
- herznahe 639
Gefäßverschluß, traumatischer 1085
Gefäßwiderstand, peripherer 175,190
Geflechtknochen 1184
Gehaltene Aufnahme
- Kniegelenk 1166
- Sprunggelenk 1167
Gehapparat 1274
Gehirn 491ff
- Erschütterung 512
- Prellung 512
Gehtest 1078
Gehwagen 478
Gelatine-Lösung 135
Gelenk
- Anatomie 1169
- Kapselzerreißung 1171
- Kontusion 1168
- Prellung 1168
- Punktionen 61f
- Zerrung 1170
Gelenkerguß
- Kniegelenk 1162
Gelenkersatz, alloplastischer 1192
Gelenkknorpel
- Verletzung 1174
- Verschleiß 1198f
Gelenkverletzungen 1168
- Bandriß 1171
- habituelle 1173
- pathologische 1173
- Prellung 1168
- traumatische 1172
- Verrenkung 1172
Genitale, männliches 1071ff
Genu flexum 1162
Genu recurvatum 1162
Genu valgum 1162
Genu varum 1162

Gerbung 270
Gerinnung 195ff
- Ablauf 195
- Aktivierung 195f
- disseminierte intravasale 895
Gerinnungsfaktoren 197,200
- Aktivität 200
- Aszites 1004
- Lebersynthese 967
Gerinnungskaskade 196f
Gerinnungsstörung
- Diagnostik 213f
- Polytrauma 251
- Substitution 107
Geschäftsfähigkeit 3
Geschäftsunfähigkeit 4
Geschlechtschromatien 1359
Geschlechtskrankheiten 873
Geschlechtsumwandlung 407ff
Geschwulstbehandlung
- kombinierte 320
- operative 317ff
Geschwürsübernähung 771
Gesicht 543
- Asymmetrie 576
- Atherom 1116
- Defektdeckung 389
- - Facelift 404ff
- Dysplasie 675
- Knochenverletzung 547
- - chron.skleros.Osteomyelitis 548
- Logeninfektion 544
- Masken 32
- Phlegmone 544
- Schädeltumore 564
- Schädelverletzung 553
- Schnittführung 355
- Spaltenzysten 550
- Tumore 561
- Weichteilverletzung 553
- Weichteilzysten 552
Gesichtshaut 565
- Basalzellkarzinom 566
- Erschlaffung 574
- malignes Melanom 566
- Spinalom 566
- Tumore 389,565
Gesichtsverletzung, Lagerung 222
Gewebeaugmentation 364
Gewebeexpansion 386f
Gewebekleber 53
- Ösophagusvarizen 416
Geweberegeneration, Verbrennung 261
Gewebetransfer, freier 380
- Entnahmestellen 382
Gewebeübereinstimmung 330
Gewebsazidose 184,86
Gewebsemphysem 637
Gewebsthromboplastin 199,196

Gewichtskontrolle, postoperativ 131
GFP 107
GIA-Nahtgerät 99
Giant migrating contractions 812
Gibbus 1230
GI-Blutung 414,931ff
- Kindesalter 938
Gibney-Verband 462
Giebel-Rohr 476
Gigli-Säge 94
Gilchrist-Verband 461,1206,1209
GIP 750,1026
Gips
- Fixation 1185f
- Keilung 1267
- Säge 465
- Schale 1235
- Schere 465
- Spaltung 464
- Spreizer 465
- Tutor 488
Gipsbehandlung, Nachteile 1187
Gipsverband 462,1185
- geschlossener 465
- Gipsnachschau 1186
- Instrumente 465
- Kontrolle 465
- Navikularefraktur 1311
- Polsterungsstellen 463
- Technik 464
- Thromboembolierisiko 477
Glandula parotis 567
Glandula sublingualis 552
Glandula submandibularis 568f
Glans penis 1073f
Gleichstrom 480
Gleithernie,inguinale 1051
Gleithoden 1360
Glenohumeralgelenk 1157
Gliedertaxe 486
Glioblastom 495
Gliomatose 494
Gliome 494
Glisson-System 966
Globalinsuffizienz, respiratorische 161,628
Globusempfindung 708
Glomerulonephritis 349
Glomerulosklerose 350
Glomus-caroticum-Tumor 577
Glomustumor 1117, 1328
Glottisödem 186
Glukagom 1036
Glukagon 714,993
Glukagonom 1026
Glukagon-Test, Insulinom 1026
Glukokortikoide 148,594,1021,1153
Glukose 143,1332
Glukose-Insulin-Infusion 136f
Glukose-Stoffwechsel 125

- Neugeborener 1332
Glukosetoleranztest, oraler 1022
Glukoseverwertungsstörung 125
Glutaraldehyd 1152
Glutäustransposition 877
Gluteus maximus-Lappen 377
Glykogen
- Leberausfall 967
- Neugeborene 1332
Glykogenolyse 125
Glykosid-Empfindlichkeit, Hyperthyreose 593
Goldblatt-Mechanismus 1094
Goldtkwait 1260
Golytely-Lösung 817
Gonarthrose 1162
Gonorrhoe, Proktitis 873
Goodpasture-Syndrom 349
Gore-Tex 1348
- Gefäßprothese, H-Shunt 1001
Gottstein-Heller, Myotomie nach 714
- Operationsatlas 732
GPRUS 1060f
Grabesstille im Abdomen 905
Gracilis-Lappen 383
Gracilis-Plastik 877
Grading 1125
- Tumor- 314ff
Graefe-Zeichen 593
Gramfärbung 296
Granulationsgewebe 45,55
Granuloma venereum 873
Gray baby syndrome 296
Grenzdivertikel 716
Grenzzonen-Amputation 41
Grey-Turner-Zeichen 1019
Griffelfortsatz, Elle 1222
Grob, Behandlung der Omphalozele n. 1356
Grobgriff 1296
Grundumsatz 125
Grünholzfraktur 1175,1199
Grüntzig 697
Güdel, Narkosestadien 28
Güdel-Tubus 224
Gummibandligatur, Ösophagusvarizen 415
Gutachten, freies 487
Guyon-Loge 1330
Gynäkomastie 406,614
Gyorgy-Formel 138
G-Zellen, Magen 748

5-HIES 805
5-Hydroxy-Indol-Essigsäure 805
17-Hydroxyketosteroide 1038
17-Hydroxykortikosteroide 1038
H2-Antagonisten 1029

Sachregister

H2-Rezeptor-Antagonisten 739,759
Haarausfall 580
Haarnestgrübchen 871
Haartransplantation 405
Habituelle Luxation 1172
Hack 1108
Hackenfußstellung 1269
Hackengang, erschwerter 535
Haemoccult 792
Haemosiderin 995
Haemosuccus pancreaticus 932
HAES 135
Haferzellkarzinom 653
Haftpflichtversicherung 486
Hakengriff 1296
Hakenplatte 1206
Hakim-Cordis-Clentil 502
Halo-Fixateur-externe 1232
Halothan 31
Hals 575ff
- Entzündungen 577
- Erkrankungen, Kind 1345f
- Fistel 575,1345
- Lymphangiom 1345
- Lymphknotentuberkulose 549
- Tumore 577
- Verletzungen 576
- Zyste 575,1345f
Halsrippe 575,1091
Halsted-Ferguson, Hernienreparation 1058
- Operationsatlas 1068f
Halswirbelsäule
- Bewegungsausmaß 1158
- Verletzungen 1231
Hämangioblastom 528
Hämangiom 1124
- Leber 969;980f
Hämangioperizytom 498
Hämarthros 1166,1169,1255,1261f,1265
Hamartom 846
Hämatemesis 166,765
- GI-Blutung 932
Hämatin 759,813,931
Hämatochezie 813
- GI-Blutung 931
Hämatokrit 107f,132
Hämatom 40,356
- chronisches 516
- epidural 514
- intrakraniell 503
- Leber- 970
- Milz 1007
- retroperitoneal 1046,1235
- - Beckenfraktur 1239
- subdural 515
- subungual 1121
Hämato-Pneumoperikard 701
Hämatosinus 560
Hämatothorax 637,642,646,1183

- Lebertrauma 970
Hämobilie 926,933f,936
Hämoclip 414
Hämodynamik, Schock 186f
Hämoglobinwert 1335
Hämokonzentration 905
Hämolyse 943,945
Hämolytische Anämie, Splenomegalie 1011f
Hämophilie A 201
Hämophilie B 201
Hämoptoe 1351
Hämoptyse 305,652,1351
Hämopump 670
Hämorrhoidalblutung 940
Hämorrhoiden 864ff
- äußere 866
- Stadieneinteilung 864f
- Therapie 866
Hämostase 195ff
Hämosuccus pancreaticus 1024
Hämotherapie nach Maß 236
Hämothorax 637,642,646
Hand 1295ff
- Bandverletzungen 1310
- - Seitenbandruptur 1310
- chemische Verletzungen 1315
- Duplikationen 400
- Fehlbildungen 400
- - Rekonstruktion 400
- Nervenerkrankung 1330
- Tumore 1327
- Untersuchungstechnik 1159
Handbeugesehnen
- Funktionsprüfung 1297f
- Verletzung 1303
Handchirurgie 1295ff
- Amputationen 1316
- Anästhesie 1299
- Blutsperre 1299
- Hauttransplantate 1301
- Instrumentarium 1299
- ischämische Kontraktur 1319
- Nachbehandlung 1300
- Nervenverletzung 1306
- Operationstechnik 1299
- Replantation 1316
- - Komplikationen 1318
- Schnittführungen 1299
- Volkmann-Kontraktur 1319
Händedesinfektion 80,84,90
- Mittel 84
- - Allergie 84
Handfrakturen 1310ff
- Osteosynthesetechniken 1313
- Phalangenfrakturen 1314
- Phalangenluxation 1309f
- Rotationsfehler 1313
Handgelenk
- Bewegungsausmaße 1158

- perilunäre Luxation 1307f
- Punktion 62
- Untersuchungstechnik 1159
Handinfektionen 1320ff
- Schnittführung 1320
Handnaht, Kolonchirurgie 818
Handskelett, Verletzungen 1307ff
Handrückenödem 1322
Handschuhe, Operations- 90,93
Handsehnen
- Beugesehnen 1303
- Erkrankung 1326
- Funktionsprüfung 1297f
- Nachbehandlung 1303
- Strecksehnen 1304f
- Transplantation 1304
- Verletzung 1302ff
Handverletzung 1300
- chemische 1315
- offene 1300
- Strom 270
- Verbrennung 261
Handwurzelknochenfrakturen 1310ff
Handwurzelluxation 1307
Hanged man fracture 1232
Hanging-Cast 467
Hannoverscher Polytraumaschlüssel 256
Häring-Tubus
- Kardiakarzinom 781
- Magenkarzinom 781
- Ösophaguskarzinom 726
Harnblasenkatheter 67,156
Harnblasenpunktion 64
Harnstoffbildung, Leber 967
Harnverhalt 64
Harnwegsinfekt 168
- nach Transplantation 342
Harris 1026
Hartel 258
Hartgaumen 543
- Spalte 570
Hartmann-Operation 818,820f,840
Hashimoto-Thyreoiditis 595
Hauptbronchus 626,635
- Verletzung des 663
Hauptzellen, Magen 748
Haustrenverlust 831,835
Haut 1115ff
- Anhänge 1121f
- Desinfektion 80
- Emphysem 637,719,923
- Entzündung 1115
- Erkrankungen 1115
- Falten 354
Hautdefekt, Hand 1301
Hautklammer 54,96
- Gerät 97
s.a. Operationsatlas Heineke-Mikulicz 787
Hautlappenplastik 369

- Durchblutung 368
Hautmetastasen 779
Hautmilzbrand 289
Haut-Muskel-Knochentransplantat 562
Hautnaevus 567
Hautnaht 100
- Entfernung 54
Hautnekrose, Marcumar 215
Hautplastik, Hand 1301
Hautschichten 362
Hautspaltlinien 355
- Hand 1299
Hauttransplantation 362
- Gesicht 574
- Hand 1302
Hauttumor 1116
- bösartig 1118
- Gesicht 374f,389
- gutartig 1117
Hautüberschuß 361
Havers-System 1183
Hb 107f
HBV 341
HCC 981f
Headsche Zone 885
Headscher Schulterschmerz 889
Hebe-Senk-Einlauf 157
Hecheln 161
Heerfordt-Syndrom 568
Heftpflaster-Extensionsverband 472
Hegar-Stift 1367
Heilungsrate 324
Heilverfahren, berufsgenossenschaftliches 484
Heim 1264,1270
Heineke-Mikulicz-Pyloroplastik 770
Heinzsche Innenkörper 1006
Heiserkeit 594
Heißer Knoten 581,588
Heißluftsterilisation 79
Heister-Klappe 941
Helicobacter pylori 757ff,762
Hemifundoplicatio 732
Hemigastrektomie 739,768
Hemihepatektomie 965f,968,982,984
- erweiterte 984
Hemikolektomie 820
- linksseitig 820
- Operationsatlas 859ff
- rechtsseitig 820
Hemilaminektomie 529
Hemipelvektomie 1128
Hemithyreoidektomie 585, 592
Henkeltopf-Aufnahme 555,560
Henley-Soupault-Operation 772f
Henße-Krawatte 460
HEP 316
Heparin 198
- Antidot 217

- Kind 1340
- Nebenwirkungen 210,217
- niedermolekulares 216
- Salbenverband 1170
- Thromboembolierisiko 477
- Thromboseprophylaxe 216f
- Thrombozytopenie 210
Hepaticojejunostomie 960,990,1374
Hepatitis 968
- B 341
- CMV-bedingt 340
- Bluttransfusion 121
- Leberkarzinom 982
- neonatale 1374
Hepatoblastom 968,981,1378
Hepatojejunostomie 960
Hepatoportojejunostomie 1373
Hepatorenales Syndrom 968
Hepatozelluläres Karzinom 981ff
- Kind 1378
Hepatuzellulärer Ikterus 969
Herbert-Schraube 1311
Herdsanierung, Peritonitis 896
Hernia
- epigastrica 1063
- - Kindesalter 1358
- femoralis 1061
- infrapiriformus 1064
- inguinalis 1057
- - Ätiologie 1052
- - Anatomie 1057
- - Diagnostik 1053
- - Differentialdiagnose 1359
- - Kindesalter 1358f
- - Operationsverfahren 1059f
- - Risiken 1061
- ischiadica 1065
- lumbalis 1065
- obturatoria 1064
- paraviscalis 1064
- perinealis 1065
- spinotubersa 1064
- umbilicalis 1062
Hernien 1051ff
- angeborene 1051f
- äußere 1051
- Definition 1051f
- Diagnostik 1053
- erworbene 1051f
- Gleithernie 1051
- Inkarzeration 1054
- - Formen 1054
- innere 1051
- im Kindesalter 1358f
- Klassifikation, Aachener 1053
- Komplikationen 1054
- Netzeinklemmung 1055
- Operationen 1059f
- peristomale 823

- Reparation n. Shouldice 1058
- - Operationsatlas 1066ff
- Reposition 1056f
- seltene 1064f
- Sonographie 445
- spezielle 1057ff
- symptomatische 1051
- Therapie 1058f
Herpes-simplex-Virus 341
Herpes-Zoster-Virus 341
Herz 665ff
- künstliches 670
Herzbeuteltamponade 637,640,644
- akute 701
- chronische 702
- Perikardpunktion 66
Herzchirurgie, Operationsverfahren 667
Herzerkrankung, koronare 694
- Operationsindikation 695
- Bypass-Operation 694ff
Herzfehler
- erworbene 687
- kongenitale 671
- - mit Kurzschluß 677ff
- - mit Zyanose 683
- - ohne Kurzschluß 671
- Stadien 688
Herzfunktion, Neugeborener 1331
Herzinfarkt 697
Herzinsuffizienz, dekompensierte 163
- Einteilung n. NYHA 688
Herzklappenersatz
- Antikoagulation 216
- biologische Klappen 688f
- Kunststoffklappen 688
- Mehrklappenfehler 693
Herzklappeninsuffizienz 687ff
Herzkontusion 637
Herzkrankheit, koronare 687
Herzkranzarterie 695
Herz-Kreislauf-System
- akutes Versagen 163
- postoperativ 124f
Herz-Lungen-Maschine 665f
Herz-Lungen-Transplantation 704
Herzmassage 228f
- externe 228f
- - Komplikationen 229f
- interne 230
Herzminutenvolumen, Schock 186f
Herzmyxom 702
Herzreizleitungssystem 698
- - Schrittmachertypen 699
Herzrhythmusstörung 590
- Kalium 137
Herzschrittmacher 232
Herzschrittmachertherapie 698f
- Funktionsprinzipien 698f
- Indikation 699

Herzstillstand 137,668
Herztransplantation
- heterotope 704
- orthotope 703ff
- Warteliste 328
Herztumor 702
Herzwandruptur 701
Herzzeitvolumen 129
Hesselbach'sches Dreieck 1052,1058
Hexadactylie 1133
Hexenschuß 534
Heyrowsky-Operation 781
H-Fistel-Ösophagusatresie 1354
Hiatoplastik 433,739
- Operationsatlas 742f
Hiatus
- Hernie 735ff
- - axiale 735
- - gemischte 735
- - Kind 1354f
- - paraösophageale 735f
- oesophagei 732f,789
Hickman-Katheter 1374
Hidradenitis suppurativa 281
High tight-Ligatur 861
High urgency 349
Hilfsventrikel 670
Hill-Sachs-Läsion 1158,1207,1209
Hilus-Lymphknoten 627
Hilus-Topographie n. Töndury 662
Hinterhauptsaufnahme 555
Hinterhorn 1258f
Hinterwurzeldurchtrennung 541
Hippokrates-Reposition 1209
Hirn
- Abszesse 518
- Infarkt 503
- Kontusion 516
- Ödem 493,497
Hirndruck 491
- Diagnostik 493
- Kontrolle n. SHT 513
- Lumbalpunktion 66,593
- Symptome 491
- Therapie 497
Hirndurchblutung
- Sequenzszintigramm 506
Hirnstamm
- Areflexie 519
- Einklemmung 519
- Frühgeborene 1333
Hirntod 344,519
- dissoziierter 519
- Feststellung 344
- irreversibler 226
- Protokoll 520
Hirsutismus 1039
Hirudin 211
Hirudines 368

Hissche Winkel 743
Histamin 26,275,804,904
Histiozytom, malignes fibröses 1124,1127
Histoacrylkleber 99
Histoinkompatibilität 330ff
Histokompatibilitätsantigene 330
Histologie, Onkologie 312
Histomorphologie 312,314
His-Winkel-Ösophagus 737
HIT 210,607
Hitzekrämpfe 245
Hitzeohnmacht 245
Hitzeschaden 245f,259f
Hitzschlag 245
Hkt 107f
HLA-Antigene 330
HLA-D-Antigene 330
HMWK-Mangel 203
HNPCC 846
HNPC-Syndrom 843
Hochdruck, renovaskulärer 1039
Hochdruckinjektionsverletzung 1315
Hochfrequenzkoagulation 435
Hochspannungsverletzung 246
Hochvolttherapie 599
Hockstellung, bei Fallot-Tetralogie 683
Hoden 1071ff
- Atrophie 1061,1359
- Ektopie 1360
- Infektion 1073
- Prothese 1361
- Schwellung 1071
- Torsion 1072
- Tumore, maligne 1071
Hoffa-Fettkörper 1163,1166
Hoffman-Tinel-Zeichen 1295,1330
Hoffnungslose 258
- Indikationsstellung 258
Hohlfuß 525
Hohlhandphlegmone 1324
Hohlspekulum 85
Höllenstein 50,1117
Holz 1275
Homans-Test 1104
Homotransplantat, Definition 88
Homovanillinmandelsäure 1377
Hormone
- hepatotrope 993
- katabole 125f
Hormontherapie
- Mammakarzinom
- - ablativ 620
- - additiv 620
- Tumor 323
Horner-Symptomenkomplex 1096,1376
Horner-Syndrom 584,650
Horror vacui 816,822
Hospitalinfektion 81,273,296
Hospitalismus 81f

Hospitalkeime 81
Hot Crohn 797
Howell-Jolly-Körperchen 1006
HPF 1125
HPV 6 875
H-Shunt 1001
HTK Lösung 347
Huber-Nadel 987
Huckepack-Herz 704
Hufeisenfistel 869
Hüftgelenk
- Achsenfehlstellung 1162
- Anatomie 1242
- arterielle Versorgung des Femurkopfes 1242
- Bewegungsausmaße 1158
- Beugekontrakturen 1161
- Frakturen 1244
- Kapselbandapparat 1242
- Luxationen 1242
- Pfanne 1242
- - Frakturen 1244f
- Punktion 63
- Thomas'scher Handgriff 1161
- Untersuchungstechnik 1161
Hüftkopffraktur 1244ff
Hüftkopfnekrose 1243,1245,1247f
Hüftluxation 1242
- Fraktur, zentrale 1244
- Reposition 1243
Hüftschraube, dynamische 1248,1250
Hühnerauge 1117
Hühnerbrust 633,1346
Human Papilloma Virus 875
Humero-ulnare Luxation 1216
Humerusfraktur
- distale
- - AO-Klassifikation 1214
- subkapitale 1210
- suprakondyläre 1213f
Humeruskopffraktur 1211
Humeruskopfnekrose 1209
Humeruskopfprothese 1211
Hundebandwurm 293
Hundebißverletzung, Gesicht 390
Hürthle-Zell-Tumor 597
HWS s. Halswirbelsäule 1231
HWS-Schleudertrauma 1234
- - Klassifikation 1234
- - Pathomechanismus 1234
Hyaline Membranen 1333
Hyaluronidase 548,1153
Hydatide 293,976
Hydergin 254
Hydramnion 1361
Hydratation 133
Hydrocele
- funiculi spermatici 1071,1359ff
- testis 1071,1359ff

Hydrozele 1071
- Kind 1360f
Hydrokortison 1044
Hydromelie 526
Hydronephrose 848,1342
Hydrophobie 292
Hydrops, fetaler 1349
Hydrotherapie 479
Hydroxyprolin-Ausscheidung, Urin 600
Hydrozephalus 519,1342
- communicans 501
- Liquordruckmessung 502
- occlusus 501
- okklusiver 523
Hypacidität
- Magen 757
- Zollinger-Ellison-Syndrom 1028
Hypalbuminämie 159
Hyperaldosteronismus 127,133,1036,1039
- primärer 1039
Hyperbilirubinämie, Neugeborene 1332
Hyperdyname Phase, Schock 276
Hyperexzitabilität 1332f
Hyperfibrinolyse 212
Hypergastrinämie 1028
Hyperglykämie, postoperativ 125
Hyperhydratation 131,133f
- Kind 1334
Hyperinsulinismus 1333
- organischer 1027
Hyperkaliämie 136f
Hyperkalziämie 139,600,675
- HPT 599
- Mammakarzinom 617
Hyperkapnie 161
Hyperlordosierung 1235
Hypermagnesiämie 140
Hypernaträmie 135,1039
Hyperparathyreoidismus 599ff,751,772
- Adenomlokalisation 601f
- Laboruntersuchungen 601
- primärer 599
- sekundärer 603
- tertiärer 603
Hyperperistaltik 792,886
Hyperphosphatämie 603
Hyperplasie 300
Hypersekretion
- Magen 760
Hypersplenismus 995,997
Hypertension, portale 967
Hyperthermie
- bei Extremitätenperfusion 1119
- maligne 36,169
- postoperativ 168
- Thermographie 610
Hyperthyreose 590
- medikamentöse 589
- operative Therapie 591

- passagere 594f
- Radiotherapie 591
- Therapie 591
- Vorbereitung 589,591
Hypertonie
- obere Körperhälfte 671
- Phäochromozytom 1041
- renovaskuläre 1094
Hypertrophische Pylorusstenose 754
Hyperventilation
- Hirndruck 497
- nach SHT 513
- Syndrom 228
- Tetanie 182
Hypnomidate 28
Hypnose 27f
Hypnotika
- Inhalations- 31
- intravenöse 28f
Hypodyname Phase, Schock 277
Hypoglykämie
- Insulinom 1027
- Leberausfall 967
- Neugeborene 1332
- Mangelgeborenes 1334
Hypokaliämie 137,1039
- WDHA-Syndrom 1029
Hypokalzämie 603
- postoperativ 586
Hypokalzämie 138
Hypomagnesiämie 139
Hypomochlion 1208
Hyponaträmie 136
Hypoparathyreoidismus 586,603
- postoperativ 586
- Schilddrüsenresektion 586
Hypoperistaltik 886
Hypopharynx-Karzinom 725f
Hypophysektomie 620
Hypophysenadenom 499
Hypophysenvorderlappenadenom 1038
Hyposystolie 226,232
Hypothenarraum 1324
Hypothermie 244
- Herzchirurgie 667
- Neugeborener 1331
- Sepsis 1341
Hypothyreose 594,1333
- postoperativ 586
Hypoventilation 162,629
Hypovolämie 132,184,186
- Ileus 171
- Thoraxtrauma 641
Hypoxämie 159,628
Hypoxie 161
- postoperative 128
HZV 129,629

IABP 669
IAI 892
Idealbinden 458
Identität, immunologische 330
Identitäts-Sicherung, bei Transfusionen 115
Idiopathische Thrombozytopenie 1011
Ifosfamid 1141
IgM-Produktion 1006
IHSS 673
Ikterus 943
- hämolytischer 969
- hepatozellulärer 969
- intrahepatisch 943
- Kind 1374
- Lebererkrankung 968
- mechanisch 943
- Neugeborene 1332,1373
- posthepatisch 943
- prähepatisch 943
- schmerzloser 958
- Ursachen 944
ILCO 823
Ileitis terminalis Crohn 797
Ileoanostomie 820,833
Ileokoloskopie 410
Ileorektostomie 820,833
Ileostoma 809f
- Operationsatlas 810
Ileotransversostomie 807,819,821,860
Ileozökalklappe 819
Ileozökalresektion 799
Ileum 791
- Duplikatur 1370
- Pouch 834
- - anale Anastomose 820
s.a. Dünndarm
Ileus 886f,1054
- Diagnostik 906
- Dickdarm 895
- Differentialdiagnose 907
- Dünndarm 894
- - endoskopische Einführung 625
- funktioneller 905
- Gallenstein- 955
- Intestinalsonden 425f
- Kind 1361f,1369ff
- Klinik 905
- Krankheit 905
- paralytischer 902
- - retroperitoneale Blutung 1046
- - postoperativ 154,171
- - Wirbelfraktur 1230
- Pathophysiologie 903
- postoperativer 157
- Prophylaxe 912
- Sonographie 441,886ff
- Therapie 907
Iliosakralfugensprengung 1240f

Sachregister

Ilizarow 1192
Immobilisation nach Fraktur 1195
Immunglobulin A 1339
Immunglobuline 1006,1332
- Immunthrombozytopenie 210
Immun-Hydrops 1342
Immunologische Identität 330,332
Immunstimulation 323
Immunsuppression 327,333
- Azathioprin 333
- Cyclosporin A 33,334,704,990
- Kortikosteroide 333
- Nebenwirkungen 340
- präoperative Diagnostik 17
- Transplantation 333ff
Immunszintigraphie, Kolonkarzinom 854
Immuntherapie bei Tumoren 323
Immunthrombozytopenie 210f
IMPDH 333
Impedanz 437
Impfung
- Tetanol 58f
- Tollwut 293
Impingement-Syndrom 1145
Implantat
- Bruch 1198
- Mammaprothese 399
Implantation
- Definition 86
- Metastasen 306,312
Impotenz 859
- Beckenfraktur 1241
- nach Gefäßverschluß 1089
Impressionsfraktur
- Kalotte 511
- Tibiakopf 1264
Imprintzytologie 311
Incarceratio elastica 1054
Incarceratio stercoracea 1054
Incisura angularis 745
Incisura tibiae 1277
Indikation 8
Indikationsstellung 1f,3
Indocyaningrün 177
Indometacin 682
Induratio penis plastica 1123,1329
Infektabwehr
- postoperativ 126
- nach Splenektomie 1006
Infektion 273ff
- bakteriell 274,278f
- durch Bluttransfusion 121
- Definition 273
- endogene 81
- exogene 81
- unter Immunsuppression 340
- intra-abdominelle 894
- Kardinalsymptome 275
- nosokomiale 81

- opportunistische 342
- Osteosynthese 1188
- parasitäre 293f
- postoperativ 152ff
- Prophylaxe 82,89,297
- n. subduralem Hämatom 518
- spezielle 284ff
- Therapie 295f
- nach Transplantation 333
- Verhütung 82
- Verbrennung 266
- virale 292
- Wunde 48,152
Infektionskrankheit 273
Infektionsquellen, Dickdarmchirurgie 816
Infiltration, Tumor- 305
Infiltrationsanästhesie 22
Infraktion 1168,1175
Infrarotkoagulation 1009
- Milzruptur 1009
Infusionstherapie, postoperativ 130,140
- Kind 1334
Inhalation 476
Inhalationsanästhesie 21f
Inhalationsnarkose 31,34
Inhalationsnarkotika 9,31
Inhalationstrauma 262,264
Injektion
- Anästhetika 30
- Definition 87
- intrakardiale 231
- Technik
- - Faltenkorrektur 405
Inkarzeration 1054
- kindl. Leistenhernie 1359
- nach Laparoskopie 435
- retrograde 1054
Inkongruenzarthrose 1277
Inkontinenzresektion 818
Inkubator 1342
Inkurabilität 318
Inlet-Aufnahme 1241
Innenknöchelfraktur 1276
- Operationsatlas 1286
Innere Drainage, Pankreaszyste 1024
Innere Hernie 1051,1065
Innere Schienung 802
- Ileusprophylaxe 912
Innere Stabilisierung bei instabilem Thorax 643
Inokuchi-Shunt 1002
Inoperabilität 3,4
Inosin-Monophosphat-Dehydrogenase 333
INR 215
Insall 1260
Insektenstiche 60
Insellappen 368,376,1302
- Indikationen 377
Inselzelltransplantation 1032

Inside-out-Technik 1259
In-situ-Phase 308
Instabilität
- diskoligamentäre 1235
- karpale 1309
- Knie 1257f
Instrumentarium 94ff
- Desinfektion 80
- Laparoskopie 428
Insuffizienz
- Anastomosen- 172
- renale 9
- respiratorische 9,637,641
- - Sofortmaßnahmen 222
- venöse 1107
Insufflationsapparat 427
Insulin 125,993
Insulinom 1026
Insulin-Test 751,753
- Magensaftsekretion 753
Insult, apoplektischer 506
Integra 269
Intensivmedizin 173
- Sonographie 437,449
- Verbrennungs- 265f
Intensivüberwachung 173
Interdigestive Phase, Magensaftsekretion 750
Interdigitalphlegmone 1322
Interferon 797
Interferon-Alpha 805
Interferon-Gamma 875
Interkostalneuralgie 659,706
Interkostalraum 661
Interkostalgefäße 63
- Blockade 151
Interleukin 797
- Transplantation 331,334
Intermaxilläre Ruhigstellung bei Kieferfraktur 556
International normalized ratio 215
Internusrelaxation 1365
Interruptio 1344
Intersphinkterer Abszeß 869
Interthorakoskapuläre Amputation 1128
Intervall, freies
- bei epiduraler Blutung 514
- Mesenterialinfarkt 1088
Intervallcholezystektomie 953
Interventionelle Sonographie 437
Intestinal feeding 426
Intestinale Fremdkörper 796
Intestinale Phase, Magensaftsekretion 751
Intestinalsonde 154,425
Intestinaltrakt, Duplikaturen 1370
Intimaeinriß 1082
Intraaortale Ballonpumpe 669
Intrakranielle Prozesse 491,494
Intrakutannaht 54,100,828

Sachregister

In-transit-Metastasen 1119
Intraoperative Sonographie 449
Intratracheale Applikation 231
Intrazerebrale Blutung, Angiome 502
Intrinsic plus Deformität 1319
Intrinsic-Faktor 748,750
Intrinsic-Muskulatur 1295,1304
Intubation 34,35
- Durchführung 224
- GI-Blutung 934
- Narkose 34
- naso-tracheale 225
- orotracheale 35,224
Invagination 938
- GI-Blutung 939
- ileokolisch 1370
- Kind 1370
Invasion, bakterielle 274
Inzidentalom 980
Inzidenz, Tumor- 299
Inzisionsbiopsie 312,1127
- Definition 87
Ionendosis 727
IORT 322,1031
IPAA 820
Irreponibilität 1054
Ischämie
- AVK 1085f
- Darm 1088
- Toleranz 1085
Ischämiezeit 339,346
- freier Gewebetransfer 380
- kalte
- - Lebertransplantation 989
Ischämische Kolitis 842
Ischämische Kontraktur 1319
Ischialgie 534
Ischiorektaler Abszeß 869
Isoagglutinine 109
Isodosenverteilung 322
Isofluran 31
Isotransplantat
- Definition 80
Isotransplantation 328
ITP 210
Ivalon-Sponge 879
Ixodes ricinus 60

131-Metaiodobenzylguanlidin-Szintigraphie 1377
Jackson, Einteilung n. 260
Jackson-Position 224
Jackson-Pratt-Drainage 105
Jeep's disease 281,871
Jefferson-Fraktur 1232f
Jejunal feeding 76
Jejunalsonde n. Bilbao 798
Jejunalsondierung n. Bilbao 792

Jejunostomie 76
Jejunum 791
Jejunuminterponat
- Ersatzmagen 780
- n. Longmire-Gütgeman 790
- n. Roux 790
Jejunum-Interposition 725f
- Magenkarzinom 780
- mit SPV 773
Jejunumkarzinom 804
J-MIBG 1041
Jochbeinfrakturen 560
Jochbogenfrakturen 560
Jodaktivität 597
Jodexposition 593
Jodid 587
Jodination 579
Jodiontophorese 549
Jodisation 579
Jodmangel-Struma 582
Jodoformgaze 1046
Jodofromstreifen, Tamponade 105
Jodthyrox 587
Johnson-Einteilung, Magengeschwüre 760
Joulesche Wärme 270
J-Pouch 820,834
Judet 1244
Judkins 410
Jugularis-Katheter 70
Juncturae tendineae 1298,1305
Juvenile Knochenzyste 1137

17-Ketosteroide 1036
Kachexie 887
Kadaverspender 329
Kaffeesatz-Erbrechen 166,751
- GI-Blutung 931
Kahnbeinfraktur-Hand 1310
Kahnbeinpseudarthrose 1311f
Kahnbeinquartett 1311
Kalium 137
- Ausscheidung 137
- Substitution 127f
- Verlust
- - Ileus 908
Kalkaneokuboidalgelenk 1278
Kalkaneusextension 471
Kalkaneusfraktur 1178,1279
Kallikrein-Inhibitor 209
Kallöses Ulkus 758
Kallotaxis 1192
Kallus 1184,1189
Kalottenfraktur, offene 509
Kälte, Behandlung mit 479
Kalter Knoten 581,588
Kälteschaden 40
Kältezittern 149
Kaltlicht 85

Kaltlufttherapie 479
Kaltwassertherapie 264
Kalzitonin 139,600
- Tumormarker 598f
Kalzium 138f
- Fluorid 41
- Stoffwechsel 600
- Substitution 586
- - Neugeborener 1333
Kalzium-Glukonat-Lösung 1315
Kammerflimmern 232,236
Kamptodaktylie 401
Kanalikuläre Metastasierung 307
Kapillarleck 1337
Kapillarpermeabilität 130,134,140
Kaposi-Sarkom 1124
Kapselbandapparat 1169
- Knie 1254f
Kapselbandverletzung, Kniegelenk 1255
Kapselspannungsschmerz 886
Karapandzik-Lappen 390
Karaya-Platte 803,809
Karbunkel 280f,1115
Kardia 745
- Insuffizienz 737,748,1354
- Karzinom 779
- - Palliativverfahren 781
- Resektion 779
- Tubusimplantation 418
Kardiale Erkrankungen, präoperative Diagnostik 13
Kardinalsymptome, Entzündung 275
Kardiomyopathie 674,714
Kardiomyotomie 714
Kardioplegie 668
Kardiopulmonale Reanimation 226ff
Kardioversion 232
Kardioverter-Defibrillator 701
Karnofsky-Index 325
Karotis
- Aneurysma 504ff
- Angiographie 521
- Endarteriektomie 507f
- Gabel 1346
- Insuffizienz 1092
- Puls 226
- Stenose 506
- - operative Maßnahmen 507f
Karpalarthrose 1312
Karpaltunnel 1197,1324f
Karpaltunnelsyndrom 533,539,1223,1330
- Nervenschädigung 539
Kartaliginäre Exostose 1135
Kartoffelbrei-Diät 796
Karzinogene, Bronchialkarzinom 653
Karzinogenese 303
Karzinoid 856
- Darm 804
- Lunge 656

Karzinoid-Syndrom 805
- Pankreastumor 1030
Karzinom
- basaloides 874
- kloakogenes 874
- okkultes 308, 326
Kasai-Operation 1373
Katabolie 125
Katastrophenunfälle 256
Katecholaminausschüttung 1041
Katecholamine 191
- Reanimation 231
Katheter 67ff
- arterielle 72
- GI-Blutung 934
- Harnableitung 156
- parenterale Ernährung
- - Kind 1339
- Peridural- 72,151
- Plexus brachialis-Analgesie 151
- Pulmonalis- 175
- Sakralanästhesie 151
- Sepsis 70,169
- - Kind 1340
- Venae sectio 71
- venöse 68
Katheterangiographie 1079f
Kathodenstrahlung 79
Kaudakompression 534
Kauda-Syndrom 534
Kava-Kompressions-Syndrom 1106
Kava-Schirm 166,1081,1105
Kavatyp 983
Kaverne, Lunge 651
Kavernome 506
Kavitationseffekt 39
Kavo-mesenterialer Shunt 1001
K-Drähte
 - Unterarmfraktur 1224
s. Kirschner-Drähte
Kehlkopf-Verletzung 576
Kehr 959
Kehrsches Zeichen 923
Keilung, Gips- 1267
Keimzelltumor 1071
Kelly 1278
Keloid 51
Keratokonjunktivitis 580
Keratozysten 550
Kernikterus 1332
Kernspintomographie 493,528
- spinale Prozesse 528
Ketamin 30
Ketoazidose 142
Kettenfraktur 1179,1267
Kiefer 543
- Anomalien 574
- Entzündung 543
- Kamm 574

- Klemme 544,557,562
- Luxation 557
- Orthopädie 574
- Osteomyelitis 546
- Schnittführung 544
- Spalte 570
- Sperre, Tetanus 286
- Tumore 564
- Verletzung 557
- - Lagerung 222
Kiefergelenk
- Ankylose 548
- Verletzungen 557
Kieferhöhlen 545
- Entzündung, odontogene 545
- Empyem 546
Kiefer-Zysten 550
- Klassifikation 550
- Operation nach Partsch 551
- Therapie 551
Kielbrust 1346
Killer-Lymphozyten 332
Killerzellen 332
Killian-Dreieck 707,716,731
Kinderchirurgie 1331ff
- Bauchwanderkrankungen 1355
- Frakturen 1199
- Gastrointestinaltrakt 1361ff
- Halserkrankungen 1345f
- Leber, Galle 1373
- maligne Tumore 1374
- Ösophaguserkrankungen 1352f
- Stauchungsfraktur 1199
- Thoraxerkrankungen 1346
- Unterarmfraktur 1221
- Unterschenkelfraktur 1268,1270f
- Wirbelsäulenverletzung 1236
- Wulstbruch 1199
Kinematographie 712
Kinin 804
Kirchmeyer-Kessler-Naht 1303
Kirschner-Draht 470,1186,1201
- suprakondyläre Humerusfraktur 1215
- Ellenbogenluxation 1217
Klammerentferner 97
Klammer-Fixateur 1191
Klammernahtgerät 98,663
- EEA bei portaler Hypertension 999
- EEA-Gerät 99,820,861
- GIA 99
- TA-90 98,785
Klappeninsuffizenz 1107
Klappmessermechanismus 1230
Klarzellkarzinom 653
Klatskin-Tumor 944,958
Klauenfuß 525
Klaviertastenphänomen 1205
Klavikula 1203
- Fraktur 1204

Klebestreifen 99
Klebstoffe 99
Kleeblattplatte 1211
Kleinert-Schiene 1302f
Kleinhirnbrückenwinkel 540
- Hypoprolapsie 523
- Syndrom 498
Kletterligaturen 858
Klimaanlage 84
Klinikbinden 458
Klinischer Blick 240,887
Klippel-Feil-Syndrom 1236
Kloakenekstrophie 1356
Klopfschall, hypersonorer 240
Klysma 157
Knie 1254ff
- Anatomie 1254
- Bandverletzungen 1255f
- Belastung 1256
- Innenbandruptur 1168
- Knorpelschaden 1174,1262
- Luxation 1168,1171f
- - Fraktur 1168
Kniegelenk
- Achsenfehlstellung 1162
- Anatomie 1254
- Bewegungsausmaße 1156
- Erguß 1162
- Kapsel-Bandapparat 1163
- Knorpel-/Knochenverletzung 1262
- Luxation 1172,1260
- Meniskusschäden 1258
- Punktion 64,1166
- Schubladenphänomen 1163f
- Untersuchungstechnik 1162
- Verletzungen des Streckapparates 1261
Kniescheibenhochstand 1162
Knöchelfrakturen 1276
Knochenaneurysma 1138
Knochenbruchheilung 1183f,1193
- Komplikationen 1196
s.a. Fraktur
Knochenmetastase 1144
- Neuroblastom 1377
- Oberschenkelschaftfraktur 1175
Knochenschmerzen 1133
Knochensequester 1325
Knochentransplantation 1192f
- autologe 1192
- homologe 1192f
- Indikation 1193
Knochentumore 1131
- Einteilung 1132
- Biopsie 1134
- bösartige 1138ff
- gutartige 1135
- Häufigkeitsverteilung 1132f
- Lokalisation 1133
- Röntgenzeichen 1131

Sachregister

- - Therapieempfehlung nach von Gumppenberg 1135
Knochenzement 1192
Knochenzyste 600
- aneurysmatische 1138
- solitäre 1137
Knollenblätterpilz 988
Knopflochdeformität 1298,1305
Knorpelabscherung 1263
Knorpelimpression 1263
Knorpel-Knochengrenze, Sonographie 448
Knorpelkontusionsschaden 1198
Knorpelschaden, Knie 1262
Knorpeltransplantation 364
Knoten, chirurgisch 102f
Knotenstruma 582, 587
Knotentechnik 102
Koagulationsnekrose 41,719
Koagulopathie, dissiminierte intravasale 208
Koaptation 359
Kocher 1072
Kocher-Bennett, Varikozelen-Operation n. 1072
Kocher-Emmert-Plastik 1121
Kocher-Klemme 95
- Kragenschnitt 104,585,606
- Rinne 96
Kocher-Langenbeck, Seitenlage nach 1245
Kocher-Mobilisation 1043
- des Duodenums 789
Kochsalzlösung 1336
Kock-Ileostomie bei Colitis ulcerosa 835
Kock-Reservoir 809
Kokarzinogen 303
Kohlenhydrate 142
- Infusion 142
- Kind, parenterale Ernährung 1340
- Stoffwechsel bei Leberausfall 967
Kohlendioxid 427
Kohlenmonoxidvergiftung 263
Kohorten-Phänomen 760
Kokardenphänomen, Sonographie 441f
Kokzygodynie 877,880,978
Kolektomie 820
Kolitis, ischämische 842
Kollagen 43,46,1329
Kollagen-Vlies 1009
Kollateralkreislauf 1085
Kolliquationsnekrose 41
- Verätzung 247
Kolo-kutane Fistel · M. Crohn 836
Kolon 811ff
- Adenome 844
- - endoskopische Abtragung 412ff
- - Entartungswahrscheinlichkeit 845
- Anatomie 811
- Blutung 937
- Chirurgie
- - Infektionsquellen 816

- - Notfalleingriffe 818
- - Operationsvorbereitung 817
- - postoperative Komplikationen 822
- - Standardeingriffe 820
- - Vorbereitung 859
- Diagnostik 814
- Divertikulitis 838
- Divertikulose 838
- - Komplikationen 839
- - Therapie 840
- Interposition nach Ösophagusresektion 725f
- Karzinom 846
- - Diagnostik 848f
- - Dukes-Klassifikation 846
- - Nachsorge 854f
- - Palliativoperationen 852
- - Prognose 847,849,852f
- - Therapie 850f
- - TNM-Klassifikation 315,846
- Klinik 812
- Kontrasteinlauf 814
- Motilität 812f
- Notfalleingriffe 818
- Palliativoperationen 821,852
- Perforation
- - nach Polypektomie 413
- Physiologie 812
- Sarkom 856
- Segmentresektion 820
- seltene Resektionsverfahren 822
- Sonographie 441
- Topographie 811
- Verletzung 823
Kolontumore 843
- Adenome 843
- Altersverteilung 844
- Ätiologie 843
- Chemotherapie 853
- Diagnostik 848
- Häufigkeitsverteilung 843
- Karzinome 846
- Klassifikation nach Dukes 846
- Nachsorge 854f
- Strahlentherapie 852
- Vorsorge 848f
Koloninterponat
- Ösophagusatresie 1354
Kolonkarzinom 846
s.a. Kolon
Kolonperforation bei M.Hirschsprung 1364
Kolonpolyp
- juveniler 1371
- Kindesalter 1371
Kolorektale Adenome 844f
- endoskopische Abtragung 412ff
Koloskopie 410,814,850
Kolostomie 818,823,862
- bei atypischen Fisteln 871

Koma-Lösung 143
Komedokarzinome 614
Kommissurotomie 673
- nach Brock 676
Kompartiment, Magenkarzinom 746
Kompartmentdruckmessung 1196
Kompartment-Resektion 1128
- Weichteiltumor 1128
Kompartmentspaltung 267,1197
Kompartmentsyndrom 267,458,1180,1087,1154, 1196,1264,1266ff,1271
- exogenes 464
- Hand 1319
Kompensiertes Adenom der Schilddrüse 588
Komplementbindung 332
Komplement-System 189,1006
- Infektion 274f
- postoperativ 127
- Transplantation 332
Komplette Remission (CR) 325
Komplikationen, postoperative
- Risikofaktoren 158
- Sonographie 450
Kompression 902
Kompressionsbehandlung 271
Kompressionsfraktur 1178
Kompressionsnetz, Milz 1009
Kompressionsschrauben, Osteosynthese 1190
Kompressionssonden 74
- portale Hypertension 998
Kompressionsstrumpf 1107
Kompressionssyndrom, arteriomesenteriales 907
Kompressionsverband 458
Kondylenabstützplatte 1253
Kondylenfraktur, osteochondrale 1262
Kondylenplatte 1252,1283
Kondylenschraube, dynamische 1253
Kondyloma accuminata 875
Kondyloma lata 875
Konealreflex 521
Kongenitale Herzfehler 671
Kongenitale thorakale Gefäßfehler 671
Konietzko-Index 633
Koniotomie 225
Konkrement, präpapilläres 954
Konservierungszeiten 346
Kontaktheilung 1183
Kontaktinhibition 304
Kontinenz 863
Kontinenzorgan 863
- anorektales 863
Kontinenzstörung für Stuhl 876
Kontraindikationen für Operationen 3,4
Kontraktur 386,1198
- Prophylaxe 477

Kontraktur, ischämische - Hand 1319
Konus-Syndrom 525
Konvergenzschwäche 593
Kopfschmerzen 504
Kopfspeicheldrüsen 567
Kopf-Tief-Lagerung 163
Koprastase 1364
Korbhenkelriß 1258
- Meniskus 1258
Kornährenverband 459,463
Koronarangiographie, selektive 694
Koronararterien 694
Koronare Herzkrankheit 694
- Definition 694
- Op-Indikation 695
- Op-Verfahren 695f
Koronario-kavaler Shunt 1002
Koronarperfusion 668
Koronarrevaskularisierung 697
Koronar-Stents, Restenoserate 697
Körpergewicht 132
- postoperativ 131
Körperoberfläche, Verbrennungen 262f
Körpertemperatur, postoperativ 129
Körperverletzung 3
Körperwasser 132,1334
Korpus 745
Kortikalis
- Schraube 1190
- Spongiosierung 600
Kortikosteroide 127
- Transplantationsimmunologie 333
Kortisol 1035
- Tagesprofil 1038
Kostaufbau
- nach Appendektomie 830
- postoperativ 157f
- s. a. Operationsatlas
Kosten-Nutzen-Relation 326
Kostoklavikuläres Syndrom 1091
Koteinklemmung 1055
Kotfistel 822
Koxarthrose 1282
KPL 898
Kragenknopfpanaritium 1321
Krähenfuß 787
Krallenhand 1159,1296
Krallenstellung 1319
Krampfanfälle 519
Krämpfe 905
Kraniales CT 493
Kraniopharyngeom 500
Kranioplastik 522
Kraniostenosen 522
Krankengymnastik 475ff
Krankenversicherung
- gesetzliche 484
- private 486
Krankenwagen 238

K-RAS-Gen 303
K-RAS-Mutation 843
Krebs 299ff
s. a. Karzinom
- Früherkennungsuntersuchungen 309
- Häufigkeit 299
- Lokalisation 299
- Sterblichkeit 299
Kreislaufinsuffizienz 107
- Thoraxverletzung 637,640ff
s.a. Schock
Kreislaufpumpen 669f
Kreislaufstillstand 223
Kreislaufüberwachung, postoperativ 129
Kreissystem, Narkoseapp. 32
Kremaster-Muskulatur 1059
Kremasterspasmus 1072
Kreuzband
- Ausrisse 1255ff
- hinteres
- - Verletzung 1257
- Knie 1254
- knöcherner Ausriß 1265
- Läsion, Kniegelenk 1255
- Ruptur 1164
- vorderes
- - Verletzung 1255ff
Kreuzknoten 102
Kreuzprobe, -Bluttransfusion 112f
Kriegsopferversorgung 485
Krikopharyngeale Achalasie 712f
Krogius-Lanz-Witt 1260
Kronenfrakturen 554
Kropf 582
Krosse 1108
Krossektomie, Operationsatlas 1114
Krukenberg-Tumor 307
Krummfingrigkeit 401
kruraler Zugang 1062
Kryochirurgie-Rektumkarzinom 852
Kryotherapie 479
Kryptenabszesse 831
Kryptitis 867f
Kryptorchismus 1076,1360
Kugelklappe 688
Kühlung, externe 667
Kuhn-Beatmungssystem 34
Kulenkampff 23
Kumarin 215f
Kunstharzverbände 465
Kunstherz 670
Kunststoffnetz 898,1064
Kunststofftubus 417f
Kunststoffverbände 465
Küntscher-Nagel 1189
Kupffer-Sternzellen, von 967
Kupffer-Zellen 980
Kur 482
Kürettage 1134

Kürschner-Naht 100
Kurzdarmsyndrom 808,1339,1368
Kurzschlußdurchblutung 629,631
Kussmaulsche Atmung 183
Kutistransplantation 364
Kwashiorkor 1021
Kyphosewinkel 1235

3-Lamellen-Nagel 1248
Labordiagnostik
- Akutes Abdomen 888
- Ikterus 944
- postoperativ 128,130
- praeoperativ 12
Labrum glenoidale 1207
Lacertus fibrosus 1197
Lachgas 31,35
Lachman-Test 1164
Lacuna vasorum 1058
Ladd'sche Bänder 1348,1362
Ladd-Operation 1362
Laennec-Leberzirrhose 994
Laesio 38
Lagerung, Patienten 90
- operativer Eingriff 90
- Verletzungen 222
Lagerungsschäden 92
Lagerungsprobe n. Ratschow 1078
Lagerungsschiene 469
Lagerungsstabilität 478
- Osteosynthese 1188
Lagophtalmus, M. Basedow 593
Laimer-Dreieck 707
Laktat 125,190,806
Laktatazidose 144,183,1336
Laktulose 157
Lambda-Ruptur 1256
Lamellen-Nagel 1248
Lamina propria mucosae 1365
Laminektomie 526
Langenbeck, v. 1,3
Langenbeck-Haken 95
Langenbuch 959
Längenmessung, Extremitäten 1156
Längenwachstum, Knochen- 1199
Langfinger
- Beugesehne 1297
- - Anatomie 1302
- Replantation 1316
Langhans-Hautspaltlinien 53,103,355
- Hand 1299
Längsschnitt 103
Langzeitoxygenierung 669
Langzeit-pH-Bestimmung 710,752
Lanz-Punkt 826
Laparastoma 1021
Laparoskopie 410,427
- Adhäsiolyse 432

- Appendektomie 430
- Cholezystektomie 431
- diagnostische 429
- - Akutes Abdomen 889
- Fundoplicatio 433
- Gallenblase 948
- Indikation 429
- Komplikationen 435
- Kontraindikationen 429
- Leistenhernie 1061
- Magen 752
- Sigmaresektion 434
- TAPP 1061
Laparoskopische Chirurgie 427
Laparostoma 898
Laparotomie 50
- diagnostische
- - Bauchtrauma 922
- explorative 312
Laplace-Gesetz 903
Lappen, fasziokutan 367
Lappenbronchien 626
Lappenplastiken 365ff
- Diagnostik 366
- Durchblutung 367f
- Klassifikation 366
- Komplikationen 366
Lappentransplantation, Handchirurgie 1302
Larrey-Dreieck 735
Larrey-Spalte 733
Laryngoskop 32,35,224
Larynx Maske 224
Lasègue-Zeichen 534,536
Laser
- Angioplastie 1081
- Chirurgie 360
- - Therapie von Narben 388
- endoskopische Blutstillung 414
Latarjet, Nervi 746
Latissimus dorsi Lappen 382f,399,618,1302
Laugeningestion 248
Laugenverletzung 41,248
Laurén-Klassifikation · Magen 775
Lavage
- kontinuierliche postoperative (KPL) 898
- Pankreatitis 1021
Laying open 870
LBP 188
Le Fort-Frakturen 558
Le Mesurier, Lippenspaltverschluß n. 573
Le Veen-Shunt 1003
Lebendspender 329
Lebenserwartung 3
Lebensqualität 1,325
- Index 325
- Nierentransplantation 348
Leber 965f
- Abszeß 281,978
- Anatomie 965

- Ausfall 967
- Biopsie 996
- Blutfluß 993
- Diagnostik 968
- Durchblutung 993
- Faktoren, Blutgerinnung 206
- Fleck 1117
- Hämangiom 969
- Hilus 992
- Implantation 990
- Kapselverletzung 971f
- Lappenresektion 984
- Malignome
- - Indikation zur Lebertransplantation 988
- Metastasen 319,983,986
- - Sonographie 444
- Parenchymverletzung 971f
- Perfusion 967
- -, arterielle 986
- Pforte 942,965,984
- Port 986
- Regeneration 966
- Ruptur 926
- im Schock 251
- Segmente, Einteilung n. Couinaud 966
- Sinusoide 993
- Synthese 966
- Vene 992
- Zelladenome 980
- Zellkarzinom 981f
- Zerreißung 926
- Zysten 975
Leberchirurgie 984
- intraoperative Sonographie 449
- präoperative Diagnostik 11f,16
- Risiko 986
- Technik 984
- Verfahren 984
Leberfunktion
- Aminosäuren 143
- Gerinnungsfaktoren 197,206
- Neugeborener 1332
- präoperative Diagnostik 11f,16
Leberinsuffizienz 143
- Gerinnungsstörung 206
Lebertransplantation 988ff,1373
- Indikation 988
- Prognose 990
- Technik 989ff
- Warteliste 328
Lebertrauma
- perforierendes 970
- stumpfes 970
Lebertumore 980
- bösartige 981f
- gutartige 980
Lebertyp, Metastasierung 306
Leberverletzung 970,1183
- Bauchtrauma 925

- Einteilung n. Moore 971
- Formen 926
- Prognose 974
Leberzellschädigung nach parenteraler Ernährung 1340
Leberzirrhose 967,982
- Autoselektion 998
- Gallengangsatresie 1373
- Kind 1372
- nach parenteraler Ernährung 1340
Leerer Bauch 905
Leichtverletzte, Triage 257
Leiomyom des Ösophagus 721
Leiomyosarkom 1124
Leistenband 1058
Leistenbruch 1057
- angeborener 1051
- Differentialdiagnose 1359
- direkter 1052,1057f
- indirekter 1052,1057f
- Kindesalter 1358f
- Operationsverfahren 1059f
s.a. Hernie
Leistenhoden 1360
Leistenkanal 1058
Leistenlappen 1302
Leistenregion, Anatomie 1058
Leistenring, innerer 1067
Leistenschmerz 1061
Leistungsknick 777
Leitungsanästhesie 22
- Trigeminusneuralgie 540
Lejour 396ff
Lembert-Naht 101
Lendenwirbelsäulenverletzung 1235f
Lenkradkontusion, Pankreasverletzung 929
Lentigo maligna 566
- Melanom 1119
Leriche-Syndrom 1089
Letournel 1244
Leucoverin 853
Leukopenie bei Sepsis 1341
Leukoplakie 1073
- Mundbodenkarzinom 563
Leukozytensturz 1341
Leukozytose 899
Levamisol 323,853
Lewis-Reflex 40
Leydigzellentumor 1071
Lezithin 1333
Lhermittsches Zeichen 527
LHRH 1361
Lichtenstein 1060
Lichtquelle 427
Lidektropium 553
Lidocain 232
Lidschlag, seltener 580
Ligamentruptur 1171

Sachregister

Ligamentum
- acromioclaviculare 1205
- anulare 1217
- capitis femoris 1242
- cooperi 1060
- coracoclaviculare 1205
- coronarium 965
- cruciatum 1254
- corpi transversum 1197,1330
- deltoideum 1272,1276f
- duodenocolicum 789
- falciforme 964f,992
- fibulocalcaneare 1272
- fibulotalare 1167,1272
- gastrocolicum 1034
- gastrolienale 745,1014
- glenohumerale inferius 1207
- hepatoduodenale 964,974
- hepatogastrale 745
- hepatogastricum 1016
- iliofemorale 1242
- ilium lumbale 1240
- inguinale 1058
- ischiofemorale 1242
- lienocolicum 789
- patellae 1254,1258
- - Zerreißung 1261
- pubicum 1060
- pubofemorale 1242
- sacroiliacum 1240
- sacrospinosum 1240
- teres hepatis 965
- transversum 1231
- triangulare sinistrum hepatis 732,965
- vesico-umbilicale 1357
Ligamentum-teres-Plastik 739
LIMA-LAD 697
Limberg-Lappen 373
LINAC 497,504
Lindsay-Tumor 596
Linea
- alba 1063
- dentata 811,863
- semilunaris 1064
- terminalis 1045
- vitalis 1324
Linitis plastica 775
Linksappendizitis 839
Links-Rechts-Shunt 676
- Definition 677
- offener Ductus arteriosus 681
- Ventrikelseptumdefekt 680
- Vorhofseptumdefekt 677
Linton-Nachlass-Sonde 74
- Fundusvarizen 935
Linton-Shunt 1000
Lipase 1016
Lipidperoxydation 895
Lipom 1117

- Hals 577
- Mamma 614
- präperitoneales 1358
Lipomatose, generalisierte 1117
Lipomyelomeningozele 524
Lipopolysaccharid 188,277
Liposarkom 1124
Lippendefekt 553
Lippenfistel 822
- entero-cutane 803
Lippen-Kiefer-Gaumen-Spalte 570f
- Formen 570
- Technik 572
- Therapiekonzept 572
Lippenplastik 573
Lippenrekonstruktion 390
Lippenspalte 571,573
Lippentumore 561
Liquor
- Abflußstörung 492
- Ableitung 502
- Druckmessung 502
- Fistel 510
- Punktion 66
- Rhoe 509
- Szintigramm 502
Lisfranc-Gelenklinie 1281
Listeria monocytogenes 342
Literatur 1380f
Lithogenität 949
Litholyse, Choledocholithiasis 420
Lithotrypsie 954
- mechanische 420
Littré'sche Hernie 1051
Live before limb 384
Living related donator 329
LMM 1119
Lobäres Emphysem, kongenitales 1350
Lobus pyramidalis 1345
- Schilddrüse 578
Lochstab-System n. Braun 1186
Logopädie 572
Lokalanästhesie 20
- Hernienoperation 1060
Lokalanästhetika 20
- Amidtyp 20
- Estertyp 30
- bei Infiltrationsanästhesie 22
- bei intravenöser Regionalanästhesie 22
- bei Oberflächenanästhesie 22
- bei Periduralanästhesie 24
- bei Spinalanästhesie 24
Lokalrezidiv
- Kolorektales Karzinom 854
- Weichteiltumor 1128ff
Longmire-Gütgeman-Interponat 790
Lord-Analdilatation 866
Lortat-Jacob, Operation nach 743
Loslaßschmerz 826,886

Loss of resistance 67
Lost cases 324
Lotheissen-McVay, Hernienreparation 1060
Low output-Syndrom 1086
Low pressure cuff 604
Low tight-Ligatur 861
Low-dose-Heparinisierung 216f
Lowenberg-Test 1104
LPS 188,277
Lucatio iliaca 1243,1246
Lues-Aneurysma 1095,1098
Lues-Proktitis 873
Luftfilter 83
Luftkeimzahl 84
Luftröhrenschnitt 604
Lugolsche Lösung 591
Lumbalanästhesie, Punktion 66
Lumbalarterien 1112
Lumbalpunktion 66,528
- Hirndruck 493
- Rückenmarksprozesse 528
Lumbalsyndrome 534
Lumbricalis-Syndrom 1324
Lumpektomie 618
Lunatum 1307
- Nekrose 1307
Lunge 625ff
- Abszeß 281,652
- Anatomie 625f
- Biopsie 635f
- Diffusionskapazität 628
- Durchblutung 683
- Embolie 165,477
- Totraumventilation 630
- Emphysem 629
- - Kind 1350
- Erkrankungen
- - präoperative Diagnostik 10f,14
- Fibrose 633
- Funktion
- - Neugeborener 1331
- - postoperative 632
- - Untersuchungen 633
- Hypoplasie 1347
- Infarkt 637
- Kompression 637
- kongenitales lobäres Emphysem 1350
- Kontusion 637
- Lymphabfluß 627
- Ödem 133,479
- Reife 1333,1344
- im Schock 251
- Sequestration 1351
- Stromvolumen 677
- Tuberkulose 651
- Tumore, gutartige 657
- Typ der Metastasierung 306
- Venen, Fehleinmündung der 685

- Vitalkapazität 630
- Wasser, extravasales 179
- zystische Adenomatose 1349
Lungenmetastasen 656
- Chondrosarkom 1138,1141
- Osteosarkom 1139,1141
Lungenresektion 658
- atypische 658
- Lobektomie 658
- postoperativ 633
- präoperativ 659,633
- Segmentresektion 658
Lupus erythematodes 1091
Lupus vulgaris 549
Luxation 1168,1172
- Elektrounfall 270
- mit Fraktur 1168
- - HWK 2 1233
- habituelle 1172
- Lokalisationen 1172
- pathologische 1173
- traumatische 1172
LVA 482
LWS-Syndrom - Aneurysma 1096
Lyanose 129
Lyme-Krankheit 60
Lymphabfluß, Kolon 811
s.a Lymphdrainage
Lymphadenektomie
- Magenkarzinom 778
- Melanom 1119
Lymphadenitis 1109
- Hals 577
- mesenterica 800
Lymphangiom, zystisches beim Kind 1345
Lymphangioma colli 1345
Lymphangitis 1109
Lymphdrainage 475,620
- n. Clodius 620
- Kolon 811
- Hals 563
- Magen 746
- Mamma 607f
- Operationen 1110
- Pankreas 1016
- Peritoneum 915
Lymphfistel 50
Lymphgefäße 1077
Lymphknotendissektion
- Magenkarzinom 778
- Schilddrüsenkarzinom 598
Lymphknotenmetastasen 306,315
- Sonographie 445
Lymphknotenstationen
- Hals 563
- Mamma 607f
- Pankreas 1016
Lymphödem 848,1109
- angeborenes 1109

- n. Mastektomie 620
- primäres 1110
- sekundäres 1110
Lymphogranuloma inguinale 873
Lymphokine 331
Lymphom
- Milzbefall 1010
- nach Transplantation 337
Lymphozytenfunktion 127
Lymphtyp, Metastasierung 306
Lynch-Syndrom 846
Lysolecithin 749,1016
- Refluxgastritis 774

6-Mercaptopurin 333
MacIntosh-Laryngoskop 32,224
Mädchenfänger 706
Madelung
- Deformität 1117
- Fetthals 577
MAG 595
Magen 745ff
- Anatomie 745
- Atonie 156
- - postoperativ 154,171
- Ausgangsstenose 766,1369
- Bypass 728,783
- Darm-Passage, Röntgen 752
- Diagnostik 751
- Dissektion, proximale 999
- Divertikel 754
- Entleerung 748
- Erosion 756
- Fehlbildungen 753f
- Fremdkörper 755
- Frühkarzinom 776
- Gastritis 756
- Gefäßversorgung 746
- Hochzug 1354
- - Ösophagusatresie 1354
- Lymphbahnen 746
- Lymphom 782
- Motorik 748
- Perforation 751
- Pförtner 745
- - Krampf 1369
- Polypen 775
- Restnekrose 768
- Riesenfalten 757
- Ruptur, traumatisch 755
- Säure 749
- Säuresekretion 749
- Sarkom 782
- Schlauchbildung 779
- Sekretionstest 752
- Sonde 73,154,910
- Stumpfkarzinom 772,774
- Topographie 745

- Totalkarzinom 752
- vagale Versorgung 746
- Verätzung 755
- Volvulus 753
- Wandhämangiom 775
Magenkarzinom 775
- Ersatzmagenbildung 780
- MDP 752
- Netzmetastasen 917,919
- Palliativoperationen 781
- Prognose 782
- Stadieneinteilung nach Borrmann 775
- TNM-Klassifikation 776
Magenresektion 761
- Operationsatlas 784ff
Magensaft
- basic acid output (BAO) 749
- maximal acid output (MAO) 749
Magensaftsekretion
- gastrale Phase 751
- interdigestive Phase 750
- intestinale Phase 751
- Phaseneinteilung 750
- Regulation 750f
- b. Ulcus duodeni 752f
- zephale Phase 750
Magenschleimhaut
- Barriere 749
- ektope
- - Meckel-Divertikel 1372
- Protektion 749,758
Magenspülung
- obere GI-Blutung 934
- Vergiftungen 248
Magentransposition 724f
- Operationsatlas 729ff
Magentumore 775ff
- nichtepitheliale 782
- Therapie 778
Magenulkuskrankheit 758
- Definition 758
- Klinik 761
- Komplikationen 763ff
- Operationen 767
- Pathogenese 758,760
Magenverletzung 754f
- Bauchtrauma 927
- traumatische 927
Magerl 1231
Magill-Zange 73
Magnesium 139,1333
- Narkose 140
- Stau 140
Magnetresonanzangiographie 1080
Mahorner-Ochsner-Versuch 1108
Maisonneuve-Fraktur 1167,1269,1277
Major-Inkompatibilität, Bluttransfusion 110
MAK 590

Makroangiopathie 1088
Makrohämaturie 1375
Makromastie 611
Makrophagen-Funktion 127
- bei Infektion 274
Makro-Replantation, Hand 1316
Makrozirkulation 186ff
Malabsorption 791
Maldescensus testis
- Behandlung mit Choriongonadotropin 1361
- Kindesalter 1360
- LHRH 1361
- Therapie 1361
Maldigestion 791
Malignes Melanom 1119
- Gesicht 566
- Hand 1328
s.a. Melanom
Malignes Schwannom 1123
Malignitätsgrad 314
Malignome, kindliche 1374
Malleolarengabel 1272
Mallet-Guy-Druckschmerz 889
Mallory-Weiss-Syndrom 414,755
- GI-Blutung 932
Malphigische Körperchen 1005
Malrotation 793,1348,1362
Malteserkreuz-Technik 399
MALT-Lymphom 782
Mamille 396
Mamillenrekonstruktion 399
Mamma 607
- aberrata 611
- Augmentation 398
- Diagnostik 608
- Entzündungen 612
- Fehlbildungen 611
- Hormontherapie 619
- Hyperplasie 396ff,611
- Hypertrophie 611
- Hypoplasie 398
- Klinik 616f
- Lokalisation 616
- Lymphabflußgebiete 607f
- Metastasierung 616
- Operationsatlas 621ff
- PE 622
- plastische Chirurgie 396
- Präkanzerosen 613,615
- Prognose 620
- Prothese 399,611
- Reduktionsplastik 396ff
- Rekonstruktion 399
- Rezeptor-Analyse 610,619
- Stadieneinteilung
- - n. Steinthal 616
- - TNM 616
- Strahlentherapie 619

- Therapie 618
- Zysten 612
- Zytostatikatherapie 620
Mammakarzinom 310
- Ätiologie 615
- des Mannes 620
- Diagnostik 617
- Klassifikation 615
- Morphologie 615
- TNM-Klassifikation 315
Mammaria-Bypass 696
Mammatumor
- Adenom 614
- Fibroadenom 614
- gutartig 614
- Lipom 614
- Milchgangspapillom 614
Mammographie 609,617
Mangelgeborene 1331,1334
Mannit 497,513
Manometrie 959
- Analkanal 864
- portale Druckmessung 996
Manschettenprolaps, Endotrachealtubus 36
Manschettenresektion 984
- Lunge 658,664
MAO 749
MAP 129
Marcumar 215
Marfan-Syndrom 1346
- Aneurysma 1098
- Aortenvitium 690
- Mitralvitium 692
Marknagel 1189
- Femur 1251
- Unterschenkel 1267
Markraumdrahtung, dynamische 1252
Markraumphlegmone 1194
Marlex-Netz 1064
Marschfraktur 1175
Marseille-Klassifikation 1018
Marsupialisation 978,1025
Maschentransplantate 363,1301
- Handchirurgie 1301
Maschinengeräusch 1099
Masernappendizitis 826
Maskenbeatmung 224
- Zwerchfellhernie 1348
Maskennarkose 34
Mason-Operation 850f
Massenblutung 8,10
- Notfall 235
Massenunfall, Vorgehen 256
Massenverschiebungen, Gehirn 492
Massivtransfusion 108,212
Mastektomie 618
- einfache 618
- modifizierte, radikale nach Patey 618
- radikale 618

- subkutane 618
Mastitis
- akute 612
- puerperalis 612
Mastoid 555
Mastopathia
- chronica fibrosa cystica 512
- Einteilung n. Prechtel 614
- Entartungsrisiko 613
Material, alloplastisches 740,1060,1064f
- Netzschrumpfung 1061
Matratzennaht 1305
Matsen, Kompartmentdruckmessung n. 1197
Mattglas-Schädel 600
Matti-Russe-Plastik 1312
Matzander-Shunt 1002
Mayo-Nadelhalter 96
Mayo-Robson, Zeichen n. 1019
McBurney 959
McBurney-Punkt 826
McGregor 354
McIntosh 1165
McMurray-Test 1165
MCT 648
McVay, Hernienreparation n. 1060
MdE 484
MdE-Sätze 484
MDP 752
Mebendazol 294
Mechanischer Ileus 902
Meckel-Divertikel 793f,828,886,890,1357,1372
- Appendektomie 829
- ektopisches Pankreasgewebe 1018
- GI-Blutung 940
- Kind 1372
- Littré-Hernie 1052
Medianekrose, zystische 1098
Medianuslähmung 1296
Mediastinal
- Emphysem 639,718
- Flattern 641
- Pendeln 641
- Tumor 650
- - Lokalisation 650
- - Verbreiterung 639,1098
- - Verlagerung 736,1348ff
- - Pneumothorax 160
- - Spannungspneumothorax 240
Mediastinitis 649
Mediastinoskopie 410,634,636
Mediastinotomie 649
Mediastinum
- Neuroblastom 1377
- Topographie 626
s.a. Mediastinal
Mediatoren
- Entzündung 273

- Wundheilung 44
Mediatorkatastrophe 895
Medikamentenanamnese 12
Medioklavikularlinie 625
Mediosternallinie 625
Mediovertebrallinie 625
Medulläres Schilddrüsenkarzinom 598
Medulloblastom 496
MEEK 269
Meerwasserzufuhr 133,135
Megakolon, toxisches 1364
- Colitis ulcerosa 832
- M. Crohn 798f
Megaösophagus 713
Mehrfachverletzte 251
Mehrklappenfehler 693
Mehrstufentheorie 302
Mehrzeitiges Vorgehen, Kolonchirurgie 818
Meige-Krankheit 1109
Meißelfrakturen, Radiusköpfchen- 1219
Meissner-Plexus 1364
Mekonium
- Abgang 1362
- Ileus 1342,1363
- Peritonitis 1363
Melaena 765,813
- GI-Blutung 931
- vera neonatorum 1371
Melanom
- amelanotisches 566
- malignes 566,1119f
- - Hand 1328
- noduläres 566
Melanozyten-stimulierendes Hormon (MSH) 1040
Meldepflicht, Tollwut 293
Membrana
- fibrosa 1169
- interossea 1220,1277f,1325
- synovialis 1169
Membranoxygenator 666
MEN I 1026
MEN II 1027
Mendelson-Syndrom 908
Ménétrier-Krankheit 757
Meningeom 497
- intrakraniell 497
Meningitis 518
Meningo-Myelozele 525
Meningozele 521,525,1342
Meniskektomie 1259
Meniskus 1254
- Läsion 1258
- - Einteilung 1259
- Resektion 1259
- Sonographie 448
- Untersuchungstechnik 1165
MEN-Syndrom 1026
- HPT 599

- Phäochromozytom 1041
- Schilddrüsenkarzinom 598
Mepivacain 20
Meralgia paraesthetica 539
Mercedessternschnitt 984
Mercuchrom 167,457
Merseburger Trias 591
Mesenchymom der Leber 1378
Mesenterial
- Arterienverschluß 1088
- Gefäße 1034
- Gefäßverschluß, chronischer 1093
- Infarkt 806,886
- - CT 896
- Lymphknoten-Tuberkulose 801
- Riß 928
- Tumor 806
- Verletzung
- - Bauchtrauma 928
- Zyste 806
Mesenteriales Sarkom 806
Mesenteriko-kavaler Shunt 997
Meshgraft 363
- Handchirurgie 1301
- Verbrennungen 269
Meshhaut 269
Meshtechnik 364
Mesothel 915
Messerstichverletzung 637
Mestinon 157,912
Metachrone Multiplizität 855
Metallclips 104
Metallendoprothese 998,1081
- PTCA 697
s.a. Stent
Metalline-Folie 264
Metallschiene 469
Metamizol 146f,234
Metastasierung 303, 306f
- Chirurgie 319
- Haupttypen 307
- hämatogen 306
- lymphogen 306
- Leber 983
- Sonographie 445
- Wirbelkörper 530
Metatarsalia 1281
Meteorismus 812
Methotrexat 620,1141
Methylbutyläther 951
Methysergid 805
Metoclopramid 912
Metronidazol 836,979
Metyrapon 1038
Meyer-Zeichen 1104
MIDCAB 666,696
Mikroanastomosen 380
Mikroangiopathie, diabetische 1088
Mikrobiologie 295

Mikrochirurgische Technik 355
Mikrogastrie 753
Mikroinstrumentarium 427
Mikrokolon 1363
Mikromastie 611
Mikrometastasen 321
Mikro-Replantation, Hand 1316
Mikrosomale Antikörper 590
Mikrosomales Antigen, Antikörper gegen (MAK) 590
Mikrozirkulation 184
Mikulicz-Syndrom 568
Mikulicz-Vorlagerungsoperation 822
Milchgang, Brust 607,647
- Karzinom 615
- Papillom 613
Milchleiste 607
Milchsäure 803
Miles-Gabriel, Hämorrhoidektomie n. 881
Miles-Rektumamputation 820
Millard, Lippenspaltverschluß n. 573
Miller-Abbot-Sonde 74,910
- innere Schienung 802
Milligan-Morgan, Hämorrhoidektomie n. 866
Milz 1005ff
- Abszeß 1010
- Anatomie 1005
- Angiographie 1005
- Diagnostik 1007
- Funktion 1006
- Kapsel 1007
- Kompressionsnetz 1009
- Neoplasma 1010
- Operationsverfahren 1012
- Pathophysiologie 1006
- Splenektomie 1012
- Venenthrombose 1022
- Zyste 1010
Milzbrand 289
Milzruptur
- Rö-Befunde 1007,1010f
- Sonographie 1007
- zweizeitige 1007
Milzverletzung 1007,1183
- Einteilung 1008
- Fundoplicatio 739
- Sonographie 1007
Mineralienbedarf, Kind 1335
Minerva-Gips 1232
Minibird 476
Mini-Fixateur 1325
Miniplatten 1314
Minirin 200
Mini-Thorakotomie 659,696
Miosis 584
Mirizzi-Syndrom 951,954
Misoprostol 761
Mitella 462

Mithramycin 139
Mitomycin 874,987
Mitotan 1038
Mitralklappen
- Insuffizienz 679
- Prolaps 693
- Stenose 691
- Vitien 691
Mittelfuß 1280ff
- Fraktur 1281
Mittelgesicht
- Frakturen 554
- Le Fort-Einteilung 558
Mittelhand
- Block 1299
- Fraktur 1313f
Mittelhirnsyndrom 492
MKG 545
MODS 191
Moebius-Zeichen 593
Moertel-Schema 320
Mollowitz-Elektrodermatom 94
Monaldi-Drainage 240,661
Mondbeinfraktur 1312
Mondbeinnekrose 1312
Mongolismus 1362
Monitoring 173ff
Monokelhämatom 511
Monoklonale Antikörper 335
Monteggia-Fraktur 1217,1220
Moore, Einteilung der Leberverletzung n. 971
Morbidität 5
Morbus
- Addison 1036
- Basedow 590f
- Bechterew 1160
- Bornholm 891
- Bowen 868
- - Anus 875
- - Penis 1073
- Crohn 797
- - Appendektomie 829
- - Best-activity-index 798
- - Dickdarm 836
- - Differentialdiagnose zur Colitis ulcerosa 834
- - extraintestinale Manifestationen 836
- - GI-Blutung 940
- - Ileus 909
- - Therapie 836f
- Cushing 1037
- Down
- - Vorhofseptum-Defekt 678
- Hirschsprung 1364
- Hodgkin
- - Milzbefall 1010,1012
- Ledderhose 1123,1329
- Ménétrier 757

- Meulengracht 969
- Ormond 1047
- Osler
- - GI-Blutung 932
- Paget 868
- - Anus 875
- - Mamma 617
- Perthes 1161
- Raynaud 1088,1091
- Recklinghausen 529,538,804,1118
- Scheuermann 1236
- Schlatter 1163
- Sudeck 1196f
- von Recklinghausen 529,538,804,1118
- Werlhof 210,1010
- Wilson 1372
- Winiwarter-Buerger 1088
Morgagni-Hernie 735,1348
Moronal 712
Morphin 30,148f
Morphologisches Gedächtnis 917
Moskito-Klemme 95
Mother-Babyskop-System 420
Motilität
- Dünndarm 791
- Ileus 903
- Kolon 812
Motilitätsstörung
- Akutes Abdomen 886
Motorschiene 470
Mottenfraßbild 1142
- Ewing Sarkom 1142
- Knochentumor 1134
- Plasmozytom 1143
Mouret 959
MOV 186ff
MPA 333
MST 148f
MTBE 951
Mucine 750
Muff-Plastik 379,1302
- Handchirurgie 1302
Mukosabarriere 749
- b. Streßulkus 758
Mukoviszidose 1018,1363
- Pankreatitis 1021
Mukozele 552,919
- Kieferhöhle 552
Mukus 750
Mullbinden 458
Multiorganentnahme 989
Multiorganspende 346f
Multiorganversagen 186ff,252
Multiple endokrine Neoplasien 1026
Multizentrizität, Mammakarzinom 616
Mumifizierung 41,1078
Mumps 567
Mund-Antrum-Verbindung,Verschluß 546
Mundbodenphlegmone 544f
Mundhöhle 543

- Karzinom 561
- Präkanzerosen 563
Mundschleimhautkarzinom 561f
Mund-zu-Mund-Beatmung 227
Mund-zu-Mund-und-Nase-Beatmung 227
Mund-zu-Nase-Beatmung 227
Murphy-Zeichen 944
Musculi
- lumbricales 1297
- interossei 1297
Musculus
- abductor pollicis 1298,1326
- abductor pollicis brevis 1296
- biceps femoris 1254
- bulbocavernosus 869
- coccygeus 1064
- constrictor pharyngeus 707
- cricopharyngeus 707,716,731
- deltoideus 1208
- extensor digitorum 1227
- extensor indicis 1306
- extensor pollicis longus 1298,1326
- gastrocnemius 1253
- gluteus maximus 1065
- gracilis-Lappen 383
- latissimus 662
- - Lappen 382f
- levator ani 811,851,1064,1366
- obliquus externus abdominis 964,1058
- obliquus internus abdominis 964,1058
- omohyoideus 730
- pectoralis major 607ff
- piriformis 1064
- plantaris 1304
- palmaris longus 1304
- pronator quadratus 1325
- quadriceps 1254,1257,1261
- scalenus 1091
- semimembranosus 1254
- semitendinosus 1257f
- serratus 1157
- serratus anterior 662
- sphincter ani internus 882,1366
- sphincter oddi 942
- sternocleidomastoideus 579,1204,1346
- sternohyoideus 579
- subscapularis 1209
- supinator 1227
- transversus 1058
- triceps surae 1279
- vastus lateralis 1282f
Muskel
- Atrophie 1156
- Biopsie 1152
- Faserriß 1153
- Fiederung 285
- Krämpfe 602
- Lappen 366,378
- - Indikationen 378

- Nekrose, ischämische 1319
- Pumpe 477
- Relaxantien 31
- - depolarisierende 31
- - kompetitiv hemmende 32
- Riß 1153
- Umsatzplastik 393
- Zerrung 1153
- Zittern 244
Muskulatur 1145ff,1152
Mustard-Operation 684
Mutation 302
Myasthenia gravis, Thymom 650f
Myelographie 528
- lumbale 533ff
- zervikale 531
Myelom 1143
Myelotomie 526
Mykobezoar 756
Mykophenolsäure 333
Myofibroblasten 1329
Myoglobin 1154
Myokardinfarkt 694
Myokardprotektion, intraoperative 668
Myoklonien 1333
Myopathie 1152
Myopathie, thyreotoxische der Augenmuskeln 590f
Myositis ossificans 1123,1173
Myositis ossificans localisata 1153
Myotomie
- n.Gottstein-Heller 732
- Ösophagus 714
- Zenkersches Divertikel 731
Myxödem 591
Myxomembolie 1086

Nabel
- Binde 1358
- Bruch 1062
- - Erwachsener 1062
- - Kind 1358
- Pflaster 1358
- Schnurbruch 1356
Nachbeatmung 179
Nachbehandlung, chirurgische 145ff
Nachbeobachtungsquote 324
Nachbestrahlung 322
Nachblutung 170
- Sonographie 450
Nachbrennen 259, 264
Nachlast 669
Nachschaubericht 484
Nachsorge, Tumor- 324
Nachtbrenner 738
Nachtschweiß 654
Nackengriff 1157
Nackenkarbunkel 281,577

Nackensteife 504
Nadelhalter 96
Nadeln 96
Naevus papillomatosus 1120
Nägel 1121
Nagelumlauf 1121,1321
Nähapparate 99
Nahlappen 366
Nahlappenplastiken 565
- Handchirurgie 1301
Nahrungsbedarf, Säugling 1339
Naht
- Beugesehne 1303
- chirurgische 96
- Darm 101
- Einzelknopf- 357
- epineurale 537
- faszikuläre 538
- fortlaufende 357
- Gefäß- 358f,1100
- Haut 100
- Insuffizienz 816
- Nerven 359
- Technik 100,356
Nahtentfernung, Gesicht 553
s.a. Operationsatlas
Nahtmaterial 97
- nicht resorbierbares 97f
- resorbierbares 97f
- synthetisches 97f
Nahtsicherung, Omentum 918f
Nalbuphin-HCl 148,150
Naloxon 150
Nancy-Nägel 1201,1226,1221,1252,1268
Narbe
- Bildung 37f,42ff
- - Verbrennung 262f
- Bruch 1052
- Gesicht 354
- Hernie 103,1063
- Hypertrophie 51
- - Verbrennungen 271
- instabile 362,388
- Karzinome 388
- Knochen 1123
- Kontraktur 55,368
- - Verbrennung 271
- Korrektur 368ff
- - Hand 369
- Neurinome 659
Narcanti 150
Narkose 19
- Durchführung 34
- Einleitung 28,34f
- bei Infektion 278
- Instrumentarium 32
- Risiko 8
- Stadien 27
- Ziele 27

Narkotika 31
Nase
- Atmung 560
- Beinfraktur 560
- Gips 560
- Korrektur 404
- Rekonstruktion 374,389
- Rückendefekt
- - plastische Deckung 374
- Tamponade 560
Nasobiliäre Sonde 155,421
Nasotracheale Intubation 225
Natrium 135
Natriumbikarbonat 182f,233
Natriumchlorid 138
Natrium-Verlust
- isotone Dehydratation 132
Naturfaserplatten 457
Navikulare Fraktur 1222,1310
Navikular-Serie 1159
Nävus 1117
Nävuszellnävus 1117
NAW s.Notarzt-Wagen 236
Nebenmilz 1010
Nebenniere 1035
- Anatomie 1035
- Hormone
- - Funktionsstörungen 1036
- - Krankheitsbilder 1036
- Mark 1035
- Operation 1043
- Rinde 1035ff
- - Tumor 772
- Unterfunktion 1040
- Tumore 1037ff
- - nicht hormonproduzierende 1042
Nebenschilddrüsen 599
- Drüsenadenom 600
- Hyperplasie 600
- Karzinom 604
Nebenzellen, Magen 748
NEC 1368
Neck-dissection 562,1118
- Schnittführung 563
NED 324
Neer 1145
Negatives Cholezystogramm 947
Negri-Körperchen 292
Nekrosektomie
- Pankreatitis 1021
- Verbrennung 267
Nekrose
- Straßen
- - Pankreatitis 1020
- Verbrennung 259f
Nekrotisierende Enterokolitis 1368
Nelaton-Katheter 67
Nelson-Tumor 1038
Neoadjuvante Therapie 778

Sachregister

Neomycin
- portale Hypertension 998
Neoplasie 300
Neoplasma 300
Nephrokalzinose 600
Nephrolithiasis 600
Nerven 491ff
- Blockade 22,540
- - regionale 22
- Durchtrennung 540
- Interponat 1306
- periphere 536ff
- - Läsion 537
- - Tumore 538
- Naht 359
- Regeneration 537
- Transplantation 365,395
- Schädigung 537
- - atraumatische 536,539
- - traumatische 536
- Transplantation 1306
- Verödung 540
- Wachstumsgeschwindigkeit 537
- Wurzelausriß 393
Nervenirritation durch alloplastisches Material 1061
Nervus
- accessorius
- - Verletzung, iatrogene 577
- axillaris 1146,1208ff
- cutaneus antebrachii 1296
- facialis 553,567
- - Parotistumor 567
- femoralis 1062,1243,1245
- ilioinguinalis 1059
- infraorbitalis 559
- ischiadicus 1140,1182,1242f,1245,1251
- laryngeus recurrens 579
- - vor Schilddrüsen-Op 580
- laryngeus superior 578
- Latarjet 746f,770
- inguinalis 567
- medianus 1214f,1295f,1307,1324,1330
- - Lähmung 1296
- musculocutaneus 1296
- obturatorius 1064
- oculomotorius 492
- peronaeus 1187,1196,1265ff,1271
- - Lähmung 1245,1265f
- phrenicus 733,915,1349
- - Relaxatio diaphragmatica 741
- pudendi 876
- radialis 1182,1212,1295f
- - Lähmung 1296
- recurrens 706,731,1096
- saphenus 365
- suprascapularis 1206
- suralis 365,538,1150,1306
- thoracicus longus 623

- thoracodorsalis 623
- ulnaris 1214,1295f,1330
- - Kompressionssyndrom 1330
- - Lähmung 1296
- vagus 579,706,746
Nesidioblastose 1333
Netz 915
- Anatomie und Physiologie 915
- Einklemmung 1055
- Entzündung 918
- Erkrankungen 918
- Infarkt 918
- Inkarzeration 435,1063
- operatives Hilfsmittel 919
- Plastik 919,1060,1064
- - präperitoneale 1060,1064f
- Plombe 919
- Torsion 918
- Tumor 918f
- Verletzung 918
- Zyste 918
Neubildung 301
Neugeborene
- Ikterus 1374
- Ileus 1361ff
- Pathophysiologie 1331
Neuner-Regel n. Wallace bei Verbrennung 262f
Neurinom 498
- intrakraniell 498
Neuroblastom 494,1048
- Nebenniere 1042
- Stadieneinteilung 1377
Neuroektodermale Tumoren 496
Neurofibromatose v. Recklinghausen 1118,1126
- Darm 804
Neurofibrome 538
s.a. M. Recklinghausen
Neuroleptanalgesie 27
Neurolyse 395,538,1330
Neurom 1150
Neurombildung 537f
Neuropraxie 458,536,1306
Neurosen, Anal- 880
Neurotmesis 536,1306
Neutral-0-Methode 1156
Neutralisationsplatte 1191
New York Heart Association (NYHA) 688
Nicoladoni-Branham-Test 1099
Nidus 1136
Niederspannungsverletzung 246
Niemandsland, Handchirurgie 1303
Niere im Schock 251
Nierenarterien
- Stenosen 1094
- Verschluß 1094
Nierenfunktion, Neugeborener 1332
Nierenimplantation 347ff

Niereninsuffizienz
- Hyperparathyreoidismus 600
- präoperative Diagnostik 11,15
Nierentransplantation
- Empfänger 348
- Ergebnisse 339,352
- erste 327
- Indikation 349
- Kontraindikationen 349
- Kontrolluntersuchung 350
- Lebendspender 348
- Operation 350
- Spender 347f
- Technik 350
- Wartelisten 328
Nierenversagen, akutes 895
Nifedipin 713
Nikotinabusus 694,721
Nikotingenuß 762
Nimodipin 505
Ninhydrin-Test 1295
Nitroglyzerin 147,713
NMR 493,528
NNH-Röntgenaufnahme 555
NNR-Unterfunktion 1040
NO 189
No Change, Tumortherapie 325
No evidence of disease 324
No touch-Technik 317
Noble-Plikatur 802,912f
Non-Beta-Zell-Tumor 1026
Non-Hodgkin-Lymphom des Magens 782
Nonkontamination 84
Nonne-Milroy-Krankheit 1109
Noradrenalin 993,1035
Notarzt 239
- Einsatzfahrzeug 238
- Massenunfall 257
- Wagen 236,238
Notfall,chirurgischer 219ff
- außerklinische Versorgung 237
- Checkliste 221
- - n. Ahnefeld 221
- Diagnostik 11,219f
- - Akutes Abdomen 887
- - Bauchtrauma 921
- - Sonographie 437
- - Zeitbedarf 240
- Intubation 162
- Koffer 239
- Lagerungen 222
- Medikamente 239
- Reanimation 222ff
- Sofortmaßnahmen 221f
- Versorgung in der Klinik 240ff
Notfall-Labor bei Akutem Abdomen 888
Notfalloperation 10,889
- bei Massenblutung 10
- präoperative Diagnostik 10

Sachregister

Notfalltransfusion 120
Notfallversorgung 221ff
Notoperation 2f,3
No-touch-isolation-technic 851
NSAR 759
NTX 352
Nüchternschmerz 762
Nucleus pulposus-Hernie 531
Nukleation 949
Nukleationsfaktoren 949
Nuklid-MDP 710
NYHA 688
Nyhus, Hernienreparation n. 1061
Nystatin 712

O_2-Sättigung 129
OAD 979
Oat-cell-Tumor-Ösophagus 721
Oberarmfraktur 1179,1189f
Oberarmgips 466
- hanging cast 467
- Schiene 466
Oberarmlappen 1302
- lateraler 382
Oberarmschaftfraktur 1212
- Kindesalter 1212
Oberbauch-Laparotomie 104
- Medianschnitt 104
- Querschnitt 104
Oberflächenanästhesie 22
Oberkiefer
- Entzündungen 543
- Frakturen 558
Oberschenkel 1249ff
s.a. Femur
- Anatomie 1249
- Frakturen 1189f
- - Begleitverletzungen 1253
- - diakondylär 1253
- - Mehrfragmentfraktur 1168
- - pertrochantäre Fraktur 1177,1249
- - subtrochantär 1250f
- - suprakondylär 1253
- - suprakondyläre Fraktur mit Gefäßverletzung 1182
- Gipsschiene 467
- Trochanter major 1250
- Trochanter minor 1250
Oberschenkelschaftfraktur 1175,1179,1251
- Begleitverletzungen 1251
- Operationsatlas 1283
Oberst, Leitungsanästhesie n. 21f
- Handchirurgie 1299
Obstipation 813
- chronische bei M. Hirschsprung 1364
Obstruktion
- Darm 903
- Emphysem 653

- Ileus 902
- - iatrogener 154
Obturationsileus 1363f
Obturatoraufnahme 1161,1241
Octreotid 805,1029
Ödem 1107
- generalisiertes 133
- peritoneales 894
- perivischales 438
- postoperativ 131
- Verbrühung 260
- zelluläres 134
Odontom 564
Oesflusan 31
Oestern 1182
Offene Fraktur, Fixateur externe 1194
Ogilvie-Syndrom 172,426,821,902,911
Ohrkorrektur 404
Ohrrekonstruktion 390
Okklusions-Position 175
Okklusionsstörung 559,574
Okkultbluttest 813,848f
Okkulte Blutung 931
OKT 3 335
Oldfield-Syndrom 844
Olecranon 1218
- Extension 471,473
- Fraktur 1177,1190,1218
- - Kinder 1200f
Oligodendrogliom 495
Omento-Hepato-Cholezystopexie 919
Omentum 915
- majus 745,915,1055
- minus 745,915
Omeprazol 130,167,793,936,1029
Omphalozele 1062,1342f,1356
On demand-Analgesie 150
Onkologie, chirurgische 299ff
Onkos 300
Onkozytäres Karzinom 597
OÖS 706
Open book-Verletzung 1240f
Operation
- Ablauf 93
- Assistenz 92
- Aufklärung 1,3
- Diagnostik, präoperative 8
- Einverständniserklärung 5f
- Einwilligung 3,5
- Folie 83
- Handschuhe 90
- Helme 84
- Indikationsstellung 1,3f,8f
- - absolute 2,4
- - dringliche 2
- - prophylaktische 3,4
- - psychische 2,4
- - relative 2,4
- - sofortige Operation 2,3

- - soziale 2,4
- Kleidung 83
- Komplikationen 5
- Kontraindikation 3,4
- Mikroskop 380
- postoperative Überwachung 128ff
- Risiko 1,3,8
- Wunde 38
Operationsabteilung 88ff
- Bauplan 88
- Patientenschleuse 89
- raumlufttechnische Anlage 90
- Regeln 83
Operationsatlas
- Antireflux-Operationen
- - Fundoplicatio n. Nissen-Rosetti 743
- - Hintere Hiatoplastik und Fundopexie 743
- - Vordere Hiatoplastik 742
- Anus praeter transversalis 862
- Aortenaneurysma 1112f
- Appendektomie 857ff
- Bandnaht OSG 1285
- Cholezystektomie 963ff
- Duodenopankreatektomie 1033f
- Gastrektomie 788
- Hämorrhoidektomie 881f
- Hemikolektomie rechts 860
- Hernienreparation beim Kind 1068f
- Hernienreparation n. Bassini 1068
- Hernienreparation n. Shouldice 1066ff
- Ileostomie-Anlage 810
- Leberresektion 991ff
- Magenresektion 784ff
- Mamma
- - axilläre Lymphknotenausräumung 623
- - Operation n. Patey 622
- - PE 622
- Magenresektion
- - Billroth II-Resektion 785
- - Billroth I-Resektion 785
- Oberschenkelfraktur 1283
- Ösophagus
- - Magentransposition 729ff
- - Myotomie n. Gottstein-Heller 732
- - Zenkersches Divertikel 731
- Orchidopexie 1076
- Profunda-Plastik 1110f
- Schenkelhalsfraktur 1282f
- Schilddrüsen-Operation 605f
- Sigmaresektion 861
- Sphinkterotomie, laterale 883
- Splenektomie 1014f
- Sprunggelenksfraktur 1286
- Thorax 660f
- - Atypische Lungenresektion 663
- - Axilläre Thorakotomie 661
- - Pneumonektomie links 662
- - Posterolaterale Thorakotomie 662

1418 Sachregister

- Unterarm-Osteosynthese 1226ff
- Unterschenkelschaftfraktur 1284
- Vagotomie 786
- Varizen 1113
Operationsfeld
- Abdecken 83
- Desinfektion 83
Operationssaal 88
- Verhalten im 83
Operationsvorbereitung 91
- am Patienten 82
- Diagnostik 8
- - Notfalleingriff 8f,11
- - Elektiveingriff 9,12f
Operierter Magen, Krankheiten des 772
Ophthalmopathie, endokrine 592
Opiatanalgesie, rückenmarksnah 152
Opiate 30
- Periduralanalgesie 152
Opiatinstillation, peridurale 540
Opiatrezeptoren 148
Opie-Syndrom 1018
Opioide 148f
Opisthotonus 286
Oppositionsschwäche 1298
OPSI-Syndrom 1006
Opsonierung 275,1006,1332
Optik, Laparoskopie 427
Orale Galle s.a. Cholegraphie 946
Orbita-Aufnahme n. Rhese 555
Orbitafraktur
- Boden-Fraktur 560
- Wandung-Fraktur 560
Organentnahme 329,345
- Perfusionskatheter 346
Organisation, Transplantation 347
Organkonservierung 343
- Niere 343
- Zeiten 346
Organperfusion, erste 327
Organspende 343
- Kinder 344
- Voraussetzung 343
Organtransplantation 327
Organversagen, multiples 895
Orgaran 607
Ormond-Erkrankung 1047
Orotracheale Intubation 224
Orthesen 482
Orthograde Darmspülung 817
Ortner-Syndrom 1093
Os
- cunei forme 1280
- ilii 1242,1244
- ischii 1242
- naviculare
- - Fuß 1280
- odontoideum 1231
- pubis 1242

- sacrum 1239
- skaphoideum 1312
Ösophagitis 712,1355
- GI-Blutung 936
- Kind 1355
- portale Hypertension 995
Ösophago-bronchiale Fistel 718
Ösophago-Gastro-Duodenoskopie 410
Ösophagogastrostomie 725f,730
- n.Heyrowsky 781
Ösophagojejunostomie
- End-zu-Seit 780
- n.Roux-Y 780
Ösophago-tracheale Fistel, Ösophagusatresie 1352f
Ösophagus 705f
- Achalasie 712
- Anatomie 705
- Bougierung 417
- Chirurgie, historische Daten 724
- Clearance 737
- Diagnostik 708
- Divertikel 716
- - parabronchiales 718
- - epiphrenales 717
- - pharyngoösophageales 716
- - Traktionsdivertikel 718
- Endoskopie 709
- Endoprothese 418
- Entzündungen 712
- Ersatz 724
- Fremdkörper 719
- funktionelle Anatomie 707
- funktionelle Erkrankungen 712f
- Hiatushernie 735
- Manometrie 709
- Mißbildungen 711
- Myotomie 787
- Perforation 718f
- - spontane 718
- - traumatische 719
- pH-Metrie 710
- physiologische Enge 705
- Ring, unterer 711
- Ruptur 640
- Spasmus
- - diffuser 715
- - idiopathischer 715
- Sphinkter 707,737
- - Muskelfasersystem 707
- - oberer 705ff
- - unterer 705ff
- Stent 418
- Striktur 720
- Therapie 723
- topographische Anatomie 707
- Tubus 418
- Tubusimplantation 418
- Tumore 721

- Verätzung 719
- Narbenkarzinom 720
- Verletzungen 719
Ösophagusatresie 1352f
- Diagnostik 1352
- Formen 1352
- isolierte ösophago-tracheale Fistel 1354
- ohne ösophago-trachealer Fistel 1354
- mit unterer ösophago-tracheale Fistel 1352
- Therapie 1353
Ösophagus-Breischluck, Schilddrüsendiagnostik 583
Ösophaguskarzinom 708,720ff
- Historie 724
- Kolon-Interposition 725f
- Lymphknotenstationen 722
- Magentransposition 724f
- operative Zugänge 724
- palliative Eingriffe 418,727f
- Prognose 727
- Radiotherapie 727
Ösophagusstenosen
- Bougierung 417
- kongenitale 711
- peptische, Kind 1355
- pneumatische Dilatation 419
Ösophagusvarizen 746
- GI-Blutung 935
- Kind 1372
- Kompressionssonden 74f
- portale Hypertension 994f
- Sklerosierung 415f,998
OSS 316
Ossifikation, paraartikuläre 1153
Osteoblastom 1136
Osteochondrom 1135
Osteochondrosarkom 1139
Osteodystrophia fibrosa
- HPT 600
- generalista 600
Osteofibrosarkom 1139
Osteogenes Sarkom 1139
Osteoid-Osteom 1136
Osteoklastom 1137
Osteolyse 564,1131
Osteomyelitis
- odontogen 546f
- Gesichtsschädel 546f
Osteophyten 535,1256
Osteosarkom 1139f
- Unterkiefer 564
Osteosynthese 1188
- biologische 1187
- Epiphysenfugenverletzung 1199
- Infektion 1188
- Kontraindikationen 1188
- Materialentfernung 1195
- Nachbehandlung 1195

Sachregister

- Platten- 1191
- postoperative Krankengymnastik 478
- Schrauben- 1190
- Spickdraht- 1190
- Technik 1189f
- - Fixateur externe 1191
- Verbund- 1192
Ostium primum-Defekt 678
Ostium secundum-Defekt 677
Östrogenrezeptor 619
Oszillierende Säge 94
Oszillographie 1079
Otoliquorrhoe 509
Otoplastik 404f
Otriven 810
Outlet-Aufnahme 1241
Outside-in-Technik 1259
Ovarektomie 620
Ovarialhernie 1359
Ovarialzysten 890
Overhead-Extension 1252
Overholt-Klemme 104
Oxalose 349
Oxygenatoren 666,668
Oxygenierung 129,180
Oxyzephalus 522

2-Punkte-Diskrimination 1296,1306
3-Punkt-Manometrie 709
5-P-Frage 168
6-P-Regel 1082,1087
p.p.-Heilung 46f
p.s.-Heilung 42,46,55
Packing 972
PAD 979
PA-Druck 176
PAF 44
Paget-von-Schroetter-Syndrom 305,1105
Painful-Arc-Syndrom 1145
Palliativ-Operation bei Tumoren 318
- Magenkarzinom 781
Palmaraponeurose 1329
Palmarerythem 968,995
Palpation
- Abdomen 887
- Gefäße 1078
Panaritium 1321
- articulare 1325
- cutaneum 1321f
- Kragenknopf 1321
- ossale 1325
- subcutaneum 1322
- subunguale 1321
- tendineum 1323
Pancoast-Tumor 310,645
Pancreas anulare 1017,1362
Pancuronium 32
Pankreas 1015ff

- Anatomie 1015
- Entzündung 1018
- Enzyme 1016
- Feinnadelpunktion 65
- Fibrose, zystische 1018
- Fistel 1013,1032
- Funktionsdiagnostik 1022
- Gangdruck 1016
- Gewebe
- -aberrierendes 1018
- -ektopisches 1018
- Insuffizienz 1022
- Karzinom 1030
- - Palliativoperation 1032
- - Pigtail-Endoprothese 421ff
- - Prognose 1032
- - Therapie 1031
- Kontusion 928f
- Kopfresektion 1031
- Linksresektion 1031
- Mißbildungen 1017
- Pathophysiologie 1016
- Pseudozyste 1024
- - nach Pankreaskontusion 930
- Punktion 65
- Ruptur 928f
- Schwanzresektion n. Roux-Y 1023f
- Teilresektion 1021
- Transplantation 1032
- Tumor 1025ff
- - gutartiger 1025f
- - Hormone 1025f
- - intraoperative Sonographie 449
- - maligner 1030
- - Sonographie 440
- - Verletzung bei Bauchtrauma 928f
- Zysten 1024
Pankreatektomie 1021
Pankreatikjejunostomie n. Roux-Y 1023f
Pankreatikolithiasis
- Endoskopie 423
Pankreatitis 600,1018
- akute 1018
- - Diagnostik 1019
- - Op-Verfahren 1021
- - Prognose 1021
- - Sonographie 440,451
- chronische 1021
- - Drainage-Operationen 1023f
- - Endoskopie 423
- - Op-Indikation 1022
- - Sonographie 440
- hämorrhagisch-nekrotisierende 1020
- Komplikationen 1020
- - Nekrosestraßen 1020
- - Op-Indikation 1020
- bei Ulkuspenetration 765
Pankreatojejunostomie 1034
Pankreozymin 1016

Pannikulitis 1123
Panthenol 157
Pantothensäure 912
Panzerkrebs 617
PAO 752
Papaverin 147
Papilla duodeni major 942,1015
Papilla vateri 942,1015,1362
- Formen 942
Papilläres Schilddrüsenkarzinom 596
Papillenstein, eingeklemmter 423
Papillenstenose 957
Papillentumor 1030
Papillomatose, Mamma 613
Papillotom 420
Papillotomie
- chirurgische 962
- endoskopische 420,954
Pappenheim-Körper 1005
Paracetamol 146f
Paradoxe Diarrhoe 813
Paralyse 902
- Sonographie 441
Paralytischer Ileus 902
Paramedianschnitt 104
Parametropathia spastica 880
Paraneoplastische Syndrome 310
Paraphimose 1074
Paraplegie 1237
Paraproteine 1143
Pararektalschnitt 104
Parasitäre Erkrankungen 293
Parasternallinie 625
Parasympathomimetika 911f
Paratendinitis crepitans 1151
Paratenonitis crepitans 1151,1326
Parathormon 138f,599
Paratyphus 842
Parierfraktur Unterarm 1176
Parinaud-Syndrom 500
Parkland-Formel 265
Parks, Hämorrhoidektomie n. 866
Parks-Hawley, Sphinkterotomie n. 883
Parks-Test 1319
Parodontitis 547,545
Parona-Raum 1325
Paronychie 1121,1321
Parotidektomie 568
Parotistumor 567
Parotitis 142
- epidemica 568
Pars affixa 965
Pars flaccida 965
Partialinsuffizienz, respiratorische 161,628
Partielle Remission (PR) 325
Partington-Rochelle, Pankreatico-Jejunostomie 1023
Partsch II-Zystektomie 551

Sachregister

Partsch I-Zystektomie 551
Patch 104,672
Patella 1254
- Cerclage 1262
- Facette 1260
- Fraktur 1177,1179,1190f,1261f
- Hochstand 1162
- Luxation 1174,1260
- Sehne, Medialisierung der 1260
- Sehnenruptur 1149
- tanzende 1162
Patella bipartita 1261
Patella tripartita 1261
Patey-Operation 618
Pathologische Fraktur 1175
Patienten
- Aufklärung 1,3
- Lagerung 91
- Schleuse 89
- wandernde 885
Pause, fatale 313,847
Pauwels-Einteilung b. Schenkelhalsfrakturen 1247
Payr-Zeichen 1104
- Kniegelenk 1165
PCA 1000
PCWP 176
PDGF 44f
PDS, Polyglykolsäure 97f
Péan-Klemme 95
Peau d'orange 616
Pectenosis 868,879
Pectin-Platten 809
Pectoralis-Faszie 622
Pedalverletzung 1278
Peeling, chemisches 387
PEEP 632
PEG 424,76f
s. Gastrostomie, endoskopische
Peitschenhiebverletzung 1231
PEJ 425
Pektorallappen 1302
Pena-deVries-Anorektoplastik 1367
Pendelluft 643
Pendelperistaltik 441
- Dünndarm 792
Penetration, Ulkus 765
Penis 1073
- Karzinom 1073
- Tumore 1073
Penrose-Drainage 105
Pentagastrin 749
- Test 749,752
Pentazocin 148f,1020
Pepsin 749
Pepsinogen 748
Peptisches Ulkus 758
Peranale Blutung 848
Perforans-Venen 1106

Perforation
- Gallenblase 953f
- intraabdominelle 888
- Ulkus 764
Perforationsperitonitis 892
Perfusionsstörung, Lunge 629
Pergamentknistern
- Kiefer-Zysten 550
Perhepatic packing 973f
Perianale Thrombose 866
Periappendizitis 825
Periartikuläre Verkalkung 1245
Periathritis humeroscapularis 1145
Periduralanästhesie 24
- Punktion 66,72
- Technik 72
Periduralkatheter 72
s.a. Katheter, Anästhesie
Perikard 701
- Fensterung 701
- Tamponade 701
Perikarditis
- akute 701
- chronische 702
- Punktion 66
Perilunäre Luxation 1307f
Perinatologisches Zentrum 1342f
Perineum 1073
Periost 1169
periphere Nerven 536
peripherer Widerstand 186
Perisigmoiditis 839
Peristaltik
- Darm
- - klingende 888
- - Störung 886
- Ösophagus 708
- - tertiäre 708
Peristaltika 157,172,912
Peritendineum 1151
Peritonealempyem 280
Peritoneallavage 64,889
- Milzverletzung 1007
- stumpes Bauchtrauma 922f
- Technik 924
Peritonealspülung 897
Peritoneo-venöser Shunt 1003
Peritoneum 915
- Anatomie 915
- Ödem 894
Peritonismus 887
- lokaler 826
Peritonitis 173,892
- Appendicitis 825
- Dickdarmverletzung 928
- Differentialdiagnose 896
- Drainagebehandlung 897
- Erregerspektrum 892,894
- Formen 892

- Gallenblasenperforation 953f
- Kind 1337
- Krankheit 892
- lokale 898
- Mekoniumileus 1363
- NEC 1368
- Palpationsbefund 887
- Pathophysiologie 894
- primäre 892
- Prognose 898
- sekundäre 892
- Therapie 896
- Ursachen 893
- Zeichen 886
Perityphlitischer Abszeß 825
Perizystotomie 294,796f
Perkutane, Transluminale Koronararterien Angioplastie 697
Peronaeusparese 535,1245,1265,1271
Peroneus brevis-Sehne 1281
Persistierender Ductus omphaloentericus 1357
Persistierender Urachus 1357
Perspiratio insensibilis 130f
Perthes-Sydrom 222
Perthes-Test 1108
Perthorakale Nadelbiopsie 636
Pertrochantäre Oberschenkelfraktur 1249f
PET 506
- Kolonkarzinom 854
Pethidin 148f
Peutz-Jeghers-Syndrom 775,804
Pfählungsverletzung 38
- Bauchtrauma 921
- Peritonitis 928
- Rektum 824,928
Pfannendach 1244
- Fraktur 1244
Pfannendysplasie, Schulter 1173
Pfannenstielschnitt 104
Pfeifer, Lippenspaltverschluß n. 573
Pfeilerfraktur 1244
Pflaster 457
Pflastersteinrelief 836
- M.Crohn 797
Pflasterverband 457
Pflasterzug-Extension 472
PFN 1250f
Pfortader 993
- akzessorische 942
- Anatomie 993
- Druck 993ff
- Gas in 1368
- Hochdruck 993
- Typ 983
- - Metastasierung 307
PGS, Polydioxanon 97f
pH, Plasma 182

Sachregister

- Polytrauma 252
- Phagozytose 275,1332
- Phalangenfraktur 1314
- Phalangenluxation 1309f
- Phalen-Test 1330
- Phäochromozytom 301,1037
- Pharyngealtubus 227
- Pharyngo-ösophageales Divertikel 716
- Pharynx-Lappen 572
- Phenol 387
- Phenolmandelöl 866
- Phenoxybenzamin 1042
- Phenytoin 497
- Phimose 1073
- Phlebitis 165
- Phlebographie 1104f,1108
- Phlebothrombose 165,1104
- Phlegmasia caerulea dolens 1105
- Phlegmone 278,281,291
- - Mund-Kiefer-Gesicht 544f
- pH-Metrie 1355
- - 24-Stunden 753
- Phonationsbeschwerden 583
- Phosphat 138
- - Ausscheidung 599
- - Stau 140,600
- Phospholipase A 1016
- Phrenikusparese 1349
- Phrenikusschmerz 435
- Phrygische Mütze 948
- Physikalische Therapie 475,479ff
- Physiotherapie 475ff
- Phytobezoar 756
- Pigtail 901
- - Endoprothese 421ff
- - l-Gallenwege 956,960
- - Katheter 454ff
- Pilonidalabszeß 281
- Pilon-tibial-Fraktur 1269
- Pinealom 500
- Pinzetten 95
- - anatomische 95
- - chirurgische 95
- Pipkin-Fraktur 1243,1246
- Piritramid 148f,234
- PISI 1309
- Pitting function 1005
- Pivot-Shift-Test 1165
- Plantarflexion 1272
- Plasma 120
- - Expander 130,134f
- - pH 182
- - Pherese 338
- - Substitution
- - - Kind 1338
- Plasmozytom 1143
- Plastische Chirurgie 353ff
- - ästhetisch-plastische Operationen 574
- - Netzplastik 919

- Prinzipien 353
- - Schnittführung 354
- Plattenepithelkarzinom des Ösophagus 721f
- Plattenosteosynthese 1191
- Plattenspanner 1191
- Plattnase 560
- Platysma 605
- Platzbauch 153,1051
- Platzwunde 38f
- Pleomorphe Adenome 567
- Pleura 627
- - Drainage 640
- - - Technik 657
- - Empyem 279,647
- - Erguß 63,159,646
- - - Punktion 63,159
- - - Sonographie 451
- - Mesotheliom 648
- - parietalis 627
- - Punktion 63,646,740
- - - Technik 63
- - Schwarte 647
- - Transsudat 646
- - Tumor 648
- - viszeralis 627,1351
- Pleura-Cath 240,252
- Pleurektomie 648
- Pleurodese 636
- Plexus
- - brachialis
- - -Blockade 23,1299
- - hämorrhoidalis 863
- - myentericus 713
- - pampiniformis 1072
- Plexusanästhesie 22f
- - Handchirurgie 1299
- Plexusblockade, Pankreas 1031
- Plexusläsion 393
- Plexusquetschung 576
- Plikationsverfahren 912f
- Plummern 591
- Plummer-Vinson-Syndrom 712
- PNET 496
- Pneumatische Schiene 463
- Pneumatosis cystoides intestinalis 795
- Pneumenzephalus, spontaner 509
- Pneumocystitis carinii 342
- Pneumokokken 1006
- Pneumonektomie 658
- - erweiterte 658
- Pneumonie, postoperativ 161
- Pneumonieprophylaxe 475
- - physikalische Therapie 475
- Pneumoperitoneum 427
- - NEC 1363,1368
- Pneumoretroperitoneum 927
- Pneumothorax 63,160,252,637,641ff,1183
- - offener 641
- - Punktion 240

- Pneumo-Vax 1014
- Pneumozystographie 609
- PNF 475
- Podophyllin-Lösung 875
- Poelchen 1212
- Pohl'sche Laschenschraube 1190,1250
- Polizisation 400,1316
- Polychemotherapie 322f
- Polyethylenglykol 817
- Polyglykolsäurefäden 97f
- Polymastie 611
- Polypektomie
- - Schlinge 412
- - Endoskopie 412
- Polypen
- - juvenile Kolon- 845
- - Kind 1371
- - Kolon/Rektum 844
- Polypropylen 1064
- Polytrauma 251ff
- - Definition 251
- - Diagnostik 252
- - Intensivtherapie 255
- - interdisziplinäre Zusammnenarbeit 253
- - Klinik-Therapie 253
- - Leberverletzung 970
- - Operationsphase 254ff
- - Replantation von Gliedmaßen 384
- - Stabilisierungsphase 255
- - Vorgehen am Unfallort 251
- - Vorgehen in der Klinik 253
- - Wirbelsäulenverletzung 1229
- Polytraumaschlüssel, Hannoverscher 256
- Polyvidonjod 84
- Port-a-Cath-Katheter 986,1374
- Portale Hypertension 993
- - Aszites
- - Drainage 1003
- - Child-Kriterien 996
- - Chirurgie der 999
- - Diagnostik 995
- - Enzephalopathie 996
- - Operationsverfahren 999
- - - Historie 1000
- - - Prognose 1002
- - Physiologie 993f
- - Selektion 998
- - Shunt, portosystemischer 1000
- - Therapie, konservative 998
- - Ursachen 994
- Portioschiebeschmerz 888
- Portographie, transhepatische 996
- Portokavale Anastomose 1000
- -mit Arterialisation des Pfortaderstumpfes 1002
- Portosystemische Enzephalopathie 996
- Portosystemischer Shunt 1000
- Port, regionale Chemotherapie über 986
- Porzellangallenblase 945,952f

Sachregister

Positronen-Emissions-Tomographie 506
Post anal repair 877
Postaggressionsstoffwechsel 124ff
- Klinik 127
- Polytrauma 251
Postaggressions-Syndrom 123ff
Postcholezystektomie-Syndrom 962
Postgastrektomie-Syndrom 772
Postoperative Therapie 123
Postperfusionssyndrom nach EKZ 669
Postpunktionskopfschmerz 24f
Postsinusoidaler Block, portale Hypertension 994
Postthrombotisches Syndrom 1104
Potenzstörung 848
Potter-Syndrom 1342
Pouch-Anastomose 820
Pouchbildung, Ersatzmagen 780
PP-om 1026
PPSB-Präparat 206,209f
Präkallikrein 197,200
Präkanzerosen 563
- Mamma 615
- Ösophagus 721
Präkordialer Faustschlag 228
Prämedikation 25
- Anästhesie 26
Präparierschere 94
Pratt 1087
Pratt-Regel 1087
Pratt-Test 1107
Pre anal repair 878
Prechtel, Einteilung der Mastopathie 613
Preconditioning 668
Prefabricated Flap 385
Prehn-Zeichen 1073
Prellung 39f,1168f
Press-fit-Spongiosaplastik 1312
Priapismus 1074
Pridie-Bohrung 1174,1263
Primärharn 135
Primärheilung, Wunde 46f
Primär-Sklerosierende Cholangitis 956f
Primordialzysten 550
PRIND 1092
Pringle-Manöver 966,974,985
Prinzipien der Frakturbehandlung 1185
- Gefäß- und Nervenschäden 1182
- Komplikationen 1196
- konservative 1185
- Nachbehandlung 1195
- offene Frakturen 1194
- - sek. Arthrose 1198
- operative 1187
- Reposition 1185
- Retention 1185f
Privileg, therapeutisches 6
Probeentnahme, endoskopisch 410
Probethorakotomie 658f

Problemwunden 362
Procain 1020
Processus
- coracoideus 1206,1219
- - Abrißfrakturen 1219
- styloideus radii 1308
- styloideus ulnae 1222
- vaginalis 1358ff
- - offener 1360
Proctalgia fugax 880
Proctalgia nocturna 880
Proctitis cystica profunda 856
Profunda-Plastik, Operationsatlas 1110f
Progenie 574
Progesteronrezeptor 619
Prognathie 574
Prognose 318,324
- Lebermetastasen 983
- Melanom 1120
- Ösophaguskarzinom 723
- Ösophagusvarizen 997
- Pankreatitis 1019
- Querschnitt nach Trauma 1237
Progression, Tumor- 325
Progressive Stroke 506
Proktalgie 880,877
Proktitis, tropische und venerische Infektionen 873
Proktodäaldrüsen 869
- Infekt 869
Proktodäalmembran 867
Proktokolektomie 820
- Colitis ulcerosa 833
- M. Crohn 837
Proktokolitis, radiogene 841
Proktologie 863
Proktoskopie 410,814
- GI-Blutung 939
Prolaps 823
- Bandscheiben- 531f
- Hernien- 1051
Proliferations-Phase, Wundheilung 45
Prometheus-Effekt 966
Promit 134
Pronatio dolorosa 1217
Pronation 1220,1272
Properdin 1006
Propofol 29
Propranolol 589,591,1042
Prostaglandin 145,804
Prostaglandin E1 682
Prostaglandinanaloga 761
Prostigmin 32,172,912,1046
Prostigmin-Test 441
Prostration 1087
Protaminchlorid 217,667
Protein C 198,204f
Proteinkatabolie 126
Proteoglykane 45

Prothesen 482
- präperitoneale 1055, 1060f
Prothrombin 198,200
Prothrombinkomplexpräparate 108
Protonenpumpenblocker 761
Proximale Magenresektion 779
Pruritus 943
Pruritus ani 865,868
Pseudarthrose 1184,1266
- Spongiosaplastik 1193
Pseudodivertikel 754
Pseudoeinklemmung 1055
Pseudohermaphroditismus 1039
Pseudokapsel 304
Pseudomyxoma peritonei 919
Pseudoobstruktion 902
Pseudoperitonitis 896
Pseudopolypen, Colitis ulcerosa 831
Pseudoprogenie 574
Pseudorepostion 1055f
Pseudothrombozytopenie 210
Pseudotumoren 1123
Pseudozysten
- Kiefer 550
- Leber 975
- Pankreas 1020,1024
Psoasabszess 1047
Psoasschatten 1045
Psoasschmerz 827
Psoaszeichen 797,826f
Psoriasis inversa 868
Psychopharmaka 150
Psyquil 171
PTC 451,453,946
PTCA 697
PTC-D 453,946
- Pankreaskarzinom 1031
PTD 155
Ptosis 584
Ptosis der Mamma 396
Pubertas praecox 1039
Pubertätskropf 583f
Puborektalisschlinge 811,863,1366
Puestow, Pankreatiko-Jejunostomie 1023
Puffersysteme 182
PUL 316
Pulmonalarteriendruck 630f
Pulmonaliskatheter 175ff
Pulmonaliszirkulation 677
Pulmonalstenose
- kongenital
- - subvalvuläre 676
- - supravalvuläre 676
- - valvuläre 676
Pulseless disease 1092
Pulsionsdivertikel 716f
Pulslosigkeit 226
Pulsoxymetrie, perkutane 129
Pulswelle 1106

Pulvertaft-Naht 1303
Punctio sicca 63
Punktion 61ff
- A. femoralis 65
- Arterien 65
- Aszites 45
- Definition 87
- Ganglion Gasseri 540
- Gelenke 61f
- Harnblase 64
- Herzbeutel 644
- infiziertes Hämatom 901
- Kniegelenk 1166
- lumbale 66
- Perikard 66
- Peritoneallavage 924
- Pleura 657
- subokzipitale 67
- unter sonographischer Kontrolle 452ff
Punktionsangiographie 1078
Punktionsschallkopf 454ff
Punktionsstraße 312
Pupillenerweiterung 514
Pupillenmotorik 491
Puppenkopfphänomen 519
Purpura, idiopathische thrombozytopenische 210
Purpura jaune d'ocre 1107
Pus 278
Pusteflasche 476
Pustula maligna 289
Putti-Platt 1209
PVC-Exposition 1127
Pylephlebitis 904
Pyloromyotomie nach Ramstedt 1369
Pyloroplastik 787
- bei Magentransposition 724
- Vagotomie 770
Pylorus 745
Pylorusspasmus beim Kind 1369
Pylorusstenose
- hypertrophe 754,1354,1369
- bei Ulkuskrankheit 766
Pyodermia fistulans sinifica 872
Pyothorax 647

QT-Verlängerung 139
Quadrantenresektion, Mamma 618
Quadrantenschema 1337
Quadrantenumstechung 771
Quadrizeps
- Kontraktionstest 1164
- Sehnenplastik 1260
- Sehnenruptur 1148,1261
Quecksilberverletzung 1315
- Hand 1315
Quénu-Rektumamputation 820
Querschnitt 103

Querschnittslähmung, iatrogene 1160
Querschnittssymptomatik 1084,1087,1099,1376
Querschnittsverletzung 1237
- Prognose 1237
- Therapie 57
Quetschwunde 38,42
- Therapie 57
Queyrat 1073
Quick-Wert 215
Quincke-Ödem 186

Rabenschnabel 465
Rabies 292
Radialis
- Lähmung 1296
- Lappen 408,1302
Radiärruptur 1258
Radiatio 648
s.a. Strahlentherapie
Radikaloperation 317
Radikulopathie 531
Radioderm 383
Radiogene Proktokolitis 841
Radio-Isotopen-Nephrogramm 1094
Radiojodtherapie 586f,589f,592,599
- Hypothyreose 592
- Rezidivrate 592
- Schilddrüsenkarzinom 599
Radiomanometrie 957
Radiotherapie, intraoperative 322
Radiumeinlagen, Proktokolitis 841
Radius 1220
Radiusextensionsfraktur 1224
Radiusfraktur 1222,1228
- loco typico 1183
Radiusköpfchen
- Epiphysenlösung 1217
- Fraktur 1219
- Luxation 1217
- Prothese 1219
- Subluxation 1217
Radius-Osteosynthese 1227
Rahmenblähung 814
Rahmenfixateur 1191
Rami gastricae brevis 746
Ramstedt-Pyloromyotomie 1369
Ramus profundi nervi radialis 1227
Random pattern flaps 368
Ranitidin 130
Ranson-Kriterien 1019
Ranula 552
Rapamycin 336
Raphefistel, mediane 873
Ratschow-Lagerungsprobe 1078
Rauchen
- Bronchialkarzinom 653
- KHK 694
Raumfordernde Prozesse

- degenerative Veränderungen 531
- extradurale 530
- extramedulläre 529
- intrakranielle 491
- intramedulläre 528
Rautek-Griff 221
Reanimation, kardiopulmonale 226ff
Reanimationsbett 228
Reasonable rewarming 41
Recessus suprapatellaris 1162
Rechteckstrom 481
Rechtsherzkatheter 175
Rechts-Links-Shunt 682
Rechtssprechung
- Transplantation 343f
Rectotomia posterior 850f
Recurrens-Parese 1376
- postoperativ 586
Recurvatio 1180
Red-green disease 774
Redon-Drainage 105
Re-entry 1098
Re-entry-Phänomen 700
Referred pain 885
Reflex, gastro-kolischer 812
Reflexe, helle bei der Sonographie 437
Reflux
- combined 710
- duodenogastraler 748
- gastroösophagealer 737
- - Neugeborene 1332
Refluxgastritis
- nach Magenresektion 774
Refluxkrankheit, Ösophagus 737
Refluxoesophagitis
- Komplikationen 739
- laparoskop. Fundoplicatio 433
- Ösophaguskarzinom 721
- Stadien 738
- Technik 739
- Therapie 739
Refraktur 1198
Regazzoni 1280
Regeneration
- Verbrennung 261
- Wunde 37
Regionalanästhesie 19
- Formen 21
- Grundregeln 21
- intravenöse 22
- Kontraindikationen 21
- postoperative Schmerztherapie 150f
Regitin 1041
Regurgitation 716
- Ösophagusatresie 1352
Rehabilitation 326,475ff
Rehabilitationsmaßnahmen 486
Rehbein-Operation - M. Hirschsprung 1366
Rehn-Delorme-Muskel-Plastik 878

Reinraumtechnik 84
Reiskornbildung 1327
Reiskornphänomen 1152
Reißfestigkeit, Wunde 43,45
Reißverschluß 898
Reiter 810,862,1203
Reiterknochen 1153
Reithosenanästhesie 535
Reizelektroden, Implantation 540
Reizleitungssystem-Herz 698
Reizmahlzeit
- Cholegraphie 946
- Gallenblase 438
Reizstromarten 480
Rejektion, Transplantation 337
- Formen 337
- Therapie 337
Rekompression 247
Rekonstruktion
- Definition 87
Rekonstruktive Chirurgie 386
Rekrutenabszeß 871
Rektopexie 879
Rektoskopie 410,814f,850
Rektozele 815,876
Rektum 811
- Adenom, entartetes 844
- Amputation 820,874
- Anatomie 811
- Definition 820
- Diagnostik 814
- Fremdkörper 824
- Karzinoid 856
- Karzinom 310,815
- - Endorektal-Sonographie 446f
- Klinik 812f
- Notfalleingriffe 818
- Operationsvorbereitung 817
- Pfählungsverletzung 928
- Physiologie 812
- Prolaps 865,878f
- Resektion, anteriore 820
- Scheidenfistel 871
- Scheidenhämatom 445
- Topographie 811
- Tumor 843
- Verletzung 823f
- Wand
- - Endorektal-Sonographie 446
Rektusdiastase 1063
Rekurrensparese 584,716
- postoperativ 586
- Schilddrüsenresektion 586
Rekurvationsstellung, Kniegelenk 1162
Relaxatio diaphragmatica 741,1349
Relaxation 27
- Reflex 863
Remission, Tumor- 325
Rendezvous-System 238

Renin 1039
Renin-Angiotensin-Aldosteron-System 1036,1094
Renovaskulärer Hochdruck 1094
Renshaw-Zellen 286
Rente 485
Rentenversicherung 485
Reparation, Verbrennung 261
Reperfusionsschaden 339
Replantation
- Definition 87
- Gliedmaßen 384f
- - Reihenfolge 385
- Hand 1316
Reposition
- Darm nach Invagination 1370
- Frakturen 1185
- Gelenkluxation 1173
- Hernien 1056
- - en bloc 1055f
- Hüftluxation 1243
- Radiusextensionsfraktur 1224
- Schulter 1208f
RES 127
Resektabilität 312
Resektion
- Definition 87
- nicht-anatomische 984
Residual-Kapazität, funktionelle Lungen- 629
Residualtumor 316
Resonium 137
Resorptionsfieber 127
Respirator-Einstellung 180
Respiratorische Insuffizienz 161
- Globalinsuffizienz 628
- Thoraxverletzungen 637
- Partialinsuffizienz 629
- Meßwerte 632
Respirator-Therapie 162,179ff,629,632f
- Polytrauma 254
Responder 987
Restmagen, Karzinom im 774
Retardierung 675
Retentio testis abdominalis 1360
Retentio testis inguinalis 1360
Retention-Fraktur 1185f
Retentionspneumonie 655
Retikulohistiozytäres System 1005
Retinaculum flexorum 1324f,1330
Retinaculum patellae 1260
Retinaculum, mediales 1260
Retinoidsäuren 387
Retroperitonealfibrose 1047
Retroperitonealtumor 1048f
- Symptomatik 1048
Retroperitoneum 1045ff
- Anatomie 1045
- Blutung 1046
- Diagnostik 1045

- Entzündungen 1047
- Fibrose 1047
- Hämatom 1046
- Tumore 1048
- - Symptomatik 1048
- Zysten 1047
Rettungshubschrauber 237f
Rettungskette 237
Rettungsmittel 238
Rettungssanitäter 239
Rettungswagen 238
Rettungswesen, Organisation 238
Reversible ischämische neurologische Ausfälle 506
Rezeptoranalyse, Mamma-Tumor 610
Rezidiv
- Früherkennung 326
- Operationen 319
- Tumor 319
- Ulkus 772
R-Faktor, Tumorchirurgie 316
Rhabdomyolyse 32
Rhabdomyosarkom 702,1124,1378
Rhese, Orbitaaufnahme n. 555
Rhesus-System 110
Rheumatische Endokarditis 687
Rhinoliquorrhoe 509,559
Rhinoplastik 404
RHS 127
RIA 579
Richter'sche Hernie 1052
Rickham-Kapsel 502
Riesenhernien 1053
Riesenmilz 1011f
Riesenzelltumor
- benigner 1137
- Hand 1328
- Knochentumor 1137
Rima ani 871
RIMA-RCA 697
RIND 507
Ringbänder 1303
Ringdilatation 690
Ringer-Laktat 264f
- Lösung 1336f
Ringer-Lösung 130,817,987
Ringwallulkus 777
Riolan-Anastomose 1102
Riolan-Arkade 811
Rippenbogenrandschnitt 103f,964,984
Rippenbuckel 1157
Rippenfrakturen 643
Rippenserienfraktur 253,643
Rippenspan 1236
Rippenusuren 671
Rippstein-Rö.-Aufnahme 1161
Risiko
- Anästhesie 26
- Aufklärung 5

Sachregister

- Faktoren 8f
- - kardiale 9
- Risswunde 38
- Therapie 57
- Ristocetin-Kofaktor 200
- Risus sardonicus 286
- RIVA 696
- Rivanol 55,457
- Riva-Rocci-Blutdruckmessung 1078
- Rö-Abdomen im Hängen 1362ff
- Rochard-Haken 730,743
- Rogersche Linie 1159
- Röhrenfistel 821
- Rolando-Fraktur 1314
- Rolling-stone-Phänomen
- Sonographie 438
- Romberg-Zeichen 1064
- Röntgen, Strahlendosis 619
- Rö-Orthopantomogramm 554f
- Rö-Parma 557
- Ropivacain 151
- Rosenstern 1000
- Rosetti-Fundoplikatio 739
- Rotameterblock 33
- Rotanda-Spritze 63
- Rotations-Aspirations-Thromboembolektomie 410
- Rotationsfehler, Handfrakturen 1313
- Rotationsinstabilität 1201
- Kniegelenk 1164
- Rotationslappen 375f
- Handchirurgie 1302
- Rotationsplastik 525
- Rotationsschubladenphänomen 1164
- Rotatorenmanschette 1145
- Ruptur 1145f,1157
- Sonographie 448
- Rotter-Halsted-Operation 618f
- Rotter-Lymphknoten 608
- Roux 769
- Jejunum-Interponat n. 790
- Haken 95
- Stase-Syndrom 769
- Roux-Y 761
- Anastomose
- - Hepatikojejunostomie 1373
- - biliodigestive Anastomose 960,1373
- - Duodeno-Jejunostomie 1017
- - Gastrojejunostomie 769
- - Ösophagojejunostomie 780
- - Pankreaskopfresektion 1031
- - Pankreasschwanzresektion 1023
- - Pankreastransplantation 1033
- - Pankreatikojejunostomie 1023
- - Zystojejunostomie 1025
- Rovirolta-Syndrom 1369
- Rovsing-Zeichen 826
- Roy-Camille 1235
- R-Resektion 778

Rubin-Ikterus 969
Rubor 275
Rückenmark 491ff
- Ischämie 1084
- Lumbalpunktion 528
- raumfordernde Prozesse 527
Rückenmarksnahe Anästhesie 24
Rückenmarksverletzung 1230,1233,1237f
Rucksackverband 461
Ruhe-Angina 694
Ruhigstellende Verbände 459
Rundherd, pulmonaler 655
Rundstiellappen 379
Run-in 1090
Run-off 1090
Ruptur 1168
Rushkind-Operation 685

3D-Stereographie 1064f
SAB 504
SA-Blockierung 700
Säge, oszillierende 94
Saintsche Trias 735,838
Sakralwirbel 1366
Salazosulfapyridin 798,836
Salicylvaseline 1117
Salizylate 146f
Salmonellenausscheider 949
Salpingitis 893
Salter-Klassifikation, Epiphysenverletzung 1199
Saluretika 133
Salzmangelexsikkose 133
Salzsäure 748f
Salzwasseraspiration 243
Samenstrang 1067
Sanduhrgeschwülste 1376
Sanduhrmagen 766
Sanduhrneurinom 529
Sandwich-Technique 321
Sarcoma botryoides 1378
Sarkom 1123ff,1127,1378
- retroperitoneales 1049
Sarmiento-Brace 1212
Sarmiento-Gips 486,1267
Satelliten-Metastasen 1119
Satinsky-Klemme 95
Sattelblock 24
Sattelnase 560
Sauerkraut-Diät 756,796
Sauerstoff
- alveolärer Partialdruck 632
- Radikale 44,895
- Sättigung 161,175
- Therapie, hyperbare 285
- Transport 109
- - Kapazität 161,632
- Verbrauch

- - Fieber 168
- -postoperativ 124
- Voratmung 35
Saugdrainage 105
Saug-Spül-Drainage
- Lunge 647
Säure-Basen-Haushalt 11,14,182
- Störungen 11,14
Säureingestion 247
Säureverletzung 41,247
Savary-Gillard-Tubus 417
Savary-Miller, Refluxösophagitis 738
Scapula alata 1157
Scapula-Lappen 383
Scarpa-Faszie 858
Schädelbasisfraktur 510
Schädelfraktur 509,511
Schädel-Hirn-Trauma 509ff
- gedeckt 510
- Gesichtsverletzungen 553
- Lagerung 222
- Notfall-Therapie 242
- offen 509
Schädeltrepanation 515
Schallschatten, Sonographie 437
Schanz'sche Krawatte 459,1234
Schanzschrauben 1191
Schatzki-Ring 417,711
Schaumgummischiene 469
Scheintod
- Unterkühlung 244
Schenkelhalsfraktur 1190,1247f
- Kinder 1200
- Operationsatlas 1282f
- Pauwels-Einteilung 1247
Schenkelhernie 1052
Schiefhals 576
Schiefnase 560
Schienbein 1264
Schienen 469f
- pneumatische 463
Schifferknoten 102
Schilddrüse 578ff
- Anatomie 578f
- Entzündungen 594f
- Feinnadelpunktion 581
- Funktion 579, 581
- Funktionsdiagnostik 581
- Hormone 579
- Palpation 580
- Physiologie 579
- Szinitigraphie 581,583,588
- Tumore 595
- Überfunktion 590
s.a Struma
Schilddrüsenadenom, autonomes 583,588
- dekompensiertes 588
- kompensiertes 588
Schilddrüsenkarzinom 595

- anaplastisch 598
- follikulär 597
- Malignitätsverdacht 588
- medullär 598
- Nachsorge 599
- papillär 596
- Radiojodtherapie 599
- Stadien 597
- Tumormarker 599
- undifferenziertes 598
- WHO-Klassifikation 596
- Wirbelkörpermetastase 597

Schilddrüsenknoten
- heißer 581
- kalter 581, 588
- warmer 581, 588

Schilddrüsenoperation
- Komplikationen 586
- Resektion 585
- Operationsatlas 605f

Schipperkrankheit 1175
Schlaganfall 503
Schlagvolumenindex 176
Schleimbeutel 1152
Schleimhautdesinfektion 80
Schleimretentionszyste 552
Schlingenabszeß 897
- Sonographie 450
Schlingenbiopsie 312
Schlingennaht 1305
Schlingensyndrome nach B II-Resektion 773
Schloffer-Plastik 1075
Schlottergelenk 1171
Schluckauf 171
Schluckbeschwerden 1233f
Schlüsselbein 1203
s. Klavikula
Schlüsselgriff 1296
Schlüssellocheffekt 876
Schlüssellochplastik 1147

Schmerz
- postoperativer 145
- somatischer 886
- viszeraler 885

Schmerzbehandlung
- Eingriffe am Rückenmark 540
- Notfall 234
- operative 540
- Polytrauma 252

Schmerzensgeld 486
Schmerzprophylaxe 146
Schmerztherapie 145ff
- Notfall 234
Schmetterlingsfraktur 1240
Schnappatmung 226
Schneeballknirschen 1151,1326
Schnellender Finger 1151,1326
Schnellschnittdiagnose, intraoperative 312,788

- Schilddrüse 582
Schnittführung 103
- Bauchdecken 103f
- Gesicht 355
- Handchirurgie 1299
- Handinfektionen 1320
- Kiefer 544
- Prinzipien 355
- Thorax 104

Schnittwunde 38
- Therapie 56
Schnüffelstellung 224
Schnürfurchen 458
Schober'sches Zeichen 1160

Schock
- anaphylaktischer 21,185
- Erstbehandlung 236
- hämorrhagischer 251,1007
- - Substitution 108
- hypovolämer
- - Peritonitis 894
- Index 187,252
- kardiogener 163,184
- Kind 1338
- Klinik 186
- Lagerung 222
- Leber 895
- Lunge 641,643
- Niere 251
- Organe 895
- Pathophysiologie 186ff
- Polytrauma 251
- Raum 253
- septischer 184,276,895,899
- Therapie 186
- traumatischer 185
- Verbrennungs 185

Schockbekämpfung, Polytrauma 252
Schonatmung 145
Schonhaltung 887
Schorf 47
Schrauben, kanülierte 1232
Schraubenosteosynthese 1190
Schrittmacher, gastraler 748
Schrotkugelbrust 613
Schrudde-Lappenplastik 374
Schubladenphänomen 1163f
Schüller, Rö-Aufnahme 555
Schultereckgelenksprengung 1205f

Schultergelenk
- Anatomie 1207
- Bewegungsausmaße 1158
- Luxation 1207
- - habituelle 1207
- - Reposition 1208f
- Oberarmkopffraktur 1210,1212
- Punktion 61
- Untersuchungstechnik 1157

Schultergürtel

- ACG-Verletzung 1205f
- Anatomie 1203
- Klavikulafraktur 1204
- Luxation des Sternoklavikulargelenks 1203
- Skapulafraktur 1206
- Syndrom 1091
- Untersuchungstechnik 1157

Schulterschmerz 435,654,885,889
Schultersteife 1147
- schmerzhafte 1145,1147
Schürfwunde 38
- Therapie 56
Schürzengriff 1157
Schußwunde 39
- Bauchtrauma 921
- Leber 974
- Therapie 57
Schutzimpfung s. Impfung
Schutzsensibilität 1318
Schwannom 498,538
- malignes 1123
Schwann-Zellen 536
Schwartenbildung 647
Schwarz 760
Schwefelkörner 288
Schweiberer 257
Schweinerotlauf 283
Schweißdrüsenabszeß 281,1115
Schweißsekretion 1295

Schwenklappen
- Plastik 53f,372
- - Analkanal 879
- - Sinus pilonidalis 871

Schwerverbranntenzentrum 265f
Schwerverletzte 256
Schwielenabszeß 1322
Schwurhand 1159,1296
Scirrhus 775
Scolices 976
Scopalamin 147
Scotchcast 465
Screening 309
- Magenkarzinom 776
- Sonographie 445
SDD 126
Sechshakenlarven 293,976

Second look
- Handverletzung 1315,1322
- Operation 319,928
- - Kolorektales Karzinom 854

Sectio 1342
Segmentektomie 965f,984
- Leber 984
Segmentresektion
- Kolon 820
- Lunge 658

Sehnen 1145ff
Sehnengleitgewebe 1145ff

Sehnennekrose 1302
Sehnenruptur, subkutane 1148
Sehnenscheide 1320,1326
- Hygrom 1151,1327
- Phlegmone 1323
Sehnentransplantation 1304
- Handchirurgie 1304
Seidenfaden 97f
Seidenpapierknistern 1151
Seifenblasenbild 1137
Seitblick-Instrument 409
Seitenbandverletzung 1258
- Knie 1258
Seitenlage, stabile 222
Seitenlagerung 661
Sekretin 1016
Sekretin-Pankreozymin-Test 1022
Sekretionstest, Magen 753
Sekretolyse 476
Sekundäres Ertrinken 244f
Sekundärheilung, Wunde 47
Sekundenkapazität
- exspiratorische 630
- Lungenresektion 659
Selbstbestimmung 3,5
Seldinger-Technik 231,422f,901,1080
Selektiv totale Vagotomie 770f
Selen 1340
Sellink, Enteroklyse n. 792
Sellink-Technik 815
Seminom 1071
Senkstaken-Blakemore-Sonde 74f
- Ösophagitis 936
- Ösophagusvarizen 935
Senkungsabszeß 1047
Senning-Operation 684
Sensitivität, Tumordiagnostik 310
Sensorisch evozierte Potentiale 521
Sentinel loop 1019
SEP 532
Sepsis 169,188,276
- Cholelithiasis 953
- Kind 1337,1341
- Neugeborene 1332
- Polytrauma 251
- Therapie 191
- Verbrennung 266
Septektomie, Zenkersches Divertikel 426
Septikämie 188
Septischer Schock 184,86
Septopal-Minikette 1325
Septumdeviation 404,560
Septumhypertrophie 674
Sequenzszintigraphie, hepato-biliäre 948
Sequesterbildung 547
Sequestration, Lunge 1351
Sequestrotomie, Pankreatitis 1021
Serienfraktur 1179
Serofibrothorax 659

Serom 50
Serosa, Ösophagus 707
Serothorax 646,659
Serotonin 804,856
Sertolizelltumor 1071
Sevoflusan 31
SGA 1334
Shaldon-Katheter 231
Sheehan-Syndrom 1036,1040
Sherrensches Dreieck 826
Shoemaker, Orchidopexie n. 1076
Short-bowel-Syndrom 133,808
Shouldice 1059f
- Operationsatlas 1067
Shunt
- arterio-venöser 125
- AV-Fistel 1099
- Formen 1000f
- Perfusion 629,631
- peritoneo-venöser 1003
- portale Hypertension 999
- Prognose 1002
- Therapie 998f
- Vor-, Nachteile 1002
Sialadenosen 569
Sialogramm 567
Sialolithiasis 569
Siamesische Zwillinge 1342
Sicherungsaufklärung 6
Sichtung, s.a.Triage 257
Siderozyten 1006
Sigma
- Anus praeter (A.p.) 823
- M. Hirschsprung 1365
Sigmadivertikulitis, Sonographie 443
s.a. Divertikulitis
Sigmakarzinom 847
- mit Ileus 911
s.a. Kolonkarzinom
Sigmaresektion
- laparoskopisch 434
- Operationsatlas 861
Sigmoidoskopie 850
Sigmoidostomie 1367
Silastic
- Folie 1348,1355f
- Mammaprothesen 611
- Prothese 1219
- Stab 1304
Silbernitrat 50
Silikon-Bougies 418
Simon-Weidner-Ender 1250
Single shot, Antibiotika 127,297
Singultus, postoperativer 171
Sinus
- cavernosus
- -Thrombose 545
- pilonidalis 871f
- venosus

- - Defekt 677,680
Sinusitis maxillaris 545
Sinusknoten-Syndrom 700
SIOP/GPOH-Protokoll 1375
Sirolismus 336
SIRS 188,251,290
Sjögren-Syndrom 568
Skalenus-Syndrom 575,1091
- chron. Arterienverschluß 1091
- Nervenschädigung 539
Skalpell 94
Skalpierungsverletzung 39
Skaphoidfraktur 1311
Skapula 1203
Skapulafraktur 1206
Skapularlinie 625
Skelett, Demineralisation 600
Skistock-Daumen 1310
Sklerenikterus 943
Sklerodermie 1091
Sklerosierung
- Definition 88
- Hämorrhoiden 866
- Knochen- 548
- Ösophagusvarizen 935
- portale Hypertension 998
- Varikosis 1108
Skoliose 1160,1230
- HWS 576
Skolizes 293
Skrotalhernie 1052,1058f
Skybala 172
Sleeve resection 658,664
Sliding flap 871f
Slow transit constipation 879
Small for gestational age infant 1334
Smallcell carcinomata 615
SMAS 403
Smith-fracture 1225
Smith-Robinson 532
Soave-Operation 1366
Sodaldosterol 1039
Sodbrennen 738
Sofortmaßnahmen
- Arterienverschluß 1087
- GI-Blutung 934
- lebensrettende 221
Solide Tumoren
- adjuvante Therapie 320f
Solitäre Knochenzyste 1137
Somatischer Schmerz 886
Somatostatinom 1026
Sonden 73ff
- Dünndarm 73
- Ernährungs- 76
- Kompressions- 74f
- Magen 73
Sonnenberg 901
Sonnenberg-Katheter 173,979

Sonnenstich 245
Sonographie 437ff
- Akutes Abdomen 438,888
- Akute Cholezystitis 438
- anorektale Verschlüsse 1367
- Aortenaneurysma 440
- Appendizitis 827
- Bauchtrauma 921
- Cholelithiasis 945,952
- Duplex- 1079
- endorektale 815
- Fet 1342
- Gallenblasenempyem 280,438
- Gallenwege 944
- Ileus 441
- interventionelle 437,451ff
- intraoperative 449
- Knochenbruch 1200
- Kolonerkrankung 815
- Leberhämangiom 969
- Magen 752
- Mamma 609f
- Milz 1007
- Muster 437
- Nachsorge 451
- Nebenniere 1042
- Nierentransplantation 351
- Notfalldiagnostik 11
- Pankreaspseudozyste 440
- Pankreastumor 440
- Pankreatitis 1019
- - chronische 440
- Pleuraerguß 159
- postoperative Überwachung 450
- Schilddrüse 581, 588, 591
- stumpfes Bauchtrauma 444
- Thoraxtrauma 639
Soorösophagitis 712
Sorgius-Lymphknoten 608
Sozialdienst 482
Spaltbildung
- kranielle 521
- spinale 524
Spaltbruch 1175
Spalthaut 269,363f,383
- Transplantat 363
- - Handchirurgie 1301
Spaltheilung, Frakturen 1184
Spaltlinien der Haut 103
s.a. Langhans Hautspaltlinien
Spaltprophylaxe, LKG-Spalten 570
Spanischer Kragen 1074
Spannungspneumothorax 160,223,252f,637
- Punktion 240
Spasmolytika 147,952
Spät-Dumping-Syndrom 773
Spätosteosynthese 255
SPECT 507
Speiche 1220

Speicheldrüsen 567
- Karzinom 567f
- Tumore 567
Speichelfistel 727f
Speichelödem, Pankreas 1016
Speichelsteine 569
Speiseröhre 705ff
s.a. Ösophagus
Spenderleber 989
Spendervoraussetzung, Transplantation 343f
Spermatozele 1072f
Sphinkter
- ani 851
- - externus 863
- - internus 863
- Oddi 942
Sphinkterdehnung 157
Sphinkterotomie, laterale 867
Sphinkterspasmus 867
Spickdrahtosteosynthese 1192
Spiculae 1133,1140
Spider Naevi 968,995
Spiegel, Rö.-Abdomenübersicht 906
Spiegelbildung 906
Spieghelsche Hernie 1064
- Sonographie 445
Spina bifida
- aperta 525
- occulta 524
Spina iliacae anterior superior 1239f
Spinalanalgesie 152
Spinalanästhesie 24
Spinalblock 24
Spinales CT 528
Spinaliom 874
Spinalkanalstenose, lumbale 535
Spinalom 1118
- Gesicht 566
Spironolacton 136,1039
Spitting knots 50
Spitzfußstellung 1269
Spitzgriff 1296
Splanchniektomie 1024
Splenektomie 739,1012
- Folgen 1013
- Gastrektomie 789
- Komplikationen 1013
- Operationsatlas 1014f
- Technik 1012f
Splenomegalie 995,1011
Splenoportographie 969
Splenorenaler Shunt 1002
Spondylolisthesis 536
Spongiosablocktransplantation 547
Spongiosaplastik 1192f
- Sprunggelenk 1270
- Tibiakopffraktur 1265
- Wirbelfraktur 1236
Spongiosaschraube 1190

Spontanfrakturen 600,1137
- Knochenzyste 1137
Sporen 80
Sprechkanüle 604
Sprengel 959
Springer 93
Sprühdesinfektion 83
Sprunggelenk 1272
- Anatomie 1272
- Bewegungsausmaße 1158
- Distorsion 1273
- Fraktur
- - Operationsatlas 1286
- Punktion 62
- Untersuchungstechnik 1167
- Verletzungsmechanismen 1273
Sprunggelenk, oberes,
- Bandruptur 1275
- gehaltene und gedr.Röntgenaufn. 1275f
--Luxation 1273
Spüldrainage
- Sehnenscheidenphlegmone 1323
Spülung, intraoperative Darm- 818
Spurenelemente 144
SPV 768,771,787
stab wound 576
Stabilitätsverlust, Verletzungen am Bewegungsapparat 1168ff
Stack'sche Schiene 1305
Staging Laparotomie 319,1012
Staging, Tumor- 314ff
Stagnant loop 816
Stagnationshypoxie 630
Stagnationsthromben 691
Stammveneninsuffizienz 1108
Standard-Bikarbonat 182
Standardthorakotomie 640,659
Standardverfahren
- Herzoperation 666f
- Peritonitis 897
s.a. Operationsatlas
Stanford 1098
Stanzbiopsie 312
Staphylococcus aureus 290,1320
Staphylokokken 280,688,1115
Starck-Dilatator 714
- Ösophagus-Achalasie 714
Starkstrom 270
Starzl 990
Stauchungsfraktur 1178
- Kindesalter 1199
Stauungshydrozephalus 492
Steal-Syndrom 503
Steatorrhoe 807,1022
- Cholestase 943
Stein, stummer 949f
Steinbildung 949f
Steindekubitus 957
Steinextraktion, endoskopische 420

Sachregister

Steinmann-Nagel 1186,1191
- Extensionen 470
Steinmann-Test 1258
Steinmann-Zeichen 1165
Steinnachweis, Cholangiographie 947
Steinschnittlagerung 91
Steinthal-Einteilung, Mammakarzinom 616
Steinwanderung, Cholelithiasis 949
Steißbein
- Fistel 871
- Fraktur 1242
- Teratom 1379
- Umschneidung 879
Stellwag-Zeichen 593
Stenose
- endoskop. Therapie 417f
- ischämische Darm- 842
- peptische 738
- Peristaltik 792
- Ulkus 766
Stent 422f,1081
- Gallenwege 956
- Herz 697
- Ösophagus- 417f
- portosystemisch 996f
- Shunt, transjugulare intrahepatische 998
Stenvers-Rö-Aufnahme 555
Stereotaktische Schmerzausschaltung 541
Sterilisation 78f
- Verfahren 78f
Steri-Strip 99,361
Sternoklavikulargelenk, Luxation 1203
Sternotomie 659
- offenes Thoraxtrauma 640
- Schnittführung 104
Sternumfraktur 637
Sternumspalten 1346
Steroide 497
Stewart-Treves-Syndrom 1127
Stichverletzung 38
- Bauchtrauma 921
- Therapie 56
Stickstoff-Bilanz, negative 125
Stickstoffmonoxyd 189
Stiff neck 222,460
Stimmbänder 35
Stirnlifting 403
Stomakomplikationen 823
Stomaprolaps 810,823
Stopliquor 528
Stoppa, Hernienreparation n. 1060f
Stoßwellenlithotrypsie 951
Strafverfahren 7
Strahlendosis
- Angiographie 1080
Strahlenschaden 42
- Weichteiltumore 1126
- Fibrose
- - Darm 841

- - retroperitoneale 1047
- Proktokolitis 841
- - akute 841
- - chronische 841
Strahlensensibilität 322
Strahlensterilisation 79
Strahlentherapie 321,648
- Analkarzinom 874
- Bronchialkarzinom 656
- Ewing-Sarkom 1142
- IORT 322
- Knochentumor 1134
- Kolorektales Karzinom 852
- Mammakarzinom 619
- Ösophaguskarzinom 727
- Osteosarkom 1141
- Weichteiltumor 1126
- - Ewing-Sarkom 1142
- - Osteosarkom 1141
Strahlenulkus 42
Strahlenulzera 758
Strangulation 902
Strangulationsileus 904
Stratum papillare 1119
Streckdefizit 1156
Streckhemmung 1258
- Knie 1174
Streckkrämpfe 512
Strecksehnen
- Abriß, Finger 1148
- knöcherner Ausriß 1305
- Verletzung 1304
Strecksynergien 512
Streckverband 470,1185
Streifentamponade 105
Streitfall, Kommissionsgutachten 487
Streptokinase 218
Streptokokken 281,688,1320
Streptozotocin 805,1030
Streß
- negativer 694
- Reaktion 895
- Ulkus 166,759
- - Prophylaxe 130,760
Striae 1037
Stridor 586,632
Strikturen, endoskop.Therapie 417f
Strikturoplastik 799,802
string sign 798
string-bow-Effekt 1303
Stripping 1108
Strobel 1254
Strömbeck 396ff
Strommarken 41,270
Stromunfall 41,246
Struma 580, 582ff
- diffusa 580, 587
- Einteilung 582
- euthyreote 582

- Größeneinteilung 582
- retrosternale 586f
- juvenile 583
- Rezidivprophylaxe 587
- Therapie 585ff
Strumaresektion 585
- subtotale 585
Stufenbett 534
Stufenbiopsie 833
Stuhl
- acholischer 943
- Inkontinenz 876,1367
- Regulation 156,866
- Schmieren 876
- Verhalt 905
Stummer Stein 949f
Stumpfes Bauchtrauma 922
- Sonographie 444
- Thoraxtrauma 639
Stumpfkarzinom 774
Styloiditis radii 1326
Subarachnoidalblutung 504ff
- Arteriographie 504
- Lumbalpunktion 504
- Schweregrad 505
Subclavia-Katheter 69
Subclavian-flap-Technik 672
Subclavian-steal-Syndrom 1092
Subdurales Hämatom, akutes 515
Subhepatischer Abszeß 897
Subkutanes Emphysem 637
Subkutanfaszie 858
Subkutannaht 356
Subluxation 1171
Subokzipitalpunktion 67
Substrat-Phase, Wundheilung 43
Subtraktionsangiographie 1080
- digitale 996
Subtrochantäre Oberschenkelfraktur 1250f
Subungualer Fremdkörper 1122
Subunguales Hämatom 1121
Succinylcholinchlorid 31
Suction booster 227
Sudeck-Dystrophie 458,1197
- Hand 1319
- Radiusfraktur 1223
Sulcus
- coronarius penis 1074
- medialis 965
- sinister 965
Super-Antigen 894
Supination 1220,1272
Suppressionstest, Schilddrüse 581
Suprakondyläre Oberschenkelfraktur 1253
Suprapubischer Katheter 156
Supraradikale Resektion, Weichteiltumor 1128
Suprarenin 187

Sachregister

- intratracheal 231
Supraspinatussehne 1145f
Supraumbilikalhernie · Kind 1358f
Surfactant 243,1333
Süßwasseraspiration 243
Suxamethoniumchlorid 31
SVR 175,190
Swan-Ganz-Katheter 175
Swenson-Operation 1366
Switch-Operation 684
Sympathektomie 1091
- lumbale 1090
- thorakale 659,1091
Sympathoblastom, Nebenniere 1042
Sympatholyse, paralytischer Ileus 911f
Symphysenruptur 1240f
Syndaktilie 400f
Syndesmose 1272,1276f,1286
- Operationsatlas 1286
Syndrom der abführenden Schlinge 773
Syndrom der zuführenden Schlinge 773
Syndrome, paraneoplastische 310
Synechien 560
Syngen 328
Synkopen 674
Synostosen 522
Synovia 1169
Synovialom, benignes 1328
Syphilis 549
- Darm 801
- Proktitis 873
Syringobulbie 526
Syrinx 523
Systemic inflammatory response syndrome 188
Szintigraphie
- Conn-Syndrom 1039
- GI- Blutung 934
- J 131-Metaiodobenzylguanlidin 1377
- Magenentleerung 752
- Nierentransplantation 351
- Phäochromozytom 1041
- Schilddrüse 581,583,588,591

T3 579
T4 579
TA 90-Nahtgerät 98
TA 90-Stapler 999
Tabaksbeutelnaht 789,829
Tabatière 1310
Tachyarrhytmia absoluta 133
Tachykardie 580,700
Tachyphylaxie 895
Tachypnoe 161
Tacrolimus 335
Tagrülpser 738
TAK 590
Takayasu-Syndrom 1092

Takus 157,439,912
Talkum 648
Talonaviculargelenk 1278,1280
Talus
- Fraktur 1278
- Luxation 1274
- Nekrose 1274,1279
- Vorschub 1167,1275
Tamoxifen 620
Tamponade, Retroperitoneum 1046
Tanner-Porta-Azygos-Dissektion 999
Tannin 881
Tanzende Patella 1162
TAPP 1061
TAPVD 685
Target-Antigene 331
Target-Zellen 1006
Tarsaltunnelsyndrom 539
Tarsometatarsalgelenk 1280
Taschenmesserposition 222
Tätowierung 399
Taucher-Krankheit 247f
Taxis 1054
TBG 579
TBPA 579
Tc-Erythrozyten-Szintigramm 934
Tc-Kolloid-Szintigramm 934
T-Drainage 155,960
TEA 1101
Technetium-Szintigramm 1372
- gastrointestinale Blutung 1372
Technik, nicht-operative 61
TEE 640
Teerstuhl 751,931
Teflon 1101
Teilbelastung 478
Teleskopphänomen 739
Temperaturabfall, Sepsis 1341
Temperatur-Differenz 827
Temporalistransfer 391f
Tending effect 944,947,957
Tendinosis calcarea 1145
Tendolyse, Handchirurgie 1304
Tendopathien 1150
Tendovaginitis stenosans 1151,1326
Tenesmen 792,813
Tennisellenbogen 1150
Tennison, Lippenspaltverschluß nach 573
Tenodese 1307
Tentoriumschlitz, Einklemmung in den 492
TEP 1248,1061
Teratom 525,1342,1379
- Lokalisation 1379
Testosteron 1036
Teststreifen, Früherkennung 309
Tetagam 59
Tetanie 139,602f
- hypokalzämische 602
Tetanol 58f

Tetanospasmin 286
Tetanus 286
- Diagnostik 287
- Gesicht, Kiefer, Mundhöhle 549
- Grundimmunisierung 58
- Impfung 58f
- Immunglobulin 287
- Klinik 286
- passive Immunisierung 59
- Prophylaxe 58
- - Bauchtrauma 922
- Therapie 287
- Verbrennungen 265
Tethered cord 1367
- Syndrom 524
Tetraplegie 1237
Tetrazykline 648
TGA 684
TGF 44f
- TGF beta 1329
- Transplantation 334
THAM 183
T-Helferzellen 331
Thelitis 612
Thenaratrophie 1330
Thenarraum 1324
Therapeutische Endoskopie 411f
Therapie, postoperative 123,145ff
- phsikalische Maßnahmen 479
Thermische Leitfähigkeit 259
Thermographie 610
Thermorhizotomie, perkutane 539
Thiamazol 589,591
Thiamin 144
Third space 130,1334,1336f
- translocation 903
Thomas-Handgriff 1161
Thompson-Operation 1110
Thompson-Zugang 1227
Thoracic outlet-Syndrom 1091
Thorakoplastik 647
Thorakoskopie 410,636,664
Thorakostoma 647
Thorakotomie 647
- explorative 658f
- Interkostalblockade 151
- kleine 636
- Ösophaguskarzinom 724
- offenes Thoraxtrauma 640
- Schnittführung 104
- Zugangswege 659,664
Thorax 625ff
- Anatomie 625f
- Apertur, obere 626
- Atmung
- - Pathophysiologie 628ff
- Blutung 254
- Deformität, kongenitale 1346
- Diadem-Gips 576

- Diagnostik 632
- Drainage 155
- Duplikaturen 1370
- Eingriffe
- - Komplikationen 659
- Einklemmung 222
- erworbene thorakale Gefäßfehler 687
- Exkursionen 223f
- instabiler 643
- kongenitale thorakale Gefäßfehler 671
- - mit Links-Rechts-Shunt 677f
- - ohne Rechts-Links-Shunt 671
- Lymphabfluß 627
- Lymphsystem 627
- Orientierungslinien 625
- Resektionsverfahren 658
- ventilatorische Grenzen 659
- Verletzungen 637
- -offene 640
- Wandtumore 645
- Zugangswege 659,664
Thoraxtrauma
- stumpfes 637
- Symptomatik 638f
- Therapie 640
- Zwerchfellruptur 740
Thorotrast 1126
Thrombangitis obliterans 1088f
Thrombektomie, venöse 1104f
Thrombembolektomie 1087
Thrombendarteriektomie (TEA) 1101f
Thromboembolektomie 410
Thromboembolien 203
- Prophylaxe 203
Thrombokinase-Inhibitor 1004
Thrombopenie, NEC 1368
Thrombophilie 199,203f
Thrombophlebitis 1103
- abszedierende 1103
- migrans 1103
- oberflächliche 1103
Thromboplastinzeit, partielle 208,215
Thrombose 195ff,203
- arterielle 1088
- perianale 866
- venöse 203
- - nach Splenektomie 1014
- - Prophylaxe 217,477
- - Kompressionsverband 458
- - Ursachen 203f
Thrombozyten
- Aggregation 196
- - Hemmer 218
- Funktionsstörungen 203
- Konzentrate 210,214
- Substitution 108,118
- - Kind 1338
Thrombozytopenie 210
- Heparin-assoziert 210f

- idiopathische 1010
- NEC 1368
Thrombozytose 1014
- nach Splenektomie 1006
TIPPS 996ff,1003
Thumbprints 842
Thymektomie 650
Thymom 650f
Thyratron-Strom 480
Thyreoglobulin-Antikörper 590
thyreoid stimulating hormone 579
Thyreoidektomie 585
- totale 596f
Thyreoiditis fibrosa 595
Thyreostatika 589,591
Thyreotoxische Krise 593
thyreotropin releasing factor 580
thyreotropin releasing hormon 580
- Stimulationstest 581
- Test 581
Thyroid-stimulating immunoglobulin 590
Thyroxin 579
thyroxine binding globulin 579
thyroxine binding pre-albumin 579
TIA 507
- Aortenbogensyndrom 1092
Tibia 1264
s.a Unterschenkel
Tibiafraktur 1268f
- Fixateur externe 1192
- isolierte 1268
- Operationsatlas 1284
- Tibiakopffraktur 1264
- - Extension 471f,1251f
Tibialis-anterior-Loge 1196
Tiegel-Kanüle 240
Tiemann-Katheter 67
Tine Test 917
Tintenstiftverletzung 1315
- Hand 1315
Tipbelastung 478
TIPP 1060f
T-Lymphozyten 331
TNF 44f,335,797
TNM-Klassifikation 314
- Bronchialkarzinom 654
- Diagnosesicherheitsgrade 316
- Knochentumor 1132
- Kolonkarzinom 846
- Magen 776
- Mammakarzinom 616
- Melanom 1119
- pathologisch 316
- Schema 314
- Schilddrüse 597
- Weichteiltumore 1125
Tolbutamid 1028
Toleranz-Stadium, Narkose 28
Tollwut 292

- Schutzimpfung 293
Töndury 662
Tonnensteine 947
Tontophorese 1150
Torsionsfraktur 1176
Torsionsileus 887
Torticollis 576,1233
Tossy 1205
- Einteilung der ACG-Sprengungen 1205f
Total biopsy 312
Totalendoprothese 1248,1282
Totenlade 547
Totraumventilation 632
Totraumvergrößerung 476
Tourniquet 1083
Tourniquet-Schock, Arterienverschluß 1087
Towne, Hinterhauptsaufnahme n. 555
Toxic shock like syndrome 291
Toxic shock syndrome 48,290
Toxisches Megakolon 798
- Colitis ulcerosa 832
Toxoplasma gondii 342
tPA 199
TPR 175,190
Trachea 626,635
Trachealbaum 626f
Trachealkanüle 604
Trachealkompression 1370,1376
Trachealpunktion 225
Trachealreflex 344
Trachealtubus 32
Trachealverletzung 36,576
Tracheazielaufnahme 583
Tracheobronchialsystem 626f,651
- Entzündungen 651
- Operationsverfahren 658
- Tumore 653
- Verletzungen 639
Tracheomalazie 672,1353
Tracheotomie 604
Tractus iliopubicus 1067
Tractus iliotibialis 1249,1254
TRAM 399
Tramadol 148f
Tramatologie, Definition 1155
Tranexamensäure 201
Transbronchiale Biopsie 636
Transfusions-
- Reaktion 121
- Risiko 121f
- Serologie 110ff
Transitorisch ischämische Attacke 507
Transitzeitbestimmung 816
Transjugulare intrahepatische Stent-Shunt 998
Transkription 331
Translokation 894,904
Transplantation 327ff

Sachregister

- Abstoßung 337
- auxiliäre 329
- Biopsie 338
- in der BRD 327
- Definition 88,328
- Faszien 364
- Gefäße 1101
- gesetzlicher Rahmen 343
- Gliedmaßen 385
- Haare 405
- Haut 362ff
- Herz 703ff
- heterotope 329
- Immunologie 331f
- - Abstoßungsreaktion 337
- Immunosuppression 333
- Knochen 1193
- Leber 988ff
- Niere 347ff
- Organtransplantation
- -Sehnen 1304
- orthotope 329
- Pankreas 1032f
- substitutive 329
- Zahlen 328

Transport
- Notfall 236
- Polytrauma 253
- Priorität 257

Transposition der großen Arterien 684
Transrektalschnitt 104
Transsexualismus 407ff
Transsudat 646
Transurethraler Katheter 156
Transversalis-Faszie 1059
Transversosigmoidostomie 821
Transversostoma 821,862,911
Transversumkarzinom 850
s.a. Kolon-Karzinom
TRAR 590
Trauma, thermisches 259ff
Traumatische Fraktur 1175
Traumatische Luxation 1172
Traumatischer Schock 185
Traumatologie 1155ff
- Sonographie 456
- Untersuchungsmethoden 1155f
Treitz 410
Treitz-Hernie 1051
Treitzsches Band 747,792,796
Trendelenburg-Test 1107
Trendelenburg-Lagerung 815
Trendelenburg-Operation 166
Trendelenburg-Phänomen 1161
Trendelenburg-Zeichen 1161
Trepanation 515
- Nagel 1121
TRF 580
TRH 580

Triage 257
Trichloressigsäure 387
Trichobezoar 756
Trichterbrust 633,1346
Trigeminusneuralgie 539
Trigonum
- caroticum 563
- colli laterale 563
- lumbocostale 733
- submandibulare 563
Trijodthyronin 579
Trikotschlauch 461
Trikuspidalatresie 686
Trikuspidalklappenfehler 693
Trilobed flap 373
Tripel-Diagnostik, Mamma-Tumor 609f
Trisegmentektomie 966,984
- Leber 984
Trismus 286
Trisomie 21 1362
Tris-steril 183
Trochanter major, Fraktur 1250
Trochanter minor, Fraktur 1250
Trokartechnik 901
Trokarverletzung 435
Trousseau-Zeichen 138
Tru-Cut-Biopsie 312
Truelove-Index, Colitis ulcerosa 832
Trümmerfraktur 1178
Truncus
- arteriosus persistens 686
- coeliacus 746,1093
- thyreocervicalis 578f,706
Trunkuläre Vagotomie 770
Trypanosoma cruzi 713
Trypsin 1016
Tscherne 252,1182,1280
TSH 579
TSH-Stimulationstest 581
TSI 590
TSLS 291
TSS 290
TTS-Nitroderm 147
Tuber ischiadicum 1239f
Tuberculum
- adduktorium 1255
- Gerdy 1283
- majus 1210
Tubergelenkwinkel 1272,1279
Tuberkulose
- Darm 800
- Dickdarm 842
- Gesicht 549
- Halslymphknoten 549
- Kiefer 549
- Lunge 651
- Mastitis 612
- Mesenteriallymphknoten 801
- Mundhöhle 549

- NN-Insuffizienz 1036
Tuberositas Tibiae 1253
Tubuläres Adenom Kolon/Rektum 844
Tubulovillöses Adenom Kolon/Rektum 844
Tubus, endotrachealer 32
Tubusimplantation, endoskopisch
- Ösophagus 418
Tuftsin 1006
Tumor 275
- Ausbreitung 304,306
- - intrakanalikulär 307
- - perineural 307
- Aussaat-intraoperativ
- - Kolonchirurgie 851
- bösartig 301
- Chemotherapie 322
- Diagnostik 310
- Entstehung 302
- Expansion 304
- fatale Pause 313
- gutartig 301
- Hormontherapie 323
- Immunotherapie 323
- Initiation 303
- intrakranielle 494
- Invasion 304
- Invasivität 301,304
- Kaverne 653
- Kindesalter, Verteilung 1375
- Kombinationstherapie 320
- Komplikationen 326
- Kompression 305
- lokale Invasion 301
- Metastasenchirurgie 319
- Metastasierungswege 306
- multimodale Therapie 320
- Nachbetreuung 324
- Nekrose 312
- neuroektodermaler 496
- operative Behandlung 317
- Prognose 318,324
- Progression 303,325
- Promotion 303
- Rehabilitation 326
- Remission 325
- Rezidivoperation 319
- second-look-Operation 319
- semimaligner 301
- Staging-Operation 319
- Stenosen, endoskop. Therapie 417ff
- Strahlentherapie 321
- Suppressorgen 302
- Vorsorge 309
- Verdoppelungszeit 314
- Wachstumsgeschwindigkeit 306,314
- Zellverschleppung 312
s.a. Karzinom, Sarkom
Tumorbiopsie, Weichteiltumor 1126ff

Tumorchirurgie 317ff
- kurativ 317
- palliativ 318
- Prognose 318
- Radikaloperation 317
- Resektionsquote 318
- Rezidivoperation 319
- Second-look-Operation 319
- Staging-Operation 319
- subradikal 317
- superradikal 317
Tumorklassifikation 314
- explorative Laparotomie 319
Tumormarker, Schilddrüsenkarzinom 599
Tumornachsorge 325
- Sonographie 451
Tumorverdacht, Diagnostik 310
Tunica dartos 1076
- Zirkumzision 1073f
Tunica vaginalis propria 1071
Tunica vaginalis testis 1071
Tuohy-Nadel 25
Turcot-Syndrom 844f
Turnbull 317
Turnbull-Operation 833
Turrizephalus 522
Two Hit-Theorie 302
Tylektomie 618
Typhus 842
- abdominalis 801
- Cholezystitis 949
Typing, Tumor- 314ff

Überbein 1151,1327
Überbilanzierung 133
Überdehnungsverletzung, Gefäße 1083
Übergangszone 1365
Übergewicht 18
Überlebenszeit, 5-Jahres- 324
- alterskorrigierte 324
- Kolon 982
- Kolonkarzinom 847
- Leberzellkarzinom 982
- mediane 324
- Nierentransplantation 352
Überwachung
- Intensivstation 173
- postoperativ 128
- - Sonographie 450
Überwässerung 133
- hypertone 133
- isotone 133
- postoperativ 131
Ubretid 1046
Übungsbehandlung, Osteosynthese 1195
Übungsstabilität, Osteosynthese 1188
UICC 314
U-Lappen 371

Ulcus
- cruris 1106
- Dieulafoy 758f
- - GI-Blutung 932
- duodeni 762
- jejuni simplex 800
- molle 873
- pepticum jejuni 769,772,1031f
- recti simplex 814,874,877f
- rodens 566,1118
- ventriculi 758
- - Zollinger-Ellison-Syndrom 1029
Ulkus
- Biopsie 761
- Blutung 759,765
- - Klassifikation (Forrest) 933
- - Magenspülung 934
- - Op-Indikation 935
- Definition 758
- Kind 1371
- Komplikationen 763ff
- - Häufigkeit 763
- Krankheit 758,601
- - Therapie 784ff
- Operation 767
- - Krankheiten des operierten Magen 772
- - Resektionsverfahren 767
- Penetration 765
- Perforation 764,771
- Stenosierung 766
- Übernähung 771
- Umstechung 771
- - Technik 771
- Vagotomie 770f
Ulna 1220
- Osteosynthese 1226
Ulnaris-
- Kompressions-Syndrom 1330
- Lähmung 1296
- Rinnensyndrom 533,539
Ultraschall
- Dissektor 985
- Doppler-Verfahren 1079
- Reflexion 437
- Untersuchung 437ff
s. a. Sonographie
Ulzera, diabetische 395
Ulzeration
- Tumor- 304
Umbilikalvene 994
Umfangmaße, Extremitäten 1156
Umgehungskreislauf - Portale Hypertension 994
Umgehungsoperation 821
- Darmtumor 821
Umkehrplastik n. Borggreve 1140
Unfallversicherung
- gesetzliche 483
- private 486

Unguis incarnatus 1121
University of Wisconsin-Lösung 345
Unkarthrose 532
Unkoforaminotomie 532
Unterarm 1220
- Anatomie 1220
- distale Fraktur 1223ff
- - Kindesalter 1224
- Gipsschiene 466
- Osteosynthese 1226
- Parierfraktur 1176
- Radiustrümmerfraktur 1223,1225
- Schaftfraktur 1220f
- - Kindesalter 1221
Unterbauch
- Laparotomie 104
- Medianschnitt 104
- Querschnitt 104
Untergewicht 18
Unterkiefer
- Entzündungen 543
- Osteomyelitis 547
Unterkieferfraktur
- Kompressionsplattenosteosynthese 556
- Notversorgung 557
- Plattenosteosynthese 556
Unterkühlung 41
- Notfall-Therapie 244
Unterlidplastik 403
Unterschenkel 1264
- Amputation 1128
- Anatomie 1264
- Fraktur 1178,1191f
- - im Kindesalter 1268
- Gipsschiene 467
- Schaftfraktur 1266
- - Formen 1266
- - offene 1181
- Stauchungsfraktur, distale 1269
- Tibiakopffraktur 1264
- Torsionsfraktur 1176
s.a. Tibia
Unterspritzung, bei endoskopischer Blutstillung 414ff
Untersuchung, klinische
- Notfall 221
- Onkologie 310
- physikalische 12
Untersuchung, rektale 888
Untersuchungsintervalle, Tumornachsorge 326
UÖS 707,737
upside-down stomach 735f
Urachus
- Divertikel 1357
- Fistel 1357
- persistierender 1357
- Zyste 1357
Ureter 1045

Urethra
- Abriß 1183
- transurethraler Blasenkatheter 67ff
Urethrographie, retrograde 1241
URG 640
Urogenitale, männl. 1071
Urogramm, intravenöses
- Nierentransplantation 351
Urokinase 218
Urteilsfähigkeit 4
USP 356
Uvula bifida 571
U-Welle 137

v. Petz, Klammernahtgerät 99
Vagotomie 768,770
- Operationsatlas 786
- selektiv gastrale 771
- - proximale 771
- - totale 771
- thorakoskopische 636
- trunkuläre 770
Vakuumversiegelung 1195
Valgus
- Fehlstellung 1180
- - Hüftgelenk 1161f
- Stellung
- - Schenkelhalsfraktur 1247
- Streß 1165
Valsalva-Mechanismus 995
Vanillinmandelsäure 1041,1377
Vapor 23
Varikophlebitis 1103
Varikosis 1106f
Varikozele 1072
Varixknoten 1103,1106
Varizen 1106ff
- primäre 1106
- sekundäre 1106
- Sklerosierung 1108
- Stripping 1108
- - Operationsatlas 1114
Varusstellung, Schenkelhalsfraktur 1247
Vasa epigastrica 1058
Vasopressin, GI-Blutung 935
Vater-Pacini-Körperchen 1328
Veau, Lippenspaltverschluß n. 573
Velpeau-Verband 461
Velumspalte 571
Velumverschluß 572
Vena
- angularis 543
- axillares 618,1105
- cava 966,968
- - Katheter 69
- cava inferior 733
- cephalica 620
- colica dextra 860

- femoralis 1061
- - Krosse 1108
- jugularis 70
- jugularis interna 578f
- lienalis 993
- mesenterica 993
- - inferior 860
- - superior 791,1015
- portae 746,915,990
- pulmonalis
- - Fehleinmündung 685
- saphena magna 694
- subclavia 69
- -Katheter 646
- testicularis 1072
- thoracica interna 608f
- thyreoidea inferior 578f
Venae perforantes 1106
Venae sectio 71
Venen 1103ff
- Erkrankung 1103ff,1106ff
- Interponat 384
- Katheter 68
- - Notfall 230
- - Pflege 70
- - peripherer 68
- - Volumenzugang 252
- - zentraler 70f,252
- - Komplikationen 231
Venenklappen 1106
Venen-Patch 1111
Venenstripper 1114
Venenthrombose 165,1104
- Antikoagulation 216
Venenverweilkanüle 68
Ventilation, alveoläre 182
Ventilations-Perfusions-Verhältnis, Lunge 631
Ventilationsstörung 12
- obstruktive 11,14
- restriktive 10,14
Ventrikelpunktion 502
Ventrikelseptumdefekt 680
- Gruppeneinteilung nach NYHA 680
- Lokalisation 680
Verätzung
- Hand 1315
- Magen 755
- Notfall-Therapie 247
- Ösophagus 719f
Verbandlehre 457ff
Verbandtechnik 361
Verbrauchskoagulopathie 208f
Verbrennung 40f,259ff
- Elektroverbrennung 270
- Erstversorgung 264
- Flüssigkeitsersatz 265
- Gesicht 264
- Gradeinteilung 262f

- Hand 261
- Intensivstation 265f
- Komplikationen 266
- Krankheit 40
- - Letalität 259
- Lokalbehandlung 268f
- Prognose 271
- Rehabilitation 271
- Schock 185
- Therapie 264ff
- Thorax 261
- Trauma 259
- Wunde 40
Verbrühung 260
Verbundosteosynthese 1192
Verdin-Ikterus 969
Vergiftungen 248
- Allgemeine Therapie 248
- Antidote 249
- Informationszentralen 249f
Verknöcherung 1150
Verlaufsaufklärung 5
Verletzung
- Artenverfahren 484
- Bewegungsapparat 1155,1168ff
- Gelenke 1169f
- Nerven- und Gefäße 1182
- penetrierende 38
- Schweregrad 256ff
- thermische 259ff
s.a. Wunde
Verlustkoagulopathie 212
Verner-Morrison-Syndrom 1026
Vernichtungsschmerz 718
- akute Pankreatitis 1019
Verödung 1108
- Hydrozele 1072
Verrenkung, traumatische 1172
Verres-Nadel 435
Verriegelungsnagel 1189,1251f
- Femur 1252
- Tibia 1267
Verschiebeplastik, transanale 872
Verschiebe-Schwenklappen n. Schrudde 374
Verschiebe-Transpositionslappen 374
Verschlußikterus 943,969
- Pigtail-Endoprothese 422f
Versicherungswesen, gesetzliche Versicherungen 483
Vertebralis-Basilaris-Insuffizienz 1092
Verwachsungsbauch 802,912,916,924
Verwandtenlebendspende 329
Verzögerungszeit, Weichteiltumor 1127
s.a. fatale Pause
V-Fixateur 1191
Vibrax 475
VICC 1124
Vicryl 97f

- Netz 153
Videodefäkographie 876
Videoeinheit 427
Videoendoskop 409
Video-Thorakoskopie 659
Vigilanz, postoperative 128
Villöses Adenom - Kolon/Rektum 844
Vincent-Syndrom 547
Vinculae 1303
Vineberg-Verfahren 695
VIP 750,1026,1029
Vipom 1026
Virchow-Drüse 310,578f,751
Virchow-Trias 1104
Virilismus 1039
Viruserkrankung
- Zytomegalie 339ff
Viszeralarterienaneurysma 1097
Viszeraler Schmerz 885
Vitalfunktionen 219
- Polytrauma 219
Vitalitätskriterien, Darm 908f
Vitalkapazität, Lunge 630
Vitalparameter, postoperativ 129
Vitamin A 387
Vitamin B 712
Vitamin B1 144,570
Vitamin B12 750,781
- Resorption 791
- Substitution nach Gastrektomie 780
Vitamin C
- Wundheilung 48
Vitamin D 138,1339
Vitamin D3 586,600,603
Vitamin K 1340,1371
- Antagonist 215
- Cholestase 943
- Gerinnungsfaktoren 207
- Mangel 207f
- Neugeborene 1371
- Therapie 208
Vitamine 144
- fettlösliche 943
- Kind 1335
Vogelgesicht 558
Vogelnester 1136
Vogt-Klassifikation, Ösophagusatresien 1352
Vojta 475
Völcker-Drainage, Gallenwegsdrainage 960
Volkmann
-Kontraktur 458,1196,1215,1221
- - Hand 1319
- Schiene 469
Volkmann'sches Dreieck 1276f,1286
Vollbelastung 478
Vollhauttransplantat 363
Volumenbilanzierung 129f
Volumenhaushalt 131
- Kind 1334

Volumenmangel 132
- Ileus 171,904f
- Notfalltherapie 236
- Schock 184,186
- - Lebertrauma 972
Volumensubstitution 134
- GI-Blutung 934
- Polytrauma 254
- Reanimation 233
- Verbrennung 264f
s.a. Flüssigkeitssubstitution, Wasserhaushalt
Volumenzugang 252
Volvulus 753,1362
von Willebrand-Jürgens-Syndrom 201f
von-Willebrand-Faktor 195,201f
Vorbereitung, präoperativ
s.a. Operationsatlas
Vorbestrahlung 321
Vorfuß 1280ff
Vorhofflimmern 691
Vorhofseptumdefekt 677f
- offenes Foramen ovale 679
- Ostium primum-Defekt 677f
- Ostium secundum-Defekt 677f
- Sinus venosus-Defekt 680
Vorhofumkehr 684
Vorlagerungsoperation 822
Vormundschaftsgericht 4
Vorpostenfalte 867f
Vorsorge, Kolonkarzinome 848f
V-Phlegmone 1324
VSD 671
V-Typ, Papilla Vateri 942
Vulnus 38
vWF 202
VW-Lösung 345
VY-Fraktur 1264f
VY-Plastik 376f
- Analkanal 877
- Handchirurgie 1301

Wachstumsfaktoren 44
Wachstumsfuge 1199
- Anatomie 1199
- Fraktur der 1200
Wachstumstörung nach Epiphysenverletzung 1199
Wackeldaumen 1310
Wadenbein 1264
Wadenschmerz 1104
Waller-Degeneration 537,1306
Wandstarre 777
Wangensteen-Aufnahme 1367
Warfarin 215
Wärmeaustauscher 666
Warmer Knoten 581,588
Warren 1000
Warren-Shunt 1001

Wartelisten, Transplantation 328
Warzen 1117
Wasser, endogenes 131
Wasserbedarf
- Kind 1334
- postoperativ 130f
s.a. Volumen, Flüssigkeit
Wassergehalt, Körper 1334
Wasserhaushalt 11,15
Wasservergiftung 134
Wasservorlaufstrecke 446
Wassmund-Klassifikation 559
Waterhouse-Friedrichsen-Syndrom 1036
Waterston-Anastomose 683
Watery Diarrhea Hypokalemia 1026
Watson-Jones 1275
WDHA 1026
WDHH 1026
Weak action 226,232
Weber-Frakturen 1269f
Weberknoten 102
Wechselschnitt 103f,858
Wedge resection 984
Wedge-Druck 176
Wedge-Position 175
Weichteilsarkom 1124f
Weichteilschaden, Einteilung 1182
Weichteiltumoren 1123ff
- Amputation 1128
- Ätiologie 1125
- Biopsie 1126ff
- Chemotherapie 1129
- Definition 1123
- Diagnostik 1127
- Einteilung 1123
- Exzisionsbiopsie 126ff
- Kompartmentresektion 1128
- Lokalisation 1125
- pathologische Klassifizierung 1124
- Prognose 1129
- Strahlentherapie 1126
- supraradikale Maßnahmen 1128
Weichteilverletzungen,
Mund-Kiefer-Gesichtsbereich 553f
Weichteilzysten, Mund-Kiefer-Gesichtsbereich 552
Weiße Galle 952
Weiße Linie 1067
Welin, Doppelkontrasteinlauf nach 814
Weller 1275
Wells, Ivalonsponge nach 879
Wendl Tubus 224
Werfer-Ellenbogen 1150
Wermer-Syndrom 1026
Wharton-Sulze 1356
Whipple-Child, Operation nach
- Gallengangskarzinom 958
- Operationsatlas 1033f
Whipple-Trias, bei Insulinom 1027

Whitehead-Operation 876
Whitesides, Nadelinjektionstechnik nach 1196
Widerstand, peripherer 175,190,895
Widerstandsperistaltik 886,903
Wiederbelebung 228f
- Säuglinge 234
Wiedermann-Beckwith-Syndrom 1375
Wildes Fleisch 46,50
Wilhelm, Denervation nach 1150
- Kahnbeinpseudarthrose 1312
Williams-Beuren-Syndrom 675
Wilmore 1339
Wilmstumor 1375
- Stadien 1376
Wilson-Erkrankung 989
wind chill 40
Windverhalt 905
Winiwarter-Buerger-Krankheit 1088
Winkel, anorektaler 863
Winkelmann-Operation 1072
Winkelplatte 1253
- Osteosynthese 1190
Winnie 23
Winterstein-Fraktur 1314
Wirbelfehlbildung 1350,1366
Wirbelfraktur 1178,1229ff
- instabile 1235
- Klassifikation 1330
- - BWS 1235
- - HWS 1231
- Lokalisation 1230
- stabile 1235
- Trauma 1229
- - beim Kind 1236
- - Lagerung 222
- Untersuchungstechnik 1160
- Verletzungen 1229
Wirbelkörperfraktur 1178
Wirbelkörpermetastase 530
Wischdesinfektion 83
Witzel-Fistel 424,720,727f
- Kardiakarzinom 781
- Magenkarzinom 781
- Ösophagus-Verätzung 720
Wolff-Parkinson-White-Syndrom 700
W-Plastik 370f, 386
WPW-Syndrom 700
Wulstbruch - Kindesalter 1199
Wundarten 38
Wundauflagen 457
- Druck-und Kompressionsverbände 458
- Pflasterverbände 457
Wundbehandlung 51
- offene 56,279
- ruhigstellende Verbände 459
- spezielle 56
- Wundauflagen 457
Wunddehiszenz 49,153,1063

Wunddiphterie 289
Wunde 37ff
- chemische 41
- Definition 37
- geschlossene 39
- mechanische 38
- offene 38
- Operations- 38
- Therapie 51
- thermische 40
- Ursachen 37
Wundexzision 53
Wundhaken 95
Wundheilung 42ff
- Formen 46
- Voraussetzungen 354
Wundheilungsstörung 47f
- Kolonchirurgie 822
Wundinfekt 48,50,152,168
- Laparoskopie 428
- Sonographie 451
- nach Transplantation 342
Wundkontraktion 46
Wundkontrolle, postoperativ 152
Wundnaht, verzögerte 55
Wundruptur 49,153
Wundsperrer 95
Wundverschluß 53
- Dog-Ear-Korrektur 361
- Burow-Dreieck 361
Wundversorgung 51f,353
Wurzel, Zahn
- Frakturen 554
- Füllung 554
- Kompression 533
- Spitzenresektion 554

Xenogen 328
Xenotransplantation 328
- Definition 88
X-Prep 172
Xylit 142
Xylocain 20

Yersinien-Enteritis 800
Yoga-Sitz 1165
Y-Prothese 1089,1097,1112

Zaccarello 1012
Zahn 543f
- Bogen 574
- Extraktion 546
- Fraktur 554
- Halteapparat 543
- Keimosteomyelitis 547
- Kieferhöhlenerkrankung 546

- Kronenverlagerung 550
- odontogene Entzündung 544f
- Verletzungen 554
- Wurzelzysten 550
Zahnbettzysten 550
Zäkumfistel 821
Zangenbiopsie 312
- Bronchus 635
Zechner 1303
Zeckenbiß 60
Zeckenenzephalitis 60
Zehenfraktur 1281
Zehenstand, erschwerter 535
Zellkontakt 300
Zelltransplantation 328
Zellverband 300
Zellwolle 457
Zenker-Divertikel 707,716f
- endoskopische Septektomie 426
- Operationsatlas 731
Zentraler Venendruck 184,187
Zentralisation 124
Zephale Phase 750
- Magensaftsekretion 750
Zerebrale Durchblutungsstörung 506
Zerebralsklerose 671
Zerrung 1170
Zervikalsyndrome 533
Zeuge Jehovas 4
Zieldrainage 154
Zink 1340
- Allergie 457
- Leimverband 1269
Zirkulation
- assistierte 669f
- extrakorporale 666
- persistierende fetale 681
Zirkumzision 1073
Zirrhose
- alkoholische 989
- biliäre 957
- Indikation zur Lebertransplantation 988f
- Peritonitis 893
- primäre biliäre 988
Zi≠sternentyp, Metastasierung 307
Zivilisationsschäden 299
Zohlensches Zeichen 1163
Zökalfistel 911
Zökostomie 172
Zökum-Hochstand 826f
Zökumkarzinom 848
Zökum-Tiefstand 826f
Zöliakographie 917,987,1022
Zollinger-Ellison-Syndrom 749,751,1028f
- Lokalisation 1028
- Pentagastrin-Test 752
- Rezidivulkus 772
Zollinger-Trias 1028
Zona fasciculata 1036

Sachregister

Zona glomerulosa 1036
Zona retikularis 1036
Zöruplasmin 989
Zottentumor 844
Z-Plastik 368ff, 386
- Handchirurgie 1301
Zuckerkandl'scher Venenplexus 942
Zuelzer-Wilson Syndrom 1364
Zuführende Schlinge, Syndrom der 773
Zugänge, venöse 68
- Kind 1339
s.a. Venenkatheter
Zugänge, ventrale beim Kind 1339
s.a. Schnittführung
Zugangstrauma 428
Zuggurtung 1191
Zuggurtungsosteosynthese 1191
- Humeruskopffraktur 1211
- Olecranonfraktur 1218
Zuggurtungsplatten-Osteosynthese 1191
Zugschraube 1190
Zugschraubenosteosynthese 1248
- Radiusköpfchenfraktur 1219
Zungenbein 1345
ZVD 184, 187
ZVK 141
Zweihöhlenverletzung 639
Zweitkrankheit 251
Zweizeitige Milzruptur 1007
Zwerchfell 733ff
- Anatomie 733
- Beweglichkeit 1349
- Bruch 735
- Diagnostik 734
- Ersatz 1348
- Hernien 735
- - kongenitale 1347
- Hochstand 741, 925, 978
- Lähmung 654
- Refluxkrankheit 737
- Ruptur 644, 740
- Singultus 171
- Stoma 894
- Tumore 741
- Verletzung
- - Bauchtrauma 930
Zwiebelschalenstruktur 1133, 1140
Zwipp 1280
Zwischenknorpelscheibe 1169
Zyanose 223
- untere Körperhälfte 671
- Links-Rechts-Shunt 682
- periphere 630
- zentrale 682
Zyklooxygenase 189
Zylindrom 567
Zymogengranula 1016
Zystadenokarzinom 1030
- Leber 975

Zystadenome 1025
Zyste
- bronchogene 552, 1350
- Dermoid- 1116
- Epithel- 1116
- Knochen- 1137
- Leber 975
- Lunge 1349
- Mamma 612
- Milz 1010
Zystektomie 294, 551
- Echinokokkuszyste 977
- Leber 975
Zystenbalg 551
Zystendrainage, transmurale 426
Zystikus
- Obstruktion 438
- Stumpf 962
- Verschluß 950
Zystische Adenomatose der Lunge 1349
Zystische Pankreasfibrose 1018
Zystisches Lymphangiom 1345
Zystojejunostomie, Pankreaszyste 1025
Zysto-Perizystektomie 977
Zystostomie 551
Zytokine 44, 189
- Transplantation 331
Zytologie
- Bronchialkarzinom 655
- Onkologie 311
s.a. Feinnadelpunktion
Zytolyse 277
Zytomegalievirus 339ff
Zytostatika-Therapie
- Analkarzinom 874
- Bronchialkarzinom 656
- Knochentumor 1135
- - Ewing-Sarkom 1142
- - Osteosarkom 1141
- Kolorektales Karzinom 853
- Magenkarzinom 781
- Mammakarzinom 620
- - adjuvant 620
- - palliativ 620
- Melanom 1120
- Neuroblastom 1377
- Retroperitonealtumor 1049
- Weichteiltumor 1129
- Wilmstumor 1375